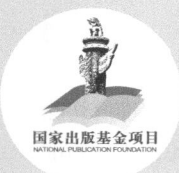

国家出版基金项目
NATIONAL PUBLICATION FOUNDATION

"十三五"
国家重点图书
出版规划项目

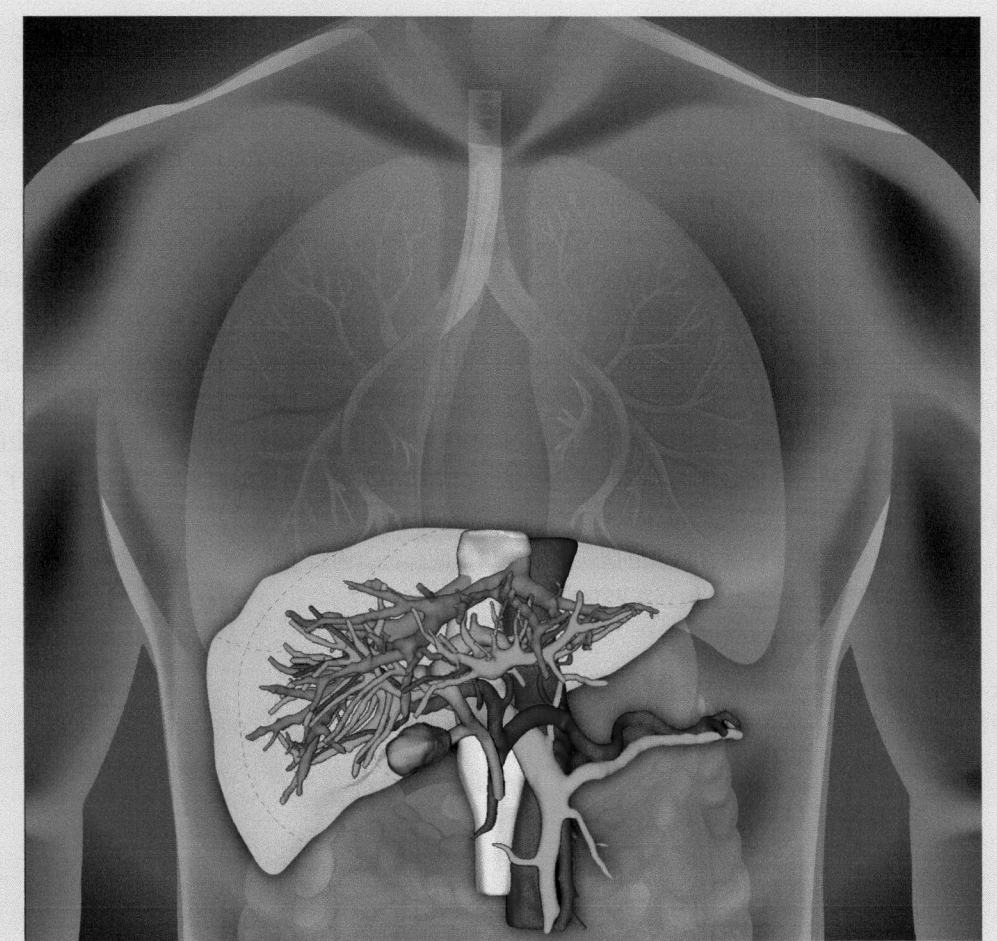

PRECISION LIVER SURGERY

精准肝脏外科学

主编　董家鸿

清华大学出版社
北京

内容简介

进入 21 世纪以来，医学科技迅猛发展，新理念、新技术对医疗实践和医学研究产生了深刻的影响。精准肝切除理念被提出后的短短十几年即在肝胆外科临床诊治流程中得到体现和应用。本书共 7 篇 80 章：开篇详细论述了以精准肝切除为代表的精准肝脏外科学学科的理论基础、核心特征及技术体系，是迄今为止对精准肝脏外科学最系统和最全面的阐释；第 2 篇作为精准肝脏外科的生物学基础部分，纳入了肝胆系统和肝胆疾病的基础研究成果，包括肝胆外科解剖、肝脏血液循环、肝脏缺血再灌注损伤、肝脏再生、肝脏免疫、肝胆肿瘤生物学及门静脉高压的病理生理学内容等；第 3 篇对肝胆疾病现有的诊断技术及其进展进行了较为详细的介绍；第 4 篇精准肝脏外科治疗学部分，陈述了常见肝胆疾病外科诊治的决策思路；第 5 篇详细地介绍了肝胆手术的基本技术、主要术式、单病种手术方法及微创和介入技术，结合实际突出精准理念和技术体系在肝胆疾病手术治疗及非手术治疗中的指导作用；第 6 篇和第 7 篇分别介绍了肝脏移植、肝胆疾病围手术期处理等内容。以上内容对精准肝脏外科学进行了比较完整、全面的阐述。

本书附配了精准肝切除理论的视听光盘 1 张、扫描书中二维码读取的短视频 30 个；另配了 10 集常见肝胆疾病典型手术实例的在线数字课程。

本书及配套数字课程适合从事肝胆疾病临床诊治的外科、内科、介入科等相关学科的医生，以及围绕肝胆疾病病因、病理生理及诊治新技术开展创新研究的科研人员学习和参考。

图书在版编目（CIP）数据

精准肝脏外科学 / 董家鸿主编.—北京：清华大学出版社，2020.12（2023.1 重印）
ISBN 978-7-302-54987-1

Ⅰ.①精…　Ⅱ.①董…　Ⅲ.①肝疾病 – 外科学　Ⅳ.① R657.3

中国版本图书馆 CIP 数据核字（2020）第 030551 号

责任编辑：李　君
封面设计：傅瑞学
责任校对：赵丽敏
责任印制：丛怀宇

出版发行：清华大学出版社
　　　　　网　　　址：http://www.tup.com.cn, http://www.wqbook.com
　　　　　地　　　址：北京清华大学学研大厦 A 座　　　邮　　编：100084
　　　　　社 总 机：010-83470000　　　　　　　　　邮　　购：010-62786544
　　　　　投稿与读者服务：010-62776969, c-service@tup.tsinghua.edu.cn
　　　　　质量反馈：010-62772015, zhiliang@tup.tsinghua.edu.cn
印 装 者：涿州市殷润文化传播有限公司
经　　销：全国新华书店
开　　本：210mm×285mm　　　印　　张：93.25　　　字　　数：2757 千字
　　　　　（附光盘 1 张）
版　　次：2020 年 12 月第 1 版　　　　　　　　　　印　　次：2023 年 1 月第 3 次印刷
定　　价：1998.00 元

产品编号：043951-01

注　　意

　　由于医学科技的发展，该领域的理论知识和临床实践在不断变化。随着新的研究与经验不断扩充我们的知识结构，在实践、治疗和用药方面做出适当的调整是必要或适宜的。建议读者检查相关操作的最新信息，或检查每一用药生产厂家所提供的最新产品信息，在临床执业医师的指导下确定药物的推荐剂量、服用方法、服用时间及相关禁忌证。经治医师根据对患者的了解和相关经验，确立诊断，确定每一位患者的服药剂量和最佳治疗方法，并采取适当的安全预防措施，是其职责所在。不论是出版商还是著作者，对于在本出版物使用过程中出现的任何个人损伤和（或）财产损失，均不承担任何责任。

《精准肝脏外科学》编委会

编委助理 （按姓氏拼音排序）

陈贵珍	程 芮	邓正栋	丁 莺	丁宏达	杜晓宏	冯 浩	冯丽帅
高志峰	顾东升	韩玉齐	何坤山	侯建存	黄 鑫	季 茹	贾昌俊
鞠卫强	寇福新	李 霄	李 臻	刘 江	刘峻奇	柳 娟	毛 谅
裴 骏	裴逸林	彭松林	尚 皓	沈 盛	沈英皓	施昱晟	唐腾骞
田庆华	吐尔洪江·吐逊	王 辉	王 恺	王鹏飞	王绮夏	王喜术	
魏靖伟	吴美龙	严思益	颜 鹏	杨 博	杨 凯	杨 明	姚殿波
张人超	赵 闯	赵 亮	赵 阳	赵 莹	周显军	朱呈瞻	邹奇飞

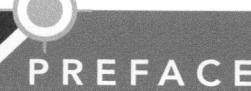

　　始于 2013 年准备的《精准肝脏外科学》一书，以国内董家鸿团队班底与全国一流专家团队为主，邀约了国际精英同仁参与，紧跟追求安全性手术、有效性治疗和微创化干预的当代外科潮流，借助科技的推动力量，展示肝脏外科近 30 年来科技与医学结合所取得的巨大进步，将是一本追求外科治疗水平新的突破为特征的精品图书，是作者对外科实践的长期积累、对外科学未来发展趋势的敏锐洞察和对传统外科现状深刻反思的思想结晶。

　　肝脏外科经历了百余年发展历程，尤其近 30 年进步迅猛，但仍有难以克服的瓶颈因素制约着肝脏外科疾病治疗效果的提升。突破这些瓶颈的途径应当依靠现代科技平台，实现治疗全过程的优化，以进一步提高肝脏外科的确定性、预见性和可控性。《精准肝脏外科学》完整阐述了"精准肝脏外科"这一新的肝脏外科理论和技术体系，避免了陈旧和空套，内容详尽，介绍了全要素、系统性优化的核心理念，以及确定性外科技术和均衡化的临床策略，涵盖如以肝中静脉为标界的半肝切除术、门静脉注射染色的肝段切除术、肝蒂横断式肝段切除术、超声引导下肝脏部分切除术、肝癌的安全切缘距离、肝储备功能分级评估与肝脏安全切除限量评估等关键技术，指向"最大化病灶去除、最大化肝脏保护、最小化创伤侵袭"，最终实现患者最佳康复的理想目标。

　　董家鸿《精准肝脏外科学》编写团队由国内外著名的肝胆外科中青年专家组成，是创造力和责任感、使命感强的团队，他们善于钻研，对肝胆事业的追求孜孜不倦。学术带头人国际著名的肝胆外科及肝脏移植专家董家鸿，在国际上率先提出了"精准肝脏外科"理念，并在其引导下，不断完善和丰富该领域的技术和理论水平，引起外科界的广泛共鸣，并在整个外科领域演绎和推广，业已形成了精准外科潮流。《精准肝脏外科学》一书将是近年来难得的外科专业著作，我谨向同道推荐。

中国工程院院士　黄志强

2014 年 6 月

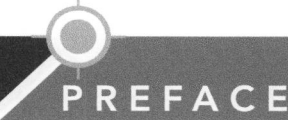

  "精准肝脏外科"的理念由董家鸿教授于 2006 年首倡。本人悉闻这一理念是在 2010 年的"第一届国际精准肝脏外科论坛"上。2012 年在法兰西外科学院，董教授的"精准肝脏外科"这一全新而卓越的外科理念一经阐述，便引起了巨大反响与共鸣。以"最大化切除目标病灶，最大化保护剩余脏器，最大化减少手术侵袭"为策略导向，实现多目标最优化的治疗结果，这一理念得到了业界的广泛认可，同时也被其他医学领域的许多专家学者认为在其专业内同样具有应用价值和发展潜力。"精准外科"这一理念值得同道们品臻、理解并真正付诸实践，我笃信，"精准"是外科的未来。

  《精准肝脏外科学》一书从理论和技术上系统地阐述了精准肝脏外科理念，将有助于全面提升肝胆外科专科医生的理论和技能水平，作为先行者和示范者，它的出版将促进整个外科领域的规范化发展。我推荐该书。

亨利·俾斯麦

亨利·俾斯麦肝胆研究所教授、所长

2016 年 1 月

"Precision Liver Surgery" was first proposed in the field of liver surgery by Prof. Dong Jiahong in the year of 2006. In the year of 2010, I heard "Precision Liver Surgery" for the first time by Prof. Dong in the First International Forum on Precision Liver Surgery. In the year of 2012, when he presented the concept of "Precision Liver Surgery" to the French Academy of Surgery, this brand new and attractive concept immediately caused a tremendous commotion. The "3M" he proposed in order to achieve multi-objective optimization were well accepted. Many surgeons from different fields considered those applicable in their own specialties. This idea deserves to be scrutinized and understood and eventually put in practice. I believe "precision" is the future of surgery.

With the book *Precision Liver Surgery*, the theoretical and technologic foundation of the notion "precision" is established. It will doubtlessly comprehensively promote the development of hepatobiliary surgery, and as a forerunner and pioneer, it will also serve to enhance the transformation of the entire surgical field. I recommend *Precision Liver Surgery*.

Henri Bismuth

Director & Professor

Henri Bismuth Hepatobiliary Institute

Jan.2016

近 20 年来，生物医学、现代影像和信息科学技术的蓬勃发展，以及循证医学和人文医学的兴起，促使外科学理念发生了深刻变革，对手术质量的评价已由过去片面强调彻底清除病灶，转向最小化创伤侵袭、最优化脏器保护和最佳康复效果的多维度综合考量，从而导致传统经验外科模式向着现代精准外科模式的悄然转变。

精准肝脏外科是精准外科理念在肝脏外科的实践体现。肝动脉、肝静脉、门静脉和胆管四组彼此交织的脉管系统构成肝脏特征性的解剖结构，而肝脏具有的合成、解毒、凝血、消化、免疫等多种功能决定了肝胆疾病的复杂性和多样性。精准肝脏外科作为依赖于对肝脏外科解剖精确认识基础上的解剖性外科，主张在彻底切除目标病灶的同时，充分保证剩余肝脏脉管结构的完整，以满足术后患者机体对肝脏功能的需求；肝脏的代偿和再生潜能是精准肝脏外科的生理基础，肝切除前要精确评估肝脏储备功能和肝再生能力，准确把握肝实质的安全切除限量，才能避免术后出现肝功能不全甚至肝衰竭；而肝脏不同疾病的病因、病变特点和病理特征等是决定手术方式、选择合理切除范围和辅助治疗的依据，如肝细胞癌呈现沿肝段门静脉分支在荷瘤肝段内播散的特征，而肝胆管结石病则沿着胆管树在肝内区段性分布，由此决定了解剖性肝段切除是治疗上述病变的理想术式。

现代影像学的不断发展与数字外科平台的建立、肝脏储备功能评估、外科手术的改进等都为实现精准肝脏外科手术奠定了坚实的技术基础。医学影像与计算机技术的结合实现了医学影像的融合与三维可视化，催生了数字外科；数字外科平台的建立使术前评估和手术规划从既往的经验决策，真正走向精准和客观决策。对肝脏功能储备的准确评估是保障肝切除安全性的基本要求。近年来，吲哚菁绿排泄试验已普遍应用于临床，结合动态 SPECT/CT 图像融合的放射性核素标记 GSA 显像技术作为肝脏区域性评估方法也逐渐走向临床，为术前准确判断患者肝脏的功能储备和所能耐受的肝切除限量提供了可靠依据。此外，术中超声、肝脏血流阻断、肝脏脉管精确重建、机器人辅助的腹腔镜手术、活体肝移植等大大推动了肝脏外科技术向精准化方向发展。

当前，肝脏外科正在冲破过分依赖经验进行决策的经验主义藩篱，告别曾经的"浴血奋战"、盲目大块结扎和一味追求速度的粗放手术。越来越多的外科医生认识到，精准肝脏外科能减少术后并发症并改善患者的预后，实现手术安全化、治疗高效化、干预微创化的统一。鉴于此，本书的编写以精准理念为指导，全面阐述精准肝脏外科的理论和技术体系，结合实例展示精准肝脏外科技术的"确定性""可视性""可控性""集成化""规范化""个体化"等特征，体现现代肝脏外科在精准理念的引领下，以循证外科决策和精确可控的技术追求最佳肝脏外科实践和患者最大化康复的宗旨。

　　本书的理论部分着重阐述精准肝脏外科的理念及技术体系，详细介绍肝胆外科疾病相关生理和病理生理基础及其研究进展；治疗学部分主要论述各种肝胆疾病的临床分型、诊治策略，强调循证决策和个体化治疗；手术学部分主要介绍精准肝脏外科的各种术式及其适应证、手术规划、手术流程和要点难点。除常规所附照片和插图外，文中还提供了部分手术步骤的视频，读者可扫描二维码观摩；另外，本书配有精准肝脏外科理论的视听光盘及代表性手术的数字课程，本书以多种形式向读者推介肝脏外科疾病的诊治思路和技术要领，充分展示精准肝脏外科在复杂肝胆外科疾病的应用价值。

　　承蒙国内外专家的通力合作，通过编委会成员的辛勤劳动，使得国际上首部内容全面、翔实，呈现形式丰富多样的精准肝脏外科专著的编写能够顺利完成并付梓出版。鉴于精准肝脏外科学涵盖面广、涉及肝脏外科临床实践的诸多方面，而且仍处于不断发展和完善中，疏漏之处在所难免，恳请国内外同道不吝赐教。

中国工程院院士
清华大学精准医学研究院院长
清华大学附属北京清华长庚医院院长

2019 年 6 月

目 录 CONTENTS

第 3 篇　肝脏外科诊断学

第 4 篇　精准肝脏外科治疗学

第 5 篇　精准肝脏外科手术学

第 6 篇　肝脏移植

第 7 篇　肝脏外科病的综合治疗

第 1 篇

精准肝脏外科学总论

肝脏外科发展简史　第1章

外科发展史是一部伴随人类社会进步和科技发展不断选择与适应的进化史，更是无数医者、科学家、工程技术人员不懈探索未知、打破生命禁区的奋斗史。如今，对疾病分子机制认识的日益深化、现代影像学技术的普及应用、麻醉和监护水平的不断提高以及手术技术的日臻完善，使疾病的外科诊治水平达到了一个前所未有的高度。沉浸其中，医生们可能会暂时忽略了带来这一系列变革的深厚的历史积淀。在此，我们简要回顾那些构成当今肝脏外科基础的标志性成就，从中获得启迪，有助于认识医学科技发展规律和未来走向。

对肝脏解剖和生理学特点的关注可追溯至 18 世纪以前的战场，人类通过战创伤初步认识了肝脏这个脏器。1654 年，格利森（Glisson）出版了里程碑式的著作——《肝脏解剖》，书中描述了肝动脉、门静脉和胆道的走行分布，还描述了其周围的纤维框架结构，并推测门静脉血流经毛细血管汇入下腔静脉。这为肝脏外科的发展奠定了理论基础，也是 Glisson 系统命名的由来。

19 世纪中叶，在战争、贸易和工业化的时代背景下，麻醉法、消毒法和输血法先后创立，使疼痛、感染和失血三大障碍被突破，构成了外科手术安全的基石。在手术安全得到基本保障的前提下，外科学在拓展干预领域、创新手术技术和提高治疗效果方面有了广阔的发展空间。1888 年，德国外科医生朗根布奇（Langenbuch）成功完成世界首例经过周密计划的肝脏局部切除术，标志着肝脏外科的诞生。然而，鉴于当时对肝脏解剖了解甚少，肝切除手术更多是一种"直觉"支配下的操作。那时的外科医师认识到肝脏充满管状结构、易碎、出血多，因此，结扎和缝扎成为肝脏止血的主要手段，并延续至今。1908 年普林格莱（Pringle）首创了肝切除术中暂时阻断门静脉血流的方法，显著减少了肝切除术中出血，该方法迅速推广开来，成为肝切除发展史上的一个里程碑。

20 世纪 50 年代，约尔乔（Hjortsjo）（1951）、希利（Healey）（1953）和奎诺（Couinaud）（1954）等通过肝脏铸型解剖学研究，相继提出了肝脏分段的概念，开启了依托解剖学的经验肝切除时代。1952 年，洛尔塔-雅各布（Lortat-Jacob）和罗伯特（Robert）实施了有肝门部血管阻断的真正意义上的解剖性右半肝切除，标志着基于解剖的规则性肝切除走向成熟[1]。1958 年，我国的夏穗生、黄志强等肝胆外科先驱在国内率先开展了左半肝和右半肝切除治疗肝胆管结石与肝癌，其中夏穗生报告 5 例[2]、黄志强报告 9 例[3]。

在肝脏外科的早期阶段，术中大出血始终是严重制约肝切除手术成功率的主要问题。1958 年，中国台湾地区的林天佑发明了一种肝实质离断的指折技术，10 分钟内可完成肝叶切除，平均失血 2000ml。同期，肝实质离断的方法还出现了刀切法（夸特勒鲍姆，Quattlebaum，1953）、氩气刀（塞罗和不伦瑞克，Serreau & Brunschwig，1955）等。在血流控制方面，1953 年，拉夫奇（Rafucci）等[4]在动物实验中发现，临时性阻断入肝血流 15 分钟不会对肝脏功能造成明显损害。1955 年，伯恩哈德（Bernhard）等[5]进一步发现，将体温降至 30℃可以延长入肝血流阻断 30 分钟而不会损害肝脏功能。

20 世纪 60 年代，肝脏移植这一肝脏外科最为复杂的系统工程从梦想成为现实。1963 年，美国的斯达泽（Starzl）[6]实施了第一例人体肝移植，标志着传统外科技术全面走向成熟，临床肝移植发展从此逐渐繁荣起来。为进一步减少肝切除术中出血，1966 年希尼（Heaney）[7]进行了全肝血流阻断。该技术要求依次阻断膈下腹主动脉、肝十二指肠韧带、肝下下腔静脉和肝上下腔静脉以控制出、入肝脏的血流。该方法预防出血较 Pringle 手法更有效，但操作较复杂，对全身血流动力学有较大的影响。全肝血流阻断技术的发展为后来的离体肝切除等复杂肝切除手术奠定了基础。

20 世纪 70 年代，超声、计算机断层扫描（CT）、磁共振成像（MRI）、磁共振胰胆管造影（MRCP）、正电子发射计算机断层显像（PET）、经皮肝穿刺胆管造影（PTC）、内镜逆行性胰胆管造影（ERCP）等各种医学影像诊断技术的相继发明和推广应用，极大地提高了肝脏病变术前诊断和评估的准确性，并为肝脏疾病的外科治疗提供了有力的介入治疗支持。

20 世纪 80 年代，在日本的幕内雅敏引领下，基于术中超声引导的解剖性肝段切除术登上历史舞台，并且至今仍然在肝脏外科的发展中占据重要地位[8-9]。

20 世纪 90 年代，随着巨大肝脏肿瘤的切除、危险区域肝肿瘤的切除、联合血管切除重建的肝切除等高难度肝切除手术的相继成功，肝脏切除的传统技术禁区不断被突破。针对剩余肝体积不足、初始不可切除的肝脏肿瘤，幕内雅敏等推动了选择性门静脉栓塞（portal vein embolization，PVE）和门静脉结扎（portal vein ligation，PVL）的临床应用，有效地促进了剩余肝脏的增生，显著提高了肝脏肿瘤的根治性切除率。对于侵袭肝后下腔静脉和主肝静脉等主要脉管的肝尾状叶肿瘤，常规尾状叶切除难以实施。德国的皮希尔迈尔（Pichlmayr）[10]于 1990 年报道 3 例采用肝脏低温灌注的体外肝切除术，手术死亡率 33%。法国的索瓦内（Sauvanet，1994）[11]提出简化的离体肝外科技术，将肝脏移出体外（仅有门管结构相连），有利于切除一般方法难以切除的肿瘤。1996 年，董家鸿等[12]在国内首先采用全肝血液转流及低温灌注下半离体肝脏切除术，治疗侵及下腔静脉及肝右静脉的肝细胞癌。离体肝切除技术的建立标志着传统肝脏外科技术与肝移植技术的融合。

同样于 20 世纪 90 年代，微创外科技术在肝脏外科得到迅速发展。1992 年，加涅（Gagner）等[13]对 1 例肝脏局灶性结节增生患者实施了世界首例腹腔镜肝切除。1996 年，阿萨格拉（Azagra）[14]实施了腹腔镜解剖性左外叶肝切除。其后，腹腔镜肝切除逐步走向成熟，从易到难，目前涉及 8 个肝段的腹腔镜肝切除技术都已经在临床得到开展。

进入 21 世纪后，正如布鲁马特（Blumart）所说，麻醉、感染及放射诊断学等领域的快速发展，使外科医生变得比以往任何时候都更加自信。现代影像技术与信息技术的融合催生了基于肝脏影像三维重建、量化分析以及虚拟现实的数字外科平台，为精确高效的肝切除手术规划提供了智能化辅助工具。控制出血、肝实质离断和无瘤手术等外科技术的成熟，精密手术器械的发明和专科麻醉技术的改善，使肝脏切除的适应证范围不断得到拓展，极量肝切除、离体肝切除、亲体肝移植供肝切取等复杂术式的开展越来越普遍，肝脏外科步入了一个新的时代。

（董家鸿　杨世忠）

参 考 文 献

［1］ LORTAT-JACOB J L, ROBERT H G. Hepatectomie droite regle'e [J]. Presse Med, 1952, 60: 549-550.

［2］ 夏穗生. 肝部分切除手术 [J]. 武汉医学院学报, 1958, 1: 31-39.

［3］ 黄志强. 肝部分切除术治疗肝内胆管结石 [J]. 中华外科杂志, 1958, 6: 1221-1224.

［4］ RAFUCCI F L. Effects of temporary occlusion of afferent hepatic circulation in dogs [J]. Surgery, 1953, 33: 342.

［5］ BERNHARD W F, MCMURREY J D, CURTIS G W. Feasibility of partial hepatic resection under hypothermia [J]. N Engl J Med, 1955, 253: 159.

［6］ STARZL T E, MARCHIORO T L, VONKAULLA K N, et al. Homotransplantation of the liver in humans [J]. Surg Gynecol Obstet, 1963, 117: 659-676.

［7］ HEANEY J P, STANTON W R, HALBERT D S, et al. An improved technique for vascular isolation of the liver [J]. Ann Surg, 1966, 163: 237-241.

［8］ MAKUUCHI M, HASEGAWA H, YAMAZAKI S. Ultrasonically guided subsegmentectomy [J]. Surg Gynecol Obstet, 1985, 161 (4): 346-350.

［9］ MAKUUCHI M, TAKAYAMA T, KOSUGE T, et al. The value of ultrasonography for hepatic surgery [J]. Hepatogastroenterology, 1991, 38 (1): 64-70.

［10］ PICHLMAYR R, GROSSE H, GUBERNATIS G, et al. Technique and preliminary results of extracorporeal liver surgery (bench procedure) and of surgery on the in situ perfused liver [J]. Br J Surg, 1990, 77 (1): 21-26.

［11］ SAUVANET A, DOUSSET B, BELGHITI J. A simplified technique of ex situ hepatic surgical treatment [J]. J Am Coll Surg, 1994, 178 (1): 79-82.

［12］ 董家鸿, 蔡景修, 王曙光, 等. 全肝血液转流及冷却灌注下半离体肝脏切除术治疗肝门区肿瘤（附 1 例报告）[J]. 中国实用外科杂志, 1996, 16: 469-471.

［13］ GAGNER M, RHEAULT M, DUBUC J. Laparoscopic partial hepatectomy for liver tumor [J]. Surg Endosc, 1992, 6: 99.

［14］ AZAGRA J S, GOERGEN M, GILBART E, et al. Laparoscopic anatomical (hepatic) left lateral segmentectomy-technical aspects [J]. Surg Endosc, 1996, 10 (7): 758-761.

第2章 精准肝脏外科范式

范式（paradigm）的概念和理论是美国著名科学哲学家托马斯·库恩（Thomas Kuhn）在1970年提出并予以系统阐述的。范式是一个由基本定律、理论、应用以及相关的仪器设备等构成的整体，它能够将存在于一个学科领域中的不同范例、理论、方法和工具加以归纳、定义并相互联系起来，它的存在给科学家提供了研究纲领。范式是科学家群体所共同接受的一组假说、理论、准则和方法的总和，在心理上形成科学家的共同信念。

第1节 精准肝脏外科范式的构建

外科学作为对"人"最直接而深刻的探索与改造，在人类历史演进中不断被赋予新的内涵。19世纪中叶，麻醉法、消毒法和输血法的相继创立，突破了疼痛、感染和失血三大障碍，奠定了外科手术安全的基础。在手术安全得到基本保障的前提下，外科学在拓展干预领域、创新手术技术和提高治疗效果方面有了广阔的发展空间。20世纪以来，解剖学、生理学、病理学、微生物学、实验生物学等基础医学的发展及其向外科领域的转化应用，使外科治疗逐步将干预疾病的病理进程和恢复人体生理功能并重，从而有力地促进了外科学的持续发展。

一、精准外科理念的诞生

20世纪60年代，伴随第三次科技革命，生命科学与电子技术突飞猛进，先进的科技手段成为外科医生的另一只"手"，人类的手与科技的"手"共同演绎着一个又一个外科奇迹。从病灶切除到功能重建，传统外科的禁区被不断突破。随着各种以根除病灶为目标的积极扩大手术技术的创新应用，越来越多早先只能选择姑息性治疗的患者接受了治愈性手术。20世纪七八十年代，组织相容性抗原在免疫反应中的作用逐渐得到认识和环孢素A的研发成功，极大地推动了器官移植的发展，使之得到推广与应用。器官移植的应用颠覆了传统外科的理念和技术，为患者提供了全新的治疗模式，无疑是屹立在人类医学发展征程中的一座丰碑。20世纪90年代，腔镜外科技术和能量手术器械的应用深刻地改变了手术入路和外科模式，微小入路手术迅速渗透至外科临床的各个专科，越来越多的开放手术被腔镜手术所取代。腔镜外科对传统外科的影响，首先体现在手术视路的改变，可以跨越视觉限制而直接观察深部解剖；而腹腔镜中气腹的建立增加了腹腔压力，有利于控制创面渗血；更重要的是腔镜外科的开展促使外科医师更加注重减少手术创伤和增强器官保护。伴随腔镜外科与机器人外科的兴起，现代外科技术操作呈现超越人体生理极限的态势[1]。

同时，分子生物学、系统生物学、转化医学的发展显著提升了后基因组时代生命科学领域的基础研究及其转化应用，对生命现象和疾病本质认识上的突破必将引发外科理论和技术的革新。而且，随着循证医学的兴起，遵从科学法则的理性思维正逐步取代受限于主观因素的经验思维，基于最佳临床证据的循证外科决策也正在逐渐取代以个人经验为主导的传统经验外科决策。

随着 21 世纪的到来，社会、人文、科技和医学的发展，恩格尔倡导的三维医学模式所引发的对医学宗旨的追寻与反思，导致了现代外科价值观的重塑，以疾病治疗为中心的理念正在被以患者康复为中心的理念所取代，技术至上也已转变为疗效优先，单纯追求去除病灶不再是外科治疗的唯一目标和单一手段，恢复患者精神、心理和生理完整性而达到系统康复，已经成为当代外科的终极目标和行为纲领[2]。最大化病灶清除、最优化脏器保护、最小化创伤侵袭被确立为现代外科追求的核心价值要素，唯有在正确价值观主导下统筹兼顾三个要素的外科决策和干预，才有可能同步提升治疗有效性、手术安全性、干预微创化，实现外科实践最优化和患者获益最大化。这一新型外科范式的核心理念和科学内涵是以准确选择并精确应用适宜的外科方法，实现三要素并重的系统化干预。我们将这种以准确决策和精确干预为特点的外科范式称之为 "精准外科（precision surgery）"[3]。

二、精准外科范式的核心特征

精准外科范式以对个体患者病情的精确评估和预后的准确判断为基础，依据循证医学法则，结合病患需求与医者经验进行最优化的临床决策，继而通过高精度、高效度和可控性手术作业及围手术期处理实现预期的治疗目标。精准外科具有一系列与传统经验外科不同的技术特征，其中确定性、预见性、可控性、规范化、个体化、系统化是其核心要素[3-4]。

1. 确定性　任何事件的发生都有其确定的原因，在确定的条件下，无任何随机和不可预知的事件发生。确定性是精准外科的基石，追求确定性则是实现精准外科的必由之路。基于确定性原理的精准外科就是追求在确定条件下的理性决策和可控性干预以及可预测的结果。但基于生命的复杂性以及人类对疾病认知和干预能力的局限性，临床医学尤其是外科实践的过程和结果却充满不确定性。外科学发展的历史就是在追求确定性和降低不确定性的过程中，从经验走向科学。

传统外科受医学发展的阶段性和科技水平的限制，缺乏对生命现象和疾病本质的充分认知而难以对病情做出个体化的精确评估，外科决策常因缺乏循证医学法则而更依赖于经验主导的直觉判断，干预方法和治疗过程缺乏足够的可控性，等等。这些不确定因素造成了外科诊疗过程和结果的不确定性和不可预测性，因而在传统经验外科的模式下常常难以实现治疗有效性和安全性的高度统一。随着医学的发展、科技的进步和经验的积累，既往未知的不确定性因素逐渐被发现，或是对已知因素的认知逐渐趋于客观事实，促使以相对不确定性为特征的传统外科向着以相对确定性为基础的现代外科转变。近年来，循证医学的兴起使得外科决策建立在有可靠证据的科学法则基础之上，先进科学技术与外科临床的融合显著提升了外科技术的水平，合理的外科决策、可控的外科干预以及可预测性的治疗结果极大地提高了外科实践的确定性。精准外科正是建立在这种高度确定性基础之上的、可同步实现现代外科多维价值取向的外科范式。

2. 预见性　建立于确定性基础之上的精准外科可实现对诊疗过程和结果的高度预见性，包括可准确预测进行干预治疗后疾病的演变、转归和结局。与传统外科相比，精准外科强调应对以手术为核心的治疗流程和技术要素进行全面考量和规划，形成对治疗过程中各个环节的结果、不良事件的概率和后果以及对最终治疗结果都具有高度预见性的治疗方案。肝切除术后肝功能不全的发生与肝脏储备功能、肝切除安全限量、剩余肝脏结构功能的完整性、肝脏缺血再灌注损伤等诸多因素相关。传统肝脏外科由于缺乏对这些关键因素的个体化精确评估和有效控制，难以准确预测手术患者发生肝功能不全的可能性。现代肝脏外科通过各种先进的技术手段实现肝脏储备功能的量化评估、必需功能性肝体积和肝切除安全限量的准确判断、预留肝体积及其结构功能的完整性准确分析、肝脏缺血再灌注损伤的有效控制，可准确预见术后肝功能不全的风险。当前，大范围肝切除术后肝功能不全的发生率已降低至 8% 左右。

3. 可控性　建立于确定性基础之上的精准外科通过高度可控的干预过程来实现预定的诊疗计划

和预期的结局。高度可控性不仅需要事先确定和控制可造成诊疗行为偏离预定目标的关键因素,并针对可造成不良事件的关键不确定性因素,制定规避风险的策略和方法。肝段的边界缺乏明确的解剖性标志,传统肝脏外科在实施解剖性肝段切除时,对肝实质离断平面的掌控主要依赖于手术医师的经验性判断。术中超声引导下的门静脉分支染色技术能够准确显示目标肝段的解剖边界,从而引导外科医师准确控制肝段切除的平面,辅以高精度的肝实质离断技术,可实现精准的解剖性肝段切除,并能避免损伤剩余肝脏的脉管结构。

4. 规范化　与以个人经验主导的传统外科不同,精准外科是遵循证据的临床实践,强调以基于当前最佳证据的外科法则为依据进行临床决策。通过运用经典生物学法则、现代循证医学法则、医学伦理学法则和卫生经济学法则等一系列科学法则,精准外科以明确的、普遍的形式为外科实践提供可预见的、理性的行为指导,以避免外科医师由于个人的知识水平、直觉经验、专业能力和情智的不同,造成外科实践的不确定性,从而实现外科诊疗的规范化。

5. 个体化　外科实践的客体(患者)存在生物学和社会学特征上的高度复杂性和不确定性。基于确定性基础上的精准外科不是靠一个预先设计的、包罗万象的完整诊疗规则体系来实现,而是通过一个完整的原则体系以及对这些原则的逻辑阐释和合理运用来获得,即要求在规范化的基础上,同时针对每个患者的确定病情、健康需求、经济能力等因素,选择和设计符合疾病个体特征和满足患者个性需求的最优化治疗方案。与规范化强调规则的刚性要求不同,个性化强调规则的弹性适用。

6. 系统化　系统性是提升外科实践的确定性,实现精准外科的必要手段。与传统外科不同,精准外科体系的治疗目标同时融合患者对生理、心理和社会的多维度健康需求,以求获得治疗安全性、手术有效性、干预微创化的高度统一。以此为导向,精准外科强调现代外科与新型科技成果的系统性整合以提升外科诊疗能力,强调多学科诊疗模式以克服外科的局限性,即在遵循规范化和个体化的基础上,通过对各种诊疗技术手段的合理化应用,形成优化的诊断技术、治疗技术、风险控制技术等外科要素,并以手术为核心有机组合这些要素,形成系统化的手术规划和治疗方案。

三、精准肝脏外科范式的理论基础

精准外科范式在肝脏外科的演绎即精准肝脏外科,这是实现肝脏手术安全性、治疗有效性和干预微创化同步提升的必由之路。肝脏作为人体内最大的实质性脏器和腺体,其解剖、生理和病理的复杂性决定了肝脏外科是腹部外科中最具挑战性的领域之一。肝脏外科历经百余年的发展已经取得了长足的进步,特别是近30年来,肝脏外科的安全性和治疗效果得到了显著提高,肝切除术的并发症和死亡率已显著降低,伴随手术的出血量显著减少和输血率显著降低,甚至有连续1000例以上大宗肝切除病例零死亡的报道,具有标志性意义的早期肝癌切除术后5年生存率超过50%。然而,大范围肝切除的手术死亡率、肝脏恶性肿瘤的根治切除率及术后长期生存率仍难以令人满意。外科学的发展高度取决于医学理论的创新和治疗观念的演变,对肝脏解剖、生理、病理学特征以及肝脏肿瘤生物学的深入认识奠定了精准肝脏外科的理论基础[5]。

肝脏解剖的复杂性在于存在肝动脉、门静脉、胆管和肝静脉四组彼此交织的脉管系统。尽管Couinaud分段使我们对肝脏脉管分布规律有了统一认识,但是由于脉管变异较多,临床在开展肝段切除时仍面临较多挑战。近年来,多排螺旋CT及其三维重建技术的临床应用,可重建出肝内管道的三维图像,并在软件支持下,精确计算肝内管道分支支配的肝脏区域,方便观察Couinaud肝段、门静脉肝段、肝静脉肝段等不同解剖单位,使立体评价个体特异性的肝脏功能性解剖成为可能。因此,对肝脏功能性分段和肝内管道结构的区段性分布规律及其变异特点的充分认识,为精准肝切除奠定了解剖学基础。

肝脏强大的代偿和再生潜能是肝切除的生理学基础。正常肝脏可以耐受70%~80%体积的肝切除,且剩余肝脏能够迅速再生恢复到原本稳定的肝脏体积;当存在肝炎、肝硬化、脂肪肝、化疗后等急性或慢性肝实质损害时，肝脏代偿和再生潜能受损，肝脏所能耐受的切除量随之下降。精准肝切除需要根据个体肝脏的不同病理状态精确评估肝脏储备功能和再生能力，准确掌控肝切除安全限量。

对各种肝病的疾病本质、病理特征和分期的研究进展，为合理选择肝切除范围和术式提供了充分的依据。肝细胞癌呈沿肝段门静脉分支在荷瘤肝段内播散的特征，而肝胆管结石病具有沿病变胆管树在肝内区段性分布的特征，这就决定了解剖性肝段切除术是治疗上述病变的理想术式[6]。而肝血管瘤和肝腺瘤等良性肝脏病变，不存在转移播散，可沿着肿瘤包膜完整切除达到治愈目的，不必强调严格的解剖性切除。

肝切除术中常需要阻断肝脏血流以控制出血，肝脏血流阻断方案的设计受到阻断肝脏血流所引起的肝组织缺血再灌注损伤的影响。传统观念认为常温下持续肝脏血流阻断的安全时限是 15～20 分钟。近年来临床和动物实验研究资料提示，正常肝脏在常温下可以耐受 60～90 分钟的持续血流阻断，间歇性肝血流阻断可以将累积血流阻断安全时限延长到 2 小时以上，肝脏血管隔离加低温灌注可以进一步显著延长肝脏耐受缺血的时间。肝脏耐受血流阻断时限的新发现为肝切除术中合理设计肝脏血流阻断方案提供了理论依据。

综上所述，在传统经验医学范畴内，若病因不确定，患者的诊断、治疗手段也不明确，对手术的风险难以预测，对治疗的结果也难以控制，容易造成治疗效果的不满意和医疗资源的浪费。笔者在肝脏外科实践中意识到，随着科技进步，外科理念和范式正在发生深刻的变化，这种理念和范式同过去传统的经验外科有着质的不同，应该用一种新的范式表述现代外科的特征，这就是精准（precision），它标志着外科学经历了直觉外科和经验外科发展阶段，正进入精准外科时代。精准外科是一种高度确定性的外科实践，它以病灶清除、脏器保护和损伤控制三个要素的精确平衡实现外科治疗的安全、高效和微创的多目标优化，最后达到病患康复最大化的目标。精准外科是一种基于科学决定论的现代外科新范式，它是整合科学知识、科学技术和传统外科经验后的外科实践，这种外科实践具有确定性、预见性、可控性、规范化、个体化和系统化的六大特征。精准外科的范式推演到肝脏外科，就是精准肝脏外科，精准肝脏外科的目标是最大化的病灶清除、最优化的肝脏保护和最小化的创伤侵袭（图 2-1-1）。

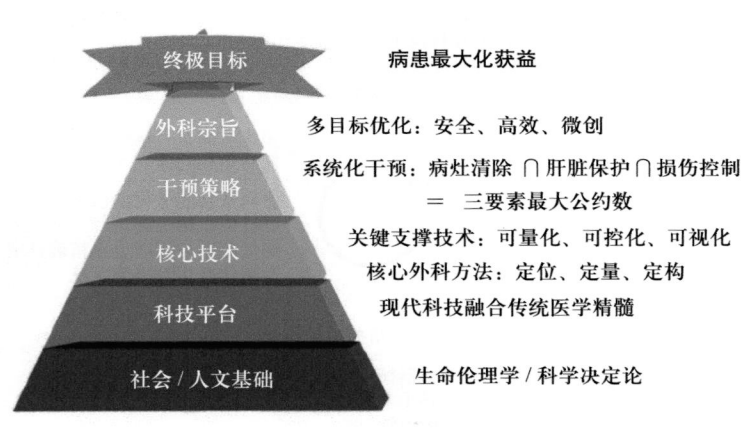

图 2-1-1　精准外科范式的构成

2008 年以来，笔者团队在国家科技支撑计划、国家科技重大专项等项目基金资助下，经过一系列的研究和临床实践，已经初步构建了以定量化、可视化、可控化为技术特征的精准肝脏外科技术体系。精准肝脏外科技术应用拓展了外科干预的适应证，降低了术后肝衰竭的发生率，提高了肝细胞癌和肝内胆管扩张症等复杂肝胆疾病的治疗效果。笔者多次应邀在国际学术会议上对精准外科和精准肝脏外科进行演讲，同时在国内积极举办精准外科研讨会和学习班，还应邀在肝病学领域著名杂志上发表了综述，是国际上首次对精准外科和精准肝脏外科学范式的系统性论述。目前，精准肝脏外科和精准外科范式已经得到国内外同道的广泛认可，并且推演运用到肿瘤化疗、放疗以及介入治疗等多个学科领域。

（董家鸿）

参 考 文 献

［1］　董家鸿, 黄志强. 精准肝切除——21 世纪外科新理念 [J]. 中华外科杂志, 2009, 47 (21): 1601-1605.

［2］　董家鸿. 肝细胞癌治疗理念与策略的转变 [J]. 中华消化外科杂志, 2009, 8 (2): 85-87.

［3］　董家鸿, 张宁. 精准外科 [J]. 中华外科杂志, 2015, 53 (5): 321-323.

［4］　DONG J, YANG S, ZENG J, et al. Precision in liver surgery [J]. Semin Liver Dis, 2013, 33 (3): 189-203.

［5］　MCCLUSKY D A, SKANDALAKIS, L J, COLBORN G L, et al. Hepatic surgery and hepatic surgical anatomy: historical partners in progress [J]. World J Surg, 1997, 21 (3): 330-342.

［6］　EGUCHI S, KANEMATSU T, ARII S, et al. Comparison of the outcomes between an anatomical subsegmentectomy and a non-anatomical minor hepatectomy for single hepatocellular carcinomas based on a Japanese nationwide survey [J]. Surgery, 2008, 143 (4): 469-475.

第 2 节　精准肝脏外科范式的核心技术

　　第三次生命科学革命浪潮正在有力地促进现代科技与传统外科的融合与升华。随着解剖影像技术、功能影像技术、计算机辅助外科技术、智能化手术器械以及微创外科技术的发展，现代外科技术呈现出定量化、微创化、可视化、可控化的发展趋势，以相对不确定性为特征的传统外科正在向以相对确定性为基础的现代外科转变，从而为实现现代外科的多维价值观和终极目标奠定了科学基础（图 2-2-1）。

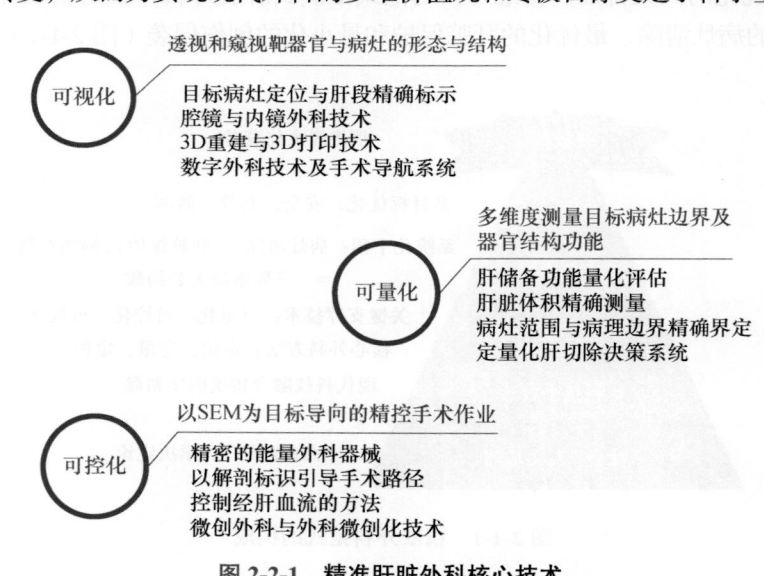

图 2-2-1　精准肝脏外科核心技术

SEM：安全（Safety）、高效（Effectiveness）、微创（Minimal invasiveness）；3D：三维。

一、可量化技术

　　对医疗实践中确定性风险和不确定性风险概率的量化分析，为以最小化干预风险获得最大化健康收益的循证决策奠定基础。可量化技术以客观量化评估替代主观经验判断，预测和衡量医疗实践中的风险与获益，从而准确选择并精确应用最优化的干预策略和方法。精确测算目标病灶及其病理边界、肝脏储备功能及必需功能性肝体积，是施行安全肝切除术外科决策和手术规划的可靠依据。

近年来，影像技术的进步，以多排螺旋 CT、高场强磁共振、超声造影为代表，明显提高了对直径小于 1cm 的微小肝脏恶性肿瘤的检出率，从而显著增强了对原发病灶侵袭范围的判断能力。针对肝脏储备功能的评估，临床上应用的如 Child-Pugh 分级和终末期肝病模型（MELD）评分可以粗略评估肝切除术的风险。吲哚菁绿（indocyanine green，ICG）排泄试验是计划行肝大部切除术患者肝脏储备功能的定量试验。虽然这些测试可以评估整个肝功能，但却无法评估剩余肝脏功能。而 CT 扫描可以计算剩余肝体积，间接判断肝脏储备功能。笔者团队通过整合应用肝实质病变程度、Child-Pugh 分级和 ICG-R15 三个参数，个体化准确评估肝脏储备功能和必需功能性肝体积，创立了基于肝功能量化分级的定量肝切除决策系统；并在国际上率先研发出基于 ^{99m}Tc-半乳糖基人血清白蛋白闪烁扫描法与多模态影像融合技术的肝段功能区域化定量评估新技术，有助于提升肝胆外科决策的精准性。

二、可视化技术

可视化技术是利用现代光导技术和成像技术，克服人眼不能透视和直视的局限，精确"视诊"靶器官解剖、生理及病理状态，为精准治疗创造有利条件。数字外科技术是对高度复杂的肝内胆管系统实行精准手术处理的高效工具，通过二维影像数据集重建肝胆系统的三维可视化模型，可以全景式立体"透视"肝脏及其脉管系统的空间结构，并可应用 3D 打印技术实体化再现个体肝胆系统，进而在立体构象上准确判定与精准测量病变的分布范围及其与毗邻脉管结构的空间关系[1-2]。计算机辅助的影像导航系统，通过术中影像与手术患者解剖结构准确对应融合，以虚拟探针的形式实时跟踪显示手术器械的位置及其与患者解剖结构的空间关系，可动态引导手术作业并能及时对操作偏差进行校正，从而保证了手术操作的精准性[3]。ICG 荧光成像等功能性显像技术可同时显示胆管行程和肝胆系统肿瘤的边界，从而精确指引手术作业路径[4-5]。笔者团队研发了基于创新算法的肝胆影像 3D 可视化技术，并率先应用 3D 可视化重建和 3D 打印进行胆道系统解剖评估和手术设计，提升了外科决策和干预过程的确定性和预见性。

三、可控化技术

可控化技术是为实现预设外科治疗目标，按照预设手术干预计划精确掌控的作业流程和技术方法。这种可控性表现在高精度手术作业、最优化损伤控制和外科风险管理上。基于计算机辅助外科技术预设手术计划，以见证点和停止点为标识，实时监控手术路径和作业层面，保证目标病灶的彻底清除及正常组织的最大化保留。在术中出血风险控制方面，传统手术常采用 Pringle 法阻断入肝血流，由于阻断时间、次数的限制和背景肝病的复杂性，常迫使手术匆忙粗放地进行，难以清晰地显露肝脏脉管结构而容易发生误伤。精准肝切除术选择半肝血流阻断、单独门静脉或肝动脉阻断、下腔静脉阻断及降低中心静脉压等技术组合来减少出血，而超声刀、水刀等能量手术设备的辅助运用可在不需肝血流阻断或只需部分血流阻断的情况下从容地进行微创化肝实质离断[6-8]。

（董家鸿）

参 考 文 献

[1] SATOU S, SUGAWARA Y, TAMURA S, et al. Three-dimensional computed tomography for planning donor hepatectomy [J]. Transplant Proc, 2007, 39 (1): 145-149.
[2] YONEMURA Y, TAKETOMI A, SOEJIMA Y, et al. Validity of preoperative volumetric analysis of congestion volume

in living donor liver transplantation using three-dimensional computed tomography [J]. Liver Transpl, 2005, 11 (12): 1556-1562.

［3］ BELLER S, HÜNERBEIN M, EULENSTEIN S. Feasibility of navigated resection of liver tumors using multiplanar visualization of intraoperative 3-dimensional ultrasound data [J]. Ann Surg, 2007, 246 (2): 288-294.

［4］ MITSUTA H, OHDAN H, FUDABA Y, et al. Near-infrared spectroscopic analysis of hemodynamics and mitochondrial redox in right lobe grafts in living-donor liver transplantation [J]. Am J Transplant, 2006, 6 (4): 797-805.

［5］ AOKI T, YASUDA D, SHIMIZU Y, et al. Image-guided liver mapping using fluorescence navigation system with indocyanine green for anatomical hepatic resection [J]. World J Surg, 2008, 32 (8): 1763-1767.

［6］ FIGUERAS J, LLADO L, RUIZ D, et al. Complete versus selective portal triad clamping for minor liver resections: a prospective randomized trial [J]. Ann Surg, 2005, 241 (4): 582-590.

［7］ SMYRNIOTIS V, FARANTOS C, KOSTOPANAGIOTOU G, et al. Vascular control during hepatectomy: review of methods and results [J]. World J Surg, 2005, 29 (11): 1384-1396.

［8］ 董家鸿, 杨世忠, 段伟东, 等. 精准肝脏外科技术在复杂肝脏占位性病变切除中的应用 [J]. 中华外科杂志, 2009, 47 (21): 1610-1615.

第3节　精准肝脏外科范式的决策模式

肝切除手术的理想目标是治疗有效性、手术安全性和干预微创化的统一。肝切除手术的有效性在于彻底清除目标病灶，安全性在于剩余肝脏功能充分代偿，微创化要求以最小的创伤代价完成安全而有效的手术，三者之间是密切联系又彼此制约的关系。切除足够大范围肝脏以彻底去除目标病灶的病理学要求与最大化保留足够的剩余的功能性肝脏的生理学原则之间存在冲突。肝切除术本身是一把通过有创手段治愈肝脏疾病的"双刃剑"，安全有效治愈疾病的要求与手术创伤侵袭的风险之间也存在着矛盾。

在获取最佳康复效果的目标下，如何实现彻底去除病灶、最大肝脏保护和最小创伤侵袭三者的统一是精准肝脏外科的核心策略。精准肝脏外科的决策就是在多维价值观主导下寻求统筹兼顾病灶清除、脏器保护、创伤侵袭三个维度之间的最佳平衡点，以达到治疗有效性、手术安全性、干预微创化的目标，最终实现外科实践最优化和患者获益最大化（图 2-3-1）的终极目标。这一决策过程以追求确定性最大化为基础，以控制关键不确定因素为重点。

精准肝脏外科是在追求确定性和减少不确定性基础上的理性决策，需要充分利用现代科技手段对患者病情做出定性、定量和定时的准

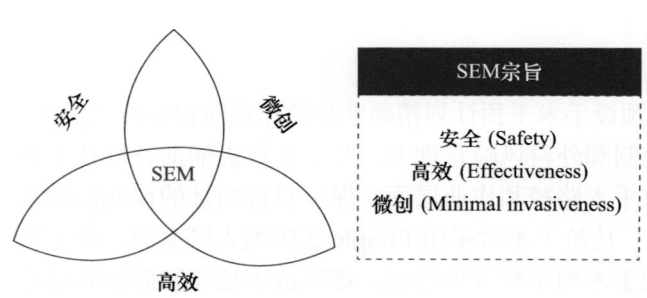

图 2-3-1　精准外科的科学内涵

确评估，例如确定肝脏解剖变异、肝脏病变特征、肝脏功能储备、必要肝脏切除范围、必需肝脏保留范围等，进而遵循有可靠证据的循证法则，在准确预测治疗后疾病的演变、转归和结局的条件下，选择最优化的治疗方案。

然而，肝脏疾病及其外科治疗的复杂性决定了肝脏外科中的临床决策常需要在不确定的条件下进行构建。这就需要正确识别影响治疗结果的关键不确定性因素，如恶性肿瘤的侵袭转移行为、肝实质损害时肝脏的储备功能等。通过对肝脏外科实践中各种不确定性因素进行预见、识别、量化，并通过科学分析和决策获得关键不确定性因素及其可能后果的确定性概率，根据治疗的可能结果，判断和权衡关键不确定性因素的风险概率或风险值，最终选择被认为最可能接近预期效果并且风险可控的外科治疗方案。在不确定性条件下的外科决策中，医者经验与循证法则的结合可以促使循证法则的运用更

加趋向合理和完善，从而使得个体化的治疗决策更易于达到患者获益最大化的目标。

（董家鸿）

第 4 节 精准肝脏外科范式的核心策略

精准肝脏外科范式核心策略的内容是最大化清除目标病灶、最优化保留肝脏功能性体积、最大化控制创伤侵袭，从而实现患者最佳康复的终极目标。

一、最大化清除目标病灶的策略

最大化清除目标病灶是获得肝切除后最佳康复效果的前提。目标病灶（target lesion）指要消除症状和治愈疾病的预期目标、需要去除的全部或局部要害病变。例如，巨大单纯性肝囊肿，只需切除突向肝脏表面足够大的囊肿壁，即可达到彻底缓解症状和消除囊肿的目的；肝脏良性肿瘤，只需沿肿瘤边缘完整切除瘤体；具有浸润转移特性的肝脏恶性肿瘤，则须同时切除可能被肿瘤浸润的癌周肝组织。

1. 精确评估目标病灶范围　目标病灶的术前评估是依据病史，临床表现，物理检查、影像学检查、实验室检查、病理学检查的结果，系统评价病变的性质、病变在肝内外的分布及肝脏脉管系统受累状况。对物理检查和影像学检查的评估，是明确病灶数量、大小、分布及脉管受累状况的主要手段。对于具有侵袭转移倾向的恶性肿瘤选用高分辨率的影像学检查，可以提高肝脏微小病灶的检出率和评估目标病灶的准确性。多排螺旋 CT、动脉造影 CT、高场强 MRI、超声造影等能检出直径＜1cm 的微小癌灶。采用超顺磁性氧化铁和含钆对比剂（造影剂）双重增强 MRI，对直径＜1cm 和＞1cm 的小肝癌诊断敏感性分别可以达到 46% 和 91%。

手术中的物理检查、影像学检查和病理检查有可能检出术前影像未曾发现的肝脏微小病灶、腹膜转移、神经和淋巴结转移、血管和胆管以及其他腹腔脏器侵袭等，对于进一步确定目标病灶的侵袭范围具有不可或缺的重要价值。腹腔镜用于肝胆恶性肿瘤的探查和分期可避免对已有腹腔广泛转移和局部进展等的患者行不必要的剖腹探查。术中超声或加造影能够检出直径大于 2mm 的病灶，其敏感性超过 90%，能够较术前检查发现 10%～50% 的新病灶，从而使 7%～29.8% 的原手术计划得到调整与完善。

对具有浸润转移特性的肝胆系统恶性肿瘤，在物理和影像学检查所检测出的肿瘤范围的基础上，还应依据各类肿瘤的生物学行为及个体病例的肿瘤大小和数目、肿瘤细胞分化级别、血管侵犯、血肿瘤标志物表达水平等因素，进一步评估肿瘤的潜在侵袭和转移范围，从而对肿瘤的病理边界及必要切除范围做出合理的推断。

2. 不可切除肿瘤的降期处理　对于病变范围广泛的肝胆系统恶性肿瘤，可以通过降期治疗如新辅助化疗、肝动脉栓塞化疗、精确放疗等使肿瘤侵袭范围缩小，为治愈性肝切除创造条件。有证据显示，对于无法切除的结直肠癌肝转移患者，新辅助化疗可使 12.5%～47% 肿瘤无法切除的患者最终获得根治性切除的机会。对于根治性切除困难的肝细胞癌患者可经导管动脉化疗栓塞（TACE）、外放射治疗、内放射治疗控制肿瘤生长，缩小肿瘤体积，进而实施根治性切除。已有研究提示，降期治疗后10.9%～57.1% 的原先不可切除的肝细胞癌（HCC）病例可成功接受补救性肝切除，其 5 年生存率为24.9%～57%，与初期肝切除者相似[1]。

3. 遵循无瘤手术原则　对于各种肝胆系统恶性肿瘤，精准肝脏外科应遵循无瘤原则，完整切除肿瘤病灶并避免医源性播散。完整切除目标病灶并获得广泛的阴性切缘（wide tumor-free margin）是肿瘤学切除的基本要求。实施肝细胞癌的根治性切除应依据推断的目标病灶的范围，在瘤体外无瘤浸润的正常肝组织中将肿瘤整块切除。肝细胞癌的侵袭转移行为与其临床分期密切相关，单发直径小于

2cm 的极早期肝细胞癌，罕见局部浸润或血管侵犯，可选择肿瘤局部切除术；直径在 2～5cm 的肝细胞癌，常见荷瘤肝段的门静脉播散，基于 Couinaud 分段的解剖性肝段切除术可以清除肝脏原发肿瘤及其邻近的微小转移灶，被认为是可减少肿瘤早期复发和提高无瘤存活率的最佳手术方法。对于直径大于 5cm 的进展期肝细胞癌可选择切缘充分的不规则性肝切除术，但目前对于切缘的宽度尚未达成共识。对结直肠癌肝转移而言，最新 Meta 分析结果并未显示解剖性肝切除相对非解剖性肝切除具有生存优势，考虑到化疗对肝实质的损伤，推荐采用切缘超过 1cm 的非解剖性肝切除。

无论是原发性肝癌或是转移性肝癌，区域性淋巴结转移对手术预后的影响是明确的，但是否需要常规行淋巴结清扫和（或）清扫的范围，在不同类型的肿瘤是不一致的。胆管细胞起源的恶性肿瘤包括肝门部胆管癌、肝脏胆管细胞癌、进展期胆囊癌具有区域性淋巴结转移倾向，应将区域性淋巴结清扫作为根治性切除的内容。

对于侵犯肝脏重要脉管结构的肝胆恶性肿瘤，联合血管切除重建可显著提高肿瘤的治愈性切除率。虽然大血管的侵犯是肝细胞癌肝移植的禁忌证，但是严格选择肝细胞癌患者，行肝切除联合血管切除和重建可提高肝细胞癌根治性切除率和总体生存率。在肝门部胆管癌，联合门静脉切除可提高 R0 切除率和长期生存率。

针对肿瘤切除后肝内微小残余病灶，可联合术中射频消融或术后放疗等辅助性或补救性措施，以达到完全清除癌灶的目的。临床研究证实这些手段也可改善肝脏恶性肿瘤患者的长期生存率。

为避免肝切除过程中肿瘤的医源性播散，应遵循整块切除技术、非接触技术原则。针对巨大的肝脏肿瘤，推荐原位或前入路肝切除方法。预先阻断荷瘤肝脏区段的入肝和（或）出肝血流的血管隔离技术如 Glisson 蒂横断式肝切除，虽然理论上有助于减少肿瘤细胞的血流播散，但其控制肿瘤复发和转移的价值尚未确定。

二、最大限度保护剩余肝脏的策略

剩余肝脏的功能性体积和脉管结构的完整性是决定术后肝脏功能代偿状态和手术安全的关键因素[2]。

1. 肝切除安全限量的个体化评估　　肝切除量受制于肝脏功能的代偿极限，而肝切除手术的安全性则是以保证剩余肝脏功能的充分代偿为前提的。因此，肝切除安全限量取决于维持个体肝脏功能充分代偿所必需的最小功能性肝体积即必需功能性肝体积（OFLV）。OFLV 主要取决于每一个体标准肝体积（SLV）以及肝脏储备功能状态，见式（2-4-1）。

$$OFLV = \alpha \cdot SLV \qquad (2\text{-}4\text{-}1)$$

SLV 指正常个体在健康状态下应该具有的充分功能储备和代偿潜能的理想肝脏体积，每个个体的 SLV 是相对恒定的，其大小取决于人体的体表面积（BSA）或体重。α 值是肝脏储备功能状态的函数，随着肝脏储备功能的降低，α 值相应增大。一般认为，对于正常肝脏，$\alpha = 20\%$，对于肝实质有明显损害的患者，包括肝硬化、重度脂肪肝和化疗性肝损害，$\alpha \geqslant 40\%$。对具体患者病变肝脏的 α 值的准确判断有赖于对患者肝脏储备功能精确的个体化评估。

肝脏切除安全限量（SLLR）指特定个体仅保留 OFLV 的最大允许肝脏切除量，$SLLR = TLV - OFLV = TLV - \alpha \cdot SLV$，TLV 指全肝体积。安全肝切除的必要条件是预留肝体积（RLV）$\geqslant OFLV = \alpha \cdot SLV$。日本东京大学学者主要根据腹腔积液、胆红素水平及 ICG-R15 三个参数，确立了肝脏储备功能的分级标准，并基于不同层级肝脏储备功能状态，推测其可耐受的肝段切除数目。因为不同肝段的体积和功能在生理和病理状态下均存在显著变异，以肝切除范围和可切除肝段数来表征肝脏切除安全限量是不可靠的。例如，对肝右叶萎缩而肝左叶增大、肝脏功能代偿良好的肝硬化患者行肝左三区甚至左半肝切除可能是危险的。

笔者团队采用肝实质病变、Child-Pugh 分级、ICG-R15 作为肝脏储备功能量化评估标准，以标准化余肝率即 OFLV 与 SLV 的比率来设定肝脏切除安全限量，构建了一个安全肝脏切除决策系统。对于 Child-Pugh 分级 A 级肝硬化患者，若 ICG-R15＜10%，预留肝脏功能性体积须不小于 SLV 的 40%；若 ICG-R15 为 10%～20%，预留肝脏功能性体积须不小于 SLV 的 60%；若 ICG-R15 为 21%～30%，预留肝脏功能性体积须不小于 SLV 的 80%。若 ICG R15 为 31%～40%，只能行限量肝切除；若 ICG-R15＞40% 或 Child-Pugh 分级 B 级，只能行肿瘤切除术，Child-Pugh 分级 C 级则为肝切除的禁忌证[3]。前瞻性研究显示该决策系统拓展了肝切除术的适应证，而没有增加肝切除术后肝衰竭的发生。

2. 增加剩余肝脏的功能性体积　如果预留肝脏的功能体积小于 OFLV，可以考虑通过以下途径增加剩余肝脏功能体积：①通过选择性栓塞拟切除肝脏区段的门静脉促使预留肝脏增生，使之体积达到乃至超过 OFLV。门静脉栓塞 2～8 周后预留肝脏体积可增生 20%～46%，Meta 分析显示超过 85% 的患者可以获得根治性肝切除的机会。对于 PVE 诱导再生失败的病例，最近有门静脉输注 CD133$^+$的骨髓干细胞成功促进 PVE 后肝再生的报道。② ALPPS，即联合肝脏分隔和门静脉结扎的二步肝切除术（associating liver partition and portal vein ligation for staged hepatectomy，ALPPS），是近年肝脏外科的新兴技术。与其他技术相比，ALPPS 的优点在于最大限度地促进了剩余肝脏的增生，但是也具有手术创伤大和术后死亡率偏高的缺点[4]。③去除可逆性肝损害因素，改善预留肝脏的功能。对于伴有重度梗阻性黄疸而需大范围肝切除的患者，术前可通过选择性预留肝脏或全肝胆道引流改善肝脏功能。单纯性脂肪肝患者可通过饮食控制、锻炼使肝损害得到逆转。

3. 节省功能性肝实质　在确保彻底清除目标病灶的前提下，应采取合理技术节省功能性肝实质。①优化肝切除术式：对于早期肝细胞癌，要选择解剖性肝段或亚段切除术，既能彻底清除癌灶，又能最大化保留正常功能性肝实质。对于不适合或不需要解剖性肝段切除的肝脏肿瘤病例，选择最小无瘤切除的不规则肝切除，以保留更多的正常功能性肝实质。②合理应用辅助性技术保留肝实质：在主要病灶切除后，采用射频消融清除位于剩余肝脏深部的残余小病灶，有助于保留更多功能性肝实质而不影响根治的效果。③优化肝切除技术：采用微创化精细肝实质离断技术（超声乳化吸引刀、钳榨法、超声止血刀等），避免大块钳夹和缝扎肝断面组织。

4. 剩余肝脏结构和功能保护　剩余肝脏的流入道和流出道脉管结构完整是其充分发挥功能的先决条件，术前评估、手术规划和手术作业时都应将预留肝脏重要脉管的优先保护和修复重建作为关键内容。针对复杂肝切除病例，利用计算机辅助手术规划系统对预留肝脏的流入道和流出道受损情况进行流域量化分析，可帮助外科医生精确判断脉管重建的指征。

对于缺乏代偿性动脉通路（包括异位肝动脉、肝门板左右交通支、肝周韧带、膈动脉以及腹膜后血供）的急性动脉损伤及术中影像学检查证实动脉血供缺如的剩余肝脏，应进行动脉重建；而对任何部分的剩余肝脏门静脉干应予重建，以保证其功能性体积最大化；对于主肝静脉回流受阻且无充分代偿的副肝静脉，排除淤血肝脏体积后，剩余功能性肝体积不足的患者，必须进行淤血部分肝脏回流静脉的重建[5]，如有能充分代偿的副肝静脉（如脐静脉、右后下肝静脉等）或者肝静脉交通支，则主肝静脉切除后无须重建；对于造成肝静脉或肾静脉回流障碍的下腔静脉切除，均必须进行肝后下腔静脉重建。但肝静脉平面以下下腔静脉完全阻塞而侧支代偿完全者，可不重建下腔静脉。

对于剩余肝脏的功能保护，应考虑到低血压、缺血再灌注损伤、小肝综合征、围手术期感染、药物性损害等一系列相关病理因素的影响。

三、最大限度减免手术创伤反应的策略

实施涵盖手术治疗全过程的微创化策略，包括减轻手术入路创伤、控制术中出血和输血、减免剩余肝脏损伤、围手术期加速康复外科处理等一系列措施，从而减低肝切除造成的全身、局部和心理等创伤的叠加效应。

1. 控制术中出血　出血是影响肝切除术后近期及远期预后的独立危险因素，控制术中出血是肝切除手术的关键技术之一。控制出血的主要途径：①控制入肝血流；②控制出肝血流；③全肝血流阻断；④控制肝断面出血；⑤纠正凝血功能障碍。应针对肿瘤与脉管解剖关系、肝切除术式、肝实质病变程度和循环系统状态，合理选择不同的肝血流阻断方法[6]。

多数情况下，通过 Pringle 法肝外阻断肝动脉和门静脉、选择性半肝血流阻断等多种技术控制入肝血流即可有效控制肝切除时的出血。通过各种心、肺干预方法降低中心静脉压（＜5mmHg）（1mmHg＝0.133kPa）可明显减少肝切除时肝静脉来源的出血。完全血流阻断主要用于累及肝静脉与下腔静脉汇合部的中央型巨大肿瘤。对于需要持续全肝血流阻断的复杂肝脏手术，可考虑体外静脉转流下全肝血流阻断和低温灌注。对于原位手术无法完成的复杂血管切除重建或出血难以控制的病例，可选择体外肝切除。

控制术中出血是肝切除手术的关键技术。肝实质正常且预留肝脏功能体积充足的肝切除病例，可选择降低中心静脉压（＜5mmHg）联合入肝血流阻断的方法控制术中出血；对于肝实质损害较重、预留肝脏功能体积处于边缘状态的病例，应考虑不阻断肝脏血流或者选择性半肝血流阻断下的肝切除。对于困难肝切除，预计需要阻断肝脏血流时间超过肝脏能耐受缺血时间的极限时，可考虑采用在全肝血管隔离和低温灌注下的肝切除。对于主肝静脉和肝后下腔静脉受累需要切除重建者，可能需要实施全肝血流阻断下的肝切除或者体外肝切除。

2. 控制组织损伤　术中应精心呵护肝脏和其他器官组织，精细解剖，轻柔操作，避免大块结扎组织，避免粗暴牵拉和强力挤压脏器等"野蛮"操作，最大限度地减轻手术创伤。采用微创化的肝实质离断技术减轻肝切除过程中对肝实质和肝内脉管结构的损伤。基于肝内脉管区域性分布特征，对缺乏重要脉管结构的周边区域可采用钳夹法或超声止血刀、双极电刀等"one-step"法离断肝实质，对含重要脉管结构的围肝门区可采用先解剖显露出脉管结构再精确处理的"two-step"法。对两者之间肝实质的离断可酌情交替使用"one-step"法或"two-step"法。

肝实质离断方法的选择主要根据手术医师的经验、设备条件和对术中精细解剖的要求。在无重要脉管结构的肝脏表浅区域可采用钳夹粉碎法和电凝离断肝实质，也可采用超声止血刀或 PK 刀等热凝固法直接离断肝实质。在肝门区和重要脉管的行程附近可采用有助于精确解剖和控制出血的超声解剖刀和水刀等精密器械与电凝联合应用离断肝实质。

3. 微小入路手术　微创外科理念和技术已在肝脏外科广泛渗透，腹腔镜肝切除是减少手术创伤的重要途径。但传统腹腔镜技术操作的精度较难掌控，其公认的肝切除适应证为肿瘤单发、直径≤5cm、位于肝脏外周（S2～S6）段。达芬奇机器人手术系统能进行精确的肝门解剖、门腔间隙解剖、组织缝合和血管吻合等复杂外科技术，可实现最小入路创伤与精工手术操作的完美结合，使腹腔镜肝切除变为可控性肝切除。2011 年中国人民解放军总医院报道了包括右半肝切除、肝门部胆管癌根治切除在内的 13 例机器人辅助的腹腔镜肝切除，其术中出血量和术后并发症发生率显著低于传统腹腔镜手术[7]。

4. 加速机体康复　基于加速康复外科理念，采用良好镇痛、控制静脉输液量、早期肠内营养等一系列旨在加速创伤愈合和减轻创伤反应的围手术期处理方法，加快患者的康复。针对存在诱发肝衰竭的危险因素的患者，包括原有肝实质病变、术前肝储备功能低下、剩余肝脏功能性体积接近安全限量、肝脏长时间血流阻断、术中大出血、腹腔感染、脓毒血症等，更需要高度重视围手术期管理，并制定完善的处置方案。

（董家鸿）

参 考 文 献

[1]　LAU W Y, HO S K, YU S C, et al. Salvage surgery following downstaging of unresectable hepatocellular carcinoma [J]. Ann Surg, 2004, 240 (2): 299-305.

［2］ CLAVIEN P A, PETROWSKY H, DEOLIVEIRA M L, et al. Strategies for safer liver surgery and partial liver trans-plantation [J]. N Engl J Med, 2007, 356 (15): 1545-1559.

［3］ 中国研究型医院学会肝胆胰外科专业委员会. 肝硬化患者肝切除术后肝功能不全的预防与治疗专家共识 (2019 版)
[S/J]. 中华消化外科杂志, 2019, 18 (4): 297-302.

［4］ WANG Z, PENG Y, HU J, et al. Associating liver partition and portal vein ligation for staged hepatectomy for unresectable hepa-titis B virus-related hepatocellular carcinoma: a single center study of 45 patients [J]. Ann Surg, 2020, 271 (3): 534-541.

［5］ SANO K, MAKUUCHI M, MIKI K, et al. Evaluation of hepatic venous congestion: proposed indication criteria for hepatic vein reconstruction [J]. Ann Surg, 2002, 236 (2): 241-247.

［6］ MAKUUCHI M, KOSUQE T, TAKAYAMA T, et al. Surgery for small cancers [J]. Semin Surg Oncol, 1993, 9 (4): 298-304.

［7］ JI W B, WANG H G, ZHAO Z M, et al. Robotic-assisted laparoscopic anatomic hepatectomy in China: initial experience [J]. Ann Surg, 2011, 253 (2): 342-348.

第 5 节　精准肝脏外科的手术规划

　　精准肝脏外科的手术规划是以外科决策确定的治疗目标和治疗方案为基础，对外科治疗过程及其技术环节进行系统的考量和设计，构建整套的行动方案。其要点包括：①确定目标病灶的病理边界和必要切除范围；②确定必需功能性肝体积和必需保留范围；③确定可切除范围及最佳的肝实质分割层面；④预留肝脏体积、结构和功能的评估与保护策略；⑤确定合理肝切除范围及最佳肝切除术式；⑥预估需要切除 / 重建的重要脉管结构；⑦系统评估手术风险并制定风险控制对策；⑧确定手术流程、手术入路及关键技术方法；⑨确定辅助治疗方法及围手术期处理要点。

　　必要切除范围是目标病灶累及的病变肝组织及病灶切除后结构和功能会遭到损毁的非病变肝组织的总和。必需保留范围指维持肝脏功能充分代偿（包括正常或病理状态下）的最小功能性肝脏体积。在确定必要切除范围与必需保留范围之后，应该对预留肝脏的体积、结构与功能进行分析，因为剩余肝脏决定手术结局[1]。在必要切除范围和必需保留范围之间的肝脏可切除范围内，基于剩余肝脏功能性体积最大化、治疗疗效最优化、手术风险最小化的原则，确定适当肝切除范围及最佳肝切除术式，同时确定需要切除 / 重建的重要脉管结构[2]。规则性肝切除适用于预留肝脏功能性体积充足、病变依肝脏区段范围分布或需同时切除受累主干脉管的病变；不规则肝切除适用于无须切除肿瘤旁肝实质的良性肿瘤或原位癌、不涉及主干脉管的肝脏周边区域病变的切除以及肝储备功能较差而需要保留更多的功能性肝组织的肝切除。

　　肝实质分割层面的选择需要综合考虑以下因素：获得足够的无瘤切缘、节约功能性肝实质、沿缺乏脉管结构的区段间隙离断、避免预留肝脏脉管结构的损伤。通过多帧二维（2D）影像的连续追踪分析，或者基于三维（3D）重建图像的虚拟手术，比较采取不同虚拟切面时的切缘状况、切面累及的管道、切除的肝脏体积、剩余的肝脏体积及其结构完整性，从而确定最佳分割层面。

　　需要对手术风险进行系统性分析评估，并设计控制风险的策略和方法，重点包括对重要脉管解剖变异的认知、目标脉管结构的处理及误伤防范、术中大出血的控制、肿瘤破裂危险因素的管控、预留肝脏的缺血损害的处置、患者生理极限的预测和手术安全底线的掌控。

　　手术入路选择、手术流程的设计和关键技术的选择有赖于肝脏病变性质、手术复杂性、预留肝脏功能性体积大小、重要脉管受累状况等。当入路创伤大于肝脏手术创伤，且腔镜下手术可实现目标病灶的彻底清除和手术风险的有效掌控时，可选择微小入路的腹腔镜肝脏手术。规则性肝脏区段切除常从解剖和阻断目标肝脏区段的肝蒂开始，显示拟切除肝段的缺血边界后再离断肝实质。对于病变累及肝门部使拟切除侧肝蒂结构解剖分离困难的复杂病例，可先行解剖确认预留肝脏的肝蒂结构，然后沿缺血分界线离断肝实质。对于巨大肝脏肿瘤，为避免游离肝脏时挤压肿瘤造成癌细胞血行播散，可以采用原位或前入路肝切除。关键技术的选择包括肝脏血流阻断技术、肝叶（段）边界的确定、肝实质离断方法、脉管重建技术、术中影像导航技术、辅助性非手术方法等。

传统肝脏手术计划建立在二维超声和 CT/MRI 等影像检查评估以及肝脏功能的半定量评估基础上，对于病灶的解剖定位、与肝内脉管结构的毗邻关系，以及肝脏储备功能难以量化分析，因而对于适当肝切除范围、肝切除术式及肝脏分割层面的把握主要依赖临床经验，尤其面对复杂的肝切除病例，往往需要剖腹探查才能最后决定手术方案。基于数字外科平台的计算机辅助手术规划系统，可以立体透视肝脏解剖，精确掌握肝段的边界，精确测算肝段乃至任意血管所支配的功能体积，准确定位病灶及其与邻近脉管的解剖关系，进而准确判断病灶的可切除性。通过虚拟肝切除，可以对不同手术方案进行比较、筛选和优化。尤其是对于切除范围较大、累及或邻近重要解剖结构的复杂肝切除，计算机辅助手术规划系统显得更加具有实用价值。

最后，尚应确定辅助治疗方法及围手术期处理要点，包括预处理改善肝功能、麻醉调控肝脏血流、维护内环境稳态、保护剩余肝脏功能、合理的 PN/EN 营养支持、监测和处理并发症、加速康复外科措施等。

对于精准肝脏外科的未来发展，首先，要进一步研究、认识肝胆疾病复杂的生物学特征，如肝胆恶性肿瘤在侵袭转移的常见部位、范围、进展速度、转移形式等方面有其独特的生物学特征。如果能在术前和术中得到精确的评估，准确把握手术适应证人群及安全有效的手术切除范围、入路等[3]，手术会更加有的放矢；再者，精准外科技术要向可量化、可视化、可控化等方面纵深发展，实时的手术成像以及智能导航能够让术者看到更小的肝脏病灶，并透视和解析病灶毗邻结构，使手术更加安全、高效；还有一个重要方面是临床循证决策，未来将需要进行更多随机对照、多中心临床研究，从而为疾病诊断、分期和治疗提供更广泛的证据支持，能够为每一位患者选择个性化的综合治疗方法，使其达到疾病治愈和身心康复的最大获益[4]。另外，随着物联网、云计算、大数据、人工智能等新一代高新技术的快速发展，智慧医疗步入实质性发展与应用阶段。依靠智慧医疗技术，可望突破人体的生理感知与认识，解决诊疗过程中的一些不确定性难题，进一步提高外科操作的精准性。

现代科技为实现精准肝脏外科奠定了坚实的理论基础和技术支撑。但肝脏的结构如此精美，功能如此复杂，病理如此多变，即使在科技高度发达的今天，我们仍然无法全面破解肝脏的复杂功能和深刻认识肝脏疾病的本质，难以全面获取、解读和调控各种肝脏疾病相关的分子信息并将患者个体特异性的分子信息整合应用于肝脏外科实践。精准肝脏外科尚不完美，这既是现实，也是推动医学发展的动力。

（董家鸿）

参 考 文 献

[1] ELWOOD D, POMPOSELLI J J. Hepatobiliary surgery: lessons learned from live donor hepatectomy [J]. Surg Clin N Am, 2006, 86 (5): 1207-1217.

[2] DONG J H, YANG S Z, XIA H T, et al. Aggressive hepatectomy for the curative treatment of bilobar involvement of type Ⅳ-A bile duct cyst [J]. Ann Surg, 2013, 258 (1): 122-128.

[3] PINNA A D, YANG T, MAZZAFERRO V, et al. Liver transplantation and hepatic resection can achieve cure for hepatocellular carcinoma [J]. Ann Surg, 2018, 268 (5): 868-875.

[4] 董家鸿. 构建精准医学体系, 实现最佳健康效益 [J]. 中华医学杂志, 2015, 95 (31): 2497-2499.

当今许多新技术的出现为肝胆外科助力。由于肝脏表面缺少清晰可用的标志，且肝实质解剖结构复杂，因此肝胆外科对先进技术手段有着现实需求。实施肝肿瘤切除时，术者若对肿瘤相关脉管系统缺乏充分认识，会导致术后剩余肝功能体积不足、肝动静脉或门静脉系统严重出血及切缘肝实质内仍有肿瘤残留。目前肝脏3D重建基础上的术前规划在技术层面已经实现，术者利用导航工具和指示染料术中可识别相关解剖结构，借助增强现实技术实现术中肝脏导航和微创化操作的外科手术平台也已应用于临床。然而这些技术多数仍处于应用的初级阶段，在成为标准技术之前，还需要更多的前瞻性临床研究进行评估。以下将集中介绍这些技术，包括其目前存在的局限性及未来应用潜力。

一、肝脏三维重建与术前规划

术后肝衰竭是肝脏外科医生在为肝功能受损患者实施手术，或者尽管肝功能没有明显受损但剩余肝体积占原有体积不足30%~40%时所关注的问题，也被认为是这些患者术后死亡率高的最常见原因[1-2]。因此，术前准确测量肝体积以估算术后功能性肝体积，对于预测进而弥补剩余肝体积不足有着重要意义[3]。对于评估要切除肝的体积和剩余功能性肝体积，单纯基于肝静脉解剖走向的传统体积测量法并不理想[4]。3D重建技术清晰显示肝脏的解剖细节，与基于2D的数学公式算法比较，能更好地估算出肝脏大小[5]。随着技术的进步，预切除肝体积与实际切除标本体积之间逐渐趋近。据西户（Saito）等[6]报道，两者差距只有9ml。已经有一些如3D Slicer等免费使用软件[7]，利用计算机断层扫描（CT）和磁共振成像（MRI）所得的2D图像生成3D图像。也已出现专业开发类似软件的公司和通过商业途径获得的软件产品，可制作出肝脏图像模型，其中包括美国的TeraRecon（Foster City，California，USA）、比利时的Materalise Mimics（Lueven，Belgium）、德国的MeVis（Bremen，Germany）及法国的Visible Patient（IRCAD，Strasbourg，France）。目前可利用的3D重建产品及其优劣势见表3-0-1。此外，还有许多用于模拟肝脏切除的软件。CT数据支持图像的空间准确性更好，而通过MRI获得的图像可能对解剖结构的描绘更细致[8]。现有研究往往侧重优化肝脏体积的方法，而非测量本身，因此，对肝脏3D重建与容量测量法的准确性没有进行过系统比较[9]。研究者经过一番努力，使用能区分不同组织的数学算法，实现了对CT影像里肝脏和肿瘤体积的描述过程完全自动化[10]。虽然大多数报告称其数学算法"精确"[10-12]，但通常指Dice相似系数介于0.78~0.89（1.00为最佳）。因此，CT肝分割的自动化仍然是一个挑战，这方面的研究工作正在进行中。半手工分割肝脏和肝肿瘤仍然是目前临床实践最常用的方法[10]。

表 3-0-1　用于术前 3D 重建肝脏模型的软件产品

名称/公司信息	优点	缺点
3D Slicer Brigham & Women's Hospital，Boston，MA slicer.org	软件免费，为开放资源 支持 MRI、CT、超声、核素和显微镜扫描图像	未获准临床应用 非肝脏专用
Itk-SNAP University of Pennsylvania Itksnap.org	软件免费，为开放资源 尤其侧重图像分割	未获准临床应用 非肝脏专用

续表

名称 / 公司信息	优点	缺点
TeraRecon Foster City，California，USA Terarecon.com	半自动肝脏分割系统 手术规划分析 获准临床应用	需付费
Materialise Mimics Leuven，Belgium Materialise.com	支持 3D 打印 免费查看 3D 打印文件 获准临床应用	非肝脏专用 需付费
MeVis Breman，Germany Mevis.de/en/	半自动肝脏分割系统	未获准临床应用 需付费
Visible Patient Strasbourg，France Visiblepatient.com/us/	专用于肝脏 获准临床应用 支持 3D 打印 免费查看软件	需付费

　　除了测量肝脏体积，肝脏 3D 重建的另一个用途是使医生更好地了解与目标病变相关的特定解剖结构。相比 2D 扫描图像，外科医生观看 3D 重建图像后更容易在模型上定位肝肿瘤[13]，CT 图像 3D 重建也被证明使受训人员更快地进行手术规划，并与医生所做的手术方案更为趋近[14]。进一步研究表明，对于具有挑战性的中央型肿瘤患者，术前 CT 和 MRI 图像 3D 重建可以缩短手术时间[15]。肝胆手术术前使用肝脏 3D 打印模型有助于术者对肝脏解剖的理解[16]及掌握胆道镜检查技能[17]。3D 打印应用的局限性，包括设计和打印需要时间，模型的成本高、精度差、脆弱易碎以及无法消毒和在术中使用[18]，这些局限性制衡着 3D 模型的优点，即缩短手术时间和提高手术准确性。根据最近一篇聚焦肝脏 3D 重建的综述，制作 3D 模型的时间包括 1～3 周的数字化图像设计和 11～100 小时的打印制作时间[8]。维托夫斯基（Witowski）等[19]介绍了一种使用非商业 3D 打印机打印 3D 肝脏，成本 150 美元（不包括 3D 打印机和人工成本），打印耗时 72 小时，执行了超过 6 个不同的打印作业。尾路（Oshiro）等开发了一种新的 3D 打印肝脏框架模型，打印一个 50% 实际肝大小的肝脏模型的总成本为 600 美元[20]。

　　在术前成像基础上，人们利用 3D 重建技术开发了许多肝脏手术模拟程序，如 Liversim（Tsukuba University，Japan）[20-21]、Synapse 3D（FUJIFILM，Japan）[22]、Ziostation 2（Ziosoft USA，Belmont CA）、Virtual Place（AZE，Japan）和 OVO（Hitachi Medical Corporation，Japan）[23-24]。其中日本的研究占多数，这在一定程度上是由于使用图像处理软件进行肝脏手术评估自 2012 年起就被纳入日本全民医疗保险范围的缘故[20]。此外，还有一些系统相继被开发出来，如外科医生术中可通过手势查看术前获得的 3D 图像，这样保证操作过程的无菌状态（Aerotap, Nextedge Technology K.K., Ibaraki, Japan）[25]。而 Liversim 是唯一能在虚拟切除过程中实现组织实时变形的虚拟手术系统[26]。另有一些平台配有虚拟现实组件，以增强模拟体验，如 LiverPlanner（Graz University of Technology，Austria）[27]。这些虚拟切除系统的缺点是需要付出时间熟悉软件使用和具备一定的专业知识，但这并未在报道中提及[24]。高本（Takamoto）等[28]报道的虚拟肝切除平均时间为 18 分钟，而三濑（Mise）等[23]则需要 1～2 小时。这些系统相关数据资料有限，产品之间也很少比较[29]。目前可用的肝脏导航软件产品如表 3-0-2 中所列。

表 3-0-2　现有肝脏模拟软件产品

导航产品	产品网站
Liversim, Tsukuba University, Kasuga, Japan	http://u-tsukuba-vmedsim.jp/
Synapse 3D, Fujifilm, Tokyo, Japan	https://www.fujifilmusa.com/products/medical/medical-informatics/radiology/3D/index.html
Ziostation2, Ziosoft, Tokyo, Japan	https://www.zio.co.jp/en/
VirtualPlace, AZE, Kawasaki, Japan	http://www.aze.co.jp/aze_virtualplace/

二、肝胆外科术中导航工具

上述 3D 肝脏重建图像可供术中参考，有助于术者掌握肝脏解剖结构和目标病灶的空间信息。此外，人们还努力开发可同时用于肝脏手术的工具。肝胆外科手术术中导航的终极目标是向外科医生提供离断线相对于目标病灶及主要脉管结构的位置信息，从而减少阳性切缘的可能性，降低血管损伤风险，增加预留正常肝组织的体积，为此，必须对术前获得的图像进行处理，术中对患者及其肝脏进行配准。在手术室内配准后的图像必须随着肝组织毁损或肝脏变形而做出相应调整或更新。手术期间还必须追踪器械移动，以确保其位置与相关解剖结构关联。图像配准和肝脏变形的调整可以说是术中肝脏导航最重要的方面，也是最难实现的。因此，现有系统对术中变化着的肝脏的配准能力仍然是成功进行术中肝脏导航的关键。针对这些目标所开展的工作如下所述。

相关文献报道主要针对两个系统：CAS-One 外科系统（CAScination AG，Bern，Switzerland）和 Explorer 肝脏系统（Analogic Corporation，Peabody，MA，USA）。使用 CAS-One 者进行术中肝脏导航需要将 CT 3D 重建图像与术中可识别标志进行配准。执行该任务的是一个光学定位器，后者位置被位于正上方的系统摄像头捕获，然后该图像在床旁屏幕上显示出来。也就是说，通过装在手术器械上用来配准的定位器进行追踪，由头顶摄像头监控，床旁屏幕上显示图像。在同一器官上进行多次切割操作时，术者可以重复配准，还可以使用超声波，并将其扫描图像与 3D 重建图像融合。彼得汉斯（Peterhans）等[30]对该系统进行了研究，配准耗时不足 1 分钟，平均误差为 6mm。在这项研究中，78% 的外科医生认为对高危结构的检测得到了改善。该系可用于手术切除，但也被其诞生地——瑞士伯尔尼之外的一个小组用于肝肿瘤消融。

Explorer 肝脏系统有类似功能，用红外光学定位器进行 CT 3D 重建图像的配准，该定位器追踪指示肝脏不同部分。金厄姆（Kingham）等[31]报道配准过程耗时 1～3 分钟，在开腹和腹腔镜环境下的平均误差为 4～6mm。该研究组的吕克（Rucker）等 3 人[32-34]对初始 CT 配准误差进行了深入研究，结果表明，非刚性 CT 配准法优于刚性配准法[32]，并将组织形变纳入到术中肝脏配准中[33]，外科医生认为这种方法具有更高的保真度[33]。他们比较了开放手术、7mmHg 气腹压和 14mmHg 气腹压时腹腔镜下肝脏的形状，发现这些条件下的形变有着显著不同。值得注意的是，在 14mmHg 气腹压下，肝脏变形高达 1.6cm。为此，他们通过建立腹腔镜操作时压力施加到肝表面已知结构（镰状韧带、左和右三角韧带及肝脏后的腹膜后附着结构）上所产生的一整套可预测形变，调整非刚性配准算法，以更好地校准术中初始形变。这种最新的非刚性配准系统的目标配准误差比刚性配准误差降低了 57%，误差值小于 2mm[34]（图 3-0-1）。

还是这个小组最近报道了使用 Explorer 系统发现新辅助化疗后小于 1.5cm 结直肠癌肝转移灶的经验[35]。他们用超声术中识别已知的肝肿瘤，当一个或多个瘤灶无法识别时，则通过定位器追踪肝脏多个部位，与术前的 3D 重建图像进行配准，然后利用光学定位超声进一步识别其余瘤灶；该方法用于 50 例患者，借助光学定位超声在 22 个瘤灶基础上额外识别出 15 个，为此 10%（5/50）患者的手术计划做出了相应调整。

将术前获得的 CT 扫描图像用于术中配准的其他数学方法已见报道，并在肝脏模型上进行了测试。多斯桑托斯（Dos Santos）等[36]通过对肝脏随呼吸移动的模拟，对表面特征进行了匹配，但计算耗时较长。富萨利亚（Fusaglia）等[37]介绍了一种新方法，先用激光扫描器进行配准，然后通过术中肝脏表面可见的激光定位器来追踪腹腔镜器械的移动。罗布（Robu）等[38]的做法是，首先将肝脏前下边缘划界用于配准，然后用形状匹配算法继续保持精确配准，这样目标配准误差有点高，为 6～12mm。他们也报道过其他配准方法，如利用腹腔镜肝脏手术时拉近镜头放大感兴趣区域而获得的有限视觉数据进行配准[38]，用 170 个腹腔镜位置生成典型的腹腔镜视图，然后开发了一种算法将术前 CT 图像与

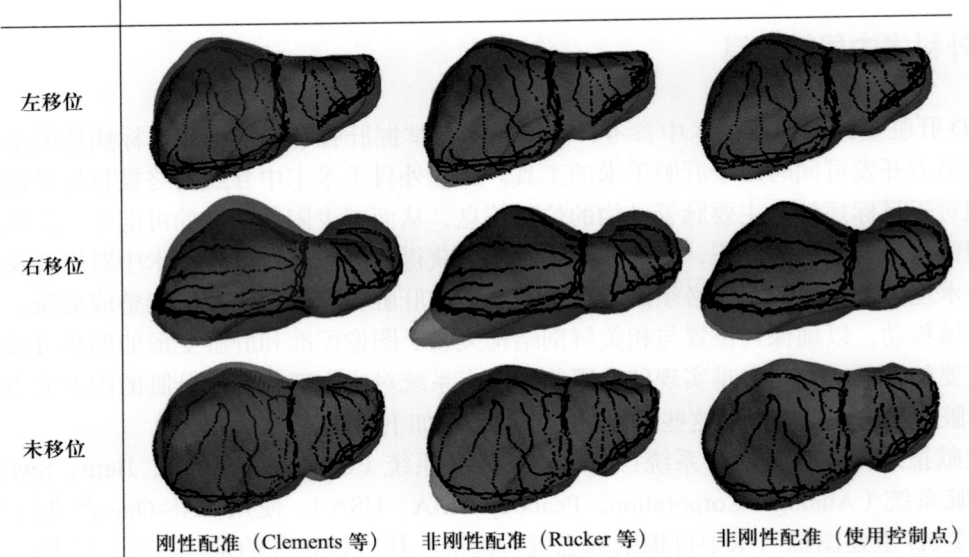

左移位

右移位

未移位

刚性配准（Clements 等）　　　非刚性配准（Rucker 等）　　　非刚性配准（使用控制点）

图 3-0-1　用不同数学成像配准技术比较术前肝图像的配准（蓝色）与术中器官形状（红色）

黑线表示用触笔画出的进行配准的区域，突出了术中肝脏形变所导致的影像配准困难。

（引自：HEISELMAN J S, et al. J Med Imaging, 2018, 5: 021203.）

腹腔镜视图进行配准。本法使用了 4 个半径为 3cm 的不同腹腔镜视图，目标配准误差为 5mm。最近，勒罗伊（Le Roy）等[39]用他们开发的名为"Hepataug"的增强现实软件发布了一个视频，通过在计算机屏幕上追踪肝脏边缘，将术前的 3D 重建图像与腹腔镜视图进行配准，然后用之前报道的一种计算机算法[40]，调整肝脏形状，将肿瘤和门静脉投影到腹腔镜视图上。本法用于同一位患者，切除后再投射一次，显示切除前、后的切缘很接近，重复性很好。

术中成像可作为基于术前影像配准的复杂数学模型的替代方法。有人提出对手术野连续低剂量 CT 所得数据与术前 CT 影像进行校准。谢卡尔（Shekhar）等[41]在猪模型上证明该方法具有可行性，将 CT 成像叠加到腹腔镜显示屏上，目标定位误差约为 1.5mm。他们还提出了使用 C 臂进行三维 CT 配准，但尚未尝试用于肝脏[42]。术前 3D 图像配准的术中超声在技术上可能更可行。董家鸿团队[43]报告使用术中超声与术前 CT 三维图像配准，然后在床旁监视器上显示胆道和血管解剖图叠加在手术野中，这需要定时地重复配准以确保准确性，同时作者还使用了患者胆道和血管解剖结构的 3D 打印，以供术前规划和术中参考。同样，高本（Takamoto）等[44]在 43 例肝切除术中采用术中 3D 超声辅助与术前 CT 三维重建的配准。配准过程尽管很快（<1 分钟），但是 47% 的患者配准误差>1mm。

福伊尔施泰因（Feuerstein）等[45]通过使用能提供术中锥束 CT 成像的可移动等中心 C 臂，借助 C 臂上的附加标记和安装在天花板上的光学追踪摄像头，完全解决了术前成像配准精度问题（ARTtrack 2，Advanced Realtime Tracking，Weilheim，Germany）。呼吸门控用于提高图像质量，因为患者呼吸导致的肝脏移动在最大吸气时可达 5.5cm[46]，将重建的肝血管投影到腹腔镜肝脏视图上，其定位误差仅为 1mm。贝勒（Beller）等[47]将术中 3D 超声连带红外光学定位器，以消除术前图像配准所遇到的问题。手术过程中，超声吸引刀也同样被追踪，使操作者在床旁监视器上可看到该器械相对于 3D 超声图像上的位置。虽然这样可获得更满意的边缘误差（0.42cm *vs.* 0.16cm），但由于超声探头体积大，使得该系统很难用于探测高位的肝脏肿瘤。

三、近红外荧光成像识别肝肿瘤

近红外荧光（near-infrared fluorescence，NIRF）成像尽管不是一种常用的成像手段，但已被用于识别肝内结构和瘤灶。吲哚菁绿（Indocyanine green，ICG）是一种近红外荧光染料，其光谱吸收峰在800nm 左右。肝细胞选择性地摄入 ICG，然后将其以原型排泄到胆汁中[48]。进一步研究表明，与肝实质相比，原发性肝肿瘤更易吸收并蓄积 ICG。对于肝转移癌，ICG 也趋于滞留在被肿瘤压迫的 CK7 阳性肝细胞中，形成肿瘤外环状荧光[49-50]。因此，原发性肝肿瘤瘤体发亮，而转移癌则显示出环状荧光[51]（图 3-0-2）。虽然也有人报道在动物模型中联合使用其他近红外荧光对比剂以区分血管和胆管[52]，但 ICG 是研究最充分的用于术中识别肝肿瘤的荧光染料。

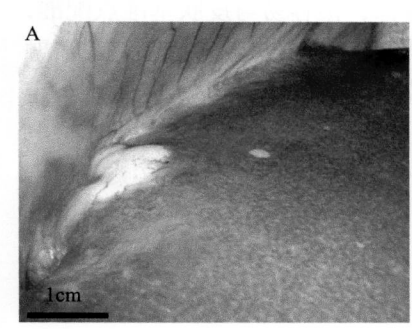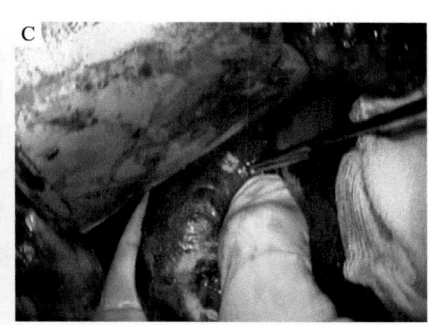

图 3-0-2　吲哚菁绿鉴别原发性肝肿瘤实例

肿瘤比周围肝实质（A，B）更亮，而肝转移癌则为增强荧光环绕在肿瘤周围（C）

（引自：BOOGERD L S, et al. Surg Endosc, 2017, 31：952）；（引自：HANDGRAAF H J M, et al. J Surg Oncol, 2017, 43：1463.）

将 ICG 荧光成像与术前 CT、MRI、术中触诊及术中超声进行比较的研究表明，ICG 成像识别出更多和更小的转移灶[53-54]。布杰德（Boogerd）等[54]报道用腹腔镜高清荧光成像系统探查，ICG 识别肿瘤的敏感性为 92%，并且 ICG 成像加上术中超声，检出肿瘤的敏感性提高到 100%。然而汉德格拉夫（Handgraaf）等[53]的长期随访结果发现，使用和未使用 NIRF 成像 4 年无复发生存率分别为 47% 和 39%，两者无统计学差异（HR 0.73，95%CI 0.42～1.28，$P=0.28$）。刘兵等[55]随机研究 50 例原发性肝癌患者，采用 ICG（$n=25$）或超声（$n=25$）进行术中肿瘤探查，所有患者均采用这两种方法。他们发现，ICG 在 21/25 名患者中识别出肝肿瘤。当术中超声探查后再使用 ICG 时，额外发现了结节中只有 19% 是恶性的，此时 ICG 的敏感性为 71%，假阳性率为 89%。相比之下，当 ICG 检查后使用术中超声时，额外发现的结节较少，其中 60% 的结节是恶性的，此时术中超声的敏感性为 43%，假阴性率为 11%。作者由此得出结论，这两种技术是互补的，应该两者均用以促进 R0 切除。术前 3D 重建CT 图像与 ICG 术中成像配准有助于识别肿瘤和缺血线[56]。

光声断层扫描成像（photoacoustic tomography）也被用于协助 ICG 显示肝脏深部肿瘤。该技术使用激光脉冲激发荧光区域，导致聚焦局部温度升高，从而产生热弹性膨胀和声波，后者可通过超声检测并重建图像[57]。宫田（Miyata）等[58]在小鼠模型和切除的肿瘤标本上尝试使用光声断层扫描识别 ICG，他们发现，随着肿瘤位置加深，光声振幅明显降低，在 4mm 深度处降低了 40%，由此提出可能需要新的对比剂来增强该技术的探测能力。此后，田捷团队[59]报道了一种以脂质体为核心、载有 ICG 的金质纳米棒，给予肿瘤模型小鼠数天后，该纳米棒集聚并优先保留在肝肿瘤内，通过荧光成像可以识别肿瘤，并且高分辨光声断层扫描也可以直接显示肿瘤，从而为肝脏肿瘤定位检测提供了一种双模态探针，这些方法学上的改进可以克服标准 ICG 检测法的局限性。

四、肝肿瘤消融中的导航技术

当计划实施肝肿瘤消融治疗时，同样存在上述肝切除术相关的解剖结构和目标病灶识别问题。目前有多种肝肿瘤消融方法，包括热疗、动脉内治疗、内照射和组织间近距离放疗。这些技术常用于患有不可切除和交界可切除肝脏疾病的患者，可以通过开放手术、腹腔镜或经皮途径进行，也可以与其他疗法结合使用，以最大限度地提高疗效[60]。肝胆外科医师最常用的消融方法是热消融技术，包括射频消融（radiofrequency ablation，RFA）和微波消融（microwave ablation，MWA）。手术切除与消融术治疗效果的比较仍是有争议的话题，也是当前注册"碰撞（COLLISION）"试验的目标。在该试验中，结直肠癌肝转移患者将被随机分为 RFA/MWA 或手术切除组[61]。不管怎样，这些方法已成为肝胆外科医师治疗选择中不可或缺的组成部分。

目前已有许多先进的技术方法用于提高肝脏肿瘤靶向消融的准确性。在经皮穿刺治疗时，不存在为适应肝脏形变进行术中配准等复杂情况，因为消融现场可获得轴向成像，很容易与皮肤基准点配准，而如何追踪消融针则成为首要问题。光学导航系统使用头顶摄像头，与轴向图像同步并持续追踪消融器械，使操作者能看到它们相对于目标病灶的位置。光学导航具有良好的精度，但需要追踪系统与定位器处于一条光线路径上，中间不能被遮挡[62]。上述所有系统使用的是光学导航，此外还可以通过电磁导航进行追踪[63]，后者需要一个磁定位器，放在患者身旁，或者以板状放置患者身下。这类定位器可能不太准确，但不需要定位器与导航装置共处于一条无遮挡的路径上，并且定位器可连接到消融器械的顶端，因为它不一定总是需要被头顶摄像头捕捉到[62, 64]。

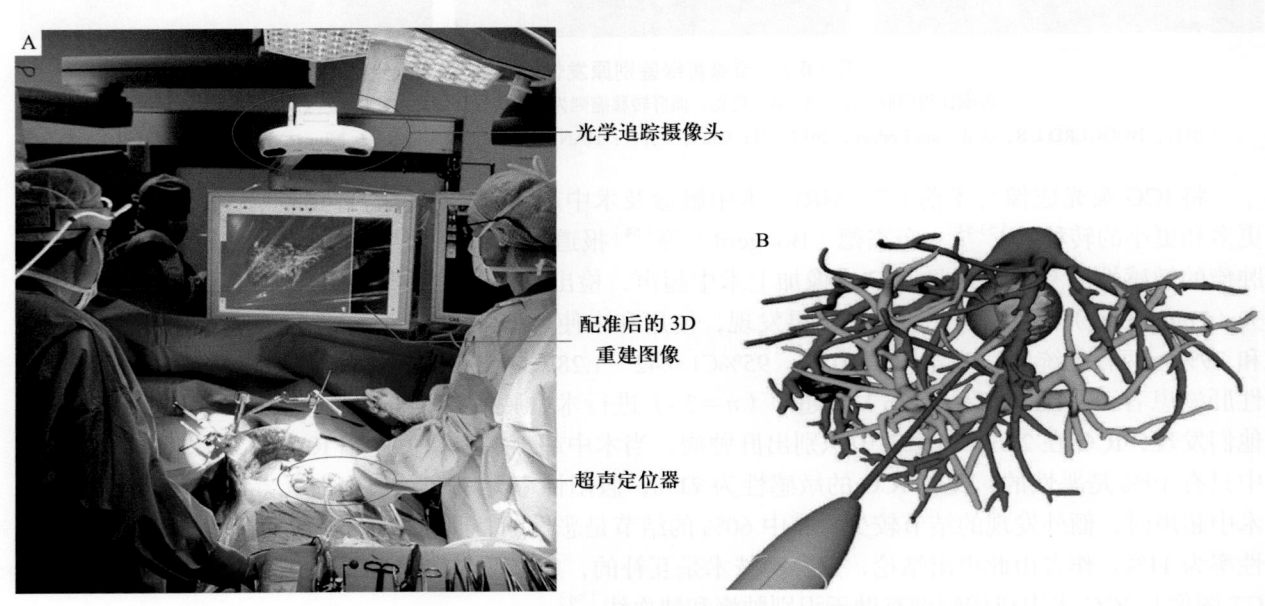

右侧标注：
光学追踪摄像头
配准后的 3D 重建图像
超声定位器

图 3-0-3 用 CAS-One 外科系统术中辅助肿瘤定位

A. 这里使用了一个光学追踪摄像头，以及一个术中超声定位器；B. 在同一场景中，该系统被用来辅助微波消融，消融器械被追踪并出现在三维重建模型中。

（引自：BANZ，V M，et al. Langenbecks Arch Surg, 2016, 401：495.）

"肝胆外科术中导航工具"中提到的 CAS-One 手术系统已被用于通过红外光学追踪协助肿瘤消融（图 3-0-3）。班斯（Banz）等[65]报道 5 年内 53 次开放手术期间使用该系统进行术中肿瘤微波消融，这得益于不断的设备开发使术前影像配准的准确性明显提高。配准模型的改进加上术中超声的应用，目标配准误差在最后一个时期内下降到 4.5mm。他们后来证明[66]，CAS-One 手术系统可用于腹腔镜肝微波消融术。在这项对 54 名患者的研究中，配准平均需要 4～5 分钟，然后将模型图像和消融器械显示在床旁的一个屏幕上。这项技术最常用于消融 S2 段、S3 段的肿瘤，肿瘤平均小于 2cm，平均配准误差 8mm。其他研究表明[67]，使用 3D 超声辅助可以缩短肿瘤识别时间，提高穿刺针放置的准确性。新近保卢奇（Paolucci）等[68]给配备了电磁导航的 CAS-One 手术系统加装了一个放在手术床头的磁定位器，这样无须让两者处于无遮挡路径上。电磁导航传感器也应用于腹腔镜超声和消融探头。在超声识别目标后，通过覆盖预测针道对消融探头进行导航，然后使用 3D 超声评估探针放置的准确性。用 Phantom 模型测试表明，这种方法使目标位置误差减小，重新定位的频次降低。该系统不需要用术前轴位成像进行配准，但依赖于操作者独立使用超声识别病变。还应强调的是，受到常用手术室设备包括电凝、腹腔镜吊塔和腹腔镜超声的干扰，电磁导航的准确性降低了[68]。这些结果需要在真实的手术环境中进一步验证。

五、机器人肝脏手术

以上所述的术中肝脏导航和近红外荧光成像相关技术许多可以在机器人手术平台上得到应用和强化。最为人知和研究最多的外科机器人是微创外科的达芬奇机器人系统（Intuitive Surgical, Inc., Sunnyvale, CA, USA）。有了这个系统，外科医生坐在远离从控机器人和患者的控制台前进行手术操作。该系统有 3 个手术臂，配以特制的腹腔镜器械，并有多个自由度的腕关节，还利用双摄像通道为控制台前的外科医生提供 3D 可视化视野，该控制台也配有近红外成像。机器人肝脏手术使肿瘤位于 S1 段、S2 段、S4a 段、S7 段、S8 段的患者获益最大。若开腹切除，需要采取大切口才能充分显露这些部位的肿瘤。这些位置靠上的肝段也不太适合用腹腔镜，因为腹腔镜器械没有关节，不易达到这些区域[69-70]。当对这些肝段的小肿瘤进行开放性手术时，切口的大小左右着术后康复，即所谓切口主导的手术。因此，包括机器人手术在内的微创手术被认为是肝外科术后早期康复途径的一部分[71]。最近发表的一篇综述提到，机器人肿瘤治疗可以使患者（尤其在某些选择的病例）接受门诊肝切除，并且许多患者能在术后 72 小时内出院[69]。与开腹肝切除进行病例匹配比较显示，机器人手术的预计失血量较少、麻醉药物使用较少、住院时间较短，而并发症发生率相似[72-74]。陈（Chen）等[74]的一个可匹配系列研究调查了 162 例肝细胞癌患者，发现开放性和机器人肝切除两组患者的总体生存率相似。机器人组的 3 年无瘤生存率为 72%，而开放组为 58%，$P=0.06$，两者差别明显但无统计学意义。据一项对接受机器人肝切除并长期随访的患者的多中心研究报告，5 年总生存率为 56%，无瘤生存率为 38%；具体到肝细胞癌的患者，3 年总体生存率为 90%[75]。

治疗成本较高通常被认为是外科机器人平台的缺憾，然而，机器人肝切除住院时间缩短和并发症较少使得总体成本与开放手术相似或更低[76-77]。因此，最近的一项荟萃分析得出结论，与开腹手术相比，机器人肝切除具有更好的围手术期结局，且成本并非高到不可承受。然而，应该注意的是，所有提到的研究实质上都是回顾性的[78]。2018 年机器人肝切除外科国际共识声明（International Consensus Statement on Robotic Hepatectomy Surgery）强调了现有数据的局限性[79]，在该声明中，被评估证据的质量均被认为低，甚至很低。因此，迫切需要有关机器人肝切除的前瞻性研究数据。

对肝外科来说，机器人仍然是一个使用率不高的手术平台，大部分手术仍是开腹完成的[80]。除了缺少高质量的研究数据支持，机器人使用率不高的原因还有肝实质内解剖结构复杂和缺乏清晰的表面标志，这就促使了本章所述的术中导航技术的蓬勃发展。事实上，肿瘤边界评估困难被认为是机器人手术中转开腹的一个常见原因[81]。机器人平台的增强现实技术有可能将 3D 重建肝胆图像和术中导航提升到更高的层次。索莱尔（Soler）等[82]报道了一种方法，使用 IRCAD 开发的 VR-Render 软件（现称为虚拟患者，IRCAD, Strasbourg, France）创建 3D 肝脏模型，在术前达芬奇机器人辅助的腹腔镜视野下，能看到肝内解剖信息投射在肝脏表面。后来也是这组人员将该技术推进了一步，他们首先将虚拟肝脏模型投射到患者的腹部皮肤上以协助放置戳卡，然后与现场的计算机专家一起，采用手动配准，将 3D 重建图像叠加在腹腔镜视图上，便于识别肿瘤及其周围相关解剖结构，然后随着肝脏的切开和变形进行手动调整[83]。手术医生还能通过机器人控制台将可见光切换成近红外成像，这方面的用途较多[84]。机器人肝切除时，将 ICG 注入门静脉，荧光显示出肝段分界[85]，方便术者行解剖性肝段切除。

（卡米尔·L.斯图尔特　方耀民　著，张爱群　译，王宏光　审校）

参 考 文 献

[1] SHOUP M, GONEN M, D'ANGELICA M, et al. Volumetric analysis predicts hepatic dysfunction in patients undergoing major liver resection [J]. J Gastrointest Surg, 2003, 7 (3): 325-330.

[2] KAUFFMANN R, FONG Y. Post-hepatectomy liver failure [J]. Hepatobiliary Surg Nutr, 2014, (5): 238-246.

[3] PULITANO C, CRAWFORD M, JOSEPH D, et al. Preoperative assessment of postoperative liver function: the importance of residual liver volume [J]. J Surg Oncol, 2014, 110 (4): 445-450.

[4] KUBOTA K, MAKUUCHI M, KUSASA K, et al. Measurement of liver volume and hepatic functional reserve as a guide to decision-making in resectional surgery for hepatic tumors [J]. Hepatology, 1997, 26 (5): 1176-1181.

[5] SONNEMANS L J, HOL J C, MONSHOUWER R, et al. Correlation between liver volumetric computed tomography results and measured liver weight: A tool for preoperative planning of liver transplant [J]. Exp Clin Transplant, 2016, 14 (1): 72-78.

[6] SAITO S, YAMANAKA J, MIURA K, et al. A novel 3D hepatectomy simulation based on liver circulation: application to liver resection and transplantation [J]. Hepatology, 2005, 41 (6): 1297-1304.

[7] FEDOROV A, BEICHEL R, KALPATHY-CRAMER J, et al. 3D Slicer as an image computing platform for the quantitative imaging network [J]. Magnetic Resonance Imaging, 2012, 30 (9): 1323-1341.

[8] PERICA E R, SUN Z. A systematic review of three-dimensional printing in liver disease [J]. J Digit Imaging, 2018, 31 (5): 692-701.

[9] KHAN A S, GARCIA-AROS S, ANSARI M A, et al. Assessment and optimization of liver volume before major hepatic resection: Current guidelines and a narrative review [J]. Int J Surg, 2018, 52: 74-81.

[10] WU W, WU S, ZHOU Z, et al. 3D Liver Tumor segmentation in CT images using improved fuzzy C-means and graph cuts [J]. Biomed Res Int, 2017, 2017: 5207685.

[11] LI G, CHEN X, SHI F, et al. Automatic liver segmentation based on shape constraints and deformable graph cut in CT images [J]. IEEE Trans Image Process, 2015, 24 (12): 5315-5329.

[12] MASSOPTIER L, CASCIARO S. A new fully automatic and robust algorithm for fast segmentation of liver tissue and tumors from CT scans [J]. Eur Radiol, 2008, 18 (8): 1658-1665.

[13] LAMADÉ W1, GLOMBITZA G, FISCHER L, et al. The impact of 3-dimensional reconstructions on operation planning in liver surgery [J]. Arch Surg, 2000, 135 (11): 1256-1261.

[14] YEO C T, MACDONALD A, UNGI T, et al. Utility of 3D reconstruction of 2D liver computed tomography/magnetic resonance images as a surgical planning tool for residents in liver resection surgery [J]. J Surg Educ, 2018, 75 (3): 792-797.

[15] FANG C H, TAO H S, YANG J, et al. Impact of three-dimensional reconstruction technique in the operation planning of centrally located hepatocellular carcinoma [J]. J Am Coll Surg, 2015, 220 (1): 28-37.

[16] KONG X, NIE L, ZHANG H, et al. Do three-dimensional visualization and three-dimensional printing improve hepatic segment anatomy teaching? A randomized controlled study [J]. J Surg Educ, 2016, 73 (2): 264-269.

[17] LI A, TANG R, RONG Z, et al. The use of three-dimensional printing model in the training of choledochoscopy techniques [J]. World J Surg, 2018, 42 (12): 4033-4038.

[18] MARTELLI N, SERRANO C, VAN DEN BRINK H, et al. Advantages and disadvantages of 3-dimensional printing in surgery: a systematic review [J]. Surgery, 2016, 159 (6): 1485-1500.

[19] WITOWSKI J S, PĘDZIWIATR M, MAJOR P, et al. Cost-effective, personalized, 3D-printed liver model for preoperative planning before laparoscopic liver hemihepatectomy for colorectal cancer metastases [J]. Int J Comput Assist Radiol Surg, 2017, 12 (12): 2047-2054.

[20] OSHIRO Y, YANO H, MITANI J, et al. Novel 3-dimensional virtual hepatectomy simulation combined with real-time deformation [J]. World J Gastroenterol, 2015, 21 (34): 9982-9992.

[21] CHEN Y W, KAIBORI M, SHINDO T, et al. Computer-aided liver surgical planning system using CT volumes [C] // 35th Annual International Conference of the IEEE Engineering in Medicine and Biology Society (EMBC), July 3-7 Osaka. 2013: 2360-2363.

［22］OHSHIMA S. Volume analyzer SYNAPSE VINCENT for liver analysis [J]. J Hepatobiliary Pancreat Sci, 2014, 21 (4): 235-238.

［23］MISE Y, TANI K, AOKI T, et al. Virtual liver resection: computer-assisted operation planning using a three-dimensional liver representation [J]. J Hepatobiliary Pancreat Sci, 2013, 20 (2): 157-164.

［24］YAMANAKA J, OKADA T, SAITO S, et al. Minimally invasive laparoscopic liver resection: 3D MDCT simulation for preoperative planning [J]. J Hepatobiliary Pancreat Surg, 2009, 16 (6): 808-815.

［25］OSHIRO Y, OHUCHINDA K, OKADA T, et al. Novel imaging using a touchless display for computer-assisted hepato-biliary surgery [J]. Surg Today, 2017, 47 (12): 1512-1518.

［26］OSHIRO Y, OHKOHCHI N. Three-dimensional liver surgery simulation: computer assisted surgical planning with three-dimentional simulation software and three-dimentional printing [J]. Tissue Eng Part A, 2017, 23 (11-12): 474-480.

［27］BORNIK R A, BEICHEL R, SCHMALSTIEG D. Liver surgery planning using virtual reality [J]. IEEE Comput Graph Appl, 2006, 26 (6): 36-47.

［28］TAKAMOTO T, HASHIMOTO T, OGATA S, et al. Planning of anatomical liver segmentectomy and subsegmentectomy with 3-dimensional simulation software [J]. Am J Surg, 2013, 206 (4): 530-538.

［29］HALLET J, GAYET B, TSUNG A, et al. 2nd International Consensus Conference on Laparoscopic Liver Resection Group. Systematic review of the use of pre-operative simulation and navigation for hepatectomy: current status and future perspectives [J]. J Hepatobiliary Pancreat Sci, 2015, 22 (5): 353-362.

［30］PETERHANS M, VOM BERG A, DAGON B, et al. A navigation system for open liver surgery: design, workflow and first clinical applications [J]. Int J Med Robot, 2011, 7 (1): 7-16.

［31］KINGHAM T P, JAYARAMAN S, CLEMENTS L W, et al. Evolution of image-guided liver surgery: transition from open to laparoscopic procedures [J]. J Gastrointest Surg, 2013, 17 (7): 1274-1282.

［32］RUCKER D C, WU Y, CLEMENTS L W, et al. A mechanics-based nonrigid registration method for liver surgery using sparse intraoperative data [J]. IEEE Trans Med Imaging, 2014, 33 (1): 147-158.

［33］CLEMENTS L W, COLLINS J A, WEIS J A, et al. Deformation correction for image guided liver surgery: an intraoperative fidelity assessment [J]. Surgery, 2017, 162 (3): 537-547.

［34］HEISELMAN J S, CLEMENTS L W, COLLINS J A, et al. Characterization and correction of intraoperative soft tissue deformation in image-guided laparoscopic liver surgery [J]. J Med Imaging (Bellingham), 2018, 5 (2): 021203.

［35］KINGHAM T P, PAK L M, SIMPSON A L, et al. 3D image guidance assisted identification of colorectal cancer liver metastases not seen on intraoperative ultrasound: results from a prospective trial [J]. HPB (Oxford), 2018, 20 (3): 260-267.

［36］DOS SANTOS T R, SEITEL A, KILGUS T, et al. Pose-independent surface matching for intra-operative soft-tissue marker-less registration [J]. Med Image Anal, 2014, 18 (7): 1101-1114.

［37］FUSAGLIA M, HESS H, SCHWALBE M, et al. A clinically applicable laser-based image-guided system for laparo-scopic liver procedures [J]. Int J Comput Assist Radiol Surg, 2016, 11 (8): 1499-1513.

［38］ROBU M R, RAMALHINHO J, THOMPSON S, et al. Global rigid registration of CT to video in laparoscopic liver surgery [J]. Int J Comput Assist Radiol Surg, 2018, 13 (6): 947-956.

［39］LE ROY B, OZGUR E, KOO B, et al. Augmented reality guidance in laparoscopic hepatectomy with deformable semi-automatic computed tomography alignment (with video) [J]. J Visc Surg, 2019, 156 (3): 261-262.

［40］ÖZGÜR E1, KOO B2, LE ROY B2, et al. Preoperative liver registration for augmented monocular laparoscopy using backward-forwardbiomechanical simulation [J]. Int J Comput Assist Radiol Surg, 2018, 13 (10): 1629-1640.

［41］SHEKHAR R, DANDEKAR O, BHAT V, et al. Live augmented reality: a new visualization method for laparoscopic surgery using continuous volumetric computed tomography [J]. Surg Endosc, 2010, 24 (8): 1976-1985.

［42］FOTOUHI J, FUERST B, JOHNSON A, et al. Pose-aware C-arm for automatic re-initialization of interventional 2D/3D image registration [J]. Int J Comput Assist Radiol Surg, 2017, 12 (7): 1221-1230.

［43］TANG R, MA L, XIANG C, et al. Augmented reality navigation in open surgery for hilar cholangiocarcinoma resection with hemihepatectomy using video-based in situ three-dimensional anatomical modeling: a case report [J]. Medicine (Baltimore), 2017, 96 (37): e8083.

［44］TAKAMOTO T, MISE Y, SATOU S, et al. Feasibility of intraoperative navigation for liver resection using real-time virtual sonography with novel automatic registration system [J]. World J Surg, 2018, 42 (3): 841-848.

［45］FEUERSTEIN M, MUSSACK T, HEINING S M, et al. Intraoperative laparoscope augmentation for port placement and resection planning in minimally invasive liver resection [J]. IEEE Trans Med Imaging, 2008, 27 (3): 355-369.

［46］ SURAMO I, PÄIVÄNSALO M, MYLLYLÄ V. Cranio-caudal movements of the liver, pancreas and kidneys in respiration [J]. Acta Radiol Diagn (Stockh), 1984, 25 (2): 129-131.

［47］ BELLER S, HÜNERBEIN M, EULENSTEIN S, et al. Feasibility of navigated resection of liver tumors using multiplanar visualization of intraoperative 3-dimensional ultrasound data [J]. Ann Surg, 2007, 246 (2): 288-294.

［48］ FAYBIK P, HETZ H. Plasma disappearance rate of indocyanine green in liver dysfunction [J]. Transplant Proc, 2006, 38 (3): 801-802.

［49］ ZHANG Y M, SHI R, HOU J C, et al. Liver tumor boundaries identified intraoperatively using real-time indocyanine green fluorescence imaging [J]. J Cancer Res Clin Oncol, 2017, 143 (1): 51-58.

［50］ VAN DER VORST J R, SCHAAFSMA B E, Hutteman M, et al. Near-infrared fluorescence-guided resection of colorectal liver metastases [J]. Cancer, 2013, 119 (18): 3411-3418.

［51］ ISHIZAWA T, FUKUSHIMA N, SHIBAHARA J, et al. Real-time identification of liver cancers by using indocyanine green fluorescent imaging [J] Cancer, 2009, 115 (11): 2491-2504.

［52］ ASHITATE Y, STOCKDALE A, CHOI H S, et al. Real-time simultaneous near-infrared fluorescence imaging of bile duct and arterial anatomy [J]. J Surg Res, 2012, 176 (1): 7-13.

［53］ HANDGRAAF H J M, BOOGERD L S F, HÖPPENER D J, et al. Long-term follow-up after near-infrared fluorescence-guided resection of colorectal liver metastases: a retrospective multicenter analysis [J]. Eur J Surg Oncol, 2017, 43 (8): 1463-1471.

［54］ BOOGERD L S, HANDGRAAF H J, LAM H D, et al. Laparoscopic detection and resection of occult liver tumors of multiple cancer types using real-time near-infrared fluorescence guidance [J]. Surg Endosc, 2017, 31 (2): 952-961.

［55］ LIU B, LIU T, SU M, et al. Improving the surgical effect for primary liver cancer with intraoperative fluorescence navigation compared with intraoperative ultrasound [J]. Med Sci Monit, 2019, 25: 3406-3416.

［56］ NISHINO H, HATANO E, SEO S, et al. Real-time navigation for liver surgery using projection mapping with indocyanine green fluorescence: Development of the novel medical imaging projection system [J]. Ann Surg, 2018, 267 (6): 1134-1140.

［57］ KRUGER R A, LIU P, FANG Y R, et al. Photoacoustic ultrasound (PAUS) —reconstruction tomography [J]. Med Phys, 1995, 22 (10): 1605-1609.

［58］ MIYATA A, ISHIZAWA T, KAMIYA M, et al. Photoacoustic tomography of human hepatic malignancies using intraoperative indocyanine green fluorescence imaging [J]. PLoS One, 2014, 9 (11): e112667.

［59］ GUAN T, SHANG W, LI H, et al. From detection to resection: photoacoustic tomography and surgery guidance with indocyanine green loaded gold nanorod liposome core-shell nanoparticles in liver cancer [J]. Bioconjug Chem, 2017, 28 (4): 1221-1228.

［60］ STEWART C L, EDIL B H, RYU R, et al. Liver directed therapies: thermal ablation. Principles of thermal ablation [M]// Meyer J, Schefter T. Radiation Therapy for Liver Tumors. Cham: Springer, 2017: 77-88.

［61］ PUIJK R S, RUARUS A H, VROOMEN L G P H, et al. Colorectal liver metastases: surgery versus thermal ablation (COLLISION) - a phase Ⅲ single-blind prospective randomized controlled trial [J]. BMC Cancer, 2018, 18 (1): 821.

［62］ MAIER-HEIN L, TEKBAS A, SEITEL A, et al. In vivo accuracy assessment of a needle-based navigation system for CT-guided radiofrequency ablation of the liver [J]. Med Phys, 2008, 35 (12): 5385-5396.

［63］ YANIV Z, WILSON E, LINDISCH D, et al. Electromagnetic tracking in the clinical environment [J]. Med Phys, 2009, 36 (3): 876-892.

［64］ HINDS S, JAEGER H A, BURKE R, et al. An open electromagnetic tracking framework applied to targeted liver tumour ablation [J]. Int J Comput Assist Radiol Surg, 2019, 14 (9): 1475-1484.

［65］ BANZ V M, MÜLLER P C, TINGUELY P, et al. Intraoperative image-guided navigation system: development and applicability in 65 patients undergoing liver surgery [J]. Langenbecks Arch Surg, 2016, 401 (4): 495-502.

［66］ TINGUELY P, FUSAGLIA M, FREEDMAN J, et al. Laparoscopic image-based navigation for microwave ablation of liver tumors-a multi-center study [J]. Surg Endosc, 2017, 31 (10): 4315-4324.

［67］ MARTIN R C, NORTH D A. Enhanced ultrasound with navigation leads to improved liver lesion identification and needle placement [J]. J Surg Res, 2016, 200 (2): 420-426.

［68］ PAOLUCCI I, SCHWALBE M, PREVOST G A, et al. Design and implementation of an electromagnetic ultrasound-based navigation technique for laparoscopic ablation of liver tumors [J]. Surg Endosc, 2018, 32 (7): 3410-3419.

[69] MELSTROM L G, WARNER S G, WOO Y, et al. Selecting incision-dominant cases for robotic liver resection: towards outpatient hepatectomy with rapid recovery [J]. Hepatobiliary Surg Nutr, 2018, 7 (2): 77-84.

[70] BUELL J F, CHERQUI D, GELLER D A, et al. The international position on laparoscopic liver surgery: the Louisville Statement, 2008 [J]. Ann Surg, 2009, 250: 825-830.

[71] WARNER S G, JUTRIC Z, NISIMOVA L, et al. Early recovery pathway for hepatectomy: data-driven liver resection care and recovery [J]. Hepatobiliary Surg Nutr, 2017, 6 (5): 297-311.

[72] TSUNG A, GELLER D A, SUKATO D C, et al. Robotic versus laparoscopic hepatectomy [J]. Ann Surg, 2014, 259 (3): 549-555.

[73] KINGHAM T P, LEUNG U, KUK D, et al. Robotic liver resection: a case-matched comparison [J]. World J Surg, 2016, 40 (6): 1422-1428.

[74] CHEN P D, WU C Y, HU R H, et al. Robotic versus open hepatectomy for hepatocellular carcinoma: a matched comparison [J]. Ann Surg Oncol, 2017, 24 (4): 1021-1028.

[75] KHAN S, BEARD R E, KINGHAM P T, et al. Long-term oncologic outcomes following robotic liver resections for primary hepatobiliary malignancies: a multicenter study [J]. Ann Surg Oncol, 2018, 25 (9): 2652-2660.

[76] DASKALAKI D, GONZALEZ-HEREDIA R, BROWN M, et al. Financial impact of the robotic approach in liver surgery: a comparative study of clinical outcomes and costs between the robotic and open technique in a single institution [J]. J Laparoendosc Adv Surg Tech A, 2017, 27 (4): 375-382.

[77] SHAM J G, RICHARDS M K, SEO Y D, et al. Efficacy and cost of robotic hepatectomy: is the robot cost-prohibitive? [J]. J Robot Surg, 2016, 10 (4): 307-313.

[78] WONG D J, WONG M J, CHOI G H, et al. Systematic review and meta-analysis of robotic versus open hepatectomy [J]. ANZ J Surg, 2019, 89 (3): 165-170.

[79] LIU R, WAKABAYASHI G, KIM H J, et al. International consensus statement on robotic hepatectomy surgery in 2018 [J]. World J Gastroenterol, 2019, 25 (12): 1432-1444.

[80] STEWART C L, ITUARTE P H G, MELSTROM K A, et al. Robotic surgery trends in general surgical oncology from the National Inpatient Sample [J]. Surg Endosc, 2019, 33 (8): 2591-2601.

[81] GHEZA F, ESPOSITO S, GRUESSNER S, et al. Reasons for open conversion in robotic liver surgery: a systematic review with pooled analysis of more than 1000 patients [J]. Int J Med Robot, 2019, 15 (2): e1976.

[82] SOLER L, NICOLAU S, PESSAUX P, et al. Real-time 3D image reconstruction guidance in liver resection surgery [J]. Hepatobiliary Surg Nutr, 2014, 3 (2): 73-81.

[83] PESSAUX P, DIANA M, SOLER L, et al. Towards cybernetic surgery: robotic and augmented reality-assisted liver segmentectomy [J]. Langenbecks Arch Surg, 2015, 400: 381.

[84] GIULIANOTTI P C, DASKALAKI D, BINDAL V, et al. Near-infrared imaging in robotic surgery [M] // Fong Y, Giulianotti PC, Lew JS, et al. Imaging and visualization in the modern operating room. New York: Springer-Verlag, 2015: 195-203.

[85] MARINO M V, BUILES RAMIREZ S, GOMEZ RUIZ M. The application of Indocyanine Green (ICG) staining technique during robotic-assisted right hepatectomy: with video [J]. J Gastrointest Surg, 2019, 23 (11): 2312-2313.

第 **2** 篇

精准肝脏外科的生物学基础

肝脏是人体最大的消化腺。其表面的结缔组织被膜有浆膜覆盖，肝门处有门静脉、肝动脉和肝管的分支进出，伸入肝实质内，将肝实质分成许多肝小叶。肝小叶是肝脏的结构与功能单位（图4-0-1），由肝细胞索（hepatocyte cords）、肝血窦（sinusoids）、中央静脉（central vein，CV）和胆小管（bile canaliculus）组成。肝小叶之间的角形区域称为门管区（portal triad），有小叶间动脉、小叶间静脉和小叶间胆管组成，其中小叶间动脉和小叶间静脉分别是肝动脉（hepatic artery）和门静脉（portal vein）的分支，而小叶间胆管是肝细胞分泌胆汁入胆小管后沿肝板的边缘汇集成闰管再汇入门管区形成的[1]。

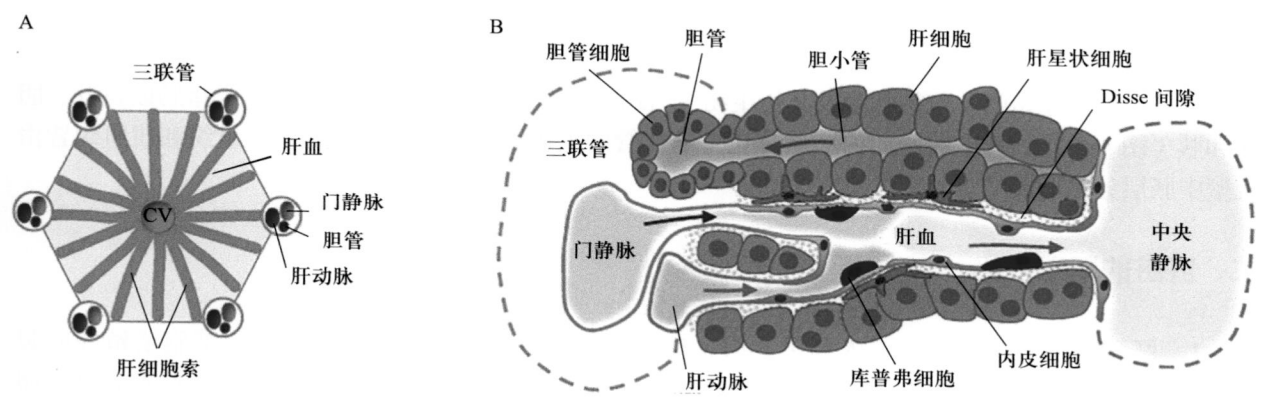

图 4-0-1　正常肝组织结构与细胞类型

（引自：GORDILLO M，et al. Development，2015，142：2094.）

肝脏内除了组成实质的肝细胞（hepatocyte）和胆管细胞（cholangiocyte）外，还有分布在间质中的肝星状细胞（stellate cell）、肝血窦内皮细胞（endothelial cell）、库普弗细胞（Kupffer cell）以及驻留在肝脏内的树突状细胞（dendritic cell）、T细胞、B细胞、NKT细胞、NK细胞等各种免疫细胞。肝脏内这些细胞在胚胎发生的不同时期开始出现，并发挥着不同的作用。

从免疫学角度看，肝脏也是人体最大的特殊的"免疫器官"。肝脏内分布着不同类型数目繁多的免疫细胞，包括各种类型的淋巴细胞、抗原呈递细胞和细胞因子等。正常成人肝脏内常驻的淋巴细胞数量可达 $0.75\times10^{10}\sim1.5\times10^{10}$ 个，按正常成人肝脏1.5kg计算，每100毫克正常人肝组织中，可以分离到 $5\times10^5\sim1\times10^6$ 个淋巴细胞。同时，肝血窦内驻有丰富的抗原呈递细胞。这些免疫细胞在免疫防御和维持机体的免疫稳定方面发挥着重要作用。同时，肝脏在胚胎发生时期是造血器官，研究表明正常人肝内存在 $CD34^+CD45^+$ 干细胞，并倾向于分化成T细胞、NKT细胞和NK细胞等，因此肝脏也是胸腺之外淋巴细胞分化的重要场所[2-3]。

一、原始消化管的形成和分化

肝、胆管和胆囊来源于同一个胚胎原基——肝憩室，后者来自于原始消化管（消化系统始基）前肠的末端。

人胚第 3 周末，三胚层胚盘随着头褶、尾褶和侧褶的形成，由扁平形逐渐卷折为向腹侧弯曲的柱形胚体，此时卵黄囊顶部的内胚层和脏壁中胚层被卷入胚体，形成一条纵行的原始消化管（primitive gut）。它可分成前肠（foregut）、中肠（midgut）和后肠（hindgut）三部分，其中中肠与卵黄囊相连，随着胚体和原肠的生长发育，卵黄囊相对变小，两者连接部分变成细长的卵黄管。

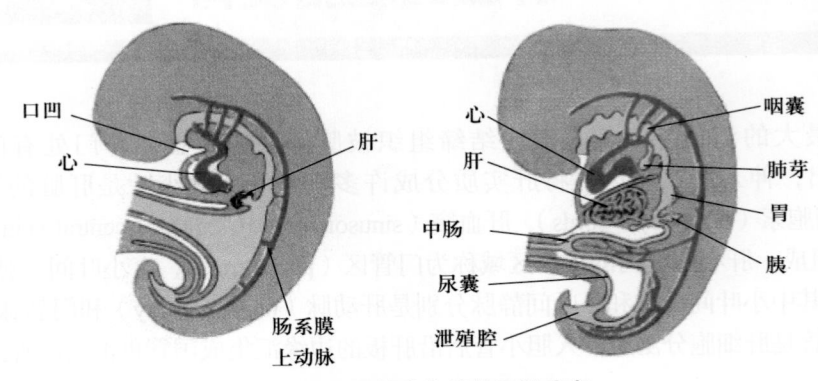

图 4-0-2　原始消化管的早期演变

前肠分化为原始咽（包括咽囊及其衍生物）、食管、胃、胆总管开口处以上的十二指肠以及肝、胆囊和胰（图 4-0-2）。其中前肠的内胚层分化为消化管的上皮和腺体，管壁内的结缔组织和肌组织皆由脏壁中胚层分化形成[4]。

二、肝脏的早期分化

1. 肝憩室的发生与演变　人胚第 3 周，在前肠尾部近卵黄囊处的腹侧内胚层细胞增殖并向腹侧生长，形成一囊状突起，称肝憩室（hepatic diverticulum）。肝憩室迅速生长延伸，长入心脏与卵黄囊之间的原始横隔间充质（septum transversum mesenchyme，STM）内。肝憩室生长增大过程中，其末端分为头支（anterior hepatic diverticulum）与尾支（posterior hepatic diverticulum），头支为肝的原基，又称为肝芽（liver bud），发育为肝小叶组成的肝内实质和肝内胆管及肝管；尾支较小，发育为胆囊和胆囊管[5]。头支和尾支与原始消化管相连接的部分，分化为胆总管。头支的血供丰富，生长迅速，至第 5 周时，肝突入腹腔，占据腹腔大部。肝周围的原始 STM 分化为肝的被膜。随着肝的发育，腹腔不断增大，致使肝与横隔之间的间充质变得很薄，分别在腹前壁与肝之间及肝与消化管之间形成镰状韧带、肝胃韧带和十二指肠韧带。尾支的远端膨大，形成胆囊，近端细长，形成胆囊管。肝憩室的基部演变为胆总管，其开口处最初位于十二指肠的腹侧壁，以后随十二指肠的发育和旋转而转向背侧壁。

2. 肝的组织发生　肝芽分化成肝的实质细胞。肝芽刚形成时为单层柱状上皮和薄层间充质构成的盲囊，以后头支上皮细胞迅速增殖，在 STM 内反复分支形成肝细胞索[6]（图 4-0-3）。肝细胞索（简称肝索）相互连接成网，将经过横隔内的左、右卵黄静脉和脐静脉分割成许多相互吻合的毛细血管，它们与 STM 发生的毛细血管（图 4-0-4）共同发育为肝血窦，分布于肝索之间。

第 5~6 周时，肝索内的肝细胞之间出现小腔为原始胆小管。第 6~9 周时，肝内胆管树形成。胎儿第 9 周时，中央静脉逐渐形成，肝索与肝血窦分别围绕中央静脉形成肝小叶，随着胎龄增长，肝小叶不断增多。胎儿第 3 个月后，肝索相连形成肝板，胎儿后期的肝板仍较厚，由 3~5 层肝细胞组成，出生后 2~5 岁时才逐渐形成单层细胞肝板（图 4-0-5）。

早期胎肝细胞即有丰富而发育良好的细胞器，细胞的血窦面和胆小管面微绒毛发达，分泌功能活

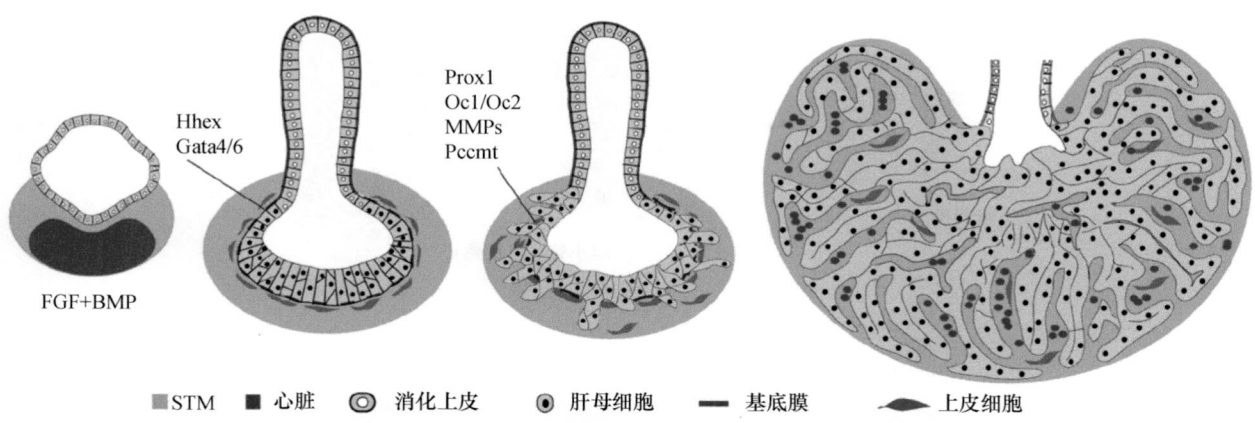

STM　■心脏　◎消化上皮　◉肝母细胞　—基底膜　◆上皮细胞

图 4-0-3　肝芽形成肝组织

FGF：成纤维细胞生长因子；BMP：骨形成蛋白；Hhex：造血祖细胞表达的同源盒基因产物；Gata4/6：锌指转录因子 Gata4/6；Proxl：Prospero 同源盒 1；Oc1/Oc2：转录因子 Onecut1/Onecut2；MMPs：基质金属蛋白酶；Pccmt：异戊烯半胱氨酸羟甲基转移酶

（引自：ZORN A M. StemBook, 2008. http://www.stembook. org. ）

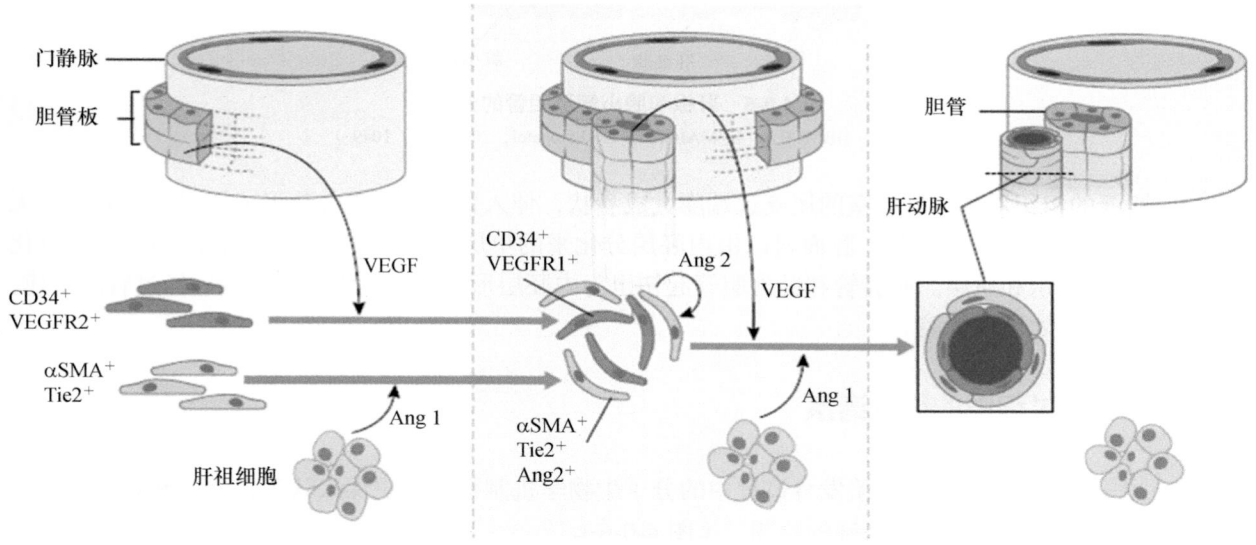

图 4-0-4　肝实质内血管发生模式图

CD34：白细胞分化抗原 34；VEGFR：血管内皮生长因子受体；αSMA：α-平滑肌肌动蛋白；VEGF：血管内皮生长因子；Ang：血管紧张素；Tie2：内皮细胞表达的一种酪氨酸激酶受体，为泛内皮细胞标志物。

（引自：OBER E A, LEMAIGRE F P. J Hepatol, 2018, 68：1049. ）

跃。胎儿早期的肝细胞就有合成和分泌多种血浆蛋白的功能，胎儿第 16～24 周，所有肝细胞均能合成甲胎蛋白；第 24 周后，仅在中央静脉附近的肝细胞产生甲胎蛋白，胎肝细胞合成白蛋白则逐渐增多，新生儿所有肝细胞几乎均能合成白蛋白。肝细胞分泌胆汁的功能从胎儿第 4 个月开始。胎儿第 3 个月以后的肝细胞内出现糖原颗粒，胎儿后期的肝细胞内糖原颗粒显著增多。胎儿期的肝细胞内很少见滑面内质网，出生后在外环境因素的影响下，滑面内质网发育逐渐增多，并具有生物转化功能。

胎肝具有重要的造血功能。人胚第 6 周，卵黄囊血岛的造血干细胞迁入肝，分布于肝细胞团索之间，并增殖分化形成克隆即造血组织灶。造血组织以红细胞系为主，至第 7 周，肝血窦内已有大量有核的红细胞。第 4～6 个月的胎儿肝造血旺盛，此时的造血组织约占肝重的 1/3，造血组织灶中除大量红细胞系外，还有少量粒细胞系和巨核细胞系的细胞。临床上也考虑应用流产胎儿肝的造血干细胞移植治疗某些血液病。胎肝的造血功能在胎儿后期逐渐减退，造血组织减少，但新生儿的肝内仍可见少许造血组织灶[7]。

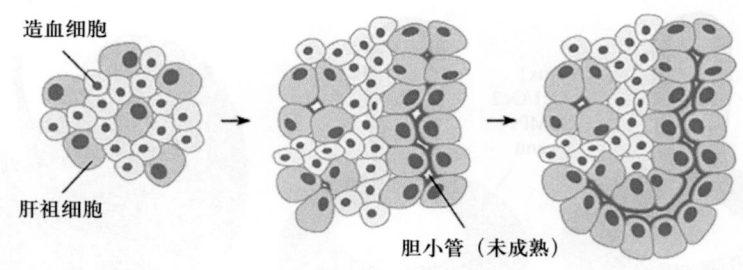

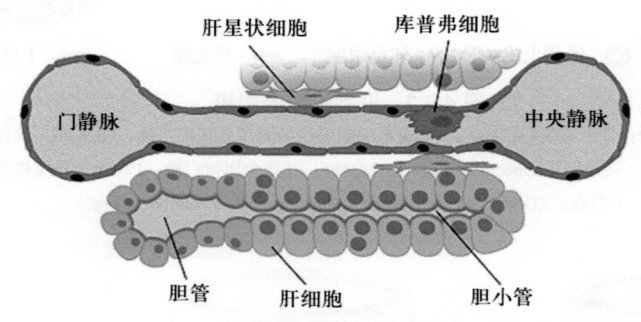

图 4-0-5　肝板和胆小管及胆管的分化

（引自：OBER E A，LEMAIGRE F P．J Hepatol，2018，68：1049.）

3. 胆囊的组织发生　肝憩室的尾支远端膨大成囊状，伸入胃腹系膜内分化形成胆囊。胆囊最初无腔，至胚胎第 8 周末才出现腔，腔面衬以由内胚层分化来的单层柱状上皮。胃腹系膜内的间充质分化为胆囊的结缔组织和肌层。胆囊管和肝外胆管起初也为内胚层形成的实心细胞索，以后经过管腔重建，至胚胎第 7 周时才出现管腔。

三、肝脏发生过程中的细胞谱系

在过去的 20 年里，肝脏胚胎发育过程中的分子生物学机制得到了更深入认识，并由此对肝脏发生过程中的细胞谱系进行了比较精确的绘制[8]（图 4-0-6）。

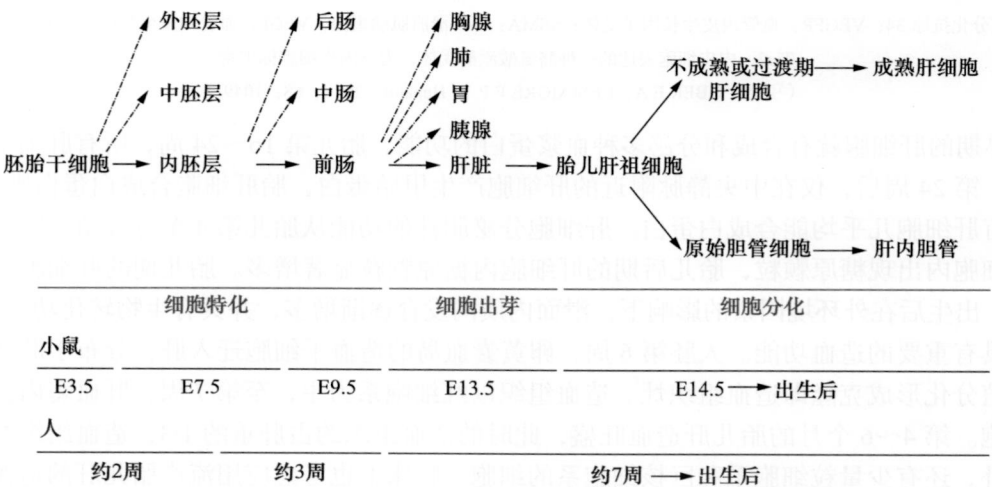

图 4-0-6　肝脏发生过程中的细胞谱系

（引自：KUNG J W，et al．J Biomed Biotechnol，2010，2010：98424.）

四、与肝脏发生异常相关的临床常见先天畸形

1. 肝分叶异常　肝分叶异常如左叶发育不全、异常分叶及缺少方叶等。也可出现肝异常增生，如右叶向下伸出一舌状叶（Reidel 肝），它可粘连于结肠肝曲，也可伸达脐部或右髂嵴，临床易被误诊为肿瘤或肾下垂。肝分叶异常一般不影响肝的功能。

2. 先天性胆道闭锁　先天性胆道闭锁是新生儿出现阻塞性黄疸的主要原因，胆管在发育过程中管腔未重建而导致闭锁，常见的是肝外胆道闭锁[2]。

3. 无胆囊　肝憩室的尾支发育不全而致无胆囊，常同时伴有胆总管缺如、肝外胆道闭锁等畸形。

4. 双胆囊　真正的双胆囊不仅具有两个胆囊，还有两条胆囊管，两条胆囊管可分别开口于胆总管，也可合并成一个开口。有的双胆囊共有一个颈部或共有一条胆囊管。还有的胆囊虽外形正常，但内部有纵隔将其分隔为两腔的双胆囊。

5. 胆汁淤积综合征（Alagille syndrome）　Alagille 综合征主要表现为慢性胆汁淤积，是一种累及多系统的显性遗传性疾病，涉及的脏器包括肝脏、心脏、骨骼、眼睛和颜面等。该综合征在 1969 年由阿拉日耶（Alagille）等首次报道，发病率约为 1/70 000。Alagille 综合征是婴儿期慢性胆汁淤积性肝病的重要原因之一，早期诊断困难，易被误诊为胆道闭锁。通过肝穿刺病理检查（图 4-0-7）、眼科检查及脊柱摄片等，有助于早期识别、正确诊断。

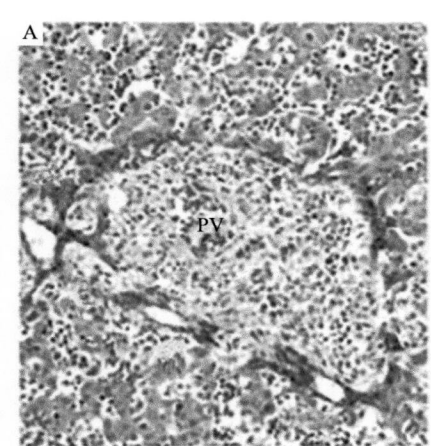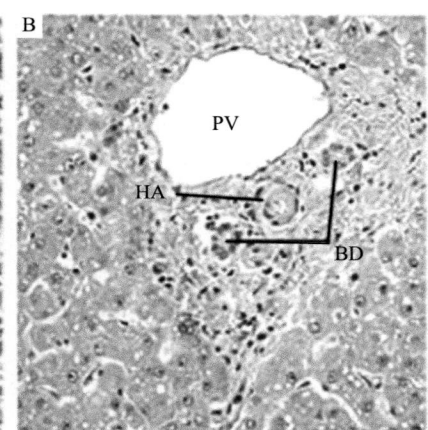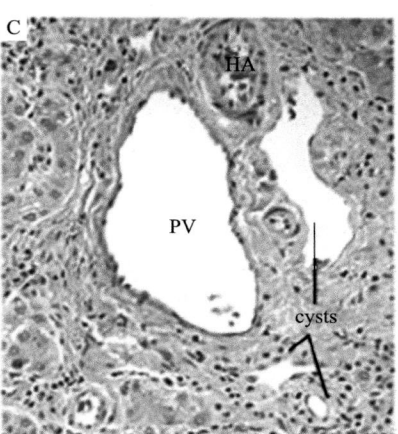

图 4-0-7　正常胎肝、成人肝和胆汁淤积综合征的病理特征
A. 胎肝；B. 正常成人肝脏；C. 胆汁淤积综合征。PV：门静脉；HA：肝动脉；BD：胆管；cysts：囊肿

（梁春敏）

参 考 文 献

［1］　GORDILLO M, EVANS T, GOUON-EVANS V. Orchestrating liver development [J]. Development, 2015, 142 (12): 2094-2108.

［2］　LEMAIGRE F P. Mechanisms of liver development: concepts for understanding liver disorders and design of novel therapies [J]. Gastroenterology, 2009, 137 (1): 62-79.

［3］　BHATIA S N, UNDERHILL G H, ZARET K S, et al. Cell and tissue engineering for liver disease [J]. Sci Transl Med, 2014, 6 (245): 245sr2.

［4］　CHALMERS A D AND SLACK J M W. The Xenopus tadpole gut: fate maps and morphogenetic movements [J]. Development, 2000, 127 (2): 381-392.

［5］ TREMBLAY K D, ZARET K S. Distinct populations of endoderm cells converge to generate the embryonic liver bud and ventral foregut tissues [J]. Developmental Biology, 2005, 280 (1): 87-99.

［6］ ZORN A M. Liver development [OL], The Stem Cell Research Community, StemBook, 2008. http: //www. stembook. org.

［7］ OBER E A, LEMAIGRE F P. Development of the liver: insights into organ and tissue morphogenesis [J]. J Hepatol, 2018, 68 (5): 1049-1062.

［8］ KUNG J W, CURRIE I S, FORBES S J, et al. Liver development, regeneration, and carcinogenesis [J]. J Biomed Biotechnol, 2010, 2010: 984248.

肝胆系统外科解剖 第 5 章

　　人体解剖学是外科学的基石，掌握人体解剖结构是成功实施外科手术的先决条件。自 20 世纪 50 年代至今，随着医学影像技术的不断发展，肝脏 CT、MRI 的影像及其 3D 成像更加精细、直观，肝脏解剖学研究更加深入，肝脏手术的术前评估和手术规划更加精准和客观，使得当今的肝胆外科正在告别盲目大块结扎和一味追求手术速度的粗犷手术方式，进入了一个全新的精准肝胆外科时代。精准外科将有效减少术后并发症的发生和改善患者的预后，实现手术安全性、治疗有效性和操作微创化的统一。

一、肝脏的大体解剖

　　肝脏是人体最大的实质性器官，重 1200～1500g，位于人体的右上腹，左右径约 25cm，前后径约 15cm，上下径约 10cm。肝脏有前、后、左、右四个缘和膈面、脏面两个面。膈面上有镰状韧带与膈肌和腹前壁相连，前下缘有肝圆韧带与脐窝处的腹前壁相连，镰状韧带向后上方左右延伸形成肝冠状韧带与膈肌相连，并在肝脏的左右两极形成左右肝三角韧带固定于膈肌上。在肝脏的脏面有肝胃韧带和肝十二指肠韧带与胃小弯、胃幽门和十二指肠第一段相连。肝十二指肠韧带的游离缘形成小网膜孔的前缘。

　　在肝脏的正面可以看到以上提到的肝脏韧带结构，包括肝圆韧带、镰状韧带、左冠状韧带、右冠状韧带和左右三角韧带，以及肝胃韧带（图 5-0-1），这些韧带与肝后的下腔静脉共同将肝脏固定于人体的右上腹部，同时肝脏还可以随膈肌的活动而上、下移动，亦可因某侧肝脏体积缩小而以下腔静脉为轴心发生旋转和移位，这些现象在临床上判断肝脏和胆道疾病所致的病变时有重要价值。

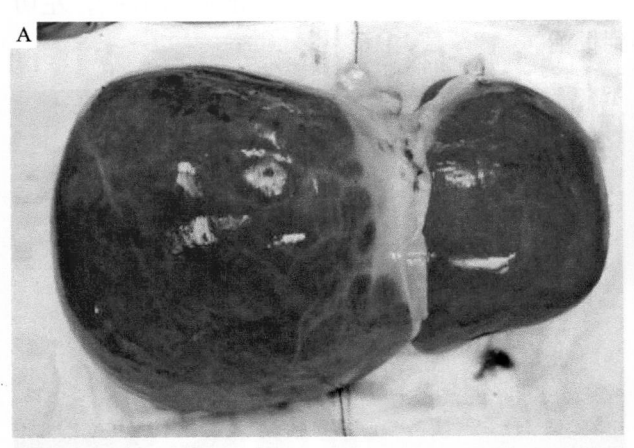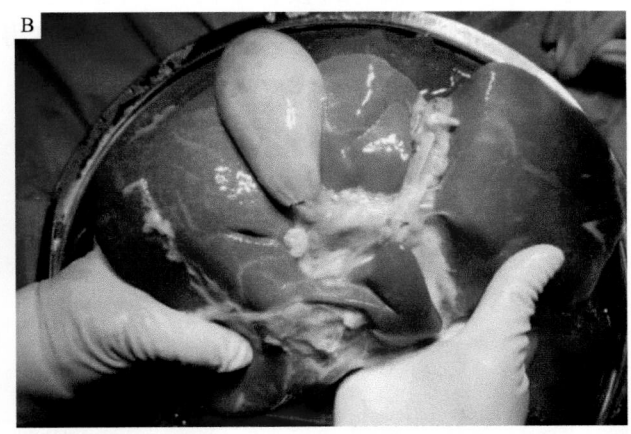

图 5-0-1　肝脏的正面观和脏面观
A. 肝脏膈面观；B. 肝脏脏面观。

　　肝脏的脏面有两个纵沟（矢状沟）和一个横沟，构成一个形似 H 形的肝裂。右纵沟由胆囊窝和腔静脉窝构成，左纵沟由脐切迹和静脉韧带沟构成，横沟连接于两沟之间，是入肝管道（肝动脉、门静脉）进肝和出肝管道（胆管）出肝的部位，称为第一肝门。横沟的右端常见一侧沟伸向右肝的右外方，

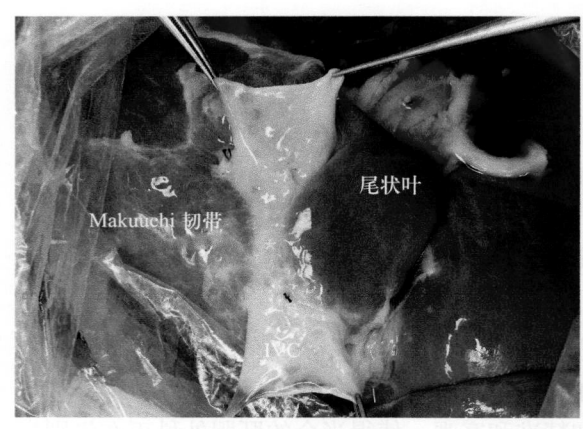

图 5-0-2　肝后下腔静脉

称之为右切迹，其内常见肝纤维鞘包裹的肝右动脉、右门静脉和右肝胆管及其分支。这一部位的解剖有着非常重要的外科意义。

　　肝脏后面的中央是下腔静脉，下腔静脉的后方为腔静脉韧带所包绕，日本学者称其为马库奇（Makuuchi）韧带（图 5-0-2），韧带的右方附着于肝裸区，左侧附着于左尾状叶，少数情况下这条韧带也会被肝组织桥所替代。在做右后叶肝切除或右半肝切除时，Makuuchi 韧带的解剖游离是手术时的一个重要步骤，韧带内有时会有较粗的肝静脉血管，注意妥善处理，以免损伤血管引起大出血。

二、肝脏的形态

　　肝脏可有多种形态。通常为一不规则的楔形，右侧钝厚而左侧扁窄，依韧带和腹腔内的压力固定于上腹部，其大部分位于右侧季肋部，仅小部分超越正中线位于左季肋部。正常情况下左右肝的大小可有一定的变化，尤其是在病理情况下，由于肝脏具有强大的再生能力，原来体积较大的右肝可有明显的萎缩，而原来体积较小的尾状叶可明显增生，成为支持肝脏功能的主要部分，这种变化在肝胆管结石的患者中尤其明显，常见的有右后叶肝萎缩、右半肝萎缩、左半肝萎缩、左外叶肝萎缩、右前叶肝萎缩和尾状叶增生肥大。当有明显肝萎缩时，剩余肝组织会发生明显的代偿性增生肥大，在形态学上发生巨大变化。结合变形肝脏的各种影像学检查和 3D 成像，肝脏形态学发生明显改变时，肝脏内的管道结构也将发生明显的变化，萎缩肝实质内常出现门静脉闭锁，而增生的肝实质内门静脉（也包括肝动脉）出现一定的代偿性扩张。如下病例所示：

　　【临床病例】患者被诊断肝胆管结石，CT 示有明显的左半肝、尾状叶和右后叶肝萎缩，门静脉血管成像（CTA）中仅可见右前肝区的门静脉系统，而右后区门静脉和左肝门静脉均未见显影，手术行 S1 段、S2 段、S3 段、S4 段、S6 段、S7 段解剖性肝切除，右切面可见完整的肝右静脉（RHV），左切面可见肝左静脉（LHV）（图 5-0-3）。本病例病变得到根治。

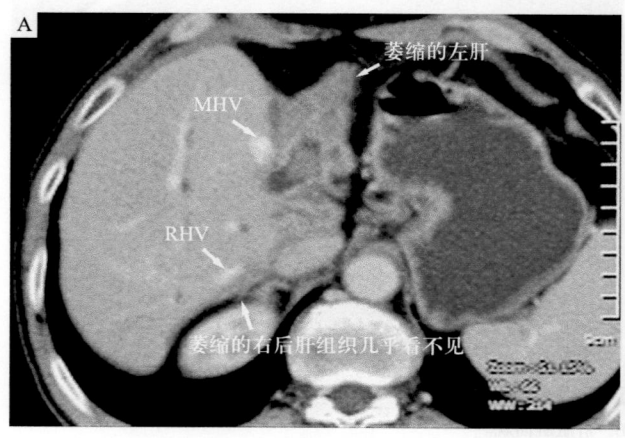
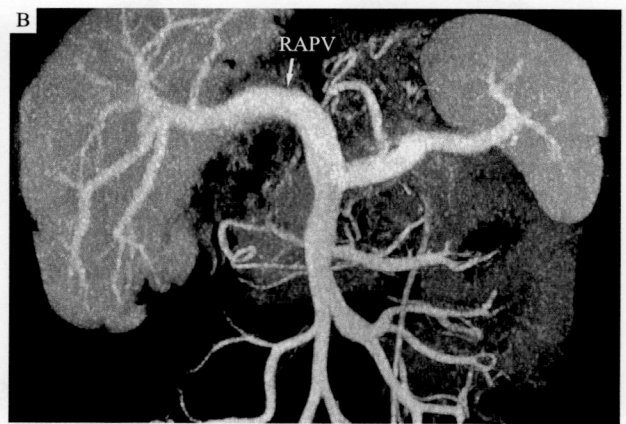

图 5-0-3　患者术前及术中图像资料

A. CT 示左半肝和右后叶肝实质明显萎缩，增生的右前叶肝实质两侧可见肝中静脉（MHV）和肝右静脉（RHV）；B. CTA 血管成像仅见右前叶门静脉支（RAPV），左门静脉主干和右后叶门静脉均未显影；C. 萎缩的左半肝；D. 萎缩的右后叶；E. 离断左半肝肝实质，断面可见 MHV 和左肝管断端；F. 右后叶肝实质离断后，断面见 RHV 以及右后叶胆管树的根部；G. 最后离断尾状叶后示肝切除完成图；H. 整块切除后的肝脏标本，左外叶与右后叶通过尾状叶相连，呈蝴蝶样。

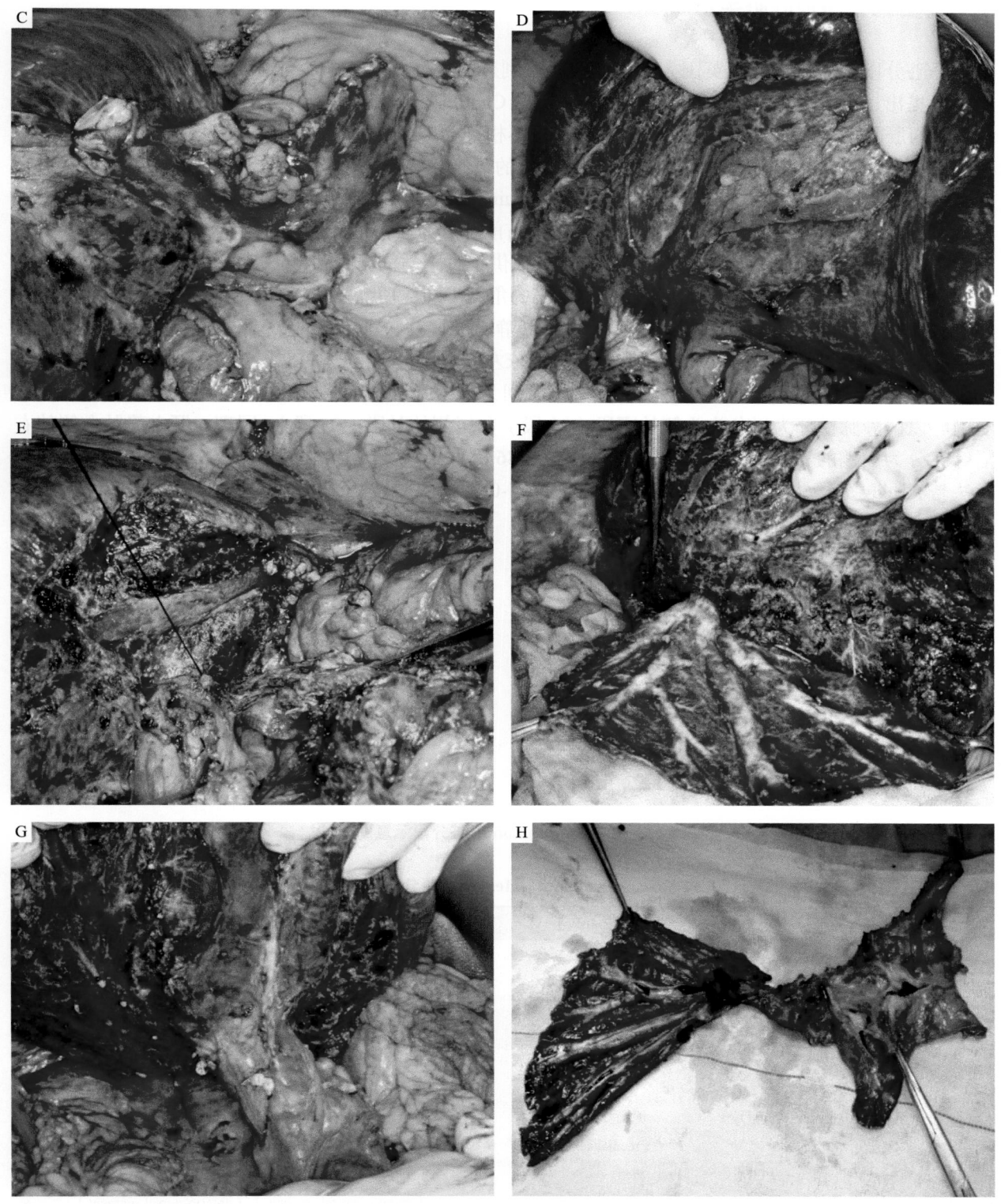

图 5-0-3（续）

三、肝脏的分段及肝脏手术命名

　　肝脏分段的概念首次由英国人弗朗西斯·格利森（Francis Glisson）于 1654 年在其著作《肝脏解剖》中提出，19 世纪末雷克斯（Rex）和坎特利（Cantlie）用灌注腐蚀肝脏的方法发现门静脉左右干的分布与肝脏表面沿镰状韧带区分左右肝的划分不相符合，提出了 Rex-Cantlie 线。直到 20 世纪 50 年代，有关肝脏内部解剖结构的研究才有了历史性的进步，提出了许多分段方法，如 Hjortsjo 分段法、Healey 动脉/胆管分段法、Goldsmith 分段法和 Couinaud 门静脉/肝静脉分段法等。近年来，日本学者竜崇正又提出了新的肝脏分段的方法，主要是把右前叶分为了右前腹侧段和右前背侧段，提出了前裂静脉和第三肝门的概念，为右前叶肝切除新模式提供了解剖学依据。

　　不同肝脏分段法的出现，表明人们观测肝脏的角度不同，理解不同，在结构本质上没有很大差别。目前临床上使用最多的还是 Couinaud 门静脉/肝静脉分段法，即通常的五叶八段（图 5-0-4）：左外叶、左内叶、右前叶、右后叶和尾状叶，左外叶依左肝静脉分为 Ⅱ 段（S2 段）和 Ⅲ 段（S3 段），镰状韧带（所在部位内多含有脐裂静脉）与肝中静脉间为左内叶 Ⅳ 段（S4 段），肝右静脉和肝中静脉间的右前叶以门静脉横部为界分为头侧的 Ⅷ 段（S8 段）和尾侧的 Ⅴ 段（S5 段），同理，肝右静脉右侧的右后叶亦分为头侧的 Ⅶ 段（S7 段）和尾侧的 Ⅵ 段（S6 段），尾状叶为单独的 Ⅰ 段（S1 段）。Couinaud 分段法与 Healey 分段法和竜崇正分段法的比较见表 5-0-1。

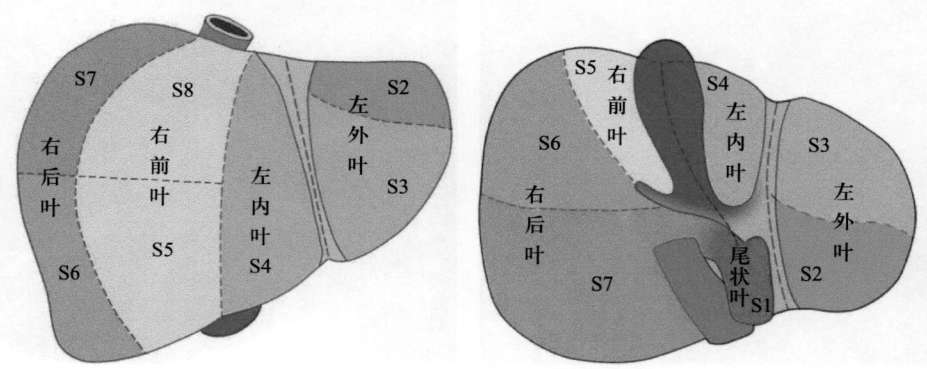

图 5-0-4　Couinaud 肝脏分段示意图

表 5-0-1　Couinaud、Healey 及新分段法的比较

	Couinaud	Healey	New anatomy	
S1 段		尾状叶 （caudate lobe）	尾状叶 （caudate lobe）	
S2 段	左外叶 （left lateral sector）	外侧段 （lateral segment）	外上段 （latero-superior segment）	
S3 段	左内叶 （left paramedian sector）	外侧段	外下段 （latero-inferior segment）	
S4 段		内侧段 （medial segment）	内侧段 （medial segment）	
S5 段	右前叶 （right paramedian sector）	前段 （anterior segment）	前腹段 （anterio-ventral segment）	前背段 （anterio-dorsal segment）
S8 段				
S6 段	右后叶 （right lateral sector）	后段 （posterior segment）	后段 （posterior segment）	
S7 段				
S9 段				

　　肝脏解剖学的深入极大地促进了肝脏外科的发展，从而使肝脏外科手术由以往的非规则性肝切除进入了规则性解剖性肝切除的时代。肝脏外科手术更精准，外科手术并发症更少，手术效果更好。2000 年 5 月，国际肝胆胰协会（IHPBA）在澳大利亚布里斯班举行的世界肝胆胰大会上对肝脏解剖和肝脏切除手术进行了命名。2002 年中国肝脏专家组提出了适应我国国情的肝脏解剖和手术切除统一名称，肝中静脉以右的 S5 段、S6 段、S7 段、S8 段的肝切除称为右肝或右半肝切除，以左的 S2 段、S3 段、S4 段称为左肝或左半肝切除，包括或不包括 S1 段，右前区的 S5 段、S8 段的切除称为右前区切除，右后区的 S6 段、S7 段称为右后区切除，S2 段、S3 段切除称为左外区切除，S4 段切除称为左内区切除，右三肝切除术为同时切除 S4 段、S5 段、S6 段、S7 段、S8 段，包括或不包括 S1 段，左三肝切除术为同时切除 S2 段、S3 段、S4 段、S5 段、S8 段，包括或不包括 S1 段。中肝切除通常指 S4 段、S5 段、S8 段肝切除。其他单段切除或联合肝段切除术则直接命名为该段或几段的切除。

四、肝脏的管道结构

　　自从应用肝内管道灌注、腐蚀的研究方法以及之后的 3D 虚拟成像后，人们对肝脏内管道系统的解剖结构和变异有了更深入的认识，肝脏解剖学的发展有力地促进了肝脏和胆道外科的发展。

（一）门静脉系统

　　门静脉系统是肝脏的主要供血系统之一，占整个肝脏血流的 75%，其管道直径粗，解剖学相对比较恒定，变异少，是肝脏分叶分段的主要依据。

　　门静脉的一级分支指门静脉的左支和右支，二级分支指右后支、右前支、左矢状部支和 S2 支，三级分支指 Couinaud 的各肝段支。深入理解肝脏三级分支的形态及结构类型对于肝脏外科手术至关重要，尤其是在活体肝脏移植和复杂肝切除手术时。

　　正常门静脉起源于腹腔各消化器官的毛细血管，包括胃肠道、胰腺和脾脏等，经逐级汇合最后形成门静脉主干，门静脉入肝后再逐步分支最后进入肝血窦，因此，门静脉是介于胃肠道和肝脏之间两端毛细血管的静脉系，如图 5-0-5 所示。

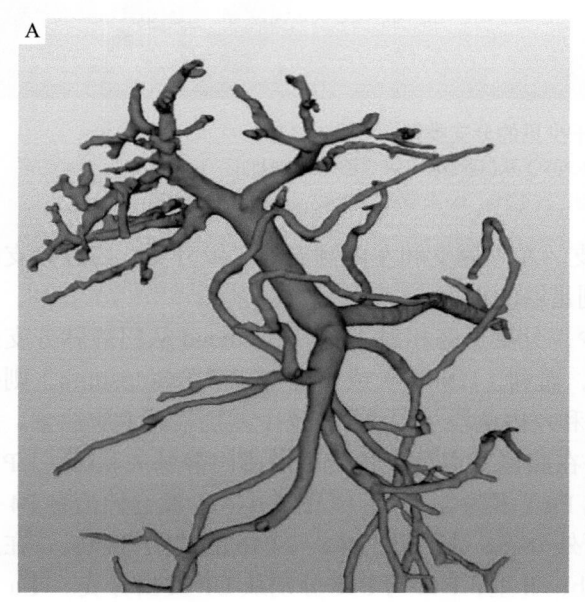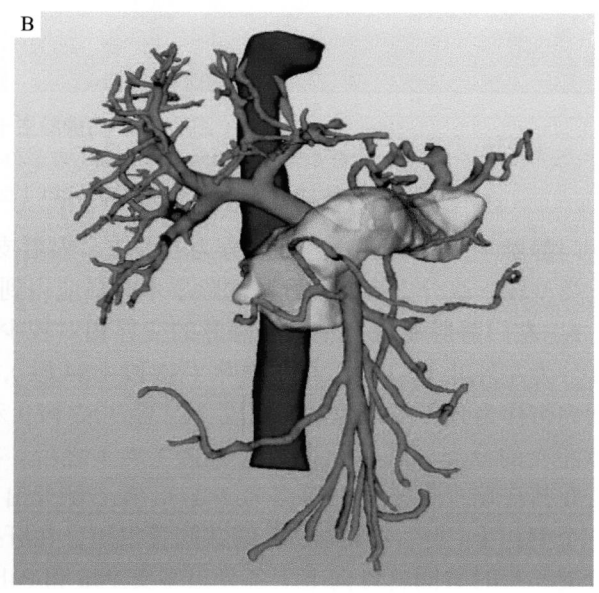

图 5-0-5　正常门静脉系统的 3D 成像图

门静脉主干呈二分支型，在肝门处分支为较长的左门静脉主干和右门静脉主干，右门静脉主干时长时短（A、B）。

　　门静脉主干常在肝门横沟处分成左右一级门静脉分支，左门静脉或（门静脉左支）和右门静脉（或门静脉右支），分别走向肝门横沟的两端，然后与肝静脉边交叉边进行分叉，奎诺（Couinaud）[1] 统计此门静脉主干分支类型占87.3%，其他少见的变异有三分支型、右后支从主干门静脉发出型、右前门静脉从左门静脉发出型以及多支右后右前门静脉型和少见的未形成门静脉左右分支型，各型出现频率为8.11%、9.91%、2.7%、0.9% 和0.9%（图5-0-6）。

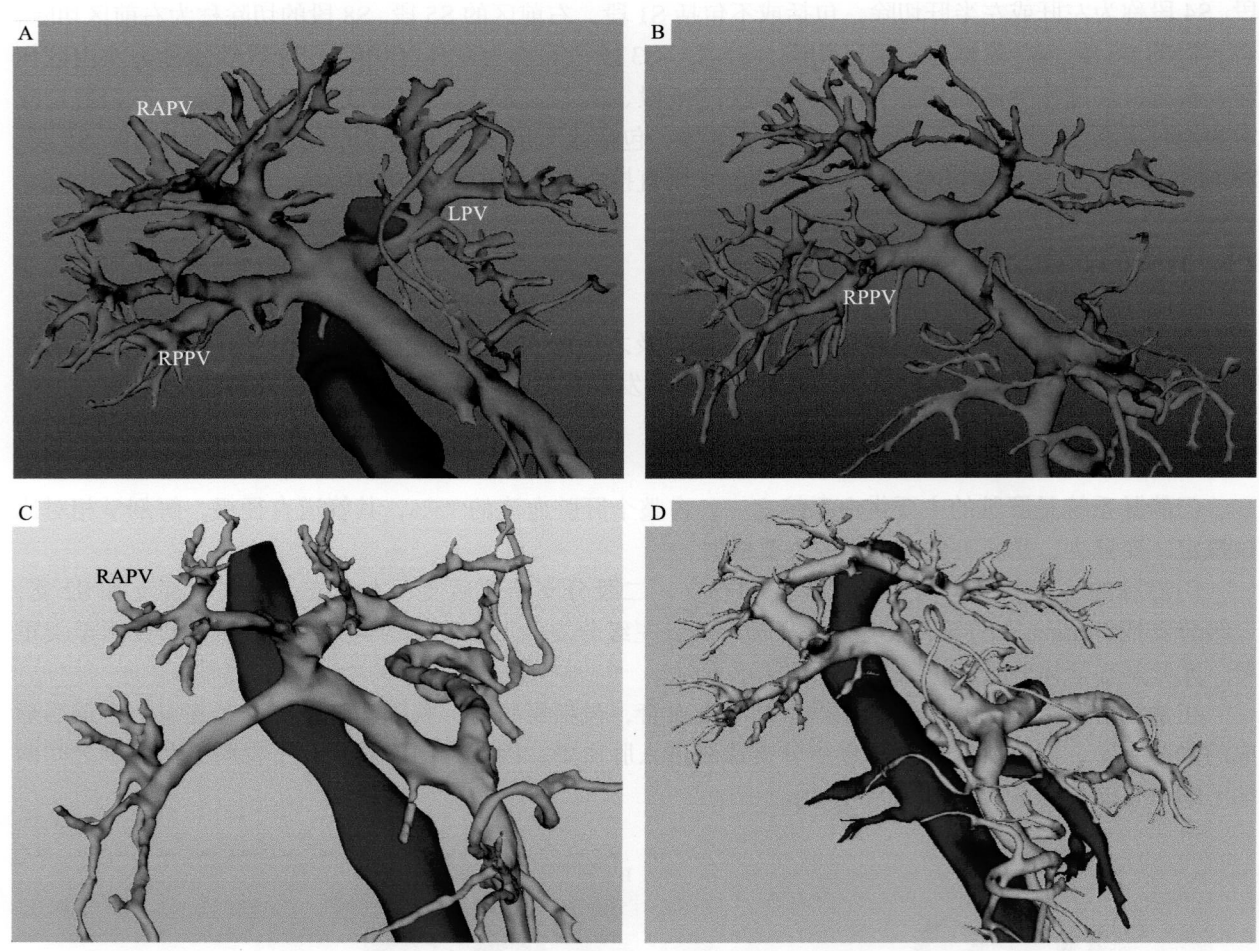

图 5-0-6　门静脉主干少见的分支类型
A. 三分支型，占8.11%；B. 门静脉右后支（RPPV）从门静脉主干发出型，占9.91%；
C. 门静脉右前支（RAPV）起源于左门静脉（LPV）型，占2.7%；D. 未形成门静脉左右分支型占0.9%。

　　门静脉一级分支进入肝脏后分为右前支、右后支、左外侧支和左内侧支等二级分支，二级分支的变化类型较一级分支多，在肝脏切除手术时最应得到足够的重视。

　　1. 左门静脉系统　左区门静脉的变异相对较少，分支形态相对固定。Couinaud 从门静脉分支把左肝分为左外叶（S2 段）与左内叶（S3 段＋S4 段），希利（Healey）或戈德史密斯（Goldsmith）则把肝圆韧带作为分界线分为左外侧段（S2 段＋S3 段）和左内侧段（S4 段），这个差别临床上应注意。门静脉左支的分支形态是分为P2（多为1支）之后，在腹侧基本呈直角走行形成门静脉矢状部（UP），最后在其盲端左侧分出P3（多为2支），在右侧分出P4（多为2、3支）（图5-0-7）。渡会伸治将P4分为三个型：Ⅰa型，P4a与P4b的共同管很短，在肝外分支；Ⅰb型，P4a与P4b的共同管很长，在肝内分支，有时共同管可向上下各分出多支P4a和P4b；Ⅱ型，P4a与P4b分别从UP发出分支。Ⅰa型多见，Ⅰb型相对较少，但它是临床上做S4a或S4b切除时最需要注意的形式。有时P4b支亦可发出于UP的中枢侧（图5-0-8）。

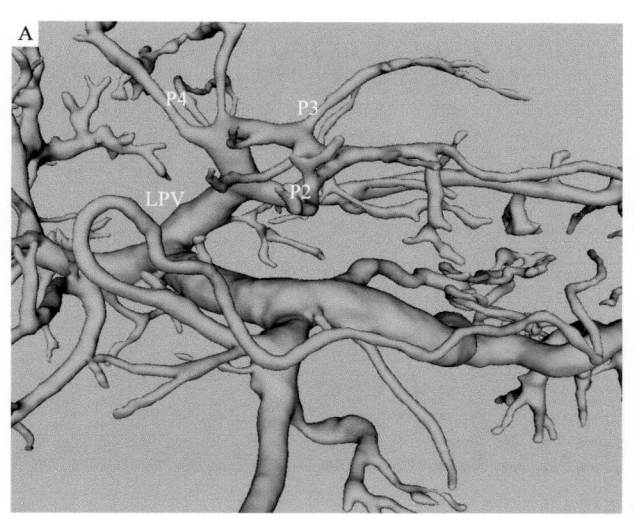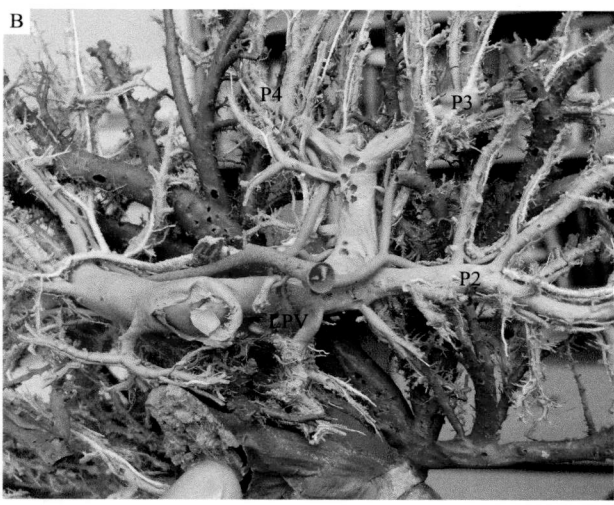

图 5-0-7　门静脉左支常见的分支形态

门静脉左支（LPV）在横沟内向左延续，分出 1 支 P2 后，在腹侧基本呈直角走行形成门静脉矢状部 UP，最后在其盲端左侧分出一二支 P3，在右侧分出二三支 P4。

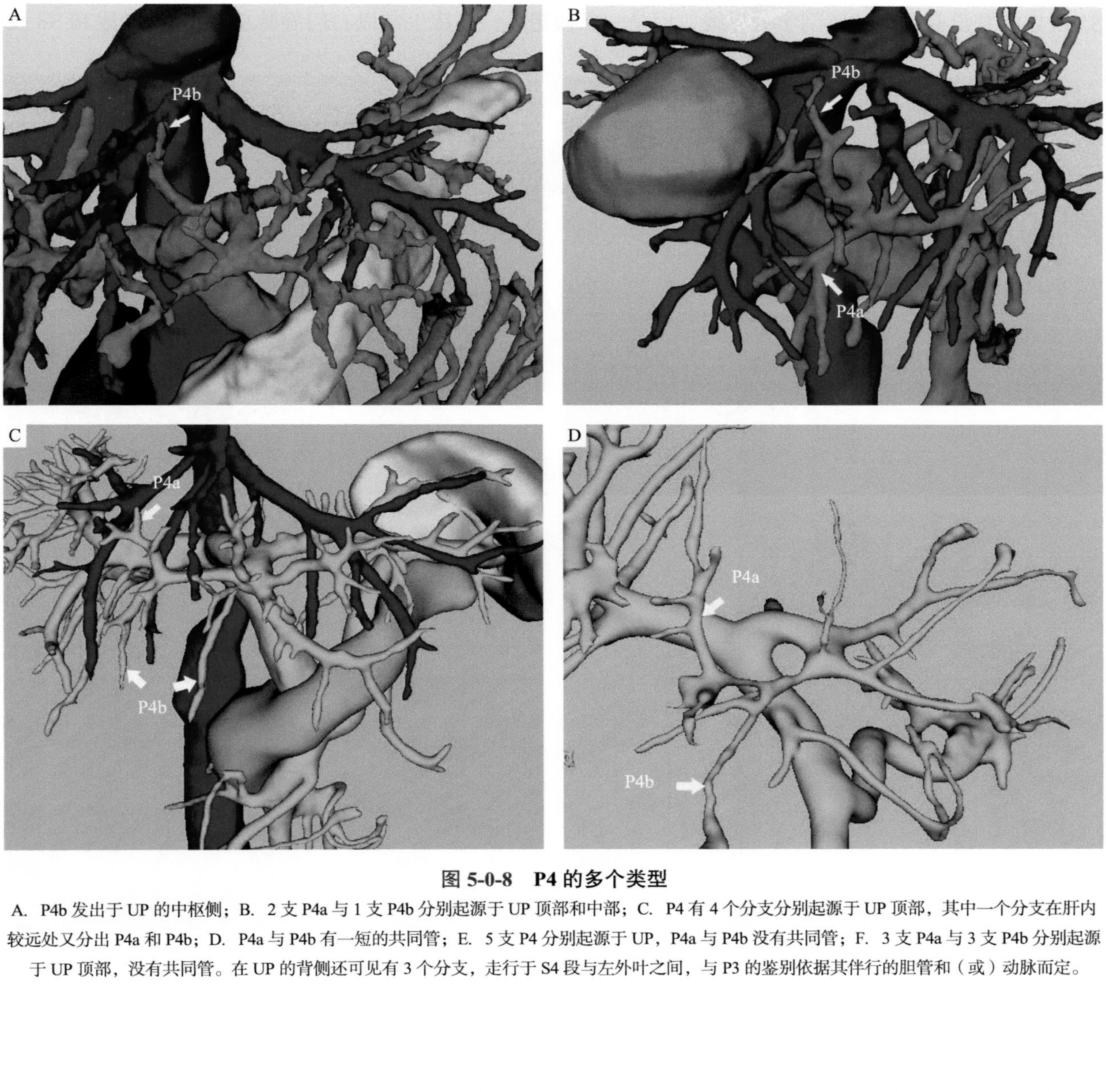

图 5-0-8　P4 的多个类型

A. P4b 发出于 UP 的中枢侧；B. 2 支 P4a 与 1 支 P4b 分别起源于 UP 顶部和中部；C. P4 有 4 个分支分别起源于 UP 顶部，其中一个分支在肝内较远处又分出 P4a 和 P4b；D. P4a 与 P4b 有一短的共同管；E. 5 支 P4 分别起源于 UP，P4a 与 P4b 没有共同管；F. 3 支 P4a 与 3 支 P4b 分别起源于 UP 顶部，没有共同管。在 UP 的背侧还可见有 3 个分支，走行于 S4 段与左外叶之间，与 P3 的鉴别依据其伴行的胆管和（或）动脉而定。

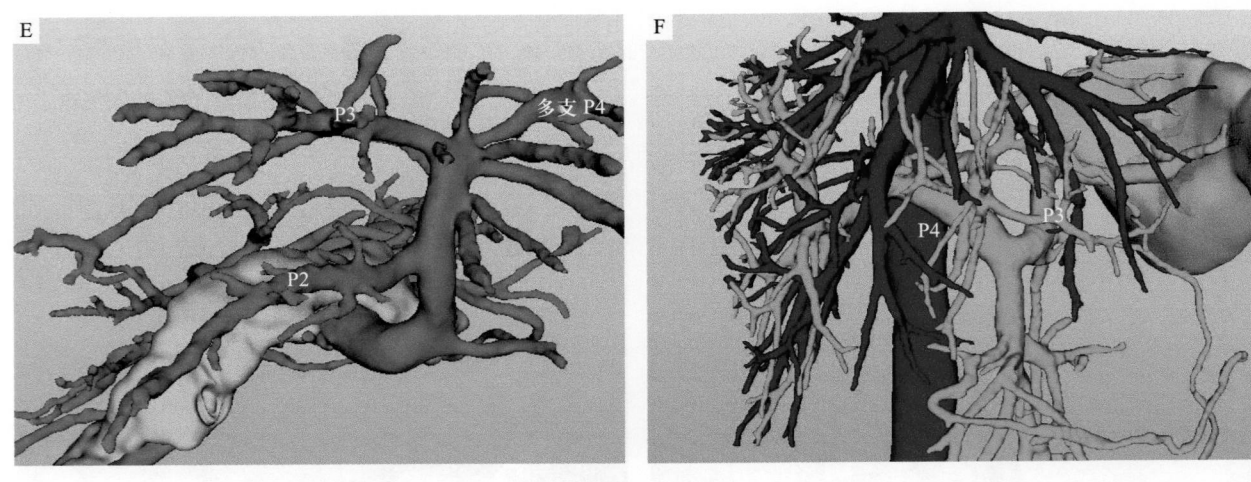

图 5-0-8（续）

2. 右前区门静脉系统　右前叶的门静脉系统分支较多，分型复杂（图 5-0-9），不同学者间的研究结果也有较大差别。最早根据 Couinaud 的描述可分为头侧的 S8 段和尾侧的 S5 段，其实，在 S8 段和 S5 段之间并没有确定的解剖学分界线，而是一条假想线，临床上常以右门静脉总管作为 S5 段和 S8 段

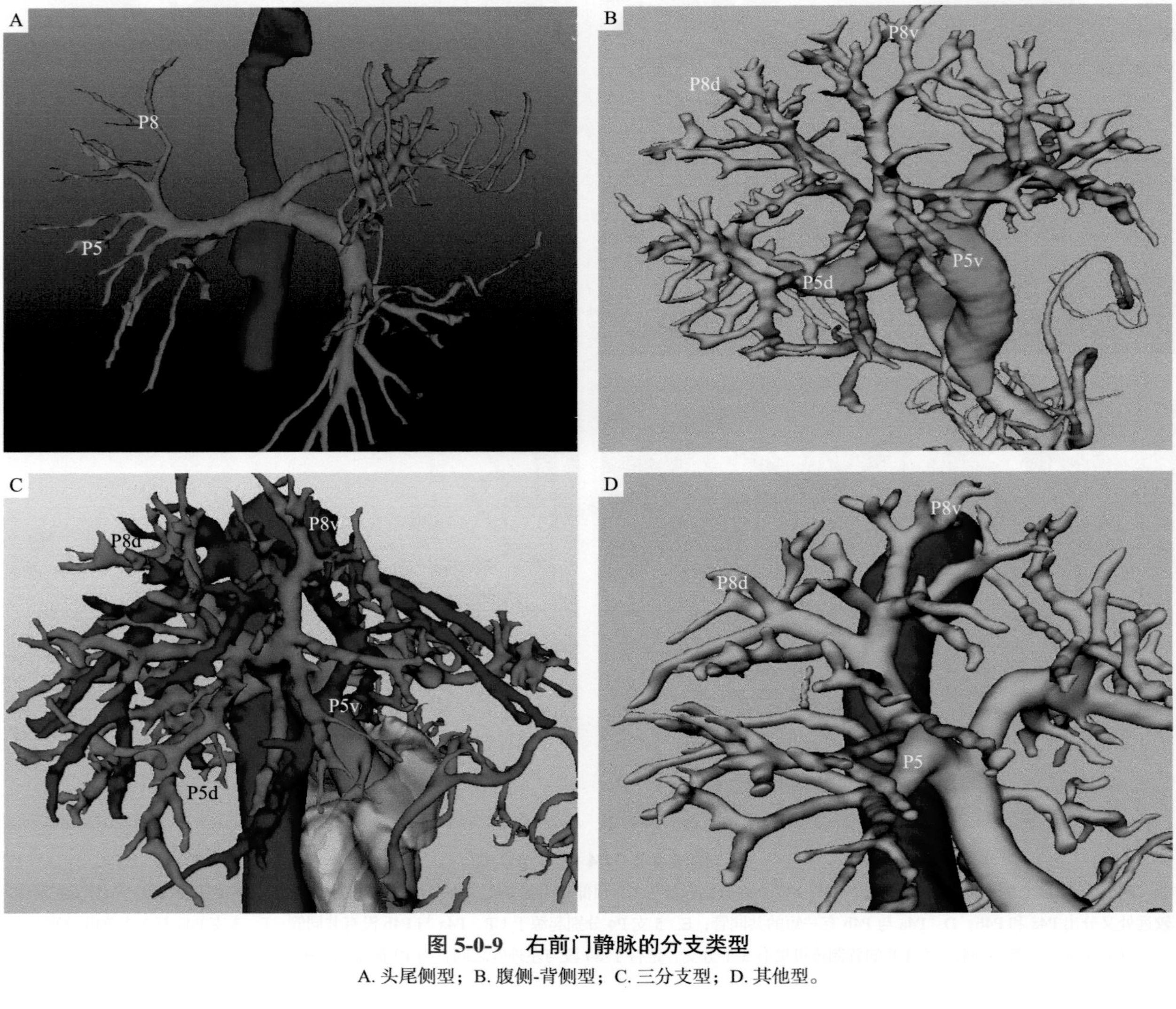

图 5-0-9　右前门静脉的分支类型

A. 头尾侧型；B. 腹侧-背侧型；C. 三分支型；D. 其他型。

的分界线。之后有学者对右前叶的门静脉分支形态进行了进一步研究，如曹（Cho）等[2]通过经动脉CT 门静脉成像（computed tomography during arterial portography，CTAP）研究了 60 例患者右前门静脉的分支形态，结果显示，所有 60 例患者的右前叶均分成两分支，为腹侧型和背侧型。这与 Couinaud的分段形式明显不同。最近，小林（Kobayashi）等[3]用 3D 血管成像技术研究了 100 例患者的右前叶门静脉分支形式，结果表明，100 例患者中右前叶门静脉分成头尾型的有 53 例（53%），腹侧背侧型的有 23 例（23%），三分支型的有 13 例（13%），其他分型的有 11 例（11%）（图 5-0-10）。

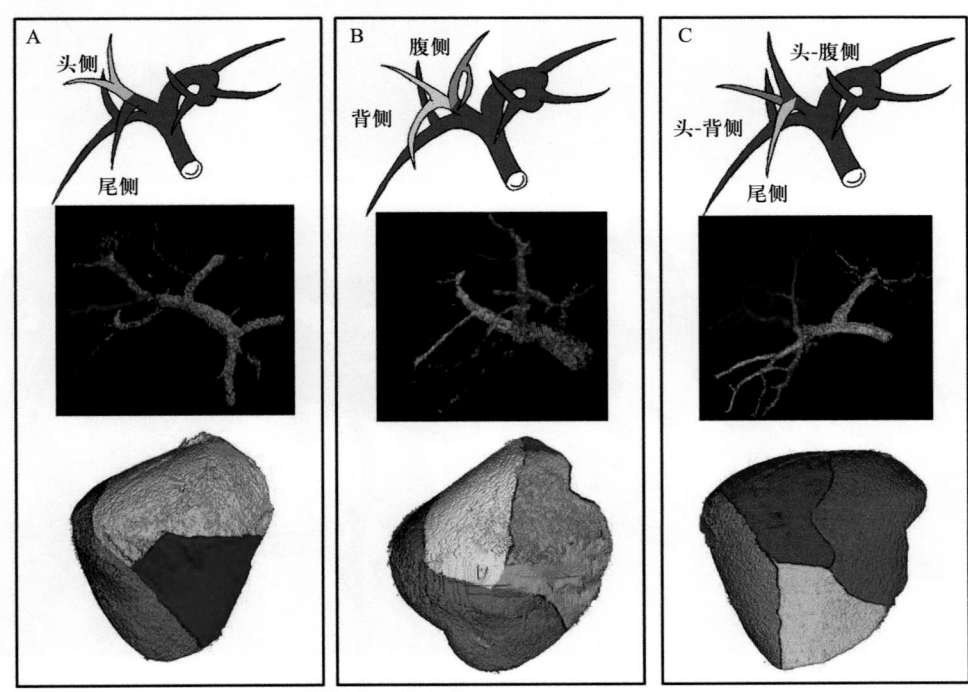

图 5-0-10　右前区门静脉分支类型

A. 头尾侧型；B. 腹侧-背侧型；C. 三分支型。

（引自：KOBAYASHI T, et al. Surgory, 2017, 161: 1536.）

3. 右后区门静脉系统　右后区活体肝移植手术的实施，促进了人们对右后区解剖结构的研究。日本幕内（Makuuchi）[4]将右后区的门静脉分支分为四个类型：两分支型占 35%（13 例），三分支型19%（7 例），弓状型 22%（8 例），独立分支型 24%（9 例），见图 5-0-11。

吉田（Yoshida）[5]等利用 CT 3D 技术对 52 例活体肝移植右后叶供肝的门静脉、肝动脉、胆管进行了统计分析，结果表明，57.7% 的供肝门静脉为正常型（单支右后门静脉，开口于右门静脉主干）；19.2% 为两分支型（两支右后门静脉支，共同开口于右门静脉主干）；第三型，即两支右后门静脉支，开口于不同的右门静脉，占 23.1%（图 5-0-12）。

4. 尾状叶的门静脉系统　尾状叶是最晚在下腔静脉前面形成的区段，它是在后区和 S2 段形成后才从门静脉本干和左门静脉血流流入逐渐发育起来的，因此，肝脏的尾状叶在发生学上应当是一个独立的肝段。现在，人们通常把尾状叶分为三个部分：左尾状叶（Spiegel 叶）、尾状突及右尾状叶亦即腔静脉旁部。通常左侧的尾状叶静脉来自左门静脉，右侧的来自右门静脉，亦可有多种变异（图 5-0-13、图 5-0-14）。

尾状叶的位置特殊，其供血系统和胆管排出系统与第一肝门其他解剖结构关系密切，在肝切除手术中具有重要意义，近年来有学者对尾状叶的解剖进行了深入细致的研究。木桛（Kogure）[6]通

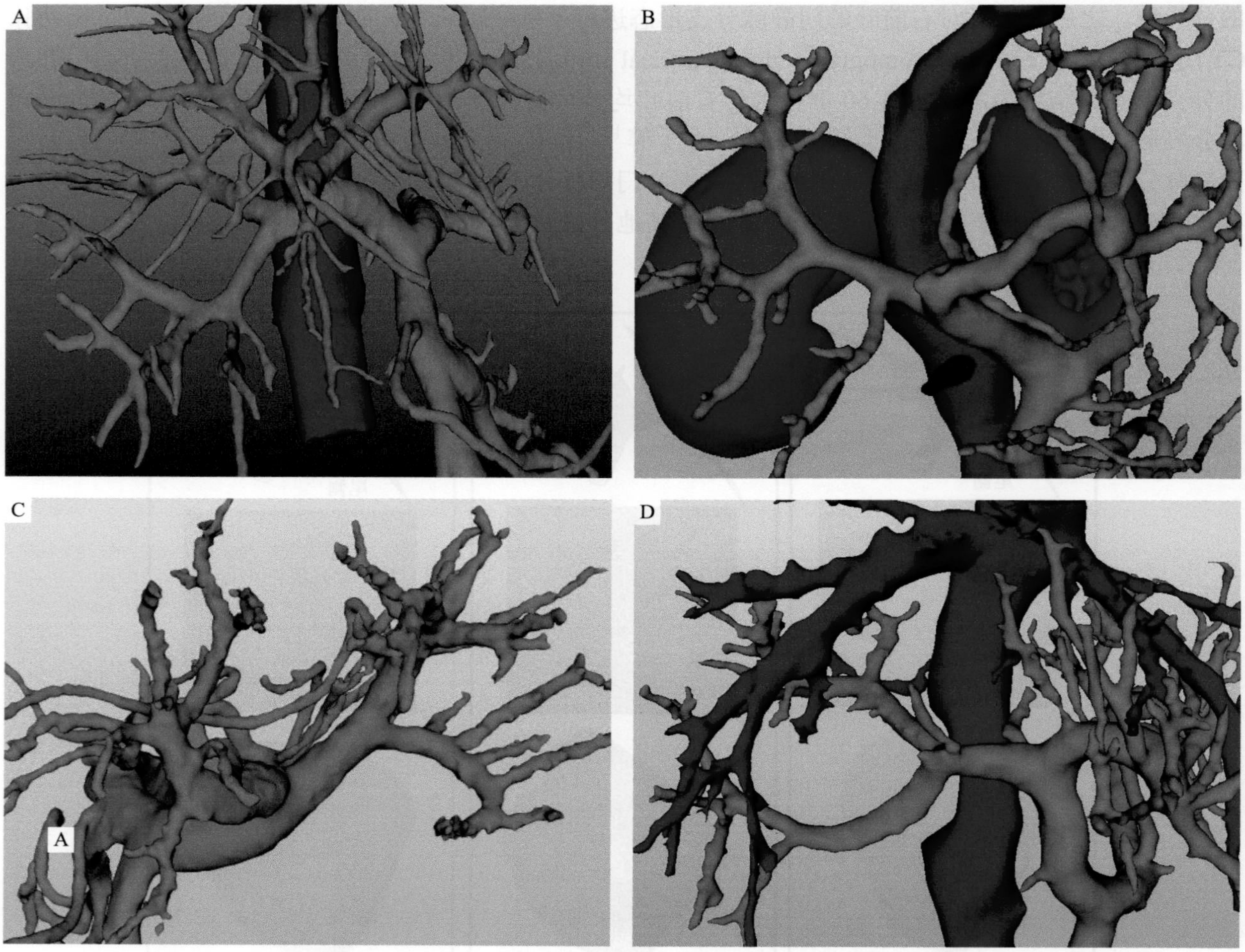

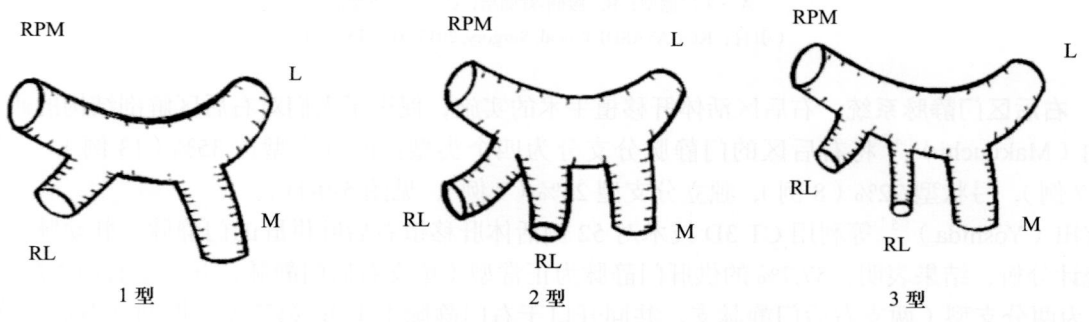

图 5-0-11 右后支门静脉的分支类型

A. 两分支型；B. 三分支型；C. 弓状型；D. 独立分支型。

图 5-0-12 右后区肝门静脉的汇合类型

RPM：右旁中门静脉；RL：门静脉右外侧支；M：门静脉主干；L：左门静脉。

（引自：YOSHID A, et al. Kurume Med J, 2008, 55: 43.）

过尸体解剖研究发现，88 例肝脏共有尾状叶门静脉 253 条，每个尾状叶 1～6 条不等，平均 2.94 条，其中 1 条尾状叶门静脉的有 7 例（8.1%），2 条的 28 例（32.5%），3 条的 26 例（30.2%），4 条的 17 例（19.8%），5 条的 4 例（4.7%），6 条的 4 例（4.7%）。尾状叶门静脉起源于左肝门静脉的 123/253（48.6%），起源于右门静脉的 58/253（22.9%），起源于门静脉分叉部的 43/253（17.0%），起源于门静脉主干的 29/253（11.5%）。尾状叶 3 个部分的门静脉支可以是独立的，也可以是相互交叉的，一个

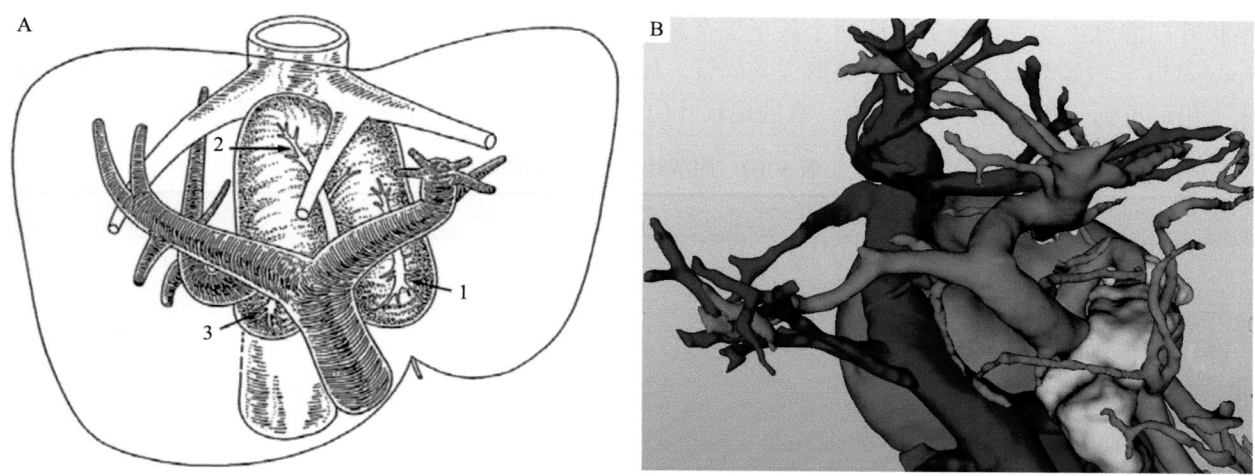

图 5-0-13　尾状叶门静脉的血液供应

A. 为示意图，1：Spiegel 叶门静脉支，2：腔静脉旁部门静脉支，3：尾状突门静脉支；B. 为实例，显示左图中相应的三支尾叶门静脉支，只是腔静脉旁部支的起源不同，此例起源于右肝门静脉。

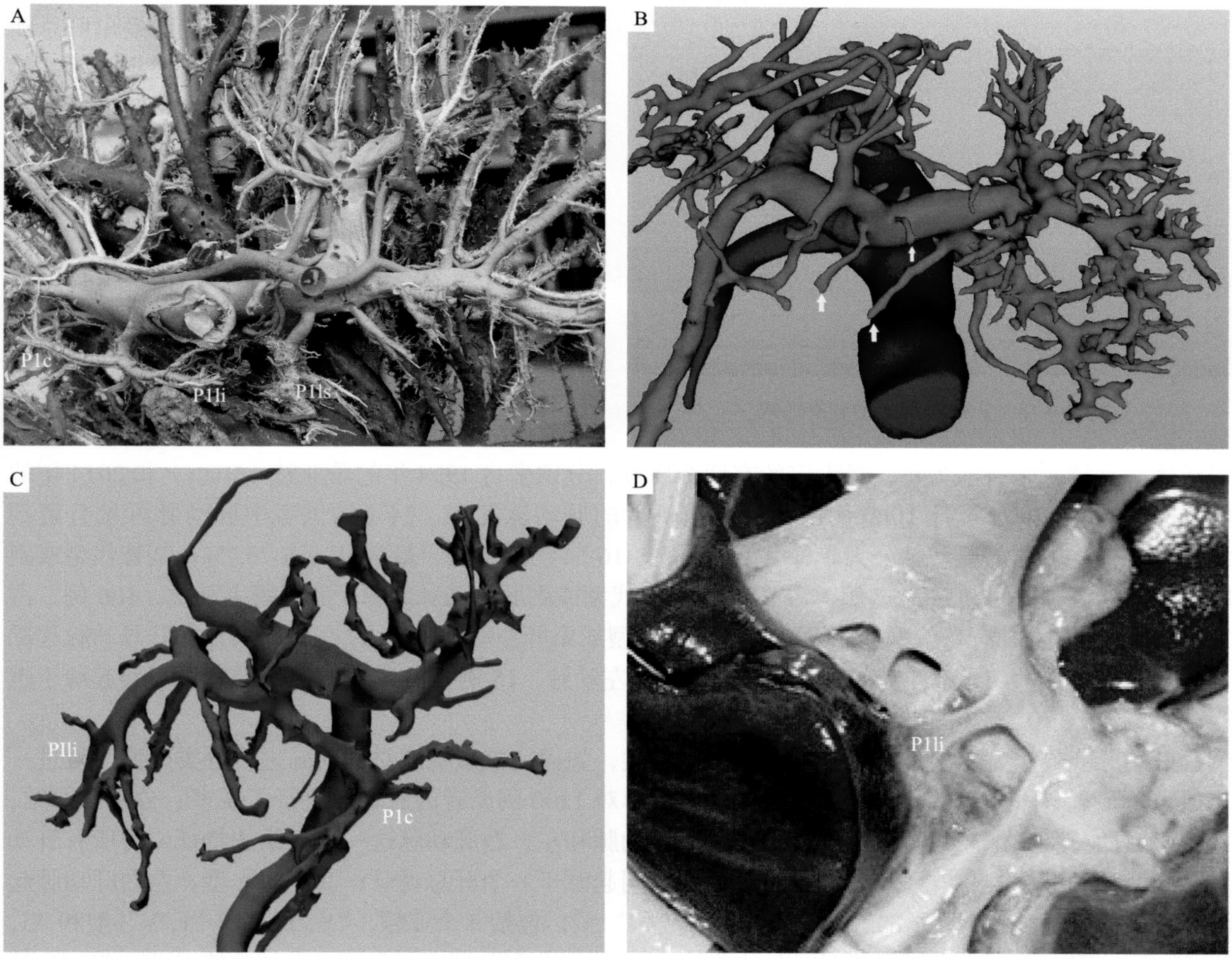

图 5-0-14　尾状叶门静脉的多种形式

A. 尾状突门静脉分支同时支配尾状突和右侧的 Spiegel 叶；B. 尾状叶门静脉同时来源于右后门静脉支、门静脉分叉部和左门静脉（箭头）；C. 左门静脉起源的尾状叶门静脉分支同时支配 Spiegel 叶和腔静脉旁部叶；D. 从门静脉主干分叉部和左门静脉主干发出的多支尾状叶门静脉小分支。Plc：门静脉尾状突支；Plli：尾状叶门静脉左下支；Plls：尾状叶门静脉左上支。

尾状叶门静脉主支可以分支供应两个甚至三个尾状叶区域。还有学者发现 53 例中 23 例（44%）是左 Spiegel 叶与右腔静脉旁部或尾状突形成共同管。尾状叶门静脉的主要来源是左门静脉。即便如此，临床上仍可见到一些其他的变异情况，有的尾状叶门静脉是来源于右后支的门静脉分支（表 5-0-2）。

表 5-0-2　尾状叶门静脉分支的起源

起源	SP	PC	CP
左门静脉	97	40	11
分叉部	9	34	23
门静脉主干	7	28	12
右门静脉	0	59	47
总计	113	161	93

注：当门静脉支流向两个亚段时，它将被计数两次。SP：Spiegel 叶；PC：腔静脉旁部；CP：尾状突。

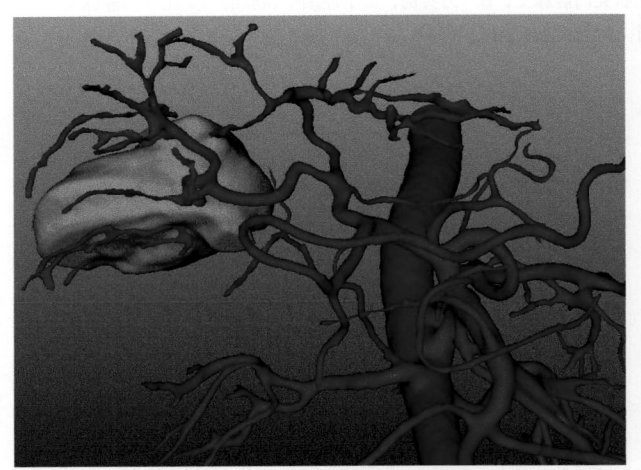

图 5-0-15　正常肝动脉的分支形式

（二）肝动脉系统

肝动脉是肝脏最主要的供氧血管，是腹腔动脉的三大分支之一，通常由腹腔动脉发出肝总动脉，在胰腺上缘向右前方行走于十二指肠第一部上方，先后分出胃右动脉和胃十二指肠动脉，本干称为肝固有动脉，与门静脉、胆总管在肝十二指肠韧带内上行，在第一肝门外分为左、右肝动脉或左、中、右肝动脉，分别进入左、右肝叶。肝右动脉入肝前分出胆囊动脉。此为正常肝动脉型（normal type），大约占总人群的 75%（图 5-0-15）。

肝动脉在肝外的起源和走行变化很大，许多学者对此进行了深入的研究，其中许多资料来自于活体肝移植，到目前为止，最大宗的有两个研究，分别来自 1994 年的希亚特（Hiatt）和 2014 年的 Kobayashi。Hiatt[7] 统计 1000 例活体肝移植供者的肝动脉发现，24% 的供者中肝动脉可见有解剖学变异，他将人体的肝动脉分为 6 种类型（图 5-0-16）：①正常型，最常见，占 75.7%；②替代型或副肝左动脉起源于胃左动脉，97 例，占 9.7%；③替代型或副肝右动脉起源于肠系膜上动脉，106 例，占 10.6%；④同时合并有替代型或副肝右动脉和替代型或副肝左动脉，23 例，占 2.3%；⑤肝总动脉起源于肠系膜上动脉，伴或不伴有起源于胃左动脉的肝左动脉，15 例，占 1.5%；⑥肝总动脉直接起源于腹腔干，2 例，占 0.2%（图中未显示）。

肝动脉变异类型众多，有些临床上尚无法分类，如何完整系统地对肝动脉进行分类分型尚待进一步研究。最近日本学者 Kobayashi[8] 通过血管造影对 1200 例患者的肝动脉进行了观察、分析和总结，提出了新的分型方法。作者根据肝动脉有无肝总动脉和左、右肝动脉这一典型结构特征，将所有肝动脉分为四种类型：①"Y"型，左、右肝动脉共同起源于一个肝总动脉；②"I-I"型，左右肝动脉起源于不同的血管，没有共干的肝总动脉；③"Y＋I"型，包括 3 个亚型，"Y，I"型、"I，Y"型和"I，Y，I"型，"Y，I"型表示为合并有副左肝动脉的 Y 型，"I，Y"型表示有副肝右动脉的 Y 型，"I，Y，I"表示同时有副肝左动脉和副肝右动脉的 Y 型；④"I-I＋I"型，包括两个亚型，"I-I＋I"型和"I＋I-I"型（图 5-0-17）。

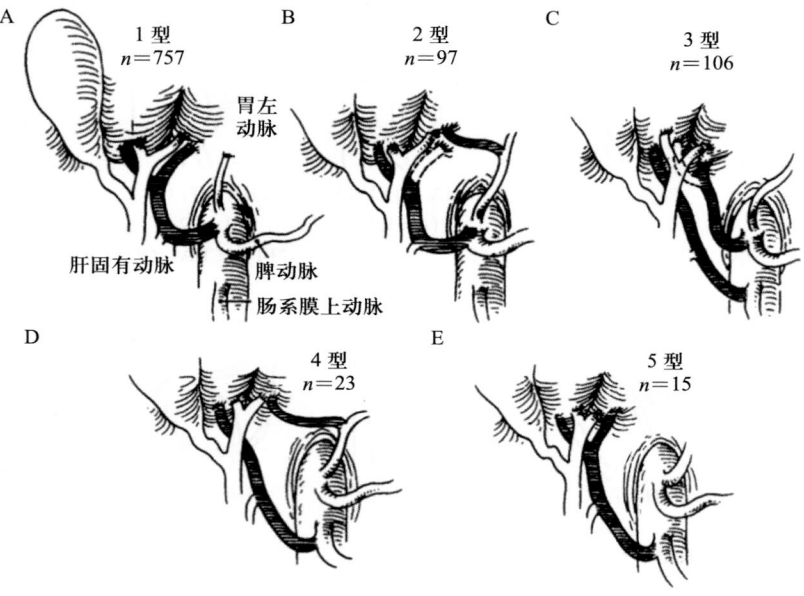

图 5-0-16　常见的肝外肝动脉类型

A. 正常型（1 型）；B. 替代型或副肝左动脉，发自于胃左动脉（2 型）；C. 替代型或副肝右动脉，发自于肠系膜上动脉（3 型）；

D. 同时有替代型或副肝右动脉和替代型或副肝左动脉（4 型）；E. 肝总动脉源于肠系膜上动脉（5 型）。

（引自：HIATT J R, et al. Ann Surg, 1994, 220：50.）

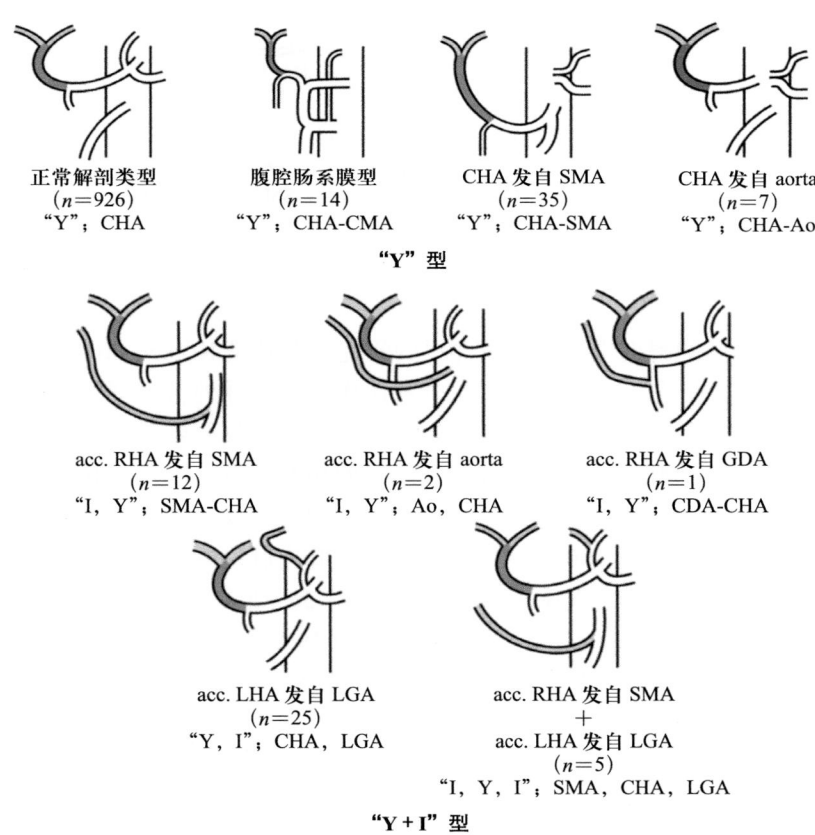

图 5-0-17　肝动脉的 Kobayashi 分类法

CHA：肝总动脉；CMA：腹腔干与肠系膜上动脉共干；SMA：肠系膜上动脉；aorta（Ao）：主动脉；RHA：肝右动脉；

GDA：胃十二指肠动脉；LHA：肝左动脉；LGA：胃左动脉；acc.：副。

（引自：KOBAYASHI S, et al. Hepatogastroenterology, 2014, 61：2345.）

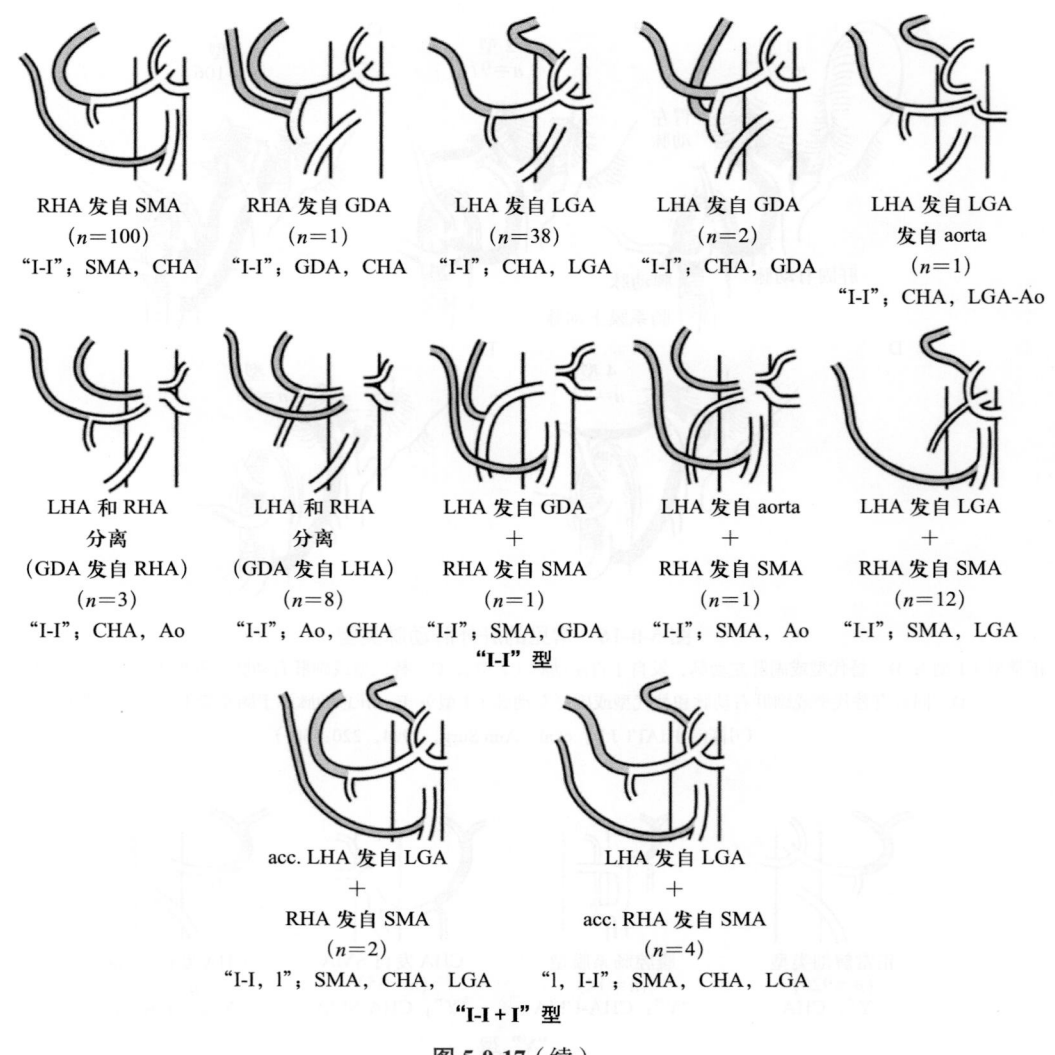

RHA 发自 SMA
（*n*=100）
"I-I"；SMA，CHA

RHA 发自 GDA
（*n*=1）
"I-I"；GDA，CHA

LHA 发自 LGA
（*n*=38）
"I-I"；CHA，LGA

LHA 发自 GDA
（*n*=2）
"I-I"；CHA，GDA

LHA 发自 LGA
发自 aorta
（*n*=1）
"I-I"；CHA，LGA-Ao

LHA 和 RHA
分离
（GDA 发自 RHA）
（*n*=3）
"I-I"；CHA，Ao

LHA 和 RHA
分离
（GDA 发自 LHA）
（*n*=8）
"I-I"；Ao，GHA

LHA 发自 GDA
＋
RHA 发自 SMA
（*n*=1）
"I-I"；SMA，GDA

LHA 发自 aorta
＋
RHA 发自 SMA
（*n*=1）
"I-I"；SMA，Ao

LHA 发自 LGA
＋
RHA 发自 SMA
（*n*=12）
"I-I"；SMA，LGA

"I-I" 型

acc. LHA 发自 LGA
＋
RHA 发自 SMA
（*n*=2）
"I-I，1"；SMA，CHA，LGA

LHA 发自 LGA
＋
acc. RHA 发自 SMA
（*n*=4）
"1，I-I"；SMA，CHA，LGA

"I-I ＋ I" 型

图 5-0-17（续）

　　上述两位作者对肝动脉的解剖进行了比较详尽的研究，尤其是 Kobayashi 的研究结果，比较系统、完整地描述了肝动脉的起源和分支类型，有助于外科医生对肝动脉外科解剖整体上的理解和应用，对临床工作有很大的指导意义。但是，在外科实际运用中，我们不仅要熟悉肝动脉的肝外解剖，更要熟悉肝动脉在肝内的解剖，熟悉肝内动脉与门静脉和胆管的相互关系，以及各肝段肝动脉来源和肝动脉分支的相互关系，进一步细化有关肝动脉的外科解剖学知识，实现精准化肝胆外科，减少外科手术并发症的发生。加里（Garg）[9]通过 100 例尸体肝脏解剖对肝内肝段的动脉分支进行了深入研究，结果表明，经典的肝动脉左、右分支形式仅见于 25% 的标本，75% 或多或少都有一定的变异，肝右动脉的变异有 7 种（图 5-0-18），肝左动脉的变异有 6 种（图 5-0-19）。因此，术前对肝动脉肝内分支的评估需小心谨慎，以免发生动脉损伤相关并发症（图 5-0-20～图 5-0-25）。

（三）肝胆管系统

　　胆管是肝细胞分泌的胆汁向肝外输出的唯一通道，肝内胆管与门静脉、肝动脉一起包裹在 Glisson 鞘内呈节段式分布，引流相应肝段的胆汁，彼此间无交通支，各肝段引流胆管相继在第一肝门的合流形式多种多样，它们与肝脏外科手术关系非常密切，特别是左右肝管与肝总管的合流形式、右前右后肝管与右肝管的合流形式、左肝管 B2、B3、B4 的合流形式[10]（图 5-0-26）。

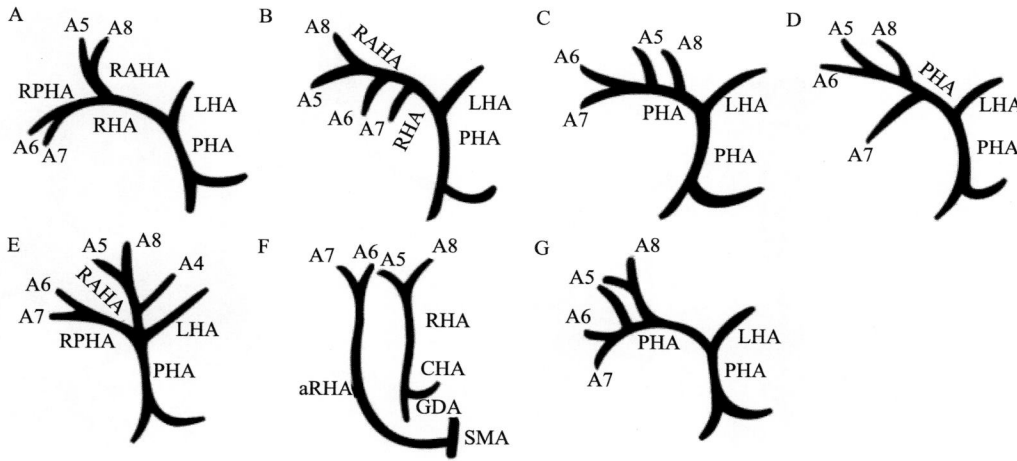

图 5-0-18　肝右动脉分支类型示意图

A. 肝右动脉（RHA）的标准分型形式；B. 右后肝动脉（RPHA）主干丢失型；C. 右前肝动脉（RAHA）主干丢失型；D. RAHA 与 RPHA 均丢失型；E. 无 RHA；F. RAHA 源于经典的 RHA，RPHA 源于副肝右动脉（aRHA）；G. 副肝段动脉；PHA：肝固有动脉；LHA 肝左动脉；

CHA：肝总动脉；GDA：胃十二指肠动脉。

（引自：GARG S，et al. Anat Sci Int，2019，94：216.）

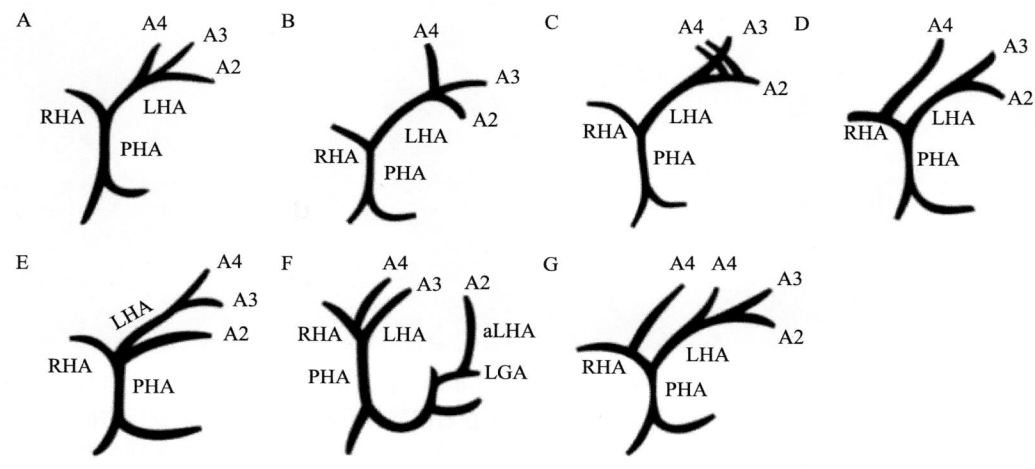

图 5-0-19　肝左动脉分类示意图

A. 肝左动脉（LHA）的标准形式；B. LHA 三分支型；C. 变异的 A4 来源于 A2；D. A4 来源于肝右动脉（RHA），LHA 仅分支为 A2 和 A3；E.

LHA 仅分支为 A3 和 A4，A2 单独发自于 PHA；F. A2、A3、A4 分别单独来源于不同的动脉；G. S4 段的副肝动脉来源于 RHA。

（引自：GARG S，et al. Anat Sci Int，2019，94：216.）

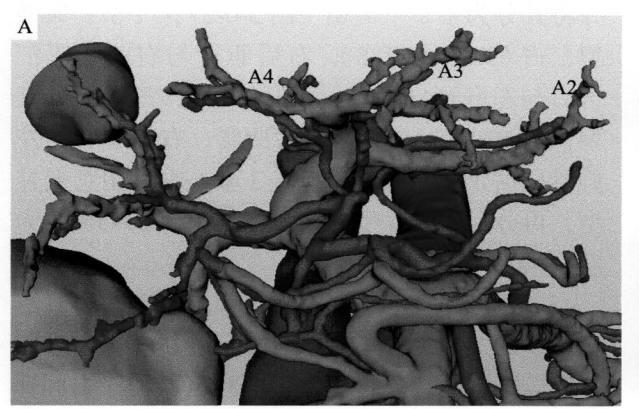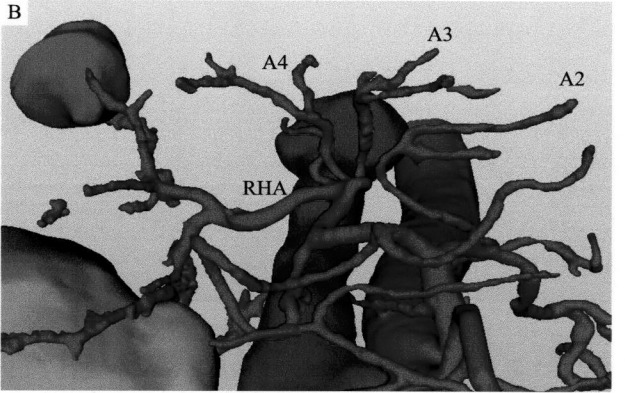

图 5-0-20　来源于肝固有动脉的肝中动脉和肝左动脉分别供应 S4 段和 S3 段，来源于脾动脉的肝左动脉供应 S2 段。在行右三肝切除或左外叶供肝切取时，应注意保护好相关的动脉分支

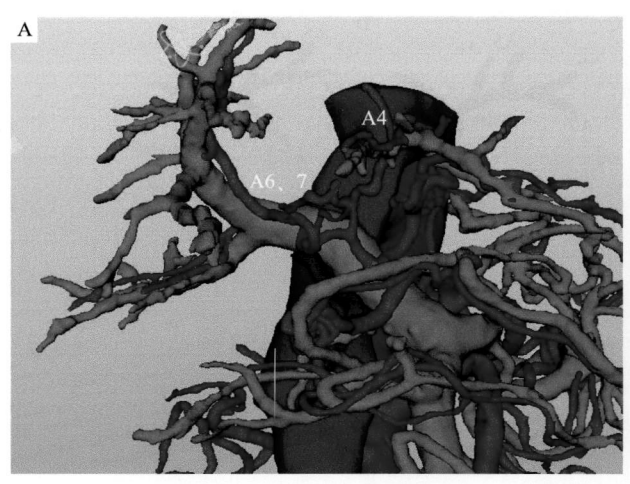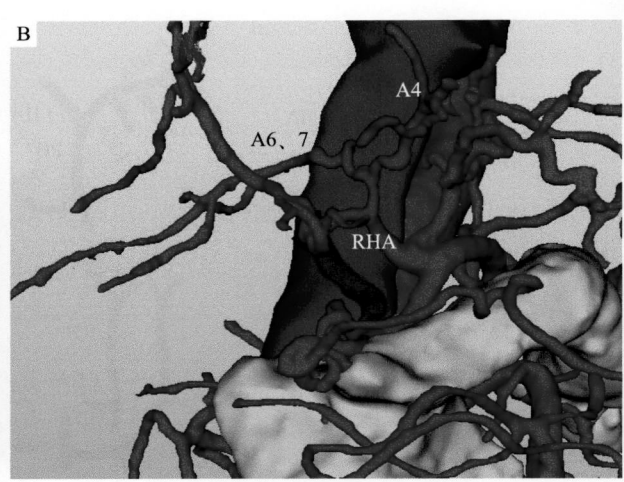

图 5-0-21　右后肝动脉来源于肝中动脉，或者肝中动脉起源于右后肝动脉，右后肝动脉在右门静脉后方进入右后肝实质。此型在做左半肝切除时极易导致右后肝动脉的损伤，从而可能诱发术后肝功能不全

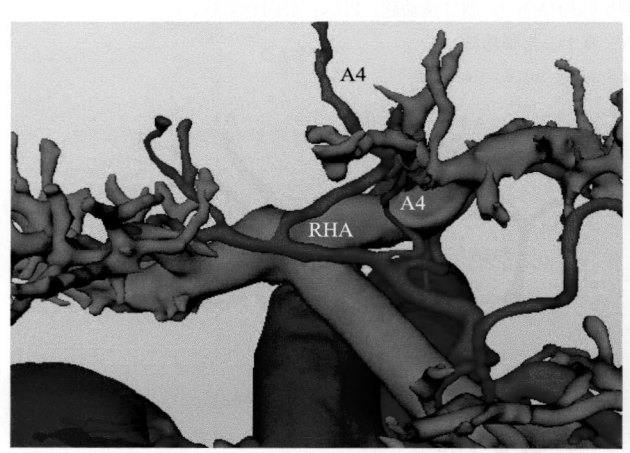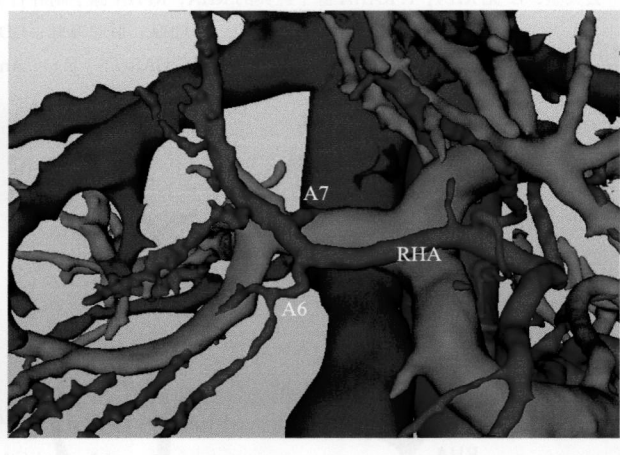

图 5-0-22　右肝动脉在右门静脉分叉处再分出一支肝动脉支进入左内叶，与原有的肝中动脉一起供应 S4 段

图 5-0-23　肝右动脉依次发出 A6、A7 和右前叶的肝动脉，A7 在右门静脉后方进入肝实质。在行右前叶肝切除时应注意 A7 血管的保护，不能误认为 A6 即为整个右后叶的肝动脉主干

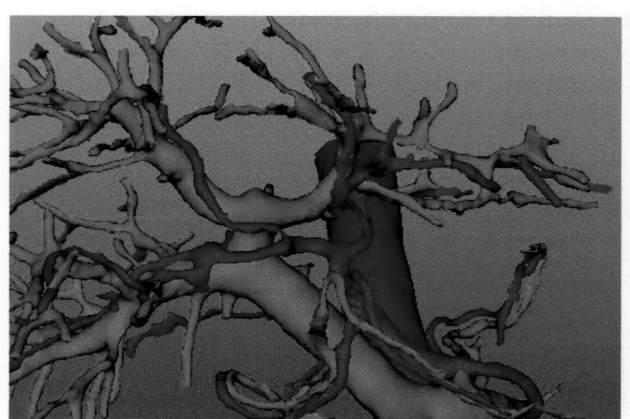

图 5-0-24　没有肝中动脉，肝左动脉分出两支分别供应 S2 段和 S3 段，S4 段，A2 走行于 P2 的后方，A3/4 走行于门静脉矢状部的前方。超右三肝切除时应注意 A3 动脉的保护，左外叶切除时应分别单独离断 A2 和 A3，保留好左肝动脉主干。左外叶作为供肝时应注意 A3 的获取

　　韩国的崔（Choi）等[11]通过胆管造影总结了 300 例活体肝移植供者肝内胆管的合流形式，并将其分为了 7 个类型（图 5-0-27）：1 型：典型型，占 63%（n=188），右后胆管与右前胆管汇合后与左肝管再汇合形成肝总管；2 型：三分支型，占 10%（n=29），右后胆管、右前胆管与左肝管同时汇合形成肝总管；3 型，右后胆管变异型，再分为三个亚型：3A 型占 11%（n=34）（为右后胆管汇合于左肝管），3B 型占 6%（n=19）[为右后胆管汇合于肝总管（右前胆管与左肝管汇合形成的共干）]，3C 型占 2%（n=6）（为右后胆管汇合于胆囊管）；4 型，占 0.3%（n=1）右肝管汇合于胆囊管；5 型，出现一支副肝管，汇合于

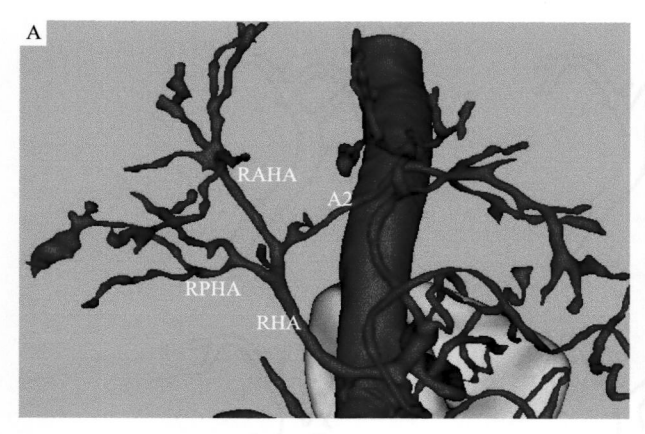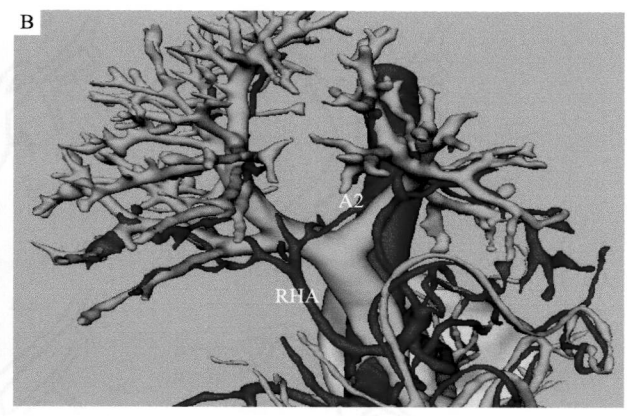

图 5-0-25　**A2 来源于右前肝动脉，起源于肝总动脉的肝左动脉发出分支分别供应 S3 段和 S4 段。在行右半肝切除时，S2 段的肝动脉易受到损伤，术前正确评估肝动脉非常重要，左外叶供肝活体肝移植时由于 S2 段没有肝动脉血供容易导致手术失败**
A. 肝动脉走行；B. 肝动脉与门静脉的位置关系。

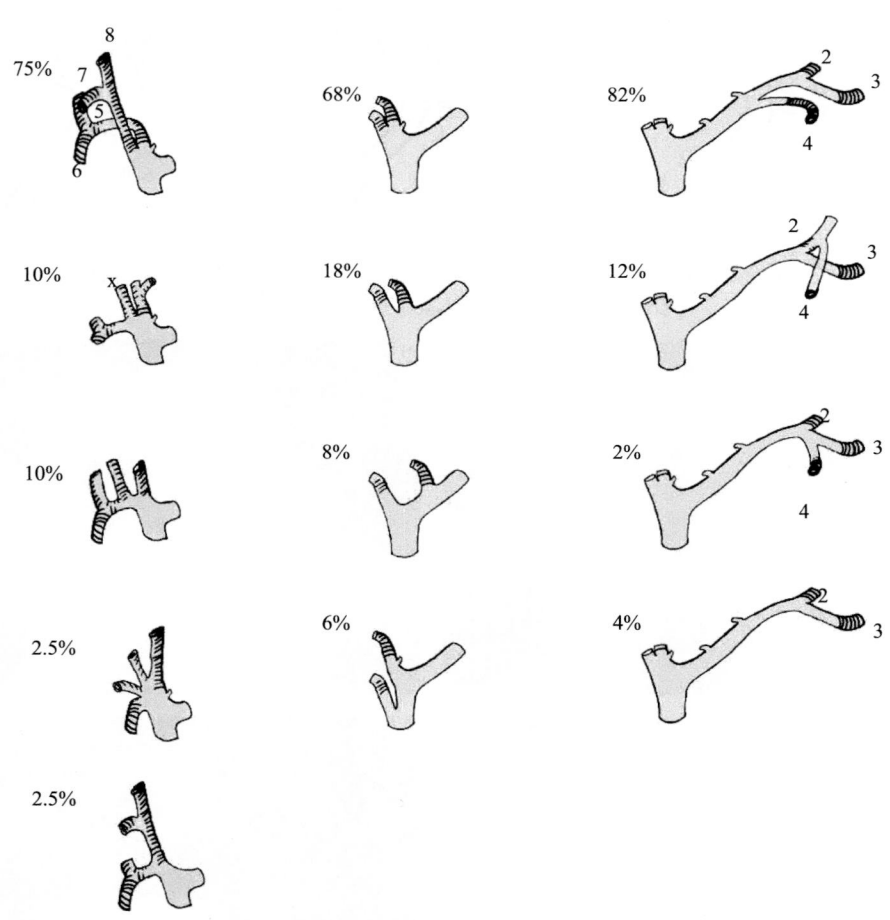

图 5-0-26　**肝门部和肝内胆管的合流形式**
（引自：CASTAING D. HPB，2008，10：72.）

肝总管为 5 A 型［占 5.3%（n=16）］，汇合于右肝管为 5B 型；6 型，B2 与 B3 不形成共干，分别汇合右肝管和肝总管，占 1.3%（n=4）；7 型为难以分类的其他变异，占 1%（n=3）。常见的 90%属于 1 型、2 型和 3A 型、3B 型（图 5-0-28），其他类型非常少见，但在临床上亦应知道，以免术中损伤引起并发症。

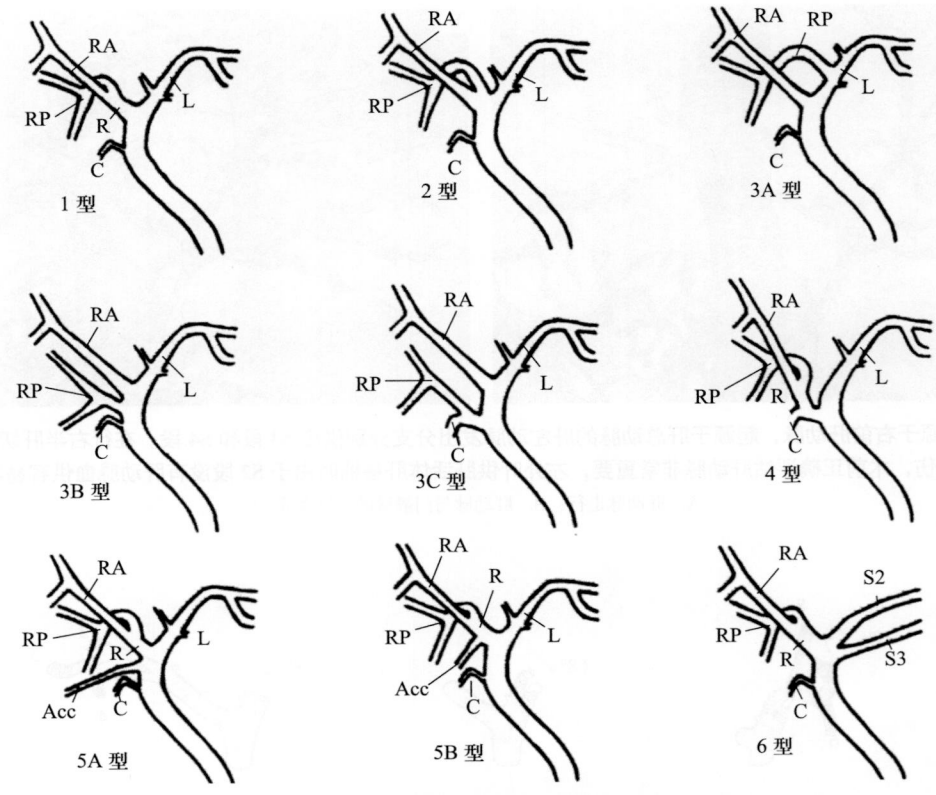

图 5-0-27　300 例活体肝移植供肝胆管合流形式分类

RA：右前胆管；RP：右后胆管；L：左肝管；R：右肝管；C：胆囊管；Acc：副肝管

（引自：CHOI J W, et al. Korean J Radiol, 2003, 4：85.）

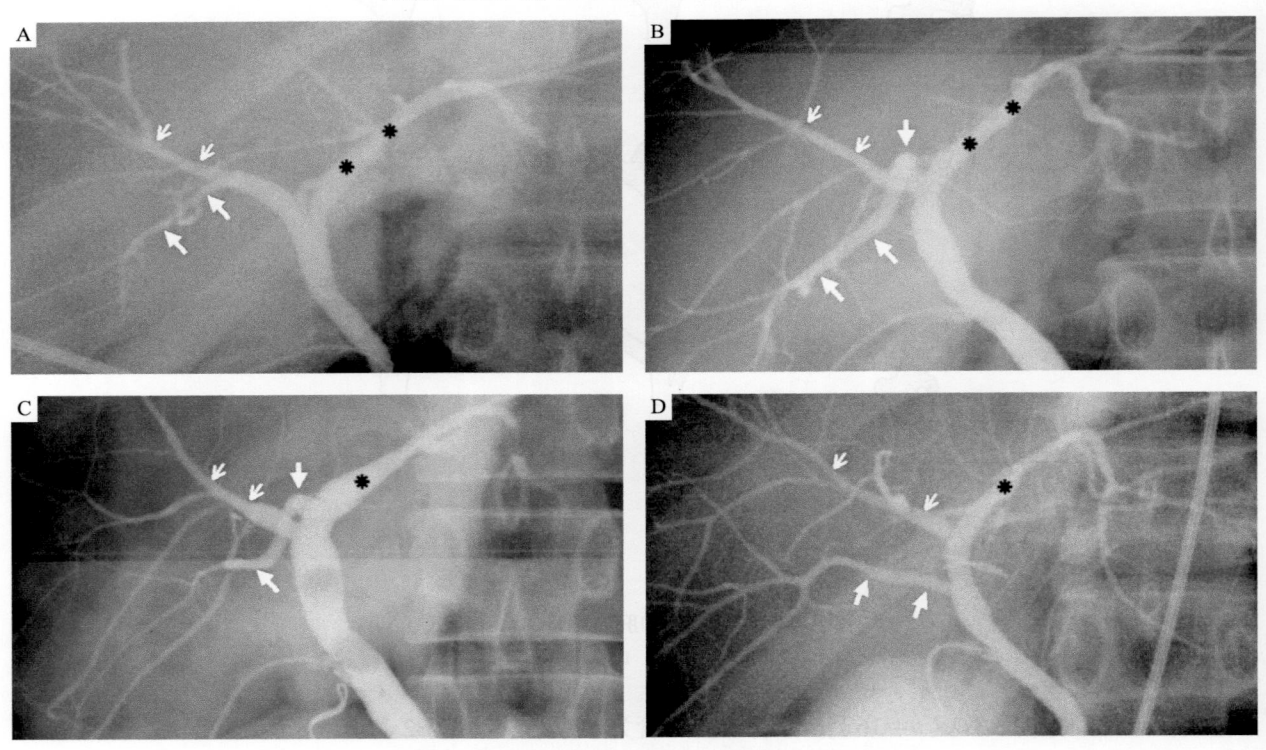

图 5-0-28　最常见的肝门部胆管合流形式

A. 1 型；B. 2 型；C. 3A 型；D. 3B 型。

白细箭头：右前胆管；白粗箭头：右后胆管；黑星号：左肝管

根据以往的研究，大部分人的右后肝管与右前肝管汇合成右肝管，然后右肝管再与左肝管汇合成肝总管，但就右后肝管汇合右前肝管的位置，结合右门静脉，可有门静脉上型、门静脉下型和混合型三种情况（图 5-0-29）。而常见的左肝胆管 B2、B3、B4 的汇合类型又有以下三型（图 5-0-30）：Ⅰ 型 B2 与 B3 汇合后再与 B4 汇合形成左肝管，此型最为常见，大概占左肝管汇合类型的 50%；Ⅱ 型 B3 与 B4 首先汇合，再与 B2 汇合形成左肝管，大约占 29%；Ⅲ 型 B2、B3、B4 同时汇合形成左肝管，此型占 13%。

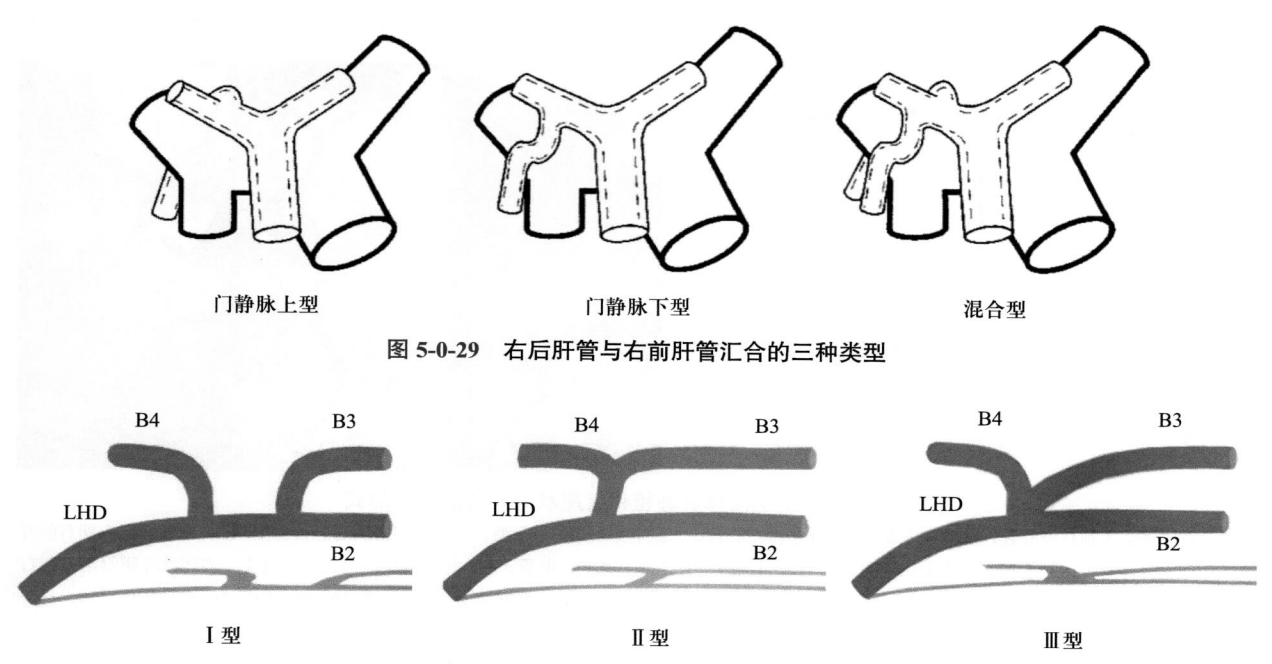

门静脉上型　　　　　　　　门静脉下型　　　　　　　　混合型

图 5-0-29　右后肝管与右前肝管汇合的三种类型

Ⅰ 型　　　　　　　　　　Ⅱ 型　　　　　　　　　Ⅲ 型

图 5-0-30　左肝胆管（LHD）常见的汇合类型

在肝门部，与外科手术密切相关的结构还有尾状叶胆管。通常，尾状叶胆管的引流形式如图 5-0-31 所示。日本学者将其分为 4 组：左上支（B1ls），左下支（B1li），右支（B1r）和尾状突支（B1c）。位于右肝管、右后叶胆管、左肝管或左外叶胆管上方的是 B1r 或 B1ls，位于左肝管下方的是 B1li，位于右肝管后面或下方的是 B1c。B1li 与 B1c 或 B1r 常形成共干汇入右肝管或右后胆管，形成胆管交通支；B1li 也常有两个分支，分为腹侧支和背侧支，背侧支通常汇入右肝管或右后胆管，腹侧支汇入左肝管。以静脉韧带为界，位于右侧的是 B1r，位于左侧的是 B1ls。B1r 通常可以看到 2～4 支，最右侧的一支 B1r 通常与 B8d 很难鉴别，没有明确的解剖学界限。

马基（Makki）[12] 报道了目前最大系列的有关活体肝移植供者尾状叶胆管的解剖学研究，500 例活体肝移植供者术中胆管造影（intraoperative cholangiograms，IOC）

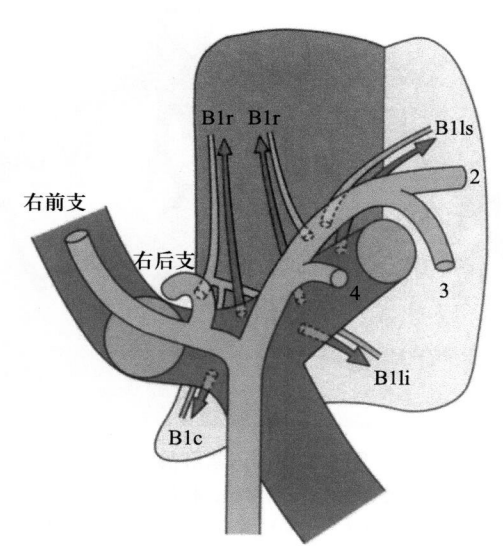

图 5-0-31　尾状叶胆管示意图

共发现尾状叶胆管 1494 支，平均 2.98 支 /IOC。在 IOC 证实的 466 例左尾状叶胆管中，有 61.37%（286 例）的胆管为左到右的交叉型胆管支，429 例右尾状叶胆管中有 21.45%（92 例）的胆管为右到左的交叉型胆管支。根据尾状叶胆管的汇流形式，Makki 将其分为 4 种类型（图 5-0-32）：Ⅰ型，仅有左到右的交叉型尾状叶胆管，根据胆管汇入点的位置又分为Ⅰa型（汇入右后胆管支）、Ⅰb型（汇入右肝管）、Ⅰc型（汇入右前胆管支）三个亚型；Ⅱ型，仅有右到左的交叉胆管支；Ⅲ型，同时具有左到右和右到左两种交叉胆管的类型；Ⅳ型，为没有明显的交叉胆管者。该研究者认为，活体肝移植手术胆漏并发症的发生很多并不是手术技术的问题，而是术者对尾状叶胆管解剖知识缺乏所致，因此，进一步熟悉和明确尾状叶胆管的解剖、术中仔细的尾状叶胆管分离和肝门板的连续缝合是减少术后胆漏的有效方法，其所在单位的活体肝移植术后胆漏的发生率仅 2.2%。

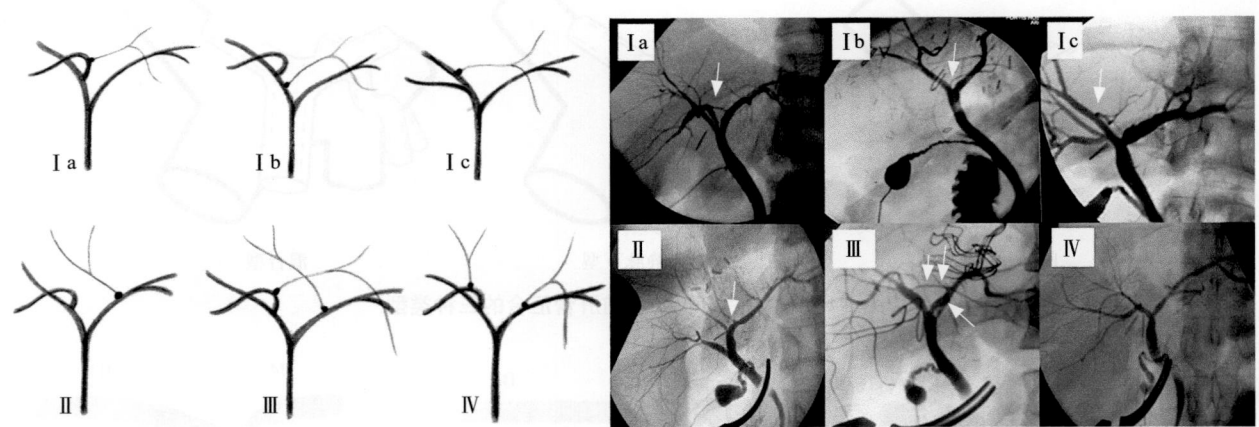

图 5-0-32　500 例活体肝移植供者尾状叶胆管的合流形式

Ⅰ型，左肝管汇入到右侧肝管，分为三个亚型，Ⅰa型，左肝管汇入到右后肝管；Ⅰb型，左肝管汇入到右肝管；Ⅰc型，左肝管汇入到右前肝管。Ⅱ型，右肝管汇入至左肝管。Ⅲ型，同时有左到右和右到左的胆管交通支。Ⅳ型，左右尾状叶的胆管没有交通支，右尾状叶胆管汇入到右肝管，左尾状叶胆管汇入到左肝管。

（引自：MAKKI K, et al. Transpl Int, 2018, 31: 1041.）

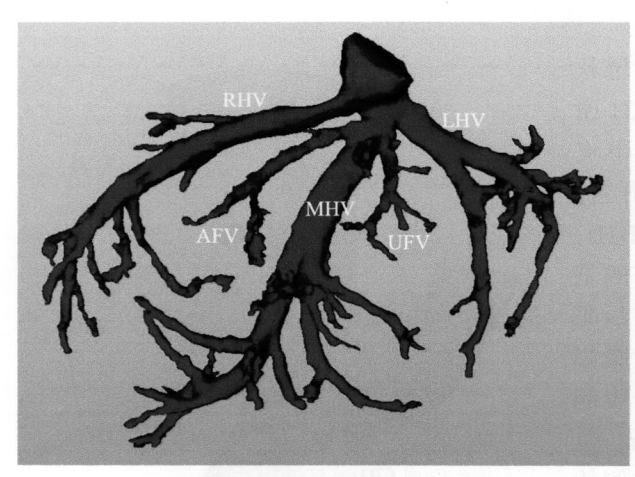

图 5-0-33　正常肝静脉系统

图中可见结构明显的三支肝静脉，肝右静脉（RHV）、肝中静脉（MHV）和肝左静脉（LHV），V5v 和 V4a 合流形成肝中静脉主干，在肝中静脉的右侧有前裂静脉（AFV），左侧有脐裂静脉（UFV），均汇入肝中静脉。

（四）肝静脉系统

肝静脉系统位于肝脏的第二肝门处，是肝脏血液的流出道。静脉壁薄而管腔大，最易在手术时受损出血。主要的肝静脉有肝右静脉、肝中静脉和肝左静脉。正常情况下肝静脉的主要分支如图 5-0-33 所示。由图可见，肝静脉系统基本是以肝中静脉为中轴，呈左右对称分布的，由肝左静脉、肝中静脉、肝右静脉和肝右静脉与肝中静脉间的前裂静脉、肝中静脉与肝左静脉间的脐裂静脉，还有从肝右静脉和肝左静脉外侧流入的浅静脉所构成。这些静脉支都可作为肝脏区域间的标志，是解剖性肝切除手术实施时的重要标识。其他重要的肝静脉还有肝右后静脉和尾状叶静脉，如图 5-0-34、图 5-0-35 所示，在肝脏游离和肝脏切除时须注意，意外损伤上述血管将引起大出血。

1. 肝右静脉　肝右静脉的基本形态如图 5-0-36 所示，粗大的肝右静脉主干分出多个分支分别引流两侧的区域，包括肝右后叶和右前叶的背侧段部分。通常，肝右静脉走行于右后叶和右前叶的境界

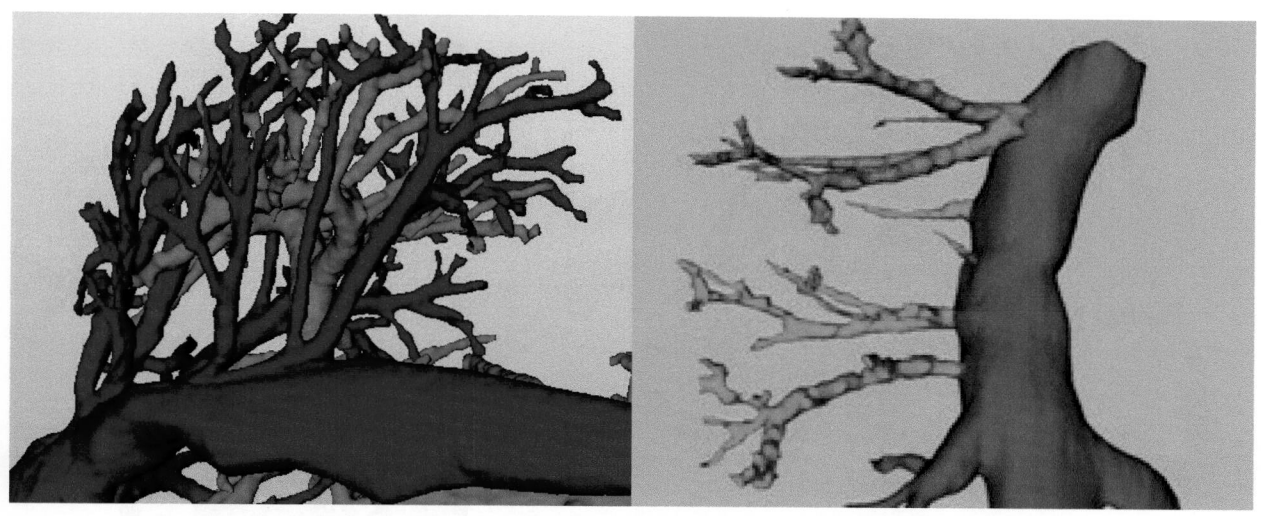

图 5-0-34 多支右后下肝静脉，分别汇入肝后下腔静脉的中段和下段部分

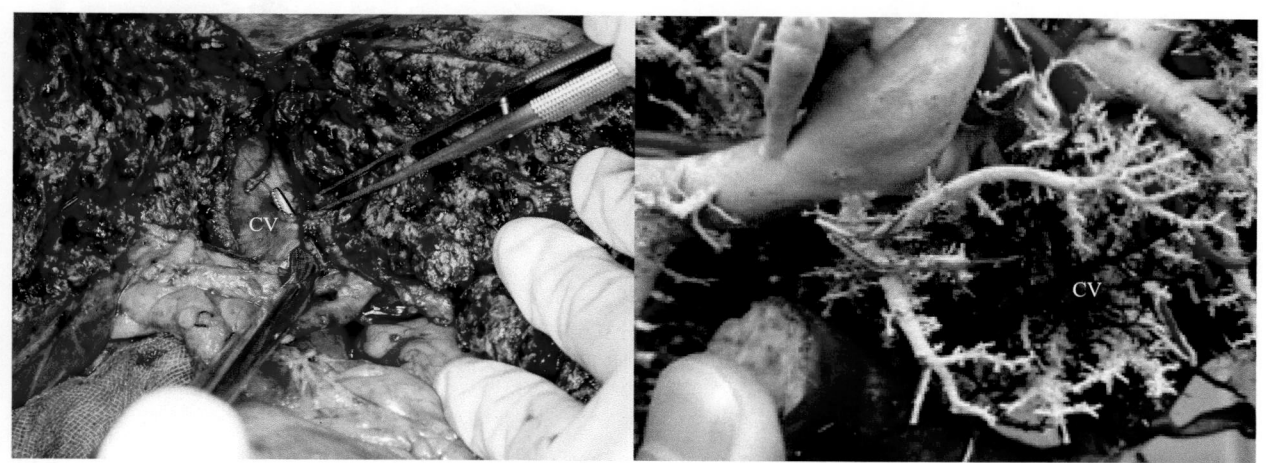

图 5-0-35 尾状叶肝静脉（CV）

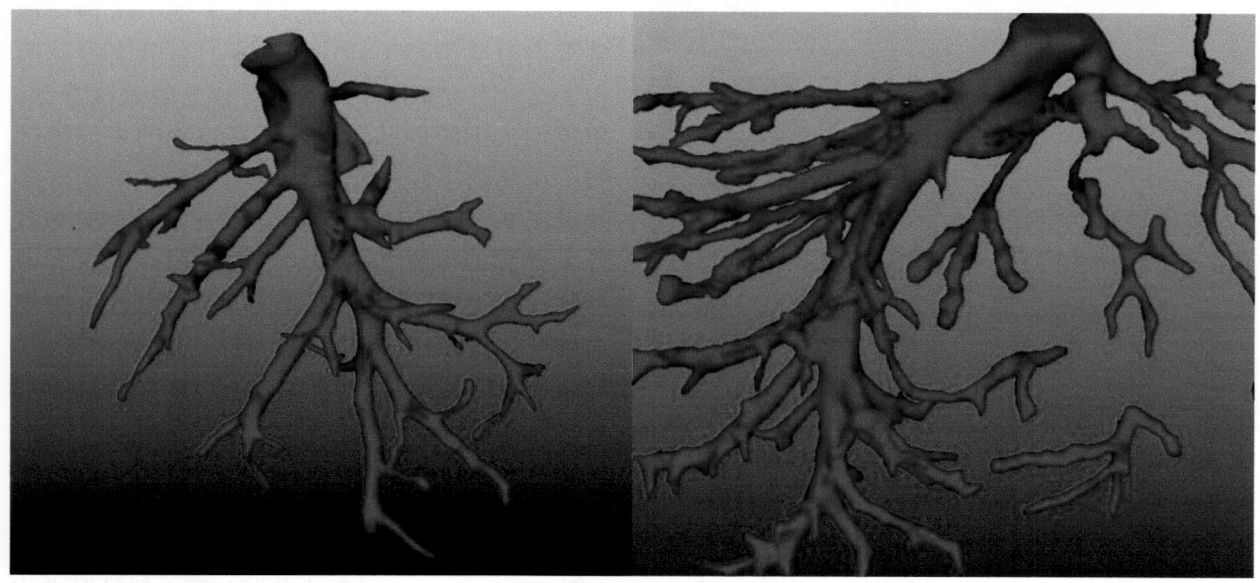

图 5-0-36 肝右静脉的基本形态

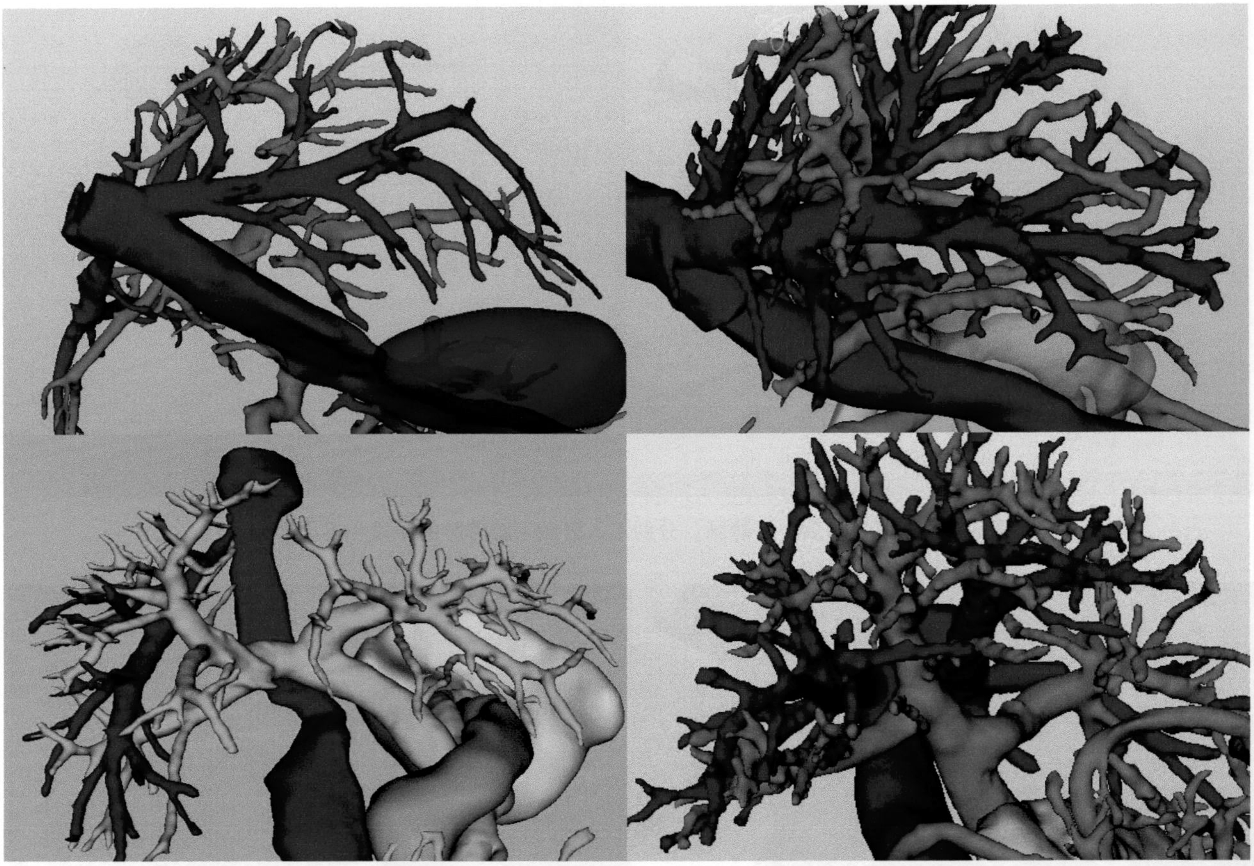

图 5-0-37　肝右静脉走行于右前与右后肝叶之间，沿途发出分支至右前和右后区域，在肝右静脉走行的部位没有明显的 Glisson 管道结构，是解剖性肝切除的天然分界线

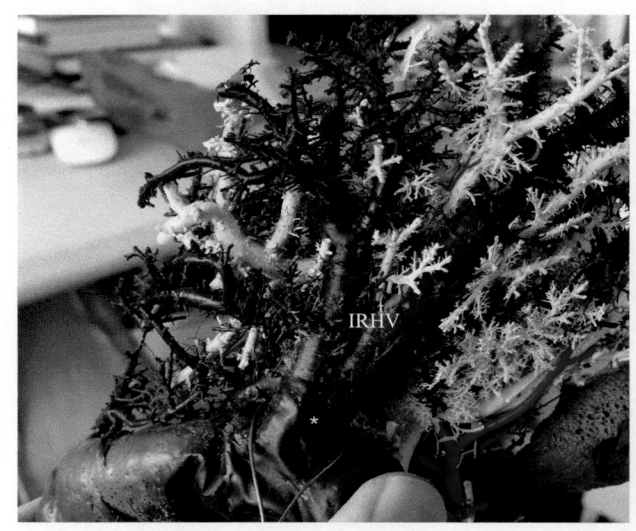

图 5-0-38　粗大的右后下肝静脉（IRHV）存在时，肝右静脉主干明显细小（星号）

（图 5-0-37），主要引流肝右静脉两侧的右后叶和右前叶的背侧段（Hjortsj 区域的中间段）。肝右静脉主干汇入下腔静脉（IVC）的 1cm 内，通常没有分支静脉（61%），1cm 内有分支静脉的占 33%，有 6% 的肝脏存在有独立的表浅静脉，单独汇入下腔静脉。当存在有单独的表浅静脉时，在离断下腔静脉韧带或剥离 IVC 前面时必须谨慎操作。肝右静脉的形态与右肝中静脉和右肝下静脉的位置相关联，当存在明显的右肝中静脉和右肝下静脉时，肝右静脉的形态会发生较大的变化，往往会变细小，而且引流区域变窄，如图 5-0-38、图 5-0-39 所示。

2. 肝中静脉

肝中静脉是走行于左半肝与右半肝境界的静脉（图 5-0-40），主要引流 S4 段、S5 段和 S8 段。基本形态是先由 V4a 支和 V5 支合流呈 "人" 字形，再分别从右侧汇入 V8 支和从左侧汇入 V4b 支，最终为两个纵行的 "人" 字叠加而成的形态（图 5-0-33，图 5-0-41）。84% 的肝中静脉与肝左静脉形成共

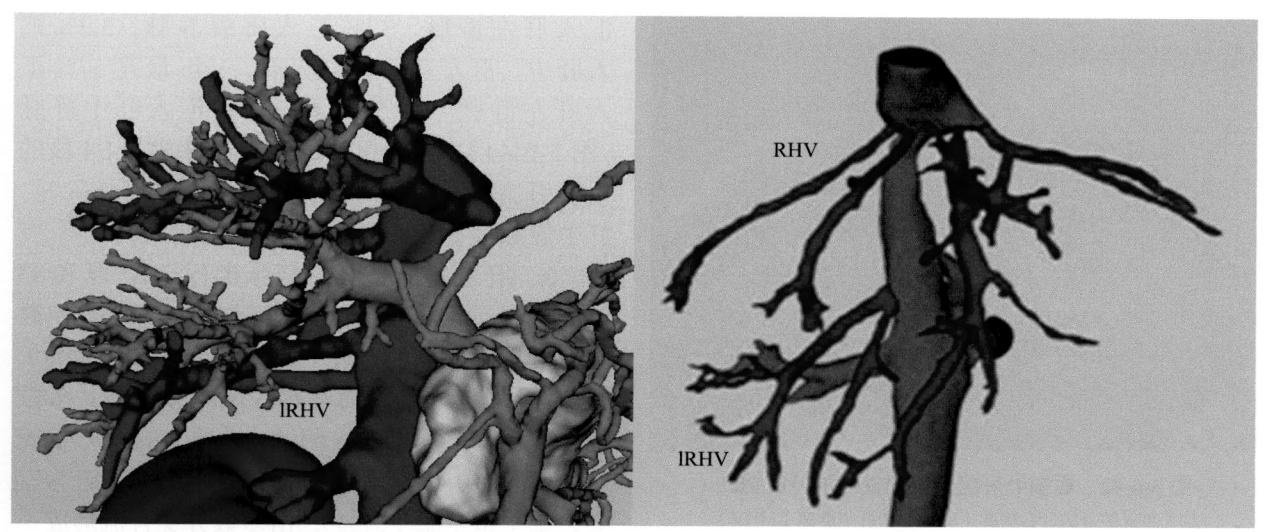

图 5-0-39　肝右静脉（RHV）变异，明显地右后下肝静脉（IRHV）分别引流不同的肝脏区域

干，共干长度为 0.2～1.7cm。共干的右侧有 S8 段的引流静脉汇入，左侧有肝左静脉汇入，形成了多种复杂的合流形式。肝中静脉一般引流 S4 段和 S5 段、S8 段的静脉血，有时，粗大的肝中静脉也会延伸至 S6 段，可称为超级肝中静脉。有学者通过肝中静脉逆行造影发现尾状叶的门静脉分支也能显影，因此认为一部分尾状叶静脉汇入肝中静脉。解剖性右前叶肝切除时，肝中静脉和肝右静脉的显露是手术切除的标志（图 5-0-42）。

S4 段的引流静脉：通常左内叶的静脉引流分两部分，V4a 和 V4b。S4a 段的引流静脉 V4a 与 V5 合流常呈"人"字形汇入肝中静脉（图 5-0-43）。S4b 段的引流静脉 V4b 有 33% 汇入肝中静脉，23%

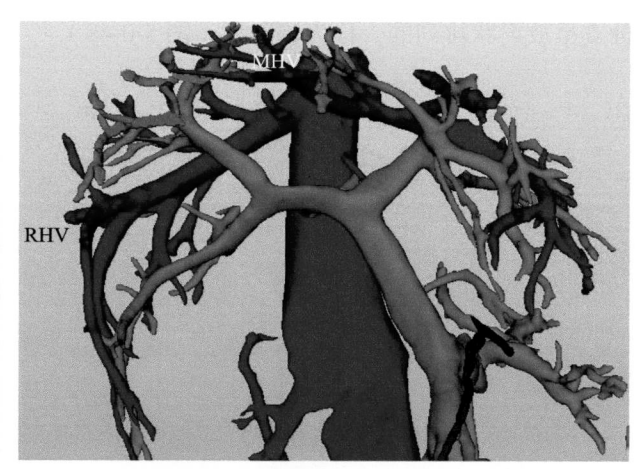

图 5-0-40　肝中静脉（MHV）位于左、右半肝之间，成为左、右半肝间天然的分界线

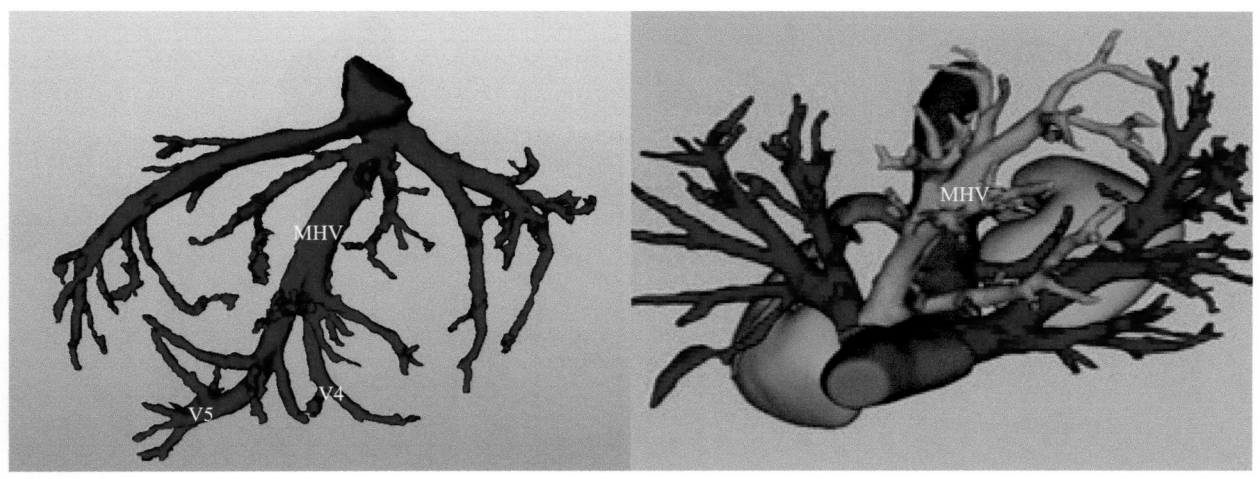

图 5-0-41　肝中静脉（MHV）的基本形态

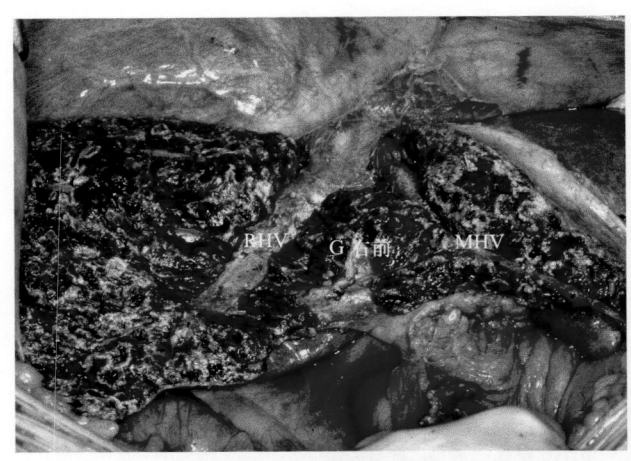

图 5-0-42　右前叶肝癌行解剖性右前叶肝切除
切面可见明显的肝右静脉（RHV）和肝中静脉（MHV），
以及右前叶的肝蒂。

汇入肝左静脉，37% 汇入脐裂静脉，3.3% 汇入肝中、肝左静脉的合流部，V4b 最终 57% 汇入肝左静脉（图 5-0-44），43% 汇入肝中静脉（图 5-0-44）。当有粗大的脐裂静脉成为 S4 段的主要引流静脉时，对此类患者行右半肝切除时，肝中静脉可不予保留。

3. 肝左静脉　肝左静脉走行于 S2 段和 S3 段的境界，分别引流相应的区域，根部与肝中静脉汇合形成共同静脉注入下腔静脉（图 5-0-45），在 S2 段的头背侧表面常有一浅静脉走行，多数情况下汇入共同干的左侧壁，也可直接汇入下腔静脉（图 5-0-46）。肝左静脉的基本形态可分为三类，主干型多见（57%），由多数分支合流形成一条主干，两分支型次之，由两支粗大明显的 V2

和 V3 静脉支分别引流相应的 S2 段和 S3 段区域，形成或不形成合干（图 5-0-47），如果主干短，静脉分支呈放射状排列的，称为辐射型（图 5-0-48）。

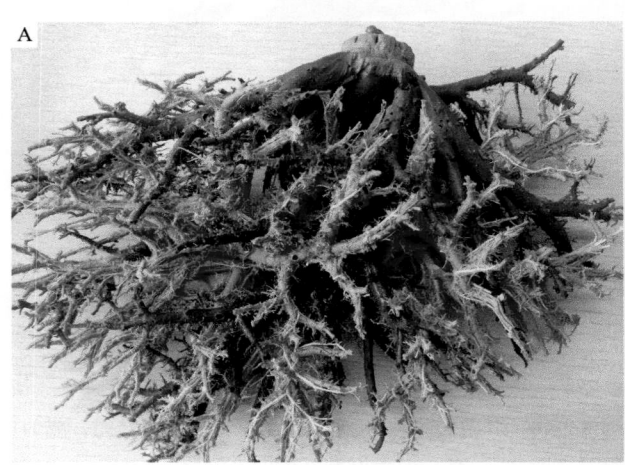
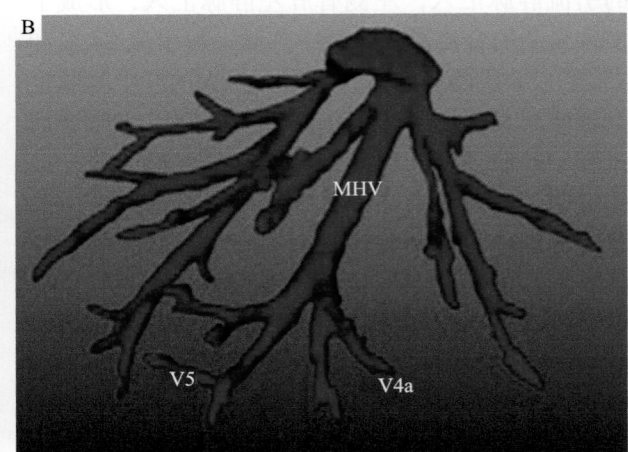

图 5-0-43　V4a 与 V5 合流后形成肝中静脉

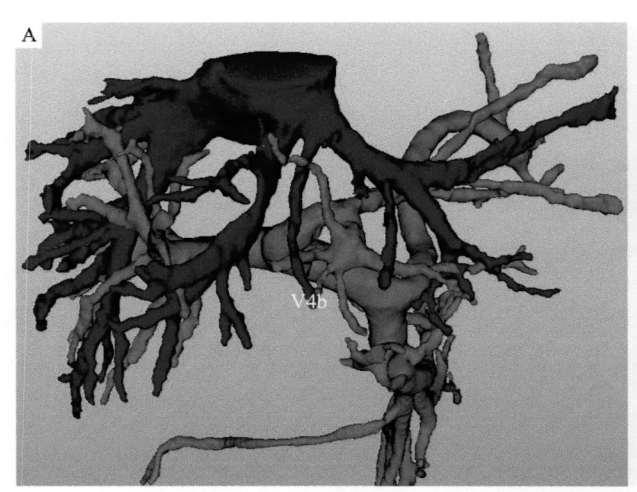
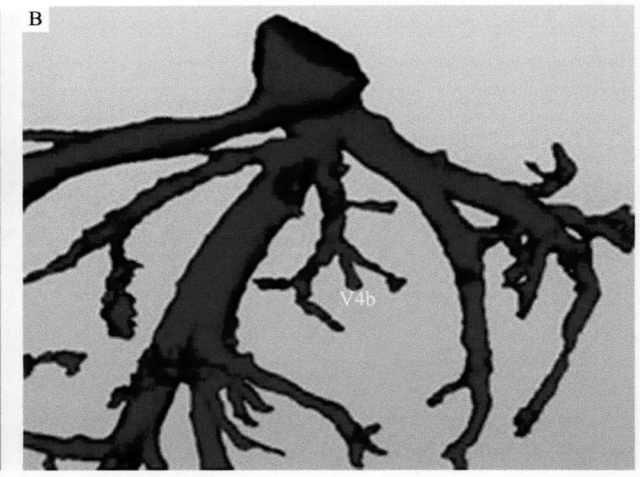

图 5-0-44　V4b 汇入肝左静脉（A），或汇入肝中静脉（B）

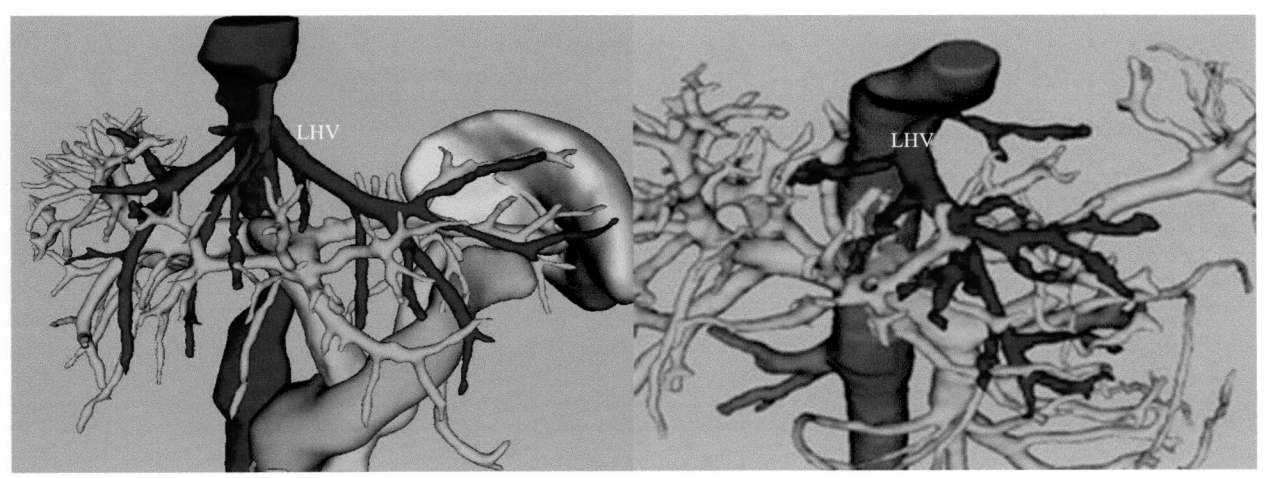

图 5-0-45　肝左静脉（LHV）的基本形态为主干型，由多个引流 S2 段和 S3 段的小静脉合流形成

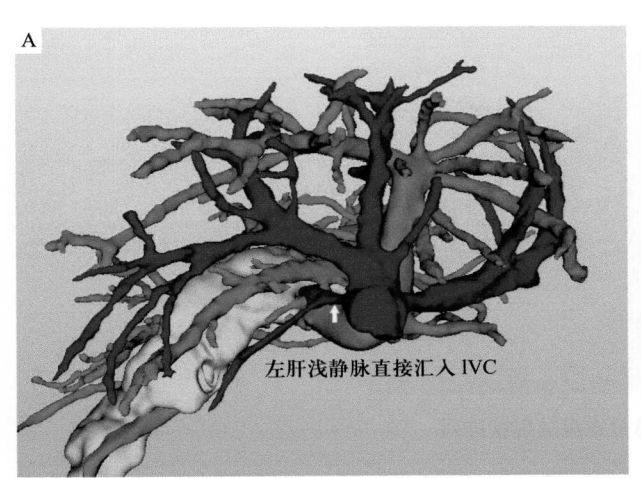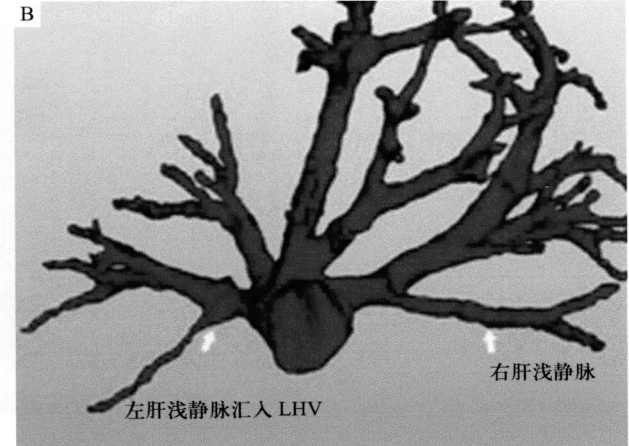

图 5-0-46　左肝浅静脉的不同汇入方式

A. 左肝浅静脉直接汇入下腔静脉（IVC）左侧壁；B. 左肝浅静脉直接汇入肝左静脉，图中亦可见汇入肝右静脉主干的右肝浅静脉。

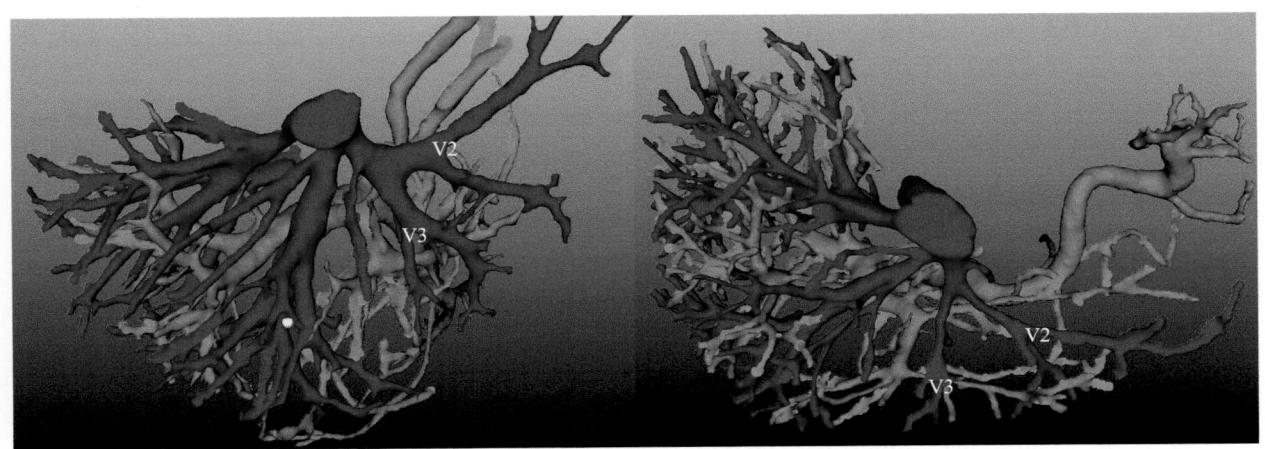

图 5-0-47　V2 和 V3 两大主干分别引流 S2 段和 S3 段

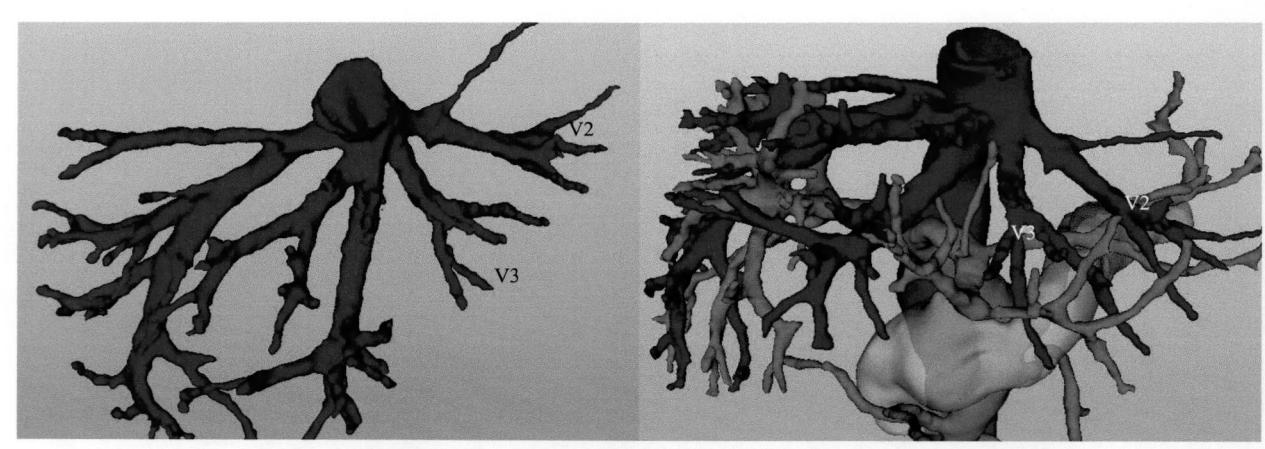

图 5-0-47（续）

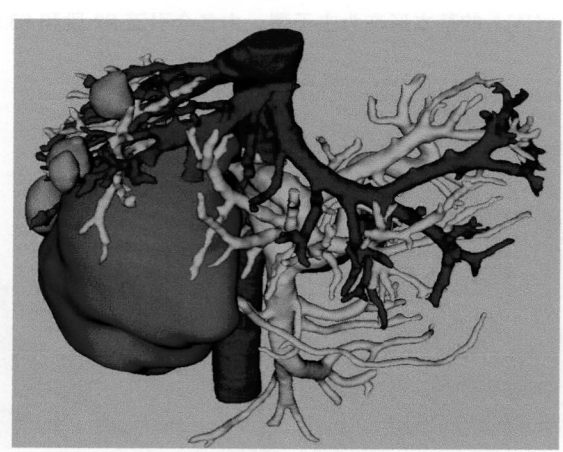

图 5-0-48　肝左静脉分支呈放射状排列

　　在实施精准肝切除手术之前，充分了解肝内外 Glisson 脉管的结构、走行及其与病变肝组织、肝肿瘤及肝静脉的相互关系是非常必要的。从影像学诊断到决定肝切除范围，再到确定肝实质离断平面，肝静脉作为解剖标志有其重要的临床价值，是解剖性肝切除的理论依据，也是流程化、规范化精准肝切除的基本前提。

（刘祥德）

参 考 文 献

［1］　COUINAUD C. Surgical anatomy of the liver revisited [M]. Paris: France, Maugein, 1989: 109-110.

［2］　CHO A, OKAZUMI S, MIYAZAWA Y, et al. Proposal for a reclassification of liver based anatomy on portal ramifications [J]. Am J Surg, 2005, 189 (2): 195-199.

［3］　KOBAYASHI T, EBATA T, YOKOYAMA Y, et al. Study on the segmentation of the right anterior sector of the liver [J]. Surgery, 2017, 161 (6): 1536-1542.

［4］　幕内雅敏. 幕内肝脏外科学 [M]. 曾勇, 唐伟, 译. 北京: 人民卫生出版社, 2016.

［5］　YOSHIDA A, OKUDA K, SAKAI H, et al. 3D anatomical variations of hepatic vasculature and bile duct for right lateral sector of liver with special reference to transplantation [J]. Kurume Med J, 2008, 55 (3-4): 43-53.

［6］　KOGURE K, KUWANO H, FUJIMAKI N, et al. Relation among portal segmentation, proper hepatic vein, and external notch of the caudate lobe in the human liver [J]. Ann Surg, 2000, 231 (2): 223-228.

[7]　HIATT J R, GABBAY J, BUSUTTIL R W. Surgical anatomy of the hepatic arteries in 1000 cases [J]. Ann Surg, 1994, 220 (1): 50-52.

[8]　KOBAYASHI S, OTSUBO T, KOIZUMI S, et al. Anatomic variations of hepatic artery and new clinical classification based on abdominal angiographic images of 1200 cases [J]. Hepatogastroenterology, 2014, 61 (136): 2345-2348.

[9]　GARG S, SAHNI D, KUMAR H, et al. The segmental branching of the hepatic arteries in the liver: a cadaveric study [J]. Anat Sci Int, 2019, 94 (2): 216-223.

[10]　CASTAING D. Surgical anatomy of the biliary tract [J]. HPB (Oxford), 2008, 10 (2): 72-76.

[11]　CHOI J W, KIM T K, KIM K W, et al. Anatomic variation in intrahepatic bile ducts: an analysis of intraoperative cholan-giograms in 300 consecutive donors for living donor liver transplantation [J]. Korean J Radiol, 2003, 4 (2): 85-90.

[12]　MAKKI K, CHORASIYA V, SRIVASTAVA A, et al. Analysis of caudate love biliary anatomy and its implications in living donor liver transplantation-a single centre prospective study [J]. Transpl Int, 2018, 31: 1041-1049.

第6章 肝脏血液循环

肝脏具有独特而复杂的血液循环系统，有来自肝动脉（hepatic artery，HA）和门静脉（portal vein，PV）的双重血液供应，在通过肝静脉返回心脏之前，富氧的动脉血和营养丰富的门静脉血合并到肝实质微循环，维持肝脏的复杂生理功能。与其他器官相比，肝脏血流灌注的变化对不同临床情况的影响更大。随着对肝脏血流研究的深入，复杂肝脏疾病的诊治得到了进一步发展。本章主要阐述肝脏的血液供应特点，肝脏血流量（liver blood flow，LBF）如何调控以维持正常的肝脏血液灌注，同时介绍 LBF 的测量方法，以及肝脏血流改变时的重要临床意义。

第1节 肝脏血流及其调控

一、肝脏供血

肝脏血液极其丰富，约占心输出量的 1/4。入肝血流有 PV 和 HA 双重来源，其中 75%～80% 来自 PV，其余则来自富含氧的 HA。HA 和 PV 血液在肝细胞周围的窦状微循环末端分支中汇合，随后汇入肝小叶中央的中央静脉，这些共同构成多面体形肝小叶的管道结构（图 6-1-1）。

肝脏中，HA 供血量约占肝脏总血量的 25%（每 100 克肝组织肝血流量为 25～30ml/min）。动脉血含氧量丰富，HA 供氧量约占肝脏氧需求量的 50%。此外，HA 通过胆管周围血管丛为肝内胆管系统提供血供。在肝小叶中，肝小动脉直接或间接通过胆管周围血管丛注入肝血窦。

在肝实质内，动脉系统的压力会在流向肝血窦和门静脉的过程中降低，通常认为此过程是通过胆管周围血管丛中的血窦前小动脉阻力和小动脉的间歇性闭合来实现的。小动脉通过此方式保护 PV 系统免受动脉血压的冲击[1]。

门静脉压力主要取决于肠系膜和内脏小动脉的收缩程度以及肝内血管阻力。正常门静脉压是 7～11mmHg，门静脉终末支处的压力下降到 5mmHg 左右，中央静脉处约为 2mmHg。PV 总血流量大，可以提供肝脏正常需氧量的 50%～70%。

肝静脉系统是人体内脏循环的引流通道，收集肝实质而来的血液，包括门静脉和肝固有动脉回流的血液，经过肝毛细血管后逐渐汇集成 2～3 条肝静脉干。来自肝右叶的静脉汇集成肝右静脉，肝方叶和尾叶的汇集成肝中静脉，肝左叶的汇集成肝左静脉。它们从肝的后缘出肝后，立即注入下腔静脉。除以上 3 条肝静脉主干外，尚有许多来自肝尾叶或附近肝组织的小静脉，出肝后直接注入下腔静脉。男性肝血流量正常值为 1.5L/min，可在 1～2L/min 之间波动。正常条件下，肝静脉的自由压力值为 1～2mmHg，下腔静脉的自由压力值是 1～5mmHg，低于肝血窦和门静脉的压力值。PV 压力梯度，即 PV 与下腔静脉之间的压力差，已经成为描述肝脏与 PV 血液灌注压力的有效指标[2]。

肝血窦没有基底膜，内层由有孔的扁平内皮细胞覆盖。这些开孔排列成 10～50 个孔簇，形成直径 150～175nm 的所谓"筛板"[3]。孔的大小受管腔内压、血管活性物质、药物及毒物的影响而发生动态变化。肝血窦相当于肝脏的毛细血管床，为肝脏微循环的组成部分，是供应肝细胞营养

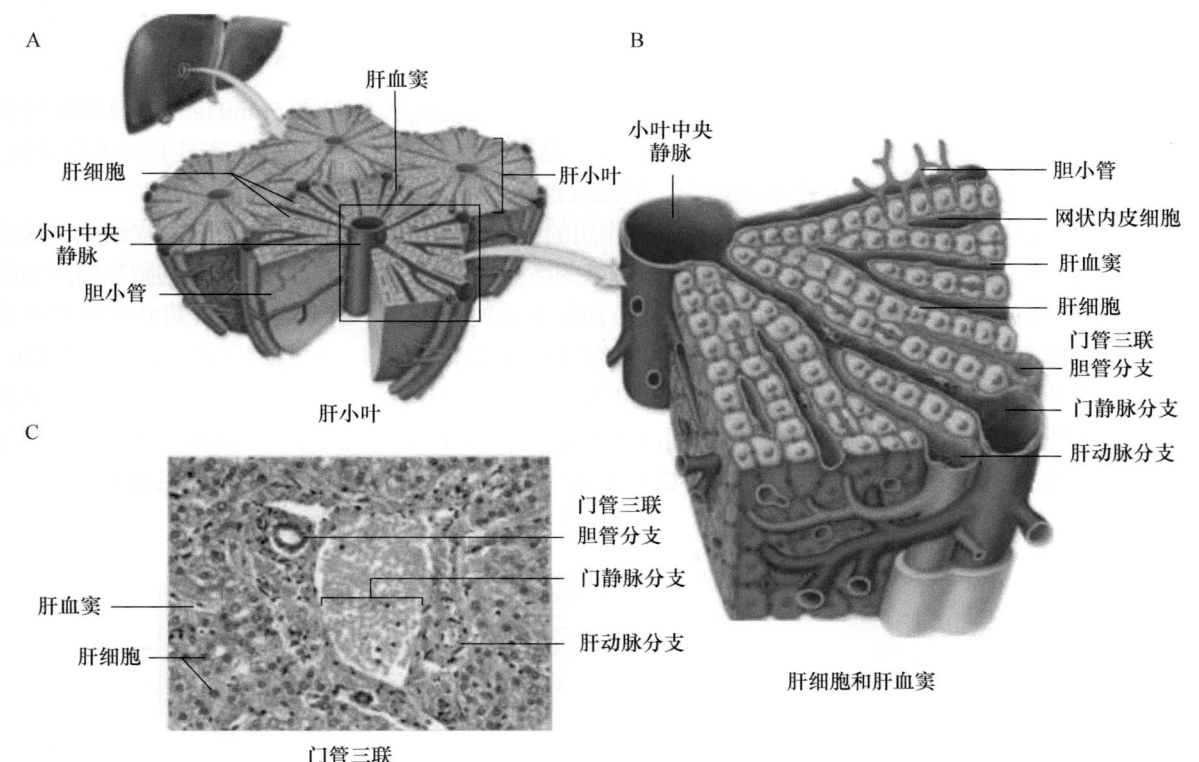

图 6-1-1　肝脏微循环

肝脏由数千个近多面体结构的肝小叶组成，肝小叶是肝脏的基本功能单元。哺乳动物的肝小叶被结缔组织分隔开，但结缔组织量较少，使它们之间的边界难以区分，尤其人类如此。A. 显示穿过每个肝小叶中心的中央静脉和小叶间血管，小叶间管道系统走行于结缔组织中，包括 PV 分支、HA 分支和胆管分支，这些结构共同构成了汇管区；B. 每个小叶的 HA 及 PV 血液都流向肝血窦中，混合血在肝细胞板之间流动并汇入中央静脉；C. 显微镜下显示门管三联的组成。

（引自：MESCHER A L.　Junqueira's basic histology：text and atlas [M]. 12th ed.　New York：McGraw-Hill, 2009.）

和清除其代谢产物的场所。胆小管紧密地聚集在肝细胞周围，其中的胆汁流向与肝窦内血流方向相反[4]。

二、肝脏血流的调节

（一）肝脏血流的局部调节

　　肝脏有自动调节其血流的能力。局部动脉血流在血压发生变化时能保持血流的恒定，维持肝脏的灌注，但这一作用很小，目前腺苷洗脱假说有助于解释这一自动调节作用。肝脏门静脉血流减少时，肝动脉代偿性扩张以增加对肝脏的血流灌注，当门静脉血流增加时，肝动脉收缩以减少血流灌注，肝动脉这种以负反馈的方式对门静脉血流量变化做出调节以维持肝脏总血流量稳定的内源性调控功能称之为肝动脉缓冲效应（hepatic arterial buffer response，HABR）[5]。研究表明，术中短暂阻断门静脉后，肝动脉血流量可急剧增加约 30%，而暂时阻断肝动脉后，门静脉血流量无明显变化。肝动脉血流的代偿性增加可缓冲 25%～60% 的门静脉血流量减少，其生理作用在于尽量减小门静脉血流变化对肝脏清除率的影响并维持充足的氧供。门静脉由肝外各内脏器官的血流汇合而成，其血流量肝脏无法直接控制，因此门静脉与 HABR 没有相互作用，即肝动脉血流的变化不会引起门静脉血流量或阻力的代偿性改变[6]。

（二）肝脏循环阻力在肝血窦水平的调节

肝窦的压力和血管阻力都比较低，从门静脉到肝静脉的压力差大约只有 5mmHg。门静脉维持其压力相对恒定依赖于肝窦出入口处存在的"括约肌样"结构，但这些结构后来被证实具有物种特异性。例如，在人类肝脏的微血管中存在平滑肌细胞，但没有这样的"括约肌样"结构。

越来越多的证据表明，肝窦内存在的具有收缩作用的细胞，例如肝星状细胞、肝窦内皮细胞，这些细胞可通过与一些血管活性物质相互作用动态调节肝脏的微循环[7-8]。肝星状细胞位于肝细胞和内皮细胞之间的 Disse 间隙内，它们在调节血管直径和血流方面起着重要作用[9]。研究表明，肝星状细胞具有显著的细胞收缩能力，许多血管活性因子如内皮素-1（ET-1）、血管紧张素 II、血管加压素、前列腺素 F2α、血栓素 A2、P 物质等，都能刺激其收缩，目前认为 ET-1 的刺激作用最强，此外，体内研究表明，肝星状细胞可以介导肝血窦的收缩，其机制可能与肝星状细胞能产生 ET-1 有关[7]。另外，包括一些舒血管因子在内的内皮介质参与调控血管紧张度，如 NO、CO、H_2S[10]。肝脏微血管张力的调节机制见图 6-1-2。

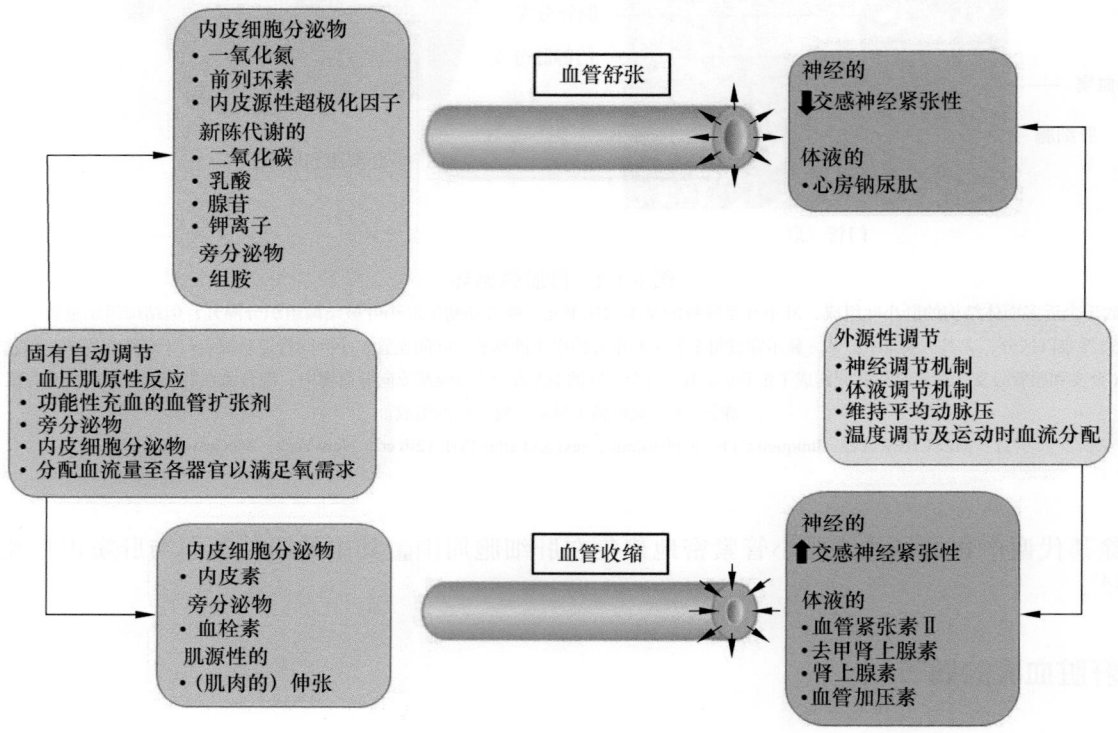

图 6-1-2　肝脏微血管张力的调节方式

本图概述了微血管张力的自动调节、内在调节和外在调节机制。

（引自：DAVIS T, et al. Aliment Pharmacol Ther，2017，46：825.）

（三）肝外因素对肝脏血流的影响

1. 机体内在因素

（1）血气分压：实验发现，当动脉血二氧化碳分压 $PaCO_2$＞70mmHg 时，犬的门静脉血流量增加，肝动脉血流量减少；而当 $PaCO_2$＜30mmHg 时，两者的血流量均减少。当动脉血氧分压 PaO_2＜70mmHg 时，肝动脉血流量减少，但门静脉血流量无显著变化。代谢性酸中毒时，肝脏血流量的变化与高碳酸血症类似，而代谢性碱中毒时却无明显变化。

（2）交感神经：实验表明，去除交感神经支配后，肝脏的基础动脉血管紧张度不受影响。交感神经兴奋引起肝动脉收缩，使其血流减少[11]。研究发现，肝动脉分布有 α 和 β 两种肾上腺素能受体，而门静脉只有 α 受体。小剂量肾上腺素引起肝动脉和肠系膜动脉的扩张，而大剂量肾上腺素则可导致肝动脉、门静脉以及肠系膜动脉的收缩。

（3）其他内源性血管活性因子：促胃液素、促胰液素、胆囊收缩素以及血管活性肠肽使肝动脉扩张。胰高血糖素对肠系膜血管具有强烈的舒张作用，因而能显著增加肝血流量，但胰岛素对其影响却很小。此外，降钙素基因相关肽和神经激肽的拮抗剂能显著减少肝动脉的血流量。缓激肽是一种血管扩张剂，可扩张肝动脉，但其对门静脉的影响甚微。肝外产生的 NO 可引起肝动脉和肠系膜血管的扩张；而内皮素（ET）则是一种强效且持久的血管收缩剂，可直接影响肝血流量；血管紧张素是少数几种能对肝动脉产生强烈收缩作用的物质之一，可同时降低肝动脉和门静脉的血流量。

2. 外在因素　研究发现，吸入麻醉药氟烷后，肝动脉和门静脉的血流量随心输出量的降低而被动减少，但其血管阻力基本保持不变。此外，安氟醚的作用与氟烷相似，但它能降低肝动脉的血管阻力。异氟烷对肝动脉和门静脉血流量的影响甚微，静脉注射芬太尼后，各内脏器官血流量也变化不大。而小剂量的硫喷妥钠即可引起肝动脉和肠系膜血管收缩。

（邰　升）

参 考 文 献

［1］ RAPPAPORT A M. The microcirculatory hepatic unit [J]. Microvasc Res, 1973, 6 (2): 212-228.

［2］ BERZIGOTTI A, SEIJO S, REVERTER E et al. Assessing portal hypertension in liver diseases [J]. Expert Rev Gastro-enterol Hepatol, 2013, 7 (2): 141-155.

［3］ VOLLMAR B, MENGER M D. The hepatic microcirculation: mechanistic contributions and therapeutic targets in liver injury and repair [J]. Physiol Rev, 2009, 89 (4): 1269-1339.

［4］ TEUTSCH H F, SCHUERFELD D, GROEZINGER E. Three-dimensional reconstruction of parenchymal units in the liver of the rat [J]. Hepatology, 1999, 29 (2): 494-505.

［5］ LAUTT W W. Mechanism and role of intrinsic regulation of hepatic arterial blood flow: hepatic arterial buffer response [J]. Am J Phgsiol 1985, 249 (5pt1): G549-556.

［6］ EIPEL C, ABSHAGEN K, VOLLMAR B. Regulation of hepatic blood flow: the hepatic arterial buffer response revisited [J]. World J Gastroenterol, 2010, 16 (48): 6046-6057.

［7］ ROCKEY D C. Hepatic blood flow regulation by stellate cells in normal and injured liver [J]. Semin Liver Dis, 2001, 21 (3): 337-349.

［8］ BRAET F, WISSE E. Structural and functional aspects of liver sinusoidal endothelial cell fenestrae: a review [J]. Comp Hepatol, 2002, 1 (1): 1-17.

［9］ REYNAERT H, THOMPSON M G, THOMAS T, et al. Hepatic stellate cells: role in microcirculation and pathophysiology of portal hypertension [J]. Gut, 2002, 50 (4): 571-581.

［10］ DAVIES T, WYTHE S, O'BEIRNE J, et al. Review article: the role of the microcirculation in liver cirrhosis [J]. Aliment Pharmacol Ther, 2017, 46 (9): 825-835.

［11］ KUROSAWA M, UNNO T, AIKAWA Y, et al. Neural regulation of hepatic blood flow in rats: an in vivo study [J]. Neurosci Lett, 2002, 321 (3): 145-148.

第2节　肝脏血流灌注的测量方法

最早测量肝血流的方法是侵入性的，包括血管内装置及静脉流出血的采集。目前肝静脉压力梯度（hepatic venous pressure gradient，HVPG）仍然是测量的金标准。目前为止，多普勒超声是最常用的无创技术，用于评估肝脏血流状况以指导临床。这里主要从单血管、全肝血流及肝组织灌注三个层面介绍肝血流的测量。

一、单血管血流

（一）侵入性技术：电磁流量计

用电磁流量计探头直接和连续测量肝动脉和门静脉血流量，仍然是评估单根血管流量的最佳方法。使用该技术评估麻醉状态下的全肝血流量大约是 1L/min，其中 25% 来自于肝动脉。电磁探针也被用于在肝脏切除或肝移植术中评估肝硬化患者肝脏的血流动力学状态。

（二）非侵入技术：多普勒超声

多普勒超声（D-US）评估血流量的原理很简单，即血流量是测得的血管中平均血流速度和血管横截面积的乘积。由于 D-US 技术的发展和高频探头分辨率的提高，以及该技术为肝脏提供了形态学评估，且价格低廉、使用方便，因此，D-US 已成为一种被广泛应用的首选技术。此外，D-US 可用于经颈静脉肝内门体分流术（transjugular intrahepatic portosystemic shunt，TIPS）患者的无创随访。

二、全肝血流

（一）染料排泄试验

染料排泄试验即给予作为指示剂的染料，经 HA 或 PV 进入肝脏被最终完全清除。染料清除过程中其在血流中消失的速率与 LBF 成正比。如通过测量溴磺基邻苯二甲酸的动、静脉浓度差可以计算 LBF。

吲哚菁绿（ICG）是另一种经肝脏排泄的物质，将 ICG 单次静脉推注，通过检测血中 ICG 的清除速率获得 LBF。ICG 血浆消失率是最常用的参数，正常范围为每分钟 16%～25%，20 分钟时几乎完全消失。它也是目前临床上应用最广泛的肝储备功能定量检测方法。

（二）其他生理学技术

1. 指示剂稀释法　改进的热稀释技术已被用于测量门静脉血流量[1]。当存在肝内、外分流时，应用指示剂稀释法将会高估肝组织真正的血流量，但可以使用热稀释法测量肝硬化患者的单根血管的血流量[2]。

2. 指示剂分馏法　指示剂分馏法最早是通过心脏输出分数测量局部血流的方法。在动物模型的外周循环实验中应用最多的是放射性或着色微球。已知量的放射性微球被注入左心室，并以已知的速率经外周动脉输出。然后从不同部位血管内提取微球，其数目与心输出量成一定比例。肝动脉血流可以通过此方法测出，但门静脉的血流是通过肝前各内脏器官血流量间接被测出的。

三、肝组织灌注

1. 惰性气体清除率　放射性气体如氪（^{85}Kr）和氙（^{133}Xe）的清除率可以通过注入肝脏血流后从人体排出而测得。气体分子由肝组织清除进入血液，并且在经过肺部后几乎完全从体内排出。该技术对患者的创伤小，并且准确性不受肝细胞疾病或非灌注分流的显著影响。

2. 激光多普勒流量计　激光多普勒流量计（LDF）技术已成功应用于人类肝移植过程中的 LBF 测量[3]。肝脏的 LDF 信号与全身器官灌注呈线性关系[4]，对器官血流的快速变化非常敏感[5]。

3. 活体荧光显微镜　荧光染料的使用扩大了肝脏活体显微镜的应用范围，从形态学分析扩展到组织病理的研究等众多方面。

4. 近红外光谱　近红外光谱技术在监测肝脏氧合中的应用已在猪的内毒素休克模型中得到验证[6]，可以对活体肝移植肝静脉阻断期间的充血和线粒体氧化还原进行定量分析[7]。当肝动脉或门静脉中的血流量≤50%时，近红外光谱比激光多普勒流量计更敏感地检测来自肝脏表面的血流信号。

（邰　升）

参 考 文 献

［1］　BIBER B, HOLM C, WINSÖ O, et al. Portal blood flow in man during surgery, measured by a modification of the continuous thermodilution method [J]. Scand J Gastroenterol, 1983, 18 (2): 233-239.

［2］　BOSCH J, GROSZMANN R J. Measurement of azygos venous blood flow by a continuous thermal dilution technique: an index of blood flow through gastroesophageal collaterals in cirrhosis [J]. Hepatology, 1984, 4 (3): 424-429.

［3］　SEIFALIAN A M, MALLET S V, ROLLES K, et al. Hepatic microcirculation during human orthotopic liver transplantation [J]. Br J Surg, 1997, 84 (10): 1391-1395.

［4］　SHEPHERD A P, RIEDEL G L, KIEL J W, et al. Evaluation of an infrared laser-Doppler blood flowmeter [J]. Am J Physiol, 1987, 252 (6 Pt 1): G832-839.

［5］　ALMOND N E, WHEATLEY A M. Measurement of hepatic perfusion in rats by laser Doppler flowmetry [J]. Am J Physiol, 1992, 262 (2 Pt 1): G203-209.

［6］　NAHUM E, SKIPPEN P W, GAGNON R E, et al. Correlation of transcutaneous hepatic near-infrared spectroscopy readings with liver surface readings and perfusion parameters in a piglet endotoxemic shock model [J]. Liver Int, 2006, 26 (10): 1277-1282.

［7］　OHDAN H, MIZUNUMA K, TASHIRO H, et al. Intraoperative near-infrared spectroscopy for evaluating hepatic venous outflow in living-donor right lobe liver [J]. Transplantation, 2003, 76 (5): 791-797.

第 3 节　肝血流改变的临床意义

一、失血性休克、灌注不足和缺血再灌注损伤

临床上很早就认识到心源性或失血性休克后会发生休克肝，病理上表现为小叶中心性坏死，临床表现为腹痛、胆汁淤积性黄疸和血清氨基转移酶显著升高。创伤后的肝功能障碍与肝血流量显著下降密切相关，创伤后肝血流量显著减少，尽管内脏总氧供减少，但是由于肝对氧摄取率增加，肝耗氧量仍然正常。

缺血再灌注对肝内皮细胞及肝实质造成的损害涉及许多因素，包括局部释放氧自由基以及过量生成的缩血管活性物质的作用。在肝脏缺血再灌注的早期，内源性 NO 趋向于保护肝脏。人们研究了许多方法以减轻缺血再灌注损伤和预防氧丢失，如外科技术中的低温灌注和肝实质低温处理，能够降低炎症反应，提高肝脏缺血耐受性[1]。皮质醇激素能够缓解急性肝损伤，减少术后并发症[2]，而消除细胞因子和使用蛋白酶抑制剂能提高移植器官存活力，防止再灌注损伤[3]。

董家鸿等[4-5]基于精准外科的可控性原则，对肝脏耐受缺血的安全时限进行了研究，发现大鼠耐受肝门血流阻断（Pringle 手法）和单纯门静脉血流阻断的安全时限分别为 90 分钟和 110 分钟，并且采取选择性阻断或限制门静脉血流而保留肝动脉血供的阻断方法，在有效减少肝切除术出血量的同时，较肝门阻断组明显减轻缺血再灌注损伤，为入肝血流控制方法的优化设计提供了实验依据。周伟平等[6]

围绕入肝血流阻断方式对术中出血和预后的影响进行了系列临床研究，其中一项回顾性研究显示，选择性门静脉阻断较肝门阻断术后恢复较快，但在出血量、手术死亡率和术后总生存率上两组间没有明显差别，同时发现肝门阻断组术后 1 年的肝癌复发率明显高于门静脉阻断组，推测其机制可能与余留肝的 I/R 损伤微环境有利于肿瘤生长有关。他们的前瞻性随机对照研究也证实在术中出血量和围手术期死亡率方面，无论门静脉阻断还是半肝血流阻断，与 Pringle 手法无明显差别，但是 Pringle 手法组的术后肝酶水平所反映的肝脏损伤程度更重和并发症发生率更高[7-8]。这些研究利用了肝脏血供特点，以寻求控制损伤和改善预后的最佳手术方案。

二、肝萎缩

肝萎缩是由含营养物质的肝血流明显减少导致的，肝萎缩的程度取决于血流减少的程度，并且根据血流减少的来源，可分为门静脉、肝动脉或两者血流同时减少。肝绝对血流量减少不是门静脉分流后肝萎缩的原因，而是由于门静脉血液中的有效营养物质丢失。在有足够侧支循环的情况下，肝动脉结扎仅仅引起肝腺泡周围的短暂缺血性改变。某些肝段虽然有侧支循环代偿以防止坏死，但在结扎肝动脉后仍可能发生萎缩。

三、急性或慢性胆道梗阻对肝血流的影响

胆道梗阻显著影响肝脏血流动力学。梗阻早期胆管内压力的急性升高导致了 LBF 反应性增加，这使得在压力梯度增加的情况下，保持足够的胆汁分泌和排泄。由于肝动脉、门静脉、胆管聚集在 Glisson 鞘内的有限空间，梗阻性黄疸时胆管扩张，胆道压力高于门静脉压力时，门静脉血流减少，根据 HABR，肝动脉血流会增加。另外，胆道梗阻会引起肝窦内皮细胞肿胀、血管活性物质和氧自由基的释放，这些可引起肝脏微循环障碍。所以胆道梗阻肝脏的循环和微循环会同时受损，引起肝功能的严重损伤。

通常来说，慢性胆道梗阻时 LBF 减少，可以引起两种血流动力学的改变，即门静脉高压相关的继发性胆道纤维化和胆道减压后休克。大约有 20% 长期慢性胆道梗阻的患者临床上发展为严重的门静脉高压症。相反的，术前胆总管结石或严重淤胆性黄疸超过 2 周的患者，行减压手术后 1～5 年内有效 LBF 仍然减少 23%。

四、肝切除和再生

成人的肝脏具有很强的再生潜力，在创伤后通过肝细胞的增生恢复其细胞的数量。不进行血管离断的肝部分切除术通常不会对肝脏的总血流量产生影响：一方面因为肝脏的主要供血血管是门静脉，另一方面可能由于肝脏不能直接控制其门静脉血流，导致了残肝的门静脉高灌注。由于肝总血流被重新分配给较小的肝脏组织，残余肝组织血液灌注增加。60% 部分肝切除术后，剩余 40% 残余肝组织的门静脉血流翻倍。大量实验证据表明，肝再生依靠增加的门静脉血流产生的切应力（shear stress）进行调节，由此衍生的临床创新主要体现在以下两种术式。

（一）门静脉栓塞术（PVE）

在 PVE 后、二期手术切除肝组织之前，残肝体积（RLV）的门静脉血流相对显著增加，门静脉压力增高。血流动力学的变化促使富含营养物质的门静脉血液得以重新分配，非栓塞侧肝叶得到门静脉更多"灌注"，单位肝脏组织中促肝细胞生长因子（HGF）增多；再加上 PVE 后肝脏因暂时性功能代偿不足，

灭活 HGF 的能力下降，从而使血液中 HGF 的含量较正常值增高，继而可进一步激发非栓塞侧肝叶的代偿性增生。这样可使二期手术切除时的 RLV 明显增加，从而增加需要大范围肝叶切除患者手术切除的机会。

（二）联合肝脏分隔和门静脉结扎的二步肝切除术（ALPPS）

鉴于 PVE 二步切除法仍存在两期间隔时间较长，导致肿瘤在等待期间进展、肿瘤切除率较低等问题，施利特（Schlitt）等[9]偶然发现一种可以快速诱导剩余肝增生从而可在更短时间内切除肿瘤的手术方式。这种手术包括了肝脏离断和门静脉结扎，通过一期手术将荷瘤侧肝脏与拟保留肝脏原位离断或分隔，再结扎荷瘤侧门静脉，使 RLV 在短期内迅速增大，至二期手术时可以耐受荷瘤侧肝脏的切除。

据报道，只有联合门静脉结扎（PVL）与肝脏离断才可促进 FLV 迅速增长，单纯肝脏离断而不进行 PVL 甚至可使 RLV 减小。由于一期术中进行了原位肝脏离断，左、右半肝之间的交通血流被阻断，但是门静脉入肝总血流没有减少，RLV 因此可接受更多的门静脉血流滋养，使 ALPPS 一期术后 RLV 增长速度更快[10]。

五、肝脏肿瘤的血运

在原发性肝癌中，动脉供血的肿瘤高达 71.84%，无明显动脉供血的占 28.16%，这提示我们肝脏肿瘤主要为动脉供血[11-12]。利用这一事实，各种经动脉技术已被用于选择性地阻塞和输注化疗药物给肝肿瘤。这些方法主要用在不能接受肝切除或肝移植的肝细胞癌患者的保守治疗。

六、腹腔镜和机器人手术对肝脏血流的影响

在腹腔镜手术和达芬奇机器人手术中使用二氧化碳（CO_2）气腹已被证明能在与腹腔内压力平行的情况下大幅度减少门静脉的流量。一项病例匹配分析表明，与开腹肝手术相比，腹腔镜手术时的正压可能是导致失血减少的主要原因。

达芬奇机器人手术时间偏长，术中应用 CO_2 进行腹腔充气以扩张手术空间会引起 CO_2 吸收量的增加，对比普通腹腔镜手术 CO_2 吸收更多，可能会导致围手术期生理功能紊乱，从而对肝脏血流动力学产生影响[13]。

七、门静脉高压症

将平均肝静脉压力梯度大于 12mmHg 定义为门静脉高压症，门静脉及其侧支管腔内压力持续升高，导致腹水、肝性脑病、胃底食管静脉曲张破裂出血等严重并发症。目前认为肝静脉压力梯度的测量意义重大，根据测量结果预测曲张静脉破裂出血的可能性，对肝硬化患者病情进行判断和治疗。

肝脏结构的破坏、纤维性隔膜的出现、假小叶的形成及循环改变可导致持续的肝内外门静脉压力增高。当门静脉血流在肝硬化中逐渐减少的同时，动脉阻力减少血流增加，这完全符合 HABR，在大鼠肝移植模型中证实了这一发现。

八、肝移植对肝脏血流的影响

在原位肝移植后，肝动脉失去神经的支配，但动脉的缓冲效应依然存在。帕扬（Payen）等于移植后进行门静脉结扎实验，发现肝动脉的血流得到相应的增加。肝移植后患者血流的变化极其复杂，可能和以下原因有关：①在等待肝移植的患者中，引起肝衰竭的原因不同；②免疫抑制药物（如环孢素

A）的使用，可能引起血压升高；③血管舒张剂的使用，使心输出量有不同程度的增加，贫血、败血症等因素也可能引起血流动力学的改变。

（一）小肝综合征

随着活体肝移植的开展以及肝脏手术切除范围的扩大，临床上出现了"小肝综合征"，其特征表现是术后肝功能障碍、长期胆汁淤积、凝血障碍和门静脉高压，严重时可伴腹水。小肝综合征的发生与供者的肝脏体积和质地有关，更主要与血流动力学参数相关。高动力的门静脉血流流经残肝，肝实质内压力增高，肝窦内皮细胞损伤缺血导致肝衰竭。门静脉高灌注伴肝动脉低灌注，术后血流动力学改变造成残肝内压力变化使肝细胞缺血坏死，同时阻碍肝细胞的再生，移植后的残肝再生主要与动脉血流成正比，与门静脉血流成负相关。

为了解决移植术后的小肝综合征，术中对门静脉和肝动脉的压力进行测量，可以预防性行脾脏切除或者增加肝静脉的流出道口径来减少残肝的血流。肝中静脉及其分支的有效建立能够减轻肝细胞的血流压力，为肝细胞的再生提供有利条件。在充分估计移植物体积同时，更应注意肝脏功能储备及受者的全身状态，减少肝细胞的缺血再灌注性损伤，全力保存有功能的肝细胞数，通过手术方式的优化和创新缓解肝细胞压力，使其能在一个相对稳定的生理状态下再生，这是减少小肝综合征发生的根本途径。有学者提出双供者肝移植，以及对 ABO 血型间不匹配的处理，为减少小肝综合征的发生提供了崭新的方法和思路[14-15]。

（二）门静脉灌注不足

门静脉高灌注引起小肝综合征，门静脉灌注不足同样会引起移植肝脏的功能损伤，这往往发生在一些门体自然分流、门静脉海绵样变（cavernous transformation of the portal vein，CTPV）或长期慢性门静脉血栓形成的受者，有研究报道门静脉动脉化（portal vein arterialization，PVA）是少部分肝动脉离断无法重建患者的挽救性手术方式，但长期疗效有待商榷，同时 PVA 可能引起胃肠道淤血、出血等严重门静脉高压症的并发症。对于肝移植后门静脉灌注不足，门静脉限制性动脉化会收到意想不到的效果，在临床可以缓解门静脉灌注不足的缺陷，有效维持移植肝脏的血供和功能，并且可以避免肝动脉过度灌注带来门静脉高压症的风险。

（三）肝移植术后肝动脉缺血

肝动脉的缓冲效应是引起移植术后动脉缺血的主要原因，但过去常常把它归咎于脾动脉窃血综合征。一项前瞻性研究表明，术前进行脾动脉栓塞，能够改善活体供肝的功能，脾动脉栓塞可以减少脾脏循环的血流，减少门静脉的血流，从而减少动脉末梢的阻力。因此也是减少小肝综合征发生的有效手段。

随着对肝脏血流循环的深入研究及检测技术的不断进步，人们对肝脏的生理及临床意义的认识将得到进一步深化。以上所介绍的肝脏供血、肝血流量的调控及测量方法、不同疾病和治疗过程中肝血流的变化，无论对生理和病理状态下肝血流调控机制研究，还是对肝脏外科的临床诊疗和围手术期安全均具有重要的参考价值。

（邵 升）

参 考 文 献

[1]　DE LOURDES JORGE G, DOS REIS TÁRTARO R, FAZZIO ESCANHOELA C A, et al. Later evaluation of isch-

emia and reperfusion by the Pringle maneuver in Wistar rats, demonstrating that hepatic lesions can be reversible [J]. Transplant Proc, 2017, 49 (4): 898-901.

［2］ LI J, LI R J, LV G Y, et al. The mechanisms and strategies to protect from hepatic ischemia reperfusion injury [J]. Eur Rev Med Pharmacol Sci, 2015, 19 (11): 2036-2047.

［3］ SAIDI R F, KENARI S K. Liver ischemia/ reperfusion injury: an overview [J]. J Invest Surg, 2014, 27 (6): 366-379.

［4］ LI C H, CHEN Y W, CHEN Y L, et al. Preserving low perfusion during surgical liver blood inflow control prevents hepatic microcirculatory dysfunction and irreversible hepatocyte injury in rats [J]. Sci Rep, 2015, 2015: 14406.

［5］ CHEN Y W, LI C H, ZHANG A Q, et al. Preserving hepatic artery flow during portal triad blood inflow occlusion reduces liver ischemia-reperfusion injury in rats [J]. J Surg Res, 2012, 174 (1): 150-156.

［6］ YANG Y, FU S Y, LAU W Y, et al. Selective main portal vein clamping to minimize the risk of recurrence after curative liver resection for hepatocellular carcinoma [J]. Hepatogastroenterology, 2012, 59 (117): 1560-1565.

［7］ FU S Y, LAU W Y, LI G G, et al. A prospective randomized controlled trial to compare Pringle maneuver, hemihepatic vascular inflow occlusion, and main portal vein inflow occlusion in partial hepatectomy [J]. Am J Surg, 2011, 201 (1): 62-69.

［8］ NI J S, LAU W Y, YANG Y, et al. A prospective randomized controlled trial to compare pringle manoeuvre with hemi-hepatic vascular inflow occlusion in liver resection for hepatocellular carcinoma with cirrhosis [J]. J Gastrointest Surg, 2013, 17 (8): 1414-1421.

［9］ SCHLITT H J, HACKL C, LANG S A. "In-situ split" liver resection/ALPPS - historical development and current practice [J]. Visc Med, 2017, 33 (6): 408-441.

［10］ 辛昊扬, 王征, 周俭. 联合肝脏分隔和门静脉结扎二步肝切除术的研究进展 [J]. 中华消化外科杂志, 2019, 18 (2): 194-198.

［11］ BERZIGOTTI A, DAPPORTO S, ANGELONI L, et al. Postprandial splanchnic haemodynamic changes in patients with liver cirrhosis and patent paraumbilical vein [J]. Eur J Gastroenterol Hepatol, 2004, 16 (12): 1339-1345.

［12］ 许戈良. 肝癌血流动力学改变及其意义 [J]. 中华肝脏外科手术学电子杂志, 2018, 7 (2): 100-102.

［13］ KHAN S, BEARD R E, KINGHAM P T, et al. Long-term oncologic outcomes following robotic liver resections for primary hepatobiliary malignancies: a multicenter study [J]. Ann Surg Oncol, 2018, 25 (9): 2652-2660.

［14］ LEE S, HWANG S, KIM K H, et al. Toward 300 liver transplants a year [J]. Surg Today, 2009, 39: 367-373.

［15］ SONG G W, LEE S G, HWANG S, et al. Dual living donor liver transplantation with ABO-incompatible and ABO-compatible grafts to overcome small-for-size graft and ABO blood group barrier [J]. Liver Transpl, 2010, 16: 491-498.

第 7 章　肝脏缺血再灌注损伤

缺血再灌注发生于肝脏移植、部分肝脏切除等外科手术、失血性休克及累及门静脉或肝动脉的疾病中。由于外科技术的改良，因缺血再灌注造成的组织损伤得到最大限度的控制，但在肝脏移植中依然比较突出。严重的缺血再灌注损伤由局部炎症因子及趋化因子释放、固有免疫及适应性免疫激活引发，并可导致严重的急性期肝实质损伤、再生障碍和远期肝脏纤维化，甚至原发病复发。而最新的研究表明，肝移植后缺血再灌注不仅易导致肝脏组织损伤和胆管损伤，更易引起全身系统性调节紊乱。除急性期损伤外，缺血再灌注导致的远期肝脏病变也不容忽视。本章将讨论肝脏缺血再灌注损伤的急性期与远期影响及其致病机制，并探讨最前沿的潜在治疗靶点。

第 1 节　肝脏缺血再灌注损伤机制

一、急性期损伤

在缺血再灌注早期，由于肝内血流动力学改变导致血管内皮细胞损伤，因缺血释放的大量活性氧自由基导致肝脏实质细胞内代谢紊乱和死亡信号分子的释放，模式识别受体激活局部炎症细胞，进一步释放更多的细胞因子和趋化因子，诱发区域内固有免疫和炎症反应等一系列级联反应，并可能因缺血再灌注程度的加重而形成正向恶性循环，导致不可逆的组织损伤与肝衰竭（图 7-1-1）。

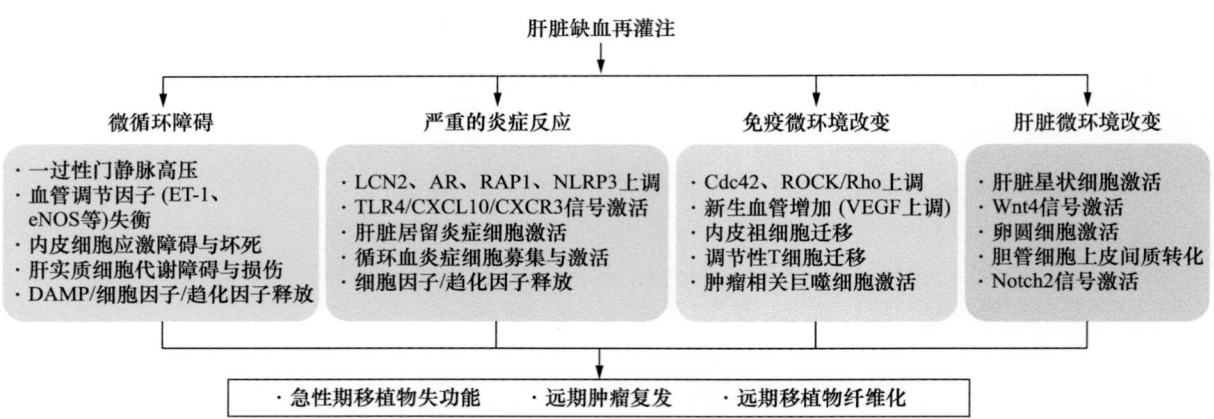

图 7-1-1　肝脏缺血再灌注损伤及其导致肝肿瘤复发和化疗耐药新机制

ET-1：内皮素 -1；eNOS：内皮型一氧化氮合酶；DAMP：损伤相关分子模式；LCN2：脂联素 2；AR：醛糖还原酶；RAP1：抑制和激活蛋白 1；NLRP3：NOD 样受体家族核苷酸结合寡聚化结构域样受体 3 炎症小体；CXCL：C-X-C 趋化因子配体；CXCR：C-X-C 趋化因子受体；ROCK：Rho 激酶；VEGF：血管内皮生长因子；Wnt4：Wnt 家族成员 4；Notch2：神经源性位点缺口同系物蛋白 2。

（一）血流动力学改变

肝脏缺血之后的复流与再氧化是引起肝实质生理环境急剧改变的根本诱因。细胞再氧化导致大量氧自由基的产生，而复流引起的血流动力学改变则是导致这一病理改变的先决条件。动物实验研究表明，在门静脉系统恢复血流之后 30 分钟内，肝动脉血压下降而门静脉血压出现一过性升高，可导致肝实质内微循环障碍，而在小体积供肝内此血流动力学急剧改变尤为显著[1]。组织学检查中发现供肝再灌注后存在明显的肝窦充血，肝窦内皮细胞间出现非常规间隙并出现 Disse 间隙的塌陷。再灌注后的一过性门静脉高压与门静脉复流后含氧血流高灌注和肝窦内血管调节因子失衡密切相关。门静脉血流高灌注引起一过性流入量过载，这一现象在小体积供肝或部分肝脏切除后剩余肝实质内表现得尤为明显。肝窦内血管调节因子失衡则引起肝窦内流出量降低。在单中心临床研究与动物实验研究中均发现，小体积肝脏供者内血管收缩因子表达上调与舒张因子下调共同导致血管调节因子失衡。在肝脏再灌注后 1 小时内，具有强力收缩血管作用的血管内皮素-1（endothelin-1）mRNA 表达量升高 161%，而内皮型一氧化氮合酶（endothelial nitric oxide synthase，eNOS）表达量则明显下降，导致具有舒张血管作用的内源性一氧化氮在门静脉和下腔静脉血中含量下降，引起微循环障碍。这一系列变化均会继发肝脏缺血缺氧、肝窦内皮细胞应激障碍和肝实质细胞的代谢障碍，表现为热休克蛋白 70（heat shock protein-70）与 I 型血红素加氧酶（heme oxygenase-1，HO-1）表达下调，以及肝细胞内线粒体肿胀、肝窦内皮细胞坏死。

（二）严重的炎症反应

肝脏内居留（区别于循环血来源）炎症细胞的存在，可引起急性期缺血再灌注区域炎症反应，并通过分泌大量的趋化因子和共激活信号分子动员循环血中的免疫细胞，加重局部炎症反应恶性循环。受缺血影响的肝脏实质细胞出现细胞结构损伤，释放出损伤相关分子模式（damage-associated molecule pattern，DAMP），通过结合到肝内居留炎症细胞如库普弗细胞（Kupffer cells，KCs）和多形核粒细胞表面模式识别受体（pattern recognition receptor，PRR）激活居留炎症细胞引起急性期局部炎症反应。居留 KCS 和中性粒细胞的激活可由多种细胞内和细胞外调节因子表达水平改变诱发，常见的细胞外调节因子包括损伤的肝实质细胞释放的 DAMP，如高迁移率族蛋白 B1（high mobility group protein 1，HMGB1）、热休克蛋白、DNA 和 RNA 等。这些 DAMP 可与 KCS 和中性粒细胞表面的 Toll 样受体（Toll-like receptor，TLR）等模式识别受体结合，激活炎症细胞内的炎症因子表达和释放[2]。再灌注后 2～24 小时是急性期炎症反应高峰期，激活的居留炎症细胞释放大量的细胞因子、趋化因子、黏附因子和共激活信号分子。定量 PCR 及 ELISA 分析证明，从再灌注后 3 小时开始，炎症因子的基因表达开始逐步上调，肝内和门静脉及下腔静脉血浆中的 IL-6、IL-15 与肿瘤坏死因子 α（TNF-α）的表达显著升高[3]。与此同时，CXCL10、CCL2 等趋化因子在居留炎症细胞和非实质细胞中高表达并释放入血，促进具有相应受体如 CXCR3 的循环血炎症细胞向损伤区域聚集，加剧局部炎症反应和组织损伤。

肝内局部炎症反应在边缘性供肝（如小体积脂肪变供肝）缺血再灌注损伤中尤为严重，表现为急性期中性粒细胞和巨噬细胞等炎症细胞在肝脏损伤区域的聚集和激活。临床研究和动物模型研究中发现，炎症相关因子在肝脏再灌注后 2～24 小时内的高表达可加强居留及循环血内中性粒细胞和巨噬细胞的迁移和激活。其中，移植肝内脂钙蛋白 2（lipocalin-2）表达升高可通过直接上调趋化因子 CXCL10 的转录和分泌，促进循环血中巨噬细胞在损伤位置的浸润，引起严重的缺血再灌注损伤[4]。醛酮还原酶（aldose reductase）表达上调则通过多种途径加重组织损伤，包括减弱细胞内脂代谢信号 PPAR-α 和 PPAR-γ 的表达，促进巨噬细胞肝内浸润，促进中性粒细胞在肝损伤部位聚集和黏附，增强炎症因子如 TNF-α、IL-1β、IL-6 和诱导型一氧化氮合酶（iNOS）的分泌和释放等[5]。肝内居留与循环血内中性粒细胞向缺血再灌注部位的招募、黏附和激活是引起局部炎症反应的最主要效应，研究发现中性粒细胞内抑制 / 激活蛋白 1（repressor activator protein 1，RAP1）的表达上调可通过促进肌动蛋白（F-actin）和趋化因子 CXCL2/CXCR2 信号通路的表达增强中性粒细胞在肝窦内皮细胞表面的黏附和肝内迁移[6]。另外 RAP1 同时可通过促进炎症小体 NLRP3 的表达上调，进一步促进中性粒细胞的迁移和激活[7]。

（三）固有免疫与适应性免疫

肝脏局部炎症反应主要由固有免疫系统介导。肝脏内居留的固有免疫细胞如 KCs 和多形核粒细胞等通过不同的细胞表面或细胞内模式识别受体识别损伤信号进行激活。在这一过程中，PRR 识别 DAMP 是导致固有免疫细胞攻击和吞噬损伤肝实质细胞的第一步。研究表明，TLR 是参与肝脏 DAMP 识别的最重要受体，其中 TLR4 可识别 HMGB1、S100、HSP 等核蛋白，TLR9 可识别坏死细胞释放的 DNA，而 TLR3 则通过识别 RNA 激活下游炎症反应信号通路[8]。通过阻断 TLR 可达到减轻肝脏缺血再灌注损伤的效果。而由于存量少的居留免疫细胞与肝实质细胞一样，亦受到缺血与再灌注的影响导致细胞损伤，因此并不能维持持续的免疫反应。研究表明，从少量激活的居留固有免疫细胞和损伤的肝窦内皮细胞释放的细胞因子、趋化因子和黏附因子如 TNF、IL-1β、IL-6、IL-12、IL-10、ROS、CXCL10、CCL2、CXCL8 等构成了区域固有免疫反应微环境，可大量动员循环血中的巨噬细胞和中性粒细胞至损伤部位，并通过局部高浓度的损伤相关分子和炎症因子进行激活，产生固有免疫级联反应，产生肝脏组织急性期和远期缺血再灌注损伤[2]。

肝脏居留和循环血 T 细胞亦参与到肝脏区域免疫反应当中。聚集在损伤部位并被激活的 CD4+ Th1、Th2、Th17 和调节性 T 细胞（regulatory T cell，Treg）可通过共激活信号分子 CD154、TIM1 和 TIM3 等与固有免疫细胞表面 CD40、TIM4 和 Galectin 9 等受体结合，激活固有免疫细胞产生炎症因子和趋化因子等，加重区域固有免疫反应[9]。但缺血再灌注损伤环境中 CD4+T 细胞在缺乏抗原呈递时如何发生激活和迁移仍是现时研究空白。

二、远期纤维化

缺血再灌注损伤中的炎症反应不仅可导致急性期损伤，亦可引起远期再生肝脏纤维化，甚至肝脏再生障碍或功能衰竭。在大鼠原位肝移植模型中，缺血再灌注后的小体积脂肪变供肝内 Wnt4 信号通路表达显著上调，并直接导致肝脏星状细胞激活，于再灌注后 2 周内出现组织损伤和移植物失功能[10]。激活的肝脏星状细胞可进一步引起肝脏纤维化。缺血再灌注亦可通过上调醛酮还原酶的表达启动肝脏内门管区卵圆细胞的激活。激活的卵圆细胞分化为胆管细胞并持续向肝实质细胞转变促进实质再生，同时通过激活 Notch2 信号通路分泌大量胶原蛋白而导致远期移植物纤维化[11]。这一现象在边缘性供肝如小体积供肝或脂肪变供肝缺血再灌注损伤中尤为严重（图 7-1-1）。

肝脏切除后的血小板源性 5-羟色胺表达升高亦可直接介导肝脏缺血再灌注损伤后的组织修复和再生。小鼠肝切除模型和肝脏热缺血模型中，5-羟色胺 2A 和 2B 亚型受体在肝脏中的表达明显升高，并可直接介导肝脏再生功能的启动[12]与热缺血后的肝细胞增殖[13]。

（刘　江　万　钧）

参 考 文 献

［1］ MAN K, FAN S T, LO C M, et al. Graft injury in relation to graft size in right lobe live donor liver transplantation: a study of hepatic sinusoidal injury in correlation with portal hemodynamics and intragraft gene expression [J]. Ann Surg, 2003, 237 (2): 256-264.

［2］ ZHAI Y, PETROWSKY H, HONG J C, et al. Ischaemia-reperfusion injury in liver transplantation—from bench to bedside [J]. Nat Rev Gastroenterol Hepatol, 2013, 10 (2): 79-89.

［3］　MAN K, LO C M, LEE T K, et al. Intragraft gene expression profiles by cDNA microarray in small-for-size liver grafts [J]. Liver Transpl, 2003, 9 (4): 425-432.

［4］　CHENG Q, NG K T, XU A, et al. The roles of lipocalin-2 in small-for-size fatty liver graft injury [J]. Ann Surg, 2014, 260 (6): 1062-1072.

［5］　LI C X, NG K T, SHAO Y, et al. The inhibition of aldose reductase attenuates hepatic ischemia-reperfusion injury through reducing inflammatory response [J]. Ann Surg, 2014, 260 (2): 317-328.

［6］　LI C X, LO C M, LIAN Q, et al. Repressor and activator protein accelerates hepatic ischemia reperfusion injury by promoting neutrophil inflammatory response [J]. Oncotarget, 2016, 7 (19): 27711-27723.

［7］　LIU H, LO C M, YEUNG O W H, et al. NLRP3 inflammasome induced liver graft injury through activation of telomere-independent RAP1/KC axis [J]. J Pathol, 2017, 242 (3): 284-296.

［8］　LU L, ZHOU H, NI M, et al. Innate immune regulations and liver ischemia-reperfusion injury [J]. Transplantation, 2016, 100 (12): 2601-2610.

［9］　RAO J, LU L, ZHAI Y. T cells in organ ischemia reperfusion injury [J]. Curr Opin Organ Transplant, 2014, 19 (2): 115-120.

［10］　CHENG Q, NG K T, FAN S T, et al. Distinct mechanism of small-for-size fatty liver graft injury—Wnt4 signaling activates hepatic stellate cells [J]. Am J Transplant, 2010, 10 (5): 1178-1188.

［11］　LIU X B, LO C M, CHENG Q, et al. Oval cells contribute to fibrogenesis of marginal liver grafts under stepwise regulation of aldose reductase and notch signaling [J]. Theranostics, 2017, 7 (19): 4879-4893.

［12］　LESURTEL M, GRAF R, ALEIL B, et al. Platelet-derived serotonin mediates liver regeneration [J]. Science, 2006, 312 (5770): 104-107.

［13］　NOCITO A, GEORGIEV P, DAHM F, et al. Platelets and platelet-derived serotonin promote tissue repair after normothermic hepatic ischemia in mice [J]. Hepatology, 2007, 45 (2): 369-376.

第 2 节　肝脏缺血再灌注损伤与肿瘤复发

　　肝脏缺血再灌注急性期损伤引起的微环境改变不仅可以造就更适宜肿瘤细胞黏附生长和转移的土壤，还可以促进循环血中的肿瘤细胞成为肝脏内肿瘤复发或远隔器官肿瘤转移的种子[1]。炎症反应释放的趋化因子和黏附因子可促进循环血中游离的肿瘤细胞在肝脏及转移器官内聚集，免疫微环境的改变可促进肿瘤细胞在损伤部位黏附和逃避免疫监视，而促血管生长调节失衡则促进肿瘤细胞在再灌注损伤部位存活和增殖[2]（图 7-1-1）。

一、肝脏缺血再灌注与肿瘤微环境

　　肝脏缺血再灌注损伤与促进肿瘤进展存在显著相关性。再灌注早期一过性门静脉高压可引起肝窦内皮细胞损伤与肝脏实质细胞坏死，导致微血管屏障功能障碍和血管通透性增加，促进肿瘤细胞侵入肝实质。而毛细血管血窦开放则给侵入的肿瘤细胞提供营养，造成有利于肿瘤生长和转移的微环境。肝脏缺血再灌注急性期严重的炎症反应在造成局部肝组织损伤之余，所引起的微环境改变更容易为肿瘤细胞黏附、生长和转移创造有利条件。在肝脏缺血再灌注损伤的肝癌模型中，与肿瘤细胞迁移和侵袭相关的 Cdc42 和 ROCK，以及血管内皮生长因子（VEGF）表达升高，同时肝脏星状细胞亦被激活，有利于肿瘤细胞黏附、迁移和瘤内血管生成[3]。在小体积供肝中，冷缺血更加重内皮细胞损伤和肝脏星状细胞激活，导致肿瘤生长加速、血管浸润、肝内及肺部复发和转移[1]。除此之外，具有再生潜能的剩余肝脏组织在增殖肥大过程中形成利于细胞扩增的微环境，在此微环境中生长的肿瘤细胞可表现出细胞增殖的加强，即 Ki67 核内表达升高[4]。

　　肿瘤细胞适于在乏氧环境中生长，缺血再灌注造成的局部氧化应激障碍有利于肿瘤细胞增殖。在小体积供肝缺血再灌注动物模型中，与细胞氧化应激相关的抗氧化因子谷胱甘肽过氧化物酶（glutathione peroxidase 3，GPx3）在肝内和血浆内的表达显著下降，可引起局部氧化应激障碍加重，从而通过 JNK-cJun-MMP2 信号通路激活增强肿瘤细胞的侵袭性和升高远期肿瘤复发率[5]。

二、趋化因子 CXCL10/CXCR3 与肿瘤微环境

肝脏缺血再灌注损伤后引起的严重炎症反应释放出大量的细胞因子和趋化因子，其中 CXCL10 表达升高并大量释放入血，在促进肿瘤复发和转移中起到关键性作用。在活体肝移植再灌注早期肝脏中，CXCL10 的 mRNA 表达在术后 2 小时的移植肝中表达升高 3 倍以上，而释放入血浆的 CXCL10 蛋白水平也相应升高 2 倍，在复发的肝癌组织中 CXCL10 的表达水平也高于正常值 2 倍[6]。大鼠肝移植实验证实，移植肝内的 CXCL10 表达水平在再灌注后一天升高 8 倍，并持续至术后 7 天。相应的受体 CXCR3 的表达在肿瘤组织中亦显著升高，促进肿瘤细胞向肝脏损伤部位聚集。此外，CXCL10 还可以通过直接增强肿瘤的侵袭性、迁移性及 ROCK1 和 VEGF 介导的瘤内血管生成，加重肿瘤生长和转移[7]。

CXCL10/CXCR3 信号通路增强可引起内皮祖细胞（epithelial progenitor cell，EPC）向肿瘤部位迁移，进而促进瘤内血管生成和肿瘤复发及转移。研究证明，缺血再灌注损伤急性期肝内及血浆内 CXCL10 表达升高，循环血中 EPC 表面 CXCR3 表达亦相应升高近 2 倍，EPC 向肿瘤内迁移和分化呈现明显的 CXCL10 和 CXCR3 剂量依赖效应[6]，表明 CXCL10/CXCR3 信号通路激活是直接导致 EPC 介导的瘤内血管生成的重要因素。

CXCL10 同时可直接作用于肿瘤细胞的应激与凋亡。肝内高表达的 CXCL10 可通过激活肿瘤细胞内内质网应激系统的 ATF6/Grp78 信号，激活抗凋亡机制，提高肿瘤细胞的生存和增殖功能。这一机制是导致肝癌细胞化疗抗药性的原因[8]。

三、趋化因子 CXCL10/CXCR3 与肿瘤免疫微环境

肿瘤复发和转移与区域免疫微环境调节密切相关。一方面，CXCL10 可通过直接增加肿瘤微环境中的肿瘤相关巨噬细胞（tumor-associated macrophage，TAM）数量促进肿瘤复发。TAM 的增加在肝脏缺血再灌注后 2~3 周达到高峰，这一时期同时也是组织再生和肿瘤复发的高峰期。另一方面，CXCL10 也可直接增强 TAM 的促炎特性，即上调巨噬细胞内 GM-CSC、IL-2、MCP-1、VEGF 的表达，从而进一步增加肿瘤相关免疫细胞在肿瘤微环境中的募集和促进血管生成[7]。活化的 TAM 亦可通过分泌 CCL22 增强肿瘤细胞迁移特性和血管内浸润，以及促进上皮间质转化（epithelial-mesenchymal transition，EMT）而引起肿瘤复发和转移[9]。

调节性 T 细胞可通过抑制效应 T 细胞的功能减弱对肿瘤细胞的免疫监视。研究表明，肝脏移植后缺血再灌注损伤引起的 CXCL10 的表达上调可直接动员循环血中的 CXCR3+ 调节性 T 细胞至肿瘤部位，形成有利于肿瘤免疫逃逸的微环境，促进肿瘤复发和转移[10]。

四、肝癌复发的早期血清学标志物

因肝脏缺血再灌注急性期损伤与远期肿瘤复发密切相关，其引起的因子释放可成为预测肿瘤复发和转移的早期血清学标志物。单中心肝癌肝移植病例的研究显示，通过微小 RNA 微阵列筛选出的十数个术后早期升高的微小 RNA 可提示肿瘤复发可能。其中微小 RNA-148a（miR-148a）和 miR-1246 可直接预测肝癌的远期复发，并且 miR-1246 能直接预测受体患者的总生存期和无病生存期。miR-1246 在血清中的释放与缺血再灌注急性期损伤引起的巨噬细胞激活密切相关，提示缺血再灌注损伤促进远

期肿瘤复发[11]。肝癌肝移植供肝组织的转录组学研究显示，两个关键基因 *HFE* 和 *CD274* 表达的改变高度提示缺血再灌注损伤与术后肿瘤复发的相关性，但致病机制尚待研究[12]。

（刘 江 万 钧）

参 考 文 献

[1]　MAN K, LO C M, XIAO J W, et al. The significance of acute phase small-for-size graft injury on tumor growth and invasiveness after liver transplantation [J]. Ann Surg, 2008, 247 (6): 1049-1057.

[2]　Li C X, Man K, Lo C M. The impact of liver graft injury on cancer recurrence posttransplantation [J]. Transplantation, 2017, 101 (11): 2665-2670.

[3]　MAN K, NG K T, LO C M, et al. Ischemia-reperfusion of small liver remnant promotes liver tumor growth and metastases—activation of cell invasion and migration pathways [J]. Liver Transpl, 2007, 13 (12): 1669-1677.

[4]　SHIH K C, MAN K. Small-for-size liver graft injury—impact on tumor behavior [J]. Transplant Rev (Orlando), 2010, 24 (1): 1-10.

[5]　QI X, NG K T, SHAO Y, et al. The clinical significance and potential therapeutic role of GPx3 in tumor recurrence after liver transplantation [J]. Theranostics, 2016, 6 (11): 1934-1946.

[6]　LING C C, NG K T, SHAO Y, et al. Post-transplant endothelial progenitor cell mobilization via CXCL10/CXCR3 signaling promotes liver tumor growth [J]. J Hepatol, 2014, 60 (1): 103-109.

[7]　MAN K, SHIH K C, NG K T, et al. Molecular signature linked to acute phase injury and tumor invasiveness in small-for-size liver grafts [J]. Ann Surg, 2010, 251 (6): 1154-1161.

[8]　GENG W, LO C M, NG K T, et al. Interferon-gamma inducible protein 10 (IP10) induced cisplatin resistance of HCC after liver transplantation through ER stress signaling pathway [J]. Oncotarget, 2015, 6 (29): 28042-28056.

[9]　YEUNG O W, LO C M, LING C C, et al. Alternatively activated (M2) macrophages promote tumour growth and invasiveness in hepatocellular carcinoma [J]. J Hepatol, 2015, 62 (3): 607-616.

[10]　LI C X, LING C C, SHAO Y, et al. CXCL10/CXCR3 signaling mobilized-regulatory T cells promote liver tumor recurrence after transplantation [J]. J Hepatol, 2016, 65 (5): 944-952.

[11]　NG K T, LO C M, WONG N, et al. Early-phase circulating miRNAs predict tumor recurrence and survival of hepatocellular carcinoma patients after liver transplantation [J]. Oncotarget, 2016, 7 (15): 19824-19839.

[12]　LEE N P, WU H, NG K T P, et al. Transcriptome analysis of acute phase liver graft injury in liver transplantation [J]. Biomedicines, 2018, 6 (2): 41.

第 3 节　肝脏缺血再灌注损伤的治疗靶点

基于对肝移植后肝脏缺血再灌注损伤与肿瘤远期复发机制的研究，针对其相关信号通路开发新型治疗措施和新的分子靶向治疗药物，对于肝脏损伤和肝癌术后复发的防治具有精准效果（表 7-3-1）。

表 7-3-1　肝脏缺血再灌注损伤治疗靶点

治疗靶点	给药方式	作用机制	参考文献
改善血流动力学紊乱			
FK409	缺血前静脉注射 2mg/kg 和再灌注后静脉注射 1mg/kg	降低一过性门静脉高压 下调 Egr-1、ET-1 及其受体	[26]
生长抑素	缺血前和再灌注后静脉注射（20μg/kg）	降低一过性门静脉高压 下调 ET-1 上调 HO-1 和 A20	[27]

续表

治疗靶点	给药方式	作用机制	参考文献
减轻炎症反应			
FK409	缺血前静脉注射 2mg/kg 和再灌注后静脉注射 1mg/kg	下调 TNF-α 和巨噬细胞炎症蛋白 -2 上调 IFNγ 诱导蛋白 10 与 IL-10	[26]
FTY720	缺血前和缺血后静脉注射 2mg/kg	减少循环血 EPC 下调 VEGF、CXCL10、CXCR3、CXCR4	[28]
CXCL10 中和抗体	体外应用 0.5μg/ml	减弱内质网应激 促进肿瘤细胞凋亡	[21]
改善组织缺氧			
载氧体 YQ23	缺血前静脉注射（0.2g/kg）和再灌注后门静脉注射（0.2g/kg）	增加组织含氧量 上调 HO-1 减少循环血 EPC、Treg 下调炎症因子	[29]
促进肝细胞修复			
HiPSC-MSC-GPx3^{hi}	门静脉注射（5×10^4/100μl）	减少细胞凋亡 抑制肝细胞衰老	[30]
吗啡	缺血前鞘内注射 10μg/kg 或静脉注射 100μg/kg	激活 PI3K/Akt、Jak2/STAT3 减少细胞坏死与凋亡	[31]

一、改善血流动力学紊乱

动物实验显示，低剂量的一氧化氮补给药 FK409（1~2mg/kg）可以降低早期门静脉再灌注后的压力，以及下调早期生长因子 Egr-1、ET-1 及其受体的表达而改善急性期血流动力学紊乱，减轻肝脏细胞线粒体肿胀[1]。低剂量的生长抑素（20μg/kg）可以选择性减少内脏的血流，降低大鼠原位肝移植后 30 分钟内的门静脉压力而无明显的系统性血流动力学改变，引起 ET-1 表达下降而 HO-1 和 A20 表达上调，保持肝窦内皮细胞完整性，提高 7 天存活率[2]。

二、减轻炎症反应

低剂量 FK409 在降低一过性门静脉高压的同时，亦可通过抑制急性期炎症反应，减轻组织损伤。其主要机制在于下调促炎因子 TNF-α 和巨噬细胞炎症蛋白-2，上调抗炎因子干扰素 γ 诱导蛋白 10 与 IL-10 的表达[1]。另一种从多球壳菌素 ISP-1 提取的免疫调节药 FTY720 被证实可以减少循环血中的内皮祖细胞，降低肝内 VEGF、CXCL10、CXCR3、CXCR4 的表达而减少肝癌细胞的转移[3]。通过 CXCL10 中和抗体治疗肝脏缺血再灌注损伤，可降低肝癌细胞对化疗药物的耐药性，与顺铂联合用药可显著抑制肿瘤生长。

三、改善组织缺氧

在肝脏缺血前后静脉注射新型载氧体 YQ23（0.2g/kg）可增加组织含氧量，提高血管扩张因子 HO-1 的表达，减少循环血中内皮祖细胞和调节性 T 细胞在肝脏内的聚集，降低炎症相关因子表达，从而减少大鼠肝脏肿瘤在肝切除后 4 周的肝内转移和肺部转移[4]。

四、促进肝细胞修复

缺血再灌注引起的氧化应激障碍导致肝脏实质细胞损伤，通过补充抗氧化因子如谷胱甘肽过氧化物酶可减轻氧化应激障碍。人诱导多能干细胞间充质干细胞在治疗组织损伤中具有易于诱导分化、易体外扩增和促进组织再生的功能。基因编辑 GPx3 高表达人诱导多能干细胞间充质干细胞（hiPSC-MSC-GPx3^{hi}）局部应用于肝脏缺血再灌注损伤部位，可通过减少细胞凋亡，抑制肝细胞衰老，促进肝组织损伤修复。经治疗的肝脏门管区结构破坏减轻，血清乳酸脱氢酶和氨基转移酶水平明显下降[5]。

阿片类药物吗啡同样具有保护细胞免受缺血再灌注损伤的作用。在肝脏缺血前 10 分钟经鞘内注射（10μg/kg）或静脉注射（100μg/kg）吗啡可减轻大鼠肝脏缺血再灌注导致的细胞坏死、凋亡及氨基转移酶升高。此效应与生长因子通路 PI3K/Akt 和 Jak2/STAT3 的激活相关[6]。

缺血再灌注损伤是肝脏移植中难以避免的病理生理状态，可导致严重的早期移植物无功能和远期移植肝纤维化，甚至原发病复发及肿瘤耐药性的发生。对肝脏缺血再灌注的基础和转化研究进展越来越多地揭示了肝脏损伤的分子生物学和免疫学新机制，包括再灌注引发的一过性门静脉高压、血流动力学改变、严重的急性期局部和全身炎症反应，以及肝脏区域固有免疫和适应性免疫的变化。而肝脏星状细胞和卵圆细胞的激活则可引起移植肝的远期纤维化。此外，肝脏局部微循环和免疫微环境的改变导致缺血再灌注后肿瘤复发的新理论亦被提出，尤以 CXCL10/CXCR3 信号通路激活引发的免疫细胞和内皮祖细胞的动员与迁移为关键。由于全新致病机制的发现，相应的炎症和免疫信号分子或细胞亚型将成为肝脏缺血再灌注损伤精准治疗的新靶点，动物实验的研究成果将极大地推动相关临床前和临床试验的开展。

（刘 江 万 钧）

参 考 文 献

[1] MAN K, LEE T K, LIANG T B, et al. FK 409 ameliorates small-for-size liver graft injury by attenuation of portal hypertension and down-regulation of Egr-1 pathway [J]. Ann Surg, 2004, 240 (1): 159-168.

[2] XU X, MAN K, ZHENG S S, et al. Attenuation of acute phase shear stress by somatostatin improves small-for-size liver graft survival [J]. Liver Transpl, 2006, 12 (4): 621-627.

[3] LI C X, SHAO Y, NG K T, et al. FTY720 suppresses liver tumor metastasis by reducing the population of circulating endothelial progenitor cells [J]. PLoS One, 2012, 7 (2): e32380.

[4] LI C X, WONG B L, LING C C, et al. A novel oxygen carrier "YQ23" suppresses the liver tumor metastasis by decreasing circulating endothelial progenitor cells and regulatory T cells [J]. BMC Cancer, 2014, 14: 293.

[5] QI X, NG K T, LIAN Q, et al. Glutathione peroxidase 3 delivered by hiPSC-MSCs ameliorated hepatic IR injury via inhibition of hepatic senescence [J]. Theranostics, 2018, 8 (1): 212-222.

[6] WANG Y, WONG G T, MAN K, et al. Pretreatment with intrathecal or intravenous morphine attenuates hepatic ischaemia-reperfusion injury in normal and cirrhotic rat liver [J]. Br J Anaesth, 2012, 109 (4): 529-539.

第8章 肝脏再生

再生指生物体的器官发生创伤或部分丢失之后，在剩余部分的基础上生长出与原丢失部分功能形态相同或相类似的结构。器官或组织的再生是一个普遍的生命现象。肝脏作为人体最大的腺体器官，具有强大的自我再生能力。当肝脏受到严重损伤刺激，如手术、创伤、感染、坏死、中毒等，机体会启动再生程序，在很短时间内完成再生过程，恢复原来细胞数目和功能。以小鼠为例，当手术切除2/3体积的肝脏组织后，剩余肝脏组织能够迅速完成再生并恢复原有体积和重量，整个再生过程可在5～7天完成[1]。值得一提的是，肝脏的再生方式实际上是代偿性再生，剩余的肝脏需要扩张以满足机体的代谢需求。与解剖学意义上的真正再生不同，再生的肝脏不会恢复其原始的解剖结构，而是恢复原有功能单位的数量[2]。由于肝脏结构的复杂性和肝脏细胞类型的多样性，关于肝脏再生的过程与机制及承担再生的主要细胞种类，近年来多项研究从不同的角度进行了呈现，带来了众多有意义的提示，也带来不少争议，本章将就此进行回顾。

第1节 肝内细胞与肝脏再生

肝脏是由肝实质细胞与非实质细胞构成的，非实质细胞包括内皮细胞、肝星状细胞、肝内巨噬细胞和淋巴细胞。肝脏具有极强的自我修复能力，即使成熟的肝实质细胞也可自我更新进行再生并取代衰老或损伤的细胞[3]。非实质细胞、肝内祖细胞乃至肝外源性干细胞均在不同情况下的肝脏再生中发挥重要作用。在重度肝脏损伤、严重急性肝衰竭或慢性肝损伤情况下，功能性肝实质细胞大量流失或受到损伤，在此种情况下，干细胞对肝脏再生的储备功能得以体现。

一、肝实质细胞

肝实质细胞即肝细胞，占肝脏总体积的80%～90%，为肝脏主要功能细胞。在肝小叶的解剖结构中，以所在位置与中央静脉的距离，肝小叶结构被分为三个分区。研究认为，位于1区也就是汇管区附近的肝细胞相对于2区和3区的肝细胞具有更强的自我更新能力[4]。肝细胞的再生是一个极其复杂的生物学过程，IL-6和TNF-α对于启动肝细胞再生过程有着重要意义，同时ERK、c-kit等信号通路可通过直接或间接作用影响IL-6下游的JAK/STAT信号通路对肝细胞的再生产生影响[5-6]。肝内其他类型的细胞通常也会影响肝细胞的再生，与上述信号通路的作用有关。

二、肝内干/祖细胞

在严重或慢性损伤的肝脏中，肝细胞的增殖能力受损，肝干/祖细胞（liver stem/progenitor cells，LPCs）被激活。这类细胞具有双向分化潜能，可分化为肝细胞和胆管上皮细胞，通常表征为胆管上皮细胞标志物为阳性的细胞，位于赫令管（canals of Hering），肝细胞与胆管细胞交界处，因其具有圆形的核及高核质比的特征，又被称为卵圆细胞（oval cell）[7-8]。最经典的诱导此类细胞生成的的模型是 2-AAF/PHx 模型，大鼠提前使用 2-AAF（2-acetylaminofluorene）处理，抑制肝细胞的增殖能力，然后进行肝大部切除术（partial hepatectomy，PHx），再生过程中可发现大量的卵圆细胞[9]。在小鼠模型中，可通过喂食含 3，5-diethoxycarbonyl-1，4-dihydro-collidine（DDC）或胆碱缺乏添加乙硫氨酸（choline-deficient ethionine-supplemented，CDE）饮食获得类似于大鼠卵圆细胞产生的现象[10-11]。

许多研究基于特定表面标志物的表达分离和纯化 LPCs，包括 EPCAM、CK19、CD44、CD133 和 NCAM，并且已经在体外研究了它们的增殖和分化潜能[12]。当经过适当培养条件培养后，LPCs 通常具有高度增殖特性，能够形成集落并且连续繁殖，这也是组织干细胞保持活性的标志。胡克（Huch）等[13]建立了用于肝脏类器官的培养体系，可用于 Lgr5 阳性的 LPCs 的长期扩增。这些细胞表现出可被诱导成为肝细胞或胆管上皮细胞的分化潜能。Lgr5 阳性的细胞群体出现在汇管区胆管周围，这是胆管系统中驻留干/祖细胞的证明。进一步的在胆管周围腺体中发现了多能性内胚层干/祖细胞，称之为胆管树干/祖细胞，这是一种沿着肝外和肝内大胆管独特的上皮内陷结构。胆管树干/祖细胞可以在体外限定的培养条件下和移植后产生肝细胞、胆管上皮细胞以及胰岛样细胞[14-16]。

上述观点多是基于体外研究，缺乏直接的体内证据。随着小鼠遗传标记和谱系追踪系统技术的发展，许多肝脏生物学家开始追踪 LPCs 的来源与命运，以证实其体内干细胞的活性。尽管在一些情况下，可以观察到 LPCs 谱系标记的肝细胞，但标记的肝细胞对整个肝实质群体再生的相对贡献非常有限[14, 17]。一种可能的解释是，在这些小鼠研究过程中使用的肝损伤方案不够严苛，不能充分再现 LPCs 显示其真正分化能力的最佳条件（例如，肝硬化患者中，人体肝脏受到多年氧化应激的刺激）。2015 年的一项谱系追踪研究成功地通过使用 CDE 的饮食方案证明了 LPCs 对肝细胞再生的显著贡献（接近 30%）[18]。此外，在通过肝细胞特异性条件性缺失 p53 抑制剂 Mdm2 的小鼠，p53 过表达诱导广泛的肝细胞凋亡、坏死和衰老，导致了 LPCs 快速反应和大量激活，实现了功能性肝脏重建[19]。基于遗传标记的谱系特异性示踪技术能够相对忠实地显示体内细胞的命运，利用这项技术研究者可再次对肝脏的再生机制进行深入的体内研究。

三、肝内巨噬细胞

巨噬细胞在两栖类动物断肢再生的过程中起到重要作用，其会参与到肢体细胞的去分化与诱导分化过程中[20]。巨噬细胞具有特有的高度可塑性（plastic），在局部微环境作用下，巨噬细胞可以通过改变自身表型，完成渗入与吞噬功能。肝内固有的巨噬细胞称为库普弗细胞（Kupffer cells，KCs），以发现者病理学家冯·库普弗（von Kupffer）的名字命名。在正常的成年小鼠中，KCs 占到肝非实质细胞的 35%[21]。KCs 激活，通过释放 IL-6、TNF-α 等细胞因子促进肝脏的再生，这些细胞因子可通过 NFκB 和 STAT-3 的转位，启动体内肝细胞增殖。研究表明，上述这些事件通过细胞间黏附分子-1（ICAM-1）介导的白细胞与 KCs 相互作用引发[22]。在 ICAM-1 缺陷小鼠的肝脏在接受 70% 肝切除术后，表现出明显的再生缓慢，这与白细胞募集减少以及组织 TNF-α 和 IL 水平显著降低有关。KCs 的活化可能是白细胞-KCs 相互作用的结果。此外，这种局部炎症反应诱导补体活化，从而释放出有效的 KCs 激活剂。研究证明补体成分 C3a 和 C5a 在肝脏再生中起到重要作用[23]。C3a 和 C5a 缺乏以及 C5a 受体信号传导的阻滞均会导致肝切除术后 IL-6 和 TNF-α 水平的降低和 NFκB/STAT-3 活化受到抑制。

此外，肝内循环血中还存在单核细胞源性的巨噬细胞（monocyte-derived macrophages，MDMs）。在小鼠慢性肝损伤模型中，KCs 与 MDMs 均呈现数量的增加。在人类酒精性肝病、非酒精性脂肪肝和病毒性肝炎中，MDMs 的数量也是增加的[24-26]。有学者通过使用氯膦酸盐脂质体特异性消除 KCs 后，研究了 MDMs 对肝再生的影响，结果显示 KCs 对于募集 MDMs 是必需的，MDMs 和 KCs 可以促进

TNF-α 的产生，继而引发肝细胞的增殖。另一方面，MDMs 可促进 KCs 增殖，这可能是对清除凋亡肝细胞的稳态反应[27]。KCs 和 MDMs 在肝再生过程中呈现互补的角色。

四、肝星状细胞

肝星状细胞（hepatic stellate cells，HSCs）是肝脏特异性的间充质细胞，在肝脏生理和纤维化发生中起重要作用。随着研究深入，研究者们发现 HSCs 在肝脏发育和再生过程中，对其他肝细胞类型的分化、增殖和形态有重要的影响。活化的 HSCs 可通过产生调节血管生成、肝细胞增殖的细胞因子以及调控细胞外基质（extracellular matrix，ECM）的重塑影响肝再生[28]。当使用胶霉毒素和 L-半胱氨酸抑制活化的肝星状细胞时，可分别阻止对乙酰氨基酚和 2AAF/PHx 诱导的肝损伤中肝细胞和卵圆细胞的正常再生反应，这支持了 HSCs 可参与肝再生[29-30]。活化的 HSCs 可产生多种细胞因子和趋化因子。这些因子可以直接增强肝祖细胞和肝细胞的增殖，或者可通过窦状内皮细胞和巨噬细胞间接起作用来促进肝再生[31]。在大鼠 2AAF/PHx 损伤后，收集肝再生早期 HSCs，分离培养获得的上清中含有高水平的 HGF，可促进卵圆细胞增殖[32]。在发生肝纤维化损伤时，HSCs 表达的神经营养蛋白受体 P75NTR，通过 Rho 蛋白促进肝星状细胞活化，活化诱导 HGF 的分泌[33]。

值得注意的是，活化的肝星状细胞是基质金属蛋白酶及其参与 ECM 重塑的抑制剂的主要来源。细胞因子的产生和 ECM 的重塑是相关联的，ECM 能够螯合生物活性分子。因此，除了直接分泌细胞因子外，活化的 HSCs 可通过从 ECM 切割或释放细胞因子来调节其功能。肝再生是涉及肝脏生长的开始和终止的多步骤过程。当肝脏达到生物体需要的质量时，肝脏会停止再生。HSCs 是肝脏中产生肝细胞抗增殖因子 TGF-β1 的主要细胞类型[34]。如前所述，在 2AAF/PHx 损伤模型中，HSCs 产生大量 HGF，这种强有丝分裂原可能会超过 TGF-β1 的抗增殖作用。相反，在肝再生的末期，HSCs 产生高水平的 TGF-β1，抑制肝细胞增殖甚至诱导细胞凋亡。因此，HSCs 可在肝再生过程中改变其细胞因子表达谱，从而调节肝再生的起始和终止[35]。

五、肝窦内皮细胞

肝脏窦内皮细胞（liver sinusoidal endothelial cells，LSECs）长期以来被公认有助于肝损伤后的肝再生。1993 年，马厄（Maher）[36]证实了 HSCs 是正常肝脏中 HGF 的主要来源，但在肝脏损伤后，HGF 表达在 LSECs 中显著增加。bFGF 可刺激肝脏中的 LSECs 增殖但不刺激肝细胞增殖，并且 bFGF 的抑制剂可抑制 LSECs 增殖但不抑制肝细胞增殖。VEGF 在体外不促进肝细胞增殖，但在肝细胞与 LESCs 共培养研究中证明，VEGF 可通过 VEGFR1 途径上调 HGF 在 LESCs 中的表达，进而促进肝细胞的增殖[37]。另有研究表明，肝脏损伤后，LSECs 与其他内皮细胞一样，表达非常少的 HGF。相反，LSECs 的骨髓源祖细胞（bone marrow progenitor cells of LSECs，BMSPCs），被募集到肝脏，其富含 HGF[38]。BMSPCs 与 LSECs 的大小相同，共享表面标记，因此，体外研究可能错误地将募集的 BMSPCs 的特性归因于成熟的 LSECs。目前关于 LSECs 和肝再生的许多发现与 BMSPCs 被募集到肝脏而不是成熟 LSECs 发挥作用的假设相一致，募集到肝脏的 BMSPCs 是肝脏再生的主要驱动因素。此外，研究还发现在毒性损伤和部分肝切除术后，肝脏的 VEGF 可作用于 BMSPCs 向肝脏募集的多个步骤，包括 BMSPCs 的增殖、动员、在肝脏中的植入以及向 LSECs 分化[39]。目前仍不清楚的是，肝损伤后 LSECs 中高分泌的 HGF 是来源于 VEGF 募集了富含 HGF 的 BMSPCs，还是 VEGF 刺激了 BMSPCs 高表达 HGF，亦或两种情况都存在。

（柳 娟 王韫芳）

参 考 文 献

［1］ MICHALOPOULOS G K, DEFRANCES M C. Liver regeneration [J]. Science, 1997, 276 (5309): 60-66.

［2］ FARBER J L. Mechanisms of cell injury with hepatotoxic chemicals [M]. Philadelphia: Hahnemann University School of Medicine, 1985.

［3］ YANGER K, KNIGIN D, ZONG Y, et al. Adult hepatocytes are generated by self-duplication rather than stem cell differentiation [J]. Cell Stem Cell, 2014, 15 (3): 340-349.

［4］ ISSE K, LESNIAK A, GRAMA K, et al. Preexisting epithelial diversity in normal human livers: a tissue‐tethered cytometric analysis in portal/periportal epithelial cells [J]. Hepatology, 2013, 57 (4): 1632-1643.

［5］ TAUB R. Hepatoprotection via the IL-6/Stat3 pathway [J]. J Clin Invest, 2003, 112 (7): 978-980.

［6］ SELZNER N, SELZNER M, TIAN Y, et al. Cold ischemia decreases liver regeneration after partial liver transplantation in the rat: A TNF-α/IL-6-dependent mechanism [J]. Hepatology, 2002, 36 (4): 812-818.

［7］ KORDES C, HÄUSSINGER D. Hepatic stem cell niches [J]. J Clin Invest, 2013, 123 (5): 1874-1880.

［8］ HU M, KUROBE M, JEONG Y J, et al. Wnt/β-catenin signaling in murine hepatic transit amplifying progenitor cells [J]. Gastroenterology, 2007, 133 (5): 1579-1591.

［9］ PETERSEN B E, GOFF J P, GREENBERGER J S, et al. Hepatic oval cells express the hematopoietic stem cell marker Thy-1 in the rat [J]. Hepatology, 1998, 27 (2): 433-445.

［10］ PREISEGGER K H, FACTOR V M, FUCHSBICHLER A, et al. Atypical ductular proliferation and its inhibition by transforming growth factor beta1 in the 3, 5-diethoxycarbonyl-1, 4-dihydrocollidine mouse model for chronic alcoholic liver disease [J]. Lab Invest, 1999, 79 (2): 103-109.

［11］ AKHURST B, CROAGER E J, FARLEY-ROCHE C A, et al. A modified choline-deficient, ethionine-supplemented diet protocol effectively induces oval cells in mouse liver [J]. Hepatology, 2001, 34 (3): 519-522.

［12］ MIYAJIMA A, TANAKA M, ITOH T. Stem/progenitor cells in liver development, homeostasis, regeneration, and reprogramming [J]. Cell Stem Cell, 2014, 14 (5): 561-574.

［13］ HUCH M, DORRELL C, BOJ S F, et al. In vitro expansion of single Lgr5$^+$ liver stem cells induced by Wnt-driven regeneration [J]. Nature, 2013, 494 (7436): 247-250.

［14］ LANZONI G, CARDINALE V, CARPINO G. The hepatic, biliary, and pancreatic network of stem/progenitor cell niches in humans: a new reference frame for disease and regeneration [J]. Hepatology, 2016, 64 (1): 277-286.

［15］ CARDINALE V, WANG Y, CARPINO G, et al. The biliary tree—a reservoir of multipotent stem cells [J]. Nat Rev Gastroenterol Hepatol, 2012, 9 (4): 231-240.

［16］ CARDINALE V, WANG Y, CARPINO G, et al. Multipotent stem/progenitor cells in human biliary tree give rise to hepatocytes, cholangiocytes, and pancreatic islets [J]. Hepatology, 2011, 54 (6): 2159-2172.

［17］ LEMAIGRE F P. Determining the fate of hepatic cells by lineage tracing: facts and pitfalls [J]. Hepatology, 2015, 61 (6): 2100-2103.

［18］ SHIN S, UPADHYAY N, GREENBAUM L E, et al. Ablation of Foxl1-Cre-labeled hepatic progenitor cells and their descendants impairs recovery of mice from liver injury [J]. Gastroenterology, 2015, 148 (1): 192-202.

［19］ LU W Y, BIRD T G, BOULTER L, et al. Hepatic progenitor cells of biliary origin with liver repopulation capacity [J]. Nat Cell Biol, 2015, 17 (8): 971-983.

［20］ GODWIN J W, PINTO A R, ROSENTHAL N A. Macrophages are required for adult salamander limb regeneration [J]. Proc Natl Acad Sci, 2013, 110 (23): 9415-9420.

［21］ BILZER M, ROGGEL F, GERBES A L. Role of Kupffer cells in host defense and liver disease [J]. Liver Int, 2006, 26 (10): 1175-1186.

［22］ SELZNER N, SELZNER M, ODERMATT B, et al. ICAM-1 triggers liver regeneration through leukocyte recruitment and Kupffer cell-dependent release of TNF-α/IL-6 in mice [J]. Gastroenterology, 2003, 124 (3): 692-700.

［23］ STREY C W, MARKIEWSKI M, MASTELLOS D, et al. The proinflammatory mediators C3a and C5a are essential for liver regeneration [J]. J Exp Med, 2003, 198 (6): 913-923.

[24] VIEBAHN C S, BENSELER V, HOLZ L E, et al. Invading macrophages play a major role in the liver progenitor cell response to chronic liver injury [J]. J Hepatol, 2010, 53 (3): 500-507.

[25] LEICESTER K L, OLYNYK J K, BRUNT E M, et al. Differential findings for CD14‑positive hepatic monocytes/macrophages in primary biliary cirrhosis, chronic hepatitis C and nonalcoholic steatohepatitis [J]. Liver Int, 2006, 26 (5): 559-565.

[26] ZIMMERMANN H W, SEIDLER S, NATTERMANN J, et al. Functional contribution of elevated circulating and hepatic non-classical CD14$^+$ CD16$^+$ monocytes to inflammation and human liver fibrosis [J]. PloS One, 2010, 5 (6): e11049.

[27] ELSEGOOD C L, CHAN C W, DEGLI‑ESPOSTI M A, et al. Kupffer cell-monocyte communication is essential for initiating murine liver progenitor cell-mediated liver regeneration [J]. Hepatology, 2015, 62 (4): 1272-1284.

[28] ROSKAMS T. Relationships among stellate cell activation, progenitor cells, and hepatic regeneration [J]. Clin Liver Dis, 2008, 12 (4): 853-860.

[29] SHEN K, CHANG W, GAO X, et al. Depletion of activated hepatic stellate cell correlates with severe liver damage and abnormal liver regeneration in acetaminophen-induced liver injury [J]. Acta Biochim Biophys Sin, 2011, 43 (4): 307-315.

[30] PINTILIE D G, SHUPE T D, OH S H, et al. Hepatic stellate cells' involvement in progenitor-mediated liver regeneration [J]. Lab Invest, 2010, 90 (8): 1199-1208.

[31] FRIEDMAN S L. Hepatic stellate cells: protean, multifunctional, and enigmatic cells of the liver [J]. Physiol Rev, 2008, 88 (1): 125-172.

[32] CHEN L, ZHANG W, ZHOU Q D, et al. HSCs play a distinct role in different phases of oval cell-mediated liver regeneration [J]. Cell Biochem Funct, 2012, 30 (7): 588-596.

[33] PASSINO M A, ADAMS R A, SIKORSKI S L, et al. Regulation of hepatic stellate cell differentiation by the neurotrophin receptor p75NTR [J]. Science, 2007, 315 (5820): 1853-1856.

[34] KARKAMPOUNA S, TEN DIJKE P, DOOLEY S, et al. TGFβ signaling in liver regeneration [J]. Curr Pharm Des, 2012, 18 (27): 4103-4113.

[35] YIN C, EVASON K J, ASAHINA K, et al. Hepatic stellate cells in liver development, regeneration, and cancer [J]. J Clin Invest, 2013, 123 (5): 1902-1910.

[36] MAHER J J. Cell-specific expression of hepatocyte growth factor in liver. Upregulation in sinusoidal endothelial cells after carbon tetrachloride [J]. J Clin Invest, 1993, 91 (5): 2244-2252.

[37] LECOUTER J, MORITZ D R, LI B, et al. Angiogenesis-independent endothelial protection of liver: role of VEGFR-1 [J]. Science, 2003, 299 (5608): 890-893.

[38] WANG L, WANG X, XIE G, et al. Liver sinusoidal endothelial cell progenitor cells promote liver regeneration in rats [J]. J Clin Invest, 2012, 122 (4): 1567-1573.

[39] WANG L, WANG X, WANG L, et al. Hepatic vascular endothelial growth factor regulates recruitment of rat liver sinusoidal endothelial cell progenitor cells [J]. Gastroenterology, 2012, 143 (6): 1555-1563.

第2节　肝脏再生的体内规律

肝脏的再生过程离不开精确而复杂的细胞和分子调控机制。在临床上，肝脏的再生分为两种，一种是正常肝脏的再生，例如，当亲属将一部分健康肝脏捐献给肝病患者，即活体肝移植，这种情况下，健康捐赠者的肝脏再生即是健康肝部分切除后的正常肝执行再生过程；然而，临床情况是复杂的，多数情况是异常的、受损的肝脏执行再生过程，这种情况下，肝脏再生的情况是非常不同的。

一、肝部分切除后的肝再生过程

如图8-2-1所示，可将肝部分切除后的肝再生过程分为三个阶段：起始阶段，增殖阶段和终止阶段[1]。在整个肝脏启动再生程序之前，通常认为还存在启动信号，起源于机体感受到肝脏损伤这一反应。这种启动信号一般包括 LSECs 感受到血流压力变化以及损伤带来的免疫应答反应，随后激活启动肝脏再生的过程。

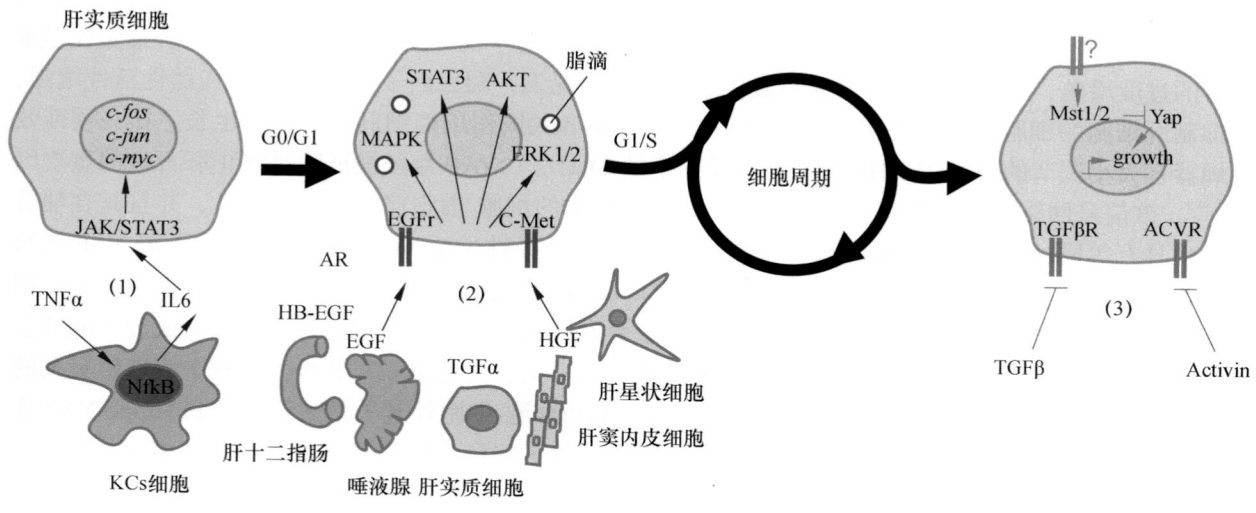

图 8-2-1　肝部分切除后，再生过程的三个阶段
（改自：GILGENKRANTZ H，COLLIN DE L'HORTET A. Clin Res Hepatol Gastroenterol，2011，35：623.）

（一）起始阶段

肝脏中的 KCs 分泌 TNF-α 激活 NF-κB，诱导更多的 KCs 分泌 IL-6 等信号分子。IL-6 等分子活化了肝细胞的信号传导，激活 JAK/STAT3 信号通路，STAT3 调控的众多下游基因表达上升，肝细胞由此从 G0 期进入 G1 期，启动细胞有丝分裂和组织再生过程[2-3]。

（二）增殖阶段

增殖阶段机体对残余肝脏施加的代谢需求增加。在这个阶段，除了其他代谢方面的变化之外，出现短暂性的低血糖，诱导全身性脂肪分解，在肝细胞中脂滴积聚，为细胞增殖提供能量[4]。由肝窦内皮细胞分泌的 Wnt2 及 HGF 等信号分子，激活肝细胞表面两种主要的生长因子受体即 EGFR 和 c-Met，刺激肝细胞通过细胞周期，进行增殖。EGFR 和 c-Met 具有独特并且可能重叠的功能。EGFR 下调会导致肝细胞增殖延迟和减少，可能的原因是导致肝细胞 G1 期向 S 期进展受阻[5]。肝细胞中 c-Met 信号传导的丧失也会降低肝再生能力，可能是通过持续的细胞外信号调节激酶 ERK1/2 激活来调节 G2/M 期的进展[6]。EGFR 和 c-Met 都将募集 ECM 蛋白并激活多个细胞内的信号网络，其中 MAPK、STAT3、PIi3K/Akt 和 ERK1/2 对于肝再生是最重要的。肝部分切除后，肝细胞中会特异性降低 SOCS3（STAT3 的负调节分子），激活 ERK1/2 途径后，诱导 DNA 复制增强[7]。但是，肝脏特异性 STAT3-KO 并不影响肝脏的再生，这可能是因为控制肝细胞大小的 Akt/mTOR 通路会被代偿性激活[8]。研究显示，在肝部分切除后给予雷帕霉素（mTOR 的抑制剂），会抑制 DNA 复制，但实际上 PI3K/PDK1/Akt 通路的激活是参与促进肝细胞增大而不是促进肝细胞增殖[9-10]，因此进一步研究 PDK1/mTOR 途径下游的每种蛋白质的作用有助于理解肝细胞增殖和肝细胞生长之间的平衡关系。此外，肝窦内皮细胞作为除肝细胞外十分重要的一类细胞，在启动和维持肝再生中均起到了十分重要的作用，RBP-J Notch 信号转导调节因子的条件性缺失，会导致肝部分切除后肝血窦的异常排列，肝窦内皮细胞与肝细胞增殖受损，肝细胞凋亡增加[10]。因此在使用细胞治疗诱导肝再生的治疗方法中，要考虑内皮细胞对整个再生过程的影响。

（三）终止阶段

肝脏通过代偿性再生恢复原有功能后，再生过程将终止。终止肝脏再生的信号通路研究相对较少，已有的报道表明 TGF-β 家族成员会参与这个步骤。然而，缺乏 TGF-β 受体 Ⅱ 的小鼠中，肝细胞仅呈现短暂的过度增殖，并且不会导致肝脏过度生长。这种情况下，凋亡因子 Activin A 的代偿性活性增强，可抑制肝细胞的细胞分裂，表明 Activin A 可能与 TGF-β 共同作用抑制肝脏的继续生长。在一项涉及果蝇器官大小调节的研究中，Hippo（哺乳动物中的 Mst1/2）/YAP 途径被证明是终止肝再生的重要因素[11]。该信号网络包括一系列激酶，可用于调控果蝇中的细胞-细胞接触和细胞极性，并且其在哺乳动物中具有等同的保守直系同源基因。当在小鼠肝脏中选择性失活 Mst1/2 时，会诱导下游 YAP 激酶的活化，使得肝细胞进入细胞周期，并因此导致肝脏过度生长[12-13]。因此，Mst1/2 被认为对于控制再生肝脏大小十分重要。另外，肝脏特异性失活整合素连接激酶（一种细胞外基质黏附成分）同样会导致肝脏再生的终止缺陷，导致肝脏体积明显增大。这一类的突变小鼠在肝再生过程中表现出更高的 YAP 表达，这表明整合素可以通过调节细胞-细胞接触和细胞-细胞外基质黏附调节控制 Hippo/YAP 途径，参与到终止肝再生的过程中[14]。Wnt/β-catenin-Hippo 的级联反应和 EGFR 途径之间相互关联有可能成为未来研究的主题。

二、肝脏疾病中的肝再生过程

（一）严重急性肝损伤和暴发性肝功能衰竭

引发严重急性肝损伤和暴发性肝功能衰竭的常见原因包括甲型肝炎病毒、乙型肝炎病毒和戊型肝炎病毒等病毒感染，对乙酰氨基酚等肝毒性药物和自身免疫性肝病等[15]。急性损伤情况下，出现肝细胞凋亡和坏死。中度肝损伤后，肝细胞成比例增殖，直至达到稳态。然而，随着损伤的加剧，剩余的肝脏将无法充分实现再生[1]。布尚（Bhushan）等[16]在小鼠中使用不同剂量的对乙酰氨基酚诱导肝脏损伤发现，较高剂量（600mg/kg）处理后，肝脏的非坏死部分呈现较差的肝脏再生。在小鼠对乙酰氨基酚急性肝损伤模型中，发现 β-catenin 信号激活受到抑制，阻止了肝脏的正常再生过程。同样的现象在对乙酰氨基酚药物诱导的肝损伤患者中发现，因此 β-catenin 信号的激活可能可以作为急性肝损伤患者的治疗策略[17]。另外，在急性肝损伤的情况下，先天免疫系统对协调和刺激再生以及维持免疫力至关重要，特别是巨噬细胞对坏死组织的吞噬作用和肝再生的刺激尤为重要[18]。在对乙酰氨基酚诱导小鼠肝损伤后，巨噬细胞迅速募集到肝坏死区域，在巨噬细胞集落刺激因子 CSF1 缺陷的小鼠中，肝脏再生会减缓，添加外源性的 CSF1 则可以相对扭转这种现象[18-19]。

（二）脂肪肝

鉴于全球脂肪肝发病率的持续增高，脂肪肝再生是一个越来越重要的问题。在对高脂饮食诱导的脂肪肝大鼠实行肝大部切除手术后，肝脏的再生速度与体积明显减少[20]。在肝移植过程中，脂肪变性越严重，肝功能障碍的风险就越大[21-22]。移植过程中，外科医生可对脂肪变性进行评估，但是这通常是比较主观的。病理学家可以在组织活检中量化肝脏脂肪变性的程度，但是这个过程需要时间，另外样本采集也受到区域的限制。因此，采用非侵入式的成像的方法量化肝脏脂肪变性是可能的解决方式。在使用 CT 扫描评测肝脏脂肪变性与组织活检评估 109 例样本对比后发现，使用 CT 扫描能够预测临床显著的脂肪变性，敏感性为 79%，特异性为 97%，表明其潜在的应用价值[23]。已有研究表明，GADD34（也称为 PPP1R15A）被抑制是脂肪肝减缓再生过程的重要因素，并且通过基因治疗过表达 GADD34 能够增加脂肪肝小鼠的肝再生[24]。

（三）异常细胞外基质生成和肝硬化

肝星状细胞活化形成肌成纤维细胞，分泌细胞外基质导致过度沉积。肝脏中这种异常的胶原瘢痕形成已被证明可以抑制肝细胞增殖。如果肝脏损伤较轻，损伤停止之后，KCs 分泌的金属基质蛋白酶可降解这些异常的瘢痕组织[25-26]。如果肝损伤严重和瘢痕形成继续发展，最终桥接形成纤维化和出现结节。这种情况下，肝内血管发生异常，流向肝脏的血液主要从来自门静脉转为来自肝动脉，发生动脉化。去除有害物质是促进肝纤维化内源性肝脏修复的首要选择，此外有证据表明，额外增加肝内巨噬细胞也可促进肝脏内源性修复进而促进肝再生过程[27-28]。在肝硬化患者疾病进程中，通过为自然再生过程提供刺激因素，或去除有害损伤，能够一定程度上促进肝脏的再生与重塑。丹布罗西奥（D' Ambrosio）等[29]在 HCV 病毒性肝硬化患者的配对活检研究中显示，在成功治疗 HCV 感染，根除病毒后，61% 的患者出现肝硬化消退，胶原含量下降。

（柳　娟　王韫芳）

参 考 文 献

［1］ GILGENKRANTZ H, COLLIN DE L'HORTET A. New insights into liver regeneration [J]. Clin Res Hepatol Gastroenterol, 2011, 35 (10): 623-629.

［2］ LI J, CAMPBELL J S, MITCHELL C, et al. Relationships between deficits in tissue mass and transcriptional programs after partial hepatectomy in mice [J]. Am J Pathol, 2009, 175 (3): 947-957.

［3］ LATASA M U, COUTON D, CHARVET C, et al. Delayed liver regeneration in mice lacking liver serum response factor [J]. Am J Physiol Gastrointest Liver Physiol, 2007, 292 (4): G996-G1001.

［4］ GAZIT V, WEYMANN A, HARTMAN E, et al. Liver regeneration is impaired in lipodystrophic fatty liver dystrophy mice [J]. Hepatology, 2010, 52 (6): 2109-2117.

［5］ NATARAJAN A, WAGNER B, SIBILIA M. The EGF receptor is required for efficient liver regeneration [J]. Proc Natl Acad Sci, 2007, 104 (43): 17081-17086.

［6］ FACTOR V M, SEO D, ISHIKAWA T, et al. Loss of c-Met disrupts gene expression program required for G2/M progression during liver regeneration in mice [J]. PloS One, 2010, 5 (9): e12739.

［7］ RIEHLE K J, CAMPBELL J S, MCMAHAN R S, et al. Regulation of liver regeneration and hepatocarcinogenesis by suppressor of cytokine signaling 3 [J]. J Exp Med, 2008, 205 (1): 91-103.

［8］ HAGA S, OGAWA W, INOUE H, et al. Compensatory recovery of liver mass by Akt-mediated hepatocellular hypertrophy in liver-specific STAT3-deficient mice [J]. J Hepatol, 2005, 43 (5): 799-807.

［9］ GOGGIN M M, NELSEN C J, KIMBALL S R, et al. Rapamycin‐sensitive induction of eukaryotic initiation factor 4F in regenerating mouse liver [J]. Hepatology, 2004, 40 (3): 537-544.

［10］ HAGA S, OZAKI M, INOUE H, et al. The survival pathways phosphatidylinositol‐3 kinase (PI3‐K) /phosphoinositide‐dependent protein kinase 1 (PDK1) /Akt modulate liver regeneration through hepatocyte size rather than proliferation [J]. Hepatology, 2009, 49 (1): 204-214.

［11］ TORDJMANN T. Hippo signalling: liver size regulation and beyond [J]. Clin Res Hepatol Gastroenterol, 2011, 35 (5): 344-346.

［12］ ZHAO B, LI L, LEI Q, et al. The Hippo-YAP pathway in organ size control and tumorigenesis: an updated version [J]. Genes Dev, 2010, 24 (9): 862-874.

［13］ DONG J, FELDMANN G, HUANG J, et al. Elucidation of a universal size-control mechanism in Drosophila and mammals [J]. Cell, 2007, 130 (6): 1120-1133.

［14］ APTE U, GKRETSI V, BOWEN W C, et al. Enhanced liver regeneration following changes induced by hepatocyte-specific genetic ablation of integrin‐linked kinase [J]. Hepatology, 2009, 50 (3): 844-851.

［15］ BERNAL W, LEE W M, WENDON J, et al. Acute liver failure: a curable disease by 2024? [J]. J Hepatol, 2015, 62 (1):

S112-S120.

[16] BHUSHAN B, WALESKY C, MANLEY M, et al. Pro-regenerative signaling after acetaminophen-induced acute liver injury in mice identified using a novel incremental dose model [J]. Am J Pathol, 2014, 184 (11): 3013-3025.

[17] APTE U, SINGH S, ZENG G, et al. Beta-catenin activation promotes liver regeneration after acetaminophen-induced injury [J]. Am J Pathol, 2009, 175 (3): 1056-1065.

[18] HOLT M P, CHENG L, JU C. Identification and characterization of infiltrating macrophages in acetaminophen-induced liver injury [J]. J Leukoc Biol, 2008, 84 (6): 1410-1421.

[19] AMEMIYA H, KONO H, FUJII H. Liver regeneration is impaired in macrophage colony stimulating factor deficient mice after partial hepatectomy: the role of M-CSF-induced macrophages [J]. J Surg Res, 2011, 165 (1): 59-67.

[20] VETELÄINEN R, VAN VLIET A K, VAN GULIK T M. Severe steatosis increases hepatocellular injury and impairs liver regeneration in a rat model of partial hepatectomy [J]. Ann Surg, 2007, 245 (1): 44-50.

[21] VERRAN D, KUSYK T, PAINTER D, et al. Clinical experience gained from the use of 120 steatotic donor livers for orthotopic liver transplantation [J]. Liver Transpl, 2003, 9 (5): 500-505.

[22] CHU M J, DARE A J, PHILLIPS A R, et al. Donor hepatic steatosis and outcome after liver transplantation: a systematic review [J]. J Gastrointest Surg, 2015, 19 (9): 1713-1724.

[23] ROGIER J, ROULLET S, CORNÉLIS F, Et al. Noninvasive assessment of macrovasicular liver steatosis in cadaveric donors based on computed tomography liver‐to‐spleen attenuation ratio [J]. Liver Transpl, 2015, 21 (5): 690-695.

[24] INABA Y, FURUTANI T, KIMURA K, et al. Growth arrest and DNA damage‐inducible 34 regulates liver regeneration in hepatic steatosis in mice [J]. Hepatology, 2015, 61 (4): 1343-1356.

[25] DUFFIELD J S, FORBES S J, CONSTANDINOU C M, et al. Selective depletion of macrophages reveals distinct, opposing roles during liver injury and repair [J]. J Clin Invest, 2005, 115 (1): 56-65.

[26] PELLICORO A, AUCOTT R L, RAMACHANDRAN P, et al. Elastin accumulation is regulated at the level of degradation by macrophage metalloelastase (MMP-12) during experimental liver fibrosis [J]. Hepatology, 2012, 55 (6): 1965-1975.

[27] BIRD T G, LU W Y, BOULTER L, et al. Bone marrow injection stimulates hepatic ductular reactions in the absence of injury via macrophage-mediated TWEAK signaling [J]. Proc Natl Acad Sci, 2013, 110 (16): 6542-6547.

[28] THOMAS J A, POPE C, WOJTACHA D, et al. Macrophage therapy for murine liver fibrosis recruits host effector cells improving fibrosis, regeneration, and function [J]. Hepatology, 2011, 53 (6): 2003-2015.

[29] D'AMBROSIO R, AGHEMO A, RUMI M G, et al. A morphometric and immunohistochemical study to assess the benefit of a sustained virological response in hepatitis C virus patients with cirrhosis [J]. Hepatology, 2012, 56 (2): 532-543.

第 3 节　肝脏再生研究的动物模型

在肝脏再生传统的研究过程中，常用到大鼠和小鼠模型。但是新的模型，如斑马鱼模型，也越来越多地出现在肝再生的研究工作中。许多重要研究都需要基于这些动物模型开展[1]（图 8-3-1）。

一、大鼠模型

大鼠部分肝切除模型是肝脏再生的经典模型。1931 年希金斯（Higgins）[2] 报道，去除大鼠肝脏的两个前叶（中叶和左侧叶）相当于肝脏大小减少了 70%。这种标准化的手术具有良好的耐受性，可以产生可靠的结果。在 70% 或 2/3 部分肝切除术后，剩余的肝脏经历一系列快速的变化，肝脏再生的峰值在切除术后约 24 小时发生，可通过处于 DNA 合成期中的肝细胞数量来测量。在肝切除术后 7～10 天，大鼠可通过残余叶的增生重新生长出正常大小的肝脏（93%），并且术后 20 天，完全恢复其起始体积[3]。这种简单且可重复的实验程序使得对正常肝脏再生的许多重要研究成为可能。在这种健康肝脏再生过程中，肝脏的非实质细胞以协调的方式参与肝脏再生。在罗尔滕（Moolten）和布赫（Bucher）[4] 报道的经

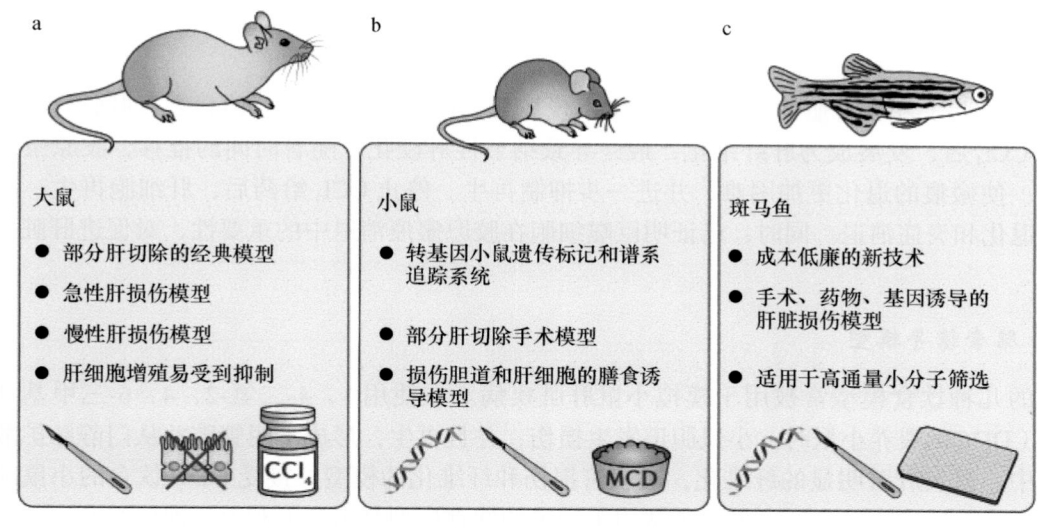

图 8-3-1　用于肝脏再生研究的动物模型
（改自：FORBES SJ，NEWSOME PN. Nat Rev Gastroenterol Hepatol, 2016，13：473.）

典的并生（parabiosis）动物实验中，在进行了部分肝切除的大鼠和正常的非肝切除大鼠之间建立了颈动脉-颈静脉交叉循环。这个过程诱导了正常大鼠中正常肝脏的再生，提示从肝切除大鼠循环到正常大鼠诱导了再生反应，循环血液中的多种因子刺激和协调肝脏再生。已发现 IL-6、TNF、HGF、EGF 和甲状腺素都是调控肝脏再生的体液因子。

在大鼠中切除的肝脏体积可以增加到 90%，有效地模拟临床的小肝综合征。在 90% 肝切除模型和临床情况下，机体机能受损，可能发生肝衰竭导致死亡。这种肝脏再生失败的机制可能是多重的，其中一个重要因素是肝脏血窦中的血管剪切应力增加，导致门静脉周围内皮损伤和肝脏实质炎症[5-6]。研究者利用大鼠 90% 肝切除术模型，研究了多种策略用以增加肝再生，改善该手术后的存活率。董家鸿团队[7]的研究显示，90% 而非 70% 的肝切除增加了门静脉和全身内毒素水平。之后，采用庆大霉素进行治疗，结果显示细菌脂多糖水平降低，肝脏再生增强，90% 肝切除术后的生存率从 24% 提高到 56%。另一种潜在的临床相关治疗方式是使用奥曲肽。奥曲肽是一种内脏血管收缩剂。大鼠 90% 肝切除模型显示奥曲肽可使死亡率从 63% 降至 33%[8]。有趣的是，尽管奥曲肽可以降低死亡率，但它实际上减少了早期肝细胞增殖。然而，奥曲肽可降低肝细胞损伤和坏死的水平，并改变了肝内甲硫氨酸循环反应，导致甲硫氨酸和 5′-甲硫腺苷的增加，这对于肝脏保护是具有重要作用的。当在大鼠 90% 肝切除术模型中单独施用 5′-甲硫腺苷，可改善存活率。二宫（Ninomiya）等[9]提出假设，残余小肝的快速再生反应是造成预后不良的原因。通过施用 NS-398（ERK1/2 抑制剂）或 PD98059（选择性 MEK 抑制剂）延迟再生反应，与载体治疗组相比，NS-398 或 PD98059 治疗可使术后 7 天存活率从 10% 提高到 70%，并且肝小叶的空间完整性得到更好的保留。

二、小鼠模型

小鼠已被广泛用作研究肝脏再生的模型，多种转基因的小鼠模型能够帮助研究者理解控制或调节肝脏再生的各种基因的作用[10]。转基因小鼠可以具有永久性过表达或突变基因的表达，改进的方法可以使得特定的基因在设定的时间从肝脏中的特定细胞类型有条件地缺失。肝部分切除术后，小鼠反应与大鼠类似，但是再生峰值会稍晚发生，大致在术后 48 小时[11]。更多的，小鼠已被用于模拟在慢性肝损伤的情况下的肝再生，主要包括慢性四氯化碳（CCl_4）模型和膳食诱导模型。

（一）四氯化碳模型

给予 CCl_4 后，小鼠肝脏的中央静脉周围出现坏死，在 24 小时达到峰值，之后肝脏开始再生。在反复给药 CCl_4 后，发展成为肝纤维化，最终导致结节性肝硬化。随着时间的推移，胶原瘢痕变得越来越交联，使瘢痕的退化更加困难，并进一步抑制再生。停止 CCl_4 给药后，肝细胞再生，同时伴随结合瘢痕退化和炎症消退。同时，已证明巨噬细胞在胶原瘢痕消退中的重要性，对促进肝脏再生至关重要[12-14]。

（二）膳食诱导模型

小鼠的几种饮食模型常被用于模拟小鼠肝脏疾病。在使用 1，4-二氢-2，4，6-三甲基-吡啶 -3，5-二羧酸（DDC）喂养小鼠时，小鼠胆道发生损伤，并且再生，形成不明管腔并从门静脉扩散到小鼠的肝小叶中，诱发肝脏明显的纤维化，是胆管损伤和纤维化的模型。接受 DDC 饮食的小鼠部分肝切除术后，肝再生反应明显降低。另一种常用于小鼠的饮食模型是由澳大利亚一课题组开发的改良的胆碱缺乏型乙硫氨酸饮食，其诱导肝细胞损伤，发生脂肪变性，并引发继发性导管反应。导管反应是否包含能够再生肝细胞和胆管细胞的双潜能肝祖细胞是一个有争议的领域。在小鼠模型中，在没有明显的肝细胞衰老的情况下，肝细胞自我复制似乎可提供几乎所有肝细胞再生，而肝祖细胞很少或没有贡献。然而，在严重肝损伤和肝细胞复制失败的情况下，肝祖细胞可能具有促进肝细胞再生能力[15]。这一部分仍然是研究的热点，需要开发出可复制人体肝脏疾病的动物模型。

三、斑马鱼模型

斑马鱼已被开发用于模拟许多疾病并为病理生理过程的研究提供了平台。它们的小尺寸和光学半透明性带来了低成本和可通过显微镜快速分析的优势。迄今为止，小鼠和大鼠中观察到的许多生物过程和信号通路在斑马鱼中都得到了体现[16]。斑马鱼可以通过多种方式激发肝脏再生，包括部分肝切除术、药物诱导肝损伤和硝基还原酶介导的肝细胞消融[17]。斑马鱼的肝脏具有三叶结构，可通过去除一个叶建立 1/3 的部分肝切除模型[18]。斑马鱼表现出更强的细胞可塑性，使用肝细胞消融和谱系追踪技术发现，胆管细胞在大规模肝细胞丢失后可以直接转化为肝细胞[19-20]。在乙醇诱导的肝纤维化模型中，发现 Wnt 和 Notch 在指导肝祖细胞参与肝再生方面具有相反的作用[21]。低水平的 Notch 刺激激活肝祖细胞增殖和肝细胞分化，高水平的 Notch 则抑制该途径。Wnt 配体通过 Notch53 的蛋白质抑制剂 Numb 抑制 Notch 信号传导。相同的现象也见于小鼠模型中。斑马鱼是所谓的前向遗传学的理想模型，它们体积小，并且能够暴露于化合物中，进行高通量的筛选，特别是筛选化合物和药物对肝脏再生的影响。但是，研究者仍应谨慎使用，并需要更多的证据证明斑马鱼所表现的信号通路的变化可以代表哺乳动物的真实变化。

四、动物模型与临床研究的差异

动物模型虽然提供了大量的信息，但是在动物模型中对肝脏再生理解与对人类临床情况的实施治疗仍然存在差距。理想情况下，通过对肝脏再生的理解开发新的技术增强肝脏再生，使用动物体内模型进行观察为人类研究提供信息，人类研究的反馈用以改进动物模型。通过使用现代细胞和分子生物学技术，结合转基因小鼠和斑马鱼模型，为肝再生的信号传导和分子机制提供了大量信息。另一方面，肝脏再生的临床研究主要包括收集具有异质性肝脏损伤情况的患者信息[22]。这方面的研究通常围绕器官成像和血清分析展开，这也意味着临床研究通常不太能够为动物研究提供分子机制方面的指导。

迄今为止，信号机制仍然很少转化为临床试验研究，对临床实践的影响也较小。患者肝再生过程中的无创测量技术仍然是临床研究的重要方面。功能性成像技术、患者血液蛋白质组学等新型技术是未来研究的重要方向。小鼠的研究结果已显示在肝切除术和肝再生过程中血浆中呈现与代谢密切相关的独特蛋白质组学特征[23]。另一种非侵入性分析方法是 ^{13}C-呼气试验，可用于测量肝线粒体、微粒体和细胞功能[24]。^{13}C-苯丙氨酸呼气试验已用于 70% 肝切除术的大鼠模型中，并且在手术后 24 小时，可显示出经历 70% 肝切除术和假手术对照的大鼠之间的明显差异，表明其具有潜在的临床应用价值[25]。这些新兴技术均可能有助于在动物模型和人体研究之间建立其强有力的联系，并进一步完善当前的动物模型。

肝脏再生涉及多种细胞增殖，是由多条通路、多种因素共同参与的一种复杂而又精确的调控过程。各种细胞及其因子与细胞外基质、代谢及免疫相关因子之间相互作用，其调控机制复杂且尚未完全清楚。各种实验动物模型的建立促进了肝脏再生机制的研究，为临床肝脏外科手术的开展和肝脏疾病的治疗提供了理论指导。但是，目前对患者中已经病变的肝脏（如肝硬化、遗传性肝脏缺陷等）的肝再生研究较少，应加大这类模型的研究力度。为深入研究肝再生的机制，有必要对毒素诱导的肝再生和外科手术诱导的肝再生进行比较研究，以提高现有肝再生模型的临床应用价值，以便更好地将研究成果用于肝脏疾病的治疗。对于肝脏再生的深入研究，可为寻找肝损伤时促进肝再生的治疗策略提供重要的理论依据，指导临床早期干预，促进肝脏再生和肝功能恢复。

（柳　娟　王韫芳）

参 考 文 献

［1］ FORBES S J, NEWSOME PN. Liver regeneration—mechanisms and models to clinical application [J]. Nat Rev Gastroenterol Hepatol, 2016, 13 (8): 473-485.

［2］ HIGGINS G M. Experimental pathology of the liver. I. Restoration of the liver of the white rat following partial surgical removal [J]. Arch pathol, 1931, 12: 186-202.

［3］ HE J, LU H, ZOU Q, et al. Regeneration of liver after extreme hepatocyte loss occurs mainly via biliary transdifferentiation in zebrafish [J]. Gastroenterology, 2014, 146 (3): 789-800.

［4］ MOOLTEN F L, BUCHER N L. Regeneration of rat liver: transfer of humoral agent by cross circulation [J]. Science, 1967, 158 (3798): 272-274.

［5］ MARTINS P N, THERUVATH T P, NEUHAUS P. Rodent models of partial hepatectomies [J]. Liver Int, 2008, 28 (1): 3-11.

［6］ DEMETRIS A J, KELLY D M, EGHTESAD B, et al. Pathophysiologic observations and histopathologic recognition of the portal hyperperfusion or small-for-size syndrome [J]. Am J Surg Pathol, 2006, 30 (8): 986-993.

［7］ REN W, WANG X, ZHANG A, et al. Selective bowel decontamination improves the survival of 90% hepatectomy in rats [J]. J Surg Res, 2015, 195 (2): 454-464.

［8］ DU Z, ZHOU Y, LU X, et al. Octreotide prevents liver failure through upregulating 5′-methylthioadenosine in extended hepatectomized rats [J]. Liver Int, 2016, 36 (2): 212-222.

［9］ NINOMIYA M, SHIRABE K, TERASHI T, et al. Deceleration of regenerative response improves the outcome of rat with massive hepatectomy [J]. Am J Transplant, 2010, 10 (7): 1580-1587.

［10］ BOCKAMP E, SPRENGEL R, ESHKIND L, et al. Conditional transgenic mouse models: from the basics to genome-wide sets of knockouts and current studies of tissue regeneration [J]. Regen Med, 2008, 3 (2): 217-235.

［11］ NIKFARJAM M, MALCONTENTI-WILSON C, FANARTZIS M, et al. A model of partial hepatectomy in mice [J]. J Invest Surg, 2004, 17 (5): 291-294.

［12］ IREDALE J P. Models of liver fibrosis: exploring the dynamic nature of inflammation and repair in a solid organ [J]. J Clin Invest, 2007, 117 (3): 539-548.

［13］ KALLIS Y N, ROBSON A J, FALLOWFIELD J A, et al. Remodelling of extracellular matrix is a requirement for the hepatic progenitor cell response [J]. Gut, 2011, 60 (4): 525-533.

[14] RAMACHANDRAN P, PELLICORO A, VERNON M A, et al. Differential Ly-6C expression identifies the recruited macrophage phenotype, which orchestrates the regression of murine liver fibrosis [J]. Proc Natl Acad Sci, 2012, 109 (46): E3186-E3195.

[15] JÖRS S, JELIAZKOVA P, RINGELHAN M, et al. Lineage fate of ductular reactions in liver injury and carcinogenesis [J]. J Clin Invest, 2015, 125 (6): 2445-2457.

[16] COX A G, GOESSLING W. The lure of zebrafish in liver research: regulation of hepatic growth in development and regeneration [J]. Curr Opin Genet Dev, 2015, 32: 153-161.

[17] CURADO S, STAINIER D Y, ANDERSON R M. Nitroreductase-mediated cell/tissue ablation in zebrafish: a spatially and temporally controlled ablation method with applications in developmental and regeneration studies [J]. Nat Protoc, 2008, 3 (6): 948-954.

[18] SADLER K C, KRAHN K N, GAUR N A, et al. Liver growth in the embryo and during liver regeneration in zebrafish requires the cell cycle regulator, uhrf1 [J]. Proc Natl Acad Sci, 2007, 104 (5): 1570-1575.

[19] CHOI T Y, NINOV N, STAINIER D Y, et al. Extensive conversion of hepatic biliary epithelial cells to hepatocytes after near total loss of hepatocytes in zebrafish [J]. Gastroenterology, 2014, 146 (3): 776-788.

[20] VERFAILLIE C M. Biliary cells to the rescue of Prometheus [J]. Gastroenterology, 2014, 146 (3): 611-614.

[21] HUANG M, CHANG A, CHOI M, et al. Antagonistic interaction between Wnt and Notch activity modulates the regenerative capacity of a zebrafish fibrotic liver model [J]. Hepatology, 2014, 60 (5): 1753-1766.

[22] KELE P G, DE BOER M, VAN DER JAGT E J, et al. Early hepatic regeneration index and completeness of regeneration at 6 months after partial hepatectomy [J]. Br J Surg, 2012, 99 (8): 1113-1119.

[23] KUMAR S, ZOU Y, BAO Q, et al. Proteomic analysis of immediate-early response plasma proteins after 70% and 90% partial hepatectomy [J]. Hepatol Res, 2013, 43 (8): 876-889.

[24] AFOLABI P, WRIGHT M, WOOTTON S A, et al. Clinical utility of C-13-liver-function breath tests for assessment of hepatic function [J]. Dig Dis Sci, 2013, 58 (1): 33-41.

[25] MIURA Y, WASHIZAWA N, URITA Y, et al. Evaluation of remnant liver function using ^{13}C-breath tests in a rat model of 70% partial hepatectomy [J]. Hepato-Gastroenterology, 2012, 59 (114): 311-316.

肝脏免疫　第9章

肝脏是人体内最大的实体器官，具有许多独特的免疫学特性，包括免疫耐受的诱导、强大的固有免疫和相对弱的适应性免疫应答等。虽然传统意义上肝脏的主要功能并不包括免疫，而是主要参与代谢、能量贮存和解毒作用等，但是肝脏确实执行了很多实质性免疫学任务。例如，肝脏负责体内80%～90%的固有免疫蛋白的产生，肝脏含有大量各种常驻免疫细胞群和非造血细胞群。因此，目前学术界提出肝脏是一个"固有免疫器官"，或"免疫器官"和"淋巴器官"[1]。本章里，我们先后介绍肝脏的基本免疫学构成、肝脏局部抗原呈递和免疫应答、肝脏免疫耐受及其机制、肝移植与免疫耐受，最后概括论述肝病中各种免疫失调和针对免疫失调靶向治疗肝病的原理和策略。这些肝脏免疫学基础知识对肝胆疾病诊治和相关机制研究有重要参考价值。

第1节　肝脏免疫学结构

肝脏在血液循环中拥有独特的地位。它通过门静脉接收几乎整个胃肠道回流的静脉血，通过肝动脉接收全身循环来的血液。每日有超过 2000L 的血液流经肝脏，外周血白细胞平均每日经过肝脏超过300 次。这些简单的事实清楚地表明，肝脏是血液循环中抗原和白细胞的一个会合点。

门静脉的低压入肝血液中富含膳食成分、环境抗原以及肠道微生物群产生的活性分子。肝脏必须对这些免疫原性物质耐受，但同时要对病原体感染和肿瘤细胞提供免疫监视。进入肝脏后，来自肠道的静脉血与来自肝动脉的富氧血混合，通过肝窦进入中央静脉。肝窦由特化的肝窦内皮细胞（liver sinusoidal endothelial cells，LSECs）内衬与肝细胞板形成。LSECs 富含大量小窗孔，使血液成分能通过 LSECs 层进入下层肝细胞。肝脏及肝血窦的细胞构成分别见表 9-1-1 和图 9-1-1。

表 9-1-1　肝脏的细胞构成

肝脏细胞	占肝体积（%）[a]	占肝脏细胞组分（%）
肝细胞	78	60
肝窦内皮细胞	2.8	19
库普弗细胞	2.1	15
星状细胞	1.4	5～8
肝脏相关淋巴细胞	未检测	未检测
树突状细胞	未检测	未检测

a. 血窦腔 10.6%，狄氏间隙 4.9%。

肝脏这种组织结构允许血液来源的分子快速交换进入肝细胞，同时促进免疫原性分子的去除和降解（如细菌内毒素）。肝细胞和肝脏常驻巨噬细胞（Kupffer 细胞，KCs）表达的模式识别受体（pattern-recognition receptor，PRR）与病原相关分子模式（pathogen associated molecular patterns，PAMPs）和损伤相关分子模式（damage associated molecular patterns，DAMPs）结合，这些分子

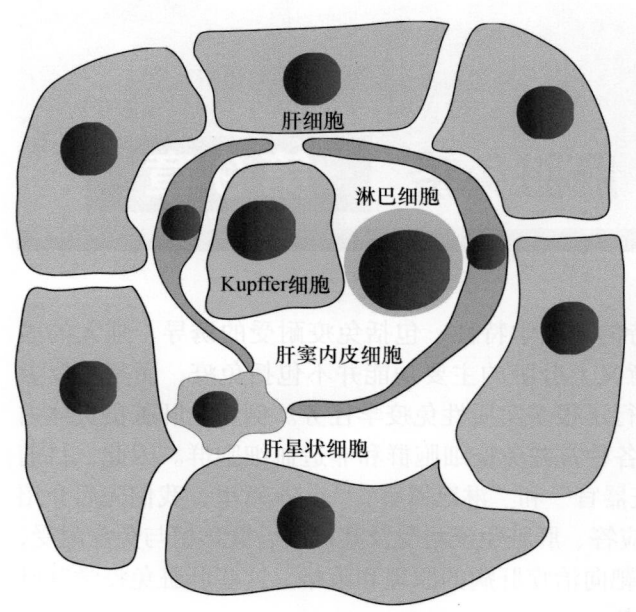

图 9-1-1　肝血窦细胞群及其与肝细胞的位置关系

肝窦腔中有 Kupffer 细胞、肝脏相关淋巴细胞、树突状细胞和循环的淋巴细胞。肝血窦内皮细胞分隔肝窦腔和肝细胞。

大量存在于门静脉血中。结合后的 PAMPs 和 DAMPs 被肝细胞和 KCs 吞噬，随后降解，但不会产生通常伴随 PRR 信号而生成的炎症介质。这种对来自肠道血液的解毒作用能有效保护身体其他部分免受过度免疫激活的影响，从而形成肝脏内独特的免疫微环境。

肝脏中低血流压力、富含窗孔的内皮细胞和基底膜缺失等特点，便于肝脏常驻免疫细胞和肝细胞之间的密切接触。肝脏常驻免疫细胞包括专职抗原呈递细胞（antigen-presenting cell，APC）、髓系细胞以及固有和适应性淋巴细胞。这些免疫细胞定位于肝窦和内皮下间隙（the space of Disse，狄氏间隙），此处淋巴开始汇集并流入沿门静脉束排列的淋巴管。虽然有些肝脏免疫细胞如 KCs 的分布和功能已经比较清楚，但是肝内常驻免疫细胞的全貌至今仍不清晰，有待进一步研究。成人肝脏中，这些定居其内的免疫细胞群在调节炎症和维持器官稳态中发挥关键作用[2]。

一、肝髓系免疫细胞

（1）巨噬细胞：是微生物分子的主要检测者和机体炎症介质主要产生者。KCs 占机体总巨噬细胞的 90%，肝非实体细胞的 1/3。KCs 表面有大量 PRRs、补体受体和 Fc 受体，KCs 通过这些受体提高吞噬能力和分泌促炎细胞因子，产生免疫应答；其在免疫调节、组织修复和肝再生中发挥关键作用，并能对细胞因子、TLR、RIG 样受体和 NOD 样受体信号进行应答。

（2）树突状细胞（dendritic cells，DCs）：包括髓样 DCs（myeloid DCs，mDCs）和浆细胞样 DCs（plasmacytoid DCs，pDCs），均存在于健康肝组织中。虽然肝 DCs 被认为是未成熟表型的细胞群，但其在特定条件下可以刺激强 T 细胞应答。例如，最近有研究显示人肝中 CD141+DCs 的一个亚群具有明显的分泌细胞因子和激活 T 细胞的作用。

（3）髓系来源抑制细胞（myeloid-derived suppressor cells，MDSCs）：也存在于健康肝脏中，在慢性肝病中扩增。MDSCs 通过产生免疫抑制分子 IL-10、TGF-β 和精氨酸酶抑制 T 细胞活化。粒细胞如中性粒细胞几乎不存在于健康肝中，而只有在感染和炎症应答时才会聚集到肝脏内。但是，中性粒细胞及其祖细胞与 MDSCs 之间共享多个表型分子，尚缺少对人肝中这些细胞特征的深入研究。

二、肝淋巴细胞

淋巴细胞主要包括 T、B 和 NK 细胞等。成人肝脏中固有淋巴细胞包括 NK、NKT、黏膜相关的恒定链 T 细胞（mucosal associated invariant T cells）和 γδ T 细胞。肝固有淋巴细胞产生许多细胞因子，影响肝内固有和适应性免疫应答[3]。肝固有淋巴细胞群在人和小鼠之间显著不同。在小鼠中，NKT 和 NK 细胞各占总肝脏淋巴细胞的 40% 和 10%，而在人体内这种比例颠倒，即 NK 细胞占优势。在人类，CD56bright NK 细胞显著富集于肝脏，占总肝 NK 细胞的 50%，而外周血中只有 10%～15%。小鼠中，恒定链 NKT 细胞优先归巢到肝脏，它们通过 LFA/ICAM 结合而黏附，从而形成高度组织定居性的免疫细胞群。

健康肝脏中也存在适应性淋巴细胞群，包括经典 MHC 限制性 $CD4^+/CD8^+$ T 细胞和 B 细胞。肝脏富集有 $CD8^+$ T 细胞、活化 T 细胞和记忆 T 细胞。肝脏中这些 T 细胞亚群的聚集与 T 细胞凋亡和清除相关，导致肝脏被描述为 T 细胞的"墓地"。B 细胞占肝总淋巴细胞的 8%。肝特异的 B 细胞亚群如固有样（innate-like）$CD5^+$ B 细胞在嗜肝病毒感染的肝脏中可以进一步扩增。

三、肝造血祖细胞

对成人来说，骨髓被公认为造血细胞的唯一来源，但现在存在这样一种假说，即肝脏一些免疫细胞是在局部发育分化的。应激条件下肝脏作为造血场所的潜能已有报道，而且造血干细胞被认为参与了鼠肝移植后嵌合体的形成。分离所得的肝造血祖细胞在致死性照射小鼠中能重建免疫细胞群。成人肝也含有祖细胞，其表达未成熟造血细胞的表面标志，体外培养能形成多谱系造血集落。这些肝髓系和淋系祖细胞可能促成了表型各异的肝常驻免疫细胞群的发育和分化。

四、具有免疫调节功能的非造血细胞

除了免疫细胞群，肝中非造血细胞在局部和全身固有免疫和炎症中也具有关键作用。LSECs、肝细胞和肝星状细胞（hepatic stellate cells，HSCs）都表达系列 PRRs。这些细胞表达的 TLRs、糖受体和清道夫受体，进一步补充和完善 KCs 检测和清除门静脉血中的 PAMPs 能力，并调节肝内非免疫细胞产生炎症介质。

LSECs 和肝细胞表达不同水平的 MHC Ⅱ 类分子，可以呈递抗原至 T 细胞。炎症条件下，LSECs 激活的 T 细胞能在缺少 CD4+ T 细胞活化的情况下，发育为功能性效应 T 细胞，从而对病原体产生免疫应答。鼠肝细胞也表达 MHC 样分子 CD1d，将脂质呈递给 NKT 细胞。健康人肝细胞中几乎检测不到 CD1d 的表达，但 HCV 感染时其表达增高[4]。

（倪　兵）

参 考 文 献

[1]　邢同京, 徐洪涛. 肝脏免疫学 [M]. 北京:科学技术文献出版社, 2010.

[2]　GERSHWIN M E, VIERLING J M, MANNS M P. 肝脏免疫学: 基础与临床 [M]. 吕凌, 译. 北京: 人民卫生出版社, 2016.

[3]　SHUAI Z, LEUNG M W, HE X, et al. Adaptive immunity in the liver [J]. Cell Mol Immunol, 2016, 13 (3): 354-368.

[4]　KNOLLE P A, WOHLLEBER D. Immunological functions of liver sinusoidal endothelial cells [J]. Cell Mol Immunol, 2016, 13 (3): 347-353.

第 2 节　肝脏局部抗原呈递

肝脏与二级或三级淋巴组织相似，其内存在能刺激初始或已活化 T 细胞免疫活性并发挥抗原呈递功能的细胞群。这些抗原呈递细胞对初始或已活化 T 细胞的呈递作用是有所区别的：第一种情况，初始 T 细胞首先感受到肝脏局部的抗原呈递细胞呈递的抗原，即免疫应答的启动阶段发生在肝脏，这时肝脏作为淋巴器官可以主动调控适应性免疫应答；第二种情况，活化的 T 细胞再次识别肝脏抗原呈递细胞所呈递的抗原，这种 T 细胞和抗原的再次相遇似乎不导致免疫功能的偏移，而是促使 T 细胞发挥效应功能，此时肝脏是免疫应答的靶器官。

一、肝细胞作为抗原呈递细胞

肝细胞为肝脏内数量最多的细胞群，具有免疫活性，能够以抗原特异性的方式刺激初始 $CD8^+T$ 细胞，并导致这些活化的淋巴细胞最终通过 Bim 介导的方式凋亡。而且，肝细胞也能以"自杀性伸入运动"的过程吞噬初始 T 细胞并最终导致 T 细胞死亡。因此，肝细胞的抗原呈递及其对活化 T 细胞命运的影响可能有助于维持肝脏的耐受性表型。需要指出的是，肝细胞不会呈递循环抗原，其呈递给 T 细胞的抗原谱仅限于肝细胞的内源性抗原。尚不清楚肝细胞的病毒性感染是否也会调节 T 细胞应答并且改变针对受感染肝细胞的抗病毒免疫[1]。

二、肝窦细胞的抗原呈递

具有抗原呈递能力的所有肝窦细胞的一个主要特征是能将可溶性的循环抗原呈递给 $CD4^+$ 和 $CD8^+$ T 细胞。肝窦细胞可以交叉呈递肝细胞来源的抗原和全身循环抗原，进而影响针对局部抗原或针对全身循环抗原的适应性免疫应答。

KCs 是肝脏内定居的异质性巨噬细胞，由骨髓细胞或尚不清楚的肝脏祖细胞分化而来。这些细胞可将抗原呈递给初始 $CD4^+$ 或 $CD8^+T$ 细胞，但这种呈递的结果是导致免疫耐受而非产生免疫应答，表明 KCs 主动参与肝脏的免疫耐受功能。但也有少量研究表明：通过 TLR 或者胞质免疫感受体介导的固有免疫活化可促使 KCs 功能成熟，进而产生免疫而非诱导耐受。辐照会引起肝脏中骨髓来源细胞群出现极度改变并产生炎症反应，进而导致在肝移植时丧失 T 细胞耐受。对 KCs 不同亚群特有的免疫功能需开展更多的研究，从而阐明它们的抗原呈递功能是否具有可塑性，即在受到某些固有免疫抗原或炎性刺激物活化时，由耐受原性转变为免疫原性[2]。

肝脏内的 DCs 也是异质性细胞群，包括 mDCs 和 pDCs，这些细胞能够耐受 TLR 和胞浆 NOD 样受体介导的刺激，保持未成熟状态，因而促进肝脏免疫耐受形成。TLR 信号通路持续受到肠道细菌降解产物刺激，可能是肝内定居 DCs 细胞功能独特的重要原因。肝脏局部微环境可以调节骨髓源性免疫细胞功能，减弱其专职抗原呈递能力。此外，LSECs 也能抑制肝脏局部的 DCs 刺激初始 T 细胞的抗原呈递作用。星状细胞能阻止初始 T 细胞活化，进一步证明肝脏作为淋巴器官，可以主动阻止抗原呈递细胞成熟和发挥功能，直接抑制免疫细胞激活局部初始 T 细胞，肝脏的这种特征在其他次级或三级淋巴组织尚未观察到。

最后，肝内的 LSECs 是作为局部定居的抗原呈递细胞发挥作用。该细胞群具有非凡的清道夫功能，通过内吞将循环中的可溶性抗原进行加工，通过 MHC Ⅰ 和 MHC Ⅱ 分子将抗原（交叉）呈递给初始 $CD8^+$ 和 $CD4^+T$ 细胞。这种抗原呈递诱导 T 细胞对后续经 TCR 转导的刺激无应答。这种免疫无反应性的分子机制是因为配体 B7H1 与受体 PD-1 之间的相互作用释放了共抑制信号。LSECs 虽然能够抵抗天然感受受体激活所致的功能成熟，但对病毒感染能够表现其免疫原性。虽然 LSECs 诱导 T 细胞对经 TCR 传递的信号表现为无反应，但并非克隆清除。这与次级淋巴器官中未成熟树突状细胞或淋巴结基质细胞刺激初始 T 细胞的表现存在根本的区别。

总之，以上结果表明，肝脏局部的抗原呈递细胞群能够刺激初始 T 细胞，从而使肝脏发挥淋巴器官的功能。在大多数情况下，这种刺激的结果是无反应性或免疫耐受，表明肝脏作为淋巴器官，相比于次级或三级淋巴组织，在将适应性免疫从耐受转变为免疫原性时，可塑性较低[3]。

（倪　兵）

参 考 文 献

［1］　ZHOU Z, XU M J, GAO B. Hepatocytes: a key cell type for innate immunity [J]. Cell Mol Immunol, 2016, 13 (3): 301-315.

［2］　JU C, TACKE F. Hepatic macrophages in homeostasis and liver diseases: from pathogenesis to novel therapeutic strategies [J]. Cell Mol Immunol, 2016, 13 (3): 316-327.

［3］　GRAKOUI A, CRISPE I N. Presentation of hepatocellular antigens [J]. Cell Mol Immunol, 2016, 13 (3): 293-300.

第 3 节　肝脏内免疫应答与免疫调节

一、肝脏内免疫应答

尽管有许多文献报道肝脏作为淋巴器官具有致耐受性的功能，但是肝脏能清除大部分的细菌和病毒感染，强烈提示它也能产生免疫反应。事实上，已经有两个发现支持这种假说：①肝脏内的抗原呈递可产生一种至今未明的保护性记忆 T 细胞群；②肝脏是已致敏 T 细胞的扩增中心。

长期以来，免疫学一直有个难题待解，针对那些可以规避或抑制固有免疫和炎症的感染，适应性的 T 细胞免疫是如何产生的？这在病毒感染时尤其显而易见，亚病毒粒子可以在感染后无炎症的情况下快速全身性播散。在没有固有免疫激活和炎症产生的情况下，未成熟的抗原呈递细胞呈递抗原可以导致 T 细胞的克隆清除。这种机制可以阻断针对组织抗原或无害抗原（如食物抗原）诱发的自身免疫反应。然而，当病原体如 HBV 逃脱固有免疫时，这种机制也可在感染早期清除病原体特异性 T 细胞。

已经发现，在非炎症状态下 LSECs 对循环抗原的交叉呈递，例如病毒抗原全身性播散时，并不会导致 T 细胞的克隆清除，而是将 T 细胞从未成熟 DCs 呈递抗原所致的交叉耐受中挽救出来。这些受刺激的 T 细胞在肝内致敏后，反而以 CCR7 依赖的方式重新定位至次级淋巴组织，这类似于中枢记忆 T 细胞。这些肝内致敏的 T 细胞具有记忆样功能，它们在 TCR、CD28 共刺激分子以及 IL-12 受体等信号作用下再活化，产生新的效应性 T 细胞。因此，LSECs 致敏的 T 细胞并不总处于无反应状态，而是需要主要在炎症时产生的功能成熟的树突状细胞提供的共刺激信号来完成再次活化。当遇到适当的激活信号，LSECs 致敏的 T 细胞就具有了记忆功能，而且可在次级淋巴组织中生成效应性 T 细胞，参与控制和清除细菌、病毒感染。从而证明了在无炎症状态下，在次级淋巴器官之外能够产生记忆 T 细胞，而且也确定了肝脏作为淋巴器官的主要免疫学特征（图 9-3-1）。

虽然肝脏清除感染需要大量的抗原特异性 $CD8^+T$ 细胞，但是一些调节性的负反馈环路可阻止这群效应性 T 细胞在次级淋巴组织中的扩增，而且肝脏微环境通过组成性表达精氨酸酶、IDO 和共抑制分子 B7H1 来阻止 T 细胞增殖。然而，在遇到一些 TLR 信号后，炎性单核细胞黏附在肝窦，并形成一个髓样细胞聚集物的茧样结构。在 TLR 信号激活后这些髓样细胞聚集物可在肝实质中快速增加，并在数日内消散。肝内 $CD8^+T$ 细胞的增殖仅存在于这些被命名为"用于 T 细胞扩增的肝内髓样细胞聚集物（intrahepatic myeloid cell aggregates for T cell expansion，iMATEs）"的结构中。iMATEs 可能为 T 细胞提供了逃避肝内微环境调节的场所。iMATEs 内 T 细胞增殖可以导致效应性 $CD8^+T$ 细胞扩增 50～100 倍，但需要成熟的专职 APC 对 T 细胞预刺激。对于已在次级淋巴组织中活化的效应性 $CD8^+T$ 细胞，iMATEs 能够促进其发生共刺激信号依赖的增殖。这种效应 T 细胞的剧增可以清除肝内的慢性病毒感染。因此，iMATEs 的形成对于肝脏发挥主要免疫功能是必需的，可以增强肝内 T 细胞应答并且有助于成功制备治疗性疫苗。从解剖结构上看，iMATEs 与次级或三级淋巴组织没有任何相似之处。总之，肝内独特的解剖结构利于 T 细胞扩增，强化了肝脏具有淋巴器官功能的认知。

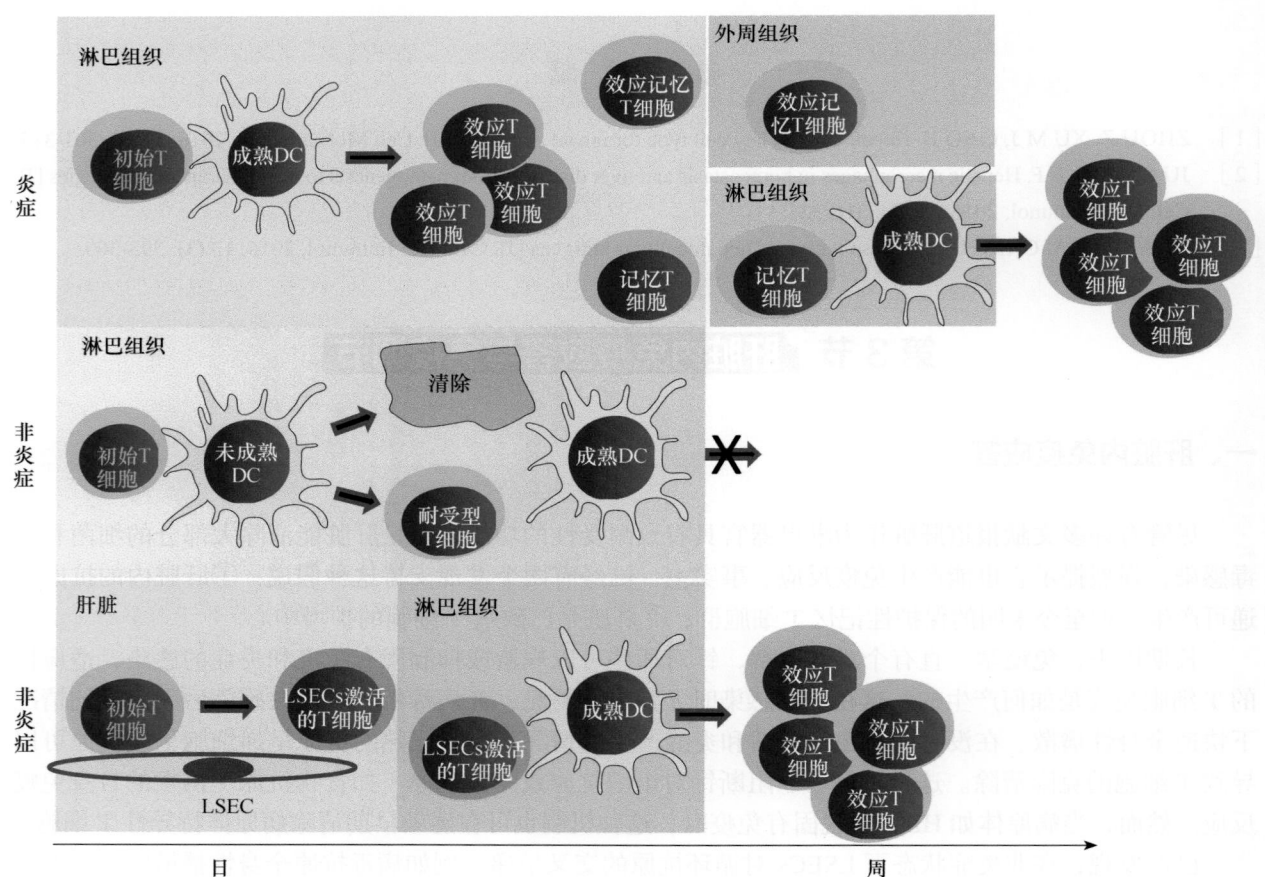

图 9-3-1　肝内致敏的 T 细胞有记忆样功能

在肝内，非炎性情况下被 LSECs 交叉呈递致敏的初始 CD8⁺T 细胞不会被清除，而会抵抗非成熟 DCs 造成的交叉耐受。肝内致敏的 T 细胞再次定位于次级淋巴组织，归巢到相同的解剖部位，如次级淋巴器官的 T 细胞区，如同初始或中枢记忆性 CD8⁺T 细胞。一旦受到来自 TCR、CD28 和 IL-12 的联合刺激或成熟的树突状细胞刺激，肝内致敏的 T 细胞会再次活化，表现出中枢记忆性 T 细胞样特征，进而分化成效应性 CTLs（cytotoxic T lymphocytes），而且这种 CTLs 具有保护功能。

二、肝脏内免疫调节

　　肝脏独特的解剖学结构、常驻免疫细胞群和不断接受刺激的状态等，共同在肝内形成了一个独特的细胞因子／生长因子微环境。这种微环境决定了健康肝脏中的耐受与炎症之间的平衡。肝血供对这种独特微环境有重要作用。肝脏中的细胞持续受到来自膳食和肠道共生菌分子的信号刺激，诱导肝脏耐受状态。健康成人肝脏具有一个活跃和复杂的细胞因子微环境，其诱导促炎因子和抑炎因子的基础表达，如 IL-2、IL-7、IL-12、IL-15 和 IFNγ 等促炎因子和 IL-10、IL-13 和 TGF-β 等抑炎因子。这种细胞因子微环境在没有感染或病理性炎症情况下也存在，推测其来自健康肝脏的正常生理过程。这些生理过程可能包括肠道衍生分子诱导非造血细胞和髓系细胞的 PRR 信号触发，以及活化的肝淋巴细胞产生的细胞因子。

　　肝脏微环境还受肝血供中高水平膳食脂肪和糖类影响。糖类由肝细胞摄取并以糖原形式贮存，而膳食脂肪以乳糜微粒形式从肠道进入肝脏，再被加工成脂蛋白，然后以胆固醇和三酰甘油形式分布于全身。重要的是，这些代谢过程的代谢产物如琥珀酸盐、三酰甘油和胆固醇等能促进 TLR 信号和炎症小体活化，从而与肝脏炎症密切关联。这种炎症的代谢调节在非酒精性脂肪肝中有重要作用，此时肝组织中促炎细胞因子水平升高，促进肝纤维化。小鼠模型中，这种促炎因子升高的特征可以通过高脂饮食复制，其部分机制是 TLR 激动剂如饱和脂肪酸使肝细胞致敏。肝细胞代谢调节也存在于 HBV 和 HCV 感染中，感染肝细胞的代谢变化促进了病毒复制。很可能这些代谢变化也影响了机体对病毒感染的炎症应答。

这些与炎症关联的代谢不仅仅影响肝细胞，也会影响巨噬细胞和 DCs 的功能。一旦活化，巨噬细胞和 DCs 将经历代谢重编程，从氧化磷酸化转为有氧酵解，即 Warburg 效应。这种代谢转换对巨噬细胞产生促炎因子是必要的，但其对肝 KCs 功能的影响目前尚不清楚。在正常氧分压情况下，巨噬细胞向有氧酵解的代谢转换导致琥珀酸盐水平升高，后者再刺激 HIF-1α 和 IL-1β 的产生。虽然 HIF-1α 也可被缺氧所诱导，但尽管肝脏一直处于低氧张力状态（大部分血供来自低氧分压的门静脉），在健康肝细胞中并没有出现这种低氧应答。这提示肝内细胞可能对驱动炎症的代谢信号具有独特的应答，这些独特的代谢信号可能对移行入肝脏的免疫细胞进行调节。

（倪　兵）

第 4 节　肝脏免疫耐受

一、肝脏耐受现象

如前所述，肝脏位于体循环的交叉口，接受两个血供来源：约 20% 源于肝动脉，80% 源于门静脉。源于肠道的门静脉血含有丰富的食物营养、衰老或损伤的细胞、微生物成分以及肠道细菌的抗原，使肝脏成为第一个接触抗原的器官。作为人体内最大的解毒和代谢器官，肝脏从门静脉血内摄取营养进行代谢活动。同时，肝脏清除肠道内的毒性废物，如内毒素和其他代谢产物。在解毒和代谢过程中，可能产生大量新的抗原。因此，肝脏免疫激活的危险较体内其他组织器官更高。但是，肝脏免疫细胞在生理情况下不会激发明显的免疫反应。相反，肝脏能够避免固有免疫和适应性免疫的过度激活，即使面对持续的抗原刺激，都保持免疫稳定。因此，肝脏被认为是一个免疫赦免或免疫耐受器官，对特定蛋白的全身免疫耐受器官[1]。

肝脏的免疫耐受特点体现在口服耐受和门静脉耐受两方面。通过口服或门静脉途径给予抗原或供者细胞，可诱导肝内局部和全身的耐受，形成供者抗原特异性的无变应性或低反应性。口服抗原是一种诱导抗原特异性免疫耐受的有效途径，已经用于治疗一些免疫介导的疾病，如多发性硬化、类风湿关节炎和糖尿病等自身免疫病。基于肝脏耐受，已经尝试跨越 MHC 障碍诱导供者特异性免疫耐受，特别是在器官移植中。例如，通过门静脉输入供者淋巴细胞可延长大鼠肾脏或皮肤移植物存活时间。经门静脉输入照射过的供者脾细胞可促进外周同种特异性的低反应性，允许接受供者特异性的异位心脏移植物。门静脉注射同种异体细胞可成功越过 MHC 屏障，并诱导产生对皮肤移植物持续有效的特异性免疫耐受。口服诱导的耐受可通过进行门腔静脉分流术绕过肝脏而消除，证明了肝脏在口服耐受诱导中的作用。

肝移植中的耐受也很明显。肝脏的排斥比其他的器官轻微。猪、大鼠和小鼠肝移植即使 MHC 不匹配也不需要或仅需要少量的免疫抑制剂，而其他器官，如皮肤、肾脏和心脏移植后可迅速被排斥。重要的是，肝移植后可接受其后移植的同供者的心脏、皮肤、胰岛和小肠移植物，而排斥第三者的移植物。联合移植肝脏或肝细胞和同供者的其他器官，可保护非肝脏移植物免受排斥反应，延长存活时间。同时，肝移植可以中止由于此前同供者器官移植后正在进行的排斥反应，使活化状态变成无反应状态。但是，尽管肝移植易被接受，肝细胞移植通常很快被排斥，说明肝脏非实体细胞可有效地保护实体细胞免受免疫攻击。

肝脏耐受被用于骨髓移植后预防移植物抗宿主病（graft-versus-host disease，GVHD）。口服抗原诱导的低反应性或耐受可阻止和减缓慢性 GVHD 的发展。肝星状细胞是重要的 APC，参与肝脏耐受的诱导。如果联用肝星状细胞移植，可减轻 GVHD 的严重程度，延长受体存活时间，因为星状细胞可以抑制同种异体抗原特异性 T 细胞的增殖。

　　肝脏也是许多重要病原体逃避免疫监视，维持持续感染的一个器官。嗜肝病毒如 HBV、HCV 或疟疾的感染都起始于肝脏。而肝脏却不能发挥有效的免疫反应清除病原体。这些病原体不仅能逃避肝内免疫系统的攻击，也能诱导全身免疫反应的无反应性，导致肝内持续感染。持续感染可引起恶性肿瘤如肝细胞癌（hepatocellular carcinoma，HCC）的发生。其他侵袭性肿瘤，如恶性黑色素瘤或乳腺癌、结肠癌和肺癌都易转移到肝脏。

　　有趣的是，通过体内转基因过表达肝脏特定蛋白和肝脏特异性的转基因表达可诱导转基因产物出现特异性的全身免疫耐受，特定基因蛋白可长期表达。CD4$^+$CD25$^+$调节性 T 细胞（Tregs）可被肝脏定向转基因诱导，通过抑制抗体形成和 CD8$^+$T 细胞反应而诱导免疫耐受。而且，单基因在肝内表达即可抑制针对肝外特定蛋白的细胞和体液免疫反应，说明肝内建立的耐受可以诱导全身免疫耐受。肝脏外源基因表达研究的最多的是用来治疗血友病 B 的因子Ⅸ。在犬和人体内，通过重组腺相关病毒载体-2（rAAV-2）或 rAAV-8 转导的因子Ⅸ基因成功地达到治疗水平的表达。抗原特异性的 Tregs 可长期调节抗原特异性免疫反应，限制血友病小鼠诱导的二次记忆反应。肝脏转基因已经应用于治疗其他遗传病，如溶酶体贮积症、代谢性紊乱等。

　　多发性硬化是一种影响中枢神经系统的炎性疾病。针对髓鞘的自身反应性 T 细胞在介导炎症反应中起关键作用。在一项使用人类多发性硬化的小鼠实验性脑脊髓炎模型的研究中发现，应用肝脏特异性髓鞘碱性蛋白（MBP）转基因小鼠的异位表达，可诱导肝脏对于 MBP 的免疫耐受，避免神经炎症的发生。这种保护作用是由 MBP 特异性的 Tregs 介导的。而且，Tregs 的产生依赖肝内 MBP 蛋白的表达，而 MBP 在皮肤的表达并不保护机体对抗实验性脑脊髓炎。这项实验提供了一个重要的证据，表明自身抗原的肝内表达可诱导肝内和全身耐受，是一个预防或治疗自身免疫病的策略。

　　总之，肝脏是一个独特的器官，在建立免疫耐受中起重要作用。而且，肝内免疫耐受可形成全身耐受，有助于异体移植物的存活。

二、肝脏免疫耐受机制

（一）中枢与外周免疫耐受

　　免疫系统进化到具有识别自我和非我，清除侵入的外源性病原体，保留自身正常组织的能力。对自身抗原的无反应性称为自身耐受。当自身耐受被打破或丧失，自身组织可被免疫系统攻击，并可能产生自身免疫病。可根据识别机制发生在中枢还是外周淋巴器官，将维持自身耐受的淋巴细胞机制分为中枢耐受和外周耐受两大类。

　　中枢耐受是在胸腺或骨髓中未成熟的 T 细胞或 B 细胞发育过程中诱导的。T 细胞发育和分化必须经历阳性和阴性选择，从而获得以自身限制性方式识别 MHC 分子呈递的抗原片段的能力，保持自身耐受。一旦成熟 T 细胞的抗原受体基因发生重排，通过阳性选择限制识别自身 MHC 分子，具有识别自身肽 / 自身 MHC 复合体的细胞存活，否则诱导凋亡。但是，受体与自身肽 /MHC 分子结合力太强的 T 细胞也被克隆清除淘汰。这个过程被称为阴性选择。对于 B 细胞，抗原受体用于测试自身反应性。自身反应性 B 细胞在骨髓由前 B 细胞转化为成熟 B 细胞时，从功能群中被清除出去。中枢耐受的机制包括：①克隆清除。在发育中，T 细胞、B 细胞通过随机重排编码抗原特异性受体的基因形成大量不同的抗原受体，从而在遇到大量病原体时实现有效清除。而自身反应性淋巴细胞在免疫系统发育时被清除。②克隆无能。在正常个体中，自身反应性 T 细胞或 B 细胞处于未激活状态，且不能扩大免疫反应。③受体编辑。骨髓中未成熟的 B 细胞表达 sIgM。如果受体不是自身反应性的，缺乏 sIgM 交联使基因重排停止，B 细胞继续发育下去。如果受体与细胞表面的自身抗原紧密交叉连接，细胞表面减少 sIgM 的表达，轻链基因重排继续。这种二次重排可去除自身反应性轻链基因用另外一轻链基因代替。如果新的轻链不是自身反应性的，B 细胞继续发育。自身反应的细胞经过凋亡而从群体中清除（克隆清除）。④免疫忽视。一些未成熟的 T 细胞或 B 细胞的抗原是免疫细胞无法接近的，或者它们的受体呈单价或低亲和力结合可溶性自身抗原。这些未成熟的 T 细胞或 B 细胞可发育成熟，而且是自身反应性的。在特定条件下，如炎症或自身抗原存在，这些忽略的细胞可被激活。

由于所有的自身抗原并不都能够在胸腺或骨髓表达。一些抗原仅表达在外周或非淋巴样组织，或表达在不同的发育时期，故而中枢耐受并不能去除所有与自身抗原反应的淋巴细胞。因此，有几种机制在外周起作用，被称为外周耐受，阻止成熟的 T 细胞或 B 细胞与自身组织特异性抗原反应。外周耐受与从初级淋巴样器官迁移出的成熟 T 细胞或 B 细胞有关，它们循环于血液、淋巴和次级淋巴样器官，或在一定刺激条件下进入实体组织。中枢耐受可有效清除这些与自身肽-MHC 复合体或自身抗原亲和力高的 T 细胞或 B 细胞前体，而外周耐受主要控制亲和力低、逃脱至外周的成熟 T 细胞或 B 细胞。外周耐受的诱导和维持涉及 Tregs 参与的免疫抑制，从辅助性 T 细胞 Th1 到 Th2 的免疫偏移，共抑制信号的赦免或调节，造成自身反应性细胞处于无能或无反应状态。要注意的是，相关的外周和中枢耐受并非相互排斥。在二者中，克隆清除、无能和无反应性和免疫忽视均起重要作用。

（二）"坟墓"或耗竭

肝脏是激活 T 细胞的一个坟墓或杀伤战场这一理论，源于肝内高频率出现带有凋亡表型的 T 细胞，这种 T 细胞在免疫反应后期大量被激活（图 9-4-1）。然而这些细胞并不在免疫系统，而是被限制在肝脏内并经历凋亡，因此肝脏是一个捕获和破坏激活 T 细胞的特殊场所。基于一系列的转基因小鼠实验发现，肝脏可以隔绝那些在循环中已经启动凋亡的细胞（坟墓）；或者肝脏这一耐受环境诱导了激活的 T 细胞在肝内凋亡，导致克隆清除（杀伤战场）。因此，不同于胸腺内中枢性清除与自我抗原结合力高的未成熟的 T 细胞，肝内 T 细胞凋亡是由激活诱导的细胞死亡（activation-induced cell death，AICD）引起的。

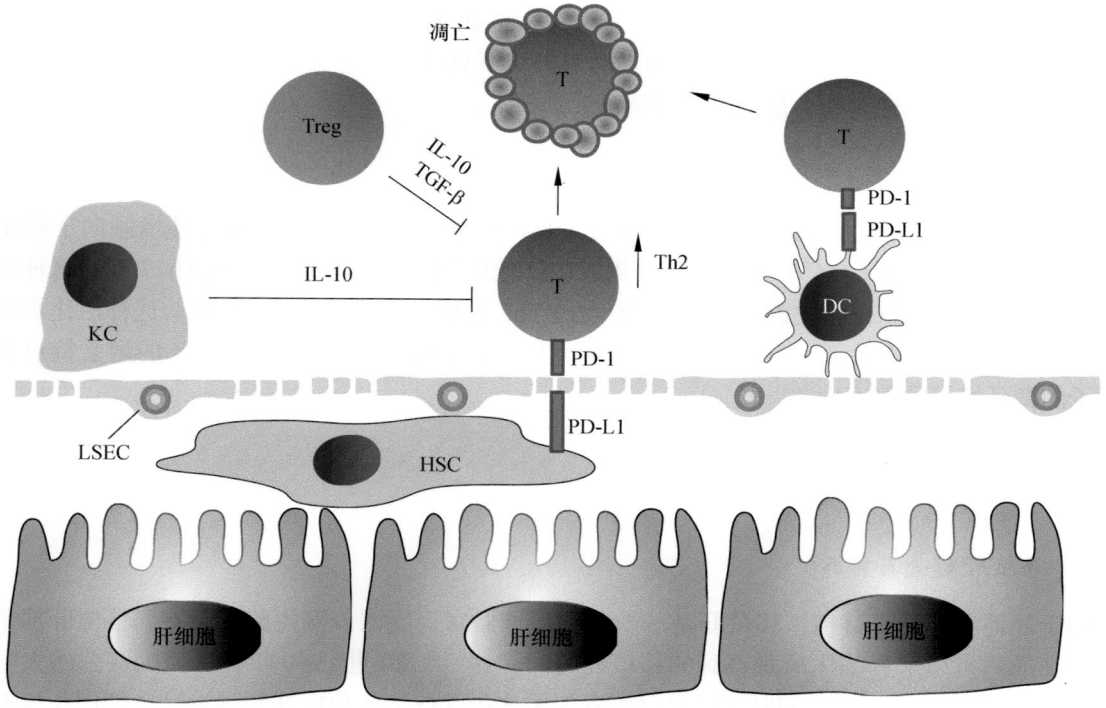

图 9-4-1　肝脏免疫耐受机制

　　T 细胞功能障碍状态称为 T 细胞耗竭，可以在 HBV、HCV 持续感染时观察到。在耗竭过程中，T 细胞逐渐失去产生 IL-2 和 IFN-γ、T 细胞增殖等效应细胞的功能。严重的 T 细胞耗竭可以造成病毒特异性 T 细胞的克隆清除。这种独特的负向调节微环境对慢性病毒感染时的 T 细胞耗竭非常关键。首先，PD-L1 是共抑制受体 PD-1 的配体，高表达在肝内 APCs 上，包括 KCs、DCs、LSECs、HSCs 和肝细胞。PD-1/PD-L1 的信号转导介导慢性 HBV 和 HCV 感染时的 CD8$^+$T 细胞耗竭。其他共抑制信号如 TIM-3、LAG-3 和 CTLA-4 也参与这一过程。第二，HBV 或 HCV 感染时抑制性细胞因子 IL-10 和 TGF-β 也促进 T 细胞耗竭。另外，CD8$^+$T 细胞耗竭可因 CD4$^+$辅助性 T 细胞不足而加快。因为 CD4$^+$T 细胞数量减少，CD8$^+$T 细胞功能亦受到损害，这种情况在慢性感染时更加严重。慢性 HBV 和 HCV 感染时，Tregs 数量增加，产生 IL-10 的细胞和骨髓来源抑制细胞也促进 T 细胞耗竭，阻止局部炎症扩大，限制效应性 T 细胞功能。T 细胞耗竭不同于无能，因为前者是渐进性的，功能障碍是逐渐加重，继发于较强烈的起始 T 细胞反应。而后者是无反应状态，T 细胞受到刺激时，没有共刺激信号。

（三）调控免疫细胞成熟

　　不同于其他实性器官，肝脏的调节性微环境可阻止针对无害抗原的免疫诱导，保持耐受状态。肝脏含有独特的 APCs 群体。肝脏微环境低表达 MHC Ⅱ 类抗原分子和共刺激分子，但高表达 PD-L1 等共抑制分子。一方面，肝内 APCs 从血液中招募循环免疫细胞（如幼稚 CD8$^+$T 细胞和 DCs）移动到肝脏，循环 DCs 在这里分化成耐受状态。另一方面，肝内 APCs 向 T 细胞提供负性信号，抑制抗原特异性 T 细胞激活和 Th 分化，甚至通过交叉呈递诱导幼稚 CD8$^+$T 细胞耐受。上述过程均参与肝脏 T 细胞耐受。最近一项研究阐明了肝脏微环境对幼稚 CD8$^+$T 细胞的影响。骨髓来源的 DCs 呈递抗原给幼稚 CD8$^+$T 细胞形成的 T 细胞表型（CD25^{hi} CD54^{hi}Bim^{hi}），不同于肝脏定居的肝细胞呈递的抗原诱导形成的 T 细胞表型（CD25^{lo} CD54^{lo} Bim^{hi}），也不同于骨髓来源的 DCs 在淋巴结形成的 T 细胞表型（CD25^{hi}CD54^{hi}Bim^{lo}）。肝细胞或肝内骨髓来源 DCs 活化的 T 细胞高水平表达促凋亡分子 Bim，并经历依赖 Bim 的凋亡。这些结果支持肝脏微环境培育骨髓来源的 APCs，改变它们活化幼稚 T 细胞的能力。

　　另外，肝脏的 APCs 协助 Tregs 的发育、分化，分泌 IL-10、TGF-β 等抑制性细胞因子，进一步抑制肝内免疫反应。因此，循环的幼稚 T 细胞在肝脏环境下处于无反应或无能状态，对于侵入的病原体保持低反应性或功能不佳状态，最终被克隆清除。

（四）免疫偏差

　　幼稚 CD4$^+$T 细胞分化成 Th 细胞亚型，决定 CD4$^+$T 效应细胞反应。肝脏的环境倾向于阻止炎症 T 细胞的广泛激活。幼稚 CD4$^+$T 细胞优先分化成 Th2 效应细胞，而不是 Th1 或 Th17 型，这种机制称为免疫偏差。由肝内 APCs 活化的 CD4$^+$T 细胞均是 Th2 表型，分泌 IL-4 和 IL-10。这种活化不能保持 Th1 反应或选择性抑制 Th1 型因子分泌，甚至诱导 Th1 型细胞的凋亡。肝脏 APCs 的耐受特点和肝脏细胞因子的微环境导致免疫偏差。

三、肝脏免疫耐受与肝移植

（一）移植肝耐受与排斥

　　不同于其他实体器官移植，移植肝是一个免疫活性器官，能调节宿主免疫应答。移植肝抑制免疫应答的内在能力可以解释临床所观察到的移植肝的耐受性[2]。20 世纪 90 年代，美国匹兹堡大学最先报道了免疫耐受现象，约 20% 的肝移植术后受者因无法耐受或依从免疫抑制剂治疗，停用免疫抑制剂后在短期内未出现免疫排斥反应。在此基础之上，各移植中心开始关注这一现象。目前临床研究认可的免疫耐受是指免疫系统成熟的受者在没有免疫抑制剂维持下，未产生对供者器官移植物免疫攻击的状态；而当移植受者仅在低剂量免疫抑制剂维持治疗下，即可避免排斥反应和慢性移植物失功的状态称为部分免疫耐受[3]。在过去 20 年间全世界各移植中心均有免疫耐受现象的报道，例如，一项关于102 例成人肝移植的国际多中心研究结果表明，41.8% 的随访超过 5 年的移植受者成功停用所有免疫抑制剂。

虽然肝脏总体来说是一个免疫耐受微环境，但肝移植时异体移植肝情况更复杂，因为其不仅面临环境抗原如食物成分和肠道共生菌衍生物等，还要面临宿主抗原。因此，异体肝移植时，宿主体内仍可能出现有害的免疫排斥反应[4]。临床观察显示，虽然部分移植肝受者显示耐受，但是多数移植肝受者仍需要长期乃至终身免疫抑制治疗以控制异体免疫应答，维持移植肝的健康。肝移植耐受现象的存在反映了移植肝降低或改变宿主免疫应答的能力，而部分移植肝受者体内耐受缺失现象可能反映了移植肝对宿主免疫攻击的脆弱性，提示对于大多数肝移植受者来说，免疫抑制剂的使用是必要的。

（二）肝移植免疫抑制剂使用和免疫耐受诱导

如何合理使用免疫抑制剂和诱导宿主免疫耐受，是肝移植术后必须解决的重大问题。20 世纪 80年代起，免疫抑制剂的发展使肝移植受者术后的短期生存效果不断改善，巩固了肝移植手术在终末期肝病、恶性肿瘤等疾病治疗中不可替代的地位。然而，免疫抑制剂的出现虽然在一定程度上减少了免疫排斥反应，但也不可避免地带来了一系列不良反应，包括诱发感染、肿瘤复发、肾功能损伤、糖尿病及代谢综合征等，影响了移植术后受者的长期生存率。因此，如何诱导移植肝受者产生对供者抗原的免疫耐受，逐步减少甚至停用免疫抑制剂，有效地延长受体的生存期，并改善其生活质量，成为所有临床和科研工作者的终极目标。

过去 20 年间，免疫抑制剂的不断研发升级明显改善了移植受者术后的生存状况。目前临床上常用的术后免疫抑制方案：①钙神经蛋白抑制剂（calcineurin inhibitor，CNI），代表药物有环孢素（cyclosporin，CsA）和他克莫司（tacrolimus，FK506），是目前肝移植术后最重要的免疫抑制剂；②哺乳动物雷帕霉素靶蛋白（mammalian target of rapamycin，mTOR）抑制剂，其代表药物有西罗莫司和依维莫司，与 FK506 和 CsA 相比，其优势在于对肾脏的毒性更低和具有一定的抗肿瘤作用，有时临床上也会在一些不能耐受 CNI、急性排斥反应激素冲击治疗无效及发生慢性排斥反应时作为转换药物使用；③抗代谢药物，如硫唑嘌呤和霉酚酸（mycophenolic acid，MPA），其优点主要在于低肾毒性和低神经毒性，一般作为辅助用药；④糖皮质激素类药物，此类药物曾是核心免疫抑制剂，近年来则充满争议，越来越多的中心已采取无激素方案，并证实可行；⑤生物抗体制剂，包括单克隆抗体（巴利昔单抗和达利珠单抗）和多克隆抗体（抗淋巴细胞球蛋白、抗胸腺细胞球蛋白）等。目前经典的肝移植术后免疫抑制策略仍是以 CNI 类为主，辅以 MPA 类和糖皮质激素。较之传统的三联用药，无激素方案和早期激素撤离方案也被广泛接受和应用，逐步减少和限制过度用药成为新的治疗趋势[5]。

一些新型免疫调节治疗的方法逐渐成为传统免疫抑制疗法的替代方案。现在临床上初见成效的 3种免疫抑制治疗方案包括：①利用间充质干细胞（mesenchymal stem cells，MSCs）：肝移植同时输注自体或异体的不同组织来源的 MSCs，利用其有效抑制受者免疫功能的特性，降低移植肝的排斥反应[6]。到目前为止，国外已经开展了 8 个基于 MSCs 的肝移植临床试验（https://clinicaltrials.gov/）。已完成的临床试验结果提示，肝移植后早期使用、联合免疫制剂使用 MSCs 效果最理想；所有来源的 MSCs 包括骨髓、脂肪组织或其他组织，均安全有效，未见显著差别。②诱导混合嵌合体：肝移植的同时通过输注供者造血干细胞达到一种非免疫抑制剂干预下的免疫耐受状态。这种方案相对安全，暂未出现移植物抗宿主等报道，目前报道的不需服用免疫抑制剂的最长时间可达 5 年。③调节性免疫细胞的过继回输：主要指 Tregs、耐受性巨噬细胞以及 DCs。例如，一项临床研究给 10 例肝移植受者术后输注 Tregs，其中 7 例受者从 3 个月开始逐步减少免疫抑制剂的使用，并在 6 个月后成功停药，持续至目前已有 33 个月。DCs 在诱导移植免疫耐受的研究主要通过采用供者未成熟 DCs 输注给受者，诱导移植物免疫耐受，或者用受者未成熟 DCs 负载供者抗原后回输给受者诱导耐受。然而，无论是经典治疗策略还是逐渐撤离免疫抑制剂抑或使用基于细胞疗法主动诱导免疫耐受，在移植受者中并不能完全起效，这可能是由于免疫耐受过程中涉及多种免疫机制，并且个体免疫状态也存在差异性。在未来免疫耐受的研究中，应该在细胞水平上不断深化，而介导供者特异性的调节性免疫细胞仍然是重点研究方向之一。

（三）肝移植免疫耐受监测指标

除了机制和药物研究外，从免疫耐受的肝移植受者中寻找新的监测指标，寻找更为稳定和可靠的免疫耐受评估方案，是指导临床肝移植医生规范操作的依据。既往研究发现，肝移植术后免疫耐受者外周血中的 Tregs、DCs、γδ T 淋巴细胞等均明显升高，预示着这些细胞可作为免疫功能监测的指标。也有研究发现 Torque Teno 病毒（一种广泛存在于人类的病毒）可用于肝移植术后早期免疫抑制状态的监测。而 ImmunKnow 作为美国食品与药品监督管理局（Food and Drug Administration，FDA）批准的唯一的移植术后免疫监测方法，经过多年的验证，发现其并不能完全反映移植术后受者的免疫状态。不同淋巴细胞亚群参与了免疫调节和免疫抑制过程，淋巴细胞亚群的监测，应该是移植术后免疫状态监测的主要方法。一些中心已经在进行常规的监测，但个别的淋巴细胞亚群和整体的免疫状态之间缺少机制上的必然联系。因此，仍然需要一个全面的有内在逻辑性的淋巴细胞亚群分析监测方法，指导移植术后的免疫药物管理和免疫状态监测，这也是目前肝移植研究领域一个有待解决的焦点问题。

（倪 兵）

参 考 文 献

［ 1 ］ HORST A K, NEUMANN K, DIEHL L, et al. Modulation of liver tolerance by conventional and nonconventional antigen-presenting cells and regulatory immune cells [J]. Cell Mol Immunol, 2016, 13 (3): 277-292.

［ 2 ］ FENG S, BUCUVALAS J. Tolerance after liver transplantation: where are we? [J]. Liver Transpl, 2017, 23 (12): 1601-1604.

［ 3 ］ LEVITSKYA J, FENG S. Tolerance in clinical liver transplantation [J]. Hum Immunol, 2018, 79 (5): 283-287.

［ 4 ］ CHOUDHARY N S, SAIGAL S, BANSAL R K, et al. Acute and chronic rejection after liver transplantation: what a clinician needs to know [J]. J Clin Exp Hepatol, 2017, 7 (4): 358-366.

［ 5 ］ 刘子希, 朱继巧, 马军, 等. 肝移植术后免疫抑制剂的减药方案临床研究进展 [J]. 器官移植, 2019, 10 (3): 328-332.

［ 6 ］ YOU Y, WEN D G, GONG J P, et al. Research status of mesenchymal stem cells in liver transplantation [J]. Cell Transplant, 2019, 28 (12): 1490-1506.

第 5 节　靶向免疫失调治疗肝脏疾病

肝脏炎症失调是慢性感染、自身免疫和肿瘤的重要特征，这是由各种肝病中的多重信号途径所介导的。稳态炎症和肝纤维化是健康成人肝脏的特点，但如炎症不消退或出现慢性肝损伤，则导致进展性肝纤维化和持久肝损害。在这些情况下，病理性炎症将促进肝纤维化进展至肝硬化，并在肝内形成炎症和免疫抑制平衡失调[1]。

过度的或持续性炎症是许多肝病的共同特征。慢性感染、组织损伤、过度摄入乙醇或脂肪、肿瘤生长等导致固有免疫途径持续活化，是病理性肝炎的经典特征。免疫细胞和非造血细胞的持续性炎症信号维持由 HSCs 转化而来的肝肌成纤维细胞处于活化状态并抑制其老化，降低 NK 细胞诱导肌成纤维细胞凋亡的能力。病肝中，过度炎症导致肝耐受机制丧失，由此进一步促进炎症。单核细胞衍生的炎性巨噬细胞被招募至肝脏，促进纤维化和降低 KCs 促进 Tregs 细胞分化的能力。这种肝耐受机制的破坏随着肝病进展而出现严重的临床后果。例如，在晚期肝硬化时出现的细菌产物扩散可以导致促炎细胞因子风暴，最终出现多器官衰竭。针对这种情况，临床已经有相应的治疗选择，例如，自身免疫性疾病的治疗就依赖于全身性免疫抑制药物。此时治疗策略如果瞄准肝正常耐受机制（即促进肝内炎症和纤维化消退，以及促进肝细胞再生），则可进一步增强已经存在的免疫抑制治疗的效果。这种策略的潜力已在最近一个临床试验中得到体现：利用 GM-CSF 和 EPO 组合使用促进肝再生，结果提高了晚期肝硬化患者的 12 个月生存率，并显著降低了肝病评分。

正常肝耐受机制也可能促进肝病原体如 HCV 的持续存在以及原发性和转移性肿瘤的生长。许多病原体特异靶向肝脏，肝脏也是恶性肿瘤和肿瘤转移的常见部位。肝内病原体抗原的呈递可以主动抑制免疫应答，诱导出对病原体或肿瘤的免疫耐受状态。同时，固有免疫对感染期间或肿瘤生长期间释放的 PAMPs 或 DAMPs 应答而激活，导致持续炎症，同时又上调系列免疫调节途径，避免过度组织损伤。该过程包括促进肿瘤的免疫调节细胞如 MDSCs 的扩增，导致免疫细胞耐受的表观遗传学和代谢性变化，促炎信号途径负调节分子的诱导表达和 T 细胞耗竭的发生。因此，靶向肝病中这些免疫调节途径将能减轻肝脏病理（通过促进负调节机制），或者诱导病原体 / 肿瘤的清除（通过抑制负调机制）。例如，利用免疫检查点抑制剂可逆转 T 细胞耗竭，已经在肿瘤治疗和其他肝病中取得良好效果。在靶向 CTLA-4 的替西木单抗（tremelimumab）的 Ⅱ 期临床试验中，包括对 HCV 感染和 HCC 患者，已经显示出了良好的抗病毒和抗肿瘤效果。这些结果显示了调节肝脏免疫耐受的治疗潜力[2]。

肝脏具有独特的解剖学和免疫学结构，并且存在着一个复杂的细胞因子 / 生长因子微环境，决定了健康肝脏中耐受与炎症之间的平衡。肝细胞和肝窦细胞作为抗原呈递细胞能够刺激初始 T 细胞，从而使肝脏发挥"淋巴器官"功能。但在大多数情况下，这种刺激导致无反应性或免疫耐受。虽然肝脏总体来说是一个免疫耐受器官，但异体肝移植时，宿主体内仍可能出现有害的免疫排斥反应，提示免疫抑制剂使用和免疫耐受诱导的必要性。肝脏免疫学研究尽管取得了巨大进步，但许多基础和临床问题有待阐明。例如，人外周血 T 细胞由 95% αβT 细胞和 5% γδT 细胞组成，而肝脏 T 细胞则含 15%～25% γδT 细胞，如此高比例的 γδT 细胞在肝脏病理生理学中的确切作用是什么？成人肝脏有造血干细胞，这些造血干细胞是否负责肝脏常驻免疫细胞如 KCs 和 NK 细胞等的产生？器官移植术后免疫耐受状态是临床肝移植的最终目标，如何筛选潜在的免疫耐受者，如何制定免疫耐受诱导策略，如何动态监测免疫耐受状态以准确把握减低甚至撤除免疫抑制剂的最佳时机，以便为肝移植受者制定个体化的免疫调节治疗方案，仍是今后移植免疫学领域研究的重要课题。

（倪　兵）

参 考 文 献

［1］　ROBINSON M W, HARMON C, O' Farrelly C. Liver immunology and its role in inflammation and homeostasis [J]. Cell Mol Immunol, 2016, 13 (3): 267-276.

［2］　许文犁, 郎韧, 李先亮, 等. 肝移植术后免疫耐受相关研究进展 [J]. 器官移植, 2019, 10 (3): 278-282.

第 10 章　胆汁分泌和病理性黄疸

胆汁是由肝脏生成，经胆道协同作用后分泌的复杂水溶液，包含内源性的胆汁酸盐、胆红素、胆固醇、磷脂、类固醇、酶等和外源性的药物、毒素等多种成分。胆汁的主要生理作用有两个：一是排泄胆红素、胆固醇、药物和毒素等肝脏的代谢产物；二是促进肠道对脂类物质和脂溶性维生素的吸收。胆汁生成障碍、成分异常、胆流梗阻等可造成一系列疾病和并发症，影响除肝脏外，胃肠道、肾脏、循环、凝血、免疫、神经等全身器官和系统的功能。

第 1 节　胆 汁 分 泌

胆汁的形成和分泌是一个复杂的过程，有赖于肝细胞和胆管上皮细胞共同完成。肝细胞生成初始胆汁，在流经各级胆管树时被胆管细胞通过分泌、再吸收等进一步加工，形成最终的胆汁流，流入胆囊储存。进食后胆囊收缩将胆汁排入十二指肠，后流入小肠和结肠，发挥其代谢和排泄功能。

一、胆汁的生成

肝细胞是初始胆汁生成的主要部位。肝细胞是高度极化的细胞，其细胞膜可分成基膜、侧膜和小管膜 3 个部分。基膜面向肝窦，负责与血液进行物质交换。相邻肝细胞之间的细胞膜为侧膜，基膜和侧膜两者合称基侧膜。肝细胞顶端的膜为小管膜，呈微绒毛状，占肝细胞膜总面积的 10%～15%，2～3个相邻肝细胞的小管膜连接成胆小管。小管膜通过紧密连接等与侧膜隔绝，防止胆汁反流进入肝窦（图 10-1-1）。

肝细胞生成和分泌胆汁的过程包括肝细胞基膜对胆汁成分的有效摄取、肝细胞对胆汁成分的生物转化与转运、肝细胞小管膜对胆汁成分的分泌等复杂步骤。肝细胞基膜和小管膜上存在各种转运体，如牛磺胆酸钠共转运多肽（Na$^+$/taurocholate cotransporting polypeptide，NTCP）、有机阴离子转运多肽（organic anion transporting polypeptide，OATP）、胆酸盐输出泵（BSEP）、多药耐药相关蛋白（MRPs）等控制着胆汁分泌的调节。其中小管膜上的转运体逆浓度地将胆汁中有机成分主动转运至胆小管腔的过程，是胆汁生成和分泌的关键环节[1]。

胆汁中有机成分通过主动耗能的转运机制进入肝细胞，造成肝细胞内外的渗透压梯度，使水被动地弥散入细胞，再进一步排入胆小管，从而形成包含复杂成分的初始胆汁。胆小管是胆汁分泌的起始管腔，其内衬无上皮细胞，在肝小叶内蜿蜒曲折，在肝小叶汇管区融合，成为 Hering 管，开始衬有不完整的上皮细胞，以后内径逐渐增大，成为细胆管、叶间小胆管、间隔胆管、区域胆管、肝内胆管、肝外胆管和胆总管，各个部位胆管的形态和功能各异。分泌至胆小管腔中的胆汁在水流的带动下排泄至 Hering 管，进一步排泄至胆管树系统，在此过程中，不断地接受胆管上皮细胞分泌的碳酸氢盐对其稀释和碱化，最终形成肝脏的胆汁流。

肝脏每日正常分泌的胆汁量为 600～750ml，其中 75% 来自肝细胞，25% 来自胆管。而肝细胞

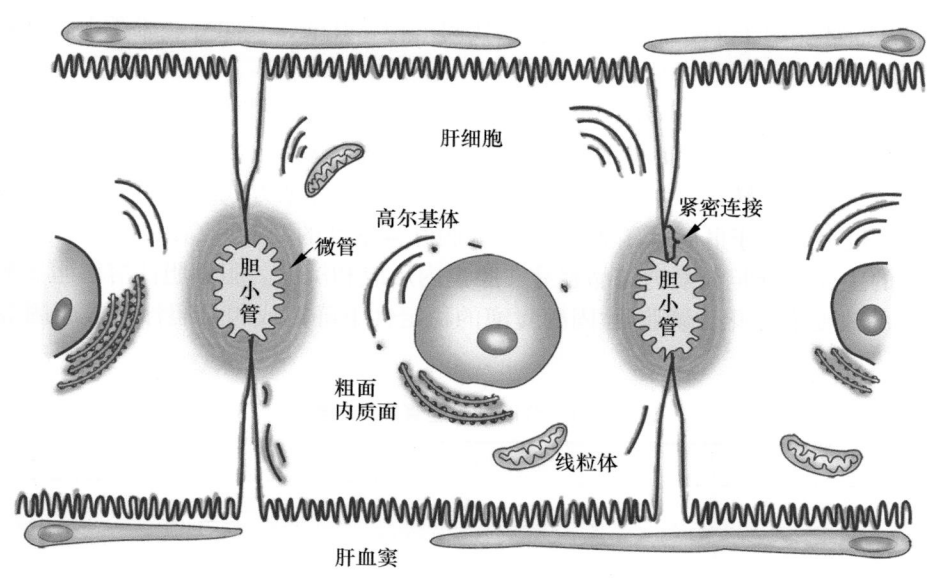

图 10-1-1　胆汁排泄的结构基础

分泌的胆汁中，50% 为胆盐依赖性胆汁流，50% 为胆盐非依赖性胆汁流。胆汁的分泌主要受胆盐分泌的驱动，但胆汁的流量受到神经源性、体液性和化学性介质的调节，主要原因在于胆管细胞分泌和吸收功能可以受到多种内源性和外源性分子介导的信号通路调控[2]。刺激迷走神经可以增加胆汁分泌，刺激内脏神经可以引起血管收缩和肝血流量减少，从而导致胆汁分泌减少。胃肠道激素如促胰液素、缩胆囊素、胃泌素和胰高血糖素通过调节胆管细胞对水分和电解质的分泌，增加或者减少胆汁流量。

二、胆汁的成分

胆汁主要由各种有机和无机溶质以及水组成，由肝脏和胆管细胞分泌的胆汁称为肝胆汁，经胆囊浓缩储存的胆汁称为胆囊胆汁。胆汁的大部分成分为水，约占胆汁体积的 95%。胆汁中主要的有机溶质是胆红素、胆酸盐、磷脂和胆固醇，无机溶质主要为被动分泌的电解质离子如 Na^+、K^+、Cl^-、HCO_3^-、Ca^{2+} 和 Mg^{2+} 等。肝脏分泌的初始胆汁渗透压与血浆基本相等，无机溶质的浓度通常与血浆类似。

胆酸盐、卵磷脂和胆固醇在胆汁以混合胶束、囊泡和微乳液的复合物形式存在。胆酸盐是同时包含疏水和亲水部分的两性分子，其去垢效应对胆管上皮具有毒性作用。胶束的形成不仅极大地减轻胆酸盐的毒性作用，同时通过与磷脂的结合，允许胆固醇加入到胶束的疏水部分。通过这种方式，不溶于水的胆固醇能够在水性介质中维持溶解状态。早期 Small 过饱和胆汁理论认为胆汁仅靠胶束来溶解、转运胆固醇，后期的研究证实胆汁中存在囊泡和微乳液结构。囊泡呈球形，由胆固醇和磷脂的双层结构组成，具有比胶束强得多的溶解和转运胆固醇的能力。目前认为，当胆盐浓度较低时，胆固醇主要由囊泡溶解。随着胆盐浓度的增加，囊泡逐渐减少，胆固醇主要由胶束和微乳液溶解。

有机阳离子如药物的代谢产物可通过 MDR1 或者糖蛋白 P 进入胆汁。胆汁也是砷、铜、锰、铅、汞、硒、银和锌等微量金属元素主要的排泄通路。蛋白质组学分析证实，正常人体胆汁中含有超过 2500 余种蛋白质，一些蛋白有可能用于肝胆肿瘤的早期检测或者胆管系统的免疫学监测[3-4]。多数蛋白通过肝细胞间半渗透的紧密连接从血浆进入胆汁，而分泌型 IgA、IgM、血红蛋白和铜蓝蛋白等则可能通过囊泡与小管膜的融合进入胆汁。胆汁中也含有少量的多肽和氨基酸如甘氨酸、半胱氨酸和谷氨酸。此外，诸如肿瘤坏死因子 TNF -α、维生素 D 代谢产物、叶酸、类固醇、雌激素、催乳素和胰岛素等也可在胆汁中检测到。

胆囊胆汁与肝胆汁的成分基本相同，但是胆囊通过分泌氢离子和吸收碳酸氢盐将弱碱性的肝胆汁变为弱酸性的胆囊胆汁。重要的是，胆囊可以通过 Na^+/H^+ 泵主动将 Na^+ 转运至细胞内，Cl^- 和 HCO_3^- 随着 Na^+ 的主动转运而被动转运。水分可因渗透压的改变通过弥散方式或水通道被重吸收，造成胆囊胆汁有机溶质的浓度显著高于肝胆汁（表 10-1-1）。胆红素浓度的明显升高以及 Ca^{2+} 的相对浓度升高，造成胆色素结石的主要成分胆红素钙结晶容易在胆囊内形成和沉淀。胆囊胆汁溶解胆固醇的能力也随着有机溶质浓度的改变而变化，磷脂-胆固醇囊泡的稳定性下降造成胆囊胆汁形成胆固醇结晶的趋势增加。

表 10-1-1　肝胆汁与胆囊胆汁的组成

胆汁成分	肝胆汁成分含量（mmol/L）	胆囊胆汁成分含量（mmol/L）
Na^+	160	270
P^{3+}	5	10
Cl^-	90	15
HCO_3^-	45	10
Ca^{2+}	4	25
Mg^{2+}	2	4
胆红素	1.5	15
胆酸	50	150
磷脂	8	40
胆固醇	4	18
蛋白质	150	200
pH	7.8	7.2

三、胆汁酸盐的分泌

胆汁酸是肝脏对胆固醇分解代谢后形成的最终产物。其主要的生理功能是通过降低脂、水两相表面张力，促进膳食中脂质和脂溶性维生素的消化、吸收与转运。胆汁酸也可作为一种信号分子，参与调节葡萄糖、脂质和能量的代谢。

肝脏主要通过两条通路合成初级胆汁酸：经典途径合成胆酸（cholic acid，CA），替代途径合成鹅脱氧胆酸（chenodeoxycholic acid，CDCA）。经典途径由肝细胞滑面内质网上的胆固醇 7α-羟化酶（CYP7A1）启动，替代途径由线粒体上的甾醇 27α-羟化酶（CYP27A1）启动。CYP7A1 是胆汁酸合成的主要限速酶，甾醇 12α-羟化酶（CYP8B1）决定产生 CA 和 CDCA 的比例。经典途径是人体合成胆汁酸的主要模式。在经典途径障碍时，替代途径会上调，成为肝病患者主要的胆汁酸合成途径[5]。

初级胆汁酸 CA 和 CDCA 与牛磺酸或甘氨酸结合形成结合型初级胆汁酸，也称胆酸盐。胆酸盐再经肝细胞小管膜上的胆酸盐输出泵（BSEP）、多药耐药相关蛋白 2（MDR2）等转运体转运至胆小管腔。由于胆酸盐在胆小管内的浓度是肝细胞内浓度的 1000 余倍，因此这种跨膜转运是一种依赖 ATP 的主动转运过程，是胆汁酸分泌的主要限速步骤。

进入胆汁中的胆酸盐可部分被胆管上皮细胞重吸收，形成"肝胆汁分流"。在梗阻性胆汁淤积时，胆管上皮细胞转运胆酸盐的顶膜钠依赖型胆盐转运体（apical sodium dependent bile acid transporter，ASBT）表达水平上调，促进胆酸盐的重吸收。大部分的胆酸盐随胆汁流向肝外胆道并储存在胆囊中，在进食后随胆汁分泌进入十二指肠参与脂质和脂溶性维生素的消化、吸收和转运。

　　进入肠道的胆酸盐 90%～95% 在回肠末端被小肠刷状缘的 ASBT 主动吸收进入肠上皮细胞，并在回肠胆汁酸结合蛋白（ileal bile acid binding protein，IBABP）和有机溶质转运蛋白 α/β 作用下进入门静脉。仅有 5% 的胆酸盐在结肠经肠道微生物胆酸盐水解酶（bile salt hydrolase，BSH）和细菌 7α-脱羟酶的作用下，转化生成次级胆汁酸，即脱氧胆酸（DCA）和石胆酸（LCA）。次级胆汁酸或由被动吸收进入门静脉或随粪便排出体外。重吸收的初级和次级胆汁酸经门静脉循环至肝窦 Disse 空间，被肝细胞基底外侧膜的 NTCP 和 OATPs 高效摄取至肝细胞内。在肝细胞内，胆汁酸被重新结合，与新合成的胆汁盐一起再排入肠道，完成胆汁酸的一个肠肝循环。

　　肠肝循环内的所有胆汁酸被称为胆汁酸池，含 2～4g 胆汁酸，70% 由胆酸和其代谢产物脱氧胆酸组成。大部分胆汁酸储存在胆囊，其次是肝脏，小肠和肝外胆管。肠肝循环每天发生 6～10 次，自结肠中丢失的胆汁酸由肝脏以每天 500～600mg 的速度从头合成补充，以保持胆汁酸库的恒定。胆汁酸的合成、分泌、再吸收和肠肝循环受到限速酶、转运载体蛋白和核受体等多种因子的调节。法尼醇 X 受体（FXR）是核受体超家族的成员，广泛分布在肝、小肠等富含胆汁酸的器官中，胆汁酸是其内源性配体，因此 FXR 又被称为胆汁酸受体。研究显示，FXR 通过调节胆汁酸合成、肝脏胆汁酸分泌、肠胆汁酸重吸收和分泌以及胆汁酸重摄入肝细胞，在胆汁酸的肠肝循环中起关键作用[6]。

四、胆脂的分泌

　　与胆盐分泌相比，目前对胆汁中脂质分泌的认识相对较少。虽然在胆汁的形成中扮演一个次要的角色，然而胆脂对维持胆固醇的代谢，促进膳食脂质的肠道吸收，以及保护胆汁酸诱导的细胞损伤非常关键。

　　胆汁中的脂质成分主要为磷脂和胆固醇，浓度范围分别为 1.4～8.1g/L 和 0.97～3.2g/L。卵磷脂是人体胆汁中的主要磷脂，占胆汁中磷脂的 95% 以上。卵磷脂的分泌需要肝细胞小管膜上 MDR3 转运体和胆盐的协同作用。卵磷脂通过胞质转运蛋白或囊泡转运到小管膜内叶，然后通过 MDR3 蛋白翻转到外叶，再与胆酸盐一起排泄入胆小管管腔。因此，MDR3 缺陷者胆汁中没有卵磷脂，不能和胆盐形成混合胶束，具有毒性的胆盐损伤胆管上皮，可出现进展性的肝内胆管胆汁淤滞和胆汁性肝硬化[7]。

　　胆固醇占胆汁固体成分的 3%～11%，主要为游离的胆固醇，在胆汁中被胆酸盐和卵磷脂形成的胶束或微囊泡溶解。胆固醇由肝细胞向胆汁的跨膜转运被认为是胆固醇分泌的关键环节。参与转运的载体可能包括 ABCG5/ ABCG8、B1 类清道夫受体（SR-B1）、胆固醇载体蛋白 2（SCP2）、低密度脂蛋白（LDL）和其受体（LDLR）、尼曼匹克 C1 样蛋白 1（NPC1L1）等。ABC 转运体家族成员 ABCG5/ABCG8 对胆固醇从肝细胞到胆汁的分泌起着决定性的作用。动物实验显示 ABCG5/ABCG8 基因缺陷的小鼠，胆汁中胆固醇的含量急剧减少。而在 ABCG5/ABCG8 转基因鼠，胆汁存在胆固醇过饱和的现象。ABCG5/ABCG8 的表达受到肝脏 X 受体（LXRs）的调控，给予 LXRs 激动剂喂养的小鼠肝脏 ABCG5/ABCG8 的 mRNA 表达明显升高[8]。LXRs 等核受体的药理研究有望为胆固醇结石的防治提供新的方向。

　　胆固醇的代谢涉及肝脏、胆囊和肠道合成与分解、吸收、转运等多个环节。正常的胆囊上皮细胞可以选择性吸收胆汁中的胆固醇，但是胆固醇结石患者胆囊上皮细胞吸收胆汁胆固醇和磷脂能力明显减弱。小肠主要通过 NPC1L1 吸收胆固醇，该蛋白在小肠细胞顶端膜侧表达，其表达从小肠近端向远端呈逐渐降低趋势[9]。动物实验证实，抑制肠道 NPC1L1 的表达可以减少肠源性胆固醇的吸收，降低胆汁中胆固醇水平，预防胆固醇结石的发生[10]。ABCG5/ABCG8 在小肠上皮细胞的表达则能够减少肠源性胆固醇的吸收。将人类 ABCG5/ABCG8 基因转入小鼠，可以发现饮食中胆固醇吸收减少，而胆汁胆固醇水平增加，肝脏胆固醇合成也增加。而在 ABCG5/ABCG8 基因敲除小鼠，血浆胆固醇明显增加，胆汁胆固醇浓度明显降低[11]。

五、胆红素的分泌

胆红素是血红素的代谢产物，成人每天产生 250～300mg 胆红素。血色蛋白如血红蛋白、细胞色素和肌红蛋白中的血红素均为胆红素的来源。生理浓度的胆红素具有抗氧化活性，高浓度则容易产生细胞毒性，对大脑和神经系统造成不可逆损害。

血红素主要在网状内皮细胞的微粒体血红素氧合酶还原型辅酶Ⅱ（NADPH）、细胞色素 C 还原酶的作用下形成胆绿素，再经胆绿素还原酶作用形成胆红素并被释放入血（图 10-1-2）。未结合胆红素（UCB）不溶于水，在血浆中通过与白蛋白结合运载至肝脏。白蛋白与胆红素结合不仅作为运输载体，还可阻止胆红素透过细胞膜，保护免受胆红素的细胞毒作用。生理状态下胆红素与白蛋白结合牢固，但当血清胆红素浓度超过白蛋白浓度时，两者结合稳定性降低。在血浆 pH 发生变化或一些与白蛋白竞争结合胆红素的阴离子物质，如磺胺药、非甾类抗炎药、胆道对比剂（造影剂）和游离脂肪酸等的影响下，胆红素容易被置换而释出，透过血脑屏障和脑细胞膜后进入脑组织，造成脑损害，如新生儿核黄疸。

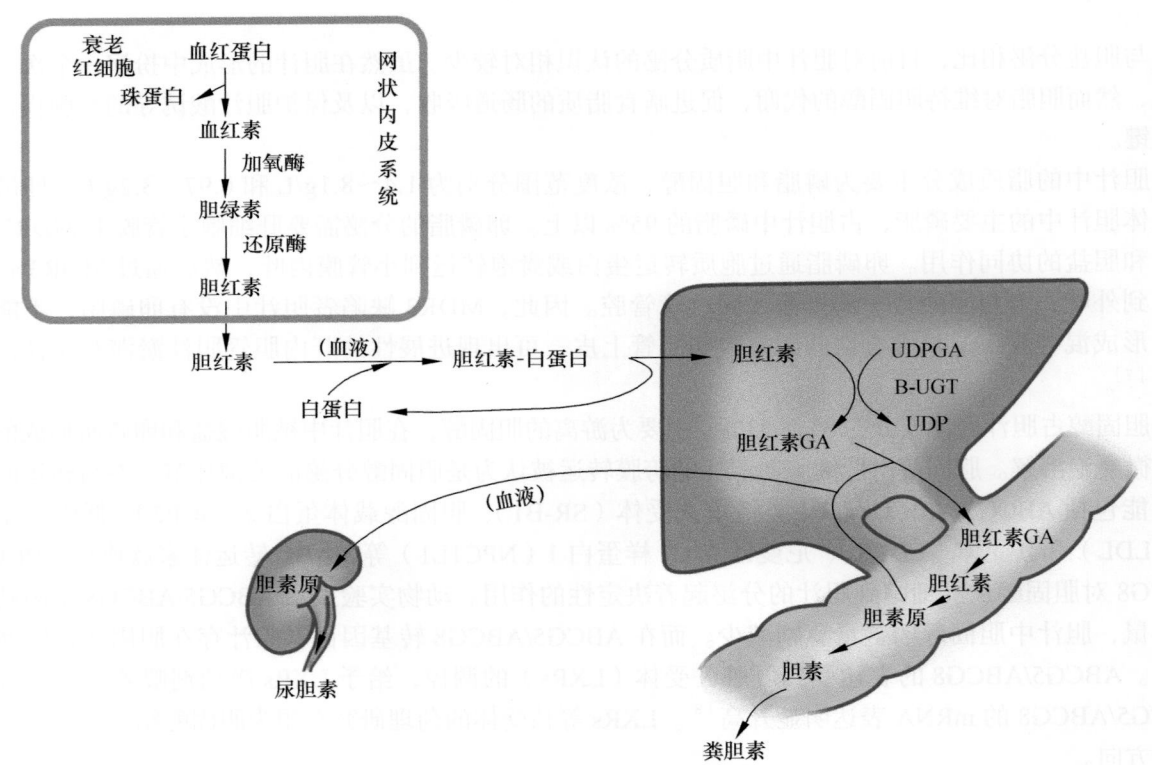

图 10-1-2　胆红素的分泌与肠肝循环

肝脏是人体唯一能清除白蛋白-胆红素复合体，并将具有潜在毒性的胆红素转化为水溶性、无毒衍生物的器官。在肝细胞的窦状膜，胆红素通过易化扩散或被 OATPs 主动摄取进入肝细胞。目前已知的参与胆红素转运的可能包括 OATP1B1、OATP1B3 等[12]。未结合胆红素进入肝细胞后，细胞质内的配体蛋白 Y 蛋白和 Z 蛋白立即与其结合，并将其运载至滑面内质网。Y 蛋白具有谷胱甘肽巯基转移酶（GSTs）活性，对其他有机阴离子化合物如磺溴酞钠、靛青绿、类固醇和某些致癌物质也有结合力。当这些有机阴离子化合物作为诊断药物用于检测肝功能时禁用于黄疸患者，因为它可与胆红素竞争配体蛋白，从而导致黄疸加重。

脂溶性的 UCB 在肝细胞滑面内质网被 UDP-葡萄糖醛酸转移酶（UGT）尤其是 UGT1A1 催化，形成容易从胆汁排泄的水溶性胆红素葡萄糖醛酸结合物，即结合胆红素（CB）。当 UGT1A1 分泌不足或缺陷时，肝脏或其他组织中的 CYP450 酶可通过氧化机制将胆红素催化为羟化物的形式排泄。核受体包括孕烷 X 受体、组成型雄甾烷受体、芳香烃受体、糖皮质激素受体、肝细胞核受体 1α 等，作为胆红素代谢转化的重要调控因子，通过诱导 UGT1A1 基因表达来影响胆红素的代谢[13]。由于核受体对胆红素的代谢具有重要的调控作用，因此，可选用一些具有核受体诱导作用的药物如苯巴比妥来治疗高胆红素血症和黄疸。

结合胆红素经肝细胞小管膜上的多药耐药相关蛋白 MRP2 介导，主动转运进入胆小管后排泄。小管膜上 MRP2 缺乏时，CB 从肝细胞向胆小管转运发生障碍。此时肝细胞基底外侧膜上的 MRP3 表达上调，转运 CB 反流入血，以减少肝细胞中胆红素的累积，从而导致血中 CB 水平升高，引发结合型高胆红素血症。动物实验显示，地塞米松可上调大鼠体内 MRP2 的表达和下调 MRP3 的表达，从而增加 CB 的胆汁排泄，减少血中 CB[14]。

经胆汁排泄进入肠道的 CB 不能透过类脂膜，几乎不被肠黏膜吸收，但仍有一部分被肠道菌群释放的 β-葡萄糖醛酸糖苷酶水解成 UCB，UCB 继续被还原为胆素原。大部分胆素原被氧化为粪胆素后随粪便排出体外，10%～20% 的胆素原被肠道重吸收并经门静脉回到肝脏，通过肝脏清除和胆汁重新排泄形成胆红素的肠肝循环，少部分从尿中排泄。

（曾建平）

参 考 文 献

［1］ BOYER J L. Bile formation and secretion [J]. Compr Physiol, 2013, 3 (3): 1035-1078.
［2］ CHEUNG A C, LORENZO PISARELLO M J, LARUSSO N F. Pathobiology of biliary epithelia [J]. Biochim Biophys Acta Mol Basis Dis, 2018, 1864 (4 Pt B): 1220-1231.
［3］ BARBHUIYA M A, SAHASRABUDDHE N A, PINTO S M, et al. Comprehensive proteomic analysis of human bile [J]. Proteomics, 2011, 11 (23): 4443-4453.
［4］ FARINA A, DUMONCEAU J M, LESCUYER P. Proteomic analysis of human bile and potential applications for cancer diagnosis [J]. Expert Rev Proteomics, 2009, 6 (3): 285-301.
［5］ CHIANG J Y L. Bile acid metabolism and signaling in liver disease and therapy [J]. Liver Res, 2017, 1 (1): 3-9.
［6］ KULLAK-UBLICK G A, STIEGER B, MEIER P J. Enterohepatic bile salt transporters in normal physiology and liver disease [J]. Gastroenterology, 2004, 126 (1): 322-342.
［7］ HALILBASIC E, CLAUDEL T, TRAUNER M. Bile acid transporters and regulatory nuclear receptors in the liver and beyond [J]. J Hepatol, 2013, 58 (1): 155-168.
［8］ 姜翀弋, 韩天权, 蒋兆彦, 等. 肝脏 X 受体对小鼠胆汁脂质成分与胆固醇代谢基因表达的影响 [J]. 中华实验外科杂志, 2007, 24 (12): 1457-1459.
［9］ SANÉ A T, SINNETT D, DELVIN E, et al. Localization and role of NPC1L1 in cholesterol absorption in human intestine [J]. J Lipid Res, 2006, 47 (10): 2112-2120.
［10］ WANG H H, PORTINCASA P, MENDEZ-SANCHEZ N, et al. Effect of ezetimibe on the prevention and dissolution of cholesterol gallstones [J]. Gastroenterology, 2008, 134 (7): 2101-2110.

［11］YU L, LI-HAWKINS J, HAMMER R E, et al. Overexpression of ABCG5 and ABCG8 promotes biliary cholesterol secretion and reduces fractional absorption of dietary cholesterol [J]. J Clin Invest, 2002, 110 (5): 671-680.

［12］VAN DE STEEG E, STRÁNECKÝ V, HARTMANNOVÁ H, et al. Complete OATP1B1 and OATP1B3 deficiency causes human Rotor syndrome by interrupting conjugated bilirubin reuptake into the liver [J]. J Clin Invest, 2012, 122 (2): 519-528.

［13］SUGATANI J, MIZUSHIMA K, OSABE M, et al. Transcriptional regulation of human UGT1A1 gene expression through distal and proximal promoter motifs: implication of defects in the UGT1A1 gene promoter [J]. Naunyn Schmiede-bergs Arch Pharmacol, 2008, 377 (4-6): 597-605.

［14］FUKSA L, BRCAKOVA E, KOLOUCHOVA G, et al. Dexamethasone reduces methotrexate biliary elimination and potentiates its hepatotoxicity in rats [J]. Toxicology, 2010, 267 (1-3): 165-171.

第 2 节　病理性黄疸

　　病理性黄疸指因疾病造成血中胆红素增高而使巩膜、皮肤、黏膜以及其他组织和体液发生黄染的现象。正常人血清总胆红素（TBil）低于 17.1μmol/L，当胆红素超过 34.2μmol/L 时，临床上出现黄疸。血清总胆红素介于 17.1～34.2μmol/L 时，临床上多无皮肤、巩膜黄染，称为隐性黄疸。病理性黄疸按病因发病学可分为溶血性黄疸、肝细胞性黄疸、胆汁淤积性黄疸、胆红素代谢功能缺陷性黄疸；按治疗理念可分为内科性黄疸和外科性黄疸。

一、溶血性黄疸

　　溶血性黄疸是因红细胞脆性增加或血浆中存在溶血因素，使红细胞破坏增多，游离胆红素生成增加，超过肝脏处理胆红素的能力造成的黄疸。依据病因可分为红细胞本身缺陷所致的溶血性贫血，如遗传性红细胞膜缺陷、阵发性睡眠性血红蛋白尿、血红蛋白病、海洋性贫血、镰状细胞贫血，以及红细胞周围环境异常所致的溶血性贫血如自身免疫性溶血性贫血、弥散性血管内凝血、行军性血红蛋白尿等。

　　溶血性黄疸的主要特点包括：血清中总胆红素增高，以 UCB 为主；尿中尿胆原及粪中粪胆原增高，但尿胆红素呈阴性；网织红细胞增多，血清铁及尿内含铁血黄素增加，骨髓红细胞增生活跃，外周血中可出现幼稚红细胞；肝功能一般正常；皮肤黏膜黄染一般较轻；急性溶血可出现寒战高热、腹痛、腰痛或全身疼痛等症状，慢性溶血主要表现为黄疸、贫血，查体可有肝脾肿大。

二、肝细胞性黄疸

　　肝细胞性黄疸是因各种原因引起的肝细胞破坏，造成肝细胞摄取、转化和排泄胆红素障碍而发生黄疸。一方面肝细胞坏死变性引起肝脏摄取和转化功能受损，致正常代谢所产生的 UCB 不能全部转化为 CB 而滞留在血液中，引起 UCB 升高；另一方面未受损的肝细胞仍能将 UCB 转化为 CB 而输入胆小管，但这些 CB 可经坏死的肝细胞或因胆小管渗透性增加反流入血液，致使较多 CB 进入血液循环。因而血浆中直接和间接胆红素均有升高。肝细胞性黄疸的常见病因有病毒性肝炎、药物性肝炎、自身免疫性肝炎、酒精性或非酒精性脂肪性肝病、肝硬化等。

　　肝细胞性黄疸的主要特点包括：血中 CB 与 UCB 均升高，但以结合胆红素升高为主；尿中胆红素阳性，尿胆原和粪胆原可减少或缺失；肝功能检查血清氨基转移酶明显增高；皮肤和黏膜呈浅黄至深金黄色；常合并门静脉高压和肝硬化表现如脾大、脾功能亢进、出血倾向等。

三、梗阻性黄疸

梗阻性黄疸属于胆汁淤积性黄疸的一种，因肝内或肝外胆道梗阻造成梗阻上游的胆管内压力不断增高，胆管逐渐扩张，最后肝内胆管因胆汁淤积而破裂，胆汁直接或由淋巴液反流入血，使得血中结合胆红素增高。常见病因有胆道良性狭窄、结石、胆道肿瘤、胆道闭锁或发育不全等。

胆道梗阻是多数胆道外科疾病面临的共性问题。胆道外科医师必须全面和深刻理解胆道梗阻后的病理生理学，尤其是黄疸对肝脏、肾脏、心血管、血液和免疫系统等全身器官和系统的影响。如何评估这些影响和处理胆道梗阻是胆道疾病围手术期管理的核心。

1. 梗阻性黄疸的病理生理　胆道梗阻的病理生理与胆汁的生理功能密切相关。作为排泄机体代谢产物的重要途径，胆道梗阻造成胆汁的分泌和排泄障碍，胆汁中以胆汁酸为代表的毒性成分反流进入肝细胞和全身循环。胆汁酸对各种生物膜均有损害作用，其毒性与损害细胞内线粒体结构和功能，抑制 ATP 合成有关。高浓度的胆汁酸可造成心脏功能抑制、免疫功能受损等毒性作用。胆红素可以造成皮肤的细胞器损害、诱发溶血反应等。此外，胆道梗阻造成肠肝循环的中断，致使胆汁酸盐不能排入肠道，脂质和维生素的吸收障碍可造成营养不良、凝血功能障碍等。

内毒素血症是黄疸造成全身多脏器损伤的重要病理生理基础。内毒素是肠道内大量存在的革兰阴性细菌细胞壁内的一种脂多糖。正常情况下，胆汁中含有多种对人体肠道有益的成分如胆汁酸盐、胆固醇、分泌性 IgA 等，能抑制肠道内菌群的过度繁殖，维持肠道黏膜屏障的完整性，阻止内毒素的吸收。胆道梗阻时，肠道内胆汁缺乏会造成肠道菌群的大量繁殖和内毒素大量生成，同时肠黏膜功能下降，黏膜屏障受损，而肝脏的库普弗细胞（Kupffer cells，KCs）功能受损，清除细菌和内毒素能力下降，因而细菌移位和内毒素大量入血，造成内毒素血症。

内毒素可以直接损伤细胞的线粒体和溶酶体功能，诱发炎症因子如肿瘤坏死因子-α、白介素-1、白介素-6、干扰素-γ、NO 和氧自由基的大量释放，造成肝脏、肾脏、心肌细胞的缺血缺氧和再灌注损伤，抑制肝脏 KCs、肠黏膜屏障和机体细胞免疫功能。

2. 对肝胆系统的影响　胆道梗阻可造成肝血窦压力、门静脉和肝动脉血流阻力升高，肝脏有效血流量明显减少。实验研究显示，结扎犬的胆总管 2 周后，总肝血流量下降 42%，肝动脉血流量下降 36%，门静脉血流量下降 4%，而门静脉血流阻力上升 187%。有效血流量减少使得肝细胞缺血缺氧，肝脏线粒体呼吸功能受到影响，ATP 生成减少，Na^+-K^+-ATPase 活性下降，Ca^{2+} 跨膜内流。钙离子内流进一步抑制 ATP 生成，使细胞能量产生障碍，细胞受到损伤；另一方面激活蛋白酶，促进氧自由基生成，引起生物膜脂质过氧化损伤，进一步促进钙离子内流。ATP 生成减少、氧自由基以及钙稳态失调相互协同，最终导致肝细胞的不可逆损害。

胆道梗阻也可改变肝脏的分泌、代谢和合成功能。当胆道压力升高到 20cmH$_2$O（1cmH$_2$O＝0.098kPa）以上时，肝胆汁的分泌明显减少，肝细胞的代谢产物无法排泄或反流可严重影响肝细胞的代谢能力。高浓度胆汁酸可抑制肝细胞细胞色素 P450，造成肝脏氧化代谢的速率降低，诱导肝细胞凋亡。肝细胞合成功能下降，蛋白质如白蛋白、纤维蛋白原、凝血酶原、凝血因子等合成减少，造成低蛋白血症、凝血机制障碍等。

KCs 是肝网状内皮系统中主要的巨噬细胞，其活性占全肝网状内皮系统的 80%～90%。KCs 具有较强的吞噬和分泌能力，正常情况下，门静脉循环中吸收的病原体、受损的血细胞、细胞碎片、纤维蛋白降解产物、内毒素能被 KCs 有效清除。KCs 也可以分泌产生细胞因子，调节细胞和体液免疫。阻塞性黄疸时 KCs 清除细菌与内毒素的能力下降，抗原处理能力明显降低[1]。

胆道受损的程度与梗阻的性质、部位、持续时间以及继发感染的程度等因素有关。初期分泌胆汁的胆小管明显扩张，微绒毛扭曲和肿胀。随着胆道压力的增加，用于防止胆汁反流的肝细胞间紧密连接中断，胆小管通透性增加，胆汁成分可以自由的逆流进入肝窦。随着梗阻时间的延长，下游的小胆管出现类似病理改变，小胆管扩张、迂曲、增生，汇管区多形核细胞浸润和炎症反应，继而纤维蛋白生成增加，网状纤维和胶原蛋白沉积，胆管壁逐渐增厚，胆管黏膜萎缩和鳞状上皮化生。黏膜屏障的缺失、KCs 功能受损、细菌移位和内毒素血症使得无菌的胆道出现细菌感染，胆盐沉着形成微小胆栓，进而继发胆管炎、脓肿、结石等并发症。

3. 对消化系统的影响　阻塞性黄疸可导致急性胃黏膜病变，其原因与多种机制造成胃黏膜屏障的破坏有关。动物实验证实阻塞性黄疸的大鼠胃泌素分泌增加，胃酸分泌增多，胃黏液分泌减少。交感神经活动加强，交感-肾上腺轴激活，大量儿茶酚胺合成释放入血，作用于胃黏膜下血管受体，导致胃黏膜血流减少和胃黏膜缺血。胃黏膜屏障受到破坏后，氢离子反流增加，黏膜内氧自由基增多，溶酶体酶的释放和胃蛋白酶原原位激活造成黏膜细胞水肿、糜烂、坏死和脱落，继而发生急性胃黏膜病变。

肠肝循环对维持肠黏膜的屏障至关重要。胆汁中牛磺脱氧胆酸盐可以通过增加 c-myc 蛋白及其 mRNA 的表达促进肠上皮细胞的增生，通过激活 NF-κB 来防止肠黏膜细胞凋亡[2]。胆汁中胆固醇的持续提供是肠黏膜细胞生长和肠黏膜的修复所必需的。梗阻性黄疸时胆汁进入肠道的量减少或缺乏使得机械屏障的修复能力下降，而补充胆固醇等胆汁成分能促使肠黏膜细胞的恢复。

胆汁中的脱氧胆酸盐能选择性地抑制肠道内的革兰阴性菌，使细菌胞壁通透性增高，造成细胞损伤和细菌膜碎裂，或者直接与肠腔内毒素和细菌黏附生成不吸收的去垢剂样复合物，防止肠道内毒素和细菌移位。梗阻性黄疸时，胆酸盐的缺乏使得肠道菌群失衡，以肠杆菌为代表的革兰阴性菌大量繁殖，维持肠黏膜屏障的上皮间紧密连接断裂，肠黏膜通透性增加，细菌移位和内毒素大量入血导致内毒素血症。内毒素血症激发炎症因子的大量激活和氧自由基的生成，进一步造成肠道微循环障碍和肠黏膜上皮的氧化应激损伤[3]。研究证实，胆道内引流、应用乳果糖减少肠道菌群数量，补充益生菌调节肠道菌群平衡被证实能改善梗阻性黄疸的内毒素血症和肠道功能。

4. 对肾脏系统的影响　黄疸可造成不同程度的肾脏功能损害，表现为肾小球和肾小管周围纤维沉积，肾小球滤过率降低，严重者可造成以肾小管坏死为特征的急性肾功能衰竭。报道的黄疸患者术后急性肾功能衰竭的发生率高达 10%，继发肾衰竭后的死亡率高达 50%～70%。

黄疸继发肾损害和肾功能衰竭的原因可能与多种机制有关。血容量减少和水钠代谢紊乱被认为是引起术后肾功能衰竭的主要原因[4]。血清胆汁酸水平的升高对肾脏具有直接的利尿和利钠作用。黄疸患者血浆的心钠素水平明显升高并伴有醛固酮-肾素活性的增强；胃肠道功能降低，食欲减退和饮水减少。这些因素的综合影响造成黄疸患者多数合并有细胞外液的减少和低血容量。内毒素在黄疸患者肾衰竭中也具有重要的作用。目前认为，内毒素通过诱导 NO、前列腺素、内皮素等引起肾脏的血流动力学改变，包括使肾血管强烈收缩以及肾内血流重新分布，加重肾皮质缺血。内毒素血症激发的 TNF-α、IL-1、IL-6 等炎性介质通过细胞毒害作用引起肾脏线粒体膜和 DNA 的损伤，最终导致肾功能损害。

5. 对凝血系统的影响　黄疸患者常见凝血功能障碍，最常见的异常是凝血酶原时间延长。维生素 K 是合成 Ⅱ、Ⅶ、Ⅸ、Ⅹ 等凝血因子和蛋白 C、S、Z 的重要辅助因子，但维生素 K 呈脂溶性，其吸收需要肠道中的胆盐参与。阻塞性黄疸时胆汁排泄障碍可导致维生素 K 吸收不良，造成凝血异常和出血倾向。维生素 K 严重缺乏时可以产生活性降低的去羟化前体，临床可通过 PIVKA-Ⅱ 或去 γ 羟化凝血酶原检测评估维生素 K 缺乏程度[5]。补充维生素 K 可逆转黄疸患者的出血倾向，是围手术期管理的要点之一。

此外，黄疸造成的内毒素血症可损伤血管内皮，引发全身炎性反应，通过组织因子启动凝血级联反应，导致血栓形成或弥漫性血管内凝血。黄疸患者外科手术前，如果反映纤溶系统活性的纤维蛋白降解产物升高，提示有较高的手术出血风险。黄疸造成凝血功能异常也与合并或继发的肝病有关，如终末期胆道病继发胆汁性肝硬化，不仅因肝细胞合成功能受损，凝血因子生成减少，而且因脾功能亢进造成血小板数量下降和功能减退，从而造成严重的出血倾向。

6. 对循环系统的影响　黄疸可对心血管循环系统产生严重的干扰，引发血流动力学紊乱和心脏功能紊乱。高浓度的胆红素和胆汁酸可抑制心肌细胞线粒体的氧化磷酸化，损害心肌细胞的新陈代谢、膜的完整性和钙的摄取，降低心肌的正性肌力作用。内毒素作用于心肌细胞可以引起心肌收缩力下降。动物实验研究证实，结扎胆管能降低心脏收缩力、左心室压力和周围血管阻力，实验动物容易出现低血压反应。而在成功的胆道引流后，心脏的输出量、顺应性和收缩性显著增加[6]。

7. 对免疫系统的影响　胆道梗阻和黄疸可以造成机体免疫系统的功能障碍，是黄疸患者容易并发感染性并发症和组织愈合不良的重要因素。

从免疫器官的角度看，梗阻性黄疸时肠系膜淋巴结内 T 淋巴细胞数目下降，肠液中分泌型 IgA 浓度降低，肠黏膜固有层中 IgA 浆细胞、$CD4^+$ 及 $CD8^+$ 淋巴细胞数目下降，提示黄疸可以削弱肠黏膜屏障的免疫功能。如前所述，肝脏网状内皮系统的 KCs 在阻塞性黄疸时，其吞噬能力和杀伤活性均显著降低。

红细胞免疫系统是机体免疫重要组成部分。红细胞通过细胞膜上的 I 型补体受体与 C3b 调理的免疫复合物结合，将其带到肝脏网状内皮系统内被清除。梗阻性黄疸时机体红细胞 I 型补体受体活性和红细胞结合免疫复合物的水平下降，提示梗阻性黄疸患者红细胞免疫功能降低。

梗阻性黄疸主要影响机体的细胞免疫功能，体液免疫功能不变或代偿性升高[7]。但胆汁中分泌型 IgA 水平的下降代表胆道的体液免疫功能降低，胆道对细菌的易感性增加。细胞免疫功能的受损表现为 T 淋巴细胞增殖功能明显下降，血中淋巴细胞亚群 $CD3^+$、$CD4^+$ 和 $CD8^+$ 均明显减少，并存在 $CD4^+$/$CD8^+$ 比例失调。动物研究显示，胆汁引流术后 T 淋巴细胞的数量及功能可以逐渐恢复正常水平[8]。

随着对胆汁生成、分泌和排泄机制认识的深化，以及对胆汁酸、磷脂、胆红素代谢关键转运蛋白和调控因子的发现，促使临床医师更好地理解许多肝胆疾病的病理生理过程，进而制定更为合理和有效的治疗策略。尤其对黄疸与器官功能损害关系的进一步揭示，丰富了外科手术的围手术期管理策略，显著提升了外科手术的安全性。然而，胆汁酸代谢和胆汁淤积的机制极其复杂，仍然需要通过多种实验手段和临床研究全面系统的探明胆汁淤积的病理机制，进而为胆汁淤积性疾病提供更有效的防治策略。

（曾建平）

参 考 文 献

[1] TOMIOKA M, IINUMA H, OKINAGA K. Impaired Kupffer cell function and effect of immunotherapy in obstructive jaundice [J]. J Surg Res, 2000, 92 (2): 276-282.

[2] PERRONE E E, LIU L, TURNER D J, et al. Bile salts increase epithelial cell proliferation through HuR-induced c-Myc expression [J]. J Surg Res, 2012, 178 (1): 155-164.

[3] SONNIER D I, BAILEY S R, SCHUSTER R M, et al. Proinflammatory chemokines in the intestinal lumen contribute to intestinal dysfunction during endotoxemia [J]. Shock, 2012, 37 (1): 63-69.

[4] PADILLO F J, CRUZ A, BRICEÑO J, et al. Multivariate analysis of factors associated with renal dysfunction in patients with obstructive jaundice [J]. Br J Surg, 2005, 92 (11): 1388-1392.

[5] DAUTI F, HJALTALIN J M, HILLARP A, et al. Perioperative changes in PIVKA-II [J]. Scand J Clin Lab Invest, 2015, 75 (7): 562-567.

[6] PADILLO J, PUENTE J, GÓMEZ M, et al. Improved cardiac function in patients with obstructive jaundice after internal biliary drainage: hemodynamic and hormonal assessment [J]. Ann Surg, 2001, 234 (5): 652-656.

[7] PARKS R W, HALLIDAY M I, MCCRORY D C, et al. Host immune responses and intestinal permeability in patients with jaundice [J]. Br J Surg, 2003, 90 (2): 239-245.

[8] SANO T, AJIKI T, TAKEYAMA Y, et al. Internal biliary drainage improves decreased number of gut mucosal T lymphocytes and MAdCAM-1 expression in jaundiced rats [J]. Surgery, 2004, 136 (3): 693-699.

第 11 章 肝脏的凝血功能与凝血障碍

正常的止血过程包括原发性止血、血液凝固和纤维蛋白溶解三个阶段，其中原发性止血又称一期止血，主要依赖于血管收缩及血小板血栓形成，血液凝固又称为二期止血，是一系列复杂的酶促反应过程，需要多种凝血因子的参与。肝脏合成大部分与凝血和纤维蛋白溶解相关的蛋白质，以及调节血小板生成的蛋白质，亦是储存和清除血小板的场所，因此肝脏直接或间接地参与生理性止血的各个阶段[1]。当肝脏发生病变时，可以导致凝血与抗凝血之间的平衡紊乱，从而出现凝血功能异常。

第 1 节 生理状态下肝脏对凝血功能的作用

一、肝脏与凝血相关因子的合成

生理性止血是一个动态过程，由血管、血小板和凝血因子参与，并且原发性止血、凝血和纤维蛋白溶解三个阶段紧密联系和相互协调，从而有效地闭合血管伤口，促进血管愈合而不会导致血栓性并发症的发生。

原发性止血通过血管损伤后血小板黏附于暴露的血管内皮下胶原纤维所引发。这种黏附是由特定的血小板表面受体糖蛋白 Ib-XI 和血管性血友病因子（von Willebrand Factor，vWF）的多聚体介导的，它们形成血小板和胶原之间的交联。血小板表面受体糖蛋白 I a- II a 和糖蛋白 VI 也通过与胶原的直接作用促成血小板在受损部位的黏附。由此血小板被激活并释放各种凝血因子和血小板活化因子，继而激活其他血小板，放大血小板的聚集反应。血流中的血小板不断地聚集、附着在已黏附固定于内皮下胶原的血小板上，形成血小板止血栓，从而将伤口堵塞，达到初步的止血。

血液凝固是由凝血因子按一定顺序相继激活而生成凝血酶，最终使纤维蛋白原变为纤维蛋白的过程。因此，凝血过程可分为凝血酶原酶复合物的形成、凝血酶的激活和纤维蛋白的生成三个基本步骤。凝血酶原酶复合物可通过内源性凝血途径和外源性凝血途径生成，但两条途径中的某些凝血因子可以相互激活，密切联系，并不各自完全独立，但外源性凝血途径在凝血过程中起主要作用。当血管损伤时，暴露出的组织因子（tissue factor，TF）与因子Ⅶa（factor Ⅶa，FⅦa）结合形成 FⅦa-TF 复合物，后者可催化激活因子 X，FX 生成 FX a，生成的 FX a 又能反过来激活 FⅦ，进而形成外源性凝血途径的正反馈效应。此外 FⅦa-TF 复合物还可激活 FIX 生成 FIX a，FIX a 除能与 FⅧa 结合而激活 FX 外，也能反馈激活 FⅦa。FⅦa-TF 复合物的形成，使得外源性凝血途径和内源性凝血途径相互促进，共同完成凝血过程。TF（也称凝血因子Ⅲ）是一种跨膜糖蛋白，它以可溶形式存在，在生理条件下 TF 由血管周围的外膜细胞表达并引发凝血，而在病理条件下 TF 由单核细胞、中性粒细胞、内皮细胞和血小板表达，引发弥散性血管内凝血（disseminated intravascular coagulation，DIC）。

纤维蛋白溶解是纤维蛋白的生理分解，可以保证血管通畅，有利于受损组织的修复与再生。纤维蛋白主要通过纤溶酶降解。纤溶酶原由肝细胞合成，通过组织型纤溶酶原激活物（tPA）或尿激酶型纤溶酶原激活物（uPA）切割 Arg561-Val562 肽键转化为纤溶酶。tPA 激活途径是血液中纤溶酶原激活的主要途径，在纤维蛋白存在的情况下，tPA 激活纤溶酶原的作用可增加 1000 倍，有利于确保纤维蛋白生成时纤溶的即刻启动，并将纤溶限制于血凝块局部，增强局部的纤溶强度。uPA 则主要介导与细胞表面相关的纤溶酶原激活，比如伤口愈合、组织重塑、细胞迁移等，其次才是消除血浆中的纤维蛋白。此外，体内有多种物质可抑制纤溶系统的活性，主要有纤溶酶原激活物抑制物-1（PAI-1）和 α2 抗纤溶蛋白酶。PAI-1 主要由血管内皮细胞产生，通过与 tPA 和 uPA 结合而使之灭活。

在这三个阶段中需要诸多因子参与，其中绝大多数与凝血功能相关的因子由肝细胞合成。目前已知的凝血因子主要有 14 种，其中包括前激肽释放酶、高分子激肽原等。FⅥ 是血清中活化的 FⅤa，不再视为一个独立的凝血因子，并且在这些凝血因子中，除 FⅣ 是 Ca^{2+} 外，其余的均为蛋白质。

与凝血相关的蛋白因子合成及分泌来源见表 11-1-1。

表 11-1-1　与凝血相关的因子合成及分泌来源

来源	凝血因子或凝血调节因子
血小板	FⅡ、FⅤ、FⅪ、FⅩⅢ、vWF、PAI-1
巨核细胞	vWF、TFPI
内皮细胞	FⅤ、vWF、TF、PAI-1、血栓调节蛋白、内皮细胞 PC 受体、tPA
肝细胞	FⅠ、FⅡ、FⅤ、FⅦ、FⅧ、FⅨ、FⅩ、FⅪ、FⅫ、FⅩⅢ、前激肽释放酶、高分子量激肽原、ADAMTS13、抗凝血酶、肝素辅助因子Ⅱ、蛋白质 C、蛋白质 S、TFPI、ZPI、LRP、PAI-1、α2-抗纤溶蛋白酶、纤溶酶原
单核细胞	TF
肾小管和集合管上皮细胞	uPA

注：vWF, von Willebrand 因子（血管性血友病因子）；PAI-1，纤溶酶原激活物抑制剂-1 型；TFPI, TF 途径抑制剂；TF，组织因子；ZPI，蛋白 Z 依赖性蛋白酶抑制剂；LRP，低密度脂蛋白受体相关蛋白；tPA，组织型纤溶酶原激活物；uPA，尿激酶型纤溶酶原激活物。

（引自：LISMAN T, et al. J Hepatol, 2010, 53: 362.）

绝大多数凝血因子在肝脏中合成后释放至血液循环，此外，几种调节因子，包括抗凝血酶、蛋白 C（Protein C，PC）、蛋白 S 和 TF 途径抑制剂亦由肝脏合成。除肝细胞外，有些调节因子在内皮细胞膜上表达，包括血栓调节蛋白和内皮细胞 PC 受体。血小板也可以分泌少量的因子Ⅱ（FⅡ）和因子Ⅺ（FⅪ）等。

二、肝脏与维生素 K 吸收

维生素 K 包括 K1、K2、K3、K4 等几种形式，其中 K1、K2 是天然存在的，属于脂溶性维生素；而 K3、K4 是通过人工合成的水溶性维生素。FⅡ、FⅦ、FⅨ、FⅩ 以及蛋白 C、S 和 Z 都是维生素 K 依赖性的，因此维生素 K 又称为凝血维生素。维生素 K 在肠道的吸收需要胆汁酸盐辅助，肠道细菌可参与胆汁盐代谢和维生素 K 的产生，因此胆汁淤积和口服抗生素可影响维生素 K 的肠道吸收。

γ 羧化对维生素 K 依赖性凝血因子的功能活化至关重要。以维生素 K 为辅酶的 γ-谷氨酰羧化酶催化某些凝血因子分子上特定的谷氨酸残基为 γ-羧基谷氨酸残基。凝血因子Ⅱ、Ⅶ、Ⅸ、Ⅹ 以及蛋白 C、S 和 Z 在肝细胞中以无活性前体形式存在，其分子中 4~6 个谷氨酸残基需羧化成 γ-羧基谷氨酸残基才能转变为活性形式[2]。

维生素 K 缺乏时，FⅦ 和 PC 水平于早期迅速下降，其次是 FⅡ 和 FⅩ，然后是 FⅨ。这些变化在实验室检查中表现为早期凝血酶原时间（PT）的延长，并且最终出现 PT 和活化部分凝血活酶时间（APTT）的极度异常，但血小板数量和功能以及纤维蛋白溶解系统不受影响。γ-羧化的异常或缺陷导致无活性前体即维生素 K 缺乏或抑制剂诱导蛋白Ⅱ（protein induced by vitamin K absence or antagonist-Ⅱ，PIVKA-Ⅱ）释放到血流中。肝细胞癌患者常出现 PIVKA-Ⅱ 异常增高，这可能与维生素

K 代谢异常以及肿瘤细胞内出现的 γ-羧基凝血酶原转录后缺陷相关[3]。维生素 K 缺乏常见于肝病、胆道梗阻、脂肪痢、长期服用广谱抗菌药物以及新生儿中。

三、肝脏与血小板生成、活化与黏附

血小板是从骨髓成熟的巨核细胞胞质裂解脱落下来的具有生物活性的小块胞质。进入血液的血小板，约 2/3 存在于外周循环血液中，其余则储存在脾脏和肝脏。血小板生成素是体内血小板生成最重要的生理性调节因子，主要由肝细胞产生，肾脏也可少量产生。血小板生成进入血液后，寿命为 7~14 天，采用 ^{32}P 标记血小板观察其破裂情况，证明血小板的破坏随血小板的日龄增高而增多，衰老的血小板在脾、肝和肺组织中被吞噬清除。

此外，肝脏也可能通过以下几个方面调节血小板的活化与功能：通过合成凝血因子，参与血小板的活化；通过血小板受体的结构变化破坏聚集和黏附；通过调节花生四烯酸水平影响血小板的活化；影响 vWF 的生成；合成分泌 ADAMTS13 等[4]。

vWF 由内皮细胞和巨核细胞合成，是一种由二硫键连接的 500kDa（1Da=0.992u）亚基组成的多聚体糖蛋白，介导初始血小板黏附到受损血管壁的内皮下，在初级止血中起重要作用。血管损伤部位血小板的初始黏附中，vWF 不仅作为"损伤传感器"与胶原蛋白和其他内皮下基质蛋白结合，在受伤后也可作为血小板质膜上糖蛋白 I b-IX 的主要配体来促进血小板黏附。在没有 vWF 的情况下，血栓形成期间血小板聚集减弱。血小板减少症和血小板病时可以通过诱导 vWF 合成增多进行血小板功能代偿，肝脏负责这种诱导机制的表达。一氧化氮（NO）引发的急性肝功能衰竭和肝硬化患者中内皮细胞 vWF 释放增加，肝病患者 vWF 清除率降低，从而导致血浆 vWF 水平升高，升高的 vWF 水平可以代偿异常的血小板数量和功能。

ADAMTS13 亦称含 I 型血小板结合蛋白基序的解聚蛋白样金属蛋白酶，可降解 vWF 多聚体，降解切割发生在 842 位的酪氨酸残基和成熟 vWF 亚基的 A2 结构域内 843 位的甲硫氨酸残基之间。ADAMTS13 严重组成缺陷或针对 ADAMTS13 的自身抗体可以导致 vWF 蛋白降解缺陷，导致机体产生未切割或仅部分切割的超大 vWF 积聚在血管内皮细胞表面，甚至可以阻止原发性止血过程。ADAMTS13 主要由肝脏产生，因此其调节 vWF 多聚体组成的作用在肝病患者中可能会受到损害。研究表明，通过给予大鼠注射二甲基亚硝胺诱导肝星状细胞凋亡后 ADAMTS13 活性降低，而注射不诱导星状细胞凋亡的四氯化碳不会降低 ADAMTS13 活性，这表明肝脏星状细胞的选择性损伤可能是急性肝损伤期间血浆 ADAMTS13 降低的基础。此外，研究还发现 ADAMTS13 在调节肝细胞损伤后再生中起一定作用[5]。

（张雅敏　侯建存）

参 考 文 献

[1] HARRISON M F. The misunderstood coagulopathy of liver disease: a review for the acute setting [J]. West J Emerg Med, 2018, 19 (5): 863-871.

[2] PAAKKARI I. Vitamin K: from coagulation to calcification [J]. Duodecim, 2016, 132 (19): 1755-1762.

[3] ZHANG D, LIU Z, YIN X, et al. Prognostic value of PIVKA-II in hepatocellular carcinoma patients receiving curative ablation: a systematic review and meta-analysis [J]. Int J Biol Markers, 2018, 33 (3): 266-274.

[4] TAPPER E B, ROBSON S C, MALIK R. Coagulopathy in cirrhosis - the role of the platelet in hemostasis [J]. J Hepatol, 2013, 59 (4): 889-890.

[5] NURDEN A T. Platelets, inflammation and tissue regeneration [J]. Thromb Haemost, 2011, 105 (Suppl 1): S13-S33.

第 2 节　肝脏疾病状态下凝血功能的改变

肝病患者凝血功能的改变可能是由肝脏疾病本身或缺乏维生素 K 引起的。肝脏疾病可以导致凝血蛋白合成减少，产生功能异常的凝血因子，凝血因子消耗增加，干扰活化组分的清除以及血小板功能障碍[1]。肝病患者主要的凝血功能改变及代偿见表 11-2-1。

表 11-2-1　肝病患者主要的凝血功能改变及代偿

阶段	抑制血液凝固	促进血液凝固
原发性止血（一期止血）	血小板减少 血小板功能缺陷 一氧化氮和前列环素的产生增加	vWF 水平升高 ADAMTS13 的水平降低
凝血（二期止血）	因子 II、V、VII、IX、X 和 XI 水平降低 维生素 K 缺乏症 异常纤维蛋白原症	因子 VIII 水平升高 蛋白质 C、蛋白质 S、抗凝血酶 III、α2-巨球蛋白和肝素辅助因子 II 水平降低
纤维蛋白溶解	α2-纤溶酶抑制剂、因子 XIII 和凝血酶激活的纤维蛋白溶解抑制剂水平降低 组织纤溶酶原激活剂水平升高	纤溶酶原水平低

（引自：WARNAAR N，et al. Curr Opin Organ Transplant, 2008，13：298.）

一、肝硬化患者的凝血功能改变

肝硬化患者的凝血功能改变取决于肝实质细胞损伤的程度。肝硬化患者具有广泛的凝血功能受损，主要表现为凝血或纤维蛋白溶解系统功能受损和血小板数量及功能的改变[2]。

大多数患者的凝血因子水平降低，降低程度与肝实质细胞功能丧失程度正相关。通常维生素 K 依赖性因子首先下降，因此 FVII 对肝实质细胞损伤最敏感，随后是 FII 和 FX 水平下降，而 FIX 浓度受影响较小。PC 水平与 FVII 平行，而蛋白 S 在疾病中后期可出现减少。除了维生素 K 依赖性因子的合成减少外，血液中还可能出现低羧化分子，这与维生素 K 利用受损或受损的肝实质细胞释放未修饰的蛋白质分子有关[3]。

随着肝硬化的进展，其他凝血因子水平出现下降。而 vWF 水平一般不会改变，甚至在一些患者中还会升高，主要由于 vWF 不是由肝实质细胞产生。FV 的血浆浓度水平似乎是肝损伤的最佳预测因子。凝血蛋白的合成受损也对蛋白 C 抑制剂、抗凝血酶原 III、纤溶酶原和 α2-抗纤溶酶产生影响[4]。凝血因子水平降低和功能失调，在实验室检查可表现为 APTT、PT 和凝血酶时间（TT）延长。晚期肝硬化患者可出现纤维蛋白原浓度降低，另一个特征则是纤维蛋白溶解活性增加，这可能是原发性的，也可能是弥散性血管内凝血的反映，化验检查可表现为优球蛋白溶解时间缩短、纤维蛋白降解产物升高和 tPA 水平升高[5]。

肝硬化时的另一个止血功能障碍与血小板相关，主要为血小板减少症和血小板病[6]。在大多数情况下血小板减少症与脾脏增大有关，在增大的脾脏中血小板聚集及破坏增加，此外 DIC 和叶酸缺乏也可能引起血小板减少。血小板病通常与纤维蛋白降解产物水平升高有关。血小板缺陷可导致出血时间延长和血小板聚集模式异常。

肝硬化患者发生 DIC 的确切机制还不清楚。由于肝硬化患者可以出现 APTT 和 PT 延长、纤维蛋白原降低、血小板减少以及纤维蛋白降解产物升高等实验室检测异常，因此很难确定 DIC 的诊断[7]。纤维蛋白 A 水平升高和高分子量纤维蛋白复合物的存在表明存在 DIC，此外临床观察表明，应用肝素可以提高凝血因子的水平也支持可能存在 DIC。凝血酶 / 抗凝血酶 III 复合物、纤溶酶 /α2-抗纤溶酶复合物，以及 D-二聚体水平可作为肝硬化患者诊断 DIC 的标志物。

二、急慢性肝功能衰竭时的凝血功能改变

毒物、药物性肝炎或肝脏急性感染的患者可能会出现凝血功能受损，并可导致出血并发症。凝血功能受损的程度与肝实质细胞损伤的程度相关。轻度肝炎患者凝血功能可能没有变化，仅出现FⅧ水平和其他维生素K依赖因子水平略有下降。当使用敏感的促凝血酶原激酶试剂检测时，这些患者可能会出现PT略延长。随着肝功能衰竭进展，会出现其他凝血因子水平降低。在轻度肝炎患者中，FⅧ分子复合物可能会升高，纤维蛋白原水平很少降低，反而可能升高。但在暴发性肝炎和即将发生肝功能衰竭的患者中，则会出现纤维蛋白原水平降低，预示病情非常严重，并且大多数情况下可以演变为DIC，这可能与受损的肝细胞、单核巨噬细胞释放TF以及网状内皮系统受损有关。在重症肝炎患者中可检测到异常的纤维蛋白原分子。除非暴发性肝病或将出现肝功能衰竭，通常在肝炎患者中不会出现纤维蛋白溶解增加[8]。在肝炎患者中经常出现轻度血小板减少症，但临床上并不重要。

三、肝病患者的高凝状态

目前，绝大多数文献将肝病与凝血异常引发的出血相联系，然而在肝病患者中确实可出现抗凝蛋白显著减少，表现出高凝状态。虽然促凝血因子数量减少和功能减低可以在一定程度上防止高凝，但是在肝病的情况下确实可伴有血栓形成，这可能是由于肝病患者通常会产生正常或更高浓度的凝血酶，使得患者对血栓形成的获得性或遗传因素更加敏感[9]。肝硬化患者有时会出现外周深静脉血栓形成、肺栓塞和门静脉血栓，这可能源于抗凝蛋白合成减少、血流瘀滞导致的动力学改变以及慢性炎症引发的血管病变等的综合影响。肝硬化患者高凝状态可引发肝实质细胞坏死，并可导致血小板减少症，目前有坏死性肝硬化肝细胞及其周围血小板聚集的组织学证据。炎症和免疫机制激活的血小板可以释放出多种活性分子，包括血小板因子-4、β-血栓球蛋白和血小板衍生因子等，它们刺激肝脏星状细胞分裂和纤维蛋白合成增加[10]。凝血酶本身也是星状细胞有丝分裂原，在急性和慢性肝损伤时导致星状细胞凝血酶受体上调。在暴发性肝衰竭患者中，库普弗（Kupffer）细胞和坏死的肝细胞间的星状细胞活化并表达TF，从而导致凝血系统激活，同时内皮细胞损伤导致PC活化减少，从而使暴发性肝衰竭患者出现高凝状态。

此外遗传因素也可导致肝损伤和纤维蛋白加速生成，从而产生高凝状态。门静脉血栓形成常见于携带FⅤ Leiden（FⅤ基因1691位点突变）或凝血酶原G20210A（FⅡ突变）的肝硬化患者。FⅤ Leiden通过激活的PC使活化的FⅤ抵抗降解，由于FⅤ与FX将凝血酶原转化为凝血酶，因此FⅤ Leiden导致凝血酶产生过多而出现高凝状态。Budd-Chiari综合征（BCS）部分原因为血栓形成导致的肝静脉阻塞，在某些人群的BCS患者中，FⅤ Leiden突变发生率高达约1/3[11]。此外FⅤ Leiden还增加了慢性丙型肝炎感染期间肝脏纤维化的进展速度。

四、肝脏外科手术时凝血功能的改变

肝脏创伤或肝脏恶性肿瘤患者需接受肝脏部分切除术。手术中出血一般与外科手术操作相关，这是因为手术暴露了大量的富含血管的创面，这些创面出血最好的止血方法是使用局部止血剂，如纤维蛋白胶或胶原蛋白等。一些患者手术后也可能会发生维生素K缺乏症，甚至部分患者实验室检测会出现慢性DIC的表现。

除肝切除、肝移植手术出血所致血小板和各种凝血因子大量丢失外，术中和术后凝血功能的改变还与手术所涉及的其他医源性因素有关，如术前和术中容量治疗引起血液稀释，肝脏缺血再灌注引起血管内皮损伤而大量消耗凝血因子，使肝病患者的凝血因子水平进一步降低；术中使用肝素、大量快速输注红细胞均可影响凝血功能；动静脉有创监测时封管/冲洗液以及肝移植供肝保存液中抗凝剂的

使用，血制品中的枸橼酸盐可能导致血中游离 Ca^{2+} 水平显著降低，均对凝血过程产生干扰。

在机体内环境方面，低温是不容忽视的因素。机体的凝血过程涉及众多蛋白水解酶的激活和蛋白之间的相互作用，这些酶的活性和分子间的结合力都随体温的降低而降低。许多肝胆疾病患者需要经历长时间的开腹手术，体热的大量散失会使体温降低，而肝移植患者当供肝再灌注时冷的保存液被冲入受体体循环也会使体温降低；低体温还伴随着纤溶酶活性的增加、血小板聚集功能障碍。此外，酶活性的发挥依赖于适宜的体内 pH 范围，酸中毒显然不利于蛋白凝血因子活性的维持，这种情况下即使补充大量的凝血因子也不能有效地发挥应有的作用。

（张雅敏　侯建存）

参 考 文 献

［1］　NORTHUP P G, CALDWELL S H. Coagulation in liver disease: a guide for the clinician [J]. Clin Gastroenterol Hepatol, 2013, 11 (9): 1064-1074.

［2］　DE GOTTARDI A. Coagulopathy of chronic liver disease [J]. N Engl J Med, 2011, 365 (15): 1452; author reply 1453-1454.

［3］　PANT A, KOPEC A K, LUYENDYK J P. Role of the blood coagulation cascade in hepatic fibrosis [J]. Am J Physiol Gastrointest Liver Physiol, 2018, 315 (2): G171-G176.

［4］　SIDDIQUI S A, AHMED M, GHANI M H, et al. Coagulation abnormalities in patients with chronic liver disease in Pakistan [J]. J Pak Med Assoc, 2011, 61 (4): 363-367.

［5］　MUCIÑO-BERMEJO J, CARRILLO-ESPER R, URIBE M, et al. Coagulation abnormalities in the cirrhotic patient [J]. Ann Hepatol, 2013, 12 (5): 713-724.

［6］　LATORRE R, VAQUERO J, RINCÓN D, et al. Determinants of platelet count are different in patients with compensated and decompensated cirrhosis [J]. Liver Int, 2016, 36 (2): 232-239.

［7］　OKAMOTO K, TAMURA T, SAWATSUBASHI Y. Sepsis and disseminated intravascular coagulation [J]. J Intensive Care, 2016, 4: 23.

［8］　LEEBEEK F W, RIJKEN D C. The fibrinolytic status in liver diseases [J]. Semin Thromb Hemost, 2015, 41 (5): 474-480.

［9］　BLASI A. Coagulopathy in liver disease: lack of an assessment tool [J]. World J Gastroenterol, 2015, 21 (35): 10062-10071.

［10］　PLOMPEN E P, SCHOUTEN J N, JANSSEN H L. Role of anticoagulant therapy in liver disease [J]. Hepatol Int, 2013, 7 (2): 369-376.

［11］　TANTAWY A A, ADLY A A, ELHENAWY Y I. Budd-Chiari syndrome complicating essential thrombocythemia in an adolescent: favorable outcome of TIPS procedure [J]. Blood Coagul Fibrinolysis, 2015, 26 (6): 691-694.

第 3 节　肝病患者凝血功能障碍时并发症的治疗

一、肝病患者出血并发症的治疗

肝病患者常出现凝血功能障碍，凝血功能障碍的程度与功能性肝组织的容量密切相关，自发性出血一般发生在合并有严重凝血障碍的患者。临床上可表现为皮下瘀斑、牙龈、鼻出血等，此外也会出现其他部位的出血，如食管静脉曲张破裂出血、门静脉高压性胃病出血、胃十二指肠溃疡出血等。在肝病患者合并凝血功能障碍时，多数情况下需输注凝血因子等血液制品来改善凝血功能，输注血液制品预防或治疗出血的利弊见表 11-3-1 [1]。

1. 食管胃底静脉曲张出血　临床上肝病患者最常见的出血并发症是胃底和（或）食管静脉曲张破裂出血。静脉曲张出血可危及生命，需要及时治疗并给予后续预防措施以减少复发出血的机会。静脉曲张出血发病的主要原因是局部血管异常和门静脉高压，凝血系统的作用可能是微不足道的，因此纠正凝血功能障碍不是治疗的首要目标。建议进行非常严格的容量复苏以避免加重门静脉高压，造成出血恶化，不建议应用重组因子Ⅶa等促凝剂。静脉曲张出血的特殊治疗包括用药物（血管活性药）降低门静脉压力，采用机械的（内镜下套扎或使用三腔两囊管压迫）或化学性的（内镜下硬化治疗）止血方法。患者合并有休克表现时有可能需大量输血，但应视失血量而定，大量输血稀释了凝血因子，可能会进一步加剧凝血功能障碍。

表 11-3-1　各种预防和治疗肝病患者出血方法的利弊

输注血液制品或药物名称	优点	缺点
浓缩红细胞	在严重贫血的情况下挽救生命；改善血小板功能	输血相关的副作用；对肝移植产生不利影响
血浆	补充促凝血因子和抗凝因子	输血相关的副作用；液体超负荷；加重门静脉高压症
浓缩血小板	改善原发性止血	输血相关的副作用；对肝移植产生不利影响
重组因子Ⅶa	增加外源性凝血途径的敏感性；非随机对照和病例研究报道效果良好	费用昂贵；有血栓形成的风险；缺乏大样本随机对照研究
1-脱氨基-8-*D*-精氨酸血管加压素（DDAVP）	实验室证明可改善止血；相对少有副作用；应用方便	肝病患者的疗效尚存在争议
凝血因子	改善部分凝血功能	仅补充部分凝血因子；缺乏对照研究的数据；血栓形成风险
血小板生成素受体激动剂	有效增加内源性血小板计数；没有输血相关的副作用	缺乏对照研究的数据；血栓形成的理论风险
抗菌药物	减少静脉曲张出血，改善活动性感染患者的凝血状态；改善全身血流动力学	细菌耐药、二重感染或菌群失调
抑肽酶	抑制纤维蛋白溶解，报道可以减少手术红细胞用量	血栓形成的风险；过敏反应；肾功能损害

［译自：CALDWELL S H. Gastroenterol Hepatol（NY），2014，10：330.］

2. 凝血功能障碍相关的出血　肝病患者可能与凝血功能障碍相关的出血并发症包括皮下瘀斑、紫癜、鼻出血、牙龈出血和月经过多等。大多数情况下这些出血并发症没有生命危险，不需要止血治疗。月经过多可通过口服避孕药控制。

肝病患者侵入性手术操作过程中的出血并发症可能与凝血功能障碍有关，但最佳的预防治疗方法尚不确定。目前应用的实验室检测结果尚无法预测手术操作相关出血并发症。肝病患者在侵入性手术操作前输血纠正凝血异常（贫血、凝血因子异常和血小板减少），这种预防性方法的风险效益比目前尚不明确[2]，操作前输注新鲜冰冻血浆预防性纠正延长的 PT 的方法亦存在争议。大量输注血液制品可能导致液体超载，加重门静脉高压，相反地增加出血风险，有文献报道心脏手术和肝脏移植手术输血量与术后死亡率增加相关。如果出现与侵入性手术操作相关的出血并发症，首先应排除手术原因。临床上，由于凝血功能障碍导致的出血并发症的特征是同时存在多个出血部位，不明原因的持续性渗血，或充分止血后延迟出血。单个出血部位，特别是在手术部位，强烈提示局部存在外科问题[3]。

肝病患者凝血功能障碍相关出血的比较合理的治疗方法是等待和观察，仅在明确存在活动性出血的情况下才需要进行治疗。可以通过经典凝血功能检测及血栓弹性描记等检查，评估出血是否与一级或二级止血功能缺陷或纤维蛋白溶解亢进有关。活动性出血患者的治疗选择包括应用血液制品、止血剂和抗纤维蛋白溶解剂，然而输注血小板浓缩物和（或）新鲜冰冻血浆也可能出现副作用，包括一般的输血反应、液体量超负荷导致门静脉高压症加重等。新鲜冰冻血浆、抗纤维蛋白溶解剂和 DDAVP 等在活动性出血治疗中的作用尚不确定，需要进一步临床研究。

二、肝病患者血栓并发症的治疗

过去人们常认为肝脏疾病患者是"自动抗凝的"，因为肝病患者可出现促凝血蛋白水平降低、PT

和 PTT 时间延长、血小板减少以及血小板功能缺陷[4]。然而流行病学研究、临床观察以及实验室数据表明，肝病患者确实会发生血栓并发症，如何预防和治疗血栓形成仍然具有挑战性[5]。

1. 静脉血栓形成　多项研究表明，肝脏疾病患者有可能产生静脉血栓栓塞，即使接受预防血栓治疗的患者也是如此。肝硬化患者凝血酶生成实验检测显示凝血酶生成正常甚至增高，主要原因是患者出现对活化 PC 的抵抗增加，这种抵抗性增加可能与 PC 水平低和 FⅧ水平升高有关[6]。

肝病患者即使出现 PT 等实验室检测结果延长也应进行血栓的监测与预防，特别是制动手术和伴有肝癌并且需住院治疗的患者。由于肝病患者抗凝血酶Ⅲ水平降低，低分子量肝素（LMWH）的预防性抗凝治疗仍存争议。LWMH 在肝病患者中的应用剂量亦需进一步研究，特别是在感染或肾衰竭患者中使用应注意出血风险。FⅩa 和 FⅡa 抑制剂可能更适合肝病患者的血栓预防。当发生深静脉血栓时，应用华法林维持治疗也是一个更大的挑战，因为肝病患者在没有维生素 K 拮抗剂治疗的情况下经常伴有国际标准化比值（INR）的升高，因此这类患者适当的目标 INR 尚不明确，需要仔细评估这些患者中维生素 K 拮抗剂治疗的益处和出血风险。

2. 动脉血栓形成　关于肝病患者的动脉血栓事件（包括心肌梗死和脑卒中）的发生率存在争议[7]。非酒精性脂肪性肝病患者发生动脉血栓事件的风险增加。关于肝病患者动脉血栓形成的一级和二级预防的最佳方法尚未达成共识。治疗中注意事项包括出血风险评估、肝功能受损对抗血小板药物功效的影响以及抗血小板药物对肾功能的影响等。

3. 门静脉血栓形成　肝病患者在疾病过程中经常发生门静脉血栓形成，一般与门静脉血流动力学改变有关。肠系膜静脉血栓形成可以导致肠道淤血影响维生素吸收。门静脉血栓形成的危险因素包括 FⅡ基因突变和门静脉血流减少等。门静脉血栓形成可以发生在肝移植后，血栓的位置可能对移植物的存活产生不利影响，LMWH 治疗以及华法林治疗是安全的，并且有血栓部分或完全再通的报道[8]。

4. 肝移植后肝动脉血栓形成　肝移植后肝动脉血栓形成较少见，发生率小于 5%，但可能是致命的。机械因素在肝移植后动脉血栓的形成中起主要作用，然而越来越多的证据表明凝血激活促进了肝动脉血栓形成和进展。术后高凝状态如凝血酶生成增多、vWF-ADAMTS13 失衡与肝动脉血栓形成相关。移植后肝动脉血栓形成高风险患者在凝血功能恢复后尽早进行抗凝预防是有益的。一项非随机研究表明，长期服用阿司匹林可使高风险患者肝动脉血栓形成发生率显著降低，并不会出现明显出血[9]。

三、肝移植手术的止血

肝脏移植手术技术和麻醉管理方面的改进，使得肝移植期间大量失血变得罕见，相当大比例的患者可以在不需要输血的情况下进行移植，然而仍可能会有部分患者需要 20～40U 的血液制品（红细胞浓缩物、新鲜冰冻血浆、血小板浓缩物、冷沉淀物），甚至有患者会发生严重和无法控制的出血。肝移植手术时间较长，手术创面包括侧支静脉的断面都是手术中出血的原因，细致的手术止血对于控制失血很重要，而纠正凝血异常在阻止手术或结构性出血方面几乎没有作用。门静脉高压可加重术中出血，通过限制液体入量和维持低中心静脉压来避免门静脉高压加重，可减少门静脉压力相关性出血。低体温、代谢性酸中毒和低钙离子水平直接影响凝血系统，积极预防这些紊乱对于减少出血非常重要[10]。此外供者肝脏植入时的纤维蛋白溶解亦可能与出血增加有关。

以前常使用 PT、APTT、血小板计数、纤维蛋白原水平和血细胞比容这些实验室检查指标来指导输血，现已证明术前纠正这些指标异常并不会降低出血风险。因此，输血应限于活动性出血的患者，并首先排除外科原因造成的出血。血栓弹性描记图可以指导血液制品输注，维持血小板计数超过 5×10^{10}/L、PT 小于正常上限的 1.5～2 倍、纤维蛋白原水平为 1～2g/L 的目标是合理的。

　　肝移植期间的止血可以应用抗纤维蛋白溶解剂或重组活化凝血因子Ⅶa（rFⅦa），rFⅦa是否减少肝移植期间失血方面尚存在争议，但顽固性出血患者可考虑使用。抑肽酶和氨甲环酸已被证实可以减少失血。抑肽酶是广泛使用的药物，但在心脏手术的研究表明该药物增加死亡率后被暂停使用。迄今为止，证明最有效的术中预防出血策略仍然是通过限制血液制品和液体的输注以维持低中心静脉压来避免液体超负荷。有报道在手术前降低中心静脉压，大约80%的患者可以在不需要任何血液制品的情况下进行移植。

　　总之，正常凝血功能的维持与肝功能密切相关。肝实质细胞合成凝血和纤维蛋白溶解系统的大多数因子和抑制剂，并且肝脏的网状内皮系统参与活化产物的清除，因此肝胆疾病患者凝血功能异常主要取决于肝损伤的程度。肝硬化患者可出现由于蛋白质合成受损，导致凝血和纤维蛋白溶解系统的大多数因子和抑制剂显著减少，急性或慢性肝病患者可能表现出维生素K依赖因子水平降低，尤其是FⅦ和PC。此外肝病患者也可因抗凝蛋白显著减少而出现高凝状态。最新研究表明，大多数肝病患者会出现凝血功能的改变，但通过自身调节仍处于一个异常的凝血平衡状态。目前还没有将具有高出血风险和高血栓形成风险的患者从肝硬化患者中区别开来的良好预测模型。因此需进一步通过临床研究，精准预测肝病患者个体化的出血和血栓形成风险，以及评估各种治疗策略的风险效益比。

（张雅敏　侯建存）

参 考 文 献

［1］　CALDWELL S H. Management of coagulopathy in liver disease [J]. Gastroenterol Hepatol (NY), 2014, 10 (5): 330-332.

［2］　MANNUCCI P M, TRIPODI A. Liver disease, coagulopathies and transfusion therapy [J]. Blood Transfus, 2013, 11 (1): 32-36.

［3］　LAWSON J W, KITCHENS C S. Surgery and hemostasis [J]. Curr Opin Hematol, 2015, 22 (5): 420-427.

［4］　INTAGLIATA N M, DAVIS J, CALDWELL S H. Coagulation pathways, hemostasis, and thrombosis in liver failure [J]. Semin Respir Crit Care Med, 2018, 39 (5): 598-608.

［5］　LIPPI G, TARGHER G, FAVALORO E J, et al. Venous thromboembolism in chronic liver disease [J]. Semin Thromb Hemost, 2011, 37 (1): 66-76.

［6］　YANG Z J, COSTA K A, NOVELLI E M, et al. Venous thromboembolism in cirrhosis [J]. Clin Appl Thromb Hemost, 2014, 20 (2): 169-178.

［7］　LISMAN T, PORTE R J. Pathogenesis, prevention, and management of bleeding and thrombosis in patients with liver diseases [J]. Res Pract Thromb Haemost, 2017, 1 (2): 150-161.

［8］　BARTON C A. Treatment of coagulopathy related to hepatic insufficiency [J]. Crit Care Med, 2016, 44 (10): 1927-1933.

［9］　DE PIETRI L, MONTALTI R, NICOLINI D, et al. Perioperative thromboprophylaxis in liver transplant patients [J]. World J Gastroenterol, 2018, 24 (27): 2931-2948.

［10］　PARKER A, KARVELLAS C J. Coagulation defects in the cirrhotic patient undergoing liver transplantation [J]. Transplantation, 2018, 102 (9): 1453-1458.

肝脏的代谢功能和遗传代谢性肝病　第12章

第1节　肝脏的代谢功能

肝脏具有复杂的生物化学功能，是糖、脂类和蛋白质等营养物质的代谢中枢，参与激素、维生素和某些金属元素的代谢，具有生物转化作用，是胆汁酸和胆红素的合成、转化、分泌的主要场所，被称为人体的"化工厂"。

一、糖代谢

肝脏通过糖酵解及有氧氧化、糖原的合成和分解、糖异生及转化为其他非糖物质等途径维持血糖水平平稳。

葡萄糖从肠道吸收后，经门静脉进入肝脏，在肝细胞膜上葡萄糖转运蛋白作用下高效转入肝细胞内，并被葡萄糖激酶磷酸化为6-磷酸葡萄糖，进入5种代谢途径：①转化成6-磷酸果糖，通过糖酵解（缺氧时）生成丙酮酸或乳酸，丙酮酸在有氧条件下氧化为乙酰辅酶A（acetyl coenzyme A，乙酰CoA），进入三羧酸循环彻底氧化供能；②转化成1-磷酸葡萄糖，进而生成尿苷二磷酸葡萄糖（UDPG）用于合成肝糖原；③氧化成6-磷酸葡萄糖酸，进入磷酸戊糖途径，产生还原型烟酰胺腺嘌呤二核苷酸磷酸（NADPH）和5-磷酸核糖等，参与多种生化反应；④经葡萄糖-6-磷酸酶水解成葡萄糖；⑤氧化生成葡萄糖醛酸化合物，用于生物转化作用的第二相结合反应。

当血糖水平偏低时，肝糖原可以分解生成葡萄糖，或通过糖异生利用非糖物质（如乳酸、丙酮酸、甘油和生糖氨基酸）合成葡萄糖。

肝脏同时也是许多糖代谢相关激素的主要靶器官及分解灭活场所，当肝脏发生损害时，可导致肝源性糖尿病或低血糖。

二、脂类代谢

脂类物质主要分两类：脂肪（三酰甘油、脂肪酸）用于供能，类脂（胆固醇、磷脂、糖脂）是生物膜的基本成分。

肝脏可通过门静脉直接获取肠道内吸收的中、短链脂肪酸和甘油，也可利用糖和蛋白质合成内源性脂肪酸。脂肪酸氧化生成乙酰CoA，后者进入三羧酸循环氧化供量。乙酰CoA可两两缩合成乙酰乙酰CoA，进一步生成酮体。肝脏是酮体生成的唯一场所，但缺乏利用酮体的酶系。酮体通过血液运输至脑、肌肉等肝外组织氧化利用。肝脏是合成三酰甘油的主要器官。三酰甘油与磷脂、胆固醇以一定比例形成极低密度脂蛋白（VLDL）分泌入血，供肝外组织器官摄取利用。三酰甘油合成的量超过合成和分泌VLDL的量，则形成脂肪肝。

肝脏是合成胆固醇最活跃的器官，是血浆胆固醇的主要来源，而将胆固醇转换为胆汁酸并通过胆汁排泄，则是胆固醇降解的重要途径。肝脏是降解低密度脂蛋白（LDL）的重要器官，合成的高密度脂蛋白（HDL）则将肝外的胆固醇转移到肝内处理。肝的磷脂合成非常活跃，其合成障碍会影响 VLDL 的合成和分泌，影响脂肪的运输。此外，胆盐与卵磷脂比例失调，会导致胆固醇溶解度下降，形成结石。

三、蛋白质及氨基酸代谢

除合成自身固有蛋白外，肝脏还合成 90% 以上的血浆蛋白质，如白蛋白、凝血酶原、纤维蛋白原、凝血因子、α1-抗凝血酶、铜蓝蛋白、多种载脂蛋白等。肝功能严重受损时，肝脏合成各种蛋白的能力下降，可出现低白蛋白血症、凝血功能障碍等。肝脏还是清除血浆蛋白质（白蛋白除外）的重要器官。

氨基酸通过氧化脱氨基、转氨基、联合脱氨基及脱羧基作用进行代谢及分解。氧化脱氨基作用是指氨基酸在酶的催化下脱去氨基生成相应的 α-酮酸。转氨基作用指在转氨酶的作用下，α-氨基酸和 α-酮酸之间发生转氨基作用，使氨基酸生成相应的酮酸，使酮酸生成相应的氨基酸。联合脱氨基作用是指转氨基和氧化脱氨基联合进行。因为转氨基作用不能将氨基完全脱去，而氧化脱氨基主要作用于谷氨酸，故各种氨基酸将氨基转移给 α-酮戊二酸，生成谷氨酸，在由谷氨酸脱氢酶将氨基脱去，生成 α-酮戊二酸和氨。脱羧基作用使氨基酸生成相应的一级胺，部分具有生理功能，大多数胺类有毒性作用，被胺氧化酶氧化为醛和氨。氨是氨基酸代谢的重要产物，具有毒性，在肝脏内经过鸟氨酸循环合成尿素而解毒。

四、激素、维生素、金属元素

肝脏对许多激素有灭活作用，如雌激素、醛固酮、抗利尿激素、甲状腺素等。肝功能受损时，这些激素在体内蓄积产生相应的症状。在维生素代谢方面，肝脏合成的胆汁酸可促进脂溶性维生素 A、D、E、K 吸收。维生素 A、K 和 B12 主要储存于肝脏。维生素 D 在肝脏内被羟化，是活化步骤之一。肝脏是机体储存铁的重要器官。肠道吸收的铜经门静脉入肝后，形成铜蓝蛋白分泌入血液循环到达全身各处，或者向胆汁排泄。

五、生物转化作用

生物转化作用指肝脏对内、外源性非营养物质进行化学改造，提高其水溶性和极性，利于从尿液或胆汁排出。生物转化分为两相反应：第一相反应包括氧化、还原和水解；第二相反应是结合反应，主要与葡萄糖醛酸、硫酸、谷胱甘肽、甘氨酸、甲基和乙酰基等结合。肝脏生物转化受年龄、性别、营养、疾病、遗传以及异源物诱导等因素影响，并具有转化反应的连续性、反应类型的多样性和解毒与致毒的双重性特点。

六、胆汁酸代谢

胆汁是肝细胞分泌的兼具消化液和排泄液的液体。胆汁主要有三种成分：胆汁酸盐（含量最高）、多种酶类（脂肪酶、磷脂酶、淀粉酶、磷酸酶）及排泄物（药物、毒物、染料、重金属盐）。

胆汁酸是胆汁的主要成分，是胆固醇的代谢产物。胆汁酸可促进脂类物质的消化吸收，维持胆汁中胆固醇处于溶解状态。胆汁酸分为初级胆汁酸和次级胆汁酸。前者合成于肝脏，包括胆酸与鹅脱氧胆酸。胆固醇 7α-羟化酶是胆汁酸合成的限速酶，与胆固醇合成的限速酶 HMG-CoA 还原酶一同受胆汁酸和胆固醇的调节。初级胆汁酸经肠内细菌作用生成次级胆汁酸,包括脱氧胆酸与石胆酸。胆汁酸分为游离型胆汁酸与结合型胆汁酸。结合型胆汁酸是游离胆汁酸在肝内与甘氨酸或牛磺酸结合的产物。胆汁中的胆汁酸以结合型为主。进入肠道的胆汁酸约有 95% 以上重吸收,经门静脉重新入肝,在肝细胞内,游离胆汁酸重新变成结合胆汁酸,再次随胆汁入肠。胆汁酸的肠肝循环使有限的胆汁酸库存反复利用以满足脂类消化、吸收的需要。

七、胆红素代谢

胆色素是铁卟啉类化合物的主要分解代谢产物,包括胆绿素、胆红素、胆素原和胆素,以胆红素为中心。胆红素的来源包括血红蛋白、肌红蛋白、细胞色素、过氧化氢酶及过氧化物酶,主要源于衰老红细胞内血红素的降解。血红素在血红素加氧酶(HO)催化下生成胆绿素,在经过胆绿素还原酶生成胆红素。

胆红素分子中亲水基团形成内部氢键,赋予了胆红素亲脂疏水的性质,易自由透过细胞膜进入血液。此时的胆红素称为非结合胆红素或间接胆红素。非结合胆红素在血液中与白蛋白结合而运输,在肝内与白蛋白分离,迅速被肝细胞摄取。在肝细胞内,胆红素与葡萄糖醛酸结合生成水溶性的胆红素,称为结合胆红素或直接胆红素。结合胆红素水溶性强,被肝细胞主动分泌,由毛细胆管膜面肝细胞膜上的转运蛋白逆浓度梯度分泌入胆管,随胆汁排泄入小肠。在肠内细菌作用下,胆红素被还原成胆素原。大部分胆素原在肠道下段接触空气被氧化为黄褐色的胆素。10%～20% 的胆素原被肠黏膜重吸收,经门静脉入肝,大部分再随胆汁排入肠道,形成胆素原的肠肝循环,另一小部分则经肾脏随尿液排出。

正常人血清胆红素含量甚微,为 3.4～17.1μmol/L(0.2～1.0mg/dl),其中 80% 为未结合胆红素,其余为结合胆红素。任何原因引起胆红素生成过多和(或)肝脏摄取、转化、排泄胆红素发生障碍,均可导致血清中胆红素含量增多,过量的胆红素可扩散进入组织造成黄疸。根据黄疸发生的原因可分为溶血性黄疸(肝前性)、肝细胞性黄疸(肝性)和阻塞性黄疸(肝后性),根据血、尿、粪胆色素的实验室检查可加以鉴别。

（黄　缘）

第 2 节　遗传代谢性肝病

遗传代谢性肝病是由于遗传基因缺陷导致蛋白功能障碍、相关代谢通路异常,引起某些代谢产物的缺乏或蓄积,造成肝脏的损伤。有的疾病首发在肝脏,由于肝内某些酶类或转运蛋白缺失或活性降低,使正常的代谢通路受损,引起肝脏损伤,并影响全身其他脏器。还有一些疾病是由于肝外其他组织器官中某些蛋白功能障碍,引起全身代谢性疾病并累及到肝脏。根据物质代谢的分类,该类疾病可分为糖代谢异常、蛋白质代谢异常、脂代谢异常、胆红素代谢异常、胆汁酸代谢异常、金属代谢异常及未分类如 α1-抗胰蛋白酶缺乏症等(表 12-2-1)。这类疾病临床表现复杂,缺乏特异性,常规生化检测的确定性较差,诊断和治疗都比较困难,导致很多患者预后不佳。现就其中最常见的几种疾病加以介绍。

表 12-2-1　常见引起肝脏损伤的遗传代谢性肝病

糖代谢异常	酪氨酸血症
糖原累积病	尿素循环障碍
半乳糖血症	脂代谢异常
果糖不耐受	戈谢病
蛋白质代谢异常	尼曼-匹克病

续表

神经节苷糖贮积病	胆汁酸代谢异常
酸性胆固醇酯水解酶缺陷	进行性家族性肝内胆汁淤积
卟啉代谢异常	良性复发性肝内胆汁淤积
卟啉病	金属代谢异常
胆红素代谢异常	Wilson 病（铜代谢异常）
Gilbert 综合征	遗传性血色病（铁代谢异常）
Crigler-Najjar 综合征	未分类
Dubin-Johnson 综合征	α1-抗胰蛋白酶缺乏症
Rotor 综合征	囊性纤维化

一、遗传性高胆红素血症

遗传性高胆红素血症是一类由于遗传性基因缺陷导致肝细胞对胆红素的摄取、转运、转化或排泄发生障碍，引起血清中胆红素升高的临床综合征。分为：①非结合胆红素升高型：Gilbert 综合征、Crigler-Najjar 综合征；②结合胆红素升高型：Dubin-Johnson 综合征、Rotor 综合征[1]。

（一）Gilbert 综合征和 Crigler-Najjar 综合征

非结合胆红素被肝细胞摄取后，在尿苷二磷酸葡萄糖醛酸转移酶（UGT）的作用下与葡萄糖醛酸结合，变为结合胆红素，然后再排泄至胆汁中。UGT 有多种同工酶，在肝细胞内，以 UGT1A1 为主。UGT1A1 基因突变可导致 UGT 缺失或活性降低，使肝细胞对非结合胆红素的转化清除能力下降，导致非结合高胆红素血症，包括 Gilbert 综合征和 Crigler-Najjar 综合征。

Gilbert 综合征以慢性、间歇性、轻度高非结合胆红素血症为特点，临床并不罕见，发病率为 2%～10%。UGT 活性下降约为正常人的 30%。该病患者常无症状，查体多无阳性体征，或仅有轻度巩膜黄染，血清总胆红素一般在 17.1～85.5μmol/L，结合胆红素＜10%。肝组织病理在光镜下肝小叶结构基本正常，中央静脉周围肝细胞脂褐素轻度增多。低热卡胆红素试验（饥饿试验）可用于鉴别诊断，患者摄入低热量食物 48 小时后，血清非结合胆红素可升高 2～3 倍。苯巴比妥治疗后胆红素可下降至正常水平。UGT1A1 基因突变位点的检测是诊断的金标准。本病预后良好，一般不需特殊治疗。

Crigler-Najjar 综合征为 UGT 活性完全或严重丧失所致的高非结合胆红素血症，分为Ⅰ型和Ⅱ型。Ⅰ型患者 UGT 几乎完全缺乏，对血清胆红素的清除能力仅为正常人的 1%～2%，以非结合胆红素显著升高伴胆红素脑病为特征，预后极差。出生 1～3 天即出现黄疸并逐渐加重，并发胆红素脑病时可出现痉挛、强直和角弓反张等表现，大多死于 2 岁以内。Ⅱ型患者肝细胞内 UGT 活性平均低于正常人的 10%，血清非结合胆红素明显升高，但胆红素脑病罕见，大多数患儿可进入成年而无脑病发生，智力与发育均正常。该病苯巴比妥治疗后血清胆红素显著下降，预后一般良好[2]。

（二）Dubin-Johnson 综合征和 Rotor 综合征

Dubin-Johnson 综合征由肝细胞毛细胆管膜面的多药耐药相关蛋白 2（multidrug resistance protein 2，MRP2）功能障碍所致。MRP2 介导肝细胞对结合胆红素等结合型有机阴离子的排泄，当基因突变致 MRP2 蛋白缺失引起结合胆红素向胆汁排泄障碍，并反流入血，引起高结合胆红素血症。临床主要表现为轻中度间歇或持续性黄疸，血清总胆红素常在 34.2～85.5μmol/L，其中结合胆红素≥50%。尿胆红素常阳性。尿中粪卟啉（包括粪卟啉Ⅰ和Ⅲ）总量正常或略高，但粪卟啉Ⅰ与粪卟啉Ⅲ所占比例明显改变。口服胆囊造影常不显影或显影不良。肝脏病理方面，肉眼见肝脏色深发黑，肝细胞内毛细胆管侧有大小不等的棕色颗粒，以小叶中心为著。本病预后良好，不需特殊治疗。

Rotor 综合征被认为是由 *SLCO1B1* 和 *SLCO1B3* 双等位基因突变导致溶质载体超家族有机阴离子转运多肽 OATP1B1 和 OATP1B3 功能缺陷引起。临床特点与 Dubin-Johnson 综合征非常相似，预后良好。血清总胆红素常在 $34.2\sim85.5\mu mol/L$，尿胆红素阳性。尿中粪卟啉总排泄量明显增加，但粪卟啉异构体比例正常。口服胆囊造影显影良好。肝脏组织学正常，肝细胞内无色素颗粒沉着。本病不影响健康，不需特殊治疗[3]。

二、遗传性胆汁淤积

遗传性胆汁淤积是一组由于基因缺陷导致胆盐和脂质的转运蛋白功能障碍的常染色体隐性遗传病，其特征为肝内胆汁淤积、瘙痒和黄疸，包括进行性家族性肝内胆汁淤积（progressive familial intrahepatic cholestasis，PFIC）和良性复发性肝内胆汁淤积（benign recurrent intrahepatic cholestasis，BRIC）。

（一）进行性家族性肝内胆汁淤积（PFIC）

PFIC 根据出现缺陷的转运蛋白分为 PFIC-1、PFIC-2、PFIC-3 三型：临床表现为严重的肝内胆汁淤积，在婴儿或儿童期发病，进展迅速。基因诊断为金标准[4]。各类型特点汇总如下（表 12-2-2）。

表 12-2-2　不同类型 PFIC 的突变基因、特征及治疗

指标	PFIC-1	PFIC-2	PFIC-3
缺陷基因	*ATP8B1/FIC1*	*ABCB11/BSEP*	*ABCB4/MDR3*
编码蛋白	FIC1	BSEP	MDR3
基因功能	转运氨基磷脂	转运胆汁酸	转运磷脂酰胆碱
临床特征	进行性胆汁淤积，腹泻，生长迟缓，严重瘙痒	进行性胆汁淤积，巨细胞性肝炎，生长迟缓，瘙痒	继发性胆汁淤积，门静脉高压，轻微瘙痒，胆管、胆囊结石
生化特征	血清 γ-GT 正常，血清胆汁酸升高、胆汁中胆汁酸降低	同 PFIC-1	血清 γ-GT 升高，胆汁中磷脂酰胆碱降低或缺失，胆汁中胆汁酸正常
组织学特征	胆汁淤积，胆小管内充满非晶形粗颗粒物质	巨细胞肝炎，门静脉炎症	胆管增生，门静脉纤维化，胆汁性肝硬化
治疗	胆汁引流，肝移植		熊去氧胆酸，肝移植

（二）良性复发性肝内胆汁淤积（BRIC）

BRIC 特征为反复发作的自限性严重瘙痒、胆汁淤积和黄疸，可持续数周至数月，间隔数月或数年的无症状期。共分为两型：BRIC-1 是由 *ATP8B1* 基因突变影响 FIC1 蛋白所致，而 BRIC-2 型是由 *ABCB11* 基因突变影响 BSEP 蛋白所致。临床上 BRIC 是 PFIC 的良性表现形式，预后良好，治疗的关键是缓解症状。药物治疗主要有利福平、苯巴比妥和熊去氧胆酸，内镜下鼻胆管引流和体外血液净化对难治性瘙痒症患者有效。

三、糖原累积病

糖原累积病（glycogen storage disease，GSD）是一类由于先天性酶缺陷所造成的糖原代谢障碍疾病。糖原合成和分解所需的酶种类多，不同酶的缺陷引起不同的类型。低血糖症和（或）肌无力是所有类型共有的临床表现。糖原累积病以 I 型最常见，分为 a、b、c、d 共 4 个亚型，本文将对其中最常见的 Ia 型进行简单介绍[5]。

（一）病理机制

Ia 型 GSD 为葡萄糖-6-磷酸酶（G6P）有缺陷，在糖原分解过程中 6-磷酸葡萄糖不能进一步水解成葡萄糖，大量糖原分解所产生 6-磷酸葡萄糖进入糖酵解途径；同时由于 6-磷酸葡萄糖的累积，大部分 1-磷酸葡萄糖又重新再合成糖原；而低血糖又不断导致组织蛋白分解，向肝脏输送糖异生原料。这些异常代谢加速了肝糖原的合成，同时还造成了脂肪代谢紊乱。亢进的糖异生和糖酵解过程不仅使血中丙酮酸和乳酸含量增高导致酸中毒，还生成了大量乙酰辅酶 A，为脂肪酸和胆固醇的合成提供了原料；同时还产生了合成脂肪的和胆固醇所必需的还原型辅酶；低血糖使胰岛素水平降低，促进外周脂肪组织分解，使游离脂肪酸水平增高。临床表现为高脂血症和肝脂肪变性。葡萄糖-6-磷酸酶分布于肝脏和肾脏中，故以肝脏、肾脏受累为主。

（二）临床表现

患者的临床表现复杂多样。患儿在出生后即出现低血糖，如软弱、无力、出汗，严重者可有抽搐、昏迷。在出现低血糖的同时，如果在进食后 3～4 小时未给喂食，则出现高乳酸血症、酮症酸中毒，是小儿死亡的主要原因，病情进展可出现严重失水、血压下降、反应迟钝至消失。可有无感染性低热和血小板功能失常。反复发作的低血糖和长期的大量糖原累积可导致神经系统损害。肾小球和肾小管细胞能量缺乏，肾血流量增加和肾小球滤过率增加以代偿能量供给不足，长期则引起肾功能不全。肾脏中有大量糖原堆积，最终导致肾小球萎缩、肾小管扩张、间质纤维化，出现血尿、蛋白尿、高尿酸血症、电解质紊乱等。长期存活的患者（大多数在成年期 20～30 岁）可发生肝腺瘤（单个或多个），其中有些患者肝腺瘤可发生出血和癌变。患儿多发育迟缓、身材矮小，如果能及时治疗，智力可不受影响。患者可有严重的高脂血症，皮肤可见黄色瘤出现。骨质疏松可以发生在疾病较后期。

（三）诊断

婴幼儿在延迟喂食的情况下频发低血糖抽搐和神志不清，喂食或注射葡萄糖后即可恢复，低血糖时有呼吸深快的酸中毒症状，是诊断糖原累积病的重要临床线索。应监测血糖、血酮体、乳酸、血脂和尿酸（禁食和餐后）的动态变化。胰高糖素刺激试验对糖原累积病的临床诊断有帮助。肝脏组织活检可做糖原定量和酶活性测定。病理学上可见肝细胞染色较浅，胞浆内充满糖原而肿胀且含有中等或大的脂肪滴。细胞内糖原累积、肝脂肪变性明显但无纤维化改变是 I 型 GSD 突出的病理变化。基因检测可明确病因，鉴别突变的基因位点，确定酶的缺陷分型。

（四）治疗

1. 内科治疗

（1）饮食治疗：包括频繁进食、持续夜间鼻饲葡萄糖、摄入慢消化的糖类等。频繁喂养或完全性鼻饲葡萄糖可以避免低血糖，但操作复杂且费用昂贵。目前比较公认的能提供葡萄糖来源的食品为玉米淀粉，其优点为在肠道消化吸收较慢，可使喂食间隔时间延长到 4 小时，且不会出现高血糖[6]。

（2）药物治疗：GSD Ia 型患者可出现高尿酸血症，可应用抑制尿酸生成的药物（如别嘌呤醇），防止痛风及肾脏损伤；血管紧张素转换酶抑制剂可用于减少蛋白尿；碳酸氢钠/柠檬酸盐可改善尿石症和肾钙质沉着症；贝特类或者他汀类药物可用于降低三酰甘油和胆固醇水平。

2. 外科治疗

肝脏腺瘤恶变风险很低，但会随年龄增长升高。对其治疗目前多为手术切除或射频栓塞。肝移植治疗经验有限。费弗尔（Faivre）等[7]曾报告了 3 例 Ia 型 GSD 肝移植的长期结果，术后 6～8 年患者生活质量大有进步，代谢平衡得到控制。

3. 基因治疗　GSD 所缺乏的酶可应用基因工程合成，基因可通过适当的载体（如腺病毒）转入体内，目前正在试验阶段。

四、Wilson 病

肝豆状核变性（hepatolenticular degeneration，HLD）又称威尔逊病（Wilson disease，WD），是单基因常染色体隐性遗传的铜代谢障碍疾病。由于肝细胞对铜的排泄障碍，导致铜在肝脏、脑、肾、角膜等多器官沉积并损害其功能，出现肝硬化、神经精神症状、肾损害及角膜色素环（Kayser-Fleischer 环）等多种的临床表现[8]。

（一）发病机制

本病由 13 号染色体上的 *ATP7B* 基因突变所致，编码的是位于肝细胞内高尔基体外侧网状结构上的 P 型铜转运 ATP 酶[9]。

铜作为辅基参与多种重要生物酶的合成。从肠道吸收的铜通过门静脉循环，被肝细胞表面的铜转运蛋白（hCTR1）摄取。进入肝细胞内的铜，可通过多种伴侣蛋白被转运至相应位置。通过 ATOX1 转运至 ATP7B 的铜离子有两种去向：一是与前铜蓝蛋白（apo-ceruloplasmin）结合形成铜蓝蛋白（ceruloplasmin），分泌至血液循环至全身；二是分泌入胆汁。目前研究认为，ATP7B 通过囊泡的方式或者直接分布于毛细胆管膜上，参与铜向胆汁的排泄。

铜蓝蛋白是血浆中主要的铜结合蛋白，每分子含 6 个铜原子，几乎全部在肝脏合成。在 Wilson 病中，铜蓝蛋白合成障碍，血循环中铜蓝蛋白水平明显下降。ATP7B 缺乏或功能减弱时致铜排泄受损是 Wilson 病的根本原因。铜贮积过量会造成肝细胞的损伤、坏死和凋亡，细胞内的铜会释放入血，主要以非铜蓝蛋白结合铜的形式存在，并沉积在脑、肾、角膜等肝外组织而致病。

（二）病理表现

Wilson 病的病理改变最早出现在肝脏。早期肝脏仅轻度增大，表现为脂肪变性和糖原变性，之后会出现纤维化并进展为肝硬化。硬化结节呈现大结节和小结节的混合形式，颜色因铜沉积量而异。神经系统病理改变主要位于豆状核，也可见于尾状核、丘脑、大脑白质等，表现为软化、萎缩、色素沉着、空洞形成和退行性变，组织学上见神经元细胞减少、神经胶质和星形细胞增生。肾脏的近曲小管由于铜沉积可见脂肪变、水样变。眼部表现主要为 K-F 环和向日葵样白内障[10]。

（三）临床表现

本病可于任何年龄发病，以 5～35 岁为主，临床表现最常见为肝脏疾病及神经/精神症状，无症状患者多为家族筛查时发现。

肝脏相关临床表现非常广泛。轻者仅有生化学异常而无症状，有的出现乏力、倦怠、右上腹部疼痛、黄疸等慢性肝炎表现，如发展至肝硬化阶段则可以出现所有失代偿期的并发症，少数还可以表现为急性或暴发性肝衰竭，其中部分因素与 Coombs 阴性溶血性贫血和急性肾功能不全相关，病死率高[11]。

神经系统表现通常晚于肝脏症状，主要为运动障碍，可见肌张力异常、震颤、舞蹈症或手足徐动症、共济失调、构音障碍、吞咽困难、言语障碍等。精神异常可见学习成绩下降、情绪不稳、行为改变、人格改变、自杀行为或精神分裂等。

肾脏受累可出现血尿、氨基酸尿、肾结石等。眼部裂隙灯检查可见标志性的 K-F 环和向日葵样白内障，在治疗有效时呈可逆性。骨关节受累可出现关节炎、骨质疏松，心脏受累可引起心肌病及心律失常。血液系统方面可有贫血表现，血液中过多的铜使红细胞膜氧化而受损，形成 Coombs 阴性溶血性贫血，导致血中非结合胆红素升高。

（四）诊断

典型的 K-F 环和血清铜蓝蛋白下降并存可确诊。仅铜蓝蛋白下降不能充分诊断或除外该病，应行铜代谢指标及基因检查。2001 年莱比锡的 Wilson 病大会上制定的诊断评分系统使其诊断更加准确（表 12-2-3）[12-13]。

表 12-2-3　2001 年第 8 届莱比锡 Wilson 病国际会议制定的诊断评分系统

典型临床症状和体征	分数	其他检查	分数
K-F 环		肝铜含量（无胆汁淤积者）	
有	2	>5ULN（>4μmol/g）	2
无	0	（0.8～4）μmol/g	1
神经系统症状*		正常（<0.8μmol/g）	－1
重度	2	Rhodanine 阳性颗粒**	1
轻度	1	尿铜（无急性肝炎者）	
无	0	正常	0
血清铜蓝蛋白		1～2ULN	1
正常（>0.2g/L）	0	>2ULN	2
（0.1～0.2g/L）	1	正常，但 D-青霉胺治疗后>5×ULN	2
<0.1g/L	2	突变分析	
Coombs 阴性的溶血性贫血		两条染色体突变	4
有	1	一条染色体突变	1
无	0	无突变	0
		总分	诊断
		≥4 分	诊断成立
		3 分	疑似诊断，需要更多的检测
		≤2 分	排除诊断

* 或者颅脑 MRI 典型异常改变；** 如果无法定量检测肝铜含量。

（五）治疗

本病确诊后无论有无临床症状均应接受规范化治疗。

1. 内科治疗　以改善症状、防止疾病进展为目的，通过监测症状、肝功能和铜代谢的生化指标评价药物治疗效果。药物治疗包括螯合剂（D-青霉胺、曲恩汀、BAL、四硫钼酸盐）和锌盐。螯合剂可以去除细胞内的铜并将多余的铜排除，锌盐主要用于阻断小肠内的铜吸收。

2. 外科治疗　Wilson 病患者发生肝功能失代偿或衰竭时，肝移植为根治性的方法，供肝可进行正常铜代谢。活体亲属肝移植时，杂合子携带者也可做供者[14]。

3. 其他　避免高铜食物，如动物内脏、贝类、坚果和巧克力。治疗有效的 Wilson 病女性患者可以妊娠，需告知其子女罹患 Wilson 病的概率为 0.5%。经验最多的药物是青霉胺，曲恩汀及锌剂用于妊娠患者也有报道。

五、遗传性血色病

血色病（hemochromatosis）为一组铁代谢障碍性疾病，是由于体内的铁过多，并沉积于肝脏、胰腺、心脏、关节、皮肤、腺体等组织，引起不同程度的实质细胞破坏、纤维组织增生及脏器功能损害，临床上表现为皮肤色素沉着、肝硬化、肝细胞癌、糖尿病、心律失常、心力衰竭等症状。遗传性血色病（hereditary hemochromatosis，HH）可分为 *HFE* 基因相关的、非 *HFE* 基因（其他铁代谢相关基因）相关的，以及其他可遗传的铁过载类型（可能为尚未鉴定出的基因）[15]。

HH 为常染色体隐性遗传，呈世界性分布，患病率一般为 3‰～8‰，在北欧人群中较为常见[16]。遗传性血色病基因（*HFE*）位于第 6 号染色体的短臂，是 HH 最主要的突变基因，目前发现两种致病性点突变（C282Y 和 H63D）。以 C282Y/C282Y 纯合突变为主[17]。

（一）病理机制

HH 的主要缺陷在于由小肠上皮细胞转运到血液中的铁过多，导致体内铁负荷过重，并以含铁血黄素、铁蛋白和黑色素、脂褐素等形式沉积于全身的组织和脏器，引起多系统病变。铁调素（hepcidin）对铁稳态调节机制有重要作用，肠道内铁吸收变化与铁调素表达量相反。目前认为 HFE 蛋白异常使其不能与转铁蛋白受体结合，导致铁调素合成减少，进而引起血色病[18]。

（二）病理特点

几乎所有的患者均有肝脏肿大、肝纤维化或肝硬化。肝切面呈铁锈色或黄褐色，普鲁士蓝反应阳性。最明显异常是肝细胞内有含铁血黄素颗粒。最初铁沉积发生在肝小叶门静脉区的细胞内，向周围区呈梯度减少；晚期胆管上皮细胞、库普弗（Kupffer）细胞和巨噬细胞都有铁质沉着。非特异性的变化有脂肪变性和空泡变性。胰腺因铁质沉着而肿大，呈黄褐色结节状，质地较硬。胰腺腺泡结构破坏，明显纤维化，胰岛细胞减少，腺泡细胞、胰岛细胞内有大量含铁血黄素颗粒。此外，可见皮肤、心肌组织、垂体、睾丸、肾上腺、甲状腺及关节滑膜细胞等受累[19]。

（三）临床表现

本病最主要的临床表现为肝硬化、皮肤色素沉着、糖尿病和性腺功能减退，但可有全身多器官受累。通常起病隐匿，进展缓慢。按病程可分为 3 期：1 期患者具有"遗传易感性"但尚未发生铁过度沉积，2 期患者具有铁过度沉积的证据，但尚无组织器官损害，3 期患者铁过度沉积并发组织器官损害。详见表 12-2-4。

（四）诊断标准

对于有上述症状、特征或有家族史的患者，应联合检测血清铁蛋白和转铁蛋白饱和度（transferrin saturation，TS），两项中如任意一项异常（铁蛋白超过正常值，或 TS≥45%），则应行 *HFE* 基因突变分析[16]。如果 C282Y 纯合子或混合杂合子患者氨基转移酶升高或血清铁蛋白>1000ng/ml，建议行活检对肝病程度进行分期，而非 282Y 纯合子或混合杂合子的铁过载表型者，建议行活检以协助诊断并评估预后。各项实验室检查指标见表 12-2-5。

表 12-2-4　遗传性血色病（HH）的症状和体征

HH 症状	HH 体征
无症状	无症状
常规生化筛查发现血清铁异常	无异常体征
肝功能检查异常	有症状
家族遗传缺陷筛查	肝脏
人群筛查确认	肝大
非特异性全身症状	慢性肝病的皮肤特征
虚弱	脾大
疲乏	肝衰竭：腹水、肝性脑病等
嗜睡	关节
淡漠	关节炎
体重减轻	关节肿胀
特异性脏器相关症状	软骨钙质沉着症
腹痛（肝大）	心脏
糖尿病（胰腺）	扩张型心肌病
关节痛（关节炎）	充血性心力衰竭
性欲下降、阳痿（垂体、肝硬化）	皮肤
闭经（肝硬化）	色素沉着
充血性心力衰竭（心脏）	迟发性皮肤卟啉症
心律失常（心脏）	内分泌（激素）
	睾丸萎缩
	性腺功能减退
	甲状腺功能减退

表 12-2-5　HH 实验室检查及肝组织活检

检测项目	正常人	HH 患者 无症状	HH 患者 有症状
血（空腹）			
血清铁（μg/L）	600~800	1500~2800	1800~3000
转铁蛋白饱和度（%）	200~500	450~1000	800~1000
血清铁蛋白水平（μg/L）			
男性	20~200	150~1000	500~6000
女性	15~150	120~1000	500~6000
HFE 突变分析	野生型 / 野生型	C282Y/C282Y（纯合子）C282Y/H63D（杂合子）	
肝脏			
肝铁浓度			
肝净重（μg/g）	300~1500	2000~10 000	8000~30 000
肝净重（μmol/g）	5~27	36~179	140~550
肝铁指数	<1.0	>1.9	
肝脏组织学			
普鲁士蓝染色	0~1+	2+~4+	3+~4+

注：肝铁指数＝肝铁浓度（μmol/g）/ 年龄。

（五）治疗

确诊后应行常规放血治疗。放血治疗的目标是使血清铁蛋白维持在 50～100μg/L。每周放 500ml 全血，根据血红蛋白水平测算相当于 200～250mg 的铁量。起始每 3 个月监测一次，若接近正常水平时，增加监测频率。如果铁蛋白水平＜50ng/ml、TS＜50%，应停止放血。

治疗期间应避免补充维生素 C、铁剂以及酒精摄入。对红细胞生成障碍综合征或慢性溶血性贫血患者，建议给予甲磺酸去铁胺或地拉罗司等铁螯合剂。

治疗后，患者肝酶可恢复正常，右上腹疼痛减轻，糖尿病患者需要的胰岛素和其他口服降糖药量可减少，但睾丸萎缩、关节病变以及已经形成的肝硬化一般不能逆转。HH 患者发生肝细胞癌的风险比普通人群增加 100 倍，尤其是肝硬化患者，失代偿期肝硬化以及肝细胞癌的患者可考虑肝移植治疗[20]。

六、α1-抗胰蛋白酶缺乏性肝病

α1-抗胰蛋白酶（alpha-1 antitrypsin，α1-AT）属于丝氨酸蛋白酶抑制剂家族成员，主要作用是抑制毁损性蛋白酶，保护组织器官免受损伤。血浆 α1-AT 主要由肝脏合成，基因突变使其合成、分泌障碍，导致血清中 α1-AT 水平下降以及肝脏中异常 α1-AT 聚集，引起肺气肿和肝损害[21]。

（一）病理机制

α1-AT 是血清中主要的蛋白酶抑制物。人类 α1-AT 变异是根据蛋白酶抑制物（PI）表型系统进行分类的。绝大多数正常人是 PiM 的纯合子（PiMM），其血清中 α1-AT 含量和功能均正常。缺失变异型患者血清中 α1-AT 浓度呈不同程度的下降，最常见的为 Z 和 S 变异型[22]。PiZ 基因的纯合子（PiZZ）个体血清中 α1-AT 含量严重缺乏，仅为正常人的 15% 左右，PiSS 纯合子血清中 α1-AT 含量中度缺乏，约为正常人的 60%。α1-AT 缺乏症中肝损伤的机制尚未完全明确，目前认为是由突变的 α1-AT 蛋白聚集滞留于肝细胞的内质网中所致。

（二）病理特点

α1-AT 缺乏症的特征性病理表现为肝细胞内球蛋白的沉积，这种球蛋白呈过碘酸 Schiff 试验（periodic acid schiff，PAS）阳性，并可抵抗淀粉酶的消化。一般来讲，球蛋白体积越大、受累肝细胞数目越多，肝病越严重。不同年龄段患者的肝脏病理表现不同。新生儿期肝脏病变有三种类型：肝细胞坏死、胆管增生和胆管缺失。儿童期 α1-AT 缺乏性肝病有三种不同形式的纤维化：轻度汇管区纤维化、轻度纤维化伴汇管区间纤维桥接和肝硬化。成人期发生的肝病病理表现为轻度汇管区纤维化伴小叶脂肪变性、慢性活动性肝炎，或者肝硬化（多为大结节性）[23-24]。

（三）临床表现

本病不同年龄段患者的临床表现亦有差异。新生儿期最常见的症状为黄疸，通常于出生后 1～6 周出现，血清胆红素水平升高，伴氨基转移酶及碱性磷酸酶升高，可有肝脾肿大。少数患儿可在婴儿早期即出现肝硬化。多数患儿在长大至儿童期后期时可出现肝硬化和进行性肝衰竭，可出现腹水、食管静脉曲张破裂出血等并发症。对于儿童晚期或者青年早期发病的患者，部分患者在新生儿期有不明原因的持续梗阻性黄疸病史。成年患者中，对于任何存在原因不明的慢性肝炎、肝硬化，甚至肝癌的患者，都应考虑本病可能[25]。患者发病年龄跨度大，老年发病的患者比例也在增加。成人中，男性患者明显多于女性。肝癌的发生率异常升高。α1-AT 缺乏症患者中，肺气肿和肝病可同时存在，也可分别单独发生。

（四）诊断

对于新生儿肝炎或儿童期至成年期的不明原因肝病，尤其是同时存在肺气肿时，需考虑到该病的可能。目前诊断主要是通过血浆 α1-AT 水平检测、蛋白表型检测、基因检测和组织病理学检查。α1-AT 缺失确诊依赖于等电聚焦电泳或酸性 pH 条件下琼脂凝胶电泳确定血清 α1-AT 的表型。血清 α1-AT 水平通常是下降的。聚合酶链反应扩增基因组 DNA 可检测特异的 α1-AT 变异型，有望在人群普查、产前诊断等方面发挥作用。肝脏组织病理学检查方面，肝细胞内质网中有 PAS 染色阳性、耐淀粉酶的球蛋白是本病独特的组织学特征。

（五）治疗

α1-AT 缺乏性肝病尚无特效疗法，对于肝功能不全的各种症状，多采取支持治疗和预防并发症。肝脏移植有望治愈本病，从根本上纠正酶的缺乏。基因疗法是将正常 α1-AT 基因插入患者的细胞中，目前正在试验阶段[26]。

遗传代谢性肝病病种多样，机制复杂，相对少见，临床特点缺乏特异性，有时又累及全身多个系统，使其早期诊断和治疗非常困难。这类疾病多为基因突变导致的蛋白功能障碍，大多在幼年发病，基因检测技术的发展大大提高了疾病的诊断率。因先天功能缺陷，药物治疗大多为对症支持治疗，多数不能根治。近年来正在积极研究的基因治疗技术，目的在于将靶基因转移至患者目标细胞内并正确表达以纠正疾病表型[27]。目前这类疾病的根治方式大多为肝移植术，部分疾病可以得到治愈[28]。多米诺肝移植方式在联合治疗不同类型的遗传代谢性肝病中已成功开展，为解决供肝来源提供了新的思路，也是肝移植领域的巨大进步[29]。

（黄　缘）

参 考 文 献

［1］ STRASSBURG C P. Hyperbilirubinemia syndromes (Gilbert-Meulengracht, Crigler-Najjar, Dubin-Johnson, and Rotor syndrome) [J]. Best Pract Res Clin Gastroenterol, 2010, 24 (5): 555-571.

［2］ JANSEN P L. Diagnosis and management of Crigler-Najjar syndrome [J]. Eur J Pediatr, 1999, 158 (Suppl 2): S89-S94.

［3］ ALAGA Z J, VAIDYA P N. Dubin Johnson syndrome [M]. Treasure Island (FL): StatPearls Publishing LLC, 2019.

［4］ SRIVASTAVA A. Progressive familial intrahepatic cholestasis [J]. J Clin Exp Hepatol, 2014, 4 (1): 25-36.

［5］ HICKS J, WARTCHOW E, MIERAU G. Glycogen storage diseases: a brief review and update on clinical features, genetic abnormalities, pathologic features, and treatment [J]. Ultrastruct Pathol, 2011, 35 (5): 183-196.

［6］ HELLER S, WORONA L, CONSUELO A. Nutritional therapy for glycogen storage diseases [J]. J Pediatric Gastroenterol Nutr, 2008, 47 (Suppl 1): S15-S21.

［7］ FAIVRE L, HOUSSIN D, VALAYER J, et al. Long-term outcome of liver transplantation in patients with glycogen storage disease type Ia [J]. J Inherit Metab Dis, 1999, 22 (6): 723-732.

［8］ ALA A, WALKER A P, ASHKAN K, et al. Wilson's disease [J]. Lancet (London, England), 2007, 369 (9559): 397-408.

［9］ ROELOFSEN H, WOLTERS H, VAN LUYN M J, et al. Copper-induced apical trafficking of ATP7B in polarized hepatoma cells provides a mechanism for biliary copper excretion [J]. Gastroenterology, 2000, 119 (3): 782-793.

［10］ PRONICKI M. Wilson disease - liver pathology [J]. Handb Clin Neurol, 2017, 142: 71-75.

［11］ TISSIERES P, CHEVRET L, DEBRAY D, et al. Fulminant Wilson's disease in children: appraisal of a critical diagnosis [J]. Pediatr Crit Care Med, 2003, 4 (3): 338-343.

［12］ FERENCI P, CACA K, LOUDIANOS G, et al. Diagnosis and phenotypic classification of Wilson disease [J]. Liver Int, 2003, 23 (3): 139-142.

［13］ROBERTS E A, SCHILSKY M L. Diagnosis and treatment of Wilson disease: an update [J]. Hepatology (Baltimore, Md), 2008, 47 (6): 2089-2111.

［14］YOSHITOSHI E Y, TAKADA Y, OIKEF, et al. Long-term outcomes for 32 cases of Wilson's disease after living-donor liver transplantation [J]. Transplantation, 2009, 87 (2): 261-267.

［15］EASL clinical practice guidelines for HFE hemochromatosis [J]. J Hepatol, 2010, 53 (1): 3-22.

［16］BACON B R, ADAMS P C, KOWDLEY K V, et al. Diagnosis and management of hemochromatosis: 2011 practice guideline by the American Association for the Study of Liver Diseases [J]. Hepatology (Baltimore, Md), 2011, 54 (1): 328-343.

［17］PIETRANGELO A. Genetics, genetic testing, and management of hemochromatosis: 15 years since hepcidin [J]. Gastroenterology, 2015, 149 (5): 1240-1251.

［18］FLEMING R E, BRITTON R S. Iron Imports. VI. HFE and regulation of intestinal iron absorption [J]. Am J Physiol Gastrointest Liver Physiol, 2006, 290 (4): G590-G594.

［19］BRUNT E M. Pathology of hepatic iron overload [J]. Semin Liver Dis, 2005, 25 (4): 392-401.

［20］BACON B R. Hemochromatosis: diagnosis and management [J]. Gastroenterology, 2001, 120 (3): 718-725.

［21］HAZARI Y M, BASHIR A, HABIB M, et al. Alpha-1-antitrypsin deficiency: genetic variations, clinical manifestations and therapeutic interventions [J]. Mutat Res, 2017, 773: 14-25.

［22］NUKIWA T, SATOH K, BRANTLY M L, et al. Identification of a second mutation in the protein-coding sequence of the Z type alpha 1-antitrypsin gene [J]. J Biol Chem, 1986, 261 (34): 15989-15994.

［23］TECKMAN J H, BLOMENKAMP K S. Pathophysiology of alpha-1 antitrypsin deficiency liver disease [J]. Methods Mol Biol (Clifton, NJ), 2017, 1639: 1-8.

［24］VOLPERT D, MOLLESTON J P, PERLMUTTER D H. Alpha1-antitrypsin deficiency-associated liver disease progresses slowly in some children [J]. J Pediatr Gastroenterol Nutr, 2000; 31 (3): 258-263.

［25］ERIKSSON S, CARLSON J, VELEZ R. Risk of cirrhosis and primary liver cancer in alpha 1-antitrypsin deficiency [J]. N Engl J Med, 1986, 314 (12): 736-739.

［26］LOMAS D A, HRUST J R, GOOPTU B. Update on alpha-1 antitrypsin deficiency: new therapies [J]. J Hepatol, 2016, 65 (2): 413-424.

［27］CRYSTAL RG. Alpha 1-antitrypsin deficiency, emphysema, and liver disease. Genetic basis and strategies for therapy [J]. J Clin Invest, 1990, 85 (5): 1343-1352.

［28］KEMMER N, KAISER, T ZACHARIAS V, et al. Alpha-1-antitrypsin deficiency: outcomes after liver transplantation [J]. Transplant Proc, 2008, 40 (5): 1492-1494.

［29］ZHU Z J, WEI L, QU W, et al. First case of cross-auxiliary double domino donor liver transplantation [J]. World J Gastroenterol, 2017, 23 (44): 7939-7944.

第13章　肝功能衰竭

肝功能衰竭（简称肝衰竭）是多种因素引起的严重肝脏损害，导致合成、解毒、代谢和生物转化功能严重障碍或失代偿，出现以黄疸、凝血功能障碍、肝肾综合征、肝性脑病、腹水等为主要表现的一组临床症候群。除尽快明确触发肝衰竭事件的性质，阻止肝细胞进一步损伤外，还需采取一系列治疗手段逆转代谢、电解质紊乱，纠正凝血功能障碍，维持脑、肾功能的稳定，以及预防或控制并发的感染。这些措施的实施无不建立在了解肝脏功能和肝衰竭病理生理过程的基础之上。

第1节　肝衰竭的病因和病理学

一、病因

在我国引起肝衰竭的主要病因是肝炎病毒（尤其是乙型肝炎病毒），其次是药物及肝毒性物质（如酒精、化学制剂等）。儿童肝衰竭还可见于遗传代谢性疾病。肝衰竭的常见病因见表 13-1-1[1]。

表 13-1-1　肝衰竭的常见病因（《肝衰竭诊治指南 2018 版》）

病因	常见分类
肝炎病毒	甲型、乙型、丙型、丁型、戊型肝炎病毒（HAV、HBV、HCV、HDV、HEV）
其他病毒	巨细胞病毒（CMV）、EB 病毒（EBV）、肠道病毒、疱疹病毒、黄热病毒等
药物	对乙酰氨基酚、抗结核药物、抗肿瘤药物、部分中草药、抗风湿病药物、抗代谢药物等
肝毒性物质	酒精、毒蕈、有毒的化学物质等
细菌及寄生虫等	严重或持续感染（如脓毒症、血吸虫病等）
胆道疾病	先天性胆道闭锁、胆汁淤积性肝病等
代谢异常	肝豆状核变性、遗传性糖代谢障碍等
循环衰竭	缺血缺氧、休克、充血性心力衰竭等
其他疾病	肝脏肿瘤、肝脏手术、妊娠急性脂肪肝、自身免疫性肝病、肝移植术后、创伤、热射病等

二、分类

基于病史、起病特点及病情进展速度，根据 2018 年的肝衰竭诊治指南，肝衰竭可分为四类：急性肝衰竭（ALF）、亚急性肝衰竭（SALF）、慢加急性肝衰竭（ACLF 或 SACLF）和慢性肝衰竭（CLF）。见表 13-1-2。

表 13-1-2　肝衰竭的分类（《肝衰竭诊治指南 2018 版》）

分类	定义
急性肝衰竭	急性起病，无基础肝病史，2 周内出现 Ⅱ° 以上肝性脑病为特征的肝衰竭
亚急性肝衰竭	起病较急，无基础肝病，2～26 周出现肝功能衰竭的临床表现
慢加急性肝衰竭	慢性肝病的基础上，短期内出现急性肝功能失代偿和肝功能衰竭的临床表现
慢性肝衰竭	肝硬化的基础上，缓慢出现肝功能进行性减退导致的以反复腹水和（或）肝性脑病等为主要表现的慢性肝功能失代偿

1. 急性肝衰竭（acute liver failure，ALF）　由多种因素引起的，在短期内出现肝脏功能急剧恶化，导致肝脏本身合成、解毒、排泄和生物转化等功能发生严重障碍或失代偿，从而表现为进行性神志改变和凝血功能障碍的综合征，ALF 病死率高，如不及早诊断和治疗，则预后差。

2. 亚急性肝衰竭（sub-acute liver failure，SALF）　急性肝损害或慢性肝损害急性发作，并在发病 2～26 周内出现的肝衰竭综合征。

3. 慢加急性 / 慢加亚急性肝衰竭（ACLF 或 SACLF）　各种急性损伤因素作用下，肝功能相对稳定的慢性肝病患者迅速恶化的肝衰竭综合征。按从发病到出现肝衰竭综合征的时间（以 2 周为界），ACLF 可分为慢加急性肝衰竭（acute on chronic liver failure，ACLF）和慢加亚急性肝衰竭（sub-acute on chronic liver failure，SACLF），也可统称为 ACLF。

4. 慢性肝衰竭（chronic liver failure，CLF）　在肝硬化基础上，肝功能进行性减退导致的以腹水或门静脉高压、凝血功能障碍和肝性脑病等为主要表现的慢性肝功能失代偿性疾病。慢性肝衰竭是一种肝脏长期损害、慢性积累所致的肝衰竭，具有缓慢、渐进的病理生理特征。一般来说，慢性肝衰竭是指严重的失代偿性肝硬化。

三、肝衰竭时机体的生化和病理生理改变

（一）物质代谢障碍

1. 糖代谢障碍　肝细胞对维持血糖稳定具有重要作用，肝糖原的合成与分解受胰高血糖素和胰岛素调节。肝衰竭导致低血糖，其机制与下列因素有关：①肝细胞大量死亡使肝糖原贮备明显减少；②受损肝细胞内质网葡萄糖-6-磷酸酶活性降低，肝糖原转化为葡萄糖过程障碍；③肝细胞灭活胰岛素功能降低，血中胰岛素含量增加，出现低血糖。个别肝功能障碍患者也可出现糖耐量降低。

2. 脂类代谢障碍　肝脏参与脂类的消化、吸收、运输、分解与合成等过程，其中胆汁酸盐辅助脂类的消化与吸收过程。肝脏合成的三酰甘油、磷脂及胆固醇通过合成极低密度脂蛋白和高密度脂蛋白分泌入血。当肝功能衰竭时，由于磷脂及脂蛋白的合成不足可造成肝内脂肪蓄积。胆固醇在肝内酯化生成胆固醇酯后转运，肝衰竭时胆固醇酯化障碍、转运能力降低，以及胆固醇转化为胆汁酸的能力下降，导致血浆胆固醇升高。

3. 蛋白质代谢障碍　肝脏对维持血中氨基酸稳定具有重要作用，肝衰竭可致血浆氨基酸比例失衡。近 31 种血浆蛋白在肝细胞合成，特别是白蛋白占肝合成蛋白的 25% 左右，肝细胞受损导致白蛋白合成不足，表现为低白蛋白血症。此外，多种运载蛋白的合成障碍（如运铁蛋白、铜蓝蛋白等）也可导致相应的病理改变。

（二）水、电解质代谢紊乱

1. 肝性腹水　肝硬化等肝病晚期可出现腹水，其发生机制：

（1）门静脉高压：①肝硬化时，由于肝内纤维组织增生和肝细胞结节状再生，压迫门静脉分支，使门静脉压增高；②肝动脉-门静脉肝内异常吻合支的形成，肝动脉血流入门静脉，门静脉压增高。门静脉压增高使肠系膜毛细血管压增高，液体漏入腹腔形成腹水。

（2）血浆胶体渗透压降低：肝功能障碍，白蛋白合成不足，血浆胶体渗透压降低，促使液体漏入腹腔增多。

（3）淋巴回流不足：肝硬化时，肝静脉受挤压发生扭曲、闭塞，继而引起肝窦内压增高，淋巴生成增多，同时，因淋巴管受压等因素，淋巴回流能力不足，液体从肝表面漏入腹腔形成腹水。

（4）钠、水潴留：肝脏损害及门静脉高压等原因使血液淤积在脾、胃、肠等脏器，有效循环血量减少，肾血流量减少，可致：①肾小球滤过率降低；②肾血流量减少，激活肾素-血管紧张素-醛固酮系统（renin-angiotension-aldosterone system，RAAS），加之肝脏灭活功能不足导致醛固酮过多，钠、水重吸收增强；③抗利尿激素（antidiuretic hormone，ADH）增高、心房钠尿肽可减少，促进肾脏水、钠重吸收。钠、水潴留为肝性腹水形成的全身性因素。

2. 电解质代谢紊乱

（1）低钾血症：肝硬化晚期，醛固酮过多使肾排钾增加，可致低钾血症。

（2）低钠血症：有效循环血量减少引起 ADH 分泌增加，同时因肝脏灭活 ADH 不足，肾小管水重吸收增多，加之体内原有钠水潴留，可造成稀释性低钠血症。

（三）胆汁分泌和排泄障碍

胆汁分泌和排泄障碍指肝内外各种原因造成胆汁形成、分泌和排泄障碍，胆汁不能正常流入十二指肠进行代谢的病理状态。胆汁淤积性肝病指因各种原因导致的以胆汁淤积为主要表现的肝胆疾病的统称。胆汁淤积性肝病的成因有很多，包括病毒、细菌、寄生虫、药物、毒物、自身免疫、酒精、结石、肿瘤、遗传代谢等。

近年来，胆汁酸的肠肝循环受阻及肠道微生态环境失调在胆汁分泌和排泄障碍中的作用越发凸显[2]。内源性胆汁酸的分泌障碍或排泄受阻导致慢性胆汁淤积，从而影响胆汁酸转运蛋白和核受体的表达，进而引起肝损伤。另一方面，肠道微生物群是存在于人体胃肠道中的 100 万亿个细菌组成的群体，近年来人类肠道微生物组学研究呈指数增长，一系列新发现已经逐渐转变了研究者们对人类疾病发病机制中宿主-微生物关系的认识，甚至有人将肠道微生物群称为"被遗忘的器官"。从肝脏局部的角度看，肠道微生物群可影响肠道信号传导和肠肝循环，且越来越多的证据表明肠道微生物群可能参与肝脏疾病的发生与发展。此外，胆汁酸与肠道微生物群之间的相互作用也是双向的。通过调控宿主的肠道免疫组群，胆汁酸可以影响肠道微生物群的组成。反之，肠道微生物群的改变也能够影响胆汁酸的代谢，并进而影响通过胆汁酸受体的信号传导作用[3]。近年来，针对胆汁酸的肠肝循环、肠道微生物群与胆汁淤积性肝病之间关系的研究日渐深入，为胆汁淤积性肝病的发病机制及治疗提供了一些新的研究方向。因此，在开展胆汁淤积性肝病的相关研究时，不能忽视胆汁酸的肠肝循环、肠道微生物群对于疾病的影响，更应关注从胆汁酸的肠肝循环、肠道微生物群的角度探索胆汁淤积性肝病新的发病机制和治疗靶点[1]。

（四）凝血功能障碍

肝细胞合成大部分凝血因子、重要的抗凝物质如蛋白 C、抗凝血酶-3、纤溶酶原、抗纤溶酶等；同时肝细胞还可灭活或清除激活的凝血因子和纤溶酶原激活物等。肝功能障碍可导致促凝-抗凝平衡紊乱，严重的肝功能障碍可诱发弥散性血管内凝血（disseminated intravascular coagulation，DIC）。

（五）生物转化功能障碍

1. 解毒功能障碍　肝细胞受损解毒功能障碍，使来源于肠道的有毒物质入血增多，另外毒物也可经侧支循环绕过肝脏直接进入体循环，造成体内毒性物质蓄积。

2. 药物代谢障碍　肝细胞受损时体内药物的分布、转化及排泄等发生变化，如白蛋白减少可致血中游离型药物增多；肝硬化侧支循环的建立使门静脉血中的药物绕过肝脏，免于解毒过程，易发生药物中毒。因此，肝病患者应慎重用药。

（六）激素灭活功能减弱

肝细胞受损后，激素的灭活功能障碍，并出现相应的临床症状。如醛固酮、抗利尿激素灭活减少导致钠、水潴留；雌激素灭活不足可致月经失调、男性患者女性化及小动脉扩张等变化。

（七）免疫功能障碍

库普弗细胞（Kupffer cells，KCs）负责吞噬、清除来自肠道的异物、病毒、细菌及毒素等，同时参与清除衰老、破碎的红细胞，以及监视、杀伤肿瘤细胞。肝功能不全时，KCs 功能障碍及补体水平下降常伴有免疫功能低下，易发生肠道细菌移位及感染等。KCs 功能严重障碍可导致肠源性内毒素血症，其主要原因：

（1）内毒素入血增加：严重肝病时，肠壁水肿等导致内毒素漏入腹腔增多；同时因肠黏膜屏障功能障碍，使内毒素被吸收入血增多。

（2）内毒素清除减少：严重肝病、肝硬化时，因侧支循环的建立，来自肠道的内毒素绕过肝脏直接进入体循环，免于被 KCs 清除。此外，肝内胆汁酸、胆红素淤滞等可使 KCs 功能受抑，对内毒素等清除不足。

四、肝衰竭时肝脏病理学表现

组织病理学检查在肝衰竭诊断、分类及预后判定上具有重要价值，但由于肝衰竭患者的凝血功能严重降低，实施肝穿刺具有较高的风险，在临床工作中应特别注意。肝衰竭发生时（慢性肝衰竭除外），肝脏组织学可观察到广泛的肝细胞坏死，因病因和病程的不同，坏死的部位和范围会有所不同。按照坏死的范围程度，可分为大块坏死（坏死范围超过肝实质的 2/3）、亚大块坏死（占肝实质的 1/2～2/3）、融合性坏死（相邻成片的肝细胞坏死）及桥接坏死（较广泛的融合性坏死并破坏肝实质结构）。在不同病程肝衰竭肝组织中，可观察到一次性或多次性的新旧不一肝细胞坏死病变。

（1）急性肝衰竭：肝细胞呈一次性坏死，可呈大块或亚大块坏死，或桥接坏死，伴存活的肝细胞严重变性，肝窦网状支架塌陷或部分塌陷。

（2）亚急性肝衰竭：肝组织呈新旧不等的亚大块坏死或桥接坏死；较陈旧的坏死区网状纤维塌陷，或有胶原纤维沉积；残留肝细胞有程度不等的再生，并可见细、小胆管增生和胆汁淤积。

（3）慢加急性（亚急性）肝衰竭：在慢性肝病病理损害的基础上，发生新的程度不等的肝细胞坏死性病变。

（4）慢性肝衰竭：弥漫性肝脏纤维化以及异常增生结节形成，可伴有分布不均的肝细胞坏死。

（徐　骁）

参 考 文 献

［1］ 中华医学会感染病学分会肝衰竭与人工肝学组,中华医学会肝病学分会重型肝病与人工肝学组.肝衰竭诊治指南
(2018 版)［S/J］.中华肝脏病杂志,2019, 27 (1): 18-26.

［2］ 贾昊宇, 杨长青.胆汁酸的肝肠循环及肠道微生态在胆汁淤积性肝病发病和治疗中的作用 [J]. 临床肝胆病杂志,
2019, 35 (2): 270-274.

［3］ TILG H, CANI P D, MAYER E A. Gut microbiome and liver diseases [J]. Gut, 2016, 65 (12): 2035-2044.

第 2 节 肝衰竭的诊断与治疗

一、肝衰竭的临床诊断

1. 急性肝衰竭 急性起病, 2 周内出现 Ⅱ° 及以上肝性脑病（按Ⅳ级分类法划分）并有以下表现者：①极度乏力，并伴有明显厌食、腹胀、恶心、呕吐等严重消化道症状；②短期内黄疸进行性加深，血清总胆红素（TBil）≥10ULN（正常值上限）或每日上升≥17.1μmol/L；③有出血倾向，凝血酶原活动度（PTA）≤40%，或国际标准化比值（INR）≥1.5，且排除其他原因；④肝脏进行性缩小。

2. 亚急性肝衰竭 起病较急，2～26 周出现以下表现者：①极度乏力，有明显的消化道症状；②黄疸迅速加深，血清 TBil≥10ULN 或每日上升≥17.1μmol/L；③伴或不伴肝性脑病；④有出血表现，PTA≤40%（或 INR≥1.5）并排除其他原因者。

3. 慢加急性肝衰竭 在慢性肝病基础上，由各种诱因引起以急性黄疸加深、凝血功能障碍为肝衰竭表现的综合征，可合并包括肝性脑病、腹水、电解质紊乱、感染、肝肾综合征、肝肺综合征等并发症，以及肝外器官功能衰竭。患者黄疸迅速加深，血清 TBil≥ 10ULN 或每日上升≥17.1μmol/L；有出血表现，PTA≤ 40%（或 INR≥1.5）。根据不同慢性肝病基础分为 3 型：① A 型：在慢性非肝硬化肝病基础上发生的慢加急性肝衰竭；② B 型：在代偿期肝硬化基础上发生的慢加急性肝衰竭，通常在 4 周内发生；③ C 型：在失代偿期肝硬化基础上发生的慢加急性肝衰竭。

4. 慢性肝衰竭 在肝硬化基础上，缓慢出现肝功能进行性减退和失代偿：①血清 TBil 升高，常＜10ULN；②白蛋白（Alb）明显降低；③血小板明显下降，PTA≤40%（或 INR≥1.5），并排除其他原因者；④有顽固性腹水或门静脉高压等表现；⑤肝性脑病。

二、肝衰竭的治疗

肝衰竭诊断明确后，应动态评估病情、加强监护和治疗。

（一）内科综合治疗

1. 治疗原则 目前肝衰竭的内科治疗尚缺乏特效药物和手段。原则上强调早期诊断、早期治疗，针对不同病因采取相应的综合治疗措施，并积极防治各种并发症。具体措施如下：

（1）卧床休息，减少体力消耗，减轻肝脏负担，病情稳定后加强适当运动。

（2）加强病情监护，评估神经状态，监测血压、心率、呼吸频率、血氧饱和度，记录体重、腹围变化，以及 24 小时尿量、排便次数及其性状等；建议完善病因及病情评估相关实验室检查，包括 PT/INR、纤维蛋白原、乳酸脱氢酶、肝功能、血脂、电解质、血肌酐、尿素氮、血氨、动脉血气和乳酸、

内毒素、嗜肝病毒标志物、铜蓝蛋白、自身免疫性肝病相关抗体、球蛋白谱、脂肪酶、淀粉酶等检测，血培养、痰或呼吸道分泌物培养，尿培养；进行腹部 B 超（肝、胆、脾、胰、肾，腹水）、胸片、心电图等物理诊断检查，定期监测评估。有条件可完成血栓弹力图、凝血因子 V、凝血因子 Ⅷ、人类白细胞抗原（HLA）分型等。

（3）推荐肠内营养，包括高糖、低脂、适量蛋白饮食。进食不足者，每日静脉补给热量、液体、维生素及微量元素，可适量夜间加餐补充能量。

（4）积极纠正低蛋白血症，补充白蛋白或新鲜血浆，并酌情补充凝血因子。

（5）进行血气监测，注意纠正水、电解质及酸碱平衡紊乱，纠正低钠、低氯、低镁，更要特别注意低钾血症。

（6）注意消毒隔离，同时应加强口腔护理、肺部及肠道管理，预防院内感染。

（7）对症治疗，护肝药物治疗的应用：推荐应用抗炎护肝药物、肝细胞膜保护剂、解毒保肝药物以及利胆药物，减轻肝脏组织损害，促进肝细胞修复和再生，减轻肝内胆汁淤积，改善肝功能。

2. 微生态调节治疗　肝衰竭患者常发生肠道微生态失衡，益生菌减少，肠道有害菌增加，而应用肠道微生态制剂可改善肝衰竭患者预后。为减少肠道细菌易位或内毒素血症，建议应用肠道微生态调节剂、乳果糖或拉克替醇。有报道粪便菌群移植（FMT）作为一种治疗肝衰竭尤其是肝性脑病的新思路，可能优于单用益生菌，对此应加强研究。

3. 免疫调节剂的应用　肾上腺皮质激素在肝衰竭治疗中的应用尚存在不同意见。非病毒感染性肝衰竭，如自身免疫性肝炎及急性酒精中毒（重症酒精性肝炎）等，可考虑肾上腺皮质激素治疗［甲泼尼龙，1.0～1.5mg/（kg·d）］，但治疗中需密切监测病情，及时评估疗效与并发症。其他原因所致的肝衰竭前期或早期，若病情发展迅速且无严重感染、出血等并发症者，可酌情短期使用。胸腺肽 α1 单独或联合乌司他丁治疗肝病合并感染患者可能有助于降低 28 天病死率。胸腺肽 α1 用于慢性肝衰竭、肝硬化、合并自发性腹膜炎的肝硬化患者，有助于降低病死率和继发感染发生率。对肝衰竭合并感染患者建议早期应用。

4. 病因治疗　肝衰竭病因对指导治疗及判断预后具有重要价值，肝衰竭病因主要包括发病原因及诱因（如重叠感染、各种应激状态、饮酒、劳累、药物影响、出血）等两类。对其尚不明确者应积极寻找病因以期达到正确处理的目的。

（1）肝炎病毒感染：对 HBV DNA 阳性的肝衰竭患者，不论其载量高低，建议立即使用核苷（酸）类药物抗病毒治疗。抗病毒治疗应在肝衰竭前、早、中期开始，疗效会相对较好；对慢加急性肝衰竭的有关研究指出，治疗的关键是早期快速降低 HBV DNA 载量，若载量在 2 周内能下降 2 次方，患者存活率可提高。抗病毒药物应选择快速强效的核苷（酸）类药物。建议优先使用核苷类似物，如恩替卡韦、替诺福韦。对于 HCV RNA 阳性的肝衰竭患者，抗病毒及药物治疗的时机应根据肝衰竭发展情况来选择。若 MELD 评分＜18～20，可在移植术前尽快开始抗病毒治疗，部分患者经治疗后可从移植列表中退出；若 MELD 评分≥18～20，可先行移植术，术后再行抗病毒治疗。如果等待移植时间超过6 个月，可在移植术前行抗病毒治疗。所有移植术后 HCV 再感染患者应在移植术后早期开始治疗，理想的情况是患者稳定后（通常为移植术后前 3 个月）尽早开始，因为移植术后进展期肝病患者 12 周持续病毒学应答（SVR）会降低。抗病毒治疗首选无干扰素的直接抗病毒药物（DAAs）治疗方案，并根据 HCV 基因型、患者耐受情况等进行个体化治疗。在治疗过程中应定期监测血液学指标和 HCV RNA，以及不良反应等。甲型、戊型病毒性肝炎引起的急性肝衰竭，目前尚未证明病毒特异性治疗有效。其他病毒感染，如确诊或疑似疱疹病毒或水痘 - 带状疱疹病毒感染导致急性肝衰竭的患者，应使用阿昔洛韦（5～10mg/kg，1 次 /8h，静脉滴注）治疗，危重者可考虑进行肝移植。

（2）药物性肝损伤：因药物所致急性肝衰竭，应停用所有可疑的药物。追溯过去 6 个月服用的处方药、某些中草药、非处方药、膳食补充剂的详细信息（包括服用数量和最后一次服用的时间）。尽可能确定非处方药的成分。已有研究证明，*N*-乙酰半胱氨酸（NAC）对药物性肝损伤所致急性肝衰竭有效。其中，确诊或疑似对乙酰氨基酚（APAP）过量引起的急性肝衰竭患者，如摄入 APAP 在 4 小时内，在给予 NAC 之前应先口服活性肽。摄入大量 APAP 患者，血清药物浓度或氨基转移酶升高提示即将或已经发生了肝损伤，应立即给予 NAC。怀疑 APAP 中毒的急性肝衰竭患者也可应用 NAC，必要时进行人工肝治疗。在非 APAP 引起的急性肝衰竭患者中，NAC 能改善轻度肝性脑病的急性肝衰竭成人患者的预后。确诊或疑似毒蕈中毒的急性肝衰竭患者，考虑应用青霉素 G 和水飞蓟素。

（3）急性妊娠期脂肪肝 /HELLP 综合征（hemolysis, elevated liver enzymes, and low platelets syndrome）导致的肝衰竭：建议立即终止妊娠，如果终止妊娠后病情仍继续进展，需考虑人工肝和肝移植治疗。

（4）遗传性病变：采用血浆置换、白蛋白透析、血液滤过，以及人工肝支持治疗，可以在较短时间内改善病情。

5. 并发症的内科综合治疗

1）脑水肿的治疗

（1）有颅内压增高者，给予甘露醇 0.5～1.0g/kg 或者高渗盐水治疗。

（2）袢利尿剂，一般选用呋塞米，可与渗透性脱水剂交替使用。

（3）应用人血白蛋白，特别是肝硬化白蛋白偏低的患者，提高胶体渗透压，降低颅内压，减轻脑水肿症状。

（4）人工肝支持治疗。

（5）不建议应用肾上腺皮质激素来控制颅内高压。

（6）对于存在难以控制的颅内高压的急性肝衰竭患者，可考虑应用轻度低温疗法和吲哚美辛，后者只能用于大脑高血流灌注的情况下。

2）肝性脑病的治疗

（1）去除诱因，如严重感染、出血及电解质紊乱等。

（2）调整蛋白质摄入及营养支持，一般情况下蛋白质摄入量维持在 1.2～1.5g/（kg·d），Ⅲ°以上肝性脑病者蛋白质摄入量为 0.5～1.2g/（kg·d），营养支持能量摄入在危重期推荐 25～35kcal/（kg·d）（1kcal＝4.184kJ），病情稳定后推荐 35～40kcal/（kg·d）。一旦病情改善，可给予标准饮食。告知患者在白天少食多餐，夜间也加餐复合糖类，仅严重蛋白质不耐受患者需要补充支链氨基酸（BCAA）。

（3）应用乳果糖或拉克替醇，口服或高位灌肠，可酸化肠道，促进氨的排出，调节微生态，减少肠源性毒素吸收。

（4）精氨酸、门冬氨酸 - 鸟氨酸等降氨药物需要根据患者电解质和酸碱平衡情况酌情选择。

（5）为纠正氨基酸失衡，应酌情使用 BCAA 或 BCAA 与精氨酸混合制剂。

（6）Ⅲ°以上的肝性脑病患者建议气管插管。

（7）抽搐患者可酌情使用半衰期短的苯妥英或苯二氮䓬类镇静药物，不推荐预防用药。

（8）人工肝支持治疗。

（9）对于早期肝性脑病患者，要转移至安静的环境中，并密切评估其病情变化，防止恶化。

（10）常规评估患者的颅内压，对于难控制的颅内高压患者，轻度体温降低、吲哚美辛可以考虑应用。

3）感染的治疗原则

（1）推荐常规进行血液和体液的病原学检测。

（2）除肝移植前围手术期患者外，不推荐常规预防性使用抗感染药物。

（3）一旦出现感染征象，应首先经验用药控制感染，并及时根据病原学检测及药敏试验结果调整用药。

（4）应用广谱抗感染药物，联合应用多个抗感染药物，以及应用糖皮质激素类药物等治疗时，应注意防治继发真菌感染。

4）低钠血症及顽固性腹水的治疗：低钠血症为常见并发症。而低钠血症、顽固性腹水与急性肾损伤（AKI）等并发症相互关联。其常见原因为水钠潴留所致的稀释性低钠血症，托伐普坦作为精氨酸加压素 V2 受体阻滞剂，可通过选择性阻断集合管主细胞 V2 受体，促进自由水的排泄，已成为治疗低钠血症及顽固性腹水的新措施。对顽固性腹水患者：①推荐起始联用螺内酯联合呋塞米，应答差者，可应用托伐普坦；②特利加压素 1~2mg/ 次，1 次 /12h；③腹腔穿刺放腹水；④输注白蛋白。

5）急性肾损伤（AKI）

（1）防止 AKI 的发生：纠正低血容量，积极控制感染，避免肾毒性药物；需用静脉对比剂（造影剂）前，检查者需权衡利弊。

（2）AKI 早期治疗：①减少或停用利尿治疗，停用可能肾损伤药物，血管扩张剂或非甾体消炎药；②扩充血容量可使用晶体或白蛋白或血浆；③怀疑细菌感染时应早期控制感染。

（3）后期治疗：停用利尿剂或按照 1g/（kg·d）剂量连续 2 天静脉使用白蛋白扩充血容量，无效者需考虑是否有肝肾合征，可使用血管收缩剂（特利加压素或去甲肾上腺素），不符合者按照其他 AKI 类型处理（如肾性 AKI 或肾后性 AKI）。

6）肝肾综合征的治疗

（1）可用特利加压素［1mg/（4~6h）］联合白蛋白（20~40g/d），治疗 3 天血肌酐下降＜ 25%，特利加压素可逐步增加至 2mg/4h。若有效，疗程 7~14 天；若无效，停用特利加压素。

（2）去甲肾上腺素（0.5~3.0mg/h）联合白蛋白（10~20g/L）对 1 型或 2 型肝肾综合征有与特利加压素类似结果。

7）出血的治疗原则

（1）常规推荐预防性使用 H2 受体阻滞剂或质子泵抑制剂。

（2）对门静脉高压性出血患者，为降低门静脉压力，首选生长抑素类似物或特利加压素，也可使用垂体后叶素（或联合应用硝酸酯类药物）；食管胃底静脉曲张所致出血者可用三腔管压迫止血，或行内镜下套扎、硬化剂注射或组织黏合剂治疗止血；可行介入治疗，如经颈静脉肝内门体支架分流术（TIPS）。

（3）对弥散性血管内凝血患者，可给予新鲜血浆、凝血酶原复合物和纤维蛋白原等补充凝血因子，血小板显著减少者可输注血小板，可酌情给予小剂量低分子量肝素或普通肝素，对有纤溶亢进证据者可应用氨甲环酸或氨甲苯酸等抗纤溶药物。

（4）在明确维生素 K1 缺乏后可短期使用维生素 K1（5~10mg）。

8）肝肺综合征的治疗：当 PaO_2 ＜80mmHg（1mmHg＝0.133kPa）时给予氧疗，通过鼻导管或面罩给予低流量氧（2~4L/min），对于需要增加氧气量的患者，可以加压面罩给氧或者气管插管。

（二）非生物型人工肝支持治疗

人工肝是治疗肝衰竭的有效方法之一，其治疗机制是基于肝细胞的强大再生能力，通过一个体外的机械、理化和生物装置，清除各种有害物质，补充必需物质，改善内环境，暂时替代衰竭肝脏的部分功能，为肝细胞再生及肝功能恢复创造条件或等待机会进行肝移植。

人工肝支持系统分为非生物型、生物型和混合型三种。非生物型人工肝已在临床广泛应用并被证明确有一定疗效。根据病情不同进行不同组合治疗的李氏非生物型人工肝，系统地应用和发展了血浆置换（PE）/ 选择性血浆置换（FPE）、血浆（血液）灌流（PP/ HP）/ 特异性胆红素吸附、血液滤过（HF）、血液透析（HD）等经典方法。组合式人工肝常用模式包括血浆透析滤过（PDF）、血浆置换联合血液滤过（PERT）、配对血浆置换吸附滤过（CPEFA）、双重血浆分子吸附系统（DPMAS）、其他还有分子吸附再循环系统（MARS）、连续白蛋白净化治疗（CAPS）、成分血浆分离吸附（FPSA）等。

推荐人工肝治疗肝衰竭方案采用联合治疗方法为宜，选择个体化治疗，注意操作的规范化。需要在人工肝治疗前充分评估并预防并发症的发生，在人工肝治疗中和治疗后严密观察并发症。随着人工肝技术的发展，并发症发生率逐渐下降，一旦出现，可根据具体情况给予相应处理。

（三）肝移植

肝移植是治疗各种原因所致的中晚期肝功能衰竭的最有效方法之一，适用于经积极内科综合治疗和（或）人工肝治疗疗效欠佳，不能通过上述方法好转或恢复者。

1. 肝移植适应证

（1）对于急性/亚急性肝衰竭、慢性肝功能衰竭患者，MELD 评分是评估肝移植的主要参考指标，MELD 评分在 15～40 分是肝移植的最佳适应证。

（2）对于慢加急性肝衰竭，经过积极的内科综合治疗及人工肝治疗后分级为 2～3 级的患者，如 CLIF-C 评分＜64 分，建议 28 天内尽早行肝移植。

（3）对于合并肝癌患者，应符合肿瘤无大血管侵犯；肿瘤累计直径≤8cm 或肿瘤累计直径＞8cm、术前 AFP≤400mg/L 且组织学分级为高/中分化。

2. 肝移植禁忌证

（1）4 个及以上器官功能衰竭（肝、肾、肺、循环、脑）。

（2）脑水肿并发脑疝。

（3）循环功能衰竭，需要 2 种及以上血管活性物质维持，且对血管活性物质剂量增加无明显反应。

（4）肺动脉高压，平均肺动脉压力（mPAP）＞50mmHg。

（5）严重的呼吸功能衰竭，需要最大程度的通气支持［吸入氧浓度（FiO_2）≥0.8，高呼气末正压通气（PEEP）］或者需要体外膜肺氧合（ECMO）支持。

（6）持续严重的感染，细菌或真菌引起的败血症，感染性休克，严重的细菌或真菌性腹膜炎，组织侵袭性真菌感染，活动性肺结核。

（7）持续的重症胰腺炎或坏死性胰腺炎。

（8）营养不良及肌肉萎缩引起的严重的虚弱状态需谨慎评估肝移植。

三、预后评估

肝衰竭预后评估应贯穿诊疗全程，尤其强调早期预后评估的重要性。多因素预后评价模型，如终末期肝病模型（MELD）、MELD 联合血清 Na（MELD-Na）、iMELD、皇家医学院医院（KCH）标准、序贯器官衰竭评估（SOFA）、慢性肝功能衰竭联盟-器官功能衰竭评分（CLIF-COFs）、CLIF-CACLF，代谢组学动态评估模型[1-2] 等，以及单因素指标如年龄、肝性脑病的发生、TBil、凝血酶原（PT）或 INR、血肌酐、前白蛋白、胆碱酯酶、甲胎蛋白（AFP）、乳酸、血糖、血清钠、血小板等对肝衰竭预后评估有一定价值，临床可参考应用。吲哚菁绿（ICG）排泄试验可动态观察受试者有效肝功能或肝储备功能，对肝衰竭及肝移植前后预后评估有重要价值。

（徐　骁）

参 考 文 献

［1］ WANG B, CHEN D, CHEN Y, et al. Metabonomic profiles discriminate hepatocellular carcinoma from liver cirrhosis by ultraperformance liquid chromatography-mass spectrometry [J]. J Proteome Res, 2012, 11 (2): 1217-1227.

［2］ LI M, WANG B, ZHANG M, et al. Symbiotic gut microbes modulate human metabolic phenotypes [J]. Proc Natl Acad Sci, 2008, 105 (6): 2117-2122.

肝胆肿瘤生物学 | 第14章

第1节 肝细胞癌

肿瘤生物学特性或特征是区别良性肿瘤和恶性肿瘤的重要依据，也是临床评估肿瘤发展程度、选择治疗方式以及判断预后的重要依据之一。2011年哈纳汉（Hanahan）[1]在《细胞》杂志发文，提出了肿瘤十大生物学特征，包括：持续增殖信号（sustained proliferative signaling）、可复制的永生化（enabling replicative immortality）、逃避生长抑制（evading growth suppressor）、激活侵袭转移（activating invasion and metastasis）、诱导血管生成（inducing angiogenesis）、抵抗细胞死亡（resisting cell death）、基因组不稳定性和基因突变（genome instability and mutation）、能量代谢重编程（reprogramming of energy metabolism）、免疫逃避（avoiding immune destruction）、促肿瘤的炎症（tumor-promoting inflammation）。这些肿瘤生物学特征既包括肿瘤本身的生物学行为，同时也包括肿瘤微环境和机体整体特点，如代谢调节、机体免疫和炎症促癌等。其中，"激活侵袭转移"是最重要的生物学特征，也是恶性肿瘤与良性肿瘤最主要的鉴别点。肝细胞癌（以下简称"肝癌"）的复发与转移是制约肝癌总体疗效的重要瓶颈，针对肝癌生物学行为的靶向治疗、抗血管生成治疗、免疫治疗等，成为肝癌综合处置的重要措施。

一、肝癌的生物学特征

肝癌的生物学特征与肝脏的生物学特征和肝癌发生的肝病基础密切相关，这些特征可表现在组织水平、细胞水平和分子水平上。

（一）肝癌的基本生物学特征

肝癌除具备上述肿瘤十大生物学特征外，具有显著临床意义的生物学特征是肝癌的血管侵犯，即癌栓。目前认为血管侵犯是肝癌肝内播散的前提，也是影响患者生存期的主要因素，几乎所有的临床分期系统都将影像学可见的血管侵犯作为分期的主要特征。而在显微镜下可见的微血管癌栓（microvascular invasion，MVI）是近年的研究热点，MVI有助于更为准确地判断手术切除、移植后的肝癌患者肿瘤复发风险，从而制定更有针对性的辅助治疗措施。此外，已有一些研究建立了在切除前预测MVI的方法，从而指导肝癌患者手术前和手术中的治疗。

（二）肝癌的生物学特征与肝癌发生的肝病基础

大多数慢性肝细胞损伤进展为肝纤维化或肝硬化，成为肝癌发生的主要原因。80%的中国肝癌患者伴随肝硬化，因此肝癌的表现、治疗和生存期都会受到肝硬化的影响。国际上多个肝癌分期和治疗指南都包括了肝功能的指标[2-4]。积极治疗病毒性肝炎有助于延长肝癌患者的生存时间，同时也增加治疗肝癌的机会和选择。

在肝硬化基础上的肝癌，一般需要经历肝硬化-低级别不典型增生-高级别不典型增生-早期肝癌-进展期肝癌。在这个过程中伴随着多个关键基因或通路的异常，例如端粒酶（telomerase）、WNT/β-catenin 通路、p53、表观遗传学修饰基因、氧化应激通路、PI3K/AKT/mTOR 以及 RAS/RAF/MAPK通路[5-9]等。

不伴有肝硬化的肝癌很可能是乙型肝炎病毒直接整合到肝细胞 DNA 导致基因组变异激活癌基因[5]，也可能是肝腺瘤转为肝细胞癌[10]，或者由黄曲霉毒素（AFB1）直接导致肝细胞的 *p53* 基因异常[11]。无肝硬化肝癌切除术后的生存较好。

非酒精性脂肪性肝病（non-alcoholic fatty liver disease，NAFLD）相关肝癌较 HCV 相关肝癌的侵袭性低[12]。但是，由于人们对无肝炎病毒感染患者的肝癌发生风险不够重视，导致 NAFLD 相关肝癌的诊断较晚，从而使大多数 NAFLD 相关肝癌患者失去接受根治性治疗的机会。随着乙型和丙型病毒性肝炎逐渐得以控制，NAFLD 相关肝癌的比例将会上升，因此有必要开展相关研究和患者的宣教。

（三）肝癌微环境中的间质细胞成分

肝癌微环境中较为重要的间质细胞成分包括血管内皮细胞、肿瘤相关巨噬细胞（tumor associated macrophages，TAMs）、肿瘤相关成纤维细胞（cancer associated fibroblasts，CAFs）、调节性 T 细胞（regulatory T cell，Treg）、CD8$^+$T 淋巴细胞等。在正常情况下，这些细胞与肝细胞共同维持肝脏微环境的平衡和修复。但在肝癌环境下，这些细胞有可能成为肿瘤的"帮凶"。

肿瘤血管丰富是大多数肝癌的特征，CT、MRI、超声造影诊断肝癌主要依赖血管丰富的特征。该特征也提示阻断血管可治疗肝癌，如介入栓塞治疗。抗新生血管的分子靶向治疗已是肝癌系统治疗的重要组成部分，索拉非尼、仑伐替尼、瑞戈非尼、卡博替尼、雷莫芦单抗是已经批准用于治疗晚期肝癌的一线和二线药物，抗血管生成是其主要的作用机制（抑制或阻断血管内皮细胞生长因子受体）。尽管血管丰富是肝癌恶性表型的标志，但却不是这些药物治疗敏感与否的生物标志物。

TAM 往往聚集在肝癌与正常肝组织的交界区，其数量与肝癌的侵袭性相关[13]。肝癌组织中存在大量的 Treg 参与微环境中的负性免疫调节，与免疫逃逸相关。此外，肝癌细胞表达的 PD-L1 与 T 细胞上的 PD-1 表达也构成肝癌免疫逃逸的重要机制。最近的临床研究发现，PD-1 抗体阻断 PD-L1 与PD-1 的结合，有较为显著的抑制肝癌发展的作用[14]，并已成为肝癌系统治疗的重要手段。

（四）基于肝癌分子特征的分型

肝癌的分子分型是肝癌生物学的重要特征。尽管已有许多学者发表了肝癌的分子标签，或基于基因、基因表达谱和蛋白质谱的分子分型方法，但尚无统一的临床可用的分型标准。总体上，绝大多数的分子标签和分子分型可以归纳为增殖型和非增殖型两大类，增殖型肝癌往往具有干细胞标签、EpCAM 阳性、肝母细胞瘤-C2 型等特征，在临床特征上多有 HBV 感染、AFP 高表达、MVI$^+$、容易复发等特点；非增殖型肝癌则具有肝细胞样标签、肝母细胞 S3 标签、典型 WNT 通路激活，在临床特征上则多为 HCV 感染或与酒精性肝硬化相关、AFP 低表达、分化较好、预后较好等特点[15]。近期，樊嘉团队揭示肝癌的分子特征全景，根据蛋白质组学数据可将乙肝相关的肝癌患者分为三个亚型，即代谢驱动型、微环境失调型和增殖驱动型。这三个亚型不仅与肿瘤代谢异常、微环境失调和特定的信号通路激活相关，而且与基因组稳定性、肿瘤突变负荷（tumor mutation burden，TMB）、肿瘤新抗原及驱动基因突变等特征显著相关。更重要的是，这三个亚型患者的临床预后和潜在治疗靶点显著不同，而且该种分子分型的预后价值大大地超过了临床上常用 TNM 分期，有望为肝癌的临床预后判断、精准的分子分型和个性化精准治疗提供指导[16]。

免疫治疗已成为肿瘤治疗的重要手段。已有研究发现 25% 的肝癌具有炎症反应的表型，同时高表达 PD-L1 和 PD-1，该表型又可分为两个亚型，分别表达过继性 T 细胞标志和耗竭性免疫反应标志[17]。

但目前也尚未发现两个免疫亚型与 PD-1、PD-L1 抗体治疗的效果相关。

值得关注的是，我国学者利用定量蛋白质组学数据将早期肝细胞癌患者分成三组亚型，即 S-Ⅰ、S-Ⅱ和 S-Ⅲ。其中 S-Ⅰ亚型患者手术治疗的疗效最好，S-Ⅲ亚型患者预后最差，易出现远处转移；作者还发现 SOAS1 抑制剂阿伐麦布（avasimibe）可显著缩小高表达 SOAT1 的肿瘤组织的大小。这意味着 SOAS1 抑制剂将有望用于治疗高表达 SOAT1 的 S-Ⅲ亚型肝癌患者[18]。

二、肝癌生物学特征的临床意义

（一）肝癌生物学特征的异质性、演变及临床意义

肝癌在临床表现方面和细胞水平的异质性早已为人熟知，深度测序技术的普及极大地提高了人们对肝癌基因水平异质性以及克隆起源、克隆演变的认识。许多证据提示，肝癌分子水平的异质性存在不同的肝癌患者之间，同一个肝癌患者不同肝癌病灶之间，以及同一个肝癌病灶内部。而更为深入的研究揭示，同一个患者在不同部位的血管中捕获的循环肿瘤细胞也存在分子水平的异质性，部分细胞表现为上皮间质转化，后者更与术后肺转移和肝内转移相关[19]。有学者发现 69 个肝癌样本中，29% 驱动基因存在差异；TP53 基因突变存在于所有的肝癌样本中，提示 TP53 是肝癌进化的主干。该研究还发现了肝癌共有的分子靶点，比如 KIT、SYK 和 PIC3CA，提示针对这些靶点的肝癌药物可能是广谱有效的[20]。通过肝癌患者体内的循环 DNA（circulating cell-free DNA）能更为方便地探测和跟踪肝癌基因异常，从而更好地服务于临床决策[21]。

肝癌细胞在分子水平的异质性提示不同肝癌克隆之间，驱动其进展演化的癌基因不同，最终可能会表现在疗效方面的个体差异，以及成为耐药的机制之一。樊嘉团队[22]的研究发现，肝癌细胞中基因拷贝数变异（copy number variations，CNV）出现在肝癌发生的早期，而在此后的发展中维持相对稳定；肝癌既可能是单克隆的肿瘤细胞构成，也可能是多克隆的肿瘤细胞构成，与肝癌的大体表现非常一致；单克隆肝癌中的肿瘤细胞 HBV-DNA 整合模式在肿瘤进展过程中非常稳定；单克隆肝癌与多克隆肝癌均可见于肝癌转移、晚期复发和早期复发中，同时性多克隆多结节肝癌在早期转移中占据更为重要的地位。

（二）肝癌影像学与生物学特征

影像学是诊断肝癌的最重要的证据。影像学除了提供肝癌的临床诊断与分期、与重要管道的空间关系等信息外，最新的进展提示影像学还能反映肝癌的生物学特征。

在可评价的肝癌生物学特征中，MVI 是近来越发受到重视的特征。如前所述，MVI 不仅可用于预测肝癌患者术后生存和复发风险，而且可用于指导规划手术方案以及术后治疗。但 MVI 是病理学指标，术前难以获得，而通过核磁共振获得肝癌的弥散峰度成像与肝癌 MVI 相关，其中平均弥散峰度成像（mean kurtosis imaging）预测 MVI 的曲线下面积（AUROC）达到 0.917，显示具有非常好的预测准确度[23]。最近，有学者从肝癌 CT 影像数据中抽取了 7260 个指标，构建了预测 MVI 的影像组学（radiomics）和影像学特征（radiographics）的数学模型，并发现此数学模型可以预测肝癌 MVI 的发生率[24]。

新生血管生成也是肝癌重要的生物学特征。已有多个基于动物模型的研究显示核磁共振可评价肝癌组织中的血管生成[25-26]。由于肝癌靶向治疗药物的疗效机制主要是减少血管生成，因此影像学可用于观察药物对肿瘤血管生成的影响并预测肿瘤的治疗效果，而且能够进一步预测肝癌患者的生存。

尽管可以通过检测组织或外周血获得肝癌的生物学特征，但仍存在对多次有创获取组织的顾虑，

而且组织学检测也会受肿瘤结节中区域异质性的影响，而外周血中的指标也可能受到其他非肿瘤学因素的影响。因此，通过影像学指标评价肿瘤生物学特征也是临床研究的一个热点。

除了提供肝癌本身的信息之外，影像学还能提供肿瘤之外的信息，从而帮助医生更为全面地了解肝癌的生物学特征，如通过评价肝脏组织的超声弹性来反映肝脏硬化的程度，从而影响治疗的决策。

（三）肝癌免疫学特征及临床意义

1. 肝癌免疫相关细胞　肝癌细胞和间质细胞共同协调构建了肝癌免疫抑制性肿瘤微环境，抑制 T 细胞的免疫应答和免疫效应，多种膜连接的免疫抑制蛋白和可溶性因子调控这些作用[27]。常见的肝癌免疫相关细胞有以下几种：

（1）肿瘤细胞：肿瘤细胞通过细胞自主（cell-autonomous）和非细胞自主机制（non cell-autonomous）来逃避免疫反应。肿瘤新抗原的沉默、抗原加工和呈递基因表达的改变以及 IFN-γ 受体信号通路的抑制三个重要肿瘤生物学行为参与了肿瘤的免疫逃逸[28]。肝癌细胞还可以通过产生 TGF-β、腺苷、吲哚胺 2，3-双加氧酶（IDO）等大量免疫抑制分子逃脱先天性和适应性免疫[29]。

（2）髓源性抑制性细胞（myeloid-derived suppressor cells，MDSCs）：MDSCs 是未成熟和免疫抑制性骨髓细胞的异质群体，具有多种促肿瘤效应。肝癌患者肿瘤组织和外周血中 CD14$^+$HLA-DR-/low MDSCs 数量增加，且此类细胞计数升高与肿瘤进展有关[30]。

（3）M2 型巨噬细胞：即 TAMs。巨噬细胞在不同刺激因子刺激下发生极化，在 Th1 型细胞因子、IFN、TNF-α 等作用下极化成 M1 型巨噬细胞；在 Th2 型细胞因子、IL-4、IL-13 等作用下，形成 M2 型巨噬细胞。肝癌微环境刺激巨噬细胞向 M2 极化，癌旁巨噬细胞集落刺激因子（macrophage colony stimulating factor，M-CSF）和巨噬细胞浸润提示预后差，同肝癌术后复发和远处转移相关[14]。在肝癌癌旁组织中，巨噬细胞和 Treg 的浸润呈正相关关系，从而强烈抑制效应 T 细胞及单核 / 巨噬细胞等炎症细胞的活性[31]。

（4）肿瘤相关成纤维细胞（cancer-associated fibroblasts，CAFs）：或称 TAFs。CAFs 是肝癌微环境的重要组成部分。在其他实体肿瘤中，CAFs 显示促血管生成活性，同时 CAFs 产生环氧合酶-2、IL-8 等细胞因子，刺激 TAMs 释放 TNF 和 PDGF，从而进一步促进 CAFs 活化[32]。肝癌相关 CAFs 通过释放免疫抑制分子前列腺素 E2 和 IDO 来抑制 NK 细胞功能[33]。

（5）肝星状细胞（hepatic stellate cells，HSCs）：HSCs 是肝细胞外基质的主要生产者之一，通过释放肝细胞生长因子，诱导 MDSCs 和 Treg 细胞，促进肝癌进展[34-35]。肝癌细胞则可通过分泌双调蛋白（amphiregulin），激活 HSCs，诱导 Treg 细胞产生[36]。

（6）树突状细胞（dendritic cells，DCs）：DCs 具有促免疫原性功能，在肝癌肿瘤微环境中，由于 Treg 细胞、缺氧、免疫抑制细胞因子等多种因素的累积，DCs 促免疫原性功能被严重下调[37]。同时，在肝癌组织中已经证实高表达 CTLA-4 的 CD14$^+$DCs 亚群存在，这些细胞可通过 CTLA-4 依赖途径产生 IL-10 和 IDO，进一步介导强烈的肿瘤免疫耐受[38]。

（7）Treg 细胞：该细胞是膜表达 CD25、CTLA-4 和 CD62L 为特征的 CD4$^+$T 细胞，它们通常表达转录因子 FoxP3。肝癌患者外周血中 FoxP3$^+$Treg 细胞增加，并且明显渗入至肿瘤组织中。肿瘤组织内浸润性 Treg 细胞数与肿瘤内巨噬细胞数呈正相关，并且是总体生存期的独立预后因素[39]。

2. 肝癌相关免疫抑制因子　肝癌细胞及间质细胞可产生多种免疫调节细胞因子，构成强烈的肝癌免疫抑制性微环境。免疫检查点是共抑制分子（coinhibitory molecules），用以阻断免疫应答以防 T 细胞过度活化引起组织损伤。肝癌相关免疫检查点主要有 PD-1、CTLA-4、TIM-3 和 BTLA 等[40]。

（1）PD-1（程序化死亡分子-1）：PD-1 表达于活化的 CD8$^+$和 CD4$^+$淋巴细胞、B 细胞和 NK 细胞，在 Treg 细胞、MDSCs、单核细胞和 DCs 也有表达。PD-1 有两种配体：PD-L1（B7-H1）和 PD-L2

（B7-DC）。PD-L1 表达于 APCs 和 MDSCs 等造血细胞以及非造血细胞，如微血管内皮细胞；PD-L2 则仅表达于与造血相关的组织。PD-L1 可被 IFN-γ 等多种细胞因子上调，同时也是 HIF-1α 的直接靶标[41]。缺氧可直接导致 MDSCs、巨噬细胞及肿瘤细胞 PD-L1 表达迅速升高[42]。肝癌组织中 CD8+ 效应细胞可见 PD-1 高表达，并且发现 PD-1+CD8+ 细胞的数量与疾病进展和术后复发相关[43]。类似研究也发现，PD-L1 在肝癌中的高表达与肿瘤的侵袭性和术后复发相关。

（2）CTLA-4：CTLA-4 表达于活化的 T 细胞，通过与 APC 膜上的配体 CD80 和 CD86 结合高表达刺激蛋白 CD28。通过与其配体结合，CTLA-4 向 T 细胞传递抑制信号，对抗 TCR 信号通路。在肿瘤内，CTLA-4 通过诱导 Treg 细胞活性和分化进一步促进免疫抑制，并通过上调 DCs 中的 IDO 和 IL-10，负向调节 CD80 和 CD86 信号通路，促进免疫抑制[44]。

（3）Tim-3：Tim-3 是一种跨膜蛋白，表达于先天性和适应性免疫系统的细胞上，是 T 细胞抑制性受体，在活化的 Treg 细胞上表达，Tim-3+Treg 细胞表现强效的免疫抑制活性。在肝癌组织中，肿瘤组织内 CD4+ 和 CD8+ 淋巴细胞 Tim-3 表达增加[45]。

（4）BTLA：另一种共抑制分子，其表达在活化后的淋巴细胞、肿瘤组织中特异性 CD8+T 细胞中上调。在其配体 HVEM（herpesvirus entry mediator）存在下，BTLA+T 细胞被抑制，HVEM 可在肝癌等多种肿瘤组织表达，HVEM 高表达的肝癌组织中（约 40%）淋巴细胞浸润减少，效应 T 细胞介质水平降低，分期更晚，总生存期更差并且切除后复发率增加[46]。

3. 肝癌免疫治疗　传统免疫疗法包括使用疫苗和细胞因子诱导的杀伤细胞（CIKs）的过继细胞疗法（adoptive cell therapy，ACT）。

（1）细胞因子：重组人 IFN-α 是第一个经历大量临床研究后用以治疗 HCC 的免疫疗法。然而，两项随机试验显示，IFN-α 并不能显著延长无瘤生存期和总体生存情况。

（2）肿瘤疫苗：疫苗接种可以靶向肿瘤相关抗原（tumor associated antigens，TAAs）或肿瘤新抗原。AFP、GPC3、癌 / 睾丸抗原 NY-ESO-1、MAGEA1、SSX2 以及 hTERT 是肝癌疫苗候选免疫原。目前，已有两种肝癌多肽疫苗（GPC3 和 GV1001 肽类疫苗）用于临床研究[47-48]。基于 DCs 设计的肿瘤疫苗也已经广泛应用于肝癌等实体肿瘤[49]。但仅在少数肝癌患者中体现出其直接抗肿瘤活性，在大多数研究中并未观察到肿瘤客观缓解。

（3）过继细胞疗法（adoptive cell therapy，ACT）：CIKs、肿瘤浸润淋巴细胞和基因修饰 T 细胞等三种细胞类型常用于肿瘤患者 ACT。CIKs 的 ACT 已在亚太地区肝癌患者中开展了广泛研究。CIK 治疗可改善循环淋巴细胞谱；肝切除术后患者 CIK 辅助治疗可以获益，但是否同时改善无瘤生存期及总生存期，研究结论不一，仍存在争议。

（4）免疫检查点抑制剂：目前，常应用于肝癌免疫治疗的免疫检查点抑制剂包括抗 PD-1 单克隆抗体和抗 CTLA-4 单克隆抗体。PD-1 是炎症周围组织中 T 细胞反应的一种有效抑制剂，可持续抗原刺激，阻断该分子是肝癌治疗的重要措施之一[50]。通过阻断 PD-1 和 PD-L1 可以减轻肿瘤免疫抑制微环境，反转 T 细胞耗竭，从而达到抗肿瘤作用（图 14-1-1）。纳武单抗（nivolumab）是一种人 IgG4 抗 PD-1 单克隆抗体，在多种肿瘤患者中呈现阳性反应。纳武单抗治疗晚期肝癌的安全性是可接受的，并展示出其抗癌疗效。派姆单抗（pembrolizumab）是另一种以 PD-1 为靶点的单克隆抗体，可以有效改善对索拉非尼耐药的晚期肝癌患者的病情，目前该药作为肝癌二线治疗的 III 期临床试验正在进行。MED14736 是以 PD-L1 为靶点的人 IgG1 单克隆抗体，在肝癌、胰腺癌和胃癌等实体瘤中呈现活性。替西本单抗（tremelimumab）是肝癌患者和慢性 HCV 感染患者中检测到的第一个免疫检查点单克隆抗体，该抗体显示出抗肿瘤活性的迹象。

（5）抗-GPC3 单克隆抗体：GPC3 是一种硫酸肝素蛋白聚糖，在肝癌组织中常过度表达。GC-33 是一种抗 GPC3 的人源化抗体，已经在 20 例晚期肝癌患者中进行一期临床试验，4 例 GPC3 高表达患者病情稳定[51]。GC33 作为肝癌患者二线疗法的 II 期临床试验正在进行。

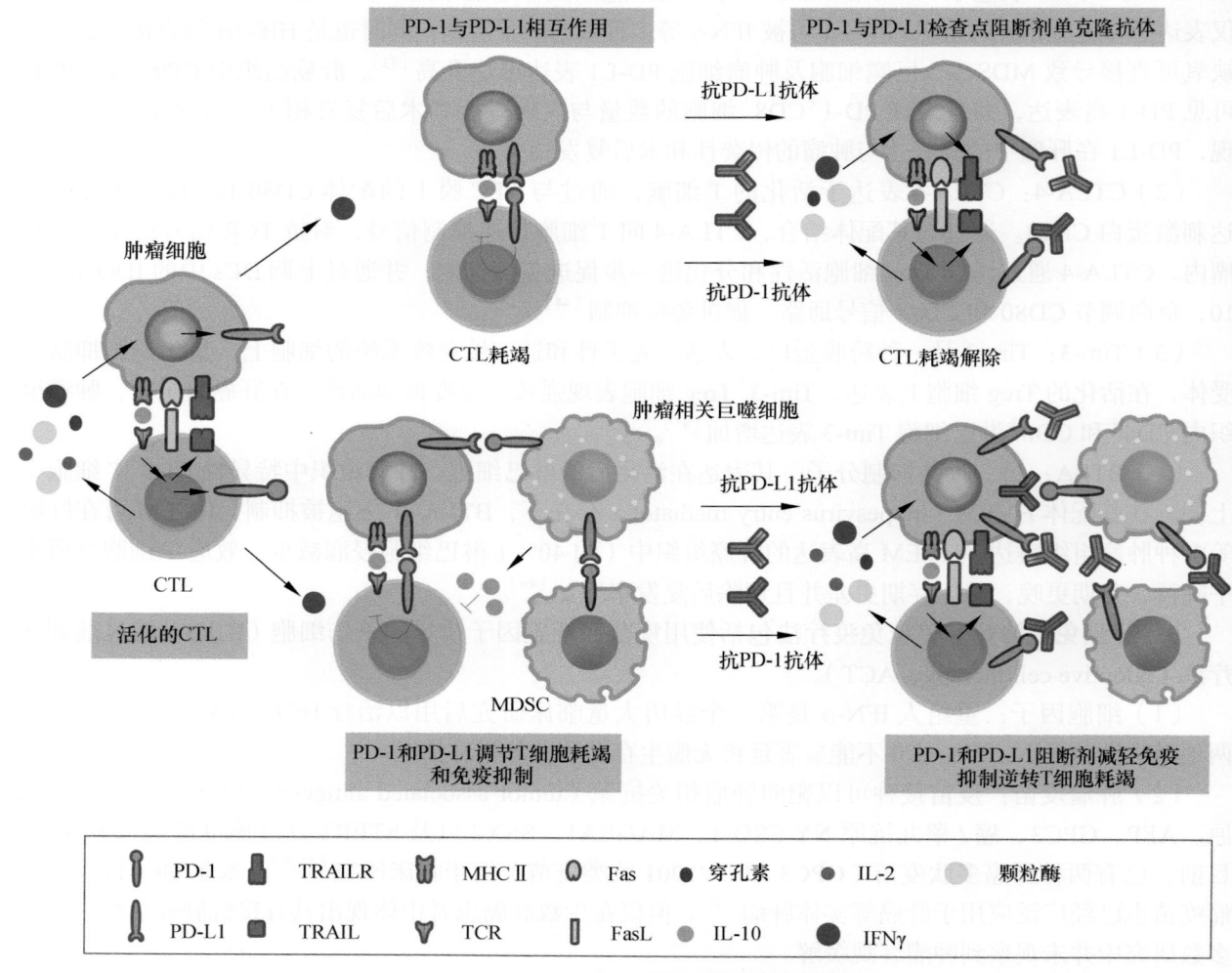

图 14-1-1　PD1 和 PD-L1 免疫治疗机制示意图

（引自：PRIETO J, et al. Nat Rev Gastroenterol Hepatol, 2015, 12：681.）

（6）基因治疗：截至目前，已经有携带编码人 IL-12 基因的非复制性腺病毒和携带编码人 GM-CSF 基因的溶瘤性痘病毒等两种不同病毒制剂应用于肝癌免疫治疗，但其疗效仍需要大样本临床数据验证。

（7）其他潜在的临床免疫治疗靶点：CD137（4-1BB）是 TNF 受体超家族的成员，在动物肝癌模型实验中，抗 CD137 激动剂显示其抗肿瘤的潜在远景。CD134（OX40）是 TNF 受体，其在 T 细胞上表达时具有共刺激功能，体外实验及动物实验表明，靶向 OX40 并联合其他免疫相关分子抗肿瘤，可增加 CD8 和 CD4 T 细胞活化并提高肝癌小鼠模型的生存。CD40 和淋巴细胞活化基因（LAG-3）可分别通过调控 B 细胞和 T 细胞免疫，影响肝癌进展，CD40 和 LAG-3 对指导肝癌免疫治疗潜在巨大临床应用，相关实验正在开展。

免疫疗法已成为治疗各种恶性肿瘤的热点，通过细胞免疫治疗、免疫激活、单克隆抗体、细胞因子、趋化因子以及小分子抑制剂化疗等方式，在减少现有肿瘤负荷以及预防癌症发生等方面取得了一定的疗效，治疗安全性也得到有效的评估验证。在最近的临床研究中也提示了免疫治疗对肝癌诊治的远在前景。然而，肿瘤逃避免疫应答机制复杂，如何筛选出有效的免疫疗法以及相应的对其治疗敏感的患者，仍需进一步探究。

（四）临床常用肝癌血清学特征

肿瘤标志物指由肿瘤或宿主产生的、对某一肿瘤呈现特异性的物质，如抗原、酶、特殊蛋白质等，对肝癌特异的称为肝癌标志物。早发现、早诊断、早治疗是有效治疗肝癌的关键，自 20 世纪 70 年代起至今已有数十种肝癌标志物试用于临床，但由于阳性率、成本或自身检查方法的局限性等原因，目前大多数肝癌标志物仍处于实验研究阶段，真正应用于临床的、能和甲胎蛋白（AFP）相比的为数不多，这里主要介绍几个目前仍常用的肝细胞肝癌（HCC）标志物。

1. AFP　自 1964 年由塔塔里诺夫（Tatarinov）最先在肝癌患者中检测到 AFP 后，AFP 在临床上广泛用于筛查、诊断和判断肝癌的预后。AFP 是由胎儿发育过程中的胎肝、卵黄囊主要合成的一种糖蛋白，包含 591 个氨基酸残基，分子量约 70ku。生理性的 AFP 升高常见于孕妇和胚胎，出生后迅速降低，1 年内降至正常成人水平。AFP 的异常升高常见于急性肝炎、内胚层来源的肿瘤及个别胃肠道肿瘤。

我国正常健康成人的血清 AFP 浓度一般在 20mg/L 以下，60%～70% 的肝癌患者 AFP 高于正常值[52]，而近 40% 的 HCC 患者 AFP 呈阴性。肿瘤越小，AFP 的阳性率越低。在肿瘤直径＜3cm 的肝癌患者中，若以 AFP＞20mg/L 为标准，其敏感度在 33%～65% 之间，若以 AFP＞200mg/L 为标准，其阳性率明显下降至 9.1%～26%。在欧美国家，HCC 患者中 AFP 阳性率更低，肝癌早期仅 10%～20% 的患者 AFP 升高，另外，不同严重程度的乙型肝炎（乙肝）或丙型肝炎（丙肝）感染会导致 AFP 水平的波动，因此，在最新的美国肝病学会（AASLD）和欧洲肝脏研究学会（EASL）指南里 AFP 已不作为早期筛查和诊断肝癌的指标，而是推荐超声检查来筛查肝癌。我国 HCC 病因与欧美国家不同，主要由乙肝导致，根据最新的 2019 年版原发性肝癌诊疗规范，仍将 AFP 作为 HCC 早期筛查指标之一，建议高危人群每隔 6 个月进行至少一次 AFP 和超声检查。

尽管有其局限性，但 AFP 仍是目前肝细胞癌诊断中最好的肿瘤标志物。特雷维萨尼（Trevisani）等[53]报道了 AFP 以 20mg/L 为界，其诊断 HCC 的敏感度和特异度分别为 60.0%，90.6%；若以 400mg/L 为界，其诊断 HCC 的敏感度和特异度分别为 17.1%、99.4%。美国的甘巴林-热尔旺（Gambarin-Gelwan）[54]及日本石井（Ishii）[55]的研究也是以 20mg/L 为界，其诊断 HCC 的灵敏度及特异度分别为 58%、61.2% 和 91%、78.3%。对有乙型肝炎或丙型肝炎，或者有任何原因引起肝硬化的高危患者若 AFP≥400μg/L，或 AFP 升高，尤其是持续升高，排除慢性或活动性肝炎、肝硬化、睾丸或卵巢胚胎源性肿瘤以及怀孕等，应高度怀疑肝癌，可通过影像学检查进一步确诊。

AFP 在临床上除了筛查和肝癌的诊断，还广泛用于对肝癌疗效的评价和提示预后。意大利肝癌项目评分系统（Cancer of the Liver Italian Program，CLIP）中 AFP 用于 HCC 的分期，CLIP 评分主要由 Child-Pugh 分级、肿瘤形态、AFP 和门静脉癌栓这四个独立危险因素构成，可以非常有效地预测预后，其中 AFP 以 400mg/L 为界。研究发现，在术前 AFP 阳性的患者中，术后 4 个月内 AFP 最低值未降至正常的患者组肝癌的复发率明显高于 AFP 最低值降至正常的患者组，多因素分析显示术后 4 个月内 AFP 最小值是肝癌复发的独立危险因素[56]。还有研究表明，肝脏手术后 1 个月内，AFP 完全下降至正常的患者的总体生存率（OS）和无复发生存率（RFS）明显优于术后 1 个月时 AFP 仍高于正常的患者。韩国学者[57]将肝癌切除术后 AFP 下降趋势用 AFP 半衰期表示，研究发现 AFP 半衰期延长的患者的 OS 和 RFS 更差。AFP 水平的变化还可以反映肿瘤负荷的变化，用来判断系统性化疗、介入化疗、射频消融等治疗的疗效。

2. AFP-L3　由于 AFP 糖链结构的差异，存在多种异质体，以小扁豆凝集素（LCA）作为外源性凝集素，AFP 可被分为 LCA 非结合型（AFP-L1、AFP-L2）和 LCA 结合型（AFP-L3）。AFP-L1 存在于肝脏良性疾病中，而肝细胞肝癌的 AFP-L3 显著升高[58]。当 AFP-L3 诊断标准定为＞15%，其诊断肝细胞肝癌的敏感度为 75%～96.6%，特异度为 90%～92%，可见 AFP-L3 的特异性高于 AFP[59]。AFP-L3 可用于早期肝癌的诊断，多中心病例对照研究发现对于早期肝细胞肝癌（BCLC 0 期和 A 期）的特异度高达 97%，敏感度为 28%。AFP-L3 的敏感度和特异度还受到 AFP 水平影响，在 AFP 低表达组（<20mg/L）当诊断标准分别定为5%、10%、15%，敏感度相应地为51.5%、13.3%和8.7%。当AFP值在10~200mg/L，AFP-L3诊断标准定为>10%时，敏感度可达71%[60]。

3. 异常凝血酶原（DCP） 脱-γ-羧基凝血酶原（DCP，或PIVKA-Ⅱ），是维生素K缺乏或拮抗剂Ⅱ诱导的蛋白质，在原发性肝癌患者中，肝癌细胞对凝血酶原前体的合成发生异常，凝血酶原前体的羧化不足，生成大量异常的凝血酶原，即PIVKA-Ⅱ。利布曼（Liebman）等于1984年首先报道DCP可作为肝细胞肝癌的一种独立的血清标志物。DCP显著升高多见于肝细胞肝癌中，其他类型肿瘤患者中DCP升高很少见，仅在胃癌和胰腺癌中有报道。在肝硬化、慢性肝炎、酒精性肝病等肝脏良性疾病中，也很少有DCP升高。

绝大部分HCC与丙肝或乙肝相关，日本和欧美主要是丙肝相关的HCC，而中国主要是乙肝导致的HCC。最近来自韩国和中国的多中心研究表明，乙肝相关的HCC患者中DCP阳性率与丙肝相关的HCC患者中类似，甚至更高，即使在AFP阴性的HCC患者中，也有48.9%~76.3%的DCP阳性[61]。郭传勇团队[62]综合分析了近期的12个DCP在HCC诊断上的临床研究结果发现，DCP对HCC的诊断敏感度和特异度分别为71%、84%。DCP在诊断上是否优于AFP仍有争论。DCP在小肝癌中的阳性率明显偏低，当肿瘤直径<3cm时，DCP对HCC诊断的敏感度要低于AFP，而当肿瘤直径>5cm时，DCP诊断敏感度要高于AFP[63]。而近期国内多中心的大规模临床研究发现，HBV相关的HCC患者，在早期肝癌、AFP阴性的肝细胞肝癌的诊断以及HCC和乙肝肝硬化的鉴别诊断中，DCP均明显优于AFP[61]。在肝癌患者中，DCP水平与AFP无相关关系，两者联合检查还可提高诊断率。

虽然欧美国家未将DCP纳入HCC的筛查和诊断标准内，我国最新的2019年版原发性肝癌诊疗规范，还是将DCP和AFP一起，作为重要的肝癌诊断标志物。DCP还可以评价肝癌治疗的疗效和预后。较高的DCP值与肝癌门静脉侵犯、微血管癌栓（MVI）、肿瘤分级都相关[64-65]。BCLC 0期至A期的HCC患者行根治性切除术后，术前高DCP水平的患者复发率明显高于术前DCP水平低的患者组，提示DCP是肝癌术后预后的独立危险因素[66]。患者DCP水平越高，其无瘤生存率（DFS）越差。有些肝移植中心已将DCP纳入超过Milan标准的部分患者行活体肝移植术前的评分系统中。DCP单独或者协同AFP，或AFP-L3等水平的变化还可以用来评估根治性手术切除、系统性化疗、介入化疗、索拉非尼、射频消融等的疗效。

4. 其他 1984年，德涅（Deugnier）首先报道了HCC患者中α-L-岩藻糖苷酶（AFU）活性明显高于正常人、肝硬化及转移性肝癌，可用于HCC的诊断和鉴别诊断。在肝癌患者中AFU水平与AFP水平及肿瘤大小无关，AFU诊断肝癌的阳性率在70%~80%，但特异度较差。AFU可与AFP、DCP等联合检测，以协助肝癌的诊断。AFU在早期肝癌的诊断中有一定价值，还可预测肝癌治疗的预后。

硫酸肝素蛋白多糖3（GPC3）有参与细胞的增殖、生长及抑制肿瘤等作用，在HCC中可高表达，但一般不存在于正常肝细胞及肝脏良性肿瘤细胞中。Meta分析GPC3诊断HCC的敏感度及特异度约55.2%、84.2%[67]。GPC3可作为早期肝癌的生物标记物，对于早期直径<3cm的肝细胞肝癌，敏感度可达56%。在BCLC 0和A期或TNM分期Ⅰ期的患者中，敏感度为55.1%，但特异度可达97%。

血清高尔基蛋白73（GP73）是Ⅱ型高尔基体特异的膜蛋白，可存在于人体内各种组织的上皮细胞内。肝细胞内无GP73，但HCC患者中GP73较乙肝携带者的及正常成人的显著升高[68]。GP73也可用于早期肝癌的诊断，其诊断HCC的敏感度及特异度分别为62%、88%。

近几年，外周血内的微小RNA（miRNA）检测也逐步用于HCC的早期诊断和筛查中。如常见的肝脏特异性的miRNA-122可抑制肿瘤细胞的生长，而非肝脏特异的miRNA-21，可抑制抑癌基因的活性从而促进肝癌细胞生长。近期，复旦大学中山医院将7个miRNA（miR-122、miR-192、miR-21、miR-223、miR-26a、miR-27a、miR-801）做成的检测试剂盒，对于BCLC 0期和A期的早期肝癌的诊断效果明显优于AFP[69]。在AFP低表达组（<400mg/L），其诊断敏感度、特异度分别为77.7%、84.5%；AFP高表达组（>400mg/L），其诊断敏感度、特异度分别为87.7%、83.5%。目前已在临床开始推广使用。

尽管目前有种类繁多的肝癌标志物，但应用最广泛的仍是 AFP，其次 DCP；α-L-岩藻糖苷酶（AFU）敏感度较高，但特异度较差，而 AFP 异质体 3（AFP-L3）、硫酸肝素蛋白多糖 3（GPC3）、高尔基蛋白 73（GP73）等特异度较高，敏感度略差。肝癌标志物联合检测有望进一步提高诊断效率，尤其有利于 AFP 阴性的 HCC 的诊断。

（五）肝癌异质性及其临床意义

肿瘤异质性是肿瘤的显著特征，是恶性肿瘤发生发展过程中复杂多变的原因，也是肿瘤治疗失败的根本原因。肿瘤异质性（tumor heterogeneity）包括肿瘤间异质性（intertumor heterogeneity，不同个体的同种肿瘤细胞存在基因与表型不同）和肿瘤内异质性（intratumor heterogeneity，同一个体的肿瘤细胞间基因与表型不同），后者可分为空间异质性（spatial intratumor heterogeneity，同一肿瘤的不同区域异质性）与时间异质性（temporal intratumor heterogeneity，原发肿瘤与再生肿瘤间的异质性）。正是由于肿瘤的异质性使得不同肿瘤细胞表现出截然不同的生长速度、侵袭转移能力、肿瘤药物敏感性和预后等表型和不同的基因型，如突变谱、基因表达谱、蛋白表达谱和表观修饰谱等。虽然关于肿瘤异质性的起源尚存在争论，但普遍认为肿瘤异质性是遗传与环境相互作用的结果，既有遗传上基因突变的因素（即驱动基因突变），也有环境因素改变导致表观遗传修饰的作用，如甲基化、乙酰化等。另外，慢性肝病背景下常常可以观察到肝前体细胞（hepatic progenitor cell，HPC）的激活，而 HPC 有肝细胞和胆管细胞双向潜能，可以在不同方向和不同阶段发生变异或改变，这也是肝癌异质性比较复杂的原因。正是由于肝癌的高度异质性（图 14-1-2），至今仍未找到肝癌相关的"癌基因依赖"，使得肝癌分子靶向治疗的理论依据不足，疗效不佳。

1. 肿瘤间异质性

（1）临床病理的异质性：肝细胞肝癌是原发性肝癌中最常见的一种，约占原发性肝癌的 85%。好发于男性，患者中男性：女性达到 2：1～4：1。在日本，HCC 的好发年龄为 70 岁左右，而在中非和中国的发病年龄相对年轻。不同地区 HCC 的主要致病因素也不同，中国及东南亚等地以慢性乙肝感染为主，而日本 80%～90% 的患者有慢性丙肝背景，欧洲和北美洲丙肝和酒精性肝炎是最主要致病因素，在北美，非酒精性脂肪性肝炎（nonalcoholic steatohepatitis，NASH）所导致的 HCC 也日益增多。然而，仍有约 10% 的 HCC 没有肝硬化背景，没有明确的病因。

临床上，即使处于同一分期、临床病理特征相似的肝癌患者，肝癌治疗后的复发或转移和生存率等，常常有很大差异。目前被广泛认可的 HCC 分期系统：日本奥田邦雄（Okuda）分期系统、美国巴塞罗那临床肝癌（Barcelona Clinic

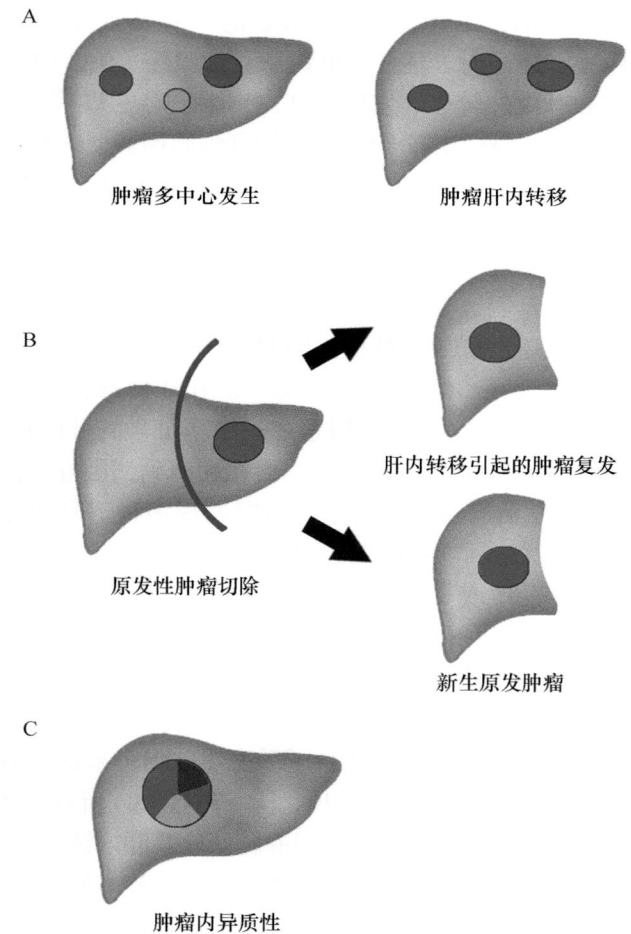

图 14-1-2　肝癌的肿瘤异质性

A. 肝脏多发肿瘤来源于多中心发生（肿瘤间异质性），也可能源于原发肿瘤的肝内转移；B. 肝切除术后复发的肝癌可能源于原发性肿瘤的肝内转移，也可能是第二次新生的原发性肿瘤；C. 肿瘤内异质性，可源于单个肝癌肿瘤内的不同克隆进化。

Liver Cancer，BCLC）分期系统、意大利肝癌（Cancer of the Liver Italian Program，CLIP）评分系统、中国香港分期系统（HKLC）及国际抗癌联盟（Union for Intenational Cancer Control，UICC）、美国癌症联合会（American Joint Committee on Cancer，AJCC）制定的肿瘤-淋巴结-转移（tumor-node-metastasis，TNM）分期系统，还有《原发性肝癌诊疗规范（2019 年版）》中制定的中国临床分期。但这些传统的基于临床病理信息的肝癌分期和指南很难精确地判断预后及指导治疗。近 10 年来，分子靶向治疗显著改善了乳腺癌、肠癌、胃肠道间质瘤等患者的生存，但肝癌的一线靶向药物"索拉非尼"仅延长生存 3 个月，客观缓解率仅为 2%～3%。近期的肝癌靶向治疗的Ⅲ期临床试验中，仅多点抑制剂"瑞格非尼"获得成功。即使目前最新的针对 PD-1/PD-L1 的抑制剂，在肝癌中的客观缓解率也仅 20%，这显示了肝癌高度的个体间异质性及对靶向治疗反应的高度异质性[70]。

（2）组织病理的异质性：大部分 HCC 病例可以依靠非创伤性的检测方法做出诊断，因此如美国肝病学会（AASLD）和欧洲肝脏研究学会（EASL）及国内最新的 2019 年版原发性肝癌诊疗规范等常用指南里并不推荐肿瘤穿刺活检作为常规诊断手段。对于影像学表现并不典型的 HCC，国际上推荐采用 GPC3、热休克蛋白（HSP70）和 GP73 作为免疫组化标志物用作鉴别诊断[71]。HCC 中有些仅表现为增殖和分化的不同，而有些则有完全不同的形态特征。HCC 有纤维板层型、硬化型、肉瘤样型、淋巴上皮样型及未分化型等特殊亚型。2011 年报道的双表型 HCC（dual-phenotype hepatocellular carcinoma，DPHCC），是 HCC 的一种新亚型，约占 HCC 的 10%。在组织病理学上表现为典型的 HCC，还同时表达任一肝内胆管细胞癌（ICC）标志物（如 CK19/CK7、MUC-1、CA199），微血管侵犯和肝内外转移的发生率高，临床预后更差[72]。山下（Yamashita）等[73]用 AFP 和上皮细胞黏附分子（EpCAM）区分出 4 种不同肝细胞癌亚型，其中 EpCAM$^+$/AFP$^+$ 亚组含有更高比例的肿瘤起始细胞（TIC），具有更高的肿瘤复发率和更强的侵袭转移能力，预后最差。不同的肝癌亚型具有各自不同的特征，这也显示了 HCC 具有显著的肿瘤异质性。

（3）分子机制的异质性：在 HCC 形成过程中，端粒酶逆转录酶启动子（TERT）激活是最常见的一种基因改变，常发生于 HCC 产生的早期[74]。CTNNB1 突变的反复激活是第二常见的基因改变，更多见于乙肝或酒精相关的 HCC[9]。TP53 基因灭活突变在 HCC 里也有很高的发生率，20%～52%，主要出现在乙肝相关的 HCC[9]。在非病毒相关的 HCC 中，SWI/SNF 染色体重建起到明显的抑癌作用。作为 HCC 的高危因素之一酒精带来的肝脏损伤主要与 SMARCA2、RB1 和 CDKN2A 位点上纯合子缺失等基因改变相关[9]。而在无明确病因导致的 HCC 中，可以发现 IL6ST 基因改变显著增多，而 TERT 激活较少见。另外，研究发现多种信号通路中也存在异质性，如在不同地区和危险因素作用下，HCC 人群中有 33%～72% 的患者存在 p53 通路内基因改变，12%～51% 患者存在 PI3K/mTOR 信号通路的改变[9, 75]。

2. 多发肝癌与肿瘤异质性　临床上，很多 HCC 患者就诊时就有多发肿瘤，这可能是 HCC 的多中心发生（multicentric occurrence，MO），也可能是原发癌的肝内转移（intrahepatic metastasis，IM）导致。近期有研究发现，HBV 感染的多发 HCC 患者中，通过分析其 DNA 特征、HBVDNA 整合模式，或特定微卫星标记的杂合子丢失（LOH）来确定 HCC 的来源，发现 22%～61% 同时性的多发肝癌为多中心发生[76]。研究发现，同一患者 MO 所致的 2 个肝癌结节具有不同的突变基因型，而在 IM 所致的多发肝癌中原发肝癌、门静脉癌栓及肝内转移灶具有相似的基因表达谱[77]。全外显子测序结果也发现，发生肝内转移的重要标志门静脉癌栓与原发癌具有相似的基因突变型[78]。目前认为，MO 主要通过累积不同基因的改变而发生，"多中心发生"的 HCC 之间的突变谱和拷贝数变异谱几乎完全不同，患者预后一般较好，临床上应积极治疗；肝内转移癌与其来源的原发癌突变谱和拷贝数变异谱高度相似，患者预后一般较差，治疗应偏保守。

3. 复发肝癌与肿瘤异质性　早期 HCC 行根治手术切除后仍约 70% 患者出现局部的肝癌复发[79]。HCC 复发最多出现在切除术后 1 年内，1 年后复发率下降，而切除术后 2 年后复发率再次升高。以往观点认为根治术后 2 年内肝细胞癌复发主要可能是残癌或肝内的微小转移所致，而超过 2 年的复发为多中心发生（MO）[80]，但这种观点并没有得到充分验证。近期研究发现 30%～60% 的复发肝癌为MO，复发肝癌结节与原发肝癌具有不同的突变基因型，并且 MO 来源的复发肝癌患者平均复发时间约 24 个月，要明显好于非 MO 的复发患者[81]。

4. 肿瘤内异质性　早在 1958 年，朱利安·赫胥黎（Julian Huxley）就发现单个肿瘤内基因组有显著的差异性，直到近期，随着新一代基因测序技术的发展，对肿瘤的基因图谱可以做完整的的分析，发现乳腺癌、卵巢癌、前列腺癌、结直肠癌、食管癌、肺癌、肾癌等许多实体瘤内均存在肿瘤内异质性。肿瘤内异质性的产生，目前主要有两种理论[82]：一种是早在 1976 年，彼得·诺埃尔（Peter Nowell）提出的"克隆演化"理论，该理论认为肿瘤的产生具有一定的随机性，肿瘤是由一个单一的突变体细胞获得高度增殖表型和重复分裂过程中的额外突变不断累积的结果，在肿瘤发生过程中没有层次结构，由此产生的亚群的增长和分裂潜能也各不相同；另一种为"肿瘤干细胞模型"，该理论认为，在一个肿瘤细胞群中只有一小部分具有自我更新能力的、具有潜在的致瘤性的细胞亚群，称为肿瘤干细胞（cancer stem cells，CSCs），这些细胞可以促进肿瘤的生长。有研究者在肝癌患者外周血中检测到具有高致瘤率的 CD90+ 的 CSCs[83]。研究还发现行肝癌切除术前外周血中 CSCs 水平与肝癌切除术后复发率呈显著正相关[84]。

文献报道部分小肝癌中，组织学分化程度和增殖活性存在瘤内异质性。在直径为 3～5cm 的肝癌中，约 64% 的肿瘤其组织学分化程度和增殖活性存在瘤内异质性，而直径小于 2cm 的肝癌中仅有 25%～47% 的肿瘤存在瘤内异质性。在大肝癌中，肿瘤内异质性还没有系统报道。近期，弗里梅尔（Friemel）等[85]结合肿瘤的组织形态、免疫组化以及 *TP53* 和 *CTNNB1* 的基因突变等三方面来综合评估了 23 例患者，共 120 个 HCC 肿瘤，结果发现高达 20 例患者（87%）存在肿瘤内异质性。其中，仅表现为组织形态异质性的约 6 例（26%），组织形态和免疫组化两方面同时存在异质性的 9 例（39%），而组织形态、免疫组化和 TP53 和 CTNNB1 基因突变三方面存在异质性的 5 例（22%），真正不存在肿瘤内异质性的仅 3 例（13%）。

5. 肿瘤异质性的检测方法　对于有复杂肿瘤异质性的 HCC，由于单次活检所得的基因特征和微环境信息有限，液体活检（liguid biopsy）及下一代基因测序技术日益得到重视。液体活检主要包括循环肿瘤细胞（circulating tumor cells，CTCs）、循环肿瘤 DNAs（ctDNAs）、循环无细胞 DNAs（circulating cell-free DNAs，cfDNAs）的检测。与传统的肝癌标志物相比，CTCs、ctDNAs 和 cfDNAs 能早期发现肿瘤复发，监测治疗疗效和预测预后；而且液体活检便于动态观测追踪不同的细胞亚群的演变过程[86]。近期一篇研究报道比较了全外显子测序（whole exome sequencing，WES）、针对多区域肿瘤组织 DNAs 的深度测序（targeted deep sequencing，TDS）以及 cfDNAs 检测这几种常用的检测方法，对有异质性 HCC 的基因突变谱检测结果表明 TDS 明显优于 cfDNAs[21]。

肝细胞癌是异质性最强的肿瘤之一。目前基于"单次活检"的诊断和治疗无疑是局部和片面的，随着研究方法的不断进步，诊疗技术的不断发展，对肿瘤异质性的分子机制的深入了解，肿瘤异质性所带来的治疗困顿必将被逐一攻克，从而实现临床的精确诊断和精准治疗。

综上所述，肝癌生物学特征是肿瘤进展评估、综合治疗以及预后判断的重要基础，是影响肝癌外科治疗成败的关键。肝癌早诊早治极为重要，但仍有限度，综合治疗模式也需要改变。随着临床检测技术的进步，对肝癌生物学行为的评估和检测越来越深入，并逐步实现精准化、个体化，从而实现个体化诊断和治疗。通过外科手术并结合其他抗癌疗法清除和杀灭肿瘤仍然是最主要、最基本的治疗措施，但基于肝癌生物学特征，对残癌与机体内环境的改造是进一步提高疗效的关键，针对肝癌转移复发更需重视全身性干预。

（沈英皓　孙惠川）

参 考 文 献

［1］ HANAHAN D, WEINBERG R A. Hallmarks of cancer: the next generation [J]. Cell, 2011, 144 (5): 646-674.

［2］ ZHOU J, SUN H C, WANG Z, et al. Guidelines for diagnosis and treatment of primary liver cancer in China (2017 Edition) [J]. Liver Cancer, 2018, 7 (3): 235-260.

［3］ HEIMBACH J K, KULIK L M, FINN R S, et al. AASLD guidelines for the treatment of hepatocellular carcinoma [J]. Hepatology, 2018, 67 (1): 358-380.

［4］ European Association for the Study of the Liver. EASL Clinical Practice Guidelines: Management of hepatocellular carcinoma [S/J]. J Hepatol, 2018, 69 (1): 182-236.

［5］ SUNG W K, ZHENG H, LI S, et al. Genome-wide survey of recurrent HBV integration in hepatocellular carcinoma [J]. Nat Genet, 2012, 44 (7): 765-769.

［6］ DE LA COSTE A, ROMAGNOLO B, BILLUART P, et al. Somatic mutations of the beta-catenin gene are frequent in mouse and human hepatocellular carcinomas [J]. Proc Natl Acad Sci U S A, 1998, 95 (15): 8847-8851.

［7］ FUJIMOTO A, FURUTA M, TOTOKI Y, et al. Whole-genome mutational landscape and characterization of noncoding and structural mutations in liver cancer [J]. Nat Genet, 2016, 48 (5): 500-509.

［8］ SCHULZE K, IMBEAUD S, LETOUZE E, et al. Exome sequencing of hepatocellular carcinomas identifies new mutational signatures and potential therapeutic targets [J]. Nat Genet, 2015, 47 (5): 505-511.

［9］ LACHENMAYER A, ALSINET C, SAVIC R, et al. Wnt-pathway activation in two molecular classes of hepatocellular carcinoma and experimental modulation by sorafenib [J]. Clin Cancer Res, 2012, 18 (18): 4997-5007.

［10］ NAULT J C, PARADIS V, CHERQUI D, et al. Molecular classification of hepatocellular adenoma in clinical practice [J]. J Hepatol, 2017, 67 (5): 1074-1083.

［11］ BRESSAC B, KEW M, WANDS J, et al. Selective G to T mutations of p53 gene in hepatocellular carcinoma from southern Africa [J]. Nature, 1991, 350 (6317): 429-431.

［12］ PISCAGLIA F, SVEGLIATI-BARONI G, BARCHETTI A, et al. Clinical patterns of hepatocellular carcinoma in nonalcoholic fatty liver disease: A multicenter prospective study [J]. Hepatology, 2016, 63 (3): 827-838.

［13］ ZHU X D, ZHANG J B, ZHUANG P Y, et al. High expression of macrophage colony-stimulating factor in peritumoral liver tissue is associated with poor survival after curative resection of hepatocellular carcinoma [J]. J Clin Oncol, 2008, 26 (16): 2707-2716.

［14］ EL-KHOUEIRY A B, SANGRO B, YAU T, et al. Nivolumab in patients with advanced hepatocellular carcinoma (CheckMate 040): an open-label, non-comparative, phase 1/2 dose escalation and expansion trial [J]. Lancet, 2017, 389 (10088): 2492-2502.

［15］ GAO Q, ZHU H, DONG L, et al. Integrated proteogenomic characterization of HBV-related hepatocellular carcinoma. Cell, 2019, 179 (2): 561-577.

［16］ ZUCMAN-ROSSI J, VILLANUEVA A, NAULT J C, et al. Genetic landscape and biomarkers of hepatocellular carcinoma [J]. Gastroenterology, 2015, 149 (5): 1226-1239.

［17］ SIA D, JIAO Y, MARTINEZ-QUETGLAS I, et al. Identification of an immune-specific class of hepatocellular carcinoma, based on molecular features [J]. Gastroenterology, 2017, 153 (3): 812-826.

［18］ JIANG Y, SUN A, ZHAO Y, et al. Proteomics identifies new therapeutic targets of early-stage hepatocellular carcinoma [J]. Nature, 2019, 567 (7747): 257-261.

［19］ SUN Y F, GUO W, XU Y, et al. Circulating tumor cells from different vascular sites exhibit spatial heterogeneity in epithelial and mesenchymal composition and distinct clinical significance in hepatocellular carcinoma [J]. Clin Cancer Res, 2018, 24 (3): 547-559.

［20］ LIN D C, MAYAKONDA A, DINH H Q, et al. Genomic and epigenomic heterogeneity of hepatocellular carcinoma [J]. Cancer Res, 2017, 77 (9): 2255-2265.

［21］ HUANG A, ZHAO X, YANG X R, et al. Circumventing intratumoral heterogeneity to identify potential therapeutic targets in hepatocellular carcinoma [J]. J Hepatol, 2017, 67 (2): 293-301.

［22］ DUAN M, HAO J, CUI S, et al. Diverse modes of clonal evolution in HBV-related hepatocellular carcinoma revealed by single-cell genome sequencing [J]. Cell Res, 2018, 28 (3): 359-373.

[23] WANG W T, YANG L, YANG Z X, et al. Assessment of microvascular invasion of hepatocellular carcinoma with diffusion kurtosis imaging [J]. Radiology, 2018, 286 (2): 571-580.

[24] XU X, ZHANG H L, LIU Q P, et al. Radiomic analysis of contrast-enhanced CT predicts microvascular invasion and outcome in hepatocellular carcinoma [J]. J Hepatol, 2019, 70(6): 1133-1144.

[25] ZHANG W, CHEN H J, WANG Z J, et al. Dynamic contrast enhanced MR imaging for evaluation of angiogenesis of hepatocellular nodules in liver cirrhosis in N-nitrosodiethylamine induced rat model [J]. Eur Radiol, 2017, 27 (5): 2086-2094.

[26] QIAN T, CHEN M, GAO F, et al. Diffusion-weighted magnetic resonance imaging to evaluate microvascular density after transarterial embolization ablation in a rabbit VX2 liver tumor model [J]. Magn Reson Imaging, 2014, 32 (8): 1052-1057.

[27] ROTH G S, DECAENS T. Liver immunotolerance and hepatocellular carcinoma: patho-physiological mechanisms and therapeutic perspectives [J]. Eur J Cancer, 2017, 87: 101-112.

[28] MITTAL D, GUBIN M M, SCHREIBER R D, et al. New insights into cancer immunoediting and its three component phases—elimination, equilibrium and escape [J]. Curr Opin Immunol, 2014, 27: 16-25.

[29] PRIETO J, MELERO I, SANGRO B. Immunological landscape and immunotherapy of hepatocellular carcinoma [J]. Nat Rev Gastroenterol Hepatol, 2015, 12 (12): 681-700.

[30] ARIHARA F, MIZUKOSHI E, KITAHARA M, et al. Increase in CD14＋HLA-DR -/low myeloid-derived suppressor cells in hepatocellular carcinoma patients and its impact on prognosis [J]. Cancer Immunol Immunother, 2013, 62 (8): 1421-1430.

[31] JU M J, QIU S J, FAN J, et al. Peritumoral activated hepatic stellate cells predict poor clinical outcome in hepatocellular carcinoma after curative resection [J]. Am J Clin Pathol, 2009, 131 (4): 498-510.

[32] ORIMO A, WEINBERG R A. Stromal fibroblasts in cancer: a novel tumor-promoting cell type [J]. Cell Cycle, 2006, 5 (15): 1597-1601.

[33] LI T, YANG Y, HUA X, et al. Hepatocellular carcinoma-associated fibroblasts trigger NK cell dysfunction via PGE2 and IDO [J]. Cancer Lett, 2012, 318 (2): 154-161.

[34] HOCHST B, SCHILDBERG F A, SAUERBORN P, et al. Activated human hepatic stellate cells induce myeloid derived suppressor cells from peripheral blood monocytes in a CD44-dependent fashion [J]. J Hepatol, 2013, 59 (3): 528-535.

[35] DUNHAM R M, THAPA M, VELAZQUEZ V M, et al. Hepatic stellate cells preferentially induce Foxp3$^+$ regulatory T cells by production of retinoic acid [J]. J Immunol, 2013, 190 (5): 2009-2016.

[36] ZAISS D M, VAN LOOSDREGT J, GORLANI A, et al. Amphiregulin enhances regulatory T cell-suppressive function via the epidermal growth factor receptor [J]. Immunity, 2013, 38 (2): 275-284.

[37] OSTRAND-ROSENBERG S, SINHA P, BEURY D W, et al. Cross-talk between myeloid-derived suppressor cells (MDSC), macrophages, and dendritic cells enhances tumor-induced immune suppression [J]. Semin Cancer Biol, 2012, 22 (4): 275-281.

[38] HAN Y, CHEN Z, YANG Y, et al. Human CD14$^+$ CTLA-4$^+$ regulatory dendritic cells suppress T-cell response by cytotoxic T-lymphocyte antigen-4-dependent IL-10 and indoleamine-2, 3-dioxygenase production in hepatocellular carcinoma [J]. Hepatology, 2014, 59 (2): 567-579.

[39] CHEN K J, LIN S Z, ZHOU L, et al. Selective recruitment of regulatory T cell through CCR6-CCL20 in hepatocellular carcinoma fosters tumor progression and predicts poor prognosis [J]. PLoS One, 2011, 6 (9): e24671.

[40] NGUYEN L T, OHASHI P S. Clinical blockade of PD1 and LAG3—potential mechanisms of action [J]. Nat Rev Immunol, 2015, 15 (1): 45-56.

[41] ZABALA M, LASARTE J J, PERRET C, et al. Induction of immunosuppressive molecules and regulatory T cells counteracts the antitumor effect of interleukin-12-based gene therapy in a transgenic mouse model of liver cancer [J]. J Hepatol, 2007, 47 (6): 807-815.

[42] NOMAN M Z, DESANTIS G, JANJI B, et al. PD-L1 is a novel direct target of HIF-1alpha, and its blockade under hypoxia enhanced MDSC-mediated T cell activation [J]. J Exp Med, 2014, 211 (5): 781-790.

[43] SHI F, SHI M, ZENG Z, et al. PD-1 and PD-L1 upregulation promotes CD8 (＋) T-cell apoptosis and postoperative recurrence in hepatocellular carcinoma patients [J]. Int J Cancer, 2011, 128 (4): 887-896.

［44］PEGGS K S, QUEZADA S A, CHAMBERS C A, et al. Blockade of CTLA-4 on both effector and regulatory T cell compartments contributes to the antitumor activity of anti-CTLA-4 antibodies [J]. J Exp Med, 2009, 206 (8): 1717-1725.

［45］LI H, WU K, TAO K, et al. Tim-3/galectin-9 signaling pathway mediates T-cell dysfunction and predicts poor prognosis in patients with hepatitis B virus-associated hepatocellular carcinoma [J]. Hepatology, 2012, 56 (4): 1342-1351.

［46］HOKUTO D, SHO M, YAMATO I, et al. Clinical impact of herpesvirus entry mediator expression in human hepatocellular carcinoma [J]. Eur J Cancer, 2015, 51 (2): 157-165.

［47］GRETEN T F, FORNER A, KORANGY F, et al. A phase Ⅱ open label trial evaluating safety and efficacy of a telomerase peptide vaccination in patients with advanced hepatocellular carcinoma [J]. BMC Cancer, 2010, 10: 209.

［48］SAWADA Y, YOSHIKAWA T, NOBUOKA D, et al. Phase Ⅰ trial of a glypican-3-derived peptide vaccine for advanced hepatocellular carcinoma: immunologic evidence and potential for improving overall survival [J]. Clin Cancer Res, 2012, 18 (13): 3686-3696.

［49］OBEID J M, KUNK P R, ZAYDFUDIM V M, et al. Immunotherapy for hepatocellular carcinoma patients: is it ready for prime time? [J]. Cancer Immunol Immunother, 2018, 67 (2): 161-174.

［50］PHILIPS G K, ATKINS M. Therapeutic uses of anti-PD-1 and anti-PD-L1 antibodies [J]. Int Immunol, 2015, 27 (1): 39-46.

［51］ZHU A X, GOLD P J, EL-KHOUEIRY A B, et al. First-in-man phase Ⅰ study of GC33, a novel recombinant humanized antibody against glypican-3, in patients with advanced hepatocellular carcinoma [J]. Clin Cancer Res, 2013, 19 (4): 920-928.

［52］汤钊猷. 现代肿瘤学 [M]. 上海: 复旦大学出版社, 2012.

［53］TREVISANI F, D'INTINO P E, MORSELLI-LABATE A M, et al. Serum alpha-fetoprotein for diagnosis of hepatocellular carcinoma in patients with chronic liver disease: influence of HBsAg and anti-HCV status [J]. J Hepatol, 2001, 34 (4): 570-575.

［54］GAMBARIN-GELWAN M, WOLF D C, SHAPIRO R, et al. Sensitivity of commonly available screening tests in detecting hepatocellular carcinoma in cirrhotic patients undergoing liver transplantation [J]. Am J Gastroenterol, 2000, 95 (6): 1535-1538.

［55］ISHII M, GAMA H, CHIDA N, et al. Simultaneous measurements of serum alpha-fetoprotein and protein induced by vitamin K absence for detecting hepatocellular carcinoma. South Tohoku District Study Group [J]. Am J Gastroenterol, 2000, 95 (4): 1036-1040.

［56］NOBUOKA D, KÁTO Y, GOTOHDA N, et al. Postoperative serum α-fetoprotein level is a useful predictor of recurrence after hepatectomy for hepatocellular carcinoma [J]. Oncol Rep, 2010, 24 (2): 521-528.

［57］SHIM J H, HAN S, LEE Y J, et al. Half-life of serum alpha-fetoprotein: an early prognostic index of recurrence and survival after hepatic resection for hepatocellular carcinoma [J]. Ann Surg, 2013, 257 (4): 708-717.

［58］SATO Y, NAKATA K, KATO Y, et al. Early recognition of hepatocellular carcinoma based on altered profiles of alpha-fetoprotein [J]. N Engl J Med, 1993, 328 (25): 1802-1806.

［59］LI D, MALLORY T, SATOMURA S. AFP-L3: a new generation of tumor marker for hepatocellular carcinoma [J]. Clin Chim Acta, 2001, 313 (1-2): 15-19.

［60］LEERAPUN A, SURAVARAPU S V, BIDA J P, et al. The utility of Lens culinaris agglutinin-reactive alpha-fetoprotein in the diagnosis of hepatocellular carcinoma: evaluation in a United States referral population [J]. Clin Gastroenterol Hepatol, 2007, 5 (3): 394-402; quiz 267.

［61］JI J, WANG H, LI Y, et al. Diagnostic evaluation of des-gamma-carboxy prothrombin versus alpha-fetoprotein for hepatitis B virus-related hepatocellular carcinoma in China: a large-scale, multicentre study [J]. PLoS One, 2016, 11 (4): e0153227.

［62］ZHU R, YANG J, XU L, et al. Diagnostic performance of des-gamma-carboxy prothrombin for hepatocellular carcinoma: a meta-analysis [J]. Gastroenterol Res Pract, 2014, 2014: 529314.

［63］NAKAMURA S, NOUSO K, SAKAGUCHI K, et al. Sensitivity and specificity of des-gamma-carboxy prothrombin for diagnosis of patients with hepatocellular carcinomas varies according to tumor size [J]. Am J Gastroenterol, 2006, 101 (9): 2038-2043.

［64］KOIKE Y, SHIRATORI Y, SATO S, et al. Des-gamma-carboxy prothrombin as a useful predisposing factor for the development of portal venous invasion in patients with hepatocellular carcinoma: a prospective analysis of 227 patients [J]. Cancer, 2001, 91 (3): 561-569.

［65］IGUCHI T, SHIRABE K, AISHIMA S, et al. New pathologic stratification of microvascular invasion in hepatocellular carcinoma: Predicting prognosis after living-donor liver transplantation [J]. Transplantation, 2015, 99 (6): 1236-1242.

[66] WANG B L, TAN Q W, GAO X H, et al. Elevated PIVKA-II is associated with early recurrence and poor prognosis in BCLC 0-A hepatocellular carcinomas [J]. Asian Pac J Cancer Prev, 2014, 15 (16): 6673-6678.

[67] JIA X, LIU J, GAO Y, et al. Diagnosis accuracy of serum glypican-3 in patients with hepatocellular carcinoma: a systematic review with meta-analysis [J]. Arch Med Res, 2014, 45 (7): 580-588.

[68] MAO Y, YANG H, XU H, et al. Golgi protein 73 (GOLPH2) is a valuable serum marker for hepatocellular carcinoma [J]. Gut, 2010, 59 (12): 1687-1693.

[69] ZHOU J, YU L, GAO X, et al. Plasma microRNA panel to diagnose hepatitis B virus-related hepatocellular carcinoma [J]. Journal of Clinical Oncology, 2011, 29 (36): 4781-4788.

[70] 高强, 樊嘉. 肝癌异质性研究的现状和展望 [J]. 中华实验外科杂志, 2017, 34 (7): 1081-1083.

[71] International Consensus Group for Hepatocellular Neoplasia. Pathologic diagnosis of early hepatocellular carcinoma: a report of the international consensus group for hepatocellular neoplasia [J]. Hepatology, 2009, 49 (2): 658-664.

[72] LU X Y, XI T, LAU W Y, et al. Hepatocellular carcinoma expressing cholangiocyte phenotype is a novel subtype with highly aggressive behavior [J]. Ann Surg Oncol, 2011, 18 (8): 2210-2217.

[73] YAMASHITA T, FORGUES M, WANG W, et al. EpCAM and alpha-fetoprotein expression defines novel prognostic subtypes of hepatocellular carcinoma [J]. Cancer Res, 2008, 68 (5): 1451-1461.

[74] NAULT J C, MALLET M, PILATI C, et al. High frequency of telomerase reverse-transcriptase promoter somatic mutations in hepatocellular carcinoma and preneoplastic lesions [J]. Nat Commun, 2013, 4: 2218.

[75] TOTOKI Y, TATSUNO K, COVINGTON K R, et al. Trans-ancestry mutational landscape of hepatocellular carcinoma genomes [J]. Nat Genet, 2014, 46 (12): 1267-1273.

[76] LU L C, HSU C H, HSU C, et al. Tumor heterogeneity in hepatocellular carcinoma: facing the challenges [J]. Liver Cancer, 2016, 5 (2): 128-138.

[77] MIAO R, LUO H, ZHOU H, et al. Identification of prognostic biomarkers in hepatitis B virus-related hepatocellular carcinoma and stratification by integrative multi-omics analysis [J]. J Hepatol, 2014, 61 (4): 840-849.

[78] HUANG J, DENG Q, WANG Q, et al. Exome sequencing of hepatitis B virus-associated hepatocellular carcinoma [J]. Nat Genet, 2012, 44 (10): 1117-1121.

[79] FORNER A, LLOVET J M, BRUIX J. Hepatocellular carcinoma [J]. Lancet, 2012, 379 (9822): 1245-1255.

[80] WU J C, HUANG Y H, CHAU G Y, et al. Risk factors for early and late recurrence in hepatitis B-related hepatocellular carcinoma [J]. J Hepatol, 2009, 51 (5): 890-897.

[81] LI Q, WANG J, JUZI J T, et al. Clonality analysis for multicentric origin and intrahepatic metastasis in recurrent and primary hepatocellular carcinoma [J]. J Gastrointest Surg, 2008, 12 (9): 1540-1547.

[82] WEISKIRCHEN R. Intratumor heterogeneity, variability and plasticity: questioning the current concepts in classification and treatment of hepatocellular carcinoma [J]. Hepatobiliary Surg Nutr, 2016, 5 (2): 183-187.

[83] YANG Z F, NGAI P, HO D W, et al. Identification of local and circulating cancer stem cells in human liver cancer [J]. Hepatology, 2008, 47 (3): 919-928.

[84] SUN Y F, XU Y, YANG X R, et al. Circulating stem cell-like epithelial cell adhesion molecule-positive tumor cells indicate poor prognosis of hepatocellular carcinoma after curative resection [J]. Hepatology, 2013, 57 (4): 1458-1468.

[85] FRIEMEL J, RECHSTEINER M, FRICK L, et al. Intratumor heterogeneity in hepatocellular carcinoma [J]. Clin Cancer Res, 2015, 21 (8): 1951-1961.

[86] Amirouchene-Angelozzi N, Swanton C, Bardelli A. Tumor evolution as a therapeutic target [J]. Cancer Discov, 2017. [Epub ahead of print]

第 2 节　胆细胞癌

　　胆管癌（cholangiocarcinoma, CCA）泛指起源于胆道系统的一类恶性肿瘤，约占所有消化系统恶性肿瘤的 3%[1]。胆道系统从肝内延续到肝外，在发育、解剖、功能等方面均具有独特性，其特有细胞成分是胆管细胞。从临床角度看，无论是肝胆内科还是肝胆外科，胆道病变与肝脏病变的诊治均存在显著差异。因此，虽然肝胆系统"水乳交融"，但是"肝"与"胆"具有鲜明的对比性。肝细胞癌是最常见的原发性肝脏恶性肿瘤，而胆管细胞癌是最常见的原发性胆道系统恶性肿瘤。胆管细胞癌在组织学上通常来源于表达神经细胞黏附因子的不成熟胆管细胞、不表达神经细胞黏附因子的成熟小叶间胆管细胞、胆管周围腺体细胞或者肝祖/干细胞，近期有研究提示部分胆管细胞癌可能来源于肝细胞的转分化[2]。鉴于胆管细胞癌并非一定来源于胆管上皮，我们在本章启用"胆细胞癌"这一名称，突出"胆管癌"的细胞学特征，同时体现了与"肝细胞癌"的对比性。

一、临床分类

　　胆细胞癌是胆管癌的主要细胞学类型。临床上根据胆管癌发生的解剖学部位将其分为三类：肝内胆管癌（intrahepatic cholangiocarcinoma，iCCA）、肝门部胆管癌（perihilar cholangiocarcinoma，pCCA）、远端胆管癌（distal cholangiocarcinoma，dCCA）（图 14-2-1）[3]。肝内胆管癌发生在肝脏二级胆管分支及其以上分支，肝门部胆管癌发生在肝脏一级胆管分支（左右肝管）到胆囊管开口之间，远端胆管癌发生在胆囊管开口以远的胆总管。全球范围看，肝内胆管癌在全部胆管癌病例中占20%～30%，其发病率呈不断上升趋势，而肝门部胆管癌占全部胆管癌病例的50%～60%，发病率保持稳定，远端胆管癌的发病率则呈轻度下降趋势[4]。

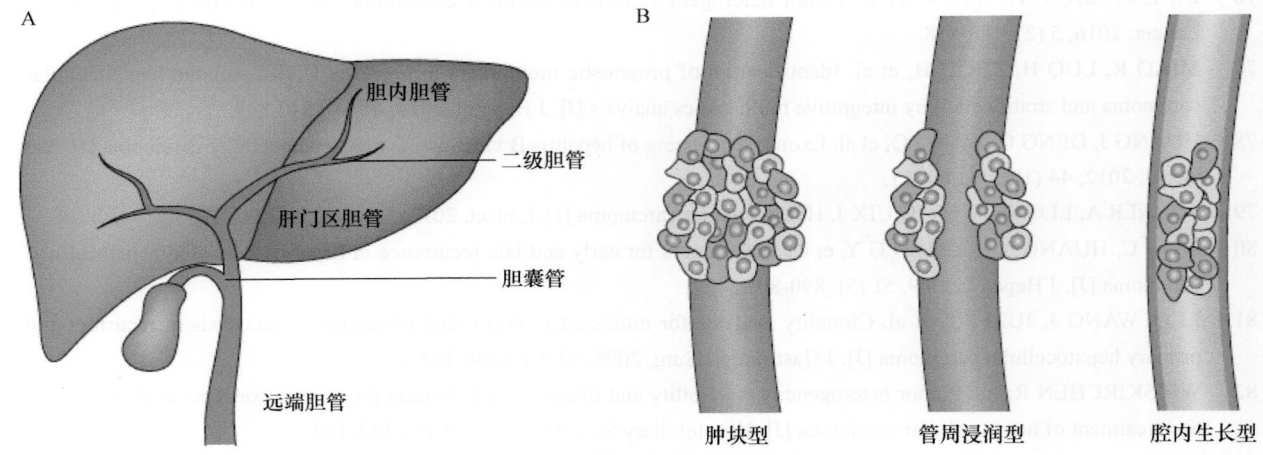

图 14-2-1　胆管癌的大体分类和病理分型

A. 根据肿瘤发生在胆管树的解剖部位，胆管癌分为三个类型，包括 iCCA、pCCA、dCCA；B. 根据肿瘤生长的大体病理形态，胆管癌分为三型，包括肿块型、管周浸润型和腔内生长型。

（引自：BANALES J M, et al. Nat Rev Gastroenterol Hepatol, 2016, 13：261.）

二、临床分型

　　1. 基于形态的大体分型　在肝内胆管癌中，胆细胞癌根据大体形态通常可以分为肿块型（mass-forming）、管周浸润型（periductal infiltrating）和腔内生长型（intraductal growth）三种类型[4-5]，部分学者认为还需要增加一个混合型。肿块型最为常见，表现为实性占位包块，占胆细胞癌的60%～80%；大体观，呈质硬的灰白色包块，边界清楚，通常与正常胆管不相通。管周浸润型是沿胆管系统弥漫浸润，表现为局部胆管狭窄并往往继发周围引流胆管扩张，占胆细胞癌的15%～35%；腔内生长型表现为胆管黏膜上乳头状或颗粒状生长肿瘤，占胆细胞癌的5%～20%。不同的亚型与胆细胞癌的起源、部位、生物学特征及预后有密切关系。肿块型胆管癌多发生在细小胆管和慢性肝病的背景上，可能与肝细胞癌具有同源性，两者生物学特性具有一定的相似性。早期的肿块型胆细胞癌可以侵入门静脉系统，导致肝内转移的出现；当肿瘤进一步生长，则可侵入 Glisson 系统，通过淋巴管转移。管周浸润型和腔内生长型多发生在肝叶水平的大胆管，其中管周浸润型主要侵犯 Glisson 系统并通过淋巴管播散，腔内型胆细胞癌则几乎没有淋巴结转移，也极少肝内转移，其预后通常好于肿块型和管周浸润型。肝门部胆管癌和远端胆管癌具有与肝内胆管癌相似的大体分型，但是以管周浸润型和腔内生长型或者两者的混合型为主（约占 80%）。

2. 基于解剖的临床分型 肝门部胆管癌在临床上常用基于解剖的 Bismuth-Corlette 分型：Ⅰ型，肿瘤位于肝总管，未侵犯左右肝管汇合部；Ⅱ型，肿瘤侵犯肝总管及左右肝管汇合部；Ⅲ型，肿瘤侵犯右肝管（Ⅲa 型）或左肝管（Ⅲb 型）。Ⅳ型，肿瘤从肝门部同时侵及左肝和右肝的一级和二级胆管汇合部。

3. 基于病理的组织分型 肝门部胆管癌和远端胆管癌在病理上绝大部分属于胰胆管型腺癌，癌细胞呈大小不一的立方、柱状或多形性，细胞核小，多数胞浆淡染，弱嗜酸性或空泡状。而在肝内胆管癌，病理异质性更加明显，分类众多，根据 2019 年世界卫生组织（World Health Organization，WHO）第 5 版《WHO 消化系统肿瘤分类》可以归纳为两种组织类型[6]：小胆管型和大胆管型。小胆管型肝内胆管癌起源于肝内小叶间胆管的肝祖细胞，在大体上表现为肿块型，与病毒性肝炎和肝硬化联系密切，生物学特性与 CK19 阳性的肝细胞癌相似。大胆管型胆管癌起源于靠近肝门的肝内大胆管，在大体上既可以表现为肿块型，也可以表现为管周浸润型和管内生长型，与原发性硬化性胆管炎关系密切。作为一种促纤维结缔组织增生性肿瘤，胆细胞癌纤维间质丰富，常见汇管区、淋巴管和肝内神经的浸润，有时可见局部钙化。胆管癌中包括的病理类型还有腺鳞癌、鳞癌、黏液表皮样癌、印戒细胞癌、类癌及未分化癌等，这并不属于胆细胞癌的定义范畴。

4. 特殊的病理类型——细胆管癌（cholangiolocellular carcinoma，CLC） 病理上有一种少见的细胆管癌，以规则性细小管腔样结构为病理特点，可能来源于肝内胆管树末梢的 Hering 管内的肝脏前体细胞。2010 年，第 4 版《WHO 消化系统肿瘤分类》中，细胆管癌被定义为伴有干细胞特征的混合性肝细胞-胆管细胞癌中的胆管管亚型[7]。2019 年第 5 版《WHO 消化系统肿瘤分类》[6] 中，细胆管癌被定义为小胆管型肝内胆管细胞癌的特殊亚型。其典型影像学表现为动脉期显著强化和静脉期持续强化。镜下，肿瘤细胞较正常肝细胞小，异型性不显著，形成小腺管结构，管腔狭小，不分泌黏液，周围纤维间质丰富。细胆管癌细胞主要表达胆管上皮标志物，不同程度表达干细胞标志物。

三、病因学

（一）发病诱因

导致胆细胞癌发生的分子机制仍不清楚，但慢性炎症和胆汁排泄障碍（即胆汁淤积）被公认是胆道恶性转变的主要诱因[8]。

1. 炎症因子 慢性炎症诱导胆管细胞和炎性细胞分泌促炎因子，多种炎症细胞因子参与了胆管癌的发生与发展，以激活炎症通路与过表达各种细胞因子为特征。例如胆管癌细胞以自分泌或者旁分泌的方式分泌 IL-6、肝细胞生长因子等，抑制 DNA 修复酶，激活 STAT3、MAPK 信号通路，导致细胞增殖、凋亡、衰老、细胞周期调节发生改变。

2. 胆汁淤积 在各种原因的胆汁淤积情况下，胆汁酸可以活化多种生长因子，激活 PI3K、AKT、STAT3 和 MAPK 等信号通路，从而刺激胆管上皮细胞增殖。

（二）危险因素

虽然大部分胆细胞癌发病时并没有明显的危险因素，但是仍然有一些疾病和胆管癌的发生存在密切联系，例如：血吸虫肝病、慢性乙型/丙型肝炎患者发生肝内胆管癌的风险更高，这在以我国为代表的亚洲国家更加明显。原发性硬化性胆管炎患者发生肝门部胆管癌的风险高，这在欧美更加常见；肝胆管结石、胆管扩张症等胆道良性疾病患者发生胆管癌的风险较正常人群显著增高，提示根治性切除这些良性胆道病的必要性。其他一些恶性肿瘤共性的危险因素包括炎症性肠病、肥胖、糖尿病、吸烟、嗜酒等。

（三）癌前病变

发生在胆管细胞的癌前病变包括：①胆管上皮内瘤变（biliary intraepithelial neoplasia，BillN）最为常见，在胆细胞癌标本的胆管切缘经常可以见到这种改变，根据胆管上皮细胞异型程度由轻至重分为 BillN-1、BillN-2 和 BillN-3 三级，BillN-3 通常被视为原位癌；②导管内乳头状肿瘤（intraductal papillary neoplasm，IPN）；③胆管微小错构瘤（biliary microhamartoma）[9]。这些癌前病变癌变后大多是管周浸润型和腔内生长型的胆细胞癌，而肿块型胆细胞癌的癌前病变尚不清楚。

（四）分子机制

与其他的胃肠道恶性肿瘤相似，胆细胞癌的发生是一个多基因参与、多步骤完成的病变过程，基因突变最终导致正常胆管上皮细胞转化为恶性肿瘤细胞，起关键作用的突变基因包括 K-ras、C-myc、C-neu、C-erbB2、C-met、p53 和 Bcl-2 等。同时，鉴定了许多在胆管癌发生和发展过程中发挥作用的细胞因子和信号通路，例如酪氨酸激酶信号通路（KRAS，BRAF，SMAD4，FGR2）、Notch 信号传导通路、Wnt 信号传导通路等。近期，表观遗传学改变也开始引起关注。理解这些分子生物学特性对于针对性研发抗胆管癌药物具有重要意义，这也是近期临床研究的一个热点。

1. IL-6/STAT3 通路 胆道系统的长期炎症是胆管癌发生的重要诱因，其中 IL-6 在胆道系统症反应过程中发挥了关键作用[10]。在胆管癌微环境中，IL-6 由活化的库普弗（Kupffer）细胞、肿瘤相关巨噬细胞、肿瘤相关成纤维细胞和胆管癌细胞等产生。IL-6 可影响下游相关癌基因的表达，JAK/STAT（The Janus kinase/signal transducer and activator of transcription）信号的激活在胆细胞癌可以达到 50%，尤其是 STAT3 在大部分胆细胞癌中高表达。动物实验和胆管癌细胞实验都表明，IL-6/STAT3 和 IL-6/p38 信号通路可以抑制胆管癌细胞凋亡，诱导细胞生长、分化和增殖。IL-6 还可增加端粒酶活性，帮助肿瘤细胞逃避衰老。

2. TGF-β/SMAD 通路 转化生长因子 β（transforming growth factor beta，TGF-β）是具有多种生理作用的细胞因子，可以调节细胞生长、分化、免疫等，其在人体组织和细胞的分布非常广泛。在肿瘤组织中，包括胆细胞癌在内，TGF-β 是促进肿瘤细胞发生上皮-间质转化（epithelial-mesenchymal transition，EMT）的主要驱动因子之一[11]，肿瘤细胞通过发生 EMT，细胞间黏附减弱，运动和侵袭能力增强。在 EMT 过程中，Twist 和 Snail 是 TGF-β 重要的下游转录因子。另外，SMAD4 是 TGF-β 信号重要的胞浆内信号级联分子。SMAD4 基因编码的蛋白属于 SMAD 家族，SMAD4 可以自身形成同源复合物或与其他的 SMAD 家族成员形成异源复合物，转移到细胞核内，与其他转录因子协同作用，调节 TGF-β 应答基因的转录。

3. FGFR2 通路 成纤维细胞生长因子受体 2（fibroblast growth factor receptor 2，FGFR2）基因所编码的蛋白质是属于成纤维细胞生长因子受体（FGFR）家族成员之一，目前已确定了 4 种 FGFRs，即 FGFR1、FGFR2、FGFR3 和 FGFR4。作为 FGF 的受体，FGFR 主要功能是将 FGF 信号转导到 RAS-ERK 和 PI3K-AKT 信号级联放大。FGFR2 基因融合是肝内胆管癌的驱动基因，发生率为

10%～17%。*FGFR2* 基因融合具有酪氨酸激酶活性，激活细胞外信号调节激酶 1/2（extracellular signal-regulated kinase 1/2，ERK1/2）可能是胆细胞癌中的主要信号通路之一。*FGFR2* 基因融合帮助维持肿瘤细胞的恶性特征，并通过促进 EMT、促进血管生成等参与肿瘤的发生发展和侵袭转移[12]。

4. EGFR 通路　表皮生长因子受体（epidermal growth factor receptor，EGFR）是原癌基因 *C-ERBB1* 的表达产物，是表皮生长因子（EGF）的细胞增殖和信号传导的受体，是人表皮生长因子受体（HER）家族成员之一，该家族包括 HER1（erbB1、EGFR）、HER2（erbB2、NEU）、HER3（erbB3）及 HER4（erbB4）。ERBB1-4 在胆细胞癌高表达很常见，尤其是 EGFR 和 ERBB2，具有促进胆管癌细胞增殖、运动、侵袭等作用。EGFR 下游的信号转导通路主要有两条：一条是 Ras /Raf/MEK /ERK-MAPK 通路，而另一条是 PI3K/Akt/mTOR 通路。肿瘤相关成纤维细胞表达 EGFR 配体，这刺激了 EGFR 信号通路在胆管癌细胞的活化，EGFR 信号的活化又刺激胆管癌细胞产生 TGF-β。这样，在肿瘤相关成纤维细胞和胆管癌细胞之间形成了一个信号环路，推动了胆细胞癌的发生发展，而 EGFR 居于核心地位[13]。

5. Necroptosis 通路　细胞程序性坏死（necroptosis）是一种受到严格调控的细胞坏死形式，其发生依赖于受体相互作用蛋白（receptor interacting protein，RIP）激酶 RIPK1、RIPK3 以及 RIPK3 底物混合谱系激酶域样蛋白的活化。而且，程序性坏死是具有免疫原性的细胞死亡。目前，越来越多的研究表明细胞程序性坏死以复杂的、自我依赖的方式参与调控癌症的发生、发展和转移。在肝脏微环境中，急性和慢性肝损伤均会诱发程序性细胞坏死。由于细胞膜破裂，发生程序性坏死的细胞会释放损伤相关分子模式（DAMPs）分子，进而引发炎症反应和细胞信号传递，导致复杂的遗传学和表观遗传学改变，促进胆细胞癌的发生和发展[14]。

6. Notch 通路　Notch 信号在进化上高度保守，具有调节细胞、组织、器官的分化和发育等作用。在哺乳类，有 4 个 Notch 受体（Notch1-4）和 5 个配体，Jagged（JAG1、JAG2）和 Delta-like（DLL1、DLL3、DLL4）。通过相邻细胞的 Notch 配体与受体相互作用，最终 Notch 蛋白进入细胞核与转录因子 CSL 结合，形成转录激活复合体，从而激活碱性-螺旋-环-螺旋（basic helix-loop-helix，bHLH）转录抑制因子家族的靶基因，发挥生物学作用。在正常肝脏中，Notch 信号通路可以调节肝母细胞向胆管细胞的分化。在胆细胞癌中，Notch 通路对胆管癌细胞的增殖、运动、存活、基质反应、EMT 等发挥重要影响[14]。

7. Wnt/β-catenin 通路　Wnt 信号是一个进化保守的信号途径，在细胞增殖、运动、分化、存活、极性维持等方面发挥重要作用。经典 Wnt 信号由 β-连环蛋白（β-catenin）介导，β-catenin 在细胞核内积累与 TCF/LEF 家族转录因子形成复合体激活 Wnt 靶基因的转录。正常情况下，β-catenin 在上皮细胞膜上与钙黏蛋白 E（E-cadherin）连接，组成细胞黏附分子。在胆管癌细胞，常见 E-cadherin 丢失和 β-catenin 过表达，导致 Wnt/β-catenin 通路异常活化。其中，Wnt/β-catenin 通过调节 SRY-box 17（SOX17）转录因子，可以影响胆管癌细胞的分化和预后。另外，胆细胞癌特点是纤维结缔组织基质丰富，炎症细胞浸润常见，炎症微环境对于胆管癌细胞的生物学特性具有重要影响，例如 CD68 阳性的巨噬细胞就是 Wnt 通路的重要源头[13]。

8. IDH1/2 突变　异柠檬酸脱氢酶（isocitrate dehydrogenase，IDH）是三羧酸循环中的一种关键酶，近年来在多种肿瘤中发现了频发的 *IDH1*、*IDH2* 基因突变。*IDH1* 和 *IDH2* 基因突变在肝内胆管细胞癌中达到 15%～20%，且相对肝外胆管癌具有高度特异性。这些突变特异性改变酶的催化活性，导致 R-2-羟戊二酸（R-2-HG）水平上调，竞争性抑制组蛋白和 DNA 去甲基酶等多种 α-KG 依赖的双加氧酶，并由此促进肿瘤的发生发展。在胆细胞癌组织中，*TP53*、*K-ras* 和 *IDH1/2* 是最常见的三种基因突变。*IDH1/IDH2* 突变可能导致肝祖细胞向肝细胞分化受阻，推动其向胆管癌细胞分化，同时还与胶原形成和 DNA 损伤有关。*IDH1*、*IDH2* 基因是潜在的肝内胆细胞癌早期诊断、预后评估和靶向治疗的标志性基因[15]。

9. 表观遗传学　表观遗传学的调控方式包括 DNA 甲基化、组蛋白修饰、非编码 RNA 等。DNA

甲基化是在 DNA 甲基转移酶的作用下，以 S-腺苷甲硫氨酸作为甲基供者，将甲基转移到胞嘧啶的 5 位碳原子上，并与其 3′ 端的鸟嘌呤形成甲基化的胞嘧啶-磷酸-鸟嘌呤基序（CpG）[16]。CpG 岛的甲基化参与胆细胞癌的调控细胞信号转导、细胞周期和细胞凋亡等众多生物学过程。例如，IDH 突变与 CpG 的高甲基化相关，Wnt 通路的基因启动子也是高甲基化。组蛋白修饰包括组蛋白磷酸化、乙酰化、甲基化等过程。外显子测序技术为胆细胞癌中组蛋白修饰酶的参与提供了众多证据。非编码 RNA 指不编码蛋白质的 RNA，参与了 DNA 损伤的应答过程。尤其是小非编码 RNA（miRNA）在胆细胞癌中发挥了重要生物学作用，包括癌细胞的增殖、侵袭、转移、EMT、凋亡等。

四、肿瘤微环境

恶性肿瘤的发生和发展与肿瘤细胞周围的基质微环境有密切联系，作为促纤维结缔组织增生性肿瘤，胆细胞癌尤其如此。胆管癌基质细胞包括肿瘤相关成纤维细胞、肿瘤相关巨噬细胞、炎症细胞、新生血管上皮细胞等。胆管癌细胞发生侵袭转移时，周围基质被肿瘤相关成纤维细胞或者肿瘤细胞等分泌的基质金属蛋白酶降解、重排，同时胆管癌细胞可以通过发生 EMT 增强其运动转移能力。而且，胆管癌的微环境对于维持肿瘤干细胞的特性至关重要[17]。胆管癌细胞与周围基质和基质细胞的信号联系的确切机制并不清楚，但是研究表明肿瘤相关成纤维细胞在其中发挥了关键作用。值得注意，在胆细胞癌的发展进程中，伴随基因表达、信号通路等改变，除了癌细胞本身的异质性改变，肿瘤微环境也会发生变化，例如基质细胞组成成分的改变，这种肿瘤微环境的改变与肿瘤的预后显著相关。

1. 肿瘤相关成纤维细胞（cancer-associated fibroblasts，CAFs）　可能来源于活化的肝星状细胞或门静脉与胆小管周围的成纤维细胞，以高表达 α-平滑肌肌动蛋白为特点，与胆管癌的许多生物学行为相关，包括增殖、侵袭、转移、EMT 等。鉴于 CAFs 在胆管癌发生发展过程中的重要作用，其可能成为胆管癌治疗的一个靶点。例如，动物实验表明，通过药物诱导 CAFs 凋亡，可以显著减少胆管癌的纤维组织增生，抑制肿瘤细胞生长，延长实验组大鼠生存[18]。

2. 肿瘤相关巨噬细胞（tumor-associated macrophages，TAMs）　主要来源于循环血中的单核细胞，临床研究表明，其数量较多时患者术后复发更快，生存期更短。Wnt 通路是 TAMs 发挥生物学作用的主要通路。动物实验表明，阻断 Wnt 通路或者清除 TAMs，都能显著抑制胆管癌细胞生长，促进肿瘤细胞凋亡，从而显著延长实验组大鼠生存期[19]。

五、胆管癌干细胞

肿瘤干细胞（cancer stem cells，CSCs）是肿瘤组织中具有自我更新、多向分化、无限增殖能力的一群细胞，是肿瘤术后复发的源头；由于多处于细胞分裂周期的 G0 期，对放化疗不敏感，是影响放化疗效果的重要原因。肿瘤干细胞学说为恶性肿瘤的诊治提供了新的思路。

在胆管癌领域，虽然胆管癌干细胞的鉴定仍存在争议，但近年的研究提出了一些具有干细胞特征和重要临床意义的胆管癌标志物，包括人类白细胞分化抗原（CD）类分子如 CD133/CD44/CD13/CD90、上皮细胞黏附分子（epithelial cell adhesion molecule，EpCAM）、转录因子类如 SOX2/Nanog 等。这些干细胞标志物表达与许多胆管癌生物学特性相关，包括增强胆管癌细胞的侵袭性和转移能力，影响上皮细胞的增殖和分化，诱导 EMT 等[20]。

六、临床特征

1. 生物学标志物　胆细胞癌无特异性肿瘤标记物，临床上 CA19-9 检测最为常用，50%～85%

的肝内胆管癌患者伴有 CA19-9 升高，尤其当 CA19-9 大于 100U/ml 时，提示肝切除术后早期复发风险高。另外两个肿瘤标志物 CA125 和 CEA 也有一定诊断价值，约 65% 和 30% 的胆管癌患者伴有 CA125 与 CEA 升高。需要注意的是，上述三个肿瘤标志物升高也可见于梗阻性黄疸、胰腺癌、胃癌、结直肠癌等。其他一些标志物仍处于临床研究阶段，如 IL-6、CA153、CA242、黏蛋白 C1、载脂蛋白 A1 等。

2. 影像学特征　影像学检查常规用于胆细胞癌的定位、定性诊断及肿瘤分期。胆细胞癌的影像表现由其生长方式和病理类型决定，大体病理形态分为三种类型，即肿块型、浸润型和腔内生长型。

（1）超声：超声的优势在于方便、经济、实时、无放射性损伤，目前是胆细胞癌检查的常规首选方法，能可靠地鉴别实性肿块与结石，但定性诊断价值不高，对制定手术规划帮助不大。肝内胆管癌多见实性占位，以强回声居多；肝门区胆管癌很少直接见到肿瘤，多见肝内胆管扩张，胆囊空虚等胆道梗阻表现；胆总管中下段癌可见胆总管近端扩张，远端管腔狭窄或局部管壁增厚。实时超声造影技术使超声能像增强 CT 或 MRI 一样，连续动态地观测病灶的血流灌注情况，提高了定性诊断能力。超声也常规用于观察胆管内及胆管周围的病变，以及评价血管受累情况。

（2）CT：多排螺旋 CT 具有快速、薄层、多期增强、大范围扫描等优点，动态螺旋 CT 能显示胆细胞癌的占位病变、扩张胆管和肿大淋巴结。同时，CT 具有强大的后处理功能，可对病变多角度观察，为明确肿瘤与胆管的关系，肿瘤对邻近组织、血管的浸润程度和淋巴结转移等提供帮助。在肝内胆管细胞癌，由于胆细胞癌病例恶性肿瘤细胞分布稀疏，而细胞外基质丰富，含有大量的纤维组织，增强对比剂进入纤维组织相对缓慢，但在其中存留时间较长。因此，肿瘤动态增强特点是动脉期早期病灶周边轻度强化，随着时间延长，对比剂向心性填充，静脉期病灶中心出现花环样延迟强化，这种"慢进慢出"渐进性强化特点具有诊断意义。由于大体分型不同，其影像学特点有显著区别：①肿块型病变，CT 平扫病灶多为类圆形低密度肿块，边缘不清。增强后边缘不规则，反映肿瘤多无包膜的病理特征；造成胆道梗阻时，病灶周围可伴有梗阻胆管不同程度扩张。②管周浸润型病变，该类肿瘤一般见不到明显肿块，以受累胆管远端的周围胆管扩张为典型表现。扩张的小胆管呈"软藤征"，迂曲、延长呈藕节状，表明梗阻在较短时间内进行性加重，胆管壁仍柔软有弹性。与之相鉴别，炎性胆管狭窄多呈"枯枝征"，其病理基础为反复感染，胆管壁纤维组织增生及瘢痕收缩引起。③腔内生长型病变，主要表现为扩张的胆管内结节状、乳头状软组织密度影，在动态增强扫描中常见动脉期强化，延迟强化往往不明显。胆细胞癌还有一些继发性改变，如肝叶萎缩。由于肿瘤浸润生长，肿瘤内部大量纤维组织增生，导致受累区域的肝叶萎缩；另外，如果肿瘤位于肝脏边缘，由于纤维组织的牵拉作用，肝脏边缘可以出现"癌脐征"，这与其他占位性病变所形成的膨胀外凸现象不同，对诊断及鉴别诊断有重要价值。肝门部胆管细胞癌和远端胆管细胞癌，在增强影像上也具有和肝内胆管细胞癌相似的延迟强化现象。

（3）MRI：MRI 具有组织分辨率高、多序列、多方位成像等特性，提供的信息量较 CT 更丰富，能清晰显示肝脏和胆管的解剖，常规用于肿瘤定位和定性诊断，以及评价是否存在肝脏微小转移。肿瘤在核磁共振的 T1 加权成像上呈不均匀低信号，少数可见斑点状、片状高信号影，可能与肿瘤内出血或内含胆汁、黏液成分有关；T2 加权成像呈不规则状，混杂高或稍高信号，也可出现中央相应纤维化区域的低信号。动态增强表现与增强 CT 相似，动脉期肿瘤边缘强化，随后对比剂在肿瘤中渐进性、向心性增强。另外，磁共振血管成像及三维重建技术可直观显示血管三维成像信息，有效评价肝动脉和门静脉系统受肿瘤侵犯的范围。磁共振胰胆管成像（MRCP）可无创的显示肝内胆管树全貌，胆管阻塞部位和范围，有助于病灶的定位诊断，是评价胆管系统解剖的主要工具。

（4）正电子发射计算机体层显像仪（PET/CT）：PET/CT 主要用于对肿块的良恶性的鉴别，以及评估是否存在腹腔区域淋巴结转移、腹膜转移或远处脏器转移。

3. 肿瘤分期　美国癌症联合委员会（The American Joint Committee on Cancer，AJCC）/ 国际抗癌联盟（International Union Against Cancer，UICC）制定的肿瘤-淋巴结-远处转移（TNM）分期是应

用最广泛的恶性肿瘤分期系统，肝内胆管癌、肝门部胆管癌和远端胆管癌的第 8 版 TNM 分期分别见表 14-2-1～表 14-2-3 [21]。需要指出的是，多年来肝内胆管癌使用与肝细胞癌相同的 TNM 分期系统。但肝内胆管癌与肝细胞癌在流行病学、病因学、发病机制、分子生物学特征以及治疗策略等方面均存在明显差异，使用相同的分期系统显然不能准确反映肝内胆管癌的生物学特征。2010 年，AJCC/UICC 发布的第 7 版 TNM 分期系统正式将肝内胆管癌从原发性肝癌中分离出来。值得注意的是，第 7 版 TNM 分期系统中肿瘤的大小不再作为预后的影响因子，但肿瘤大小作为预后危险因素一直存在争议。2016 年修订的 AJCC 第八版胆管癌分期系统提出 [21]，以肿瘤最大径 5cm 为界将 T1 期肝内胆管癌分为 T1a 期和 T1b 期，这说明肿瘤大小与分期、预后关系密切 [22]。

表 14-2-1　肝内胆管癌 TNM 分期（第 8 版，AJCC，2016）

原发肿瘤（T）	区域淋巴结（N）		
Tx　原发肿瘤无法评估	Nx　区域淋巴结无法评估		
T0　无原发肿瘤的证据	N0　无区域淋巴转移		
Tis　原位癌	N1　有区域淋巴结转移		
T1　孤立的肿瘤无血管侵犯	N2　4 个或更多淋巴结转移（区域同 N1）		
T1a　肿瘤直径≤5cm	远处转移（M）		
T1b　肿瘤直径＞5cm	M0　无远处转移		
T2　孤立的肿瘤伴有肝内血管侵犯，或多发的肿瘤伴有或 　　无血管侵犯	M1　有远处转移		
T3　肿瘤穿透脏腹膜			
T4　肿瘤局部侵犯肝外组织 / 脏器			
分期	T	N	M
0	Tis	N0	M0
Ⅰ A	T1a	N0	M0
Ⅰ B	T1b	N0	M0
Ⅱ	T2	N0	M0
Ⅲ A	T3	N0	M0
Ⅲ B	T4	N0	M0
	任何 T	N1	M0
Ⅳ	任何 T	任何 N	M1

其他分期系统包括针对肝门部胆管癌可切除性评估，美国纪念斯隆-凯特琳癌症中心 2001 年提出的 T 分期 [23]，主要考虑了局部肿瘤范围、胆管受累位置、门静脉受累情况和肝叶萎缩情况；2011 年梅奥诊所提出分期 [24]，主要考虑肿瘤大小、胆管受累范围、淋巴结转移、远处转移、剩余肝体积。各个分期系统都存在不足，临床应用和评价存在一定争议。

4. 淋巴结转移　淋巴结转移率高是胆细胞癌和肝细胞癌相区别的重要生物学特性。肝门部胆管癌和远端胆管癌以肝门区和肝十二指肠韧带淋巴结转移最为常见，发生率在 30% 左右 [25]。肝内胆管癌发生淋巴结转移的途径更加复杂。根据肝脏淋巴引流的解剖学基础，可将肝内胆细胞癌淋巴结转移总结为 H 途径（hepatoduodenal）、C 途径（cardial）和 D 途径（diaphragmatic）3 条路径 [26]。H 途径指通过肝十二指肠韧带淋巴结转移；C 途径指通过贲门周围、胃小弯、胃左动脉周围淋巴结转移；D 途径指沿着膈下动脉或直接起源于右半肝注入腹主动脉周围淋巴结。其中 H 途径和 D 途径是主要引流途径，与肿瘤位置无关；而 C 途径是肿瘤位于左半肝时的主要引流途径。

表 14-2-2　肝门部胆管癌 TNM 分期（第 8 版，AJCC，2016）

原发肿瘤（T）	区域淋巴结（N）
Tx　原发肿瘤无法评估	Nx　区域淋巴结无法评估
T0　无原发肿瘤的证据	N0　无区域淋巴结转移
Tis　原位癌 / 重度不典型增生	N1　1～3 个区域淋巴结转移（包括肝门部、胆囊管、胆总管、肝动脉、胰十二指肠后、门静脉周围的淋巴结）
T1　肿瘤局限于胆管壁内，可侵入肌层或纤维组织	N2　4 个或更多淋巴结转移（区域同 N1）
T2　肿瘤侵出胆管壁，累及周围脂肪组织或侵及邻近肝实质	远处转移（M）
T2a　肿瘤浸润超出胆管壁到达周围脂肪组织	M0　无远处转移
T2b　肿瘤浸润邻近肝实质	M1　有远处转移
T3　肿瘤侵犯单侧的门静脉或肝动脉分支	
T4　肿瘤侵犯门静脉主干或门静脉的双侧分支；或侵犯肝总动脉；或侵犯双侧二级胆管，或一侧二级胆管分支和对侧门静脉或肝动脉；	

分期	T	N	M
0	Tis	N0	M0
I	T1	N0	M0
II	T2a，T2b	N0	M0
IIIA	T3	N0	M0
IIIB	T4	N0	M0
IIIC	任何 T	N1	M0
IVA	任何 T	N2	M0
IVB	任何 T	任何 N	M1

表 14-2-3　远端胆管癌 TNM 分期（第 8 版，AJCC，2016）

原发肿瘤（T）	区域淋巴结（N）
Tx　原发肿瘤无法评估	Nx　区域淋巴结无法评估
Tis　原位癌 / 重度不典型增生	N0　无区域淋巴结转移
T1　肿瘤侵犯胆管壁的深度 <5mm	N1　1～3 个区域淋巴结转移
T2　肿瘤侵犯胆管壁的深度在 5～12mm 之间	N2　4 个或更多淋巴结转移
T3　肿瘤侵犯胆管壁的深度超出 12mm	远处转移（M）
T4　肿瘤侵犯腹腔干、肠系膜上动脉和（或）肝总动脉	M0　无远处转移
	M1　有远处转移

分期	T	N	M
0	Tis	N0	M0
I	T1	N0	M0
IIA	T1	N1	M0
	T2	N0	M0
IIB	T2	N1	M0
	T3	N0/N1	M0
IIIA	T1/T2/T3	N2	M0
IIIB	T4	N0/N1/N2	M0
IV	任何 T	任何 N	M1

基于胃癌淋巴结分组经验，日本肝癌学会引用胃癌淋巴结分组的数字标记，把胆细胞癌的淋巴结引流分为 3 站。如果肿瘤位于右肝，第一站淋巴结为第 12 组淋巴结，第二站为第 7 组、第 8 组、第 9 组、第 13 组淋巴结，第三站为第 1 组、第 3 组、第 14 组、第 16 组淋巴结；如果位于左肝，第一站淋巴结为第 1 组、第 3 组、第 12 组淋巴结，第二站淋巴结为第 7 组、第 8 组、第 9 组、第 13 组，第三站为第 14 组、第 16 组。这个分站概念虽然具有理论优势，但是实际应用并不广泛，其原因在于肿瘤细胞的淋巴结转移不是单纯沿某一条途径，尤其当局部淋巴结受累时，淋巴回流受阻，正常淋巴回流系统被打乱，这可以解释临床上常见胆细胞癌患者多组淋巴结转移甚至跳跃性转移。

七、分子靶向治疗的原理与应用

对于晚期胆细胞癌患者而言，传统化疗效果不佳。目前一线吉西他滨＋顺铂治疗方案进展后，尚缺乏标准的二线治疗方案。近年来，肿瘤生物靶向治疗发展迅速，并且已经在肺癌、乳腺癌等取得了巨大成功。胆细胞癌领域，靶向治疗虽然发展较慢，但其临床应用前景广阔，正在展现出蓬勃的发展势头。靶向治疗所针对的致病靶点里，致癌的基因突变占了很大一部分。胆细胞癌常发生的突变包括 *BAP1*（突变概率 25%）、*K-ras*（15%～25%）、*FGFR*（10%～15%）、*IDH1/IDH2*（10%～15%）等。另外，可以针对胆管癌发展发展过程中的分子信号通路设计相应的靶点，例如 IL-6、TGF-β 等。

1. IL-6/STAT3 早在 2007 年，已经开始使用血浆 IL-6 水平作为标志物评价胆管癌肿瘤负荷和监测治疗反应。因此，IL-6 是靶向治疗非常有潜力的靶点。然而，至今抗 IL-6 的胆管癌治疗没有进入临床。近年来，发现 IL-6 受体 IL-6Rα 在胆管癌组织表达下降时患者预后较差，IL-6Rα 作为胆管癌预后标志物和基于 IL-6R 的靶向治疗正在引起关注。另外，细胞实验和动物实验表明，针对 IL-6 及其受体下游的信号 STAT3 进行靶向治疗，抑制肿瘤的效果更好[27]。EGFR 靶向抑制剂阿法替尼（afatinib）在细胞水平可以抑制胆管癌增殖，并使其更容易凋亡，而这依赖于 pSTAT3 的表达下降。其他类似的抗肿瘤药物包括索拉非尼类似物 SC-43、免疫抑制剂 FTY720 等，都靶向性针对 pSTAT3 表达。

2. TGF-β/SMAD 针对 TGF-β/SMAD 通路的靶向药物包括 LY2157299、CX4945 等。LY2157299 是 TGF-β 受体激酶抑制剂，在 I 期临床试验中显示了抗肿瘤效果，涉及神经胶质瘤、肝癌、胰腺癌等[28]。CX-4945 可抑制蛋白激酶 CK2 的活性，阻断 TGF-β 介导的 EMT，阻断癌细胞的自我修复，增强化疗药物效果，达到抗癌作用。CX-4945 在 2017 年取得美国食品药物管理局（FDA）孤儿药资格认定（orphan drug designation），适应证为胆管癌。

3. *FGFR2* 融合 胆细胞癌是 *FGFR2* 融合突变相对富集的恶性肿瘤，突变率在 11%～45%。融合突变的结合蛋白包括 ARID1A-/TP53-等。BGJ398 是一个口服的、选择性泛 FGFR 激酶抑制剂，也是首个显示临床应用价值且毒性可控的 FGFR 类激酶抑制剂。II 期临床研究纳入接受一线化疗失败后的 *FGFR2* 融合或其他形式 *FGFR* 基因变异的转移性胆细胞癌患者，评估 BGJ398 的疗效和安全性。61 名患者入组，其中 *FGFR2* 融合突变的患者，有效率为 18%，肿瘤控制率为 83%，全组患者肿瘤控制率为 75%。这一前瞻性的研究提示靶向治疗是可行的，支持后续进行更大规模的研究[29]。

其他针对 *FGFR2* 融合表达的胆管癌靶向药物试验包括德拉赞蒂尼（derazantinib）（ARQ 087）、培米加替尼（pemigatinib）（NCT02924376）和 TAS-120（NCT02052778），都显示了一定的临床疗效，II 期临床试验的疾病控制率（DCR）达到 80% 以上，提示 FGFR-特异性酪氨酸激酶抑制剂（F-TKI）具有良好的临床应用前景。未来，以 BGJ398 为代表的胆管癌靶向药物可以和传统化疗方案（吉西他滨＋顺铂）进行多中心前瞻性随机对照研究，进一步评估其临床价值。

4. EGFR 通路 针对 EGFR 开发的分子靶向药物主要分为两类：①单克隆抗体类，如西妥昔单抗和帕尼单抗，可以与 EGFR 胞外区结合，阻断依赖于配体的 EGFR 活化。②小分子抑制剂类，包括小分子酪氨酸激酶抑制剂（EGFR-TKIs），可以抑制 EGFR 胞内区酪氨酸激酶活性；以及小分子多靶点受体酪氨酸激酶（RTKs）抑制剂。大分子类靶向药物共有 4 种，包含西妥昔单抗（cetuximab）、尼妥珠单抗（nimotuzumab）、帕尼单抗（panitumumab）和 necitumumab。其中小分子靶向药物共有 6 种，包含厄洛替尼（erlotinib）、吉非替尼（gefitinib）、埃克替尼（icotinib）、阿法替尼（afatinib）、奥希替尼（osimertinib）和奥姆替尼（olmutinib）。针对 EGFR 开发的分子靶向药物在肺癌、直肠癌和头颈癌等取得了巨大成功，但是在胆管癌领域，单药靶向治疗探索一直未能取得突破性进展。目前多在探索与传统化疗药物的联合用药，但是结果并不理想。帕尼单抗联合吉西他滨和奥沙利铂的 Ⅱ 期临床研究显示 85 名患者生存率无显著差异[30]。埃罗替尼与吉西他滨和奥沙利铂的联合试验也提示生存率无显著差异。

5. 程序性坏死通路　目前，关于程序性坏死、免疫微环境、表观遗传学改变和癌症之间的关系知之甚少，仍然在探索中。近期研究发现肝脏微环境，特别是程序性坏死相关肝脏细胞因子微环境介导了胆细胞癌的发生和发展[31]。而苦参碱基于受体相互作用蛋白 3（receptor-interacting protein 3，RIP3）表达，诱导了胆管癌细胞的程序性坏死。因此，基于程序性坏死设计相关靶向药在胆管癌治疗领域正在展现曙光。

6. Notch 通路　针对 Notch1/Notch2 的单克隆抗体和针对 DLL4 Notch 配体的单克隆抗体 REGN421 和 OMP-21M18 都在体内试验中显示了抗肿瘤与抗血管生成的作用，另一个阻断 Notch 通路的靶向药物 γ-分泌酶抑制剂 LY3039478 则开始进入临床评价阶段。近年来，小分子抑制剂也开始引起关注，例如 CB-103（NCT03422679）。

7. *IDH1/2* 突变　艾维塞尼（ivosidenib）（AG-120）是一种 IDH1 抑制剂，在针对晚期胆细胞癌的 Ⅰ 期临床试验中，1 例（5%）患者获得部分缓解，11 例（55%）患者病情稳定，整体疾病控制率 60%。目前该药处于临床三期研究阶段，拟用于治疗胆细胞癌和复发、难治性急性髓性白血病[32]。另外，达沙替尼（dasatinib）在 *IDH* 突变型胆细胞癌患者的异体种植瘤治疗中取得了明显效果，其临床试验正在进行中（NCT02428855）。其他 *IDH1/IDH2* 抑制剂进入临床试验的包括 NCT02273739、NCT02381886 等。

8. 表观遗传学　染色体重塑是调控基因表达的重要表观遗传学改变。胆管癌中常见的失活突变基因有 *BAP1*、*ARID1A* 和 *PBRM1* 等，携带这些基因的胆管癌患者预后差。目前已经开发的靶向药物包括组蛋白去乙酰化酶抑制剂伏立诺他（vorinostat）、罗米地辛（romidepsin）、多聚 ADP 核糖聚合酶（poly ADP-ribose polymerase，PARP）抑制剂尼拉帕利（niraparib）等。

八、免疫治疗

免疫治疗是继手术、放疗、化疗和分子靶向治疗之后的一种新兴肿瘤治疗手段，其机制是活化特异性 T 淋巴细胞，激活肿瘤患者体内的抗肿瘤免疫应答，靶向清除肿瘤细胞。程序性死亡受体 1（programmed death-1，PD-1）是 T 细胞表面一类重要的共抑制分子，对免疫反应起负性调节作用。PD-1 与其配体 PD-L1（programmed death ligand 1）结合可导致特异性 T 细胞活性下调，促使肿瘤细胞逃避免疫监视。PD-1/PD-L1 抑制剂可以阻断这一信号通路，重新激活抗肿瘤免疫应答，从而抑制肿瘤的生长。

目前在胆管癌领域，免疫治疗的应用尚少。KEYNOTE-028 试验旨在评估派姆单抗（pembrolizumab）在晚期胆管癌患者中的抗肿瘤效果及安全性。该研究纳入 23 名 PD-L1 表达阳性患者，虽然安全性良好，但有效率不够理想（17.4%，4/23）。鉴于免疫治疗单药效果不佳，免疫联合治疗成为目前的主流发展趋势。2019 年美国临床肿瘤学会胃肠道肿瘤年会上发表的一项研究表明，乐伐替尼联合 PD-1 治疗 14 位标准治疗失败的晚期难治性胆细胞癌患者，总的疾病控制率达到 93%。

过去基于解剖位置、遗传背景、病理特征、危险因素和分子谱系等对胆细胞癌开展了大量分型或者分层分析，研究每一类型的特异性生物标志物、影像学特征、化疗效果、手术切除的预后等，未来这些方面仍然有待进一步深入挖掘。另外，肿瘤细胞和微环境之间的关系是近年来的一个研究热点，尤其是调控 EMT 和肿瘤干细胞特性的信号通路，以及 CAFs 和内皮细胞在肿瘤的生长和侵袭中的作用，研究这些问题有助于研发靶向治疗和免疫治疗药物。目前靶向治疗和免疫治疗虽然为治愈包括胆管癌提供了希望，但是尚无成熟的Ⅲ期临床研究结果。应用分子分型指导胆道肿瘤治疗所面临的挑战与肿瘤的异质性、靶点的优劣以及肿瘤微环境等诸多因素有关。随着大数据时代的到来和二代测序等生物技术的发展，将对胆细胞癌的生物学特性有更加全面和深入的理解。而依靠多种技术手段的综合应用，优化分子分型，指导靶向治疗和免疫治疗，将为显著延长晚期胆细胞癌患者生存期带来希望。

（杨世忠　董家鸿）

参 考 文 献

［1］　BENSON A B, D'ANGELICA M I, ABBOTT D E, et al. Guidelines insights: hepatobiliary cancers, version 2. 2019 [J]. J Natl Compr Canc Netw, 2019, 17 (4): 302-310.

［2］　SEKIYA S, SUZUKI A. Intrahepatic cholangiocarcinoma can arise from Notch-mediated conversion of hepatocytes [J]. J Clin Invest, 2012, 122 (11): 3914-3918.

［3］　BANALES J M, CARDINALE V, CARPINO G, et al. Expert consensus document: cholangiocarcinoma: current knowledge and future perspectives consensus statement from the European Network for the Study of Cholangiocarcinoma (ENS-CCA) [J]. Nat Rev Gastroenterol Hepatol, 2016, 13 (5): 261-280.

［4］　RIZVI S, KHAN S A, HALLEMEIER C L, et al. Cholangiocarcinoma-evolving concepts and therapeutic strategies [J]. Nat Rev Clin Oncol, 2018, 15 (2): 95-111.

［5］　NAKANUMA Y, SATO Y, HARADA K, et al. Pathological classification of intrahepatic cholangiocarcinoma based on a new concept [J]. World J Hepatol, 2010, 2 (12): 419-427.

［6］　NAGTEGAAL I D, ODZE R D, KLIMSTRA D, et al. The 2019 WHO classification of tumours of the digestive system [J]. Histopathology, 2020, 76 (2): 182-188.

［7］　AKIBA J, NAKASHIMA O, HATTORI S, et al. Clinicopathologic analysis of combined hepatocellular-cholangiocarcinoma according to the latest WHO classification [J]. Am J Surg Pathol, 2013, 37 (4): 496-505.

［8］　JAISWAL M, LARUSSO N F, BURGART L J, et al. Inflammatory cytokines induce DNA damage and inhibit DNA repair in cholangiocarcinoma cells by a nitric oxide-dependent mechanism [J]. Cancer Res, 2000, 60 (1): 184-190.

［9］　国际肝胆胰学会中国分会. 胆管癌诊断与治疗-外科专家共识 [S/J]. 中国实用外科杂志, 2014, 34 (1): 1-5.

［10］　SIA D, TOVAR V, MOEINI A, et al. Intrahepatic cholangiocarcinoma: pathogenesis and rationale for molecular therapies [J]. . Oncogene, 2013, 32 (41): 4861-4870.

［11］　SATO Y, HARADA K, ITATSU K, et al. Epithelial-mesenchymal transition induced by transforming growth factor-{beta}1/Snail activation aggravates invasive growth of cholangiocarcinoma [J]. Am J Pathol, 2010, 177 (1): 141-152.

［12］　NAKAMURA H, ARAI Y, TOTOKI Y, et al. Genomic spectra of biliary tract cancer [J]. Nat Genet, 2015, 47 (9): 1003-1010.

［13］　BRIVIO S, CADAMURO M, FABRIS L, et al. Molecular mechanisms driving cholangiocarcinoma invasiveness: an overview [J]. Gene Expr, 2018, 18 (1): 31-50.

［14］　RAHNEMAI-AZAR A A, WEISBROD A, DILLHOFF M, et al. Intrahepatic cholangiocarcinoma: molecular markers for diagnosis and prognosis [J]. Surg Oncol, 2017, 26 (2): 125-137.

［15］　ZOUS S, LI J, ZHOU H, et al. Mutational landscape of intrahepatic cholangiocarcinoma [J]. Nat Commun, 2014, 5: 5696.

［16］ RIZVI S, BORAD M J, PATEL T, et al. Cholangiocarcinoma: molecular pathways and therapeutic opportunities [J]. Semin Liver Dis, 2014, 34 (4): 456-464.

［17］ ROMANO M, DE FRANCESCO F, GRINGERI E, et al. Tumor microenvironment versus cancer stem cells in cholangiocarcinoma: Synergistic effects? [J]. J Cell Physiol, 2016, 231 (4): 768-776.

［18］ MERTENS J C, FINGAS C D, CHRISTENSEN J D, et al. Therapeutic effects of deleting cancer-associated fibroblasts in cholangiocarcinoma [J]. Cancer Res, 2013, 73 (2): 897-907.

［19］ CADAMURO M, STECCA T, BRIVIO S, et al. The deleterious interplay between tumor epithelia and stroma in cholangiocarcinoma [J]. Biochim Biophys Acta Mol Basis Dis, 2018, 1864 (4 Pt B): 1435-1443.

［20］ RAGGI C, CORRENTI M, SICA A, et al. Cholangiocarcinoma stem-like subset shapes tumor-initiating niche by educating associated macrophages [J]. J Hepatol, 2017, 66 (1): 102-115.

［21］ BRIERLEY J D, GOSPODAROWICZ M K, WITTEKIND C. The TNM classification of malignant tumours [M]. Oxford: Wiley Blackwell, 2017.

［22］ KANG S H, HWANG S, LEE Y J, et al. Prognostic comparison of the 7th and 8th editions of the American Joint Committee on Cancer staging system for intrahepatic cholangiocarcinoma [J]. J Hepatobiliary Pancreat Sci, 2018, 25 (4): 240-248.

［23］ JARNAGIN W R, FONG Y, DEMATTEO R P, et al. Staging, resectability, and outcome in 225 patients with hilar cholangiocarcinoma [J]. Ann Surg, 2001, 234 (4): 507-519.

［24］ DEOLIVEIRA M L, SCHULICK R D, NIMURA Y, et al. New staging system and a registry for perihilar cholangiocarcinoma [J]. Hepatology, 2011, 53 (4): 1363-1371.

［25］ BLECHACZ B. Cholangiocarcinoma: Current knowledge and new developments [J]. Gut Liver, 2017, 11 (1): 13-26.

［26］ MORINE Y, SHIMADA M. The value of systematic lymph node dissection for intrahe-patic cholangiocarcinoma from the view-point of liver lymphatics [J]. J Gastroenterol, 2015, 50 (9): 913- 927.

［27］ MOTT J L, GORES G J. Targeting IL-6 in cholangiocarcinoma therapy [J]. Am J Gastroenterol, 2007, 102 (10): 2171-2172.

［28］ HERBERTZ S, SAWYER J S, STAUBER A J, et al. Clinical development of galunisertib (LY2157299 monohydrate), a small molecule inhibitor of transforming growth factor-beta signaling pathway [J]. Drug Des Devel Ther, 2015, 9: 4479-4499.

［29］ JAVLE M, LOWERY M, SHROFF R T, et al. Phase Ⅱ Study of BGJ398 in patients with FGFR-altered advanced cholangiocarcinoma [J]. J Clin Oncol, 2018, 36 (3): 276-282.

［30］ LEONE F, MARINO D, CEREDA S, et al. Panitumumab in combination with gemcitabine and oxaliplatin does not prolong survival in wild-type KRAS advanced biliary tract cancer: a randomized phase 2 trial (Vecti-BIL study) [J]. Cancer, 2016, 122 (4): 574-581.

［31］ SEEHAWER M, HEINZMANN F, D'ARTISTA L, et al. Necroptosis microenvironment directs lineage commitment in liver cancer [J]. Nature, 2018, 562 (7725): 69-75.

［32］ LOWERY M A, BURRIS H A 3RD, JANKU F, et al. Safety and activity of ivosidenib in patients with IDH1-mutant advanced cholangiocarcinoma: a phase 1 study [J]. Lancet Gastroenterol Hepatol, 2019, 4 (9): 711-720.

第 15 章　弥漫性肝实质损伤

第 1 节　慢性病毒性肝炎

病毒性肝炎是由多种肝炎病毒引起的，以肝脏损害为主的一组传染病。按病原学明确分类的有甲型、乙型、丙型、丁型、戊型病毒性肝炎。甲型和戊型肝炎经粪口途径传播，主要表现为急性感染；乙型、丙型、丁型肝炎经血液、破损的皮肤和黏膜、性、母婴等途径传播，可由急性感染转为慢性感染，少数患者可发展为肝硬化或肝细胞癌（hepatocellular carcinoma，HCC）。我国的慢性病毒性肝炎主要为慢性乙型病毒性肝炎（chronic hepatitis B，CHB）和慢性丙型病毒性肝炎（chronic hepatitis C，CHC）。

一、流行病学

全球约 2.57 亿慢性乙型肝炎病毒（hepatitis B virus，HBV）感染者[1]，每年约有 88.7 万人死于 HBV 感染相关疾病。目前我国一般人群乙肝表面抗原（hepatitis B surface antigen，HBsAg）流行率为 5%～6%，慢性 HBV 感染者约 7000 万例，其中 CHB 患者 2000 万～3000 万例[2]。全球约 7100 万慢性丙型肝炎病毒（hepatitis B virus，HCV）感染者，每年约有 39.9 万人死于 HCV 感染相关疾病[3]。我国 1～59 岁人群抗-HCV 流行率为 0.43%，约 560 万例，加上高危人群和高发地区的 HCV 感染者，约 1000 万例[4]。

二、病原学

HBV 属于嗜肝 DNA 病毒科正嗜肝 DNA 病毒属。电镜下，HBV 感染者血清中存在三种形式颗粒：大球形颗粒（又名 Dane 颗粒）、小球形颗粒和丝状颗粒。HBV 基因组由不完全的环状双链 DNA 组成，至少有 A～I 9 个基因型和 1 种未定基因型（J 型），各基因型又可分为不同基因亚型，我国以 B 基因型和 C 基因型为主。HBV 基因组长链分为 4 个开放读码框，分别为 S 区、C 区、P 区和 X 区，编码 HBsAg、HBeAg、HBcAg、病毒聚合酶和 HBx 蛋白。在复制过程中，HBV DNA 在 DNA 聚合酶作用下形成共价闭合环状 DNA（covalently closed circular DNA，cccDNA）。cccDNA 半衰期较长，难以从体内彻底清除，对慢性感染具有重要作用。HBV 可以整合入宿主基因。HBsAg 阳性提示 HBV 感染，抗-HBs 为保护性抗体，其阳性表示对 HBV 有免疫力；HBeAg 阳性提示患者病毒复制活跃且有较强的传染性，抗-HBe 阳转后，病毒复制活跃性减弱，传染性降低；HBcAg 在血液中极少，不用于临床常规检测，抗-HBc IgM 高滴度提示急性乙型肝炎或慢性乙型肝炎急性发作，抗-HBc IgG 高滴度提示现症感染，低滴度提示既往感染。HBV DNA 主要用于判断 HBV 复制水平，可用于 CHB 抗病毒治疗适应证的选择及疗效判断；在抗病毒治疗过程中，获得持续病毒学应答可显著控制肝硬化进展和降低 HCC 发生风险[5]。新兴的标志物包括抗-HBc 抗体定量[6]、乙肝病毒核心相关抗原（hepatitis B core related antigen，HBcrAg）[7] 和 HBV RNA [8]。

HCV 属于黄病毒科肝炎病毒属。HCV 基因组为单股正链 RNA，目前可至少分为 6 个基因型及多个亚型。编码区从 5′ 端开始依次为核心蛋白区（C）、包膜蛋白区（E1，E2/NS1）、非结构蛋白区（NS2、NS3、NS4A、NS4B、NS5A、NS5B），其中 NS3/4A、NS5A 和 NS5B 是目前直接作用抗病毒药物（direct-acting antiviral agents，DAAs）的主要靶位。抗-HCV 不是保护性抗体，其阳性不一定是 HCV 现症感染，也可能是 HCV 既往感染，而 HCV RNA 阳性是 HCV 感染和复制的直接证据。HCV 核心抗原是 HCV 复制的标志物，在 HCV RNA 检测不可及时，它可替代 HCV RNA 用于诊断 HCV 感染。

三、自然史

HBV 感染时的年龄是影响慢性化的最主要因素。在围生期和婴幼儿时期感染 HBV 者中，分别有 90% 和 25%～30% 将发展成慢性感染，而 5 岁以后感染者仅有 5%～10% 发展为慢性感染[9]。婴幼儿期 HBV 感染的自然史一般可人为划分为 4 个期，即免疫耐受期（慢性 HBV 携带状态）、免疫清除期（HBeAg 阳性 CHB）、免疫控制期（非活动 HBsAg 携带状态）和再活动期（HBeAg 阴性 CHB）[10]。青少年和成年时期感染 HBV，多无免疫耐受期而直接进入免疫清除期。CHB 患者肝硬化的年发生率为 2%～10%，非肝硬化 HBV 感染者的 HCC 年发生率为 0.5%～1.0%[11]，肝硬化患者 HCC 年发生率为 3%～6%[12]。其中，慢性 HBV 感染情况较为复杂，可分为以下几种：

（一）CHB

1. HBeAg 阳性 CHB　血清 HBsAg、HBeAg 和 HBV DNA 阳性，氨基转移酶持续或反复升高，或肝组织学检查有肝炎病变。

2. HBeAg 阴性 CHB　血清 HBsAg 和 HBV DNA 阳性，HBeAg 阴性，抗-HBe 阳性或阴性，氨基转移酶持续或反复升高，或肝组织学检查有肝炎病变。

（二）HBV 携带者

1. 慢性 HBV 携带者　血清 HBsAg 和 HBV DNA 阳性，HBeAg 或抗-HBe 阳性，但 1 年内连续随访 3 次以上，氨基转移酶均在正常范围内，肝组织学检查一般无明显异常或轻度异常。

2. 非活动性 HBsAg 携带者　血清 HBsAg 阳性、HBeAg 阴性、抗-HBe 阳性或阴性，HBV DNA 低于检测下限，1 年内连续随访 3 次以上，氨基转移酶均在正常范围。肝组织检查显示：组织活动指数（HAI）评分＜4 或根据其他的半定量计分系统判定病变轻微。

（三）隐匿性 HBV 感染

血清 HBsAg 阴性，但血清和（或）肝组织中 HBV DNA 阳性。

HCV 感染慢性化率为 55%～85%。病毒清除后，抗-HCV 仍可阳性。HCV 感染进展多缓慢，一般人群感染后 20 年肝硬化发生率为 5%～15%[13]。HCV 相关 HCC 发生率在感染 30 年后为 1%～3%，一旦发展成为肝硬化，HCC 的年发生率为 2%～4%[14]。

四、发病机制

慢性 HBV 感染的发病机制较为复杂，迄今尚未完全阐明。HBV 不直接杀伤肝细胞，病毒引起的免疫应答是导致肝细胞损伤及炎症坏死的主要机制，而炎症坏死持续存在或反复出现是慢性 HBV 感染者进展为肝硬化甚至 HCC 的重要因素。固有免疫应答在 HBV 感染初期发挥重要作用，它启动后续获得性免疫应答[15]。HBV 诱导的干扰素（interferon，IFN）反应较弱，且不会导致 I 型 IFN（即 IFNα/β）的释放。树突状细胞为抗原呈递细胞，CHB 患者常表现为外周血中树突状细胞成熟障碍和功能受损，从而导致机体直接清除病毒和诱导 T 细胞免疫应答的能力下降[16]。Kupffer 细胞是肝内来源于循环单核细胞的组织巨噬细胞，HBeAg 等 HBV 蛋白可能通过下调 Toll 样受体（Toll like receptor，TLR）表达来干扰库普弗（Kupffer）细胞的活化。有研究显示，慢性 HBV 感染过程中自然杀伤细胞（natural killer，NK）细胞产生 IFNγ 的能力不受影响[17]，但也有研究者认为是降低的[18]。HBV 获得性免疫应答在清除 HBV 中发挥主要作用。CD8$^+$T 淋巴细胞可诱导病毒感染肝细胞凋亡，也可通过分泌 IFNγ 以非细胞溶解机制抑制肝细胞内的 HBV 基因表达和复制。慢性感染时，HBV 特异性 T 细胞易凋亡或功能耗竭，可能是导致 HBV 持续感染的机制之一[19]。目前认为 HBsAg 特异性细胞毒性 T 淋巴细胞数量缺乏和（或）功能不足，是导致慢性 HBV 感染者发生免疫耐受的重要原因[20]。

类似的，HCV 病毒引起的免疫应答是导致肝细胞损伤及炎症坏死的主要机制。IFN 在机体抵抗 HCV 过程中发挥重要作用，IFN 调节因子 3（interferon regulatory factor 3，IRF-3）在诱导 IFN 合成中起重要作用。HCV 感染后可以产生 dsRNA，这是非常重要的复制中间体，可以被感知并激活 IRF-3 信号通路，IRF-3 与 NF-κB 和转录激活因子 2（activating transcription factor-2，ATF-2）/c-Jun 协同激活 IFNβ 启动子，导致合成 I 型 IFN[21]。维 A 酸诱导基因 1（retinoic acid-inducible gene-1，RIG-1）[22] 和 TLR3 分别识别细胞质和细胞外的 dsRNA 后通过 IRF-3 信号通路诱导 IFN 合成。NS3/4A 是 HCV 表达的主要蛋白酶，可以通过介导 RIG-I 接头蛋白和 TLR3 接头蛋白的裂解来抑制 IRF-3 信号通路。HCV 除了干扰诱导 IFN 合成的信号通路，还可以阻止 IFN 的抗病毒作用。HCV 可能通过干扰 Janus 激酶-信号转导子与转录激活子（Janus kinase-signal transducer and activator of transcription，JAK-STAT）信号通路逃脱 IFN 的抗病毒作用。在 HCV 感染中，由于白介素（interleukin，IL）12 生成减少和 IL10 生成增多影响了树突状细胞的成熟及功能分化。HCV 感染肝中的炎性环境可以改变 NK 细胞的应答，从产生 IFN 到细胞毒性作用，导致持续性肝损伤。慢性感染者中 HCV 特异性 CD8$^+$T 细胞呈现出功能受损。此外，HCV RNA 依赖的 RNA 聚合酶缺乏校正功能，HCV 可以产生多种微小的病毒变异，使病毒可以避免免疫识别。

五、致癌机制

慢性肝脏炎症导致肝细胞修复、增殖加速，修复突变 DNA 的时间相对减少，致使大量突变细胞蓄积，导致肝细胞癌变。而长期存在的炎症微环境，可促进肿瘤的发生。慢性肝脏损伤引起的肝纤维化和肝硬化也是 HCC 发生的重要危险因素。除了上述共性原因，HBV 和 HCV 本身也有导致肝癌发生的特殊机制。

HBV DNA 在宿主肝细胞基因组中的整合促进宿主 HCC 的发生。基因组分析表明，肿瘤组织中 HBV 整合率（86.4%）明显高于癌旁肝组织（30.7%），且大多数 HBV 断裂点位于编码基因附近，主要位于外显子或调控区，包括 *TERT*、*CCNE1*、*MLL4* 等癌基因，它们在肿瘤组织中表达上调[23]。HBV 整合到宿主细胞染色体中，HBV 断裂点位置拷贝数变异增加，表明 HBV 整合可能导致基因组不稳定性增加，从而促进 HCC 发生。HBx 蛋白在 HBV 相关性 HCC 的发生发展中扮演重要角色[24]。HBx 主要作为转录激活因子在 HCC 发展中发挥作用，还通过作用于 p53、肿瘤坏死因子、转化生长因子等调节细胞凋亡；干扰细胞周期进程，阻断 G1/S 转换，导致细胞异常死亡；通过表观遗传学修饰、基因突变、基因损伤与修复、自噬等影响 HCC 的发生发展。HBV 病毒载量、基因型和基因变异也会对 HCC 产生影响。高血清 HBV DNA 水平与 HCC 发展密切相关[25]。基因 C 型 HBV 较其他基因型 HBV 促进 HCC 形成和进展更迅速[26]。发生在基本核心启动子区的基因组的 A1762T/G1764A 双突变使 HCC 患病危险增加了 6.72 倍[27]；*PreS1* 和 *PreS2* 突变可能导致不同包膜蛋白的不平衡产生和突变的肝细胞的聚集，导致内质网应激信号通路的激活，从而产生活性氧簇并导致 DNA 氧化损伤、基因组不稳定，最终有利于肝癌的发展[28]。

HCV 编码的结构蛋白与非结构蛋白可以与细胞周期调节蛋白和肿瘤抑制蛋白的相互作用促进 HCC 发生。视网膜母细胞瘤（retinoblastoma，Rb）基因是最早发现的抑癌基因，调节多种细胞过程，包括细胞周期进程、凋亡、DNA 复制和修复、细胞分化和衰老。在肝细胞培养或转基因小鼠中，HCV 核心蛋白可以使 Rb 转录降低，从而抑制有丝分裂纺锤体检查点功能，诱导多倍体，这可能有助于肿瘤转化[29]。p53 是重要的抑癌基因，其野生型使癌细胞凋亡，还具有帮助细胞基因修复缺陷的功能。HCV 核心蛋白可通过抑制抑癌基因 p53 蛋白的合成来促进细胞增殖[30]。Wnt/β-catenin 信号通路的激活可能促进 HCC 生长，HCV 核心蛋白可通过调节 β-catenin 多个上游分子来激活 Wnt/β-catenin 的级联反应，从而促进细胞增殖[31]。NS3 可结合 p53 抑制其活性，进而抑制 p21 的转录，导致细胞增殖失控，促进肝癌的发生[32]。NS3 也可上调与 p53 结合的原癌基因蛋白 MDM4 的表达水平从而抑制 p53。NS5A 可通过磷酸化失活糖原合成酶激酶 3β 使 β-catenin 稳定不被降解并在核内积聚[33]。NS5B 可与 Rb 形成复合物，下调 Rb 的表达水平，使受感染的肝细胞无法进行正常的 DNA 损伤反应并促进基因组的不稳定，增加 HCC 的风险[34]。

六、治疗进展

慢性病毒性肝炎的治疗应采取以抗病毒为主的综合治疗。

CHB 目前尚不能治愈，临床用药包括核苷（酸）类似物和 IFNα，其中恩替卡韦、替诺福韦、丙酚替诺福韦和聚乙二醇干扰素 α（peginterferon α，Peg-IFNα）为一线抗病毒药物。许多乙肝新药正在研发过程中，包括 DAAs 与免疫治疗药物。DAAs 除核苷（酸）类似物外，还包括正在进行药物试验的 HBV 进入抑制剂、靶向 cccDNA 药物、靶向病毒转录本药物、核衣壳抑制剂、HBsAg 释放抑制剂等。免疫治疗药物除 IFN 外，还包括治疗性疫苗、激活先天免疫系统的药物、诱导程序性细胞死亡的药物等[35-36]。

CHC 可治愈，标准治疗方案已从 Peg-IFNα 联合利巴韦林发展至全口服 DAAs 药物，治愈率可高达 90% 以上。目前常用的 DAAs 组合包括泛基因型药物索磷布韦 / 维帕他韦、格卡瑞韦 / 派仑他韦、索磷布韦 + 达拉他韦、索磷布韦 / 维帕他韦 / 伏西瑞韦，基因特异性药物来迪派韦 / 索磷布韦（基因 1、4、5、6 型）、奥比帕利 + 达塞布韦（基因 1 型）、达拉他韦 + 阿舒瑞韦（基因 1b 型）、格拉瑞韦 / 艾尔巴韦（基因 1、4 型）[37]。

综上所述，HBV 和 HCV 引起的免疫应答是导致肝脏炎症的主要机制，而炎症坏死持续存在或反复出现是慢性 HBV 感染者进展为肝硬化甚至 HCC 的重要因素。HBV DNA 在宿主肝细胞基因组中的整合、HBx 蛋白、HBV 病毒载量、基因型和基因变异、HCV 结构蛋白和非结构蛋白均会对 HCC 产生影响。CHB 目前尚不能治愈，但可以通过核苷（酸）类似物和 IFNα 得到很好控制，许多乙肝新药正在研发过程中；CHC 可治愈，标准治疗方案已进展为口服 DAAs。世界卫生组织提出"到 2030 年前消除病毒性肝炎这一公共卫生威胁"，我们需要在预防、诊断、治疗等各个环节做出积极努力，以达到预防新发 CHB 和 CHC，降低乙肝和丙肝相关死亡率的目的。

（魏　来　杨　明）

参 考 文 献

[1]　WHO. Hepatitis B [OL]. https://www.who.int/news-room/fact-sheets/detail/hepatitis-b.

[2]　LIU J, LIANG W, JING W, et al. Countdown to 2030: eliminating hepatitis B disease, China [J]. Bull World Health Organ,

2019, 97 (3):230-238.

[3]　WHO. Hepatitis C [OL]. https://www.who.int/news-room/fact-sheets/detail/hepatitis-c.

[4]　中华医学会肝病学分会, 中华医学会感染病学分会. 丙型肝炎防治指南 (2019 年版) [S/J]. 中华临床感染病杂志, 2019, 13 (1): 1-18.

[5]　HOU J L, ZHAO W, LEE C, et al. Outcomes of long-term treatment of chronic HBV infection with entecavir or other agents from a randomized trial in 24 countries [J]. Clin Gastroenterol Hepatol, 2020, 18 (2): 457-467.

[6]　FAN R, SUN J, YUAN Q, et al. Baseline quantitative hepatitis B core antibody titre alone strongly predicts HBeAg seroconversion across chronic hepatitis B patients treated with peginterferon or nucleos (t) ide analogues [J]. Gut, 2016, 65 (2): 313-320.

[7]　MAK L Y, WONG D K, CHEUNG K S, et al. Review article: hepatitis B core-related antigen (HBcrAg): an emerging marker for chronic hepatitis B virus infection [J]. Aliment Pharmacol Ther, 2018, 47 (1):43-54.

[8]　LIU S, ZHOU B, VALDES J D, et al. Serum hepatitis B virus RNA: a new potential biomarker for chronic hepatitis B virus infection [J]. Hepatology, 2019, 69 (4):1816-1827.

[9]　LAI C L, RATZIU V, YUEN M F, et al. Viral hepatitis B [J]. Lancet, 2003, 362 (9401): 2089-2094.

[10]　LIAW Y F. Natural history of chronic hepatitis B virus infection and long-term outcome under treatment [J]. Liver Int, 2009, 29 (Suppl 1): 100-107.

[11]　FATTOVICH G, BORTOLOTTI F, DONATO F. Natural history of chronic hepatitis B: special emphasis on disease progression and prognostic factors [J]. J Hepatol, 2008, 48 (2): 335-352.

[12]　CHEN Y C, CHU C M, YEH C T, et al. Natural course following the onset of cirrhosis in patients with chronic hepatitis B: a long-term follow-up study [J]. Hepatol Int, 2007, 1 (1): 267-273.

[13]　FREEMAN A J, DORE G J, LAW M G, et al. Estimating progression to cirrhosis in chronic hepatitis C virus infection [J]. Hepatology, 2001, 34 (4 Pt 1): 809-816.

[14]　EL-SERAG H B, RUDOLPH K L. Hepatocellular carcinoma: epidemiology and molecular carcinogenesis [J]. Gastroenterology, 2007, 132 (7): 2557-2576.

[15]　DANDRI M, LOCARNINI S. New insight in the pathobiology of hepatitis B virus infection [J]. Gut, 2012, 61 (Suppl 1): i6-i17.

[16]　VAN DER MOLEN R G, SPRENGERS D, BINDA R S, et al. Functional impairment of myeloid and plasmacytoid dendritic cells of patients with chronic hepatitis B [J]. Hepatology, 2004, 40 (3): 738-746.

[17]　ZHANG Z, ZHANG S, ZOU Z, et al. Hypercytolytic activity of hepatic natural killer cells correlates with liver injury in chronic hepatitis B patients [J]. Hepatology, 2011, 53 (1): 73-85.

[18]　LUNEMANN S, MALONE D F, HENGST J, et al. Compromised function of natural killer cells in acute and chronic viral hepatitis [J]. J Infect Dis, 2014, 209 (9): 1362-1373.

[19]　BERTOLETTI A, FERRARI C. Innate and adaptive immune responses in chronic hepatitis B virus infections: towards restoration of immune control of viral infection [J]. Gut, 2012, 61 (12): 1754-1764.

[20]　CORNBERG M, WONG V W, LOCARNINI S, et al. The role of quantitative hepatitis B surface antigen revisited [J]. J Hepatol, 2017, 66 (2): 398-411.

[21]　PANNE D, MANIATIS T. Crystal structure of atf-2/c-jun and IRF-3 bound to the interferon-beta enhancer [J]. EMBO J, 2004, 23 (22): 4384-4393.

[22]　SAITO T, OWEN D M, JIANG F, et al. Innate immunity induced by composition-dependent RIG-I recognition of hepatitis C virus RNA [J]. Nature, 2008, 454 (7203): 523-527.

[23]　SUNG W K, ZHENG H, LI S, et al. Genome-wide survey of recurrent HBV integration in hepatocellular carcinoma [J]. Nat Genet, 2012, 44 (7): 765-769.

[24]　LEVRERO M, ZUCMAN-ROSSI J. Mechanisms of HBV-induced hepatocellular carcinoma [J]. J Hepatol, 2016, 64 (1 Suppl): S84-S101.

[25]　CHEN C J, YANG H I, SU J, et al. REVEAL-HBV Study Group. Risk of hepatocellular carcinoma across a biological gradient of serum hepatitis B virus DNA level [J]. JAMA, 2006, 295 (1): 65-73.

[26]　CHAN H L, HUI A Y, WONG M L, et al. Genotype C hepatitis B virus infection is associated with an increased risk of hepatocellular carcinoma [J]. Gut, 2004, 53: 1494-1498.

［27］ KUANG S Y, JACKSON P E, WANG J B, et al. Specific mutations of hepatitis B virus in plasma predict liver cancer development [J]. Proc Natl Acad Sci U S A, 2004, 101 (10): 3575-3580.

［28］ POLLICINO T, CACCIOLA I, SAFFIOTI F, et al. Hepatitis B virus PreS/S gene variants: pathobiology and clinical implications [J]. J Hepatol, 2014, 61 (2): 408-417.

［29］ MACHIDA K, LIU J C, MCNAMARA G, et al. Hepatitis C virus causes uncoupling of mitotic checkpoint and chromosomal polyploidy through the Rb pathway [J]. J Virol, 2009, 83 (23): 12590-12600.

［30］ MCGIVERN D R, LEMON S M. Virus-specific mechanisms of carcinogenesis in hepatitis C virus associated liver cancer [J]. Oncogene, 2011, 30 (17): 1969-1983.

［31］ WANG W, PAN Q, FUHLER G M, et al. Action and function of Wnt/beta-catenin signaling in the progression from chronic hepatitis C to hepatocellular carcinoma [J]. J Gastroenterol 2017, 52 (4): 419-431.

［32］ KWUN H J, JUNG E Y, AHN J Y, et al. p53-dependent transcriptional repression of p21 (waf1) by hepatitis C virus NS3 [J]. J Gen Virol, 2001, 82 (Pt9): 2235-2241.

［33］ PARK C Y, CHOI S H, KANG S M, et al. Nonstructural 5A protein activates β-catenin signaling cascades: Implication of hepatitis C virus-induced liver pathogenesis [J]. J Hepatol, 2009, 51 (5); 853-864.

［34］ MCGIVERN D R, VILLANUEVA R A, CHINNASWAMY S, et al. Impaired replication of hepatitis C virus containing mutations in a conserved NS5B retinoblastoma protein-binding motif [J]. J Virol, 2009, 83 (15): 7422-7433.

［35］ LOK A S, ZOULIM F, DUSHEIKO G, et al. Hepatitis B cure: From discovery to regulatory approval [J]. Hepatology, 2017, 66 (4): 1296-1313.

［36］ XIA Y, LIANG T J. Development of direct-acting antiviral and host-targeting agents for treatment of hepatitis B virus infection. Gastroenterology 2019, 156 (2): 311-324.

［37］ EUROPEAN ASSOCIATION FOR THE STUDY OF THE LIVER. EASL recommendations on treatment of hepatitis C 2018 [S/J]. J Hepatol, 2018, 69 (2): 461-511.

第 2 节　肝脂肪变性

肝脂肪变性是肝细胞胞浆内出现脂肪滴的病理改变。1842 年鲍莫尔（Bowmall）通过尸体解剖嗜酒者肝脏标本发现肝脂肪变性。1962 年塔勒尔（Thaler）在文献中描述非嗜酒者脂肪肝，1979 年有文献报道肥胖、糖尿病相关脂肪肝发生肝硬化，1980 年路德维格（Ludwig）提出非酒精性脂肪性肝炎（nonalcoholic steatohepatitis，NASH）的概念，1986 年舍姆勒（Schamler）提出非酒精性脂肪性肝病（nonalcoholic fatty liver disease，NAFLD）的概念。目前认为，肝脂肪变性属于遗传-环境-代谢应激相关性疾病，包括酒精性肝病（alcoholic liver disease，ALD）、NAFLD 以及其他特殊类型脂肪肝。在这里，我们主要讨论 ALD 和 NAFLD。两者均包括一系列疾病谱，ALD 包括轻症酒精性肝病、酒精性脂肪肝、酒精性肝炎、酒精性肝纤维化、酒精性肝硬化[1]，NAFLD 包括单纯性脂肪肝、NASH、NAFLD 相关肝硬化[2]，部分患者甚至最终发生肝细胞癌。目前全球 ALD 患病率居高不下，NAFLD 发病率不断升高且渐趋低龄化，为全球健康带来沉重负担。

一、病因

1. 过量饮酒　流行病学、临床和实验研究均表明，乙醇对肝细胞有诸多直接和间接毒性。饮酒量越大，饮酒时间越长，ALD 发病率、严重程度及病死率也越高。肝脏是乙醇代谢的主要场所，摄入体内的乙醇被肝脏细胞质中的乙醇脱氢酶（alcoholic dehydrogenase，ADH）和微粒体乙醇氧化系统（主要是细胞色素 P450 2E1，即 CYP2E1）等酶系氧化为乙醛，进而由乙醛脱氢酶（aldehyde dehydrogenase，ALDH）代谢为乙酸；乙酸大多进入血液，在周围器官中进入三羧酸循环，参与能量和物质代谢，最终生成水和二氧化碳。其中间产物乙醛对肝组织具有明显的毒性作用。ALD 的危险因素包括：①遗传易感性，与乙醇代谢相关的酶类具有遗传多态性，有利于乙醛形成或减慢乙醛分解的表型在 ALD 形成中起重要作用。此外，肿瘤坏死因子 α（tumor necrosis factor α，TNFα）、炎症抑制因子白细胞介素 10（interleukin 10，IL10）、转化生长因子 β（transforming growth factor β，TGFβ）、IL2 等的基因多态性均与患者病情的差异性和严重程度有关。②性别，女性对乙醇的易感性较男性高 2～4 倍。通常男性饮酒折合乙醇量平均 40g/d 才造成肝损害，而女性一般 20g/d 就可以造成肝损害。③营养状态，长期饮酒者多不能保持正常饮食结构，常有蛋白、维生素等营养物质缺乏，进而导致肝细胞耐受乙醇毒性的阈值下降，易出现肝损伤。高脂肪饮食和肥胖也是 ALD 的危险因素。④病毒因素，嗜酒者对肝炎病毒易感性增加，乙醇又可促进肝炎病毒在体内的复制。

2. 营养及代谢因素　营养不良或营养过剩、胰岛素抵抗、肥胖症、2 型糖尿病、代谢综合征等均可导致肝脂肪变性。营养不良性脂肪肝主要与饮食中蛋白质摄入量不足有关，此外，摄入氨基酸种类不平衡的食物，如缺乏合成载脂蛋白所必需的氨基酸，也可诱发试验动物肝细胞脂肪变。胰岛素抵抗通过促使外周脂解增加和高胰岛素血症引起肝细胞脂肪变。肥胖者 NAFLD 患病率可高达 60%～90%。内脏性肥胖比外周性肥胖更能反映脂肪肝的有无及轻重。2 型糖尿病是 NAFLD 独立于肥胖的重要危险因素。2 型糖尿病患者 NAFLD 检出率为 28%～55%。代谢综合征与 NAFLD 关系密切，NAFLD 是代谢综合征在肝脏的表现。

3. 其他　主要指由病毒和细菌等病原微生物及寄生虫感染（如基因 3 型丙型肝炎病毒感染）、某些药物（如他莫昔芬、胺碘酮、甲氨蝶呤、糖皮质激素等）、环境毒素（如锑、钡、有机溶剂等）、免疫因素（如自身免疫性肝炎等）、遗传性肝病（如肝豆状核变性、β-脂蛋白缺乏血症等）、内分泌代谢因素（如妊娠、皮质醇增多症等）导致的特殊类型脂肪肝。

二、流行病学

我国尚缺乏全国性的 ALD 流行病学资料。地区性的流行病学调查结果显示，我国饮酒人群比例和 ALD 患病率均呈现上升趋势。21 世纪初，我国部分省份流调资料显示，ALD 患病率为 0.5%～8.55%；ALD 占同期肝病住院患者的比例不断上升，从 2000 年的 2.4% 上升至 2004 年的 4.3%[3]。

NAFLD 是全球最常见的慢性肝病，普通成人 NAFLD 患病率介于 6.3%～45%，其中 10%～20% 为 NASH[4]。随着肥胖和代谢综合征的流行，NAFLD 已成为我国第一大慢性肝病和健康查体肝酶异常的首要原因[5]。来自上海、北京等地区的流行病学调查显示，普通成人 B 超诊断的 NAFLD 患病率 10 年期间从 15% 增加到 31% 以上[6]。

三、发病机制

肝脏是脂肪代谢的重要场所，在脂肪的消化、吸收、分解、合成及运输等过程中均起着重要作用。肝脏从血液中摄取游离脂肪酸（free fatty acids，FFA）合成三酰甘油（triglyceride，TG），再以极低密度脂蛋白（very low density lipoprotein，VLDL）的形式将 TG 转运出肝脏。任何原因引起肝细胞脂肪合成增加或转运入血能力下降，均可导致肝脂肪变性。包括：① FFA 输送入肝增多，主要来自高脂饮食、高脂血症及脂肪组织动员增加。②肝细胞合成 FFA 增加或由糖类转化成 TG 增多。③ FFA 在肝细胞线粒体内氧化和利用减少，酯化为 TG 增多。④ VLDL 合成及分泌减少，TG 转运障碍，导致脂肪在肝细胞内贮积形成脂肪肝。

1998 年，戴（Day）和詹姆斯（James）[7] 提出"二次打击"学说，被认为是 ALD 和 NAFLD 的经典发病机制。首次打击主要是指脂肪在肝脏实质细胞内的过度聚集，ALD 中酒精因素通过氧化应激促使反应性氧化物增加诱发肝细胞脂肪储积；NAFLD 中主要通过胰岛素抵抗引起肝细胞脂肪储积（单纯性脂肪肝），并诱致脂肪变的肝脏对内、外源性损害因子敏感性增高。第二次打击为氧化应激反应，是在首次打击的基础上，由活性氧诱导的发生在肝脏实质细胞内的炎症反应，进而引起脂肪变的肝细胞发生气球样变和坏死性炎症（脂肪性肝炎）。炎症的持续存在激活肝星状细胞引起肝纤维化，最终导致肝硬化。近年来，ALD 和 NAFLD 的发病机制由 "二次打击" 学说发展为 "多重打击" 学说，认为线粒体功能障碍、内质网应激、炎症激活、脂肪组织功能障碍、肠道菌群、铁超载、免疫细胞功能失调、细胞凋亡、遗传和表观遗传因素等也参与 ALD 和 NAFLD 的疾病进展[8-9]。

四、病理学

脂肪肝时肝细胞内异常蓄积的脂质主要为 TG。正常人肝组织切片上仅肝星状细胞内有脂滴存在，当肝内 TG 含量超过肝湿重的 5% 时，肝细胞相继出现脂滴。大部分肝脂肪变性首先发生于肝腺泡 3 带，即肝小叶中央静脉周围，此种分布特点与 3 区血供条件最差有关。随着病变的发展，脂肪变性可累及整个肝脏，即整个小叶的大多数肝细胞均有脂滴沉积，但有时脂滴浸润呈灶状或不规则分布。根据肝脂肪变性范围，可将脂肪肝分为弥漫性脂肪肝、弥漫性脂肪肝伴正常肝岛以及局灶性脂肪肝。根据肝细胞内脂滴的大小不同，脂肪肝分为大泡性、小泡性以及混合型脂肪肝。经典的小泡性脂肪肝主要见于晚期妊娠、Reye 综合征等，一般呈急性经过，不伴有肝细胞坏死和炎症。大泡性脂肪肝主要见于 ALD 和 NAFLD，常呈慢性经过，病程早期表现为单纯性脂肪肝；进一步发展为脂肪性肝炎，即在脂肪变基础上合并肝细胞气球样变、小叶内炎症，常伴有肝细胞点状坏死及肝纤维化；晚期可通过进展性肝纤维化发生脂肪性肝硬化。

需注意，ALD 及 NAFLD 的临床诊断并不需要肝活检，但肝活检是诊断 NASH 的 "金标准"，肝脂肪变、气球样变和肝脏炎症合并存在是诊断 NASH 的必备条件。ALD 和 NAFLD 的病理学诊断报告应包括肝脂肪变程度（F0~F3）、炎症程度（G0~G4）、肝纤维化分级（S0~S4）。其中，F0：<5% 肝细胞脂肪变；F1：≥5%~<33% 肝细胞脂肪变；F2：≥33%~<66% 肝细胞脂肪变；F3：≥66% 肝细胞脂肪变。G0：无炎症；G1：腺泡 3 带呈现少数气球样肝细胞，腺泡内散在个别点灶状坏死和中央静脉周围炎；G2：腺泡 3 带明显气球样肝细胞，腺泡内点灶状坏死增多，出现 Mallory 小体，门管区轻至中度炎症；G3：腺泡 3 带广泛的气球样肝细胞，腺泡内点灶状坏死明显，出现 Mallory 小体和凋亡小体，门管区中度炎症伴和（或）门管区周围炎症；G4：融合性坏死和（或）桥接坏死。S0：无纤维化；S1：腺泡 3 带局灶性或广泛的窦周 / 细胞周围纤维化和中央静脉周围纤维化；S2：纤维化扩展到门管区；S3：腺泡内广泛纤维化，局灶性或广泛的桥接纤维化；S4：肝硬化。此外，还可应用适当的病理评分系统如美国 NASH 临床研究协作网推荐的 NAS 评分[10] 或欧洲脂肪肝协作组提出的 SAF 评分对 NAFLD 进行评价[11]。SAF 评分比 NAS 评分更能提高病理医生诊断 NASH 的一致性，并且能够更好地评估脂肪肝患者的预后情况。

五、影像学改变

1. B 超　根据肝脏肿大、前场回声增强（"明亮肝"）、远场回声衰减以及肝内管道结构显示不清楚等特征可诊断脂肪肝，是诊断和监测脂肪肝的首选方法。但 B 超难以检出<30% 的肝细胞脂肪变，不能区分单纯性脂肪肝与脂肪性肝炎，且易受设备和操作者水平的影响。

2. 瞬时弹性成像（TE）　能通过 1 次检测同时得到肝脏硬度和肝脂肪变性程度 2 个指标。其中，受控衰减参数（CAP）测定系统诊断肝脂肪变性的灵敏度很高，可检出仅有 5% 的肝脂肪变性，准确区分轻度肝脂肪变与中-重度肝脂肪变性。它的主要不足是无法对有腹水及病态肥胖者进行准确检测。

3. 磁共振成像（MRI）　磁共振波谱分析、双回波同相位和反相位、质子密度脂肪分数可以评估肝脂肪变性程度。磁共振弹性成像可以评估肝脏纤维化程度。优点是准确性很高，缺点是检查费用昂贵、设备要求高。

4. 计算机断层扫描术（CT） 正常肝脏密度高于脾脏，脂肪肝时肝脏密度低于脾脏，肝/脾 CT 比值可用来衡量脂肪肝程度：肝/脾 CT 比值≤1.0 但>0.7 者为轻度，≤0.7 但>0.5 者为中度，≤0.5 者为重度。CT 诊断脂肪肝的准确性不优于 B 超，主要用于弥漫性脂肪肝伴有正常肝岛及局灶性脂肪肝与肝脏占位性病变的鉴别诊断。

六、治疗

（一）ALD 的治疗

完全戒酒是酒精性肝病最主要和最基本的治疗措施。在戒酒的基础上提供高蛋白、低脂饮食，并注意补充维生素及叶酸。重症酒精性肝炎 Maddrey 判别函数>32 分时可使用糖皮质激素治疗。美他多辛可加速酒精从血清中清除，有助于改善酒精中毒症状、酒精依赖以及行为异常。S-腺苷蛋氨酸、多烯磷脂酰胆碱、甘草酸制剂、还原型谷胱甘肽等可以用于改善 ALD 患者的临床症状和血清生化指标。对伴有肝纤维化的患者进行抗肝纤维化治疗。积极处理酒精性肝硬化的并发症，严重酒精性肝硬化患者可考虑肝移植。

（二）NAFLD 的治疗

减少体重和腰围是预防和治疗 NAFLD 及其并发症最为重要的治疗措施。主要依靠运动和饮食控制，目前尚无足够证据推荐减肥手术治疗 NASH。有研究显示，对于肝活组织检查证实的 NASH 患者，无论是否合并 T2DM，吡格列酮均可改善肝脏 NAS 评分[12-14]，但其最佳的剂量和疗程以及安全性尚需进一步研究。维生素 E 800IU/d 可用于无肝硬化、无糖尿病的 NASH 患者，但治疗时需充分评估用药的获益和风险。目前针对 NASH 的研发中的药物：调节胆汁酸代谢药物包括法尼醇 X 受体激动剂如奥贝胆酸[15]和人工合成的纤维细胞生长因子 19（NGM-282[16]）；过氧化物酶体增殖物激活受体（peroxisome proliferator-activated receptor，PPAR）激动剂，包括 PPARα/δ 双效激动剂如埃拉菲巴诺（elafibranor[17]）、PPARα/γ 双效激动剂如 Saroglitazar[18]；调节脂肪代谢药物：有胆酸和花生四烯酸的复合物如阿兰乔（aramchol[19]）、乙酰 CoA 羧化酶 1 抑制剂如 GS-0976[20]、甲状腺激素受体-β 激动剂如 MGL-3196[21] 和 VK2809[22]；降糖药物：胰高血糖素样肽-1 受体激动剂如利拉鲁肽[23]；抗氧化、抗凋亡和坏死药物有泛半胱氨酸蛋白酶抑制剂如埃米卡桑（emricasan）；靶向胶原形成和胶原降解的药物：双重 CCR2/5 抑制剂如塞尼克里罗克（cenicriviroc[24]）和半乳糖凝集素 3 抑制剂如贝拉果胶（belapectin[25]）等。

综上所述，肝脂肪变性属于遗传-环境-代谢应激相关性疾病，包括 ALD、NAFLD 以及其他特殊类型脂肪肝。任何原因引起肝细胞脂肪合成增加或转运入血能力下降，均可导致肝脂肪变性。近年来，ALD 和 NAFLD 的发病机制由"二次打击"学说发展为"多重打击"学说。对肝脂肪变性患者，应针对其病因及发病机制进行综合治疗。

（魏 来 杨 明）

参 考 文 献

［1］ 中华医学会肝病学分会脂肪肝和酒精性肝病学组, 中国医师协会脂肪性肝病专家委员会. 酒精性肝病防治指南 (2018 更新版) [S/J]. 中华肝脏病杂志, 2018, 26 (3): 188-194.

［2］ 中华医学会肝病学分会脂肪肝和酒精性肝病学组, 中国医师协会脂肪性肝病专家委员会. 非酒精性脂肪性肝病防治

　　　　指南 (2018 更新版) [S/J]. 中华肝脏病杂志, 2018, 26 (3): 195-203.

［3］　全国酒精性肝病调查协作组. 全国酒精性肝病的多中心调查分析 [J]. 中华消化杂志, 2007, 27 (4): 231-234.

［4］　YOUNOSSI Z M, KOENIG A B, ABDELATIF D, et al. Global epidemiology of nonalcoholic fatty liver disease-Meta-analytic assessment of prevalence, incidence, and outcomes [J]. Hepatology, 2016, 64 (1): 73-84.

［5］　WANG F S, FAN J G, ZHANG Z, et al. The global burden of liver disease: the major impact of China [J]. Hepatology, 2014, 60 (12): 2099-2108.

［6］　ZHU J Z, ZHOU Q Y, WANG Y M, et al. Prevalence of fatty liver disease and the economy in China: a systematic review [J]. World J Gastroenterol, 2015, 21 (18): 5695-5706.

［7］　DAY C P, JAMES O F. Steatohepatitis: a tale of two "hits"? [J]. Gastroenterology, 1998, 114 (5): 842-845.

［8］　NEUMAN M G, FRENCH S W, FRENCH B A, et al. Alcoholic and non-alcoholic steatohepatitis [J]. Exp Mol Pathol, 2014; 97 (3): 492-510.

［9］　BUZZETTI E, PINZANI M, TSOCHATZIS E A. The multiple-hit pathogenesis of non-alcoholic fatty liver disease (NAFLD) [J]. Metabolism, 2016, 65 (8): 1038-1048.

［10］　KLEINER D E, BRUNT E M. Nonalcoholic fatty liver disease: pathologic patterns and biopsy evaluation in clinical research [J]. Semin Liver Dis, 2012 (1), 32: 3-13.

［11］　BEDOSSA P. FLIP PATHOLOGY CONSORTIUM. Utility and appropriateness of the fatty liver inhibition of progression (FLIP) algorithm and steatosis, activity, and fibrosis (SAF) score in the evaluation of biopsies of nonalcoholic fatty liver disease [J]. Hepatology, 2014, 60 (2): 565-575.

［12］　BELFORT R, HARRISON S A, BROWN K, et al. A placebo-controlled trial of pioglitazone in subjects with nonalcoholic steatohepatitis [J]. N Engl J Med, 2006, 355 (22): 2297-2307.

［13］　AITHAL G P, THOMAS J A, KAYE P V, et al. Randomized, placebo-controlled trial of pioglitazone in nondiabetic subjects with nonalcoholic steatohepatitis [J]. Gastroenterology, 2008, 135 (4): 1176-1184.

［14］　CUSI K, ORSAK B, BRIL F, et al. Long-term pioglitazone treatment for patients with nonalcoholic steatohepatitis and prediabetes or type 2 diabetes mellitus: a randomized trial [J]. Ann Intern Med, 2016, 165 (5): 305-315.

［15］　YOUNOSSI Z M, RATZIU V, LOOMBA R, et al. Obeticholic acid for the treatment of non-alcoholic steatohepatitis: interim analysis from a multicentre, randomized, placebo-controlled phase 3 trial [J]. Lancet, 2019, 394 (10215): 2184-2196.

［16］　HARRISON S A, RINELLA M E, ABDELMALEK M F, et al. NGM282 for treatment of non-alcoholic steatohepatitis: a multicentre, randomised, double-blind, placebo-controlled, phase 2 trial [J]. Lancet, 2018, 391 (10126): 1174-1185.

［17］　RATZIU V, HARRISON S A, FRANCQUE S, et al. Elafibranor, an agonist of the peroxisome proliferator-activated receptor-α and-δ, induces resolution of nonalcoholic steatohepatitis without fibrosis worsening [J]. Gastroenterology, 2016, 150 (5): 1147-1159.

［18］　GAWRIEH S, NOUREDDIN M, LOO N M, et al. A phase 2, prospective, multicenter, double-blind, randomized study of saroglitazar magnesium 1mg, 2mg Or 4mg versus placebo in patients with nonalcoholic fatty liver disease and/or nonalcoholic steatohepatitis (EVIDENCES IV) [R]. AASLD, 2019, Abstract: LO10.

［19］　SAFADI R, KONIKOFF F M, MAHAMID M, et al. The fatty acid-bile acid conjugate aramchol reduces liver fat content in patients with nonalcoholic fatty liver disease [J]. Clin Gastroenterol Hepatol, 2014, 12 (12): 2085-2091.

［20］　LOOMBA R, KAYALI Z, NOUREDDIN M, et al. GS-0976 reduces hepatic steatosis and fibrosis markers in patients with nonalcoholic fatty liver disease [J]. Gastroenterology, 2018, 155 (5): 1463-1473.

［21］　HARRISON S A, BASHIR M R, GUY C D, et al. Resmetirom (MGL-3196) for the treatment of non-alcoholic steatohepatitis: a multicentre, randomised, double-blind, placebo-controlled, phase 2 trial [J]. Lancet, 2019, 394 (10213): 2012-2024.

［22］　VK2809, a novel liver-directed thyroid receptor beta agonist, significantly reduces liver fat in patients with non-alcoholic fatty liver disease: a phase 2 randomized, placebo-controlled trial [R]. AASLD, 2018, Abstract: LB4.

［23］　ARMSTRONG M J, GAUNT P, AITHAL G P, et al. Liraglutide safety and efficacy in patients with non-alcoholic steatohepatitis (LEAN): a multicentre, double-blind, randomized, placebo-controlled phase 2 study [J]. Lancet, 2016, 387 (10019): 679-690.

［24］　RATZIU V, SANYAL A, HARRISON S A, et al. Cenicriviroc treatment for adults with nonalcoholic steatohepatitis and fibrosis: final analysis of the phase 2b CENTAUR study [J]. Hepatology, 2020. [Epub ahead of print].

[25] CHALASANI N, ABDELMALEK M F, GARCIA-TSAO G, et al. Effects of belapectin, an inhibitor of galectin-3, in patients with nonalcoholic steatohepatitis with cirrhosis and portal hypertension [J]. Gastroenterology, 2020, 158 (5): 1334-1345.

第 3 节　肝 纤 维 化

肝纤维化指肝脏对炎症坏死等损伤的修复反应，导致肝内纤维组织过度沉积。肝纤维化最主要的机制是肝星状细胞（hepatic stellate cells，HSCs）被激活为肌成纤维细胞（myofibroblasts，MFs），大量增殖并分泌细胞外基质（extracellular matrix，ECM）。目前认为肝纤维化是可逆的，但如果持续发展，可进展至肝硬化，从而导致肝细胞功能损伤、门静脉高压和肝细胞癌变风险增加。

一、肝纤维化病因

肝纤维化病因很多（表 15-3-1），发达国家以非酒精性脂肪性肝炎（nonalcoholic steatohepatitis，NASH）、酒精性肝炎和丙型病毒性肝炎为主，发展中国家以病毒性肝炎为主。在我国，肝纤维化的病因以病毒性肝炎为主；随着我国民众生活方式改变，NASH 和酒精性肝炎引起的肝纤维化也逐渐增加[1]。

二、肝纤维化的预后

肝纤维化患者往往症状隐匿，目前认为肝纤维化可逆转，但持续的肝纤维化进展可导致肝硬化。肝硬化的主要病理学特征就是被纤维间隔包围的再生结节和假小叶的形成。一旦发生肝硬化，其自然病程包括从代偿期到失代偿期，后者出现门静脉高压与肝功能衰竭，临床表现为腹水、食管胃底静脉曲张破裂出血、肝性脑病等，且发生肝癌概率较肝纤维化明显升高，最终导致显著致死风险。

三、肝纤维化的发生机制

正常肝脏中，ECM 的合成与降解处于动态平衡中。各种病因所致的肝脏损伤，通过一系列细胞因子的自分泌及旁分泌作用，将 HSCs 等激活为 MFs，后者大量增殖并产生大量 ECM，同时其降解活性相对不足，最终导致大量 ECM 沉积在肝脏[2]。

ECM 指一系列构成肝组织骨架的大分子，主要包括各种胶原、非胶原糖蛋白、糖胺多糖、蛋白多糖和基质细胞蛋白[3]。肝纤维化时，大量纤维性胶原沉积在 Disse 腔隙导致肝窦毛细血管化，这不仅可促进HSCs 的激活，也加重了肝细胞与血液之间的物质交换障碍[4]。HSCs 的激活是指静止的细胞转化为 MFs，其过程分为启动和持续两个阶段[5]。在启动阶段，肝细胞、肝窦内皮细胞、库普弗细胞（Kupffer cells，KCs）及血小板均可通过旁分泌作用激活 HSCs。在扩展阶段，HSCs 获得了一系列新的表型：增殖、趋化性、纤维增生、收缩性、基

表 15-3-1　肝纤维化病因

窦前性纤维化
血吸虫病
特发性门静脉高压
窦性纤维化
感染
慢性乙型、丙型、丁型病毒性肝炎
酒精、药物或毒物
酒精
甲氨蝶呤
异烟肼
胺碘酮
自身免疫性
自身免疫性肝炎
胆汁淤积性
原发性胆汁性胆管炎
原发性硬化性胆管炎
先天性胆道闭锁
血管性
肝窦阻塞综合征
遗传性出血性毛细血管扩张症
遗传代谢性
肝豆状核变性
血色病
α1-抗胰蛋白酶缺乏症
糖代谢异常
脂代谢异常（包括 NASH）
氨基酸代谢异常
胆汁酸代谢异常
卟啉症
窦后性纤维化
布-加综合征
缩窄性心包炎 / 右心衰竭

质降解、维生素 A 丢失、释放细胞因子等，从而导致 ECM 累积增加。MFs 不仅继续受旁分泌途径的调控，而且能够通过自分泌效应维持其激活状态。

ECM 的重塑对肝纤维化的形成也很关键：①基质蛋白酶（matrix metalloprotease，MMP）对正常肝脏基质的破坏使得正常基质被瘢痕基质替代。②肝脏的瘢痕基质不能被有效降解是纤维化不断进展的主要决定因素。MMP 家族在基质重塑中起到重要作用[6]，金属蛋白酶组织抑制因子（tissue inhibitor of metalloprotease，TIMP）可对 MMP 起抑制作用[7]。纤维化进展期，TIMP-1 和 TIMP-2 均显著增加，HSCs 是这些抑制物的主要来源，且 TIMP-1 可阻止活化 HSCs 的凋亡[8]。

四、参与肝纤维化的细胞、细胞因子、信号通路

（一）参与肝纤维化的细胞

1. MFs HSCs 是 MFs 的主要来源，正常情况下 HSCs 位于 Disse 间隙，负责在 Disse 间隙中 ECM 的合成和重构、储存和代谢维生素 A。在肝损伤的情况下，HSCs 被激活转化成为 MFs。此外，MFs 的来源还包括[9]：①门静脉成纤维细胞：位于门静脉区的结缔组织内，其募集并激活成为 MFs，与肝缺血与胆汁淤积型肝纤维化高度相关。②骨髓衍生细胞与循环纤维细胞：肝损伤后骨髓提供的 MFs 可能参与肝纤维化的过程，且随肝纤维化进程而逐渐增加。③肝细胞和胆管上皮细胞：通过上皮-间充质转化成为 MFs。

2. 免疫细胞 肝脏的固有免疫与获得性免疫系统均在肝纤维化调节中起重要作用。

（1）肝脏巨噬细胞与单核细胞：KCs 是来源于循环单核细胞的组织巨噬细胞，构成了肝脏总细胞数量的 15% 并主要驻留在门静脉周围，是固有免疫的重要组成部分。KCs 分泌大量炎症与纤维形成介质，促进 HSCs 激活[10]。

（2）嗜中性粒细胞：嗜中性粒细胞参与肝损伤后固有免疫的早期反应，在酒精性肝炎与 NASH 中特别占优势。此外，其也能被多个细胞因子包括 IL-8 激活定向迁移进入受损肝脏[11]。然而嗜中性粒细胞对肝纤维化的作用尚不清楚。

（3）自然杀伤细胞与自然杀伤 T 细胞[12]：自然杀伤细胞通过诱导 HSCs 凋亡与产生抗纤维化的递质对肝纤维化起到保护作用。自然杀伤 T 细胞是一组既表达 T 细胞标志又表达 NK 细胞标志的异源细胞，对肝纤维化起到促进作用。

（4）T 淋巴细胞：T 淋巴细胞可以分为 CD8$^+$T 细胞与 CD4$^+$T 细胞，CD4$^+$细胞被称为辅助性 T 细胞。其中，T 辅助细胞 1（helper T cell 1，Th1）分泌 IL-2 与 IFN-γ，Th2 细胞分泌 IL-4、-5、-10 与-13。Th2 细胞因子对肝纤维化起到促进作用，而 Th1 细胞因子起到保护作用。

（5）B 淋巴细胞：B 细胞对肝纤维化可能起到促进作用，因为与野生型相比 B 细胞缺乏的小鼠在 CCl$_4$ 损伤后的胶原沉着减少[13]。

（二）参与肝纤维化的细胞因子和信号通路

细胞因子是一组包括趋化因子[单核细胞趋化因子（monocyte chemotactic protein 1，MCP-1）等]、干扰素（IFN-α、IFN-γ 等）、白细胞介素（IL-1、IL-6、IL-10 等）、生长因子、脂肪细胞因子以及可溶性神经体液配体（内源性类大麻素）等在内的蛋白家族。

参与 HSC 激活与纤维蛋白合成最重要的生长因子是血小板衍生生长因子（platelet derived growth factor，PDGF）与转化生长因子-β（transforming growth factor-β，TGF-β）。PDGF 与酪氨酸激酶受体 PDGFR 结合后部分通过磷脂酰肌醇 3-激酶（phosphatidylinositol-3-kinases，PI3K）/蛋白质丝氨酸苏氨酸激酶（protein-serine-threonine kinase，AKT）传导其活性。生长因子受体也可能利用丝裂原活化蛋白

激酶（mitogen-activated protein kinase，MAPK）信号转导通路，引发细胞增殖因子与纤维生成因子的转录。TGF-β 激活后通过其同源受体转导信号至 Smad 蛋白，增强包括胶原蛋白原 I 与胶原蛋白原Ⅲ在内的目标基因的转录[14]。其他与肝纤维化相关的生长因子有血管内皮生长因子、肝细胞生长因子、成纤维细胞生长因子与胰岛素样生长因子等。

脂肪细胞因子是主要由脂肪细胞分泌的多肽，瘦素与脂联素是参与肝脏损伤的主要脂肪细胞因子。瘦素可以通过瘦素受体并由 Janus 激酶（Janus kinase，JAK）2-信号转导子与转录激活子（signal transducer and activator of transcription，STAT）3 通路介导其生物学活性。瘦素具有促纤维化效果，能调节 HSC 的表型并激活 KCs 与内皮细胞产生 TGF-β。而脂联素在体内外都能抑制肝纤维化。

除了瘦素，JAK-STAT 信号通路可以被许多不同的细胞因子激活。STAT1 与 STAT3 在肝纤维化中起关键作用，STAT1 能被 IFN-α、IFN-β、IFN-γ 激活，STAT3 主要被 IL-6 与 IL-22 激活。STAT1 被认为通过抑制 HSCs 增殖及刺激 NK 细胞等抑制肝纤维化[15]。STAT3 被认为通过驱动 HSC 激活促进肝纤维化[16]。

内源性类大麻素是通过类大麻素（cannabinoid，CB）-1 与 CB-2 受体转导信号的一个花生四烯酸衍生分子家族。需要注意，两个 CB 受体有完全不同的活性，CB1 受体是促进肝纤维化的，CB2 受体则有相反的效应。因而 CB1 受体拮抗剂与 CB2 受体激活剂是抗肝纤维化的两个相反策略[17]。

五、肝纤维化的评估方法

（一）肝活检组织病理学

肝活检组织病理学检查被认为是明确纤维化程度"金标准"。肝组织损伤程度以炎症分级（G）和纤维化分期（S）来表示。1981 年，克尔德尔（Knodell）等[18]最早提出半定量评分系统诊断慢性肝炎，将炎症分级和纤维化分期的结果分别进行计算，但目前已较少应用。目前国际上常用的肝组织评分方法包括 Ishak[19]、Metavir[20]、Scheuer[21]等半定量评分系统。Ishak 评分系统是 Knodell 评分系统的改良版，将肝纤维化评估分为 0～6 期，是目前国际上用于前后病例对照研究评估肝纤维化变化最敏感和最常用的方法。目前，临床病理学分期诊断中，普遍注重判别有无显著纤维化的意义，以 S0-1 表示无显著纤维化，Scheuer 和 Metavir≥S2 或 Ishak≥S3 定义为显著纤维化，Scheuer 和 Metavir S3 或 Ishak S4 定义为进展期纤维化。表 15-3-2 列出了 4 种评分方法对纤维化评分的关联性。

表 15-3-2　肝纤维化分期半定量评分系统及其关联性

评分	Knodell	Ishak	Metavir	Scheuer
0	无纤维化	无纤维化	无纤维化	无纤维化
1	汇管区纤维化扩大	部分汇管区纤维化扩大，有或无短纤维间隔	汇管区纤维化，无纤维间隔	汇管区扩大
2		多数汇管区纤维化扩大，有或无短纤维间隔	汇管区纤维化，少量纤维间隔	汇管区纤维化，纤维间隔形成
3	桥接纤维化 P-P/P-C	多数汇管区纤维化扩大，偶见 P-P	很多纤维间隔，无肝硬化	纤维间隔形成伴小叶结构紊乱
4	肝硬化	多数汇管区纤维化扩大，明显的 P-P 和 P-C	肝硬化	可能或肯定肝硬化
5		明显的 P-P/P-C，偶见结节形成（不完全肝硬化）		
6		肝硬化		

注：P-P：汇管区-汇管区桥接纤维化；P-C：汇管区-中央静脉桥接纤维化。

近期有学者提出了评估肝纤维化／肝硬化逆转的病理学新分类，该分类将肝纤维化分为进展型（progressive，P）、逆转型（regressive，R）和不确定型（indeterminate，I）三类[22]。P-I-R 评分为评估肝纤维化动态变化提供了依据，有助于细分出治疗后具有纤维化逆转趋势的患者。近期基于非染色组织纤维化成像系统的 qFibrosis 可用于定量评估肝纤维化严重程度[23]。

肝活检有局限性，例如：病变不均一有可能造成取样误差；标本的长度和宽度影响结果的可重复性；为有创性操作，难以在同一患者反复多次进行，因而不便于观察肝纤维化的动态变化。

（二）血清学标志物

目前，尚缺乏血清特异性肝纤维诊断指标。较简单且有临床应用价值的主要有 APRI 评分 [APRI= AST/ULN×100/PLT（10^9/L）] 和 FIB-4 指数 [FIB-4=（年龄 ×AST）/（PLT× $\sqrt{AST}$ ）][24]。需要注意的是这些诊断模型大多来自慢性乙型肝炎和慢性丙型肝炎，且对无纤维化或有极重度纤维化的患者较有价值，对中间程度肝纤维化和其他原因所致的肝纤维化分期的预测价值尚不尽如人意。近期新兴的血清学标志物紫藤多花凝集素阳性 Mac-2 结合蛋白（WFA$^+$-Mac-2 binding protein，WFA$^+$-M2BP）由 HSCs 合成，具有肝脏特异性，与肝纤维化分期具有良好相关性[24]。

（三）影像学方法

1. 腹部 B 超、CT、MRI　可通过观察肝脏形态、质地、门脾静脉内径、脾脏大小、腹腔积液等间接判断肝纤维化的程度，但对肝纤维化的早期诊断意义不大。

2. 瞬时弹性成像（transient elastography，TE）　TE 是一种较新的无创性诊断肝纤维化技术，其原理是剪切波对于纤维化程度各异的肝组织会产生不同的机械形变与传递速度，得出不同的肝脏硬度值，从而分析出肝纤维化或肝硬化的程度。常用的 TE 主要有 FibroScan 和 FibroTouch[25]。其优点在于无创、操作快、费用低、结果可靠、可重复性好、可动态观察。其缺点在于测定成功率受肥胖、腹水等影响；测定值受肝脏炎症坏死、胆汁淤积以及脂肪变等影响。

3. 磁共振弹性成像（magnetic resonance elastography，MRE）　MRE 也是近些年发展的新技术，是在 MR 技术基础上加入了应变声波检测系统[26]。其优点在于可显示整个肝脏的三维弹性图、不受肥胖、腹水等影响。其缺点有费用较高、受机器性能和图像处理技术的限制。

六、肝纤维化的治疗进展

治疗方法为病因治疗联合抗纤维化治疗。目前肝纤维化治疗最重要的是病因治疗，尚无被广泛认可的抗肝纤维化药物。正在研发中的抗肝纤维化的药物[27]主要有抗肾素-血管紧张素系统的血管紧张素转换酶抑制剂或血管紧张素受体拮抗剂、针对单核巨噬系统炎症反应趋化因子受体 CCR2 和 CCR5 双重拮抗剂 TAK-652（cenicriviroc）、过氧化物酶体增殖物激活受体-γ 的配体噻唑烷二酮类、胰高糖素样肽-1 类似物利拉鲁肽、内皮素-1 受体拮抗剂、脂联素、肿瘤坏死因子-α 拮抗剂己酮可可碱、泛半胱天冬蛋白酶抑制剂（emricasan）、凋亡信号调节激酶 1 抑制剂塞隆塞提（selonsertib）、赖氨酰氧化酶样蛋白 2 抗体司马祖单抗（simtuzumab）、TGF-β1 拮抗剂吡非尼酮、TIMP-1 抗体等。

综上所述，肝纤维化是肝脏对炎症坏死等损伤的修复反应，目前认为是可逆的，但如果持续发展，可进展至肝硬化甚至肝癌。肝纤维化的过程涉及多种细胞、细胞因子、信号传导通路。我们需要进一步详细研究肝纤维化机制，并将这些发现转化为针对性的治疗进展，从而逆转甚至消除肝纤维化。

（魏　来　杨　明）

参 考 文 献

[1]　WANG F S, FAN J G, ZHANG Z, et al. The global burden of liver disease: the major impact of China [J]. Hepatology, 2014, 60 (6): 2099-2108.

[2] Lee Y A, Wallace M C, Friedman S L. Pathobiology of liver fibrosis: a translational success story [J]. Gut, 2015, 64 (5): 830-841.

[3] SCHUPPAN D, RUEHL M, SOMASUNDARAN R, et al. Matrix as a modulator of stellate cell and hepatic fibrogenesis [J]. Semin Liver Dis, 2001, 21 (3): 351-372.

[4] MCGUIRE R F, BISSELL D M, BOYLES J, et al. Role of extracellular matrix in regulating fenestrations of sinusoidal endothelial cells isolated from normal rat liver [J]. Hepatology, 1992, 15 (6): 989-997.

[5] FRIEDMAN S L. Mechanisms of hepatic fibrogenesis [J]. Gastroenterology, 2008, 134 (6): 1655-1669.

[6] BENYON R C, ARTHUR M J. Extracellular matrix degradation and the role of hepatic stellate cells [J]. Semin Liver Dis, 2001, 21 (3): 373-384.

[7] IREDALE J P. Models of liver fibrosis: exploring the dynamic nature of inflammation and repair in a solid organ [J]. J Clin Invest, 2007, 117 (3): 539-548.

[8] MURPHY F R, ISSA R, ZHOU X, et al. Inhibition of apoptosis of activated hepatic stellate cells by tissue inhibitor of metalloproteinase-1 is mediated via effects on matrix metalloproteinase inhibition: implications for reversibility of liver fibrosis [J]. J Biol Chem, 2002, 277 (13): 11069-11076.

[9] NOVO E, DI BONZO L V, CANNITO S, et al. Hepatic myofibroblasts: a heterogeneous population of multifunctional cells in liver fibrogenesis [J]. Int J Biochem Cell Biol, 2009, 41 (11): 2089-2093.

[10] GAO B, JEONG W I, TIAN Z. Liver: an organ with predominant innate immunity [J]. Hepatology, 2008, 47 (2): 729-736.

[11] MARRA F. Chemokines in liver inflammation and fibrosis [J]. Front Biosci, 2002, 7: 1899-1914.

[12] NOTAS G, KISSELEVA T, BRENNER D. NK and NKT cells in liver injury and fibrosis [J]. Clin Immunol, 2009, 130 (1): 16-26.

[13] NOVOBRANTSEVA T I, MAJEAU G R, AMATUCCI A, et al. Attenuated liver fibrosis in the absence of B cells [J]. J Clin Investig, 2005, 115 (11): 3072-3082.

[14] INAGAKI Y, OKAZAKI I. Emerging insights into transforming growth factor β Smad signal in hepatic fibrogenesis [J]. Gut, 2007, 56 (2): 284-292.

[15] JEONG W I, PARK O, RADAEVA S, et al. STAT1 inhibits liver fibrosis in mice by inhibiting stellate cell proliferation and stimulating NK cell cytotoxicity [J]. Hepatology, 2006, 44 (6): 1441-1451.

[16] XIANG D M, SUN W, NING B F, et al. The HLF/IL-6/STAT3 feedforward circuit drives hepatic stellate cell activation to promote liver fibrosis [J]. Gut, 2018, 67 (9): 1704-1715.

[17] SIEGMUND S V, SCHWABE R F. Endocannabinoids and liver disease. Ⅱ. Endocannabinoids in the pathogenesis and treatment of liver fibrosis [J]. Am J Physiol Gastrointest Liver Physiol, 2008, 294 (2): 357-362.

[18] KNODELL R G, ISHAK K G, BLACK W C, et al. Formulation and application of a numerical scoring system for assessing histological activity in asymptomatic chronic active hepatitis [J]. Hepatology, 1981, 1 (5): 431-435.

[19] ISHAK K, BAPTISTA A, BIANCHI L, et al. Histological grading and staging of chronic hepatitis [J]. J Hepatol, 1995, 22 (6): 696-699.

[20] BEDOSSA P, POYNARD T. An algorithm for the grading of activity in chronic hepatitis C. The METAVIR Cooperative Study Group [J]. Hepatology, 1996, 24 (2): 289-293.

[21] SCHEUER P J, STANDISH R A, DHILLON A P. Scoring of chronic hepatitis [J]. Clin Liver Dis, 2002, 6 (2): 335-347.

[22] SUN Y, ZHOU J, WANG L, et al. New classification of liver biopsy assessment for fibrosis in chronic hepatitis B patients before and after treatment [J]. Hepatology, 2017, 65 (5): 1438-1450.

[23] XU S, WANG Y. qFibrosis: a fully-quantitative innovative method incorporating histological features to facilitate accurate fibrosis scoring in animal model and chronic hepatitis B patients [J]. J Hepatol, 2014, 61 (2): 260-269.

[24] SHIRABE K, BEKKI Y, GANTUMUR D, et al. Mac-2 binding protein glycan isomer (M2BPGi) is a new serum biomarker for assessing liver fibrosis: more than a biomarker of liver fibrosis [J]. J Gastroenterol, 2018, 53 (7): 819-826.

[25] SINGH S, MUIR A J, DIETERICH D T, et al. American Gastroenterological Association Institute technical review on the role of elastography in chronic liver diseases [J]. Gastroenterology, 2017, 152 (6): 1544-1577.

[26] HUWART L, SEMPOUX C, VICAUT E, et al. Magnetic resonance elastography for the noninvasive staging of liver fibrosis [J]. Gastroenterology, 2008, 135 (5): 32-40.

[27] TRIVELLA J P, MARTIN P, CARRION A F. Novel targeted therapies for the management of liver fibrosis [J]. Expert Opin Emerg Drugs, 2020, 25 (1): 59-70.

第 4 节　药物性肝损伤

药物性肝损伤（drug-induced liver injury，DILI）是由各类处方或非处方药物或其代谢产物所导致的肝损伤。作为重要的药源性疾病之一，DILI 是上市前新药研发失败、上市后增加警示以及撤市的最主要原因，也是临床上不明原因肝损伤或不明原因肝病的重要病因。肝脏是药物在体内进行代谢的最主要器官，也是药物产生毒性的主要靶器官。由于药物种类繁多，个体敏感性和耐受性不同，所致肝损伤的临床表型复杂多样，轻者仅表现为轻、中度的血清肝酶升高，重者可导致急性肝衰竭，甚至死亡。近年来，DILI 的年发病率呈上升趋势，已经成为临床上需要面临和积极应对的严重疾病之一[1]。

一、流行病学

确定 DILI 的真实发生率是困难的。根据目前国外报道，在普通人群中 DILI 的发生率介于 1/100 000～20/100 000。其中，回顾性研究中 DILI 的估算发生率显著低于前瞻性研究。来自法国的一项普通人群 DILI 前瞻性研究显示，其发生率为 13.9/10 万，至少比同期法国基于自发报告的病例高 16 倍。冰岛开展的一项为期两年的 DILI 前瞻性研究，粗略估计的 DILI 发生率略高于法国，每年每 10 万人群中有 19 例新发患者。来自美国特拉华州的一项研究提示，DILI 发生率为 2.7/10 万，作者推测，由于监测仅限于亚专科医生，DILI 的实际发生率可能更高。尽管法国、冰岛和美国的研究基于普通人群，但迄今尚无前瞻性研究对此进行验证。我国人口基数庞大，临床药物种类繁多，不规范用药较为普遍，医务人员和公众对药物安全性问题和 DILI 的认知尚不够，因此，DILI 发生率有逐年升高趋势，其现状是不容乐观的。根据最近发表的基于住院患者中 DILI 发生情况的推算，DILI 在普通人群中的发生率至少为 23.8/10 万，高于目前报道的其他国家[2]。

就致肝损伤的药物而言，目前已有 1100 多种上市药物报道可引起肝损伤，美国的 LiverTox 网站（http://www.livertox.nih.gov）和中国的 HepaTox 网站（http://www.hepatox.org）收集了相应的药物信息。引起肝损伤常见的药物包括非甾体类抗炎药（NSAIDs）、抗感染药物（含抗结核药物）、抗肿瘤药物、中枢神经系统用药、心血管系统用药、代谢性疾病用药、激素类药物等。在欧美国家，NSAIDs、抗感染药物是导致 DILI 的最常见原因。对急性肝衰竭（ALF）病因的研究表明，DILI 是美国、欧洲和日本 ALF 的主要病因，其中，对乙酰氨基酚（APAP）是最主要的原因。此外，来自欧美的数据库显示，草药和膳食补充剂（HDS）导致的 DILI 已较前快速增长，成为不容忽视的问题。而且，与西药一样，HDS 可损伤肝脏和胆管中所有的细胞，可引起从轻度无症状肝酶升高到急性肝炎、慢性肝炎、肝硬化、肝衰竭、急性和慢性胆管炎、大泡性和小泡性脂肪变性，以及血管病变等多种表现。传统中药和膳食补充剂是亚洲国家如韩国和新加坡引起 DILI 的主要原因。我国基于 308 家住院患者的回顾性研究提示，传统中药和各类保健品（占 26.81%）、抗结核药（占 21.99%）、抗肿瘤药或免疫调整剂（占 8.34%）是最主要的原因。

二、发病机制

DILI 发病机制复杂，往往是多种机制先后或共同作用的结果，迄今尚未充分阐明。传统上，DILI 分为固有型和特异质型。前者是由药物或其代谢产物对肝脏的直接毒性引起，往往与剂量相关，暴露于药物的大部分人群会出现肝损伤（可预测性），且发作潜伏期短（数小时至数天发病）。而特异质型通常与药物剂量无关（尽管通常需要 50～100mg/d 的剂量阈值），仅在一小部分暴露的个体中发病（不可预测性），潜伏期可为数日至数周。两种药物性肝损伤机制既有一些共同特征，也有一些差异。无论是固有型还是特异质型肝损伤，药物的化学特性都极为重要，特别是药物的亲脂性和体内是否产生活性代谢产物。

卡普洛维茨（Kaplowitz）提出的具有里程碑意义的上下游假说，为阐明 DILI 发病机制提出了明确的框架和方向。具有药物特异性的导致肝脏受到最初打击的上游事件，以及随之激发的肝细胞损伤与保护途径间失衡构成的下游事件，是此假说的核心[3]。吕斯曼（Russmann）等[4] 在此基础上指出遗传和环境因素的重要作用，也为阐明 DILI 发病机制提出了建设性的研究方向。药物导致肝脏暴露于活性代谢物，后者可共价结合蛋白质，诱导氧化应激，激活信号转导途径（如丝裂原活化蛋白激酶 MAPK）并导致细胞器应激（如线粒体或内质网应激），干扰胆汁酸转运，或导致细胞坏死或凋亡，或诱导抑制适应性反应。然而，这种应激可诱发机体的固有免疫，在遗传适应性免疫的个体中对适应性免疫应答产生共刺激的作用。目前认为，适应性免疫在多数药物诱导的特异质型 DILI 的发病机制中扮演着重要角色，并被认为是导致 DILI 的最终共同事件[5]。

尽管从药物代谢、肝细胞死亡机制及相应的信号传导调控途径、线粒体功能损伤、免疫损伤、遗传和环境因素等方面做了一些探索性的研究，也取得了一些进展，发现了与发病机制可能相关的一些潜在生物标志物，如具有肝脏特异性的 miR-122[6]、反映细胞凋亡的细胞角蛋白 18 片段（CK-18Fr）[7]、与肝脏炎症相关的高迁移率族蛋白 B1（HMGB1）[8] 等，但目前的研究结果可能只是我们了解 DILI 发病机制的冰山一角。目前认为，DILI 的发生、进展是高风险的遗传易感个体、药物的理化性质和毒理性质以及其与宿主、环境之间的相互综合作用的影响来决定的，这可以解释人群在暴露于特定药物后所产生的适应和易感。

三、风险因素

（一）宿主相关风险因素

1. 年龄 尽管高龄患者的处方量增加，但对某些特定药物，年龄可能是决定易感性的风险因素，并与 DILI 表型相关。年轻患者更常发生肝细胞损伤型 DILI，而老年患者更易发生胆汁淤积型 DILI。

2. 性别 女性可能对某些药物，如米诺环素、甲基多巴等表现出更高的易感性，且易于呈现自身免疫性肝炎（AIH）的特点。一些研究提示，女性可能更易进展为药物导致的 ALF。

3. 种族 药物代谢酶的多态性、HLA 风险等位基因表达频率可能是不同群体对特定药物诱发的 DILI 易感性存在差异的机制[9-11]。因此，种族应被视为 DILI 的风险因素。

4. 酒精 酒精摄入并不是所有药物导致 DILI 的风险因素，但对一些特定药物如异烟肼、甲氨蝶呤和氟烷，定期酒精摄入可能是风险因素。

5. 基础疾病 代谢综合征被认为是他莫昔芬和甲氨蝶呤治疗患者发生药物相关脂肪性肝病的风险因素，并与严重程度相关。慢性乙型和丙型肝炎可被认为是抗 HIV 和抗结核治疗中导致 DILI 的风险因素。有慢性肝病基础的患者更易发生 DILI 的证据有限。

（二）药物相关风险因素

目前研究认为，任何药物每日剂量＞100mg、主要通过细胞色素 P450 酶系在肝脏代谢、在体内可形成活性代谢产物、具有双重抑制线粒体和胆酸盐输出泵（bile salt export pump，BSEP）功能，均是可能导致 DILI 风险的药物特性。

四、DILI 的临床分型和特殊表型

（一）临床分型

对多数 DILI 而言，国际上建议，可根据与临床事件有关的首次实验室检查肝酶升高的模式，分为肝细胞损伤型、胆汁淤积型和混合型。其标准：①肝细胞损伤型：ALT≥3ULN，且 R≥5；②胆汁淤积型：ALP≥2ULN，且 R≤2；③混合型：ALT≥3ULN，ALP≥2ULN，且 2<R<5。R＝（ALT 实测值 /ALT ULN）/（ALP 实测值 /ALP ULN）。在病程中的不同时机计算 R 值，有助于更准确地判断 DILI 的临床类型及其演变。新近有研究提出"新 R 值（new R，NR）"，与 R 的不同是取 ALT 或 AST 两者中的高值进行计算。

（二）特殊表型

由于药物可导致几乎所有已知的肝损伤类型，临床上，一些药物导致的特殊肝损伤表型无法用 R 值进行计算分型。这些特殊的表型包括药物诱发的自身免疫性肝炎、与肿瘤免疫治疗相关的肝损伤、继发性硬化性胆管炎、肉芽肿性肝炎、急性脂肪肝、药物相关脂肪性肝病、结节性再生性增生和肝窦阻塞综合征、肝脏肿瘤等。

五、DILI 的临床表现和实验室检查

（一）临床表现

急性 DILI 的临床表现通常无特异性。部分患者可无明显症状，仅有血清 ALT、AST 及 ALP、GGT 等肝脏生化指标不同程度的升高。有的患者可伴有乏力、食欲减退、上腹不适、厌油、尿黄、皮肤巩膜黄染等非特异性症状。胆汁淤积明显者可有全身皮肤黄染、大便颜色变浅和瘙痒等。少数患者可有发热、皮疹、嗜酸性粒细胞增多甚至关节酸痛等过敏表现，还可能伴有其他肝外器官损伤的表现。病情严重者可出现 ALF 或亚急性肝衰竭（SALF），此时可出现腹水、肝性脑病、凝血功能障碍等症状。

慢性 DILI 在临床上可表现为慢性肝炎、肝纤维化、代偿性和失代偿性肝硬化、AIH 样 DILI、慢性肝内胆汁淤积和胆管消失综合征（VBDS）等特殊表型。

（二）实验室检查

1. 肝脏生化检查　血清 ALT、ALP 和 TBil 等是界定 DILI 中肝损伤或肝功能障碍的标准指标。血清 ALT 反映肝损伤的敏感性较高，而特异性相对较低。对于 ALP 升高，应除外生长发育期儿童和骨病患者的非肝源性 ALP 升高。在识别 DILI 计算肝损伤模式时，当 ALT 缺失时，AST 值可以可靠地替代 ALT，而 GGT 作为 ALP 的替代则可靠性较低。

血清 TBil 升高、白蛋白水平降低和凝血功能下降均提示肝损伤较重。其中，人血清白蛋白水平下降需除外肾病和营养不良等病因，凝血功能下降需除外血液系统疾病等病因。通常以凝血酶原时间国际标准化比率（INR）≥1.5 判断为凝血功能下降，也可参考凝血酶原活动度（PTA）等指标加以判断。

2. 排除其他原因的实验室检查　DILI 的诊断很大程度上依赖于排除引起肝损伤的其他原因。损伤类型有助于初步排查肝炎和胆汁淤积的最常见原因。对于肝细胞损伤型者，需排除各类病毒学肝炎（甲型、乙型、丙型和戊型病毒性肝炎），必须筛查自身抗体和血清 IgG，以排除 AIH；较年轻的患者（<40 岁）中，应通过筛查血浆铜蓝蛋白水平来排除 Wilson 病；必要时需排除非嗜肝病毒的感染，如巨细胞病毒和 EB 病毒的感染。对于胆汁淤积型者，需排除原发性胆汁性胆管炎（PBC）。

3. 影像学检查 DILI 患者的肝脏影像学表现通常是正常的。所有疑似 DILI 患者都应进行腹部超声检查以排除肝脏局灶性改变和胆道梗阻，其他影像学检查的使用视具体临床情况而定。如 DILI 患者呈现"肝炎样"综合征，则通常不需要做除肝脏超声之外的其他影像学检查；如是胆汁淤积型，则可能需要进行其他影像学检查，如 CT 和磁共振胆管造影来排除胆道结石和其他可疑病因。超声、CT 或 MRI 等常规影像学检查和必要的逆行胰胆管造影对鉴别胆汁淤积型 DILI 与胆道病变或胰胆管恶性肿瘤等有重要价值。

4. 肝脏组织学 尽管 DILI 的肝脏组织学变化几乎涵盖了肝脏组织学改变的全部范畴，并无特征性表现，但组织学可提供支持 DILI 诊断或其他变更诊断的信息，而且可提供有助于临床管理的预后信息。临床上，当疑似 DILI 出现进展或停用可疑药物后恢复不佳者，或血清学检查提示有 AIH 的可能性时，均应考虑进行肝活组织检查。

六、诊断和鉴别诊断

（一）DILI 诊断的肝脏生化学阈值

国际医学科学组织理事会（CIOMS）正在起草的国际指南和新近发布的欧洲指南均建议诊断 DILI 时提高肝脏生化学阈值，需达到下述标准之一：① ALT≥5ULN；② ALP≥2ULN（伴随 GGT 升高且排除骨骼疾病引起 ALP 水平升高）；或③ ALT≥3ULN 同时 TBil≥2ULN。对药物治疗前肝脏生化就异常的患者，ULN 以 DILI 发病前获得的平均基线值所替代。之所以提高血清转氨酶升高的阈值来建立 DILI 的诊断，是因为目前广泛的共识认为，药物引起的适应性、可逆性肝酶升高，或原有的基础肝脏疾病（如脂肪肝）等导致的肝酶轻微增高不应归类为 DILI。对于生化学指标未达到上述标准，而因果关系评估又确定归因于药物因素的肝损伤患者，如何去诊断和界定，这是一个值得探讨的问题[12]。

当然，对于一些特殊类型的肝损伤类型，如肝纤维化（甲氨蝶呤常见的肝损伤类型）、肝脏血管性病变、肝硬化和继发于线粒体毒性的小泡性脂肪变性等，转氨酶的升高可能无法达到设定的阈值，必须根据组织学 / 影像学表现来诊断是否是由特定药物或毒物引起的肝损伤。

（二）因果关系评估

尽管有多个量表或方法报道用于评估肝损伤和药物之间的因果关系，但目前仍推荐 Roussel Uclaf 因果关系评估法（RUCAM 量表，表 15-4-1）[13]。该量表将药物与肝损伤的因果相关性分为 5 级：极可能（highly probable）：>8 分；很可能（probable）：6～8 分；可能（possible）：3～5 分；不太可能（unlikely）：1～2 分；可排除（excluded）：≤0 分。

表 15-4-1　RUCAM 因果关系评估量表

RUCAM 因果关系评估量表 *				
药物：	初始 ALT：	初始 ALP：	R 值＝［ALT/ULN］÷［ALP/ULN］＝	
肝损伤类型：肝细胞型（R≥5.0），胆汁淤积型（R≤2.0），混合型（2.0<R<5.0）				
肝细胞损伤型		胆汁淤积型或混合型		评价
1. 用药至发病的时间				
	初次用药	再次用药	初次用药	再次用药	计分
○ 从用药开始				
● 提示	5～90 天	1～15 天	5～90 天	1～90 天	+2
● 可疑	<5 天或>90 天	>15 天	<5 天或>90 天	>90 天	+1
○ 从停药开始				
● 可疑	≤15 天	≤15 天	≤30 天	≤30 天	+1

注：若肝损伤反应出现在开始服药前，或停药后>15 天（肝细胞损伤型）或>30 天（胆汁淤积型），则应考虑肝损伤与药物无关，不应继续进行 RUCAM 评分。

续表

2. 病程	ALT 在峰值和 ULN 之间的变化	ALP（或 TBil）在峰值与 ULN 之间的变化	
○ 停药后			
● 高度提示	8 天内下降≥50%	不适用	+3
● 提示	30 天内下降≥50%	180 天内下降≥50%	+2
● 可疑	不适用	180 天内下降<50%	+1
● 无结论	无资料或 30 天后下降≥50%	不变、上升或无资料	0
● 与药物作用 相反	30 天后下降<50% 或再次升高	不适用	−2
○ 若继续用药	所有情况	所有情况	
● 无结论			0

3. 危险因素	乙醇	乙醇或妊娠（任意 1 种）	
○ 饮酒或妊娠	有	有	+1
	无	无	0
○ 年龄	≥55 岁	≥55 岁	+1
	<55 岁	<55 岁	0

4. 伴随用药

○ 无伴随用药，或无资料，或伴随用药至发病时间不相合		0
○ 伴随用药至发病时间相符合		−1
○ 伴随用药已知有肝毒性，且至发病时间提示或相合		−2
○ 伴随用药的肝损伤证据明确（再刺激反应呈阳性，或与肝损伤明确相关并有典型的警示标志）		−3

5. 除外其他肝损伤原因

第 I 组（6 种病因）[†]		
○ 急性甲型肝炎（抗-HAV-IgM＋）或 HBV 感染（HBsAg 和（或）抗-HBc-IgM＋）或 HCV 感染（抗-HCV＋和（或）HCV RNA＋，伴有相应的临床病史）	● 排除组 I 和组 II 中的所有病因	+2
	● 排除组 I 中的所有病因	+1
	● 排除组 I 中的 5 或 4 种病因	0
○ 胆道梗阻（影像学检查证实）	● 排除组 I 中的少于 4 种病因	−2
○ 酒精中毒（有过量饮酒史且 AST/ALT≥2）		
○ 近期有低血压、休克或肝脏缺血史（发作 2 周以内）		
第 II 组（2 类病因）[‡]	● 非药物性因素高度可能	−3
○ 合并自身免疫性肝炎、脓毒症、慢性乙型或丙型肝炎、原发性胆汁性胆管炎（PBC）[△]或原发性硬化性胆管炎（PSC）等基础疾病，或		
○ 临床特征及血清学和病毒学检测提示急性 CMV、EBV 或 HSV 感染		

6. 药物既往肝损伤信息

○ 肝损伤反应已在产品介绍中标明		+2
○ 肝损伤反应未在产品介绍中标明，但曾有报道		+1
○ 肝损伤反应未知		0

7. 再用药反应			
○ 阳性	再次单用该药后 ALT 升高 2 倍	再次单用该药后 ALP（或 TBil）升高 2 倍	+3
○ 可疑	再次联用该药和曾同时应用的其他药物后，ALT 升高 2 倍	再次联用该药和曾同时应用的其他药物后，ALP（或 TBil）升高 2 倍	+1
○ 阴性	再次单用该药后 ALT 升高，但低于 ULN	再次单用该药后 ALP（或 TBil）升高，但低于 ULN	−2
○ 未做或无法判断	其他情况	其他情况	0

＊总分意义判定：>8：极可能；6～8：很可能；3～5：可能；1、2：不太可能；≤0：可排除。ALP：碱性磷酸酶；ALT：丙氨酸氨基转移酶；CMV：巨细胞病毒；EBV：EB 病毒；HSV：单纯疱疹病毒；TBil：总胆红素；ULN：正常上限值。† 在我国也应特别注意排除急性戊型肝炎，因此本项计分标准尚待今后完善。‡ 也应注意排除 IgG4 胆管炎。△ 旧称原发性胆汁性肝硬化（PBC）。

（三）鉴别诊断

DILI 的诊断目前仍为排他性诊断，需要鉴别并排除引起肝损伤的其他病因。因此，根据临床表现和特点，合理选择基于血清生化、其他常规实验室检查、影像学检查、肝脏组织学检查甚至基因检测手段，以排除或鉴别其他肝损伤原因。

（四）诊断流程

诊断流程可参照我国《药物性肝损伤诊治指南》（2015 版）[1]，见图 15-4-1。

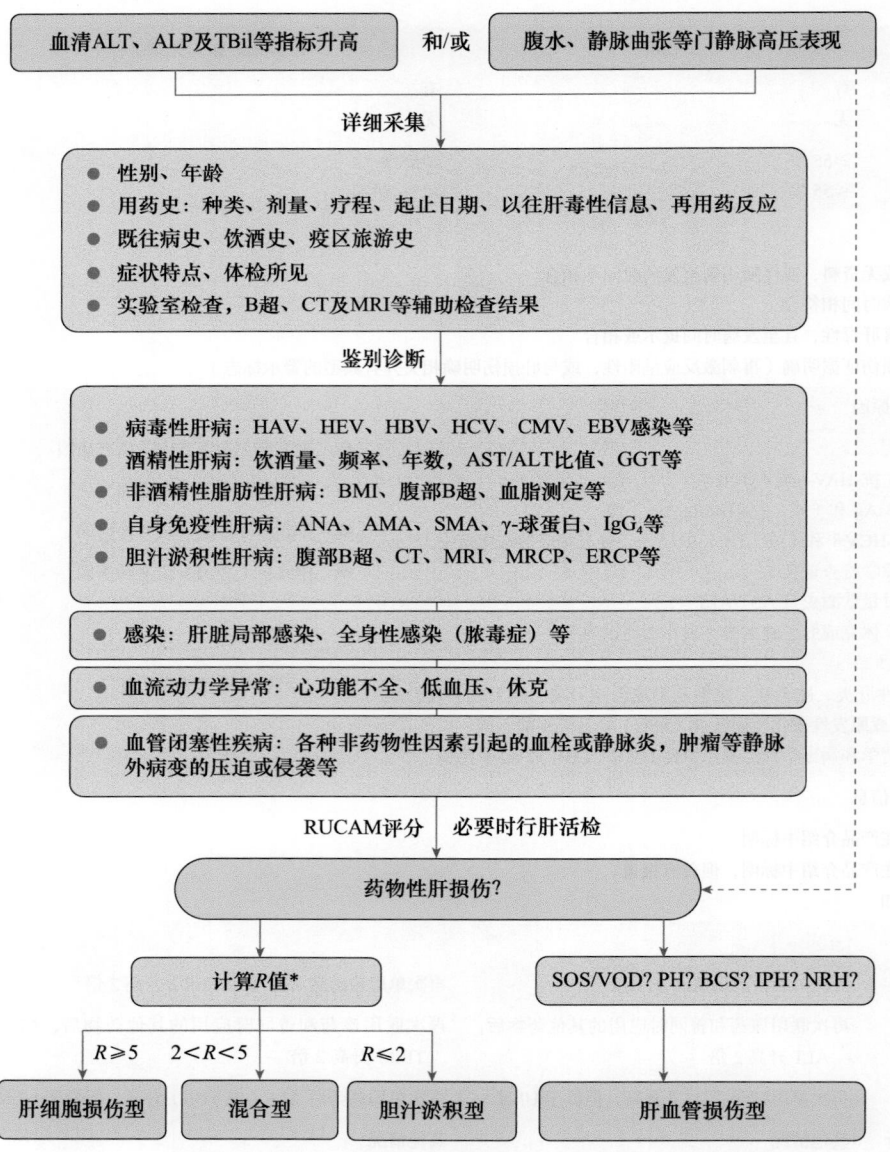

图 15-4-1　药物性肝损伤（DILI）诊断流程图

BCS：巴德-基亚里综合征；IPH：特发性门静脉高压症；NRH：结节性再生性增生；PH：紫癜性肝病；
SOS/VOD：肝窦阻塞综合征 / 肝小静脉闭塞病。*R＝（ALT 实测值 /ULN）/（ALP 实测值 /ULN）。

七、严重程度评估

可参照我国 2015 年版的《药物性肝损伤诊治指南》对 DILI 的严重程度进行评估，标准如下：

0 级（无肝损伤）：患者对暴露药物可耐受，无肝毒性反应。

1 级（轻度肝损伤）：血清 ALT 和（或）ALP 呈可恢复性升高，TBil＜2.5ULN（2.5mg/dl 或 42.75μmol/L），且 INR＜1.5。多数患者可适应。可有或无乏力、虚弱、恶心、厌食、右上腹痛、黄疸、瘙痒、皮疹或体质量减轻等症状。

2 级（中度肝损伤）：血清 ALT 和（或）ALP 升高，TBil≥2.5ULN，或虽无 TBil 升高但 INR≥1.5。上述症状可有加重。

3 级（重度肝损伤）：血清 ALT 和（或）ALP 升高，TBil≥5ULN（50mg/L 或 85.5μmol/L），伴或不伴 INR≥1.5。患者症状进一步加重，需要住院治疗，或住院时间延长。

4 级（ALF）：血清 ALT 和（或）ALP 水平升高，TBil≥10ULN（100mg/L 或 171μmol/L）或每日上升≥10mg/L（17.1μmol/L），INR≥2.0 或 PTA＜40%，可同时出现（1）腹水或肝性脑病；或（2）与 DILI 相关的其他器官功能衰竭。

5 级（致命）：因 DILI 死亡，或需接受肝移植。

八、治疗

DILI 的基本治疗原则：①及时停用可疑肝损伤药物，尽量避免再次使用可疑或同类药物；②应充分权衡停药引起原发病进展和继续用药导致肝损伤加重的风险；③根据 DILI 的临床类型选用适当的药物治疗；④ ALF/SALF 等重症患者必要时可考虑紧急肝移植。

（一）停药

及时停用可疑的肝损伤药物是最为重要的治疗措施。多数患者停药后可自行改善甚至痊愈，少数患者可发展为慢性，极少数进展为 ALF/SALF。

美国 FDA 于 2013 年制定了药物临床试验中出现 DILI 的停药原则。出现下列情况之一应考虑停用肝损伤药物：①血清 ALT 或 AST＞8ULN；② ALT 或 AST＞5ULN，持续 2 周；③ ALT 或 AST＞3ULN，且 TBil＞2ULN 或 INR＞1.5；④ ALT 或 AST＞3ULN，伴逐渐加重的疲劳、恶心、呕吐、右上腹疼痛或压痛、发热、皮疹和（或）嗜酸性粒细胞增多（＞5%）。上述原则适用对象为药物临床试验受试者，且有待前瞻性系统评估，因此在临床实践中仅供参考。对固有型 DILI，在原发疾病必须治疗而无其他替代治疗手段时可酌情减少剂量。

（二）药物治疗

成人重型患者建议尽早使用 N-乙酰半胱氨酸（NAC），用法：50～150mg/（kg·d），总疗程不低于 3 天。由于在 ALF 的临床试验中显示，NAC 可提高药物导致的 ALF 患者的早期无肝移植患者的生存率，该药得到美国、欧洲和中国指南的推荐，用于药物引起的 ALF 治疗。因在儿童非 APAP 引起的 ALF 随机对照临床试验中结果不一致，故目前不建议 NAC 用于儿童。

糖皮质激素对 DILI 的疗效尚缺乏随机对照研究，应严格掌握治疗适应证，宜用于超敏或自身免疫征象明显，且停用肝损伤药物后生化指标改善不明显甚或继续恶化的患者，并应充分权衡治疗收益和可能的不良反应。

由于在注册的随机对照临床试验中可较好地降低 DILI 患者的 ALT 水平，异甘草酸镁获得我国 CFDA

批准，增加了急性DILI适应证，因此，该药可用于治疗ALT明显升高的急性肝细胞型或混合型DILI。

根据我国指南，轻-中度肝细胞损伤型和混合型DILI，炎症较重者可试用双环醇和甘草酸制剂；炎症较轻者可试用水飞蓟素。胆汁淤积型DILI可选用熊去氧胆酸（UDCA）。有报道S-腺苷蛋氨酸（SAMe）治疗胆汁淤积型DILI有效。上述药物的确切疗效有待严格的前瞻性随机对照研究加以证实。

（三）肝移植

对出现肝性脑病和严重凝血功能障碍的ALF/SALF，以及失代偿性肝硬化，应考虑肝移植。

药物性肝损伤是最常见的药物不良反应之一，也是临床上急性肝衰竭最常见的原因之一。由于缺乏特异性的生物学标志物，且药物可导致目前已知的所有肝损伤类型，DILI的诊断和鉴别诊断在临床上极具挑战性[14]。目前，DILI的诊断仍基于排除性策略。尽管RUCAM量表已被各大指南推荐为临床实践中评估肝损伤与可疑药物之间因果关系的标准方法，但其自身的局限性以及DILI复杂的临床表型使该量表尚无法完全满足复杂临床场景的需求。开发新的DILI诊断评估量表和特异性的生物学标志物，应是未来努力的方向。目前对于DILI的认知多来源于国际上长期随访的数据库，而DILI领域仍有大量未被满足的临床需求。加强基于大数据的DILI相关科学研究是更好地认知DILI的有效途径，也是对药物应用实施科学监管的前提。

（茅益民）

参 考 文 献

［1］ 中华医学会肝病学分会药物性肝病学组. 药物性肝损伤诊治指南(2015版)[S/J]. 临床肝胆病杂志, 2015, 31 (11): 1752-1769.

［2］ SHEN T, LIU Y, SHANG J, et al. Incidence and etiology of drug-induced liver injury in mainland China [J]. Gastroenterology, 2019, 156 (8): 2230-2241.

［3］ IORGA A, DARA L, KAPLOWITZ N. Drug-induced liver injury: cascade of events leading to cell death, apoptosis or necrosis [J]. Int J Mol Sci, 2017, 18 (5). pii: E1018.

［4］ RUSSMANN S, JETTER A, KULLAK-UBLICK G A. Pharmacogenetics of drug-induced liver injury [J]. Hepatology, 2010, 52 (2): 748-761.

［5］ TAILOR A, FAULKNER L, NAISBITT D J, et al. The chemical, genetic and immunological basis of idiosyncratic drug-induced liver injury [J]. Hum Exp Toxicol, 2015, 34 (12): 1310-1317.

［6］ HOWELL L S, IRELAND L, PARK B K, et al. MiR-122 and other microRNAs as potential circulating biomarkers of drug-induced liver injury [J]. Expert Rev Mol Diagn, 2018, 18 (1): 47-54.

［7］ THULIN P, NORDAHL G, GRY M, et al. Keratin-18 and microRNA-122 complement alanine aminotransferase as novel safety biomarkers for drug-induced liver injury in two human cohorts [J]. Liver Int, 2014, 34 (3): 367-378.

［8］ LEA J D, CLARKE J I, MCGUIRE N, et al. Redox-dependent HMGB1 isoforms as pivotal co-ordinators of drug-induced liver injury: mechanistic biomarkers and therapeutic targets [J]. Antioxid Redox Signal, 2016, 24 (12): 652-665.

［9］ UTKARSH D, LORETZ C, LI A P. In vitro evaluation of hepatotoxic drugs in human hepatocytes from multiple donors: Identification of P450 activity as a potential risk factor for drug-induced liver injuries [J]. Chem Biol Interact, 2016, 255: 12-22.

［10］ LUCENA M I, MOLOKHIA M, SHEN Y, et al. Susceptibility to amoxicillin-clavulanate-induced liver injury is influenced by multiple HLA class Ⅰ and Ⅱ alleles [J]. Gastroenterology, 2011, 1 (1): 338-347.

［11］ DALY A K, DONALDSON P T, BHATNAGAR P. HLA-B*5701 genotype is a major determinant of drug-induced liver injury due to flucloxacillin [J]. Nature Genetics, 2009, 7 (7): 816-819.

［12］ 茅益民. 药物性肝损伤的临床诊断思路和评估 [J]. 中华肝脏病杂志, 2012, 20 (3): 167-169.

［13］ ROCHON, PROTIVA P, SEEFF L B, et al. Reliability of the Roussel Uclaf Causality Assessment Method for assessing causality in drug-induced liver injury [J]. Hepatology, 2008, 4 (4): 1175-1183.

［14］ WATKINS P B, SELIGMAN P J, PEARS J S, et al. Using controlled clinical trials to learn more about acute drug-induced liver injury [J]. Hepatology, 2008, 5 (5): 1680-1689.

第 5 节　酒精性肝病

酒精性肝病（alcoholic liver disease，ALD）是由于长期大量饮酒导致的肝脏疾病。初期通常表现为脂肪肝，进而可发展成酒精性肝炎、肝纤维化和肝硬化。严重酗酒时可诱发广泛肝细胞坏死，甚至引起肝功能衰竭。酒精性肝病是我国常见的肝脏疾病之一，严重危害人民健康。遗传和非遗传因素与个体易感性和 ALD 的进程有关。本节将从 ALD 的流行病学、影响因素、临床表现及诊断标准、组织病理学诊断及治疗进行阐述。

一、流行病学

世界卫生组织（World Health Organization，WHO）将女性 20～40g/d、男性 40～60g/d 的酒精摄入量定义为有害的饮酒阈值。酒精消耗导致全球 3.8% 的死亡率，在欧洲死亡率高达 6.5%[1]。我国尚缺乏全国性的 ALD 流行病学资料，但地区性的流行病学调查结果显示，我国饮酒人群比例和酒精性肝病患病率均呈上升趋势。21 世纪初，东北地区流行病学调查结果显示，嗜酒者比例高达 26.98%[2]，部分地区甚至高达 42.76%[3]；南方及中西部省份流行病学调查结果显示，饮酒人群增至 30.9%～43.4%[4]。

部分嗜酒者或饮酒过量者会出现乙醇（酒精）相关健康问题，其中 ALD 是乙醇（酒精）所致的最常见的脏器损害。21 世纪初，我国部分省份 ALD 流行病学调查资料显示，ALD 患病率为 0.50%～8.55%[2-5]；其中 40～49 岁人群的 ALD 患病率最高，达到 10% 以上[2-3]。ALD 占同期肝病住院患者的比例不断上升，据邹正升团队报道，2002～2013 年，该中心住院的酒精性肝病患者占总的住院肝病患者的比例不断上升，从 2002 年的 1.68% 上升至 2013 年的 4.59%，上升了 2.7 倍[6]。酒精性肝硬化占肝硬化的病因构成比从 2002 年的 3.34% 上升到 2013 年的 8.40%，上升了 2.5 倍。ALD 已成为我国最主要的慢性肝病之一[7]。

二、影响因素

酒精性肝损伤及 ALD 的影响因素较多，包括饮酒量、饮酒年限、乙醇饮料品种、饮酒方式、性别、种族、肥胖、肝炎病毒感染、遗传因素、营养状况等。

1. 饮酒量与饮酒方式　根据流行病学调查资料，乙醇所造成的肝损伤具有阈值效应，即达到一定饮酒量或饮酒年限，就会大大增加肝损伤风险[8-10]。然而，饮酒量与肝损伤的量效关系存在个体差异[10-11]。

乙醇饮料品种较多，不同乙醇饮料对肝脏所造成的损伤也有差别[12-13]。饮酒方式也是酒精性肝损伤的影响因素，空腹饮酒较伴进餐的饮酒方式更易造成肝损伤[13]；相比偶尔饮酒和酗酒，每日饮酒更易引起严重的酒精性肝损伤[14]。

2. 性别　与男性相比，女性对乙醇介导的肝毒性更敏感，表现为更小剂量和更短的饮酒期限就可能出现更重的 ALD[9]，也更易发生严重的酒精性肝炎和肝硬化[15]。饮用同等量的乙醇（无水酒精）饮料，男女血液中乙醇水平明显有差异[16]。

3. 种族和遗传　种族[17]、遗传[18]、个体差异[19]也是 ALD 的重要影响因素。汉族人群的 ALD 易感基因，特别是乙醛脱氢酶 2（ALDH2）的等位基因突变频率，明显不同于西方国家。欧美、非洲国家人群 ALDH2 的等位基因突变频率几乎为零，而中国人群该基因突变率高达 25%～30%[20]，从而导致中国人群对酒精耐受力不及欧美、非洲国家人群，同样酒量下更易患 ALD。国人酒精代谢特点见图 15-5-1。

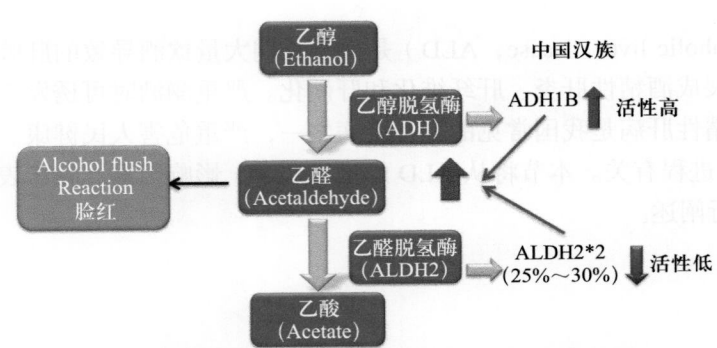

图 15-5-1　中国人酒精代谢的特点

4. 营养状态　ALD 病死率的上升与营养不良程度相关[19]。维生素 A 缺少或维生素 E 水平下降，也可加重肝脏损伤[21]。富含多不饱和脂肪酸的饮食可促使 ALD 的进展，而饱和脂肪酸对 ALD 起到保护作用[22]。肥胖或体质量超重可增加 ALD 进展的风险[10]。

5. 病毒感染　肝炎病毒感染与乙醇对肝脏损伤起协同作用[23]，在肝炎病毒感染基础上饮酒，或在 ALD 基础上并发乙型肝炎病毒（HBV）或丙型肝炎病毒（HCV）感染，都可加速肝脏疾病的发生和发展。

三、临床表现及诊断标准

（一）ALD 的临床表现及诊断

1）有长期饮酒史，一般超过 5 年，折合乙醇量男性≥40g/d，女性≥20g/d；或 2 周内有大量饮酒史，折合乙醇量>80g/d。但应注意性别、遗传易感性等因素的影响。乙醇量（g）换算公式=饮酒量（ml）× 乙醇含量（%）×0.8。

乙醇使用障碍筛查量表（AUDIT）、密歇根乙醇依赖筛查量表（MAST）、CAGE 问卷等量表可以用来筛选乙醇滥用和乙醇依赖[24-25]。

2）临床症状为非特异性，可无症状，或有右上腹胀痛、食欲不振、乏力、体质量减轻、黄疸等；随着病情加重，可有神经精神症状、蜘蛛痣、肝掌等表现。

3）血清天冬氨酸氨基转移酶（AST）、丙氨酸氨基转移酶（ALT）、γ-谷氨酰转肽酶（GGT）、总胆红素（TBil）、凝血酶原时间（PT）、平均血细胞比容（MCV）等指标升高。其中 AST/ALT>2、GGT 升高、MCV 升高为 ALD 的特点[26-27]。戒酒后这些指标可明显下降，通常 4 周内基本恢复正常（但 GGT 恢复较慢）[28]，有助于诊断。

4）肝脏 B 型超声、计算机断层扫描术（CT）、磁共振成像（MRI）或瞬时弹性成像检查有典型表现[29-33]。具体如下：

（1）超声：具备以下 3 项腹部超声表现中的 2 项者为弥漫性脂肪肝：①肝脏近场回声弥漫性增强，回声强于肾脏；②肝脏远场回声逐渐衰减；③肝内管道结构显示不清。超声显像不能区分单纯性脂肪肝与脂肪性肝炎，且难以检出<30% 的肝细胞脂肪变，且易受设备和操作者水平的影响。

（2）瞬时弹性成像：能通过 1 次检测同时得到肝脏硬度和肝脏脂肪变程度 2 个指标。受控衰减参数（CAP）测定系统诊断肝脏脂肪变的灵敏度很高，可检出仅有 5% 的肝脏脂肪变性，特异性高、稳定性好，且 CAP 诊断不同程度肝脏脂肪变的阈值不受慢性肝病病因的影响[34]。瞬时弹性成像用于 ALD 进展期肝纤维化及肝硬化，肝脏硬度（LSM）临界值分别为 12.96kPa 及 22.7kPa[35]。定期瞬时弹性成像监测，有利于患者预后评估[36]。

（3）CT：弥漫性肝脏密度降低，肝脏与脾脏的 CT 值之比≤1。弥漫性肝脏密度降低，肝/脾 CT 比值≤1.0 但>0.7 者为轻度，肝/脾 CT 比值≤0.7 但>0.5 者为中度，肝/脾 CT 比值≤0.5 者为重度。

（4）MRI：磁共振波谱分析、双回波同相位和反相位肝脏 MRI 可以定量评估 ALD 肝脏脂肪变程度。磁共振弹性成像（MRE）用来诊断肝纤维化的界值为 2.93kPa，预测的敏感度为 98%、特异度为 99%。MRE 可完整评估肝脏实质的病变，且不受肥胖、腹水的影响。

（5）排除嗜肝病毒现症感染、药物和中毒性肝损伤、自身免疫性肝病等。

ALD 无特异性临床诊断方法，仔细询问长期饮酒史非常重要，符合第 1 项者，排除其他原因的肝病，同时具有第 3、4 项者，可诊断为 ALD；符合第 1、3、4 项，同时有病毒性肝炎现症感染证据者，可诊断为 ALD 伴病毒性肝炎。

（二）ALD 的临床分型

符合 ALD 临床诊断标准者，其临床分型诊断如下：

1. 轻症 ALD　肝脏生物化学指标、影像学和组织病理学检查结果基本正常或轻微异常，但欧美 ALD 指南无此分型。

2. 酒精性脂肪肝　影像学诊断符合脂肪肝标准，血清 ALT、AST 或 GGT 可轻微异常。

3. 酒精性肝炎　是短期内肝细胞大量坏死引起的一组临床病理综合征，可发生于有或无肝硬化的基础上，主要表现为血清 ALT、AST 或 GGT 升高，可有血清 TBil 增高，可伴有发热、外周血中性粒细胞升高。对于酒精性肝炎的诊断，目前中国的《酒精性肝病防治指南（2018 年更新版）》与欧美国家的指南并没有完全接轨，且操作性不强，具体差异见表 15-5-1。

重症酒精性肝炎指酒精性肝炎患者出现肝功能衰竭的表现，如黄疸、凝血机制障碍、肝性脑病、急性肾功能衰竭、上消化道出血等，常伴有内毒素血症。对于重症酒精性肝炎的诊断，目前欧美国家的临床诊断标准趋于一致，而 2018 年中国指南与欧美国家不一致（表 15-5-2）。

表 15-5-1　酒精性肝炎临床诊断（生化指标）

指标	2016-NIAAA-AHC	2018-ACG	2018-EASL	2018-中国指南
AST	50～400	1.5ULN～400	50～300	升高（无具体数值）
AST/ALT	>1.5	>1.5	1.5～2.0	升高（无具体数值）
TBil	>30mg/L	>30mg/L	50μmol/L	升高（无具体数值）

注：NIAAA-AHC：美国国立卫生研究院酒精滥用及酒精中毒研究所酒精性肝炎协作组；ACG：美国胃肠病学会；EASL：欧洲肝病学会。

表 15-5-2　重症酒精性肝炎的临床诊断（生化指标）比较

	指标
中国指南-2018	出现肝功能衰竭（TBil>171μmol/L）INR≥1.5 或 PTA≤40%
美国 NIAAA-AHC-2016	mDF≥32 或 MELD>20
ACG-2018	mDF>32 或 MELD>20
EASE-2018	mDF≥32

注：NIAAA-AHC：美国国立卫生研究院酒精滥用及酒精中毒研究所酒精性肝炎协作组；ACG：美国胃肠病学会；EASL：欧洲肝病学会。

4. 酒精性肝纤维化 临床症状、体征、常规超声显像和 CT 检查常无特征性改变。未做肝活组织检查时，应结合饮酒史、瞬时弹性成像或 MRI、血清纤维化标志物（透明质酸、Ⅲ型胶原、Ⅳ型胶原、层粘连蛋白）、GGT、AST/ALT、AST/ 血小板比值、胆固醇、载脂蛋白-Al、TBil、α2 巨球蛋白、铁蛋白、稳态模式胰岛素抵抗等改变，综合评估，做出诊断。

5. 酒精性肝硬化 有肝硬化的临床表现和血清生物化学指标、瞬时弹性成像及影像学的改变。

四、组织病理学诊断

ALD 病理学改变主要为大泡性或大泡性为主伴小泡性的混合性肝细胞脂肪变性。依据病变肝组织是否伴有炎症反应和纤维化，可分为单纯性脂肪肝、酒精性肝炎、肝纤维化和肝硬化。ALD 的病理学诊断报告应包括肝脂肪变程度（F0～F3）、炎症程度（G0～G4）、肝纤维化分级（S0～S4）[37]。

酒精性肝硬化则表现为肝小叶结构完全毁损，代之以广泛纤维化和假小叶形成，为小结节性肝硬化。根据纤维间隔有无界面性肝炎，分为活动性和静止性。

ALD 诊断流程图可参见图 15-5-2。

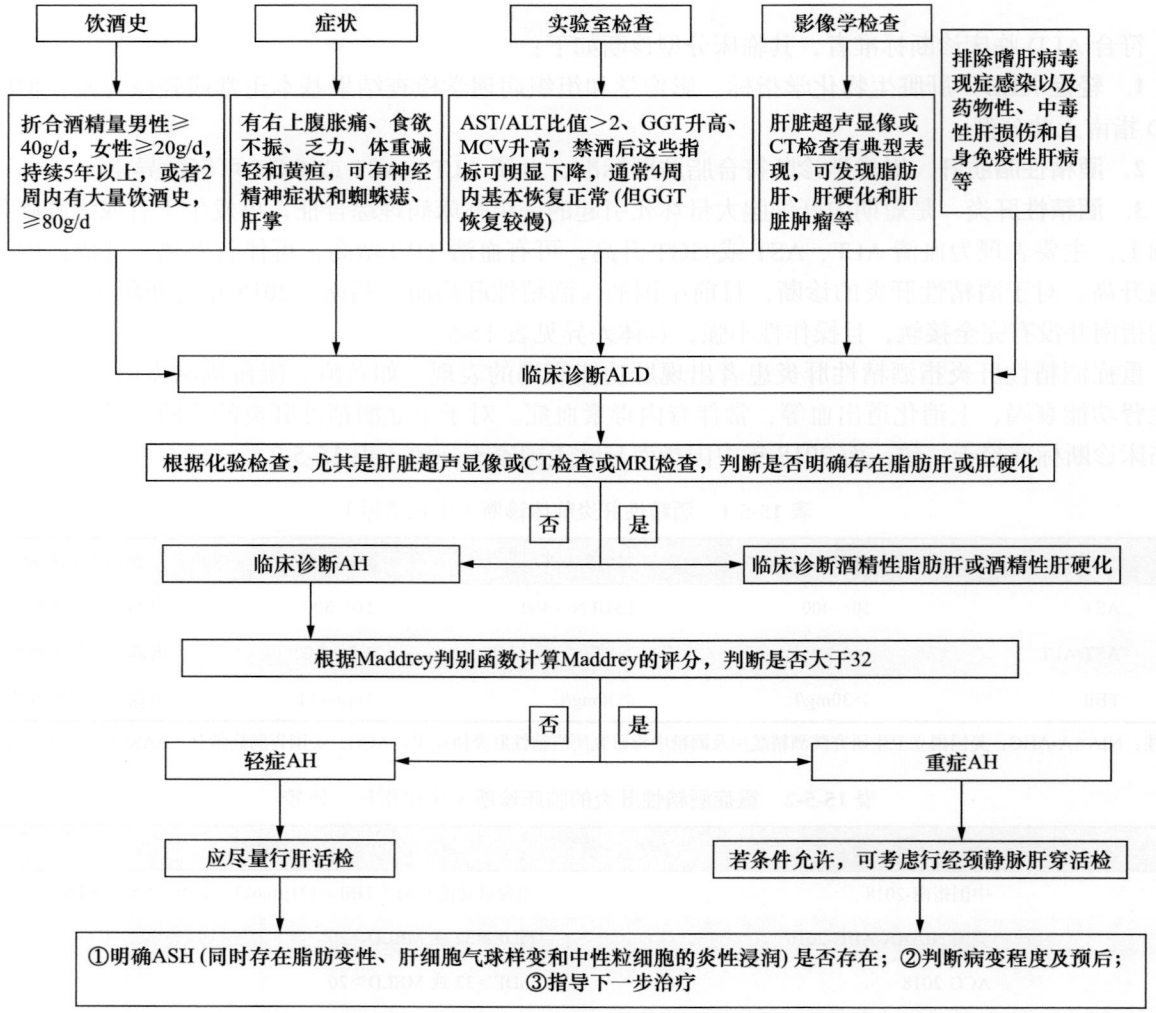

图 15-5-2　ALD 诊断流程图
AH：酒精性肝炎；ASH：酒精性脂肪性肝炎。

五、ALD 的治疗

（一）评估方法

有多种方法用于评价 ALD 的严重程度及近期存活率[38-42]，主要包括 Child-Pugh 分级、PT-胆红素判别函数（Maddrey 判别函数）、终末期肝病模型（MELD）积分、Glasgow 酒精性肝炎评分（GAHS）、ABIC 评分、Lille 评分及 AHSS（A Histologic Scoring System）等。其中 Maddrey 判别函数使用最广，计算公式：4.6×PT（s）差值＋TBil（mg/dl），得分＞32 分表示有很高的 30 天病死率。

MELD 积分＞18 分、Glasgow 酒精性肝炎评分＞8 分、ABIC 评分＞9 分提示预后不良。重症酒精性肝炎糖皮质激素治疗 7 天时可使用 Lille 评分评估，评分＞0.45 分提示激素无效。

（二）治疗

ALD 的治疗原则：戒酒和营养支持，减轻 ALD 的严重程度，改善已存在的继发性营养不良和对症治疗酒精性肝硬化及其并发症[1, 43]。

1. 戒酒 完全戒酒是 ALD 最主要和最基本的治疗措施[44]。戒酒可改善预后及肝损伤的组织学，降低门静脉压力，延缓纤维化进程，提高所有阶段 ALD 患者的生存率。主动戒酒比较困难者可给予巴氯芬口服。乙醇依赖者戒酒过程中要及时预防和治疗乙醇（酒精）戒断综合征（可用地西泮类镇静治疗）。

2. 营养支持 ALD 患者需良好的营养支持，应在戒酒的基础上提供高蛋白、低脂饮食，并注意补充维生素 B、维生素 C、维生素 K 及叶酸[45-46]，热量 35～40kcal/（kg·d）[包括蛋白 1.5 g/（kg·d）]。酒精性肝硬化患者主要补充蛋白质热量的不足，重症酒精性肝炎患者应考虑夜间加餐（约 700kcal/d），以防止肌肉萎缩，增加骨骼肌容量。韦尼克脑病症状明显者及时补充 B 族维生素。

3. 药物治疗

（1）糖皮质激素：糖皮质激素可改善重症酒精性肝炎患者的 28 天生存率[47]，但对 90 天及半年生存率改善效果不明显[48]。用法：泼尼松龙 40mg/d，连用 28 天。停药的方法：可直接停用，或在 3 周内逐渐减量停用。应用糖皮质激素治疗 7 天后，通过计算 Lille 评分来确定是否终止糖皮质激素治疗。若 Lille 评分大于 0.45，则停用。禁忌证有败血症、肝肾综合征、合并慢性乙肝病毒感染、上消化道出血等。

（2）己酮可可碱（pentoxifylline）：己酮可可碱可用于重症酒精性肝炎的治疗，早年的研究报道[49]对降低肝肾综合征的发生有益，但最新的报道给出了否定的结果[50-51]。因此，2018 年中国 ALD 防治指南中未提及己酮可可碱。2018 年 ACG 指南指出，现有的证据不支持其用于重症酒精性肝炎患者（有条件推荐，低级别）。2018 年 EASL ALD 防治指南提出，目前研究认为其对重症酒精性肝炎的生存益处非常微弱，因此不再推荐使用。

（3）N-乙酰半胱氨酸（N-acetylcysteine）：多数学者报道，N-乙酰半胱氨酸能降低重症酒精性肝炎短期（1～2 个月）的病死率，但对于降低中期（3 个月以上）的病死率未发现有益处（无统计学上差异）[52]。因此，2018 年中国 ALD 防治指南中未提及 N-乙酰半胱氨酸。2018 年 ACG 指南指出，N-乙酰半胱氨酸可能有潜在治疗作用。2018 年 EASL ALD 防治指南明确提出，N-乙酰半胱氨酸（静脉注射 5 天）可联合糖皮质激素治疗重症酒精性肝炎（中等质量，弱推荐）。

（4）粒细胞集落刺激因子（granulocyte colony-stimulating factor，G-CSF）：加格（Garg）等[53]报道，G-CSF 治疗在 2 个月时，能 2 倍于对照组存活率，明显降低 CTP、MELD 和 SOFA 评分，且能预

防肝肾综合征、肝性脑病及败血症的发生率。2014年辛格（Singh）等[54]报道，G-CSF 在治疗重症酒精性肝炎中通过动员骨髓中干细胞，改善肝功能、提高生存率，具有安全和有效性。

（5）美他多辛：可加速乙醇从血清中清除，有助于改善乙醇中毒症状、乙醇依赖以及行为异常[55]，从而提高生存率[56-57]。

（6）其他：S-腺苷蛋氨酸治疗可以改善 ALD 患者的临床症状和血清生物化学指标[58-59]。多烯磷脂酰胆碱对 ALD 患者可防止组织学恶化的趋势[60-61]。甘草酸制剂、水飞蓟素类和还原型谷胱甘肽等药物有不同程度的抗氧化、抗炎、保护肝细胞膜及细胞器等作用，临床应用可改善肝脏生物化学指标[60, 62]。双环醇治疗也可改善酒精性肝损伤[63]。但不宜同时应用多种抗炎保肝药物，以免加重肝脏负担及因药物间相互作用而引起不良反应。

4. 抗肝纤维化治疗　ALD 患者肝脏常伴有肝纤维化的病理学改变，故应重视抗肝纤维化治疗。目前有多种抗肝纤维化中成药或方剂，今后应根据循证医学原理，按照新药临床研究规范进行大样本、随机、双盲临床试验，并重视肝组织学检查结果，以客观评估其疗效和安全性。

5. 并发症　积极处理酒精性肝硬化的并发症，例如食管胃底静脉曲张破裂出血、自发性细菌性腹膜炎、肝性脑病和肝细胞肝癌等[44]。

6. 肝移植　严重酒精性肝硬化或重症酒精性肝炎内科治疗不理想的患者，可考虑肝移植。酒精性肝炎一直被认为是肝移植的绝对禁忌证，原因是最近饮酒的患者经过戒酒一段时间后，许多酒精性肝炎患者再次饮酒，而对于接受肝移植后的酒精性肝炎患者仍有可能重新饮酒。许多美国移植机构，要求酒精性肝炎患者在接受肝移植前必须戒酒 6 个月，但许多患者在这 6 个月期间便已因肝功能恶化而死亡。最近的文献报道，提倡早期肝移植治疗[64-65]。因早期的肝移植可以提高患者的生存率，但要求患者肝移植前戒酒 3～6 个月，并且无其他脏器的严重酒精性损害。2018 年中国 ALD 防治指南中指出，戒酒 3～6 个月后可考虑肝移植治疗终末期肝病（中等质量，强推荐）。2018 年 ACG 指南指出，肝移植可考虑用于重症酒精性肝炎患者（强烈推荐，中度证据）。2018 年 EASL ALD 防治指南提出，对激素没有反应，应考虑进行早期肝移植，在 Child-Pugh 分级 C 级和（或）MELD≥15 的患者可能生存获益（高质量，强推荐）。

随着人民生活水平不断提高，我国 ALD 的发病率有逐年上升趋势，我国虽无全国性 ALD 的流行病学调查，但住院的 ALD 患者或肝硬化患者占总的住院肝病或肝硬化患者的比例不断上升。ALD 的影响因素较多，特别重要的是中国人群 ALDH2 的等位基因突变频率明显高于西方国家，从而导致中国人群更易患 ALD。戒酒是治疗酒精性肝病的主要措施，营养不良患者需给予适当的热量以及蛋白质支持。对于符合治疗指征的重症酒精性肝炎的患者可给予口服泼尼松龙治疗，但需通过评估掌握用药时限。糖皮质激素可与 N-乙酰半胱氨酸联合使用。对药物治疗效果不佳的（重症）酒精性肝炎和肝硬化患者，可考虑给予肝移植治疗。

（邹正升）

参 考 文 献

［1］　European Association for the Study of the Liver. EASL Clinical Practice Guidelines: management of alcohol-related liver disease [S/J]. J Hepatol, 2018, 69 (1): 154-181.

［2］　陈士林, 孟晓丹, 王炳元, 等. 辽宁省部分城市酒精性肝病流行现状调查 [J]. 实用肝脏病杂志, 2010, 13 (6): 428-435.

［3］　WANG H, MA L, YIN Q, et al. Prevalence of alcoholic liver disease and its association with socioeconomic status in north-eastern China [J]. Alcohol Clin Exp Res, 2014, 38 (4): 1035-1041.

［4］　厉有名, 陈卫星, 虞朝辉, 等. 浙江省酒精性肝病流行病学调查概况 [J]. 中华肝脏病杂志, 2003, 11 (11): 647-649.

［5］ ZHOU Y J, LI Y Y, NIE Y Q, et al. Prevalence of fatty liver disease and its risk factors in the population of South China [J]. World J Gastroenterol, 2007, 13 (47): 6419-6424.

［6］ HUANG A, CHANG B, SUN Y, et al. Disease spectrum of alcoholic liver disease in Beijing 302 Hospital from 2002 to 2013: A large tertiary referral hospital experience from 7422 patients [J]. Medicine (Baltimore), 2017, 96: e6163.

［7］ CHANG B X, LI B S, SUN Y, et al. Changes in etiologies of hospitalized patients with liver cirrhosis in Beijing 302 Hospital from 2002 to 2013 [J]. Mediators Inflamm, 2017, 2017: 5605981.

［8］ REHM J, SAMOKHVALOV A V, SHIELD K D. Global burden of alcoholic liver diseases [J]. J Hepatol, 2013, 59 (1): 160-168.

［9］ REHM J, TAYLOR B, MOHAPATRA S, et al. Alcohol as a risk factor for liver cirrhosis: a systematic review and meta-analysis [J]. Drug Alcohol Rev, 2010, 29 (4): 437-445.

［10］ SHEN Z, LI Y M, YU C H, et al. Risk factors for alcohol-related liver injury in the island population of China: a population-based case-control study [J]. World J Gastroenterol, 2008, 14 (14): 2255-2261.

［11］ KAMPER-JORGENSEN M, GRONBAEK M, TOLSTRUP J, et al. Alcohol and cirrhosis: dose-response or threshold effect [J]. J Hepatol, 2004, 41 (1): 25-30.

［12］ JIANG H, LIVINGSTON M, ROOM R, et al. Alcohol consumption and liver disease in Australia: a time series analysis of the period 1935—2006 [J]. Alcohol Alcohol, 2014, 49 (3): 363-368.

［13］ LU X L, LUO J Y, TAO M, et al. Risk factors for alcoholic liver disease in China [J]. World J Gastroenterol, 2004, 10 (16): 2423-2426.

［14］ HATTON J, BURTON A, NASH H, et al. Drinking patterns, dependency and life-time drinking history in alcohol-related liver disease [J]. Addiction, 2009, 104 (4): 587-592.

［15］ EAGON PK. Alcoholic liver injury: influence of gender and hormones [J]. World J Gastroenterol, 2010, 16 (11): 1377-1384.

［16］ BARAONA E, ABITTAN C S, DOHMEN K, et al. Gender differences in pharmacokinetics of alcohol [J]. Alcohol Clin Exp Res, 2001, 25 (4): 502-507.

［17］ WICKRAMASINGHE S N, CORRIDAN B, IZAGUIRRE J, et al. Ethnic differences in the biological consequences of alcohol abuse: a comparison between south Asian and European males [J]. Alcohol Alcohol, 1995, 30 (5): 675-680.

［18］ BORRÀS E, COUTELLE C, ROSELL A, et al. Genetic polymorphism of alcohol dehydrogenase in Europeans: the ADH2*2 allele decreases the risk for alcoholism and is associated with ADH3*1 [J]. Hepatology, 2000, 31 (4): 984-989.

［19］ MENDENHALL C, ROSELLE G A, GARTSIDE P, et al. Relationship of protein calorie malnutrition to alcoholic liver disease: a reexamination of data from two Veterans Administration Cooperative Studies [J]. Alcohol Clin Exp Res, 1995, 19 (3): 635-641.

［20］ CHANG B, HAO S, ZHANG L Y, et al. Association between aldehyde dehydrogenase 2 Glu504Lys polymorphism and alcoholic Liver disease [J]. Am J Med Sci, 2018, 356 (1): 10-14.

［21］ LEEVY C M, MOROIANU S A. Nutritional aspects of alcoholic liver disease [J]. Clin Liver Dis, 2005, 9 (1): 67-81.

［22］ MEZEY E. Dietary fat and alcoholic liver disease [J]. Hepatology, 1998, 28 (4): 901-905.

［23］ WILLIAMS R. Global challenges in liver disease [J]. Hepatology, 2006, 44 (3): 521-526.

［24］ BUSH K, KIVLAHAN D R, MCDONELL M B, et al. The AUDIT alcohol consumption questions (AUDIT-C): an effective brief screening test for problem drinking. Ambulatory Care Quality Improvement Project (ACQUIP). Alcohol Use Disorders Identification Test [J]. Arch Intern Med, 1998, 158 (16): 1789-1795.

［25］ SODERSTROM C A, SMITH G S, KUFERA J A, et al. The accuracy of the CAGE, the Brief Michigan Alcoholism Screening Test, and the Alcohol Use Disorders Identification Test in screening trauma center patients for alcoholism [J]. J Trauma, 1997, 43 (6): 962-969.

［26］ CHEN C H, HUANG M H, YANG J C, et al. Prevalence and etiology of elevated serum alanine aminotransferase level in an adult population in Taiwan [J]. J Gastroenterol Hepatol, 2007, 22 (9): 1482-1489.

［27］ CONIGRAVE K M, DEGENHARDT L J, WHITFIELD J B, et al. CDT, GGT, and AST as markers of alcohol use: the WHO/ISBRA collaborative project [J]. Alcohol Clin Exp Res, 2002, 26 (3): 332-339.

［28］ NYBLOM H, BERGGREN U, BALLDIN J, et al. High AST/ALT ratio may indicate advanced alcoholic liver disease rather than heavy drinking [J]. Alcohol Alcohol, 2004, 39 (4): 336-339.

［29］ BENSAMOUN S F, LECLERC G E, DEBERNARD L, et al. Cutoff values for alcoholic liver fibrosis using magnetic resonance elastography technique [J]. Alcohol Clin Exp Res, 2013, 37 (5): 811-817.

［30］ GRAIF M, YANUKA M, BARAZ M, et al. Quantitative estimation of attenuation in ultrasound video images: correlation with histology in diffuse liver disease [J]. Invest Radiol, 2000, 35 (5): 319-324.

［31］ ATASEVEN H, YILDRIM M H, YALNIZ M, et al. Correlation between computerized tomographic findings and histopathologic grade/stage in non-alcoholic steatohepatitis [J]. J Hepatol, 2003, 38: A4177.

［32］ MANCINI M, PRINSTER A, ANNUZZI G, et al. Sonographic hepatic-renal ratio as indicator of hepatic steatosis: comparison with (1) H magnetic resonance spectroscopy [J]. Metabolism, 2009, 58 (12): 1724-1730.

［33］ NAHON P, KETTANEH A, TENGHER-BARNA I, et al. Assessment of liver fibrosis using transient elastography in patients with alcoholic liver disease [J]. J Hepatol, 2008, 49 (6): 1062-1068.

［34］ 沈峰, 郑瑞丹, 宓余强, 等. 受控衰减参数诊断脂肪肝的临界值初探: 一项多中心临床研究 [J]. 中华肝脏病杂志, 2014, 22 (12): 926-931.

［35］ 瞬时弹性成像技术 (TE) 临床应用共识专家委员会. 瞬时弹性成像技术 (TE) 临床应用专家共识 (2015 年) [J]. 中国肝脏病杂志 (电子版), 2015, 7 (2): 12-18.

［36］ European Association for Study of Liver, Asociacion Latinoamericana para el Estudio del Higado. EASL-ALEH Clinical Practice Guidelines: non-invasive tests for evaluation of liver disease severity and prognosis [S/J]. J Hepatol, 2015, 63 (1): 237-264.

［37］ 中华医学会肝病学分会脂肪肝和酒精性肝病学组, 中国医师协会脂肪性肝病专家委员会. 酒精性肝病防治指南 (2018 年更新版) [S/J]. 实用肝脏病杂志, 2018, 21 (2): 170-176.

［38］ DOMINGUEZ M, RINCÓN D, ABRALDES J G, et al. A new scoring system for prognostic stratification of patients with alcoholic hepatitis [J]. Am J Gastroenterol, 2008, 103 (11): 2747-2756.

［39］ FORREST E H, EVANS C D, STEWART S, et al. Analysis of factors predictive of mortality in alcoholic hepatitis and derivation and validation of the Glasgow alcoholic hepatitis score [J]. Gut, 2005, 54 (8): 1174-1179.

［40］ LOUVET A, NAVEAU S, ABDELNOUR M, et al. The Lille model: a new tool for therapeutic strategy in patients with severe alcoholic hepatitis treated with steroids [J]. Hepatology, 2007, 45 (6): 1348-1354.

［41］ PAPASTERGIOU V, TSOCHATZIS E A, PIERI G, et al. Nine scoring models for short-term mortality in alcoholic hepatitis: cross-validationin a biopsy-proven cohort [J]. Aliment Pharmacol Ther, 2014, 39 (7): 721-732.

［42］ SRIKUREJA W, KYULO N L, RUNYON B A, et al. MELD score is a better prognostic model than Child-Turcotte-Pugh score or Discriminant Function score in patients with alcoholic hepatitis [J]. J Hepatol, 2005, 42 (5): 700-706.

［43］ BARVE A, KHAN R, MARSANO L, et al. Treatment of alcoholic liver disease [J]. Ann Hepatol, 2008, 7 (1): 5-15.

［44］ O'SHEA R S, DASARATHY S, MCCULLOUGH A J, et al. Alcoholic liver disease [J]. Hepatology, 2010, 51 (1): 307-328.

［45］ DICECCO S R, FRANCISCO-ZILLER N. Nutrition in alcoholic liver disease [J]. Nutr Clin Pract, 2006, 21 (3): 245-254.

［46］ MCCLAIN C J, BARVE S S, BARVE A, et al. Alcoholic liver disease and malnutrition [J]. Alcohol Clin Exp Res, 2011, 35 (5): 815-820.

［47］ MATHURIN P, O'GRADY J, CARITHERS R L, et al. Corticosteroids improve short-term survival in patients with severe alcoholic hepatitis: meta-analysis of individual patient data [J]. Gut, 2011, 60 (2): 255-260.

［48］ THURSZ M R, RICHARDSON P, ALLISON M, et al. Prednisolone or pentoxifylline for alcoholic hepatitis [J]. N Engl J Med, 2015, 372 (17): 1619-1628.

［49］ PARKER R, ARMSTRONG M J, CORBETT C, et al. Systematic review: pentoxifylline for the treatment of severe alcoholic hepatitis [J]. Aliment Pharmacol Ther, 2013, 37 (9): 845-854.

［50］ THURSZ M R, FORREST E H, RYDER S, et al. Prednisolone or pentoxifylline for alcoholic hepatitis [J]. N Engl J Med, 2015, 373 (3): 282-283.

［51］ THURSZ M R, RICHARDSON P, ALLISON M, et al. Prednisolone or pentoxifylline for alcoholic hepatitis [J]. N Engl J Med, 2015, 372 (17): 1619-1628.

［52］ NGUYEN-KHAC E, THEVENOT T, PIQUET M A, et al. Glucocorticoids plus N-acetylcysteine in severe alcoholic hepatitis [J]. N Engl J Med, 2011, 365 (19): 1781-1789.

［53］ GARG V, GARG H, KHAN A, et al. Granulocyte colony-stimulating factor mobilizes CD34 [(+)] cells and improves survival of patients with acute-on-chronic liver failure [J]. Gastroenterology, 2012, 142 (3): 505-512.

［54］ SINGH V, SHARMA A K, NARASIMHAN R L, et al. Granulocyte colony-stimulating factor in severe alcoholic hepatitis:

a randomized pilot study [J]. Am J Gastroenterol, 2014, 109 (9): 1417-1423.

[55] LEGGIO L, KENNA G A, FERRULLI A, et al. Preliminary findings on the use of metadoxine for the treatment of alcohol dependence and alcoholic liver disease [J]. Hum Psychopharmacol, 2011, 26 (8): 554-559.

[56] HIGUERA-D E LA TIJERA F, SERVÍN-CAAMANO A I, SERRALDE-ZÚIGA A E, et al. Metadoxine improves the three- and six-month survival rates in patients with severe alcoholic hepatitis [J]. World J Gastroenterol, 2015, 21 (16): 4975-4985.

[57] 茅益民, 曾民德, 陆伦根, 等. 美他多辛治疗酒精性肝病的多中心、随机、双盲、安慰剂平行对照的临床研究 [J]. 中华肝脏病杂志, 2009, 17 (3): 213-216.

[58] MATO J M, CÁMARA J, FERNÁNDEZ DE PAZ J, et al. S-adenosylmethioninein alcoholic liver cirrhosis: a randomized, placebo-controlled, double-blind, multicenter clinical trial [J]. J Hepatol, 1999, 30 (6): 1081-1089.

[59] 白冰, 何清, 唐蔚, 等. S-腺苷蛋氨酸治疗酒精性肝病的系统评价 [J]. 中国肝脏病杂志 (电子版), 2012, 4 (2): 1-9.

[60] MEDINA J, MORENO-OTERO R. Pathophysiological basis for antioxidant therapy in chronic liver disease [J]. Drugs, 2005, 65 (17): 2445-2461.

[61] 胡国平, 刘凯, 赵连三. 多烯磷脂酰胆碱 (易善复) 治疗酒精性肝病和脂肪肝的系统评价 [J]. 肝脏, 2005, 10 (1): 5-7.

[62] 李丽军, 李卫. 还原型谷胱甘肽治疗酒精性肝病 35 例临床观察 [J]. 实用肝脏病杂志, 2007, 10 (5): 329-330.

[63] 马安林, 郭新珍, 刘霞, 等. 双环醇与多烯磷脂酰胆碱治疗酒精性肝病的疗效比较 [J]. 中华肝脏病杂志, 2011, 19 (6): 471-472.

[64] MATHURIN P, MORENO C, SAMUEL D, et al. Early liver transplantation for severe alcoholic hepatitis [J]. N Engl J Med, 2011, 365 (19): 1790-1800.

[65] IM G Y, KIM-SCHLUGER L, SHENOY A, et al. Early liver transplantation for severe alcoholic hepatitis in the United States—a single-center experience [J]. Am J Transplant, 2016, 16 (3): 841-849.

第 6 节　自身免疫性肝病

自身免疫性肝病以循环中出现自身抗体、肝组织学炎症表现和免疫球蛋白水平升高为特点，是一组由异常自身免疫介导的肝胆炎症性损伤，包括自身免疫性肝炎、原发性胆汁性胆管炎、原发性硬化性胆管炎和免疫球蛋白 G4 相关硬化性胆管炎。自身免疫性肝病诊治研究的重要之处在于早期诊断和治疗可显著改善患者预后及其生活质量，对降低我国疾病负担、改善人民健康具有重要的现实意义和社会影响。遗传易感个体可在环境等因素的诱发下发病。本组疾病在自身免疫的攻击对象、免疫应答类型和临床表现等方面均各有特点。本节主要介绍发病率相对较高的自身免疫性肝炎和原发性胆汁性胆管炎。

一、自身免疫性肝炎

自身免疫性肝炎（autoimmune hepatitis，AIH）是一种针对肝细胞的自身免疫反应介导的肝脏实质炎症，以血清自身抗体阳性、高免疫球蛋白 G（immunoglobulin G，IgG）和（或）γ-球蛋白血症及肝组织学存在中、重度界面性肝炎为特点，不经治疗干预常可致肝硬化、肝功能衰竭[1]。AIH 临床表现多样，一般表现为慢性隐匿起病。免疫抑制剂治疗可显著改善生化指标和临床症状，甚至能逆转肝纤维化。

（一）临床表现

AIH 临床表现多样，大多数患者起病隐匿，一般表现为慢性肝病。最常见的症状包括嗜睡、乏力、全身不适等。约 1/3 患者诊断时已存在肝硬化表现，少数患者以食管胃底静脉曲张破裂出血引起的呕血、黑粪为首发症状。10%～20% 的患者无明显症状，仅在体检时意外发现血清氨基转移酶水平升高。AIH 常合并其他器官或系统性自身免疫性疾病，如桥本甲状腺炎、炎症性肠病、类风湿性关节炎等[2]。

（二）辅助检查

1. 血清生物化学指标 典型血清生物化学指标异常主要表现为肝细胞损伤性改变，血清 ALT 和 AST 水平升高，而 ALP 和 GGT 水平正常或轻微升高。病情严重或急性发作时血清总胆红素水平可显著升高。

2. 免疫学检查

（1）自身抗体：AIH 可根据自身抗体的不同分为两型：抗核抗体（antinuclear antibodies，ANA）和（或）抗平滑肌抗体（anti-smooth muscle antibodies，ASMA），或抗可溶性肝抗原/肝胰抗原抗体（anti-soluble liver antigen/liver pancreas antigen，抗 SLA/LP）阳性者为 1 型 AIH。ANA 和 ASMA 为非器官组织特异性自身抗体，在高滴度阳性时支持 AIH 诊断，低滴度阳性可见于各种肝病甚至正常人。抗肝肾微粒体抗体-1 型（anti-liver/kidney microsomal 1 antibody，LKM-1）和（或）抗肝细胞溶质抗原-1 型（antibody to liver cytosol 1，LC-1）阳性者为 2 型 AIH[3]。此外，对常规自身抗体阴性却仍疑诊 AIH 的患者，建议检测其他自身抗体如：非典型核周型抗中性粒细胞胞质抗体（atypical perinuclear anti-neutrophilic cytoplasmic antibodies，pANCA）和抗去唾液酸糖蛋白受体（asialoglycoprotein receptor，ASGPR）抗体等。

（2）血清免疫球蛋白：血清 IgG 和（或）γ-球蛋白升高是 AIH 特征性的血清免疫学改变之一。血清 IgG 水平可反映肝内炎症活动程度，经免疫抑制治疗后可逐渐恢复正常。因此，该项指标不仅有助于 AIH 的诊断，而且对检测治疗应答具有重要参考价值，在初诊和治疗随访过程中应常规检测。

3. 肝组织学检查 AIH 病理组织学表现多样，可为急性，也可慢性，纤维化程度也不尽相同，其病变本质是肝细胞损伤，主要病理特点：界面性肝炎、淋巴-浆细胞浸润、肝细胞呈玫瑰花环排列，以及淋巴细胞进入肝细胞的组织学表现。

（三）诊断和鉴别诊断

1. 诊断 由于 AIH 缺乏特异性临床表现和生化指标，因此其临床诊断仍存在一定困难。国际自身免疫性肝炎学组（International Autoimmune Hepatitis Group，IAIHG）分别于 1993 年和 1999 年制定并更新了 AIH 的描述性诊断标准和诊断积分系统[4]。虽然该积分系统对诊断 AIH 具有良好的敏感性和特异性，但包括 13 个主要临床组分，共 29 项计分等级，过于复杂的体系使之难以在临床实践中全面推广。有鉴于此，2008 年 IAIHG 提出了 AIH 的简化诊断标准（表 15-6-1），其初衷是制定一种更适合日常临床工作的积分系统，从而区别于主要用于科研的传统诊断积分系统[5]。

表 15-6-1 简化 AIH 诊断积分系统

变量	标准	分值	备注
ANA 或 ASMA	≥1:40	1 分	相当于我国常用的 ANA 1:100 的最低滴度
ANA 或 ASMA	≥1:80	2 分	多项同时出现时最多 2 分
LKM-1	≥1:40		
SLA 阳性	阳性		
IgG	>正常值上限	1 分	
	>1.10 倍正常值上限	2 分	
肝组织学	符合 AIH	1 分	界面性肝炎、汇管区和小叶内淋巴-浆细胞浸润、肝细胞玫瑰样花环以及穿
	典型 AIH 表现	2 分	入现象被认为是特征性肝组织学改变，4 项中具备 3 项为典型表现
排除病毒性肝炎	是	2 分	
		=6 分：AIH 可能	
		≥7 分：确诊 AIH	

（引自：HENNES E M, et al. Hepatology, 2008, 48: 169.）

2. 鉴别诊断 ANA 和 ASMA 等自身抗体缺乏疾病特异性，低滴度的自身抗体也可见于其他多种肝内外疾病如病毒性肝炎、非酒精性脂肪性肝病、Wilson 病等肝病以及系统性红斑狼疮、类风湿性关节炎等自身免疫性疾病。因此，需进行仔细的鉴别诊断。

（四）治疗

AIH 治疗的总体目标是获得肝组织学缓解，防止肝纤维化和肝功能衰竭，延长患者生存期。临床上可行的治疗目标是获得完全生物化学指标缓解，即血清氨基转移酶（ALT/AST）和 IgG 水平均恢复正常[6-8]。

1. 治疗指征 所有活动性 AIH 患者均应接受免疫抑制治疗，并可根据疾病活动度调整治疗方案和药物剂量。中度以上炎症活动者，即血清氨基转移酶水平＞3ULN（正常值上限）、IgG＞1.5ULN；急性 AIH，即 ALT 和（或）AST＞10ULN、甚至重症（伴出凝血异常：国际标准化比率 INR＞1.5），应及时启动免疫抑制治疗，以免出现急性肝功能衰竭。对于轻微炎症活动（血清氨基转移酶水平＜3ULN、IgG＜1.5ULN）的老年（＞65 岁）患者，需平衡免疫抑制治疗的益处和风险作个体化处理。暂不启动免疫抑制治疗者需严密观察，如患者出现明显的临床症状，或出现明显炎症活动可进行治疗。从肝组织学角度判断，存在中度以上界面性肝炎是治疗的重要指征。桥接性坏死、多小叶坏死或塌陷性坏死、中央静脉周围炎等特点提示急性或重症 AIH，需及时启动免疫抑制治疗。

2. 治疗方案 一般优先推荐泼尼松（龙）和硫唑嘌呤联合治疗方案，联合治疗可显著减少泼尼松（龙）剂量及其不良反应。泼尼松（龙）可快速诱导症状缓解、血清氨基转移酶和 IgG 水平恢复正常，而硫唑嘌呤需 6～8 周才能发挥最佳免疫抑制效果，多用于维持缓解。硫唑嘌呤最常见的不良反应是血细胞减少。

泼尼松（龙）单药治疗时初始剂量一般选择 40～60mg/d，并于 4 周内逐渐减量至 15～20mg/d。初始剂量可结合患者症状、血清氨基转移酶和 IgG 水平特别是肝组织学炎症程度进行合理选择。单药治疗适用于合并血细胞减少、巯基嘌呤甲基转移酶功能缺陷、妊娠或拟妊娠、并发恶性肿瘤的 AIH 患者。此外，患者如出现终末期肝病或急性肝衰竭等情况需考虑进行肝移植术。

二、原发性胆汁性胆管炎

原发性胆汁性胆管炎（primary biliary cholangitis，PBC），旧称原发性胆汁性肝硬化（primary biliary cirrhosis，PBC），是一种慢性、自身免疫性、进行性的胆汁淤积性肝病，以病理上肝内小胆管破坏、血清抗线粒体抗体（AMA）阳性为特征，常见于中年女性，最终可进展至肝衰竭或需行肝移植。乏力和瘙痒是 PBC 最常见的症状。熊去氧胆酸（UDCA）是 PBC 目前唯一的一线治疗药物，可有效改善生化指标，延缓组织学进展及肝硬化失代偿症状出现。

（一）临床表现

PBC 早期患者大多数无明显临床症状。约 1/3 的患者可长期无任何临床症状，但大多数无症状患者会在 5 年内出现症状。乏力和皮肤瘙痒是最常见的临床症状，随着疾病的进展以及合并其他自身免疫性疾病，可出现胆汁淤积症、门静脉高压症和自身免疫性疾病相关的临床表现。

（二）辅助检查

1. 血清生物化学指标 ALP 是本病最突出的生化异常，96% 的患者可有 ALP 升高，通常较正常水平升高 2～10 倍，亦可见于疾病的早期及无症状患者。血清 GGT 亦可升高，但易受酒精、药物及肥胖等因素的影响。ALT 和 AST 通常为正常或轻至中度升高，一般不超过 5 倍正常值上限（ULN）。

如果患者的血清转氨酶水平明显升高，则需进一步检查以除外其他病因。胆红素也可升高，常发生于疾病进展期。

2. 免疫学检查

（1）自身抗体：血清抗线粒体抗体（antimitochondrial antibody，AMA）和抗线粒体2型抗体（AMA-M2）是诊断PBC的高度特异性指标，尤其是AMA-M2亚型的阳性率为90%～95%，但AMA的滴度高低与疾病严重程度无关。AMA的靶点在线粒体内膜上2-氧酸脱氢酶家族的酶系，包括PDC-E2、BCOADC-E2和OADC-E2。有研究表明，除AMA阳性以外，大约50%的PBC患者抗核抗体（ANA）阳性，在AMA呈阴性时可作为诊断的另一重要标志。对PBC较特异的抗核抗体包括抗sp100、抗gp210、抗p62、抗核板素B受体。

（2）血清免疫球蛋白：血清免疫球蛋白M升高是原发性胆汁性胆管炎的免疫学特征之一，可有2～5倍正常值上限的升高。但需指出，IgM升高也可见于其他自身免疫性或感染性疾病。

3. 肝组织学检查　PBC是因炎症细胞浸润肝内胆管分支而引起的进行性损害。病变主要累及小叶间胆管，特征性改变为显著的慢性非化脓性破坏性胆管炎、胆管缺失及慢性胆汁淤积造成的肝硬化。胆管上皮被破坏后磷脂样物质渗出，吸引周围组织细胞吞噬及上皮样细胞聚集，可形成肉芽肿。

（三）诊断和鉴别诊断

1. 诊断　①有提示胆汁淤积的证据，即ALP>2ULN或GGT>5ULN；②血清抗线粒体抗体（AMA）/AMA-M2阳性；③肝活组织病理学检查有特征性胆管损害。以上三项中两项符合者可确诊。

2. 鉴别诊断

（1）药物性胆汁淤积：患者常有药物或化学物质接触史，常表现为急性起病。在急性胆汁淤积性肝炎，肝活检显示淤胆、扩张的小胆管内胆栓形成，汇管区内有稠密的多形核细胞、单核细胞、嗜酸性细胞浸润。慢性DILI也有报道，可发生于急性胆汁淤积后数月，类似于PBC，但AMA检查通常阴性，肝活检见不到特征性的病理变化。预后通常良好。口服避孕药物后也可发生类似的胆汁淤积性损害。停止服用药物后肝功能化验恢复正常，不转化成慢性肝病，组织病理显示胆汁淤积的特征而汇管区内无炎症变化。

（2）妊娠期肝内胆汁淤积：通常发生于妊娠的中、晚期，通常出现瘙痒，黄疸出现于妊娠的后期，常见血清学胆汁酸升高。症状持续于怀孕期间，分娩2～4周后缓解，不遗留长期后遗症。这种情况可以反复发生，可家族发病，可与口服避孕药有关。病因可能与胆管对雌激素的敏感性增加有关，治疗用UDCA。

（3）原发性硬化性胆管炎　原发性硬化性胆管炎发生于青年男性，常出现胆汁淤积症和炎性肠病。其特征为胆道系统弥漫性炎症和纤维化导致胆管变形，并常有多处狭窄。病情呈进行性发展，最终导致胆管阻塞、胆汁性肝硬化和肝衰竭。胆管造影可见肝内外胆管多发性狭窄与扩张、串珠样改变。目前尚无满意的治疗。

（四）治疗

1. 基础治疗　熊去氧胆酸（ursodeoxycholic acid，UDCA）是目前唯一被国际指南均推荐用于治疗PBC的药物。多项大型随机对照研究及荟萃分析结果表明，UDCA可改善生化和肝组织学表现，进而有益于PBC患者的预后转归。

2. 难治性PBC的药物治疗　尽管UDCA是目前治疗PBC最有效的药物，但仍有高达40%的患者对UDCA治疗反应不佳，大部分为进展期患者。针对UDCA治疗应答不佳的患者，目前尚无统一治疗方案。虽然贝特类药物、布地奈德、免疫抑制剂、奥贝胆酸（obeticholic acid，OCA）等可能有效，但仍需进一步研究证实[9-10]。对于终末期PBC患者，肝脏移植是唯一有效的治疗方式[11]。

3. 并发症的处理

（1）瘙痒：口服阴离子交换树脂考来烯胺是治疗胆汁淤积性疾病所致皮肤瘙痒的一线药物。早餐前后服用该药物最有效，因为这时用于结合的胆汁的量最多。服用时和任何其他药物之间应间隔至少4小时。利福平是一种酶诱导性抗生素，对瘙痒尚有改善作用，可作为患者不能耐受考来烯胺不良反应的二线用药。

（2）乏力：目前对于乏力尚无特异性治疗药物。尽管多种药物被尝试用于乏力的治疗，包括：UDCA、氟西汀、秋水仙碱、甲氨蝶呤、昂丹司琼，但是仅有莫达非尼可能有效。

（3）干燥综合征：对所有PBC患者，均应询问是否有眼干、口干、吞咽困难和妇女的阴道干燥症状，如果症状存在，应予以治疗。治疗措施包括：停止吸烟、饮酒，避免引起口干的药物如阿托品等，勤漱口，减少龋齿和口腔继发感染的可能。对于干眼症的患者首选人工泪液。环孢霉素A眼膏是批准用于干眼症的处方药物，随机对照临床试验显示可明显增加泪液产生量。对于药物难治的病例，可行阻塞鼻泪管并联合应用人工泪液。

（4）骨质疏松：PBC患者发生代谢性骨病（如骨量减少及骨质疏松等）的机制复杂，涉及脂溶性维生素吸收障碍、胆汁淤积对骨代谢的直接影响等诸多因素。PBC患者骨折发生率比普通人群高大2倍。因此，对每位PBC患者均需考虑骨质疏松的预防及治疗。美国肝病学会建议明确PBC诊断后即应检测骨密度，以后每2年随访一次。建议患者戒烟、戒酒、增加锻炼，补充钙及维生素D预防骨质疏松。

（5）脂溶性维生素缺乏：脂溶性维生素吸收障碍常见于进展期PBC患者。对于维生素A、E、K缺乏的患者，应根据病情及实验室指标给予适当的补充。

虽然近20年来自身免疫性肝病在临床和基础研究方面取得了长足进步，但仍有很多方面亟待提高或填补空白。目前尚缺乏国人相关流行病学资料，临床漏诊、误治情况仍有发生，严重影响患者生存期和生活质量。尽快建立健全自身免疫性肝病协作研究平台、临床信息库和生物样本库，是开展临床队列观察研究、多中心随机对照干预研究的坚实基础。此外，随着近年来高通量技术的不断革新、人工智能技术的广泛应用以及疾病分子机制的不断探索，可通过规划基础和临床研究多学科交叉的研究策略，建立多维生物标志物检测平台，探索疾病特异性自身抗原和自身抗体，为最终建立早期筛查指标和早期诊断体系、早期（无创）预警模型奠定基础。

（王绮夏　马　雄）

参 考 文 献

［1］ HENEGHAN M A, YEOMAN A D, VERMA S, et al. Autoimmune hepatitis [J]. Lancet, 2013, 382 (9902): 1433-1444.

［2］ QIU D, WANG Q, WANG H, et al. Validation of the simplified criteria for diagnosis of autoimmune hepatitis in Chinese patients [J]. J. Hepatol, 2011, 54: 340-347.

［3］ WANG Q, YANG F, MIAO Q, et al. The clinical phenotypes of autoimmune hepatitis: a comprehensive review [J]. Autoimmun, 2016, 66: 98-107.

［4］ ALVAREZ F, BERG P A, BIANCHI F B, et al. International Autoimmune Hepatitis Group Report: review of criteria for diagnosis of autoimmune hepatitis [J]. Hepatol, 1999, 31 (5): 929-938.

［5］ HENNES E M, ZENIYA M, CZAJA A J, et al. Simplified criteria for the diagnosis of autoimmune hepatitis [J]. Hepatology, 2008, 48 (1): 169-176.

［6］ European Association for the Study of the Liver. EASL Clinical Practice Guidelines: autoimmune hepatitis [S/J]. J Hepatol, 2015, 63 (4): 971-1004.

［7］ MANNS M P, CZAJA A J, GORHAM J D, et al. Diagnosis and management of autoimmune hepatitis [J]. Hepatology,

2010, 51 (6): 2193-2213.

[8] GLEESON D, HENEGHAN M A. British Society of G. British Society of Gastroenterology (BSG) guidelines for management of autoimmune hepatitis [S/J]. Gut, 2011, 60 (12): 1611-1629.

[9] NEVENS F, ANDREONE P, MAZZELLA G, et al. A placebo-controlled trial of obeticholic acid in primary biliary cholangitis [J]. N Engl J Med, 2016, 375 (7): 631-643.

[10] HAN X F, WANG Q X, LIU Y, et al. Efficacy of fenofibrate in Chinese patients with primary biliary cirrhosis partially responding to ursodeoxycholic acid therapy [J]. J Dig Dis, 2012, 13 (4): 219-224.

[11] CAREY E J, ALI A H, LINDOR K D. Primary biliary cirrhosis [J]. Lancet, 2015, 386: 1565-1575.

肝硬化与门静脉高压的病理生理　第16章

　　门静脉无瓣膜，其压力通过流入血量和流出阻力形成并维持。门静脉血流阻力增加，常是门静脉高压的始动因素。按阻力增加的部位，可将门静脉高压分为肝前、肝内和肝后三型。肝内型门静脉高压又可分为窦前、窦后和窦型。在我国，肝炎后肝硬化是引起肝血窦和窦后阻塞性门静脉高压的常见病因。由于增生的纤维束和再生的肝细胞结节挤压肝小叶内的肝血窦，使其变窄或闭塞，导致门静脉血流受阻，门静脉压力也就随之升高。其次是由于位于肝小叶间汇管区的肝动脉小分支和门静脉小分支之间的许多动静脉交通支，平时不开放，而在肝血窦受压和阻塞时即大量开放，以致压力高的肝动脉血流直接反注入压力较低的门静脉小分支，使门静脉压力进一步增加。门静脉高压的病变部位及常见病因如图 16-0-1 所示。

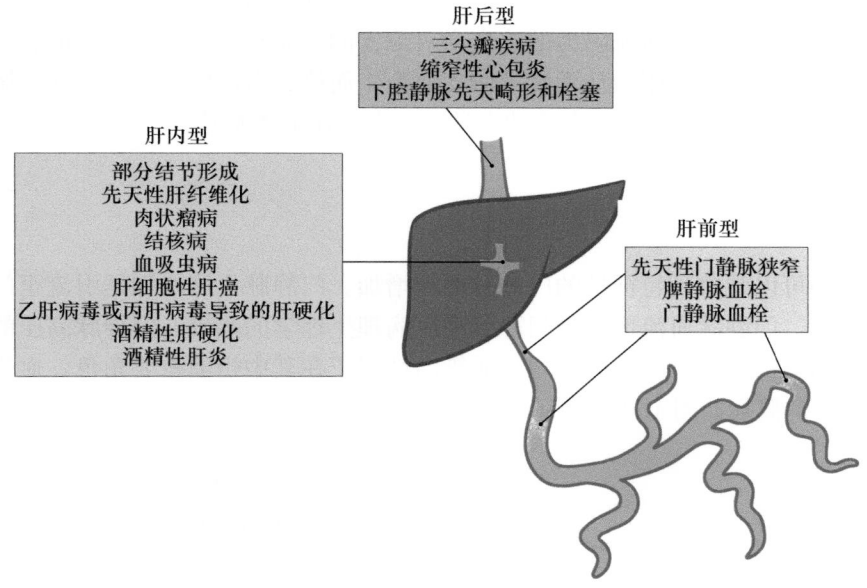

图 16-0-1　门静脉高压的分型和常见病因

一、门静脉高压的特点

　　门静脉压力与门静脉流入量和流出阻力直接相关，可以用如下公式表述：

$$门静脉压力 = 门静脉流出量 \times 流出阻力$$

　　可通过肝静脉导管技术测量肝静脉自由压（free hepatic venous pressure，FHVP）和肝静脉楔压（wedged hepatic venous pressure，WHVP）。肝静脉压力梯度（hepatic venous pressure gradient，HVPG）可以通过式（16-0-1）计算：

$$HVPG = WHVP - FHVP \tag{16-0-1}$$

肝静脉楔压反映的是肝血窦的压力，而肝静脉自由压则反映了腹内压。

　　门静脉高压是由门静脉床流出道阻力增加所致，而因内脏动脉扩张导致的门静脉流量增加将使其进一步恶化。一旦发生门静脉高压，侧支循环即可建立以促使血液回流至体循环。对于给定的曲张静脉，其跨壁压力梯度为血流量与阻力的乘积：$P1-P2=Q\times R$，其中，$P1$、$P2$ 分别代表曲张静脉内、外压力，Q 为单位时间内的血液流量，R 指血流通过曲张静脉时受到的阻力。

　　基于上述公式，门静脉压力的主要决定因素为血流量和血管阻力。因此，血流量的增加和血管阻力的上升都会导致门静脉压力增加。在硬化的肝脏中，瘢痕组织和再生结节的形成导致肝内血管阻力增加，从而导致门静脉压力升高。肝硬化相关的门静脉高压的早期阶段常能观察到这些结构性改变，继而通过内脏血管舒张来代偿。而内脏血管舒张又会进一步增加门静脉血流量，最终加剧门静脉压力的升高。

　　根据 Poiseuille 公式，血流阻力可以由式（16-0-2）表述：

$$R=nl/\pi r^4 \tag{16-0-2}$$

其中 n 为血液黏度，l 和 r 分别代表曲张静脉的长度和半径。

　　管壁张力可通过 Laplace 式（16-0-3）算出：

$$\text{管壁张力}=\left[Q\times(nl/\pi r^4)\right]\times r/\omega \tag{16-0-3}$$

表明曲张静脉壁张力大小取决于跨壁压、半径和管壁厚度（ω）。

　　曲张静脉管壁张力决定着曲张静脉破裂的可能性。基于上述方程，具有高速血流的长、粗且管壁薄的曲张静脉最有可能破裂出血。相反，通过降低侧支循环血液流速、血流阻力或增加曲张静脉管壁厚度则可降低曲张静脉破裂风险。大多数药物治疗旨在通过降低门静脉压力和（或）增加侧支血流阻力来降低侧支血流。然而，侧支血流阻力的改变会对侧支的血流动力学产生复杂的影响：增加侧支血管管壁张力可直接增加侧支血流阻力从而降低侧支血流，而侧支血流的降低又会间接影响血管管壁张力。这或许可以解释为什么药物治疗的血流动力学反应会存在个体差异。

二、血管活性因子

　　门静脉高压晚期可以观察到特征性的门静脉血流增加。门静脉血流增加是引流至门静脉的内脏小血管明显扩张的结果。门静脉血流增加是门静脉高压病理生理学的基础。门静脉高压的血流动力学异常涉及神经、体液和局部多因素的共同作用，血管活性因子在其中扮演重要角色。血管活性因子对门静脉血流动力学的影响概括如图 16-0-2 所示。

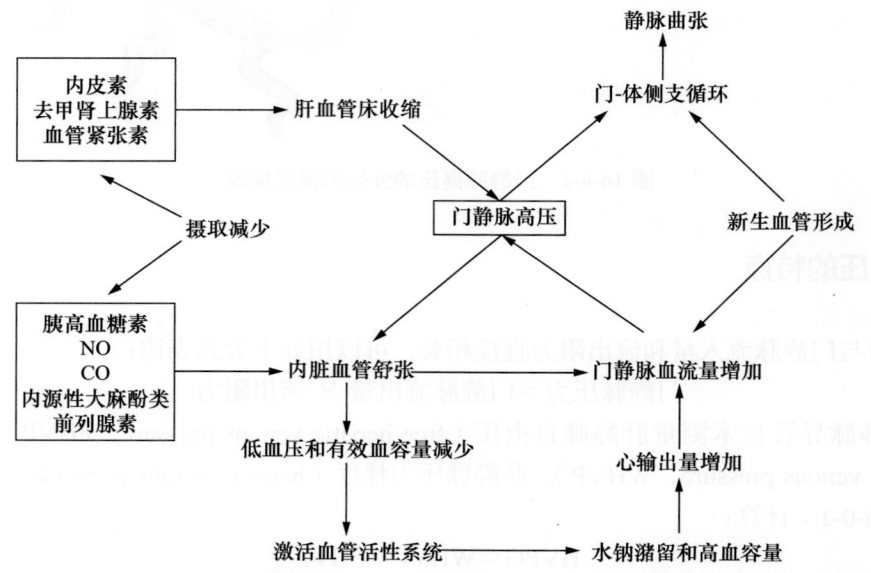

图 16-0-2　门静脉高压的病理生理学基础及血管活性因子对门静脉血流动力学的作用

（一）内皮素

内皮素（endothelin，ET）是一组同源的由 21 个氨基酸组成的血管活性肽（ET-1、ET-2、ET-3），被认为在调节肝硬化患者肝血管紧张度方面发挥了重要的作用。内皮素的生物学效应主要通过两种内皮素受体（ET-A、ET-B）介导发生。ET-A 介导血管收缩，对 ET-1 高度亲和，而对 ET-3 无亲和力；ET-B 对 ET-1 和 ET-2 有等同的亲和力。位于血管平滑肌细胞的 ET-B 介导血管收缩，而位于内皮细胞的 ET-B 被激活后促进细胞产生一氧化氮（nitric oxide，NO）和前列腺素，从而介导血管舒张。

肝硬化患者血液循环中 ET-1 和 ET-3 水平普遍升高。在合并腹水的肝硬化患者中其水平更高并持续时间较长。由于在肝硬化患者可以观察到内脏血管中 ET-1 和 ET-3 释放增加，然而在对照组未见类似现象，表明肝硬化患者内脏中的 ET-1 与 ET-3 生成增加。另外，通过免疫染色和原位杂交技术发现，肝硬化患者 ET-1 表达增加，而 ET-1 主要来源于内皮细胞、肝星状细胞（处于活化表型时）和胆管内皮细胞。同时，大鼠实验证明，硬化的肝脏对 ET-1 的清除能力下降。

ET-1 可通过增加肝内阻力导致离体灌注的正常肝脏和四氯化碳诱导的硬化肝脏的门静脉压力升高。尽管有实验研究报道，在肝硬化动物中给予内皮素拮抗剂后可观察到轻微的门静脉压力下降，然而此发现并未得到其他研究证实[1]。因此，内皮素作用于肝硬化患者引起血管紧张度升高的机制仍未明确。

（二）去甲肾上腺素

去甲肾上腺素是血管收缩因子之一，参与调节肝血管紧张度。由去甲肾上腺素引起的血管阻力的增加可被 α-肾上腺素能受体拮抗剂（如哌唑嗪）完全抵消。α-肾上腺素能受体拮抗剂可显著降低肝硬化患者的肝血管阻力和门静脉压力。与之相反，α-肾上腺素能受体激动剂，如异丙肾上腺素，可增加硬化肝脏的肝内血管阻力。以上数据表明，肾上腺素能受体可能参与调节硬化肝脏的肝内阻力，而肾上腺素能受体阻滞剂可以降低硬化肝脏的门静脉压力。此外，硬化肝脏的肝静脉血管床表现出对 α-肾上腺素能受体激动剂甲氧胺的强烈反应。此高反应性与环加氧酶 1（COX-1）的代谢产物血栓素 A2（TXA2）的过多产生有关，当硬化肝脏内注入非选择性 COX 阻滞剂、COX-1 阻滞剂或 TXA2 拮抗剂时，该现象可被纠正，表明硬化肝脏中升高的 TXA2 可显著促进肝静脉床对甲氧胺的血管收缩反应[2]。其他血管收缩因子是否也能有同样的血管收缩效果尚未不明确。

（三）血管紧张素

血管紧张素 II 是强烈的血管收缩剂，可以增加肝血管阻力。血管紧张素 II 拮抗剂、血管紧张素转化酶抑制剂或血管紧张素 II 受体阻滞剂可以抑制血管紧张素 II 发挥作用，从而降低门静脉压力，但同时也会造成全身性低血压。

（四）一氧化氮

一氧化氮（NO）在调节肝内血管阻力方面所起的作用备受关注。NO 是由一氧化氮合酶（NOS）催化 L-精氨酸转化而成的强有力的内源性血管舒张因子。它是可溶性鸟苷酸环化酶的天然配体，可提高环磷酸鸟苷的水平，通过释放细胞质中的 Ca^{2+} 使血管松弛。

NO 阻滞剂可使离体灌注的大鼠肝脏门静脉压力升高。此外，抑制 NO 可显著增强肝血管对去甲肾上腺素的反应，此现象提示 NO 在正常情况下起调控肝血管紧张度的作用[3]。在硬化肝脏中，NO 合成不足以代偿因肝硬化而活化的血管收缩系统，此时尽管内皮型 NOS（eNOS）的 mRNA 和蛋白质表达水平均正常，但因小窝蛋白（caveolin）表达增多导致肝内皮细胞 eNOS 活性下降[4]。肝 NO 生成量不足被认为是肝硬化时肝血管阻力增加的主要原因。根据此观点，输注 NO 生物合成前体 L-精氨酸和补充硝酸盐类（外源性 NO 供者）均可降低门静脉压力。有报道显示，通过门静脉注入携带 NOS 编码基因的腺病毒，可增加 NOS 在肝细胞中的表达，明显降低门静脉压。而通过携带活性 Akt 基因腺病毒转染增强肝内 eNOS 生物活性，或应用辛伐他汀增加 NO 释放，可提高肝内 NO 水平，降低门静脉血管张力，为门静脉高压的治疗提供有效途径[5-6]。此外，NO 还可以通过活性氧介导的线粒体信号通路，促进半胱天冬氨酸蛋白酶（caspase）非依赖的肝星状细胞凋亡[7]。这种依赖于 NO 的细胞凋亡稳态的维持，可作为未来门静脉高压治疗的新策略。

NO 参与门静脉高压时内脏和全身血流动力学的调控。由 NO 阻滞剂引起的内脏血管收缩在门静脉高压动物组的效果明显优于正常动物对照组，表明 NO 的过量生成至少部分引起了门静脉高压时的血管舒张。另外，NO 阻滞剂可以逆转门静脉高压特有的内脏血管对血管收缩因子的低反应性，因此，NO 被认为是系统与内脏血管扩张的主要因子之一。此外，在对门静脉高压大鼠的肠系膜动脉进行体外灌注时，有过量 NO 产生。同时，在肝硬化患者的血清和尿液中检测出硝酸盐、亚硝酸盐含量升高，硝酸盐和亚硝酸盐均为 NO 氧化产物。因此，这些发现也支持 NO 在门静脉循环紊乱及门静脉高压形成过程中起重要作用这一观点。

NO 生成增多来源于 eNOS 的表达与活性增强。激活 eNOS 的可能因素有血流剪切应力、循环中血管活性因子（如内皮素、血管紧张素 II、神经垂体加压素和去甲肾上腺素）的增高和血管内皮细胞生长因子（VEGF）的过度表达等[8]。当门静脉压力轻微上升时，会通过上调血管内皮生长因子（VEGF）促进肠道微循环系统 eNOS 的表达[9]。

（五）一氧化碳

一氧化碳（CO）为血红素氧合酶（heme oxygenase，HO）氧化血红素时的副产物，也是肝内血管张力的重要调节因子。虽然 CO 作用较 NO 弱，但同样可以刺激鸟苷酸环化酶，促使平滑肌舒张。HO 主要有两种同工酶，可诱导型 HO-1 和基本型 HO-2。动物实验发现，无论给予 CCl_4 还是结扎胆总管所致的肝硬化，均可见 HO-1 表达增高，而抑制 HO-1 能改善肝硬化门静脉高压动物肠系膜血管对缩血管因子的反应性及系统血流动力学的改变[10]。同样，肝硬化患者血中 CO 水平明显高于健康组患者，并且合并腹水的患者显著高于没有腹水的，同时多形核白细胞中 HO-1 表达上调。血流动力学方面，肝硬化患者血中 CO 水平与心输出量呈正比，而与外周血管阻力呈反比[11]。由此可见，肝硬化时 HO/CO 系统呈高活化状态，从而引起或者加重肝硬化患者的高动力循环综合征。

HO/CO 与 NOS/NO 两系统间存在着密切关联。有研究显示[12]，HO 和 NOS 高表达分别见于肝硬化的不同时期，相对于 NO 是肝硬化初期的主要血管舒张因子，HO 诱导高表达则是肝硬化晚期肠系膜动脉收缩反应不良的重要因素。HO 可与 NOS 竞争辅酶 NADPH，因此 HO 高表达可抑制 NO 产生。动物实验还发现，门静脉高压时 HO 诱导 VEGF 高表达，导致内脏高动力循环的进一步发展，但 HO 同时具有减轻氧化应激和炎症反应等有益作用[13]。总之，门静脉高压状态下的内脏血管扩张是多种内源性血管活性物质综合作用的结果。

（六）胰高血糖素

胰高血糖素是在内脏血管充血和门静脉高压时起重要作用的体液性血管舒张因子。在肝硬化患者和门静脉高压实验模型中，血浆胰高血糖素水平升高，部分由于肝脏清除能力下降，主要是胰腺 α 细胞分泌胰高血糖素增多，导致高胰高血糖素血症。在门静脉高压大鼠模型中，通过注射胰高血糖素抗体或生长抑素降低血循环中胰高血糖素水平，能在一定程度上逆转内脏血流的增加，此效应可被注射胰高血糖素特异性地阻断。相反，提高正常大鼠血循环胰高血糖素水平，可以引发类似的内脏血流量显著升高。慢性门静脉高压内脏血管扩张的 30%～40% 由高胰高血糖素血症引起。

胰高血糖素促使血管扩张可能通过两种机制：舒张血管平滑肌和降低它对内源性血管收缩因子（如去甲肾上腺素、血管紧张素 II 和神经垂体加压素）的敏感性[14]。胰高血糖素的血管舒张作用为利用生长抑素及其合成类似物治疗门静脉高压提供了理论基础[15]。

（七）内源性大麻酚类

有研究数据表明，内源性大麻酚类在门静脉高压高动力循环形成和进展过程中发挥重要作用。肝硬化患者和大鼠血液单核细胞中内源性的大麻素含量升高，并且其肝血管内皮细胞中大麻素 1（CB1）受体也增加。来自肝硬化患者或肝硬化大鼠的单核细胞能诱发正常大鼠低血压，而阻断肝硬化大鼠 CB1 受体可以降低内脏血流和门静脉压，提高动脉压。尽管作用机制尚未明确，但至少部分是由于大麻素产生增加，以及内皮 CB1 受体活化所致[16]。

（八）前列腺素

前列腺素是血管内皮细胞产生的另一类内源性血管舒张因子，也参与门静脉血流动力学调节。前列腺素通过激活腺苷酸环化酶和增加细胞内环磷酸腺苷的水平引起血管平滑肌舒张。两种不同的环氧合酶（COX）亚型参与了前列腺素的生物合成，其组成性亚型 COX-1 与 eNOS 的刺激因子相似，而可诱导亚型 COX-2 与 iNOS 均可在促炎因素的刺激下表达。动物实验表明，COX 被阻断后内脏血管扩张得到部分缓解，这一效应与 NO 无关。进一步研究发现，肝硬化患者的体循环中前列腺素水平增加，给予吲哚美辛抑制前列腺素的生物合成，可以降低肝硬化合并门静脉高压患者的高动力性循环和门静脉压力。通过对门静脉结扎的大鼠肠系膜静脉床的研究证实，同工酶 COX-1 和 COX-2 表达均上调，并且 COX 亚型非选择性或选择性抑制剂均不同程度地逆转了门静脉高压大鼠肠系膜静脉床对去甲肾上腺素缩血管的低反应和乙酰胆碱舒血管的高反应性[17]。

三、血管内皮功能障碍

正常情况下，血管内皮细胞可以产生血管舒张因子来应对血流量、血压的变化，抑制血管收缩因子引起的血压升高。在一些病理情况下，内皮依赖的血管舒张功能受到损伤，称之为血管内皮功能障碍。内皮功能障碍是血管紧张度增加导致动脉高压、糖尿病和动脉硬化等疾病血管紊乱的主要病理机制之一，并且能够降低 NO 的生物利用度和增加内皮起源的收缩因子的产生，如氢化前列腺素（PGH_2）、TXA_2、ET 或超氧阴离子[3]。

硬化肝脏的肝血管床也表现为内皮功能障碍[18]。通过研究肝硬化患者和实验模型表明，与正常肝脏不同，硬化肝脏无法正常调节由餐后充血所致的餐后门静脉血流的增加，因此导致餐后门静脉压力的突然升高[19]。由饮食和其他生理学刺激引起的反复快速升高的门静脉压力和门静脉侧支循环血流量，被认为是肝硬化患者进展性静脉曲张的决定因素。另外，肝硬化实验模型进一步表明，内皮功能障碍的特点是硬化的肝脏对内皮依赖的血管舒张剂乙酰胆碱反应受损[18, 20]。这种对乙酰胆碱的损伤性反应与 TXA_2 产生过多有关，并且可以被选择性 COX-1 阻滞剂和 TAX_2 拮抗剂完全逆转。这些结果表明，COX-1 来源的血栓素类血管收缩因子产生量的增加，如 TXA_2，至少是内皮功能障碍的影响因素之一[20]。乙酰胆碱结合内皮毒蕈碱 M3 受体可以促进 NO 合成酶和 COX-1 的产生，进而分别促进 NO 和 COX-1 途径中内过氧化物的释放[3]。在自然生理状态下，血管舒张反应是血管活性介质相互作用的最终平衡。然而，在肝硬化以及高血压、糖尿病、动脉硬化等疾病状态下，血管活性介质中的平衡被打破，因此造成内皮功能障碍并伴随对乙酰胆碱的反应受损。以上发现表明，在硬化的肝脏中，COX-1 通路过度激活，血管收缩因子产量增加。

四氢生物蝶呤是 eNOS 的辅助因子，能够增强 eNOS 的生物活性并显著提高肝硬化大鼠对乙酰胆碱血管收缩作用的反应[21]。给肝硬化患者补充四氢生物蝶呤可以作为一种改善血管内皮功能障碍，治疗门静脉高压的辅助疗法。

　　最近有研究表明，他汀类药物可以通过增加 NO 的产生，改善肝内皮功能来降低肝血管阻力，从而改善脉管系统中血流介导的血管舒张功能异常[22-23]。一项临床研究显示，辛伐他汀可以有效降低肝静脉压力梯度[24]。

四、门静脉高压的血流动力学表现

（一）门-体侧支循环

　　门静脉侧支循环的形成是门静脉高压血流动力学的特征之一。侧支循环的建立是一个复杂的过程，涉及既有血管的开放、扩张和肥大。侧支循环的形成代偿升高的门静脉高压。门体侧支循环及食管胃静脉曲张形成所需达到的最小肝静脉压力差为 10mmHg。除了增高的门静脉压力，门体侧支血管的形成同时也受血管内皮生长因子（VEGF）依赖的血管生成过程的影响，干扰 VEGF/VEGF 受体 2 信号通路可以显著阻碍门体侧支血管的形成[8]。这些结果提示控制 VEGF 的表达的临床意义。

　　侧支循环承载了到达门静脉系统 90% 的血流。在这种情况下，这些侧支血管的阻力为整个门静脉血流阻力的重要组成部分，因此也是门静脉压力的重要决定成分。尽管传统上认为，与门静脉高压有关的高动力内脏循环状态是内脏血管舒张增强的结果，但是最近的数据表明，内脏血管中新生血管的形成在提高内脏血液流入量方面发挥重要作用[8]。

　　调控侧支循环阻力的因素尚未明确。对门-体侧支循环进行灌注的实验研究表明，NO 可能在调控门-体静脉侧支循环阻力方面起到了重要的作用，这也是硝酸异山梨醇酯（IMN）和硝酸甘油（NTG）能够降低肝硬化患者侧支循环阻力的潜在机制。这些血管可能对 5-羟色胺（5-HT）过度敏感，而使血管张力明显增加。当给予门静脉高压动物选择性 5-HT$_2$ 受体阻滞剂时，门静脉压力降低。

（二）高动力循环

　　内脏血管扩张与外周血管扩张和系统高动力综合征相关，它以动脉压和外周阻力降低、血浆容量和心输出量增加为特征。其外周血管扩张的病理生理机制，类似于之前提及的内脏血管扩张[25]。外周血管扩张在激活内源性神经内分泌系统的过程中起重要作用，导致水钠潴留和血浆容量增加，继而使心脏指数升高。血浆容量增加是保持心脏指数增加必不可少的环节，但又会加重门静脉高压。这为门静脉高压低钠饮食和利尿治疗提供了理论依据。

五、门静脉高压的并发症

　　食管胃底静脉曲张出血是门静脉高压最常见的并发症。对曲张静脉破裂出血最普遍接受的解释是"爆炸学说"：出血是门静脉压力梯度迅速增大导致曲张静脉管壁张力增加的结果。

　　在肝硬化早期阶段，门静脉压力并未显著升高，心输出量增高可代偿周围血管阻力下降来维持内脏器官有效灌注[26]。随着患者肝硬化进展，内源性血管活性系统功能亢进，导致动脉低血压和周围血管阻力下降。由于内脏循环系统显著的血管舒张作用，肾脏血管剧烈收缩以代偿低灌注，使肾脏滤过作用下降，导致急性肾损伤和肝肾综合征[27]。腹水的产生代表着由于内脏和周围血管的舒张作用，有效血容量显著下降，因此激活钠保留途径进而导致水、钠潴留。肝性脑病是由急、慢性肝功能严重障碍或各种门静脉-体循环分流异常所致的、以代谢紊乱为基础、轻重程度不同的神经精神异常综合征。肝硬化门静脉高压时，肝功能障碍对氨等毒性物质的解毒功能降低，同时门-体循环分流，使大量肠道吸收入血的氨等有毒性物质经门静脉，绕过肝脏直接流入人体循环并进入脑组织，这是肝硬化肝性脑病的主要病理生理特点[28]。

六、以病理生理学为基础的治疗

对于接受安慰剂或长期药物治疗的肝硬化门静脉高压患者，临床症状的发生与治疗期间观察到的血流动力学的改变有关。换言之，在治疗前及维持治疗（或不治疗）过程中 HVPG 的变化，与静脉曲张破裂出血或再出血有关[29]。当 HVPG 降至基线值的 20% 及以上时，被认为治疗有效，并预示着较低的再出血风险（两年内再出血风险<10%）。当 HVPG 降至 12mmHg 或更低时，被认为该治疗对 HVPG 的变化"最佳"，患者静脉曲张破裂出血的风险基本可被忽略[30]。当患者表现出最佳反应时，曲张静脉明显缩小，实际生存率明显延长。因此，将临床显著门静脉高压患者的门静脉压力降至临界阈值以下时，可逆转其门静脉高压综合征的自然病史进程，并改善患者预后。因此，门静脉高压患者长期药物治疗的目标应是使 HVPG 减少其基线值的 20% 以上，低于 12mmHg 更佳。以上的治疗纠正标准建立于对肝硬化门静脉压力升高机制的理解之上。

门静脉高压是由肝脏血管阻力或门静脉血流量增加引起，结构改变（纤维化、血栓）及受内外血管收缩剂、血管舒张剂调节的血管紧张度的改变伴随着由动脉充盈、继发性液体潴留导致的高动力状态。门静脉高压的进一步后果是液体潴留的高动力状态，导致血流增加、血流动力学改变和其他器官的二次累及，如硬化性心肌病、肝肾综合征、肝肺综合征等。最后，门静脉高压以侧支血管的形成而告终，血管曲张可累及整个消化道，而食管胃静脉曲张破裂出血是常见表现，将对患者的预后、生存率造成显著的影响。

（祁小龙）

参 考 文 献

［1］ POO J L, JIMENEZ W, MARIA M R, et al. Chronic blockade of endothelin receptors in cirrhotic rats: hepatic and hemodynamic effects [J]. Gastroenterology, 1999, 116 (1): 161-167.

［2］ GRAUPERA M, GARCIA-PAGAN J C, ABRALDES J G, et al. Cyclooxygenase derived products modulate the increased intrahepatic resistance of cirrhotic rat livers [J]. Hepatology, 2003, 37 (1): 172-181.

［3］ WIEST R, GROSZMANN R J. Nitric oxide and portal hypertension: its role in the regulation of intrahepatic and splanchnic vascular resistance [J]. Semin Liver Dis, 1999, 19 (4): 411-426.

［4］ GARCÍA-CARDEÑA G, MARTASEK P, MASTERS B S, et al. Dissecting the interaction between nitric oxide synthase (NOS) and caveolin. Functional significance of the NOS caveolin binding domain in vivo [J]. J Biol Chem, 1997, 272 (41): 25437-25440.

［5］ MORALES-RUIZ M, CEJUDO-MARTN P, FERNANDEZ-VARO G, et al. Transduction of the liver with activated Akt normalizes portal pressure in cirrhotic rats [J]. Gastroenterology, 2003, 125 (2): 522-531.

［6］ ZAFRA C, ABRALDES J G, TURNES J, et al. Simvastatin enhances hepatic nitric oxide production and decreases the hepatic vascular tone in patients with cirrhosis [J]. Gastroenterology, 2004, 126 (3): 749-755.

［7］ LANGER D A, DAS A, SEMELA D, et al. Nitric oxide promotes caspase independent hepatic stellate cell apoptosis through the generation of reactive oxygen species [J]. Hepatology, 2008, 47 (6): 1983-1993.

［8］ FERNANDEZ M, MEJIAS M, ANGERMAYR B, et al. Inhibition of VEGF receptor-2 decreases the development of hyperdynamic splanchnic circulation and portal-systemic collateral vessels in portal hypertensive rats [J]. J Hepatol, 2005, 43 (1): 98-103.

［9］ ABRALDES J G, IWAKIRI Y, LOUREIRO-SILVA M, et al. Mild increases in portal pressure upregulate vascular endothelial growth factor and endothelial nitric oxide synthase in the intestinal microcirculation bed, leading to a hyperdynamic state [J]. Am J Physiol Gastrointest Liver Physiol, 2006, 290 (5): G980-G987.

［10］ DI PASCOLI M, SACERDOTI D, PONTISSO P, et al. Molecular mechanisms leading to splanchnic vasodilation in liver cirrhosis [J]. J Vasc Res, 2017, 54 (2): 92-99.

［11］ TARQUINI R, MASINI E, LA VILLA G, et al. Increased plasma carbon monoxide in patients with viral cirrhosis and hyperdynamic circulation [J]. Am J Gastroenterol, 2009, 104 (4): 891-897.

［12］ BOLOGNESI M, SACERDOTI D, DI PASCOLI M, et al. Haeme oxygenase mediates hyporeactivity to phenylephrine in the mesenteric vessels of cirrhotic rats with ascites [J]. Gut, 2005, 54 (11): 1630-1636.

［13］ ANGERMAYR B, MEJIAS M, GRACIA-SANCHO J, et al. Heme oxygenase attenuates oxidative stress and inflammation, and increases VEGF expression in portal hypertensive rats [J]. J Hepatol, 2006, 44 (6): 1033-1039.

［14］ WIEST R, TSAI M H, GROSZMANN R J. Octreotide potentiates PKC dependent vasoconstrictors in portal-hypertensive and control rats [J]. Gastroenterology, 2001, 120 (4): 975-983.

［15］ GARCIA-PAGAN J C, ESCORSELL A, MOITINHO E, et al. Influence of pharmacologicalagents on portal hemodynamics: basis for its use in the treatment of portal hypertension [J]. Semin Liver Dis, 1999, 19 (4): 427-438.

［16］ BATKAI S, JARAI Z, WAGNER J A, et al. Endocannabinoids acting at vascular CB1 receptors mediate the vasodilated state in advanced liver cirrhosis [J]. Nat Med, 2001, 7 (7): 827-832.

［17］ POTENZA M A, BOTRUGNO O A, DE SALVIA M A, et al. Endothelial COX-1 and -2 differentially affect reactivity of MVB in portal hypertensive rats [J]. Am J Physiol Gastrointest Liver Physiol, 2002, 283 (3): G587-G594.

［18］ GUPTA T K, TORUNER M, CHUNG M K, et al. Endothelial dysfunction and decreased production of nitric oxide in the intrahepatic microcirculation of cirrhotic rats [J]. Hepatology, 1998, 28 (4): 926-931.

［19］ BELLIS L, BERZIGOTTI A, ABRALDES J G, et al. Low doses of isosorbide mononitrate attenuate the postprandial increase in portal pressure in patients with cirrhosis [J]. Hepatology, 2003, 37 (2): 378-384.

［20］ GRAUPERA M, GARCIA-PAGAN J C, PARES M, et al. Cyclooxygenase-1 inhibition corrects endothelial dysfunction in cirrhotic rat livers [J]. J Hepatol, 2003, 39 (4): 515-521.

［21］ MATEI V, RODRÍGUEZ-VILARRUPLA A, DEULOFEU R, et al. Three-day tetrahydrobiopterin therapy increases in vivo hepatic NOS activity and reduces portal pressure in CCl₄ cirrhotic rats [J]. J Hepatol, 2008, 49 (2): 192-197.

［22］ ZAFRA C, ABRALDES J G, TURNES J, et al. Simvastatin enhances hepatic nitric oxide production and decreases the hepatic vascular tone in patients with cirrhosis [J]. Gastroenterology, 2004, 126 (3): 749-755.

［23］ TREBICKA J, HENNENBERG M, LALEMAN W, et al. Atorvastatin lowers portal pressure in cirrhotic rats by inhibition of RhoA/Rhokinase and activation of endothelial nitric oxide synthase [J]. Hepatology, 2007, 46 (1): 242-253.

［24］ ABRALDES J G, ALBILLOS A, BAˇ NARES R, et al. Simvastatin lowers portal pressure in patients with cirrhosis and portal hypertension: a randomized controlled trial [J]. Gastroenterology, 2009, 136 (5): 1651-1658.

［25］ KRAWITT E L. Medical management of liver disease [M]. New York: Marcel Dekker, 1999.

［26］ Gines P Schrier RW Renal failure in cirrhosis [J]. N Engl J Med, 2009, 361 (13): 1279-1290.

［27］ ANGELI P, MERKEL C. Pathogenesis and management of hepatorenal syndrome in patients with cirrhosis [J]. J Hepatol, 2008, 48 (Suppl 1): S93-S103.

［28］ ALDRIDGE D R, TRANSH E J, SHAWCROSS D L. Pathogenesis of hepatic encephalopathy: role of ammonia and systemic inflammation [J]. J Clin Exp Hepatol, 2015, 5 (Suppl 1): S7-S20.

［29］ MERKEL C, BOLOBNESI M, BERZIGOTTI A, et al. Clinical significance of worsening portal hypertension during long-term medical treatment in patients with cirrhosis who had been classified as early good responders on haemodynamic criteria [J]. J Hepatol, 2010, 52 (1): 45-53.

［30］ FEU F, GARCIA-PAGAN J C, BOSCH J, et al. Relation between portal pressure response to pharmacotherapy and risk of recurrent variceal haemorrhage in patients with cirrhosis [J]. Lancet, 1995, 346 (8982): 1056-1059.

第 **3** 篇
肝脏外科诊断学

肝胆疾病的临床表现及症候群 第17章

临床表现是医师向患者进行疾病调查的第一步，是诊断、鉴别诊断的重要线索和主要依据，也是反映病情的重要指标之一。肝脏是人体最大的腺体，具有分泌、排泄、合成、生物转化及免疫等多种功能。当肝脏受到长期损害作用，一方面会表现出肝脏细胞坏死、纤维化及肝硬化等结构改变，同时也会导致肝功能不同程度的受损，最终致使其他系统各器官功能异常，例如肝肾综合征、肝性脑病、肝肺综合征及肝硬化性心肌病等。因此，本章节对肝胆疾病的常见的临床表现及症候群进行阐述。

第1节 肝胆疾病的临床表现

部分肝胆疾病患者临床表现比较隐匿，如仅表现为食欲减退、乏力以及厌食油腻食物、嗳气等消化不良的症状，甚至这些症状都很轻微，以至于患者不能早期发现疾病。黄疸可能是某些肝胆疾病患者最早的临床表现，通常以巩膜黄染甚至是牙龈黄染的形式被患者或其家属发现。瘙痒可能是胆汁淤积病程中最先出现的症状，因为在胆红素大量淤积前，可只有胆盐淤积。随着黄疸加重，粪便颜色逐渐变浅而尿色则加深变黑，这是因胆色素排泄已经由肠道转为肾脏所致。部分患者可因炎症活动而表现为发热，如药物性肝损伤、自身免疫性肝炎急性发病时的无菌性炎症，或者急性胆囊炎、肝脓肿所致炎症。恶心、呕吐亦为肝胆疾病的常见症状，如肝脏、胆囊、胆管炎症均可引起该症状。终末期肝病患者还可以因食管胃底静脉曲张破裂出血而表现为呕血、黑粪。

腹部体征可以从轻微到显著。肝脏可以因炎症活动或充血而增大，但体征上可能只有右上腹部的轻微压痛。急性胆囊炎可以表现为右上腹剧烈绞痛或者胀痛。腹痛、寒战高热和黄疸，即 Charcot 三联征，是胆管结石合并胆管炎的典型表现。Reynold 五联征指在 Charcot 三联征基础上，同时又出现休克和神经系统症状，见于急性梗阻性化脓性胆管炎。患者可因腹水而产生腹胀，部分患者会因为腹围改变而察觉，并且随着腹水增加，四肢亦可发生水肿。

肝胆疾病又可先表现出其他系统相关症状，如肝性脑病早期可能表现为轻微人格或睡眠习惯改变。丙型肝炎可因冷球蛋白血症而以肾小球肾炎或出血性皮肤损害出现。血色病患者有时先出现关节病、糖尿病或心脏病，而无明显肝脏受累迹象。

部分慢性肝实质性疾病患者可表现出典型的周围性特征。蜘蛛痣（spider angioma）由一支中央小动脉和许多向外辐射分布的毛细血管组成，中央的痣体隆起皮面，向外延伸的毛细血管称为蜘蛛足（伪足），一般位于上腔静脉引流区域，比如前胸上部、颈、颜面部。当有 12 个以上蜘蛛痣时，应考虑门静脉高压症。肝掌（liver palms）表现为在大小鱼际处的皮肤出现片状充血，加压后变成苍白色。男性乳房发育、Dupuytren 挛缩及腮腺肥大三联征通常提示慢性酒精中毒。腋毛、阴毛稀少以及类似甲状腺功能亢进的眼征常见于晚期肝病患者。肝硬化患者可以出现胸、腹壁静脉显露或曲张，甚至在脐周静脉形成水母头样（caput medusa）突起。此外，长期胆汁淤积也可出现黄瘤或黄斑瘤。

腹部体格检查是肝胆疾病诊断的重要环节。肝脏触诊可以评估肝脏大小、质地、边缘、压痛情况等。正常人的肝脏一般不超过肋弓下 1cm，剑突下 3～5cm。肝脏质地分为质软、质韧和质硬三种级别。正常肝脏质软如嘴唇，急性肝炎、脂肪肝及肝淤血质韧如鼻尖，而肝硬化、肝癌质硬如前额。正常肝脏边缘整齐、薄厚一致且表面光滑，肝边缘钝圆可见于脂肪肝、肝淤血等。正常肝脏无压痛，而肝包膜有炎症或受到牵拉时则表现出压痛。正常情况下脾脏不可触及，一旦触及提示脾肿大至正常 2～3 倍，应鉴别是否存在急慢性肝炎、肝硬化等。当胆囊肿大时，通常可在右肋缘下腹直肌外侧缘触及。胆囊肿大而无压痛见于壶腹周围癌等，胆囊肿大且有触痛见于急性胆囊炎，胆囊肿大并且有实性感，见于胆囊结石或胆囊癌。但胆囊肿大程度随病变性质而不同。有时胆囊有炎症，而无肿大或轻度肿大，触诊不能触及胆囊，此时用左手拇指按压于胆囊点处，让受检者缓慢深吸气，如在吸气过程中因拇指压迫处疼痛而突然屏气为 Murphy 征阳性。因胰头癌压迫胆总管所致胆道阻塞、黄疸进行性加重，胆囊也显著增大，但无压痛，称为 Courvoisier 定律。通过叩诊可以确诊肝脏浊音界。男性肝脏在右锁骨中线的浊音界为 10～12cm，女性为 8～11cm。肝脏浊音界突然缩小见于爆发性肝衰竭、肝硬化或者胃肠胀气等。肝脏浊音界扩大可见于肝癌、肝脓肿、肝淤血、肝炎、肝囊肿等。肝炎、肝脓肿患者可以表现出肝脏叩击痛。胆囊被肝脏遮盖，无法扪及胆囊大小，仅可检查胆囊区有无叩击痛，胆囊区叩击痛是胆囊炎重要体征。

腹部体格检查亦可以评估腹水。患者仰卧，腹中部由于肠管内有气体而在液面浮起，叩诊呈鼓音，两侧腹部因腹水聚集则呈浊音。若患者侧卧位，浊音区移动，则最高位一侧呈鼓音。这种现象为移动性浊音（shifting dullness）。移动性浊音阳性表明腹水在 1000ml 以上。当腹水量较少时，可以让患者采取肘膝位，使脐部处于最低部位。由腹侧向脐部叩诊，如鼓音转为浊音，提示有腹水存在可能，即水坑试验（puddle sign）阳性。此试验可鉴定出少至 120ml 的游离腹水。当腹腔内有大量游离液体时，如用手指叩击腹部，可感到液波震颤（fluid thrill），或称为波动感（fluctuation）。检查时患者平卧，医师以一手掌面贴于患者一侧腹壁，另一手四指并拢屈曲，用指端叩击对侧腹壁，贴于腹壁的手掌有被液体波动冲击的感觉，即液波震颤。检查时需另一人或患者将手掌尺侧缘压于脐部腹中线上。此体征需有 3000～4000ml 以上液量才能查出。

怀疑为肝病的患者，体检时需排查是否存在肝性脑病。早期阶段，表现隐匿，甚至没有能觉察的人格或行为异常变化。此时需要行神经心理学测试才能发现。之后则可以出现扑翼样震颤，当患者平伸手指及腕关节时，腕关节突然屈曲，然后又迅速伸直，加上震颤多动，类似鸟的翅膀在扇动。此征是由基底节病变及小脑性共济失调而引起，因此，并不具有特异性，亦可见于肾衰竭、肺性脑病的患者。

（黄　缘）

第 2 节　肝胆疾病的症候群

一、肝肾综合征

（一）概念及分型

肝肾综合征（hepatorenal syndrome，HRS）是继发于肝硬化和门静脉高压症所致肾血流减少的肾功能不全。HRS 分为 2 型，其中，HRS 1 型为快速进展的急性肾损伤（AKI），HRS 2 型为缓慢进行性的慢性肾病（CKD），中位生存期分别约为 1 个月和 6.7 个月[1]。

（二）发病机制

肾血管显著收缩引起的肾灌注不足是肝肾综合征的重要环节。肝硬化患者肝脏结构受损，肝内血管阻力增加导致门静脉压升高，而门静脉压升高又可导致内脏血管床舒张。内脏血管进行性舒张，可致使全身血管阻力降低，而心输出量增加并不能完全代偿，最终导致有效循环血量减少。有效循环血量减少可激活交感神经系统和血管收缩系统（包括肾素-血管紧张素-醛固酮系统和垂体后叶加压素），继而导致肾脏血管收缩，肾脏灌注不足。

（三）临床表现及诊断

传统上，肝硬化肾功能不全的诊断定义为血清肌酐（sCr）增加 50%，并且 sCr≥15mg/L（133μmol/L）[2]。然而，sCr 的小幅度升高也提示肝硬化失代偿期预后不良，尤其是感染患者[3]。此外，在肝硬化患者中，sCr 受多种因素影响，不能够准确评估肾功能。因此，2015 年国际腹水俱乐部（International Ascites Club，ICA）[4] 提出了新的肝硬化患者 AKI 的定义，并重新修订肝肾综合征诊断标准。AKI 定义为在≤48 小时内 sCr 的变化≥3mg/L（26.5μmol/L），或者在过去 7 天内已知或假定的基线 sCr 增加 50%。新标准中优先诊断 AKI，对 AKI 进行分级，并且删除固定不变的 sCr 临界值，具体见表 17-2-1。新标准将 HRS 1 型重新命名为 AKI-HRS（表 17-2-2）。对 AKI 患者诊疗策略详见图 17-2-1。

表 17-2-1　国际腹水俱乐部 AKI 诊断标准

AKI 分期	定义
1	血清肌酐升高≥3mg/L（26.5μmol/L）或相比基线血清肌酐升高≥1.5～2.0 倍
2	相比基线血清肌酐升高＞2～3 倍
3	相比基线血清肌酐升高＞3 倍或血清肌酐≥40mg/L（353.6μmol/L）且急性升高≥3mg/L（26.5μmol/L）或需肾脏替代治疗

基线血清肌酐：入院前 3 个月内的血清肌酐值可用作基线血清肌酐。若过去 3 个月内多次测量血清肌酐的患者，应采用入院前最后一次测量值。若入院前未测量血清肌酐值的患者，入院时的血清肌酐应作为基线。
（引自 ANGELI P，et al. J Hepatol，2015，62：968.）

表 17-2-2　HRS-AKI 诊断标准

HRS-AKI	
1	明确诊断肝硬化和腹水；
2	符合国际腹水俱乐部急性肾损伤诊断标准，并且分期为 2 期及以上
3	对停用利尿剂、应用白蛋白 1g/kg 扩容治疗 2 天无反应
4	无休克
5	目前或近期未应用肾毒性药物（非甾体抗炎药物、氨基糖苷类抗菌药物及碘对比剂等）
6	无肉眼可见的结构性肾损伤征象：无蛋白尿（＞500mg/d）；无镜下血尿（尿红细胞＞50/ 高倍视野）；肾脏超声检查无异常

（引自：ANGELI P，et al. J Hepatol，2015，62：968.）

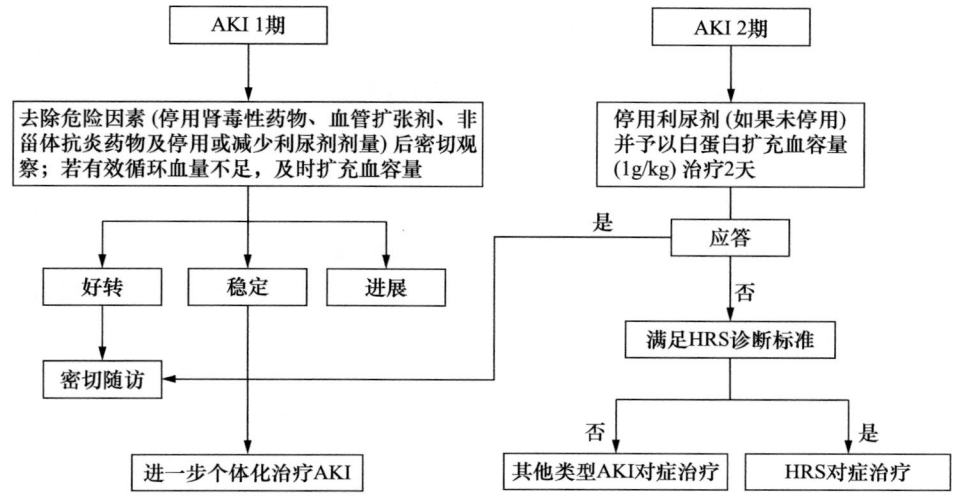

图 17-2-1　AKI 患者诊疗策略

（引自：ANGELI P，et al. J Hepatol，2015，62：968.）

（四）治疗与预后

HRS 的主要治疗方法为静脉补充血管收缩剂及白蛋白来改善有效循环血量，增加心输出量和平均动脉压[5-8]。血管收缩剂可减缓血管扩张，白蛋白可以增加有效循环血量，因此，血管收缩剂和白蛋白联合使用可改善 HRS 患者的肾功能。目前常用的血管收缩剂主要有特利加压素、去甲肾上腺素、奥曲肽和米多君等。肾脏替代治疗（renal replacement therapy，RRT）在 HRS 中的证据有限，目前仍存在争议。欧洲肝病研究学会指南指出 RRT 对于对血管收缩治疗效果欠佳者可能有效，但 RRT 能否作为一线治疗方案尚不清楚[5-9]。经颈静脉肝内门体分流（TIPS）是治疗门静脉高压并发症，包括食管静脉曲张和难治性腹水的重要手段，可改善肾功能，提高生存率，增加肝移植机会[10]。TIPS 的禁忌证包括充血性心力衰竭、多囊肝、难治性系统感染或败血症以及严重的肺动脉高压。肝移植是治愈肝衰竭、逆转 AKI 的最为有效的方法，可改善患者长期预后[5-6]。在肝移植前改善患者肾功能有助于提高其在移植术后的预后。

二、肝性脑病

（一）概念及分型

肝性脑病（hepatic encephalopathy，HE）是由急、慢性肝功能严重障碍或各种门静脉-体循环分流异常所致，以代谢紊乱为基础的轻重程度不同的神经精神异常综合征。

依据基础肝病的类型，HE 分为 A、B、C 三型。A 型 HE 发生在急性肝衰竭基础上，进展迅速，其重要的病理生理学特征之一是脑水肿和颅内高压。B 型 HE 是门体分流所致，无明显肝功能障碍，肝活检提示肝组织学结构正常。C 型则指发生于肝硬化等慢性肝损伤基础上的 HE。

（二）诱因

HE 最常见的诱发因素是感染（包括腹腔、肠道、尿路和呼吸道等感染，特别是腹腔感染），还包括消化道出血、电解质和酸碱平衡紊乱、高蛋白饮食、低血容量、不当利尿、腹泻、呕吐、便秘，以及使用苯二氮䓬类药物和麻醉剂等。HE 是一个从认知功能正常到昏迷的连续性表现。West-Haven 分级标准是目前应用较广泛的 HE 分级方法，将 HE 分为 0～4 级[11]。该分类标准主要缺陷是对于 0 级及 1 级判别的主观性很强。近年来轻微肝性脑病（MHE）被提出，其为没有能觉察的人格或行为异常变化，神经系统体征正常，但神经心理测试异常，其发病率高达 25.0%～39.9%[12]。此外，MHE 3 年累计发生明显肝性脑病占 56%，且其他并发症发生率和病死率显著增加[13]。因此，中华医学会肝病学分会 2018 年《肝硬化肝性脑病诊疗指南》重新修订了 HE 的分级（表 17-2-3）[14]。

（三）相关检查

对怀疑 HE 的患者应完善肝功能、血氨、神经心理学测试、神经生理学检查以及肝脏和头颅的影像学检查。在严重肝病的基础上，HE1～4 级依据临床表现可以做出诊断，不需要做神经心理学、神经生理学及影像学等检查。然而，诊断 MHE 需要特殊的神经心理学或脑功能影像学检查。肝性脑病评估流程详见图 17-2-2。鉴别诊断需要考虑精神障碍、颅内病变、其他代谢性脑病、韦尼克脑病、中毒性脑病、肝硬化相关帕金森病、肝性脊髓病以及获得性肝脑变性等疾病。

（四）治疗

治疗 HE 应首先积极寻找及去除 HE 诱因，如感染、消化道出血及电解质紊乱等。乳果糖可有效改善 HE/MHE 肝硬化患者的生活质量及生存率[15]。拉克替醇能酸化肠道，调节肠道微生态，减少氨的吸收，有效降低内毒素，改善 HE/MHE 临床症状及指标[16]。门冬氨酸鸟氨酸可降低 HE 患者的血氨水平[17]。支链氨基酸可作为替代治疗或长期营养干预治疗[18]。利福昔明为肠道不吸收抗生素，对 C 型 HE 有一定治疗作用，但对 B 型 HE 效果欠佳[19]。此外，合理饮食及营养补充（每日进食早餐，给予适量蛋白），有助于提高患者生活质量，避免 MHE/HE 复发。对于难控制的反复发作 HE 伴肝衰竭者，应优先考虑肝移植。

表 17-2-3　HE 的分级及症状、体征

HE 分级标准	神经精神学症状 （即认知功能表现）	神经系统体征
无 HE	正常	神经系统体征正常，神经心理测试正常
MHE	潜在 HE，没有能觉察的人格或行为变化	神经系统体征正常，但神经心理测试异常
HE1 级	存在琐碎轻微临床征象，如轻微认知障碍，注意力减弱，睡眠障碍（失眠、睡眠倒错），欣快或抑郁	扑翼样震颤可引出，神经心理测试异常
HE2 级	明显的行为和性格变化；嗜睡或冷漠，轻微的定向力异常（时间、定向），计算能力下降，运动障碍，言语不清	扑翼样震颤易引出，不需要做神经心理测试
HE3 级	明显定向力障碍（时间、空间定向），行为异常，半昏迷到昏迷，有应答	扑翼样震颤通常无法引出，踝阵挛、肌张力增高、腱反射亢进，不需要做神经心理测试
HE4 级	昏迷（对言语和外界刺激无反应）	肌张力增高或中枢神经系统阳性体征，不需要做神经心理测试

［摘自：中华医学会肝病学分会. 肝硬化肝性脑病诊疗指南. 中国肝脏病杂志（电子版），2018，10：17］

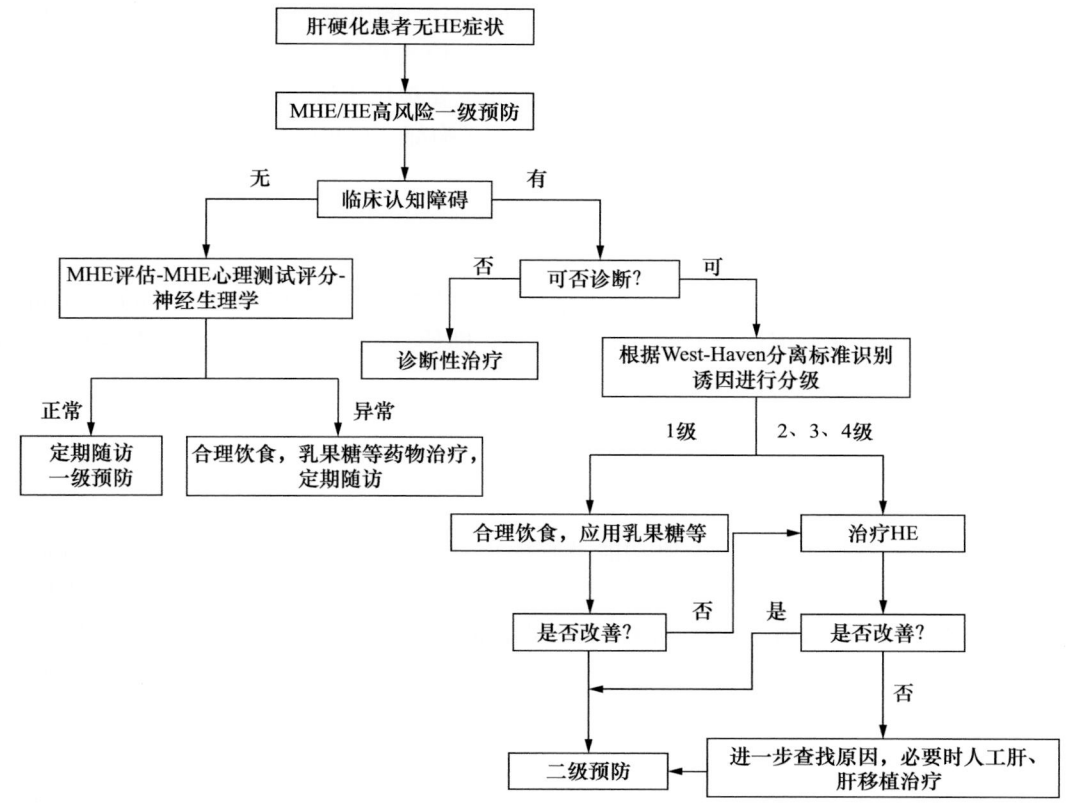

图 17-2-2　肝性脑病评估流程

［引自：中华医学会肝病学分会. 肝硬化肝性脑病诊疗指南. 中国肝脏病杂志（电子版），2018，10：17.］

三、肝肺综合征

肝肺综合征（hepatopulmonary syndrome，HPS）是慢性肝病患者呼吸功能不全的常见原因。其特征是肝病患者的肺血管扩张（intrapulmonary vascular dilatations，IPVD）引起的气体交换异常。异常氧合指在静息坐姿呼吸室内空气时，肺泡-动脉氧梯度升高（>15mmHg 或在大于 64 岁的患者中>20mmHg）。

（一）临床表现

HPS 患者的临床特征主要是低氧血症，如发绀和杵状指。此外，约 25% 的 HPS 患者存在斜卧位和直立低氧血症[20]。

（二）诊断

肝肺综合征的诊断三要素为肝病患者、肺泡-动脉氧分压差（$PA\text{-}aO_2$）>15mmHg 或在大于 64 岁的患者中>20mmHg 及肺内血管扩张。应对正在接受肝移植评估或患有呼吸困难的晚期肝病患者进行筛查是否存在 HPS。首先，可以借助脉搏血氧仪进行筛查，其通过氧饱和度截点值<96% 鉴别所有 PaO_2<70mmHg 的患者[21-22]。当筛查结果为阳性时，需进行动脉血气分析来诊断 HPS。进行肺功能检查时，HPS 患者的肺活量和静态肺容量通常在正常范围内，但二氧化碳弥散功能降低[23]。经胸对比-增强超声心动图是检测 IPVD 的主要方式。搅拌盐水能够产生直径>10μm 的微泡通常用作对比剂，不能通过正常的肺血管床，因此被作为对比剂。在 IPVD 和 HPS 的患者中，在右心观察到微泡后，微泡在左心室中出现三个或更多个心动周期。肺灌注扫描可以检测和量化 IPVD。然而，肺灌注扫描确定肺外示踪剂的累积，但无法区分心内和肺内分流，因此主要被用于区分肺内血管扩张与非血管因素，如肺或肺外因素等，引起的低氧血症的程度。胸部 X 线或胸部计算机断层扫描等肺部成像技术可以排除其他合并的慢性呼吸道疾病。

（三）治疗与预后

HPS 患者的死亡率相对单纯肝病终末期患者增加两倍[20-24]。严重 HPS 患者（PaO_2<60mmHg）应接受长期氧疗。肝移植是从病因治疗 HPS 的唯一方法。即使是严重的 HPS 病例在肝移植后生存率也很高[25]。

四、肝硬化性心肌病

有学者将肝硬化患者特定类型的心脏功能障碍定义为肝硬化性心肌病（cirrhotic cardiomyopathy，CCM）。CCM 是肝硬化中各种心血管异常的一部分。肝功能不全和门体分流致使潜在的肝源性血管舒张因子和心脏抑制因子释放入血，导致动脉血管扩张，最终发展为高动力循环，其特征是心脏输出和心率增加，动脉血压和全身血管阻力降低[26-27]。此外，患者表现出异常的血浆体积分布，即内脏循环血容量增加和有效循环血量不足[26]。

（一）发病机制

CCM 的致病机制包括在分子和细胞水平起作用的各种因素[28-29]。肝硬化的潜在促炎状态触发多种级联反应。在心肌细胞中，异常脂质生化和质膜中的生物物理变化以及导致膜受体功能异常的钙调节机制，尤其是刺激性 β 肾上腺素系统，均参与其中。包括一氧化氮、一氧化碳、内源性大麻素和细胞因子如 TNF-α 在内的炎性刺激激活负性肌力作用途径。以上机制导致心肌细胞凋亡增加，甚至致使肌球蛋白重链从更强大的 α-亚型转变为较弱的 β-亚型。

（二）定义

2005 年，蒙特利尔世界胃肠病学大会（WCOG）发布了肝硬化性心肌病的定义。CCM 的特点是收缩功能障碍、舒张功能障碍和电生理异常，如 QTc 间期延长[27-29]。收缩功能障碍的定义是运动或药理刺激时心输出量的减少，静息射血分数＜55%。舒张功能障碍定义为 E/A 比＜1.0，延长的减速时间（＞200ms）和延长的等容舒张时间（＞80ms）[30-31]。此外，支持性标准包括电生理异常（延长的 QTc 间期），心腔改变（左心房扩大和左心室心肌肥大）和体液变化（B 型利钠肽、心房利钠肽和 hs-肌钙蛋白-1 升高）[32]。

（三）诊断

通常 CCM 是隐匿或表现轻微的，只有在一些应激状态下，如不恰当的体育运动、使用某些药物、出血和手术，才会诱发心功能减退，甚至出现心力衰竭或猝死[29-31]。患者可在心电图运动负荷试验，或斑点追踪及应变测量多普勒超声心动图检查时发现 CCM。心脏磁共振成像是较新颖的检查手段，能够能反映出 CCM 患者进行运动负荷试验时表现出来的降低心率加速和收缩力应答。

（四）治疗

由于极其缺乏 CCM 治疗方面的研究，目前的治疗措施都是经验性、非特异性和支持疗法。CCM 一般无临床表现或者表现轻微，尤其是肝硬化早期阶段，发病率及病死率均较低，通常不需要治疗。TIPS 或原位肝移植等能增加有效血容量和心脏前负荷从而导致 CCM 出现明显临床症状。主要表现为短暂而明显的充血性心力衰竭。治疗与普通心力衰竭治疗相似，如限制钠盐摄入、利尿等。约 50% 的肝硬化患者可能存在 CCM，并且似乎与肝硬化的其他并发症如肺肾综合征无关，但 CCM 使得其他并发症的治疗复杂化[33]。虽然 β 受体阻滞剂可能加重腹水患者的病情，但与此同时，这些药物可能缩短延长的 QTc 间期。同样，尽管特利加压素可用于治疗 1 型肝肾综合征，但它可进一步加重 CCM 患者的心脏负担。因此，尽管有短暂心力衰竭的风险，肝移植手术仍被认为是包括 CCM 在内的肝病终末期的最佳治疗手段[34]。

如有典型症状，明显黄疸或有慢性肝病的典型症状如蜘蛛痣、肝掌等，肝胆疾病识别应无困难。但肝胆疾病亦可以种种隐匿征象出现，而使临床医生面临考验。当肝脏受到长期损害作用，会出现其他系统并发症，例如肝肾综合征、肝性脑病、肝肺综合征及肝硬化性心肌病等。肝脏移植术是各种肝脏疾病终末期唯一有效的治疗方式。肝移植时机的选择为患者接受新肝后收益最大的时间。因此，肝移植时机的选择亦是临床医生的挑战。

（黄　缘）

参 考 文 献

[1] ALESSANDRIA C, OZDOGAN O, GUEVARA M, et al. MELD score and clinical type predict prognosis in hepatorenal syndrome: relevance to liver transplantation [J]. Hepatology, 2005, 41 (6): 1282-1289.

[2] SALERNO F, GERBES A, GINÈS P, et al. Diagnosis, prevention and treatment of hepatorenal syndrome in cirrhosis [J]. Gut, 2007, 56 (9): 1310-1318.

［3］ WONG F, O'LEARY J G, REDDY K R, et al. New consensus definition of acute kidney injury accurately predicts 30-day mortality in patients with cirrhosis and infection [J]. Gastroenterology, 2013, 145 (6): 1280-1288. e1.

［4］ ANGELI P, GINÈS P, WONG F, et al. Diagnosis and management of acute kidney injury in patients with cirrhosis: revised consensus recommendations of the International Club of Ascites [J]. J Hepatol, 2015, 62 (4): 968-974.

［5］ EUROPEAN ASSOCIATION for the STUDY of the LIVER. EASL clinical practice guidelines on the management of ascites, spontaneous bacterial peritonitis, and hepatorenal syndrome in cirrhosis [S/J]. J Hepatol, 2010, 53 (3): 397-417.

［6］ RUNYON B A, AASLD. Introduction to the revised American Association for the Study of Liver Diseases Practice Guideline management of adult patients with ascites due to cirrhosis 2012 [J]. Hepatology, 2013, 57 (4): 1651-1653.

［7］ DURAND F, GRAUPERA I, GINÈS P, et al. Pathogenesis of hepatorenal syndrome: implications for therapy [J]. Am J Kidney Dis, 2016, 67 (2): 318-328.

［8］ CAVALLIN M, PIANO S, ROMANO A, et al. Terlipressin given by continuous intravenous infusion versus intravenous boluses in the treatment of hepatorenal syndrome: a randomized controlled study [J]. Hepatology, 2016, 63 (3): 983-992.

［9］ LEVITSKY J, O'LEARY J G, ASRANI S, et al. Protecting the kidney in liver transplant recipients: practice-based recommendations from the American Society of Transplantation Liver and Intestine Community of Practice [J]. Am J Transplant, 2016, 16 (9): 2532-2544.

［10］ GINES P, URIZ J, CALAHORRA B, et al. Transjugular intrahepatic portosystemic shunting versus paracentesis plus albumin for refractory ascites in cirrhosis [J]. Gastroenterology, 2002, 123 (6): 1839-1847.

［11］ BLEI A T, CORDOBA J. Hepatic encephalopathy [J]. Am J Gastroenterol, 2001, 96 (7): 1968-1976.

［12］ WANG J Y, ZHANG N P, CHI B R, et al. Prevalence of minimal hepatic encephalopathy and quality of life evaluations in hospitalized cirrhotic patients in China [J]. World J Gastroenterol, 2013, 19 (30): 4984-4991.

［13］ AGRAWAL S, UMAPATHY S, DHIMAN R K. Minimal hepatic encephalopathy impairs quality of life [J]. J Clin Exp Hepatol, 2015, 5 (Suppl 1): S42-S48.

［14］ 中华医学会肝病学分会. 肝硬化肝性脑病诊疗指南 [S/J]. 中国肝脏病杂志 (电子版), 2018, 10 (4): 17-32.

［15］ MORATALLA A, AMPUERO J, BELLOT P, et al. Lactulose reduces bacterial DNA translocation, which worsens neurocognitive shape in cirrhotic patients with minimal hepatic encephalopathy [J]. Liver Int, 2017, 37 (2): 212-223.

［16］ GLUUD L L, VILSTRUP H, MORGAN M Y. Non-absorbable disaccharides versus placebo/no intervention and lactulose versus lactitol for the prevention and treatment of hepatic encephalopathy in people with cirrhosis [J]. Cochrane Database Syst Rev, 2016, 4: CD003044.

［17］ BAI M, YANG Z P, QI X S, et al. l-ornithine-l-aspartate for hepatic encephalopathy in patients with cirrhosis: a meta-analysis of randomized controlled trials [J]. J Gastroenterol Hepatol, 2013, 28 (5): 783-792.

［18］ KAWAGUCHI T, TANIGUCHI E, SATA M. Effects of oral branched-chain amino acids on hepatic encephalopathy and outcome in patients with liver cirrhosis [J]. Nutr Clin Pract, 2013, 28 (5): 580-588.

［19］ SHARMA B C, SHARMA P, LUNIA M K, et al. A randomized, double-blind, controlled trial comparing rifaximin plus lactulose with lactulose alone in treatment of overt hepatic encephalopathy [J]. Am J Gastroenterol, 2013, 108 (9): 1458-1463.

［20］ FALLON M B, KROWKA M J, BROWN R S, et al. Impact of hepatopulmonary syndrome on quality of life and survival in liver transplant candidates [J]. Gastroenterology, 2008, 135 (4): 1168-1175.

［21］ KROWKA M J, FALLON M B, KAWUT S M, et al. International Liver Transplant Society Practice Guidelines: diagnosis and management of hepatopulmonary syndrome and portopulmonary hypertension [S/J]. Transplantation, 2016, 100 (7): 1440-1452.

［22］ ARGUEDAS M R, SINGH H, FAULK D K, et al. Utility of pulse oximetry screening for hepatopulmonary syndrome [J]. Clin Gastroenterol Hepatol, 2007, 5 (6): 749-754.

［23］ RODRIGUEZ-ROISIN R, KROWKA M J, HERVÉ P, et al. Pulmonary-hepatic vascular disorders (PHD) [J]. Eur Respir J, 2004, 24 (5): 861-880.

［24］ SCHENK P, SCHÖNIGER-HEKELE M, FUHRMANN V, et al. Prognostic significance of the hepatopulmonary syndrome in patients with cirrhosis [J]. Gastroenterology, 2003, 125 (4): 1042-1052.

［25］ IYER V N, SWANSON K L, CARTIN-CEBA R, et al. Hepatopulmonary syndrome: favorable outcomes in the MELD exception era [J]. Hepatology, 2013, 57 (6): 2427-2435.

[26] MOLLER S BERNARDI M. Interactions of the heart and the liver [J]. Eur Heart J, 2013, 34 (36): 2804-2811.

[27] MOLLER S, HENRIKSEN J H. Cirrhotic cardiomyopathy [J]. J Hepatol, 2010, 53 (1): 179-190.

[28] LIU HLEE S S. Acute-on-chronic liver failure: the heart and systemic hemodynamics [J]. Curr Opin Crit Care, 2011, 17 (2): 190-194.

[29] LIU H, JAYAKUMAR S, TRABOULSI M, et al. Cirrhotic cardiomyopathy: implications for liver transplantation [J]. Liver Transpl, 2017, 23 (6): 826-835.

[30] SAMPAIO F, PIMENTA J, BETTENCOURT N, et al. Systolic and diastolic dysfunction in cirrhosis: a tissue-Doppler and speckle tracking echocardiography study [J]. Liver Int, 2013, 33 (8): 1158-1165.

[31] WIESE S, HOVE J D, BENDTSEN F, et al. Cirrhotic cardiomyopathy: pathogenesis and clinical relevance [J]. Nat Rev Gastroenterol Hepatol, 2014, 11 (3): 177-186.

[32] FARR M, SCHULZE P C. Recent advances in the diagnosis and management of cirrhosis-associated cardiomyopathy in liver transplant candidates: advanced echo imaging, cardiac biomarkers, and advanced heart failure therapies [J]. Clin Med Insights Cardiol, 2014, 8 (Suppl 1): 67-74.

[33] VOIOSU A M, DAHA I C, VOIOSU T A, et al. Prevalence and impact on survival of hepatopulmonary syndrome and cirrhotic cardiomyopathy in a cohort of cirrhotic patients [J]. Liver Int, 2015, 35 (12): 2547-2555.

[34] TORREGROSA M, AGUADÉ S, DOS L, et al. Cardiac alterations in cirrhosis: reversibility after liver transplantation [J]. J Hepatol, 2005, 42 (1): 68-74.

第18章 超声诊断

自 20 世纪 70 年代实时超声开始逐步应用于临床以来，超声诊断已经成为肝胆疾病最重要的影像检查手段之一。超声与 CT、磁共振成像作为最重要的断层成像技术，为临床提供了丰富的空间信息，对医师的正确决策起着决定性的作用。

相对于 CT 和磁共振成像，超声诊断还具有以下优势：

（1）实时性：目前超声成像的成像速率最快可以达到每秒 80～100 帧，能够实现完全的动态实时成像。

（2）无放射性：诊断用超声的输出能量极低，目前没有证据显示诊断超声具有不可逆的生物学效应。因此，超声检查适用于任何人群，包括孕妇和儿童。

（3）便捷性：超声仪器的可移动性和小型化，使得床旁检查、术中检查和监测成为可能。

（4）血流动力学分析：多普勒超声成像能够直接分析动脉、静脉和门静脉的血流动力学改变而无须对比剂的引入，是评估相关的血管病变的首选。

在肝胆领域，超声诊断不仅能够用于相关疾病的诊断，更重要的是，实时超声下能够引导各种与肝胆相关的介入治疗，包括且不限于穿刺活检、胆管引流、胆囊引流、肿瘤消融等。

近年来，伴随超声诊断发展而来的很多新技术也广泛应用于临床，这些新技术也对肝胆疾病的精确诊疗起着重要的辅助作用。如超声弹性成像能够精确测量肝实质的硬度改变，通过测量肝实质的弹性模量值来判断肝脏纤维化的程度和分级，对于肝脏弥漫性疾病的早诊断早治疗具有非常重要的意义。而增强超声则在肝胆疾病的定性诊断方面具有重要的意义。

增强超声成像也称作超声造影成像，是指通过引入超声对比剂使病变与周围组织的对比增大，更有利于病变的显示，并能够在一定程度反映病变的功能改变的一种成像模式。增强超声成像在肝胆疾病的诊断和鉴别诊断上基本能够与 CT 和磁共振增强扫查相媲美。相对于 CT 和磁共振增强扫查，增强超声成像还具有以下优势：①实时性；②对比剂过敏反应罕见；③对比剂用量少[1]。

第1节 肝胆疾病常见的超声征象

超声征象是理解声像图和根据声像图做出初步诊断的基础。本小节对在肝胆疾病中出现的主要征象做一概述，并介绍这些征象在诊断和鉴别诊断中的意义。

一、声影

声影（acoustic shadowing）是一种衰减伪像。超声波传播过程中由于反射、折射和能量吸收等原因造成能量衰减，当遇有界面反射过强、出现全折射现象或能量吸收显著的结构和组织时，超声波无法传播到更深处，此处就会呈现为回声的减低甚至呈现为无回声，称为声影。

在结石、钙化和气体与软组织的界面上会发生全反射，因此这些结构的声放会伴有声影。结石和钙化越大、含钙量越高，后方的声影越明显，称之为"干净声影"。小的结石和钙化、含钙量较低的软结石，后方的声影内会伴有一定的回声信号，称之为"脏声影"（图 18-1-1）。

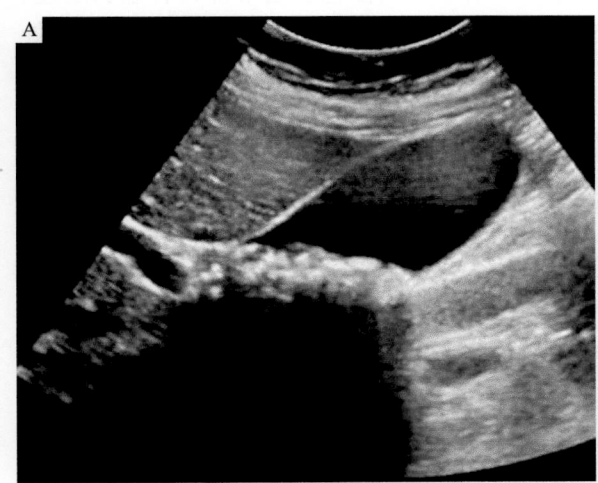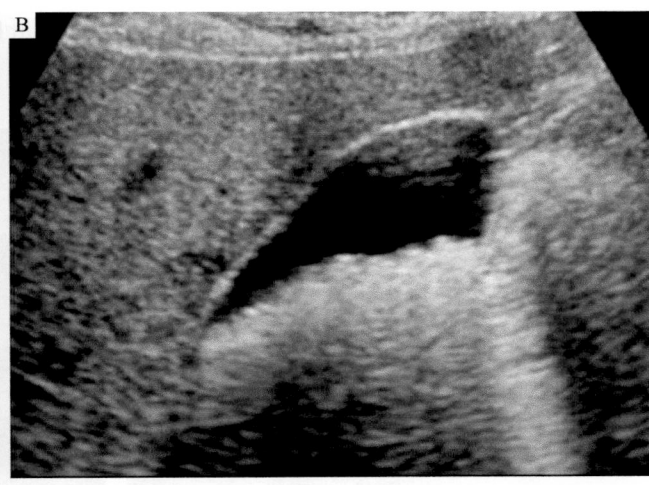

图 18-1-1　胆囊结石后的声影
A. 干净声影；B. 脏声影。

　　在具有光滑边界的肿物和包块的侧边会发生全折射现象。发生全折射的声束无法向深方传播，因此也可以形成声影，称之为"侧边声影"（图 18-1-2）。侧边声影的存在通常提示该病变或结构具有圆滑的边界。病变两侧出现对称、清晰干净的侧边声影是提示该病变为良性病变的重要征象。

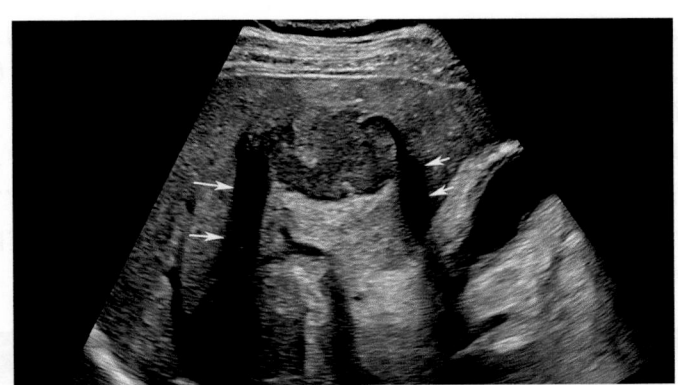

图 18-1-2　侧边声影
肝脏良性嗜酸细胞肉芽肿结节周边的纤维化包膜形成清晰的侧边声影（箭头）。

　　由于气体与软组织之间巨大的声阻抗差的存在，气体后方也可以伴有声影，不过气体后方的声影多是脏声影。气体后方的脏声影是诊断胆道积气、门静脉积气的重要征象。

二、后方回声增强

　　超声波在不同组织中的衰减系数不同，声波通过低衰减的组织或病变后，病变后方的回声相对于周围组织的回声就会增强，称之为"后方回声增强"（echo enhancement）。
　　囊性结构或病变的声衰减显著低于一般的软组织，所以绝大部分的囊性病变都会伴有后方回声增强现象。一般情况下，后方回声增强可以作为肝脏囊性病变的辅助征象。不过并非所有的囊性病变都一定伴有后方回声增强现象，比如含脂性的积油囊肿、陈旧性的出血性囊肿等由于囊内容物的衰减系数与周围组织相似，常常缺乏后方回声增强的特征。

　　实性包块也可以出现后方回声增强的现象。伴有后方回声增强的实性包块通常都具有生长迅速、组织学上细胞成分多而间质成分少的特点。因此，肝内的恶性占位伴有后方回声增强往往提示病变处于进展期，预后较差（图 18-1-3）。

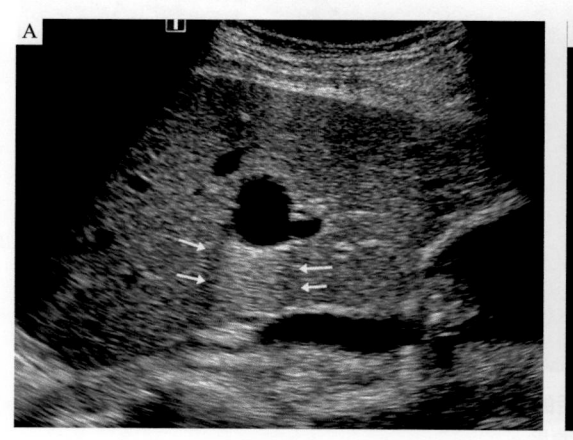
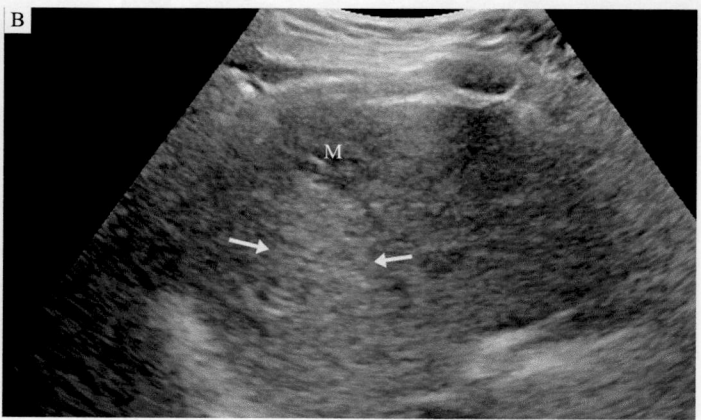

图 18-1-3　后方回声增强（箭头）
A. 为肝囊肿后方回声增强；B. 为进展期肝细胞癌（M）伴有后方回声增强。

三、彗星尾征

　　彗星尾征（Comet tail）是一种多重反射伪像，指在小的强回声后方出现的逐渐减弱的平行的强回声，由于信号逐渐减弱，整体上呈现"V"形，是由于超声波在某些晶体（比如胆固醇晶体）或小的金属体内发生多重反射而形成。

　　胆固醇晶体后方通常都会出现明显的彗星尾征。在肝胆疾病的超声诊断中，彗星尾征可以作为胆固醇结晶体存在的主要征象（图 18-1-4）。胆囊腺肌增生症在增厚的胆囊壁内常常伴有彗星尾征。而肝脏胆管错构瘤的扩张的小胆管内的胆固醇结晶也会伴有彗星尾征，因此肝实质内多发的散在的彗星尾征也是诊断肝脏胆管错构瘤的重要征象[2]。

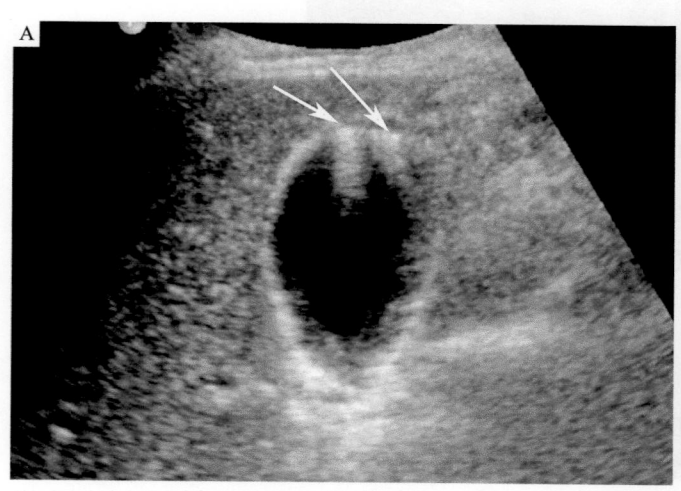
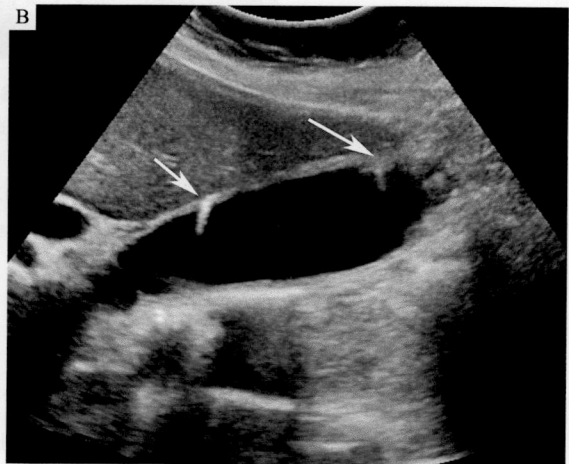

图 18-1-4　彗星尾征
A、B. 胆囊壁上多发胆固醇结晶形成的彗星尾征（箭头）。

四、双管征

正常情况下，肝内的门静脉能够在二维超声上直接显示，而与之伴行的肝内胆管和肝动脉则无法显示。当肝内胆管扩张或肝内动脉扩张时，声像图上就会在门静脉旁出现与之伴行的另外一条管道，称为双管征（double duct sign）。因此，声像图上的所谓"双管征"实际上存在两种可能：肝内胆管扩张和肝动脉扩张。彩色多普勒超声可以轻松地将二者鉴别开来。

肝内胆管扩张的主要原因是远端胆管梗阻，梗阻的原因包括肿瘤、结石、炎症等（图 18-1-5）。肝内肝动脉扩张主要见于遗传性出血性毛细血管扩张症肝脏受累的情况。

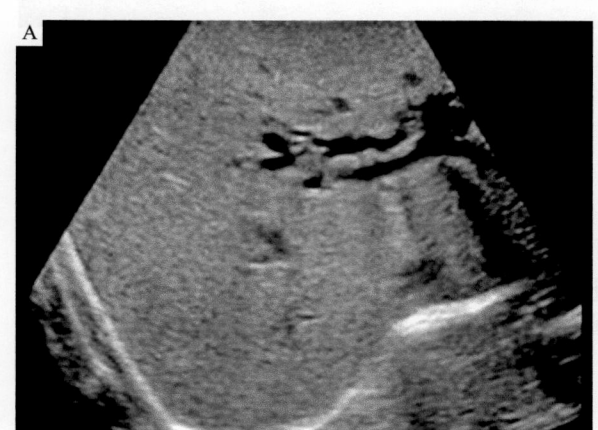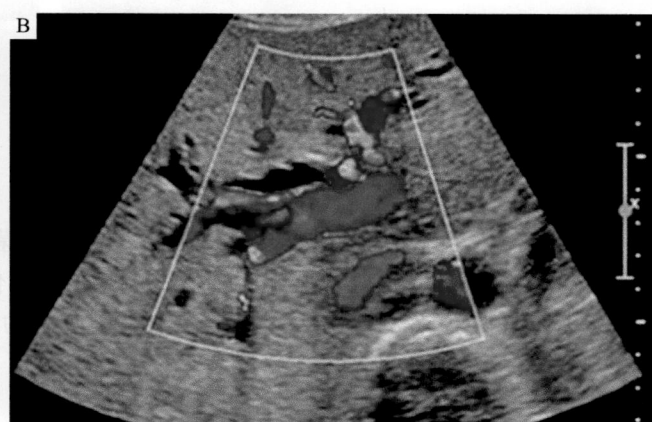

图 18-1-5 双管征
A、B. 肝门胆管癌致肝内胆管扩张呈双管征。

五、靶征

靶征（target sign）也称"牛眼征"。在肝脏超声检查中，靶征指肝脏实性病变中心部分呈现为略高回声或等回声而周围为低回声环绕的一种结节性征象。伴有靶征的肝结节多见于肝转移癌（图 18-1-6）。另外，肝脏的真菌感染（比如白色念珠菌感染）也会出现伴有靶征的结节性病变的出现[3]。

六、反靶征

反靶征（reverse target sign）与靶征正好相反，靶征指肝脏实性病变中心部分呈现为略低回声或等回声而周围为高回声环绕的一种结节性征象[4]。

目前研究发现，反靶征在多种肝脏的结节性病变中可以出现，最多见的是肝硬化结节（图 18-1-7），此外，在戈谢病（Gaucher disease）的肝脏结节内也可以出现反靶征的表现。

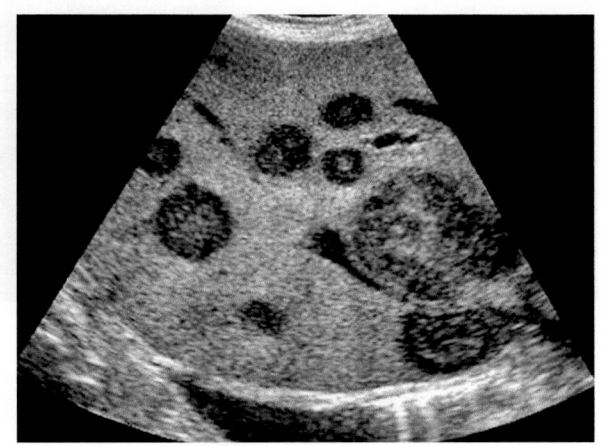

图 18-1-6 靶征
肺癌肝转移，肝内多发转移灶，呈典型的靶征或牛眼征。

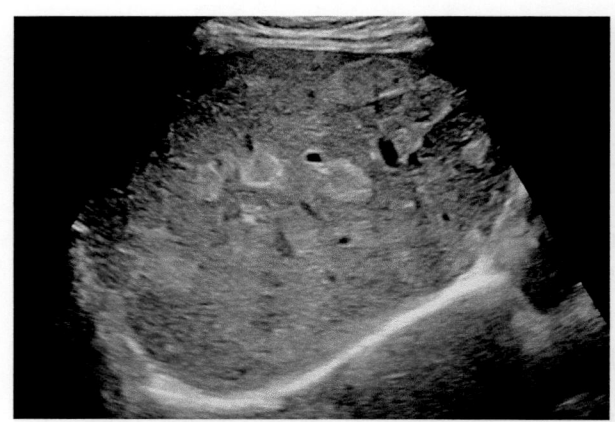

图 18-1-7　反靶征
多发肝硬化增生结节。

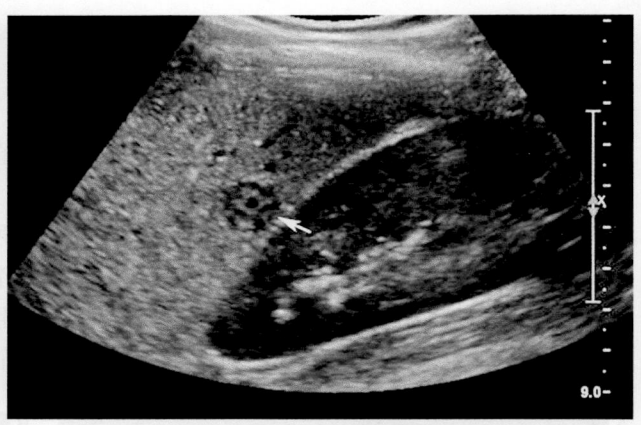

图 18-1-8　轮中轮征
肝脏白色念珠菌感染（白血病患者）。

七、轮中轮征

轮中轮征（wheel within a wheel sign）是肝念珠菌病的特征性征象之一[5]（图 18-1-8）。这些肝脏的圆形结节性病灶通常分三层：周围低回声区（纤维化），其内部为中高回声区（炎性细胞），最中心为小的中央低回声区（坏死）。这一征象要注意与更为常见的靶征（牛眼征）相鉴别，后者中心回声性病灶的内部缺乏低回声核心[6]。

八、血管漂浮征

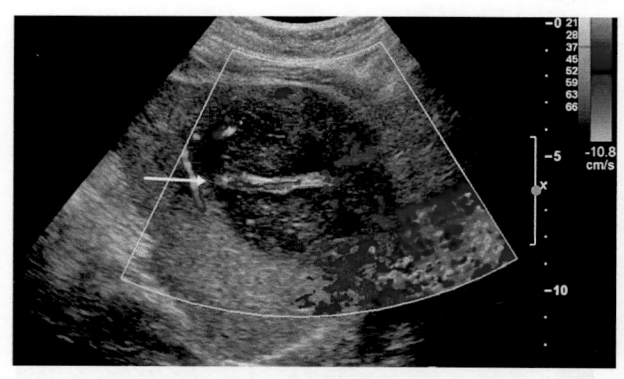

图 18-1-9　血管漂浮征（箭头）
非霍奇金肝淋巴瘤，肝内低回声病灶，内部可见走行正常
门静脉左支血流信号（箭头），即血管飘浮征。

肝脏的血管漂浮征（floating vessels sign）是肝淋巴瘤的特异性征象，指血管穿过肝内的病灶或病灶沿血管浸润而血管本身无明显狭窄、包绕等受侵表现。血管漂浮征产生原因可能是结外淋巴瘤起源于脏器的间质，并沿间质浸润生长，因而脏器内原有的血管解剖结构在病变早期仍可残留；同时，淋巴瘤病变是以单一细胞增殖为主，肿瘤内部声阻差小，多表现为"低回声"及"极低回声"，因此走行于其中的血管在低回声背景下，表现为所谓的"血管漂浮征"，这一征象为淋巴瘤的特征性表现（图 18-1-9）。

九、快闪伪像

快闪伪像（twinkling artifact）指利用彩色多普勒超声扫查某些强回声结构时，在这些强回声结构的后方会出现快速闪烁变化的红蓝镶嵌的彩色信号的一种现象，是一种比较常见的彩色多普勒超声伪像。实验研究发现，快闪伪像主要发生在表面不光滑的强回声界面之后，尤其更容易发生在表面呈结晶样颗粒状不规则时。发生机制可能是由于声波在不规则的强回声表面的不规则多重反射导致回声信号的相位紊乱而被仪器误作多普勒频移[7]。

肝胆超声检查过程中容易出现快闪伪像的结构主要有胆囊壁内的胆固醇结晶、胆固醇性结石、胆管错构瘤（图 18-1-10）以及某些少见的转移瘤（特别是高回声的结肠肝转移瘤内）。

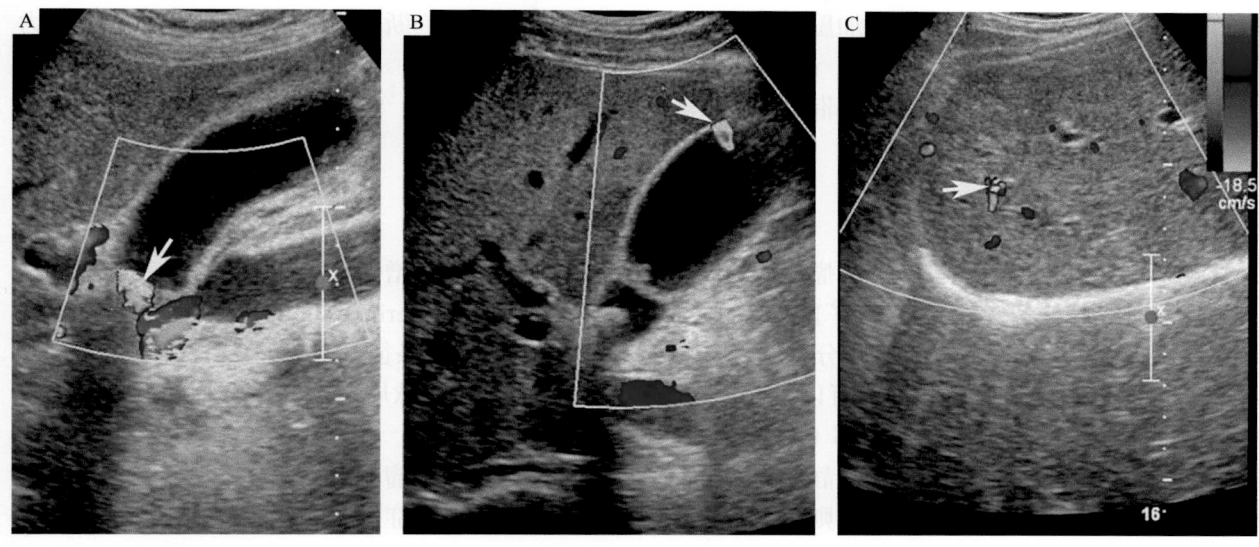

图 18-1-10　快闪伪像

A. 箭头所示分别为胆囊内胆固醇结石后；B. 胆囊壁胆固醇结晶后；C. 胆管错构瘤肝内出现的快闪伪像。

十、中心点征和桥征

中心点征（central dot sign）是先天性肝内胆管扩张（Caroli 病）的特异性征象（图 18-1-11）。影像学上，扩张的胆管内可见泡样突起或桥样连接结构，这些结构位于扩张的胆管中央，称为中心点征或桥征（bridge sign）。中心点征或桥征可以作为影像学上本病与其他肝内囊性病变的鉴别征象。这些结构实质是被扩张的胆管包绕的中心门静脉，是胚胎发育过程中胆管板吸收不全的结果[8]。

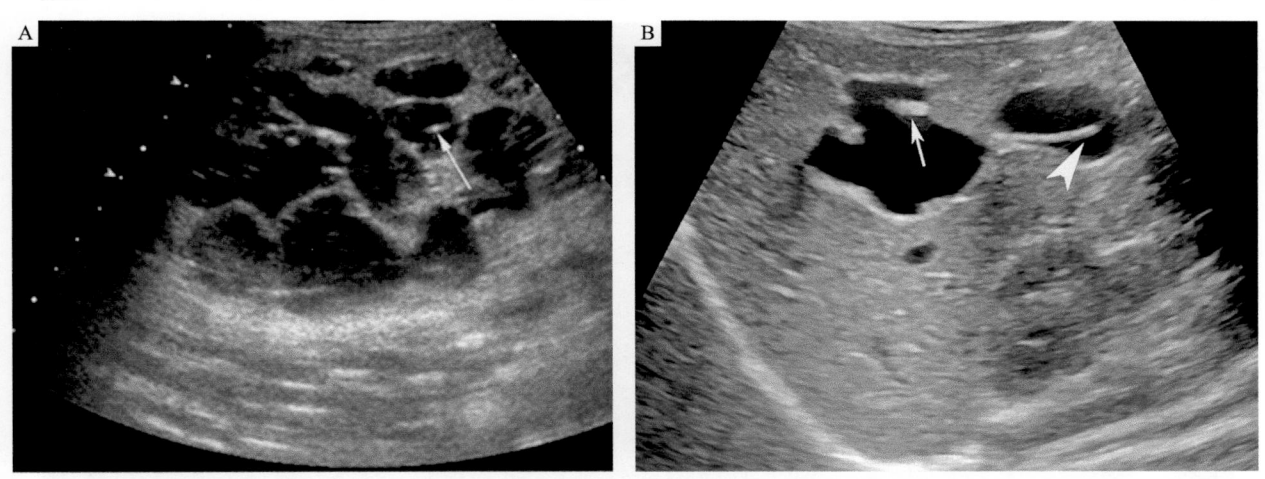

图 18-1-11　中心点征和桥征

A. Caroli 病患者，细长箭头；B. 中心点征；三角箭头：桥征。

十一、超声墨菲征

超声墨菲征（sonographic Murphy sign）指利用超声探头在探及胆囊时施加压力造成的局部压痛，是胆囊周围局部炎症的迹象，伴有右上象限疼痛、压痛和（或）肿块。

超声墨菲征是胆囊炎最重要的声像图征象之一，结合有无胆石症对诊断急性胆囊炎具有较高的阳性和阴性预测值。横断扫查同时加压实时观察胆囊形态的变化，对判断胆囊的张力有帮助，胆囊张力大时，探头加压时胆囊变形小。

超声墨菲征实际上就是临床墨菲征在影像学上的相关表现[9-10]。

十二、门静脉套袖征

门静脉周围空间可因炎症、肿瘤浸润、胆管增生、出血或水肿而增大。这种现象在各种影像学上会有所表现，就好像套袖一样套在门静脉周围，称为门静脉套袖征（periportal cuffing sign），可影响门静脉主干或分支，发生在较远端小分支的现象有时被称为星空征或星条征[11]。

门静脉周围的这层"套袖"可以是高回声的或低回声的。门静脉周围高回声套袖的发生率（占91%），远高于低回声套袖的发生率（约占9%）。

研究显示，大多数情况下，门静脉周围低回声套袖可能与恶性肿瘤有关，尤其是血液科相关的恶性肿瘤，而门静脉周围高回声套袖则多与腹腔炎症性病变有关，在炎症性肠病（溃疡性结肠炎、克罗恩病）患者中更为常见（图 18-1-12）。

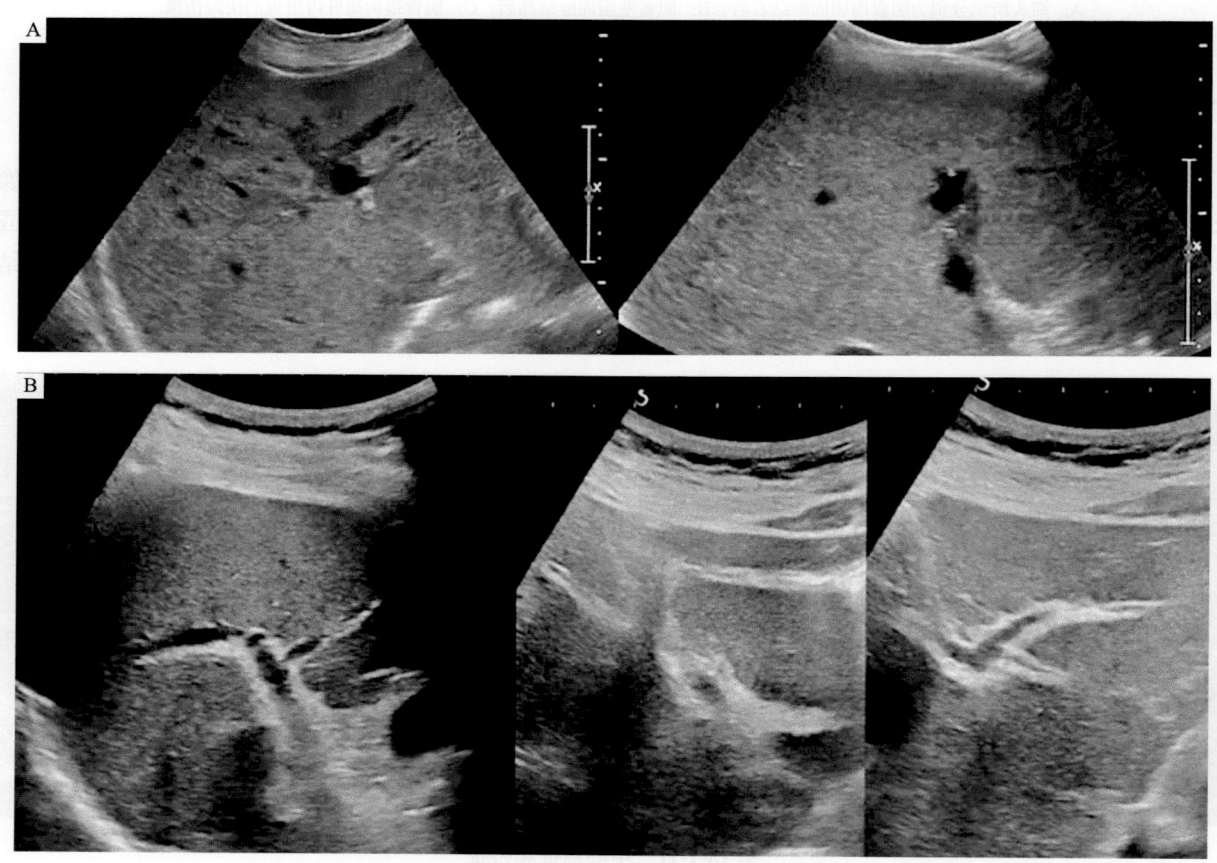

图 18-1-12　门静脉套袖征

A. 淋巴瘤患者的门静脉周围低回声套袖；B. 炎症性肠病伴发热患者门静脉周围高回声套袖。

十三、阴阳征

彩色多普勒显示动脉瘤、静脉瘤或假性动脉瘤内的旋流信号也宛如道家八卦图中的双鱼图案，称为"阴阳征"（Yin-Yang sign）[12]。

　　肝脏穿刺或射频治疗术后的动静脉损伤可以导致假性动脉瘤或假性静脉瘤的形成，在二维灰阶超声上表现为囊性病变，容易误作肝囊肿（图 18-1-13）。利用彩色多普勒超声显示的阴阳征则非常容易鉴别。

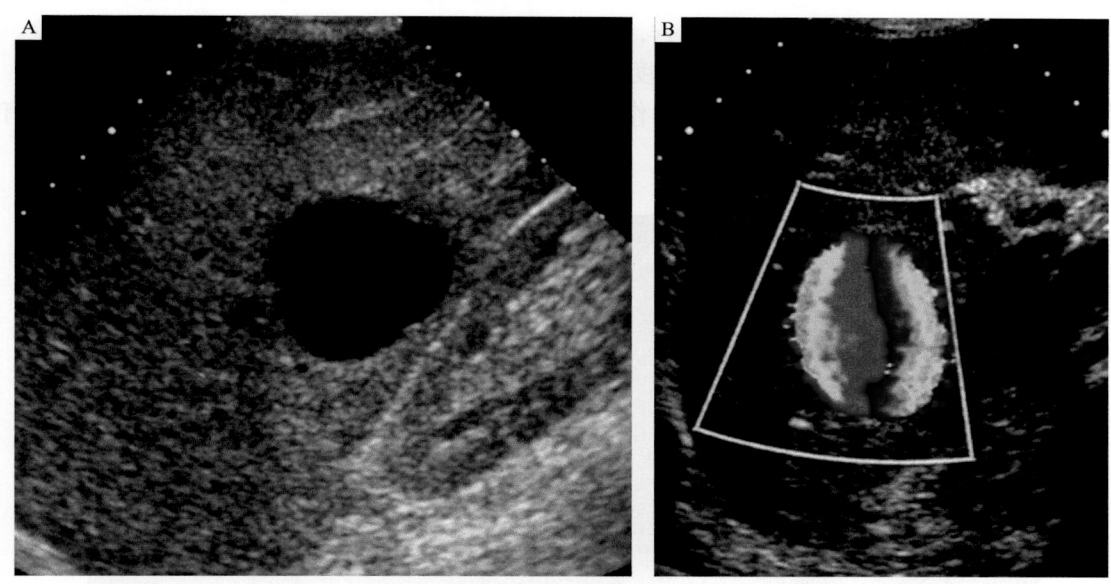

图 18-1-13　阴阳征
A. 肝脏射频消融术后并发假性动脉瘤；B. 彩色多普勒显示囊腔内为阴阳征。

十四、米老鼠征

　　米老鼠征（Mickey mouse sign）指肝门处横断时所见由门静脉、胆总管和肝动脉构成的正常结构，三者构成的图案恰似米老鼠的形状，其中米老鼠的脸部代表门静脉[13]，米老鼠的左耳代表肝动脉，右耳代表胆总管（图 18-1-14）。

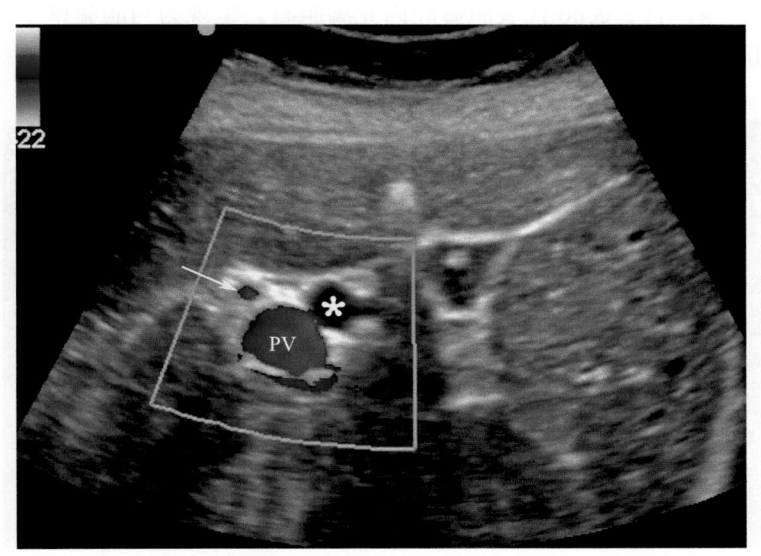

图 18-1-14　米老鼠征：肝门部横断
PV：门静脉；＊：胆总管；箭头：肝动脉。

十五、针道未闭征

针道未闭征（patent tract sign）是描述穿刺操作后针道出血的一种征象[14]。针道未闭征表现为利用彩色多普勒超声对穿刺后的针道进行扫查，沿着针道走形区可见彩色多普勒信号的一种现象。针道未闭征阳性提示沿着针道有出血形象，要高度重视。

针道未闭征可以见于各种部位的穿刺操作后，肝脏介入操作后也可以利用这一征象来判断有无活动性出血（图 18-1-15）[15]。

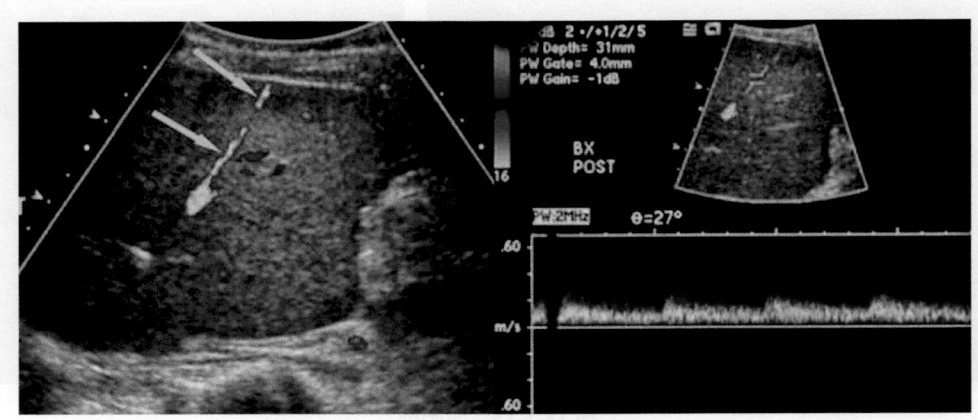

图 18-1-15　针道未闭征

44 岁男性，经皮肝活检后出血。经皮肝穿刺活检后 5 分钟彩色多普勒超声显示沿着针道出现
针道未闭征（长箭头）。频谱多普勒显示其内为低速动脉样血流。

十六、WES 征

WES 征（wall-echo-shadow sign）是胆囊窝内超声检查发现的一种征象，表现为胆囊壁弧形-强回声-声影共同构成的一种特殊的声像图改变。wall 代表胆囊壁，声像图上弧形高回声线，之下是一个薄的低回声空间，代表少量胆汁；echo 代表胆囊腔内充满胆石，呈现为与胆囊壁一致的弧形高回声线；再之下是结石远端的声影（shadow）（图 18-1-16）。

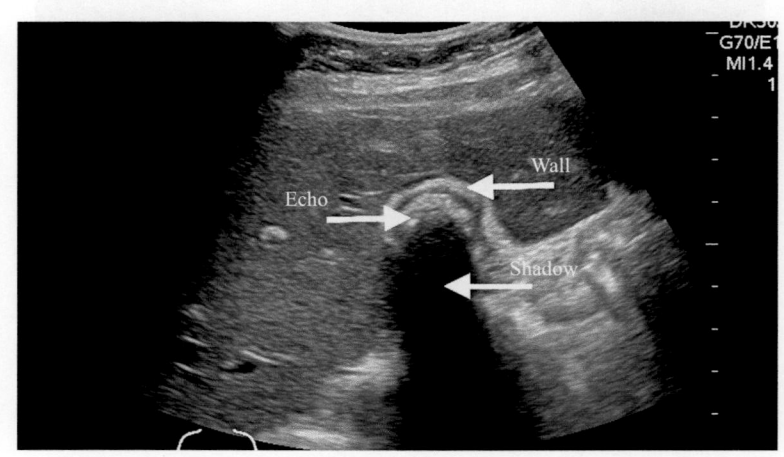

图 18-1-16　WES 征

这一征象表明，胆囊腔内伴有一个巨大的胆结石或多个小结石，结石填充胆囊腔，胆囊腔收缩几无胆汁充填。

十七、声晕

在声像图中某些病变或结节周边出现的低回声或高回声区，被称为晕环征（halo sign），也叫声晕。晕环征有高回声晕环和低回声晕环之别。

晕环征在不同部位的病变中出现具有不同鉴别诊断意义。在肝脏结节周边的低回声晕是恶性结节的标志。低回声晕常常是肝转移癌的主要征象（图 18-1-17）。

高回声晕环征出现在肝脏结节中的意义并不明确，大部分的病例显示，肝脏结节具有高回声晕多与炎性反应性水肿有关，而与恶性肿瘤的关系不大。但也有相反的文献认为，高回声晕可能反映了淋巴管的癌性浸润，有可能与恶性肿瘤具有一定的关联。

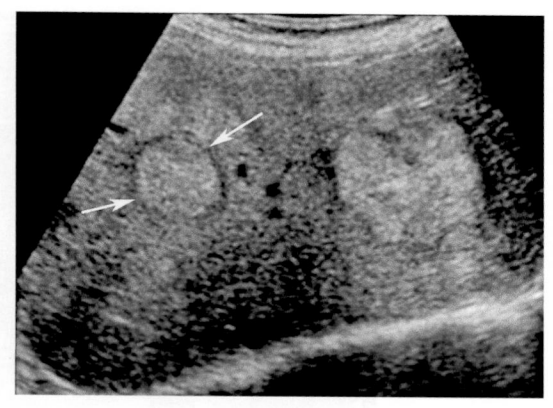

图 18-1-17　低回声晕
胰腺类癌肝转移，箭头示低回声晕。

十八、睡莲征

睡莲征（water lily sign）是肝包虫病的一种特征性征象[16]。肝包虫囊肿的内层膜脱落后漂浮在囊腔内，就像水中漂浮的睡莲叶。睡莲征的出现提示包虫囊肿的内层坏死脱落，多是硬化治疗后一种表现（图 18-1-18）。

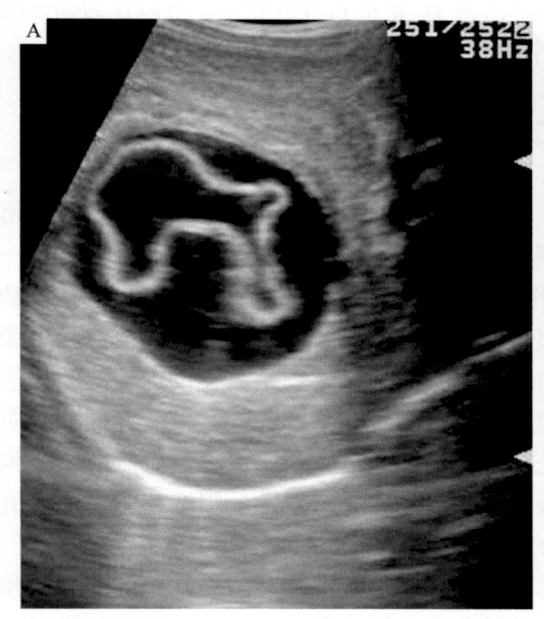
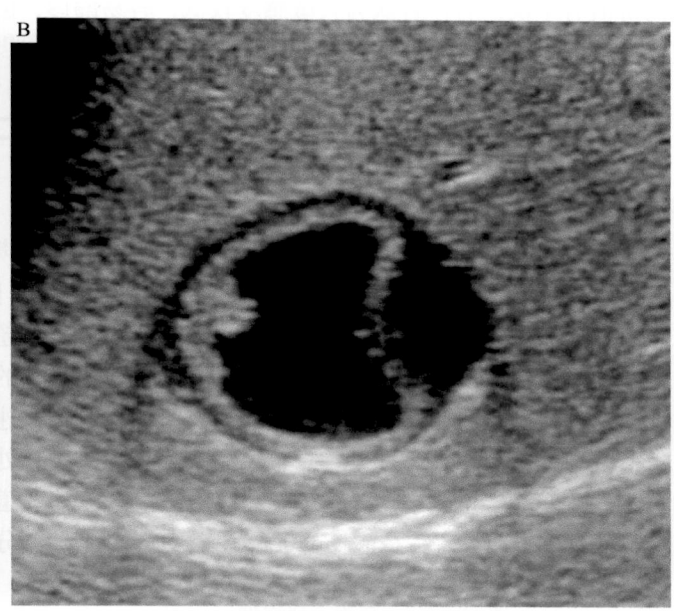

图 18-1-18　睡莲征
A、B. 肝包虫囊肿硬化治疗后改变。

十九、三角条索征

三角条索征（triangular cord sign，TC）是超声诊断新生儿先天性胆道闭锁的征象之一（图 18-1-19）。三角条索征指在门静脉分叉前方的肝实质内出现的三角形的回声增强区，一般在斜横断时容易发现。通常以该高回声区的厚度超过 4mm（有的作者选用 3.5mm）为 TC 征阳性。TC 征作为单一指标诊断先天性胆道闭

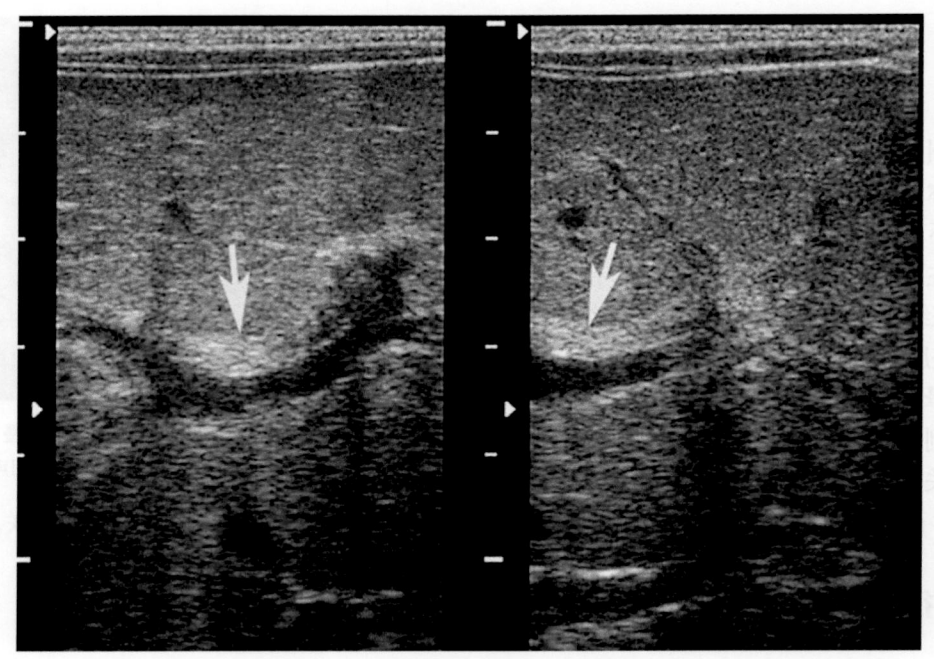

图 18-1-19　三角条索征
6 周大新生儿胆道闭锁，门静脉左右分支处前方强回声（箭头）。

锁的价值有争议，有作者认为其敏感度较低，容易漏诊，但都认为 TC 征的特异性较好，可以作为确诊的重要参考指标。三角条索征的病理基础是胚胎时期肝内外胆管连接异常造成的局部纤维化[17]。

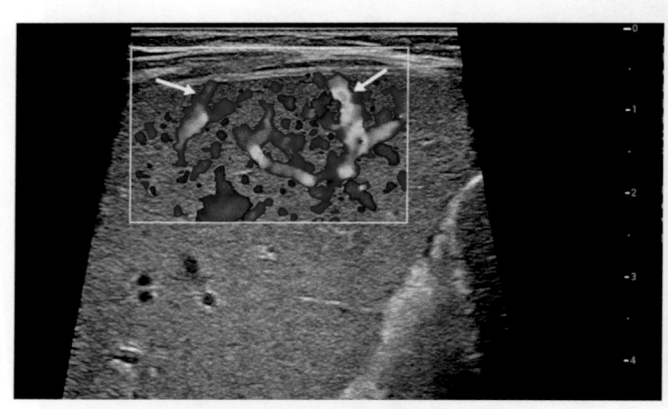

图 18-1-20　包膜下血流征
6 周大新生儿先天性胆道闭锁箭头指示肝内分支动脉血流直达包膜下。

二十、包膜下血流征

包膜下血流征（subcapsular flow）是超声诊断新生儿先天性胆道闭锁的征象之一（图 18-1-20）。指利用高灵敏度的彩色多普勒超声显示肝内的血管结构直接延续至包膜边缘的现象。一般选择高频超声，设定较低的彩色速度显示范围，在左肝肝圆韧带前方的肝实质处扫查。报道显示，利用包膜下血流征诊断胆道闭锁的灵敏度、特异性、阳性和阴性预测值分别为 100%、86%、85% 和 100%。

胆管板畸形常常伴有门静脉分支的异常和肝动脉分支的增生和扩张，这可能是包膜下血流征的病理基础。

二十一、胆囊幽灵三合征

胆囊幽灵三合征（gallbladder ghost triad sign）是用来描述先天性胆道闭锁患儿胆囊改变的三个重要超声表现：①胆囊长径小于 19mm；②胆囊轮廓不规则或呈分叶状，状若幽灵；③胆囊壁不清，缺乏完整光滑的黏膜内衬回声[18]（图 18-1-21）。

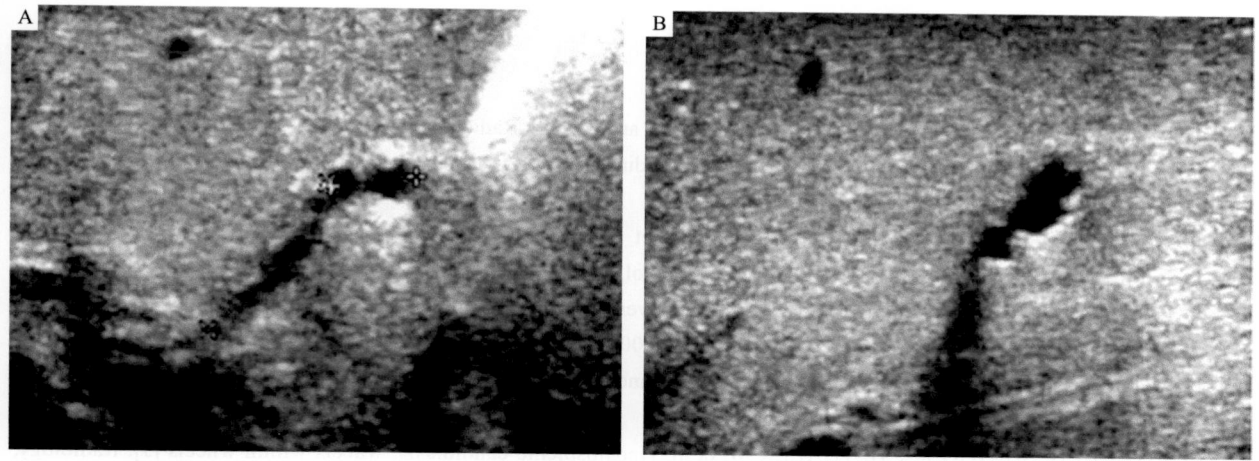

图 18-1-21　胆囊幽灵三合征（A、B）

超声检查要求在空腹 6 小时以上检查，采用 7MHz 左右的高频探头扫查。胆囊幽灵三合征作为新生儿胆道闭锁的单一诊断指标的灵敏度和特异度都在 90% 以上，可以作为诊断本病的主要征象使用，结合三角条索征和包膜下血流征还可以获得更高的灵敏度和特异度[19]。

二十二、轮辐征

轮辐征（wheel spokes sign）是典型的肝脏局灶性结节增生（FNH）的声像图表现。这一征象反映了 FNH 内部的血管分布和走行特点。利用彩色多普勒超声，通常在 20% 的 FNH 病例中可以显示轮辐状分布的血流信号。利用增强超声在绝大部分病例的动脉早期可以显示轮辐征。轮辐征可以作为确诊 FNH 的征象[20]（图 18-1-22）。

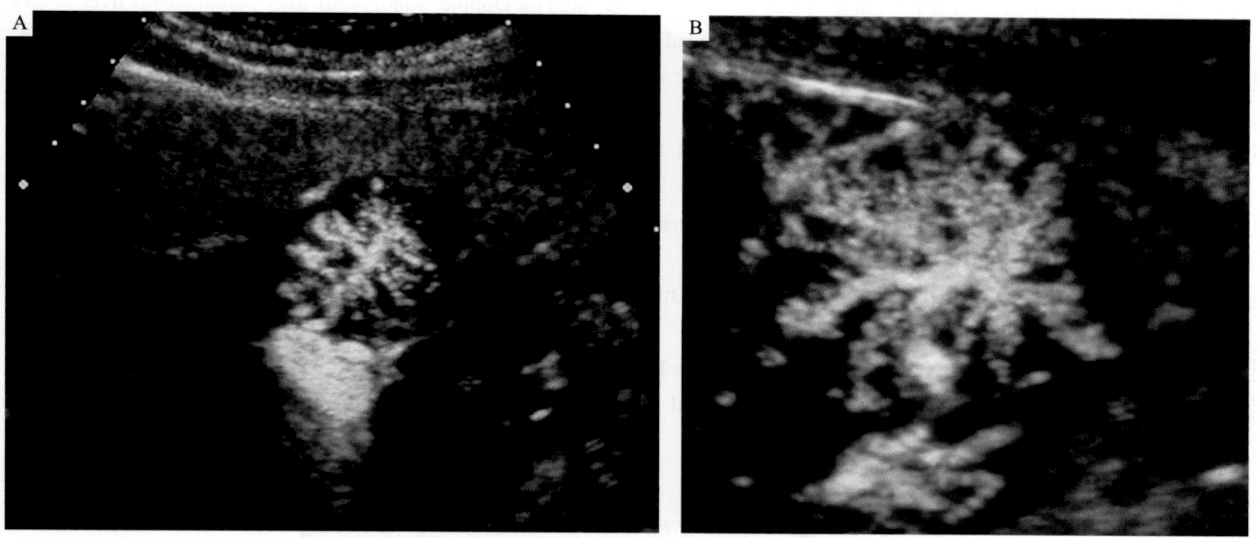

图 18-1-22　轮辐征

A. 肝脏局灶性结节增生（FNH）增强超声动脉早期所见；B. 局部放大。

（张华斌）

参 考 文 献

[1] FELDMAN M K, KATYAL S, BLACKWOOD M S. US artifacts [J]. Radiographics, 2009, 29: 1179-1189.

[2] ZHENG R Q, ZHANG B, KUDO M, et al. Imaging findings of biliary hamartomas [J]. World J Gastroenterol, 2005, 11 (40): 6354-6359.

[3] MAIZLIN Z V, KURUVILLA M, CLEMENT J J, et al. Radiologic signs of weapons and munitions: how will noncombatants recognize them? [J]. AJR Am J Roentgenol, 2010, 195 (2): W96-W104.

[4] KRAUS G J, SCHEDLBAUER P, LAX S, et al. The reverse target sign in liver disease: a potential ultrasound feature in cirrhotic liver nodules characterization [J]. Br J Radiol, 2005, 78 (928): 355-357.

[5] LAWRENCE P H, HOLT S C, LEVI C S, et al. Ultrasound case of the day. Hepatosplenic candidiasis [J]. Radiographics, 1994, 14 (5): 1147-1149.

[6] PASTAKIA B, SHAWKER T H, THALER M, et al. Hepatosplenic candidiasis: wheels within wheels [J]. Radiology, 1988, 166 (2): 417-421.

[7] YANG J H, KANG G, CHOI M J. The role of the acoustic radiation force in color Doppler twinkling artifacts [J]. Ultrasonography, 2015, 34 (2): 109-114.

[8] LEVY A D, ROHRMANN C A, MURAKATA L A, et al. Caroli's disease: radiologic spectrum with pathologic correlation [J]. AJR Am J Roentgenol, 2002, 179 (4): 1053-1057.

[9] BREE R L. Further observations on the usefulness of the sonographic Murphy sign in the evaluation of suspected acute cholecystitis [J]. J Clin Ultrasound, 1995, 23 (3): 169-172.

[10] KIEWIET J J, LEEUWENBURGH M M, BIPAT S, et al. A systematic review and meta-analysis of diagnostic performance of imaging in acute cholecystitis [J]. Radiology, 2012, 264 (3): 708-720.

[11] NEESSE A, HUTH J, HEUMANN T, et al. Echo-rich and echo-poor periportal cuffing: pole position for inflammatory bowel diseases [J]. Ultraschall Med, 2008, 29 (6): 633-638.

[12] LUPATTELLI T. The yin-yang sign [J]. Radiology, 2006; 238 (3): 1070-1071

[13] CHAU E M, LEONG L L, CHAN F L. Prominent periportal echogenicity: its sonographic evaluation and its significance [J]. Br J Radiol, 1986, 59 (702): 543-546.

[14] KIM K W, KIM M J, KIM H C, et al. Value of "patent track" sign on Doppler sonography after percutaneous liver biopsy in detection of postbiopsy bleeding: a prospective study in 352 patients [J]. AJR Am J Roentgenol, 2007, 189 (1): 109-116.

[15] RUBENS D J, GOTTLIEB R H, FULTZ P L. Role of color Doppler imaging in interventional sonography [J]. J Clin Ultrasound, 1999, 27 (5): 259-271.

[16] KERIMOGLU U, KAPICIOGLU S, EMLIK D, et al. Case 161: hydatid disease with water lily sign manifesting as a soft-tissue mass in the calf of a child [J]. Radiology, 2010, 256 (3): 1007-1010.

[17] LEE H J, LEE S M, PARK W H, et al. Objective criteria of triangular cord sign in biliary atresia on US scans [J]. Radiology, 2003, 229 (2): 395-400.

[18] TAN KENDRICK A P, PHUA K B, OOI B C, et al. Biliary atresia: making the diagnosis by the gallbladder ghost triad [J]. Pediatr Radiol, 2003, 33 (5): 311-315.

[19] HUMPHREY T M, STRINGER M D. Biliary atresia: US diagnosis [J]. Radiology, 2007, 244 (3): 845-851.

[20] LENCIONI R, CIONI D, BARTOLOZZI C. Focal liver lesions, detection, characterization, ablation [M]. Springer Verlag, 2005.

第 2 节　常见非肿瘤性病变的超声诊断

一、单纯性肝囊肿（孤立性肝囊肿）

单纯性肝囊肿的超声表现如下：

（1）肝内圆形或椭圆形无回声区，一至数个，孤立地存在于左肝、右肝或左右肝。

（2）符合典型囊肿的声像特征：①囊壁菲薄，边缘整齐光滑，与周围组织境界分明；②无内部回声，或仅有少量低水平点状回声，部分囊肿可出现分隔现象；③后壁和深方组织回声增强，常伴有侧边折射声影；④可压缩性：位置表浅、体积较大的肝囊肿，用超声探头加压后易于显示。以上前三条为基本声像图特征。

（3）囊肿的体积可大可小，对周围肝实质和血管产生的压迫和肝局部外形畸变程度亦不尽相同，一般来说程度较轻，也无快速生长趋势。

（4）不典型肝囊肿见于：囊肿合并出血（图 18-2-1）或感染（脓肿），但比较少见。此时囊内可出现弥漫性低水平回声，偶见沉渣、分层现象。囊壁也可增厚，模糊不清，边缘不整齐等。增强超声囊内容持续无强化对确诊有重要帮助（图 18-2-2）。

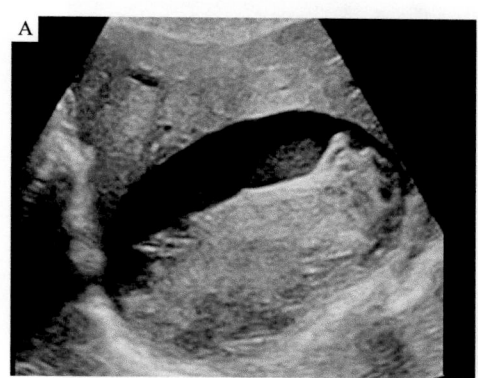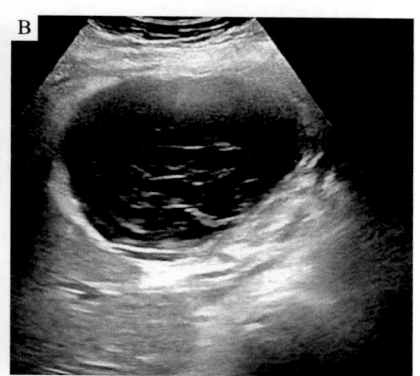

图 18-2-1　两例出血性肝囊肿
A. 囊内可见层状沉积物；B. 显示囊内呈网格状。

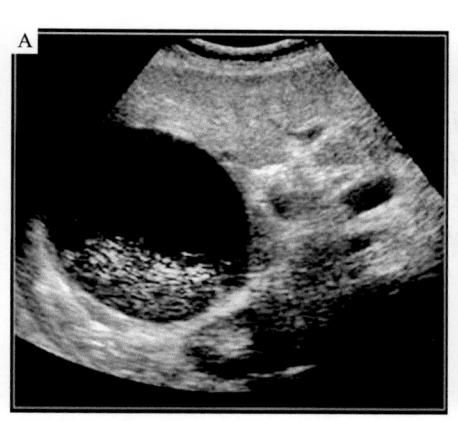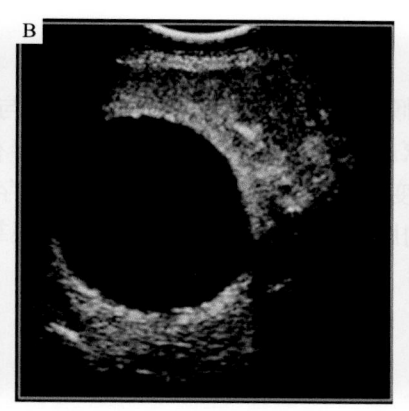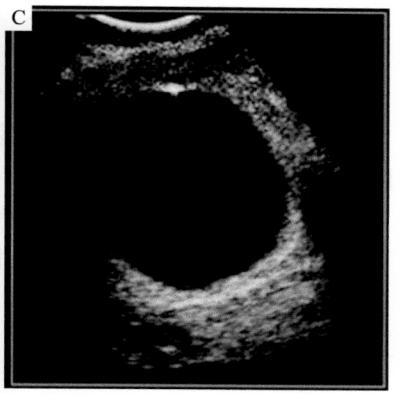

图 18-2-2　出血性肝囊肿增强超声所见
A. 二维灰阶超声显示囊内强回声沉积物；B、C. 增强超声动脉期和延迟期囊内始终无强化。

超声诊断肝囊肿具有高度敏感性。超声易于发现直径小达 1cm 甚至更小的囊肿。准确率可达 98%。尽管如此，检查仍应慎重并与以下情形进行鉴别：正常肝静脉或下腔静脉的横断面、胆囊或扩张的肝内胆管横断面等。注意与肝内其他囊性疾病如某些包虫囊肿等的鉴别。

某些恶性肿瘤如胰腺神经内分泌癌和卵巢囊腺癌的肝内转移，也可以表现为囊性病变，囊壁常不规则，并伴有实性成分，且多伴有组织碎片和细胞沉渣引起的内淤回声。凡遇"不典型肝囊肿"宜做进一步的超声引导下针吸细胞学检查以除外恶性病变。

二、多囊肝

（一）诊断要点

（1）肝脏普遍性增大，形态失常，表面不规则。较轻型患者肝形态大小改变不明显。

（2）肝内显示许多大小不等、直径自数毫米至数厘米囊泡样结构，囊泡内为无回声或低回声，严重者甚至看不清正常肝的回声结构（图18-2-3）。

（3）常与多囊肾并存。

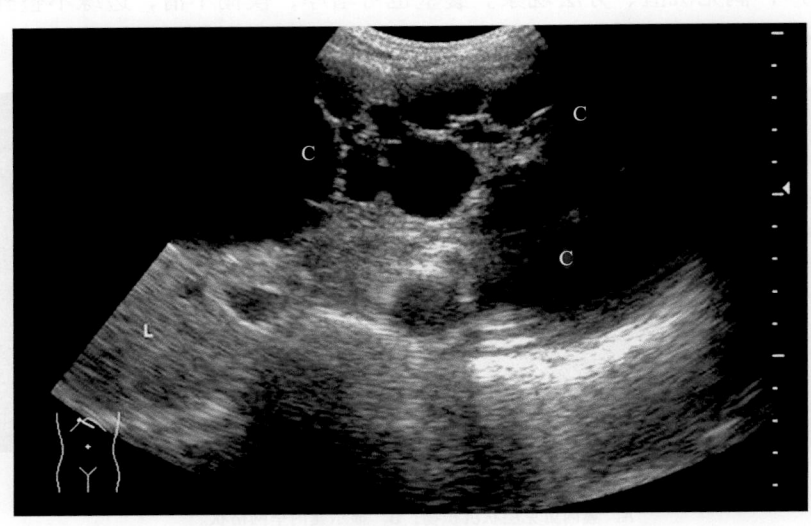

图18-2-3　多囊肝

（二）鉴别诊断

本病超声表现典型，有遗传倾向，诊断一般比较容易，但须与某些少见病鉴别：

1. 肝胆管错构瘤　本病有家族倾向，表现为肝大，后期可伴有门静脉高压。超声征象除见肝内囊肿表现外，肝实质弥漫性回声改变与肝硬化所见相似，肝内弥散存在的彗星尾征是本病的特征之一。

2. Caroli病　为先天性肝内胆管扩张，囊肿常常呈簇状聚集靠近左右肝管及其分支，囊肿中心多可见中心点征和桥征（图18-1-11）。

三、肝包虫病

（一）肝包虫病分型

肝包虫病亦称肝棘球蚴病。其最常见的声像图为囊肿型，即肝包虫囊肿，为细粒棘球蚴所致。此型可分为单房性囊肿型和多房性囊肿型两类。前者多见于儿童，后者成年人更为常见。

另有一类少见的泡型棘球蚴，仅占本病患者1%～3%。其肝内病变酷似实性肿瘤，常为实块型，表现为巨块或多发结节。它由无数小囊泡组成，囊泡间为肉芽组织及慢性炎性细胞，向外浸润性生长，边缘多不规则，其外无包膜或囊壁结构，实块型巨块病变常伴有变性、坏死液化和钙化，亦称囊性变型或混合型。这一类型常常伴有肝脏肿大。声像图上习惯把肝包虫病分为以下几种类型（图18-2-4）：

1. 单房囊肿型

（1）肝内出现圆形或椭圆形无回声性占位病变，体积可以很大。

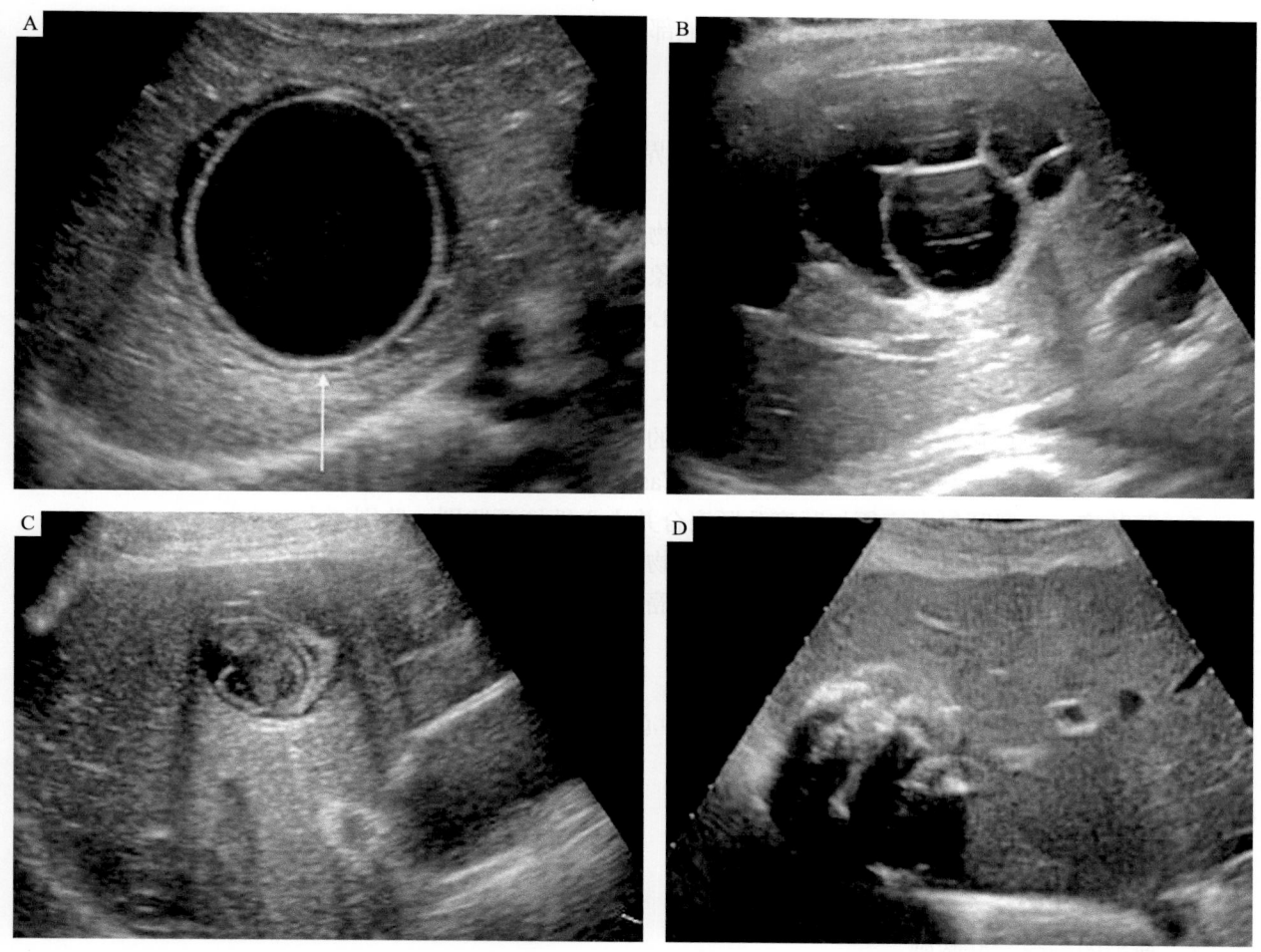

图 18-2-4　肝包虫病
A. 单房囊型；B. 多房囊肿型；C. 实块型；D. 实块型伴钙化。

（2）囊壁较厚，典型者出现现双层壁结构，其轮廓清晰、光滑。

（3）后壁回声增强。

（4）囊内可有较小子囊回声。子囊内可充满孙囊，此时亦似实性团块，但有囊壁存在。

（5）囊肿数目可以一个或多个，彼此孤立存在，后者亦称"多数性包虫囊肿"。

2. 多房囊肿型　在一个大囊肿内出现较厚的分隔样结构，形似多房囊肿。大囊内可有无数小囊，亦称"囊中囊"。有的子囊较大，排列成车轮状或"花瓣状"。部分子囊和不规则回声可随体位改变而移动（代表囊砂）。

包虫囊肿的某些继发征象和其他伴随现象：

（1）囊壁外层钙化引起强回声及声影。此征为包虫囊肿常见的伴随征象，有鉴别诊断意义。囊壁钙化仅说明病变本身生活力低下，并不代表此类包虫囊肿完全失去感染能力或死亡。

（2）囊壁内壁（生发层加角质层）与壁层脱离、萎陷，内层可以破裂卷曲。因此，内层囊壁产生条带状网的声浮动现象，即"睡莲征"，这些现象具有鉴别诊断意义。

（3）囊液减少、混浊，内部回声增多，囊内结构模糊不清，囊壁可普遍钙化。此现象可能代表包虫囊肿感染或长期变性产物，须与实块型肝包虫病鉴别。

（4）破入胆道系统，引起胆总管阻塞和胆囊增大等肝外胆管阻塞现象。

（5）破入右侧胸膜腔，引起胸腔积液等表现。

（6）脾、肾、胰腺或胸膜腔、腹膜腔等其他部位伴发包虫囊肿的表现。

3. 实块型

（1）肝内出现团块状局部回声增强的结节。

（2）常有分叶状不规则边缘。它与正常肝脏界限清楚或较模糊，无包膜或囊壁强回声，可伴有很窄的声晕。

（3）用探头适当加压扫查，或弹性成像示肿物质地较正常肝组织为硬（与血管瘤质地不同）。

（4）肿物对其邻近的肝内血管压迫、浸润现象，肝门部病变可引起肝内胆管扩张征象。

4. 囊性变型（混合型）　实块型肿物兼有中心坏死液化，产生不规则或无回声低水平回声区。

（二）肝包虫病的鉴别诊断

本病主要误诊原因是单囊型和实块型声像图的非特异性表现。

1. 单纯性肝囊肿　鉴别依靠流行病学史和 Casoni 皮肤过敏试验。

2. 肝肿瘤　泡型肝包虫病须与肝癌及肝癌合并中心性坏死鉴别。鉴别要点：

（1）在包虫病流行地区超声发现肝内实性肿物时，除肿瘤外应考虑本病的可能性。

（2）患者一般状况及临床检验资料不支持肝癌诊断。

（3）Casoni 试验。

（4）超声引导下肝组织活检术或细胞学检查，容易找到诊断本病的寄生虫学依据。

3. 肝结核性脓肿　泡型包虫病实块型合并中心坏死，可能误诊为结核性脓肿。

四、肝脓肿

（一）肝脓肿的超声表现

1. 典型的局限性肝脓肿

（1）肝实质内出现低回声性以及无回声的占位性损害，其后回声增强。可以单发，亦可呈多发性。

（2）病变与周围组织的境界可以清楚，亦可模糊不清。边缘常不整齐、欠规则或花边状，有时在脓肿周围显示数毫米宽的环形低回声带，代表炎性反应区。

（3）其他可能存在的伴随征象：肝脏局部肿大、畸形；膈肌运动受限；右侧胸腔积液。

（4）增强超声对诊断肝脓肿有一定价值，特别是在与肝肿瘤性病变的鉴别诊断上，肝脓肿的增强模式可以分为三型：Ⅰ型显示周围环增强，缺乏中心强化；Ⅱ型表现为不均匀增强，呈多分隔型，与无强化区交替；Ⅲ型模式中，弱强化区比例较高，中心液化小。无增强区代表液化坏死的范围（图 18-2-5）。

2. 不典型肝脓肿　以下情况的肝脓肿声像图不典型：①粟粒样肝脓肿、多发性小脓肿常无上述典型超声声像，仅出现肝普遍性肿大、弥漫性肝实质纹理紊乱，似弥漫性肝实质病变表现。②限局性肝脓肿的早期，如果肝组织坏死后液化不完全，病变部位常不出现无回声区，后方组织回声增强亦可不典型。此情况单纯从声像图与肝内实性占位性病变鉴别有困难，须结合病史提示诊断。如果用实时超声观察，发现肿物内回声随呼吸运动而有惯性移动，或加压探查发现肿物有可压缩性，则强烈提示肿物的含液性质，有助于诊断。

（二）鉴别诊断

（1）肝内实性占位性病变，特别是回声减低型和透声性较强的转移性肝肿瘤，如淋巴瘤、平滑肌肉瘤等，后者常发生囊性变，容易误诊为肝脓肿。鉴别主要依据病史、化验和诊断性穿刺术。

（2）先天性肝囊肿或包虫囊肿继发囊内出血。

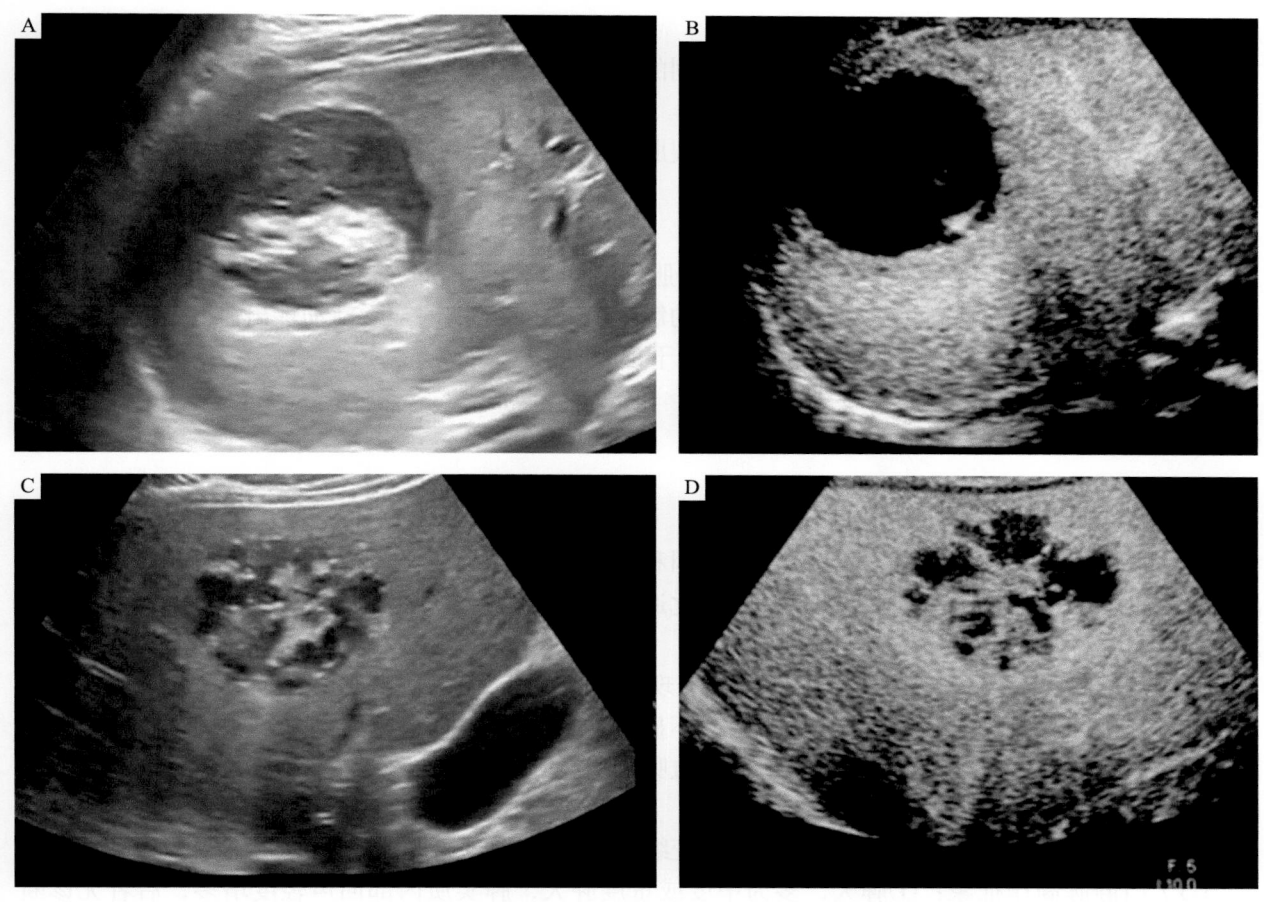

图 18-2-5　肝脓肿的增强模式

A、C. 二维灰阶图像，B、D. 右侧为强化后动脉期图像。A、B. 增强模式为 I 型，周围环增强，缺乏中心强化；

C、D. 增强模式为 II 型，表现为不均增强，呈多分隔型，与无强化区交替。

（3）较大的假性胰腺囊肿可使左肝显著移位，实时超声可见囊肿的移动与肝脏移动不一致可资鉴别。

五、膈下脓肿和肝周围脓肿

右侧膈下区包括肝前间隙和肝后间隙、肝下区。膈下脓肿和肝周围脓肿发生时，以上间隙中出现局限性的无回声区或低回声区，伴有后方组织回声增强等。

产气菌感染时，肝周围间隙内可有多数强的点状回声浮动和多重反射。前者提示液体中的小气泡，后者表示局部积气。

伴随征象：

（1）右侧膈下脓肿可伴有右膈肌抬高，膈肌运动受限。

（2）肝下区积脓可伴有肝右叶向上移动，右肾和胆囊的移位。

六、肝外伤

（1）明确的外伤史或肝穿刺检查史。少数患者肝癌自发性破裂而无明显外伤史。

（2）肝包膜回声中断、边缘不齐，伴有伸向肝实质内不规则的无回声或低水平回声（区）。此征为肝破裂的直接超声征象，代表肝脏撕裂。

（3）肝实质内血肿。肝内出现边缘不太规则的混合回声、低回声或无回声，有时类似稍强的近圆形的占位性病变（代表新鲜出血）。

（4）肝周围血液或胆汁积聚的表现。在破裂肝脏周围可见回声减低区或无回声区。此为常见的继发征象。

（5）包膜下血肿。

（6）可伴有腹腔游离积液征象：重点检查肝胆周围、肝肾间隙和膀胱直肠窝。

（7）增强超声能够提高超声检查对肝裂伤的敏感度，并能够实时显示活动性出血。实时增强超声监视下对活动性出血进行栓塞可以降低开腹手术干预的应用。

七、肝硬化和门静脉高压

肝硬化和门静脉高压的超声表现：

（1）肝脏的形态、大小取决于肝硬化的病因和分期。例如，乙肝肝硬化和营养不良性肝硬化早期肝大，晚期萎缩伴有畸形。而血吸虫病性肝硬化通常左肝体积较右肝为大。淤血性、胆汁性肝硬化则肝脏左、右叶普遍性增大。

（2）肝被膜回声：早期改变不明显，晚期表现轻度不规则、细波纹状或锯齿状。

（3）内部回声异常：早期肝实质回声改变不显著。晚期肝内回声弥漫性增强或肝实质回声普遍紊乱和结节感，部分病例深部肝组织回声减弱。血吸虫病性肝硬化声像图特点是增强的回声交织成典型的网眼状结构。

（4）肝内血管回声减少或显示不清。肝静脉变细、模糊不清而靠近肝门部的门静脉左右支明显增粗。

（5）门静脉高压征象：①脾大，多为中度或重度肿大，脾实质内部回声轻度增多，后者无诊断意义。②门静脉系统血管增粗，其中脾静脉、肠系膜上静脉汇合处更显著。脾静脉扩张伴有迂曲常见。③侧支循环的超声征象：a. 脐静脉开放；b. 冠状静脉或胃左静脉扩张迂曲；c. 其他侧支循环征象：胰十二指肠静脉曲张、腹膜后椎旁静脉曲张等。④腹水。

（6）淤血性肝硬化：伴下腔静脉扩张，生理性波动消失，肝静脉扩张且在肝内易被显示。有心力衰竭的超声心动图征象如心脏扩大、心室壁运动减弱等。

八、脂肪肝及慢性酒精性肝病

（1）肝脏普遍性增大。

（2）肝实质回声轻度增强，呈弥漫性细点状回声，常伴有肝组织回声随深度增加而递减（声衰减）。

（3）肝内血管回声明显减少，门静脉分支的回声减弱。

（4）肝脏体积正常或轻度增大。显著增大者仅见于晚期合并肝硬化。

脂肪肝、慢性酒精中毒性肝病的超声表现均为非特异性，符合上述表现者可提示诊断。要注意很多其他影响肝脏的先天性或代谢性疾病初期均仅仅表现为脂肪肝。要结合病史做出判断，避免延误诊断。

九、肝脏血管相关性疾病

彩色多普勒超声能够直接显示与肝脏有关的血管相关性疾病的血流动力学状况，结合二维超声无须介入操作就能够对大多数肝脏血管相关性疾病做出正确诊断，并能够对治疗后的血流动力学改变进行评估和随诊。

（一）门静脉海绵样变

门静脉海绵样变很容易通过超声诊断。二维和彩色多普勒图像显示正常的无回声门静脉管腔消失，取而代之的是门静脉走行区蜂窝状的结构，蜂窝状结构内的无回声为低速的门静脉血流信号（图18-2-6）。不同的病例累及的范围不同，有的仅仅累及肝门处门静脉，有的病例可以广泛累及肝内一级和二级分支。同时还可能看到肝动脉扩张、胆囊静脉曲张、肝内侧支血管形成等继发征象。

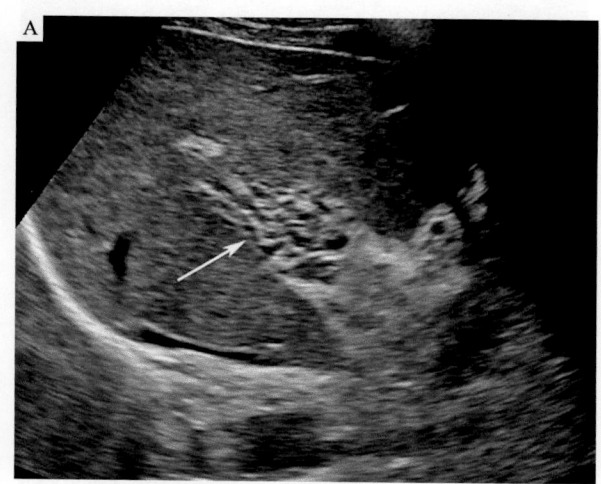
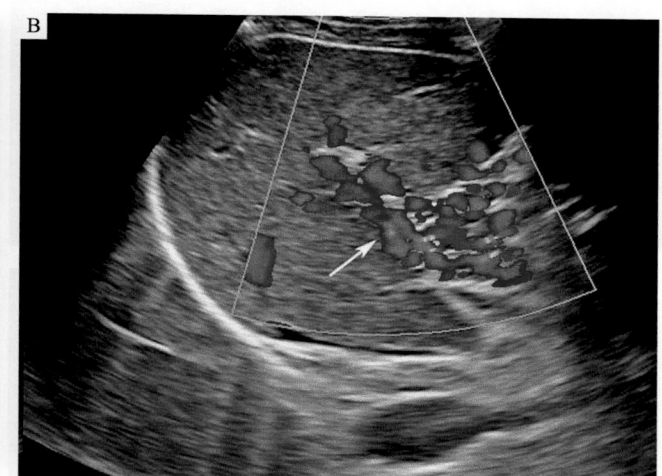

图18-2-6　门静脉海绵样变

A. 箭头示门静脉主干呈蜂窝样；B. 彩色多普勒超声示蜂窝内门静脉样低速血流。

（二）遗传性出血性毛细血管扩张症肝脏受累

遗传性出血性毛细血管扩张症（HHT）累及肝脏时，超声检查是重要的无创检查手段。声像图上可见肝动脉及其分支的严重扩张，有时在肝内显示明显扩张的管道结构，与相邻的门静脉构成所谓的"双管样"结构。肝动脉扩张迂曲的程度反映了肝内动静脉瘘的严重程度。利用超声检查很难精确显示肝内的动静脉瘘，因为这些窦道十分细小。动静脉瘘的存在，使得肝动脉阻力表现为低阻状态，同时伴有肝动脉流速的增加（图18-2-7）。

其他征象包括肝脏边缘不整，回声不均；肝内广泛的血管短路形成；动脉瘤的形成；门静脉搏动性反流；门静脉高压（脾大、腹水、门静脉扩张、交通支等）。

（三）布-加综合征

利用彩色多普勒超声和二维超声，能够对下腔静脉和肝静脉受压、栓塞、隔膜等原因造成的狭窄做出定性和定位诊断，对后续的治疗有很大的帮助。

二维声像图上，除了可以直接显示下腔静脉和肝静脉受压、栓塞、隔膜等征象外，还可表现出肝大、脾大、实质回声增粗等现象，后期出现尾状叶增生、多发再生结节形成等，这些结节多与局灶性结节增生样病变相对应，具有相似的影像学特征，通常小于3cm。其他非特异性征象还包括胆囊壁增厚、腹水。

彩色多普勒超声可显示右肝静脉或部分静脉无血流或反向血流，肝主静脉与下腔静脉之间的不连续，肝静脉反流、肝内静脉间短路和侧支；下腔静脉低流量或无流量或双向流动，下腔静脉内的血栓；肝动脉阻力指数增加，大于0.75（图18-2-8）。

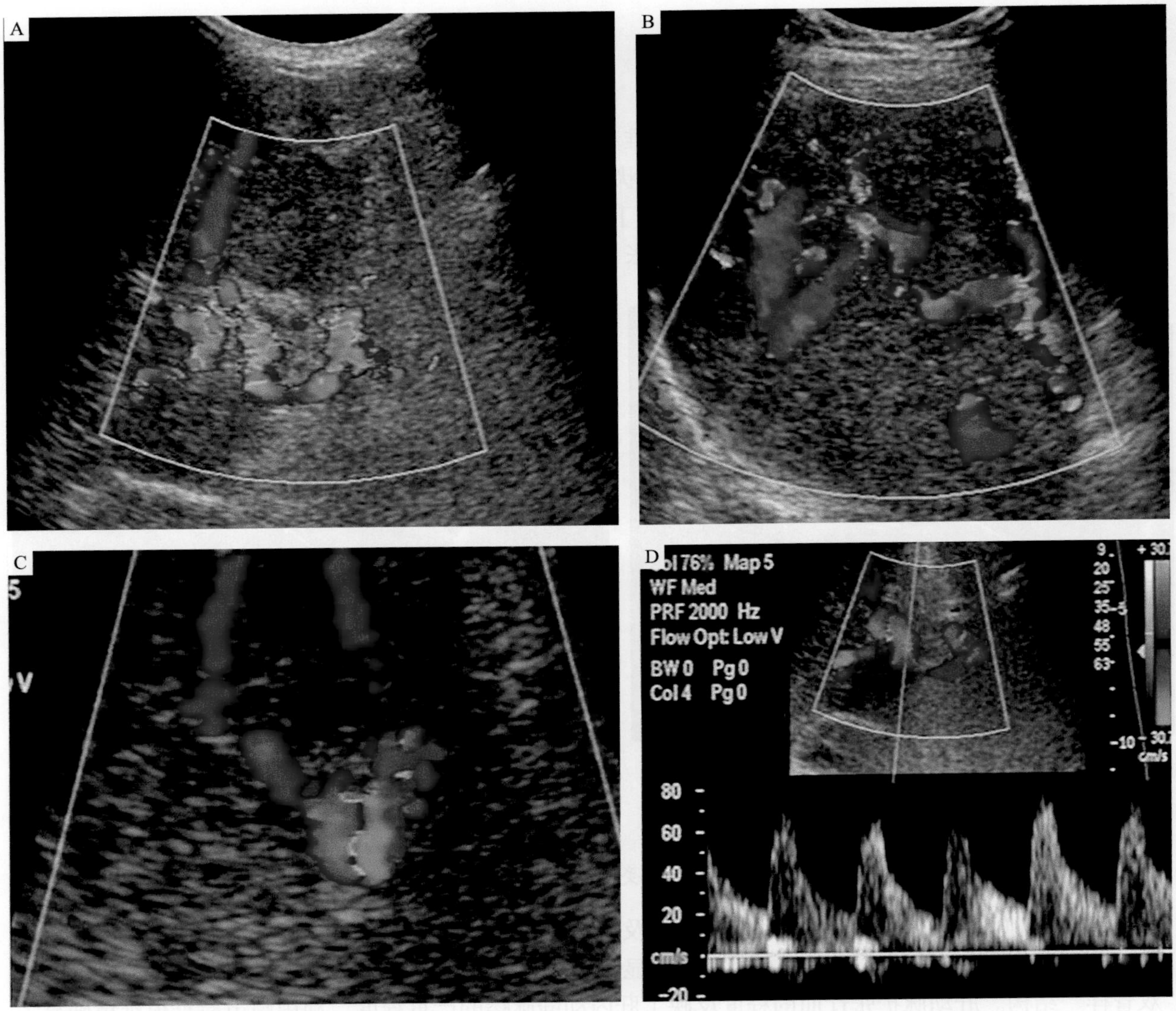

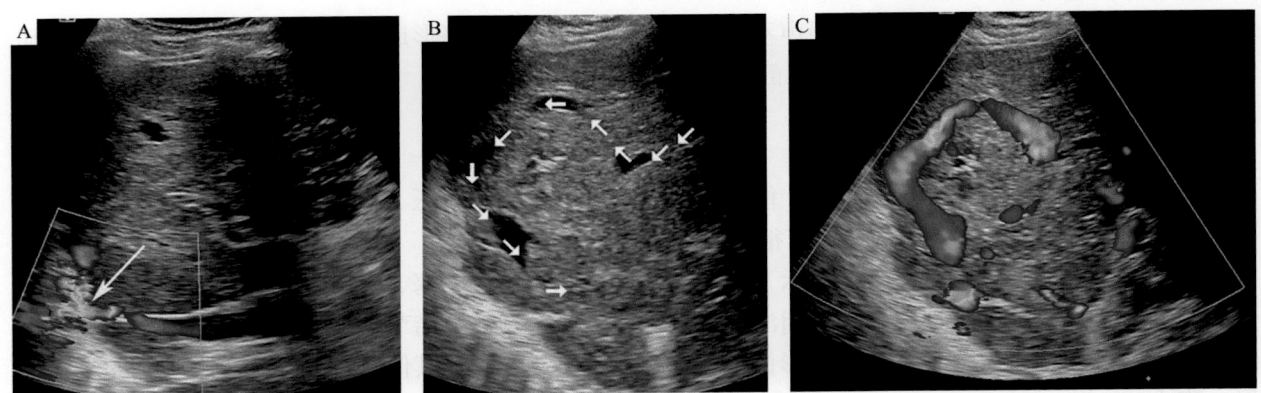

图 18-2-7　HHT 肝脏受累

A. 肝门处肝动脉扩张迂曲；B. 肝内小动脉瘤形成；C. 肝内多发动静脉和动门静脉短路形成；D. 肝内外动脉流速增加。

图 18-2-8　布-加综合征

A. 彩色多普勒显示下腔静脉入右房处血流紊乱，流速增快（箭头处流速最快）；
B. 显示肝内静脉间侧支血管形成，箭头为血流方向；C. 彩色多普勒超声显示肝内侧支血管的血流方向。

（张华斌）

第3节　肝脏肿瘤性病变的超声诊断

一、肝脏恶性肿瘤

　　肝脏恶性肿瘤分成原发性（肝细胞癌、肝母细胞瘤、胆管细胞癌等）和转移性肿瘤两类。后者可来源于全身各个器官系统，尤其是腹部消化系统肿瘤。超声表现多种多样，非常复杂。下述声像图分类方法有助于对肝脏肿瘤性病变的辨认。

（一）肝脏恶性肿瘤的超声表现

1. 肝脏恶性肿瘤的声像图分类

1）根据声像图与肉眼病理的联系来分（图 18-3-1）

（1）巨块型：直径超过 5cm 的"肿瘤湖"，包括若干个瘤结节的聚集、融合而成的巨大肿块。

（2）结节型：直径在 5cm 以内。3～5cm 者，称大结节；小于 3cm 者，称为小结节。

（3）弥漫浸润型（或弥漫小结节浸润型）：从声像图上看不到明确的结节，或勉强可见无数细小的弥漫分布的结节。

（4）混合型：兼有结节型和弥漫浸润型的病变。

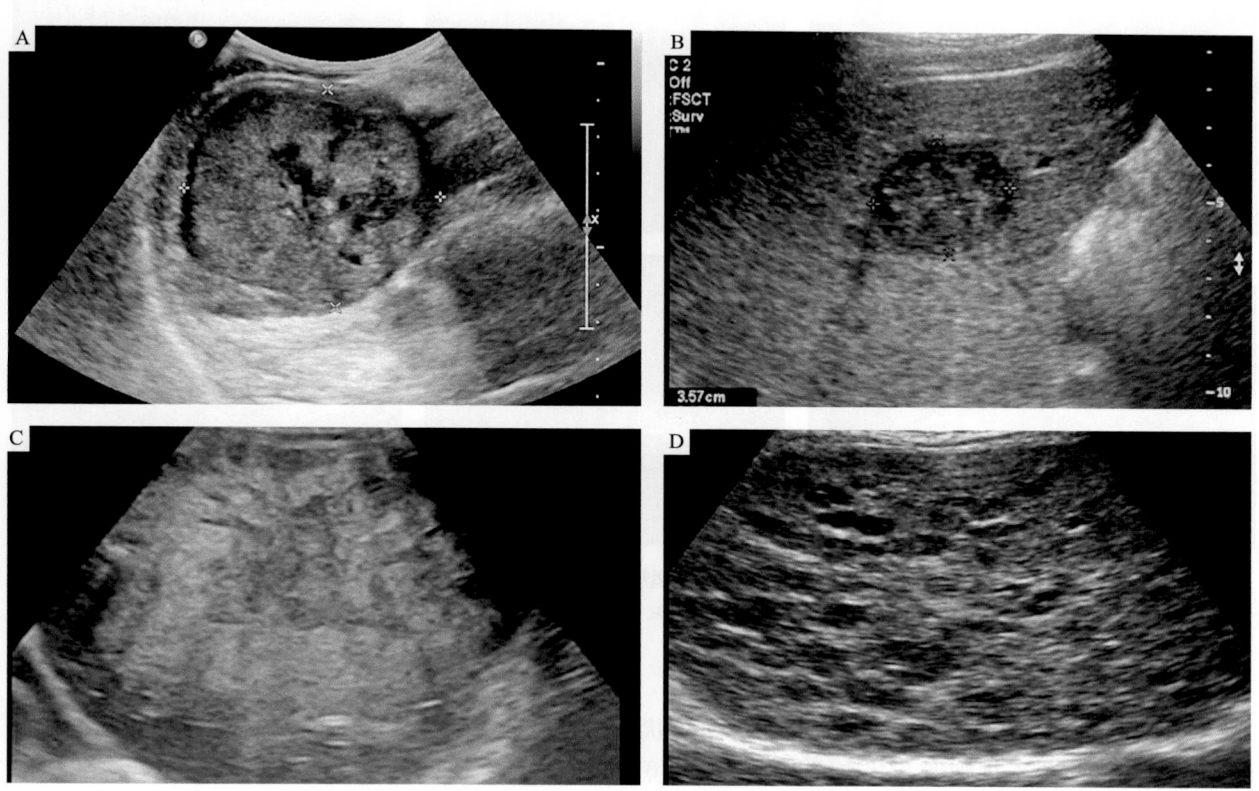

图 18-3-1　肝恶性肿瘤分型（根据声像图与肉眼病理的联系来分）

A. 巨块型；B. 结节型；C. 弥漫浸润型（或弥漫小结节浸润型）；D. 混合型。

2）根据肿瘤结节的内部回声强度改变来分（图 18-3-2）

（1）回声减少型：一般代表均质性实性肿物，常见于体积较小的癌结节。

（2）回声增加型：

a. 轻度增加：质地仍比较均匀，也可能与血管和间质成分较多有关。

b. 显著增加：多见于结肠黏液腺的转移癌或非均质性改变。

c. 靶型：常代表肿瘤结节中心性缺血坏死、出血，继发性钙盐沉着或纤维化，从而引起的中央区非均质性改变，其周缘部分仍代表均质的实性成分。

（3）等回声型：回声强度与周围肝组织相等，容易漏诊。

（4）无回声型：某些肿瘤回声极低，近乎无回声，代表声学上十分均质的实性肿物，但较少见（如淋巴瘤、较小的平滑肌肉瘤）。有时肿瘤深方组织甚至出现某种程度的回声增强。但是，改用更高频率超声扫查，可见肿物内出现回声。故实际上，无回声型不是独立的类型，可以把它看作回声减少型的一个极端。

（5）囊性变型（复合型）：此型代表肿瘤迅速生长引起中心液化性坏死。液化坏死占优势时有时酷似囊肿。多见于体积较大的肉瘤、睾丸恶性肿瘤肝转移。

上述声像图类型与肿瘤的病理组织学类型并无肯定的联系。例如，胃癌、乳癌肝转移以回声减少型较多见，但有可能同时在肝内找到靶型结节；而靶型结节亦见于胰腺癌、肺癌等肝内转移。又如，淋巴瘤、睾丸恶性肿瘤以回声减少型多见，但当瘤体增大时也可以成为回声增加型，甚至囊性变。

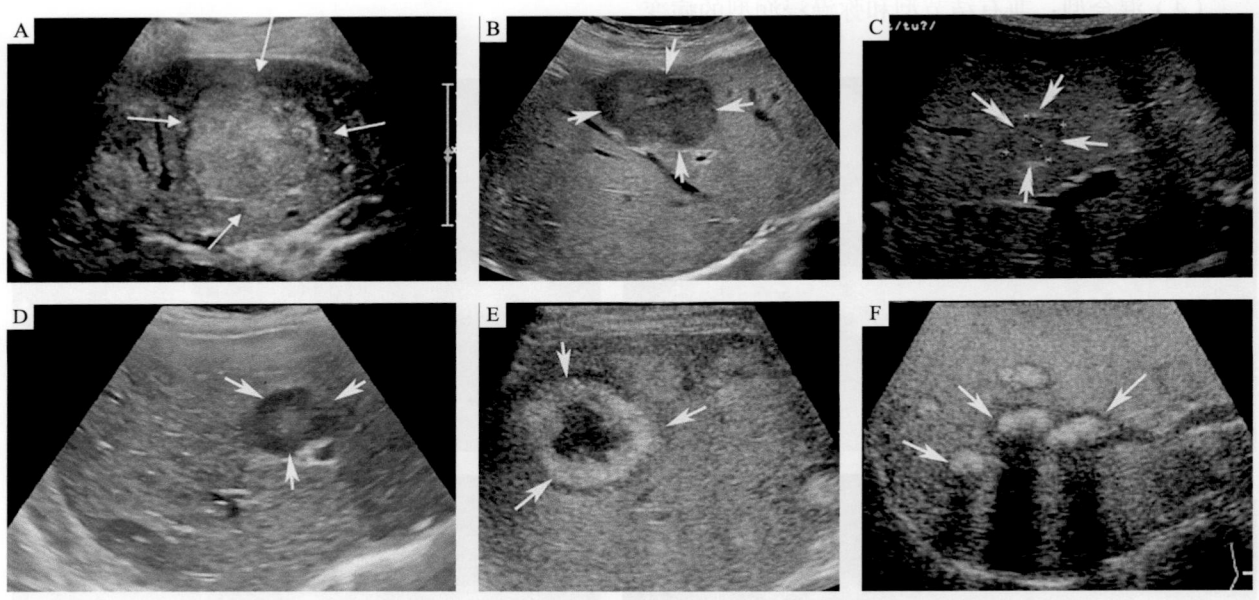

图 18-3-2　肝脏恶性肿瘤的回声强度类型（根据肿瘤结节的内部回声强度改变来分）

A. 回声增加型；B. 回声减少型；C. 等回声型；D. 靶型；E. 囊性变型；F. 强回声伴钙化型。箭头所示为肝内的结节性病变。

2. 诊断要点

1）直接征象：肝实质内出现结节样或团块状回声密度改变（增强、减弱、紊乱）。可以呈圆形、椭圆形、分叶状或不规则形。其边缘与肝实质的境界可以清楚，也可不太清楚。

2）肝体积增大，尤其是局部性肿大。在较小的肝肿瘤，肝脏可无明显增大。

3）肝脏形态失常：如边缘圆钝、隆起、锐角变钝，肝包膜膨出畸形和"驼峰征"等。

4）伴有声衰减现象：较大的非均质性肿物后壁和后方组织不同程度的回声减低。进展期肝细胞癌或细胞成分为主的均质性肿瘤可以出现后方组织的声增强现象（如淋巴瘤）。

5）肿瘤结节的边缘征象和间接征象

（1）无（低）回声边缘晕：位于肿瘤结节周围极薄的一层无（低）回声带，呈不完整的或完整的环形。此征产生的机制未全明了，可能与肿瘤表面层回声的假包膜或散射、折射有关。勿将靶型结节的较宽的周缘回声减低与此混淆。

（2）边缘血管征：肿瘤边缘小的静脉分支迂曲引起。似小等号状。

（3）血管绕行征：如肝静脉被肿瘤抬高，从其边缘绕过。

（4）血管压迫征：肿瘤组织对肝静脉、门静脉的压迫所致切迹、狭窄等。门静脉或下腔静脉受压变形移位，它们也可受到瘤体直接侵犯伴有瘤栓形成，产生中、低水平回声。

（5）继发性肝内胆管扩张：肝门区肿瘤压迫可引起肝内胆管呈"星芒状"扩张。

（6）肝内纤维性结构（如肝圆韧带和静脉韧带及其所在的肝叶间裂）的受压畸形。

（7）相邻器官如横膈抬高，胆囊或右肾受压等改变。

6）弥漫浸润型肝癌（包括弥漫小结节型）常见的征象组合

（1）肝脏肿大甚至伴有轮廓畸形。

（2）弥漫性肝实质回声异常、紊乱，可似虫蚀样改变，可能发现肝实质内有许多直径小于1cm的可疑小结节（"结节感"）。

（3）肝内血管回声普遍减少、紊乱：肝静脉变细、扭曲、模糊不清，门静脉分支管壁回声减弱。

（4）肝组织深部回声减弱，表现明显的声衰减。

3. 鉴别诊断 肝肿瘤的多数声像图征是非特异性的，因此，常须考虑产生类似表现的其他可能原因并加以鉴别。

（1）肝内其他占位性病变：如肝脓肿、结核性肉芽肿、泡型肝包虫病。

（2）肝外占位性病变：右侧肾上腺肿瘤、肾上极肿瘤、巨大胰腺肿瘤伴有左肝上移等。

（3）容易与弥漫浸润型肝癌发生混淆的疾病：结节型肝硬化、某些酒精性肝病和局限性脂肪肝。

（4）某些正常的肝内结构：肝圆韧带，肝脏正常变异如"肥大的"肝尾叶。

（5）伪像。

（6）增强超声在肝脏肿瘤与非肿瘤性病变以及良性肿瘤与恶性肿瘤的鉴别中具有特别重要的意义[1-2]。

（二）原发性肝癌

声像图表现多种多样，前述肝脏恶性肿瘤的各型超声图像改变几乎皆可见到。总的来说，回声增加型和等回声型比较多见，回声减少型比较少见。直径3cm以下的小肝癌，多数回声减少型，少数回声增强型或靶型；瘤体较大的肝癌常有回声增加、分布不均匀，中心部位出现不规则的回声减低区，即囊性变（复合型）。中心无回声范围较大者，除中心性坏死液化外，还应想到瘤内出血的可能性。

原发性肝癌多在原有慢性肝病或肝硬化基础上发生，故可伴有肝硬化和门静脉高压的声像图表现如肝实质回声弥漫性增强和脾肿大等。

增强超声检查，典型的原发性肝癌呈现为动脉期快速增强，门静脉期和延迟期提前廓清的特征。这种增强模式具有极高的诊断准确性、特异性和敏感性。增强超声还可用于评估肝细胞癌消融术后的肿瘤灭活情况，对其他介入干预后的疗效评估也有帮助（图18-3-3）。

（三）转移性肝癌

转移性肝肿瘤来源于不同器官，原发肿瘤类型多种多样，因此声像图表现也多种多样，可以同时出现前述各种类型的声像图。

典型的肝内转移性肿瘤呈多数散在的、大小相近的孤立性结节，并具有与周围肝组织的境界清楚

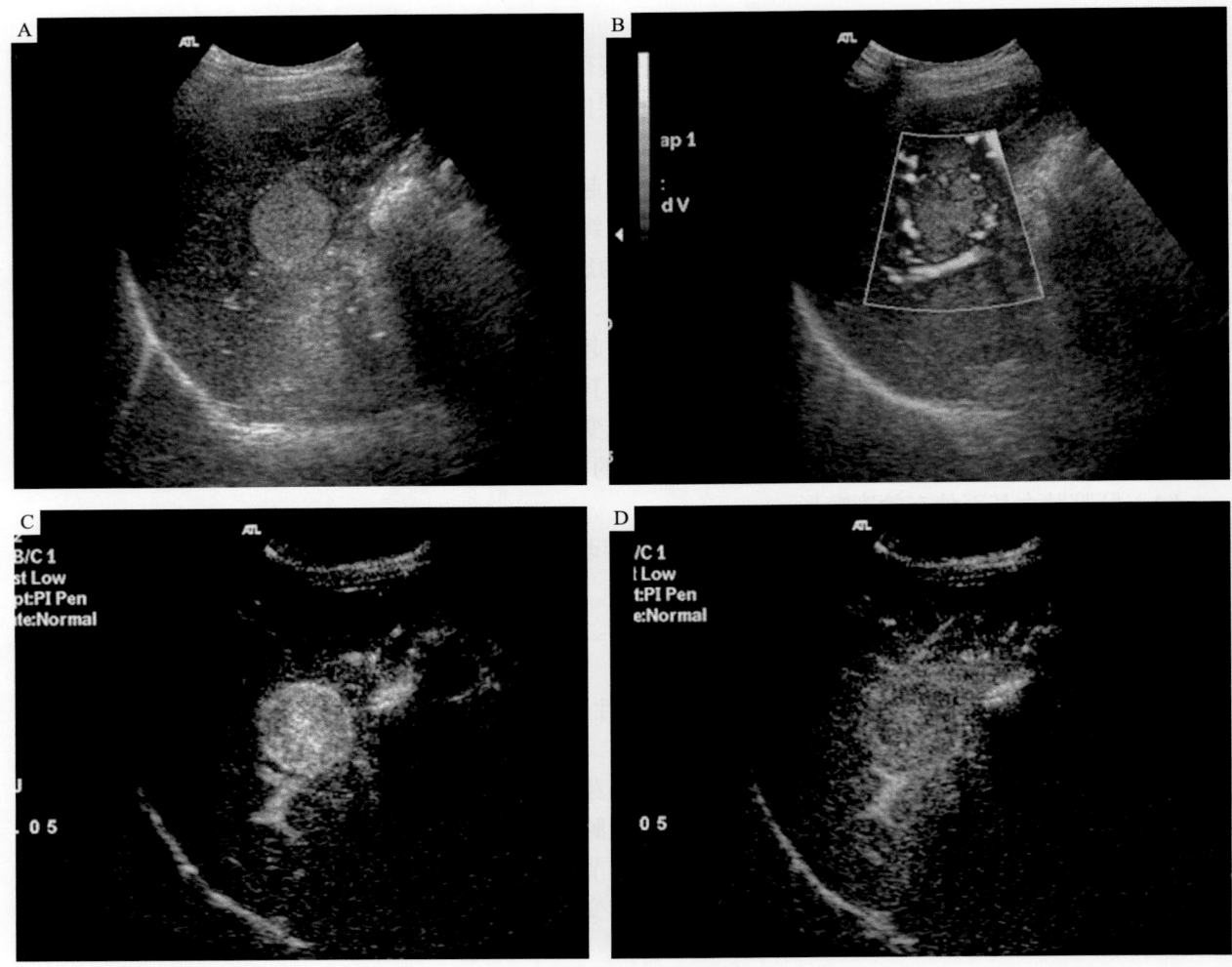

图 18-3-3　肝细胞癌增强模式

A. 肝硬化患者二位灰阶超声显示右肝前叶高回声结节；B. 能量多普勒示结节周边和内部均可见血流；

C. 增强模式，动脉期快速强化；D. 实质期（门静脉期）快速廓清。

等特点。除此之外，从声像图上不易与原发性肝癌区别。

转移性肝肿瘤以回声减少型居多，回声增加型次之，等回声型和复合型较少。单纯的无回声型十分少见，可见于某些肝淋巴瘤并伴有一定的透声性。

肝转移瘤的超声表现与可能的原发灶之间确实存在某种联系，这些特征有助于指导寻找未知原发灶，并有助于区分良性病变和原发灶肿瘤（图 18-3-4）：

（1）低回声肝转移瘤最常见，占 65%。主要见于肺癌、乳腺癌、胰腺腺癌、淋巴瘤。

（2）高回声肝转移瘤主要见于结直肠癌、肾细胞癌、绒毛膜癌、卡波济肉瘤、神经内分泌肿瘤、胰岛细胞瘤。

（3）外周伴低回声晕的肝转移癌：低回声晕是一个重要的肝转移瘤的特征，也称靶征。主要见于肺癌肝转移。

（4）钙化主要见于以下肿瘤的肝转移：胃肠黏液腺癌、卵巢黏液腺癌等。

（5）囊性变主要见于以下肿瘤的肝转移：鳞状细胞癌、卵巢癌、胰腺腺癌、结直肠癌。

（6）边界不清（浸润性）的肝转移癌：黑色素瘤、乳腺癌、肺癌。

（7）伴有肝内胆道扩张的肝转移癌：结直肠癌。

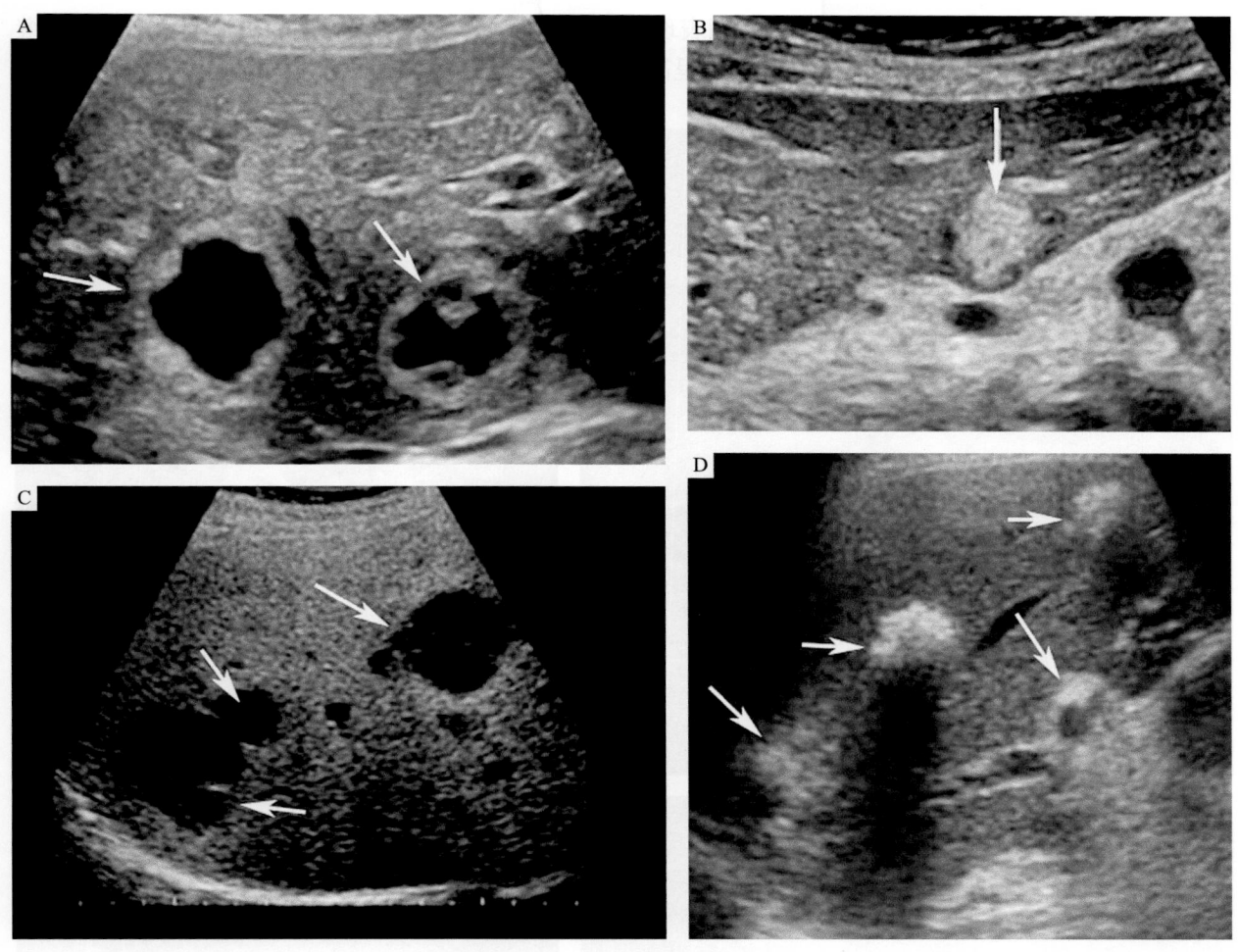

图 18-3-4 不同类型的肝转移癌
A. 囊性变的转移癌（直肠癌）；B. 高回声转移癌（结肠腺癌）；C. 低回声转移癌（胰腺癌）；D. 强回声伴钙化转移癌（乙状结肠黏液腺癌）。

增强超声在转移性肝肿瘤中的意义：增强超声有助于提高病灶的显著性和（或）引导活检。动脉期增强模式因原发性肿瘤不同而异，胃肠道肿瘤、卵巢癌、胰腺腺癌的肝转移瘤动脉期为乏血供型，而神经内分泌癌，黑色素瘤，肾癌的肝转移瘤为富血供型。门静脉期几乎都表现为提前廓清（相对于背景肝脏，回声减弱），门静脉期提前廓清可能是肝转移瘤最有用的诊断征象。

二、肝脏良性肿瘤

除了肝血管瘤，其他类型的肝脏良性肿瘤比较少见。往往表观孤立性结节或较大的局限性占位性病变，通常境界比较清楚。

（一）肝血管瘤

肝脏良性肿瘤中，以血管瘤最为多见。本病声像图表现有以下不同类型：高回声型、低回声型、类囊肿型和混合型。其中，以高回声增强型和混合型居多。

肝血管瘤的超声表现有特异性，具有典型声像图者可以直接做出诊断，非典型表现者要提示作进一步检查以便和肝脏恶性肿瘤鉴别。绝大多数典型者为边界清晰的高回声病灶。一小部分（10%）是低回声，这可能是由于背景肝脏脂肪变性回声增强所致的相对改变。彩色多普勒可显示周围供血血管。增强超声显示，典型的血管瘤动脉期表现为周围结节样强化，门静脉期和延迟期表现为病变继续"填充"，直到整个血管瘤相对于背景肝脏呈高回声增强。增强超声有助于本病的确诊（图 18-3-5）。

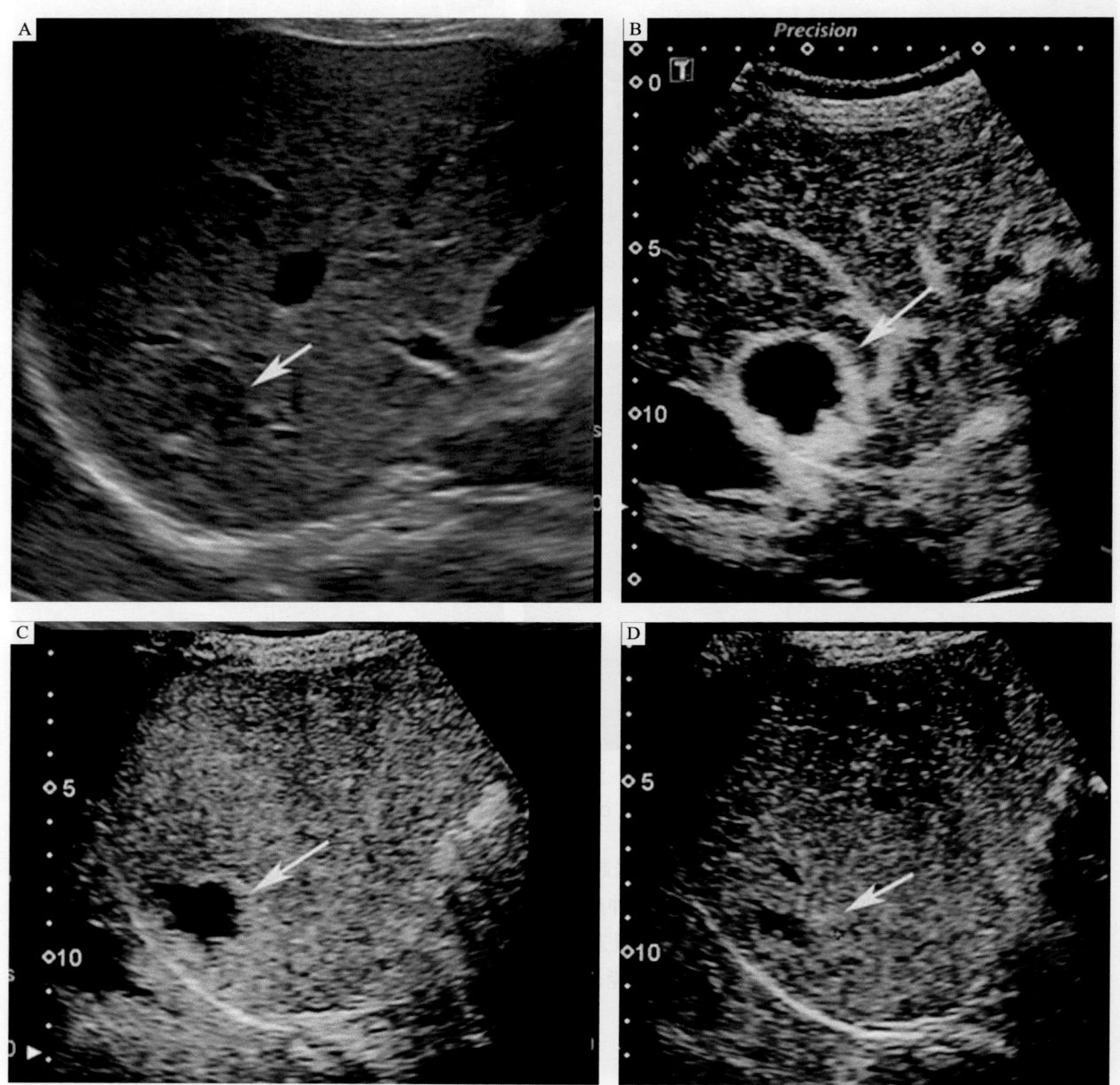

图 18-3-5　肝血管瘤增强模式
A. 二位灰阶成像；B. 增强超声动脉期周边环形强化；C. 门静脉期逐步填充；D. 延迟期持续向中央填充。

（二）肝腺瘤

本病长期服用类固醇药物和某些女性避孕药者发生率稍高。声像图上，肝腺瘤通常表现为单发、界限清楚的不均质性肿块。20%～40% 为低回声型，30% 为高回声为主型。病变周围常常会伴有由于局部脂肪减少而形成的低回声带。彩色多普勒可显示病灶周围的血流信号。增强超声显示：动脉相为富血供性（类似于 FNH，尽管腺瘤通常不那么明显）；门静脉期和延迟期呈现为向心性填充（与 FNH 相反，FNH 表示离心填充）。

（三）肝脏局灶性结节增生

局灶性结节增生（FNH）是肝脏的一种再生性肿块性病变，是肝脏第二常见的良性病变（最常见的是血管瘤）。多数 FNH 在多模态成像上具有特征性的影像学表现，但也有一些病变在外观上不典型。FNH 是典型的无症状病变，通常不需要治疗。

声像图上，FNH 及其瘢痕的超声表现是多种多样的，超声很难检测到。有些病灶边缘清晰，易见，而另一些病灶与周围肝脏呈等回声。在彩色多普勒检查中，可检出的病灶特征性表现为中心瘢痕、周围血管移位。然而，这些发现只出现在 20% 的病例中。

增强超声在 FHN 的鉴别诊断中具有决定性的意义。动脉期 FNH 相对于背景肝脏有显著的增强作用，并可见明显的输入血管，动脉早期有时可显示典型的"轮辐"样改变，门静脉期呈现为离心性充填（与血管瘤、肝腺瘤相反），门静脉后期和延迟期持续增强（相对于腺瘤），中心可能存在未增强的瘢痕区（图 18-3-6）。

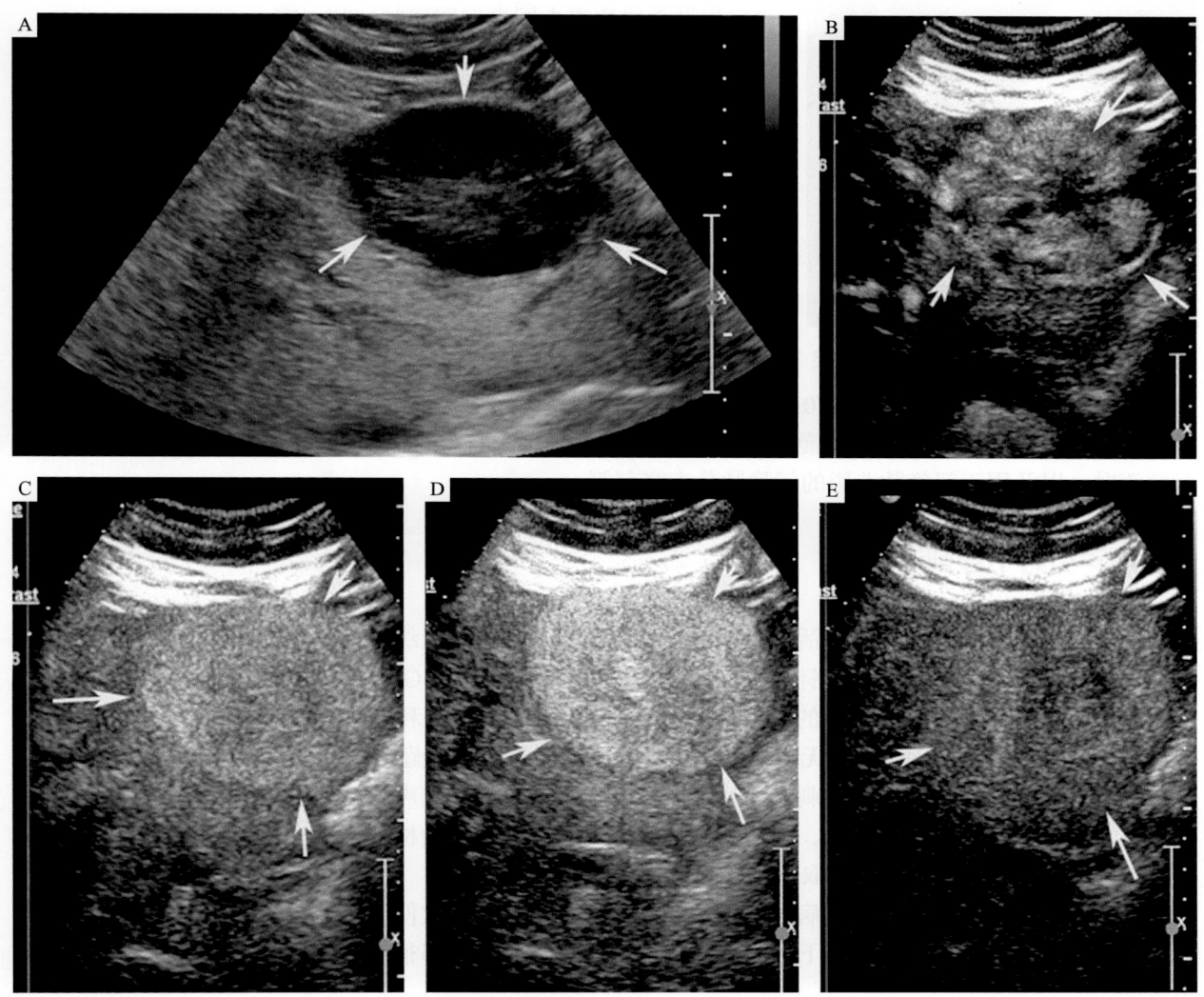

图 18-3-6　FNH 增强模式
A. 二维灰阶模式，左肝低回声结节；B. 增强模式动脉早期，
呈"轮辐"样增强，中心可见瘢痕；C、D. 动脉期和门静脉期持续高强化；E. 延迟期强化仍高于周围肝组织。

（张华斌）

参 考 文 献

［1］ MALHI H, GRANT E G, DUDDALWAR V. Contrast-enhanced ultrasound of the liver and kidney [J]. Radiol Clin North Am, 2014, 52 (6): 1177-1190.
［2］ LIN M X, XU H X, LU M D, et al. Diagnostic performance of contrast-enhanced ultrasound for complex cystic focal liver lesions: blinded liver study [J]. Eur Radiol, 2009, 19: 358-369.

第 4 节　超声引导下的肝脏介入操作概述

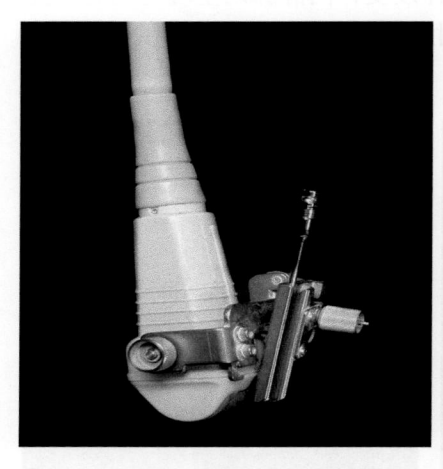

超声作为一种能够实时显示的影像技术，可以引导肝脏、胆道疾病的各种经腹介入操作。超声引导下的诊断性和治疗性操作可以根据需要放置不同类型的穿刺针和导管。

超声和 CT 都可以作为影像学辅助导向技术。在多数情况下，超声引导比 CT 更有优势，特别是从便携和方便的角度考虑。实时超声引导可以更清晰、实时显示进针的方向和针尖的位置。例如，在对靠近膈肌的肝脏病变进行活检时，CT 的扫描层面要横穿肺脏，而超声导向下，则可以从肋下和肋间进针避开。不过，由于气体和骨骼产生的声影可以干扰，超声扫查有时候会影响图像的显示。

超声引导下介入操作通常在局部麻醉下进行，可应用或不应用镇静剂。对经皮穿刺针和导管的定位可在实时超声下完成，通常需要使用导向穿刺架（图 18-4-1），训练有素的医师也可以在超

图 18-4-1　固定于探头上的穿刺导向架

声监视下徒手穿刺。自 20 世纪 70 年代开始，对肝胆疾病各种介入操作几乎都在超声引导下完成，其中包括穿刺活检、肝脓肿引流、囊肿抽吸硬化、胆囊造瘘术、经肝胆管造影术及胆道引流、肝脏肿瘤射频消融，以及用于门静脉造影的门静脉分支穿刺等。

一、超声引导下穿刺活检

超声引导下肝胆病变的穿刺活检取得的标本可用于细胞学和组织学检查。以细胞学检查为目的的细针抽吸活检使用 21～23G 不带针芯的穿刺针、长 10cm 左右的 18G 针、10ml 注射器；取组织学标本时，需要使用 18～20G 的带针芯的切割式穿刺针（有手动、半自动和自动等多种活检装置）。

此外，无菌的超声耦合剂和无菌托盘，探头的消毒都要符合无菌原则。

利用穿刺架引导穿刺时，穿刺针通过穿刺引导架进针。实时超声下可见沿穿刺线移动的穿刺针针尖的位置。当穿刺针进入病灶后，用注射器抽吸标本，做细胞学活检。组织学活检时，将切割针推入病灶（手动操作或自动操作，这取决于穿刺针的类型）。

现在常使用空心针进行肝脏病变的组织学活检，多数医师喜欢使用自动活检枪。自动活检枪操作简便，取材成功率高。超声引导下的细胞学或组织学活检的成功率很高，虽然可以出现并发症，但并不常见。

二、胆囊造瘘术和经皮肝穿刺胆道引流

可以通过诊断性和治疗性穿刺抽吸和置管术进行胆囊的评价。经皮胆囊造瘘术可以避免对高危患者

施行胆囊切除术。一般用经肝的穿刺路径，以避免胆漏。可以采用一步法直接穿刺，也可应用套管针和导丝交换（Seldinger 穿刺法）技术的两步法完成穿刺。这些过程均可以在实时超声引导和监视下完成。

经皮肝穿刺胆道引流（percutaneous transhepatic cholangial drainage，PTCD）可以在超声引导下完成。PTCD 是胆管梗阻时最重要的诊断和姑息治疗手段。超声引导下的穿刺直观、实时、无放射性、不使用对比剂，是最为常用的引导方式。通常采用套管针和导丝交换技术的两步法完成置管。

三、超声引导下肝脏肿瘤的消融

目前，对肝脏肿瘤的经皮消融术主要是在超声引导下完成。治疗包括注射化学药物或使用各种能量（热或冷冻），以破坏肿瘤细胞。根据肿瘤的大小和部位，可以在超声引导下以经皮置入能量电极或探针到达病灶，并监视整个消融过程。除此之外，利用增强超声，一方面可以更加准确地评估和监测需要消融的病变范围；另一方面还可以在消融治疗后即刻及随后的随诊过程中评估消融的范围和效果，以及残留病灶的有无，并指导进一步消融（图 18-4-2）。

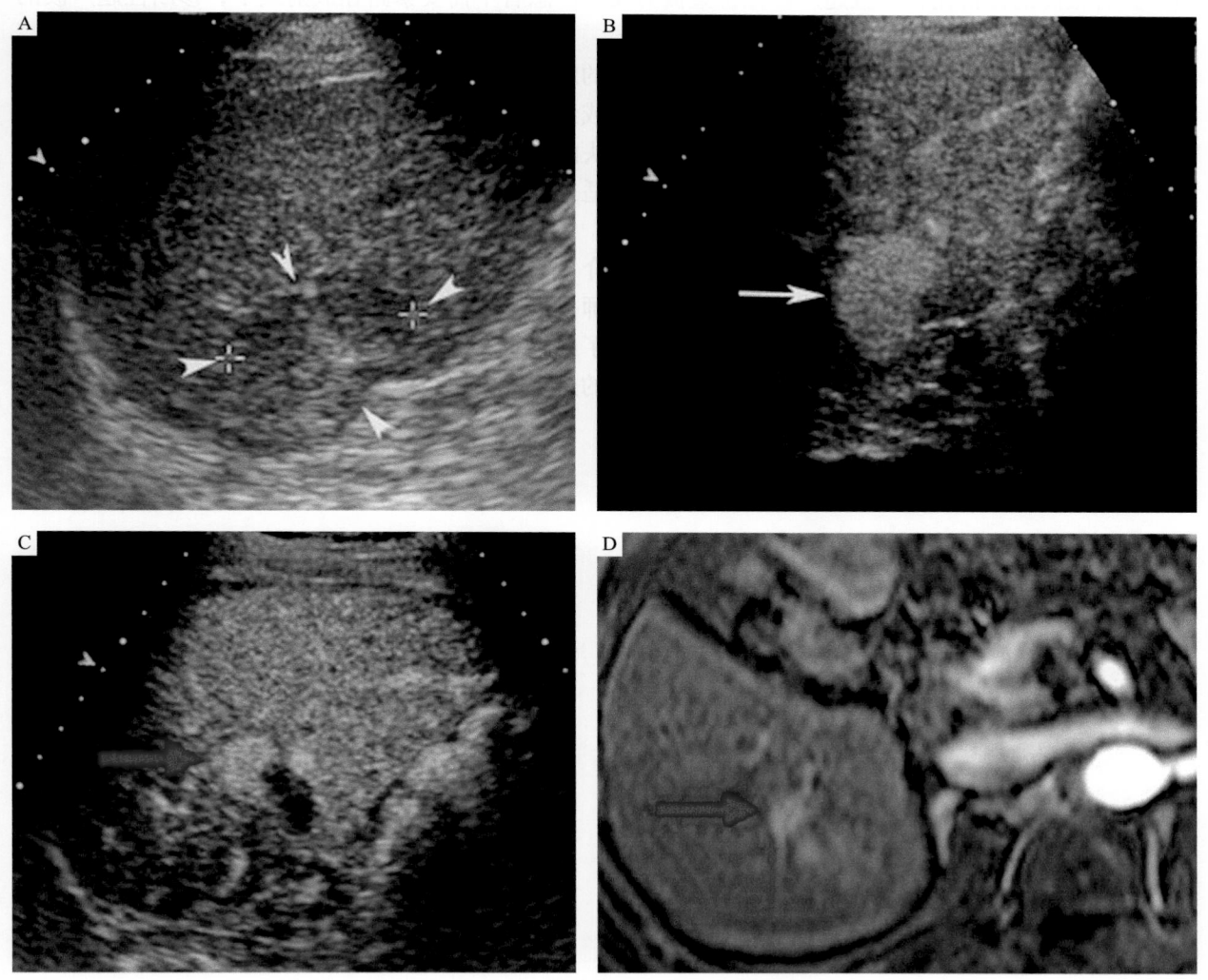

图 18-4-2　增强超声与肝脏肿瘤消融

A. 消融术前二位灰阶声像图（三角箭头为病变范围）；B. 消融术后即可行增强超声检查，长白箭头示仍为高增强区，
提示为残留病灶，再行消融；C. 消融术后 3 个月，仍有可增强的残留病灶（红箭头），需要进一步治疗；
D. 与图 C 同期的增强 MR 成像所见与增强超声相同（红箭头为残留病灶）。

位于膈下或肝脏脏面的肿瘤，也可以通过注射隔离液的方式进行治疗，以避免损伤周围脏器。因为腹部超声这些区域的监测效果较差，或有损伤邻近器官特别是胃肠道的危险，对这些部位的消融治疗要特别慎重。

四、超声引导下肝胆介入操作的优缺点

与其他影像检查如 CT 或 MRI 相比，经腹超声引导有相当多的优点。

经腹超声引导下肝胆介入操作迅速，仅在数分钟内就可完成，这一优点对在急诊室的和任何一位需要高效择期检查的患者来说都极为有用。超声引导下肝胆介入操作可重复进行，且对证实临床结果和评价临床变化也很必要。超声扫查极富多样性，多种探头适用于各个解剖部位。超声仪器携带方便，这是其他任何影像仪器不能相比的。

超声引导下肝胆介入操作可在任何地方开展：诊室、急诊室、手术室、重症监护病房或床旁。当患者因病情危重或病情不稳定而不能移动时，超声发挥了很大作用，其应用的广泛性得到了充分体现。超声具有很高的性价比，而且超声影像检查极为安全。患者不需要暴露在放射线下，诊断性超声波的生物效应也是微乎其微。

超声检查的主要局限性是由于解剖或机械因素的影响干扰了图像的获取。脂肪、空气和骨骼都是引起混淆的因素，可以影响病变的显示。术中超声或经腹腔镜超声相比可以有效规避这些缺陷。腹壁越厚，图像分辨率越低。在上腹部，肋骨限制了探头的放置，可能会影响到穿刺入路的选择。肠气也是超声引导下肝胆介入操作中最常见的障碍。患者适当的准备（如空腹等）和各种操作手法的使用可克服部分干扰。

经腹部实时超声检查在肝胆疾病的检查、指导介入治疗方面具有极大的优势和便利性。超声检查的实时性，使得超声检查能够在第一时间为临床医师提供进一步诊疗的正确决策，是临床医师特别是肝胆外科医师最重要的辅助影像检查技术手段。除了经腹超声，术中超声、腹腔镜下超声等等还能在手术过程中为医师提供帮助。在各种肝胆介入治疗的过程中，超声检查不仅是最方便、最易操作的引导手段，同时也是术前和术后评估的一线影像技术。

（张华斌）

肝胆疾病的 CT 诊断 第19章

计算机断层扫描术（computed tomography，CT）具有密度分辨率高、扫描方便且快捷、可靠诊断肝胆系统疾病及揭示其病理生理信息等特点，已经成为肝胆疾病的主要影像检查技术之一，广泛应用于诊断、鉴别诊断和术后随访中。同时，CT 技术也在快速的发展过程中，近年来普及的多层螺旋 CT（multi-slice CT，MSCT）把 CT 从传统二维成像转变为具有各向同性分辨率的三维容积成像，新型能谱 CT 则把 CT 带入物质成分定量的新领域，这些新技术也带来了众多新的应用。

第1节 CT 成像特点和应用指征

一、CT 技术原理和成像特点

CT 成像是利用组织 X 线衰减系数（密度）的差异进行成像的影像技术，其图像具有以下特点：①以灰度差别反映组织密度的差别；②密度分辨率较常规 X 线图像高 10～20 倍；③ CT 值可用于量化密度；④ CT 图像常规是横轴位断层图像。

MSCT 是当前的主流技术。MSCT 在不断提高机架旋转速度的同时，极大地提高了 z 轴空间分辨率和 z 轴覆盖率，可快速获得 z 轴大范围覆盖的各向同性三维容积数据，这些数据通过多平面重组（multi-planar reformation，MPR）、曲面重组（curved planar reformation，CPR）、最大密度投影（maximum intensity projection，MIP）、最小密度投影（minimum intensity projection，MIP）、表面遮盖显示（surface shaded display，SSD）、容积再现技术（volume rendering technique，VRT）、CT 仿真内镜（CT virtual endoscopy，CTVE）等技术处理后，可以达到诊断级的三维再现。

CT 平扫对肝胆系统疾病的价值有限，建议常规进行 CT 动态增强扫描。CT 动态增强包括动脉早期、动脉期、动脉晚期、门静脉期和延迟期等多时相，具体方案选择与检查目的相关。北京清华长庚医院一般通过肘前静脉注射非离子型碘对比剂（320～350mg/ml），总量为 90～100ml，注射速度为 3～4ml/s，获取动脉晚期（注射后 32～35 秒）、门静脉期（注射后 65～75 秒）和延迟期（注射后约 180 秒）三期图像。

二、CT 成像的临床应用指征

CT 成像几乎适用于肝胆系统的任何疾病，但需注意如下问题：①腹部 CT 成像的 X 线辐射量较大，尤其是进行多期相 CT 动态增强检查时。尽管现代 CT 设备有较完善的剂量控制和减少措施，但还是应遵循辐射正当性原则；② CT 增强所用的碘对比剂具有一定的肾毒性，在肾功能不全患者可诱发对比剂肾病，因此 Ⅲ～Ⅴ 期慢性肾脏疾病患者慎用；③碘对比剂有可能诱发过敏反应，严重者甚至导致死亡。

（郑卓肇）

第 2 节　常见肝胆外科疾病的 CT 表现

一、常见肝实质弥漫性疾病的 CT 表现

1. 脂肪肝　脂肪肝为肝脏的代谢和功能异常，由肝内脂肪过度积聚引起，可弥漫性分布或局灶性分布。在 CT 平扫中，脂肪肝表现为受累肝实质的密度降低，一般低于脾脏密度值即可诊断。当肝实质密度降低明显时，肝内血管影可显示不清，甚至表现为条状高密度影。在增强 CT 中，脂肪肝的强化特征与正常肝实质一致，肝内血管影清晰可见，有时血管可受压变细，但无血管受侵或占位推移现象（图 19-2-1）。局灶性脂肪肝只累及部分肝脏区域，CT 平扫表现为边界不清的局限性低密度影，CT 增强早期轻度强化，其内常可见血管穿行，延迟期常表现为等密度。肝岛指弥漫性脂肪肝中相对正常的肝实质，多位于胆囊窝附近和肝裂处，平扫和增强 CT 均表现为相对高密度，无占位效应，有时可见小血管穿行。

2. 肝硬化　肝硬化按病理形态分为小结节性肝硬化、大结节性肝硬化和混合性肝硬化。我国肝硬化的主要病因为病毒性肝炎，主要表现为小结节性肝硬化。肝硬化的 CT 表现主要包括肝脏轮廓、大小和肝实质均质性的改变，单纯肝脏密度测量的价值不大。CT 上，肝硬化通常表现为肝萎缩，但肝左叶和尾叶可相对性代偿肥大；纤维组织增生和肝叶缩小导致肝裂增宽、肝门区扩大，肝脏表面结节状或锯齿状；肝内脂肪浸润、纤维化、再生结节等可导致肝实质密度明显不均匀（图 19-2-2）。此外，肝硬化 CT 表现还包括腹水和门静脉高压征象，后者表现为脾脏肿大、门静脉主干增粗、门静脉侧支循环开放，常于食管下段、胃底和脾门附近形成迂曲血管团。

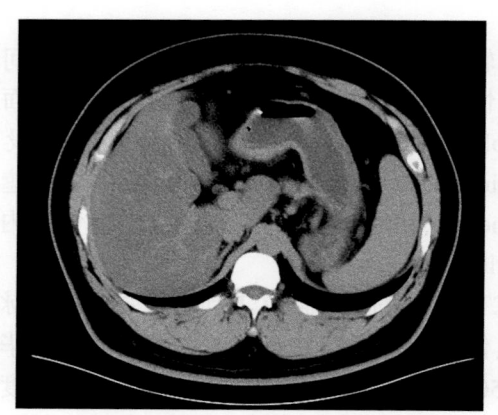

图 19-2-1　弥漫性脂肪肝

男，29 岁。横轴位 CT 平扫显示肝实质密度弥漫性下降，CT 值为 27HU，肝内血管呈条状高密度影，胆囊窝处可见高密度肝岛。同层面脾实质 CT 值为 54HU。

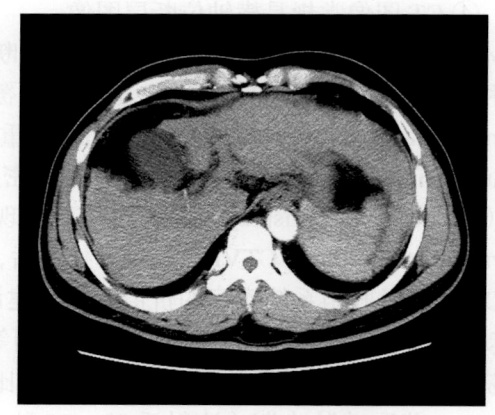

图 19-2-2　慢性乙型肝炎后肝硬化

男，56 岁。横轴位 CT 平扫显示肝萎缩，但肝左叶相对性代偿肥大；肝裂增宽、肝门区扩大；肝脏表面结节状；肝内密度不均匀。

3. 其他弥漫性肝病　急性肝炎的 CT 表现包括肝脏肿大、动脉晚期肝实质的不均匀强化、门静脉周围水肿、胆囊壁明显增厚、肝门区淋巴结肿大等，但这些征象均无特异性，临床病史和肝功能检测常是正确诊断的关键。慢性肝炎中，有可能出现再生结节和肝硬化。

肝血色素沉着症以肝脏铁含量增加为特征，在 CT 平扫中表现为肝实质密度的弥漫性均匀增高（可达 75～132HU），可并发肝硬化和肝细胞肝癌。通常，原发性肝血色素沉着症不伴有脾脏密度的增高，而继发性同时可见脾脏密度增高。

布-加综合征（Budd-Chiari 综合征）的 CT 表现急慢性期存在差别。急性期表现为肝脏体积增大，CT 平扫肝实质密度弥漫性降低，增强动脉期尾叶和肝中心区强化、外周区强化减弱，门静脉期则呈现相反的强化模式。慢性病例中，肝表面不规则，尾叶增大，周围肝段萎缩，动脉期肝实质不均匀强化，可伴均匀强化的再生结节（1～4cm）。CT 增强同时有助于显示肝静脉、下腔静脉或右心房的血栓、狭窄和外压改变，门体分流和肝内侧支通道，腹腔积液和脾脏肿大等。

肝淤血由右心衰竭引起，急性期 CT 表现为全肝的花斑状改变，同时肝静脉和下腔静脉可出现早期反流性充盈，并可合并肝脏肿大、心脏增大、胸水和腹水。慢性期可发展为肝硬化。

二、肝硬化相关结节及肝细胞癌的 CT 表现

肝细胞癌是肝硬化的严重并发症，其发生为渐进的多阶段过程，遵循再生结节、低级别不典型增生结节、高级别不典型增生结节、早期肝细胞癌和进展期肝细胞癌的发展过程。在演变过程中，肝硬化结节的正常肝动脉和门静脉血供逐渐减少，新生无伴动脉明显增多，静脉引流途径发生改变，同时出现脂肪和铁含量的变化，并可形成肿瘤包膜及间隔，从而导致 CT 表现多样化[1]。

肝硬化再生结节直径一般小于 1.5cm，其密度及血供与周围肝实质类似，因此 CT 常难以发现。CT 可发现约 10% 的不典型增生结节，于动脉晚期和门静脉期均表现为低密度结节，提示其动脉血供和门静脉血供均下降。少数高级别不典型增生结节可表现为动脉晚期的明显强化。早期肝细胞癌通常直径小于 2cm，边界模糊而无明显肿瘤包膜，其细胞较周围肝实质密集，但门管区数量减少且新生无伴动脉发育不足，因此，动脉晚期常表现为等密度，在门静脉期和延迟期则表现为低密度。小的进展期肝细胞癌直径通常也小于 2cm，但常有肿瘤包膜（边界清晰）和内部纤维间隔，其内的门管区缺乏或数量显著减少，而新生无伴动脉含量丰富，因此在 CT 上表现为典型的动脉晚期富血供强化、门静脉期或延迟期快速对比剂廓清（快进快出强化），并可在门静脉期或延迟期出现强化的环形包膜（图 19-2-3）。大的进展期肝细胞癌直径通常大于 2cm，绝大多数表现为膨胀性生长并包绕有肿瘤包膜，肿瘤内部因出血坏死等而表现为密度不均，即"马赛克"样表现，具有一定的特征性。在 CT 增强中，大的进展期肝细胞癌的实性成分常出现典型的快进快出强化，包膜出现延迟环形强化，并可伴有门静脉侵犯、肝静脉侵犯、包膜外侵犯、肝内转移和胆管内侵犯等（图 19-2-4）。少数进展期肝细胞癌为弥漫生长性，CT 上表现为肝内多发小结节影，边界不清，数毫米到 1cm 不等，动脉晚期呈轻度斑片状或结节状强化，门静脉期和延迟期呈低密度，几乎 100% 伴有门静脉瘤栓（图 19-2-5）。

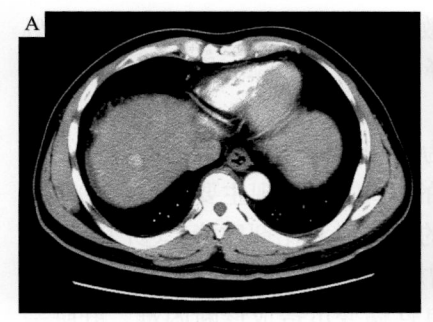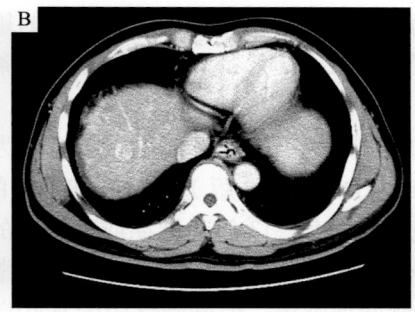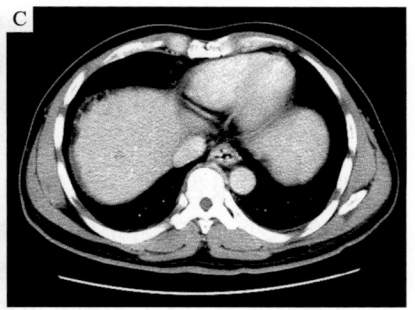

图 19-2-3　慢性乙肝肝硬化合并早期肝细胞癌

男，56 岁，乙肝肝硬化。A. 横轴位 CT 动态增强动脉晚期显示 S8 段明显强化结节；B. 门静脉期该结节仍呈高密度，直径约 1.6cm；C. 延迟期该结节呈低密度（快速廓清）。病理为中分化肝细胞癌。

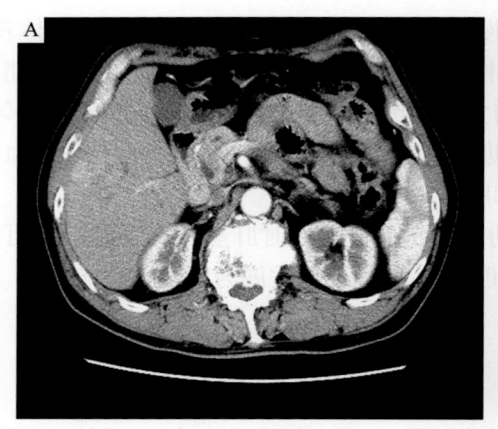
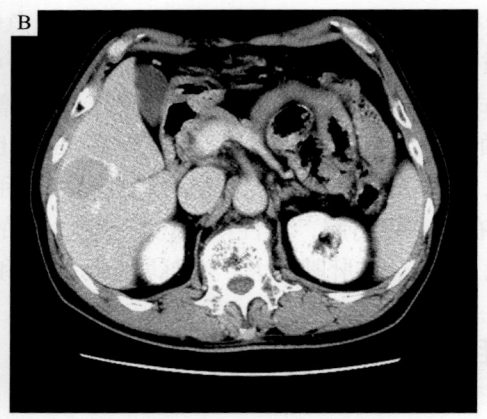

图 19-2-4   肝硬化合并进展期肝细胞癌

男，62 岁，乙肝肝硬化。A. 横轴位 CT 动态增强动脉晚期显示 S5 段与 S6 段交界区强化结节；
B. 门静脉期该结节呈低密度，大小约 3.5cm×4.0cm，出现强化的环形包膜。病理为中分化肝细胞癌。

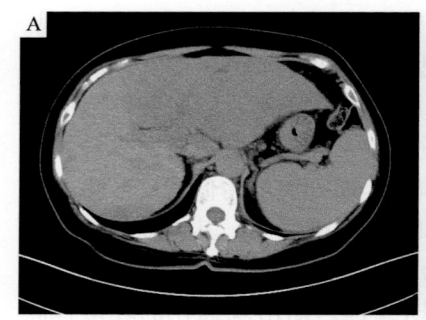
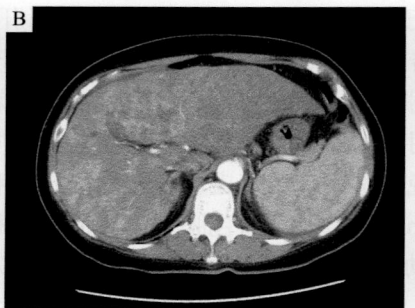
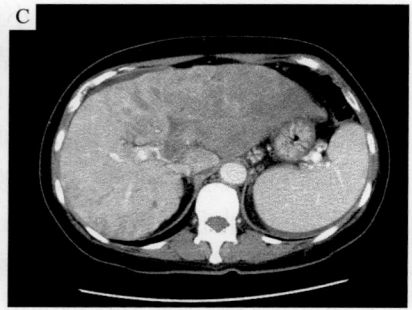

图 19-2-5   肝硬化合并弥漫性肝细胞癌

女，61 岁，肝硬化。A. 横轴位 CT 平扫显示肝实质密度不均；B. 动脉晚期显示肝实质弥漫性斑片状和结节状强化；
C. 门静脉期快速廓清而呈低密度，同时可见门静脉左支瘤栓形成。

　　门静脉瘤栓是进展期肝细胞癌的常见合并症之一，CT 增强表现为门静脉腔内的充盈缺损影，常合并局部管腔增粗，与平扫相比出现对比增强。门静脉血栓虽同样表现为充盈缺损，但无对比增强。病程较长的门静脉瘤栓或血栓可出现海绵样变性，于门静脉走形区形成多发的迂曲侧支静脉。

　　CT 是目前诊断和随访肝硬化背景下肝细胞癌的重要影像手段之一，但病灶较小时 CT 检出存在明显限度。以肝移植标本所见为金标准，CT 检出肝硬化肝细胞癌的敏感性和特异性分别为 65%～75% 和 47%～88%；但是，当病灶直径小于 2cm 时，检出敏感性将下降到 48%～57%；当病灶直径小于 1cm 时，检出敏感性将下降到 10%～33%。

　　在肝硬化人群中，肝细胞癌的典型 CT 表现可替代组织学而作为诊断金标准。在美国放射学会提出的肝脏影像报告和资料系统（LI-RADS，2018 版）中，肝细胞癌的典型 CT 表现主要考虑：①结节或肿物的大小；②非环形的动脉晚期高强化；③门静脉期或延迟期的非环形对比剂廓清；④门静脉期或延迟的肿瘤包膜强化；⑤随访 6 个月内，结节或肿物的最大直径增加是否超过 50%[2]。

　　虽然依据典型 CT 表现常可确诊肝细胞癌，但肝硬化中的某些良性病变可造成诊断困难。肝脏一过性灌注异常在肝硬化中较为常见，典型 CT 表现为动脉晚期的较小强化区，常位于肝包膜下，呈楔形，边界清晰，其余时相中表现正常。当一过性灌注异常表现为圆形、卵圆形或结节样时，与小的肝细胞癌难以区分，此时应建议短期内复查 CT（3～6 个月）。肝硬化中海绵状血管瘤少见，经常表现为体积较小的动脉晚期均匀强化影，与肝细胞癌类似。不过，海绵状血管瘤一般延迟期持续性强化而没有廓清，此点可作为鉴别诊断依据。融合性纤维化常见于晚期肝硬化中，多出现在右肝前叶和左内叶，典型 CT 特征包括楔形、体积缩小而边界平直、邻近肝表面包膜皱缩及延迟强化等。肝硬化的不典型再生结节和类局灶性结节增生样结节的影像学特征可与肝细胞癌非常相似，包括直径大于 2cm、动脉晚期明显强化等，此时可依据临床和 AFP 水平进行鉴别[3]。

三、无肝硬化背景的肝脏恶性肿瘤的 CT 表现

1. 肝转移瘤　肝转移瘤临床常见，以多发病灶为特点。CT 平扫中，绝大多数表现为低密度影，但黏液腺癌转移（如结直肠癌或卵巢癌）可出现病灶内的高密度钙化（图 19-2-6）。在增强 CT 上，依据病灶相对于周围肝组织的强化程度，可分为乏血供型和富血供型。乏血供型肝转移瘤最为常见，病灶于门静脉期显示最佳，表现为低于邻近肝实质的多发低密度肿物，可伴有早期、持续、边缘的环形强化。富血供型肝转移瘤在肝动脉期容易发现，其密度高于邻近肝实质（图 19-2-7），原发灶包括神经内分泌肿瘤、甲状腺癌、肾癌、嗜铬细胞瘤、黑色素瘤或胃肠道间质瘤等。当肝转移瘤内部明显坏死液化或具有分泌功能（如囊腺癌转移）时，可表现为囊性转移灶，其囊壁厚薄不一，壁内缘往往不规则并有一定的强化。"牛眼征"对肝转移瘤有一定的特征性，指病灶中心坏死呈低密度、周边肿瘤组织增强呈环状高密度，以及受压肝组织构成的最外层强化较弱的环形低密度带。

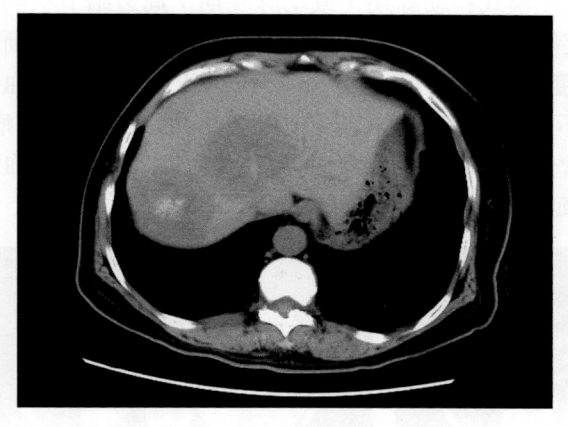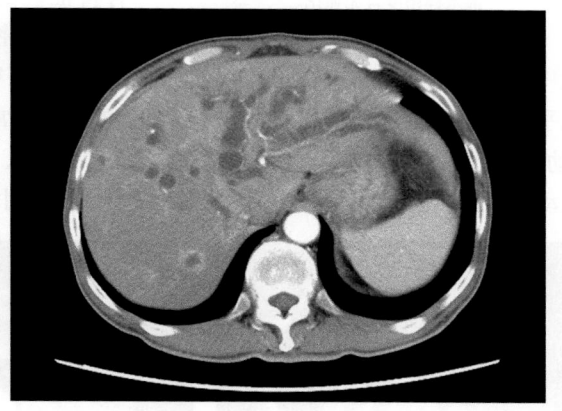

图 19-2-6　结肠癌肝转移瘤　　　　　　图 19-2-7　胰腺神经内分泌肿瘤肝转移瘤

女，58 岁，结肠中分化腺癌术后。横轴位 CT 平扫显　　　男，55 岁，胰腺颈部神经内分泌肿瘤。横轴位 CT 增强动
示肝内多发低密度占位，其中心可见钙化。　　　　脉晚期显示肝 7 段类圆形转移瘤，边缘明显环形强化。

2. 无肝硬化背景的原发性肝脏恶性肿瘤　少数肝细胞癌也可发生在无肝硬化的人群，患者一般年轻且预后较好，由于疾病过程隐匿，就诊时多表现为巨块型病灶。CT 平扫表现为较大的低密度肿物，内部出血坏死常见，并可出现钙化；CT 动态增强时，动脉晚期病灶常呈轻度不均匀强化，门静脉期和延迟期强化消退，常可合并门静脉、肝静脉和胆管的侵犯。

纤维板层型肝细胞癌是一种少见的原发性肝脏恶性肿瘤，其临床和影像特征与无肝硬化的肝细胞癌存在明显重叠。CT 平扫表现为肝内较大的低密度肿物，轮辐状中央纤维瘢痕和粗糙钙化为其特征。CT 增强时，纤维板层肝细胞癌边界清晰，呈不均匀强化的分叶状肿块；在门静脉期和延迟期，肿物对比剂快速廓清，呈低密度表现，其中央瘢痕一般不强化。

肝上皮样血管内皮细胞瘤为一种少见的低度恶性血管源性肿瘤，多见于女性，30～40 岁居多，临床症状和体征无特异性。CT 平扫为低密度病灶，一般多发，位于包膜下，各病灶有融合倾向，部分可出现钙化。由于肿瘤内部纤维化明显，位于肝表面的病灶可伴邻近包膜的皱缩，具有一定特征性。CT 增强典型表现为靶征或牛眼征，即病灶中央低密度（代表纤维核心），周边环绕较厚的强化环（代表肿瘤活性组织）及最外层环绕低密度环（代表乏血管移行区）。

四、良性局限性肝脏疾病的 CT 表现

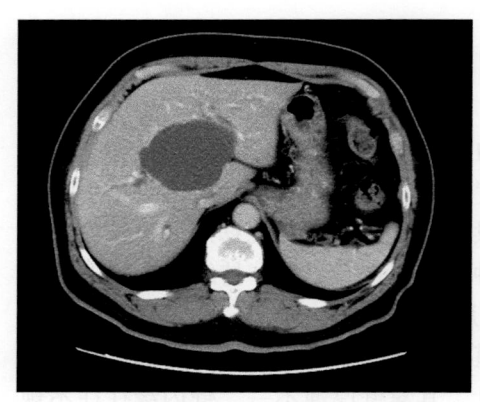

图 19-2-8　肝囊肿

男，71 岁。横轴位 CT 增强门静脉期显示肝内囊性病灶，椭圆形，边缘清晰锐利，无壁，内部水样密度且无强化。

1. 肝囊肿　单纯性肝囊肿是最常见的良性肝脏病变。当肝内出现 10 个以上单纯性囊肿时，需考虑纤维多囊性疾病（多囊肝），往往和多囊肾并存。单纯肝囊肿和多囊肝囊肿的 CT 表现相同，CT 平扫一般为圆形或卵圆形、边界清晰的水样均匀密度影，偶尔内部可见细小间隔；CT 增强时，囊内成分不强化，囊肿壁因太薄而不能显示，囊肿边界更加清晰锐利（图 19-2-8）。对于直径小于 1cm 的囊肿，CT 有时难以做出明确诊断。

2. 肝血管瘤　海绵状血管瘤是另一种常见的肝脏良性先天性病变，绝大多数无临床症状。在非脂肪肝患者中，海绵状血管瘤 CT 平扫表现为边界清晰的低密度影。当病灶较小时，其密度常均匀；当病灶较大时，中央可出现偏心性、裂隙状的更低密度瘢痕区。CT 动态增强时，肝脏海绵状血管瘤具有特征性的强化模式：动脉期（或动脉晚期）周边结节状明显强化，其密度等于或接近腹主动脉密度；随后，强化区逐渐向病灶中央扩展（填充式强化），延迟期病灶呈略高密度或等密度（图 19-2-9）。5cm 以上的海绵状血管瘤几乎都有中央瘢痕，常规 3～5 分钟的延迟期通常不能完全填充。在直径小于 2cm 的海绵状血管瘤，CT 动脉期（或动脉晚期）常表现为快速均匀强化，常伴周围的一过性灌注异常。少数小的海绵状血管瘤在动脉期（或动脉晚期）可无强化，但门静脉期和延迟期病灶出现强化。

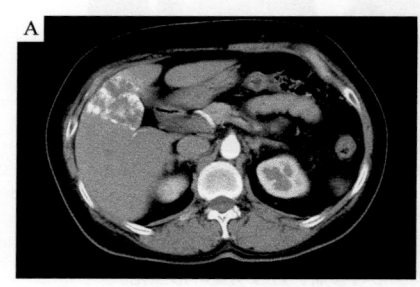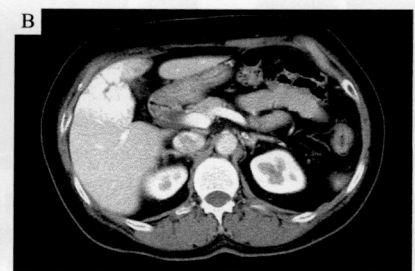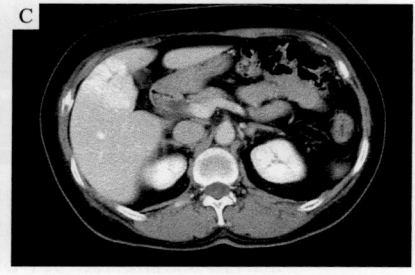

图 19-2-9　肝脏海绵状血管瘤

女，61 岁，无症状。A. 横轴位 CT 增强动脉期显示 S5 段肿物周边结节状明显强化；B. 门静脉期主体明显强化；
C. 延迟期仍保持主体高密度影，其中心可见不强化的低密度瘢痕。

3. 肝脏局灶性结节增生　肝脏局灶性结节增生（focal nodular hyperplasia，FNH）也比较常见，其发生机制尚不明确，可能与先天性或后天性肝动脉血供异常有关。FNH 多无纤维包膜，以中央放射状纤维结缔组织瘢痕为病理特点。CT 平扫时，FNH 呈等密度或略低密度，部分病灶可显示中心的低密度瘢痕，其形态各异。当存在脂肪肝时，FNH 可表现为稍高密度。CT 动态增强中，FNH 具有较特征性的强化模式：动脉期（或动脉晚期）显著均匀强化，门静脉期和延迟期呈等密度，病灶边界清晰但常不光滑（图 19-2-10）。CT 显示的中央瘢痕在动脉期常无强化，但表现为延迟期强化，为 FNH 的影像特征之一。少部分 FNH 患者可出现不典型影像表现，如对比剂快速廓清、环形边缘强化、无中央瘢痕、中央瘢痕无延迟期强化等，这时需要影像随访或穿刺活检。

4. 肝腺瘤　肝腺瘤为少见的肿瘤。患者通常无症状，但较大肝腺瘤可能会引起腹痛，肝腺瘤有自发破裂出血的倾向。CT 平扫表现为肿块，等密度或略低密度，新鲜出血可表现为病灶内的高密度，陈旧性出血则为低密度。CT 动态增强中，动脉晚期显示肿瘤明显强化，门静脉期和延迟期显示对比剂快速

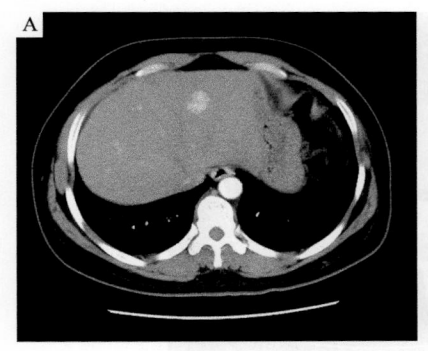
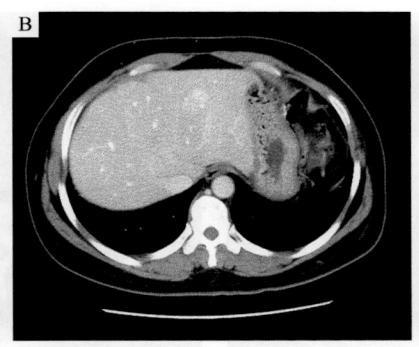
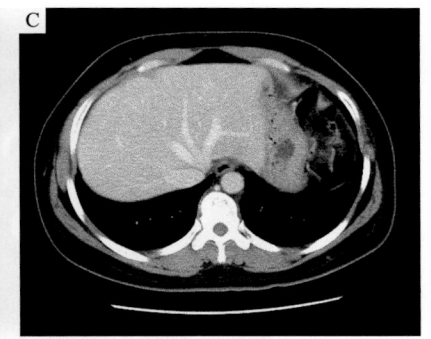

图 19-2-10　肝脏局灶性结节增生

女，47 岁，无症状。A. 横轴位 CT 增强动脉期显示肝 4 段结节明显均匀强化，
边界清晰但不光滑；B. 门静脉期该结节略高密度；C. 延迟期呈等密度。

廓清，有时可出现强化的包膜。单纯依赖 CT 表现，肝腺瘤与肝细胞癌常难以鉴别，因此一般需要进行活检。

5. 肝脓肿　肝脓肿包括细菌性、阿米巴性和真菌性脓肿。细菌性肝脓肿和阿米巴性肝脓肿的 CT 表现类似，平扫时为低密度占位，单发或多发，单房或多房，边界清晰或模糊，其内密度不均并常可见更低密度的坏死区。CT 增强时，肝脓肿的典型表现为环征或靶征：中心坏死液化区不强化；脓肿壁可表现为单环明显强化或双环强化（内环代表炎性组织，外环代表纤维肉芽组织）；脓肿周边肝实质出现低密度环形水肿带；脓肿周边肝实质动脉期可出现充血水肿导致的异常灌注强化。多房性也是肝脓肿的影像特征之一，增强时内部分隔强化，典型者呈蜂窝状（图 19-2-11）。约 20% 病例可出现肝脓肿内气体，若无穿刺等医源性操作史，高度提示产气菌感染，为化脓性肝脓肿的特异征象。真菌性肝脓肿好发于免疫功

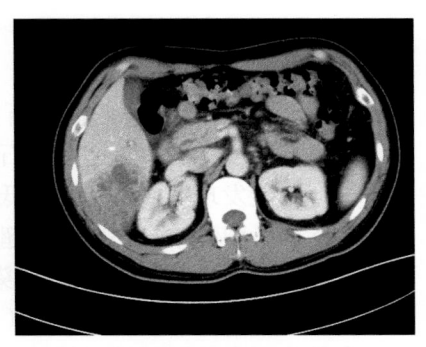

图 19-2-11　细菌性肝脓肿

男，35 岁，右上腹痛伴发热 2 天。
横轴位 CT 增强门静脉期显示 S6 段囊性占位，
囊壁和内部间隔强化，呈蜂窝状，
液化坏死区不强化。

能缺陷者，病灶常较小且多发，CT 常难以发现，但较大脓肿可表现为肝实质内弥漫多发的小低密度灶，伴或不伴环形强化。

6. 肝包虫病　肝包虫病（肝棘球蚴病）具有一定的地域分布特性，可分为囊型和泡型两种类型。囊型肝包虫病又称肝包虫囊肿，CT 上表现为单发或多发囊肿，大小不一，边界光滑锐利，圆形、卵圆形或分叶状。对肝包虫囊肿具有特异性的 CT 征象包括（图 19-2-12）：①出现囊壁；②囊壁蛋壳样或条带状钙化，或囊内容物钙化；③内囊破裂分离形成"浮莲"征或"飘带"征；④内外囊分离形成双边征；⑤囊内出现子囊，子囊可连在母囊壁上，也可游离于囊液中。泡型肝包虫病少见，由无数不规则的微小囊泡及其周围杂乱的组织坏死和组织反应带构成。CT 平扫呈边界不清的片状低密度区，80%～90% 可见砂砾状、斑片状、小圈状钙化，大病灶中心可出现坏死液化，邻近肝包膜可出现皱缩。CT 增强扫描时，病灶本身不强化，但外殖芽生浸润导致病灶边缘的肝实质环形强化，尤以门静脉期明显，从而勾画出病灶边界。泡型肝包虫病可侵犯血管、胆管以及邻近器官，并可发生远处的种植转移（图 19-2-13）。

五、胆囊疾病的 CT 表现

正常胆囊的 CT 表现与其充盈状态密切相关。禁食状态下，正常胆囊腔充盈，位于胆囊窝内，壁厚不超过 2mm，腔内容物密度均匀，CT 值为 −5～15HU。增强扫描时，胆囊壁明显强化，胆囊腔内容物不强化。胆囊可出现多种正常变异，包括折叠胆囊、葫芦状胆囊、双房胆囊、胆囊憩室和漂浮胆囊等。

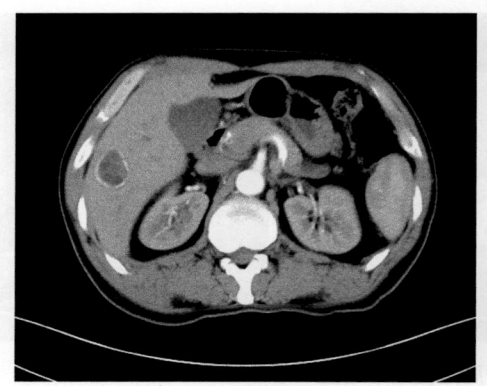 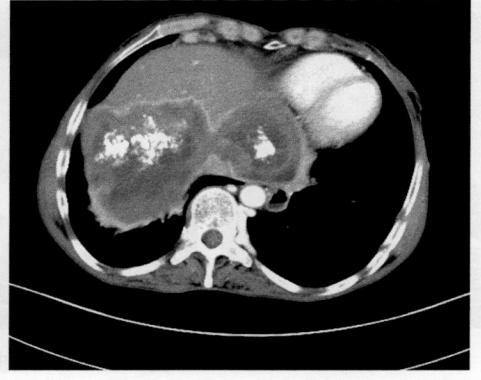

图 19-2-12　囊型肝包虫病

男，61 岁。横轴位 CT 增强动脉期显示 S6 段
椭圆形占位，边缘光滑，囊壁环形钙化，囊内
液体密度不均匀，可见多发更低密度子囊。

图 19-2-13　泡型肝包虫病

女，64 岁。横轴位 CT 门静脉期显示肝内不规则形
占位，内部密度不均而无强化，中心明显颗粒状、
融合性钙化，病灶周边肝实质明显环绕性强化。

1. 胆囊良性疾病　胆囊结石为常见临床疾病，CT 表现多种多样。按照 CT 密度的不同，胆囊结石可分为高密度结石、等密度结石、低密度结石及混合密度结石。CT 容易诊断高密度结石和混合密度结石，但不能发现等密度结石。低密度结石是胆固醇类结石的特点，CT 上也比较容易漏诊。因此，为了减少漏诊，胆囊结石一般首选超声和磁共振成像进行诊断。

急性胆囊炎主要由梗阻、感染和缺血引起，其中 90% 的梗阻源自胆囊结石嵌顿。急性胆囊炎的典型 CT 表现包括胆囊明显增大（短轴＞4～5cm）、胆囊壁增厚（＞3mm）、胆囊轮廓模糊、胆囊窝积液、合并或不合并胆囊结石等（图 19-2-14）。胆囊壁增厚多为弥漫性，少数可呈结节状增厚。CT 增强时，明显增厚的胆囊壁可出现胆囊黏膜层和浆膜层强化、黏膜下层水肿带不强化，从而表现出内高、中低、外高三层结构。气肿性胆囊炎最重要的 CT 表现为胆囊壁和（或）胆囊腔内气体影，见于产气菌感染或急性坏疽性胆囊炎中，糖尿病患者中更易出现（图 19-2-15）。对于急性坏疽性胆囊炎，最重要的 CT 征象为增厚的胆囊壁无强化或强化程度明显减低，提示胆囊壁存在缺血坏死。急性胆囊穿孔最常见于气肿性胆囊炎和坏疽性胆囊炎，CT 显示胆囊缩小、胆囊周围大量积液、气体外溢或结石外流等。Mirizzi 综合征较为罕见，是指结石嵌顿在胆囊颈部或胆囊管而诱发胆囊炎，且造成肝总管的外压性梗阻，因此合并有肝内胆管的轻、中度扩张。

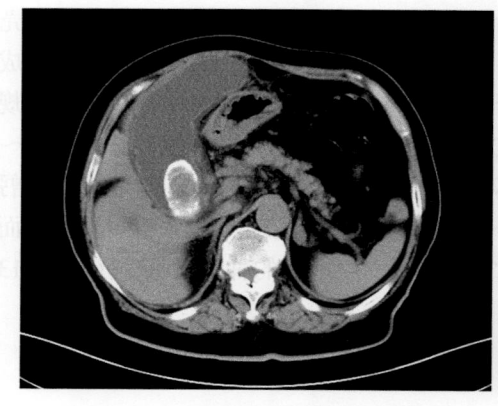 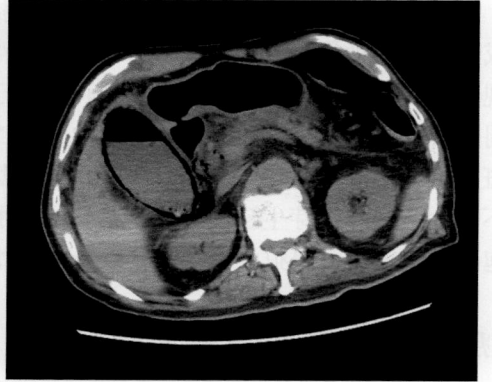

图 19-2-14　胆囊结石合并急性胆囊炎

女，83 岁。横轴位 CT 显示胆囊颈部腔内高密度结石
影，合并胆囊增大、胆囊壁水肿增厚和胆囊底部周围
轻度渗出。

图 19-2-15　气肿性胆囊炎

男，87 岁。横轴位 CT 显示胆囊壁内积气，胆
囊腔内积气而形成气-液面。

慢性胆囊炎多与胆囊结石共存，CT 表现无特异性，胆囊壁增厚（＞3mm）为其主要表现，胆囊可增大或缩小。少数慢性胆囊炎可见胆囊壁钙化，称"瓷胆囊"，合并胆囊癌的概率可能更高，因此建议行预防性胆囊切除术。黄色肉芽肿性胆囊炎是一种良性但具有破坏性的慢性胆囊炎性病变，CT 表现多样化，影像较难与胆囊癌鉴别。如果发现胆囊黏膜完整、门静脉期增厚的胆囊壁内出现多发低密度结节、病变周围渗出明显及合并胆囊结石时，黄色肉芽肿性胆囊炎的可能性大于胆囊癌。

胆囊腺肌症是常见的良性增生性病变，肉眼可见胆囊壁增厚和其内的细小憩室（扩大的罗-阿窦），多局限性累及胆囊底部，但少数也可为胆囊弥漫性受累。通过影像技术直接显示增厚胆囊壁内的扩张罗-阿窦为该病的诊断要点，CT 上可能表现为增厚胆囊壁内的小囊腔影或高密度小结石影。

胆囊息肉样病变指胆囊壁向腔内局限性隆起的一类疾病的总称，包括胆囊腺瘤、胆固醇息肉及炎性息肉等，这些疾病的 CT 表现相似而难以鉴别。当病灶直径小于 1cm 时，CT 检出率较低，表现为附壁的小结节影，中等密度，可强化，改变体位时位置不变，借此可与胆囊结石鉴别。当病灶直径大于 1cm 时，有一定的恶性可能性，因此常建议行胆囊切除术。

2. 胆囊癌　胆囊癌多数为腺癌，多起源于胆囊底部（约 60%），其次为体部（约 30%）和颈部（约 10%），容易侵犯邻近器官、发生淋巴结转移和远处转移。CT 上胆囊癌大致分为三种表现类型：①肿块型（图 19-2-16）：该型最多见，代表肿瘤的相对晚期。CT 表现为胆囊窝内的实性软组织肿物，不均匀强化，胆囊腔可消失。肿物常侵犯邻近肝组织和胆囊周围脂肪间隙，并可侵犯肝门部导致胆道梗阻。容易合并淋巴结转移，也可以出现多发肝转移瘤和腹腔种植；②壁厚型（图 19-2-17）：CT 表现为胆囊壁的局限性或弥漫性不规则增厚，增强时明显强化。该型表现与慢性胆囊炎等良性病变较难鉴别；③腔内型：CT 表现为胆囊腔内的乳头状肿块，一般直径大于 2cm，基底部胆囊壁增厚，增强后乳头状肿物和基底部胆囊壁可强化。

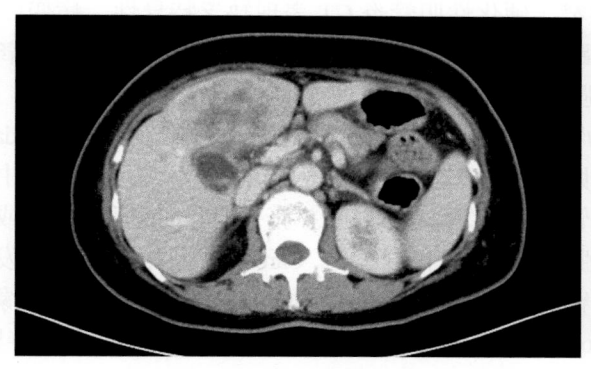 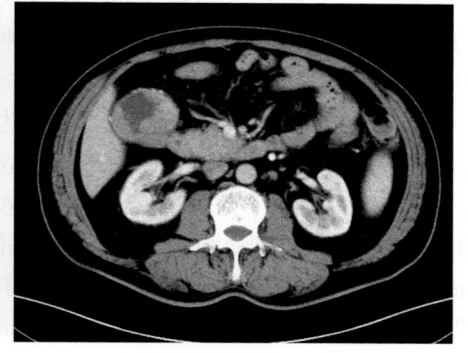

图 19-2-16　肿块型胆囊癌

女，67 岁。横轴位 CT 增强门静脉期显示胆囊底部实性肿物，不均匀强化，侵犯胆囊床周围肝脏。病理证实为胆囊腺鳞癌。

图 19-2-17　壁厚型胆囊癌

男，67 岁。横轴位 CT 增强门静脉期显示胆囊体部和底部壁明显不规则增厚，强化明显。病理证实为胆囊腺癌。

六、胆道疾病的 CT 表现

正常肝内胆管 CT 常不能显示，偶尔可显示肝门区的肝内胆管，1～3mm 宽。左、右肝管 CT 可显示，其宽度约 3mm。肝总管和胆总管 CT 可显示，壁厚一般小于 1.5mm，宽度 5～6mm。胆总管向下逐渐变细，其末端 80% 与胰管末端汇合，开口于十二指肠壶腹部。

1. 胆道良性疾病　胆管结石可原发于胆管系统，也可为胆囊结石迁移至胆管内。在我国，胆管结石以原发性占大多数，化学性质以胆红素结石为主。CT 平扫中，肝内胆管结石大多表现为高密度影，形态以管状、不规则状常见，据此一般可确定诊断（图 19-2-18）。肝外胆管结石大多数也表现为高密度影，CT 容易发现和诊断，少数可表现为等密度影或低密度影。胆管结石可发生胆道梗阻，但常为不完全性或间歇性梗阻，因此其近端胆管扩张程度通常较轻（图 19-2-19）。

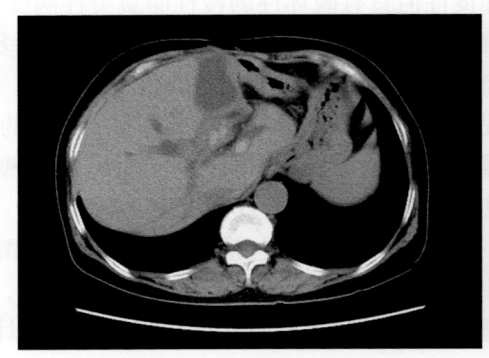

图 19-2-18　肝内胆管结石

女，56 岁，反复腹痛、发热、黄疸 20 年。左半肝切除术后。横轴位 CT 平扫显示肝门区条状、结节状高密度影，右肝肝内胆管扩张，诊断为肝内胆管结石。

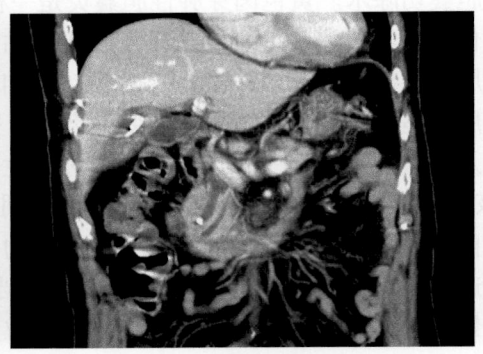

图 19-2-19　胆总管结石

男，81 岁。冠状面 CT 增强门静脉期显示胆总管末端小圆形高密度影，为胆总管结石，近端胆道系统轻度扩张。

急性胆管炎主要依靠临床症状和体征诊断，常与胆管狭窄或结石梗阻相关。CT 显示肝内、外胆管扩张，胆管壁增厚并强化，可出现沿胆管树分布的多发小脓肿，胆管周围肝实质可出现充血性异常强化。慢性胆管炎多为急性胆管炎的遗留，CT 常表现为明显的肝内、外胆管扩张，显著的胆管壁增厚（达 2～4mm）和胆管结石。复发性化脓性胆管炎为感染性胆管炎反复发作而导致的胆管狭窄、胆管扩张及胆色素性结石形成，其典型 CT 表现包括胆道积气、胆管内高密度结石（左叶外侧段、右叶后段及肝外胆管最常见）和肝内外胆管的扩张及狭窄。硬化性胆管炎 CT 表现缺乏特异性，病变广泛者肝内胆管的轻度串珠状扩张具有一定特征，这种跳跃性的胆管扩张反映了肝内胆管的多发性狭窄，病变严重者胆管狭窄处的胆管壁可呈结节状增厚并强化。

胆管扩张症是一组以原发性胆管局部扩张为特征的胆道畸形，可累及胆管树的任何部位。Todani 分型为国际上应用最广泛的分型系统，国内董氏分型则更有利于选择合适的手术方式[4]。胆管扩张症中最常见的是胆总管囊肿（Todani Ⅰ型），CT 表现为胆总管囊状、纺锤状或柱状扩张，但肝内胆管不扩张或仅轻度扩张（图 19-2-20）。胆总管囊肿易合并消化道恶性肿瘤、结石和胆管炎。Caroli 病为肝内胆管的多发囊性扩张（Todani Ⅴ型），CT 显示肝内多发类圆形水样密度囊性病灶，沿胆管树分布。若彼此间或其边缘见轻度扩张的细小胆管与囊性病灶相通，高度提示 Caroli 病；"纤维血管束征"为提示 Caroli 病的另一特异征象，指 CT 增强时囊性病灶内出现小点状或线状强化影，代表肝内门静脉分支被囊性病灶包绕（图 19-2-21）。

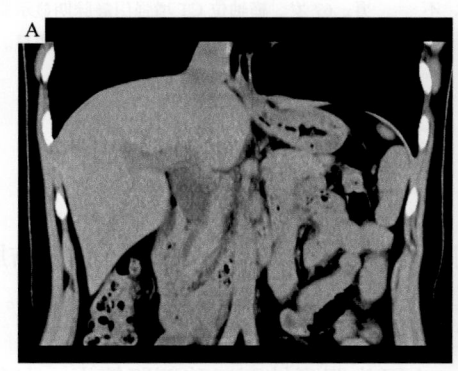
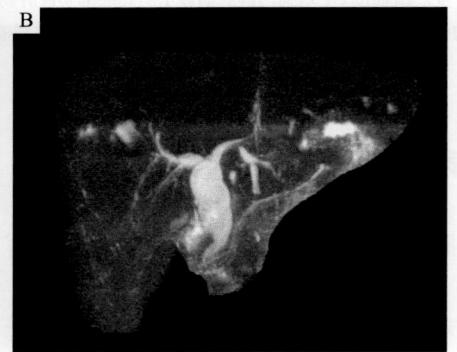

图 19-2-20　胆总管囊肿

男，44 岁。冠状面 CT（A）显示肝总管和胆总管上段纺锤状扩张，肝内胆管无扩张；MRCP（B）显示肝外胆管纺锤状扩张，累及左右肝管，但肝内胆管无扩张。

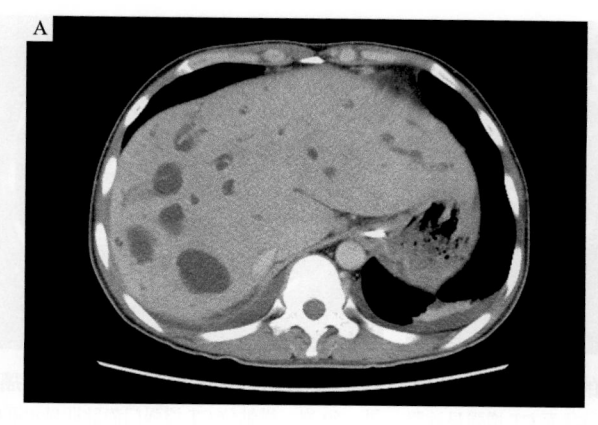
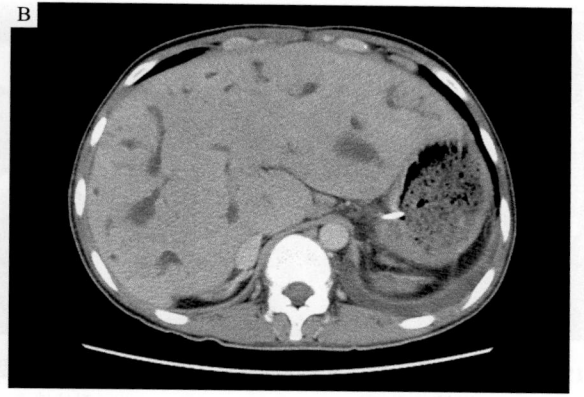

图 19-2-21　Caroli 病
男，27 岁。横轴位 CT 增强门静脉期显示肝脏内多发不规则囊性病变，
其内包绕小点状或线状强化影，即"纤维血管束征"（A）；各囊性病灶彼此间见轻度扩张的细小胆管相通（B）。

　　2. 胆管癌　胆管细胞癌依据解剖部位分为肝内、肝门部和远端胆管细胞癌，依据肿瘤生长方式分为肿块型、管周浸润型和管内生长型三种基本形态。肿块型和管周浸润型胆管细胞癌的常见组织类型为低分化管状腺癌，常伴有丰富的纤维基质；管内生长型则主要为乳头状腺癌。肝内胆管细胞癌最常表现为肿块型，CT 显示肝内分叶状肿物，动脉期和门静脉期出现环状边缘强化和内部间隔强化，但肿物主体呈低密度。在 3～15 分钟的延迟期中，肿物中心逐渐填充性强化（图 19-2-22）。肝内胆管细胞癌可出现肝内转移、邻近肝包膜皱缩、主病灶远端胆管扩张、侵犯肝门部血管和胆管、肝十二指肠韧带区和腹膜后淋巴结转移以及腹膜转移等[5]。肝门部胆管细胞癌绝大多数表现为管周浸润型，CT 表现为肝总管或（和）左右肝管局限性胆管壁不规则增厚，管腔狭窄，肝内胆管不同程度扩张（图 19-2-23）。CT 增强时，增厚的肝总管或（和）左右肝管明显强化，以门静脉期最明显。肝门部胆管细胞癌容易侵犯邻近的门静脉和肝动脉，如出现血管闭塞、管腔狭窄、与肿瘤接触的血管轮廓变形，或与肿瘤接触的血管周长超过 50%，都可提示血管受侵犯。远端胆管细胞癌的生长形态多样，以小的肿块型相对常见，CT 上表现为低位胆道梗阻和胆总管突然中断，胆管中断处可见腔内的软组织肿块或明显的胆管壁局限性不规则增厚（图 19-2-24）。管内生长型胆管细胞癌相对少见，但预后较好，一般不侵犯壁外结构，较少发生远处转移。CT 表现与肿瘤位置、大小及黏液分泌相关。多数管内生长型肿瘤分泌黏液，导致病灶上下游胆管均扩张，肿瘤本身在 CT 中表现为单发或多发增强的息肉样结节（图 19-2-25），但太小的肿瘤不能在 CT 上得到显示；如果肿瘤较小且不分泌黏液，CT 诊断相对困难。

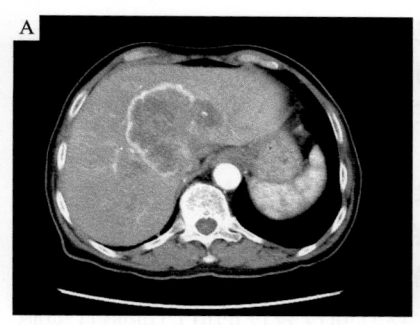
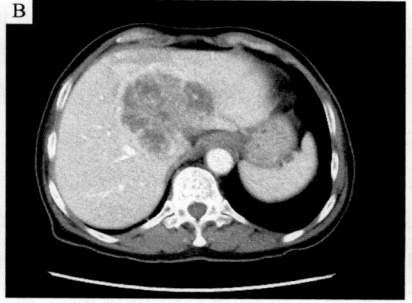
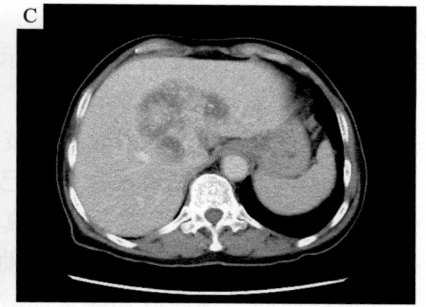

图 19-2-22　肿块型肝内胆管细胞癌
女，68 岁，中低分化腺癌。横轴位 CT 增强动脉期（A）显示左右肝交界区分叶状占位，低密度，
边缘环形强化；门静脉期（B）显示边缘环形强化和内部间隔强化；延迟期（C）可见中心填充性强化。

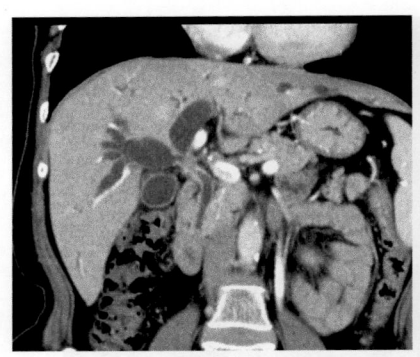

图 19-2-23　管周浸润型生长的肝门部胆管细胞癌

女，59 岁。冠状面 CT 增强门静脉期显示肝总管、左右肝管汇合部局限性管壁不规则增厚，明显强化，管腔狭窄，近端肝内胆管明显扩张。

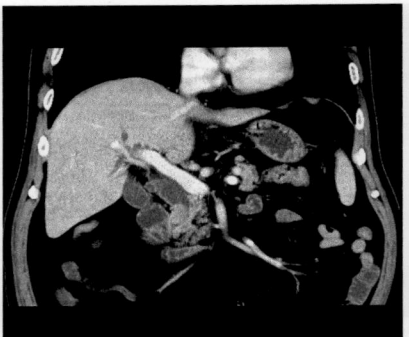

图 19-2-24　肿块型的远端胆管细胞癌

男，65 岁，黏液腺癌。冠状面 CT 增强显示胆总管腔内软组织肿块，明显强化，合并低位胆道梗阻。

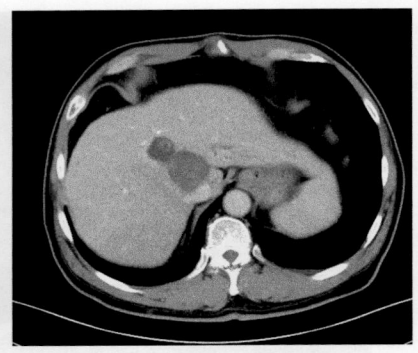

图 19-2-25　管内生长型胆管细胞癌

男，69 岁。横轴位 CT 增强门静脉期显示肝内胆管局限性扩张，其内可见轻度强化的多发乳头状肿物，大小不一。

（郑卓肇）

参 考 文 献

［1］ CHOI J Y, LEE J M, SIRLIN C B. CT and MR imaging diagnosis and staging of hepatocellular carcinoma: part Ⅰ. Development, growth, and spread: key pathologic and imaging aspects [J]. Radiology, 2014, 272 (3): 635-654.

［2］ TANG A, BASHIR M R, CORWIN M T, et al. Evidence supporting LI-RADS major features for CT- and MR imaging-based diagnosis of hepatocellular carcinoma: a systematic review [J]. Radiology, 2018, 286 (1): 29-48.

［3］ CHOI J Y, LEE J M, SIRLIN C B. CT and MR imaging diagnosis and staging of hepatocellular carcinoma: part Ⅱ. Extracellular agents, hepatobiliary agents, and ancillary imaging features [J]. Radiology, 2014, 273 (1): 30-50.

［4］ 董家鸿, 曾建平, 冯晓彬. 胆管扩张症临床分型和外科治疗的实践与思考 [J]. 中华消化外科杂志, 2017, 16 (8): 775-776.

［5］ YOSHIMITSU K. Differentiation of two subtypes of intrahepatic cholangiocarcinoma: imaging approach [J]. Eur Radiol, 2019, 29 (6): 3108-3110.

第 3 节　基于 CT 的肝胆三维数据重建的应用

随着 MSCT 的应用普及，肝胆 CT 已经从传统二维横轴位断层拓展到了 CT 体积采集。利用 MSCT 获得的各向同性容积数据，结合多种计算机后处理技术和可视化处理，已经成功建立了肝胆三维可视化模型。该模型透视化显示肝内脉管系统的完整分支分布，精确地显示病灶与肝内脉管系统的立体空间位置，可任意旋转观察、移动、切割和测量相应数据，并在此基础上进一步衍生出了肝脏虚拟切除、手术规划及术中导航等技术。

目前，肝胆三维可视化模型已经被广泛应用于指导肝胆外科手术。在术前评估中，肝胆三维可视化模型可构建出全面、客观、逼真的立体肝脏结构，指导对病灶情况的判断，准确预测残留肝脏体积，提高肿瘤可切除性的评估，并帮助预防肝切除术后的肝衰竭。在肝癌手术中，肝胆三维可视化模型可设计最佳切面，预演肝切除术而减少术中出血和并发症的风险。对于具有高侵袭性的肝门部胆管细胞癌，肝胆三维可视化模型可立体显示肝门部血管及胆道，真实反映肿瘤的毗邻关系，帮助了解肿瘤的浸润程度。在肝移植手术中，肝胆三维可视化模型可提供受体与供者在脉管、肝脏外形和体积等解剖方面的匹配信息，并可用于监测亲体肝移植术后的肝脏再生和静脉灌注、引流。此外，在肝内胆管结石的外科手术中，利用肝胆三维可视化模型可精确了解胆道病变走行和结石形态及数量，有助于减小残石率。

虽然当前的肝胆三维可视化系统已经推广应用，但还是具有巨大的改善前景。已有的肝胆三维模型一般基于 CT 数据，但 CT 并不能完全显露肝内的各种管道结构，尤其是胆道系统，因此，整合 CT 数据和 MRCP 或 ERCP，也许能获得更精准的模型。另外，已有的肝胆三维模型一般基于肝脏体积来预测肝脏功能，但肝脏体积并不是反映肝脏功能的精准指标，结合 MRI 成像肝功能评估相关技术和 ^{99m}Tc-GSA 功能评估，应该可以更精准预测有效剩余肝脏功能体积。

CT 成像应用于肝胆系统疾病的诊断和鉴别诊断已经具有非常成熟的临床经验。不过，随着 CT 技术的不断进展以及医学数据处理技术的进步，CT 在肝胆疾病精准形态学评估、生理功能异常方面的探索、血流异常的定量分析以及指导手术规划等方面将具有广阔的前景。

（郑卓肇）

第 20 章　肝胆疾病的 MRI 诊断

磁共振技术由于采用多参数成像，且无辐射影响，同时具有很好的软组织分辨率，加之结合其功能成像技术等，已成为临床上针对肝胆疾病的主要影像诊断技术，其诊断效能明显高于常规超声（US）和计算机断层摄影术（CT）技术。其对肝胆病灶良、恶性的诊断与鉴别诊断具有十分重要临床价值；对胆道及其疾病而言，能更清晰显示梗阻部位，提高胆道疾病诊断率。随着磁共振技术不断发展，功能磁共振成像逐步在临床广泛推广与应用。尤其功能磁共振可进一步提供病灶的分子生物学特征，评价病灶的组织学特点，从而使磁共振成像更为精准，为临床提供更多有价值的信息。本章就磁共振成像对肝胆疾病的精准诊断进行阐述。

第 1 节　肝脏病变的 MRI 诊断

一、肝脏良性病变

1. 肝血管瘤　血管瘤是肝脏最常见的良性肿瘤，约占肝脏所有良性肿瘤中的 73%，可见于任何年龄，女性多见，占 70%～95%。血管瘤大小不一，直径数毫米至数厘米，边界清楚，单发或多发。肝血管瘤生长缓慢，多数患者无自觉症状和体征，少数因肿瘤体积较大（＞5cm）压迫相邻脏器或肝包膜而出现症状，如上腹部不适等[1]。

肝血管瘤在病理上分为海绵状血管瘤、硬化性血管瘤、血管内皮细胞瘤和毛细血管瘤共 4 种，其中海绵状血管瘤最多见，肝血管瘤通常指这一型[2]。

典型的肝血管瘤呈圆形或分叶状，边界清楚，组织学上由血池或血窦组成，瘤内血液流动缓慢，多由瘤体边缘向中心流动，且细胞外游离子水含量较多，故 MRI 图像上呈长 T1、长 T2 信号改变，即 T1WI 呈低信号，T2WI 呈高信号，信号明亮而均匀，且随回波时间的延长逐渐增高，表现为特征性的"亮灯征"高信号（图 20-1-1A）。在 MR 扩散加权成像上，肝血管瘤呈较高信号。肝血管瘤在静脉注射钆剂之后，典型表现为动脉期或（和）门静脉期病灶边缘呈结节状强化（图 20-1-1B），并随时间延长，强化结节不断扩大和融合，对比剂逐渐向中心充填（图 20-1-1C）。

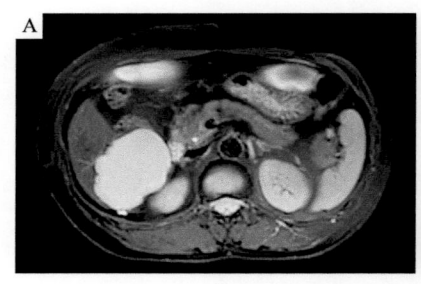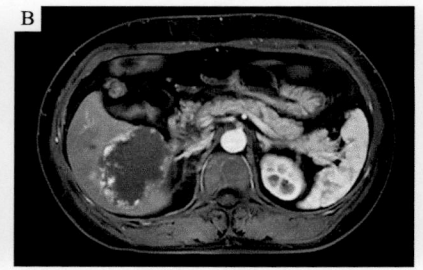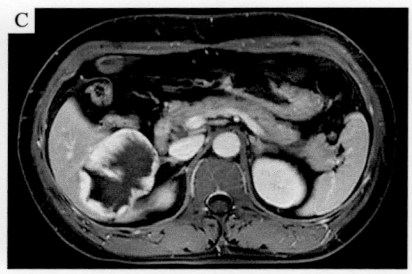

图 20-1-1　肝血管瘤的 MR 表现

A. 肝右叶 VI 段病灶，T2WI 呈明显高信号，表现为"亮灯征"；B. 静脉注射钆剂后，
动脉期病灶边缘呈结节状强化；C. 静脉注射钆剂后，平衡期对比剂逐渐向中心充填。

2. 肝脏局灶性结节增生（focal nodular hyperplasia，FNH）　FNH 是仅次于血管瘤的肝内常见的良性肿瘤样病变，发病率约 0.9%，好发于 30～40 岁青年女性。FNH 是由组织学结构正常或接近正常的增生肝细胞结节、增生小胆管及血管、数量不等的巨噬细胞构成，发病机制可能系血管异常或损伤所致的反应性增生[3]。

　　FNH 病理学结构以结节状排列的正常肝细胞为主，故其 MRI 平扫信号与正常肝实质信号接近，表现为 T1WI 呈等或稍低信号（图 20-1-2A），T2WI 呈等或稍高信号（图 20-1-2B）。FNH 中央可见瘢痕，组织学为增生的小胆管及血管，故在 T1WI 呈低信号，T2WI 呈高信号，具有特征性的表现为病灶整体在 T2WI 呈稍高或等信号背景下的中心管状或轮辐状高信号，呈延迟强化（图 20-1-2C）。钆塞酸二钠是一种肝细胞特异性对比剂，约 50% 注射量可被具有正常功能的肝细胞摄取并随胆汁经胆管排泄，经研究证实，主要通过肝细胞膜表面的 OATP1B3 通道吸收入肝细胞，在肝胆特异期（即对比剂注射后 20 分钟）可被用于鉴别病灶是否含有正常功能的肝细胞[4-5]。大多数的 FNH 在肝胆特异期呈等或稍高信号，与其病灶内较高表达 OATP1B3 有关。部分 FNH 在肝胆特异期可见环状高信号（图 20-1-2D），其原因为中心瘢痕周围肝细胞表面 OATP1B3 表达相对较低，导致瘢痕中心周围区域信号降低。

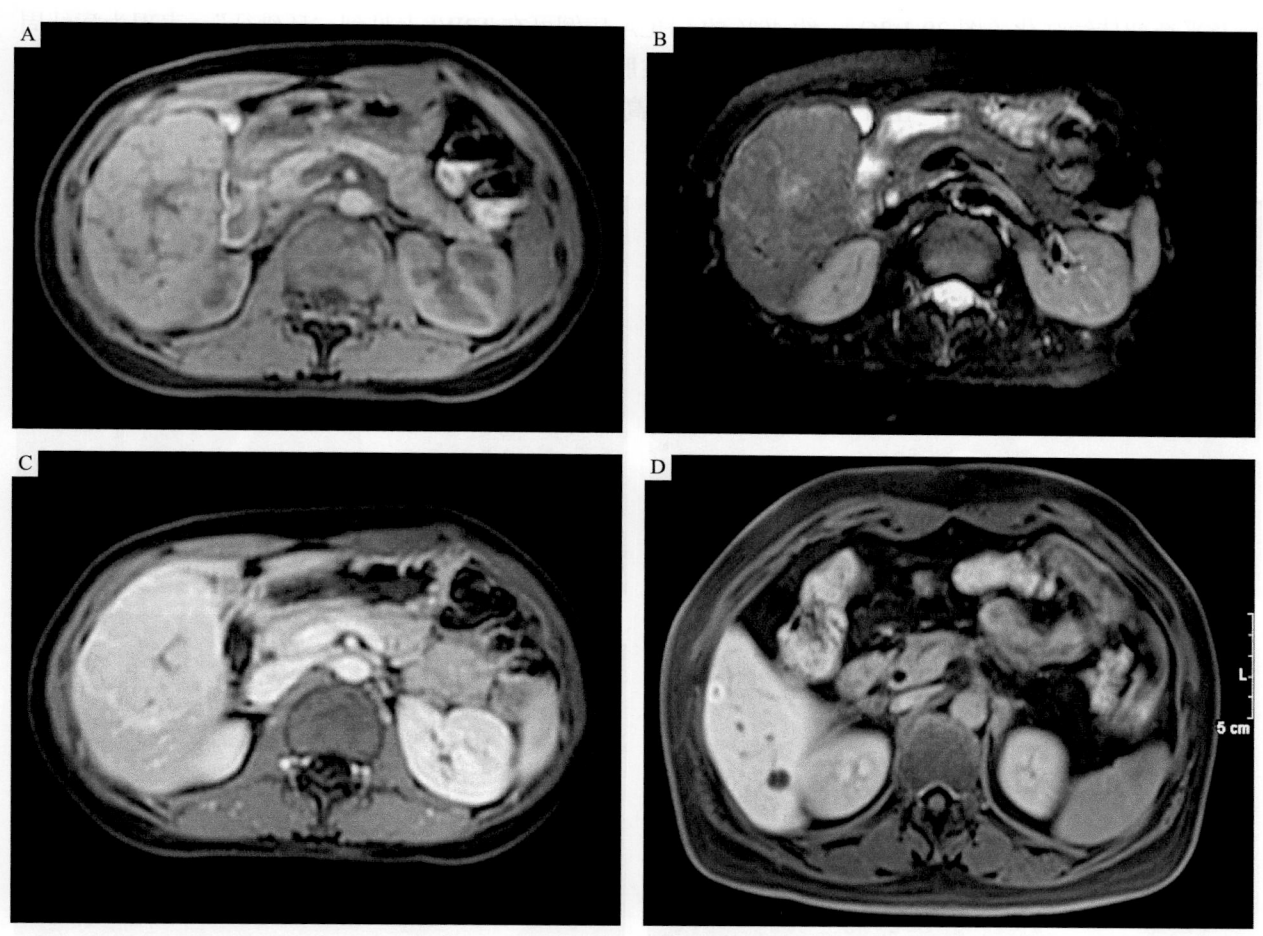

图 20-1-2　肝 S6 段 FNH 的 MR 表现
A. T1WI 呈等或稍低信号，中央瘢痕呈更低信号；B. T2WI 呈等或稍高信号，中央瘢痕呈稍高或等信号背景下的中央轮辐状高信号；
C. 静脉钆剂注射后，平衡期中央瘢痕持续强化；D. 肝胆特异期病灶周边见环状高信号（与 A～C 非同一病例）。

3. 肝腺瘤　肝细胞腺瘤（hepatocellular adenoma，HCA）是肝脏第三常见的良性肿瘤，在欧洲和美国，其发病率为（3～4）/10 万，但在亚洲其相对少见。HCA 女性多见，儿童、男性及老年人少见，多发生于正常肝实质背景。50% 患有 HCA 的患者的没有症状，部分患者会有上腹痛或触及包块。15%～20% 的 HCA 病灶会伴有出血[6]，发生恶变的概率为 5%～10%。

HCA 在镜下由良性形态的肝细胞组成，缺乏肝腺泡结构，瘤细胞和非肿瘤肝实质相似，对外有膨胀性挤压，肿瘤细胞形态一致，偶可见轻至中度异型性。多个病例中可见假腺管、肝细胞脂肪变，部分病例可见糖原核和髓外造血。根据分子分型，HCA 可被分为 4 个亚型，分别为肝细胞核因子 1α 失活型肝细胞腺瘤（HNF-1α-inactivated HCA，H-HCA）、炎症型肝细胞腺瘤（inflammatory HCA，I-HCA）、β-连环蛋白激活型肝细胞腺瘤（β-catenin-activated HCA，B-HCA）及未分化型肝细胞腺瘤[7-8]。

H-HCA 占所有 HCA 的 35%～50%。肿瘤内弥漫性脂肪沉积是 H-HCA 典型的组织病理学特点，并较少有侵袭性表现。基于此特点，病灶在 T1WI 正反相位上呈弥漫性的信号降低，78%～93% 的 H-HCA 可见此表现。H-HCA 在 T2WI 呈等或稍高信号，动脉期病灶呈轻或中度强化，门静脉期及平衡期多呈相对低信号，由于相对周围肝实质 OATP1B3 呈低表达，在肝胆特异期 H-HCA 多呈低信号。I-HCA 是四种亚型中最常见的一型，占 40%～50%。多发生于年轻女性，偶尔发生于男性。I-HCA 发病与肥胖、酗酒等有关，其病理特征为炎性浸润、血窦扩张及厚壁血管。I-HCA 典型 MRI 表现为 T2WI 呈明显高信号（图 20-1-3A），T1WI 呈等、稍高信号，增强扫描动脉期明显强化（图 20-1-3B），门静脉期及平衡期持续强化（图 20-1-3C）。约 40% 的 I-HCA 病例可在 T2WI 上见到"环礁征"，表现为病灶周边的稍高信号环，主要是由于扩张的血窦造成。在肝胆特异期，I-HCA 多呈相对低信号，但对于含有 β-连环蛋白突变的 I-HCA，在肝胆特异期可呈稍高信号，其比例约占 I-HCA 的 10%（图 20-1-3D）。

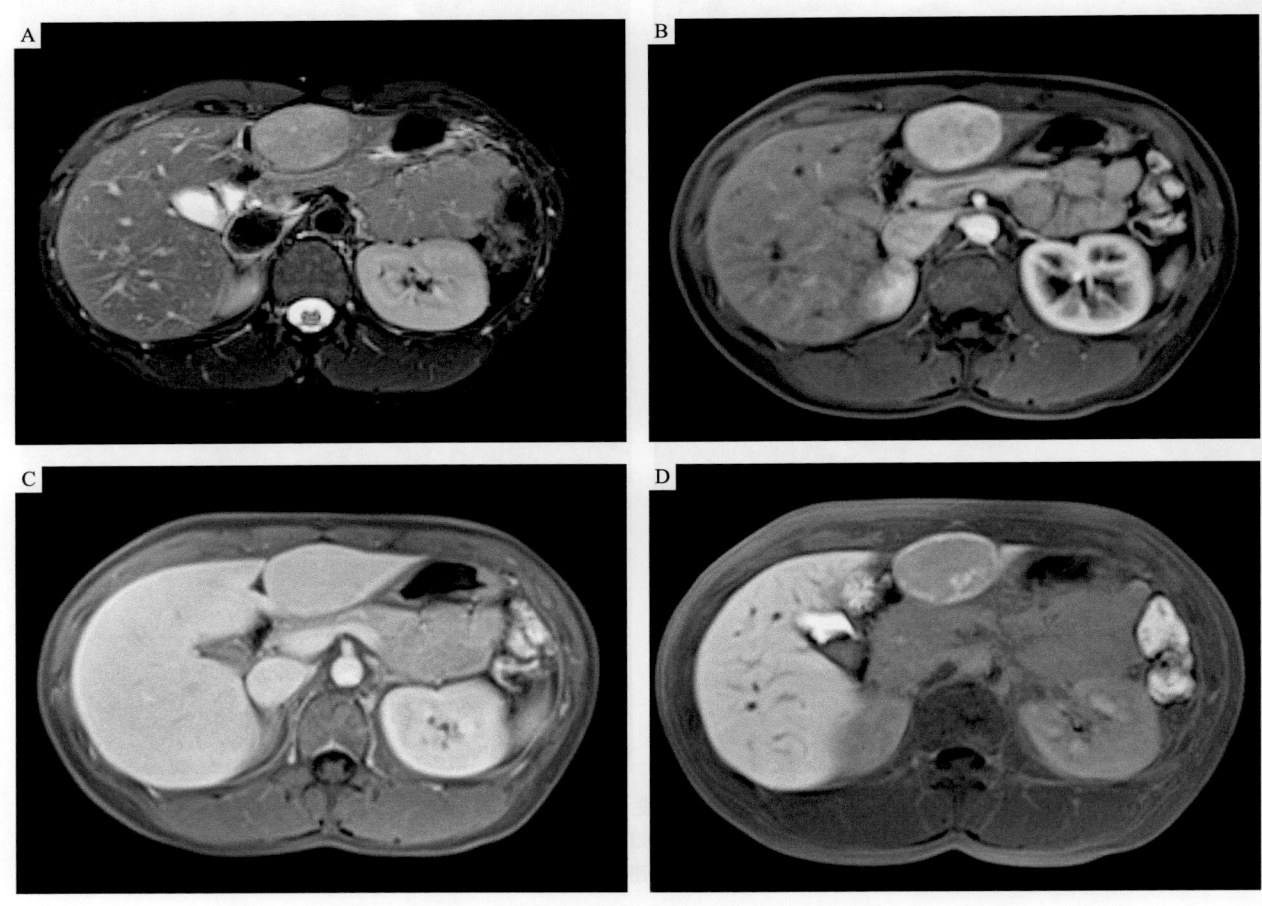

图 20-1-3　肝左外叶 I-HCA 的 MR 表现

A. T2WI 呈明显高信号；B. 肝左外叶 I-HCA，静脉注射钆塞酸二钠后，动脉期病灶明显强化；

C. 平衡期持续强化；D. 肝胆特异期病灶内吸收部分对比剂。

B-HCA 约占整个 HCA 的 15%～18%，该类型多发生于男性。B-HCA 组织病理学特点为具有细胞变异及腺泡样结构，因此该类型具有恶变潜能。B-HCA 的 MRI 特点为 T2WI 信号不均匀，肿瘤内通常不含有细胞变性，病灶中可见轻度至中度的动脉血管增生，大部分病灶内部有瘢痕。值得一提的是，B-HCA 由于细胞内 OATP1B3 过表达，在肝胆特异期大多数病例呈等及稍高信号。未分化型肝细胞腺瘤约占肝腺瘤的 10% 左右，其没有特异性的 MRI 表现[9]。

4. 肝血管平滑肌脂肪瘤　　肝血管平滑肌脂肪瘤（hepatic angiomyolipoma，HAML）是一种起源于间叶组织的良性肿瘤，病灶通常单发，好发于无肝硬化背景的中年女性。HAML 由不同比例的平滑肌细胞、脂肪细胞和异常血管构成，根据各自所占的比例不同，图西（Tusi）等将其分为 4 型：Ⅰ 型，混合型，最为常见；Ⅱ 型，脂肪瘤型，脂肪含量＞70%；Ⅲ 型，肌瘤型，脂肪含量＜10% 型；Ⅳ 型，血管瘤型，由许多粗大的厚壁血管组成。（图 20-1-4A、4B），T2WI 呈不均匀高信号（病变局部呈血管瘤样高信号）（图 20-1-4C），弥散加权成像呈等或稍高信号，ADC 图呈相对高信号（与邻近肝实质比较），提示肿瘤含水较多或瘤细胞内胞浆丰富，无水分子扩散运动受限。动态增强后，HAML 多呈"快进快出"的强化方式，其特异性征象为在动脉期，肿瘤内或肿瘤周边可见引流血管，与肝静脉或门静脉相连，该征象诊断 HAML 特异性高[10]（图 20-1-4D）。

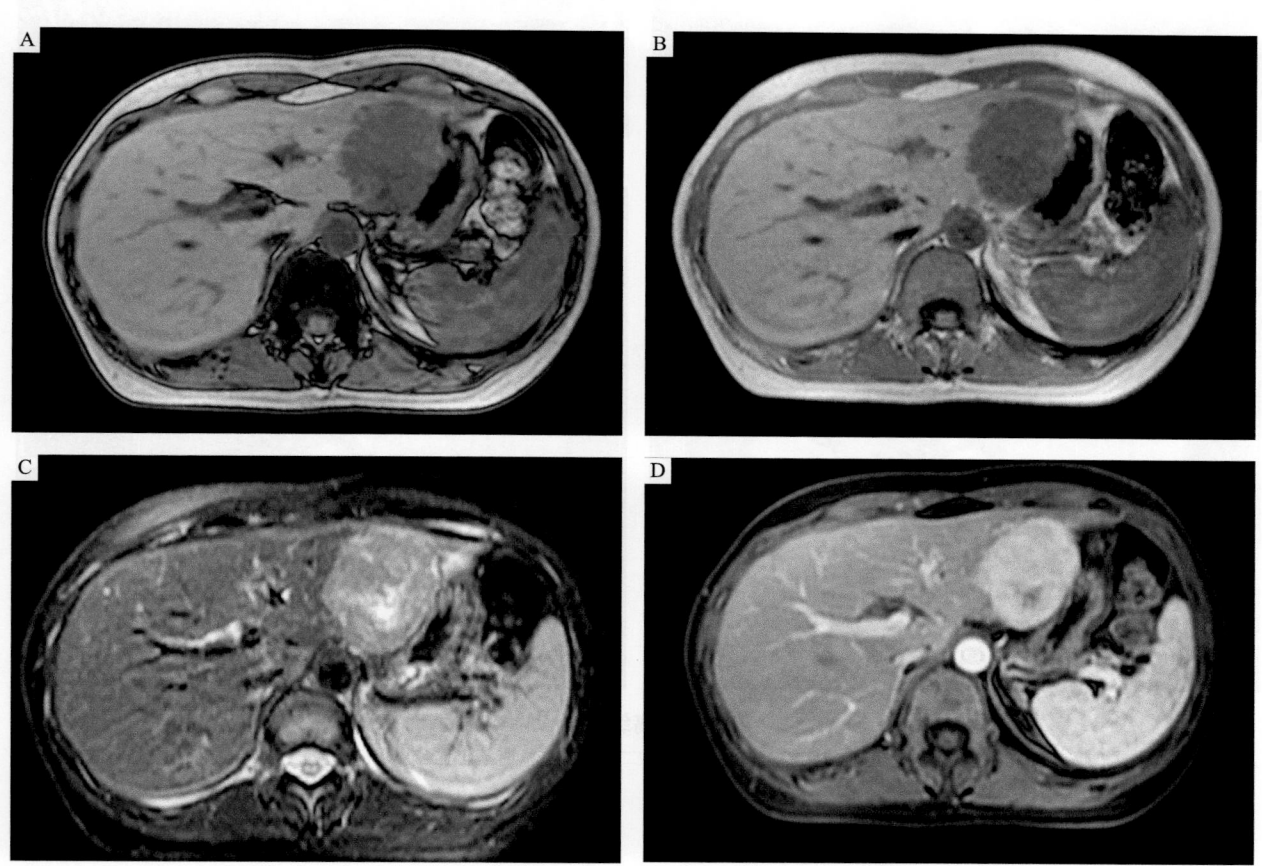

图 20-1-4　肝左外叶 HAML 的 MR 表现

A、B：正反相位病灶内见脂肪信号；C. T2WI 呈不均匀高信号；D. 动脉期肿瘤周边可见引流血管，与门静脉相连。

5. 肝脏不典型增生结节　　肝脏不典型增生结节（dysplastic nodule，DN）通常见于具有肝硬化或慢性肝损伤背景的肝实质。肝脏 DN 在大体上表现为单发或多发结节，边界可光整。大多数 DN 直径小于 15mm，根据异型性程度，DN 可被分为低级别或高级别。高级别 DN 被认为是一种癌前病变，可发展至肝细胞癌。在一些病例中，DN 可见铁沉积或脂肪变性，DN 的主要由门静脉供血，有时可见未配对的动脉供血。

　　大约 1/3 的高级别 DN 由于 OATP1B3 表达下降，在钆塞酸二钠肝胆特异期较周边肝实质呈相对低信号，而所有的低级别 DN 和其余比例的高级别 DN 由于 OATP1B3 表达与周边肝实质内肝细胞表达的量相仿或高于周边肝实质，在肝胆特异期呈现等、稍高信号（图 20-1-5）。

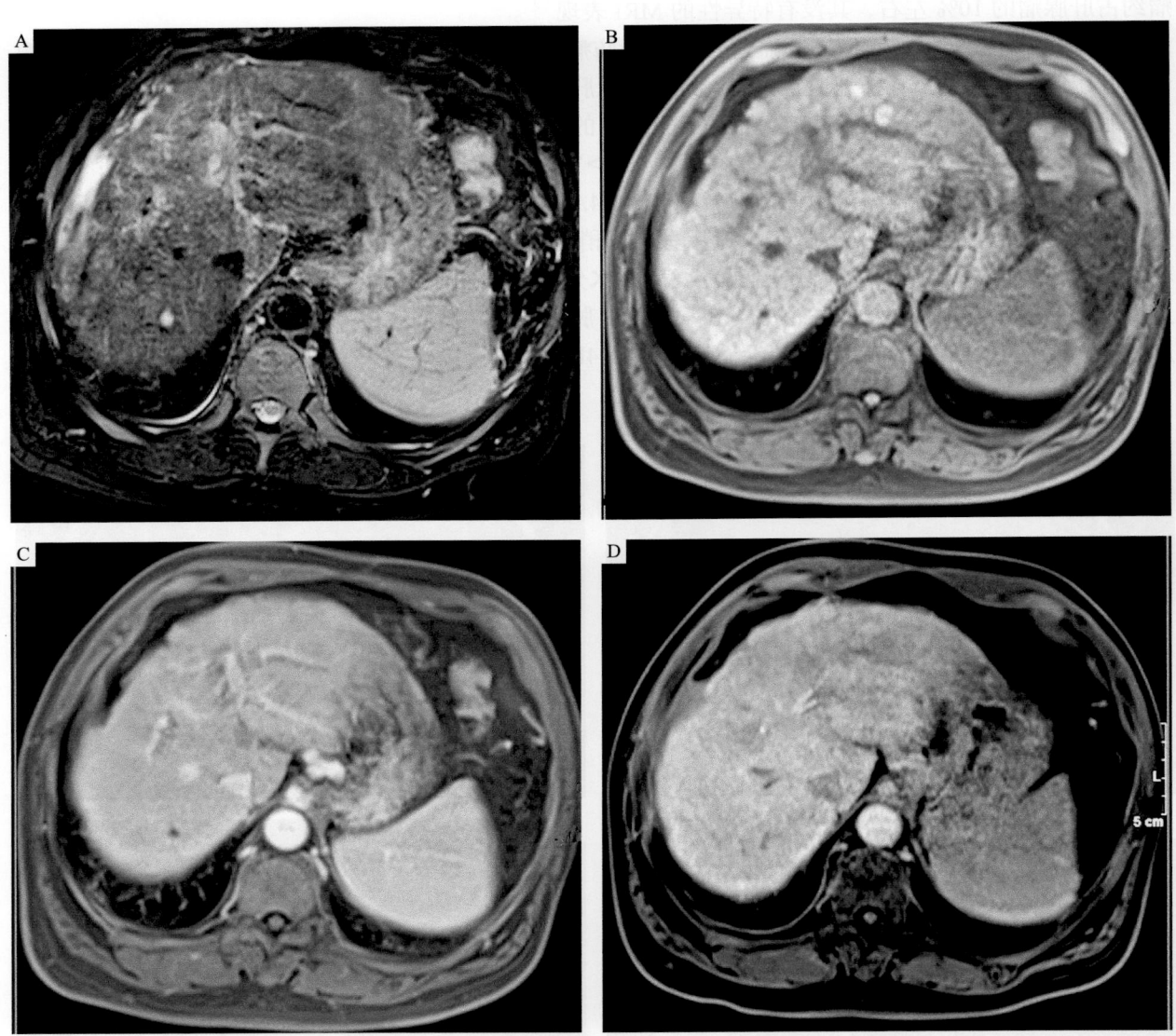

图 20-1-5　肝左外叶高级别 DN 的 MRI 表现

A. T2WI 呈等、稍低信号；B. T1WI 呈稍高信号；C. 静脉注射钆塞酸二钠后，平衡期病灶呈相对等信号；D. 肝胆特异期呈相对等、低信号。

二、肝脏恶性病变

　　1. 肝细胞癌　肝细胞癌（hepatocellular carcinoma，HCC）是肝脏最常见的原发性恶性肿瘤，肝炎病毒的感染（乙型肝炎病毒／丙型肝炎病毒）是 HCC 的最重要危险因素，肝硬化患者每年发展成肝癌的风险为 2%～8%。2008 年，美国放射学院（American College of Radiology，ACR）在多学科参与的前提下制定了肝脏影像报告和数据管理系统（liver imaging reporting and data system，LI-RADS）的一些临时标准，之后将其系统化。2017 年，ACR 发布的 LI-RADS v2017 提供了相对简易的流程图及精准的术语，提高了适用人群对于高危人群 HCC 的诊断准确性[11-12]。MRI 上主要征象包括非环状动脉期高强化，即动脉期强化水平明显高于肝实质；非周边流出，即门静脉期或延迟期强化低于周围肝实质；强化包膜，即门静脉期或延迟期 / 移行期病灶周围光滑的、高强化的环（图 20-1-6A）；阈值增长，即在随访过程中，前后两次影像学检查比较发现肿瘤增长，两次检查时间间隔小于等于 6 个月，直径增大，≥50%。而在 2018 年，LI-RADS 对于阈值增长及 LR-5 的分级又进行了更为详细的界定[13]。除以上可独立进行 HCC 诊断的主要征象之外，还有可改变对 HCC 可能性判断的辅助征象，病灶有非强化的包膜、结中结（图 20-1-6B）、马赛克征、病灶内脂质沉积大于肝实质及病灶内出血，出现以上辅助征象，可提高 HCC 诊断率。静脉内肿瘤的出现，也提高了恶性肿瘤确诊率。

钆塞酸二钠作为肝细胞特异性对比剂，首先其具有与细胞外对比剂相似的作用效果，即在静脉团注之后，动脉早期 HCC 表现为中度或明显不均匀强化。由于 HCC 中不含有正常的肝细胞，所以在肝胆特异期，大多 HCC 与周围正常肝实质信号相比呈相对低信号，且病灶边界显示更为清晰（图 20-1-6C），其分子基础为随着 HCC 的发展，肝细胞膜表面吸收钆塞酸二钠的 OATP1B3 逐步减少，而对于分化较好的 HCC，其肝细胞膜表面残留有一定数量的 OATP1B3，因此在肝胆特异期可表现为等或稍高信号[14]（图 20-1-6D）。

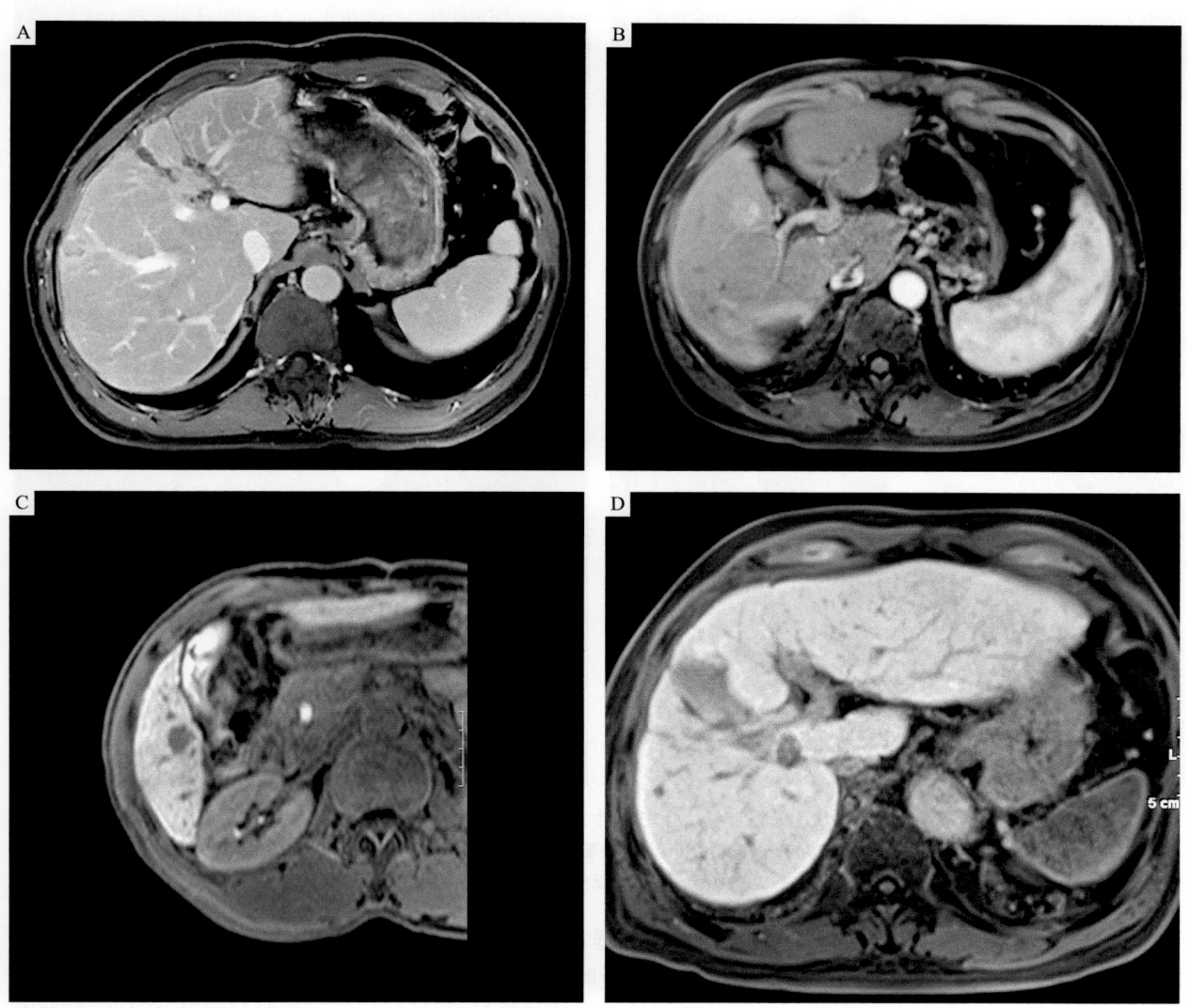

图 20-1-6　HCC 的 MRI 表现

A. 门静脉期病灶周边出现强化包膜；B. 动脉期病灶内见中度强化结节；

C. 肝胆特异期病灶呈明显低信号；D. 肝胆特异期病灶呈高低混杂信号。

2. 肝内胆管细胞癌　肝内胆管细胞癌（intrahepatic cholangiocarcinoma，ICC）简称肝内胆管癌，是肝内发病率第二的恶性原发性肿瘤，占肝脏原发性肿瘤的 15%～20%，其来源于肝内胆管上皮细胞。ICC 根据根据肿瘤的生长方式可被分成三类：肿块型，胆管周边浸润型及胆管内生长型，其中肿块型最为常见，占 ICC 的 60%～80%。组织学病理类型包括腺癌、腺鳞癌、鳞癌、黏液癌、印戒细胞癌等多种类型，大多数为不同分化程度的腺癌[15]。肿块型 ICC（intrahepatic mass-forming cholangiocarcinoma，IMCC）时常会与 HCC 难以鉴别，但较 HCC 其具有一些特征性的 MRI 表现[16]。静脉注射钆塞酸二钠后，IMCC 通常表现为持续性强化，即动脉期病灶周边出现高信号（图 20-1-7A），门静脉期及平衡期逐步向中央填充（图 20-1-7B），其病理基础是 IMCC 肿瘤细胞多聚集于病灶周边，病灶中央为纤维成分，呈现逐渐强化的表现。在直径大于 3cm 的 IMCC 中，有时会出现环形强化。同时，IMCC 会有一些辅助征象，包括病灶边缘的包膜皱缩，与其硬癌的基质有关；胆管扩张，IMCC 来源于胆管上皮细胞，经常伴有胆管壁的浸润，管腔堵塞而引起胆管扩张；门静脉狭窄或栓子形成；淋巴结肿大；部分病灶 T2WI 中心可见局灶性条状、星芒状低信号（图 20-1-7C），DWI 上部分呈靶征（图 20-1-7D）。

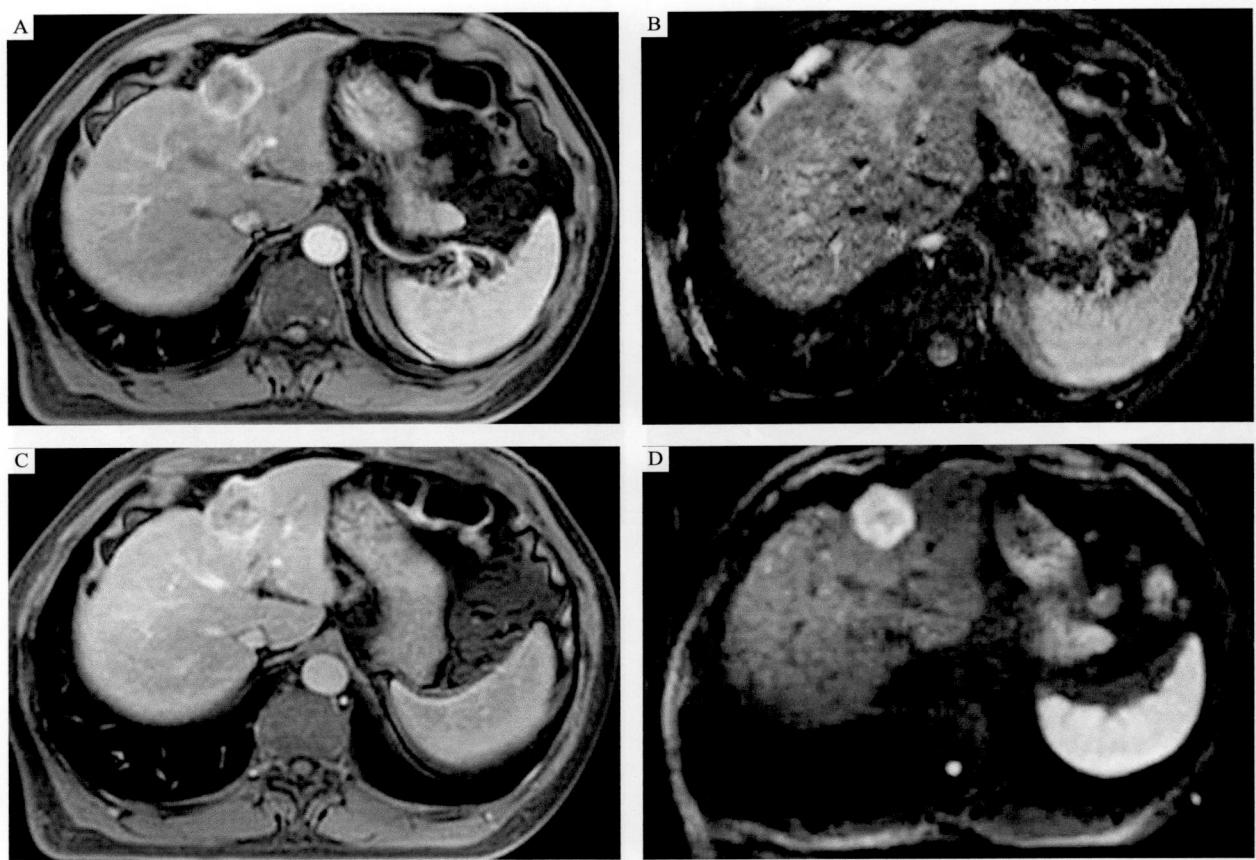

图 20-1-7　肝左外叶 IMCC 的 MR 表现

A. 动脉期病灶周边见环形高信号，病灶边缘见包膜皱缩；B. 平衡期病灶持续强化，逐步向中央填充；
C. T2WI 中心可见星芒状低信号；D. DWI 上呈靶征。

3. 肝转移瘤　肝脏是最常发生转移性肿瘤的器官之一，肿瘤可经多个途径发生肝脏转移，以经门静脉及肝动脉方式最为常见。胃肠道、胰腺等恶性肿瘤直接经门静脉引流，首先发生肝转移，肺、乳腺、肾脏、鼻咽等经肝动脉转移至肝脏，源于消化道的恶性转移瘤占 80%。肝脏转移瘤大多数表现为散在分布的多个结节灶，呈圆形或卵圆形改变，占 90.5%～98%。MRI 上 T1WI 以稍低信号为主，其内可见更低信号改变，若出现、钙化、瘤内黏液蛋白增多，病灶可为稍高信号或高信号，T2WI 信号表现多样，以稍高信号占多数，病灶内可见更高信号的坏死区，根据坏死范围大小不等，可依次表现为瞳孔征、牛眼征，当病灶坏死不均匀时，囊壁局部突出，进而形成壁结节征。动态增强后，根据原发肿瘤不同的强化表现，肝转移瘤也会相应呈不同的强化方式，以动脉期病灶边缘环形中度强化（图 20-1-8A）、门静脉期及平衡期呈相对低信号占多数[17]。

伴有肝转移的患者，肝转移的数量及位置是影响患者预后的一个重要的因素，并会因此改变很多患者的治疗方案。也就是说，如果没有发现患者的所有转移灶，会导致错误的选择治疗方案，提高复发的可能性。钆塞酸二钠作为肝细胞特异性对比剂，不会被不具有正常功能肝细胞的肝转移所吸收，在肝胆特异期肝转移瘤呈明显低信号（图 20-1-8B），提高了肝转移瘤的检出率[18]。

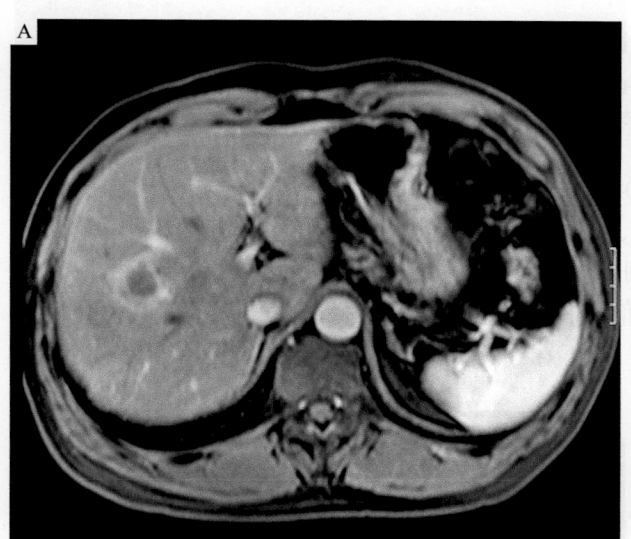
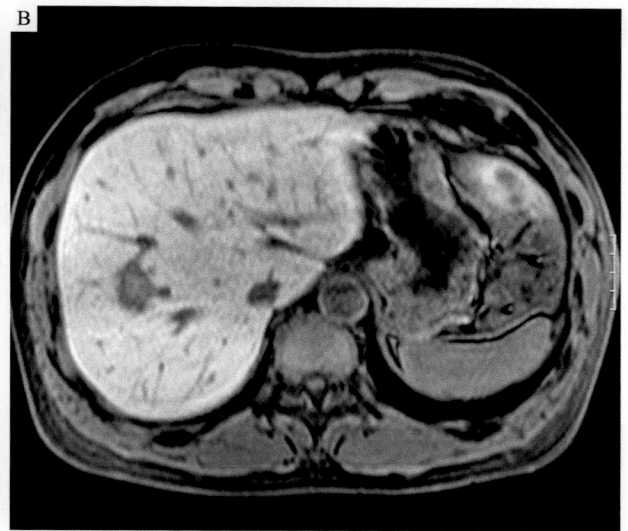

图 20-1-8　肝右叶直肠癌肝转移灶的 MR 表现
A. 动脉期病灶呈中度环形强化；B. 肝胆特异期病灶呈明显低信号。

三、肝脏多发病变

1. 肝上皮样血管内皮瘤　肝上皮样血管内皮瘤（hepatic epithelioid hemangioendothelioma，HEHE）是一种少见的低度恶性血管源性肿瘤，好发于女性，临床表现不典型，很少发生转移，可以有两个及两个以上器官同时受累。MRI 表现分单发结节、多发结节及弥漫型，可有出血、坏死囊变及钙化；多表现为包膜下多发结节，可融合成团，肝包膜因纤维化而皱缩。靶征，T1WI 呈低信号，T2WI 呈高信号，增强后呈边缘延迟强化。单个结节发生率较低，通常认为是肿瘤早期，增强后呈环形渐进性强化，随着病情发展呈多发结节状或弥漫状分布[19]。HEHE 的主要病理特征：以少细胞纤维硬化区为中心，伴黏液样变或透明样变，周边为富细胞区，肿瘤细胞由上皮样或树突状细胞组成，胞质内血管腔形成。由于病灶中心及周边的组织学差异，增强后周边强化，中心无强化，形成靶征（图 20-1-9A）[20]。另外瘤细胞常向肝窦和终末肝静脉内浸润生长，肿瘤围绕肝、门静脉，形成瘤栓，进一步发生纤维化或玻璃样变，引起血管闭塞，在影像学上表现为静脉逐渐变细或闭塞，中断的静脉及原发肿瘤可在 MRI 上形成"棒棒糖"征（图 20-1-9B）[21]。

2. 肝腺瘤病　肝腺瘤病（liver adenomatosis）是一种少见的发病原因不明的良性疾病，主要发生于年轻女性。肝腺瘤病诊断标准：多发的肝腺瘤（10 个以上），与服用类固醇无关，男女均可受累，血清碱性磷酸酶和 γ-谷氨酰转肽酶水平异常增高，且常发生在其他方面正常的肝脏和没有糖原累积病的患者中。MRI 平扫检查，T1WI 多呈等或稍高信号，部分病灶呈相对低信号，T2WI 多呈稍高信号，

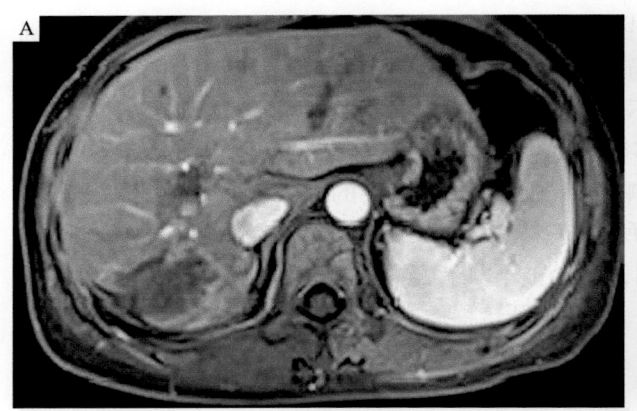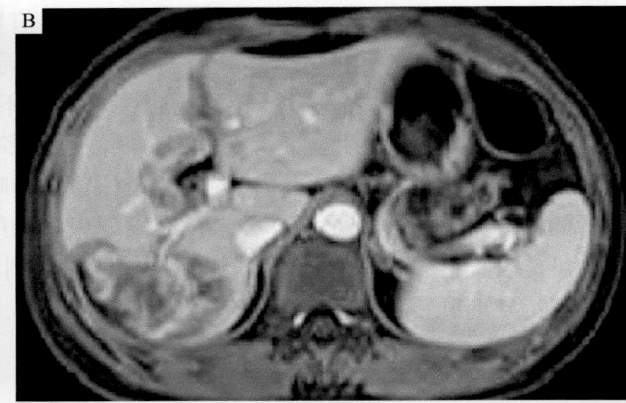

图 20-1-9　肝右叶 HEHE 的 MR 表现

A. 动脉期病灶周边强化，中心无强化，形成靶征；B. 门静脉期见"棒棒糖"征。

动态增强后，动脉期病灶呈中度不均匀强化（图 20-1-10A），门静脉期及平衡期信号会由于腺瘤组织病理学分型不同而有差异，H-HCA 型呈相对高信号，I-HCA 多表现为相对低信号，其余类型可为部分高信号。钆塞酸二钠作为肝细胞特异性对比剂，在肝胆特异期可被具有正常功能的肝细胞所摄取，肝腺瘤病中多发腺瘤在肝胆特异期病灶可呈高低混杂信号，部分病灶内可见摄取对比剂呈等或稍高信号（图 20-1-10B）[22]。

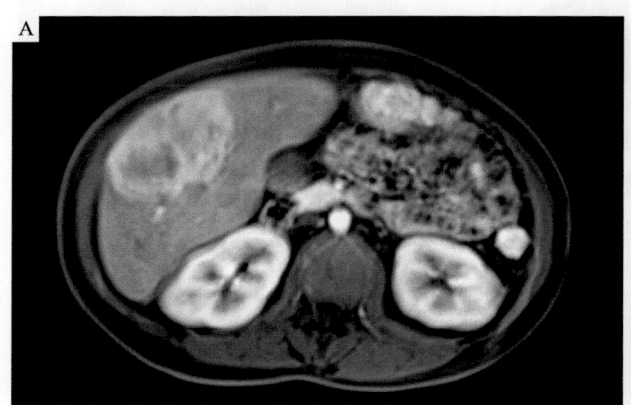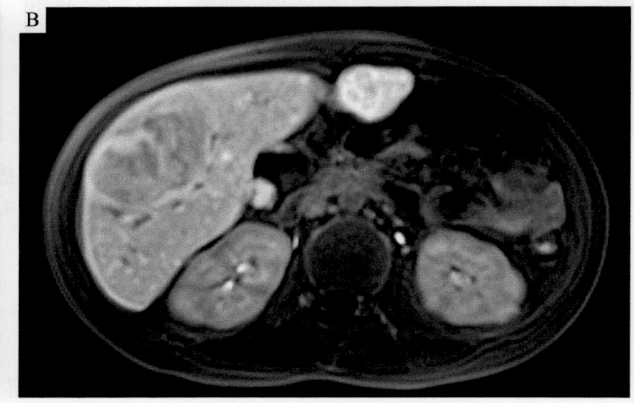

图 20-1-10　肝腺瘤病肝右叶病灶的 MR 表现

A. 动脉期呈中度不均匀强化；B. 肝胆特异期病灶呈高低混杂信号。

（丁　莺　曾蒙苏）

参 考 文 献

［1］　TORO A, MAHFOUZ A E, ARDIRI A, et al. What is changing in indications and treatment of hepatic hemangiomas: a review [J]. Ann Hepatol, 2014, 13 (4): 327-339.

［2］　HUANG M, ZHAO Q, CHEN F, et al. Atypical appearance of hepatic hemangiomas with contrast-enhanced ultrasound [J]. Oncotarget, 2018, 9 (16): 12662-12670.

［3］　NGUYEN B N, FLEJOU J F, TERRIS B, et al. Focal nodular hyperplasia of the liver: a comprehensive pathologic study of 305 lesions and recognition of new histologic forms [J]. Am J Surg Pathol, 1999, 23 (12): 1441-1454.

［4］　YONEDA N, MATSUI O, KITAO A, et al. Hepatocyte transporter expression in FNH and FNH-like nodule: correlation with signal intensity on gadoxetic acid enhanced magnetic resonance images [J]. Jpn J Radiol, 2012, 30 (6): 499-508.

［5］FUJIWARA H, SEKINE S, ONAYA H, et al. Ring-like enhancement of focal nodular hyperplasia with hepatobiliary-phase Gd-EOB-DTPA-enhanced magnetic resonance imaging: radiological-pathological correlation [J]. Jpn J Radiol, 2011, 29 (10): 739-743.

［6］VAN AALTEN S M, DE MAN R A, IJZERMANS J N, et al. Systematic review of haemorrhage and rupture of hepatocellular adenomas [J]. Br J Surg, 2012, 99 (7): 911-916.

［7］BIOULAC-SAGE P, LAUMONIER H, COUCHY G, et al. Hepatocellular adenoma management and phenotypic classification: the Bordeaux experience [J]. Hepatology, 2009, 50 (2): 481-489.

［8］BIOULAC-SAGE P, REBOUISSOU S, THOMAS C, et al. Hepatocellular adenoma subtype classification using molecular markers and immunohistochemistry [J]. Hepatology, 2007, 46 (3): 740-748.

［9］LAUMONIER H, BIOULAC-SAGE P, LAURENT C, et al. Hepatocellular adenomas: magnetic resonance imaging features as a function of molecular pathological classification [J]. Hepatology, 2008, 48 (3): 808-818.

［10］DING H G, WEI H T, LIU H, et al. The histopathological features and CT/MRI imaging performances in hepatic angiomyolipoma patients [J]. Ann Hepatol, 2017, 16 (5): 759-764.

［11］TANG A, BASHIR M R, CORWIN M T, et al. Evidence supporting LI-RADS major features for CT-and MR imaging-based diagnosis of hepatocellular carcinoma: a systematic review [J]. Radiology, 2018, 286 (1): 29-48.

［12］DING Y, RAO S X, WANG W T, et al. Comparison of gadoxetic acid versus gadopentetate dimeglumine for the detection of hepatocellular carcinoma at 1.5T using the liver imaging reporting and data system (LI-RADS v. 2017) [J]. Cancer Imaging, 2018, 18 (1): 48.

［13］CHERNYAK V, FOWLER K J, KAMAYA A, et al. Liver imaging reporting and data system (LI-RADS) version 2018: imaging of hepatocellular carcinoma in at-risk patients [J]. Radiology, 2018, 289 (3): 816-830.

［14］KITAO A, MATSUI O, YONEDA N et al. The uptake transporter OATP8 expression decreases during multistep hepato-carcinogenesis: correlation with gadoxetic acid enhanced MR imaging [J]. Eur Radiol, 2011, 21 (10): 2056-2066.

［15］WEBER S M, RIBERO D, O'REILLY E M, et al. Intrahepatic cholangiocarcinoma: expert consensus statement [J]. HPB (Oxford), 2015, 17 (8): 669-680.

［16］NAKANO M, ARILZUMI S I, YAMAMOTO M. Intrahepatic cholangiocarcinoma [J]. Semin Diagn Pathol, 2017, 34 (2): 160-166.

［17］LEE D H, LEE J M, HUR B Y, et al. Colorectal cancer liver metastases: diagnostic performance and prognostic value of PET/MR imaging [J]. Radiology, 2016, 280 (3): 782-792.

［18］BANNAS P, BOOKWALTER C A, ZIEMLEWICZ T, et al. Combined gadoxetic acid and gadofosveset enhanced liver MRI for detection and characterization of liver metastases [J]. Eur Radiol, 2017, 27 (1): 32-40.

［19］KIM E H, RHA S E, LEE Y J, et al. CT and MR imaging findings of hepatic epithelioid hemangioendotheliomas: emphasis on single nodular type [J]. Abdom Imaging, 2015, 40 (3): 500-509.

［20］ECONOMOPOULOS N, KELEKIS N L, ARGENTOS S, et al. Bright-dark ring sign in MR imaging of hepatic epithelioid hemangioendothelioma [J]. J Magn Reson Imaging, 2008, 27 (4): 908-912.

［21］ALOMARI A I. The lollipop sign: a new cross-sectional sign of hepatic epithelioid hemangioendothelioma [J]. Eur J Radiol, 2006, 59 (3): 460-464.

［22］GIOVANOLI O, HEIM M, TERRACCIANO L, et al. MRI of hepatic adenomatosis: initial observations with gadoxetic acid contrast agent in three patients [J]. Am J Roentgenol, 2008, 190 (5): W290-W293.

第 2 节　胆囊病变的 MRI 诊断

一、胆囊良性病变

1. 黄色肉芽肿性胆囊炎　黄色肉芽肿性胆囊炎（xanthogranulomatous cholecystitis，XGC）是一种少见、良性而有破坏性的胆囊慢性特殊性炎性病变。XGC 发病率为 0.66%～1.8%、占胆囊病变的

0.35%~3.8%，女性多于男性，以 50~60 岁多见[1]。XGC 是一种肉芽肿性炎症，其病理学特征为胆囊壁的炎性破坏区内有载脂巨噬细胞和炎性细胞聚集，可能是各种致病因素破坏罗-阿窦（Rokitansky-Asehof,R-A），胆汁进入胆囊壁内，胆汁中的胆固醇和脂质诱发组织细胞增生吞噬胆固醇和脂质形成泡沫细胞的多核巨细胞，伴纤维组织增生形成特有的黄色肉芽肿。XGC 胆囊壁多明显弥漫性增厚，可大于 10mm，外壁多不规则，但内壁多光滑。MRI 可显示胆囊壁中的黄色肉芽肿，表现为增厚的胆囊壁内出现较长的 T1、长 T2 信号结节影（图 20-2-1A），增强后胆囊壁的黏膜层、浆膜层明显强化，中间肌层增强相对较弱，表现为典型的"夹心饼干"征（图 20-2-1B），且强化的黏膜线多表现完整。XGC 大多伴有胆囊结石（图 20-2-1C）；邻近肝实质可见动脉期异常灌注表现（图 20-2-1D）；周边可见增大的淋巴结，但直径多小于 10mm；可伴有肝脓肿形成[2]。

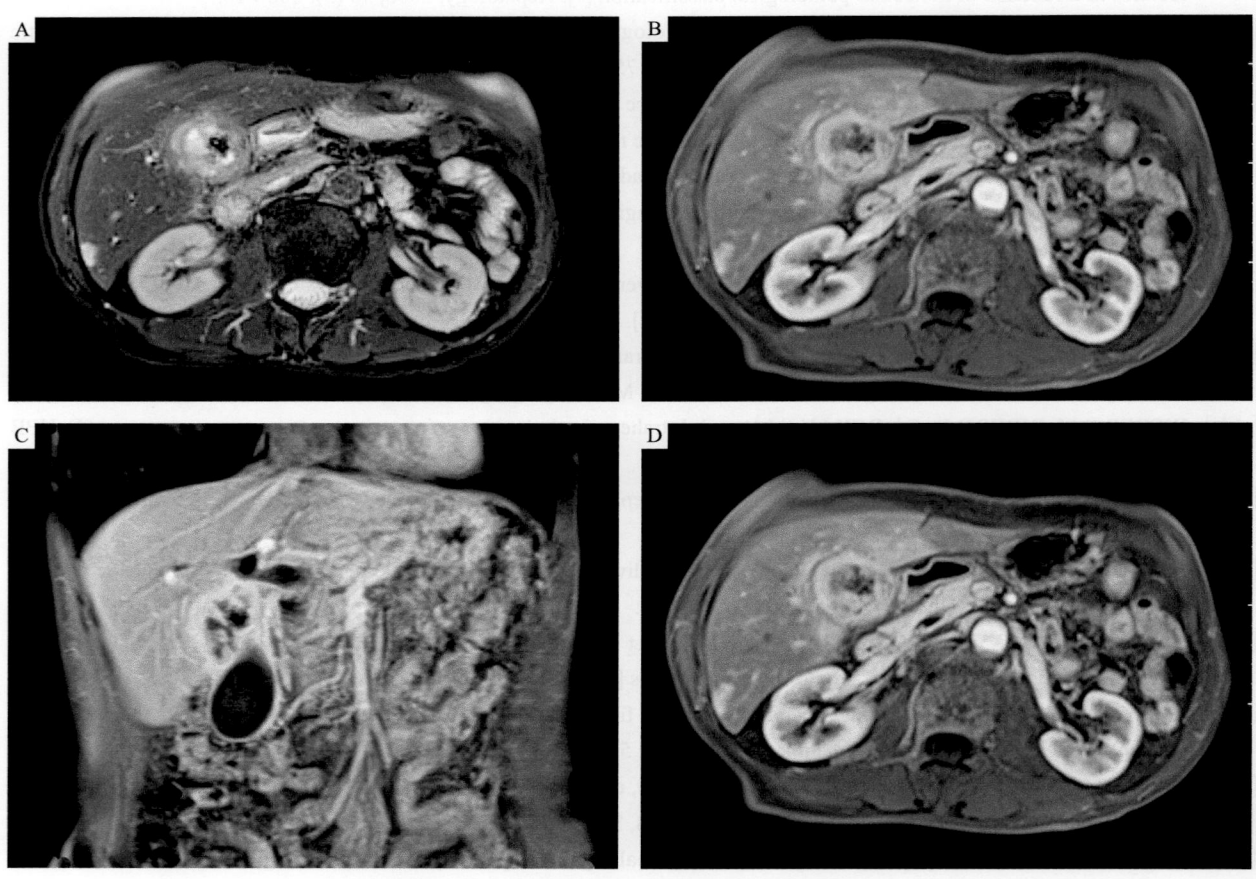

图 20-2-1　黄色肉芽肿性胆囊炎的 MR 表现

A. T2WI 见高信号结节影；B. 增强后胆囊壁的黏膜层、浆膜层明显强化，中间肌层呈相对稍低信号；

C. 黄色肉芽肿性胆囊炎多伴有胆囊结石；D. 动脉期邻近肝实质可见异常灌注表现。

2. 胆囊腺肌症　胆囊腺肌症（gallbladder adenomyonatosis，GBA）是一种腺体和平滑肌增生为主的良性疾病，常合并有胆囊炎和胆囊结石，其发病率约 9%。GBA 的病理特点是过度增生的黏膜和腺体长入肌层，伴有局部平滑肌的增生，最终造成病变处胆囊壁增厚和憩室样结构的形成[3]。MRI 上 GBA 可表现为胆囊壁不同部位、不同程度增厚，内可见罗-阿窦（Rokitansky-Aschoff sinus，R-A 窦），胆囊壁的增厚可表现为帽状、结节样或环状带，厚度 5~15mm，T2WI 表现为胆囊腔外沿增厚胆囊壁分布的点状、条管状、乳头状、簇状或珍珠项链状水样信号（图 20-2-2A~D）。胆囊外壁一般光滑，与邻近肝组织分界清[4]。

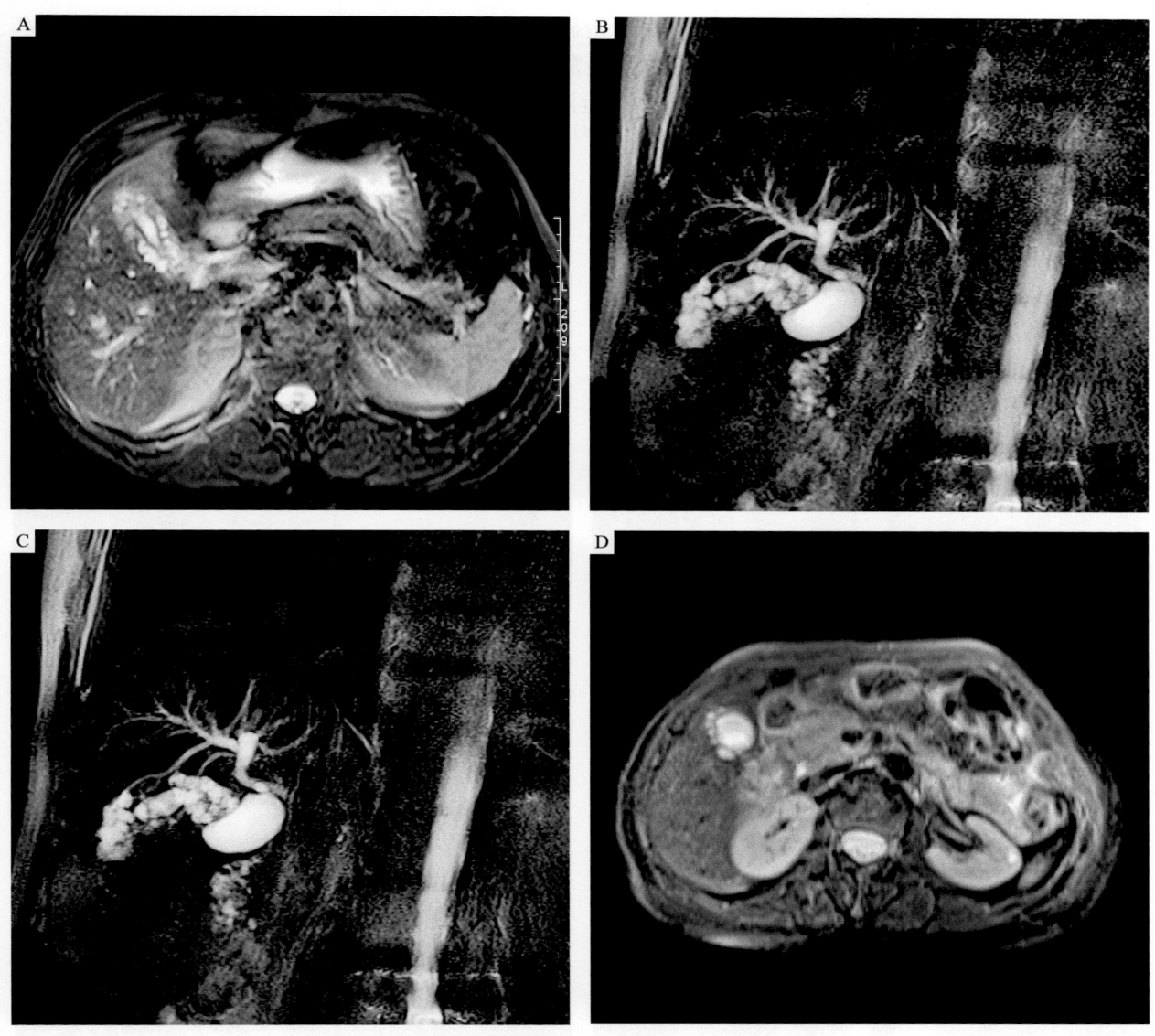

图 20-2-2　胆囊腺肌症的 MR 表现

A. T2WI 见胆囊腔外沿胆囊壁分布的条带状水样信号；B. MRCP 见沿胆囊壁分布的簇状、条带状高信号；
C. T2WI 见沿胆囊壁分布的乳头状、珍珠项链状水样信号；D. MRCP 见沿胆囊壁分布的乳头状水样高信号。

二、胆囊恶性病变

1. 胆囊癌　胆囊癌（gallbladder carcinoma，GBC）是胆道系统最常见的恶性肿瘤，发病率占
0.6%～3%。男女发病率之比为 1∶4，通常发生于老年女性。胆囊癌发病机制目前尚不明确，其高危因
素主要包括高龄、女性、肥胖、吸烟、胆囊炎、胆囊结石等。胆囊癌的 MRI 表现主要有 3 种：肿块型、
腔内型及胆囊壁增厚型，其中肿块型最为常见。MRI 表现为胆囊腔消失，胆囊窝出现肿块影，T1WI 呈
低或稍低信号，T2WI 呈高或稍高信号（图 20-2-3A），动态增强后病灶呈不均匀持续强化（图 20-2-3B）。
腔内型可表现为病灶呈结节状或蕈伞样向腔内生长，同时伴有胆囊壁的侵犯。原发性胆囊癌的好发部
位为胆囊底部和胆囊颈部，可发生邻近肝组织浸润（图 20-2-3D），表现为胆囊窝周围肝组织出现不规
则稍长 T1 稍长 T2 信号，增强后其强化方式与胆囊癌相一致；肝外胆管可受侵，表现为胆管不规则狭

窄，受压变形或胆管明显扩张，MRCP 检查可清楚显示胆管受压狭窄情况（图 20-2-3D），并可进行术前胆囊癌的 TNM 分期[5]。淋巴结转移是胆囊癌最常见的一种转移方式，胆囊癌早期可以经胆囊腹膜后途径、胆囊腹腔途径及胆囊肠系膜途径出现邻近淋巴结的转移，DWI 图像上转移淋巴结呈高信号。ADC 值被证实与胆囊癌的肿瘤分化程度呈负相关[6]。

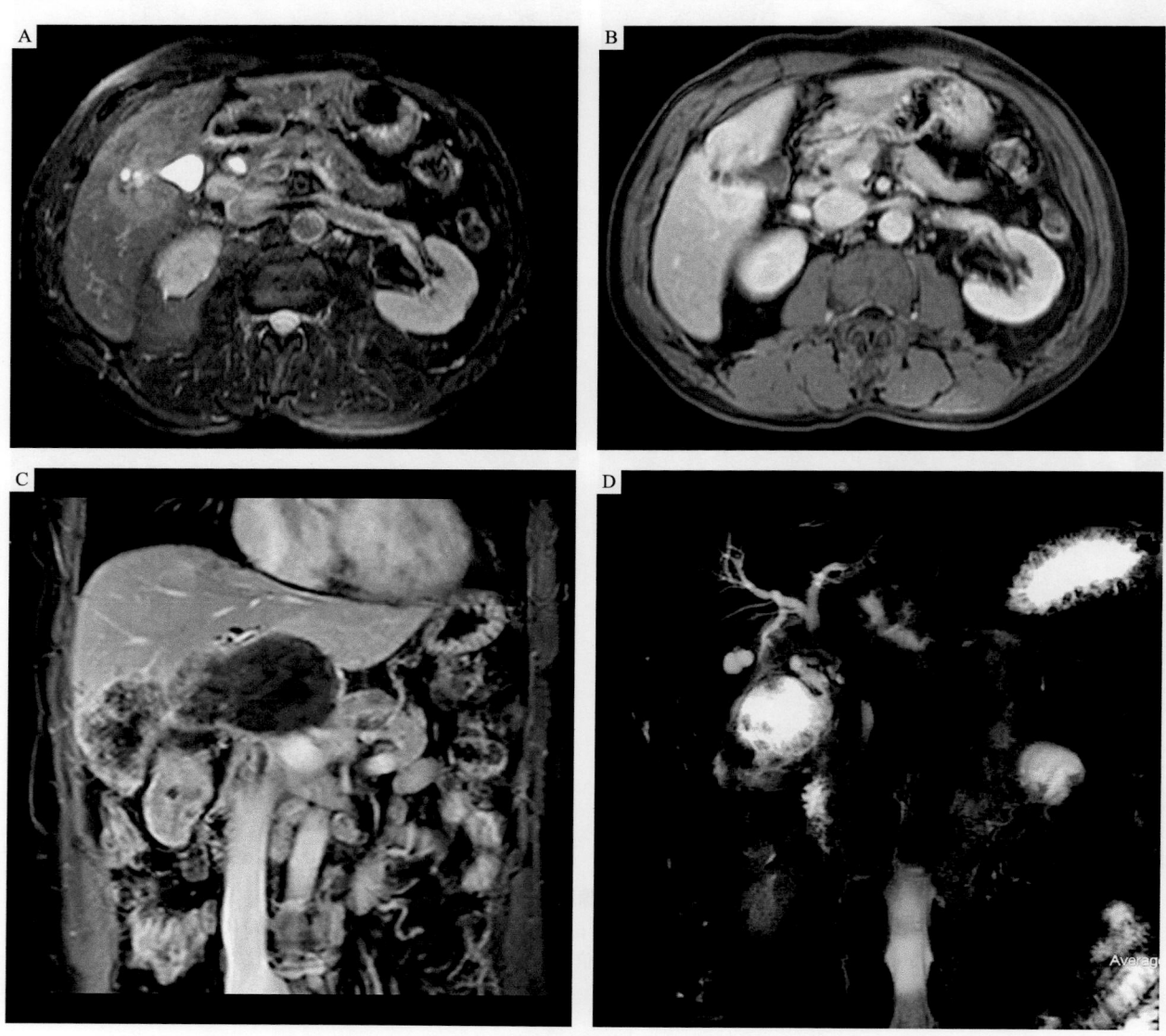

图 20-2-3　肿块型胆囊癌的 MR 表现

A. 胆囊底部 T2WI 呈稍高信号；B. 胆囊底部增强后病灶呈持续强化，肝门部见肿大淋巴结；
C. 胆囊癌发生邻近肝组织浸润；D. MRCP 检查显示胆囊癌胆管受压位置。

磁共振成像技术（包括磁共振肝特异性对比剂）的不断发展，提升了肝胆疾病诊断的精准性。对于肝脏常见局灶性及弥漫性病变的良、恶性诊断及鉴别诊断，胆道疾病的诊断，磁共振成像不但从常规形态学进行病灶生长方式、血供的分析，更是结合影像组学深入至病灶分子生物学及基因方面进行讨论，从而真正实现磁共振成像对于肝胆疾病的精准影像诊断，服务于临床。

（丁　莺　曾蒙苏）

参 考 文 献

［1］ GALLARIN SALAMANCA I M, LOPEZ SANCHEZ O, BLANCO FERNANDEZ G. Xanthogranulomatous cholecystitis [J]. J Gastrointest Surg, 2016, 20 (11): 1916-1917.

［2］ SUREKA B, SINGH V P, RAJESH S R, et al. Computed Tomography (CT) and magnetic resonance (MR) findings in xanthogranulomatous cholecystitis: retrospective analysis of pathologically proven 30 cases-tertiary care experience [J]. Pol J Padiol, 2017, 22 (82): 327-332.

［3］ SINGH V P, RAJESH S, BIHARI C, et al. Xanthogranulomatous cholecystitis: what every radiologist should know [J]. World J Radiol, 2016, 8 (2): 183-191.

［4］ HAMMAD A Y, MIURA J T, TURAGA K K, et al. A literature review of radiological findings to guide the diagnosis of gallbladder adenomyomatosis [J]. HPB (Oxford), 2016, 18 (2): 129-135.

［5］ SCHWARTZ L H, BLACK J, FONG Y, et al. Gallbladder carcinoma: findings at MR imaging with MR cholangiopancreatography [J]. J Comput Assist Tomogr, 2002, 26 (3): 405-410.

［6］ MIN J H, KANG T W, CHA D I, et al. Apparent diffusion coefficient as a potential marker for tumor differentiation, staging and long-term clinical outcomes in gallbladder cancer [J]. Eur Radiol, 2019, 29 (1): 411-421.

第 21 章　肝胆疾病的核医学诊断

核医学是一门研究核素和核射线在医学中的应用及其理论的学科，即应用放射性核素及其标记化合物或生物制品进行疾病诊治和生物医学研究的一门学科。核医学在内容上分为实验核医学和临床核医学两部分。近年来随着分子生物学技术的广泛应用和放射性核素示踪技术的迅速发展，分子核医学异军崛起，在人类疾病预防、保健和疾病诊治中发挥了重要作用，并取得了令人瞩目的成就。目前最为常用的分子影像技术有核医学分子功能成像技术，尤以单光子发射计算机断层显像（SPECT）、单光子发射计算机断层显像/计算机断层显像（SPECT/CT）、正电子发射断层显像（PET）、正电子发射计算机体层显像仪（PET/CT）和正电子发射断层显像/磁共振显像（PET/MRI）的分子显像研究最具有活力。临床核医学是利用开放型放射性核素诊断和治疗疾病的临床医学学科，由诊断和治疗两部分组成。本部分主要针对肝脏疾病的核医学诊断进行详述。

第 1 节　肝胆动态显像

一、原理

肝细胞自血液中选择性地摄取放射性肝胆显像剂，并通过近似于处理胆红素的过程，将其分泌入胆汁，继而经由胆道系统排泄至肠道，可使胆道系统显影。肝细胞功能正常是肝胆显影的前提，胆道通畅是显像剂聚集于胆囊并在胆道内显影的条件[1]。应用肝胆动态显像可观察药物被肝脏摄取、分泌、排出至胆道和肠道的过程，了解肝胆系的形态，评价其功能。

二、显像剂及显像方法

目前用于肝胆动态显像的放射性药物主要有两大类：^{99m}Tc 标记的乙酰苯胺亚氨二醋酸类化合物（^{99m}Tc-iminodiacetic acid，^{99m}Tc-IDA）和 ^{99m}Tc 标记的吡哆氨基类化合物（^{99m}Tc-pyridoxylidene amino acid，^{99m}Tc-PAA）。前者以二乙基乙酰苯胺亚氨二醋酸（^{99m}Tc-EHIDA）、二异丙基乙酰苯胺亚氨二醋酸（^{99m}Tc-DISIDA）和三甲基溴乙酰苯胺亚氨二醋酸（^{99m}Tc-mebrofenin），后者以吡哆-5-甲基色氨酸（^{99m}Tc-PMT）最为常用。其中 ^{99m}Tc-DISIDA、^{99m}Tc-mebrofenin 和 ^{99m}Tc-PMT 的肝摄取率、胆汁排泄率和尿中排出量均比较理想。

^{99m}Tc-IDA 类和 ^{99m}Tc-PAA 类衍生物在肝内与白蛋白分离后，这些示踪物进入类似于胆红素的代谢途径，然而并不参与葡萄糖醛酸或硫酸的结合过程而以原形排出。由于肝脏的摄取和排泄过程与胆红素相似，这两类药物在高胆红素情况下受其竞争抑制。

检查前患者禁食 4～12 小时，以保证胆囊充盈。禁食时间过长（超过 24 小时）或使用完全性静脉营养者，可在检查前 30～60 分钟缓慢（3 分钟以上）静脉注射辛卡利特（sincalide）0.01～0.02μg/kg。检查前应停用对 Oddi 括约肌有影响的麻醉药物 6～12 小时。静脉注入放射性显像剂 185～370MBq

（5～10mCi）后即刻取得血流灌注像，并于 5、10、20、30、45、60 分钟分别显像或以每 5 分钟 1 帧连续动态采集至 60 分钟。胆囊、肠道显示放射性后可停止采集。必要时可用采集其他体位、断层显像、延迟显像及介入试验等来帮助诊断。

三、介入试验

介入试验是利用药物或生理、物理因素的介入引起胆流动力学改变，用以检测胆道功能，提高诊断率。常用的介入试验如下：

1. 胆囊收缩试验　胆囊收缩试验可使用促胆囊收缩素（cholecystokinin，CCK）或脂肪餐（fatty meal）来进行。胆囊显影后达到最浓时，静脉注射胆囊收缩素或口服脂肪餐，促进胆囊收缩和胆汁排泄，用以鉴别功能性或机械性胆道梗阻，同时测定胆囊收缩功能参数。

2. 吗啡试验　注射吗啡引起 Oddi 括约肌收缩可以使胆总管内的压力可增加 10 倍。胆囊管如果是通畅的，借助于 Oddi 括约肌的推力，胆汁将大量流入胆囊而引起胆囊显影。反之则可证明胆囊管受阻，从而确诊为急性胆囊炎。用吗啡试验来缩短确诊急性胆囊炎所需要的时间。使用吗啡的绝对禁忌证为呼吸抑制和吗啡过敏，相对禁忌证为急性胰腺炎。

3. 苯巴比妥试验　苯巴比妥是肝微粒体药物代谢与 Na^+-K^+-ATP 酶的诱导剂，其作用是刺激和增强肝微粒体葡萄糖酸转移酶的活性，促进胆红素与葡萄糖醛酸的结合，并可促进结合胆红素分泌入毛细胆管，增加胆汁流量，还可增加肝细胞中 Y 蛋白对胆红素的摄取。在肝胆显像中应用苯巴比妥试验鉴别诊断新生儿肝炎和先天性胆道闭锁。

注意：苯巴比妥过敏患者，有肝性脑病前驱症状的肝病患者，严重肺功能不全，如肺气肿、严重肾功能不全者慎用。

四、适应证

放射性核素肝胆动态显像适用于以下疾病的诊断和鉴别诊断：
（1）急性胆囊炎。
（2）异位胆囊、胆总管囊肿等先天性胆道异常。
（3）肝外胆道梗阻和肝内胆汁淤积的鉴别诊断。
（4）先天性胆道闭锁和新生儿肝炎的鉴别诊断。
（5）肝胆系手术如肝移植、胆道-肠道吻合术等手术后的疗效观察和随访，胆漏的诊断。
（6）十二指肠-胃胆汁反流。

五、正常影像

按其动态显像顺序，可分为血流灌注相、肝实质相、胆管排泄相和肠道排泄相 4 期。

1. 血流灌注相（blood flow phase）　自静脉注射后即刻 30～45 秒，心、肺、肾、大血管、肝脏依次显影。

2. 肝实质相（liver parenchyma phase）　注射后 3～5 分钟肝脏已清晰显影，且放射性浓聚继续增强，15～20 分钟达高峰，以后肝影逐渐变淡。

3. 胆管排泄相（bile duct excretion phase）　随着肝细胞将显像剂分泌入胆道，注射后 5 分钟胆管内即可出现放射性。逐次显现左右肝管、总肝管、胆总管和胆囊管、胆囊影像。胆囊一般 45 分钟内已显影。肝影变淡，胆系影像随肝影变淡而更清晰，有时可见"胆道树"结构。

4. 肠道排泄相（intestine excretion phase） 显像剂被排至肠道，一般不迟于 45～60 分钟。

图像分析要点：心影的消退速度和过程；胆囊、肠道显影与否；肝胆系和肠道以外异常放射性的出现等是放射性核素肝胆动态显像观察的要素。异常影像往往表现为显影时间、显影顺序和显影部位异常，如心影持续存在或消退缓慢、肝影模糊或持续显影不消退、胆囊不显影或显影时间延迟、肠道不显影或显影时间延迟以及放射性漏入腹腔或反流入胃等。

六、常见肝胆疾病的核素显像特点

1. 急性胆囊炎 急性胆囊炎最特异的病理生理表现为炎症、水肿或其他原因所造成的胆囊管梗阻。因此，在急腹症情况下，具有正常的肝脏影像，肝胆管显影，肠道排泄相正常，而胆囊持续不显影，可证实急性胆囊炎的临床诊断。相反，胆囊显影则可排除急性胆囊炎。

胆囊持续不显影要注意与慢性胆囊炎、胆囊结石、胆囊癌等其他胆囊疾病相鉴别。此外，急性胰腺炎、乙醇中毒、长期采用静脉营养及禁食时间过长等也可造成胆囊不显影。可采取以下三种方法来避免假阳性：①给予辛卡利特；②给予吗啡；③延迟显像至注射后 2～4 小时。若胆囊持续不显影则充分支持急性胆囊炎诊断。

2. 慢性胆囊炎 85%～90% 的慢性胆囊炎患者可表现为正常的肝胆动态影像，胆囊正常显影。胆囊延迟 1～4 小时显影是大部分慢性胆囊炎的明显特征。胆囊显影越滞后，诊断慢性胆囊炎的符合率越高。肠道先于胆囊出现放射性是慢性胆囊炎患者的一个非敏感的但却非常特异性的征象，而在大部分正常人中，胆囊先于肠道显影[2]。

胆囊慢性炎症、部分梗阻或功能损伤（胆囊失运动功能）时，患者往往表现为胆囊对促胆囊收缩因素的反应异常。引入胆囊排胆分数（gallbladder ejection fraction，GBEF）来反映胆囊的收缩功能，其测定方法是在胆囊显影并呈基本稳定状态后，静脉注射促胆囊收缩素（CCK）200mg/kg（或 Sincalide 0.02mg/kg）或给服脂肪餐后继续作肝胆动态显像至 30 分钟，勾画胆囊感兴趣区（ROI），获得胆囊收缩前及 30 分钟时（或胆囊缩小至稳定程度时）的胆囊影像计数率，按式（21-1-1）计算 GBEF：

$$GBEF（\%）= \frac{胆囊收缩前计数率 - 30 分钟（或胆囊缩小至稳定程度时）计数率}{胆囊收缩前计数率} \times 100\% \quad （21\text{-}1\text{-}1）$$

GBEF 低于 35% 被认为胆囊收缩不正常，其数值不受年龄的影响（图 21-1-1）。

3. 胆管扩张症 可用核素肝胆动态显像诊断胆总管扩张。胆管扩张症在肝胆动态显像图上的表现为胆总管扩张部分的放射性滞留，构成椭圆形或梭形浓聚影，可在肝影、胆囊影消退甚至进餐后仍残存。

4. 肝细胞性黄疸和梗阻性黄疸的鉴别诊断 肝细胞性黄疸患者肝细胞受损、功能降低，对显像剂的摄取也低下，肝脏显影不清晰，而心影放射性持续存在。梗阻性黄疸在肝功能未严重损害的情况下呈现为肝影持续浓聚不消退，而肠道不显影或显影延迟。肠道显影延迟，伴梗阻上段胆管扩张，考虑为不完全梗阻，若 24 小时肠道仍不显影为完全性梗阻[3]。

5. 新生儿胆道疾病的鉴别诊断 新生儿黄疸多见于先天性胆道闭锁（congenital biliary atresia）和新生儿肝炎。行肝胆动态显像，如 24 小时后肠道内仍无放射性，则诊断为先天性胆道闭锁。一旦出现放射性，则可除外胆道闭锁[4]。

6. 胆总管梗阻 胆总管梗阻的诊断常来自超声检查发现胆总管扩张。尽管放射性核素肝胆动态显像对胆总管梗阻具有非常特征性的表现（肝脏摄取良好，但没有放射性核素经胆道排出），但一般不作为首选诊断方法。以下两种情况仍常使用放射性核素肝胆动态显像：①梗阻出现前 24 小时胆总管扩张已经发生，此时超声检查正常，但放射性核素肝胆动态显像已可表现为异常而提示病理生理异常改变。②对于先前已有胆总管扩张史或外科手术史的患者来说，胆总管往往难以恢复到原来的正常直径，放射性核素肝胆

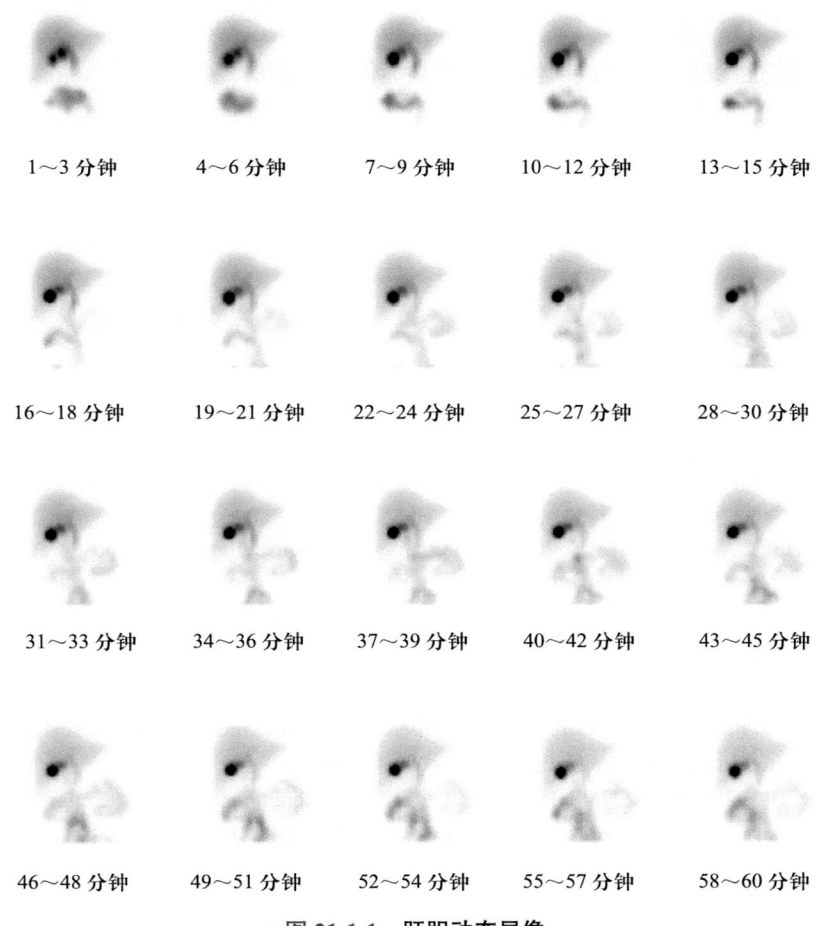

1～3 分钟　　4～6 分钟　　7～9 分钟　　10～12 分钟　　13～15 分钟

16～18 分钟　　19～21 分钟　　22～24 分钟　　25～27 分钟　　28～30 分钟

31～33 分钟　　34～36 分钟　　37～39 分钟　　40～42 分钟　　43～45 分钟

46～48 分钟　　49～51 分钟　　52～54 分钟　　55～57 分钟　　58～60 分钟

图 21-1-1　肝胆动态显像

胆囊影一直清晰可见，提示胆囊排空功能受损，胆囊排胆分数（GBEF）为 8%。

动态显像仍可通过是否存在显像剂从胆道运转至肠道来鉴别诊断梗阻性或非梗阻性胆总管扩张。

7. 不完全性胆总管梗阻　放射性核素肝胆动态显像对不完全性胆总管梗阻的诊断有一定价值。超声和静脉胆道造影很难发现由结石造成的不完全性胆总管梗阻（检出率＜10%），加之胆总管不一定发生明显扩张。在这样的情况下，放射性核素肝胆动态显像显示显像剂从胆道排至肠道延迟大于60 分钟。

肝胆动态影像不完全性胆总管梗阻的特征性表现包括：节段性狭窄、突发或渐变的胆道中断、管腔内充盈缺损、狭窄部位以上的管腔扩张、胆道动力学异常和胆道至肠道显像剂转运延迟。伴随着胆管扩张的节段性狭窄是不完全性胆总管梗阻的特异性表现，有可能突然发生或表现为渐变过程，延迟像往往可以证明胆道动力学的异常。

8. 肝胆系手术后的评价　肝胆系手术后放射性核素肝胆显像能提供下述有用信息：①术后有无胆道闭塞；②胆肠吻合术后吻合口的通畅性；③毕Ⅱ式手术后的胆流畅通情况，有无胆汁的胃、食管反流；④有无胆漏；⑤肝移植术后有无排斥反应，有无感染或胆道梗阻[1]。

胆囊切除术后疼痛综合征是常见的症状，并可由多种原因所造成。残留的结石、手术后狭窄和Oddi 括约肌功能不良是引起胆总管部分梗阻的原因。放射性核素肝胆显像证实肝胆管不完全梗阻提示该综合征的诊断。近来资料表明，CCK 介入的应用增加了肝胆影像诊断该综合征的能力。

放射性核素肝胆显像探测术后有无胆汁漏不仅灵敏而且特异。超声和 CT 可以探测到腹部异常的液体聚集，但不能鉴别是胆汁、渗出液或血液，也不能鉴别异常液体与胆道之间的关系，而放射性核素肝胆动态显像可以加以鉴别。

9. 肝细胞癌的定性诊断　利用放射性核素肝胆显像剂能在肝癌组织中大量浓聚的特征，以放射性浓聚区（热区）显示肝肿瘤病灶，直接显示肝癌病变组织，并显示其部位、大小、数量和形态，对于原发性肝细胞癌的定性、定位诊断具有特殊意义[5]。

放射性核素肝胆动态显像方法简便、安全、无创伤，且辐射剂量低，对新生儿也适用，还可反映肝细胞的功能和代谢情况。

（杨吉刚）

参 考 文 献

［1］LOW C S, AHMED H, NOTGHI A. Pitfalls and limitations of radionuclide hepatobiliary and gastrointestinal system imaging [J]. Semin Nucl Med, 2015, 45 (6): 513-529.

［2］HAO R, WANG H, LI C, et al. The role of cholescintigraphy in demonstrating delayed post prandial gallbladder motility in cirrhotic patients [J]. Hell J Nucl Med, 2015, 18 (2): 122-126.

［3］PARGHANE R V, PHULSUNGA R K, GUPTA R, et al. Usefulness of ^{99m}Tc-mebrofenin hepatobiliary scintigraphy and single photon emission computed tomography/computed tomography in the diagnosis of bronchobiliary fistula [J]. World J Nucl Med, 2017, 16 (4): 317-319.

［4］YANG J G, MA D Q, PENG Y, et al. Comparison of different diagnostic methods for differentiating biliary atresia from idiopathic neonatal hepatitis [J]. Clin Imaging, 2009, 33 (6): 439-446.

［5］OLTHOF P B, COELEN R J S, BENNINK R J, et al. ^{99m}Tc-mebrofenin hepatobiliary scintigraphy predicts liver failure following major liver resection for perihilar cholangiocarcinoma [J]. HPB (Oxford), 2017, 19 (10): 850-858.

第 2 节　肝血流灌注和肝血池显像

一、原理

肝脏含血量丰富，仅低于心脏、大血管和脾脏，故血循环内的放射性药物能够较多地分布在肝血池内而使其显影。肝脏具有双重供血，75% 来自门静脉，25% 来自肝动脉。以"弹丸"（bolus）团注方式静脉注射放射性显像剂后，腹主动脉、脾脏和肾血管床显影时，因肝动脉灌注入肝的血流少，肝脏几乎不显影；6～8 秒以后进入门静脉期，肝影显示清晰。静脉注射的显像剂在血流循环中达到分布平衡后，主要浓聚在肝脏血管和血窦中，肝血池内放射性分布明显高于邻近组织，肝脏显影清晰，为肝血池显像（hepatic blood pool imaging）。

二、显像剂

肝血流和肝血池显像剂以 ^{99m}Tc 标记的红细胞（^{99m}Tc-RBC）最为常见。注射性显像剂即刻记录肝血流灌注影像，30 分钟后显像剂在肝脏血池中浓聚并达到平衡，可获得肝血池影像。

^{99m}Tc-RBC 标记方法分为体内法、半体内法和体外法。体内标记红细胞的方法较简便，因而最常用。其方法为首先静脉注射"冷"（无放射性）的焦磷酸盐（PYP）溶液（内含氯化亚锡 1mg），10～30 分钟后从对侧肘静脉"弹丸"式注入高锝酸盐（^{99m}TcO$_4^-$）。注射高锝酸盐同时即可进行肝血流

注显像。但体内标记法的标记率容易受氯化亚锡含量及其理化特性的影响。使用经过改良的半体内方法可提高标记率。方法是在静脉注射"冷"PYP 溶液后 15～30 分钟，用三通管抽取 3ml 全血进入经肝素处理的注射器内，然后注射器内抽取的血液与 $^{99m}TcO_4^-$ 混合，室温下放置 10 分钟并摇匀，即完成红细胞的 ^{99m}Tc 标记过程，最后将 ^{99m}Tc 标记的红细胞复注入静脉。此法标记率可达 95%。

　　患者不需特殊准备。使用 $^{99m}TcO_4^-$ 标记红细胞（体外、体内、半体内标记），剂量 740～1110MBq（20～30mCi），"弹丸"式静脉注射。分别采集肝血流灌注相、早期影像和注射后 0.5～2 小时延迟影像（血池相）。必要时加做断层显像，有助于检查出多发的病变。

三、适应证

　　（1）肝血管瘤的诊断，以及肝血管瘤和肝细胞癌的鉴别诊断。

　　（2）鉴别诊断血供丰富和血流减少的占位性病变。血供丰富的病变有肝血管瘤、肝细胞癌和部分转移性肝癌。血流减少或缺乏的病变有肝囊种、肝硬化结节、肝脓肿等。

　　（3）了解肝脏或肝内局部病变的肝动脉血供和门静脉血供。

　　（4）进行肝脏的血流灌注评价，如测定肝血流量、肝动脉门静脉血流比等。

四、正常影像

　　（1）肝血流灌注相动脉期（artery phase）："弹丸"式注射放射性药物后，依次可见放射性通过心脏各房室，肺及左心显影后 2～4 秒腹主动脉开始显影，继续 2～4 秒双肾及脾脏显影，而肝区不出现明显放射性。

　　（2）肝血流灌注相静脉期（vein phase）：双肾显影后 12～18 秒，肝区放射性持续增加，并逐渐超过肾脏，此为门静脉灌注所致。

　　（3）肝血池相平衡期（balance phase）：30 分钟或更长时间后，^{99m}Tc-RBC 在循环血液中充分混合，达到平衡状态。通过静态影像可观察到心、脾、肝等血池影像。正常情况下肝区放射性分布均匀，强度一般低于心血池影和脾影。

五、异常影像

1. 肝血流灌注相动脉期血流增加

　　（1）全肝普遍增高：是肝硬化、门静脉高压形成的表现之一。

　　（2）肝内胶体显像缺损区局部肝动脉血供增强：可作为肝脏实质性肿瘤（原发性肝癌、转移性肝癌、肝腺瘤等）的一个特征，但部分血管瘤也有此表现。

2. 肝血池相平衡期异常显像　病变部位放射性与周围正常肝组织相比较，可有高于、等于、低于正常肝组织水平三种情况，分别称之为血池显像剂"过度填充"、"填充"和"不填充"。

　　（1）病变部位放射性高于周围肝组织（过度填充）：往往是肝血管瘤的特征性表现。

　　（2）病变部位放射性低于周围肝组织（不填充）：提示肝内病变没有或很少有血液供应，多为肝囊肿、肝脓肿、肝硬化结节等。

　　（3）病变部位放射性等于周围肝组织（填充）：表明病变有血供，其血供与肝组织相近。病变可为肝癌、转移性肝癌、良性实质性肿瘤或血管瘤等。

　　通过肝血流灌注和血池显像观察肝脏和病变部位的血供来源、血供速度和血流丰富程度可初步鉴别病变性质。肝血流灌注相无明显动脉期充盈，肝血池相呈过度充盈，即"血流血池不匹配"现象是肝血管瘤的典型特征表现。但也有部分血管瘤在灌注相动脉期即已开始充盈。

六、临床意义及评价

肝动脉灌注与血池显像对肝血管瘤的诊断具有重要价值。标记的红细胞经过一定时间后，与血管瘤病灶血池中的未标记血细胞相交换并达到平衡。达到平衡的时间依病灶的大小而不同，为30～120分钟。当达到完全平衡时，肝血管瘤内单位像素的计数远远高于周围正常肝组织并可近于心血池，因此利用γ照相机或SPECT可以将此种分布差异显示出来，用于血管瘤的定位诊断。放射性核素肝血流灌注和肝血池显像是诊断肝血管瘤的可靠方法，具有很高的特异性和准确性，可作为肝血管瘤术前病因诊断的首选方法。有时结合放射性核素肝胶体显像，与之进行比较更有利于做出特异性诊断。

（杨吉刚）

第3节　肝脏胶体显像

一、原理

静脉注射颗粒大小适当的放射性胶体显像剂（radiocolloid imaging agent）后能被肝脏内具有吞噬功能的库普弗细胞（Kupffer cells，KCs）吞噬，且能在其间存留较长时间而不被迅速排出，通过核医学显像仪器可获得肝脏影像。大多数局灶性或弥漫性肝脏病变（如肝癌、肝囊肿、肝脓肿、肝血管瘤、肝硬化等）KCs缺如或吞噬能力降低，病变部位显示为放射性稀疏或缺损区。

除了肝脏中的KCs外，网状内皮系统在脾脏、骨髓以及其他脏器也有分布，故胶体颗粒也将分布在这些器官，尤其是在脾脏中，因此，放射性核素胶体显像又称肝脾胶体显像（liver spleen colloid imaging）。胶体在这些器官的分布特点取决于胶体颗粒直径大小。一般说来，颗粒直径偏小，骨髓甚至肾的聚集增加；颗粒直径偏大，脾脏的聚集增加。正常情况下，注入量的80%～85%被肝脏清除，5%～10%存在于脾脏，其余放射性存在于骨髓中。

二、显像剂

目前常用的肝脾胶体显像的显像剂有 ^{99m}Tc-硫胶体（ ^{99m}Tc-sulfur colloid，^{99m}Tc-SC）和 ^{99m}Tc-植酸盐（ ^{99m}Tc-phytate）等。其中 ^{99m}Tc-植酸盐本身并不是胶体，静脉注入后与血液中的钙离子整合形成颗粒大小为20～40nm的 ^{99m}Tc-植酸钙胶体。

患者无须特殊准备。静脉注射 ^{99m}Tc 标记的肝脏显像剂74～185MBq（2～5mCi），15～20分钟后开始显像。根据需要可行平面或断层显像，平面显像常规至少摄取前位、右侧位及后位影像，必要时添加左侧位、右前斜、左前斜、右后斜等体位。断层采集可由计算机处理出肝脏横断面、冠状面和矢状面影像，并可获得肝脏三维立体影像。

三、适应证

（1）幽闭恐惧等情况下不能施行 CT、MRI 等检查时，了解肝脏大小、位置、形态和肝内占位性病变。

（2）配合其他放射性核素检查作为阴性对照和定位，如用于下列显像过程中：^{99m}Tc-RBC 肝血池显像诊断肝血管瘤、^{111}In-白细胞显像诊断感染、^{131}I-MIBG 显像诊断嗜铬细胞瘤、^{99m}Tc-MAA 肝动脉灌注显像、^{67}Ga 显像诊断肝癌或其他肿瘤、单克隆抗体显像作肿瘤定位、^{133}Xe 测定局灶性脂肪变性、肝胆延迟显像诊断原发性肝癌等。

（3）协助鉴别诊断肝脏肿块，特别是在诊断局灶性结节增生（FNH）和肝腺瘤时。

（4）诊断巴德-吉亚利综合征。

四、正常影像

1. 位置　正常肝脏上界不超过右侧第五肋间，下界右侧下缘与肋弓相近，左侧下缘在胸骨剑突下。位置异常可表现为位置上移、下垂、陷入胸腔内、左右逆转等。肝脏位置下移常见于肺气肿等呼吸道疾病、内脏下垂、邻近器官的压迫等。腹内压增高患者肝脏可向正中线甚至向上推移。内脏转位者可呈左位肝。

2. 形态　正常肝脏前位一般呈直角三角形，边缘完整、光滑。肝右缘和上缘呈清晰的弧形，肝影近心脏可见心脏压迹。右侧位肝脏呈卵圆形、椭圆形、菱形或逗点状，变异较多，但正常影像边缘均光滑。前下方有向内凹的胆囊窝，后下缘存在右肾所造成的压迹。后上方由于肝静脉和下腔静脉的压迫也可形成压迹。后前位像左叶放射性明显低于右叶，主要由于左叶肝脏被脊柱掩盖，胃的挤压和遮挡也起部分作用。右叶下缘放射性略稀，可存在右肾之弧形压迹。脾脏影像在后前位较清晰。此外，正常肝脏形态多变，尚可见球形、帽状形、镰刀形、卵圆形等变异形状。

3. 大小　可通过肝右叶平行于正中线的右叶最大长径（R）和肝左叶通过身体正中线的肝左叶长径（L）来测定肝脏的大小。参考正常值：右叶长径（R）11～15cm，左叶长径（L）5～9cm。

4. 肝脏放射性分布　正常肝脏放射性分布基本均匀。由于肝右叶组织较左叶厚，右叶放射性高于左叶。左、右叶间常见条索状放射性稀疏，由圆韧带及镰状韧带压迹所致。肝下缘影像较模糊，此与呼吸运动的影响及组织较薄有关。近肝门处常见一凹陷性压迹，与汇管区血管、胆总管结构有关，其附近有胆囊窝与之相连。肝上缘的肝静脉与下腔静脉交界处，可出现局限性稀疏影。断层显像可以进一步显示肝脏内部的血管胆管和肝外脏器压迫所致的放射性稀疏、缺损或外形轮廓的异常。

正常情况下，肝脏、脾脏、骨髓可显影。使用 ^{99m}Tc-植酸盐时，肝功能正常时脾脏影像较淡。使用 ^{99m}Tc-胶体或 ^{113m}In-胶体时，脾脏显影较清晰。若脾脏摄取增加，脊柱（骨髓）明显显影，提示肝脏摄取降低，肝外摄取增加，往往是肝功能低下的表现。

肝断层显像（liver tomography）每层厚 5～10mm，重建三维立体图像后并可作电影显示。由于正常肝脏的形态多变，左右半肝体积相差较大，以及肝门区集中较大的血管和胆管，后者的结构在肝内亦甚丰富。这些因素可在断层影像中以无放射性区形式展示，分析时尤需认真辨别，以免误为缺损性病灶。

五、异常影像

肝胶体显像的异常影像主要表现在肝脏位置、大小、形态异常，放射性分布异常（局限性稀疏或缺损、弥漫性稀疏或缺损、局限性浓聚）及肝外放射性增高等。

1. 肝区局限性放射性稀疏或缺损　大小超过一定范围的肝内占位性改变，可表现为单个或数个放射性稀疏或缺损区。原发性肝癌、转移性肝癌、肝腺瘤、肝脓肿、肝囊肿等均可表现为占位性病变。肝内其他病变，如较大的肝硬化结节，以及某些肝外病变也可在肝脏现象时造成局部放射性缺损区。

2. 肝内放射性分布弥漫性稀疏　肝内放射性分布不均，可见多数散在的斑点状甚或斑片状放射性减低区，伴有肝脏大小和形态上的变化，且肝脏以外的放射性摄取可明显增加，常为肝硬化、肝炎、肝吸虫病、代谢性疾病等弥漫性实质性疾病以及肝内恶性肿瘤的表现。要强调的是，肝胶体显像对这些疾病的诊断及鉴别诊断并无特殊价值。

3. 肝内局限性"热区" 少数情况下，肝显像时可表现为局限性放射性浓集区，即局限性"热区"，多见于上腔静脉综合征、下腔静脉综合征、肝静脉闭塞症及巴德-吉亚利综合征；偶尔也见于肝硬化、肝血管瘤、肝脏 FNH 等疾病。

六、临床应用和评价

放射性核素胶体显像可提供对肿瘤大小、位置、手术切除范围的估计以及确定经皮穿刺活检的最适位置。与平面显像相比，肝断层显像对肝内占位病变的定位诊断较准确，对位置较深的占位性病变检出率较高，易于检出平面显像难以发现的直径在 1.5~2cm 的较小占位性病变。断层显像能够准确计算肝脏和脾脏的体积以及肝脾摄取放射性的比例，以定量评价其功能。然而，这种肝脏显像技术具有局限性而影响其临床应用，一是特异性差，二是对于 2cm 以下的肿瘤敏感性低。所有使正常肝组织受到损伤、KCs 减少或受损的疾病，均可导致肝胶体显像剂的摄取与分布异常。由于病变的检出基于正常肝组织的缺如，而不是异常组织的表达，因而其诊断特异性和敏感性均不佳，目前已被 CT、MRI 与超声显像所取代。

（杨吉刚）

第 4 节　去唾液酸糖蛋白受体显像评估肝脏储备功能

肝细胞癌是消化系统常见的恶性肿瘤。目前手术切除仍是大部分肝癌患者的首选治疗方法。然而，许多肝癌患者往往同时合并有肝硬化等不同程度的肝功能受损，肿瘤体积通常也较大，因此在术前对患者的肝脏储备功能进行准确的评估对预后预测尤为重要。过去曾用 CT 显像评价肝脏储备功能，通过 CT 三维成像计算剩余肝的体积，但单纯形态学估计的影响因素较多，准确性有限。

去唾液酸糖蛋白受体（asialoglycoprotein receptor，ASGPR）显像是近几年提出来的一种核医学受体显像技术。ASGPR 是存在于哺乳动物肝细胞表面的一种受体蛋白质，在肝炎、肝硬化等病理状态下其分布明显减少。利用放射性核素标记 ASGPR 的特异性配体，静脉注入体内后可以特异性的与 ASGPR 结合，通过 SPECT 显像能定量地显示其分布和功能状态，从而准确的评价肝脏的储备功能。

目前研究较多的 ASGPR 配体显像剂主要有 ^{99m}Tc-NGA、^{99m}Tc-GSA 和 ^{99m}Tc-LSA，其中 ^{99m}Tc-GSA 是比较理想的一种，并已在临床上应用于评价肝脏功能储备。术前根据 ^{99m}Tc-GSA 显像计算获得的肝功能参数估计肝脏的剩余功能，从而预测手术切除范围，以保证术后有足够的肝脏功能，降低术后死亡率。^{99m}Tc-GSA 功能参数的计算方法主要包括简单的计算比值的半定量法和通过较复杂的药代动力学模型及其曲线拟合获得受体结合容量的精确定量法。北京协和医院建立了比较简单的二室药代动力学模型的摄取指数（uptake index，UI）法，具有稳定、简单、可靠的优点，是目前较好的术前肝功能储备的评估参数。

（杨吉刚）

第 5 节　FDG-PET/CT 显像在肝脏肿瘤中的应用

PET 全称为"正电子发射计算机断层成像（positron emission tomography）"。与传统核医学成像技术一样，PET 也是利用示踪原理来显示体内的生物代谢活动。但是 PET 有两个不同于传统核医学成像技术的重要特点：一是它所用的放射性示踪剂是用发射正电子的核素所标记的；二是它的探测采用的是不用准直器的复合探测技术。

正是这两个特点使 PET 具有两个重要优点：①PET 常用的正电子核素 ^{18}F、^{11}C、^{15}O 和 ^{13}N 等是组成人体固有元素的同位素；由这些核素置换生物分子中的同位素所形成的示踪剂不会改变原有的生物学特性和功能，因而能更客观准确地显示体内的生物代谢信息。②符合探测技术替代准直器定位射线，使原本相互制约的灵敏度和空间分辨率都得到较大提高。

与单纯的 PET 相比，PET/CT（正电子发射计算机体层显像仪）可从解剖学对病变精确定位，既改善了 PET 图像的分辨力，又缩短了患者的检查时间，可以一次性同时获得 CT 的解剖图像和 PET 功能图像，两种信息互补，提高了对患者诊断的准确性。

一、原理

PET 所用示踪剂是由发射正电子的放射性核素标记的。这些核素因富含质子而不稳定，通过正电子衰变（β^+ 衰变）达到稳定状态。根据不同的需要，选择一种参与体内某一生理代谢过程的物质，并标记上一种发射正电子的核素（如 ^{18}F），由此形成示踪剂，如［^{18}F］-2-氟-2 脱氧-D-葡萄糖（［^{18}F］fluoro-2-deoxy-glucose，FDG）。将示踪剂静脉注入人体后，它首先在体内的血管系统扩散，并通过毛细血管壁进入组织。然后，或直接参与体内代谢过程，或被限制在某些特定的组织区域。最后，体内的示踪剂通过各种排泄途径而消失。PET 扫描仪可以探测从湮灭地点发出的 γ 光子，从而确定示踪剂在体内的位置，由此得到示踪剂在体内的代谢过程与分布图像。

二、显像剂

FDG 是目前临床最常使用的 PET 显像剂。^{18}F 是一种发射正电子的核素，半衰期为 109 分钟，适合进行 PET 或单光子发射计算机断层显像（SPECT）。FDG 的结构类似于葡萄糖，其中一个羟基基团被一个 F 原子所替代，摄取的过程开始类似于葡萄糖的糖酵解过程，经细胞转运后，在己糖激酶作用下被磷酸化；但与天然葡萄糖不同，FDG 经磷酸化后，生成 FDG-6-PO4，不再参与进一步的糖代谢过程，被滞留在细胞中作为示踪剂进行显像，反映机体内细胞的葡萄糖摄取过程。肿瘤组织是机体内一种异常的新生物，其细胞的代谢增生异常活跃，加上肿瘤细胞中葡萄糖转运蛋白和细胞内酶水平及基因表达均较正常细胞明显增加，肿瘤细胞中无氧糖酵解过程明显增加，表现出在有氧环境下的无氧酵解特征。使用 FDG 显像可以区别良性和恶性细胞中的代谢差异，发现代谢旺盛的恶性肿瘤组织。但由于一些良性病变（如炎症）同样会摄取较多的葡萄糖，导致 FDG-PET 显像上呈现高代谢，而一些恶性肿瘤由于其代谢的特殊性，不会表现为高代谢（如分化程度高的肝细胞癌含葡萄糖-6-磷酸酶，去磷酸化过程增强，FDG-6-PO4 含量低），导致 FDG-PET 的特异性较差。虽然由于病变类型的不同，肿瘤细胞对 FDG 摄取有所差异，但已有大量资料证实，显像在区别良恶性肿瘤，对恶性肿瘤进行分期、分级，探测恶性肿瘤复发和监控肿瘤疗效等方面均具有重要临床价值。

（一）显像前准备

（1）禁食至少 4 小时以上，部分患者腹部检查时可在显像前晚使用缓泻剂清肠。

（2）放射性药物注射前 10 分钟及检查前的一段时间，患者应完全处于休息状态；当进行脑显像时，患者还应进行视听屏蔽。显像前了解患者耐受能力，必要时使用镇静剂。

（3）放射性药物注射前应监测患者血糖。在高血糖状态下，病变组织对葡萄糖的摄取可以减少。

（二）显像剂与使用剂量

成人一般静脉给予 FDG 剂量为 370～555MBq（10～15mCi），儿童一般给予放射性药物剂量为 5～10MBq/kg（0.185～0.37mCi/kg）。

（三）图像采集

给药后 40 分钟嘱患者排空膀胱，根据患者身高确定床位数、扫描范围；颅底～股骨上端，一般为 5～6 个床位。局部 FDG 异常浓聚常视为阳性表现。半定量计算肿瘤各种摄取比值如肿瘤靶 / 本比值（即等范围兴趣区肿瘤与周围或对侧正常组织的放射计数比值）、标化摄取值［SUV（standard uptake value）=（局部放射性活度 /ml 组织）/（实际放射性注射剂量 /g 体重）］。

三、图像分析

正常的生理性摄取包括脑、心肌、肝、脾、胃、肠道和肾、膀胱等，椎旁肌等骨骼肌、胸腺也可摄取增加。异常摄取增加可见于肿瘤组织、正在愈合的手术创口、肉芽肿组织、感染和其他炎症组织。定量和半定量分析有助于鉴别恶性病变。

四、临床应用

1. 占位性病变良恶性的鉴别诊断　肝脏恶性肿瘤的细胞代谢一般呈异常活跃状态，加上肿瘤细胞中葡萄糖转运蛋白和细胞内酶水平及基因表达均较正常细胞明显增加，肿瘤细胞中无氧糖酵解过程明显增加，表现出在有氧环境下的无氧酵解特征。使用 FDG 显像可以区别良性和代谢异常活跃的恶性细胞的差异。但一部分分化程度高的肝癌细胞中葡萄糖-6-磷酸酶含量较高，去磷酸化过程增强，FDG-6-PO4 含量低，因此在 FDG-PET/CT 上常呈阴性。而一些良性病变，如肝脓肿、肝 FNH、肝腺瘤等，葡萄糖代谢也会增高，在 FDG-PET/CT 上亦表现为高代谢。此外，增强 CT、MRI 等检查对肝占位病变的鉴别有很大优势，FDG-PET/CT 在肝脏肿瘤良恶性鉴别上的优势很有限[1]。

2. 恶性肿瘤分期与分级及肿瘤转移灶的定位诊断　FDG-PET/CT 对肝细胞癌的诊断灵敏度欠佳，但对分化较低的肿瘤，特别是肝外转移的诊断有着较大的优势。一方面，由于组织代谢的改变早于形态学上的改变，因此 FDG-PET/CT 可以更早发现体积较小的转移灶；另一方面，FDG-PET/CT 多进行全身扫描，观察范围更大。因此，FDG-PET/CT 在肝恶性肿瘤的分期、分级及肿瘤转移灶定位方面存在较大的优势。

3. 肝脏恶性肿瘤临床治疗后疗效、肿瘤残余或复发的早期判断及预后评估　目前肿瘤疗效评价常用的影像学方法，是基于 CT 的影像标准，但需经历较长时间才能进行疗效评价。如能早期预测化疗反应并准确、及时地评价疗效，不仅有助于临床医师制定治疗方案，同时可减少无效治疗造成不必要的不良反应和医疗费用。FDG-PET/CT 可以反映组织代谢的情况，治疗后，病变在代谢上的变化会早于形态学的变化，因此，FDG-PET/CT 可以更早进行疗效的评估。同样，肿瘤的残余或复发在 FDG-PET/CT 也能被更早发现。FDG-PET/CT 可以提供组织代谢情况的半定量指标，即 SUV 值。一些文献报道，SUV 值可能是肝癌预后判断的一项重要指标。同时，肿瘤代谢体积也被报道与肿瘤预后相关[2]。FDG-PET/CT 在良恶性肿瘤鉴别、恶性肿瘤分期分级、检测恶性肿瘤复发和评价肿瘤疗效等方面具有重要临床价值。

在过去的 20 年中，肝实质显像曾在肝胆疾病的诊断中发挥过重要的作用，但是近年来随着超声、CT 和 MRI 等影像学检查基础的日益完善和设备的广泛应用，核医学肝实质显像在临床的应用受到一定的限制，但是它在某些疾病仍然是非常重要的一种辅助检查手段，与其他的影像学检查方法最大的不同之处在于，肝实质显像能反映器官的功能和病理生理变化，如肝癌在血流灌注显像的动脉期为放射性异常浓聚灶，肝血池显像显示出病变区的放射性与周围正常肝组织相近，而肝实质影像则表现为病灶部位放射性减低缺损区。近年来将 SPECT/CT、PET/CT 或 PET/MRI 功能与解剖结构影像进行多模态图像融合，使肝癌影像诊断的特异性、敏感性和准确性得到显著提高。

（杨吉刚）

参 考 文 献

[1] ZHENG J H, CHANG Z H, HAN C B, et al. Detection of residual tumor following radiofrequency ablation of liver metastases using 18F-FDG-PET/PET-CT: a systematic review and meta-analysis [J]. Nucl Med Commun, 2014, 35 (4): 339-346.

[2] PARIKH U, MARCUS C, SARANGI R, et al. FDG-PET/CT in pancreatic and hepatobiliary carcinomas: value to patient management and patient outcomes [J]. PET Clin, 2015, 10 (3): 327-343.

第 22 章 肝胆疾病的内镜诊断

第 1 节 胃 镜

消化内镜种类繁多，目前应用于临床中对消化道及其邻近器官疾病的筛查、诊断和治疗。根据内镜属性和功能可分为食管镜、胃镜、十二指肠镜、结肠镜、小肠镜、胶囊内镜、内镜下逆行胰胆管造影、胆道镜、放大内镜、超声内镜、激光共聚焦内镜、荧光内镜及免疫荧光内镜等，其中胃镜指可进入食管、胃、十二指肠降段，对上述部位进行直接观察、诊断、治疗的医学电子内镜。

一、技术原理

早在 1806 年，被誉为内镜发明人的德国法兰克福的博齐尼（Bozzini）开启了硬管式内镜发展的时代，他制造了一种以蜡烛为光源和一系列镜片组成的器具，用于观察动物的膀胱和直肠内部结构。随后在 1869 年，德国医生库斯马尔（Kussmaul）历经 60 余年制成了第一台硬式胃镜。1879 年柏林泌尿外科医生尼采（Nitze）研制出了第一个含有光学系统的内镜应用于泌尿系统疾病，这为此后第一个胃镜的诞生奠定了基础。后者为硬管式胃镜，由 3 根管子呈同心圆状设置，中心管为光学结构，第二层管腔内装上铂丝圈制的灯泡和水冷结构，外层壁上刻有刻度反映进镜深度。在 1932 年，德国人申德勒（Schindler）与器械制作师乔治沃尔夫（Georg Wolf）合作研制出半曲式胃镜，即为 Wolf-Schindler 式胃镜，光学系统由 48 个透镜组成，前端具有可屈性，因为它可以在胃内弯曲 30°～40°，获得更多角度的胃黏膜图像。1950 年日本制造出世界上第一台软式胃镜的前身。1957 年在我国，出现了第一台半可屈式胃镜。随后美国医生赫沙维茨（Hirschawitz）首先研制使用光学纤维胃镜，进入了一个新的时期，使内镜的检查水平提高一个层次。我国第一台纤维胃镜出现在 1966 年。1983 年美国 Welch Allyn 公司研制成功电子内镜，以微型电荷耦合器件代替光导纤维，其更高的分辨率及数字化使得胃镜应用范围更加广泛，诊断更加准确[1-2]。

按临床应用胃镜可分为诊断性胃镜和治疗性胃镜两大类。目前临床常用的电子胃镜全长约 90cm，可达到十二指肠降段。胃镜由电子内镜、光源系统和图像显示系统三部分组成，在胃腔内电子胃镜通过镜身前端的微型图像传感器进行成像，接收的图像信号传送到图像处理系统转换成电信号，再通过导线最后在图像监视器上输出处理后的图像，并进行储存、处理、显示。其中电子内镜系统包括镜体、物镜、传像元件、目镜、照明元件及辅助元件；照明系统包括照明光源、传光束等；图像显示系统包括 CCD 光电传感器、显示器、计算机、图像处理系统。消化内镜按光学视向角分为前视型、斜视型、侧视型三种，临床应用的电子胃镜均为前视型。胃镜可通过图像强化、染色内镜、放大内镜、激光共聚焦等技术，对观察部位进行详细识别及诊断，提高胃部疾病，特别是胃早癌及癌前病变的检出率。随着技术发展，目前胃镜不但是许多疾病诊断最准确的手段之一，并已成为微创治疗的重要工具。

二、胃镜检查的适应证与禁忌证

（一）适应证

出现上消化道症状时，以下情况考虑胃镜检查：
（1）怀疑有食管、胃、十二指肠病变患者；
（2）上消化道出血原因不明者；
（3）需定期随诊患者，如上消化道溃疡、慢性萎缩性胃炎、胃部术后等；
（4）无症状患者普查。

（二）禁忌证

无绝对禁忌证，主要为以下相对禁忌证：
（1）严重心脏疾病：严重心律失常、心肌梗死活动期、重度心力衰竭等；
（2）严重肺部疾病：如哮喘、呼吸衰竭不能平卧等；
（3）精神失常不能合作；
（4）食管、胃、十二指肠穿孔的急性期；
（5）急性重症咽喉部疾患胃镜不能插入者等；
（6）严重的贲门失迟缓症。

三、胃镜检查前准备

（一）患者的准备

1. 患者评估　首先对患者进行病情评估，了解一般情况，包括病史、检查目的、合并症，是否符合检查适应证，除外禁忌证，明确相关药物过敏史，特别需了解患者出血倾向，有无家族性疾病及特殊疾病史，有无长期口服抗凝药、抗血小板药、抗抑郁药、活血中药等，既往有无手术史或接受过胃镜检查，幽门螺杆菌感染情况和治疗史，肿瘤筛查患者需了解咽喉、食管、胃癌高危因素。

2. 操作前检查　完善一般检查，如血常规、血型、电解质、肝肾功能、凝血功能等。完善传染病相关检查，如乙肝五项、丙肝抗体、梅毒、艾滋病。完善近期心电图，高龄或心脏病高危患者当天心电图。

3. 完善知情同意　与患者及家属充分交代病情，告知胃镜检查目的、操作情况、注意事项、可能存在的所有风险、可能出现的并发症，签署知情同意书。

4. 无痛胃镜前进行麻醉评估　无痛胃镜检查前应在麻醉科进行麻醉评估，了解基础疾病病史、咽部手术史、既往麻醉情况、特殊用药史、药物过敏史，需要行气道检查评估。

5. 消化道准备　检查前禁食至少6~8小时，禁水至少4小时，如存在胃排空障碍或幽门梗阻情况，需要根据情况适当延长时间，必要时提前胃管置入冲洗，术前排空大小便。

（二）设备的准备

准备好内镜设备，进行内镜仪器调试，首先准备好图文报告系统，输入患者信息：姓名、性别、年龄、术者、操作间等，进行内镜注水注气和吸引通畅性检查，检查旋钮活动度，准备其他包括活检钳、手术操作器械、色素染色剂等。

（三）麻醉和体位

于检查前 10 分钟进行，含服利多卡因或苯佐卡因（或丁卡因）5 分钟。如需解痉剂，需要询问患者有无青光眼、前列腺肥大等病史。为提高胃内病变检出率，改善内镜下视野，推荐应用消泡剂、去黏液剂，如西甲硅油及链蛋白酶等。

需要调整患者体位，请患者左侧卧位，屈曲下肢，松解领口及腰带，头部略向前倾，注意询问有无松动牙齿，摘单个及其他活动性义齿，并置入牙垫，嘱患者轻轻咬住。

四、规范化胃镜检查操作要点

1. 操作原则　时刻保持爱伤观念，注意患者反应，给予适度解释和安慰，适当控制操作时间，操作困难时，及时请教上级医师，动作应轻柔，避免粗暴，危重患者需进行术中监护。

2. 操作技巧　左手持胃镜操纵部，右手在距离胃镜头端约 20cm 处持镜，弯曲部涂上润滑剂，经口插入胃镜后，至咽后壁，左手向下调节大旋钮到达咽喉部，经过左侧梨状窝，右旋镜身轻轻插入食管，因此部位易发生穿孔，须始终保持内镜视野清晰，切忌强行通过。操作需平稳、缓慢。

3. 观察顺序　需依次观察口咽部、食管、贲门、胃体、胃窦、幽门、十二指肠球部及十二指肠降部，通过旋转镜身、调节旋钮、反转镜身等操作技术，在退镜过程中全面观察每一个部位，并保存各个部位图像。

4. 观察内容　操作过程中需观察黏膜色泽与光滑度、黏液池、蠕动情况、黏膜皱襞、内腔形态等，对发现的病变，需要确定病变部位、病变大小及初步诊断，应用白光内镜充分观察，推荐应用色素内镜、电子染色内镜、放大内镜、激光共聚焦内镜等技术，进行精细观察，并做详细记录，留取不同角度、远中近景、吸气时及充气时、不同放大倍数的照片，同时进行组织活检，留取标本进行病理学检查。

五、胃镜在肝胆外科疾病诊断中的应用

（一）门静脉高压性胃病

门静脉高压性胃病指慢性肝病引起门静脉系统压力升高，胃静脉回流障碍，胃微循环发生改变，进而可导致胃黏膜毛细血管、小静脉扩张，胃黏膜水肿，胃壁动静脉分流异常开放，引起胃黏膜缺血，胃黏膜前列腺素 E2、胃壁黏膜表面结合的黏液量降低，出现一系列胃黏膜改变，组织学特点表现可有炎性细胞浸润、黏膜或黏膜下小血管扩张等。研究发现，食管胃底静脉曲张经反复内镜下硬化剂注射或套扎治疗，可能是门静脉高压性胃病发生及加重的重要因素之一，由于阻断了胃向食管的侧支循环通路，胃黏膜血流停滞，加重胃黏膜淤血而发生。门静脉高压性胃病是引起肝硬化患者非静脉曲张破裂出血的常见原因之一。临床表现缺乏特异性，多数患者行胃镜检查时发现，胃黏膜出现特征性马赛克样红斑，也有花斑型、猩红热疹及樱红斑点等表现，多发于胃底和胃体（图 22-1-1）。最常见分类方法包括 Mc Cormack 分类及 NIEC 分类。Mc Cormack 分类分为轻度及重度，轻度表现为红斑充血斑块，黏膜呈现细白网状类似蛇皮样改变或马赛克图案；重度表

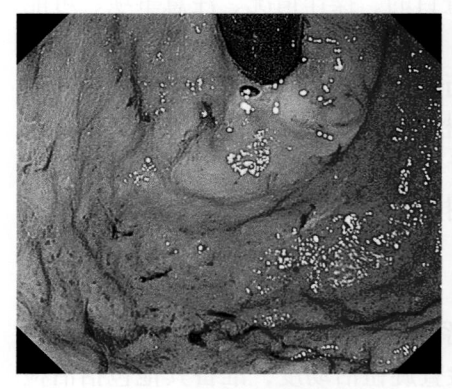

图 22-1-1　胃镜示胃底黏膜粗糙，广泛点片状充血，可见马赛克样红斑

现为弥散性樱桃红样斑点或弥漫融合性出血性胃炎。NIEC（新意大利内镜俱乐部）分类表现为蛇皮斑纹状胃小单位、红色征及黑棕色斑。门静脉高压性胃病具有特异性的内镜表现，通过胃镜检查可对其进行定性诊断，可直接观察黏膜病变程度，预测出血风险，但胃镜不能对胃壁的厚度及黏膜血流动力学进行估测，可行多层螺旋 CT 增强扫描并行三维血管重建，结合超声检查对门静脉高压性胃病血流动力学进行辅助评估。对出现门静脉高压性胃病的肝硬化患者，可给予降低门静脉压力、改善肝功能等治疗措施有助于胃黏膜的修复，同时给予胃黏膜保护剂等增强胃黏膜的抵抗能力，以治疗门静脉高压性胃病并预防其发生出血[3-4]。

（二）肝硬化门静脉高压食管胃底静脉曲张破裂出血

在肝胆疾病中，肝硬化失代偿期或其他原因出现门静脉高压症所致的食管胃底静脉曲张破裂出血十分凶险，若无胃镜的早期诊断及有效治疗，死亡率可高达 70%。胃镜作为侵入性的检查措施，目前是对静脉曲张进行筛查的主要方法，《肝硬化门静脉高压食管胃静脉曲张出血的防治指南》推荐采用胃镜检查确定患者是否存在食管胃底静脉曲张，并同时评估曲张静脉破裂出血的危险性。近年超声内镜的应用可提供更多信息包括静脉曲张的内部解剖结构变化和黏膜血流的改变，可提高早期的诊断率[5]。

在我国，食管静脉曲张按静脉曲张形态、有无红色征及出血危险程度分为轻、中、重 3 度：①轻度（G1）：食管静脉曲张呈直线形或略有迂曲，红色征阴性（图 22-1-2）；②中度（G2）：食管静脉曲张呈直线形或略有迂曲，红色征阳性，食管静脉曲张呈蛇形迂曲隆起但红色征阴性（图 22-1-3）；③重度（G3）：食管静脉曲张呈蛇形迂曲隆起且红色征阳性，食管静脉曲张呈串珠状、结节状或瘤状（不论是否存在红色征）（图 22-1-4）。

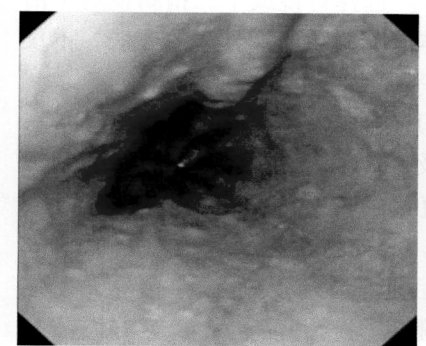 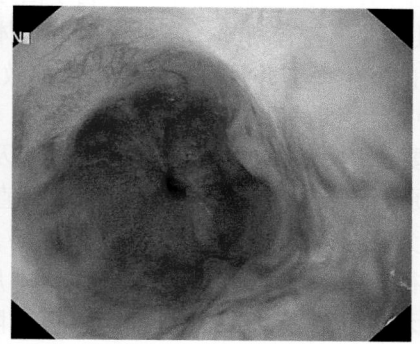 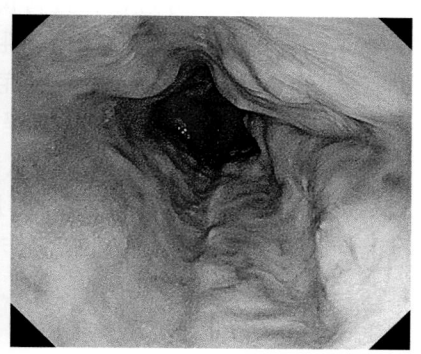

图 22-1-2　食管轻度静脉曲张　　图 22-1-3　食管中度静脉曲张　　图 22-1-4　食管重度静脉曲张

食管胃底静脉曲张的分级推荐应用 LDRf 方法，LDRf 分别代表静脉曲张在消化道内位置（location，L）、直径（diameter，D）、危险因素（risk factor，Rf），L 后紧跟脏器的英文名称的首字母，即食管 Le（esophageal）、胃 Lg（gastric）等，再以小写字母描述曲张静脉位于哪一段，食管包括上段（s superior）、中段（m middle）、下段（i inferior）分别记做 Les、Lem、Lei。孤立胃静脉曲张记做 Lg，胃底静脉曲张记做 Lgf，胃体静脉曲张记做 Lgb，胃窦静脉曲张记做 Lga，若食管静脉曲张延伸至胃底则记做 Le，g，若曲张静脉为多段，使用相应部位代号联合表示。D 记录曲张静脉最大直径，数字节点依据内镜下治疗方式。Rf 代表危险因素，表示观察到的曲张静脉出血的风险指数，包括红色征（red color，RC）、肝静脉压力梯度（HVPG）、糜烂、血栓（红色血栓或是白色血栓）、活动性出血及无以上因素。

依照是否有近期出血征象以及是否有急诊内镜下治疗的指征分为 3 个梯度：① Rf 0：无以上 5 个危险因素，无近期出血指征；② Rf 1：RC 阳性或 HVPG＞12mmHg，有近期出血的征象，需要择期进行内镜下治疗；③ Rf 2：可见糜烂、血栓、活动性出血，需要及时进行内镜下治疗。

胃镜检查是诊断食管胃底静脉曲张及出血的金标准，在检查过程中，需要对静脉曲张程度进行分级，并描述部位、直径、危险因素等，确定曲张静脉的数目及具体形态，进而可评估患者活动性出血风险。但胃镜诊断也存在一定的局限性，无法明确门静脉高压症患者具体的血流动力学情况，特别是门静脉分支及侧支循环情况，难以判断患者有无门腔分流道，需要结合门静脉血管 CT 重建等检查进行明确。胃镜通常可发现直径较粗的曲张静脉，但当静脉较细时容易漏诊，正常的胃黏膜皱襞也有误诊为曲张静脉的情况。近年来发展的超声内镜技术，通过超声探头可进一步了解胃黏膜下结构，早期诊断及鉴别是否存在曲张静脉，提高了确诊率，同时超声内镜能够精准地测量曲张静脉的管壁厚度、直径、血流量、流速，也可判断门静脉分流情况，获得曲张静脉的张力，为后续治疗提供帮助。

（三）胃镜在其他肝胆疾病诊治中的应用

胆道梗阻性疾病，如胆管结石、胆管狭窄等，可通过十二指肠镜下行逆行胰胆管造影术（ERCP）进行诊断、治疗，但十二指肠镜为侧视镜，在毕Ⅱ式胃大部切除术后出现胆道梗阻的特殊患者人群中，因术后解剖结构发生改变，且不同的外科医师在胃毕Ⅱ式手术进行胃空肠吻合时，有多种不同的手术方式，侧视镜进入输入袢后推进时易受阻，这使 ERCP 手术面临巨大的挑战。胃镜在这一过程中起到很大作用，因其为直视镜，可在前视状态下进镜，视野较好，操作相对简单，采用循腔进镜方法，即可在进镜、退镜时发现乳头，且发生肠道穿孔的风险较侧视镜小。在胃镜检查前也需要对原胃部手术方式及解剖结构进行充分了解，提高操作效率。但胃镜辅助下行 ERCP 也存在弊端，包括胃镜镜身较软，不易越过屈氏韧带处的肠曲，胃镜镜身较短，不易到达乳头，无抬钳器，无法控制导管运动、协助导丝、支架置入等过程，且胃镜的工作孔道直径较小，不利于治疗。选择胃镜或十二指肠镜对于治疗毕Ⅱ式胃大部切除术后胆道梗阻患者，各有利弊，需结合患者具体情况灵活选择合适的方法，不仅可有效降低操作难度，降低并发症的发生率，并且可大大提高诊疗效率[6-7]。

近年来，在 ERCP 操作过程中，胆道镜的应用越来越广泛，其可在直视下行胆道病变活检，在胆管良恶性狭窄鉴别中发挥重要作用。最初的经口子母胆道镜及 SpyGlass 胆道镜因操作过于烦琐、设备昂贵、工作孔道过小等原因，在临床中推广较为困难，直接经口胆道内镜检查受到关注，目前应用普通胃镜及超细胃镜作为直接经口胆道镜有着显著优势，为非专用内镜易于获得，单人操作，胆道图像质量高，工作孔径较大，且具有较好安全性，术后胆管炎、出血、穿孔等并发症发生率低，特别是对传统 ERCP 无法确诊及难取的结石、胆道梗阻和胆管肿瘤的诊断等方面凸显临床应用价值[8-9]。

胆囊结石为肝胆外科常见疾病之一，在结石引起的慢性胆囊炎患者中，胆囊胃肠道瘘为罕见的晚期并发症，包括最常见的胆囊十二指肠内瘘，其次为胆囊结肠内瘘和胆囊胃内瘘，其术前诊断困难，常在胆囊切除术中偶然发现，腹腔镜治疗胆囊胃肠道内瘘较困难，且有一定危险性，增加中转开腹发生率，且可能增加患者术后并发症的发生率和病死率，术前明确诊断尤为关键。因缺乏特异性临床表现及症状，漏诊率较高，腹部超声及 CT 检查可有胆囊壁增厚或胆囊萎缩表现，也可发现与周围胃肠道的界限不清晰，均提示需要行进一步检查排除。胃镜检查为诊断胆囊胃内瘘及十二指肠内瘘非常有价值的手段之一，可以直接发现位于胃、十二指肠等部位黏膜的窦道开口和嵌顿的结石[9-10]。

六、并发症及其处理

1. 损伤性并发症　内镜擦伤消化道黏膜或胃镜下活检时取材过深，可出现黏膜出血，局部部位血肿，合并感染可发展为脓肿，患者剧烈呕吐可发生贲门黏膜撕裂，严重时可发生出血，操作暴力、盲目进镜，或在深溃疡、憩室、肿瘤等病变部位活检、注气过多，引起消化道管壁穿孔，后者在梨状隐窝和食管下段多见，严重时可出现皮下气肿。及时发现并发症，予以暂时的禁食禁水，进一步行 CT 等检查评估病情，必要时及时进行有效的内镜下止血、封闭创面、外科手术、药物等治疗。

2. 诱发或加重原有疾病　在高龄、合并基础疾病、肿瘤、贫血、肥胖等患者，可能出现低氧血症、心律失常、呼吸心脏骤停、心肌梗死、误吸、脑血管意外等并发症，特别是无痛胃镜行全身麻醉患者风险更高，需在检查前完善评估，检查过程中予以密切监护，出现上述情况予以抢救。

3. 机体异常反应　包括对麻醉药物的不良反应，可出现头晕、头痛、血压下降等，过敏可出现皮疹、休克等表现，需要检查前进行麻醉评估，检查中监测，必要时应用药物治疗。患者情绪紧张后，可出现精神神经反应，如胃镜误入气管可出现喉头痉挛，立即出现剧烈咳嗽、呼吸困难、面色发绀等表现，需立即退镜嘱患者充分休息后再行检查。

4. 其他　置入口垫时张口过大，或习惯性颞下颌脱臼者，需要请口腔科进行复位治疗。

消化内镜历经两个多世纪，从硬式半曲式内镜、纤维内镜发展到电子内镜，近年来更向多样化、精细化、舒适化、规范化、人工智能化发展，目前消化内镜学已成为一门独立的学科。胃镜作为应用最广泛的内镜检查方法之一，在肝胆外科疾病诊断方面有着独特的优势，特别是针对门静脉高压性胃病、肝硬化门静脉高压食管胃底静脉曲张破裂出血的辅助诊断。掌握其工作原理、适应证及禁忌证、规范的操作方法和并发症的处理尤为重要。

（张澍田　程　芮）

参 考 文 献

［1］　BERCI G, FORDE K A. History of endoscopy [J]. Surgical Endoscopy, 2000, 14 (1): 5-15.

［2］　张澍田. 中国消化内镜学 40 年 [J]. 中华消化内镜杂志, 2019, 36 (1): 1-3.

［3］　THULUVATH P J. Portal hypertensive gastropathy [J]. Am J Gastroenterol, 2002, 97 (12): 2973-2978.

［4］　于中麟, 张澍田. 门脉高压性胃病 [J]. 临床内科杂志, 2001, 18 (2): 87-89.

［5］　中华医学会肝病学分会, 中华医学会消化病学分会, 中华医学会消化内镜学分会. 肝硬化门静脉高压食管胃静脉曲张出血的防治指南 [S/J]. 中华内科杂志, 2016, 55 (1): 57-72.

［6］　PARK T Y, BANG C S, CHOI S H, et al. Forward-viewing endoscope for ERCP in patients with Billroth Ⅱ gastrectomy: a systematic review and meta-analysis [J]. Surg Endosc, 2018, 32 (11): 4598.

［7］　ASGE TECHNOLOGY COMMITTEE, ENESTVEDT B K, KOTHARI S, et al. Devices and techniques for ERCP in the surgically altered GI tract [J]. Gastrointest Endosc, 2016, 83 (6): 1061-1075.

［8］　MOON J H, KO B M, CHOI H J, et al. Direct peroral cholangioscopy using an ultra-slim upper endoscope for the treatment of retained bile duct stones [J]. Am J Gastroenterol, 2009, 104 (11): 2729-2733.

［9］　ANGRISANI L, CORCIONE F, TARTAGLIA A, et al. Cholecystoenteric fistula (CF) is not a contraindication for laparoscopic surgery [J]. Surg Endosc, 2001, 15 (9): 1038-1041.

［10］　WU M B, ZHANG W F, ZHANG Y L, et al. Choledochoduodenal fistula in Mainland China: a review of epidemiology, etiology, diagnosis and management [J]. Ann Surg Treat Res, 2015, 89 (5): 240-246.

第 2 节　内镜逆行胰胆管造影术

内镜逆行胰胆管造影术（endoscopic retrograde cholangiopancreatography，ERCP）指应用内镜插入至十二指肠降部，经十二指肠乳头开口部位将造影导管插入至胆管或胰管并注入对比剂进行胰胆管显影、细胞刷检、活检、Oddi 括约肌测压等，称为诊断性 ERCP。以下将介绍 ERCP 技术发展史、临床应用指征、操作要点及其在几种常见肝胆疾病诊断中的应用。

一、ERCP 发展史

ERCP 于 20 世纪 60 年代后期问世，1968 年梅昆（Mecune）等首次报道了利用纤维十二指肠镜完成十二指肠乳头插管过程。1970 年德国苏亨德拉（Soehendra）等首次报道采用内镜下置入胆管塑料支架进行胆管内引流（endoscopicretrograde biliary drainage，ERBD）治疗胆管梗阻，同年日本学者报道了对 60 例患者的 ERCP 操作经验。1974 年河合（Kawai）、克拉森（Classen）等相继报道了经内镜十二指肠乳头括约肌切开术（endoscopic sphincterotomy，EST），1975 年日本川井和永井首先成功操作经内镜下鼻胆管引流（endoscopic naso nasobiliay biliary drainage，ENBD），1977 年武布斯（Wurbs）、Classen 采用 ENBD 治疗急性化脓性胆管炎。随着技术进步，ERCP 在胆总管结石的诊治方面应用越来越多，球囊导管取石、网篮取石和机械碎石等临床病例先后报道。在 1982 年，斯塔里茨（Staritz）首次应用内镜下乳头气囊扩张术作为 EST 的替代方法，1985 年卡拉斯科（Carrasco）将用于血管疾病的自膨式金属支架首次应用于胆管狭窄的治疗，此后胰胆管内的腔内超声检查（intraductal ultrasonography，IDUS）技术应运而生，可对胰胆管管腔内部形态进行细致观察，可辅助诊断壁内病变，后出现经口胆道子母镜、直接经口胆管镜、间接经口胆管镜等，在胆胰疾病的诊断及治疗中得到广泛应用[1-4]。

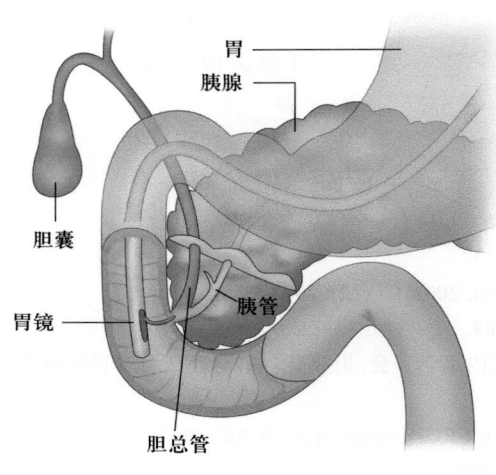

图 22-2-1　ERCP 示意图

我国的 ERCP 最早于 1978 年由陈敏章、王仪生分别进行了相关报道。后于 1980 年及 1981 年，周岱云、安戎分别介绍了应用 EST 治疗胆管结石的临床病例。1983 年，于中麟、鲁焕章率先应用 ENBD 技术治疗胆管梗阻。随着技术的不断开展及推广应用，目前我国 ERCP 应用越来越广泛，已达到国际一流水平，特别在肝外胆管结石、梗阻性黄疸等疾病的诊治方面，其疗效性、安全性得到认可[5-7]。2008 年中华医学会消化内镜学分会成立了 ERCP 学组，2010 年制定了首个《ERCP 诊治指南》，2018 年结合国内外最新研究进展，更新制定了《中国 ERCP 指南（2018 版）》，对 ERCP 适应证、禁忌证、并发症处理、操作方法及在肝胆、胰腺疾病诊治中的应用方面等进行概述，为我国 ERCP 操作规范化的推广和应用奠定了基础，ERCP 成为目前肝胆疾病重要的诊断、治疗手段[8-9]。见图 22-2-1。

二、诊断性 ERCP 的适应证与禁忌证

（一）适应证

（1）原因不明的梗阻性黄疸；

（2）临床表现、辅助检查支持胰腺或胆管疾病（如结石、肿瘤、硬化性胆管炎、寄生虫感染等）；

（3）胆囊或胆管术后结石复发或残留者；

（4）疑为胆源性胰腺炎、慢性胰腺炎、病因不明的复发性胰腺炎等；

（5）胰胆系先天性异常，如胆总管囊肿、胰腺分裂症、胆胰管汇合异常等；

（6）胆源性胰腺炎，或复发性胰腺炎缓解期；

（7）原因不明的上腹痛其他检查未明确者，须除外胆管及胰腺疾病者；

（8）疑为 Oddi 括约肌及胆管功能障碍需测压者；

（9）疑为胆道出血者；

（10）胰腺外伤后怀疑胰管破裂及胰漏者；

（11）胆管手术后怀疑有误伤及胆漏者；

（12）肝脏疾病及肝移植后须了解胆管情况者。

（二）禁忌证

（1）严重心、肺、肾、肝及精神病患者；

（2）非胆源性急性胰腺炎或慢性胰腺炎急性发作期；

（3）严重碘过敏者；

（4）存在妊娠并发症的孕妇，如胎盘剥离、胎膜断裂、惊厥或先兆流产等，应视为禁忌；

（5）其他上消化道内镜检查禁忌者。

三、ERCP 检查前准备

1. 患者评估　术前应对患者病情及全身状况作全面评估。首先需了解患者一般情况，包括病史、检查目的、合并症，关注患者体征、辅助检查结果，特别是血常规、肝酶、胆红素、淀粉酶等，结合患者 CT 胰胆管重建或磁共振下胰胆管重建影像学检查结果；了解患者是否符合 ERCP 适应证，并除外禁忌证；明确相关药物过敏史，特别需了解患者出血倾向，有无家族性疾病及特殊疾病史，有无长期口服抗凝药、抗血小板药、抗抑郁药、活血中药等；既往有无上消化道手术史，有无消化道改道，必要时首先行胃镜检查以确定十二指肠乳头位置，提高 ERCP 插管成功率。

2. 操作前检查　完善一般检查：血常规、血型、电解质、肝肾功能、胆红素、淀粉酶、凝血功能等；传染病相关检查：乙肝五项、丙肝抗体、梅毒、艾滋病；完善近期心电图，高龄或心脏病高危患者需当天心电图检查。

3. 完善知情同意　与患者及家属充分交代病情，告知检查目的、操作情况、替代方案、注意事项、可能存在的所有风险，详细表述 ERCP 术中、术后可能出现的并发症，并签署知情同意书。

4. 消化道准备　检查前禁食至少 6～8 小时，禁水至少 4 小时，如存在胃排空障碍或幽门梗阻，需要根据情况适当延长时间，必要时提前行胃管置入冲洗，或提前行胃镜检查观察胃、十二指肠情况，再行 ERCP。

5. 预防性应用抗生素　指南推荐有以下情况者可考虑预防性应用抗生素：已发生胆道感染的脓毒血症；肝门部肿瘤；胰腺假性囊肿的介入治疗；器官移植 / 免疫抑制患者；原发性硬化性胆管炎；有中、高度风险的心肺疾病；所有怀疑有胆管阻塞的患者、胰腺假性囊肿患者。

6. 预防胰腺炎　术前或术后于直肠应用吲哚美辛，可显著降低术后胰腺炎的发生率。

7. 咽部麻醉、镇静、监护　于检查前 10 分钟进行，含服利多卡因或苯佐卡因（或丁卡因）5 分钟。如需解痉剂，需要询问患者有无青光眼、前列腺肥大等病史。操作前需行麻醉评估，根据实际情况选择合适的镇静和麻醉方式，并进行严密的麻醉管理与监护，包括心电图、血压、脉搏及血氧饱和度等进行实时监测。术前建立静脉通道，应用于危重患者的有效抢救。

患者常规采用俯卧位或部分左倾俯卧位，注意询问有无松动牙齿，摘单个及其他活动性义齿，并置入牙垫，嘱患者轻轻咬住。

四、ERCP 操作技术要点

1. 进镜　进镜过程中应进镜到十二指肠降部再回拉，回拉过程中应保持视野清楚。十二指肠乳头可位于十二指肠肠袢的任何部位，必要时借助 X 线寻找乳头。

2. 选择性插管　选择性插管最重要的是把握正确的轴线，"长途"变"短途"是 ERCP 插管成功的关键。理想的插管环境是视野清楚、无气泡和肠道蠕动，与乳头"面对面"时，于中位锁定小钮准备插管。应避免用力过猛过大，要像做针线活穿针引线一样轻柔地插入乳头开口，插管困难时，通过拉紧、松开切开刀刀刃，调整方向可提高成功率，必要时可使用超滑导丝。

3. 放射技术要求　十二指肠镜到位后插管前先调整 X 线位置，摄定位参照片。X 线显示屏往往不如摄片清晰。对比剂浓度稀释到 50%，若胆管扩张比较明显，应进一步稀释，注入对比剂的量取决于胆管显示的清晰程度以及漏入十二指肠的对比剂的多少。为较好地显示胆道系统，应将对比剂充满整个胆道系统（包括胆囊）。对胆囊未切除的患者，为更好地观察肝内胆管，可将造影管的前端插至胆囊颈管以上。为使整个胆道系统都能充分显影，有时需改变患者体位，有时采取头高脚低位，稍向右转可避免脊柱遮挡胆管，有时将十二指肠镜更深地插入，使其在胃内成袢，使原被镜身遮挡的中部胆管得以暴露[10]。

五、ERCP 在肝胆外科疾病诊断中的应用

（一）胆总管结石

胆总管结石是胆管梗阻的常见原因。胆总管结石合并急性胆管炎患者可表现出腹痛、寒战高热和黄疸，称为 Charcot 三联征，同时出现休克及神经精神症状，称为 Reynolds 五联征。体征可有皮肤巩膜黄染、右上腹压痛、反跳痛、肌紧张，Murphy 征（＋）等。B 超及 CT 对胆总管结石有良好的诊断价值，但易受肠道内气体影响，B 超不能清晰显示胆总管下段，存在一定局限性。CT 不推荐

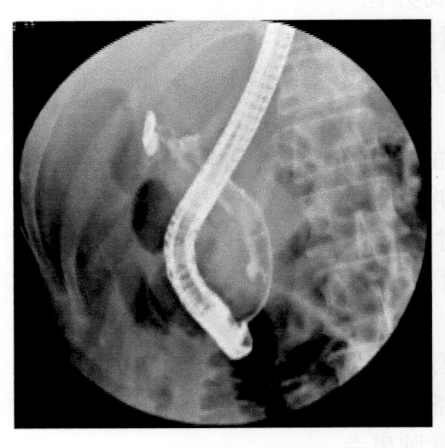

图 22-2-2　ERCP 诊断胆总管结石

作为检测胆总管结石的首选方法，如鉴别是否合并恶性胆管梗阻，可结合 CT 检查。磁共振胰胆管成像（magnetic resonance cholangiopancreatography，MRCP）是另外一种安全有效、非侵袭性的检查手段，在胆管结石诊断方面应用广泛，但 MRCP 检测微小胆管结石仍有不足，且不能准确鉴别嵌入的结石与壶腹内在的病变，对于壶腹病变早期诊断存在局限性，且不能取活检进一步明确诊断。超声内镜对于诊断胆管内小结石的敏感度及特异度都非常高，且安全性好，可作为胆总管结石患者的精确检查方法。我国最新指南考虑 ERCP 具有一定的创伤性和风险，术后有发生并发症风险，原则上不建议实施单纯诊断性 ERCP。对于 ERCP 阴性的可疑胆总管结石，可行胆管内超声检查，发现微小结石，具有补充意义，如图 22-2-2 所示。

（二）胆总管狭窄

不明原因的胆管狭窄是常见的消化系统疾病之一，鉴别良、恶性狭窄对治疗及患者预后至关重要。胆管良性和恶性狭窄的临床表现有相似之处，主要为梗阻性黄疸，可合并胆管炎，通过实验室检查及影像学检查，包括血常规、血生化、腹部超声、CT、MRI、MRCP 等可予以诊断，如上述检查仍不能确诊或同时需要治疗时，可行 ERCP 明确诊断，如图 22-2-3、图 22-2-4 所示。ERCP 对于诊断胆管良、恶性狭窄具有较高的敏感度和特异度，其可对胰胆管进行动态观察，获得清晰影像，准确观察胆管的解剖，通过造影观察充盈缺损情况，进一步明确梗阻部位、长度等。对难以确定病因的胆管狭窄，以及高度怀疑存在胆管疾病而行 CT、MRCP 未发现异常者，ERCP 具有较高的确诊价值。其次，ERCP 可以获得胆管狭窄部位的组织或细胞学标本，进行病理学检查，对于恶性胆管狭窄的诊断尤为

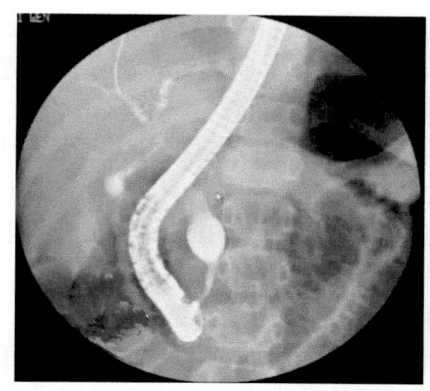 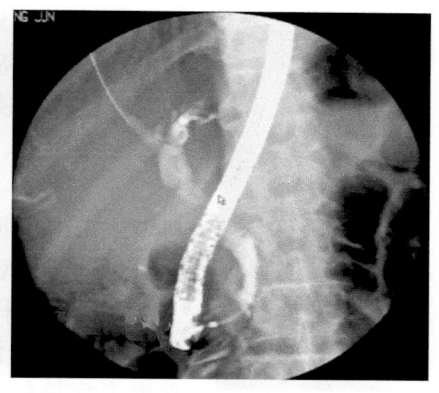

图 22-2-3　ERCP：胆总管良性狭窄　　　　图 22-2-4　ERCP：胆总管恶性狭窄

重要，其中细胞刷检获得细胞学诊断敏感性较低，联合组织活检可提高阳性率，可通过内镜超声引导下细针吸取细胞学检查（endoscopic ultrasonography-guided fine needle aspiration，EUS-FNA）获得组织学诊断。近年来，随着经口胆道镜的发展及应用，对良、恶性胆管狭窄的诊断、评估、鉴别等方面进行辅助诊断，可观察胆管内部情况，亦可直视下活检，研究发现对于胆管癌的诊断率可达90%[11-12]。ERCP 同时经乳头插入高频超声探头行 IDUS，有助于诊断恶性胆管狭窄（图 22-2-5），并对胆管外周围组织显影清晰，可辅助进行术前评估、分期，敏感性和特异性达 85%，特别是对于肝门胆管癌分期，其联合胆道镜的准确率达 95% 以上[13-14]。微探头共聚焦激光显微内镜（probe-based confocal laser endomicroscopy，pCLE）是一种新型内镜技术，可应用于体内观察组织表面形态学结构，可达细胞及亚细胞水平，明显提高普通内镜的准确率，被称为"光学活组织检查"，应用时将其插入至内镜活组织检查孔道，可获得放大约 1000 倍的组织图像。用于胆管系统的 pCLE，直径约为 0.94mm，操作过程中，采用荧光素钠作为对比剂，有很好的安全性，对不明原因胆管狭窄的诊断具有较高的敏感度，但其进一步的临床应用需要继续探索。

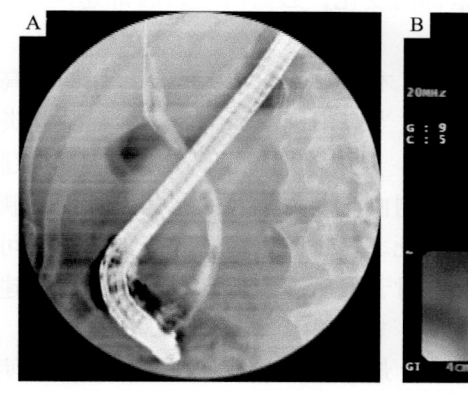 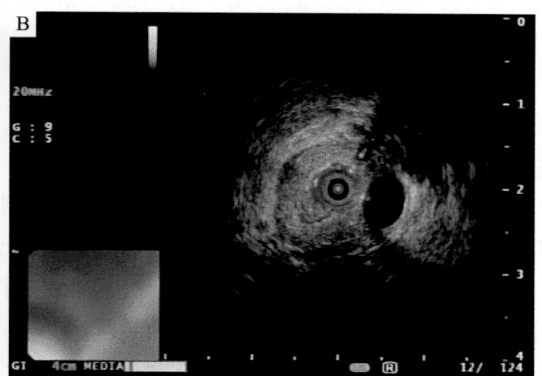

图 22-2-5　ERCP 联合 IDUS 诊断胆管狭窄

A. ERCP 造影示胆总管下段狭窄；B. IDUS 显示胆总管弥漫管壁增厚，尤以胆总管下段及壶腹部偏心增厚显著。

（三）ERCP 在其他肝胆外科疾病诊断中的应用

原发性硬化性胆管炎是一种慢性胆汁淤积性肝病，主要症状表现为慢性持续性梗阻性黄疸。ERCP 可清晰显示肝内外胆管的形态，可为枯树枝样改变、节段性串珠样改变等，是诊断该病的最佳方法。MRCP 诊断的敏感性和特异性低于 ERCP[15]。

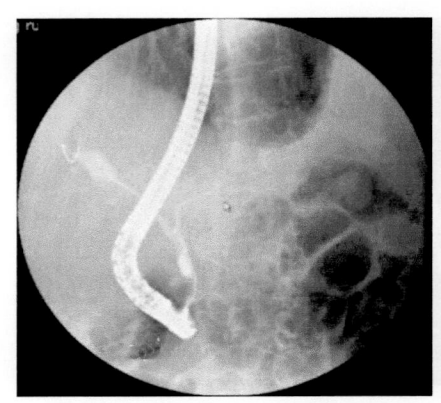

图 22-2-6　ERCP：胰胆合流异常

在先天性疾病方面，如胆胰管合流异常、先天性胆管囊肿等，ERCP 具有很高的诊断价值。胆胰管合流异常指先天性解剖结构异常，胆管及胰管在十二指肠壁外提前汇合，失去 Oddi 括约肌控制，导致胆汁、胰液反流，引发胰胆疾病，先天性胆管囊肿常与其相关（图 22-2-6）。儿童期因症状明显，可予以诊断，对症状不典型或未出现胆管扩张的患者，ERCP 有利于早期发现明确诊断，同时可进行分型。

在肝胆外科手术中，胆漏是常见并发症之一，是由于胆管损伤而引起的胆汁外流进入腹腔，引起腹腔多器官组织损伤。通常患者病情较重，可危及生命。治疗胆漏常采取再次外科手术治疗，但创伤较大，术后恢复较慢，应用 ERCP 进行胆管造影，可早期发现胆漏，并可以同时进行内镜下相关治疗，减少患者创伤。

随着肝移植手术技术发展，ERCP 在临床中应用越来越广泛。肝移植术后可出现胆道并发症，已经成为影响肝移植患者预后的重要因素。由于再手术风险较高、难度较大，ERCP 成为诊治肝移植术后胆道并发症的重要手段之一，可对胆道并发症的类型，如吻合口胆瘘、非吻合口胆瘘、胆管狭窄等进行评估，对于发生部位和病变程度做出明确诊断，同时可行内镜下治疗。

六、并发症及其处理

ERCP 的并发症主要包括急性胰腺炎、胆管炎、脓毒血症、消化道出血和肠穿孔。研究发现，并发症的发生与很多因素相关，包括原有胰腺疾病、胆管狭窄、胆胰管合流异常、口服抗凝药、插管的难易、对比剂注入胆管的量及速度、内镜操作熟练程度、切速失控、切缘凝固不足等[8-9]。ERCP 为侵入性操作，需严格掌握其适应证，按照规范化的流程进行操作，降低并发症发生风险。术后监测患者症状、体征、血常规、血生化、淀粉酶、脂肪酶等指标的变化，必要时完善腹部超声及 CT 以进一步评估病情，早期发现术后并发症，及时处理。

最常见并发症之一为 ERCP 术后胰腺炎，指在 ERCP 术后发生血清淀粉酶、脂肪酶高于正常上限 3 倍以及发生腹痛等一系列临床症状。根据具体情况，适当应用抗菌药物。于轻症胰腺炎患者，一般不需要预防性使用抗菌药物，对于合并胆道感染的患者，建议使用抗菌药物。对于重症胰腺炎患者，应当及时给予扩容灌注治疗，预防脱水及休克，严密监测血流动力学及尿量，推荐使用胰腺局部的蛋白酶抑制剂和抗菌药物，可降低感染并发症发生率和病死率。预防术后胰腺炎的发生，可在 ERCP 前或后立即经肛门给予吲哚美辛或双氯芬酸 50～100mg。对于术后胰腺炎高风险的患者，建议行胰管支架置入术，指南推荐使用 5F 胰管支架，若支架发生移位，需要内镜下拔除。

其次，出血是内镜下括约肌切开术最常见也是 ERCP 最严重的并发症之一，操作中使用混合电切模式较单纯电切模式可降低出血风险。ERCP 操作中发现的出血可使用电凝止血、氩离子凝固术、局部球囊压迫或金属夹夹闭进行有效止血，内镜下难以控制的出血可采用血管介入止血治疗或外科手术治疗。

ERCP 术中穿孔主要由于操作时内镜镜身引起的管腔穿孔，括约肌切开时超过了胆管或胰管壁内部分，引起腹膜后穿孔，以及导丝胆管外穿刺或支架移位引发穿孔等。发现穿孔需及时处理。对于十二指肠壁穿孔，可直接行内镜下闭合，可使用金属夹、内镜下缝合器械，困难时可使用金属夹联合尼龙套圈；壶腹周围部穿孔时应立即行内镜下闭合，使用全覆膜自膨式金属支架封闭穿孔部位，情况严重时需行外科手术治疗[9]。

经过数十年的发展，ERCP 技术从无到有，从诊断到治疗，从胆系疾病到胰腺疾病，已成为胆胰疾病诊治最重要的手段之一。我国 ERCP 发展仍充满机遇及挑战，技术的推广、规范化的培训及资质准入体系建设仍在不断完善中。未来通过不断开拓创新、精准规范等，ERCP 技术在肝胆外科疾病诊治中的应用将越来越广泛。

（张澍田　程　芮）

参 考 文 献

［1］ MCCUNE W S, SHORB P E, MOSCOVITZ H. Endoscopic cannulation of the ampulla of vater: a preliminary report [J]. Ann Surg, 1968, 167 (5): 752-756.

［2］ KAWAI K, NAKAJIMA M, AKASAKA Y, et al. A new endoscopic method: the peroral choledocho-pancreatoscopy (author's transl) [J]. Leber Magen Darm, 1976, 6 (2): 121-124.

［3］ CLASSEN M, DEMLING L. Surgical gastroscopy: removal of gastric polyps using a fiber-optic gastroscope [J]. Deutsche Medizinische Wochenschrift, 1971, 96 (37): 1466-1467.

［4］ STARITZ M, EWE K, MEYER ZUM BÜSCHENFELDE K H. Endoscopic papillary dilatation, a possible alternative to endoscopic papillotomy [J]. Lancet, 1982, 1 (8284): 1306-1307.

［5］ 陈敏章, 戴希真, 陆星华, 等. 内窥镜逆行胰胆管造影的临床应用Ⅰ: 检查方法和正常所见 [J]. 中华内科杂志, 1978, 17 (5): 354-360.

［6］ 陈敏章, 戴希真, 陆星华, 等. 内窥镜逆行胰胆管造影的临床应用Ⅱ: 异常所见及其诊断价值 [J]. 中华内科杂志, 1978, 17 (6): 403-409.

［7］ 于中麟. 简明消化系病内镜治疗学 [M]. 沈阳: 沈阳出版社, 1989: 144-152.

［8］ 中华医学会消化内镜分会 ERCP 学组. ERCP 诊治指南 (2010 版) [S/J]. 中华消化内镜杂志, 2010, 27 (3): 113-119.

［9］ 中华医学会消化内镜学分会 ERCP 学组, 中国医师协会消化医师分会胆胰学组, 国家消化系统疾病临床医学研究中心. 中国 ERCP 指南 (2018 版) [S/J]. 中华消化内镜杂志, 2018, 35 (11): 777-813.

［10］ 张澍田, 冀明, 于中麟. ERCP 技术规范化要领 [J]. 中华消化内镜杂志, 2009, 26 (7): 337-338.

［11］ LANGER D A, SHAH R J, CHEN Y K. The role of cholangiopancre atography (CP) and cholangioscopic forceps biopsy (CFB) in the management of pancreatobiliary (PB) diseases [J]. Gastrointest Endosc, 2002, 55: AB93.

［12］ SHAH R J, LANGER D A, ANTILLON M R, et al. Cholangioscopy and cholangioscopic forceps biopsy in patients with indeterminate pancreaticobiliary pathology [J]. Clin Gastroenterol Hepatol, 2006, 4 (2): 219-225.

［13］ ITO Y, SHIBUTANI S, EGAWA T, et al. Utility of intraductal ultrasonography as a diagnostic tool in patients with early distal cholangiocarcinoma [J]. Hepatogastroenterology, 2015, 62 (140): 782-786.

［14］ KIM H M, PARK J Y, KIM K. Intraductal ultrasonography combined with percutaneous transhepatic cholangioscopy for the preoperative evaluation of longitudinal tumor extent in hilar cholangiocarcinoma [J]. J Gastroenterol Hepatol, 2010, 25 (2): 286-292.

［15］ BOJAN D. PETROVIC, PAUL NIKOLAIDIS, et al. Correlation between findings on MRCP and gadolinium-enhanced MR of the liver and a survival model for primary sclerosing cholangitis [J]. Dig Dis Sci, 2007, 52 (12): 3499-3506.

第 3 节　胆 道 镜

胆道镜是胆道外科疾病主要诊疗手段之一，在我国各级医院得到广泛应用。胆道镜已由硬质胆道镜、纤维胆道镜，发展到目前的电子胆道镜，操控更灵活、视野更宽阔、影像更清晰。胆道镜在评估肝胆管内部病变如结石、狭窄及新生物等方面具有不可替代的作用，成为围手术期系统评估中重要的检查手段，并且随着镜下碎石、取石、胆道狭窄扩张等技术的不断推广与应用，其治疗价值更加凸显。胆道镜技术的日臻成熟对肝胆疾病的诊疗理念与模式产生了深刻的影响[1]。

一、发展史

1923年贝克斯（Bakes）用装有反射镜的近似耳镜样窥器，间接观察胆管，该镜被公认为是胆道镜的最早形式。1930年巴勒特（Barlet）由胆囊窦道插入膀胱镜窥视胆囊获得了成功。1941年麦基弗（McLver）发表了与瓦普勒（Wappler）共同设计的硬性胆道镜。此种胆道镜呈L形，长臂为45cm，短臂为7cm，直径为0.5cm，并附有灌注系统及照相系统。但此镜仅能完成镜下的观察，并不具备治疗功能。现代胆道镜始于1953年，维尔德甘斯（Wildegans）试制成功硬质胆道镜，并将其应用于临床。1965年由美国Shore和ACMI公司试制成功光导纤维胆道镜，末端可弯曲，可调式焦距，可供术中及术后使用，扩大了临床使用范围，成为胆道镜发展史上重要的里程碑。1971年KarL-Storz公司在此基础上将其微型化，并着力改进了光学系统的性能，增配了胆道镜取石、活检等设备，被临床沿用至今。随着内镜技术的迅猛发展，Olympus公司推出了电子胆道镜，因其具有图像清晰、视野宽阔、使用灵活等优点，迅速得到广大外科医生的认可。近年来，经口胆道镜（即胆道子母镜）的出现，为开展经十二指肠镜下直视胆总管探查、取石、胰管镜检提供了可能，治疗更具有针对性。经皮经肝胆道镜（percutaeneous transhepatic cholangioscopy，PTCS）技术的应用，为终末期胆石症患者提供了治疗的机会。

胆道镜被誉为肝胆外科医生的"第三只眼睛"和"另一只手"，其主要作用体现在以下几个方面：

（1）术中胆道镜检查可以直接观察肝胆管系统内部真实"世界"，有助于术者综合了解结石大小、胆管狭窄及扩张程度、胆管黏膜或新生物状况及性质、胆管下端十二指肠乳头括约肌功能状态。开展胆道镜下取石、碎石治疗对提高胆石症患者的疗效有着重要的作用。因此，胆道镜技术可为胆道疾病的综合评估、手术决策、优化治疗提供可靠的依据与手段。

（2）经T管窦道胆道镜取石是处理术后残余结石的首选方法，结合窦道扩张、镜下取石、碎石等成熟技术，可以显著提高肝胆管结石清除率并降低结石残余率[2]。对于无法耐受手术的终末期肝胆管结石患者，经皮经肝胆道镜技术是可供选择的治疗方案[3]。

（3）随着胆道镜下肝胆管狭窄段球囊扩张、支架置入等技术的逐步推广与应用，对良恶性胆管狭窄、术后胆瘘的诊疗也具有一定的应用价值。另外，超细镜在胆道早期癌变的诊疗中的作用值得关注。

（4）特殊用途。面对某些特殊情况例如肝断面残留线结、移位滑入腹腔的引流物、重症胰腺炎坏死组织及腹腔脓肿时，经腹腔窦道胆道镜下处置，不失为有效的应对方法。

二、技术特点

1. 胆道镜分类 胆道镜根据制作工艺及成像原理不同分为软镜、硬镜、纤维镜、电子镜。纤维胆道镜通过导向束传导图像，利用光线的反射原理，光导（玻璃）纤维集成束将光线（图像）从一端传导至另一端。纤维胆道镜的工作长度一般在380～450mm。钳道约2.0～2.2mm，配有三通阀及吸引按钮，可调节镜身前端的角度。电子胆道镜取消了目镜部分，在导光插头部增加了与图像处理中心连接的内镜电缆，利用光电信号转换，经图像处理中心处理，直接在监视器上呈现图像。

2. 常用胆道镜技术

（1）术中胆道镜检（IOC）：术中通常经胆总管切口或胆囊管残端开口行胆道镜检查。主要适用于胆石症术中取石，结合碎石技术可显著提高结石清除率，对诊断不明或疑似胆道肿瘤者时可行术中组织病理学活检，为手术规划提供帮助[4]。

（2）术后胆道镜检（POC）：胆石症术后拔除胆道引流管前，经过胆道影像学评估有确切残余结石证据者，均应行胆道镜检查，对降低术后残余结石率具有重要价值[5]。

（3）经皮经肝胆道镜（PTCS）：目前在国内较大的专科中心该技术已得到应用，一期或分期行穿刺窦道扩张后，实施胆道镜下取石、碎石等治疗。要特别指出的是，该技术仍难以避免术后结石复发率高这一难题，凡手术指征明确者应首选外科治疗。PTCS 可用于部分无法耐受手术的终末期肝胆管结石患者。

（4）经口胆道镜检查术（POCS）：与十二指肠镜联合使用，主要用于胆胰管的直视检查，但操作技术较为复杂。随着配件的不断完善，其治疗价值更加值得期待。

三、适应证

胆道镜的适应证[6-7]主要包括：①肝内外胆管结石。②胆管狭窄或胆肠吻合口狭窄。③胆道占位性病变。④胆道畸形。⑤胆道内蛔虫及异物。⑥肝移植术后胆道并发症。近年来，基于消化内镜在消化道早癌诊疗方面的成熟经验，胆道镜下对胆管上皮组织早期癌变的诊断工作也在探索中，借助胆管腔内超声、窄带成像（narrow band imaging，NBI）、亚甲蓝染色等检查方法，综合胆道黏膜、黏膜微血管结构及超声影像等表现做出判断。另外，超细镜已被用于处理细小肝胆管内结石，进一步提高了残余结石清除效果。

有以下情况者应慎用胆道镜：①伴肝硬化大量腹水、明显低蛋白血症者。②有明显凝血功能障碍者。③有严重心肺功能不全者。④长期应用激素者。⑤重度营养不良者。

对于营养状况良好、无基础疾病的患者，通常在开放手术后 6 周左右，待 T 管窦道形成良好，即可接受胆道镜诊治。腹腔镜手术由于操作损伤小、术后局部炎症反应轻，不利于窦道形成，应适当延长术后胆道镜诊治时间，一般在术后 8 周行胆道镜诊治。对于高龄、营养不良、严重糖尿病、长期应用激素、肝移植术后等患者如需行胆道镜治疗，宜在术后至少 12 周进行。有相对禁忌证如肝硬化腹水、低蛋白血症和凝血功能障碍者，经对症治疗后酌情而定。建议单次胆道镜操作时间≤2 小时，如有多次治疗需要者，要根据患者耐受性及并发症发生情况，择机安排下一次诊治。

四、术前评估与准备

在行胆道镜手术之前，手术医师应仔细询问病史，尽可能了解既往诊治情况。原发疾病及手术方式无疑会对胆道镜操作造成影响，例如肝胆管结石术后残余结石的复杂性及治疗难度明显高于单纯胆总管残余结石者，对于胆管空肠吻合术的患者，术者在镜下寻找胆肠吻合口及目标肝管过程中会面临着挑战。另外，胆道镜仅能从内部观察肝内胆管的情况，缺乏整体观，而且肝胆管变异情况较为常见，如术前未对肝胆管系统进行详细的影像评估，很容易遗漏病变胆管。因此，在术前应考虑采用以下检查方法：①超声是简便有效的检查手段，对判断结石大小、数量及部位具有较高的价值。② CT 及磁共振胰胆管成像（MRCP）有助于判断结石部位、胆管扩张及狭窄程度。除外，还可了解肝脏萎缩、增生、肝门转位及癌变等病变。③ T 管造影是评估胆道系统最为直接的影像学方法，术前仔细阅读 T 管造影片，对定位病变肝胆管树具有重要的意义。要提高胆道镜治疗的针对性与有效性，除要求术者具备娴熟的技术以外，术前系统性评估更具有指导意义。

在实施胆道镜诊治前应常规进行血常规、肝肾功能、凝血功能、心肺功能的评估及传染性疾病的检查，以筛查手术禁忌证者。在胆道镜诊治过程中，需要持续向胆管内滴注生理盐水以获得清晰视野，但大量生理盐水进入肠道，患者可能出现腹胀、腹泻和恶心呕吐，甚至水中毒，因此伴有心功能不良者，术中要严格控制注水速度与总量。在胆道镜操作中局部加压冲洗可能导致菌血症，甚至感染性休克。因此，应仔细评估重度黄疸、严重感染者的手术风险。对于操作较为简单或预计短时间内可完成的，如患者条件允许，可在门诊或日间病房施行。无法耐受手术或拟行球囊扩张等复杂处置者，可考虑予以静脉复合麻醉。

五、操作要点

胆道镜操作以左手持胆道镜硬性部分，右手持软性先端部分，通过左手拇指控制角度钮。多数胆道镜仅有上、下两个方向弯曲，靠角度钮控制，操作者通过转动镜身来控制左右方向。应循腔进镜，避免暴力、盲目进镜造成窦道或肠壁损伤。由于胆道镜较为纤细，如不规范使用极易造成损坏，为此应注意：①不能过度弯折镜身。②行液电或激光碎石时要求将光纤头端紧贴结石并远离镜头，避免损坏镜头。③腹腔镜术中使用胆道镜时，宜采用一次性使用 Trocar 并使用专业持镜钳。④退镜时复原角度钮。

在行胆道镜诊疗时，首先应明确胆总管情况，再依次逐支检查肝内胆管，结束治疗前要再次检查胆总管。结合术前影像学检查，寻找病变胆管开口或胆肠吻合口，而"彗星征"、碎石屑及浓稠胆汁往往有重要的提示意义。其中，"彗星征"表现为肝内胆管黄白色的漂浮带状物，其一端较细（头部），黏附于胆管壁，另一端逐渐增宽（尾部）且漂浮于胆液中，状如"彗星"，往往提示肝胆管开口狭窄及远端胆管残留结石，对于治疗起着指导作用。另外，无论术中还是术后胆道镜检查都不建议主动将镜身通过 Oddi 括约肌送入十二指肠，可能造成 Oddi 括约肌损伤甚至引发急性胰腺炎。

PTCS 是在建立经皮肝穿刺胆道引流（PTCD）通道的基础上，行窦道扩张，为后续胆道镜诊疗创造条件。目前临床上常用的 PTCS 技术有分期窦道扩张法和一期窦道扩张法。分期扩张法指以 6～8F 穿刺管行 PTCD 引流后，分期逐渐扩张窦道，最终更换为 16F 及以上引流管，待窦道形成牢固后进行胆道镜检查，整个治疗过程通常需要数周才能完成。一期窦道扩张法是指 PTCD 成功后直接使用扩张鞘管扩张窦道，直至满足胆道镜检所需。前者较为安全，易于推广，后者优势在于治疗时程明显缩短。

六、并发症及处理

胆道镜的主要并发症包括胆道感染、胆道出血、引流管脱落、窦道破裂或断裂等。其中胆道感染是最为常见的术后并发症，如存在胆道梗阻、复杂性肝胆管结石、胆道镜操作时间长（>1 小时）或术中反复胆道加压冲洗等情况下，更容易造成胆管炎或菌血症，重者可出现感染性休克、多脏器损害等严重后果。因此，操作时严密观察患者反应，如出现寒战、高热时，要果断及时终止，术后予以抗生素治疗。

出血多与凝血功能障碍、碎石手法不当、暴力取石等因素有关。面对肝硬化、门静脉高压症等高危人群时，更应仔细操作。少量的出血一般经压迫后可自行止血，如出血量较大，应立即停止取石操作，以镜身或重新置管压迫止血，术后予对症治疗，同时要严密观察胆道引流和粪便性状。

窦道破裂或断裂多与窦道愈合不佳、盲目进镜及暴力取石有关，一旦明确有窦道破裂，需立即重新置管，利用导丝引导方法可提高置管成功率。发生窦道断裂后，大部分病例丧失重新置管的机会，此时观察与治疗的重点应以控制腹膜炎发作为核心。

T 管脱落导致窦道闭合也是胆道镜术后常见的并发症，多与取石后置管不到位、患者体位变化及引流管维护不当有关。一般在发现后 24～48 小时以内，可以尝试经胆道镜下或 X 线下置入导丝后再次置管。

目前胆道镜作为微创诊疗技术的代表之一，已在我国各级医疗中心得到了广泛应用。经过不断发展，胆道镜技术已日臻成熟。胆道镜在评估肝胆管内部病变如结石、狭窄及新生物等方面具有不可替代的作用，成为围手术期系统评估中重要的检查手段，并且随着镜下碎石、取石、胆道狭窄扩张等技术的不断推广与应用，其治疗价值更加凸显[8]。胆道镜技术对肝胆疾病的诊疗理念与模式产生了深刻的影响。虽然目前国内胆道镜技术水平发展尚不均衡，临床应用过程中还存在诸多不足，相信随着规范化胆道镜技术的逐渐推广与应用，必将有力地推动胆道外科的发展。

（何　宇　唐腾骞）

参 考 文 献

[1]　AYOUB F, YANG D, DRAGANOV P V. Cholangioscopy in the digital era [J]. Transl Gastroenterol Hepatol, 2018, 3: 82.
[2]　PU Q, ZHANG C, REN R, et al. Choledochoscopic lithotripsy is a useful adjunct to laparoscopic common bile duct exploration for hepatolithiasis: a cohort study [J]. Am J Surg, 2016, 211 (6): 1058-1063.
[3]　王平, 陈小伍, 王槐志, 等. 经皮肝胆道镜碎石在治疗肝胆管结石中的应用 [J]. 中国内镜杂志, 2013, 19 (5): 511-515.
[4]　CUI L, XU Z, LING X F, et al. Laparoscopic hepaticoplasty using gallbladder as a subcutaneous tunnel for hepatolithiasis [J]. World J Gastroenterol, 2014, 20 (12): 3350-3355.
[5]　LI S Q, LIANG L J, PENG B G, et al. Hepaticojejunostomy for hepatolithiasis: a critical appraisal [J]. World J Gastroenterol, 2006, 12 (26): 4170-4174.
[6]　中华医学会外科学分会胆道外科学组, 中国医师协会外科医师分会胆道外科医师委员会. 胆道镜在肝胆管结石病诊断与治疗中的应用专家共识 (2019 版) [S/J]. 中华消化外科杂志, 2019, 18 (7): 611-615.
[7]　中华医学会外科学分会胆道外科学组, 中国医师协会外科医师分会胆道外科医师委员会. 胆道镜临床应用专家共识 (2018 版) [S/J]. 中国实用外科杂志, 2018, 38 (1): 1-4.
[8]　孙晓东, 孙大伟, 王光义, 等. 微创技术在肝胆管结石诊治中应用进展 [J]. 中国实用外科杂志, 2016, 36 (3): 337-340.

第 4 节　腹腔镜诊断

腹腔镜在肝胆肿瘤诊断、分期中的应用主要取决于肝胆肿瘤外科与现代腹腔镜外科的有机结合。一方面，有待于广大肝胆外科医生重新认识并掌握现代腹腔镜技术和超声诊断技术，不仅由单纯的诊断分期走向了诊断-鉴别诊断-治疗一体化，而且腹腔镜超声诊断技术使外科诊治如虎添翼。另一方面，现代腹腔镜外科医生应客观科学地认识腹腔镜探查肿瘤分期与传统开腹探查手术的优缺点，以便扬长避短，优势互补，立足现有条件，选好适应证，普及和发展现代腹腔镜外科技术。微创（精准）外科时代，更需要腹腔镜外科医生与肿瘤外科医生精诚合作，充分发挥腹腔镜、超声诊断和开腹手术各自的优势，为腹腔镜诊断（diagnostic laparoscopy）创造广阔的应用前景。

一、技术简介

早在 1901 年，俄国妇科医生奥特（Ott）首次用腹腔镜观察盆腔，随后德国的克林（Kelling）用腹腔镜诊断胃肠道疾病。这些医学先驱们当时就意识到，观察腹腔的前提条件是必须要有一种技术使腹壁膨胀，以便使观察设备能安全进入腹腔内。1920 年，雅各贝乌斯（Jacobaeus）首次提出了

"腹腔镜气腹"概念，并报道了腹腔镜在诊断腹腔疾病中的作用，这些疾病包括肝硬化、腹腔转移性肿瘤以及结核性腹膜炎等。伯恩海姆（Bernheim）将腹腔镜技术介绍到美国，但因光学设备的限制，腹腔镜的作用没能得到很好的发挥。后来，贝内迪克特（Benedict）等改进了腹腔镜技术，将其用于腹部肿瘤的诊断，并发现妇科疾病合并胃癌或结肠癌是造成腹水的原因之一。1930 年，费弗尔斯（Fervers）首创二氧化碳取代室内空气建立气腹的新技术，保证了气腹的安全性。1938 年，韦赖什（Veress）发明了一种弹簧气腹针，能安全地将气体注入腹腔内。

腹腔镜检查作为一种评价盆腔病变的实用技术，被妇科医生应用多年，现在已经是最常用的妇科手术操作之一。目前，诊断性的腹腔镜检查也被肝胆外科医生用于腹部疾病的诊断，并且根据需要与疾病的微创治疗相衔接，由此加速了腹腔镜作为一种诊断工具的使用[1]。目前，诊断性腹腔镜检查已经发展为诊断腹腔、盆腔病变的工具，外科医生们也正在拓展腹腔镜的新用途。随着肝胆肿瘤标志物检验方法的普及，以及影像学技术的日益发展，越来越多的肝胆肿瘤在疾病早期即可被发现，并得到有效治疗，患者的 5 年生存率较前有明显提高。然而对于肝脏边缘或者表浅的小肝癌，由于影像学技术的自身缺陷，常不能得到有效诊断，现代腹腔镜检查技术则可弥补这一不足。

二、诊断价值

肝脏肿瘤一旦被确诊后，能否行外科根治性切除术与下列因素有关：肿瘤的大小和位置、肿瘤与肝内外血管的关系以及肿瘤是否肝外播散，其他部位有无转移病灶，肝储备功能级别等。尽管术前影像学检查手段已取得很大进步，并且多种术前检查手段可联合应用，但研究显示，仍有部分肝癌患者剖腹探查后发现不能进行根治性手术。不能根治切除的原因中，2/3 有肝外病灶，1/3 为肝脏局部问题。所以，对于疑有肝外转移或肝脏不能切除的肝癌患者来说，需要更敏感的筛选手段来确定肝癌的分期，避免不必要的手术探查。而术前超声的准确性依赖于操作者的临床经验，患者肥胖、肠道气体、肝脏隐匿于肋骨下等因素限制了超声对肝脏小肿瘤的诊断。发展术中超声的始动因素是因为传统的影像学检查方法对肝癌的诊断敏感性较低。一组 140 例肝脏外科手术患者术中超声敏感性的研究报道显示，术中超声发现 25 例患者中有 45 处 CT 未能发现的病灶，其中 5% 的患者术中超声检查后双手探查未能发现右叶深部的肝脏肿瘤。术中超声能发现直径小于 0.3cm 的肿瘤，而其他影像学检查不能诊断直径小于 1cm 的肿瘤。术中超声还有其他优点，如仔细描述肝段的解剖、确定肝脏的病灶性质等。乔提（Choti）等[2]报道术中超声能改变 31% 患者的治疗计划，如缩小或者扩大肝脏的切除范围。他还发现在行肝叶切除时术中超声能确定肿瘤的范围，描述肿瘤与血管的关系，还能确定复杂的胆管癌与胆管的关系。术中超声也能观察肝癌冰冻治疗或射频消融治疗后的变化情况，确定是否仍有肿瘤残存或肿瘤能否切除。术中超声是诊断肝脏肿瘤最敏感的手段之一，大约 25% 的病变术前通过 CT、血管造影、MRI 和超声等未被发现而能够被术中超声发现。腹腔镜与术中超声的联合应用能避免不必要的手术探查，也能切除一些其他影像学检查认为不能切除的病灶。因此，术中超声是外科医生精细触觉的延伸，腹腔镜则是外科医生视觉的扩展。

腹腔镜检查可通过精确评估病变范围，最大限度地减少对于肿瘤的误判。腹腔镜技术和手术技巧的进展，使腹腔镜成为恶性肿瘤诊断、分期及判断手术的姑息与根治性的理想工具。腹腔镜下对于腹腔脏器组织的观察对比其他检查手段有明显优势，如能够发现小网膜囊及肝包膜下的肝癌微小转移灶。虽然腹腔镜在触觉、辨识淋巴结、血管结构和肿瘤本身方面存在一定限制，但这些限制可以由腹腔镜超声技术所弥补。准确判断患者究竟能否在肿瘤根治性切除手术中获益或者是否适宜接受姑息治疗，能够最大限度地减少不必要的开腹手术。对于无法进行肿瘤根治性切除的患者，可选择先行新辅助化疗，降低肿瘤分期后，再择期进行肿瘤根治性切除术。

三、适应证与禁忌证

1. 适应证　诊断性腹腔镜检查适用于肝硬化患者和晚期肝病活检后怀疑有出血倾向的患者。在腹腔镜检查过程中，术者可以对任何正在出血的活检处，使用电灼或其他止血技术，进行定向止血操作。原发或继发性肝脏恶性肿瘤的评估可通过腹腔镜检查得到优化，大部分位于肝脏表面的肿瘤，或者分布在腹膜上的肝癌转移灶可以在腹腔镜下直视（图 22-4-1）。腹腔镜可以发现其他检查方式难以发现的小卫星灶（<1cm）。同时，在检查过程中，可对肝胆肿瘤的具体分期进行评估。关于腹腔镜检查在腹腔恶性肿瘤分期中的应用，详见第 68 章第 4 节 "腹腔镜肝胆肿瘤分期评估术"。

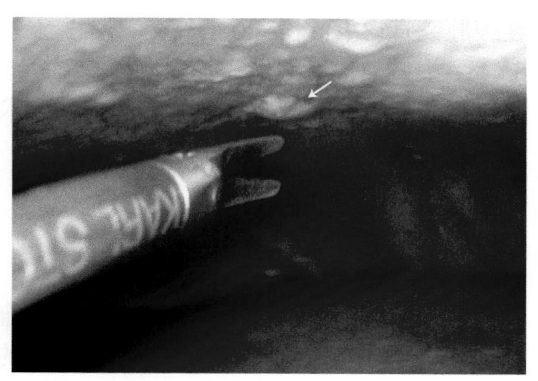

图 22-4-1　腹腔镜探查见腹膜上的胆管细胞癌转移灶（箭头）

随着现代影像学技术的发展，B 超、CT 以及 MRI 均可发现肝脏实质内直径 >1cm 的实体占位病灶，结合肿瘤标志物的检测，位于肝脏实质内的小肝癌的诊断并不困难。然而，对于肝脏边缘或者表浅的小肝癌，由于缺乏足够的组织对比，以上影像学技术常不能提供有效的诊断[3]。而腹腔镜可以发现 S6 段、S7 段之外 70% 肝表面的病理改变。笔者认为，对于 AFP 持续阳性 >1 个月，而影像学检查阴性，高度怀疑肝脏表面小肝癌者，征得患者同意后，应积极地实施腹腔镜探查，可提高小肝癌的诊断率。术中发现肝脏边缘或者表面有灰白色或者橘黄色结节，送快速冰冻病理学检查即可确诊是否为肝癌[4]。

一般来说，腹腔镜检查的适应证相当广泛，并且仍处在不断扩展中，通常可应用于以下情况：①急腹症，②慢性腹腔/盆腔疼痛，③不孕，④肝胆疾病及肝胆肿瘤，⑤腹水，⑥肿瘤分期，⑦盆腔肿瘤，⑧外伤。

2. 禁忌证　常见的有以下几种情况：①膈疝，②血流动力学不稳定，③机械性或麻痹性肠梗阻，④未纠正的凝血功能障碍，⑤严重心肺疾病，⑥无法复位的腹外疝，⑦腹壁感染。

因腹腔内注入的气体可导致张力性气胸，随之影响血流动力学并引起呼吸功能的恶化，因此膈肌破裂的患者不能建立气腹。病情危重或严重外伤的患者血流动力学储备耗尽，气腹会导致血流动力学改变，使得病情加重不宜行腹腔镜检查寻找病因。

肠襻极度扩张充气或充气有液平的患者，不宜行腹腔镜检查，否则肠穿孔风险增加。未纠正的凝血功能异常会增加出血风险，导致腹腔镜检查的成功率下降，并发症增多。有严重心脏疾病的患者需要进行细致的术前准备。稳定性心绞痛并不是手术的绝对禁忌证，但术前需要与麻醉医生进行详细沟通，术中密切注意患者的血流动力学改变。严重阻塞性肺病可因 CO_2 气腹导致高碳酸血症，加重酸中毒。

四、术前准备及术中监护

尽管腹腔镜技术也有一定并发症，但是严格的病例选择可以使并发症发生率降到最低。气腹可对心肺功能造成不利影响，对有心肺疾病的患者应该严格筛选病例，掌握好手术指征。由于老年恶性肿瘤患者常合并慢性阻塞性肺病或心脑血管疾病，在进行腹腔镜检查之前应该进行全面的体格检查、必要的化验和影像学检查。对合并有肝脏基础病或营养不良者还要做凝血功能检查，酌情输入新鲜冰冻血浆或维生素 K 以纠正凝血功能的不足，另外血小板计数也应在正常范围内。

尽管大多数腹腔内肿瘤即使不用腹腔镜也可获得诊断，但腹腔镜对其他方法诊断不清的腹腔内病变有很大的帮助。对不明原因腹水、腹痛、体重减轻或腹部包块者应该早期做腹腔镜检查，必要时可在腹腔镜直视下活检。

术中监护包括心电监护、潮气末 CO_2 监测、血压监测等。应该导尿并留置尿管观察尿量，排空膀胱以预防腹腔镜穿刺时导致的膀胱损伤。术前还应放置胃管以便排空胃内的液体或气体。通过术前 CT 或 B 超检查确定病变部位和选择穿刺点。

五、诊断性腹腔镜检查流程

1. 器械准备　诊断性腹腔镜常用的辅助器械有：活检钳、牵引钳和大网膜的无损伤抓钳、腹腔内牵开器等。诊断性腹腔镜检查用到的器械和普通腹腔镜手术的器械差别不大，主要包括标准光源、光纤线缆和气腹机；还有 12mm 和 5mm 的套管针、腹腔镜剪刀、钝头探针、冲洗器、无损伤抓钳、施钳夹、闭合器、持针器、止血器械等；若术前估计要进行组织活检术，须准备经皮肝活检穿刺针。

2. 穿刺点选择　根据具体情况选择 2～3 个穿刺点。脐孔是气腹针（10mm）穿刺常选的位置，并且最终作为腹腔镜的入口。其他气腹针穿刺点根据病变位置及操作需要而设。

3. 检查过程　检查者应位于暴露区域的对侧，跨过腹部前正中线进行操作，助手则站在其对侧，监视器应放置在两者面前。操作时应仔细分离所有粘连，以暴露目的区域。探查各区域时应遵循一定的顺序，以保证没有遗漏。

4. 术中荧光显像技术的应用　近年来，将术中荧光显像技术和腹腔镜微创技术结合的荧光腹腔镜技术正逐步应用于临床，荧光显像实时导航在肿瘤的诊断与治疗中的应用价值正逐渐体现。荧光染料吲哚菁绿能被肝细胞选择性摄取，然后以游离形式从胆汁经肠道排出，无肠肝循环，也不从肾等肝外脏器排泄。由于胆汁排泄在人肝细胞癌中受损，因此 ICG 在肿瘤组织中滞留，通过特殊的装置可以检测到滞留的 ICG，从而达到显示肝脏肿瘤的目的。荧光腹腔镜技术由荧光染料（如 ICG）及荧光腹腔镜设备（如加拿大 NOVADAQ 生产的 PINPOINT）两部分构成。高分化肝癌组织能摄入 ICG，但不能正常排泄 ICG 至胆道，因此可较长时间显示荧光；中分化肝癌组织中部分细胞丧失摄取功能，同时另一部分肿瘤细胞有摄取功能但排泄功能异常，因此显示为不均匀荧光（图 22-4-2）；低分化肝癌组织和外源性肝内转移灶的癌细胞几乎完全丧失或本身不具备肝细胞功能，因此不能摄取 ICG，不显示荧光，而肝癌组织周边的正常肝脏组织因受压迫常导致 ICG 排泄延迟，因此表现为环绕癌组织的环形荧光[5]。此外荧光腹腔镜技术在前哨淋巴结定位中也发挥重要作用。当然，ICG 荧光显像技术有局限性，一是无法显示位于肝脏深部的肿瘤；二是对于肝硬化结节、肝脏增生不良结节，有较高的假阳性率[6]。

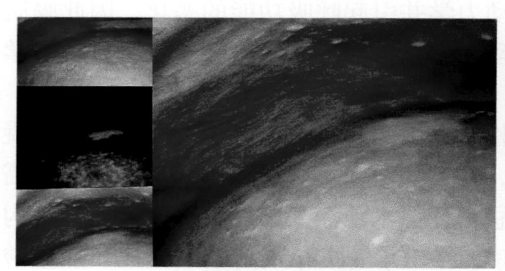

图 22-4-2　腹腔镜下肝癌转移灶 ICG 荧光显像
箭头所指为肿瘤，包括腹壁上及肝脏表面的微小转移灶，
这些术前影像均难以显示。

综上所述，诊断性腹腔镜在诊断腹腔内的微转移灶方面为 B 超、CT、MRI 等影像学检查提供重要的补充；在诊疗一体化方面具有独特的应用价值，即能以尽可能小的创伤获得确切的诊断依据，并能在开腹手术前进一步确定其可切除性，避免无谓的开关术（开腹探查术）[7]。此外，还可选择合适的患者直接在腹腔镜下行姑息性手术，减少给肿瘤患者额外带来的创伤和经济负担。

（闫　军）

参 考 文 献

［1］　张澍田, 于中麟. 腹腔镜诊断价值的再评估 [J]. 中华消化内镜杂志, 2000, 17 (5): 261-262.

［2］　CHOTI M A, SITZMANN J V, TIBURI M F, et al. Trends in long-term survival following liver resection for hepatic colorectal metastases [J]. Ann Surg, 2002, 235 (6): 759-766.

［3］　祝智军, 李大伟, 申屠刚. 腹腔镜诊断和治疗小肝癌临床研究的初步报告 [J]. 中华肝胆外科杂志, 2004, 10 (3): 159-160.

［4］　宗明, 陈汉. 腹腔镜肝叶切除术 [M]// 吴孟超. 肝脏外科学. 2 版. 上海: 上海科技教育出版社, 2000: 601-605.

［5］　曾思略, 曾宁, 祝文. 三维可视化联合吲哚菁绿荧光影像技术在原发性肝癌诊治中的价值 [J]. 南方医科大学学报, 2019, 39 (12): 1402-1408.

［6］　KUNIHITO G, TERUMASA Y, OSAMU I, et al. A novel image-guided surgery of hepatocellular carcinoma by indocyanine green fluorescence imaging navigation [J]. J Surg Oncol, 2009, 100 (1): 75-79.

［7］　帕拉尼维鲁 C. 腹腔镜手术图谱 [M]. 彭承宏, 沈柏用, 邓兴侠, 译. 沈阳: 辽宁科学技术出版社, 2012.

第23章 经皮肝穿刺胆道造影术

直接胆道造影指通过各种途径把对比剂直接注入胆道，快速到达病变部位，直接观察肝内外胆道走向，管腔、管壁结构、解剖是否存在异常（狭窄或闭塞），判断是否存在胆道肿瘤、胆结石等疾病。直接胆道造影包括经皮肝穿刺胆道造影、内镜下逆行胆道造影、腹腔镜下胆道造影、术中胆道造影等。

经皮肝穿刺胆道造影术（percutaneous transhepatic cholangiography，PTC）是直接胆道造影的一种常见技术。借助超声引导或数字减影血管造影（DSA）透视下穿刺肝内胆管分支，注射水溶性碘对比剂使胆道显影，以显示胆管树的形态与结构。该方法的优点是可以动态观察穿刺胆管注入对比剂后走行及穿刺胆管和毗邻胆管的关系。

一、历史回顾

1921 年，布鲁克哈特（Bruckhardt）和穆勒（Muller）通过经皮胆囊穿刺术行胆囊胆管造影术，报道了第一例肝内外胆管的影像学显影。1937 年，瓦尔（Huard）和多逊霍普（Do-Xun-Hop）实施了第一例经皮肝穿刺胆管造影术。随后，许多研究者做了大量研究，技术上取得了巨大进步[1-2]。经皮肝穿刺胆管造影术的核心是细针技术的准确使用，该技术最早于 1969 年在大户（Ohto）和土谷（Tsuchiya）的报道中出现，在 Chiba 大学得到进一步的发展。细针技术降低并发症发生率的作用得到了许多学者的认可[3-6]。经过不断改进、完善，PTC 已被普遍认可为一种标准方法，用于阻塞性黄疸的临床诊疗实践中。然而，由于超声或磁共振胰胆管造影术等非侵入性的胆道显像技术的临床普及应用，PTC 在胆道系统疾病临床诊断方面的应用价值逐步下降，但在经皮肝穿刺胆道介入操作中是重要的第一步骤[7-8]。新近有人对 PTC 在恶性胆道狭窄诊断中的应用价值与内镜逆行胆道造影进行了比较，发现尽管通过两种途径实施的细胞刷检、细针穿刺活检都能获得较好的诊断敏感性和准确性，但对于肝门部胆管狭窄的诊断，PTC 更胜一筹[9]。典型的 PTC 图像见图 23-0-1。

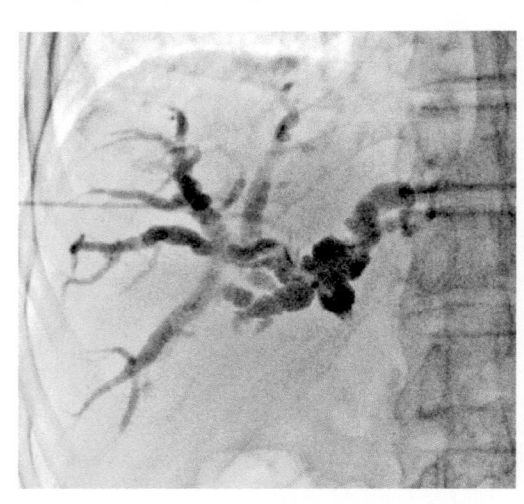

图 23-0-1　经皮肝穿刺胆道造影（PTC）

二、胆管解剖

正确认识胆管解剖是 PTC 成功的关键。从毛细胆管开始，左、右肝管出肝后，在肝门处形成肝总管，与胆囊管汇合后，形成胆总管，胆总管在小网膜内穿行，位于门静脉前、肝动脉右，通过十二指肠后面，走行于胰头后沟内，斜行经十二指肠降部后内侧壁，与胰管汇合，开口于十二指肠主乳头。

胆道系统有肝内和肝外两部分，肝管分叉部以上的胆管称为肝内胆管，分叉部以下则称为肝外胆道。在肝门部，典型的解剖学结构是左、右肝管汇合成肝总管。但左右肝段胆管均可与肝外胆管的任何部位直接汇合，此种异位汇合肝管，称为副肝管。副肝管以右侧常见，发生率为 10%～20%，左侧副肝管发生率为 0.5%～2.5%。

胆管血液供应，十二指肠上部胆管的血液主要来源于走行于胆管旁的血管主支：①十二指肠后动脉；②肝右动脉。

三、适应证与禁忌证

1. 适应证

（1）梗阻性黄疸，心肺功能差、年老体弱不能耐受 ERCP 检查，ERCP 失败者，肝门部高位梗阻预计 ERCP 难以通过狭窄者；

（2）梗阻性黄疸，需行胆道引流、胆道活检、胆道内支架、胆道放射性粒子链治疗者。

2. 禁忌证

（1）凝血功能严重异常；

（2）大量腹水；

（3）穿刺通道存在肿瘤或脓肿等感染；

（4）患者难以配合，如剧烈咳嗽、呼吸动度大；

（5）不能平卧完成操作。

四、术前评估

1. 实验室检查　　主要包括血常规、尿常规、粪常规、凝血功能、肝肾功能及血糖等。

2. 影像学检查　　常用影像学检查方法包括腹部超声、CT 和 MRI 等。超声是安全、价廉、有效的检查手段，CT 或 MRI 检查有助于明确穿刺最佳目标胆管。

3. 知情同意　　术前应充分告知患者及其家属 PTC 相关的医疗风险及获益，并要求其签署知情同意书。

4. 器材和药品准备　　选用 21～22G 胆道穿刺针，常用长度为 15cm。麻醉剂一般选用 2% 利多卡因，对比剂通常选用非离子型对比剂。

五、技术方法

1. 麻醉方式　　建议局部麻醉，范围自皮下直至肝被膜下。对于无法配合治疗的患者也可行全身麻醉。术中及术后需常规监测心率、血压等生命体征。

2. 引导方式　　常规采用 DSA 透视引导，结合超声引导将增加穿刺的成功率。

3. 穿刺点选择　　根据治疗方案选择需求的靶胆管，DSA 透视下，最好在超声引导下选择合适的穿刺点和穿刺路径：

（1）穿刺肝右叶胆管：肝右叶组织宽阔，平卧位患者舒适，为最常见的穿刺部位，穿刺点可分为腋前线、腋中线或腋后线。一般沿腋中线水平穿刺。

（2）穿刺肝左叶胆管：适用于仅肝左叶胆管扩张，或伴有大量腹水、肝右叶因肿瘤或其他原因导致穿刺路径障碍者。

4. 操作程序

1）肝右叶胆管入路

（1）体位：患者平卧，右臂外展以充分暴露穿刺野，消毒、铺巾、心电监护。

（2）选择穿刺点：取低于右肋膈角下1～2肋间隙的肋骨上缘为穿刺点，利多卡因行皮肤、皮下、肌层、壁层覆膜局部麻醉。切记不可在肋骨下缘穿刺，以免损伤在肋骨下缘走行的肋间动脉。

（3）穿刺胆道：以21～22G千叶针经皮穿刺至胸腹壁肌层后，透视下嘱患者平静吸气后屏气，依据肝脏CT或MRI的胆管位置，水平或略向足侧倾斜穿刺入肝脏至椎体右侧缘5～10cm处、大约右前或右后胆管的二级分支内。一般进针深度10～15cm，当穿刺针入胆管时可有突破感。

（4）胆道造影：有两种方式，一是嘱患者平静呼吸，拔出穿刺针针芯，外接注射器保持负压抽吸状态，缓慢退针至有深黄或黄绿色胆汁抽出时，停止退针并固定穿刺针，交换连接装有碘对比剂的注射器；二是直接连接装有碘浓度30%左右对比剂的注射器，缓慢退针边退针边注入对比剂，至管状胆道显影时停止退针，固定穿刺针；向胆管内注射5～10ml对比剂造影显示胆管树形态、胆管阻塞部位及阻塞程度（图23-0-2、图23-0-3、图23-0-4）。

2）肝左叶胆管入路：患者平卧位，通常穿刺点选在剑突下1～2cm、紧贴左侧肋骨弓，消毒铺巾，利多卡因局部麻醉腹壁全层。嘱患者平静呼吸状态下吸气后屏气，以21～22G穿刺针朝向椎体右侧缘穿刺肝左叶，证实穿刺针进入胆管后，完成胆道造影（图23-0-5）。

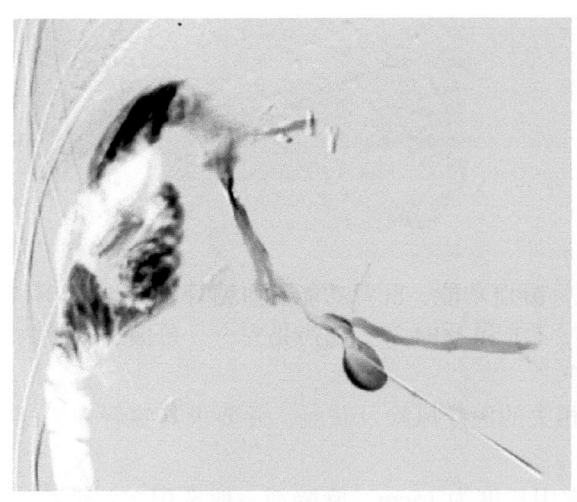

图23-0-2　肝内胆管囊状扩张症手术切除术/胆肠吻合术后PTC胆道造影

图中可见肝内胆管略扩张，局部胆管囊性扩张与胆管相连。

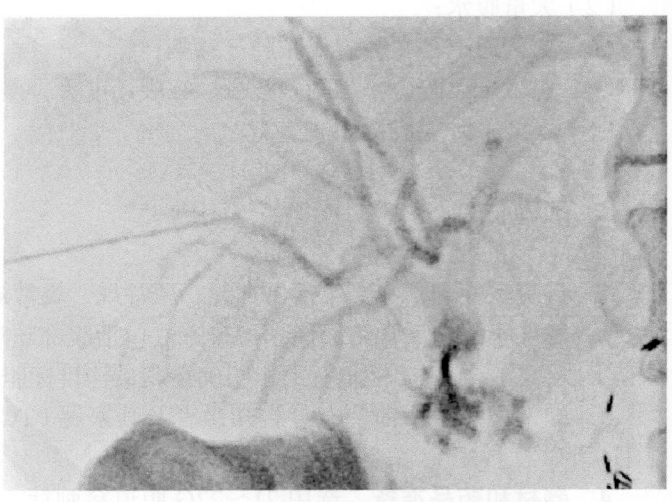

图23-0-3　梗阻性黄疸PTC胆道造影

可以明确梗阻部位与毗邻胆道分支的关系；若恶性肿瘤则有助于判定肿瘤侵犯胆管的范围和程度。

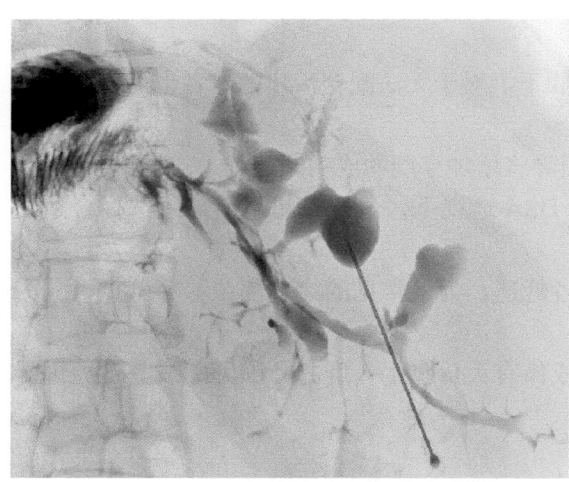

图23-0-4　Caroli病PTC胆道造影

显示胆管各个分支及与肠管的交通情况。

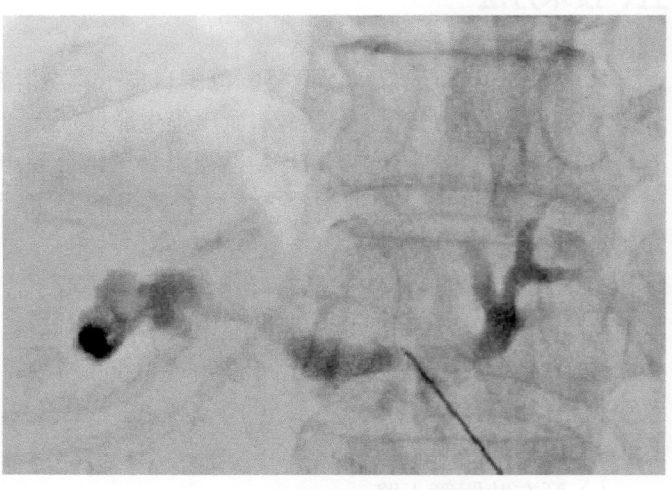

图23-0-5　胆管癌术后左胆管造影

可见胆肠吻合口狭窄，左侧胆管扩张。

六、技术要点

（1）根据目标胆管选择最佳穿刺路径。一般根据肝脏 CT 显示目标胆管走行及毗邻组织，必要时可在超声引导下完成路径设计，并在其引导下完成胆道造影。选择 21～22G 胆道穿刺针，增加穿刺的成功率，降低可能穿刺邻近非肝脏器官（如肺脏、肾脏和肠管）引起的并发症，也降低因多次穿刺肝组织引起肝包膜破裂引起出血等严重并发症；

（2）胆道穿刺过程中，穿刺针可能会刺入肝静脉、门静脉，通过观察对比剂的流动方向及流速加以判断是否穿刺入目标胆管；

（3）针尖进入目标胆管后，拔出针芯，针尾连接注射器，缓慢退针的同时推注稀释的对比剂，造影即可见典型的胆管形态；

（4）如穿刺针进入胆道的位置不理想，可能影响后续的置管及支架植入时，应撤出穿刺针，重新穿刺。

（5）在向胆管内注入对比剂时，注意鉴别邻近的血管结构：①门静脉及其分支：形态和走行与胆道相似但直径远大于胆管，对比剂进入血管后会很快被血流冲走消失；②肝动脉及其分支：直径和走行与胆管类似，但对比剂很快被血流冲散消失，紧接着肝实质显影；③肝静脉：走行与胆道不同，由肝脏实质朝向第二肝门，进入肝静脉的对比剂快速经第二肝门进入右心房。

（6）胆道造影注入对比剂时注射量与速度要适当。切忌高压、快速注射，避免胆汁经肝血窦入血，引起胆汁血症，出现发热、寒战等症状；应用超声引导可以降低出血风险，即使出血也可以通过局部压迫，达到止血目的。

七、术后并发症

（1）出血：出血来源于肋间动脉、肝动脉、门静脉及穿刺点形成的创面损伤，表现为肝脏表面和 / 或胆管内出血。严重者可危及患者生命。

（2）感染：主要包括全身感染、化脓性胆管炎、肝脓肿、脓胸、穿刺通道感染等。

（3）胆漏：引流管周围胆汁或腹腔积液漏出（包括胆汁性腹膜炎），尤易发生于右侧穿刺时。

（4）胰腺炎或高淀粉酶血症：常见于壶腹部位的肿瘤，发生率低。

（5）迷走反射：术中胆道受牵拉时，在部分患者中可引起迷走反射。

（6）疼痛：常见原因包括引流管移位、折曲及右侧穿刺时引流管对肋间神经的刺激。

PTC 术前需明确穿刺靶胆管与周围胆道结构的关系，DSA 透视下动态判定胆汁流向，为后续决定最佳穿刺点和穿刺路径提供影像学依据。PTC 在制定胆道系统疾病精准治疗方案中具有重要的临床应用价值。

（张跃伟）

参 考 文 献

［1］ FLEMMA R J, SHINGLETON W W. Clinical experience with percutaneous transhepatic cholangiography: experience from 107 cases [J]. Am J Surg, 1966, 111 (1): 13-22.

［2］ GLENN F, EVANS J A, MUJAHED Z, et al. Percutaneous transhepatic cholangiography [J]. Ann Surg, 1962, 156: 451-462.

［3］ BENJAMIN I S, ALLISON M E, MOULE B, et al. The early use of fine needle percutaneous transhepatic cholangiography in an approach to the diagnosis of jaundice in a surgical unit [J]. Br J Surg, 1978, 65 (2): 92-98.

［4］ FERRUCCI JT J R, WITTENBERG J, SARNO R A, et al. Fine needle transhepatic cholangiography: a new approach to obstructive jaundice [J]. AJR Am J Roentgenol, 1976, 127 (3): 403-407.

［5］ FRASER G M, CRUIKSHANK J G, SUMERLING M D, et al. Percutaneous transhepatic cholangiography with the Chiba needle [J]. Clin Radiol, 1978, 29 (1): 101-112.

［6］ GOLD R P, PRICE J B. Thin needle cholangiography as the primary method for the evaluation o the biliary-enteric anastomosis [J]. Radiology, 1980, 136 (2): 309-316.

［7］ LI T F, HUANG G H, LI Z, et al. Percutenous transhepatic cholangiography and intraductal radiofrequency ablation combined with biliary stent placement for malignant biliary obstruction [J]. J Vasc Interv Radiol, 2015, 26 (5): 715-721.

［8］ HUNG H H, CHEN T S, TSENG H S, et al. Percutaneous transhepatic cholangiography and drainage is an effective rescue therapy for biliary complications on liver transplant recipients who fail endoscopic retrograde cholangiopancreatography [J]. J Chin Med Assoc, 2009, 72 (8): 395-401.

［9］ CHANG H Y, LIU B, WANG Y Z, et al. Percutenons transhepatic cholangiography versus endoscopic retrograde cholangiography for the pathological diagnosis of suspected malignant bile duct strictures [J]. Medicine, 2020, 99 (11): e19545.

肝胆疾病的肝动脉、门静脉与肝静脉造影术

第 24 章

随着影像技术的发展，特别是多排螺旋 CT（multi-detector CT，MDCT）及高场强 MRI 技术的出现，以及相关的图像后处理技术的开发，术前对于肝胆疾病的肝动脉、门静脉及肝静脉系统的评估，首选 CT 多期增强的血管重建技术（详见第 19 章）及 MRI 动态增强的血管重建技术（详见第 20 章）。单纯对肝胆疾病血管系统的诊断，直接血管造影已作为二线诊断技术。

目前，直接肝动脉、门静脉及肝静脉造影术主要用于肝胆疾病介入治疗前的评估及诊断，如肝胆疾病术后的动脉性出血、血栓形成、肝胆肿瘤术前降期介入治疗、预栓塞及术后预防复发的治疗（如 TACE、HAIC）、选择性体内放疗（selective internal radiation therapy，SIRT）治疗前的评估、门静脉栓塞（portal vein embolization，PVE）、门静脉狭窄或闭塞的介入治疗等。目前临床常用的平板数字减影血管造影（digital substraction angiography，DSA），通常配有 C 臂锥体束技术（C-arm cone-beam technology，CBCT），通过 CBCT 技术可以对血管进行直接三维重建成像，能够多角度清晰显示血管细微结构及用来模拟血管导航。另外多模态血管融合成像技术，如直接血管成像与术前 CT、MRI 或超声图像的融合等，用于诊治血管疾病的介入穿刺导航，使引导穿刺更加精准，是目前经皮穿刺影像导航技术的研究热点。

第 1 节　肝动脉造影术

肝动脉造影是利用 X 线 DSA 数字减影技术，采用动脉穿刺（常选择股动脉或桡动脉）置入血管鞘，在导丝引导下将导管选择插入腹腔干及肝动脉，连接高压注射器进行动态血管显像的技术。可同时进行三维成像及 CBCT 血管重建成像。该技术具有直观性、实时性的特点，对血管的细微病变显示清楚，是公认的动脉疾病诊断"金标准"，并可同时行动脉疾病的介入治疗。正常肝动脉造影图像见图 24-1-1。

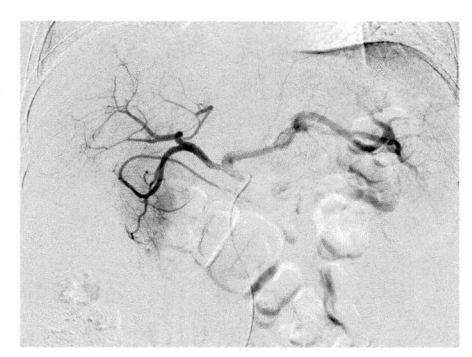

图 24-1-1　正常肝动脉及其分支 DSA 图像

一、适应证与禁忌证

1. 适应证　肝动脉造影临床常用于肝胆、胃肠道动脉出血栓塞，肝动脉血栓溶栓，肝胆肿瘤动脉栓塞和 TACE、SIRT 治疗前的预处理评估和动脉解剖评估。目前其在肝胆系统的诊治范围如下：

（1）肝胆、胃肠道动脉性出血；

（2）动脉狭窄、血栓、闭塞性疾病；

（3）内脏假性动脉瘤；

（4）内脏动脉瘤；

（5）少见肝脏疾病的血管造影诊断。

2. 禁忌证

（1）心、肺功能不全，无法耐受介入手术；

（2）严重凝血机能障碍，出血风险高；

（3）严重的肾功能不全及衰竭；

（4）过敏体质，碘对比剂过敏患者；

（5）孕产妇或其他不适合行介入诊疗的患者。

二、术前准备及评估

术前评估内容包括相关影像学及实验室指标的检查。患者的心、肺或肾脏疾病史，以及血管造影或其他外科干预的既往病史。相关实验室检查包括肝肾功能、血常规和凝血功能等指标。在有明显合并症的患者中，需要相关科室会诊以确保患者介入操作的安全性。如果患者肾功能受损，建议采取一些预防措施，以降低对比剂引起肾功能衰竭的风险，如碱化尿液及补液。血小板减少或 INR 延长增加出血的风险，根据美国介入放射学学会（SIR）共识指南，导管血管造影被归类为具有中度出血风险的 Ⅱ 类手术[1]，建议血小板计数应高于 5×10^{10}/L，INR 小于等于 1.5。术前准备动脉穿刺相关套件及常用导管、导丝。如需要同时行介入治疗，则需准备相关介入器材及材料。建议患者在手术前 4 小时禁食。

三、动脉造影流程要点

（1）根据患者的情况及同时介入治疗方便，选择合适的穿刺路径；

（2）根据临床需要采用不同的造影模式，如 3D-DSA 模式更能显示动脉瘤全貌，联合球囊阻断的方法可了解肿瘤受累动脉远端的侧支血供建立情况等；

（3）根据靶血管不同的部位，血管形态、直径，导管的直径，选择合适的对比剂注射速度、剂量及延迟时间；

（4）对于动脉术后出血造影的要求：出血速度达 0.5ml/min 方可显示对比剂外溢，出血缓慢或暂停者难以准确定位诊断。常规造影阴性的情况下，可适当采用血管解痉或扩血管药物，采用低流速、较高剂量的对比剂注射方法或采用 CO_2 造影，以提升检出率；

（5）CO_2 造影还适用于碘对比剂过敏、肾功能不良等的患者，但仅适用于膈肌以下血管的显示。

四、术后处理

建议动脉造影前、中、后进行静脉水化，以减少对比剂对肾功能的不良影响，术后还应鼓励患者多饮水。需要准确判断对比剂过敏反应及栓塞过程中可能出现的迷走神经反射等，根据相应的处置规范流程进行处理。术后需要患者卧床 6～8 小时，压迫股动脉穿刺点，观察穿刺点有无出血及血肿等情况。

五、临床应用

（一）肝胆系统动脉出血及假性动脉瘤

肝脏及胆道出血可能来自钝性或穿透性创伤，但常见的原因是与经皮肝穿刺操作相关的医源性损伤，如肝穿刺活检、肝脓肿引流术、TIPS 分流术、PTBD 引流术等，以及肝切除及肝移植术后动脉出血，临床可表现为腹腔出血、包膜下血肿、肝内血肿。胆道出血可表现为引流管出血、呕血、黑便等。动脉造影可提示对比剂外渗、假性动脉瘤形成和（或）动静脉瘘，胆道显影，严重者可表现为胃肠道显影，见图24-1-2。由于出血患者往往采用缩血管药物，血管造影显示动脉纤细，需要仔细分辨出血部位，必要时可采用适量的扩血管药物，经导管注射后再进行加压造影方可显示出血部位。采用微导管在动脉损伤部位的远端和近端放置合适大小的弹簧圈选择性栓塞是首选的栓塞技术，可以联合明胶海绵颗粒进行巩固性栓塞。与脾脏不同的是，肝动脉末梢存在丰富的侧支交通，单纯闭塞近端血管通常无效。对于钝性伤合并多处出血的弥漫性肝损伤，明胶海绵颗粒栓塞是一种有用的辅助手段。假性动脉瘤也往往为医源性损伤所致，动脉造影表现为动脉壁不规则形凸起，有时与真性动脉瘤无法鉴别，但根据病史、影像学前后对比可以明确诊断。侧支及非肝动脉主干假性动脉瘤可直接弹簧圈充填栓塞，肝动脉主干的假性动脉瘤一般采用覆膜支架封堵破口。肝动脉栓塞的主要指征是血流动力学稳定患者的出血控制，以及手术探查后持续出血或血流动力学不稳定等情况下的辅助止血控制。

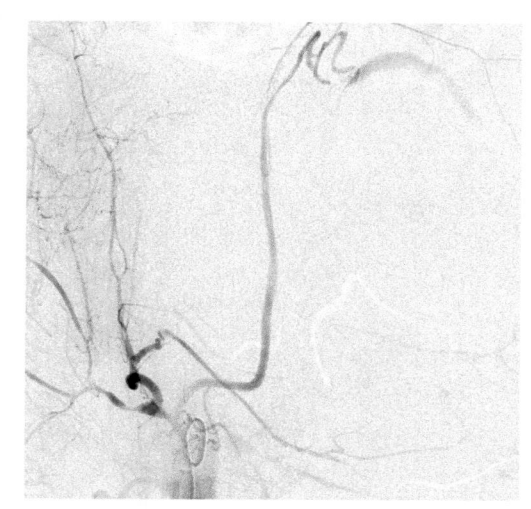

图 24-1-2　肝动脉假性动脉瘤伴出血

（二）内脏动脉瘤

内脏动脉瘤是较罕见的疾病，涉及腹腔干、肝动脉、脾动脉、肠系膜上或肠系膜下动脉及其分支。内脏动脉瘤的患病率为0.1%～2%。动脉瘤往往涉及血管壁全层，通常起源于动脉粥样硬化或发育不良的动脉。根据动脉瘤的大小和位置，破裂致死率为25%～100%，脾动脉是最常见的受影响动脉，其次是肝动脉，见图24-1-3。育龄妇女的脾动脉瘤特别值得关注，因为分娩时容易破裂。大多数脾动脉瘤是囊状的，位于动脉的中远端，破裂率在3%～20%之间。脾动脉瘤的血管内治疗取决于动脉瘤的曲折度和位置。覆膜支架置入用于更近端的动脉瘤，弯曲血管的远端动脉瘤通常采用弹簧圈栓塞，有时也可以采用血管栓子进行栓塞治疗[2]。对于动脉远端小的动脉瘤，可以采用弹簧圈或血管栓子栓塞瘤腔，大的动脉瘤可以采用分别栓塞动脉瘤流出道及流入道[3]。传统上，外科切除或内脏动脉瘤结扎是治疗的金标准；然而血管内治疗具有技术成功率高、住院时间短等明显优势，[4]在很大程度上取代了开放式切除。

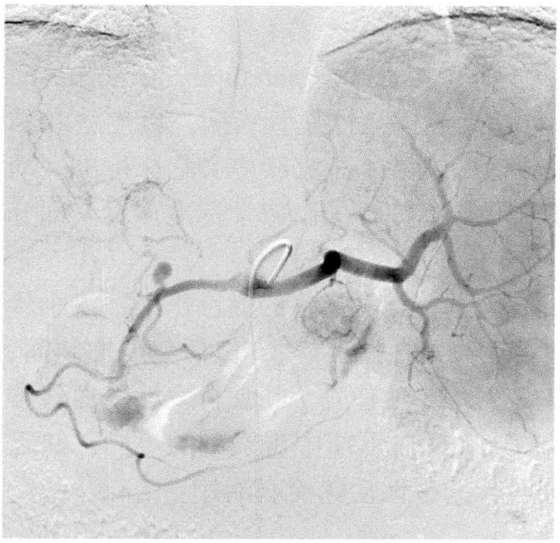

图 24-1-3　腹腔动脉造影显示脾动脉远段动脉瘤形成

（三）内脏动脉狭窄、闭塞

肝动脉吻合口狭窄发生率在活体肝移植术后高达11%～12%[5]。尽管这些狭窄通常可通过超声和CT血管造影（CTA）诊断，但动脉血管造影可明确狭窄部位及狭窄程度，为评估血管内治疗做准备，见图24-1-4。肝动脉吻合口狭窄通常导致同种异体移植物功能障碍，肝动脉狭窄也可能更为弥漫，严重狭窄可导致肝动脉血栓形成[6]。肝动脉分支供应胆管，动脉供血不足通常导致胆道狭窄和潜在的弥漫性胆管梗死。肝动脉血栓形成可能导致不可逆的同种异体移植物损伤，需要再次移植。当在晚期胆道损伤前发现肝动脉狭窄时，有必要使用球囊血管成形术和（或）支架置入术进行血管内治疗。当合并血管内血栓时，可行导管内溶栓治疗。

　　对肝胆肿瘤侵犯动脉可以采用 MDCT 或磁共振血管造影（MRA）进行术前评估。然而，对肿瘤侵犯范围、程度等细微的病理变化，可能需要增加直接血管造影提供更多形态学信息，进行准确评估。另外可同时评估肝内动脉侧支建立情况，为受累动脉切除重建提供更多依据，见图 24-1-5。

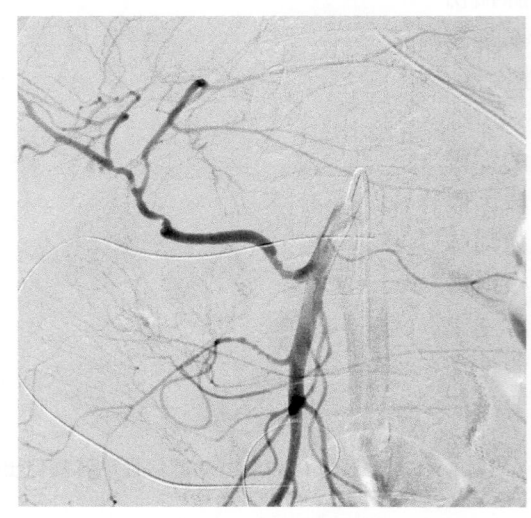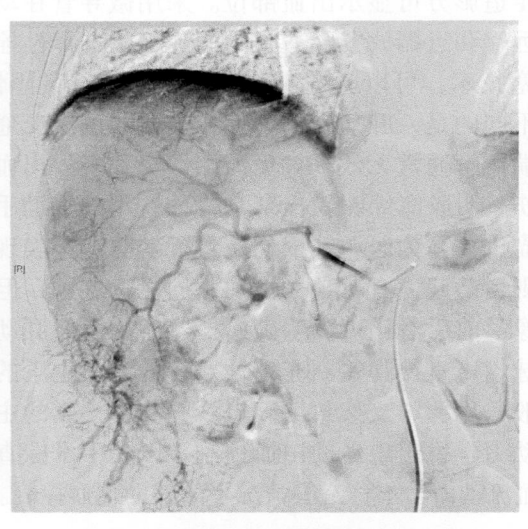

图 24-1-4　肝动脉狭窄　　　　　　　　图 24-1-5　肿瘤侵犯右肝动脉及其分支

（四）少见肝脏疾病的诊治

　　1. 遗传性出血性毛细血管扩张症　遗传性出血性毛细血管扩张症（hereditary hemorrhagic telangiectasia，HHT）也称为 Osler-Weber-Rendu 综合征，是一种常染色体显性血管疾病，以皮肤和黏膜毛细血管扩张为特征，也与肺和肝循环中的动静脉畸形有关。诊断通常基于家族史和临床标准。动脉血管造影可以直观显示肝动脉-肝静脉分流畸形的范围和程度，是诊断该病的影像学标准。对于部分病例可同时采用栓塞治疗。

　　2. 紫癜性肝炎　紫癜性肝炎是一种网状内皮系统的异常。病理学特点是血管的囊性扩张，大小从几 mm 至 1cm 不等。这种异常与人类免疫缺陷病毒感染以及某些药物的使用有关，包括免疫抑制剂、抗代谢药物和口服避孕药。虽然该病通常是良性的，但它与自发性大出血有关。肝脏自发性出血通常采用动脉血管造影诊治[7]。肝动脉造影中病变具有特征性，与 HHT 或血管瘤中观察到的不同，缺乏肝静脉系统的分流将其与 HHT 区别开来。合并出血的患者可同时行选择性动脉栓塞治疗。

（张　琳　黄　鑫）

参　考　文　献

［1］　PATEL I J, DAVIDSON J C, NIKOLIC B, et al. Addendum of newer anticoagulants to the SIR consensus guideline [J]. J Vasc Interv Radiol, 2013, 24 (5): 641-645.

［2］　CORDOVA A C, SUMPIO B E. Visceral artery aneurysms and pseudoaneurysms - should they all be managed by endovascular techniques? [J]. Ann Vasc Dis, 2013, 6 (4): 687-693.

［3］　LAGANA D, CARRAFIELLO G, MANGINI M, et al. Multimodal approach to endovascular treatment of visceral artery aneurysms and pseudoaneurysms [J]. Eur J Radiol, 2006, 59 (1): 104-111.

［4］　HEMP J H, SABRI S S. Endovascular management of visceral arterial aneurysms [J], Tech Vasc Interv Radiol, 2015, 18 (1): 14-23.

［5］　KIM S J, YOON Y C, PARK J H, et al. Hepatic artery reconstruction and successful management of its complications in living donor liver transplantation using a right lobe [J]. Clin Transplant, 2011, 25: 929-938.

［ 6 ］ VAIDYA S, DIGHE M, KOLOKYTHAS O, et al. Liver transplantation: vascular complications [J]. Ultrasound Q, 2007, 23 (4): 239-253.

［ 7 ］ CHOI S K, JIN J S, CHO S G, et al. Spontaneous liver rupture in a patient with peliosis hepatis: a case report [J]. World J Gastroenterol, 2009, 15 (43): 5493-5497.

第 2 节　门静脉造影术

门静脉造影是评判门静脉系统疾病的"金标准"。另外，需要行介入治疗的门静脉疾病，也需要先行门静脉造影。门静脉造影根据显影的方式不同，分为经皮肝穿刺门静脉直接造影及经颈静脉肝静脉楔入法、经肠系膜上动脉的间接造影。

一、直接门静脉造影

一般在超声及 DSA 引导下（也可 CT 引导），采用细针（21-22G 穿刺 Chiba 套针），根据术前规划，穿刺门静脉远端分支，置入造影导管，注射对比剂进行门静脉系统的直接显像。

（一）适应证与禁忌证

1. 适应证

（1）急性门静脉血栓形成，需要置管溶栓；

（2）门静脉狭窄、闭塞需要行介入开通；

（3）PVE 术前评估；

（4）复杂经颈静脉肝内门体分流术（transjugular intrahepatic portosystemic shunt，TIPS）术前评估及引导；

（5）门静脉海绵样变性，Meso-Rex 术前肝内门静脉系统评估。

2. 禁忌证　大量腹水，无安全经肝穿刺路径（如肿瘤占据大部分肝脏），余同肝动脉造影。

（二）术前准备

准备超声引导设备、经皮肝穿刺套件（配 22G 穿刺套针）、反向导管（如 Simmons 导管）、微导管。如需同时行介入治疗，则需准备相关介入材料，如相应规格的导管鞘、球囊导管、相应规格的支架、导丝等。术中止痛、止血、急救等的药物及设备。

（三）造影流程要点

单纯诊断性直接门静脉造影已大部分被 MDCT 及 MRA 替代。直接经皮肝穿刺门静脉造影往往需要同时进行介入治疗。

（1）经皮门静脉穿刺点及入路选择，需要根据病变位置特点、病变性质等采用不同的入路。一般选择穿刺门静脉左支的剑突下入路及穿刺门静脉右前支的右侧肋膈角下方腋中线入路。

（2）建议超声准确定位穿刺点及超声引导下穿刺目标门静脉分支，减少盲穿穿刺次数及 DSA 引导穿刺 X 线辐射损伤。

（3）一般在平静呼吸下，采用细针 22G 穿刺套针在超声引导下进行穿刺，穿刺成功后，配合 DSA 透视引导下进行后续的导管鞘置入，在导丝配合下置入造影导管，进行门静脉及肠系膜上静脉全程的造影评估，也可采用 DSA 三维及 CBCT 后处理血管成像。见图 24-2-1。

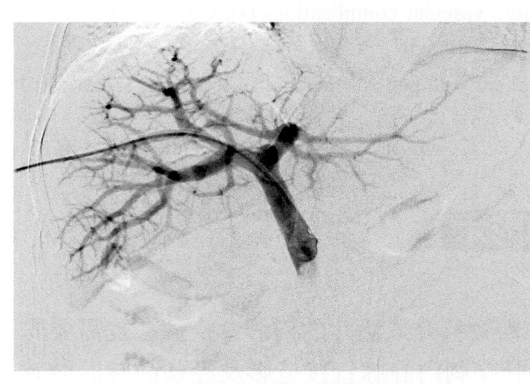

图 24-2-1　直接门静脉造影 DSA 图像

二、间接门静脉造影

（4）可同时行介入治疗操作，如导管置入溶栓、球囊扩张及支架置入等。

（四）术后处理

置入导管鞘的肝脏穿刺道需要封闭，根据患者出血风险评估，采用不同的栓塞材料。栓塞材料可采用明胶海绵条或弹簧圈。术后生命体征检测，有无穿刺道出血、肝脏包膜下出血、腹腔出血等，少量穿刺道出血，可给予止血药物治疗。合并动脉性出血，往往需要动脉造影及栓塞治疗。

通过非直接穿刺门静脉途径进行门静脉成像的方法。它又分两种：肝静脉楔入法造影和肠系膜上或脾动脉-门静脉间接造影。在无法行直接穿刺门静脉造影或穿刺风险高的患者，可采用此类方法。

（一）肝静脉楔入法造影

将造影导管头端楔入肝静脉壁，或采用球囊阻断肝静脉血流的方法，加压注射对比剂，通过肝窦间隙反流进入门静脉系统，从而使门静脉显影的方法。

1. 适应证与禁忌证

（1）适应证：①儿童及成人复杂门静脉海绵样变性，Meso-Rex 术前肝内段门静脉形态及功能评估；② TIPS 术前门静脉系统评估及定位；③联合肝静脉压力梯度（hepatic venous pressure gradient，HVPG）检测。

（2）禁忌证：同肝动脉造影术。

2. 术前准备　超声引导设备、血管穿刺套装（一般选择 5F）、导管（顺应性球囊导管、眼镜蛇导管或椎动脉导管）、超滑导丝、高压注射器、非离子碘对比剂、20ml 注射器等。

3. 造影流程要点　在超声引导下，通常采用经右侧颈内静脉穿刺置入导管鞘，在导丝配合下将造影导管置入肝右静脉或肝左静脉中远段，导管头端楔入肝静脉侧壁，推注少量对比剂，观察门静脉显影情况，如无明显反流，门静脉分支显影，则可行肝静脉楔入门静脉造影术。推注对比剂可采用手推，也可以采用高压注射器推注，但要选择适当的压力范围。高压注射器推注可同时进行三维动态图像采集，图像更清晰、直观。如门静脉显示不满意，也可采用球囊阻断的方法进行门静脉间接成像（图 24-2-2）。由于碘对比剂的弥散性较差，有时可采用 CO_2 进行门静脉系统间接成像。通过楔入肝静脉的导管或通过球囊导管注入 CO_2，CO_2 具有很好的弥散性，通常会得到满意的门静脉图像。经皮脾实质注射也可以用来显示脾静脉和门静脉以及引流支的解剖结构，但应用较少。

4. 术后处理　术后并发症少，主要选择肝静脉楔入位置不要太靠近肝脏包膜，注意推注对比剂的压力及剂量，防止包膜下出血及肝内血肿的发生。颈静脉穿刺道压迫包扎，防止血肿形成。

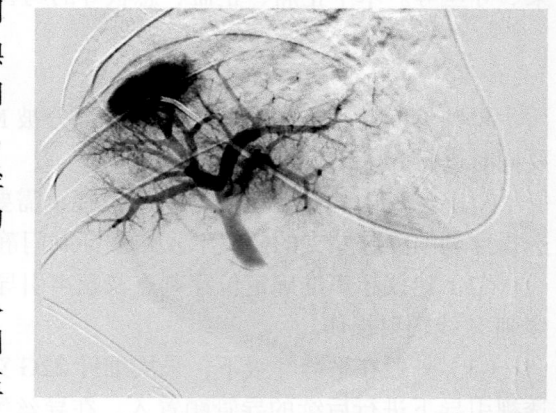

图 24-2-2　肝静脉楔入门静脉造影 DSA 图像

（二）肠系膜上或脾动脉-门静脉间接造影术

1. 适应证与禁忌证

（1）适应证：① Meso-Rex 术前肝外段门静脉、肠系膜上静脉形态及功能评估；② TIPS 术前门静脉结构及位置评估；③门静脉或合并肠系膜上静脉血栓间接溶栓治疗。

（2）禁忌证：同肝动脉造影。

2. 术前准备　同肝动脉造影。

3. 造影流程要点　该技术是目前常用的显示门静脉、肠系膜上静脉结构和功能的方法。造影导管通常选择性置入脾动脉或肠系膜上动脉远端，选择合适的对比剂注射速度、剂量及延迟时间，即可清晰显示肠系膜上静脉、脾静脉及门静脉形态及血流情况。当需要对静脉解剖进行详细的显示，可以使用较大剂量的对比剂进行动脉注射，从而提高静脉系统显影的清晰度（图 24-2-3）。对于门静脉或合并肠系膜上静脉血栓，可将导管置入肠系膜上动脉进行间接溶栓，但溶栓效果不及经皮肝穿刺门静脉置管直接溶栓。

4. 术后处理　术后无须特殊处理，注意观察股动脉穿刺点压迫及有无血肿等情况，对症处理。

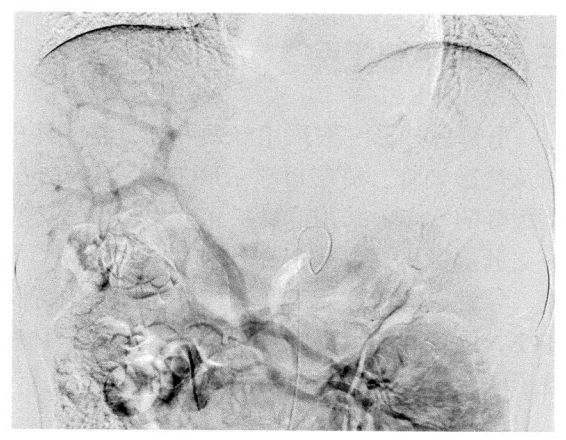

图 24-2-3　肠系膜上动脉-门静脉间接造影 DSA 图像

（张　琳　黄　鑫）

第 3 节　肝静脉造影术

肝静脉造影术是通过经颈静脉途径置入造影导管，将导管选择性插入肝静脉进行造影的技术，是诊断肝静脉狭窄、闭塞的"金标准"，也是行肝静脉内介入前评估肝静脉的常用方法，往往与介入治疗联合应用。有时也可采用经皮肝静脉穿刺的方法进行肝静脉显像联合介入治疗。

一、适应证与禁忌证

1. 适应证

（1）布-加综合征（肝静脉型）介入开通；

（2）HVPG 检测；

（3）经肝静脉肝活检术；

（4）经颈静脉肝内门体分流术（TIPS）；

（5）门静脉栓塞（PVE）联合肝静脉栓塞（HVE）。

2. 禁忌证　同肝动脉造影。

二、术前准备

准备超声引导设备、血管穿刺套装（一般选择 5F）、导管（眼镜蛇导管或椎动脉导管、球囊导管）、超滑导丝，以及相应介入治疗器材，如 TIPS 套件、HVPG 测压设备、肝脏活检针、血管栓塞剂等。

三、造影流程要点

肝静脉造影一般采用经颈静脉入路或经皮肝穿刺肝静脉入路，在超声引导下穿刺成功，引入导管鞘及造影导管，造影可显示肝静脉病变部位及程度。布-加综合征（肝静脉型）需要介入开通，可根据病变的特点，采用球囊扩张或支架置入，见图24-3-1。由于肝内肝静脉存在丰富的交通，往往开通一支肝静脉即可缓解肝脏淤血情况。HVPG检测、TIPS术及经肝静脉肝活检术均需要经颈静脉穿刺置入导管，选择性插入肝右或肝左静脉进行肝静脉造影及后续的介入操作。已有研究表明，PVE联合HVE，同步法或续贯PVE、HVE，剩余肝体积可获得更快的增生效果，肝静脉栓塞材料一般选择血管栓子联合高分子材料颗粒性栓塞剂[8]。

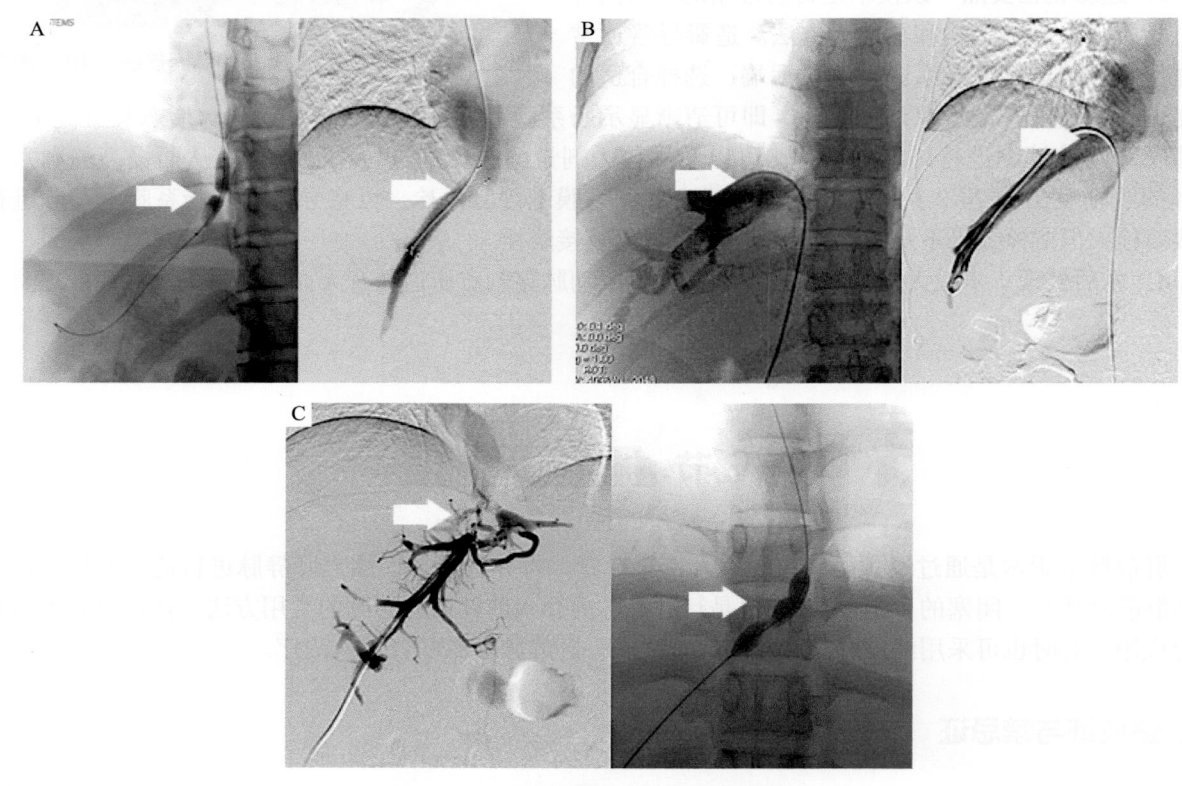

图 24-3-1　布-加综合征肝静脉造影图像

布-加综合征分别经颈静脉（A）、股静脉（B）及经皮肝穿刺入路（C）
行肝静脉造影及球囊扩张治疗。箭头分别示肝静脉狭窄球囊扩张及支架置入。

四、术后处理

术后需要栓塞封堵经皮肝穿刺道，一般选择明胶海绵条即可。颈静脉穿刺道加压包扎，防止局部血肿形成。不同介入治疗操作采用不同的术后处理及注意事项，详见第69章"肝胆系统介入手术"。

肝动脉、门静脉及肝静脉造影术目前临床仍广泛应用，特别联合相应的介入治疗手段，是部分肝胆血管疾病首选的诊疗策略，如动脉性出血、动脉瘤、血管狭窄闭塞、血栓的介入治疗等。另外对于肝脏外科术前诊断及评估不确定的肝胆血管性病变，血管造影术将提供更加准确的病变信息，有助于肝胆疾病的诊断，对于精准外科手术规划、手术方案的制定具有重要意义。未来在复杂肝胆疾病的精准外科治疗中，联合术中血管介入技术，将进一步提升手术的成功率，降低并发症发生率，推动肝胆外科技术的进一步发展。

（张　琳　黄　鑫）

三维影像评估　第25章

三维（3D）影像评估是随着计算机和影像技术的发展而出现的一种新型的、人机交互式的影像评估方法。借助该方法，医生能够在术前以任意角度观察器官、脉管结构和病变的三维模型，并在模型上测量、计算手术相关的关键几何参数，进行虚拟手术，提前确定手术的要点和难点。这些功能，无疑对手术方案的设计和手术的安全实施具有重要作用。

3D影像评估中，最重要的风险就是不评价3D影像的质量而直接应用。这可能会造成对手术团队的误导。因此，了解3D影像制作的大致流程，并掌握影像质量控制的要点，对外科医生是必要的。

影像学被称为外科医生的"第三只眼"。通过这只神奇的眼睛，外科医生可以在问诊、查体的基础上，获得更多直观的影像资料，从而做出更确定的诊断，尽早明确治疗的方向。对于外科手术而言，影像学的作用除了诊断之外，更重要的是用来进行手术设计。影像学是精准肝脏外科理念中"精确的术前评估"部分最重要的工具/方法之一。

随着影像学、计算机技术、材料科学、制作工艺等科学技术的不断发展，目前的影像学技术，包括B超、CT和MRI，所提供的图像和包含的信息都较二三十年前有了长足的进步。B超作为一种可应用于手术中的实时影像学手段，探头更加小巧，成像更加清晰，而且可初步实现与三维图像的实时融合。CT和MRI随着技术进步，目前可提供大量的高清连续横轴位/冠状位图像，其所包含的信息量较以前的胶片洗印的图像更多，并可在此基础上进一步进行多平面的、不同密度投影的图像重建，使得目标区域病变及脉管结构能够显示得更加清晰和便于理解。

虽然影像学领域已经有了巨大的进步，但需要指出的是，无论B超、CT还是MRI，目前给出的结果都是二维（2D）影像。2D影像用来辨别细微的结构和病变是非常有优势的，但其一大缺陷是，阅片者在理解两个或数个结构之间相互的位置关系时，需要结合经验、逻辑推理和空间想象，在大脑中重构感兴趣结构在3D空间中的位置，以及判断目标结构相互之间的位置关系。这显然是一个很主观的思维过程，不但受到阅片者的阅片技能、手术经验和立体想象能力的制约，而且阅片者相互讨论的时候，各自基于自己的想象，并没有"金标准"，使得交流的有效性和可信性受到极大的制约。

在CT和MRI成像的同时，图像中也记录了每一个像素点的3D坐标，这就为计算机重构3D图像提供了方便。在坐标系中，每个像素点的位置都是唯一的。因此，只要用计算机将这些像素点还原到3D坐标系中，就能够形成3D图像，这是3D图像重建的基本原理。毫无疑问，3D影像技术可以在立体结构的显示、目标结构的相互位置关系上，克服主观想象的限制，给予直观显示，从而在理解感兴趣目标的立体结构和设计手术上给外科医生以很好的帮助。

第1节　三维影像的制作

一、制作3D影像的必备条件

应用3D影像进行手术规划，首要问题是要有高质量的3D影像，而获得高质量3D影像需要高质量的 2D 影像作为原材料。用于制作 3D 影像的 2D 影像大致有以下几个标准：①层距≤1.5mm 的连续的 DICOM 格式的断层影像；②良好的增强扫描，重建者关注的脉管结构得到清晰显示，与周围组织对比明显，容易辨识。虽然目前各医学中心的仪器设备足够先进，能够轻易满足扫描层厚的条件，但良好的增强扫描却不易达到，尤其是在患者流量大的医学中心，这一点反而会较为明显。各中心机器的扫描参数可能是预先设定的，因此各个期相的扫描时间相对固定，而每个患者的血流动力学特征都有所不同，且因为病变或者手术的原因，病变部位的血管结构、血流动力学往往发生了改变，所以有时会发现图像中血管增强显示不良的情况，给后续的 3D 影像制作带来困难。

硬件方面，需要一台高性能的图像工作站。一般的个人电脑级别的硬件配置，无法承担 3D 重建时巨大的运算量，而导致速度缓慢，或者频繁死机。3D 重建需要专门开发的软件。目前世界各国有数十家公司都开发了各自的 3D 重建软件，读者可适当了解，根据自己中心的情况选用。

进行 3D 重建，需要团队或操作者具备以下的条件：①精通相关部位的影像学阅片，能够准确判断正常结构、解剖变异和手术相关改变；②精通 3D 重建软件操作；③具有相关部位外科手术的丰富经验。如果一时没有具备这些条件的医生，也可以组织一个由影像学专家、计算机工程师和手术医生组成的多学科团队来完成这项工作。

二、3D 影像的质量控制

并非每个呈现在我们面前的 3D 影像都是合格的。最常见的错误就是过度依赖于计算机的自动成像，而没有对照原始二维图像进行细致的检查，认为计算机的自动成像就是"准确的、可信的"。但是，计算机自动成像的质量依赖于：①影像扫描的质量；②软件算法；③软件后期渲染等因素。具有软件操作经验的工程师或医生都知道，计算机自动成像经常会出现几个问题：①感兴趣区提取不够；②将不属于感兴趣区的部分提取到模型中（提取过度）；③无意义的噪点（图 25-1-1）。在现有的技术条件下，除了很少的扫描质量极高的影像外，一般影像的计算机识别很难一次达到满意的效果，必须经过后期的人工校正才能得到高质量的 3D 图像。没有经过人工校正、审定的图像，只是 3D 图像的一个初期产品，还不能作为最终的产品应用于临床工作中。虽然软件产品可以独立通过美国食品药品监督管理局 FDA 和国家食品药品监督管理总局 SFDA 的认证，但是应用团队中，必须有临床影像或临床医学专家进行最后的把关，才能保证 3D 图像不至于出现大的偏差，以免误导患者的治疗。

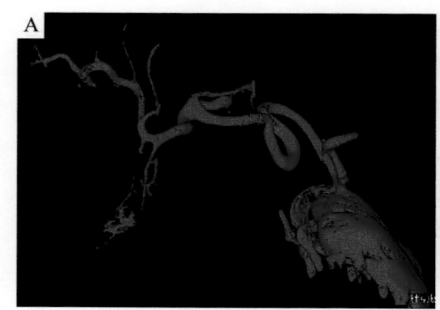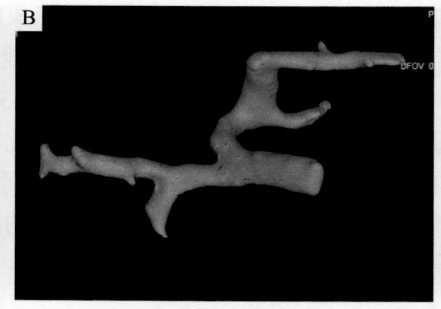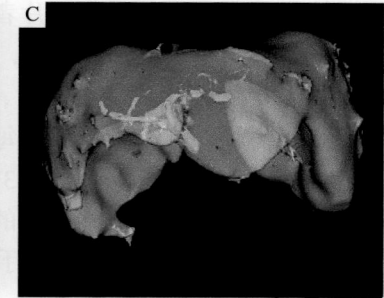

图 25-1-1　计算机自动成像的缺陷

A. 动脉的自动识别，识别了半个肾脏，在右后动脉的远端出现了紊乱的片状噪点，显然不属于动脉的结构；
B. 门静脉的自动识别，仅识别到了 2 级分支，大部分 3 级分支未能成功识别；C. 健康肝脏的自动识别，
不但将脾脏也识别出来，而且在肝脏表面出现了很多毛刺状多余的识别区。

对于肝脏的 3D 影像，需要经过人工校正后，达到以下标准，才能称之为临床可使用的高质量的 3D 影像：①在 2D 影像上对照检查，所有感兴趣区分割准确，既无缺失，也无添加；②关键的脉管结

构重建完整，肝动脉需重建到肝叶水平，门静脉及胆管（可分辨情况下）一般重建到三级分支（肝段水平），肝静脉各主要属支重建完整，病变周围的重要血管重建完整；③图像重点突出，对于病变及相关结构做重点表现，去除无关结构。在此基础上，如果还能够做到图像平滑优美，具有艺术感，那就是 3D 影像的佳作了（图 25-1-2）。

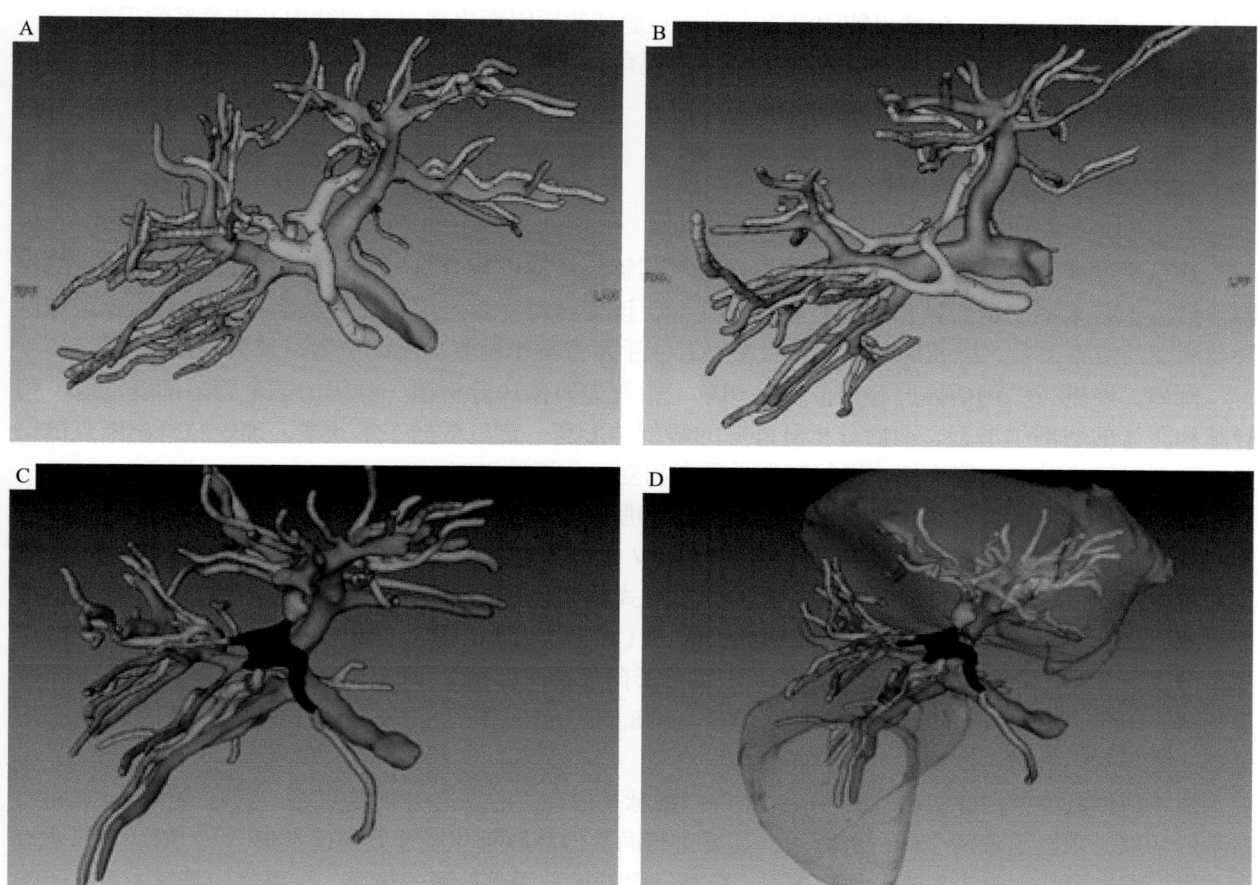

图 25-1-2　高质量的 3D 图像示例

A. 门静脉和胆管的形态，右后肝管汇入了左肝管；B. 右后肝管低位汇合，注意这种解剖形式又叫南绕型肝管；
C. 一例肝门部胆管癌门静脉、胆管的重建，以及病变范围的标注；D. 该病例的虚拟手术的效果（右前叶＋尾状叶切除）。
以上 3D 图像，均经过了计算机自动识别和后期临床医生仔细的修正审核，图像显示清晰、结构完整、重点突出。

（孟翔飞）

第 2 节　三维影像的应用

从三维影像（3D 影像）中能得到多少有用的信息，不仅取决于 3D 影像的质量，还取决于使用 3D 影像的医生的使用方法、解剖学功底和手术经验。为了能够比较好地提取出 3D 影像中的有用信息，笔者建议按照以下流程和要点进行 3D 图像的应用。

一、反复多角度的旋转观察

对于 3D 影像而言，最好的方法就是能在重建工作站上进行观察使用。目前一些公司也提供 3D-PDF

文档,在 Adobe Reader 软件中,也可以实现对 3D 重建模型的自由旋转和多角度观察,使用起来更加便利。

多角度观察的目的,主要是为了用 3D 模型对阅片者头脑中的立体想象进行反复的对照修正,以做到手术时成竹在胸。因此,对于病变的位置、病变与关键脉管的位置关系需要重点观察。可自由旋转的 3D 模型,比 3D 图像的间断截图,能提供更多的立体解剖学信息。虽然进行了 3D 重建,如果只看其中几个角度的截图,仍然可能因管道之间相互遮挡的原因而出现对解剖结构及其关系的误判。

在观察过程中,还可以调整观察角度到手术视角,在头脑中按照手术过程进行手术的模拟,这样就会很清楚手术切面所要经过的关键结构。

二、序贯性脉管解剖结构的分析

凡是手术涉及的脉管结构,都需要逐一地对其解剖结构进行分析。分析的要点包括:①脉管的解剖学形态,有无解剖学变异;②如有解剖学变异,该变异对手术产生了何种影响;③手术涉及区域脉管与病变的位置关系,以及脉管间的位置关系;④手术方案中脉管离断的位置以及极限点的位置。

例如,要进行一例活体肝移植的供肝切取术,首先要依次分析第一肝门的三个管道即肝动脉、门静脉和胆管的解剖学形态,而后分析肝静脉的解剖学形态。最后根据手术预案,确定脉管离断点的位置。下面以门静脉和胆管为例,进行解剖学形态和变异分析的说明。

肝门处的门静脉有 4 种解剖类型:自脾静脉和肠系膜上静脉汇合形成门静脉主干后,于肝门部分为门静脉左支(LPV)和门静脉右支(RPV)。RPV 又分为右前支(RAPV)和右后支(RPPV),分别供应肝 S5 段+S8 段和 S6 段+S7 段。这种分支形式是门静脉典型的分支形式(A 型)[1]。常见的变异形式:①门静脉分支呈"三支型"(trifurcation)(B 型),即 RAPV、RPPV 和 LPV 同时起自门静脉主干分支,未形成门静脉右支主干;②"工字"形门静脉(C 型),即 RAPV 自 LPV 主干发出。文献报告 A、B、C 型门静脉的出现率分别为 64.5%~78.5%、9%~11.1%、9.7%~13%[2-5]。另外有其他罕见形式变异的门静脉(D 型)。见图 25-2-1。

对于活体肝移植供肝切取术而言,A 型的门静脉是最合适的。选用 B 或 C 型门静脉的供者,若进行右半肝切取,则会出现两个门静脉断端,需要进行两次门静脉重建或需要提前整形[6-7],增加手术难度和并发症发生率。而对于左半肝切取而言,C 型门静脉也是很难处理的情况,需要将门静脉左支向远端解剖,才可显露 RAPV 和 LPV 的分叉部。而且,C 型门静脉的出现,往往意味着 LPV 支配的肝脏体积较小,肝中静脉左侧的一部分左肝实质的血供,可能来自于 RAPV。因此,部分文献将 B 型和 C 型门静脉作为肝移植供者的排除指征[8]。而 D 型,即特殊类型的门静脉,基本无法作为活体肝移植的供者使用。而且,在门静脉变异的人群中,胆管变异的发生率更高[9],亦增加胆道重建的难度和并发症发生的风险。

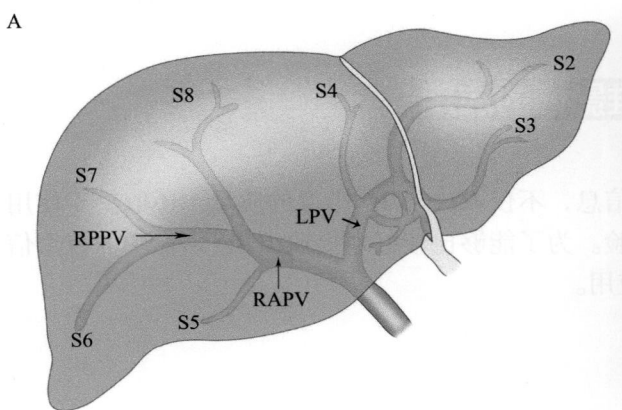
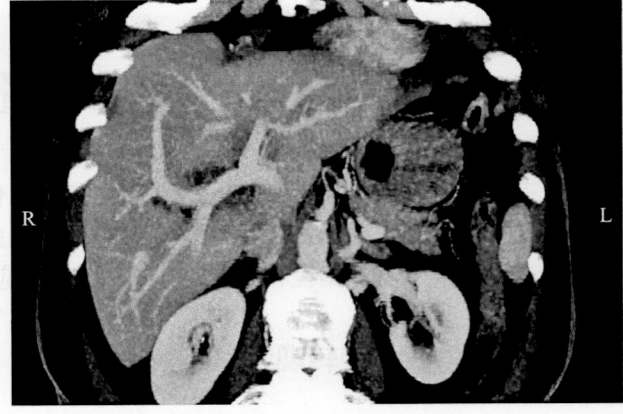

图 25-2-1　正常门静脉和常见变异门静脉的示意图及 MIP 重建显示

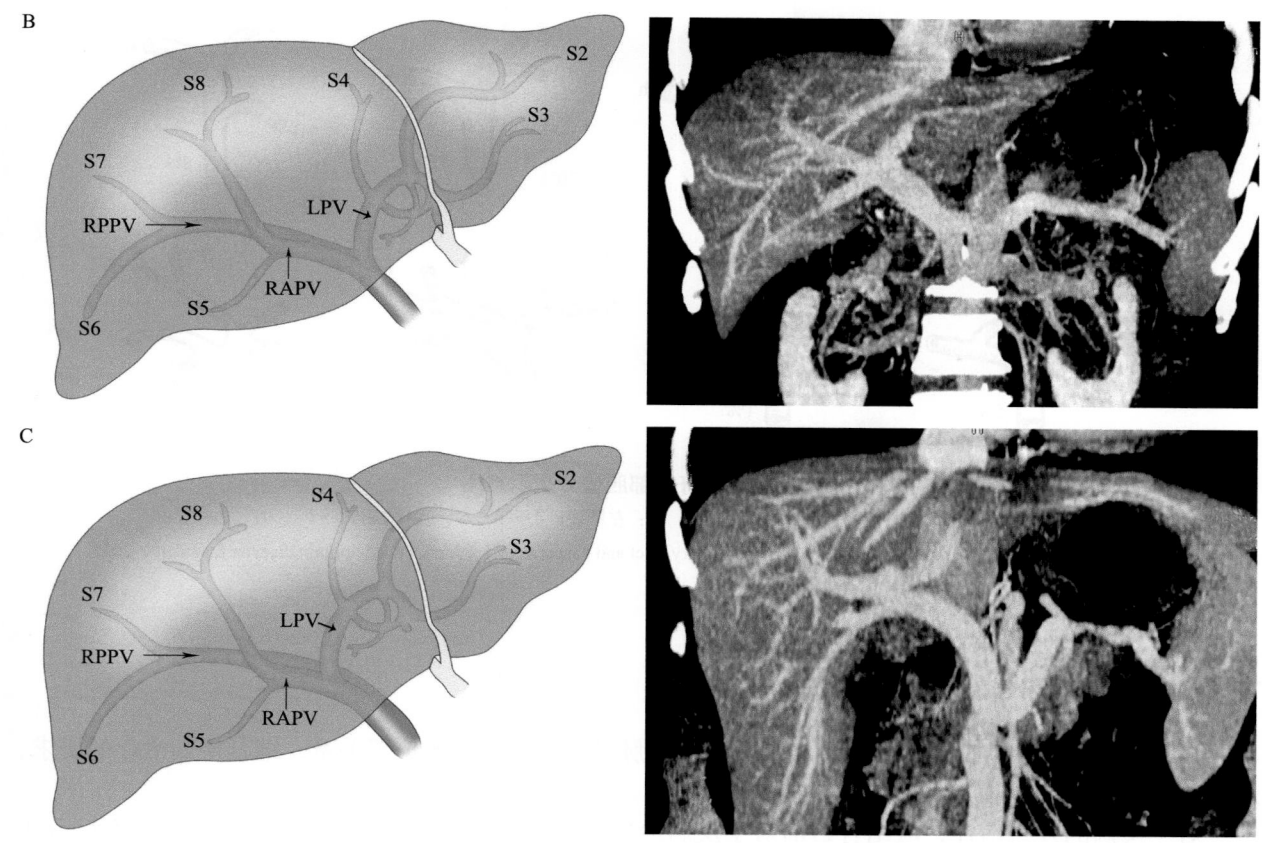

图 25-2-1（续）

　　肝门部胆管的解剖学分析更为复杂一些。奎诺（Couinaud）于 1957 年提出，位于肝门部胆管的二级分支的汇合方式的变异，可分为以下 5 种类型，其后的一些文献也对此处的胆管变异做出研究，提出的肝门部胆管的变异类型的归类和命名大致相仿，在此统一整理如下[10-16]：A 型，典型汇合方式，RASD（右前肝管）与 RPSD（右后肝管）共同汇合成为 RHD 后（右肝管），与 LHD（左肝管）汇合，占 53%～72%；B 型，三叉型，指 RASD、RPSD 与 LHD 共同汇合，占 5%～17.7%；C 型，RASD 或 RPSD 汇入 CHD，占 5%～12.2%；D 型，指 RASD 或 RPSD 汇入 LHD，占 1.8%～15.6%；E 型，其他罕见类型，约占 5%；F 型，RPSD 汇入胆囊管，约占 2%。虽然 Couinaud 提出 F 型的变异占 2%，但在实际临床工作中，极少见到该类变异。见图 25-2-2。

　　如此复杂的解剖学分型，也会对活体肝移植的供者手术设计产生显著的影响。在活体肝移植术中，A 型胆管作为供者是最为适合的，切取后只有一个胆管断端；而 B、C、D 型胆管变异的供者行右半肝切取，移植物将出现两个胆管断端，需要行胆管整形或对两个断端分别进行胆道重建，增加了胆道重建的难度和术后胆道并发症的风险[12, 15, 17]。对于罕见的 E 型和 F 型胆管变异，则推荐不要作为供者使用。

　　可以看到，对于肝脏而言，任何一套脉管系统的解剖学变异都对手术有重大影响。因此，对于脉管解剖结构进行分析，需要分析者具备：①良好的手术区域的局部解剖知识，熟知正常解剖和各种变异；②较为丰富的手术经验，能在分析过程中注意到脉管解剖对于手术的意义。因此，脉管解剖结构的分析，对于外科医生而言，是一项要求较高的、具有挑战性的工作。对图像进行 3D 重建后，许多在 2D 图像上较难辨认的解剖学变异都可清晰显示。对脉管解剖学的分析，是 3D 技术最有价值的应用之一。

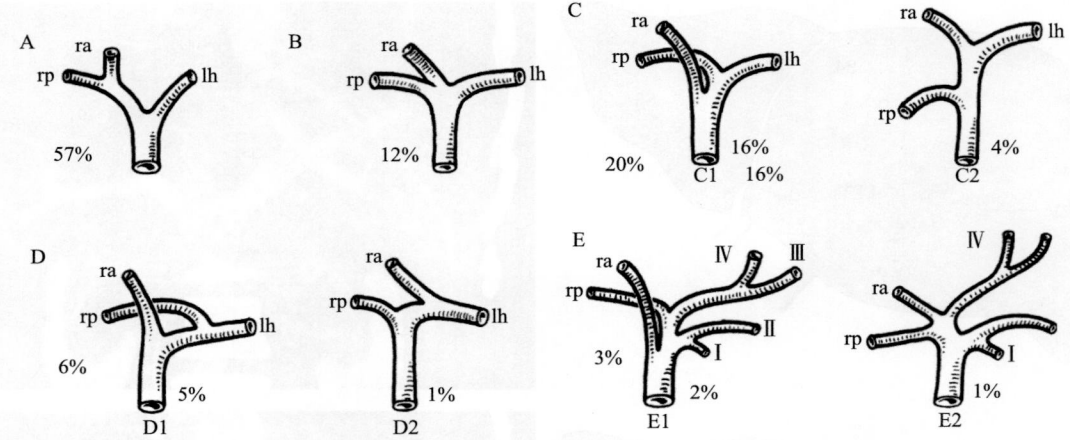

图 25-2-2　肝门部胆管分型示意图

ra：右前肝管；rp：右后肝管；1h：左肝管；Ⅰ～Ⅳ：S1～S4 段胆管

（引自：JARNAGIN W R. Blumgart's surgery of the liver, biliary fract and pancreas [M]. 6th ed. Philadelphia：Elsevier Saunders，2012.）

三、病变与脉管的位置关系的分析

在对脉管解剖学结构分析之后，需要分析各个脉管与病变之间的位置关系，结合疾病治疗的要求，进行手术设计。

对于疾病的外科治疗，应结合目前对于疾病治疗的最佳循证医学依据来提出外科方案，而后分析手术的可行性。例如，对于 5cm 以下的原发性肝细胞癌，目前的证据认为解剖性肝切除术的长期生存优于非解剖性肝切除术，因此对于这样的病例，解剖性肝切除术是应优先考虑的手术方式。因此，与病变有关的脉管位置关系分析就需要包括以下内容：①荷瘤肝段的 Glisson 系统的起始位置，与病变的位置关系如何；②肝段边界的肝静脉与病变的位置关系如何，显露肝静脉后，与病变是否有安全的距离。如果没有安全的距离，是否可以扩大切除范围；③病变是否已经浸润了病变周围脉管结构，有无可能分离。需要强调的是，对于可能被病变浸润的脉管进行分离，需要进行脉管的预先控制以保证手术安全。又如，对于一个 Bismuth Ⅲ a 型的肝门部胆管癌病例，预计需要切除右半肝＋全尾叶，并进行胆肠吻合术。那么分析病变与脉管之间的位置关系就应当包括：①右侧的肝动脉、门静脉是否可以在 "No Touch" 的原则下先行分离切断；②左侧肝动脉、门静脉与病变是否具有安全距离。如果没有安全距离，是否已经受到了浸润，可能浸润的长度如何，是否可能切除重建；③左侧的胆管轴向浸润的范围到达了哪里？获得解剖学阴性切缘的位置是否可能超过了 U 点；④切除右肝后，左肝断端上需要吻合的胆管开口有几个，是否需要做胆管整形。这些都是影响手术可行性和手术质量的重要问题，需要在术前了解清楚。

四、定量化体积评估

定量化体积评估是肝脏外科的一个重要进展，与肝储备功能评价一起使用，能够更精确地评估肝脏手术的安全性。

在连续 2D 影像上，也可以对肝脏体积进行定量化计算，这是一种较为简单和成熟的方式。3D 影像重建肝脏后，软件可以自动给出体积数据，使用更加方便。应当指出，在 2D 上测量肝脏体积，只能依据固定的解剖学标志进行划分，相对比较机械。在血管变异等特殊情况下，体积的测量可能出现较大误差。3D 影像软件有流域分析的功能，可根据血管树的形态进行流域计算，在肝段切除术中体积测量会有较大的优势。对于肝段水平的解剖学研究已经证明，在肝段水平的门静脉分支存在众多变异情况。若按照 Couinaud 的肝段定义，在 2D 影像上进行理想化的肝段体积的计算，会与门静脉实际供血的肝段体积之间出现较大的差异。因此，提倡在解剖性肝段切除术的体积计算中，采用 3D 流域计算的结果进行评估。

定量化的体积评估，一般需要取得几个数据：全肝体积（total liver volume，TLV）、标准肝体积（standard liver volume，SLV）、预留肝体积（future liver remnant，FLR）。目前基于体积评估评价肝手术安全性，有两种计算方法：① FLR/TLV；② FLR/SLV。对于这两种方法的优劣，目前并没有定论。最近有文献报告，对于正常肝实质的患者，使用 FLR/TLV，可能低估了 11% 的患者的手术风险，故而推荐 FLR/SLV[18]。对于有病变的肝实质，目前两种方法的优劣没有比较。一般而言，对于正常肝实质，FLR/SLV 在 25%～30% 是可以接受的，但是对于病变的肝实质，FLR/SLV 在 50% 左右才足够安全。

五、3D 影像应用的误区

3D 影像是近年来发展很快的技术，对于精准肝脏外科具有很好的辅助作用。但是，对于 3D 影像了解不多的医生，常对 3D 技术产生一些误解。

一是认为 3D 影像显示病变较 2D 影像"精确"。3D 影像的长处，主要在于对解剖结构和病变的立体直观显示，直观观察感兴趣区的立体解剖。但是评估脉管是否受到病变浸润，3D 影像并没有更"精确"的能力。如前所述，3D 影像是通过在 2D 影像上分割感兴趣区而后重建得来的，因此 3D 影像上显示病变的范围，就是各层 2D 影像上分割出的病变区域的叠加，其基础还是对 2D 影像的判读。因此，3D 影像并没有比 2D 影像更"精确"，其显示范围，完全是计算机和重建技术人员标注的范围。不但没有更"精确"，使用者如果不自己阅读原始影像，还有被可能标注错误的 3D 影像误导的风险。

二是认为 3D 影像"流域计算"的体积是真实情况。3D 影像软件有一个很好的功能叫"流域计算"，即可以通过标注某支血管，由计算机模拟出该血管的支配 / 引流肝脏区域，并给出体积。这是一个非常好的功能。但是"流域计算"的结果，并不等同于实际的引流区域的情况，只能是大致符合。而且"流域计算"的准确性，明显受到血管 3D 建模质量的影响。目标血管和邻近血管的重建质量，都明显影响计算的结果。因此，"流域计算"的体积，可以作为参考，但不能片面地采信。

总之，计算机科学和影像学技术的飞速进展，催生了 3D 影像这一有力工具。它仿佛外科医生手术眼镜上的放大镜，可以对手术决策提供关键性的帮助，可以让原本难以想象的立体结构清晰地展示在计算机屏幕上。据研究，对于复杂的肝切除，3D 影像可以在术前改变约 33% 的手术方案[19]。现代肝胆外科医生，必然是善于利用 3D 影像的外科医生。"君子性非异也，善假于物也"。有 3D 影像这一工具在手，外科医生会更为自信，从而有利于手术质量的提高。

（孟翔飞）

参 考 文 献

［1］ JARNAGIN W R. Blumgart's surgery of the liver, biliary tract and pancreas [M]. 5th ed. Philadelphia: Elsevier Saunders, 2012.

［2］ COVEY A M, BRODY L A, GETRAJDMAN G I, et al. Incidence, patterns, and clinical relevance of variant portal vein anatomy [J]. AJR Am J Roentgenol, 2004, 183 (4): 1055-1064.

［3］ KOC Z, OGUZKURT L, ULUSAN S. Portal vein variations: clinical implications and frequencies in routine abdominal multidetector CT [J]. Diagn Interv Radiol, 2007, 13 (2): 75-80.

[4] ORTALE J R, DE FREITAS AZEVEDO CHN, DE CASTRO C M. Anatomy of the intrahepatic ramification of the portal vein in the right hemiliver [J]. Cells Tissues Organs, 2000, 166 (4): 378-387.

[5] ATASOY C, OZYUREK E. Prevalence and types of main and right portal vein branching variations on MDCT [J]. AJR Am J Roentgenol, 2006, 187 (3): 676-681.

[6] NAKAMURA T, TANAKA K, KIUCHI T, et al. Anatomical variations and surgical strategies in right lobe living donor liver transplantation: lessons from 120 cases [J]. Transplantation, 2002, 73 (12): 1896-1903.

[7] BAGEACU S, ABDELAAL A, FICARELLI S, et al. Anatomy of the right liver lobe: a surgical analysis in 124 consecutive living donors [J]. Clin Transplant, 2011, 25 (4): E447-E454.

[8] KAMEL I R, KRUSKAL J B, POMFRET E A, et al. Impact of multidetector CT on donor selection and surgical planning before living adult right lobe liver transplantation [J]. AJR Am J Roentgenol, 2001, 176 (1): 193-200.

[9] 孟翔飞, 段伟东, 王学栋, 等. 计算机 3D 技术研究围肝门部门静脉变异者胆管变异率 [J]. 中国临床解剖学杂志, 2016, 34 (2): 155-159.

[10] BLUMGART L H. Surgery of the liver, biliary tract, and pancreas [M]. 4th ed. Philadelphia: Elsevier, 2006: 16.

[11] KAWARADA Y, DAS B C, TAOKA H. Anatomy of the hepatic hilar area: the plate system [J]. J Hepatobiliary Pancreat Surg, 2000, 7 (6): 580-586.

[12] VAROTTI G G, GONDOLESI G E. GOLDMAN J, et al. Anatomic variations in right liver living donors [J]. J Am Coll Surg, 2004, 198 (4): 577-582.

[13] YOSHIDA J C, CHIJIIWA K. YAMAGUCHI K, et al. Practical classification of the branching types of the biliary tree: an analysis of 1, 094 consecutive direct cholangiograms [J]. J Am Coll Surg, 1996, 182 (1): 37-40.

[14] SONG G W, LEE S G, HWANG S, et al. Preoperative evaluation of biliary anatomy of donor in living donor liver transplantation by conventional nonenhanced magnetic resonance cholangiography [J]. Transpl Int, 2007, 20 (2): 167-173.

[15] OHKUBO M, NAGINO M, KAMIYA J, et al. Surgical anatomy of the bile ducts at the hepatic hilum as applied to living donor liver transplantation [J]. Ann Surg, 2004, 239 (1): 82-86.

[16] LEE S E, JANG J Y, LEE J M, et al. Selection of appropriate liver resection in left hepatolithiasis based on anatomic and clinical study [J]. World J Surg, 2008, 32 (3): 413-418.

[17] RADTKE A, SGOURAKIS G, SOTIROPOULOS G C, et al. Vascular and biliary anatomy of the right hilar window: its impact on recipient morbidity and mortality for right graft live donor liver transplantation [J]. World J Surg, 2009, 33 (9): 1941-1951.

[18] RIBERO D, AMISANO M, BERTUZZO F, et al. Measured versus estimated total liver volume to preoperatively assess the adequacy of the future liver remnant: which method should we use [J]. Ann Surg, 2013. 258 (5): 801-806; discussion 806-807.

[19] RADTKE A, SOTIROPOULOS G C, MOLMENTI E P, et al. Computer-assisted surgery planning for complex liver resections: when is it helpful? A single-center experience over an 8-year period [J]. Ann Surg, 2010, 252 (5): 876-883.

实验室检查 | 第 26 章

实验室检查贯穿了肝脏疾病的病因诊断、病情及预后评估、指导治疗等不同方面。检验项目包括从血液、尿液、粪便基础检验，到循环肿瘤细胞、循环核酸检测等新进展项目。例如：许多肝脏疾病伴有红细胞、白细胞及血小板数量、质量或形态改变；评估肝脏合成功能，需要检查凝血相关试验；反映肝细胞受损的指标有氨基转移酶、胆红素、胆碱酯酶、胆固醇等；尿胆红素与尿胆原有助于鉴别黄疸的性质；粪潜血有助于发现肝脏疾病合并消化道出血；考虑感染导致的肝病时，甲、乙、丙、丁、戊型肝炎病毒的标志物检测必不可少；针对非感染性肝病，需考虑自身免疫性肝病相关的抗体检测甚至 IgG4 亚型分析；诊断遗传性肝病，必要时需要进行胆红素代谢相关基因测序；考虑肝胆肿瘤时，有必要检测糖链抗原如 CA19-9（carbohydrate antigen 19-9）、甲胎蛋白（alpha fetoprotein，AFP）、维生素 K 缺乏或拮抗剂诱导的蛋白 II（protein-II induced by vitamin K absence or antagonist，PIVKA-II）与高尔基体糖蛋白 73（Golgi 73，GP73）等血清肿瘤标志物；与肝移植相关的检查则涉及血型、组织配型、免疫功能评估试验、各种微生物检验和药物浓度检测等[1]。

第 1 节 肝功能评估

一、血清酶学指标

血清丙氨酸氨基转移酶（alanine aminotransferase，ALT）和天冬氨酸氨基转移酶（aspartate aminotransferase，AST）水平可反映肝细胞损伤程度，最为常用。前者主要存在胞浆内，后者在胞浆及线粒体内，以线粒体为主，肝细胞炎症反应时释放入血。AST/ALT 变化可反映当前病情。一般 AST/ALT＜0.6，如 AST/ALT＞1.2 提示预后不良。样本溶血可能导致 AST 假性升高。

血清 γ-谷氨酰转肽酶（γ-glutamyl transpeptidase，GGT）与碱性磷酸酶（alkaline phosphatase，ALP）是细胞膜结合酶，肝硬化、梗阻性肝胆病、胆汁淤积或药物性肝损伤导致的肝病可明显升高。升高的机制可能由于胆汁酸长时间与胆管及胆小管上皮接触，对细胞膜裂解或表面活性作用使 GGT 与 ALP 释放入血。GGT 升高也可见于酒精性肝病或脂肪性肝炎，其在原发性肝癌、胰腺癌时升高，提示恶性肿瘤转移或肝癌术后复发。需注意巴比妥类药物可使 GGT 升高，长期口服避孕药可使其升高至 20%，ALP 在儿童期或骨关节病中水平较高，与成骨细胞生长有关。

目前多采用速率学法检测上述血清酶，表示酶的活力单位通用为 U/L。

二、肝脏排泄功能

主要检测肝脏对某些内源性（胆红素、胆汁酸等）或外源性（染料、药物等）高摄取物排泄清除能力。

1. 胆红素 有直接胆红素与间接胆红素之分。凡能影响胆红素生成、摄取、储存、代谢和排泄过程的疾病均可引起血清胆红素含量的增高。肝衰竭患者血清胆红素常较高，且呈进行性升高，每天上升≥1倍正常值上限（ULN），可≥10ULN，重症肝病时可出现胆红素与 ALT 和 AST 分离现象（酶胆分离），即胆红素显著升高而氨基转移酶反而下降，提示肝细胞破坏明显[2]。通常血清胆红素水平与肝细胞坏死程度有关，但需与肝内和肝外胆汁淤积所引起的胆红素升高鉴别。虽然分析直接与间接胆红素之比，有助于判断黄疸类型，如淤胆型肝炎的直接与间接胆红素之比一般超过 70%，但在实际工作中，胆红素结果受检测方法的影响较大，使用重氮试剂和使用钒酸盐试剂的直接与间接胆红素之比有较大差别，医师应结合临床和影像学结果判断。

此外，需注意胆红素检测的干扰因素（胡萝卜素与溶血等）。

2. 胆汁酸　胆汁酸是胆汁中的主要成分，是胆固醇经肝组织代谢的最终产物，胆汁酸的生成和代谢与肝脏关系十分密切，血清总胆汁酸（total bile acid，TBA）是反映肝细胞的合成代谢、摄取和排泌状态的敏感指标，在各种急慢性肝病、各种原因导致的胆汁淤积症等诊断和治疗监测中有一定意义，正常情况血清 TBA 水平＜10μmol/L。研究显示胆汁酸谱检测，包括熊去氧胆酸、牛磺熊去氧胆酸、石胆酸、脱氧胆酸有助于胆汁淤积症的诊断、分型及治疗。

三、肝脏合成功能

1. 胆碱酯酶　对了解病情和监测肝病发展有重要参考价值，重症肝病时胆碱酯酶可以明显下降。

2. 白蛋白　慢性乙型肝炎、肝硬化和肝衰竭患者的人血清白蛋白下降或球蛋白升高，表现为人血清白蛋白 / 球蛋白比值降低。

3. 前白蛋白　半衰期短，其浓度可反映肝脏的合成与分解代谢情况。

四、脂类代谢

1. 胆固醇　内源性胆固醇主要由肝脏合成，是反映预后的良好指标，小于 950mg/L（或 2.5mmol/L）提示预后不良。

2. 三酰甘油　在肝细胞坏死时明显下降。

3. 高密度脂蛋白胆固醇　在重症肝炎及肝硬化者均降低。

五、凝血功能

肝脏可产生多种凝血和纤溶因子如凝血酶原、纤维蛋白原等，在保持凝血、抗凝系统动态平衡和完整性中起重要调节作用。肝脏疾病时肝细胞合成凝血因子和抗凝蛋白的能力减弱，导致机体凝血和抗凝机制紊乱。肝病患者凝血及抗凝检测越来越受到重视，肝硬化致肝功能不全时，维生素 K 依赖凝血因子的前体不能变成有活性的凝血因子，肝素灭活能力下降，蛋白质合成降低，凝血因子合成减少，引起凝血酶原时间（prothrombin time，PT）、活化部分凝血活酶时间（activated partial thromboplastin time，APTT）、凝血酶时间（thrombin time，TT）延长，纤维蛋白原（fibrinogen，FIB）下降。上述指标简称"凝血四项"，是内源性、外源性凝血因子缺乏或减少的重要过筛试验，也是肝脏疾病的基础检查。

1. 凝血酶原时间（PT）　PT 是反映肝脏凝血因子合成功能的重要指标，也是外源性凝血途径的过筛试验。PT 的结果以反应时间（秒）表示，由于不同来源、不同制备方法的组织凝血活酶对结果影响很大，造成结果的可比性差，严重影响病情判断和口服抗凝剂治疗效果的判断。

凝血酶原时间比值（prothrombin time ratio，PTR）是待测血浆的实际 PT 与正常参比血浆的 PT 比值，PTR 或其百分比化结果凝血酶原时间活动度（prothrombin time activity，PTA）是 PT 测定值的常用表示方法，对判断疾病进展及预后有较大价值。世界卫生组织（WHO）推荐以国际敏感度指数（international sensitivity index，ISI）表示各种组织因子试剂与原始参考品之间的关系。因此各种制剂必须标以 ISI 值。采用国际正常化（凝血活酶时间）比值（international normalized ratio，INR）统一判断结果。患者 INR＝PTR^{ISI}。

国内外指南定义近期内 PTA 进行性降至 40%（或 INR≥1.5）为肝衰竭的重要诊断标准之一，当 PTA≤20%（INR≥2.6）提示患者进入肝衰竭晚期，患者预后凶险。

2. 活化部分凝血活酶时间（APTT）　APTT 是内源性凝血系统较敏感和常用的筛选试验。延长见于部分血管性血友病（vWD）患者，严重的凝血酶原、因子 V、因子 X 和纤维蛋白原缺乏，如肝脏疾病、阻塞性黄疸、吸收不良综合征、口服抗凝剂、应用肝素以及纤维蛋白原缺乏症等；也可见于纤溶活性增强，如继发性、原发性纤溶亢进及循环中有纤维蛋白（原）降解产物（fibrin/fibrinogen degradation product，FDP）；血循环中有抗凝物质如狼疮抗凝物质等。

3. 凝血酶时间（TT）　主要反映血浆内肝素、类肝素抗凝物质的水平以及血浆纤维蛋白原的质和量，是患者病情预后及溶栓治疗的重要指标。

4. 纤维蛋白原（FIB）　FIB 是血中含量最高的凝血因子，与肝脏细胞受损程度呈负相关。纤维蛋白原减少（低于 2g/L）见于弥漫性血管内凝血和原发性纤溶症、重症肝炎和肝硬化等。肝硬化患者血管内凝血因子消耗大量增加，造成患者出现低纤维蛋白原血症。此外，也见于溶栓性治疗药物应用的监测指标之一。

5. 其他指标　临床常用包括 D-二聚体（D-dimer，DD）、FDP、抗凝血酶（antithrombin，AT）及蛋白 C 与蛋白 S，均不同程度反映肝脏合成及代谢功能。肝病合并原发性或继发性纤溶亢进时，DD 与 FDP 含量可明显增高。抗凝血酶Ⅲ活性降低见于肝脏疾病、DIC 或应用肝素治疗等。

（赵秀英）

<h2 align="center">参 考 文 献</h2>

［1］　尚红, 王毓三, 申子瑜. 全国临床检验操作规程 [M]. 4 版. 北京: 人民卫生出版社, 2015.
［2］　中华医学会感染病学分会肝衰竭与人工肝学组. 肝衰竭诊治指南 (2018 版) [S/J]. 中华肝脏病杂志, 2019, 27 (1): 18-26.

第 2 节　肝脏肿瘤标志物

常见肝脏恶性肿瘤包括原发性肝癌（primary hepatic carcinoma，PHC）和转移性肝癌。PHC 多发生在慢性肝脏疾病基础上，初期较隐匿，临床诊断时多数患者是中晚期且常伴有转移，治疗效果差。对高危人群进行血清标志物检测联合影像学检查以发现早期肝癌已经写入国内外指南。由于血清标志物在敏感性及特异性等方面的不足，组合检测十分必要。

一、甲胎蛋白及其异质体

1. 甲胎蛋白（alpha fetoprotein，AFP）　AFP 曾被认为是在高危人群中监测 PHC 最有价值的标志物。AFP 在肝细胞癌（hepatocellular carcinoma，HCC）、胃癌、胰腺癌、胆道肿瘤等患者血清中表达增加，可能在影像学发现肿瘤之前就升高。然而 15%～58% 的慢性乙肝患者和 11%～47% 的肝硬化患者血清中的 AFP 也会有所升高，少数慢肝急性发作期间 AFP 也数百倍增高。因此，AFP 作为 PHC 的诊断指标尚缺乏特异性，尤其在慢性肝病并发肝癌的早期阶段，其应用受到限制。

2. 甲胎蛋白异质体（AFP-L3）　人体血液中大部分糖蛋白由肝脏产生，良性肝病时肝细胞坏死再生型 AFP 与肝细胞癌产生的 AFP 在糖链结构上有差异，且与外源性凝集素的亲和性不同。如用小扁豆凝集素（lens culinaris lectin，LCA）作为外源性凝集素，AFP 可以分为 LCA 非结合型（AFP-L1、AFP-L2）

和 LCA 结合型（AFP-L3）。其中 AFP-L1 主要存在于良性肝病中，AFP-L2 在孕妇体内增多，而 AFP-L3 为 PHC 细胞所特有。AFP-L3 蛋白上结合着 α-L-6-岩藻糖残基，能特异性结合小扁豆凝集素。AFP-L3 是 HCC 高度特异性指标，可以不受甲胎蛋白≥400ng/L 的限制。虽然 AFP-L3 与肝癌的一些病理学特征密切相关，但其敏感性欠佳，有 30% 左右的肝癌患者 AFP 正常，因此 AFP-L3 也无法起到作用。

二、异常凝血酶原

异常凝血酶原（PIVKA-Ⅱ）或称去 γ-羧基凝血酶原（des-gamma-carboxy prothrombin，DCP），是由维生素 K 缺乏诱导产生的去 γ-羧基化的异常凝血酶原。PIVKA-Ⅱ 失去凝血酶原活性，但在 1984 年被发现与 PHC 相关，研究显示其用于诊断不同阶段 PHC 的阳性率为 35%～95%，在良性肝病、转移性肝癌中的假阳性率小于 10%。且肝癌患者中 PIVKA-Ⅱ 水平与 AFP 无相关性，因此，PIVKA-Ⅱ 联合 AFP 用于 PHC 诊断，有助于提高肝脏占位性病变的诊断效果[1]。

三、α-L-岩藻糖苷酶

PHC 患者血清中 α-L-岩藻糖苷酶（α-L-fucosidase，AFU）活性明显高于正常人、肝硬化、转移性肝癌患者。在转移性肝癌、良性肝病、肝外恶性肿瘤中，AFU 有一定假阳性。需要结合 AFP 与影像学检查可对 HCC 做出诊断，但对鉴别诊断意义不大。

四、磷脂酰肌醇蛋白聚糖-3

磷脂酰肌醇蛋白聚糖-3（GPC3）是一种硫酸类肝素蛋白多糖。GPC3 在大多数 HCC 有表达，在正常肝组织及良性肝脏病变中不表达。研究证明，HCC 患者的 GPC3 mRNA 表达增强。培养基中的 HCC 细胞可以分泌较高水平的 GPC3。此外，GPC3 的表达与肿瘤组织的分级及大小无关，与 AFP 也无关联性，尤其适于小肝癌诊断。临床上可能通过检测 GPC3 实现对 PHC 患者早期诊断，以及对 AFP 正常的 HCC 的诊断。

五、高尔基体糖蛋白 73

高尔基体糖蛋白 73（Golgi protein，GP73）是一种高尔基体Ⅱ型跨膜蛋白，在多种组织的内皮细胞中表达。正常肝组织内，GP73 主要在胆管上皮细胞中表达，很少在肝细胞中表达；但在病毒性肝炎或肝硬化患者的肝细胞中，GP73 表达明显升高。近年的研究显示，GP73 成为肝癌早期诊断或治疗效果监测的又一标记物，尤其对 AFP 不升高的 HCC 患者有较好临床意义[2]。

六、其他肿瘤标志物

肿瘤特异性生长因子（tumor specific growth factors，TSGF）、癌胚抗原（carcinogen-embryonic antigen，CEA）、糖链抗原（CA125、CA19-9、CA242、CA742、CA153、CA50），以及腺苷酸脱氨酶（ADA）、同型半胱氨酸（homocysteine，HCY）、唾液酸（sialic acid，SA）等也被证明在不同阶段与 PHC 的发生有关。肝癌血清标志物很多，尚无单一标志物能够诊断所有肝癌。由于标志物之间可起互补作用，因此组合检测有其必要性。但多数检测组合仍以 AFP 作为核心标志物，如 AFP 与 PIVKA-Ⅱ 联用，可使敏感性提高到 80% 以上。

（赵秀英）

参 考 文 献

[1] MIYAAKI H, NAKASHIMA O, KUROGI M, et al. Lens culinaris agglutinin-reactive a-fetoprotein and protein induced by vitamin K absence Ⅱ are potential indicators of a poor prognosis: a histopathological study of surgically resected hepatocellular carcinoma [J]. J Gastroenterol, 2007, 42 (12): 962-968.

[2] 赵秀英, 李宁, 丁惠国, 等. 血清高尔基体糖蛋白 73 (GP73) 在肝细胞癌诊断中的作用研究 [J]. 中华肿瘤杂志, 2010, 32 (12): 943-946.

第 3 节　免疫学指标

从检验方法来说，前面提及的肿瘤标志物或肝纤维化指标、药物浓度监测、免疫评估指标均属于免疫学指标，一般采用酶联免疫吸附测定法（enzyme-linked immune-sorbent assay，ELISA）方法或化学发光、免疫荧光方法检测。从反应原理看免疫学反应包括双抗体（双抗原）夹心法，竞争法与间接法。此处仅列出与肝病病因诊断相关的一类标志物以及部分免疫评估指标。

一、病毒性肝炎免疫标志物

（一）甲型肝炎病毒抗体测定

包括 HAV-IgG 和 HAV-IgM 两种抗体。我国有超过 60% 的成年人已感染 HAV，且 HAV-IgG 可保存多年。因此，临床根据 HAV-IgM 是否阳性判断有无急性 HAV 感染。

（二）乙型肝炎病毒血清标志物

感染人体的是完整的乙肝病毒或称 Dane 颗粒，分为胞膜与核心两部分。其胞膜成分 HBsAg 在肝细胞大量合成，并释放于血液循环。因此，循环中 HBsAg 数量远多于 Dane 颗粒。一般在血液中检测到 HBsAg 提示有 HBV 感染。常用的乙型肝炎病毒血清标志物（HBV-M）包括 HBsAg 与抗-HBs、HBeAg 与抗-HBe 和抗-HBc。

1. HBsAg　患者感染 HBV 后首先出现的血清学标志物之一。HBsAg 阳性表示 HBV 感染，可见于乙肝病毒携带者、急性及慢性乙肝患者、乙肝相关肝硬化及肝癌等。此外，HBsAg 的检测还应用于献血员和血制品筛查及流行病学研究等。全自动 HBsAg 定量如今已被普遍用于指导慢性乙肝的抗病毒治疗[1]。

2. 抗-HBs　为中和性抗体，其阳性表示对 HBV 有免疫力，常见于乙型肝炎康复及接种乙型肝炎疫苗者。多数既往感染者抗 HBs 滴度在 10～100IU/L 之间，抗 HBs≥10IU/L 为对 HBV 有免疫力的临界水平，低于此值，说明须重新注射疫苗。

少数 HBV 慢性感染者也可出现抗-HBs，但体内 HBV DNA 复制仍活跃，多为 HBV 基因 S 区内 α 抗原决定簇突变所致，也可能出现重叠感染。HBV 急性感染者 HBsAg 已经消失，抗-HBs 可能尚未出现，称为"窗口期"，此时仍有 HBV DNA 复制，容易造成 HBV 的传播。

3. HBeAg　HBV C 基因区产物，阳性是病毒复制的指标，HBeAg 与 ALT 结合，用于病情判断及预后分析。

4. 抗-HBe　出现通常表示病毒复制减弱和肝病恢复。但慢肝患者可能出现前 C 区 1896 位点突变，导致第 183 氨基酸变异，形成终止密码子。此时 HBeAg 无法分泌到肝外，检测抗-HBe 阳性，但体内病毒持续复制，临床预后可能差，需要临床注意。

5. 抗-HBc　阳性见于 HBV 感染的各个时期，只要感染过乙型肝炎病毒，无论病毒是否被清除，此抗体均为阳性。抗-HBc 可以持续数十年甚至终生，但不是保护性抗体，须结合其他 HBV 标志及肝功能情况具体判断其临床意义。抗-HBc 可作为 HBV 流行病学研究的指标。

（三）丙型肝炎病毒抗体测定

丙型肝炎病毒抗体（HCV-IgG）反映曾经或现症感染，判断目前疾病状态或指导临床治疗需结合 HCV RNA 检测。HCV-IgG 检测经常受到干扰，如自身免疫性疾病或孕妇、老年人可呈现弱阳性，这时需要结合流行病学史和 HCV RNA 分析。随着 HCV 感染者核苷类似物治疗的推广，越来越多的患者呈现 HCV-IgG 阳性而 HCV RNA 阴性。

值得注意的是，部分人类获得性免疫缺陷病毒（human immunodeficiency virus，HIV）感染者存在合并 HCV 感染的情况，导致肝功能异常，需鉴别是 HCV 活动性感染，抑或由抗 HIV 药物所致的肝损伤。

（四）丁型肝炎病毒抗原及抗体测定

丁型肝炎病毒（hepatitis D virus，HDV）为缺陷病毒，其感染前提是乙肝病毒感染，一般感染时体内产生 HDV 抗原及 IgM 和 IgG 抗体。

（五）戊型肝炎病毒抗体

戊型肝炎病毒（hepatitis E virus，HEV）抗体包括 HEV IgG 与 HEV IgM。HEV IgM 阳性时，HEV IgG 由阴性转为阳性，以及 HEV RNA 检测阳性，结合临床可判断为戊肝病毒感染。戊型肝炎在中年以上人群多见，年长者及孕妇中病情较重。HEV IgG 作为流行病学指标，阳性提示曾经感染 HEV，我国部分人群中 HEV IgG 阳性率可达到 30% 以上。

值得注意的是，我国病毒性肝炎多见，临床遇到上述免疫性病原指标均阴性的患者，可适当利用核酸检测技术提高敏感性，或考虑其他嗜肝病毒感染，"不明原因肝炎"的结论慎下。此外，尚须注意病毒性肝病与非病毒性肝病共存的问题。一些患者感染 EB 病毒（Epstein-Barr virus，EBV）或巨细胞病毒（cytomegalovirus，CMV）也可能导致肝功能异常。

二、自身免疫性肝病抗体

1. 抗核抗体　抗核抗体（anti nuclear antibody，ANA）为 AIH 最常见的自身抗体，有报道在 I 型自身免疫性肝炎（autoimmune hepatitis，AIH）中阳性率可达到 75%。ANA 是以哺乳动物的细胞核成分为靶抗原的自身抗体的总称，也是自身免疫性疾病重要的血清学指标。荧光模型有助于疾病诊断，包括均质型、胞浆型、核膜型等。ANA 对 AIH 不具有诊断特异性，但如果 ANA 与抗平滑肌抗体（anti-smooth muscle antibody，ASMA）同时出现，则高度提示 AIH[2]。

2. 抗平滑肌抗体　在 I 型 AIH 中约有 85% 的患者可检测到 ASMA，其对疾病的诊断特异性优于 ANA，高滴度的 ASMA（大于 1∶1000）对诊断自身免疫性肝炎的特异性可达 100%。ASMA 无器官及种属特异性，其靶抗原种类丰富，主要可分为肌动蛋白和非肌动蛋白两类，实验室较多应用间接荧光免疫法，以大鼠胃作为标准基质检测 AMSA。

在非免疫性因素引起的肝损伤中，ASMA 的检出率极低，因此该抗体的检测有助于自身免疫性肝炎、原发性胆汁性胆管炎（原称原发性胆汁性肝硬化）的诊断及与其他肝脏疾病的鉴别[3]。

3. 抗肝细胞胞质抗原 I 型抗体　抗肝细胞胞质抗原 I 型抗体（liver cytosol antibody type 1，LC-1）为 II 型 AIH 的一个特异标志物，在 II 型 AIH 中的阳性率为 30%～60%，特异性高达 99%，多在小于 20 岁患者中出现。

4. 抗肝肾微粒体抗体　已知的抗肝肾微粒体（liver-kidney microsomal，LKM）抗体的靶抗原有 3 型（即 LKM-1、LKM-2 和 LKM-3）。其中，抗 LKM-1 抗体为 II 型 AIH 的标志，在 AIH 中的阳性率较低，但在儿童中的阳性率略高。有人认为抗 LKM-1 抗体也是 AIH 的特异性标志。

5. 抗可溶性肝抗原 / 肝胰抗原抗体 抗可溶性肝抗原 / 肝胰抗原（soluble liver antigen/liver pancreas antigen，SLA/LP）抗体是 2000 年维斯（Wies）首次从人肝组织中成功地克隆出 SLA 全长 DNA 序列，发现 SLA 是肝细胞浆内的一种不知名的可溶性蛋白，其抗体是诊断 Ⅲ 型 AIH 的特异性抗体，而且该抗体参与 AIH 的发病，与疾病的严重程度密切相关；虽然该抗体在患者人群中阳性率非常低，但其阳性预测值几乎为 100%[4]。

6. 抗线粒体抗体 抗线粒体抗体（anti-mitochondrial antibody，AMA）是一种以线粒体为靶抗原、无种属和器官特异性的自身抗体，可直接与线粒体抗原作用，导致组织细胞的免疫损伤。实验室常以大鼠肾为基质，运用间接免疫荧光法检测抗线粒体抗体。该抗体在原发性胆汁性胆管炎（primary biliary cholangitis，PBC）中的敏感性和特异性都高于 90%～95%，已成为诊断 PBC 的主要检查项目。目前为止，发现线粒体膜上存在 9 种自身抗原（M1～M9），其中与 PBC 相关的有 M2、M4、M9，尤其是抗 M2 抗体对诊断 PBC 的特异性最高，超过 95% 的 PBC 患者血清中可检测到 AMA-M2，但其滴度的高低与疾病严重程度或预后并不相关。

（赵秀英）

参 考 文 献

［1］ 朱东, 陈俊梅, 魏红, 等. 自动稀释模式下乙肝病毒表面抗原 (HBsAg) 定量检测的临床应用及分析 [J]. 中华检验医学杂志, 2013, 36 (2): 180-182.

［2］ 中华医学会风湿病学分会. 自身免疫性肝病诊断和治疗指南 [S/J]. 中华风湿病学杂志, 2011, 15 (8): 556-559.

［3］ 中华医学会肝病学分会, 中华医学会消化病学分会, 中华医学会感染病学分会. 自身免疫性肝炎诊断和治疗共识 (2015 版) [S/J]. 中华肝脏病杂志, 2016, 24 (1): 23-36.

［4］ WIES I, BRUNNER S, HENNINGER J, et al. Identification of target antigen for SLA/LP autoantibodies in autoimmune hepatitis [J]. Lancet, 2000, 355 (9214): 1510-1515.

第 4 节 循环肿瘤细胞与循环核酸检测

一、循环肿瘤细胞

循环肿瘤细胞（circulating tumor cells，CTCs）指由原发病灶脱落入血的肿瘤细胞，过去几十年，CTCs 在肿瘤的发生转移、诊断、判断预后等过程中已经得到广泛深入的研究。CTCs 存在于各实体瘤患者外周血中，如肺癌、乳腺癌、前列腺癌、结直肠癌、膀胱癌和卵巢癌等，且与患者的临床分期、无进展生存期、总生存期、药物疗效以及早期复发和转移均密切相关。外周血 CTCs 作为实时"液体活检"的检测研究大多从四个方面进行：预测疾病的转移复发或进展、实时监测疾病治疗疗效、分子靶向治疗及耐药机制的研究、肿瘤患者远处转移机制的研究。

研究发现肿瘤细胞播散入血转移过程中存在上皮间质转化（epithelial-mesenchymal transition，EMT），EMT 赋予播散的肿瘤细胞干细胞活性，从而可以在外周中存活甚至播散至远处，经过间质上皮转化（mesenchymal-epithelial transition，MET）形成转移灶；同时转移灶的肿瘤细胞亦可以再次脱落入血形成肿瘤的二次转移。较多研究表明，在肝癌切除或肝移植前，就已经有肿瘤细胞脱落入血进入循环系统中，是导致肝癌血行转移的早期事件。肝癌外周血中 CTCs 的存在预示肝癌转移或复发。

此外，由于外周血中 CTCs 具有极强的异质性，单一方法很难检测到外周血中循环的所有 CTCs，仅能检测到部分亚群细胞，因此，仅仅依靠上皮细胞黏附分子（epithelial cell adhesion molecule，EpCAM）检测 CTCs 的方法会降低 CTCs 检测的特异性，近年来已有越来越多的研究对 CTCs 检测的方法进行了改进，如通过检测肝癌外周血特异性的 mRNA 分子表达细胞角蛋白 19（cytokeratin 19，CK19）、CD133、黑色素瘤抗原 1（melanoma antigen1，MAGE1）和黑色素瘤抗原 3（melanoma antigen3，MAGE3）以及微流控芯片"CTC-chip"等技术提高 CTCs 检测的敏感性。但是这些研究分析 CTCs 的方法尚需要在临床多中心大样本中进一步验证其临床检测效能，方能最终应用于临床[1]。

二、循环核酸检测

循环核酸指存在于血液（血浆或血清）中的细胞外游离 DNA 和 RNA。早在 20 世纪 70 年代末，人们就发现癌症患者血浆 DNA 含量增加，但直到 80 年代末才相继发现肿瘤患者的血浆或血清 DNA 具有肿瘤 DNA 的特征性改变，如链的稳定性降低、*RAS* 和 *P53* 基因突变、微卫星改变、肿瘤抑癌基因启动子的高甲基化、免疫球蛋白重链 DNA 重排、线粒体 DNA 突变和肿瘤相关病毒 DNA 等[2-3]。最近，研究又发现癌症患者血浆或血清中存在肿瘤相关 RNA，如酪氨酸酶 RNA、端粒酶成分 RNA、不同肿瘤相关基因编码的 mRNA 和病毒 RNA 等。目前，基于 PCR 技术的多种方法可以对极微量的循环核酸进行检测和定量，循环核酸测定已成为肿瘤分子诊断学中一个新的研究热点。

总之，目前已知对 CTCs 和循环核酸的检测除用于肝癌诊断，在指导肝癌患者肝移植病例的选择和预后分析也有较好帮助[4]。

实验诊断技术在肝脏疾病的诊疗中发挥重要作用，尤其近年来核酸诊断技术、二代测序技术与质谱诊断技术在临床应用，在肝病病因诊断、继发感染诊断和肝脏代谢组学方面的研究起到推动作用。此外，随着临床疾病谱变化，病毒性肝病相对减少，代谢性肝病如非酒精性脂肪肝和药物性肝损伤不断增加，对此类疾病尚无早期诊断指标。随着影像学的发展，肝脏肿瘤早期发现比例增高，给早期干预提供机遇。这类早期肝肿瘤仍需术后病理诊断，如能借助血清标志物区分肝脏肿瘤性质，将有助于精准治疗。

为保障临床肝病的精准诊疗，实验室应做好内部质控（室内质控）与外部质控（室间质评）。这两类质量控制分别与指标的精确度和准确度相关。此外，检验项目对疾病诊断的敏感性与特异性也不尽相同，因此，临床往往需要参考多个指标进行临床决策。研究显示，检验过程中有 50%～70% 的影响因素发生在临床环节，例如：抗凝剂与血液比例未达标导致凝血功能异常，血液凝块导致血小板计数假性减低，溶血造成 AST 假性升高，自身抗体及部分药物可能导致病原学指标及肿瘤标志物假阳性等。上述问题需要临床与实验室共同重视并沟通，以实现肝脏疾病的精准诊断与治疗。

（赵秀英）

参 考 文 献

［1］ CORRENTI M, RAGGI C. Stem-like plasticity and heterogeneity of circulating tumor cells: current status and prospect challenges in liver cancer [J]. Oncotarget, 2017, 8 (4): 7094-7115.

［2］ NEWMAN, BRATMAN S V, TO J, et al. An ultrasensitive method for quantitating circulating tumor DNA with broad patient coverage [J]. Nat Med. 2014, 20 (5): 548-554.

［3］ HAN X, WANG J Y, SUN Y L. Circulating tumor DNA as biomarkers for cancer detection [J]. Genomics Proteomics Bioinformatics, 2017, 15 (2): 59-72.

［4］ LORENTE L. New prognostic biomarkers of mortality in patients undergoing liver transplantation for hepatocellular carcinoma [J]. World J Gastroenterol, 2018, 24 (37): 4230-4242.

第1节 系统性评估

肝功能指肝脏的生理功能，主要有摄取、合成、分泌、排泄、免疫等。肝脏储备功能指肝脏在生理负荷增加时可以动用的额外代偿潜能，即肝脏在受到损害的病理状态下的代偿能力，如部分肝切除或各种致病因子损伤后，肝脏除了需应对机体代谢、免疫和解毒等功能需求，还需满足肝脏自身组织修复和再生的需要。肝脏储备功能主要取决于功能性肝细胞群的数量及其组织结构的完整性[1-2]。

多种因素引起的严重肝脏损害，导致其合成、解毒、排泄和生物转化等功能发生严重障碍或失代偿，出现以凝血机制障碍和黄疸、肝性脑病、腹水等为主要表现的临床症候群，即肝衰竭[3-4]。基于病史、起病特点及病情进展速度，肝衰竭可分为四类：急性肝衰竭、亚急性肝衰竭、慢加急性（亚急性）肝衰竭和慢性肝衰竭。而肝切除术后肝功能衰竭又具有一定的特殊性，尚无标准化的定义，公认对外科临床指导价值较高的是国际肝脏外科研究组（International Study Group of Liver Surgery，ISGLS）提出的定义[5]，即肝切除术后肝脏维持其合成、排泄和解毒功能的能力受损，其临床表现是术后第5天或之后出现高胆红素血症和国际标准化比值（international normalized ratio，INR）增加，同时排除胆道梗阻等其他致生化指标改变的原因。术后肝功能衰竭可分为A、B、C三级：A级，实验室指标异常且达到术后肝功能衰竭的诊断标准，但患者不需要特殊处理；B级，患者需要药物或其他非侵入性的常规治疗，主要包括给予新鲜冰冻血浆、白蛋白、利尿剂和无创通气等；C级，患者除常规非侵入性治疗外，尚需要侵入性治疗，主要包括血液透析、机械通气、人工肝脏支持、挽救性肝切除术和肝移植等。

肝切除术是肝胆外科最常用的外科术式，而术后肝功能衰竭是导致围手术期患者死亡的重要原因，是长期困扰肝胆外科医生的难题[6]。为了减少和避免肝切除术后发生肝功能衰竭，需要在术前对肝脏储备功能进行精确评估[7]。当前，评估肝脏储备功能的方法繁多，但主要可分为五大类方法[8]：①肝功能血清生化检测；②综合评分系统；③肝脏功能定量试验；④核医学评估；⑤影像学评估。

一、肝功能血清生化检测

临床实践中用于评估肝功能的方法最早和最常用的是血清学检查，该方法有助于对肝脏组织损伤及其程度做出大体的判断，在确定全肝功能方面仍发挥着重要作用，但不能作为肝脏手术术前精确评估肝脏储备功能和预测手术后肝脏功能衰竭的可靠指标[2]。肝功能生化检查项目通常包括肝脏的蛋白质代谢功能、胆红素和胆汁酸代谢功能、酶学指标、脂质代谢功能、肝脏排泄和解毒功能的检测。

（1）反映肝实质损害的指标：丙氨酸氨基转移酶（ALT）、天冬氨酸氨基转移酶（AST）等；AST和ALT是参与肝脏糖异生的氨基转移酶，AST存在于肝细胞的细胞质和线粒体中，而ALT仅存在于细胞质中。由于AST也存在于心肌、骨骼肌、肾脏、胰腺、白细胞和红细胞中，AST评估肝损伤时需要注意排除肝外损害。AST持续升高，特别是AST/ALT>2往往提示肝实质损害严重；

（2）反映胆红素代谢及胆汁淤积的指标：总胆红素（TBil）、直接和间接胆红素、尿胆红素、尿胆原、γ-谷氨酰转肽酶（GGT）及碱性磷酸酶（ALP）等，从毛细胆管到胆总管开口任何层面的胆道梗阻和胆汁淤滞均可导致上述指标升高；

（3）反映肝脏合成功能的指标：白蛋白、胆碱酯酶等；白蛋白半衰期 14～21 天，半衰期时间相对较长，不适合用于急性肝功能衰竭的评估；

（4）反映肝纤维化的指标：Ⅲ型前胶原（PⅢP）、Ⅳ型胶原、透明质酸（HA）、层粘连蛋白（LN）等，这些指标可以协助诊断肝纤维化和早期肝硬化；

（5）反映肝脏凝血功能的指标：凝血酶原时间（PT）、凝血酶原活动度（PTA）、国际标准化比值（INR）等。PT 检测结果受抗凝剂与检测试剂盒、标本采集和保存等多种因素影响，而 PTA 与 INR 结果相对稳定，是肝功能衰竭的常用评价指标。在国际上通常将 INR＞1.5 作为肝功能衰竭诊断标准之一，而在国内则更多将 PTA＜40% 作为肝功能衰竭诊断标准。

二、综合评分系统

1. 肝功能的 Child-Pugh 分级　　Child-Pugh 分级是一种应用较广泛的评分系统（表 27-1-1），包括总血浆胆红素水平、血浆白蛋白水平、凝血酶原时间以及是否存在肝性脑病和腹水等 5 个指标。Child-Pugh 评分总分 15 分，可分为 A、B 和 C 三级。5～6 分为 Child-Pugh 分级 A 级；7～9 分为 Child-Pugh B 级；≥10 分为 Child-Pugh C 级。通常 A 级患者的肝切除手术适应证最宽，C 级患者不推荐任何手术治疗，评分为 B 级的视患者具体情况选择是否手术，通常只允许进行小块肝切除。但是该评分不适合非肝硬化患者。

表 27-1-1　Child-Pugh 评分

项目	异常程度得分		
	1	2	3
血清胆红素（mmol/L）	＜34.2	34.2～51.3	＞51.3
血浆白蛋白（g/L）	＞35	28～35	＜28
凝血酶原时间延长（s）	1～3	4～6	＞6
腹水	无	少量，易控制	中等量，难控制
肝性脑病	无	轻度	中度以上
A 级：总分 5～6 分；B 级：总分 7～9 分；C 级：总分 10～15 分			

Child-Pugh 评分优点是全面考虑了反映肝脏疾病病情的指标，每项指标易于获得，方法简便，是使用最为广泛且最实用的肝功能评价方法[9]。但该评分仍具有一些不足：①胆红素、白蛋白浓度以及凝血酶原时间截断值的准确性有待商榷，而腹水、肝性脑病的分级则受主观性影响较大；②总分仅为各项指标评分的简单相加，未考虑权重，具有相同分数的患者实际肝功能可能并不相同；③评分对病情的评价存在非连续性，评分分值范围小，分层少，对不同程度肝硬化患者的病情区分精细度较差，特别是对重症患者的区分存在困难。

2. 终末期肝病模型（model for end-stage liver disease，MELD）**评分**　　Child-Pugh 评分的局限性催生了 MELD 评分的发展[10]。MELD 评分由血清胆红素、肌酐浓度、INR 和肝病病因构成，计算公式：$11.2×\ln（INR）+9.57×\ln［肌酐（mg/dl）］+3.78×\ln［胆红素（mg/dl）］+6.43×$病因（胆汁淤积或酒精性为 0，否则为 1），得分四舍五入到最接近的整数。MELD 评分范围较 Child-Pugh 评分明显增宽，对病情的反映能力及预后的预测能力显著增加；同时，MELD 分值呈连续分布，对临床各种诊疗措施的指导更为精准化。该评分结合了肾功能状况，考虑到了肝肾综合征这一肝硬化患者的晚期并发症，能对病情的严重程度做出较为精细的划分，可以较准确地判定终末期肝病患者病情的严重程度和预后。MELD 评分中省去了 Child-Pugh 分级中的肝性脑病和腹水等主观指标，提高了预测病情的可靠性。MELD 评分并没有限制评分的高低，分值连续，根据统计学方法如实客观地反映患者的评分，无Child-Pugh 分级的"地板""天花板"效应，能较好地区分患者病情的严重程度。一般认为，MELD 评分≥9 分是围手术期死亡的独立危险因素，患者术后发生肝功能衰竭的风险明显升高。另外，MELD 评分在等待肝移植的患者中预测 3 个月内死亡方面表现良好，是预测终末期肝病患者死亡风险的可靠系统。MELD 评分在美国被用于为等待肝移植的患者进行器官分配，优先为那些死亡风险高的人提供器官，随着该评分的应用等待肝移植的患者死亡率减少了 12%。MELD 评分的主要缺点是一些指标容易受到干扰因素影响而波动，如血肌酐可受利尿剂的影响，胆红素受到感染等影响，INR 受黄疸等的影响。

三、肝脏功能定量试验

1. 吲哚菁绿排泄试验　吲哚菁绿（indocyanine green，ICG）排泄试验是目前外科临床应用最为广泛的定量肝功能检查方法[11]。ICG 是一种水溶性惰性阴离子化合物，具有近红外吸收和发射荧光特性，在临床使用已超过 50 年，实践证明是一种安全物质，副作用非常罕见，过敏反应发生率为 1∶40 000。静脉注射 ICG 后，2～3 分钟即可在血液中均匀分布。它在血液中与血清蛋白（白蛋白和 β 脂蛋白）结合，被肝细胞选择性摄取，然后以游离形式分泌到胆汁，经肠粪便排出体外，不参加肠肝循环与生物转化，也不经肾脏排泄。因此，胆汁中 ICG 的排泄率反映了肝脏排泄功能和肝脏能量状态。为了确定ICG 的消除动力学，临床常静脉注射 0.25～0.5mg/kg 的 ICG。

ICG 排泄试验反映了肝脏血流依赖性清除和转运能力，任何影响肝脏血流量的因素（如门静脉癌栓、门静脉栓塞术后以及肝脏动静脉瘘等）都会对检查结果产生影响。另外，ICG 对胆红素在肝细胞转运过程中表现为竞争性抑制，因此对于黄疸患者，该测试的应用受限。

ICG 测试的结果可以通过多种方式呈现，包括血浆消失率（ICG-PDR）、ICG 消除率常数（ICG-k）和 ICG-R15。ICG-R15 指在注射后的第一个 15 分钟时循环中 ICG 的残留百分比。ICG-R15 是临床上最常用的描述肝功能的变量。《肝硬化患者肝切除术后肝功能不全的预防与治疗专家共识（2019 版）》[7]指出，肝切除时，对于无门静脉高压征象的 Child-Pugh 分级 A 级患者，若 ICG-R15＜10%，预留肝脏体积不少于标准肝体积（standard liver volume，SLV）的 40%；ICG-R15 为 10%～20%，预留肝体积不少于 SLV 的 60%；ICG-R15 为 21%～30%，预留肝体积不少于 SLV 的 80%。Child-Pugh 分级 A 级患者，ICG-R15＞30%，只能实施少于 5% 肝体积的微量肝切除（图 27-1-1）。

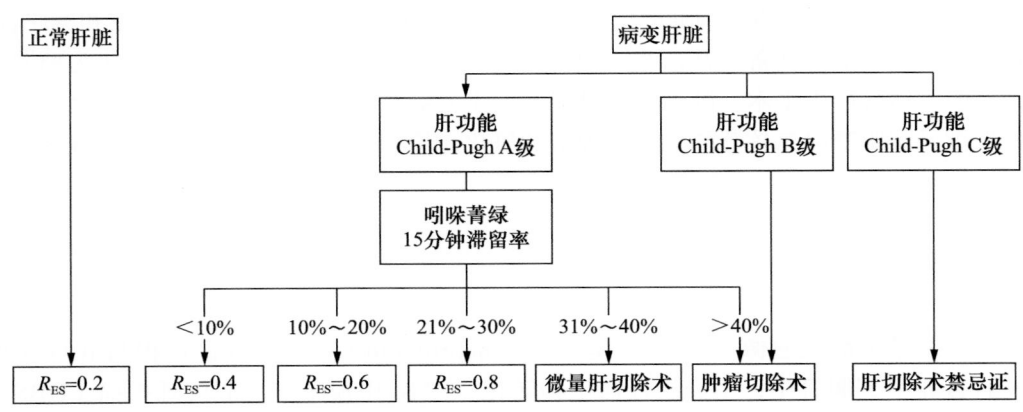

图 27-1-1　安全肝切除决策体系（中国）
（引自：中国研究型医院学会肝胆胰外科专业委员会. 中华消化外科杂志, 2019, 18: 297.）

2. ^{13}C-美沙西汀呼气试验 ^{13}C-美沙西汀呼气试验（^{13}C-methacetin breath test，^{13}C-MBT）的原理是美沙西丁入血后转运至肝脏，在肝细胞内质网内的细胞色素酶系统 P450 1A2（CYP1A2）作用下，^{13}C-美沙西汀代谢为对乙酰氨基酚和 $^{13}CO_2$，$^{13}CO_2$ 通过肺部排出，改变了呼吸过程中正常的 $^{13}CO_2/$$^{12}CO_2$ 比率，因此可以通过这种变化定量评估肝功能[12]。CYP1A2 分布在有功能的肝细胞中，不受药物或遗传变异的影响。CYP1A2 酶系统的活性在严重慢性肝病患者中降低，与胆汁淤积无关。在肝细胞损害早期，传统肝功能生化指标尚无变化时，^{13}C-MBT 即可检测到肝细胞代谢动力曲线在代谢速率、累积代谢量等方面的细微变化。

20 世纪 70 年代呼气试验采用口服给药的方式进行测量。口服给药的主要缺点是标记的底物会因为胃肠道的吸收差异而产生不同的最大血浆浓度，同时口服给药具有吸收延迟的缺点，不能立即和完全地向肝脏运输底物。然而代谢过程依赖于实际的底物浓度，这为 CYP1A2 活性的可靠动力学分析带来了困难。鉴于此，人们开发了静脉注射呼气试验。通过专门设计的面罩收集呼出的空气，进行实时分析。由于空气成分变化会对测试结果产生影响，因此测试期间通过持续正压（CPAP）面罩吸入 100% 氧气。在禁食至少 6 小时后，测量基线 $^{13}CO_2/^{12}CO_2$ 比率。随后经静脉注射 2mg/kg 体重的 ^{13}C-标记的美沙西汀。在注射药剂后 60 分钟期间，利用红外光谱装置分析 $^{13}CO_2/^{12}CO_2$ 比率的变化[13]。

3. 其他呼气试验 CO_2 呼气试验的原理是将 ^{14}C 或 ^{13}C 标记的底物引入机体，根据不同标记底物在体内代谢过程中限速酶作用的位置以及呼出气体中底物的最终代谢产物 CO_2 的变化来研究机体内不同的代谢反应和生理过程。试验可分为三类：第一类是评估肝细胞微粒体功能，包括非选择性细胞色素 P450 功能试验，如氨基比林呼气试验、安替比林呼气试验等；以及选择性细胞色素 P450 功能试验，如非那西汀呼气试验、地西泮呼气试验等。第二类反映肝细胞质功能，包括半乳糖呼气试验、苯丙氨酸呼气试验等；第三类是评估肝细胞线粒体功能，包括 α-酮异戊酸呼气试验和蛋氨酸呼气试验等。

不同呼气试验的检测结果与肝功能分级、血液学指标、组织病理学检查和其他定量肝功能检查结果以及肝病预后有不同程度的相关性。然而 CO_2 呼气试验检测干扰因素多，对其在肝脏储备功能评估中的临床价值尚无统一意见，故未能在临床上常规应用。

4. 利多卡因代谢试验 利多卡因进入人体后被肝脏大量摄取，并由细胞色素 P450 代谢产生单乙基甘氨酰二甲苯（monoethylglycinexylidide，MEGX），再经过肾脏排出。其代谢速率受到酶分子数量、活力及有效肝血流量的影响，能反映有功能肝细胞的数量及肝功能损伤程度。MEGX 检测可用于预测慢性肝病患者的预后、肝切除术后肝功能衰竭等。MEGX<25μg/L 时，肝切除术后肝功能衰竭发生风险高，而 MEGX<10μg/L 则预期寿命不超过 1 年，宜尽快行肝移植。

5. 能量负荷试验 肝脏是胰高血糖素作用的主要靶器官，胰高血糖素负荷试验是通过胰高血糖素刺激后，测定血液中的 cAMP 水平反映肝储备功能情况。肝脏也是维持糖代谢稳定的主要器官，肝病患者常发生糖耐量异常。口服葡萄糖耐量试验的曲线图反映肝细胞线粒体能量代谢和糖原合成能力。曲线呈抛物线型，提示能量储备正常；曲线为直线型，反映肝脏不能及时将血糖转化为糖原，肝脏储备功能差，一般不适合肝脏手术。肝脏是能量代谢的主要器官，测定动脉血酮体比可反映肝细胞线粒体内的还原型烟酰胺腺嘌呤二核苷酸氧化呼吸链的氧化还原状态，其值下降反映了肝脏能量代谢受损和肝脏储备功能下降。

四、核医学显像

1. ^{99m}Tc-甲溴苯宁肝胆显像 ^{99m}Tc-甲溴苯宁（mebrofenin）在体内代谢过程与 ICG 相似，被肝细胞吸收并直接排泄到胆管中，不经历任何生物转化。^{99m}Tc-甲溴苯宁肝胆闪烁扫描（HBS）可以测量肝脏的生理学功能，通过测定心脏和肝脏的感兴趣区（region of interest，ROI）来计算 ^{99m}Tc-甲溴苯宁的摄取，基于 ROI 的相关参数可以计算肝脏甲溴苯宁摄取比率，摄取比率除以体表面积，从

而排除了个体代谢差异的影响[14]。肝脏摄取 99mTc- 甲溴苯宁动力学受血流量、胆汁排泄和胃肠动力（包括胆囊）的影响。

2. 99mTc-二乙烯三胺-五乙酸-半乳糖基人血清白蛋白显像技术　二乙烯三胺-五乙酸-半乳糖基人血清白蛋白（简称 GSA）是去唾液酸糖蛋白的类似物，其与肝细胞膜上的去唾液酸糖蛋白受体结合。受体密度与肝细胞功能密切相关，在患病肝脏中的表达水平较低。99mTc-GSA 为放射性核素 99mTc 标记 GSA 所制得的分子探针，非常稳定，静脉注射后仅分布在血液和肝脏中。肝脏是 99mTc-GSA 的唯一摄取部位，因此监测去唾液酸糖蛋白受体的功能状态和分布是预测肝细胞质量和功能的理想方法。肝脏摄取后，99mTc-GSA 滞留在肝脏中至少 30 分钟，可通过 SPECT 扫描成像，同时评估肝功能和功能体积[15]。此外 99mTc-GSA 的摄取不受高血清胆红素水平的影响，使得 99mTc-GSA 闪烁扫描术适用于胆汁淤积患者。

99mTc-GSA 肝摄取率（LHL15）和血液清除率（HH15）是动态 99mTc-GSA 闪烁扫描中常用的定量指标。LHL15 代表肝细胞的数量，为注射 99mTc-GSA 后 15 分钟，肝脏和心脏中的放射性除以肝脏中感兴趣区域（ROI）的放射性。HH15 代表血液清除率，为注射 99mTc-GSA 后 3 分钟心脏 ROI 的放射性除以 15 分钟的放射性。HH15 和 LHL15 反映的是功能性肝体积和肝病的严重程度，并不反映肝脏的余肝体积。随着技术的发展，99mTc-GSA 闪烁扫描也可用于评估肝切除术后的残余肝功能。使用 Patlak 绘图法估计每个体素的区域肝 99mTc-GSA 清除率（Ku），产生 Ku 的功能图像。在 SPECT 图像上模拟切除肿瘤后，残余体素的 Ku 值总和为残余肝脏 99mTc-GSA 清除率。近年来，99mTc-GSA SPECT 的功能数据与 CT 扫描的解剖信息结合，实现区段性肝功能测量[16]。

3. 正电子发射及计算机断层扫描系统　正电子发射及计算机断层成像（PET/CT）将 PET 与 CT 融为一体，由 PET 提供病灶详尽的功能与代谢等分子信息，而 CT 提供病灶的精确解剖定位。传统上，PET/CT 在临床主要应用于肿瘤、脑和心脏等领域重大疾病的早期发现和诊断。近年来，基于肝组织血流指数 Kmet（ml 血 /min/ml 肝组织）和标准化摄取值（standard uptake value，SUV），18F-FDG PET/CT 可以定量评估区域或者全肝的代谢功能[17]。

五、常规影像学评估

1. 超声检查　利用超声常规可以检测肝实质回声、肝脏体积以及肝血流情况，以此定性判断肝储备功能。2001 年以来，法国 Echosens 公司研发的 FibroScan（瞬时弹性成像系统）技术开始广泛用于肝纤维化的无创诊断和评估。FibroScan 的原理是通过测定低频振荡波在肝组织纤维中的传播速度来判断肝脏的硬度，从而评估出肝脏中存在的纤维数量的多少，也就是纤维化的程度。肝脏弹性数值越大，表示肝组织硬度值越大。以肝穿活检作为金标准，FibroScan 对纤维化各期的分级诊断准确性在 80% 以上。另外一项新技术是基于超声弹性成像的声辐射力脉冲成像（ARFI），通过测量患者肝脏剪切波速度值来评估肝实质硬度，硬度值越高，肝储备功能越差[18]。

2. CT 检查　目前 CT 体积法是确定患者是否能够安全地进行肝部分切除术的标准方法[19-20]。在 CT 扫描之后，可在 PACS 系统通过手动绘制每个截面图像中的肝脏轮廓，计算勾画区域的肝体积，包括肿瘤体积、非肿瘤肝体积、预切除肝体积、保留肝体积等。如果有计算机辅助手术规划系统，则肝体积的计算更加方便。目前，肝切除术前通常需要常规进行肝体积的测算，重点关注的是预留肝体积占标准肝体积的百分比。根据安全肝切除决策体系，把 ICG-R15 检测结果与肝体积计算结果相结合，就可以判断是否具有手术适应证。为了避免术后肝功能衰竭，通常认为，肝脏实质正常时，剩余肝体积占标准肝体积的百分比需要大于 20%；存在肝硬化时，剩余肝体积占标准肝体积的百分比需大于 40%。

CT 体积法所计算的只是肝体积，而不是肝功能。正常肝实质、肝体积与肝功能应该是等效关系，即同等大小的肝脏体积具备相同的肝储备功能。但是在合并脂肪肝、肝硬化、肝脏肿瘤时，肝脏各个区段的功能并不均匀，单纯基于体积测算的肝容积法往往不能准确反映肝脏功能。尤其进行了门静脉栓塞（portal vein embolization，PVE）和联合肝脏离断与门静脉结扎的二步肝切除（associating liver partition and portal vein ligation for staged hepatectomy，ALPPS）后，肝体积增生与肝脏储备功能增加并不同步。近期研究表明，PVE后，预留肝脏的肝储备功能的增加速度超过其体积的增加；而ALPPS患者中，第一次肝脏离断后，预留肝脏的功能增加速度慢于体积的增加。

3. MRI评估　钆塞酸二钠（Gd-EOB-DTPA），商品名普美显，为肝细胞特异性核磁对比剂，于2004年在瑞典首先应用于临床。近年来，除了诊断作用，Gd-EOB-DTPA增强核磁在肝功能评估方面的价值日益受到重视，它实现了肝脏解剖和功能的一站式评估。Gd-EOB-DTPA进入人体后，大约50%由肝细胞排泄，其余50%由肾脏排泄，排泄之前不存在生物转化。肝细胞的分泌排泄途径与胆红素相似，首先通过肝细胞膜血窦面上的有机阴离子转运多肽-1被动转入肝细胞内，再通过肝细胞微胆管面上的多药耐药相关蛋白-2分泌进入胆汁。肝细胞对其摄取及排泄都与转运蛋白谷胱甘肽转移酶相关，与胆红素不存在竞争性，但肝肾代谢之间存在竞争性，一种排泄途径障碍时可通过另一种途径代偿。

当肝脏发生病变时，肝细胞正常功能受损，肝细胞吸收和排泄Gd-EOB-DTPA的量会发生变化，从而引起核磁信号强度的改变。评估的具体方法主要包括：①对比肝实质强化情况；②评估胆道显影；③测定T1/T2弛豫时间；④灌注扫描参数的测定等。

（1）肝实质相对强化率：这是目前临床研究最常用的一种方法，肝实质相对强化率是计算注射造影剂前后肝细胞期肝实质相同区域的信号强度的变化、肝实质的信噪比、肝细胞摄取指数（hepatocellular uptake index，HUI）等。例如山田（Yamada）等[21]定义肝细胞摄取指数（hepatocellular uptake index，HUI）＝VL×[（L20/S20）－1]，VL代表肝脏体积，L20和S20分别指注射钆塞酸二钠20分钟后T1WI时相肝和脾的平均信号强度。目前大多研究者利用肌肉或脾脏作为内在参照物对上述指标进行校正。通常，存在肝功能损害时，肝细胞期肝实质的信噪比或相对强化率明显低于肝功能正常者，而且与ICG-R15、Child-Pugh分级等经典肝功能评价标准显著相关。

（2）胆道显影：肝功能正常时，注射Gd-EOB-DTPA后20分钟可以得到显影满意的胆道图像。慢性肝损害患者Gd-EOB-DTPA增强核磁主要表现为①肝内外胆道结构显示不清，严重时甚至不显影；②胆道充盈时间明显延迟，而且强化程度明显减弱。研究表明，胆道不能满意显影的临界值为MELD评分≥11分，血清总胆红素≥30μmol/L。目前研究较多的胆道显影评价指标主要包括肝胆期胆道显影的清晰度、胆总管显影时间和信号强度（signal intensity，SI）、胆总管显影与肌肉相对值、胆囊充盈时间和程度等[22]。

（3）T1弛豫时间：Gd-EOB-DTPA不仅可以缩短T1弛豫时间，亦可缩短T2弛豫时间。测量Gd-EOB-DTPA增强前后肝脏Tl值可消除机器及扫描参数等带来的影响，较单纯测定信号强度更加准确地评估肝实质对Gd-EOB-DTPA的摄取。研究发现，随着肝功能Child-Pugh分级或者MELD评分增高，肝胆期肝实质的T1弛豫时间延长，而且增强前后T1弛豫时间的降低率明显下降。T2值也有与T1值类似的变化趋势，但是相对于T1值的降低率，T2值变化较小。这是因为肝脏功能损害使正常功能的肝细胞数量减少，这导致肝细胞摄取Gd-EOB-DTPA降低，肝脏在肝胆期的对比剂浓度下降，使得T1弛豫时间比正常肝脏要长。海默尔（Haimerl）等[23]指出，肝实质强化后T1时间降低50%可作为肝功能正常与轻度受损的阈值。

（4）肝脏灌注成像：该成像法利用灌注参数来定量肝实质的微循环状态。Gd-EOB-DTPA的灌注成像参数与肝脏血流状态和肝细胞功能均相关[24]。核磁灌注分析的困难在于肝脏双血供（肝动脉和门静脉），灌注参数复杂，灌注分析需要特殊软件和复杂的数学模型计算，目前缺乏统一的成熟标准。

近年来以Gd-EOB-DTPA增强核磁为代表的肝储备功能影像学评估日益受到关注[25]，但是Gd-EOB-DTPA被肝细胞吸收的药代动力学比较复杂，目前尚未成为一种独立的肝功能评估手段。另外，人工智能在肝脏功能评估领域也大有可为。2019 年迪利翁（Dillon）等[26]报道，应用现有的肝脏功能检测系统，包括实验室检查、肝纤维化评估和肝病病因检查，通过优化算法，建立一套基于人工智能的肝脏功能评价系统，可以大幅度提高肝功能评估的准确性，并降低医疗费用。总的来说，虽然目前评估肝脏储备功能的检查手段很多，但是由于肝脏功能的复杂性，每种方法均有其局限性，至今尚无一种检查可以全面评估肝功能。相信随着药学、影像学、人工智能等新技术的不断进步，肝脏储备功能评估新方法会不断出现，肝功能评价体系将越来越完善。

（杨世忠　吴美龙）

参 考 文 献

［1］ 董家鸿, 郑树森, 陈孝平, 等. 肝切除术前肝脏储备功能评估的专家共识 (2011 版)[J]. 中华消化外科杂志, 2011, 10 (1): 20-25.

［2］ SAKKA S G. Assessing liver function [J]. Curr Opin Crit Care, 2007, 13 (2): 207-214.

［3］ 中华医学会感染病学分会肝衰竭与人工肝学组. 肝衰竭诊治指南 (2018 版)[S/J]. 临床肝胆病杂志, 2019, 35 (1): 38-44.

［4］ ASRANI S K, SIMONETTO D A, KAMATH P S. Acute-on-chronic liver failure [J]. Clin Gastroenterol Hepatol, 2015, 13 (12): 2128-2139.

［5］ RAHBARI N N, GARDEN O J, PADBURY R, et al. Posthepatectomy liver failure: a definition and grading by the International Study Group of Liver Surgery (ISGLS) [J]. Surgery, 2011, 149 (5): 713-724.

［6］ VAN MIERLO K M, SCHAAP F G, DEJONG C H, et al. Liver resection for cancer: new developments in prediction, prevention and management of postresectional liver failure [J]. J Hepatol, 2016, 65 (6): 1217-1231.

［7］ 中国研究型医院学会肝胆胰外科专业委员会. 肝硬化患者肝切除术后肝功能不全的预防与治疗专家共识 (2019 版) [S/J]. 中华消化外科杂志, 2019, 18 (4): 297-302.

［8］ HELMKE S, COLMENERO J, EVERSON G T. Noninvasive assessment of liver function [J]. Curr Opin Gastroenterol, 2015, 31 (3): 199-208.

［9］ HOEKSTRA L T, DE GRAAF W, NIBOURG G A, et al. Physiological and biochemical basis of clinical liver function tests: a review [J]. Ann Surg, 2013, 257 (1): 27-36.

［10］ WANG Y Y, ZHAO X H, MA L, et al. Comparison of the ability of Child-Pugh Score, MELD Score, and ICG-R15 to assess preoperative hepatic functional reserve in patients with hepatocellular carcinoma [J]. J Surg Oncol, 2018, 118 (3): 440-445.

［11］ SAKKA S G. Assessment of liver perfusion and function by indocyanine green in the perioperative setting and in critically ill patients [J]. J Clin Monit Comput, 2018, 32 (5): 787-796.

［12］ GOROWSKA-KOWOLIK K, CHOBOT A, KWIECIEN J. ^{13}C methacetin breath test for assessment of microsomal liver function: Methodology and clinical application [J]. Gastroenterol Res Pract, 2017, 2017: 7397840.

［13］ PIJLS K E, VRIES H, NIKKESSEN S, et al. Critical appraisal of ^{13}C breath tests for microsomal liver function: aminopyrine revisited [J]. Liver International, 2014, 34 (4): 487-494.

［14］ RASSAM F, OLTHOF P B, RICHARDSON H, et al. Practical guidelines for the use of technetium-99m mebrofenin hepatobiliary scintigraphy in the quantitative assessment of liver function [J]. Nucl Med Commun, 2019, 40 (4): 297-307.

［15］ YOSHIDA M, BEPPU T, SHIRAISHI S, et al. (99m)Tc-GSA SPECT/CT fused images for assessment of hepatic function and hepatectomy planning [J]. Ann Transl Med, 2015, 3 (2): 17.

［16］ TSURUGA Y, KAMIYAMA T, KAMACHI H, et al. Significance of functional hepatic resection rate calculated using 3D CT/(99m)Tc-galactosy human serum albumin single-photon emission computed tomography fusion imaging [J]. World Gastroenterol, 2016, 22 (17): 4373-4379.

［17］ KEIDING S, SORENSEN M, FRISCH K, et al. Quantitative PET of liver functions [J]. Am J Nucl Med Mol Imaging, 2018, 8 (2): 73-85.

［18］ REITER R, WETZEL M, HAMESCH K, et al. Comparison of non-invasive assessment of liver fibrosis in patients with alpha1-antitrypsin deficiency using magnetic resonance elastography (MRE), acoustic radiation force impulse (ARFI) Quantification, and 2D-shear wave elastography (2D-SWE) [J]. PLoS One, 2018, 13 (4): e0196486.

[19] CIESLAK K P, RUNGE J H, HEGER M, et al. New perspectives in the assessment of future remnant liver [J]. Dig Surg, 2014, 31 (4-5): 255-268.

[20] SPIRA D, SCHULZE M, SAUTER A, et al. Volume perfusion-CT of the liver: insights and applications [J]. Eur J Radiol, 2012, 81 (7): 1471-1478.

[21] YAMADA A, HARA T, LI F, et al. Quantitative evaluation of liver function with use of gadoxetate disodium enhanced MR imaging [J]. Radiology, 2011, 260 (3): 727-733.

[22] TSCHIRCH F T, STRUWE A, PETROWSKY H, et al. Contrast-enhanced MR cholangiography with Gd-EOB-DTPA in patients with liver cirrhosis: visualization of the biliary ducts in comparison with patients with normal liver parenchyma [J]. Eur Radiol, 2008, 18 (8): 1577-1586.

[23] HAIMERL M, VERLOH N, FELLNER C, et al. MRI-based estimation of liver function: Gd-EOB-DTPA-enhanced T1 relaxometry of 3T vs the MELD score [J]. Sci Rep, 2014, 4: 5621.

[24] UNAL E, AKATA D, KARCAALTINCABA M. Liver function assessment by magnetic resonance imaging [J]. Semin Ultrasound CT MR, 2016, 37 (6): 549-560.

[25] GEISEL D, LÜDEMANN L, HAMM B, et al. Imaging-based liver function tests—past, present and future [J]. Rofo, 2015, 187 (10): 863-871.

[26] DILLON J F, MILLER M H, ROBINSON E M, et al. Intelligent liver function testing (iLFT): a trial of automated diagnosis and staging of liver disease in primary care [J]. J Hepatol, 2019, 71 (4): 699-706.

第 2 节　区域性评估

随着外科技术的进步，越来越多外科医生尝试采用大范围肝切除以提高肝胆疾病的切除率和根治性，但是考虑到手术的安全性，预留肝脏功能即区域肝功能的评估成为术前准备的重要组成部分。同时，胆道引流（biliary drainage，BD）、门静脉栓塞（portal vein embolism，PVE）、联合肝脏分隔与门静脉结扎的二步肝切除术（associating liver partition and portal vein ligation for staged hepatectomy，ALPPS）等术前提高预留肝脏储备功能以拓宽肝切除适应证的方法现已得到广泛使用，但如何评估区域肝功能及确定手术时机尚存在争议。下面将介绍国内外现有的区域性肝功能量化评估方法及目前存在的困惑与争议。

一、肝功能区域性量化评估

目前临床综合参考肝叶体积的测量、核素显像及磁共振显像的结果进行区域肝脏功能的量化评估。

（一）肝叶体积的测量

早在 1979 年海姆斯菲尔德（Heymisfield）等[1]就研究通过轴位 CT（computerized axial tomography）成像来计算肝脏、肾脏及脾脏的体积。根据 Heymsfield 等描述的方法，在每层画面上沿着肝脏的周边标记，注意避开血管区和胆囊，将每层的面积相加求和后再乘以相应的层厚，即可得到相应区域的体积值，即通过多层次面积积分的方法得出肝脏体积。早先需要经过 Photoshop 软件的转换后进行计算，目前一般可利用影像系统自带的程序自动计算。同样的方法可以计算出肿瘤体积和非肿瘤功能性肝实质的体积。根据 CT 的影像计算出的肝脏体积与肝脏的实际体积有很好的相关性，且已被用于肝切除术前的决策[2]。辛德（Schindl）等[3]纳入了 104 名计划进行肝脏切除的患者，研究残余肝脏体积（RLV）与总功能性肝脏体积的比例（%RLV）是否与术后肝功能不全存在相关性。术后轻度、中度和重度肝功能不全分别为 42 例（40.4%）、22 例（21.2%）和 13 例（12.5%）。研究发现，肝切除术后严重肝功能不全的发生率随着 %RLV 的减小而显著增加，发生严重肝功能不全的临界值为 26.6%。日本学者[4]研究肝脏右叶切除术发现，残余肝脏体积小于 250ml/m² 的患者肝功能衰竭的发生率为 38%（7/20），而肝脏体积不小于 250ml/m² 的患者无一例发生肝衰竭。

（二）二乙烯三胺-五乙酸-半乳糖基人血清白蛋白显像技术

去唾液酸糖蛋白受体在哺乳动物仅表达在肝细胞表面，而二乙烯三胺-五乙酸-半乳糖基人血清白蛋白（galactosyl human serum albumin diethylenetriamine pentaacetic acid，简称 GSA）是一种人工配体，可以选择性地与该受体结合。静脉注射的 ^{99m}Tc-GSA 可以快速与受体结合，然后被肝细胞摄取，可以获得连续的时间活性曲线（图 27-2-1）。

因此可利用 ^{99m}Tc-GSA 对肝脏功能进行动态量化评估。相比 ICG 试验，GSA 显像技术的优点是其不受黄疸的影响。早期的平面动态显像技术可以提供的参数有受体指数（receptor index，LHL15）和血液清除指数（blood clearance index，HH15）、受体浓度（$R0$）、GSA 最大清除率（$Rmax$）等。有报告称 LHL15 与 ICG-R15 和肝切除术后并发症率相关[5]。日本学者[6]报告了受体量与术后肝衰竭的关系，指出如果预留肝脏总的受体浓度（$R0$）低于 0.05μmol，则患者术后发生肝衰竭的比例是 100%，而随着受体浓度的增加，肝衰竭的比例也相应减少至 35%。随后发展的与单光子发射计算机断层显像（SPECT）相结合的技术可以得到功能性肝体积（functional liver volume，FLV）、肝脏摄取率（liver uptake ratio，LUR）、肝脏摄取密度（liver uptake density，LUD）、预测残肝指数（predictive residual index，PRI）等诸多指标。进一步与同一患者的 CT 图像进行多模态融合，可以进一步精确测量区域肝脏的功能（图 27-2-2），对外科手术规划的制定有重要的参考价值[7]。

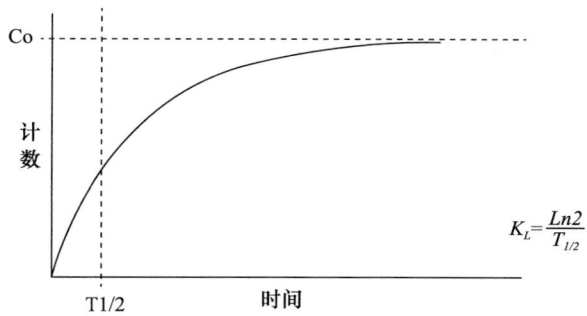
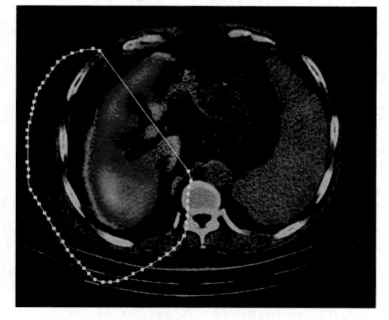

图 27-2-1 静脉注射 Tc-GSA 后的时间活性曲线　　图 27-2-2 利用 CT 与 SPECT 多模态融合图像评估区域肝脏的功能

（引自：项灿宏，等. 中华外科杂志，2013，51：592）

此外，有文献报告在 9%～20% 的患者，ICG 清除率的结果与 ^{99m}Tc-GSA 显像技术得到的结果并不一致，而后者可以更好地反映肝病组织学的严重程度[8]。^{99m}Tc-GSA 显像技术在评估黄疸患者的肝功能方面也是有效的。因为 $R0$-remnant（预留肝脏的 $R0$ 值）和 GSA-RL（预留肝脏的 GSA 值）代表了肝切除术后的功能性肝储备，所以这些指标在预测术后肝衰竭方面可能优于 ICG-R15[9]。当患者有黄疸或对 ICG 过敏的情况，GSA 显像技术可作为一个有效的辅助检查。

（三）肝胆闪烁扫描检查

使用 ^{99m}Tc 标记的亚氨基二乙酸（IDA）衍生物的肝胆闪烁扫描（hepatobiliary scintiscanning，HBS）同样也是一种利用核素评估肝脏功能的方法。虽然所用药物与 GSA 不同，但同样可提供了关于总体和区域肝功能的定量和视觉信息。如德格拉夫（De Graaf）等[10]所述，动态 HBS 与 SPECT-CT 的组合提供了关于分段性肝功能的视觉和定量信息，可准确测量预留肝或剩余肝（future liver remnant，FLR）的功能。埃尔多安（Erdogan）等[11]首次描述了 ^{99m}Tc-甲溴菲宁 HBS 用于肝脏手术患者术前肝功能评估，并且已经被全世界的数家中心采用。HBS 检查主要的缺陷是不能用于胆道梗阻的患者。

（四）磁共振显像进行肝功能评估

利用磁共振显像技术可以同时评估区域肝脏体积和功能。钆塞酸二钠（Gd-EOB-DTPA）是一种新型肝细胞特异性 MRI 对比剂，可以缩短 $T1$ 时间，在肝脏通过肝细胞膜上的有机阴离子转运系统（OATPS）被肝细胞选择性的摄取并由胆道排泄。功能正常的肝细胞可以摄取 Gd-EOB-DTPA，而功能受损的肝细胞或非肝细胞来源者则较少甚至不摄取。因此，可以利用 Gd-EOB-DTPA 能被功能正常的肝细胞摄取这一特性对肝细胞功能进行评估。MRI 原始参考数据为 ROI 测量下的信号强度，但 MRI 的图像信号强度受到机器型号、序列参数选择、外界环境变化、患者个体差异等因素影响，其可重复性及可靠性差。因此采用肝脏 ROI 的信号强度，通过评估肝细胞对 Gd-EOB-DTPA 的摄取程度来评估肝功能是不客观的。目前，多采用增强前后 SNR、CNR 的变化来反映肝细胞对 Gd-EOB-DTPA 的摄取程度。有人通过研究不同肝脏功能的患者（主要参考 CTP 评分方法）在静脉注射 Gd-EOB-DTPA 后 SNR、CNR 的变化与肝功能分级的关系，分析 Gd-EOB-DTPA 在肝脏功能评估中的意义，实验证明通过计算 Gd-EOB-DTPA 增强率可以评估肝功能[12-13]。韩国学者[12]研究了 120 例肝硬化患者的 CTP 评分与 Gd-EOB-DTPA 增强 MRI 强化率间的关系，分别测量肝左外叶、左内叶、右前叶及右后叶肝胆期肝实质 Gd-EOB-DTPA 强化率，结果发现 Gd-EOB-DTPA 增强 MRI 强化率，与肝纤维化程度、肝功能分级有明显相关性。伊波利托（Ippolito）等[13]分析了 109 例肝硬化患者左、右半肝肝胆期肝实质 Gd-EOB-DTPA 强化率与 CTP 评分的相关性，结果显示两者之间明显相关，强化率从 CTP 评分 A 级到 CTP 评分 C 级显著性减低 [（0.59±0.28）至（0.25±0.19），$P<0.0001$]。

目前，外科临床在肝切除前一般综合采用 CTP 评分、肝脏体积和 ICG-R15 的结果进行临床决策。幕内（Makuuchi）等[14]提出了一个在日本广泛使用的肝切除决策树，对改善肝脏肿瘤肝切除患者的手术死亡率和并发症率起了很大作用。该决策树包括 3 个指标，有无腹水、胆红素水平及 ICG-R15 值。腹水无法控制和胆红素水平高不是肝切除的适应证。肝切除的范围根据位于决策树底部的 R15 值。由于 ICG-R15 值不是一个线性的量化指标，其只能决定手术方式，而不能决定确切的肝实质切除率。同时董家鸿等[15]主持编写的《肝切除术前肝脏储备功能评估的专家共识（2011 版）》中提出肝脏切除安全限量的个体化评估决策系统，首次提出了基于必需功能性肝体积（EFLV）和剩余功能性肝体积（RFLV）的肝脏切除安全极量的新概念，选择肝实质病变、CTP 评分、ICG-R15 作为肝储备功能分级评定标准，根据 RFLV 和标准肝体积（SLV）的比值（R/S）来设定肝切除的安全限量。

二、术前预处理与区域肝脏功能的变化

（一）PVE 后区域肝功能评估

用于扩展大范围肝切除适应证范围的术前门静脉栓塞术（PVE），自 20 世纪 80 年代由 Makuuchi 及木下（Kinoshita）等发明以来，已成为日本、欧美的一些规模较大的临床中心的常规技术。2010 年由 AHPBA/SSO/SSAT 发起的肝癌多学科治疗共识会议建议在肝功正常者 FLR<20%，合并脂肪肝、接受化疗患者 FLR<30%，代偿性肝硬化 FLR<40% 的情况下可考虑 PVE。通常通过 CT 体积法评估残余肝脏的术后再生，已有的研究表明 PVE 后预留肝脏的形态学体积可增加 8%～16%[16]。但是上坂（Uesaka）等[17]对行双侧经皮经肝穿刺胆道引流术的肝门部胆管癌患者的研究结果显示，未栓塞

肝叶引流胆汁中吲哚菁绿排泄量占全肝百分比增加了20.1%，但相应形态学肝体积（morphologic liver volume，MLV）百分比仅增加了8.3%，这提示不能仅依赖预留肝脏MLV变化评估预留肝脏功能的变化。通过ICG试验得到的是肝脏的整体功能，非栓塞肝叶功能的增加伴随着栓塞的萎缩叶功能的降低，导致对总肝功能没有净效应，ICG试验无法评估PVE后预留肝叶功能的增加[18]。利用动态SPECT ^{99m}Tc-GSA显像技术可有效评估行PVE前后栓塞肝叶和未栓塞肝叶功能变化，行PVE后未栓塞肝叶FLV增加率[19]超过MLV增加率[11]，进一步扩大样本量有望探索出新的基于FLV的更为精准的PVE适应证标准。

（二）ALPPS后区域肝功能的评估

ALPPS，即联合肝脏分隔及门静脉结扎的二步肝切除术，是为防止术后残余肝脏体积不足而采取的一种方法，主要适用于一侧肿瘤需要行右三叶切除，或者两侧肝脏多发肿瘤而残余肝脏体积不足的患者。2014年底的回顾性研究发现，在202例接受ALPPS的患者中，二次手术的中位时间间隔为7天，残余肝脏体积中位增长80%，严重并发症的发生率为27%，死亡率为9%[20]。与标准PVE相比，在该过程中观察到更快的肝体积肥大，但并发症发病率和死亡率明显更高，这限制了该技术的常规应用。由于体积的增长并不总是与肝功能的提高相关，因此在ALPPS中将CT体积作为FLR的预测因子可能是不可靠的，ALPPS第二阶段后发生肝功能衰竭的发生率为30%的报道证实了这一观点。最近，在欧洲6个中心的60名完成ALPPS的患者中，将HBS检查得到的功能体积与CT检查得到的形态学体积进行了比较，结果显示体积的增加超过了功能的增加[21]。第1阶段后体积和功能之间差异的可能解释是细胞分裂后的肝细胞需要足够的时间才能发挥功能，而7~14天的周期可能过短。萨克塞纳（Saxena）等[22]曾在关于赫令管（canals of Hering）的研究中提到肝功能的发挥需要赫令管的成熟，因此ALPPS过程中增大的肝脏体积因为发育原因无法发挥应有的功能，造成了体积与功能分离。由于门静脉结扎引起门静脉、肝动脉血流的重新分布，而ICG试验的结果代表总体肝脏血流量，因此ICG试验在ALPPS期间可能不太适用。此外，ICG试验是一个整体肝功能检查，并未提供有关特定分段功能的信息。

（三）胆道引流后肝功能变化评估

对伴有梗阻性黄疸的患者而言，对预留肝叶的胆道进行引流可以有效地降低血清胆红素水平，且可改善预留肝叶的功能。目前由于 ^{99m}Tc-GSA显像技术可对肝脏区域功能进行有效评估，故有学者尝试利用该技术研究术前胆道引流对区域肝脏功能的影响。在住吉（Sumiyoshi）等[23]针对伴有梗阻性黄疸的胆管癌患者的研究中，32名患者分为右侧引流组、双侧引流组、左侧引流组、右侧PVE伴左侧引流组，其肝功能-体积比中位数在右叶分别为1.12、1.05、1.02和0.81，在左叶分别为0.51、0.88、0.96和1.17。在四组中观察到的功能-体积比存在显著差异，结果表明术前胆道引流可以显著改变肝叶的肝功能。

越来越多的外科医生着眼于提高患者的远期预后，尝试采用大范围肝切除治疗肝胆疾患以提高手术的切除率和根治性，这样的手术创伤较大且多半需要联合血管重建，因此有效地评估和改善预留肝叶的功能就成为肝胆外科临床的重要议题。目前多采用CTP评分、ICG排泄试验和肝脏物理体积测定来进行评估和决策，GSA显像技术也是一个有益的补充。开发更好的核素药物以及建立新的磁共振检查方法是今后努力的方向。

（项灿宏）

参 考 文 献

[1]　HENDERSON J M, HEYMSFIELD S B, HOROWITZ J, et al. Measurement of liver and spleen volume by computed

tomography. Assessment of reproducibility and changes found following a selective distal splenorenal shunt [J]. Radiology, 1981, 141 (2): 525-527.

[2] KUBOTA K, MAKUUCHI M, KUSAKA K, et al. Measurement of liver volume and hepatic functional reserve as a guide to decision-making in resectional surgery for hepatic tumors [J]. Hepatology, 1997, 26 (5): 1176-1181.

[3] SCHINDL M J, REDHEAD D N, FEARON K C, et al. The value of residual liver volume as a predictor of hepatic dysfunction and infection after major liver resection [J]. Gut, 2005, 54 (2): 289-296.

[4] SHIRABE K, SHIMADA M, GION T, et al. Postoperative liver failure after major hepatic resection for hepatocellular carcinoma in the modern era with special reference to remnant liver volume [J]. J Am Coll Surg, 1999, 188 (3): 304-309.

[5] TORIZUKA K, HA-KAWA S K, IKEKUBO K, et al. Phase Ⅰ clinical study on ^{99m}Tc-GSA, a new agent for functional imaging of the liver [J]. Kaku Igaku, 1991, 28 (11): 1321-1331.

[6] KOKUDO N, VERA D R, KOIZUMI M, et al. Recovery of hepatic asialoglycoprotein receptors after major hepatic resection [J]. J Nucl Med, 1998, 40 (1): 137-141.

[7] 项灿宏, 陈英茂, 邵明哲, 等. 动态 SPECT ^{99m}Tc 半乳糖人血清清蛋白显像技术评估硬化肝脏的储备功能 [J]. 中华外科杂志, 2013, 51 (7): 592-595.

[8] REDAELLI C A, DUFOUR J F, WAGNER M, et al. Preoperative galactose elimination capacity predicts complications and survival after hepatic resection [J]. Ann Surg, 2002, 235 (1): 77-85.

[9] KOKUDO N, VERA D R, TADA K, et al. Predictors of successful hepatic resection: prognostic usefulness of hepatic asialoglycoprotein receptor analysis [J]. World J Surg, 2002, 26 (11): 1342-1347.

[10] DE GRAAF W, VAN LIENDEN K P, VAN GULIK T M, et al. ^{99m}Tc-mebrofenin hepatobiliary scintigraphy with SPECT for the assessment of hepatic function and liver functional volume before partial hepatectomy [J]. J Nucl Med 2010, 51 (2): 229-236.

[11] ERDOGAN D, HEIJNEN B H, BENNINK R J, et al: Preoperative assessment of liver function: a comparison of ^{99m}Tc-mebrofenin scintigraphy with indocyanine green clearance test [J]. Liver Int, 2004, 24 (2): 117-123.

[12] LEE S, CHOI D, JEONG W K. Hepatic enhancement of Gd-EOB-DTPA-enhanced 3 Tesla MR imaging: assessing severity of liver cirrhosis [J]. J Magn Reson Imaging, 2016, 44 (5): 1339-1345.

[13] IPPOLITO D, FAMULARO S, GIANI A, et al. Estimating liver function in a large cirrhotic cohort: signal intensity of gadolinium-ethoxybenzyl-diethylenetriamine penta-acetic acid-enhanced MRI [J]. Dig Liver Dis, 2019, 51 (10): 1438-1445.

[14] TORZILLI G, MAKUUCHI M, INOUE K, et al. No-mortality liver resection for hepatocellular carcinoma in cirrhotic and noncirrhotic patients: is there a way? A prospective analysis of our approach [J]. Arch Surg, 1999, 134 (9): 984-992.

[15] 董家鸿, 郑树森, 陈孝平, 等. 肝切除术前肝脏储备功能评估的专家共识 (2011 版)[J]. 中华消化外科杂志, 2011, 10 (1): 20-25.

[16] ORCUTT S T, KATSUHIRO K, MARK S, et al. Portal vein embolization as an oncosurgical strategy prior to major hepatic resection: anatomic, surgical, and technical considerations [J]. Front Surg, 2016, 3: 14.

[17] UESAKA K, NIMURA Y, NAGINO M. Changes in hepatic lobar function after right portal vein embolization: an appraisal by biliary indocyanine green excretion [J]. Ann Surg, 1996, 223 (1): 77-83.

[18] YOKOYAMA Y, NISHIO H, EBATA T, et al. Value of indocyanine green clearance of the future liver remnant in predicting outcome after resection for biliary cancer [J]. Br J Surg, 2010, 97 (8): 1260-1268.

[19] 童翾, 项灿宏, 陈英茂, 等. 动态单光子发射计算机断层扫描 ^{99m}Tc-乙二烯三胺五醋酸-半乳糖人血清白蛋白显像技术评估行门静脉栓塞术前后肝叶功能变化的应用价值 [J]. 中华消化外科杂志, 2018, 17 (3): 279-284.

[20] SCHADDE E, RAPTIS D A, SCHNITZBAUER A A, et al. Prediction of mortality after ALPPS stage-1: an analysis of 320 patients from the International ALPPS Registry [J]. Ann Surg, 2015, 262 (5): 780-785. discussion 785-786.

[21] OLTHOF P B, TOMASSINI F, HUESPE P E, et al. Hepatobiliary scintigraphy to evaluate liver function in associating liver partition and portal vein ligation for staged hepatectomy: liver volume overestimates liver function [J]. Surgery, 2017, 162 (4): 775-783.

[22] SAXENA R, THEISE N. Canals of Hering: recent insights and current knowledge [J]. Semi Liver Dis, 2004, 24 (1): 43-48.

[23] SUMIYOSHI T, SHIMA Y, OKABAYASHI T, et al. Functional discrepancy between two liver lobes after hemilobe biliary drainage in patients with jaundice and bile duct cancer: an appraisal using ^{99m}Tc-GSA SPECT/CT fusion imaging [J]. Radiology, 2014, 273 (2): 444-451.

肝脏手术患者体能及营养状态的评估 第28章

作为最大的代谢器官，肝脏是人体物质代谢的枢纽，不论是三大营养素（糖类、脂肪、蛋白质）的合成代谢，还是包含维生素、矿物质与微量元素在内的微营养素的代谢都与肝脏密切相关。营养状态异常指营养底物失衡导致人体的形态（体型、体格、人体组分）、机体功能和临床结局产生可以观察到的不良影响。当肝脏存在病变时，如肝硬化、肝癌、肝胆管结石等，会不同程度地损伤肝脏的代谢机能，导致患者的营养状态和体能情况出现异常。研究表明，约 80% 的肝硬化患者存在不同程度营养不良，即使 Child-Pugh 分级 A 级的患者，也有约 25% 存在营养不良[1]。同时，肝脏手术具有解剖复杂、易于出血、技术难度大等特点，手术创伤相对较大，随之而来的代谢应激反应也会比较明显。营养状态和体能状况成为肝脏手术并发症的独立风险因素[2]。因此，重视肝脏手术患者的早期营养风险筛查与营养评估十分重要，将有助于早期营养干预，维护肝脏功能，延缓营养不良事件的发生及降低其严重程度。

第1节 体能与肌肉力量评估

患者的体能状态是患者一般健康状况的重要反映，临床最常用的指标是评价其活动状态（performance status，PS）。美国东部肿瘤协作组（Eastern Cooperative Oncology Group，ECOG）则制定了一个简化的 PS 评分表（表 28-1-1），将患者的 PS 分为 0～5 共 6 级。一般认为 PS 3 分以上的患者不适宜进行任何肝脏手术。

表 28-1-1　患者体能状态评分（ECOG 评分法）

0 分：活动能力完全正常，与起病前无明显差别	3 分：生活仅能部分自理，日间超过一半时间卧床或轮椅
1 分：能行走和从事轻度体力活动，但不能从事较重的体力活动	4 分：卧床不起，生活不能自理
2 分：能行走，生活自理，但不能工作，日间超过一半时间下床活动	5 分：死亡

营养不良一直被认为是影响急、慢性肝病患者临床结局与治疗效果的重要因素，慢性肝病时的代谢改变导致不同程度的蛋白质-能量营养不良，急性肝病患者应激后的炎症与代谢反应与其他疾病患者并无不同，肌肉与内脏蛋白分解大于合成。高分解代谢状态骨骼肌蛋白丢失增多，可达 250g/d，相当于 750～1000g 肌肉组织 /d，导致肌肉含量迅速减少并伴随功能降低。虽然体重常作为体能与营养状态及治疗效果的评价指标，但肌肉质量，尤其骨骼肌功能评价更有意义，包括运动耐受力、握力、呼吸肌力与膈肌功能（呼吸负荷试验、最大吸气压、$P0.1$、跨膈压），独立坐、站与行走时间及速度等。

定时端坐起立试验是简易体能状况量表（short physical performance battery，SPPB）的测试项目之一，它是一种肌肉功能的复合测验方法，用于判断下肢力量、协调性以及平衡能力的评估量表。受试者坐在距地面约 40cm 的椅子上，椅子后背靠墙。双手交叉放在胸部，以最快的速度反复起立 / 坐下 5 次，记录所需时间。评分标准：≤11.19 秒，得 4 分；11.20～13.69 秒，得 3 分；13.70～16.69 秒，得 2 分；>16.7 秒，得 1 分；>60 秒或不能完成，得 0 分。应用 SPPB 法评估肝移植患者，发现机体功能是影响肝移植预后的独立危险因素。有应用年龄与疲劳指数（平衡试验＋握力测定＋定时端坐起立试验三项联合）预测肝移植患者预后，发现乏力与年龄相关，去除年龄因素，疲劳指数增加者死亡风险升高可接近 2 倍。日常步速评估法（usual gait speed，UGS）也可反映机体功能，它属于 SPPB，也能作为临床与研究的独立参数，步速低于 0.8m/s 为机体功能下降。

（许　媛　杨世忠）

参 考 文 献

［1］　GUGLIELMI F W, PANELLA C, BUDA A, et al. Nutritional state and energy balance in cirrhotic patients with or without hypermetabolism. Multicentre prospective study by the 'Nutritional Problems in Gastroenterology' Section of the Italian Society of Gastroenterology (SIGE) [J]. Dig Liver Dis, 2005, 37 (9): 681-688.

［2］　TAKAGI K, DOMAGALA P, POLAK W G, et al. Prognostic significance of the controlling nutritional status (CONUT) score in patients undergoing hepatectomy for hepatocellular carcinoma: a systematic review and meta-analysis [J]. BMC Gastroenterol, 2019, 19 (1): 211.

第 2 节　肝病患者手术前营养风险筛查

营养评定的目的是判断是否存在营养风险以及营养不良的严重程度。营养风险指现存或潜在的与营养因素相关，并可导致不良临床结局的风险。肝病患者的营养风险在于肝病病史及疾病严重程度，营养相关的病史，即任何原因导致营养摄入不足与消耗增加均是患者发生营养不良的基础，如合并腹腔或全身性感染、消化吸收异常、小儿或高龄患者等。

肝脏疾病营养筛查工具包含 6 个方面问题：营养摄入、体重、皮下脂肪、骨骼肌含量、液体积聚与功能状态改变情况。对于存在营养摄入不足或存在营养风险的患者，需要完善其营养评定，合理制定其营养治疗方案。

欧洲临床营养与代谢学会（European Society for Clinical Nutrition and Metabolism，ESPEN）推荐住院患者使用营养风险筛查 2002（nutrition risk score 2002，NRS 2002）与 MUST 筛查工具进行住院患者的营养不良风险评估[1]。NRS 2002 量表包括营养状况 [体重指数（body mass index，BMI）、摄食与体重变化]、疾病严重程度与年龄三方面评估参数（表 28-2-1），≥3 分提示存在营养风险，≥5 分被认为存在高营养风险。早期积极的营养干预可明显减少术后并发症与住院时间。

表 28-2-1　NRS 2002 营养筛查评分（ESPEN）

营养不良状况		疾病严重程度（营养需求增加程度）	
营养状况正常	0 分	营养需求正常	0 分
3 个月内体重丢失＞5% 或前一周摄入正常需要量的 50%～75%	1 分 轻度	慢性疾病急性加重、髋部骨折，特别是存在以下并发症：肿瘤、糖尿病、肝硬化、血液透析患者、COPD	1 分 轻度
2 个月内体重丢失＞5% 或 BMI 18.5～20.5＋全身损伤或前一周摄入正常需要量的 25%～50%	2 分 中度	大型腹部手术、卒中、严重肺炎、血液系统恶性肿瘤	2 分 中度
1 个月内体重丢失＞5%（3 个月内体重丢失＞15%） 或 BMI＜18.5＋全身损伤或前一周摄入正常需要量的 25% 以下	3 分 重度	脑损伤、骨髓移植、ICU 患者（APACHE Ⅱ＞10）	3 分 重度
年龄：≥70			1 分

　　中国研究型医院学会肝胆胰专业委员会制定的《肝胆胰外科术后加速康复专家共识（2015 版）》中提到，已有研究表明，明显的营养不良会显著增加腹部大手术后的并发症发生率[2]。术前应对所有患者进行全面的营养风险筛查。NRS2002 营养风险评分≥3 分的患者视为存在营养不良，对这些患者应进行更全面的营养状态评估，并进行肠内或者肠外营养支持治疗，其中首选肠内营养支持治疗。

（许　媛　杨世忠）

参 考 文 献

[1] KONDRUP J, RASMUSSEN H H, HAMBERG O, et al. Ad Hoc ESPEN Working Group. Nutritional risk screening (NRS 2002): a new method based on an analysis of controlled clinical trials [J]. Clin Nutr, 2003, 22 (3): 321-336.

[2] 中国研究型医院学会肝胆胰专业委员会. 肝胆胰外科术后加速康复专家共识 (2015 版)[S/J]. 中华消化外科杂志, 2016, 15 (1): 1-6.

第3节　肝病患者围手术期营养评定方法

　　营养评定指标主要包括人体组成测定（脂肪、无脂组织及其他组成的测定）、反映肝脏等器官功能的实验室指标以及复合型营养评定工具评估等内容。

一、人体组成测定参数

　　1. 体重与体重指数　体重及 BMI［体重（kg）/身高（m）²］与营养状况、能量平衡关系密切，近期体重下降往往提示营养摄入不足或营养不良，低 BMI（$<20kg/m^2$）与住院时间延长及伤口延迟愈合等不良预后相关。2019 年欧洲肝病学会临床实践指南指出，BMI$<18.5kg/m^2$ 或 Child-Pugh 分级 C 级的肝病患者营养不良风险很高[1]。但体重与 BMI 不能区别是源于肌肉还是脂肪，也受到体内水含量的影响，而且 BMI 与人血清白蛋白、总的脂肪组织无明显相关，在判断营养状态的准确性上并不是可靠和理想的指标，需要结合其他客观参数综合考虑。

　　用于计算理想体重（ideal body weight，IBW）的公式：

　　* 男性 IBW=50kg+［2.3kg×（身高 cm−152）］/2.54

　　* 女性 IBW=45.5kg+［2.3kg×（身高 cm−152）］/2.54

　　肝硬化患者的体重常常受组织与体腔积液的影响，中华医学会推荐了 3 种方式计算干体重：①体液潴留前的体质量；②穿刺引流之后的体质量；③校正体质量：根据临床判断的腹水严重程度减去一定量体质量进行校正（轻度 5%，中度 10%，重度 15%），存在外周水肿者再减 5%[2]。

　　2. 人体组成成分测量　骨骼肌含量较体重指数更能预测重症患者的预后，肝硬化患者营养不良主要表现为骨骼肌质量减少与肌力丧失。合并少肌症的手术患者 30 天病死率与住院病死率明显高于非少肌症者，应用机械通气时间与住 ICU 时间也明显延长。对于肝硬化腹水患者，ESPEN 建议使用一些简单的、不受腹水和水肿影响的人体测量学参数评估营养不良，包括上臂肌围（mid-arm muscle circumference，MAMC）或上臂围（mid-arm circumference，MAC）和三头肌皮褶厚度（triceps skinfold，TSF）。18～74 岁的患者，MAMC 和（或）TSF 值低于 5 个百分点，74 岁以上的患者，低于 10 个百分点，可诊断为营养不良[3]。

　　常用的骨骼肌质量检测方法还有断层 CT 扫描测量 L_3 腰椎水平骨骼肌含量及 MRI 骨骼肌评价等。无脂质组织（fat-free mass，FFM）含量被认为是较好的营养评定指标，可通过生物电阻抗分析（bioelectrical impedance analysis，BIA）获得。骨骼肌是 FFM 的主要成分但不完全等同，手术后特别是合并组织水肿的患者 FFM 可能被高估，FFM 减少与住院时间延长明显相关。

近年来，超声技术也越来越多地用于测量股四头肌、肱二头肌等表浅肌群的横截面积，研究显示与MRI、CT的测量有较好的相关性，可以初步了解肌肉含量与肌力（羽状角）的状态与动态变化。超声检测的无创和易于重复测量的特点是这一测量方法的优势，尤其适合于卧床及术后的重症患者。有研究表明，骨骼肌的含量变化（萎缩）与疾病的严重程度、器官衰竭数量呈相关关系，同时伴有肌力降低。

二、评价肝脏代谢功能的血清学检查参数

常用于反映营养状态的实验室指标主要有血浆蛋白水平与氮平衡、血脂含量及血糖浓度，以及某些微营养素含量。

1. 血浆白蛋白　生理状态下血浆白蛋白（albumin，ALB）的半衰期21天左右，应激后缩短，但仍不失为反映蛋白质合成状态的敏感指标，对肝硬化等肝功能障碍的患者尤其如此，特别是酒精性肝硬化患者蛋白质减少更为严重。白蛋白的持续降低反映了摄入不足与肝脏合成功能障碍，也与异常血管外丢失有关，如大量腹水与组织间水肿。前白蛋白（2天）、转铁蛋白（8～10天）、视黄醇结合蛋白（1天）等半衰期短，应能够较ALB及时、敏感地反映体内蛋白质代谢（合成）状态（表28-3-1），但影响因素较多，如缺铁等。感染与手术后分解代谢增加常导致急性相反应蛋白（CRP）、纤维连接蛋白等急性炎症相关蛋白的合成增加，只有当炎症反应得到控制、CRP下降时才可有白蛋白、前白蛋白等的合成增加。所以，这两方面结合更准确判断蛋白质代谢状态。肝功能障碍的患者，蛋白质合成降低，在应激与炎症反应早期如果急性相蛋白增高不明显更说明这一点。

表 28-3-1　营养不良判断指标

蛋白质	半衰期（天）	正常	轻度营养不良	中度营养不良	重度营养不良
白蛋白（g/L）	20	35～50	28～35	21～27	<21
转铁蛋白（g/L）	8	2～4	1.5～2	1～1.5	<1
前白蛋白（mg/L）	2	200～400	100～200	50～100	<50

2. 氮平衡　氮平衡是指摄入氮量与排出氮量的代数和，用于了解机体代谢状态及体内蛋白质的分解量，是蛋白质代谢状态评估的一种方法。高分解代谢状况下，消耗骨骼肌与内脏蛋白。原发病治疗、炎症反应减弱或控制后，方能逐步纠正负氮平衡。

3. 其他指标　胆固醇降低往往是严重肝功能障碍的表现。对于慢性肝病、长时间营养摄入不足的患者，可合并低钾、低磷、低镁、低钠以及维生素（B_1、C、E等）缺乏，需注意矿物质与微营养素的检测。

三、营养评定工具

1. 主观全面营养评价（subjective global assessment，SGA）**评分量表**　该量表除体重、摄食、胃肠道症状以外，还包含了活动能力与疾病状态。体格检查部分包括水肿、腹水、肌肉与皮下脂肪等人体组成的评估，具有较好的观察者间重复性，可预测生存率。但SGA评分系统缺乏代谢能力的指标，且常低估肝病患者的营养不良，有人认为不适用于此类患者的营养评估。

2. 患者参与的主观全面评定（patient generated subjective global assessment，PG-SGA）　专门为肿瘤患者设计的营养评定量表，缺乏反映器官功能的实验室检测参数。

3. 英国皇家自由医院全面评定方法（Royal Free Hospital-global assessment，RFH-GA）　该法在SGA基础上进行了改良，增加了摄食、BMI与上臂肌围几项营养相关信息，使其较为客观。该评分与病情恶化、疾病严重程度以及腹水、肝肾综合征等临床情况相关，被认为是肝脏特异性筛查工具。皇

家自由医院-营养优先工具（RFH-NPT）用于明确肝硬化患者营养状况具有可重复性，并可预测生存与肝移植后并发症。

4. 简易营养评价法（mini-nutritional assessment，MNA）　主要针对老年人的营养评价方法[4]（表 28-3-2），MNA 量表由 4 个部分 18 个问题组成，包括①人体测量指标，如体重、身高、上臂围、体重下降等问题；②整体评估，有 6 条与生活方式、活动能力等相关的项目；③饮食评估，与进餐次数、食物种类、饮食方式等相关；④主观评估，含自我评估与他人评估。18 个问题总分为 30 分，MNA≥24 分，营养正常；MNA 在 17~24 分之间，为潜在营养不良；MNA<17 分为营养不良。

表 28-3-2　简易营养评价法（MNA）调查表

指标				分值				
人体指标								
（1）BMI	0	<19	1	19~21	2	21~23	3	>23
（2）上臂围（cm）	0	<21	0.5	21~22	1	>22		
（3）小腿（cm）	0	<31	1	≥31				
（4）近3个月体重下降	0	>3kg	1	不清楚	2	1~3kg	3	无下降
整体评价								
（5）住院或疗养院	0	是	1	否				
（6）每天药物多于3种	0	否	1	是				
（7）近3个月有心理应激或急性疾病	0	是			2	否		
（8）活动能力	0	卧床	1	能活动但不愿活动	2	外出活动正常		
（9）神经精神疾病	0	严重痴呆或抑郁	1	轻度痴呆	2	无		
（10）压疮或皮肤溃烂	0	是	1	否				
饮食评价								
（11）一天餐次	0	一餐	1	两餐	2	三餐		
（12）蛋白质摄入	0	无或每天至少一次奶制品	0.5	每周食用2次或以上鸡蛋	1	每天食用肉、鱼、家禽		
（13）每天食用≥2次水果或蔬菜	0	否	1	是				
（14）近3个月有无食欲减退、消化不良等引起进食减少	0	严重	1	中度	2	无进食减少		
（15）每天饮水量（1杯=227ml）	0	少于3杯	0.5	3~5杯	1	>5杯		
（16）进食能力	0	依赖帮助	1	自己进食但有困难	2	自己进食		
自我评价								
（17）自觉有无营养问题	0	严重营养不良	1	不知道或中度营养不良	2	无		
（18）同龄人怎么评价你的健康状况	0	不太好	0.5	不知道	1	不错	2	很好

5. 营养控制状态评分（controlling nutritional status，COUNT）　2005 年由伊格纳西奥（Ignacio）等[5]提出，是早期发现患者营养不良的筛查工具（表 28-3-3），适用于各类住院患者。主要指标包括人血清白蛋白、总胆固醇、外周血淋巴细胞等，分别代表蛋白质储存和利用、能源储备、免疫防御等。COUNT 评分共计 12 分，评分越高，营养状态越差。0~1 分，正常营养状态；2~4 分，轻度营养不良；5~8 分，中度营养不良；9~12 分，重度营养不良。在肝胆外科领域，COUNT 评分是评价患者预后的独立危险因素。近期的一项涵盖了 4679 例肝癌肝切除患者的 Meta 分析指出[6]，COUNT 评分与患者的术后整体生存率以及无瘤生存期和术后严重并发症相关。

表 28-3-3 营养控制状态（COUNT）评分表

评分	参数			
白蛋白（g/dl）	≥3.5	3.0～3.49	2.5～2.99	<2.5
评分	0	2	4	6
总胆固醇（mg/dl）	≥180	140～180	100～139	<100
评分	0	1	2	3
外周血淋巴细胞计数（个/ml）	≥1600	1200～1599	800～1199	<800
评分	0	1	2	3
总评分	0～1（正常）	2～4（轻度异常）	5～8（中度异常）	9～12（重度异常）

其他营养评估方法如上臂肌围和三头肌皮褶厚度对肌肉质量评估，在临床并不被常规采用，在准确性的反映全身骨骼及含量方面，CT 与 MRI 更可靠。此外还有全身双能 X 线骨密度仪、生物电阻抗方法，这些多用于临床研究，而不是临床常规的测量指标，动态评估床旁超声的临床应用前景可能更大。总之，骨骼肌质量与肝硬化患者的病死率相关，是值得重视的指标。

6. 欧洲肝病学会 2018 年颁布的慢性肝病营养指南[7] 针对肝硬化患者高营养不良发生率及其对预后的影响，强调了早期识别、判断与干预治疗的营养评估与流程化管理（图 28-3-1）。

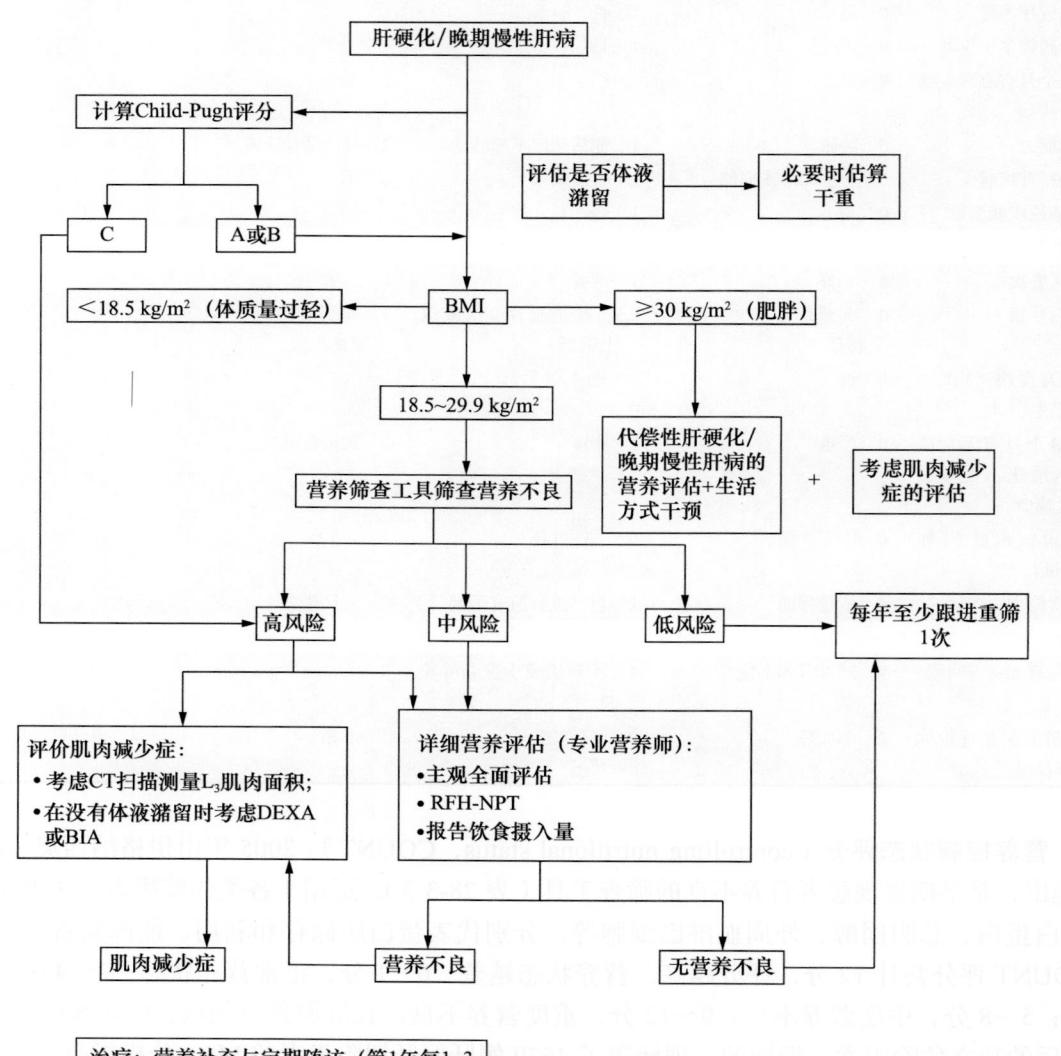

图 28-3-1 肝硬化患者营养评估管理流程

　　营养不良是肝脏内科与外科疾病的一个共同的重要并发症，其发生原因包括消化道症状如腹胀持续存在、营养摄入受限等所致的营养供给不足，也与胆汁与胰液分泌异常、肠道微生态改变导致的消化吸收障碍密切相关。近年来，越来越多外科医师认识到，营养状态和体能状况是可以影响外科手术效果的重要因素。对于接受肝脏手术的患者，应常规对当前营养状况和术后营养不良风险做术前评估。重视围手术期肝病患者营养风险的早期评估、明确营养不良程度是进行合理营养支持的基础与保障。病史与肝损害程度是导致营养风险的重要因素，人体测量参数、实验室检查与综合评定方法是综合判断营养状态的三个方面，其中应重视肌肉含量与肌力等体能的变化，识别代谢指标的影响与关联因素。现阶段采取综合分析才能做到准确判断，未来需进一步探讨针对肝脏功能损害患者的特异性营养评定工具。

（许　媛　杨世忠）

参 考 文 献

［1］　European Association for the Study of the Liver. EASL Clinical Practice Guidelines on nutrition in chronic liver disease [S/J]. J Hepatol, 2019, 70 (1): 172-193.

［2］　中华医学会肝病学分会, 中华医学会消化病学分会. 终末期肝病临床营养指南 [S/J]. 临床肝胆病杂志, 2019, 35 (6): 1222-1230.

［3］　CAMPILLO B, RICHARDET J P, BORIES P N. Enteral nutrition in severely malnourished and anorectic cirrhotic patients in clinical practice [J]. Gastroenterol Clin Biol, 2005, 29 (6-7): 645-651.

［4］　GUIGOZ Y, VELLAS B, GARRY P J. Assessing the nutritional status of the elderly: The Mini Nutritional Assessment as part of the geriatric evaluation [J]. Nutr Rev, 1996, 54 (1 Pt 2) : S59-S65.

［5］　IGNACIO DE ULÍBARRI J, GONZÁLEZ-MADROÑO A, DE VILLAR N G, et al. CONUT: a tool for controlling nutritional status. First validation in a hospital population [J]. Nutr Hosp, 2005, 20 (1): 38-45.

［6］　TAKAGI K, DOMAGALA P, POLAK W G, et al. Prognostic significance of the controlling nutritional status (CONUT) score in patients undergoing hepatectomy for hepatocellular carcinoma: a systematic review and meta-analysis [J]. BMC Gastroenterol, 2019, 19 (1): 211.

［7］　PLAUTH M, BERNAL W, DASARATHY S, et al. ESPEN guideline on clinical nutrition in liver disease [J]. Clin Nutr, 2019, 38 (2): 485-521.

第29章　术中诊断与评估

　　肝脏是腹腔内最大的实质器官且位置深在，肝脏肿瘤患者常常合并肝硬化，因此，除非病灶在肝脏游离表面，否则即使有经验的外科医生也很难通过视诊和触诊进行术中诊断。术中穿刺活检可以确定病灶的良恶性，但是其假阴性率达到30%，且有针道种植转移风险[1]。术中超声（intraoperative ultrasonography，IOUS）以及吲哚菁绿（indocyanine green，ICG）荧光肿瘤显像是目前肝脏外科可采用的术中实时成像技术，本节重点介绍二者在肝脏术中诊断与评估中的应用。

第1节　术中超声

　　术中超声使用术中探头直接置于肝脏表面检查，可以提供实时、高分辨率的图像，且扫查无盲区、死角，不受周围脏器干扰等因素影响，比术前超声、CT等影像学手段诊断病变更敏感，定位更准确（图29-1-1、图29-1-2）。通过系统扫查，可以帮助手术医师了解肝脏内部解剖结构，有效弥补术中探查的不足[2]（图29-1-3）。

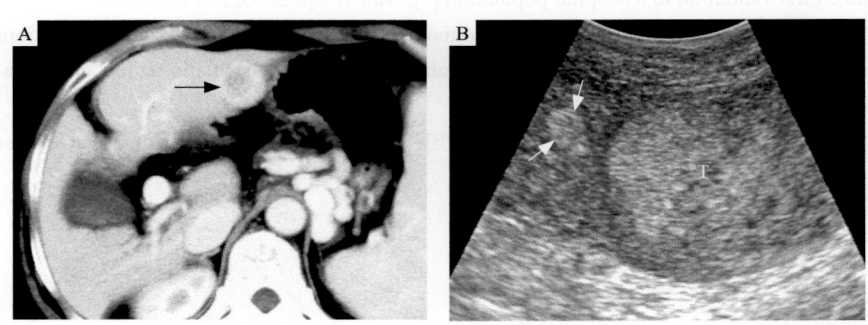

图 29-1-1　原发性肝癌术前 CT 和 IOUS 所见
A. 增强 CT 显示肝左外叶边缘单发原发性肝癌（长箭头）；B. 术中超声新发现肿物（T）旁 1 枚卫星灶（短箭头）
（天津市第三人民医院经翔供图）

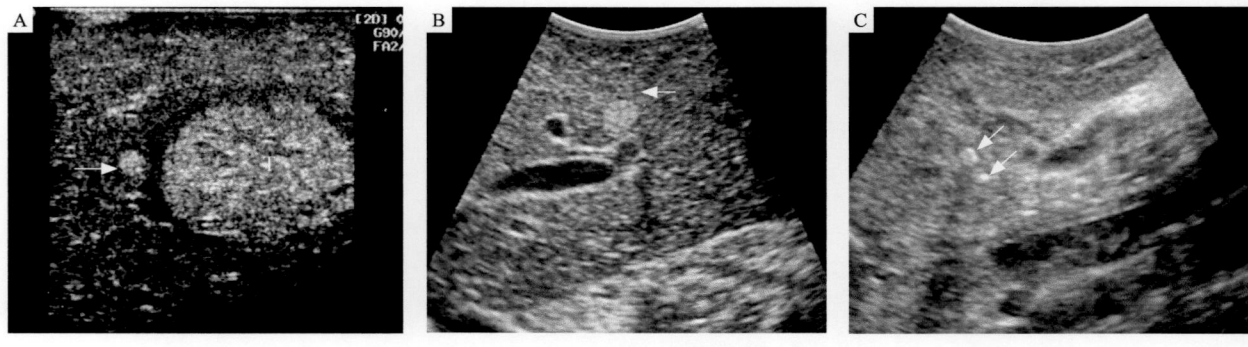

图 29-1-2　IOUS 发现微小病灶
A、B. 3～5mm 的肿瘤（箭头）；C. 1～2mm 的结石（箭头）。（天津市第三人民医院经翔供图）

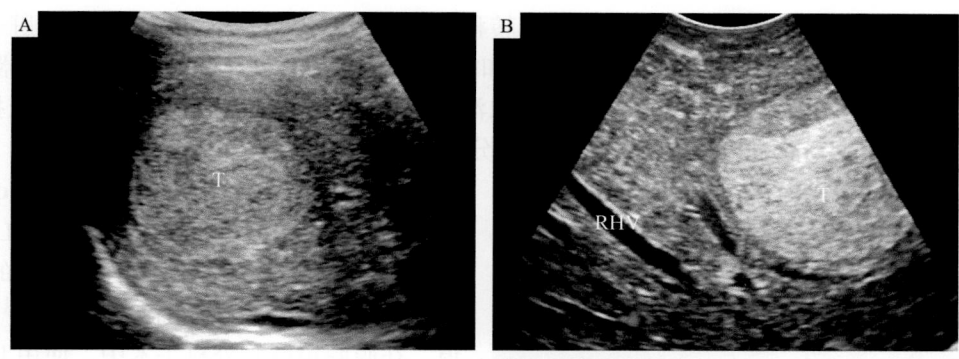

图 29-1-3　超声显示肝右前叶肝癌

A. 由于扫查角度受限，经腹超声下肿物（T）与周围血管关系判断不清；B. IOUS 可以从任意角度扫查以判断肿物与血管的关系，清晰显示肿物（T）挤压门静脉右前上支和右前下支。RHV：肝右静脉（天津市第三人民医院经翔供图）

　　IOUS 能更准确和客观地评价肿瘤对血管的侵犯情况，从而对肿瘤的可切除性进行术中评估（图 29-1-4）。与术前超声相比，IOUS 更有利于发现胆管、门静脉、肝静脉及其分支内癌栓，从而确定手术切除范围（图 29-1-5）。IOUS 通过观察静脉是否完全固定或被肿瘤包绕、血管壁是否出现中断、血管走行是否不规则、内径是否不随呼吸变化以及管腔内是否有填塞或狭窄等征象来判断静脉是否受侵。

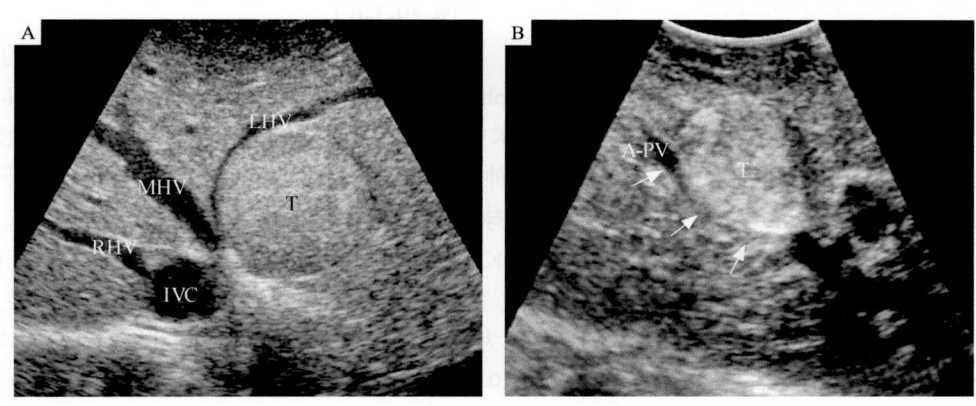

图 29-1-4　IOUS 显示肝肿瘤与邻近结构的关系

A. 肿瘤推挤肝左静脉（LHV）；B. 肿瘤侵犯右前肝蒂（箭头）。RHV：肝右静脉；MHV：肝中静脉；IVC：下腔静脉；A-PV：门静脉右前支。（天津市第三人民医院经翔供图）

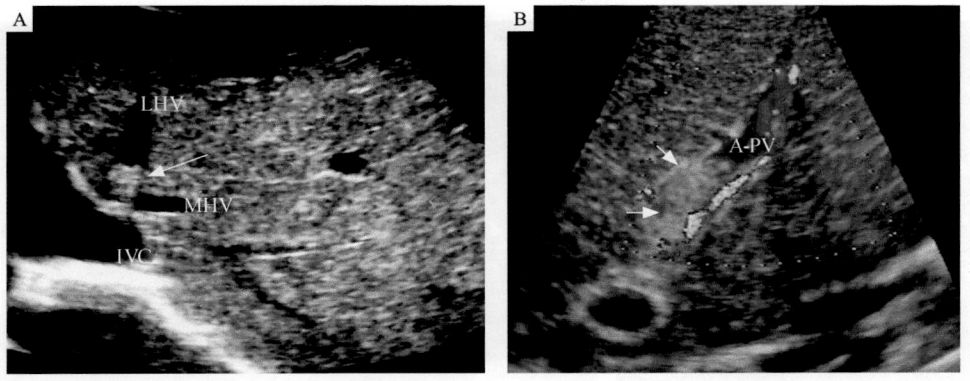

图 29-1-5　IOUS 显示癌栓

A. 肝左静脉（LHV）内癌栓（箭头）；B. 门静脉右前支癌栓。LHV：肝左静脉；MHV：肝中静脉；IVC：下腔静脉；A-PV：门静脉右前支。（天津市第三人民医院经翔供图）

　　肝脏肿瘤往往恶性程度较高，早期发生肝内转移或周围组织浸润并不少见，尤其肝脏表面的微小病灶容易被术前影像学忽略，从而影响手术决策和根治率。腹腔镜能直接观察腹腔内脏器病理改变，因而可发现肝脏和腹膜转移，经直视下穿刺或切取活检获得病理诊断，为治疗提供可靠依据，并可减少不必要的剖腹探查术，故已广泛应用于肝脏肿瘤分期诊断[3-4]。

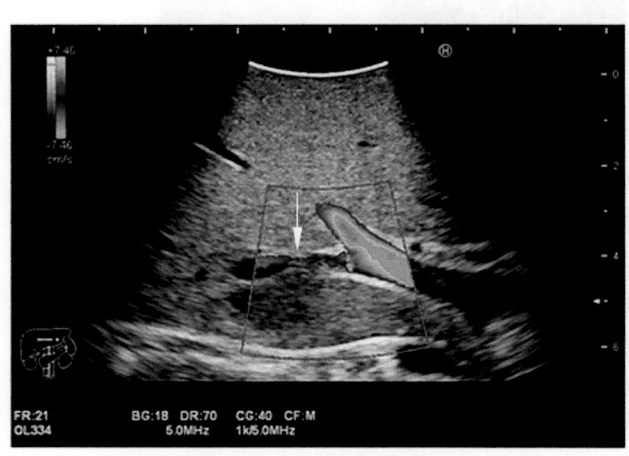

图 29-1-6　LUS 探查肿瘤侵犯血管

白色箭头处可见肿瘤（血管后方低回声区）侵犯血管，可见管腔结构不完全闭塞、彩色多普勒图像中断。

　　腹腔镜超声（laparoscopic ultrasonography，LUS）属于术中超声的一种，由于 LUS 的高分辨率，其对于术前影像学不能发现的子灶或转移灶（3mm 以上）有很高的阳性率[5]。文献报道，在腹腔镜肝脏外科手术中，使用 LUS 改变了 16%～25% 的术前规划[6-7]。尤其对于结直肠癌病例，术中常规 LUS 扫查肝脏有无转移病灶至关重要，一旦发现术前影像学未见的肝转移灶，可同期行腹腔镜下肝转移灶切除，如病灶多发或位于肝脏中心区，腹腔镜下不能完全切除，可考虑同时加行 LUS 引导的肝转移灶消融治疗。先进的 LUS 均可通过彩色超声多普勒技术判断病灶及区域的血供情况，以及重要脉管是否受侵等[8]（图 29-1-6）。

　　对于 IOUS 扫查所见肝内病灶的良恶性判断，术中超声造影（contrast enhanced ultrasonography，CEUS）和实时组织弹性成像（real-time tissue elastography，RTTE）具有重要意义。肝脏肿瘤的术中超声造影特点和术前超声一致，然而由于第一代超声对比剂术中高频成像效果差，且仅有 2～3 分钟血管期成像，故造影过程中难于对全肝进行扫查。新一代的超声对比剂 Sonazoid（注射用全氟丁烷微球，示卓安，GE）具有高机械指数成像、高频成像等特点，尤其是其独特的 Kupffer 细胞期（血管后 Kupffer 细胞成像期）成像持续时间超过 1 小时，让长时间造影条件下的肝脏扫查成为可能。日本超过 10 年的使用经验表明，在将 Sonazoid 注入 15 分钟后行全肝扫查，此时肝癌因无 Kupffer 细胞而表现为低回声结节，而针对可疑肿瘤的低回声结节进行二次造影血管期成像可进一步明确结节性质（图 29-1-7）。东京大学的研究显示：IOUS 术中诊断肝癌结节的敏感性、特异性以及准确率分别为 65%、94% 和 87%[9]。术中 Sonazoid 造影额外发现的低回声结节中有 67% 确诊为肝癌[10]。2019 年 4 月 Sonazoid 已正式在中国上市，期待其在肝癌的术中诊断与评估中发挥积极作用。

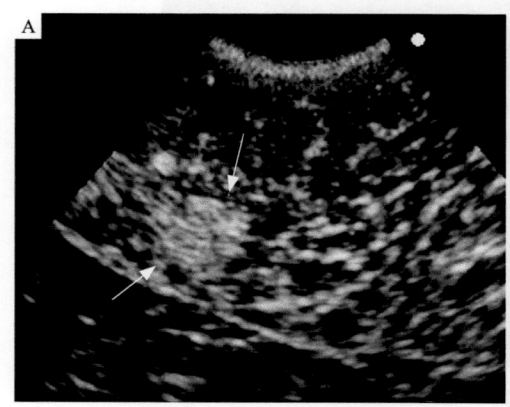
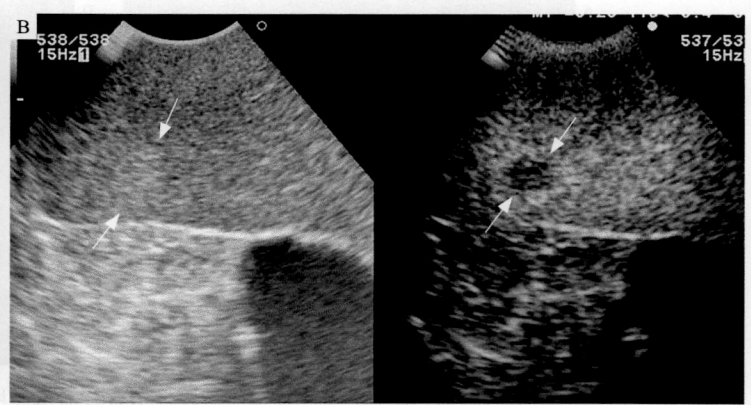

图 29-1-7　小肝癌 IOUS Sonazoid 造影成像

A. Sonazoid 造影血管期（注入 25 秒）小肝癌结节表现为富血供病灶；B. Sonazoid 造影 Kupffer 期（注入 15 分钟）小肝癌结节表现为高回声（左，二维超声模式）和低回声（右，造影模式）病灶。

实时组织弹性成像作为一种无创的新型检查方式，可以客观地反映感兴趣区域的质地、硬度情况，通过 IOUS 探头对肝脏肿瘤施加小的压力即可获得肿瘤及周围肝组织的弹性成像，对病灶的良恶性进行鉴别。随着弹性硬度进行分级（图 29-1-8），a~e 级表示病变性质不同，以区别良、恶性组织。其中，a、b 表示良性，c~e 为恶性。具体病例见图 29-1-9~图 29-1-11[11]。一般情况下，肝内恶性肿瘤硬度：肝内胆管癌>肝转移癌>原发性肝癌，可根据这一差异，对其进行分型。

研究表明 IOUS 实时组织弹性成像对于肝细胞癌诊断的敏感性、特异性分别为 86% 和 92%；对结直肠转移癌术中诊断的敏感性、特异性可达 100% 和 92%[12]。

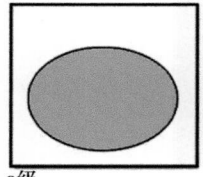 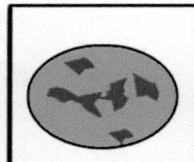 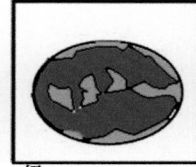 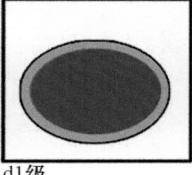 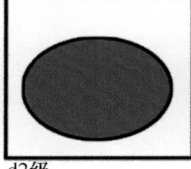 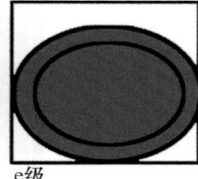

a 级　　　　　　　b 级　　　　　　　c 级　　　　　　　d1 级　　　　　　d2 级　　　　　　e 级

图 29-1-8　肝脏占位性病变实时组织弹性成像分级

a 级，病灶与周边组织呈均匀的绿色；b 级，病灶区绿蓝相间，以绿色为主；c 级，病灶区蓝绿相间，以蓝色为主；d 级，d1 级病灶中心为蓝色，周边为绿色晕环，d2 级病灶区完全为蓝色覆盖；e 级，病灶区完全为蓝色覆盖，且病变周围少部分组织也为蓝色。

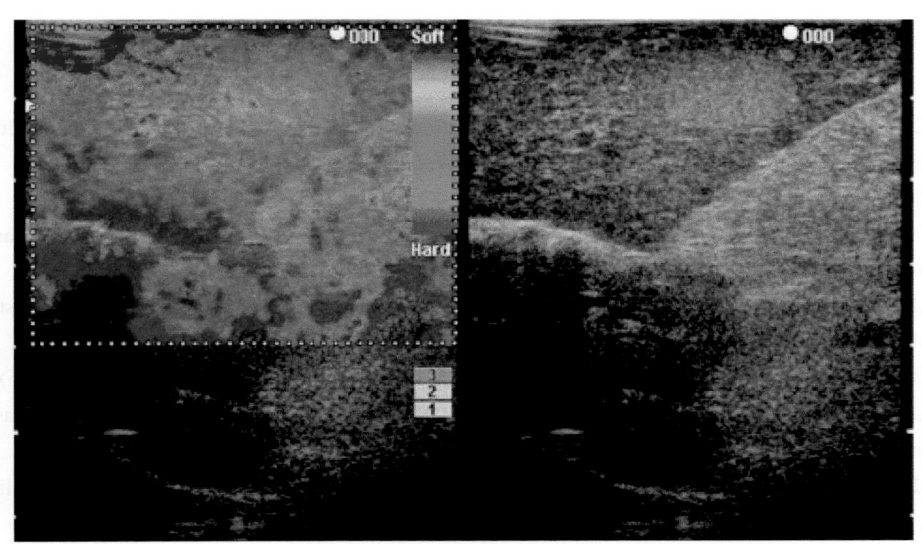

图 29-1-9　IOUS 实时组织弹性成像 a 级，肝血管瘤

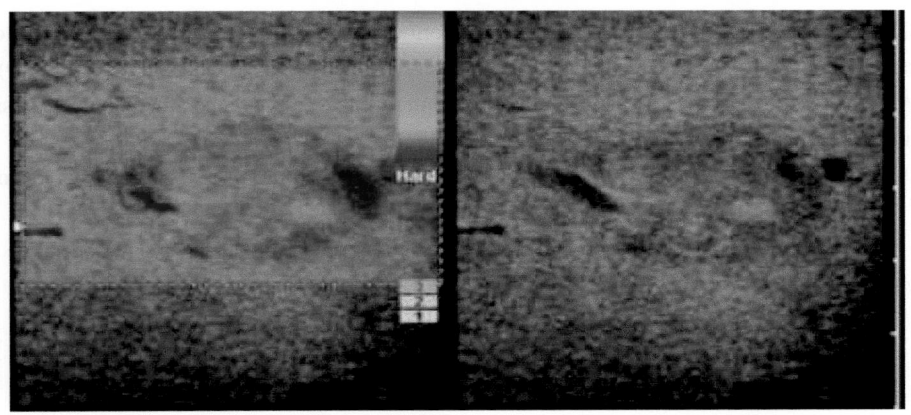

图 29-1-10　IOUS 实时组织弹性成像 c 级，肝细胞癌

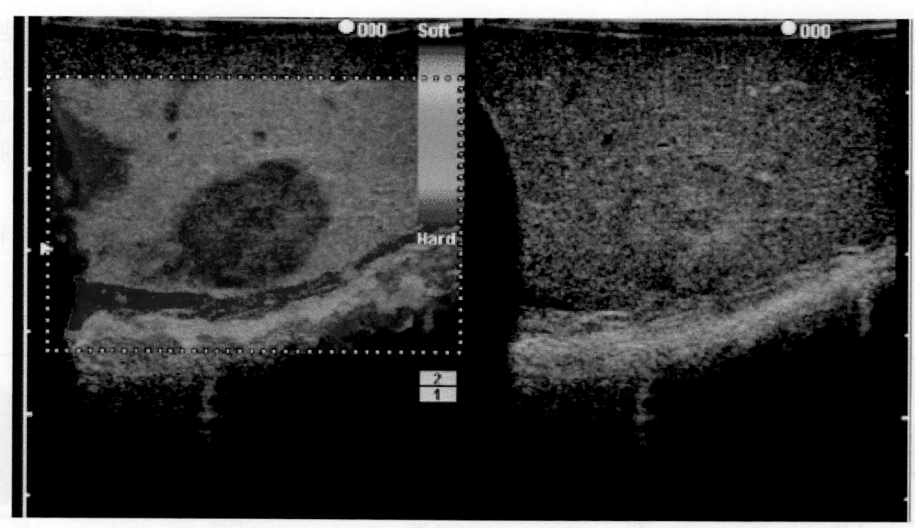

图 29-1-11　IOUS 实时组织弹性成像 d 级，结肠癌肝转移

（王宏光）

参 考 文 献

[1]　CATURELLI E, SOLMI L, ANTI M, et al. Ultrasound guided fine needle biopsy of early hepatocellular carcinoma complicating liver cirrhosis: a multicentre study [J]. Gut, 2004, 53: 1356-1362.

[2]　陈敏华, 梁萍, 王金锐. 中华介入超声学 [M]. 北京: 人民卫生出版社, 2017.

[3]　VÅPENSTAD C, RETHY A, LANGØ T, et al. Laparoscopic ultrasound: a survey of its current and future use, requirements, and integration with navigation technology [J]. Surg Endosc, 2010, 24 (12): 2944-2953.

[4]　RUSSOLILLO N, D'ELETTO M, LANGELLA S, et al. Role of laparoscopic ultrasound during diagnostic laparoscopy for proximal biliary cancers: a single series of 100 patients [J]. Surg Endosc, 2016, 30 (3): 1212-1218.

[5]　张雯雯, 王宏光. 腹腔镜超声在腹腔镜肝切除术中应用价值和评价 [J]. 中国实用外科杂志, 2017, 37 (5): 580-585.

[6]　VIGANÒ L, FERRERO A, AMISANO M, et al. Comparison of laparoscopic and open intraoperative ultrasonography for staging liver tumours [J]. Br J Surg, 2013, 100 (4): 535-542.

[7]　RETHY A, LANGØ T, MÅRVIK R. Laparoscopic ultrasound for hepatocellular carcinoma and colorectal liver metastasis: an overview [J]. Surg Laparosc Endosc Percutan Tech, 2013, 23 (2): 135-144.

[8]　王宏光, 张雯雯, 卢实春, 等. 腹腔镜超声在肝脏外科的应用专家共识 (2017 版)[J]. 中华肝胆外科杂志, 2017, 23 (11): 721-728.

[9]　TAKAHASHI M1, HASEGAWA K, ARITA J, et al. Contrast-enhanced intraoperative ultrasonography using perfluorobutane microbubbles for the enumeration of colorectal liver metastases [J]. Br J Surg, 2012, 99 (9): 1271-1277.

[10]　ARITA J, TAKAHASHI M, HATA S, et al. Usefulness of contrast-enhanced intraoperative ultrasound using sonazoid in patients with hepatocellular carcinoma [J]. Ann Surg, 2011, 254 (6): 992-999.

[11]　KATO K, SUGIMOTO H, KANAZUMI N, et al. Intra-operative application of real-time tissue elastography for the diagnosis of liver tumours [J]. Liver Int, 2008, 28 (9): 1264-1271.

[12]　OMICHI K, INOUE Y, HASEGAWA K, et al. Differential diagnosis of liver tumours using intraoperative real-time tissue elastography [J]. Br J Surg, 2015, 102 (3): 246-253.

第 2 节 吲哚菁绿荧光肿瘤显像

当前，IOUS 在发现和鉴别直径 1cm 以下的微小病灶上仍有局限性，且对浅表病灶检出较为困难，近年来应运而生的吲哚菁绿（ICG）荧光肿瘤显像技术有效弥补了 IOUS 的上述缺陷。

ICG 是一种近红外荧光染料，可被波长 750～810nm 的外来光激发，发射波长 840nm 左右的近红外光，经过特殊的接收装置则可显示荧光或彩色荧光。ICG 经静脉进入机体后迅速被肝细胞摄取而使肝脏显现荧光，数小时后几乎全部排泄入胆道，因不进入肠肝循环，肝脏荧光会逐渐减弱至消失。当肝脏出现癌灶、肝硬化结节及炎性改变等时，相对于周围正常肝脏组织的快速排泄，病灶处 ICG 滞留而持续呈现荧光[1]。肝癌的分化程度不同，病灶荧光显像特点也不同。高分化及部分中分化肝癌肿瘤剖面呈现肿瘤实质荧光显像（图 29-2-1），而大部分中分化和低分化肝癌则呈现肿瘤周边组织的环状荧光显像特点（图 29-2-2）。对此已有的研究结果显示：高分化肝癌细胞仍然具有 ICG 摄取功能，但由于组织内部结构紊乱或排泄通道蛋白表达异常而导致 ICG 排泄障碍，肿瘤细胞内 ICG 聚集而显像[2]。然而对 ICG 聚集在肿瘤周围肝组织的机制没有明确的解释，可能是因为肿瘤膨胀性生长，压迫周围肝组织致微胆管堵塞导致 ICG 潴留。有研究表明，不成熟肝细胞增多以及多药耐药相关蛋白 2 表达受损也可以导致 ICG 在肿瘤周围肝脏组织聚集。临床应用显示，ICG 荧光肿瘤显像技术能敏感地识别与侦测其他现有常规检测手段不能发现的小肝癌（图 29-2-3），对提高小肝癌的检出率具有独特的优势。

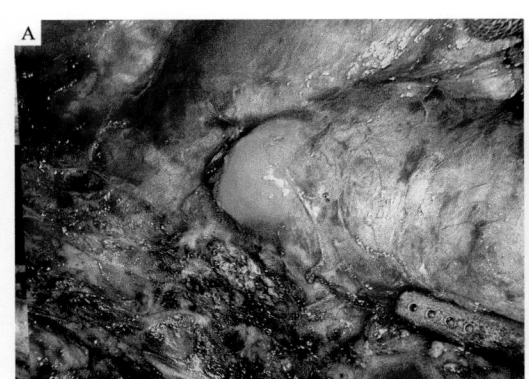
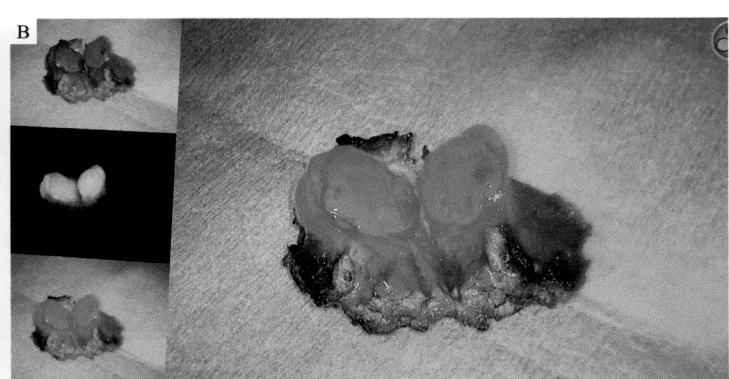

图 29-2-1 高分化及部分中分化肝癌肿瘤呈现肿瘤实质荧光显像

A. 术中肿瘤表面观；B. 标本剖面观。

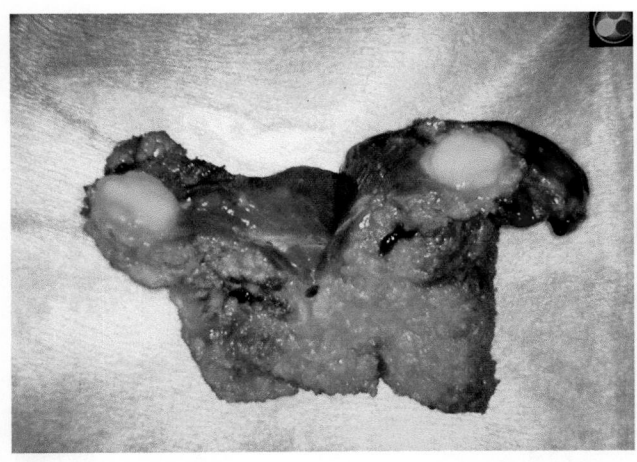
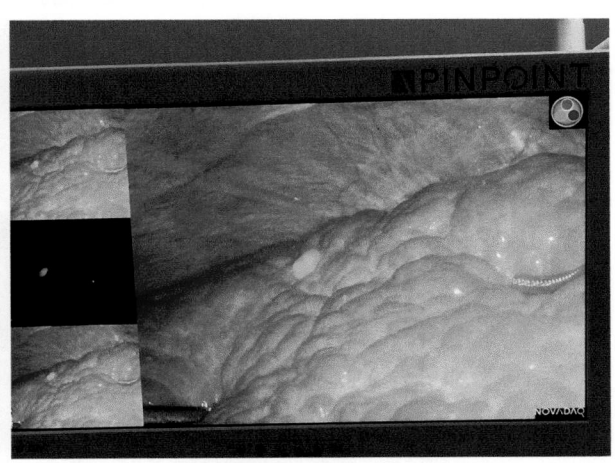

图 29-2-2 低分化小肝癌呈现肿瘤周边组织的环状荧光显像特点，该病例术后 2 年复发

图 29-2-3 肝癌术中 ICG 荧光肿瘤显像技术发现术前未发现的小肝癌

对于肝转移癌，由于其不具备肝细胞功能，通常表现为环绕肿瘤组织的环形荧光（图29-2-4、图29-2-5）。研究者使用不同的成像方式对25例结肠癌肝转移瘤患者进行检测，结果ICG荧光肿瘤显像技术探测出77个转移性结节，而术前CT及IOUS仅分别显示45、55个病灶。研究表明，术前CT和IOUS对直径小于3mm的转移结节的识别率远远低于ICG荧光肿瘤显像技术[3]。对于直径2mm以及术前化疗完全缓解的结肠癌肝转移病灶，ICG荧光肿瘤显像技术也能成功显像。而对于术中发现的更多更小的转移瘤的切除明显降低了术后复发率[4]（图29-2-6）。

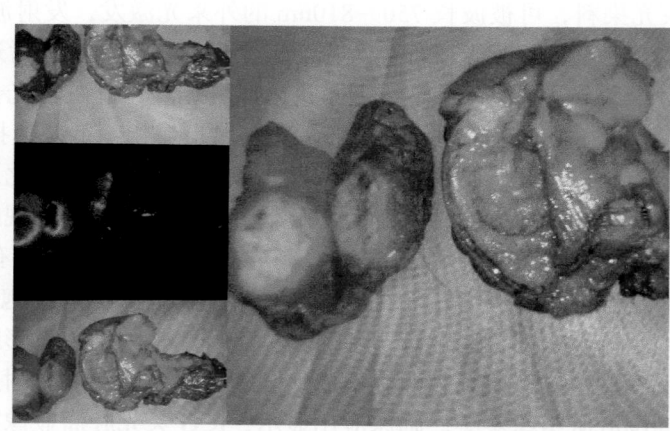

图 29-2-4　结肠癌肝转移同期手术标本，肝转移瘤表现为环绕肿瘤组织的环形荧光

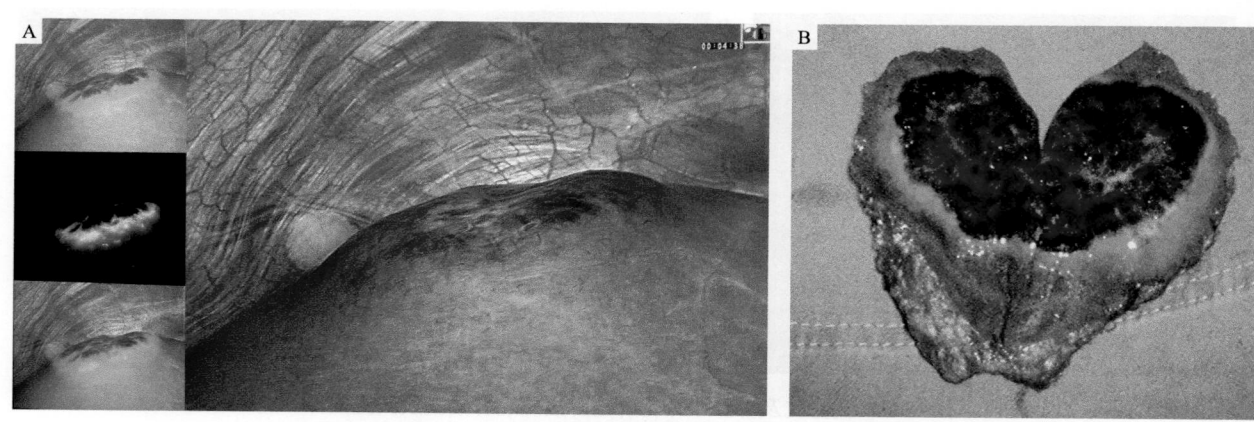

图 29-2-5　神经内分泌肿瘤肝转移表现为环绕肿瘤组织的环形荧光
术中表面观（A），标本剖面观（B）。

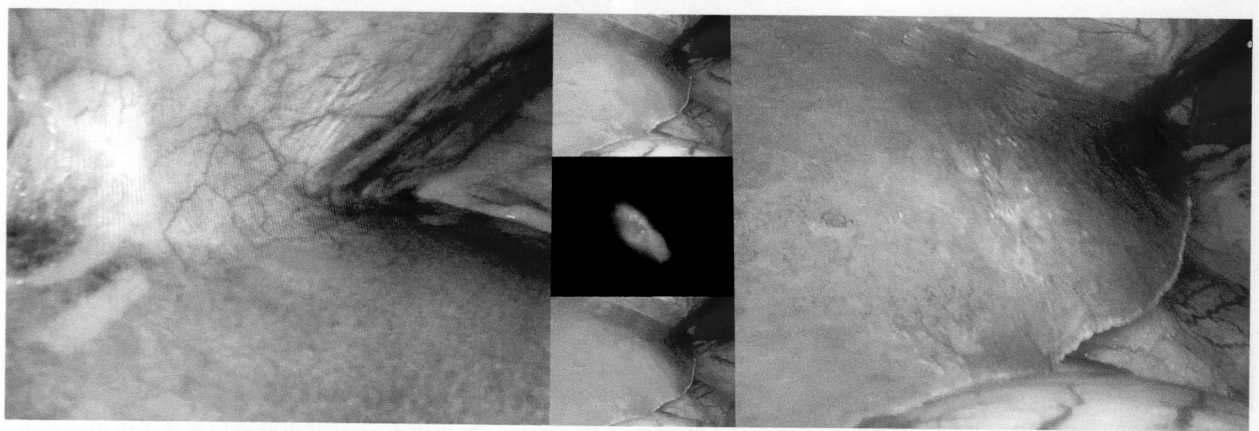

图 29-2-6　ICG荧光肿瘤显像技术成功显示微小结肠癌肝转移灶

　　但是，由于近红外线只能穿透 5～10mm 的组织，荧光只能在浅表肿瘤或接近肿瘤表面时显示，更深的病变不能通过 ICG 激发显现，所以 ICG 染色需与 IOUS 相结合以提高检出率。此外，梗阻性黄疸、肝硬化、肝纤维化的患者 ICG 排泄障碍，非癌组织中清除 ICG 能力不足，易造成假阳性结节[5]。肝表面大范围的荧光显像可能提示肿瘤侵犯荧光近端肝蒂，需要进行大范围的肝切除（图 29-2-7）。

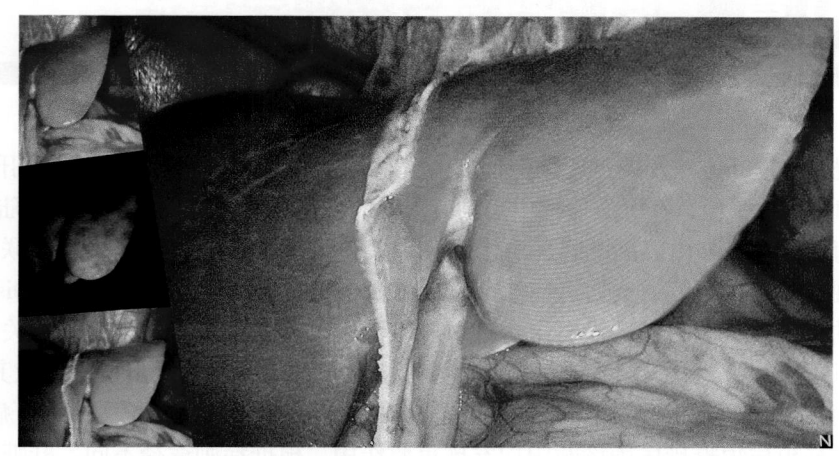

图 29-2-7　肿瘤侵犯肝脏矢状部肝蒂，表现为肝左外叶和部分左内叶的大范围荧光

　　ICG 荧光肿瘤显像的药物注射时间和剂量目前没有统一标准，笔者参与的 2019 年上海国际专家共识会议推荐在术前 2～14 天静脉注射 ICG，对于肝硬化患者，术前 10～14 天给药可以减低肿瘤周围背景荧光，减少肝硬化结节的假阳性荧光显像。术前 10～14 天 ICG 的注射剂量推荐为 0.5mg/kg，术前 2 天 ICG 的注射剂量推荐为 0.2mg/kg 或总量 2.5mg。笔者团队通常在原发性肝癌患者入院后通过 ICG 试验进行肝脏储备功能检查（50mg ICG），然后 1～2 周内进行手术，肝转移瘤患者则在术前 3 天注射 25mg ICG。

　　术中超声被形象地比作外科医生的"第三只眼"，能够帮助外科医生发现术前影像学检查以及术中视诊触诊所不能发现的病灶及解剖情况，甚至改变我们的术前术式决策。对于术中超声发现的病灶，超声造影以及实时组织弹性成像技术可以有效帮助明确其性质。ICG 荧光肿瘤显像技术完美弥补了术中超声对浅表病灶尤其是微小病灶的敏感性较低的缺点。这两种术中实时影像学诊疗手段对肝脏疾病术中诊断和评估具有无可替代的作用，两者结合能够进一步提高肝脏疾病的检出率，从而提高手术切除率及长期存活率。

（王宏光）

参 考 文 献

[1] ISHIZAWA T, FUKUSHIMA N, SHIBAHARA J, et al. Real-time identification of liver cancers by using indocyanine green fluorescent imaging [J]. Cancer, 2009, 115 (11): 2491-2504.

[2] ISHIZAWA T, MASUDA K, URANO Y, et al. Mechanistic background and clinical applications of indocyanine green fluorescence imaging of hepatocellular carcinoma [J]. Ann Surg Oncol, 2014, 21 (2): 440-448.

[3] TERASAWA M, ISHIZAWA T, MISE Y, et al. Applications of fusion fluorescence imaging using indocyanine green in laparoscopic hepatectomy [J]. Surg Endosc, 2017, 31 (12): 5111-5118.

[4] YAMAMICHI T, OUE T, YONEKURA T, et al Clinical application of indocyanine green (ICG) fluorescence imaging of hepatoblastoma [J]. J Peadiatric Surg, 2015, 50 (5): 833-836.

[5] MITSUHASHI N, KIMURA F, SHIMIZU H, et al. Usefulness of intraoperative fluorescence imaging to evaluate local anatomy in hepatobiliary surgery [J]. J Hepatobiliary Pancreat Surg, 2008, 15 (5): 508-514.

虽然肝脏非侵袭性诊断方法发展迅速并广泛应用，但肝穿刺活检技术作为评估各种肝脏疾病的性质和严重程度的最终和特异性手段，在肝病诊疗中仍具有重要的地位和作用。近年来，国外陆续推出关于肝活检诊断规范或指南的报道，如由美国肝病、消化病、影像学和病理学等专家于 2009 年联合推出的肝脏活组织检查共识，现已被美国肝病研究协会（American Association for the Study of Liver Diseases，AASLD）批准作为该协会的指南。我国目前还没有出台针对肝脏活检的指南或专家共识，但相关内容在一些肝病诊治的规范或共识中均有所述及，如《原发性肝癌诊疗规范（2019 年版）》《肝脏炎症及其防治专家共识》《肝纤维化诊断及治疗共识（2019 年版）》等。在临床实践中，肝穿刺活检在不明原因肝病、不典型肝癌、少见肝脏肿瘤、肝移植后免疫排斥等诊断中均发挥重要作用。根据穿刺途径不同，肝脏穿刺活检分为经皮、经颈静脉及通过腹腔镜穿刺活检，本章主要介绍经皮肝穿刺活检及活检组织的病理学评估。

第 1 节　肝脏穿刺活检

一、肝穿刺活检现状和利弊分析

肝穿刺活检诞生于 19 世纪后半叶，直到 20 世纪 50 年代快速抽吸技术的出现才逐步应用于临床。目前穿刺活检（主要指针吸活检）已然是急慢性肝脏疾病诊断的"金标准"，在肝脏病变动态追踪及疗效评估中也发挥着重要作用。尽管偶尔会发生出血等严重并发症，但每年在世界范围内肝活检的开展仍具有普遍性。其临床应用主要有以下几个方面：①病毒性肝炎的诊断和研究。由于肝穿刺活检可在疾病发展的任何阶段进行，因此能够动态观察慢性病毒性肝炎患者的肝组织病变情况，通过评分系统评估病情，筛选合适的患者进行抗病毒治疗，并评价药物对肝炎的疗效。②对不明原因的肝功能损伤进行病因学诊断。如临床上有许多自身免疫性肝炎患者出现反复肝功能异常，用常规方法不能明确其病因，甚至待其发展为肝硬化失代偿时仍不能明确诊断，延误治疗时机。③肝移植术后并发症诊断。免疫排斥反应和病毒感染是肝移植术后常见并发症，仅从临床症状和辅助检查很难做出早期诊断和鉴别诊断，肝穿刺活检是获得组织学诊断的主要途径。④肝占位型病变的诊断。目前的美国肝病研究学会（AASLD）和欧洲肝病学会（European Association for the Study of the Liver，EASL）指南显示，肝硬化肝脏和慢性乙型肝炎患者如果影像结果显示典型的肝细胞癌（HCC）表现，不要求对肿瘤进行活检。我国的《原发性肝癌诊疗规范（2019 年版）》中也有类似描述，对具有典型的肝癌影像学特征，符合肝癌临床诊断标准的肝占位性病变，不需要以诊断为目的的肝病灶穿刺活检，对能通过手术切除或准备行肝移植的患者，也不建议术前行肝病灶的活检，以防肿瘤针道转移[1]。尽管由此避免了穿刺这一有创检查带来的可能风险，但导致估计 60%～70% 不可切除的肝脏肿瘤在没有组织病理学确认的情况下被视为肝癌，这势必会对诊断和治疗产生一定的消极影响。而肝穿刺活检不仅能够确定肿瘤的性质、分化程度及病理类型，还使绝大部分通过其他方法不能鉴别出来的良性病变患者避免了不必要的手术。活检带来的益处与活检组织在显微镜下进行的分类和分子水平分析所提供的治疗以及预后相关的信息量成正比，而这些信息中的大部分都是单纯影像学检查所不能提供的。个性化医学的基础是利用分子检测进行分子-形态分型并预测靶点指导靶向治疗。非小细胞肺癌、乳腺癌和结直肠癌等其他实体性肿瘤，通过运用基础-临床研究、一系列临床试验以及创新的治疗方法，已获得很好的综合治疗效果。而对于 HCC 来说，在肿瘤学走向个性化医学的今天，很大一部分病例由于缺乏组织学诊断，极大地限制了肝癌的个体化治疗。肿瘤活检数量过少是其中主要原因之一。

目前临床上通常在对患者受益、潜在风险以及医师操作经验三方面进行综合评估后决定是否行肝脏病灶穿刺活检，是利弊权衡后做出的选择。毫无疑问，肝穿刺风险是该检查在临床上开展受限的主要原因。其中，有些风险来自操作本身，主要包括疼痛和出血、轻微的死亡风险和肿瘤的针道转移。有的风险则因为该检查未能得出一个明确的诊断，可能是因操作不当，或未能取到典型的病变或恶性的组织成分所致。这里将限制活检应用的主要原因分述如下：

1. 操作相关风险　经皮穿刺活检操作带来的并发症首先是疼痛和出血，出血部位包括腹腔内、肝内出血和被膜下血肿，以及胆道出血。腹腔内出血是其中最为严重的，特别是在肝硬化的情况下。腹腔内出血可能与穿刺活检过程中患者深吸气造成撕裂伤有关，或者穿刺伤及肝动脉或门静脉分支造成的。病变位于肝门区的患者，这种并发症的风险较高，达 5.9%，约 0.5% 发生明显出血，但死亡风险较小。有经验的医生借助超声引导可避开肝脏管道结构，使出血发生率大为降低。在有经验的中心，该并发症发病率为 0.11%[2]。近年报道的肝脏活检出血相关死亡风险为 0.1%～0.01%[3]，但被那些需要特定治疗的患者进行准确诊断的重要性所抵消，而这些特定治疗存在较高的风险并且费用不菲。

2. 恶性肿瘤的针道种植转移　这是肝穿刺活检的另一个重要的并发症，特别对可切除的和可能从肝移植中受益的肝肿瘤患者应该慎重选择。但肿瘤播种的发生率很低，且出现晚，在大多数情况下可以在局部得到很好的治疗，不会降低预期寿命。肝脏活检后肿瘤种植的发生率范围在 1.6%～5.1% 之间，目前一个最大宗的病例系列报道显示该发生率仅为 0.76%。席尔瓦（Silva）[4] 将 2007 年之前发表的 8 项有关肝癌活检的研究进行 meta 分析，结果显示活检后针道肿瘤播种的总发生率为 2.7%，年发生率为 0.9%。同时发现发生率与使用针的直径、通道的数量等因素密切相关。

3. 技术本身的局限性　影像学边界不清的微小病变常常难以准确取材，导致假阴性率较高。将分化好的 HCC 与癌前病变和再生结节区分开来也是一个难点。组织形态结合网状纤维组织化学染色以及 HSP70 和谷氨酰胺合成酶的特征性免疫组化标志，有助于区分肝细胞腺瘤和肝癌，但分化良好的肝癌与高级别异型增生结节往往难以区分。由于肝穿刺组织块微小，病理切片上有时难以见到完整的肝小叶及汇管区，给判断组织结构和病变定位造成困难。肿瘤异质性、组织坏死均可导致活检取材不佳，难以得出明确的病理结论。当临床上高度怀疑而肝穿刺活检不支持诊断时，最好多次进行肝穿刺活检，以免延误治疗。

二、肝穿刺活检的适应证与禁忌证

1. 适应证　凡肝脏疾病通过临床、实验或其他辅助检查无法明确诊断者，均可视为肝穿刺活检的适应证，公认的适应证包括：①肝脏肿瘤（无 HCC 典型影像学特征）；②肝功能检查结果异常，性质不明者；③不明原因的肝大、门静脉高压或黄疸者；④对病毒性肝炎的病因诊断、分期分级、病情追踪、治疗效果及预后的判断；⑤肝内胆汁淤积的诊断评估；⑥慢性肝病的诊断、鉴别诊断、定量评估和疗效判断；⑦药物性肝损害的类型及程度评估；⑧肝移植手术相关适应证有活体肝移植供肝的适宜性评估，移植术后急慢性排斥反应、病毒性肝炎复发、巨细胞病毒性肝炎、移植淋巴增生性疾病及免疫抑制剂所致肝损伤的诊断评估等。

2. 禁忌证　经皮肝穿刺活检禁忌证：患者不配合，有原因不明的出血病史，怀疑肝血管瘤或其他血管肿瘤、肝内棘球绦虫囊肿，出血倾向（凝血酶原时间≥正常对照 3～5 秒、血小板计数<50×10^9/L、出血时间≥10 分钟、术前 7 天用过非甾体抗炎药或其他抗凝药物）。其中出血倾向可通过输血小板

或冷冻血浆加以矫正，因而应属非绝对禁忌。只要凝血障碍被充分纠正，肝活检仍可安全施行。

其他相对禁忌证：腹水、血友病、右胸膜腔或右侧膈下感染、局部皮肤感染等。这些情况经处理后仍然妨碍操作或带来较大风险的，可选择其他途径的活检，如经颈静脉活检。

三、穿刺前准备

术前需完善血常规、血型、凝血功能、肝功能、影像学检查等术前检查。有相对禁忌证的患者，需穿刺前预处理，如适当放腹水、纠正凝血等。告知患者进行肝穿刺的必要性、可能带来的风险并签写同意书。根据情况选择合适的穿刺引导设备如超声、CT 等，如常用的超声引导可明确肝脏的解剖学特征及胆囊、血管及胆管的位置和走行，避开肝脏管道结构，确定适宜的穿刺位点。肝组织活检的穿刺方法有多种，如一般肝穿刺术、套管针穿刺术、分叶针切取术、快速细针肝穿刺抽吸活检术等。这些方法各有优缺点，前三种较易造成肝损伤或出血，后者属抽吸式活检针，较安全，多为临床所采用。备好麻醉、止痛、止血等药物，以及严重并发症如大出血的抢救预案等。

四、穿刺要点

（1）根据病变特点选择不同的影像引导手段，最常用的是超声或 CT 引导穿刺活检。

（2）根据术前影像学特点，选择合适长度及直径的穿刺活检针，选择安全、便捷的穿刺路径。

（3）选择最佳的取材部位。

（4）针尖经过肝脏包膜，嘱患者呼吸配合，无法呼吸配合的患者，在呼吸间隙快速进针，避免画伤肝包膜。

（5）针尖到达病灶取材部位，同样需要呼吸配合，保证取材安全、满意。

（6）出血风险高的患者，建议采用套管针取材，根据情况可以经套管进行栓塞止血处理。

（7）病理取材动作轻柔，尽量保证组织完整性。

五、穿刺并发症预防及处理

1. 出血　出血是肝穿刺活检后最常见的并发症，在老年人、患有肝硬化或恶性病变，或经历过多次穿刺相对更为常见。对少量出血一般通过保守治疗即可，如给予适当的止血药物止血。若出血量较大，建议通过肝动脉造影，明确有无动脉出血，必要时行栓塞治疗。

2. 疼痛反应　选择合适的穿刺路径，一般采用局部麻醉。术后疼痛通常表现为活检部位的不适、放射至右肩的疼痛和短暂的上腹痛。有些患者会出现剧烈疼痛反应，给予吸氧、补液、镇痛治疗后好转。

3. 恶性肿瘤的针道种植转移　选择合适穿刺针、穿刺路径及减少穿刺次数，可降低针道播散的风险。如选择同轴针引导穿刺，穿刺后明胶海绵封闭针道，穿刺路径应尽可能经过正常肝组织，避免直接穿刺肝脏表面结节。

（纪　元）

参 考 文 献

[1]　中华人民共和国国家卫生健康委员会医政医管局. 原发性肝癌诊疗规范 (2019 年版)[S/J]. 中华消化外科杂志, 2020, 19 (1): 1-20.

［2］ FROEHLICH F, LAMY O, FRIED M, et al. Practice and complications of liver biopsy. Results of a nationwide survey in Switzerland [J]. Dig Dis Sci,1993, 38 (8): 1480-1484.

［3］ STRASSBURG C P, MANNS M P. Approaches to liver biopsy techniques—revisited [J]. Semin Liver Dis, 2006, 26 (4): 318-327.

［4］ SILVA M A, HEGAB B, HYDE C, et al. Needle track seeding following biopsy of liver lesions in the diagnosis of hepatocellular cancer: a systematic review and meta-analysis [J]. Gut, 2008, 57 (11): 1592-1596.

第 2 节　肝脏活检组织的病理学诊断评估

一、炎性及坏死性肝脏损伤

病毒性肝炎是由肝炎病毒引起的肝实质弥漫性炎症，相关病变包括急性肝炎、亚急性重症肝炎和慢性肝炎。在肝活检取材后，应对肝细胞的损伤类型和程度、炎症反应特征、间质反应和实质再生等方面进行检查评估。

1. 急性肝炎　急性肝炎的肝损伤和炎症以小叶中心最为明显。肝细胞弥漫性肿胀，可出现气球样变及点、灶状坏死（图 30-2-1），严重时可出现桥接性坏死。汇管区和坏死灶内淋巴细胞、中性粒细胞等炎症细胞浸润。由于同时伴有存活肝细胞再生，导致正常肝细胞板结构缺失。

2. 急性重症肝炎　根据其发病的急骤程度，急性重症肝炎分为急性重症肝炎和亚急性重症肝炎。急性重症肝炎以大块肝细胞坏死为特征，肝细胞索的网状支架尚存，肝窦扩张、充血、出血，坏死及汇管区大量炎症细胞浸润。亚急性重型肝炎时肝细胞有明显的桥接坏死、片状融合性坏死，同时出现肝细胞结节状再生。由于亚急性重型肝炎坏死区网状纤维支架塌陷和胶原纤维化，致使再生的肝细胞失去原有依托呈不规则结节状（图 30-2-2）。

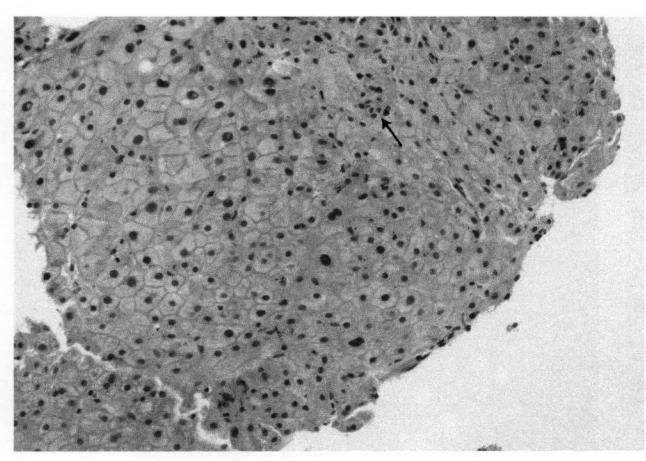
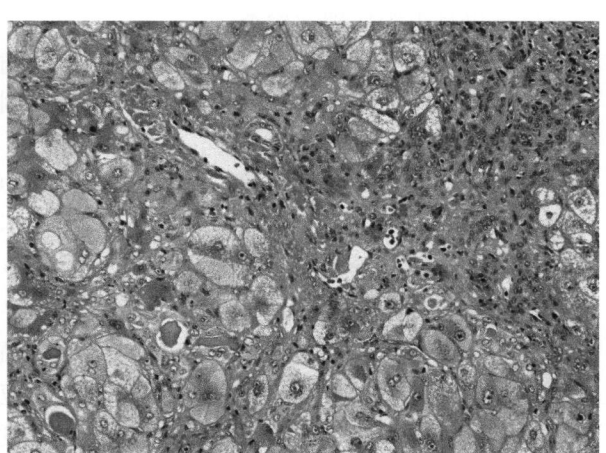

图 30-2-1　急性肝炎肝细胞气球样变及点灶状坏死（箭头）　　图 30-2-2　亚急性重症肝炎肝细胞结节状再生

3. 慢性肝炎　诊断要点包括：①汇管区炎症，表现为以淋巴细胞、浆细胞为主的炎症细胞浸润。②界面性肝炎，表现为汇管区与邻近的小叶交界处发生不同程度的肝细胞坏死及炎症反应，导致肝界板破坏（图 30-2-3），严重时出现桥接坏死。③小叶内病变，往往较轻，仅出现散在肝细胞坏死。④肝细胞再生可以很明显，常常伴有肝窦的毛细血管化。⑤肝细胞炎症坏死、汇管区及界面肝炎可导致肝内胶原过度沉积，肝纤维化及纤维间隔形成。如进一步加重，可引起肝小叶结构紊乱，形成假小叶并进展为肝硬化。慢性肝炎中炎症和坏死程度的分级以及纤维化程度见表 30-2-1。

表 30-2-1 Scheuer 评价系统

评分	炎症坏死活动度分级		纤维化分期
	汇管区及汇管区周围活动度	小叶内活动度	
0 级	无或轻微	无	无
1 级	只有汇管区炎症	有炎症细胞浸润但无肝细胞损伤	汇管区纤维性扩大
2 级	轻微碎屑样坏死	灶状坏死或出现嗜酸小体	汇管区周围及汇管区-汇管区纤维间隔
3 级	中度碎屑样坏死	严重的灶状肝细胞损伤	广泛纤维间隔形成伴有肝脏结构的改变，但无明显硬化
4 级	重度碎屑样坏死	出现融合性坏死	明显肝硬化

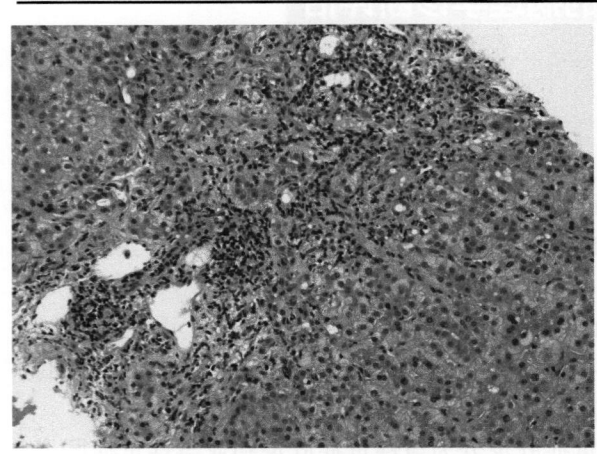

图 30-2-3 界面性肝炎

此外，当肝穿刺标本的组织病理学显示病变类似病毒性肝炎（临床 HAV～HEV 均阴性），伴肝细胞脂肪变性、胆汁淤积、上皮性肉芽肿和炎症坏死区嗜酸性粒细胞浸润时，病理医师需要做出疑似药物性肝炎的诊断，提醒临床进一步确诊。其中，小泡性脂肪变性与坏死区、门管区甚至血窦内嗜酸性粒细胞浸润（除外寄生虫和嗜酸性肉芽肿），对药物性肝炎诊断具相对特异性。

二、脂肪肝

随着肝移植技术的发展，等待肝移植患者的增多与供肝短缺之间的矛盾十分突出。脂肪肝是最常见的边缘性供肝之一，而脂肪肝供肝与术后并发症发生率增高及移植物原发性无功能有关。为了避免移植后不良结局的发生，需在移植前对供肝脂肪变情况做出准确的评估。虽然利用 B 超、CT 及体质量指数可做出综合评估，但是目前评估肝脂肪变性的金标准仍是组织病理学检查。

脂肪肝以肝细胞胞质内出现脂质为特点。病变初期为微小的脂质空泡（小泡性脂肪变），后期因脂肪大量积聚，肝细胞核会被压向一侧呈半月形（大泡性脂肪变，图 30-2-4）。脂肪首先出现在小叶中央静脉周围，严重时可累及整个小叶，而纤维化不明显。《肝移植常见并发症病理诊断指南（2016 版）》[1]中指出，发生大泡性脂肪变性的肝细胞对缺血/再灌注损伤（ischemia reperfusion injury，IRI）敏感，是导致供肝微循环和功能障碍以及诱发排斥反应的重要原因。其中脑死亡和心脏死亡供肝：①轻度：大泡性脂肪变性＜20%，以局灶性分布为主，使用安全；②中度：大泡性脂肪变性占 20%～30%，以

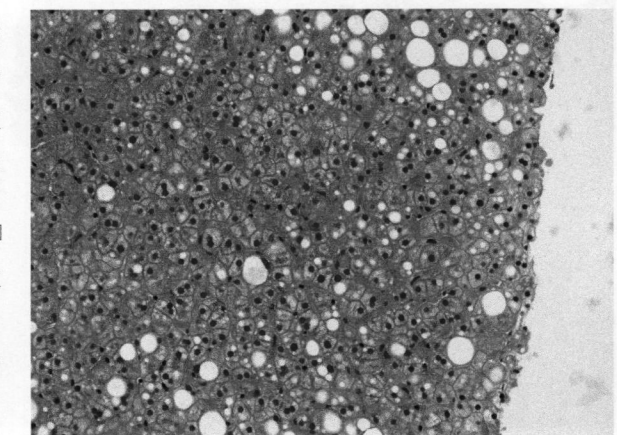

图 30-2-4 小泡性脂肪变和大泡性脂肪变

带状分布为主，使用较安全，但心脏死亡供肝易发生 IRI 和缺血性胆管炎；③重度：大泡性脂肪变性＞30%，以小叶分布为主，是导致移植肝功能丧失的独立危险因素。但若无重要危险因素存在，大泡性脂肪变性达 30%～60% 的供肝也可以安全使用。对于活体供肝：①轻度：大泡性脂肪变性≤10%；②中度：大泡性脂肪变性占 10%～30%；③重度：大泡性脂肪变性＞30%，可显著增加肝移植物衰竭的风险。而单纯小泡性脂肪变性一般不影响移植肝的功能，在同时存在中至重度的小泡性与大泡性脂肪变性时，则可能会严重影响移植肝的功能和受者的预后，应慎重使用。

除脂肪肝，肝胆疾病外科诊治过程中还会遇到一些相关病症，如非酒精性脂肪性肝炎（NASH），该病多数与肥胖、高脂血症、高胰岛素血症、2 型糖尿病有关，其临床和病理改变与酗酒引起的酒精性肝病类似，出现以小叶中央区为主的不同程度的大泡性脂肪变性、小泡性脂肪变性和大、小泡混合性脂肪变性。小叶炎症是 NASH 的基本组织学特征之一，包括局灶性炎症坏死、肝细胞凋亡、以中性粒细胞为主的炎症细胞浸润、脂性肉芽肿/微型肉芽肿和炎性卫星灶等。通常在成人 NASH 中小叶炎症比汇管区炎症更明显。需要强调的是，肝细胞气球样变是 NASH 的必备组织学特征。

三、胆汁淤积

引起胆汁淤积原因较多，根据胆汁淤积发生的部位，分为肝内胆汁淤积和肝外阻塞性胆汁淤积两类。再根据细胞学损害的部位不同，可将肝内胆汁淤积分为肝细胞性、胆管细胞性和混合性。肝细胞性胆汁淤积的病因主要包括病毒性肝炎、药物性肝损伤、酒精性肝病、非酒精性脂肪性肝病、妊娠期肝内胆汁淤积、遗传性疾病和各种原因所致的肝硬化等。胆管细胞性胆汁淤积主要包括自身免疫性肝病、药物性胆管病、管壁发育异常和各种原因所致的继发性硬化性胆管炎等。混合性胆汁淤积则指肝细胞和胆管细胞均有损害。肝外胆汁淤积的病因主要包括胆管结石、肿瘤、胰腺疾病、胆管寄生虫病和先天性肝外胆管闭锁等。

肝内胆汁淤积的基本病理变化是胆汁从肝小叶第三区肝细胞开始，表现为肝细胞羽毛状变性，伴毛细胆管扩张胆栓形成。严重时以扩张含胆栓的毛细胆管为中心，肝细胞呈腺泡样排列，形成胆汁花环，这是肝内胆汁淤积的特征性病理变化。可见肝窦内增生肥大的 Kupffer 细胞吞噬胆汁，门管区小叶间胆管胆汁淤积伴胆栓形成。肝外阻塞性胆汁淤积组织病理学特征为门管区周边肝内胆汁湖伴胆汁肉芽肿形成，长期肝外阻塞可引起肝内继发性胆汁淤积。

原发性胆汁性胆管炎（primary biliary cholangitis，PBC）和原发性硬化性胆管炎（primary sclerosing cholangitis，PSC）都属于可以引起淤胆的自身免疫性肝病。其中 PBC 的病理诊断要点包括胆管破坏或消失、汇管区淋巴细胞浸润、以小胆管为中心的上皮样细胞肉芽肿及小胆管增生。胆汁淤积的后期可引起门管区纤维化，甚至胆汁性肝硬化（图 30-2-5）。PSC 可累及肝内外胆管，其病理表现为狭窄段大胆管壁增厚、纤维化伴炎症细胞浸润；病变胆管周围有同心圆性胶原沉积（图 30-2-6），胆管上皮萎缩，病变有节段性；晚期，胆管上皮消失，形成无管腔的纤维化条索，即纤维闭塞性胆管炎。实验室检查能够帮助 PBC 与 PSC 间的鉴别诊断，其中血清抗线粒体抗体阳性对 PBC 具有高度的诊断特异

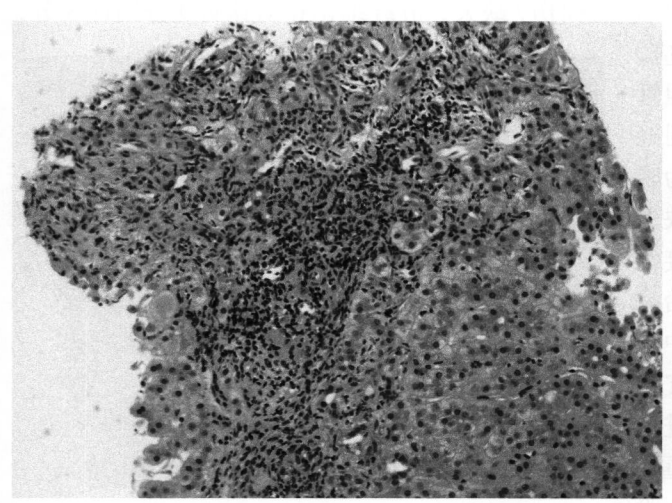

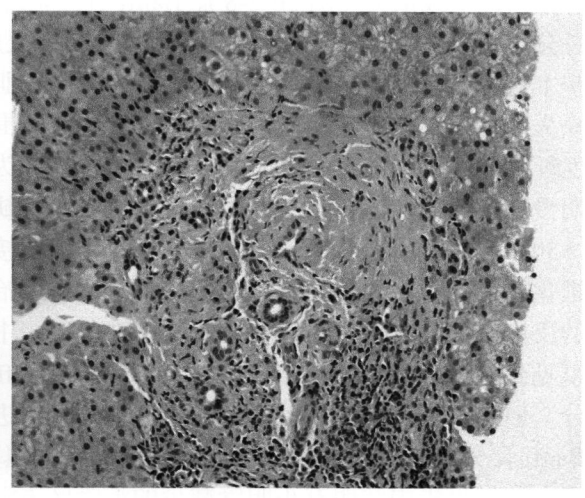

图 30-2-5　PBC 病变中的界面性肝炎、胆管消失及小胆管增生　　　图 30-2-6　PSC 病变中病变胆管周围有同心圆性胶原沉积

性。在 PSC 患者，可检测出多种自身抗体阳性[2]，但通常这些抗体的特异性较差，诊断价值不大。

四、肝移植后免疫排斥反应

肝移植作为治疗终末期肝病的重要手段，已经得到广泛应用。然而即使常规使用免疫抑制药物，部分患者移植术后仍可出现免疫排斥反应，影响移植肝的存活和功能恢复。根据排斥反应发生的时间及病理特征，肝移植术后排斥反应通常分为超急性排斥反应（HR，又称体液性排斥）、急性排斥反应（AR，又称细胞性排斥）及慢性排斥反应（CR，胆管消失性排斥或胆管消失综合征）。

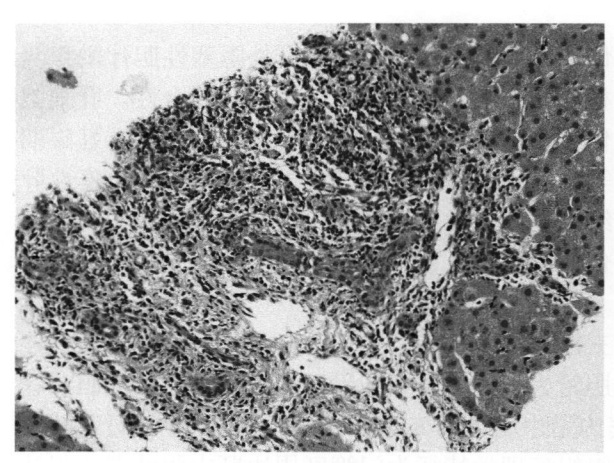

图 30-2-7　汇管型急性排斥反应

AR 按组织学类型差异分为两型：①汇管区型 AR。以汇管区混合性炎细胞浸润、静脉内皮炎和小胆管炎构成的三联征为特征（图 30-2-7），参照国际 Banff 工作小组制订的 AR 病理诊断和组织学分级标准，AR 严重程度以 Banff 排异活动指数（RAI）表示。RAI=3 定义为交界性或不确定性 AR，RAI=4～5、6～7 和 8～9 分别为轻度、中度和重度 AR[3]。②中央静脉周围炎型 AR。以中央静脉内皮炎、周围肝窦扩张充血出血、淋巴细胞浸润以及肝细胞脱失为特征，参照国际 Banff 工作小组以及全国肝胆肿瘤及移植病理协作组制订的病理诊断和组织学分级标准分为轻、中、重度[3]。

临床上有急性排斥病史，并出现进行性淤胆者应怀疑是否存在慢性排斥反应。组织学变化主要为汇管区和小叶中央区。早期表现为汇管区轻度扩大，较为单一的少到中等量淋巴细胞及单核细胞浸润，少数小叶间胆管管腔变形、上皮细胞空泡变性、核极向紊乱、细胞固缩或嗜酸性变，小胆管数量未见明显减少；小叶间动脉管腔狭窄变形、内皮细胞增生肿胀、细胞核极向紊乱，小动脉数量无减少；部分中央静脉周围淋巴细胞及单核细胞浸润伴肝细胞变性、坏死及脱失；肝细胞胞浆内胆色素沉积及毛细胆管胆栓形成，Kupffer 细胞增生伴含铁血黄素颗粒沉积。晚期则表现为中央静脉及周围炎症减轻，纤维组织增生；肝细胞及毛细胆管淤胆明显；汇管区炎症细胞减少，纤维组织增生，可见桥接纤维化及纤维间隔形成；小叶间胆管及小叶间动脉数量减少或消失（图 30-2-8）。Banff 分级系统将胆管损伤/缺失、肝纤维化和动脉病变分别计 3 分，总分为 9 分[1]，其中 1～4 分为早期慢性排斥反应，基本病变为小胆管上皮呈退行性变，汇管区小胆管缺失＜50%，小动脉缺失＜25%，中央静脉周围轻度纤维化，对抗排斥治疗仍可有应答；5～9 分为晚期慢性排斥反应，基本病变为汇管区的小胆管缺失＞50% 和小动脉缺失＞25%，中央静脉周围桥接纤维化，可出现肝血窦泡沫细胞聚集，对抗排斥治疗的反应有限，需要再次肝移植。因肝穿刺组织中难以见到较大口径的动脉病变，故可不强调 Banff 评分，但对全肝标本的慢性排斥反应评估则仍应进行 Banff 评分。做出慢性排斥反应的病理诊断宜慎重，应在病理报告中注明有小胆管减少的汇管区占汇管区总数的百分比，建议常规做 CK7/CK19 免疫组化

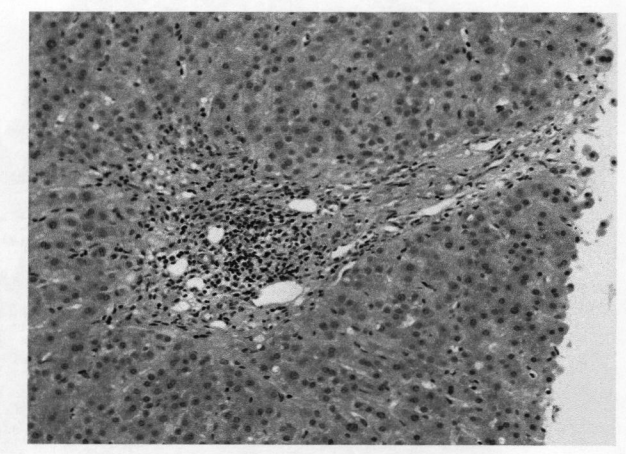

图 30-2-8　慢性排斥反应晚期小叶间动脉
及小叶间胆管消失

染色，以确认汇管区小叶间胆管实际缺失情况，并经 2 次以上间隔肝穿刺检查证实，同时还要结合临床排除有类似形态学改变的其他并发症，如阻塞性胆管病、缺血性胆管病、药物性损伤以及各类慢性肝炎等。

五、肝脏肿瘤

如前所述，从安全角度和病患接受程度考虑，目前临床上穿刺活检并非肝肿瘤诊断所必需，尤其 HCC，通过典型的影像学特征，结合病史及特异性肿瘤标志物，多数情况下即可做出临床诊断，但缺少病理学证据使治疗具有一定的经验性甚至盲目性。而肝癌的非手术治疗（如消融和介入）若自始至终未取材进行病理学诊断，会加重疗效评价和预后预测的不确定性。在肝癌多学科团队（multiple disciplinary team，MDT）模式得到临床推崇的情况下，穿刺活检不仅明确诊断，并且基于病理的肿瘤分型，用活组织进行基因突变或分子表达水平检测，对治疗方案的选择无疑有着重要价值。

（一）肝癌组织细胞学分型

肝癌包含一组形态和分子密切相关的不同肿瘤亚型。除经典的肝细胞癌（HCC）外，纤维板层型肝癌已经是一种公认的 HCC 亚型（图 30-2-9）[4]；此外，4%～5% 的肝癌显示出明显的肝细胞和胆管细胞分化，并被归类为混合型肝细胞癌-胆管细胞癌（图 30-2-10）[5]。这两种亚型的临床和影像表现相似，只有组织学才能确定。肿瘤亚型的临床意义将越来越重要，即使在典型的 HCC 类别中，也可以发现相关的形态分子亚型。在大多数 HCC 中都能看到端粒酶的活化，而新的嫌色细胞亚型显示出独特的形态以及克服复制衰老（端粒的替代加长）的特定分子机制[6]。其他亚型（如脂肪肝炎样、硬化型和炎症型 HCC）背后的分子机制尚有待研究，这些亚型很可能与临床治疗有关。

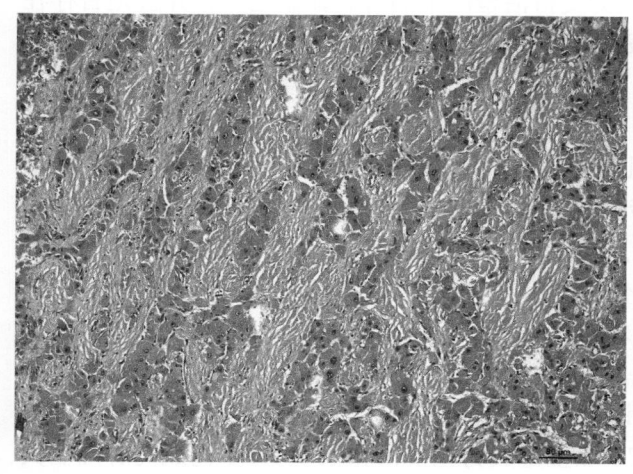

图 30-2-9　纤维板层型肝细胞癌

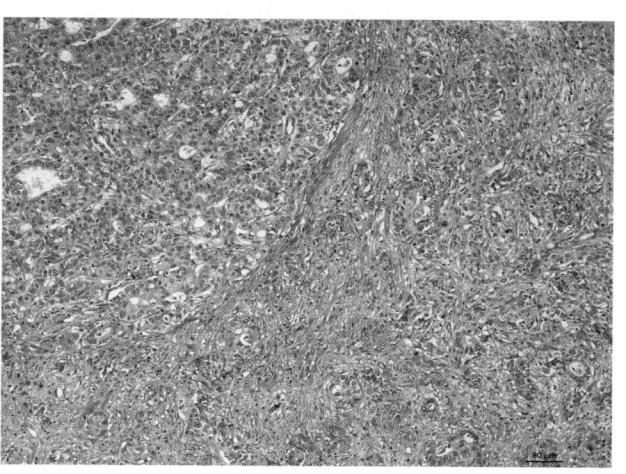

图 30-2-10　混合型肝细胞癌-胆管细胞癌

（二）肝癌的组织形态分型

根据组织学形态，WHO 将 HCC 分为三大亚型：细梁型（肿瘤细胞排列成粗细不等的条索状）、假腺管/腺泡型（肿瘤细胞围绕扩张的小管状空隙排列）和团片型（肿瘤细胞呈片状排列，并伴有不明显的血管）。但即使在单结节肿瘤中，组织结构的异型性也并不罕见。粗梁型 HCC（macrotrabecular massive HCC，MTM-HCC）作为 HCC 新的特殊亚型（图 30-2-11），很少被研究。研究者认为 MTM-HCC 应定义为粗梁型结构特征的组织不能少于 50%，并且对于小梁宽度的界定在 6～9 个肿瘤细胞不

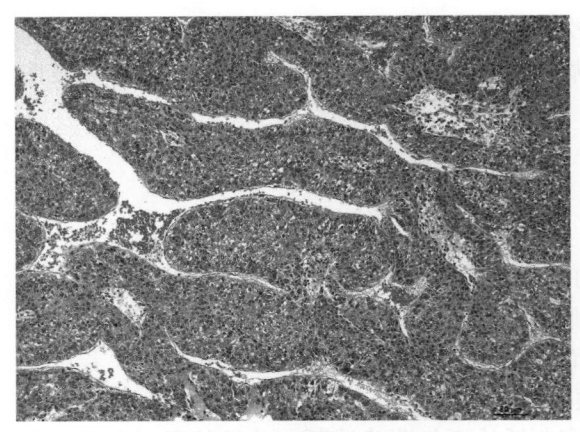

图 30-2-11　肝细胞癌（粗梁型）

等。劳沃斯（Lauwers）等[7]在包含 425 例 HCC 切除标本的国际性研究中，发现以粗梁型组织结构为主的肿瘤占所有病例的 26.6%，且这些病例与团片型组织结构的病例相比，总生存期更短。然而他们还发现，当考虑到核分级和微血管侵袭时，上述结论的显著性消失。

齐奥（Ziol）及合作者[8]报道了 MTM-HCC 亚型的分析结果，指出了该 HCC 亚型的分类增加了肝组织活检的潜在获益。在这项大型单 / 多变量分析研究中，包含了 237 例外科切除及 284 例外科消融术（RFA）前穿刺活检病例，所分析的变量包括含 MTM-HCC 在内的组织学及大体特征（肿瘤大小、卫星结节等），还有临床及生物学特征（年龄、性别、HBV 感染、BCLC 分级等）。在外科切除组中，共检出 MTM-HCC 病例 38 例（16%），而 MTM-HCC 与 HBV 感染、BCLC 中高级别（B～C）、高血清 AFP 水平等显示出相关性，并且在单变量分析中为早期复发的预测因子，在多变量分析中同时为早期复发和总复发的独立预测因子。在活检组中，共检出 MTM-HCC 病例 28 例（8.5%），而 MTM-HCC 与高血清 AFP 水平、较大的肿瘤尺寸（>30mm）显示出相关性，并且在多变量分析中也同时为早期复发和总复发的独立预测因子。上述结果均提示，MTM-HCC 这一亚型的临床病理信息对于评估复发风险有价值。此外还发现，MTM-HCC 的组织学相关特点（较大的肿瘤尺寸、易出现卫星结节等）与其高表达促血管生成因子 Ang2 和 VEGFA 有关，故选择抗血管生成治疗可能对该亚型有效[8]；另一项临床前实验也显示了 Ang2-VEGFA 双特异性抗体可抑制 MTM-HCC 肿瘤模型的血管生成并增强肿瘤免疫[9]，进一步证实了区分该亚型对肝癌治疗的益处，故而成为支持活检决策的有利证据之一，并且是否存在 MTM-HCC 亚型也是评估肝移植患者是否有更高复发风险的重要因素。

（三）肝癌分子分型及其与形态亚型的关联

HCC 的异质性不仅表现在肿瘤的组织形态、组织细胞学构成，在分子水平上也有明显不同。最近有 2 篇论文报道了 HCC 的组织学亚型和分子遗传学的关系，尤其强调粗梁型与分子遗传学的关系。星田研究组[10]基于转录组学将 HCC 的组织病理特点与亚型做了相关性分析。之前的 HCC 转录组学国际性研究定义了 3 种亚型：S1、S2、S3，而通路分析显示至少 S1 和 S2 亚型存在潜在的治疗靶点。肿瘤具有粗梁型组织结构特点同时伴高 AFP 水平（>400ng/ml）与 S2 亚型相关，而 S2 亚型本身与癌基因 YAP 的激活及 EpCAM、keratin 19 的表达相关。卡尔德拉罗（Calderaro）等[11]在多维度上（临床、组织病理、免疫组化、转录组学、基因组学）评估了 HCC，并制订了一种基因型-组织亚型的分类，将 HCC 分为 6 种亚型 G1～G6，并将 MTM-HCC 亚型定义为主要由粗梁型 HCC 构成的肿瘤。具有 MTM 形态特征的肿瘤更多地显示出血管侵犯（包括大血管和微血管）、*TP53* 变异、*FGF19* 高表达及血管新生通路的激活。免疫组化染色显示这些肿瘤更多地表达 keratin 19——一种肿瘤"干细胞特性"的标志物。而在基因组学上，MTM-HCC 与 G3 分子亚型相匹配。生存数据显示，MTM-HCC 的患者早期复发及短生存期的风险更高。尽管这些研究结果令人振奋，但是还需要在其他国家的患者中得到验证。

（四）基于形态和分子分型的病理学评估与精准医疗

尽管有关 MTM-HCC 的研究报道并不多，但已积累的研究结果提示这是一种具有明显分子特征的亚型。这种亚型仅存在于少数 HCC 病例中，但病理医生识别起来并不难。在精准医学已经开始渗透到 HCC 疾病诊治的当下，发展出快速将病例分为不同类别，使其接受不同的靶向治疗方法十分重要，而分类的第一个切入点往往是常规的组织学检查。此外，许多治疗靶点可以通过免疫组化技术识别出来，而该技术在几乎所有的病理实验室都可进行，这就减少了对于价格昂贵的分子检测的依赖。随着组织活检所提供信息量的扩增，促使组织活检过程中风险与获益间的平衡倾向于后者。尽管如此，在基于病理医生从针吸活检获得的信息而相应产生的新治疗方法的应用过程中，我们仍然需要不断地重新评估这种风险与获益的平衡关系。

随着分子生物学技术的发展，基因测序、荧光原位杂交、Real-time PCR 等技术的广泛应用和后基因组学时代的来临，对于肿瘤的认识已经深入到了分子水平。例如，表皮生长因子受体（epidermal growth factor receptor，EGFR）高表达及 *KRAS*、*BRAF* 等基因突变的结直肠癌患者由于采用靶向治疗药物和新辅助治疗方案，预后也较前明显改善；而高度恶性低分化结直肠癌由于出现 MSI-H（microsatellite instability-high）而显示良好的临床经过[12]。肿瘤特异性基因突变位点、微卫星不稳定等指标的检测，不仅为肿瘤患者提供了新的个体化治疗方案，而且也改变着传统的肿瘤病理分型、分级、分期及预后判断。与其他恶性肿瘤相比，由于尚未发现特异的基因突变或有明显治疗价值的蛋白标志物，肝癌靶向治疗基本局限在多靶点药物如索拉非尼和乐伐替尼等，由于特异性不高和耐药性的存在，疗效有限，能够从靶向治疗中获益的人群比例仍不高。然而肝癌是组织学类型复杂多样的实体性肿瘤，活组织取材进行肝癌病理学分型、分级，以及在此基础上开展肝癌分子分型，对于指导个体化治疗方案的制定和疗效评价，精确预测肝癌预后，同时发掘新的靶向治疗方法仍有着积极意义。

总之，目前肝活检仍然在肝胆疾病诊断、预后及治疗中占有一席之地，并可能在不久的将来成为肝胆肿瘤研究以及选择和使用新的分子靶向治疗的重要工具，以达到肿瘤个性化精准化治疗的目的。活检并发症不应该成为羁绊，借助最新的技术和工具，结合操作人员的经验，将使肝脏活检成为肝胆疾病诊断的一个安全和可靠的方法，最大限度地发挥出病理诊断金标准的临床价值。

（纪　元）

参 考 文 献

［1］　中华医学会器官移植学分会, 中国医师协会器官移植医师分会, 中国抗癌协会肝癌专业委员会病理学组, 等. 肝移植常见并发症病理诊断指南 (2016 版)[S/J]. 实用器官移植杂志, 2016, 37 (8): 494-501.

［2］　MARZORATI S, INVERNIZZI P, LLEO A. Making sense of autoantibodies in cholestatic liver diseases [J]. Clin Liver Dis, 2016, 20 (1): 33-46.

［3］　丛文铭, 陆新元, 董摇辉, 等. 肝移植术后急性排异的病理类型与转归: 附 1120 例次肝穿刺分析 [J]. 临床与实验病理学杂志, 2011, 27 (2): 117-120.

［4］　TORBENSON M. Fibrolamellar carcinoma: 2012 update [J]. Scientifica (Cairo), 2012, 2012: 743790.

［5］　TICKOO, S K, ZEE, S Y, OBIEKWE, S, et al. Combined hepatocellular‐cholangiocarcinoma: a histopathologic, immunohistochemical, and in situ hybridization study [J]. Am J Surg Pathol, 2002, 26: 989-997.

［6］　WOOD, L D, HEAPHY, C M, DANIEL, H D, et al. Chromophobe hepatocellular carcinoma with abrupt anaplasia: a proposal for a new subtype of hepatocellular carcinoma with unique morphological and molecular features [J]. Mod Pathol, 2013, 26: 1586-1593.

［7］　LAUWERS G Y, TERRIS B, BALIS U J, et al. Prognostic histologic indicators of curatively resected hepatocellular carcinomas: a multi-institutional analysis of 425 patients with definition of a histologic prognostic index [J]. Am J Surg Pathol, 2002, 26 (1): 25-34.

［8］　ZIOL M, POTÉ N, AMADDEO G, et al. Macrotrabecular-massive hepatocellular carcinoma: a distinctive histological subtype with clinical relevance [J]. Hepatology, 2018, 68 (1): 103-112.

［9］　SCHMITTNAEGEL M, RIGAMONTI N, KADIOGLU E, et al. Dual angiopoietin-2 and VEGFA inhibition elicits antitumor immunity that is enhanced by PD-1 checkpoint blockade [J]. Sci Transl Med, 2017, 9 (385): eaak9670.

[10] TAN P S, NAKAGAWA S, GOOSSENS N, et al. Clinicopathological indices to predict hepatocellular carcinoma molecular classification [J]. Liver Int, 2016, 36 (1): 108-118.

[11] CALDERARO J, COUCHY G, IMBEAUD S, et al. Histological subtypes of hepatocellular carcinoma are related to gene mutations and molecular tumour classification [J]. J Hepatol, 2017, 67 (4): 727-738.

[12] PETRELLI F, GHIDINI M, CABIDDU M, et al. Microsatellite instability and survival in stage Ⅱ colorectal cancer: a systematic review and meta-analysis [J]. Anticancer Res, 2019, 39 (12): 6431-6441.

第1节 肝脏影像组学

近年来，随着医学成像技术的创新及计算机存储技术的发展，医学图像数据资源逐渐丰富，定量的医学图像分析技术也日益发展并完善。在此背景下影像组学（radiomics）技术应运而生，它利用自动化的特征提取算法将影像数据转化为具有高分辨率的可挖掘的影像特征，并与患者的临床、病理或基因信息进行关联，构建综合智能分析决策系统，从而实现对癌症等疾病的诊断评估及预后预测功能。肝癌作为全球范围内最常见的恶性肿瘤之一，其发病率和死亡率居高不下，针对肝癌患者的预后及生存期关联因子的研究，发现新的追踪和遏制肿瘤进展的有效方法具有重要意义。近年来肝癌影像组学已成功应用于肝癌诊断、疗效评估和预后预测等。

一、影像组学技术

（一）影像组学

由于病理特性和所处的阶段不同，肿瘤常具有不同的影像学表现，不同的肿瘤影像特征预示着将采用不同的治疗方式，并直接影响患者的预后。传统的影像学指标，如肿瘤大小、瘤周强化程度、肿瘤边界清晰程度等只能提供定性信息，可一定程度地反映影像学表现与肿瘤的相关性。然而，这些表层的影像特征所体现的肿瘤信息有限，且受临床医师主观判断干扰较大，难以客观、深层次地挖掘肿瘤内部的微观表型，因而对肿瘤疾病的预测和预后能力有限。基于现有的医学图像特征研究，通过分析肿瘤内部高维纹理特征捕获肿瘤的异质性，能准确反映病变组织的病理学信息，进而指导个性化辅助诊断及治疗[1-3]。因此，基于计算机方法辅助分析癌灶区域并给出相应临床建议具有极高的应用价值。

影像组学在2012年由兰宾（Lambin）等[1]首次提出，是一种新兴的医学图像处理分析方法，其旨在从放射学影像中提取高通量的宏观特征信息进行定量分析，进而与肿瘤等疾病相关的临床、病理或基因信息建立相关性，最终实现对疾病的精准诊疗。影像组学分析从图像中提取的高维量化特征，能够体现肿瘤患者的个体化差异信息。例如，对于肿瘤的CT图像，不同病理级别的肿瘤在形状、大小和纹理等方面存在差异，这些特征通常被当作疾病有效的预测因子，然而对其评估方式仍存在主观性且与临床医生经验有关，难以得到客观可重复的诊断结果。但在影像组学分析流程中，特征的定义是由图像处理方法给出稳定的定量计算公式，从而提供客观且可重复的诊断。常规的计算机辅助诊断（CAD）系统通常侧重于病灶的检测，提高放射科医生的读片效率，而影像组学不仅仅是完成图像处理的工作，其试图通过大量的医学图像数据提取出与诊断结果相关联的影像特征，并建立模型对诊断结果进行分析，最终实现疾病诊断和预后预测的目的。因此，影像组学技术具有客观、定量分析、重复性好和术前预测的优势。

（二）影像组学流程

影像组学通常包含以下几个步骤：图像数据采集、图像分割、特征提取和模型的构建与评估[1]，见图31-1-1。

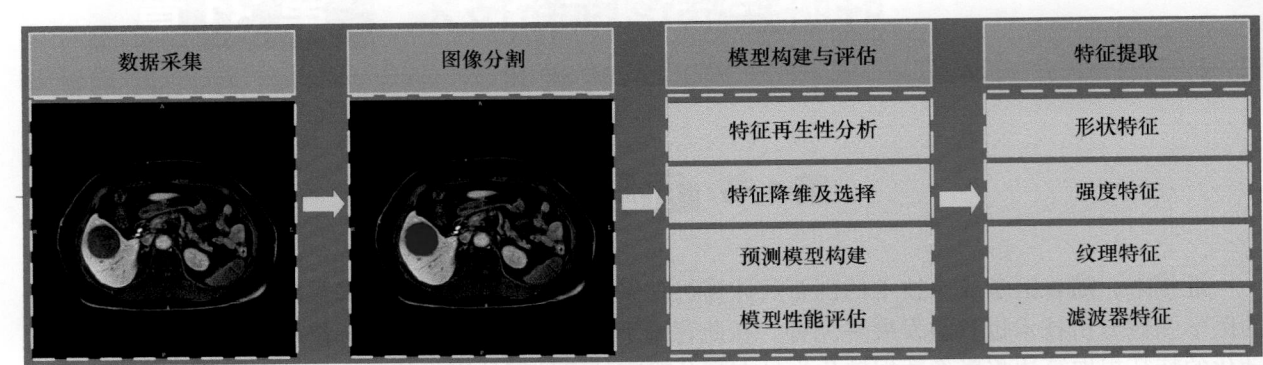

图 31-1-1　影像组学流程

1. 数据采集　影像组学分析的首要任务是进行规范化的医学图像数据的获取，包括计算机断层成像（CT）、正电子发射断层成像（PET）或磁共振成像（MRI）图像。由于不同扫描仪采集参数不同，临床获取的图像参数（如层厚、分辨率等）也会有较大差异，导致多中心多个患者间的比较分析存在困难。为了减小这种差异，一方面可以规范化临床影像的采集协议，尽可能减少参数偏差；另一方面在算法上可以增加预处理步骤，如对不同中心数据进行重采样，不同序列的图像进行配准等。

2. 图像分割　基于医学图像，提取出感兴趣的区域（一般指病灶区域，如肿瘤区域），即肿瘤区域的分割。影像组学分析是基于肿瘤区域的特征进行的，以减少背景等其他因素的干扰，因此感兴趣区域的勾画对特征提取、统计分析和建模都具有重要的作用。目前的分割方法主要有两种，一是手工分割，二是采用自动或半自动的分割算法进行肿瘤区域提取。前者虽然由医生判断，精度较高，但耗时费力；后者虽然节省人力，分割效率高，但是分割的精度有限，且易受不同病种及复杂图像情况的影响。

3. 特征提取及特征选择　感兴趣区域分割完成后进行高维定量影像特征的提取。常见的特征包括肿瘤形状特征、强度特征、纹理特征及滤波特征。高维影像组学特征能够较为全面地显示肿瘤的特异性信息，但是提取的特征维度可能远大于样本量。对于特定的分析目标，并不是所有特征都是有价值的，因此需要降低特征维度。特征选择的方法包括基于统计分析和机器学习等方法，去除与目标相关性较小的冗余特征以获得最有效的特征。

4. 模型构建与评估　影像组学分析的最终目的是建立图像特征与肿瘤表型或分子特征之间的联系，建立有效的预测模型，进而辅助诊断与治疗。基于选择的特征构建机器学习模型，常用的模型构建方法包括逻辑回归、支持向量机、随机森林等。模型的性能常通过受试者工作特征曲线分析和曲线下面积（AUC），量化准确率、敏感度、特异性等指标进行评估。

影像组学分析通过由影像到特征、由特征到预后标签的过程，逐步建立有效的预测模型，充分挖掘了影像中的肿瘤病理学信息，在肿瘤患者的无创、个性化诊断和治疗上具有巨大应用潜力。

（三）影像组学研究现状

影像组学技术自2012年一经被提出[1-2]，便进入了蓬勃发展的时期。2014年发表在 *Nature Communications*[3] 上的一篇开创性文章报道了影像组学特征在非小细胞肺癌及头颈癌的应用。该研究提取了1019例肺癌及头颈癌患者的CT图像特征，通过影像组学分析方法证实了大量的影像组学特征对肺癌和头颈癌疾病具有独立的预测能力，而且能够捕获肿瘤内异质性，并与基因表达模式存在相关性。此后，影像组学技术便广泛应用于多种癌症的诊断及治疗预测中，如结直肠癌、鼻咽癌、乳腺癌等。一项来自广东省人民医院对 500 余例结直肠癌患者的回顾性研究[4]，利用影像组学方法将 CT 影像特征与临床病理特征（血清标志物和临床指标）相结合，构建并验证了基于影像组学标签的结直肠癌淋巴结转移术前预测模型，从而实现了对淋巴结转移概率的定量预测。研究显示，影像组学预测模型将术前淋巴结转移预测准确率提高了 14.8%，能够有效地辅助临床医生进行术前决策，具有重要的临床价值和应用前景。张水星等[5]基于 118 例鼻咽癌患者的多序列 MR 图像进行影像组学分析，采用最小绝对收缩算子和 Cox 风险比例回归方法建立鼻咽癌患者无复发生存预测的诺模图，证实了多参数核磁图像对鼻咽癌患者的预后价值。帕克（Park）等[6]回顾性分析了 294 例手术切除后的乳腺癌患者 MR 图像，采用多变量 COX 风险比例模型和 Kaplan-Meier 分析构建具有预后性能的影像组学标签，结果表明影像组学标签能够有效地将患者分为高危和低危组，取得了良好的预后预测性能。

目前，影像组学已经广泛应用于多种癌症的诊断、疗效评估及预后预测研究中，为临床医生的术前诊断和治疗决策制定提供了有力的辅助工具。

二、肝癌影像组学

（一）影像组学在肝癌诊断中的应用

临床上，肝细胞癌（HCC）易于转移和复发，预后很差。HCC 的病理分级是影响其肝内复发的重要因素之一[7]，高级别 HCC 肿瘤的肝内复发率高于低级别肿瘤[8]。大多数高级别 HCC 肿瘤患者复发风险高，手术切除时需要较大的安全范围，并且治疗后需要更加频繁的随访[9-10]。因此，在治疗前准确预测 HCC 病理分级有助于治疗策略的选择。

史大鹏团队[7]回顾性纳入了 170 名病理证实的 HCC 手术切除患者，通过非增强 MRI 影像对 HCC 病理分级进行术前预测。病理分级的划分方法为 Edmondson 分级标准，其中Ⅰ、Ⅰ-Ⅱ和Ⅱ级为低分级，Ⅱ～Ⅲ、Ⅲ、Ⅲ～Ⅳ和Ⅳ级为高分级[11]。研究者获取了所有患者的 T1 加权和 T2 加权图像，并在两个序列中分别提取 328 个影像组学特征，同时纳入临床病理信息资料，包括年龄、性别、肿瘤大小、甲胎蛋白（AFP）水平、乙型肝炎病史、肝硬化、门静脉癌栓、门静脉高压和肿瘤假包膜等，采用最小绝对收缩和选择算子（LASSO）逻辑回归模型从训练数据集中选择最优影像组学特征，通过所选特征的线性加权计算每个患者的影像组学分数。根据临床因子和影像组学分数最终建立了临床预测模型、影像组学标签和综合预测模型。实验最终从 T1 加权、T2 加权和组合的 T1＋T2 加权图像提取的特征中分别选择了 14、18 和 20 个特征。基于 T1 加权图像的影像组学特征和 T2 加权图像的影像组学特征对患者的病理分级鉴别性能良好，测试集中的 AUC 分别是 0.712 和 0.722；而组合的 T1＋T2 加权图像影像组学模型在测试集中 AUC 达到 0.742。临床模型在测试集中表现性能有限（AUC＝0.600），而其与 T1＋T2 加权图像影像组学标签融合的综合模型在测试集上性能明显提升（AUC＝0.800）。该研究证实了基于 T1 加权和 T2 加权图像的影像组标签可用于预测 HCC 的病理分级。同时，临床因素与影像组学特征的结合可以提升 HCC 患者肿瘤病理分级的鉴别能力。

微血管侵犯（MVI）是手术治疗后 HCC 的重要预后因素之一[12-14]。与可通过医学成像检测到的大血管侵犯不同，MVI 是一种组织学指标，只能通过检查手术标本获得[15]，对其术前预测仍然具有很大挑战性。目前已发现多种影像指标对 MVI 有不同的诊断效用，如肿瘤大小、多结节肿瘤形态、肿瘤边缘和肿瘤周围增强等影像学特征与 MVI 相关[16-18]。此外，班纳吉（Banerjee）等[19]研究表明，基于图像特征与相关基因表达的影像基因组静脉侵犯预测因子（RVI）在预测 HCC 的 MVI 方面具有高准确性。

刘希胜团队[12]基于增强 CT 图像探讨了影像组学技术在预测微血管侵犯和预后中的重要价值。研究者从其医疗机构 2009 年 1 月至 2017 年 8 月期间收治的 HCC 病例中，连续筛选出 495 名接受过手术切除或肝移植的患者。手动绘制包围病变和肾前组织轮廓的种子区域，然后使用二分分类算法自动分割病变轮廓，最终确定了肿瘤的感兴趣体素区域（VOI）。之后使用 pyradiomics 包（http://www.radiomics.io/pyradiomics.html）从每个感兴趣区域中提取影像组学特征，并通过重映射直方图对特征进行标准化，最终基于所有模态的 CT 图像共提取出 1210 个影像组学特征，对所有特征进行了归一化处理。

以上所有样本被随机分为三组用于训练（$n=300$）、验证（$n=50$）和测试（$n=145$）。实验采用递归特征选择支持向量机（Ref-SVM）构建与 MVI 相关的影像组学标签[20-21]。Ref-SVM 通过递归训练 SVM 分类器并移除具有最小分数排名的特征返回所有特征的排名：在每次迭代时，移除对目标函数影响最小的特征，迭代一直持续达到目标数量的特征。根据训练集和验证集的最佳总体准确度和最小估计误差选择最优的特征数量和分类器参数。在迭代结束时，Ref-SVM 模型的输出被转换为概率分数，即影像组学分数（R 分数），表明患者 MVI 的个体风险。使用 Kaplan-Meier 方法构建生存曲线，并通过双侧对数秩检验进行比较。使用单变量 Cox 分析选择疾病特异性复发和死亡的预测因子，把在单变量分析中具有统计显著性的变量用于构建多变量 Cox 模型。

在动脉和门静脉期 CT 图像的 50%VOI、整个 VOI 和 VOI 半影区选择影像组学特征并定量整合到 6 个 R 评分中。所有的 R 分数在 MVI 组和非 MVI 组具有显著的统计学差异，并有相似的诊断性能（AUC，$0.798\sim0.823$）。在所有临床放射学指标和影像组学特征中，经单单变量和多变量分析最终选择了 8 个与 MVI 相关的独立预测因子。最终的放射-影像组学模型在 MVI 预测上表现出良好的性能，在训练/验证集 AUC 为 0.909，在测试集为 0.889。Hosmer-Lemeshow 检验的 P 值都大于 0.05，证明模型的校准曲线在训练/验证和测试集中均表现出的良好一致性。经过多变量 Cox 回归分析，临床分期和组织学检查结果如肿瘤大小、肿瘤个数、Edmondson-Steiner 等级、组织学 MVI 和放射-影像组学模型预测概率 Pi 都是患者的生存预测因子。结果显示 Pi、组织学 MVI 和肿瘤大小是疾病特异性复发的独立预测因子；Edmondson-Steiner 等级、MVI、Pi 和肿瘤大小是疾病特异性死亡的独立预测因子。

该研究表明，基于增强 CT 图像的影像组学特征是 MVI 的独立预测因子，但与放射科医师评分的相关性较低。整合临床放射学因素和影像组学分数的风险模型可以识别超过 88% 的 MVI 阳性病例，特异性为 76.8%～79.2%。此外，模型预测与疾病特异性复发和远期死亡独立相关，证实了该研究结果可在 HCC 的临床治疗中发挥重要作用。

（二）影像组学在疗效评估中的应用

尽管在治疗策略上有了改进和发展，但由于肝癌的高复发率，其预后仍然很差[22-23]。免疫检查点阻断（ICB）免疫治疗是近年来肝癌治疗的一项新进展，然而，除了成本较高外，免疫治疗的效果在个体间差异较大，客观有效率仅为 20%[23-24]。因此，识别潜在的免疫治疗响应者是至关重要的。既往研究表明，肿瘤浸润淋巴细胞（TILs）的密度与反应及存活密切相关[25-27]。已有研究表明，TILs 的密度可能与 ICB[28] 的疗效有关，而 TILs 的类型、功能定位、密度和空间位置的分析已经发展成为一些癌症的免疫评分指标。肝细胞癌免疫评分对于预测预后和选择相关的免疫治疗候选细胞可能是至关重要的，然而，目前的免疫评分主要取决于术后组织学，因此，亟需非侵入性的处理工具预测免疫浸润。

陈淑玲等[24]回顾了 207 名肝切除后的 HCC 患者普美显增强 MRI 图像，包括训练组 150 例和验证组 57 例。在 MRI 图像的肝胆特异期中手动勾画包括肿瘤内和肿瘤周围的感兴趣区域，从中提取并分析 1044 个定量特征，使用提升随机树法选择用于构建影像组学模型的特征。比较三种模型中免疫评分预测的性能：①仅使用肿瘤内影像组学模型（肿瘤内影像组学模型）；②采用肿瘤内和瘤周组织学相结合的特征（综合影像组学模型）；③使用临床数据和选择的组合影像组学特征（基于融合影像组学的临床模型）。

训练组和验证组之间的基线特征没有显著性差异。在训练和验证组中，分别有 32 名（21.3%）和 13 名（22.8%）高免疫评分患者。观察者内再生性分析和观察者间再生性分析分别获得 82% 和 85% 的稳定性特征。无监督聚类分析将 1044 个特征分为六组：直方图特征、纹理特征、形状因子特征、灰度

共生矩阵特征、灰度游程矩阵特征、灰度区域大小特征。为了减少特征相关性和冗余，采用递归特征消除方法减少特征维度，并最终选择了 863 个特征，然后应用提升随机树选择了 70 个特征建立影像组学模型。最终综合影像组学模型在训练组和验证组分别取得了 0.904 和 0.899（图 31-1-2A、B），而结合了临床信息之后的影像组学临床模型的 AUC 分别是 0.926 和 0.934（图 31-1-2C、D），表现出对免疫评分优异的预测能力。

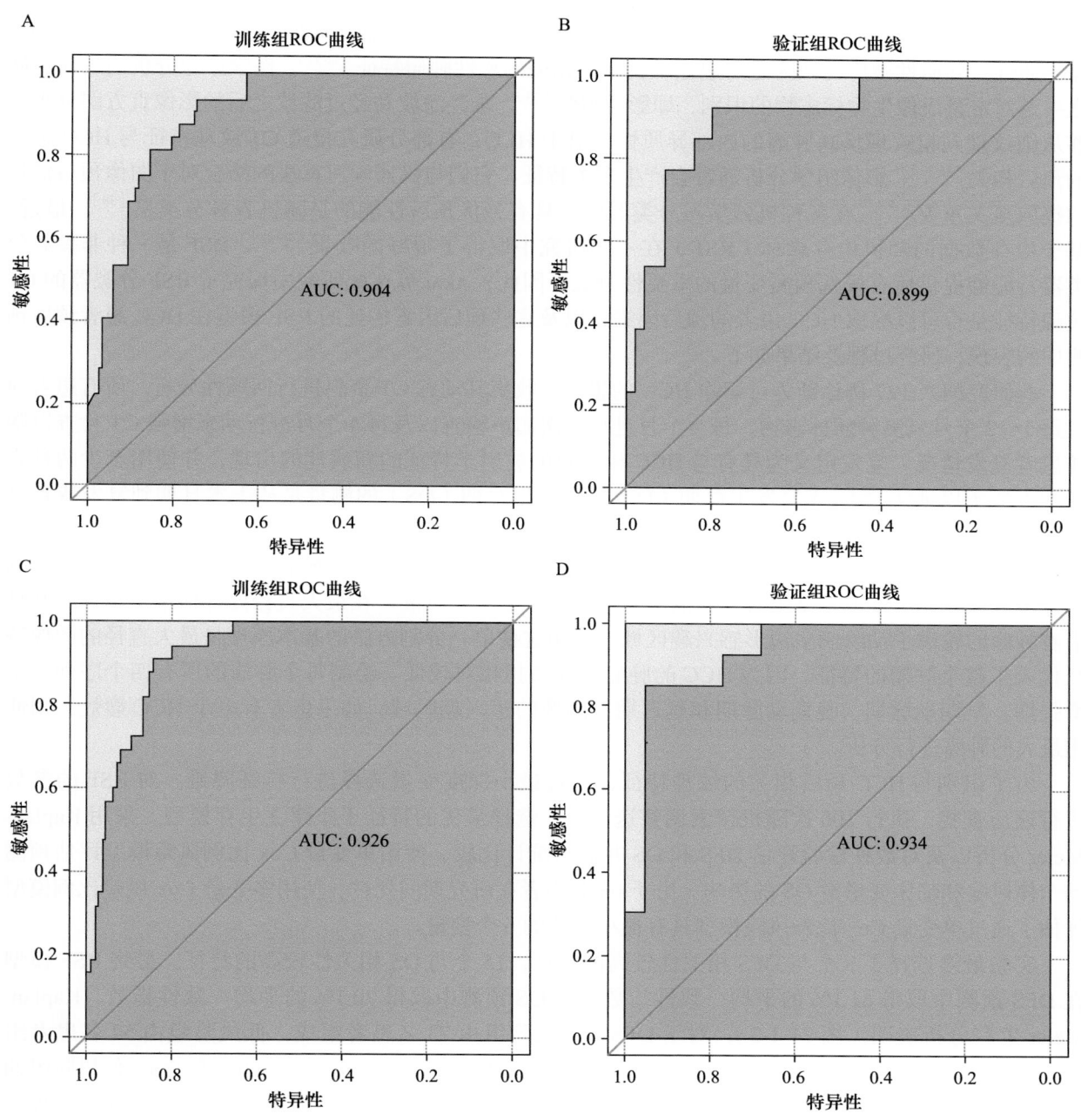

图 31-1-2　影像组学及综合模型性能

ROC：受试者操作特征；AUC：曲线下面积。

（引自：CHEN S, et al, Eur Radiol, 2019, 29: 4177.）

该研究建立并验证了基于钆塞酸二纳增强 MRI 的综合影像组学临床诺模图，用于预测 HCC 患者的免疫评分，对 HCC 患者的预后预测和精确的免疫治疗具有指导作用。

（三）影像组学在肝癌预后预测中的应用

　　肝细胞癌（HCC）是最常见的原发性肝脏恶性肿瘤，是世界上癌症相关死亡的第二大原因[29]。在潜在的治愈性治疗中，手术切除仍然是治疗局部 HCC 最有效的方法[30-31]。由于切除后疾病复发率很高，因此术前提高对 HCC 的预后预测能力对于患者的进一步治疗管理是必要的。阿凯（Akai）等[32]建立了基于随机生存森林的肝细胞肝癌影像组学预后分析模型，探讨了生存模型在肝癌预后中的作用。

　　通常，肿瘤的特征在于遗传和表型变异，表现为不同程度的肿瘤异质性，包括 CT 图像体现的肿瘤异质性，异质性被广泛认为是与癌症不良预后相关的恶性肿瘤特征[32-33]。医学影像分析的最新进展之一是对定量成像生物标志物的识别，即影像组学[34]，未经滤波和经过滤波之后的影像直方图分析能够从细纹理到粗纹理反映肿瘤的内部异质性。对于 HCC，有部分研究报道 CT 纹理特征与 HCC 患者的预后相关[35-37]。影像组学分析通常会产生多个特征，它们与机器学习算法的结合对于图像预后信息的提取至关重要[38]。在各种机器学习分类器中，具有最优预后性能的是随机森林分类器[39]。最近，基于生存数据的随机生存森林（RSF）在一些研究中取得了很好的效果[40-41]。RSF 是一种非参数分类器，能够提供所有候选预测变量的重要性分数。因此，Akai 等在此研究中探究了 RSF 分类器的 CT 纹理特征是否可以提取 HCC 患者的预后因素，以及这些预后因素构建的 RSF 模型在 HCC 患者预后预测中的表现，研究过程及结果如下。

　　此研究纳入 127 例诊断为可切除 HCC 的患者，收集其动态 CT 资料进行回顾性分析。所有患者通过每 1～2 个月监测肿瘤标志物，每 2 个月进行一次超声检查以及每 4 个月进行动态增强 CT 检查以随访患者复发情况。复发定义为具有与 HCC 相一致的放射学特征的新病灶的出现，并使用至少两种影像学方法予以证实[42]。无复发生存期（DFS）和总生存期（OS）的测量是从手术日期到复发或转移的日期，对于所有患者的随访至少持续 5 年。

　　该研究使用软件 TexRAD 进行纹理分析，在一个序列勾画感兴趣区域后并复制到其他序列，复制感兴趣区域时如出现偏差则由有经验的医生进行微小的手动校准。在最大直径处评估单个切片，并且沿着肿瘤的轮廓手动绘制多边形感兴趣区域。使用这种单一分割方法的基本原理是最大直径的图像特征代表了整个肿瘤的特征，因为 HCC 的肿瘤突变负担相对较低。绘制每个肿瘤的所有四个序列（未增强期、早期动脉期、晚期动脉期和延迟期）图像的感兴趣区域。如果患者有多个 HCC 瘤灶，则使用最大的肿瘤进行分析。

　　为了识别与 HCC 预后相关的纹理特征，通过最小深度变量选择进行特征降维。对 RSF 的参数进行遍历查找，执行 100 次随机搜索调整迭代后，选择最优的特征子集建立生存模型。采用 Kaplan-Meier 分析以及对数秩检验评估 DFS 和 OS 并进行统计比较。使用单变量 Cox 比例风险模型评估预测的个体风险和临床变量对 OS 的影响。由于 63 名患者在研究期间死亡，使用多变量 Cox 风险比例模型评估了通过单变量 Cox 比例风险模型具有最小 P 值的 6 个变量。

　　实验最终选择了 8 个与 DFS 相关性较高的特征，15 个与 OS 相关性较高的特征。最终 RSF 模型在 DFS 预测中取得 61.1% 的平均一致性指数，在 OS 预测中取得 70.1% 的平均一致性指数。Kaplan-Meier 生存分析表明（图 31-1-3），对于 DFS，高风险组由 73 名患者组成，低风险组由 54 名患者组成；对于 OS，高风险组由 39 名患者组成，低风险组由 88 名患者组成。对于 DFS 和 OS，低风险组的总生存期较长，死亡率低于高风险组，且具有显著性差异（$P<0.001$）。该研究结果表明，CT 纹理分析与 RSF 模型结合能够从术前 HCC 患者的 CT 图像中提取出有效的预后因子变量，影像组学分析和 RSF 的组合有助于预测可切除的 HCC 患者的预后。

　　综上所述，影像组学技术在肝细胞癌诊断、治疗及预后分析中的价值已初见端倪，并在不同模态的医学图像中取得了良好的预测效果。尽管如此，基于肝癌的影像组学研究也存在一些局限性，一方面，目前大多数的研究都是回顾性、单中心、小样本的影像组学研究，缺乏大样本数据建模和有效的多中心前瞻

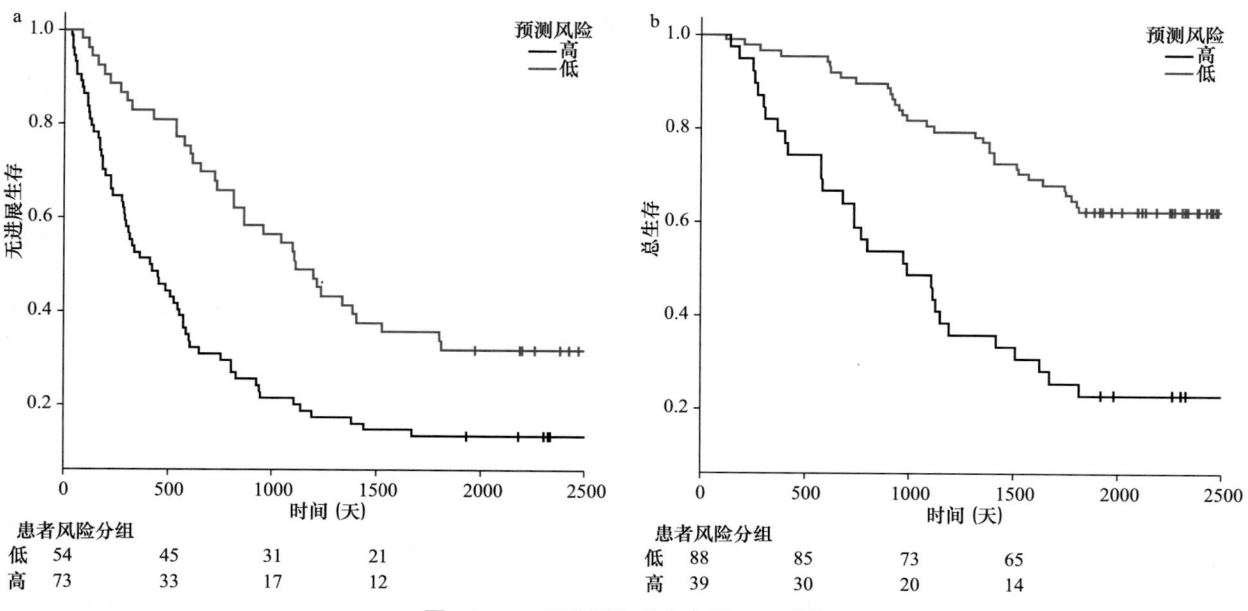

图 31-1-3　无进展和总生存期 KM 曲线

（引自：AKAI H, et al. Abdom Imaging, 2018, 99: 643.）

据验证；另一方面，目前肝癌影像组学通常仍需医生手动分割病灶区域，耗费大量人力和时间成本，亟需提出高精度的自动分割算法。因此，在肝癌影像组学技术及其临床应用方面仍有巨大的研究价值。

（田　捷　魏靖伟　顾东升　韩玉齐）

参 考 文 献

［1］　LAMBIN P, LEIJENAAR R T, DEIST T M, et al. Radiomics: the bridge between medical imaging and personalized medicine [J]. Nat Rev Clin Oncol, 2017, 14 (12): 749-762.

［2］　KUMAR V, GU Y, BASU S, et al. Radiomics: the process and the challenges [J]. Magnetic resonance imaging, 2012, 30: 1234-1248.

［3］　AERTS H J, VELAZQUEZ E R, LEIJENAAR R T, et al. Decoding tumour phenotype by noninvasive imaging using a quantitative radiomics approach [J]. Nature Commun, 2014, 5: 4006.

［4］　HUANG Y Q, LIANG C H, HE L, et al. Development and validation of a radiomics nomogram for preoperative prediction of lymph node metastasis in colorectal cancer [J]. J Clin Oncol, 2016, 34 (18): 2157-2164.

［5］　ZHANG B, TIAN J, DONG D, et al. Radiomics features of multiparametric MRI as novel prognostic factors in advanced nasopharyngeal carcinoma [J]. Clinical Cancer Res, 2017, 23 (15): 4259-4269.

［6］　PARK H, LIM Y, KO E S, et al. Radiomics signature on magnetic resonance imaging: association with disease-free survival in patients with invasive breast cancer [J]. Clin Cancer Res, 2018, 24 (19): 4705-4714.

［7］　WU M, TAN H, GAO F, et al. Predicting the grade of hepatocellular carcinoma based on non-contrast-enhanced MRI radiomics signature [J]. Eur Radiol, 2019, 29: 2802-2811.

［8］　NG I O, LAI E C, FAN S T, et al. Prognostic significance of pathologic features of hepatocellular carcinoma a multivariate analysis of 278 patients [J]. Cancer, 1995, 76 (12): 2443-2448.

［9］　OKUSAKA T, OKADA S, UENO H, et al. Satellite lesions in patients with small hepatocellular carcinoma with reference to clinicopathologic features [J]. Cancer, 2002, 95 (9): 1931-1937.

［10］　BRUIX J, SHERMAN M. Management of hepatocellular carcinoma [J]. Hepatology, 2005, 42 (5): 1208-1236.

［11］　EDMONDSON H A, STEINER P E. Primary carcinoma of the liver. A study of 100 cases among 48 900 necropsies [J]. Cancer, 1954, 7 (3): 462-503.

［12］ XU X, ZHANG H L, LIU Q P, et al. Radiomic analysis of contrast-enhanced CT predicts microvascular invasion and outcome in hepatocellular carcinoma [J]. J Hepatol 2019, 70: 1133-1144

［13］ D'AMICO F, SCHWARTZ M, VITALE A, et al. Predicting recurrence after liver transplantation in patients with hepatocellular carcinoma exceeding the up‑to‑seven criteria [J]. Liver Transpl, 2009, 15 (10): 1278-1287.

［14］ SHAH S A, CLEARY S P, WEI A C, et al. Recurrence after liver resection for hepatocellular carcinoma: risk factors, treatment, and outcomes [J]. Surgery, 2007, 141 (3): 330-339.

［15］ RODRÍGUEZ-PERÁLVAREZ M, LUONG T V, ANDREANA L, et al. A systematic review of microvascular invasion in hepatocellular carcinoma: diagnostic and prognostic variability [J]. Ann Surg Oncol, 2013, 20 (1): 325-339.

［16］ LEI Z, LI J, WU D, et al. Nomogram for preoperative estimation of microvascular invasion risk in hepatitis B virus-related hepatocellular carcinoma within the milan criteria. JAMA surg, 2016, 151 (4): 356-363.

［17］ RENZULLI M, BROCCHI S, CUCCHETTI A, et al. Can current preoperative imaging be used to detect microvascular invasion of hepatocellular carcinoma? [J]. Radiology, 2016, 279 (2): 432-442.

［18］ CHANDARANA H, ROBINSON E, HAJDU C H, et al. Microvascular invasion in hepatocellular carcinoma: is it predictable with pretransplant MRI? [J]. Am J Roentgenol, 2011, 196 (5): 1083-1089.

［19］ BANERJEE S, WANG D S, KIM H J, et al. A computed tomography radiogenomic biomarker predicts microvascular invasion and clinical outcomes in hepatocellular carcinoma [J]. Hepatology, 2015, 62 (3): 792-800

［20］ FEHR D, VEERARAGHAVAN H, WIBMER A, et al. Automatic classification of prostate cancer Gleason scores from multiparametric magnetic resonance images [J]. Proc Natl Acad Sci USA, 2015, 112 (46): E6265-E6273.

［21］ LIN X, YANG F, ZHOU L, et al. A support vector machine-recursive feature elimination feature selection method based on artificial contrast variables and mutual information [J]. J Chromatogr B, 2012, 910: 149-155.

［22］ TABRIZIAN P, JIBARA G, SHRAGER B, et al. Recurrence of hepatocellular cancer after resection: patterns, treatments, and prognosis [J]. Ann surg, 2015, 261 (5): 947-955.

［23］ EL-KHOUEIRY A B, SANGRO B, YAU T, et al. Nivolumab in patients with advanced hepatocellular carcinoma (CheckMate 040): an open-label, non-comparative, phase 1/2 dose escalation and expansion trial [J]. Lancet, 2017, 389 (10088): 2492-2502.

［24］ CHEN S, FENG S, WEI J, et al. Pretreatment prediction of immunoscore in hepatocellular cancer: a radiomics-based clinical model based on Gd-EOB-DTPA-enhanced MRI imaging [J]. Eur Radiol, 2019, 29: 4177-4187.

［25］ PALUCKA A K, COUSSENS L M. The basis of oncoimmunology [J]. Cell, 2016, 164 (6): 1233-1247.

［26］ KIM Y J. Subverting the adaptive immune resistance mechanism to improve clinical responses to immune checkpoint blockade therapy [J]. Oncoimmunology, 2014, 3 (12): e954868.

［27］ TAUBE J M. Unleashing the immune system: PD-1 and PD-Ls in the pre-treatment tumor microenvironment and correlation with response to PD-1/PD-L1 blockade [J]. Oncoimmunology, 2014, 3 (11): e963413.

［28］ ZHOU G, SPRENGERS D, BOOR P P, et al. Antibodies against immune checkpoint molecules restore functions of tumor-infiltrating T cells in hepatocellular carcinomas [J]. Gastroenterology, 2017, 153 (4): 1107-1119.

［29］ FERLAY J, SOERJOMATARAM I, DIKSHIT R, et al. Cancer incidence and mortality worldwide: sources, methods and major patterns in GLOBOCAN 2012 [J]. Int J cancer, 2015, 136 (5): E359-E386.

［30］ LAU W, LAI E. Hepatocellular carcinoma: current 320 management and recent advances. Hepatobiliary Pancreat Dis Int 2008, 321 (3): 237-257.

［31］ SONG P, TOBE R G, INAGAKI Y, et al. The management of hepatocellular carcinoma around the world: a comparison of guidelines from 2001 to 2011 [J]. Liver Int, 2012, 32 (7): 1053-1063.

［32］ AKAI H, YASAKA K, KUNIMATSU A, et al. Predicting prognosis of resected hepatocellular carcinoma by radiomics analysis with random survival forest [J]. Abdom Imaging, 2018, 99 (10): 643-651

［33］ BURRELL R A, MCGRANAHAN N, BARTEK J, et al. The causes and consequences of genetic heterogeneity in cancer evolution [J]. Nature, 2013, 501 (7467): 338-345.

［34］ LAMBIN P, RIOS-VELAZQUEZ E, LEIJENAAR R, et al. Radiomics: extracting more information from medical images using advanced feature analysis [J]. Eur J Cancer, 2012, 48 (4): 441-446.

［35］ ZHOU Y, HE L, HUANG Y, et al. CT-based radiomics signature: a potential biomarker for preoperative prediction of early recurrence in hepatocellular carcinoma [J]. Abdom Radiol (NY), 2017, 42 (6): 1695-1704.

［36］ KIRYU S, AKAI H, NOJIMA M, et al. Impact of hepatocellular carcinoma heterogeneity on computed tomography as a prognostic indicator [J]. Sci Rep, 2017, 7 (1): 12689.

［37］ MULÉ S, THIEFIN G, COSTENTIN C, et al. Advanced hepatocellular carcinoma: pretreatment contrast-enhanced CT texture parameters as predictive biomarkers of survival in patients treated with sorafenib [J]. Radiology, 2018, 288 (2): 445-455.

［38］ GILLIES R J, KINAHAN P E, HRICAK H. Radiomics: images are more than pictures, they are data [J]. Radiology, 2015, 278 (2): 563-577.

［39］ ZHANG B, HE X, OUYANG F, et al. Radiomic machine-learning classifiers for prognostic biomarkers of advanced nasopharyngeal carcinoma [J]. Cancer Lett, 2017, 403 (1): 21-27.

［40］ ISHWARAN H, KOGALUR U B. Consistency of Random survival forests [J]. Stat probab Lett 2010, 80 (13-14): 1056-1064.

［41］ ISHWARAN H, GERDS T A, KOGALUR U B. Random survival forests for competing risks [J]. Biostatistics, 2014, 15 (4): 757-773.

［42］ TAKAYAMA T, MAKUUCHI M, HIROHASHI S, et al. Early hepatocellular carcinoma as an entity with a high rate of surgical cure [J]. Hepatology, 1998, 28 (5): 1241-1246.

第 2 节　人工智能应用：病理、影像

一、概念、历史与现状

自从 AlphaGo 横空出世并接连战胜应战它的围棋大师，打破了人类在围棋领域的垄断，提醒人们在某些特定领域，机器可能已经超过了人类。此事件使人工智能再次吸引了公众视线。人工智能（artificial intelligence，AI），特别是深度学习算法[1]，在未来医疗领域有着无限的想象空间，尤其影像识别中的深度学习已经崛起，被认为是最早可商业化的领域（图 31-2-1）。*Nature*、*JAMA*、*Science* 等知名医学期刊经常会刊登用人工智能解决医疗问题的文章，如近年 *Nature* 刊登封面文章《人工智能识别皮肤癌》，*Science* 报道计算机在预测心脏病发作方面的准确率高于人类医生。2019 年 1 月 *Nature*

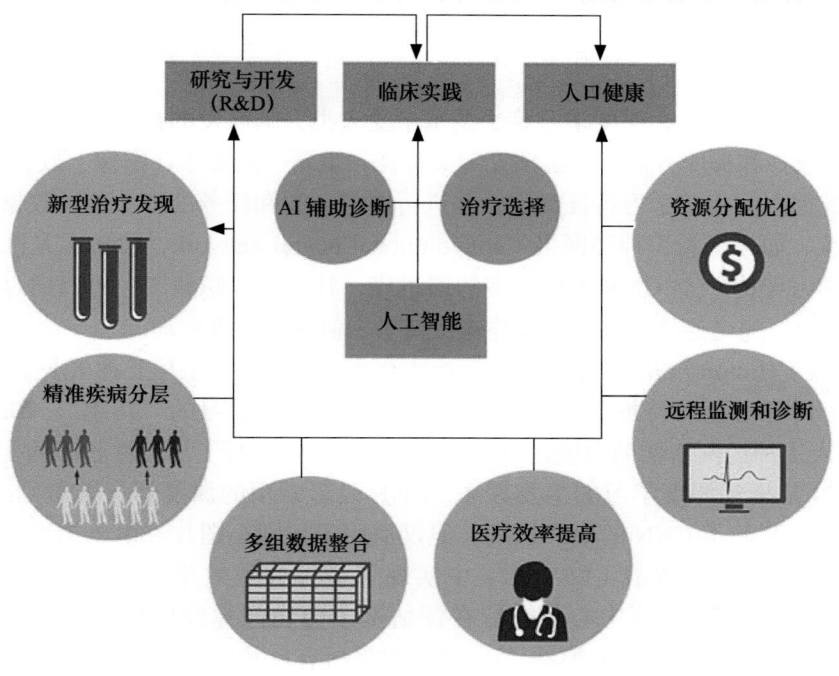

图 31-2-1　AI 医疗前景概括

（引自：NISHIDA N，et al. Hepatol Int，2019，13：416.）

Medicine 史无前例地同期勘定 8 篇论文，聚焦人工智能在医学领域的应用，更是将人工智能推向了崭新的高度。可以预见，机器辅助医疗服务将成为未来医疗的一个有前景的解决方案。

人工智能是与人类展示的自然智能形成对比的机器智能。在计算机科学中，"人工智能介质"是指任何能够感知环境、能够采取行动、能够最大化帮助人类成功实现目标的设备。有时使用术语"计算智能"或"理性介质"作为人工智能的同义词。人工智能的概念起始于 20 世纪 50 年代，明确提出人工智能的论文可以追溯到 1963 年马龙（Maron）发表的《人工智能和人脑机制》[2]，马尔（Marr）[3] 在 1976 年发表了《立体视差的协同计算》，这是一篇计算机视觉框架的开创性论文，截至目前，计算机视觉都在这个基本框架内开展。AI 目前在医学的应用领域比较广泛，如放射学[4]、超声、病理学[5-6]、皮肤病学[7-8] 和眼科学[9-10]，其可以识别肉眼无法分辨的图像特征。在特殊疾病方面，AI 均有应用在阿尔茨海默病、自闭症早期诊断上的成功报道[11]；充分利用医疗大数据优势，AI 技术对于肺小结节、乳腺癌的早期筛查准确率已接近或超越人类专家[12]。在乳腺癌患者淋巴结转移的病理诊断竞赛中，在最佳算法的曲线下面积达 0.9 以上，明显优于病理专业医师的均值水平[13]。对于通过提取病理切片的内部特征评估癌症患者预后，已在肺癌、乳腺癌、脑胶质瘤上取得进展。在肝脏医学成像中，过去医生通常通过视觉评估肝脏医学图像来检测、表征和监测疾病。这种基于专业知识和经验的视觉评估往往具有主观性且不准确，不符合精准外科"确定性"的要求。AI 可以通过自动识别成像信息而不是定性推理来进行定量评估，有望更准确、高效，并为医务工作者减负。

二、人工智能的基本知识

目前医学影像中广泛使用的 AI 方法主要有两种：一种是传统的机器学习算法，另一种是深度学习算法。

传统的机器学习算法主要依赖于预定义的工程特征，该特征很好地描述了基于专业知识利用显式参数从感兴趣区域（region of interest，ROI）提取的数据中固有的规则模式。有意义或与任务相关的特征是根据数学方程来定义，以便量化后进一步定量其他影像特征，例如，通过不同的病变密度、形状和回声，采用传统的机器学习算法支持超声图像，从而进行慢性肝病分类和肝纤维化诊断[14]。

作为机器学习的一个子集，深度学习算法是基于受人类大脑启发的神经网络结构。与传统机器学习的区别在于特征选择和提取方面，不必预先定义特征，也不一定要求在图像上放置复杂形状的 ROI。它们可通过导航数据空间直接学习特征标识，并进行图像分类和任务处理。这种数据驱动模式使其更具信息性和实用性。如今，卷积神经网络（convolutional neural network，CNN）是医学图像分析领域中最流行的深度学习架构[15]。CNN 由相当多的层组成，其中的"隐藏层"可以通过卷积和池化操作完成特征提取和聚合，完全连接层可以在最终输出结果之前执行高级推理。

2006 年，欣顿（Hinton）等[16] 提出了一个具有多个隐藏层的人工神经网络（artificial neural network，ANN），具有出色的特征学习能力，从而开启了深度学习的"新生"。2012 年，瑟夫托尤（Săftoiu）等利用人工神经网络辅助内镜超声（EUS）弹性成像进行了局灶性胰腺病变诊断的研究，结果较为理想。ANN 是推动深度学习的主要算法，CNN 是最常用的深度学习 ANN。事实上，早在 20 世纪八九十年代已经开始了 CNN 的模式识别，但仅适用于识别小图片。由于扩展的 CNN 在 2012 年的 ImageNet 大规模视觉识别挑战（LSVRC）中实现了最佳分类效果，因此 CNN 受到越来越多的关注。2009 年国内最新的一项多中心研究旨在评估基于剪切波弹性成像（shear wave elastography，2D-SWE）进行肝纤维化分期的 CNN 模型[17]。该研究将所有尺寸为 250×250 像素的 2D-SWE 图像用作输入数据，然后触发 CNN 模型，结果显示该深度学习模型表现优异，能够成为将来分期诊断的一个很好的工具。

三、人工智能在肝脏疾病诊治中的应用

（一）肝脏局灶性病变的诊断与预后预测

肝脏肿瘤，尤其是恶性肿瘤是我国常见疾病，往往起病隐匿、进展迅速，给社会经济和人民健康威胁巨大，早期诊治、预后判断、个体化治疗一直是临床诊治和研究的重点。超声、MRI、CT 等各类影像技术成为目前肝脏肿瘤筛查、诊断、分期、疗效评估以及随访的重要手段。医学影像的二维属性与数字化趋势是人工智能应用的极佳场景。利用 AI 辅助影像，外科医师可以提高工作效率，降低漏诊、误诊率，有助于识别罕见疾病，提高诊断报告质量。AI 在肝脏局灶性病变的应用主要聚焦于病变的检测、评估和重建、导航等方向（图 31-2-2）。

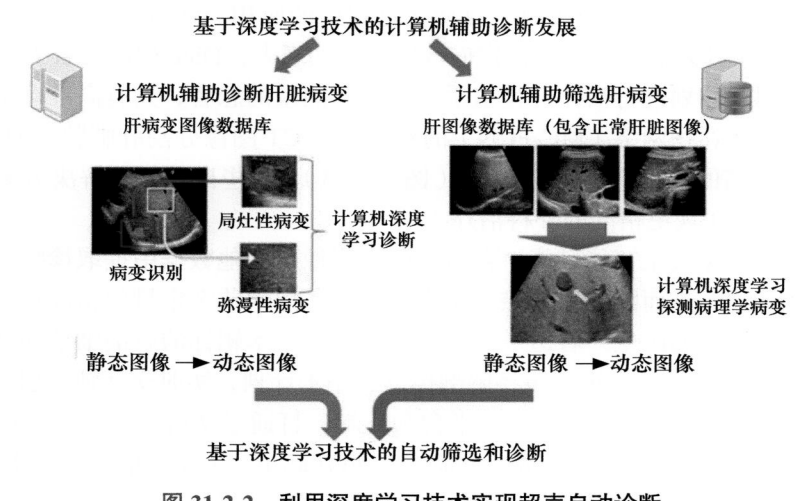

图 31-2-2　利用深度学习技术实现超声自动诊断

1. 病灶侦测　深度学习与 CNN 的结合，配合放射影像进行病灶诊断广受关注[18]，该方法可以捕获更详细的病变特征并进行更准确的诊断。使用基于纵向肝脏 CT 深度学习模型，可自动检测新发肝脏肿瘤，真阳性率为 86%，而现有的单独检测率仅为 72%，这种方法达到了 87% 的精确度，比传统的 SVM 模式提高了 39%[19]。本·科恩（Ben-Cohen）等[20] 开发了一种 CNN 模型，用 CT 图像预测四个部位肝转移的主要来源。在肝转移病变的自动多类分类任务中，自动化系统能够使主要部位达到 56% 的准确度。这些自动化系统可为医生提供更可靠决策支持，以实现更有效的治疗。该方法进一步开发了使用超声图像检测肝脏病变的 CNN 模型，可以准确诊断肝硬化，诊断 AUC 达 0.968。与两种低级特征提取方法直方图和局部二值模式相比，深度学习方法的平均准确率分别为 83.6% 和 81.4%，分类精度达到 86.9%[21]。与常规机器学习系统相比，使用 CNN 的深度学习系统在脂肪肝检测和风险分层方面表现出优越的性能，检测和风险分层准确率为 100%[22]。在局灶性肝脏疾病的鉴别分类方面，深度学习方法的总体准确率达到了 97.2%。基于 PET/CT 扫描，人口统计学和实验室数据的 ANN 显示出检测肝脏恶性疾病的高灵敏度和特异性，并且与作为参考的 MR 成像结果具有高度相关性[23]，自动神经网络可以帮助识别肝脏中视觉不明显的局灶性 FDG 摄取，对肝脏恶性肿瘤诊断有益。

2. 病变鉴别评估　CNN 在肝脏病变评估方面也非常有用。通过使用基于动态对比增强 CT 图像的 CNN 模型，可对肝脏病灶进行鉴别诊。如在一项临床回顾性研究中，针对以下五类病变（典型 HCC、HCC 以外的恶性肝肿瘤、不确定肿块或罕见良性肝脏肿块、血管瘤和囊肿）的诊断敏感度分别为 0.71、0.33、0.94、0.90 和 1.00[24]，用于区分前两类与后三者的中位 AUC 达到 0.92。

通过基于肝脏 CT 的 CNN 模型可自动评估肿瘤负荷，肿瘤负荷体积重叠误差为 16%[19]。整体和患者特异性的 CNNs 模型，通过在 CT 随访的描述图像的小规模注释数据库上进行训练实现肿瘤描绘，还可进行肝肿瘤体积测量，以评估疾病进展和治疗反应[25]。

基于对比增强超声区分良性和恶性肝肿瘤的新型两阶段多视图人工智能学习框架实现了最佳性能[26]。该方法对三个图像对进行深度典型相关分析并生成六视图特征。然后，多核学习分类算法通过这些多视图特征产生诊断结果。该框架的平均分类准确度，灵敏度和特异性分别为 90.41%±5.80%，93.56%±5.90% 和 86.89%±9.38%。较传统指标，在分类准确度，灵敏度，特异性，Youden 指数，假阳性率和假阴性率均有明显提高。多模态深度神经网络算法可以更有效地融合和学习三相 CEUS 图像的特征标识，值得进一步开发应用。

3. 肝脏分割及重建　对肝脏或肝脏血管系统进行分割和重建对于血管疾病的诊断、放射治疗方案、复杂肝脏手术、肝移植方案、肿瘤血管分析等具有重要意义。手动分割耗时费力，且易发生人为错误。已经有研究采用深度学习模型实现了自动化过程中的应用。通过使用 CNN 可从 CT 图像中自动准确分割门静脉，对于计划进行肝脏立体定向放射治疗的患者，Dice 相似系数为 0.83[27-28]，还可进行自动定位和分割，用于计划进行活体肝移植手术或体积测量的患者，具有高准确度和高效率。有研究者提出一种基于多通道卷积网络（MC-FCN）的对比增强 CT 图像分割肝脏肿瘤的新型全自动方法，比以前的方法提供了更高的准确性和鲁棒性[29]（图 31-2-3）。这些自动分割解决方案显示了使用深度学习提高了诊治的效率和实现更精准的外科治疗。

目前，开发出的 IQQA 人工智能赋能平台可从医学影像及其他数据中提取诊疗关键信息，供外科医生确定精准的手术计划，进而赋能"精控"手术机器人，把术前全定量的精准规划有机嵌入到术中精准操作中，实时互动地辅助医生"看透""看懂""看准"手术靶标的解剖细节和变异。其智能全量化混合现实（AI＋QMR）技术，可进一步将解剖标志、手术计划，实时交互地映射、跟踪、配准，辅助智能手术导航。IQQA 技术平台及其智能云平台和终端，打通了从海量数据中提取诊疗关键信息的层层壁垒，跨越了"人工智能辅助病灶检测"的阶段，搭建起了"人工智能走进手术室"的桥梁。

4. 病理辅助诊断　肿瘤的病理诊断一直是作为"金标准"。与放射影像相比，病理图像更直观地包含了肿瘤的所有特征性改变，可决定下一步的治疗随访策略，但其准确性同时也依赖于病理专业医师的个体水平与临床经验，具有一定主观性。整体来看，我国的病理医师相对匮乏，且多集中于大型三甲医院，且在不同地区、诊疗机构之间水平参差不齐，重复性工作任务繁重，特别适合人工智能技术的辅助。随着全玻片数字扫描系统、数据储存能力和图形识别技术的逐步增强，基于 AI 的病理切片识别已具有较高的准确率。其主要优势体现在对肉眼不可见的隐藏的特征纹理与细节的获取；在定性基础上的定量化病理特征的获取；评判标准一致化，减少主观差异。

在肝脏肿瘤领域，病理 AI 技术可用于协助肿瘤诊断和预后预测，大多分为如下几个步骤：

（1）数据标注与建立训练集：收集病理图像作为训练集，数字化处理后利用特定标注工具对感兴趣区域进行标注，区分标注不同特征（包括肿瘤细胞、淋巴细胞、间质细胞以及特殊病理特征，如微血管侵犯、神经侵犯、肿瘤包膜、出血坏死区等）。

（2）模型设计与算法训练：目前 CNN 在图像识别领域具有较强优势，算法模型的选择对于病理疾病特征的深度学习极为重要；基于其他疾病模型的迁移学习可有效减少在肝脏肿瘤病理中的人工标注量；将训练集输入神经网络进行训练，微调基本模型及参数，以获取最佳准确性。

（3）利用前瞻性研究设计，对已经建立的 AI 模型进行验证：理想状态下，一些无法为人眼识别或量化的特征，如细胞核或细胞质的纹理特征、核质比、癌细胞或间质细胞比例、微血管密度等，在人工智能技术建立的模型上的识别可达到更高的精确度。

2018 年董家鸿团队启动相关研究工作，综合应用影像组和原发性肝癌大切片病理的人工智能算法，术前预测肝癌 MVI 及其对远期预后影响。与肝细胞癌相比，胆管细胞癌其预后更差、再切除率更

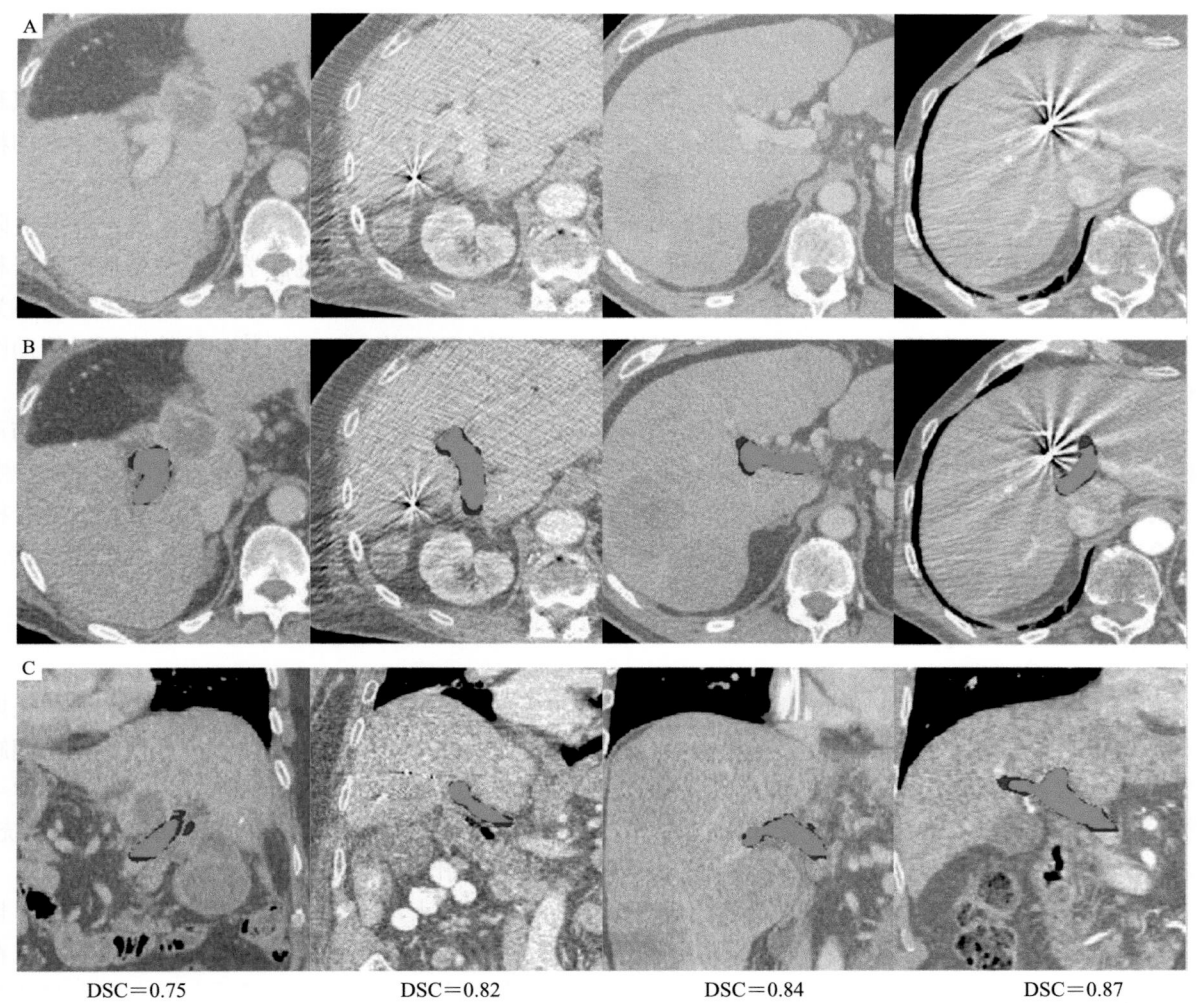

| DSC＝0.75 | DSC＝0.82 | DSC＝0.84 | DSC＝0.87 |

图 31-2-3　利用 CNN 从 CT 图像中自动准确分割门静脉

A. CT 原图；B. 轴位扫描图像；C. 冠状面扫描图像、DSC 值对应 Dice 系数。

（引自：IBRAGIMOV B, et al. Phys Med Biol, 2017, 62: 8943.）

（引自：LU F, et al, Int J Comput Assist Radiol Surg, 2017, 12: 171.）

低，但其预后与首次切除的病理特征相关性较好，可能更适合 AI 技术在病理模型中的应用。

（二）弥漫性肝病的评估与分期

较多研究集中于医学影像与深度学习相结合用于肝纤维化疾病的分期、脂肪肝及非酒精性肝病预测模型等方面[30-33]。矢板（Yasaka）等[24, 34-35]研究深度 CNN 模型与钆塞酸二钠增强肝胆相 MR、CT、动态增强 CT 图像在肝纤维化分期中的表现，发现通过深度学习获得的纤维化评分与病理评估的纤维化分期显著相关。诊断纤维化分期，肝硬化（F4）、晚期纤维化（≥F3）和显著纤维化（≥F2）的 AUC 分别为 0.84、0.84 和 0.85。国内研究者利用 CNN 建立的自动的特征分类和纤维化评分模型可以获得受试者操作特征曲线下面积（area under receiver operating characteristic，AUROC）值可达到 0.85~0.95，与非自动的模型效率相当[36]。

然而，CT 在临床环境中比 MRI 更容易获得，并且未来应用新技术或使用高性能计算机，预计性能将得到改善。而基于弹性成像深度学习（DLRE）可以对二维剪切波弹性成像中的异质性进行定量分析，以评估慢性乙型肝炎感染的肝纤维化分期[17]，与 2D-SWE 相比有显著诊断性能优势。故上述非侵入性技术可以提供侵入性肝脏活检的替代方案，并且可以准确诊断肝纤维化。

（三）诊疗规划与疗效预测

目前，人工智能技术已可通过术前 CT、MRI 三维重建模型，指导选择最佳手术方案。随着虚拟和增强现实技术的进一步发展，AI 技术可以进一步用于术中导航，实时引导切面确认，提高外科手术的精确度与安全性。将来通过 AI 与手术机器人的结合，人工智能技术有望实现独立完成肝脏肿瘤切除术。

通过精确的方法自动预测 HCC 患者在治疗前对经动脉化疗栓塞的可能反应非常重要，可最大限度地减少患者伤害及不必要的干预措施，降低医疗成本等。通过结合基于机器学习模型的临床数据和基线 MR 成像，可以准确预测 HCC 患者的经动脉化疗栓塞结果，模型预测治疗反应的总体准确率为 78%（敏感性 62.5%，特异性 82.1%，阳性预测值 50.0%，阴性预测值 88.5%）[37]。该策略可以帮助医生在 HCC 患者中进行最佳治疗选择。

深度学习 CNN 模型在预测肝脏立体定向放射治疗后的肝胆毒性方面也可发挥作用。应用 CNN 寻找与毒性相关的 3D 剂量计划中的一致模式，并将数值预处理特征输入到完全连接的神经网络中进行更全面的预测，用于实现肝胆毒性预测的 3D 剂量计划分析的 CNN 所得到的 AUC 为 0.79，并且当与一些治疗前特征分析相结合时，AUC 可达到 0.85[38]。该框架可以实现对辐射毒性的准确预测，有助于放射治疗的精准施治。

四、AI 面临的挑战和未来前景

AI 作为基于深度学习的自动化解决方案，旨在解决最常见的临床问题，这些问题需要大量的长期专业知识积累，或对于人类读者而言过于复杂。虽然各种形式的人工智能已超过人类表现，但他们缺乏更高层次的背景知识，未能建立像人脑这样的联想模式。更为重要的是，当前的 AI 仅针对其中一项特定任务进行培训，无法完成多个任务，且还没有出现能够检测整个人体多种异常的综合 AI 系统。未来，研究人员需要开发更先进的深度学习算法来解决更复杂的医学成像问题。

基于电子方式组织和以系统方式聚集的健康医疗大数据，极大地方便了研究人员访问和检索。目前，任何 AI 模型学习所需的训练数据缺乏管理是主要挑战。为特定 AI 任务选择相关患者群组或在图像内进行分割是必不可少的。一些使用 AI 的分割算法并不是完美的数据，需要人类专家来验证其准确性。令人欣慰的是，无监督学习可以通过学习辨识性特征而无须明确标记来实现自动数据整理，众多研究已在探索无监督学习应用于脑 MRI 和乳腺摄影的可能性，并且需要更多现场应用该技术。目前在肝胆疾病领域，医学成像的 AI 仍处于起步阶段（例如超声或 PET/CT）[26]。

整体而言，AI 在医疗领域的定位是辅助医生，但永远无法取代医生，但使用人工智能的医生将不可避免地取代那些没有人工智能辅助的医生。首先 AI 应用目的设定为辅助支持，以帮助医生检索大数据中的可能被忽视或隐藏的重要信息。AI 机器学习较难达到或超过专家对疾病和人体状况的综合理解。此外，人需要情感交流，而不仅仅是生理数据指标公式化算法。其次，AI 为医生提供的诊疗建议，即便是算法最优、数据最合理，仍需人类专家来做出最终决策。因为医生会综合考虑患者偏好、价值观、诊疗方案对患者生存及社会家庭的意义等因素。在未来医疗实践中 AI 将与人类专家相辅相成。我们还需倡导建立数据互联网络，识别来自不同地区的患者数据，并根据不同的人口学特征、区域特征、疾病特征等进行大规模培训 AI，才能产生出更强大、更准确的 AI 系统，造福社会和人类健康[39]。此外还需解决监管和隐私保护问题。现有医疗服务体系已有完备的伦理、道德和隐私保护制度。若应用 AI，亦要充分体现规范和准则，保护数据和建立信任，并以此为路径，推进 AI 普及应用[40]。直面临床中精准外科治疗的诸多挑战，切实辅助医生提高手术效果，并将精准外科理念推广落实到广大基层医院，需要联合临床专家、医学影像专家、人工智能技术专家协力加以解决。我们相信人工智能技术的创新应用将大大加速精准外科范式的发展，从而步入新时代。

（冯晓彬）

参 考 文 献

[1]　LECUN Y, BENGIO Y, HINTON G. Deep learning [J]. Nature, 2015, 521 (7553): 436-444.

[2]　MARON M E. Artificial intelligence and brain mechanisms. Mem Rm-3522-Pr [J]. Memo RM, 1963, 86: 1-35.

[3]　MARR D, POGGIO T. Cooperative computation of stereo disparity [J]. Science, 1976, 194 (4262): 283-287.

[4]　HOSNY A, PARMAR C, QUACKENBUSH J, et al. Artificial intelligence in radiology [J]. Nat Rev Cancer, 2018, 18 (8): 500-510.

[5]　WONG S T C. Is pathology prepared for the adoption of artificial intelligence? [J]. Cancer Cytopathol, 2018, 126 (6): 373-375.

[6]　CHANG H Y, JUNG C K, WOO J I, et al. Artificial intelligence in pathology [J]. J Pathol Transl Med, 2019, 53 (1): 1-12.

[7]　ESTEVA A, KUPREL B, NOVOA R A, et al. Dermatologist-level classification of skin cancer with deep neural networks [J]. Nature, 2017, 542 (2639): 115-118.

[8]　BRINKER T J, HEKLER A, ENK A H, et al. A convolutional neural network trained with dermoscopic images performed on par with 145 dermatologists in a clinical melanoma image classification task [J]. Eur J Cancer, 2019, 111: 148-154.

[9]　GULSHAN V, PENG L, CORAM M, et al. Development and validation of a deep learning algorithm for detection of diabetic retinopathy in retinal fundus photographs [J]. JAMA, 2016, 316 (22): 2402-2410.

[10]　MASUMOTO H, TABUCHI H, NAKAKURA S, et al. Accuracy of a deep convolutional neural network in detection of retinitis pigmentosa on ultrawide-field images [J]. Peer J, 2019, 7: e6900.

[11]　BROSCH T, TAM R. Initiative for the Alzheimer's Disease N. Manifold learning of brain MRIs by deep learning [J]. Med Image Comput Comput Assist Interv, 2013, 16 (142): 633-640.

[12]　PARMEGGIANI D, AVENIA N, SANGUINETTI A, et al. Artificial intelligence against breast cancer (A. N. N. E. S-B. C. -Project) [J]. Ann Ital Chir, 2012, 83 (1): 1-5.

[13]　BEJNORDI B E, VETA M, VAN DIEST P J, et al. Diagnostic assessment of deep learning algorithms for detection of lymph node metastases in women with breast cancer [J]. JAMA, 2017, 318 (22): 2199-2210.

[14]　GATOS I, TSANTIS S, SPILIOPOULOS S, et al. A machine-learning algorithm toward color analysis for chronic liver disease classification, employing ultrasound shear wave elastography [J]. Ultrasound Med Biol, 2017, 43 (9): 1797-1810.

[15]　LITJENS G, KOOI T, BEJNORDI B E, et al. A survey on deep learning in medical image analysis [J]. Med Image Anal, 2017, 42: 60-88.

[16]　HINTON G E, SALAKHUTDINOV R R. Reducing the dimensionality of data with neural networks [J]. Science, 2006, 313 (5786): 504-507.

[17]　WANG K, LU X, ZHOU H, et al. Deep learning Radiomics of shear wave elastography significantly improved diagnostic performance for assessing liver fibrosis in chronic hepatitis B: a prospective multicentre study [J]. Gut, 2019, 68 (4): 729-741.

[18]　LIEW C. The future of radiology augmented with Artificial Intelligence: a strategy for success [J]. Eur J Radiol, 2018, 102: 152-156.

[19]　VIVANTI R, SZESKIN A, LEV-COHAIN N, et al. Automatic detection of new tumors and tumor burden evaluation in longitudinal liver CT scan studies [J]. Int J Comput Assist Radiol Surg, 2017, 12: 1945-1957.

[20]　BEN-COHEN A, KLANG E, DIAMANT I, et al. CT image-based decision support system for categorization of liver metastases into primary cancer sites: initial results [J]. Acad Radiol, 2017, 24 (12): 1501-1509.

[21]　LIU X, SONG J L, WANG S H, et al. Learning to diagnose cirrhosis with liver capsule guided ultrasound image classification [J]. Sensors (Basel), 2017, 17 (1): E149.

[22]　BISWAS M, KUPPILI V, EDLA D R, et al. Symtosis: a liver ultrasound tissue characterization and risk stratification in optimized deep learning paradigm [J]. Comput Methods Programs Biomed, 2018, 155: 165-177.

[23]　PREIS O, BLAKE M A, SCOTT J A. Neural network evaluation of PET scans of the liver: a potentially useful adjunct in clinical interpretation [J]. Radiology, 2011, 258 (3): 714-721.

[24]　YASAKA K, AKAI H, ABE O, et al. Deep learning with convolutional neural network for differentiation of liver masses at dynamic contrast-enhanced CT: a preliminary study [J]. Radiology, 2018, 286 (3): 887-896.

［25］ VIVANTI R, JOSKOWICZ L, LEV-COHAIN N, et al. Patient-specific and global convolutional neural networks for robust automatic liver tumor delineation in follow-up CT studies [J]. Med Biol Eng Comput, 2018, 56 (9): 1699-1713.

［26］ GUO L H, WANG D, QIAN Y Y, et al. A two-stage multi-view learning framework based computer-aided diagnosis of liver tumors with contrast enhanced ultrasound images [J]. Clin Hemorheol Microcirc, 2018, 69 (3): 343-354.

［27］ IBRAGIMOV B, TOESCA D, CHANG D, et al. Combining deep learning with anatomical analysis for segmentation of the portal vein for liver SBRT planning [J]. Phys Med Biol, 2017, 62 (23): 8943-8958.

［28］ LU F, WU F, HU P, et al. Automatic 3D liver location and segmentation via convolutional neural network and graph cut [J]. Int J Comput Assist Radiol Surg, 2017, 12 (2): 171-182.

［29］ SUN C, GUO S, ZHANG H, et al. Automatic segmentation of liver tumors from multiphase contrast-enhanced CT images based on FCNs [J]. Artif Intell Med, 2017, 83: 58-66.

［30］ CHEN Y, LUO Y, HUANG W, et al. Machine-learning-based classification of real-time tissue elastography for hepatic fibrosis in patients with chronic hepatitis B [J]. Comput Biol Med, 2017, 89: 18-23.

［31］ MA H, XU C F, SHEN Z, et al. Application of machine learning techniques for clinical predictive modeling: a cross-sectional study on nonalcoholic fatty liver disease in China [J]. Biomed Res Int, 2018, 2018: 4304376.

［32］ ISLAM M M, WU C C, POLY T N, et al. Applications of machine learning in fatty live disease prediction [J]. Stud Health Technol Inform, 2018, 247: 166-170.

［33］ WU C C, YEH W C, HSU W D, et al. Prediction of fatty liver disease using machine learning algorithms [J]. Comput Methods Programs Biomed, 2019, 170: 23-29.

［34］ YASAKA K, AKAI H, KUNIMATSU A, et al. Liver Fibrosis: deep convolutional neural network for staging by using gadoxetic acid-enhanced hepatobiliary phase MR images [J]. Radiology, 2018, 287 (1): 146-155.

［35］ YASAKA K, AKAI H, KUNIMATSU A, et al. Deep learning for staging liver fibrosis on CT: a pilot study [J]. Eur Radiol 2018, 28 (11): 4578-4585.

［36］ ABAJIAN A, MURALI N, SAVIC L J, et al. Predicting treatment response to intra-arterial therapies for hepatocellular carcinoma with the use of supervised machine learning-an artificial intelligence concept [J]. J Vasc Interv Radiol, 2018, 29 (6): 850-857.

［37］ IBRAGIMOV B, TOESCA D, CHANG D, et al. Development of deep neural network for individualized hepatobiliary toxicity prediction after liver SBRT [J]. Med Phys, 2018, 45 (10): 4763-4774.

［38］ ZHOU L Q, WANG J Y, YU S Y, et al. Artificial intelligence in medical imaging of the liver [J]. World J Gastroenterol, 2019, 25 (6): 672-682.

［39］ JOHNSON K W, TORRES SOTO J, GLICKSBERG B S, et al. Artificial intelligence in cardiology [J]. J Am Coll Cardiol, 2018, 71 (23): 2668-2679.

［40］ NISHIDA N, YAMAKAWA M, SHIINA T, et al. Current status and perspectives for computer-aided ultrasonic diagnosis of liver lesions using deep learning technology [J]. Hepatol Int, 2019, 13 (4): 416-421.

第 **4** 篇

精准肝脏外科治疗学

第1节 循证决策

近20年来，肝脏疾病的治疗模式发生了重大转变，由过去的局部治疗转变为系统、全身、多学科和个体化的治疗。临床医师面临着如何制定合理的治疗策略、如何客观评价各种新型治疗方法的挑战。但无论新理念和新技术将带来何种影响，患者现实的总体生存获益与否才是判断某项治疗策略与技术是否具有生命力的唯一标准。循证医学是以基于基础及临床研究数据为指导的方法学，代替以往以个人经验及直觉为基础的传统个性化治疗，自20世纪末开始被广泛用于评估和检验治疗方法科学性和有效性，改变了临床医师的思维方法与实践模式[1-2]。现有最佳的临床研究结论是医疗决策的主要依据。布赖恩（Brian）[2]总结的"5S"等级构架精炼描绘从证据到决策的全过程（图32-1-1），由原始研究（Studies）出发，证据进行逐级的归纳汇总提炼，最终获得一个集合了全部最佳证据，以及进行决策所需的其他信息的具有计算机决策支持的证据系统（Systems）。"5S"最顶端的证据系统是一个理想状态，其整合了疾病诊治的临床路径以及相关证据，并能够在实践中结合患者的个人信息在短时间内迅速针对该患者的个人情况产生诊治建议。英国国家医疗卫生服务信息工程产生的"医学地图（Map of Medicine）"以及IBM公司认知技术平台"Watson"均具备一定程度的证据系统特征，但离真正应用于临床仍有不小的差距。一方面，"5S"证据演进的过程漫长，尽管互联网为证据的收集提供了巨大便利，但后续证据的加工、整合、形成综合证据仍需要大量的人力和时间。另一方面，决策作为循证医学最终落脚点，理想化的循证决策应是个体化的，而受限于证据不充分和需要提炼，往往获得的"最佳证据"是基于群体观察的结果，而临床指南也很难做到足够"精准"。

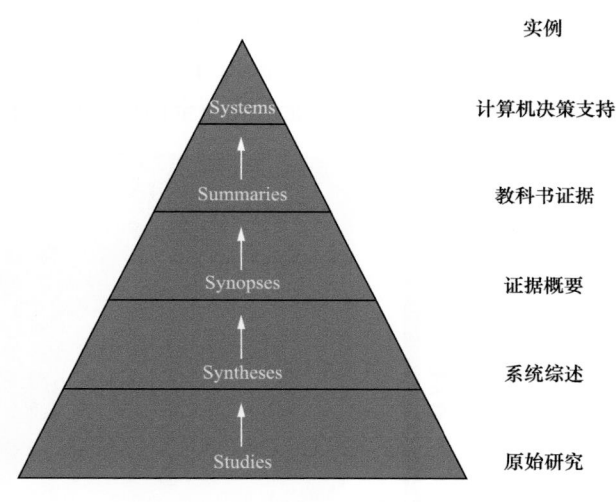

图32-1-1 从证据到决策的"5S"全过程

事实上，循证医学在发展过程中受到一定的质疑，也在逐步调整其定位并逐渐完善。循证医学强调对可获得证据的依赖，以随机对照试验（RCT）为金标准。故基于循证医学制订的临床治疗指南必然受制于当前基础与临床研究的深度和技术水平，具有"时效性"和"时代局限性"。例如，多个临床研究均提示胃癌D2根治术与D1根治术相比在长期存活率方面并无显著优势，但在众多胃癌外科专家的分析下，肯定地提出了"可切除胃癌患者推荐施行D2手术"，随后美国NCCN（National Comprehensive Cancer Network）指南、日本《胃癌处理规约》和欧洲胃癌联盟网络均推荐D2根治术作为进展期胃癌的标准术式[3]；众多研究提示，腹腔镜胆囊切除术与小切口开腹胆囊切除术相比在死亡率和术后生活质量方面并无显著差异，并且腹腔镜组手术花费和胆道损伤的发生率更高。但自 20 世纪 80 年代以来，经腹腔镜行胆囊切除术比例逐年上升，腹腔镜胆囊切除术已成为择期胆囊切除术的标准术式[4]。可见，循证医学在反映医学科学真实性的同时，其刻板追求循证并不能为临床医学实践所接受。一般认为，循证医学的缺陷主要表现在如下三个方面：①忽视了疾病个体化的特点和患者的主观意愿。按照循证医学的要求，一切干预都要有实验医学的证据，让临床手册尽量达到像机械师的手册一样标准——所有的医生干预完全一致，疗效也严格量化。而实际上，相同的症状可能由完全不同的疾病引起；而同一种疾病，在不同个体的表现可能完全不同。而对同一种疾病给予相同的治疗，不同患者的心理状态、主观感受和对治疗的生物学反应也绝不会完全一致。②循证医学在方法学上有其局限性。其本质是流行病学研究，但原始RCT 不能涵盖所有的临床问题，或由于伦理原因，部分临床研究无法设计为 RCT，最终使得相关领域缺乏高质量临床证据。③忽视了临床医生的主动性和重要性。以往，临床指南多以专家组（expert panel）的方式，依其博学与共识来推荐最佳的治疗方案。循证医学要求忽视医学权威意见，坚持依据统计学和研究方法学的客观要求来评定任何临床知识的可靠程度[1-2]。

随着大数据时代的来临，采用"真实世界数据"（real world evidence，RWE）取代传统临床试验的呼声越来越高。真实世界数据需要通过真实世界研究（real world study，RWS）来进行加工、整合和提炼（图 32-1-2）[5]。与传统 RCT 强调标准化治疗不同，RWS 更注重于评价临床诊疗措施给患者带来的实际获益。RWS 通过采用较为宽泛的纳入标准和较少的排除标准，反映患者在真实的医疗环境下具体干预措施对临床结局的影响[6-7]。例如，从 REFLECT 研究得到仑伐替尼治疗不可切除的肝细胞癌（uHCC）非劣效于索拉非尼的结论之后，仑伐替尼于 2018 年 3 月率先在日本获批上市，成为肝癌的一线靶向治疗药物[8]。2019 年 APASL 年会披露了有关仑伐替尼在真实世界中应用的数据，结果发现真实世界中仑伐替尼的疾病控制率（DCR）不如 REFLECT 研究，同时并发症的发生率也明显高于REFLECT 研究，充分说明真实世界研究的结论并不等同于传统临床研究的结论[9]。特别需要指出的是，RWS 在外科临床研究领域有着得天独厚的优势。由于实际操作困难，伦理学不适合等诸多因素，在一些外科领域并不适合开展 RCT。这时，有计划地收集实际临床诊疗数据，开展 RWS 就更为合适，在保障患者权益的同时，能系统而全面地分析临床诊疗决策与患者获益之间的关系[10]。

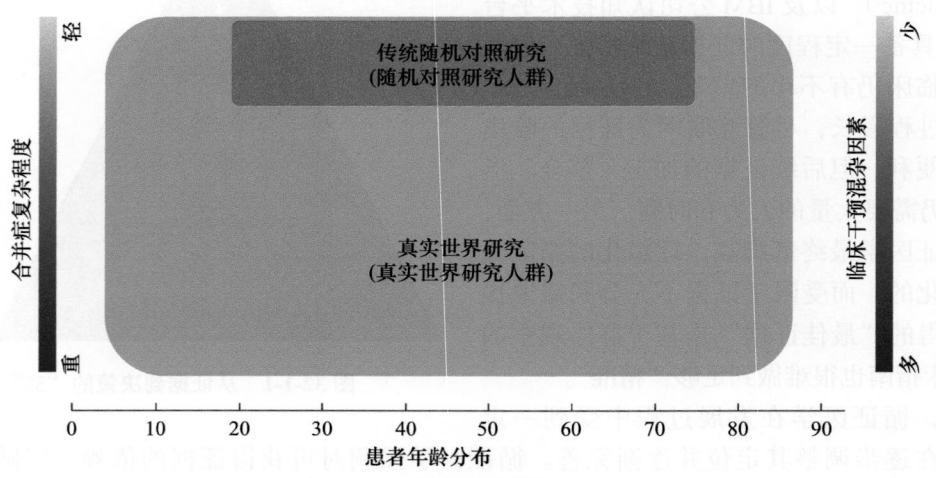

图 32-1-2　真实世界研究与传统 RCT 研究的比较

无论是传统 RCT 还是近年来兴起的 RWE，本质上还是证据，要做到真正意义上的循证决策，仅仅依靠证据显然是不够的。在临床实践中，我们经常会遇到证据不充分甚至找不到证据的情况，这个时候就需要我们结合临床经验来进行循证决策。在这一过程中，要特别注意处理好如下几个方面的关系：

1. 确定性和不确定性之间的关系　临床医学具有很强的不确定性，很多疾病的诊断一开始往往是不明确的，例如，肝胆系统的恶性肿瘤，很多时候要通过手术探查才能明确诊断和肿瘤的侵犯程度，同时针对疾病的各种治疗方法的远期效果也存在不确定性，因此，对临床决策带来很大的挑战。医生必须充分考虑到疾病在不同情况下的治疗方案，要做好预案；还要充分考虑到现代技术在治疗中带来的副作用和附加伤害，同时结合患者及家属的个人价值观、对治疗的期望值以及经济承受能力等进行决策。因此，临床实践中需要根据不同人群、不同情境进行不同的决策，不确定性决策中的各种决策方法的出发点是不同的，并受决策者主观愿望的影响。

2. 规范化与个体化之间的关系 规范化治疗是循证医学的重要目的之一，实践已经充分证明了其必要性。各种指南和专家共识的拟定，确实提高了治疗的质量和效率。然而在现实中，患者除了在基因等基础方面存在个体化差异外，在疾病的进展阶段、解剖学特点、机体功能、并发症及生活环境等各个方面均存在差异，这些差异最终将影响治疗和预后。因此，要想实现最佳的治疗效果，必须进行个体化的综合治疗。例如：对于原发性肝癌来说，由于肿瘤大小、部位、有无血管侵犯、病毒复制的活跃程度不同，合并的肝脏背景疾病和肝硬化程度不同，患者的一般状态、性别，甚至经济状况等方面的不同，使得肝癌表现出明显的异质性。即使是相同大小和类型的肿瘤，也可能有完全不同的临床表现，对治疗的反应也千差万别，这就要求我们必须从每例肝癌患者入手，分析其个体特性，有针对性的"量体裁衣"，制定不同的个体化方案。

3. 系统治疗和外科治疗之间的关系 按照传统的观点，恶性肿瘤首选手术治疗，这也是多数外科医生的思维。但实际上我们发现，很多实体性肿瘤，虽然从解剖学上可切除，但单纯手术切除的远期疗效欠佳。例如，合并大血管侵犯的原发性肝癌、胰腺癌等，即便行根治性切除，多数患者也很快复发，远期疗效很差。此时，根据患者的基因分型和肿瘤病理学类型，结合其身体状态和主观意愿，实施以新辅助化疗、靶向治疗和免疫治疗为代表的系统治疗十分必要。系统治疗和外科治疗是相辅相成、互为补充的关系，在术前进行系统治疗，可以对肿瘤进行降期，有助于筛选出真正适合行手术治疗的患者；在术后进行系统治疗，可以延缓肿瘤复发，改善长期预后。

4. 临床获益与潜在风险之间的关系 如何把握临床获益与潜在风险之间的矛盾？理论上讲，获益越大，风险也越大。例如：方案一采用广泛性手术切除治疗（R0 切除），理论上可以达到根治肿瘤的效果，但同时伴随创伤大、并发症发生率高的风险；方案二选择姑息性手术切除治疗（R1 切除），只将肿瘤及其周围浸润组织切除，而不行扩大淋巴结清扫或邻近脏器切除，虽然在病理学上达不到真正意义上的根治，但伴随的风险却大大降低。如果只考虑临床获益，决策时本应选择方案一，但实际上人们往往会选择方案二，其主要原因是方案二风险远较方案一为低。可见，最终的临床决策并非是选择最优方案，而是选择患者最满意的方案。从已有证据、经济学和统计学角度得出的最优方案，在临床中不一定是患者认可的最满意的方案。因此，我们在临床实践中，必须与患者充分沟通，综合考虑多层面关系，把握决策风险，做出科学而有效的选择。

（董家鸿 陈 耿）

参 考 文 献

[1] SACKETT D L, RICHARDSON W S, ROSENBERG W, et al. Evidence-based medicine: how to practice and teach EBM [M]. 2nd ed. Edinburgh: Churchill livingstone, 2000.

[2] SACKETT D L, HAYNES R B, GUYATT G H, et al. Clinical epidemiology: a basic science for clinical medicine [M]. 2nd ed. New York: Little Brown, 1991.

[3] SONGUN I, PUTTER H, KRANENBARG E M, et al. Surgical treatment of gastric cancer: 15-year follow-up results of the randomised nationwide Dutch D1D2 trial [J]. Lancet Oncol, 2010, 11 (5): 439-449.

[4] SHEA J A, HEALEY M J, BERLIN J A, et al. Mortality and complications associated with laparoscopic cholecystectomy. A meta-analysis [J]. Ann Surg, 1996, 224 (5): 609-620.

[5] SHERMAN R E, ANDERSON S A, DAL PAN G J, et al. Real-world evidence-what is it and what can it tell us? [J]. N Engl J Med, 2016, 375 (23): 2293-2297.

[6] SCHNEEWEISS S. Learning from big health care data [J]. N Engl J Med, 2014, 370 (23): 2161-2163.

[7] ANDREU-PEREZ J, POON C C, MERRIFIELD R D, et al. Big data for health [J]. IEEE J Biomed Health Inform, 2015, 19 (4): 1193-1208.

[8] KUDO M, FINN R S, QIN S K, et al. Lenvatinib versus sorafenib in first-line treatment of patients with unresectable hepatocellular carcinoma: a randomised phase 3 non-inferiority trial [J]. Lancet, 2018, 391: 1163-1173.

[9] OBI S, SATO T, SATO S, et al. The efficacy and safety of lenvatinib for advanced hepatocellular carcinoma in a real-world setting [J]. Hepatol Int, 2019, 13: 199-204.

[10] U. S. Department of Health and Human Services FDA. Use of real-world evidence to support regulatory decision-making for medical devices [OL]. https://wwwfdagov/downloads/Medical Devices/Device Regulation and Guidance/Guida nceDocuments/UCM 513027pdf.

第 2 节　多学科联合诊疗

肝脏疾病发病机制复杂，起病隐匿难以早期诊断，临床表现多样而不典型，治疗方式更是随技术的发展而层出不穷。以肝脏恶性肿瘤为例，其早期诊断率低、可切除率低、辅助治疗有效率低，导致其诊断和治疗一直颇具挑战性[1]。越来越多的新技术应用于肝癌的诊治之中。在诊断方面，新型肿瘤标志物的出现使得早期诊断和预后判断有了更多的依据，超声造影、Gd-EOB-DTPA 增强 MRI 的出现使得早期获得肿瘤影像成为可能。在治疗方面，除了传统的手术切除，大量新技术、新药物、新理念的出现让患者有了更多的选择，如腹腔镜技术让手术切除更加微创，对于尾状叶等特殊部位的肿瘤有其特别的优势；立体定向放疗对于小肝癌的效果不亚于射频消融，对于靠近膈肌等特殊部位的肿瘤疗效甚至优于后者；肝脏移植对于早期肝癌的长期疗效优于传统肝切除，但其对术后的随访管理提出了更高的要求；分子靶向治疗和免疫治疗对于不可切除的晚期肝癌疗效远优于传统的化疗。然而，大量研究证实该系统肿瘤是一类高度异质性的疾病，这种异质性主要表现为人群异质性和时空异质性。上述技术的综合和个体化应用成为保证疗效的关键。如何筛选合适的目标患者？如何在疾病的不同阶段选择最恰当的治疗方式？如何精确地评估疗效和预后？上述问题所涉及的知识远远超出了单一专业医师的范畴，传统的各自为战、一对一的三级诊疗模式（主任医师-主治医师-住院医师）难以满足需要，进行多学科协作势在必行。

多学科团队（multiple disciplinary team，MDT）联合诊疗起源于 20 世纪 90 年代的美国。在该模式下，来自外科、内科、放疗科、影像科、病理科等科室的专家组成一个比较固定的医疗团队，针对某一疾病或某个患者，通过定期和定时的专家会诊，提出适合患者的最佳治疗方案，并由主管该患者的学科单独或多学科联合实施治疗方案，同时定期对患者的治疗反馈进行质量评估和优化，不断修正现有的治疗模式。由此可见，MDT 诊疗模式是以患者为中心，将多学科的诊治优势强强联合，以期让患者达到最大的获益。

当前，越来越多的医院开展了外科主导的针对肝脏恶性肿瘤的 MDT，并且已经逐渐贯穿到疾病的诊断、治疗、随访全过程[2]。由于当前肝癌的治疗方式很多，包括外科手术、射频消融、TACE、化疗、放疗、靶向治疗和免疫治疗等，因此肝癌 MDT 的诊疗策略涉及的范围很广，可以考虑从如下几个主要方面着手：①肝癌的诊断和术前分期；②不同分期肝癌的治疗策略选择；③手术安全性的评估；④手术入路 / 方式和术中精准定位策略的选择；⑤复发性肝癌和转移性肝癌治疗策略的选择；⑥抗乙肝病毒及其他支持治疗方案的选择。近年来，国内若干主要肝胆外科中心报道的肝癌术后 5 年生存率已经上升到 50%～60%，MDT 诊疗在其中功不可没，研究表明 MDT 可能是精准肝脏外科时代提升肝癌远期疗效的最主要途径[3-4]。肝细胞癌（hepatocellular carcinoma，HCC）合并门静脉癌栓（portal vein tumor thrombus，PVTT）的多学科综合治疗就是最典型的例子之一。单纯外科手术治疗合并Ⅲ型以上 PVTT 的 HCC 效果很差，大部分患者在术后 2～6 个月复发。MDT 则根据患者的具体状况，如肝功能、原发灶大小、PVTT 分型决定治疗方案，综合应用外科手术、肝动脉栓塞化疗（TACE）、立体定向放疗及靶向 / 免疫治疗，将患者的长期生存率提高了 1 倍以上[5-6]。

MDT 在良性肝病中的应用亦在逐步深入，其中门静脉高压症可能是最需要 MDT 诊疗的疾病之一。因为门静脉高压症治疗手段多而复杂，如内镜下曲张静脉套扎、硬化剂注射、介入栓塞治疗和 TIPS，也可以采用手术治疗，如各种类型的分流术、脾切除＋断流术及肝脏移植术。通常根据患者病情发展的阶段、肝功能情况、消化道出血风险等因素来选择合适的治疗方案，同时还要考虑常规手术治疗对门静脉系统血流和解剖结构的改变，尽可能减少对将来实施肝移植手术的潜在影响。因此，MDT 诊治模式可以很好的以患者利益为中心制订合理的诊疗路线，这需要肝脏外科、消化内科、介入科和放射科医生的参与。美国同行在这方面做了大量的探索，他们首先将所有因上消化道出血的患者进行 MDT 会诊，通常先做内科及内镜治疗，上述治疗无效则进一步行肝功能评价，Child-Pugh 分级 A 级及 B 级且无腹水的患者优先推荐做远端脾肾分流（对第一肝门解剖影响较小），不能行此手术或分流手术失败者则行断流术。Child-Pugh 分级 B 级合并腹水及 C 级患者推荐行肝移植术，短期内得不到供肝或急诊出血者可先行 TIPS 手术作为过渡，等待供肝[7-9]。

肝移植受者术后管理也是 MDT 在肝脏外科临床中应用的一个范例[9]。目前我国每年的肝移植例数可达 4000～5000 例，术后 5 年生存率已经提高到 70% 以上。肝移植术后长期并发症的发生率显著高于常规肝脏手术，如血管／胆管并发症、急／慢性排斥反应、感染性并发症、药物相关性并发症等等，上述并发症能否得到恰当的处理直接关系到患者的预后。在个人技能与知识覆盖面不能适应愈加复杂的疾病发展与转归和日渐增加的罕见病种，团队协作应运而生。肝移植术后管理 MDT 是由肝脏外科、消化内科、重症监护、介入科、肿瘤科、内分泌科、感染科、中医科、心理科、护理组等多个学科领域的医学、医技、护理专家组成，定期讨论肝移植术后出现并发症且常规治疗效果不佳的疑难病例，显著提高了救治效果。如今，受者术后管理 MDT 已经成为各大肝移植中心的标配，也是医院整体实力的体现。

有学者将当前肝脏外科的 MDT 体系分为两种模式：一种是邦联制，类似于欧盟，即多学科会诊制度；另外一种是联邦制，如同美国，即集多学科治疗为一体，一个学科掌握了相关领域所有的治疗技术。目前，国内大多数中心采用的是邦联制，只有少数大型中心采用联邦制。在我国，由于医院分科体系的缺陷，导致了多学科综合治疗缺乏科学、有效的协作机制，目前很难改变传统的以治疗方法为基础的分科模式而采用以疾病为基础的分科模式。现阶段国内医院大多采用多学科联合会诊制度（邦联制），即多个科室通过定期联合会诊的方法，共同讨论下一步的治疗方法。这一方式的优点在于实施起来比较灵活，阻力较小。此外，根据我们的实践经验，在 MDT 的建设中还要把握好如下几个方向：

1. 多学科成员的组成　根据疾病的不同，MDT 团队成员的组成也不同，要尽可能选择疾病诊治所涉及的所有领域的专家。同时，小组中最好有肿瘤生物学和生物信息学专家，他们可以帮助解读基因检测数据。通过多学科成员的通力协作，有望将分散的知识转换成一个整合、连贯的个性化治疗方案，对一些难治的复杂病例进行个体化诊疗及随访。

2. 以患者为中心的诊疗模式　患者对于他们所接受治疗的认知取决于医疗的质量、治疗效果、医师和医疗小组在治疗互动中表现出的积极程度和互相理解，同时和每位患者的性格及价值观也有密切的关系。因此，MDT 团队提供的诊疗模式是以患者为中心的模式，这意味着所有决策都需要考虑患者及其家庭与专业医疗团队间的医疗关系和人际关系。临床研究建议让患者或家属参与整个会诊讨论的过程，期间患者或家属可对治疗方案提出各种问题并得到 MDT 成员的解答，最终达到为患者制定个性化治疗方案的目的。

3. 以指南优先的决策模式　MDT 进行临床决策的基本原则仍是以"指南优先"，如果没有现成的指南，则可依靠专家共识或者相关临床研究结果，也就是必须做到每个决策都有据可依。每位患者都是按照临床公认的指导方案进行治疗，也只有如此，患者才能得到真正合适的治疗和最佳的疗效。

4. 个体化的治疗模式　个性化治疗需要来自多个不同学科和专业的信息。在 MDT 诊疗过程中，各种临床信息和检查结果会由专家进行评审，以确定其临床意义。对于那些采用传统疗法失败的患者，例如手术、化疗和放疗效果不佳者，一旦有合适的靶向治疗方案或免疫治疗方案，都会与他们进行匹配。这些治疗方案也可以通过 MDT 进行监管。总之，MDT 可以根据患者的个人临床特征、基因变异和特定肿瘤微环境等信息，通过靶向、免疫、细胞或基因疗法或联合疗法制定个性化的治疗方案。

5. 以临床问题为导向的研究模式 现有的药品及治疗技术研究虽然发展迅速，但其临床转化率仍有待提高，如何与临床需求紧密结合，依然是一个棘手的课题。MDT 可以整合临床医学专家、医学研究专家及生物技术专家各自的优势，通过密切讨论与合作，设计科学合理的研究方案，进行缜密的研究。将研究成果快速转化指导临床治疗，并以此形成"医、研、治"模式，推动解决临床问题。

总之，当前肝脏疾病 MDT 可谓是百花齐放、百家争鸣，不同的中心和不同的学科都在探索适合自己的 MDT 模式。在可以预见的将来，随着临床研究的深入，相关疾病的指南或共识将从粗犷、简单逐渐到精细和精准，真正做到将适宜的技术、在适当的时候、给适合的患者、进行适度的治疗。

（董家鸿　陈　耿）

参 考 文 献

［1］ YAU T, TANG V Y, YAO T J, et al. Development of Hong Kong liver cancer staging system with treatment stratification for patients with hepatocellular carcinoma [J]. Gastroenterology, 2014, 146 (7): 1691-1700.

［2］ WANG K, GUO W X, CHEN M S, et al. Multimodality treatment for hepatocellular carcinoma with portal vein tumor thrombus: a largescale, multicenter, propensity matching score analysis [J]. Medicine, 2016, 95 (11): e3015.

［3］ 中国研究型医院学会消化道肿瘤专业委员会, 中国医师协会外科学分会多学科综合治疗专业委员会. 肝脏及胆道恶性肿瘤多学科综合治疗协作组诊疗模式专家共识 [S/J]. 中华普通外科学文献 (电子版), 2017, 11 (1): 1-3.

［4］ 林健振, 潘杰, 周慷, 等. 多学科诊疗模式用于肝胆恶性肿瘤的精准及免疫治疗的实践及思考 [J]. 中华消化病与影像杂志 (电子版), 2019, 9 (1): 1-4.

［5］ KOKUDO T, HASEGAWA K, MATSUYAMA Y, et al. Survival benefit of liver resection for hepatocellular carcinoma associated with portal vein invasion [J]. J Hepatol, 2016, 65 (5): 938-943.

［6］ 陈振华, 赵龙, 张修平, 等. 肝细胞癌合并门静脉癌栓外科多学科综合治疗 [J]. 中华肝脏外科手术学电子杂志, 2019, 8 (1): 6-10.

［7］ 许世磊, 张英才, 杨杨. MDT 诊疗模式下的肝移植治疗门静脉高压症 [J]. 肝胆外科杂志, 2015, 23 (5): 324-326.

［8］ 中华外科学分会门静脉高压症学组. 肝硬化门静脉高压症食管胃底静脉曲张破裂出血的诊治共识 [S/J]. 中华普通外科杂志, 2016, 31 (2): 167-170.

［9］ 董家鸿. 精准外科时代门静脉高压症的外科治疗策略 [J]. 中华消化外科杂志, 2013, 12 (11): 811-813.

第 3 节　临 床 路 径

临床路径（clinical pathway）指针对某一疾病建立一套标准化治疗模式与治疗程序，并以循证医学证据和指南为指导，促进治疗规范和疾病管理的方法。最终达到降低平均住院日、控制医疗费用、规范医疗行为、提高医疗服务的目的。一般认为临床路径包含以下 4 点关键要素：①对象是针对一组特定的诊断或处置；②制定过程是综合多学科医学知识的过程；③路径的设计要依据住院的时间流程，结合治疗过程中的效果，对检查治疗的项目、顺序和时限进行规定；④目的是建立一套标准化的治疗模式[1-2]。

1. 临床路径的制定 尽管不同的医院临床路径的制定方式有所不同，但主要应包含如下两个步骤：

（1）成立医院临床路径专家委员会或临床路径管理小组，小组成员主要包括科主任、责任医师、护士长和护理组长。

（2）各科人员协作制订临床路径表或护理计划。临床路径制定的具体程序通常为：小组人员根据国内外相关资料，结合自身临床实践和医院的具体情况，制订相应疾病的最佳诊疗计划和进度流程。拟定路径应用表格，科室主任组织科内医生、护士对该表格进行充分讨论、论证和修改，最后定稿。

临床路径通常分为医生版、护士版和患者版三个版本，其内容主要包括健康咨询和评价、手术及术前准备、药物及其他治疗、围手术期监护、营养、活动与安全、护理指导、变异记录、阶段目标、费用、患者及家属教育、出院计划等。

2. 临床路径的实施和评价　临床路径的实施流程主要包括如下几个方面：

（1）根据纳入标准确定该患者是否纳入临床路径；

（2）向患者介绍临床路径的具体流程，取得患者的同意或支持；

（3）根据临床路径对患者进行治疗，并及时评估、纠正偏差；

（4）患者出院时再次对临床路径的效果进行评估，不断完善临床路径。对于临床路径的纳入和排除标准，应根据不同的原发疾病并结合患者自身的合并疾病进行制定。

《医疗机构临床路径的制定与实施》将临床路径评价指标分为两大类：

（1）所有病种都适用的非特异性指标；

（2）反映病种特有的诊疗项目和诊疗效果的特异性指标。病种非特异性指标又可以分为5类，分别是效率指标、效果指标、工作量指标、抗菌药物使用指标和卫生经济学指标。当然，各医院也可以根据自身的实际情况制定相应的评价指标。常用的评价指标有平均住院日、住院费用、并发症发生率、治愈率、术后自理能力恢复情况、护理质量、患者满意度和健康知识掌握情况等。

3. 临床路径的变异分析　变异是在假设的标准中出现偏差的过程。在临床实践中我们发现，对于很多外科手术，正性变异的原因主要是疾病比较单纯、无影响手术的合并症，术前、术后宣教到位，患者配合治疗，从而缩短了住院天数；而负性变异的原因多是高龄、多种合并症，导致术前准备时间延长甚至无法手术，术后恢复慢且并发症发生率增高。从变异的原因构成可以看出，变异的主要原因是疾病转归因素和医务人员因素。也有少数变异是医院系统和患者需求造成的。来源于医院系统和医务人员的变异一般认为是可控的，可以通过加强医院管理、优化诊治流程来消除，主要措施包括：①严格选择纳入临床路径的患者，对于合并多种内科疾病的患者，应先控制基础疾病，再纳入临床路径；②强化对重点高危患者的管理，要求医护人员多与其家属沟通，关注患者的心理情感需求；③改善医护服务流程，做好不同科室的交接工作，加强相互沟通，提高工作效率；④加强对医护人员的管理，尤其是加强对个别责任心不强人员的教育，责任落实到人；⑤医院管理部门联合开展经常性的检查督查，保证临床路径的有效实施[3-4]。

对于肝脏外科而言，多数中心对临床路径的制定并不十分热衷，其中最主要的原因之一就是肝脏手术本身的不确定性对临床路径的实施有重要的影响。对于很多较为复杂的肝脏占位性疾病，手术方式的最终确定要依靠术中的探查（超声/造影/病理活检），仅仅依靠术前的检查评估是不够的，而手术的方式、切除/清扫范围的大小又直接关系到患者围手术期的恢复。因此，我们认为对于肝脏外科患者，要以手术方式为中心来进行临床路径的制定。例如，肝内胆管细胞癌（ICC）发病率呈逐年上升的趋势，其恶性程度高，容易发生脉管侵犯和淋巴结转移，预后较差。因此，ICC患者的手术更强调肝切除的范围和淋巴结清扫。术前全面"扫雷式"检查、精准评估患者病情非常有必要，增强CT、普美显增强MRI和PET/CT有助于了解肿瘤浸润和淋巴结转移情况。日本肝癌研究协会（LCSGJ）将ICC分为肿块型（MF）、胆管浸润型（PI）和管内生长型（IG）3种大体类型或者分为近肝门型和末梢型。末梢型多为肿块型，近肝门型多为PI型或PI型＋MF型或PI型＋IG型。依据肿瘤大体分型及TNM分期，选择不同的外科手术方式，其中MF型选择解剖性肝切除，不常规做淋巴结清扫，如临床怀疑转移，则行淋巴结清扫（第8组、第12组、第13组）；IG型选择半肝切除术，不做淋巴结清扫；PI型和MF型＋PI型ICC，应选择大范围肝切除（半肝＋尾状叶），同时切除肝外胆管（保证切缘阴性），同时常规行淋巴结清扫；对于近肝门部ICC要考虑行胃小弯淋巴结清扫（第3组）。此外，MF型、PI型及MF型＋PI型术后应该进一步化疗[5]。

"教科书式"的规范操作是保证手术效果和患者安全的关键。按照临床路径的要求，所有的手术医生，在主要手术步骤上的操作都应该是高度一致的。如利用Pringle法进行入肝血流阻断，采用钳夹法进行肝实质离断，术中超声贯穿整个肝切除手术过程，左半肝切除时切断 Arantius 管暴露左肝静脉根部，半肝切除在离断肝动脉及门静脉之前利用超声确定剩余肝脏血流正常，半肝切除在离断胆管之前行术中胆道造影，右半肝切除、右后叶切除、右三叶切除和 S7＋S8 段切除时进行右肝静脉肝外悬吊，肝断面进行胆汁渗漏试验及关腹之后行 X 线检查确定引流管放置部位等。这些操作规范是确保手术安全的"法宝"，也凸显了围绕手术方式来制定临床路径的重要性。

另一个典型的例子就是胆囊癌，胆囊癌根治术也是一个具有高度不确定性的手术，而这恰恰更需要通过临床路径来进行规范。胆囊癌对术前的评估有更高的要求，除了常规的增强 CT、MRCP 和 PET/CT 外，超声内镜（EUS）、内镜逆行胰胆管造影（ERCP）和经口胆道镜（POCS）对肿瘤的定位和定性很有价值。通过术前检查进行 TNM 分期，是胆囊癌手术方式设计的重要依据。胆囊手术的内容主要包括肝切除范围、肝外胆管切除及淋巴结清扫三个方面。对于早期胆囊癌（Tis 和 T1a 期），单纯胆囊切除通常足够，若对分期不确定，可进一步行术中 B 超和淋巴结活检；对于进展期胆囊癌（≥T1b 期），应同时行足够切缘（≥2cm）的胆囊床切除，大量研究提示胆囊床切除与 S4b 段＋S5 段切除远期疗效并无显著差异；对于不直接侵犯肝外胆管的胆囊癌，没有必要行预防性的肝外胆管切除术；进展期胆囊癌在切除病灶同时进行区域淋巴结清扫很有必要；而对于血管浸润的胆囊癌同时实施门静脉或肝动脉切除，以及对广泛浸润的胆囊癌行肝胰十二指肠切除，其临床意义尚不明确，应根据患者身体综合情况慎重采用。日本东京大学附属医院肝胆胰外科，通过严格的实施手术临床路径，大大提高了恶性肿瘤切除术的远期疗效。其官方网站上公布的数据显示：原发性肝癌初次根治切除术后 1、3、5 年生存率可达 99%、91% 和 59%，胰腺癌根治性切除后 1、3、5 年生存率分别为 79%、47% 和 34%，胆囊癌根治术后 1、3、5 年生存率可达 83%、58% 和 55%[6]。

经过几十年的逐步发展与完善，国外临床路径的设计、实施、评价体系已经日趋完善，已经建立起了比较成熟的评价指标体系，并能很好地控制平均住院日和医疗费用，保证医疗质量，提高患者满意度，很多经验值得国内学习和借鉴。临床路径作为我国医疗改革的重要举措，虽然起步较晚，但国家卫生主管部门及时对试点临床路径管理工作的进展情况进行评估，总结经验，不断改进，为进一步完善临床路径管理工作制度，尽快建立完善的指标评价体系奠定了良好的基础[4]。与国外相比，我国临床路径的制定和实施仍然存在诸多问题，很多方面还需要进一步研究与改进。尤其是针对外科中较为复杂的病例推行临床路径，依然面临很大的阻力，而以手术为核心的策略可能是解决这一问题的关键思路。总之，临床路径的制订需要根据不同医院的具体情况进行适当调整和细化，并制订适合自己医院工作需要的院级临床路径，确保患者在正确的时间和地点，得到正确的诊疗服务，以期达到最佳治疗效果，从而提高医疗服务质量，减少医疗资源的浪费。

（董家鸿　陈　耿）

参 考 文 献

［1］ LEMMENS L, VAN ZELM R, RINKES I B, et al. Clinical and organizational content of clinical pathways for digestive surgery: A systematic review [J]. Dig Surg, 2009, 26 (2): 91-99.

［2］ OVAERE S, BOSCART I, PARMENTIER I, et al. The effectiveness of a clinical pathway in liver surgery: a case-control study [J]. J Gastrointest Surg, 2018, 22 (4): 684-694.

［3］ ZHU L, LI J, LI X K, et al. Impact of a clinical pathway on hospital costs, length of stay and early outcomes after hepatectomy for hepatocellular carcinoma [J]. Asian Pac J Cancer Prev, 2014, 15 (13): 5389-5393.

［4］ 董家鸿. 构建精准医学体系, 实现最佳健康效益 [J]. 中华医学杂志, 2015, 95 (31): 2497-2499.

［5］ BRIDGEWATER J, GALLE P R, KHAN S A, et al. Guidelines for the diagnosis and management of intrahepatic cholangiocarcinoma [J]. J Hepatol, 2014, 60 (6): 1268-1289.

［6］ ALOIA T A, JARUFE N, JAVLE M, et al. Gallbaldder cancer: expert consensus statement [J]. HBP (Oxford), 2015, 17 (8): 681-690.

肝脏感染性疾病 第33章

第1节 细菌性感染

细菌性肝脓肿（bacterial liver abscess，BLA）又称化脓性肝脓肿（pyogenic liver abscess，PLA）指由化脓性细菌侵入肝脏形成的肝内化脓性感染灶，是临床上常见的肝脏感染性疾病（以下简称肝脓肿）。近30年来，肝脓肿的流行病学、病因学、发病率、死亡率、诊断和治疗方式都发生了重大变化。肝脓肿的发病率在全球存在地区差异，总体上均呈上升趋势，其原因可能包括肿瘤免疫治疗和移植患者的增多，肝胆疾病更多采用侵袭性治疗方法，以及腹部B超、CT和MRI的诊断效率提高等。西方发达国家的年发病率为1.1/10万～2.3/10万，亚洲国家和地区的发病率相对较高，中国大陆为1.1/10万～3.6/10万，中国台湾地区约17.6/10万。肝脓肿多见于男性，发病率随年龄增大而增加，发病高峰年龄为50～65岁，儿童和青少年少见，在经济欠发达地区和人群中更常见。得益于影像诊断技术，尤其是超声和CT检查的不断进步，以及诊疗策略的改进，肝脓肿的诊断率和治愈率不断提高，死亡率显著降低，为2%～12%[1-3]。

一、病因

1. 病原体感染途径 肝脏有门静脉和肝动脉双重血液供应，并通过胆道与肠道相通，发生感染的机会较多。但由于肝脏具有丰富的血液供应和强大的单核-吞噬细胞系统吞噬能力，可以杀灭入侵的少量细菌并阻止其生长，故肝脓肿的发生率相对较低。

细菌进入肝脏的途径主要包括胆道途径、血运途径、邻近脏器感染、隐源性感染等。近30年来肝脓肿的病因学发生了明显的变化：主要病因从原来以腹腔内感染（如急性阑尾炎和创伤）为主，转变为以胆道疾病为主[4]。

（1）胆源性感染：是当代肝脓肿最常见及最重要的病因。胆道梗阻时胆汁引流不畅形成的胆管高压和胆管内细菌感染是胆源性肝脓肿形成的两个必要因素。各种肝内外胆道疾病如胆结石、胆道狭窄、先天性胆道畸形和恶性肿瘤均可造成胆道梗阻，发生逆行性感染而引起肝脓肿。胆道梗阻的病因存在地域性差异，西方国家主要是恶性肿瘤和胆道畸形，亚洲国家主要是胆管结石和胆道狭窄。

（2）血行感染：也是肝脓肿的重要病因，肝外感染可通过门静脉系统和（或）肝动脉到达肝脏形成脓肿。由于当代有效抗菌药物的发展和广泛应用，该病因目前已被肝胆源性疾病及相关治疗引起的并发症所取代。

（3）邻近脏器感染蔓延：由邻近脏器感染直接扩散引发的肝脓肿，最常见的是胆囊炎，其次是胃或十二指肠穿孔。

（4）肝脏医源性损伤后继发感染：肝移植、肝部分切除术、射频消融术后或经肝动脉栓塞化疗的肝癌患者也可能并发肝脓肿。

（5）隐匿性感染：部分患者的肝脓肿病因不明，称为隐源性肝脓肿。多与肝内已存在的隐匿病变有关。这种隐匿病变可在患者抵抗力减弱时，使肝内病原菌迅速繁殖导致肝脓肿。其发病呈明显上升趋势，目前占所有肝脓肿的比例上升至 55%。此类感染在糖尿病患者中常见，且和肺炎克雷伯菌感染有关。瑟文卡（Cerwenka）[5] 研究发现东亚国家的肝脓肿主要是隐源性的，在欧美国家多与胆道畸形或恶性肿瘤密切相关。合并糖尿病的肝脓肿患者占肝脓肿总数的比例：美国 15.2%～25.0%、韩国 27.3%～39.9%、欧洲 40.0%、中国大陆 49.7%、中国台湾地区 61.0%～78.4%。糖尿病患者比非糖尿病患者更易发生肝脓肿，其发生肝脓肿的风险是正常人群的 3.6～11 倍，其原因可能为糖尿病患者自身免疫受损，长期高糖状态为细菌生长提供了良好的内环境，白细胞的趋化、黏附和吞噬能力受到抑制，有利于细菌生长繁殖，形成肝脓肿。

2. 常见病原体种类　肝脓肿常为多种细菌的混合型感染，常见致病菌有大肠埃希菌、肠球菌、链球菌和厌氧菌等。近 30 年来，肝脓肿的致病菌谱也发生了明显变化，不同地域的主要致病菌存在差异。在欧美国家，大肠埃希菌和链球菌是主要病原体。亚洲国家和地区的主要病原体为肺炎克雷伯菌，并且也是糖尿病患者隐源性肝脓肿的主要致病菌，中国大陆该菌感染率为 38%～71%，中国香港特别行政区和中国台湾地区均为 70%[6-7]。肺炎克雷伯菌肝脓肿容易出现肝外感染侵袭综合征，表现为眼内炎、神经系统感染（脑膜炎）和坏死性筋膜炎。此侵袭特性与肺炎克雷伯菌 K1、K2 血清型以及黏液表型 A 基因密切相关。糖尿病是该侵袭综合征的危险因素，因此严格控制血糖可防止 K1 和 K2 血清型肺炎克雷伯菌引起的转移性并发症[8]。

近年来，随着旅游业和人口流动性的增加，欧美地区肺炎克雷伯杆菌的感染比例呈现上升趋势，日益受到关注[9]。此外，多药耐药细菌引起的肝脓肿逐渐增多，如多药耐药的铜绿假单胞菌、耐碳青霉烯类肠杆菌、耐药肺炎克雷伯菌等日益受到重视，需制定针对特殊抗耐药菌的治疗方案[10]。

二、临床表现

肝脓肿的临床表现多样，取决于脓肿大小、患者全身状态以及伴发疾病和并发症。总体来说，肝脓肿的症状和体征缺乏特异性，典型症状为发热、寒战、右上腹痛。其他常见症状还包括恶心、呕吐、食欲减退、体重减轻、乏力等。也有部分患者可出现腹泻、黄疸、肝大等。少见症状还包括因膈肌受累导致的咳嗽或呃逆，以及右肩背部牵涉痛。单发小肝脓肿症状多呈隐匿性，可伴有慢性贫血。多发肝脓肿常伴有急性症状，全身中毒性表现和体征。

肺炎克雷伯菌引起的肝脓肿容易出现侵袭综合征，除了肝脏的感染，肺部、中枢神经系统和眼部是最常见受累器官，可出现眼内炎、神经系统感染（脑膜炎）、坏死性筋膜炎等[11]。

肝脓肿的实验室检查同样不具有特异性，主要是血液炎性标志物水平升高。表现为白细胞计数升高和中性粒细胞百分比升高，C 反应蛋白（CRP）增高，超过 90% 肝脓肿患者会出现碱性磷酸酶（ALP）升高，50% 患者会出现肝功能异常，如血清胆红素，丙氨酸氨基转移酶（ALT）和天冬氨酸氨基转移酶（AST）升高。由于取样前使用广谱抗生素、培养技术等原因的限制，肝脓肿的血培养和脓液培养的阳性率仅为 50% 左右[12-13]。

三、影像学

影像技术在肝脓肿的诊断和治疗过程中具有至关重要的作用。B 超、CT 和 MRI 是目前最重要的影像学检查手段。

超声检查是肝脓肿诊断及疗效评价的首选检查方法，具有无创简便、可重复操作等优点。肝脓肿的超声表现和脓肿成熟程度相关。脓肿初期，急性炎症表现为实性高回声肿块，随着肿块坏死，表现为边缘模糊的低回声液性暗区，偶可见高密度阴影，脓肿中气体可清晰显示。肝脓肿的超声声像图基本反映了脓肿的病理过程和坏死组织的复杂结构，诊断符合率可达 95%～98%。对超声诊断不明确的可疑患者行超声造影检查，可显著提高超声对 PLA 的诊断率。

CT 诊断 PLA 比超声更敏感，其脓肿检出率可达 97%，其准确性不受肠道气体和体位的影响。增强 CT 扫描时 90% 肝脓肿壁明显强化，脓腔壁周围水肿无强化，呈不同密度的环形强化带，称为"环靶征"。MRI 与 CT 相比，在肝脓肿诊断上不具明显优势。肝脓肿在 MRI 中表现为 T1 加权相为低信号，T2 加权相为高信号病变，增强 MRI 可见肝脓肿病变周围肝组织对比剂摄取增多，脓腔不强化，"晕环征"，这些是 MRI 诊断肝脓肿的重要线索。

此外，超声和 CT 引导下常规穿刺引流脓液，进行脓液培养和药敏试验有利于鉴别诊断，并可获脓肿的特异性细菌学诊断。

四、诊断与病情评估

典型的肝脓肿的确诊可依据其临床表现、影像学特征以及实验室和微生物学检查结果做出，但早期或有伴发其他疾病时容易误诊或漏诊，脓肿未完全液化时容易与肝脏恶性肿瘤混淆。临近膈肌的肝脓肿可引起胸腔积液，出现胸痛或呼吸困难等类似胸膜炎症状。肝脓肿合并胆道梗阻，容易出现感染性休克表现。肝脓肿最常见的并发症为脓肿破裂，可向邻近脏器穿破引起相应症状，如破入胸腔可出现脓胸，破入腹腔可引起腹膜炎表现。

由于肝脓肿的临床表现不具特异性，因此，具有潜在肝脓肿患病因素的患者应高度怀疑存在肝脓肿的可能性。肝脓肿合并糖尿病者大多有发热，但其他症状均不明显[14]。

五、综合处理

肝脓肿的治疗原则是早期诊断、早期治疗，及时使用有效的抗生素，加强全身支持治疗，通畅引流或切除病灶，防治并发症。

药物治疗、影像学下介入治疗、手术治疗是治疗肝脓肿的基本手段，可单独使用或联合应用[15-16]。

有效的抗菌治疗是治疗的关键，肝脓肿早期可进行经验性抗菌药物治疗，选用的抗菌药物尽可能覆盖肝脓肿的常见致病菌，然后根据细菌培养和药敏实验结果选择敏感抗生素。初始方案可选择能覆盖 G$^+$ 和 G$^-$ 细菌的大剂量广谱抗生素，并加用抗厌氧菌药物。药物给药途径推荐静脉给药，使用疗程、静脉用药和之后的口服维持用药时间尚不确定。美国和中国大陆的研究均建议静脉使用 2～3 周、口服 1～2 周，中国台湾地区的研究建议静脉使用抗生素治疗 3 周再口服维持 1～2 个月。疗程由患者对治疗的反应所决定，根据复查的超声结果、体温及白细胞计数调整。C 蛋白反应可作为预测抗菌药物治疗终点的有效手段，帮助合理停药。

糖尿病的肝脓肿患者可选用第三代头孢联合硝唑类或喹诺酮类药物；对有发生侵袭综合征风险的患者，特别是糖尿病患者和病情严重者，早期应用碳青霉烯类药物有利于改善预后。如果合并眼内炎，需行全身静脉及玻璃体内抗感染治疗，静脉联合应用头孢他啶和阿米卡星是最常见的治疗方案。如合并中枢神经系统感染，可选用第三代头孢菌素治疗，如有怀疑产超广谱 β-内酰胺酶（ESBLs）菌感染，需更换为碳青霉烯类药物治疗。

同时注意原发疾病和伴发疾病的防治，如胆道疾病的治疗和肺部并发症的预防，良好控制的血糖也是成功治疗肝脓肿的关键环节，尤其有利于防止肝外感染侵袭的发生。

对于直径小于 3cm 的肝脓肿，单纯静脉应用抗生素多可取得满意疗效。直径 3cm 以上的肝脓肿，影像学下介入治疗联合抗菌治疗是目前治疗肝脓肿的首选方式。介入治疗具有微创、费用低、快速、并发症少、住院时间短以及传统的手术治疗相同治愈率等优势。介入治疗包括超声或

CT 引导下经皮穿刺抽脓（percutaneous needle aspiration，PNA）或置管引流（percutaneous catheter drainage，PCD）两种方式，但对于哪种方式作为首选还存在争议。对数篇有关 PCD 和 PNA 治疗脓肿的随机对照临床试验文献进行趋势分析，治疗成功率分别为 96.1% 和 77.8%。两者在治疗脓肿有关的并发症发生率、死亡率及住院时间等方面无明显差异，PCD 在治疗成功率、临床症状改善所需时间、脓腔缩小 50% 所需时间、脓腔完全消失时间等方面优于 PNA[17]。PNA 治疗成功率偏低的原因可能和抽吸次数有关，随着抽吸次数增多，治疗成功率有所上升，但即使如此，仍低于 PCD 的治疗成功率。此外，脓腔大小和脓液量也影响治疗成功率，小脓肿每天产生的脓液少，能够被 PNA 完全抽出，较大脓肿腔内脓液多，需要持续引流，这并不适合 PNA。稠厚的脓液以及脓液迅速积累是 PNA 和 PCD 治疗失败的重要原因，但对 PNA 影响更大，因为其不能持续引流。因此，较小脓腔（直径 3～5cm）经皮穿刺抽脓，较大脓腔（直径 5cm 或更大）经皮置管持续引流是目前临床常见治疗策略。

PCD 治疗成功率受多种因素影响，如脓肿大小、多发脓肿、多房脓肿以及是否和胆道相通等。最近，艾哈迈德（Ahmed）等[18]对直径超过 10cm 的巨大肝脓肿行 PCD 治疗，治愈率达 97.4%，失败率和再穿刺率分别低至 2.6% 和 7.7%，提示脓肿大小不再是限制 PCD 应用的决定因素。存在分隔的多房脓肿可通过放置多根引流管，可达到与治疗单发者同样的疗效。使用 PCD 治疗与胆道相通的脓肿，效果与治疗不相通者相似。但当脓肿与胆道相通并伴有胆道梗阻时，需进行解除梗阻的治疗。

六、外科治疗

手术治疗曾经是治疗肝脓肿的主要方式，随着影像介入治疗的不断进展，手术治疗肝脓肿已经退居二线，但在某些类型的肝脓肿治疗中依然具有不可替代的作用[19]。手术治疗可经开腹途径和腹腔镜途径实施，主要包括肝脓肿切开引流和肝部分切除术。适应证包括：①积极药物治疗、介入治疗失败的肝脓肿；②脓肿破溃；③需解除胆道梗阻或其他肝胆疾病的肝脓肿；④多发性、多房性肝脓肿或脓液黏稠；⑤不排除癌变的肝脓肿；⑥合并其他腹腔内疾病需一并处理。

开腹脓肿切开引流具有定位准确，可一并处理脓肿和原发病灶，疗效确切的优点。对于脓腔较大的脓肿，可以在引流脓液、清除坏死组织后将带蒂大网膜填塞脓腔，并固定于脓肿壁，起到控制感染和消灭无效腔的作用。肝切除治疗肝脓肿最佳的手术指征是肝内胆管结石或胆管狭窄、长期胆道梗阻所致的肝萎缩和多发肝脓肿。谢（HSIEN）等[20]认为急性生理和慢性健康（APACHE）Ⅱ评分大于或等于 15 分的肝脓肿患者行肝叶切除术的病死率比其他方式低。

随着腹腔镜技术的成熟，经腹腔镜处理肝脓肿已安全可靠，可有效处理多房性肝脓肿，对脓肿破裂进行腹腔灌洗引流。另外，腹腔镜肝切除技术不断进步，目前已经能完成传统开腹手术的各类肝切除术，故可同时处理伴发的胆道疾病或者实施继发性肝脓肿的肝部分切除术。其在手术时间、失血量、术后护理、患者康复和住院时间方面都要优于传统开腹手术，有逐步取代开腹手术的趋势。但与经皮穿刺引流相比，还是存在创伤大、花费高等缺点，尤其是患者伴有肺部感染或呼吸系统疾病时，全麻手术增加了对机体的打击和呼吸系统的负担。

七、预后

细菌性肝脓肿患者的预后与其发病年龄、体质、原发病、脓肿数目、治疗是否及时、治疗的彻底性以及有无并发症等密切相关。年幼及年老患者的预后较青壮年差，死亡率也高[21]。多发性肝脓肿的死亡率明显高于单发性肝脓肿。其中，并发症和伴发病相对年龄来说，是更为重要的判断预后的因素。原发疾病的严重程度对肝脓肿预后有重要影响[22]。

与肝脓肿死亡率相关的因素包括胆道疾病、多发脓肿、肝脏两侧受累，高胆红素血症、低蛋白血症和恶变等。此外，产气性肝脓肿、多药耐药细菌、转移性感染以及急性呼吸衰竭和肝脓肿的死亡率有关[11, 13]。

肝脓肿虽然仍被视为具有潜在致死可能的疾病，但随着诊断和治疗水平的不断提高，支持技术的进步，现今肝脓肿的预后总体较好，总体死亡率已经降至12%以下。及时诊断和正确选择治疗方法是降低死亡率和减少并发症的关键。近年来采取现代手段治疗PLA的资料中，尚缺乏大宗PLA病例长期随访结果的文献，需要更多的研究来明确。由于PLA具有明显的地域特点，以及病因不同，并由此造成致病菌存在较大差异，所以还没有形成公认的统一PLA治疗方案。早期诊断、早期治疗、选用有效抗菌药物，以及在多样化的治疗手段中选取合适的个体化的治疗手段，是目前治疗PLA的共识。

（石　军）

参 考 文 献

[1] MEDDINGS L, MYERS R P, HUBBARD J, et al. A population-based study of pyogenic liver abscesses in the United States: incidence, mortality, and temporal trends [J]. Am J Gastroenterol, 2010, 105 (1): 117-124.

[2] TSAI F C, HUANG Y T, CHANG L Y, et al. Pyogenic liver abscess as endemic disease [J]. Taiwan Emerg Infect Dis, 2008, 14 (10): 1592-1600.

[3] CHEN Y C, LIN C H, CHANG S N, et al. Epidemiology and clinical outcome of pyogenic liver abscess: an analysis from the National Health Insurance Research Database of Taiwan, 2000—2011 [J]. J Microbiol Immunol Infect, 2016, 49 (5): 646-653.

[4] MALIK A A, BARI S U, ROUF K A, et al. Pyogenic liver abscess: changing patterns in approach [J]. World J Gastrointest Surg, 2010, 2: 395-401.

[5] CERWENKA H. Pyogenic liver abscess: different in etiology and treatment in Southeast Asia and Central Europe [J]. Word J Gastroenterol, 2010, 16 (20): 2458-2462.

[6] LUO M, YANG X X, TAN B, et al. Distribution of common pathogens in patients with pyogenic liver abscess in China: A meta-analysis [J]. Eur J Clin Microbiol Infect Dis, 2016, 35 (10): 1557-1565.

[7] QIAN Y, WONG C C, LAI S, et al. A retrospective study of pyogenic liver abscess focusing on Klebsiella pneumoniae as a primary pathogen in China from 1994 to 2015 [J]. Sci Rep, 2016, 6: 385-387.

[8] FOO N P, CHEN K T, LIN H J, et al. Characteristics of pyogenic liver abscess patients with and without diabetes mellitus [J]. Am J Gastroenterol, 2010, 105 (2): 328-335.

[9] MISCHNIK A, KERN W V, THIMME R. Pyogenic liver abscess: changes of organisms and consequences for diagnosis and therapy [J]. Dtsch Med Wochenschr, 2017, 142 (14): 1067-1074.

[10] MÜCKE M M, KESSEL J, MÜCKE V T, et al. The role of Enterococcus spp. and multidrug-resistant bacteria causing pyogenic liver abscesses [J]. BMC Infect Dis, 2017, 17 (1): 450-460.

[11] ZKUO S H, LEE Y T, LI C R, et al. Mortality in emergency department sepsis score as a prognostic indicator in patients with pyogenic liver abscess [J]. Am J Emerg Med, 2013, 31: 916-921.

[12] PANG T C, FUNG T, SAMRA J, et al. Pyogenic liver abscess: an audit of 10 years' experience [J]. World J Gastroenterol, 2011, 17 (12): 1622-1630.

[13] LO J Z, LEOW J J, NG P L, et al. Predictors of therapy failure in a series of 741 adult pyogenic liver abscesses [J]. J Hepatobiliary Pancreat Sci, 2015, 22 (2): 156-165.

[14] SERRAINO C, ELIA C, BRACCO C, et al. Characteristics and management of pyogenic liver abscess: a European experience [J]. Medicine, 2018, 97 (19): e0628.

[15] RISMILLER K, HAAGA J, SIEGEL C, et al. Pyogenic liver abscesses: a contemporary analysis of management strategies at a tertiary institution [J]. HPB (Oxford), 2017, 19 (10): 889-893.

[16] MANGUKIYA D O, DARSHAN J R, KANANI V K, et al. A prospective series case study of pyogenic liver abscess:

[17] CAI Y L, XIONG X Z, LU J, et al. Percutaneous needle aspiration versus catheter drainage in the management of liver abscess: a systematic review and meta-analysis [J]. HPB (Oxford), 2015, 17 (3): 195-201.

[18] AHMED S, CHIA C L, JUNNARKAR S P, et al. Percutaneous drainage for giant pyogenic liver abscess—is it safe and sufficient? [J]. Am J Surg, 2016, 211: 95-101.

[19] MEZHIR J J, FONG Y, JACKS L M, et al. Current management of pyogenic liver abscess: surgery is now second-line treatment [J]. J Am Coll Surg, 2010, 210 (6): 975-983.

[20] HSIEH H F, CHEN T W, YU C Y, et al. Aggressive hepatic resection for patients with pyogenic liver abscess and APACHE II score>or =15 [J]. Am J Surg, 2008, 196 (3): 346-350.

[21] PERIS J, BELLOT P, ROIG P, et al. Clinical and epidemiological characteristics of pyogenic liver abscess in people 65 years or older versus people under 65: a retrospective study [J]. BMC Geriatrics, 2017, 171 (1): 161-170.

[22] CZERWONKO M E, HUESPE P, BERTONE S, et al. Pyogenic liver abscess: current status and predictive factors for recurrence and mortality of first episodes [J]. HPB (Oxford), 2016, 18 (12): 1023-1030.

第 2 节　肝脏寄生虫病

一、肝包虫病

肝包虫病呈全球分布，是一种古老的人畜共患性寄生虫病[1]。肝包虫病主要有两种类型：一种是由细粒棘球绦虫（*Echinococcus granulosus*，*E.granulosus*）的虫卵感染所致较常见的囊型包虫病（Cystic echinococcosis，CE）；另一种是由多房棘球绦虫（*Echinococcus multilocularis*，*E.multilocularis*）的虫卵感染所致的泡型包虫病（alveolar echinococcosis，AE）。近年来随着旅游业的发展、人口的流动和家犬的急剧增多，包虫病成为严重危害人民身体健康的危险因素之一[2]。按世界卫生组织（WHO）以2%人群发病率为高发地区，我国西部人群包虫病的感染率为3.1%～31.5%，患病率为0.5%～5.0%，其中青藏高原部分地区人群患病率为5.0%～10.0%。据2010年国家卫生和计划生育委员会发布"防治包虫病行动计划（2010—2015）"的数据显示，我国西部地区包虫病平均患病率为1.08%，受威胁人口约为660万，每年造成直接经济损失30亿元[3]。

20世纪以来近代外科学发展迅猛，包虫病的诊断与治疗不断改进和创新，迈进了快速早期诊断、拓宽根治、减少并发症、减轻患者痛苦、加速康复的时代[4]。我国肝包虫病主要分布在经济欠发达的西部农牧地区，当地医疗条件和医疗水平有限。肝包虫病患者首次就诊如不能得到有效的诊断与治疗，将大大增加多次手术的风险。

（一）肝囊型包虫病

1. 肝囊型包虫病病理学形态结构与生物学特性　肝囊型包虫病病理学形态结构可分为外囊和内囊。外囊是在内囊周围形成的一层纤维包膜，病程长时外囊肥厚，厚度为1～2cm。内囊为包虫的本体，由两层构成，内层为生发层（germinal layer，GL），外层为多层角质层（laminated layer，LL）。囊内容物有囊液、育囊、原头节、生发囊和子囊。囊液无色透明，囊壁破裂可使囊内容物外溢导致过敏反应甚至过敏性休克，亦可在腹腔内播散种植生成新的包虫囊。肝囊型包虫病的包虫囊呈膨胀性生长，对周围肝组织和主要管道产生压迫。直径每年增长1～4cm，其增长速度与寄生部位、患者年龄、病程长短和个体营养状况等因素有关。因此，包虫生长病程分为3期：早期为生长旺盛期，中期为生长缓慢期，晚期为生长停滞期。

2. 肝囊型包虫病分型　建立一种大多数包虫病专家达成共识的肝包虫病标准化分型，对于包虫病的诊断、社区普查及制订合理的治疗方案（手术、药物、穿刺介入）和疗效评价都是极其重要的。世界卫生组织包虫病专家工作组（WHO/IWGE）在 1981 年 Gharbi 超声分型基础上，统一并简化其他各类囊型包虫病分型，制订出基本达到共识的分型方案。WHO/IWGE 将囊型包虫病分为 6 型（简称WHO 分型），列入《WHO 包虫病诊断治疗纲要》并推荐应用[5]。

3. 肝囊型包虫病诊断

1）囊型包虫病影像学诊断：肝囊型包虫病起病隐匿，临床症状和体征无特异性。目前，影像学检查对肝囊型包虫病的诊断较其他手段更可靠而直观，是肝囊型包虫病诊断的理想选择。

（1）超声检查（US）：肝囊型包虫病具有典型的超声表现，肝内圆形无回声病灶，在暗区内可见浮动的小光点，出现"囊沙征"；囊壁光滑完整，仔细观察可见双层结构，出现"双壁征"；囊壁粗糙肥厚或周边钙化呈强回声，出现"弧形钙化"；内囊壁塌陷呈"水上浮莲征"；多子囊呈"蜂窝征"等。超声检查在肝囊型包虫病诊断及分型中发挥着重要作用。对术后随访和不宜手术而行药物或穿刺治疗者疗效的判定，超声检查简单、快速、无创、无辐射、重复性好，是首选的检查方法。

（2）计算机断层成像（CT）：CT 检查不仅局限于对肝囊型包虫病的诊断，CT 血管成像（CTA）检查能够准确显示两型包虫病灶累及血管时的血管受压变窄、移位情况，明确有无包虫囊破入胆管等情况，对术前准备、手术规划和术中操作具有重要的指导意义。

（3）磁共振成像（MRI）：MRI 检查具有多参数、高清晰度等优点，对合并感染、破裂等继发性变化的复杂不典型肝囊型包虫病，应用 MRI 可清楚显示囊型包虫的细微结构从而帮助定性，能够清晰地显示包虫破入胆管以及是否合并有胆管的梗阻、破坏及邻近胆管的受压移位等信息，有助于临床制订手术治疗方案及评估预后。

（4）内镜逆行胰胆管造影（ERCP）：ERCP 检查是准确诊断肝囊型包虫病胆道并发症的方法，不但可以明确包虫囊与胆管的交通口、增粗的胆管内包虫内囊和（或）子囊碎片，还能够取出胆道包虫内容物及对胆道有效减压。

2）肝囊型包虫病免疫学诊断：肝囊型包虫病的免疫学诊断方法研究由来已久，其意义在于：①佐证影像学诊断或临床诊断；②影像学表现不明显或无症状患者的早期诊断及鉴别诊断；③疗效随访评价；④对流行地区进行分子流行病学调查亦具有重要价值。目前常用的检测方法有酶联免疫吸附试验（ELISA）、间接血凝法（IHA）、快速免疫胶体金渗滤法（DIGFA）等。新疆医科大学第一附属医院研制的 4 种抗原组合胶体金快速诊断试剂盒，具有简便、高效、低耗及较好的灵敏度（＞85%）和特异度（＞85%）等优点，是流行病学调查和筛查以及基层医院诊断的首选方法。

3）肝囊型包虫病鉴别诊断

（1）先天性肝囊肿：先天性肝囊肿无流行病学史，囊壁较薄且光滑，无钙化，囊液均匀，无"囊沙征"、"双层壁"及"弧形钙化"等典型影像学特征，免疫学诊断多呈阴性反应。

（2）细菌性肝脓肿：需要与合并感染的肝囊型包虫病鉴别。肝囊型包虫病合并感染常是由包虫囊与胆道相通引起，外囊是无血管的一层纤维包膜，所以全身中毒症状轻，但常伴有不同程度的胆管炎表现。细菌性肝脓肿无流行病学史，全身中毒症状较重，影像学检查示病灶囊壁及内部的分隔可见条状或点状血流信号或强化，亦可借助包虫免疫试验加以鉴别。

（3）肝泡型包虫病：液化空洞型肝泡型包虫病需要与单囊型肝囊型包虫病鉴别，钙化型肝泡型包虫病需要与实变型、钙化型肝囊型包虫病鉴别。两种类型包虫病的致病原、临床表现、影像学特征、免疫诊断学、治疗原则及预后都不尽相同，其主要鉴别要点见表 33-2-1[6]。

表 33-2-1　肝囊型和泡型包虫病鉴别诊断要点

	肝囊型包虫病	肝泡型包虫病
致病原	细粒棘球绦虫的虫卵	多房棘球绦虫的虫卵
终末宿主	犬为主	狐狸、狼为主
中间宿主	羊、马、牛及人	啮齿类动物及人
感染途径	虫卵→胃、十二指肠→门静脉→肝、肺→全身器官	基本相同
感染器官	肝脏 70%，肺 20%，其他器官 10%	肝脏 95%，肝周围可浸润和转移至肺、脑
临床表现	包虫压迫症候群，包虫囊破裂可导致过敏、播散种植和感染并发症	侵犯胆道导致梗阻性黄疸、门静脉高压症候群
影像学特征	可呈"双层壁""蜂窝征""水上浮莲征"及弧状钙化影	病灶中心坏死液化腔，不规则点、片状钙化，病灶周边炎性增值带
免疫学诊断	较敏感，对耐热 B 抗原免疫反应具有相对特异性	敏感，对 Em2 或 Em18 抗原免疫反应最为特异
治疗原则	手术摘除包虫，避免囊液外溢；药物是治疗及手术前后应用的重要手段	以病灶肝切除术为主，长期药物治疗为辅，可行自体肝移植术，尽量避免行异体肝移植
预后判断	较好，多数可经手术或药物治愈	较差，早中期多数可根治性切除病灶治愈

4. 治疗　WHO 包虫病专家共识建议肝囊型包虫病以手术为主要治疗方法，以药物治疗为辅助治疗方法[7]。

1）手术治疗：彻底清除和杀灭包虫虫体而达到治疗目的，常用的手术方式：肝囊型包虫病内囊摘除术、肝囊型包虫病外囊完整剥除术、肝囊型包虫病内囊摘除＋外囊次全切除术、肝囊型包虫病肝部分切除术、肝囊型包虫病经皮穿刺囊液引流术和腹腔镜肝囊型包虫病摘除术[8]。

（1）肝囊型包虫病外囊完整剥除术：俄国纳帕尔科夫（Napalkof）成功实施外囊切除并列入手术规范（即 Napalkof procedure）。近些年来，新疆石河子大学医学院第一附属医院和新疆医科大学第一附属医院两个中心共计近万例患者的临床实践证实：肝囊型包虫病外囊剥除术可完整将病灶切除，更

视频 33-2-1　肝包虫外囊完整剥除术

好地解决术后复发、胆瘘、合并感染等难题。目前，该术式成为根治性治疗肝囊型包虫病的"理想术式"。理论上，手术史、包虫囊大小、形态、分型、数目不应作为肝囊型包虫病外囊完整剥除术的禁忌证指标，但包虫囊巨大，手术操作空间窄小，或包虫囊肿与周围组织粘连严重无法游离，不能充分显露手术视野；包虫囊与周围肝组织间难以找到"潜在间隙"；包虫囊囊壁较薄易破裂者，建议改用其他手术方式。（视频 33-2-1）

（2）肝囊型包虫病肝部分切除术：早在 1965 年法国医师已采用肝切除术达到根治肝囊型包虫病目的。尤其近年来随着肝切除技术的进步，该手术方式已成为根治肝囊型包虫病的主要方法之一。针对多发包虫囊局限在一个肝段或叶内，复发的厚壁包虫囊合并囊内感染或血性肉芽肿和外囊残腔内胆汁漏长期带管或反复清创不愈的患者可考虑行肝部分切除术。

（3）肝囊型包虫病外囊次全切除术：肝囊型包虫病外囊完整剥除术虽然是一种较为理想的根治性手术方式，但对术者技术和器械条件的要求较高。强行剥除靠近肝门及重要脉管的肝囊型包虫病很可能损伤主要胆管或血管，带来严重并发症。肝囊型包虫病内囊摘除＋外囊次全切除术是在内囊摘除术的基础上，最大限度地切除了外囊壁，使大部分包虫术后残腔变成"壁"，从而大大降低了术后因存在残腔带来的感染或胆瘘等并发症。另外，肝囊型包虫病内囊摘除＋外囊次全切除术对于紧贴肝门或周围解剖层次不清的外囊壁予以保留，降低了手术风险，缩短了手术时间。

（4）肝囊型包虫病内囊摘除术：肝囊型包虫病内囊摘除术是治疗肝囊型包虫病最常用的传统手术方法，具有手术创伤小、操作简便等优点。然而，该术式却存在着术后复发或播散种植、胆

瘘及残腔感染等难治性并发症（发生率为 10.8%～65.8%）的风险。其主要原因是术中囊肿破裂或穿刺时囊液外溢、头节或子囊播散种植腹腔，子囊黏附在残腔内壁亦可能造成原位复发。术中预防囊液外溢、原头节播散，处理胆瘘口和残腔是关键。术中预防性使用抗过敏药物氢化可的松 10mg，准备抢救过敏性休克，甚至心跳呼吸骤停等严重事件。10% 的高渗盐水借助其高渗作用使原头蚴脱水而死亡，是目前公认的安全、有效、无不良反应的头节局部杀灭剂，在预防腹腔内包虫种植方面起着至关重要的作用。囊腔内注 10% 的高渗盐水必须保留 10 分钟以上，方能达到有效杀死原头节目的。

（5）肝囊型包虫病腹腔镜包虫摘除术：随着腹腔镜技术的成熟和发展，其在治疗肝囊型包虫病中取得了很大的进展。腹腔镜手术具有创伤小、减少术后疼痛、明显缩短住院时间和康复时间等优点。手术方式包括完整包虫外囊切除术、内囊摘除术和肝叶切除术。考虑到包虫病囊液外溢播散种植的生物学特点，需要严格把握适应证，首选完整包虫外囊切除术和肝叶切除术[9-10]。

（6）肝囊型包虫病 B 超引导下经皮穿刺引流术：1985 年米勒（Mueller）等[11]首次通过 B 超引导穿刺抽吸囊液，后用 10% 高渗盐水反复冲洗囊腔，称其为 PAIR（percutaneous puncture-aspiration-injection-reaspiration），认为此法适用于不能耐受开腹手术的患者。此方法主要用于单囊型肝囊型包虫病。对于多子囊型肝囊型包虫病的穿刺治疗，难以将多个子囊分别穿刺灭活，并且无论是 10% 高渗盐水或无水乙醇均不能有效破坏子囊壁，因此，穿刺治疗后原位复发率高达 40%。

总之，肝囊型包虫病手术方式的选择要遵循根治性肝囊型包虫病外囊完整剥除术或肝部分切除术首选，肝囊型包虫病外囊次全切除术次选，肝囊型包虫病内囊摘除术再选的原则。腹腔镜肝囊型包虫病包虫摘除术和肝囊型包虫病 B 超引导下经皮穿刺引流术适应证要严格把握。

2）药物治疗：包虫病的药物治疗已经成为主要的甚至是不可缺少的治疗手段。抗包虫药主要包括苯并咪唑类化合物，其中甲苯咪唑、阿苯达唑最为常用。阿苯达唑则是《WHO 包虫病诊治纲要》推荐的首选有效抗包虫病药物。

（二）肝泡型包虫病

1. 肝泡型包虫病病理学形态结构与生物学特性 肝脏是泡球蚴感染的主要寄生器官，病理学形态结构是无数直径为 0.1～1.0cm 的小囊泡集合而成，大体一般呈单个巨块型，为淡黄色或白色的囊泡状团块，质地较硬，与周围组织分界不清。肝泡型包虫病以出芽的方式或浸润方式增殖，不断产生新囊泡，深入组织，类似肿瘤，不仅可以直接侵犯邻近的组织结构，还可以经淋巴道和血管转移到腹膜后和远隔器官如脑、肺等部位，故有"虫癌"之称[12]。颅脑是发生肝外转移灶好发部位，其次为肺和腹膜后，心脏等部位罕见。一旦肝泡型包虫病发生肝外转移，则表明其预后不良。

2. 肝泡型包虫病的分期和分型 基于肝泡型包虫病的基本病理组织学和生物学病程发展演变过程可归纳总结为 3 期：病灶浸润期、病灶钙化期和病灶液化空洞期。根据影像学检查结果，泡型包虫病在肝内侵犯范围以及患者的临床表现和体征，临床上将肝泡型包虫病分为早、中、晚 3 期：早期病灶局限于 1 个肝段，中期病灶侵犯 2 个及其以上肝段和晚期并发梗阻性黄疸、门静脉高压症、腹腔积液、肺或脑转移，出现消瘦、器官衰竭等。临床上肝泡型包虫病根据大体形态分为 4 种类型：巨块型、结节型、空洞型和混合型。WHO/IWGE 对肝泡型包虫病分型拟出 PNM 分型并应用于肝泡型包虫病临床诊治实践[13]。温浩根据我国临床需求并结合临床经验提出 PIVM 分型，将肝泡型包虫病病灶范围、直接浸润和远处转移方向进行了较全面明确的表述，对医师拟定治疗方案有重要意义，详见表 33-2-2。

表 33-2-2　肝泡型包虫病 PNM 和 PIVM 分型

	WHO/IWGE PNM 分型		XJHCRI PIVM 分型	
	PX	原发灶无法评估		
	P0	肝脏无可见病灶	P0	肝脏无可见病灶
	P1	周围病灶，无血管和胆道累及	P I～Ⅷ	标出病灶所累及的肝段
病灶（P）	P2	中央病灶，局限在半肝内，有血管和胆道累及		
	P3	中央病灶侵及左右肝脏，并有肝门部血管和胆道累及		
	P4	P4 肝脏病灶伴有肝血管和胆道树的扩张		
侵犯胆道（I）			I 0	无胆道累及
			I 1	有胆道累及，无临床黄疸
			I 2	有胆道累及并病理性黄疸
邻近器官（N）		肝外邻近器官侵犯（膈肌、肺、胸膜、心包、心脏、胃十二指肠壁、肾上腺、腹膜、腹膜壁层、胰腺、区域淋巴结、肝韧带和肾脏）		
	NX	无法评估		
	N0	无邻近器官和组织累及		
	N1	有邻近器官和组织累及		
血管（V）			V 0	无血管累及
			V 1	有血管累及，无门静脉高压
			V 2	有血管累及并伴门静脉高压
转移病灶（M）		远隔器官转移（肺、远端淋巴结、脾脏、中枢神经系统、眼眶、骨骼、皮肤、骨骼肌、远端腹膜和后腹膜）		
	MX	无法完全评估		
	M0	无远处转移	M0	无转移
	M1	远处转移	M1	邻近器官、组织种植
			M2	远隔器官转移
PNM stage				
	Ⅰ	P1 N0 M0		
	Ⅱ	P2 N0 M0		
	Ⅲa	P3 N0 M0		
	Ⅲb	P1～P3 N1 M0，P4 N0 M0		
	Ⅳ	P4 N1 M0，远处转移患者		

3. 肝泡型包虫病诊断

1）肝泡型包虫病影像学诊断：超声检查以其方便快捷，费用低廉而为肝泡型包虫病术后随访及药物治疗者疗效判定中发挥着重要作用。CT 和 MRI 检查不但能对肝泡型包虫病定性、定位，又能准确评价与血管和胆道的关系，尤其是 3D 可视化重建图像可以为手术医师提供更为直观立体的受侵血管、胆管的影像信息外，还可用于肝切除剩余肝脏体积测定，手术方式的设计，预想手术进程。而 PET/CT 检查对肝泡型包虫病是否有转移，可否行根治性手术，随访病灶是否复发或进展等方面进行综合评价提供了重要的技术方法。

（1）超声检查：超声检查是诊断肝泡型包虫病首选方法，尤其在临床随访中具有经济、无创、肝血流分析等优势。肝泡型包虫病在超声检查中呈强回声，外形极不规则，与周围肝实质界限不清，内部回声不均匀，有多数点状、粒状及小环状钙化，后方伴有明显声衰减及声影。肝泡型包虫病的声缘表现有一定的特征性，但临床上较少见，有很高的检查依赖性和仪器依赖性，有一定的误诊率。近年来，血流连续性好的彩色多普勒能量图和超声造影技术大大提高了超声检查临床应用价值，这两种检查方式可应用于肝癌与本病的鉴别诊断。

（2）CT 检查：肝泡型包虫病的 CT 检查图像为不均质的实质性包块，增强后因为周围肝脏实质的明显强化而显示更清楚；病灶内部见小囊泡和钙化，以及中心可见液化坏死，共同构成"地图"样外观；病灶邻近的肝实质边缘收缩凹陷以及健侧肝叶或段的代偿扩大有别于其他肿瘤。多排螺旋 CT 重建技术可多方位和立体的显示病灶的位置，能够准确评价血管和胆道并发症。

（3）三维可视化 3D 重建技术：这种方法立体感强，病灶与邻近血管的空间关系显示较好。3D 重组图像的优势除为手术医师提供更为直观立体的影像信息，除评价血管、胆管受侵犯情况外，还可用于肝切除剩余肝脏体积测量，进行手术方式的设计，预想手术进程。但特别值得提出的是，任何后处理过程中只会损失信息而不会增加信息。因此，临床医师应以原始图像为基础结合 3D 重组图像进行阅片[14]。

（4）MRI 检查：MRI 检查显示肝泡型包虫病为不规则实性病灶，浸润性生长，边缘欠清晰；病灶在 T1WI、T2WI 上均以低信号为主，尤其是在 T2WI 上的低信号为其特征性表现，但是小囊泡在 T2WI 上信号偏高；病灶内可发生液化坏死，表现为熔岩征或地图征；增强后病灶不发生强化，但因正常组织强化而使病灶的境界显示更清晰。MRCP 检查可清楚显示肝泡型包虫病小囊泡，并显示病灶与胆道的关系。磁共振血管成像（MRA）检查可显示病灶与血管的关系。

（5）正电子发射计算机体层显像仪（PET/CT）：PET/CT 检查实现了医学影像学从反映病灶及周围肝组织结构变化向其功能代谢变化的转变。所以对包虫病患者治疗前分期和分级诊断是否准确，全身是否有转移，可否行根治性手术，随访病灶是否复发或进展等方面进行综合评价搭建了一个重要技术平台。其缺点在于费用高昂，普及率低等。

（6）介入检查：介入血管及胆道造影技术虽然极少用于肝泡型包虫病的诊断，但该技术可以精确地显示病灶与血管和胆道的关系。对于复杂患者的术前准备，尤其术前需要胆道减压、选择性门静脉栓塞的患者，采用介入技术可以达到诊断同时治疗的目的。

2）肝泡型包虫病免疫学诊断：常用的检测方法有酶联免疫吸附试验（ELISA），间接血凝法（IHA），点免疫胶体金渗滤法（DIGFA）等。部分纯化自然抗原 Em2 和自然加人工合成抗原 Em2＋对泡型包虫病具有较好的灵敏度和特异度。Em2 抗原灵敏度为 89.3%，特异度为 98.0%。Em2-ELISA 已被 WHO 确定为泡型包虫病免疫学诊断的参照指标，但手术切除或药物治疗后稳定期患者仍可出现高滴度阳性结果。鉴于采用单一的抗原诊断结果有部分假阴性，假阳性外有两型包虫的交叉反应性。温浩团队研制出了包虫组合抗原免疫学诊断新方法，对泡型包虫病灵敏度为 87.5%，特异度为 97.2%，提高了诊断和鉴别诊断准确率，既可用于临床诊断，更宜于大规模人群的流行病学调查。近年来，伊藤（Ito）和克雷格（Craig）发认为天然 Em18 抗原对泡型包虫病灵敏度为 10%，特异度为 95%，交叉反应率低，而且能在一定程度上鉴别活动和非活动性病灶，是目前较好的一种具有鉴别诊断价值和病程随访意义的诊断抗原，但 Em18 抗原试剂盒价格昂贵，多应用于实验研究。近年来，温浩团队[15]研究表明联合血浆 IL-5 和 IL-23 有望替代 PET/CT 成为评价肝泡型包虫病灶代谢活性的指标。

3）肝泡型包虫病鉴别诊断

（1）肝癌：肝占位性病变发展速度快，病程相对短。典型的肝癌病灶周边部多为富血供区，而肝泡型包虫病病灶周边部多为乏血供区，且病灶生长相对缓慢，病程较长。借助肝炎疾病史、甲胎蛋白和包虫病免疫学检测可有效地鉴别两种肝占位性病变。

（2）肝血管瘤：CT 增强扫描即刻呈强化效应为其特征性鉴别。

（3）先天性肝囊肿：若肝泡型包虫病伴巨大液化坏无效腔，亦可误诊为肝囊肿，甚至肝囊型包虫病。肝泡型包虫病在影像学除了显示液化腔隙外，其周边形态不规则室腔壁高回声或"地图征"可以鉴别先天性肝囊肿。囊壁较薄，周边正常肝组织影像，可借助包虫病免疫试验加以区别。

（4）细菌性肝脓肿：无肝泡型包虫病特异性影像，其脓肿壁相对较薄且全身中毒症状较重，结合免疫反应程度和包虫免疫试验可做出鉴别诊断。流行病学史、典型影像学特征、免疫学诊断在肝泡型包虫病与其他疾病鉴别中具有重要作用。

4. 治疗

1）手术治疗

（1）肝泡型包虫病根治性切除术：根治性肝切除术是目前治疗肝泡型包虫病的首选方法，其原理是依照"无瘤原则"和"精准肝脏外科"的理念彻底清除包虫病灶，切除范围要求超过病灶边缘 1cm 的正常肝组织，以消除病灶增生活跃的"浸润带"，确保剩余肝脏结构完整和功能代偿。因肝泡型包虫病在肝内生长较慢，正常肝脏多有代偿性增大，其肝储备功能一般均良好，受累的大血管及胆道进行切除并修复和重建，对晚期泡球蚴带来大范围肝切除达到根治的可能。血管切除范围较大者行自体血管或人造血管移植。对病灶严重侵犯胆道，造成胆道梗阻者，可于梗阻段以上行胆肠吻合来重建胆道通路。对肝泡型包虫病位置较高侵犯膈肌者，完整切除病灶及受侵膈肌后，对其行修补术，对膈肌缺损较大者，可放置人工补片[16]。

（2）姑息性手术：对晚期无法根治性切除的肝泡型包虫病患者主要选择减少或预防黄疸、坏死液化感染等严重并发症对机体和肝脏的损害，并延长生命或为肝移植争取时间为目的的治疗方法。治疗包括病灶姑息性肝切除术和介入外引流术。病灶姑息性肝切除术虽然创伤小但存在遗留活性病灶和胆漏长期带管的弊端，并且给以后肝移植带来诸多的困难，目前被各类介入治疗手段替代，尤其近 5 年活体肝移植及自体肝移植应用到晚期肝泡型包虫病后基本废弃。介入外引流术代替姑息性切除术是目前对晚期无法根治性切除的肝泡型包虫病患者减轻黄疸和坏死液化感染等严重并发症，延长生存时间或为肝移植争取时间的手术方法。介入外引流术包括 PTC 胆道内外引流、坏死液化腔引流等[17]。

（3）异体肝移植：既往，异体肝移植已被公认为是终末期肝脏疾病的一种治疗方法。临床实践认为肝移植可以作为晚期肝泡型包虫病的治疗选择。但由于肝移植费用高、可出现严重的并发症，以及仍存在复发或转移的可能性等问题，故被视为外科手术治疗中的最后选择。根据患者条件不同，主要有尸体肝移植、活体肝移植、体外肝切除自体肝移植等。肝泡型包虫病肝移植适应证和手术时机的选择，国内外尚有争议。布雷松-哈德尼（Bresson-Hadni）等[18]研究发现在 45 例肝泡型包虫病接受肝移植患者中，3 例脑转移者术后均死亡；而 7 例肺转移者中，5 例死亡，但其死亡原因均与肺转移无直接关系。因此，他们认为术前有脑转移者应列为手术禁忌证，而肺转移者则可不列为禁忌证。研究认为对于晚期肝泡型包虫病患者，若无任何临床症状则暂不考虑肝移植。这是由于肝泡型包虫病生长相对缓慢，此类患者若坚持长期服用阿苯达唑等抗包虫药物可有效抑制蚴虫生长，在相当长时间内得以维持现状。一旦患者出现危及生命的严重并发症（如肝功能不全或肝衰竭）再考虑移植。脑、肺转移者经严格抗包虫药物治疗使病灶稳定后，仍适合肝移植治疗，尤其是体外肝切除自体肝移植，术后无须使用免疫抑制剂，避免了病灶的继续快速增长。

（4）体外肝切除自体肝移植：对于晚期终末期肝泡型包虫病治疗难题，温浩[19]提出体外肝切除自体肝移植技术治疗对因常规技术不能切除的病变部分进行切除，将剩余肝脏进行修整之后，再植入原来肝部位。该手术方式兼有肝切除和肝移植两大技术特征，被认为是突破中央型肝病灶侵犯肝静脉和下腔静脉常规手术无法根治这一禁忌的重大创新手术方式[20-21]。肝移植是治疗终末期肝病的有效手段，但目前遇到的最大困难就是供肝来源紧缺和移植后排斥反应。而自体肝移植，既无须立即寻找肝源，亦不须免疫抑制剂治疗，为临床缓解供肝短缺提供了有效的途径，也没有同种异体肝脏移植"一次移植，终生服药"的问题。肝移植患者终生要靠药物控制排斥反应，不仅移植的费用高昂，药物维持的费用也很高。肝泡型包虫病的病理学特点是慢性浸润性生长过程中，健侧肝脏往往代偿性增大，有足够质量体积的健侧肝脏修整后有再移植可能，为肝泡型包虫病的根治性手术切除开辟了新的前景[22]。适应证：①侵犯第二和或第三肝门的尾状叶巨大肝泡型包虫病；②累及肝静脉汇合部和下腔静脉的肝泡型包虫病（见视频33-2-2）。

视频33-2-2　自体肝移植治疗终末期肝泡型包虫病

2）药物治疗

（1）药物治疗适应证：①全身状况无法耐受手术者；②已失去根治性切除及肝移植机会的晚期多器官泡型包虫病；③等待肝移植患者；④手术前后辅助治疗。

（2）药物剂型：阿苯达唑脂质体（医师指导下作为医院制剂使用）、阿苯达唑片剂、阿苯达唑乳剂。

（3）药物剂量：阿苯达唑 $10\sim15mg/(kg\cdot d)$，早晚餐后两次服用。阿苯达唑脂质体药物含量10mg/ml，剂量为 $10mg/(kg\cdot d)$，即 $1ml/(mg\cdot d)$，2次/天。

3）晚期肝泡型包虫病的个体化综合治疗：按循证医学的证据或结论进行疾病治疗已成为现代医学的显著标志，个体化治疗与循证医学是统一的，两者之间是宏观与微观、群体证据与个体应用的关系。一方面，临床医师在制订肝泡型包虫病的个体化治疗方案时必须掌握最新的循证医学证据。在循证医学原则的指导下进行治疗，可保证方案的科学性。另一方面，循证医学也不排除个体化治疗明确指出在应用证据时应结合当地的社会经济状况和患者自身意愿选择适宜的方案，循证医学绝不是"菜单式"治疗，医师在治疗过程中应仔细观察不同个体的差异，结合临床经验和最佳证据，为患者制订符合循证医学原则的个体化治疗方案。随着肝移植技术的发展，对大部分肝泡型包虫病患者能够到根治性治疗的目的，但因肝泡型包虫病合并多器官转移失去肝移植机会、肝泡型包虫病合并严重胆道感染和（或）病灶感染不能及时行自体肝移植或肝切除术、缺少肝移植肝源等仍是目前根治性治疗的最大难题，需要对部分患者进行个体化药物、介入、多次手术等综合治疗达到最终的根治。

（温　浩　吐尔洪江·吐逊）

二、肝血吸虫

肝血吸虫病指由血吸虫寄生于门静脉系统所致的一种肝脏感染性疾病。患者因皮肤与含尾蚴的疫水接触而感染，主要病变为肝脏中虫卵肉芽肿形成、肝组织纤维化，甚至演变为肝硬化和肝癌。

（一）流行病学和病因学

血吸虫病地理分布范围广，多流行于非洲、拉丁美洲和亚洲，共76个国家和地区受到感染威胁[23]。寄生于人体的血吸虫主要为埃及血吸虫、曼氏血吸虫以及日本血吸虫。在我国只有日本血吸虫病流行，截至2017年底，我国血吸虫患者数37 000余例，主要集中在湖北、湖南、安徽、江西等省，全国457个国家级血吸虫病监测点居民平均血吸虫感染率为0.0016%[24-25]。

日本血吸虫病为人畜共患病，根据其生活史可分为虫卵、毛蚴、胞蚴、尾蚴、童虫及成虫等阶段。血吸虫病的传播必须具备3个条件：带虫卵的粪便入水，钉螺的孳生，以及接触疫水。患者因皮肤接触含血吸虫尾蚴的疫水而感染。尾蚴穿过人体皮肤，经血液循环到达肠系膜下静脉内发育为成虫，顺着门静脉血流到达肝脏，寄生在门静脉系统。

（二）发病机制和病理学

在血吸虫感染过程中，不同发育阶段的血吸虫可释放相应的抗原诱发宿主的免疫反应，对机体造成不同程度损害，但以虫卵引起的病变最为严重。虫卵肉芽肿的形成一般认为与Ⅳ型变态反应有关，卵内毛蚴通过释放可溶性虫卵抗原，诱导T淋巴细胞释放淋巴因子，招募大量巨噬细胞、单核细胞和嗜酸性粒细胞等聚集于虫卵周围，形成虫卵肉芽肿[26]。随后，虫卵肉芽肿的纤维化将破坏肝脏正常组织并导致肝纤维化。虫卵释放的可溶性虫卵抗原、巨噬细胞与T淋巴细胞均可产生的成纤维细胞刺激因子，促使成纤维细胞增殖与胶原合成。

血吸虫病的主要病理变化发生于潜伏期后，即幼虫发育成长、产卵后开始，由于机械性及虫卵毒素的刺激，引起静脉炎，尤其是结肠、肠系膜和肝脏。虫卵是本病主要的致病因子，形成典型的虫卵肉芽肿和纤维化改变[27]。血吸虫在门静脉系统内发育成熟、产卵，虫卵顺着门静脉血流抵达肝小叶间汇管区的门静脉小分支，由于虫卵直径大于门静脉末梢分支的口径，引起这些静脉小分支的虫卵栓塞、内膜炎和其周围的纤维化。早期肝脏充血肿胀，表面及切面可见黄褐色粟粒样虫卵结节。镜下可见汇管区附近虫卵结节，肝细胞受压萎缩，甚至出现变性或小灶性坏死。晚期由于大量虫卵结节形成纤维化，在肝内门静脉周围出现广泛的纤维组织增生。肝胶原蛋白合成增加、分解减少，肝纤维化越来越严重，肝细胞因血循环障碍导致萎缩，肝脏体积缩小，表面有大小不等结节，凹凸不平，尤以左叶显著。切面可见典型的干线型肝硬化，即增生的结缔组织沿门静脉分支呈树枝状分布。镜下可见汇管区内沉积大量慢性虫卵结节，伴有广泛纤维组织，但肝小叶破坏不严重，不形成明显假小叶（图33-2-1）。虫卵栓塞导致门静脉细支发生窦前阻塞，引起门静脉高压，致使食管胃底静脉曲张，易破裂引起上消化道出血。

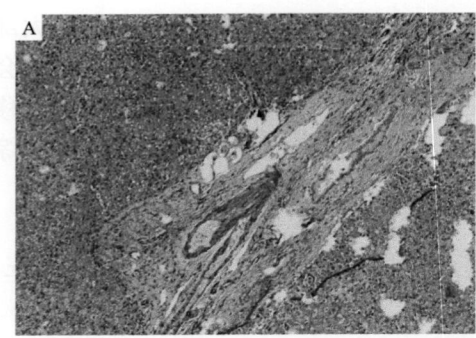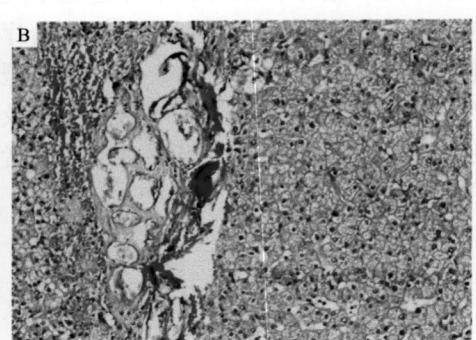

图 33-2-1　肝血吸虫病镜下表现

HE染色，A. ×40，B. ×200。

（三）临床表现

1. 急性肝血吸虫病　常见于一次性大量血吸虫尾蚴感染引起。潜伏期为20~60天。病程一般不超过6个月。可有畏寒、发热（晨轻夜重）等症状，热型以间歇热、弛张热为主。常伴有食欲减退、腹痛、腹泻、呕吐、便血等消化道症状。多数患者肝大伴压痛，左叶肝脏较显著。危重患者可有腹水、腹膜刺激征，甚至出现黄疸，意识迟钝，听力减退等神经系统症状。急性血吸虫病病程发展迅速，若不及时治疗或治疗不彻底，则可发展为慢性或晚期血吸虫病。

2. 慢性肝血吸虫病　少量多次感染而获得免疫力或急性期治疗不彻底的患者常出现慢性血吸虫病。病程可长达10~20年甚至更长，临床症状表现不一，常见症状为慢性腹泻、腹痛、贫血、乏力、消瘦严重、肝脾肿大等。

3. 晚期肝血吸虫病　如血吸虫病不及时治疗或治疗不彻底，或反复大量感染尾蚴，则可发展为晚期血吸虫。虫卵严重损害肝脏，最终导致干线型肝硬化，临床上出现脾大和脾功能亢进、呕血和（或）黑粪、腹水等门静脉高压综合征，重度营养不良、极度衰弱，严重者可导致死亡。

晚期血吸虫病主要并发症：

（1）上消化道出血：多为门静脉高压引起的食管胃底静脉曲张破裂出血，常表现为呕血和黑粪。

（2）合并感染：自发性腹膜炎可发生于晚期血吸虫病合并重度腹水患者，是由致病菌经肠道、血液或者淋巴系统引起的腹腔感染。临床表现为典型腹膜炎症状，发热、腹肌紧张、腹痛、腹部压痛及反跳痛。研究表明，肝血吸虫患者患乙型肝炎的风险较高，可能与晚期患者的免疫功能明显下降有关。而且合并感染会加速临床病程，导致快速肝硬化及更高的死亡风险[28]。

（3）肝性脑病：多见于晚期血吸虫病合并重度腹水或顽固性腹水患者，由大出血、大量放腹水、过度利尿等诱发，死亡率可达 70% 以上。

（4）肝肾综合征：肝肾综合征是严重肝脏疾病时发生的功能性肾功能衰竭，常见于晚期血吸虫病合并失代偿期肝硬化患者。主要表现为自发性少尿或无尿、氮质血症、尿毒症及电解质紊乱。一旦发生，治疗困难，死亡率高达 95% 以上。

（四）实验室检查及影像学

1. 血象　急性期外周血象以嗜酸性粒细胞显著增多为主要特征，白细胞总数可达 10×10^{10}/L 以上，嗜酸性粒细胞可占 20% 以上。晚期患者常因脾功能亢进出现三系减少。

2. 病原学检查　粪便内检查虫卵和孵出毛蚴。乙状结肠镜检可见黄色小结，直肠活检可检获虫卵。肝活检可见汇管区嗜酸性脓肿、假结节及纤维增生，有时可找见虫卵。

3. 免疫学检查　敏感性与特异性较高，常用皮内试验（IDT）、环卵沉淀试验（COPT）、间接血凝试验（IHA）、酶联免疫吸附试验（ELISA）、循环抗原酶免疫法（EIA）。

4. 影像学检查　B 超可观察肝纤维化程度，门静脉血管增粗呈网状分布（图 33-2-2）。CT 检查晚期血吸虫病可有肝内钙化，特别多见于肝右叶，有地图样或线条状改变。晚期有肝萎缩，肝裂增宽，肝缘不光整、凹凸不平及结节状突起，左右肝叶比例失调，可见脾大及腹水。重度肝纤维化可见龟背样图像。CT 典型表现见图 33-2-3。

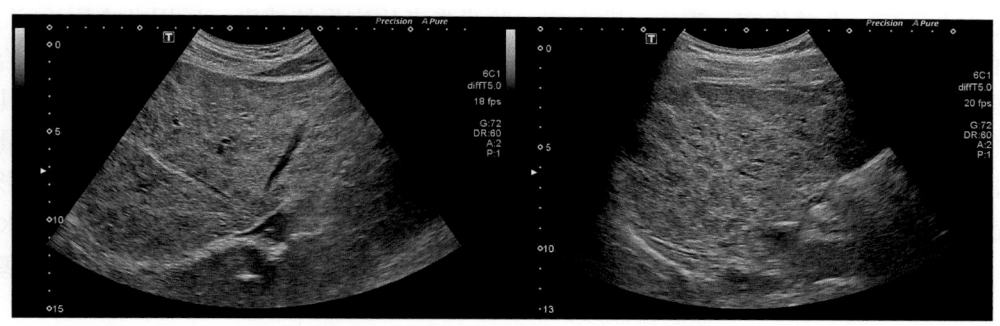

图 33-2-2　肝血吸虫病超声表现

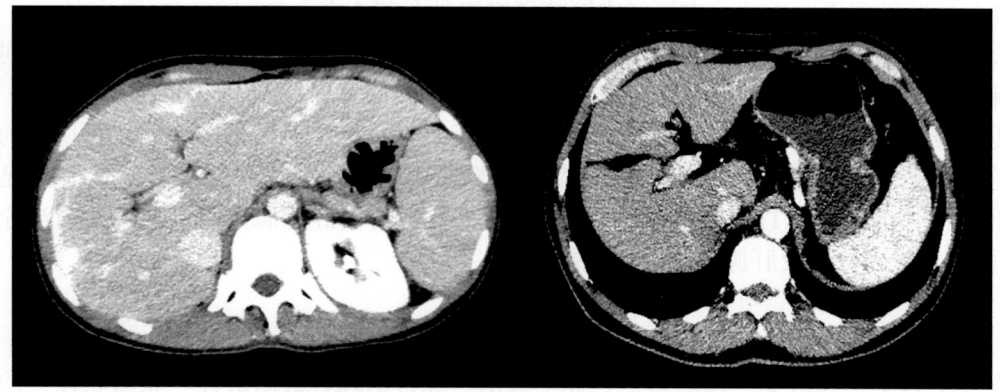

图 33-2-3　肝血吸虫病多排螺旋 CT 表现

（五）诊断及鉴别诊断

1. 诊断依据

（1）有血吸虫疫水接触史是诊断的必要条件；

（2）具有肝血吸虫病的症状和体征，如门静脉高压症状、体征等；

（3）肝功能及影像学改变；

（4）血清免疫学检查阳性；

（5）组织活检或粪检发现血吸虫虫卵[29]。

2. 鉴别诊断　　晚期血吸虫病须与门静脉性肝硬化及其他原因所致的肝硬化鉴别。血吸虫病肝硬化的门静脉高压所引起的肝脾肿大、腹水、腹壁静脉怒张改变较为突出，肝功能损害较轻，黄疸、蜘蛛痣与肝掌较少见。仍需多次病原学检查与免疫学检查才能鉴别。

（六）治疗

其原则是治疗肝纤维化，预防和治疗并发症，合理的病因治疗[30]。

1. 非手术治疗

（1）病原治疗：患者一般情况较好，肝功能处于代偿期，可考虑病原学治疗。目前主要应用吡喹酮[31]，成人以每日 60mg/kg，总量分 2～3 次服，连续 2 天。吡喹酮对血吸虫各个发育阶段均有杀虫效果，它在肝与门静脉系内浓度最高，使虫体持续痉挛、麻痹而死亡。药物本身在 24 小时内从肾排出，疗效 98%～100%。副作用有头晕、眩晕、乏力、出汗、腹痛、恶心、呕吐、皮疹，少数有室性或房性早搏，有心律失常、妊娠、重度贫血及肝肾功能不良者应予以注意。

（2）对症治疗：对症给予补液，保证水和电解质平衡，加强营养及全身支持治疗。积极护肝治疗，避免使用对肝脏有毒副作用的药物。急性血吸虫病高热患者可加用短程、中程皮质激素。合并其他寄生虫者应先驱虫治疗，合并伤寒、痢疾、败血症、脑膜炎者均应先抗感染，后用吡喹酮治疗。

晚期血吸虫病的治疗除了一般治疗外，应及时治疗并发症，加强营养，积极抗纤维化治疗。合并门静脉高压患者可应用血管加压素、生长抑素（奥曲肽）。血管加压素与硝酸甘油联合应用具有协同降低门静脉压力的作用。生长抑素能选择性地减少内脏血流量，尤其是门静脉及其侧支血流量，从而降低门静脉压力，有效控制食管胃底曲张静脉破裂大出血。生长抑素对心搏量及血压无明显影响，副作用较少，是目前治疗食管胃底曲张静脉破裂出血的首选药物。合并腹水的患者需限钠、限水，纠正低蛋白血症，合理使用氢氯噻嗪、螺内酯、氨苯蝶啶利尿。利尿效果不理想可用多巴胺加呋塞米腹腔内注射。

（3）内镜治疗：内镜下曲张静脉硬化剂注射术和（或）套扎术可以防治严重曲张的静脉破裂出血，但对胃底曲张静脉破裂出血无效。也可经内镜喷洒组织黏合剂止血。

2. 手术治疗　　晚期血吸虫病患者合并巨脾、门静脉高压、上消化道出血，可选择适当时机考虑手术治疗。脾大合并脾功能亢进的晚期血吸虫病患者，肝功能多较好，单纯脾切除的效果良好[32]。如果晚期血吸虫病伴有明显的食管胃底静脉曲张，无论是否发生过大出血，都应考虑在脾切除的同时行贲门周围血管离断术。合并重度腹水或顽固性腹水的晚期血吸虫病患者根据患者的具体情况，可采用经颈静脉肝内门体分流术（TIPS）、TIPS 加断流术或经皮经肝门腔静脉分流术。肝移植治疗终末期肝病效果较好[33]，但因费用及肝源问题受到限制。

（七）预后

消灭血吸虫病要全面落实"预防为主、标本兼治、综合治理、群防群控、联防联控"的血防工作方针，做到控制传染源、切断传播途径和保护易感人群。

　　综上所述，肝血吸虫病是血吸虫寄生在门静脉系统中，造成肝脏功能损害的感染性疾病。目前我国血吸虫病疫情总体保持持续下降的趋势，肝血吸虫患者主要集中在疫区。急性期有发热、肝大与压痛。慢性期以肝脾肿大为主。晚期则以门静脉周围纤维化为主，可发展为门静脉高压症。联合影像学、病原学、免疫学等多学科检查手段，有利于提高诊断率。肝血吸虫病治疗原则是保护肝功能，防治肝纤维化和相应并发症，合理的病因治疗。晚期肝血吸虫患者以药物和内镜治疗为第一线治疗，手术治疗为第二线治疗，终末期肝病可行肝移植治疗。

（王剑明　邓正栋）

三、肝吸虫病

（一）概述

　　肝吸虫病作为一种食源性寄生虫病，对我国的人民健康造成了严重危害。在中国肝吸虫病主要是由华支睾吸虫感染引起。肝吸虫主要寄生在次级胆管，并产生炎症反应，虫体及虫卵易形成结石，继发细菌感染。一系列病理生理变化均可造成肝脏损伤，甚至最终导致胆管癌发生[34]。临床诊断需结合病史、临床表现、影像学检查和实验室检查。治疗上采用药物驱虫治疗，首选药物为吡喹酮。肝吸虫感染对于肝胆外科患者的围手术期精准管理是特殊的挑战。

（二）流行病学和病因学

　　肝吸虫广泛分布于中国、东南亚及俄罗斯远东地区。其分型主要包括后睾科的华支睾吸虫、麝猫后睾吸虫、猫后睾吸虫和片吸虫科的片形吸虫，而分布在中国的以华支睾吸虫为主。黑龙江、吉林、广东、广西为肝吸虫感染高发省份（区），2001—2004 年开展的第二次全国寄生虫调查中，广东、广西、吉林等 3 省（区）感染率分别较前一次调查上升了 182%、164% 和 630%[35]。根据常巧呈等、申海光等、张贤昌等、叶春艳等、李树林等[36-40]的文献报道，淡水鱼感染率广东为 14.7%～56.3%，广西为 3.1%～46.1%，黑龙江为 36.47% 左右，吉林为 20.4% 左右。对于肝吸虫感染需要进一步加强应对，控制肝吸虫感染率已于 2016 年被列入到国家重点寄生虫病防治规划中[41]。世界卫生组织也于 2013 年将华支睾吸虫病和麝猫后睾吸虫病列入其第二版被忽略热带疾病报告中，并加以重点防治[42]。

　　肝吸虫的生活史包括成虫、虫卵、毛蚴、胞蚴、雷蚴、尾蚴、囊蚴及后尾蚴等阶段，终宿主为人及肉食哺乳动物（狗、猫等），第一中间宿主为淡水螺类，如豆螺、沼螺、涵螺等，第二中间宿主为淡水鱼、虾，而人体主要通过生食或半生食淡水鱼虾而感染[43]。寄生于淡水鱼虾的囊蚴随进食进入人体后，从十二指肠进入胆总管，进而随胆汁反流逐步到达次级胆管，最终发育为成虫并于约 4 周后开始产卵[44]。

（三）发病机制和病理学

　　肝吸虫寄生于次级胆管后，会产生一系列病理生理变化过程。肝吸虫成虫聚集于胆管内，会造成胆管阻塞、胆汁流通不畅、胆色素沉积，而这些变化会导致以虫卵或死亡虫体为核心的胆结石形成。在此之后，容易继发细菌感染，尤其是大肠埃希菌的感染，造成胆管炎的发生。一系列代谢产物、分泌物以及机械刺激作用下，肝被膜下末梢小胆管及次级胆管出现囊袋状扩张或杵状的局限性扩张，管壁增厚，逐步导致肝纤维化。肝吸虫寄生于胆管时产生的 NO、TNF-α、IL-6 等炎性介质反复刺激胆管造成损伤，而这些炎性介质进一步引起氧化还原反应失衡，造成 DNA 氧化和硝化损伤，产生 8-硝基鸟嘌呤、8-羟基-2-脱氧鸟苷等物质，使基因发生突变，最终导致胆管癌的发生[45]。国际癌症研究机构

（International Agency for Research on Cancer，IARC）在其 2009 年发布的报告中明确将华支睾吸虫和麝猫后睾吸虫两种肝吸虫定为胆管癌的致癌物（1 类），且相较于其 1994 年的报告，华支睾吸虫由之前"可能导致胆管癌"（2A 类）重新评定为"直接导致胆管癌"[46-47]。

（四）临床表现

肝吸虫病的临床表现与患者的感染程度及患者自身状态有关。轻度感染时，患者可无症状或仅有轻微症状。重度感染时，患者可出现乏力、恶心、消化不良、食欲减退、头痛、头晕、腹泻、腹部特别是右上腹不适或腹痛、黄疸。体征可有肝大及肝压痛。极重度感染时，可伴有急性右上腹疼痛。

（五）影像学表现

1. B 超　肝吸虫患者行超声检查时，声像图可出现多种改变。肝内胆管壁不同程度增粗、增厚、扩张，主要发生在肝左叶，并出现"等号样"回声。肝内回声增强，粗细、疏密不均，形成"雪片样"回声。胆囊壁增厚，并伴有结石、息肉。寄生在胆囊内的成虫还可表现为絮状、飘动的回声带。超声声像图有这种改变，可以作为诊断肝吸虫病的一个重要参考，同时还应进一步结合患者病史、粪检查虫卵、酶标检查、血常规等一系列检查做出判断[48]。见图 33-2-4。

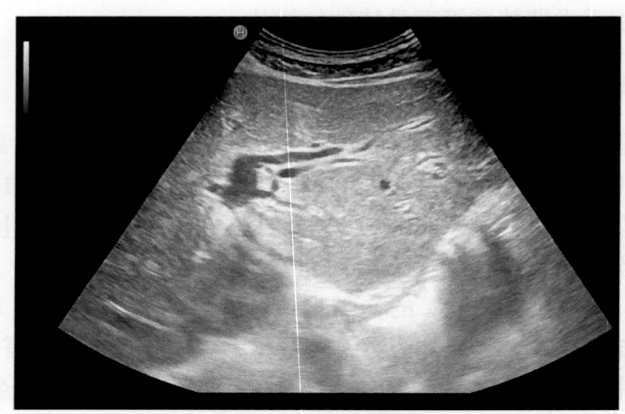

图 33-2-4　肝吸虫病合并胆管癌患者（男，54 岁）**的超声影像表现**

2. CT 及 MRI　肝吸虫感染典型 CT 表现为肝内胆管扩张为主，且被膜下末梢胆管扩张最为严重，肝内胆管扩张以轻中度为主，肝门部及肝外胆管扩张一般不明显。末梢胆管的小囊状扩张可作为 CT 检查上的典型表现[49]（图 33-2-5、图 33-2-6）。

MRI 上的影像表现与 CT 相同，但 MRI 由于其本身技术特点，成像更清晰、更能有效鉴别肝吸虫病及并发症等，故其用于肝吸虫诊断也有一定优势（图 33-2-7）。

（六）诊断

原国家卫生部卫生政策法规司于 2009 年颁布实施了《华支睾吸虫病诊断标准》（WS309-2009），该标准为肝吸虫诊断提供了可靠的范式，且该标准于 2015 年复审时，经专家组商讨评定后决定继续使用[50]。

值得注意的是，肝吸虫感染患者特别是轻度感染患者，其临床表现大多为非特异性的，因此需要与其他具有相似临床表现的疾病加以鉴别，如病毒性肝炎，肝硬化，急、慢性胆囊炎，胆结石，胃、十二指肠溃疡病，血吸虫病，肝片形吸虫病，单纯性消化不良等。应结合血常规、影像学检查等，并

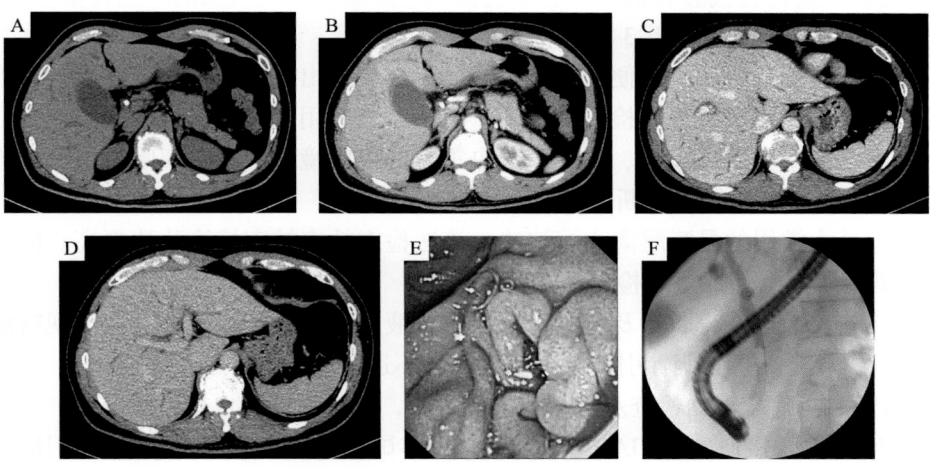

图 33-2-5　肝吸虫病合并胆石症

患者，男，51 岁。CT 多期扫描（A～D），ERCP 镜下所见虫体和结石（E、F）。

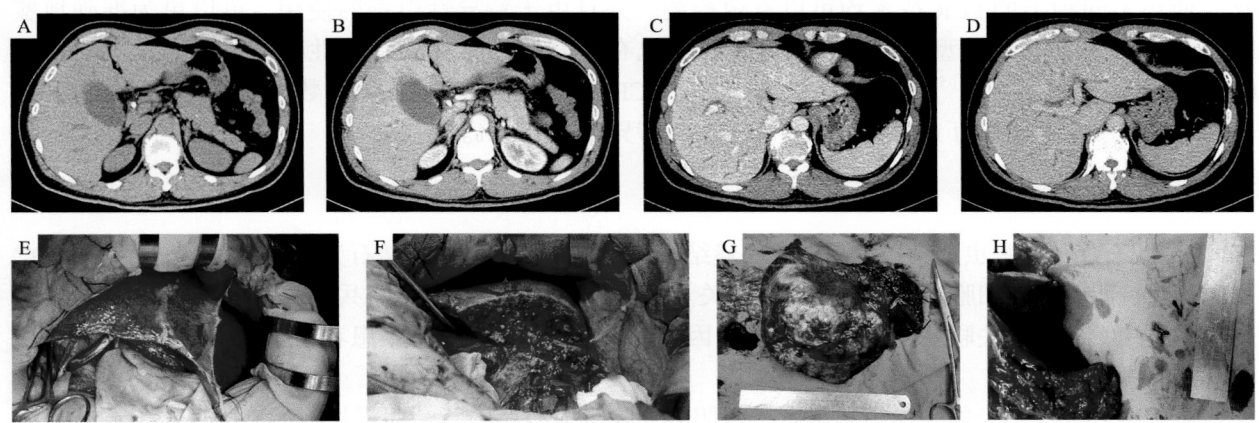

图 33-2-6　肝吸虫病合并混合性肝癌

患者，男，42 岁。肝脏 CT 多期扫描（A～D），手术照片（E、F）及病理标本（G、H），标尺旁为术中取出肝吸虫虫体（H）。

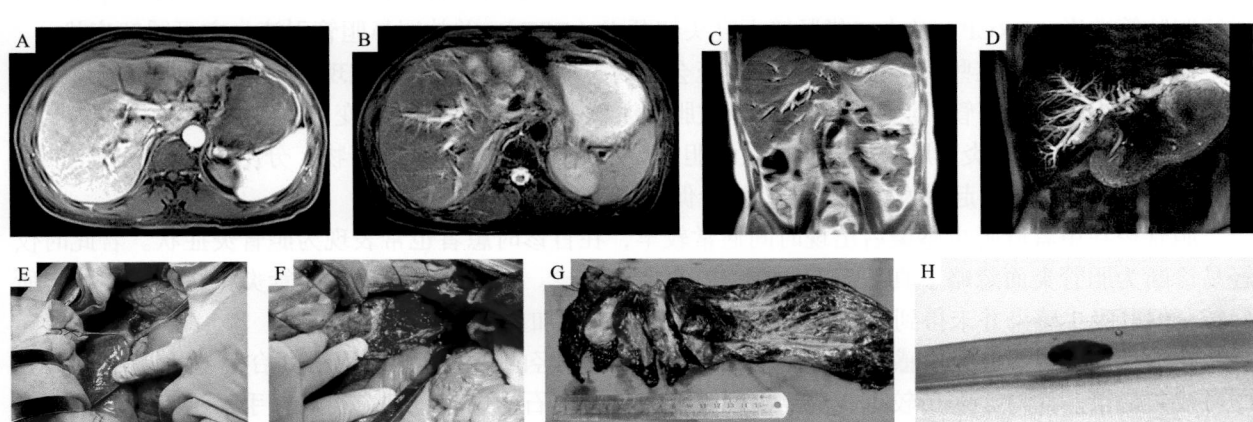

图 33-2-7　肝吸虫病合并胆管癌

患者，男，58 岁。肝脏 MRI 扫描（A、B），MRCP 成像（C、D），手术照片（E、F）及病理标本（G、H），PTCD 管内肝吸虫虫体（H）。

注意重点询问患者病史，特别是流行地区生活史、有无生食或半生食淡水鱼虾等，进行综合判断。

1. 病原学检查　粪检查找肝吸虫虫卵至今仍被视为诊断肝吸虫感染的"金标准"，虫卵计数可判定患者感染程度。常用的方法有以下 3 种：

（1）涂片法：直接涂片法快速简便，但所用粪便量少，检出率低，特别是在患者轻度感染时，更不易检出。改良加藤厚涂片法可提高检出敏感度，该法尤其适用于大规模流行病学调查。但对于其他分型的肝吸虫感染，如麝猫后睾吸虫、猫后睾吸虫等，其虫卵镜下与华支睾吸虫虫卵较为相似，鉴别有一定困难，需结合其他检查综合判断。

（2）集卵法：最为常用的是醛醚离心沉淀法，该法检查效率较直接涂片法更高。但该法操作步骤中重复弃去上清液，可能会造成最后检出结果的误差。

（3）胶囊拉线法：通过获得胆汁及十二指肠中的黏液、碎块进行检测，可直接观察成虫或幼虫虫体，诊断更为准确。较十二指肠胆汁引流检查引起患者不适较轻，更容易被接受。

2. 免疫学检查　在临床辅助检查及流行病学调查中，免疫学检查也被广泛应用，常用的有酶联免疫吸附试验（ELISA）、间接血凝（HIA）、间接荧光抗体试验（IFA）等。其中，采用最多的是酶联免疫吸附试验[51]，韩国学者[52]的研究表明，该方法敏感性为 87.8%～93.1%，特异性为 88.2%～92.5%。

3. 肝吸虫 DNA 检查　直接在粪便中查找肝吸虫的 DNA 可作为肝吸虫感染的分子生物学证据，使用不同种类的 PCR 技术均可以有效检测。并且由于特异性引物的使用，可以更为准确地鉴别华支睾吸虫和其他分型的肝吸虫。PCR 检查也有较好的敏感性和特异性，泰国旺格拉塔纳切温（Wongratanacheewin）等[53]开展的一项调查中，PCR 检查在每克粪便虫卵个数大于 1000、200～1000、小于 200 时敏感度分别为 100%，68.2% 和 50%，特异性为 97.8%。

（七）外科治疗

1. 胆石症　肝吸虫感染患者易形成胆囊结石，且以胆色素性胆囊结石为主，这与胆红素钙与死亡虫体碎片、胆管上皮细胞聚集到虫卵表面有关。根据我国马瑞红等和罗小兵等[54-55]的研究，肝吸虫感染与胆囊结石形成的关联度 30.4%～52.2%。因此，对于确诊肝吸虫感染患者，应关注胆囊的病变，注意有无胆囊结石发生。

对于伴肝吸虫感染的胆囊结石患者，行胆囊切除术应有所注意。胆囊切除后，胆道压力调节功能有所减弱，而此时术前若未注意患者合并有肝吸虫感染，手术完成后未给予有效的驱虫治疗，直接进入到胆总管中的虫体会迅速聚集，胆道压力迅速增高，造成急性梗阻性黄疸的发生。此时应行经内镜逆行胆胰管造影（ERCP）及十二指肠镜下乳头切开术（EST），并放置鼻胆管引流，方可缓解症状。

对于胆管结石，某些病情较重的患者甚至会出现类似布-加综合征的表现，患者也容易被误诊，然而实际情况为肝内外胆管广泛存在结石，导致胆汁淤积、肝硬化等病理改变[56]。

2. 胆管炎与胆囊炎　肝吸虫寄生在次级胆管后，其机械刺激、代谢产物、分泌物，以及产生的结石导致胆汁引流不畅引起继发细菌感染，均会促进胆管炎症的发生。

胆管炎在患者肝吸虫感染后出现时间通常较早，在首诊时患者也常表现为胆管炎症状。若此时仅轻易诊断为胆管炎而忽略了真正病因所在，就会造成漏诊。虽然患者接受了胆管炎相应治疗症状有所好转，但肝吸虫感染并未得到控制，病情可能会复发甚至加重。

在治疗上，对于肝吸虫感染伴胆管炎的患者，症状较轻的，可直接采用驱虫治疗，无须实施手术，即可改善病情。而对于病情较重、反复出现炎症或伴有结石的患者，则应当选择手术治疗，通常术式为胆囊切除、胆总管探查以及 T 管引流。对于需要手术的患者，驱虫治疗一般在术后进行，可避免因驱虫过程中虫体死亡并堵塞胆管加重病情[57]。

胆囊炎通常也是由于肝吸虫感染导致胆囊结石发生继而引起的，治疗同样是以手术治疗为主，术式及围手术期注意事项同胆管炎。

3. 胆管癌　前文已述，肝吸虫已被世界卫生组织下的 IARC 明确定为胆管癌的致癌物，因此胆管癌患者，尤其是生活在肝吸虫流行地区的、有生食淡水鱼虾史的，在临床诊疗过程中应特别注意可能存在的肝吸虫感染。美国国立癌症研究所（National Cancer Institute，NCI）吉提波恩（Jittiporn）等[58]在泰国开展了一项肝吸虫相关胆管癌的研究，研究表明对于肝内胆管癌（ICC）C1 亚型，*PLK1* 和 *ECT2* 是关键并具有临床显著性的两个基因，两个基因均高表达，且其免疫组化结果可协助确定该亚型。C1 亚型还存在有丝分裂检查点缺陷，*TP53*、*KRAS*、*MYC*、*GNAS* 基因呈现高频突变，突变频率大于 10%（>10% mutations）。而 C2 亚型与高 BMI 指数有关，肿瘤组织富含 G/D T 细胞、记忆 $CD4^+T$ 细胞和各种胆汁酸代谢产物如牛磺胆酸（TCA）、牛磺熊去氧胆酸（TDCA）、甘氨鹅脱氧胆酸（GCDCA）。与 C1 分型相比，C2 分型 *TP53* 基因突变频率较低。对于 C1 和 C2 两种分型，*PLK1* 和 *ECT2* 基因高表达均提示患者预后较差。

在外科治疗过程中，仍以手术治疗为主。但由于肝吸虫感染患者胆道结石较易发，出现腹痛、寒战高热、黄疸的 Charcot 三联征时，特别是对于存在早期胆管癌的患者，易被误诊为胆石继发的胆管炎而忽略了胆管癌的存在。存在肝内胆管癌的患者，其临床表现与辅助检查结果不典型，易被误诊为原发性肝癌或肝脓肿等疾病，延误了早期接受治疗的时机。而对于仅有肝吸虫感染的患者，应保证展开有效的随访，定期检查，及时发现病情进展[59]。

手术后，肝吸虫团块等也有进入胆总管的可能，导致黄疸的发生，对可能出现的术后并发症应做好相应的处理。

4. 肝移植　在实施肝移植手术时，需留意供者是否患肝吸虫感染。若有肝吸虫感染，需评估其感染程度，若发现肝脏存在严重病变，应选择其他的供者。轻度感染、病变程度较轻的供肝可以用于肝移植。在取肝时，应尽可能地清除存在于组织中的虫体，减轻移植后受者肝吸虫感染以降低感染率。取出供肝后，还应仔细检查有无遗漏的严重病变。胆道重建方式要根据肝吸虫感染严重程度决定是否放置 T 管。完成移植后，还应及时进行驱虫治疗，如吡喹酮治疗等，但完成肝移植后，由于受者还需服用免疫抑制剂等，多种药物同时使用，肝肾负担较重，因此要准确把握好驱虫治疗时机[60-61]。

除此之外，尽管肝吸虫虫体并不耐受肝移植过程中对肝组织的冷灌注和冷藏，但死亡的虫体有堵塞胆道的可能，进而引起相应的并发症。故对于接受了有肝吸虫感染的供肝的患者，在临床工作中应给予更加细致的术后监测，及时处理出现的并发症[62]。

5. 合并肝吸虫感染的肝切除术围手术期管理　对合并肝吸虫病的患者施行肝切除术，需注意肝吸虫感染对围手术期管理的影响，尤其警惕胆漏并发症的预防和治疗。罗长志[63]和郑培秋等[64]的研究表明，肝吸虫感染和术后胆漏关联度为 69%～80%。

伴肝吸虫感染的患者通常术前已存在消化功能减退，营养物质缺乏，不利于患者接受手术，而手术应激也会加剧营养物质消耗，对患者术后恢复也有影响，因此需给予患者科学的营养支持。注意不应进食牛奶、蛋类和含糖食物，避免产气腹胀。此外，术前常规系统检查中，B 超及 CT 影像检查需重点关注，若胆管扩张严重，提示存在胆道梗阻，术后胆漏风险高，则不主张术前驱虫，同时术中需酌情预防性放置胆总管 T 管引流。对于拟诊为肝癌的患者，为行限期手术，一般术后予以驱虫治疗。术中应严格规范操作，对于胆管显著扩张的患者，应仔细探查胆道。断肝过程中，对肝断面胆管应仔细结扎或缝扎。切除肝脏后，还可用生理盐水、脂肪乳剂或亚甲蓝检测胆漏存在，若发现应妥善缝合。术后应密切观察患者腹腔引流管引流液状况，定期监测生命体征、意识状态等，并结合术后常规检查，把握患者病情变化，及时处理，避免术后并发症出现对患者造成新的打击。对留置了 T 管的患者，还应观察 T 管引流状态及引流液状况，胆汁引流量大时，注意维持水、电解质及酸碱平衡。同时，术后应积极予以肠内、肠外营养治疗[65-66]。

（八）综合处理

对于肝吸虫感染患者，驱虫治疗是一个关键环节，及早发现并准确诊断出肝吸虫的感染，给予相应药物，保证用药剂量和时间，可以取得良好的效果，减少甚至避免肝吸虫感染导致的各种并发症。

治疗肝吸虫感染首选药物为吡喹酮，这也是世界卫生组织在前文所提被忽略热带疾病报告中唯一推荐的治疗肝吸虫病的药物。其推荐的用法为 40mg/（kg·d），3 次 / 天或 1 次 25mg/kg，3 次 / 天，连续服用 2～3 天，可达到良好的驱虫效果，治愈率可达到 90% 以上。但是吡喹酮也会产生一定的副作用，如头晕、头痛、恶心、呕吐、腹痛等，且这些副作用通常都较为明显，患者药物治疗依从性会受到影响。

阿苯达唑也是目前我国一种广泛用于肝吸虫病治疗的药物，通常用法为 0.8g/d，2 次 / 天，连续服用 4 天。相较于吡喹酮，阿苯达唑优势体现在其副作用更小、治愈率也在 90% 左右、服用时口感较好，用药存在一定的优势[67]。

由于食材来源及饮食文化的多样性，我国现阶段肝吸虫病仍呈现高发态势。对于肝胆外科就诊的可疑感染者，应询问其是否曾经或现生活居住在流行区，有无生吃或半生吃淡水鱼虾史，并结合各项检查，及时发现肝吸虫感染。对于确诊合并肝吸虫病的患者，肝胆外科医师应精准评估其对专科治疗的影响，并在综合治疗方案中体现，如驱虫时机、药物和剂量选择、胆瘘和细菌感染的预防和治疗等。肝吸虫感染相关的胆道恶性肿瘤可能存在有别于非肝吸虫感染者的精准医学治疗靶点。因此，包括肝胆外科、感染科、消化内科、肿瘤内科、介入科、病理科、影像科等专业在内的 MDT 制度有助于上述目标的达成。

（彭　涛　刘峻奇）

四、胆道蛔虫病

（一）流行病学及发病机制

蛔虫在亚洲、非洲和中美洲比较流行，全球有近 1/4 的人口感染蛔虫。大部分病例发生于热带及亚热带地区。蛔虫感染局限在肠道内通常症状不明显，一旦进入胆道就会产生症状。研究表明，胆道蛔虫病发病率占胆道疾病的 8%～12%，甚至高达 25% 以上。近年来，由于公共卫生的普及，本病的发病率逐年下降。肠道内蛔虫进入胆道的原因尚不完全清楚，一般认为与蛔虫的习性和其生活环境的改变有关。当机体的内环境发生改变时，如肠道功能紊乱时，或者食用多油食物后，或服用驱蛔药物后，乳头括约肌松弛，环境的改变激发蛔虫钻入胆道。此外，由于蛔虫喜碱厌酸，十二指肠内的酸性环境可能也是促进蛔虫钻入胆道的一个重要因素[68]。

（二）病理学

蛔虫通过乳头括约肌进入胆道后，多数情况是在胆总管内，也可能进入左右肝管，甚至进入肝内的小胆管中，但很少进入胆囊。蛔虫进入胆道内的数量也不等，多数病例仅有 1 条，一般不超过 10 条。蛔虫进入胆道后，会发生一系列病理生理学方面的改变，首先是胆道梗阻，由于虫体活动之故，这种梗阻往往是不完全的；其次是胆管炎，由蛔虫带入的细菌（多为大肠杆菌）引起的继发性感染可导致化脓性胆管炎，化脓性胆管炎可延伸至肝内胆管，引起多发性小胆管炎和肝脓肿；再次是胆道结石，蛔虫的遗体或虫卵在胆道中可以成为结石的核心，形成胆管的原发性胆色素性结石。最后，少数病例因蛔虫进入胆总管壶腹部后妨碍胆汁排出，可使胆汁反流入胰管，引发急性胰腺炎。此外，也有胆道蛔虫诱发肝硬化、支气管胸膜瘘和肺脓肿的报道[69]。

（三）临床表现

胆道蛔虫病患者大多是青少年，以 20～30 岁为最多，男女发病率大致相等。患者多数有肠道蛔虫病史，从大便中曾排出过蛔虫，或粪便中发现虫卵。本病的主要特点是上腹部剧烈疼痛，最初表现为突发、严重的上腹部绞痛，往往有特殊的向上钻顶感，通常伴右上腹或中上腹的压痛及肌紧张。尤其是在蛔虫刚钻入胆道时，其疼痛的程度和胆囊结石发作时相当甚至更为剧烈，一般认为与乳头括约肌痉挛有关。待蛔虫全部钻入胆道后，疼痛可以完全消失。胆道蛔虫病所导致的阵发性腹痛，发作往往比较频繁，两次阵发之间的间歇期一般很短。疼痛发作时常伴有恶心、呕吐，呕吐物多为胆汁，偶能吐出蛔虫。

胆道蛔虫病患者早期除剧烈的上腹绞痛外往往没有其他的症状。若蛔虫不能退出胆道，则可能在24～48 小时内出现黄疸、寒战或发热等胆道感染现象。胆道蛔虫病的黄疸表现一般明显，这是因为胆道梗阻不完全之故。需要指出的是，本病腹部症状虽然较重，但腹部体征相对比较轻微，多数病例仅在剑突下有深部压痛及轻度反跳痛，远不像胆囊炎患者有明显的触痛及肌紧张。

（四）诊断和鉴别诊断

1. 诊断　对于既往有肠道蛔虫病病史的患者，若有上腹部剑突下区的钻顶样阵发性绞痛，同时体征又比较轻微，应考虑胆道蛔虫病。腹部 X 线平片在 90% 的儿童病例中可以证实肠道内蛔虫的存在。超声是精确、简便又无创的诊断方法，可以显示扩张的胆总管内有两条平行光带征甚至直接可见胆道内蛔虫的蠕动，对胆道蛔虫的诊断有确定性意义。内镜检查和内镜逆行胆胰管造影术可以发现在十二指肠内的蛔虫，内镜下取蛔虫和胆道减压可以成功的防止重症化脓性胆管炎的发生。经皮肝穿刺胆道造影术可以用于显示肝内脓肿或胆道内的蛔虫，在引流出的胆汁中发现虫卵或蛔虫碎片即可明确诊断[70]。实验室检查方面，粪便镜检可以发现蛔虫卵或者死亡蛔虫的残留物。白细胞增多通常见于并发化脓性胆管炎或肝脓肿。合并胆道梗阻或胆管炎的患者血胆红素可有升高，血清淀粉酶升高则提示急性胰腺炎的可能。

2. 鉴别诊断　胆道蛔虫病需要与急性胆囊炎、急性胰腺炎、消化道溃疡和急性胃肠炎等几种急腹症相鉴别。虽然从症状和体征上看，上述急腹症与胆道蛔虫病存在一定差异，如疼痛的性质、部位及伴随症状等，但有时候鉴别依然比较困难。此时更多的有赖于辅助检查，如 B 超、CT 和 ERCP 等。

（五）预防和治疗

胆道蛔虫病预防的关键在于消除肠道蛔虫病，否则无论怎么治疗，始终存在较大的复发风险。胆道蛔虫病的治疗包括手术治疗和非手术治疗。研究表明，98% 的儿童病例和 94% 的成人可以通过适当的非手术治疗治愈。非手术疗法的目的是通过药物的应用及其他综合措施，达到解痉、镇痛、抗菌及排虫的目的。如注射解痉药物松弛奥迪（Oddi）括约肌，镇痛药物缓解胆绞痛。阿苯达唑、甲苯达唑和噻吩嘧啶为首选驱虫药物，几乎所有病例均可完全治愈[71]。严重的持续性疼痛且对驱虫药治疗无效是 ERCP 取虫的适应证。

约 20% 的胆道蛔虫患者最终需要手术治疗。一般认为，若经非手术治疗患者腹痛症状仍未能明显缓解，胆道感染有加重表现，尤其是合并急性胰腺炎、胆道严重感染或合并有胆道结石时，应及时手术治疗。手术的主要步骤是胆道的切开和探查。至于胆总管切开后是否放置 T 管引流则根据情况而定，若胆管内已有继发感染或结石形成，建议放置 T 管引流比较稳妥[72]。

五、阿米巴肝脓肿及其他寄生虫感染

（一）阿米巴性肝脓肿

1. 流行病学及发病机制　阿米巴病是全世界第三大致死性寄生虫病。在传统意义上，阿米巴病被定义为是一种感染了溶组织内阿米巴且合并或不合并明显临床症状的疾病。溶组织内阿米巴在全球的感染率约为 12%，其中部分患者会发展为侵袭性阿米巴病（结肠炎和肝脓肿）。阿米巴性肝脓肿是侵袭性阿米巴病最常见的表现形式。其发病机制一般认为是阿米巴的囊体经胃液消化作用而在肠道内释放出虫体，当机体或肠道局部抵抗力降低时侵犯肠壁，寄生在黏膜或黏膜下层，并分泌溶组织酶，使肠黏膜形成溃疡。阿米巴滋养体经破损的肠壁小静脉或淋巴管进入肝脏，阻塞门静脉末梢引起缺血性坏死，并同时产生溶组织素，溶解了肝组织而形成肝脓肿。

2. 病理学　典型的阿米巴肝脓肿是单发性的，80% 以上位于肝右叶，左叶肝脓肿相对少见。也有极少数病例脓肿可同时见于左右肝脏。阿米巴肝脓肿一般较大，其容积有时可达 1000～2000ml 以上。由于肝左叶体积较小，该部位的肝脓肿往往容易穿破被膜。脓肿通常分为三层，外层是纤维组织增生形成的纤维膜，中间层为间质，内层中央为脓液。脓液呈典型的巧克力色或棕红色，较稠厚，为分解的肝组织、红细胞及少量结缔组织，但有时也可以呈乳白色或淡黄色。脓液通常是无菌的，也不易找到阿米巴滋养体，但从脓腔壁刮下的组织中经常可以发现活动的阿米巴滋养体。阿米巴脓肿若不及时处理，可逐渐增大最终穿破。向上穿破进入膈下间隙，或者进入胸腔形成脓胸，甚至形成支气管瘘。也可破溃入腹腔引起腹膜炎，或穿入心包腔形成化脓性心包炎。

3. 临床表现　阿米巴肝脓肿患者以男性居多，发病率为女性的 3～10 倍，发病年龄 70% 是在 20～50 岁。在低发人群中，如儿童、孕产妇，疾病重症化乃至死亡的危险性增加，激素治疗史、恶性肿瘤和营养不良为疾病重症化的危险因素。阿米巴肝脓肿的症状以弛张热或间歇热为主，体温一般在 38～39℃，每次发作前可有发冷或寒战，发热后则有大量出汗，若继发细菌感染，体温可能会高达 40℃ 以上。常见的全身症状还包括乏力、纳差等。局部症状以肝区疼痛为主，性质多变，钝痛和刺痛均可见，有时候可放射至右肩背部。典型的体征为肝脏肿大，伴有明显的压痛。约 10% 的患者在入院时脓肿可能已经破裂，因而可能有全腹膜炎、脓胸或支气管胸膜瘘的相应症状和体征。

4. 诊断　阿米巴肝脓肿的临床表现复杂，患者的各种症状体征往往并不典型，因此误诊率较高。为了明确诊断，需要进一步行各种检查。

（1）影像学检查：B 超简单、经济、方便，诊断的准确率为 90%。病灶多位于肝脏周围接近肝包膜区域，形状为圆形、卵圆形或分叶状。脓肿边缘和周围肝实质分界清晰，远端回声增强，但罕有脓肿壁回声。脓腔内容物为低回声，质地不均，高增益时内部回声增强，正常增益时回声下降甚至缺失。计算机断层扫描（CT）和磁共振（MRI）在诊断阿米巴肝脓肿方面并不优于 B 超。对于非典型或慢性病例的鉴别诊断可能有一定价值。

（2）血清学检查：90%～95% 患者的血清中含有阿米巴抗体。通过间接血凝反应和反向免疫电泳检测可以检测这些抗体，阳性率在 90% 以上。抗体反应和疾病的持续时间密切相关，起病后 7～10 天即可被检出，且在感染多年后仍保持阳性。酶联免疫吸附试验（ELISA）敏感度较高，并且检测可在 35 分钟之内完成，可广泛使用。血清学检查的主要价值在于将阿米巴性肝脓肿与细菌性肝脓肿／肝细胞癌鉴别开来。

（3）脓液穿刺检查：在 B 超和血清学检查出现之后，脓液穿刺检查不再是必需的诊断方法。但若有必要，可在肝脓肿可疑部位进行穿刺，如能抽出典型的巧克力色脓液诊断即可确定。聚合酶链式反应（PCR）是一种重要的辅助性诊断方法，它有助于在穿刺液中确定阿米巴原虫的存在，随着经验的积累和技术的完善，有可能成为阿米巴脓肿的诊断标准。脓液涂片可用于检查有无细菌，并以此来推断有无继发感染的存在。大多数阿米巴脓肿是无菌的，一旦发现有细菌存在应尽快切开引流。

（4）粪便检查及结肠镜检：通过反复检查新鲜粪便中的包囊或滋养体，有助于确定肝脓肿之性质。通过乙状结肠镜可观察有无结肠黏膜之阿米巴病变，或者在镜检时取可疑的材料进行涂片检查，找到阿米巴滋养体的可能性会更大。

5. 预防和治疗　预防阿米巴肝脓肿，关键在于注意个人卫生，不食用不干净的食物，防止阿米巴痢疾感染。一旦染上阿米巴痢疾，则必须彻底治疗，以免让阿米巴滋养体进入肝内。若患者已经出现肝大、肝区疼痛、发热等症状，更要及时给予相应治疗。病变早期通常仅为阿米巴性肝炎，若能及时治疗，可防止脓肿形成。

药物治疗首选甲硝唑。甲硝唑对肠道阿米巴病和肠外阿米巴原虫均有较好的作用，对阿米巴性肝炎和肝脓肿均有效，对孕妇、儿童和体质弱者均适用，高效而安全；喹诺酮类药物抗阿米巴作用不亚于甲硝唑，并且兼有广谱抗菌作用，对甲硝唑效果不佳者或合并细菌感染者可考虑使用；盐酸吐根碱及氯喹疗效虽佳，但其毒性较大，使用时要非常小心。抗阿米巴药物不宜同时使用，以免增加不良反应。肠内阿米巴是肝内感染的来源，故应同时抗肠内阿米巴治疗。

对于较大的阿米巴脓肿，除药物治疗外最好能够辅以脓腔穿刺抽吸或闭式引流，脓腔内的脓液抽出后，一般有助于病情的缓解。穿刺通常在超声或者 B 超的引导下进行，安全可靠，兼有诊断和治疗的意义。穿刺引流的位置应距离脓肿表面越近越好。由于反复的穿刺抽吸或引流均有增加继发感染的风险，因此手术必须在严格的无菌条件下进行，并尽量避免通过胸腔和腹腔。

（二）肝片吸虫病

1. 病因与病理　肝片吸虫寄生于牛羊体内，在全世界的牧区广泛分布。肝片吸虫呈扁平叶状，雌雄同体，通常寄生在宿主的胆道和胆囊里。虫卵进入粪便后，孵化成有能动纤毛的毛蚴，进入椎实螺属动物体内。动物排泄出可以自由活动的尾蚴，进入水生植物中并形成囊尾蚴。污染的水生植物被人食用后，幼虫释放出来并进入肠壁，经过腹膜腔进入肝包膜，最终进入胆道。肝片虫生命周期为 5 个月，其中 3 个月在人宿主体内，成虫在胆道中发育成熟，生存 3～4 年。

人感染肝片吸虫后肝脏首先发生损伤，肝包膜上出现白色或灰色结节，包膜下出现隧道。在穿过肝胆管时，成虫体壁的棘突损伤穿行的结构，引起严重的毛细胆管梗阻、胆道纤维化、肝细胞坏死甚至肝脓肿形成，最终导致患者营养不良甚至死亡[73]。

2. 临床表现　肝片吸虫病的病程分为急性期和慢性期。在急性期，患者会有右上腹疼痛、肝大、发热、呕吐和过敏反应。通常持续 4 个月左右。此时 CT 是最好的诊断方法，CT 可发现肝周围局灶性的低密度损害。增强扫描可以发现排列呈"轨迹"样，而中间是没有增强的脓腔样改变，类似脓肿。进入慢性期后，会出现反复、周期性的胆道梗阻和感染，包括反复发作的胆绞痛、胆囊炎、胆管炎等，可有轻度脾肿大。这个时期 B 超可以发现胆管扩张或胆囊异常。血液学检查可以出现特征性的嗜酸性粒细胞增多，常超过 50%，常伴有贫血。肝功能检查提示胆汁淤积。可出现血红蛋白尿。针对虫体抗原有特异性的 IgG 抗体可经血清学检测，阳性率达到 97%～100%。

3. 治疗　治疗上以药物治疗为主。依米丁和氯喹短期效果良好，但长期来看容易复发。三氯羟醋苯胺治愈率可达 90%，没有明显的副作用。硫氯酚是另一个选择，不良反应包括反复的恶心、上腹不适、腹泻和光过敏反应，2～3 周后会逐渐缓解。

（陈　耿）

参 考 文 献

［1］ CRAIG P S, LARRIEU E. Control of cystic echinococcosis/hydatidosis: 1863—2002[J]. Adv Parasitol, 2006, 61: 443-508.

［2］ SCHWEIGER A, AMMANN R W, CANDINAS D, et al. Human alveolar echinococcosis after fox population increase, Switzerland [J]. Emerg Infect Dis, 2007, 13 (6): 878-882.

［3］ WEN H, VUITTON L, TUXUN T, et al. Echinococcosis: advances in the 21st Century [J]. Clin Microbiol Rev, 2019, 32 (2): e00075-e00018.

［4］ MCMANUS D P, GRAY D J, ZHANG W, et al. Diagnosis, treatment, and management of echinococcosis [J]. Br Med J,

2012, 344: e3866.

[5] WHO-Informal-Working-Group. International classification of ultrasound images in cystic echinococcosis for application in clinical and field epidemiological settings [S/J]. Acta Tropica, 2003, 85 (2): 253-261.

[6] 中国医师协会外科医师分会包虫病外科专业委员会. 肝两型包虫病诊断与治疗专家共识 (2015 版) [S/J]. 中华消化外科杂志, 2015, 14 (4): 253-264.

[7] BRUNETTI E, KERN P, VUITTON D A, Writing Panel for the W-I. Expert consensus for the diagnosis and treatment of cystic and alveolar echinococcosis in humans [J]. Acta Trop, 2010, 114 (1): 1-16.

[8] CRAIG P S, MCMANUS D P, LIGHTOWLERS M W, et al. Prevention and control of cystic echinococcosis [J]. Lancet Infect Dis, 2007, 7 (2): 385-394.

[9] TUXUN T, AJI T, TAI Q W, et al. Conventional versus laparoscopic surgery for hepatic hydatidosis: a 6-year single-center experience [J]. J Gastrointest Surg, 2014, 18 (6): 1155-1160.

[10] TUXUN T, ZHANG J H, ZHAO J M, et al. World review of laparoscopic treatment of liver cystic echinococcosis—914 patients [J]. Int J Infect Dis, 2014, 24 (1): 43-50.

[11] MUELLER P R, DAWSON S L, FERRUCCI J T J R, et al. Hepatic echinococcal cyst: successful percutaneous drainage [J]. Radiology, 1985, 155 (3): 627-628.

[12] BUTTENSCHOEN K, KERN P, REUTER S, et al. Hepatic infestation of Echinococcus multilocularis with extension to regional lymph nodes [J]. Langenbecks Arch Surg, 2009, 394 (4): 699-704.

[13] KERN P, WEN H, SATO N, et al. WHO classification of alveolar echinococcosis: principles and application [J]. Parasitol Int, 2006, 55 Suppl: S283-S287.

[14] HE Y B, BAI L, JIANG Y, et al. Application of a three-dimensional reconstruction technique in liver autotransplantation for end-stage hepatic alveolar Echinococcosis [J]. J Gastrointest Surg, 2015, 19 (8): 1457-1465.

[15] TUXUN T, APAER S, MA H Z, et al. Plasma IL-23 and IL-5 as surrogate markers of lesion metabolic activity in patients with hepatic alveolar echinococcosis [J]. Sci Rep, 2018, 8 (1): 4417.

[16] BUTTENSCHOEN K, CARLI BUTTENSCHOEN D, GRUENER B, et al. Long-term experience on surgical treatment of alveolar echinococcosis [J]. Langenbecks Arch Surg, 2009, 394 (4): 689-698.

[17] VUITTON D A, AZIZI A, RICHOU C, et al. Current interventional strategy for the treatment of hepatic alveolar echinococcosis [J]. Expert Rev Anti Infect Ther, 2016, 14 (12): 1179-1194.

[18] BRESSON-HADNI S, VUITTON D A, BARTHOLOMOT B, et al. A twenty-year history of alveolar echinococcosis: analysis of a series of 117 patients from eastern France [J]. Eur J Gastroenterol Hepatol, 2000, 12 (3): 327-336.

[19] WEN H, DONG J H, ZHANG J H, et al. Ex vivo liver resection and autotransplantation for end-stage alveolar echinococcosis: a case series [J]. Am J Transplant, 2016, 16 (2): 615-624.

[20] PICHLMAYR R, GROSSE H, HAUSS J, et al. Technique and preliminary results of extracorporeal liver surgery (bench procedure) and of surgery on the in situ perfused liver [J]. Br J Surg, 1990, 77 (1): 21-26.

[21] WEN H, HUANG J F, ZHANG J H, et al. Ex vivo liver resection and autotransplantation in a patient with intrahepatic cholangiocarcinoma [J]. Chin J Surg, 2006: 642-644.

[22] AJI T, DONG J H, SHAO Y M, et al. Ex vivo liver resection and autotransplantation as alternative to allotransplantation for end-stage hepatic alveolar Echinococcosis [J]. J Hepatol, 2018, 69 (5): 1037-1046.

[23] COLLEY D G, BUSTINDUY A L, SECOR W E, et al. Human schistosomiasis [J]. Lancet, 2014, 383: 2253-2264.

[24] 张利娟, 徐志敏, 戴思敏, 等. 2017 年全国血吸虫病疫情通报 [J]. 中国血吸虫病防治杂志, 2018, 30 (5): 481-488.

[25] XU J, STEINMAN P, MAYBE D, et al. Evolution of the national schistosomiasis control programmes in the People's Republic of China [J]. Adv Parasitol, 2016, 92: 1-38.

[26] COLLEY D G, SECOR W E. Immunology of human schistosomiasis [J]. Parasite Immunol, 2014, 36 (8): 347-357.

[27] WARREN K S. The pathology, pathobiology and pathogenesis of schistosomiasis [J]. Nature, 1978, 273 (5664): 609-612.

[28] ABRUZZI A, FRIED B, ALIKHAN S B, et al. Coinfection of schistosoma species with hepatitis B or hepatitis C viruses [J]. Adv Parasitol, 2016, 91: 111-231.

[29] 中华人民共和国卫生部. 血吸虫病诊断标准 (WS261-2006) [S/M]. 北京, 人民卫生出版社, 2006: 1-13.

[30] 邓维成, 杨镇, 谢慧群, 等. 日本血吸虫病的诊治——湘鄂赣专家共识 [J]. 中国血吸虫病防治杂志, 2015, 27 (5): 451-456.

［31］ MUTAPI F, MAIZELS R, FENWICK A, et al. Human schistosomiasis in the post mass drug administration era [J]. Lancet Infect Dis, 2017, 17 (2): e42-e48.

［32］ EISSA M M, EL-MOSLEMANY R M, RAMADAN A A, et al. Miltefosine lipid nanocapsules for single dose oral treatment of schistosomiasis mansoni: a preclinical study [J]. PLoS One, 2015, 10 (11): e0141788.

［33］ EL MOGHAZY W, KASHKOUSH S, O'HALI W, et al. Long-term outcome after liver transplantation for hepatic schistosomiasis: a single-center experience over 15 years [J]. Liver Transpl, 2015, 21 (1): 96-100.

［34］ 陈庭金, 黄艳, 余新炳. 肝吸虫病：严峻挑战与防治对策的思考 [J]. 中华疾病控制杂志, 2016, 20 (1): 1-4.

［35］ 许隆祺, 陈颖丹, 孙凤华, 等. 全国人体重要寄生虫病现状调查报告 [J]. 中国寄生虫学与寄生虫病杂志, 2005 (S1): 332-340.

［36］ 常巧呈, 邵志辉, 李超, 等. 肇源县淡水鱼华支睾吸虫囊蚴感染情况的调查及分析 [J]. 黑龙江畜牧兽医, 2015 (13): 169-171.

［37］ 申海光, 周振座, 何曲波, 等. 广西柳江河鱼类华支睾吸虫囊蚴感染情况 [J]. 中国寄生虫学与寄生虫病杂志, 2010, 28 (2): 157-159.

［38］ 张贤昌, 裴福全, 张启明, 等. 广东省部分地区淡水养殖环境卫生及华支睾吸虫中间宿主感染情况分析 [J]. 华南预防医学, 2010, 36 (3): 9-13.

［39］ 叶春艳, 王子见, 吴秀萍, 等. 白城地区市售淡水鱼华支睾吸虫感染情况调查 [J]. 现代预防医学, 2009, 36 (1): 127-130.

［40］ 李树林, 何刚, 韦美璧, 等. 广西 25 县市华支睾吸虫感染调查 [J]. 广西预防医学, 1995 (2): 106-107.

［41］ 国家卫生计生委, 中央统战部, 国家发展改革委, 等. 全国包虫病等重点寄生虫病防治规划 (2016-2020 年) [R]. 2016.

［42］ WHO. Sustaining the drive to overcome the global impact of neglected tropical diseases: second WHO report on neglected tropical diseases. 1st ed [R]. Geneva: World Health Organization, 2013.

［43］ LUN Z R, GASSER R B, LAI D H, et al. Clonorchiasis: a key foodborne zoonosis in China [J]. Lancet Infect Dis, 2005, 5 (1): 31-41.

［44］ 诸欣平, 苏川. 人体寄生虫学 [M]. 9 版. 北京：人民卫生出版社, 2018.

［45］ KIM T S, PAK J H, KIM J B, et al. Clonorchis sinensis, an oriental liver fluke, as a human biological agent of cholangiocarcinoma: a brief review [J]. BMB Rep, 2016, 49 (11): 590-597.

［46］ HONG S T, FANG Y. Clonorchis sinensis and clonorchiasis, an update [J]. Parasitol Int, 2012, 61 (1): 17-24.

［47］ QIAN M B, CHEN Y D, LIANG S, et al. The global epidemiology of clonorchiasis and its relation with cholangiocarcinoma [J]. Infect Dis Poverty, 2012, 1 (1): 4.

［48］ 张聪, 刘千琪, 田洁, 等. 华支睾吸虫病的多模态超声诊断及病理学机制研究进展 [J]. 中华医学超声杂志 (电子版), 2018, 15 (11): 804-807.

［49］ 刘红山, 廖锦元. 华支睾吸虫病的影像学研究进展 [J]. 新发传染病电子杂志, 2017, 2 (2): 108-111.

［50］ 国家卫生部. 华支睾吸虫病诊断标准 [S]. 2009.

［51］ 王玠, 宋丽君, 余传信, 等. 检测华支睾吸虫特异性 IgG4 生物素-亲和素复合酶联免疫吸附法的建立及检测效能分析 [J]. 中国血吸虫病防治杂志, 2015, 27 (2): 156-161.

［52］ CHOI M H, PARK I C, LI S, et al. Excretory-secretory antigen is better than crude antigen for the serodiagnosis of clonorchiasis by ELISA [J]. Korean J Parasitol, 2003, 41 (1): 35-39.

［53］ WONGRATANACHEEWIN S, PUMIDONMING W, SERMSWAN R W, et al. Detection of Opisthorchis viverrini in human stool specimens by PCR [J]. J Clin Microbiol, 2002, 40 (10): 3879-3880.

［54］ 马瑞红, 乔铁, 罗振亮, 等. 华支睾吸虫病流行区胆石症患者胆囊结石类型及华支睾吸虫感染情况 [J]. 中国寄生虫学与寄生虫病杂志, 2015, 33 (3): 167-171.

［55］ 罗小兵, 乔铁, 马瑞红, 等. 广东珠三角地区胆囊结石患者的华支睾吸虫感染情况及其胆汁成分分析 [J]. 中国寄生虫学与寄生虫病杂志, 2013, 31 (5): 376-380.

［56］ 徐艳玲, 赵旭, 郭晓林, 等. 肝吸虫病合并胆道多发性结石和胆汁淤积性肝硬化误诊为布-加综合征 1 例报告 [J]. 临床肝胆病杂志, 2018, 34 (7): 1514-1516.

［57］ 李敏朋, 赫军, 俞渊, 等. 肝吸虫致胆囊切除术后急性梗阻性黄疸 7 例诊治体会 [J]. 广西医学, 2014, 36 (10): 1458-1459.

［58］ CHAISAINGMONGKOL J, BUDHU A, DANG H, et al. Common molecular subtypes among asian hepatocellular carcinoma and cholangiocarcinoma [J]. Cancer Cell, 2017, 32 (1): 57-70.

[59] 王友顺, 陈保华, 余力, 等. 肝吸虫病合并胆管癌 29 例报告 [J]. 中华肝胆外科杂志, 2003 (10): 38-40.

[60] 邵永, 董家鸿, 王曙光, 等. 华支睾吸虫感染供肝在肝脏移植中的应用 (附 3 例报告)[J]. 徐州医学院学报, 2008 (5): 335-337.

[61] CAPOBIANCO I, FRANK M, KONIGSRAINER A, et al. Liver fluke-infested graft used for living-donor liver transplantation: case report and review of the literature [J]. Transpl Infect Dis, 2015, 17 (6): 880-885.

[62] 郑培秋, 何艳英, 覃少洲, 等. 肝吸虫病肝胆管扩张与肝切除术后胆漏的关系 [J]. 肝胆外科杂志, 2011, 19 (3): 222-224.

[63] 罗长志. 华支睾吸虫感染对肝切除术并发症的影响 [D]. 广西医科大学, 2013.

[64] 郑培秋. 肝吸虫病与肝切除术后胆漏 [J]. 华夏医学, 2009, 22 (3): 441-413.

[65] 詹世林, 陈建雄, 裴世强, 等. 肝吸虫病外科并发症的诊断与治疗 [J]. 实用医学杂志, 2001 (8): 735-736.

[66] 何艳英, 郑培秋, 黎小春, 等. 肝癌合并华支睾吸虫病肝切除术的护理 [J]. 广西医学, 2010, 32 (5): 609-610.

[67] 钱门宝, 朱慧慧, 陈颖丹, 等. 中国华支睾吸虫病药物治疗现状分析 [J]. 中国血吸虫病防治杂志, 2018, 30 (5): 513-517.

[68] KHUROO M S. Ascariasis [J]. Gastroenterol Clin North Am, 1996, 25 (3): 553-577.

[69] DAS A K. Hepatic and biliary ascariasis [J]. J Glob Infect Dis, 2014, 6 (2): 65-72.

[70] SUNDRIYAL D, BANSAL S, KUMAR N. et al. Biliary ascariasis: radiological clue to diagnosis [J]. Oxf Med Case Reports, 2015, 2015 (3): 246-247.

[71] ST GEORGIEV V. Pharmacotherapy of ascariasis [J]. Expert Opin Pharmacother, 2001, 2 (2): 223-239.

[72] KHUROO M S, RATHER A A, KHUROO N S, et al. Hepatobiliary and pancreatic ascariasis [J]. World J Gastroenterol, 2016, 22 (33): 7507-7517.

[73] WEBB C M, CABADA M M. Recent developments in the epidemiology, diagnosis, and treatment of Fasciola infection [J]. Curr Opin Infect Dis, 2018, 31 (5): 409-414.

肝脏创伤 第 34 章

近年来，随着社会和经济的发展，私家车的普及，交通事故伤的发生率明显升高，其中肝脏创伤的发生率也随之上升。肝脏由于血供丰富，一旦受伤，容易腹腔内大出血，导致失血性休克，危及生命。肝脏创伤常伤情复杂，是腹部外伤中患者死亡的重要原因，其死亡率较高，有文献报道，一般为10%～30%，尤其是严重肝脏创伤伴腹内大血管伤或复合伤时死亡率可达到50%。典型的肝脏创伤诊断比较容易，同时伤情评估尤为重要。处理上有时比较困难，特别是合并腹腔内其他脏器的损伤或多发伤时。如果处理及时，肝脏创伤又不十分严重，则预后良好，如果肝脏毁损严重，同时合并下腔静脉等大血管损伤出现腹腔内大出血或多发伤，不及时治疗，往往预后不良。因此，及时和准确的诊断与治疗对于挽救生命具有极为重要的意义。

一、病因及流行病学

在腹部外伤中，肝外伤占10%～15%。由于右肝体积大，肝脏创伤易发生在右肝，但左肝较表浅，也易受到损伤。肝脏创伤在战争时期约占腹部外伤的20%，在平时，肝脏创伤也比较常见，其发生率居第三位，仅次于外伤性脾破裂和小肠损伤。近年来，随着麻醉和抢救技术的进步和肝脏外科的发展，肝脏创伤总死亡率明显下降，但重度或复杂肝脏创伤的死亡率仍高达50%。

引起肝脏创伤的原因很多。战争年代多数为火器伤，如刀刺伤、子弹穿透伤等。肝的弹片伤比枪弹伤多，由于对肝组织和血管的破坏程度较轻，所以弹片伤的伤员较少在战场上死亡。在平时，以交通事故伤最为常见，占52.9%～67.0%。交通事故、工业事故所致的挤压伤或钝性伤常合并多器官外伤，导致病情复杂，死亡率增加。王正国[1]曾经对我国1996年全国交通事故进行统计研究，结果显示：全年共有交通事故287 685起，死73 655人，伤174 447人，比1995年分别增加6%、3%、10%。目前，随着私家车的普及，肝脏创伤的发生率更高，死亡率也有所上升，交通事故诱发的创伤已成为肝脏创伤最重要的原因。此外，由于母体难产，或因挤压或因助产损伤也可导致新生儿肝脏创伤。有时胎儿出生后窒息，行人工呼吸复苏等措施时方法不当，亦可导致肝创伤。

一般情况下，单纯肝脏创伤发生的概率较小，常合并其他损伤，常见有合并肋骨骨折、膈肌损伤、上腹部的胃及十二指肠、胰腺、结肠等损伤、骨盆骨折、四肢骨折等多发性损伤。肝脏创伤在不合并有下腔静脉或肝脏大血管损伤，或多发伤不严重时，只要抢救及时、处理得当，其死亡率较低。反之，重度肝脏创伤或合并严重多发伤时，处理不及时果断或伤情判断不准确，则死亡率较高，最高可达50%以上。

二、病理学

肝脏创伤的病理改变因致伤原因不同而异，枪弹和弹片往往造成贯通伤或非贯通伤，而交通事故常造成多发伤。肝脏闭合性损伤主要形成：

（1）肝包膜下血肿：因肝实质的表面破裂而肝包膜尚完整，则血液聚积在包膜下。血肿大小不等，多者可容 2～3L 血液，若后期继发感染则形成脓肿。包膜一旦破裂则转为肝真性破裂。有时血肿张力太高压迫肝组织，可致肝脏片状坏死。

（2）肝中央破裂：肝实质中央部损伤破裂而表层组织仍完整，常伴有肝内血管和胆管的断裂，形成较大的肝内血肿和胆汁潴留，压迫周围肝组织造成较广泛的坏死，或与肝内胆道相通，引起胆道出血。

（3）肝真性破裂：肝实质和肝包膜均破裂，血液和胆汁可直接流入腹腔，但损伤程度和病理改变差别很大。可划分为①肝实质裂伤：可为单处裂伤或多处裂伤，规则性裂伤、不规则性裂伤或广泛的挫裂伤，单纯肝实质伤或合并肝内、肝后大血管损伤等；②肝实质离断伤：造成离断远端的肝组织血运障碍，失去活力从而发生肝坏死；③肝实质毁损伤：肝组织因严重损伤破裂成碎块，或脱落至腹腔，失去肝脏正常形态。

三、临床表现

由于伤情的不同，肝脏外伤后的临床表现存在较大的差异，伤者既可无腹痛等明显的症状体征，也可表现为重度休克，甚至处于濒死状态。

肝脏损伤可分为开放性和闭合性两大类。开放性肝脏损伤常可以见到胸腹部的伤口，可以通过腹部伤口直达肝脏，也可为胸部贯通伤损伤到肝脏。开放性损伤时，应注意询问受伤的原因，关注开放性损伤创口情况，是否伴有活动性出血或其他液体的溢出。闭合性肝脏损伤常伴有相应部位的肋骨骨折或膈肌损伤。从症状上讲，多数患者都伴有右上腹或全腹的疼痛，有时也伴有右侧肩背部放射痛。疼痛最明显的地方往往是损伤部位的所在。疼痛为持续性的钝痛或剧痛，疼痛的轻重程度往往与损伤的因素和受伤程度有关。需要注意的是，肝脏损伤往往伴有复合伤，因此，在病史询问时要特别注意腹部情况以外的症状，比如，要特别关注患者的精神状况、神志、应答、呼吸等相关主诉。

腹胀也是肝脏创伤后常见的临床表现。当肝脏创伤较重或合并腹内空腔脏器损伤时，往往伴有腹胀。腹胀的程度也常与损伤的严重程度相关。其他消化道症状，如恶心、呕吐，也比较常见，常是肝脏损伤后的应激反应。

患者的体征主要分为两大类：一类为全身状况，特别是生命体征是否平稳。生命体征主要包括神志、血压、脉搏、呼吸和尿量等。另一类为腹部体征，主要是皮肤有无创伤痕迹、右上腹肝区或腰背部皮下瘀斑，有无右上腹压痛、肝区叩击痛等。

在肝脏创伤中，当肝脏损伤比较轻的时候，查体可以发现右上腹肝区或腰背部皮下瘀斑、肝区叩痛、右上腹压痛；损伤较重时，常伴有肋骨损伤，甚至右侧胸壁的塌陷。当有胸腹联合伤时，还可同时合并血气胸。

就腹部体格检查来讲，损伤较重时常合并有腹腔内出血，因此查体时可有全腹膜炎的表现：腹部膨隆，压痛、反跳痛、肌紧张明显，移动性浊音阳性，腹穿可抽出不凝血或含有胆汁的血液。需要注意的是，严重的肝脏创伤常合并有腹内其他脏器的损伤，如胃肠、胰腺、脾脏损伤。

肝脏受肝动脉、门静脉双重血供，富含血液。其肝实质裂伤后最常见临床表现为腹腔内出血，此时患者可出现面色苍白，脉搏增快、细弱，脉压变小，血压不稳，出现失血性休克的临床表现。休克的程度与失血量和出血速度有关。

肝脏创伤最危险的一种情况是合并肝脏大血管、下腔静脉以及大的胆管损伤。此类患者常因伴有血管或胆管的损伤而病情较重，患者腹痛为持续性，有时疼痛并不很剧烈，腹膜刺激征也并不严重，但腹胀可能很明显。合并有血管损伤的患者早期可因大量失血而出现烦躁、皮肤苍白、呼吸加快、脉搏细速，血压进行性下降，休克指数大于 1.5 等表现，如若救治不及时，伤者可出现神志淡漠，甚至出现意识模糊或昏迷、四肢厥冷、脉搏摸不到、血压测不出等情况。移动性浊音虽然是腹腔内出血的证据，对早期诊断帮助不大，常表明病情危重。对伴有肝内较大胆管断裂的患者，因为胆汁对腹膜的刺激，患者可出现明显的腹痛和腹膜刺激征。有部分患者的血液通过损伤的胆管进入十二指肠而出现黑粪或呕血。

肝脏损伤患者的临床体征需要重视：①全身情况的观察，包括神志、脉率、呼吸、体温、血压和尿量的测定，需要关注有无休克表现；②查体全面有重点，包括腹部压痛、反跳痛、肌紧张的程度以及范围，是否有肝浊音界改变或是移动性浊音，肠蠕动是否受到抑制等；③如果为开放性损伤，需要仔细检查伤道的情况，同时还需要注意腹部以外的部位有无损伤，尤其是有些火器伤或者利器刺伤的入口虽然不在腹部，但伤道却通向腹腔而导致肝脏损伤。

四、辅助检查

（一）实验室检查

肝脏创伤伴腹腔内出血患者血常规显示红细胞、血红蛋白、血细胞比容下降，下降程度可间接反应出血量的多少。白细胞总数以及中性粒细胞百分比也可升高，这常常是机体对创伤的一种应激反应。肝功能指标一般可见氨基转移酶正常或轻微改变，胆红素正常或轻度异常。如果肝功能明显异常，常常代表肝脏损伤严重。腹腔内大出血的患者由于凝血因子的消耗，常常表现为凝血功能指标的紊乱，其紊乱程度与病情严重程度成正相关。

（二）影像学检查

对于腹部创伤的患者，彩色 B 超是首选的检查。其优点是简洁、方便、易重复和可对比，适合于血流动力学稳定和不稳定的患者，可以准确地判定是否有肝脏损伤，并能观察损伤范围和是否合并腹腔内积血。在彩色超声下，可以见到肝破裂时肝包膜的连续性中断、肝脏的包膜下血肿、肝中央型血肿、肝裂伤的深度和腹腔内积血等。然而，B 超也有不足之处，容易受腹腔内气体的干扰，因此，在肠道胀气的情况下容易发生误诊或漏诊。B 超的另一个不足是很难判断腹内空腔脏器的合并伤。因此，对于严重损伤和复合伤的患者，需要由专科医生进行检查以提高诊断的准确性。

CT 对腹内实质脏器伤和腹腔内出血能提供更准确的依据，是目前诊断肝脏创伤最常用和准确的检查手段。在患者血流动力学稳定的情况下，应尽可能做全腹部增强 CT 检查，以判断损伤的部位、范围、严重程度和是否合并其他腹内脏器的损伤。在血流动力学不稳定时，应尽可能采用内科治疗的急救手段以稳定患者的生命体征，如有机会也应尽早进行 CT 检查。在条件许可的医院，可以在气管插管、补液、输血的同时进行全腹部增强 CT 扫描。通过腹部增强 CT 扫描可初步估计肝脏创伤时的出血量：在 CT 图像上可以分辨出 7 个腹腔内间隙（右膈下、右肝下、左膈下、左结肠旁、右结肠旁、膀胱周围、肠系膜内）。当出血发生在 1～2 个间隙内，出血量估计为 250ml；血液存在 2～4 个间隙时，为中等量出血，出血量估计为 250～500ml；当 4 个间隙以上均有血液时为腹腔内大量出血，出血量>500ml[2]。CT 检查的缺点是必须到 CT 室。而 CT 室一般距急救室较远，在肝脏创伤患者血流动力学严重不稳定时，特别是 AAST 分级 V 级以上的患者，CT 检查具有一定风险。

肝脏创伤的代表性影像学检查结果见图 34-0-1。

五、肝脏创伤的诊断与伤情评估

肝脏创伤的临床诊断一般不困难，结合受伤因素、病史、体征和影像学及实验室检查即能得到明确诊断。

448

精准肝脏外科学

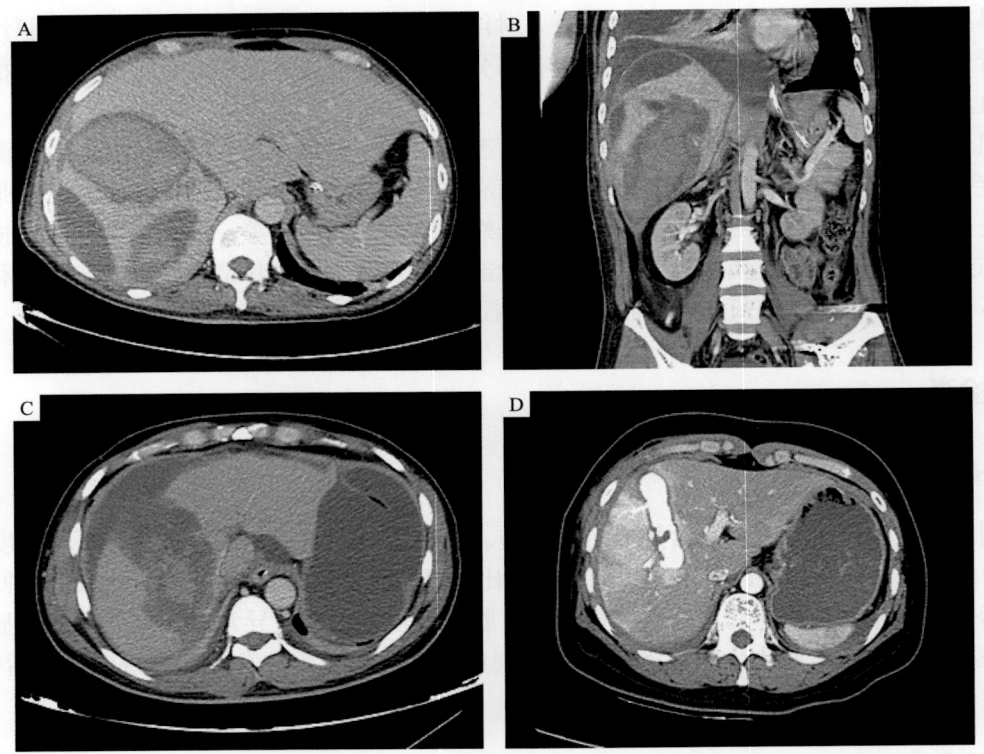

图 34-0-1 肝脏创伤的影像学表现

A、B. 肝脏挫裂伤并多发血肿，并包膜下血肿；C. 肝脏破裂并血肿形成；D. 肝脏右前叶上段撕裂伤并血管破裂伴活动性出血。

临床诊断的主要依据：①明显的腹部或胸部外伤史，外伤史及外伤部位是肝损伤诊断的一个重要依据；②休克的临床表现；③腹膜刺激症状和腹腔积血的体征；④实验室检查，血红蛋白和红细胞下降等；⑤腹腔穿刺抽出不凝血。然而，要准确判断肝脏创伤的程度和是否有合并伤并非易事。

目前，对肝脏损伤的评估分级常用美国创伤外科学会（American Association for the Surgery of Trauma，AAST）1994 年修订后的肝创伤分级标准[3]。该标准将肝创伤共分为 6 级：Ⅰ级，肝包膜下血肿＜肝表面积 10%，或包膜破裂但裂伤深度＜1cm；Ⅱ级，肝包膜下血肿占肝表面积 10%～50%，或实质内血肿直径＜10cm，或裂伤深度 1～3cm，长度＜10cm；Ⅲ级，肝包膜下血肿＞肝表面积 50% 或裂伤深度＞3cm，伴有活动性出血；Ⅳ级，肝实质破裂累及 25%～75% 肝叶或局限于一叶内的 1～3 个肝段；Ⅴ级，肝实质破裂累及 75% 以上肝叶或局限于一叶内的＞3 个肝段，或伴门静脉、肝静脉或肝后下腔静脉、肝中央静脉损伤；Ⅵ级，肝脏撕脱伴大血管损伤。其中，Ⅰ～Ⅲ级为轻度肝损伤，Ⅲ级以上为严重肝损伤。见表 34-0-1。

表 34-0-1 AAST 肝脏创伤分级（1994 年修订）

等级	损伤类型	损伤情况
Ⅰ	血肿	肝包膜下血肿＜肝表面积 10%
	撕裂伤	包膜破裂，实质裂伤深度＜1cm
Ⅱ	血肿	肝包膜下血肿占肝表面积 10%～50%；肝实质内血肿直径＜10cm
	撕裂伤	包膜破裂，裂伤深度 1～3cm，长度＜10cm
Ⅲ	血肿	肝包膜下血肿＞肝表面积 50% 或进行性膨胀，包膜下血肿破裂伴活动性出血；肝实质内血肿直径＞10cm
	撕裂伤	实质裂伤深度＞3cm
Ⅳ	血肿	肝实质内血肿破裂伴活动性出血
	撕裂伤	肝实质破裂累及 25%～75% 肝叶或 1～3 个肝段

续表

等级	损伤类型	损伤情况
V	撕裂伤	肝实质破裂累及 75% 以上肝叶或局限于一叶内的 3 个以上肝段
	血管损伤	肝周静脉损伤，如肝后下腔静脉、中央主要肝静脉损伤
VI	血管损伤	肝脏撕脱伴大血管损伤

但是在临床工作中，对于严重肝脏损伤的患者需要第一时间评估是否需要急诊手术，所以患者的血流动力学是否稳定以及是否合并有其他脏器损伤也应被纳入评估标准中。对此，世界急诊外科学会（World Society of Emergency Surgery，WSES）于 2016 年在 AAST 分级的基础上提出了 WSES 分级[4]。WSES 分级将肝脏损伤分为三个等级：轻度（WSES Ⅰ级）、中度（WSES Ⅱ级）、重度（WSES Ⅲ级和Ⅳ级）。见表 34-0-2。

表 34-0-2　WSES 肝脏创伤分级

分类	WSES 分级	闭合伤/穿透伤（刺/枪伤）	AAST 分级	血流动力学	CT 检查	首选治疗方式
轻度	Ⅰ级	闭合伤/穿透伤（刺/枪击伤）	Ⅰ～Ⅱ	稳定		
中度	Ⅱ级	闭合伤/穿透伤（刺/枪击伤）	Ⅲ	稳定	已完成＋刀伤的局部探查	非手术治疗＋一系列临床/实验室/放射学评估
重度	Ⅲ级	闭合伤/穿透伤（刺/枪击伤）	Ⅳ～Ⅴ	稳定		
	Ⅳ级	闭合伤/穿透伤（刺/枪击伤）	Ⅰ～Ⅵ	不稳定	未进行	手术治疗

WSES 分级和 AAST 分级最大的差异在于 WSES 分级使用了血流动力学是否稳定这个重要指标。我们认为，AAST 评分标准结合 WSES 分级对临床工作更有指导意义。其中，血流动力学是否稳定可以通过表 34-0-3 标准进行判断。

表 34-0-3　血流动力学判断指标

指标	稳定	不稳定	指标	稳定	不稳定
神志	清楚	淡漠或昏迷	呼吸	<20 次/min	>20 次/min
血压	收缩压>90mmHg	收缩压<90mmHg	尿量	>500ml/d	少尿或无尿
心率	<120 次/min	>120 次/min			

活动性出血是肝创伤患者的最主要死亡原因，当肝创伤患者出现严重出血性休克且无法在术前快速复苏时，死亡率较高。如果出血性休克能够及时得到纠正，紧急止血，可以降低其死亡率。肝损伤的死亡率还与合并伤的数量有关，尤其是合并有腹腔内大血管损伤的情况。研究表明，单独的肝损伤患者死亡率小于 5%，而合并 5 处及以上相关损伤的死亡率超过 75%。

在设备条件较简单或有多发伤、意识不清、血流动力学不稳定等紧急情况下，肝脏创伤的诊断有一定的难度，可采用腹腔穿刺或腹膜腔灌洗术。此法简单易行，不需要搬动患者，长期的实践证明其在肝创伤伴有腹腔内出血诊断上的准确率达到 90%～98%。此法仍然可作为以上特定条件下的首选的诊断方法。腹腔穿刺和腹腔灌洗术虽然可以判断腹腔内有无损伤和出血，但不能确定损伤的器官，也不能判断出血的部位、出血量和损伤程度。

近年来，随着腹腔镜技术的不断发展和普及，腹腔镜检查也可以作为诊断肝脏创伤和判断肝脏创伤程度和范围的一种有效方法。当肝创伤经增强 CT 检查仍难以决定手术或非手术治疗时，腹腔镜检查能明确损伤程度，清除积血，修补肝脏及放置引流管。但腹腔镜检查也有不足，有时只能判断是否出血而无法看清出血部位，当肝脏创伤部位位置深在或者合并有大血管出血时，镜下处理有很大难度[5]。

六、肝脏创伤的治疗

肝脏创伤的治疗分为非手术治疗和外科手术治疗。在确定治疗方式选择之前，首先应明确几个问题：①血流动力学情况和生命体征是否稳定；②是否有复合伤，肝创伤是否合并有腹腔内或头颅、胸部、四肢等其他脏器损伤；③腹腔是否存在着活动性出血；④根据 AAST 分级进行分级和伤情评估。对于简单的 Ⅰ、Ⅱ 级轻度肝创伤的患者，如生命体征稳定，无明显的腹部体征，均可以在严密的监视下采用保守治疗；对 Ⅱ 级以上的严重肝创伤者或者合并有其他复合伤的患者，大多数需行积极的手术治疗[6]。所以，肝脏创伤治疗方法的选择，与肝脏损伤程度密切相关。

（一）保守治疗

对于具备以下条件的肝创伤可考虑非手术治疗：①患者神志清楚，能正确回答问题；②血流动力学稳定（收缩压在 90mmHg 以上，脉率<100 次／分钟）；③影像学检查明确为肝损伤为轻度，腹腔游离积血不超过 500ml（未发现其他内脏合并伤，无腹膜炎体征）；④具备有效的 ICU 监护[7]。最近费利恰诺（Feliciano）[8] 提出只要血流动力学稳定，不论损伤程度都可考虑非手术治疗，但需动态进行腹部 CT 随访。他认为当在非手术治疗过程中出现以下情况时要及时手术：①持续输血病情仍不稳定；②生命体征恶化；③伴严重感染；④腹膜刺激征与压痛加重者。通常 Ⅳ、Ⅴ 级损伤 67% 需手术处置。

肝创伤行非手术治疗的恢复时间尚无定论。卡普（Kavp）证实需 3～4 个月。杜奇夫斯基（Duchvsky）[9] 通过实验模型观察到伤后 3～6 周时肝包膜张力已基本正常，CT 随访观察愈合时间为 3～4 个月。目前主张，对 Ⅲ、Ⅳ 级损伤应避免运动及重体力劳动 8 周。

非手术治疗措施包括：①一级护理，禁食水，卧床休息，密切观察生命体征变化，必要时给予营养支持治疗；②密切观察腹部体征变化，间断性给予腹腔穿刺和床旁彩超检查，观察腹腔有无活动性出血；③监测血红蛋白变化和血细胞比容等指标；④可考虑使用凝血药物。

对于不能明确有无肝脏损伤而生命体征尚平稳的患者，严密的观察也是治疗的一个重要步骤。观察期间要反复检查伤情的演变，并根据这些变化情况综合分析，尽早做出判断而不至贻误治疗时机。严密观察的内容：每 15～30 分钟测定一次脉率、呼吸和血压；每 30 分钟检查一次腹部体征，注意腹膜刺激征的程度和变化范围；每 30～60 分钟复查血常规一次，了解红细胞，血红蛋白和血细胞比容情况，是否有所下降，并复查白细胞计数是否上升；必要时行腹腔诊断性穿刺或灌洗术。观察期间不随便搬动伤者，避免加重伤情；不使用强力的镇痛药物，避免掩盖伤情；禁食禁饮，为必要时急诊手术做好准备。同时还应做到积极补充血容量，防治休克；使用广谱抗生素以预防或治疗可能存在的腹部感染等。

（二）手术治疗

对于 AAST 分级为严重 Ⅲ 级以上的肝创伤、血流动力学不稳定者或者合并其他脏器损伤，应紧急进行手术治疗。肝脏创伤的手术原则是探查腹腔，清除毁损的肝组织和彻底止血，防止胆漏，充分引流。所有的治疗措施中，挽救生命是手术的第一要素。在保证生命安全的前提下尽量彻底处理损伤和出血。术前应根据病情合血，保证有足够的红细胞、血浆和血液制品。组织好抢救人员，安排有丰富经验的肝胆外科医生进行手术[10-12]。

1. 手术方式　肝脏创伤的手术方式与肝脏创伤的术前评估密切相关。一般来说，手术方式有以下几种：肝表面裂伤缝合止血术、肝创伤清创与肝叶切除术、大网膜或纱布填塞止血术、肝固有动脉及分支的结扎术以及其他少见的止血方式的应用，比如肝裂伤断面射频止血术。应根据肝脏损伤的程度和范围采取不同的手术方式[13]。肝脏破裂不深、范围不大的肝损伤，一般主张局部缝扎，可采用肝针做水平褥式或八字缝合。对于肝脏毁损范围较大、裂口较深时，如果病情允许，应清除毁损的肝脏组织。一般采用肝脏局部切除，通常采用不规则切除的方法，不建议解剖性切除。对于肝断面的血管、胆管应逐一缝扎。需要注意的是，当裂口较深，最好不要进行表面缝合，应分离出血的血管结扎后再进行缝合，否则术后易形成血肿。

2. 手术要点　急诊手术如果是探查性质，应选用正中切口或右侧腹直肌切口。如果非常明确为单纯的肝脏创伤，也可选用右上腹斜切口。对于胸腹部合并伤的患者也可采用胸腹联合切口。腹腔探查时需要迅速地明确肝脏创伤出血的部位、程度，是否有腹内脏器的合并伤。一般积血较多的部位常常为出血部位，需迅速清理血凝块，探查肝脏破裂的部位。对于肝脏的活动性出血，可以迅速以 Pringle 手法阻断肝门，一般一次性阻断 20 分钟是比较安全的，可以反复间歇性阻断，待循环平稳后再探查损伤部位。

（1）动脉损伤的处理：对于肝动脉破裂出血的，予以修补或切除受损的肝动脉作对端吻合。损伤严重、修复有困难时也可以直接结扎，但最好用术中 B 超观察肝脏的动脉血供。

（2）静脉损伤的处理：对于疑似有肝静脉和下腔静脉损伤的患者，应高度重视。由于静脉血管壁较薄、暴露困难、出血凶猛、易发生空气栓塞，缝合技术对于外科医生要求高，是肝创伤中最危险、难度最高的合并伤。对于出现肝静脉破裂的肝创伤患者，应该迅速进行以 Pringle 手法阻断肝门，快速游离肝周韧带，暴露破裂的肝静脉，作静脉壁缝合修补；如完全离断，可试行断端吻合；对于难以修补和吻合时，可行血管移植。在紧急条件下，也可考虑将受损的肝右静脉或肝左静脉结扎，同时切除相应的肝段。如果腹腔内出血过于凶猛，也可考虑在肾静脉汇入平面之上阻断下腔静脉。如果能同时阻断肝上下腔静脉，则更有利于控制凶险的下腔静脉出血。

（3）胆管损伤的处理：疑似肝外胆管不完全断裂时可行裂口修补，然后于胆总管植入 T 管，以预防术后发生胆漏。肝脏断面发生胆漏，又无法找到断面裂口的，也可行胆总管探查，由 T 管注入盐水，观察断面有无渗漏，如有渗漏，应及时修补。对于部分断裂的左肝管或右肝管应利用 T 管作内支撑。对于完全断裂的胆管在情况允许时可做端端吻合，并放入 T 管作内支撑。如吻合困难的，可行胆管空肠 Roux-en-Y 吻合术。

3. 带血管蒂的大网膜或纱布填塞法　纱布填塞法曾是治疗肝创伤最主要的方法。但因其可引起并发症，曾一度被废弃。近年来，不少学者提倡在以下特殊情况下用此法：大量输血引起的凝血功能障碍；出血部位难以暴露，其他止血方法无效；严重酸中毒伴有血流动力学不稳定；血源紧张或技术条件限制等。带血管蒂的大网膜填塞也可以采用，但其压迫止血的力度不如纱布填塞法。

4. 肝动脉结扎术　对于位于肝实质内较深位置的动脉破裂出血而难以直接从创口直视下结扎、中央型肝破裂、肝贯通伤等，或经清创、肝创面缝扎止血或纱布填塞法等不能控制出血者、广泛性肝包膜下血肿者均可考虑行肝固有动脉结扎术。选择性结扎肝左或肝右动脉较结扎肝固有动脉为好。在患者条件允许的情况下，术中 B 超的运用能较好地判断肝脏动脉供血的情况。

5. 肝移植　对于任何措施都不能有效控制的出血，或肝脏已经完全失去血供而无其他治疗方法者，可考虑行肝移植。由于供肝的限制，多数患者都需要二期手术行肝脏移植治疗。

（三）腹腔镜和放射介入治疗

随着腹腔镜治疗技术的不断发展，对于轻度的肝创伤可经腹腔镜进行治疗。对于Ⅰ、Ⅱ级肝创伤的患者可采用腹腔镜进行止血，或清除血凝块。但是，腹腔镜的应用必须严格掌握手术指征，对于复杂的严重的肝脏外伤，或者患者生命体征不稳定，应非常谨慎。

　　经股动脉插管行肝动脉造影栓塞也可用于肝创伤导致的动脉破裂的诊治。其优势体现在微创、诊治时间短、并发症少、起效快。但介入造影只能对于肝动脉破裂出血的肝创伤有效，对于静脉、胆管破裂的肝创伤无法治疗[14]。

（四）肝脏创伤的治疗流程

　　2016 年 WSES 肝脏创伤分级和指南中对肝脏创伤处理流程进行了总结（图 34-0-2）。由于肝脏创伤比较复杂，合并伤多见，因此要根据患者具体情况进行选择，以下方法仅供参考，不能盲目照搬。

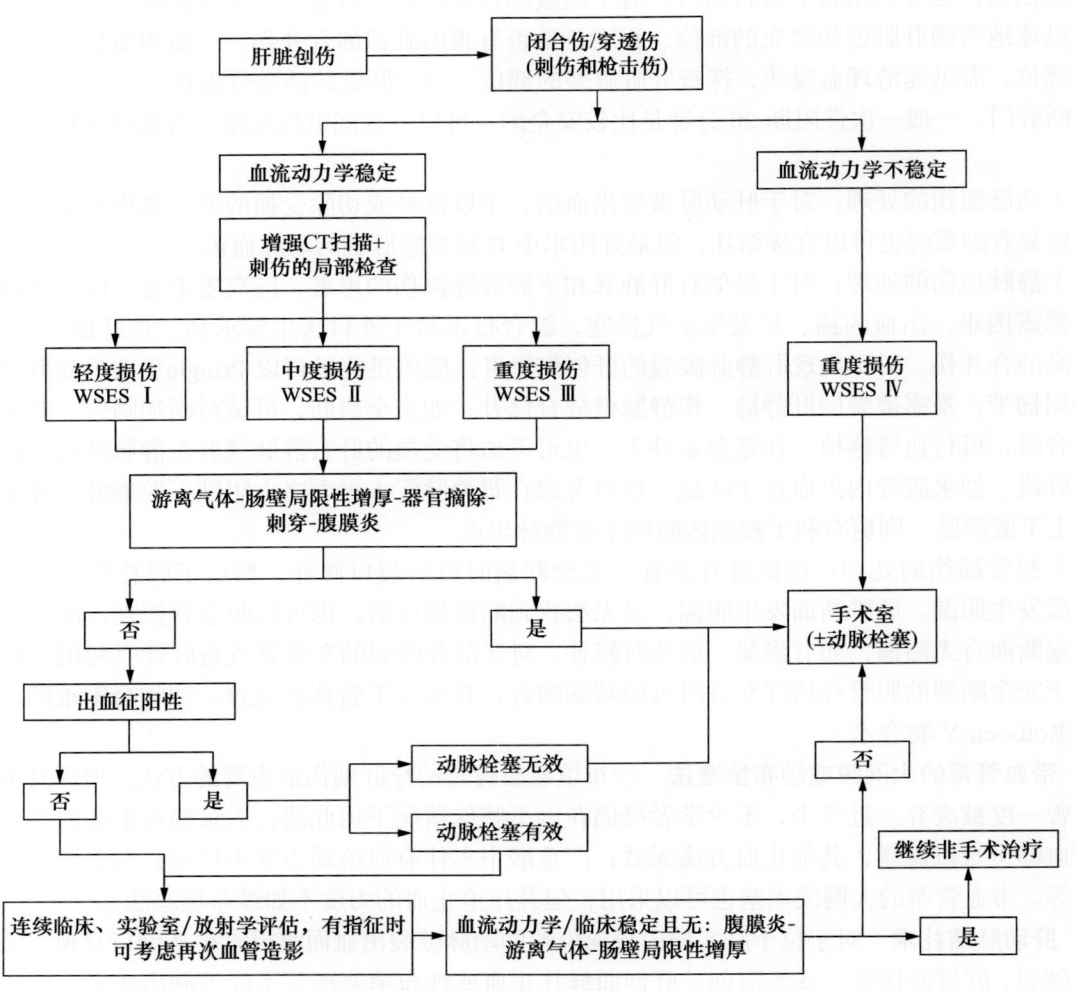

图 34-0-2　肝脏创伤处理流程
（引自：COCCOLINI F，et al. World J Emerg Surg，2006，11：50.）

　　随着影像学技术的发展和普及，肝脏创伤的诊断一般来说较为容易。但需要注意的是，肝脏创伤往往合并有腹腔内大出血和（或）腹内其他脏器的损伤，危及患者的生命，因此肝脏创伤的伤情判断尤为重要。临床上可以按照 AAST 评分标准结合 WSES 分级来指导抢救和治疗。总的来说，严重的肝脏创伤时积极的外科处理是必要的，常常需要有经验的肝胆外科专科医生会同麻醉、ICU、急诊科等多学科合作才能抢救成功。如果抢救及时得当，抢救的成功率较高。

（陈　平）

参 考 文 献

［1］ 王正国. 全国道路交通事故流行病学——1996 年回顾 [J]. 中华创伤杂志, 1998, 14: 242-246.

［2］ 黄志强. 肝外伤治疗观念上的转变 (一) [J]. 中华创伤杂志, 2000, 16 (4): 317-319.

［3］ MOORE E E, COGBILL T H, JURKOVICH G J, et al. Organ injury scaling: spleen and liver (1994 revision) [J]. J Trauma, 1995, 38 (3): 323-324.

［4］ COCCOLINI F, CATENA F, MOORE E E, et al. WSES classification and guidelines for liver trauma [J]. World J Emerg Surg, 2016, 11 (1): 50.

［5］ 陈孝平, 张志伟. 肝外伤的诊断和治疗 [J]. 腹部外科, 2006, 19 (4): 89-93.

［6］ 董家鸿, 王槐志. 肝外伤治疗的新观念 [J]. 临床外科杂志, 2005 (6): 381-383.

［7］ LEON P H. The current status of nonoperative management of adult blunt hepatic injuries [J]. Am J Surg, 1995, 169 (4): 442-454.

［8］ FELICIANO D V. Abdominal trauma revised [J]. Am Surg, 2017, 83 (11): 1193-1202.

［9］ DULCHAVSKY S A, LUCAS C E, LEDGERWOOD A M, et al. Efficacy of liver wound healing by secondary intent [J]. J Trauma, 1990, 30 (1): 44-48.

［10］ 吴孟超, 吴在德. 黄家驷外科学 [M]. 7 版. 北京 : 人民卫生出版社, 2008.

［11］ 何振平. 肝外伤的诊治 [J]. 人民军医 . 1999 (9): 512-513.

［12］ 吴伯文. 实用肝脏外科学 [M]. 北京 : 人民军医出版社, 2009.

［13］ IVATURY R R. Operative techniques for severe liver injury [M]. New York: Springer, 2015.

［14］ HAGIWARA A, MURATA A, MATSUDA T, et al. The efficacy and limitations of transarterial embolization for severe hepatic injury [J]. J Trauma, 2002, 52 (6): 1091-1096.

第 35 章　肝脏局灶性良性病变

我国是肝脏病高发的国家，近年来随着医疗水平的提高和影像学的发展，各种肝脏良性占位性病变的发现率明显提高。肝脏局灶性良性病变可分为增生性肝肿瘤和交界性肝肿瘤。肝脏局灶性良性病变中常见的增生性肝肿瘤包括肝脏局灶性结节增生、肝脏海绵状血管瘤、肝囊肿与多囊肝。增生性肝肿瘤体积生长速度极为缓慢，几乎无恶变风险，若无明显临床症状，通常不需要治疗。相比之下，交界性肝肿瘤的生长速度略快，并有恶变的风险，主要包括肝脏腺瘤、肝脏炎性肌成纤维细胞瘤、肝脏上皮样血管平滑肌脂肪瘤、肝脏黏液性囊腺瘤。这些肝脏良性占位性病变主要依靠影像学进行鉴别诊断，当其无法与肝脏恶性病变相鉴别时，需要穿刺活检或行手术根治性切除。

第 1 节　肝脏局灶性结节增生

肝脏局灶性结节增生（focal nodular hyperplasia，FNH）以往有多种称谓，如肝假瘤、间质错构瘤、孤立增生性结节、结节状再生性增生、局灶性肝硬化、良性肝癌等。该病 1958 年由埃德蒙森（Edmondson）[1]首次提出，1975 年被世界卫生组织采用，是仅次于肝血管瘤的第二常见肝脏良性肿瘤。FNH 在普通人群中的发病率约为 0.9%，约占所有肝脏原发性肿瘤的 8%[2-3]。男女均可发病，发病年龄覆盖各个年龄段，国外报道女性发病比例较高[4-5]，最常见于绝经期前妇女，然而近年来国内报道男性发病比例较高[6-7]。FNH 常为单发，约有 20% 的患者为多发，左、右肝分布无明显差异。

一、病因

FNH 的病因尚不明确。常见的有以下几种假说：

（1）口服避孕药：过去有学者提出 FNH 的发生与长期口服避孕药有关，然而，近期的研究发现口服避孕药对 FNH 无明显影响；

（2）血管畸形：由于肝内蜘蛛样动脉畸形或者肝内静脉系统损伤所致动静脉瘘，导致肝脏局部血流供应增加，肝实质反应性增生，目前多数学者支持这一假说；

（3）口服血管损伤性药物：有报道称肿瘤患者化疗后 FNH 的发病率明显升高，可能由于化疗药物导致血管损伤，血栓形成，从而引起 FNH。

二、病理学

万利斯（Wanless）等首次提出 FNH 的病理生理特征是由于局灶性血管异常或畸形导致的肝细胞增生。因此，FNH 被认为是一种增生性病变，而不是真正的肿瘤。FNH 不会转化为肝细胞癌。FNH 的尺寸多数在 1～5cm 之间，20% 的患者有多发病灶。

根据病理学特点，一般将 FNH 分为典型 FNH 和非典型 FNH，典型 FNH 约占 80%。

1. 典型 FNH　该型大体观具有高度特征性，为无包膜、界限清楚、黄色或棕色的肿块。切面上由中央向周围辐射的星芒状瘢痕是典型 FNH 的特征之一。FNH 是由正常肝细胞组成的多结节性肿块。镜下可见在纤维间隔和（或）中心瘢痕内可见脉管反应、营养不良血管和炎症浸润。畸形血管一般位于病变部位的中心，包括小血管瘤、动静脉畸形、扩张的毛细血管。一个重要的确诊 FNH 的特征是免疫组化显示谷氨酰胺合成酶呈"地图"样分布表达。

2. 非典型 FNH　大体观上缺乏中心瘢痕，且不均质，镜下缺乏异常的结构和畸形的血管，但常伴有胆管的增生。

（1）毛细血管扩张型 FNH：大体观为边界较清楚的黄色或棕色肿块，切面病变中央缺乏辐射样瘢痕，可出现充血红色区域，也可出现出血坏死区域。镜下缺乏中心瘢痕和异常结节样结构，肝板被异常的血窦分离，存在大量的血管畸形及明显的血窦扩张。

（2）增生和瘤样混合型 FNH：大体观上与腺瘤相似，无瘢痕组织，小叶外观不清。镜下与腺瘤及典型 FNH 均有相似之处，在增生区域内，肝板呈单层，被扩张的血窦分离，没有正常的中央静脉。这些结节总是显示一些短的纤维分隔，包括中等直径的厚壁动脉。一些血管直接引流到周围肝窦。

（3）非典型细胞型 FNH：非典型细胞型具上述几种不同类型成分的表现，镜下表现为细胞核大且不规则、深染，还有粗粒状染色质、核仁明显等表现。

三、影像学表现

1. 超声　普通的彩超检查对 FNH 的敏感度较低，常表现为等回声或略低回声，当同时伴有脂肪浸润时，更利于判别，常呈类圆形，边界清楚。但由于病变的大小、位置、血流速度等原因，普通超声往往不能很好地显示其内部结构，对其良恶性的判断较为困难。超声造影在动脉早期可以通过观察对比剂填充的整个过程发现供血动脉，以及呈现出以"放射状血管分布"为解剖基础的经典的离心性增强模式（图 35-1-1），并迅速至病灶完全增强，持续时间较长，门静脉期持续均匀增强，延迟期可呈高或等增强，

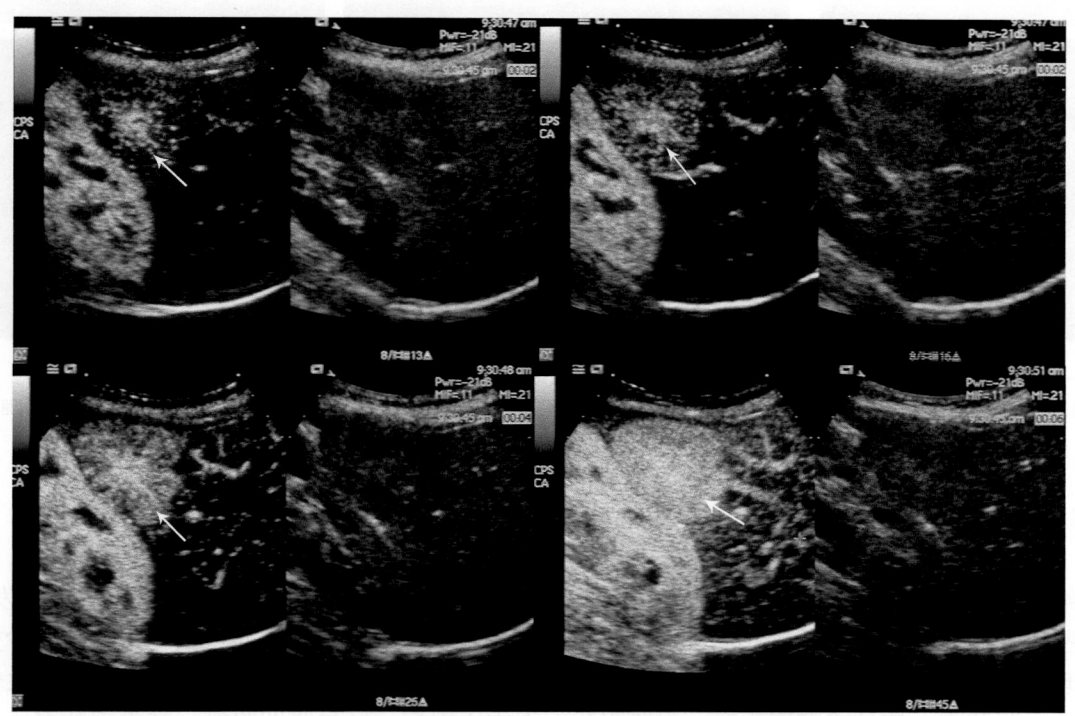

图 35-1-1　**FNH 的超声造影可见典型的以"放射状血管分布"为解剖基础的离心性增强模式（箭头）**

即表现为"快进慢出"的造影模式。超声造影可以避免因为个体循环速度的差异导致的 CT 或 MRI 所采集的影像并未在预计时间内出现的问题。有报道称超声造影对 FNH 的诊断率已经接近 90%[8]。

2. CT CT 平扫表现为等密度或低密度结节。动脉期除中央瘢痕外整个病变呈均匀强化，门静脉期和延迟期呈等密度或略低密度。而特征性的中心低密度瘢痕仅存在于 1/3 的患者中（图 35-1-2）。

3. 磁共振成像（MRI） 对 FNH 的诊断具有更高的敏感性和特异性。相对于 CT，MRI 更容易发现 FNH 的中央瘢痕。典型的 FNH 特征包括 T1 加权序列的等密度或低密度、T2 加权序列的等密度或轻微高强度。快速均匀的动脉期强化是病灶的可靠特征，在延迟期与周围肝脏组织达到平衡。使用肝细胞特异性对比剂如 Gd-EOB-DTPA 可以发现在肝胆期高摄取，帮助最终明确诊断（图 35-1-3）。

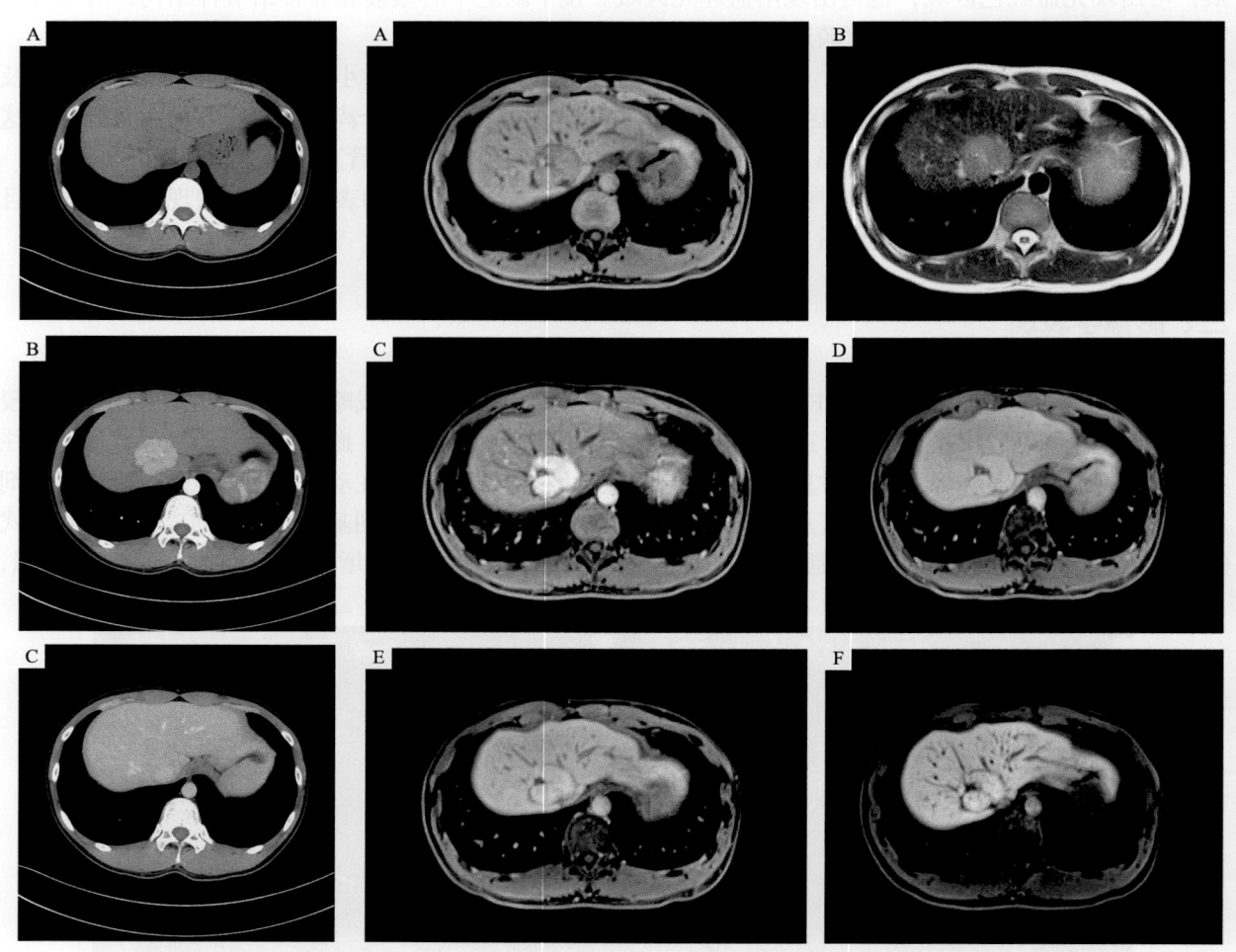

图 35-1-2　**FNH 的增强 CT 影像**
A. 平扫；B. 动脉期；C. 静脉期。

图 35-1-3　**FNH 的钆塞酸二钠磁共振检查**
A. T1 平扫；B. T2 平扫；C. T1 动脉期；D. T1 门静脉期；E. T1 平衡期；F. 肝胆期。

四、诊断与病情评估

在绝大多数病例中，FNH 患者不出现临床症状，往往是在体检或其他偶然的影像学检查中发现的。对于某些较大的 FNH，患者可能出现非特异性的腹部不适，如疼痛、饱胀感或消化不良。极少数患者可能出现瘤体内部出血。多数情况下，影像学可以对 FNH 做出准确的诊断。FNH 的特殊征象包括钙化、坏死、脂肪变、信号或密度改变、包膜强化、无中心瘢痕、肝包膜凹陷等，其表现的多样性，会给诊断造成一定困难。一般认为，在所有的影像学检查中，MRI 对于 FNH 诊断的敏感性和特异性均最高，值得推荐。

五、治疗

FNH 是一种静止型的疾病，一般无须处理。在以下三种情况下，可以考虑干预：①当与恶性疾病难以鉴别，无法除外其他诊断的时候；②瘤体导致的持续性不适；③文献报道，当 FNH 直径＞5cm 时，可能有破裂出血的倾向[9-10]，可以考虑手术切除。

治疗方案：

（1）手术切除：对于非巨大肿块者，可首选腹腔镜手术切除。

（2）对于有手术指征却无法耐受手术的患者，可以考虑经导管动脉栓塞术。

六、预后

当术后诊断明确，患者无特殊症状的情况下，无须定期随访。预后良好。

七、小结

FNH 是一种常见的肝脏良性占位，其发生可能与血管变异、药物导致的血管损伤相关，无恶变可能。最常见的病理类型为典型 FNH，主要表现为无包膜、边界清楚的黄白色或棕白色团块，切面可见星芒状瘢痕是其主要特征。对于 FNH 的诊断，目前的影像学检查都有较高的敏感性，但在特异性上仍有所欠缺。相对而言，超声造影与 MRI 的准确率更高。一旦确诊，若患者无明显症状，可定期随访，无须特殊治疗。当影像学无法判断良恶性时，可行肝脏穿刺活检。当患者有伴随症状时，可行手术治疗，预后良好。

（陈志宇）

参 考 文 献

［1］　EDMONDSON H A. Tumors of the liver and intrahepatic bile ducts [M]// AFTP & IWP. Atlas of tumor pathology, section 7, part 25. Washington, D. C. : Armed Force Institute of Pathology, 1958.

［2］　DOHAN A, SOYER P, GUERRACHE Y, et al. Focal nodular hyperplasia of the liver: diffusion-weighted magnetic resonance imaging characteristics using high b values [J]. J Comput Assist Tomogr, 2014, 38 (1): 96-104.

［3］　ROUX M, PIGNEUR F, CALDERARO J, et al. Differentiation of focal nodular hyperplasia from hepatocellular adenoma: role of the quantitative analysis of gadobenate dimeglumine-enhanced hepatobiliary phase MRI [J]. J Magn Reson Imaging, 2015, 42 (5): 1249-1258.

［4］　NGUYEN B N, FLÉJOU J F, TERRIS B, et al. Focal nodular hyperplasia of the liver: a comprehensive pathologic study of 305 lesions and recognition of new histologic forms [J]. Am J Surg Pathol, 1999, 23 (12): 1441-1454.

［5］　LUCIANI A, KOBEITER H, MAISON P, et al. Focal nodular hyperplasia of the liver in men: is presentation the same in men and women [J]. Gut, 2002, 50 (6): 877-880.

［6］　林川, 耿利, 陈汉, 等. 肝脏局灶性结节性增生 48 例临床分析 [J]. 中华肿瘤杂志, 2004, 26 (9): 58-60.

［7］　沈英皓, 樊嘉, 吴志全, 等. 肝脏局灶性结节性增生 60 例临床分析 [J]. 中华普通外科杂志, 2005, 20 (7): 397-399.

［8］　IYER A, ROBERT M E, BIFULCO C B, et al. Different cytokeratin and neuronal cell adhesion molecule staining patterns in focal nodular hyperplasia and hepatic adenoma and their significance [J]. Hum Pathol, 2008, 39 (9): 1370-1377.

［9］ HARDWIGSEN J, PONS J, VEIT V, et al. A life-threatening complication of focal nodular hyperplasia [J]. J Hepatol, 2001, 35 (2): 310-312.

［10］ DEMARCO M P, SHEN P, BRADLEY R F, et al. Intraperitoneal hemorrhage in a patient with hepatic focal nodular hyperplasia [J]. Am Surg, 2006, 72 (6): 555-559.

第2节　肝脏海绵状血管瘤

肝血管瘤（hepatic hemangioma）是肝脏最常见的良性肿瘤，根据瘤体含纤维组织的多少，可分为硬化性血管瘤、血管内皮细胞瘤、毛细血管瘤和海绵状血管瘤（又称海绵样血管瘤）4种类型。在临床上，以肝脏海绵状血管瘤最为多见。肝脏海绵状血管瘤在普通人群中有5%~20%的发病率[1]，可发生在任何年龄，女性多见，常发生于右肝，不会恶变[2]。其特点是生长缓慢，经长期随访后，有10%左右的血管瘤会进行性增大。实验室检查缺乏特异性，通常在常规肝脏超声检查中发现，多数肝血管瘤较小（1~2cm）且没有临床症状，也无须特殊处理，较大的肝血管瘤常伴随有症状体征（肝大、疼痛或腹部不适），当其快速增大，或发生破裂，或与恶性肿瘤无法鉴别时，可行外科手段干预，大多文献倾向于手术是治疗可切除血管瘤最好的办法，预后较好[3-4]。

一、病因

肝血管瘤是一种先天性血管畸形，并非一种真正意义上的肿瘤。目前病因尚不明确，有学者认为血管变异畸形导致胶原纤维充满至血窦腔，血管壁内皮细胞组织发生不同程度的形态改变，甚至出现半脱落或脱落状态。也有学者认为瘤体的发生发展与新的血管组织形成有关。由于类固醇具有促进血管生成的作用，同时该病常见于女性，亦有人认为性激素可能在其发生过程中起作用。尽管有报道肝血管瘤在妊娠期迅速增大，或某些患者存在口服避孕药史，但大多数研究没有发现雌激素在肝血管瘤发展中起直接作用的证据。

二、病理学

在大体观上，肝脏海绵状血管瘤通常由孤立、界限清晰、表面光滑、质地柔软、可呈分叶状的紫色海绵状组织构成。切面大部分为蜂窝状、血供丰富，新近或陈旧血栓可能在其内部形成纤维性瘢痕。在镜下，肝血管瘤是没有包膜的肿瘤，呈分叶状生长，由充满血液的内衬内皮细胞的血管腔构成，并被纤维间隔分开。在血管腔内可发现新近形成的血栓，大量的血栓通常导致广泛纤维化及血管腔闭塞。

三、影像学表现

超声下典型的肝血管瘤表现为边界清晰的充血团块。瘤体内部血流通常缓慢，常不能为多普勒所探及。出血、纤维化、栓塞或钙化常导致不同的超声影像学表现（图35-2-1）。相对而言，超声造影可以连续、实时、动态地观察病灶的血流灌注情况，注射对比剂后动脉周边区先显影，呈现为周边结节增强的特点，然后肝血管瘤逐渐向中央增强，肝窦长期持续增强。CT平扫通常显示边界清楚的低密度病灶，较大的病灶外周可有钙化。增强CT可见典型的结节性、不连续的、周围强化病灶，门静脉期逐渐向心充盈，延迟期仍然强化，呈典型的"快进慢出"的表现（图35-2-2）。MRI是诊断肝血管瘤的一种敏感、特异的成像方式，一般认为优于CT扫描。在T1和T2加权序列上，肝血管瘤通常分别表现为低信号和高信号。磁共振增强T1序列在动脉期常表现为向心性结节性充盈（图35-2-3）。

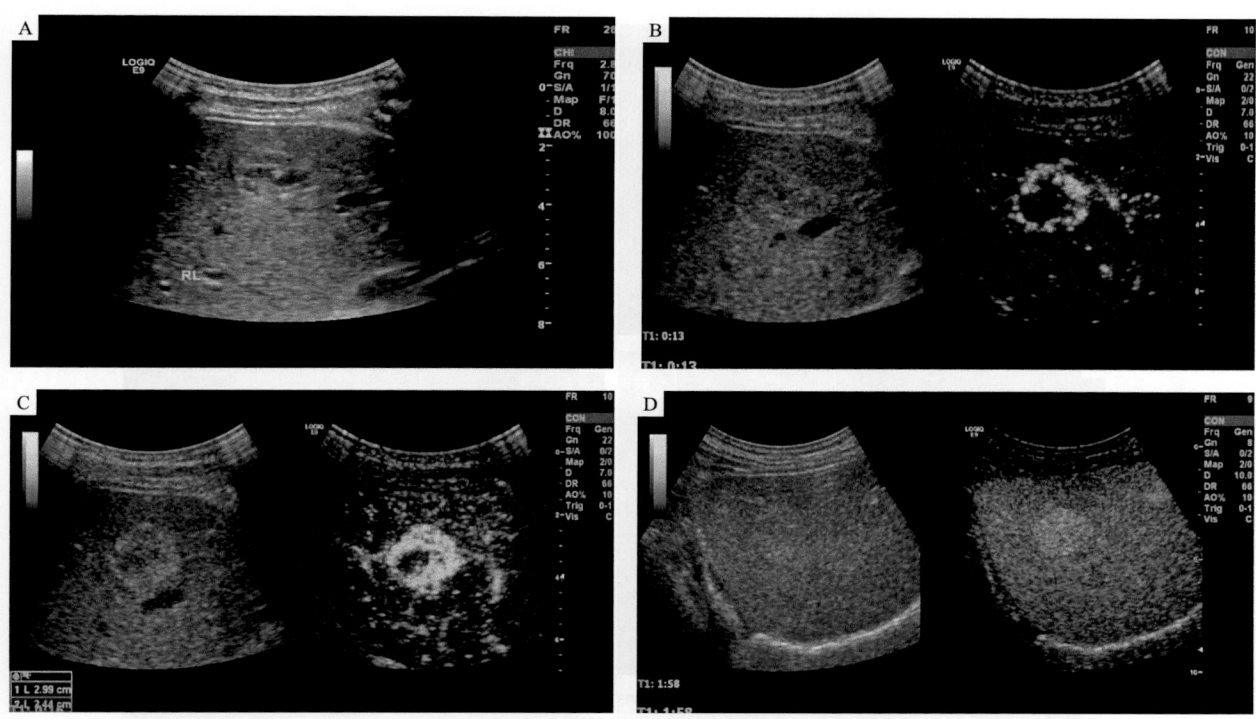

图 35-2-1　肝血管瘤的超声造影表现

A. 未增强期；B. 动脉期；C. 门静脉期；D. 平衡期。

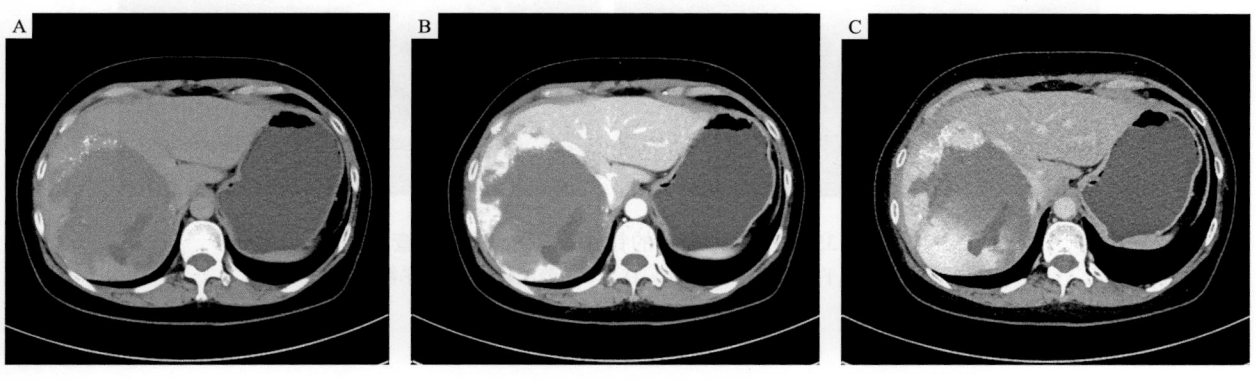

图 35-2-2　肝血管瘤的 CT 影像

A. 平扫；B. 动脉期；C. 静脉期。

四、诊断与病情评估

　　通过询问病史、实验室检查，以及影像学检查可以确诊。绝大多数肝血管瘤患者没有症状，往往是在体检或其他偶然的影像学检查中发现。较大的肝血管瘤通常导致腹部不适、疼痛、恶心呕吐等症状。破裂或出血可能导致突然而严重的疼痛。有极少数病例会出现自发性或外伤性破裂。肝血管瘤压迫胆管或门静脉可分别导致梗阻性黄疸或门静脉高压。巨大的肝血管瘤（通常直径＞10cm）可能导致Kasabach-Merritt 综合征，表现为广泛血管病变，消耗性凝血功能障碍和血小板减少。Kasabach-Merritt综合征与异常血管结构内的血小板捕获、激活和消耗有关，发病机制的核心在于血小板与内皮细胞的关系。这些血管病变中，内皮的完整性被破坏，内皮下胶原和组织因子暴露，最终导致血小板集聚和凝血级联反应的激活。

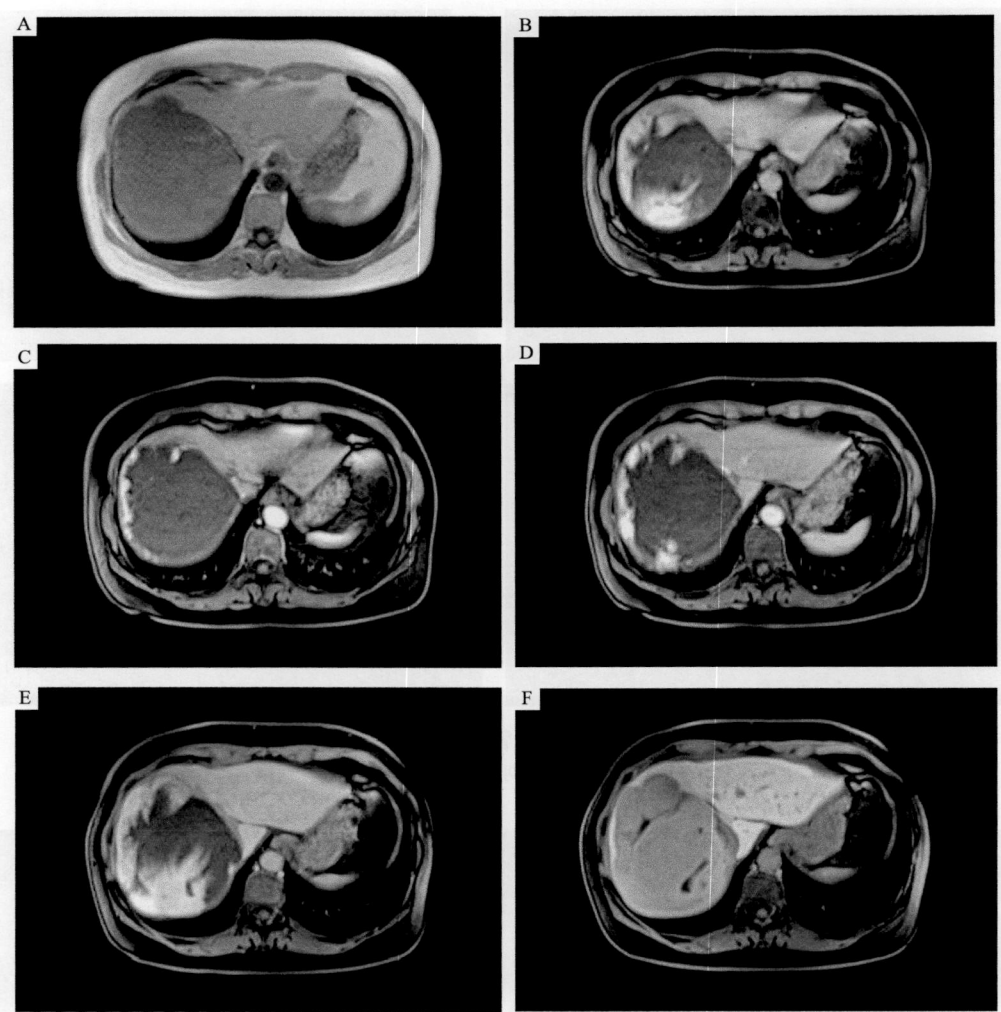

图 35-2-3　肝血管瘤的钆塞酸二钠磁共振检查
A. T1 平扫；B. T2 平扫；C. T1 动脉期；D. T1 门静脉期；E. T1 平衡期；F. 肝胆期。

五、治疗

　　绝大多数的肝血管瘤无须手术处理，采用保守观察较为合适。绝大多数的肝血管瘤患者没有症状，在相当长的时间内保持稳定。尽管目前有指南对于较大的肝血管瘤建议手术以预防自发性破裂或外伤破裂，但极少有文献报道支持这一观点。因此采用手术来预防一些罕见的并发症（破裂出血等）显得没有必要。对于有轻微症状的患者而言，没有循证医学的证据表明手术切除的效果好于保守观察。

　　对于 5cm 以内、无症状的肝血管瘤，无须治疗。有以下情况的肝血管瘤可以考虑外科干预：

　　（1）诊断不清，怀疑有恶性肿瘤可能性的；

　　（2）由于肿瘤大小等原因导致的持续性症状加剧的患者，可以考虑肝叶切除。对于有临床症状的患者，切除术后症状缓解率在 90% 以上；

　　（3）严重的症状或并发症，出现 Kasabach-Merritt 综合征的肝血管瘤患者可以考虑肝切除术，也可以采用糖皮质激素或长春新碱进行药物治疗；

　　（4）对于多发肝血管瘤，以及与肝门关系紧密的，可以考虑选择性血管栓塞或肝脏移植。姑息性和局部治疗包括肝动脉结扎、贯穿缝扎、射频及微波固化以及经肝动脉栓塞治疗，但是这些治疗手段仅能使瘤体部分缩小，难以对直径超过 10cm 的大血管瘤奏效，并且这些方法虽然对较小的血管瘤效果较好，但这些体积较小的肝血管瘤大多不需要给予治疗。所以目前在治疗上仍以外科手术为首选，随着手术技巧及外科器械的发展，肝叶切除的并发症率及死亡率都明显下降。根据 Pubmed、Medline 检索，近年来共有 22 例自发性破裂的肝血管瘤个案报道（直径为 6～25cm）。13 例（59%）采用肝叶切除，其中 3 例死亡；5 例（23%）采用缝扎止血，其中 2 例死亡；4 例（18%）采用填塞止血，其中有 3 例死亡。

六、小结

肝血管瘤是最常见的肝脏良性肿瘤，随着超声检查的普及和健康体检日益受到重视，肝脏血管瘤的发现率也不断提高。对于典型的肝血管瘤，目前的影像学水平已经可以达到较高的诊断率。临床上尚无肝血管瘤的特效药物，一般推荐以手术干预为主。除了巨大肝血管瘤发生 Kasabach-Merritt 综合征外，肝血管瘤很少造成肝功及其他血生化的改变，且无恶变的报道，这意味着大部分肝血管瘤并不需要临床的干预。因此，有学者提倡要严格把握手术指征，切忌过度医疗，以免对患者造成不必要的损失的同时也造成医疗资源的浪费[5]。

（陈志宇）

参 考 文 献

［1］ ISHAK K G, RABIN L. Benign tumors of the liver [J]. Med Clin North Am, 1975, 59 (4): 995-1013.
［2］ 杨业发, 陈汉, 吴孟超. 肝海绵状血管瘤的诊断与治疗 [J]. 腹部外科, 2004, 17 (5): 317-318.
［3］ 董家鸿, 刘祥德. 肝血管瘤手术适应证及术式选择 [J]. 中国实用外科杂志, 2003, 23 (11): 11-12.
［4］ 解世亮, 邵永孚, 余宏迢. 160 例肝血管瘤临床治疗分析 [J]. 中华普通外科杂志, 2002, 17 (12): 18-19.
［5］ 耿小平. 应重视肝脏血管瘤诊治中的问题 [J]. 中华肝胆外科杂志, 2006, 12 (6): 364-365.

第 3 节　肝囊肿与多囊肝

肝囊肿是常见的肝脏良性疾病，最早于 1856 年被报道，通常分为寄生虫性和非寄生虫性。前者以肝包虫病多见，后者包括先天性、肿瘤性、炎症性、创伤性，其中以先天性肝囊肿最为多见[1]。在先天性肝囊肿中，单纯性肝囊肿（simple hepatic cyst）和多囊肝（polycystic liver disease, PLD）是常见的两种类型。单纯性肝囊肿可以是单发的或者多发囊肿，而多囊肝是一组罕见的源于胆管树发育异常的疾病，它是一组常染色体显性遗传或隐性遗传的疾病。单纯性肝囊肿和多囊肝病均具有病程长，常无症状，鲜有肝功能异常，多不需要临床干预等特点。

一、病因

单纯性肝囊肿的发病率大约为 5%，其中，单发性肝囊肿的发病比率占其中的 61.17%，多发性的占 36.07%，多囊肝占 1.87%，多囊肝合并多囊肾的占 0.89%[2]。单纯性肝囊肿的发病机制多认为是肝内淋巴管与迷走胆管在胚胎时期发育障碍，或局部淋巴管因炎症上皮增生阻塞导致管腔里的分泌物潴留所致。对于约 20% 的多囊肝患者而言，常染色体显性遗传多囊肝与 PRKCSH，SEC63 或者 LRP5 的突变有关[3-4]。在剩余 80% 的患者中，尚未发现显著突变。而多囊肝与常染色体显性或隐性遗传的多囊肾的伴发是由于 *PKD1*（85%）或 *PKD2*（15%）突变所致。其中，*PKD1* 与 *PKD2* 分别编码 polycystin1 与 polycystin2[5-6]。这些蛋白被认为与细胞-细胞及细胞-基质的相互作用有关。

二、病理学

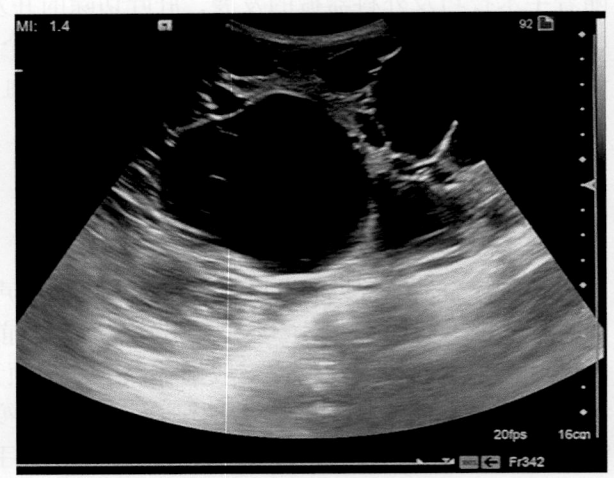

单纯性肝囊肿与多囊肝在病理表现上相似，大体观可见肝脏增大，其内无数大小不一的囊性占位，与胆管树不相通。病理学上可见囊肿由扁平的或立方状的胆道上皮排列组成，镜下可见扩张并形状不规则的胆管树。

三、影像学表现

在超声检查中，囊腔表现为圆形或卵圆形无回声病灶。在较大的囊肿后方，可观察到增强回声（图 35-3-1）。CT 扫描可见囊肿显示出均匀低密度，

图 35-3-1　多囊肝的超声表现

边界难以辨认（图 35-3-2）。MRI 显示在 T1 加权图像上表现为均匀的极低信号强度，在 T2 加权图像上表现为均匀的极高信号强度。如果有囊内出血，在 T1 及 T2 序列均可见显著的高信号。

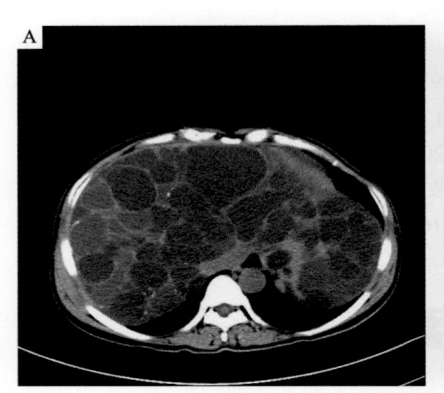
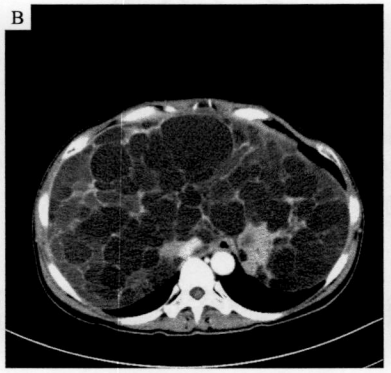
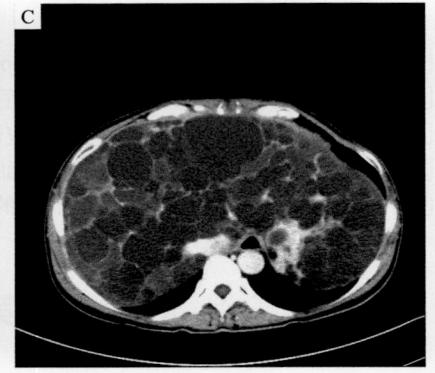

图 35-3-2　多囊肝的 CT 影像学表现
A. 平扫；B. 动脉期；C. 静脉期。

四、诊断与病情评估

单纯性肝囊肿及多囊肝可长期无明显临床症状，伴随着囊肿的增大或增多，可能导致腹部疼痛不适、腹胀饱腹感、体重下降、胃烧灼样不适以及疲劳。

肝脏多发囊性占位是常染色体显性遗传多囊肝的主要临床特征，而在常染色体显性遗传多囊肾病中，是其主要肾外临床表现。女性通常有更严重的临床表现，尤其是那些有外源性雌激素服用病史和多次怀孕史的女性，这表明激素对该病的发生可能存在影响。

对于多囊肝的诊断，通常是一般情况良好，超过 30 岁的患者，结节性肝大，无肝功能异常表现，通常合并多囊肾或显著家族史。在鉴别诊断上要与囊性包虫区分。吉戈特（Gigot）等[7]将多囊肝分为 3 型，Ⅰ 型：>10cm 的囊肿少于 10 个；Ⅱ 型：肝实质小部分受累，仍有一大半正常肝组织；Ⅲ 型：肝实质被小型和中型的囊肿弥漫性侵犯，只有少数正常肝组织。

多囊肝常见的并发症包括囊内出血或感染、黄疸以及囊肿破裂。罕见的并发症包括门静脉高压以及终末期肝病。

五、治疗

对体积小而又无临床症状的肝囊肿患者，通常不考虑做特殊处理；对体积较大而出现临床症状的肝囊肿患者，应当给予适当的治疗。多囊肝患者通常长期生存，其预后取决于与之相关的多囊肾的情况。多囊肝恶变非常罕见。绝大多数情况下无须外科手术干预。

（一）药物治疗

近期在生长抑素类似物方面的研究中，有一部分结果令人欣喜，但仍未得出确切的治疗方案[8]。采用生长抑素类似物如奥曲肽、兰瑞肽能降低胆囊上皮细胞和血清中的 cAMP 水平，同时抑制胰岛素样生长因子-1、血管内皮生长因子的表达，从而减少肝脏的重量和囊肿的大小，可以减少肝脏体积（减少 3%～6%），缓解患者的自觉疼痛症状。

（二）手术治疗

对于单纯性单发性囊肿可首选超声介导经皮肝囊肿穿刺引流联合硬化治疗。腹腔镜治疗肝囊肿较开腹手术创伤小、手术时间短、术中出血少、术后康复较快、术后并发症发生率较低。因此，随着腹腔镜技术的发展和普及，如果严格控制适应证，应该将腹腔镜手术作为手术治疗肝囊肿的首选。开腹术更适用腹腔镜或硬化治疗不适合者，而对于多发性囊肿，且位置过深、数目过多者，应尽量开窗或联合部分肝叶切除。因此，对于单纯性肝囊肿的治疗方式应个体化选择治疗，根据患者病情的类型不同，综合各种情况后选取最佳治疗方式。

1. 超声引导下囊肿穿刺引流　囊肿穿刺引流是一种简单有效的控制急性症状的方法，也是相对常用的治疗手段。但是由于囊肿壁未受破坏仍能分泌囊液，故不久囊肿腔内又再次充满囊液，有时还可继发感染或出血，症状在短期内复发甚至加重。

2. 肝囊肿开窗术　肝表面的囊肿可进行手术开窗，主要适用于 Gigot 分级 Ⅰ 型、Ⅱ 型的患者。当多个中等大小的囊肿累及肝脏实质，但 CT 显示邻近大片正常实质时，手术开窗加或不加肝切除在多数情况下可改善症状。在大量弥漫性受累的多囊肝患者中，大部分肝实质被大小不一的囊肿病灶所侵犯，囊肿之间只有少量的正常实质，开窗可能有效，但具有近 100% 的复发率[8]。

3. 肝囊肿去顶术

（1）传统的肝囊肿去顶减压术：患者静脉复合麻醉成功后，肋缘下切口 15～20cm，分离肝周围粘连组织，必要时离断肝周围韧带，暴露肝囊肿，吸除囊液后，沿囊壁与正常肝组织的分界线最大范围切除囊肿薄壁。行囊壁残缘缝扎，残余囊壁上皮细胞用 2% 碘酊失活 60 秒后，用 75% 乙醇脱碘，生理盐水冲洗，囊肿残腔内常规放置橡胶引流管。

（2）腹腔镜肝囊肿去顶减压术：患者静脉复合麻醉后行人工气腹，脐下置 10mm 戳卡，剑突下置 10mm 戳卡，右侧腋前线置 5mm 戳卡，超声止血刀分离肝周围粘连组织，必要时离断肝周韧带，充分暴露肝囊肿，吸除囊液后，沿囊壁与正常肝组织的分界线用超声刀最大范围的切除囊肿薄壁，如囊腔较大、较深，用无水乙醇浸泡残腔 10 分钟，失活囊腔上皮细胞，检查无活动性出血及胆汁漏后，部分患者使用透明质酸钠预防粘连，囊肿残腔内常规放置橡胶引流管。

术后可根据患者血生化情况予以抗感染、补液等支持治疗。根据引流情况，择期拔除引流管。

对于日常活动严重受限且既往治疗失败的患者，可以进行肝移植（必要时可结合肾移植），1 年生存率为 89%。

六、小结

肝囊肿患者一般无明显症状，预后较好。当囊肿巨大、多发、快速生长、出现明显症状时，需要一般首选外科手术干预。单纯性单发性囊肿可选择超声介导的经皮穿刺引流术，在严格把握适应证的情况下，腹腔镜囊肿去顶减压术的并发症要明显少于开腹囊肿去顶减压术。

（陈志宇）

参 考 文 献

[1] 张宗利，崔振华，郑立杰，等. 肝囊肿 158 例临床治疗分析 [J]. 中国现代普通外科进展, 2010, 13 (10): 787-791.

[2] CAREMANI M, VINCENTI A, BENCI A, et al. Ecographic epidemiology of non-parasitic hepatic cysts [J]. J Clin Ultrasound, 1993, 21 (2): 115-118.

[3] LI A, DAVILA S, FURU L, et al. Mutations in PRKCSH cause isolated autosomal dominant polycystic liver disease [J]. Am J Hum Genet, 2003, 72 (3): 691-703.

[4] CNOSSEN W R, DRENTH J P. Polycystic liver disease: an overview of pathogenesis, clinical manifestations and management [J]. Orphanet J Rare Dis, 2014, 9: 69.

[5] HATEBOER N, V DIJK M A, BOGDANOVA N, et al. Comparison of phenotypes of polycystic kidney disease types 1 and 2. European PKD1-PKD2 Study Group [J]. Lancet, 1999, 353 (9147): 103-107.

[6] REYNOLDS D M, FALK C T, LI A, et al. Identification of a locus for autosomal dominant polycystic liver disease, on chromosome 19p13. 2-13. 1 [J]. Am J Hum Genet, 2000, 67 (6): 1598-1604.

[7] GIGOT J F, JADOUL P, QUE F, et al. Adult polycystic liver disease: is fenestration the most adequate operation for long-term management [J]. Ann Surg, 1997, 225 (3): 286-294.

[8] GEVERS T J, DRENTH J P. Somatostatin analogues for treatment of polycystic liver disease [J]. Curr Opin Gastroenterol, 2011, 27 (3): 294-300.

第 4 节　肝 脏 腺 瘤

肝脏腺瘤（hepatocellular adenoma，HCA）是一种罕见的肝脏良性肿瘤，以肝细胞的良性单克隆增殖为特征。肝脏腺瘤的发病率很低，大约是 1/100 万[1]。常发生于年轻女性，男女比例约为 1∶4。有报道称，口服避孕药可能会增加其发病率，可达到 3/10 万～4/10 万[2]。

一、病因

在女性患者中，其病因考虑与口服避孕药有关。1973 年鲍姆（Baum）等[3]文献报道，羟炔诺酮及同类避孕药物可以导致肝细胞灶性坏死，结节增生，可能导致肝脏腺瘤，这也可以解释 20 世纪 60 年代以后肝脏腺瘤发生率随着口服避孕药的广泛应用以后有所增加。其他危险因素包括：饮酒、肥胖、雄激素 / 合成代谢类固醇，以及罕见的代谢性遗传疾病，如 I 型糖原增多症和年轻的成年发病型糖尿病（maturity onset diabetes of the young，MODY）、3 型糖尿病等。

通常是单发结节，而多发结节亦不罕见。对于超过 10 个结节的肝腺瘤，称之为腺瘤病。肝脏腺瘤通常发生在非纤维化的肝脏中，可因腹痛、肿块、出血甚至因体检进行的影像学检查发现。在过去的十年里，遗传学研究表明肝脏腺瘤是一个异质性非常大的实体肿瘤，可以根据不同的分子亚型对其进行分类[4]。

二、病理学

大体观上，肝脏腺瘤是一种软黄色结节，通常具有带血管蒂的包膜，局部薄壁组织内有出血。在镜下，组织学特征为肝细胞片，两个或多层的细胞，无细胞异型性（与腺癌区别）、门静脉束（与肝细胞再生结节区别）、胆管和纤维化（与 FNH 区别）。

1）2006 年，法国的研究组织基于遗传畸变及组织学表型将肝脏腺瘤分为 4 大类型[5]：

（1）肝细胞核因子 1α（hepatocyte nuclear factor 1α，HNF1α）失活型，其表型特征为患者患有显著的皮脂腺病，组织学上缺乏细胞学异型性，无炎性浸润。这类患者占 40%～45%；

（2）β-catenin 激活型，这类肝腺瘤在组织学上具有一些不典型特征，例如有假腺管结构形成，这类患者占 15%～19%；

（3）炎症型，主要表现为急性炎症浸润，这类患者占 30%～35%；

（4）非炎症浸润型：该类型罕见。

2）根据其组织学的特征，又可将肝脏腺瘤分为以下几类：

（1）脂肪变性型肝脏腺瘤；

（2）毛细血管扩张型肝脏腺瘤；

（3）未分类。

脂肪变性的肝脏腺瘤镜下可见显著的脂肪变性（＞60%），缺乏其他特征。毛细血管型肝脏腺瘤镜下可见与血管改变和（或）炎症浸润相关的门静脉残端。当未见以上两种镜下特征时被划分为未分类型。

三、影像学表现

肝脏腺瘤的超声表现差异较大，可以表现为轻度稍高回声、等回声或者稍低回声。当病灶有坏死或出血的时候，表现为复杂的肿块，其内含有较大的囊性成分。在彩色多普勒超声中，沿病变边缘的动脉血管呈网篮状排列，充分显示了动脉的高血供。在超声造影中，肝脏腺瘤显示出动脉期强化。在门静脉期及平衡期，病灶显示出等回声或稍高回声结节。然而，这些均非诊断特异性特征（图 35-4-1）。

CT 平扫可以发现脂肪样密度的包块，或发现其内有新鲜出血，均提示肝脏腺瘤的诊断。增强 CT 扫描中，与肝组织相比，典型的肝脏腺瘤表现为迅速增强，呈现均匀的高密度。由于病变内动静脉分流，腺瘤的强化通常不会持续。较大或复杂的腺瘤可能由于坏死现象或病灶内出血而高度异质性（图 35-4-2）。

磁共振被认为是针对肝脏腺瘤最准确的非侵入性检查。典型的肝脏腺瘤通常表现为 T2 加权高信号，并伴随静脉期持续强化（图 35-4-3）。而各个分型又有各自的特点：炎症型特征为毛细血管扩张，T1WI 为等高信号，T2WI 表现为强烈的弥漫高信号，有时可见瘤周环形高信号，中央低信号的"环礁征"。HNF1α 突变型表现为反相位化学位移成像，T1WI 图像信号明显减低，T2WI 呈高信号。当病灶合并出血时，T1WI 呈高信号，T2WI 呈等信号或低信号。β-catenin 激活型是特征最不明显的分型，表现为 T1WI 不均匀性低信号。

四、诊断与病情评估

在肝脏腺瘤的诊断中，实验室检查帮助不大，而血清 AFP、乙肝病毒、丙肝病毒的阴性，可以

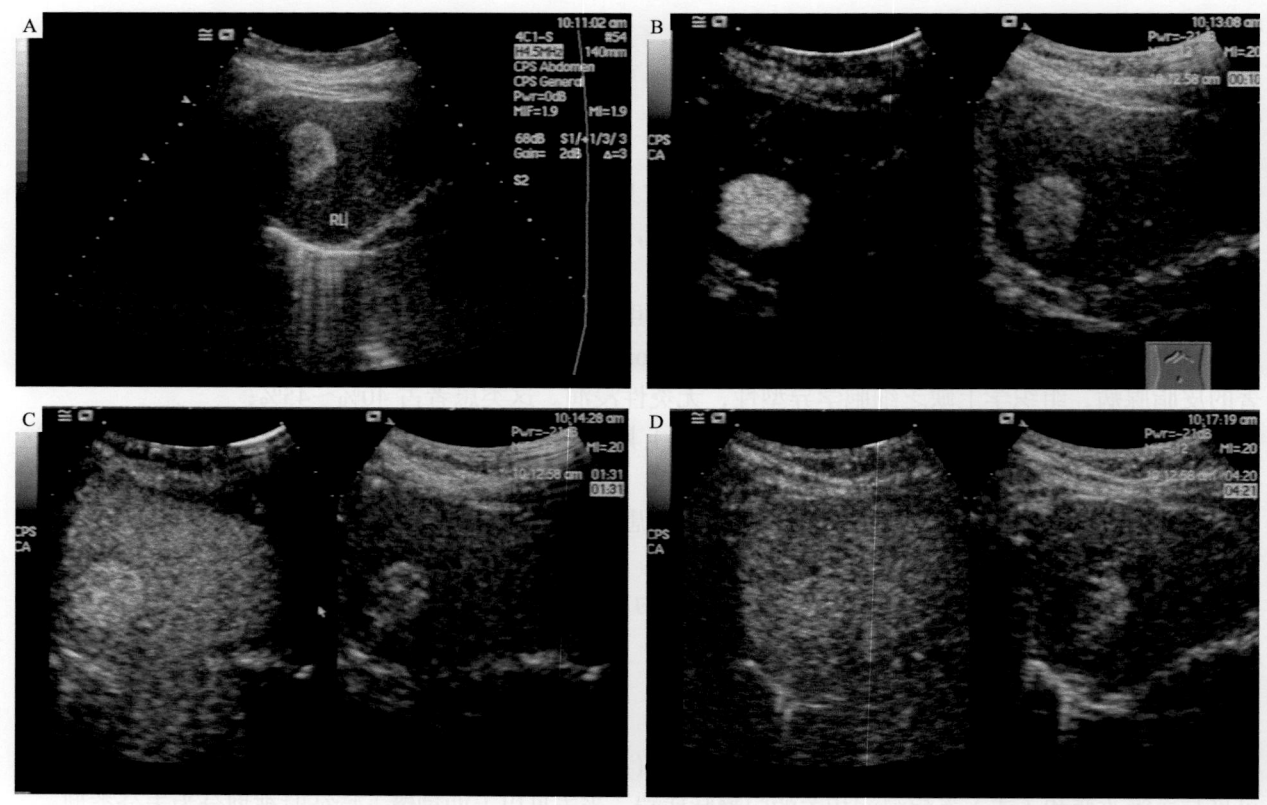

图 35-4-1　肝脏腺瘤的超声表现
A. 平扫；B. 动脉期；C. 门静脉期；D. 延迟期。

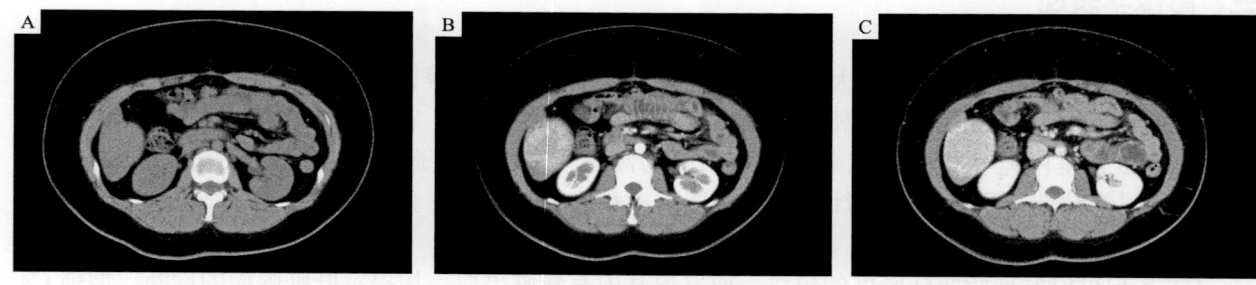

图 35-4-2　肝腺瘤的 CT 影像学表现
A. 平扫；B. 动脉期；C. 静脉期。

有效地排除肝脏恶性肿瘤。由于穿刺组织量很少，缺乏特异性的病理学特征，且对于血供丰富的结节穿刺后出血的风险较高，肝组织穿刺活检的意义也非常有限。但是，近年来的研究发现，穿刺活检对明确肝脏腺瘤的亚型有帮助。在肝脏腺瘤病（肝脏多发腺瘤结节）中，往往会出现 GGT 或 ALP 呈现 2～3 倍的增加。对于肝脏腺瘤病的诊断，最好采用开腹或腔镜手术，可以采取多个结节部位的样本，且可避免出血的风险。

出血与恶变是肝脏腺瘤最严重的并发症。出血的风险取决于肿瘤大小，直径超过 5cm 的肿瘤出血风险显著增加。对于妇女口服避孕药与肿瘤尺寸的关系尚未明确，但停用口服避孕药后肝脏腺瘤缩小已经被证实。尽管肝脏腺瘤与激素可能相关，但对于直径小于 5cm 的肝脏腺瘤而言，妊娠不是禁忌证。1970 至 2009 年间报道的 1617 例肝脏腺瘤患者，切除的病灶中发现恶变的占 4.5%，另有 4.2% 的患者在后续的随访中发现癌变[6]。

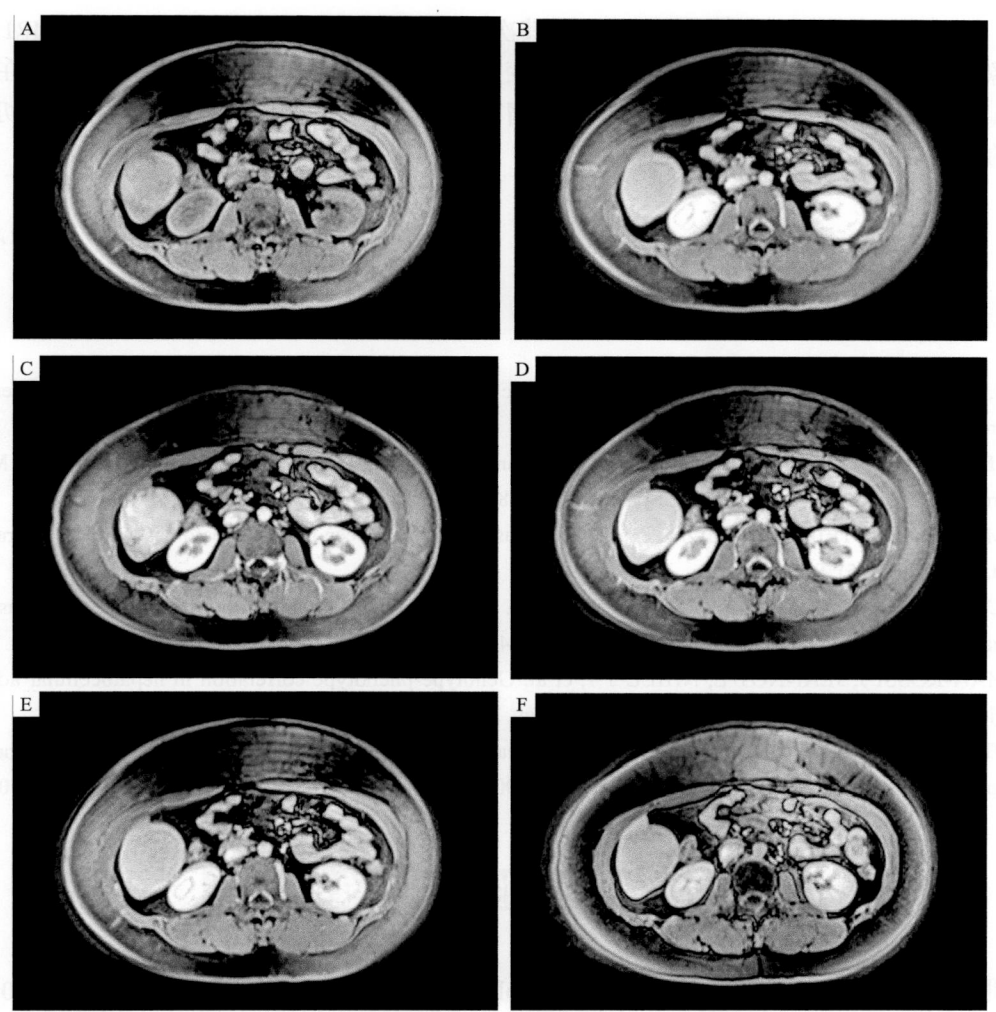

图 35-4-3　肝腺瘤的钆塞酸二钠磁共振检查
A. T1 平扫；B. T2 平扫；C. T1 动脉期；D. T1 门静脉期；E. T1 平衡期；F. 肝胆期。

五、治疗

　　对于肝脏腺瘤的手术适应证而言，并非取决于腺瘤的数目多少，而是取决于由于腺瘤不同的亚型和直径导致的相关并发症如出血、癌变等。对于口服避孕药，偶然发现＜5cm 的肝脏腺瘤患者，最佳选择是暂不治疗，密切随访，超声观察病灶变化情况。然而对于直径较大，有症状，且对于停用避孕药没有反应的肝脏腺瘤，应该考虑手术切除。任何直径超过 5cm 的肝脏腺瘤，应选择手术切除以避免出血（较为常见）或癌变（罕见）。对于由于特定原因不能停用避孕药或有怀孕计划的妇女，应考虑肿瘤消融治疗。对于怀孕期间发现的肝脏腺瘤，应该用超声进行更密切的随访。对于发生了破裂出血的肝脏腺瘤，应在选择性肝动脉栓塞后行手术切除。对于超过 10 个病灶的肝脏腺瘤病，手术切除直径最大或最为复杂的病灶是可行的。对于多发性肝脏腺瘤，由于往往不可能切除全部病灶，肝脏移植也是可行的适应证。

六、小结

　　肝腺瘤是肝脏良性肿瘤之一，临床上较为少见，常见于青壮年。术前诊断有一定的难度，需要与肝细胞癌、局灶性结节增生相鉴别。大部分患者无明显症状，在体检时发现，在有症状的患者中，腹痛最常见。肝脏腺瘤最常见的并发症是出血，其次有一定的恶变可能性。在诊断中，MRI是准确率最高的影像学检查手段。在男性患者中，因其恶变概率高，无论大小均应选择手术切除，在女性患者中，＜5cm的肝脏腺瘤可以选择密切随访，当肿瘤有出血、恶变的倾向时，应该选择手术切除。得到及时手术的患者一般预后较好。

（陈志宇）

参 考 文 献

[1] LIN H, VAN DEN ESSCHERT J, LIU C, et al. Systematic review of hepatocellular adenoma in China and other regions [J]. J Gastroenterol Hepatol, 2011, 26 (1): 28-35.

[2] WITTEKIND C. Hepatocellular carcinoma and cerholangiocarcinoma [M]//Hermanek P, Gospodarowicz MK, Henson DE. Prognostic factors in cancer. Berlin: Springer, 1995: 88-93 .

[3] BAUM J K, BOOKSTEIN J J, HOLTZ F, et al. Possible association between benign hepatomas and oral contraceptives [J]. Lancet, 1973, 2 (7835): 926-929.

[4] NAULT J C, BIOULAC-SAGE P, ZUCMAN-ROSSI J. Hepatocellular benign tumors-from molecular classification to personalized clinical care [J]. Gastroenterology, 2013, 144 (5): 888-902.

[5] ZUCMAN-ROSSI J, JEANNOT E, NHIEU J T, et al. Genotype-phenotype correlation in hepatocellular adenoma: new classification and relationship with HCC [J]. Hepatology, 2006, 43 (3): 515-524.

[6] STOOT J H, COELEN R J, DE JONG M C, et al. Malignant transformation of hepatocellular adenomas into hepatocellular carcinomas: a systematic review including more than 1600 adenoma cases [J]. HPB (Oxford), 2010, 12 (8): 509-522.

第 5 节　肝脏炎性肌成纤维细胞瘤

　　炎性肌成纤维细胞瘤（inflammatory myofibroblastic tumor，IMT）由世界卫生组织于2002年正式分类命名，特指一种"由分化的肌成纤维细胞性梭形细胞组成的，常伴大量浆细胞和（或）淋巴细胞的一种肿瘤"[1]。本病在东方人群中发生率较高，中年居多，男性多于女性[2]。最常见的发生部位为肺、眼眶，在肝脏发生的情况十分罕见。肝脏炎性肌成纤维细胞瘤是一种良性的肝脏占位。患者无特异性症状，可于体检时发现。从宏观上看，病变可为单发或多发，大小不一，最大可达25cm。

一、病因

　　本病病因尚不明确，可能与以下几种因素相关：

　　（1）感染：微生物在肝脏引起炎性病变，导致急性渗出性炎性病变，病变组织逐步纤维化，形成炎性假瘤。

　　（2）自身免疫异常：有研究发现肝IMT患者的IgG4显著升高，并可在病灶内发现IgG4阳性的浆细胞。

　　（3）基因异常：近年来研究发现，部分IMT与间变性淋巴瘤激酶（anaplastic lymphoma kinase，ALK）的表达水平显著相关[3]。

二、病理学

　　肿瘤大部分发生在肝内，有时可累及至肝门。大体观为褐色、黄色、黄白色的孤立性肿块，通常具有坚固、肉质或凝胶状的切面，很少出现出血、坏死和钙化。镜下可见交错束状或旋涡状排列的肌成纤维细胞、成纤维细胞和胶原纤维。细胞可有轻度异型性，核分裂活跃。同时可见大量炎症细胞浸润，常以成熟的浆细胞为主，混有数量不等的淋巴细胞、嗜酸性粒细胞、中性粒细胞及巨噬细胞。免疫组化可见约有 50% 患者的肿瘤组织出现 ALK1 阳性。

三、影像学表现

本病的超声、CT、MRI 等影像学检查均无明显特征，很难通过影像学检查与恶性肿瘤相鉴别。超声可见肿物边界清楚，内部回声不均匀，可检测出血流信号。CT 可见肿物内不均匀低密度或等密度影，边界清晰，也可见小棘样突起，动脉期可见不均匀强化或无明显强化，门静脉期及延迟期根据炎性病变的不同程度，可呈现周围强化、中间强化、整体强化、无强化等多样性表现。MRI 可呈现 T1 期低密度影，T2 期高密度影。影像学虽然无法鉴别 IMT 与其他恶性肿瘤，但可以明确 IMT 发生的部位、与周围血管的关系、是否转移等情况。

四、诊断与病情评估

肝脏 IMT 患者可能无症状，也可能伴有腹部右上象限疼痛、发热、黄疸，偶尔伴有闭塞性静脉炎。实验室检查无特殊发现，可见白细胞增多、贫血、血小板增多、多克隆高球蛋白血症、血沉和 C 反应蛋白升高。偶尔血清肝酶也会轻微升高。目前由于影像学上 IMT 无明显特征，患者也无特异性症状，故术前诊断较为困难。可通过术前活检或术后病理确诊。大多数肝脏 IMT 是良性的，预后较好，但也有文献报道有局部复发和转移的倾向[4]。

五、治疗

目前尚无明确的证据支持药物可以抑制或缩小肝脏 IMT 的生长。根据肿瘤大小及生长的位置，可采用开腹或腹腔镜的方式行肿瘤切除。因为肝脏 IMT 有复发的可能性，故需长期随访。

六、小结

肝脏 IMT 是一种特殊的、有局部复发和转移可能的肌成纤维细胞瘤。本病发病率低，病因尚不明确。由于没有明确的实验室或影像学特征，肝脏 IMT 的最终诊断依赖于病理评估。部分患者的实验室检查出现 IgG4 显著升高，可检测到导致 ALK 活化的染色体易位。因为术前无法与恶性肿瘤鉴别，即使对疑似肝脏 IMT 也推荐手术治疗。本病预后良好，偶有复发病例。

（陈志宇）

参 考 文 献

［1］ 纪小龙, 马亚敏. 从炎性假瘤到炎性肌纤维母细胞瘤——浅谈病理形态学发展的过程 [J]. 临床与实验病理学杂志, 2003, 19 (3): 319-320.

［2］ HORIUCHI R, UCHIDA T, KOJIMA T, et al. Inflammatory pseudotumor of the liver. Clinicopathologic study and review of the literature [J]. Cancer, 1990, 65 (7): 1583-1590.

［3］ VROOBEL K, JUDSON I, DAINTON M, et al. ALK-positive inflammatory myofibroblastic tumor harboring ALK gene rearrangement, occurring after allogeneic stem cell transplant in an adult male [J]. Pathol Res Pract, 2016, 212 (8): 743-746.

[4] 杨荣华, 于聪慧, 余昌中, 等. 肝脏炎性假瘤的复发和转移 1 例报告 [J]. 肝胆外科杂志, 2007, 15 (5): 399.

第 6 节　肝脏上皮样血管平滑肌脂肪瘤

肝脏上皮样血管平滑肌脂肪瘤（hepatic epithelioid angiomyolipoma，HEAML）是一种罕见的间质来源的良性肿瘤，偶发，或有 5%～10% 的病例与 *TSC1* 或 *TSC2* 基因突变导致的结节性硬化症（tuberous sclerosis complex，TSC）（一组常染色体显性遗传病）有关。虽然大多数血管平滑肌脂肪瘤发生于肾脏，肝脏亦可能累及。HEAML 属于 PEComa 家族，是由"血管周围上皮样细胞"（PEC）组成的一组肿瘤[1-2]。HEAML 起源的细胞尚未完全确定，大多数研究认为 HEAML 起源于血管壁。虽然大多数上皮样 HEAML 是良性的，但也有少数局部复发甚至远处转移的报道。

一、病因

HEAML 发病机制尚不完全清楚，仅 5%～10% 的病例有肝炎感染、轻度肝硬化史。有文献报道，HEAML 常伴有肿瘤中上皮样细胞的 *p53* 基因 5 号和 7 号外显子突变，也有文献报道，雌激素受体、孕酮受体的表达在 HEAML 上皮样变中可能起着重要作用[3]。

二、病理学

病变多为单发，在大体观上，HEAML 为黄色富含脂肪成分的组织，肿瘤组织与正常组织边界清晰，多数无包膜。在镜下，HEAML 表现为成熟脂肪组织、异常厚壁血管、梭形和上皮样平滑肌细胞的混合。免疫组化可见平滑肌、脂肪、血管和黑色素细胞标志物的表达。

三、影像学表现

由于 HEAML 的成分不同，根据各种成分（脂肪、平滑肌、血管和上皮样细胞）占比的多少，影像学表现有诸多不同的特征。超声检查，如 HEAML 含有较多的脂肪成分或平滑肌，则表现为强回声（图 35-6-1），如血管含量丰富，则表现为低回声（图 35-6-2）。彩色多普勒可以在富含血管成分的 HEAML 中探测到纤维状血管网。CT 平扫可见均匀或不均匀的低密度团块。在动脉期，富含血管的 HEAML 表现为迅速显著强化。磁共振可见上皮样 HEAML 在 T1 期低密度，T2 期高密度，动脉期显著强化（图 35-6-3）。

四、诊断与病情评估

该病影像学特征不明显，一般需病理明确诊断。黑色素细胞相关标志物（MART-1、HMB45、Melan A）及平滑肌细胞免疫表型（smooth muscle actin，SMA）双阳性是其特征性的免疫表型[4]，而上皮细胞相关标志物（epithelial membrane antigen，EMA、S-100）常为阴性，肿瘤细胞的增殖指数（Ki-67）较低，这是 HEAML 与其他肝脏肿瘤最重要的鉴别标志。HEAML 组织学形态多样且具有一定的恶性潜能，临床需与一些原发或继发于肝脏的其他肿瘤相鉴别。

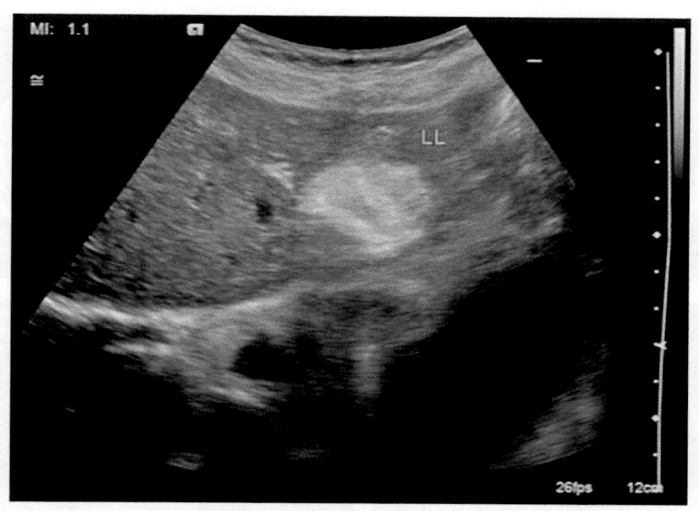

图 35-6-1 肝上皮样血管平滑肌脂肪瘤超声表现（高回声型）

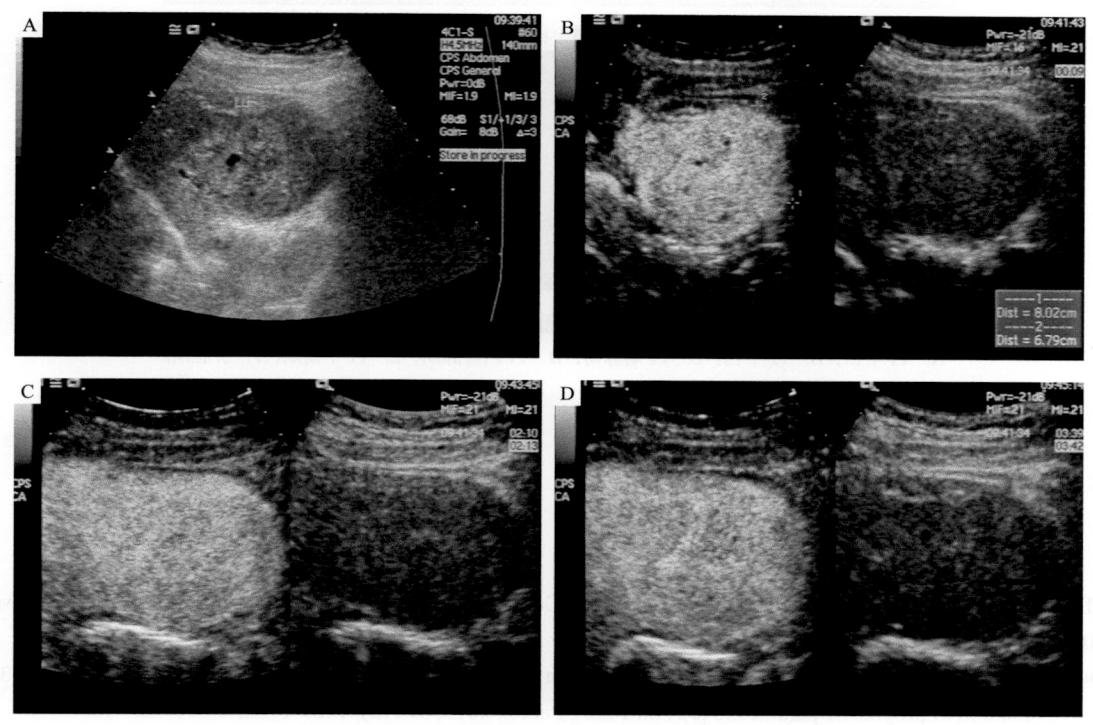

图 35-6-2 肝上皮样血管平滑肌脂肪瘤超声表现
低回声型：A. 平扫；B. 动脉期；C. 门静脉器；D. 平衡期。

五、治疗

由于 HEAML 发病率极低，在治疗方面缺乏共识。药物治疗相关报道缺乏。对于体积较小，没有症状，而又通过穿刺活检证实了的 HEAML，可以考虑保守治疗观察。但也有行穿刺活检确诊选择保守治疗的患者，最终出现肿瘤生长和转移而死亡的病例报道[5-7]。对于体积较大，有临床症状，或者经穿刺活检仍诊断存疑的，推荐手术切除病灶，肿瘤完整切除预后良好。

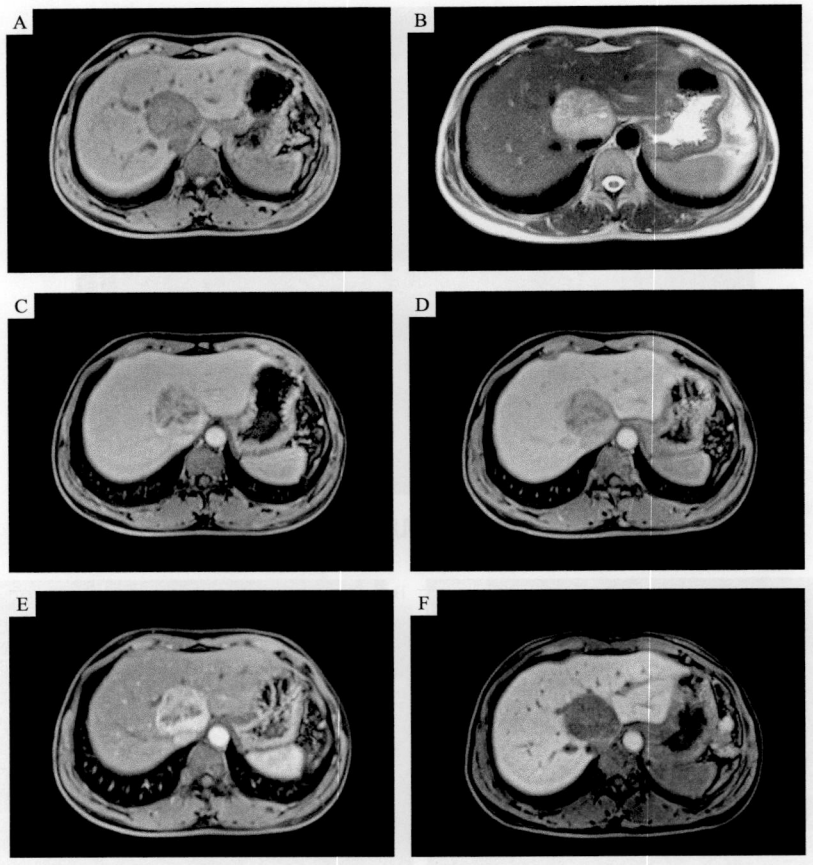

图 35-6-3　肝上皮样血管平滑肌脂肪瘤的钆塞酸二钠磁共振检查

A. T1 平扫；B. T2 平扫；C. T1 动脉期；D. T1 门静脉期；E. T1 平衡期；F. 肝胆期。

（陈志宇）

参 考 文 献

［1］ MARTIGNONI G, PEA M, REGHELLIN D, et al. PEComas: the past, the present and the future [J]. Virchows Arch, 2008, 452 (2): 119-132.

［2］ DOYLE L A, HORNICK J L, FLETCHER C D. PEComa of the gastrointestinal tract: clinicopathologic study of 35 cases with evaluation of prognostic parameters [J]. Am J Surg Pathol, 2013, 37 (12): 1769-1782.

［3］ REN N, QIN L X, TANG Z Y, et al. Diagnosis and treatment of hepatic angiomyolipoma in 26 cases [J]. World J Gastroenterol, 2003, 9 (8): 1856-1858.

［4］ TSUI W M, COLOMBARI R, PORTMANN B C, et al. Hepatic angiomyolipoma: a clinicopathologic study of 30 cases and delineation of unusual morphologic variants [J]. Am J Surg Pathol, 1999, 23 (1): 34-48.

［5］ WANG W T, LI Z Q, ZHANG G H, et al. Liver transplantation for recurrent posthepatectomy malignant hepatic angiomyolipoma: a case report [J]. World J Gastroenterol, 2015, 21 (12): 3755-3758.

［6］ DENG Y F, LIN Q, ZHANG S H, et al. Malignant angiomyolipoma in the liver: a case report with pathological and molecular analysis [J]. Pathol Res Pract, 2008, 204 (12): 911-918.

［7］ DALLE I, SCIOT R, DE VOS R, et al. Malignant angiomyolipoma of the liver: a hitherto unreported variant [J]. Histopathology, 2000, 36 (5): 443-450.

第 7 节　肝脏黏液性囊腺瘤

　　传统意义上肝脏囊性肿瘤指的是肝胆管囊腺瘤和肝胆管囊腺癌，世界卫生组织于 2010 年弃用囊腺瘤和囊腺癌的名称，统一命名为肝脏黏液性囊腺瘤（hepatobiliary cystadenoma，HBC）。它是一种罕见的、单发、房性肿瘤，可能起源于先天性肝胆管畸形或原始肝胆管干细胞。肿瘤大多发生于肝内胆管，肝左叶较多见。HBC 与胰腺黏液性囊腺瘤高度相似，几乎都发病于成年女性，最大可达 28cm[1]。

一、病因

　　目前肝脏 HBC 病因不明，有以下几种说法：①可能起源于残余的胚胎前肠或异位卵巢组织[2]；②可能起源于异位胆囊组织；③组织病理学显示囊壁内可见增生的小胆管及肝组织，所以可能来源于肝内迷走胆管；④可能起源于胆管损伤后所导致的胆管上皮异常增生；⑤可能起源于具有黏蛋白分泌功能的胆管柱状或立方上皮[3]。

二、病理学

　　肝脏 HBC 大多数包括大小不等的多个囊性病灶，其内通常含有清亮的液体。这些囊肿通常不与大的胆管相通。镜下检查可见由柱状或扁平上皮排列的小室。在大约 80% 病例的囊肿壁中发现了类似于卵巢间质的间充质组织。胞浆内黏蛋白可通过上皮细胞内阿新蓝染色或过碘酸席夫（Schiff）染色识别。

　　HBC 虽然是良性病变，但可能存在高级别病变甚至浸润性癌，病理检查时应广泛采样。

三、影像学表现

　　超声检查可见多房性囊性结节。囊内成分可表现为等回声，或源于黏液或血液的低回声。可观察到不规则囊壁、隔膜以及钙化（图 35-7-1）。在 CT 扫描中，表现为与水等密度的病灶，增强扫描后迅速强化。MRI 在 T1 期低信号，T2 期高信号。

四、诊断与病情评估

　　HBC 的症状是邻近解剖结构受压的结果，可能包括上腹部或右上腹可触及的肿块及疼痛，由于压迫胆管导致的胆管炎或黄疸，压迫胃部可引起恶心、呕吐或厌食症。HBC 的并发症包括破裂、出血或恶性转化。在鉴别诊断上，主要通过术前的临床特征及影像学检查与多囊肝、肝囊肿及囊性肝包虫病相区分。

五、治疗

　　当怀疑 HBC，由于无法在术前明确是否存在癌变，又具有潜在恶性，故应积极考虑手术切除病变，并在术后通过病理证实。也由于无法于术前明确肿瘤性质，为防止医源性播散，不允许进行囊肿开窗引流。手术原则是完整切除病灶，必要时需要联合毗邻肝段、肝叶的切除。需要留意切除的断面

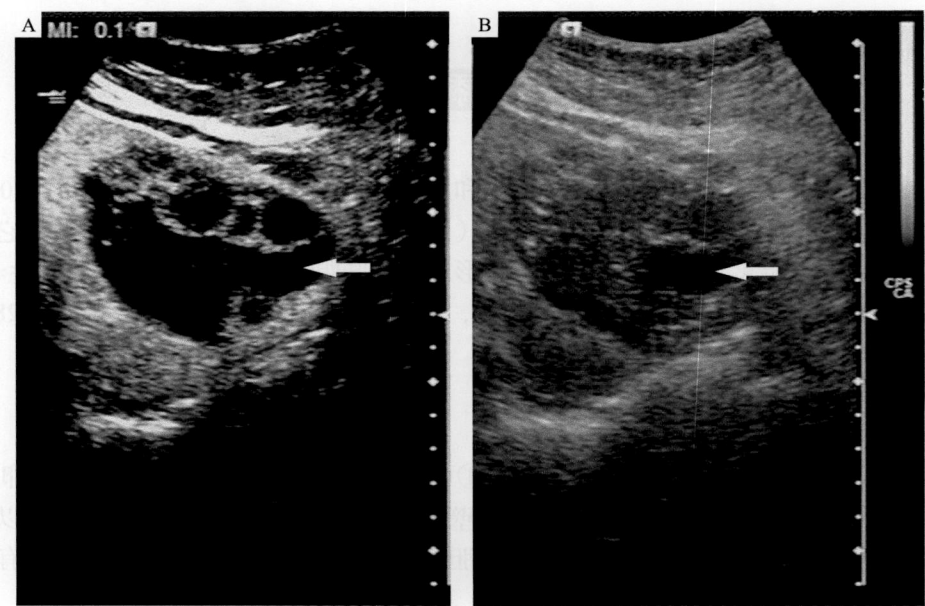

图 35-7-1　肝脏黏液性囊腺瘤的超声表现

是否与肝内胆管相通，若相通需进行缝扎避免术后经久不愈的胆瘘。

　　对于增生性肝脏良性肿瘤，由于患者往往无特异性症状和体征，如何通过实验室和影像学检查明确诊断，使患者避免承担不必要的手术风险是今后努力的方向。而对于交界性肝肿瘤而言，即使恶变的概率比较低，但随着射频消融、腹腔镜手术等手术器械及手术技艺的发展，肝脏手术的安全性不断提高，需要考虑是否行外科干预，如何正确把握手术手术指征和手术时机才能使患者最大获益。目前对肝脏占位治疗方式的选择是根据肿瘤的大小、位置，患者的症状、要求，以及术者的技术水平来决定的。随着精准医疗的不断发展，未来肝脏良性占位的临床治疗将是根据病变的基因型-表型分类系统为患者量身定制治疗策略。

（陈志宇）

参 考 文 献

［1］　BOSMAN F T, World Health Organization, International Agency for Research on Cancer. WHO Classification of Tumours of the Digestive System [M]. 4th ed. Lyon: International Agency for Research on Cancer, 2010: 417.

［2］　DEVINE P, UCCI A A. Biliary cystadenocarcinoma arising in a congenital cyst [J]. Hum Pathol, 1985, 16 (1): 92-94.

［3］　诸云华, 庞天舒, 曹利平. 肝脏囊腺癌诊治分析 [J]. 肝胆外科杂志, 2012, 20 (6): 455-457.

我国是肝细胞癌（hepatocellular carcinoma，HCC，简称肝癌）大国，肝癌发病率占全球第 6 位，死因位列第 4 位。目前肝癌治疗手段较多，包括肝切除、肝脏移植、射频消融、经动脉化疗栓塞、分子靶向放疗以及全身化疗等，但手术切除仍然是肝癌治疗的首选。肝癌的诊断和治疗已进入现代医学诊治时代，精准肝脏外科理念的提出为肝癌诊治提供了崭新的思路。本文将从肝癌的病因学、诊断、治疗和预后等多方面进行系统阐述，突出精准肝脏外科的诊疗理念和特征。

一、病因学

肝癌与其他肿瘤类似，不是单一因素导致的疾病，可能由多种致病因素和多步骤机制作用而成。其危险因素可以分为遗传、环境和生物因素三方面。以下讨论肝癌常见的危险因素。

1. 病毒性肝炎　我国肝癌的发生以 HBV 感染为主，研究发现 HBV 感染是慢性乙型病毒性肝炎患者发生 HCC 的关键因素[1]。HBeAg 血清学阳性、高病毒载量和 C 基因型是 HCC 发生的独立预测因子。此外，HBV 病毒载量与进展为肝硬化的风险相关[2-3]。2006 年全国乙型肝炎流行病学调查表明，1～59 岁普通人群 HBsAg 携带率为 7.18%[4]。HBV 基因型与 HCC 发生有关，B 基因型主要存在于 HBV 无症状携带者，肝癌发生率较低；C 基因型则主要见于慢性肝病患者，其中慢性肝炎占 49%，肝硬化占 60%，HCC 占 60%。在西方国家原发性肝癌主要以 HCV 感染为主。HCV 基因型 1b 可以导致 HCC 发生风险增高[5]，HCV 与 HBV 合并感染对肝癌的发生呈相加作用。

2. 黄曲霉毒素　世界卫生组织国际癌症研究所（IARC）认为黄曲霉毒素 B1（AFB1）是人类致癌剂。AFB1 来源于黄色曲霉属真菌和寄生曲霉 A，膳食摄入 AFB1 是非洲和亚洲部分地区 HCC 发生的一个重要协同因素。流行病学研究显示，膳食摄入 AFB1、*TP53* 突变和 HCC 发病率之间有很强的相关性，尤其是在 HBV 感染患者中[6]。

3. 饮水污染　我国肝癌高发的农村地区与饮水污染有密切关系。最近发现，塘水或宅沟水中的水藻毒素，如微囊藻毒素（microcystin）是一种强促癌因素。报道认为 AFB1 与微囊藻毒素的联合作用为肝癌重要病因之一。

4. 烟酒　在我国北方地区，饮酒是肝癌发生的危险因素，而吸烟与 HBsAg 阴性的肝癌有关。在北美，约 15% 的肝癌与饮酒有关，而约 12% 的肝癌发生与吸烟关联。同样，在日本地区烟酒均为肝癌的危险因素，且具有协同作用。

5. 代谢综合征　近期流行病学观察提示，肥胖、糖尿病等可能是实体器官恶性肿瘤（包括 HCC）发生的独立危险因素。肥胖是非酒精性脂肪性肝病（NAFLD）的一个重要因素，大部分隐匿性肝硬化患者与 NAFLD 的发生有关。

6. 其他　肝癌有较明显的家族聚集性，家族史是独立因素，可能与遗传易感性有关；单体氯乙烯可能与肝血管肉瘤有关；南非班图血色素沉着症患者的 HCC 发生率可达 45%[7]；大多数患者伴有肝硬化病史，而且对于 α-1 抗胰蛋白酶缺乏相关的肝硬化，HCC 是明确的并发症[8]。Wilson 病患者偶尔发生 HCC，但仅见于出现肝硬化的患者[9]。

二、临床表现

肝癌的临床表现不典型，且多不明显，特别是在疾病早期。鉴于肿瘤和癌前存在的进展期慢性肝病等因素，肝癌患者的临床表现主要分为两方面：肝硬化表现（如腹水、侧支循环的发生、呕血及肢体的水肿等）和肿瘤本身所产生的症状（如体重减轻、乏力、肝区疼痛及肝脏肿大等）。发生肺、骨、脑等脏器转移者，可产生相应症状。少数患者可有低血糖症、红细胞增多症、高钙血症和高胆固醇血症等特殊表现。

三、诊断与鉴别诊断

（一）血清分子标志物

甲胎蛋白（α-fetoprotein，AFP）是当前诊断肝癌最常用的方法，AFP 低度升高者，应做动态观察，并与肝功能变化对比分析，有助于诊断。约 30% 的肝癌患者 AFP 水平正常，检测甲胎蛋白异质体，有助于提高诊断率。其他常用的肝癌诊断分子标志物：包括 α-L-岩藻苷酶、异常凝血酶原等。

（二）影像学检查

肝癌影像学成像工具包括超声、计算机断层扫描、磁共振成像、放射性核素显像和肝脏血管造影。这些成像技术近几年来不断发展变化，引发肝癌诊断成像模式的转变。

1. 超声（ultrasound，US）　超声显像是肝癌筛查最常用、最经济的非侵入性影像学检查方法，通过对高危人群进行定期检查，能够明显提高肝癌的早期诊断率。超声可明确肝癌位置、数目、卫星灶，肝内血管有无癌栓、与肝内血管关系及肝硬化程度。彩色多普勒超声及超声造影有助于肿瘤良恶性鉴别。超声还可以引导局部穿刺活检和局部治疗。对比增强超声应用含微小气泡的声学对比剂后散射回声增强，可明显提高超声检查对疾病诊断的灵敏度和特异度。超声弹性成像可评估肝组织的硬度，可以有效地预测和评价肝纤维化，作为一种非侵入性诊断方法或可替代肝脏活检。

2. 计算机断层扫描（computed tomography，CT）　CT 目前已成为肝癌诊断中的常规性检查手段。CT 平扫能够较为全面地评估肝癌的大小、数目、位置、瘤内出血与坏死，而通过增强扫描则有助鉴别诊断转移性肝癌、血管瘤、血管平滑肌脂肪瘤等。近年来，通过 CT 扫描获取薄层图像除可进行诊断外，还能用于医学图像三维可视化系统对肝脏进行三维重建，多角度观察肿瘤大小、数目、分布，及其与肝脏脉管系统的三维解剖关系，对于外科手术具有重要指导意义。

3. 磁共振成像（magnetic resonance imaging，MRI）　相比于超声和 CT，MRI 对良、恶性肝内占位，尤其与血管瘤的鉴别要更有效；同时，MRI 分辨率更高，无须增强即能显示门静脉和肝静脉的分支，对于 CT 难以检测到的小肝癌和微小肝癌敏感性有较大的提高。MRI 弥散加权成像不需要对比剂，采集时间比较短，可清晰显示肝内血管和胆管情况。钆塞酸二钠作为新型增强对比剂，用于 MRI 成像对于难以与肝内不良增生结节区分的小肝癌的检出更具优势。

4. 其他　相比于以上三种常用的影像学检查，其他影像学检查方式，如 PET/CT、肝动脉造影等，多作为辅助性方式，对于判断手术切除的可能性和彻底性以及决定合理的治疗方案有重要价值等。较少用于早期诊断肝癌。

（三）肝癌的临床诊断标准

肝癌的诊断近年来得到了充分发展，血清学、影像学的发展使定性、定位诊断十分清楚。虽然肝癌确诊仍有赖于病理学 / 细胞学诊断作为金标准，但在临床上，有经验的临床医师凭借患者慢性肝病背景、影像学检查结果以及血清 AFP 水平，已基本能够确诊肝癌。肝穿刺虽可提供组织用于病理诊断，但因存在导致穿刺部位出血和肿瘤种植转移的风险，并不常采用。

根据国家卫生健康委员会《原发性肝癌诊疗规范（2019 版）》[10]，满足以下条件中的（1）+（2）a 两项或者（1）+（2）b+（3）三项时，可以确立 HCC 的临床诊断：

（1）肝癌高危人员，具有肝硬化以及 HBV 和（或）HCV 感染［HBV 和（或）HCV 抗原阳性］的证据；

（2）典型 HCC 影像学特征，其中 a：如果肝脏占位直径≥2cm，CT 和 MRI 两项影像学检查中有一项显示肝脏占位具有上述肝癌的特征，即可诊断 HCC；b：如果肝脏占位直径为 1~2cm，则需要 CT 和 MRI 两项影像学检查都显示肝脏占位具有上述肝癌的特征，方可诊断 HCC，以加强诊断的特异性；

（3）血清 AFP 阳性，且能排除妊娠、生殖系胚胎源性肿瘤、活动性肝病及转移性肝癌导致的升高。

（四）肝癌鉴别诊断

在鉴别诊断方面，需要与肝癌相鉴别的疾病很多，从临床角度可以分为 AFP 阳性和 AFP 阴性两大类进行鉴别。AFP 阴性肝癌约占肝癌总数的 30%~40%。近年随着体检、肝癌早期筛查的普及以及影像诊断技术的发展，该比例有增高的趋势。

1. AFP 阳性肝癌鉴别

（1）妊娠妇女：可见 AFP 增高，但一般不超过 400μg/L，且在妊娠 16 周以后浓度逐渐降低，分娩后即恢复正常。育龄期妇女结合月经史、hCG、B 超等可较易鉴别。

（2）生殖系统肿瘤：畸胎瘤因多含卵黄囊成分，故 AFP 可增高，结合 B 超等影像学检查可以鉴别。

（3）消化道肿瘤：胃肠道肿瘤肝转移时可见 AFP 升高。如肝内未见占位性病变，应注意胃肠道检查。如肝内存在大小相似多个占位性病变则提示转移性肝癌。通常结合胃肠镜检查、腹部 B 超 /CT 能够发现胃肠道原发病灶而予以排除。

（4）慢性活动性肝炎：肝硬化伴活动性肝炎亦可见 AFP 增高。鉴别诊断多不困难，肝功能障碍明显而肝内无占位性病灶。结合超声与 CT 等影像学检查则可进一步确诊。

2. AFP 阴性肝癌鉴别

（1）肝海绵状血管瘤：是最常见需与 AFP 阴性肝癌鉴别的疾病。肝海绵状血管瘤多见于女性，一般无症状，肝脏质软，无肝硬化背景。影像学检查对于血管瘤诊断具有重要价值。增强 CT 如见对比剂从病灶周边向中心填充并滞留者，可诊断为血管瘤。血管瘤的 MRI 影像学检查有特征性表现：在 T1 加权图像中表现为低或等信号，T2 加权则为均匀的高亮信号，即所谓的亮灯征。

（2）转移性肝癌：常有肝外原发肿瘤史。常见原发灶为结直肠癌，其次为胃癌及胰腺癌，肺癌和乳腺癌也不在少数。CT 表现为混合不匀等密度或低密度占位，呈现典型的牛眼征。MRI 检查常显示信号强度均匀、边界清楚、多发，少数有靶征或亮环征。此类病例多无肝病背景，影像学无肝硬化表现。

（3）局灶结节性增生：为增生的肝实质构成的良性病变。多见于女性，且多无肝病背景，MRI 增强后动脉期除病灶中心瘢痕均显著强化，延迟期中心瘢痕强化。术后病理检查可明确诊断。

（4）肝腺瘤：与口服避孕药有关，育龄妇女多见，常无肝病背景。肿瘤边界清，瘤内可含脂肪、出血、囊变或钙化。CT 平扫呈低密度，出血高密度，增强后动脉期显著强化，包膜下供血动脉强化。MRI 显示约 1/3 的病例具有低信号的外周纤维包膜，增强后门静脉期及延迟期病灶持续强化。

（5）肝血管平滑肌脂肪瘤：多无肝病背景。影像学检查显示肝内肿瘤边界清晰，瘤内有脂肪成分，增强延迟强化及扭曲畸形的血管考虑此肿瘤。

（6）肝硬化结节：大的肝硬化结节与小肝癌较难鉴别。MRI 可见肝癌压缩周围实质形成的假包膜，具有一定的鉴别价值。肝穿刺活检可明确诊断。

（7）肝囊肿：多为体检发现，常无症状及肝病背景。超声检查呈液性暗区，即可鉴别。

（8）肝脓肿：常有高热、肝区叩击痛、肝功能异常、白细胞增高。现临床已较少遇到。典型表现为成熟肝脓肿，腔内出现液化坏死，影像检查可见液平面，不难鉴别；而不典型者因脓腔未成熟，脓肿尚未液化者，超声显像示边界不清，无声晕，CT 或 MRI 显示低密度影、密度不均、可见分隔。

（9）肝包虫病：流行于牧区，发病与疫区接触史有关。一般无症状及肝病背景。超声检查呈现多房性液性暗区，仔细观察可见有子囊孕于母囊中的现象。包囊虫病抗原皮试阳性。

（五）液体活检与肝癌早期诊断

近年来，以循环肿瘤细胞（circulating tumor cells，CTCs）和 microRNA（miRNA）为代表的"液体活检"日益受到关注，成为目前极具发展前景的肿瘤生物标志物研究方向。CTCs 在肿瘤发生发展的早期即可从原发灶脱落，并进入血液循环在远处播散、种植，是形成转移复发的"种子"。因此，CTCs 在肿瘤的早期诊断中多是被用作一种非侵入性的标志物，以期能早期诊断微转移灶和复发灶。本所研究发现，外周血中干细胞标记物 EpCAM 阳性的 CTCs 能够早期预警肝癌转移复发；CTCs≥2 的肝癌患者术后复发风险明显增高，而对于这部分患者合理使用辅助性介入治疗或可有效降低肿瘤的复发[11]。

血液中的循环 miRNA 也可作为液体活检样本用于肝癌的早期诊断。miRNA 能够以类似促癌基因和抑癌基因的方式发挥其生物学功能，在肝癌发生发展的不同阶段均有异常表达，且具有疾病特异性，同时可被释放至外周血形成循环 miRNA 并稳定存在，并能耐受 RNA 酶的降解。单个 miRNA 在区别 HCC 患者和健康人群时，诊断价值高，但对于 HCC 和肝病的诊断价值较为有限。而采用多个循环 miRNA 联合诊断，或与传统肝癌肿瘤标志物联合应用或可提高循环 miRNA 早期诊断肝癌的价值。复旦大学附属中山医院肝癌研究所通过大样本量、多中心研究，从 934 例样本中筛选到 7 个肝癌相关的 miRNA，并建立了诊断模型，可较准确地将肝癌与慢性乙肝、肝硬化以及正常人区分开来（AUC 为 0.888）。此外，该诊断模型对早期肝癌（BCLC 0 期或 A 期）以及 AFP 阴性肝癌仍能达到相似的诊断准确度[12]。该诊断模型已实现临床转化，miRNA7 成为国际首个肝癌诊断领域 miRNA 试剂盒，目前已被中国国家药品监督管理局批准用于临床肝癌诊断。

四、临床分期

肝癌临床分期对于预后的评估、合理治疗方案的选择至关重要。影响肝癌患者预后的因素很多，包括肿瘤因素、患者的一般情况及肝功能情况。目前肝癌分期系统众多，如 BCLC、Okuda、HKLC、TNM、CLIP、LCSGJ 等。我们依据中国的具体国情及实践积累，推荐下述肝癌的分期方案，包括 I a 期、I b 期、II a 期、II b 期、III a 期、III b 期、IV 期，具体分期方案如图 36-0-1 所示。

五、综合处理

原发性肝癌的治疗多方法、多学科共存，常见治疗方法如手术、局部治疗、介入、放疗、靶向治疗和生物治疗等，须重视多学科诊疗团队的模式，避免单科治疗的局限性。根据肿瘤病变的分期，可采取其中的一种或同时采用几种不同的治疗方法进行综合治疗。

六、外科治疗

（一）手术切除

1. 肝切除术的基本原则

（1）彻底性，最大限度地完整切除肿瘤、切缘无残留肿瘤。

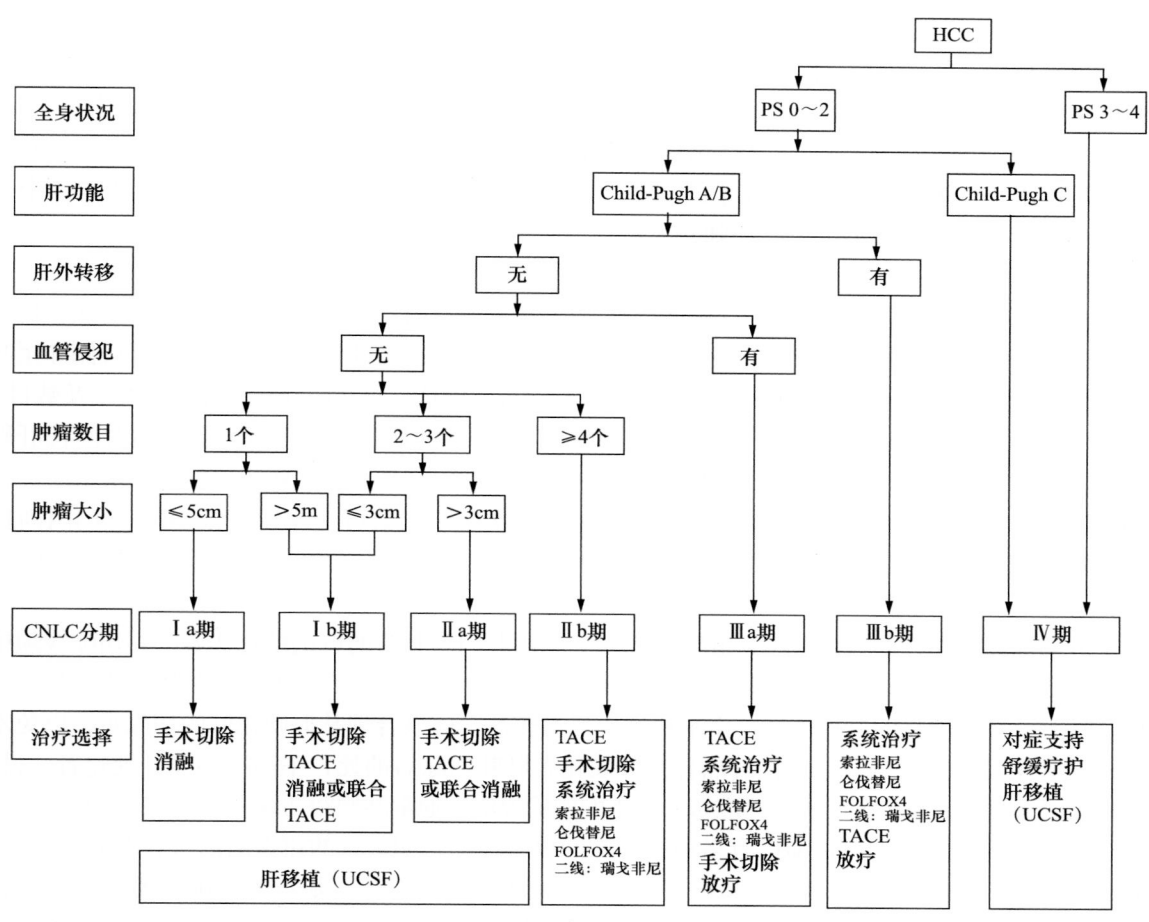

图 36-0-1　中国肝癌临床分期及治疗路线图

（引自：中华人民共和国卫生和健康委员会医政医管局.中华肝脏病杂志，2020，28：112）

（2）安全性，最大限度地保留正常肝组织，降低手术死亡率及手术并发症。

2. 手术治疗的关键环节　术前的选择和评估、手术细节的改进及术后复发转移的防治等是中晚期肝癌手术治疗的关键点。在术前应对肝功能储备进行全面评价，通常采用 Child-Pugh 分级和 ICG 清除试验评价肝实质功能，采用 CT 和（或）MRI 计算余肝体积。肝癌的根治性切除术是目前治疗原发性肝癌最有效的方法之一，尽管诸如经皮乙醇注射（PEI）或介入等治疗手段对小肝癌的治疗效果可与手术切除相媲美，但长期随访的结果表明，在远期疗效上手术切除仍具有不可替代的优越性。而且，随着各种肝癌治疗新技术的不断出现，尤其是局部治疗手段的日益发展，使肝癌切除的适应证不断扩大，部分"不能切除的肝癌"经介入或射频治疗后成为"可切除肝癌"。

3. 根治性切除标准　一般认为，根据手术完善程度，可将肝癌根治切除标准分为 3 级。其中，Ⅰ级标准：完整切除肉眼所见肿瘤，切缘无残癌。Ⅱ级标准：在Ⅰ级标准基础上增加 4 项条件：①肿瘤数目不超过 2 个；②无门静脉主干及一级分支、总肝管及一级分支、肝静脉主干及下腔静脉癌栓；③无肝门淋巴结转移；④无肝外转移。Ⅲ级标准：在Ⅱ级标准基础上，增加术后随访结果的阴性条件，即术前血清 AFP 增高者，术后 2 个月内 AFP 应降至正常和影像学检查未见肿瘤残存。

4. 肝切除术的适应证

1）患者的必备条件：一般情况良好，无明显心、肺、肾等重要脏器器质性病变；肝功能正常，或仅有轻度损害（Child-Pugh 分级 A 级），或肝功能分级属 B 级，经短期护肝治疗后恢复到 A 级；肝储备功能（如 ICG-R15）基本在正常范围以内；无不可切除的肝外转移性肿瘤。一般认为 ICG-R15＜14%，可作为安全进行肝大块切除术而术后肝衰竭发生概率低的界限。

2）根治性切除肝局部病变须具备的条件

（1）单发肝癌，表面较光滑，周围界限较清楚或有假包膜形成，受肿瘤破坏的肝组织<30%；或受肿瘤破坏的肝组织>30%，但是无瘤侧肝脏明显代偿性增大，达到标准肝体积的50%以上；

（2）多发性肿瘤：结节<3个，且局限在肝脏的一段或一叶内。对于多发性肝癌，相关研究均显示，在满足手术条件下，肿瘤数目≤3个的多发性肝癌患者可从手术显著获益；若肿瘤数目>3个，即使已手术切除，其疗效也并不优于肝动脉介入栓塞等非手术治疗。

3）有关手术切除的技术问题

（1）小肝癌的定位：位于肝脏表面的小肿瘤，颜色灰黄或灰白、质地坚硬，一般不难辨认。位于肝实质深部的小肝癌，单手扪摸有时不易发现，尤其是在膈顶处的边缘部位、右肝裸区、肝后侧和尾叶等较隐蔽部位。因此术中切除前需常规使用术中B超进行检查、定位，再次明确病灶部位、大小及数目。

（2）手术中控制出血：目前多在常温下采取间歇阻断肝门的切除法。患者耐受阻断时间视肝硬化程度而异。无肝硬化者，单次阻断时间10～15分钟即可，肿瘤较大、手术复杂，可用分次阻断法，每次阻断时间以15分钟左右为宜，间歇时间约5分钟，多次阻断次数可达4～6次。第一肝门阻断控制术中出血的方法较为常用，术后一般无不良后果。但应用于肝硬化程度较重的患者时应慎重，时间不宜过长，有可能导致肝脏缺血坏死或术后肝昏迷。

（3）肝切除量的估计和根治范围：肝叶切除时如采用肝门静脉管的解剖结扎法者，其切除线须根据肝组织缺血之范围而定。如采用肝门血管的间歇阻断法者，切除线可不受限制，一般距肿瘤外侧2～3cm处即可。唯对合并肝硬化的肝癌病例，手术死亡率普通较高，应该合理掌握硬化肝的切除量，以免术后发生肝昏迷甚至肝功能衰竭。原发性肝癌合并肝硬化者肝叶切除后的死亡率高于不伴肝硬化者。目前，国际上尚无切缘距肝肿瘤多少厘米为标准切缘大小的明确说法，通常肿瘤距切缘大于1～2cm即可。

（4）肝实质的离断技术：目前已有多种肝实质的离断技术，如传统的钳夹离断法、CUSA（cavitron ultrasonic surgical aspirator）手术刀、超声刀、水刀、Habib射频刀等，基本的原则是要求出血少，肝内管道解剖清楚，可根据肿瘤部位，肝硬化的程度等选用。

4）联合肝脏分隔和门静脉结扎的二步肝切除术（associating liver partition and portal vein ligation for staged hepatectomy，ALPPS）

（1）ALPPS手术即通过二步手术切除传统认为不能切除的巨大肿瘤：经典的ALPPS手术包括第一步手术先结扎门静脉右支，再在镰状韧带的右侧原位劈离肝左外叶和左内叶。7～14天后，待剩余肝脏体积迅速增生至安全范围，再施行第二步手术切除肿瘤。

（2）适应证：①正常肝脏，剩余肝脏体积<30%；②肝纤维化、梗阻性黄疸、重度脂肪肝、化疗导致的肝损伤等，剩余肝脏体积<40%。

（3）禁忌证：①剩余肝脏中存在不可切除的肿瘤；②不可切除的原发性肝癌、肝外转移；重度门静脉高压症；③不能达到R0切除的肝癌或因其他疾病导致手术高危；④全身麻醉高风险。

（4）ALPPS的相关技术问题：①肝脏解剖：ALPPS术前宜通过CT、MRI、三维成像等手段明确不同患者的胆管和血管系统可能存在的变异。ALPPS右肝三叶切除的第一步只需要分离并结扎门静脉右支而保留肝右动脉和右肝管。术中尽可能保证剩余肝脏的动脉血供与静脉回流，同时避免剥离胆管。离断肝脏的方式：可使用止血带、超声刀、RFA、微波、CUSA等，微创ALPPS包括腹腔镜、机器人、手助ALPPS等。术前通过胆道造影明确胆道变异情况，术中进行残余肝的胆汁漏出实验，以防止术后胆漏发生。②肝门部标记：为方便第二步手术中管道的辨认，第一步手术可对肝右动脉、肝静脉等进行标记。残余肝体积：一般认为，第二步手术至少要求标准残余肝体积>30%。在第一步术后8～10天应进行第一次CT肝体积测定，之后连续4周每周复查直至体积足够。若出现肝功能衰竭征象，则须推迟第二步手术。③适应证：合并肝硬化基础背景的原发性肝癌残余肝体积的增生可能较无硬化的肝体积明显减慢，另外ALPPS应用于肝内胆管细胞癌、肝门部胆管细胞癌患者中观察到较高的并发率和死亡率，须仔细评估手术风险。④补救性 ALPPS：ALPPS 相较于 PVE 有更高的比例获得二步切除的机会。对于 PVE 术后残余肝体积增生不明显的患者，仍可以进行补救性的 ALPPS。⑤并发症和死亡率：在第二步手术后死亡病例中，大部分与肝功能衰竭有关，当第一步术后出现 MELD 评分>10分等提示肝功能衰竭等征象时，需推迟第二步手术的进行。另外巨大肝癌行门静脉结扎后可能发生溶瘤综合征，系由于瘤细胞的大量崩解，释放出其细胞内容物和代谢产物而引起的一组症候群。通过足量补液，碱化利尿，预防性使用抗生素，必要时血液透析等，可起到一定的防治作用。

（二）肝脏移植

世界各肝移植中心的研究结果肯定了肝移植治疗"早期"肝癌的良好疗效，目前关键问题是如何定义"早期"肝癌，虽然大家都认为肿瘤的大小、肿瘤的数量、肿瘤的分级、血管浸润程度、有无肝外淋巴结转移与移植术后的存活率与肿瘤复发率密切相关，但就具体标准上仍有细小的差别。1996 年马扎费罗（Mazzaferro）等[13] 推荐了"米兰（Milan）标准"：单个肿瘤结节直径不超过 5cm；多结节者不超过 3 个，最大直径不超过 3cm。2001 年姚（Yao）等在"Milan 标准"基础上提出了"UCSF 标准"：单个肿瘤结节直径不超过 6.5cm；多结节者不超过 3 个，最大直径不超过 4.5cm 同时肿瘤结节总的直径不超过 8cm。目前国内也对"米兰标准"进行扩展，多家单位和学者陆续提出了不同的标准，包括"杭州标准""上海复旦标准""华西标准"和"三亚共识"等。各家标准对于无大血管侵犯、淋巴结转移及肝外转移的要求都比较一致，但是对于肿瘤的大小和数目的要求不尽相同。上述国内的标准扩大了肝癌肝移植的适应证范围，可能使更多的肝癌患者因肝移植手术受益，并未明显降低术后累积生存率和无瘤生存率。由于供肝是公共、稀缺的资源，因此肝癌肝移植的适应证的优化或改良必须遵循原则是肝癌肝移植术后的疗效必须与良性终末期肝病移植后的效果相当，适应证的扩大必定会影响到其他受体的利益。在优化肝癌肝移植适应证的同时，尚需考虑肿瘤的生物学特性，寻找合适的生物标志物来预测肝移植术后的复发，才有可能选择出最有可能从移植中获益的受体，使有限的供肝资源得到充分利用；防止肝移植术后肿瘤复发、提高患者肝移植术后存活率是肝癌肝移植领域存在的尚需进一步研究和解决的问题。

（三）局部治疗

1. 射频消融治疗　RFA 是肿瘤局部透热治疗的一种，以影像引导或直接将电极针导入肿瘤组织，通过射频在电极针周围产生极性分子震荡导致发热，使治疗区域温度达 50℃以上，中央区域可达 100℃以上，使局部细胞坏死。目前的射频消融治疗系统，一次凝固坏死区的直径可达 3～5cm。肝癌的射频消融治疗可通过开腹术中、腹腔镜和经皮穿刺 3 种途径，其中经皮穿刺射频消融治疗（PRFA）应用最多。一般认为 PRFA 的适应证：①肿瘤直径<5cm 尤其是<3cm 的无手术指征或有手术指征但因肿瘤部位手术切除困难；②复发性小肝癌手术困难的；③原发灶已切除的肿瘤数目<5 个的继发性肝癌；④无手术指征的大肝癌或多发肝癌 TACE 后。PRFA 的主要并发症有皮肤灼伤、迷走神经反射、气胸、胸腔积液、肝胆管损伤、肝脓肿、内出血等。PRFA 已成为肝癌综合治疗的一个重要方法，尤其对无手术指征或肿瘤生长部位不利于手术切除的小肝癌的临床疗效，国内外有报道 3cm 以下的小肝癌完全坏死率达 90%～98%。

2. 局部药物注射　B 超引导下 PEI 已广泛应用于治疗直径<3cm 以下因严重肝硬化不能切除肝癌的治疗。其可能作用机制：①高渗脱水作用；②对肿瘤细胞直接毒性作用，导致蛋白质的变性坏死；③肿瘤血管坏死闭塞；④局部的无菌性炎症。⑤局部纤维组织增生，分割和限制肿瘤生长，同时机化坏死组织，起到化学切除肿瘤的效应。乙醇对肿瘤局部的凝固坏死作用能使直径 3cm 以下肿瘤的坏死程度达 90% 以上。乙醇注射除了少数患者发热，局部疼痛外，对肝功能和全身影响不大，且可短期内反复多次注射。乙醇注射量：肿瘤直径 3cm 以下，每次 2～5ml，肿瘤直径 3cm 以上，每次

10~20ml，每周一次，体质好能耐受的可每周 2 次，4~6 次一疗程。有报道对单个直径 3cm 以下，肿瘤，无水酒精注射疗效甚至优于手术切除。局部药物注射目前还有醋酸、化疗药物、高温盐水、*P53* 基因等等。

3. 微波固化治疗　微波的交变电场的作用使肿瘤组织在短时间内产生大量热量，局部温度骤然升到 55℃以上，从而引起肿瘤组织的凝固性坏死而周围组织无坏死；另外，微波固化（MCT）可引起机体局部组织理化性质的变化，可提高机体免疫功能。微波固化治疗的主要适应证：①不愿接受手术的小肝癌；②肝癌合并肝硬化（Child-Pugh 分级一般为 A 或 B 级），肿瘤体积小、病灶局限；③不能手术切除的原发性肝癌，肿瘤直径≤5.0~6.0cm 的单发结节，或是多发结节≤3 枚；④手术未能切除或术后残留、复发性肝癌；⑤转移性肝癌，肿瘤直径≤5.0~6.0cm 的单发结节，或是多发结节≤3 枚；⑥术中与手术并用可提高手术切除率。微波固化治疗的主要禁忌证：①弥漫性肝癌、巨块性肝癌；②严重黄疸、腹水、肝功能不全；③严重器质性疾病，心肾功能不全；④微波不能到达全部肿瘤位置者。微波固化治疗也可通过开腹术中、腹腔镜和经皮穿刺三种途径，经皮微波固化（PMCT）是 MCT 发展的热点，操作简单、安全、微创、疗效可靠、适应证广。临床疗效的评价主要根据 B 超和 CT 或 MRI、AFP、影像引导下活检的动态跟踪。研究认为，PMCT 对直径<3cm 以下肝癌结节效果满意，并比较超声引导下微波和射频两种消融技术的临床应用价值，认为微波和射频都是现时比较理想的介入超声治疗肝癌的手段，各有所长。

4. 冷冻疗法　冷冻治疗肝癌是一种安全可行的局部治疗方法。一般认为，快速冷冻、缓慢复融以及反复冻融，能使冷冻区产生最大程度的凝固性坏死。冷冻治疗的特点为可产生一个境界清楚、范围可预测的冷冻坏死区，不仅能消灭瘤体，且能最大限度地保存正常肝组织。冷冻治疗小肝癌，可望根治；对较大肝癌冷冻可最为综合治疗的一种手段。适用此种冷冻疗法的指征有以下几种：①合并严重肝硬化、无法耐受手术切除者；②病变须作广泛切除，估计切除后肝功能不能代偿者；③主瘤虽被切除，余肝尚有残留结节者；④癌肿虽不大，但位置紧靠肝门或下腔静脉，致手术不能切除者。目前应用的冷冻方法主要是液氮冷冻，一般用直径 3~5cm 的冷头做接触冷冻，或用直径 3~5mm 的冷头作插入冷冻，也可以用液氮作直接喷射冷冻；能产生极度低温而导致肝癌细胞不可逆性的凝固坏死，但由于受冷冻深度和广度的限制，对范围较大的癌肿还不能使之彻底治愈。术中应注意避免冷冻损伤较大的胆管。S8 段肿瘤行冷冻治疗时应注意保护膈肌，避免或减少低温刺激，减少术后呃逆及胸腔积液等并发症的发生。

（四）化疗栓塞

研究发现，肝癌血供的 95%~99% 源于肝动脉，而肝组织血供的 70%~75% 源于门静脉，肝动脉血供仅占 25%~30%。因此栓塞肝动脉可以阻断肿瘤的血供，控制肿瘤的生长，甚至使肿瘤坏死，而对肝组织血供影响小。此为肝动脉栓塞的理论基础。介入治疗原发性肝癌自 20 世纪 70 年代应用于临床以来，是除了手术切除以外效果较好的治疗手段之一。介入治疗兼有肿瘤诊断和治疗的作用。前者主要指通过肝动脉造影或碘油 CT 等明确肿瘤的范围和数目。治疗则包括经动脉灌注化疗（TAI）、经导管动脉栓塞术（TAE）及经皮穿刺瘤内治疗等。临床上常采用 Seldinger 法将导管送入肝动脉。一般当导管头端进入肝固有动脉或肝总动脉后做造影。观察肿瘤染色的情况、有无动静脉瘘及肿瘤血管等，注意不要遗漏病灶。然后再根据造影所见，做相应的治疗。通常将化疗药物稀释至 20ml 左右经导管缓慢推注入靶血管。如需用碘化油栓塞，则通常须留 1~2 种化疗药与之混成乳剂，如卡铂、丝裂霉素（MMC）、多柔比星（ADM）及表柔比星（EADM）等。化疗灌注结束后，可根据情况进行栓塞治疗，通常先用末梢类栓塞剂（如碘油乳剂、微球等）栓塞，再用明胶海绵条增强栓塞作用。通常肝癌介入治疗的一个疗程需 3~4 次，每次间隔时间为 2~3 个月。原则上患者情况及肝功能基本恢复正常 5 周以上，才行下一次介入治疗。

经导管动脉化疗栓塞术（TACE）主要应用对象是不能切除的（如肿瘤太大、多结节、累及左右肝，或较大的肝门部肿瘤）、非晚期（无明显黄疸、腹水、远处转移）而肝功能尚好者（Child-Pugh 分级 A 或部分 B 级）。文献报道 TACE 对有门静脉主干癌栓者并非绝对禁忌，肝功能好、侧支循环多仍可应用。TACE 禁忌证：①晚期肿瘤，有明显黄疸、腹水、远处转移。②严重肝功能障碍，黄疸、腹水，或血清胆红素、ALT 为正常值 2 倍以上者。③严重门静脉高压或近期有食管胃底静脉破裂出血者。④严重造血功能抑制，白细胞低于 3×10^9/L，血小板低于 50×10^9/L，可做 TAE，不做 TACE。⑤严重心、肺、肾功能不全及其他特殊情况者。⑥碘过敏者。行 TACE 治疗应力争做到超选择插管肝段栓塞，化疗所用药物的种类和剂量应个体化，TACE 间隔时间宜适当，碘化油栓塞后 2～4 周应摄 CT 平片，了解碘化油是否聚集于肿瘤，观察疗效。介入治疗间隙宜采用保肝、提高免疫及中医扶正固本治疗，提高患者的免疫力及对下次介入的耐受性。

七、精准放疗

过去，由于正常肝对射线的低耐受和传统放疗手段的限制，肝细胞癌的放疗并未得到大多数人的认可。在众多的指南中，如美国国立综合癌症网络（NCCN）的指南和欧洲的巴塞罗那肝癌工作组（BCLC）分期，均未提及放射治疗在肝癌治疗中的作用[14]。但随着计算机技术、放射物理学、放射生物学、分子生物学、影像学和功能影像学发展的有力支持，以及多边缘学科的有机结合，放射治疗技术已经取得了革命性的进步，精准放疗时代已经到来。目前，放射治疗已经成为原发性肝癌的治疗手段，并在我国的原发性肝癌诊治指南得到推荐。随着放疗技术的进步，原发性肝癌放疗指征、放疗模式和放疗技术都发生了深刻的变化，其放疗效果也不断提高。综合近年来肝癌放疗技术的进展，主要包括：三维适形放疗（3-dimensional conformal radiotherapy，3D-CRT）、调强放疗（intensity-modulated radiotherapy，IMRT）、立体定向放疗（stereotactic ablative body radiotherapy，SABR）、粒子治疗（charged particle therapy）和图像引导放疗（image-guided radiotherapy，IGRT）。这些手段从根源上来说，都是为了达到一个目的：用更安全的方式给予肝内肿瘤更高的放疗剂量。而在临床上，更高的放疗剂量也确实得到了更好的疗效[15]，不仅如此，随着对剂量-效应关系及放射诱导肝损伤的更深入理解，放疗在各期原发性肝癌都有用武之地[16-18]。

1. 三维适形放疗 传统的二维放疗技术通常采用透视下定位，前后对穿放射野治疗，对肝癌来说，暴露在放射野中的正常肝组织和肠道都多且难以评估被照剂量。三维适形放疗则采用了多个共面或者非共面的放射野，有效地减少了对正常组织的损伤。而且由于采用了 CT 定位，并在治疗计划系统下对肝内肿瘤精确勾画，使得肿瘤剂量和正常肝组织及肠道等的受照剂量都能准确评估。可以说，三维适形放疗的出现是肝癌放疗的一个重大突破。

2. 调强放疗 调强放疗是一种高级的适形放疗，在计算机自动优化程序的辅助下，它能够比三维适形放疗达到更好的剂量分布。目前常用的调强治疗有两种：容积调强弧形治疗（volumetric-modulated arc therapy，VMAT）和螺旋断层放疗（helical tomotherapy，HT）。前者在机架旋转的同时对射野强度进行调节，后者则利用 CT 扫描的原理对肿瘤进行分层放射。调强放疗还可同时给予多个靶区不同的放射剂量，例如，肝内原发灶给予根治剂量放疗的同时，对亚临床区域给予预防剂量放疗。

3. 立体定向放疗 立体定向放疗通常被定义为在高精准条件下，采用较少的分次，给予靶区大剂量放疗的技术。旨在精确杀伤肿瘤并最大程度保护正常组织。立体定向放疗要求放疗设备上必须整合至少一种图像引导技术，目前射波刀（Cyberknife）、VERO 系统和螺旋断层放疗系统都比较适合开展立体定向放疗。近 10 年来，肝癌的立体定向放疗越来越受到重视，许多研究都显示立体定向放疗可以显著改善小肝癌患者的生存情况[19-20]，由于这些报道以回顾性为主，缺少对照，目前肝癌的立体定向放疗仅作为对不能手术或射频消融的患者的替代治疗。但是，随着图像引导下的放射治疗的普及，射线照射靶区精准度的提高，大分割、短时间的立体定向技术是放射治疗的趋势所在。

4. 粒子治疗　"Bragg 峰效应"的存在是粒子治疗的物理学基础。以质子重离子治疗为例，质子进入人体后，会在射程终点前形成一个尖锐的剂量峰。利用这个效应，将能量准确地释放到肿瘤上，可最大限度地杀伤肿瘤并且保护那些包绕着肿瘤的正常组织。已有回顾性[21-23]和前瞻性[24-26]的研究报道了质子和重离子治疗在肝癌中的应用，2～5 年的局控率达到 88%～98% 且无严重副作用。由于技术和价格的因素，粒子治疗在国内尚未能广泛开展，相信在不久的将来，它能得到更多的应用。

5. 图像引导放疗　图像引导放疗指在整个放疗过程中提供图像的指导以达到最大的精准度。在肝癌患者的放疗中，精确的靶区勾画、放疗时靶区再定位及肝脏随呼吸运动的处理都是精准放疗的必备条件。肝癌的精确靶区勾画是图像引导放疗的第一步，增强 CT 或 MRI 图像配合随呼吸时相扫描的 4D-CT 可提供尽可能多的影像信息帮助医师进行靶区勾画。放疗时靶区的再定位则是每次放疗精确实施的保证，利用放疗设备上的影像装置对实时肿瘤位置进行确认及调整。最后，呼吸运动的处理可以说是重中之重，肝脏是受呼吸运动影响较大的器官，其在头脚方向的运动幅度可达 0.5～4.1cm，传统 CT 模拟定位加群体化外放距离的方法不能保证靶区定位的准确性[27]。解决呼吸对肝脏精确定位影响的途径主要有 4 种：①运动包含，指将所有肿瘤可能随呼吸到达的范围都包括在放射野内；②限制呼吸运动范围，通常采用腹部加压以形成浅呼吸；③呼吸门控，在肿瘤运动到呼吸的特定相位时进行照射；④实时肿瘤追踪。目前，呼吸门控和实时肿瘤追踪是肝癌精准放疗的最好选择。

以上简述了近年来肝癌放疗技术的进展，从技术角度来说，精准放疗主要表现为 3 个特征：精确定位、精确计划、精确治疗。精确的放疗使患者获益良多，但同时我们也看到，现如今很大一部分肝癌患者的治疗都不是单一的，例如，在放疗的同时或者先后，他们会使用细胞毒药物、分子靶向药物或者免疫治疗药物等，而肿瘤细胞的放射敏感性 / 耐受性也会受到这些治疗的影响，如何来评估和利用这些影响是摆在肿瘤学者们面前的一个难题。肿瘤细胞对射线敏感性的主要生物学机制已经在实验室和临床试验中得到了解，并用于以人群为基础的医疗策略中[28-30]。而生物标志物，包括生物成像的出现，可实现个体化的肿瘤放射耐受评估，目前这一技术已经进入临床确认和干预试验阶段[31-32]。相信在不久的将来，肝癌的精准放疗会是一种融合了特异性生物标记引导和精确定位、计划、治疗的更加个体化的治疗。

八、分子靶向药物及全身化疗

在肝癌的不同分期中，部分晚期肝癌患者无手术、消融或 TACE 治疗指征者，但一般情况尚可，肝功能 Child-Pugh 分级 A 级或 B 级，可以考虑进行系统治疗。现有证据表明，对于没有禁忌证的晚期 HCC 患者，系统治疗优于支持对症治疗；可以减轻肿瘤负荷，改善肿瘤相关症状和提高生活质量，还可延长生存时间和有其他获益。一般认为，系统治疗主要适用于：①已经发生肝外转移的晚期患者；②虽为局部病变，但不适合手术切除、射频或微波消融和 TACE 治疗，或者局部治疗失败进展者；③弥漫型肝癌；④合并门静脉主干癌栓和（或）下腔静脉癌栓者。目前，肝细胞癌系统治疗包括美国 FDA 批准的一线治疗药物：索拉非尼及仑伐替尼；二线治疗：瑞戈非尼、卡博替尼、雷莫芦单抗、PD-1 抗体（Opdivo 及 Keytruda）。

（一）分子靶向治疗

肝癌的发生、发展和转移与多种基因的突变、细胞信号传导通路和新生血管增生异常等密切相关，其中存在着多个关键性环节，正是进行分子靶向治疗的理论基础和重要的潜在靶点。近年来，应用分子靶向药物治疗肝细胞癌已成为新的研究热点，受到高度的关注和重视。以下介绍索拉非尼（sorafenib）、瑞戈非尼（regorafenib）、仑伐替尼（lenfatinib）和卡博替尼（cabozantinib）等。

（1）索拉非尼：是一种口服的多靶点、多激酶抑制剂，既可通过抑制血管内皮生长因子受体（VEGFR）和血小板源性生长因子受体（PDGFR）阻断肿瘤血管生成，又可通过阻断 Raf/MEK/ERK 信号传导通路抑制肿瘤细胞增殖，从而发挥双重抑制、多靶点阻断的抗肝细胞癌作用。目前已有两项随机双盲、平行对照的国际多中心Ⅲ期临床研究（SHARP 和 Oriental 研究）已经证明，索拉非尼能够延缓 HCC 的进展，明显延长晚期患者生存期，且安全性较好[33-34]。STORM 研究[35]纳入 1114 例肝癌患者根治术后的临床资料，随机分为索拉非尼组和安慰剂对照组，结果显示两组患者中位无复发生存时间和中位总体生存时间比无统计学差异，提示根治术后辅助索拉非尼治疗不能降低患者肿瘤复发和延长生存时间。

（2）瑞戈非尼：是针对肝癌的另一种有效的靶向药物，它是一种新型多靶点小分子酪氨酸激酶抑制剂，具有全新的作用谱，能抑制 VEGFR1～VEGFR3、PDGF 受体、FGF 受体、RET、KIT、TIE 等多靶点通路，通过三个途径（血管生成、肿瘤生长及肿瘤微环境）发挥抗肿瘤作用。RESORCE 研究已经证明，和使用安慰剂联合最佳支持治疗的对照组相比，瑞戈非尼联合最佳支持治疗可显著延长患者的总生存期（OS）[36]。2017 年瑞戈非尼作为二线治疗药物用于不可切除肝细胞癌患者的补充新药申请获美国 FDA 优先审评资格，可能使更多的肝癌患者生存受益。

（3）仑伐替尼：是一种口服多激酶抑制剂，主要靶点包括 VEGFR1～VEGFR3、FGFR1～FGFR4、PDGFR-α/β、KIT 和 RET 等。RELECT 研究结果显示，在不可切除的肝癌患者（$n=954$ 例）中仑伐替尼治疗组中位总体生存时间较索拉非尼组延长 1.3 个月，而仑伐替尼组患者的无进展生存时间、客观缓解率则显著优于索拉非尼组，提示仑伐替尼较索拉非尼组均取得显著临床获益。

（4）卡博替尼：是一种小分子抑制剂，能有效抑制 MET、AXL 及 VEGFR1～VEGFR3 等受体靶点。CELESTIAL 临床试验[37]评估卡博替尼在索拉非尼治疗失败的晚期肝癌患者中的疗效，结果显示：卡博替尼治疗组患者的中位生存时间为 10.2 个月，安慰剂组中位生存时间为 8.0 个月；卡博替尼组中位无进展生存时间和客观缓解率分别为 5.2 个月和 4%，而安慰剂组中位无进展生存时间和客观缓解率为 1.9 个月和小于 1%。2019 年 1 月 14 日，美国 FDA 批准卡博替尼用于晚期肝癌患者的二线治疗。

（二）全身化疗

一直以来认为肝癌对传统化疗药物并不敏感，但近年来，奥沙利铂（OXA）等新一代的化疗药物相继问世和应用，使得消化道肿瘤的化疗进步明显，预后显著改善。最新的 EACH 研究，FOLFOX 4 方案与单药多柔比星（ADM）对照用于不适于手术或局部治疗的晚期肝癌患者姑息性化疗的国际多中心Ⅲ期临床研究，已证明含 OXA 的联合化疗可以为晚期肝癌患者带来病情控制和生存获益，且安全性好[38]。在欧洲的一项多中心、大样本的回顾性研究表明，吉西他滨联合奥沙利铂化疗（GEMOX 研究）对晚期肝癌也是相对安全有效的，提示全身化疗在肝癌系统治疗中有比较重要的作用（表 36-0-1）。

表 36-0-1 联合化疗方案及靶向治疗在原发性肝癌中的应用

临床研究	研究方案	研究结果（试验组对对照组）
SHARP	索拉非尼 vs. 安慰剂	中位生存期：10.7mo vs.7.9mo（$P<0.001$）*
Asia-Pacific	索拉非尼 vs. 安慰剂	中位生存期：6.5mo vs.4.2mo（$P=0.014$）*
RESORCE	瑞戈非尼 vs. 安慰剂	中位生存期：10.6mo vs.7.8mo（$P<0.001$）*
EACH	FOLFOX4 vs. 多柔比星	中位生存期：6.4mo vs.4.97mo（$P=0.07$）
		中位无进展生存期：2.93mo vs.1.77mo（$P<0.001$）*
S-CUBE	S-1 vs. 安慰剂（对照剂）	中位生存期：337.5 day vs.340.0 day（$P=0.220$）
		中位无进展生存期：80 day vs.42 day（$P<0.001$）*
SPACE[27]	索拉非尼＋TACE vs. 安慰剂（对照剂）＋TACE	中位生存期：22.3mo vs.18.1mo（$P=0.281$）
		索拉非尼应答亚组中位生存期：27.9mo vs.18.3mo（$P=0.046$）*

* $P<0.05$ 的临床研究，达到首要研究终点。

九、免疫治疗

肝癌发生发展机制非常复杂，细胞免疫功能紊乱是其中重要的因素。细胞免疫功能低下可导致免疫细胞对肝癌细胞的识别及吞噬能力减弱，使肝癌细胞发生免疫逃逸从而增殖、侵袭和远处转移。按作用机制，细胞免疫治疗可分为主动性免疫治疗和被动性免疫治疗。主动性免疫治疗指利用肝癌细胞的特异性抗原来诱导患者机体产生特异性免疫，进而杀伤肝癌细胞；被动性细胞免疫治疗是通过输注自身或同种特异性或非特异性肿瘤杀伤的免疫细胞，纠正机体细胞免疫功能低下的状态。目前在肝癌中开展的免疫生物治疗主要包括细胞因子诱导的杀伤细胞（cytokine-induced killer，CIK）治疗及免疫检查点抑制剂（immune checkpoint inhibitor，ICI）和嵌合抗原受体修饰 T 细胞（Chimeric antigen receptor T-cell，CAR-T）治疗。

1. CIK 治疗　CIK 是来源于外周血中的单个核细胞在体外经过多种细胞因子的激活和一段时间培养而获得的一群异质细胞，又称自然杀伤细胞样 T 淋巴细胞，其既具有 T 淋巴细胞强大的杀伤活性，也具有 NK 细胞的非 MHC 限制性杀瘤优点。韩国的学者研究发现治疗组（CIK 细胞的辅助疗法）无复发生存期较对照组（未实施辅助治疗）延长 1.5 倍，达 44 个月。然而，在发生严重不良反应方面，这两个小组没有表现出重大差异[39]。此项研究为 CIK 疗法应用于肝癌术后抗复发转移带来了曙光。

2. 免疫检查点抑制剂治疗　ICI 治疗是近年来发展最迅速的免疫治疗手段之一，主要通过恢复机体受抑制的免疫功能，达到杀伤肿瘤的作用，目前以 PD-1/PD-L1 和 CTLA-4 为治疗靶点。派姆单抗（pembrolizumab）和纳武单抗（nivolumab）靶向于 PD-1，易普利姆玛（ipilimumab）和替西利姆单抗（tremelimumab）靶向于 CTLA-4。在晚期 HCC 治疗中，纳武单抗（niolumab）和派姆单抗（pembrolizumab）均具有相当疗效。报道指出，CheckMate-040[40]纳入 262 例晚期 HCC 患者，研究发现采用纳武单抗治疗的患者，客观缓解率达到 20%，疾病控制率更是达到 64%；而 Keynote-224 研究[41]则采用派姆单抗治疗 104 例索拉非尼治疗失败的晚期 HCC 患者，客观缓解率可达到 17%，疾病控制率为 62%。ICI 治疗晚期肝癌患者的客观缓解率虽然有巨大的突破，但是仍有较大的提升空间。现阶段并非每个晚期 HCC 患者都能够从中获益。因此开发预测 ICI 疗效的方法，评估患者是否适合 ICI 治疗显得尤为重要。研究指出，对比治疗前后关键基因、循环肿瘤细胞、组织淋巴细胞浸润水平和肿瘤突变负荷（tumor mutation burden，TMB）变化，可以为 ICI 的疗效和肿瘤预后预测提供指导和借鉴，但临床实际应用还需进一步研究。

3. CAR-T 治疗　是近年来迅速发展的肿瘤过继免疫治疗手段，能直接识别肿瘤细胞表面抗原，以 MHC 非限制性方式使 T 细胞活化，不受肿瘤免疫逃避机制的影响，进而发挥抗肿瘤效应。经过不断改进，CAR-T 治疗除用于治疗急性白血病和非霍奇金淋巴瘤外，现在也被用于治疗实体瘤[42]、自身免疫性等疾病。新近研究发现，靶向上皮细胞黏附分子（epithelial cell adhesion molecule，EpCAM）的 CAR-T 治疗通过 EpCAM 依赖的方式和分泌细胞因子（IFN-γ 和肿瘤坏死因子），显著抑制结直肠恶性肿瘤形成和生长[43]。贝亚蒂（Beatty）等[44]在胰腺导管腺癌 I 期临床试验中发现，每周 3 次持续 3 周静脉注射靶向间皮素（mesothelin）CAR-T 细胞治疗后，无患者出现细胞因子释放综合征或神经系统并发症，且所有患者肿瘤 1 个月后均出现 FDG 摄取完全下降，提示靶向间皮素蛋白的 CAR-T 治疗具有潜在的抗肿瘤效果。目前，CAR-T 细胞发展已历经三代，第三代 CAR-T 细胞持续活化增殖能力和细胞因子的持续分泌能力较前两代增强，特异性杀伤肿瘤细胞作用更明显[45]。

随着对肿瘤分子生物学的深入研究，临床上采用细胞免疫治疗肝癌取得了一定的疗效，但多种免疫疗法的疗效还有待临床试验进一步精准评估、证实与预测。在肝癌患者进行手术或非手术治疗等常规肝癌治疗时，配合细胞免疫治疗有利于降低复发率、延长生存期、提高生活质量，以期从肿瘤本身和免疫系统层面多维度更精准地发挥抗肝癌作用。

　　总之，在精准医学的理念和技术的支撑下，肝癌的精准治疗包括了术前对肝癌患者肝功能和手术方式的精准评估，术中精细化、个体化操作，术后结合转移复发风险、参照分子分型数据，辅以分子靶向、介入、细胞免疫治疗等干预方式是实现肝癌精准治疗的关键。未来肝癌的治疗将进一步整合肝癌患者的个体特征性的基因组信息和临床病理学特征，深入、个体化解读肝癌，为患者提供量身定做的个体化综合治疗，真正实现肝癌治疗的精准化。

（樊　嘉　史颖弘）

参 考 文 献

[1] LOK A S. Prevention of hepatitis B virus-related hepatocellular carcinoma [J]. Gastroenterology, 2004, 127 (5 Suppl 1): S303-S309.

[2] YANG H I, LU S N, LIAW Y F, et al. Taiwan Community-Based Cancer Screening Project G. Hepatitis B e antigen and the risk of hepatocellular carcinoma [J]. N Engl J Med, 2002, 347 (3): 168-174.

[3] CHEN C J, YANG H I, SU J, et al. Risk of hepatocellular carcinoma across a biological gradient of serum hepatitis B virus DNA level [J]. JAMA, 2006, 295 (1): 65-73.

[4] 中华医学会肝病学分会, 中华医学会感染病学分会. 慢性乙型肝炎防治指南 (2015 更新版) [S/J]. 中华肝脏病杂志, 2015, 23 (12): 888-905.

[5] RAIMONDI S, BRUNO S, MONDELLI M U, et al. Hepatitis C virus genotype 1b as a risk factor for hepatocellular carcinoma development: a meta-analysis [J]. J Hepatol, 2009, 50 (6): 1142-1154.

[6] HSU I C, METCALF R A, SUN T, et al. Mutational hotspot in the p53 gene in human hepatocellular carcinomas [J]. Nature, 1991, 350 (6317): 427-428.

[7] DEUGNIER Y M, GUYADER D, CRANTOCK L, et al. Primary liver cancer in genetic hemochromatosis: a clinical, pathological, and pathogenetic study of 54 case s [J]. Gastroenterology, 1993, 104 (1): 228-234.

[8] PERLMUTTER D H. Pathogenesis of chronic liver injury and hepatocellular carcinoma in alpha-1-antitrypsin deficiency [J]. Pediatr Res, 2006, 60 (2): 233-238.

[9] POLIO J, ENRIQUEZ R E, CHOW A, et al. Hepatocellular carcinoma in Wilson's disease. Case report and review of the literature [J] . J Clin Gastroenterol, 1989, 11 (2): 220-224.

[10] 中华人民共和国卫生健康委员会医政医管局. 原发性肝癌诊疗规范 (2019 年版)[S/J]. 中华肝脏病杂志, 2020, 28 (2): 112-128.

[11] SUN Y F, XU Y, YANG X R, et al. Circulating stem cell-like epithelial cell adhesion molecule-positive tumor cells indicate poor prognosis of hepatocellular carcinoma after curative resection [J]. Hepatology (Baltimore, Md), 2013, 57 (4): 1458-1468.

[12] ZHOU J, YU L, GAO X, et al. Plasma microRNA panel to diagnose hepatitis B virus-related hepatocellular carcinoma [J]. J Clinical Oncol, 2011, 29 (36): 4781-4788.

[13] MAZZAFERRO V, REGALIA E, DOCI R, et al. Liver transplantation for the treatment of small hepatocellular carcinomas in patients with cirrhosis [J]. N Engl J Med, 1996, 334 (11): 693-699.

[14] EUROPEAN ASSOCIATION FOR THE STUDY OF THE LIVER. EASL Clinical Practice Guidelines: management of hepatocellular carcinoma [J]. J Hepatol, 2018, 69 (1): 182-236.

[15] FENG M, BEN-JOSEF E. Radiation therapy for hepatocellular carcinoma [J]. Semin Radiat Oncol, 2011, 21 (4): 271-277.

[16] SEONG J, LEE I J, SHIM S J, et al. A multicenter retrospective cohort study of practice patterns and clinical outcome on radiotherapy for hepatocellular carcinoma in Korea [J]. Liver Int, 2009, 29 (2): 147-152.

[17] NABAVIZADEH N, WALLER J G, Fain R, 3rd, et al. Safety and efficacy of accelerated hypofractionation and stereotactic body radiation therapy for hepatocellular carcinoma patients with varying degrees of hepatic impairment [J]. Int J Radiat Oncol Biol Phys, 2018, 100 (3): 577-585.

[18] DE VELASCO G, JE Y, BOSSE D, et al. Comprehensive meta-analysis of key immune-related adverse events from

CTLA-4 and PD-1/PD-L1 inhibitors in cancer patients [J]. Cancer Immunol Res, 2017, 5 (4): 312-318.

[19] HUANG W Y, JEN Y M, LEE M S, et al. Stereotactic body radiation therapy in recurrent hepatocellular carcinoma [J]. Int J Radiat Oncol Biol Phys, 2012, 84 (2): 355-361.

[20] SANUKI N, TAKEDA A, OKU Y, et al. Stereotactic body radiotherapy for small hepatocellular carcinoma: a retrospective outcome analysis in 185 patients [J]. Acta Oncol, 2014, 53 (3): 399-404.

[21] HUANG J, FOGG M, WIRTH L J, et al. Epstein-Barr virus-specific adoptive immunotherapy for recurrent, metastatic nasopharyngeal carcinoma [J]. Cancer, 2017, 123 (14): 2642-2650.

[22] HATA M, TOKUUYE K, SUGAHARA S, et al. Proton beam therapy for hepatocellular carcinoma patients with severe cirrhosis [J]. Strahlenther Onkol, 2006, 182 (12): 713-720.

[23] KOMATSU S, FUKUMOTO T, DEMIZU Y, et al. Clinical results and risk factors of proton and carbon ion therapy for hepatocellular carcinoma [J]. Cancer, 2011, 117 (21): 4890-4904.

[24] BUSH D A, HILLEBRAND D J, SLATER J M, et al. High-dose proton beam radiotherapy of hepatocellular carcinoma: preliminary results of a phase II trial [J]. Gastroenterology, 2004, 127 (5 Suppl 1): S189-S193.

[25] FUJIWARA M, ANSTADT E J, CLARK R B. Cbl-b deficiency mediates resistance to programmed death-ligand 1/ programmed death-1 regulation [J]. Front Immunol, 2017, 8: 42.

[26] BUSH D A, SMITH J C, SLATER J D, et al. Randomized clinical trial comparing proton beam radiation therapy with transarterial chemoembolization for hepatocellular carcinoma: results of an interim analysis [J]. Int J Radiat Oncol Biol Phys, 2016, 95 (1): 477-482.

[27] ECCLES C, BROCK K K, BISSONNETTE J P, et al. Reproducibility of liver position using active breathing coordinator for liver cancer radiotherapy [J]. Int J Radiat Oncol Biol Phys, 2006, 64 (3): 751-759.

[28] BAUMANN M, KRAUSE M, OVERGAARD J, et al. Radiation oncology in the era of precision medicine [J]. Nat Rev Cancer, 2016, 16 (4): 234-249.

[29] ZHAO Q, HUANG Z L, HE M, et al. BTLA identifies dysfunctional PD-1-expressing CD4 (+) T cells in human hepatocellular carcinoma [J]. Oncoimmunology, 2016, 5 (12): e1254855.

[30] KRAUSE M, ZIPS D, THAMES H D, et al. Preclinical evaluation of molecular-targeted anticancer agents for radiotherapy [J]. Radiother Oncol, 2006, 80 (2): 112-122.

[31] KURTH I, HEIN L, MABERT K, et al. Cancer stem cell related markers of radioresistance in head and neck squamous cell carcinoma [J]. Oncotarget, 2015, 6 (33): 34494-34509.

[32] SHEPPARD S, GUEDES J, MROZ A, et al. The immunoreceptor NKG2D promotes tumour growth in a model of hepatocellular carcinoma [J]. Nat Commun, 2017, 8: 13930.

[33] LLOVET J M, RICCI S, MAZZAFERRO V, et al. Sorafenib in advanced hepatocellular carcinoma [J]. N Engl J Med, 2008, 359 (4): 378-390.

[34] CHENG A L, KANG Y K, CHEN Z, et al. Efficacy and safety of sorafenib in patients in the Asia-Pacific region with advanced hepatocellular carcinoma: a phase III randomized, double-blind, placebo-controlled trial [J]. Lancet Oncol, 2009, 10 (1): 25-34.

[35] NOSRATI A, TSAI K K, GOLDINGER S M, et al. Evaluation of clinicopathological factors in PD-1 response: derivation and validation of a prediction scale for response to PD-1 monotherapy [J]. Br J Cancer, 2017, 116 (9): 1141-1147.

[36] BRUIX J, QIN S, MERLE P, et al. Regorafenib for patients with hepatocellular carcinoma who progressed on sorafenib treatment (RESORCE): a randomised, double-blind, placebo-controlled, phase 3 trial [J]. Lancet, 2017, 389 (10064): 56-66.

[37] OSSEIS M, LIM C, SALLOUM C, et al. Duplicate inferior vena cava in liver transplantation: a note of caution when left renal vein ligation is needed [J]. Liver Transplant, 2016, 22 (8): 1159-1161.

[38] QIN S, BAI Y, LIM H Y, et al. Randomized, multicenter, open-label study of oxaliplatin plus fluorouracil/leucovorin versus doxorubicin as palliative chemotherapy in patients with advanced hepatocellular carcinoma from Asia [J]. J Clin Oncol, 2013, 31 (28): 3501-3508.

[39] LEE J H, LEE J H, LIM Y S, et al. Adjuvant immunotherapy with autologous cytokine-induced killer cells for hepatocellular carcinoma [J]. Gastroenterology, 2015, 148 (7): 1383-1391.

[40]　EL-KHOUEIRY A B, SANGRO B, YAU T, et al. Nivolumab in patients with advanced hepatocellular carcinoma (CheckMate 040): an open-label, non-comparative, phase 1/2 dose escalation and expansion trial [J]. Lancet, 2017, 389 (10088): 2492-2502.

[41]　ZHU A X, FINN R S, EDELINE J, et al. Pembrolizumab in patients with advanced hepatocellular carcinoma previously treated with sorafenib (KEYNOTE-224): a non-randomized, open-label phase 2 trial [J]. Lancet Oncol, 2018, 19 (7): 940-952.

[42]　HEGE K M, BERGSLAND E K, FISHER G A, et al. Safety, tumor trafficking and immunogenicity of chimeric antigen receptor (CAR)-T cells specific for TAG-72 in colorectal cancer [J]. J Immunother Cancer, 2017, 5: 22.

[43]　ZHANG B L, LI D, GONG Y L, et al. Preclinical evaluation of chimeric antigen receptor-modified T cells specific to epithelial cell adhesion molecule for treating colorectal cancer [J]. Hum Gene Ther, 2019, 30 (4): 402-412.

[44]　BEATTY G L, O'HARA M H, LACEY S F, et al. Activity of mesothelin-specific chimeric antigen receptor T cells against pancreatic carcinoma metastases in a phase 1 trial [J]. Gastroenterology, 2018, 155 (1): 29-32.

[45]　ZHAO Y, WANG Q J, YANG S, et al. A herceptin-based chimeric antigen receptor with modified signaling domains leads to enhanced survival of transduced T lymphocytes and antitumor activity [J]. J Immunol, 2009, 183 (9): 5563-5574.

第37章　肝脏胆管细胞癌

肝脏胆管细胞癌又称肝内胆管癌（intrahepatic cholangiocarcinoma，ICC）是起源于肝内小胆管或上皮细胞的肝脏恶性肿瘤，可表现胆管分化标志[1]。ICC 约占肝脏原发恶性肿瘤的 10%～15%，且近年来发病率呈上升趋势[2]。美国国家癌症研究所的流行病学调查数据库（SEER）的数据显示，近40 年来，西方国家 ICC 的发病率从 0.44/10 万上升到 1.18/10 万[3-4]。在亚洲，东南亚国家 ICC 的发病率处于较高水平，其中泰国的发病率最高，达 96/10 万，其次即为中国，上海地区发病率已上升至7.55/10 万[5]。目前，手术是唯一可能治愈该疾病的治疗方式，但由于发病隐匿且缺乏有效的早期筛查，仅有 30%～40% 的 ICC 患者确诊时可以接受手术切除，远期生存也不理想。

一、病因学

不同于肝细胞癌（hepatocellular carcinoma，HCC），大部分 ICC 起源于没有肝硬化的肝脏，仅8%～10% 患 ICC 的患者有肝硬化[6-7]。原发性硬化性胆管炎（primary sclerosing cholangitis，PSC）、慢性胆道炎症、肝内胆管结石、先天性胆管畸形、寄生虫感染、慢性病毒性肝病是诱发产生 ICC 的重要原因[8-10]（表 37-0-1）。最近的一些研究表明，代谢性疾病如 II 型糖尿病、肥胖、非酒精性脂肪性肝炎、自身免疫性肝炎等代谢异常等都可能增加 ICC 发病风险[11]。在我国，肝内胆管结石和乙肝病毒感染是 ICC 最重要的致病因素[12-13]。在 HBV 相关 ICC 的研究中，发现 HBx 整合至胆管上皮细胞内激活癌基因，从而导致 ICC 的发病[14]。而在结石相关 ICC 的致病机理主要是由于结石导致胆管上皮细胞的反复破坏和重建[15]。目前尚无不同病因 ICC 手术疗效的比较。而在我们前期的一项倾向性评分的研究中，结石引起的 ICC 其术后复发率要高于乙肝引起的 ICC，而总体生存率后者高于前者[16]。

表 37-0-1　ICC 致病因素分析

危险因素	对照组（$n=634$）		ICC 病例数（$n=317$）		P 值
	n	%	n	%	
血清 HBsAg	42	6.6	154	48.6	<0.001
肝硬化					
乙肝相关肝硬化	6	1	84	26.5	<0.001
酒精性肝硬化	2	0.3	6	1.9	0.027
其他疾病所致肝硬化	1	0.2	5	1.6	0.035
总计	9	1.4	95	30.0	<0.001
胆石症					
肝内胆管结石	7	1.1	25	7.8	<0.001
胆总管结石	9	1.4	20	6.3	<0.001
胆囊结石	56	8.8	32	10.1	0.572
总计	64	10.1	54	17.0	
肝吸虫病	4	0.6	16	5.0	<0.001

（引自：ZHOU H，et al. Eur J Cancer，2010，46：1056.）

二、病理学

ICC 的病理特征为明显的纤维组织增生反应包绕的肿块，其间为 I 型胶原富集的肿瘤间质，以及 α-SMA 阳性肿瘤相关成纤维细胞[17]。ICC 大体病理类型分为肿块型（MF）、管周浸润型（PI），管内生长型（IG）以及混合型[18]（图 37-0-1）。最常见的类型是肿块型（也称结节型），占 ICC 的 60%～80%。其中50% 是肝炎相关，结石引起的较少，根治性切除率可达 60%；管周浸润型占 ICC 的 15%～35%，可沿胆管系统和门静脉系统弥漫性浸润，从而导致胆管狭窄和周围胆管扩张，该型较少由肝炎引起，15% 为结石相关，根治性切除率 40% 左右；管内生长型占 ICC 的 8%～29%，多表现为乳头状、息肉状或颗粒状生长，沿胆管表浅蔓延，其具体病因尚不明确，根治性切除率达

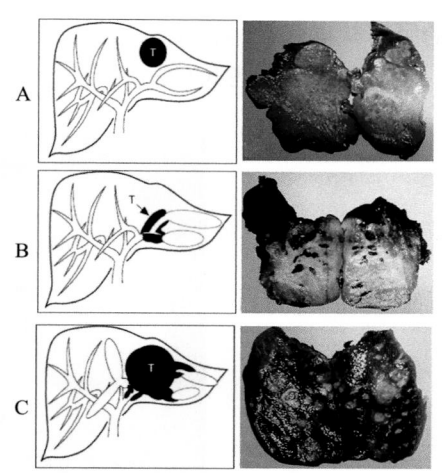

图 37-0-1　ICC 大体病理类型
A. 结节型；B. 管周浸润型；C. 结节浸润型。

70%；混合型，亦称结节浸润型，表现为肝内肿块伴周边胆管扩张，有时可见扩张胆管内肿瘤，结石和肝炎相关各占 10% 左右，根治性切除率仅为 10%[19]。ICC 的组织学病理类型大多数为不同分化程度的腺癌，其他少见的有腺鳞癌、鳞癌、黏液癌、印戒细胞癌等[20]。

三、临床表现

大部分 ICC 患者无特异性临床表现，多为偶然发现，早期通常无症状，肿瘤进展可出现右上腹痛、体重减轻或发热，但很少出现黄疸。胆红素、碱性磷酸酶（ALP）、γ-谷氨酰转肽酶、5-核苷酸酶等具有一定的诊断价值。尽管缺乏特异性，但多种肿瘤标志物如 CA19-9、CA125、CEA 等水平增高有助于同肝内其他恶性肿瘤相鉴别[21-22]。

四、诊断

（一）分子标志物

肿瘤标志物 CA19-9、CEA 增高有助于 ICC 的诊断，但其在胰腺癌、结直肠癌等肿瘤中也常有升高，因此缺乏特异性[23-24]。近来有报道 ICC 患者外周血中常可检测到一些特异 miRNA 的显著升高，比如 miRNA21、miRNA26a，其在 ICC 和健康对照之间的 AUC 值分别达 0.940 和 0.899，显著高于CA19-9（AUC 值为 0.723）。但是，在其他恶性胆道疾病比如肝门部胆管癌、胆囊癌或者壶腹部肿瘤中同样有升高，因此，无法区别 ICC 和其他胆道恶性肿瘤。而联合 miRNA 和 CA19-9 检测可以提高灵敏性和特异性[25-26]。

对于诊断困难的患者，必要时可行肝穿活检以明确诊断。除了常规病理形态及 CA19-9 等肿瘤标志物外，需行免疫组化染色。ICC 的免疫组化一线标志物为 CK7、CK19、Muc-1，二线标志物为pCEA、AQP-1，均为胞浆阳性染色[27]。

（二）影像学

ICC 典型的 CT 影像学特征包括非囊性低密度病变以及远端胆管扩张，个别肝纤维化患者可见囊性回缩；给予对比剂后，可见动脉期和静脉期的肿瘤边缘增强。门静脉期增强肿块呈厚环状或不完整

的厚环状增强，但仍呈相对低密度表现，该期肿瘤边界较动脉期显示更为清楚，利于病变范围的观察（图 37-0-2）。某些 ICC 病例给予对比剂后的增强模式，特别是小肿瘤，与 HCC 较为相似[28]。

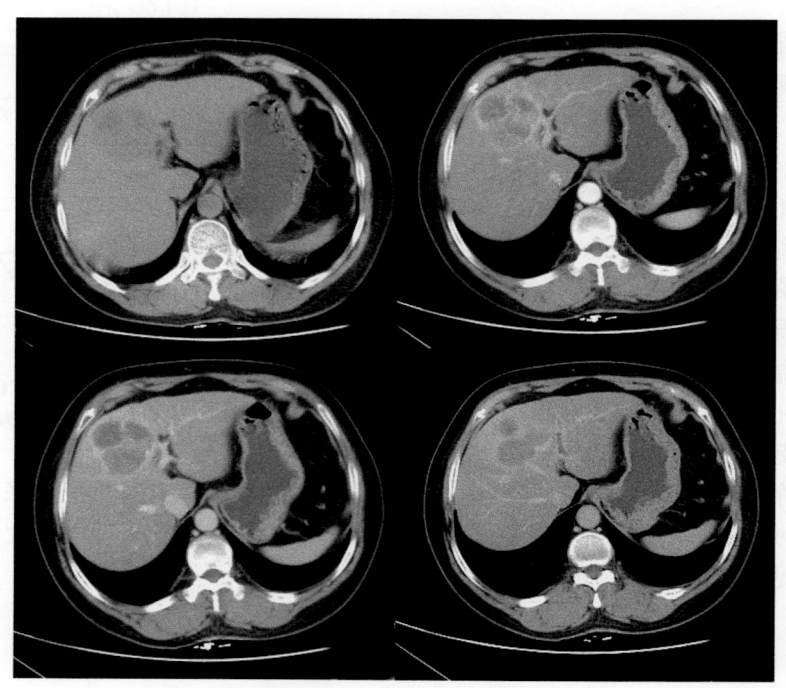

图 37-0-2　ICC 的 CT 影像

ICC 的磁共振表现为 T1 加权像低信号病变和 T2 加权像时肿瘤组织表现为外周高信号、中央低信号的异质性团块。由于 ICC 常为少血供、富含纤维组织的肿瘤，以增强早期增强不明显或部分边缘轻度增强，延迟期向心性增强为最常见的征象（图 37-0-3）[29]。

在 CT 或者磁共振上，肿块型主要表现为团块状影，增强后周边有强化，无明显管道扩张。管周浸润型主要表现为胆管周围不规则肿块，较大肿块可致胆管狭窄。管内生长型主要表现为局部胆管的扩张，可不见肿块，磁共振胰胆管成像（MRCP）表现较为典型。混合型影像学表现为肝内肿块伴周边胆管扩张，有时可见扩张胆管内肿瘤[29]。

正电子发射断层扫描（PET）检查可在术前评估中发挥重要作用，可较好评估淋巴结转移、有无肺转移，以及发现潜在的隐匿性转移性疾病（图 37-0-4）。另外，有时 ICC 和转移性肝癌难以区别，PET 检查可以有效地排除其他部位如胃、结直肠肿瘤肝转移[30]。

（三）鉴别诊断

1. 肝海绵状血管瘤　CT 呈"早出晚归"征象，动脉期边缘结节状强化，门静脉期逐步向中心填充，延迟期趋于等、高密度，MRI 典型者 T2WI 呈"灯泡征"。

2. 肝细胞癌　多有乙肝、丙肝、肝硬化病史。常有 AFP 升高。CT 呈"快进快出"表现，可见动脉期强化，门静脉期、延迟期消退。

3. 肝转移瘤　一般无肝脏基础疾病史，常有消化道肿瘤如胃癌、结直肠癌病史。影像学多表现为肝内多发、大小不等圆形、类圆形低密度灶，增强扫描显示环形强化，中央区不强化，典型者呈"牛眼征"。

4. 肝脓肿　多有发热病史，白细胞常升高，肝区有压痛。影像学呈类圆形低密度灶，其内可见分隔、壁厚，呈三环征。抗感染治疗有效。

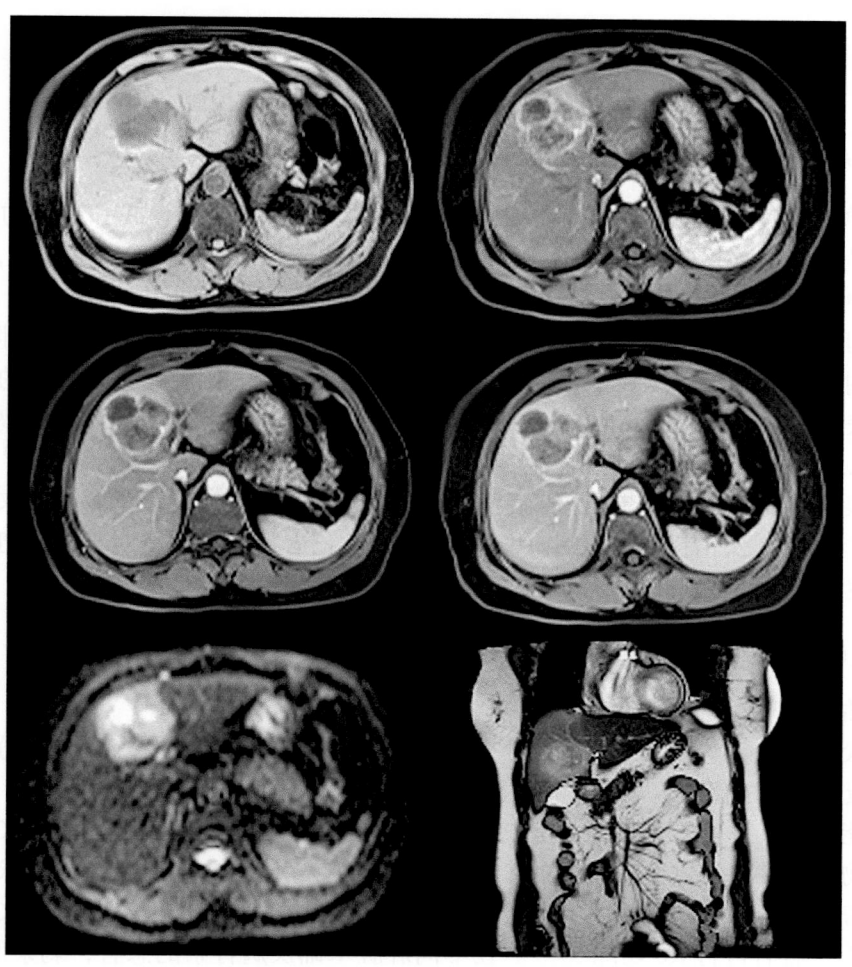

图 37-0-3　ICC 的 MRI 影像

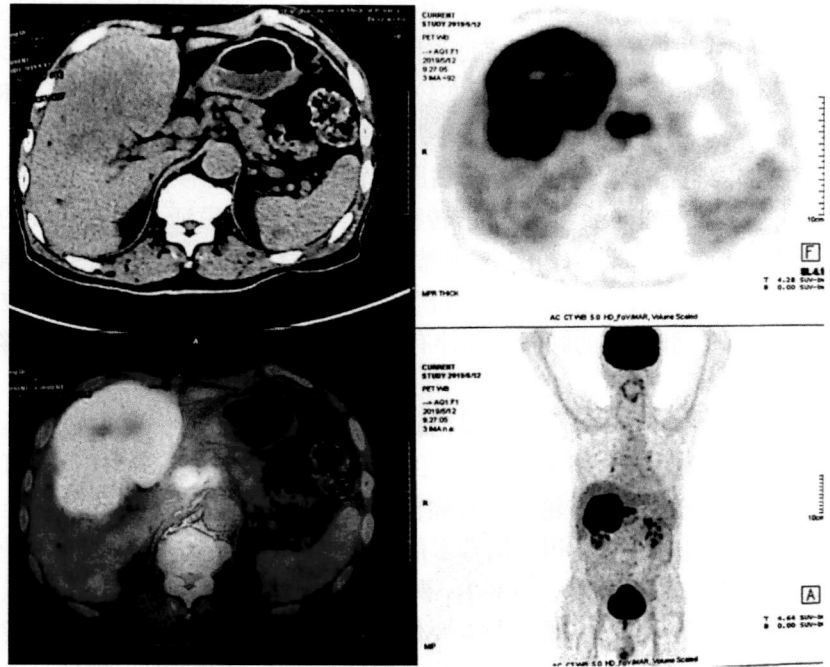

图 37-0-4　ICC 的 PET/CT 影像

五、治疗

（一）多学科团队（MDT）评估和治疗

单一学科单一治疗方案难以为患者带来最佳疗效，随着肿瘤治疗模式和观念的进步，多学科团队（MDT）作为一个合作医疗模式已被越来越多的人重视。不同于传统的医疗模式，MDT模式的特点是以患者为中心的基于多学科的治疗模式，通过合作拟订最佳的诊断和治疗方案，以提高患者生存率。外科手术切除的ICC患者，MDT的作用应贯穿整个治疗过程。对于未实现切缘阴性切除的患者，术后需制定放射治疗方案，以延长生存期[31-32]。例如，在一组38例肿瘤紧邻血管的病例研究中，肿瘤剥离于血管表面，手术切缘几乎为零，通过术后接受调强放射治疗（IMRT）可提高患者无瘤生存率（12.5个月 vs. 5.5个月；$P=0.081$）和总生存率（21.8个月 vs. 15个月；$P=0.049$）[33]。目前，手术后的治疗方案是根据肿瘤的病理特点、局部浸润程度和病理分期，联合多个学科共同来决定的。虽然术后TACE、放疗和化疗是否有抗复发的作用还在研究中，已有研究表明，对于阳性切缘、淋巴结或早期复发患者的生存预后或可因此提高[33]。

（二）外科治疗

1. 术前评估

（1）一般状况：包括体力状况ECOG评分（PS评分）、营养状况评分（NRS评分）等。对于存在营养不良、低蛋白血症的患者，术前可行静脉或口服补充蛋白质。

（2）肝功能评估：肝切除后肝衰竭有20%是由于剩余肝体积不足引起。对于ICC来说，由于其高度侵袭的生物学特性，常需要行规则的半肝切除或者扩大肝切除才能达到R0要求。如何保留足够剩余肝体积，需要至少保留2个或以上有足够血供和胆汁引流的连续肝段，因此，ICC术前必须准确测定剩余肝体积，然后再行R0切除[34-35]。在不同肝脏基础疾病背景的患者，剩余肝体积要求不同。在肝功能正常的患者中，预测残肝体积（future liver remnant，FLR）>20%即可，肝功能受损的情况下则需要保留更多残肝体积，脂肪肝的患者FLR要求>30%，肝硬化患者FLR则要求>40%[36]。因为ICC患者常不存在肝硬化等肝脏基础疾病，对于剩余肝体积不足的患者，可在术前行门静脉栓塞（portal vein embolization，PVE），可使对侧叶在较短时间内代偿性增生，从而提高R0切除的可能性和患者的整体生存。

（3）转移或者局部侵犯：ICC术前需要评估肝内转移、肝外转移、淋巴结转移及邻近脏器侵犯情况。ICC患者如果有肝外转移以及远处淋巴结转移等是手术的禁忌证，因此常规的肺部CT或者全身PET/CT/MRI可以明确转移情况。左右肝多发肿瘤是绝对手术禁忌，这部分患者通常有全身血行转移。有多个病灶，但局限于一叶或者半肝的患者可否手术仍存在较大争议[37-39]。对于位于左肝的ICC，需注意有无侵犯胃小弯可能；肝右叶的肿瘤，如伴有粪便性状的改变，建议查结肠镜除外结肠侵犯可能。

2. 手术切除

（1）规则性肝切除：ICC的手术方式，根据肿瘤大小及所在部位，应尽量选择规则性肝切除，如肝段切除、左、右半肝切除（图37-0-5）。随着三维可视化成像技术越来越成熟，可辅助术者进行更精准的手术设计，如重建系统绘制肝脏轮廓、肿瘤位置与大小、肝静脉系统等的三维影像，自动计算肿瘤体积、切除肝脏体积及残余肝脏体积，结合术前的ICG-R15检测结果，对准确评估ICC肝切除术后残肝体积十分重要（视频37-0-1、视频37-0-2、视频37-0-3）。

手术完整地切除肿瘤是获得良好预后的重要保证。鉴于ICC容易侵犯、肝内转移及淋巴结转移等特性，术中应用荧光染色可以帮助术者明确肿瘤范围和淋巴结侵犯，对于规划手术切除范围、淋巴结

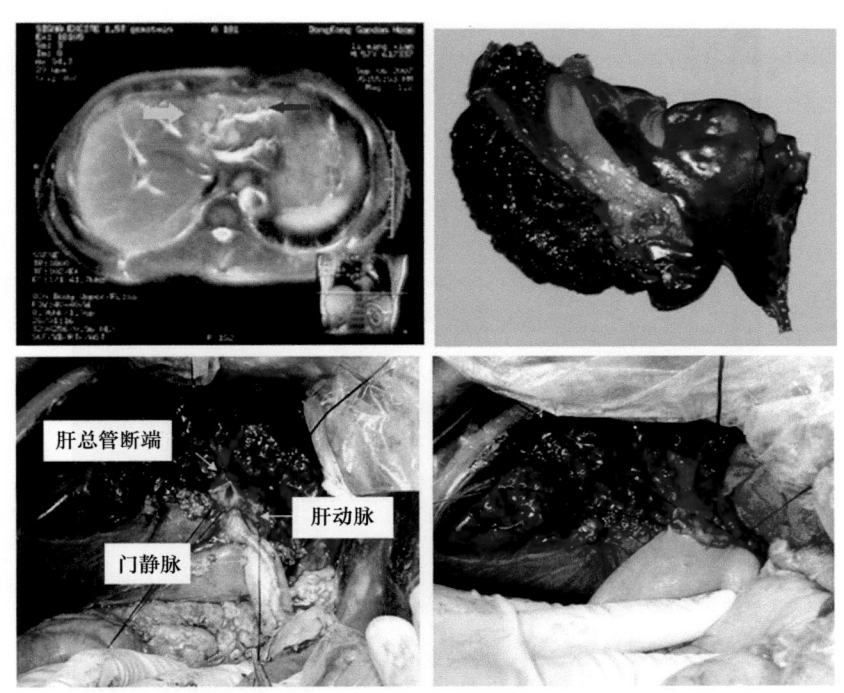

图 37-0-5　ICC 行规则性肝切除

视频 37-0-1　ICC
术前 CT 图像

视频 37-0-2　三维
成像做预切线 1

视频 37-0-3　三维
成像做预切线 2

清扫范围提供极大的帮助（图 37-0-6）。已有文献报道，肿瘤体积大、肝内转移、淋巴结转移和血管侵犯与 ICC 切除术预后不良有关。与 HCC 患者不同，ICC 肿瘤切除宽切缘的患者预后显著优于窄切缘患者，因此，尽量实现宽切缘的 R0 切除对 ICC 患者尤为重要，大直径肿瘤尤为如此。一些研究证实，对某些大直径或多发 ICC，行扩大肝切除是安全有效的。帕夫利克（Pawlik）团队[40]报道了 557 例手术切除的 ICC 患者，他们将肿瘤小于 7cm 且单发者设为 A 组（215 例），其余相对晚期者为 B 组（342例）。结果表明，B 组接受扩大肝切除术的患者的比例低于 A 组（30.4% vs. 16.9%，$P<0.001$），且术后病理显示 B 组的血管侵犯、邻近器官侵犯、淋巴结转移较 A 组更为常见。两组术后并发症发生率及住院死亡率相似，但 A 组比 B 组患者表现出较好的 5 年生存和无病生存率（DFS）。对于多发肿瘤（3个以上）或淋巴结转移患者，特别是腹腔干和腹主动脉旁淋巴结转移，应仔细评估扩大肝切除术的指征，且术前可考虑如化疗、介入治疗等辅助治疗[41]。因此，即使 ICC 手术切缘与预后的关系仍存有争议，我们依然建议，根据术前三维成像提示残余肝脏满足的情况下，尽可能地实现解剖性肝切除。当整块切除不可行或残余肝不足的情况下，术者应尽量保证 1cm 的切缘[42]。

联合血管切除也是实现 R0 切除的策略之一，9%～14% 的根治性肝切除患者需完成此类切除。血管切除联合肝切除术显然增加了手术切缘阴性的可能性，因此，对于某些通过评估的患者，为实现其 R0切除，可行肝切除术联合下腔静脉和门静脉的切除加重建，或联合肝动脉切除。肝切除术联合脏器切除包括邻近器官如胆囊、肝外胆管、膈肌和胰腺的切除，较常见的例子如肿瘤侵犯胆管连接处时，需进行肝外胆管的切除与重建。但是，仍需要进一步的临床数据来证实此类切除患者的长期疗效[43-45]。

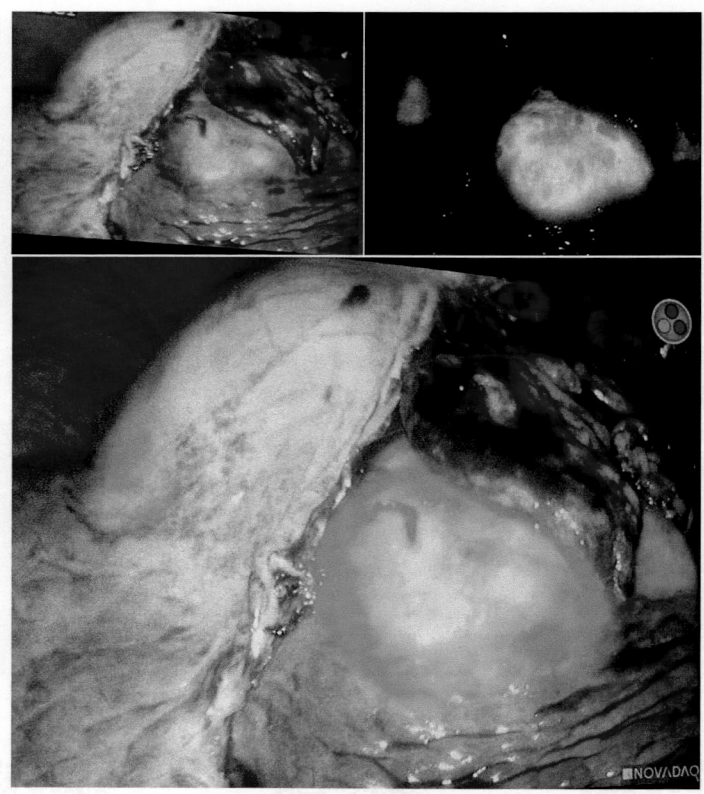

图 37-0-6　ICC 术中荧光染色

对于有些位于邻近肝门部的肿瘤，亦需行肝外胆管切除、胆肠吻合，并需常规行尾状叶切除。

（2）淋巴结清扫：淋巴结转移是影响 ICC 预后的重要因素，但是是否需常规行淋巴结清扫术仍然存在一定争议。针对淋巴结清扫的研究比较少，一些研究表明，常规行淋巴结清扫可减少 ICC 患者局部复发。虽然淋巴结转移是重要的 ICC 预后因子，但淋巴结清扫术似乎没有为患者带来明显的生存获益，因此，是否将其作为常规治疗手段仍缺乏共识。有证据表明，与对照组相比，淋巴结清扫组未能达到更好的预后，尤其对于一些晚期和转移性病变，淋巴结清扫并不能完全清除视野以外的病变淋巴结，导致较差的预后。淋巴结转移对预后起到负面影响，且 ICC 的淋巴结转移率高达 40%，甚至有病理研究，55% 的患者至少存在一个区域性淋巴结侵犯。鉴于 ICC 淋巴结转移的高发生率，为减少患者局部复发，2015 年 ICC 治疗专家共识推荐区域淋巴结清扫术应作为一个标准的手术部分。2019 年美国国家综合癌症网络 V1（NCCN V1）亦推荐可切除的 ICC 在进行切除时，考虑淋巴结清扫以准确分期[46-48]。根据我们的经验，无论术前检查或手术中是否检测到淋巴结，都应进行淋巴结清扫，即使术后病理检查为阴性，亦有助于指导临床分期和术后治疗。尽管如此，我们还需注意淋巴结清扫的潜在风险，特别是肝门处的淋巴结清扫，可以利用术前三维成像技术评估获益与可能导致的并发症。

（3）术后辅助治疗：辅助化疗或放化疗可以延长 ICC 患者术后生存期，尤其对于有淋巴结转移或 R1 切除患者受益最大，单纯放疗不能改善预后[49]。一项多中心回顾分析证实，术后行辅助化疗可以延长有淋巴结转移、切缘阳性等高复发风险的患者的生存[50]。施魏策尔（Schweitzer）等[51]报道，术后辅助化疗可延长患者生存期到 33.5 个月。但有研究表明，术后辅助化疗并不能降低 ICC 术后复发率和提高生存率。在 PRODIGE-12/ACCORD-18 的 Ⅲ 期临床试验中，ICC 患者术后接受 6 个月的吉西他滨/奥沙利铂辅助化疗并未延长无瘤生存时间[51]。

放疗对于 R1 切除、局部淋巴结转移和大血管侵犯等 ICC 术后患者可降低复发风险。对于有大血管浸润的 ICC 患者，术后行局部调强放疗（IMRT）可以改善预后。但目前缺乏大量前瞻性试验结果来支持术后辅助放化疗的确切作用。

3. 肝移植　由于缺乏适应证标准且其应用存在高度争议，肝移植不推荐作为ICC的常规选择。由于长期存活率不高和复发率高，许多中心不再进行ICC的肝移植。然而，最近的一些研究表明，单发的小肿瘤ICC患者接受肝移植可获得满意的长期生存[52]。此时，三维成像可以在肿瘤大小、血管侵犯、淋巴结转移等方面给予初步的判断，有助于医务人员及患者方来决定是否行肝移植治疗。也有研究表明，即使是直径小于2cm的ICC，行肝移植后其长期存活率要低于符合米兰标准的HCC，而近期复发率要高于HCC。接受肝移植的ICC患者，若无进一步辅助治疗，3年生存率为50%～65%，而接受系统化疗或新辅助治疗者，可获得更好的生存。肝移植常见的不利预后因素包括神经侵犯、多灶性浸润、淋巴管侵犯等病史。同时，最近的研究发现某些ICC患者，特别是小的单发肿瘤或分化良好者，肝移植治疗后可有较好的长期生存，相反，中度分化的ICC复发率则高，生存较差[53-54]。总之，肝移植并非完全无效，但适应证有争议和成本效益较低可能限制其在ICC治疗中的应用。

（三）个体化治疗（新辅助化疗、靶向、免疫、局部治疗）

1. 新辅助化疗　新辅助化疗可治疗存在隐匿性转移患者，从而降低复发风险。新辅助化疗可对部分无法手术者起降期作用，既往研究结果表明，吉西他滨联合顺铂或者奥沙利铂可使部分患者实现肿瘤降期，其中位生存期仍然低于一年。而近期一项Ⅱ期临床研究显示，白蛋白结合型紫杉醇与吉西他滨和顺铂联用，可显著延长晚期胆管癌患者的总生存，其对远期生存的改善尚需进一步前瞻性研究结果支持[55-56]。联合靶向治疗如埃罗替尼或者西妥昔单抗对于晚期ICC患者并无获益。新辅助化疗对于ICC术后有高复发风险的患者有改善预后的趋势，特别是对于切除淋巴结阳性或者窄切缘的患者，新辅助化疗可以延长患者总生存期（OS）和无病生存期（DFS）[57]。

2. 靶向治疗和免疫治疗　高达20%的ICC患者可检测到*FGFR2*基因融合。一项来自美国和意大利的多中心Ⅰ/Ⅱ期临床研究，用ARQ 087治疗经一线化疗后复发的不可切除的进展期ICC。*FGFR2*通过荧光原位杂交（FISH）或二代测序（NGS）检测，35例患者中29例*FGFR2*基因融合阳性，采用ARQ 087治疗，剂量300mg/d（33例）或400mg/d（2例）。结果：6例（20%）为部分缓解（PR）（肿瘤缩小32%～47%、全部*FGFR2*基因融合阳性），17例为疾病稳定（SD）（7例肿瘤缩小10%～25%），7例为疾病进展（PD）[58-60]。

AG120是第一个研发的口服mIDH1抑制剂。美国的一项多中心研究（临床试验注册号：NCT02073994）包括72例疗效可以评估的mIDH1胆管癌患者，剂量爬坡组24例、治疗组（500mg，1天1次）48例中，6%（4例）获得PR，56%（40例）为SD。6个月无进展生存（PFS）率为38.5%，8例经AG120治疗的患者PFS≥1年。另一项Ⅲ期全球多中心随机双盲研究（ClarIDHy）正在进行中[60]。

2012年发表在临床肿瘤学杂志（JCO）上的一例ICC患者，采用吉西他滨、顺铂、奥沙利铂疾病进展，行基因检测提示*HER2*扩增，给予曲妥珠单抗联合紫杉醇，肺部症状缓解；9周后肺部转移病灶明显缩小。免疫检查点抑制剂帕博利珠单抗（K药）的一项研究提示，对于晚期胆道肿瘤有一定活性，但对于ICC，无论K药还是纳武单抗（O药），尚处于临床试验阶段[61]。

3. 局部治疗　对于部分无法手术切除的患者，放射性钇栓塞（Yttrium-90 radioembolization）、肝动脉灌注（hepatic arterial infusion，HAI）、TACE等局部治疗措施可起到降期和改善生存的作用。雷亚尔（Rayar）[62]研究了45例无法手术切除ICC患者应用钇-90、吉西他滨联合铂类似物全身化疗的情况，8例患者成功降期并接受手术获得生存受益。美国纪念斯隆-凯特琳癌症中心一项关于HAI的研究报道，104例无手术指征的ICC患者经肝动脉灌注氟尿苷联合全身化疗后，8例成功降期并接受R0切除，中位生存延长至37个月[63-65]。

（四）预后

ICC R0 切除术后 5 年生存率为 15%～40%，80% 的患者出现复发[38]。影响远期预后因素主要包括肿瘤数目和位置、血管侵犯、淋巴结转移、CA19-9 水平以及肿瘤切除的完整性。得益于手术患者的选择及综合治疗水平的提升，近些年报道的 ICC 术后生存率逐渐提高。ICC 患者远期生存主要取决于肿瘤分期，尤其是淋巴结转移、血管侵犯及手术切缘情况。对于 R0 切除且淋巴结阴性的患者，5 年生存率可高达 63%[66]。笔者团队[67]报道 ICC 行肝切除术后 5 年生存率为 32.3%，并且在国际上首次报道术后 10 年总体生存率为 8.4%，这一数据被国际同行广泛引用以体现当前 ICC 术后生存率水平。

研究表明，肝内复发最为常见，占 59.8%，其他包括淋巴结或肝外远处（腹腔内）复发。一项大型多中心研究显示，同 TACE（中位总体生存期为 9.6 个月）及全身化疗（16.8 个月）相比，ICC 术后复发行手术再切除可明显延长生存期（26.1 个月），但仍有超过一半的再手术患者在 11.5 个月内再次复发。对于孤立的复发灶，9%～30% 的患者可以再手术切除。钇-90 栓塞、HAI、TACE 等治疗对复发患者有一定效果，特别是不适合再手术的患者。目前，仍缺乏前瞻性研究评估 ICC 术后复发的有效治疗措施，应多学科综合权衡治疗决策，考虑肝内复发最为常见，手术再切除应作为优先考虑的治疗方式，且术后辅以积极的综合治疗。对于肝外复发患者，可考虑行全身化疗、免疫或靶向药物治疗[43-45]。

对于不同病因所致 ICC 手术疗效的比较，我们前期的一项倾向性评分的研究中发现，结石引起的 ICC 术后复发率要高于乙肝引起的 ICC，总体生存率后者要高于前者。

综上所述，ICC 是发病率仅次于 HCC 的常见的肝脏原发恶性肿瘤，其发病率呈逐年上升趋势。ICC 发生相关的危险因素包括感染、环境和代谢等。在我国，肝内胆管结石和乙肝病毒感染是 ICC 最重要的致病因素。ICC 的治疗选择如手术治疗、非手术局部治疗、全身治疗需要在多学科联合诊疗下进行，以达到精准个体化治疗的目的。外科手术切除是目前可实现 ICC 根治的唯一治疗方法，术前应用三维可视化技术进行评估，以及术中利用荧光染色进行定位可以实现 ICC 的精准切除。无论常规化疗，或者靶向、免疫治疗，基因检测或者人源肿瘤异种移植（patient-derived tumor xenograft，PDX）模型体外药物筛选可以帮助 ICC 患者合理选择药物，进行精准个体化治疗。

（沈　锋　王　葵　邹奇飞）

参 考 文 献

［1］ FAN B, MALATO Y, CALVISI D F, et al. Cholangiocarcinomas can originate from hepatocytes in mice [J]. J Clin Invest, 2012, 122 (8): 2911-2915.

［2］ SHAIB Y H, EL-SERAG H B, DAVILA J A, et al. Risk factors of intrahepatic cholangiocarcinoma in the United States: a case control study [J]. Gastroenterology, 2005, 128 (3): 620-626.

［3］ SAHA S K, ZHU A X, FUCHS C S, et al. Forty-year trends in cholangiocarcinoma incidence in the U. S. : intrahepatic disease on the rise [J]. Oncologist, 2016, 21 (5): 594-599.

［4］ PATEL T. Increasing incidence and mortality of primary intrahepatic cholangiocarcinoma in the United States [J]. Hepatology, 2001, 33 (6): 1353-1357.

［5］ SHAIB Y H, DAVILA J A, MCGLYNN K, et al. Rising incidence of intrahepatic cholangiocarcinoma in the United States: a true increase [J]. J Hepatol, 2004, 40 (3): 472-477.

［6］ BRIDGEWATER J, GALLE P R, KHAN S A, et al. Guidelines for the diagnosis and management of intrahepatic cholangiocarcinoma [J]. J Hepatol, 2014, 60 (6): 1268-1289.

［7］ JESPER D, HEYN S G, SCHELLHAAS B, et al. Effects of liver cirrhosis and patient condition on clinical outcomes in intrahepatic cholangiocarcinoma: a retrospective analysis of 156 cases in a single center [J]. Eur J Gastroenterol Hepatol, 2018, 30 (5): 552-556.

［8］ KHAN S A, THOMAS H C, DAVIDSON B R, et al. Cholangiocarcinoma [J]. Lancet, 2005, 366 (9493): 1303-1314.

［9］ LIPSETT P A, PITT H A, COLOMBANI P M, et al. Choledochal cyst disease. A changing pattern of presentation [J]. Ann Surg, 1994, 220 (5): 644-652.

［10］ PALMER W C, PATEL T. Are common factors involved in the pathogenesis of primary liver cancers？ A meta-analysis of risk factors for intrahepatic cholangiocarcinoma [J]. J Hepatol, 2012, 57 (1): 69-76.

［11］ WANG L J, HE C C, SUI X, et al. MiR-21 promotes intrahepatic cholangiocarcinoma proliferation and growth in vitro and in vivo by targeting PTPN14 and PTEN [J]. Oncotarget, 2015, 6 (8): 5932-5946.

［12］ ZHANG H, YANG T, WU M, et al. Intrahepatic cholangiocarcinoma: epidemiology, risk factors, diagnosis and surgical management [J]. Cancer Lett, 2016, 379 (2): 198-205.

［13］ ZHOU H, WANG H, ZHOU D, et al. Hepatitis B virus-associated intrahepatic cholangiocarcinoma and hepatocellular carcinoma may hold common disease process for carcinogenesis [J]. Eur J Cancer, 2010, 46 (6): 1056-1061.

［14］ WANG W L, LONDON W T, FEITELSON M A. Hepatitis B x antigen in hepatitis B virus carrier patients with liver cancer [J]. Cancer Res, 1991, 51 (18): 4971-4977.

［15］ ZOU S Q, QU Z L, LI Z F, et al. Hepatitis B virus X gene induces human telomerase reverse transcriptase mRNA expression in cultured normal human cholangiocytes [J]. World J Gastroenterol, 2004, 10 (15): 2259-2262.

［16］ WANG Q, LI J, LEI Z, et al. Prognosis of intrahepatic cholangiocarcinomas with HBV infection is better than those with hepatolithiasis after R0 liver resection: a propensity score matching analysis [J]. Ann Surg Oncol, 2017, 24 (6): 1579-1587.

［17］ SIRICA A E, GORES G J. Desmoplastic stroma and cholangiocarcinoma: clinical implications and therapeutic targeting [J]. Hepatology, 2014, 59 (6): 2397-2402.

［18］ OKABAYASHI T, YAMAMOTO J, KOSUGE T, et al. A new staging system for mass-forming intrahepatic cholangiocarcinoma: analysis of preoperative and postoperative variables [J]. Cancer, 2001, 92 (9): 2374-2383.

［19］ 陈亚进, 商昌珍. 肝内胆管细胞癌诊治策略 [J]. 中国实用外科杂志, 2015, 35 (1): 43-45.

［20］ 李玉林. 病理学 [M]. 8 版. 北京：人民卫生出版社, 2013: 284.

［21］ SU S B, QIN S Y, CHEN W, et al. Carbohydrate antigen 19-9 for differential diagnosis of pancreatic carcinoma and chronic pancreatitis [J]. World J Gastroenterol, 2015, 21 (14): 4323-4333.

［22］ POLAT E, DUMAN U, DUMAN M, et al. Diagnostic value of preoperative serum carcinoembryonic antigen and carbohydrate antigen 19-9 in colorectal cancer [J]. Curr Oncol, 2014, 21 (1): 1-7.

［23］ MOERTEL C G, O'FALLON J R, GO V L, et al. The preoperative carcinoembryonic antigen test in the diagnosis, staging, and prognosis of colorectal cancer [J]. Cancer, 1986, 58 (3): 603-610.

［24］ SHIMADA H, NOIE T, OHASHI M, et al. Clinical significance of serum tumor markers for gastric cancer: a systematic review of literature by the Task Force of the Japanese Gastric Cancer Association [J]. Gastric Cancer, 2014, 17 (1): 26-33.

［25］ KISHIMOTO T, EGUCHI H, NAGANO, et al. Plasma miR-21 is a novel diagnostic biomarker for biliary tract cancer [J]. Cancer Sci, 2013, 104 (12): 1626-1631.

［26］ WANG L J, HE C C, SUI X, et al. MiR-21 promotes intrahepatic cholangiocarcinoma proliferation and growth in vitro and in vivo by targeting PTPN14 and PTEN [J]. Oncotarget, 2015, 6 (8): 5932-5946.

［27］ WANG L J, ZHANG K L, ZHANG N, et al. Serum miR-26a as a diagnostic and prognostic biomarker in cholangiocarcinoma [J]. Oncotarget, 2015, 6 (21): 18631-18640.

［28］ KIM S A, LEE J M, LEE K B, et al. Intrahepatic mass-forming cholangiocarcinomas: enhancement patterns at multiphasic CT, with special emphasis on arterial enhancement pattern-correlation with clinicopathologic findings [J]. Radiology, 2011, 260 (1): 148-157.

［29］ CIRESA M, DE GAETANO A M, POMPILI M, et al. Enhancement patterns of intrahepatic mass-forming cholangiocarcinoma at multiphasic computed tomography and magnetic resonance imaging and correlation with clinicopathologic features [J]. Eur Rev Med Pharmacol Sci, 2015, 19 (15): 2786-2797.

［30］ RINGE K I, WACKER F. Radiological diagnosis in cholangiocarcinoma: application of computed tomography, magnetic resonance imaging, and positron emission tomography [J]. Best Pract Res Clin Gastroenterol, 2015, 29 (2): 253-265.

[31] GOERE D, WAGHOLIKAR G D, PESSAUX P, et al. Utility of staging laparoscopy in subjects of biliary cancers: laparoscopy is a powerful diagnostic tool in patients with intrahepatic and gallbladder carcinoma [J]. Surg Endosc, 2006, 20 (5): 721-725.

[32] TAKAHASHI K, SASAKI R, KONDO T, et al. Preoperative 3D volumetric analysis for liver congestion applied in a patient with hilar cholangiocarcinoma [J]. Langenbecks Arch Surg, 2010, 395 (6): 761-765.

[33] EDGE S B, COMPTON C C. The American Joint Committee on Cancer: the 7th edition of the AJCC cancer staging manual and the future of TNM [J]. Ann Surg Oncol, 2010, 17 (6): 1471-1474.

[34] SPOLVERATO G, KIM Y, ALEXANDRESCU S, et al. Is Hepatic resection for large or multifocal intrahepatic cholangiocarcinoma justified? Results from a multi-institutional collaboration [J]. Ann Surg Oncol, 2015, 22 (7): 2218-2225.

[35] TAMANDL D, HERBERGER B, GRUENBERGER B, et al. Influence of hepatic resection margin on recurrence and survival in intrahepatic cholangiocarcinoma [J]. Ann Surg Oncol, 2008, 15 (10): 2787-2794.

[36] CIESLAK K P, HUISMAN F, BAIS T, et al. Future remnant liver function as predictive factor for the hypertrophy response after portal vein embolization [J]. Surgery, 2017, 162 (1): 37-47.

[37] WRIGHT G P, PERKINS S, JONES H, et al. Surgical resection does not improve survival in multifocal intrahepatic cholangiocarcinoma: a comparison of surgical resection with intra-arterial therapies [J]. Ann Surg Oncol, 2018, 25 (1): 83-90.

[38] MURAKAMI S, AJIKI T, OKAZAKI T, et al. Factors affecting survival after resection of intrahepatic cholangiocarcinoma [J]. Surg Today, 2014, 44 (10): 1847-1854.

[39] ALI S M, CLARK C J, ZAYDFUDIM V M, et al. Role of major vascular resection in patients with intrahepatic cholangiocarcinoma [J]. Ann Surg Oncol, 2013, 20 (6): 2023-2028.

[40] DODSON R M, WEISS M J, COSGROVE D, et al. Intrahepatic cholangiocarcinoma: management options and emerging therapies [J]. J Am Coll Surg, 2013, 217 (4): 736-750.

[41] WEBER S M, JARNAGIN W R, KLIMSTRA D, et al. Intrahepatic cholangiocarcinoma: resectability, recurrence pattern and outcomes [J]. J Am Coll Surg, 2001, 193 (4): 384-391.

[42] KONSTADOULAKIS M M, ROAYAIE S, GOMATOS I P, et al. Fifteen-year, single-center experience with the surgical management of intrahepatic cholangiocarcinoma: operative results and long-term outcome [J]. Surgery, 2008, 143 (3): 366-374.

[43] NATHAN H, PAWLIK T M, WOLFGANG C L, et al. Trends in survival after surgery for cholangiocarcinoma: a 30-year population-based SEER database analysis [J]. J Gastrointest Surg, 2007, 11 (11): 1488-1497.

[44] HANAZAKI K, KAJIKAWA S, SHIMOZAWA N, et al. Prognostic factors of intrahepatic cholangiocarcinoma after hepatic resection: univariate and multivariate analysis [J]. Hepatogastroenterology, 2002, 49 (44): 311-316.

[45] HYDER O, HATZARAS I, SOTIROPOULOS G C, et al. Recurrence after operative management of intrahepatic cholangiocarcinoma [J]. Surgery, 2013, 153 (6): 811-818.

[46] JUTRIC Z, JOHNSTON W C, HOEN H M, et al. Impact of lymph node status in patients with intrahepatic cholangiocarcinoma treated by major hepatectomy: a review of the National Cancer Database [J]. HPB (Oxford), 2016, 18 (1): 79-87.

[47] MORINE Y, SHIMADA M. The value of systematic lymph node dissection for intrahepatic cholangiocarcinoma from the viewpoint of liver lymphatics [J]. J Gastroenterol, 2015, 50 (9): 913-927.

[48] DE JONG M C, NATHAN H, SOTIROPOULOS G C, et al. Intrahepatic cholangiocarcinoma: an international multi-institutional analysis of prognostic factors and lymph node assessment [J]. J Clin Oncol, 2011, 29 (23): 3140-3145.

[49] HORGAN A M, EITAN A, THOMAS W, et al. Adjuvant therapy in the treatment of biliary tract cancer: a systematic review and meta-analysis [J]. J Clin Oncol, 2012, 30 (16): 1934-1940.

[50] REAMES B N, BAGANTE F, EJAZ A, et al. Impact of adjuvant chemotherapy on survival in patients with intrahepatic cholangiocarcinoma: a multi-institutional analysis [J]. HPB (Oxford), 2017, 19 (10): 901-909.

[51] SCHWEITZER N, WEBER T, KIRSTEIN M M, et al. The effect of adjuvant chemotherapy in patients with intrahepatic cholangiocarcinoma: a matched pair analysis [J]. J Cancer Res Clin Oncol, 2017, 143 (7): 1347-1355.

[52] LEE D D, CROOME K P, MUSTO K R, et al. Liver transplantation for intrahepatic cholangiocarcinoma [J]. Liver Transpl, 2018, 24 (5): 634-644.

［53］FU B S, ZHANG T, LI H, et al. The role of liver transplantation for intrahepatic cholangiocarcinoma: a single-center experience [J]. Eur Surg Res, 2011, 47 (4): 218-221.

［54］SOTIROPOULOS G C, KAISER G M, Lang H, et al. Liver transplantation as a primary indication for intrahepatic cholangiocarcinoma: a single-center experience [J]. Transplant Proc, 2008, 40 (9): 3194-3195.

［55］EDELINE J, BONNETAIN F, PHELIP J M, et al. Gemox versus surveillance following surgery of localized biliary tract cancer: results of the PRODIGE 12-ACCORD 18 (UNICANCER GI) phase Ⅲ trial [J]. J Clin Oncol, 2017, 37 (8): 658-667.

［56］VALLE J, WASAN H, PALMER D H, et al. Cisplatin plus gemcitabine versus gemcitabine for biliary tract cancer [J]. N Engl J Med, 2010, 362 (14): 1273-1281.

［57］KATO A, SHIMIZU H, OHTSUKA M, et al. Surgical resection after downsizing chemotherapy for initially unresectable locally advanced biliary tract cancer: a retrospective single-center study [J]. Ann Surg Oncol, 2013, 20 (1): 318-324.

［58］MAZZAFERRO V, EL-RAYES B F, DROZ DIT BUSSET M, et al. Derazantinib (ARQ 087) in advanced or inoperable FGFR2 gene fusion-positive intrahepatic cholangiocarcinoma [J]. Br J Cancer, 2019, 120 (2): 165-171.

［59］LOWERY M A, et al. ASCO 2017. Abstract 4015 [EB]. Clinical Trials. gov. NCT02073994.

［60］LAW L Y. Dramatic response to trastuzumab and paclitaxel in a patient with human epidermal growth factor receptor 2-positive metastatic cholangiocarcinoma [J]. J Clin Oncol, 2012, 30 (27): 271-273.

［61］BANG Y J, DOI T, BRAUD F D, et al. 525 Safety and efficacy of pembrolizumab (MK-3475) in patients (pts) with advanced biliary tract cancer: interim results of KEYNOTE-028 [J]. Eur J Cancer, 2015, 51: S112.

［62］RAYAR M, SULPICE L, EDELINE J, et al. Intra-arterial yttrium-90 radioembolization combined with systemic chemotherapy is a promising method for downstaging unresectable huge intrahepatic cholangiocarcinoma to surgical treatment [J]. Ann Surg Oncol, 2015, 22 (9): 3102-3108.

［63］SONG S, KIM K, CHIE E K, et al. Locoregional recurrence after curative intent resection for intrahepatic cholangiocarcinoma: implications for adjuvant radiotherapy [J]. Clin Transl Oncol, 2015, 17 (10): 825-829.

［64］JIA A Y, WU J X, ZHAO Y T, et al. Intensity-modulated radiotherapy following null-margin resection is associated with improved survival in the treatment of intrahepatic cholangiocarcinoma [J]. J Gastrointest Oncol, 2015, 6 (2): 126-133.

［65］KATO A, SHIMIZU H, OHTSUKA M, et al. Downsizing chemotherapy for initially unresectable locally advanced biliary tract cancer patients treated with gemcitabine plus cisplatin combination therapy followed by radical surgery [J]. Ann Surg Oncol, 2015, 22 (3): 1093-1099.

［66］ENDO I, GONEN M, YOPP A C, et al. Intrahepatic cholangiocarcinoma: rising frequency, improved survival, and determinants of outcome after resection [J]. Ann Surg, 2008, 248 (1): 84-96.

［67］SI A, LI J, XIANG H, et al. Actual over 10-year survival after liver resection for patients with intrahepatic cholangiocarcinoma [J]. Oncotarget, 2017, 8 (27): 44521-44532.

第 38 章　结直肠癌肝转移

　　结直肠癌为世界上第 3 高发的恶性肿瘤，在世界范围内每年超过 120 万人罹患该病。我国结直肠癌发病率呈不断上升趋势，目前居恶性肿瘤发病率第 3 位，死亡率第 4 位。肝脏是结直肠癌远处转移的最常见部位，25% 的结直肠癌患者在初次发现时即伴有同时性肝转移，在整个病程中有接近 50% 的患者将出现肝转移问题，以往这些患者总体的 10 年生存率仅为 5% 左右。近 20 年来，结直肠癌肝转移的治疗发生了巨大进步，随着化学治疗，免疫靶向治疗以及外科治疗的不断进步，以外科为主的多学科综合治疗模式已成为结直肠癌肝转移的最佳治疗模式。结直肠癌肝转移的总体中位生存期已达 30 个月以上[1]。

一、影像学评估

　　影像学评估对结直肠癌肝转移至关重要，影像学评估的意义在于初诊时判断肿瘤是否可切除，治疗过程中判断转化治疗疗效，监测治疗效果，判断有无复发转移。常用的影像学检查包括腹部超声、CT、MRI、PET/CT 等。

　　1. 超声　超声是目前最常用的影像检查方法，但传统超声由于受到胸腹腔内气体、肋骨、胸骨等的干扰，尤其是合并肝硬化时，诊断肝内转移性病变存在更大困难。假阴性率可达 50%，对于<1cm 的病灶诊断准确率仅为 20%。术中超声是将小体积探头置于肝表面进行扫查，对于<2cm 结节的检出率可达到 80%~90%，并且对于肝内管道转移，如门静脉、静脉窦、肝静脉瘤栓显示率也明显高于术前超声。超声造影是近年来发展的一项新技术，它提高了传统超声对血流的探测能力，弥补了灰阶超声和普通彩色多普勒的缺陷，提高了对肝内小癌灶检出的敏感性。但经腹超声造影与增强 CT 比较发现，在结直肠癌肝转移病灶的检出率方面，经腹超声造影的检出率仍低于增强 CT。而术中的超声造影检查则是目前对结直肠癌肝转移检查最精确的影像学检查方法，术中超声造影的使用提高了肝转移瘤 R0 切除率。

　　2. CT　通过转移瘤与肝组织的密度差来显示病灶，利用肝脏的双重血供机制，在单次注射对比剂的过程中分别获得肝动脉期、门静脉期、延迟期三期图像，动态扫描对 1~3cm 病灶的检出率由 62% 提高到 91%。增强扫描可以利用肝组织与肿瘤血供的不同来增加密度差，多期动态扫描对 1~3cm 病灶的检出率由 62% 提高到 91%。但与 MRI、PET/CT 相比，增强 CT 仍有不足，对转移瘤诊断的敏感性不如 PET/CT，而对<1cm 病变诊断的特异性不如 MRI。

　　3. MRI　MRI 弥散扩散成像及其 ADC 值测量是一无创性功能成像方法，通过检测生物组织内水分子运动状态的改变来间接反映组织结构及细胞功能变化等信息。对于组织的细胞密度、组织活性等生理学和形态学改变非常敏感。研究表明，DWI 对肝转移灶具有高度的敏感性和特异性，分别为 82% 和 94%，高于 SPIO 对比增强 MRI 的 66% 和 90%。钆塞酸二钠（Gd-EOB-DTPA，普美显）肝脏特异性对比剂的问世，提高了转移瘤总体检出率和敏感性，而联合 DWI 序列后，可以降低 Gd-EOB-DTPA 增强 MR 的漏诊率。

　　4. FDG-PET　属于功能显像，灵敏度高，能发现病变的早期变化，而且一次全身扫描即可明确肺、肝脏、腹腔淋巴结等器官有无转移，从而有助于判断结直肠癌分期。研究发现 PET/CT 对肝转移诊断的敏感性和特异性均优于增强 CT，但还不能完全代替增强 CT 的作用，因为 PET/CT 在检测结直肠癌肝转移上也会有假阳性表现，如肝脏硬化结节有时会异常摄取显像剂等。因此，将增强 CT 与 PET/CT 整合，可以达到更好的诊断效果。研究表明，非增强 PET/CT 对结直肠癌肝转移病变的检出率不如增强 PET/CT 和 MRI，而 MRI 与增强 PET/CT 之间无明显差别，认为 PET/CT 对结直肠癌肝转移评估中的作用有限。虽然 PET/CT 在某些肝外疾病某些解剖区域中的检测具有较高的灵敏度，但较低的阳性预测值阻碍了该项检查的使用。PET/CT 在提供了 8% 更多有用的信息的同时，也提供了错误和潜在危害的数据，影响 9% 的肿瘤分期。因而建议 PET/CT 应该主要用于局部复发风险高的患者。

二、分子病理检测

结直肠癌肝转移并非一种简单的疾病，而是具备不同分子病理特征的一大类疾病。分子病理检测在晚期结直肠癌患者个体化治疗中起关键作用，检测应包括 KRAS、NRAS、BRAF 和 PI3KCA 基因，以及微卫星不稳定性（microsatellite instability，MSI）等。

1. RAS　多个大样本多中心研究结果表明，KRAS 基因第 2 外显子的突变状态与抗 EGFR 单克隆抗体药物（西妥昔单抗、帕尼单抗）治疗的疗效明确相关，KRAS 野生型的患者可以从西妥昔单抗和帕尼单抗的治疗中获得最大化的生存效益，从此结直肠癌的治疗揭开了个体化治疗的新篇章。KRAS 基因 2 外显子突变在结直肠癌的发生率为 35%～45%。近期的临床研究表明，除 KRAS 第 2 外显子外，RAS 家族成员（包括 KRAS、NRAS）的其他少见类型突变，包括 KRAS 的第 3、4 外显子和 NRAS 的第 2、3、4 号外显子突变均与抗 EGFR 治疗耐药相关，这些少见突变类型的发生率约占 10%。因此，RAS 基因检测应至少包括但不限于 KRAS 基因 2 号外显子 12 号和 13 号密码子，还应包括 KRAS 基因 59、61、117 号和 146 号密码子以及 NRAS 基因 12、13、59、61、117 号和 146 号密码子，所有可手术切除的结直肠癌肝转移患者以及结直肠癌根治术后肝转移患者最好行转移灶的 RAS 基因突变检测。对于转移灶不可切除或难取活检的患者，可以对原发灶进行 RAS 基因突变检测。

2. BRAF　该基因是参与 EGFR 通路的另一重要基因，其在结直肠癌中的突变率为 8%～12%，主要突变类型为 V600E。BRAF 突变与 RAS 突变具有互斥性，BRAF 突变主要与结直肠癌预后差相关，携带 BRAF 突变的患者更易出现腹膜及远隔淋巴结转移，越来越多的研究表明，BRAF 突变也与抗 EGFR 治疗耐药有关。结直肠癌肝转移患者均应进行 BRAF 基因突变检测，应至少包括但不限于 BRAF 基因 15 号外显子第 600 号密码子。

3. PI3KCA　该基因为 EGFR 通路中另一成员，在结直肠癌中的突变率为 5%～10%。突变主要发生于第 9 号和第 20 号外显子。其突变可能与抗 EGFR 耐药有关，研究显示 PIK3CA 基因 20 号外显子突变的转移性结直肠癌患者并不能从西妥昔单抗或帕尼单抗的治疗中获益。口服阿司匹林（aspirin）能延长 PI3KCA 突变结直肠癌患者的生存。PIK3CA 基因检测应至少包括但不限于 PIK3CA 基因 9 号外显子和 20 号外显子。

4. 微卫星不稳定检测（MSI）　用于结直肠癌患者的预后判断和治疗方案选择。微卫星不稳定患者预后较好，但对铂类药物不敏感，对伊立替康敏感。推荐所有结直肠癌肝转移患者进行 MSI 检测，检测方法为 MSI 基因检测和（或）错配修复蛋白（mismatch repair，MMR）免疫组化检测。美国国家癌症研究所（National Cancer Institute，NCI）推荐的 MSI 基因检测为 5 个微卫星序列标记，包括 BAT25、BAT26、D5S346、D2S123 和 D17S250。结直肠癌按微卫星不稳定性发生频率分为三种类型：在 5 个标记中有 2 个或 2 个以上位点发生微卫星不稳定性现象称为高度微卫星不稳定（MSI-High），即 MSI 阳性；小于等于 1 个位点发生微卫星不稳定性现象称为低度微卫星不稳定（MSI-Low）或微卫星稳定（MSS），即 MSI 阴性。免疫组化检测推荐 MLH1、PMS2、MSH2、MSH6 四种抗体联合使用，以 MSI 基因检测为金标准，免疫组化检测敏感性可达到 93% 以上，特异性为 100%。

三、治疗原则

（一）可手术切除的结直肠癌肝转移

1. 整体治疗策略　目前已达成共识，手术切除是结直肠癌肝转移患者获得长期生存的最佳手段，随着肝切除相关技术、麻醉及围手术期管理水平取得了长足的发展，结直肠癌肝转移的手术切除指征也发生了变化：转移瘤的大小、个数、部位甚至有无肝外转移已不再是肝转移瘤切除的限制，肝转移瘤切缘也不再强求>1cm，目前公认的手术指征包括：①结直肠癌原发灶能够根治性切除；②影像评估肝转移灶可完全（R0）切除，且要求保留足够的肝脏功能，肝脏残留容积大于 30%～50%；③患者全身状况允许，没有不可切除的肝外转移病变[2]。

2. 术前新辅助化疗　对于初始可切除的结直肠癌肝转移，可行术前新辅助化疗，以提高无复发生存率，也可直接手术切除。临床实践中应综合多方面因素决定是否行新辅助化疗，如肝转移灶的数目、大小、肿瘤标志物水平、肝转移发生的时间、原发灶的分期等。对于肝转移灶数目≥5 个虽然仍可手术切除的患者，基于肝转移灶数目超过 5 个本身就是显著的预后不良因素，且实际分期有可能被低估，因此对这类患者强烈推荐新辅助化疗，不仅有助于减少肝切除的体积、提高手术的安全性，且提高生存率。而对于单发的直径小于 2cm 预后良好的结直肠癌肝转移，化疗后如转移灶完全消失可能反而导致切除困难，推荐新辅助化疗应慎重，这类患者可先手术切除后再行术后辅助化疗。

可手术切除的结直肠癌肝转移的新辅助化疗以含奥沙利铂的方案（FOLFOX/XELOX）为主，也可选择含伊立替康的方案。靶向药物在这一人群中的作用目前尚不确定，因此不常规推荐。临床实践中，还应根据肥胖程度、基础肝病如脂肪肝、有无神经病变、行为状态评分、既往治疗史等因素综合考虑决定化疗方案。如肝转移发生在含奥沙利铂方案辅助化疗 12 个月之内，一般推荐含伊立替康的方案。如脂肪肝明显的患者，选择含奥沙利铂的方案有助于减少脂肪性肝炎的风险，而伴有外周神经病变的患者则应尽量避免选择奥沙利铂，一般状况欠佳的患者以奥沙利铂的方案耐受性相对较好。

对于可手术切除的结直肠癌，术前新辅助化疗的时间一般为 2～3 个月，即 FOLFOX/FOLFIRI 方案不超过 6 个周期，XELOX 方案不超过 4 个周期。临床实践中应综合考虑多种因素，个体化、动态地把握新辅助化疗的疗程和手术的最佳时机。新辅助化疗过程中应每 2～3 个周期评估疗效，密切观察肿瘤的变化，如肿瘤缩小明显，应适时终止化疗，施行手术。通常可以手术的结直肠癌的肝转移灶也可以通过手术切除，因此在化疗的过程中应力求所有的病灶最终仍然可被手术切除。新辅助化疗过程中应避免因临床 CR 而增加不可切除的风险，治疗中对小的转移灶进行及时、动态的评估尤为重要[3]。

3. 手术方式　肝转移灶切除可根据肝转移灶大小、分布、数量和血管的关系采用不同的手术方式：半肝切除、扩大的半肝切除、肝叶切除、肝段切除、肝不规则切除等均可采用。肿瘤较为分散时宜采用不规则切除；转移瘤数量较多比较局限时可采取肝段、肝叶切除；数量多而且分散时可采用半肝切除，甚或三叶切除等术式。对切缘的要求，已不再要求 1cm 的切缘，因为多数研究显示切缘宽度和预后并不相关，只要显微镜下切缘阴性即肿瘤 R0 切除，患者的复发率和生存时间均可达到理想结果[4]。有少数研究者认为 R1 切除亦可取得理想的治疗效果，但这部分研究样本数量较小，多数外科医生持谨慎态度，其远期疗效正在随访当中[5]。

关于结直肠肝转移同期还是分期切除，目前还没有定论，需要根据患者具体情况及肿瘤中心的经验水平决定手术方式。对于肝转移灶小且多位于周边或局限于半肝，肝切除量<50%，肝门部淋巴结、腹腔或其他远处转移均可手术切除的患者，可建议同期切除原发灶和转移病灶。能在结肠癌原发灶根治术的同一手术切口或仅适当延长后的切口内完成肝转移灶切除，也是选择同期切除的依据之一。

术前评估不能满足同期切除条件的患者，可以选择分期切除结直肠原发病灶和肝脏转移病灶。其中"liver first"手术先行切除肝转移灶可降低肝转移进展和化疗相关肝脏损害的风险，结直肠癌原发灶则在经过一定的治疗后再予以根治性切除。其手术的并发症发生率和病死率与传统模式的分期切除相同，术后 5 年存活率可接近 40%。由于术中超声对肝转移病灶的敏感性明显优于其他影像检查，能够发现术前未能探测到的病灶，所有手术患者均应常规行术中超声。

4. 术中超声的价值

（1）对病灶的定位：10%～40% 肝转移瘤术中无法触及，术中 B 超不仅简单易行，也是检查发现肝脏肿瘤最敏感的方法，对肝癌定位准确，能够提高手术安全性、彻底性和合理性，在手术过程中，可帮助外科医生发现触及不到的已知结节和发现新结节。阿里塔（Arita）等[6]报道 100 例结直肠癌肝转移患者术前影像检查发现 242 个结节，术中超声发现 25 个新病灶，术后病理证实 21 个为肝转移瘤，4 个为良性病变，4 个良性病变中 3 例经术中超声造影确诊为良性；术中超声造影发现 22 个新病灶，并因此有 26 名患者改变了手术策略。术中超声造影的敏感性、预测阳性率和准确性分别为 99%、98%、97%，优于增强 MRI（82%、99%、83%）和增强 CT（81%、99%、81%）。因此，即使有术前完善的影像学检查，也应当行术中超声检查，有术中超声造影更佳。

（2）对肝脏解剖结构的定位：术中超声可以对肝脏脉管系统等解剖结构进行标志，减少不必要的损伤，提高手术安全性，此外对于新辅助化疗后"消失"的转移病灶，可以根据化疗前病灶影像学解剖部位，根据术中超声明确肝脏解剖标志，切除相应部位肝脏组织，保证病变切除的彻底性。

（3）深处病灶射频治疗的引导：对于位于肝脏深部＞3cm 的转移病灶手术切除较困难，风险较高，且可能损失较多正常肝组织，术中超声引导射频消融治疗可获得与手术切除相媲美的效果，它可与手术切除联合进行，且进针方式较经皮穿刺射频治疗更方便、更灵活，安全性更高。

5. 术后辅助治疗　结直肠癌肝转移在 R0 切除术后辅助治疗原则，一般有两种治疗模式的选择：①肝转移术后辅助化疗可选择 FOLFOX 方案化疗 12 个周期或 XELOX 方案 8 个周期（6 个月）；②围手术期化疗，术前 FOLFOX 方案或联合靶向药物治疗（西妥昔单抗：Ras 野生型，贝伐单抗）化疗 6 周期（3 个月），R0 肝转移瘤术后 FOLFOX 方案辅助治疗 6 周期（3 个月）。在可切除的结直肠癌肝转移，术后辅助化疗的临床研究存在不足，对于过去 12 个月内未接受过含奥沙利铂方案辅助治疗的患者，建议肝转移 R0 切除术后可采用含奥沙利铂为主的化疗 6 个月后行肝转移灶 R0 切除术。

6. 放疗在可手术结直肠癌肝转移中的应用　可手术的Ⅳ期结直肠癌新辅助 / 辅助盆腔放疗的循证依据总体级别不高，但近期 SEER 数据库分析显示原发灶切除的转移性结直肠癌患者接受辅助 / 新辅助盆腔放疗可获得生存获益。对于预期可长期生存的患者，目前的国际的治疗共识推荐可切除的局部晚期转移性结直肠癌接受术前同步放化疗或短程放疗与高强度化疗联合应用。建议对于影像诊断为 T3 期及以上或任何 T、淋巴结阳性的结直肠癌肝转移患者术前应用同步放化疗或短程放疗联合化疗。同步放化疗：放疗总剂量 45～50Gy，采用常规分割剂量（通常 1.8～2Gy/ 次，每周 5 次，共 25 次），并应用以氟尿嘧啶（5-FU）或卡培他滨为主的化疗；短程放疗：放疗总剂量 25Gy，采用大分割剂量（每次 5Gy，连续治疗 5 次完成），休息 1～2 周后推荐结直肠癌肝转移的标准方案化疗。

7. 射频消融治疗　消融技术是通过足够的温度变化产生不可逆的组织损伤，导致组织发生凝固性坏死，从而杀伤肿瘤细胞。消融技术包括射频消融（RFA），微波消融（MWA）和冷冻消融等。对于大于 3.0cm 的病灶，由于微波消融热效率高、消融范围大，可能获益更多。病灶邻近大胆管结构附近，特别是离肝门只有 1～2cm 的地方，射频消融、微波消融会导致胆管狭窄和瘘的风险。此类病灶，适宜纳米刀治疗。

射频消融是肝脏肿瘤治疗最为常见、也是发展最快一项技术，射频消融治疗效果主要取决于肿瘤的解剖位置、数量、肿瘤类型以及操作者经验等因素。射频消融治疗具有靶向精确、损伤较小的优势，适用于处理特殊部位（如肝周无法分离、大出血风险高的部位等情况）、化疗后肝损伤的患者等。对于多发肝转移病灶的患者，手术联合射频消融不仅能够扩大可治疗患者的范围，而且可以减少患者肝脏手术的损伤。射频消融也存在着自身的一些限制：①对于直径大于3cm的病灶射频消融效果尚有争议；②邻近大血管的病灶在消融过程中会产生热量丢失，从而影响治疗的效果；③可能某些肿瘤在超声下显示不清晰，从而无法进行超声引导下射频消融；④由于其自身技术的限制，射频消融过程时间较长，不过随着技术的不断进步，这一点也在不断改善。在外科治疗中，应结合射频消融的优势和限制，严格把握适应证，以最小的损伤为患者取得最佳的疗效。

综上所述，外科治疗是结直肠癌肝转移患者获得良好预后的重要治疗手段，也是多学科综合治疗中的核心部分。目前关于同期或分期手术还存在着一定的争议，结合所在中心的经验，笔者认为原发灶和转移灶进行同期手术不仅能够取得较好的疗效，并且在住院时间、花费及并发症方面存在着一定的优势。术中超声和术中射频为肝转移灶的外科治疗带来了极大的便利，一定程度上扩展了手术的适应证，已成为外科治疗中不可或缺的部分[7]。唯有全面的理解结直肠癌肝转移的外科治疗原则，严格把握手术指征，灵活掌握手术技巧和辅助技术，才能给患者带来最好的预后效果。

消融治疗的适应证：对于可以切除的肝转移瘤，目前证据显示手术切除仍是局部治疗的标准疗法。对于某些患者因伴有合并症无法耐受手术，或者转移瘤的解剖位置不佳者（如位于肝实质中央区，或者毗邻重要血管），施行手术切除可能导致残肝体积不足，此时可以联合使用或单独使用消融技术，以达到R0切除的目的。

许多研究均显示手术切除无论在局部复发率还是5年生存率方面都优于局部消融治疗。肝切除术中探查肝脏时可发现影像学检查不能发现的转移灶，切除病灶的同时也切除了肝实质内的其他隐匿微转移灶，这可能是肝转移瘤单纯手术切除疗效优于局部消融的原因。此外，研究设计中患者选择的偏倚也可能是影响因素。由于消融技术本身的局限性，对于大于5.0cm的病灶优先推荐肝切除术。

消融治疗的优势在于微创性、治愈性、可重复性。患者术后恢复更快，可更早地开始后续辅助治疗，避免了等待期间的病情进展。尤其是肝切除术后，患者肝转移瘤局部复发、异位新发时，可重复应用消融技术进行局部治疗，显示了一定优势[8-9]。

对于不能达到根治目的（完全切除/消融存在病灶）的"减瘤措施"，无论手术切除还是消融或者两者联合，NCCN指南专家组均不推荐。对于手术可以完全切除的转移瘤，RFA不能替代手术切除。但是在2016年版ESMO结直肠癌指南中，提出了寡转移（oligometastasis）概念，强调了治疗的关键是将手术、射频消融和放疗等局部治疗手段捆绑在一起，展示了消融治疗可能具有较好的未来，需要进一步随机对照研究论证[10]。

（二）潜在可切除结直肠癌肝转移的治疗

1. 整体治疗原则 潜在可切除结直肠癌肝转移指因为原发病灶或转移病灶因各种原因无法切除，但是经过综合治疗如果反应良好，存在根治性切除可能性的结直肠癌肝转移病例。对于这部分患者，只要不存在消化道出血、梗阻等外科急症，应积极治疗，为患者争取根治性切除的机会，即开展积极的转化治疗。转化治疗策略的制定应在MDT指导下制定，主要包括原发病灶侵犯程度的判断，区域淋巴结转移的判断，肝脏转移病灶数目、位置、大小的判断，肝外转移病灶的排除，病理类型尤其是基因类型的测定，全身治疗方案的制定，局部治疗方案的制定等。初始治疗方案应遵循联合、强力的原则，争取以较少的化疗周期和较短的治疗时间达到转化的目的。在转化治疗期间，应密切监测治疗反应，根据疗效判断决定手术时机和手术方案。如疾病进展，应及时更换治疗方案。如在治疗过程中，局部病灶进展出现梗阻、出血等外科急症，需及时处理。对于更换治疗方案后病情仍然进展的患者，需要在MDT的判断和指导下，改变治疗目的和总体策略[11]。

2. 转化性化疗的原则 转化治疗的目的是通过尽可能缩小可见肿瘤，使肝转移瘤获得治愈性切除的可能。此类患者术后5年生存率与初始肝转移灶可手术切除患者相似。应选择客观缓解率高的方案。一个靶向药物加上两药或三药联合化疗方案可能是最有效的联合治疗方法。5-FU/亚叶酸钙（或卡培他滨）联合奥沙利铂或伊立替康的化疗方案具有较高的转化切除率，应作为首选。化疗联合分子靶向药物可以进一步提高转化率。*RAS* 野生型患者，化疗联合西妥昔单抗能明显提高肝转移的切除率。因此，对 *RAS* 野生型患者应首先考虑化疗联合西妥昔单抗，而 *RAS* 突变型患者可考虑化疗联合贝伐珠单抗。三药联合化疗方案 FOLFOXIRI 也有较高的切除转化率，但毒性也大，可以作为两药化疗联合靶向药物方案的替代方案，尤其在因各种原因无法使用分子靶向药物，且患者身体状况较好的情况下应该作为首选。目前尚缺乏国人使用三药联合方案的推荐剂量，应用时应注意根据毒性反应适当进行剂量调整。三药化疗联合分子靶向药物用于转化性化疗尚缺乏充分的依据，且不良反应增加，应慎用。推荐全身治疗 2 个月后进行外科评估是否可切除。需要继续化疗的患者之后应每 2 个月进行一次再评估。注意含伊立替康和含奥沙利铂的方案分别会引起脂肪性肝炎和肝窦损伤。为尽量减少化疗所致的肝损伤，推荐化疗后病变一旦转变为可切除即应进行手术[12]。贝伐珠单抗可能会造成肝脏手术中出血增加以及术后伤口愈合问题，建议应用贝伐珠单抗的患者手术时机应选择在最后一次使用贝伐珠单抗后 6～8 周；西妥昔单抗只应用于 *RAS* 基因野生型的患者。

3. 适时多学科团队（MDT）评估可切除性　与可手术切除的结直肠癌肝转移的术前新辅助化疗不同的是，潜在可切除结直肠癌肝转移的化疗周期数取决于何时转化为可手术切除。因此原则上，化疗过程中应每 2～3 个周期进行一次影像检查并提交 MDT 评估，一旦已转化为可手术切除应停止化疗，休息 4～6 周后手术。以避免小病灶的临床 CR 而导致因转移灶无法定位而无法手术切除，以及过多的化疗带来肝损伤而增加术后并发症[13-14]。

（三）不可切除的结直肠癌肝转移的治疗

1. 内科治疗原则　对于不可切除的结直肠癌肝转移，内科治疗是姑息性治疗，要根据患者和肿瘤两方面因素确定治疗策略是缩小肿瘤还是疾病控制，最终实现延长生存时间、提高生活质量的目标。治疗方案的选择取决于患者肿瘤负荷、体力状态、脏器功能、经济承受能力等。对于需要缩小肿瘤、适合高强度治疗的患者，可选择高有效率的方案，此时可选择 FOLFOX 或 FOLFIRI，联合靶向治疗药物西妥昔单抗（*RAS* 基因野生型）或贝伐珠单抗，甚至可采用三药化疗方案 FOLFOXIRI 联合靶向治疗。而对于治疗目标是疾病控制的患者，优先选择两药联合化疗联合靶向治疗。在充分的初始治疗后肿瘤达到稳定或缓解，可进行维持治疗。如果初始治疗未包括靶向药物，维持治疗考虑卡培他滨或 5-FU/CF；如果初始治疗包括靶向治疗，维持治疗考虑卡培他滨或 5-FU/CF 联合靶向治疗。目前研究显示多数维持治疗能够延长无进展生存期。维持治疗失败的患者则根据维持时间和不良反应等选择后续治疗方案。如果患者初始耐受差，考虑卡培他滨或 5-FU/CF 联合贝伐珠单抗治疗。奥沙利铂及伊立替康可序贯使用。对一般状况差不适合化疗的患者，应给予最佳支持治疗[15]。

2. 外科治疗　对经过综合治疗仍无法转化者，可以进行姑息性治疗，对结直肠癌患者在诊断时即存在肝转移者，如患者存在出血、梗阻、穿孔等情况时，可先行切除肠道肿瘤。如无上述危险，可在肿瘤得到有效控制后，酌情选择姑息性切除肠道肿瘤，对结直肠肿瘤切除术后发生无法切除的肝转移者，在化疗同时亦可考虑应用射频消融及介入治疗，最佳营养支持治疗等方法。

3. 放射治疗　放射治疗可以作为不可切除肝转移的治疗推荐之一，适用于有治疗经验的医疗单位。全美放射肿瘤学会的肝转移放疗证据回顾显示，肝转移放疗的 2 年局部控制率可达 60%～90%，与射频消融的疗效相当，2 年生存率为 30%～80%。应用三维适形放疗或调强适形放疗技术可以使照射剂量达到 60Gy（40～90Gy）；立体定向放疗针对体积较小（直径≤5cm）的肝内寡转移灶能够提高靶区的照射剂量，同时降低正常肝脏剂量。放射性肝损伤（RILD）是需要密切关注的治疗相关毒性，患者放疗前的肝功能以正常为宜，照射的剂量和受到照射的肝脏体积也需要控制在相应的范围内以减少严重放射性肝损伤的发生。一般认为无肝硬化且放疗前肝功能正常的情况下，常规分割（2Gy/次），正常肝平均受量小于 30Gy 是安全的；立体定向放射治疗（SBRT）3～6 次照射，正常肝脏接受的剂量小于 15Gy 的照射体积大于 700cm³ 是安全的。

4. 介入治疗　对于不能手术切除的结直肠癌肝转移的患者，就近期疗效（1 年和 2 年生存率）而言，介入联合静脉化疗的疗效好于单纯介入治疗或静脉治疗，静脉化疗联合介入治疗可作为推荐治疗方案。对于难以耐受静脉化疗副作用，或多疗程静脉化疗失败的患者，也可考虑单独接受介入治疗。动脉灌注化疗药物以铂类、多柔比星或表柔比星、氟尿嘧啶为主。介入治疗除常规的经动脉灌注给药途径外，还可以考虑应用动脉药盒植入术。莫切林（Mocellin）等[16]荟萃分析了 10 项动脉药盒植入灌注化疗与系统静脉化疗随机对照试验，共纳入 1277 例结肠癌肝转移患者，研究显示：动脉药盒植入灌注化疗具有较好的肿瘤反应率，其与系统静脉化疗联合应用会使得结肠癌肝转移患者更多获益。

（四）复发后再手术治疗

结直肠癌肝转移瘤切除术后再次复发的治疗原则同初次发现肝转移。肝转移瘤切除术后60%～70% 仍会出现复发转移，复发转移部位仍以肝脏为主。肝转移灶切除后复发手术治疗效果近似初次肝转移灶切除。彼得夫斯基（Petrowsky）[17]回顾分析了 126 例结直肠癌患者肝转移二次手术病例，其 1、3、5 年生存率分别为 86%、51%、34%。伊西古罗（Ishiguro）[18]对 111 例结直肠癌肝转移瘤二次手术切除患者进行分析，5 年生存率为 41%，中位生存期达 43 个月。二次手术的治疗原则通过严格随访，发现复发和转移，符合手术切除条件者应尽早手术切除，手术切除指征同初次切除。如不具备手术切除条件，应积极行转化治疗，为再次手术创造条件。

四、多学科团队（MDT）的意义及实施

结直肠癌肝转移治疗复杂，牵涉到临床多个科室，传统的诊疗模式很难满足要求，MDT 模式已经被公认为结直肠癌肝转移最佳诊疗模式。MDT 治疗模式的核心是以患者为中心，联合包括外科、肿瘤科、放射科、病理科等相关学科在内的多名专家共同商议讨论，为患者明确更为确切的诊断分期，同时制定最为适宜的治疗方案。最近的一项综述显示，在 MDT 查房中有超过 10% 的患者在诊断和治疗方面进行了更改，从而获得更加适合的诊治。针对结直肠癌方面，也有研究显示采取 MDT 诊治模式的患者较未实施前获得了更加良好的预后，并且显示 MDT 查房本身成为了结直肠癌患者良好预后的独立预测因素。同时国际上多项指南及专家共识均推荐结直肠癌肝转移患者最好在 MDT 治疗模式下进行诊治。无论在可切除性的评估，首次治疗策略的确定，治疗后疗效判断，治疗方案的更改等，都需要 MDT 参与及确认[19]。

五、随访及预后

1. 可切除结直肠癌肝转移灶　可切除结直肠癌肝转移灶治疗完成后应对患者密切随访，了解有无肝转移的发生。2 年内每 6 个月进行 1 次病史询问、体格检查和肝脏超声检查，检测 1 次 CEA、CA19-9等适当的肿瘤标志物，并进行 1 次胸、腹、盆腔增强 CT 扫描和针对肝转移的 MRI 检查（PET/CT 扫描不作常规推荐）。以上随访 2 年内未见异常，以后的 3～5 年内每 6～12 个月随访 1 次。术后 1 年内应进行电子结肠镜的检查，若发现异常，需在 1 年内复查；否则术后第 3 年复查，以后每 5 年 1 次[20]。

2. 不可切除结直肠癌肝转移灶　不可切除结直肠癌肝转移灶治疗完成后，对患者应进行密切的随访。了解有无原发部位复发及肝转移或其他脏器的复发转移情况。根据患者肿瘤标志物的升高情况，建议 2 年内每 3 个月随访血清 CEA 等适当的肿瘤标志物，2 年内每 3～6 个月进行 1 次胸、腹和盆腔增强 CT 扫描和针对肝转移的 MRI 检查，以后每 6、12 个月进行 1 次。其他随访内容和频次参照可切

除直肠癌肝转移术后的随访进行。随诊中应关注患者不良反应及生活质量的相关信息并给予记录。

（蔡建强）

参 考 文 献

[1] REES M, TEKKIS P P, WELSH F K, et al. Evaluation of long-term survival after hepatic resection for metastatic colorectal cancer: a multifactorial model of 929 patients [J]. Ann Surg, 2008, 247 (1): 125-135.

[2] SHARMA S, CAMCI C, JABBOUR N, et al. Management of hepatic metastasis from colorectal cancers: an update [J]. J Hepatobiliary Fancreat Surg, 2008,15 (6): 570-580.

[3] ANDRE T, BONI C, NAVARRO M, et al. Improved overall survival with oxaliplatin, fluorouracil, and leucovourin as adjuvant treatment in stage II or HI colon cancer in the MOSAIC trial [J]. J Clin Oncol, 2009,27 (19): 3109-3116.

[4] PAWLIK T M, SCHULICK R D, CHOTI M A. Expanding criteria for resectability of colorectal liver metastases [J]. Oncologist, 2008, 13: 51-64.

[5] CIULIANTE F, ARDITO F, VELLONE M, et al. Role of the surgeon as a variable in long-term survival after liver resection for colorectal metastases [J]. J Surg Oncol, 2009, 100 (7): 538-545.

[6] ARITA J, ONO Y, TAKAHASHI M, et al. Routine preoperative liver-specific magnetic resonance imaging does not exclude the necessity of contrast-enhanced intraoperative ultrasound in hepatic resection for colorectal liver metastasis [J]. Ann Surg, 2015, 262 (6): 1086-1091.

[7] FAHY B N, D'ANGELICA M, DEMATTEO R P, et al. Synchronous hepatic metastases from colon cancer: changing treatment strategies and results of surgical intervention [J]. Ann Surg Oncol, 2009, 16 (2): 361-370.

[8] HUR H, KO Y T, MIN B S, et al. Comparative study of resection and radiofrequency ablation in the treatment of solitary colorectal liver metastases [J]. Am J Surg, 2009, 197 (6): 728-736.

[9] REUTER N P, WOODALL C E, SCOGGINS C R, et al. Radiofrequency ablation vs. resection for hepatic colorectal metastasis: therapeutically equivalent? [J]. J Gastrointest Surg, 2009, 13 (3): 486-491.

[10] DE BAERE T, TSELIKAS L, YEVICH S, et al. The role of image-guided therapy in the management of colorectal cancer metastatic disease [J]. Eur J Cancer, 2017, 75: 231-242.

[11] PAWLIK T M, SCOGGINS C R, ZORZI D, et al. Effect of surgical margin status on survival and site of recurrence after hepatic resection for colorectal metastases [J]. Ann Surg, 2005, 241 (5); 715-722.

[12] BLAZER DG 3RD, KISHI Y, MARU D M, et al. Pathologic response to preoperative chemotherapy: a new outcome end point after resection of hepatic colorectal metastases [J]. Clin Oncol, 2008, 26 (33): 5344-5351.

[13] ADAM R, LAURENT A, AZOULAY D, et al. Two stage hepatectomy: a planned strategy to treat unresectable liver tumors [J]. Ann Surg, 2000, 232: 777-785.

[14] VIBERT E, CANEDO L, ADAM R. Strategies to treat primary unresectable colorectal liver metastases [J]. Semin Oncol, 2005, 32 (6 suppl 8): 33-39.

[15] ALBERTS S R, WAGMAN I D. Chemotherapy for colorectal cancer liver metastases [J]. Oncologist, 2008, 13 (10): 1063-1073.

[16] MOCELLIN S, PILATI P, LISE M, et al. Meta-analysis of hepatic arterial infusion for unresectable liver metastases from colorectal cancer: the end of an era? [J]. J Clin Oncol, 2007, 25 (35): 5649-5654.

[17] PETROWSKY H, GONEN M, JARNAGIN W, et al. Second liver resections are safe and effective treatment for recurrent hepatic metastases from colorectal cancer: a bi-institutional analysis [J]. Ann Surg, 2002, 235 (6): 863-871.

[18] ISHIGURO S, AKASU T, FUJIMOTO Y, et al. Second hepatectomy for recurrent colorectal liver metastasis: analysis of preoperative prognostic factors [J]. Ann Surg Oncol, 2006, 13 (12): 1579-1587.

[19] EDWARDS M S, CHADDA S D, ZHAO Z, et al. A systematic review of treatment guidelines for metastatic colorectal cancer [J]. Colorectal Dis, 2012, 14 (2): e31-e47.

[20] REX D K, KAHI C J, LEVIN B, et al. Guidelines for colonoscopy surveillance after cancer resection: a consensus update by the American Cancer Society and US Multi-Society Task Force on Colorectal Cancer [J]. CA Cancer J Clin, 2006, 56 (3): 160-167; quiz 185-186.

神经内分泌肿瘤（neuroendocrine tumors，NET）是一类起源于肽能神经元及神经内分泌细胞、相对少见且具有较高异质性肿瘤，它构成了一个广泛的肿瘤家族。美国流行病学调查显示其发病率在过去 40 年中上升了 6.4 倍，达到 6.98/10 万[1]。尽管 NET 在生物学行为上属于相对惰性，但其远处转移并不少见，肝脏是其最常见的转移部位，文献报道 30%～80% 的 NET 患者存在同时或异时肝转移。神经内分泌肿瘤肝转移（neuroendocrine liver metastasis，NELM）患者最常见的原发肿瘤为胃肠胰神经内分泌肿瘤（gastroenteropancreatic neuroendocrine tumors，GEP-NET）[2]。本章结合国际上常用的四大 NET 共识：世界卫生组织（World Health Organization，WHO）2010 年版消化系统肿瘤病理分类、2017 版欧洲神经内分泌肿瘤学会（European Neuroendocrine Tumor Society，ENETS）指南、北美神经内分泌肿瘤协会共识和美国国立癌症网络（NCCN）指南及国内 2016 年版中国版胃肠胰神经内分泌肿瘤专家共识，对 NELM 诊疗现状进行阐述[3-6]。

一、病因和病理

1. 病因 NET 确切的病因和发病机制目前尚不明确，遗传、环境因素可能与 NET 的发生有关。有研究显示，糖尿病史和癌症家族史与散发性胰腺神经内分泌肿瘤（pancreatic neuroendocrine tumors，pNET）发病相关，大量吸烟、饮酒也可能是 pNET 的危险因素。对 NET 的基因突变分析发现，染色质重构基因和 mTOR 通路基因可出现突变，约有 10% 的 NET 与多种遗传性内分泌肿瘤综合征，如多发性内分泌肿瘤（mutiple endocrine neoplasia，MEN）、林道综合征（von Hippel-lindau syndrome，VHL syndrome）等相关。

2. 病理 2010 WHO 根据核分裂象数及 Ki-67 指数将 NET 分为 3 级：G1 级（高分化、低级别），核分裂象数<2/10 个高倍镜视野和（或）Ki-67≤2%；G2 级（高分化、中级别），核分裂象数（2～20）/10 个高倍镜视野和（或）Ki-67 为 3%～20%；G3（低分化、高级别）级核分裂象数>20/10 个高倍视野和（或）Ki-67>20%。2017 版 WHO 分级认为高分级 G3 即为差分化的神经内分泌癌（neuroendocrine carcinoma，NEC）。回顾性分析柏林大学 1980—2003 年诊治的 158 例 GEP-NET 患者资料：根据 2010 版 WHO 分级，G1 级、G2 级和 G3 级患者分别为 44 例、85 例和 29 例，5 年总体生存率分别为 95.7%、73.4% 和 27.7%。但近年研究发现部分 NET，特别是 pNET，病理学分级虽然达到了 G3 诊断标准，且 Ki-67 指数通常为 20%～50%，但肿瘤细胞分化良好，因此，2017 年 WHO 病理学诊断标准将这类 pNET 正式命名 G3 神经内分泌肿瘤（neuroendocrine neoplasms，NEN）（国内命名为高增殖活性神经内分泌瘤），NEN-G3 患者的总体生存时间（54.1 个月），虽短于分化好的 NET 患者（67.8 个月），但显著优于分化差的 NET 患者（11.0 个月）[7]。回顾性分析日本多中心 70 例 G3 期 pNET，根据新诊断标准分为 NEN-G3 期 21 例，和 NEC-G3 49 例，两组患者总体生存存在显著差别（41.8 个月 *vs.* 11.3 个月；$P=$ 0.004）[8]。因此，各指南建议完整的病理学报告中需要包括确切的 Ki-67 指数、分化程度和核分裂象计数，以便更为精确地对 NET 进一步分类。

欧洲神经内分泌肿瘤学会指南根据转移数目及分布将肝转移分为 3 型。Ⅰ型（简单型）：单个转移灶，分布在一侧肝脏，可以手术切除；Ⅱ型（复杂型）：单个孤立转移灶伴小转移灶，多分布于两侧肝脏，可能手术安全切除；Ⅲ型（弥漫型）：转移灶在肝脏弥散分布，2016 版 ENETS 指南及 NCCN 指南均不推荐Ⅲ型肝转移患者常规行原发灶切除[9]。弗里林（Frilling）等[10]回顾性分析 119 例 NELM，根据 ENETS 分型分为Ⅰ型 23 例，Ⅱ型 18 例，Ⅲ型 78 例。Ⅰ型均接受肝脏 R0 切除；Ⅱ型仅 5 例行外科手术，1 例肝移植，4 例姑息性减瘤手术；Ⅲ型中 16 例（21%）行肝移植术。3 组患者 5 年和 10 年总体生存分别为 100% 和 100%、84% 和 75%、51% 和 21%。

二、临床表现

NELM 临床症状多样化，通常表现为肿瘤局部压迫症状和激素分泌过量所致全身性症状，部分患者无明显症状，仅有轻微非特异性症状。局部症状主要表现为原发肿瘤及肝脏肿瘤局部占位症状：如腹胀、腹痛、腹部包块等。根据是否伴随相应激素过量分泌的症状，可分为功能性和非功能性 NET，功能性 NET 伴随相应激素和活性胺的过度分泌，常导致患者出现头晕、乏力、腹痛、腹泻等临床症状，根据肿瘤细胞的不同类型可分为胃泌素瘤、胰岛素瘤、胰高血糖素瘤、生长抑素瘤、血管活性肽瘤等，其中以胰岛素瘤和胃泌素瘤最为常见，但临床上功能性 NELM 相对少见。功能性 NELM 因激素过量分泌而引发的全身症状常常较为严重并影响治疗生存，如果手术可以完整切除病灶，术后症状多可缓解甚至消失，如果 NELM 已不能手术治疗则仅能使用药物控制症状，但效果不甚理想。回顾性分析美国神经内分泌肿瘤协作组 2000—2016 年外科手术的 2181 例神经内分泌肿瘤病例资料，功能性神经内分泌肿瘤 230 例（10.5%），其中胰岛素瘤和胃泌素瘤分别为 53% 和 34.8%，14% 的患者术后功能症状未得到改善，多因素分析显示术后功能症状未改善是影响患者无瘤生存的独立危险因素（HR，4.7，95% CI，1.3~16.6，$P=0.016$），而这些术后全身症状无改善者则提示肿瘤切除不彻底，需进一步排查是否已是广泛转移而无法获得 R0 切除[11]。

三、影像学、诊断与病情评估

实验室检查可检测有功能神经内分泌肿瘤的血清相应激素水平，包括胰岛素、胰高血糖素和胃泌素等。血清嗜铬粒蛋白 A（chromogranin A，CgA）是一种分泌型蛋白，适用于各类型神经内分泌肿瘤，可用于疾病筛查和治疗后肿瘤监测，富克谢维奇（Fuksiewicz）等[12]分析 131 例 GEP-NET 资料显示，pNET 和小肠型 NET 术前 CgA 升高率分别为 49% 和 52%，同时指出 CgA 升高与肿瘤的转移及预后相关。CgA 临床意义需同时注意假性增高，曾报道在使用质子泵抑制剂（PPI）、肝肾功不全、高血压和慢性胃炎患者中 CgA 升高。影像学检查是诊断 NELM 的首选方式，常用的方法为超声、CT 和磁共振，相对 CT，磁共振增强对微小原发灶及肝转移灶的诊断准确率更高[13]。大多数神经内分泌肿瘤分泌高亲和力的生长抑素受体，故神经内分泌肿瘤患者的初始评估可考虑以生长抑素受体为基础的成像，铟（indium，In）-二亚乙基三胺五乙酸（^{111}In-DPTA）-奥曲肽闪烁显像被作为一种标准成像技术，较常用影像学检查可以更加准确的评估 NET，可作为肿瘤分期、术前成像和再分期的检查手段[14]。对 NELM 应首选超声筛查，进一步行增强 CT 或 MR 检查，联合应用三维成像则可以在术前较为准确地判断转移瘤的数目、大小和具体部位，特别是基于超薄层 CT 扫描信号的动态三维成像或 3D 打印技术对于精准定位具有独特的优势。

四、治疗

NELM 治疗方式的选择需综合评估肿瘤病理分化、分级、肝脏转移类型、是否存在肝外转移、肿瘤的功能状态、肿瘤原发灶及转移灶的可切除性、全身状态等方面而制定。目前，NELM 的治疗措施包括外科治疗、内科治疗和介入治疗。外科治疗包括手术切除和肝移植；内科治疗主要包括生物治疗、靶向治疗、化疗和核素治疗；介入治疗主要包括肝动脉栓塞、消融治疗、选择性内放射治疗等。

（一）外科治疗

手术治疗是目前唯一可能近乎治愈 NELM 的治疗方式，完整切除肝转移灶可以有效缓解症状并延长患者生存期[15]。2017 版 ENETS 指南 NELM 外科切除的适应证：G1～G2 级 NET、无不可切除的肝外转移灶、Ⅰ型或Ⅱ型肝转移瘤，切除后预计残肝体积应≥30%。由于 NELM 以Ⅱ、Ⅲ型为多，对于多发肝转移灶手术方法的设计十分重要。Ⅰ型则多采用规则性肝段或肝叶切除即可获得 R0 切除，故在手术规划上仅需要注意保持 1～2cm 以上切缘即可。而针对多发转移可能有以下手术规划：①当多发转移瘤均位于一叶时仅行规则性半肝切除；②多数病灶位于一叶，另一叶仅有少数病灶，则行半肝切除同时挖除另一叶病灶；③两叶内转移灶相当，在确保出入肝血管和胆管主干不损伤之前提下，可以酌情在术中超声引导下逐一挖除肿瘤。Ⅰ型患者可选择腔镜、机器人或开放手术。对多发 NELM 则推荐开放手术，以便随时扪、触诊和超声检查。在实施局部挖除时，应用超声刀、百克钳等电外科器械更具优势，可以缩短手术时间并减少出血。回顾性分析 1985—2003 年美国 8 个肝胆胰中心外科手术的 339 例 NELM 病历资料：78% 肝切除，3% 单纯射频，19% 联合肝切除和射频；R0 切除 53.7%，R1 切除 20.4%，R2 切除 19.2%；患者 5 年和 10 年总体生存为 74% 和 51%，但患者 5 年复发率高达 94%[16]。由此可见，外科手术尽管可能仅仅是 R1 切除，仍能获得较好的长期生存，对可能无法一次手术切尽的 NELM 还可在术中联合射频或微波治疗以获得更好的姑息切除疗效。荟萃性分析 1966—2009 年共 29 项神经内分泌肿瘤肝转移文献显示：平均肉眼切除率（R1/R0）为 71%，平均显微切除率（R0）为 62%；肝切除术后患者平均 5 年、10 年总体生存和无瘤生存分别为 70.5%、42% 和 29%、1%；单因素分析显示影响预后的主要因素：姑息性切除、肝外转移、同时性转移、无功能神经内分泌肿瘤、肝脏多发病灶、肿瘤呈低分化。多因素分析显示影响预后独立危险因素主要为肿瘤呈低分化和肝外转移[17]。

针对 NELM 减瘤手术能否使患者受益仍存争议，但目前大多文献研究显示在严格限制条件下减瘤手术能够改善症状及预后[18]。回顾性分析国际多中心 1990—2014 年 612 例 NELM，姑息性切除病例 179 例（29.2%），姑息性切除指征：G1/G2 级，肿瘤累及<50% 肝组织，80% 以上肿瘤可切除。姑息性切除术后年总体生存为 60.7%。马克斯韦尔（Maxwell）等[19] 甚至提出切除>70% 的转移病灶，即可减轻患者症状，改善患者预后。综合目前文献满足以下条件可考虑减瘤手术：G1/G2 级，肿瘤累及<50% 肝组织，至少 70% 以上肿瘤可切除，原发病灶可切除，无不可切除的肝外转移灶。在满足这些条件前提下，应用超声引导逐一局部切除，同时联合射频 / 微波治疗仍是可行的。但仍应详细评估重要器官功能，综合考虑年龄、全身情况以及个人意愿后慎重决策。对于 NELM 转移病灶无法切除时是否需切除原发病灶，目前尚存在争议，2016 版 ENETS 指南及 NCCN 指南均不推荐在肝转移病灶不能切除时，常规行原发灶切除。但刘易斯（Lewis）等[20] 回顾性分析 2005—2011 年 430 例 NELM 病史资料显示，在肝转移病灶不处理的前提下，原发病灶切除能够显著改善患者预后（38 个月 vs. 10 个月；P<0.001）。故在此情况下，需要经验丰富的肝外科中心精确评估是否肝转移灶为不可切除十分重要，而当原发病灶易切除时，采用微创技术先切除原发病灶对全身情况良好者仍不失为一种治疗选择。

在严格把握适应证的情况下，对于肝脏广泛转移，无法通过手术切除时可考虑肝移植术，可望改善患者生存状态。目前，全球报道 NELM 肝移植例数约 700 例，美国 NELM 肝移植仅占肝移植总数的 0.2%～0.3%。2016 版 ENETS 指南指出，肝移植并不是 NELM 患者常规治疗手段，仅在极少数类癌综合征或功能性 NET 出现广泛肝转移且对生长抑素类似物（SSAs）、干扰素 α-2b 等药物治疗耐药的患者才考虑[21]。欧洲 35 个医学中心 1982—2009 年 213 例 NELM 患者接受了肝移植治疗，术后 5

年总体生存率和无瘤生存分别为 52% 和 30%；多变量分析结果显示，影响预后的不良因素为同时进行原发病灶切除、肿瘤呈低分化状态和肝脏肿大[22]。1995 年美国国家癌症中心制定了 NELM 肝移植标准：病理学分级为 G1、G2 级；仅存肝转移灶且无法手术完整切除；原发灶及其他肝外病灶在肝移植术前 6 个月均完整切除且无复发；肝转移灶≤50% 肝体积；年龄<60 岁。马扎费罗（Mazzaferro）等[23]报道 1995—2010 年 88 例符合米兰标准的 NELM 的患者资料，其中 42 例接受肝移植，46 例接受非手术治疗，结果显示两组患者 5 年生存率（97.2% vs. 50.9%）、10 年生存率（88.8% vs. 22.4%）总体生存率存在显著差异（P<0.001）。但此研究并非 RCT 研究，病例的选择存在差异，通常认为符合米兰标准的 NELM 可以采用手术切除而并非是肝移植的优选适应证。从国内很有限的病例来看，采用了美国国家癌症中心的 NELM 肝移植之适应证，少数病例在肝移植术后配合药物治疗已生存近 10 年。因此在严格把握手术指征的前提下，术后调整最佳抗排斥药物剂量并联合抗肿瘤药物治疗方可能使患者长期获益。

（二）内科治疗

对于不能手术切除的 NELM，生物治疗、分子靶向治疗、全身化疗等也有一定的效果。化疗主要应用肝转移的 G3 级 NELM，而靶向药物和生物治疗主要用于治疗生长缓慢的 G1 级和 G2 级的 NET[24]。2016 版 ENETS 指南提出胰腺 NET 化疗的适应证：高分化 G3、肿瘤快速进展或肿瘤负荷大的晚期胰腺 NET，对于其他部位（肺、胸腺、胃、结肠、直肠）的 NET，如果 Ki-67 指数高、生长抑素受体成像阴性、病情快速进展和（或）其他治疗失败，也可考虑化疗。G3 级 NELM 顺铂联合依托泊苷或拓扑替康是目前一线化疗方案。二线治疗方案有 FOLFOX 和 FOLFIRI，以替莫唑胺为基础的化疗也有相关报道。生物治疗主要包括 SSAs 和干扰素 α-2b[25]。SSAs 如奥曲肽、兰瑞肽等是目前控制功能性 NET 激素过度分泌引起相关症状的一线治疗药物，主要应用于增殖指数较低（Ki-67<10%）、生长抑素受体表达阳性的晚期 NET 患者[26-27]。而干扰素 α-2b 为功能性 NET 的二线治疗药物，主要用于 SSAs 难治性的类癌综合征等。靶向治疗药物主要包括酪氨酸激酶抑制剂舒尼替尼及 mTOR 抑制剂依维莫司[28]，用于晚期不可切除的 G1 或 G2 级 NET，一般用于 SSAs 治疗后进展的 NET 患者，对生长抑素受体成像阴性的患者，也可一线使用靶向治疗。

（三）介入治疗

NELM 肝转移灶多由肝动脉供血，当无法外科手术切除，尤其对于功能性 NET 患者，可考虑介入治疗，介入治疗主要包括肝动脉栓塞、肝动脉栓塞化疗、消融治疗、放疗或内放射治疗，介入治疗可减少肿瘤负荷的同时改善生活质量，延长生存时间。在 G1、G2 级 NELM 且肝转移灶血供丰富的患者中均可考虑 TAE 或 TACE。消融治疗单用或联合手术治疗可实现部分患者根治性治疗。肽受体放射性核素治疗是近年迅速发展的一种治疗方法，原理为利用放射性核素标记的生长抑素类似物杀伤表达生长抑素受体的肿瘤细胞，一般用于一线药物治疗失败的晚期 NET 患者。

NELM 治疗手段呈现多样化，手术切除是目前唯一可能近乎治愈 NELM 的治疗方式，肝移植仅是极少数 NELM 的选择，较低的外科手术切除率及术后较高复发率促使人们不断研究新的治疗方法，因此目前 NELM 治疗方案主张以手术为主的多学科综合治疗。

（耿小平）

参 考 文 献

[1]　DASARI A, SHEN C, HALPERIN D, et al. Trends in the incidence, prevalence, and survival outcomes in patients with

neuroendo-crine tumors in the United States [J]. JAMA Oncol, 2017, 3 (10): 1335-1342.

［2］ GARCIA-CARBONERO R, CAPDEVILA J, CRESPO-HERRERO G, et al. Incidence, patterns of care and prognostic factors for outcome of gastroenteropancreatic neuroendocrine tumors (GEP-NETs): results from the National Cancer Registry of Spain (RGETNE) [J]. Ann Oncol, 2010, 21 (9): 1794-1803.

［3］ WORLD HEALTH ORGANIZATION. WHO classification of tumours of the digestive system [M]. 4th ed. Lyon: International Agency for Research on Cancer, 2010.

［4］ PAVEL M, O'TOOLE D, COSTA F, et al. ENETS consensus guidelines update for the management of distant metastatic disease of intestinal, pancreatic, bronchial neuroendocrine neoplasms (NEN) and NEN of unknown primary site [J]. Neuroendocrinology, 2016, 103 (2): 172-185.

［5］ AMIN M B, GREENE F L, EDGE S B, et al. AJCC cancer staging manual [M]. 8th ed. New York: Springer, 2016.

［6］ 中国临床肿瘤学会神经内分泌肿瘤专家委员会. 中国胃肠胰神经内分泌肿瘤专家共识 (2016 年版) [S/J]. 临床肿瘤学杂志, 2016, 21 (10): 927-946.

［7］ BASTURK O, YANG Z, TANG L H, et al. The high-grade (WHO G3) pancreatic neuroendocrine tumor category is morphologically and biologically heterogenous and includes both well differentiated and poorly differentiated neoplasms [J]. Am J Surg Pathol, 2015, 39 (5): 683-690.

［8］ YOSHIDA T, HIJIOKA S, HOSODA W, et al. Surgery for pancreatic neuroendocrine tumor G3 and carcinoma G3 should be considered separately [J]. Ann Surg Oncol, 2019, 26 (5): 1385-1393.

［9］ GARCIA-CARBONERO R, SORBYE H, BAUDIN E, et al. ENETS consensus guidelines for high-grade gastroenteropancreatic neuroendocrine tumors and neuroendocrine carcinomas [J]. Neuroendocrinology, 2016, 103 (2): 186-194.

［10］ FRILLING A, LI J, MALAMUTMANN E, et al. Treatment of liver metastases from neuroendocrine tumours in relation to the extent of hepatic disease [J]. Br J Surg, 2009, 96 (2): 175-184.

［11］ ZAIDI M Y, LOPEZ-AGUIAR A G, POULTSIDES G A, et al. The impact of failure to achieve symptom control after resection of functional neuroendocrine tumors: an 8-institution study from the US Neuroendocrine Tumor Study Group [J]. J Surg Oncol, 2019, 119 (1): 5-11.

［12］ FUKSIEWICZ M, KOWALSKA M, KOLASIŃSKA-ĆWIKŁA A, et al. Prognostic value of chromogranin A in patients with GET/NEN in the pancreas and the small intestine [J]. Endocr Connect, 2018, 7 (6): 803-810.

［13］ D'ASSIGNIES G, FINA P, BRUNO O, et al. High sensitivity of diffusion-weighted MR imaging for the detection of liver metastases from neuroendocrine tumors: comparison with T2-weighted and dynamic gadolinium-enhanced MR imaging [J]. Radiology, 2013, 268 (2): 390-399.

［14］ CHAN D L, PAVLAKIS N, SCHEMBRI G P, et al. Dual somatostatin receptor/FDG PET/CT imaging in metastatic neuroendocrine tumours: proposal for a novel grading scheme with prognostic significance [J]. Theranostics, 2017, 7 (5): 1149-1158.

［15］ FAIRWEATHER M, SWANSON R, WANG J, et al. Management of neuroendocrine tumor liver metastases: long-term outcomes and prognostic factors from a large prospective database [J]. Ann Surg Oncol, 2017, 24 (8): 2319-2325.

［16］ MAYO S C, DE JONG M C, PULITANO C, et al. Surgical management of hepatic neuroendocrine tumor metastasis: results from an international multi-institutional analysis [J]. Ann Surg Oncol, 2010, 17 (12): 3129-3136.

［17］ SAXENA A, CHUA T C, PERERA M, et al. Surgical resection of hepatic metastases from neuroendocrine neoplasms: a systematic review [J]. Surg Oncol, 2012, 21 (3): e131-e141.

［18］ EJAZ A, REAMES B N, MAITHEL S, et al. Cytoreductive debulking surgery among patients with neuroendocrine liver metastasis: a multi-institutional analysis [J]. HPB (Oxford), 2018, 20 (3): 277-284.

［19］ MAXWELL J E, SHERMAN S K, O'DORISIO T M, et al. Liver-directed surgery of neuroendocrine metastases: what is the optimal strategy? [J]. Surgery, 2016, 159 (1): 320-333.

［20］ LEWIS A, RAOOF M, ITUARTE PHG, et al. Resection of the primary gastrointestinal neuroendocrine tumor improves survival with or without liver treatment [J]. Ann Surg, 2018, 270 (6): 1131-1137.

［21］ COPPA J, PULVIRENTI A, SCHIAVO M, et al. Resection versus transplantation for liver metastases from neuroendocrine tumors [J]. Transplant Proc, 2001, 33 (1-2): 1537-1539.

［22］ LE TREUT Y P, GRÉGOIRE E, KLEMPNAUER J, et al. Liver transplantation for neuroendocrine tumors in Europe-results and trends in patient selection: a 213-case European liver transplant registry study [J]. Ann Surg, 2013, 257 (5): 807-815.

［23］ MAZZAFERRO V, SPOSITO C, COPPA J, et al. The Long-term benefit of liver transplantation for hepatic metastases from neuroendocrine tumors [J]. Am J Transplant, 2016, 16 (10): 2892-2902.

［24］ SORBYE H, WELIN S, LANGER S W, et al. Predictive and prognostic factors for treatment and survival in 305 patients with advanced gastrointestinal neuroendocrine carcinoma (WHO G3): the NORDIC NEC study [J]. Ann Oncol, 2013, 24 (1): 152-160.

［25］ FAZIO N, DE BRAUD F, DELLE FAVE G, et al. Interferon-alpha and somatostatin analog in patients with gastroenteropancreatic neuroendocrine carcinoma: single agent or combination [J]. Ann Oncol, 2007, 18 (1): 13-19.

［26］ RINKE A, MÜLLER H H, SCHADE-BRITTINGER C, et al. Placebo-controlled, double-blind, prospective, randomized study on the effect of octreotide LAR in the control of tumor growth in patients with metastatic neuroendocrine midgut tumors: a report from the PROMID Study Group [J]. J Clin Oncol, 2009, 27 (28): 4656-4663.

［27］ WOLIN E M, JARZAB B, ERIKSSON B, et al. Phase III study of pasireotide long-acting release in patients with metastatic neuroendocrine tumors and carcinoid symptoms refractory to available somatostatin analogues [J]. Drug Des Devel Ther, 2015, 9: 5075-5086.

［28］ YAO J C, SHAH M H, I TO T, et al. Everolimus for advanced pancreatic neuroendocrine tumors [J]. N Engl J Med, 2011, 364 (6): 514-523.

第40章 非结直肠癌非神经内分泌瘤肝转移

肝脏因其血运丰富，成为众多肿瘤血行转移的常见部位。近年来随着化疗药物的更新、外科手术技术的进步，人们对肿瘤治疗研究的日益深入，外科治疗在结直肠癌和神经内分泌瘤肝转移中的地位已经日趋被人们所认可，而对于非结直肠癌非神经内分泌瘤肝转移（non-colorectal non-neuroendocrine liver metastasis，NCNNLM）目前尚有所争议。主要原因在于：NCNNLM 并非单一病症，它涵盖了多种原发病，其生物学特性迥异；对于同一肿瘤又受种族、地域差异影响较大；同时原发肿瘤并肝转移常为肿瘤晚期，也有肝外转移的可能。具备外科手术条件的病例数相对较少，缺乏大样本的研究报道，因而限制了人们对 NCNNLM 的认识。值得一提的是，NCNNLM 所包含的原发病范围会随着人们对肿瘤的认识不断深入而缩小，如肉瘤肝转移的外科治疗也已经逐渐被人们接受，因此有人提出非结直肠癌、非内分泌瘤、非肉瘤肝转移外科治疗的概念。本章结合当前已发表的文献对 NCNNLM 的目前外科诊治现状进行阐述。

一、病因病理

非结直肠癌非神经内分泌瘤肝转移是一类疾病的统称，顾名思义它包含了除结直肠癌和神经内分泌瘤以外的所有肿瘤引发的肝脏转移瘤，常见的病因包括胃癌、胆管癌、胰腺癌、乳腺癌、肉瘤、泌尿生殖系统肿瘤、黑色素瘤等。由于 NCNNLM 涉及的原发病较多，因此其病理类型也多种多样，常见腺癌、鳞癌、肉瘤、黑色素瘤等。从组织胚胎学上来讲，有内胚层来源的如胰腺癌、胃癌、食管癌、肝外胆管癌、肺癌等；中胚层来源的胃肠道间质瘤（GIST）、卵巢癌、肾癌、软组织肉瘤；以及外胚层来源的乳腺癌、皮肤黑色素瘤等。霍尔茨纳（Holzner）等[1]的一项研究表明其中内胚层来源的肿瘤生物学行为较差，外科手术治疗的预后相对最差。NCNNLM 的发病率受原发病的影响，存在明显的地域差异。来自美国的一项研究表明[2]，在接受外科手术治疗的 NCNNLM 中，原发病排行前列的分别是乳腺癌、肉瘤、泌尿生殖系统肿瘤（包括卵巢癌、肾癌等，黑色素瘤等）；而来自日本的一项研究则显示原发病的发病率排名为胃癌、胃肠道间质瘤、胆管癌、卵巢癌、胰腺癌、乳腺癌、肾细胞癌等[3]。

二、临床表现

NCNNLM 除原发病引发的症状和体征外，常具有恶性肿瘤的非特异性表现，如体重减轻、厌食、发热等。肝大往往是肝脏转移瘤所特有的表现，晚期患者也可能出现严重的肝大并于肋缘下触及肿大的肝脏，叩诊肝浊音界明显增大，听诊有时可闻及肝区杂音及压迫性摩擦音。少数患者可出现脾肿大，尤其是在患原发性胰腺癌的病例更易发生。晚期肿瘤种植于腹膜可伴有腹水，造成胆道梗阻者可出现黄疸，在终末期可出现进行性黄疸和肝性脑病等肝脏功能衰竭的表现。

三、影像学

（一）超声

典型的肝转移瘤超声可显示肿瘤中间有液化坏死，称为"牛眼征"。超声造影利用对比剂使后散射回声增强，明显提高超声诊断的分辨率、敏感性和特异性，并且可以实时动态连续观察各个时期，肝脏转移瘤可表现为不均质团块，边界不清，中心回声更低；血运丰富者动脉期病灶呈快速环状增强，回声强度高于周围肝实质，中心无强化，少血供者可表现为不强化或轻度强化；静脉期强化区可以快速减退，中间可表现为不规则未增强区，也有部分转移瘤静脉期强化明显。

（二）CT

CT 扫描 NCNNLM 可表现为肝脏上类圆形低密度结节，边缘清楚，可伴有坏死出血等征象，增强CT 扫描可见，动脉期和静脉期病灶持续强化，其中有一部分病灶静脉期较动脉期强化明显。但也有一部分肝转移瘤属于少血供转移瘤，表现为不强化或轻度强化。

（三）MRI

绝大多数肝转移癌病灶在 T1WI 上呈稍低信号，在 T2WI 上呈稍高信号。增强核磁扫描，尤其新型对比剂钆塞酸二钠（普美显，Gd-EOB-DTPA），能被肝细胞特异性摄取，部分由胆道系统排泄，具有独特的代谢特点。因肝脏转移瘤细胞不具备正常的肝细胞功能，不能摄取钆塞酸二钠，增强后表现为无强化，而正常肝组织强化明显。因此有利于小病灶的显示。

（四）PET/CT

PET/CT 不仅可以显示肝脏转移瘤同时可以发现全身其他部位转移情况，对于评估手术具有很好的应用价值，但缺点是价格较高。

四、诊断与病情评估

同时性肝转移（synchronous liver metastases）指原发病确诊前或确诊时发现的肝转移；而原发病术后发生的肝转移称为异时性肝转移（msetachronous liver metastases）。在晚期病例诊断往往很容易，但病情较轻的病例诊断常较困难。彩色多普勒超声因为简便、无创，是肝转移首选的的检查方法，在已确诊患恶性肿瘤的病例也广泛使用超声检查作为监测有无肝脏转移灶的方法。对怀疑肝转移病例可以进一步通过增强 CT 或核磁进行验证，必要时可以做 PET/CT 确定是否有其他部位扩散，这对于外科决策是有帮助的。肝脏组织活检可确诊肝脏转移肿瘤，如果怀疑发生肝脏转移肿瘤或治疗需要组织学根据时应作肝活检，在超声引导下进行肝活检，可增加其阳性率；必要时也可以通过腹腔镜对肝脏组织进行活检。

阿达姆（Adam）等[4] 提出术前对病例资料的评分包括有无肝外转移灶、原发病是否 R2 切除、肝脏切除的范围、患者的年龄、原发病到出现肝转移的时间间隔以及原发病的病理类型等（表 40-0-1），获得患者的术前评分来评估患者的病情并预测外科手术的治疗效果，有助于术前对患者是否能通过外科手术获益进行评价，从而帮助临床筛选合适的病例[5]。

五、综合处理

肝脏转移性肿瘤的综合处理，包括外科手术切除、全身性化疗、肝动脉插管化疗、新辅助化疗、介

表 40-0-1　Adam 评分系统

有无肝外转移灶	
有	1
无	0
原发病灶是否 R2 切除	
有	1
无	0
肝脏切除范围	
有	1
无	0
患者的年龄（岁）	
>60	2
30～60	1
<30	0
原发病到出现肝转移的时间间隔（月）	
<12	2
12～24	1
≥24	0
原发病病理类型	
黑色素瘤	3
鳞癌	2
其他类型	1
乳腺原发	0
最大总分数	10

注：Adam 评分系统，通过肝外转移灶、R2 切除、肝脏切除的范围、年龄、原发病到出现肝转移的时间间隔、原发病的病理类型评分，总分 0～10 分，分值大小与生存期相关。

入治疗等。多学科团队（multidisciplinary team，MDT）模式是目前肝脏转移瘤诊治的有效手段，它以患者为中心，包括普通外科、肿瘤内科、放疗科、放射和超声影像科及其他相关专业的医生。MDT 可以减少个体医生做出的不完善决策，可以帮助患者获得更精确的疾病分期，较少的治疗混乱和延误，更个性化的评估和治疗以及更好的治疗衔接、更高的生活质量和最佳的临床获益。MDT 根据患者的体力状况、年龄、全身重要器官功能等进行评估，针对不同的治疗目标，给予患者最合理的检查和最恰当的综合治疗方案。通过肝脏外科、肿瘤科、影像科专家共同对肝脏转移瘤进行评估，以明确是否可以通过手术获得 R0 切除。

对于可以 R0 切除，且手术难度不大的患者，应该围绕手术治疗进行相应的新辅助和（或）辅助治疗，以降低手术后复发的风险；对于手术难度较大时应积极联合其他肿瘤局部毁损手段（如射频消融等）；对于无法手术的患者，应该采用积极的综合治疗以控制疾病进展。

六、外科治疗

手术完全切除肝转移灶，达到 R0 切除仍是目前 NCNNLM 的最佳治疗方法。符合条件的患者均应在适当的时候接受手术治疗。部分最初肝转移灶无法切除的患者经新辅助治疗后转化为可切除病灶时也应适时接受手术治疗[6]。

手术适应证：原发灶能够或已经根治性切除；根据肝脏解剖学基础和病灶范围，肝转移灶可完全（R0）切除，且要求保留足够的功能性肝组织（术前 CT 三维重建、数字成像技术等有助于评估残肝体积）；患者全身状况允许，没有不可切除的肝外转移病变，或仅为肺部结节性病灶，但不影响肝转移灶切除决策的患者。

手术禁忌证：原发灶不能取得根治性切除；出现不能切除的肝外转移；预计术后残余肝脏体积不足；患者全身状况不能耐受手术[7]。

1. 同时性肝转移的手术治疗　在肝转移灶小、位于周边或局限于半肝，肝切除量低于 50% 的患者可建议原发灶和肝转移灶一期同步切除。术前评估不能满足一期同步切除条件的患者，可以先手术切除原发病灶，二期再切除肝转移灶，时机选择在原发病灶根治术后 4～6 周；若在肝转移灶手术前进行系统性治疗，肝转移灶的切除可延至原发灶切除后 3 个月内进行。也有报道，先切除肝转移灶再切除原发灶的"肝切除优先模式"，其术后并发症、死亡率和 5 年生存率均与传统模式的二期分阶段切除相同。

2. 异时性肝转移的手术治疗　既往原发灶为根治性切除且不伴有原发灶复发，肝转移灶能完全切除且肝切除量低于 70%（无肝硬化者），应予以手术切除肝转移灶，也可考虑先行新辅助治疗。

3. 手术方式的选择　手术切除应符合 R0 原则，切缘至少 >1mm 且保证足够的残肝体积，如不规则性肝切除、单一或多病灶局部肝切除；肿瘤局限于左半肝或右半肝且无肝硬化者，可行解剖性半肝切除；对于残肝体积不足者，可以采用门静脉栓塞（PVE）使得剩余肝脏代偿性增大，增加手术切除的可能；联合肝脏离断和门静脉结扎的二步法肝切除术（associating liver partition and portal vein ligation for staged hepatectomy，ALPPS）可使残留肝脏的体积在较短时间内明显增大而获得更多二期肝切除的机会。另外，术中超声、吲哚菁绿染色，以及腹腔镜、机器人等微创技术同样适用于上述手术方式[8]。在此列举两种 NCNNLM 的影像学表现及手术治疗见图 40-0-1 和图 40-0-2。

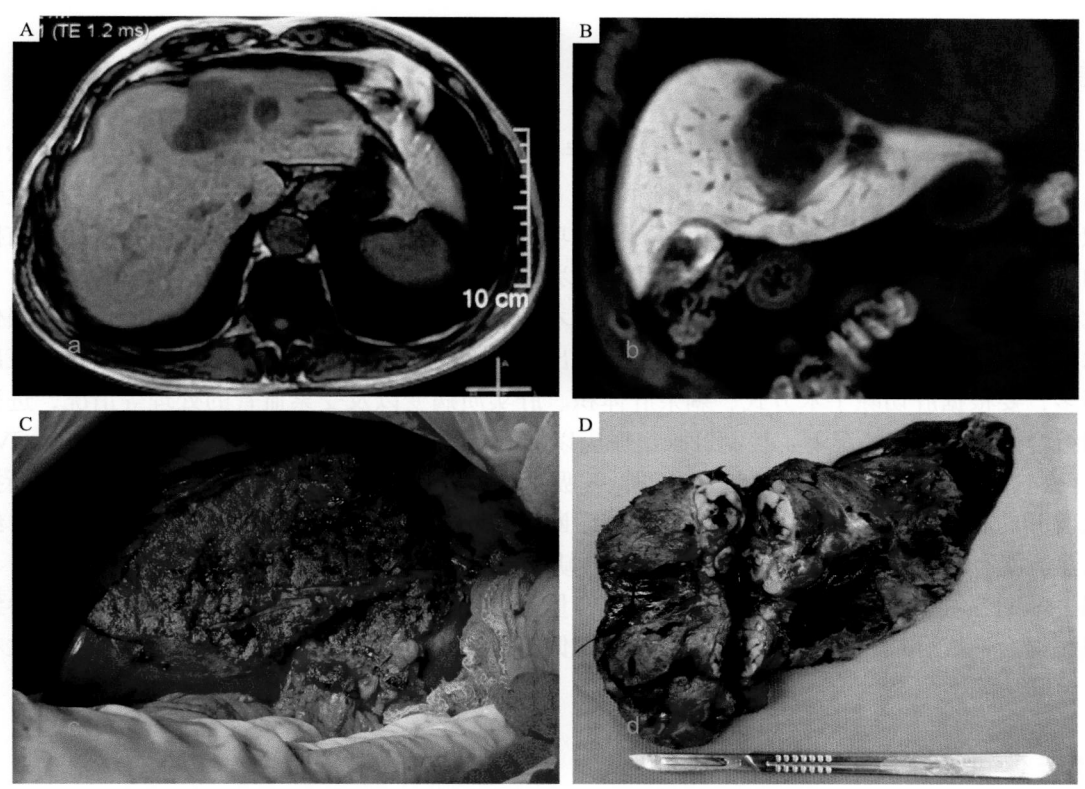

图 40-0-1　直肠乙状结肠交界间质瘤术后肝转移

A、B. 钆塞酸二钠核磁共振显示左半肝多发转移灶；C. 术中切除左半肝后肝脏切缘；D. 标本切面。

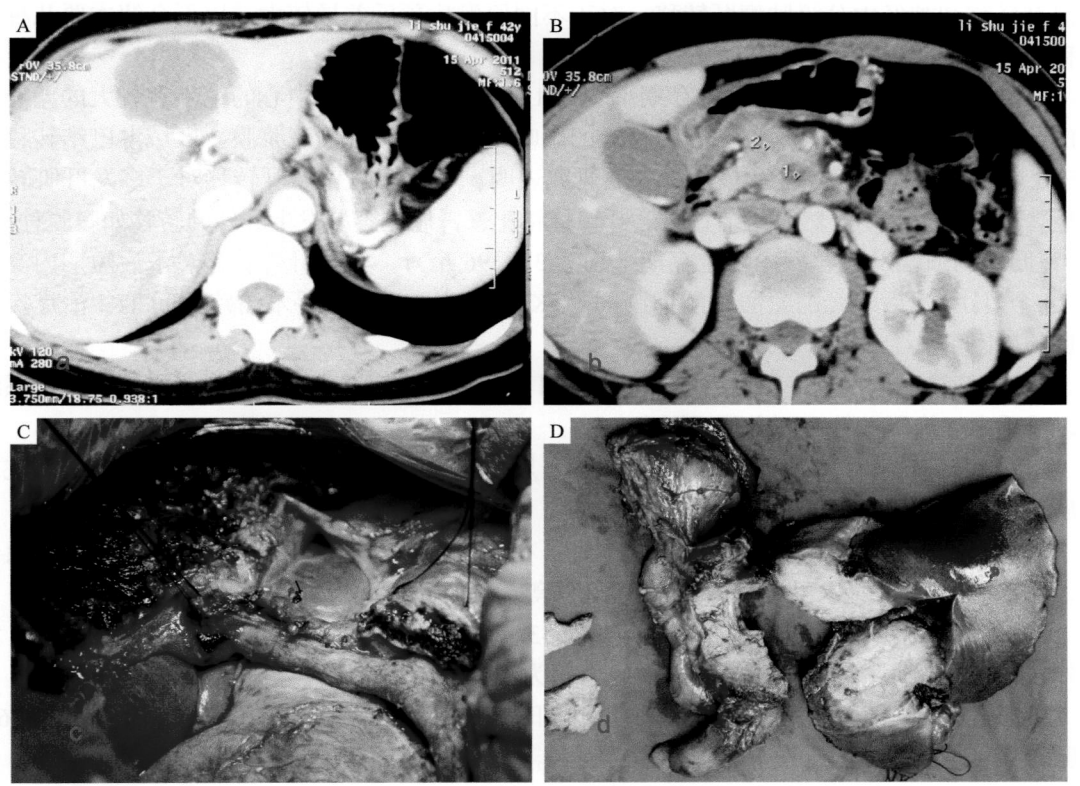

图 40-0-2　同时性胰腺钩突癌伴肝转移

A. 示肝左叶转移灶；B. 胰腺钩突病灶；C. 显示术中切除肝左叶及胰头十二指肠后切缘；D. 切除标本。

七、围手术期处理

术前通过对患者全身营养状态、体力进行评分，结合肝功能、吲哚菁绿排泄实验（ICG-R15）对肝脏储备功能评估；通过影像学（CT 三维重建、数字成像技术等）对肝脏总体积、切除范围及剩余肝脏体积进行计算并做出手术规划，避免因剩余肝功能体积不足或者虽然肝体积足够，但脉管结构不完整，如流入道或流出道血管损伤、胆管梗阻等，以减少手术后肝脏功能不全的发生。

术中大出血导致循环障碍和肝细胞损伤以及术中肝脏血流阻断引起剩余肝脏缺血再灌注损伤都会影响术后肝脏功能的恢复，因此手术中要控制大出血和超时限肝脏血流阻断。手术中控制肝脏出血的方法很多，要根据肝切除手术方式、剩余肝体积、肝实质病变以及受累血管的处理等情况，进行合理选择和组合运用。一般情况下，控制肝脏出血应以降低中心静脉压（central venous pressure，CVP）为基础（可通过控制血容量、血管活性药和调低呼吸潮气量等心肺干预措施），结合入肝血流阻断技术如选择保留肝动脉血流的门静脉阻断、半肝血流阻断、间断入肝血流阻断或全肝血流阻断等。单纯阻断门静脉血流能有效控制肝实质出血，又能避免肝缺血再灌注损伤。

围手术期容量负荷的精确处理亦很重要，容量过少导致肝脏血流灌注不足、容量超负荷导致肝脏过度灌注都会造成肝损伤，尤其是剩余肝脏体积偏小而处于边缘状态时，容量超负荷容易诱发小肝综合征甚至肝功能不全。

八、预后

伴随着肿瘤学研究的发展与进步，NCNNLM 外科疗效整体而言呈上升趋势。虽然生存期尚不如结直肠癌肝转移和神经内分泌肿瘤肝转移，对于不同原发病预后差异较大，以下介绍主要几种原发肿瘤肝转移的预后。

1. 胃癌肝转移 文献报道中位生存期平均为 12~41 个月，不同中心的结果有较大的差异。胃癌肝转移的治疗效果同时受原发病灶和肝转移灶的影响，如胃癌病灶侵犯浆膜、区域淋巴结转移数大于 2 个，三处以上的肝脏转移灶等。最近的一项研究表明，手术切除胃癌肝转移对于多发肝脏转移的患者可以显著延长其生存期。然而与结直肠癌肝转移相比，胃癌更容易发生肝外的转移如腹膜种植等。

2. 胃肠道间质瘤肝转移 中位生存期平均为 33~96 个月，其中肝外转移、术后短期内复发（间隔小于 24 个月）、术后未经酪氨酸激酶抑制剂（TKI）治疗、男性、手术治疗期间 TKI 治疗疾病进展等为不良预后因素。

3. 乳腺癌肝转移 中位生存期为 41~115 个月，其中术后短期内复发、激素受体阴性、系统化疗不敏感以及手术切缘阳性等为不良预后因素。

4. 黑色素瘤肝转移 中位生存期为 14~28 个月，其中术后短期内复发、阳性切缘、肝脏 4 个以上转移病灶、未经全身化疗等为不良预后因素。

5. 肉瘤肝转移 中位生存期为 24~72 个月，在化疗的基础上反复肝切除并获得 R0 切除可使患者收益，而术后短期内复发、肝外转移、阳性切缘等为不良预后因素。

6. 泌尿生殖系统肿瘤肝转移 中位生存期为 33~142 个月，其中阳性切缘、高级别肿瘤、淋巴转移、肝外转移、同时性肝转移、术后短期内复发等为不良预后因素。

7. 胰腺癌肝转移 通常预后很差，最近来自日本的一篇文献报道，其中位生存期可达 26 个月，同时性肝转移、术后短期内复发等为不良预后因素。

NCNNLM 是一类疾病的统称，涉及的原发病纷繁复杂，因此决定了其病因病理和临床表现的多样化。各种影像学检测手段的进步使得人们对 NCNNLM 的术前诊断越发精准，从而为其后续的精准治疗提供更好的参考。随着人们对 NCNNLM 原发病治疗有效药物的不断深入研究,以及外科技术的发展,使得 NCNNLM 的综合治疗效果和预后有了很大程度的提升,外科治疗也逐渐从手术禁区中走出来,在其综合治疗中占有一席之地。相信将来外科治疗在 NCNNLM 的治疗中会发挥越来越重要的作用,取得与结直肠癌和神经内分泌肿瘤肝转移相近的临床治疗效果[9]。

(崔云甫)

参 考 文 献

[1] HOLZNER P A, MAKOWIEC F, KLOCK A, et al. Outcome after hepatic resection for isolated non-colorectal, non-neuroendocrine liver metastases in 100 patients - the role of the embryologic origin of the primary tumor [J]. BMC Surg, 2018, 18 (1): 89.

[2] GROESCHL R T, NACHMANY I, STEEL J L, et al. Hepatectomy for noncolorectal non-neuroendocrine metastatic cancer: a multi-institutional analysis [J]. J Am Coll Surg, 2012, 214 (5): 769-777.

[3] SANO K, YAMAMOTO M, MIMURA T, et al. Outcomes of 1639 hepatectomies for non-colorectal non-neuroendocrine liver metastases: a multicenter analysis [J]. J Hepatobiliary Pancreat Sci. , 2018, 25 (11): 465-475.

[4] ADAM R, CHICHE L, ALOIA T, et al. Hepatic resection for noncolorectal nonendocrine liver metastases: analysis of 1,452 patients and development of a prognostic model [J]. Ann Surg, 2006, 244 (4): 524-535.

[5] SIM D P Y, GOH B K P, LEE S Y, et al. Preoperative prognostic factors after liver resection for non-colorectal, non-neuroendocrine liver metastases and validation of the Adam Score in an Asian population [J]. World J Surg, 2018, 42 (4): 1073-1084.

[6] TAKEMURA N, SAIURA A. Role of surgical resection for non-colorectal non-neuroendocrine liver metastases [J]. World J Hepatol, 2017, 9 (5): 242-251.

[7] 中国研究型医院学会肝胆胰外科专业委员会. 肝硬化患者肝切除术后肝功能不全的预防与治疗专家共识 (2019 版) [S/J]. 中华消化外科杂志, 2019, 18 (4): 297-302.

[8] REDDY S K, BARBAS A S, MARROQUIN C E, et al. Resection of noncolorectal nonneuroendocrine liver metastases: a comparative analysis [J]. J Am Coll Surg, 2007, 204 (3): 372-382.

[9] 中华医学会外科学分会胃肠外科学组, 中国临床肿瘤学会结直肠癌专家委员会、中国医师协会结直肠肿瘤专家委员会, 等. 中国结直肠癌肝转移诊断和综合治疗指南 (2018 版) [S/J]. 中华消化外科杂志, 2018, 17 (6): 527-539.

第41章 小儿肝脏肿瘤

小儿原发性肝脏肿瘤病理类型较多，其中良性肿瘤约占全体40%，主要以血管瘤、肝脏错构瘤、肝细胞腺瘤等为主[1]。恶性肿瘤约占60%，常见的为肝母细胞瘤、肝细胞癌、恶性肝脏间叶瘤和横纹肌肉瘤等。在全部小儿恶性实体肿瘤中，发生于肝脏的恶性肿瘤居第3位或第4位，仅次于神经母细胞瘤及肾母细胞瘤，与恶性畸胎瘤发生率相当。尽管临床上不十分常见，但当今随着感染性疾病的死亡率下降和先天性畸形的治愈率提高，小儿恶性实体肿瘤已成为儿童的主要病死原因，小儿肝脏肿瘤的诊断、治疗也处于越来越重要的地位[2]。

小儿肝脏肿瘤按性质可分为恶性肝脏肿瘤与良性肝脏肿瘤，而根据组织学来源可以分为上皮性肿瘤、非上皮性肿瘤、错构瘤、转移性肿瘤和瘤样病变[3-6]。详见表41-0-1。

表41-0-1 小儿肝脏肿瘤和瘤样病变的分类

	良性肿瘤和瘤样病变	恶性肿瘤		良性肿瘤和瘤样病变	恶性肿瘤
上皮性	肝细胞腺瘤	肝母细胞瘤	非上皮性	脂肪瘤	
	肝内胆管腺瘤	肝细胞癌		纤维瘤	
	肝内胆管囊腺瘤	胆管细胞癌	瘤样病变	局灶性结节性肝增生	
		纤维板层型癌		结节性再生性肝增生	
非上皮性	血管瘤	血管肉瘤		腺瘤样肝增生	
	血管内皮瘤	未分化肉瘤		炎性假瘤	
	海绵状血管瘤	其他胚细胞性肿瘤	错构瘤	间叶性错构瘤	
	淋巴管瘤	恶性肝脏畸胎瘤		胆管错构瘤	
	上皮样血管内皮瘤			混合性错构瘤	
	肝脏畸胎瘤		转移性肿瘤		各种转移性恶性肿瘤

第1节 肝母细胞瘤

肝母细胞瘤（hepatoblastoma）是小儿最常见的肝脏原发性恶性肿瘤，在肝脏原发性恶性肿瘤中占50%～60%，占所有的肝脏肿瘤的25%～45%。多见于婴幼儿，尤以生后1～2年发病最多见，3岁以下者占85%～90%。男女之比为3:2～2:1，男性明显多于女性。一组研究提示发病年龄平均1.6岁，1岁以下者占54%，3岁以下者占88%。有患儿被证实为先天性肝母细胞瘤，曾有学者报道4例先天性肝母细胞瘤，1例为8个月早产患儿因难产出生后即死亡，因肝大行剖检及病理检查证实为肝母细胞瘤，1例生后2天因腹胀、呼吸衰竭死亡，剖检证实。笔者经历2例均因出生后发现肝大、腹胀，于出生后1个月手术诊断。近年来国内也有报道成人的肝母细胞瘤病例。

一、病因

肝母细胞瘤的详细发病机制尚未完全明了，一般认为是一种胚胎性肿瘤。可能是在胚胎发育时期肝脏细胞的增生与分化发生异常，至胎儿期或出生后肝脏内仍存在未成熟的肝脏的胚胎性组织，而这些组织异常的持续增生，形成发育幼稚的组织块而可能转化为恶性的母细胞瘤。这种恶性肿瘤形成的病理过程可能发生于胎儿晚期，也有可能至成人期后才发病，临床上仍以发生于婴幼儿期最多见。

近年来诸多学者进行了不同角度的病因和发病机制的研究，认为其可能与如下因素有关。

1. 染色体异常 在许多小儿的恶性肿瘤中都会见到染色体异常。肝母细胞瘤在 11 号染色体常有 11p11.5 的杂合子的丢失。也有报道染色体的异常发生在 2 号和 20 号染色体的三体型（trisomy 2, trisomy 20），这与胚胎型横纹肌肉瘤有类似的染色体异常的表现。

2. 遗传因素的影响 大多数病例都是散发的，但也有家族性发病的报道。有学者报告 4 个家庭中有同胞的兄弟或姐妹发生肝母细胞瘤，其中一对同胞兄弟合并伴有中枢神经系统的异常，一对同时伴有肝糖原累积症ⅠB，而另一对有多发性家族性腺瘤性息肉病的家族史。

3. 与妊娠期的各种外界不良因素有关 近年有报道发病与母亲的口服避孕药及应用促性腺激素有关。另有研究证实与母亲孕期大量饮酒，导致的胎儿酒精综合征（fetal alcohol syndrome）有关。

4. 与低出生体重有关 近年来随着新生儿医疗技术水平的提高，极低出生体重儿的生存率明显提高。但随之发现这些病例发生肝母细胞瘤的比例增加。日本学者提出出生体重低于 1000g 时，发生本病的危险性大增。

二、病理和病理分型

肝母细胞瘤可发生于肝左叶或右叶，以右叶为多，见图 41-1-1、图 41-1-2。甚至有发生于肝外的迷走肝组织的肝母细胞瘤，近年有腹膜后或腹腔内其他位置的肝外肝母细胞瘤的个案报道。肝母细胞瘤大多

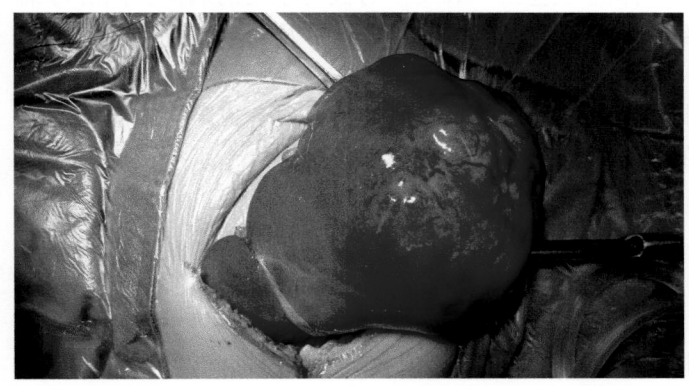
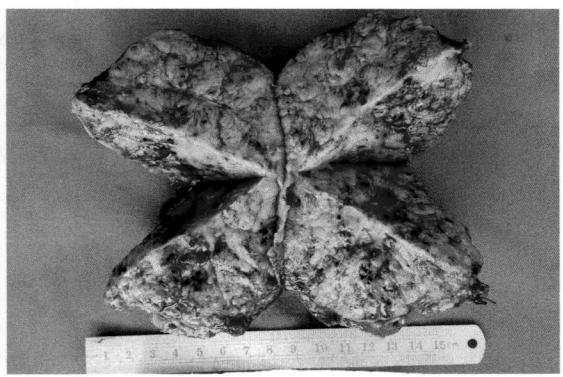

图 41-1-1　肝右叶肝母细胞瘤术中所见（男，1 岁 9 个月）

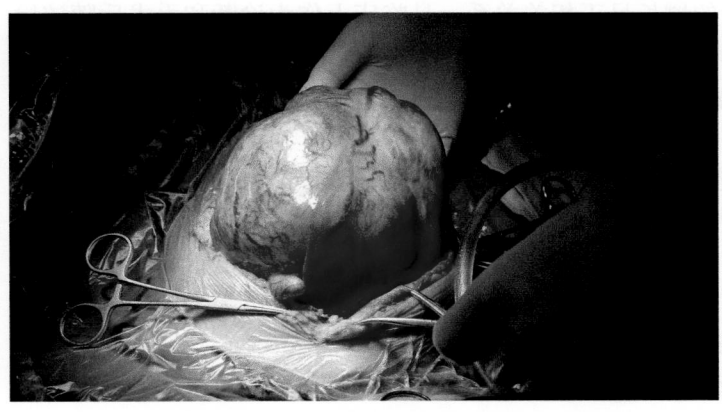
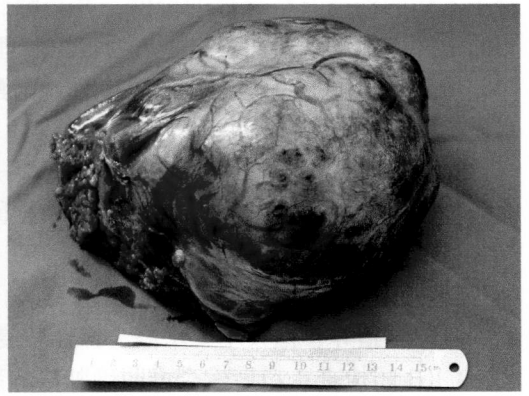

图 41-1-2　肝右叶肝母细胞瘤术中所见（男，5 个月）

表现为肝内单个球形或分叶状融合的实性肿块，常使肝叶变形或移位。肿瘤多呈圆形，半数有包膜，但其包膜多非真性的纤维性组织，而是被肿瘤挤压变扁的一层肝组织。肿瘤表面多有粗大的屈曲、显露的血管。早期为单一的瘤体，后逐渐向周围肝组织浸润、扩张，使肝脏呈结节性增大甚至呈巨大的肿块[7]。

肝母细胞瘤根据其所含组织成分可分为上皮型和混合型[8]。上皮型瘤细胞分化程度从高至低分别是胎儿型、胚胎型和间变型。混合型是在以上皮为主的结构中出现部分间叶成分，常见的是成熟的骨、软骨及骨样组织，偶可见类似纤维肉瘤或肌源性肉瘤的梭形细胞。上皮型较混合型多见。

对大量临床病例的病理组织学研究发现，并非所有的肝母细胞瘤的组织细胞都似胎儿或胚胎期的肝脏组织细胞形态，以上的分类并不能完全包容所有的病理发现。日本病理学会小儿肿瘤组织分类委员会按照肿瘤组织的分化程度提出高分化型（well differentiated type），低分化型（poorly differentiated type）和未分化型（immature type）三类。

三、临床表现

本病发病初期多不典型，相当一部分是在家长为患儿更衣或洗澡时偶然发现右上腹部的肿块，后期会出现上腹部或全腹膨隆、恶心呕吐、食欲不振、体重减轻、腹泻、腹壁静脉曲张、发热、黄疸等表现。因肿瘤迅速增大使包膜张力加大而出现腹部胀痛。部分患儿肿瘤向胸腔方向生长，以致腹部肿块不甚明显，而因肿瘤抬高膈肌主要表现为呼吸困难。

患儿体检时可触及肝脏呈弥漫性或结节性肿大，瘤块高低不等，质硬。有时伴有脾脏肿大，腹壁静脉显露或曲张。有的患儿因肿瘤破裂腹痛、腹肌紧张、腹腔穿刺有较多不凝血液而急诊行剖腹探查。晚期病情进展迅速，不久即出现恶病质。

肝母细胞瘤另外一个临床特点为常伴有发热，体温可达 39～40℃。有极为罕见的病例，因肝母细胞瘤的瘤体内含有产生性激素的组织成分，大约 3% 病例表现性器官发育异常及阴毛出现。典型的肉眼黄疸不常见，但胆红素增高的患儿不少。

少数患儿因肿瘤而产生明显的骨质疏松，其机制可能是形成骨基质的蛋白质合成障碍或胆固醇过多，直接影响骨骼的结构所致，以致在较轻微的外力下即可能发生病理性骨折。极个别病例伴有杵状指或半身肥大。

四、诊断

根据病史、临床表现及实验室检查来诊断中晚期病例并不困难，但较难发现早期病例。

1. 实验室检查　90%～100% 的患儿血清甲胎蛋白（AFP）明显增高，可高达数万至 1 000 000mg/L，对于本病的诊断有特异性的价值，并与肿瘤的增长呈正相关关系，是临床上作为诊断和手术后随访检测的重要指标。其阳性率与肿瘤的组织病理学类型有关，以胎儿型肿瘤产生的 AFP 更多。

另外，血清 LDH、胆固醇、碱性磷酸酶也有增高的报道。早期肝功能多正常，中晚期则会出现较明显的肝功能紊乱。

2. 影像学诊断　影像学诊断的目的不是单纯为了获得肝脏恶性肿瘤的诊断，必须在此诊断的基础上明确是单发性的还是多发性的，与周围重要组织器官的关系，有无完全手术切除的可能。

目前常用的检查方法有 B 超检查、CT、MRI、血管造影等。与其他的腹部肿块的诊断不同，对于小儿肝母细胞瘤血管造影具有重要的意义，可以作为手术前介入治疗的手段，也可为手术提供非常有效的影像学指导，但技术要求高，操作较复杂，且给患儿带来一定的痛苦。

1）B 超检查：超声检查可明确肿块的部位和性质，区别实质性抑或囊性。可以较好地判断门静脉或肝静脉内是否有瘤栓的存在。另外可以作为是否有肾脏、脾内转移的简便易行的检查手段。

2）CT 表现

（1）平扫：可见肝实性肿块，多由数个结节聚合成大块状，其边缘为高或等密度，中心呈低密度或高低不等密度。

（2）增强扫描：在动脉期增强可见多个结节状增强征象，门静脉期肿瘤呈低密度，中心有不规则更低密度区域，为肿瘤坏死所致。有的肿瘤内含类似骨组织成分，CT 可显示钙化灶。CT 平扫示右肝可见巨块状低密度占位性病变，边缘比较光滑，密度不均，内部可见不规则更低密度区域，其内斑点状钙化。增强示肿瘤可见增强，门静脉期肿瘤呈低密度，中心坏死无增强，肝内胆管扩张，见图 41-1-3～图 41-1-5，视频 41-1-1～视频 41-1-3。

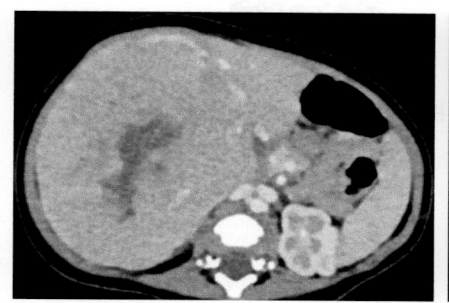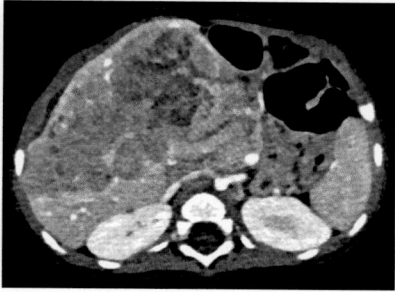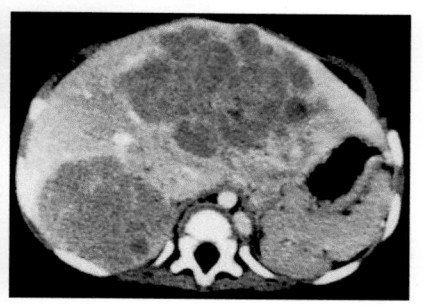

| 图 41-1-3　肝右叶肝母细胞瘤 CT 表现（男，6 个月） | 图 41-1-4　肝右叶肝母细胞瘤 CT 表现（男，8 个月） | 图 41-1-5　肝左叶肝母细胞瘤合并肝内转移 |

| 视频 41-1-1　肝右叶肝母细胞瘤 CT 表现（男，6 个月） | 视频 41-1-2　肝右叶肝母细胞瘤 CT 表现（男，8 个月） | 视频 41-1-3　肝左叶肝母细胞瘤破裂 CT 表现 |

3）MRI：诊断价值与 CT 相仿。其三维成像对了解肿瘤与肝脏血管和与周围器官、组织关系有重要意义。

4）其他检查：胸部的 X 线平片检查可以了解有无肺转移和膈肌抬高。肝脏穿刺活检及腹腔镜在诊断不明或肿瘤巨大不能切除者可以应用，以明确诊断、评估肿瘤范围、是否粘连及侵及周围器官、指导手术前化疗用药等。

五、鉴别诊断

1. 肝内良性肿瘤　患儿一般情况良好，肿块增长缓慢，血清 AFP 阴性等，一般不难加以鉴别。但对于新生儿及小婴儿的肝脏错构瘤，有时较难鉴别。因正常新生儿血清 AFP 水平即较高，有时通过影像学甚至剖腹探查也难以明确判断。

2. 肝内转移瘤　根据存在原发瘤或有患恶性肿瘤的既往史，容易想到肝内转移瘤的可能，小儿神经母细胞瘤有恶性程度高、转移早的特点，往往原发性肿瘤很小、尚未引起注意时，已出现较大的肝脏转移瘤。根据血及尿中儿茶酚胺的代谢产物的增高，可以获得鉴别。

3. 肝脏附近器官的肿瘤　特别是右侧肾母细胞瘤，压迫肝脏，使肝脏变薄，肝后形成陷窝，临床表现及超声检查、CT、放射性核素扫描所见均类似肝脏肿瘤，强化 CT 三维重建多可以较容易地进行区分[9]，见图 41-1-6、视频 41-1-4、视频 41-1-5。

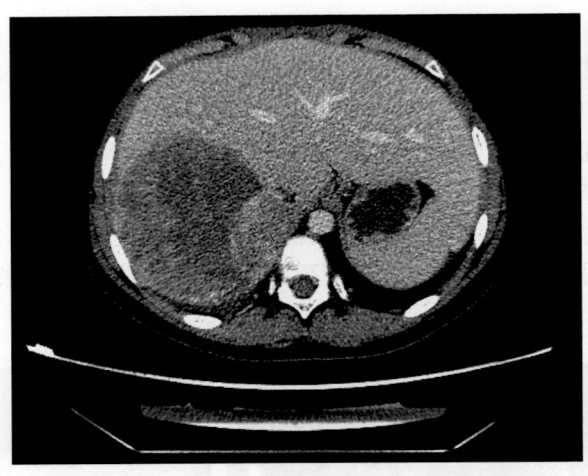

图 41-1-6　CT 显示右侧肾上腺肿瘤压迫肝脏

视频 41-1-4　CT 显示右侧肾上腺肿瘤压迫肝脏

视频 41-1-5　三维重建显示右侧肾上腺肿瘤压迫肝脏

六、临床分期

临床分期对于病情的判断、治疗方案的确定和预后估计都有重要的意义。治疗前疾病进展情况分期系统（Pre-treatment Extent of Disease Staging System，PRETEXT）是目前对于儿童肝母细胞瘤最常用的分期方法，此方法是由国际儿童肿瘤研究会肝脏上皮肿瘤研究组 SIOPEL（Société Internationale d'Oncologie Pédiatrique - Epithelial Liver Tumor Study Group，近年来也称为 International Childhood Liver Tumors Strategy Group）提出。该组于 1987 年在以色列 SIOP 年会期间由小儿外科医生、小儿肿瘤科医生、病理科医生和放射科医生发起成立，致力于儿童肝脏肿瘤（肝母细胞瘤和肝癌）的诊断、治疗和改善预后的国际合作研究。自成立以来 SIOPEL 不断总结国际合作经验，在 SIOPEL-1 的基础上不断改进小儿肝脏肿瘤的判断标准和治疗原则，目前已经进行到 SIOPEL-6 的临床试验研究。为小儿肝脏肿瘤的合作研究做出了巨大的贡献。

该分期系统建立的基础是将肝脏分为 4 个象限，根据 B 超、CT、MRI 等影像学检查结果确定肿瘤的生长范围，肿瘤分期随肿瘤累及的象限数逐渐增加，见表 41-1-1。运用 PRETEXT 术前分期系统与病理活检结果相结合，可有效地指导进一步治疗方案，同时也提示了肿瘤的预后。在过去的 10 年中，全球各地的许多研究组织都发现了在 PRETEXT 分期中各种风险因素对于判断肝母细胞瘤预后的重要性。

表 41-1-1　肝母细胞瘤 SIOPEL 分期及治疗原则

期别	分期表述	治疗原则
Ⅰ 期	肿瘤仅累及右后段或左外段	部分肝叶切除或相应部位肝段切除
Ⅱ A1 期	肿瘤累及肝右叶	肝右叶切除
Ⅱ A2 期	肿瘤累及肝左叶	肝左叶切除
Ⅱ B 期	肿瘤累及肝右后段和左外段	相应肝段切除
Ⅲ A1 期	肿瘤累及肝右叶和左内段	超半肝切除或先行联合化疗待肿瘤减量后手术切除
Ⅲ A2 期	肿瘤累及肝左叶和右前段	超半肝切除或先行联合化疗待肿瘤减量后手术切除
Ⅲ B1 期	肿瘤累及肝右叶和左外段	先行联合化疗待肿瘤减量后行相应受累部位的肝切除
Ⅲ B2 期	肿瘤累及肝左叶和右后段	先行联合化疗待肿瘤减量后行相应受累部位的肝切除
Ⅳ 期	肿瘤累及左右肝全部四段	联合化疗或放疗后可行肝移植术

注：①按解剖位置将肝分为左、右两叶和右后、右前、左内、左外四段。②各期如有远处转移、肝外浸润及肝脏主要血管受累者应先行联合化疗，根据化疗效果判断是否予以手术治疗。③各分期可注明：m 远处转移；e 肝外浸润；v 侵及肝静脉；p 侵及门静脉。

根据以上判断又分为高危组和低危组二类：

（1）低危组（standard risk HB）：单一肿瘤或多发性，肿瘤最多侵犯 3 个肝段，分别称为 PRETEXT Ⅰ、Ⅱ或Ⅲ。局限在肝内，肺没有转移（肺 CT 阴性），没有肝外腹部病变，没有肝左、右支门静脉内血管瘤栓者。

（2）高危组（high risk HB）：①肿瘤侵犯 4 个肝段以上；②证实肝外有肿瘤（转移或肝外腹部结节，左 / 右门静脉瘤栓形成，主肝静脉瘤栓）；③肺转移瘤、远处转移及腹膜腔内肝门淋巴结肿大病理证实阳性者属高危组患者。

七、治疗

近年来，随着对肿瘤生物学特性了解的深入及化疗和血管介入治疗技术的进步，小儿肝母细胞瘤的长期存活率有了明显的提高。目前，手术切除配合正规的化疗，该症的两年存活率已达 80% 以上[10]。

1. 肝母细胞瘤的治疗原则　目前手术完整地切除肿瘤仍是最重要、最有效的治疗手段。现代治疗原则应为根治性切除肿瘤，确保肝功能的有效代偿，达到治愈或延长生存期提高生存率的目的。许多以往被认为无法手术切除的病例，现在可以通过术前化疗及介入治疗使肿瘤缩小，正常肝脏相对增大，而变为可以手术治疗，见表 41-1-2。肝脏的局部解剖和肝脏肿瘤切除后肝功能的代偿是肝脏肿瘤手术的关键问题[11]。通过手术前的各种影像学检查，了解肿瘤的部位、范围、比邻关系，特别是肝脏血管的受侵情况。有经验的小儿肝胆外科医生往往可以大体估计出肿瘤可否安全地一期切除，并且残留的肝脏能否维持机体的基本需要。

表 41-1-2　肝母细胞瘤的治疗方案

可一期手术切除病例
肝脏肿瘤切除——手术后化疗持续 6～8 个月
不能一期手术切除的巨大肿瘤病例
手术前化疗 5～6 个疗程（4～6 个月）后，肿瘤缩小——进行延期手术切除肿瘤
或合并应用肝动脉选择性栓塞术，甚至选择性门静脉栓塞术 4～6 个月后，肿瘤缩小、正常肝组织代偿性增大——进行延期手术切除肿瘤
肿瘤巨大弥漫至全肝或侵犯严重，无法手术切除但没有发现肝外远处转移的病例
积极准备，实施原位肝移植

2. 借助计算机辅助手术系统的精准小儿肝脏肿瘤手术规划与导航　作为非常有价值的影像学检查手段，近年来，一体式计算机辅助手术工作站起到极为重要的作用[12-14]。如笔者所在的青岛大学附属医院与海信医疗联合研发 Hisense CAS 和 Hisense SID，将患者二维增强 CT 影像（图 41-1-7A、图 41-1-8A），进行三维重建（图 41-1-7B、图 41-1-8B），还原肿瘤与周围肝脏、脉管结构的真实立体解剖构象，半透明、交互式显示真实的肝内立体解剖关系和空间管道变异，准确计算肝内管道的直径和任意血管的支配或引流范围、肝脏体积、肿瘤体积等传统二维影像无法获取的信息，通过虚拟切割功能自动计算功能性残肝体积，辅助术者对手术方案进行筛选和优化，系统评估手术风险和制定对策，精确判断肿瘤的可切除性，提高了手术的根治性、安全性和病变的可切除性。并可手势控制手术室显示屏中的三维模型进行多角度、全方位的实时动态观察（视频 41-1-6、视频 41-1-7）。

3. 术前准备　早期的患儿，一般情况较好，只进行简单的常规术前准备即可进行手术。但对于本病患儿往往一般情况较差、存在营养不良、低蛋白血症、凝血功能严重受损等，应尽早地进行静脉营养支持，并给予维生素 K 及其他改善凝血功能的治疗等。

4. 手术切除　小儿肝母细胞瘤瘤体往往占比较大，切除的比例常远大于成人。但小儿肝脏再生能

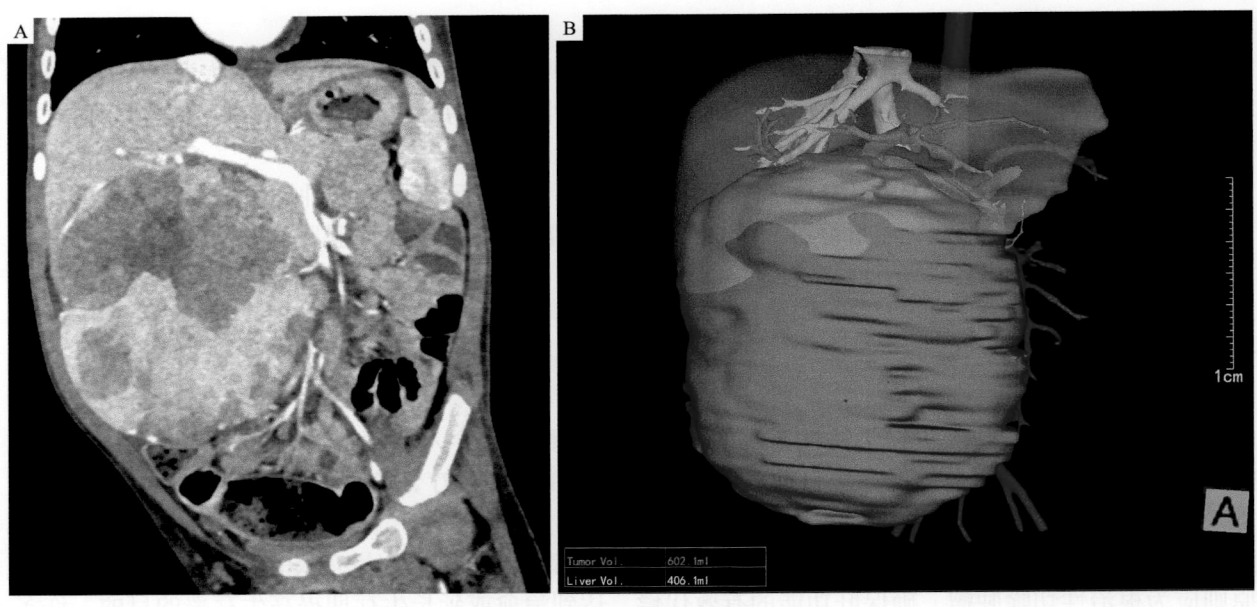

图 41-1-7　肝母细胞瘤化疗前
A. 二维 CT 图像；B. 三维重建图像。

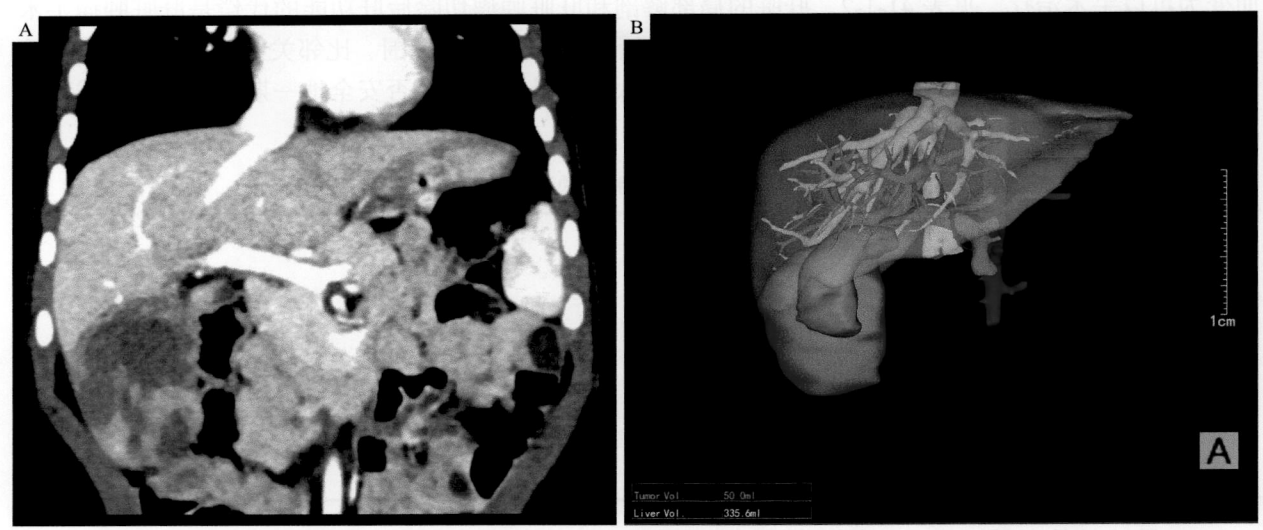

图 41-1-8　肝母细胞瘤化疗后
A. 二维 CT 图像；B. 三维重建图像。

视频 41-1-6　化疗前肝
母细胞瘤三维重建

视频 41-1-7　化疗后肝
母细胞瘤三维重建

力强。有人报告，只要保存 25% 以上的正常肝组织就能维持生命，而且在 2 个月内再生后的肝脏可恢复到原来的体积，因此应积极争取肿瘤全部彻底地切除。

　　手术中根据肿瘤的大小、部位选择术式，可以视情况进行肿瘤切除、肝叶切除、半肝切除或扩大的肝脏多叶切除。对于巨大的肝脏肿瘤，先精细解剖第一、第三和第二肝门，预先完全处理相关的门静脉分支、二三级肝动脉、肝短静脉、肝静脉及胆管，然后阻断第一肝门开始切除肿瘤[15]。

5. 术后治疗　手术后特别是术后 2 周内，必须供给患儿足够的营养，包括绝对需要的蛋白质、维生素和能量的供应。

手术后的化疗，配合综合治疗对于小儿的肝脏恶性肿瘤尤为重要。化疗药物，如长春新碱、环磷酰胺、氟尿嘧啶都有一定的抗肝癌的作用。多柔比星对抗肝细胞癌及肝母细胞瘤的效果较好，但副作用大。国外有人报告，对肉眼观察已完全切除，镜下仍遗留瘤组织者，术后进行化疗，有 35% 存活。目前多主张施行多方案联合、交替用药的方法进行。也有配合进行造血干细胞移植或骨髓移植者。

6. 不能一期手术切除的巨大肿瘤的处理　部分晚期患儿往往一般情况差、肝功明显不良、肝脏肿瘤巨大累及主要的肝脏血管，无法一期手术切除。对此类患儿建议先行穿刺活检，以明确诊断。或对于血清 AFP 极高、诊断明确者，可以进行术前化疗或者介入治疗配合化疗。经如此术前治疗后，肝内肿瘤会明显缩小，而正常肝脏相对增大，可以进行彻底的肿瘤切除。

小儿恶性实体肿瘤具有发展迅速、转移较早等临床特点，半数以上患儿就诊时已有邻近组织器官、区域淋巴结，甚至经血运远处转移。而在治疗上，手术切除辅助化疗仍是目前我国小儿恶性实体肿瘤的主要治疗方法，随着术前化疗，血管阻断控制出血等技术的应用，肿瘤完整切除率已近 70.0%，其中肝脏恶性肿瘤的完全切除率达 75.0%。术前术后的辅助化疗已广泛开展，对控制转移播散、杀灭微小病灶、保存肢体器官、维持生理功能和提高生存率均有积极意义，但有部分病例不能坚持全程化疗，治疗不规范不容忽视。

7. 不能切除的肝母细胞瘤的肝移植治疗　儿童原发于肝脏的恶性肿瘤中，肝母细胞瘤和肝癌估计要超过 80%~90%。许多肿瘤通过术前化疗和延迟手术能很好控制，局限的肿瘤行一期切除原发肿瘤。85% 以上的肝脏肿瘤能安全切除，术后 3~6 个月肝脏能完全再生。不能切除的两叶多发肝脏肿瘤、血管受侵犯、包绕肝门及主要管道、肝脏肿瘤复发的病例可施行肝移植。原发性和转移性肝脏肿瘤，如肝母细胞瘤、上皮样肝血管内皮瘤、肝癌、纤维肉瘤等可考虑作肝移植手术。

随着人体组织器官移植技术的进步，肝移植也逐渐应用到不能手术切除的小儿肝母细胞瘤的治疗中。但肝移植时已经存在的肿瘤转移仍是最危险的因素。

八、预后

肝母细胞瘤的预后与组织类型有关，根据组织类型可估计预后，胎儿型最好，其次为胚胎型，间变型最差，混合型则视上皮和间叶成分的分化程度而异。国外报道胎儿型的 6 年生存率可达 71%~100%，而胚胎型则仅为 20%~31%。施密特（Schmidt）等[16]对 29 例肝母细胞瘤作 DNA 分析发现，胎儿型常为二倍体，胚胎型和间变型以非整倍体多见，且二倍体预后较非整倍体好。但也有一些学者认为组织类型和染色体倍体都与预后无明显关系。

（董　蒨　周显军　朱呈瞻）

参 考 文 献

［1］　李佩娟. 小儿肿瘤病理学 [M]. 北京: 北京出版社, 2000.

［2］　董蒨. 小儿肝胆外科学 [M]. 2 版. 北京: 人民卫生出版社, 2017.

［3］　董蒨. 小儿肝胆外科疾病诊疗规范 [M]. 北京: 人民卫生出版社, 2018.

［4］　HAMZAOUI L, MEDHIOUB M, MAHMOUDI M, et al. Inflammatory pseudotumor of the liver [J]. Presse Med, 2016, 45 (9): 804-807.

［5］　MEYERS R L. Tumors of the liver in children [J]. Surg Oncol, 2007, 16 (3): 195-203.

［6］　BOUYN C I, LECLERE J, RAIMONDO G. Hepatic focal nodular hyperplasia in children previously treated for a solid tumor. Incidence, risk factors, and outcome [J]. Cancer, 2003, 97: 3107-3113.

［7］钟麟, 张秀辉, 郎诗民, 等. 小儿肝母细胞瘤的临床病理特点及预后 [J]. 实用肿瘤杂志, 2000, 15: 102-104.

［8］中华医学会病理学分会儿科病理学组, 福棠儿童医学发展研究中心病理专业委员会. 肝母细胞瘤病理诊断专家共识 [S/J]. 中华病理学杂志, 2019, 48 (3): 176-181.

［9］SU L, DONG Q, ZHANG H, et al. Clinical application of a three-dimensional imaging technique in infants and young children with complex liver tumors [J]. Pediatr Surg Int, 2016, 32 (4): 387-395.

［10］董蒨. 小儿肿瘤外科学 [M]. 北京: 人民卫生出版社, 2009.

［11］中华医学会外科学分会肝脏外科学组. 肝脏解剖和肝切除手术命名以及肝血流阻断方法与选择原则 [J]. 中华外科杂志, 2010, 48 (3): 196-200.

［12］董蒨, 周显军. 计算机辅助手术系统指导小儿肝脏肿瘤精准手术 [J]. 临床小儿外科杂志, 2017, 16 (6): 533-536.

［13］ZHANG G, ZHOU X J, ZHU C Z, et al. Usefulness of three-dimensional (3D) simulation software in hepatectomy for pediatric hepatoblastoma [J]. Surg Oncol, 2016, 25 (3): 236-243.

［14］OSHIRO Y, YANO H, MITANI J, et al. Novel 3-dimensional virtual hepatectomy simulation combined with real-time deformation [J]. World J Gastroenterol, 2015, 21 (34): 9982-9992.

［15］张金哲. 张金哲小儿外科学 [M]. 北京: 人民卫生出版社, 2013.

［16］SCHMIDT D, WISCHMEYER P, LEUSCHNER I, et al. DNA analysis in hepatoblastoma by flow and image cytometry [J]. Cancer, 1993, 72 (10): 2914-2919.

第2节　小儿肝细胞癌

肝细胞癌（hepatocellular carcinoma，HCC）是我国成人最常见的恶性肿瘤之一，在小儿时期很少见。对于小儿肝细胞癌的认识则经历了较为复杂的过程，1967年伊沙克（Ishak）和格隆茨（Glunz）对小儿恶性肝细胞癌进行深入研究后才把肝母细胞瘤和肝癌区分出来，认为小儿期的肝细胞癌与肝母细胞瘤不论是病理学还是临床表现都不尽相同，应作为一种独立的疾病。

一、病因

肝细胞癌的发病原因和发病机制至今仍未明了。可能与慢性肝病如慢性乙型肝炎、丙型肝炎、肝硬化，某些天然化学致癌物质如亚硝胺类化合物、有机氯杀虫剂等，以及其他因素如肝内寄生虫感染、营养不良、遗传等有关。很多肝细胞癌患者存在慢性肝病的历史，例如高酪氨酸血症继发肝纤维化或肝硬化，氨甲蝶呤诱发肝纤维化，家族性胆汁淤积性肝硬化、α-1抗胰蛋白酶（α-1 antitrypsin）缺乏、胆道梗阻等患者最后常常继发肝癌的发生。

在我国，乙型肝炎病毒感染和肝癌的关系是个较突出的问题。在肝癌细胞DNA内也发现有整合的乙型肝炎病毒基因片段。许多学者认为对于儿童病例同样也存在这一问题。许多对肝脏有害的因素包括乙型肝炎病毒感染与肝癌的发生有一定关系。一般认为HBV病毒感染后发生肝细胞癌的潜伏期是20年，可是在小儿病例6～7年后则可发展成为肝细胞癌，但其确切的发病机理尚待进一步的研究。

有报道小儿慢性遗传性高酪氨酸血症（hereditary tyrosinemia）病例如果能够长期生存，其肝细胞癌的发生率明显增高。另有报道肝细胞癌伴有神经纤维瘤病、运动失调性毛细血管扩张症和家族性多发性腺瘤病。

二、病理

多数肝细胞癌病例，在确诊时肿瘤已经广泛扩散，有些为多中心病灶或弥漫浸润肝的左右叶，偶尔也可见有孤立的界限清楚的瘤块。肿瘤呈灰白色，有些病例由于肿瘤生成胆汁，因此呈淡黄绿色。肿瘤呈结节状或弥漫浸润肝实质，很少形成假包膜。肿瘤以外肝组织可见肝硬化。

肝细胞癌镜下表现，肿瘤细胞呈多边形，体积大，核大且有明显的异型性。核仁大而突出，嗜伊红染色或嗜双色染色，核染色质丰富而粗糙，向核膜聚集，核膜与核仁之间形成空晕，使细胞核形态类似核内包涵体，核分裂象很常见。胞浆丰富粉染，有时可见瘤巨细胞。瘤细胞排列成很粗的索状或巢状，有些区域呈腺管状排列，类似胆管癌。多无髓外造血，肿瘤周围可见肝硬化。细胞的异型、较多的核分裂象和血管的浸润是诊断肝细胞癌的重要标志。

肝细胞癌等原发性肝癌的大体标本通常可分为三型；即巨块型、结节型和弥漫型。巨块型为单个癌块或多个癌结节融合而成，多见于肝右叶，较少伴发肝硬化，手术切除的机会较多，预后亦较好。但由于癌块的迅速生长，易发生中心部位的坏死、出血，在临床上可有破裂出血等并发症。结节型最为常见，为多个结节性癌灶，大小不一，分布广泛，有半数以上病例波及全肝，大多伴有较严重的肝硬化，手术切除率低。弥漫型最少见，为广泛分布。

三、临床表现

小儿肝细胞癌发病年龄较肝母细胞瘤晚，大部分在 5 岁以后发病，但也有报道在婴儿时期发生肝细胞癌，男性较女性多见，为 1.7 : 1～11 : 1。

肝细胞癌的早期症状较为隐匿，表现无特征性。可有上腹部不适、胀痛、刺痛、食欲下降、无力和伴有进行性肝大。肝区痛为最常见症状，因癌瘤使肝包膜紧张所致。多为胀痛、钝痛和刺痛；可为间歇性，亦可为持续性。病变侵及横膈或腹膜后时，可有肩背或腰部胀痛；肝右后上部的侵犯亦可有胸痛。初为上腹胀，尤多见于左叶肝癌，另外，消化功能障碍及腹水亦可引起腹胀。食欲不振常见，常有恶心、呕吐及腹泻。

肝肿块为中、晚期肝细胞癌最常见的主要体征，约占 95%。肝大呈进行性，质地坚硬，边缘不规则，表面凹凸不平呈大小结节或巨块（图 41-2-1）。癌肿位于肝右叶顶部者可使膈肌抬高，肝浊音界上升。部分病例可以表现为某些全身性综合征，是癌组织产生某些内分泌激素物质所引起，如低血糖症、红细胞增多症、类白血病反应、高血钙症等。

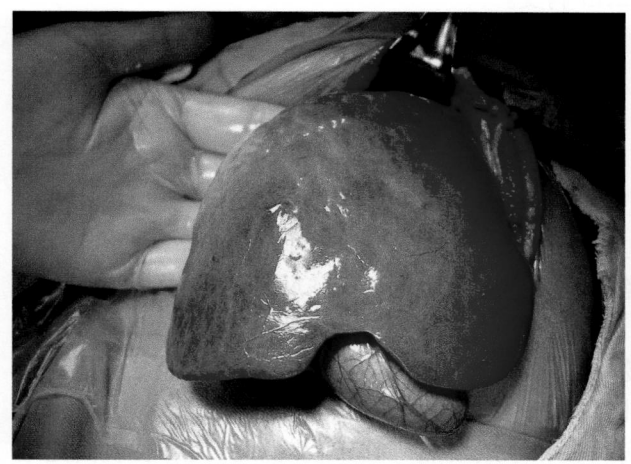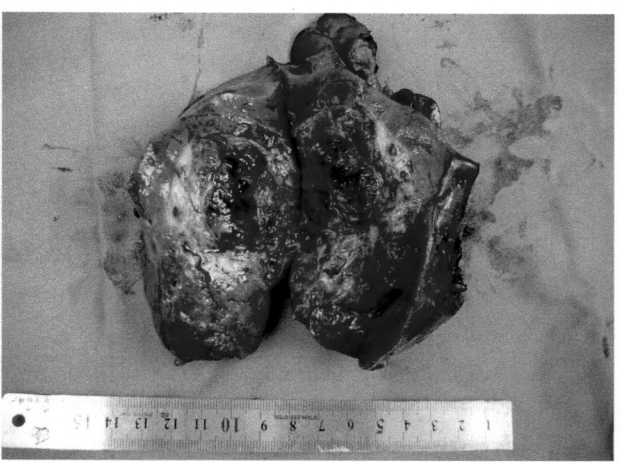

图 41-2-1　肝门部肝细胞癌术中所见（男，3 岁）

四、诊断

肝细胞癌检查方法及手段与肝母细胞瘤相同。患儿出现了典型症状、体征，诊断并不困难，但往往已非早期。所以，凡是有肝病史的患儿，如有原因不明的肝区疼痛、消瘦、进行性肝大者，应及时做详细检查。采用 AFP 检测和 B 型超声等现代影像学检查，诊断正确率可达 90% 以上，有助于早期发现，甚至可检出无症状或体征的极早期小肝癌病例。为早期手术切除"小肝癌"和术后长期存活提供可能。

1. 血液标志物检查

（1）血清 AFP 测定：90%～100% 的患儿血清 AFP 明显增高，对于本病的诊断有特异性的价值，应考虑为肝脏恶性肿瘤。肝母细胞瘤与肝细胞癌均可表现为 AFP 显著增高。

（2）血液酶学及其他肿瘤标志物检查：肝细胞癌患者血清中的谷氨酰转肽酶、碱性磷酸酶和乳酸脱氢酶同工酶等可高于正常。此外，患者血清中 5-核苷酸磷酸二酯酶、酸性同工铁蛋白、异常凝血酶原等的阳性率亦较高。但由于缺乏特异性，这些指标多用作辅助诊断。

2. 超声　采用分辨率高的 B 型超声显像仪检查，可显示肿瘤的大小、形态、所在部位以及肝静脉或门静脉内有无癌栓等，其诊断符合率可达 84%，能发现直径 2cm 或更小的病变，是目前有较好定位价值的非侵入性检查方法。

3. CT　通过 CT 可检出直径 1.0cm 左右的早期肝癌，应用增强扫描可提高分辨率，有助于鉴别血管瘤。对肝癌的诊断符合率可达 90%。

另外，根据 CT 增强扫描及计算机辅助手术系统获得的肝门静脉、肝动脉及肝静脉三维影像，可以判断肝脏血管受侵及的程度，对指导手术具有重要的参考价值[1-2]。

4. MRI　该检查诊断价值与 CT 相仿。但其三维成像的影像对肿瘤与肝脏血管和周围器官、组织关系的了解具有重要的意义。

5. 放射性核素肝扫描　应用 ^{198}Au、^{99m}Tc、^{131}I 玫瑰红、^{113m}In 玫瑰红、^{113m}In 等进行肝扫描，常可见肝脏肿大，失去正常的形态，占位病变处常为放射性稀疏或放射性缺损区，对肝癌诊断的阳性符合率为 85%～90%，但对于直径 <3cm 的肿瘤，不易在扫描图上表现出来。采用放射性核素发射计算机体层扫描（ECT）则可提高诊断符合率，能分辨 1～2cm 病变。

五、鉴别诊断

下列疾病应与原发性肝癌鉴别：

1. 肝硬化　病程发展缓慢，肿大的肝脏仍保持正常的轮廓。超声波检查，放射性核素扫描和血清 AFP 测定，有助于鉴别。但当肝硬化的肝脏明显肿大，质硬而呈结节状；或因肝脏萎缩，硬变严重，在放射性核素肝扫描图上表现为放射性稀疏区时，鉴别不易。应密切观察，并反复测定血清 AFP 以做动态观察。

2. 继发性肝脏恶性肿瘤　病程发展相对较缓慢；血清 AFP 测定多为阴性。主要鉴别方法是寻找肝脏以外有无胃肠道、泌尿生殖系统、呼吸系统、乳腺等处的原发性癌肿病灶。

3. 肝脓肿　一般都有化脓性感染或阿米巴肠病病史和寒战发热等临床表现。肿大肝脏表面无结节，但多有压痛。超声检查肝区内有液性暗区。

4. 肝包虫病　该病多见于我国西北牧区。患儿右上腹或上腹部有表面光滑的肿块，一般无明显的自觉症状。肝包虫皮内试验阳性可资鉴别。

此外，还须与肝脏邻近器官，如右肾、结肠肝曲、胃、胰腺等处的肿瘤相鉴别。

六、治疗

治疗原则：早期发现、早期诊断及早期治疗，并根据不同病情发展阶段进行综合治疗，是提高疗效的关键；而早期施行手术切除仍是最有效的治疗方法。

1. 手术治疗[3]

（1）手术切除主要适用于癌肿相对局限，无严重肝硬化，肝功能代偿良好，癌肿未侵犯第一、第二肝门及下腔静脉，以及无心、肺、肾功能严重损害者。

术式的选择应根据患者全身情况、肝硬化程度、肿瘤大小和部位以及肝代偿功能等而定。癌肿局限于一个肝叶内，可作肝叶切除；已累及一叶或刚及邻近叶者，可做半肝切除；已累及半肝，但没有肝硬化者，可考虑作三叶切除。位于肝边缘区的肿瘤，亦可根据病变情况选用肝段或次肝段切除或局部切除。肝切除手术中一般至少要保留正常肝组织的 25%～30%。

（2）对不能切除的肝癌的外科治疗：可根据具体情况，采用肝动脉结扎、肝动脉栓塞、肝动脉灌注化疗、液氮冷冻、激光气化、微波热凝等单独或联合应用，都有一定的疗效。肝动脉结扎，特别是肝动脉栓塞术合并化疗，常可使肿瘤缩小，部分患者可因此而获得二期手术切除的机会。

原发性肝癌也是行肝移植手术的指征之一，影响远期疗效的主要问题还是肝癌复发。

2. 化学药物治疗

（1）全身化疗：多通过静脉给药。目前常用的药物：氟尿嘧啶、多柔比星、丝裂霉素、塞替派、氨甲蝶呤、氟尿嘧啶脱氧核苷及口服呋喃氟啶等。但疗效逊于肝动脉灌注等用药。

（2）肝动脉插管化疗：经手术探查，发现已不能切除者，可经胃网膜右动脉或胃右动脉作肝动脉插管。常用氟尿嘧啶、噻替派等药，每日或隔日经导管灌注一次。

3. 肝动脉栓塞治疗　常用为经皮穿刺股动脉插管到肝固有动脉，或选择插管至患侧肝动脉进行栓塞。近年来多加入化疗药物，二者联合应用效果更好。此法可反复多次施行，以提高疗效。

4. 放射治疗　对一般情况较好，肝功能尚好，不伴有肝硬化，无黄疸、腹水，无脾功能亢进和食管静脉曲张，癌肿较局限，尚无远处转移而又不适于手术切除者，可采用放射为主的综合治疗。

5. 免疫治疗　随着生物治疗技术的发展，免疫治疗成为肝细胞癌治疗领域的热点[4]。常用的有过继性免疫作用的细胞治疗、细胞因子和趋化因子、肿瘤疫苗、免疫检查点抑制剂等，但疗效尚欠肯定，多在探索之中。

（董　蒨　周显军　朱呈瞻）

参 考 文 献

［1］　周显军, 苏琳, 董蒨, 等. 计算机辅助手术系统在小儿复杂性肝脏肿瘤精准手术中的应用 [J]. 中华小儿外科杂志, 2015, 36 (4): 244-248.

［2］　DONG Q, XU W J, JIANG B X, et al. Clinical applications of computerized tomography 3-D reconstruction imaging for diagnosis and surgery in children with large liver tumors or tumors at the hepatic hilum [J]. Pediatr Surg Int , 2007, 23 (11): 1045-1050

［3］　黄志强. 肝脏外科手术学 [M]. 北京: 人民军医出版社, 1996.

［4］　黄镜. 肝细胞癌免疫治疗进展 [J]. 中华医学杂志, 2017, 97 (45): 3597-3600.

第 3 节　肝脏和胆管的横纹肌肉瘤

横纹肌肉瘤（rhabdomyosarcoma）是来源于将要分化为横纹肌的未成熟的间叶细胞。这些间叶细胞属于骨骼肌谱系。但也可以起源于一些原本并没有横纹肌的组织或器官，例如膀胱、子宫及胆道等。发生于肝外或肝内胆道系统的间叶恶性肿瘤非常少见，在这些极其少见的肿瘤中，则以胚胎型横纹肌肉瘤最常见。

一、病理

肝胆横纹肌肉瘤起源于肝内外胆管。大多为胚胎型和葡萄状肉瘤亚型。肿瘤发生部位可以从肝胰壶腹直至肝内小胆管。肿物可位于肝内或胆管内，肝内、外胆管肿瘤发病数之比为 1∶5～1∶4。发生于较大胆管的肿瘤有些可以看到葡萄状肉瘤的特点。肿瘤可以堵塞管腔，引起胆总管扩张和出现梗阻性黄疸。发生在肝内小胆管的肿瘤则形成肝内肿块，常常找不到起源的胆管。

肿瘤大体观为多数表面发亮的黏液样息肉，可伴有出血、坏死性改变。镜下可见染色很深的小椭圆形至梭形细胞形成的密集层。在深部的组织内可见疏松的黏液基质，其中散在横纹肌母细胞，很难找到胞浆内横纹。电镜下胞浆内可见粗的或细的微丝。结蛋白（desmin）和肌红蛋白（myoglobin）免疫组化染色可呈阳性反应。肿瘤内常可见被包围的小胆管增生，周围可见密集的肿瘤细胞。

二、临床表现

肝胆横纹肌肉瘤罕见，发病年龄较恶性间叶瘤小，可发生于从 16 个月的婴儿至 11 岁儿童，平均年龄 2～4 岁。

该病临床主要表现为发热、乏力、腹胀、肝大、腹部包块、腹痛、食欲减退、腹泻。可伴有梗阻性黄疸，初为间歇性黄疸，但后期为持续性。肿瘤可有肝内转移，然后转移至腹膜后或肺。

三、诊断

实验室检查可见碱性磷酸酶、5-核苷酸酶和胆红素升高。

超声和 CT 可显示肝内或肝外胆管部位肿瘤，多内含稍低密度的肿块影，CT 值 25～35Hu，易被误认为囊实性肿物。肿瘤可不均等轻度增强。超声示肝内实性不均匀回声。

四、治疗和预后

一期性的根治性手术切除是治疗横纹肌肉瘤的最快、最确实的方法。肝胆横纹肌肉瘤如果可能应力争行根治性手术切除，术后用化疗和放疗，有些患者得到长期缓解甚至治愈。但许多病例至就诊时已经出现明显的浸润或转移，导致手术切除困难。

文献报道多数患者预后较差，相当多的病例在 6 个月至 1 年内死亡。近年有学者报道对于浸润的病例手术前进行多疗程大剂量的化疗后，可以提高手术切除率和生存率。化疗药物可联合应用长春新碱、放线菌素 D 及环磷酰胺，或应用顺铂、异环磷酰胺等联合化疗药物。

（董　蒨　周显军　朱呈瞻）

第 4 节　肝脏恶性间叶瘤

肝脏恶性间叶瘤（malignant mesenchymal tumor）是一种具有高度侵袭性的恶性肿瘤，这种肿瘤非常罕见。也有被称为未分化胚胎性肉瘤（undifferentiated embryonal sarcoma，UES）或未分化间叶肉瘤（undifferentiated mesenchymal sarcoma）[1]。大部分病例发生于小儿，诊断年龄多在 6～10 岁，仅有少数发生于婴幼儿和成人。男女发病数相近。

一、病理表现

肿瘤肉眼所见为肝内圆形肿块（图 41-4-1），极少见有蒂与肝脏相连，肿瘤周围有假包膜与正常肝组织分界。多生长较大。剖面肿瘤呈胶冻样，常见出血、坏死和囊肿形成。镜下肿瘤由小细胞构成，有圆形核和不明显的核仁，含少量界限不十分清楚的胞浆。有些则为小梭形细胞和星形细胞，成片或散在于黏液基质内，形成密集区和疏松区交替排列的现象。有时瘤细胞胞浆呈空泡状，苏丹染色呈阳性反应。电镜下这种细胞很像脂肪母细胞。此外，还可见到成簇或散在的多核巨细胞及间变型大细胞，核形怪异，染色质丰富，染色深。

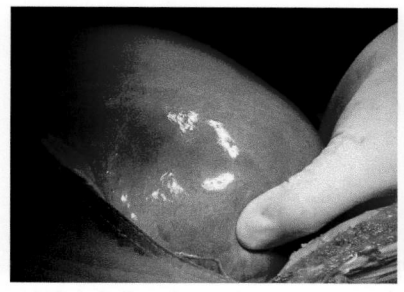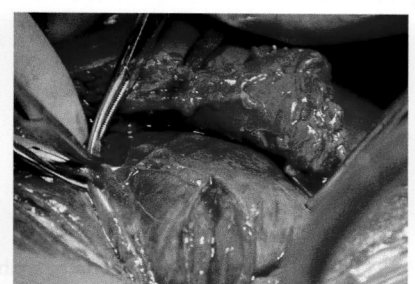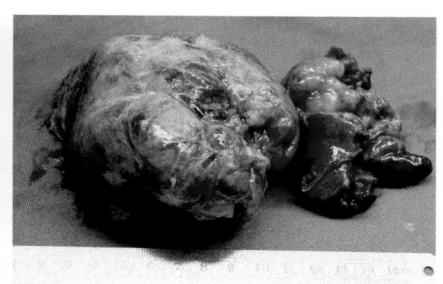

图 41-4-1　肝脏未分化间叶肉瘤术中所见（男，7 岁）

二、临床表现

本病为儿童期少见肿瘤，占小儿原发性肝肿瘤的第 4 位。发病年龄大多 6～10 岁，亦可见于成人及幼童。临床主要表现为上腹部肿物，伴有发热、黄疸和体重下降。肿瘤发生于肝内，右叶比左叶多见。该肿瘤生长迅速，恶性程度高，晚期转移至肺及骨骼，存活期多为 1 年左右，预后不良。

三、诊断

超声检查可见肝脏内部的肿瘤，表现为囊性和实性混合病变。实验室检查除个别病例偶见血清天冬氨酸氨基转移酶和碱性磷酸酶异常外，没有其他异常发现，AFP 试验多为阴性。血管造影肿瘤常表现血管少，因此有些病例和肝脓肿混淆。

CT 提示巨块肿瘤，可侵占一或两叶肝。肿瘤呈椭圆形或大分叶状低密度肿块（图 41-4-2、图 41-4-3，视频 41-4-1）。CT 所见取决于大体病理。可表现为分隔多房的囊性肿物，囊腔大小不一呈水样密度，粗细不匀的分隔为肿瘤的实性部分，密度与肌肉相仿，CT 值约 35Hu。周围有假性包膜。有时肿瘤呈单一大囊腔，内含无定形絮团状阴影。肿瘤亦可以实性为主，内含多数小囊。肿瘤血供多少不定，囊性病变

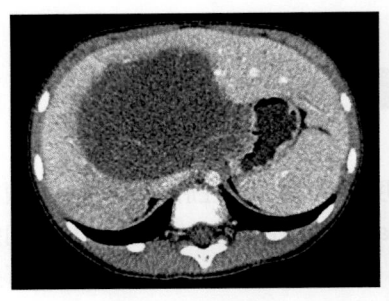
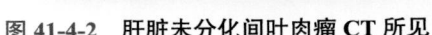
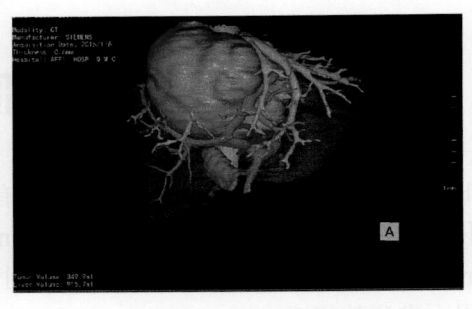

图 41-4-2　肝脏未分化间叶肉瘤 CT 所见　　图 41-4-3　肝脏未分化间叶肉瘤三维重建

视频 41-4-1　肝脏未分化
间叶肉瘤三维重建

明显的病例，血供一般较少或无血供。增强扫描，实性部分及包膜可有强化，囊性部分增强不明显，CT值在 22～28Hu，偶见钙化。本病需结合临床、影像学所见与间叶性错构瘤相鉴别[2]。

四、治疗

恶性间叶瘤预后很差，对于能手术切除的病例，术后需要采用化疗，如长春新碱和多柔比星；不能手术的病例只能用化疗和放疗，除上述化疗药物外，采用顺铂和多柔比星搭配放疗，文献曾有一例患者经此治疗后肿瘤消失。

预后：多数患者在术后 12～16 个月后复发，平均生存时间为 12 个月。肿瘤局部复发和邻近器官扩散及远处器官转移一样多见。

（董　蒨　周显军　朱呈瞻）

参 考 文 献

［1］　SHEHATA B M, GUPTA N A, KATZENSTEIN H M, et al. Undifferentiated embryonal sarcoma of the liver is associated with mesenchymal hamartoma and multiple chromosomal abnormalities: a review of eleven cases [J]. Pediatr Dev Pathol, 2011, 14 (2): 111-116.

［2］　GASLJEVIC G, LAMOVEC J, JANCAR J. Undifferentiated (embryonal) liver sarcoma: synchronous and metachronous occurrence with neoplasms other than mesenchymal liver hamartoma [J]. Ann Diagn Pathol, 2011 , 15 (4): 250-256.

第 5 节　肝脏错构瘤

肝脏错构瘤（hepatic hamartoma）是一种少见的胚胎发育异常的肝脏良性肿瘤，多见于婴幼儿。发病率大约占原发性肝肿瘤的 6%。男性发病率稍高于女性。多见于两岁以内的婴幼儿。有一组文献中报道的发病年龄自新生儿至 10 岁，平均年龄为 10 个月。

一、病因

肝脏错构瘤的发生机制尚未完全明了，不同的学者曾提出不同的机制，归纳如下：①肝内胆管畸形引起胆道梗阻，近端胆管扩张；②血管内膜纤维化引起血液循环障碍，间质内液体贮积；③胆管畸形加上血管阻塞。目前人们比较倾向于第 3 种观点，认为由于胆管畸形引起小胆管囊样扩张，加之血管内膜纤维化引起血液循环的障碍，使得肿瘤内液体潴留，造成肿瘤发生。但确切的发病机制有待进一步深入研究。

二、病理学改变

1. 大体形态 肿块可发生于肝脏任何部位，以右叶最多见（图41-5-1）。多为单发，偶为多发。肿块带蒂或突出于肝表面。病灶一般为球形或卵圆形，表面常高低不平，可有包膜，有时与周围正常肝组织分界不清，或有卫星病灶。切面多为囊实性，少数为实性。囊腔小至肉眼几乎不能分辨，大到直径15cm。囊液澄清、黄色或胶冻状。实性部分为白色或黄褐色质韧组织。

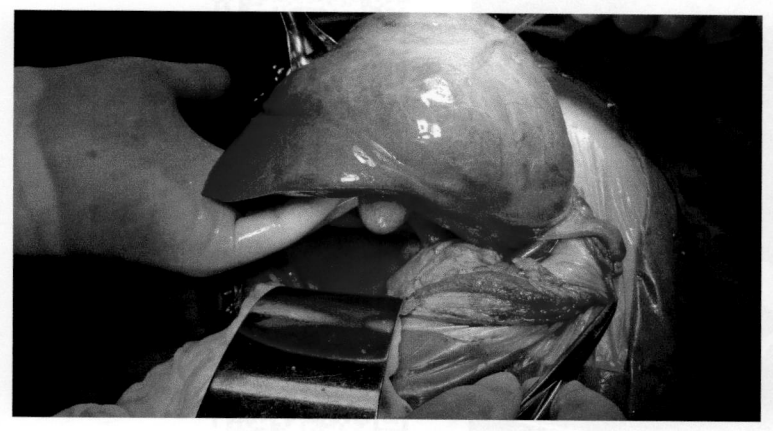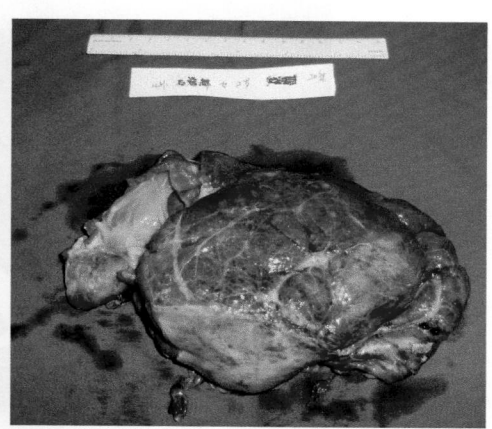

图41-5-1 肝脏间叶性错构瘤术中所见（女，2岁）

2. 分类及组织学特点 根据肝错构瘤的组织来源不同，分为内胚层性、中胚层性、内中外胚层性及混合性错构瘤四大类。中胚层性错构瘤主要来自中胚层细胞，又可分为间叶性和血管性两种。间叶性错构瘤为最常见类型。以下重点介绍两种最常见的病理类型。

（1）间叶性错构瘤（mesenchymal hamartoma）：主要由分化成熟但排列紊乱的间叶组织、胆管、淋巴管和肝细胞组成，其中间叶成分由呈疏松的黏液样间质中的星形细胞和胶原的混合物组成，常发生囊性变，大部分肿瘤体积较大，有些和儿头等大，甚至有婴儿超过1000g的肝脏肿瘤。呈分叶状，多数肿瘤内可见囊肿形成。剖面肿瘤含胶冻样间质，其中散在大小不等的囊肿，囊腔内含浆液或黏稠液。多无出血、坏死和钙化[1-2]。

（2）混合性错构瘤：混合性错构瘤（mixed hamartoma）是除肝内成分外还含有其他脏器或组织如肺、胃肠道的细胞或组织成分。相对少见，常表现多结节肿块，周围有纤维束分隔。混合型肝错构瘤与间叶性肝错构瘤不同，主要表现结节中心含胆管成分及被包围的肝索和肝小岛。成簇的小胆管很像婴儿胆管错构瘤或婴儿型多囊性疾患，但没有囊肿形成。

三、临床表现

绝大多数病例以腹围进行性增大或上腹部触及质硬肿块为主要临床特点，少数病例为尸体剖检时偶然发现。肿块可随呼吸上下移动，通常无压痛。约80%在1岁以内被发现，整个上腹部几乎均为巨大的肿物所占据。临床主要表现为腹部肿物，进行性增大。与肝母细胞瘤有很大的不同，后者常有营养障碍、消瘦、贫血等症状，而本病即使随着患儿的生长而进行性增生，一般情况也往往较好[3]。

四、特殊检查及诊断

手术前通过 B 超、CT、MRI 等影像学检查可见肝脏内的占位性病变[4]。多为实性，少数可见肿块内有囊肿（图 41-5-2，视频 41-5-1、视频 41-5-2）。腹部平片常显示右上腹部有非钙化性肿块。肝扫描可见无功能区。肿瘤好发于肝右叶（占 75%～80%），有些可见有很粗的蒂与肝相连。15%～30% 的肿瘤发生于肝前下叶，表面有蒂与肝相连，其余发生在肝左叶。多发性病变可发生于肝的左右两叶。

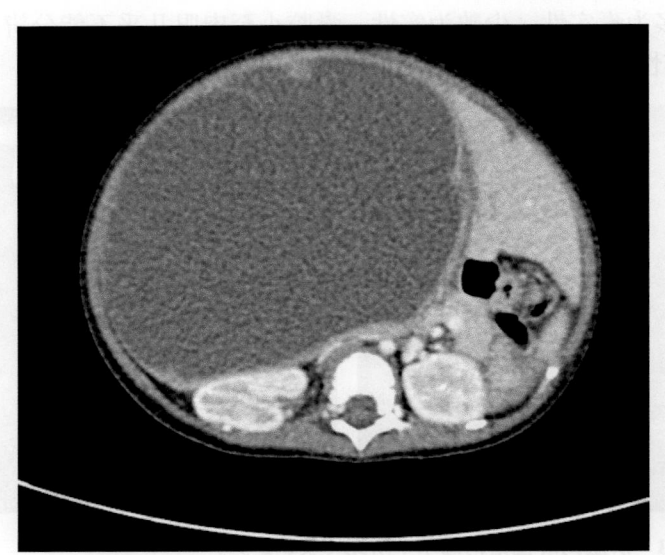

视频 41-5-1　肝脏巨大间叶性错构瘤 CT 所见（男，1 岁）

视频 41-5-2　肝脏巨大间叶性错构瘤三维重建

图 41-5-2　肝脏巨大间叶性错构瘤 CT 所见（男，1 岁）

肝功能检查多正常。AFP 在较大婴儿或幼儿多正常，可作为与肝母细胞瘤鉴别的一个重要参考。但在小婴儿有不少增高的报道，考虑可能与新生儿或小婴儿正常生理状况 AFP 处于高水平有关。

五、治疗

目前尚未发现错构瘤发生恶变，手术切除是治疗本病的最好方法，可行肿瘤摘除或肝叶切除术，预后良好[5-6]。一般认为本病虽为良性，但可生长至很大，给手术增加难度。另外手术前常难以与肝母细胞瘤进行区分，发现后宜尽早手术[7-8]。

（董　蒨　周显军　朱呈瞻）

参 考 文 献

［1］　苏英姿, 袁新宇, 白凤森, 等. 儿童实性肝脏间叶性错构瘤的超声特征与临床病理研究 [J]. 中华小儿外科杂志, 2013, 34 (1): 14-18.

［2］　CHANG H J, JIN S Y, PARK C, et al. Mesenchymal hamartomas of the liver: comparison of clinicopathologic features between cystic and solid forms [J]. J Korean Med Sci, 2006 , 21 (1): 63-68.

［3］　王永刚, 刘文英, 唐耘熳, 等. 小儿肝脏间叶性错构瘤的临床特点 [J]. 肝胆外科杂志, 2003, 11 (3): 170-172.

［4］　ANIL G, FORTIER M, LOW Y. Cystic hepatic mesenchymal hamartoma: the role of radiology in diagnosis and perioperative management [J]. Br J Rad, 2011, 84: e91-e94.

［5］ 唐力军, 张再重, 王瑜, 等. 小儿肝间叶性错构瘤诊断和治疗 [J]. 中华小儿外科杂志, 2009, 30 (3): 168-172.

［6］ ZHAO J, ZHOU X J, ZHU C Z, et al. 3D simulation assisted resection of giant hepatic mesenchymal hamartoma in children [J]. Comput Assist Surg, 2017, 22 (1): 54-59.

［7］ QURESHI S S, BHAGAT M, KEMBHAVI S, et al. Benign liver tumors in children: outcomes after resection [J]. Pediatr Surg Int, 2015, 31 (12): 1145-1149.

［8］ WILDHABER B E, MONTARULI E, GUÉRIN F, et al. Mesenchymal hamartoma or embryonal sarcoma of the liver in childhood: a difficult diagnosis before complete surgical excision [J]. J Pediatr Surg, 2014 , 49 (9): 1372-1377.

第 6 节　肝脏血管瘤

肝脏血管瘤（hepatic hemangioma）在肝脏的良性肿瘤中最为常见。自 B 超诊断普遍应用于临床以后，成人肝血管瘤是门诊患者中最常遇到的肝内占位性病变，小儿病例也较前增加。

一、病因

对于血管瘤形成原因的认识尚不统一。多数认为肝血管瘤起源于肝脏胚胎血管错构芽，在一定条件下胚胎血管错构芽发生瘤样增生，形成血管瘤。有少数患者手术切除血管瘤许多年之后又复发并呈现典型的海绵状血管瘤结构，故亦有认为此类肿瘤也可能是真正的新生物。肝海绵状血管瘤的发生可能与雌激素有关，有服用口服避孕药促使其发生或复发的报道。

二、病理改变

小儿的肝脏血管瘤主要包括婴幼儿血管内皮瘤（infantile hemangioendothelioma）和海绵状血管瘤（cavernous hemangioma）两种良性血管瘤。肝的血管内皮细胞瘤多在生后 6 个月以内被发现，但有症状的海绵状血管瘤则多在生后 2 个月内被发现。

1. 婴儿型血管内皮瘤　肉眼观，肿瘤由单或多个圆形分离结节构成。一般表现为肝内孤立性肿物，也可见多发性病灶，发生于肝的一叶或两叶。病理表现为肿瘤直径 0.2～15.0cm，剖面灰白色或紫红色，与周围肝组织分界不十分清楚，中心部分有时可见灰黄色斑点状钙化。根据组织学表现又可分成两型。

（1）Ⅰ型婴儿型血管内皮瘤：是最常见的类型，肿瘤组织由大小不等的血管构成，管腔内壁可见肿胀增生的血管内皮细胞，核分裂象很少见。血管之间可见黏液纤维基质。有些区域细胞比较密集，其中可见小管、圆形血管或分枝状血管混杂存在，间质内和血管腔内可见小灶状髓外造血细胞。

（2）Ⅱ型婴儿型血管内皮瘤：主要表现血管内皮细胞明显增生，不形成管腔，或管腔结构不清楚。有些区域可见血管腔互相吻合，管腔内皮细胞呈乳头状增生，内皮细胞有轻度异型，核分裂象很多见。

2. 海绵状血管瘤　单或多发肿瘤分界清楚，偶尔有蒂。海绵状血管瘤在肝脏表面表现为暗红、蓝紫色呈囊样隆起、分叶或结节状，柔软，可压缩，但松开压力之后，又恢复至原形。切面为海绵状，由扩张的血管构成。和血管内皮瘤不同，其镜下主要由多数扩大的血管腔隙构成，有扁平的血管内皮细胞和薄的血管壁。血管腔内有时可见血栓形成。血管之间含不等量的纤维间质，没有恶性的潜能。肝海绵状血管瘤为良性肿瘤，尚无关于此肿瘤恶性变的记载。

三、临床表现

小的肝血管瘤多无症状，经体检超声发现，较大的病变可造成上腹不适或触及包块。巨大血管瘤可使肝脏显著增大。本病多见于女性患者，男女性间的比例报道有不同，可从 1∶5～1∶1.5。

婴儿型血管内皮瘤 90% 发生在 6 个月以下婴儿，表现为肝大、腹胀或包块。少部分病例会同时发生在肝脏以外，如皮肤、肠管等。近 20% 伴皮肤血管瘤，也可伴有其他脏器血管瘤。部分患儿出现心脏衰竭表现。心脏衰竭往往是由于巨大的肿瘤内存在动脉-静脉瘘，致短期内回心血量明显增加所致。另外少部分巨大的血管瘤可出现血管瘤血小板减少综合征的严重并发症。

肝海绵状血管瘤多发现于青、中年患者，小儿较成人少见。小血管瘤无症状，较大者可于婴儿期出现无症状性腹部肿块或高心排血量引起的心功能衰竭。另外有相当多的病例在新生儿时期因肿瘤破溃导致腹腔内大出血而突然死亡。这种情况需要和新生儿产伤所致肝内血肿破裂鉴别。部分病例也可出现血管瘤血小板减少综合征。而年长儿或在青、中年患者因多属于体检时发现，很难确定其准确的发病时间。最常见的症状是上腹部不适、发胀、进食后膨胀感、易劳累、隐痛等。

四、诊断

肝血管瘤的诊断主要依靠现代影像诊断的发现。虽然如此，直径在 2.0cm 以内的小的血管瘤，鉴别诊断上有时仍然很困难。

1. 超声表现 超声检查往往是首选的和最常见的影像诊断，显示肝内均质、强回声病变，边界大多清楚，或病变区内强回声伴不规则低回声，病变内可显示扩张的血窦。小的血管瘤应注意与转移瘤区别。

2. CT 表现

（1）平扫：肝内低密度区，轮廓清楚，密度均匀或病变区内有更低密度区，代表血栓机化或纤维分隔，少数可见到钙化。

（2）增强扫描：①早期病变边缘显著强化呈结节状或"岛屿状"，密度与邻近腹主动脉相近，明显高于周围肝实质密度，持续时间加长；②随着时间延长，增强幅度向病变中心推近，而病变的低密度区相对变小；③延时扫描病变呈等密度或略高密度（平扫时病变内更低密度无变化）。增强扫描是诊断肝海绵状血管瘤的重要方法，具有特征性表现，诊断正确率可在 90% 以上。一般典型表现出现在动脉早期，即注药后 30～60 秒。因此，强调正确的检查技术，即快速注射对比剂，快速扫描，适时延时扫描。否则，因未见到特征性表现易造成误诊或漏诊。

婴儿血管内皮细胞瘤的增强扫描，早期肿瘤周边部密度增高，伴整个病灶不规则增强，随着周边部密度下降，中心部逐渐强化，延迟扫描，肿瘤逐渐呈等密度灶。中心无增强区代表坏死或出血。海绵状血管瘤增强扫描示早期肿瘤边缘部致密结节状、波浪状或向瘤内隆起的乳头状阴影。动态和延迟扫描所见同婴儿血管内皮细胞瘤。此种特殊的增强过程为血管瘤的特征性表现，具定性诊断意义。但较小的肿瘤迅速整个强化（密度高似主动脉），不显示向心性强化过程。

3. 同位素 99mTc 肝血池扫描 有助于肝血管瘤的诊断，血池扫描显示病变部分充盈缺损，边缘清楚锐利，有明显的放射浓集区，血管瘤显影时间较长。

4. MRI 检查 MRI 的表现具有特异性。在 T1 加权图像上多呈均匀的低信号或等信号强度，T2 加权图像上呈均匀的高信号，弛豫时间延长，并随回波时间延长信号强度增强，边界清楚。

五、鉴别诊断

海绵状血管瘤主要与肝内恶性肿瘤的鉴别。

1. 肝细胞癌 一般有肝炎、肝硬化病史，一般情况较差。AFP 可为阳性，静脉增强扫描有助鉴别。

2. 肝转移瘤 部分肝内转移瘤增强扫描可表现边缘强化，类似血管瘤早期表现，但延时扫描呈低密度可资鉴别。往往合并全身一般情况差，甚至恶病质的表现，可发现原发病变。

3. 肝脓肿 一般病变周围界限不清、模糊，脓肿周围可见低密度晕环，典型的病变周围强化，病变内有气体存在。需结合临床表现。

六、治疗

小儿肝血管瘤与其他血管瘤一样，存在自行消退的可能性，因此在确定治疗原则时需要特别慎重。采取等待、观察的方法还是积极地进行外科干预仍存在较大的争议。在缺乏必要的设备和技术条件下，肝血管瘤切除手术有一定的危险性和并发症，因而必须根据每个患儿的具体情况、肿瘤的大小和位置、有无明显的临床症状等，做出手术或非手术治疗的决策。综合国内外多数学者的经验和建议归纳治疗原则如下：

1. 无任何临床症状，肿瘤较小的病例 可以采用观察、定期复查的方法以期望血管瘤自行消退。

2. 肝脏血管瘤合并 Kasabach-Merritt 综合征 可采用激素疗法。先使用大剂量地塞米松静脉注射，后改为泼尼松口服，对血小板减少往往有效，并可使肿瘤明显缩小。对部分严重的病例有应用放射治疗取得满意效果的报道。

3. 肝脏血管瘤合并心力衰竭时 发生心力衰竭的主要原因是血管瘤内存在多量的动静脉交通短路，大量血液不经过周围小血管直接经过短路回流入心，引起心脏负担过重。治疗时应根据发病机制，一方面给予强心药物，更重要的是阻断短路交通。可进行选择性肝动脉造影及肿瘤动脉栓塞。肿瘤往往巨大，不能完全手术切除，有报道采用肝固有动脉结扎的方法，手术后取得立竿见影的效果。但也有手术后复发的可能。

4. 肿瘤较大，有部分症状 对于婴幼儿肝血管瘤，口服普萘洛尔诱导血管瘤消退的作用优于其他治疗方法，目前建议剂量为 1.5~2mg/（kg·d），分 2 次服用。使用本药前要注意适应证。用药前应对患儿进行全面的体格检查，包括心肌酶、血糖、肝肾功能、心电图、心脏彩超、甲状腺功能、胸片等。治疗可在门诊在有经验的医师指导下进行，由患儿家长对患儿服药后情况进行监测。治疗起始剂量为每天 1.0mg/kg，分 2 次口服。首次服药后观察患儿有无肢端湿冷、精神萎靡、呼吸困难和明显烦躁等现象。如患儿能够耐受，首次服药 12 小时后继续给药。如患儿仍然无明显异常，第 2 天增量至每天 1.5mg/kg，分 2 次口服，并密切观察。如无异常反应，第 3 天增量至每天 2.0mg/kg，分 2 次口服，后续治疗以此剂量维持。服药期间定期复诊，服药后的前 3 个月 4 周复诊 1 次，3 个月后可 6~8 周复诊 1 次，每次复诊应复查生化、心脏彩超及局部 B 超，以评估不良反应及疗效，若出现心肌损害、心功能受损、喘息、低血糖等情况，应对症治疗或由相应科室会诊，在此期间，普萘洛尔剂量应减半，不良反应严重时需停用，口服普萘洛尔治疗婴儿血管瘤无确切停药年龄限制，4 岁以内均可用药，瘤体基本消退（临床及 B 超结果），可考虑在 1 个月内逐渐减量至停药。因为可能会出现停药后复发现象，服药疗程通常会超过 1 年，停药年龄经常会延续到 15 月龄以上。

对较大的肝海绵状血管瘤，若情况合适时，可以考虑手术切除。随着小儿肝胆外科技术水平的提高，现在一般手术死亡率和并发症率都有较大程度的降低，但巨大的或超大型的海绵状血管瘤多伴有较显著的临床症状，其手术切除亦较复杂，手术并发症率较高。巨大型肝海绵状血管瘤常与肝脏内、外的重要血管间有复杂的关系，如将下腔静脉包绕、压迫，包围第二肝门和主要肝静脉、下腔静脉移位、膈肌或腹膜粘连等，术前应该详细了解肿瘤与各重要结构间的关系，权衡手术的利弊。

近年来，由于血管造影技术的显著进步，有条件的医院可以应用血管造影介入治疗技术进行血管栓塞治疗。

（董 蒨 周显军 朱呈瞻）

第7节 肝脏腺瘤

肝脏腺瘤也称肝腺瘤或肝细胞腺瘤（hepatocelluler adonoma），是一种临床上少见、来源于肝细胞的良性肿瘤，可发生于任何年龄。文献中最小一例为3周的新生儿，尸检时偶然发现。女性较男性多见。临床主要表现肝大，肿瘤可出现出血性梗死，约1/4患儿可因肿瘤破裂继发腹腔内出血。肿瘤呈球形，常为单发，多局限于肝右叶。

一、病因

本病确切发病机制尚不清楚。有先天性和后天性两类，先天性肝腺瘤可能与发育异常有关，多见于婴幼儿病例。后天可能与肝硬化后肝细胞结节状增生有关[1]。报道认为与口服避孕药有密切关系。小儿肝腺瘤常常和其他疾病伴同发生，如Ⅰ型肝糖原累积症，患者常在10岁左右时发现肝腺瘤，用饮食治疗肝糖原累积症，腺瘤可以消失。雄性激素治疗Fanconi贫血，β-地中海性贫血有过量铁摄入的患者，或者合成类固醇治疗的患者等，都发现患儿有肝腺瘤发生，两者的关系不十分清楚。

二、病理

肿瘤可发生在肝脏的深部或在肝的表面，很少见有蒂，为实质性肿块。肝腺瘤常有不完整包膜，边界清楚，隆起于肝表面，表面有丰富的血管，质软，切面呈淡黄色，有时有暗红或棕红色出血区。最常见的是孤立结节，结节周围常可看到多数卫星结节。剖面表现为界限清楚的结节，呈均匀的黄褐色，偶见中心有坏死。真正的包膜不常见。镜下可见肿瘤由分化良好的肝细胞组成，由2～3层细胞排列成索状或片状。结节内没有小叶结构，没有纤维间隔，没有小胆管增生，也没有门静脉结构。有时瘤细胞体积比肝细胞稍大或有轻度异型。由于细胞内糖原含量多，胞浆内含较多糖原和脂滴，内有空泡形成。很少见到核分裂。电子显微镜下可见到瘤细胞内细胞器缺乏。

三、临床表现

肝腺瘤在成人和小孩都很少见，可发生于任何年龄[2]。患儿一般情况好，肿瘤小时可无任何症状，由于肿瘤生长缓慢，往往发展至巨大时才引起家长的注意。笔者治疗的一例14岁女孩，瘤肝的重量达4.8kg，而肿瘤切除手术后体重为41kg，瘤肝重量竟约占体重的12%。因肝脏肿块较大，可表现为右上腹部肿块，可引起腹胀、轻微腹痛等症状。见图41-7-1。个别病例可因下腔静脉被压迫而出现双下肢水肿。

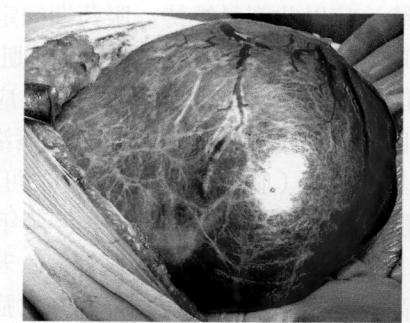

图41-7-1 巨大肝脏腺瘤术中所见
（女，14岁。瘤肝重4.8kg）

四、诊断

本病术前诊断较难，容易与肝母细胞瘤或肝癌相混淆。诊断主要依据影像学检查，尤以CT检查最具价值。

（1）B 超检查可见肝内孤立的圆形、椭圆形、边界清楚的低回声或中等回声肿块，肿瘤较大则回声杂乱、强弱不等。

（2）CT 平扫呈圆形稍低密度，与周围肝组织相差 10HU 左右，病灶边界清楚，有包膜，其内可有更低密度的陈旧性出血、坏死灶。增强扫描早期可有短暂的均匀性增强，和正常肝组织对比十分明显，然后密度下降为等密度，延迟扫描为低密度。螺旋 CT 动脉期肿瘤密度高于正常肝组织，静脉期为等密度或低密度[3]。见图 41-7-2。

（3）MRI 表现为肝内单发病灶，呈边界清楚的圆形肿物，T1WI 稍低信号、T2WI 稍高信号。也可T1WI、T2WI 均为稍高信号或高信号，说明其内脂肪含量高或有出血，此信号改变具特征性，对病变的定性诊断有较大帮助。

（4）放射性同位素 Tc-吡哆醛 5 甲基色氨酸（Tc-PMT）及 Ga-67 扫描对肝腺瘤的诊断也有价值。Ga-67 扫描表现为冷结节，Tc-PMT 表现为早期的摄入、排泄延迟以及放射性稀疏。联合 B 超、CT、MRI 和放射性核素检查可以提高本病的确诊率。放射性肝扫描显示肿瘤部位为放射性稀疏区。肝血管造影显示该区血管增多和明显的肿瘤边缘。

（5）肝功能等常规实验检查往往正常，血 AFP 正常是本病与小儿肝脏恶性肿瘤鉴别的一个重要的指标。

但临床实际中有时进行了上述多种检查，术前也无法获得明确的诊断。前述笔者经历的患儿曾辗转国内数家大医院，行 B 超、CT 及 MRI 等检查，因高度怀疑肝母细胞瘤而行过肝血管造影并进行选择性肝动脉化疗性栓塞，因治疗无效而转至笔者处。术中见肿瘤巨大，表面有大量迂曲、隆起的血管，仍不能肯定诊断，最终手术切除后才获得病理诊断。见图 41-7-3。

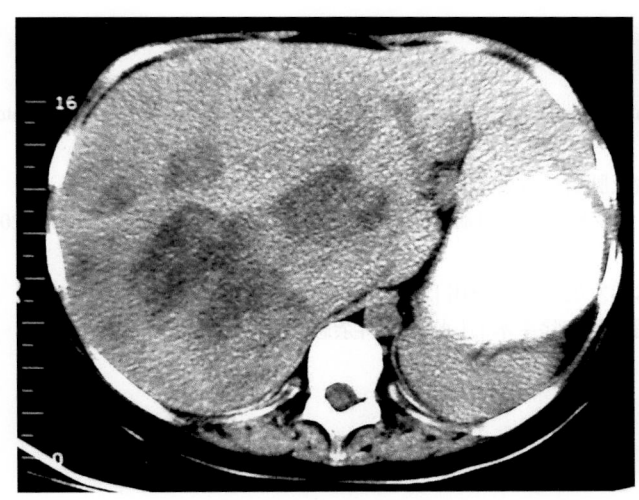

图 41-7-2　巨大肝脏腺瘤 CT 所见（女，14 岁）

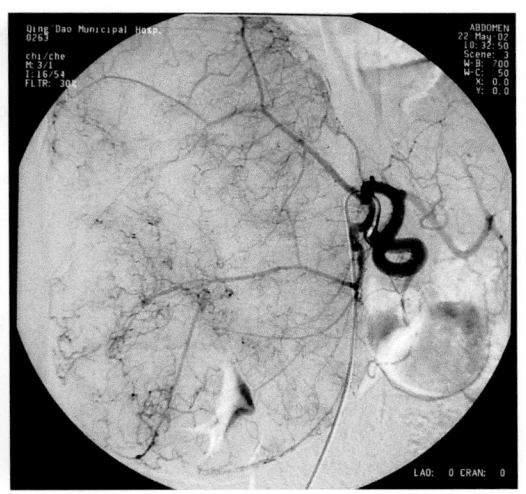

图 41-7-3　巨大肝脏腺瘤 DSA 血管造影所见
（女，14 岁）

五、鉴别诊断

本病需与肝母细胞瘤及肝细胞癌鉴别。CT 检查中肝细胞腺瘤增强较为均匀，无结节中结节征象，也无被膜之环形增强征象。镜下肝腺瘤也需要和肝癌进行鉴别，尤其是肿瘤细胞有轻度异型者，常很难与分化好的肝细胞癌鉴别。有细胞异型，出现较多的核分裂象，并有血管的浸润，这种病例应考虑为肝细胞癌。

六、治疗

手术切除是唯一的治疗方法，但操作难度大。由于本病有癌变倾向，并且有突然恶化的可能性，大多数学者主张对于诊断已明确或无法完全与肝母细胞瘤鉴别时尽早手术切除。手术包括肝叶段切除、不规则肝切除、包膜内肿瘤剜除术等多种方法，既可做到消除临床症状，又可避免并发大出血及继发恶变。前述病例应用低温麻醉、开腹后探查见肿瘤位于肝右叶全部及部分尾状叶，采用先处理第一肝门的门静脉、右肝动脉、右肝管及胆囊管，再处理肝静脉、10余支肝短静脉后再切肝的办法，顺利切除达4.8kg的巨大瘤肝。

基于其特殊的肿瘤生物学特性，小儿肝脏肿瘤具有瘤体大、部位复杂、病理类型多、生长速度快等特点，且由于不同年龄段患儿体重、肝容积差别较大，手术耐受差，较成人处理更为疑难。小儿肝脏肿瘤的治疗是一个综合治疗的过程，其中根治性手术切除是治疗的重要环节。随着生物医学科学的不断进步，推动传统经验外科向现代外科发展，与数字技术相结合是现代医学发展的重要选择。作为非常有价值的影像学检查手段，近年来，一体式计算机辅助手术工作站等先进数字化医疗设备的应用为小儿肝脏肿瘤的精准治疗提供了新的方向。计算机辅助手术技术作为一种全新的疾病诊疗模式，让高难度、高风险的手术能够更加安全地开展，切实推动小儿肝脏外科实现从"传统经验切除"到"数字化引导精准手术切除"的根本转变[4-5]。

（董 蒨 周显军 朱呈瞻）

参 考 文 献

［1］ KONDO F. Is there a common cause of adenoma, focal nodular hyperplasia, and hemangioma of the liver? [J]. J Gastroenterol Hepatol, 2003 , 18: 357-358.
［2］ 李白莉, 孙晓毅, 余东海, 等. 小儿肝脏巨大良性肿瘤及肿瘤样病变 [J]. 肝胆外科杂志, 2009, 17 (3): 175-179.
［3］ 董蒨, 江布先, 张虹, 等. 螺旋CT三维成像在小儿巨大及复杂部位肝脏肿瘤诊治中的应用 [J]. 中华小儿外科杂志, 2006, 27 (1): 6-9.
［4］ 董蒨,陈永健,卢云, 等. 数字医学与计算机辅助手术的发展及临床应用 [J]. 中国信息界-e 医疗, 2013, (9): 58-61.
［5］ 董蒨, 王宝磊. 小儿肝脏肿瘤的诊治挑战和计算机辅助肝切除手术 [J]. 临床外科杂志, 2013, 21 (8): 585-587.

原发性肝脏恶性肿瘤根据其组织发生来源的不同，大致可分为：①肝细胞来源：如肝细胞癌、肝母细胞瘤以及肝细胞癌组织变异型，后者包括纤维板层样肝细胞癌、肝透明细胞癌、肉瘤样肝细胞癌、硬化性肝细胞癌等；②胆管细胞来源：如肝内胆管细胞癌、混合型肝细胞-胆管细胞癌、肝胆管囊腺癌等；③间叶组织来源：如肝上皮样血管内皮瘤、肝血管肉瘤、肝未分化（胚胎性）肉瘤、肝纤维肉瘤、肝滤泡树突状细胞肉瘤、肝恶性纤维组织细胞瘤、肝血管外皮细胞瘤、肝骨肉瘤、肝恶性神经鞘瘤、去分化脂肪肉瘤、肝横纹肌肉瘤等；④淋巴来源：肝原发性淋巴瘤；⑤混合细胞来源：如肝神经内分泌瘤、肝恶性横纹肌样瘤、原发性肝生殖细胞肿瘤、肝鳞癌等；⑥其他：组织来源不明或杂类恶性肿瘤等。

临床上除了肝细胞癌和肝内胆管细胞癌较为常见外，其他原发性肝脏恶性肿瘤均较少见。这些少见肿瘤往往临床症状多不典型，也缺乏特异性实验室指标和影像学特征，因此，术前精确诊断及鉴别诊断这些少见肿瘤依然困难重重，在诊治过程中容易出现误诊误治或者漏诊，给患者带来经济和精神负担。本章集中论述 14 种肝脏少见恶性肿瘤的起源、病理特征及分型、诊治要点等，以此加深对肝脏少见恶性肿瘤的认识，提高临床精准诊治水平。

第1节　混合型肝细胞-胆管细胞癌

混合型肝细胞-胆管细胞癌（combined hepatocellular-cholangiocarcinoma，CHC）是一种少见的原发性肝癌，具有明确的肝细胞癌和胆管细胞癌两种表型特征。发病率仅次于肝细胞癌和肝胆管细胞癌，不同报道差别较大，占原发性肝恶性肿瘤的 0.4%～14.2%。预后介于肝细胞癌预后和肝内胆管细胞癌预后之间。1949 年艾伦（Allen）和利萨（Lisa）[1] 首次描述了 CHC 这一肝癌类型，将其分为 3 种亚型：A 型为肝细胞癌和胆管细胞癌结节分离；B 型为肝细胞癌和胆管细胞癌结节接触、混杂；C 型为单独的包块混杂了肝细胞癌和胆管细胞癌的特征。此后对 CHC 的研究日益深入，出现了多种病理亚型分类方法。2004 年世界卫生组织（WHO）对命名进行了统一，将 Allen 等命名的 C 型定义为 CHC[2]。

一、病因病理

CHC 的病因目前尚不清楚，可由多种损害肝实质的因素引起。目前认为 HBV 或 HCV 感染、慢性肝病以及大量饮酒是导致 CHC 的部分原因。但与肝细胞癌相比，HBV 或 HCV 与 CHC 发生的关系相对较弱。

CHC 是由紧密混合的肝细胞癌成分和胆管细胞癌成分组成，但是关于 CHC 起源的争论一直在进行[3]。从理论上讲，CHC 起源于肝细胞、胆管细胞或肝干细胞。目前研究者们更支持 CHC 的细胞起源于共同的肝干细胞，认为成人肝干细胞能够分化为胆管细胞或肝细胞[4]。现已证实了 CHC 的单克隆来源现象，在对手术获得的 CHC 标本制备的原代细胞系的研究中发现，在不同的生长条件下细胞可以向着原发性肝细胞癌或胆管癌的特征进行分化[5]。分子生物学研究还提示，表现出胆管细胞和肝细胞分化特性的肿瘤也表现出干细胞的特点、肝细胞分化程序的下调，以及向胆管细胞系的定型。许多研究也从基因和蛋白质水平验证了 CHC 的起源[6]。

二、临床表现

目前人们对 CHC 认识仍然有限，总的来说，CHC 缺乏特异性的临床病理特征，其临床特征可能与肝细胞癌或肝胆管细胞癌相似，也可能与这两类肿瘤不同，其原因可能与不同地理区域、不同病因和不同人群差异等有关。与肝内胆管细胞癌相比，CHC 的临床病理特征包括组织学分化程度更高、男性患病率更高、血清胆红素和 ALP 水平更低。CHC 的瘤体血供差、较早出现肝门部和腹膜后淋巴结转移的特征则与肝内胆管细胞癌相似。CHC 中乙肝阳性和肝硬化的发生率介于肝细胞癌和肝内胆管细胞癌之间。CHC 中出现的血清 AFP 升高、血管侵犯、肝实质直接侵犯、微卫星形成等特征与肝细胞癌相似；因此，CHC 所具有的肝细胞癌和肝内胆管细胞癌特点使其成为一种典型的无特征性肿瘤。当瘤体中肝细胞癌成分占绝对优势时其临床表现更接近肝细胞癌，反之亦然。

三、影像学

影像学方法在诊断 CHC 方面发挥了重要作用[7]。动态 CT 诊断 CHC 有三种强化模式：Ⅰ型，表现为"快进快出"征象，类似肝癌；Ⅱ型，早期和延迟期周边强化；Ⅲ型，早期周边高强化，延迟期中心轻度强化。Ⅲ型在 CT 上的表现容易被识别出来（图 42-1-1）。诊断 CHC 的敏感性和特异性分别为 33%～34% 和 81%～100%。

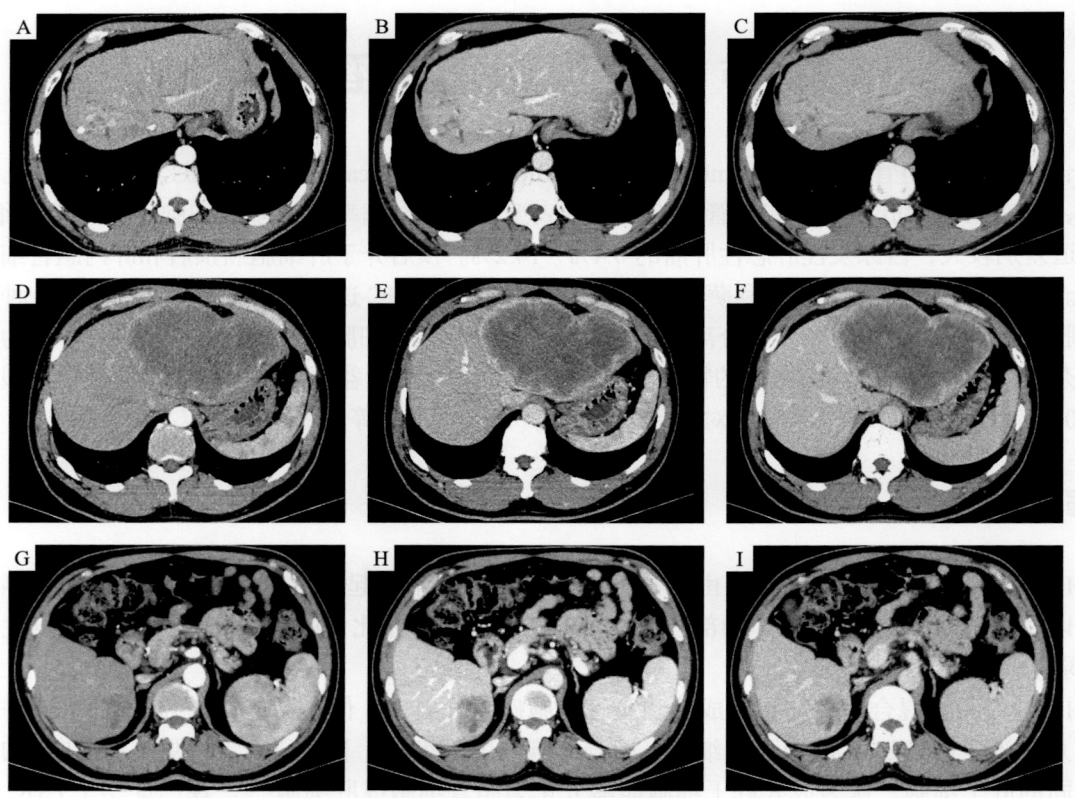

图 42-1-1　混合型肝细胞-胆管细胞癌三种动态增强 CT 表现

A～C. 表现为"快进快出"征象（Ⅰ型）；D～F. 早期和延迟期周边强化（Ⅱ型）；G～I. 早期周边高强化，延迟期中心轻度强化（Ⅲ型）。

此外，CHC 也具有独特的 MRI 表现。钆塞酸增强 MRI 显示重度强化边缘和不规则形状支持混合型肿瘤（图 42-1-2），而分叶状、弱化边缘和靶型外观则支持肿块型肝内胆管细胞癌[8]。靶型外观也有助于区分 CHC 与非典型乏血供型肝细胞癌。PET/CT 对肝内 CHC 检出率较低，但常能发现肝外转移灶，有利于肿瘤的分期。

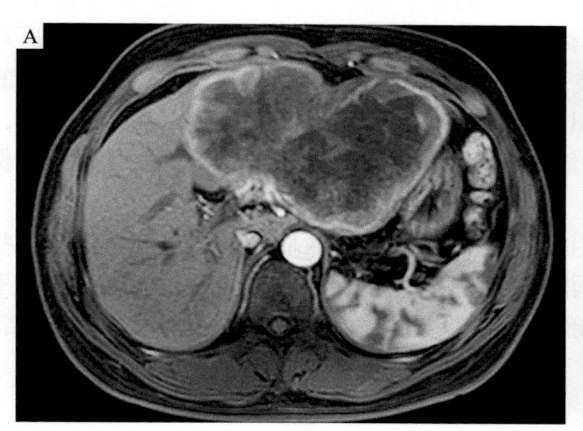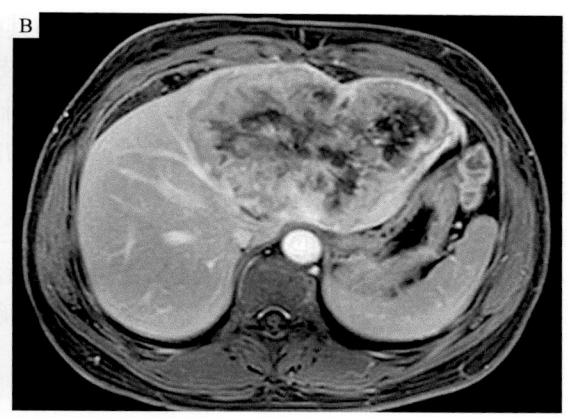

图 42-1-2　混合型肝细胞-胆管细胞癌的动态增强 MRI 表现

A. 动脉期肿瘤边缘明显强化；B. 延迟期肿瘤边缘持续强化，瘤内不均匀强化。

四、诊断与病情评估

CHC 诊断的金标准主要靠手术标本的病理诊断。单凭细胞学检查不能完全可靠诊断 CHC，需要免疫组织化学检测协助诊断。虽然术前难以准确诊断 CHC，但是通过应用肿瘤标志物和危险因素可以提高诊断的准确性。如果患者有病毒性肝炎或肝病背景，血清学 AFP 水平较高，CA 19-9 和（或）CEA 水平轻度升高的特征，还具备上述典型的增强 CT 或 MRI 表现，肿瘤无包膜，伴胆管癌栓、淋巴结转移阳性，强烈提示 CHC 可能。

病情评估除了需要评定患者机体状态、肝功能等，还需要借助影像学检查评定肿瘤的性质和肝外转移状态。增强 CT 可以预测 CHC 的主要成分：Ⅰ型肿瘤以肝细胞癌成分为主；Ⅱ型肿瘤以胆管细胞癌成分为主；Ⅲ型肿瘤周边以肝细胞癌成分为主，中心区以胆管细胞癌成分为主。肝外转移情况评估主要借助 PET/CT。这些病情评估手段有助于优化 CHC 患者的治疗策略。

五、综合处理

由于 CHC 瘤体内纤维间质多、血供少，因此介入经肝动脉栓塞化疗和经皮无水乙醇注射的治疗效果可能不理想。手术（包括肝切除、肝移植和消融）是治疗 CHC 的最佳方法，可以延长患者的生命，甚至治愈疾病。手术切除和肝移植后中位肿瘤复发率分别 65% 和 54%、中位 5 年总生存率为 29% 和 41%[9]。CHC 肝移植患者 5 年生存率优于肝内胆管细胞癌肝移植，但较符合 Milan 标准的肝细胞癌差。

除手术外，辅助化疗和放疗也有助于提高患者的生存率。一项多中心回顾研究显示，吉西他滨/顺铂、氟尿嘧啶/顺铂、索拉非尼和其他化疗药物治疗不可切除的 CHC 中位总生存期分别为 11.9 个月、10.2 个月、3.5 个月和 8.1 个月。通过辅助化疗和放疗治疗 CHC 伴淋巴结转移患者术后无病生存期达 42 个月[10]。该病例提示对于 CHC 的治疗，应将手术与多模式治疗相结合，以改善预后，提高患者的生存率。

六、外科治疗

手术切除是目前治疗 CHC 的首选治疗方案，手术指征同肝细胞癌，但需要考虑患者的全身状况、肝功能储备、肿瘤分期、局部解剖因素等。目前其标准术式尚未统一，对于是否需要进行扩大肝切除术、是否需要行区域淋巴结清扫等也存在一定分歧。由于 CHC 具有高度侵袭性，很少形成完整的包膜，因此术中必须保证足够的手术切缘，才能达到切缘阴性。否则一旦切缘阳性，术后极易复发，进而影响患者预后。从这个角度来说，在保证对肝功能影响程度最小的前提下，行扩大肝切除是确保切缘阴性的较好术式。

由于 CHC 容易发生淋巴结转移，因此有学者主张肝切除时常规行区域淋巴结清扫。但也一些学者持反对意见，认为目前尚无有力证据支持必须行淋巴结清扫，常规清扫会延长手术时间，增加手术创伤和手术并发症，对患者预后不利。对于没有明确淋巴结转移证据的可以不常规清扫区域淋巴结。

七、预后

CHC 总体病程进展较快，预后优于肝内胆管细胞癌，但较肝细胞癌差。文献报道，CHC 的 1、3 和 5 年总生存率分别为 53%～81.9%、26%～47% 和 12%～18%。许多因素可能影响 CHC 的预后，包括年龄大于 60 岁、男性、肿瘤相关因素（肿瘤数目、大小、脉管侵犯、T 分期、胆管细胞成分）、区域器官侵犯、淋巴结和远处转移、经动脉化疗栓塞术、肝硬化、血清乙型或丙型肝炎标志物阳性率、以及血清 GGT、CA19-9 和 AFP 水平等[11-12]。综上所述，CHC 预后较差，许多影响肝细胞癌和肝内胆管细胞癌生存的因素也可能是影响 CHC 预后的重要因素。

（戴朝六 徐 锋）

参 考 文 献

[1] ALLEN R A, LISA J R. Combined liver cell and bile duct carcinoma [J]. Am J Pathol, 1949, 25 (4): 647-655.

[2] BOSMAN F T, CARNEIRO F, HRUBAN R H, et al. WHO classification of tumors of the digestive system [M]. Lyon, France: IARC Press, 2010.

[3] WANG A Q, ZHENG Y C, DU J, et al. Combined hepatocellular cholangiocarcinoma: controversies to be addressed [J]. World J Gastroenterol, 2016, 22 (18): 4459-4465.

[4] ALISON M R. Liver stem cells: implications for hepatocarcinogenesis [J]. Stem Cell Rev, 2005, 1 (3): 253-260.

[5] YANO H, IEMURA A, HARAMAKI M, et al. A human combined hepatocellular and cholangiocarcinoma cell line (KMCH-2)that shows the features of hepatocellular carcinoma or cholangiocarcinoma under different growth conditions [J]. J Hepatol, 1996, 24 (4): 413-422.

[6] STAVRAKA C, RUSH H, ROSS P. Combined hepatocellular cholangiocarcinoma (cHCC-CC): an update of genetics, molecular biology, and therapeutic interventions [J]. J Hepatocell Carcinoma, 2019, 6: 11-21.

[7] FOWLER K J, SHEYBANI A, PARKER R A, et al. Combined hepatocellular and cholangiocarcinoma (biphenotypic) tumors: imaging features and diagnostic accuracy of contrast-enhanced CT and MRI [J]. AJR Am J Roentgenol, 2013, 201 (2): 332-339.

[8] SAMMON J, FISCHER S, MENEZES R, et al. MRI features of combined hepatocellular- cholangiocarcinoma versus mass forming intrahepatic cholangiocarcinoma [J]. Cancer Imaging, 2018, 18 (1): 8.

[9] LI D B, SI X Y, WANG S J, et al. Long-term outcomes of combined hepatocellular-cholangiocarcinoma after hepatectomy

or liver transplantation: A systematic review and meta-analysis [J]. Hepatobiliary Pancreat Dis Int, 2019, 18 (1): 12-18.

［10］ KOBAYASHI S, TERASHIMA T, SHIBA S, et al. Multicenter retrospective analysis of systemic chemotherapy for unresectable combined hepatocellular and cholangiocarcinoma [J]. Cancer Sci, 2018, 109 (8): 2549-2557.

［11］ 袁野, 唐柚青, 陈建雄, 等. 混合型肝细胞-胆管细胞癌的临床特征及预后观察 [J]. 中国普通外科杂志, 2018, 27 (8): 1067-1071.

［12］ 欧迪鹏, 杨连粤, 曾志军, 等. 混合型肝细胞-胆管细胞癌的临床病理特征及预后因素分析 [J]. 中华消化外科杂志, 2017, 16 (1): 59-64.

第 2 节　肝 癌 肉 瘤

　　肝癌肉瘤（hepatic carcinosarcoma，HCS）也称肝肉瘤样癌（sarcomatoid carcinoma of the liver），是一种极罕见的肝脏原发恶性肿瘤。2000 年 WHO 将肝癌肉瘤单列为肝脏间叶源性肿瘤的一种，并定义为由癌样成分（既可是肝细胞源性也可以是胆管细胞源性）和肉瘤样成分紧密混杂在一起的恶性肿瘤。HCS 呈侵袭性生长，易复发、转移，预后差。国内外文献报道较少，且多为个案分析。自 1924 年贾非（Jaffe）首例报道至今，国内外文献共报道 100 余例。近年来因为对该病认识水平的提高，报道有增多的趋势。早期有学者报道本病有一定的地域性分布，约 77%（17/22）为亚裔，主要分布于朝鲜半岛、中国、日本。

一、病因病理

　　目前关于 HCS 的起源及发病机制仍有争议。对此有多种学说，包括全能干细胞学说、间质诱导学说、碰撞学说、化生学说等。有些学者认为肉瘤性成分是由肝细胞癌或胆管细胞癌等癌性成分通过化生的机制转化而来，且临床上多数病例可见肉瘤性成分和癌性成分的移行或过渡区，或者有学者认为癌细胞先转化为多潜能的未成熟细胞，在某些情况下重新分化为肉瘤成分。另一种观点为单克隆起源学说，HCS 肿瘤起源于多能干细胞的双相分化，从一开始就分别向恶性上皮及恶性间叶方向分化。临床上部分病例可见癌性成分及肉瘤性成分截然分界清楚，未见混合。应用比较基因组杂交或高通量测序技术的二代测序技术方法所做的研究结果进一步支持了单克隆起源学说[1]。

　　HCS 是由癌性成分和肉瘤性成分紧密结合共同构成的恶性肿瘤。癌性成分主要包括肝细胞癌、胆管细胞癌，少见者有混合型肝细胞和胆管细胞癌及未分化癌。肉瘤性成分包括软骨肉瘤、骨肉瘤、平滑肌肉瘤、横纹肌肉瘤、纤维肉瘤 / 梭形肉瘤样恶性纤维组织细胞瘤等。HCS 瘤体大体上呈类球形，部分肿瘤可见纤维包膜，切面可见明显液化坏死，部分组织外观呈"鱼肉"状，类似一般肉瘤。免疫组织化学显示肉瘤区表达间叶源性标记。

二、临床表现

　　临床表现缺乏特异性，可表现为腹痛、乏力、发热、触及肿块及肝功能异常等。患者就诊时的肿瘤直径可达 2～22cm，平均直径约 10cm。53% 的患者血清 AFP 水平增高，40% 和 30% 的患者血清 CEA 和 CA19-9 水平升高。47% 的患者在就诊时已经出现比邻脏器组织受侵或远隔脏器转移等。

　　2014 年，山本（Yamamoto）等[2]收集了英文及日文文献报道的有明确肉瘤成分的 36 例患者资料，其中男女比率约 25：11，平均年龄 62 岁，HCV 和 HBsAg 阳性患者分别占 22% 和 41%，伴有慢性肝炎、肝硬化病史者占 57%。2017 年王建等[3]总结了国内 36 年来中文文献报道的 65 例 HCS 病例。其中男性 49 例，女性 16 例，男女比例约为 3.1：1.0。年龄 7～72 岁，中位年龄 54 岁。临床表现有右或中上腹胀痛、右上腹或肝区包块、低热、渐进性乏力、食欲减退、腹胀或上腹饱胀不适、体重下降及意外发现。70% 有肝炎病史。实验室检查可发现肝功能损害，45% 有一项或以上肿瘤相关抗原阳性者，其中 AFP 升高者 38.8%，CEA 轻度升高者 17.4%，CA19-9 升高者 42.9%，均非特异性表现。

三、影像学

HCS 影像学表现与其癌性成分及肉瘤性成分相关：①可合并或不合并肝硬化等慢性肝病表现；②病灶一般为单发，好发于肝右叶，呈圆形或卵圆形，边界较清楚，体积较大；③有外生性生长的特性，若肿块向小网膜内生长，则该部分患者多因病变较大，压迫或侵犯周围脏器引起症状而就诊较晚；④肿瘤易出血、坏死，病变较大时以囊性成分为主，实性部分呈条索状分隔及结节状散在分布，偶呈蜂窝状；⑤癌性部分为肝细胞癌时，实性部分动态增强扫描呈"快进快出"表现。癌性部分为胆管细胞癌时增强扫描多呈渐进性强化；⑥肉瘤性成分为骨肉瘤或软骨肉瘤时，CT 平扫可发现肿块边缘或内部片状致密性钙化，钙化中央的密度接近于骨皮质，而一般肝脏原发性肿瘤治疗前片状致密性钙化较少见。笔者收治 1 例 HCS 增强 CT 提示肝右叶一类圆形稍低密度灶，密度不均匀，病灶边界模糊，约 9.8cm×6.8cm，CT 值约 38HU，增强扫描动脉期周边强化，门静脉期强化范围基本同动脉期，密度减低，其内可见始终未强化坏死区（图 42-2-1）。

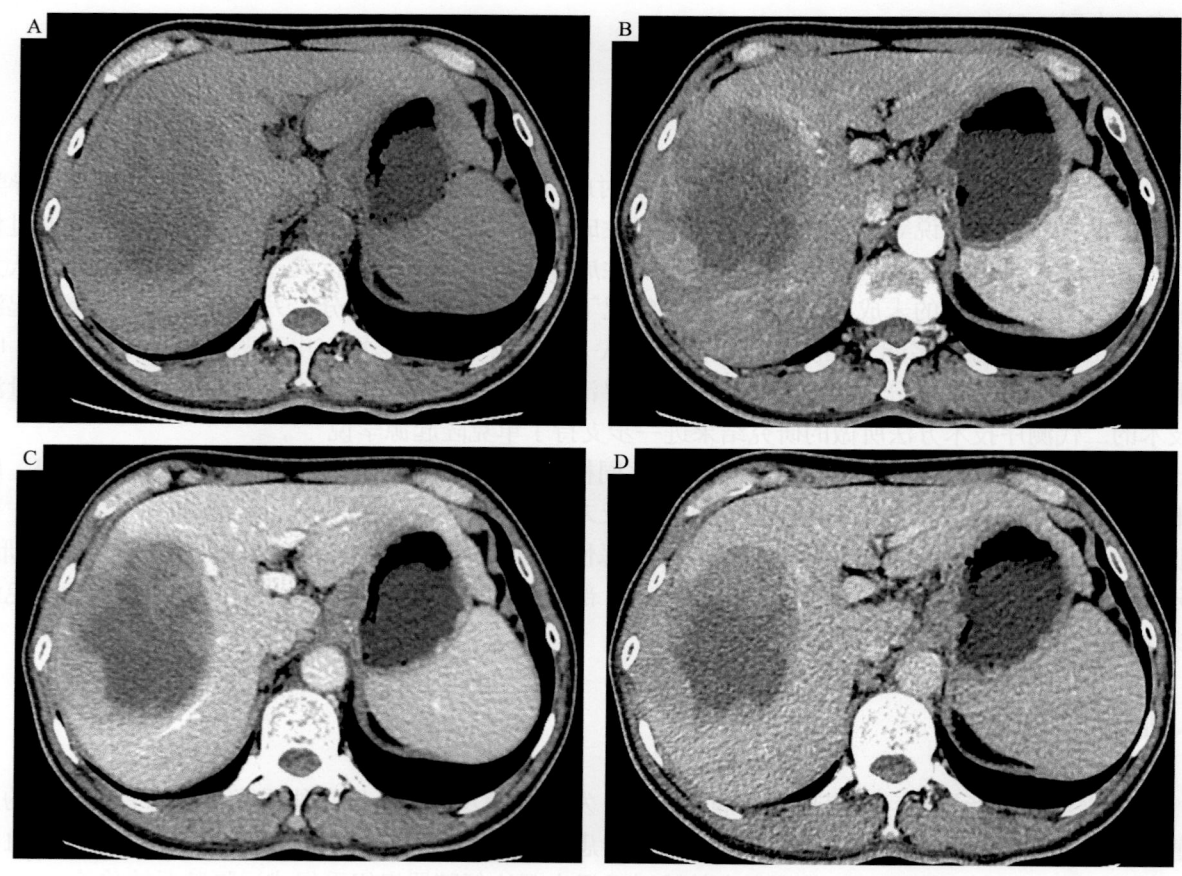

图 42-2-1　肝癌肉瘤 CT 表现

A. CT 平扫提示肝右叶一类圆形稍低密度灶，密度不均匀，病灶边界模糊；B～D. 增强扫描实性部分呈"快进快出"表现。

MRI 图像上病灶呈囊实性混杂信号，囊性部分呈长 T1、长 T2 信号，实性部分 T1WI 呈结节样稍低信号、T2WI 上呈稍高信号。部分病灶囊性部分可见液-液分层现象，提示陈旧性出血。Gd-DTPA 增强扫描强化方式与 CT 类似，囊变区域无强化（图 42-2-2）。安武（Yasutake）等[4]报道 1 例原发性肝癌肉瘤行 MRI 特异性对比剂 Gd-EOB-DTPA 增强扫描的病例。肿块 MRI 平扫呈不均匀长 T1、长 T2 信号，内部见广泛出血，注射对比剂后早期见病灶边缘小片状明显强化，肝胆期肿瘤边缘见部分强化灶，提示肿瘤局部能够摄取 Gd-EOB-DTPA，为肝细胞源性。

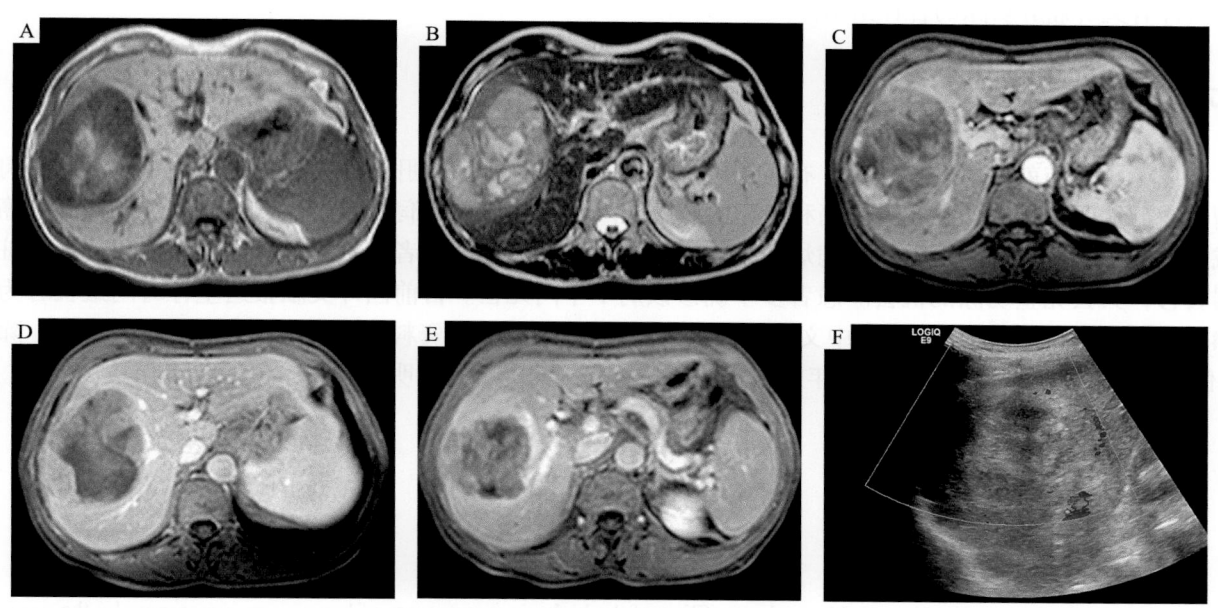

图 42-2-2　肝癌肉瘤 MRI 和超声表现

MRI 表现为呈囊实性混杂信号，囊性部分呈长 T1（A）、长 T2（B）信号，增强扫描动脉期（C）周边强化，门静脉期（D）和延迟期（E）强化范围基本同动脉期，密度减低，其内可见始终未强化坏死区。超声（F）显示为肿块呈不均匀回声，边界不清，CDFI 可见血流信号。

四、诊断与病情评估

本病临床表现缺乏特异性，术前诊断困难，最终诊断有赖于病理检查。镜下检查肝肿瘤组织中既可见到肯定的上皮癌成分，又可见到肯定的肉瘤成分；免疫组化显示有分别表达上皮性和间叶源性两种标志物即可确诊。

五、综合处理

本病的传统治疗方法是手术切除、化疗及放疗，至今尚无更好的治疗方案。对于早期发现可手术切除的患者，手术切除仍然是最可能有效延长生存时间的方法。国外研究报道该病手术切除后的无瘤生存时间仅为半年。除手术切除外，也有术后辅以置入化疗泵，或全身化疗、放疗及 TACE 治疗等，如有少数病例报道联合手术、化疗及放疗 3 种手段治疗，其生存时间为 4～12 个月，均未明显提高生存率，可见 HCS 对化疗和放疗均不敏感[5]。有国内学者报道采用手术切除结合术中微波消融，但均在术后 6～18 个月发生肝内或肝外转移。也有学者报道 HCS 切除术后无法切除的淋巴结转移病灶采用多柔比星和异环磷酰胺药物化疗联合放疗治疗，可延长患者的总生存时间。近期有学者报道一例采用免疫药物纳武单抗（nivolumab）联合靶向药物阿帕替尼（apatinib）治疗进展期 HCS 的病例，获得部分缓解，但由于肝功损害而终止[6]。随着精准医学的发展，对于 HCS 病因了解的加深和基因检测及靶点筛选的成熟，未来在 HCS 的综合治疗领域会有所突破。

六、外科治疗

就诊时肿瘤较小，没有发生转移，能够行根治性手术切除者仍首选肝切除手术治疗，具体可遵循国内外有关肝癌肝切除的各种指南。

七、预后

患者预后与就诊时肿瘤大小、有无肝内静脉侵犯及远处转移或肝外浸润相关，而与肿瘤癌性及肉瘤性成分无明显相关。可能受肝癌和肉瘤两种协同因素对转移和浸润的影响，HCS 较单纯的肝细胞癌或肝内胆管细胞癌预后更差；仅病灶较小时可外科切除，大部分患者就诊时有邻近器官侵犯或远处脏器转移，失去完整切除的机会。患者多于确诊该病 1 年内死亡。目前国外文献报道生存时间最长者为 84 个月。王建等[3]总结了国内中文文献报道有随访记录的 43 例资料，发现中位生存期仅 6 个月；除 1 例随访 7.5 年健康者外，缺乏 2 年及以上长期随访病例的资料，说明本病整体预后较差。

（戴朝六　贾昌俊）

参 考 文 献

[1] ZHANG X, BAI Q, XU Y, et al. Molecular profiling of the biphasic components of hepatic carcinosarcoma by the use of targeted next-generation sequencing [J]. Histopathology, 2019, 74 (6): 944-958.
[2] YAMAMOTO T, KURASHIMA Y, OHATA K, et al. Carcinosarcoma of the liver: report of a case [J]. Surg Today, 2014, 44 (6): 1161-1170.
[3] 王建, 严嘉仪. 原发性肝癌肉瘤 65 例分析 [J]. 中华肝胆外科杂志, 2017, 23 (12): 845-847.
[4] YASUTAKE T, KIRYU S, AKAI H, et al. MR imaging of carcinosarcoma of the liver using Gd-EOB-DTPA [J]. Magn Reson Med Sci, 2014, 13 (2): 117-121.
[5] KURITA D, MOKUNO Y, MATSUBARA H, et al. Primary hepatic carcinosarcoma with multimodal treatment [J]. Nagoya J Med Sci, 2018, 80 (3): 423-429.
[6] ZHAO L, YANG Y, GAO Q. Efficacy and safety of nivolumab plus apatinib in advanced liver carcinosarcoma [J]. Immunotherapy, 2019, 11 (8): 651-656.

第 3 节　肝胆管囊腺癌

肝胆管囊腺癌（biliary cystadenocarcinoma of the liver，BCACL）是一种临床罕见的肝脏恶性肿瘤，仅占肝脏恶性肿瘤的 0.41%。Willis 于 1943 年首次报道此病。该病好发于中年女性，平均发病年龄 56～59 岁。目前病因尚不明确，其起病隐匿，病程较长。

一、病因病理

BCACL 为起源于肝内胆管上皮细胞的具有分泌浆液或黏液功能的一种特殊类型原发性肝脏恶性肿瘤，其具体组织来源、病理机制尚不清楚。河原田（Kawarada）等[1]认为 BCACL 可能：①直接起源于肝内胆管，形成原发恶性肿瘤；②由肝内胆管囊腺瘤恶变而来；③由先天性肝内胆管畸形发展而来，如先天性肝脏纤维化、先天性肝内胆管囊性扩张症、先天性肝囊肿。因此，将囊性腺癌分为肝囊腺癌、肝囊腺癌伴腺瘤、单纯肝囊肿癌变 3 个亚型。

　　BCACL 大体病理多表现为单发或多发的囊性或囊实性占位，囊壁薄厚不均，囊壁局部可见钙化，内壁可见多个菜花样或结节样突起；囊内充满大量浆液性或黏液性液体，多呈淡黄色或无色透明，当囊内出血时液体呈咖啡色。当部分囊腔与肝内胆管相通时，囊内液呈胆汁样。镜下肿瘤组织排列呈不规则腺管状、巢状和条索状，瘤细胞呈柱状或立方状，核圆形或椭圆形，囊壁被覆柱状或复层上皮，肿瘤基质分为卵巢样基质和非卵巢样基质[2]（图 42-3-1）。

　　HE 染色显示癌细胞呈黏液柱状，部分呈腺样排列。

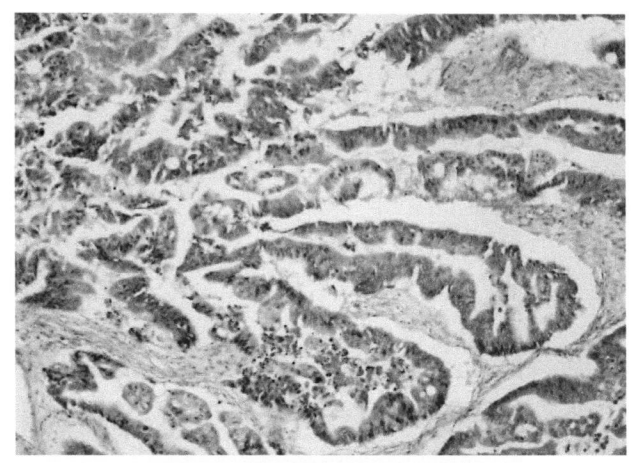

图 42-3-1　肝胆管囊腺癌病理组织学表现（HE×200）

二、临床表现

　　本病可发生于任何年龄段，通常发生于中年女性，多为单发的较大囊肿，多数位于肝左叶，其次为肝右叶，易造成肝内自身转移，肝外转移少见。该病起病隐匿，进展缓慢，早期及肿瘤较小时缺乏特异性临床症状，肿瘤逐渐增大而压迫正常肝脏组织及周围器官时，可表现出上腹部包块、腹胀、上腹部隐痛不适，其他不典型的临床表现有纳差、乏力、黄疸、发热、体质量下降、腹水等。患者通常无肝炎肝硬化病史。

三、影像学

　　目前，超声、CT 和 MRI 仍是 BCACL 最常见的影像学检查手段，每种检查手段各有优缺点。超声通常表现为肝内圆形或类圆形、有薄壁的囊实性肿块，有时可见分隔或乳头状隆起。彩色多普勒超声在实性部分和分隔可检出血流信号。超声造影可见与肝实质强化程度相似的带状强化（图 42-3-2）。但当实性部分较小时易误诊为良性的肝囊肿而延误治疗[3]。

　　CT 表现为肝内囊性占位，边界不规则，可见囊间隔或囊壁内软组织影，当囊内出现间隔增厚、壁上结节或乳头状突起、伴有囊内出血及囊壁粗大钙化时多考虑为肝胆管细胞囊腺癌。增强 CT 动脉期、门静脉期及延迟期与正常肝组织比较均可出现相对的、不同程度的强化形式（图 42-3-3）。强化持续存在是本病的一个明显特征[4]。

　　MRI 表现为肝内多房、类圆形囊性或囊实性肿块，囊液因成分不同而信号各异，一般表现为 T1WI 低信号、T2WI 高信号、DWI 低信号。而 MRCP 作为一种无创的胆道成像技术，可清楚显示胆管扩张及其与囊性瘤体之间的病理解剖关系（图 42-3-4）。因此，对于 CT 发现囊性病变及胆管改变的患者，有必要进行 MRI 及 MRCP 检查，可以为病变的诊断及鉴别诊断提供较为可靠的依据。

四、诊断与病情评估

　　BCACL 的确诊主要依靠肝脏穿刺活检及术后病理学检查。BCACL 缺乏特异性的临床表现，亦没有显著的实验室检查指标，但是血清 CA19-9 显著增高可协助诊断。影像学检查在该病诊断上的作用非常重要。超声、CT 和 MRI 均可一定程度上显示 BCACL 的某些特征性表现。超声简单、经济、易

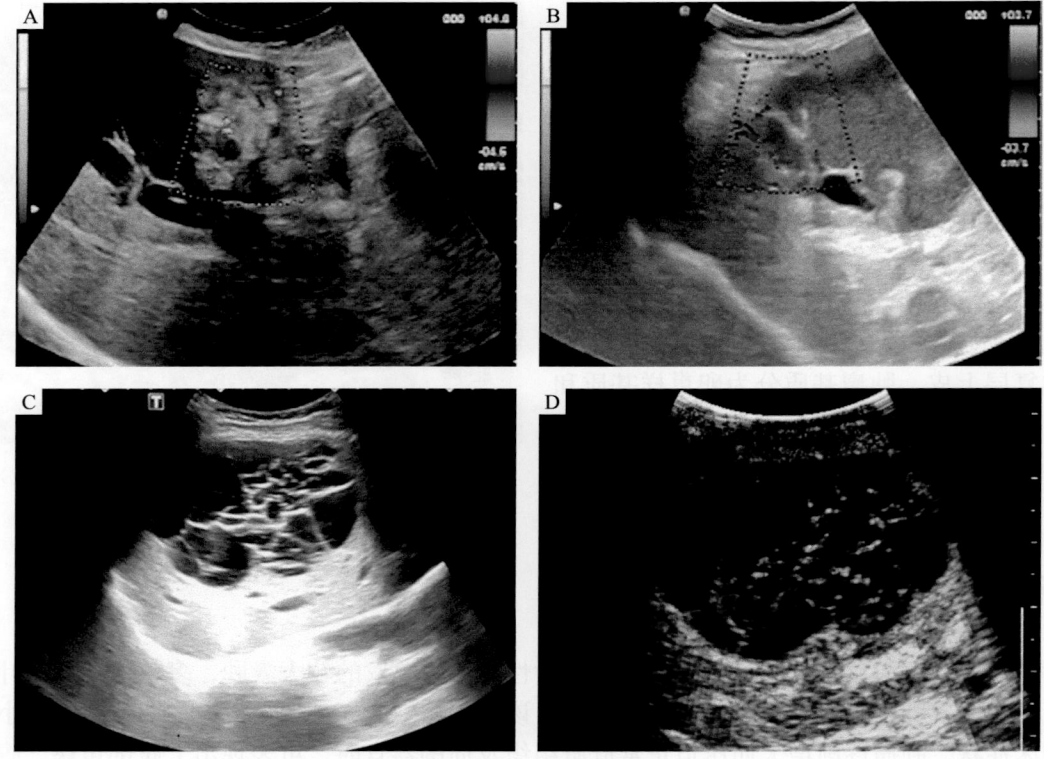

图 42-3-2　肝胆管囊腺癌超声表现

A. 囊实性肿块，肿瘤实质 CDFI 检出血流信号；B. 肿瘤内可见分隔，CDFI 检出血流信号；

C、D. 肿瘤内可见多发分隔，超声造影显示为与肝实质强化程度相似的带状强化。

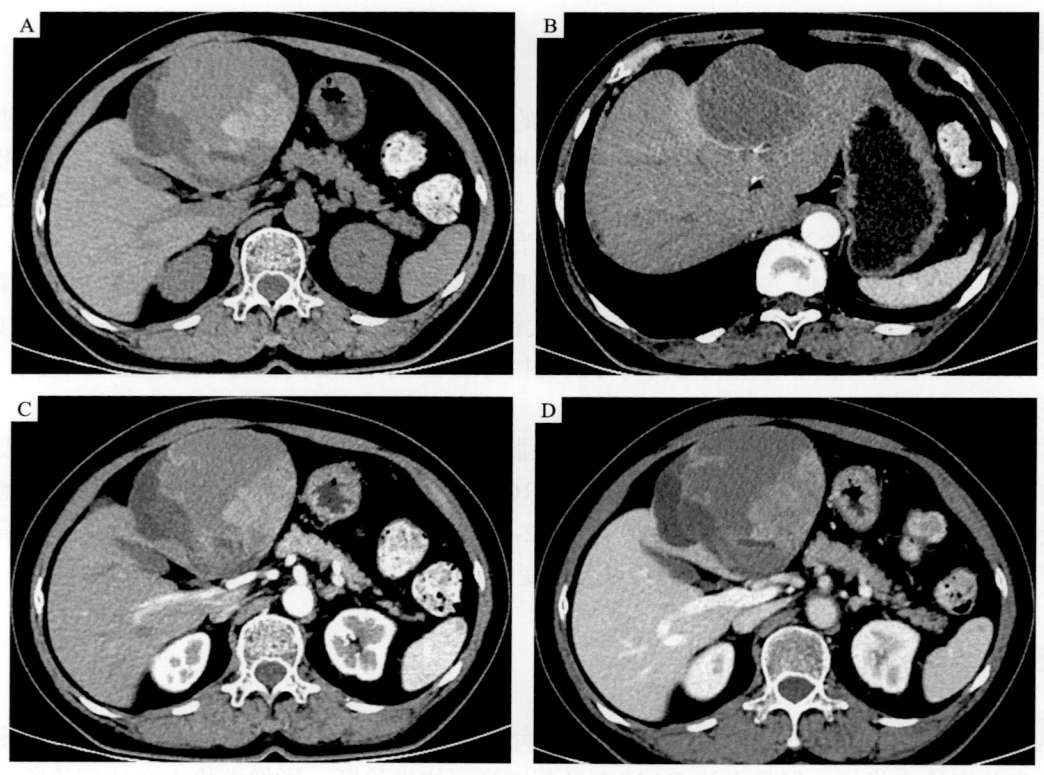

图 42-3-3　肝胆管囊腺癌 CT 表现

CT 平扫（A）可见囊内软组织影伴出血；动脉期（B、C）及门静脉期（D）可见囊壁和分隔强化。

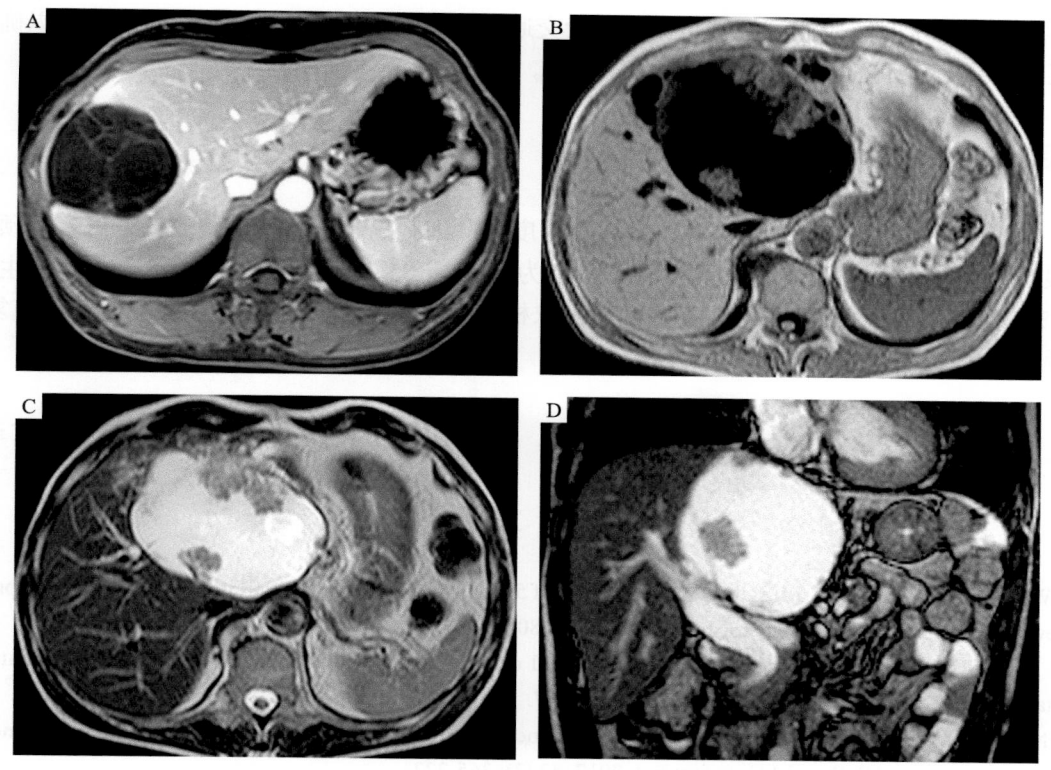

图 42-3-4　肝胆管囊腺癌 MRI 表现
A. 多发囊性肿物可见分隔强化；B. 囊实性肿物 T1WI 影像；C. 囊实性肿物 T2WI 影像；D. 冠状位可见肿瘤与胆道关系密切。

操作，只作为初筛的手段，不能作为确诊的手段。CT 和 MRI 较超声在诊断方面更加有优势，其中 CT 对于钙化等密度较高的病灶分辨率明显优于 MRI，而肝脏囊性病变囊壁的钙化是 BCACL 的重要特征。MRI 对于软组织的病灶分辨率明显优于 CT，故对囊液性状的判断、肿瘤内部结构的显示、与邻近脏器的解剖关系以及病变进展范围等方面存在明显优势。PET/CT 有可能在肝脏囊性肿瘤的良恶性鉴别诊断以及了解恶性肿瘤有无转移方面有一定作用。

五、综合处理

外科手术治疗仍是 BCACL 最有效的治疗手段，根治性手术切除对延长生存期具有重要作用。BCACL 局限于囊内者（非浸润型），通过行完整切除即可获得较满意的临床疗效；而癌细胞向囊壁外肝组织浸润生长者（浸润型），术后预后差，生存时间短，非完全或局部切除复发率很高。BCACL 有肝内转移及复发的特征，如果情况允许，可多次手术以延长生存期。该病对放化疗均不敏感，放化疗仅适用于不能行根治性手术的患者。对于存在广泛肝内外转移，已丧失手术机会的 BCACL 患者，可采用联合化疗以缓解症状，但效果不佳，预后较差[5]。

六、外科治疗

手术范围应该包括周围部分正常肝组织，可根据具体情况行局部肝切除术或规则性肝叶切除术。手术范围要保证切缘距离肿瘤组织边缘 1～2cm。非完全切除或局部切除复发率很高，而且复发多局限于肝内，因此术中应尽可能完整切除肿瘤或行扩大切除手术。BCACL 手术过程中应避免破坏肿瘤完整性，以防止囊液漏入腹腔引起腹腔广泛转移，故切忌行开窗手术，也应避免穿刺抽液、注射硬化剂或内引流手术等。手术时还应注意囊肿是否与胆管交通，如有则要注意封闭瘘管。对术中难以确诊的病例，建议行囊壁结节冰冻切片，据此确定手术范围，提高患者的术后生存率。

七、预后

由于 BCACL 多由囊腺瘤恶变而来，其恶性程度较肝细胞癌和肝胆管细胞癌低，患者的预后相对较好。根治性手术后 1、3 和 5 年无病生存率分别为 100%、85.7% 和 57.1%，1、3 和 5 年总生存率分别为 100%、100% 和 75.0%。因此，应尽可能争取根治性手术机会。如果发现有肝内转移或复发时，只要患者情况允许，可多次手术，以延长生存期。

（戴朝六　丁宏达）

参 考 文 献

［1］ KAWARADA Y, TAOKA H, MIZUMOTO R. A report of 5 cases of cystic bile duct carcinoma of the liver and proposal of a new classification [J]. Gastroenterol Jpn, 1991, 26 (1): 80-89.

［2］ XU M Y, SHI X J, WAN T, et al. Clinicopathological characteristics and prognostic factors of intrahepatic biliary cystadenocarcinoma [J]. Chin Med J, 2015, 128 (9): 1177.

［3］ DONG Y, WANG W P, MAO F, et al. Contrast enhanced ultrasound features of hepatic cystadenoma and hepatic cystadenocarcinoma [J]. Scand J Gastroenterol, 2017, 52 (3): 365-372.

［4］ KLOMPENHOUWER A J, TEN CATE D W G, WILLEMSSEN F, et al. The impact of imaging on the surgical management of biliary cystadenomas and cystadenocarcinomas; a systematic review [J]. HPB (Oxford), 2019, 21 (10): 1257-1267.

［5］ JWA E K, HWANG S. Clinicopathological features and post-resection outcomes of biliary cystadenoma and cystadenocarcinoma of the liver [J]. Ann Hepatobiliary Pancreat Surg, 2017, 21 (3): 107-113.

第 4 节　纤维板层型肝细胞癌

纤维板层型肝细胞癌（fibrolamellar hepacellular carcinoma，FL-HCC）是肝细胞癌的特殊组织学分型，于 1956 年由休·埃德蒙森（Hugh Edmondson）首先报道，又名嗜伊红肝细胞癌伴板层状纤维化、伴纤维间质纤维化的板层状肝细胞癌、伴纤维间质的多边形肝细胞癌，因其肿瘤细胞为强嗜酸的多角细胞，间质呈板层样排列而得名。1985 年被正式命名为纤维板层型肝癌。该病临床发病率低，占所有肝细胞癌病例的 1%～9%[1]。

一、病因病理

肝脏病理大体检查，FL-HCC 常为黄色或浅棕色，质地韧或偏硬，75% 的病例可见中央瘢痕。FL-HCC 典型的组织学改变有宽的推挤性边界，大的多角形肿瘤细胞呈条索状或实性巢状排列，瘤细胞胞质呈嗜酸性粗颗粒状；瘤细胞具有大空泡状细胞核，核仁明显。这些鲜明的细胞学特征伴有板层状纤维组织是 FL-HCC 病理诊断的标志性表现。在免疫组织化学上 FL-HCC 表达肝细胞和胆管源性标志物，如 hepatocyte paraffin 1（HepPar-1）、cytokeratin 7（CK7）和 CD68 染色阳性，有助于 FL-HCC 的病理诊断。FL-HCC 患者的血液样本行全基因测序后发现 FL-HCC 包含与普通型肝癌不相关的染色体畸变和突变，并且约 80% 包含 *DNAJB1-PRKACA* 的基因融合转录。格雷厄姆（Graham）等[2]对 FL-HCC

石蜡包埋组织应用 RT-PCR 和 FISH 等方法检测 *PRKACA* 基因位点的重排情况，并通过原位杂交技术评估嵌合体和野生型转录物 RNA 的情况。结果显示，92%FL-HCC 病例（24/26）中检出了 *DNAJB1-PRKACA* 融合转录体，而其他类型的肿瘤均未发现。另外可见 *PRKACA* 位点的重排和 mRNA 的过表达，而肿瘤间质纤维化和背景肝组织中未发现 *DNAJB1-PRKACA* 融合转录体。这是 FL-HCC 特有且敏感的分子标志，可能和 FL-HCC 的肿瘤起源相关，有学者已在进行相关分子靶向研究。

二、临床表现

FL-HCC 多发生于无肝硬化或肝病背景的青少年和年轻人，平均发病年龄为 21 岁，也有报道在发病年龄上有两个高峰期，10～30 岁期间和 60～69 岁期间。多数报道认为无性别差异，或男性发病率轻度占优。患病早期无特殊临床症状，晚期与普通肝细胞癌一样可出现腹水、黄疸等症状。常见的临床表现有上腹痛、腹胀、恶心、周身不适、发热、黄疸、食欲减退、体重下降、可触及腹部包块、肝大伴或不伴有右上腹痛等，其他少见临床表现还有暴发性肝功能衰竭、脑病、复发性深静脉血栓、下肢血栓性静脉炎、贫血、低血糖等。部分患者可出现发育停滞、男性乳房发育或男性第二性征发育不良的表现，后者可能与 FL-HCC 癌细胞分泌一种芳香化酶有关，这种酶可以将雄烯二酮和睾酮等雄激素转化为雌酮和雌二醇。

三、影像学

该肿瘤中心部多为纤维瘢痕、液化坏死区，超声检查多提示肿块边界尚清，内回声不均匀，中央见星形以低回声为主的混合性回声区向边缘放射状延伸，混合性回声区内未见明显血流信号，余内部血流信号丰富。CT 检查多显示病灶为边界清楚的低密度区，肿瘤呈分叶状、条索状结构，瘤内钙化是其特点，典型的钙化灶位于中央瘢痕处，呈斑点状、结节状或星状。增强后肿瘤实质非瘢痕区早期显著增强，纤维隔相对密度低，延迟扫描中央瘢痕更明显。MRI 表现为 T1 加权像肿块呈不均匀低信号，T2 加权像呈混杂高信号，其中有星条状低信号瘢痕区，增强扫描除瘢痕和坏死区外，其余部分动脉期明显强化，静脉期快速消退。FL-HCC 中央瘢痕为致密胶原组织，MRI 检查的特点是 T1、T2 加权像均呈低信号，增强扫描多不强化。在肝胆排泄期，FL-HCC 与周围肝实质比较，呈低信号[3]。笔者收治 1 例 FL-HCC 患者，增强 CT 提示肝左叶外侧段（S2 段）被膜下一类椭圆形稍低密度灶，边界不清，增强扫描动静脉期呈不均匀轻度强化，其内似有小点状坏死灶，大小 3.0cm×2.3cm，边缘片状较明显强化；平衡期上述病灶接近于周围肝实质密度，其周围密度仍显示稍高（图 42-4-1）。增强 MRI 提示肝脏形态欠规整，表面欠光滑，肝左叶被膜下可见一长 T1 长 T2 结节，大小 3.1cm×2.5cm，边界模糊，增强扫描环形强化，其内轻度强化；其余各期强化程度等同于周围肝实质（图 42-4-2）。

四、诊断与病情评估

该病的发病率低，诊断主要依靠肝脏穿刺活检及术后病理学检查。病情评估可依据普通肝细胞癌的相关规则。

五、综合处理

手术切除治疗是目前治疗 FL-HCC 的主要手段。该肿瘤体积较大且常发生淋巴结转移，手术切除后复发率较高，因此建议临床扩大手术切除加淋巴结清扫。即使癌灶体积较大、跨越肝左右叶者以及术后复发者也具有手术的可能。对于肿瘤累及范围比较大，不宜行肿瘤切除的患者，可行肝脏移植。

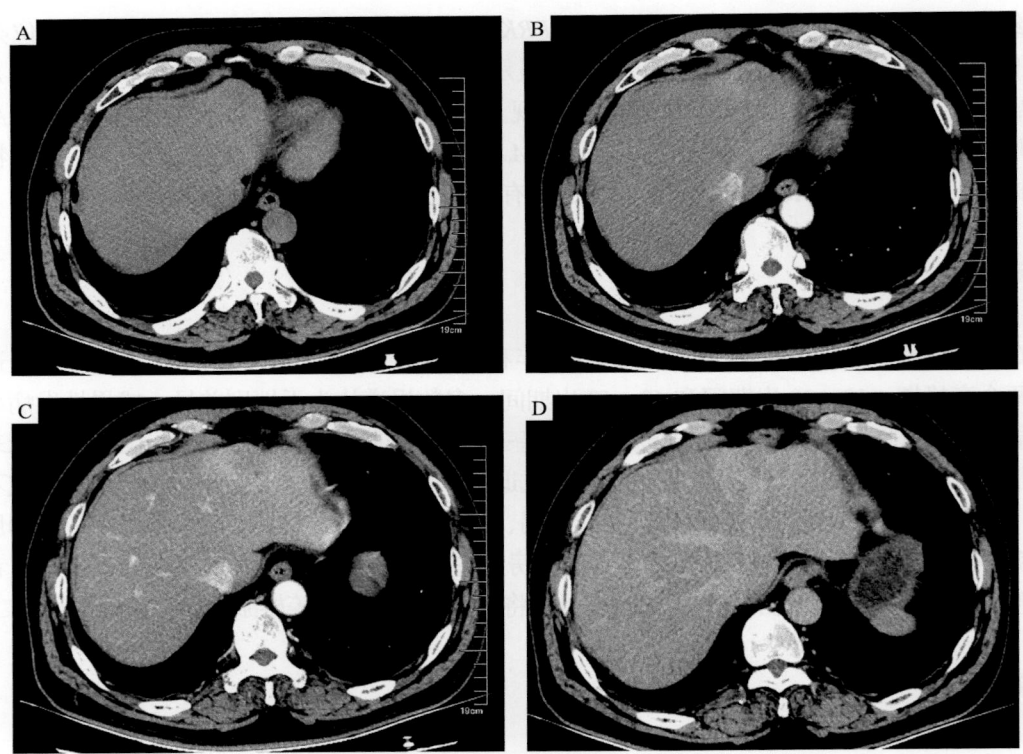

图 42-4-1　纤维板层型肝细胞癌 CT 表现

A. CT 平扫提示 S2 段被膜下一类椭圆形稍低密度灶，边界不清；B. 增强扫描动静脉期呈不均匀轻度强化；

C. 门静脉期肿瘤边缘较周围明显片状强化；D. 平衡期上述病灶接近于周围肝实质密度，较周围密度仍稍高。

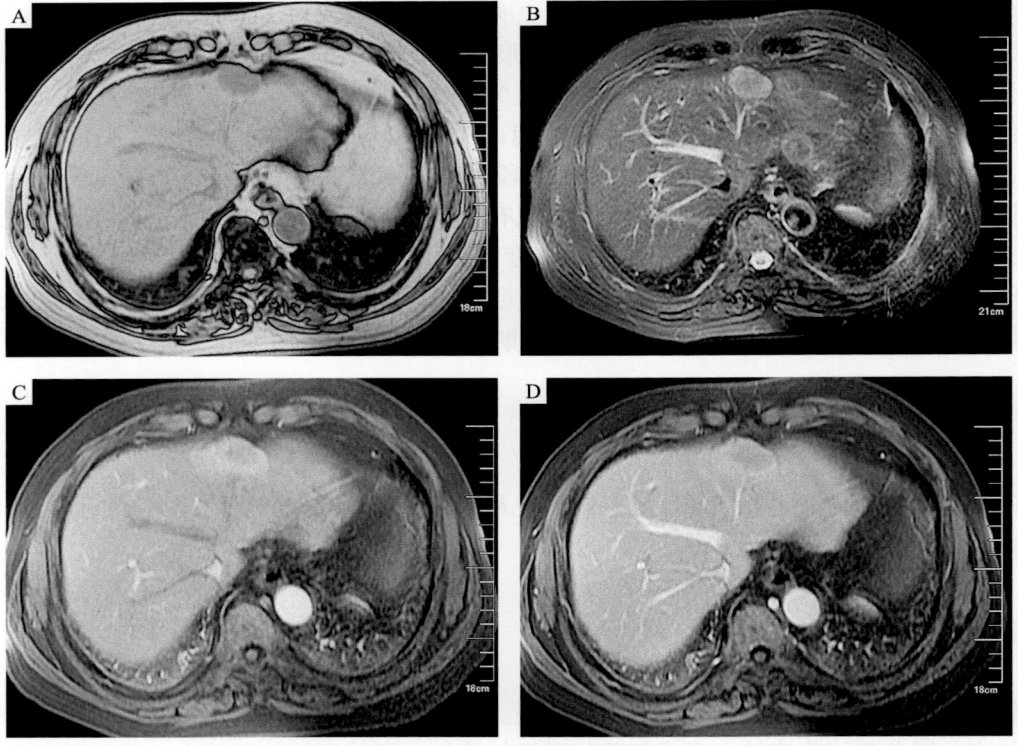

图 42-4-2　纤维板层型肝细胞癌 MRI 表现

肝左叶被膜下可见一长 T1（A）长 T2（B）结节，边界模糊，增强扫描环形强化，其内轻度强化（C，D），其余各期强化程度等同于周围肝实质。

化疗或动脉化疗性栓塞治疗可作为术前或术后的辅助治疗方法。对无法手术或转移的 HL-HCC 可行放化疗治疗，但目前尚无统一的标准放化疗辅助治疗方案。对不适合手术或不愿手术者可采用内放疗 SIRT，手术联合 TAI 或 TACE 联合手术、TACE 联合 SIRT 等综合性治疗是控制肿瘤和提高生存期的有效方法，比单一的治疗效果好。马菲尔德（Mafeld）等[4] 报道一例 FL-HCC 经应用钇 -90 选择性内放射治疗降期后成功行根治性手术切除。国内报道一组 FL-HCC 病例，8 例患者手术切除联合 TAI 治疗，5 年生存率 100%；2 例年龄大于 60 岁者未予积极抗肿瘤治疗，仅要求给予生物制剂间断治疗，生存期较差，仅生存 14 个月，3 年生存率为 0，但仍高于普通型肝癌。

六、外科治疗

外科手术治疗视瘤体大小及患者状况等综合因素而定，FL-HCC 多为单个病灶，常呈膨胀性生长，边界清楚，对于无浸润或转移者易于切除，手术是提高生存期和生存率的重要手段。即使不能完全切除者，其进展也缓慢，肿瘤减灭术亦可为后续治疗减轻负荷，或可先行 TACE，待肿瘤缩小后考虑行二期手术。

七、预后

FL-HCC 恶性程度低，手术切除成功率高，预后好于一般肝细胞癌，如果能够早期发现，早期手术治疗，术后患者可长期生存[5]。

（戴朝六　贾昌俊）

参 考 文 献

[1] CHAUDHARI V A, KHOBRAGADE K, BHANDARE M, et al. Management of fibrolamellar hepatocellular carcinoma [J]. Chin Clin Oncol, 2018, 7 (5): 51.

[2] GRAHAM R P, JIN L, KNUTSON D L, et al. DNAJB1-PRKACA is specific for fibrolamellar carcinoma [J]. Mod Pathol, 2015, 28 (6): 822-829.

[3] PALM V, SHENG R, MAYER P, et al. Imaging features of fibrolamellar hepatocellular carcinoma in gadoxetic acid-enhanced MRI [J]. Cancer Imaging, 2018, 18 (1): 9.

[4] MAFELD S, FRENCH J, TINIAKOS D, et al. Fibrolamellar hepatocellular carcinoma: treatment with Yttrium-90 and subsequent surgical resection [J]. Cardiovasc Intervent Radiol, 2018, 41 (5): 816-820.

[5] 柯传庆, 彭秋平. 17 例纤维板层型肝癌临床分析 [J]. 现代肿瘤医学, 2012, 20 (10): 2112-2113.

第 5 节　肝腺鳞癌

肝腺鳞癌（adenosquamous carcinoma of the liver，ASC）是一种非常罕见的肝脏恶性肿瘤，被认为是肝内胆管细胞癌的一个亚型，其组织学特点是同时具有腺癌和鳞癌两种成分，恶性程度较高，发病率约占肝内胆管细胞癌 2%～3%[1]。巴尔（Barr）和汉考克（Hancock）[2] 于 1975 年首次报道了一例原发性 ASC。自那以后有零星文献报道此病。由于大多数已发表的文献都以病例报告或小病例系列研究的形式呈现，因此对于该肿瘤的特征仍然所知甚少。已有的几项研究显示，ASC 较胆管癌更具侵袭性，预后差。

一、病因病理

目前其发病原因尚不清楚，多数学者认为可能是胆管上皮和先天性胆管囊肿在慢性炎症等因素的持续刺激下发生胆管上皮化生或瘤变，肝内胆管或囊肿壁内衬立方上皮或柱状上皮，在腺癌发生基础上又发生上皮层灶状鳞化不典型增生及间变，最终发展为腺鳞癌[3-4]。同时，也有学者认为 ASC 是由腺癌的鳞状上皮化生引起的，因为在肿瘤中既没有发现正常的上皮细胞，也没有发现与胆管囊肿的联系。

ASC 具有典型的病理学特征：同时含有腺癌和鳞癌两种细胞成分，掺杂在一起，以及腺癌和鳞癌移行区，癌周胆管常存在慢性炎症。一般表现为肿瘤细胞呈巢状排列，部分可见腺管状结构及角化珠，胞浆丰富，可见异型及核分裂现象、嗜酸性透明胞质及细胞间桥等存在，癌细胞有片状坏死，肝组织周围见非典型增生的胆管。若同时合并慢性胆管炎、肝内胆管结石则证明其为原发肿瘤。免疫组化一般是 CK7、CK19 阳性，肝细胞癌通常 CK20 阳性而 CK7 阴性，故确诊需满足 CK7（＋）/CK20（－），同时伴有 CK19（＋）、P63（＋）。因此，术后病理结果是该病确诊的金标准。

二、临床表现

ASC 无明显特异性的临床表现。该病发病者多是年龄大于 60 岁的老年人，男性多于女性。起病隐匿，多以感染症状起病，主要表现为上腹部隐痛、畏寒或寒战、发热等不适，且伴有体重下降。既往多有长期慢性胆管炎、肝内胆管结石病史。一般无乙肝、肝硬化等。体格检查多无阳性体征。实验室检查 AFP 多为正常，CA19-9、鳞状细胞癌相关抗原（SCC-Ag）多有不同程度升高。

三、影像学

ASC 的 CT 和 MRI 表现极容易与肝脓肿和肝内胆管细胞癌相混淆[5]。CT 平扫均表现为低密度肿块，边缘模糊，密度不均，内可见多发不规则的更低密度区。增强动脉期均呈轻度不均匀环状强化，静脉期肿块境界均清楚，呈持续不均匀环状强化，肿块内分隔厚薄不均，呈蜂窝状，内缘凹凸不平，可见强化的结节状突起，延迟期进一步不均匀环状强化，较静脉期更明显，结节状突起明显强化。中央见大小不等的液化坏死区，形态不规则，始终无强化。肿块周围及肝内胆管扩张、积气，可合并肝内、外胆管结石。MRI 通常表现为混杂稍长 T1、稍长 T2 信号的肿块，增强扫描呈不均匀强化，边缘强化。强化范围各期逐渐增大，可见分隔及无强化区（图 42-5-1）。

四、诊断与病情评估

ASC 术前诊断相对困难，需要综合病史、体格检查、实验室以及影像学检查等才有可能做出较为准确的诊断。如果患者是老年女性，既往有长期慢性胆管炎和肝内胆管结石病史，CA19-9 尤其 SCC-Ag 升高，增强 CT 和 MRI 扫描呈不均匀强化、边缘强化的肿块影，那么诊断时应该考虑 ASC 可能。确诊 ASC 需要满足以下条件：病理检查及免疫组化符合腺鳞癌，且能排除肝外原发灶所致的肝转移。

五、综合处理

由于该病恶性程度高，起病隐匿，缺乏特异性诊断，容易误诊，大多数患者发现时已处于进展期

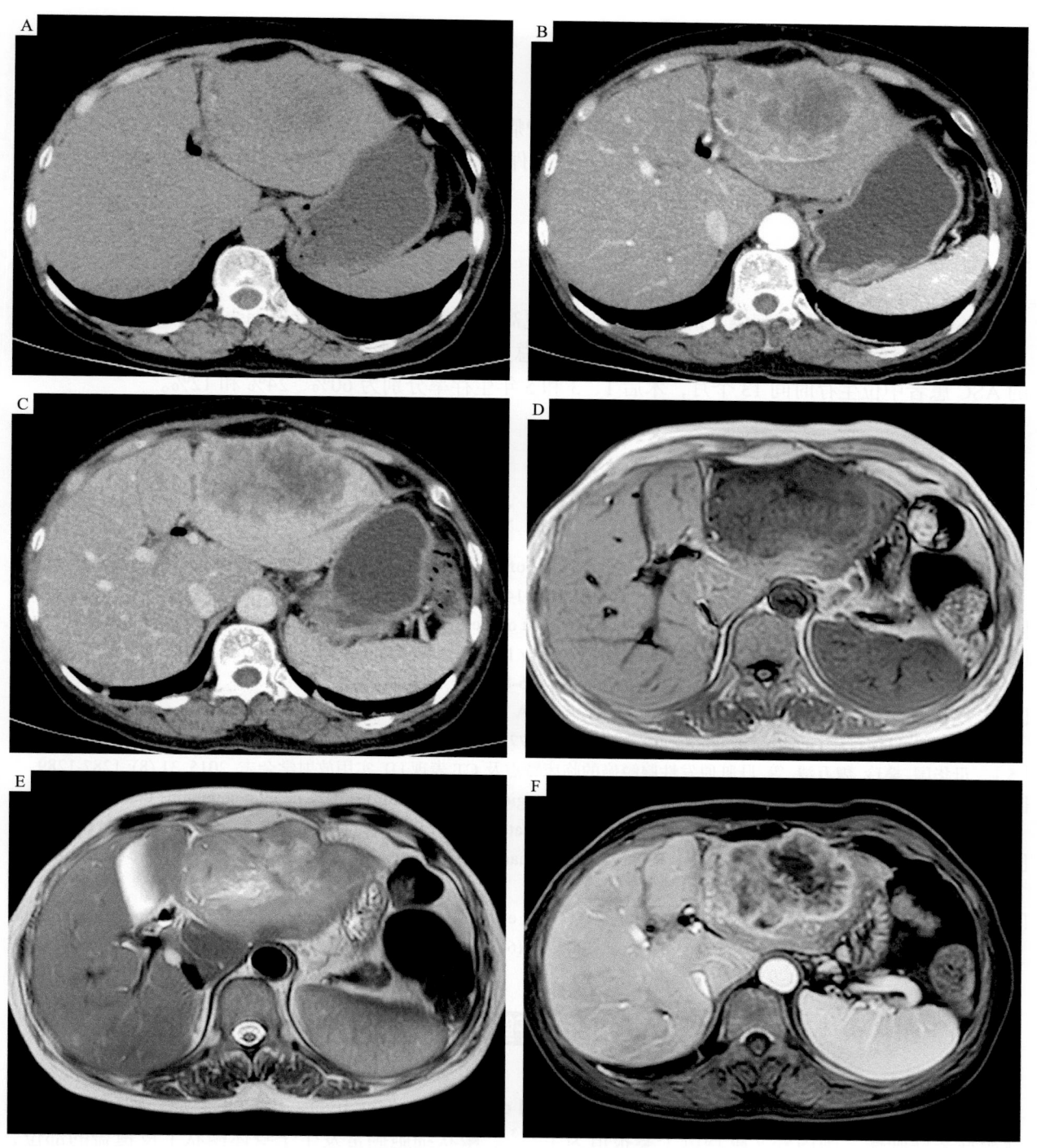

图 42-5-1　肝腺鳞癌 CT、MRI 表现

CT 平扫表现为低密度肿块，边缘模糊，密度不均，内可见多发不规则的更低密度区（A）。动脉期（B）均呈轻度不均匀环状强化，静脉期（C）肿块境界清楚，呈持续不均匀环状强化，肿块内呈蜂窝状，内缘凹凸不平。中央见大小不等的液化坏死区，形态不规则，始终无强化。肿块周围见肝内胆管扩张。MRI 表现为混杂稍长 T1（D）、稍长 T2 信号（E）的肿块，增强扫描动脉期（F）呈不均匀强化，边缘强化。

而失去根治性手术切除的机会。手术切除是其主要的治疗手段。有学者认为如果 ASC 能够手术切除，患者生存情况可以与肝细胞癌手术切除治疗效果相媲美[6]。鉴于 ASC 容易出现肝门区域淋巴结转移，但微血管浸润比例较低。铃木（Suzuki）等[7]认为术中进行淋巴结清扫可以延长患者术后生存时间。其他治疗方式如 TACE、肝移植、放化疗等亦可用于治疗 ASC，但效果不理想。

六、外科治疗

术前应明确患者的全身状况、肝功能储备、肿瘤的局部解剖因素、有无肝外转移等。尽管目前缺乏统一的标准外科治疗模式，对于满足手术治疗条件的 ASC 应该首选手术切除，术中必须保证足够的手术阴性切缘，并建议行常规区域淋巴结清扫术。

七、预后

ASC 恶性程度较肝细胞癌、肝内胆管细胞癌更高，预后差。小林（Kobayashi）等[8]报道 ASC 患者平均生存时间为 8.7 个月，术后 1、2 和 3 年的总生存率分别为 38.5%、16.2% 和 10.8%。手术切除的 ASC 患者中位生存时间 13 个月，术后 1、3 和 5 年生存率分别为 60%、24% 和 12%。

（戴朝六　赵　阅）

参 考 文 献

[1] NAKAJIMA T, KONDO Y. A clinicopathologic study of intrahepatic cholangiocarcinoma containing a component of squamous cell carcinoma [J]. Cancer, 1990, 65 (6): 1401-1404.

[2] BARR R J, HANCOCK D E. Adenosquamous carcinoma of the liver [J]. Gastroenterology, 1975, 69 (6): 1326-1330.

[3] YAMAO K, TAKENAKA M, IMAI H, et al. Primary hepatic adenosquamous carcinoma associated with primary sclerosing cholangitis [J]. Oncology, 2017, 93 Suppl 1: 76-80.

[4] HARINO T, TOMIMARU Y, NOGUCHI K, et al. A rare case of adenosquamous carcinoma in the liver with hepatolithiasis [J]. Gan To Kagaku Ryoho, 2019, 46 (4): 772-774.

[5] 母华国, 桑玲, 魏万清, 等. 肝脏原发性腺鳞癌的临床特点及 CT 表现 [J]. 实用放射学杂志, 2015, 31 (8): 1287-1289.

[6] YAN L, XIE F, YANG C, et al. The comparison of surgical patients with primary hepatic squamous cell carcinoma or adenosquamous carcinoma and surgical patients with hepatocellular carcinoma [J]. World J Surg Oncol, 2015, 13: 90.

[7] SUZUKI E, HIRAI R, OTA T, et al. Primary adenosquamous carcinoma of the liver: case report [J]. J Hepatobiliary Pancreat Surg, 2002, 9 (6): 769-773.

[8] KOBAYASHI M, OKABAYASHI T, OKAMOTO K, et al. A clinicopathologic study of primary adenosquamous carcinoma of the liver [J]. J Clin Gastroenterol, 2005, 39 (6): 544-548.

第 6 节　肝鳞状细胞癌

原发性肝脏鳞状细胞癌（primary squamous cell carcinoma of the liver，PSCCL）是一种罕见的肝脏异源性恶性肿瘤，国内外文献均以个案报道为主[1-3]。鳞状细胞癌常发生于身体鳞状上皮覆盖的部位，如皮肤、口腔、子宫颈、阴道、食管等处，有些也发生在鳞状细胞化生的部位，如支气管、肾盂、胆囊等。肝脏无鳞状上皮组织，故诊断 PSCCL 时需排除其他部位肿瘤转移，方能考虑为胆管上皮继发性鳞状上皮化生后恶变。PSCCL 可发生于任何年龄，以男性多见，临床表现缺乏特异性，术前诊断困难，加之临床医师认知度不足，容易导致误诊误治，而且预后极差[4-5]。

一、病因病理

本病其组织发生及来源至今未明，目前认为有以下几种来源[6]：① PSCCL 发生与先天性单纯性非寄生虫性肝囊肿、肝内胆管结石、胆囊结石、慢性胆管炎、肝硬化、肝脏畸胎瘤、胆道蛔虫等疾病相关；②可能是胆道系统或囊肿内壁的单层立方或柱状上皮在长期慢性炎症刺激作用下先发生鳞状上皮细胞化生，进一步发展成不典型增生→重度不典型增生→原位癌，最后演变成浸润性鳞状细胞癌；③可能是由于肝内未与胆道系统相通的胆管残留，随着胆汁的潴留发生异常的囊性扩张所致，其囊内壁由单层立方或柱状上皮衬覆；④肝脏内多潜能干细胞在多种致癌因素的作用下，转化为含有鳞状细胞、肝细胞和胆管上皮细胞成分的癌组织，继而发展成鳞状细胞癌。

本病在病理学上有以下特点：

（1）有典型的肝癌细胞，这是因为肝鳞状细胞癌常发生在原发性肝癌的基础上。

（2）有变异形态的肝癌细胞-鳞状细胞，这是肝癌细胞鳞状化生所致，表现为细胞呈镶嵌状，有细胞间桥和细胞内角化或角化珠形成。

鳞状化生一般仅限于肿瘤的局部。显微镜下特点为癌细胞大小不等，巢团状，可见细胞间桥，核大深染、异型，有核分裂象，胞浆丰富，嗜双色，癌细胞角化不全及角化珠形成，未见腺管样癌组织结构（图 42-6-1）。

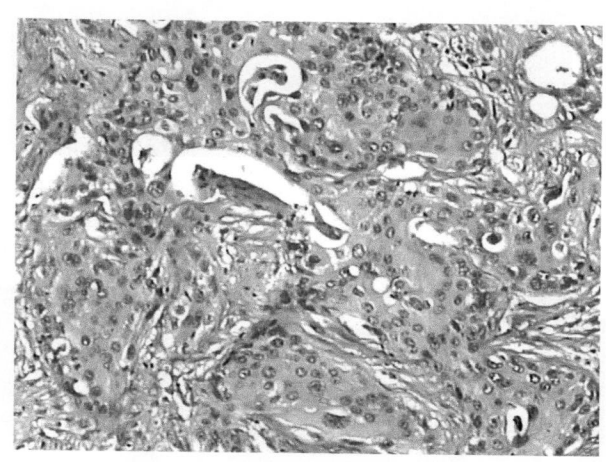

图 42-6-1　肝鳞状细胞癌的病理组织学表现（HE×200）
镜下见鳞状癌细胞呈巢状排列。

二、临床表现

PSCCL 无特异性的典型临床表现，本病可发生于任何年龄，以中老年男性多见，常合并结石、肝硬化、囊肿及肿瘤内畸胎瘤。患者大多表现为发热，肝区不适、腹部胀满、食欲减退，随着肿瘤生长的部位、生长时间、大小不同而出现上腹不适、疼痛，肿块，消化道症状或发热、贫血、乏力、消瘦等全身症状，但无特异性。肿瘤标志物 CA19-9、CA125、CA242 水平明显升高，AFP 水平多正常，部分患者 SCC-Ag 也明显升高。

三、影像学

超声主要表现为肝内单个或多个圆形或类圆形、边界欠清楚的低回声或高回声的囊性或实性病灶，肿瘤囊壁厚薄不均匀，内有不均质回声。病灶内可有钙化，可见散在的增强光点伴声影，也可有出血，则表现为无回声区。病灶内及周围常伴丰富的血流信号显示[7]（图 42-6-2）。

CT 平扫显示为等密度或稍低密度单发或多发肿块，边界多不清晰，无完整包膜，可伴有斑片状或沙砾样钙化或小片状坏死所致低密度影。增强扫描动脉期病变多无明显强化，肿块边缘可出现高密度环绕。延迟期后肿物边缘多呈等密度。MRI 检查 T1WI 序列大多以低信号为主，提示其中主要为纤维成分，T2WI 也可以高信号或等信号为主。周边有少量的纤维组织和毛细血管包绕，对比剂进入血管外间隙中聚集后不能快速廓清，故肿块可表现为周边的轻度强化，而内部的坏死区由于无血供或乏血供而不出现强化（图 42-6-3），故有学者认为病灶周围轻度强化及包膜环状强化，对 PSCCL 的诊断有较重要的意义。

四、诊断与病情评估

尽管 PSCCL 缺乏典型的临床表现，无特异性的肿瘤标志物，超声、CT 及 MRI 检查也无特异性表

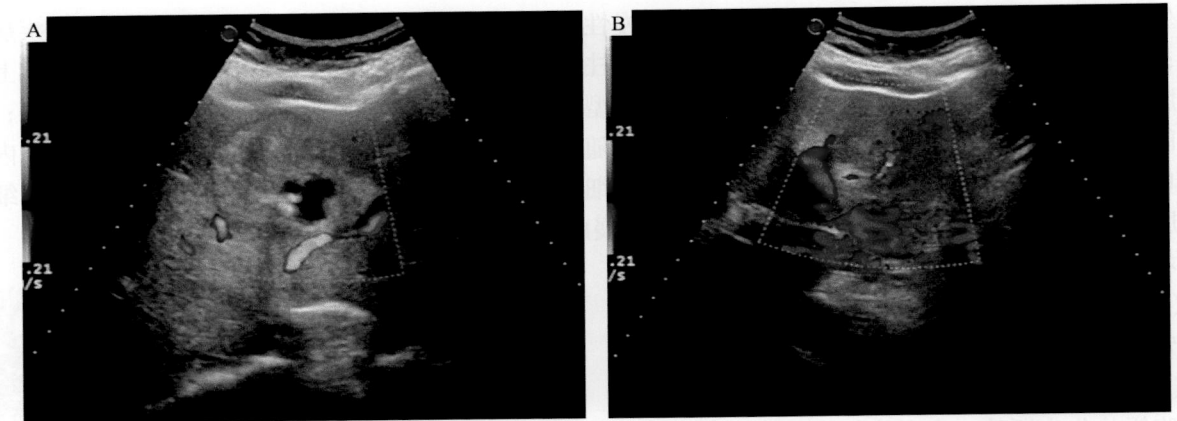

图 42-6-2　肝鳞状细胞癌超声表现

表现为实性肿物，边界模糊，内呈中低混合回声，其内见液性区（A），
CDFI 于肿物内部（A）及周边（B）可检出血流信号，肿物周边肝组织回声增强、不均匀。

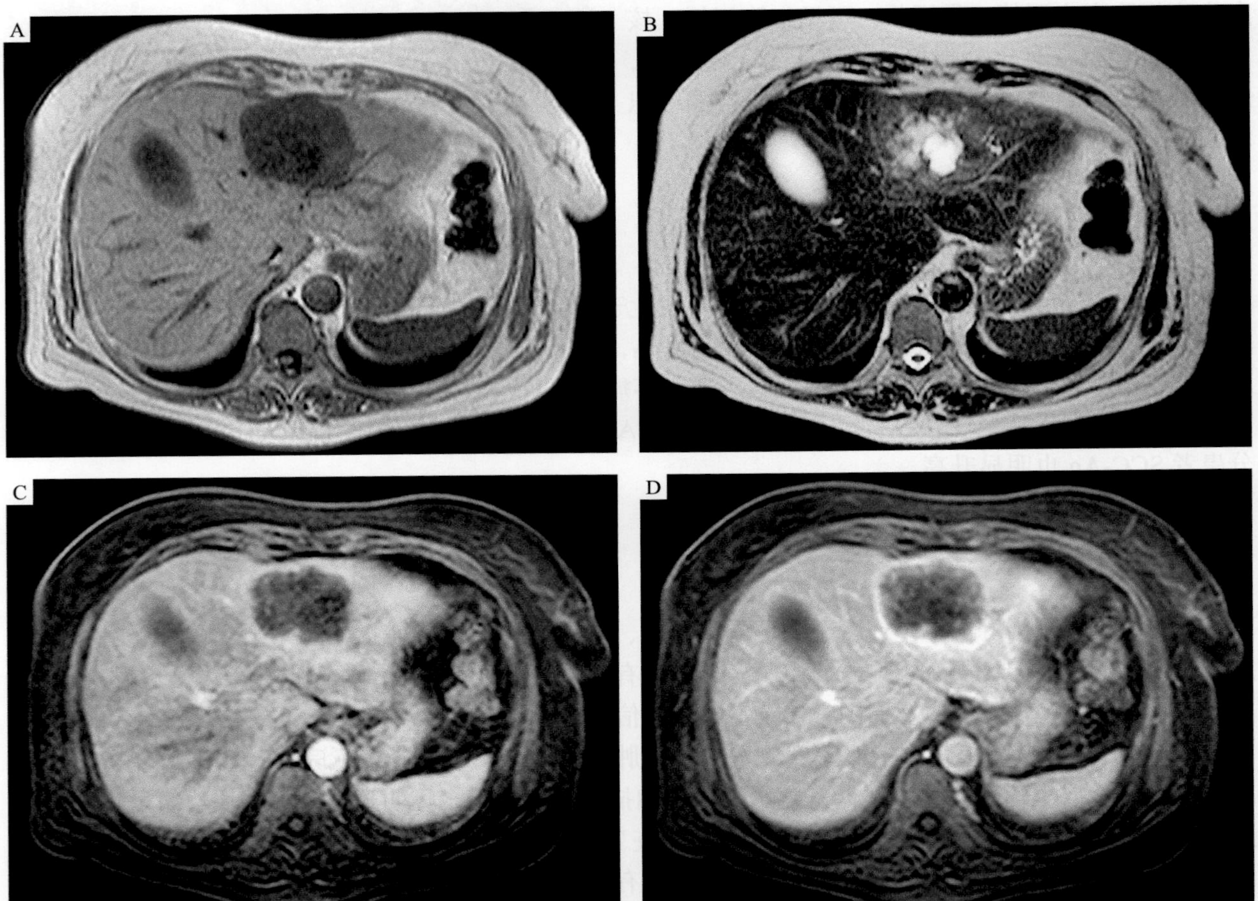

图 42-6-3　肝鳞状细胞癌 MRI 表现

肝左外叶见团块状长 T1（A）、长 T2（B）肿块影，内部信号不均，可见液性信号，边界较清，周围可见扩张小胆管影。
增强示动脉期（C）病灶仅周边呈明显强化，可见肿块内部延迟强化（D）。

现，容易与肝脓肿、肝囊肿等相混淆，但是在临床工作中，当影像学检查提示为低密度肿块或肝囊肿、肝癌等征象时，应警惕恶性肿瘤可能，尽早做出诊断，及时治疗，争取获得最佳治疗效果。本病确定诊断主要靠穿刺活检及术后病理检查。确诊前还需行肺部 CT、胃镜、肠镜、鼻咽镜等检查，以排除来自于其他部位的转移癌（如食管癌、胃肠癌、肺癌、鼻咽癌等）。PET/CT 可同时获得功能代谢和解剖图像，并对患者情况进行全面评估，在肿瘤的诊断、评估、分期等方面具有重要临床价值。

五、综合处理

PSCCL 的治疗包括手术切除、肝移植、介入局部化疗、全身静脉化疗及放疗等，其中以肝移植和手术切除为首选[8]。外科手术能成功切除肿瘤的患者无瘤生存期 6～9 个月。国内报道有 2 例行肝脏移植术，存活超过 24 个月，绝大部分患者在 6 个月内死亡。因而，笔者认为肝移植治疗 PSCCL 近期疗效及预后良好，但远期效果不确定。对于较晚期患者，据报道放化疗可能有一定疗效。国内也有明确诊断后行肝动脉插管化疗的病例，但效果不满意。

六、外科治疗

手术指征与肝癌差别不大，目前尚无统一的指征和标准术式，具体需根据术前对患者的全身状况、肝功能储备、肿瘤的局部解剖因素，有无肝外转移等评估来决定。对于满足手术治疗条件的应该首选手术切除，术中必须保证足够的手术阴性切缘。

七、预后

本病恶性程度极高，易发生局部浸润或转移，预后极差。生存期一般在半年左右。

（戴朝六　姚殿波）

参 考 文 献

［1］　贾昌俊, 戴朝六, 张旭. 肝脏原发性鳞状细胞癌 1 例报告 [J]. 中华消化外科杂志, 2002, 1 (5): 332.
［2］　ZHU K L, LI D Y, JIANG C B. Primary squamous cell carcinoma of the liver associated with hepatolithiasis: a case report [J]. World J Gastroenterol, 2012, 18: 5830-5832.
［3］　YOO T K, KIM B I, HAN E N, et al. Primary squamous cell carcinoma of the liver: a case report [J]. Clin Mol Hepatol, 2016, 22 (1): 177-182.
［4］　GRESHAM G A, RUE L W 3rd. Squamous cell carcinoma of the liver [J]. Hum Pathol, 1985, 16 (4): 413-416.
［5］　NAIK S, WARIS W, CARMOSINO L, et al. Primary squamous cell carcinoma of the liver [J]. J Gasterointest Liver Dis, 2009, 18: 487-489.
［6］　WILSON J M, GROESCHL R, GEORGE B, et al. Ciliated hepatic cyst leading to squamous cell carcinoma of the liver - a case report and review of the literature [J]. Int J Surg Case Rep, 2013, 4: 972-975.
［7］　IIMURO Y, ASANO Y, SUZUMURA K, et al. Primary squamous cell carcinoma of the liver: an uncommon finding in contrast-enhanced ultrasonography imaging [J]. Case Rep Gastroenterol, 2011, 5: 628-635.
［8］　ZHANG X F, DU Z Q, LIU X M, et al. Primary squamous cell carcinoma of liver: case series and review of literatures [J]. Medicine (Baltimore), 2015, 94 (28): e868.

第 7 节　肝未分化肉瘤

肝脏未分化胚胎性肉瘤（undifferentiated embryonal sarcoma of the liver，UESL）是一种罕见的肝脏原始间叶组织来源的恶性肿瘤。90% 的 UESL 发生于未成年人，占青少年肝脏肿瘤的 5%～15%，成年人 UESL 少见。1946 年多诺万（Donovan）报道了首例行肝左叶切除的肝囊性间叶性肿瘤。1978 年斯托克（Stocker）[1] 报告了 31 例 UESL，6～10 岁儿童占了 51.6%，并首次详细描述该病临床、影像和病理组织学特点。UESL 的临床表现主要为腹部肿块和疼痛，其他症状包括发热、消瘦、食欲减退、呕吐、腹泻等，很少出现黄疸，CEA、CA19-9 和 AFP 水平多正常。UESL 由于其临床表现的非特异性常常被误诊而延迟治疗导致预后不佳。UESL 恶性程度高，发展迅速，容易出现肺、骨等远处转移。其治疗以手术切除为主，其术后复发率高、预后差，以前中位生存期很少超过 1 年，近年来随着以手术为主的综合系统治疗的进展，其 5 年生存率可达 86%[2]。

一、病因病理

UESL 的病因目前尚不十分清楚。细胞遗传学研究提示 UESL 常合并有染色体异常，包括染色体 1q、5p、6q、8p、12q 的增多和染色体 9p、11p 的丢失。肉眼观 UESL 常为单一的、边界清楚的肿块，可见纤维性假包膜；剖面可见灰白色的实性部分、凝胶样的囊性部分的多种不同性状成分，也常可看到呈褐色的出血、黄色的坏死成分。显微镜下在肿瘤外周和假包膜部分常看到肝细胞索，实性部分可见黏液样背景下的肉瘤样改变，常见梭形细胞、星形细胞，细胞核深染和多形性，可见瘤巨细胞；特征性改变是在肿瘤细胞胞浆或细胞基质中可见嗜酸性小体。一些超微结构研究显示 UESL 有成纤维细胞或纤维组织细胞分化趋势。UESL 没有一个特异性免疫表型，免疫组织化学检查多数 UESL 患者波形蛋白（vimentin）、结蛋白（desmin）、CD68、α1 抗胰蛋白酶（α1-antitrypsin）和 CD10 呈阳性；肝细胞抗原、肌细胞生成蛋白（myogenin）、CD34、C-kit（CD117）、surfactant（PE10）、间变性淋巴瘤激酶 1（anaplastic lymphoma kinase 1，ALK-1）、S100、肌红蛋白（myoglobin）、上皮膜抗原（EMA）呈阴性[3-4]。

二、临床表现

UESL 的临床表现主要为逐渐增大的腹部肿块，伴或不伴有腹部疼痛。由于肿瘤部分坏死和瘤内出血，部分患者可出现发热。其他症状包括部分患者可出现消瘦、腹胀、恶心呕吐、腹泻、食欲减退等不典型消化道症状，少数患者可伴有倦怠、呼吸窘迫。一般无黄疸。当肿瘤自发破裂时可出现腹腔内出血的表现，如腹痛、结膜苍白、脉快等。对肿瘤较大的患者，可于肋缘下或右上腹触及肝大或肿块。

实验室检查多无特异性，白细胞计数多无明显变化，贫血并不常见，当肿瘤破裂出血时可有白细胞计数升高、贫血、血细胞比容下降等。肿瘤标志物如 CEA、AFP、CA19-9 水平一般为正常。

三、影像学

UESL 超声多表现为实性或囊实混合的不均质低回声肿块。增强 CT 常见为不均匀强化的低密度肿块，可见不强化的囊性部分，表现为被不同形状和厚度的高密度间隔分隔的低密度肿块；瘤内出血时可见低密度肿块中部分呈高密度（图 42-7-1）。穆恩（Moon）等[5] 认为，超声和 CT 上肿瘤内部结构的不一致性是未分化肉瘤的重要特征之一。MRI 可见肿块内部信号混杂，不均匀 T1 稍高信号影，增强扫描特点与增强 CT 类似。

四、诊断与病情评估

临床上诊断 UESL 是比较困难的，经常出现误诊。UESL 多发生于未成年人，成年人少见[6]。UESL 虽然可以发生于肝的任何一叶 / 段，但发生于肝右叶最常见。当发现肝脏快速增长的肿块，没有

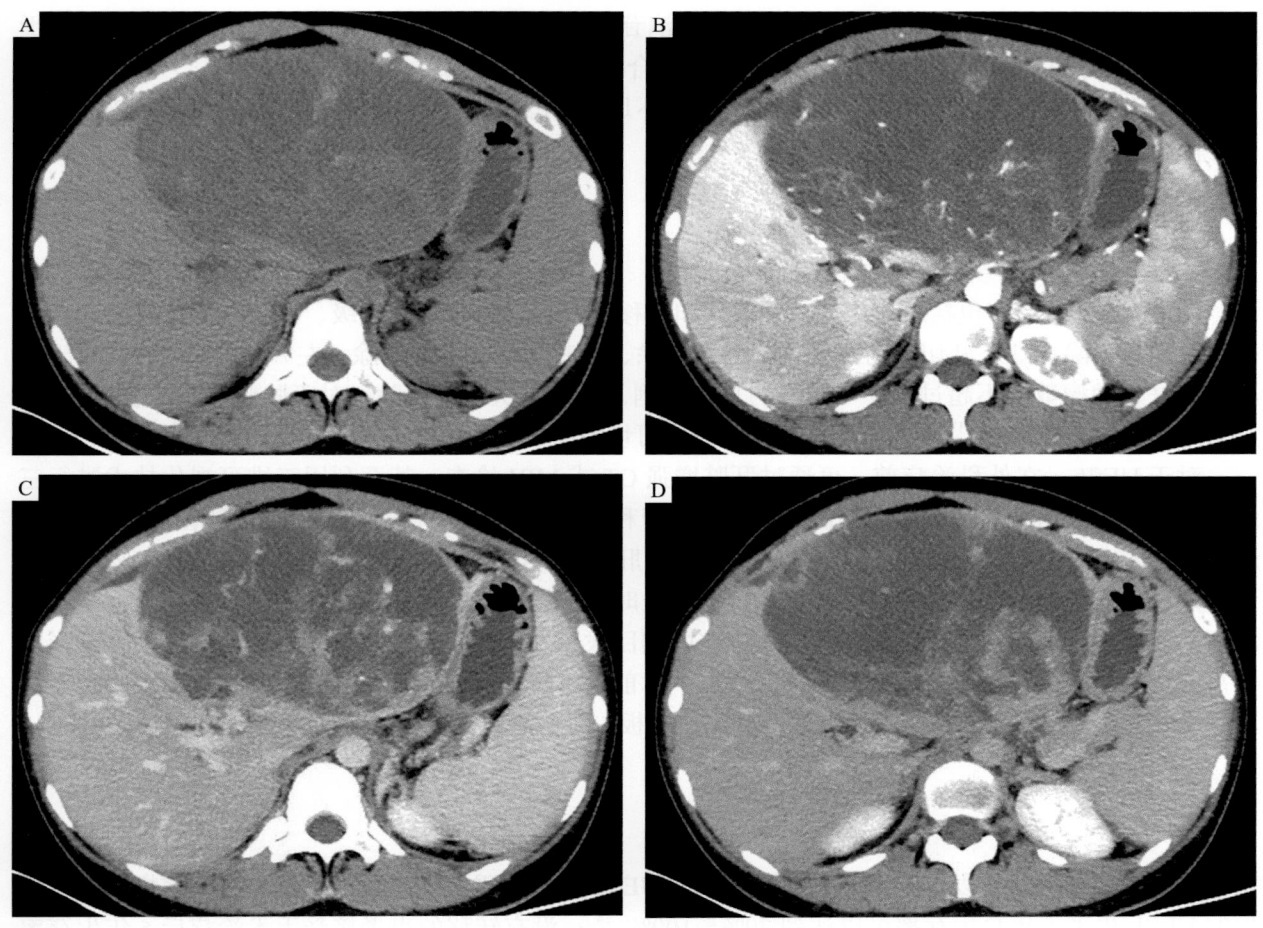

图 42-7-1　肝未分化肉瘤的 CT 表现

A. CT 平扫显示密度不均匀的囊实混合肿物；B～D. 增强扫描不均匀强化，内可见多发血管和分隔样改变。

肝炎背景，CT/MRI 增强扫描显示不均匀强化或囊实混合性肿物时，应考虑 UESL 的可能。确诊主要依赖组织病理学检查。UESL 主要需注意与肝囊肿、囊腺瘤、包虫病、肝细胞癌等相鉴别；对于伴有发热表现的患者需与感染性疾病鉴别。

对于 UESL，在做出临床治疗决策前应对患者的一般状况包括心肺等脏器功能、肝功能和肝储备功能进行综合评估；由于半数以上的患者发现 UESL 时肿瘤大小超过 10cm，所以在手术前最好利用肝脏三维可视化技术对残余肝体积进行评估，并对手术方式和路径做好规划。

五、综合处理

UESL 预后的改善主要得益于近 20 年来以手术切除为主的多模式综合治疗的进展，包括化疗、放疗、消融治疗、肝移植等治疗手段的进步[7-8]。既往认为 UESL 对放化疗不敏感，近些年来新辅助化疗对不可切除的 UESL 是有益的，而且术后化疗和放疗被认为是一个合适的选择，尤其是对于切缘阳性或术后复发患者。目前，认为术前新辅助化疗或术后化疗对 UESL 有效的方案包括以蒽环类为主联合 / 不联合靶向药物方案和吉西他滨联合紫杉类方案，以蒽环类为主的联合化疗方案有环磷酰胺联合多柔比星或异环磷酰胺联合多柔比星，环磷酰胺、多柔比星联合长春新碱；紫杉类方案常用方案是吉西他滨联合多西他赛[9]。美国爱荷华大学 A. 卡佛医学院一项 Ⅱ 期临床试验显示，组蛋白脱乙酰基酶抑制剂丙戊酸联合贝伐单抗、联合吉西他滨、多西他赛方案可使 61.5% 进展期肉瘤患者临床获益[10]。其他化疗方案还有异环磷酰胺联合依托泊苷。单独放疗并不能改善 UESL 的生存，所以对于 UESL 采用放疗时需联合手术切除、化疗等进行综合治疗。

对于术前评估可手术切除而预留健侧肝体积不足的 UESL，术前可以采用门静脉栓塞，待预留健侧肝代偿增生后再行二期手术切除[11]。

六、外科治疗

UESL 的外科治疗包括肝切除、消融治疗和肝移植。对于肝功能 A/B 级、储备功能良好的患者可采用肝切除去除病灶，肝切除的方式包括局部切除、肝叶切除、半肝切除、左/右三叶切除。对于肝功能良好、肿瘤数目不超过 3 个可切除的复发病例，也可再次行肝切除；对于肿瘤较小的复发肿瘤，可采用消融的方式治疗[12]。对于那些难治性或不可切除的 UESL 可以选择肝移植治疗[13]。

对于 UESL，在外科治疗前，可通过肝脏增强 CT 或 MRI 检查，甚至利用三维可视化技术进行三维构建，充分评估肿瘤的大小、部位、与周围血管和胆管的关系。对于无肝硬化肝脏行肝切除时剩余肝体积的要求理论上认为最少不低于 30%，但行半肝及更大范围肝切除时剩余肝体积达到 40% 以上被认为是相对安全的。对于伴有发热的患者，由于长时间反复发热，往往出现严重的低蛋白血症和电解质紊乱，在手术前应尽量予以纠正。对于一些肿瘤巨大、外生性生长的病例，肿瘤与网膜间常常形成丰富的侧支循环，容易导致术中创面广泛渗血，术前手术规划时应有充分认识，并在术前除准备红细胞悬液外，还应准备新鲜血浆、冷沉淀，甚至血小板、凝血酶原复合物等。

七、预后

早期发现和诊断，以及手术完整切除肿瘤是 UESL 患者获得长期生存的关键。接受多模式综合治疗的 UESL 患者 5 年总生存率可以达到 70%～100%[14]；没有转移的患者接受手术治疗后 5 年生存率可达 91%；对于有转移的患者接受包括化疗、放疗等综合治疗后 5 年生存率也可达 86%[2]。肿瘤直径 ≥15cm 以及是否接受综合治疗是预后的独立危险因素。

（戴朝六　彭松林）

参 考 文 献

[1]　STOCKER J T, ISHAK K G. Undifferentiated (embryonal)sarcoma of the liver: report of 31 cases [J]. Cancer, 1978, 42 (1): 336-348.

[2]　SHI Y, ROJAS Y, ZHANG W, et al. Characteristics and outcomes in children with undifferentiated embryonal sarcoma of the liver: a report from the National Cancer Database [J]. Pediatr Blood Cancer, 2017, 64 (4): e26272.

[3]　DAI C L, XU F, SHU H, XU Y Q, HUANG Y. Undifferentiated (embryonal)sarcoma of liver in adult: a case report [J]. World J Gastroenterol. 2005, 11 (6): 926-929.

[4]　PUTRA J, ORNVOLD K. Undifferentiated embryonal sarcoma of the liver: a concise review [J]. Arch Pathol Lab Med, 2015, 139 (2): 269-273.

[5]　MOON W K, KIM W S, KIM I O, et al. Undifferentiated embryonal sarcoma of the liver: US and CT findings [J]. Pediatr Radiol, 1994, 24 (7): 500-503.

[6]　JIA C J, ZHAO W, DAI C L, et al. Undifferentiated embryonal sarcoma of the liver in a middle-aged adult with systemic lupus erythematosus [J]. World J Surg Oncol, 2013, 11: 244.

[7]　彭松林, 戴朝六, 陈丽英, 等. 原发性肝肉瘤的诊断与治疗 [J]. 肝胆外科杂志, 2005, 13 (4): 275-277.

[8]　贾昌俊, 赵薇, 戴朝六. 肝脏未分化胚胎性肉瘤 4 例 [J]. 世界华人消化杂志, 2013, 21 (14): 1327-1332.

[9]　KALLAM A, KRISHNAMURTHY J, KOZEL J, et al. Undifferentiated embryonal sarcoma of liver [J]. Rare Tumors,

2015, 7 (4): 6009.

[10] MONGA V, SWAMI U, TANAS M, et al. A phase Ⅰ/Ⅱ study targeting angiogenesis using bevacizumab combined with chemotherapy and a histone deacetylase inhibitor (valproic acid)in advanced sarcomas [J]. Cancers (Basel), 2018, 10 (2). pii: E53.

[11] GIAKOUSTIDIS D E, GARGAVANIS A A, KATSIKI E D, et al. Undifferentiated embryonal sarcoma of the liver in a young female: treatment with portal vein embolization and liver trisectionectomy [J]. Korean J Hepatobiliary Pancreat Surg, 2016, 20 (3): 144-147.

[12] MASUDA T, BEPPU T, DOI K, et al. Repeated hepatic resections and radio-frequency ablations may improve the survival of adult undifferentiated embryonal sarcoma of the liver: report of two cases [J]. Surg Case Rep, 2015, 1 (1): 55.

[13] KHAN Z H, ILYAS K, KHAN H H, et al. Unresectable undifferentiated embryonal sarcoma of the liver in an adult male treated with chemotherapy and orthotopic liver transplantation [J]. Cureus, 2017, 9 (10): e1759.

[14] MATHIAS M D, AMBATI S R, CHOU A J, et al. A single-center experience with undifferentiated embryonal sarcoma of the liver [J]. Pediatr Blood Cancer, 2016, 63 (12): 2246-2248.

第 8 节　成人肝母细胞瘤

肝母细胞瘤（hepatoblastoma）是婴幼儿最常见的原发性恶性肝脏肿瘤，占婴幼儿恶性肝细胞瘤的 45%[1]。多发生在 2 岁前，大约 90% 的患者年龄小于 5 岁。年龄大于 5 岁的患者非常少见。肝母细胞瘤与先天性或遗传性疾病，包括贝克威斯-魏德曼综合征、威尔姆斯瘤、家族性腺瘤性息肉病、糖原累积病和各种先天性异常等有关[2]。成人肝母细胞瘤相对于婴幼儿肝母细胞瘤更是十分罕见。迄今为止，国内外医学文献报道的病例不超过 100 例。成人肝母细胞瘤男女发病比例相当，发病年龄在 17～84 岁，多数在 20～40 岁，发病时可已有淋巴结及内脏转移（包括肺）[3]。

一、病因病理

有关肝母细胞瘤的来源至今仍不清楚，根据胚胎发生学的理论推测，肝母细胞瘤可能由肝脏的原始肝母细胞，或更少分化的肝脏干细胞，或人胎肝多潜能始祖细胞多向分化形成。肝母细胞瘤组织学上分为上皮型和混合型，上皮型再分为胎儿型、胚胎型、未分化型，混合型除具有上皮型特点外尚有间叶组织。成人肝母细胞瘤的发生机制可能为胚胎性细胞休止多年后发生的肿瘤性生长[4]。

二、临床表现

成人肝母细胞瘤的临床表现与肿瘤的大小、位置、浸润转移情况等密切相关。最常见的临床表现是腹胀、腹痛和腹部包块，但这些也可见于其他类型的肿瘤[5]。腹痛以右上腹痛多见，甚至可因肿瘤破裂出血导致腹痛而急诊就医。腹部包块是最常见的体征。大多数病例为单发病灶，肿瘤大小不等，通常在肝内形成一个巨大的肿块；少数为多发结节，累及整个肝脏的弥漫性肿瘤很少见。肿瘤可以直接侵犯邻近器官，也可形成肝外转移。若肿瘤体积较小，可以没有任何临床表现。

三、影像学

由于肿瘤生长迅速，体积较大，有完整或不完整假包膜，且界限多较清楚；瘤体内常发生坏死，可导致肿瘤出现囊性改变，钙化或出血少见。而血管造影可显示肿瘤富含血管。成人肝母细胞瘤的形态学影像特点是囊性化和多血供表现。CT 平扫表现为均匀低密度或不均匀低密度或高低混杂密度区，典型的病例常伴坏死囊变。增强后表现为不均匀强化（图 42-8-1）。CT 检查若显示肿瘤内钙化则有助于成人肝母细胞瘤的诊断，混合型肝母细胞瘤的肿瘤钙化率明显高于其他肝脏肿瘤，钙化可能是肝脏所有含有间质成分肿瘤的特征。MRI 平扫 T1WI 呈低信号，实质部分 T2WI、T2WI 脂肪抑制和 DWI 序列上多为高信号，坏死囊变区呈更高信号；增强动脉期实质部分呈轻、中度不均匀强化或轻度环形强化，门静脉期持续轻度强化，延迟期多数病例缓慢退出（占 75.0%），少数仍持续强化（占 25.0%），假包膜持续轻度强化（图 42-8-2）。PET/CT 表现为高代谢。

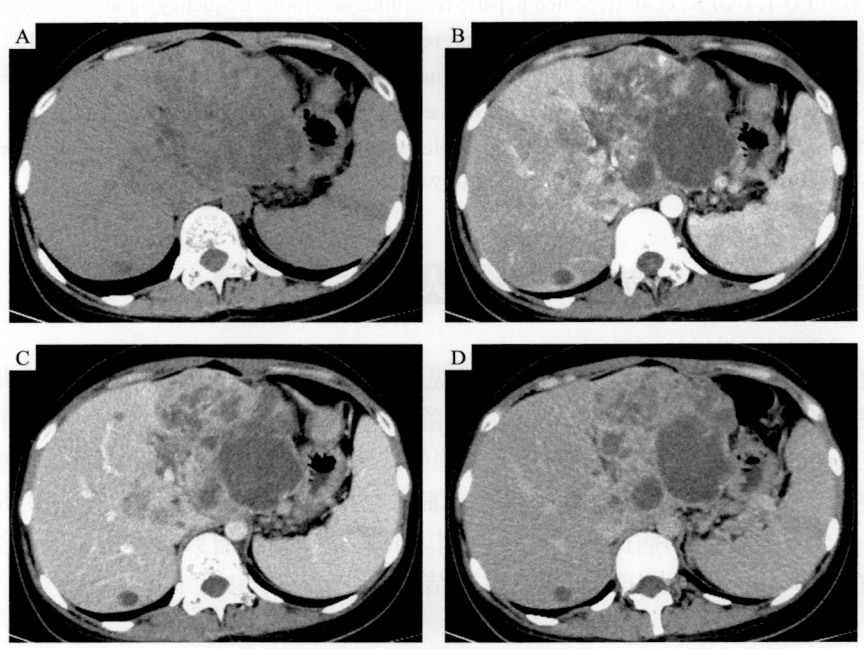

图 42-8-1　肝母细胞瘤增强 CT 表现
A. 平扫期；B. 动脉期；C. 门静脉期；D. 延迟期。

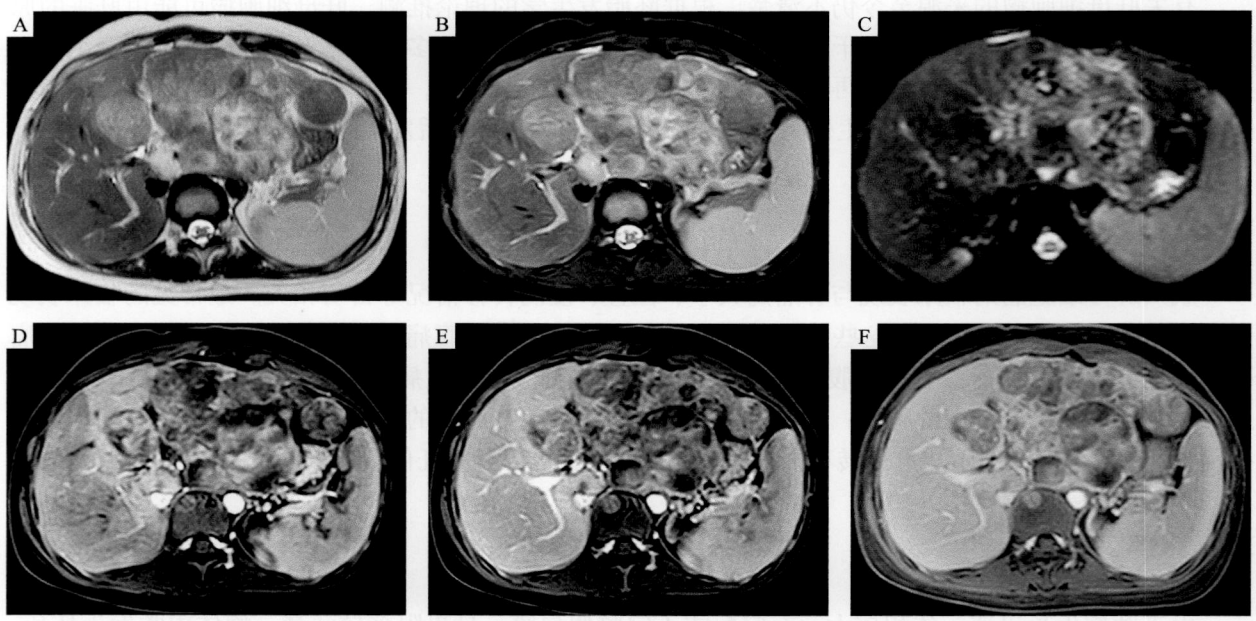

图 42-8-2　肝母细胞瘤增强 MRI 表现
A. T2WI 序列；B. T2WI 脂肪抑制序列；C. DWI 序列；D. 动脉期；E. 门静脉期；F. 延迟期。

四、诊断与病情评估

成人肝母细胞瘤临床诊断困难，确定诊断主要通过术后病理、活检或尸检。实验室检查缺乏特异性指标，62.5% 的成人肝母细胞瘤病例 AFP 升高，可能反映了肿瘤的不同生物学特性。影像学检查也缺乏特异性指征，因此术前很难与其他肝脏恶性肿瘤相鉴别。

除了评估患者的身体状况，还需要借助增强 CT/MRI 评估肿瘤的范围、残余肝脏的体积。PET/CT 虽然对明确远隔部位是否有转移有一定作用，但是不能明确判定肝门区淋巴结究竟是转移还是炎症，需要医生根据患者的病情综合判断。笔者遇到的病例术前有高热等感染表现，PET/CT 怀疑肝门区淋巴结多发转移，术后病理证实肝门区淋巴结炎症而不是转移结节。

五、综合处理

根治性手术切除是治疗成人肝母细胞瘤的"金标准"。肿瘤的手术切除可以延长病例的生存期，是治疗成人肝母细胞瘤的基础[6]。部分病例可考虑术前给予以顺铂为基础的全身化疗，化疗后再手术切除。化疗可以缩减肝脏肿瘤的体积，为进行根治性手术切除创造更有利的条件。对于肝移植治疗成人肝母细胞瘤缺乏临床经验，多数学者认为选择肝切除或配合使用全身化疗较为稳妥。对于肝切除术后肝内复发或肝内转移的病例，可以考虑采取射频消融或经皮肝动脉化疗栓塞等治疗。

有些成人肝母细胞瘤病例就诊时已属晚期，不适宜手术切除或者手术切除后短期内出现肝内复发或肝外转移，针对这些病例选择全身化疗应该是合理的治疗方案。一般认为肝母细胞瘤对多柔比星、顺铂、长春新碱、氟尿嘧啶和环磷酰胺较为敏感。

六、外科治疗

成人肝母细胞瘤外科治疗目前尚无统一的标准，对于手术切除范围大小、是否需要行区域淋巴结清扫等都无定论。由于成人肝母细胞瘤的肿瘤多为体积较大的单发病灶，多数病例需行半肝或以上的肝切除术，又因诊断时肿瘤常伴有转移或局部侵犯，常需行肿物和邻近转移器官的整块切除，例如：肿物＋膈肌、胃、食管、心包或脾的切除术。成人肝母细胞瘤手术复杂，围手术期死亡率接近 6%，远高于肝细胞癌的围手术期死亡率，应谨慎对待。因此，手术指征需要根据综合评定结果来决定。综合评定指标包括患者的全身状况、肝功能储备、肿瘤分期、局部解剖因素等，以及手术能否给患者带来获益。另外，虽然成人肝母细胞瘤容易发生淋巴结转移，但是对于没有明确淋巴结转移证据者，无须常规清扫区域淋巴结。

七、预后

成人肝母细胞瘤的总体预后较差，预后由好到差依次是胎儿型、胚胎型、混合型、未分化型[7]。总体中位生存期仅 8 个月，1 年生存期为 39.2%；手术病例同非手术治疗病例相比可获得更长的生存。手术切除患者的中位生存期为 15 个月（区间为 0.5～151 个月），1 年生存期达 54.2%。年轻病例的预后明显好于老年病例。

（戴朝六　徐　锋）

参 考 文 献

［1］ STOCKER J T. Hepatic tumors in children [J]. Clin Liver Dis, 2001, 5 (1): 259-281.

［2］ VENKATRAMANI R, SPECTOR L G, GEORGIEFF M, et al. Congenital abnormalities and hepatoblastoma: a report from the Children's Oncology Group (COG)and the Utah Population Database (UPDB) [J]. Am J Med Genet A, 2014, 164A (9): 2250-2255.

［3］ STELIAROVA-FOUCHER E, COLOMBET M, RIES L A G, et al. International incidence of childhood cancer, 2001-10: a population-based registry study [J]. Lancet Oncol, 2017, 18 (6): 719-731.

［4］ CAO Y, DAI C. Pure fetal hepatoblastoma in a young female [J]. Hepatobiliary Surg Nutr, 2019, 8 (1): 85-86.

［5］ 李哲, 李光兵, 刘军. 国内成人肝母细胞瘤 37 例临床特点分析 [J]. 疑难病杂志, 2014, 13 (7): 714-716.

［6］ DUAN X F, ZHAO Q. Adult hepatoblastoma: a review of 47 cases [J]. ANZ J Surg, 2018, 88 (1-2): E50-E54.

［7］ ROUGEMONT A L, MCLIN V A, TOSO C, et al. Adult hepatoblastoma: learning from children [J]. J Hepatol, 2012, 56 (6): 1392-1403.

第 9 节　肝血管肉瘤

　　肝血管肉瘤（primary hepatic angiosarcoma, PHA）又称 Kupffer 细胞肉瘤、恶性血管内皮瘤等，是由一种窦状内皮细胞衍生而来的非上皮性恶性肿瘤。原发于肝脏的肉瘤少见，虽然仅占肝脏原发性恶性肿瘤的 0.1%～2%，但却是肝脏中最常见的原发性间叶性恶性肿瘤。PHA 多发于成年人男性，少数可发生于儿童或青少年，发病高峰期为 50～70 岁，男女比例为 3∶1。

一、病因病理

　　PHA 的致病因素及发病机制尚不十分清楚，其发生可能与长期接触环境致癌物如二氧化钍、氯乙烯、砷剂或放射性镭等致癌物质及放疗、合成激素治疗有关，并由血管或者淋巴管的内皮细胞的侵袭性生长所致。也有学者认为肝硬化是 PHA 前期的病变，但仍有许多患者无法查明确切病因[1]。

　　PHA 共有 4 种类型：弥漫微小结节型、弥漫多结节型、巨块型和混合型。肿瘤切面呈暗红色，蜂窝状，可伴出血、坏死或囊性变。肝血管肉瘤以纤维肉瘤多见。光镜下其典型的表现：肿瘤细胞沿肝窦浸润性生长，可呈窦状隙样、海绵状、结节乳头状和实心的梭形细胞团。免疫组化示肿瘤细胞血管内皮细胞标志物（CD31、CD34、FⅧ相关抗原、Fli-1 和 ERG）阳性。

二、临床表现

　　PHA 患者大多早期无症状，可仅有轻微腹痛、腹胀表现，部分患者发生瘤体破裂或血栓形成时可能出现剧烈腹痛等腹膜炎症状[2]。大部分患者在体检行超声检查时发现肝脏占位病变，并且随着病程进展，可有肝区疼痛、乏力、消瘦、上腹部包块、发热、贫血及消化道症状等。晚期可出现黄疸、腹腔积液和恶病质等表现。

三、影像学表现

　　超声检查 PHA 多表现为肝脏中低回声团，界限欠清，其瘤体内常有血流信号（图 42-9-1）。CT 平扫表现为不均匀低密度影，常多发，包膜完整，壁厚，可有钙化灶或出血。增强 CT 典型表现为动脉期周边部明显强化，程度低于主动脉，强化形态多样，可呈环状、团片状、结节状、网织状等；中心多可见索条状、间壁样或结节状明显强化，部分可伴迂曲肿瘤血管显影[3]。少部分病灶动脉期仅周边部明显强化，中心无明显强化。门静脉期持续强化，程度高于肝实质，强化区呈扩展趋势，可呈由外向内的"向心状"或由内向外的"离心状"，多数病灶两者兼有，类似于血管瘤内的血窦强化，但又有别于其单纯向心式填充，且填充速度较慢。延迟期强化有继续填充趋势，但多不能完全填充，仍可见面积不等的低密度无强化区（图 42-9-2）。动脉期周边部和中心出现不规则明显强化，门静脉期持续填充式强化，可作为 PHA 的一个重要鉴别点[4]。特别是中心区索条状或结节状明显强化，更具特征性，多出现于动脉期。MRI 检查提示在 T1WI 和 T2WI 均表现为高低不均匀的混合信号，伴片状、斑片状或索条状低信

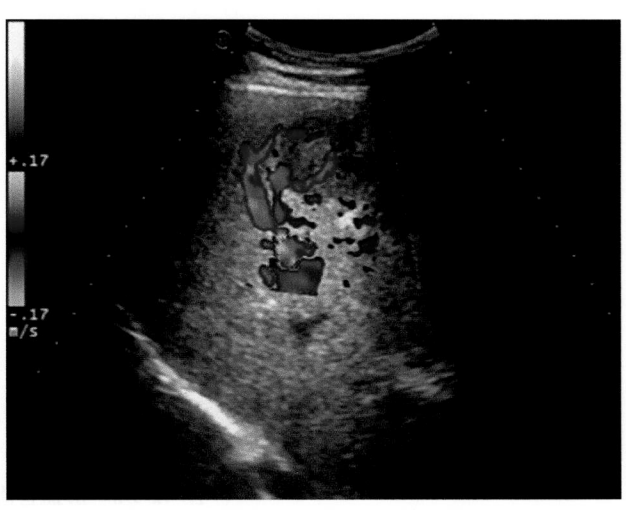

图 42-9-1　肝血管肉瘤的超声表现
肝脏中低回声团，界限欠清，瘤体内可见血流信号。

号区，可见肿瘤内出血和坏死信号[5]；增强表现与 CT 相似，但对强化区域显示更为敏感，反映的强化细节更多。增强扫描提示病灶中心以外的瘤体表现为动脉期不均匀轻度强化及延迟期渐进增强[6]。DWI 序列能从微观水平反映病灶内水分子的自由扩散程度，对病变的良、恶性诊断具有一定参考价值。PET/CT 表现为肿块内 FDG 代谢放射性分布异常凝聚（图 42-9-3）。

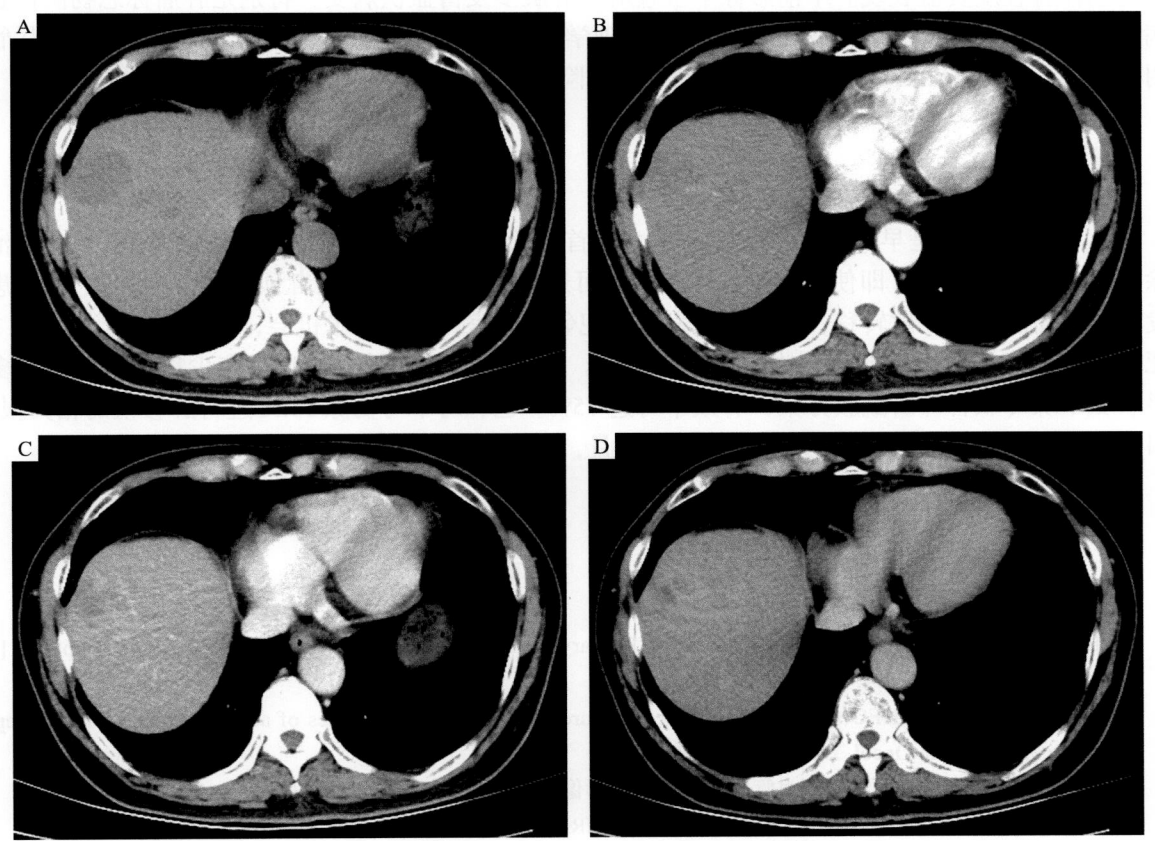

图 42-9-2　肝血管肉瘤的增强 CT 表现
CT 平扫（A）表现为不均匀低密度影，可见钙化灶和出血。动脉期周边部和中心出现不规则轻度强化（B），
门静脉期（C）和延迟期（D）持续填充式强化。

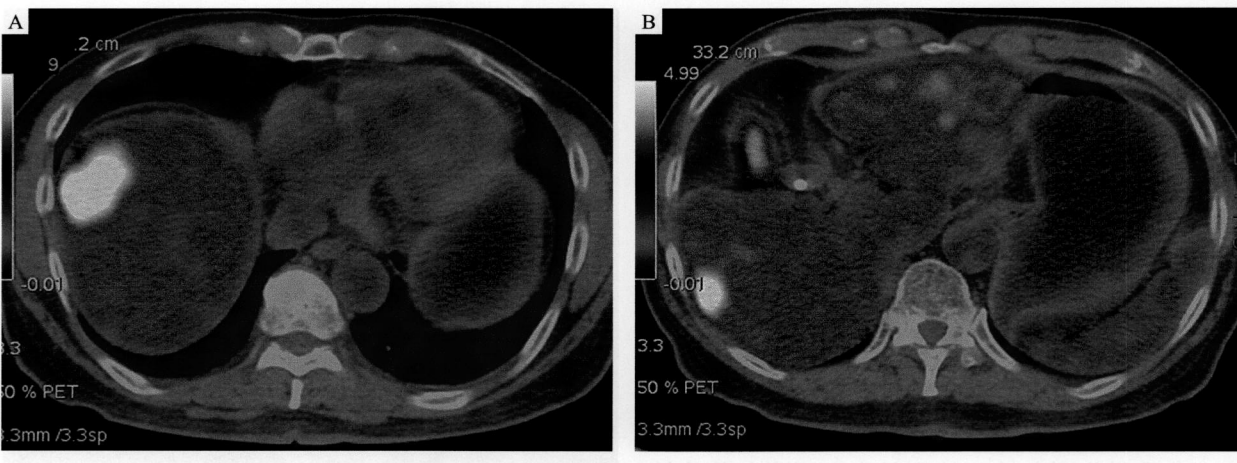

图 42-9-3　肝血管肉瘤的 PET/CT 表现
A、B. 同一患者有 2 个病灶均表现为肿块内 FDG 代谢放射性分布异常凝聚。

四、诊断与病情评估

大多数患者没有肝炎及肝硬化病史，肝功能可出现异常。PHA 无特异性血清学肿瘤标志物，血清 CEA、CA19-9、AFP 值可在正常范围内。2014 年有人提出转录因子 ERG 是诊断 PHA 更为敏感和特异的标志物，但未被其他研究进一步证实并应用于临床[7]。患者肝功能多数正常，约有 50% 患者血常规检查提示伴有轻度贫血表现。术前影像学检查对于肝脏多发富血供病变，特别是肿瘤标志物阴性且无肝病背景的患者，要警惕患 PHA 的可能性。病理学检查是确诊 PHA 的金标准。肝脏穿刺活检尽管可以明确诊断，但是存在出血及经穿刺针道转移的风险。

五、治疗及预后

PHA 治疗的关键是早发现、早治疗。手术是首选治疗方案。较小且单发的肿瘤可以实现根治性切除，可获得长期生存，即使出现复发转移，也可通过再次手术改善患者预后[8]。但多数 PHA 患者在发现时肿瘤已发生扩散转移，呈弥漫多发或侵犯邻近器官，失去手术机会，预后不佳，多半在 1 年内死于肝功能衰竭或全身转移造成的恶病质[9-10]。PHA 对放疗无效，化疗仅有少量报道，采用多柔比星、氨甲蝶呤联合环磷酰胺方案，有效率可达 75%。也有对不可切除 PHA 进行肝移植的相关报道，但因复发率高、进展快，术后平均生存期为 7 个月，许多学者已将肝移植列为禁忌[11]。

（戴朝六　赵　亮）

参 考 文 献

［1］ ZHENG Y W, ZHANG X W, ZHANG J L, et al. Primary hepatic angiosarcomas and potential treatment options [J]. J Gastroenterol Hepatol, 2014, 29 (5): 906-911.

［2］ KIM H R, RHA S Y, CHEON S H, et al. Clinical features and treatment outcomes of advanced stage primary hepatic angiosarcoma [J]. Ann Oncol, 2009, 20: 780-787.

［3］ 王亮, 傅先水, 吕珂, 等. 原发性肝血管肉瘤的临床及影像学特征 [J]. 中国医学影像技术, 2013, 29 (6): 957-961.

［4］ 张伟, 王兰荣, 薛鹏, 等. 原发性肝血管肉瘤的 CT 和 MRI 表现 [J]. 临床放射学杂志, 2014, 33 (5): 734-738.

［5］ 程红岩, 贾宁阳, 陈栋, 等. 肝血管肉瘤的 MRI 表现 [J/CD]. 中国消化病与影像杂志 (电子版), 2014, 4 (3): 112-114.

［6］ 赵余祥, 许京轩, 许崇永, 等. 原发性肝血管肉瘤的 CT 检查影像学特征 [J]. 中华消化外科杂志, 2018, 17 (5): 514-519.

［7］ WANG Z B, YUAN J, CHEN W, et al. Transcription factor ERG is a specific and sensitive diagnostic marker for hepatic angiosarcoma [J]. World J Gastroenterol, 2014, 20 (13): 3672-3679.

[8] DUAN X F, LI Q. Primary hepatic angiosarcoma: a retrospective analysis of 6 cases [J]. J Dig Dis, 2012, 13 (7): 381-385.

[9] ABEGUNDE A T, AISIEN E, MBA B, et al. Fulminant hepatic failure secondary to primary hepatic angiosarcoma [J]. Case Rep Gastrointest Med, 2015, 2015: 869746.

[10] OLSON T S, CHAN E S, PAESSLER M E, et al. Liver failure due to hepatic angiosarcoma in an adolescent with dyskeratosis congenita [J]. J Pediatr Hematol Oncol, 2014, 36 (4): 312-315.

[11] ORLANDO G, ADAM R, MIRZA D, et al. Hepatic hemangiosarcoma: an absolute contraindication to liver transplantation-the European Liver Transplant Registry experience [J]. Transplantation, 2013, 95: 872-877.

第 10 节　肝平滑肌肉瘤

　　肝平滑肌肉瘤（primary leiomyosarcoma of the liver，PLL）是一种非常罕见的肝脏原发性肉瘤，占肝脏原发性肉瘤的 8%～10%。此病仅有零星报告，迄今为止英文文献报告的病例不足 50 例[1]。PLL 多为单发，常见于肝右叶，各年龄段均可发病，且无确切性别差异。PLL 可同时或先后并存其他恶性肿瘤如白血病、脾脏血管肉瘤、乙状结肠癌、肝门部胆管癌等。

一、病因病理

　　PLL 是一种起源于平滑肌细胞的恶性肿瘤，肿瘤可呈结节样或巨块型，潜在起源于胚胎结缔组织发育异常的肝血管或胆管平滑肌或肝圆韧带。其病因和发病机制尚不明确，可能与感染 HIV、EB 病毒、霍奇金淋巴瘤或免疫抑制剂应用等有关，极少数发生在乙型或丙型肝炎病毒感染相关性肝硬化者。

　　肿瘤肉眼观呈灰白色，较大病变切面常有坏死出血、囊性变，2/3 病灶有假包膜；显微镜下肿瘤细胞呈梭形，胞浆较丰富，核圆形或卵圆形，束状、编织状排列，分化差的瘤组织弥漫成片，细胞异型明显，但核仁大而清楚。结蛋白（desmin）、平滑肌肌动蛋白（SMA）、波形蛋白（vimentin）三者可共同作为诊断平滑肌肉瘤的特异性标志物，而细胞角质蛋白（CK）、特异性神经元烯醇酶（NSE）及 S-100 蛋白并无表达。

二、临床表现

　　PLL 临床症状与其他肝内占位性病变相似，此病肿瘤往往病程进展缓慢，较小的肿瘤可无任何临床症状，仅在体检时发现肝脏占位病变。患者就诊时往往肿瘤较大，此时多表现为上腹隆起或包块、上腹痛、腹胀、肝区压痛及叩击痛，有发热、食欲不振、厌食、消瘦、乏力、发热、黄疸、恶心、呕吐和体重减轻等症状。肝功能正常或异常，AFP 阴性，HBsAg 和肝纤维化指标多为阴性。

三、影像学

　　超声检查表现为肝内低回声包块，或是有纤细整齐的包膜回声，内部有大小不一、形态不规则的无回声区。某些肿瘤可能因血供少而发生出血坏死囊性变，表现为囊实性肿块。CT 平扫表现为混杂稍低密度灶，或低密度灶，可占据肿瘤大部，甚至达到肿瘤边缘。但是 CT 上的低密度区并非完全为液化坏死，很大比例仍是肿瘤实质，显示了肿瘤组织的恶性特征[2]。增强 CT 扫描显示肿瘤周边强化，实质部分呈明显持续性不规则强化（图 42-10-1）。MRI 检查一般表现为病灶信号不均匀，肿瘤组织在 T1WI 呈低信号，在 T2WI 呈高信号，动脉期和门静脉期没有明显增强，然而，在 5 分钟延迟成像过程中，肿瘤组织明显增强，这一现象可能是 PLL 特有的 MRI 特征；在数字减影血管造影检查中，肿瘤组织在动脉期和门静脉期未见染色，延迟期可见弱染色，结果与增强 MRI 一致，两者均可用于与肝细胞癌和肝血管瘤的鉴别诊断[3]（图 42-10-2）。

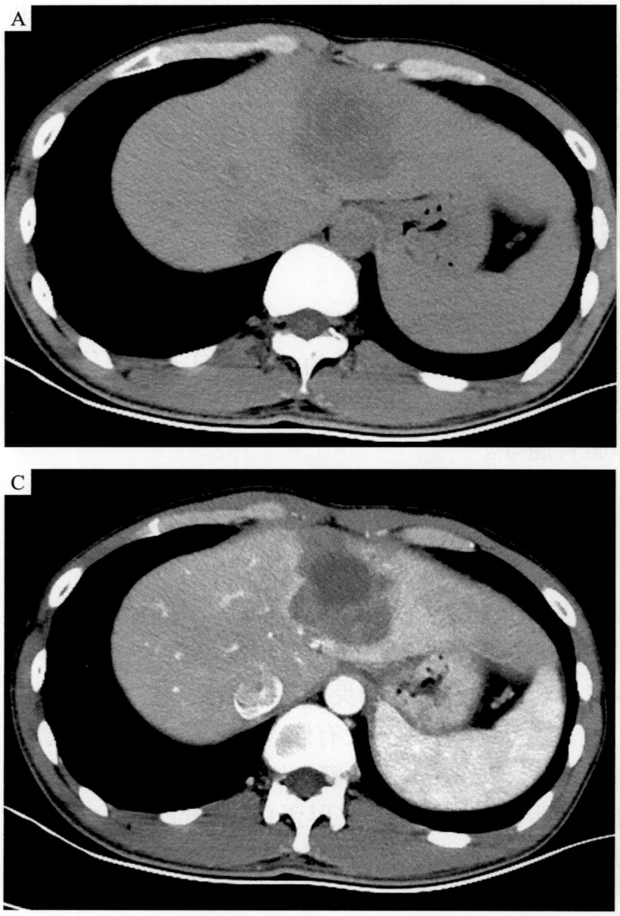

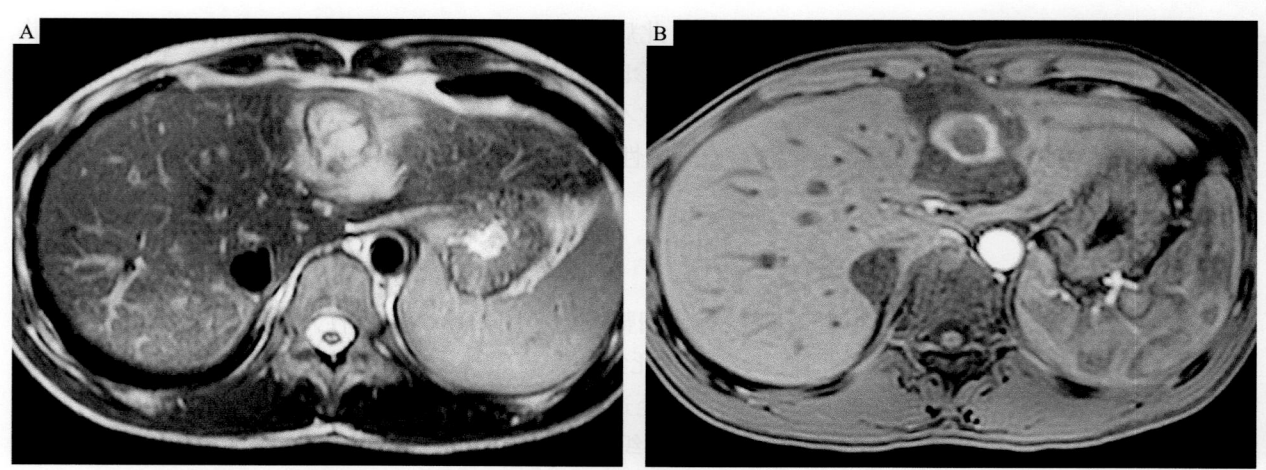

图 42-10-1　肝平滑肌肉瘤增强 CT 表现

A. 平扫见肝左叶一混杂稍低密度灶；B～D. 增强扫描见肿瘤周边强化，实质部分呈明显持续性不规则强化。

图 42-10-2　肝平滑肌肉瘤增强 MRI 表现

A～C. T2WI 可见混杂不规整高信号影，增强扫描呈轻度不均强化；D. 强化程度低于肝实质，病灶周围见少量轻度扩张的小胆管影。

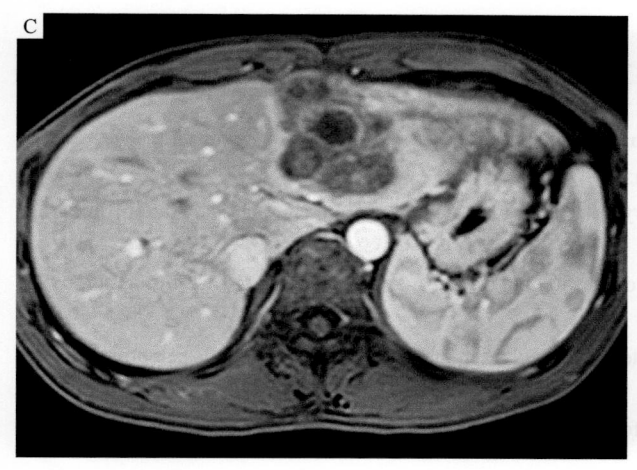
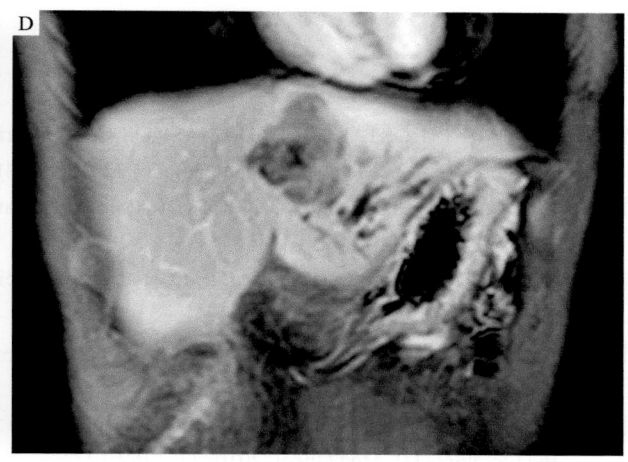

图 42-10-2（续）

四、诊断与病情评估

PLL 缺乏特异性的临床症状、血清学指标和影像学特征。因此，临床表现、实验室及影像学检查对诊断和鉴别诊断价值有限。最终诊断主要依靠病理和免疫组织化学检查。在没有获得病理结果前诊断 PLL 很具有挑战性，患者常常因被延迟发现，直到肿瘤达到导致预后不良的大小才来就诊。

PLL 恶性程度极高，早期可发生肝内转移，其次也可以发生肺、胰腺、腹膜、甲状腺、肾上腺及肾转移。增强 CT 和 MRI 检查有助于明确肿瘤的数目、大小、是否侵犯血管以及与周围血管、脏器等关系。PET/CT 则有助于判别是否存在肝外转移。

五、综合处理

手术切除被认为是唯一可能的治疗方法。在未发现远隔转移的情况下，PLL 应以手术切除为主要治疗选择。因 PLL 患者大多无乙型肝炎和肝硬化病史。故完全切除肿瘤如常规肝叶切除、半肝切除、三叶切除等可取得满意的治疗效果。马特伊（Matthaei）等[4] 报道了 3 例肝切除术后存活 10 年以上的患者。肝移植治疗 PLL 一直存在争议。肝移植的结果因病例而异。上海长征医院学者[5] 报道了 1 例 PLL 肝移植术后存活 34 个月。相比之下，圣保罗（Saint-Paul）等[6] 报道了 1 例术后仅存活 15 天的病例。

目前，对于无法切除的 PLL 尚无有效的治疗方法。化疗和放疗对 PLL 的疗效尚未得到证实。多柔比星和异环磷酰胺辅助化疗似乎可减缓进展，并有助于延长肿瘤完全切除后的生存时间，但大多数 PLL 患者对其并不敏感。另外，动脉化疗栓塞亦可用于该病的辅助治疗，并使用表柔比星来抑制肿瘤进展。藤田（Fujita）等报道 1 例转移性平滑肌肉瘤患者，仅接受姑息性保守治疗，诊断后仅存活 3 个月。蔡秀军等[7] 报道 1 例接受 TACE 治疗的 PLL 患者，至报道时已存活 82 个月，未见肿瘤进行性扩大或远处转移。PLL 是一种血供丰富的肿瘤，肿瘤细胞不耐受缺血，TACE 栓塞剂注入肝动脉诱导缺血性肿瘤坏死。

六、预后

该疾病发病率低但恶性程度高，预后差，总体生存率较低，中位生存期约为 37.5 个月，5 年生存率约为 40%。通常发生于肝圆韧带处的肿瘤较肝内型预后好，而肝内型预后又好于发生于肝静脉者，平均生存期为 20 个月。

（戴朝六　赵　亮）

参 考 文 献

[1] FERETIS T, KOSTAKIS I D, DAMASKOS C, et al. Primary hepatic leiomyosarcoma: a case report and review of the literature [J]. Acta Medica (Hradec Kralove), 2018, 61 (4): 153-157.

[2] FERROZZI F, BOVA D, ZANGRANDI A, et al. Primary liver leiomyosarcoma: CT appearance [J]. Abdom Imaging, 1996, 21: 157-160.

[3] SOYER P, BLANC F, VISSUZAINE C, et al. Primary leiomyosarcoma of the liver MR findings [J]. Clin Imaging, 1996, 20: 273-275.

[4] MATTHAEI H, KRIEG A, SCHMELZLE M, et al. Long-term survival after surgery for primary hepatic sarcoma in adults [J]. Arch Surg, 2009, 144 (4): 339-344; discussion 344.

[5] LIANG X, SHI X M, XIE J P, et al. Liver transplantation for primary hepatic leiomyosarcoma: a case report and review of the literatures [J]. Med Oncol, 2010, 27: 1269-1272.

[6] SAINT-PAUL M C, GUGENHEIM J, HOFMAN P, et al. [Leiomyosarcoma of the liver: a case treated by transplantation] [J]. Gastroenterol Clin Biol, 1993, 17 (3): 218-222.

[7] ZHU K L, CAI X J. Primary hepatic leiomyosarcoma successfully treated by transcatheter arterial chemoembolization: a case report [J]. World J Clin Cases, 2019, 7 (4): 525-531.

第 11 节　肝滤泡树突状细胞肉瘤

滤泡树突状细胞肉瘤（follicular dentritic cell sarcoma，FDCS）是滤泡树突状细胞过度增殖形成的一种低度恶性肿瘤，属于一种罕见的肿瘤类型，好发于颈部及腋窝淋巴结，1986年蒙达（Monda）等[1]首次命名并报道头颈部淋巴结FDCS。原发性肝滤泡树突状细胞肉瘤（hepatic follicular dendritic cell sarcoma，HFDCS）是一类起源于生发中心滤泡树突状细胞的罕见低度恶性肿瘤，发病率占全部肝脏原发肿瘤不足0.1%。1996年Shek等[2]首次报道此病。截至目前，只报道了少数单一病例和小宗的病例系列[3-5]。

一、病因病理

HFDCS的发病机制尚不明确。文献报道，10%～20%的FDCS是由血管滤泡性淋巴组织增生（透明血管型Castleman病）进展而来。因为在这两种疾病中都可以检测到表皮生长因子受体，因此有学者推测透明血管型Castleman病可能是FDCS的癌前病变。大约12%的FDCS患者伴有EB病毒感染，故EB病毒感染也被认为是导致FDCS发病的原因[6]。

HFDCS病理特点表现为肿物包膜完整，切面灰白灰黄，实性质软，局部可见出血坏死。镜下见小血管增生及较多的长梭形或卵圆形肿瘤细胞，呈模糊结节状分布、炎性假瘤样改变[7]。淋巴细胞混合性增生，部分淋巴细胞欠成熟，形态较小，细胞核扭曲，可见有核沟。电镜下可见特征性超微结构，瘤细胞的细胞质突起并通过桥粒彼此连接。HFDCS还普遍表达非肿瘤滤泡树突细胞的免疫学表型，表现为一种或多种滤泡树突细胞标志物（包括CD21、CD35和CD23等）表达阳性，而上皮源性标志物（CD18、CD1a和CD31）、血管源性标志物（CD34）以及肝细胞标志物（HepPar-1和AFP）均表达阴性[8-9]。有研究显示，HFDCS患者EB病毒检测阳性率63%，异型性细胞和部分梭形细胞EB病毒编码RNA（EBER）原位杂交结果显示阳性[10]。

二、临床表现

HFDCS好发于女性，缺乏特异性临床表现，主要表现为腹痛、腹胀、体重下降、贫血、发热以及胃肠道不适等。部分患者无症状，于体检时发现。HFDCS 亦无特异性体征，肿瘤较大时腹部体检可触及肿大的肝脏。也无肝脏基础疾病背景（如肝炎病毒感染、肝硬化等）。无明显肝功能损害表现，消化道恶性肿瘤标志物如 AFP、CEA、CA19-9 等无特异性升高，目前缺乏明确的分子标志物。

三、影像学

HFDCS 缺乏特异性影像学表现。超声表现常为不均质低回声病灶，部分中心可呈囊样，分布欠均匀，边界清。CT 主要表现为边界清晰的低密度影，增强扫描动脉期呈不均匀强化，增强扫描可呈"快进快出"的强化方式。在 MRI 下可见边界清晰的高信号影，不规整形，呈长 T1 稍长 T2 信号，增强扫描动脉期边缘明显强化，内部弱强化，静脉期强化减弱（图 42-11-1）。在影像学上与肝脏原发恶性肿瘤（如肝细胞癌、胆管细胞癌）和肝脓肿、炎性假瘤等非肿瘤性疾病难以鉴别[11]。

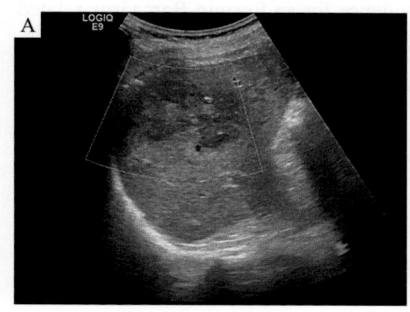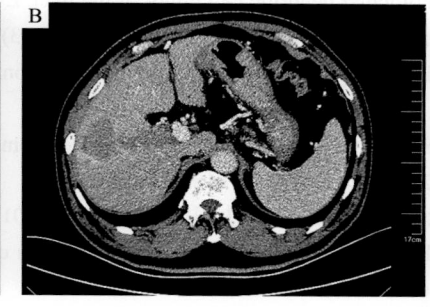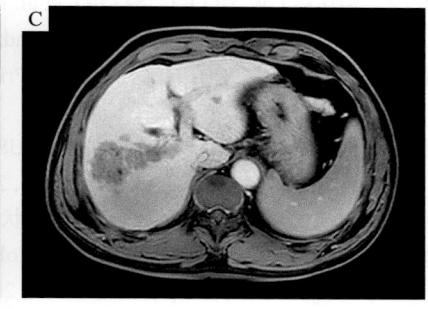

图 42-11-1　肝滤泡树突状细胞肉瘤影像学表现

A. 超声提示肿物边界模糊，内呈不均质低回声；B. CT 增强扫描提示不规则稍低密度灶，呈弱强化及边缘强化，肝门静脉右支可见充盈缺损；C. MRI 影像呈不规则形占位，长 T1、稍长 T2 信号，增强扫描动脉期边缘明显强化，内部弱强化，静脉期强化减弱，门静脉右支可见充盈缺损。

四、诊断与病情评估

HFDCS 多为单发巨块型，生长较局限，常见局部浸润和复发。HFDCS 的诊断主要依赖临床、影像学及病理组织学，确诊主要依靠病理学检查。细针穿刺活检结合免疫组化法是一种可行的术前诊断方法。大部分 HFDCS 患者通过手术切除后行免疫组化法检查确诊。由于缺乏特异性的临床表现和影像学表现，结合临床表现及彩超、CT、MRI 对肝脏肿瘤的诊断常常与其他肝脏肿瘤难以鉴别，所以术前明确诊断较为困难。术前应进行患者全身状况以及肝脏肿瘤可切除性的系统性评估。

五、综合处理

HFDCS 治疗首选手术切除，对于复发病例或不能完全切除者应辅以化疗和（或）放疗。化疗常以环磷酰胺、多柔比星、长春新碱、泼尼松为基础的联合方案（CHOP），但化疗和放疗效果尚不肯定。本病为低度恶性肉瘤，预后较好，但有复发和远处转移可能。

六、外科治疗

HFDCS 为低度恶性肉瘤，如一旦确诊均应手术切除[12]。术式的选择上需要结合患者全身状态及肿瘤的部位、大小等因素，可考虑肝脏的部分切除、肝段切除、半肝切除甚至大块肝切除等，通常要做到距瘤缘＞1.5cm 的切除。如果侵犯周围脏器则应联合脏器切除。

七、预后

由于 HFDCS 极为罕见，多为个案报道，因此缺少大样本的术后随访研究以及生存分析数据。有文献报道，该病的 3 年的复发率大于 50%，5 年生存率约为 30%[13]。对于复发肿瘤可再次行手术切除。

（戴朝六　赵　阳）

参 考 文 献

[1] MONDA L, WARNKE R, ROSAI J. A primary lymph node malignancy with features suggestive of dendritic reticulum cell differentiation. A report of 4 cases [J]. Am J Pathol, 1986, 122 (3): 562-572.

[2] SHEK T W, HO F C, NG I O, et al. Follicular dendritic cell tumor of the liver. Evidence for an Epstein-Barr virus-related clonal proliferation of follicular dendritic cells [J]. Am J Surg Pathol, 1996, 20 (3): 313-324.

[3] CHEN H M, SHEN Y L, LIU M. Primary hepatic follicular dendritic cell sarcoma: a case report [J]. World J Clin Cases, 2019, 7 (6): 785-791.

[4] SILVER A L, FAQUIN W C, CARUSO P A, et al. Follicular dendritic cell sarcoma presenting in the submandibular region in an 11 year-old [J]. Laryngoscope, 2010, 120 (Suppl 4): S183.

[5] 付凯婧, 黄山. 肝原发性滤泡树突状细胞肉瘤 2 例 [J]. 中国癌症防治杂志, 2018, 10 (4): 342-344.

[6] CHEN T C, KUO T T, NG K F. Follicular dendritic cell tumor of the liver: a clinicopathologic and Epstein-Barr virus study of two cases [J]. Mod Pathol, 2001, 14 (4): 354-360.

[7] CHEUK W, CHAN J K, SHEK T W, et al. Inflammatory pseudotumor-like follicular dendritic cell tumor: a distinctive low-grade malignant intra-abdominal neoplasm with consistent Epstein-Barr virus association [J]. Am J Surg Pathol, 2001, 25 (6): 721-731.

[8] 肖晓岚, 朱芳恒, 王辅林. 肝脏滤泡树突状细胞肉瘤的临床病理分析 [J]. 中国现代医学杂志, 2010, 20 (11): 1656-1660.

[9] 钟国平, 孙文勇, 甘梅富, 等. 滤泡性树突状细胞肉瘤临床病理观察 [J]. 中华病理学杂志, 2006, (10): 612-615.

[10] BAI L Y, KWANG W K, CHIANG I P, et al. Follicular dendritic cell tumor of the liver associated with Epstein-Barr virus [J]. Japanese journal of clinical oncology, 2006, 36 (4): 249-253.

[11] 许永庆, 戴朝六, 贾昌俊. 肝脏滤泡树突细胞肉瘤 [J/CD]. 中华普通外科学文献 (电子版), 2009, 3 (2): 48-49.

[12] 江均良, 何净明, 黄泽坚, 等. 肝滤泡树突状细胞肉瘤一例并文献复习 [J/CD]. 中华肝脏外科手术学 (电子版), 2016, 5 (04): 254-259.

[13] 何庭艳, 冯贤松. 肝滤泡树突细胞肉瘤一例报告并文献复习 [J]. 腹部外科, 2010, 23 (6): 370-371.

第 12 节　肝恶性纤维组织细胞瘤

恶性纤维组织细胞瘤（malignant fibrous histiocytoma，MFH）是由奥布赖恩（O'Brien）和斯托特（Stout）在 1964 年首先发现，是软组织肉瘤中最常见的肿瘤[1]。肝恶性纤维组织细胞瘤（hepatic malignant fibrous histiocytoma，HMFH）是一种罕见的恶性程度极高的肝脏肿瘤，由康兰（Conran）和施托克尔（Stocker）等[2]在 1985 年首次报道，认为其肿瘤细胞起源于间叶组织。本病发病年龄在 30 岁以上，其好发年龄多见于 40～70 岁，男性多于女性。

一、病因病理

病因尚不明确，普遍认为是多因素引起，有成纤维细胞、组织细胞或原始间质细胞来源学说[3]。

HMFH 主要特征为瘤细胞高度多形性以及席纹状生长方式，由纤维细胞、组织细胞、单核/巨细胞及炎症细胞以不同比例混合形成。病理组织分型为五种类型：席纹状-多行型、黏液型、巨细胞型、炎性型、血管瘤样型。HMFH 的病理表现为瘤细胞呈梭形，胞浆界不清，弥漫排列。核梭形，椭圆形、大、深染、易见核分裂。免疫组化 vimentin（＋）、AAT（＋）、CD68（＋）、巨噬细胞标志物 Mac387（＋）、erin 蛋白（＋）、S-100（－）、actin（－）、myoglobin（－）。

二、临床表现

HMFH 起病相对隐匿，患者早期不会出现明显的临床症状，多数情况下在体检的过程中偶然发现。在肿瘤逐渐增大后，多数患者会出现腹痛不适，部分患者会出现发热、乏力、皮肤巩膜黄染、消瘦等症状，临床表现与原发性肝癌以及其他肝恶性肿瘤比较相似[4]。CEA、AFP、CA19-9 等肿瘤标志物多为阴性。

三、影像学

超声、CT 和 MRI 等影像学检查对于 HMFH 只有定位而无定性价值[5]。据报道，HMFH 的超声表现为一个明确的肿块，为低回声、混合或高回声模式，伴有不同的无回声区域，CT 则表现为不均匀的低密度病灶以及一定区域的坏死，MRI 则表现为 T1 和 T2 的不均匀增强[6]。笔者收治 1 例 HMFH 患者，肝脏肿瘤位于左肝，超声造影显示边界较清，内呈不均匀中等回声，静脉注入对比剂后，19 秒病灶周边增强、内部呈分隔样增强，门静脉相增强部分对比剂减退呈低增强，病灶中心绝大部分始终未见对比剂填充，呈无增强；CT 显示为肝脏肿瘤增强扫描强化不均；MRI 同样表现为混杂信号且增强扫描呈明显不均匀强化，其内长 T1 长 T2 信号区未见强化（图 42-12-1）。与文献中报告的影像特点较为吻合，尽管有以上几种影像学的特点，但是术前仍然容易误诊为其他肝脏肿瘤[7-8]。

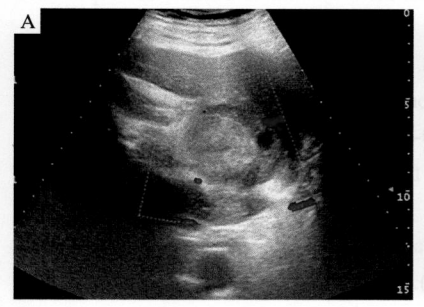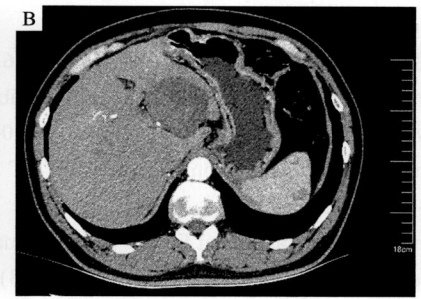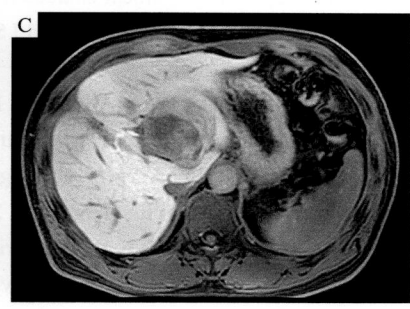

图 42-12-1 肝恶性纤维组织细胞瘤影像学表现
A. 超声示肝左内叶肿物，边界较清，内呈不均匀中等回声，CDFI 瘤周有血流信号；B. CT 示肝脏肿瘤增强扫描强化不均；
C. MRI 示混杂信号包块，增强扫描呈明显不均匀强化，其内可见长 T1 长 T2 信号区未见强化。

四、诊断与病情评估

HMFH 的诊断主要依赖病理检测，缺乏典型的肿瘤标志物和影像特点，因此只能结合临床表现及彩超、CT、MRI、PET/CT 等对其进行鉴别诊断，诊断原发性 HMFH 必须具备两个条件：①首先要有肝脏肿瘤的病理组织学诊断；②必须满足肝脏肿瘤是原发的临床病理标准。术前需进行患者全身状况以及肝脏肿瘤可切除性评估。

五、综合处理

外科手术是治疗 HMFH 唯一有效的方式。由于 HMFH 多呈浸润性生长且术后易复发，故应尽可能在保证安全的基础上行扩大肝切除，部分完整切除病例可获得长期生存。

六、外科治疗

术式的选择上需要结合患者全身状态及肿瘤的部位、大小的因素，可考虑肝脏的部分切除、肝段切除、半肝切除甚至大块肝切除等，通常要做到扩大切除。如果侵犯周围脏器则应联合脏器切除[9]。

七、预后

国内报道 HMFH 局部复发率约 51%，转移率高达 55%，疗效和预后极差。最近有文献报道，HMFH 的 1、3 和 5 年生存率分别为 51.9%、25.6% 和 16.2%。

（戴朝六　赵　阳）

参 考 文 献

［1］ O'BRIEN J E, STOUT A P. Malignant fibrous xanthomas [J]. Cancer, 1964, 17: 1445-1455.
［2］ CONRAN R M, STOCKER J T. Malignant fibrous histiocytoma of the liver—a case report [J]. Am J Gastroenterol, 1985, 80 (10): 813-815.
［3］ ENZINGER F M. Malignant fibrous histiocytoma 20 years after Stout [J]. Am J Surg Pathol, 1986, 10 (Suppl 1): 43-53.
［4］ DONG J, AN W, MA W, et al. Primary hepatic malignant fibrous histiocytoma mimicking hepatocellular carcinoma: a report of two cases [J]. Oncol Lett, 2014, 8 (5): 2150-2154.
［5］ YAO D, DAI C. Clinical characteristics of the primary hepatic malignant fibrous histiocytoma in China: case report and review of the literature [J]. World J Surg Oncol, 2012, 10: 2.
［6］ 王海东. 肝恶性纤维组织细胞瘤一例 [J]. 中华肝胆外科杂志, 2001, 7 (8): 456.
［7］ HU J S, GUPTA S, CHANG S K. Primary hepatic inflammatory malignant fibrous histiocytoma: report of a rare entity and diagnostic pitfall mimicking a liver abscess [J]. Pathology, 2013, 45 (4): 430-432.
［8］ CONG Z, GONG J. Primary malignant fibrous histiocytoma of the liver: CT findings in five histopathological proven patients [J]. Abdom Imaging, 2011, 36 (5): 552-556.
［9］ TONG Y, YU H, SHEN B, et al. Primary hepatic malignant fibrous histiocytoma combined with invasion of inferior vena cava: a case report and literature review [J]. Medicine (Baltimore), 2017, 96 (23): e7110.

第 13 节　肝神经内分泌肿瘤

神经内分泌肿瘤（neuroendocrine tumor，NET）又称"类癌"，是一种非常复杂的疾病，起源于弥散在神经内分泌系统中的神经内分泌细胞。类癌可产生功能性肽类激素，具有神经内分泌特性，是生长缓慢的上皮细胞肿瘤。临床上类癌分为两型：一型不伴有类癌综合征，仅表现为肿块及局部症状；另一型则伴有类癌综合征，如反酸、恶心、皮肤潮红、哮喘、高血压、心脏病等，尿中 5- 羟吲哚乙酸水平明显升高。神经内分泌肿瘤多发生于胃、肠及胰腺，胰腺最为常见，肝脏则是最常见的转移脏器，原发于肝脏的非常罕见。原发性肝脏神经内分泌肿瘤（primary hepatic neuroendocrine tumor，PHNET）与其他神经内分泌肿瘤不同，一般不产生具有生物活性的多肽或胺类物质，通常无类癌综合征的表现。1958 年埃德蒙森（Edmondson）报道了第 1 例 PHNET。目前报道的肝脏神经内分泌肿瘤多由其他脏器转移而来，而真正原发于肝脏的有 150 例左右。在肝脏原发性肿瘤中其所占的比例为 0.46%。据报道此病男女发病比例无明显差异，任何年龄都可发病。另有相关文献报道肿瘤发生在肝右叶的概率更大，可能与肝右叶占肝脏比重大，肝内胆管多，血供丰富有关。

一、病因病理

其发病机制尚无明确定论，肿瘤来源有 3 种假说：①由肝内毛细胆管上皮中的神经内分泌细胞增殖而来；②起源于其他具有内分泌功能的异位组织；③起源于肝脏多潜能干细胞。与其他神经内分泌肿瘤不同，肝脏神经内分泌肿瘤一般不产生具有生物活性的多肽或胺类物质，通常无类癌综合征的表现[1]。

二、临床表现

PHNET 临床表现复杂多样且无特异性，最常见的症状为肝区不适和腹胀，而恶心呕吐、腹泻、消瘦乏力等症状相对较少见，容易导致漏诊、误诊。少数患者在体检时偶然发现，多数因肿瘤生长过大出现上腹部疼痛或压迫胆道系统造成梗阻性黄疸前来就诊。大多数患者无肝炎或肝硬化等肝脏基础疾病。

三、影像学

PHNET 在超声下多表现为肝实质内可见结节状肿物或包块，高回声或混合回声，肿物边界尚清楚，未见确切包膜，较大的肿瘤内部多伴囊性改变，囊内透声好[2]。超声造影多与肝细胞癌表现相似，动脉期明显增强而门静脉期及延迟期逐渐消退。CT 多表现为肝脏内单发或多发低密度结节或不均质肿块，病灶内常有囊变或液化坏死区，动态增强后病变在动脉期厚壁不均匀强化，内壁不规则，门静脉期持续强化，中心呈不规则无强化低密度。MRI 表现为 T1WI 低信号，T2WI 及 DWI 高信号，病灶中心存在 T1WI 更低信号和 T2WI 更高信号影，提示部分囊变或坏死液化[1]（图 42-13-1）。

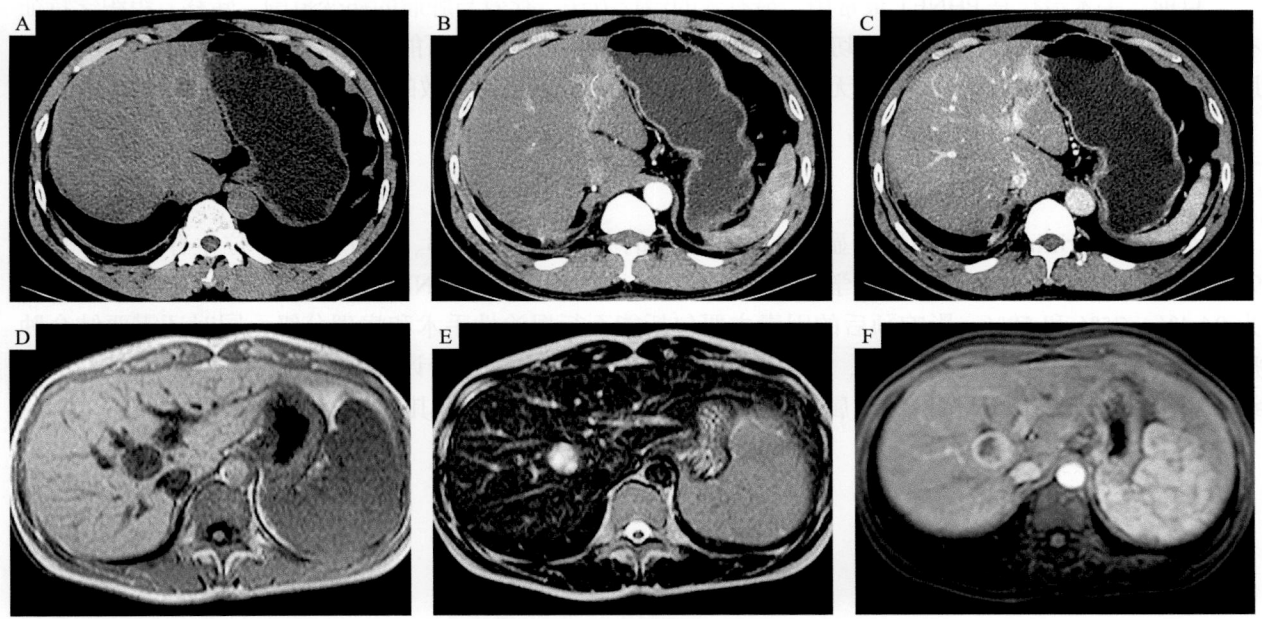

图 42-13-1　PHNET 影像学表现

CT 平扫（A）提示肝 S3 段一结节状稍低密度影；增强扫描边缘强化，强化欠均匀（B、C）；MRI 提示肝尾状叶见一类圆形长 T1（D）、长 T2（E）信号影，增强扫描动脉期（F）以边缘强化为著，门静脉期（G）中心逐渐强化，延迟期（H）强化向内填充，中心见无强化区。

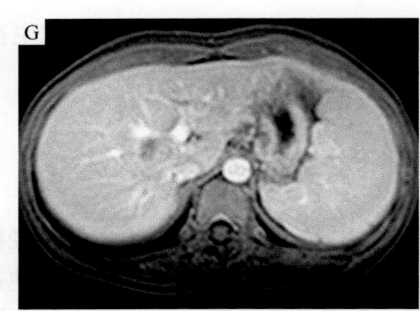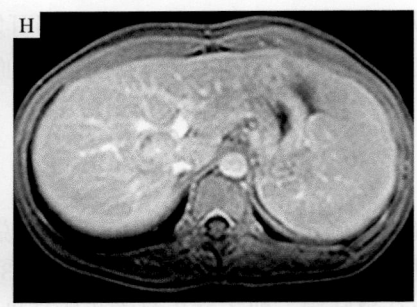

图 42-13-1（续）

四、诊断与病情评估

PHNET 非常罕见且缺乏特异性临床症状，很难早期发现，临床上确诊此病除了影像学检查还必须结合病理及免疫组化表型。诊断 PHNET 必须病理诊断证实是神经内分泌肿瘤且无肝外原发病灶。出现以下情况应高度警惕 PHNET：①无肝脏基础疾病；②肿瘤标志物 AFP、CEA、CA19-9 等正常或者升高不明显；③影像学检查 CT、MRI 对肝癌或者胆管癌等难以做出判断；④免疫标志物 CgA、NSE、SYN 等阳性；⑤局限于肝脏内。肝脏穿刺病理活检可明确诊断，但操作要严格、规范，避免肿瘤的种植性转移。

五、综合处理

通常对于 PHNET 的治疗采用多学科、多手段的综合治疗模式。手术治疗、栓塞术、生长抑素类似物治疗、靶向药物治疗、肝移植等。

六、外科治疗

目前，手术治疗是 PHNET 最常用、最有效的治疗方法。疗效与肿瘤的病变范围、转移、组织学特征有关，一般状况良好的患者如完全切除原发肿物，并进行淋巴结清扫可能治愈这种疾病，手术时应考虑到肝转移病灶和潜在可切除的病变。无法切除原发病灶的或介入治疗无效的 PHNET 可以选择肝移植术。

七、预后

弗里林（Frilling）等[3]研究显示，适合手术的 PHNET 的 1、3、5 和 10 年中位生存时间分别为 94%、83%、70.5% 和 42%。我国学者研究表明[4]，适合手术的 PHNET 术后 1、3 和 5 年生存率分别为 94.4%、75% 和 50%。影响预后的因素主要包括能否行根治性手术和病理分级，同时还需要结合肿瘤大小、子灶的多少、患者年龄、是否有远处转移等因素进行综合评估[5]。通常情况下 G1 级和 G2 级术后患者生存率较高，而 G3 级属于高度恶性，常需要辅以药物和其他的治疗来改善预后。

（戴朝六　丁宏达）

参 考 文 献

［1］ CHEN Z, XIAO H E, RAMCHANDRA P, et al. Imaging and pathological features of primary hepatic neuroendocrine carcinoma: an analysis of nine cases and review of the literature [J]. Oncol Lett, 2014, 7 (4): 956-962.

［2］ LI R, TANG C L, YANG D, et al. Primary hepatic neuroendocrine tumors: clinical characteristics and imaging features on contrast-enhanced ultrasound and computed tomography [J]. Abdom Radiol (NY), 2016, 41 (9): 1767-1775.

［3］ Frilling A, Clift AK. Therapeutic strategies for neuroendocrine liver metastases [J]. Cancer, 2015, 121 (8): 1172-1186.

［4］ 施长鹰, 杨甲梅, 赵骞, 等. 原发性肝脏神经内分泌肿瘤的诊断与手术切除治疗 [J]. 腹部外科, 2015, 2: 78-81.

［5］ 吕品, 孙世波, 陈晓宁. 原发性肝脏神经内分泌肿瘤的诊治进展 [J]. 肝胆胰外科杂志, 2017, 29 (6): 511-514.

第 14 节 原发性肝恶性黑色素瘤

黑色素瘤常见于皮肤, 并可能扩散到肝脏、骨骼和远处淋巴结等其他器官。黑色素瘤也可能发生在身体的其他部位, 如视网膜、胃肠道和泌尿生殖系统。原发性肝脏恶性黑色素瘤 (primary liver malignant melanoma, PLMM) 是一种非常罕见的非上皮性肿瘤, 目前报道的病例很少。鉴于现有的资料均为个案报道, 国内外尚无肝脏原发性恶性黑色素瘤的流行病学资料, 对其发病机制也知之甚少。

一、病因病理

黑色素细胞是由胚胎时期的神经嵴分化而来。神经嵴是早期胚胎细胞, 在胚胎发育过程中可到处游移及定居, 其衍生物可涉及内、中、外三个胚层, 故体内各组织包括肝脏均有发生原发性恶性黑色素瘤的可能性。目前全球对 PLMM 报道极为有限, 其起源和发病机制尚不清楚。

病理上, PLMM 与皮肤或黏膜相似, 其细胞学形态及组织学类型具有多样性。在光镜下观察细胞排列结构及形态, 其特点多种多样, 黑色素数量多少不等。其组织学特点主要表现为: 肿瘤细胞呈条索样或巢状, 瘤细胞形态多种多样, 如多角形、圆形、卵圆形, 胞质丰富, 细胞核大, 核仁较为明显, 呈嗜酸性, 核分裂象多见, 细胞内可有黑色素颗粒, 由于切片及取材等因素部分细胞内可能没有黑色素颗粒, 这是导致诊断困难的原因之一。故行病理学送检时, 取材是相当重要的。在这些病例中, 辅助免疫组化染色可能非常有价值, 如肿瘤细胞强表达 HMB45、S-100、vimentin 和 melanoma-pan (图 42-14-1)。

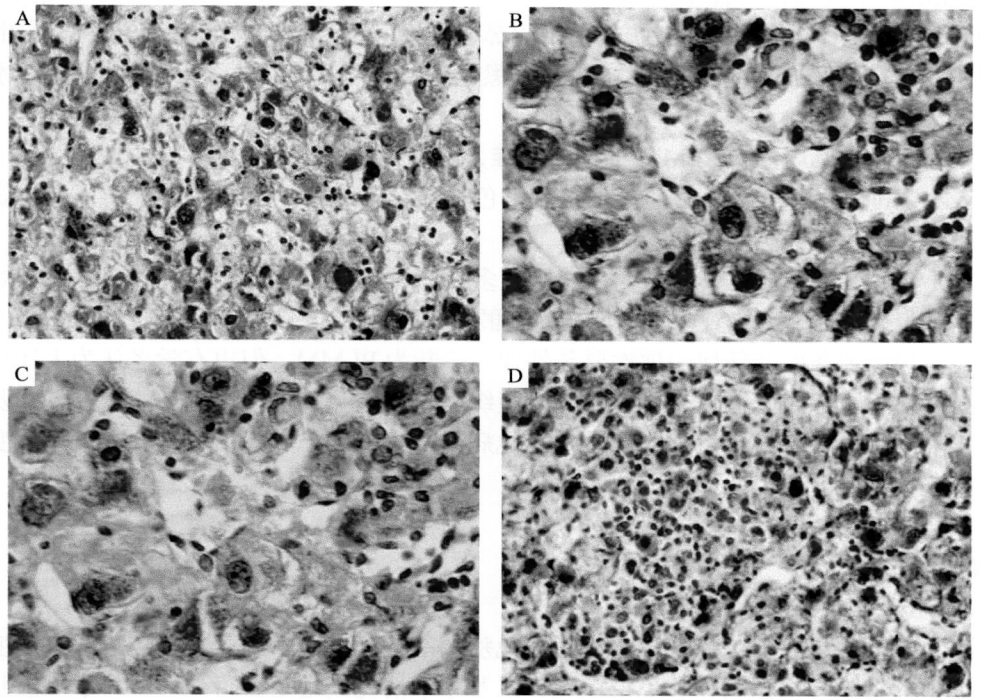

图 42-14-1 原发性肝恶性黑色素瘤的免疫组化检测

A. vimentin 蛋白 (×200); B. melanoma-pan 蛋白 (×400); C. HMB45 蛋白 (×400); D. S-100 蛋白 (×200)。

(引自: Du F, et al. Int J Clin Exp Pathol, 2015, 8: 2199.)

二、临床表现

PLMM 发病年龄为 27~64 岁，其中以男性偏多。其临床表现特异性不强，以消化系统症状为主，主要表现为上腹胀、腹痛、食欲减退、恶心、呕吐等。体格检查多可触及肿大的肝脏、腹部包块等，肝区压痛、叩击痛常见。实验室检查多提示 AFP、CEA 等肿瘤标志物正常，HBsAg 阴性。部分患者可无任何症状、阳性体征及阳性实验室指标，而在健康体检时偶然发现此病。

三、影像学

超声和 CT 检查多表现为肝脏增大，肝内单发、多发占位病变或弥漫性、结节性改变，占位性病变可为实性、囊性、囊实性改变，但上述改变无明显特异性。CT 增强多表现为肝内肿块不均匀强化，边界模糊不清，部分可见分叶征，有时可见环形强化，呈"牛眼征"。MRI 检查主要表现为肝叶内可见 T2WI 低信号或高低密度混杂信号，而 T1WI 呈现稍高信号，考虑原因可能为黑色素细胞能分泌一种顺磁性物质，注入对比剂后肿块呈不规则强化，使 T1WI 呈高信号，T2WI 低信号。动态增强 MRI 显示肝脏结节及团块影强化不一致，部分结节动脉期呈明显强化，门静脉期和延迟期信号不同程度降低；部分结节动脉期、门静脉期及延迟期均呈高信号。由于磁共振检查 PLMM 与肝脏其他肿块表现不同，因此，MRI 作为 PLMM 最佳影像学检查方法已得到临床医师的认可。PET/CT 检查有助于排除皮肤、眼睛和黏膜等部位病变。

四、诊断与病情评估

由于 PLMM 临床表现特异性不强，其诊断需结合影像学（包括超声、CT、MRI 等）、病理组织学及免疫组化综合分析。还需要对皮肤、眼睛、鼻腔鼻窦、腮腺、外阴和直肠、肛门、生殖道、胃肠道等部位进行彻底检查，排除其他可能的恶性黑色素瘤原发部位。根据以下诊断标准才能诊断为 PLMM。

目前，国际上尚没有规范的 PLMM 的诊断标准，有学者提出以下诊断标准：

（1）3 个必要的指标：①组织病理表现符合黑色素瘤；②无其他部位黑色素瘤证据；③既往无不明类型的皮肤病变及眼部疾病手术史。

（2）3 个次要条件：①肝脏单发病变；②肝脏多发占位病变且其中有直径>5cm 的病灶；③对于已故患者需进一步行尸体解剖检查以尽可能排除隐匿性原发灶。

具备以上三项必要条件及任何一项次要条件即可诊断为 PLMM。但也有学者认为上述标准有待商榷，认为只要具备以下三条基本可支持诊断：①组织病理学＋免疫组化支持；②经过仔细及询问病史及体格检查、辅助检查等方式未发现除肝脏外其他病变发生部位；③既往无皮肤黑色素病变及眼部病变等相关手术史。

五、综合处理

治疗方法包括手术、放射治疗、化学治疗及免疫调节治疗。对于肿瘤直径较小或者病变较局限的病灶建议积极手术切除，根据病理和免疫组化，以及术中情况决定是否行化疗；对于一般状况较差的多发弥漫性病变，或者病变范围较大，或单个病灶直径较大的不易切除的，多考虑采用姑息治疗，如化疗、放射治疗以及免疫调节治疗等。

　　靶向治疗和肿瘤免疫治疗有可能为 PLMM 的治疗提供积极的帮助[1]。*BRAF* 是黑色素瘤靶向治疗的一个重要的癌基因靶点，能使 *BRAF* 突变阳性的转移性黑色素瘤患者的反应率、疾病控制时间和总体生存期均有显著改善。与此同时，免疫检查点（如 PD-1）抑制剂作为转移性黑色素瘤的一种可耐受和有效的治疗方法，也已证明可以改善患者的反应率、疾病控制时间和总体生存。总之，在临床诊治过程中，需尽量选用能使患者受益最大的方法，最大限度地提高患者的生存及生活质量[2]。

六、预后

　　本病预后较差。我国学者曾报道该病个案，1 例弥漫性 PLMM 患者从发病到死亡仅 50 天[3]，另 1 例手术切除的 PLMM 患者接受干扰素 -2b 免疫调节治疗，术后 5 个月发现复发灶[4]。

　　肝脏少见恶性肿瘤种类繁多，且缺乏典型的临床表现、特异性的实验室指标和影像学特征，而 AFP、CEA 等肿瘤标志物，以及肝脏超声造影、增强 CT 和 MRI 等影像学检查仅对排除肝脏常见的恶性肿瘤的鉴别诊断有较为重要的价值，但最终的确定诊断尚需借助病理组织学和免疫组织化学检查。治疗原则应以精准肝脏外科理念为指导，采用以手术切除为主的多模式个体化综合治疗，包括化疗、放疗、介入、消融治疗、肝移植等治疗手段，而分子靶向、免疫治疗等新的治疗方法亦需积极探索，积累经验。此类少见肝脏恶性肿瘤总体疗效的提高有赖于对其生物学特性与发病机制的深入研究和肿瘤学相关学科整体水平的进一步提高。

（戴朝六　姚殿波）

参 考 文 献

［1］ GLITZA OLIVA I C, ALQUSAIRI R. Immunotherapy for melanoma [J]. Adv Exp Med Biol, 2018, 995: 43-63.

［2］ 李之慧, 云晓静, 杨茂梧. 原发性肝脏恶性黑色素瘤的诊治进展 [J/CD]. 中华消化病与影像杂志 (电子版), 2016, 6 (3): 133-136.

［3］ DU F, YANG M, FANG J, et al. Primary hepatic malignant melanoma: a case report [J]. Int J Clin Exp Pathol, 2015, 8 (2): 2199-2201.

［4］ GONG L, LI Y H, ZHAO J Y, et al. Primary malignant melanoma of the liver: a case report [J]. World J Gastroenterol, 2008, 14 (31): 4968-4971.

第43章 肝胆肿瘤的 MDT 原则与路径

肝胆恶性肿瘤包括肝脏恶性肿瘤（含肝细胞癌、肝内胆管细胞癌和混合型肝细胞-胆管细胞癌）和胆管恶性肿瘤（含肝外胆管癌和胆囊癌）。这些肿瘤发病率高，治疗效果差，病死率高，对我国人民的健康造成严重的威胁，并给社会带来沉重的负担。目前，有多种手段应用于肝胆恶性肿瘤的治疗，如手术切除、肝脏移植、介入、放疗、化疗、靶向治疗、免疫生物治疗等，而传统、单一的治疗手段效果往往有限。多数肝胆恶性肿瘤患者具有肝炎、肝硬化的背景，这些肿瘤极易出现肝内外转移，即使行外科手术切除，术后也有很高的复发率，这些多因素的制约使肝胆恶性肿瘤的治疗高度复杂化[1]。多学科团队（multi-disciplinary team，MDT）的建立有助于将多种治疗手段根据患者的不同情况进行科学的联合、序贯和优化，以期实现效果最优的个体化治疗，这在肝胆恶性肿瘤尤为迫切。

第1节 肝胆恶性肿瘤治疗的现状

一、肝脏恶性肿瘤

我国肝脏恶性肿瘤的疾病特征：早期诊断率很低，多数患者发现即为中晚期，高度恶性且复杂难治，多数患者合并有肝炎、肝硬化的背景。近年来随着介入、消融、靶向药物治疗以及免疫生物治疗等领域的研究进步，肝脏恶性肿瘤的治疗效果得以明显提升，治疗方案的选择余地较大，但以外科手术为主的综合治疗仍是肝脏恶性肿瘤当前主流的治疗模式。

（一）外科治疗

1. 手术切除 外科手术仍是当前肝脏恶性肿瘤首选的治疗方法，也是患者得到根治性治疗、获得长期生存的主要途径。多项大型回顾性研究及荟萃分析显示，行部分肝切除术后肝细胞癌患者的 5 年生存率可达 40%[2-4]；对于肝功能较好及早期患者，肝切除术患者的 5 年生存率可达 60%[4-6]。然而，患者手术切除后 5 年的复发率也超过 70%[3-7]，而且目前国际上仍没有得到公认的能够有效地预防术后复发的治疗方案。在我国，大部分患者在确诊时已是中晚期，往往失去手术机会。据统计，确诊时仅约 15% 的患者适合手术，而中晚期肝癌患者在手术切除后其复发转移率将更高，这可能与术前已存在微小转移灶或肿瘤的多中心发生有关。一旦肿瘤复发，受残肝体积的影响再次切除机会较低，多数只能采取局部非手术手段和系统治疗等方法控制肿瘤进展，以延长患者生存期[8]。故中晚期肝癌的治疗理念应从以往的"力求一次性根治"转变为力争长期与肿瘤共存，尽可能延长患者的无瘤生存期和总生存期[9-10]。肝内胆管细胞癌则主张采用根治性手术切除＋区域淋巴结清扫为主的手术方式。

2. 肝移植 肝移植是肝癌的另一种根治性治疗手段，可将肿瘤与硬化的肝脏一并切除，最大程度上实现肝癌的根治性切除，并消除了肝癌发生的"土壤"和环境。但是，肝移植术后仍有可能发生肿瘤的复发和转移。梅卢尔（Melloul）等[11]的研究显示，肝移植术后仍有 29% 复发率。为提高肝移植治疗肝癌的效果，国内外进行了许多探索，目前有多个肝移植的纳入标准，如米兰（Milan）标准、加州大学旧金山分校（UCSF）标准、匹兹堡（Pittsburgh）改良 TNM 标准等[12-14]。目前国际上广泛采用的米兰标准：单个肿瘤直径不超过 5cm，多发肿瘤数目≤3 个且最大直径≤3cm；无血管及淋巴结的侵犯。马扎费罗（Mazzaferro）等[7]的研究显示，满足米兰标准的患者行肝移植治疗，5 年总生存率为 75%，5 年无复发生存率为 83%。然而，由于米兰标准过于严格，使许多有可能通过肝移植取得良好疗效的肝癌患者被拒之门外。另外，它仅考虑到肿瘤的大小和数量，未考虑肿瘤的生物学因素。国内郑树森院士团队[15]将肿瘤的分化程度、AFP 水平等生物学因素考虑在内，建立肝脏移植的"杭州标准"，即累计肿瘤直径≤8cm，或累计肿瘤直径＞8cm，但术前血清甲胎蛋白≤400ng/ml 且肿瘤组织学分级为高或中分化，无大血管侵犯及肝外转移。按此标准的移植效果也非常鼓舞人心。目前，在这些肝脏移植标准中，制定的条件越苛刻，移植的效果就越好，但也将使更多的患者失去获得根治的机会。这使肝移植面临这样一种窘境：可能"浪费"一个肝脏给最终要复发的患者，也可能剥夺一个可以"治愈"的患者获得肝脏的权利，这两者实际上都是一种过失。因而如何平衡患者生存获益和肝脏供需之间的矛盾等问题，需要进行综合评估。肝内胆管细胞癌由于容易出现早期淋巴结转移的特点，肝脏移植的效果不如肝细胞癌。

（二）局部治疗

对于不能接受手术切除及肝移植的肝癌患者，局部治疗是最常用的选择，包括肝动脉栓塞化疗、局部消融治疗和放射治疗。

1. 肝动脉栓塞化疗术　经导管肝动脉栓塞化疗（transcatheter arterial chemoembolization，TACE）同时进行了肝动脉栓塞和肝动脉灌注化疗，主要用于不能切除的中晚期肝癌患者。目前，TACE 已成为不能手术切除中晚期肝癌的首选治疗方法，在国内外临床上广泛使用。当然，TACE 的疗效和安全性也受多种因素影响，如患者的身体状态（performance status，PS）、肝功能储备（Child-Pugh 评分与评级）、肿瘤特点（大小、数目、分级、病理类型、门静脉癌栓以及动静脉瘘等）、TACE 术中导管、导丝、栓塞材料、化疗药物的选用及介入操作人员的技术熟练程度等。肝内胆管细胞癌则由于"寡血供"的特点，TACE 效果不如肝细胞癌。

2. 局部消融治疗　在影像技术的引导下，采用物理或化学的方法使肿瘤组织直接坏死。包括射频消融（radiofrequency ablation，RFA）、微波消融（microwave ablation，MWA）、冷冻治疗（cryoablation）、高强度超声聚焦消融（high-intensity focused ultrasound，HIFU）以及经皮无水乙醇注射治疗（percutaneous ethanol injection，PEI）等，常用的影像引导技术有超声和计算机断层扫描（computed tomography，CT）。局部消融术主要适用于单个肿瘤最大直径≤5cm；或肿瘤病灶≤3 个，且最大直径≤3cm；无血管、胆管、邻近器官侵犯及无远处转移，肝功能储备较好的早期患者（Child-Pugh 分级 A 或 B 级）[8,12]。射频消融是最常用的手段，具有安全性高、不良反应轻等优点，且对于小肝癌（≤3cm）患者，RFA 与 MWA 的远期疗效与肝移植或肝切除相似[13]。对于直径＞5cm 的肿瘤则不推荐单纯施行消融治疗，可根据患者肝功能状况，采取联合治疗的方式，如 TACE 联合 RFA，治疗明显优于单纯的射频消融治疗[14]。对于经皮消融困难的病例可以选择开腹或者腹腔镜辅助下消融治疗。

3. 放射治疗　既往由于放疗极易合并放射性肝炎导致肝功能衰竭等不良后果，放疗极少应用于肝脏恶性肿瘤。随着放疗设备的改进、升级，新的放疗技术（如三维适形放疗、调强适形放疗、立体定向放疗和粒子植入等）不断涌现，放疗越来越多地应用于肝脏恶性肿瘤，治疗效果也不断提升。肝癌患者可通过放疗控制病情或进行姑息治疗，主要适用于肿瘤局限且因肝功能较差而不能进行手术切除的患者，以及肿瘤部位特殊而不能手术或拒绝手术的患者。另外，已发生远处转移如淋巴结转移、肾上腺或骨转移时，可行姑息放疗控制疼痛或缓解压迫等症状，改善患者生活质量。

（三）系统治疗

1. 分子靶向药物治疗　肝细胞癌的分子靶向药物治疗，最经典、最传统的当属索拉非尼

（sorafenib）。索拉非尼是第一个被证实对肝癌有效的分子靶向药物，它通过阻断 Raf/MEK/ERK 信号传导通路而抑制肿瘤细胞增殖，也通过抑制血管内皮生长因子受体（VEGFR）和血小板源性生长因子受体（PDGFR）来阻断肿瘤血管生成，具有双重抑制和多靶点阻断的抗肝癌作用。在国际多中心的Ⅲ期临床研究（SHARP 和 ORIENTAL 研究）中证实索拉非尼能够延长晚期肝癌患者的至疾病进展时间（time to progression，TTP）或总生存期（overall survival，OS），且安全性较好[16-17]。除了索拉非尼，近几年新的靶向药物也不断涌现，如仑伐替尼（lenvatinib）被证实具有与索拉非尼"非劣性效果"，已经被列为治疗肝细胞癌的一线用药；瑞戈非尼（regorafenib）被正式列为肝细胞癌的二线用药，等等。靶向药物的应用可延长中晚期患者的总体生存时间和无进展生存时间，目前的资料显示，一线、二线靶向药物序贯使用，患者的总体生存时间可达 26 个月，取得了令人鼓舞的成绩。相信在不远的将来，针对肝细胞癌的新的靶向药物还将不断涌现，疗效也将不断提高。对于肝内胆管细胞癌，目前尚无公认有效的分子靶向药物。

2. 免疫靶向治疗 抗 PD-1/PD-L1 抗体在实体瘤呈现了良好的临床效果及应用前景，美国 FDA 已经批准用于肝癌的临床治疗。由于其良好的临床效果及应用前景，目前抗 PD-1/PD-L1 抗体的产品在国内呈井喷式增长，然而如何选择对治疗敏感患者、如何与其他治疗方案联合应用，仍是当前亟待解决的学术难题。

3. 系统化疗（全身化疗） 由于肝癌细胞对化疗药物的敏感性较差，且大多数肝癌患者同时具有肝癌和肝硬化两种病理状态，肝硬化的存在会影响化疗药物的代谢和增加其毒性，而且肝硬化会引起严重免疫受损，使患者在化疗阶段可能会引起感染等化疗并发症。总的来说，肝细胞癌患者目前尚无有效的单药或联合用药方案，化疗疗效差，副作用大，一般不推荐使用。肝内胆管细胞癌多属于腺癌，对化疗药物相对较敏感，对于无法手术切除或术后复发、转移的中晚期患者，可以尝试进行全身化疗。

4. 中医药治疗 中医药治疗作为肝癌辅助治疗，能够减轻患者的一些自觉症状，改善生存质量，也能减轻其他治疗的不良作用。

二、胆管恶性肿瘤

肝外胆管癌和胆囊癌的治疗也是以外科手术为主，可结合术中或术后放疗、局部消融、术后化疗等综合治疗，有些治疗效果、预后较好（如胆总管下段癌），有的不尽如人意（如胆囊癌）。肝外胆管癌强调力争 R0 切除，术式包括联合肝叶切除的肝门部胆管癌根治术和胰十二指肠切除术，手术难度大，并发症发生率较高。不能切除的患者可实施减黄治疗，联合放、化疗来延长患者的生存期和生活质量，减黄的方法有经皮经肝胆管引流术（PTCD）和内镜逆行胰胆管造影（ERCP）置管引流等。近几年，放疗在胆管癌的治疗领域取得了一些进展，但传统的全身化疗和靶向治疗效果欠佳[18-19]。胆囊癌的手术方式也以力争达到根治性 R0 切除为目的，因为 R0 切除是胆囊癌患者可能获得长期生存的唯一途径。为达到 R0 切除，手术方式可以从单纯的胆囊切除术到联合肝部分切除、淋巴结清扫，一直扩大到右半肝、肝右三叶切除，有的病例甚至需联合胰十二指肠切除、右半结肠切除甚至右肾切除等，在患者可以耐受的前提下，尽可能地做到 R0 根治性切除。无法手术的晚期患者，则只能采取胆管引流减轻黄疸，联合消融、放疗、化疗等手段控制肿瘤生长，来延长患者的生存期和生活质量，但总体效果较差，目前也没有理想的靶向药物。

（王　恺　周　杰）

参 考 文 献

［1］ European Association for the Study of the Liver, European Organisation for Research and Treatment of Cancer. EASL-EORTC clinical practice guidelines: management of hepatocellular carcinoma [S/J]. J Hepatol, 2012, 56 (4): 908-943.

［2］ CHOK K S, NG K K, POON R T, et al. Impact of postoperative complications on long-term outcome of curative resection for hepatocellular carcinoma [J]. Br J Surg, 2009, 96 (1): 81-87.

［3］ LLOVET J M, FUSTER J, BRUIX J. Intention-to-treat analysis of surgical treatment for early hepatocellular carcinoma: resection versus transplantation [J]. Hepatology, 1999, 30: 1434-1440.

［4］ LIM K C, CHOW P K, ALLEN J C, et al. Systematic review of outcomes of liver resection for early hepatocellular carcinoma within the Milan criteria [J]. Br J Surg, 2012, 99: 1622-1629.

［5］ POON RT-P, FAN S T, LO C M, et al. Long-term survival and pattern of recurrence after resection of small hepatocellular carcinoma in patients with preserved liver function: implications for a strategy of salvage transplantation [J]. Ann Surg, 2002, 235: 373-382.

［6］ BRUIX J, SHERMAN M. Management of hepatocellular carcinoma [J]. Hepatology, 2005, 42 (5): 1208-1236.

［7］ MAZZAFERRO V, REGALIA E, DOCI R, et al. Liver transplantation for the treatment of small hepatocellular carcinomas in patients with cirrhosis [J]. N Engl J Med, 1996, 334 (11): 693-699.

［8］ 中华人民共和国卫生部. 原发性肝癌诊疗规范 (2011 年版) [S/J]. 临床肝胆病杂志, 2011, 27 (11)：1141-1159.

［9］ 中华人民共和国国家卫生健康委员会医政医管局. 原发性肝癌诊疗规范 (2019 年版) [S/J]. 中华肝脏病杂志, 2020, 2020 (2)：112-128.

［10］ 中国抗癌协会肝癌专业委员会 (CSLC). 中国抗癌协会临床肿瘤学协作专业委员会 (CSCO), 中华医学会肝病学分会肝癌学组. 原发性肝癌规范化诊治的专家共识 [S/J]. 实用肝脏病杂志, 2009, 12 (5)：321-328.

［11］ MELLOUL E, LESURTEL M, CARR B I, et al. Developments in liver transplantation for hepatocellular carcinoma [J]. Semin Oncol, 2012, 39 (4): 510-521.

［12］ 中国抗癌协会肝癌专业委员会, 中国抗癌协会临床肿瘤学协作委员会, 中华医学会肝病学分会肝癌学组. 肝癌局部消融治疗规范的专家共识 [S/J]. 中华肝脏病杂志, 2011, 19 (4): 257-259.

［13］ CHEN M S, LI J Q, ZHENG Y, et al. A prospective randomized trial comparing percutaneous local ablative therapy and partial hepatectomy for small hepatocellular carcinoma [J]. Ann Surg, 2006, 243 (3): 321-328.

［14］ PENG Z W, ZHANG Y J, CHEN M S, et al. Radiofrequency ablation with or without transcatheter arterial chemoembolization in the treatment of hepatocellular carcinoma: a prospective randomized trial [J]. J Clin Oncol, 2013, 31 (4): 426-432.

［15］ ZHENG S S, XU X, WU J, et al. Liver transplantation for hepatocellular carcinoma: Hangzhou experiences [J]. Transplantation, 2008, 85 (12): 1726-1732.

［16］ LLOVET J M, RICCI S, MAZZAFERRO V, et al. SHARP Investigators Study Group. Sorafenib in advanced hepatocellular carcinoma [J]. N Engl J Med, 2008, 359 (2): 378-390.

［17］ CHENG A L, KANG Y K, CHEN Z, et al. Efficacy and safety of sorafenib in patients in the Asia-Pacific region with advanced hepato-cellular carcinoma: a phase III randomized, double blind, placebo-controlled trial [J]. Lancet Oncol, 2009, 10 (1): 25-34.

［18］ 国际肝胆胰学会中国分会, 中华医学会外科学分会肝脏外科学组. 胆管癌诊断与治疗-外科专家共识 [S/J]. 中国实用外科杂志, 2014, 34 (1): 1-5.

［19］ VALERO V 3RD, COSGROVE D, HERMAN J M, et al. Management of perihilar cholangiocarcinoma in the era of multimodal therapy [J]. Expert Rev Gastroenterol Hepatol, 2012, 6: 481-495.

第 2 节　肝胆肿瘤 MDT 治疗模式的必要性分析

　　肝胆恶性肿瘤的治疗在近十多年中已经取得了较大的进展，尤其是在肝细胞癌，但肝细胞癌总体 5 年生存率仍不足 5%。现有的治疗方法包括外科手术、TACE、局部治疗（射频、微波、冷冻等）、生物治疗、靶向药物治疗、化疗、放疗、中医中药等单一手段的疗效已经进入平台期，如肝癌以手术切除疗效最好，但术后的高复发率必须联合其他手段才能进一步降低。TACE 已普遍应用于中晚期肝癌的治疗，近期疗效较好，但单一的手段难以使肿瘤完全坏死，另外还有侧支供血和肝功能损害等问题，远期疗效不尽如人意。

　　肝细胞癌的治疗方法众多，可以收治的临床科室往往有肝胆外科、普外科、器官移植科、放射科（影像科）、介入科、超声科、肿瘤（内、外）科、肝病内科、消化内科、传染科、放疗科、生物治疗科、中医科等十多个。由于我国现有医疗体制的局限性，不同科室之间缺乏良好的沟通合作渠道，各学科间对彼此技术的更新发展缺乏深入了解，不同治疗方法的适应证存在交叉重叠，以及经济利益驱使、行政管理指标等原因，造成部分肝癌患者长期在单一专科反复接受单一手段的治疗，难以得到合理的、最优方案的治疗。

因此，肝胆恶性肿瘤迫切需要建立个体化多学科团队（MDT）联合诊疗模式，该模式必须以高级别的循证医学作为依据，以相关的"诊疗规范"或"诊疗指南"为标准，进行 MDT 会诊、讨论，来确定患者最佳的治疗方案，期望获得最佳的疗效，并在保证疗效的同时注重治疗手段的安全性和微创性，避免过度治疗造成的资源浪费。

对胆囊癌和肝外胆管癌来说，早期诊断和精确的术前评估非常重要，需要确定肿瘤侵犯的范围，分期如何，能否手术，以及能否达到 R0 根治性切除，患者是否可以耐受手术，术后综合治疗如何实施等诸多的问题，需要内科、外科、影像、病理、麻醉等多学科的专家来共同讨论决定。对不能手术的病例，如何合理地应用减黄、局部消融、放疗、化疗等综合治疗手段，以期延长患者的生存期，改善生活质量，也需要多学科讨论，共同决策。

目前，肿瘤的 MDT 模式已成为肿瘤治疗的国际趋势，英国将 MDT 模式作为强制标准推行，其他欧美国家，MDT 模式已成为医院医疗体系的重要组成部分，可为肿瘤患者提供最佳的个体化诊疗方案及高质量的医疗服务[1]。国际一些肝病协会、医疗机构如意大利肝脏研究协会等，已发表多学科肝癌管理共识、意见或方案，这些共识或方案根据循证医学证据和专家讨论制定，在临床实践中指导治疗，实现肝癌综合管理的规范化与个体化[2-4]。国内一些单位，如复旦大学附属中山医院、清华大学附属北京清华长庚医院、解放军总医院第一医学中心、中山大学肿瘤防治中心以及南方医科大学南方医院等，都相继开展了形式多样的肝胆肿瘤多学科联合诊疗，对不同的患者实施精细、精准的个体化诊疗方案，取得了满意的效果，一些学术团体也成立了肝胆肿瘤多学科联合诊疗专科分会（或学组）。在此基础上，相关肿瘤的多学科联合诊疗专家共识也已经问世[5-6]。

（王　恺　周　杰）

参 考 文 献

［1］　COHEN G S, BLACK M. Multidisciplinary management of hepatocellular carcinoma: a model for therapy [J]. J Multidiscip Healthc, 2013, 6 (1): 189-195.

［2］　BARONE C, KOEBERLE D, METSELAAR H, et al. Multidisciplinary approach for HCC patients: hepatology for the oncologists [J]. Ann Oncol, 2013, 24 (Suppl 2): ii15-ii23.

［3］　BURAK K W, KNETEMAN N M. An evidence-based multidisciplinary approach to the management of hepatocellular carcinoma (HCC): the Alberta HCC algorithm [J]. Can J Gastroenterol, 2010, 24 (11): 643-650.

［4］　PARK H C, SEONG J, TANAKA M, et al. Multidisciplinary management of nonresectable hepatocellular carcinoma [J]. Oncology, 2011, 81 (Suppl 1): 134-140.

［5］　广东省抗癌协会肝癌专业委员会. 肝癌 MDT 团队建立和多学科联合治疗的专家共识 [S/J]. 肝癌电子杂志, 2014, 1 (3): 4-20.

［6］　中国研究型医院学会消化道肿瘤专业委员会, 中国医师协会外科医师分会多学科综合治疗专业委员会. 肝脏及胆道恶性肿瘤多学科综合治疗协作组诊疗模式专家共识 [S/J]. 中华普通外科学文献 (电子版), 2017, 11 (1): 1-3.

第 3 节　肝胆肿瘤 MDT 实施的原则和路径

　　MDT 模式由以往的单一治疗转变为多学科综合治疗，期望通过联合不同机制以及针对不同部位的治疗方式，达到互相增强，互相补充的效果，以弥补单一治疗的不足。MDT 团队通过各个专科的交流与讨论，确定患者的首次治疗方法，以及如何选择后续的治疗。治疗方案的确定除了专家们各自的临床经验，还需要有相关循证指南或文献作为依据。将多种治疗手段根据患者的不同情况进行科学的联合、序贯和优化，以期实现效果最优的个体化治疗，是肝胆肿瘤实施 MDT 的原则。

一、MDT 团队的组成、管理及运行

肝胆肿瘤 MDT 团队应常规由肝胆外科、肿瘤内科、消化内科及内镜室、肝病内科，影像、病理、介入、放疗等相关专业的专家组成，必要时可邀请器官移植、感染科、ICU、麻醉、护理等学科的专家加入。由肝胆外科或相关专家担任召集人。

MDT 团队应由各医院医疗行政主管部门和指定的 MDT 团队负责人共同管理。在选择治疗方案时，应该以患者为中心，以疗效为目的，以循证医学为依据。不能片面地以自己的一技之长来决定患者的治疗方案，也不能做过多的单一治疗，更加不能因经济利益的驱动来决定治疗方案。在共同遵守以上守则的前提下，MDT 团队的日常工作可通过定期的多学科会诊、病例讨论等多种方式来实施。

MDT 的运行主要有两种形式：其一，"邦联制"模式，即采取由各科室专家共同参加病例讨论、集中会诊的形式，讨论制订出最佳的治疗方案。其二，"联邦制"模式，相关专业的专家供职在同一科室（或中心），共同诊治患者。无论何种模式，均可通过多学科之间的深入交流与紧密合作，实现诊疗理论、技术和经验的全面融合，从而为每一位肝癌患者提供最佳的个体化诊疗方案及高质量的医疗服务。MDT 模式不仅使患者获得最佳诊疗效果，还能有效避免医疗资源浪费，使社会和病患获益最大化。总之，多学科联合的综合治疗是目前肝胆恶性肿瘤管理的方向和趋势。

MDT 团队的运行制度应由医院层面确立，肿瘤的 MDT 管理制度应成为医院的常规医疗管理制度之一，由医疗行政管理部门负责监督，强制性执行。MDT 团队运行中的质量管理由医院的医疗行政管理部门组织 MDT 团队成员负责实施。

二、MDT 团队的责任和义务

（1）实现多个学科联合的综合治疗，避免单一学科治疗的局限性。

（2）提供多学科一站式的医疗服务，让患者同时得到多个学科专家的共同联合会诊，制订科学、合理的个体化治疗方案。

（3）通过合理多学科综合治疗，降低费用，实现"以患者为中心"，提高治愈率，延长患者生存期，改善生活质量。

（4）促进不同学科之间交流，有利于提高各个学科的诊治水平，并以 MDT 为平台开展高质量的临床研究。

（5）由 MDT 团队共同商讨制订治疗原则，并定期修订更为合理、客观并且操作性较强的临床指南。

（6）建立区域性的疾病诊疗中心和人才培养基地，推广肿瘤多学科 MDT 诊治模式。

三、肝胆肿瘤的 MDT 实施路径及诊疗策略

MDT 团队所面对的服务对象应该是需要多学科会诊和治疗的肝胆恶性肿瘤患者。显然，并不是每一个患者都需要接受多学科会诊和讨论的。一般来说，诊断明确、治疗适应证明确、治疗效果好的病例可不需要 MDT 会诊，如肝内孤立性病灶，肿瘤包膜清楚可行手术切除；肿瘤直径小于 3cm，位于肝实质深在部位的可行射频消融治疗，等等。必须进行 MDT 会诊的应该是单一治疗效果不满意、需

要进行其他方法联合治疗的病例。

（一）早期肝胆肿瘤

无论肝细胞癌，还是胆管细胞癌，只要符合肝内单个病灶、无癌栓及远处转移、肝功能 Child-Pugh 分级 A 级，其治疗原则是迅速有效地去除或完全杀灭局部肿瘤细胞，达到根治肿瘤的目的，这是早期肝脏肿瘤综合治疗中最关键的首要步骤。手术切除是最早应用、远期疗效最好的，亦是根治性治疗的标准，应该优先采用。如早期肝脏肿瘤合并严重肝硬化，也可选择肝移植。近年来，各类肿瘤局部消融治疗和新型的放射治疗能够对早期小的肝癌进行完全灭活，效果接近外科手术治疗。

早期的胆囊癌、肝外胆管癌，外科手术切除也应作为首选的治疗方案。有的早期胆囊癌行胆囊切除术就已经达到根治，浸润较深的可加做胆囊床所在的肝实质切除＋肝十二指肠韧带淋巴结清扫。早期的肝外胆管癌行标准的根治术（联合肝叶切除的肝门部胆管癌根治术和胰十二指肠切除术），都可以达到理想的临床效果。对早期肿瘤，外科手术应作为各 MDT 团队选择的金标准。

MDT 讨论需关注：①采用哪种方法作为首次治疗方式；②手术方式、切除范围；③是否符合肝脏移植相关指南中的条件；④预后判断和随访、抗复发措施。

（二）中晚期肝胆肿瘤

1. 肝细胞癌 如 BCLC B 期和 C 期的肝癌，此时肿瘤仍然局限于肝脏区域内，尚未有出现远处转移，治疗目的在于力争有效地清除或杀灭肿瘤细胞，控制肿瘤的生长和转移，达到延长生存期，提高生存质量的目的。联合治疗策略既要有效地祛除或杀灭肝内的肿瘤细胞，同时亦需注意治疗后肝内复发和肿瘤远处转移。此部分肝癌病情最为复杂，疗效较差，治疗方法众多，争议最多，最需要接受多手段联合治疗。

目前，临床应用较多或经循证医学证实的联合治疗方法：术前 TACE 联合手术切除、TACE 联合消融治疗、姑息切除联合术后 TACE、TACE 联合放疗、姑息切除联合靶向治疗、TACE 联合靶向治疗等。

肝脏移植同时切除了肿瘤和硬化的病肝，属于标本兼治，是理想的治疗手段，适用符合肝移植标准的肿瘤患者。由于供肝短缺，在患者等待供肝过程中，可以选择先采用射频、TACE 甚至肝肿瘤切除等方式进行治疗，待有供肝后再行肝移植。

晚期肝癌治疗目的仍然是力争有效地祛除或杀灭肝内和转移的局部肿瘤，控制肿瘤细胞的生长和转移，达到延长生存期，提高生存质量的目的。对于晚期肝癌患者，联合治疗策略应该在有效地祛除或局部杀灭肝内和转移肿瘤细胞的同时，联合有效的全身性药物治疗。目前在临床应用较多或经循证医学证实的联合治疗方法：姑息切除后联合靶向治疗、TACE 联合靶向和特殊位置病灶的放射治疗等。

MDT 讨论需关注：①评估能否进行根治性切除，如不能行根治性切除，是否需行姑息性切除，确定手术方案；②手术后是否需要进行预防性 TACE 和靶向药物治疗；③残余肝脏是否足够，是否需要进行分期手术，以及采用何种分期切除方案（联合肝脏分隔和门静脉结扎的两步肝切除术，ALPPS 或门静脉栓塞后肝切除，PVE）；④多结节 HCC 的治疗方案选择；⑤脉管是否存在癌栓，如何处理；是否符合肝脏移植条件，存在肝脏移植的可能性；⑥无法行根治性切除的患者是否行姑息性切除，以及与其他治疗方案（TACE、消融、靶向药物、放疗等）如何合理地搭配，以达到最优化的效果；⑦抗病毒治疗如何实施；⑧预后判断和抗复发措施。

2. 中晚期肝外胆管肿瘤 首先需进行可切除性评估。可以手术切除的，仍然建议施行以手术切除为主的综合治疗。MDT 讨论需关注：①明确肿瘤侵犯范围，包括轴向胆管侵犯和纵向血管侵犯情况，有无淋巴结转移及肝转移，明确分型和分期，确定手术方案；②是否需要术前置管减黄；③若影像学检查不能明确诊断，是否需行超声内镜检查和穿刺活检；④能否根治性切除，是否需要新辅助化疗及术中放疗；⑤是否需要行联合器官切除，是否需要行血管切除重建；⑥如不能根治性切除，是否需要行姑息性切除；⑦全身情况及营养状况评估；⑧术后的复查随访及抗复发措施。

对不能切除的肝外胆管肿瘤，重点是如何减轻黄疸，改善生活质量，尽量延长生存时间。MDT 讨论需关注：①减轻黄疸的策略：PTCD、支架、鼻胆管引流或手术引流；②肿瘤（及转移灶）的姑息性治疗措施：放疗、射频、TACE 等；③全身治疗：化疗、靶向药物、免疫治疗、营养支持等。

中晚期胆囊肿瘤，首先也是进行可切除性评估，能否达到根治性切除是整个治疗方案的重中之重。MDT 讨论需关注：①明确肿瘤侵犯、转移范围，特别是肝实质的侵犯范围以及可能的淋巴结转移范围，明确分型和分期，确定需行多大范围的肝切除、残留肝脏是否足够，以及淋巴结清扫范围、能否清扫干净；②是否需要行联合器官切除，是否需要行血管切除重建；③是否需要术前置管减黄；④如不能根治性切除，是否需要行姑息性切除；⑤全身情况及营养状况评估；⑥术后的复查随访及抗复发措施。不能切除的晚期胆囊癌 MDT 讨论内容同"肝外胆管肿瘤"。

（三）以手术为主导的联合治疗方案探讨

如上所述，外科手术切除仍然是肝胆恶性肿瘤最主要的根治性治疗手段，也是肝胆肿瘤患者获得长期生存的唯一途径，如肝细胞癌行根治性肝切除术后 5 年生存率可达到 50%～70%[1-2]。然而即便如此，肝内转移和术后复发仍然制约着肝细胞癌远期疗效，术后复发率有报道超过 70%，甚至高达 100%；即使是单个直径≤5cm 的小肝癌，根治性切除术后 5 年复发率仍可达 43.5%。如何降低外科手术后的复发、转移，是提高肝胆恶性肿瘤长期生存率和延长生存时间的关键因素。国内外学者为此进行了不懈的努力和研究，虽然目前国际上还没有一种公认有效的预防术后复发的治疗方法，但是把临床上常用的治疗方法与外科手术相结合，已经取得了令人鼓舞的效果，让我们看到了曙光。常用的联合方案：TACE、抗病毒治疗、干扰素、生物免疫治疗、靶向治疗等。下面以肝细胞癌为例，逐一进行分析讨论。

1. TACE 辅助治疗　曾有不少研究提示术前 TACE 治疗以降低肝细胞癌切除术后的复发率，但是目前已有的多个 RCT 研究及 Meta 分析结果[1-2]均表明，对于可根治性切除的肝细胞癌（肿瘤单发，无血管侵犯），术前 TACE 治疗并不能降低肝癌术后复发率，反而术前 TACE 治疗增加了手术的难度，导致术后并发症增多，甚至可能会降低术后生存率，同时有 10% 左右的患者在行 TACE 治疗后最终因为各种原因不能进行手术切除。因此，对于可根治性切除的肝细胞癌（肿瘤单发，无血管侵犯）患者，术前不推荐行 TACE 治疗。而对于肝内病灶多发，或者合并门静脉癌栓的肝细胞癌，术前 TACE 的作用尚有争议。中山大学肿瘤防治中心[3]的前瞻性非随机对照研究发现，对于肿瘤多发，初始可切除的肝癌患者，手术切除和 TACE＋手术切除两组间 5 年总生存率无明显差异，但是对于 TACE 术后肿瘤反应好再行手术切除的患者其 5 年生存率则明显优于单纯手术切除组（P＝0.04）。而另外一项研究也发现，对于合并门静脉癌栓可姑息切除的肝细胞癌患者，TACE＋手术切除组和单纯手术切除组总体 5 年生存率并无明显差异，但是 TACE 术后反应良好再行手术切除的患者，其 5 年生存率优于单纯手术切除。因此，对于肝内病灶多发或者合并门静脉癌栓可姑息切除的肝细胞癌患者，术前 TACE 治疗有协助诊断和治疗的作用，并能对是否适合手术治疗有筛选作用。对于初期判断为不可切除的进展期肝癌，TACE 治疗是众多肝癌治疗指南推荐的治疗方案，经 TACE 治疗后的患者，如单发巨大肿瘤明显缩小，健侧肝脏代偿性增生；或肿瘤多发但仍能全部清除；或门静脉癌栓较为局限并可与肝内肿瘤一并完整切除，患者肝功能分级为 Child-Pugh 分级 A 级，无其他手术禁忌证，可考虑在适当的时机进行二期切除。多个回顾性的研究报道发现[4-6]：二期切除率为 10%～20%，二期切除术后的 5 年生存率可达 30%～70%。因此，对于初诊不能手术切除的患者，在采用 TACE 联合其他治疗方法后，应该积极进行二期手术切除。

2. 术后 TACE 辅助治疗　早期的多个研究[6-8]认为肝细胞癌切除术后辅助性 TACE 能够降低术后复发率，提高长期生存率，但是近年来的研究发现，不加选择地对所有肝癌根治术患者术后行 TACE 并未降低术后肿瘤复发率和延长生存时间；相反，可能由于化疗降低了宿主免疫监视功能，在部分接受 TACE 的患者中，甚至出现术后复发率增高的情况。故有必要对术后 TACE 治疗的病例进行选择。

奈见（Nanomi）等[9]提出，手术切缘<1cm、肝内播散、门静脉癌栓、肿瘤没有包膜等是肝细胞癌术后复发的高危因素。对存在肝癌复发高危因素的患者，术后行TACE，能提高术后生存率。李锦清等[10]研究表明，对于肿瘤直径>4cm、肿瘤无包膜、有门静脉侵犯、有临床症状和体征的患者，术后行TACE，能降低根治性切除术后肝内复发率，并提高生存率。对TNM分期为ⅢA期肝癌术后行TACE辅助治疗，辅助TACE组术后的无瘤生存率和总生存率都优于单纯手术治疗组[11]。对存在肝癌复发危险因素（单发肿瘤直径>5cm，多个肿瘤结节，有脉管侵犯）的患者术后行TACE，可以显著延长患者生存时间，而对于没有上述任何一项危险因素的患者，术后行TACE对生存时间未能获益[12]。

因此，目前比较一致的观点：术后辅助性TACE并不能预防或者降低术后复发，不推荐作为常规的治疗；但是对于合并有高危复发因素的患者（包括合并癌栓、肿瘤多发、手术为姑息性切除、术后AFP升高等），可在术后1个月左右行辅助性TACE治疗，疗程以1～3次为宜。术后TACE过程中的肝动脉造影能早期发现肿瘤复发，对这些复发的患者，可即时进行TACE治疗，再结合射频消融、分子靶向治疗、立体定位放疗等多种治疗方法以达到最大的获益。

3. 肝细胞癌靶向药物的联合治疗　在肝胆恶性肿瘤当中，只有肝细胞癌这一种肿瘤具有疗效确切的靶向药物，其他肿瘤均无有效的靶向药物。靶向药物的应用可延长中晚期患者的总体生存时间和无进展生存时间，目前的资料显示，一线、二线靶向药物序贯使用，患者的总体生存时间已经超过2年达到了26个月。为了获得进一步的疗效，目前正在研究靶向药物与其他方案的联合使用，通过治疗方案的优势互补，达到"1+1>2"的效果，并避免单一使用靶向药物的局限性。

（1）联合TACE和局部消融治疗：在口服靶向药物治疗过程中，如果肝内病灶进展而且多发，可考虑辅加TACE治疗；如果病灶局限、数量小于3个、肿瘤最大直径小于5cm，可补充局部消融治疗。

（2）联合化疗：目前尚无大宗研究证实靶向药物联合化疗的有效性及安全性，但已经有研究证实索拉非尼联合多柔比星优于单用多柔比星，索拉非尼联合FOLFOX等方案全身化疗的个案报道提示联合治疗可能提高疗效，但有待进一步研究证实[13-14]。

（3）联合靶向药物治疗：目前尚无治疗肝癌有效的证据，目前仅有的一个靶向药物联合治疗研究，即索拉非尼联合厄洛替尼的Ⅲ期研究试验，因没有达到试验终点而宣布失败[15]。

（4）转移灶的治疗：患者接受靶向药物治疗的过程中，如肝内病灶控制稳定，可考虑对其他肝外转移灶联合适当的局部治疗，如肺部孤立转移灶的姑息性切除或消融治疗，淋巴结转移、骨转移灶的姑息性放疗等。

4. 其他的辅助治疗　术后辅助性全身化疗已经被证实是无效的方案。靶向药物索拉非尼已经被证明是全身治疗有效的药物[16-17]，仑伐替尼被证实具有与索拉非尼"非劣性效果"，已经被列为肝细胞癌治疗的一线用药；瑞戈非尼被正式列为肝细胞癌的二线用药。对于非根治性切除术（包括肿瘤破裂或者侵犯邻近器官、切缘阳性、有淋巴结转移、肿瘤多发、肉眼或者镜下癌栓、术后AFP未降至正常范围等）后的肝细胞癌患者，可以推荐行靶向药物辅助治疗。

由于我国大多数肝细胞癌伴有乙肝病毒感染，患者合并有不同程度的肝硬化。肝炎肝硬化的存在和发展，制约了对肝癌患者的抗肿瘤治疗，也是肝癌患者远期效果差的主要原因之一。因此对于合并有HBV感染的肝细胞癌患者，应按照《中国慢性乙肝防治指南（2019年版）》及早进行抗病毒治疗。有少量证据证明免疫制剂（胸腺肽等）对降低术后复发、延长生存时间有一定帮助；细胞过继治疗目前仍在临床研究探索阶段。以抗PD-1/PD-L1抗体为代表的免疫治疗已经批准用于肝癌，应用前景看好，但如何选择治疗效果好的敏感患者，如何与其他治疗方案联合应用以达到最佳的治疗效果，仍有待于进一步探索。

对肝胆恶性肿瘤的诊治应改变以往单一手段的模式，特别应摒弃长期在单一专科反复接受同一手段的治疗，倡导由外科、内科、介入、放疗、影像、病理、器官移植科、麻醉等多学科专家的联合诊疗，以循证医学作为依据，以诊疗规范或指南为标准，进行MDT会诊、讨论，确定患者的个体化治疗方案，以期获得最佳治疗效果。在疾病的不同阶段，合理地采用手术、介入、减黄、局部消融、放疗、化疗等综合治疗手段，延长患者的生存期，改善生活质量，避免过度治疗。这不仅是当今医学界及社会上的迫切需求，也是未来肿瘤医学发展的大势所趋。

（王　恺　周　杰）

参 考 文 献

［1］ WANG X, LI J, PENG Y, et al. Influence of preoperative transarterial chemoembolization on the prognosis for patients with resectable hepatocellular carcinoma: a meta-analysis of randomized trials [J]. Hepatogastroenterology, 2011, 58 (107-108): 869-874.

［2］ CHUA T C, LIAUW W, SAXENA A, et al. Systematic review of neoadjuvant transarterial chemoembolization for resectable hepatocellular carcinoma [J]. Liver Int, 2010, 30 (2): 166-174.

［3］ LUO J, PENG Z W, GUO R P, et al. Hepatic resection versus transarterial lipiodol chemoembolization as the initial treatment for large, multiple, and resectable hepatocellular carcinomas: a prospective nonrandomized analysis [J]. Radiology, 2011, 259 (1): 286-295.

［4］ LAU W Y, LAI E C, LAU S H. The current role of neoadjuvant/adjuvant/chemoprevention therapy in partial hepatectomy for hepatocellular carcinoma: a systematic review [J]. Hepatobiliary Pancreat Dis Int, 2009, 8 (2): 124-133.

［5］ 俞武生, 郭荣平, 石明, 等. 难以根治性切除大肝癌经皮肝动脉化疗栓塞术后二期切除的疗效分析 [J]. 中山大学学报 (医学科学版), 2007, 28 (6): 709-713.

［6］ LI J, ZHANG Y, ZHANG W, et al. Randomized study of chemoembolization as an adjuvant therapy for primary liver carcinoma after hepatectomy [J]. J Cancer Res Clin Oncol, 1995, 121 (6): 364.

［7］ ONO T, NAGASUE N, KOHNO H, et al. Adjuvant chemotherapy with epirubicin and carmofur after radical resection of hepatocellular carcinoma: a prospective randomized study [J]. Semin Oncol, 1997, 24 (Suppl 6): 18-25.

［8］ LAI E C, LO C M, FAN S T, et al. Postoperative adjuvant chemotherapy after curative resection of hepatocellular carcinoma: a randomized controlled trial [J]. Arch Surg, 1998, 133: 183-188.

［9］ NANOMI T, ISSHIKI K, KATOH H, et al. The potential role of postoperative hepatic artery chemotherapy in patients with high-risk hepatomas [J]. Ann Surg, 1991, 213 (2): 222-226.

［10］ 李锦清, 张亚奇, 张伟章, 等. 栓塞化疗在肝癌切除术后的价值 [J]. 中华肿瘤杂志, 1994, 16 (5): 387-389.

［11］ ZHONG C, GUO R P, LI J Q, et al. A randomized controlled trial of hepatectomy with adjuvant transcatheter arterial chemoembolization versus hepatectomy alone for Stage Ⅲ A hepatocellular carcinoma [J]. J Cancer Res Clin Oncol, 2009, 135 (10): 1437-1445.

［12］ REN Z, LIN Z, XIA J, et al. Postoperative adjuvant arterial chemoembolization improves survival of hepatocellular carcinoma patients with risk factors for residual tumor: a retrospective control study [J]. World J Gastroenterol, 2004, 10 (14): 2791-2794.

［13］ GHASSAN K A, PHILIP J, JENNIFER J K, et al. Doxorubicin plus sorafenib vs doxorubicin alone in patients with advanced hepatocellular carcinoma: a randomized trial [J]. JAMA, 2010, 304: 2154-2160.

［14］ HE M K, LI Q J, ZOU R H, et al. Sorafenib plus hepatic arterial infusion of oxaliplatin, fluorouracil, and leucovorin vs sorafenib alone for hepatocellular carcinoma with portal vein invasion: a randomized clinical trial [J]. JAMA Oncol, 2019, 5 (7): 953-960.

［15］ GHASSAN K A, DONNA N, JENNIFER J K, et al. Phase Ⅲ randomized study of sorafenib plus doxorubicin versus sorafenib in patients with advanced hepatocellular carcinoma (HCC): CALGB 80802 (Alliance) [J]. J Clin Oncol, 2016, 34 (suppl; abstr 4003).

［16］ LLOVET J M, RICCI S, MAZZAFERRO V, et al. SHARP Investigators Study Group. Sorafenib in advanced hepatocellular carcinoma [J]. N Engl J Med, 2008, 359: 378-390.

［17］ CHENG A L, KANG Y K, CHEN Z, et al. Efficacy and safety of sorafenib in patients in the Asia-Pacific region with advanced hepatocellular carcinoma: a phase Ⅲ randomized, double blind, placebo-controlled trial [J]. Lancet Oncol, 2009, 10 (1): 25-34.

第 44 章　胆道闭锁

胆道闭锁（biliary atresia，BA）是新生儿期胆汁淤积常见的原因，病变常累及不同长度的肝内、肝外胆管，以胆管炎症、纤维化及梗阻为特征[1-2]。若不及时进行手术干预，患儿多于 2 年内因进行性肝硬化、肝功能衰竭而死亡。据文献报道，欧美国家发病率约为 1∶12 000～1∶19 600；而亚洲国家和地区相对高发，日本的发病率约为 1∶9200～1∶9600，中国台湾地区的发病率约为 1∶5300～1∶9100。男女之比约为 1∶1.7。

Kasai 肝门空肠吻合术以及肝移植的出现，在胆道闭锁治疗史上具有里程碑意义。目前胆道闭锁患儿通过早期 Kasai 肝门空肠吻合术及必要时后期肝脏移植手术的序贯治疗，总体长期生存率可达到 90% 以上[3]。

一、病因与病理学

（一）病因与发病机制

胆道闭锁的病因及发病机制至今仍未明确，目前考虑是多种因素共同作用的结果，最终表现为硬化性闭塞性胆管病变，致病因素包括病毒感染、遗传因素、炎性反应、胆管发育不全、毒性物质等。

1. 病毒感染　巨细胞病毒、轮状病毒、呼肠病毒、人乳头瘤病毒等可能与胆道闭锁的发病相关。有研究显示 60% 的胆道闭锁肝脏样本中可发现 CMV DNA 表达，肝内胆管上皮细胞是 CMV 感染的靶细胞[4]。扎尼（Zani）等[5]发现 CMV-IgM 阳性的胆道闭锁患儿黄疸程度、肝脏炎性反应、肝脏纤维化程度以及后期肝移植需求都相对较高。同时，恒河猴轮状病毒感染的胆道闭锁小鼠模型是进行病因学研究最常用的工具和载体之一，这也进一步提示了胆道闭锁可能与病毒感染相关。其机制可能为相关病毒感染胆管上皮细胞后，触发了异常的针对胆管上皮细胞特异性抗原的自身免疫反应，最终导致进行性的胆管损伤及纤维化。

2. 遗传因素　随着全基因组测序、外显子测序以及基因拷贝数变异分析等技术的发展，越来越多的证据提示尽管胆道闭锁并不是遗传性疾病，但遗传因素在胆道闭锁发病机制中起着重要的作用。在部分胆道闭锁患儿中发现有 GPC1 拷贝数变异以及 ADD3 基因相关的单核苷酸多态性改变，而在斑马鱼模型中抑制这些基因的表达均可导致胆道畸形。同时在胆道闭锁脾畸形（biliary atresia splenic malformation，BASM）综合征患儿中发现有 PKD1L1 基因突变。遗传因素在胆道闭锁的发病机制中扮演着较为复杂的角色，具有一定遗传易感性的患儿在围生期环境、感染等因素影响下发展为胆道闭锁的可能性较大。

3. 胆管发育不全　胆道闭锁仅发生在新生儿时期，这种发病年龄的限制性提示胆道闭锁的发病可能与胆管系统的发育不成熟相关。霍恩斯特（Hohenester）[6]等研究发现胆管细胞会产生一层较厚的多糖-蛋白质复合物，能够稳定胆管局部的 HCO_3^- 伞膜，可以保护胆管细胞（甚至肝细胞）免受胆汁酸盐的毒性侵蚀，不完整或不成熟的多糖-蛋白质复合物以及胆管 HCO_3^- 伞膜的缺失与慢性胆管病变有关，如硬化性胆管炎等。小鼠出生时胆管缺乏成熟的多糖-蛋白质复合物层，且肝外胆管细胞间连接发育不全，这些特征均提示新生儿的胆管系统对损伤的易感性可能有所增加。

4. 毒性物质 澳大利亚新南威尔士州的羊群和牛群在1964年和1988年各发生了一次胆道闭锁征象的特发性疾病。洛伦特（Lorent）等[7]在相关的藜属（*Dysphania glomulifera*）植物中提取出异黄酮类化合物1,2-二芳基-2-丙酮类异黄酮（biliatresone），该化合物可造成斑马鱼肝外胆道的破坏，同时可导致体外培养的新生小鼠肝外胆管细胞的纤毛丢失和极性破坏。虽然尚未有人类接触有毒物质而引起胆道闭锁的报道，但biliatresone的发现提供了直接的证据表明环境毒性物质可能参与胆道闭锁的发病机制。

5. 炎性反应 无论是由于病毒感染、环境毒性物质或者其他因素导致的胆管损伤，都会触发胆管上皮细胞的炎性反应。炎性细胞因子的异常表达或者炎性细胞的异常激活都会引起胆管系统的损伤修复机制异常，从而导致胆道闭锁的发生。

（二）病理学

1. 病理表现

（1）胆囊及肝外胆管：胆道闭锁患儿的胆囊大多发育不良、空瘪、皱缩，腔内可有少许无色黏液（"白胆汁"）。患儿肝外胆管阻塞的范围和程度不一致，可呈节段性。胆管上皮存在局灶性变性、坏死、溃疡和增生等改变。闭锁节段的胆管管腔消失，表现为结节样瘢痕增生，大多是由胆管上皮下纤维化及胆管周围炎性细胞浸润导致。

（2）肝门部：胆道闭锁患儿的肝门处左、右肝管和肝总管形成一个三角形的纤维块，其横切面上可发现纤维块中存在数目不等、大小不一的增生的毛细胆管结构，其上皮呈立方形或假复层状，部分上皮变性、坏死、脱落，纤维结缔组织向腔内生长、管腔闭塞。这些纤维块中的胆管结构与肝内胆管结构相通，是肝门空肠吻合术胆汁引流的关键。

（3）肝组织：门静脉汇管区纤维化和小胆管增生是胆道闭锁肝脏的特征性改变。早期，肝脏增大，肝组织病理改变包括肝内胆汁淤积及胆栓形成，小胆管反应性增生，汇管区水肿、纤维化、炎症细胞浸润，偶见假小叶形成，肝细胞变性、坏死等；晚期，肝脏体积减小，质地硬，呈暗绿色，表面可见结节及蜘蛛状血管增生，肝内增生的小胆管可能出现变性、萎缩或者消失，而肝脏纤维组织增生明显，肝脏纤维化随着年龄的增长而进展，肝细胞气球样变性、颗粒样变性、巨细胞转化等减少。

2. 病理分型 胆道闭锁的病例报告最早可追溯至19世纪。1916年美国Johns Hopkins大学的病理学家霍姆斯（Holmes）第一次提出"可矫治型"和"不可矫治型"的概念；1928年拉德（Ladd）成功完成了第一例"可矫正型"胆道闭锁的手术。"可矫治型"胆道闭锁仅占10%，这部分患儿存在肝外胆管，可用于直接进行胆肠吻合术。而大部分的胆道闭锁患儿肝外胆管呈闭锁状态，直到1959年葛西（Kasai）等介绍的"肝门空肠吻合术"，胆道闭锁的治疗才进入新阶段。

1）日本小儿外科协会根据胆管梗阻的部位分为3型：Ⅰ型，闭锁部位在胆总管；Ⅱ型，闭锁部位可达肝总管水平；Ⅲ型，闭锁部位可达肝门部（伴或不伴胆总管闭锁）。其中，Ⅰ型又包含Ⅰ型囊肿型胆道闭锁，即远端胆总管闭锁伴近端囊肿形成。见图44-0-1。

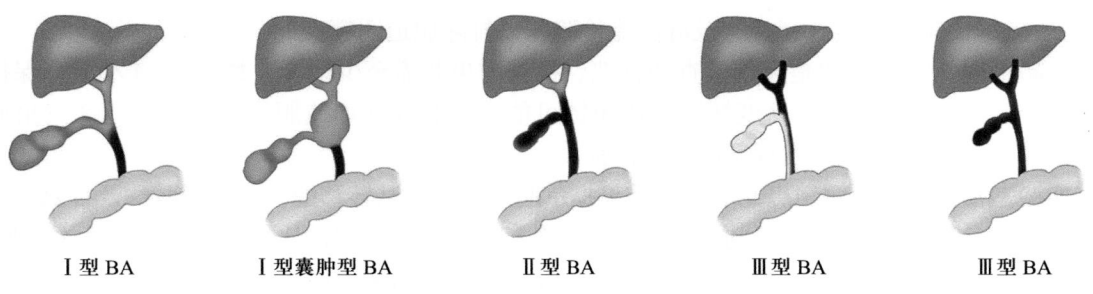

Ⅰ型 BA　　　　Ⅰ型囊肿型 BA　　　　Ⅱ型 BA　　　　Ⅲ型 BA　　　　Ⅲ型 BA

图 44-0-1　日本小儿外科协会胆道闭锁（BA）分型

2）按照有无非肝胆系统畸形、形态学、发病时间等分型：

（1）孤立型胆道闭锁：大多数（70%～80%）患儿属于该类型胆道闭锁，出生后 1～2 天内总胆红素水平或直接胆红素 / 总胆红素可能尚在正常水平。部分患儿可能有单个或多个非肝胆系统的畸形，但共存畸形并不一定会加重胆管病变。

（2）胚胎型胆道闭锁：该类型占 7%～10%，指出生时胆管闭锁已经存在，也可被称为先天型或产前型胆道闭锁。患儿可能表现为肝外胆管缺如。患儿黄疸出现较早，并且多伴有非肝胆系统的先天性畸形。据文献报道，8%～12% 的胚胎型胆道闭锁婴儿存在脾脏异常（无脾和多脾），称为 BASM 综合征，可伴发下腔静脉肝段缺如、肠旋转不良等。与非综合征型胆道闭锁患儿相比，BASM 综合征患儿与母体糖尿病的关联性更高，并且肝门空肠吻合术的预后较差。

（3）囊肿型胆道闭锁：该类型大概占 5%～10%。部分囊肿型胆道闭锁患儿可在孕期常规超声检查中发现，因此该类型患儿出生后就诊的年龄相对较小。囊肿型胆道闭锁的患儿行肝门空肠吻合术后大多数胆汁引流较好，但年龄超过 70 天的患儿手术后长期自体肝生存率相对较差。

（4）CMV 相关的胆道闭锁：由于地域及 CMV 检测方法学的差异，该类型的占比各不相同。达文波特（Davenport）等[8] 的研究结果显示 CMV 相关的胆道闭锁患儿的就诊年龄及手术年龄相对较大，且肝功能提示天冬氨酸氨基转移酶-血小板指数（aspartate aminotransferase: platelet ratio index，APRI）较高。据文献报道，检测到巨细胞病毒 IgM 抗体的胆道闭锁患儿，肝门空肠吻合术后胆汁引流较差以及死亡率更高，2 年的自体肝生存率仅为 10%。

二、临床表现

BA 的主要临床表现为持续性黄疸、白陶土色粪便以及茶色尿。患儿出生时多无异常，出生后 2～3 天逐渐出现皮肤、巩膜黄染，逐渐加深或一过性减轻，但不会消退；粪便颜色浅黄色、灰白色或白陶土色；尿液随黄疸加重而颜色变深，可呈浓茶色。

腹部膨隆，触诊发现肝脏肿大、边缘钝且质地硬；部分患儿可触及肿大的脾脏。晚期患儿的腹壁可见曲张静脉，腹腔内可有腹水，叩诊有移动性浊音。

患儿初期的全身情况、营养状态尚可，但随病程的延长，可有不同程度的营养不良、体格发育缓慢；晚期患儿由于肝功能异常以及脂溶性维生素缺乏等，凝血功能出现异常，有出血倾向。

三、诊断与鉴别诊断

（一）辅助检查

1. 产前 B 超检查 部分患儿在产前 B 超检查中可发现肝门部囊性结构，随着胎龄的增加，囊性结构无明显变化或逐渐缩小；若提示胆囊未显示或胆囊小，也需怀疑胆道闭锁可能。在这些情况下，患儿出生后应尽快完善腹部 B 超检查及肝功能检验，以排除胆道闭锁。

2. B 超检查 腹部 B 超是无创检查的首选。检查前患儿需至少禁食、禁水 3～4 小时，保持胆囊充盈。若 B 超发现以下情况应高度怀疑胆道闭锁可能：①胆囊缺如或胆囊形态异常；②三角形索带征；③发现肝门部囊肿，但未发现肝内胆管扩张。

3. 实验室检查 胆道闭锁患儿肝功能结果提示胆红素、氨基转移酶、碱性磷酸酶及谷氨酰转肽酶等升高，其中直接胆红素由出生时的基本正常逐渐升高，占总胆红素的比重逐渐增大；就诊年龄较大、肝硬化较重的患儿，凝血功能多数会出现异常，活化部分凝血活酶时间（activated partial thromboplastin time，APTT）可明显升高。

4. 放射性核素肝胆显像 利用 ^{99m}Tc 标记的氨基二乙酸（iminodiacetic acid，IDA）放射性核素遵循胆红素代谢途径并排泄到胆管中，检查胆道的通畅情况。但该检查方法准确率低，有一定的假阳性，目前很多中心不再主张作为胆道闭锁的常规检查项目。

5. 肝活检　肝活检是有创性的检查，并且需要有丰富诊断经验的病理医生。病理特点是汇管区以单核巨细胞为主的炎性细胞浸润；胆管内胆栓，胆管上皮增生；晚期可见汇管区纤维组织增生。

6. 术中胆道探查　该检查被认为是诊断的"金标准"，手术行胆道探查、胆道造影及肝活检以明确诊断，目前多采用腹腔镜技术，避免了开腹创伤。一旦怀疑胆道闭锁，应尽早行腹腔镜手术确诊，以期早期进行胆管空肠吻合术或肝门空肠吻合术治疗。

7. 其他方法　十二指肠引流液分析、CT、MRCP 及 ERCP 等检查方法对胆道闭锁的诊断意义并不大，不具有任何优势。

（二）鉴别诊断

胆道闭锁需要与新生儿期可引发胆汁淤积性黄疸的疾病进行鉴别，包括：新生儿肝炎、先天性胆总管囊肿、全肠外营养（TPN）相关性胆汁淤积、Alagille 综合征等，需要尽快结合相关临床表现、检验检查结果等做出判断。

1. 新生儿肝炎　二者临床表现与实验室检查有许多共同点，鉴别诊断较困难。对于白陶土色大便出现较早且持续时间长，肝脏肿大、质地较硬，血清直接胆红素持续上升，血清谷氨酰转肽酶较高的患儿，应多考虑胆道闭锁。对于考虑胆汁排泄困难、年龄较小的患儿，可进行 7～10 天的诊断治疗，包括熊去氧胆酸及保肝药物等，治疗期间监测肝功能变化，如胆红素明显下降，则提示新生儿肝炎可能；否则，应及早行术中胆道造影检查。

2. 先天性胆总管囊肿　严重梗阻的新生儿期胆总管囊肿患儿可以表现为黄疸症状，B 超可以显示肝门囊肿外，一般合并肝内胆管扩张。

3. TPN 相关性胆汁淤积　新生儿尤其是早产儿长期使用 TPN 治疗，极易出现胆汁淤积性黄疸，临床表现可与胆道闭锁类似，对于有静脉营养史的早产儿需要格外注意。

4. Alagille 综合征（先天性肝内胆管发育不良）　患儿多有前额部突出、两眼距宽等特殊面容，临床表现多变，可累及肝脏、心脏、骨骼等多个系统，早期诊断较困难，易误诊为胆道闭锁，可通过胆道造影鉴别，造影提示肝内外一、二级胆管纤细，三级以上胆管不显示（图 44-0-2A）。而图 44-0-2B 为Ⅲ型胆道闭锁患儿术中胆道造影结果，肝内胆管未见显影。

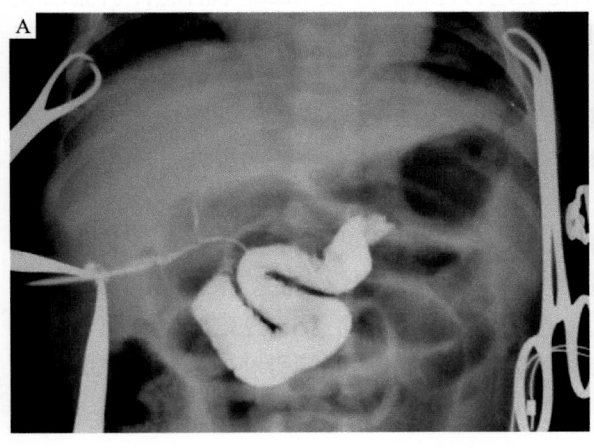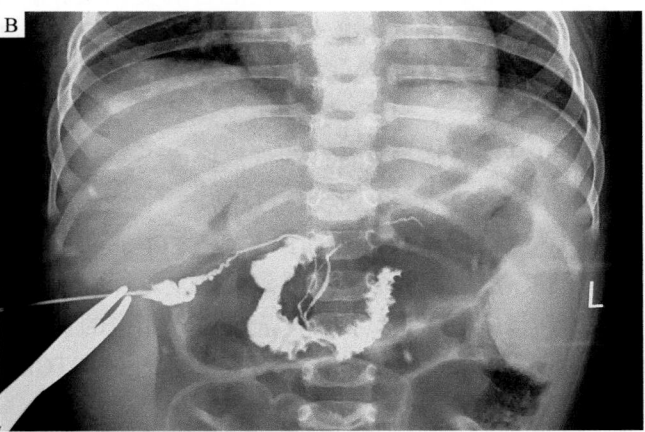

图 44-0-2　Alagille 综合征与 BA 的鉴别诊断
A. Alagille 综合征；B. Ⅲ型 BA。

除上述疾病导致的梗阻性黄疸外，其他原因的黄疸应进行详细的临床评估和病史询问，降低误诊及漏诊率。

四、治疗

（一）治疗方式选择

手术是治疗胆道闭锁的唯一有效的方法，及时诊断、尽早手术对胆道闭锁的疗效至关重要。目前的治疗原则：首先考虑肝门空肠吻合手术（Kasai 手术），保留自体肝脏，尽可能地恢复胆汁引流并保持自身肝脏功能；若手术时年龄过大、不宜行 Kasai 手术，或 Kasai 手术失败、无法消除黄疸，或后期出现明显的肝硬化、门静脉高压等并发症时，则需进一步考虑肝脏移植手术[9-11]。

（二）Kasai 肝门空肠吻合术

1. 手术治疗　手术相关内容请参阅第 66 章第 11 节"胆道闭锁手术"。

2. 术后治疗　有效的药物治疗对于改善胆道闭锁肝门空肠吻合术的预后极为重要，但疗效尚未有循证医学证据肯定，用药的方案及周期仍存在争议，目前尚未形成标准化的方案。

（1）利胆药物：利胆药物主要应用熊去氧胆酸，其能显著改善必需脂肪酸的缺乏，并能降低胆红素水平，疗效良好，尚无副作用的报道。建议长期服用利胆药物治疗。

（2）抗生素：抗生素的使用对预防和治疗 Kasai 术后胆管炎有一定的作用，目前多主张术后静脉使用抗生素 2~4 周，后口服 3~6 个月的抗生素以预防胆管炎的发作。

（3）激素治疗：皮质醇激素对促进胆汁分泌和预防吻合口水肿有积极的作用，但对此类药物的使用尚存在争议，目前仍广泛采用激素治疗以改善术后的生存质量及延长自体肝生存时间。

（4）其他治疗：可适当加用保肝药物、脂溶性维生素或益生菌等进行辅助治疗。

3. 术后并发症及其处理

（1）胆管炎：胆管炎是 Kasai 肝门空肠吻合术后最常见的并发症。临床表现包括出现其他原因不能解释的高热（>38℃）、黄疸退而复现或加重、大便白陶土色、氨基转移酶升高等，严重的患儿可能会出现败血症等。治疗上可根据细菌培养药敏结果，静脉注射抗生素 2~3 周。复发性胆管炎可能需要持续的抗生素进行预防。胆管炎发作得越频繁，肝硬化的程度越重，Kasai 手术的预后越差。

（2）门静脉高压：由于肝内胆管病变以及肝脏纤维化是进行性的，即使 Kasai 术后胆汁引流已经恢复，胆道闭锁的患儿最终仍会向肝硬化和门静脉高压发展，逐渐出现脾大、脾功能亢进及食管胃底静脉曲张等。

（3）肝肺综合征：胆道闭锁 Kasai 术后长期自体肝生存的患儿由于门静脉高压、肝功能不全，偶可出现肝肺综合征。其特征为低氧血症、发绀和呼吸困难。对于出现肝肺综合征的患儿，应尽早行肝移植手术，肺功能多可逆转自愈。

（4）肝内胆管囊肿：即使 Kasai 手术成功后，也有大约 20% 的患儿可能出现单发或多发性肝内胆管囊肿。肝内胆管囊肿可导致晚期复发性胆管炎并影响生存。对肝内胆管囊性扩张，无论其影像学分型如何，应根据其具体临床表现进行相应的积极治疗，包括抗生素保守治疗、经皮肝穿刺胆道引流（percutaneous transhepatic cholangial drainage，PTCD）或手术，严重的肝内胆管囊肿应尽快考虑肝移植治疗。

4. 复查随访方案

（1）复查时间安排：术后半年内，每月复查一次；半年后每 3 个月复查一次；1 年后每 6 个月复查一次；3 年后每年复查一次。

（2）复查内容：一般情况检查，包括身高、体重、营养状况评估、皮肤颜色等；相关检验，包括血常规、肝功能、凝血功能；相关影像学检查，包括腹部 B 超及门静脉系统 B 超，检查肝脏硬度及门静脉高压情况，必要时行 CT 检查评估门静脉高压或胃镜观察食管胃底静脉曲张程度。

（三）肝移植

Kasai 手术不是治疗胆道闭锁的根治性手术。据法国和意大利中心的长期随访结果显示[12]，胆道闭锁患儿 20 年自体肝生存率分别为 29.5% 和 17.8%，大部分患儿在 Kasai 术后仍需要进行肝移植，且其中多数患儿在 Kasai 术后 2 年内行肝移植。一旦明确需要肝脏移植，应尽快完善相关准备、尽早完成手术，肝移植的时间不仅影响患儿的生存，还可能影响患儿的神经发育水平。

胆道闭锁肝移植的指征包括：①患儿首次因黄疸就诊时间过晚，延误了 Kasai 肝门空肠吻合术的时机，已有明显门静脉高压、腹水、肝功能不全等症状；② Kasai 术后反复胆管炎无法用药控制、影响生存质量[13]；③ Kasai 术后黄疸持续不退、肝功能进一步恶化；④虽然长期自体肝生存，但出现肝硬化、门静脉高压、腹水、食管胃底静脉曲张、营养不良、肝内胆管囊肿等并发症。

胆道闭锁是新生儿期常见的胆道畸形，是危及患儿生命的严重疾病，手术是治疗胆道闭锁的唯一手段。20 世纪 60 年代，日本 Kasai 教授首次开展了肝门空肠吻合术，成为治疗胆道闭锁的一个里程碑。加深对胆道闭锁病因学的认识，强调早期筛查、早期诊断并建立、完善术后随访体系，对未来胆道闭锁的诊治尤为重要。

（李　龙）

参 考 文 献

[1]　HAYS D M, JR S W. Life-span in untreated biliary atresia [J]. Surgery, 1963, 54 (2): 373-375.

[2]　OHI R, CHIBA T, ENDO N. Morphologic studies of the liver and bile ducts in biliary atresia [J]. Acta Paediatr Jpn, 1987, 29: 584-589.

[3]　NIO M, OHI R, MIYANO T, et al. Five- and 10-year survival rates after surgery for biliary atresia: a report from the Japanese Biliary Atresia Registry [J]. J Pediat Surg, 2003, 38 (7): 997-1000.

[4]　XU Y, YU J K, ZHANG R Z, et al. The perinatal infection of cytomegalovirus is an important etiology for biliary atresia in China [J]. clin Pediatr (Phila), 2012, 51 (2): 109-113.

[5]　ZANI A, QUAGLIA A, HADZI N, et al. Cytomegalovirus-associated biliary atresia: an aetiological and prognostic subgroup [J]. J Pediatr Surg, 2015, 50 (10): 1739-1745.

[6]　HOHENESTER S, WENNIGER L M, PAULUSMA C C, et al. A biliary HCO_3-umbrella constitutes a Protective mechanism against bile acid-induced injury in human cholangiocytes [J]. Hepatology, 2012, 55 (1): 173-183.

[7]　LORENT K, GONG W, KOO K A, et al. Identification of a plant isoflavonoid that causes biliary atresia [J]. Sci Transl Med, 2015, 7 (286): 286ra67.

[8]　DAVENPORT M. Biliary atresia: clinical aspects [J]. Seminars in Pediatric Surgery, 2012, 21 (3): 175-184.

[9]　OTTE J B, DE VILLE DE GOYET J, REDING R, et al. Sequential treatment of biliary atresia with kasai portoenterostomy and liver transplantation: a review [J]. Hepatology, 1994, 20 (1 Pt 2): 41S-48S.

[10]　URE B M, KUEBLER J F, SCHUKFEH N, et al. Survival with the native liver after laparoscopic versus conventional Kasai portoenterostomy in infants with biliary atresia: a Prospective Trial [J]. Ann Surg, 2011, 253 (4): 826-830.

[11]　HARTLEY J L, DAVENPORT M, KELLY D A. Biliary atresia [J]. Lancet, 2009, 374 (9702): 1704-1713.

[12]　CHARDOT C, BUET C, SERINET M O, et al. Improving outcomes of biliary atresia: French national series 1986-2009 [J]. J Hepatol, 2013, 58 (6): 1209-1217.

[13]　郭鑫, 孙雪, 任红霞. 102 例胆道闭锁 Kasai 术后胆管炎分析 [J]. 临床小儿外科杂志, 2017 (2): 146-150.

第45章 胆管扩张症

　　胆管扩张症（biliary dilatation，BD），又称先天性胆管囊肿（congenital bile duct cyst）或胆总管囊肿（choledochal cyst），表现为局部胆管的原发性异常扩张。病变可发生在胆道系统的任何部位，其中胆总管病变最常见。关于其命名，国内外均缺乏规范，既往我国以先天性胆管囊状扩张症（congenital biliary cystic dilatation）常用，日本胆道外科协会则推荐使用先天性胆管扩张症（congenital biliary dilatation）。中华医学会胆道外科学组制定的《胆管扩张症诊断与治疗指南（2017版）》指出[1]，除先天性肝内胆管扩张症具有明确的遗传学因素外，尚不能明确在其他类型胆管扩张症形成中先天性因素的致病作用。因此，将各类型胆管扩张症均冠以"先天性"的命名不准确。另外，其胆管扩张的形态，除了最常见的囊状扩张，还有部分呈纺锤形（fusiform）或者柱状扩张（cylindrical dilatation）。因此，建议将此类胆道疾病统称为胆管扩张症。

一、流行病学

　　胆管扩张症是一种少见病，约占所有良性胆道病变的1%。西方国家的发病率为1/15万～1/10万，而包括我国在内的亚洲地区相对高发，发病率可达1‰，女性与男性的发病比例约为4：1[2]。发病通常在婴幼儿时期，但是也有约20%病例在成年时期发现。胆管扩张症是一种癌前病变，其癌变风险随着年龄增长而增加。其并发症主要包括反复发作的胆管炎、胆管结石、胰腺炎、肝纤维化、继发性肝硬化、门静脉高压等。外科手术是胆管扩张症的主要治疗方式，其目的是去除病变胆管，恢复胆汁引流通畅。

二、病因学

　　胆管扩张症的病因至今并不清楚，目前认为多种致病因素并存，包括胰胆管汇合异常、胃肠道神经内分泌学说、妊娠期病毒感染、遗传因素等。其中，病因学研究相对成熟的是胆总管扩张症。

　　1. 胰胆管汇合异常学说　1969年巴比特（Babbitt）[3]发现3名胆总管扩张症患儿存在胰胆管汇合异常（anomalous pancreaticobiliary ductal junction，APBDJ；或者pancreaticobiliary maljunction，PBM），推测其可能是胆总管扩张的病因，目前该学说受到广泛重视。胰胆管汇合异常是指胰管和胆管在十二指肠壁外汇合，伴有一个长的共同通道。由于胰胆汇合部失去Oddi括约肌的控制，胰液和胆汁的逆流持续发生，导致胆道和胰腺的各种病理变化。一般认为，成人共同通道长度≥15mm，儿童≥5mm，即可诊断为胰胆管合流异常。

　　根据胰管和胆管汇合方式，胰胆管汇合异常分为3型[4]。Ⅰ型（B-P型）：胆总管以直角汇入胰管；Ⅱ型（P-B型）：胰管以锐角汇入胆总管；Ⅲ型（复杂型）：有副胰管开口于十二指肠。直角汇入型往往伴随胆总管囊状扩张，锐角汇入型往往伴随胆总管梭状扩张。临床研究表明，14.6%～90%的胆管扩张症患者中存在胰胆管汇合异常，其胆汁中淀粉酶浓度往往显著高于健康对照组。与胰胆管合流正常组比较，胰胆管汇合异常时，胆总管扩张症患者的胆道、胰腺和肝脏等相关脏器炎症反应更加严重[5]。然而，一个值得注意的现象是，随着产前诊断水平的提高，胆总管扩张症可在胎儿时期得到明确诊断。胎儿期胰腺还没有发育成熟，显然用胰酶反流难以解释产前发生的胆管扩张症。另外，在成人胆总管扩张症与胰胆管汇合异常患者中，两种疾病之间并不是完全对应的关系。所以，胰胆管汇合异常可能只是胆总管扩张症的主要致病因素之一[6]。

2. 胆管梗阻学说　临床研究和动物实验都发现，胆总管扩张程度和胆总管远端狭窄程度及囊内压力密切相关[7]：胆总管出口越窄，囊内压越高，胆总管扩张就越严重。图罗夫斯基（Turowski）等[8]研究了胆总管压力、胆汁中的淀粉酶活性与胆总管形态的关系，发现胆总管压力越高，胆总管扩张越严重，而胆汁中的淀粉酶活性与胆总管形态无显著联系。因此，该研究提示，先天性胆总管远端梗阻所导致的胆管压力升高可能是形成胆总管扩张的主要病因，而胰液反流并不是主要致病因素[8]。另外，在成人患者中，肝内外胆管同时受累的 Todani Ⅳ-A 型最常见，这可能提示虽然先天性因素是胆管扩张症发生的重要病因，但是持续胆道高压等后天因素也对病变进展发挥了重要影响。

3. 肝憩室发生远端异位学说　首都儿科研究所李龙等[9]对 118 例胆总管扩张症患儿和 13 例正常儿童的胆道造影对比观察分析显示，对照组十二指肠乳头均位于十二指肠降段的中部，经胆道造影胰管不显影；而 67.8% 的胆总管扩张症患儿合并有十二指肠乳头开口向远端异位，即开口于降段以远或第三段，并且开口越远，胰胆合流的共同管越长及胆总管越长，胰管变异的发生率越高，表明十二指肠乳头开口向远端异位是胆总管扩张症的病理改变之一。肝憩室是胚胎早期肝胆及腹胰的发源地，而十二指肠乳头代表着胚胎早期肝憩室的发生部位。胚胎期肝憩室向远端异常移位会导致腹胰与背胰之间距离增加，引发副胰管、原始胆总管和胰胆共同通道牵拉延长，形成胰胆合流异常，同时导致胆总管受到牵拉变长，进而发生管壁变薄及胆总管远端狭窄发生，随着肝脏发育成熟胆汁流量的增加，胆汁流出受阻，在胆道内压增加的作用下形成胆总管扩张。

4. 遗传因素　Caroli 病和 Caroli 综合征的发病机制与其他类型的胆管扩张症有显著区别，遗传因素具有重要影响，主要机制是一种常染色体隐性遗传病，位于染色体 6p12 的肝病基因 1（*PKHD1*）存在异常。另外，临床研究发现胆管扩张症与心脏畸形、十二指肠闭锁、环状胰腺等先天性发育异常存在相关性[10]。

三、病理

1. 大体观察　肝实质色泽和质地均正常，如果合并肝纤维化或肝硬化，肝脏表面可见花纹样白色条索。切面见肝内胆管囊状、柱状扩张，局灶或弥漫分布，部分囊内可见纤维条索分隔、结石形成等。胆总管扩张时，管壁可增厚或厚度基本正常。

2. 镜下观察　肝内胆管扩张，胆管上皮细胞为单层柱状细胞，未见明显的异型性。部分胆管上皮糜烂脱落，残存的胆管上皮正常或萎缩。汇管区可见不同程度纤维组织增生，较多的小胆管增生、扩张，胆管腔内外可见浆细胞、淋巴细胞、中性粒细胞等浸润。肝小叶结构完整，肝细胞形态大小正常，排列正常。存在 Caroli 综合征时，伴汇管区致密的纤维化，包含大量畸形的胆管和发育不良的门静脉分支，肝实质被纤维组织分隔，形成假小叶，呈肝硬化表现。囊性扩张的胆管内由纤维组织和血管构成息肉样突起和条索结构，是影像学上所见的"中心圆点征"的病理基础。

3. 恶性转化　作为一种癌前病变，胆管扩张症患者中癌变的整体发生率在 10%～30%，癌变风险随着年龄的增加而增大。10 岁以前，癌变发生率小于 1%，30～40 岁、40～50 岁、50～60 岁，癌变发生率分别为 5%～10%、20%～30%、40%～60%，70～80 岁，癌变发生率甚至可达 75%。整体而言，18 岁以前的癌变发生率为 0.42%，18 岁以后成人的癌变发生率为 11.4%。癌变部位 50% 以上发生在异常扩张的胆管，也可发生在无明显扩张的胆管和胆囊。在 Todani 5 种分型中，Ⅴ型发生癌变的概率最低（2.5%），Ⅳ-A 型发生癌变的概率最高（9.2%）。胆管发生癌变时，肉眼观察多表现为管壁增厚、质硬、黏膜面呈菜花样突起。癌变的病理类型包括：腺癌（73%～84%）、未分化癌（5%～7%）、鳞癌（5%）、其他类型（1.5%）。癌变的部位：肝外胆管（50%～62%）、胆囊（38%～46%）、肝内胆管（2.5%）、胰腺（0.7%）[11]。由于胆囊发生癌变的概率较高，所以在进行胆管扩张症的手术治疗时，通常建议切除胆囊。

扩张胆管壁的异常变化随着患者年龄增加而加剧，癌变风险不断增加，符合多步骤阶梯恶性转化学说（stepwise malignant epithelial change）。例如，在胆管细胞增生阶段，刺激细胞增殖的细胞因子表达增加，如转化生长因子（TGF-α）、血管内皮生长因子（VEGF）等。存在胰胆管合流异常的患者中，在扩张胆管和正常胆管上皮细胞中均可以高频率检出 p53 和 K-ras 基因突变，表明这些胆管细胞具有高度恶变潜能。总体来说，胆管扩张症患者发生恶性转化的机制是多样化的，主要包括慢性炎症刺激、细胞再生异常、微卫星不稳定性、K-ras 基因突变、DNA 断裂等[12]。

四、临床分型

胆管扩张症的分型是规范化诊治的基础。现有的分型方法包括：

1. Alonso-Lej 分型　1959 年，阿隆索·莱杰（Alonso-Lej）提出了胆管扩张症领域第一个分型，包括三种：胆总管囊状扩张型、胆总管憩室型和胆总管末端囊性脱垂型。

2. Todani 分型　1977 年日本学者外谷（Todani）等[13]基于 37 个病例，在完善补充 Alonso-Lej 分型基础上建立了 Todani 分型，迄今为止，这是世界范围内最常用的分型（图 45-0-1）。Todani 等根据发病部位将胆管扩张症分为五型，Ⅰ型是胆总管扩张，占所有胆管囊肿的 80%～90%；根据胆总管囊肿的形状、胆囊与囊肿的位置关系可进一步将Ⅰ型胆总管囊肿分为Ⅰ-A、Ⅰ-B 及Ⅰ-C 3 个亚型。Ⅰ-A 型，肝外胆道囊状扩张，胆囊发自囊肿；Ⅰ-B 型，胆囊发自正常胆总管，仅在胆总管远端有局限囊性扩张，无胰胆管汇合异常；Ⅰ-C 型，一种融合性胆管扩张，肝总管及胆总管扩张呈梭形，伴有胰胆管汇合异常[14]。Ⅰ-A 和Ⅰ-C 比较容易混淆，其区别在于Ⅰ-A 是囊状扩张，往往累及胆总管全程，而Ⅰ-C 不仅胆总管受累，而且异常扩张延伸至肝门部胆管，常常引起肝门部胆管继发性扩张。Ⅱ型是肝外胆管的憩室，占胆管扩张症的 2%～3%。Ⅲ型是胆总管末端（十二指肠壁内段）的胆管囊肿，占胆管扩张症的 4% 左右。肝内胆管受累的病变包括Ⅳ-A 型（占胆管扩张症的 15%～20%）和Ⅴ型两型。Ⅳ-A 型是多发的肝内胆管扩张合并胆总管扩张。Ⅳ-B 型是肝内胆管扩张合并多发的胆总管囊肿。Ⅴ型是单发或多发的肝内胆管囊肿。然而，这个分型对于临床治疗的指导价值不足，特别是涉及肝内病变时，该分型方法未能区分复杂的肝内胆管病变类型，显得过于简略。

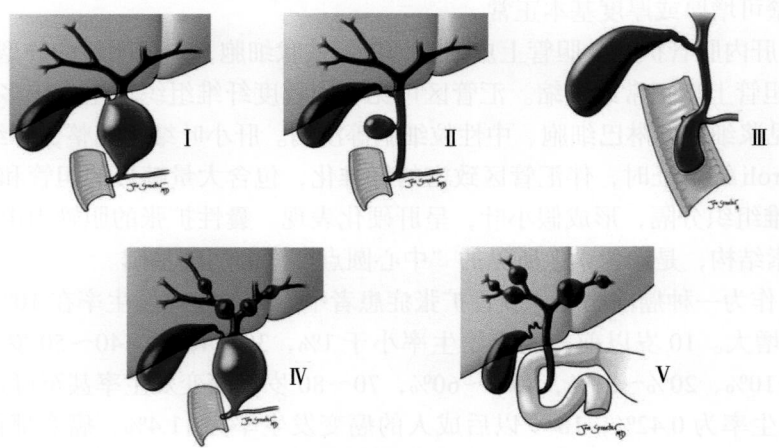

图 45-0-1　胆管扩张症的 Todani 分型示意图

（引自：中华医学会外科学分会胆道外科学组. 中华消化外科杂志，2017，16：767.）

另外，迈克利兹（Michaelides）等[15]报道了胆囊管的囊状扩张，将其命名为 Todani Ⅰ-D 或者 Todani Ⅵ型；卡尔沃·蓬斯（Calvo-Ponce）等[16]报道了胆总管和胆囊管汇合部上方的肝总管囊肿。

3. Caroli 病　Caroli 病是单纯肝内胆管受累的胆管扩张症，1958 年由卡罗利（Caroli）等首先报道。作为 Todani 分型的Ⅴ型，其发病机制与遗传因素相关，与 Todani 分型的其他Ⅰ～Ⅳ型存在显著区别。Caroli 病分为两型，Ⅰ型为单纯 Caroli 病，以肝内大胆管受累常见，通常无肝病背景，临床症状不明显；Ⅱ型为 Caroli 综合征，常伴有肾小管扩张和多囊肾。Caroli 综合征以肝内小胆管受累为主，伴有肝脏纤维化，以及继发的胆管炎和门静脉高压，临床症状出现较早，病情进展快[17]。

4. Guntz 分型　1991 年，金茨（Guntz）等[18]根据肝内囊状扩张病变的部位及形态特征，将肝内胆管囊状扩张病变分为 3 种类型：Ⅰ型，周围胆管葡萄样扩张；Ⅱ型，肝内大胆管的弥漫型扩张；Ⅲ型，大胆管的囊状扩张病变。Guntz 等认为，Caroli 病对应 Guntz Ⅰ型周围胆管囊状扩张病变。在此之前，所有肝内胆管扩张患者均被认为是 Caroli 病。

5. 黄志强分型　1995 年黄志强依据肝内胆管病变的分布特点将其分为 4 型[19]：Ⅰ型-局限型；Ⅱ型-弥漫型；Ⅲ型-中央型；Ⅳ型-合并胆总管囊肿型。该分型简洁实用，但是没有得到广泛推广。

6. 董家鸿分型　2013 年，董家鸿等[20]整理解放军总医院 434 例胆管扩张症患者资料，根据病变累及胆管树的部位及临床病理特征，将其分为 5 种类型和 9 个亚型。2017 年，又将其修正为 4 个类型和 8 个亚型[21]（图 45-0-2）。

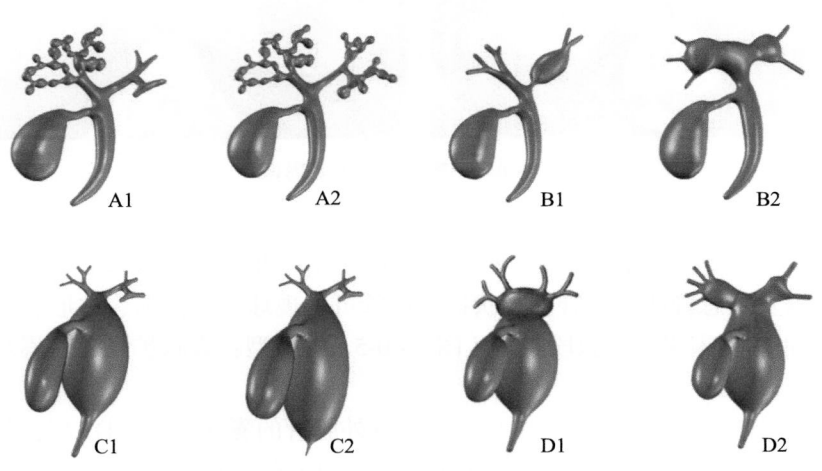

图 45-0-2　董家鸿分型示意图
（引自：中华医学会外科学分会胆道外科学组. 中华消化外科杂志，2017，16：767.）

首先，将胆管树划分为周围肝管、中央肝管（包含左、右肝管汇合部及 1～3 级肝管）、肝外胆管（肝总管和胆总管）和壶腹部胆管 4 个区域。

（1）A 型：周围肝管型肝内胆管囊状扩张，即 Caroli 病/综合征，为局限于肝脏周围肝管的多发性囊状扩张病变，即肝脏周围肝管的葡萄样扩张，部分囊状扩张的肝管可持续增大为巨型囊状扩张病变。该型病变常伴有先天性肝纤维化（Caroli 综合征），可合并门静脉高压症。A1 型：囊状扩张病变局限分布于部分肝段（图 45-0-3A）。A2 型：囊状扩张病变弥漫分布于全肝（图 45-0-3B）。

（2）B 型：中央肝管型肝内胆管囊状扩张，为局限于肝内胆管树主干肝管的囊状扩张病变，病变累及左、右肝管或肝段水平的肝管，可为单发局部肝管囊状扩张，也可为多发囊状扩张。B1 型：单侧肝叶中央肝管囊状扩张（图 45-0-4A）；B2 型：囊状扩张病变同时累及双侧肝叶主肝管及左、右肝管汇合部（图 45-0-4B）。需要注意的是，这个分型在 Todani 分型中未能体现，而且临床上往往也将其与 Caroli 病混淆。

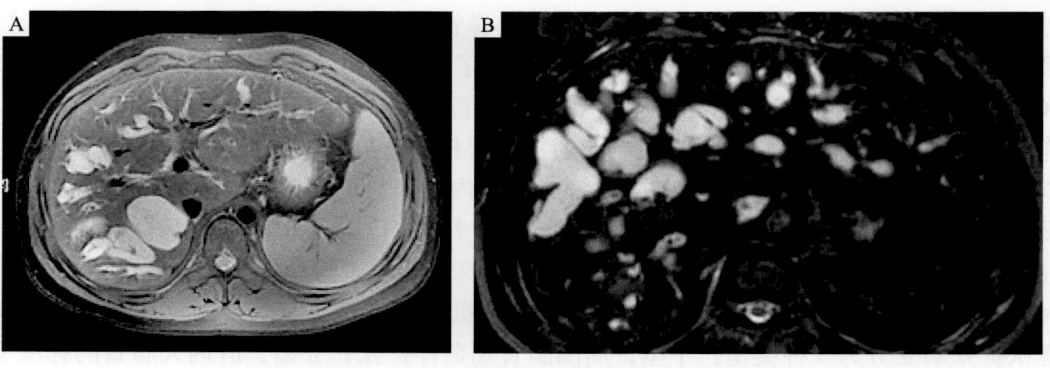

图 45-0-3　董氏 A 型胆管扩张症的核磁共振影像
A. A1 型；B. A2 型。

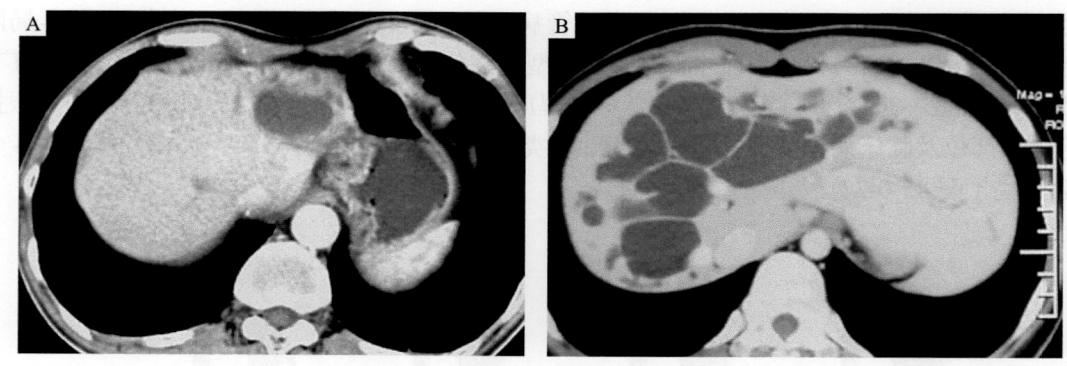

图 45-0-4　董氏 B 型 CT 影像
A. B1 型；B. B2 型。

（3）C 型：肝外胆管型胆管囊状扩张，对应 Todani Ⅰ型、Ⅱ型、Ⅳ-B 型，为左、右肝管汇合部远端的囊状扩张，仅累及胆总管或肝总管。囊状扩张胆管可呈现球形、梭形、柱形、节段形等不同的形态。C1 型：囊状扩张病变未累及胰腺段胆管（图 45-0-5）；C2 型：囊状扩张病变累及胰腺段胆管（图 45-0-6）。

（4）D 型：对应 Todani Ⅳ-A 型，为中央肝管和肝外胆管的囊状扩张。D1 型：仅累及 2 级及 2 级以下中央肝管者，此型可通过肝门区解剖实现病变胆管的节段性切除（图 45-0-7A）；D2 型：累及 3 级及 3 级以上中央肝管，此型多需联合病变肝段切除才能治愈（图 45-0-7B）。

董氏分型为胆管扩张症的治疗方法选择提供了明确指导，手术方式选择取决于胆管扩张病变分布的部位、范围、伴发肝脏病变及剩余肝脏功能。

五、临床表现

本病约 80% 的病例在 10 岁以前发病。儿童胆管扩张症的经典三联症是右上腹痛、腹部包块和黄疸，约 1/3 的患者具有全部三个症状，约 2/3 患者具有两个症状。在小于 1 岁的婴儿，主要症状是黄疸、腹部包块和白陶土样粪；在青少年儿童，以恶心、呕吐和腹痛常见[22]。对于成人，腹痛和反复发热往往是最常见的临床表现。少数患者也可以无临床症状，而是在查体时偶然发现。继发于胆管扩张症的并发症，在儿童患者中少见，在成人患者中多发（60%～80%），包括胆管炎、胆管结石、胆管癌、梗阻性黄疸和肝硬化等。特别是在肝内和肝外胆管同时受累的患者中，胆管结石最常见，而且往往伴有肝内胆管黏膜过度肥大形成的隔膜性胆管狭窄[23]。

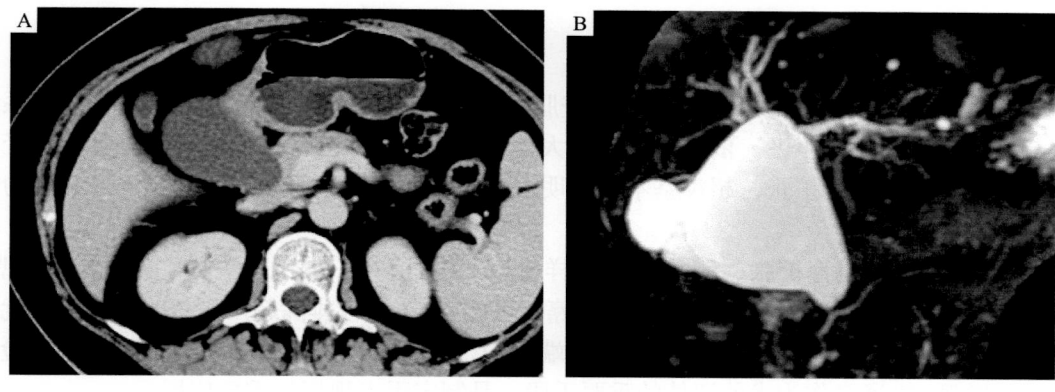

图 45-0-5　董氏 C1 型影像

A. CT 影像；B. MRCP 影像，可见胆胰管合流异常（B-P 型）。

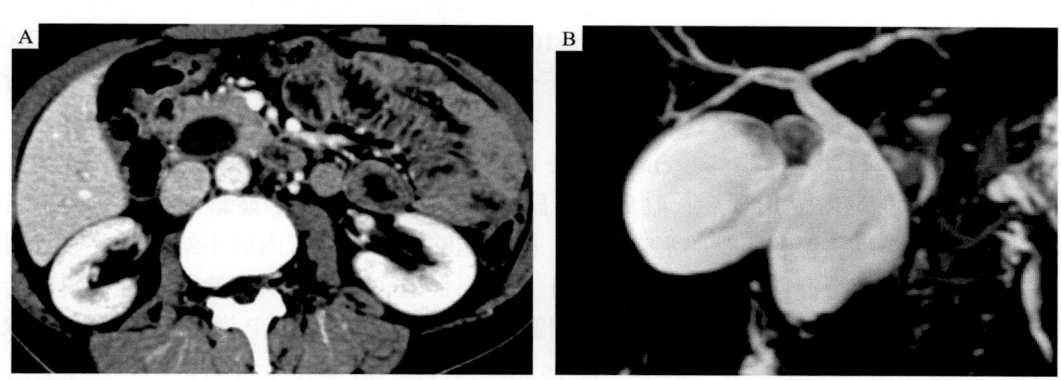

图 45-0-6　董氏 C2 型影像

A. CT 影像，可见胰腺段胆管扩张；B. MRCP 影像。

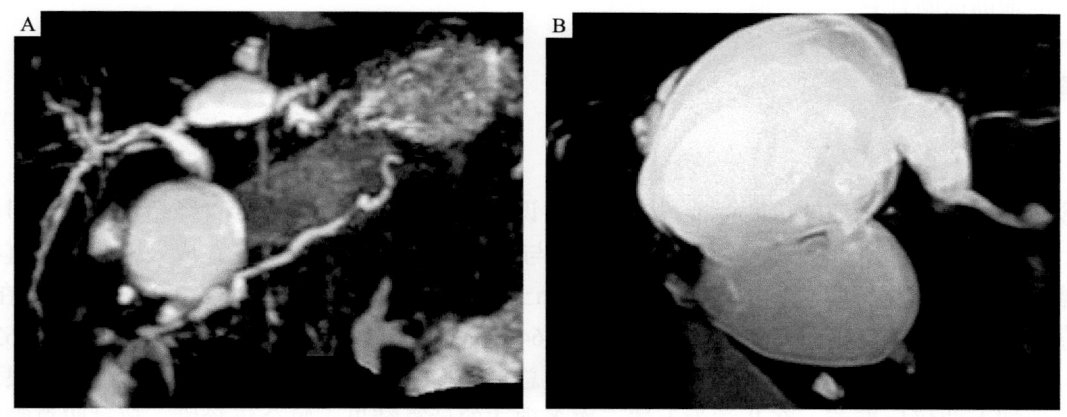

图 45-0-7　董氏 D 型 MRCP 影像

A. D1 型，B. D2 型。

六、辅助检查

（一）实验室检查

胆管扩张症患者的实验室检查属于非特异性，如轻中度的肝功能异常、胆汁淤滞的指标如碱性磷酸酶和 γ- 谷氨酰转肽酶升高等。伴有急性胰腺炎时可以出现血液淀粉酶水平升高。

（二）影像学检查

1. 超声　最便捷的影像学诊断工具，是筛查胆管扩张症最常用的方法，主要表现为胆管系统出现局限性或节段性扩张的无回声区。依靠超声能够大体明确胆管扩张症的类型和扩张胆管的直径、受累范围等。对于单纯的胆总管扩张，超声基本可以明确诊断。而肝内胆管受累时，超声通常作为初步筛查手段。

2. CT　CT 表现为胆管扩张、胆管内呈水样密度，CT 值约 10HU。增强扫描可见胆管壁强化，壁薄而光滑。如果存在胆管壁不规则增厚，存在癌变可能。CT 可以排除超声检查时的气体干扰，具有更好的连续性，能够清晰显示肝内胆管和胆管末端结构，以及毗邻的血管结构。临床上超声检查完成初步评估后，增强 CT 通常作为术前评估的重要手段，是制定手术规划的重要依据。

3. MRCP　作为一种胆道无创影像学常规检查手段，磁共振胰胆管成像（magnetic resonance cholangiopancreatography，MRCP）临床应用非常广泛，目前已经成为诊断胆管扩张症的标准影像检查工具。MRCP 诊断胆管扩张症的敏感性在 70%～100%，特异性在 90%～100%[24]。但是 MRCP 仍然存在伪影干扰等问题，特别是患者呼吸屏气配合不佳时，会严重影响成像质量，尤其对于胰管和胆管的汇合方式，有时显示不佳。

4. ERCP　内镜逆行胰胆管造影（endoscopic retrograde cholangiopancretography，ERCP）是一种侵袭性影像学检查，在 MRCP 出现后，临床应用显著减少。其优势在于显影清晰、准确，能够明确胆管扩张症的类型，以及胰管和胆管的汇合方式；同时能够排除胆总管内的小结石以及壶腹周围占位性病变。另外，能够进行治疗性操作，包括：对于 Todani Ⅲ 型病变，可以在诊断后进行同期治疗——十二指肠乳头切开；对于胆总管结石，可以进行网篮取石等。因此，MRCP 尚无法完全取代 ERCP。

5. PTC　经皮肝穿刺胆道造影（percutaneous transhepatic cholangiography，PTC）可以显示梗阻近端胆管树的全貌，置管后可以引流胆汁。PTC 不是一个常规检查手段，当存在胆道梗阻和感染时可以引流胆汁，起到减轻黄疸和控制胆道感染的作用。另外，通过收集胆汁，可以排查肿瘤细胞，对于胆管癌变的辅助诊断具有一定价值。

七、诊断与鉴别诊断

（一）诊断标准

迄今为止，胆管扩张症的诊断标准没有国际共识。通常默认成人胆总管直径超过 1.0cm 即为胆总管扩张。日本学者通过超声检测，系统研究了成人与儿童的胆总管直径[25]。在成人，胆总管直径会随着年龄增加而缓慢增宽，胆总管平均直径为 4.5mm±1.4mm，计算公式为 2.3+0.03×年龄。在儿童，胆总管直径会随着月龄变化而变化，计算公式为 $1.64+0.014×月龄-（3.26×10^{-5}）（月龄-63.0）^2$。例如，5 岁时胆总管平均直径为 2.4mm，15 岁时胆总管平均直径为 3.7mm。胆总管直径的上限，在成人为平均值加上两倍标准差，在儿童为上述二次多项式的计算结果。每个年龄段，超过胆总管直径上限 0.1mm 以上即为胆总管扩张[26]。即使胆总管存在扩张，仍然需要注意，作为原发性扩张的胆管扩张症需要与胆管结石、炎性胆管狭窄、免疫性胆管狭窄等因素引起的继发性胆管扩张相鉴别。

（二）鉴别诊断

1. 原发性硬化性胆管炎　原发性硬化性胆管炎的胆管扩张呈节段性或者融合性，而胆管扩张症患者的胆管一般呈现典型囊状扩张。另外，在白人原发性硬化性胆管炎患者中，可以多达 70% 合并炎性肠病，而亚洲患者中炎性肠病则相对少见。

2. 肝囊肿　通常肝囊肿孤立、与胆管不相通，也不在胆管走行区。而胆管扩张症的病变胆管位于胆管走行区域，与胆管相通。另外，影像学方面的间接区别在于，肝囊肿病灶的周边肝内胆管保持正常形态，而胆管扩张症病灶的周边胆管经常存在不同程度的异常扩张。

3. 胆管错构瘤（von meyenburg complex）　是扩张的胆管簇，被纤维基质包绕，内部充填蛋白类物质和胆汁，可单发，但是以多发为主。作为纤维多囊性肝肾病变谱的一部分，有时可伴有多囊肝、多囊肾。胆管错构瘤一般小于 1cm，与胆管系统不相通，借此可与肝内胆管扩张症鉴别。

4. 囊性胆道闭锁（cystic biliary atresia，CBA）　囊性胆道闭锁是胆道闭锁的一个亚型，常见于出生 3 个月内的婴儿，因为其处理原则与胆管扩张症不同，早期诊断具有重要意义。囊性胆道闭锁的婴儿往往伴有胆道发育不全和胆囊闭锁；胆管扩张症的婴儿则胆道树结构完整，但伴有扩张的胆管和胆囊。

5. 继发性胆管扩张　胆管结石造成的胆道梗阻可以导致继发性胆管扩张，如胆总管结石引起的胆总管扩张和肝内胆管结石引起的肝内胆管扩张。同时，胆总管扩张症和肝内胆管扩张症均可以伴有胆管结石。对于胆管是原发性扩张还是继发性扩张的鉴别，主要依靠胆管扩张形态、范围和程度。继发性胆管扩张往往扩张程度轻，胆管梗阻部位以上均匀弥漫扩张；而胆管扩张症患者，胆管扩张程度重，胆管内结石多少不一，结石往往与胆管扩张程度不匹配，胆管扩张形态呈节段性、囊性。

八、治疗

（一）药物治疗

1. 无症状期　口服熊去氧胆酸胶囊有助于减少胆管炎的发作频率。
2. 复发性胆管炎　轻症口服抗生素治疗，感染较重时需要静脉应用抗生素，甚至胆道引流。
3. 急性胰腺炎　禁食、补液、抑制胰酶分泌和营养支持等治疗。

（二）外科治疗

1. 外科治疗原则　成年胆管扩张症患者以反复发作的急性胆管炎为主要临床表现，抗感染治疗通常有效，但是不能防止复发。口服熊去氧胆酸胶囊有助于减少胆管炎的发作频率。其根治性治疗则需要外科干预，切除囊状扩张病变胆管，去除继发性病变，重建通畅胆汁引流是胆管囊状扩张症的基本治疗原则。

2. 治疗方式的演变　20 世纪六七十年代，对于本病的关注点是消除胆道感染，外科治疗方式采用病变胆管与肠管（十二指肠或者空肠）行内引流术。随访发现术后胆管炎复发和恶性转化的问题比较严重。从 20 世纪 80 年代开始，主流的治疗方式转变为病变胆总管切除和胆管-空肠吻合术。

迄今，对于最常见的胆总管扩张，采用病变胆总管切除，附加肝管空肠吻合，对此异议很少。然而，当病变累及肝内胆管时，情况变得复杂，手术方式缺乏共识和规范，如何在外科手术风险与患者最佳预后之间获取平衡成为一个富有争议的话题。

胆管扩张症的主要危害是复发性胆管炎、继发胆管结石、胆管癌变等。针对肝内胆管受累的胆管扩张症，20 世纪 80 年代，采用肝切除治疗仅见于少数病例，而采取胆道探查取石、Oddi 括约肌切开和 ERCP 取石、囊肿空肠吻合、胆肠吻合等对症治疗更常见。当时，针对胆管扩张症，更多关注的是减轻胆管炎症状，因此把建立通畅的胆汁引流作为治疗目的，而对于术后肝内胆管囊肿癌变认识很少。20 世纪 90 年代，随着外科技术的进步，肝切除手术风险下降，同时对于非根治性手术后患者预后不佳的报道逐渐增多，肝切除治疗开始受到重视。进入 21 世纪，越来越多的长期随访提示，不切除肝内病变胆管，仅行胆肠吻合，术后患者胆管炎复发比例高，癌变发生率高。因此，肝切除相关报道显著增多，肝切除在肝内胆管受累的先天性胆管扩张症治疗中开始占据主导地位。马布吕（Mabrut）等[27]报道，1978—2011 年，26 个欧洲外科中心共 155 例 Caroli 病和 Caroli 综合征患者接受了外科治疗，根治性切除率达到 90.5%。

近年来，肝切除不仅用于治疗单侧肝叶病变，传统意义上视为弥漫性病变而不适用肝切除的双侧肝叶受累病变，也通过扩大肝切除获得了根治希望。2013 年董家鸿报道[28]，针对 28 例双侧肝叶受累的 Todani Ⅳ-A 型病变，通过积极肝切除治疗，取得了良好疗效（长期无病生存率 96.4%）。因此，对于双侧肝叶受累病变，不能轻言放弃外科治疗，积极肝切除仍然具有重要价值。Mabrut 等[29]甚至认为，针对肝内病变采取"量体裁衣"式的积极肝切除治疗，累及肝内胆管的先天性胆管扩张症可视为潜在可治愈疾病。毫无疑问，近年来，血管切除和重建技术、计算机辅助手术规划系统、多肝段联合切除技术等精准肝脏外科技术的应用，拓宽了肝切除治疗胆管扩张症的适应证范围。

3. 外科治疗方法　胆管扩张症的根治需要进行外科手术，手术方式依据董氏分型进行选择（表 45-0-1）。

表 45-0-1　基于董氏分型的胆管扩张症手术方式选择[1]

董氏分型	Todani 分型	受累范围	治疗方式
A1 型	Ⅴ型（Caroli 病）	部分肝段周围胆管	受累肝段切除
A2 型		全肝周围胆管	肝移植
B1 型		单侧肝叶中央肝管	受累肝叶或肝段切除
B2 型		双侧肝叶中央肝管	（1）累及 2 级和 2 级以下胆管时，行胆囊切除+病变肝外胆管节段性切除+胆管空肠吻合术； （2）累及 3 级或 3 级以上肝管时，行胆囊切除+肝外胆管及病变肝段切除+胆管空肠吻合术
C1 型	Ⅰ/Ⅱ/Ⅳb 型	肝外胆管（胰腺段未受累）	胆囊切除+扩张肝外胆管切除+胆管空肠吻合术
C2 型		肝外胆管（胰腺段受累）	胆囊切除+肝外扩张胆管切除+胆管空肠吻合术： （1）对胆总管垂直汇入主胰管（C-P）型胰胆管合流异常，完整切除至病变胆总管末端 （2）对主胰管呈锐角汇入胆总管（P-C）型胰胆管合流异常，保留胰管汇入点远端胆管
D1 型	Ⅳa 型	2 级和 2 级以下中央肝管	（1）行胆囊、肝门部扩张胆管肝外病变胆管切除+胆管空肠吻合术
D2 型		3 级和 3 级以上肝管	（2）行胆囊、受累肝段切除+肝外病变胆管切除+胆管空肠吻合术

（1）胆道外引流：对于存在严重胆道感染的患者，如果由于肝功能较差或者伴有基础心肺疾病等原因不能耐受手术治疗，可在超声或者 CT 引导下进行胆囊或者胆管穿刺置管外引流，等胆道感染控制、全身情况改善后再择期进行根治性手术。

（2）肝外胆管切除和胆囊切除术：对于仅肝外胆管受累的胆管扩张症（董氏 C 型或者 Todani Ⅰ型），需要进行病变胆管切除和胆囊切除，然后附加胆管空肠 Roux-en-Y 吻合。如果完全切除扩张的病变胆管，近端正常的肝管通常较细，在此基础上进行胆管空肠吻合，对胆肠吻合的技术要求很高，否则容易在术后发生胆肠吻合口狭窄和反流性胆管炎。为了保证最大化切除病变胆管，同时避免术后胆肠吻合口狭窄的发生，病变胆管的切缘可以选择在正常肝管与扩张胆管连接部或汇合部远端 2~5mm 处，即保留一个相对宽大的补片（patch）进行胆肠吻合。中期随访表明，保留胆管补片的方法没有增加胆管癌变发生率。但是，仍需要通过长期随访进行深入评价。当肝外病变胆管由于反复发作的胆管炎，与门静脉、肝动脉等重要解剖结构粘连重，难以游离时，可以打开胆总管，进行胆管内膜剥除术，以降低手术风险。

（3）肝切除术：对于肝内胆管受累的胆管扩张症，需要实施病变肝段或者肝叶切除术，具体肝切除术式取决于病变胆管和继发肝脏病变的部位、范围及肝脏储备功能。对于董氏分型 A1 型、B1 型和 D1 型，由于病变局限于左侧或者右侧半肝，适宜行肝叶或者肝段切除术；对于累及双侧肝脏的 B2 型和 D2 型病变，在病变累及预留肝脏的二级及其以下肝管时，仅行病变肝管的节段性切除再附加胆管空肠吻合术；在病变累及预留侧肝脏的三级或以上肝管时，需要行病变胆管引流肝段切除再附加胆管空肠吻合术（图 45-0-8）。值得注意的是，为了避免术后胆肠吻合口狭窄的发生，往往需要在相对扩张的胆管上保留一个尽量小的补片，从而保证胆肠吻合口足够宽大。

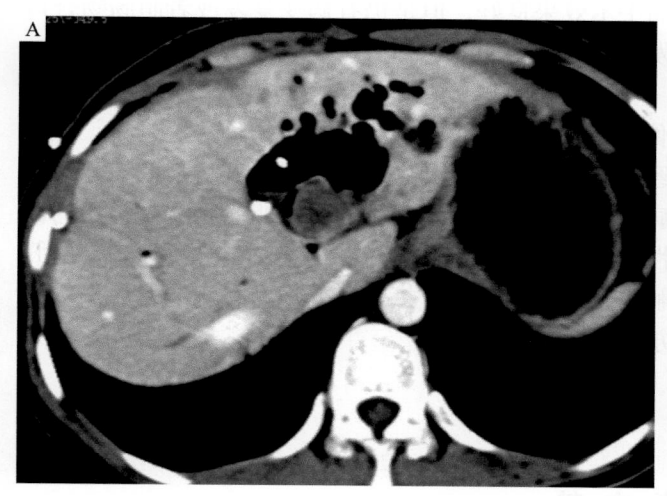
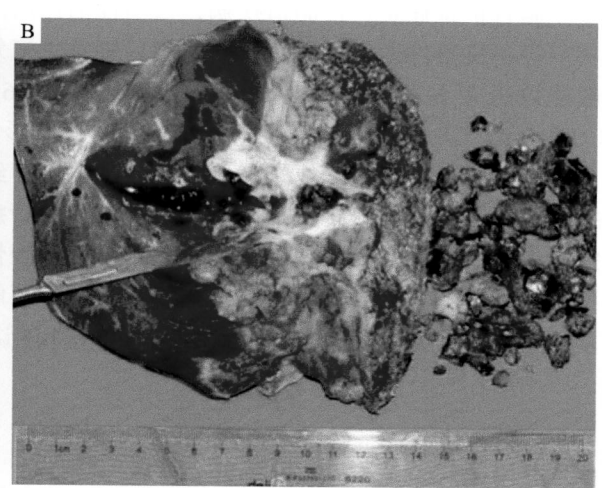

图 45-0-8　胆管扩张症病变肝叶切除术
A. 术前增强 CT，左半肝内扩张胆管和结石；B. 左半肝手术标本。

（4）胰十二指肠切除术：对于胆总管下端受累的董氏 C 型病变不能排除癌变时，可行胰十二指肠切除术。

（5）肝移植术：病变累及全肝的董氏 A2 型病变，或者其他类型病变虽然局限，但是由于剩余肝脏功能体积不足而无法进行肝切除治疗时，可考虑采用肝移植。米尔瓦拉（Millwala）等[30] 报道，Todani V 型病变肝移植术后患者 1、3、5 年的生存率分别为 86.3%、78.4% 和 77%。对于合并胆管癌的 Caroli 病和 Caroli 综合征患者，由于移植后复发率高，要严格把握肝移植适应证。

（三）恶性转化的诊断与治疗

胆管扩张症患者胆道系统发生癌变时，早期并没有特异性临床表现。随着病情的进展，影响到胆道的通畅性时，可以出现胆道狭窄所致的反复发热；或者造成胆道的梗阻，继发梗阻性黄疸。肿瘤标志物方面，CA19-9 升高有助于提示癌变，但是敏感性和特异性都不高。影像学检查是主要诊断依据，当胆管壁出现不规则增厚、动脉期强化时，高度提示胆管癌（图 45-0-9）。胆管扩张症的癌变术前诊断困难，许多为术中发现癌变。当存在胆管异常增厚、质硬、黏膜面有颗粒样隆起或者菜花样改变时，要进行术中冰冻病理检查，排查胆管癌。

由于早期诊断困难，临床极易误诊、漏诊，因此只有不到 10% 的癌变患者有机会进行根治手术[31]。手术原则与相应部位发生的胆管癌相同，即彻底切除癌变，并进行区域淋巴结清扫。手术方式包括肝脏部分切除术、胆总管切除术、胰十二指肠切除术等，通常需要附加胆管空肠 Roux-en-Y 吻合。

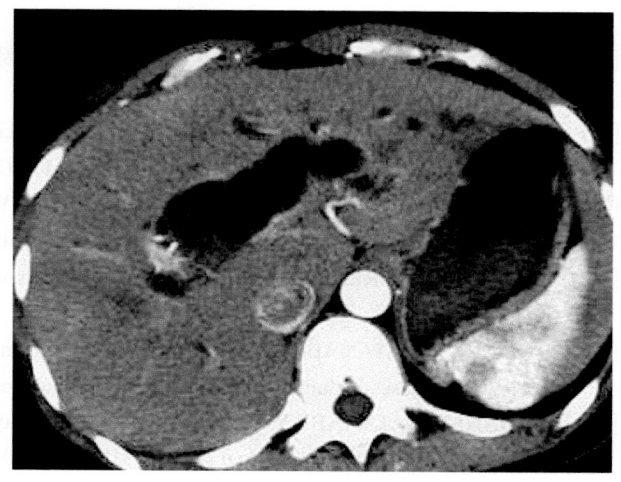

图 45-0-9　胆管扩张症的癌变
增强 CT 见扩张的中央肝管，其中右肝内胆管见管壁内突起和强化。

九、预后

　　胆管扩张症是良性胆道疾病，根治性治疗后的手术效果良好，但是仍有病变复发或者胆肠吻合口狭窄等不良事件发生，而非根治手术后则常见复发性胆管炎，同时也要警惕胆管癌的发生。因此，一般建议患者手术后半年内每 3 个月、半年后每 6 个月复查血常规、肝功能、血淀粉酶、肿瘤标志物（CA19-9、CEA 等）及腹部超声、CT、MRI 等影像学检查。

　　总之，近半个世纪以来，胆管扩张症的治疗经历了从对症处理到姑息治疗，再到目前的根治性治疗的发展过程。胆管扩张症的分类中，以胆总管病变最为常见，病变胆管切除和胆肠吻合是常用的治疗方法。肝内胆管病变是治疗的难点，对于局限性病变，肝切除术是治疗首选；对于弥漫性病变，肝移植是唯一的根治手段。目前对胆管扩张症的了解尚不够深入，胆管扩张症的病因和病变发展仍有许多问题需要研究和阐明，患者术后也需要密切随访观察。

（董家鸿　杨世忠）

参 考 文 献

［1］ 中华医学会外科学分会胆道外科学组. 胆管扩张症诊断与治疗指南 (2017 版) [S/J]. 中华消化外科杂志, 2017, 16 (8): 767-774.

［2］ SOARES K C, ARNAOUTAKIS D J, KAMEL I, et al. Choledochal cysts: presentation, clinical differentiation, and management [J]. J Am Coll Surg, 2014, 219 (6): 1167-1180.

［3］ BABBITT D P. Congenital choledochal cysts: new etiological concept based on anomalous relationships of the common bile duct and pancreatic bulb [J]. Ann Radiol (Paris), 1969, 12 (3): 231-240.

［4］ KOMI N, TAKEHARA H, KUNITOMO K, et al. Does the type of anomalous arrangement of pancreaticobiliary ducts influence the surgery and prognosis of choledochal cyst [J]. J Pediatr Surg, 1992, 27 (6): 728-731.

［5］ SONG H K, KIM M H, MYUNG S J, et al. Choledochal cyst associated the with anomalous union of pancreaticobiliary duct (AUPBD) has a more grave clinical course than choledochal cyst alone [J]. Korean J Intern Med, 1990, 14 (2): 1-8.

［6］ MARTIN R F. Biliary cysts: a review and simplified classification scheme [J]. Surg Clin North Am, 2014, 94 (2): 219-232.

［7］ MIYANO T, YAMATAKA A, LI L, et al. Congenital biliary dilatation [J]. Semi Pediatric Surg, 2000, 9 (4): 187-195.

［8］ TUROWSKI C, KNISELY A S, DAVENPORT M. Role of pressure and pancreatic reflux in the aetiology of choledochal malformation [J]. Br J Surg, 2011, 98 (9): 1319-1326.

［9］ 李龙, 张金山. 胰胆合流异常与先天性胆总管囊肿病因的关系及治疗原则 [J]. 中国实用外科杂志, 2010, 30 (5): 353-358.

［10］ MURPHY A J, AXT J R, LOVVORN H N 3rd. Associations between pediatric choledochal cysts, biliary atresia, and congenital cardiac anomalies [J]. J Surg Res, 2012, 177 (2): e59-e63.

［11］ SASTRY A V, ABBADESSA B, WAYNE M G, et al. What is the incidence of biliary carcinoma in choledochal cysts, when do they develop, and how should it affect management [J]. World J Surg, 2015, 39 (2): 487-492.

［12］ SOREIDE K, SOREIDE J A. Bile duct cyst as precursor to biliary tract cancer [J]. Ann Surg Oncol, 2006, 14 (3): 1200-1211.

［13］ TODANI T, WATANABE Y, NARUSUE M, et al. Congenital bile duct cysts: classification, operative procedures, and review of 37 cases including cancer arising from choledochal cyst [J]. Am J Surg, 1977, 134 (2): 263-269.

［14］ TODANI T, WATANABE Y, TOKI A, et al. Classification of congenital biliary cystic disease: special reference to type Ic and IVA cysts with primary ductal stricture [J]. J Hepatobiliary Pancreat Surg, 2003, 10 (5): 340-344.

［15］ MICHAELIDES M, DIMARELOS V, KOSTANTINOU D, et al. A new variant of Todani type I choledochal cyst. Imaging evaluation [J]. Hippokratia, 2011, 15 (2): 174-177.

［16］ CALVO-PONCE J A, REYES-RICHA R V, RODRÍGUEZ ZENTNER H A. Cyst of the common hepatic duct: treatment and proposal for a modification of Todani's classification [J]. Ann Hepatol, 2008, 7 (1): 80-82.

［17］ WANG Z X, LI Y G, WANG R L, et al. Clinical classification of Caroli's disease: an analysis of 30 patients [J]. HPB, 2015, 17 (3): 278-283.

［18］ GUNTZ P, COPPO B, LORIMIER G, et al. Single-lobe Caroli's disease. Anatomoclinical aspects. Diagnostic and therapeutic procedure. Apropos of 3 personal cases and 101 cases in the literature [J]. J Chir (Paris), 1991, 128 (4) : 167-181.

［19］ 黄志强, 刘永雄, 周宁新, 等 . Caroli 病外科治疗中的问题 [J]. 中华外科杂志, 1995, 33 (11): 666-668.

［20］ 董家鸿, 郑秀海, 夏红天, 等. 胆管囊状扩张症: 新的分型与治疗策略 [J]. 中华消化外科杂志, 2013, 12 (5): 370-377.

［21］ 董家鸿, 曾建平, 冯晓彬. 胆管扩张症临床分型和外科治疗的实践与思考 [J]. 中华消化外科杂志, 2017, 16 (8): 775-776.

［22］ BADEBARIN D, ASLANABADI S, TEIMOURI-DERESHKI A, et al. Different clinical presentations of choledochal cyst among infants and older children. A 10-year retrospective study [J]. Medicine, 2017, 96: 17 (e6679).

［23］ SHAH O J, SHERA A H, ZARGAR S A, et al. Choledochal cysts in children and adults with contrasting profiles: 11-year experience at a tertiary care center in Kashmir [J]. World J Surg, 2009, 33 (11): 2403-2411.

［24］ SOARES K C, GOLDSTEIN S D, GHASEB M A, et al. Pediatric choledochal cysts: diagnosis and current management [J]. Pediatr Surg Int, 2017, 33 (6): 637-650.

［25］ ITOI T, KAMISAWA T, FUJII H, et al. Extrahepatic bile duct measurement by using transabdominal ultrasound in Japanese adults: multi-center prospective study [J]. J Gastroenterol, 2013, 48 (9): 1045-1050.

［26］ HAMADA Y, HAMADA H, TAKAHASHI Y, et al. Definition of congenital bile duct dilatation based on the standard diameter of the common bile duct (in Japanese) [J]. Tan to Sui, 2014, 35: 943-945.

［27］ MABRUT J Y, KIANMANESH R, NUZZO G, et al. Surgical management of congenital intrahepatic bile duct dilatation, Caroli's disease and syndrome: long-term results of the French Association of Surgery Multicenter Study [J]. Ann Surg, 2013, 258 (5): 713-721.

［28］ DONG J H, YANG S Z, XIA H T, et al. Aggressive hepatectomy for the curative treatment of bilobar involvement of type Ⅳ-A bile duct cyst [J]. Ann Surg, 2013, 258 (1): 122-128.

［29］ MABRUT J Y, PARTENSKY C, JAECK D, et al. Congenital intrahepatic bile duct dilatation is a potentially curable disease: long-term results of a multi-institutional study [J]. Ann Surg, 2007, 246 (2): 236-245.

［30］ MILLWALA F, SEGEV D L, THULUVATH P J. Caroli's disease and outcomes after liver transplantation [J]. Liver Transpl, 2008, 14 (1): 11-17.

［31］ LEE S E, JANG J Y, LEE Y J, et al. Choledochal cyst and associated malignant tumors in adults: a multicenter surgery in South Korea [J]. Arch Surg, 2011, 146 (10): 1178-1184.

第46章　急性和慢性胆囊炎

胆囊是一个解剖盲腔，经过宽大的胆囊壶腹（Hartmann 袋）后向中枢侧移行为细长弯曲且内含螺旋瓣的胆囊管，最后与肝/胆总管相通，这种解剖特点容易导致胆囊内胆汁流出梗阻。各种原因引起的胆囊内胆汁流出梗阻均可导致急性胆囊炎（acute cholecystitis），表现为急性胆绞痛，是一种常见急腹症，其中 80%～95% 合并胆囊结石，称为急性结石性胆囊炎，好发于女性[1-2]。此外，尚有各类非结石原因所致胆囊胆汁流出梗阻引起的急性胆囊炎，统称为急性非结石性胆囊炎，占急性胆囊炎病例的 5%～15%，以男性多见[1-3]。临床经验表明，急性非结石性胆囊炎患者手术切除后，胆囊标本内经常存在术前影像学难以发现的小结石或胆泥。

急性胆囊炎反复发作称慢性胆囊炎（chronic cholecystitis），是胆绞痛反复发作的慢性炎症过程。慢性胆囊炎多合并胆囊结石，称慢性结石性胆囊炎（chronic calculous cholecystitis）。急性结石性胆囊炎和慢性结石性胆囊炎是同一疾病的不同阶段的表现。与急性胆囊炎类似，一部分慢性胆囊炎患者并未合并胆囊结石，统称为慢性非结石性胆囊炎。

一、胆囊功能

在非消化期，Oddi 括约肌收缩，胆汁不能流入肠腔，肝细胞分泌的胆汁大部分流入舒张的胆囊进行储存，同时使胆管内压力不至过高。胆囊吸收胆汁中的水和无机盐（主要为 Na^+、Ca^+、Cl^- 等），使胆汁浓缩 4～10 倍，以增加储存效能。进食后，胆囊受神经和体液调节（cholecystokinin，CCK，胆囊收缩素）而收缩，Oddi 括约肌舒张，胆囊内储存的胆汁经胆总管排入肠道以辅助消化。

因此，胆囊的主要功能：①储存和浓缩胆汁；②调节胆管内压力；③排空胆汁。另外，胆囊尚具有分泌和免疫功能，胆囊黏膜每日能分泌约 20ml 黏液性物质，主要是黏糖蛋白，能保护胆囊黏膜免受浓缩胆汁的侵蚀和溶解，并在一定程度上起到免疫防护作用，具体机制尚在研究中。

二、病因和病理

1. 病因　引起胆囊炎的原因包括：

（1）各种原因引起的胆囊管梗阻。急性胆囊炎的原因绝大多数为胆结石嵌顿于胆囊出口，包括胆囊颈管或壶腹（Hartmann 袋）[4]；急性非结石性胆囊炎多见于老年重病者，如创伤、烧伤、长期胃肠外营养或大手术后[1]，其发病原因目前仍不清楚，可能与缺血、胆汁淤滞和感染因素相关[5-6]。

（2）细菌感染。细菌可通过胆道或血液循环侵入胆囊，胆道是细菌感染的主要途径，致病菌则以大肠杆菌最为常见，有时会合并产气厌氧菌的感染，于腹部 CT 上可看到胆囊内积气。

（3）胰胆管合流异常时，胰液可反流至胆囊内，引起急性胆囊炎，甚至部分参与了胆囊结石的形成[7]。

2. 病理　急性胆囊炎时胆囊内压力升高，胆囊黏膜充血水肿，若病因不解除，炎症可累及胆囊壁全层，浆膜产生炎性渗出，易与附近器官如结肠、十二指肠、大网膜等形成粘连。若胆囊梗阻持续不缓解，胆囊内压力继续升高，可引起胆囊壁血液循环障碍，导致胆囊壁坏疽，甚至穿孔。胆囊底部距离胆囊动脉位置较远，动脉血供相对较差，故对缺血最敏感，是发生胆囊壁坏疽穿孔的最常见部位。胆囊坏疽穿孔处可被周围脏器粘连包裹以防止炎症播散，但也可在此基础上发生胆囊-结肠 /十二指肠瘘，胆囊结石可经此瘘口进入肠道，严重者甚至可引起肠梗阻或消化道大出血。慢性胆囊炎反复发作至一定程度时，胆囊壁肌纤维出现萎缩，胆囊黏膜脱落，胆囊逐渐萎缩，部分或完全丧失其生理功能。

三、临床表现

急性胆囊炎的典型症状为严重的持续右上腹或上腹部绞痛，持续至少 15～30 分钟，多发生在进食油腻食物后，疼痛可放射至右侧肩背部，可伴发热、恶心、呕吐、厌食。疼痛症状不典型者可仅表现为上腹部甚至胸部疼痛，常被误认为胃病或心绞痛。胆绞痛的发作频率不固定，首次胆绞痛发作后，约 70% 的患者一年内会再次发作。胆囊炎进一步加重，可出现高热、寒战等化脓性胆囊炎或胆道感染表现。查体时大部分患者存在右上腹压痛和肝区叩痛，Murphy 征阳性（触摸右上腹时呼吸暂停）为急性胆囊炎的典型体征，部分患者可合并轻度黄疸。

慢性胆囊炎症状常不典型，大多数人有胆绞痛的病史，疼痛程度较急性胆囊炎轻且有自限性，查体可有右上腹深压痛。

四、实验室与影像学检查

胆囊炎患者实验室检查特异性不高，以炎症表现和肝胆酶谱升高为主，包括：白细胞及 CRP 增高，血清氨基转移酶、血清胆红素和胆系酶谱如 γ- 谷氨酰转肽酶、碱性磷酸酶亦可轻度升高，此时应警惕合并胆总管结石的可能性。急性胆囊炎应检查血清淀粉酶水平，若升高则考虑为小结石自胆囊排出引起的胆源性胰腺炎。

急性胆囊炎的影像学检查应首选腹部超声，可提示胆囊肿大、胆囊壁增厚（>5mm）（图 46-0-1）、胆囊内结石或碎片回声（图 46-0-2）、胆囊周围渗出积液。当探头直接按压胆囊时，会出现疼痛和呼吸暂停，为超声 Murphy 征。超声诊断急性胆囊炎的敏感性为 81%，特异性为 83%[8]，总的准确率>90%～95%[9-12]。腹部 CT 能提供比超声更为客观的解剖信息，但对急性胆囊炎诊断的敏感性和对结石的显示不如超声，尤其在疾病早期，因此不推荐作为急性胆囊炎的首选检查。对于超声检查无法确诊急性胆囊炎者，建议行磁共振胰胆管成像（magnetic resonance cholangiopancreatography,

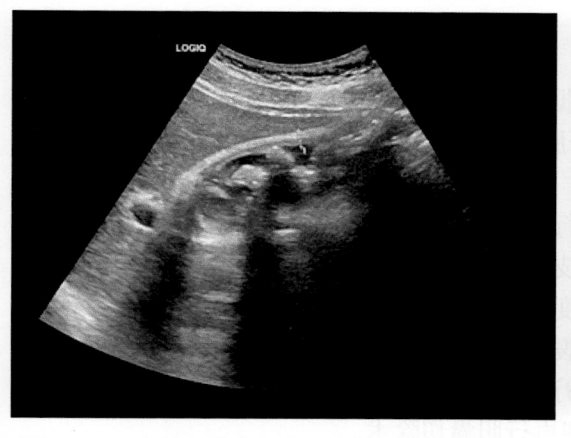

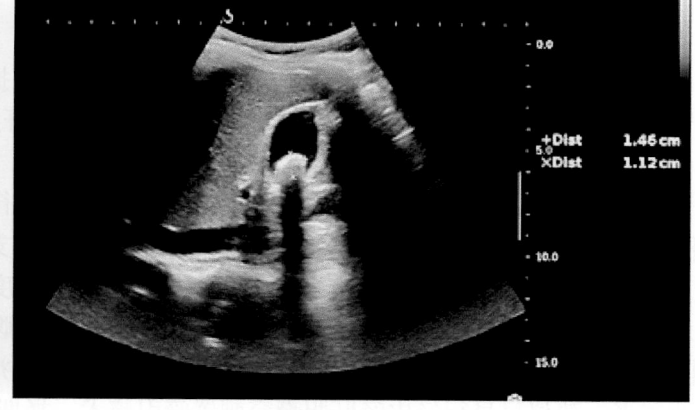

图 46-0-1　急性胆囊炎超声影像，胆囊壁厚 6.9mm　　　图 46-0-2　急性胆囊炎超声影像，胆囊结石（1.46cm×1.12cm）

表 46-0-1　急性胆囊炎的 TG18/TG13 诊断标准

A. 局部炎症体征

　（1）Murphy 征

　（2）右上腹包块 / 压痛 / 肌紧张

B. 全身炎症体征

　（1）发热

　（2）CRP 升高

　（3）白细胞升高

C. 影像学表现

　急性胆囊炎的典型影像学发现

可疑：A 中 1 个项目＋B 中 1 个项目

确诊：A 中 1 个项目＋B 中 1 个项目＋C

MRCP），同时有助于明确是否合并胆总管结石、胰胆管合流异常或胆管变异。在慢性胆囊炎患者，腹部超声可提示胆囊缩小、胆囊壁环状增厚，胆囊内可有多发或充满结石，胆囊收缩功能通常较差。

五、诊断与病情评估

日本肝胆胰外科协会于 2013 年和 2018 年提出的急性胆囊炎的诊断标准较为严谨[13-14]，具体内容见表 46-0-1，同时应注意与心绞痛、胃病所致疼痛相鉴别。

为判断和区分不同急性胆囊炎患者的预后，包括死亡率、并发症发生率（包括胆管损伤发生率）、中转开腹率、住院时长、住院费用等，有必要对急性胆囊炎的病情轻重进行分级，目前推荐日本肝胆胰外科协会于 2013 年和 2018 年提出的急性胆囊炎的分级标准，具体内容见表 46-0-2[13-14]。

表 46-0-2　急性胆囊炎的 TG18/TG13 分级标准

Ⅲ级（重度）急性胆囊炎：出现以下任何一项器官 / 系统出现功能障碍

1. 心血管功能障碍：血压降低，多巴胺用量≥5μg/（kg·min），或需使用去甲肾上腺素

2. 神经功能障碍：意识水平下降

3. 呼吸功能障碍：$PaO_2/FiO_2＜300$

4. 肾功能障碍：少尿，肌酐＞2.0mg/dl（约为 176.8μmol/L）

5. 肝功能障碍：PT-INR＞1.5

6. 血液学功能障碍：血小板＜$100×10^9$/L

Ⅱ级（中度）急性胆囊炎：出现以下任何一项

1. 白细胞＞$18×10^9$/L

2. 右上腹压痛性包块

3. 症状持续时间＞72 小时

4. 局部炎症明显（坏疽性胆囊炎、胆囊周围脓肿、肝脓肿、胆汁性腹膜炎、气肿性胆囊炎）

Ⅰ级（轻度）急性胆囊炎

轻度炎症急性胆囊炎患者，未达到Ⅱ或Ⅲ级诊断标准，可安全施行胆囊切除术

六、综合处理

急性胆囊炎治疗方法的选择应遵循个体化原则。根据急性胆囊炎的分级和患者的全身状况（CCI 评分和 ASA 分级）来选择不同的治疗策略，现将日本肝胆胰外科协会 2018 年指南中关于急性胆囊炎的治疗流程摘录如下[15]：

对于Ⅰ级（轻度）急性胆囊炎，原则上建议尽早行腹腔镜胆囊切除术；对于一般状况不良者［CCI≥6 和（或）ASA≥Ⅲ］，手术前宜先行抗炎及对症支持治疗。

Ⅱ级（中度）急性胆囊炎多伴随局部炎症，手术难度显著增加，虽仍建议尽早行腹腔镜胆囊切除术，但术前需先行抗炎及对症支持治疗，且手术要求由腹腔镜操作熟练者施行；对于一般状况不良者［CCI≥6 和（或）ASA≥Ⅲ］，建议以抗炎及对症支持治疗为主，择期手术；对于抗炎等药物治疗后无改善者，建议尽早行经皮经肝胆囊穿刺置管引流术，择期再行胆囊切除术。

Ⅲ级（重度）急性胆囊炎患者伴随器官/系统功能障碍，应首先在抗炎及器官支持治疗的基础上评估有无预后高危因素（胆红素≥20mg/L，神经功能障碍，呼吸功能障碍）以及器官功能障碍是否可逆（主要指手术前的心血管功能和肾功能），若存在预后高危因素和（或）器官功能障碍不可逆，建议尽早行经皮经肝胆囊穿刺置管引流术，视身体恢复情况决定是否行择期胆囊切除术；若无预后高危因素且器官功能障碍可逆，则进一步评估全身状况［以 CCI≥4 和（或）ASA≥Ⅲ 为界］及当地医疗条件（有无重症监护条件及腹腔镜手术专家），若全身状况良好［CCI≥4 和（或）ASA≥Ⅲ］且医疗条件允许，建议尽早行腹腔镜胆囊切除术；若全身状况较差或医疗条件不允许，则建议尽早行经皮经肝胆囊穿刺置管引流术，视身体恢复情况决定是否行择期胆囊切除术；医疗条件不允许者亦可考虑转送至更高级别中心行进一步治疗。

七、外科治疗

1. 术式选择

（1）腹腔镜胆囊切除术是急/慢性结石性胆囊炎的首选治疗方式。

（2）各种原因所致胆囊切除术中无法达到安全显露效果（critical view of safety，CVS）时，可行胆囊次全切除术（subtotal cholecystectomy，STC）[16]，指切开胆囊并切除绝大部分胆囊壁，保留覆盖于胆囊管和胆囊动脉表面的部分胆囊壁（"shield" of McElmoyle），胆囊管残端可缝闭或放置引流。

（3）对于评估无法耐受胆囊切除术的高危患者，应选择超声或 DSA 引导下经皮经肝胆囊穿刺置管引流术，可有效减压胆囊，引流感染胆汁，缓解疼痛，并发症发生率低[17-19]，根据患者全身恢复情况决定是否施行择期胆囊切除术或经皮胆道镜取石术[20-21]。

2. 急性胆囊炎的手术时机

（1）原则上对于全身状态可耐受手术的急性胆囊炎患者，应尽早行腹腔镜胆囊切除术，尤其在发作 24 小时内，可降低腹腔镜胆囊切除术等待期间的并发症发生率[22]，等待手术期间最好不超过 7 天。与延期手术（症状发作 6 周后）相比，早期手术（症状发作 1 周内）行腹腔镜胆囊切除术可明显缩短住院日，降低胆囊结石并发症的发生率，且不增加严重并发症的发生率和死亡率[23]。RCT 研究提示急性胆囊炎症状发作 7~45 天内手术的并发症发生率是 1 周内或 6 周后手术的 2~3 倍，因此对于发作时间持续超过 7 天未行手术者，建议 6 周后再手术[24]。

（2）对孕期急性胆囊炎患者，孕期中间 3 个月（即怀孕 4~6 个月）是胆囊切除术的最安全时间段[25]；如病情危急，可在孕期任何时间段进行手术[26-28]。研究表明，5% 的孕妇合并有胆囊结石，其中只有 1.2% 的胆囊结石孕妇患者会表现为急性胆绞痛[29]。怀孕并非胆囊切除术的绝对禁忌证[30-32]，事实上，胆囊切除术是孕妇产前除阑尾切除术之外的最常见手术[33]。术中气腹压力应<12~15mmHg，并在直视下建立气腹及置入操作器械，以避免伤及子宫及胎儿。

3. 围手术期处理要点

（1）胆囊切除术前应完善 MRCP 检查，以明确有无合并胆总管结石、胰胆管合流异常。

（2）对于高龄（>60 岁）、既往心脏疾病者、常规心电图提示异常者、有胸部不适等症状者、既往曾放置心脏支架或心脏起搏器者，应进一步完善心脏相关检查如超声心动图、动态心电图、心肌酶谱等，并请心内科会诊，必要时需行冠脉 CT 检查；既往放置心脏起搏器者，如术中应用电钩，需术前请心内科会诊以明确是否需调整心脏起搏器模式；术前鼓励患者进行走路或爬楼梯等活动，以期短期内改善心脏功能。

（3）对于高龄（>60 岁）、既往肺部疾病者、长期吸烟者、胸片提示异常者、有咳嗽咳痰等症状者，应进一步完善肺 CT、肺通气＋换气功能检查、动脉血气等，并请呼吸内科会诊；术前应提前 2~3 天给予雾化吸入，并进行呼吸功能锻炼，尽量减少卧床。

（4）对于高血压患者，术前应继续服用降压药物，但应在手术前停用血管紧张素Ⅱ受体拮抗剂（ARBs）类药物（沙坦类药物）和复方利舍平氨苯蝶啶片（降压0号），以避免术中血压控制不良。

（5）对于既往曾患心梗、脑梗、肺栓塞、下肢静脉血栓等血栓性疾病者，术前应完善双下肢静脉、颈动脉超声检查；日常服用抗凝药物如阿司匹林、硫酸氢氯吡格雷片者，入院后应根据患者个体化情况决定是否应用低分子量肝素，术后应尽早恢复抗凝治疗，以避免围手术期血栓形成。

（6）对于糖尿病患者，围手术期尽量通过皮下注射胰岛素调控血糖水平，血糖调控应遵循"宁高勿低"的原则。

（7）对于肾功能不良者，围手术期应避免行强化影像学检查，必要时手术前后可行血液透析治疗。

（8）胆囊切除术后需卧床并心电监护4～6小时，若无明显生命体征异常及头晕等症状，4～6小时后可下床活动；若无明显恶心、呕吐、腹胀等麻醉药和气腹反应，可进流食，不需等到排气排便。

（9）对白细胞不高者，可不预防性应用抗生素。

（10）如无明显不适，多数胆囊切除术后患者可于术后第1天出院；两周后应门诊复查血常规、肝功能和腹部超声。

（11）行经皮经肝胆囊穿刺置引流者，术后即可恢复流食，胆囊穿刺置管引流术后多久可行腹腔镜胆囊切除术目前尚无共识[15]，取决于不同患者的全身恢复情况，过早手术可能导致较高的出血量、手术时间及术后并发症发生率。

八、切胆与保胆之争

在亚洲国家尤其我国，受保留器官理念的影响，保胆手术相比欧美国家开展较多。保胆手术的主要优点包括保留胆囊功能和避免胆管损伤，而保胆手术最大的问题在于胆囊结石/息肉的复发以及结石/息肉所导致的并发症如癌变。

保胆手术对患者身体情况和手术技术存在一定要求，包括：胆囊收缩功能良好（需脂餐试验证实）、术中取净结石/息肉并胆道镜探查胆囊管通畅、胆囊壁正常、患者保胆意愿强烈等。对于胆囊收缩功能较差、无法取净结石/息肉、胆囊壁较厚、胆囊管梗阻或明显胆囊畸形者应避免行保胆手术。对于急慢性胆囊炎，由于胆囊收缩功能试验可能诱发胆绞痛，应尽量避免该检查，行胆囊切除术。

关于切胆和保胆的争论由来已久，但目前尚缺乏大宗的随机对照研究。客观上，保胆手术具有一定的理论依据、技术支持和适应人群，但并非治疗胆囊结石或胆囊息肉的主流治疗手段。

九、预后

急慢性胆囊炎行胆囊切除术者多预后良好，少部分患者术后短期内可出现腹泻、消化不良等症状，经对症治疗多可好转；行非手术治疗者，由于病因未解除，急慢性胆囊炎症状可反复发作，严重者可致胆囊坏疽穿孔、胆管炎、胰腺炎甚至胆囊癌变等并发症，应尽早处理。

急、慢性胆囊炎是胆囊结石的常见并发症。急性胆囊炎的典型症状为胆绞痛，腹部超声是诊断急性胆囊炎的首选检查，一旦确诊，应根据患者全身状态及疾病分级个体化选择治疗方案；有条件者建议在抗炎及对症支持治疗的同时尽早行腹腔镜胆囊切除术，手术时机应尽量在急性胆囊炎发作7天内进行，发作时间持续超过7天未行手术者，建议6周后再手术，必要时可先行经皮经肝胆囊穿刺置管引流术。慢性胆囊炎当临床症状明显时，应择期行腹腔镜胆囊切除术。保胆手术可能适用于部分人群，但其远期效果目前尚缺乏大宗随机对照研究。急、慢性胆囊炎行腹腔镜胆囊切除术者多预后良好。

（王学栋）

参 考 文 献

[1]　KALLIAFAS S, ZIEGLER D W, FLANCBAUM L, et al. Acute acalculous cholecystitis: incidence, risk factors, diagnosis, and outcome [J]. Am Surg, 1998, 64 (5): 471-475.

[2]　RYU J K, RYU K H, KIM K H. Clinical features of acute acalculous cholecystitis [J]. J Clin Gastroenterol, 2003, 36 (2): 166-169.

[3]　WANG A J, WANG T E, LIN C C, et al. Clinical predictors of severe gallbladder complications in acute acalculous cholecystitis [J]. World J Gastroenterol, 2003, 9 (12): 2821-2823.

[4]　SJÖDAHL R, TAGESSON C, WETTERFORS J. On the pathogenesis of acute cholecystitis [J]. Surg Gynecol Obstet, 1978, 146 (2): 199-202.

[5]　HAKALA T, NUUTINEN P J, RUOKONEN E T, et al. Microangiopathy in acute acalculous cholecystitis [J]. Br J Surg, 1997, 84 (9): 1249-1252.

[6]　WARREN B L. Small vessel occlusion in acute acalculous cholecystitis [J]. Surgery, 1992, 111 (2): 163-168.

[7]　KAMISAWA T, ANDO H, SUYAMA M, et al. Japanese clinical practice guidelines for pancreaticobiliary malfunction [J]. J Gastroenterol, 2012, 47 (7): 731-759.

[8]　KIEWIET J J, LEEUWENBURGH M M, BIPAT S, et al. A systematic review and meta-analysis of diagnostic performance of imaging in acute cholecystitis [J]. Radiology, 2012, 264 (3): 708-720.

[9]　SOYER P, BROULAND J P, BOUDIAF M, et al. Color velocity imaging and power Doppler sonography of the gallbladder wall: a new look at sonographic diagnosis of acute cholecystitis [J]. AJR Am J Roentgenol, 1998, 171 (1): 183-188.

[10]　MCINTOSH D M, PENNEY H F. Gray-scale ultrasonography as a screening procedure in the detection of gallbladder disease [J]. Radiology, 1980, 136 (3): 725-727.

[11]　AHMED M, DIGGORY R. The correlation between ultrasonography and histology in the search for gallstones [J]. Ann R Coll Surg Engl, 2011, 93 (1): 81-83.

[12]　SHEA J A, BERLIN J A, ESCARCE J J, et al. Revised estimates of diagnostic test sensitivity and specificity in suspected biliary tract disease [J]. Arch Intern Med, 1994, 154 (22): 2573-2581.

[13]　YOKOE M, TAKADA T, STRASBERG S M, et al. TG13 diagnostic criteria and severity grading of acute cholecystitis (with videos) [J]. J Hepatobiliary Pancreat Sci, 2013, 20 (1): 35-46.

[14]　YOKOE M, HATA J, TAKADA T, et al. Tokyo Guidelines 2018: diagnostic criteria and severity grading of acute cholecystitis (with videos) [J]. J Hepatobiliary Pancreat Sci, 2018, 25 (1): 41-54.

[15]　OKAMOTO K, SUZUKI K, TAKADA T, et al. Tokyo Guidelines 2018: flowchart for the management of acute cholecystitis [J]. J Hepatobiliary Pancreat Sci, 2018, 25 (1): 55-72.

[16]　STRASBERG S M, PUCCI M J, BRUNT L M, et al. Subtotal cholecystectomy- "fenestrating" vs "reconstituting" subtypes and the prevention of bile duct injury: Definition of the optimal procedure in difficult operative conditions [J]. J Am Coll Surg, 2016, 222 (1): 89-96.

[17]　BYRNE M F, SUHOCKI P, MITCHELL R M, et al. Percutaneous cholecystostomy in patients with acute cholecystitis: experience of 45 patients at a US referral center [J]. J Am Coll Surg, 2003, 197 (2): 206-211.

[18]　HATZIDAKIS A A, PRASSOPOULOS P, PETINARAKIS I, et al. Acute cholecystitis in high-risk patients: percutaneous cholecystostomy vs conservative treatment [J]. Eur Radiol, 2002, 12 (7): 1778-1784.

[19]　VAUTHEY J N, LERUT J, MARTINI M, et al. Indications and limitations of percutaneous cholecystostomy for acute cholecystitis [J]. Surg Gynecol Obstet, 1993, 176 (1): 49-54.

[20]　GIBNEY R G, FACHE J S, BECKER C D, et al. Combined surgical and radiologic intervention for complicated cholelithiasis in high-risk patients [J]. Radiology, 1987, 165 (3): 715-719.

[21]　WONG S K, YU S C, LAM Y H, et al. Percutaneous cholecystostomy and endoscopic cholecystolithotripsy in the management of acute cholecystitis [J]. Surg Endosc, 1999, 13 (1): 48-52.

[22]　SALMAN B, YÜKSEL O, IRKÖRÜCÜ O, et al. Urgent laparoscopic cholecystectomy is the best management for biliary colic. a prospective randomized study of 75 cases [J]. Dig Surg, 2005, 22 (1-2): 95-99.

［23］ GURUSAMY K S, DAVIDSON C, GLUUD C, et al. Early versus delayed laparoscopic cholecystectomy for people with acute cholecystitis [J]. Cochrane Database Syst Rev, 2013, (6): CD005440.

［24］ GUTT C N, ENCKE J, KÖNINGER J, et al. Acute cholecystitis: early versus delayed cholecystectomy, a multicenter randomized trial (ACDC study, NCT00447304) [J]. Ann Surg, 2013, 258 (3): 385-393.

［25］ EASL Clinical Practice Guidelines on the prevention, diagnosis and treatment of gallstones [S/J]. J Hepatol, 2016, 65 (1): 146-181.

［26］ GLASGOW R E, VISSER B C, HARRIS H W, et al. Changing management of gallstone disease during pregnancy [J]. Surg Endosc, 1998, 12 (3): 241-246.

［27］ COSENZA C A, SAFFARI B, JABBOUR N, et al. Surgical management of biliary gallstone disease during pregnancy [J]. Am J Surg, 1999, 178 (6): 545-548.

［28］ STEINBROOK R A, BROOKS D C, DATTA S. Laparoscopic cholecystectomy during pregnancy. Review of anesthetic management, surgical considerations [J]. Surg Endosc, 1996, 10 (5): 511-515.

［29］ KO C W, BERESFORD S A, SCHULTE S J, et al. Incidence, natural history, and risk factors for biliary sludge and stones during pregnancy [J]. Hepatology, 2005, 41 (2): 359-365.

［30］ HIATT J R, HIATT J C, WILLIAMS R A, et al. Biliary disease in pregnancy: strategy for surgical management [J]. Am J Surg, 1986, 151 (2): 263-265.

［31］ GHUMMAN E, BARRY M, GRACE P A. Management of gallstones in pregnancy [J]. Br J Surg, 1997, 84 (12): 1646-1650.

［32］ MCKELLAR D P, ANDERSON C T, BOYNTON C J, et al. Cholecystectomy during pregnancy without fetal loss [J]. Surg Gynecol Obstet, 1992, 174 (6): 465-468.

［33］ EREKSON E A, BROUSSEAU E C, DICK-BIASCOECHEA M A, et al. Maternal postoperative complications after nonobstetric antenatal surgery [J]. J Matern Fetal Neonatal Med, 2012, 25 (12): 2639-2644.

胆囊结石与继发性胆管结石 第 47 章

胆囊结石（gallstone disease）是最为常见的消化系统疾病之一，人群发病率高达 10%～15%[1-2]。随着我国城市化的发展和人民生活的习惯改变，该病的发病率也日益增加[3-4]。多数患者表现为静止型胆囊结石，但仍有 20% 的患者可转变为症状型结石，其中约 10% 可并发急性胆囊炎、继发性胆总管结石、胆管炎、胆源性胰腺炎等严重并发症，耗费大量医疗资源，严重影响人类健康及生活质量。本章主要阐述胆囊结石的病因、临床病理、诊断及外科治疗的原则、方法等临床相关问题，并涉及合并继发性胆总管结石时治疗方案的选择，旨在提高对此类疾病的认识及临床疗效。

一、病因病理

胆囊结石的成因复杂，与饮食结构、生活习惯、代谢、种族等多种环境及遗传因素有关[1-3]。按其组成成分不同，胆囊结石可分为胆固醇性结石（cholesterol stone）、胆色素性结石（pigment stone）及混合性结石（mixed stone）三种类型[1]。70%～80% 的胆囊结石为胆固醇性结石，胆固醇性结石的形成与胆固醇的过度分泌、胆囊收缩功能不良等因素致胆汁内胆固醇呈过饱和态，原有的胆固醇、胆汁酸盐及磷脂三者的"稳态"平衡被打破有关[5]（图 47-0-1）。胆总管结石大多为棕色胆色素性结石（brown pigment stone），其形成与胆道感染有关，细菌来源的 β- 葡萄糖醛酸酶，促使胆汁中游离胆红

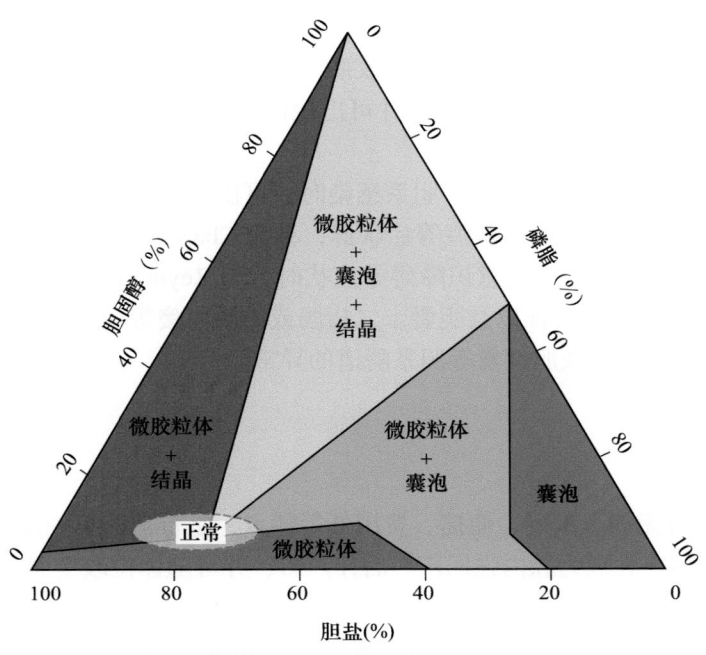

图 47-0-1　胆盐-磷脂-胆固醇三者的平衡态示意图（Admirand-Small 三角坐标）

当胆固醇浓度在 8%、胆盐在 85%、磷脂在 10% 左右时，胆固醇呈微胶粒体形式存在，不会出现胆固醇结晶。

（引自：Siódmiak J. BioSystems, 2019, 176：1）。

素和钙离子结合而形成结石[6]。遗传性球形红细胞增多症、镰刀形细胞贫血（sickle cell disease）及肝硬化患者的胆囊结石，多为黑胆色素性结石（black pigment stone），与慢性溶血、红细胞破坏增多所致的胆红素代谢增加有关[7]。

根据症状临床上可将胆囊结石划分为静止期、症状期及合并症期等不同阶段，但并非所有结石患者均会依次经历各期[8]。静止期胆囊壁黏膜正常，无增厚；症状期胆囊壁呈慢性炎症表现，囊壁增厚，纤维化；并发症期的病理改变呈多样化表现[9]。胆囊结石的病理特征主要包括以下三个方面：

（1）胆囊本身的病理改变：如急、慢性胆囊炎，可合并胆囊积脓、胆囊萎缩、纤维化等表现。结石梗阻于胆囊颈或胆囊管处是导致急性胆囊炎的常见原因，故可称为急性梗阻性胆囊炎（acute obstructive cholecystitis），胆囊壁充血、水肿。若并发胆囊壁血循环障碍，可致胆囊壁缺血、坏疽、穿孔，穿孔部位多位于血供不丰富的胆囊底部。

（2）胆囊炎症反应累及周围脏器组织：可造成相应的损伤，甚至严重的并发症。如急性胆囊炎波及肝脏，可致肝功异常，出现胆源性肝炎；若炎症及压迫周围脏器，可形成各种内瘘，如胆囊十二指肠或胆囊结肠内瘘，而肠液反流又成为复发性胆管炎、肝脓肿的诱因。胆囊内结石压迫肝总管或胆总管，导致肝总管狭窄或胆囊肝管内瘘时，称为 Mirizzi 综合征（Mirizzi syndrome，MS）[9]。

（3）继发性胆总管结石：可致梗阻性黄疸、胆源性胰腺炎、胆管炎等疾病。当胆囊结石经扩大的胆囊管降至胆总管，称为继发性胆总管结石。若结石较大时可阻塞胆总管末端，出现梗阻性黄疸表现；合并胆道感染，可致急性梗阻化脓性胆管炎（acute obstructive suppurative cholangitis，AOSC）。而直径较小的结石阻塞胆胰管汇合部，则可能导致胆源性胰腺炎（gallstone pancreatitis）的发生。

二、临床表现

多数胆囊结石者并无临床症状，属于静止性结石（silent gallstone）。存在慢性胆囊炎者，症状并不特异，多表现为上腹部或右上腹的疼痛，伴有右侧背部及肩胛下部位的放射痛，也可伴有恶心、呕吐等症状。典型胆绞痛症（biliary colic）常出现于进食脂肪餐后，疼痛至少持续 15～30 分钟，疼痛评分在 5 分以上[2]；当结石退出嵌顿状态，疼痛可随之自行缓解[10]。

当并发急性胆囊炎时，疼痛呈长时间持续性绞痛，难以自行缓解。因胆囊水肿增大，囊内压力增高，右上腹触痛明显，Murphy 征表现为阳性，并可出现白细胞、C 反应蛋白等炎症指标升高，体温上升等全身中毒症状[11]。

当存在继发胆总管结石、胆总管梗阻、胆系感染时，可出现急性化脓性胆管炎（acute suppurative cholangitis），临床表现为高热、腹痛、黄疸等症状群，称为 Charcot 三联征（Charcot's triad）。严重者在 Charcot 三联征基础上，出现休克及意识障碍等症状时，为 Reynold 五联症（Reynolds'pentad）[12]。若合并胆源性胰腺炎、Mirizzi 综合征以及胆囊十二指肠或结肠内瘘等疾病时，其临床表现各异，多存在碱性磷酸酶、γ- 谷氨酰转肽酶及胆红素等胆系酶谱的异常。

三、影像学

1. B 超（US）　具有无创、准确、便捷、费用低等特点，是首选的第一线检查工具，准确度高达 95% 以上。胆囊结石的超声表现为腔内强回声，后伴声影，并可随体位改变而移动（图 47-0-2）。胆泥（sludge）为沙粒样回声表现，但不伴有声影（图 47-0-3）。合并急性胆囊炎时，B 超可见胆囊壁增厚，呈双边征（图 47-0-4）。胆总管不超过其前方门静脉直径的 40%，否则需除外存在梗阻因素，如胆总管末端结石崁顿。受十二指肠段气体影响，超声对胆总管结石的诊断敏感率仅为 20%，需结合其他影像学检查[13]。

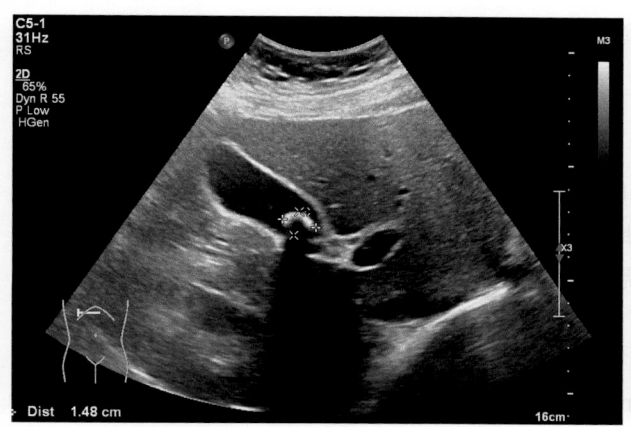

图 47-0-2　胆囊结石超声图像
胆囊腔内斑状强回声，约 1.5cm×1.1cm，后伴声影。

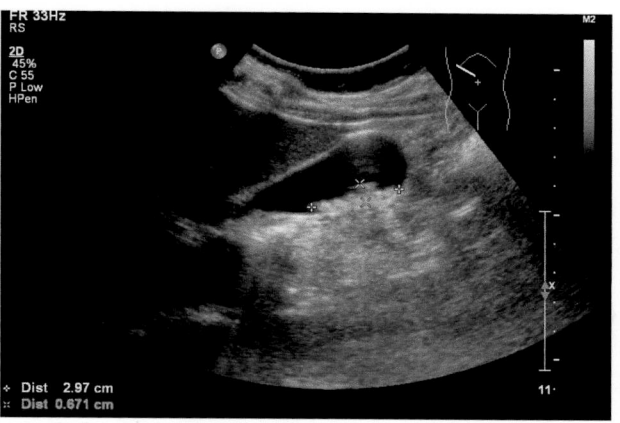

图 47-0-3　胆囊内泥沙样结石超声图像
腔内多发斑点状强回声堆积，范围约 3.0cm×0.7cm，后方声影不明显。

2. CT 存在放射线暴露伤害、阴性结石（胆固醇性结石 CT 下不显影）等弊端，一般不建议用于胆囊结石的常规检查。但急腹症时 CT 能够清晰、客观地显示胆囊壁厚度及胆囊周围渗出性改变。且 CT 不受肠气及其他脏器干扰，能够发现胆总管末端微小结石，明确是否并存胰腺水肿，有助于胆源性胰腺炎等并发症的诊断[14]。合并存在消化道内瘘时，CT 可显示肝内胆管积气等征象。

3. 内镜逆行胰胆管造影术（endoscopic retrograde cholangiopancreatography，ERCP）胆总管结石诊断的金标准，但因其有创性，并不用作诊断胆总管结石的一线工具。

4. 磁共振成像（magnetic resonance imaging，

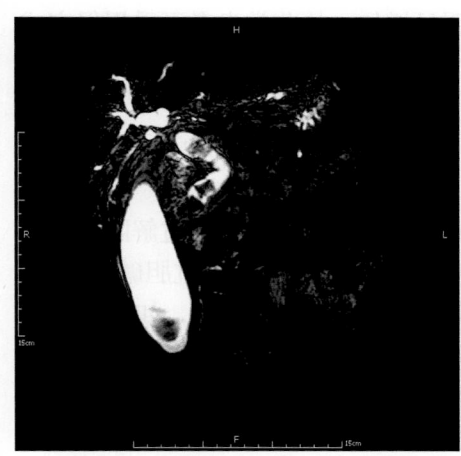

图 47-0-5　胆囊结石并胆总管结石
MRI 冠状位切面
胆总管内多发短 T1、短 T2 结石信号影，
胆囊内结石信号影。

MRI）作为一种无创的影像学方法，是临床实际中最为常用的判定胆总管结石的工具（图 47-0-5），准

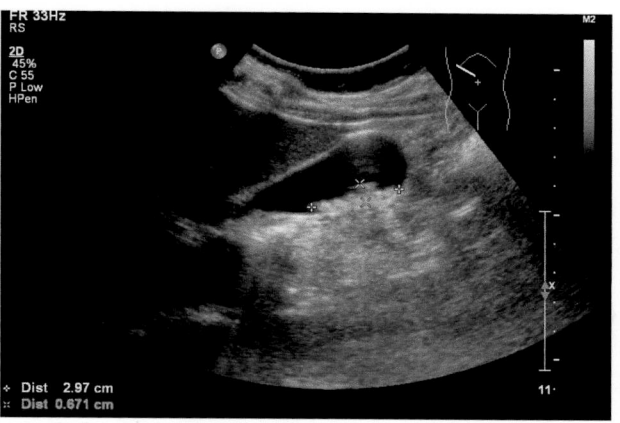

图 47-0-4　急性胆囊炎超声表现囊壁增厚，
约 6mm，呈双边征

确率可高达 86%～99%[15]，避免了不必要的 ERCP[16-17]。MRI 对于胆总管结石的敏感度与结石大小相关，结石直径＞5mm，其敏感度为 100%；直径＜5mm，敏感度为 67%[18]。磁共振胰胆管成像（magnetic resonance choleangiopancreatic imaging，MRCP）能够立体显示胆总管及胆胰汇合部的空间走行及解剖变异，为外科手术提供有益帮助。

5. 内镜超声（endoscopic ultrasound，EUS）能够发现直径小于 5mm 的结石，较 CT 及 MRCP 准确性更高，其准确度高达 98.7%[19-20]，但属有创检查，对操作者依赖程度强。对于临床高度可疑的胆总管结石，可在行 ERCP 检查及治疗前行 EUS 检查，若为阴性的患者，可避免有创的 ERCP 检查及 Oddi 括约肌切开（endoscopic sphincterotomy，EST），避免 ERCP 术后胰腺炎及 Oddi 括约肌损伤的风险[14，19]。

综合来看，US、CT 及 MRI 是胆道系统疾病最为常用的三种检查工具，联合应用可明显提高确诊率。对于需要行内镜治疗的胆总管结石，可先行 EUS 检查，再行 ERCP 检查及治疗。

四、诊断与病情评估

1. 胆囊结石合并胆总管结石   胆囊结石合并有胆总管结石的概率为 10%～12%，对于肝脏功能异常，合并存在 ALT、γ-GT、ALP 等增高，或胆总管增粗、既往合并有胆源性胰腺炎及梗阻性黄疸等症状时，需高度怀疑是否合并存在胆总管结石，术前需行 MRCP 等影像学检查。经胆囊管术中胆管造影（intraoperative cholangiography，IOC）、腹腔镜超声（laparoscopic ultrasound，LUS）等手段可用于术中排除诊断，辅助手术决策，减少阴性胆道探查率[2]。

2. Mirizzi 综合征   Mirizzi 综合征（Mirizzi syndrome，MS）是胆囊结石严重的并发症之一，不易发现，诊断困难。胆囊壁萎缩、纤维化，易误诊为胆囊癌。胆囊萎缩，颈管处较大结石及存在黄疸、发热等临床表现时，要考虑是否合并有 MS。CT 及 MRCP 有助于诊断，ERCP 是术前诊断 MS 的金标准[21]。大致有两种分型（图 47-0-6）：仅为结石压迫肝总管，为 MS Ⅰ 型；如已形成胆囊胆管内瘘，为 MS Ⅱ 型。分型不同，治疗方法不同，如术前能够明确，直接选择开腹手术，根据瘘口大小选择胆道修补或胆肠吻合[22]。

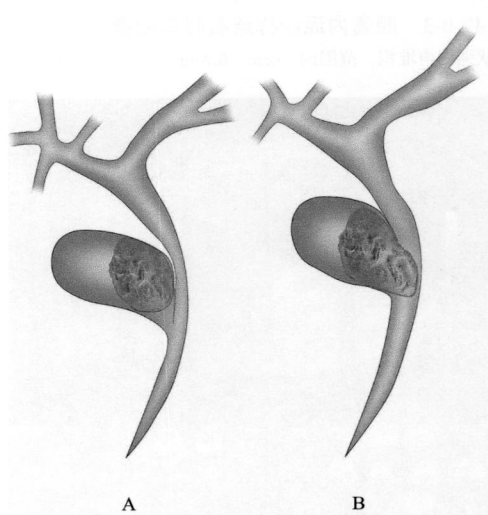

图 47-0-6　Mirizzi 综合征示意图
A. 胆囊壶腹部结石压迫至肝总管狭窄，为 MS Ⅰ 型；
B. 结石压迫致内瘘形成，为 MS Ⅱ 型。
（引自：CLEMENTE G，et al. Can J Gastroenterol Hepatol，2018，6962090.）

3. 胆囊结石合并肝硬化   肝硬化患者实施胆囊切除，需要依据 Child-Pugh 分级进行风险评估及治疗决策[23-24]。Child-Pugh 分级 A 及 B 级者，尤其 A 级患者，能够安全地实施 LC，而 Child C 级患者围手术期并发症及死亡率明显增高。术前应控制腹水，纠正凝血功能障碍，包括输注新鲜冰冻血浆及血小板以及活化的重组因子Ⅶ（activated recombinant factor Ⅶ，rF Ⅶ）等[25]。术中可以采用保留胆囊后壁的胆囊大部切除，避免胆囊床血管的出血[26]。MELD（Model for End-Stage Liver Disease，MELD）评分大于 13 分者，并发症发生率及中转开腹率明显增加，故此类患者可采用保守或穿刺引流等方式加以治疗[27-28]。

五、综合处理

1. 胆绞痛的药物治疗   胆绞痛是结石排出过程中阻塞胆囊管或胆总管末端所致，通过解除平滑肌痉挛及止痛可缓解。常用的解痉类药物，如阿托品、山莨菪碱、东莨菪碱片、颠茄片等抗胆碱类药物。止痛药物：阿片类止痛药，如吗啡、哌替啶及芬太尼等[29]；非甾体抗炎药（NSAIDs），如双氯芬酸钠、吲哚美辛等。Meta 分析显示，NSAIDs 类抗炎药能够明显缓解胆绞痛，与阿片类止痛药比较疗效相当，而优于解痉类药物[30]。临床中常联合应用解痉及止痛两类药物。而对合并急性胆囊炎者，应按急性胆囊炎治疗原则进行处置[11]。

2. 胆囊结石的非手术治疗   机械碎石、药物溶石、接触性药物溶石以及碎石和溶石相结合等非手术治疗模式，均因高复发率、高并发症、低的费效比等原因，5 年复发率 25%～64%，10 年复发率 49%～80%，实际应用很少[31]。例如，体外震波碎石（extracorporeal shockwave lithotripsy，ESWL）后，结石碎片可造成胆源性胰腺炎等严重并发症，在美国已被禁用。熊去氧胆酸（ursodesoxycholic acid，UDCA）以及牛磺酸熊去氧胆酸无肝毒性，具有溶石及抗炎等多种功效，临床仍有较广泛应用[32]，但已很少单纯用于溶石治疗。口服 UDCA 溶石指征：纯胆固醇性结石；单发、结石直径<2cm；胆囊管通畅；溶石剂量为每日 8～10mg/kg。溶石疗效不佳，需要长期服用，一般 1 个月缩小 1mm；直径 5mm 结石，按剂量服用 6 个月后，完全溶石率为 81%。随着腹腔镜胆囊切除术的出现及广泛应用，UDCA 已鲜用于溶石治疗，而多用于快速减重手术等胃部手术后结石的预防，而停药后远期效果仍待观察[33]。

六、外科治疗

1. 胆囊结石的治疗原则　症状型胆囊结石多数需要手术处理，而对于无症状胆囊结石者，如何进行精准分层，制定个体化的治疗策略仍值得讨论。胆囊结石是良性疾病，20 世纪 80—90 年代对其自然病程进行了大量研究，已成为科学决策的依据[34]。自然病程研究显示，无症状胆囊结石中每年约有 1%～2% 出现症状，20% 可发展为症状型胆囊结石，80% 的患者可终生保持无症状状态；并发症发生率方面，无症状者仅为 0.1%～0.3%，而经历胆绞痛后，其并发症发生率可增至 1%～3%[35-37]。值得注意的是，绝大多数患者进入并发症阶段前，均存在胆绞痛发作史。因而得出结论，对于绝大多数无症状胆囊结石患者不需做预防性胆囊切除。对于症状型胆囊结石，及时手术干预能够避免其出现严重并发症[34-35，38]。

针对个体病例的危险因素，如胆囊结石大小、数目多少等对预后的影响，尚难做到精准预测[39-40]，目前仍缺乏以"胆囊结石并发症"及"胆囊癌"等危险结局指标，作为研究终点的长期随机对照试验[41]。有研究显示，女性由无症状转变为有症状的概率高达 22.1%，明显高于男性的 6.5%，由此认为对年轻女性结石患者可放宽预防性胆囊切除的指征[34]。鉴于腹腔镜胆囊切除术（laparoscopic cholecystectomy，LC）存在胆管损伤风险[42]，故对无症状胆囊结石不建议行过度的手术干预，包括外科手术切除。有人认为不能因 LC 的微创性，而改变胆囊切除术的手术指征[43]，应该审慎地决定，包括附带胆囊切除术。对这类患者应该密切随访，当伴有胆囊癌高危因素时，行预防性 LC 是必要的。

如下几种情况可考虑行预防性腹腔镜胆囊切除术（prophylactic laparoscopic cholecystectomy）：①尽管胆囊结石与胆囊癌的因果关系上仍存在争议[44-46]，但对于结石巨大（直径大于 3cm）或充满型胆囊结石、磁化胆囊（porcelain gallbladder）、合并胰胆合流异常等，可考虑行预防性胆囊切除。②慢性溶血性疾病，如镰状细胞性贫血，胆囊结石出现早，3～5 年内出现并发症的概率可高达 50%，可在脾脏切除的同时，行预防性切除胆囊[34，47]。③对于期待治疗可能显著增加手术风险的老年患者，也可选择预防性胆囊切除[48]。

2. 胆囊结石外科治疗方式的选择

（1）腹腔镜胆囊切除术：自 1882 年朗根布奇（Langenbuch）实施首例开腹胆囊切除至今，胆囊切除术已成为治疗症状型胆囊结石的主要手术方式，疗效确切[8]。LC 具有腹壁创伤小、住院时间短等优点，甚至发展为日间手术[49-50]，已完全取代开腹胆囊切除术（open cholecystectomy，OC），成为胆囊结石治疗的金标准手术。其他各种不同路径的胆囊切除手术，如单孔腹腔镜胆囊切除术、经自然腔道内镜手术（natural orifice transluminal endoscopic surgery，NOTES）等，在手术安全性等方面未显示其达到或超过 LC，不能成为胆囊结石的标准治疗模式，需慎重选择[51-52]。

随着腹腔镜设备改进及技术经验的积累，LC 的手术指征已不限于慢性胆囊炎，拓展至急性胆囊炎、合并胆总管结石、二次手术腹腔粘连等复杂、困难的胆石症患者[53]。中转开腹率总体高于单纯的慢性胆囊炎，但应该认识到及时中转开腹并不是治疗的失败，而是明智的选择。LC 中转开腹原因包括：Calot 三角难以解剖、腹腔内广泛粘连、合并胆总管结石难以取出、动脉出血难以控制、萎缩性胆囊炎结构不清楚、胆囊管结石周围致密粘连、Mirizzi 综合征、肠管损伤无法腔镜修补等[54]。急慢性

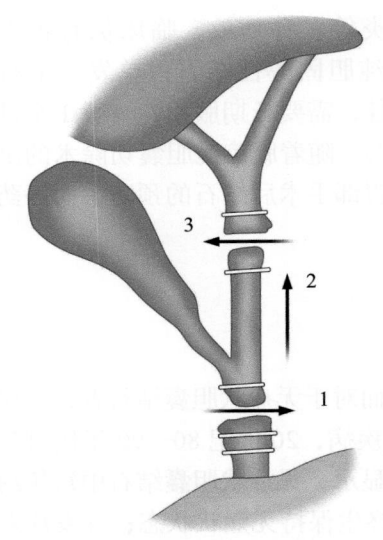

图 47-0-7　典型的胆管损伤示意图
由于误将胆总管判定为胆囊管所致：①横断胆总管；
②继续向肝门部牵拉解剖；③横断肝总管。
（引自：BECKINGHAM I J. Surgery, 2017, 35：682.）

炎症所导致的胆囊三角解剖不清的情况下，胆囊大部切除＋剩余黏膜消融术（subtotal cholecystectomy），可起到安全切除胆囊，降低中转开腹率，减少胆管损伤的作用。

医源性胆管损伤（iatrogenic bile duct injury）成为伴随 LC 手术始终无法回避的话题[55-56]。与 OC（0.1%～0.2%）相比，LC 手术胆管损伤的发生率明显增高（0.1%～1.5%）[57]。胆管损伤发生的原因涉及腔镜手术下的视觉辨识错误、胆囊周围及胆囊三角处的病理改变以及肝外胆管包括胆囊管的各种解剖变异等因素[58]。典型的胆管损伤是由于辨识错误，将胆总管当作胆囊管进行离断所致（图 47-0-7）。预防措施：①适度牵拉；②充分暴露 Calot 三角（外科学上等同于 cysto-hepatic triangle），显露安全视野（critical view of safety, CVS），确定为胆囊管后再离断[59]；③选择紧邻胆囊床侧的离断平面；④掌握常见的解剖及变异；⑤腔镜技术的训练等，都是预防胆管损伤的基本内容。安全永远是胆囊切除术的核心要义，遇到严重的急性炎症、腹腔粘连、胆囊三角纤维化瘢痕形成、Mirizzi 综合征等复杂胆囊无法腔镜完成时，暂停 LC 并及时中转开腹无论如何都是正确的选择[54]。

胆囊切除术后若再次出现类似胆绞痛的症状，或者消化系统症状，以往多笼统归入胆囊切除术后综合征（post cholecystectomy syndrome, PCS）。从外科角度讲，首先需除外胆囊管残留结石、胆总管结石及残留小胆囊等问题[60]。此外，仍需要排除一些疾病：①首先除外是否伴胆总管微小结石。曾有研究显示 118 例胆囊切除术后疼痛的患者中，12 例发现存在显微镜下微粒样结石，应用 UDCA 效果好[61]；②排除其他内科疾病，如功能性消化不良、肠道易激综合征、胃食管反流等消化内科疾病；③ Oddi 括约肌功能障碍：此病临床诊断较为困难，可遵循罗马Ⅲ标准，但金标准需要进行内镜下 Oddi 括约肌测压，然而临床开展有限。

（2）胆囊穿刺引流及胆囊造口术：超声引导下经皮经肝胆囊穿刺引流术（percutaneous transhepatic gallbladder drainage, PTGBD）、内镜下经鼻胆囊引流术（endoscopic naso-gallbladder drainage, ENGBD）等各种胆囊引流术，可用于急性胆囊炎的处理，适用于合并严重的心肺功能，预期难以耐受全麻及腔镜手术的急性胆囊炎患者[11]。

经皮胆囊切开取石术（percutaneous cholecystolithotomy, PCCL），兴起于 1985—1992 年间，是一种通过经皮穿刺胆囊，一期置入扩张套，建立微创取石路径的胆囊结石治疗方法，一次性可以取出 90% 以上的结石，2～20 年的结石复发率 20%～50% 不等[62]。由于结石复发率高，PCCL 仅限于高龄、体弱无法耐受腔镜手术者，对于能够实施胆囊切除者不建议行 PCCL 等保胆取石手术。结石的高复发与胆囊壁慢性炎症、胆囊收缩功能不良、胆囊内多发结石等多种因素有关[63]。

近年来，国内兴起的联合腹腔镜及胆道镜等方式的胆道镜保胆手术（choledochoscopic gallbladder preserving surgery, CGPS）[64]，文献报道 2～5 年结石复发率仅为 4.92%～5.64%[65-66]，认为结石复发率较 PCCL 低的原因在于[66]：病例选择严格，结石数目 1～3 枚，直径小于 2cm；胆囊壁厚度小于 3mm，餐后 90 分钟胆囊收缩率大于 30%；改变手术方式，采用腔镜联合胆道镜的方式，并应用软镜，确保结石无残留；应用网篮取石，避免对胆囊黏膜的破坏；术后服用熊去氧胆酸至少 3 个月。但对保胆取石的质疑也一直存在，争议的焦点在于：第一，手术适应证的问题，对于无症状结石或轻微症状者，仍应该以临床观察为主（期待疗法）；第二，单纯取石，并没有去除结石产生的原因，理论上存在结石复发的可能；第三，医疗消耗大，干预了可继续观察的病例，术后需长期服用药物，部分结石复发者，需二次手术干预；第四，存在意外性胆囊癌的患者将被遗漏，或因打开胆囊造成癌细胞播散等严重后果。

总的来看，胆囊仅仅属于消化系统的一部分，主要是浓缩和排空胆汁，并非是不可或缺的器官，腹腔镜胆囊切除术是治疗症状型胆囊结石的金标准，其他胆囊结石的治疗方案，要注意严格把握好适应证。

3. 胆囊结石合并胆总管结石治疗方式的选择　当前，对于胆囊结石继发性胆总管结石者，已很少实施开腹进行胆道探查取石。有两种主要的治疗策略可供选择，①一期手术：腹腔镜胆囊切除的同时，进行胆道探查取石；②分期手术：先行内镜取石，再行 LC。两种方式都是治疗胆囊结石合并胆总管结石的有效方式，在结石清除率等方面并无明显区别，但各有其适应证[67]。

（1）一期手术：LC 的同时联合腔镜下胆道探查取石（laparoscopic bile duct exploration，LBDE），有两种模式可供选择，一是经胆总管路径；二是经胆囊管路径进行胆道探查取石[68]。采取上述两种取石途径均需要术者具有丰富的经验，熟练掌握腹腔镜及胆道镜两项技术，存在一个学习曲线的过程，存在因手术技术造成胆漏等并发症的高危因素[69]。

对于胆总管较粗（＞1cm），结石较多者，适合经胆总管途径。若结石能够取尽，推荐一期缝合胆总管。Meta 分析及系统性分析的文章支持一期缝合，与放置 T 管者相比，其手术时间及住院时间均更短，住院花费少，胆漏及胆汁性腹膜炎的发生率亦低于留置 T 管者[68]。对于胆总管内结石数目较少，胆道洁净、胆道镜证实无结石残留者，可一期缝合[69-70]。若结石数目较多，残留概率大或者合并有难以取出的结石，为便于术后碎石，可留置 T 管[71]。有关腹腔镜胆道探查留置 T 管与否，对于远期并发症如胆管狭窄以及复发结石的影响，仍有待研究[72]。胆漏是胆道探查术后的主要并发症，发生率可高达 4%～16%[69, 73]，因此，无论一期缝合或留置 T 管，术中均需摆放腹腔引流管，无胆漏时，可早期拔除。此外，术中要将腹盆积液清除干净，避免术后腹膜炎的发生。

而对于胆总管内可疑结石以及胆总管小于 8mm，更适合采用经胆囊管途径，以减少术后胆漏及胆管狭窄的发生[74-75]。要点在于：①需要配备并熟练应用超细胆道镜（直径＜3mm），可明显提高探查的成功率[76]；②对于扭曲的胆囊管，需全程解剖，将扭曲的胆囊管解螺旋[77]；③胆囊管解剖至胆总管汇合部，必要时可做胆总管侧壁微切开，可提高探查成功率[78]；④对于大于 5mm 结石，可联合激光碎石仪粉碎结石，提高结石清除率。经胆囊管途径取石的成功率在 75%，不成功的原因在于胆囊管有时纤细迂曲，导致胆道镜探查失败；或胆囊管低位、锐角汇合致部分病例难以探查胆总管上段。

（2）分期手术：分期手术指先行内镜取出胆总管结石（endoscopic stone extraction，ESE），而后择期行 LC 手术[79]。ERCP 术后早期 LC（72 小时）的胆道并发症发生率及中转开腹率低于延期 LC（2～6周），建议 ERCP 取石及早行 LC 手术[80-81]。内镜取石往往需要联合 EST，破坏 Oddi 括约肌收缩功能，存在反流性胆管炎的风险较高。与之相比，内镜球囊扩张术（endoscopic papillary balloon dilatation，EPBD），不附加 EST，避免了对 Oddi 括约肌切开及十二指肠穿孔的风险，也可将胆总管内的较大结石（直径 12mm）取出，但 EPBD 在术后胰腺炎发生率上可能高于 EST 患者，出血及肠瘘风险低。而 EPBD 对 Oddi 括约肌功能的远期影响，仍需进一步研究[4, 82]。

无论是一期还是分期手术，均需进行个体化的评估，需要结合各自医院的器械设备及术者的熟练程度来决策[81]。一期手术更为简单、经济，并可避免对 Oddi 括约肌的损伤，但术后胆漏及中转开腹的风险较高。而分期处理存在内镜取石术后胰腺炎、出血、肠瘘及 Oddi 括约肌破坏的风险。其他的治疗方法，如术中腹腔镜内镜双镜联合（laparoendoscopic rendezvous，LERV）节约了住院时间，但手术操作复杂，对人员、仪器设备要求高，与分期手术在手术并发症等方面的比较尚无定论，并不能作为标准方案加以推广[81, 83]。而 LC 术后 ERCP 的方式，可增加术后梗阻性黄疸及胆管炎的风险增加，故较少采用。

总的来看，对于全身条件好，胆总管直径较粗，结石较大、较多者，行一期 LTDE；若胆总管直径细，结石较小、数量不多者，可选择一期 LTSE。而对于术前合并急性梗阻化脓性胆管炎、胆总管纤细、全麻及手术风险较大的高龄患者，先行内镜取石，再考虑 LC。

七、预后

胆囊结石属于良性疾病，预后良好。绝大多数患者可保持长期无症状状态，不需外科干预。对于症状型胆囊结石及时行腹腔镜胆囊切除术，可防止患者出现并发症。对于继发胆总管结石患者，应结合患者全身及局部情况选择合理的治疗方案，一期手术是首先考虑的选择。在胆石症及其并发症的治疗过程中，要结合患者意愿、医师技术水平及仪器设备条件，选择安全、有效的治疗手段，提高治愈率。

（梁　斌）

参 考 文 献

［1］　PORTINCASA P, MOSCHETTA A, PALASCIANO G. Cholesterol gallstone disease [J]. Lancet, 2006, 368 (9531): 230-239.

［2］　EUROPEAN ASSOCIATION FOR THE STUDY OF THE LIVER. EASL Clinical Practice Guidelines on the prevention, diagnosis and treatment of gallstones [S/J]. J Hepatol, 2016, 65 (1): 146-181.

［3］　ZHU Q, SUN X, JI X, et al. The association between gallstones and metabolic syndrome in urban Han Chinese: a longitudinal cohort study [J]. Sci Rep, 2016, 6: 29937.

［4］　LIU P, LIN H, CHEN Y, et al. Comparison of endoscopic papillary large balloon dilation with and without a prior endoscopic sphincterotomy for the treatment of patients with large and/or multiple common bile duct stones: a systematic review and meta-analysis [J]. Ther Clin Risk Manag, 2019, 15: 91-101.

［5］　SIODMIAK J. Gallstone formation as an example of the two-step space confined aggregation process [J]. Biosystems, 2019, 176: 1-5.

［6］　KAUFMAN H S, MAGNUSON T H, LILLEMOE K D, et al. The role of bacteria in gallbladder and common duct stone formation [J]. Ann Surg, 1989, 209 (5): 584-591; discussion 591-592.

［7］　INAH G. B, EKANEM E E. Sonographic diagnosis and clinical correlates of gallbladder stones in patients with sickle cell disease in Calabar, Nigeria [J]. Open Access Maced J Med Sci, 2019, 7 (1): 68-72.

［8］　TAIT N. Little JM. The treatment of gall stones [J]. Br Med J, 1995, 311 (6997): 99-105.

［9］　黄志强. 胆囊结石病 [M]// 黄志强. 黄志强胆道外科. 济南：山东科学技术出版社, 1998: 290-350.

［10］　DAYAL N, MESEEHA M. Biliary Colic [M]. Treasure Island (FL): StatPears Publishing LLC. 2019.

［11］　MAYUMI T, OKAMOTO K, TAKADA T, et al. Tokyo Guidelines 2018: management bundles for acute cholangitis and cholecystitis [J]. J Hepatobiliary Pancreat Sci, 2018, 25 (1): 96-100.

［12］　MOHAMMAD ALIZADEH A H. Cholangitis: diagnosis, treatment and prognosis [J]. J Clin Transl Hepatol, 2017, 5 (4): 404-413.

［13］　OPPENHEIMER D C AND RUBENS D J. Sonography of acute cholecystitis and its mimics [J]. Radiol Clin North Am [J] 2019, 57 (3): 535-548.

［14］　RATANAPRASATPORN L, UYEDA J W, WORTMAN J R, et al. Multimodality imaging, including dual-energy CT, in the evaluation of gallbladder disease [J]. Radiographics, 2018, 38 (1): 75-89.

［15］　KANAAN Z AND ANTAKI F. Magnetic resonance cholangiopancreatography still plays a role in the preoperative evaluation of choledocholithiasis and biliary pathology [J]. J Am Coll Surg, 2016, 222 (3): 325-326.

［16］　CHANG J H, LEE I S, LIM Y S, et al. Role of magnetic resonance cholangiopancreatography for choledocholithiasis: analysis of patients with negative MRCP [J]. Scand J Gastroenterol, 2012, 47 (2): 217-224.

［17］　VERMA D, KAPADIA A, EISEN G M, et al. EUS vs MRCP for detection of choledocholithiasis [J]. Gastrointest Endosc, 2006, 64 (2): 248-254.

［18］　KONDO S, ISAYAMA H, AKAHANE M, et al. Detection of common bile duct stones: comparison between endoscopic ultrasonography, magnetic resonance cholangiography, and helical-computed-tomographic cholangiography [J]. Eur J Radiol, 2005, 54 (2): 271-275.

[19] MOON J H, CHO Y D, CHA S W, et al. The detection of bile duct stones in suspected biliary pancreatitis: comparison of MRCP, ERCP, and intraductal US [J]. Am J Gastroenterol, 2005, 100 (5): 1051-1057.

[20] AYDELOTTE J D, ALI J, HUYNH P T, et al. Use of magnetic resonance cholangiopancreatography in clinical practice: Not as good as we once thought [J]. J Am Coll Surg, 2015, 221 (1): 215-219.

[21] CLEMENTE G, TRINGALI A, DE ROSE A M, et al. Mirizzi syndrome: diagnosis and management of a challenging biliary disease [J]. Can J Gastroenterol Hepatol, 2018, 2018, 6962090.

[22] 梁斌, 黄晓强, 王敬, 等. 胆道修复手术在 Mirizzi 综合征大范围胆管缺损中的应用 [J]. 中华消化外科杂志, 2012, 18 (10): 743-746.

[23] URBAN L, EASON G A, REMINE S, et al. Laparoscopic cholecystectomy in patients with early cirrhosis [J]. Curr Surg, 2001, 58 (3): 312-315.

[24] MCGILLICUDDY J W, VILLAR J J, ROHAN V S, et al. Is cirrhosis a contraindication to laparoscopic cholecystectomy? [J]. Am Surg, 2015, 81 (1): 52-55.

[25] JEFFERS L, CHALASANI N, BALART L, et al. Safety and efficacy of recombinant factor VIIa in patients with liver disease undergoing laparoscopic liver biopsy [J]. Gastroenterology, 2002, 123 (1): 118-126.

[26] MACHADO N O. Laparoscopic cholecystectomy in cirrhotics [J]. JSLS, 2012, 16 (3): 392-400.

[27] DELIS S, BAKOYIANNIS A, MADARIAGA J, et al. Laparoscopic cholecystectomy in cirrhotic patients: the value of MELD score and Child-Pugh classification in predicting outcome [J]. Surg Endosc, 2010, 24 (2): 407-412.

[28] SCHLENKER C, TROTTER J F, SHAH R J, et al. Endoscopic gallbladder stent placement for treatment of symptomatic cholelithiasis in patients with end-stage liver disease [J]. Am J Gastroenterol, 2006, 101 (2): 278-283.

[29] 陈涛, 王坚. 胆道常用药 [M]// 施维锦. 施维锦胆道外科学. 2 版. 北京: 科学出版社, 2010: 457-459.

[30] LONG B, AND APRIL M D. Are nonsteroidal anti-inflammatory drugs efficacious in relieving biliary colic pain [J]. Ann Emerg Med, 2017, 70 (6): 822-824.

[31] PORTINCASA P, CIAULA A D, BONFRATE L, et al. Therapy of gallstone disease: what it was, what it is, what it will be [J]. World J Gastrointest Pharmacol Ther, 2012, 3 (2): 7-20.

[32] GUARINO M P, COCCA S, ALTOMARE A, et al. Ursodeoxycholic acid therapy in gallbladder disease, a story not yet completed [J]. World J Gastroenterol, 2013, 19 (31): 5029-5034.

[33] MILLER K, HELL E, LANG B, et al. Gallstone formation prophylaxis after gastric restrictive procedures for weight loss: a randomized double-blind placebo-controlled trial [J]. Ann Surg, 2003, 238 (5): 697-702.

[34] BEHARI A AND KAPOOR V K. Asymptomatic gallstones (AsGS)- To treat or not to? [J]. Indian J Surg, 2012, 74 (1): 4-12.

[35] GRACIE W A AND RANSOHOFF D F. The natural history of silent gallstones: the innocent gallstone is not a myth [J]. N Engl J Med, 1982, 307 (13): 798-800.

[36] FRIEDMAN G. D, RAVIOLA C A, AND FIREMAN B. Prognosis of gallstones with mild or no symptoms: 25 years of follow-up in a health maintenance organization [J]. J Clin Epidemiol, 1989, 42 (2): 127-136.

[37] RANSOHOFF D F AND GRACIE W A. Treatment of gallstones [J]. Ann Intern Med, 1993, 119 (7 Pt 1): 606-619.

[38] BESSELINK M G., VENNEMAN N G, GO P M, et al. Is complicated gallstone disease preceded by biliary colic [J]. J Gastrointest Surg, 2009, 13 (2): 312-317.

[39] SAKORAFAS G. H, MILINGOS D, AND PEROS G. Asymptomatic cholelithiasis: is cholecystectomy really needed? A critical reappraisal 15 years after the introduction of laparoscopic cholecystectomy [J]. Dig Dis Sci, 2007, 52 (5): 1313-1325.

[40] FRIEDMAN G. D. Natural history of asymptomatic and symptomatic gallstones [J]. Am J Surg, 1993, 165 (4): 399-404.

[41] GURUSAMY K S AND SAMRAJ K. Cholecystectomy versus no cholecystectomy in patients with silent gallstones [J]. Cochrane Database Syst Rev, 2007 (1): CD006230.

[42] MACFADYEN B V J R, VECCHIO R, RICARDO A E, et al. Bile duct injury after laparoscopic cholecystectomy. The United States experience [J]. Surg Endosc, 1998, 12 (4): 315-321.

[43] NIH Consensus conference. Gallstones and laparoscopic cholecystectomy [S/J]. JAM, 1993, 269 (8): 1018-1024.

[44] GOEL A, AGARWAL A, GUPTA S, et al. Porcelain Gallbladder [J]. Eur J Hepatogastroenterol, 2017, 7 (2): 181-182.

[45] SHRIKHANDE S V, BARRETO S G, SINGH S, et al. Cholelithiasis in gallbladder cancer: coincidence, cofactor, or

cause [J]. Eur J Surg Onco, 2010, 36 (6): 514-519.

[46] SHETH S, BEDFORD A, AND CHOPRA S. Primary gallbladder cancer: recognition of risk factors and the role of prophylactic cholecystectomy [J]. Am J Gastroenterol, 2000, 95 (6): 1402-1410.

[47] CURRO G, MEO A, IPPOLITO D, et al. Asymptomatic cholelithiasis in children with sickle cell disease: early or delayed cholecystectomy? [J]. Ann Surg, 2007, 245 (1): 126-129.

[48] 中华医学会外科学分会胆道外科学组, 胆囊良性疾病治疗决策的专家共识 (2011 版) [S/J]. 中华消化外科杂志, 2011, 10 (1): 14-19.

[49] CAO J, LIU B, LI X, et al., Analysis of delayed discharge after day-surgery laparoscopic cholecystectomy [J]. Int J Surg, 2017, 40: 33-37.

[50] 刘博, 李成刚, 陈继业, 等. 日间手术腹腔镜胆囊切除 1240 例分析 [J]. 临床肝胆病杂志, 2011 (9): 912-915.

[51] GURUSAMY K S, VAUGHAN J, ROSSI M, et al. Fewer-than-four ports versus four ports for laparoscopic cholecystectomy [J]. Cochrane Database Syst Rev, 2014 (2): CD007109.

[52] EVERS L, BOUVY N, BRANJE D, et al. Single-incision laparoscopic cholecystectomy versus conventional four-port laparoscopic cholecystectomy: a systematic review and meta-analysis [J]. Surg Endosc, 2017, 31 (9): 3437-3448.

[53] HUTTL T P, HRDINA C, KRÄMLING H J, et al. Gallstone surgery in German university hospitals. Development, complications and changing strategies [J]. Langenbecks Arch Surg, 2001, 386 (6): 410-417.

[54] PHILIP ROTHMAN J, BURCHARTH J, POMMERGAARD H C, et al. Preoperative risk factors for conversion of laparoscopic cholecystectomy to open surgery - a systematic review and meta-analysis of observational studies [J]. Dig Surg, 2016, 33 (5): 414-423.

[55] BARRETT M, ASBUN H J, CHIEN H L, et al. Bile duct injury and morbidity following cholecystectomy: a need for improvement [J]. Surg Endosc, 2018, 32 (4): 1683-1688.

[56] 董家鸿. 医源性胆管损伤及损伤性胆管狭窄的现代外科处理 [J]. 中华消化外科杂志, 2008, 7 (1): 6-8.

[57] YOL S, KARTAL A, VATANSEV C, et al. Sex as a factor in conversion from laparoscopic cholecystectomy to open surgery [J]. JSLS, 2006, 10 (3): 359-363.

[58] GUPTA V AND JAIN G. Safe laparoscopic cholecystectomy: adoption of universal culture of safety in cholecystectomy [J]. World J Gastrointest Surg, 2019, 11 (2): 62-84.

[59] MISRA M, SCHIFF J, RENDON G, et al. Laparoscopic cholecystectomy after the learning curve: what should we expect [J]. Surg Endosc, 2005, 19 (9): 1266-1271.

[60] 中华医学会外科学分会胆道外科学组, 中国医师协会外科医师分会胆道外科医师委员会. 胆囊切除术后常见并发症的诊断与治疗专家共识 (2018 版) [S/J]. 中华消化外科杂志, 2018, 17 (4): 325-328.

[61] OKORO N, PATEL A, GOLDSTEIN M, et al. Ursodeoxycholic acid treatment for patients with postcholecystectomy pain and bile microlithiasis [J]. Gastrointest Endosc, 2008, 68 (1): 69-74.

[62] PATEL S, STAVROPOULOS AAW, AND COPE C. Percutaneous management of biliary calculi. Abrams' angiography [J]. Int Radiol, 1988: 648-661.

[63] WANG T, LUO H, YAN H T, et al. Risk factors for gallbladder contractility after cholecystolithotomy in elderly high-risk surgical patients [J]. Clin Interv Aging, 2017, 12: 129-136.

[64] 朱星屹. 内镜微创保胆手术治疗胆囊良性疾病专家共识 (2018 版) [J]. 中国内镜杂志, 2018 (9): 106-112.

[65] ZHA Y, ZHOU Z Z, CHEN X R, et al. Gallbladder-preserving cholelithotomy in laparoscopic and flexible choledochoscopic era: a report of 316 cases [J]. Surg Laparosc Endosc Percutan Tech, 2013, 23 (2): 167-170.

[66] TAN Y Y, ZHAO G, WANG D, et al. A new strategy of minimally invasive surgery for cholecystolithiasis: calculi removal and gallbladder preservation [J]. Dig Surg, 2013, 30 (4-6): 466-471.

[67] GAO Y C, CHEN J, QIN Q, et al. Efficacy and safety of laparoscopic bile duct exploration versus endoscopic sphincterotomy for concomitant gallstones and common bile duct stones: a meta-analysis of randomized controlled trials [J]. Medicine (Baltimore), 2017, 96 (37): e7925.

[68] ZHANG W J, XU G F, HUANG Q, et al. Treatment of gallbladder stone with common bile duct stones in the laparoscopic era [J]. BMC Surg, 2015, 15: 7.

[69] LIU D, CAO F, LIU J, et al. Risk factors for bile leakage after primary closure following laparoscopic common bile duct exploration: a retrospective cohort study [J]. BMC Surg, 2017, 17 (1): 1.

[70] DONG Z T, WU G Z, LUO K L, et al. Primary closure after laparoscopic common bile duct exploration versus T-tube [J]. J Surg Res, 2014, 189 (2): 249-254.

[71] KWON S U, CHOI I S, MOON J I, et al. Comparison of bile drainage methods after laparoscopic CBD exploration [J]. Korean J Hepatobiliary Pancreat Surg, 2011, 15 (2): 117-122.

[72] GURUSAMY K S, KOTI R, AND DAVIDSON B R. T-tube drainage versus primary closure after laparoscopic common bile duct exploration [J]. Cochrane Database Syst Rev, 2013 (6): CD005641.

[73] LU J, CHENG Y, XIONG X Z, et al. Two-stage vs single-stage management for concomitant gallstones and common bile duct stones [J]. World J Gastroenterol, 2012, 18 (24): 3156-3166.

[74] HANIF F, AHMED Z, SAMIE M A, et al. Laparoscopic transcystic bile duct exploration: the treatment of first choice for common bile duct stones [J]. Surg Endosc, 2010, 24 (7): 1552-1556.

[75] REINDERS J S, GOUMA D J, UBBINK D T, et al. Transcystic or transductal stone extraction during single-stage treatment of choledochocystolithiasis: a systematic review [J]. World J Surg, 2014, 38 (9): 2403-2411.

[76] XIA H T, LIANG B, LIU Y, et al. Ultrathin choledochoscope improves outcomes in the treatment of gallstones and suspected choledocholithiasis [J]. Expert Rev Gastroenterol Hepatol, 2016, 10 (12): 1409-1413.

[77] PINA L N, SAMOILOVICH F, URRUTIA S, et al. Surgical considerations of the cystic duct and heister valves [J]. Surg J (N Y), 2015, 1 (1): e23-e27.

[78] 陈剑, 缪刚, 李尧, 等. 胆总管汇合部微切开探查取石术的优越性 [J/CD]. 中华普通外科学文献 (电子版), 2013 (2): 114-117.

[79] REINDERS J S, GOUD A, TIMMER R, et al. Early laparoscopic cholecystectomy improves outcomes after endoscopic sphincterotomy for choledochocystolithiasis [J]. Gastroenterology, 2010, 138 (7): 2315-2320.

[80] DE VRIES A, DONKERVOORT S C, VAN GELOVEN A A, et al. Conversion rate of laparoscopic cholecystectomy after endoscopic retrograde cholangiography in the treatment of choledocholithiasis: does the time interval matter? [J]. Surg Endosc, 2005, 19 (7): 996-1001.

[81] KOSTRO J, MAREK I, PĘKSA R, et al. Cholecystectomy after endoscopic retrograde cholangiopancreatography - effect of time on treatment outcomes [J]. Prz Gastroenterol, 2018, 13 (3): 251-257.

[82] HWANG J C, KIM J H, LIM S G, et al. Endoscopic large-balloon dilation alone versus endoscopic sphincterotomy plus large-balloon dilation for the treatment of large bile duct stones [J]. BMC Gastroenterol, 2013, 13: 15.

[83] VETTORETTO N, AREZZO A, FAMIGLIETTI F, et al. Laparoscopic-endoscopic rendezvous versus preoperative endoscopic sphincterotomy in people undergoing laparoscopic cholecystectomy for stones in the gallbladder and bile duct [J]. Cochrane Database Syst Re, 2018, 4: CD010507.

第48章 肝胆管结石病

肝胆管结石病（hepatolithiasis，HL）即原发性肝胆管结石，仍然是我国常见的胆道疾病，在胆石症中所占比例高达38%。结石始发于肝内胆管系统，可与肝外胆管结石并存，具有病情复杂、治疗困难、并发症多、有恶变可能等临床特点。需特别指出的是，因胆囊结石继发性排入胆管、医源性胆道损伤及胆管囊状扩张症等情况下形成的结石不属于此范畴。本病结石成分以胆红素为主，明显有别于胆囊结石的构成。肝胆管结石病是具有很强地域分布差异的一类复杂胆道疾病，在西方国家罕见且患者多为亚裔[1]，马来西亚、朝鲜、日本、中国内地以及中国香港特别行政区、中国台湾地区高发。中国内地病例多集中在西南、华南长江流域及东南沿海等地区[2]。

近年来，随着社会健康和医疗水平的提升，肝胆管结石新发病例明显减少已是不争的事实，但由于术后结石复发率居高不下[3-4]，相当一部分患者需要接受再次或多次手术。另外，因反复发作性胆管炎、肝实质损害等因素病情进行性加重，导致部分病例进展为胆汁性肝硬化、门静脉高压症或肝内胆管癌等终末期胆道疾病，业已成为肝胆外科领域处理棘手的难题[5]，严重危及国人健康。因此，HL并不是消亡中的疾病[6]，仍然是当前胆道外科面临的难题，为此应予以高度重视。

目前，针对HL的治疗仍然以外科手术为主，具体术式包括胆管切开取石、解剖性肝切除、胆管狭窄修复重建及肝移植等，其中解剖性肝切除被公认是最为有效的方法[7-9]。虽然对HL的治疗已取得积极进展，但由于术后高结石复发率与残留率等"瓶颈"问题还未得到根本解决，因此严重制约着远期疗效的进一步提高，导致这种局面除了与病变复杂、病损范围广泛、患者肝脏储备功能受限等不利因素有关以外，还与临床医师的观念及技术水平有着密切关系。囿于时代发展的局限，一直未能寻找到行之有效的解决办法，但令人欣喜的是，随着现代医学的进步，中国学者率先提出了精准外科理念和范式，并得到了国内外同行广泛认同，对HL的临床诊疗模式产生了深刻的影响[3]。精准外科积极倡导采用数字化医学及微创诊疗等新兴技术，对外科手术的安全性、可行性及合理性展开系统性评估。有别于传统观念，精准外科强调在多角度审视病情基础上，优化手术决策，提高医疗效率，为破解HL的临床难题提供了可行的方案与路径。

一、病因与病理

自20世纪50年代起，在黄志强引领下，国内学者通过不懈的努力，对HL的流行病学、病因学、病理学及病理生理学等领域开展了系列临床和基础研究。随着现代生物医学技术的迅猛发展，目前对该病成因、机制及病理改变的研究取得了积极进展，有望为进一步认识该病和寻找有效的防治手段提供帮助。

（一）病因

目前认为胆道感染、梗阻、胆汁淤滞，以及胆道寄生虫，环境、遗传与代谢等因素可能与肝胆管结石的形成存在密切关系。

1. 胆道感染 正常状态下胆汁是无菌的，而肝胆管狭窄、胆管结石等是诱发胆道感染的重要因素。近年来胆道感染的细菌流行病学呈现出以下特点：①细菌菌群分布以革兰阴性菌为主，占到 67.5%，排前三位的是大肠埃希菌，克雷伯菌属，铜绿假单胞菌。革兰阳性菌占 32.5%，以肠球菌属 为主，但耐药性有上升趋势，给治疗带来影响。②常常合并厌氧菌感染。胆道感染途径主要与 Oddi 括约肌功能障碍导致的逆行感染有关，其次是经肝动脉、门静脉等血源性感染。合并胆道感染时，细 菌及感染的组织细胞分泌葡萄糖醛酸苷酶，将胆汁中的结合胆红素分解后与钙结合而形成胆红素钙结 石[10]，细菌磷脂酶可将胆道磷脂溶解为游离脂肪酸和溶血磷脂，两者均不溶于水。其次，感染所致氧 自由基也能进一步促进结石形成[11]。另外，由于反复胆道感染刺激胆管壁上皮组织过度增生，分泌至 胆汁中的黏蛋白含量明显增多[12]，黏蛋白具有胶冻样特性，并且呈丝网状排列，对胆红素颗粒、脱落 细胞等有形成分具有很强的吸附作用，因此黏蛋白在结石形成中扮演着重要的桥梁和骨架样作用。

2. 胆汁淤滞　胆汁淤积通常被认为是结石形成的必要条件[13]。在肝胆管结石病例中常常合并不 同程度的肝内外胆管扩张，而肝脏萎缩-增生复合征导致的肝门转位，均可造成相应肝段 / 叶引流不 畅，胆汁流体动力学发生变化，促进胆红素、胆固醇等过饱合结晶，进一步在细菌葡萄糖醛酸苷酶、 黏蛋白等作用下容易形成结石。

3. 胆道寄生虫感染　常见的是胆道蛔虫，其他胆道寄生虫有华支睾吸虫、猫后睾吸虫及麝猫后睾 吸虫，虫体、虫卵及炎症产物均可成为结石核心。在我国报告的肝胆管结石病例中与蛔虫和华支睾吸 虫感染有关者约占半数以上[14]。

4. 环境因素　日本学者和段炼等[15]均发现，乡村、饮用井水、居所卫生条件差等环境因素是肝 胆管结石病的高危因素。我国肝胆管结石患者主要来自农村地区，因此环境因素在肝胆管结石发病过 程中的作用值得关注。

5. 遗传和代谢因素　原发性肝胆管结石的发病有极强的地域性和种族差异[16]。因此，有关遗传 因素与发病间关系的研究得到了重视。*ABCB11* 基因编码蛋白被称为胆盐输出泵（bile salt export pump, BSEP），其主要功能是将胆汁酸跨膜转运到胆小管，促进胆固醇的溶解，抑制其过饱和结晶。采用基 因检测技术发现肝胆管结石患者存在 *ABCB11* 基因突变，同时 BSEP 蛋白在肝组织内的表达明显降低， 胆盐转运障碍造成胆汁成分不稳定，有助于结石的形成[17]。另外，有证据表明脑恶性肿瘤缺失基因编 码 DMBT1 蛋白，在肝胆管结石患者肝组织及胆汁中含量均有明显升高，其类似物已被证明具有加速 胆固醇成核的作用[18]。

（二）病理改变

1）2007 版《肝胆管结石病诊断治疗指南》[19] 将 HL 基本病理变化归纳如下：

（1）胆道梗阻：通常与胆管内结石阻塞或胆管炎性狭窄有关，并且多伴有梗阻部位以上胆管扩张 及结石堆积。

（2）胆道感染：由于胆汁引流不畅，容易诱发胆道感染，反复发作可加重胆管狭窄，急性期可出 现化脓性胆管炎、胆源性肝脓肿、膈下脓肿、脓毒血症、胆道溃疡、胆道出血、胆管支气管瘘等严重 并发症。

（3）肝实质破坏：由于肝窦结构及肝实质细胞受损可导致相应肝段或肝叶纤维化、萎缩，晚期可 表现为胆汁性肝硬化、门静脉高压症。

另外，近年来临床观察发现 2%～10% 的 HL 进展为肝内胆管癌，相对于非结石性的肝内胆管癌， 具有早期诊断困难、肿瘤组织分化程度低、易累及周围组织或器官、淋巴结转移率高、根治性切除率 低及远期预后更差等特点[20-21]。

2）肝胆管结石病重要的临床病理学特点：

（1）结石沿肝内病变胆管树呈区段性分布。

（2）肝胆管狭窄是结石形成和复发的重要因素，根据受累范围可导致肝段或亚肝段萎缩、胆汁性肝硬化及胆源性门静脉高压症。

（3）由于长期反复发作的胆道梗阻和／或感染可导致病变区域内胆管树、伴行血管及肝实质弥漫性不可逆损害，包括胆管壁结构破坏、多发性胆管狭窄和不规则性胆管扩张、胆管积脓、门静脉及肝动脉小分支狭窄、肝实质纤维化和萎缩、慢性肝脓肿、继发性肝内胆管癌等毁损性病变，这类病变只有手术切除才能得到有效治疗。

（4）在 HL 的病变范围内肝组织发生萎缩，而正常肝组织增生肥大，形成肝脏萎缩-增生性改变即萎缩-增生复合征。这一病理特征对于正确判断肝胆管结石的病变部位和选择合理治疗方法具有重要意义。

二、临床表现

由于原发性肝胆管结石病程长而复杂，临床表现复杂多样，主要取决于肝内外胆管梗阻部位及程度、合并胆道感染的程度、肝脏病变范围、肝功能损害程度以及并发症类型。基于以上考虑，2007 版《肝胆管结石病诊断治疗指南》[19] 率先将肝胆管结石病的临床表现划分为：

1. 静止型　患者无明显症状或症状轻微，仅有上腹隐痛不适，随着卫生保健意识的普及，通常在体检时才被明确。

2. 梗阻型　可表现为间歇性黄疸、肝区和胸腹部持续性疼痛不适、消化功能减退等胆道梗阻症状。当出现双侧肝胆管结石或伴有肝胆管狭窄时可呈持续性黄疸。

3. 胆管炎型　表现为反复发作的急性化脓性胆管炎。急性发作时出现上腹部阵发性绞痛或持续性胀痛、畏寒、发热、黄疸；右上腹压痛、肝区叩击痛、肝大并有触痛等，严重者可伴脓毒症表现；外周血白细胞和中性粒细胞显著升高，血清氨基转移酶急剧升高，血清胆红素、碱性磷酸酶、γ-谷氨酰转肽酶升高。一侧肝管结石阻塞合并急性肝胆管炎时，可无黄疸或黄疸较轻，血清胆红素处于正常水平或轻度升高，发作间歇期无症状或呈梗阻性表现。

随着病情的迁延发展，部分患者可出现肝脓肿、胆道出血、胆汁性肝硬化、门静脉高压症以及肝胆管癌等相关并发症。本分型标准的提出是以主要的临床病理变化为楔入点，阐明了与临床特征之间的关联，既便于深入理解与系统掌握疾病的特点，又对临床诊疗决策有所帮助。

三、诊断、围手术期评估及临床分型

（一）诊断

主要依据病史、临床表现、影像学及实验室检查结果不难对肝胆管结石病做出诊断。但要注意与肝内钙化灶相鉴别，后者往往在体检时检出，影像学检查无相应扩张胆管可资鉴别。

（二）围手术期评估

对 HL 的评估应贯穿诊疗全过程，术前、术中及术后恢复等阶段关注有所差别。术前及术中评估更强调在准确判断病情基础上，制订合理的治疗方案，以确保治疗的针对性与有效性。在术后恢复阶段更注意对并发症的诊治，加速术后康复为主要目的。

肝胆管结石术前评估的内容包括：肝胆系统病变范围与程度、肝脏功能状态、全身状况及手术耐受性。术中评估作为系统性评价中重要的环节，可以对术前判断做出及时修正与补充。对肝胆系统的评估检查方法较多，目前常用的有 B 超、CT、MRI/MRCP、ERCP/PTC、胆道造影、胆道镜及可视化三维重建等技术。由于各项检查均存在一定的局限性，临床医师应根据患者具体状况和当地的设备条件，合理选择，提高诊断准确率，为手术决策提供依据。

1. **B超** B超作为首选检查方法，具有安全、无创等特点，床旁超声尤其适合危重患者。超声检测的准确性取决于结石大小、部位及声影特点（图 48-0-1）。如果在检查发现肝内胆管扩张伴结石声影等典型表现，则临床可以做出快速诊断。另外，超声对于胆道积气、肝脓肿、腹腔积液以及肝内胆管癌等病变均具有较高的诊断价值[22]。近年来，B超引导下的有创操作技术得到了广泛应用，在肝胆管结石病围手术期诊疗过程中，以肝脏穿刺活检、PTC、PTCD（图 48-0-2）、PTCS 及腹腔穿刺引流为代表的微创介入技术发挥着积极的作用。

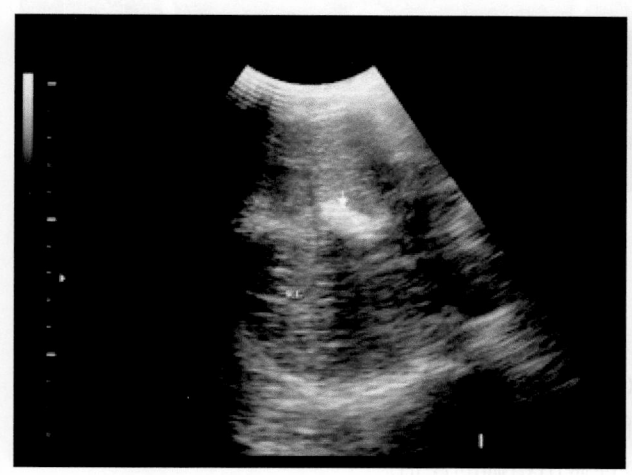
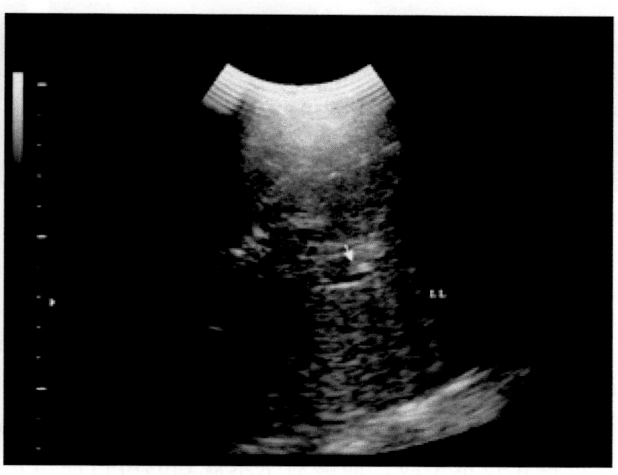

图 48-0-1　**HL 腹部超声，肝内强回声伴声影**　　　　　　图 48-0-2　**对 HL 行超声引导下 PTCD 术**

B 超引导下左肝内胆管穿刺、置管。

随着认识的不断深入，术中超声检测已成为 HL 术中精准评估的重要手段。通过观察肝胆管结石的分布、胆管扩张范围以及与周围血管间的关系，结合其他术中检查资料，可以印证术前判断的准确性，为再次评估病情、修正或重新规划治疗方案提供了宝贵的机会。另外，要特别指出解剖性肝切除是治疗 HL 的重要技术手段，而术中超声恰恰是界定肝切除范围的利器，尤其在面对复杂类型的病例如伴有肝脏明显萎缩-增生复合征，结石位置深在、肝门转位等情况时，有经验的医师往往会根据术中超声定位，选择合理的切肝平面，在彻底切除病灶的同时，最大限度地保留功能性肝组织。因此，术中超声已成为原发性肝胆管结石病情评估及手术决策体系中重要的一环，这也正是精准外科倡导的"病灶清除、肝胆保护、损伤控制"等核心理念的具体应用与体现。当然，超声检查技术也存在着一定的局限性，容易受十二指肠内气体干扰，因此在诊断胆管下段结石时缺乏敏感性，并且在面对体型肥胖、腹部有较大的手术瘢痕或广泛胆道积气的患者时，超声检查的作用受到极大的限制。

2. **CT 扫描** 随着现代医学影像技术的快速发展，目前临床使用的多排螺旋 CT 无论是成像速度还是质量等方面均已获得突破性进展。有证据表明 95% 以上的肝内色素性结石的 CT 影像表现为高密度影，采用薄层扫描克服部分容积效应后，可显著提高肝胆管内细小结石以及胆管下段结石的检出率，CT 二维横断面扫描可以弥补超声检查的不足（图 48-0-3）。此外，CT 对胆管扩张、积气及肝脏萎缩-增生等多种病理性改变具有极高的诊断价值，对明确肝脓肿、胆管癌变、肝硬化等并发症有着重要的临床指导意义（图 48-0-4）。目前，CT 引导下的穿刺、置管引流等技术已在国内大的医疗中心开展，具有定位准确、副损伤少等优点。当病灶毗邻空腔脏器、重要的血管或结构时，相对于 B 超引导下的操作而言，安全性及目的性更高。因此，在处理棘手的肝胆管结石术后并发症如肝断面积液、腹腔感染、膈下或肝脏脓肿时，CT 引导下的处置不失为有效、安全的办法。

CT 薄层扫描技术能够同时清晰显示肝胆管结石的病灶及门静脉、肝动脉及肝静脉的走行或变异等情况，因此，在肝胆管结石病灶定位、界定手术切除范围方面有明显优势。此外，薄层扫描技术获取的信息资料也被用于预留肝功能体积的精确测定以及可视化三维重建中。

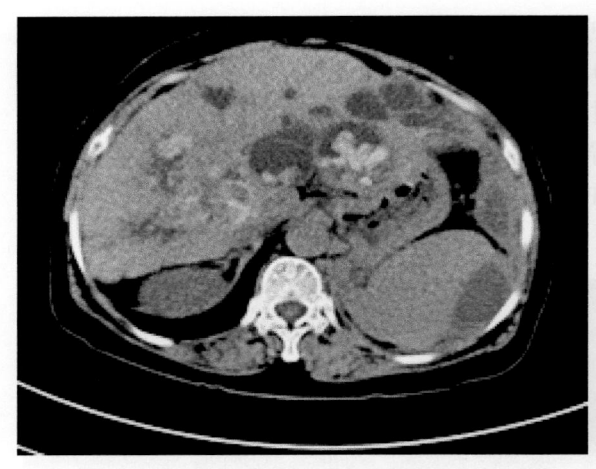

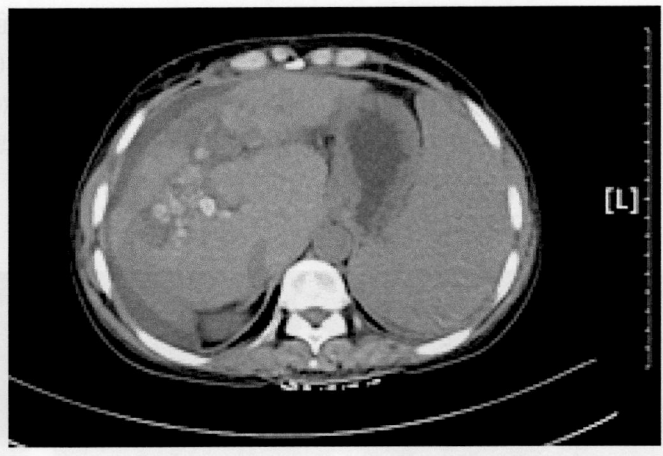

图 48-0-3　HL 的 CT 扫描，
显示肝内胆管见高密度结石

图 48-0-4　HL 的 CT 扫描，显示肝胆管结石
合并脾脏肿大、腹水

　　在三维重建技术出现以前，CT 扫描难以直观显示胆道狭窄部位，并且外科医师只能凭借个人的临床经验，形成肝内外胆管系统及病变的立体构象，对临床的指导意义受到一定程度的限制。在精准外科时代，CT 扫描作为优选的影像学检查技术，不仅能够对肝胆管结石病灶做出准确定位，结合可量化及可视化技术手段，能够对手术规划的可行性与安全性做出精确的评估。

　　3. MRI/MRCP　磁共振成像是诊断 HL 的优选方法之一。在 T1 加权像中大部分结石表现为高密度或等密度信号，而薄层 T2WI 序列对胆管内细小结石有较高的检出率，这有助于与肿瘤、胆管狭

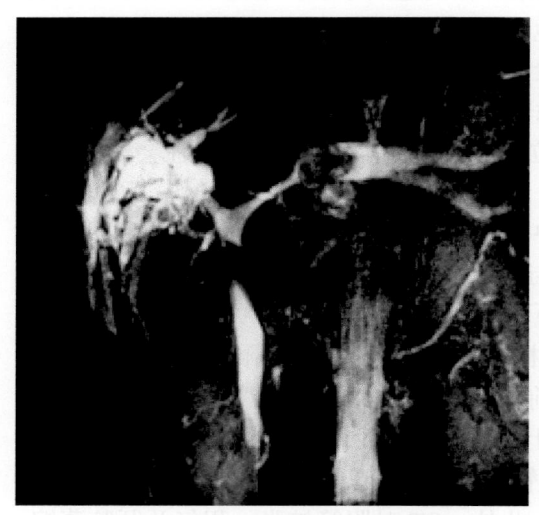

图 48-0-5　HL 的 MRCP 检查，显示
胆管树内结石堆积并胆管狭窄

窄相鉴别。另外，MRI 检查对于肝段萎缩、胆汁瘤、肝硬化、肝脓肿及胆管癌等病变有较好的提示意义。MRCP 作为无创性检查，避免了出血、胆漏、胆管炎、脓毒血症等有创检查常见的并发症，并且不存在对比剂过敏的风险。在重 T2MI 序列中可以清晰地显示胆管树内结石分布及范围，有助于对胆管狭窄、梗阻、变异、扩张部位做出正确的判断（图 48-0-5）。目前认为 MRCP 成像效果明显优于胆管直接造影法[23]。因此，磁共振检查在确定病灶部位以及指导肝切除范围等方面具有与 CT 扫描同等的临床价值，可以相互印证与补充，对指导病灶清除、功能肝保护、胆管定构重建等关键性治疗有重要的意义。磁共振检查不足之处是要求患者必须保持清醒状态，并且具有较好的依从性与耐受性。因此，在高龄体弱、严重肺功能不全、体内有金属植入物或幽闭恐惧症等群体中应用受限。另外，在鉴别胆道内积气、胃肠反流物、结石过程中还存在一定困难。

　　4. ERCP、PTC　术中或术后经胆道引流管造影均是直接胆道造影的经典方法，可用于获取完整的肝内外胆管树影像，为判断结石、胆管狭窄及扩张等病变提供帮助。无论采用上述何种方式，达到理想的胆管乳化状态是决定成像质量的关键。为此，应高度重视对比剂使用剂量、稀释浓度、患者体位以及对空气气泡处置等细节。ERCP 在诊断疾病的同时，采用镜下取石、碎石、支架置入等技术，可缓解部分患者的临床症状。与 ERCP 相比较，PTC 操作不受胃肠手术的影响。但要指出的是 ERCP、PTC 并非肝胆管结石诊断中的必选项，仅在 B 超、CT、MRCP 检查成像效果不佳时才予以考虑。经

"T"管造影是评估手术效果的重要依据，如发现有残余结石，可经"T"窦道胆道镜取石处理。与MRCP相比较，直接胆道造影具有更高的空间分辨率，因而对外周或细小胆管的评估更具有优势。当胆道发生完全梗阻时，有创性检查使用受限，而且与ERCP、PTC相关的胆道感染、出血等严重并发症时有报道。

5. 胆道镜　已被公认为是HL外科治疗不可或缺的重要技术手段[3]。术中或术后应用胆道镜可以：①直视观察结石大小及分布、胆管狭窄或扩张程度、胆管黏膜及胆管下端十二指肠乳头括约肌功能状态、胆管腔内是否有新生物等病变，为手术决策提供客观依据。②应用镜下取石、碎石、狭窄段胆管球囊扩张、支架置入等技术，可显著提高手术疗效。③经预置皮下或腹膜下空肠盲祥反复胆道镜取石，为患者提供了治疗机会。总之，胆道镜已成为系统性评估中重要的组成部分，对HL的诊疗模式产生了深刻的影响。

6. 三维可视化技术　现有的CT和MRI影像技术能够在二维平面详实地显示胆道系统，虽然其自带的三维重建工作站也能显示胆道系统的纵向立体走行，但均为某一血管成像期的图像，难以同时显现肝内三套血管系统和胆道系统，且不具备多维度观察的功能[24]。三维可视化技术是数字医学快速发展的产物，融合了三维重建、可视化仿真手术、3D打印、虚拟现实等技术，可在手术训练、术前规划、术中引导及术后评价等方面发挥重要作用[24]。三维可视化技术已被用于诊断HL，通过多方位立体显示病灶的空间结构及毗邻关系[25]（图48-0-6、图48-0-7），提供结石等病变的精确三维定位诊断，便于制定个体化治疗方案，使外科手术变得更为精准与可控。

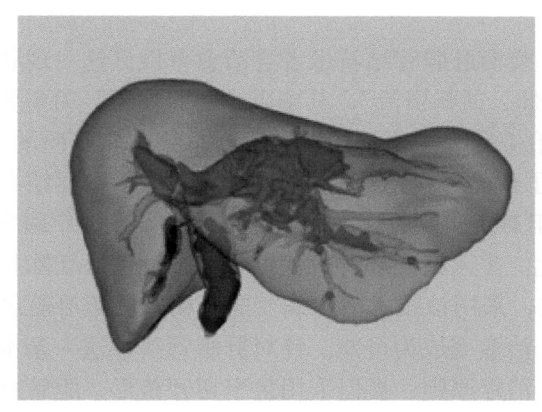
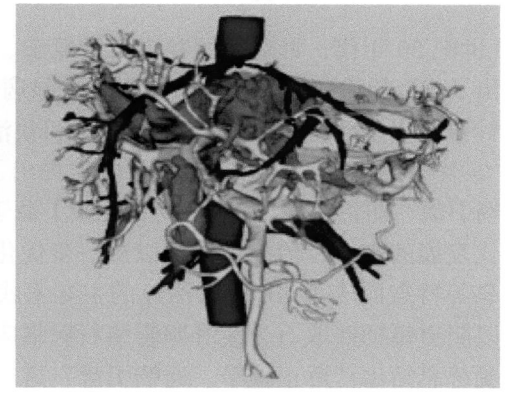

图 48-0-6　HL 三维可视化重建，
显示病灶分布及空间结构

图 48-0-7　HL 三维可视化重建，
显示病灶及毗邻血管

影像学技术的发展为肝内胆管结石病系统评估和手术规划提供了重要依据。联合应用CT、MRI、B超可以满足大部分临床所需。要特别强调由于肝胆管结石病的复杂性，仅仅依赖术前检查得出的判断是不充分的，必须结合术中超声及胆道镜进行再次评估，为手术决策提供可靠的依据。ERCP、PTC作为侵入性诊断技术，并非必选性检查，相关并发症风险要引起高度警惕。总之，HL围手术期评估就是运用病灶立体定位、功能性肝体积测定、可视化三维重建及术中导航等新技术，达到准确决策、精准干预的治疗目的，并将可预见的风险降至最低，使得病灶清除、脏器保护和损伤控制这三个要素在相互制衡中达到最优化，患者获益最大化。这既是满足优化手术流程的现实需要，也是精准外科核心理念的最好诠释。

开展肝脏功能及储备功能的评估事关手术安全性，通过了解胆红素水平、凝血功能、腹水等情况，对肝脏功能及手术耐受性做出初步的评价。对于病情复杂且需接受肝切除的患者，如条件允许应行吲哚菁绿（ICG）排泄试验，以评价肝脏储备功能。

（三）临床分型

1982 年中山（Nakayama）[26] 首次提出了 HL 临床分型标准。Ⅰ型为肝内型，ⅠE 型即肝内外型，并考虑到胆管狭窄及扩张等改变。该分型标准描述了结石部位、胆管狭窄及扩张程度的变化，但忽略了疾病对肝实质病理变化以及 Oddi 括约肌功能状态的影响，不利于对病情做出全面的评估。鉴于以上原因，中华医学会外科学分会胆道外科学组于 2007 年提出了肝胆管结石临床分型标准[19]。该标准的提出主要依据结石在肝内的分布、受累肝管和肝脏的病变程度，Ⅰ型：区域型，结石局限于一个或几个肝段或亚肝段内，临床表现多属于静止型、梗阻型或胆管炎型。Ⅱ型：弥漫型，结石遍布双侧肝叶胆管内，根据肝实质病变程度。Ⅱ型又分为 3 种亚型，Ⅱa 型：弥漫型不伴有明显的肝实质纤维化和萎缩；Ⅱb 型：伴有区域性肝实质纤维化和萎缩，通常合并萎缩肝脏区段主肝管的狭窄；Ⅱc 型：伴有肝实质广泛性纤维化而形成继发性胆汁性肝硬化和门静脉高压症，通常伴有左、右肝管或汇合部以下胆管的严重狭窄。E 型：附加型，指合并肝外胆管结石。根据胆管下端 Oddi 括约肌功能状态，E 型又分为 3 个亚型：Ea，胆管下端正常；Eb，胆管下端松弛；Ec，胆管下端狭窄。该分型充分考虑到肝胆管结石分布、肝实质病变程度以及 Oddi 括约肌功能状态，将临床表现与病理变化整合，对临床工作更具有指导意义[27]。

四、外科治疗

（一）外科治疗策略的变迁

在 20 世纪 50 年代，针对我国存在大量复杂、晚期肝胆管结石患者且治愈率极低这一现状，黄志强率先提出了 HL 的治疗方针"解除梗阻，去除病灶，通畅引流"，其中以"解除梗阻"为主要治疗策略，积极针对并发症治疗，以缓解临床症状和救治生命为主要目的。在不断总结临床经验的基础上，2007 年中华医学会外科学分会胆道外科学组提出了新的外科治疗方针："去除病灶，取尽结石，矫正狭窄，通畅引流，防治复发。"这一变化实质上源于对疾病发展规律认知的不断深入，诊疗理念的变革顺应了时代发展的需求，治疗策略得以进一步优化。步入精准外科时代以来，解剖性肝切除技术以其安全、可靠等特点而成为 HL 外科治疗的主导术式，采用该技术清除病变胆管树及受累肝脏区段的同时，再辅以胆道镜彻底取石，使肝胆管结石病临床治愈变成为可能。针对肝胆管狭窄这一基本临床病理特点，凝练总结出"矫正狭窄、通畅引流"这一治疗原则，提倡采用狭窄切开整形、胆管空肠吻合等多种技术修复狭窄胆管，恢复胆汁通畅引流为主要目的。与以往的治疗策略相比，"通畅引流"不仅可以涵盖"解除梗阻"等内容，而且针对预防结石复发这一临床难题，提出了更为清晰的解决思路与方法。

对于症状明显者需要接受手术治疗，而无症状的静止型患者是否有必要手术，尚存在一定争议。考虑到随着病程进展可能出现临床症状，约有 10% 肝胆管结石患者可进展为肝内胆管癌，对肝内结石较多的无症状患者也应积极手术干预。

（二）核心治疗技术的应用

进入精准外科时代，基于系统性评估和临床分型，做出准确的外科决策是开展肝胆管结石精准治疗的基础。通常针对Ⅰ型、Ⅱb 型宜采用肝叶、肝段或亚段切除术，Ⅱa 型弥漫型结石以预防复发为主；而Ⅱc 型常规手术难以奏效时，只能通过原位肝移植术治愈。常用的外科治疗技术包括胆管切开取石术、解剖性肝切除术、肝门部胆管狭窄修复重建术、肝移植术等（图 48-0-8）。

1. 解剖性肝切除术 由于肝胆管结石沿病变胆管树及受累肝实质呈区段性分布的病理特征，2009 年董家鸿率先提出解剖性肝段切除术是治疗肝胆管结石病的精准外科术式。该技术的核心要领是以肝

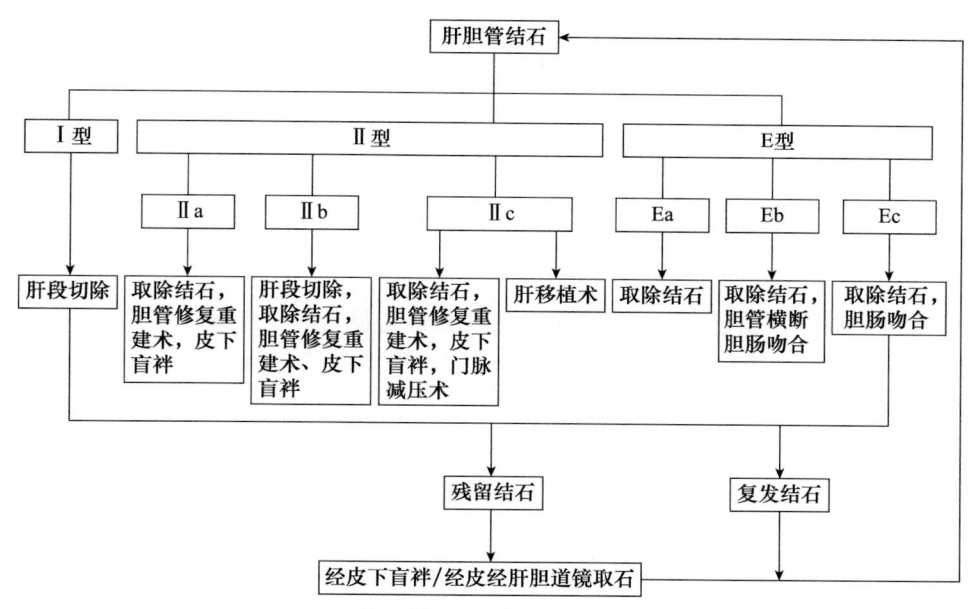

图 48-0-8 肝胆管结石病外科治疗策略

（引自：中华医学会外科分会胆道外科学组.中华消化外科杂志，2007，6：156.）

段、叶为单位做规则性切除，要求完整切除病变胆管树及所引流的肝脏区域，尽可能清除含有结石、狭窄及扩张胆管的病灶，而这些病灶恰恰也是易发生肝内胆管癌变的潜在部位。在手术可行、风险可控的前提下，施行精准肝切除以追求患者获益最大化，并将局部或全身性的损害降至最低为目的，该术式被认为是各式肝胆管结石手术中远期疗效最好的。

当Ⅰ型、Ⅱb型中有以下情况时可采取解剖性肝切除术：①肝叶或肝段的胆管梗阻，伴明显肝脏纤维化、萎缩；②二级以上肝胆管狭窄及结石；③相应肝叶、段胆管结石难以取净；④慢性、复发性肝脓肿；⑤保守治疗或介入治疗无效的肝内胆道出血；⑥可切除的肝内胆管癌。

肝切除范围主要取决于结石分布及毁损性病变范围。因此，对于节段性、区域性结石，应完整切除含结石的肝段或肝叶。双侧结石合并肝段萎缩者，可以行肝段联合精准切除，安全性及有效性已得到证实。在弥漫型结石中，针对局限性肝段或肝叶内区域性毁损病灶，可选择予以解剖性切除。对弥漫性结石导致两侧肝叶严重毁损萎缩且伴尾叶显著增生的病例，采用仅保留尾叶的次全肝切除术，获得了满意的治疗效果，残余肝组织胆汁分泌能力及胆汁引流通畅性是影响远期疗效及生存质量的关键[28]。根据右肝内结石分布区域，可以实施右肝叶、右前区、右后区切除。技术难点在于随着右肝叶/段萎缩、左肝增生，第一肝门、肝脏叶间裂或右前区和右后区之间的区间裂以下腔静脉为轴心向右后上方旋转转位，给界定病变肝脏区段或肝叶以及肝切除的平面带来困难。另外，肝右叶与膈肌、腹后壁、邻近组织及肝后下腔静脉之间常形成紧密粘连，对游离肝右后叶、肝尾状叶与下腔静脉之间的粘连造成困难。术者应对于肝内胆管结石病变的复杂性有系统深入的认识，并具有丰富的肝胆外科手术经验，须结合术前影像学精准定位及术中超声综合判断病变区域以及肝切除平面，可循肝中静脉或肝右静脉为解剖标志进行切除。对具有多次手术史、合并肝硬化及门静脉病变的患者，从正常的入路行肝脏切除是相当困难和危险的，黄志强提出循肝门上径路是解决这一难题的办法[29]。

2. 肝胆管切开取石术 胆管切开取石与胆道外引流术是肝胆管结石外科治疗中最常用的术式，一般多与其他术式联合应用，单纯性胆管切开取石、引流术操作相对简单，符合损伤控制理念。因此，多用于救治危重症病例，旨在完全或部分恢复胆道引流，缓解胆道感染，挽救患者生命，为二期确定性手术争取机会。对于结石数量较少且肝段/叶病变轻微、未合并肝胆管狭窄的病例，单纯性肝胆管切开取石可作为确定性治疗方式[30]。

在实施确定性手术过程中，首先应寻找到肝外胆管，切开探查肝胆管，在此基础上应用术中B超、胆道镜、胆道造影等技术方法，为术者综合判断病情提供机会。在复杂肝胆管结石病例中，面对肝脏增生、肝门转位、多次手术粘连、高位肝门部胆管狭窄、门静脉海绵样变、胆汁性肝硬化等不利因素的干扰，术前应有充分的评估及应对措施，设计合理的手术路径，以显露肝门部或肝内扩张胆管。一般而言，肝胆管切开往往是实施解剖性肝切除、胆管狭窄修复等术式的基础。在此要特别指出，术中仅凭手术器械而盲目取石是导致术后高结石残留率的重要原因，尤其在未充分解除肝门部胆管狭窄时，更容易遗漏对病变区域胆管树的清理。

3. 肝门部胆管狭窄修复重建术　肝胆管狭窄是 HL 最为显著的临床病理变化之一。据报道 HL 合并肝胆管狭窄发生率高达 24.3%，在导致肝胆管结石多次手术的诸多原因中，因胆道狭窄未解除者占据相当的比例。因此，肝胆管狭窄已被公认为是导致术后结石残留与复发的关键因素，在外科治疗过程中应予以高度重视。目前，针对肝胆管结石合并肝门部胆管狭窄者，主要采取以下处理办法：

（1）胆管狭窄成形、空肠 Roux-en-Y 吻合术：适用于肝内病灶和上游肝管狭窄已去除的肝门部胆管狭窄病例。在充分切开肝门部狭窄胆管并原位整形的基础上，以 Roux-en-Y 空肠襻与胆管切口侧侧吻合，修复胆管缺损。对有结石残留或复发可能的病例，可将空肠襻残端顺位埋置于皮下作为术后取石的通路。经此建立的人工窦道在反复取石过程中，可能因切口经久不闭发生难以愈合的空肠唇状瘘。因此，有人提出改良方法，将空肠襻残端悬吊于腹膜下以避免发生类似严重后果。

胆管空肠 Roux-en-Y 吻合术不可避免的废除了 Oddi 括约肌对胆道系统的生理性调控功能，后者对防止肠道菌群逆行感染具有重要作用。在上游肝管狭窄未纠正情况下，贸然施行胆管空肠吻合术，可引发或加重胆道感染，甚至出现难以控制的严重情况。目前尚无确实的证据表明附加抗反流措施能有效防止肠液向胆管的反流，因此不建议做此类附加手术。

（2）胆管狭窄成形、游离空肠段吻合术：适用于肝内病灶和上游肝管狭窄已去除，尚有结石残留或有结石复发可能而胆管下端通畅的病例。充分切开肝门部胆管狭窄并进行原位整形，截取长度适当的游离空肠段，用其输出端与胆管切口进行端侧吻合，修复胆管壁的缺损，保留胆道正常生理通道及 Oddi 括约肌抗反流功能。将其输入端关闭，并顺位埋置于皮下作为日后用胆道镜清除残留或复发结石的通路。亦可用胆囊代替空肠段来完成本手术。

（3）胆管狭窄成形、组织补片修复术：适用于肝内病灶及上游肝管狭窄已去除，结石已取尽且无复发可能，而只存在肝门部胆管轻度狭窄的病例。充分切开狭窄段及其两端的胆管，切除瘢痕化的胆管组织，缝合肝胆管瓣形成胆管的后壁，可选带血运的肝圆韧带瓣、胆囊瓣、胃瓣、空肠瓣或其他自体组织补片修复胆管前壁的缺损。这是一种恢复胆系正常生理解剖和修复胆管狭窄的理想手术方法，但其远期疗效仍有待经验的积累。

4. 肝移植术　胆汁性肝硬化、门静脉高压症系疾病终末期表现，部分患者常规手术难以奏效，尤其是 IIc 型肝胆管结石病患者，仅能通过肝移植手术获得彻底性的治愈机会。但由于肝移植费用高、风险高、手术复杂、供肝缺乏等原因，使其难以成为复杂性肝胆管结石病的常规治疗方法。在终末期肝胆管结石病肝移植手术过程中，病肝切除富有挑战性，因为患者往往有多次手术史，加之侧支循环丰富，在肝周形成广泛而致密的血管性粘连，容易发生难以控制的出血，移植手术充满难度与风险。采取优先处理第一肝门的策略，离断入肝血流后，术者容易控制术中大出血并从容完成病肝切除。

5. 微创治疗技术的应用　近年来，随着腹腔镜、胆道镜、十二指肠镜等微创介入技术的蓬勃发展，在肝胆管结石病诊疗过程中的应用价值已得到广泛认可[31]。

（1）腹腔镜肝切除：肝胆管结石病在中国、韩国及日本高发，随着腹腔镜等微创诊疗技术的广泛应用，东亚国家在此领域的探索已走在了世界前列。虽然肝胆管结石腹腔镜肝切除术的难度高于肝脏肿瘤切除，得益于腔镜技术及设备的快速发展，腔镜肝切除术发展至今，已突破了相关技术"瓶颈"，目前腹腔镜治疗肝胆管结石病已拓展为除 IIc 型 HL 以外的其他符合开腹手术条件者，包括 I 型、

Ⅱa型及Ⅱb型，以及部分合并肝脏萎缩增生复合征、肝门区胆管狭窄需整形重建者。对比术中出血量、术中输血、术后并发症发生率、结石清除率、结石残留率及术后结石复发率等核心疗效评价指标，腹腔镜与传统开腹手术并无显著差别，反而在手术时间和术后住院时间等方面明显具有优越性。因此，基于术前精确的病情判断与病例选择，腹腔镜已成为 HL 外科治疗的重要技术手段[32-34]。

（2）其他内镜微创技术的应用：胆道镜技术已被公认为是 HL 外科治疗中不可或缺的重要组成部分，在术中评估中以及取石治疗过程中，极具临床应用价值[35-36]。随着胆道镜下液电碎石、激光碎石、球囊扩张等成熟技术的规范化应用，有利于进一步改善 HL 的临床疗效[37]。

以胆道镜技术为基础发展而来的 PTCS，为多次手术、合并肝硬化和（或）门静脉高压症的患者、年老体弱、营养不良、难以耐受全麻手术的患者，开辟了新的治疗途径。对于肝胆管结石伴肝段叶萎缩纤维化、肝内胆管节段性囊状扩张和疑似癌变的患者，如一般情况允许，仍建议首选手术治疗[38-39]。

相对于腹腔镜、胆道镜而言，十二指肠镜在肝胆管结石病诊疗过程的应用有限，术前穷尽其他特殊检查后，仍然不能获得满意的胆道影像资料时，才考虑行 ERCP 造影。因检查后患者合并胆道感染的机会较大，故应慎重对待[40]。

五、综合处理

（一）围手术期处理要点

1. 抗菌药物的使用　肝胆管结石患者的胆汁细菌培养阳性率可达 77.2%，其中以大肠埃希菌、克雷伯菌属、铜绿假单胞菌等革兰阴性菌最为常见，革兰阳性菌以肠球菌为主，并且常常合并厌氧菌感染。

根据 HL 患者胆道感染的程度，可选用第二、三代头孢菌素如头孢呋辛、头孢曲松等，同时联合硝基咪唑类药物，或直接选择头孢哌酮＋舒巴坦、哌拉西林＋他唑巴坦，重症感染者可考虑予第三、四代头孢类如头孢他啶、头孢吡肟等，同时联合硝基咪唑类药物；或直接使用 β- 内酰胺酶抑制剂复合制剂、碳青霉烯类，如亚胺培南、美罗培南或替加环素等。合并有革兰阳性菌感染，可给予万古霉素、替考拉宁或利奈唑胺。在胆道梗阻、胆汁引流不畅等诱因未得到有效解决之前，HL 患者常常出现反复胆道感染，此时选用第三代头孢菌素并联合抗厌氧菌药物，或选用 β- 内酰胺酶抑制剂复合制剂，疗效欠佳时应换用碳青霉烯类或替加环素。要特别指出，在经验性使用抗菌药物治疗的同时应加强病原菌和耐药性监测，为后续调整治疗方案提供可靠依据。

当前 HL 多重耐药呈现复杂性、难治性的特点，已引起临床的高度关注。常见多重耐药菌包括耐甲氧西林金黄色葡萄球菌、耐万古霉素肠球菌、产超广谱 β- 内酰胺酶细菌、碳青霉烯类耐药肠杆菌科细菌、碳青霉烯类耐药鲍曼不动杆菌、多重耐药 / 泛耐药铜绿假单胞菌和多重耐药结核分枝杆菌等。治疗首先要做好医务人员的手卫生工作，对于疑似或确诊患者做好严格的隔离措施，严格遵守无菌操作流程，尤其是在做各种侵入性操作时。除外，应及时采集标本送细菌培养，尽早明确致病菌。根据细菌培养及药物敏感试验结果合理选择抗菌药物，尽早实施目标性治疗[41]。

2. 营养支持　HL 患者常伴有不同程度的肝胆系统损害，胃肠吸收功能受到影响，加之反复胆道或全身性感染等因素并存，容易造成营养不良。目前国际营养协会推荐，术前对营养不良的患者进行相应的营养支持，有助于改善患者免疫能力，减少术后并发症的发生，从而促进患者的康复。因此，术前常规筛查患者营养状况，并根据具体情况予以纠正，以减少术后应激，促进术后快速康复。

3. 术前胆道引流　HL 术前胆道引流非必选项，仅在合并急性重症胆管炎时，为控制感染才予以考虑。有研究表明，在胆管炎控制不足 1 个月内切肝，患者术中残余结石发生率、术后感染并发症和胆漏发生率明显升高。因此，HL 急性胆管炎发作期间，可选择内镜下放置鼻胆管引流（ENBD）或超声引导下经皮肝穿刺胆管引流（PTCD），待胆道充分引流、胆道感染控制满意后，再行计划性肝切除术。

（二）肝胆管结石常见并发症的诊断及治疗

1. 重症急性胆管炎 急性梗阻性化脓性胆管炎或胆源性脓毒症是肝胆管结石的常见并发症和主要致死原因。诊断依据是确认肝胆管结石合并胆道感染并伴有全身脓毒症表现。在予以禁食、补液、抗生素等非手术治疗的同时，积极行胆道引流减压是重要的治疗手段，可采取经皮、经肝或胆囊穿刺置管引流或者 ERCP 下胆道支架、鼻胆管置入等办法。必要时可考虑急症手术胆管引流和减压，待病情稳定后二期手术处理。

2. 胆源性肝脓肿 常继发于急性化脓性胆管炎，脓肿好发于病变胆管引流区域。根据病史、急性胆管炎、脓毒症症候群及上腹部疼痛等典型临床表现，结合 B 超和 CT 检查不难做出正确诊断。B 超或 CT 引导下诊断性肝脓肿穿刺以获确诊，同时也是重要的治疗措施，根据细菌培养结果针对性的使用抗菌药物，配合全身支持治疗，待病情稳定后实施确定性手术。

3. 胆道出血 由于结石梗阻继发胆道化脓性感染，受累区域胆管黏膜溃疡侵蚀伴行肝动脉或门静脉支可致胆道出血。典型的临床表现为发作性胆绞痛，继之出现呕血或便血、黄疸或黄疸加深，呈周期性发作，以 5～14 天多见。B 超、CT、MRI 检查对诊断有一定参考价值，经皮选择性肝动脉造影最具诊断价值。首选治疗措施是选择性肝动脉栓塞术，一般可达到止血的效果。当非手术治疗未能奏效时才考虑手术处理。

4. 结石相关性肝内胆管癌（HICC） 肝胆管结石致癌可能与结石的机械刺激、胆道慢性炎症、胆汁淤积、胆管上皮异常增生、抑癌基因失活以及炎症因子过度表达等多种因素有关。病变胆管上皮及管壁腺体的异型增生是胆管癌的癌前病变。由于 HICC 缺乏特异性临床表现，且易被胆石症临床表现所掩盖，就诊时多属中晚期，致使本病早期诊断较为困难，术后易复发转移、根治性切除率低、预后差。为提高对本病的早期诊断率，有以下表现者应予以高度重视，建议联合应用多种影像学及血液检查，以提高诊断准确率。① 50 岁以上肝胆管结石病患者，且病程较长，伴有短期内体质量明显下降。②出现典型的影像学检查表现（结石区域出现软组织影、胆管壁不规则增厚、肝外淋巴结肿大等）。③ CA19-9、CA242、CEA 等肿瘤标志物明显升高。④除外胆源性肝脓肿。根治性手术是唯一可能治愈的方法，标准手术方式包括：解剖性肝切除、胆道及消化道重建，如合并有淋巴结转移应行区域性淋巴结清扫。

5. 胆汁性肝硬化及门静脉高压症 由于胆管结石引起胆管长期梗阻和感染，造成肝实质弥漫性损害和纤维化，导致继发性胆汁性肝硬化和门静脉高压症。对此处理原则如下：①如处于肝功能代偿期，可一期手术同时处理胆道及门静脉高压的问题。②如果胆道及肝脏的病变复杂、门静脉高压症明显、肝功能损害严重，则以分期手术为宜。若门静脉高压显著，肝十二指肠韧带曲张血管阻碍胆道手术，则先作门腔静脉分流术，待门静脉高压缓解后择期进行确定性胆道手术。③肝内广泛性结石伴肝功能失代偿期，有条件的患者应首选原位肝移植治疗。

（董家鸿　何　宇）

参 考 文 献

［1］ PLENTZ R R, MALEK N P. Clinical presentation, risk factors and staging systems of cholangiocarcinoma [J]. Best Pract Res Clin Gastroenterol, 2015, 29 (2): 245-252.

［2］ TSUI W M, LAM P W, LEE W K, et al. Primary hepatolithiasis, recurrent pyogenic cholangitis, and oriental cholangiohepatitis: a tale of 3 countries [J]. Adv Anat Pathol 2011, 18 (4): 318-328.

［3］ 董家鸿, 叶晟. 我国肝胆管结石病治疗理念及模式的变迁 [J]. 中国实用外科杂志, 2016, (3): 261-263.

［4］ SUZUKE Y, MORE T, YOKOYAMA M, et al. Hepatolithiasis: analysis of Japanese nationwide surveys over a period of

40 years [J]. J Hepatobiliary Pancreat Sci, 2014, 21 (9): 617-622.

［5］ 董家鸿, 田远虎. 肝胆管结石外科治疗进展 [J]. 中华普外科手术学杂杂志, 2012, 6 (4): 340-344.

［6］ 黄志强. 肝内胆管结石治疗演变和发展 [J]. 中国实用外科杂志, 2009, 29 (7): 537-539.

［7］ 董家鸿, 黄志强. 精准肝切除——21 世纪肝脏外科新理念 [J]. 中华外科杂志, 2009 (21): 1601-1605.

［8］ NUZZO G, CLEMENTE G, GIOVANNINI I, et al. Liver resection for primary intrahepatic stones: a single-center experience [J]. Arch Surg, 2008, 143 (6): 570-573; discussion 574.

［9］ DONG J, YANG S, ZENG J, et al. Precision in liver surgery [J]. Semin Liver Dis, 2013, 33 (3): 189-203.

［10］ 邹声泉. 肝胆管结石病的成因诊断和分类 [J]. 中国实用外科杂志, 2004, 24 (2): 11-12.

［11］ 吕立升, 魏妙艳, 汤朝晖. 肝胆管结石成因及分型 [J]. 中国实用外科杂志, 2016, 36 (3): 348-350.

［12］ LEE K T, LIU T S. Mucin gene expression in gallbladder epithelium [J]. J Formos Med Assoc, 2002, 101 (11): 762-768.

［13］ Cetta FM. Bile infection documented as initial event in the pathogenesis of brown pigment biliary stones [J]. Hepatology (Baltimore), 1986, 6: 482-489.

［14］ TABRIZIAN P, JIBARA G, SHRAGER B, et al. Hepatic resection for primary hepatolithiasis: a single-center Western experience [J]. J Am Coll Surg, 2012, 215 (5): 622-626.

［15］ 段炼, 李宜雄. 肝胆管结石发病机制的研究进展 [J]. 国外医学, 2005, 32 (4): 255-260.

［16］ PORTINCASA P, MOSCHETTA A, PALASCIANO G. Cholesterol gallstone disease [J]. Lancet, 2006, 368: 230-239.

［17］ GAN L, PAN S G, HE Y, et al. Functional analysis of the correlation between ABCB gene mutation and primary intrahepatic stone [J]. Mol Med Report, 2019 (19): 195-204.

［18］ KIM H J, LEE S K, KIM M H, et al. Cystic fibrosis transmembrane conductance regulator (CFTR) in biliary epithelium of patients with hepatolithiasis [J]. Dig Dis Sci, 2002, 47 (8): 1758-1765.

［19］ 中华医学会外科学分会胆道外科学组. 肝胆管结石病诊断治疗指南 [S/J]. 中华消化外科杂志, 2007, 6 (2): 156-161.

［20］ 崔劲驰, 唐腾骞, 甘浪, 等. 肝胆管结石相关性肝内胆管癌的外科治疗及预后分析 [J]. 中华消化外科杂志, 2019, 18 (2): 152-159.

［21］ TABRIZIAN P, JIBARA G, SHRAGER B, et al. Hepatic resection for primary hepatolithiasis: a single center Western experience [J]. J Am Coll Surg, 2012, 215 (5): 622-626.

［22］ LIM J H, KO Y T, LEE D H, et al. Oriental cholangiohepatitis: sonographic findings in 48 cases [J]. AJR Am J Roentgenol, 1990, 155 (3): 511-514.

［23］ PARK M S, YU J S, KIM K W, et al. Recurrent pyogenic cholangitis: comparison between MR cholangiographyand direct cholangiography [J]. Radiology, 2001, 220 (3): 677-682.

［24］ 方驰华, 项楠. 数字化微创技术在肝胆管结石诊治中的应用价值 [J]. 中国实用外科杂志, 2016, 36 (3): 272-277.

［25］ FANG C H, LIU J, FAN Y F, et al. Outcomes of hepatectomy for hepatolithiasis based on 3-dimensional reconstruction technique [J]. J Am Coll Surg, 2013, 217 (2): 280-288.

［26］ NAKAYAMA F. Intrahepatic calculi: a special problem in East Asia [J]. World J Surg, 1982, 6 (6): 802-804.

［27］ 吕立升, 妙艳, 汤朝晖. 肝胆管结石成因及分型 [J]. 中国实用外科杂志, 2016, 36 (3): 348-350.

［28］ DONG J, LAU W Y, LU W, et al. Caudate lobe-sparing subtotal hepatectomy for primary hepatolithiasis [J]. BrJ Surg, 2012, 99 (10): 1423-1428.

［29］ 黄志强. 肝内胆管结石治疗演变和发展 [J]. 中国实用外科杂志, 2015, 35 (5): 468-470.

［30］ PU Q, ZHANG C, REN R, et al. Choledochoscopic lithotripsy is a useful adjunct to laparoscopic common bile duct exploration for hepatolithiasis: a cohort study [J]. Am J Surg, 2016, 211 (6): 1058-1063.

［31］ 中国研究型医院学会肝胆胰外科专业委员会, 国家卫生健康委员会公益性行业科研专项专家委员会. 肝胆管结石病微创手术治疗指南 (2019 版) [S/J]. 中华消化外科杂志, 2019, 18 (7): 611-615.

［32］ PENG L, XIAO J, LIU Z, et al. Laparoscopic versus open left-sided hepatectomy for hepatolithiasis: a systematic review and meta-analysis [J]. J Laparoendosc Adv Surg Tech A, 2017, 27 (9): 951-958.

［33］ LI S Q, LIANG L J, PENG B G, et al. Hepaticojejunostomy for hepatolithiasis: a critical appraisal [J]. World J Gastroenterol, 2006, 12 (26): 4170-4174 .

［34］ CUI L, XU Z, LING X F, et al. Laparoscopic hepaticoplasty using gallbladder as a subcutaneous tunnel for hepatolithiasis [J]. World J Gastroenterol, 2014, 20 (12): 3350-3355.

［35］ 中华医学会外科学分会胆道外科学组, 中国医师协会外科医师分会胆道外科医师委员会. 胆道镜在肝胆管结石病诊断与治疗中的应用专家共识 (2019 版) [S/J]. 中华消化外科杂志, 2019, 18 (5): 407-410.

［36］ 中华医学会外科学分会胆道外科学组, 中国医师协会外科医师分会胆道外科医师委员会. 胆道镜临床应用专家共识 (2018 版) [S/J]. 中国实用外科杂志, 2018, 38 (1): 21-24.

［37］ 王平, 陈小伍, 王槐志. 经皮肝胆道镜碎石在治疗肝胆管结石中的应用 [J]. 中国内镜杂志, 2013, 19 (5): 511-515.

［38］ JHAMB S, DECKER C, ROMERO R, et al. Intrahepatic stones from congenital biliary dilatation [J]. Ochsner J, 2015, 15 (1): 102-105.

［39］ HACHIYA H, KITA J, SHIRAKI T, et al. Intraductal papillary neoplasm of the bile duct developing in a patient with primary sclerosing cholangitis: a case report [J]. World J Gastroenterol, 2014, 20 (42): 15925-15930.

［40］ LAI K H, CHAN H H, TSAI T J, et al. Reappraisal of endoscopic papillary balloon dilation for the management of common bile duct stones [J]. World J Gastrointest Endosc, 2015, 7 (2): 77-86.

［41］ 中华医学会外科学分会胆道外科学组, 中国研究型医院学会加速康复外科专业委员会. 胆道外科抗菌药物规范化应用专家共识 (2019 版) [S/J]. 中华外科杂志, 2019, 57 (7): 481-487.

原发性硬化性胆管炎 第49章

原发性硬化性胆管炎（primary sclerosing cholangitis，PSC）是一种发病隐匿、慢性进行性胆汁淤积性疾病。其特征为不明原因的肝内外胆管炎症和纤维化，导致胆管多灶性狭窄和扩张、慢性胆汁淤积性病变。常需与继发性硬化性胆管炎鉴别。临床上常表现为反复发作的胆道梗阻和胆管炎症，最终出现胆汁性肝硬化、门静脉高压和肝衰竭。由于目前发病机制不清，缺乏有效的治疗方案，预后较差，但早期诊断及处理对改善患者的预后有着重要的意义。

一、流行病学

本病患病率在世界不同地区各不相同，但总体呈上升态势。男性多见，占 60%～70%，患病年龄多在 30～40 岁。亚洲人 PSC 患病率低于欧洲和美国，特别是北欧患病率最高。欧美国家 PSC 的患病率在（1.3～16.2）/10 万，发病率在（0.41～1.22）/10 万。日本 PSC 的患病率为 0.95/10 万[1-4]。近年来，PSC 患病率的上升可能与诊断技术的提高有关，如应用磁共振胰胆管造影（magnetic res-onance cholangiopancreatography，MRCP）和内镜逆行胰胆管造影（endoscopic retrograde cholangiopan-creatography，ERCP）作为常规进行筛查诊断。

PSC 患者中约 2/3 合并有炎性肠病（inflammatory bowel disease，IBD），其中 3/4 为溃疡性结肠炎，且多数为全结肠炎，也是男性多见，年龄在 30～40 岁，而在不伴有溃疡性结肠炎的 PSC 患者中，女性较男性常见[2-4]。PSC 患者还存在较高的恶性肿瘤患病风险，在 PSC 合并 IBD 的患者中结直肠癌的患病风险是非 PSC 的 5 倍，同样也有高达 10.9% 的 PSC 患者被发现合并有胆管癌[2]。

PSC 的病因目前尚不明确，可能与遗传和自身免疫因素相关。由于 PSC 与炎性肠病的高相关性，推测自身免疫因素可能参与其中。其他可能的病因还包括编码囊性纤维化跨膜受体基因发生突变以及反复的细菌感染等。目前较为合理的解释为发生基因突变的个体在外界环境的作用下，通过免疫学机制产生特定的表型而导致疾病的发生。

二、病理学

原发性硬化性胆管炎可累及肝内外胆管的各个部位。以肝外胆管壁明显增厚及不规则的管腔狭窄最为常见。胆管壁增厚纤维化，管腔狭窄，内径仅有 3～4mm。根据胆管的病变部位，可分为：①小胆管型，病变位于肝内小胆管，胆管造影无法显像；②大胆管型，病变位于肝外较大胆管；③全胆管型，肝内、外胆管均发生病变。

PSC 组织学特征性改变是胆管黏膜下及胆管周围的"洋葱皮"样环形纤维化和炎症细胞的浸润，病变不累及胆管黏膜。随着胆管及周围炎、门静脉区炎性细胞浸润及纤维性增生，造成胆管狭窄、胆汁淤积，最终出现胆汁性肝硬化、门静脉高压（图 49-0-1）。根据疾病进程分为四期：1 期，胆管炎或门静脉炎；2 期，门静脉周围纤维化或门静脉周围炎；3 期，间隔纤维化、桥接坏死或两者都有；4 期，胆汁淤积性肝硬化。

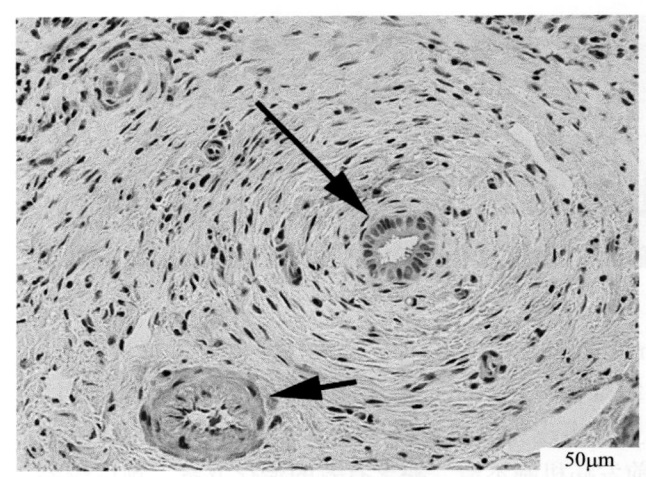

图 49-0-1 原发性硬化性胆管炎病理表现
长箭头处可见胆管环形纤维化和炎性细胞浸润（"洋葱皮样"改变），
短箭头处可见肝动脉分支。
（引自：WILLIAMSON K D，et al. Br Med Bull，2015，114：53.）

胆管上皮在 PSC 中呈激活状态，包括胆管周围的腺体扩张。这种激活可能通过与肝星状细胞、门静脉肌成纤维细胞或两者的相互作用导致胆管周围纤维化以及肝硬化。而胆管上皮长期暴露于慢性炎症、再生的效应分子以及积聚的胆汁酸下，可能是胆管细胞癌变的诱因[5]。

三、临床表现

1. 症状 PSC 的症状多样，主要为慢性进行性胆管梗阻及胆管炎，初期表现不明显，多表现为乏力不适，或者表现为右上腹疼痛、发热伴寒战，呈间歇性发作，也可长期无临床症状。其发病多隐匿，随着疾病进展，可能会出现瘙痒或进行性加重的黄疸。

在后期 PSC 患者有脂溶性维生素缺乏的表现。主要表现为维生素 A、维生素 D、维生素 E 缺乏症状，维生素 K 缺乏罕见。其中 PSC 患者维生素 D 缺乏容易并发代谢性骨病，其骨密度显著低于正常同龄人群。

PSC 患者晚期可出现腹水、肝脾肿大、肝性脑病等肝功能失代偿表现。有时可伴消化道出血，这可能与多数 PSC 合并有 IBD 或存在门静脉高压有关。

2. 实验室检查 PSC 患者的血生化指标中碱性磷酸酶（ALP）及 γ- 谷氨酰转肽酶（GGT）通常升高，提示胆汁性淤积。依据 2003 年 Mayo 指南，血清 ALP 水平高于正常 2～3 倍且持续至少 6 个月时对 PSC 诊断有帮助。有些患者 ALP 呈正常水平，但血清 GGT 呈升高趋势，尤其在儿童患者中，GGT 可作为检测指标。

丙氨酸氨基转移酶（ALT）及天冬氨酸氨基转移酶（AST）可升高至正常值上限（upper limit of normal value，ULN）的 2～3 倍。血清胆红素及白蛋白水平在疾病诊断时多在正常范围内，但随着病情的进展，直接胆红素逐渐升高，表现为梗阻性黄疸；而白蛋白水平则逐渐降低。

球蛋白中约半数患者血清 IgM 水平升高，约 9% 患者 IgG4 水平升高。在合并有 IgG4 升高的 PSC 患者中，其疾病进展更快，但不同于其他 PSC 患者，其糖皮质激素治疗有效。因此所有 PSC 患者均应常规检测血清 IgG4 水平。

PSC 患者中也可检测到自身免疫性抗体，如抗平滑肌抗体（ASMA）、抗核抗体（ANA），以及抗中性粒细胞胞浆抗体（ANCA），这些抗体表达水平低，且非 PSC 特征性表现。抗线粒体抗体（AMA）在 PSC 患者中虽多为阴性，但却是原发性胆汁性肝硬化的特异性抗体，有一定鉴别作用。

3. 影像学检查 对血生化提示持续性胆汁淤积的患者常规行腹部超声或 CT，其目的是初步评估胆道梗阻情况，并鉴别梗阻原因。如果发现有肝外胆管扩张、胆管壁增厚或胆囊增大则提示硬化性胆管炎。PSC 在超声中多表现为胆管管腔明显狭窄，多为均匀性的，一般为 4mm。在局限型或节段型患者中，可见胆管不规则扩张，胆管壁明显增厚，可达 4～5mm。

近年来，MRI/MRCP 已成为诊断 PSC 的首选检查，能清楚地显示肝内外胆管走行与病变程度。在 PSC 患者，其特征性影像学为胆管串珠状改变，多表现为肝内、外胆管弥漫性不规则的多发性狭窄，其中左右肝管汇合处狭窄较为多见，也最为严重。依据欧洲消化内镜学会和欧洲肝病学会（ESGE/EASL）指南，MRI/MRCP 诊断 PSC 的敏感性和特异性分别为 86% 和 94%，总体诊断准确率达 90%[6]。与 ERCP 相比，MRCP 优势在于无创、经济，除少部分患者对比剂过敏外，尚无其他并发症。但 MRCP 劣势在于①怀疑局部恶变时，不能对狭窄部位进行细胞组织学检查；②在发现有结石、肿瘤、狭窄等情况不能同时进行治疗性干预；③诊断敏感性可能仍稍逊于直接胆管造影检查。见图 49-0-2。

当非侵入性检查对 PSC 诊断困难时可以进行 ERCP 检查。通过 ERCP 进行胆管造影，其影像特征包括带状狭窄、串珠样外观、节枝样表现和憩室样隆起。狭窄部位靠下时，可行 ERCP 下狭窄部位球囊扩张术；怀疑恶性病变时可通过 ERCP 行细胞刷检或活组织检查。但 ERCP 作为有创性检查，术后可能并发胰腺炎或胆管炎加重等。而经皮肝穿刺胆管造影（percutaneous transhepatic cholangiography，PTC）在临床上应用相对较少，仅适用于有胆管扩张者，而 PSC 一般因为胆管狭窄，成功率不高。

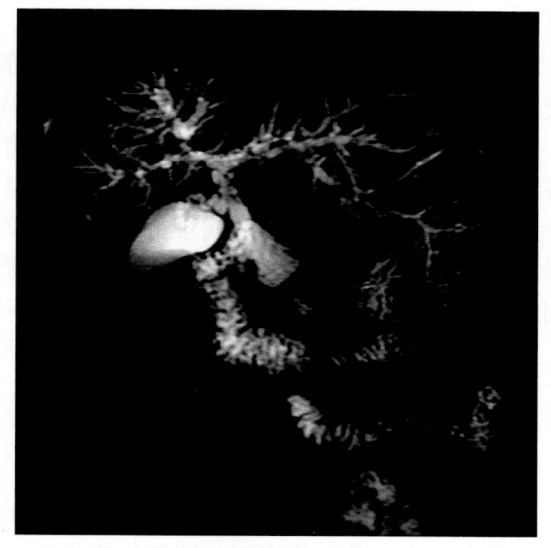

图 49-0-2　原发性硬化性胆管炎 MRCP 影像
典型表现：肝内胆管弥漫性不规则的多发性狭窄，肝外胆管扩张。
（引自：WILLIAMSON K D, et al. Br Med Bull, 2015, 114：53.）

超声内镜可用于评估胆管壁病变。在 PSC 患者中，胆管壁多呈弥漫性增厚。结肠镜检查用于筛查患者是否合并 IBD。由于 PSC 常合并 IBD，特别在早发病例更常见。因此，即使患者没有消化道的症状，也应常规进行结肠镜检查。

随着第二代经口胆道镜检查（如 SpyGlass）的发展，胆管内病变可得到直视下的评估及活检取材，一定程度上提高了恶性病变的检出率，因此逐渐广泛开展应用。但目前，针对 SpyGlass 的相关临床研究较少，ERCP 行细胞刷检仍是对于可疑癌变的 PSC 患者获取活检标本的首选方式。

四、诊断与鉴别诊断

1. PSC 诊断　目前尚没有统一的 PSC 诊断标准。据 2015 年国内 PCS 专家共识推荐的诊断标准：①患者存在胆汁淤积的临床表现及生物化学改变（尤其是血清 ALP 的升高）；②胆道成像具备 PSC 典型的影像学特征；③其他因素引起胆汁淤积。如果患者有典型的临床表现和影像学可确诊，不需要行肝组织活检进一步确诊；但对于影像学不典型的 PSC 疑似者，需行肝活组织检查，同时肝活检有助于确定疾病分期和评估预后。

欧洲肝脏研究协会（European Association for the Study of the Liver，EASL）推荐的标准：异常的肝功能指标（ALP、GGT）伴随或不伴随胆道症状（瘙痒、黄疸、胆管炎表现），MRCP 或 ERCP 表现。而对于 MRCP 或 ERCP 表现正常的小胆管 PSC 则需行肝活检且同时存在炎症性肠病的诊断。

2017 年 Mayo 诊所的拉扎里迪斯（Lazaridis）等[7]发表在《新英格兰医学杂志》的一篇综述中诊断标准如下：持续 6 个月以上的血清 ALP 升高、MRCP 或 ERCP 发现胆道狭窄并排除继发性胆管炎。当怀疑小胆管 PSC 或 PSC 合并自身免疫性肝炎（AIH）时可考虑行肝穿刺活检。

肝穿刺活检显示，PSC 患者胆管的特征性病变是胆管腔狭窄和胆管周围同心性纤维化，即洋葱皮样改变，但检出率较低（7%～50%）。较常见的病理改变为肝小叶间胆管退变、消失，管周增生、门静脉炎症、纤维化和碎片状坏死。小胆管 PSC 指影像学未发现特征性改变，而病理学具有特征性的胆管周"洋葱皮"样的纤维化征象。小胆管 PSC 所占比例不超过 PSC 总体的 5%。因此，当因肝功能出现不明原因的胆汁淤积现象，影像学却未发现肝外大胆管的异常而怀疑存在小胆管 PSC 时，肝组织活检可有助于明确诊断。

2. 鉴别诊断　PSC 主要与继发性硬化性胆管炎、自身免疫性肝炎（AIH）、IgG4 相关性硬化性胆管炎和胆管癌所致胆管狭窄等相鉴别。但临床鉴别诊断均困难，有时在病理学上都可能不易鉴别。

继发性硬化性胆管炎的临床特征与 PSC 患者相似，但病因相对明确，通常继发于胆管手术和胆管结石。但当 PSC 患者有胆管手术史或同时合并胆道结石时，两者不易鉴别。IgG4 相关性硬化性胆管炎常并发自身免疫性胰腺炎，在病理上，IgG4 相关性硬化性胆管炎有较多的 IgG4 阳性细胞，没有洋葱皮样纤维化，而 PSC 患者则没有明显的炎症细胞浸润等。当 PSC 患者并发胆管癌与良性胆管狭窄鉴别困难时，使用 ERCP 进行胆管细胞学检查和组织活检；有时因灵敏度较低也可通过经口行胆道镜检查，在鉴别 PSC 相关的良恶性胆管狭窄方面优于 ERCP，但到达部位有限。

五、综合治疗

本病目前仍缺乏有效的治疗方法。其治疗的目的是延缓疾病进展，改善症状，积极处理并发症。药物治疗有一定改善生化指标、缓解临床症状的作用；对于有明显胆管狭窄或胆管炎反复发作者可以考虑内镜下球囊扩张或支架引流；对于终末期肝病，可考虑行肝移植治疗。

1. 药物治疗　目前尚无确定的 PSC 药物治疗方案。目前熊去氧胆酸（UDCA）是 PSC 药物治疗中较为常用的药物。其他药物包括激素、免疫抑制剂、贝特类和抗生素。当前指南推荐应用 UDCA 时，不应使用大剂量，如不应超过 28mg/（kg·d）[6, 8]。

小剂量应用 UDCA 虽然能降低胆红素和氨基转移酶水平，但不能改善预后。有研究显示，应用 UDCA［10～15mg/（kg·d）］可以显著改善 PSC 患者的生化指标和肝脏组织学表现，但却不能改善 PSC 患者的死亡率、胆管恶性肿瘤的发生率。中等剂量 UDCA［17～23mg/（kg·d）］的应用同样能改善 PSC 患者的生化指标、肝纤维化程度，以及影像学表现，并且可以降低肝移植率及死亡率，减少胆管癌的发生率，但该证据有待进一步证实。高剂量 UDCA［超过 28mg/（kg·d）］的临床获益与中低剂量相比并不明显，反而增加了不良事件的发生率，不能改善预后，且可能增加结肠肿瘤的发病率。尽管目前没有推荐使用 UDCA 的最佳剂量，但多数医生使用 20mg/（kg·d）剂量治疗 PSC。

其他药物包括激素、免疫抑制剂、贝特类和抗生素等虽可一定程度上改善胆汁淤积症状，但对预后影响尚不清楚。例如糖皮质激素，其理论上不仅能抑制炎症反应，减轻胆管壁纤维化，而且具有直接利胆、减轻黄疸的作用，但长远影响却不明确。免疫抑制剂如氨甲蝶呤、霉酚酸酯和他克莫司均未获得任何临床及肝脏生化学改善的证据。有报道显示苯扎贝可改善胆汁淤积症状。其他一些研究则显示抗生素甲硝唑、万古霉素、米诺环素同样能改善胆汁淤积，例如在儿童组，经口服万古霉素可明显改善临床症状和肝生化指标。

瘙痒的治疗。约有 17% 的 PSC 患者出现瘙痒，瘙痒主要是胆汁淤积所致，在夜间以及温暖潮湿的环境中尤为显著，严重时影响生活。不同程度瘙痒可以选用不同药物，通常选用考来烯胺（消胆胺）、利福平、纳曲酮和舍曲林等。据 2015 版美国指南推荐，轻度瘙痒可应用润肤剂或抗组胺类药物；较为严重的瘙痒，可使用胆汁酸螯合剂，如消胆胺，消胆胺是一种阴离子交换树脂，是治疗瘙痒的一线药物，具体剂量以症状控制为准。二线治疗包括利福平，μ 型阿片类受体拮抗剂如纳美芬、纳洛酮、纳曲酮等，以及舍曲林或苯巴比妥等。

2. 内镜治疗　内镜治疗的目的主要是缓解症状，有效引流，并排除恶性狭窄可能。PSC 所致的胆管梗阻可累及各级胆管树，从微小胆管到肝外胆管。但内镜治疗仅能针对较大的胆管，因此 ERCP 适用于肝外胆管或者肝内大胆管的显性狭窄。显性狭窄指胆道造影中胆总管＜1.5mm 或肝管＜1.0mm。显性狭窄的发生率在 PSC 患者中约为 10.4%～60%，较为常见。

胆管狭窄段常常很难区分是良性狭窄或是胆管癌造成的恶性狭窄。因此，对于影像学检查明确的胆管狭窄的主要部位，应通过 ERCP 进行细胞学和组织学检查，以排除胆管癌的所致的恶性狭窄。虽然 PSC 患者多数为良性狭窄，但对每个 PSC 患者都应考虑胆管癌变所致恶性狭窄的可能性。通过 ERCP 行细胞学刷检和组织学病理，其检测胆管癌的特异性高，但敏感度却低于 30%。应用胆道镜可提升恶性肿瘤诊断的灵敏度和特异性，达到 90% 以上。也可应用导管内超声，但目前较少开展。

内镜下狭窄段治疗主要包括应用 ERCP 的球囊扩张术和支架置入术两方面，通过引流胆汁从而改善患者胆汁淤积的症状。球囊扩张术对胆管主要狭窄部位进行扩张，是胆道狭窄最基础的内镜治疗方法，可用于缓解 PSC 患者胆管显著狭窄所致的急性胆管炎和（或）瘙痒。狭窄部位扩张后不需要常规放置支架。有研究表明，常规支架置入或联合支架置入相比于单纯球囊扩张而言并无明显优势，反而可增加胆管炎等并发症的概率。但对于重度狭窄者，可短期支架置入进行过渡。短期支架置入可以减少胆管闭塞和胆管炎的风险，减轻胆汁淤积症状。因此只有对于经球囊扩张治疗欠佳的 PSC 患者才考虑胆管支架置入术。

ERCP 内镜治疗有一定的缺点。ERCP 有并发胆道 / 十二指肠穿孔、上消化道出血、术后胆管炎、胰腺炎的发作。有文献报道 PSC 内镜治疗后穿孔发生率为 0～7.1%、胆管炎发生率为 0.7%～8.3%，胰腺炎发生率为 1.3%～5.2%[9]。

由于 PSC 患者 ERCP 术后更容易感染，所以常规预防性使用抗生素，防止 ERCP 术后胆管炎的发作。行乳头括约肌切开发生感染的概率高于未切开者，发生感染的原因可能是由于肠道内的细菌经切开的乳头随导管或导丝逆行进入胆道而引起胆管炎发作。胰管造影和胰管内导丝进入也容易导致术后感染，原因主要与胰管内引流受阻有关。因此，保护乳头括约肌和保持胰管引流通畅是减少此类事件的重要方法，对于 PSC 患者术前应常规应用抗生素。

六、外科治疗

1. 经皮治疗及外科胆道重建　如果无法行 ERCP 治疗或 ERCP 操作失败时可行经皮胆管造影，并经皮放置引流管。这种情况常见于肝内胆管异常狭窄，内镜下无法放置导丝或扩张器。但是经皮穿刺可能引起患者不适或不耐受，并可能造成肝动脉损伤、胆管出血、胆管炎等并发症。因此，经皮治疗属于继 ERCP 之后的二线治疗方案。

胆道重建指行胆肠内引流术，适用于不能经内镜或经皮扩张者。通过重建胆道引流，改善患者的临床症状，缓解黄疸和反复发作的胆管炎，但可能会增加病死率。对于最终选择肝移植的 PSC 患者，由于移植前有胆道重建手术史，会增加肝移植难度和风险。因此，不建议在 PSC 患者中应用胆道重建术。

2. 肝移植术　肝移植是治疗失代偿期肝硬化疗效确切的方法。PSC 患者的肝移植指征和其他肝硬化需行肝移植的指征类同，即肝功能失代偿期症状，经内科治疗效果不佳，如反复发作的食管胃底静脉曲张出血、肝性脑病、顽固性腹水、自发性细菌性腹膜炎和肝肾综合征等。

美国 2015 年 PSC 指南中建议，对于药物或外科引流难以控制的 PSC 失代偿期肝硬化患者，建议进行肝移植以延长生存期。为强烈推荐，证据质量中等。通常推荐应用终末期肝病模型（Model for end-stage liver disease，MELD）来评估肝脏功能。MELD 评分包括评估患者的胆红素、国际标准化比值和肌酐等水平，通常分值越高，肝功能越差。当 PSC 患者终末期肝病评分＞14 分时，即建议行肝移植治疗。根据 MELD 评分高低建立肝移植优先级。在合并以下情况时，MELD 评分增加，提高移植优先级，包括：①胆管炎反复发作，菌血症发作＞2 次，脓毒症发作＞1 次；②胆管癌直径＜3cm，无转移；③顽固性皮肤瘙痒。

2017 年日本指南中推荐 CPT 评分中 C 级是肝移植的适应证。肝硬化失代偿期患者接受肝移植的指标为 CPT 评分≥10 分或以上。对于＜18 岁的儿童患者，CPT 评分≥7 分就可以移植。患者如出现食管静脉曲张破裂、顽固性腹水，或者有复发性胆管炎和无法控制的瘙痒时，即使 CPT 分级为 B 级，也可行肝移植。

另有学者考虑将 Child-Pugh 评分>10 分纳入肝移植条件。

总体上，肝移植可提高 PSC 患者的生存率。在 PSC 缺少有效治疗措施的情况下，从诊断发展至死亡或进行肝移植的中位时间为 10～12 年。但是在 PSC 患者行肝移植后，5 年生存率高达 80%～85%。需注意肝移植术后 PSC 的复发相对常见。移植 5 年后，约 20% 的患者复发，大多数患者复发后较为稳定，但仍有近 1/3 的复发患者疾病发生进展。活体肝移植的复发率高于脑死亡供者，许多患者最终需要再次肝移植。

3. 合并胆管癌的外科治疗　在大多数的病例中，由于早期胆管癌多无症状，胆管癌与 PSC 难以鉴别，特别是 PSC 合并胆管癌的病例。对于 PSC 合并存在快速进展的肝功能异常、腹痛、体重下降以及黄疸等情况时，需高度警惕胆管癌的可能性。肿瘤标志物、影像学检查包括 CT、MRCP、PET、内镜超声等可帮助胆管癌的鉴别诊断，但各辅助检查手段的灵敏度并不高。同时也可考虑穿刺活检以取得病理，但阳性率较低。目前 PSC 与胆管癌或合并胆管癌病例鉴别仍困难，而对于胆管癌病例，根治性切除或肝移植则是唯一的治愈手段，并辅以系统性化疗。

七、预后

PSC 患者最终多数发展为终末期肝病，渐进表现为肝硬化、门静脉高压和肝功能失代偿等。在日本，PSC 患者 5 年和 10 年生存率分别为 81.3% 和 69.9%，无肝移植的 5 年和 10 年生存率分别为 77.4% 和 54.9%。预后因素多与确诊年龄、胆红素水平、白蛋白水平、CPT 评分、肝纤维化程度、肝脾肿大情况等密切相关。

在 PSC 患者疾病进程中，容易并发 IBD、胆道恶性肿瘤、代谢性骨病等。在西方国家中，60%～80% 的 PSC 患者并发 IBD；在日本则为 40%。4%～10% 的 PSC 患者并发代谢性骨病，如骨质疏松、骨质减少。胆管癌的年发病率为 1%～2%。因此，PSC 患者应定期检查胃肠镜、骨密度、癌症指标筛查等[10-11]。

近年来虽然 PSC 的诊治取得一定进展，但仍然存在很多值得深入探索的问题。PSC 诊断上缺乏有效的与其他胆管相关疾病及其胆管恶性肿瘤鉴别的手段。随着 SpyGlass 等新技术的出现，PSC 的诊断及鉴别诊断有了新的方法，但其诊断效能仍需进一步的临床研究确认。在 PSC 的治疗上目前仍缺乏能够有效控制疾病症状的药物及措施。在外科领域，手术并非是 PSC 治疗的一线选择，但对于内科治疗疗效不佳或出现肝功能失代偿期症状的 PSC 患者，肝移植是一个有效的治疗手段，但存在着包括肝移植后出现胆肠相关并发症在内等诸多问题需要解决。对于肝胆外科医师而言，仍然需要更多更深入的研究以指导 PSC 的诊断与治疗。

（刘厚宝　沈　盛）

参 考 文 献

［1］　DYSON J K, BEUERS U, JONES D E J, et al. Primary sclerosing cholangitis [J]. Lancet, 2018, 391 (10139): 2547-2559.

［2］　KARLSEN T H, FOLSERAAS T, THORBURN D, et al. Primary sclerosing cholangitis – a comprehensive review [J]. J Hepatol, 2017, 67 (6): 1298-1323.

［3］　LAZARIDIS K N, LARUSSO N F. Primary sclerosing cholangitis [J]. N Eng J Med, 2016, 375 (12): 1161-1170.

［4］　HIRSCHFIELD G M, KARLSEN T H, LINDOR K D, et al. Primary sclerosing cholangitis [J]. Lancet, 2013, 382 (9904): 1587-1599.

［5］ WILLIAMSON K D, CHAPMAN R W. Primary sclerosing cholangitis: a clinical update [J]. Br Med Bull, 2015, 114 (1): 53-64.

［6］ LINDOR K D, KOWDLEY K V, HARRISON M E. ACG clinical guideline: primary sclerosing cholangitis [J]. Am J Gastroenterol, 2015, 110 (5): 646-659.

［7］ LAZARIDIS K N, LARUSSO N F. Primary sclerosing cholangitis [J]. N Engl J Med, 2016, 375 (12): 1161-1170.

［8］ MAURICE J B, THORBURN D. Precision medicine in primary sclerosing cholangitis [J]. J Dig Dis, 2019, 20 (7): 346-356.

［9］ MARYA N B, TABIBIAN J H. Role of endoscopy in the management of primary sclerosing cholangitis [J]. World J Gastrointest Endosc, 2019, 11 (2): 84-94.

［10］ FUNG B M, LINDOR K D, TABIBIAN J H. Cancer risk in primary sclerosing cholangitis: epidemiology, prevention and surveillance strategies [J]. World J Gastroenterol, 2019, 25 (6): 659-671.

［11］ GIDWANEY N G, PAWA S, DAS K M. Pathogenesis and clinical spectrum of primary sclerosing cholangitis [J]. World J Gastroenterol, 2017, 23 (14): 2459-2469.

第 50 章　胆管狭窄

胆管狭窄（biliary stricture）指各种原因引起的胆管内径绝对或相对变细而影响胆汁通畅排出的一类病变。胆管狭窄病因复杂，是引起胆道梗阻和胆汁淤滞的重要原因，可导致黄疸、反复发作的胆管炎、胆管结石、肝脏萎缩、胆汁性肝硬化、门静脉高压症、肝衰竭等病症，是胆道外科处理的重点。胆管狭窄的外科治疗遵循"解除狭窄、通畅引流"的原则。近年来，基于微创外科理念，内镜介入等微创手段越来越受到重视。胆管狭窄分为良性狭窄和恶性狭窄，本章主要针对良性胆管狭窄进行论述。

一、流行病学

良性胆管狭窄包含手术相关性狭窄和非手术相关性狭窄。手术相关性狭窄指发生于腹腔镜胆囊切除术、肝移植、胆管空肠吻合等手术后发生的胆管狭窄。国外文献报道腹腔镜胆囊切除术后胆管狭窄发生率约 0.5%，多见于术中胆管或血管损伤导致的炎性狭窄；肝移植后的胆管狭窄发生率 10%～40%，包括吻合口狭窄和非吻合口狭窄，其中以吻合口狭窄较为常见。重庆西南医院统计 786 例肝移植，其中吻合口狭窄发生率约 3.7%，而非吻合口狭窄发生率约 10.8%。非手术相关性狭窄多与胆管结石、原发性硬化性胆管炎、IgG4 相关性胆管炎、慢性胰腺炎等相关。国外学者报道总体发生率约 13%～21%。我国因胆管结石高发，故胆管狭窄发生率也相对较高；黄志强院士统计我国 3937 例肝胆管结石，其中胆管狭窄发生率平均约 24.28%。

二、病因

（一）胆道感染

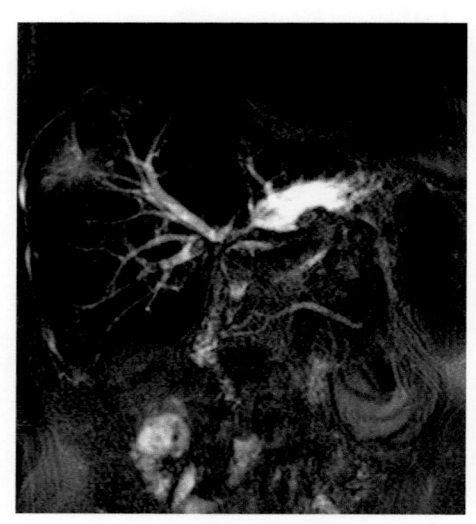

图 50-0-1　胆管结石合并肝门部胆管狭窄（MRCP）

反复发作的胆管炎是胆管炎性狭窄发生的主要原因，其导致胆管上皮细胞损伤、成纤维细胞增生，进而胆管纤维化。胆道感染的主要细菌有革兰阴性杆菌等需氧菌和脆弱类杆菌等厌氧菌，且多为混合性感染。

（二）胆管结石

胆管结石和胆管狭窄是两种互为因果，构成恶性循环的病变。结石的机械性刺激和继发感染可引起胆管上皮细胞损伤和胆管纤维化，导致和加剧胆管狭窄。胆管狭窄以上段胆管亦呈不同程度的扩张，导致胆汁淤滞，继发胆道感染，促进结石形成（图 50-0-1）。

（三）胆管损伤

胆管损伤是导致胆管狭窄的重要原因之一，而腹腔镜胆囊切除是胆管损伤的主要原因。胆管损伤后胆管狭窄主要表现为胆管壁增厚纤维化和管腔变细（图 50-0-2）。

（四）胆管缺血

胆管上皮细胞处于持续胆汁刺激的微环境中，丰富的血供是胆管上皮细胞防御胆汁损伤达到生理微环境平衡的重要基础。胆管缺血会导致胆管上皮细胞的防御功能减弱，使胆管上皮细胞损伤和继发胆管纤维化，出现胆管炎性狭窄。

（五）慢性胰腺炎

胰头、颈部反复慢性炎症导致胰腺变硬，压迫牵拉胰腺段胆管导致胆管下段狭窄（图 50-0-3）。反复发作的胰腺炎症累及胰腺段胆管也会导致胆管纤维化增生，出现胆管炎性狭窄。

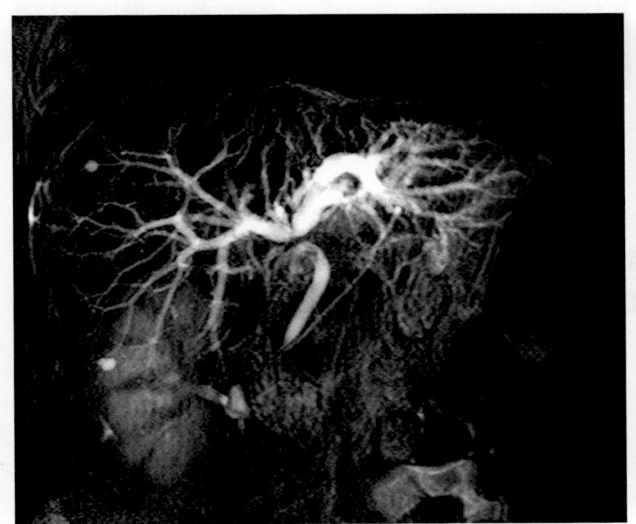

图 50-0-2　胆管损伤后肝门部胆管狭窄（MRCP）

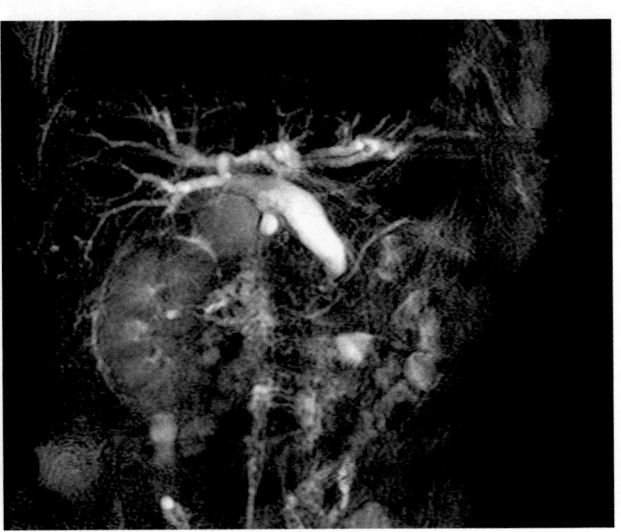

图 50-0-3　慢性胰腺炎导致胆管下段狭窄（MRCP）

（六）肝移植

胆管狭窄是肝移植后主要胆道并发症之一。根据发生部位不同，分为吻合口狭窄和非吻合口狭窄。吻合口狭窄发生于胆管端端吻合处（图 50-0-4），多考虑与吻合技术、愈合过程瘢痕增生等因素有关，治疗以内镜介入治疗首选，且治疗效果好。非吻合口狭窄表现为非吻合口供肝胆管多发狭窄（图 50-0-5），目前其具体发病机制不清，考虑与免疫因素、缺血因素等有关。

（七）原发性硬化性胆管炎

原发性硬化性胆管炎导致的胆管狭窄包括良性狭窄或者恶性狭窄。良性狭窄表现为肝内或（和）肝外多部位胆管炎性狭窄（图 50-0-6）。恶性狭窄指长期胆管炎症导致癌变所致。

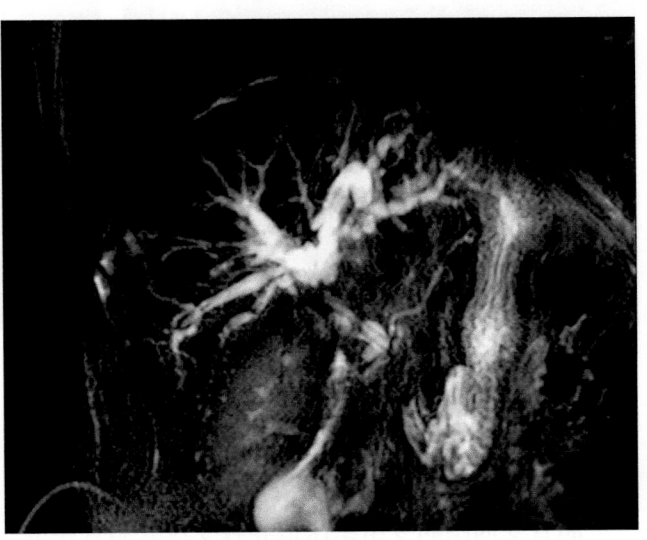

图 50-0-4　肝移植后胆管吻合口狭窄（MRCP）

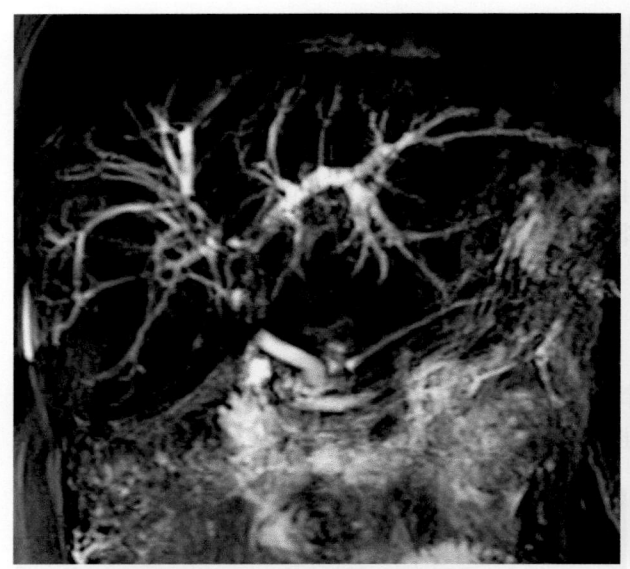

图 50-0-5　肝移植后胆管非吻合口狭窄（MRCP）

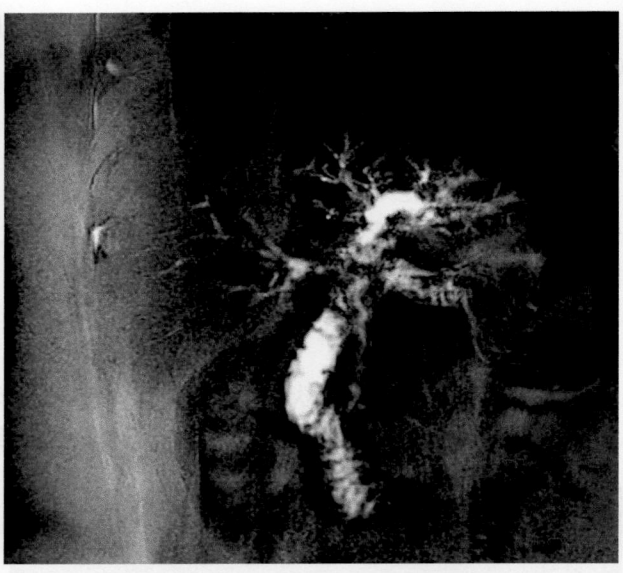

图 50-0-6　原发性硬化性胆管炎导致胆管狭窄（MRCP）

（八）IgG4 相关性胆管炎

IgG4 相关性胆管炎是一种自身免疫性疾病，常常合并有自身免疫性胰腺炎或其他自身免疫性疾病。患者主要表现为波动性黄疸，较少合并腹痛。影像学 MRCP 的特征为多发肝内外胆管狭窄，实验室检查血清 IgG4 明显升高。

（九）胆管空肠吻合

胆管空肠吻合术后吻合口狭窄也是胆管狭窄的主要原因。主要表现为吻合口处胆管纤维化增生，导致吻合口变细狭窄（图 50-0-7，图 50-0-8）。

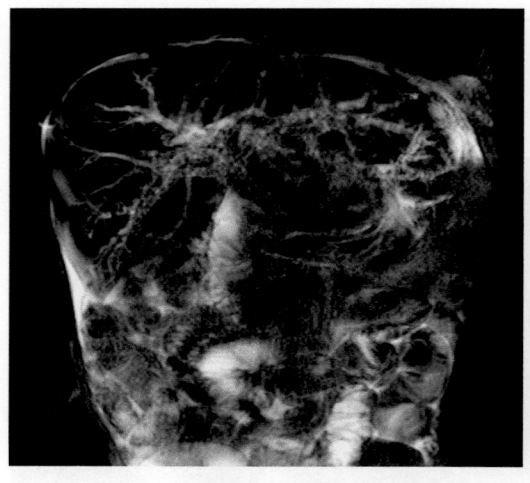

图 50-0-7　胆管空肠 Roux-en-Y 吻合
术后吻合口狭窄（MRCP）

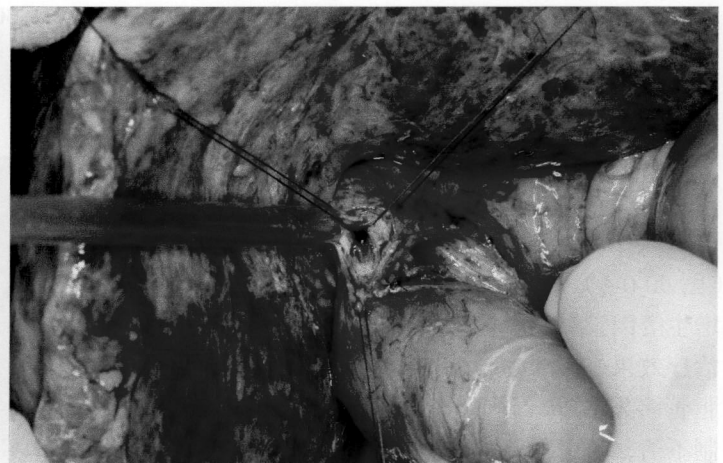

图 50-0-8　胆管空肠 Roux-en-Y 吻合
术后吻合口狭窄（术中）

（十）胆管受压

胆管受周围病变组织压迫导致受压处胆管狭窄，其上段胆管胆汁淤滞。如 Mirrizi 综合征、肝门肿大淋巴结压迫胆管、围肝门肝组织增生压迫胆管等。

三、病理

（一）狭窄部胆管病理

狭窄部胆管早期病理表现为胆管上皮细胞损伤、脱落，胆管壁水肿、炎细胞浸润、附属腺分泌增加，此时如解除损伤因素，胆管病变可恢复。持续损伤致使胆管原有结构不清，大量纤维组织增生，弹性纤维增生明显，见散乱及断裂现象，附属腺增生，血管呈增生性内膜炎病变，最终出现胆管纤维化增厚，胆管炎性狭窄。

胆管炎性狭窄以肝总管与左、右肝管汇合部以及Ⅰ～Ⅱ级肝管开口处狭窄为多见，其原因为该部位胆管壁的纤维有横、纵、斜三种走向，不同于胆管干部纤维的横、纵走向，且肝动脉、门静脉多在此平面分叉，此处胆管可扩张的幅度小于胆管干部，存在一生理狭窄环，在生理狭窄环上端呈膨大，胆道感染和结石的刺激，使分叉部的生理性狭窄环处的胆管壁首当其冲，这可能是炎性狭窄好发于肝胆管汇合部及开口处的原因。

（二）狭窄部以上胆管病理

狭窄部以上的胆管呈不同程度的扩张，可呈囊状、串珠状、纺锤状和弥漫性扩张。扩张胆管因细菌感染、胆汁淤滞及成分改变、胆泥和结石的机械刺激，呈慢性增生性胆管炎改变，主要有炎细胞浸润、腺组织增生、纤维增生三种改变。腺组织增生又分胆管壁内、外腺两种，壁内腺呈分支状的管状腺，壁外腺体呈小叶状排列。壁内腺含中性与酸性黏液，直接经导管分泌入肝胆管腔内。壁外腺分泌浆液，为酸性与中性的混合液，经导管分泌入管腔内。胆管黏膜层可见核浓染、核分裂、多层化、轻度极性混乱，微乳头增生，形成异型胆管上皮。肝胆管的柱状上皮增生和形成乳头状瘤和腺瘤样变，亦可发生癌变。

（三）肝脏病理

胆管狭窄对肝脏损害是进行性的。受损范围与狭窄造成的梗阻范围一致。其损害程度根据狭窄部位、狭窄所致梗阻程度、细菌感染与有无结石存在，以及病程的长短而定。

肝脏外观可分为：①正常外观，包括狭窄病变的肝脏外观几乎相同于正常肝；②肝脏增生、肿大外观，其肝边缘变钝，手感肝实质硬度增加；③萎缩肝外观，肝脏缩小、表面结节状，伴有进行性纤维化改变，手感可扪及部分结节为扩张、管壁增厚的胆管；④急性炎症肝脏外观，肝脏充血、肿胀，若有囊性水波感，则应考虑扩张胆管腔内高压积脓或者发展为胆源性肝脓肿，穿刺可抽得脓性胆汁。

肝脏病理组织学改变：肝脏损害早期改变是肝小叶中央带的肝细胞浆中有胆色素沉积、毛细胆管扩张、微绒毛减少或消失、管腔中含有胆栓。肝小叶有点状坏死。门静脉区有炎性细胞浸润、纤维增生和胆小管增生。以上改变是胆管狭窄、胆管炎、肝胆管周围炎的结果。每次胆管炎发作都是加速和加重这一改变的过程。肝内淤胆更明显且波及其外周部分，靠近门管区的肝实质中，肝细胞呈灶性溶解性坏死伴有淤胆；伴行肝动脉呈增生性动脉内膜炎、动脉中层增厚、内径狭窄；门静脉支受阻、扭曲、缩窄和闭塞。上述病变加剧了局部肝组织缺血、坏死，纤维组织增生向肝实质中延伸，呈现进行性纤维化。

胆汁性肝硬化：位于肝总管和左、右肝管汇合部以下的胆管狭窄引起的长期胆道梗阻，最终将导致胆汁性肝硬化、门静脉高压症。继发于胆管狭窄梗阻的胆汁性肝硬化，称为继发性胆汁性肝硬化。这种肝脏一般都是肿大的，表面和切面布满大小均匀的颗粒状黄绿色结节。肝脏硬度增加，肝门处于增大肝脏的高位深处，其周围可见蚯蚓状曲张静脉丛，给手术增加了困难。肝硬化发展迅速，胆管狭窄后 12～96 个月出现门静脉高压，而经常发作胆管炎者，门静脉高压症可在两年内发生[1]。

四、临床分型

胆管狭窄目前尚无完整的被普遍接受的分型方法。临床工作中常用的分型方法有以下几种。

（一）按胆管狭窄解剖部位分型

按照狭窄部位，胆管狭窄分为：①胆总管狭窄；②肝总管狭窄；③肝总管、左、右肝管汇合部狭窄；④左、右肝管狭窄；⑤Ⅱ级肝管狭窄[1]。

Bismuth 将良性胆管狭窄分为 5 型，Ⅰ型：距左、右肝管汇合部 2cm 以上的肝外胆管狭窄；Ⅱ型：距左、右肝管汇合部 2cm 以内的肝外胆管狭窄；Ⅲ型：左、右肝管分叉部胆管狭窄；Ⅳ型：胆管狭窄累及左肝管或右肝管；Ⅴ型：胆管狭窄累及左或者右肝内分支胆管[2]（图 50-0-9）。

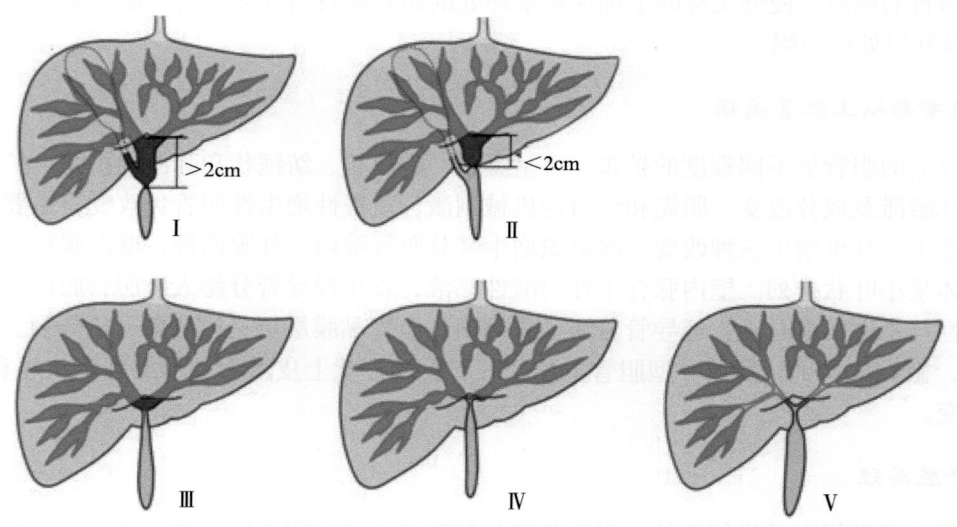

图 50-0-9　胆管狭窄 Bismuth 分型示意图

松基（Matsumoto）将肝内胆管狭窄分为四型，Ⅰ型：狭窄位于左肝外叶支进入横部；Ⅱ型：狭窄位于左肝管开口处；Ⅲ型：狭窄位于右前叶开口处或者前叶上段开口处；Ⅳa型：肝总管上部狭窄；Ⅳb型：左、右肝管狭窄；Ⅳc型：狭窄主要位于肝总管上部，同时也合并左右肝管狭窄[1]（图 50-0-10）。

萨托（Sato）按胆管狭窄的有无及部位分为四型，Ⅰ型：无狭窄型；Ⅱa型：肝内狭窄型（肝内胆管狭窄，远端胆管局限性扩张）；Ⅱb型：上部狭窄型（左右肝管汇合部、肝总管狭窄，一侧或者双侧肝内胆管扩张）；Ⅱc型：下部狭窄型（下部胆管、胰内胆管或者十二指肠乳头部狭窄）[1]（图 50-0-11）。

（二）按狭窄程度分型

轻度狭窄：影像学上显示狭窄以上胆管的最大直径为狭窄处胆管最小直径的两倍以下者。

重度狭窄：影像学上显示狭窄以上胆管的最大直径为狭窄处胆管最小直径的两倍以上者。

（三）按狭窄长度分型

环状狭窄型：临床上最为多见，多数发生于肝叶、段开口处，其上方有结石嵌顿。

局限性狭窄：多见于肝门部胆管狭窄，术中探查扪及肝门部瘢痕性狭窄。

管条状狭窄：肝内外胆管呈广泛性狭窄，管壁增厚变硬，形如硬化性胆管炎的改变，多见于长期反复发作胆管炎及肝移植后胆管非吻合口狭窄等患者。

五、临床表现

（一）病史

胆管狭窄往往既往有以下病史：①反复发作的胆管炎；②胆管结石、原发性硬化性胆管炎等胆道疾病史；③肝脏、胆道等腹部手术史；④慢性胰腺炎。

（二）症状

胆管狭窄相关症状分以下几种：①无症状；②反复发作胆管炎，表现为腹痛、发热、黄疸；腹痛多见右上腹隐痛，有时可见阵发性绞痛；良性胆道狭窄患者黄疸多呈波动性，并伴有腹痛、发热等症状；③肝硬化表现，当肝脏主要胆管狭窄病史长且未治疗的患者可导致胆汁性肝硬化、门静脉高压症，患者可出现消化道出血、肝衰竭等表现。

（三）体征

胆管狭窄患者无明显特异性体征。部分患者可无明显异常体征；有胆管炎发作者可能合并右上腹压痛、皮肤巩膜黄染等体征；合并肝硬化、门静脉高压症的患者可能有肝、脾增大、腹水等。

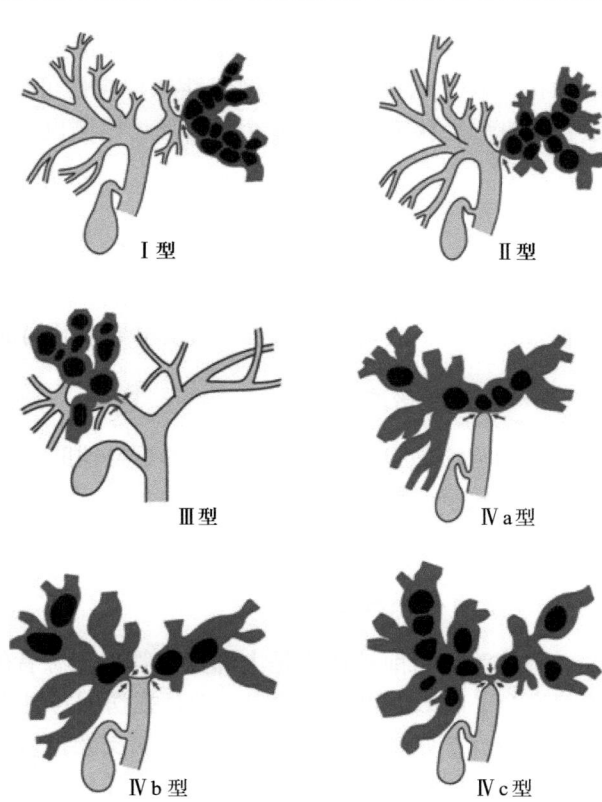

图 50-0-10　胆管狭窄 Matsumoto 分型示意图

六、诊断

胆管狭窄的诊断依靠临床表现、实验室检查和影像学检查综合判断。实验室检查包括血清肝功能、自身免疫抗体谱、血清 IgG4 等。影像学检查包括腹部彩超、磁共振胰胆管成像（MRCP）、上腹部 CT 增强、内镜逆行性胰胆管造影（ERCP）、经皮肝穿刺胆管造影（PTC）等。腹部彩超、MRCP、上腹部 CT 增强属于无创检查，是胆管狭窄诊断的首选检查，其能提供胆管树的影像全貌、胆管狭窄部位、狭窄段以上胆管扩张以及狭窄段胆管周围病变。良性胆管狭窄的 MRCP 特点为规则、对称的短节段狭窄，而恶性狭窄则为不规则、非对称的长段狭窄，狭窄段超过 14mm 常常多见于恶性狭窄。ERCP、PTC 等有创检查主要在以下条件下应用：① MRCP 和 CT 无法临床诊断；②需要联合内镜、穿刺治疗；③需要病理诊断。

获取病理学依据是胆管良恶性狭窄诊断的关键，而传统 ERCP 刷检的阳性率仅约 45%。近期，一些新技术逐步应用于临床以提高诊断敏感度。超声内镜能发现壶腹周围病变并可以通过超声引导下穿刺获取病理检查。Spyglass 系统能直接显示

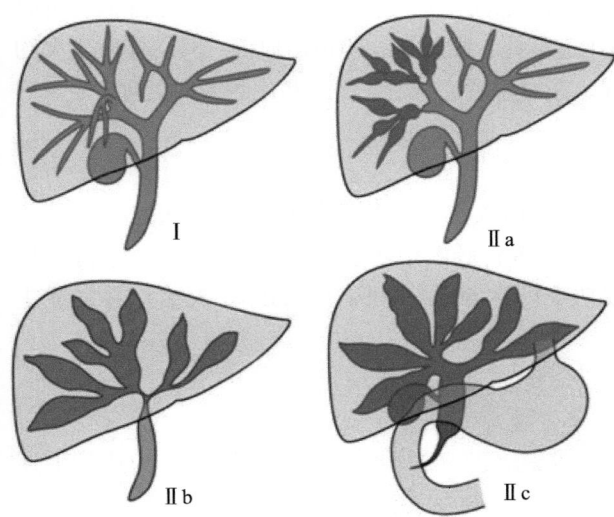

图 50-0-11　胆管狭窄 Sato 分型示意图

胆管狭窄，并在直视下进行目标部位钳夹活检。激光共聚焦显微内镜无须活检即可观察黏膜表面和深层结构，有文献报道其诊断敏感性和特应性可分别达到 80% 和 90% 左右。而对于通过上述方法仍无法鉴别良恶性狭窄时，2~6 个月后随访监测也常常被应用于鉴别诊断。

七、治疗

胆管狭窄的治疗是以外科为主的综合治疗，其外科治疗原则：矫正狭窄、通畅引流。如狭窄以上胆管合并结石，需要取尽结石。因狭窄导致肝局部萎缩，应行萎缩肝脏切除。

（一）药物治疗

药物治疗是胆管狭窄外科治疗的重要辅助方法。对于合并肝功能异常的患者可选择保肝药物治疗。对于胆管狭窄已解除的总胆红素增高的患者，可选择利胆药物治疗。对于原发性硬化性胆管炎、IgG4 相关性胆管炎，可选择激素以减轻胆管炎症。

（二）内镜介入治疗

内镜治疗目前被认为是大部分胆管狭窄患者的一线治疗手段。相比与经皮肝穿途径和手术，内镜治疗安全、有效、可重复性强，而且损伤相对更小，且保留 Oddi 括约肌功能。内镜下胆管狭窄处理一般包括球囊扩张和塑料或者全覆膜金属支架植入支撑引流[3]。如狭窄胆管上方有结石，需要使用取石网篮将结石取尽，必要时可联合胆道碎石。

球囊扩张联合支架植入是内镜介入治疗的主要方式。球囊大小选择依据邻近狭窄段胆管的内径。球囊扩张需避免暴力扩张，尤其对于 4 周内曾接受胆道手术或者肝移植的患者，以减少胆管穿孔并发症发生。球囊扩张后支架植入能显著降低狭窄复发率。文献报道，球囊扩张联合支架植入治疗肝移植后胆管吻合口狭窄的成功率达 86%；60%~80% 的慢性胰腺炎相关胆管狭窄通过球囊扩张联合支架植入能得到解决。对于良性胆管狭窄，塑料支架植入时间一般为 12 个月，每 3 个月更换一次。有国外文献系统回顾 1116 例肝外胆管良性胆管狭窄患者，发现两个以上的塑料支架植入狭窄解除成功率（94.3%）明显高于单塑料支架植入（59.6%）[4]。全覆膜金属支架也适用于良性胆管狭窄的治疗。科特（Coté）等[5]通过一项 112 例肝移植后吻合口狭窄的随机临床研究，发现全覆膜金属支架狭窄解除成功率显著高于多塑料支架植入（92.6% *vs.* 85.4%）。而金属覆膜支架的应用存在一定局限性。首先，金属覆膜支架不适合应用于肝门部胆管狭窄和累及胆管分叉的狭窄；其次，金属覆膜支架存在移位的风险，进而导致狭窄解除率降低。可通过内镜介入治疗的并发症主要包括胆管炎、胰腺炎、消化道穿孔、腹膜炎、胆道出血等，其总体发生率约 20%~40%。术后应监测血常规、肝功能、血淀粉酶情况，注意患者症状变化，一旦出现及时处理。

（三）经皮经肝胆管穿刺介入治疗

经皮肝穿刺胆道引流（PTBD）途径行球囊扩张和支架植入也是治疗胆管狭窄的方法之一，其适用于 ERCP 失败、Roux-en-Y 胆肠吻合、因十二指肠梗阻或者胃肠改道术后内镜无法到达乳头等情况。文献报道，经 PTBD 途径解除肝移植后胆管狭窄的成功率可达 60%~80%。PTBD 介入治疗并发症主要包括胆管炎、胆道出血及腹腔出血等。

（四）手术

外科手术可广泛适用于各种胆管狭窄患者，尤其是内镜、PTBD 等介入治疗失败者。为达到上述外科治疗原则，往往需要多种手术方式联合才能实现。

1. 术前准备　胆管狭窄的术前准备，同胆道外科手术，同时应注意以下几点：①明确胆管狭窄的解剖部位、狭窄程度以及其他合并情况，如狭窄以上胆管是否合并结石、狭窄胆管引流肝段是否萎缩等。以上信息可从术前腹部彩超、上腹部 CT 增强、MRCP、ERCP、经皮肝穿刺胆管造影等途径获得。②建议术前预防性使用抗生素，主要覆盖革兰阴性肠杆菌和假单胞菌。如合并急性胆道感染，需要等感染控制后才能行胆管狭窄的一期修复手术。

2. 手术方式

（1）胆管端端吻合术：胆管端端吻合术主要适用于未累及左右肝管分叉部的肝总管或胰腺段以上胆总管局部环形狭窄的患者，因其能最大限度地保留正常生理胆汁排泄途径，故优先推荐。术中需要仔细分离并切除狭窄段胆管，然后将上、下段胆管修剪后的正常胆管行端端吻合。完成此术式需要注意以下几点：①术中应确认胆管狭窄切除后上、下端胆管血供正常；②行胆管端端吻合要无张力，必要时可通过降低肝门板或者游离十二指肠减少胆管端端吻合张力；③胆管端端吻合时建议使用可吸收缝线；④根据术中情况选择是否放置胆管引流管；如上下端胆管完全正常，且端端吻合满意，可不放置胆管引流管，否则需放置胆管引流管；放置胆管引流管时，建议从吻合口以外的胆管前壁戳孔引出，放置时间建议 2～3 个月，拔管前应复查腹部彩超、胆管造影、肝功能生化等。

（2）狭窄胆管切开整形术：狭窄胆管切开整形术应用于累及左右肝管汇合部、Ⅰ～Ⅱ级肝管的狭窄。术中充分显露狭窄段胆管后，沿纵轴切开狭窄段及上下 1～2cm 的胆管，然后将相邻的胆管对边切除缘做横形缝合，使其成为未来整形后胆管后壁（图 50-0-12）；对于已分离的胆管，建议将胆管后壁缝合整形成一连续开口作为胆管后壁；缺损的前壁留作胆肠重建处理。

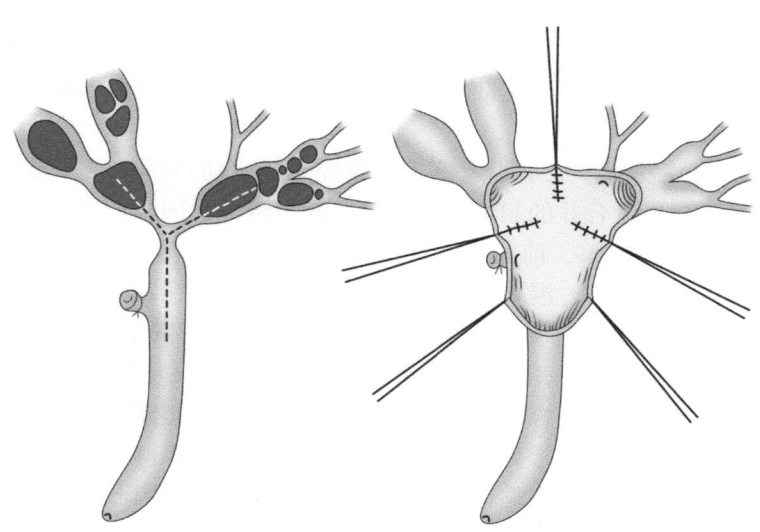

图 50-0-12　肝门部胆管狭窄切开整形示意图

（3）高位胆管显露：高位胆管狭窄，尤其合并肝脏增生、转位等情况使胆管狭窄深陷横沟内者，如何显露是手术的关键。首先建议通过降低肝门板途径显露胆管。在肝门板与肝脏实质间分离，其间一般仅有小交通支，可予以结扎。将肝门板连同肝门部胆管一起下降以显露胆管。对于肝脏增生明显的患者，单纯通过降低肝门板仍无法完全显露时，建议行部分 S4b 段切除以充分显露肝门部胆管。对于肝脏转位明显的患者，也可选择左、右半肝劈离以显露肝门部胆管。

（4）自体生物瓣修补术：对于后壁连续、前壁缺损且 Oddi 括约肌功能正常的患者，可选用带蒂生物瓣修复胆管通道。此种术式也能保留正常生理胆汁排泄。自体生物瓣来源一般包括空肠瓣、胃瓣、脐静脉瓣、胆囊瓣等。因空肠瓣、胃瓣损伤正常功能器官，而很多患者既往胆囊已切除，故笔者推荐使用带蒂脐静脉瓣修补胆管。完成此术式需要注意以下几点：①修补过程中应避免生物瓣张力过大，同时监测生物瓣的血供和活性，如发现血供差应及时调整手术，必要时可更改为胆管空肠 Roux-en-Y

吻合；②建议留置胆管引流管，而放置时间目前尚无统一规范，笔者推荐放置 6～12 个月，拔管前应复查腹部彩超、胆管造影、肝功能生化等。

（5）胆管空肠 Roux-en-Y 吻合术：胆管空肠吻合术是胆管狭窄后胆道重建应用最广泛的手术方式，尤其对于无法行端端吻合、自体生物瓣修补的患者，绝大部分都能达到胆道重建满意的疗效。完成此术式需要注意以下几点：①成人胆道重建的上行肠袢保持 50cm；②胆管空肠吻合建议端侧吻合，选择可吸收缝线进行黏膜对黏膜吻合，间断或连续缝合均可；③根据术中情况选择是否放置胆管引流管，放置时间约 2～3 个月，拔管前应复查腹部彩超、胆管造影、肝功能生化等。

（6）肝部分切除术：肝部分切除术主要适用于胆管狭窄合并引流段肝脏萎缩、结石无法完全取出的患者。对于合并肝脏萎缩，建议沿萎缩分界线行萎缩肝段切除，有部分患者肝段萎缩十分严重，仅剩余扩张的胆管及内部结石，也可行萎缩区域胆管树切除。对于合并结石无法完全取出的患者，建议行解剖性肝段切除，完全切除狭窄胆管及其引流的肝段。

（7）肝移植术：对于胆管狭窄合并终末期胆病者，如胆汁性肝硬化失代偿期等，肝移植是唯一可能治愈的手术。

3. 手术并发症

（1）出血：胆管狭窄手术中出血的常见原因：①凝血功能障碍导致手术创面渗血；②分离切开胆管时胆管壁内、周围血管出血；③分离肝门区广泛粘连时出血；④胆道取石过于暴力导致的胆道出血。针对上述原因，建议术前应充分评估患者肝功能及凝血功能，对于肝功能严重异常、凝血功能障碍、合并严重胆道感染等情况，建议控制后再行确定性择期胆管狭窄修复手术。术中熟悉解剖、精细分离，对于胆管壁出血尽量予以缝扎，取石动作温柔，尤其避免使用硬性胆道探子或取石钳时暴力操作。术后检测患者肝功能、凝血功能变化以及腹腔、胆管引流管液体的颜色及量，做到早期诊断、早期处理，避免进一步出现更严重的后果。

（2）感染：感染相关并发症多见于胆道感染、腹腔感染、切口感染，严重时可导致败血症、感染性休克等。感染源多来自患者合并的胆道感染。有文献报道，我国胆道感染以革兰阴性菌为主，占 78.2%，革兰阳性菌感染约占 27.2%，前五位病原菌依次为大肠埃希菌、肺炎克雷伯菌、粪肠球菌、屎肠球菌和铜绿假单胞菌；而近几年，混合感染、多重耐药菌感染如铜绿假单胞菌、鲍曼不动杆菌、产酸克雷伯菌和奇异变性杆菌检出率有明显升高[6]。因此，笔者推荐围手术期应静脉应用广谱抗生素，并及时行胆汁、血液、腹腔引流液等病原菌和耐药性检测，根据结果及时调整抗生素。

（3）胆漏：胆漏主要指胆汁经吻合口或肝断面流入腹腔所致。胆漏是导致或加重腹腔感染的重要原因之一，严重时还可导致腹膜炎。常见原因包括：①吻合口缝合不够严密；②吻合口严重水肿会导致胆漏概率增加；③断面胆管结扎不牢靠；④胆管狭窄纠正不完全。因此，术中通过胆道镜、胆道造影等明确胆管狭窄完全解除；仔细牢固结扎断面胆管，缝合吻合口牢靠，对于组织水肿严重的病例建议放置胆管引流管；放置腹腔引流管；术后积极抗感染，监测引流液情况等。

（4）其他并发症：因胆管狭窄手术多合并腹腔粘连、肝脏变形转位、门静脉高压等，导致术中容易出现十二指肠损伤、胆管损伤、血管损伤等。术中应熟悉解剖、仔细分离，避免副损伤。

胆管狭窄病因多样，合并黄疸、胆管炎、胆管结石、肝脏萎缩等病变的患者需要接受外科治疗。基于微创理念，内镜介入治疗被认为是胆管狭窄的一线治疗方式，但是手术仍然是胆管狭窄外科治疗的重要基石和保障。近期，随着基础和临床研究的不断进步，一些新技术逐步应用于胆管狭窄的治疗，包括磁压榨吻合技术（magnetic compression anastomosis）、胆管内射频消融（intraductal radiofrequency ablation）、生物可降解胆道支架（biodegradable stents）、SpyGlass 系统、激光共聚焦显微内镜等。然而部分新技术的临床有效性和安全性仍需要进一步研究。

（张雷达　田　峰）

参 考 文 献

［1］ 黄志强, 黄晓强, 宋青. 黄志强胆道外科手术学 [M]. 2版. 北京: 人民军医出版社, 2010.

［2］ MA M X, JAYASEKERAN V, CHONG A K. Benign biliary strictures: prevalence, impact, and management strategies [J]. Clin Exp Gastroenterol, 2019, 12: 83-92.

［3］ HU B, SUN B, CAI Q, et al. Asia-Pacific consensus guidelines for endoscopic management of benign biliary strictures [J]. Gastrointest Endosc, 2017, 86 (1): 44-58.

［4］ VAN BOECKEL P G, VLEGGAAR F P, SIERSEMA P D. Plastic or metal stents for benign extrahepatic biliary strictures: a systematic review [J]. BMC Gastroenterol, 2009, 9: 96.

［5］ COTÉ G A, SLIVKA A, TARNASKY P, et al. Effect of covered metallic stents compared with plastic stents on benign biliary stricture resolution: a randomized clinical trial [J]. JAMA, 2016, 315 (12): 1250-1257.

［6］ 孙志, 王鹏远, 李威, 等. 2012 年全国三级医院胆汁培养病原菌的构成及耐药性分析 [J]. 中国临床药理学杂志, 2015, 31 (11): 1038-1041.

第51章 急性胆管炎

急性胆管炎（acute cholangitis）是胆汁淤积及感染所致的一种临床综合征，又称为上行性胆管炎，是所有导致胆道梗阻性疾病的共性临床症状。最常见胆道梗阻的病因是胆管结石，其他病因包括胆管良性狭窄、胆道恶性肿瘤、慢性胰腺炎及胆道寄生虫等[1]。除细菌引起感染外，真菌与病毒也可引起胆道感染。

1877年，沙尔科（Charcot）首次报道了这类疾病，并将这类严重时可危及生命的疾病命名为"肝热"（hepatic fever）[2]。这类疾病的临床表现与严重程度不一，可以从包括发热、腹痛和黄疸在内的Charcot三联征[3]到Reynold五联征[4]，后者是雷诺德（Reynold）于1959年报道的。除了上述症状外，患者还往往伴有低血压和精神状态改变，而这些变化是急性胆管炎发展到急性重症胆管炎（acute cholangitis of severe type，ACST）时所呈现出的。所谓急性重症胆管炎，是由于引起胆道梗阻的原因未能有效解除、胆道内压力持续升高，细菌逆行导致胆道感染，大量细菌毒素入血激发全身炎症反应综合征，引起血流动力学改变、感染性休克及多器官功能障碍甚至器官功能衰竭乃至死亡的病理生理进程。

在过去的几十年中，随着重症监护、抗生素治疗和胆道引流技术的发展，急性胆管炎患者的预后得到了改善，死亡率从20世纪70年代的>50%降至80年代的<10%。然而，严重的急性胆管炎如ACST患者的死亡率仍然可高达20%～30%[5]。1983年，中华外科学会将急性梗阻性化脓性胆管炎（acute obstructive suppurative cholangitis，AOSC）命名为ACST，从而对既往文献中出现的急性化脓性胆管炎、急性脓毒性胆管炎、急性梗阻性化脓性胆管炎和胆源性脓毒症等概念进行了规范和统一。

表 51-0-1 胆道梗阻的常见原因

胆道结石	胆总管结石
	肝内胆管结石
	Mirizzi 综合征
良性胆道狭窄	胆道手术相关狭窄
	慢性胰腺炎
	原发性硬化性胆管炎
	原位肝移植术后胆道并发症
	十二指肠乳头炎性狭窄
	损伤性胆管狭窄
恶性肿瘤相关胆道梗阻	胰腺肿瘤
	胆管或胆囊肿瘤
	壶腹部肿瘤
	十二指肠肿瘤
外来压迫	肝十二指肠韧带转移淋巴结压迫，胃、结肠肿瘤侵犯压迫胆总管
寄生虫感染相关	寄生虫相关梗阻
先天性畸形	先天性胆道闭锁、胆总管囊肿、Caroli病、胰胆管合流异常、十二指肠憩室

一、病因和发病机制

急性胆管炎常继发于胆道系统一些梗阻性或不完全性梗阻疾病，如原发性或继发性胆管结石（28%～70%）、胆道恶性肿瘤（10%～57%）、胆管良性狭窄（5%～28%）、胆管异物或胆道寄生虫病（胆道蛔虫尸骸或活体）等（表51-0-1）[6]。胆道梗阻或狭窄造成胆汁淤积和胆管内的压力升高，继发细菌移位，造成全身和局部免疫防御系统损害，引发感染并激发全身炎症反应，严重时可产生感染性休克和多脏器功能衰竭[7]。

（一）胆道梗阻的病因

1. 胆道结石 胆管结石是胆道梗阻最为常见的原因。胆管结石分为肝内胆管结石与肝外胆管结石。肝内胆管结石沿肝段分布，其堵塞相应肝段胆管，产生肝内局段性胆管炎或肝脓肿，很少产生黄疸症状。肝外胆管结石分为原发性与继发性，后者主要来自肝内胆管结石下移至肝外胆管或胆囊结石进入胆总管。除非结石嵌顿于 Oddi 括约肌，肝外胆管结石引起的胆道梗阻呈间歇性的特点，随着胆管炎症消退，胆管壁水肿减轻，胆道梗阻症状可完全或部分缓解。

2. 胆道及壶腹周围肿瘤　围肝门胆道肿瘤包括肝门胆管癌、胆囊癌侵犯肝门、肝内胆管癌侵犯肝门，胆管中下段癌、中央型肝癌侵犯肝门，胰头及壶腹周围良恶性肿瘤，胆管内黏液性乳头状瘤等均会阻塞胆道，引起阻塞性黄疸与胆管炎。其产生胆道梗阻的症状与胆道结石不同，常呈持续性、进行性加重。胆管内黏液性乳头状瘤与十二指肠乳头肿瘤产生的黄疸有时可呈波动性，前者黄疸可随黏液样液体的排出而减轻，后者主要因肿瘤坏死脱落，导致胆道梗阻有时会间歇性减轻。

3. 胆管良性狭窄　Mirizzi 综合征、十二指肠乳头炎性狭窄、硬化性乳头炎、肝门部胆管狭窄、医源性胆管损伤性狭窄或胆肠吻合口狭窄等，将引起胆管壁纤维组织增生、管壁变厚和管腔缩窄导致胆管完全或部分梗阻。胆管良性狭窄常与胆管结石互为因果。IgG4 自身免疫性胆管炎、原发性硬化性胆管炎也是胆管炎性狭窄的重要原因。

4. 胆道寄生虫病　肝胆寄生虫包括似蚓蛔线虫（*Ascaris lumbricoides*）、华支睾吸虫（*Clonorchis sinensis*）、猫后睾吸虫（*Opisthorchis felineus*）、肝片吸虫（*Fasciola hepatica*）、麝猫后睾吸虫（*Opisthorchis viverrini*）、大片吸虫（*Fasciola gigantica*）和枪状双腔吸虫（*Dicrocoelium dendriticum*）等，既可以造成胆道梗阻，其虫卵和死去的虫体也可以成为胆管结石的内核，同时，寄生虫感染可合并细菌感染。

5. 先天性胆道畸形　先天性畸形病变中的胆总管囊肿、先天性胆道闭锁、Caroli 病、胰胆管合流异常和十二指肠巨大憩室等均可导致胆道感染的发生。胆总管囊肿常并发囊肿内结石，体积较大的结石可以阻塞胆道出现梗阻性黄疸和急性胆管炎。Caroli 病特点是肝内胆管呈单发或多发的节段性球囊状扩张，囊状扩张胆管与正常胆管之间形成相对狭窄，胆汁流出不畅，导致胆汁淤积和感染。胰胆管汇合异常可能发生胰液反流，引起胆道黏膜损伤和胆道感染。十二指肠乳头旁憩室（juxtapapillary duodenal diverticulum，JPDD）约占十二指肠憩室的 70%。滞留在憩室腔内的食物残渣可机械性压迫胆总管下端的十二指肠乳头开口，影响胆汁、胰液的排泄诱发急性胆道感染和急性胰腺炎，即 Lemmel 综合征。

（二）病原微生物与菌群移位

胆管炎通常由肠道细菌引起。80% 以上的胆管炎患者胆汁培养呈阳性，20%～80% 的胆管炎患者血培养阳性。在 30%～90% 的患者中培养出混合生长的革兰阴性菌及阳性菌，最常见的分离菌株来自结肠[8]。大肠埃希菌（*Escherichia coli*）是最主要的革兰阴性菌分离株（25%～50%），其次是克雷伯菌属（*Klebsiella*，15%～20%）和肠杆菌属（*Enterobacter*，5%～10%）。最常见的革兰阳性菌是肠球菌属（10%～20%）。胆道感染通常合并厌氧菌（5%～10%）感染，例如拟杆菌（*Bacteroides*）和梭状芽孢杆菌，厌氧菌很少为单独感染，在胆道重复感染或手术后的患者更易被检出厌氧菌感染。标准培养技术检出的厌氧菌感染的发生率低于实际发生率。老年患者和包括胆肠吻合术在内的解剖结构发生改变的患者更容易发生厌氧菌混合感染。

据报道，丙型肝炎和感染人类免疫缺陷病毒（HIV）的患者可存在胆道病毒感染。随着有效的反转录病毒疗法的出现，隐孢子虫、微孢子虫、环孢菌或巨细胞病毒感染引起的艾滋病相关胆道感染已少见。胆道真菌感染如念珠菌感染也较少见，主要发生于长期服用免疫抑制剂、激素，免疫功能低下和长期使用广谱抗生素的患者。

（三）正常胆道的屏障机制

正常胆汁是无菌的，得益于胆道的正常屏障机制，包括 Oddi 括约肌，其在正常情况下形成一道能有效防止十二指肠内容物反流及上行性细菌感染的机械屏障。此外，胆汁的持续冲洗及胆盐的抑菌活性也有助于维持胆汁的无菌状态，分泌型 IgA 和胆道分泌的黏液可以发挥抗黏附因子的作用，防止细菌定植。胆道的正常屏障机制遭到破坏时，例如在内镜括约肌切开后、胆总管手术后或胆道支架置入术后，细菌即可进入胆道，尤其是在胆道狭窄未完全解除的情况下，门静脉系统或十二指肠内的细菌移位至胆道内引起急性胆道感染。此时胆道若再存在结石或支架等异物，由于革兰阴性肠杆菌科的外菌毛可促进细菌附着于结石或支架等异物的表面，使其成为细菌定植的载体。70% 的胆结石患者的胆汁中存在着细菌，而胆结石本身也可培养出细菌[9]，如肠球菌（40%）、大肠埃希菌（*Escherichia coli*，17%）、克雷伯菌属（10%），说明结石既是形成胆道梗阻的病因，同时也携带胆道感染的致病菌，这从另一侧面证明胆道感染是形成胆道结石的原因之一。

（四）胆道梗阻的病理生理改变

胆道梗阻后，胆道内压力升高从而导致毛细胆管壁通透性增加，使门静脉内的细菌及毒素能够进入胆道。胆道压力升高也有利于细菌从胆汁进入体循环，增加败血症的风险。此外，急性胆管炎造成的全身和局部免疫防御系统的损害是感染加重的重要因素，具体包括：

（1）对 Kupffer 细胞功能的影响。肝窦 Kupffer 细胞具有较强的清除微生物、毒素及部分化学物质的能力，是阻止异物从肝内胆管入血的重要屏障。胆管梗阻、胆管内压力升高和胆道感染均可削弱 Kupffer 细胞的吞噬功能。急性胆管炎时肝窦结构和功能发生改变，Kupffer 细胞功能受损。同时，在梗阻性黄疸患者中，中性粒细胞的吞噬能力下降、黏附功能受损、细胞因子分泌异常，对感染的反应减弱。

（2）对 IgA 的影响。IgA 缺乏会导致肠道菌群改变，肠道细菌移位，胆盐对内毒素有清除作用，肠道中胆盐缺失会增加内毒素血症。

（3）对胆汁流动的影响。生理性胆汁流动能阻碍细菌存留于胆管黏膜上，胆道梗阻后，胆流停滞丧失了对胆道的持续冲洗作用；胆管内压力升高使肝细胞之间的紧密连接破坏、肝细胞微绒毛边界变钝、细菌可以通过这些间隙进入淋巴管和血流。若胆道梗阻未能有效解除，胆道将处于持续高压下，此时菌血症和内毒素血症的发生率显著增加。继而，当胆管压力 >35cmH$_2$O 时，肝脏的毛细胆管上皮细胞坏死、破裂，胆汁经肝窦或淋巴管逆流入血，即胆小管静脉反流，胆汁内胆红素大量进入血循环，引起以结合胆红素升高为主的高胆红素血症。高胆红素血症可导致各脏器胆红素沉着，形成胆栓，影响各主要脏器的功能。另外，高胆红素血症发生时，进入肠道的胆汁酸减少，肠内胆盐缺乏，脂溶性维生素吸收障碍。脂溶性维生素 K 是肝脏合成凝血酶原的必需成分，维生素 K 的缺乏和不足可引起凝血机制障碍，导致化脓性胆管炎进展恶化。当胆道内压力升高至 40cmH$_2$O 时，肝细胞停止分泌胆汁，产生的脓毒症激发全身炎症反应综合征（SIRS），诱发感染性休克和全身多脏器功能衰竭（MODF）。

此外，ACST 引发的低血压或休克与胆道高压之间可能存在直接的关联，其中介途径是内脏自主神经的活动，即临床常见的"胆心综合征"。心脏受 T$_{2\sim8}$ 脊神经支配，而胆囊、胆总管受 T$_{4\sim9}$ 脊神经支配，二者在 T$_{4\sim5}$ 脊神经处存在交叉。胆管内压力增高时通过 T$_{4\sim5}$ 神经反射引起冠状动脉收缩，血流减少，诱发心脏活动失调。另外，胆红素及胆酸均为迷走神经兴奋物质，胆道梗阻时血液中二者浓度增高易引起迷走反射，也可直接抑制心肌细胞能量代谢，降低心脏收缩功能，从而发生神经性低血压、休克。

二、临床表现

Charcot 三联征是急性胆管炎的主要症状，通常出现在 50%～70% 的胆管炎患者中，这些症状在《急性胆道感染诊治东京指南（2018 版）》（简称 2018 版东京指南，TG18）中有较明确的定义

（表 51-0-2）。在某些病例中，这种三联征仅占 20%，最常见的症状往往是发热及腹痛，见于约 80% 的患者，而黄疸相对少见（60%~70%）。值得一提的是，Charcot 三联征特异度较高，但是敏感度不高，由于患者的年龄、身体状况、病因、病变部位和范围、合并症、就诊早晚、治疗措施的不同，加上既往胆道病史及手术史的差异，急性胆管炎患者的临床表现差异较大。ACST 是急性胆管炎的严重阶段，发作时往往以 Charcot 三联征为前驱症状，一旦病情发展至 ACST 阶段，患者病情往往进展迅速，随即合并低血压与精神症状，（Reynold 五联征）发生脓毒性休克时可能出现多器官功能衰竭。值得注意的是，低血压可能是老年患者或使用糖皮质激素患者的唯一主诉症状。

表 51-0-2　2018 版东京指南关于急性胆管炎诊断标准中各症状的定义

A-1	发热	体温 >38℃
A-2	炎症反应	WBC（×10⁹/L）<4 或 >10；CRP≥1g/L
B-1	黄疸	TBil≥34.2μmol/L
B-2	肝功能异常	ALP（U/L）>1.5× 正常值上限
		GGT（U/L）>1.5× 正常值上限
		AST（U/L）>1.5× 正常值上限
		ALT（U/L）>1.5× 正常值上限

（一）症状

1. 发热　发热往往是急性胆管炎最常见的症状。胆管梗阻合并感染，胆管压力急骤上升，感染沿胆管逆行扩散，细菌、毒素经毛细胆管反流入肝窦至肝静脉进入体循环，引起全身性感染。发热前常有畏寒、寒战，继之体温升高，常超过 39℃，部分患者达到 40~41℃。也有体温不升，甚至低于 36℃者，主要见于全身情况差的老年患者。若伴有表情淡漠或烦躁，常提示病情危重，预后不佳。

2. 腹痛　患者可出现剑突下或右上腹部轻至中度绞痛或胀痛，可向右肩背部放射。当肝外胆管结石嵌顿于胆总管下端或壶腹部时，导致 Oddi 括约肌痉挛，腹痛可呈持续性伴阵发性加重。

3. 黄疸　患者可出现全身皮肤、巩膜发黄，尿色呈浓茶色，伴全身瘙痒与粪便白陶土色。黄疸来源于胆管梗阻及肝细胞的急性损害，程度随梗阻部位及梗阻持续时间而异，黄疸程度与病情的严重性往往不一致。通常情况下，肝总管、胆总管梗阻黄疸明显，而肝内胆管阻塞引起的急性肝内胆管炎，则可能不出现黄疸或黄疸较轻。

4. 休克　随着梗阻、感染加重，急性胆管炎进入 ACST 阶段，患者开始表现为感染性休克，患者表情淡漠或烦躁，伴谵妄甚至昏迷，呼吸急促、深大，心率增快，脉搏细速、超过 120 次 / 分，四肢厥冷，可伴有发绀、血压下降、脉压缩小、尿量减少等。

5. 意识障碍　部分患者在出现休克之后发生意识障碍，表现为嗜睡、谵妄、烦躁不安、神志恍惚甚至昏迷，多出现于 ACST 的休克阶段。

（二）体征

体格检查可发现患者皮肤巩膜黄染，腹式呼吸减弱，患者可出现右上腹压痛、反跳痛，肝区叩痛阳性。胆总管下端梗阻时，可触及肿大胆囊。随着梗阻、感染加重，急性胆管炎进入 ACST 阶段，患者开始表现为感染性休克的体征。

（三）实验室诊断

急性胆管炎的实验室数据通常反映炎症、感染及胆汁淤积的状况。炎症与感染性指标主要为白细胞总数升高、中性粒细胞比值增加、C 反应蛋白升高、降钙素原（PCT）升高。严重感染时，可出现血象三系下降、凝血功能紊乱甚至弥漫性血管内凝血（DIC）。胆汁淤积指标主要为总胆红素与结合胆红素升高，反映胆道梗阻的血清碱性磷酸酶（AKP）、γ- 谷氨酰转肽酶（GGT）升高。也可出现急性肝细胞坏死的肝酶指标，如丙氨酸氨基转移酶（ALT）、天冬氨酸氨基转移酶（AST）升高。血清淀粉酶可升高至正常值的 3~4 倍，提示伴有胰腺炎。血液与胆汁可培养出细菌。

三、影像学检查

（一）影像学检查原则

对于急性胆管炎患者，影像学检查的目的是明确梗阻部位与梗阻原因。有条件时每个患者均应行B超、薄层增强CT与MRI及MRCP检查。每项检查方式各有优缺点，不能相互替代。影像学检查的顺序是根据病情的严重程度，选择最能反映疾病特征的检查方式，一般应根据先无创再有创、先低级再高级的检查顺序。PTC与ERCP作为有创检查，其治疗价值优于诊断价值。影像学检查应注重对病变引起的直接征象与间接征象的观察。结石与肿块常是梗阻病变的直接征象，应明确病灶的位置、大小、范围，是否完全堵塞胆道。胆管扩张、胆管壁水肿增厚是梗阻病变的间接征象，胆管由扩张到变细甚或消失不显现的位置就是梗阻的部位，应注意观察胆管梗阻的长度。

（二）影像学检查方法

影像学检查是最主要的辅助诊断方法，各种影像学检查的选择依据与优劣见表51-0-3。

表51-0-3　急性胆管炎各影像学诊断方法比较

检查方法	优点	缺点
经腹US	简单易行，非侵入性 对胆石症和胆道扩张具有高敏感性	对胆总管结石和胆道梗阻原因的判断不敏感
CT	非侵入性，能观察判断炎症 对梗阻的原因和位置具有高度敏感性	仅用于诊断，无法进行治疗和活检 对胆石症敏感性差，放射风险
MRCP	非侵入性，无放射风险 对梗阻的原因和胆石症的诊断具有高度敏感性	仅用于诊断，无法进行治疗和活检 对较小的结石敏感性差，费用较高 对部分有金属植入物的患者不适用
EUS	对胆总管结石和恶性肿瘤具有高度敏感性 可以进行组织活检用于诊断 侵入性较ERCP低，可结合ERCP诊疗	主要用于诊断，治疗功能有限 比CT、MRCP侵入性强 检查结果依赖于操作者水平
ERCP	结石、胆管炎诊断金标准 可以进行治疗干预（支架植入与取出、移除结石）、建立胆道引流	侵入性 可能发生并发症 检查结果依赖于操作者水平
PTC	建立胆道引流 对梗阻位置具有高度敏感性	侵入性 并发症发生率高于ERCP 检查结果依赖于操作者水平

1. 超声　经腹超声（US）是最常用的简便、快捷、无创伤的辅助诊断方法，可作为胆管炎首选的筛查方式。如果患者血压低或病情不稳定，床边超声有助于了解梗阻状况。经腹超声对胆囊的评价和胆道扩张的检测具有较高的敏感性和特异性，但其检测胆管结石的能力较低，灵敏度在20%～50%之间。

2. CT　急性胆管炎在CT上可表现为肝内外胆管扩张、胆道积气、管壁增厚等胆道梗阻的间接征象。同时还能对急性胆管炎的病因做出判断，在增强CT上可发现胆管结石、胆管肿瘤、先天性胆管扩张等病变。胆管扩张与变细的交界处即为病变所在位置。胆道感染时胆汁稠厚，CT值可表现为胆汁密度增高。当炎症波及肝实质可出现肝脓肿、Glisson鞘周围炎症的影像学表现。

3. 磁共振胰胆管成像（MRCP）　MRCP可以全面展示胆道的全貌、阻塞部位和范围，而且图像不受梗阻部位的限制，是一种无创的胆道显像技术，已成为目前较为理想的检查手段。MRCP可以通过三维胆道成像进行多方位不同角度的扫描观察，弥补平面图上由于组织影像重叠遮盖所造成的不足[10-11]。MRCP 在胆道造影和胆道结石诊断方面的作用优于超声和 CT 检查[12]，但对于小于 6mm 的病变和结石，MRCP 的准确性有限。

4. 内镜逆行胰胆管造影（ERCP） ERCP 可显示梗阻平面以下胆管系统影像，有助于了解梗阻的部位和性质。若梗阻不全，对比剂可以进入梗阻近端，显示梗阻上方胆管的影像表现。但 ERCP 是一种有创性操作，可能会诱发出血、急性胰腺炎和十二指肠穿孔等并发症，且对比剂注入胆管，可加重急性胆管炎的病情。目前 ERCP 的诊断价值逐渐被各种无创的检查替代，其在急性胆管炎尤其是急性重症胆管炎诊治中的作用，主要是起到急诊胆道引流的作用。

5. 经皮肝穿刺胆道造影（PTC） PTC 可显示梗阻平面以上肝内、外胆管系统，有助于了解肝内胆管扩张的范围、梗阻部位和梗阻原因。缺点在于 PTC 是一种有创性检查，有因穿刺引起出血、胆漏等并发症风险，且对比剂注入胆管可加重胆道感染症状，一般不作为单纯的诊断技术来应用，目前多用于 PTBD 引流。

四、诊断与病情评估

急性胆管炎的病程进展迅速，应及时对急性胆管炎作出诊断与严重程度评估，以便确定治疗方案。早期诊断、早期治疗对于降低急性胆管炎的并发症发生率和病死率极为重要。在详细了解病史、症状、体征、实验室和影像学等检查的准确资料后，依据患者的临床特点，做好与急性坏疽性胆囊炎、急性重症胰腺炎，血源性细菌性肝脓肿以及右侧胸膜炎、右下大叶性肺炎等鉴别。

（一）诊断标准

目前，国内急性胆管炎的诊断多采用中华医学会外科学分会胆道外科学组制定的《急性胆道系统感染的诊断和治疗指南（2011 版）》[13]（表 51-0-4），而国际上广泛采用的是 2018 版东京指南（TG18）[14]（表 51-0-5），二者内容基本一致。上述中华医学会指南强调胆道梗阻的病史和影像学诊断，即出现 Charcot 三联症中的两项，如同时伴有肝功能异常及胆道梗阻的影像学表现，急性胆管炎的诊断可成立。TG18 中急性胆管炎诊断主要依据全身炎症情况、胆汁淤积和影像学检查结果。其他有助于急性胆管炎诊断的临床资料包括右上腹或中上腹痛、胆道疾病史、胆道手术史、胆道支架植入史等[15]。

表 51-0-4 《急性胆道系统感染的诊断和治疗指南（2011 版）》急性胆管炎诊断标准

诊断依据	诊断标准
症状和体征	胆道疾病史，高热和（或）寒战，黄疸，腹痛及腹部压痛（右上腹或中上腹）
实验室检查	炎症反应指标（白细胞/C 反应蛋白升高等），肝功能异常
影像学检查	胆管扩张或狭窄、肿瘤、结石等

注：确诊急性胆管炎：症状＋体征≥2 项＋实验室检查＋影像学检查；疑似急性胆管炎：仅症状＋体征≥2 项。

表 51-0-5 2018 版东京指南的急性胆管炎诊断标准

A	全身炎症
A-1	发热和（或）寒战
A-2	实验室检查：炎症证据（白细胞异常、CRP 升高或其他提示炎症的异常结果）
B	胆汁淤积
B-1	黄疸
B-2	实验室检查：肝功能异常（ALP、GGT、AST、ALT 升高）

C	影像学检查
C-1	胆道扩张
C-2	影像学发现病因

怀疑诊断：A1 项＋B 或 C1 项；确诊：A、B、C 各 1 项。

（二）严重程度分级

《急性胆道系统感染的诊断和治疗指南（2011 版）》将急性胆管炎分为轻、中、重度三级（表 51-0-6）。2018 版东京指南根据患者年龄、体温、白细胞计数、总胆红素、血清蛋白和器官功能情况以及治疗效果的不同，也对急性胆管炎中进行了严重程度分级[16]，具体参见表 51-0-7。

表 51-0-6　《急性胆道系统感染的诊断和治疗指南（2011 版）》急性胆管炎严重程度分级

严重程度	评估标准
轻度	对于支持治疗和抗菌治疗有效
中度	对于支持治疗和抗菌治疗无效，但不合并 MODS
重度	1. 低血压，需要使用多巴胺＞5μg（kg·min）维持，或需要使用多巴酚丁胺 2. 意识障碍 3. 氧合指数＜300mmHg（1mmHg＝0.133kPa） 4. 凝血酶原时间国际标准化比值（PT-INR）＞1.5 5. 少尿（尿量＜17ml/h），血肌酐＞20mg/L 6. 血小板＜100×10⁹/L

重度胆管炎：符合重度评估标准 1～6 项中任何 1 项。

表 51-0-7　2018 版东京指南的急性胆管炎严重程度分级

Ⅲ级（重度）	急性胆管炎并以下＞1 个器官功能不全 （1）心血管功能障碍：低血压需多巴胺≥5μg/（kg·min）或去甲肾上腺素 （2）神经系统功能障碍：意识障碍 （3）呼吸功能障碍：PaO_2/FiO_2＜300 （4）肾功能障碍：少尿，血肌酐＞176.8μmol/L （5）肝功能不全：PT-INR＞1.5 （6）造血功能障碍：血小板＜100×10⁹/L
Ⅱ级（中度）	急性胆管炎并以下 2 项可诊断 （1）白细胞计数（＞12×10⁹/L，＜4×10⁹/L） （2）高热（≥39℃） （3）年龄（≥75 岁） （4）黄疸（TBil≥85.5μmol/L） （5）低蛋白（＜0.7× 正常值上限）
Ⅰ级（轻度）	急性胆管炎不符合 Ⅱ级和Ⅲ级诊断标准

五、治疗流程与治疗方案

（一）治疗原则

急性胆管炎起病急，变化快，病情轻者症状可迅速缓解，预后较好，重者可能发展为脓毒血症、感染性休克和 MODS。因此急性胆管炎一旦诊断明确，宜尽早治疗。治疗方法以解除胆道梗阻、通畅引流和控制感染为目标，主要包括抗菌治疗和胆道引流。为制定有效的治疗方案，需要精准评估病情的发展阶段和胆管炎的严重程度。除部分轻度胆管炎外，抗菌治疗不能完全替代胆道引流的作用，抗生素只有在胆道梗阻解除的前提下才能有效地控制感染。因此尽早胆道引流、解除胆道梗阻是急性胆管炎治疗的关键[17]。

《急性胆道系统感染的诊断和治疗指南（2011 版）》指出，轻度急性胆管炎经保守治疗控制症状后，应根据病因继续治疗。中度、重度急性胆管炎通常对于单纯支持治疗和抗菌治疗无效，需要立即行胆道引流。对于引起胆管炎的病因治疗应根据患者胆管炎的严重程度、原发疾病的治疗难度等决定同期处理还是分期处理，原则上中及重度胆管炎、胆道肿瘤、损伤性狭窄、先天性胆管囊肿等引起的急性胆管炎，其原发疾病均应在急性胆管炎缓解后另行择期处理。对于肝外胆管结石引起的急性胆管炎，若急性胆管炎属于轻、中度，结石数量不多，ERCP 取石不困难，耗时少，可予以同期处理。2018 版东京指南的治疗原则同《急性胆道系统感染的诊断和治疗（2011 版）》基本一致（表 51-0-8）[18]。

表 51-0-8 《急性胆道系统感染的诊断和治疗（2011 版）》急性胆管炎治疗原则

Ⅲ级 （严重）	患者病情可能急剧恶化，须尽早予以足够的支持治疗以改善器官功能不全； 一旦患者能耐受，尽早行 ERCP 或经皮肝穿刺胆管引流（PTCD）； 引起梗阻的病因待情况好转后二期再行处理
Ⅱ级 （中度）	建议进行保守治疗，同时尽早行 ERCP 或 PTCD； 如果引起胆管梗阻的原因需要外科处理，建议待病情好转后二期处理； 但如果是结石引起的肝外胆管梗阻，若患者情况良好，建议同期行 EST 和胆管取石
Ⅰ级 （轻度）	多数患者仅需要抗炎治疗即可； 如果患者对抗炎治疗无效（24 小时），建议采用胆管引流； 如果采用 ERCP，建议同期行内镜下乳头括约肌切开术（EST）和取石

（二）治疗方法

1. 抗生素治疗 急性胆管炎的抗生素治疗应针对胆道感染的常见菌群，在胆汁与血培养药敏结果出来前，应选用针对革兰阴性杆菌，主要是大肠埃希菌、克雷伯杆菌与铜绿假单胞菌，同时兼顾厌氧菌的广谱抗生素，应根据急性胆管炎的严重程度分级阶梯性使用抗生素。抗生素使用应注意以下原则[19]：①应选用胆道穿透率高的抗菌药物，以保证药物在胆汁中的足够浓度；②对合并胆道梗阻引起肝损伤的患者，应选择对肝脏毒性小的抗生素；③在胆道感染得到有效控制的前提下，抗菌药物疗程不宜过长，适时停药有助于降低细菌的耐药率及减少抗菌药物的不良反应。抗生素的停药指征：①体温正常 72 小时以上；②腹痛及腹部压痛、反跳痛等临床表现缓解或消失；③血常规白细胞计数正常；④ PCT ＜0.05μg/L；⑤Ⅲ级以上急性胆道感染患者，血流动力学指标及重要脏器功能恢复正常。

2018 版东京指南对急性胆管炎的抗生素治疗给予了指导性建议，具体参见表 51-0-9。2019 年，中华医学会外科学分会胆道外科学组、中国研究型医院学会加速康复外科专业委员会在既往指南和共识的基础上，针对胆道感染的特点，制定了 2019 版《胆道外科抗菌药物规范化应用专家共识》[20]。该共识推荐：①对于 2018 版东京指南分级为Ⅰ级或Ⅱ级的急性胆道感染，应在诊断明确后 6 小时内使用抗菌药物，对于Ⅲ级急性胆道感染，通常合并有感染性休克的表现，需在诊断明确 1 小时内使用抗菌药物；②Ⅰ级及Ⅱ级急性胆管炎可给予第二、三代头孢菌素如头孢呋辛、头孢曲松等联合硝基咪唑类药物或选择头孢哌酮 / 舒巴坦、哌拉西林 / 他唑巴坦；③Ⅲ级急性胆管炎可给予第三代、第四代头孢类如头孢他啶、头孢吡肟等联合硝基咪唑类药物，或考虑直接使用 β- 内酰胺酶抑制剂复合制剂、碳青霉烯类如亚胺培南、美罗培南或替加环素等；④对于合并有革兰阳性菌感染的患者，可给予万古霉素、替考拉宁或利奈唑胺，治疗期间应尽量取得胆汁进行细菌培养，尽早施行目标性治疗；⑤对于细菌培养结果显示多重耐药菌（MDRO）时，应及时采集标本送细菌培养，尽早明确致病菌，并根据细菌培养及药敏结果合理选择抗菌药物治疗（表 51-0-10）；⑥反复发作的胆道感染以革兰阴性菌最常见，常伴耐药菌感染，少见病原菌也时有发生，可首先应用第三代、第四代头孢菌素，联合抗厌氧菌药物或者选用 β- 内酰胺酶抑制剂复合制剂，疗效欠佳时可尽快改用碳青霉烯类如亚胺培南、美罗培南或替加环素等。

表 51-0-9 2018 版东京指南推荐的急性胆管炎的抗生素治疗方案

分级	青霉素	头孢菌素	碳青霉烯类	β- 内酰胺类	氟喹诺酮类
I	若耐药率>20%，不推荐氨苄青霉素 / 舒巴坦	头孢唑啉 / 头孢替安 / 头孢呋辛 / 头孢曲松钠 / 头孢噻肟 ± 甲硝唑 头孢美唑 头孢西丁 氟氧头孢 头孢哌酮 / 舒巴坦	厄他培南		环丙沙星 氧氟沙星 帕珠沙星 ± 甲硝唑 莫西沙星
II	哌拉西林 / 他唑巴坦	头孢曲松钠 / 头孢噻肟 / 头孢吡肟 / 头孢唑洋 / 头孢他啶 ± 甲硝唑 头孢哌酮 / 舒巴坦	厄他培南		环丙沙星 氧氟沙星 帕珠沙星 ± 甲硝唑 莫西沙星
III	哌拉西林 / 他唑巴坦	头孢吡肟 / 头孢他啶 / 头孢唑洋 ± 甲硝唑	亚胺培南西司他丁钠 / 美罗培南 / 厄他培南 / 多尼培南	氨曲南 + 甲硝唑	
医源性	哌拉西林 / 他唑巴坦	头孢吡肟 / 头孢他啶 / 头孢唑洋 ± 甲硝唑	亚胺培南西司他丁钠 / 美罗培南 / 厄他培南 / 多尼培南	氨曲南 + 甲硝唑	

表 51-0-10 针对不同 MDRO 推荐的可选用的常见抗菌药物治疗方案

病原菌	宜选药物
耐甲氧西林金黄色葡萄球菌（MRSA）	糖肽类（万古霉素、去甲万古霉素、替考拉宁）、利奈唑胺
耐万古霉素肠球菌（VRE）	利奈唑胺、达托霉素
产超广谱 β- 内酰胺酶（ESBLs）肠杆菌	碳青霉烯类抗生素、头孢哌酮 / 舒巴坦、哌拉西林 / 他唑巴坦
碳青霉烯类耐药肠杆菌科细菌（CRE）	替加环素、多黏菌素、头孢他啶 / 阿维巴坦
多重耐药不动杆菌（MDR-AB）	舒巴坦或含舒巴坦合剂（如头孢哌酮 / 舒巴坦、氨苄西林 / 舒巴坦）、替加环素、多黏菌素 B 或 E
多重耐药 / 泛耐药铜绿假单胞菌（MDR/PDR-PA）	抗假单胞菌的第三、四代头孢菌素、头孢哌酮 / 舒巴坦或哌拉西林 / 他唑巴坦、多黏菌素

2. 感染性休克的处理 急性胆管炎的患者一旦出现感染性休克征兆时，应密切监测其生命体征及动态评估休克状态，包括留置导尿记录每小时尿量、颈内静脉穿刺测定中心静脉压（CVP），甚至通过 Swan-Ganz 导管监测有效血容量，分析动脉血气了解代谢性酸中毒的程度及乳酸水平等。抗休克治疗的主要措施包括以下几方面，①早期扩充有效血容量：扩容是抗休克治疗的基本手段，各种液体的合理补充才能扩充有效血容量及维持机体内环境的稳定，一般采用先晶体后胶体、先快后慢的补液原则，晶体液宜少用葡萄糖液。扩容过程中应密切观察，警惕心功能不全及肺水肿的出现，根据 CVP 及肺动脉楔压（PAWP）调整补液速度。当患者出现神情安宁、肢端回暖、发绀消失等组织灌注良好表现，若收缩压>12kPa（90mmHg）且脉压差>4.0kPa、脉率<100 次 / 分钟、尿量>30ml/h、血红蛋白恢复基础水平及血液浓缩现象消失等，说明扩容治疗达到适宜效果。②及时纠正酸中毒：纠正酸中毒有利于改善组织的低灌注状态，防止 DIC 的发生。首选 5% 碳酸氢钠，其次为 11.2% 乳酸钠，肝功能损害者不宜选后者，根据动脉血气控制纠酸的速度。③血管活性药物与糖皮质激素的合理使用：在充分扩容的基础上使用血管活性药物能调整血管舒缩功能，改善微循环淤滞，有利于感染性休克的逆转。肾上腺皮质激素具有降低外周血管阻力、增加心搏血量、维持血管壁、细胞膜的完整性与稳定性、减轻和阻止毛细血管渗漏、拮抗内毒素、减轻毒血症、抑制炎症介质和细胞因子的分泌等药理作用。积极的抗感染与抗休克治疗是为急性重症胆管炎患者争取外科手术或者胆道引流机会的重要保证。

3. 胆道引流 胆道引流是解除胆道梗阻、逆转急性胆管炎尤其急性重症胆管炎病理生理进程、恢复正常胆道压力与生理功能的关键措施，原则上应尽快进行胆道引流。对于轻度急性胆管炎，如果使用抗生素有效，ERCP 可推迟至 24～48 小时内进行，但若在最初的 24 小时内保守治疗未能改善症状，则需尽早实施胆道减压。任何抗菌治疗都不能替代解除胆道梗阻的治疗措施。传统的引流方法是外科手术放置 T 管引流，目前推荐首选内镜下的胆道引流术。与开腹手术相比，内镜治疗具有手术时间短、创伤小、安全性高等优点。内镜治疗的并发症发生率、病死率均低于开腹胆道引流术。对于多次胆道手术患者，由于腹腔内的广泛粘连，开腹手术难度较高，分离腹腔粘连耗时长，易损伤周围脏器，此时内镜治疗更体现其微创的优势。

虽然 ERCP 有引起胰腺炎、消化道出血和穿孔的风险，但由于可同时行胆管引流和取石，ERCP 仍然是急性胆管炎患者建立胆道引流的首选措施[21]。应用 ERCP 行内镜引流的常用方法为内镜下逆行胆管支架引流术（endoscopic retrograde biliary drainage，ERBD）和内镜下鼻胆管引流术（endoscopic nose biliary drainage，ENBD）两种方式。ERBD 和 ENBD 均能迅速解除胆道梗阻，将脓性胆汁引流出胆道外，缓解胆管炎症状，为择期进一步针对病因治疗创造条件[22]。

对于 ACST 患者，因其胆道压力增高，发病迅猛，病情凶险，更应积极早期进行胆道引流，从而减轻胆道压力，阻断后续的病理生理进程。文献报道 ERBD 与 ENBD 的引流效果没有明显差异，但前者无法观察胆汁的引流情况，无法进行胆道冲洗和造影，但其是内引流，对于维持患者水、电解质、酸碱平衡，减轻内毒素血症较 ENBD 好。ENBD 是外引流，能观察胆汁的引流情况，一旦堵塞可以冲洗并能行胆道造影，但其无法完整恢复正常胆道通路，长期使用易引起内环境紊乱及压迫鼻咽部引起患者不适。因此是采用 ERBD 还是采用 ENBD，应根据患者的年龄、胆管内结石大小、性质、引流时间长短等综合而定。近期有文献报道，EUS 引导下胆管引流（EUS-BD）可成为 ERCP 失败后的替代手段之一。

PTCD 可在超声或 CT 引导下实行，操作简单方便，易于掌握和推广普及，可作为急性胆管炎时胆道引流的次选治疗方式。尤其对于 ERCP 失败的患者，或肝门部胆管梗阻、左右肝管各分支互不相通的患者，ERCP 下放置支架难度较高，此时可行双侧肝脏多支扩张胆管 PTCD 引流。PTCD 引流是一种外引流方式，能观察胆汁性状并做培养与药敏，但长期使用易引起内环境的紊乱。

4. 手术治疗　近年来，急性胆管炎的急诊手术很大程度上已被非手术胆道引流所取代，手术引流仅用于无内镜和穿刺引流条件，如上腹部胃肠道改道史或肝内胆管不扩张等，或上述治疗方法失败时。手术治疗的目标是以胆道减压、解除梗阻、通畅引流和抢救生命为主。应在梗阻近端实施有效胆道引流，手术应坚持控制性手术原则，尽量缩短手术时间，对于原发疾病留待二期手术处理。肿瘤引起的肝门部胆管梗阻，要引流到梗阻近端的胆管有时是困难的，可采用围肝门外科技术，经肝中裂劈开、敞开肝门后行梗阻近端胆管引流。胆总管切开减压及 T 管引流是最直接而且有效的术式，术前应通过适当的影像检查手段，了解是否存在肝内胆管梗阻，以达到有效减压的目的[23-24]。

急性重症胆管炎（ACST）是在以胆道梗阻与感染为病理基础的急性胆管炎发展到脓毒血症、感染性休克、多器官功能衰竭等全身内环境与代谢严重紊乱的表现，对机体的危害极大，及时、正确地诊断和治疗是临床上有效降低 ACST 病死率的两大关键点。以高热、腹痛、黄疸为表现的 Charcot 三联征及伴随休克、意识障碍的 Reynold 五联征是 ACST 的典型临床表现，同时结合 CT、MRCP、B 超等主要检查即可做出诊断。临床医生应严格参照中华医学会外科学分会胆道外科学组制定的《急性胆道系统感染的诊断和治疗指南（2011 版）》和国际上广泛采用的《急性胆道感染诊治东京指南（2018 版）》，对患者的病情做出快速准确的评估并采取最适宜的治疗方案，及时有效的胆道引流、感染性休克的有效救治以及抗生素的合理使用是 ACST 治疗的三大法宝。

（王　坚　冯　浩　王　辉）

参 考 文 献

[1] KIMURA Y, TAKADA T, KAWARADA Y, et al. Definitions, pathophysiology, and epidemiology of acute cholangitis and cholecystitis: Tokyo Guidelines [J]. J Hepatobiliary Pancreat Surg, 2007, 14 (1): 15-26.

[2] BOEY J H, WAY L W. Acute cholangitis [J]. Ann Surg, 1980, 191 (3): 264-270.

[3] SAIK R P, GREENBURG A G, FARRIS J M, PESKIN G W. Spectrum of cholangitis [J]. Am J Surg, 1975, 130 (2): 143-150.

[4] DENBESTEN L, DOTY J E. Pathogenesis and management of choledocholithiasis [J]. Surg Clin North Am, 1981, 61 (4): 893-907.

[5] CHIJIIWA K, KOZAKI N, NAITO T, et al. Treatment of choice for choledocholithiasis in patients with acute obstructive suppurative cholangitis and liver cirrhosis [J]. Am J Surg, 1995, 170 (4): 356-360.

[6] SINANAN M N. Acute cholangitis [J]. Infect Dis Clin North Am, 1992, 6 (3): 571-599.

[7] THOMPSON J, BENNION R S, PITT H A. An analysis of infectious failures in acute cholangitis [J]. HPB Surg, 1994, 8 (2): 139-144.

[8] NEGM A A, SCHOTT A, VONBERG R P, et al. Routine bile collection for microbiological analysis during cholangiography and its impact on the management of cholangitis [J]. Gastrointest Endosc, 2010, 72 (2): 284-291.

[9] CSENDES A, BECERRA M, BURDILES P, et al. Bacteriological studies of bile from the gallbladder in patients with carcinoma of the gallbladder, cholelithiasis, common bile duct stones and no gallstones disease [J]. Eur J Surg, 1994, 16 (6-7): 363-367.

[10] CHAN Y L, CHAN A C, LAM W W, et al. Choledocholithiasis: comparison of MR cholangiography and endoscopic retrograde cholangiography [J]. Radiology, 1996, 200 (1): 85-89.

[11] LEE M G, LEE H J, KIM M H, et al. Extrahepatic biliary diseases: 3D MR cholangiopancreatography compared with endoscopic retrograde cholangiopancreatography [J]. Radiology, 1997, 202 (3): 663-669.

[12] SOTO J A, YUCEL E K, BARISH M A, et al. MR cholangiopancreatography after unsuccessful or incomplete ERCP [J]. Radiology, 1996, 199 (1): 91-98.

[13] 中华医学会外科学分会胆道外科学组. 急性胆道系统感染的诊断和治疗指南 (2011 版) [S/J]. 中华消化外科杂志, 2011, 10 (1): 9-13.

[14] MUKAI S, ITOI T, BARON T H, et al. Indications and techniques of biliary drainage for acute cholangitis in updated Tokyo Guidelines 2018 [J]. J Hepatobiliary Pancreat Sci, 2017, 24 (10): 537-549.

[15] MOSLER P. Diagnosis and management of acute cholangitis [J]. Curr Gastroenterol Rep, 2011, 13 (2): 166-172.

[16] KIRIYAMA S, KOZAKA K, TAKADA T, et al. Tokyo Guidelines 2018: diagnostic criteria and severity grading of acute cholangitis (with videos) [J]. J Hepatobiliary Pancreat Sci, 2018, 25 (1): 17-30.

[17] HUI C K, LAI K C, YUEN M F, et al. Does the addition of endoscopic sphincterotomy to stent insertion improve drainage of the bile duct in acute suppurative cholangitis? [J]. Gastrointest Endosc, 2003, 58: 500.

[18] MAYUMI T, OKAMOTO K, TAKADA T, et al. Tokyo Guidelines 2018: management bundles for acute cholangitis and cholecystitis [J]. J Hepatobiliary Pancreat Sci, 2018, 25 (1): 96-100.

[19] LEUNG J W. Does the addition of endoscopic sphincterotomy to stent insertion improve drainage of the bile duct in acute suppurative cholangitis? [J]. Gastrointest Endosc, 2003, 58 (4): 570-572.

[20] 中华医学会外科学分会胆道外科学组. 胆道外科抗菌药物规范化应用专家共识 (2019 版) [S/J]. 中华外科杂志, 57 (7): 481-487.

[21] HUI C K, LAI K C, YUEN M F, et al. Acute cholangitis—predictive factors for emergency ERCP [J]. Aliment Pharmacol Ther, 2001, 15 (10): 1633-1637.

[22] LAI E C, MOK F P, TAN E S, et al. Endoscopic biliary drainage for severe acute cholangitis [J]. N Engl J Med, 1992, 326 (24): 1582-1586.

[23] 王坚, 陈炜. 围肝门外科技术在胆道外科的应用 [J]. 中华消化外科杂志, 2015, 14 (4): 284-287.

[24] 王坚. 围肝门外科技术在复杂肝内胆管结石再手术中的应用 [J]. 肝胆外科杂志, 2017, 25 (3): 161-163.

胆管损伤是胆道外科永久的议题。其病情复杂，诊治困难，处理不当可造成严重后果。腹腔镜胆囊切除术（laparoscopic cholecystectomy，LC）的总体死亡率为 0.05%～0.5%，但是在发生胆管损伤后，死亡率可高达 3%～10%[1]。患者往往需要接受长期和多次的手术或介入治疗，部分病例由于继发严重肝脏病变如胆汁性肝硬化、门静脉高压症等甚至需要肝移植。在长期的治疗过程中，患者面临的死亡风险是正常康复者的 2～3 倍[2]。即使患者长期存活，其生存质量也低于正常康复人群和健康人群。

一、病因与预防

胆管损伤多数来源于医源性因素，其中最常见的医源性胆管损伤为胆囊切除术，尤其是在腹腔镜外科时代。腹腔镜胆囊切除术胆管损伤的发生率 0.4%～0.6%，是开放胆囊切除术的 4 倍[3]。最为典型的胆囊切除术胆管损伤是术者将胆总管误认为胆囊管，而将胆总管横断甚至部分切除，转诊至专科中心的胆囊切除术后胆管损伤，大约 2/3 是这种类型。除胆囊切除术外，诸如胆道探查术、肝切除术、胃切除术、射频消融、ERCP、TACE 等手术或有创性操作都可造成胆道损伤。从损伤的机制而言，胆管损伤可能是机械性的撕裂、横断、夹闭等，也可能是化学性损伤、电热性损伤或血运性损伤。有些胆管损伤可能是单机制的，如射频消融引起的胆管损伤主要是局部高温造成胆管壁的坏死，TACE 引起的胆管损伤则因滋养胆道的动脉被栓塞所致，但是有些胆管损伤可能是复合机制造成的。

基于当前绝大多数严重医源性胆管损伤来源于腹腔镜胆囊切除术，因此对于胆管损伤的预防也集中于如何提高腹腔镜胆囊切除术的安全性。1995 年斯特拉斯伯格（Strasberg）提出胆囊三角解剖的关键安全视野（critical view of safety，CVS）原则，即解剖完成时，胆囊与肝十二指肠韧带之间只有胆囊管与胆囊动脉相连，安全视野内只有胆囊动脉和胆囊管进入胆囊。这一原则可被称之为 LC 的"黄金准则"[4]。然而 CVS 原则作为解剖分离的终点目标难以指导外科医师的解剖分离过程，损伤可能正是在试图获得 CVS 的过程中发生的。因此，外科医师尚应充分利用胆囊前哨淋巴结、Rouviere 沟、胆总管窗等解剖标记提高对肝外胆管结构的识别精度。术中胆道造影曾被认为是一种可靠的预防技术，但常规性术中胆道造影并未能获得以费效比分析为基础的证据支持[5]。而选择性胆道造影不仅缺乏明确的实施标准，而且当外科医师面对困难的局面准备实施胆道造影时，错误即胆管损伤可能已经发生，因此，术中胆道造影在胆管损伤中的价值是早期发现而非有效预防。荧光腹腔镜可以通过术中的荧光显像为复杂胆囊切除术中明确肝外胆管的解剖位置提供实时的指引，是最有前景的预防胆囊切除胆管损伤的导航技术，但受制于设备的价格因素目前尚不能广泛使用[6]。

二、诊断

大多数胆管损伤在手术时未被发现。来自 Johns Hopkins 医院的研究显示，只有大约 1/3 的胆囊切除术胆管损伤是在手术中确诊的[7]。损伤后早期诊断也存在一定困难，主要原因是早期表现通常是非特异性的，这些表现可能为不明显的腹痛、持续的恶心和呕吐以及低热等，这通常是由于胆汁泄漏到腹腔，造成胆汁性腹膜炎所致，但是容易被医生误诊为外科伤口的疼痛、手术后的炎症反应或者麻醉药物的副作用。此时血常规检查炎症指标升高、肝功能检查氨基转移酶或胆红素异常可以提示可能发生胆管损伤。如果这些异常继续被外科医师忽视或者误判，腹膜炎的症状将更为明显，感染将进展为脓毒血症。在一些老年患者或虚弱的患者，延迟诊断造成脓毒血症，导致患者死亡的并不少见。

　　事实上，如果手术医师能够意识到有可能发生胆管损伤，依赖胆囊切除术患者的病史、异常的体征和实验室检查，辅以合适的影像学检查，多数情况下诊断胆管损伤并不困难。对可疑的病例可以首先选择超声和（或）CT 检查。虽然超声检查的价值有限，主要通过发现肝周积液、肝内胆管异常扩张提示胆管损伤的发生，但是超声检查具有便捷性，而且能在发现积液的同时行超声引导下的腹腔穿刺抽液检查。计算机断层扫描（CT）在胆管损伤的诊断和评估中具有重要作用，可以提供有无腹腔积液、积液的部位和量、有无胆道扩张，以及有无合并血管损伤及继发性肝脏病变等多维度的信息。

　　必须强调的是，对胆管损伤的诊断重点在于通过胆道成像技术，明确损伤的形式、部位和程度。如果术前没有获得胆道的成像，修复手术几乎 100% 失败[8]，因此外科医生必须避免在术前没有勾画出胆道解剖结构的情况下匆忙进入手术室。胆道成像技术包括各种胆道造影或胆道显影检查如经皮肝穿刺胆管造影（percutaneous transhepatic cholangiography，PTC）、内镜逆行胆管造影（endoscopic retrograde cholangiography，ERC）或磁共振胰胆管成像（magnetic resonance cholangiopancreatogrphy，MRCP）。PTC 和 ERC 均属于有创性检查技术，具有各自的优缺点。ERC 不受肝内胆管直径的影响，可清晰显示胆道，甚至动态观察到对比剂的外溢，同时可通过胆道放置胆管支架或鼻导管起到胆道减压和引流的作用，适用于以胆漏为主要表现的胆管损伤。但对于胆管横断伤无法显示损伤近端胆管的状态。PTC 在显示损伤近端胆管树方面具有优势，但是如果肝内胆管无明显扩张则难以穿刺成功，因此适用于以胆管狭窄为主要表现的胆管损伤。MRCP 是一种无创性检查技术，研究显示在胆管损伤的影像评估方面，MRCP 能提供所有 PTC 所能提供的信息[9]。因此，目前笔者所在中心对疑似胆管损伤的病例采取的诊断和评估策略是，首先行增强 CT 和 MRCP 检查，明确胆管损伤的病理分型。胆漏型联合 ERCP 作为辅助检查，胆管狭窄型则联合 PTCD 作为辅助诊断。

三、胆管损伤的分型

　　对胆管损伤进行合理的分型能为预防、诊疗和预后评估提供精准的指导。但是与其他类型疾病不同，由于胆管损伤的致伤机制复杂，胆管损伤的表现形式如损伤的部位、损伤的程度、损伤后的病理改变多样，造成胆管损伤难以建立合理和具有多重指导意义的分型系统。迄今为止，国际上已经提出10 余种胆管损伤的分型系统，这些分型系统中简单的仅将胆管损伤分为 2～3 型，复杂的可分为 20 余种类型。

　　Bismuth 分型和 Strasberg 分型是应用较为广泛的分型系统。Bismuth 分型（图 52-0-1）将胆管损伤主要分为 5 型，可以注意到的是，Bismuth 分型是以胆管狭窄为主要病理改变的分型系统。Strasberg 分型（图 52-0-2）则是在 Bismuth 分型的基础上引入部分腹腔镜胆囊切除术胆管损伤的类型。中华医学会外科学分会胆道外科学组在对大宗病例的分析基础上，基于胆管树损伤的解剖部位、致伤因素、病变特征和防治策略，将胆管损伤 3 型 4 类[10]。

四、胆管损伤的内镜 / 介入治疗

　　内镜 / 介入治疗在胆管损伤确定性治疗中的价值一直存在广泛争议。单纯的经皮腹腔穿刺引流主要作为胆漏型胆管损伤的围手术期治疗措施，但是对于一些分支胆管造成的胆漏如胆囊管漏、胆囊床

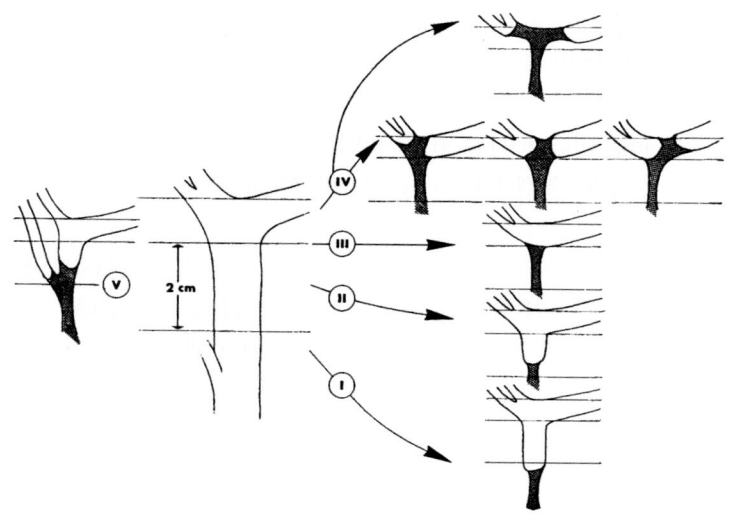

图 52-0-1　Bismuth 分型示意图

Ⅰ型：左、右肝管汇合部下方肝总管残端长度≥2cm；Ⅱ型：汇合部下方肝总管残端长度<2cm；Ⅲ型：汇合部完整，左、右肝管系统仍然相通；Ⅳ型：汇合部损伤，左、右肝管不相通；Ⅴ型：Ⅰ型、Ⅱ型或Ⅲ型合并副右肝管损伤。

（引自：BISMUTH H, et al. World J Surg, 2001, 25: 1241.）

迷走胆管漏，以及与主要胆道无交通的变异的段肝管胆漏，通过单纯的引流可能使得瘘口闭合而无须手术治疗。轻型的胆管损伤如胆管侧壁的撕裂伤、胆囊管残端瘘，内镜下的支架置入可以获得满意的效果。而严重的胆管损伤如胆管横断伤，内镜治疗无疑会失败。

　　主要的争议在于，以胆管狭窄为表现，而胆管连续性尚存在的胆管损伤，是否适合内镜治疗。瓦伊塔尔（Vitale）[11]通过对内镜治疗失败的损伤性胆管狭窄的回顾性影像分析，发现这些病例均是损伤范围较长的胆管侧壁伤（1.5～2.0cm），因而主张如胆管狭窄长度超过 2cm、侧壁性损伤组织缺损范围超过胆管直径的 1/2，应采取外科手术修复。但是大多数腹腔镜胆囊切除术胆道损伤造成胆道完全不连续，MRCP 或 ERCP 中所见到的胆管狭窄仍然保持连续性，术中所见其实狭窄的部位只是保持细小通道的瘢痕化组织，缺乏正常的胆道黏膜和结构。因而对于损伤后胆管狭窄，笔者主张应首选外科手术修复。

五、胆管损伤的手术治疗

（一）手术时机的选择

　　胆管损伤的手术时机与预后密切相关。术中的即时修复是最为理想的，无论是小的胆管撕裂还是严重的胆管横断，重要的在于能否获得经验丰富的胆道外科专科医师的支持。胆管损伤如果由非专科医师修复，不仅手术失败率极高，而且即便在修复失败后再由胆

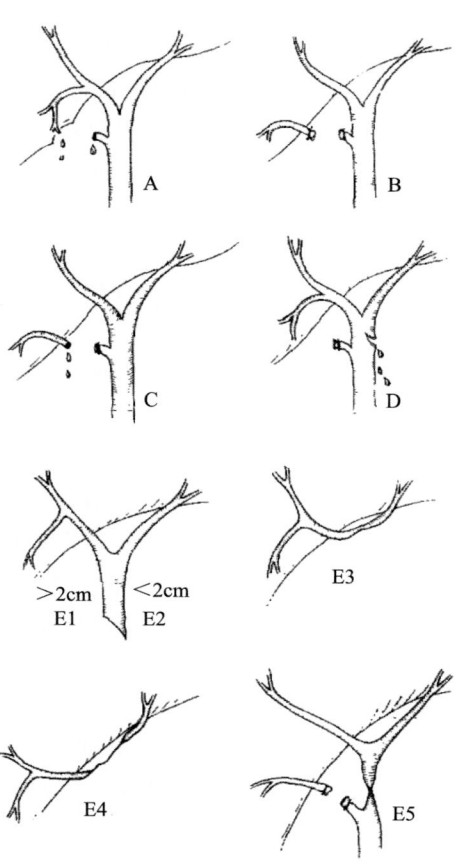

图 52-0-2　Strasberg 分型示意图

A 型：胆囊床内的小胆管或胆囊管残端漏；B 型：副右肝管损伤，断端夹闭而不伴胆漏；C 型：副右肝管损伤，断端开放合并胆漏；D 型：肝外胆管侧壁伤，合并胆漏；E 型：胆道狭窄，E1～E5 型分别对应 Bismuth 分型的Ⅰ～Ⅴ型。

（引自：STRASBERG S M, et al. J Am Coll Surg, 1995, 180: 101.）

管专科医师进行成功修复，患者的生存质量也低于由胆道专科医师初次修复的病例[2, 8]。因此，如果损伤发生在非专科医院，应立即将患者转诊至有经验的胆道外科中心，而非尝试修复。

部分病例也可选择损伤后早期修复。早期修复多在损伤后 1 周内，主要适用于以急性胆道梗阻为表现的胆管损伤，如腹腔镜胆囊切除术时将胆总管横断部分切除，术中近端和远端均被夹闭，术后出现急性胆道梗阻而无胆漏。对于胆瘘型胆管损伤，早期修复应慎重。判断此种类型胆管损伤能否早期修复的原则在于是否继发败血症和局部感染。

在进行最终外科修复之前，是否控制败血症和局部感染已经成为胆管损伤修复能否成功的关键之一。联合腹腔穿刺置管引流以控制感染和经皮胆道穿刺置管引流以减少胆漏，应能控制甚至关闭大部分瘘管。一旦胆道引流成功和脓毒症得到控制，就不应该急于对胆管损伤进行明确的处理，而应等待局部组织的水肿和炎症完全消退，胆管缺血范围逐渐明确化后再进行手术。延迟手术的时机尚存在一定争议，早期一般主张至少 3 个月之后，近期的专家共识认为应以局部感染获得有效控制为标准，在此之后 4～6 周时即可选择确定性的修复手术[10]。

（二）手术方法

胆管损伤的手术方式多样，包括直接缝扎、修复缝合、胆管对端吻合、胆管空肠吻合、胆管十二指肠吻合、胆管自体组织瓣修补、肝切除、肝移植等。直接缝扎仅适用于小的三级或三级以上的胆管，如 Luscka 胆管或变异的段肝管。修复缝合适用于术中发现的胆管小的撕裂，这种情况更多见于肝切除手术，如累及肝门区的肿瘤因肿瘤压迫肝蒂分离时不慎撕裂胆管，或采用肝蒂鞘外解剖时层次不清造成胆管撕裂，此时采用 6-0 PDS 间断缝合胆管破口一般不影响后期愈合。

胆管对端吻合适用于无明显组织缺损的损伤，尤其是术中横断胆管被及时发现者。沙赫里（Shahri）等[12]在一个非随机化研究中对损伤后 30 天内的病例采取早期修复手术，胆管对端吻合术后长期满意率可达到 100%，与此相对应的是，采取 HJ 式式只能获得 71.4% 的长期满意率。因此，主张对于新鲜的胆管损伤，应首先考虑胆管对端吻合术。对于损伤后胆管狭窄，则应考虑两个因素，一是狭窄的长度，二是狭窄两端胆管的直径。只有局限性狭窄，狭窄段切除后远近端直径相当、能够无张力对拢的病例适合对端吻合术。

胆肠吻合术中，胆管十二指肠吻合应该被废弃，而胆管空肠吻合是远期疗效最为满意的重建术式，适合各种类型的胆管损伤，也是多数胆管损伤采取的确定性修复方法。来自多个大型转诊中心的病例系列报道显示，胆管空肠 Roux-en-Y 吻合术后吻合口再狭窄率为 9%～17%。胆管空肠吻合术废除了 Oddi 括约肌的功能，长期随访存在术后出现反流性胆管炎甚至继发胆管癌的风险，因而一些符合正常生理结构和保留括约肌功能的重建术式仍得到部分学者的肯定。胆管自体组织瓣修补是一种可以保留胆道正常生理结构和 Oddi 括约肌功能的方法，但迄今为止获得广泛认同的仅有胆囊瓣修复，其他如肝圆韧带、胃瓣、空肠瓣等尚有待高质量的数据支持。

肝切除通过同时去除病变胆管和切除损伤胆管引流的肝脏治疗胆管损伤，主要适用于难以重建的胆管狭窄，或是胆管损伤继发肝脏病变如肝脓肿、肝胆管结石，或者胆管损伤合并血管损伤造成肝实质失活。如果以上这些情况累及到全肝，造成胆汁性肝硬化和门静脉高压症，则可视作终末期胆病，建议采取肝移植治疗，这种情况多数见于反复多次修复失败的患者。

（三）术后随访

大约 2/3 的胆管狭窄复发发生在重建手术后的 2～3 年，80% 在术后 5 年内，但是也有少数术后 10 年以上复发的报道[13]。因此，对胆管损伤尤其是损伤累及主要胆管的患者应注意手术后 3～5 年内的密切随访。早期诊断和干预狭窄造成的黄疸和胆管炎可以阻止病情的恶化。临床常见一些病例因为延迟就诊造成硬化性胆管炎和肝硬化，给再次手术造成极大的困难。

六、预后

胆管损伤的长期预后受到多种因素的影响，包括致伤因素、损伤类型，是否接受过非专科医师的修复以及修复次数，是否合并血管损伤等。总体来看，经过专科医师的修复以及联合手术介入治疗，超过 90% 的病例能够获得良好的远期疗效[14]，但患者面临的死亡风险仍然显著高于正常康复者[2]。

胆管损伤患者的生活质量（QOL）是值得注意的问题，对该领域已经有了非常广泛的研究。目前来看，胆管损伤患者即使接受了成功的胆道修复手术，其总体生活质量仍然低于腹腔镜胆囊切除术健康恢复者，尤其是心理健康质量会显著受到手术修复次数、治疗周期、医疗费用以及是否涉及司法诉讼的影响[15-16]。

总之，鉴于胆道损伤给患者带来难以估量的不良后果，预防胆管损伤是最为关键的一环。早期诊断和干预能显著提高胆管损伤患者的远期预后。确切的治疗需要胆道外科医生、放射科医生和内镜介入医生的相互协助。手术修复具有良好的效果，但有赖于经验丰富的专科医师选择合适的手术时机和合理的修复方式。

（董家鸿　曾建平）

参 考 文 献

［1］　KARVONEN J, GULLICHSEN R, LAINE S, et al. Bile duct injuries during laparoscopic cholecystectomy: primary and long-term results from a single institution [J]. Surg Endosc, 2007, 21 (7): 1069-1073.

［2］　FLUM D R, CHEADLE A, PRELA C, et al. Bile duct injury during cholecystectomy and survival in medicare beneficiaries [J]. JAMA, 2003, 290 (16): 2168-2173.

［3］　Nuzzo G, Giuliante F, Giovannini I, et al. Bile duct injury during laparoscopic cholecystectomy: results of an Italian national survey on 56 591 cholecystectomies [J]. Arch Surg, 2005, 140 (10): 986-992.

［4］　STRASBERG S M, HERTL M, SOPER N J. An analysis of the problem of biliary injury during laparoscopic cholecystectomy [J]. J Am Coll Surg, 1995, 180 (1): 101-125.

［5］　LIVINGSTON E H, MILLER J A, COAN B, et al. Costs and utilization of intraoperative cholangiography [J]. J Gastrointest Surg, 2007, 11 (9): 1162-1167.

［6］　PESCE A, PICCOLO G, LA GRECA G, et al. Utility of fluorescent cholangiography during laparoscopic cholecystectomy: A systematic review [J]. World J Gastroenterol, 2015, 21 (25): 7877-7883.

［7］　LILLEMOE K D, MARTIN S A, CAMERON J L, et al. Major bile duct injuries during laparoscopic cholecystectomy. Follow-up after combined surgical and radiologic management [J]. Ann Surg, 1997, 225 (5): 459-468; discussion 468-471.

［8］　STEWART L, WAY L W. Bile duct injuries during laparoscopic cholecystectomy. Factors that influence the results of treatment [J]. Arch Surg, 1995, 130 (10): 1123-1128; discussion 1129.

［9］　CHAUDHARY A, NEGI S S, PURI S K, et al. Comparison of magnetic resonance cholangiography and percutaneous transhepatic cholangiography in the evaluation of bile duct strictures after cholecystectomy [J]. Br J Surg, 2002, 89 (4): 433-436.

［10］　中华医学会外科学分会胆道外科学组. 胆管损伤的诊断和治疗指南 (2013 版) [S/J]. 中华消化外科杂志, 2013, 12 (2): 81-95.

［11］　VITALE G C, TRAN T C, DAVIS B R, et al. Endoscopic management of postcholecystectomy bile duct strictures [J]. J Am Coll Surg, 2008, 206 (5): 918-923.

［12］　SHAHRI K N, LASNIER C, PAINEAU J. Bile duct injuries at laparoscopic cholecystectomy: early repair results [J]. Ann Chir, 2005, 130 (4): 218-223.

[13] HALL J G, PAPPAS T N. Current management of biliary strictures [J]. J Gastrointest Surg, 2004, 8 (8): 1098-1110.

[14] LILLEMOE K D, MELTON G B, CAMERON J L, et al. Postoperative bile duct strictures: management and outcome in the 1990s [J]. Ann Surg, 2000, 232 (3): 430-441.

[15] BOERMA D, RAUWS E A, KEULEMANS Y C, et al. Impaired quality of life 5 years after bile duct injury during laparoscopic cholecystectomy: a prospective analysis [J]. Ann Surg, 2001, 234 (6): 750-757.

[16] DE REUVER P R, SPRANGERS M A, RAUWS E A, et al. Impact of bile duct injury after laparoscopic cholecystectomy on quality of life: a longitudinal study after multidisciplinary treatment [J]. Endoscopy, 2008, 40 (8): 637-643.

胆管良性肿瘤　第53章

　　胆管良性肿瘤是一组非常少见的疾病类别，病种多。日本学者池井（Ikei）等于 1989 年分析了日本报道的 56 例胆管良性肿瘤，其病种高达 23 种之多。据报道，胆管良性肿瘤约占肝外胆管所有肿瘤的 6%、所有胆道手术的 0.05%～0.1%。由于少见，胆管良性肿瘤目前尚缺乏系统的分类。根据其组织病理学类型，胆管良性肿瘤包括胆管囊腺瘤、胆管内乳头状肿瘤、胆管腺瘤、神经纤维瘤、神经鞘瘤、神经内分泌肿瘤、颗粒细胞瘤等，其中以胆管囊腺瘤、胆管内乳头状肿瘤、胆管腺瘤相对多见，其余罕见，仅见于一些零星个案报道[1]。以下对它们分别进行叙述。

第 1 节　胆管囊腺瘤

　　胆管囊腺瘤（biliary cystadenoma）是一种起源于胆管上皮的良性囊性肿瘤，首先由亨特（Hunter）于 1887 年报道。90% 以上胆管囊腺瘤发生于肝脏内，占所有肝脏囊性病变不足 5%；另有极少数胆管囊腺瘤发生于肝外胆管[2-3]。

一、病因病理

　　胆管囊腺瘤的病因及发病机制目前尚不清楚。惠勒（Wheeler）及埃德蒙森（Edmondson）发现胆管囊腺瘤囊壁的被覆上皮及间质存在类似于内胚层的细胞，故提出其可能起源于异位残存的胚胎胆管学说。此外，由于近 50% 胆管囊腺瘤壁含有内分泌细胞，也有作者提出其可能起源于肝内胆管周围腺体[3-4]。

　　胆管囊腺瘤多为单发，少数为多发；90% 以上发生于肝内，右肝略多见于左肝，发生于肝外胆管者不足 10%[3-4]。根据组织病理学特征，可分为黏液性与浆液性胆管囊腺瘤两种类型，前者占绝大多数，后者占不足 5%[4]。肉眼观，黏液性胆管囊腺瘤多呈一大小不等的多房性囊性病变，直径可从数厘米至几十厘米不等（图 53-1-1），据文献报道，最大者直径可达 35cm[3]；肿瘤切面呈多个大小不等的囊腔，囊内有分隔，囊壁厚；囊内容物为浅胆汁色的黏液样液体或褐色浑浊液体，无细胞成分，偶尔可有胆固醇结晶。显微镜下观，胆管囊腺瘤囊内壁被覆一层可分泌黏液的单层柱状或立方状上皮细胞，通常含有杯状细胞且伴有乳头状突起形成；免疫组化显示胆管囊腺瘤的被覆上皮与胆管上皮类似，表达有细胞角蛋白（cytokeratins，CK）、上皮膜抗原（epithelial membrane antigen，EMA）、癌

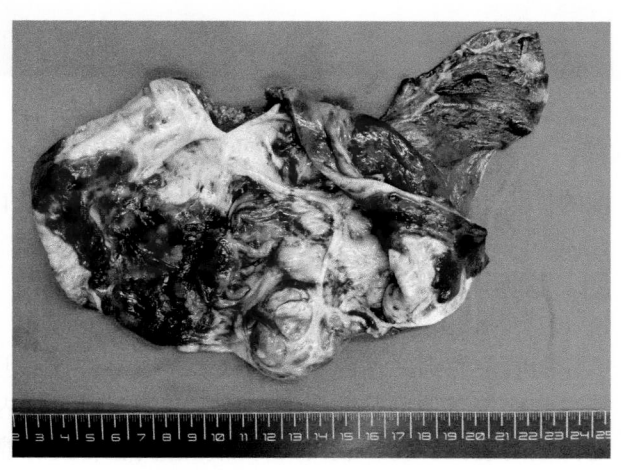

图 53-1-1　肝内胆管囊腺瘤可见多房性分隔
（女，48 岁）

胚抗原（carcino-embryonic antigen，CEA）[3-4]。另外，囊壁间质可含有卵巢样间质组织，此类肿瘤癌变发生率较高。此外，囊壁组织内可见神经内分泌细胞[3-4]。

浆液性胆管囊腺瘤极为少见，肉眼观可见肿瘤是由无数的小囊组成（切面呈蜂窝状）。显微镜下可见肿瘤披覆一层单层立方状上皮细胞。此类肿瘤也有发生癌变的可能。

肝外胆管囊腺瘤通常较小，常有蒂，呈球形，外膜光滑且较厚。

二、临床表现[3-6]

胆管囊腺瘤多发生于中年女性患者，女性约占 90%，平均发病年龄为 45 岁。临床表现依据肿瘤发生的部位、大小而定。肝内胆管囊腺瘤较小时无明显症状，通常是在常规体检中被发现的。随着肿瘤体积增大，患者可出现上腹部隐痛不适、腹胀等非特异性的压迫症状；当肿瘤压迫肝门部胆管时，可引起皮肤巩膜黄染、尿色加深等黄疸症状。对于肝外胆管囊腺瘤者，当肿瘤比较小时即可引起病变部位胆管的梗阻，进而导致近端胆管扩张、梗阻性黄疸的发生，患者可有上腹部疼痛不适，皮肤巩膜黄染、尿色加深等黄疸症状；当进一步合并胆道感染时，可出现右上腹痛加剧，伴有发热、寒战等全身症状。

对于伴有黄疸患者，体检可发现皮肤巩膜黄染。对于巨大的肝内胆管囊腺瘤者，体检可触及上腹部囊实性包块，表面光滑，通常无压痛。当合并有胆道感染时，上腹部可有压痛。

三、影像学[3-6]

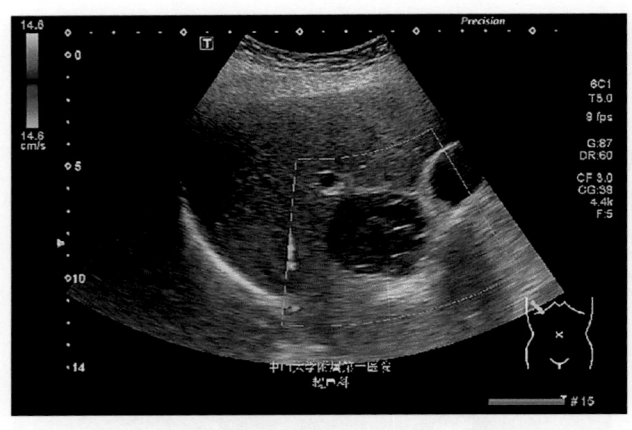

图 53-1-2　彩色多普勒超声显示肝脏一囊性占位
内见分隔（女，56 岁）

常用的影像学检查手段包括超声及超声造影、增强 CT 扫描、增强 MRI 扫描、内镜逆行胰胆管造影（endoscopic retrograde cholangiopan-creatography，ERCP）、经皮肝穿刺胆道造影（per-cutaneous tran-shepatic cholangiography，PTC）。肝内胆管囊腺瘤的影像学特征包括（图 53-1-2～图 53-1-4）：①肝内多房性囊性肿物；②囊壁厚且不规则，可伴有小的乳头状凸起；③囊内有分隔；④增强扫描示囊壁、囊内分隔可有均匀强化。肝外胆管囊腺瘤的影像学特征：①病变处的肝外胆管不同程度的局限性扩张，伴胆管内囊性肿物；②囊性肿物内可见分隔，增强扫描示囊壁、囊内分隔可有均匀强化；③近端胆管可有不同程度的扩张；④ ERCP、PTC 胆道造影显示肝外胆管内充盈缺损。

四、诊断与鉴别诊断

胆管囊腺瘤的诊断主要依赖于影像学检查。但要注意，肝内胆管囊腺瘤容易与单纯性肝囊肿、胆管囊腺癌等其他肝脏内囊性占位病变相混淆。肝内胆管囊腺瘤与单纯性肝囊肿鉴别要点是：后者通常是薄壁的囊性肿物，囊内无分隔。肝内胆管囊腺瘤与胆管囊腺癌有时鉴别困难，但以下这些征象提示胆管囊腺癌的可能：①囊壁显著不均匀增厚，伴增强 CT/MRI 扫描不均匀强化；②囊壁出现明显的乳头状肿物形成；③血清糖类抗原 19-9（carbohydrate antigen 19-9，CA19-9）升高。

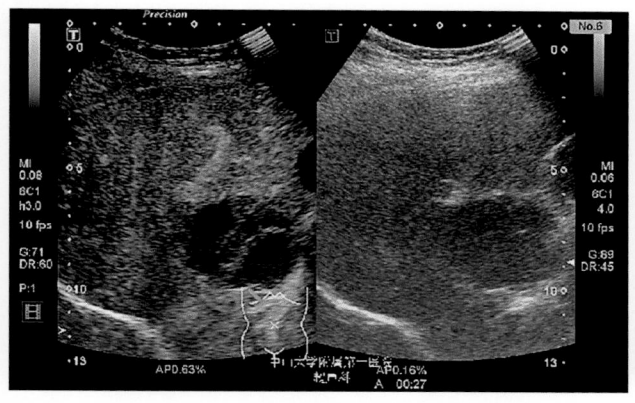

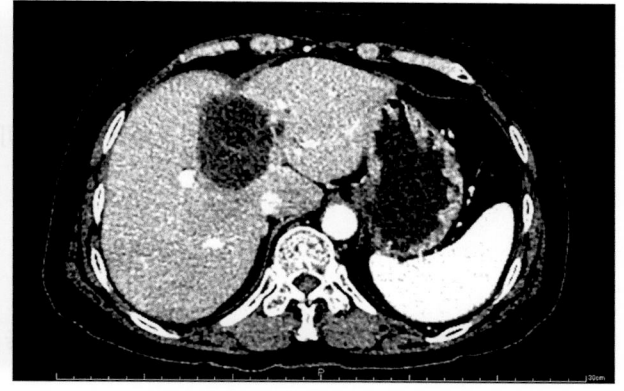

图 53-1-3　超声造影显示肝脏一囊性占位
内见分隔、有强化（女，56 岁）

图 53-1-4　增强 CT 显示肝脏一囊性占位
内见分隔、动脉期有强化（女，56 岁）

　　肝外胆管囊腺瘤非常罕见，极容易被误诊为胆总管囊肿。两者鉴别的关键点：①前者囊性肿物内存在分隔；② ERCP、PTC 直接胆道造影可显示前者扩张的肝外胆管内存在充盈缺损（囊腺瘤所致）。

五、综合处理

　　1. 无症状的胆管囊腺瘤　若符合手术治疗指征，可以择期进行手术，术前无须特殊处理。

　　2. 合并梗阻性黄疸者　对于梗阻性黄疸时间长、黄疸严重且营养状态差的老年患者，尤其是需要施行大范围肝切除术者，术前需要施行包括 ERCP 下鼻胆管引流（ERCP nasobiliary drainage，ENBD）或经皮肝穿刺胆道引流（percutaneous transhepatic cholangiographic drainage，PTCD）等胆道引流以减轻黄疸，同时予以积极营养支持治疗，待患者营养状况改善、黄疸减轻后再施行择期手术治疗。对于其他合并黄疸的胆管囊腺瘤患者，术前无须常规进行术前胆道引流治疗。

　　3. 合并急性胆管炎者　应积极给予抗感染治疗，必要时应联合施行 ENBD 或 PTCD 等胆道引流控制急性胆管炎。待急性胆管炎完全控制后，再择期行手术治疗。

六、外科治疗

　　1. 肝内胆管囊腺瘤　对肿瘤很小者，可以定期密切随诊观察。对于肿瘤较大者或随诊过程中逐渐增大者，应该积极采取手术切除治疗。其原因主要有两点：①胆管囊腺瘤存在恶变机会，据报道其恶变发生率可高达 20%[3]；②胆管囊腺瘤与胆管囊腺癌在影像学上鉴别有时有困难。

　　肝内胆管囊腺瘤切除术可在开腹、腹腔镜或达芬奇机器人辅助下完成。对肿瘤小、位置表浅的肝内胆管囊腺瘤，可沿肿瘤的包膜逐步剥离完整切除之；对位置深在的肝内胆管囊腺瘤，可行肝段、肝叶或不规则肝部分切除术，一并切除肿瘤与周围部分肝组织。切忌施行肝内胆管囊腺瘤开窗术、肝内胆管囊腺瘤空肠吻合术等。

　　2. 肝外胆管囊腺瘤　一旦诊断明确，也应积极施行手术切除治疗。其原因主要有：①发生于肝外的胆管囊腺瘤，容易引起肝外胆管的梗阻，导致黄疸甚至急性胆管炎发作[5-6]；②存在恶性的可能性。但是，肝外胆管囊腺瘤术前极少能获得正确诊断，大多数是误诊为肝外胆管其他疾病如胆总管囊肿等施行手术治疗，术中或术后病理检查证实为胆管囊腺瘤[6]。其手术方式是肝外胆管切除、近端肝管空肠 Roux-en-Y 或改良祥式吻合术。

七、预后

胆管囊腺瘤完整手术切除后远期效果优良，可获得治愈。但是，假如手术切除不完全，依然存在局部复发的可能性。

（殷晓煜）

参 考 文 献

[1] 黄志强. 当代胆道外科学 [M]. 上海: 上海科学技术文献出版社, 1998: 603-607.

[2] 殷晓煜. 肝脏良性囊性占位性病变的规范化治疗 [J]. 中国实用外科杂志, 2014, 34 (9): 808-811.

[3] SOARES K C, ARNAOUTAKIS D J, KAMEL I, et al. Cystic neoplasms of the liver: biliary cystadenoma and cystadeno-carcinoma [J]. J Am Coll Surg, 2014, 218 (1): 119-128.

[4] BLUMGART L H, FONG Y. Surgery of liver and biliary tract [M]. 3rd ed. Edinburgh London: W. B. Saunders Company Ltd., 2002: 953-992.

[5] METUSSIN A, TELISINGHE P, KOK K, et al. Extrahepatic biliary cystadenoma: a rare cause of biliary obstruction [J]. Oman Med J, 2015, 30 (1): 66-68.

[6] PARK J H, LEE D H, KIM H J, et al. Unilocular extrahepatic biliary cystadenoma mimicking choledochal cyst: a case report [J]. Korean J Radiol, 2004, 5 (4): 287-290.

第 2 节　胆管内乳头状肿瘤

胆管内乳头状肿瘤（intraductal papillary neoplasm of the bile duct，IPNB）指一类起源于胆管上皮、并主要以向胆管腔内生长形成乳头状肿物为特征的肿瘤。可为单发或多发，多发者可以弥漫性分布于整个胆道系统、也可以局限于某一特定部位。约 1/3 肿瘤会分泌黏稠的黏液[1-2]。

胆管内乳头状肿瘤既往没有统一的命名，有多种不同的名称，包括胆管乳头状瘤（biliary papilloma）、胆管乳头状瘤病（biliary papillomatosis）、胆管黏液性囊腺瘤（biliary mucinous cystadenoma）、胆管内乳头状黏液性肿瘤（intraductal papillary mucinous tumors of bile duct）。WHO 于 2010 年正式将此类肿瘤统一命名为胆管内乳头状肿瘤[1, 3]。

一、病因病理

胆管内乳头状肿瘤的病因及发病机制目前尚不清楚。东方国家的此类患者常合并有肝内胆管结石、华支睾肝吸虫感染等，故推测其发生可能与肝内胆管结石、华支睾肝吸虫感染、胆道感染、慢性胆管炎等有关。但是，西方国家的此类患者缺乏这种现象。因此，东、西方国家此类患者的发病机制可能不同，种族及环境因素可能也起重要作用[4]。

胆管内乳头状肿瘤可发生于肝内和（或）肝外胆管，其中以发生于左肝内胆管最为多见，约占58%[4]。胆管内乳头状肿瘤可为单发或多发，其中以多发常见，可以弥漫性分布于整个胆道系统、也可以局限于某一特定部位。约 1/3 的肿瘤可分泌浓稠的黏液，在胆管内形成胶冻样物质阻塞胆管[1-2]。肉眼观，病变胆管呈程度不等的囊状或梭形扩张；扩张的胆管内有乳头状的肿瘤，肿瘤色泽可呈白色、褐色直至红色不等，主要向胆管腔内生长、基底部通常相对窄小。分泌黏液的肿瘤，可见肿瘤周围及胆管腔内充满浓稠的白色黏液（图53-2-1）。

显微镜下可见肿瘤由众多纤细的乳头状结构组成。乳头排列较规整，由纤细的纤维血管核心与表面所被覆的一层柱状上皮所组成。根据被覆的上皮细胞类型不同，胆管内乳头状肿瘤可分为胰胆型（pancreatobiliary type）、胃型（gastric type）、肠型（intestinal type）及嗜酸细胞型（oncocytic cell type）；其中胰胆型占14%～69%、肠型占5%～57%、胃型占10%～20%、嗜酸细胞型10%～16%。东方国家患者以肠型常见、西方国家患者以胆胰型常见[1, 3-4]。

胆管内乳头状肿瘤可为良性或恶性。根据被覆上皮的细胞分化、增生程度及异型性，胆管内乳头状肿瘤可分为伴有低级别上皮内瘤变、高级别上皮内瘤变及浸润癌3种级别，其中伴有低级

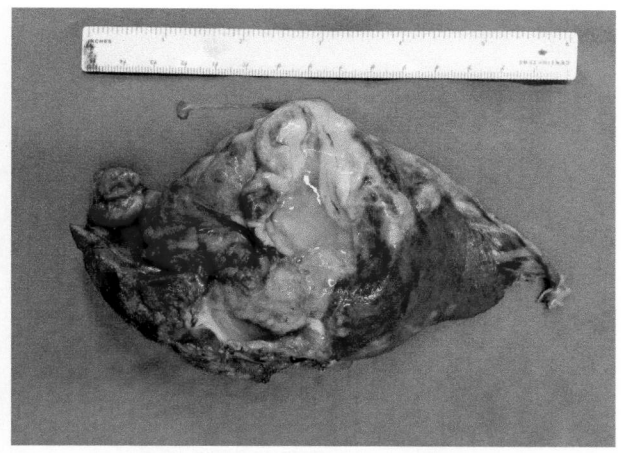

图53-2-1　左肝管内乳头状肿瘤
分泌大量浓稠的黏液样物质，充满左肝内胆管
（男，46岁）

别上皮内瘤变者为良性；伴有高级别上皮内瘤变者为原位癌。伴有浸润癌者多发生于胰胆型及胃型。进一步分子生物学研究显示，胆管内乳头状肿瘤常存在细胞周期蛋白D1（cyclin D1）、p16、p21等基因表达异常[2-4]。此外，随着肿瘤恶性级别的增高，p53基因失活、p16与SMAD4基因缺失、C-myc与KRAS基因突变发生率也随之增高[2-3]。不同的是，KRAS基因突变更常见于低级别的胆管内乳头状肿瘤。这些基因表达改变或突变在该肿瘤的发生发展中的作用目前尚未阐明。

二、临床表现[4]

胆管内乳头状肿瘤好发于60～70岁，中位好发年龄为65岁；男性略多见于女性，发生率约为1.5∶1。患者的临床表现依据肿瘤发生的部位、大小、有无分泌黏液等情况而定。对于发生于肝内的胆管内乳头状肿瘤者，当肿瘤较小且不分泌黏液时通常无明显症状，多数是在常规体检中被发现的；随着肿瘤逐渐增大，患者可出现上腹部隐痛不适、腹胀等非特异性的症状；当肿瘤增大延伸至肝门部胆管并引起梗阻时，可引起皮肤巩膜黄染、尿色加深等黄疸症状。但对于可分泌黏液的肿瘤，即使肿瘤较小时胆管内浓稠的黏液可堵塞胆管，患者可出现上腹部隐痛不适、腹胀等非特异性的症状；当浓稠的黏液堵塞肝门部胆管时，可引起皮肤巩膜黄染、尿色加深等黄疸症状。对于以上患者，当合并胆道感染时，可出现上腹部疼痛、黄疸、寒战发热。以上症状具有间歇性、复发性的特点。

对于发生在肝门部或肝外胆管内乳头状肿瘤尤其是可分泌黏液者，即使肿瘤比较小时亦可引起病变部位胆管的梗阻，进而导致近端胆管扩张、梗阻性黄疸的发生，患者可出现皮肤巩膜黄染、尿色加深；当合并胆道感染时，可伴有上腹部痛、发热、寒战等症状。以上症状具有间歇性、复发性的特点。

对于伴有黄疸患者，体检可发现皮肤、巩膜黄染；当合并胆道感染时，上腹部可有压痛甚至反跳痛。

三、影像学

常用的影像学检查手段包括超声及超声造影、增强CT扫描、增强MRI扫描、ERCP及PTC等。胆管内乳头状肿瘤的影像学特征包括（图53-2-2～图53-2-4）：①病变胆管呈程度不等的囊状或梭形扩张；②扩张的胆管内有乳头状的肿瘤；③肿瘤主要向胆管腔内生长，肿瘤生长处的胆管壁无明显增厚，

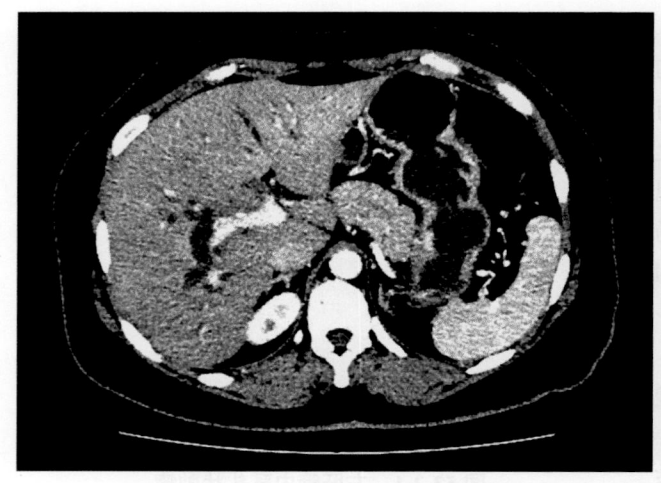

图 53-2-2　增强 CT 显示肝门部有一强化的肿物
（女，49 岁，肝管内乳头状肿瘤）

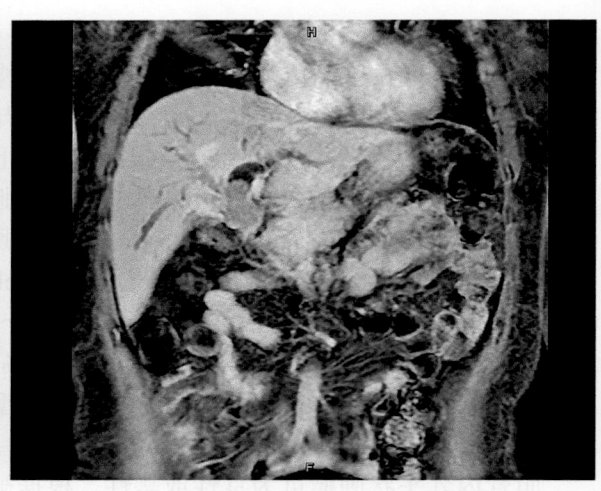

图 53-2-3　增强 MRI 显示肝门部有一强化的肿物
（女，49 岁，肝管内乳头状肿瘤）

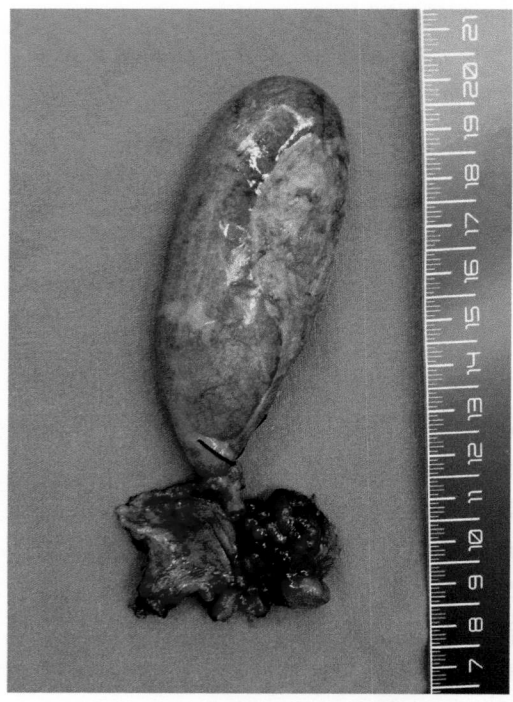

图 53-2-4　手术切除标本见肝总管处
有一乳头状肿瘤（女，49 岁），
病理检查证实为肝管内乳头状肿瘤

邻近血管无受累；④增强扫描示胆管内肿物有均匀或不均匀强化；⑤病变近侧胆管可呈不同程度的扩张。此外，对分泌黏液者，ERCP 检查可见十二指肠乳头有黏液排出、造影显示胆管内存在充盈缺损。对不分泌黏液者，ERCP 检查主要显示胆管内存在充盈缺损、病变近侧胆管不同程度的扩张。胆道镜检查可以直观地看到胆管内乳头状肿物，其周围胆管壁黏膜相对正常；对于分泌黏液者，可见胆管内充满黏液样物质。PTC 造影主要显示病变近侧胆管不同程度的扩张、胆管内充盈缺损。

四、诊断与鉴别诊断

胆管内乳头状肿瘤的诊断主要依赖于影像学检查，但术前极易被误诊为胆管癌。胆管内乳头状肿瘤与胆管癌有时鉴别困难，两者的鉴别要点：①前者肿瘤主要向胆管腔内生长且很少侵犯生长处的胆管壁及周围血管，因此增强 CT / MRI 等影像学检查通常显示肿瘤生长处胆管壁无明显增厚，周围血管无侵犯；②后者肿瘤常沿胆管壁浸润生长、容易侵犯周围血管，因此增强 CT/MRI 扫描等影像学检查常显示病变处胆管壁明显增厚、不均匀强化，常可见邻近血管受侵犯；③后者容易发生区域淋巴结转移，因此影像学检查显示区域淋巴结转移者倾向于诊断胆管癌；④血清 CA19-9、癌胚抗原（carcino-embryonic antigen，CEA）明显升高时，支持胆管癌的诊断；但应该注意，合并梗阻性黄疸的胆管内乳头状肿瘤患者也可出现 CA19-9 明显升高。

此外，胆管内乳头状肿瘤有时也需与肝细胞癌合并胆管癌栓相鉴别，尤其是肝细胞癌肝内病灶很小者，两者鉴别的关键点：①前者在肝实质内没有肿瘤性病灶，而后者在肝实质内（通常在胆管内肿瘤的附近）存在肿瘤性病灶；②后者往往有慢性乙型肝炎或乙型肝炎病毒携带病史；③血清甲胎蛋白（alpha-fetoprotein，AFP）升高者，支持肝细胞癌合并胆管癌栓的诊断。

五、综合处理

1. 无症状的胆管内乳头状肿瘤　对无症状的 IPNB 患者，可以择期进行手术，术前无须特殊处理。

2. 合并梗阻性黄疸者　对于梗阻性黄疸时间长、黄疸严重且营养状态差的老年患者，尤其是需要施行大范围肝切除术者，术前需要施行包括 ENBD 或 PTCD 等胆道引流以减轻黄疸，同时予以积极营养支持治疗，待患者营养状况改善、黄疸减轻后再施行择期手术治疗。对于其他合并黄疸的患者，术前无须常规进行术前胆道引流治疗。

3. 合并急性胆管炎者　对此类患者应积极给予抗感染治疗，必要时应联合施行包括 ENBD 或 PTCD 等胆道引流治疗以控制急性胆管炎。待急性胆管炎完全控制后，再择期行手术治疗。

六、外科治疗

胆管内乳头状肿瘤一旦诊断明确，应该积极采取手术切除治疗。其原因主要有：①胆管内乳头状肿瘤本身可以伴有浸润癌，术前影像学检查很难区别良恶性；②胆管内乳头状肿瘤即使为良性时，也是一种癌前病变，存在癌变的可能性；③影像学上有时与胆管癌鉴别困难；④可引起黄疸、反复急性胆管炎发作。

手术方式应根据肿瘤发生部位及范围而定。①对于肝内的胆管内乳头状肿瘤者，根据肿瘤的部位及范围，可施行半肝切除、扩大半肝切除、肝叶切除，可选择传统开腹、腹腔镜或达芬奇机器人辅助下完成。②对于肝门部的胆管内乳头状肿瘤者，当肿瘤较小且局限时，可行肝外胆管切除、肝管空肠 Roux-en-Y 或改良祥式吻合术，术中应该常规施行胆管断端快速冰冻病理检查以确定胆管切缘阴性；当肿瘤较大且累及二级肝管或以上时，通常需联合患侧半肝切除术。③对于胆总管的胆管内乳头状肿瘤者，当肿瘤累及壶腹部时，常需施行胰十二指肠切除术；当肿瘤发生于胆总管中上段时，可以仅施行肝外胆管切除、肝管空肠 Roux-en-Y 或改良祥式吻合术，术中应该常规施行胆管断端快速冰冻病理检查以确定胆管切缘阴性。④对于累及肝内、肝外胆管的多发肿瘤者，根据肿瘤发生的部位及范围，可施行半肝联合肝外胆管切除、肝管空肠吻合术，甚至肝切除联合胰十二指肠切除术等。此外，由于胆管内乳头状肿瘤存在伴有浸润癌的可能性，故手术切除时强调区域淋巴结清扫。

七、预后

对于伴有低级别或高级别上皮内瘤变的胆管内乳头状肿瘤者，根治性手术切除可达到治愈的效果；即使对于伴有浸润癌的胆管内乳头状肿瘤者，根治性手术切除的效果要优于胆管癌。总体来讲，胆管内乳头状肿瘤的根治性手术切除术后远期效果良好，中位生存时间为 62 个月，淋巴结转移及局部浸润是独立预后因素[4]。

（殷晓煜）

参 考 文 献

[1]　YASUNI N, YUKO K, KATSUHIKO U, et al. Characterization of intraductal papillary neoplasm of bile duct with respect to histopathological similarities to pancreatic intraductal papillary mucinous neoplasm [J]. Human Pathology, 2016, 51 (5):

103-113.

[2] ETTEL M, EZE O, XU R. Clinical and biological significance of precursor lesions of intrahepatic cholangiocarcinoma [J]. World J Hepatol, 2015, 7 (25): 2563-2570.

[3] ROCHA F G, LEE H, KATABI N, et al. Intraductal papillary neoplasm of the bile duct: a biliary equivalent to intraductal papillary mucinous neoplasm of the pancreas? [J]. Hepatology, 2012, 56 (4): 1352-1360.

[4] TAN Y, MILIKOWSKI C, TORIBIO Y, et al. Intraductal papillary neoplasm of the bile ducts: a case report and literature review [J]. World J Gastroenterol, 2015, 21 (43): 12498-12504.

第3节 胆管腺瘤

胆管腺瘤（bile duct adenoma）是一种少见的起源于胆管上皮的良性肿瘤，多发生于肝内胆管，肝外胆管腺瘤更少见。胆管腺瘤在尸体解剖中的发现率为 0.000 08%～0.006%；约占肝脏所有原发性肿瘤的 1.3%[1]。

一、病因病理

胆管腺瘤的具体病因及发病机制目前尚不完全清楚，既往研究提示它可能与酒精性肝硬化、胆道梗阻、肝脏局灶性增生、肝血管瘤、慢性丙型肝炎病毒感染等有关。有研究者认为，胆管腺瘤是由于胆小管受损伤、炎症等刺激后发生反应性增生所致。但是，巴塔尔（Bhathal）等研究发现，胆管腺瘤内分泌性腺体细胞表型与胆管周围腺体很相似，故提出胆管腺瘤可能是由于胆管周围腺体增生、结构紊乱所致[1]。

根据肿瘤的结构不同，兰伯特（Lambert）于 1988 年提出将胆管腺瘤分为管状腺瘤、绒毛状腺瘤和混合型腺瘤 3 种类型，管状腺瘤多发生于肝内，绒毛状腺瘤主要发生于肝外胆管尤其是壶腹部。肝内胆管腺瘤通常发生于肝包膜下，呈一边界清晰、缺乏包膜的肿物，质地坚实，肿瘤色泽可呈灰色、白色或棕褐色不等。肿瘤直径通常不超过 2cm，但文献报道最大者可达 9.2cm[2]。组织学上可见肿瘤是由纤维基质及表面被覆一层立方状上皮细胞的管状腺体组成，腺体较均匀一致。肝外胆管腺瘤多发生于壶腹部，可见扩张的胆管内有一向管腔内生长的肿物，呈息肉样凸起，基底部较宽，表面可有绒毛状结构，据文献报道肿瘤最大可达 5cm[3]。组织学上可见肿瘤是由高柱状上皮及稀少的纤维间质构成，可形成绒毛状结构。壶腹部绒毛状腺瘤癌变发生率较高。

分子生物学研究显示，约 53% 的胆管腺瘤患者存在 BRAV（V600E）基因的突变。但是，有关其在胆管腺瘤的发生发展中的作用目前上不清楚。

二、临床表现[2-3]

胆管腺瘤多发生于中老年患者。发生于肝内的胆管腺瘤通常比较小且多位于肝包膜下，所以患者大多数无明显症状，通常是在常规体检中被发现的。发生于肝外的胆管腺瘤，即使肿瘤比较小时亦可引起病变部位胆管不同程度的梗阻，进而导致近端胆管扩张，患者可有上腹部隐痛不适、腹胀等非特异性症状；随着肿瘤增大、胆管梗阻加重，患者可出现皮肤巩膜黄染、尿色加深等黄疸症状；当合并胆道感染时，可伴有上腹部痛、发热、寒战等症状。以上症状具有间歇性、复发性的特点，病史可长达 10 多年。发生在壶腹部的肿瘤，也可因阻塞胰管开口而导致反复急性胰腺炎的发作。

对于伴有黄疸患者，体检可发现皮肤、巩膜黄染；当合并胆道感染或急性胰腺炎时，上腹部可有压痛，甚至反跳痛。

三、影像学[4]

常用的影像学检查手段包括超声及超声造影、增强 CT 扫描、增强 MRI 扫描、ERCP 及 PTC 等。肝内胆管腺瘤的影像学特征包括：①肝脏边缘或包膜下实性结节，多数直径小于 2cm；②在普通超声上可表现为低回声、等回声甚至高回声结节，超声造影可见动脉期快速强化、门静脉期可消退；③平扫 CT 上表现为低密度病灶，增强扫描动脉期强化明显，且持续至门静脉期甚至延迟期（图 53-3-1，图 53-3-2）；④ MRI 上表现为 T1 像低信号、T2 像高信号、DWI 像高信号、增强扫描动脉期强化明显且持续至门静脉期甚至延迟期。但是，有时与肝脏其他疾病鉴别困难。

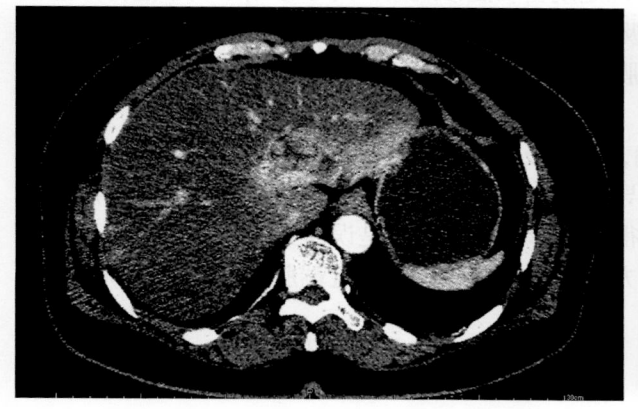

图 53-3-1 增强 CT 扫描示动脉期左肝胆管腺瘤明显强化（女，56 岁）

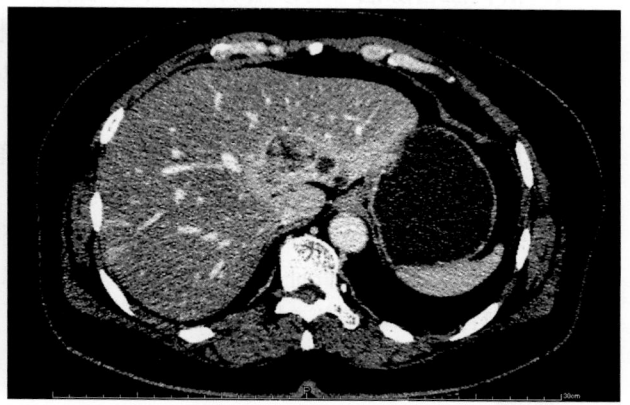

图 53-3-2 增强 CT 扫描示静脉期左肝胆管腺瘤持续强化（女，56 岁）

肝外胆管腺瘤多发生于壶腹部，其影像学特征包括：①病变近侧胆管呈不同程度的扩张，部分患者可伴有胰管扩张；②扩张的胆管内有肿物，增强扫描示胆管内肿物有均匀或不均匀强化；③肿瘤生长处的胆管壁无明显增厚，邻近血管无受累；④ ERCP 检查显示胆管内存在充盈缺损，病变近侧胆管扩张；⑤ PTC 造影主要显示病变近侧胆管扩张，病变处胆管内充盈缺损。

四、诊断与鉴别诊断

胆管腺瘤的诊断主要依赖于影像学检查，但发生于肝内多胆管腺瘤需与肝脏其他良性、恶性肿瘤相鉴别，而发生于肝外的胆管腺瘤极易被误诊为胆管癌。肝内胆管腺瘤与其他肝脏良恶性肿瘤如肝腺瘤、不典型的肝血管瘤、局灶性结节增生、肝转移癌等的鉴别有时有困难，增强 MRI 对诊断与鉴别诊断非常有价值。对于诊断确实困难的病例，可行超声引导下肝肿物穿刺活检术。

肝外胆管腺瘤与胆管癌鉴别相当困难，两者的鉴别要点：①前者多发生于壶腹部，而后者更多见于肝门部胆管；②前者肿瘤主要向胆管腔内生长，且很少侵犯生长处的胆管壁及周围血管，因此增强 CT/MRI 等影像学检查通常显示肿瘤生长处胆管壁无明显增厚，周围血管无侵犯；③后者肿瘤常沿胆管壁浸润生长，容易侵犯周围血管，因此增强 CT/MRI 扫描等影像学检查常显示病变处胆管壁明显增厚、不均匀强化，常可见邻近血管受侵犯；④后者更容易发生区域淋巴结转移。

五、综合处理

1. 无症状的胆管腺瘤 对于有手术切除指征的患者，可以进行择期手术，术前无须特殊处理。

2. 合并梗阻性黄疸者　对于梗阻性黄疸时间长、黄疸严重且营养状态差的老年患者，术前需要施行包括 ENBD 或 PTCD 等胆道引流以减轻黄疸，同时积极给予营养支持治疗，待患者营养状况改善、黄疸减轻后再施行择期手术治疗。对于其他合并黄疸的患者，术前无须常规进行胆道引流治疗。

3. 合并急性胆管炎者　此情况下应积极给予患者抗感染治疗，必要时应联合施行包括 ENBD 或 PTCD 等胆道引流治疗以控制急性胆管炎。待急性胆管炎完全控制后，再择期行手术治疗。

六、外科治疗

1. 肝内胆管腺瘤　对诊断明确的小肿瘤者，可以定期密切随诊观察。对于诊断不明不能排除恶性者、肿瘤较大者或随诊过程中逐渐增大者，应该积极采取手术切除治疗。

肝内胆管腺瘤通常位置较表浅，甚至位于肝包膜下，可采取局部切除。对于位置深在的肝内胆管腺瘤者，可行肝段、肝叶切除术。

2. 肝外胆管腺瘤　一旦肝外胆管腺瘤诊断明确，应积极施行手术切除治疗。其原因主要有：①发生于肝外的胆管腺瘤，容易引起肝外胆管的梗阻，导致黄疸甚至急性胆管炎的发作；②胆管腺瘤存在恶变的可能性。但是，肝外胆管腺瘤术前极少能获得正确诊断，大多数是误诊为胆管癌而施行手术治疗，术中或术后病理检查证实为胆管腺瘤。其手术方式是肝外胆管切除、近端肝管空肠 Roux-en-Y 或改良祥式吻合术，或胰十二指肠切除术。

七、预后

肝内胆管腺瘤为良性肿瘤，手术切除后可获得远期生存。肝外胆管腺瘤容易发生恶变，无恶变者手术切除后可获得长期生存。

（殷晓煜）

参 考 文 献

［1］ HUGHES N R, GOODMAN Z D, BHATIAL P S. An immunohistochemical profile of the So-called bile duct adenoma: clues to pathogenesis [J]. Am J Surg Pathol, 2010, 34 (9): 1312-1318.

［2］ WEI J, ZHANG D, YANG J, et al. Intrahepatic bile duct adenoma (peribiliary gland hamartoma): a case report and review of literature [J]. Int J Clin Exp Pathol, 2015, 8 (5): 5908-5913.

［3］ ČEKAS K, RUDAITIS V, BEIŠA V, et al. Common bile duct villous adenoma: a case report and review of the literature [J]. J Med Case Rep, 2016, 10: 18.

［4］ CHUY J A, GARG I, GRAHAM R P, et al. Imaging features of bile duct adenoma: case series and review of literature [J]. Diagn Interv Radiol, 2018, 24: 249-254.

第 4 节　其他胆管良性肿瘤

除上述 3 种胆管肿瘤外，其他胆管良性肿瘤，包括神经内分泌肿瘤、神经源性肿瘤、颗粒细胞瘤等，均极其罕见。胆管神经内分泌肿瘤（biliary neuroendocrine neoplasms，biliary NENs）指原发于胆管的神经内分泌肿瘤，文献报道很少，其发生占所有胃肠胰神经内分泌肿瘤的比例小于 1%[1]。而胆管神经源性肿瘤是一类来源于胆管壁神经组织的良性肿瘤，包括胆管神经纤维瘤（biliary neurofibroma）与胆管神经鞘瘤（biliary neurilemmoma）两种。颗粒细胞瘤可发生在人体的任何组织，但胆管颗粒细胞瘤非常罕见，首例由科金斯（Coggins）在1952年报道，仅占颗粒细胞瘤的不足1%[2]。

一、病因病理

1. 胆管神经内分泌肿瘤　该肿瘤病因及发病机制目前尚不清楚。其发生可能与胆管结石、先天性胆管发育异常等疾病引起的慢性炎症、进而引起胆管上皮黏膜化生有关。根据有无分泌激素，神经内分泌肿瘤可分为功能性及无功能性两大类。虽然胆管壁生理状态下存在的唯一的神经内分泌细胞是富含生长抑素的 D 细胞，但目前文献报道的胆管神经内分泌肿瘤几乎都是无功能性。因此，胆管神经内分泌肿瘤的起源细胞目前尚未明确。

胆管神经内分泌肿瘤可发生于从肝门部至壶腹部的肝外胆管任何部位，其中以发生于壶腹部多见[1, 3]。目前为止，肝内胆管神经内分泌肿瘤尚未见报道。肿瘤大小不等，据文献报道中位肿瘤直径约为2.5cm。组织学所见，肿瘤多由小细胞组成，瘤细胞异型性小，呈多边形或卵圆形，胞浆中等量，细胞核大、深染，无明显核仁，核分裂象依据肿瘤分化程度而定。瘤细胞可排列成巢状、梁索状等。免疫组化检测瘤细胞可表达嗜铬粒素（CgA）、突触素（Syn）、神经元特异性烯醇化酶（NSE）等。根据瘤细胞核分裂数以及 Ki-67 指数，按2010年 WHO 分级标准可将肿瘤分为 G1、G2 及 G3 级[1, 3]。

2. 胆管神经源性肿瘤　胆管神经纤维瘤与神经鞘瘤多发生于肝外胆管，其病因及发病机制均不明确[4-5]。胆管神经纤维瘤可为散发的，或为遗传性疾病 I 型多发性神经纤维瘤病累及胆管。肿瘤一般较小，呈灰白色，质地偏硬，包膜完整。显微镜下可见梭形的肿瘤细胞呈栅栏状排列[4]。

胆管神经鞘瘤，亦称施万细胞瘤（biliary schwannoma），是起源于神经鞘施万细胞的良性肿瘤，胆管壁上存在丰富的交感神经和副交感神经纤维构成的网络可能是其发病基础。肿瘤一般较小。镜下肿瘤同样具有神经鞘瘤典型的两种组织结构，即 Antoni A 区（瘤细胞丰富，呈梭形或卵圆形，排列成旋涡状、栅栏状或编织状）和 Antoni B 区（瘤细胞稀小，胞质凸起相互连接成网状，内含透亮基质）。免疫组化可发现 vimentin、S-100 蛋白阳性，而肌细胞标志物以及 CD117 呈阴性，有助于与其他肿瘤相鉴别[5]。

3. 胆管颗粒细胞瘤　多发生于胆总管及肝总管，另有1/3病例发生于胆囊。其病因及发病机制均不明确。肿瘤通常较小，直径多数在1～2cm；肉眼所见肿瘤呈黄褐色肉样肿物、较硬，边界欠清，切面呈黄色实体肿物。显微镜下可见肿瘤由成束的多角形细胞组成，胞浆丰富，嗜酸性，胞浆颗粒呈 PAS 强阳性反应；核小，卵圆形，居中；肿瘤表面可见胆管黏膜的柱状上皮细胞覆盖[6-7]。至今为止，未见有胆管颗粒细胞瘤恶变的报道。

二、临床表现

1. 胆管神经内分泌肿瘤　多发生于中老年患者，男性略多见于女性。早期肿瘤较小时通常无明显表现。当肿瘤增大至一定程度引起肝外胆管梗阻时，患者可有程度不同的上腹部疼痛，皮肤巩膜黄染、小便颜色加深、皮肤瘙痒等梗阻性黄疸症状。当并发胆道感染时，可有发热、寒战等全身症状。部分患者可有肝转移。

对于伴有黄疸患者，体检可发现皮肤、巩膜黄染；当合并胆道感染时，上腹部可有压痛甚至反跳痛。

2. 胆管神经源性肿瘤　神经纤维瘤与神经鞘瘤两者均起病隐匿，肿瘤生长缓慢，多见于中老年，男女发病率无明显差别。两者主要临床症状是上腹部隐痛不适、梗阻性黄疸，是由于肿瘤增大至一定程度后导致病变部位的胆道梗阻所致。若合并胆道感染，患者可出现发热、寒战等全身症状。

3. 胆管颗粒细胞瘤　该肿瘤起病隐匿、肿瘤生长缓慢，多发生于女性（占 89%），黑人较多（占 76%），偶见于黄色人种。主要临床症状是上腹部隐痛不适、梗阻性黄疸，如肿瘤增大至一定程度后导致病变部位的胆道梗阻所致[2, 6]。若合并胆道感染，患者可出现发热、寒战等全身症状。

三、影像学

常用的影像学检查手段包括超声及超声造影、增强 CT 扫描、增强 MRI 扫描、ERCP 及 PTC 等。其影像学征象包括：①病变处胆管占位、胆管梗阻；②近侧胆管呈不同程度的扩张；③增强扫描示胆管肿物有均匀或不均匀强化；④ ERCP 及 PTC 检查显示病变处胆管狭窄、病变近侧胆管扩张。但这些影像学征象均缺乏特征性。

此外，胆管神经鞘瘤 CT 上典型的表现为增强后肿瘤周边强化及内部不规则图像。MRI 表现为 T1WI 上实性部分为稍低或等信号，T2WI 上为不均匀高信号，或高低信号混合现象[4-5]。

四、诊断与鉴别诊断

胆管神经内分泌肿瘤、神经源性肿瘤及颗粒细胞瘤在影像学上缺乏特征性征象，再加上临床上极其罕见，因此术前诊断十分困难。通常是被误诊为胆管癌而行手术切除治疗，术后病理检查才确诊为该病。

血清 CgA 是神经内分泌肿瘤的标志物，具有较高的特异性，其血清水平升高有助于胆管神经内分泌肿瘤的诊断。

五、综合处理

1. 合并梗阻性黄疸者　对于梗阻性黄疸时间长、黄疸严重且营养状态差的老年患者，术前需要施行包括 ENBD 或 PTCD 等胆道引流以减轻黄疸，同时予以积极营养支持治疗，待患者营养状况改善、黄疸减轻后再施行择期手术治疗。对于其他合并黄疸的患者，术前无须常规进行术前胆道引流治疗。

2. 合并急性胆管炎者　此情况下应积极给予患者抗感染治疗，必要时应联合施行包括 ENBD 或 PTCD 等胆道引流治疗以控制急性胆管炎。待急性胆管炎完全控制后，再择期行手术治疗。

六、外科治疗

胆管神经内分泌肿瘤、神经源性肿瘤及颗粒细胞瘤诊断一旦明确，均应积极施行手术切除治疗。其原因主要有：①随着肿瘤增大，可引起肝外胆管的梗阻，导致黄疸甚至急性胆管炎的发作；②在临床上往往难以与胆管癌相鉴别；③胆管神经内分泌肿瘤自身具有恶性潜能。

但是，它们术前极少能获得确诊，大多数是误诊为胆管癌而施行手术治疗，术中或术后病理检查证实为该病。其手术方式是根据肿瘤部位施行肝外胆管切除、近端肝管空肠 Roux-en-Y 或改良祥式吻合术，或胰十二指肠切除术。对胆管神经内分泌肿瘤者，需要施行区域淋巴结清扫；对胆管神经源性肿瘤、颗粒细胞瘤无须施行区域淋巴结清扫。

对胆管神经内分泌肿瘤伴有肝转移者，姑息性手术切除联合经肝动脉栓塞化疗、药物治疗可能会给患者带来生存获益。

七、预后

对于胆管神经内分泌肿瘤，无论肿瘤分级如何，根治性手术切除后都有复发转移的可能，但远期疗效仍取决于肿瘤分期分级，G1 与 G2 级肿瘤远期疗效要优于 G3 级。2 年总体生存率约为 70%。

胆管神经源性肿瘤（胆管神经纤维瘤、神经鞘瘤）及胆管颗粒细胞瘤均为良性肿瘤，完整切除后远期预后好。

由于胆管良性肿瘤在临床上非常少见，有些病种甚至极为罕见，因此外科医师对此类疾病往往重视不够，缺乏足够的认识。此外，此类疾病通常缺乏特征性临床表现，影像学上也缺乏特征性征象，因此多数情况下它们容易被误诊为常见的胆管恶性肿瘤而施行手术切除治疗，最终由病理检查而确诊。以上从病因病理、临床表现、影像学特征、诊断与病情评估、综合处理、外科治疗及预后方面分别对胆管囊腺瘤、胆管内乳头状肿瘤、胆管腺瘤等几种胆管良性肿瘤做了较详细叙述，希望有助于提高外科医师对此类疾病的认识。

（殷晓煜）

参 考 文 献

［1］　ZHENG Z, CHEN C, LI B, et al. Biliary neuroendocrine neoplasms: clinical profiles, management and analysis of prognostic factors [J]. Front Oncol, 2019, 9: 38.

［2］　SAITO J, KITAGAWA M, KUSANAGI H, et al. Granular cell tumor of the common bile duct: a Japanese case [J]. World J Gastroenterol, 2012, 18 (43): 6324-6327.

［3］　LEE K J, CHO J H, LEE S H, et al. Clinicopathological characteristics of biliary neuroendocrine neoplasms: a multicenter study [J]. Scand J Gastroenterol, 2017, 52 (4): 437-441.

［4］　RAY S, DAS K, MRIDHA A R, et al. Neurofibroma of the common bile duct: a rare cause of obstructive jaundice [J]. Am J Surg, 2011, 202 (1): e1-e3.

［5］　FENOGLIO L, SEVERINI S, CENA P, et al. Common bile duct schwannoma: a case report and review of literature [J]. World J Gastroenterol, 2007, 13 (8): 1275-1278.

［6］　BARAKAT M, KAR A A, POURSHAHID S, et al. Gastrointestinal and biliary granular cell tumor: diagnosis and management [J]. Ann Gastroenterol, 2018, 31 (4): 439-447.

［7］　KAMAOUI I, PILLEUL F. Granular cell tumour of the common bile duct: a condition to be aware of [J]. Diagn Interv Imaging, 2013, 94 (3): 324-326.

第54章 胆囊癌

胆囊癌（gallbladder carcinoma）指发生于胆囊（包括胆囊底部、体部、颈部以及胆囊管）的恶性肿瘤，以腺癌为主。我国胆囊癌发病率占同期胆道疾病的 0.4%～3.8%，位列于消化道肿瘤的第 6 位。胆囊癌病因不明，主要危险因素包括胆囊结石、胆囊息肉、胆囊慢性炎症、胆道感染等。胆囊癌早期无明显临床症状，缺乏特异性，诊断困难，手术根治性切除是目前唯一可能治愈或有效提高胆囊癌长期生存率的方法，但由于胆囊癌早期诊断困难、解剖位置特殊、高度恶性的生物学行为，大多数患者就诊时已经失去手术机会，5 年总生存率仅为 5%。

一、流行病学

胆囊癌的发病率随着地区与种族的不同有所变化[1-2]：发病率最高的地区包括南美的安第斯山脉（16/10 万～27/10 万）、亚洲、东中欧（如匈牙利、德国和波兰）、以色列（5/10 万）等地相对较高，而在美国（1.5/10 万）和大多数西方国家及地中海国家（如英国、法国及挪威等）发病率则较低。除地理环境影响，胆囊癌发病率在一些原住民（如美国印第安人及南美洲的智利印第安人）以及朝鲜族人群中也处于较高水平。我国胆囊癌发病率占同期胆道疾病的 0.4%～3.8%，位列于消化道肿瘤的第 6 位，5 年总生存率仅为 5%[3]。

（1）胆囊癌发病率随年龄增加呈上升趋势

<45 岁：0.04/10 万～0.06/10 万；

45～54 岁：0.67/10 万～0.70/10 万；

55～64 岁：2.02/10 万～2.25/10 万；

65～74 岁：4.74/10 万～5.31/10 万；

75～84 岁：8.00/10 万～8.69/10 万；

>85 岁：9.93/10 万～11.74/10 万。

（2）性别

男性：0.84/10 万～0.86/10 万；

女性：1.38/10 万～1.52/10 万，女性发病率较男性高。

二、病因学

胆囊癌的病因目前尚不清楚，临床上观察到胆囊癌常与胆囊良性疾病同时存在，可能与以下因素相关：

1. 胆囊结石　胆囊癌患者中约 85% 合并胆囊结石。胆囊结石患者患胆囊癌的风险是无胆囊结石人群的 13.7 倍，在胆囊结石患者中，单个结石直径>3cm 患胆囊癌的风险是直径<1cm 的 10 倍。

2. 胆囊慢性炎症　胆囊组织的慢性炎症与胆囊肿瘤关系密切。胆囊慢性炎症若伴有黏膜腺体内的不均匀钙化、点状钙化或多个细小钙化被认为是癌前病变。胆囊壁因钙化而形成质硬、易碎而呈淡蓝色的瓷化胆囊，约 25% 瓷化胆囊与胆囊癌高度相关。

3. 胆囊息肉　近 5% 的成年人患有胆囊息肉样病变，但多数为假性息肉，无癌变可能，具体包括：胆固醇沉积症，由载脂泡沫状巨噬细胞构成的胆固醇性息肉（约占 60%）；胆囊腺肌症，由肉芽组织或纤维组织构成的增生黏膜或炎性息肉（约占 10%）。胆囊息肉具有恶变倾向的特征如下：①息肉直径≥10mm（约 1/4 发生恶变）；②息肉直径＜10mm 合并胆囊结石、胆囊炎；③单发息肉或无蒂息肉，且迅速增大者（增长速度＞3mm/6 个月）。年龄超过 50 岁胆囊息肉患者，恶变倾向增高，需动态观察。

4. 胰胆管汇合异常　胰胆管汇合异常是一种先天性畸形（图 54-0-1）。胰管在十二指肠壁外汇合入胆总管，Oddi 括约肌丧失控制功能，胰液反流入胆囊，引起黏膜恶变，在组织学上多表现为乳头状癌。约 10% 的胆囊癌患者合并胰胆管汇合异常。

5. 遗传学　遗传因素是胆囊癌的常见危险因素，有胆囊癌家族史者，其发病风险增加；遗传背景占胆囊结石总发病风险的 5%～25%，有胆囊结石家族史者，胆囊癌发病风险亦增加。

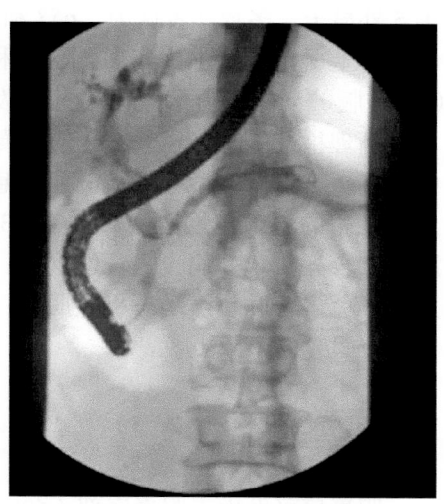

图 54-0-1　胰胆管汇合异常

胆囊癌发生、进展中常见的基因变异有杂合性丢失（LOH）、纯合子缺失、微卫星不稳定性、表观遗传学改变等。在胆囊癌中普遍存在着 3p、8p、9q 及 22q 等染色体等位基因缺失的现象。田所（Tadokoro）[4] 在胆囊癌的标本中发现，*p16* 第二外显子纯合子缺失率为 26%，其所在染色体区带 9p21-22 的杂合性丢失率为 56.9%。上海交通大学附属新华医院研究者[5] 对 32 对胆囊癌样本进行全基因外显子组测序，共获得了 1450 个体细胞单核苷酸变异和 34 个体细胞插入或缺失突变。

表观遗传学改变可能是比经典遗传学改变更早期的分子事件，尤其是 DNA 甲基化。豪斯（House）对胆囊癌切除术后的标本研究发现 6 种抑癌基因（*p16*、*APC*、*MGMT*、*hMLH-1*、*RAR-β2*、*p73*）在胆囊癌、慢性胆囊炎、正常胆囊组织中的甲基化水平分别是 72%、28%、6.7%，且 40% 的胆囊癌同时伴有两种以上抑癌基因的甲基化。

6. 胆道系统感染　慢性细菌性胆道系统感染明显增加了胆道黏膜上皮组织恶变的风险。常见的致病菌是沙门菌（如伤寒沙门菌、副伤寒沙门菌）和幽门螺杆菌，伤寒带菌者中胆囊癌患病率可增加 12 倍，幽门螺杆菌携带者的胆囊癌患病率增加 6 倍，其发病机制可能与细菌诱导胆汁酸降解有关。

7. 肥胖症与糖尿病　肥胖症者［体质量指数（BMI）＞30kg/m²］可明显增加胆囊癌的发病率，其 BMI 每增加 5kg/m²，女性患胆囊癌风险增加 1.59 倍，男性增加 1.09 倍。肥胖症引起的代谢综合征可增加患胆囊癌的风险，如糖尿病是形成结石的危险因素，糖尿病与结石协同促进胆囊癌的发生。

8. 基因突变和表达异常

（1）*k-ras* 基因：*k-ras* 基因是一种原癌基因，位于 12 号染色体，长约 35kb，是 *RAS* 基因家族成员之一。在胆囊上皮不典型增生中，*k-ras* 基因突变率达 73%，且与胆囊癌的突变热点相一致。*k-ras* 高突变率与患者预后相关，尤其是 Ⅱ、Ⅲ 期胆囊癌。

（2）*c-myc* 基因：*c-myc* 基因位于 8 号染色体，编码为 p62 的核内蛋白，激活与生长有关的基因转录，抑制细胞凋亡。有研究报道 p62 在胆囊癌中阳性表达率为 42.8%，而在胆囊良性疾病中为 10%（$P<0.05$），且 p62 表达与胆囊癌的病理分级呈正相关。

（3）*ErbB* 基因：*ErbB* 基因家族是编码人表皮生长因子受体的癌基因，包括 *EGFR/ErbB1*，*HER2/ErbB2*，*HER3/ErbB3*，*HER4/ErbB4*。它们参与细胞增殖、分化和转移能力的调控。Li 等[5] 发现 *ErbB* 信号通路突变在胆囊癌中较为显著（约 36.8%），且与患者不良预后相关，并证实了 *ErbB* 家族蛋白增强了胆囊癌细胞的生长及浸润能力。

（4）*p53* 基因：人 *p53* 基因位于染色体 17p13.17，长 16～20kb，参与细胞代谢、DNA 修复、细胞凋亡等。在慢性胆囊炎中 *p53* 突变是胆囊癌发生的早期事件，其基因突变率达 50% 以上，主要发生在第 5 外显子。多数学者认为，*p53* 和胆囊癌的增殖、恶性程度及预后有关。

综上所述，依据中华医学会外科学分会胆道外科学组在 2015 年发布的《胆囊癌诊断和治疗指南（2015 版）》[6]，为了预防胆囊癌的发生，出现下列危险因素时宜行胆囊切除术，且胆囊标本应广泛取材送病理检查：①直径>3cm 的胆囊结石；②合并有胆囊壁不均匀钙化、点状钙化或者多个细小钙化的胆囊炎，以及瓷性胆囊；③胆囊息肉大于 10mm，或小于 10mm 息肉合并胆囊结石、胆囊炎，或单发或无蒂的息肉且迅速增大者（>3mm/6 个月）；④对于合并胆囊结石、胆囊炎的胆囊腺肌症；⑤胰胆管汇合异常合并胆囊占位性病变；⑥胆囊结石合并糖尿病。而出现下列情况时，建议间隔 6～12 个月作彩色多普勒超声动态检查胆囊：①胆囊息肉；②年龄超过 50 岁（尤其女性）；③肥胖者；④有胆石症或胆囊癌家族史者。

三、病理学

胆囊癌可发生于胆囊底部（60%），胆囊体部（30%）或胆囊颈部（10%）。胆囊癌的发生大概历经 5～15 年，组织改变包括组织化生、异型增生、原位癌和浸润癌。

胆囊壁在组织学上由黏膜层、固有层、平滑肌层、肌层周围结缔组织与浆膜层组成。胆囊壁缺乏黏膜下层的独特解剖特点使得胆囊癌更易侵犯转移；除此之外，由于胆囊床无浆膜层与肝脏分割，胆囊癌也更易发生肝脏直接侵犯。

胆囊癌的播散转移包括下列渠道：①直接侵犯至肝脏或其他邻近组织结构；②淋巴结转移；③腹膜转移；④血行转移。胆囊癌可直接侵犯至肝脏、胆管、十二指肠及结肠。肝内转移通常因胆囊癌侵犯肝脏或肝门部管道所致。肝门部管道的受累也可导致淋巴结转移。

根据细胞形态学、遗传学和分子生物学证据针对胆囊癌的形成存在两种假说：①基于上皮化生的异型增生-癌变；②腺瘤-癌。胆囊慢性炎症中，上皮化生超过 50%。胆囊的上皮化生与胃的上皮化生相同，包括胃型与肠型上皮化生。目前就上皮化生与异型增生之间的关系尚未完全阐明。第一种假说提出由异型增生在进程中形成原位癌（carcinoma in situ，CIS），进而获得侵袭性。这种假说的依据是在超过 80% 的侵袭性胆囊癌的癌旁组织中发现 CIS 及异型增生细胞。有研究表明癌旁组织上皮化生、异型增生及 CIS 的发生率分别为 66%、81.3% 和 69%。对比发现，早期胆囊癌中发现腺瘤性残余者不足 3%，由此表明第二种假说的依据并不充分；目前尚无预测哪些腺瘤可发生恶性转变的方式。

根据 WHO 2010 年版胆囊癌病理学分型（表 54-0-1），最常见的病理学类型为腺癌；其他还包括腺鳞癌、鳞癌、未分化癌、源自神经内分泌的肿瘤及源自间叶组织的肿瘤等[7]。部分肿瘤虽属良性病变，但其生物学行为介于良性与恶性之间，术后需密切随访。WHO 2010 年版胆囊癌的病理分型有助于治疗方式的选择及其预后的判断。

表 54-0-1 WHO 2010 年版胆囊肿瘤病理学分型

分类	生物学行为	分类	生物学行为
1 上皮组织来源		1.2.4 与侵袭性癌相关的黏液性囊性肿瘤	3
1.1 癌前病变		1.2.5 鳞状细胞癌	3
1.1.1 腺瘤	0	1.2.6 未分化癌	3
管状	0	1.3 神经内分泌肿瘤	
乳头状	0	1.3.1 神经内分泌瘤	3
管状乳头状混合	0	神经内分泌瘤 G1 级	3
1.1.2 胆道上皮内瘤变 3 级	2	神经内分泌瘤 G2 级	3
1.1.3 乳头状瘤伴有低或中等级别上皮内瘤变	0	1.3.2 神经内分泌癌	3
1.1.4 乳头状瘤伴有高级别上皮内瘤变	2	大细胞型	3
1.1.5 黏液性囊性肿瘤伴有低或中等级别上皮内瘤变	0	小细胞型	3
1.1.6 黏液性囊性肿瘤伴有高级别上皮内瘤变	2	1.3.3 混合性腺神经内分泌癌	3
1.2 癌		1.3.4 杯状细胞类癌	3
1.2.1 腺癌	3	1.3.5 管状类癌	1
胆管型	3	2 间叶组织来源	
胃小凹型	3	2.1 颗粒细胞瘤	0
肠型	3	2.2 平滑肌瘤	0
透明细胞腺癌	3	2.3 卡波西肉瘤	3
黏液腺癌	3	2.4 平滑肌肉瘤	3
印戒细胞癌	3	2.5 横纹肌肉瘤	3
1.2.2 腺鳞癌	3	3 淋巴瘤	
1.2.3 与侵袭性癌相关的乳头状肿瘤	3	4 继发性胆囊癌	

注：生物学行为编码 0：良性肿瘤；1：生物学行为不确定，介于良性与原位癌之间；2：原位癌或 3 级上皮内瘤变；3：恶性肿瘤。

四、分期

胆囊癌的外科治疗方案是基于临床病理分期制定的。世界范围内常用的分期系统包括 1976 年 Nevin 分期系统、日本胆道外科学会分期系统，以及美国癌症联合委员会（AJCC）和国际抗癌联盟（UICC）年联合发布的 TNM 分期系统[8]（表 54-0-2）。中华医学会外科学分会胆道外科学组在 2015 年发布的《胆囊癌诊断和治疗指南》中推荐 AJCC 和 UICC 联合发布的 TNM 分期系统，其在胆囊癌各种分期方法中应用最广泛。该分期系统为胆囊癌临床病理诊断提供了统一标准，全面评估了胆囊癌的局部浸润深度、邻近脏器侵犯程度、门静脉与肝动脉的受累情况、淋巴结及远处转移等临床病理因素，有助于评估胆囊癌的可切除性、治疗方法的选择及其预后的判断。

表 54-0-2 2018 年 AJCC 胆囊癌 TNM 分期标准（第 8 版）

TNM 分期	原发肿瘤（T）	区域淋巴结（N）	远处转移（M）
0	Tis	N0	M0
I	T1	N0	M0
IIA	T2a		M0
IIB	T2b	N0	M0
IIIA	T3	N0	M0
IIIB	T1-3	N1	M0
IVA	T4	N0-1	M0
IVB	任何 T	N2	M0
	任何 T	任何 N	M1

表 54-0-2 中，T、N、M 字母的含义如下：

原发肿瘤（T）

　　Tis：原位癌

　　T1a：肿瘤侵及黏膜固有层

　　T1b：肿瘤侵犯肌层

　　T2a：腹腔侧肿瘤侵及肌周结缔组织，未超出浆膜

　　T2b：肝脏侧肿瘤侵及肌周结缔组织，未超出浆膜

　　T3：肿瘤穿透浆膜和（或）直接侵入肝脏和（或）一个邻近器官或结构

　　T4：侵及门静脉或肝动脉主干，或直接侵入两个或更多肝外器官或结构

局部淋巴结（N）

　　N0：无区域淋巴结转移

　　N1：1～3 枚区域淋巴结转移

　　N2：≥4 枚区域淋巴结转移

远处转移（M）

　　M0：无远处转移

　　M1：有远处转移

五、临床表现

胆囊癌无特异性临床症状，早期症状常被胆囊炎、胆石症及其并发症所掩盖，可能会伴随一些非特异性症状，如腹部不适、食欲下降或体重减轻。本病在早期常无特异性症状，故早期发现困难，一旦出现明显临床症状时，多属中晚期并已有转移。

随着肿瘤浸润生长阻塞胆总管及左右肝管，部分患者可表现为皮肤巩膜黄染，合并发热及腹痛，体检可发现肝大及右上腹包块，这些都是肿瘤进展的表现。

合并黄疸者实验室检查可见血清总胆红素显著升高，并以直接胆红素为主，同时伴有 ALP 和 GGT 升高。

至今尚未发现胆囊癌特异性的肿瘤标志物，临床上主要结合血清 CA19-9 和 CEA 进行辅助诊断，二者的敏感性与特异性均不高。值得注意的是，CA19-9 持续升高且与炎症表现不同步是源自该肿瘤的特征性表现。不伴发相应疾病的胆囊癌患者，肝功能常无明显异常。

六、辅助检查

（一）实验室检查

胆囊癌目前仍缺乏特异敏感的肿瘤标记物，应用最广泛的还是血清 CA19-9 和 CEA，但慢性胆囊炎急性发作时或伴有黄疸，炎症时两者的检测值亦会明显升高。

在已出现胆管侵犯及梗阻性黄疸者，其总胆红素、直接胆红素、GGT、ALP、ALT、AST 等指标可明显升高，总蛋白及白蛋白降低，白球比相应升高，这在病程较长的胆囊癌者中亦不罕见。合并胆囊急性炎症甚至胆囊积脓者，常可发现白细胞总数与中性粒细胞比例明显升高。

（二）影像学检查

1. 彩色多普勒超声　彩色多普勒超声无创安全，操作简易，诊断准确率高，可重复性强，常作为胆囊疾病初步筛查及随访动态观察的首选检查方法[9]。胆囊癌超声结果显示胆囊占位性病变（图 54-0-2），根据形态大致分为息肉型、肿块型、厚壁型、弥漫型及混合型。胆囊癌患者多伴有胆囊结

石，长期反复发作的炎症等导致炎性物活动度小，容易误诊漏诊。对于老年、女性或伴有胆囊结石、胆囊息肉等病史的患者应高度警惕，必要时应结合 CT、MRI 进行诊断。

2. 内镜超声（EUS） 内镜超声高频探头经十二指肠球部和降部直接扫描胆囊，可直接与病灶紧贴，避免结石、肥胖、积气等因素的干扰，同时内镜超声具有清晰的图像分辨率及层次分辨率，可以精确显示胆囊腔内乳头状高回声或低回声团块及其浸润囊壁结构及深度，以及肝脏、胆道受侵犯的情况，对鉴别病变的性质具有重要价值。

3. 多排螺旋 CT（MDCT） 多排螺旋 CT 诊断胆囊癌的准确率为 83.0%～93.3%，动态增强扫描可显示肿块或胆囊壁的强化，在延迟期达高峰，可显示胆囊壁侵犯程度、毗邻脏器受累及淋巴结转移情况。多排螺旋 CT 具有扫描快、无创安全的优点，可最大限度地避免因患者呼吸

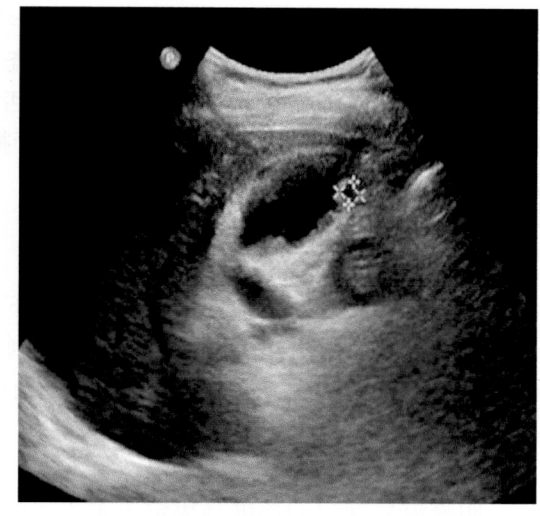

图 54-0-2 肿块型胆囊占位的超声影像

或体位改变造成的伪影干扰；同时，多排螺旋 CT 对软组织具有较高分辨率，可清晰地显示胆囊癌的原发病灶、胆管三维结构及邻近脏器，为胆囊癌早期诊断及准确分期进而进一步精准治疗提供影像学依据。

4. 磁共振成像（MRI） 磁共振检查诊断胆囊癌的准确率为 84.9%～90.4%，动态增强扫描呈现快进慢出的特性。MRI 软组织分辨率强于 CT，多方位造影如冠状位磁共振胰胆管成像（MRCP）检查，可清晰显示胰胆管解剖关系，对胆管梗阻显示的敏感度为 91%～100%，准确度 > 90%。必要时可联合血管成像诊断肿瘤大小、肝脏侵犯程度、是否合并胆管扩张、血管侵犯、腹腔淋巴结转移及远处转移等，从而为临床制定具体的精准治疗方案提供极大的帮助[10]。

5. 正电子发射计算机体层显像仪（PET/CT） PET/CT 充分结合 PET 与 CT 两种先进的影像学技术，对胆囊癌检测灵敏度高，可发现胆囊癌的早期病变，有助于胆囊癌的临床分期及疗效判定，并可检出直径≤1.0cm 的转移淋巴结和转移病灶。PET/CT 的应用价值主要体现在术前分期，为临床治疗方案提供参考依据，避免不必要的手术治疗。但是，PET/CT 在鉴别炎症与肿瘤的特异性方面存在缺陷，导致实际使用过程中对术后胆囊窝的残余癌组织的判断可能出现假阳性或假阴性，故建议临床上应结合其他的影像学检查综合考虑，避免误诊、漏诊（图 54-0-3）。

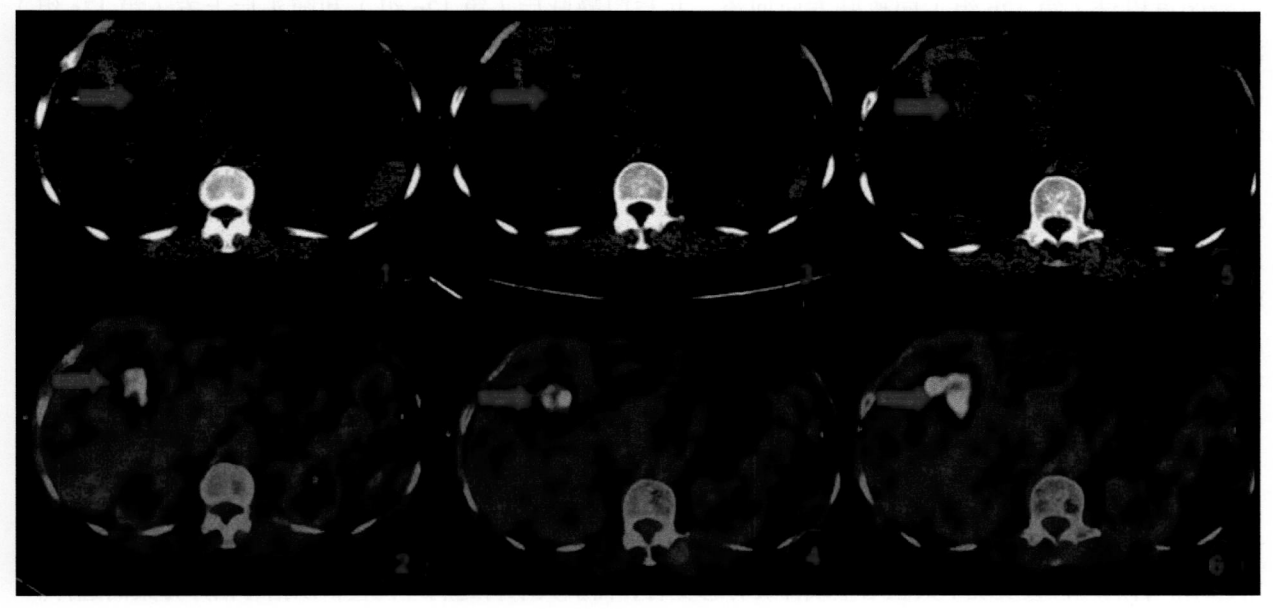

图 54-0-3 胆囊癌的 PET/CT 影像

依据中华医学会外科学分会胆道外科学组发布的《胆囊癌诊断和治疗指南（2015 版）》，建议：彩色多普勒超声检查常作为胆囊癌的首选筛查手段；MDCT 和（或）MRI、EUS 检查可进一步判断肿瘤浸润程度与肝脏、血管受累情况，以及是否有淋巴结转移及远处转移；PET/CT 检查不推荐作为常规检查方法，但可用作补充诊断手段，有助于提示局部和全身转移病灶。

七、病情评估

规范化的胆囊癌根治性手术范围包括下列数个方面：肝切除、淋巴结清扫、肝外胆管处理以及联合脏器切除及血管重建。精准手术策略的制定有赖于准确的病情评估。胆囊癌病情评估包括 T 分期评估、淋巴结转移评估、术中再次分期评估及可切除性评估，目的在于选择合适的治疗方法。

（一）胆囊癌的 T 分期评估

胆囊癌局部浸润深度是决定手术方式的基础。T1 和 T2 期多为隐匿性胆囊癌，术前影像学分期较困难，主要依靠术中快速冰冻切片及术后病理检查。由于彩超检查易受肠管气体的干扰，对病灶及淋巴结情况显示不清，术前临床 T 分期主要依靠 MDCT 及 MRI。MDCT 对胆囊壁增厚性病变的良恶性鉴别诊断的特异性与敏感性分别为 75.9% 和 82.5%。尽管目前的 CT 技术已很先进，但在鉴别胆囊腺肌症与胆囊癌的敏感性上仍有缺陷，胆囊局部或底部增厚时 CT 常难以鉴别。CT 扫描时若出现胆囊壁双层增厚、内层增强且厚度超过外层低密度层或单层的密度增强时，应考虑为胆囊癌；如胆囊腺肌症增厚的胆囊壁发现钙化，应考虑胆囊癌的可能。MRI 在鉴别 T1/2 期或以上的肿瘤要优于 CT。高频灰阶超声（HRUS）和 EUS 由于可以显示胆囊壁分层结构，在鉴别 T1/2 期胆囊癌方面较 CT 及 MRI 具有明显优势，有报道 HRUS 和 EUS 鉴别 T1/2 期胆囊癌的准确率达 90%[9]。T3、T4 期根据术前影像学检查可做出临床分期，MDCT：T3 期时显示胆囊浆膜层肿瘤结节，其与邻近器官之间的脂肪层消失，侵及肝脏或一个邻近器官；MRI：T1 反相位显示胆囊外层低信号层破坏，提示肿瘤侵及肝脏或一个邻近器官。MDCT 及 MRI 在 T4 期时均显示病灶侵及门静脉或肝动脉主干，侵犯两个或两个以上的邻近器官[10]。

（二）淋巴结转移评估

胆囊癌淋巴结转移状况的评估是制定手术方案与决策的重要依据[11-12]。胆囊的淋巴回流首先沿胆总管旁淋巴结（第 12b 组）向离肝方向回流，并与门静脉后（第 12p 组）和胰头后上方（第 13a 组）淋巴结汇合后流入腹主动脉旁（第 16 组）淋巴结。现已明确第 13a 组淋巴结系胆囊癌淋巴转移第一站淋巴结和第二站淋巴结的分界点，第 16 组淋巴结是胆囊癌淋巴结远处转移的分界点。因此，术前影像学检查应对第 13a 和第 16 组淋巴结重点评估。

超声检查对肝门区、胰头周围及腹膜后的淋巴结显示较好，但对肠系膜根部的淋巴结显示不理想，CT、MRI 检查对各区域的淋巴结均可较好显示。MRI 判断淋巴结受累的敏感性与特异性分别为 56% 和 89%。FDG-PET 联合 CT 检查可检出 85.7% 的淋巴结转移及 95.9% 的远处转移。由于胆囊癌转移率较高，故术前 PET 检查很有必要，研究表明 25% 的胆囊癌患者术前因为 PET 结果而更改了原计划的手术方式。目前，从影像学角度判定淋巴结是否转移常根据有无下列状况：淋巴结的最短径≥5mm、强化、融合分叶或毛刺以及淋巴结内部坏死等。

（三）术中再次分期评估

术中可根据超声、快速冷冻切片、淋巴结活组织检查或诊断性腹腔镜探查对胆囊癌分期再次进行准确评估。术中应常规行第 13a 组、第 16 组淋巴结活组织检查，为获取肿瘤的精准分期，术中应清扫至少 6 枚淋巴结。若病理检查发现不典型增生或怀疑有恶变者，需扩大取材送病理检查，以指导治疗方案的选择。

（四）判断胆囊癌的可切除性

　　除了肿瘤本身情况外，患者的一般状况，肝脏及其他重要脏器功能也是术前评估的重点。根据术前影像学检查结果对胆囊癌临床分期进行评估，需行联合大范围肝切除者，术前应量化评估肝脏体积与肝储备功能，进而确定患者必需功能性肝体积，确保手术安全。合并黄疸者，预留肝脏体积（future liver remnant，FLR）需＞40%。具体标准可参考《肝切除术前肝脏储备功能评估的专家共识（2011 版）》以及中华医学会外科学分会胆道外科学组和解放军全军肝胆外科专业委员会制订的《肝门部胆管癌诊断和治疗指南（2013 版）》。胆囊癌可根治切除的条件包括：①胆囊及邻近脏器的病灶与区域性转移淋巴结可清除；②剩余肝脏功能可代偿，且其脉管结构完整性可保存或重建；③手术创伤患者可耐受。

　　若胆囊癌侵及肝门部，可基于 MDCT 或 MRI 影像数据对肝脏、肝内脉管结构、病灶进行三维重建，有条件者甚至可行 3D 打印手术模型，可客观、全面、立体地再现肝脏脉管解剖结构、病灶浸润范围及其与重要脉管结构的立体几何关系。三维重建在胆囊癌术前评估中的应用价值主要有三个方面：①个体化评估围肝门区脉管的立体解剖构筑及其变异特征；②系统化评估病灶浸润范围及其与围肝门区脉管结构的立体几何关系；③准确判断肿瘤可切除性，并精准地进行手术规划。

八、治疗

（一）外科治疗原则

　　根治性手术是原发性胆囊癌患者可能获得治愈的唯一方法。胆囊癌的外科治疗应在具有丰富经验的胆道外科医师与病理医师的医疗中心内完成。手术方式的选择应基于胆囊癌的 TNM 分期。

　　1. 肝切除范围　　根据肿瘤入侵肝脏途径，采取肝楔形（距胆囊床 2cm）切除、肝 S4b 段＋S5 段切除、右半肝或右三肝切除[13]。

　　（1）Tis/T1a 期：胆囊癌侵及胆囊黏膜固有层。此期多为隐匿性胆囊癌，行单纯胆囊切除术 5 年生存率可达 100%，无须再行肝切除或二次手术。

　　（2）T1b 期：胆囊癌侵及胆囊肌层。由于胆囊床侧胆囊无浆膜层，癌细胞可通过胆囊静脉回流入肝造成肝床的微转移。T1b 期肿瘤肝床微转移距离不超过 16mm，故需行距胆囊床 2cm 以上的肝楔形切除。

　　（3）T2 期：胆囊癌侵及胆囊肌层周围结缔组织未突破浆膜层或未侵犯肝脏。此期胆囊癌细胞经胆囊静脉回流入肝范围平均距胆囊床 2～5cm，且至少有一个方向范围超过 4cm，仅行肝楔形切除不能达到 R0 切除，至少应行肝 S4b 段＋S5 段切除（图 54-0-4，图 54-0-5）。

　　（4）T3 期：胆囊癌突破胆囊浆膜层，和（或）直接侵及肝脏，和（或）侵及肝外一个相邻的器官或组织。此期胆囊癌侵犯肝实质主要途径包括：直接浸润至邻近的胆囊床附近的肝实质；经胆囊静脉途径进入肝脏侵犯 S4b 段和 S5 段；通过肝十二指肠韧带淋巴结经肝门途径沿淋巴管道与 Glisson 系统转移至肝脏。

　　对于 T3N0 期肝床受累＜2cm 的胆囊癌，其侵犯肝脏仅有前两条途径而无肝十二指肠韧带淋巴结转移，肝 S4b 段＋S5 段切除即可达到 R0 切除。对于肝床受累＞2cm，肿瘤位于胆囊颈部、侵犯胆囊三角，或合并肝十二指肠韧带淋巴结转移者（T3N1），提示癌细胞沿淋巴管道或 Glisson 系统转移至整个右半肝，需行右半肝或右三肝切除。

　　（5）T4 期：胆囊癌侵及门静脉主干或肝动脉，或两个以上的肝外脏器或组织。有研究表明，T4 期胆囊癌行扩大根治术，切除率为 65.8%，手术组 5 年生存率为 13.7%，其中联合肝胰十二指肠切除

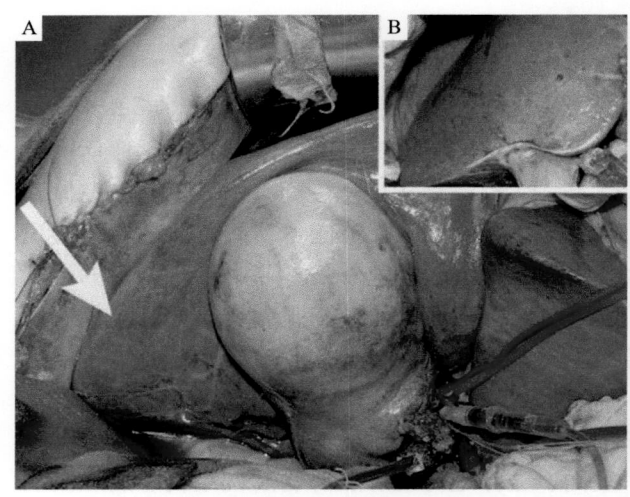

图 54-0-4　胆囊动脉注入吲哚菁绿染色试验

A. 肝脏脏面染色范围；B. 肝脏表面染色范围。

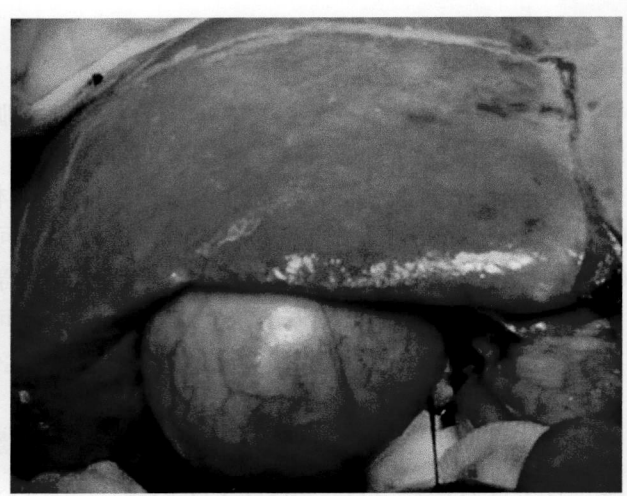

图 54-0-5　胆囊癌行肝 S4b 段＋S5 段切除

（HPD）术 5 年生存率为 17%；联合门静脉切除重建者 1、3、5 年生存率分别为 48%、29%、6%；非手术组 5 年生存率为 0（$P < 0.05$），手术组明显优于非手术组。因而认为对 T4N0-1M0 胆囊癌患者行联合脏器切除的扩大根治术仍可能达到 R0 切除，能改善患者预后，肝切除范围为右半肝或右三叶切除。

2. 淋巴结清扫范围　术中根据第 13a 和第 16 组淋巴结活检结果，选择肝十二指肠韧带淋巴结（第 12 组、第 8 组）清扫或扩大的淋巴结（第 12 组、第 8 组、第 9 组、第 13 组）清扫。Tis/T1a 期胆囊癌无须行区域淋巴结清扫。T1b 胆囊癌淋巴结转移首先累及胆囊三角淋巴结及沿胆总管分布的淋巴结，淋巴结转移率 15.7%，淋巴管浸润率 18%，故需行淋巴结清扫。T1b 期胆囊癌可能出现胰头后上方（第 13a 组）淋巴结转移。因此，术中常规行第 13a 淋巴结活检，若第 13a 淋巴结活检阴性，行肝十二指肠韧带（第 12 组）与肝动脉（第 8 组）淋巴结清扫，若第 13a 淋巴结活检阳性，则行扩大淋巴结清扫 [包括肝十二指肠韧带（第 12 组）、肝动脉（第 8 组）、胰头周围（第 13 组）和腹腔干周围（第 9 组）淋巴结]。T2 期胆囊癌淋巴结转移率高达 46%，比较淋巴结清扫组和未清扫组 5 年生存率分别为 50% 和 10%，有显著差异（$P < 0.05$），故需行淋巴结清扫，术中根据第 13a 淋巴结检查结果决定是否行扩大淋巴结清扫，扩大清扫范围包括第 12 组、第 8 组、第 13 组与第 9 组淋巴结。T3 期胆囊癌淋巴结转移率，胆总管周围转移率为 54%，胆囊管周围转移率为 38%，第二站淋巴结转移率为 19%～29%，更远处的淋巴结转移率＜5%[14]。淋巴结检查阴性者术后 5 年生存率高达 80%，阳性者 5 年生存率仅为 34%，故多数学者主张行扩大淋巴结清扫。而第 16 组淋巴结阳性患者行扩大根治性手术，其中位生存期无明显延长，因此，第 16 组淋巴结阳性视为远处转移，失去根治意义，不建议行手术治疗。T4 期胆囊癌，术中第 16 组淋巴结活检，若阳性视为远处转移（M1），不行手术治疗；若阴性，且无远处转移者，行胆囊癌扩大根治术仍有望达到 R0 切除，改善预后，因此可根据患者情况行扩大淋巴结清扫[12, 14]。

3. 肝外胆管处理　术中根据胆囊管切缘的活检结果，阳性者需联合肝外胆管切除，范围从胰头后上方至第一肝门部，行胆管空肠 Roux-en-Y 吻合。

（1）Tis/T1a 期：胆囊癌单纯胆囊切除即可达 R0 切除。

（2）T1b 期：胆囊癌胆囊管切缘活检阴性，无须切除肝外胆管；活检阳性者，需行联合肝外胆管切除。

（3）T2 期：胆囊癌有研究表明，本期胆囊癌行肝外胆管切除后 5 年生存率为 100%，而未切除肝外胆管的仅 60%，有显著性差异，故建议切除肝外胆管。而另一研究表明，胆囊管切缘阴性者，行肝外胆管切除与未行肝外胆管切除的 5 年生存率均无明显差异（72% *vs.* 81%，$P = 0.1450$），因此，基于大样本研究结果，不建议行常规肝外胆管切除。

（4）T3期：胆囊癌此期胆囊管未受侵犯时，行与未行肝外胆管切除的5年生存率无明显差异（62% *vs.* 46%，$P=0.4107$），而常规行肝外胆管切除会增加手术创伤、术后并发症的风险。因此，基于大样本研究结果，不建议对此期胆囊癌患者行常规肝外胆管切除，建议术中行胆囊管切缘活检。

（5）T4期：胆囊癌对于无远处转移（T4N0-1M0）的胆囊癌，行胆囊癌扩大根治术仍有望达到R0切除，改善预后，可根据患者状况行联合肝外胆管切除。

4. 联合脏器切除及血管重建 T3和T4N0-1M0期合并邻近脏器转移的胆囊癌，可行联合受侵脏器切除的扩大根治术。T3胆囊癌合并邻近一个脏器转移，需行联合脏器的扩大根治术。有研究表明，T4N0-1M0患者行根治性手术，术后5年生存率明显优于非手术组，因而认为对T4N0-1M0胆囊癌患者行联合脏器切除的扩大根治术，包括：联合肝外胆管切除的胆囊癌根治术、联合肝胰十二指肠切除（HPD）的胆囊癌根治术、联合右半肝或右三肝的胆囊癌根治术、联合门静脉切除重建的胆囊癌根治术、联合右半结肠切除的胆囊癌根治术等，仍可能达到R0切除，且能改善预后。

（二）基于TNM分期的胆囊癌根治性手术

1. Tis/T1a期 胆囊原位癌或侵及胆囊黏膜固有层，仅行单纯胆囊切除术。

2. T1b期 胆囊癌侵及胆囊肌层。根治性切除的手术范围包括：胆囊连同肝楔形整块切除（距胆囊床2cm以上）和淋巴结清扫。术中常规行第13a组淋巴结活检，阴性者行肝十二指肠韧带（第12组）和肝动脉（第8组）淋巴结清扫；第13a淋巴结活检阳性者行扩大淋巴结清扫，包括肝十二指肠韧带（第12组）、肝动脉（第8组）、胰头周围（第13组）和腹腔干周围（第9组）淋巴结清扫。

3. T2期 胆囊癌侵及胆囊肌层周围结缔组织，未突破浆膜层或未侵犯肝脏。T2期胆囊癌根治切除的手术范围包括胆囊连同肝S4b段＋S5段整块切除及淋巴结清扫，淋巴结清扫范围同T1b期。不建议常规行肝外胆管切除。

4. T3期 胆囊癌突破胆囊浆膜层，和（或）直接侵及肝脏，和（或）侵及肝外一个相邻的器官或组织。T3期胆囊癌手术范围如下：

（1）肝脏切除范围：对于T3N0期肝床受累<2cm的胆囊癌，行肝S4b段＋S5段切除；对于肝床受累>2cm、肿瘤位于胆囊颈部、侵犯胆囊三角或合并肝十二指肠韧带淋巴结转移者（T3N1），行扩大右半肝或右三叶切除。

（2）联合脏器切除：行联合受累脏器切除的扩大根治术。

（3）淋巴结清扫范围：术中常规行第16组淋巴结活检，阴性者行扩大的淋巴结清扫；第16组淋巴结活检阳性者，不行手术治疗，建议行姑息治疗。

（4）肝外胆管切除：不建议常规切除。

5. T4期 胆囊癌侵及门静脉主干或肝动脉，或两个以上的肝外脏器或组织。对于T4期胆囊癌，合并远处转移者（T4N0-2M1），仅行姑息治疗；无远处转移者（T4N0-1M0），行胆囊癌扩大根治术有望达到R0切除，改善预后。胆囊癌扩大根治术式取决于病灶局部浸润范围，包括：联合切除肝外胆管，扩大右半肝/右三叶切除；门静脉切除重建，右半结肠切除以及肝胰十二指肠切除（HPD）等。

基于TNM分期的胆囊癌根治性手术方式参见表54-0-3。

表 54-0-3 基于 TNM 分期的胆囊癌根治性手术方式

胆囊癌 TNM 分期		根治式
Tis/T1a		单纯胆囊切除术
T1b	第13a组淋巴结活检阴性	胆囊癌根治术：胆囊连同肝楔形整块切除（距胆囊床至少2cm）＋肝十二指肠韧带淋巴结清扫（第8组、第12组）
	第13a组淋巴结活检阳性	胆囊连同肝楔形整块切除（距胆囊床至少2cm）＋扩大的淋巴结清扫（第8组、第9组、第12组、第13组）

续表

胆囊癌 TNM 分期		根治术式
T2	第 13a 组淋巴结活检阴性	胆囊连同肝 S4b 段＋S5 段整块切除＋肝十二指肠韧带淋巴结清扫
	第 13a 组淋巴结活检阳性	胆囊连同肝 S4b 段＋S5 段整块切除＋扩大的淋巴结清扫
T3	第 16 组淋巴结活检阳性	不推荐手术，行姑息治疗
	侵犯肝脏＜2cm 第 16 组淋巴结活检阴性	胆囊连同肝 S4b 段＋S5 段整块切除＋扩大的淋巴结清扫
	侵犯肝脏＞2cm 第 16 组淋巴结活检阴性	胆囊连同右半肝 / 右三叶整块切除＋扩大的淋巴结清扫
	侵犯肝脏相邻器官	胆囊连同右半肝 / 右三叶整块切除＋扩大的淋巴结清扫＋联合受累脏器切除
T4	第 16 组淋巴结活检阳性	不推荐手术，行姑息治疗
	第 16 组淋巴结活检阴性	联合受累血管切除重建和（或）肝外脏器切除的扩大胆囊癌根治术

（三）胆囊管癌的处理

胆囊管癌指肿瘤中心位于胆囊管的恶性肿瘤。研究表明，胆囊管癌对周围神经、淋巴结 / 管、血管的侵犯比例明显高于胆囊底、体部癌，胆囊管癌的 3 年、5 年生存率明显低于胆囊底、体部癌；原因在于胆囊管肌层由较薄的肌纤维组成，且肝十二指肠韧带由疏松的纤维组织、淋巴管及神经纤维构成，胆囊管癌易经肝十二指肠韧带侵犯至胰头、主动脉旁淋巴组织及肝脏 Glisson 鞘。因此，建议胆囊管癌要比同期的胆囊癌手术范围更大。

Tis/T1a 期胆囊管癌单纯胆囊切除即可达 R0 切除。T1b 期胆囊管癌存在肝十二指肠韧带的淋巴管、神经纤维侵犯的可能，且因胆囊管的静脉回流部分由胆囊静脉回流入肝，为达 R0 切除，此期需行胆囊连同肝楔形整块切除＋肝外胆管切除＋淋巴结清扫。淋巴结清扫范围：第 13a 组淋巴结活检阴性者，清扫第 8 组、第 12 组淋巴结；第 13a 组淋巴结活检阳性者，清扫第 8 组、第 12 组、第 13a 组及第 9组淋巴结。

T2 及 T2 期以上胆囊管癌极易侵犯肝十二指肠韧带内淋巴管及神经纤维，经 Glisson 系统发生肝内转移，故需行右半肝 / 右三叶切除＋肝外胆管切除＋淋巴结清扫。淋巴结清扫范围依据第 13a 组、第 16 组淋巴结活检结果而定。第 16 组淋巴结阳性，视为远处转移，失去根治性切除机会，行姑息治疗；第 16 组淋巴结阴性者，再行第 13a 组淋巴结活检。第 13a 组淋巴结活检阳性者，行第 8 组、第 12 组、第 13a 组及第 9 组淋巴结清扫；第 13a 组淋巴结活检阴性者，清扫第 8 组、第 12 组淋巴结。

（四）隐匿性胆囊癌的处理

术前临床诊断为胆囊良性疾病而行胆囊切除术，在术中或术后经病理检查确诊为胆囊癌，此种情况下发现的胆囊癌称为隐匿性胆囊癌又称为意外胆囊癌。

隐匿性胆囊癌多为 T1、T2 期胆囊癌。Tis/T1a 期隐匿性胆囊癌的处理：若术中胆囊完整切除，无破溃，无胆汁溢出，且胆囊置标本袋内取出者，单纯行完整的胆囊切除术已达根治目的，无须行二次手术；否则需再次手术处理可能形成的转移灶，不推荐常规行 Trocar 窦道切除。对于≥T1b 隐匿性胆囊癌，应根据 T 分期行二次根治性手术。

（五）胆囊癌腹腔镜手术

1. Tis/T1a 期胆囊癌　此期胆囊癌侵及胆囊黏膜固有层，多为意外胆囊癌，由术后病理所证实。目前研究显示，Tis/T1a 期胆囊癌手术过程中，若胆囊无破溃、切缘阴性，无论是腹腔镜切除或开腹切除，术后 5 年生存率均达 100%。

2. T1b/T2 期胆囊癌 此期胆囊癌如何处理现今仍存较大的争议。研究表明腹腔镜手术易引起胆囊损伤、胆汁泄漏以及烟囱效应等，均可增加穿刺孔复发以及腹膜播散的概率。近年，有文献报道了 T1b/T2 期胆囊癌腹腔镜切除的安全性及可行性，但大多数为回顾性研究分析，研究标准不统一，证据级别低，尚需进一步探讨。

3. T2 期以上胆囊癌 根治性手术需行扩大肝切除＋扩大的淋巴结清扫＋肝外胆管切除重建，甚至需联合脏器切除及扩大根治术，现阶段腹腔镜技术难以达到上述要求，即使能达到，手术时间也很长，无法做到真正的"微创"。对术前怀疑或确诊为胆囊癌者，建议行开腹手术。

综上所述，Tis/T1a 期胆囊癌，行腹腔镜胆囊切除即可达 R0 切除；T1b/T2 期胆囊癌，腹腔镜手术仅作为探索性研究，且仅限在具备下列条件的专业医疗中心进行：①可取得足够的门静脉旁及主动脉-腔静脉旁淋巴结样本；②切缘阴性；③可在腔镜下行肝总管／胆总管切除及重建；④可术中确定病理分期。对于＞T2 期胆囊癌，建议行开腹手术；对术前怀疑有远处转移者可行诊断性腹腔镜探查，以避免不必要的开腹手术[15]。

（六）胆囊癌合并阻塞性黄疸的处理

胆囊癌合并黄疸者常需联合肝切除才能达到根治目的，而此类手术死亡率高达 10%，其主要死亡原因为肝功能衰竭。故对于黄疸时间长且伴显著肝损害或伴有胆管炎，或营养不良，或血清胆红素＞200μmol/L 需做大范围肝切除（切除肝叶＞60%）者，应予术前胆道置管引流以改善肝脏功能。伴有阻塞性黄疸的胆囊癌的肝切除，可参考中华医学会外科分会胆道外科学组制订的《肝门部胆管癌诊断与治疗指南（2013 年版）》。

（七）姑息性治疗

失去根治性手术机会的晚期胆囊癌患者，包括多发肝转移灶、肝十二指肠韧带广泛侵犯、血管侵犯、腹膜转移或其他远处转移，姑息性减瘤手术并不能改善生存率且会增加创伤及转移风险，故不推荐行减瘤手术。此期患者多存在梗阻性黄疸或消化道梗阻，姑息性治疗的目的仅限于解除胆道及消化道梗阻，如 ERBD、ENBD、PTBD、胃-空肠吻合术等，以延长患者的生存期并改善生活质量。对于不能根治的晚期胆囊癌患者，外科和介入治疗仅限于解除胆道梗阻和消化道梗阻，以期改善生活质量、延长生命[16-17]。

（八）非手术治疗

1. 化疗、放疗 胆囊癌目前尚无统一标准的化、放疗方案。基于目前现有的大样本回顾性研究及随机对照临床实验结果，笔者建议下列方案：

1）T1N0 期患者的化、放疗：有统一的研究结果表明，T1N0 胆囊癌患者 R0 切除后，行化、放疗组和未行化、放疗组 5 年生存率无明显差异，故该期患者无须行术后化、放疗。

2）≥T2 期，R1 切除或淋巴结阳性患者的化、放疗：该期患者行化、放疗后能改善生活质量并提高生存率。

（1）化疗：一项多中心Ⅲ期临床试验研究表明，112 例胆囊癌术后患者给予氟尿嘧啶联合丝裂霉素化疗较未化疗组 5 年生存率明显提高（26.0% 对 14.4%，$P=0.04$），由此表明辅助化疗可改善胆囊癌患者的总体预后。另一项回顾性研究纳入 103 例胆囊癌术后患者，吉西他滨化疗组 5 年生存率明显优于未行化疗组（57% *vs.* 24%，$P<0.001$）。因此，推荐此期采用氟尿嘧啶或吉西他滨的化疗方案，可改善其预后。

（2）放疗：一项纳入 3000 例胆囊癌患者的回顾性研究表明，17% 的患者接受放疗后中位生存期为 14 个月，未接受放疗的患者中位生存期为 8 个月（$P<0.05$），具有显著差异，特别是淋巴结阳性者

（*P*<0.001）或肝脏受累者（*P*=0.011）。因此提示放疗可减缓局部侵犯及提高淋巴结阳性者的远期生存率。

（3）联合化、放疗：回顾性分析 117 例接受氟尿嘧啶联合化、放疗者的中位生存期（24 个月），与未接受化、放疗组（11 个月）比较，具有明显的差异（*P*<0.05），多因素回归分析表明联合化、放疗是提高远期生存率的独立预测因素，可明显改善淋巴结阳性者的预后。

3）无法手术切除患者的化、放疗：该期患者行姑息性化疗后能延长有限的生存时间，而姑息性放疗仅能缓解疼痛等症状。一项多中心 III 期临床研究纳入 410 例无法手术的胆道肿瘤患者，一组给予吉西他滨联合顺铂治疗，另一组单用吉西他滨治疗。结果表明，吉西他滨联合顺铂组中位生存期为 11.7 个月，单用吉西他滨组中位生存期为 8.1 个月（*P*<0.001），说明吉西他滨联合化疗较单药化疗能延长患者的生存时间。

目前，尚缺乏足够的证据证明放疗能提高不能手术患者的生存率，但可缓解患者的疼痛等症状。

对于 T1N0 病例，R0 切除后无须化、放疗；对于≥T2 期、淋巴结阳性或 R1 切除，建议术后化疗和（或）放疗；对于无法切除的局部晚期病例或远处转移病例，可酌情选择姑息性化疗和（或）放疗。

2. 分子靶向治疗

（1）EGFR/HER2 信号通路：目前针对 EGFR/HER2 信号通路的分子靶向药物分两类：①小分子酪氨酸激酶抑制剂（如吉非替尼、厄罗替尼），菲利普（Philip）报道厄罗替尼可使 17% 的胆囊癌患者获得 6 个月的无瘤生存期；②单克隆抗体（如西妥昔单抗、帕尼单抗），主要与 EGFR 胞外区结合，阻断依赖于配体的 EGFR 激活。

（2）VEGF 信号通路：贝伐单抗是一种针对 VEGF 的单抗，已有关于它与吉西他滨、奥沙利铂合用的 II 期临床试验，40% 的患者可出现部分缓解，中位总体生存和无瘤生存时间分别是 12.7 个月和 7.0 个月。

（3）MEK 通路抑制剂：司美替尼是酪氨酸激酶受体抑制剂，作用靶点是 MEK1/2，近年研究显示其治疗胆囊癌效果较肝癌好，其中位无瘤生存时间及总生存时间分别为 5.4 个月及 8.2 个月[18]。

胆囊癌是一种多基因疾病，其发病、侵袭转移机制尚不明确。胆囊癌的靶向治疗目前还处于起步阶段，尚需多中心、大样本临床研究。近年来，国内外学者尝试从基因组学、蛋白质组学、表观遗传学、分子靶向等方面进行深入的研究，并在部分领域取得了一定的进展。随着分子生物学技术的发展，将给胆囊癌的诊治带来新的希望。目前而言，胆囊癌的诊治依然任重而道远。加强胆囊癌的基础研究，探索胆囊癌发生发展的机制和潜在的治疗靶点，有助于提高胆囊癌的早期诊断以及治疗水平。

综上所述，胆囊癌是常见的胆道系统恶性肿瘤。全球胆囊癌分布具有明显地区性差异，差异的原因可能与环境暴露差异以及内在的遗传易感性有关。胆囊癌的临床表现主要为腹痛、腹胀、黄疸等无特异性的消化道症状，早期诊断困难，必要时应积极联合多种影像学手段，提高诊断率和临床分期准确性，为临床制定精准的治疗方案提供确实依据。精准的手术治疗是目前唯一可能治愈或提高胆囊癌长期生存率的方法，具体的手术方案需基于 TNM 分期选择，必要时可以联合放、化疗或者分子靶向治疗，有利于提高患者预后生存质量。

（王剑明）

参 考 文 献

［1］ HUNDAL R, SHAFFER E A. Gallbladder cancer: epidemiology and outcome [J]. Clin Epidemiol,2014, 6: 99-109.

［2］ HENLEY S J, WEIR H K, JIM M A, et al. Gallbladder cancer incidence and mortality, United States 1999-2011 [J]. Cancer Epidemiol Biomarkers Prev,2015, 24 (9): 1319-1326.

［3］ 邹声泉, 张林. 全国胆囊癌临床流行病学调查报告 [J]. 中国实用外科杂志, 2000, 20 (1): 43-46.

［4］ TADOKORO H, SHIGIHARA T, IKEDA T, et al. Two distinct pathways of p16 gene inactivation in gallbladder cancer [J].

World J Gastroenterol,2007, 13 (47): 6396-6403.

[5] LI M, ZHANG Z, LI X, et al. Whole-exome and targeted gene sequencing of gallbladder carcinoma identifies recurrent mutations in the ErbB pathway [J]. Nat Genet, 2014, 46 (8): 872-876.

[6] 中华医学会外科学分会胆道外科学组. 胆囊癌诊断和治疗指南 (2015 版) [S/J]. 中华消化外科杂志, 2015, 14 (11): 881-890.

[7] FC F T, RAIPH H, ET A. WHO classification of tumors of the digestive system [M]. 4th ed. Lyon: International Agency for Research on Cancer, 2010: 204-205.

[8] EDGE S B, COMPTON C C. The American Joint Committee on Cancer: the 7th edition of the AJCC cancer staging manual and the future of TNM [S/J]. Ann Surg Oncol, 2010, 17 (6): 1471-1474.

[9] KIM J H, LEE J Y, BAEK J H, et al. High-resolution sonography for distinguishing neoplastic gallbladder polyps and staging gallbladder cancer [J]. AJR Am J Roentgenol, 2015, 204 (2): W150-W159.

[10] KIM S J, LEE J M, LEE E S, et al. Preoperative staging of gallbladder carcinoma using biliary MR imaging [J]. J Magn Reson Imaging, 2015, 41 (2): 314-321.

[11] GOETZE T O, PAOLUCCI V. The prognostic impact of positive lymph nodes in stages T1 to T3 incidental gallbladder carcinoma: results of the German Registry [J]. Surg Endosco, 2012, 26 (5): 1382-1389.

[12] SHIRAI Y. Regional lymphadenectomy for gallbladder cancer: rational extent, technical details, and patient outcomes [J]. World J Gastroenterol, 2012, 18 (22): 2775.

[13] ONOE S, KANEOKA Y, MAEDA A, et al. Hepatectomy of segment 4b and 5 with extrahepatic bile duct resection for pT2 gallbladder carcinoma is valid: a single-institution result [J]. Updates Surg, 2015, 67 (3): 265-271.

[14] HWANG K Y, YOON Y I, HWANG S, et al. Survival analysis following resection of AJCC stage Ⅲ gallbladder carcinoma based on different combinations of T and N stages [J]. Korean J Hepatobiliary Pancreat Surg, 2015, 19 (1): 11-16.

[15] YOON Y S, HAN H S, CHO J Y, et al. Is laparoscopy contraindicated for gallbladder cancer? A 10-year prospective cohort study [J]. J Am Coll Surg, 2015, 221 (4): 847-853.

[16] YUI R, SATOI S, TOYOKAWA H, et al. Less morbidity after introduction of a new departmental policy for patients who undergo open distal pancreatectomy [J]. J Hepatobiliary Pancreat Sci, 2014, 21 (1): 72-77.

[17] MOJICA P, SMITH D, ELLENHORN J. Adjuvant radiation therapy is associated with improved survival for gallbladder carcinoma with regional metastatic disease [J]. J Surg Oncol, 2007, 96 (1): 8-13.

[18] BEKAII-SAAB T, PHELPS M A, LI X, et al. Multi-institutional phase II study of selumetinib in patients with metastatic biliary cancers [J]. J Clin Oncol, 2011, 29 (17): 2357-2363.

第55章　远端胆管癌

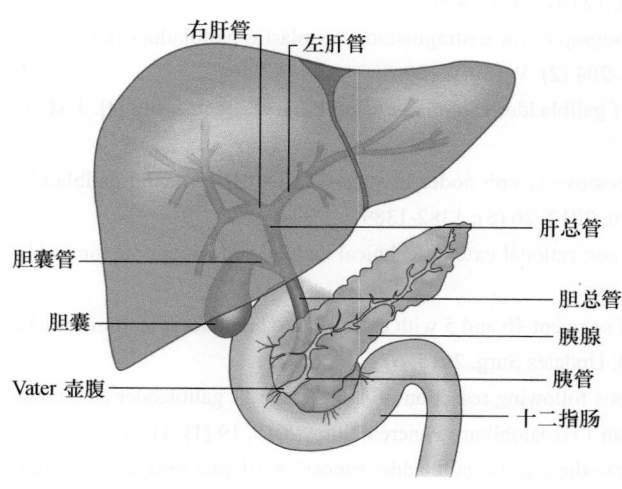

图 55-0-1　肝内外胆道系统

（标注：右肝管、左肝管、肝总管、胆囊管、胆总管、胆囊、胰腺、Vater 壶腹、胰管、十二指肠）

远端胆管癌（distal cholangiocarcinoma，DCC）指起源于远端肝外胆管上皮的恶性肿瘤，范围上至胆囊管与肝总管汇合处，下至 Vater 壶腹部[1]（图 55-0-1）。DCC 的恶性程度高，预后较差[2]。其发病率较肝门部胆管癌低，约占肝外胆管癌的 40%[3]。与肝内胆管癌的全球发病率逐渐升高不同，肝外胆管癌的发病率呈逐渐下降趋势[4]。发病性别构成上男性略多于女性，且随着年龄增加发病率也逐渐上升，高发年龄为 50~70 岁。若 DCC 起源于先天性胆总管囊肿，则发病高发年龄可提前至 30~50 岁。目前美国癌症联合委员会（AJCC）更新了远端胆管癌 TNM 分期标准，使我们在临床上更加精准地评估患者的疾病情况及预后，制定出科学合理的治疗方案。手术是目前可切除远端胆管癌的主要治疗手段，传统化疗及新辅助化疗、放疗、光动力治疗等治疗手段也不断在临床上取得了新的进展，患者的预后得到了不断提高。

一、病因学

大部分 DCC 患者表现为散发，80% 没有明确的危险因素[2]，目前已知的危险因素如下：

（1）原发性硬化性胆管炎（primary sclerotic cholangitis，PSC）：PSC 是西方国家胆管癌最常见的危险因素，是一种长期胆管周围炎症导致的肝内外胆管多发性狭窄为特征的自身免疫性疾病。PSC 患者中胆管癌发生率为 9%~31%，是一般人群的 1500 倍。此外，10%~20% 的 PSC 患者可存在肝外胆管树明显狭窄[5-6]。在 PSC 基础上的胆管癌患者晚期常合并肝功能不全，通常已不具备手术条件，预后不佳。因此对 PSC 人群进行密切监测随访非常必要。

（2）胆管上皮内瘤变（biliary intraepithelial neoplasia，BilIN）：BilIN 是胆管癌常见的癌前病变，按胆管被覆上皮的异型程度由轻至重可分为 BilIN-1、BilIN-2 和 BilIN-3，AJCC 第 8 版 TNM 分期将高级别上皮内瘤变（BilIN-3）定义为原位癌[1]。

（3）胆管内乳头状瘤（intraductal papillary neoplasm of the bile duct，IPNB）：IPNB 是一种肉眼可见的非典型胆道上皮的乳头状生长，与慢性炎症有关，可产生黏蛋白。根据世界卫生组织对胰腺导管内乳头状黏液性肿瘤的诊断标准，已将其定性为 IPNB-1（癌前或癌边缘）和 IPNB-2（原位癌）。IPNB 可进展为黏液性癌或管状腺癌。

（4）先天性胆管囊肿：先天性胆管囊肿是肝内和（或）肝外胆道的先天性囊性扩张。该病常伴随有胰胆管汇合异常，表现为胰胆管的共同通道过长、成角过大，该解剖变异可导致胰液反流至胆道。

有报道称，Ⅰ型和Ⅳ型胆管囊肿的胆管癌发生率高达 30%[7]。若胆管囊肿伴随明显的胰胆管汇合异常，胰液反复反流至胆管导致的胆管慢性炎症及细菌感染将进一步增加胆道系统的癌变风险[8-9]。

（5）寄生虫感染：华支睾吸虫、麝猫后睾吸虫和猫后睾吸虫都与胆管癌的发生具有明确的相关性，大量流行病学研究证实这三种吸虫感染与胆管癌的发病呈正相关。在长时间的机械刺激、吸虫分泌的代谢产物及慢性炎症等致癌机制的共同作用下，胆管癌的发生率明显增加。

二、病理学

远端胆管癌的病理学特征为分化程度各异的胆管细胞腺癌，偶有其他组织成分[10]。大体病理形态分为硬化型、结节型、乳头型。

（1）硬化型：也称为缩窄型，为最常见的病理类型。一项研究发现，98.75%（79/80）的远端胆管癌为硬化型[11]。肿瘤组织质地坚硬，胆管壁常呈环形增厚、管腔狭窄，常伴管周组织的弥漫性浸润和纤维增生，肿瘤切除率较低。

（2）结节型：肿瘤为坚硬而不规则、突向胆管腔的肿块。有时结节性肿瘤表现为缩窄的环状病变，故常描述为结节-硬化型。

（3）乳头型（息肉型）：常表现为体积较大的外生性肿物，质软而易碎。与硬化型、结节型特点不同，很少发生透壁浸润和管腔缩窄，较其他几种类型更易切除，故而预后更好。

胆管壁和管腔周围组织的扩散浸润是远端胆管癌重要的病理学特点，肿瘤可沿黏膜下潜行浸润，影像学检查常易低估肿瘤的侵犯范围，故强调在手术切除过程中常规行胆管边缘冰冻切片病理检查。

组织学上超过 90% 为高分化的腺癌，其他罕见的组织学类型有鳞状细胞癌、腺鳞癌、小细胞癌和透明细胞癌等[10-12]。

三、临床病理分期

美国癌症联合委员会（AJCC）2018 年公布了第 8 版远端胆管癌 TNM 分期标准[1]，这是目前远端胆管癌唯一备受认可的分期标准。TNM 分期的病理依据主要为肿瘤浸润深度（T）、淋巴结（N）及远程转移（M）情况。T 代表原发肿瘤浸润胆管壁深度。TX：原发肿瘤无法评估；T0：无原发肿瘤证据；Tis：原位癌；T1：肿瘤侵犯至胆管壁内，深度少于 5mm；T2：肿瘤侵犯至胆管壁内，深度为 5～12mm；T3：肿瘤侵犯至胆管壁内，深度超过 12mm；T4：肿瘤侵犯腹腔干、肠系膜上动脉，和（或）肝总动脉。N 表示区域淋巴结转移情况 [区域淋巴结包括：肝十二指肠韧带（第 12a、第 12b、第 12p、第 12c、第 12h 组）、肝总动脉周围（第 8a、第 8p 组）、胰头部周围（第 13a、第 13b 组；第 17a、第 17b 组）、肠系膜上动脉根部周围淋巴结（第 14p、第 14d）]。NX：区域淋巴结无法评估；N1：1～3 个区域淋巴结转移；N2：4 个或以上区域淋巴结转移。M 则代表肿瘤远处转移情况。M0：无远处转移；M1：有远处转移。现根据 TNM 的不同组合可将远端胆管癌划分为 Ⅰ～Ⅳ期（表 55-0-1）。

表 55-0-1　AJCC 第 8 版远端胆管癌分期标准

T/N/M	分期
原发肿瘤（T）	0：Tis、N0、M0
Tis：原位癌	Ⅰ：T1、N0、M0
T1：侵及胆管壁深度<5mm	ⅡA：T1、N1、M0
T2：侵及胆管壁深度 5～12mm	T2、N0、M0
T3：侵及胆管壁深度>12mm	ⅡB：T2、N1、M0
T4：侵及腹腔动脉干、肠系膜上动脉和（或）肝总动脉	T3、N0-1、M0
局部淋巴结（N）	ⅢA：T1-3、N2、M0
N0：无区域淋巴结转移	ⅢB：T4、任何 N、M0
N1：1～3 枚区域淋巴结转移	Ⅳ：任何 T、任何 N、M1
N2：≥4 枚区域淋巴结转移	
远处转移（M）	
M0：无远处转移	
M1：有远处转移	

第 8 版 TNM 分期对第 7 版分期做了彻底的修订，重新定义了 T、N 分期的标准。有研究表明，第 8 版 TNM 的 T 分期较第 7 版 T 分期能够更好地对患者预后进行分层，早在 2009 年，安德斯研究组基于囊括 147 例 DCC 的单中心临床数据就提出 DCC 的浸润深度对预后的预测更为精确[13]。同样，第 8 版的 N 分期也表现出更为精准的预后价值[14-15]。

四、临床表现

远端胆管癌临床表现通常难以与其他胆管癌或者其他壶腹周围癌相鉴别。早期多无临床症状，可有右上腹部不适和腹胀感。75%～90% 的患者最终出现梗阻性黄疸的表现，此症状易误诊为胰头癌。随着黄疸时间的延长，患者可出现陶土样粪、尿色深黄及皮肤瘙痒等症状。另外，30% 的患者可出现腹痛、乏力、体重减轻、发热等不典型症状。

五、诊断与鉴别诊断

（一）实验室诊断

远端胆管癌无特异性肿瘤标志物，仅 CA19-9、CA125、CEA 具有一定的辅助诊断价值。

糖抗原（CA）19-9 是胆管癌最常用的肿瘤标志物，但其特异性较低，许多肿瘤（如胰腺、胃肠道恶性肿瘤）以及胆道炎症均可出现 CA19-9 升高。其敏感性为 53%～92%，特异性为 45%～80%，阳性预测值为 16%～40%[16-19]。临床上常推荐 CA19-9 联合 CEA、CA125 等多项指标用于远端胆管癌的辅助诊断手段，动态监测肿瘤的进展及肿瘤的术后复发。C 反应蛋白也可与 CA19-9 联合应用以提高对恶性胆道梗阻的诊断价值[16]。有报道称，CA19-9 与 CT 相结合，其胆管癌检出的敏感性可提高到 91%～100%[20]。通常认为，CA19-9 用于辅助诊断胆管癌的截止值为 100U/ml。若合并梗阻性黄疸，CA19-9 的诊断特异性显著降低，若经胆道引流有效减黄后 CA19-9 仍维持高值，提示胆管癌可能性大。

人平衡型核苷转运体-1（human equilibrative nucleoside transporter，hENT -1）是胆道恶性肿瘤中另一种高表达的分子标志物。hENT-1 可能与患者生存率有关，并可能作为一种预后指标，有助于指导化疗方案[21]。

HER-3 是酪氨酸激酶受体家族中的一员，在肝外胆管癌中过表达，尤其是在结节型和浸润性型中，其过表达量与患者生存率呈负相关[22]。该靶点可能在未来成为分子治疗的潜在候选靶点。

胆道梗阻时常伴有肝功能损伤，胆红素、氨基转移酶、碱性磷酸酶等指标异常。长时间胆道梗阻还可导致脂溶性维生素（A、D、E 和 K）减少，凝血酶原时间延长。随着疾病的进展，白蛋白、血红蛋白和乳酸脱氢酶水平可随之下降。

（二）影像学诊断

影像学诊断技术是远端胆管癌定位、定性诊断的重要手段，对肿瘤分期提供了重要的依据，也是判断肿瘤是否可切除的关键。

1. 腹部超声 超声可显示肝内外胆管、胆囊及胰腺的形态大小。对于出现黄疸的患者，腹部超声往往是最先选择的检查方式，对于鉴别肝内和肝外胆管扩张、胆总管囊肿、胆总管结石及潜在的肿块病变非常敏感。远端胆管癌患者腹部超声显示肝内和肝外胆管扩张，同时伴有胆囊显著增大。

2. 内镜超声（EUS） EUS 优于普通超声，可发现 <1cm 的肿瘤，同时有助于评估门静脉等大血管受侵犯程度及区域内淋巴结转移情况，为肿瘤的 T、N 分期提供了影像学依据。它对鉴别远端胆管癌与胰头癌、壶腹癌也具有非常重要的价值，同时可经超声内镜引导下组织穿刺活检，为肿瘤做出可靠的定性诊断。

3. CT　腹部增强 CT 可表现为远端胆管占位性病变，胆管壁增厚强化，管腔不规则狭窄，伴随肿瘤以上的肝内、外胆管扩张，胆囊增大等征象。CT 可以提供肿瘤位置与大小、胆管梗阻水平与范围、血管侵犯及区域淋巴结转移及远处器官转移等重要信息，为肿瘤的定性、定位诊断提供非常重要的影像学依据，尤其对肿瘤术前可切除性评估具有重要意义，目前可作为远端胆管肿瘤患者的首选影像学检查手段。研究表明，多层三维 CT 在诊断肝外胆管癌方面可能优于常规CT、US 和内镜逆行胰胆管造影（ERCP）[23]（图 55-0-2）。

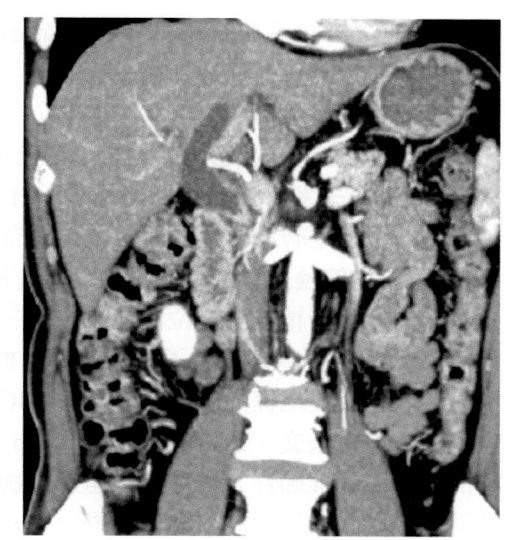

图 55-0-2　远端胆管癌的 CT 表现
（冠状位重建）

4. 磁共振成像（MRI）或磁共振胰胆管造影（MRCP）
MRI 可显示为胆总管的管腔骤然狭窄，T1WI 及 T2WI 可呈现等信号或稍高信号，胆管壁不规则增厚，增强扫描各期可见胆管壁呈现不同程度的强化，以静脉期渐进性强化为主。MRI 还可显示肿瘤对胆管周围组织的侵袭范围，以及肝十二指肠韧带腹膜下间隙常见的结节和肝外转移，评估肿瘤的可切除性。近年来，MRCP 在壶腹周围癌诊断中的使用频率逐渐增加，MRCP 显示胆总管呈不规则环形狭窄，其上肝内、外胆管扩张，梗阻处呈细线样鼠尾征或截断征。MRCP 能清楚显示胰、胆管梗阻的部位及扩张程度，在胆道成像上可以替代经皮肝穿刺胆道造影（PTC）或 ERCP，且具有无创性、多角度成像、定位准确、无并发症等优点。在非黄疸期，MRCP 对远端胆管癌的敏感性可达 90%[24]。而 MRI 结合血管成像技术对于肿瘤血管侵犯的判断可以取得与直接血管造影相似的效果（图 55-0-3）。

5. ERCP　ERCP 为侵入性检查，可提供胆道树的精确可视化的影像学图像，它是一种准确的胆道狭窄诊断手段。ERCP 不仅能清晰显示梗阻部位远端胆管的管腔结构以及梗阻部位近端扩张的肝内、外胆管，还能评估肿瘤是否侵犯胰管。相较于 MRCP，ERCP 具有一些独特的优势，不仅可进行支架植入等治疗，还可行胆道上皮毛刷细胞学检查，尽管敏感性低，不同文献报道敏感性在 23%～80% 之间，但特异性接近 100%[25-30]，对于病理学诊断具有较大价值。ERCP 还可结合导管内超声检查（intraductal US，IDUS）以评估肝右动脉和门静脉的血管浸润程度、胆管癌的浸润深度及沿胆管的纵向扩展范围，还可识别肝十二指肠韧带内的肿瘤浸润情况[31]，在鉴别良恶性病变上更为可靠和准确[32-33]。但需指出的是，ERCP 为有创性检查手段，可能引起急性胰腺炎或胆道感染，临床应用需谨慎（图 55-0-4）。

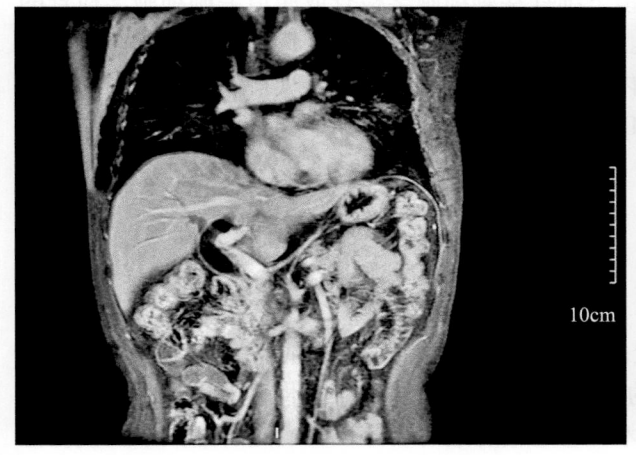

图 55-0-3　远端胆管癌的 MRI 表现
（冠状位重建）

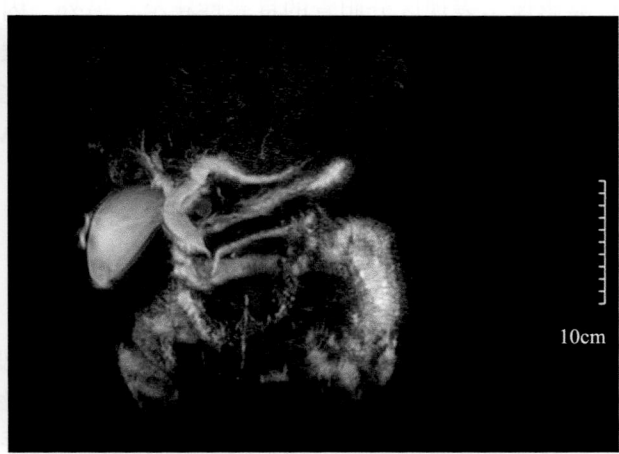

图 55-0-4　远端胆管癌的 MRCP 表现

6. PTC　远端胆管癌患者 PTC 显示肿瘤近端肝内、外胆管扩张，肿瘤处胆管腔内可见充盈缺损及管腔狭窄。若肿瘤造成胆管完全梗阻，梗阻部位远端的胆管不显影。PTC 对判定梗阻部位、胆管扩张程度具有重要的诊断价值。在做 PTC 的同时可行胆管内置管引流（PTCD）以缓解梗阻性黄疸。

7. 选择性动脉造影　此检查诊断价值不大，目前已逐渐被增强 CT 所取代。

8. 正电子发射计算机断层成像（PET/CT）　鉴于胆管癌的生物学特性及病理特点，PET/CT 对于诊断肿瘤淋巴结转移或远隔器官转移具有较大价值。

9. 胆道镜检查　近年来，经口胆管镜已发展成为一种技术，可直接观察胆管的管腔狭窄及管壁新生物，并可进行精准的定位活检[34]。在一项前瞻性多中心研究中，与单纯 ERCP 相比，胆道镜能更好地区分良恶性狭窄，提高了胆管癌诊断的敏感性[35]。与 ERCP 或 EUS 相比，黏膜异常可视化和直接活检的联合潜在地提高了诊断率，对 PSC 患者最有帮助[36]。

荧光原位杂交（fluorescence in situ hybridization，FISH）检测染色体多聚体，提高了不确定胆道狭窄的诊断率和准确性，也提高了胆道毛刷细胞学检查的灵敏度。FISH 已被推荐作为鉴别恶性胆管狭窄的常规手段[37-38]。数字化图像分析（digitized image analysis，DIA）检测 DNA 中存在的非整倍体，有助于提高对细胞学和组织学检查假阴性病例的肿瘤检出率[38]。由 5 个基因组成的 DNA 甲基化分析可能有助于检测肝外胆管癌，并有助于提高术前诊断的敏感性[39]。

（三）病理学检查

病理学检查是目前唯一的确诊手段。细胞学及组织活检对术前诊断价值巨大。但由于肿瘤较小，经皮穿刺活检困难且可能造成肿瘤播散，而内镜下毛刷细胞学检查的敏感性低。故若计划直接行手术切除，并不常规推荐获取病理学诊断。

（四）鉴别诊断

远端胆管癌的临床表现缺乏特异性，这给术前的精确诊断带来了极大挑战。需要特别注意与其他疾病的鉴别，包括胰头部肿瘤、Vater 壶腹部肿瘤、十二指肠肿瘤及胆管良性狭窄等。事实上，部分胆总管胰腺段肿瘤与胰腺癌、壶腹部癌、十二指肠癌的鉴别有赖于最终的病理学检查确认，这并不影响手术的规划及术式。有效鉴别胆管良性狭窄与恶性肿瘤是术前鉴别诊断的重点和难点。通常来讲，恶性胆总管狭窄在影像学上表现为扩张的胆管在远端突然明显变细或中断，而胆总管良性狭窄往往表现为管径逐渐变细。在此要注意先天性胆总管囊状扩张所导致的远端胆管"相对狭窄"，与真性狭窄截然不同的是远端胆管为非病变区域的正常胆管。但要指出的是，除了非常典型的病例，临床上很难单纯依靠影像学表现区分胆管的良恶性狭窄。另外，内镜下细针穿刺细胞学检查或胆道毛刷细胞学检查的敏感性较低，并不能单独作为有效的鉴别诊断手段。多学科团队（MDT）联合诊治可能成为有效鉴别胆总管良恶性狭窄的利器，包含肝胆胰外科、消化内科、肿瘤科、介入科、病理科、影像科等相关学科的 MDT 可在最大程度上避免误诊误治。若经过 MDT 仍不能排除恶性狭窄的可能，应积极手术探查。

六、治疗

（一）手术治疗

1. 术前评估　外科手术是 DCC 主要治疗手段，也是目前可能治愈 DCC 的唯一有效手段。在一些大样本研究中，根治性切除后患者 5 年生存率约 23%～40%[2, 24]。准确的术前评估至关重要，包括：①评估患者的全身情况，判断患者是否耐受手术；②评估肿瘤可切除性，确定肿瘤大小及侵犯范围，包括轴向胆管侵犯和纵向血管、神经纤维侵犯情况，有无淋巴结及远处转移；③确定患者手术方式，评估是否需行扩大切除（联合脏器切除、血管切除重建等）。

2. 术前准备　对于合并梗阻性黄疸患者术前是否应行胆道引流及最佳的引流方法（内镜或经皮穿刺）目前仍存在争议。肝功能障碍、胆汁性肝硬化及梗阻无法缓解都是导致术后发生并发症和死亡的主要原因。伴有严重黄疸、长时间持续性黄疸或者高龄、全身情况较差的患者通常需行术前胆道引流。若患者一般状况尚可且预计在 1～2 周内进行手术，通常不建议进行术前引流[40-41]。恶性梗阻性黄疸术前减黄时间通常为 4～6 周。临床上常用的术前减黄方式包括经皮肝穿刺胆道引流（percutaneous transhepatic biliary drainage，PTBD）和内镜下鼻胆管引流（endoscopic naso-biliary drainage，ENBD）。两种引流方式各有优缺点。ENBD 创伤较小，但可引起胆管炎、肝十二指肠韧带水肿及周围组织炎症粘连，增加手术的难度。ENBD 也被认为是胰十二指肠切除术后胰瘘发生的独立危险因素，还会增加胆汁细菌培养阳性率，增加患者术区感染的风险。PTBD 通常更为直接有效，但可能引起出血、胆瘘、导管相关感染等严重并发症。另有研究表明，与 ENBD 相比，PTBD 可能会增加肿瘤腹腔播散的风险。无论 ENBD 还是 PTBD，大量的胆汁丢失可破坏胆汁的肠肝循环，并容易造成电解质紊乱。

3. 根治性手术

1）肿块切除：根治性手术的目标是实现肿块的 R0 切除，所以应在术中常规行切缘的冰冻病理学检查。大量研究表明，手术切缘状态是与患者预后相关的独立危险因素，R0 切除显著提高患者的 5 年生存率[3, 42]。根据不同的报道，DCC 术后阴性切缘患者的 5 年生存率为 27%～87%，而阳性切缘患者的术后 5 年生存率仅为 0～51%[3, 42-45]。

2）腹腔淋巴结清扫：淋巴结转移是影响 DCC 患者生存以及术后复发的独立危险因素。DCC 淋巴结转移率 30%～68%[46]。有研究发现 N0 期与 N1 期患者中位生存期具有统计学差异，分别为 53 个月和 27 个月[47]。2 个或 2 个以下淋巴结转移的患者相比 3 个或更多淋巴结转移的患者具有更高的 5 年生存率、更低的远端转移率及术后复发率[3, 42-45]。因此，规范的淋巴结清扫是精准评估肿瘤分期的必要条件，但是否能够提高患者术后生存率仍有待商榷。规范化的区域淋巴结清扫范围可参照日本胆道外科学会（JSBS）分期的标准，其将 DCC 相关的淋巴结分为区域淋巴结和非区域淋巴结，区域淋巴结包括肝十二指肠韧带（第 12a、第 12b、第 12p、第 12c、第 12h 组）、肝总动脉周围（第 8a、第 8p 组）、胰头部周围（第 13a、第 13b 组；第 17a、第 17b 组）、肠系膜上动脉根部周围的淋巴结（第 14p、第 14d 组）；非区域淋巴结包括：腹主动脉旁（第 16a1、第 16a2、第 16b1、第 16b2 组）、腹腔动脉干旁（第 9 组）、胰体尾部下缘除肠系膜上动脉根部周围以外的淋巴结（第 18 组），以及其他远隔部位淋巴结。研究表明，对存在明确的区域淋巴结外的淋巴结转移的病例行扩大的淋巴清扫范围并不能改善预后。

3）手术方式

（1）开腹胰十二指肠切除术（PD）：传统的 PD 手术范围包括胰头部、远端胃、十二指肠、上段空肠、胆囊和胆总管，同时辅以区域淋巴结清扫。一项来自美国纪念斯隆凯特琳癌症中心（MSKCC）的大型研究认为，DCC 术中应至少清扫 11 枚淋巴结，以获得更为准确的淋巴结分期[48]。保留幽门的胰十二指肠切除术（PPPD）同样可用于 DCC 的根治性切除，可全部保留胃的贮存和消化功能，提高术后患者的生活质量并防止胃切除术后综合征的发生。

（2）腹腔镜下胰十二指肠切除术或机器人辅助胰十二指肠切除术：相比传统 PD，两者均具有创伤更小、出血量更少的优点，且明显缩短了住院时间[49]，但对术者的手术技巧要求更高，手术费用相对较高，目前只在某些大型医疗中心得到开展。

（3）肝外胆管局部切除术：对于局限于胆总管中上段的肿瘤可选择局部胆管切除联合 Roux-en-Y 肝管空肠吻合术，手术效果与 PD 相当[50-52]。

4. 新辅助治疗　目前，有关 DCC 的新辅助治疗知之甚少。仅有极少量的研究表明新辅助放、化疗可能在不增加手术并发症发病率的情况下使无法切除的胆管癌实现降期，最终达到 R0 切除[53-54]，但新辅助治疗在 DCC 中的作用仍需进一步的研究。

5. 术后辅助治疗 DCC 辅助治疗的价值目前仍存在争议。这一方面与欠缺高等级的循证医学证据有关；另一方面，有关 DCC 辅助治疗研究的样本往往包含其他胆系肿瘤在内，部分研究甚至包括了胰头癌及壶腹部癌，这大大限制了研究数据的特异性。一项Ⅲ期前瞻性临床研究结果显示，无论手术切缘阳性与否，5-FU 联合丝裂霉素 C 的辅助治疗方案均不能改善胆管癌术后患者的生存[55]。著名的 ESPAC-3 研究纳入了 96 例胆管癌患者，亚组分析表明 5-FU 联合四氢叶酸或吉西他滨单药的辅助化疗并不能给患者带来生存获益[56]。相较于化疗，当前研究显示放疗可能更适用于 DCC 的辅助治疗。研究显示，接受 R0 切除、淋巴结阴性（N0）且未接受术后辅助治疗的患者与接受 R1 切除及（或）阳性淋巴结（N1）且术后放化疗的患者在局部复发或 5 年生存率方面无差异[57]。另有研究表明，DCC 患者术后接受辅助放化疗可以获得更长的生存时间（36.9 个月 *vs.* 22 个月；$P<0.05$）[58]，5 年生存率和肿瘤局部控制率也有明显的提高[54, 59]。这些结果表明，术后放化疗对远端胆管癌患者，特别是具有高复发风险（阳性切缘和淋巴结转移阳性）的患者具有重要的意义，但其循证医学证据仍薄弱，需要大型前瞻性随机对照临床试验证据的支持。

（二）非手术治疗

1. 化疗 化疗对于胆道恶性肿瘤患者的应用价值存在争议。一项评估晚期胆道癌患者化疗效果的临床试验表明[60]，吉西他滨联合铂类可使患者获益，相较于吉西他滨单药，顺铂联合吉西他滨治疗晚期胆道恶性肿瘤可明显提高患者的总生存时间（11.7 个月 *vs.* 8.1 个月；$P<0.001$）和无进展生存期（8 个月 *vs.* 5 个月）。因此，NCCN 指南提出顺铂联合吉西他滨化疗是局部晚期不可切除或转移性胆管癌患者的标准一线化疗方案。对于吉西他滨联合铂类药物化疗失败的患者，可选用卡培他滨、5-FU 单药或 5-FU 与伊立替康、奥沙利铂或顺铂连用的二线化疗方案，但这些方案均不能有效改善患者的生存。

2. 放疗 放疗在远端胆管癌中的疗效及安全性也存在争议。一项研究使用 SEER 数据库对肝外胆管癌人群进行的分析显示，手术或手术联合放疗均可提高患者的生存率，而单独放疗反而降低患者的生存率[61]。

3. 姑息性胆道引流 肿瘤无法切除的患者可通过外科旁路手术或者胆管内支架植入以减轻胆道梗阻。对于预期寿命较短的患者，首选胆道支架植入。与姑息性旁路手术相比，内镜支架植入术并发症较少且效果无显著差异。金属支架比塑料支架有更高的通畅率，对于预期寿命超过 3 个月的进展期患者可选用金属支架。若 ERCP 下支架植入失败，可选择经皮肝外胆管引流，但患者的生活质量会受到显著影响。

4. 光动力治疗（photodynamic therapy，PDT） 用光敏药物和激光活化治疗恶性肿瘤的一种新方法。用特定波长的光照射肿瘤部位，能使选择性聚集在肿瘤组织的光敏药物活化，引发光化学反应破坏肿瘤。一项前瞻性研究证实，55% 的患者在光动力治疗后发生较为明显的肿瘤退缩。PDT 可有助于胆道支架植入术后患者减轻胆道梗阻，改善患者的生活质量[62-63]。对于晚期 DCC 患者，PDT 联合全身化疗可在不增加毒副作用的情况下获得比单纯的 PDT 治疗更好的效果。但是，对于其确切的临床价值和安全性，尚需更多高质量的临床研究结果支持。

5. 其他治疗 ①分子靶向治疗：截至 2016 年，已结束的多个胆道肿瘤癌基因靶向治疗临床药物试验，均尚未取得重大突破。部分临床前研究针对 *FEGR*、*FGFR*、*IDH* 等胆管癌驱动基因，已初步显示出靶向治疗的可喜效果。随着精准医疗概念的提出及研究的深入，分子靶向治疗、免疫治疗等肿瘤个体化治疗可能会成为 DCC 治疗的重要手段。②热灌注化疗：针对腹腔种植转移的热灌注化疗对控制肿瘤腹腔内广泛转移及恶性腹水具有一定效果，但其在胆管癌中的治疗价值和安全性仍需进一步的研究结果支持。

远端胆管癌是一种较为少见的恶性肿瘤，尽管与肝内及肝门部胆管癌比较，其发病率较低，早期检出率高，但其恶性程度高、预后差的特点仍需加以重视。目前，临床上先进的实验室检验技术和影像学诊断方法为 DCC 的早期诊断、精准肿瘤定位分级及个体化治疗奠定了基础。日益精进的手术技术正在不断提高肿瘤根治性切除的可能，新型辅助放化疗也为不可切除胆管癌增加了手术机会，基础研究不断向临床转化也增加了患者的生存率。

（梁廷波）

参 考 文 献

［1］　AMIN M B, EDGE S B, GREENE F L, et al. AJCC Cancer Staging Manual, 8th ed [M]. Cham, Switzerland: Springer International Publishing, 2017.

［2］　DICKSON P, BEHRMAN S. Distal cholangiocarcinoma [J]. Surg Clin North Am, 2014, 94 (2): 325-342.

［3］　DEOLIVEIRA M L, CUNNINGHAM S C, CAMERON J L, et al. Cholangiocarcinoma: thirty-one-year experience with 564 patients at a single institution [J]. Ann Surg,2007, 245: 755-762.

［4］　RAJAGOPALAN V, DAINES W, GROSSBARD M, et al. Gallbladder and biliary tract carcinoma: a comprehensive update, Part 1 [J]. Oncology (Williston Park, N.Y.),2004, 18 (7): 889-896.

［5］　BJORNSSON E, LINDQVIST-OTTOSSON J, ASZTELY M, et al. Dominant strictures in patients with primary sclerosing cholangitis [J]. Am J Gastroenterol, 2004, 99 (3): 502-528.

［6］　ABRAHAM S C, WILENTZ R E, YEO C J, et al. Pancreaticoduodenectomy (Whipple resections) in patients without malignancy: are they all 'chronic pancreatitis' [J]? Am J Surg Pathol, 2003, 27 (1): 110-120.

［7］　SOREIDE K, KORNER H, HAVNEN J, et al. Bile duct cysts in adults [J]. Br J Surg, 2004, 91 (12): 1538-1548.

［8］　KAYAHARA M, NAGAKAWA T, NAKAGAWARA H, et al. Prognostic factors for gallbladder cancer in Japan [J]. Ann Surg, 2008, 248 (5), 807-814.

［9］　HU B, GONG B, ZHOU D, et al. Association of anomalous pancreaticobiliary ductal junction with gallbladder carcinoma in Chinese patients: an ERCP study [J]. Gastrointest Endosc, 2003, 57 (4): 541-545.

［10］　BLECHACZ B, GORES G J. Cholangiocarcinoma: advances in pathogenesis, diagnosis, and treatment [J]. Hepatology, 2008, 48: 308-321.

［11］　NAKEEB A, PITT H, SOHN T, et al. Cholangiocarcinoma. A spectrum of intrahepatic, perihilar, and distal tumors [J]. Ann Surg, 1996, 224 (4): 463-473.

［12］　KENDALL T, VERHEIJ J, GAUDIO E, et al. Anatomical, histomorphological and molecular classification of cholangiocarcinoma [J]. Liver Int, 2019, 39 (Suppl 1): 7-18.

［13］　HONG S, PAWLIK T, CHO H, et al. Depth of tumor invasion better predicts prognosis than the current American Joint Committee on Cancer T classification for distal bile duct carcinoma [J]. Surgery, 2009, 146 (2): 250-257.

［14］　JARNAGIN W R. Cholangiocarcinoma of the extrahepatic bile ducts [J]. Semin Surg Oncol, 2000, 19: 156-176.

［15］　KIRIYAMA M, EBATA T, AOBA T, et al. Prognostic impact of lymph node metastasis in distal cholangiocarcinoma [J]. Br J Surg, 2015, 102: 399.

［16］　LA GRECA G, SOFIA M, LOMBARDO R, et al. Adjusting CA19-9 values to predict malignancy in obstructive jaundice: influence of bilirubin and C-reactive protein [J]. World J Gastroenterol, 2012, 18: 4150-4155.

［17］　PATEL A H, HARNOIS D M, KLEE G G, et al. The utility of CA 19-9 in the diagnoses of cholangiocarcinoma in patients without primary sclerosing cholangitis [J]. Am J Gastroenterol, 2000, 95: 204-207.

［18］　GORES G J. Early detection and treatment of cholangiocarcinoma [J]. Liver Transpl, 2000, 6: S30-S34.

［19］　BUFFET C, FOURRE C, ALTMAN C, et al. Bile levels of carcino-embryonic antigen in patients with hepatopancreatobiliary disease [J]. Eur J Gastroenterol Hepatol, 1996, 8 (2): 131-134.

［20］　CHARATCHAROENWITTHAYA P, ENDERS F B, HALLING K C, et al. Utility of serum tumor markers, imaging, and biliary cytology for detecting cholangiocarcinoma in primary sclerosing cholangitis [J]. Hepatology, 2008, 48 (4): 1106-1117.

［21］ FISHER S B, FISHER K E, PATEL S H, et al. Excision repair cross-complementing gene-1, ribonucleotide reductase subunit M1, ribonucleotide reductase subunit M2, and human equilibrative nucleoside transporter-1 expression and prognostic value in biliary tract malignancy [J]. Cancer, 2013, 119 (2): 454-462.

［22］ LEE H J, CHUNG J Y, HEWITT S M, et al. HER3 overexpression is a prognostic indicator of extrahepatic cholangiocarcinoma [J]. Virchows Arch, 2012, 461 (5): 521-530.

［23］ XU A M, CHENG H Y, JIANG W B, et al. Multi-slice three-dimensional spiral CT cholangiography: a new technique for diagnosis of biliary diseases [J]. Hepatobiliary Pancreat Dis Int, 2002, 1: 595-603.

［24］ LAD N, KOOBY, D A. Distal cholangiocarcinoma [J]. Surg Oncol Clin North Am, 2014, 23 (2): 265-287.

［25］ VENU R P, GEENEN J E, KINI M, et al. Endoscopic retrograde brush cytology. a new technique [J]. Gastroenterology, 1990,99: 1475-1479.

［26］ PONCHON T, GAGNON P, BERGER F, et al. Value of endobiliary brush cytology and biopsies for the diagnosis of malignant bile duct stenosis: results of a prospective study [J]. Gastrointest Endosc, 1995, 42: 565-572.

［27］ STEWART C J, MILLS P R, CARTER R, et al. Brush cytology in the assessment of pancreatico-biliary strictures: a review of 406 cases [J]. J Clin Pathol, 2001, 54 (6): 449-455.

［28］ DOMAGK D, POREMBA C, DIETL K H, et al. Endoscopic transpapillary biopsies and intraductal ultrasonography in the diagnostics of bile duct strictures: a prospective study [J]. Gut, 2002, 51 (1): 240-244.

［29］ SCHOEFL R, HAEFNER M, WRBA F, et al. Forceps biopsy and brush cytology during endoscopic retrograde cholangiopancreatography for the diagnosis of biliary stenoses [J]. Scand J Gastroenterol, 1997, 32 (2): 363-368.

［30］ JAILWALA J, FOGEL E L, SHERMAN S, et al. Triple-tissue sampling at ERCP in malignant biliary obstruction [J]. Gastrointest Endosc, 2000, 51 (2): 383-390.

［31］ TAMADA K, USHIO J, SUGANO K. Endoscopic diagnosis of extrahepatic bile duct carcinoma: advances and current limitations [J]. World J Clin Oncol, 2011, 2 (1): 203-216.

［32］ DOMAGK D, WESSLING J, REIMER P, et al. Endoscopic retrograde cholangiopancreatography, intraductal ultrasonography, and magnetic resonance cholangio-pancreatography in bile duct strictures: a prospective comparison of imaging diagnostics with histopathological correlation [J]. Am J Gastroenterol, 2004, 99: 1684-1689.

［33］ FARRELL R J, AGARWAL B, BRANDWEIN S L, et al. Intraductal US is a useful adjunct to ERCP for distinguishing malignant from benign biliary strictures [J]. Gastrointest Endosc, 2002, 56 (5): 681-687.

［34］ GABBERT C, WARNDORF M, EASLER J, et al. Advanced techniques for endoscopic biliary imaging: cholangioscopy, endoscopic ultrasonography, confocal, and beyond [J]. Gastrointest Endosc Clin N Am, 2013, 23 (3): 625-646.

［35］ CHEN Y K, PARSI M A, BINMOELLER K F, et al. Single-operator cholangioscopy in patients requiring evaluation of bile duct disease or therapy of biliary stones (with videos) [J]. Gastrointest Endosc, 2011, 74 (4): 805-814.

［36］ OSANAI M, ITOI T, IGARASHI Y, et al. Peroral video cholangioscopy to evaluate indeterminate bile duct lesions and preoperative mucosal cancerous extension: a prospective multicenter study [J]. Endoscopy, 2013, 45 (8): 635-642.

［37］ FRITCHER E G, KIPP B R, HALLING K C, et al. A multivariable model using advanced cytologic methods for the evaluation of indeterminate pancreatobiliary strictures [J]. Gastroenterology, 2009, 136: 2180-2186.

［38］ LEVY M J, BARON T H, CLAYTON A C, et al. Prospective evaluation of advanced molecular markers and imaging techniques in patients with indeterminate bile duct strictures [J]. Am J Gestroenterol, 2008, 103(5):1263-1273.

［39］ SHIN S H, LEE K, KIM B H, et al. Bile-based detection of extrahepatic cholangiocarcinoma with quantitative DNA methylation markers and its high sensitivity [J]. J Mol Diagn, 2012, 14: 256-263.

［40］ IACONO C, RUZZENENTE A, CAMPAGNARO T, et al. Role of preoperative biliary drainage in jaundiced patients who are candidates for pancreatoduodenectomy or hepatic resection: highlights and drawbacks [J]. Ann Surg, 2013, 257: 191-204.

［41］ POVOSKI S P, KARPEH MS J R, CONLON K C, et al. Association of preoperative biliary drainage with postoperative outcome following pancreaticoduodenectomy [J]. Ann Surg, 1999, 230 (1): 131-142.

［42］ YOSHIDA T, MATSUMOTO T, SASAKI A, et al. Prognostic factors after pancreatoduodenectomy with extended lymphadenectomy for distal bile duct cancer [J]. Arch Surg,2002, 137 (1): 69-73.

［43］ MATULL W R, DHAR D K, AYARU L, et al. R0 but not R1/R2 resection is associated with better survival than palliative photodynamic therapy in biliary tract cancer [J]. Liver Int, 2011, 31: 99-107.

[44] MURAKAMI Y, UEMURA K, HAYASHIDANI Y, et al. Prognostic significance of lymph node metastasis and surgical margin status for distal cholangiocarcinoma [J]. J Surg Oncol, 2007, 95: 207-212.

[45] FERNANDEZ-RUIZ M, GUERRA-VALES J M, COLINA-RUIZDELGADO F. Comorbidity negatively influences prognosis in patients with extrahepatic cholangiocarcinoma [J]. World J Gastroenterol, 2009, 15: 5279-5286.

[46] STEFANO A, SALVATORE P, VALENTINA A, et al. Pancreaticoduodenectomy for distal cholangiocarcinoma: surgical results, prognostic factors, and long-term follow-up [J]. Langenbecks Arch Surg, 2015, 400 (5): 623-628.

[47] MURAKAMI Y, UEMURA K, HAYASHIDANI Y, et al. Pancreatoduodenectomy for distal cholangiocarcinoma: prognostic impact of lymph node metastasis [J]. World J Surg, 2007, 31 (2): 337-342.

[48] ITO K, ITO H, ALLEN P J, et al. Adequate lymph node assessment for extrahepatic bile duct adenocarcinoma [J]. Ann Surg, 2010, 251 (4): 675-681.

[49] LIAO C H, WU Y T, LIU Y Y, et al. Systemic review of the feasibility and advantage of minimally invasive pancreaticoduodenectomy [J]. World J Surg, 2016, 40 (5): 1218-1225.

[50] LEE H G, LEE S H, YOO D D, et al. Carcinoma of the middle bile duct: is bile duct segmental resection appropriate [J]? World J Gastroenterol, 2009, 15 (47): 5966-5971.

[51] FONG Y, BLUMGART L H, LIN E, et al. Outcome of treatment for distal bile duct cancer [J]. Br J Surg, 1996, 83: 1712-1715.

[52] WADE T P, PRASAD C N, VIRGO K S, et al. Experience with distal bile duct cancers in U.S. Veterans Affairs hospitals: 1987-1991 [J]. J Surg Oncol, 1997, 64 (2): 242-245.

[53] MCMASTERS K M, TUTTLE T M, LEACH S D, et al. Neoadjuvant chemoradiation for extrahepatic cholangiocarcinoma [J]. Am J Surg, 1997, 174: 605-608.

[54] NELSON J W, GHAFOORI A P, WILLETT C G, et al. Concurrent chemoradiotherapy in resected extrahepatic cholangiocarcinoma [J]. Int J Radiat Oncol Biol Phys, 2009, 73 (2): 148-153.

[55] TAKADA T, AMANO H, YASUDA H, et al. Is postoperative adjuvant chemotherapy useful for gallbladder carcinoma? A phase III multicenter prospective randomized controlled trial in patients with resected pancreaticobiliary carcinoma [J]. Cancer, 2002, 95 (8): 1685-1695.

[56] NEOPTOLEMOS J P, STOCKEN D D, BASSI C, et al. Adjuvant chemotherapy with fluorouracil plus folinic acid vs gemcitabine following pancreatic cancer resection: a randomized controlled trial [J]. JAMA, 2010, 304 (10): 1073-1081.

[57] BORGHERO Y, CRANE C H, SZKLARUK J, et al. Extrahepatic bile duct adenocarcinoma: patients at high-risk for local recurrence treated with surgery and adjuvant chemoradiation have an equivalent overall survival to patients with standard-risk treated with surgery alone [J]. Ann Surg Oncol, 2008, 15 (11): 3147-3156.

[58] YEO C J, SOHN T A, CAMERON J L, et al. Periampullary adenocarcinoma: analysis of 5-year survivors [J]. Ann Surg, 1998, 227 (6): 821-831.

[59] HUGHES M A, FRASSICA D A, YEO C J, et al. Adjuvant concurrent chemoradiation for adenocarcinoma of the distal common bile duct [J]. Int J Radiat Oncol Biol Phys, 2007, 68 (1): 178-182.

[60] ECKEL F, SCHMID R M. Chemotherapy in advanced biliary tract carcinoma: a pooled analysis of clinical trials [J]. Br J Cancer, 2007, 96 (6): 896-902.

[61] FULLER C D, WANG S J, CHOI M, et al. Multimodality therapy for locoregional extrahepatic cholangiocarcinoma: a population-based analysis [J]. Cancer, 2009, 115: 5175-5183.

[62] CHOI H J, MOON J H, KO B M, et al. Clinical feasibility of direct peroralcholangioscopy-guided photodynamic therapy for inoperable cholangiocarcinoma performed by using an ultra-slim upper endoscope (with videos) [J]. Gastrointest Endosc,2011, 73 (4): 808-813.

[63] ORTNER M E, CACA K, BERR F, et al. Successful photodynamic therapy for nonresectable cholangiocarcinoma: a randomized prospective study [J]. Gastroenterology, 2003, 125 (5): 1355-1363.

第56章 肝门部胆管癌

一、肝门部胆管癌的定义

尽管临床上肝门部胆管癌一词已经广泛使用，但是对肝门部胆管癌的确切定义尚存在争议。临床上肝门部胆管癌可能包括两种类型的肿瘤：其中一种是"肝外型"，来自于大的肝门区胆管；另一种是"肝内型"，其生长于肝内而累及肝门部。有学者认为这两种类型的肿瘤可以都归为肝门部胆管癌，因为它们有相似的临床表现和手术方法；但是也有些中心认为"肝内型"肿瘤可能有不同的生物学行为，所以将"肝内型"肝门部胆管癌排除在外，这使得比较所谓的"肝门部胆管癌"的手术效果和生存率变得困难。

克拉茨金（Klatskin）[1]在1965年最早详细描述了13例肝门部胆管区腺癌的特征，现Klatskin瘤已经成为肝门部胆管癌的同义词。在这13例中，10例起源于肝外胆管，其余3例是直径5~10cm巨大的肿瘤，中心位于胆管的汇合部，浸入肝实质内较深，显然这3个病例属于"肝内型"肝门部胆管癌。田中（Yamanaka）等[2]分析了肿瘤形成型肝内胆管细胞癌的切除标本，也阐明这种累及肝门部分叉部的肿瘤与肝外胆管细胞癌更为相似，而没有累及肝门分叉部的肿瘤与肝细胞癌更为相似。

1997年Johns Hopkins大学的纳基布（Nakeeb）等[3]根据不同手术类型提出了一个新的定义（图56-0-1），将肝门部胆管癌定义为累及或需要切除肝门部的胆管癌，而肝内胆管癌定义为没有累及肝门部或仅仅需要肝切除者的胆管细胞癌。为了评估这一分类，2009年江端（Ebata）等[4]比较了切除的"肝外型"（n=167）和"肝内型"（n=83）肝门部胆管癌。"肝内型"肝门部胆管癌在手术时分期更晚，5年生存率稍差（20% vs. 29%）。但是把"肝内型"肝门部胆管癌作为肝外胆管癌进行分层后发现相同分期的组间的生存率相似，由此认为这一分类可以成立，因为彼此间的生物学行为和临床决策没有差别。

2010年第7版UICC标准[5]把肝门部胆管癌在解剖上定义为肿瘤位于胆囊管近端的肝外胆管癌，但是肝内胆管和肝外胆管的边界描述不清。在

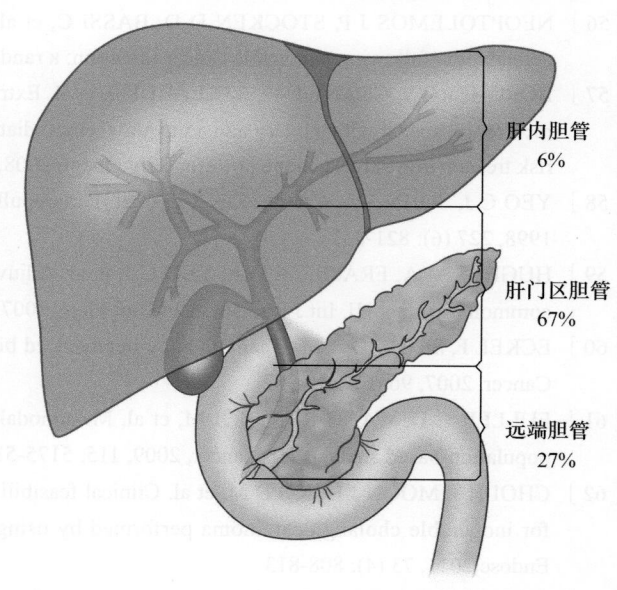

图 56-0-1　**John Hopkins 胆管癌分类**

肝内胆管 6%

肝门区胆管 67%

远端胆管 27%

Ebata等的研究中，肝门区胆管与肝外胆管的边界定义为左右二级胆管的开口。考虑到肝门区胆管二级胆管汇合部位存在诸多变异，2014年日本肝门部胆管癌研究小组进一步提出，当"肝内型"肿瘤的中心位于门静脉U点与P点内定义为肝门部胆管癌，而当其中心位于U点及P点以外则定义为肝内胆管细胞癌。

根据中华医学会外科学分会胆道外科学组制订的《肝门部胆管癌诊断和治疗指南（2013版）》[6]，

肝门部胆管癌定义为累及肝总管，左、右肝管及其汇合部的胆管黏膜上皮癌。目前关于肝门部胆管癌的定义在国内外尚不统一，在阅读文献和比较手术效果时需要加以鉴别。

二、病因学

胆管癌是起源于胆管上皮的少见肿瘤，其发病率占整个胃肠道肿瘤发病率的 3%[7]。胆管癌大部分起源于胆管汇合部，即肝门部胆管癌。胆管癌多是散发的，但存在一定的危险因素，排在首位的危险因素是原发性硬化性胆管炎（PSC），其主要病理机制是由自身免疫过程导致胆管慢性炎症和狭窄。PSC 患者终生胆管癌的发生率为 6%～20%，年发生率为 0.6%～1.5%[8-9]。PSC 与溃疡性结肠炎（UC）显著相关，接近 2/3 的 PSC 患者患有 UC[10]。通过结直肠切除术治疗 UC 不改变 PSC 的临床过程和降低胆管癌的风险[11]。另一个胆管癌的危险因素是胆管扩张症。该病患者患胆管癌的终生危险估计为 6%～30%[12]，且癌变年龄较早，在一组病例报告中平均年龄为 32 岁[13]。胆管扩张症恶变之前行肝外胆管切除和 Roux-en-Y 胆肠吻合可提高生存率至 96%[14]。但是即便是切除了胆管囊肿，这些患者仍然有迟发胆管癌的风险，需要长期随访[15]。胆道系统的寄生虫感染是已知的胆管癌的危险因素。肝吸虫在胆管树内产卵，导致慢性炎症并引发胆管上皮的恶性转变[16-17]。慢性肝胆管结石也是胆管癌的危险因素，慢性炎症和胆汁淤滞被认为是其原因。胆管癌也见基因异常，如 Lynch 综合征（遗传性非息肉病性结直肠癌）和胆管乳头状瘤病（biliary papillomatosis）。在 Lynch 综合征，错配修复基因突变导致许多恶性肿瘤风险增加，其中包括胆管癌[18]。胆管乳头状瘤病是一种少见的疾病，在胆管树内可见多发乳头，它是一种癌前病变，有报道在一组病例中恶变的比例接近 80%[19]，患者可有 K-ras 基因突变需接受手术切除以防止癌变。

三、临床表现及实验室检查

临床上 90% 的该病患者有胆道系统受累的表现，最常见的是无痛性黄疸。乳头状肿瘤的患者表现为间歇性黄疸。接近 10% 的患者伴有胆管炎表现。患者可以有食欲不振、体重下降和瘙痒以及其他胆管梗阻的表现如茶色尿和大便灰白。查体发现黄疸、肝大等非特异性临床表现。胆囊可能萎缩和无法触及。实验室检查方面，T-Bil、D-Bil、ALP 和 GGT 升高符合典型的胆道梗阻的表现，但这些对胆管癌而言并非特异，良性狭窄导致的梗阻也可导致这些指标的升高。胆管癌患者的 CEA 和 CA19-9 可升高。CA19-9 的水平受高胆红素血症影响，但是当胆道减压后其仍可作为胆管癌评估工具。此外，10% 的患者不产生 Lewis 抗原，因此不分泌 CA19-9。IgG4 的升高提示嗜酸性胆管病（eosinophilic cholangiopathy），可作为鉴别诊断用。

四、影像学检查

1. 超声检查　大多数患者伴有无痛性黄疸，最初会接受腹部超声检查。超声对有无胆管扩张很敏感，但对显示肿瘤在胆管树内的具体位置和腹膜转移不甚敏感。超声在确定血管被肿瘤受累的范围，尤其对门静脉受累的评估，也有价值（图 56-0-2）。

2. 增强 CT 检查　在肝门部胆管癌患者，多排螺旋 CT（MDCT）现在是术前分期的关键检查，可提供明确的有关可切除性的信息和手术规划设计的依据，其在诊断方面的作用包括：①肿瘤轴向进展或者 Bismuth-Corlette 分型；②辐向进展中血管系统的解剖变异和血管受累情况；③肝实质受累范围、肝叶是否萎缩以及每个肝叶的体积；④肿瘤播散、肝转移和淋巴结转移的情况。先前曾使用经皮肝穿刺胆道镜检查（PTCS）、肝动脉造影和经皮肝穿刺门静脉造影判断肝门部胆管癌的肿瘤进展程度，

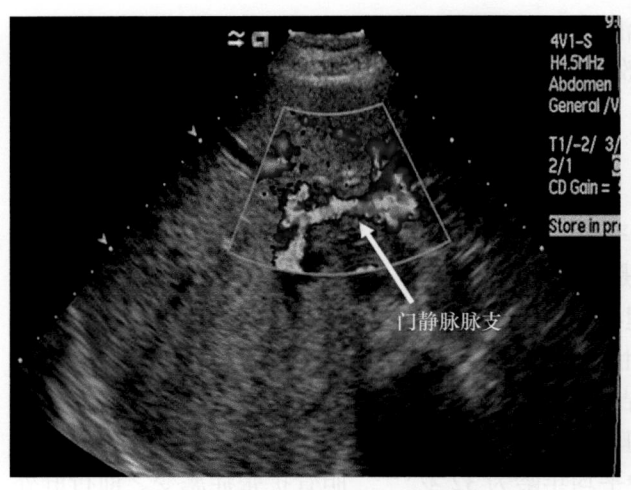

图 56-0-2　利用超声判断门静脉左支受累

但是这些操作都是有创性的，已经被 MDCT 所取代。

在胆道引流前，肿瘤在 MDCT 上常表现为胆管壁增厚。在利用 MDCT 评估轴向进展的一项研究报道中，作者分析了 73 例患者胆管癌在引流前 MDCT 的结果[20]，其中 40 例表现为高密度的肿瘤影，另 33 例表现为低密度，在后一组中很难辨认正常胆管和增厚胆管之间的边界。诊断胆管浸润范围的准确率在近端和远端分别为 76% 和 82%，低估率分别为 24% 和 15%，其原因是表层进展、微小肿瘤浸润或两者皆是。因此 MDCT 对轴向的诊断能力受到限制，胆管造影仍然是标准方法。重要的是 MDCT 应该在胆管引流前进行，因为引流管的存在会显著影响对胆管壁厚度和胆管壁强化的判断，而这些是对纵轴方向进展程度判断的关注点。

在一项评估 MDCT 对门静脉侵犯的诊断价值的研究中，门静脉受累定义为在多平面重建（MPR）图像上，原先在分叉部与邻近肿瘤间可见的低密度层消失。大体门静脉受累（如需要门静脉切除）的诊断正确率为 98%，表明 MPR 图像对大体门静脉受累诊断具有很高的敏感性[21]。与此同时，3D 门静脉重建可以清晰地展示门静脉支的解剖及门静脉受累的部位和长度，便于其后切除重建的设计，即选择楔形切除、节段切除后直接端端吻合还是使用自体静脉重建。

由于解剖学位置的关系肝右动脉（RHA）经常受累，有学者评估当肿瘤主灶位于左侧时 MDCT 对 RHA 有无受累的判断能力[22]。当 MPR 成像显示 RHA 和邻近的肿瘤间存在低密度区时，术中均没有见到 RHA 的受累；与之相反，当没有可见的低密度区时，超过 70% 的患者有肉眼可见 RHA 受累，术中切除重建了 RHA。术前利用软件把握肝动脉在三维空间的走行可以提高对肝十二指肠韧带的廓清速度。当手术最后行肝段或亚肝段胆管的切除时，术者要注意两种肝动脉走行的变异，因为其可能导致潜在的损伤，一是肝左动脉从门静脉矢状部的右侧入肝（图 56-0-3），二是肝动脉右后支从门静脉右支的头侧入肝（图 56-0-4）。前者在行右三区切除时或扩大右半肝切除联合尾状叶切除时需加以注意；后者在左三区切除或扩大左半肝切除联合尾状叶切除时要特别关注。

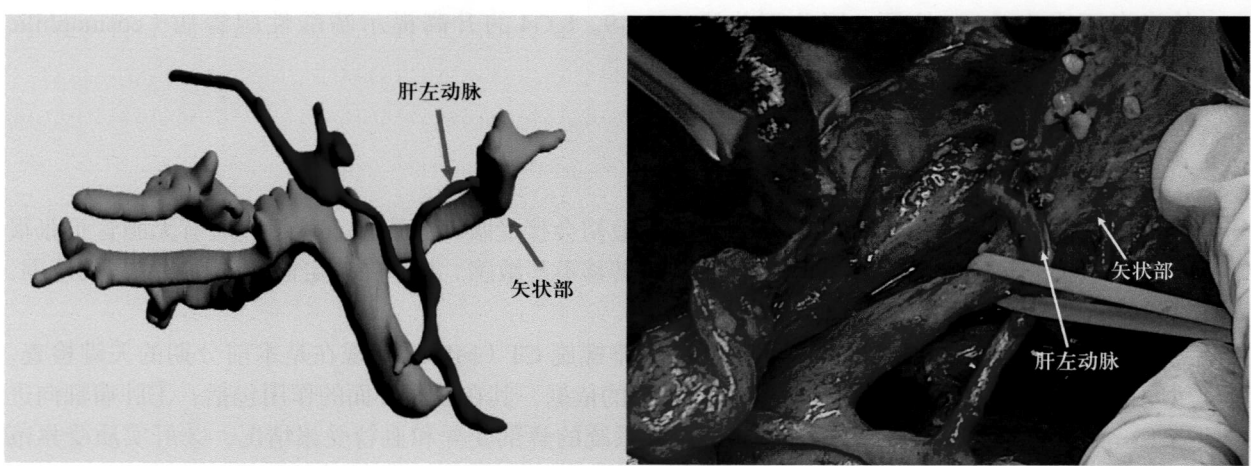

图 56-0-3　肝左动脉自矢状部右侧入肝

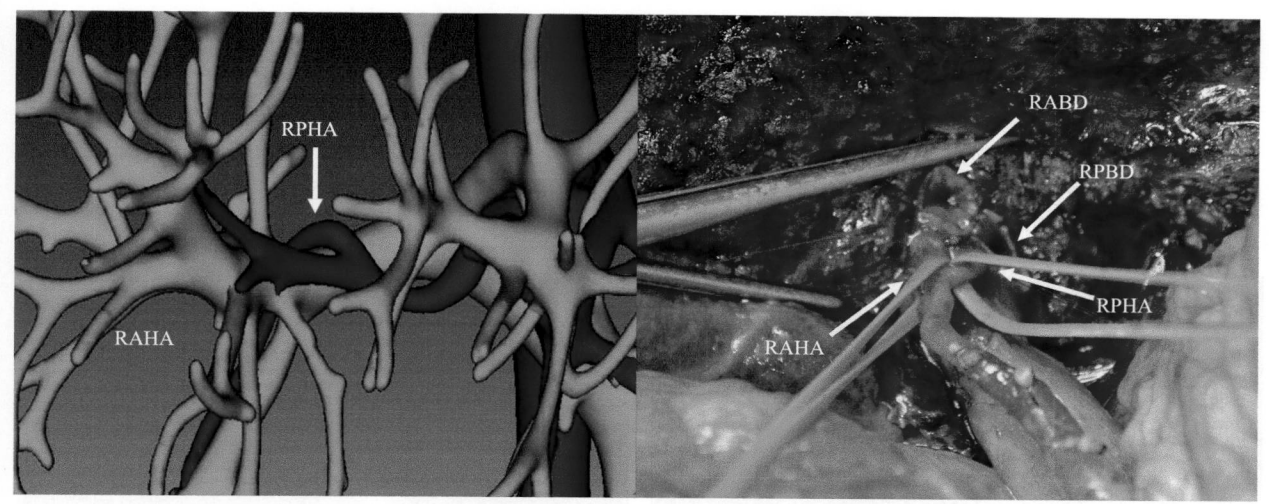

图 56-0-4　北绕型肝右后动脉

RAHA：肝右前动脉；RPHA：肝右后动脉；RABD：右前肝管；RPBD：右后肝管

与此同时，MDCT 对淋巴结转移的检测能力尚无法令人满意，其敏感性只有约 50%[23-24]。野路（Noji）等[25] 回顾了 CT 和病理结果，对包括肝门部胆管癌在内的胆管癌患者进行淋巴结清扫，两者没有显著的关联，认为 CT 对预测胆管癌的淋巴结转移没有价值。

先前在胆管造影怀疑有表层进展时，主要用 PTCS 进行检查，但现在已经很少使用。首先，PTCS 耗费时间并是侵入性检查，可能导致肿瘤细胞的种植；其次，现在可以进行内镜下的经乳头活检或经口胆道镜活检，取代了 PTCS。

3. MRI/MRCP　与 ERCP 相比，MRCP 对肝门部胆管癌诊断和分期有更好的敏感性、特异性和准确性[26]。MRI/MRCP 可以显示梗阻的胆管，其可能未被 ERCP 时的腔内胆管造影所显示。约 80% 的病例可以借助 MRCP 表现正确预测肝门部胆管癌的可切除性[27]。

MRI/MRCP 的优点包括与其他影像检查相比，可以更为清晰地描绘出肿瘤在肝内的累及范围且诊断的特异性更高，对造成肝门梗阻的良恶性疾患具有更好的鉴别能力。MRI 主要的缺点是在诊断血管是否受累时缺乏准确性，由此影响对可切除性的判断。MRI 的另一个不足是其检查序列的复杂性，需要患者很好地进行体位和呼吸的配合以获得满意的图像。

4. PET/CT　肝门部胆管癌不是嗜 FDG 肿瘤，这导致 PET/CT 在诊断肝门部狭窄的原因时缺乏特异性。对确定诊断的患者，PET/CT 对其区域和远处疾病探测的敏感性提高，但是很少能提供与其他分级手段不同的信息。一些研究提示 PET/CT 的结果可以改变一小部分患者的治疗流程，但是很少发生在先前其他检查未见明显病灶和（或）不明原因的 CA19-9 水平升高的患者[28-29]。

需要进一步研究以明确 PET/CT 对检测淋巴结转移的价值。但是 PET 的作用可能有限，假阳性来自于炎症，假阴性来自高度的成纤维细胞反应[30]，因此选择病例使用 PET 检查比较合理。

5. 内镜检查　肝门部胆管癌最常见的表现是黄疸。许多患者在术前准备期会进行胆道引流。

在放置胆管支架时，可以尝试细胞刷检获得病理诊断，内镜下的刷落细胞检查在约 40% 的肝门部的胆管癌患者得到确定性的阳性结果[31]。使用荧光原位杂交技术（FISH）聚焦第 3、7、17 号染色体的着丝粒区域可以显著提高细胞刷活检的敏感性。染色体三体性和四体性是恶性细胞的明确诊断标准。多体性诊断恶性的敏感性大于 50%，特异性大于 95%。如果新辅助治疗可行，对怀疑区域淋巴结转移的患者应行内镜超声（endoscopic ultrasound，EUS）或对怀疑的淋巴结行腔镜下细针活检（FNA）。经皮或腹腔镜下的对原发肿瘤进行活检不推荐用于肝移植的对象，因为肿瘤播散的风险很高[32]。

6. 直接胆道造影　直接的胆道造影可以清晰地显示胆管树走行、狭窄部位和范围。尽管其有创，但可以获得胆管组织学检查结果和进行引流。目前直接胆道造影在肝外胆管癌分期方面的作用已经基本被无创的影像学检查所取代。在施行直接胆道造影时，要组合使用左侧卧位、右侧卧位、头前斜位和尾前斜位以便获得相应肝段胆管间的空间位置关系。在 DSA 机房进行胆道造影时，可使机头围绕患者旋转 270° 后利用容积再现技术（VR）获得相应的图像，对理解肝段胆管的空间位置关系非常有帮助，结合 MRCP 图像可以更好地理解肿瘤沿胆管树的轴向进展范围（图 56-0-5）。

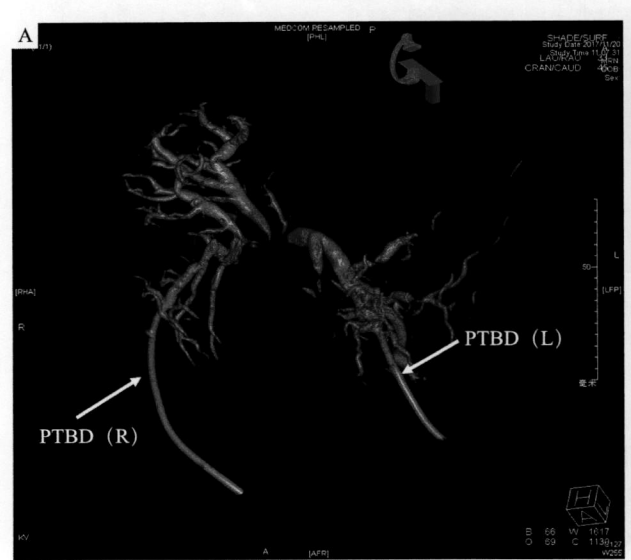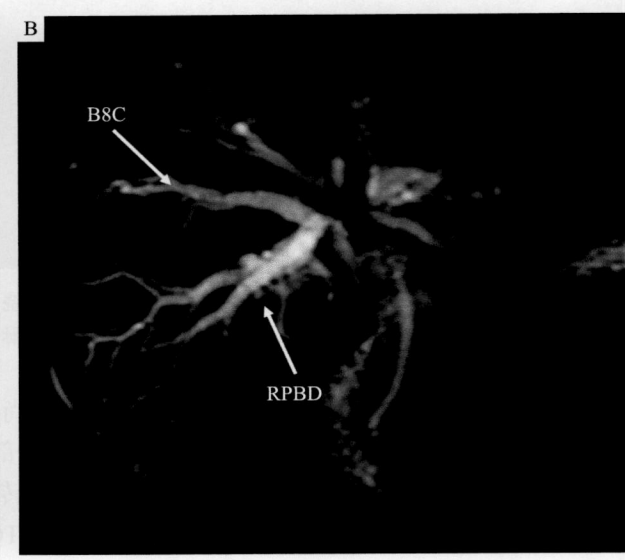

图 56-0-5　胆道造影后的 VR 重建图像（A）和 MRCP 图像（B）

五、病理学

胆管癌大多是腺癌，分为硬化型（70%）、结节型（20%）和乳头型（5%~10%）。硬化型是最常见的亚型，其在黏膜下进展，导致胆管壁的环形狭窄，不形成明显的腔内肿物。结节型突入管腔且伴有胆管的环形狭窄。乳头型多见于远端胆管，其浸润性成分较少，预后较好。

结节型和硬化型的肝门部胆管癌可能共存，其浸润转移的特点包括：

（1）在胆管长轴方向沿着黏膜下层浸润：这一生物学特性经常导致难以获得组织学的阴性切缘。坂本（Sakamoto）等[33]研究发现肝侧最远距离可达 2cm，胰腺侧为 1cm。肿瘤通常直接累及周围组织和淋巴结，导致显著的纤维化和炎性细胞浸润。这些组织学改变导致在胆道造影上显示出胆管僵硬、狭窄、末端尖细和梗阻。肿瘤和肿瘤周围的炎性反应在大体上的相似性导致术前和术中活检诊断困难。

（2）垂直胆管树方向穿透胆管浸润胆管周围组织和邻近结构：此浸润方式常导致门静脉、肝动脉及肝门板周围肝实质的受累。胆管的长期梗阻可导致相应肝叶的中度萎缩，而伴有门静脉受累时可导致受累肝段快速和显著的萎缩。

（3）易于累及尾状叶：尾状叶胆管通常汇入右侧肝管或左侧肝管，故其极易受累。累及途径包括沿着胆管上皮浸润尾状叶、直接浸润尾状叶肝实质、沿胆管周围神经纤维组织浸润。

（4）沿着淋巴结和神经丛的转移：研究表明，肝门部胆管癌淋巴结转移发生率为 30%~60%，由于常规病理检测不能发现淋巴结微转移，故实际淋巴结转移率可能更高[34]。肝门部和胆管周围淋巴结是最常见的受累部位，其次是门静脉周围、肝总动脉周围、胰头后、腹腔干和主动脉旁淋巴结。肝门部胆管癌存在多种形式的神经浸润，文献报道发生率为 28%~100%，最常见的浸润方式为沿神经周围间隙生长[35]。肿瘤细胞也可在神经纤维内部以"跳跃"方式扩展并发生远处转移。

六、分期系统

在第 6 版 TNM 分期中,肝门部肿瘤与远端胆管癌并称为"肝外胆管"癌,肝内胆管细胞癌与肝细胞癌并称为"肝"肿瘤。在第 7 版的 TNM 分期中,肝肿瘤被分为两种,即"肝-肝细胞肝癌"和"肝-肝内胆管肿瘤"。与之对应,肝外胆管肿瘤被分为两种,即"肝外胆管-肝门部"肿瘤和"肝外胆管-远端"肿瘤。因此,胆管癌被分为三大类型:肝内胆管癌、肝门部胆管癌及远端胆管癌(图 56-0-6)[1]。

第 8 版与第 7 版 TNM 分期的差异如表 56-0-1,表 56-0-2,表 56-0-3 所示。

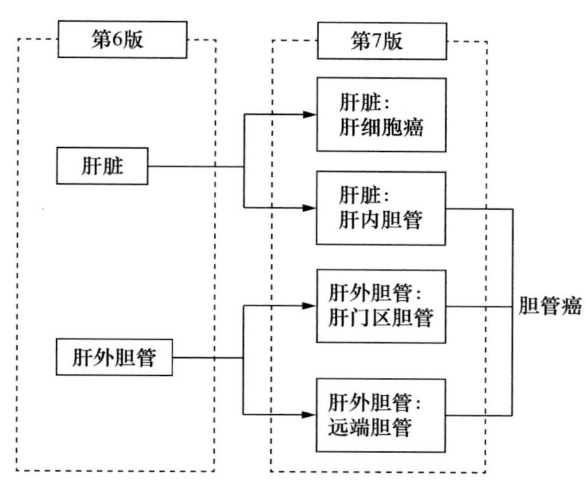

图 56-0-6　胆管癌在第 6 版及第 7 版 TNM 分期中分类的变化

表 56-0-1　肝门胆管癌 TNM 分期(第 8 版对比第 7 版)——原发肿瘤

原发肿瘤	第 8 版	第 7 版
Tx	原发肿瘤无法评估	原发肿瘤无法评估
T0	无原发肿瘤	无原发肿瘤
Tis	原位癌 / 重度不典型增生	原位癌
T1	肿瘤局限于胆管,可到达肌层或脂肪组织	肿瘤局限于胆管,可到达肌层或脂肪组织
T2a	肿瘤超出胆管壁达周围脂肪组织	肿瘤超出胆管壁达周围脂肪组织
T2b	肿瘤侵及邻近肝实质	肿瘤侵及邻近肝实质
T3	肿瘤侵犯门静脉或肝动脉一级分支	肿瘤侵犯同侧门静脉或肝动脉一级分支
T4	肿瘤侵犯门静脉主干或双侧分支,或肝总动脉,或一侧的二级胆管和对侧的门静脉或肝动脉	肿瘤侵犯门静脉主干或双侧分支,或肝总动脉,或双侧二级胆管,或一侧的二级胆管和对侧的门静脉或肝动脉

表 56-0-2　肝门胆管癌 TNM 分期(第 8 版对比第 7 版)——区域淋巴结、远处转移

	AJCC 第 8 版	AJCC 第 7 版
	区域淋巴结	
Nx	淋巴结转移无法评估	淋巴结转移无法评估
N0	无区域淋巴结转移	无区域淋巴结转移
N1	1~3 枚区域淋巴结(肝十二指肠＋胰头后)	区域淋巴结转移(肝十二指肠韧带内)
N2	≥4 枚区域淋巴结	转移至腹主动脉、IVC 旁、SMA,和(或)CA 淋巴结
	远处转移	
M0	无远处转移	无远处转移
M1	有远处转移	有远处转移

表 56-0-3　肝门胆管癌 TNM 分期(第 8 版对比第 7 版)——分期

分期	AJCC 第 8 版	AJCC 第 7 版
0 期	TisN0M0	TisN0M0
I 期	T1N0M0	T1N0M0
II 期	T2a、T2bN0M0	T2a、T2bN0M0
IIIA 期	T3N0M0	T3N0M0

续表

分期	AJCC 第 8 版	AJCC 第 7 版
ⅢB 期	T4N0M0	T1-3N1M0
ⅢC 期	任何 TN1M0	
ⅣA 期	任何 TN2M0	T4N0-1M0
ⅣB 期	任何 T 任何 N M1	任何 TN2M0/ 任何 T 任何 N M1

尽管 Bismuth-Corlette 分型[36] 最初被用于指导基于解剖学因素的手术决策（图 56-0-7），但作者自己也认为它对肝门部胆管癌而言不是一个分期系统，因此这一分型与生存率没有相关性。另一个首先在美国使用的 MSKCC 分期系统[37]，其目的是选择合适的患者进行手术，依据的是肿瘤的位置和胆管的受累程度、门静脉侵犯、肝叶萎缩，未提及淋巴结转移的情况。尽管这一系统被多个研究者认为与可切除性及生存率有关，但是 MSKCC 分期中不可切除的概念与现在的不可切除的概念不相符，有待进一步研究。

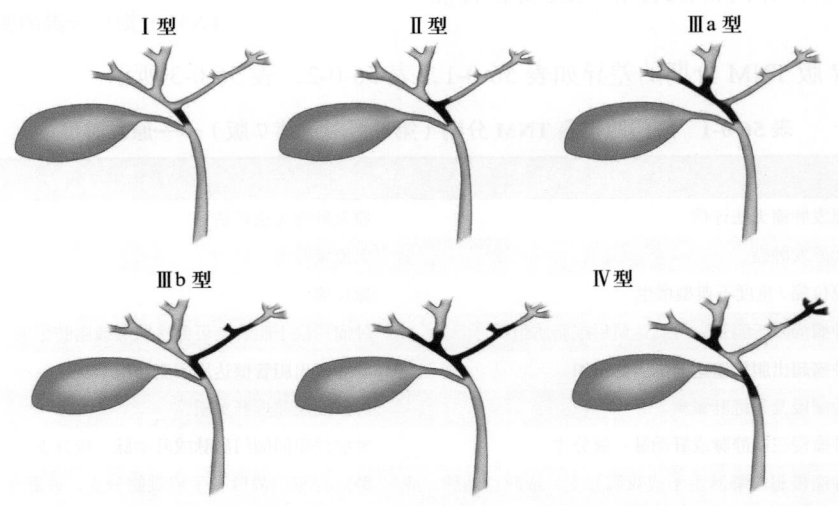

图 56-0-7　肝门部胆管癌的 Bismuth-Corlette 分型

近年来，迪奥利维拉（DeOliveira）[38] 推出了一个关于肝门部胆管癌的新的分期系统，以便将现有病例的报告标准化。该分期的登记系统已经上线，但是有学者认为该分期仍然有一些严重的缺陷[39]。一是这个新系统不是一个分期系统而更像一个描述性的登记系统，因为其分期的数字与肿瘤侵犯的严重程度毫不相关。另外是对血管侵犯程度的评估，相应的分型数字所描述的门静脉和肝动脉与体内的实际情况不符。根据这样一个有缺陷的系统积累的数据是不可靠的，很难从将来的分析中获得有价值的临床数据。

七、可切除性的评估

肿瘤累及胆管树的部位和范围、门静脉和肝动脉受累状况、肝实质损害严重程度、预留肝脏功能性体积、局部淋巴结和神经丛转移以及远处转移等因素均能影响肝门部胆管癌的可切除性及手术方式选择。10%～20% 的患者在就诊时已出现腹膜转移和远处转移导致无法手术。可切除的肝门部胆管癌需满足三个要素：①累及胆管树及邻近区域组织内的肿瘤可获得完整切除和全维度 R0 切缘；②预留肝脏的功能性体积不小于患者必需功能性肝体积[6]，且其胆管和血管结构完整性可保存或重建；③手术创伤侵袭可控制在患者能耐受的范围内。在术前评估肝门部胆管癌可切除性时应注意以下几个要点：

1. 肿瘤病理边界与近端胆管切离极限点的关系　胆管切离的极限点指肝切除时肝内近端胆管可允许切除和重建的极限位点，若肿瘤的病理边界超越肝管切离极限点，则认定受累肝管不能单独完整切除和重建。一般情况下，段肝管是近端肝管切离的极限点，段肝管切除后其近端肝管是难以重建的。右侧肝切除时，左侧胆管分离的极限点位于门静脉矢状部（U 点）左缘 B2 与 B3 的根部；左侧肝切除时，胆管分离的极限点在门静脉的右前支、右后支分叉部（P 点）附近 B6 与 B7 的根部。对于 Bismuth-Corlette Ⅳ 型肝门部胆管癌，若肿瘤浸润范围超越两侧胆管切离极限点，可认为肝门部胆管癌不能获得 R0 切除。

2. 预留肝脏血管结构的完整性　肝门部胆管癌可手术切除的前提之一是能够保留或重建预留肝脏血管结构的完整性。通过术前影像学检查明确肝动脉、门静脉和肝静脉的受累部位、范围以及血管走行和汇合方式的变异，对于评估血管切除重建的必要性和可行性是非常重要的。但是，只有在术中探查确定血管壁受到肿瘤浸润或癌性粘连时才有合并血管切除重建的指征。一般认为门静脉切除的肝侧极限点是其三级分支的起始部，而肝动脉切除的肝侧极限点则是其二级分支。

3. 预留肝脏的功能状态　预留肝脏的功能性体积必须不小于患者的必需功能性肝体积，这是安全肝切除的前提条件。持续重度梗阻性黄疸可导致肝脏功能的损害，但对阻塞性黄疸状态下肝脏储备功能的评估及相应的必需功能性肝体积的判断尚缺乏明确的标准。目前只能采用 CT 和（或）MRI 图像，计算按预定切除方案后剩余的肝脏体积占全肝体积或标准肝体积的百分比，结合肝脏是否存在基础病变、胆道梗阻的时程和范围、血清胆红素水平、胆道引流后吲哚菁绿（ICG）排泄试验等综合评价预留肝脏的体积和功能。一般认为对于梗阻性黄疸的病例，预留肝脏的功能性体积应不小于全肝体积的 40%。肝叶萎缩在决定肿瘤可切除性上有一定意义。若单侧肝叶萎缩，且肿瘤侵犯对侧三级肝管汇合部或对侧门静脉三级分支起始部，表明肿瘤不可切除。

4. 区域性淋巴和神经浸润转移的范围　若胰腺体尾部、腹主动脉旁淋巴结转移，标志着肿瘤远处转移和肿瘤的不可根治性[40]。

八、术前准备

（一）选择性门静脉栓塞（portal vein embolization，PVE）

门静脉栓塞术由幕内（Makuuchi）和木下（Kinoshita）等在 20 世纪 80 年代首创，目的在于减少术后发生肝功能不全，现在已经广泛用于大范围肝切除前的处理。与肝细胞癌和转移性肝癌一样，许多学者已经确认其对肝门部胆管癌大范围肝切除有效[41-42]，原则上当预留肝脏小于 40% 时使用此术[42]。PVE 后肝脏在体积、功能和血流动力学的变化已得到广泛研究。门静脉栓塞的途径包括经回结肠静脉栓塞、包括同侧法和对侧法在内的经皮肝穿刺门静脉栓塞，其中同侧法在世界范围内已经成为 PVE 的标准方法[43]（图 56-0-8）。

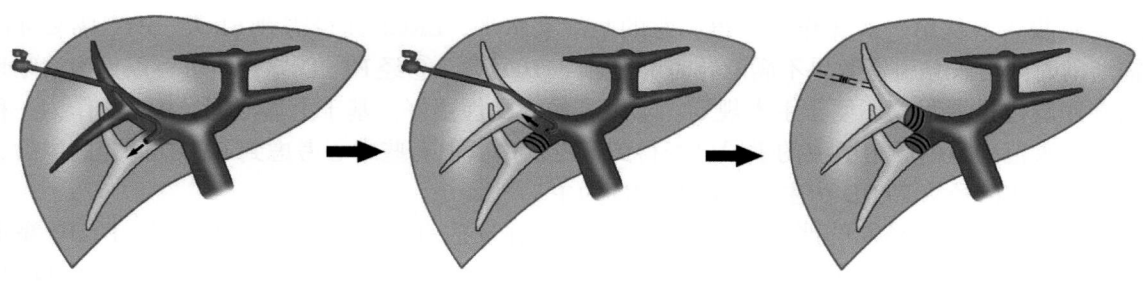

图 56-0-8　术前选择性门静脉支栓塞（同侧法）

栓塞范围一般行左支或右支的栓塞，一些中心也有使用三肝的 PVE 的报告。

椰野（Nagino）团队[44]报告了 1991 年～2010 年 494 例预定进行大范围肝切除的胆管肿瘤（353 例胆管癌，141 例胆囊癌）患者进行了 PVE 的效果。PVE 导致并发症的仅为 3 例（0.6%），没有患者因此而死亡。该组胆管癌患者的死亡率为 3.8%（11/292），其 5 年生存率为 39%。考虑到所有的手术均是大范围的复杂肝切除，他们认为手术的结果是可以接受的。在该研究中尽管 PVE 可能被过度使用，但是 PVE 无疑给行大范围肝切除的肝门部胆管癌患者带来益处。新近的一项 Meta 分析包括了 1791 例患者，PVE 后 FLR 的平均增长率为 37.9% ±0.1%，并发症发生率为 2.5%，死亡率为 0.1%[45]。

（二）术前胆道引流

肝门部胆管癌患者多伴有梗阻性黄疸，文献报告对此类患者行大范围肝切除术后死亡率可高达 10%。因此，术前胆道引流（preoperative biliary drainage，PBD）是术前预处理的重要一环，但是关于胆道引流的指征和引流方式尚存在诸多争议。

一个有争议的话题是对黄疸患者行术前胆道引流的指征。赞同者认为，通过减黄改善肝功能，可降低术后肝功能不全的发生率和死亡率。反对者认为其提高了感染率和经皮窦道的肿瘤种植率，并导致治疗延迟且缺少有效性的相关证据。目前关于实施 PBD 的指征，比较明确的共识是：①长期的黄疸；②严重的营养不良；③总胆红素＞200μmol/L，且需要进行大范围的肝切除（超过 60%）；另外，选择 PVE 时要对预留侧肝脏进行引流。

在新近一项在欧洲进行的有关 PBD 后肝切除的多中心研究中，法尔热（Farges）等[46]发现总的死亡率是 10.7%，PBD 对 180 例患者的死亡率无影响，但可使得右半肝切除（扩大右半肝切除）者的死亡率下降，左半肝切除者的死亡率上升。作者提倡对左半肝切除前不必行 PBD，右半肝切除前需要行 PBD。与此同时他们也发现术前总胆红素超过 50μmol/L 可导致右半肝切除后死亡率增加。也有学者赞同此观点，认为如果预留肝脏体积较大，PBD 可能不是必要的[47]。尽管临床实践中发现即便患者胆红素较高行左半肝切除也是安全的，但是该研究中左半肝切除术后的死亡率高达 6.6%，且此类患者术前对肿瘤进展范围的评估尚存在一定的不确定性，术前充分引流可以增加术中的可选择性。

另一个争议的话题是术前胆道引流的方式，主要包括经皮肝穿刺胆道引流（PTBD）和 ERCP 下的引流。

ERCP 进行胆道减压的方法包括内镜下支架植入（EBS）和内镜下鼻胆管引流（ENBD）。与 EBS 相比，尽管 ENBD 患者的舒适感不如前者，但 ENBD 的可以保留更长的时间且胆管炎的发生率较低，故其成为内镜引流的主流方法。EBS 分为塑料支架和金属支架，值得注意的是，放置自膨胀性金属支架是作为不可切除肿瘤的姑息性治疗方法。肝胆外科医生强烈建议在有切除可能性的情况下不应放置该支架，因为这将导致"拯救性"手术非常困难[48]。

与 ENBD 相比，PTBD 的优点包括：①操作简单且风险较低。但建议在手术间结合超声和 DSA 造影进行操作，可大大提高操作的成功率并降低术后胆管炎发生的比例。②效率更高且再次操作的概率较低。文献报告，从第一次操作到取得满意的胆红素水平，ERCP 途径需要 61 天，PTC 需要 44 天，前者需要的时间更长且引流效果不满意时需要追加 PTBD[49]。③经 PTBD 导管造影可以更为清晰地显示肿瘤在胆管内进展程度，便于手术规划。④患者的耐受性更好。基于上述原因，PTBD 作为一种肝门部胆管癌大范围术前胆道引流的手段已经得到广泛使用。但有些中心考虑到 PTBD 潜在的风险，目前胆道引流方式已经从 PTBD 为主转向以 ENBD 为主[50-51]。

血管损伤是 PTBD 早期的严重并发症之一，这种并发症有时导致手术无法进行。PTBD 窦道的复发也是一个严重的晚期并发症。为明确这一并发症的发生率，名古屋大学的学者研究了 445 例接受了手术治疗前 PTBD 的胆管癌患者，其中 339 例肝门部胆管癌，106 例远端胆管癌。结果在术后 14.4 个月 ±13.8 个月 PTBD 窦道复发的患者为 23 例（5.2%），对这类患者即便进行了 PTBD 窦道的切除预后也比较差[52]。最近韩国的一个肝胆中心报告在 PTBD 后接受了切除的肝门部胆管癌的患者，窦道种植的发生率为 1.7%（4/231）[53]。其报告的比例较低是因为多根引流的比例比较低（30.7% *vs.* 46.1%）和留置时间较短（23 天 *vs.* 48 天）。因为 PTBD 导管的数目和 PTBD 管留置的时间是 PTBD 窦道复发的独立危险因素。名古屋大学学者的研究结果表明 PTBD 窦道复发不是一个少见现象，推荐通过内镜下的引流来预防。

川上（Kawakami）等[51] 比较了肝门部胆管癌患者三种胆道引流方法，即 PTBD、ENBD 和 EBS，他们发现超过 10% 的患者有严重的并发症，而 EBS 患者伴有导管梗阻及胆管炎的发生率可达 60%。与此相比，ENBD 的并发症少见，因此他们认为 ENBD 是最为合理的术前胆管引流方法。对 Bismuth-Corlette Ⅰ～Ⅲ型患者而言，在预留肝叶中留置单根 ENBD 即可，区域的胆管炎发生率也较低。有学者新近评估了 164 例患者 ENBD 的效果，其中 80% 的患者是 Bismuth-Corlette Ⅲ～Ⅳ型肿瘤。发现单侧的 ENBD 置于预留侧肝叶可以安全有效施行且成功率很高。考虑到 PTBD 的严重并发症和 ENBD 的有效性，ENBD 应该作为肝门部胆管癌术前引流的常规方法，只有当内镜引流不可行时才进行 PTBD[50]。

从临床实践的角度，PTBD 和 ENBD 各有优点与不足，需要根据患者的病情和各单位的技术能力加以选择。

（三）腹腔镜分期

尽管术前影像学进行了详尽的检查，但仍有一部分患者在手术探查时无法切除。有学者推荐对肝门部胆管癌 MSKCC 分型 T2/T3 期的患者行诊断性腹腔镜检查。

九、外科治疗

手术切除是患者获得长期生存的唯一治疗方法，生存率与手术的切缘高度相关。文献报告在 R0 切除的病例中位生存时间和 5 年生存率分别为 27～58 个月和 27%～45%，而在镜下（R1）或大体切缘阳性（R2）的患者，中位生存时间和 5 年生存率分别降至 12～21 个月和 0～23%。

肝门部胆管癌治愈性切除的基本内容应包括：肝门区胆管和肝外胆管的切除、肝尾状叶及肝门板周围肝实质切除、区域淋巴结和神经组织的廓清及受累门静脉和肝动脉切除重建，董家鸿团队将其命名为"围肝门切除"。远端胆管的切除线设定在胰腺上缘以求切缘最大化。Ebata 等[54] 的研究结果显示：切缘距离肿瘤前缘的黏膜下浸润≤10mm，96% 的患者该距离≤5mm。笔者团队结合自身的临床实践经验，将胆管近端切缘的距离设定在距离肿瘤前缘≥5mm；根据肝门部胆管癌有限浸润肝实质的病理学特点，将肝门板周围肝实质的切除范围设定在肝门板周围 1.5cm。鉴于肝门部胆管癌易于发生区域淋巴结转移，根治切除内容除肝十二指肠韧带内淋巴结（第 12 组）外，还应包含肝总动脉淋巴结（第 8a、第 8p 组）和胰头上后部淋巴结（第 13a 组）。总之应将围肝门切除作为肝门部胆管癌治愈性手术的基本要素，在此基础上联合相应的肝段和肝叶切除。

1. 单纯肝外胆管切除　单纯肝外胆管切除时的切离线，肝脏侧为肿瘤前缘 5mm 以上，胰腺侧常设定在胰腺上缘。对于多数肝门部胆管癌，通过单纯胆管切除联合局部淋巴结廓清无法保证切缘阴性。然而，如果肿瘤为 Bismuth-Corlette Ⅰ 型、乳头型、高分化癌等且无淋巴转移和神经丛侵犯，理论上单纯肝外胆管切除可以获得 R0 切除。据报道，对选择性病例行单纯肝外胆管切除，5 年生存率为 28.0%（7/25）[55]。

2. 区域性淋巴结和神经丛廓清　目前多数学者认为淋巴结清扫的范围为肝十二指肠韧带（12 组）、肝总动脉旁（8 组）及胰头后淋巴结（13a 组）。廓清时可先做 Kocher 切口行 16 组淋巴结的活检，而后进行 13a 组的淋巴结的廓清，再沿着十二指肠上缘向左侧即可分离悬吊胆总管。对肝十二指肠韧带及一、二级胆管所在的 Glisson 鞘进行廓清时，应紧贴血管外膜剥除血管周围的神经纤维组织，以防受肿瘤浸润神经组织的残留和术后局部复发。

3. 尾状叶切除 尾状叶胆管支直接汇入肝门部胆管的解剖特性和肝门部胆管癌的生物学行为决定了尾状叶在肝门部胆管癌手术治疗中的重要性。虽无可靠方法术前判断尾状叶是否受累，累及左、右肝管汇合处的肿瘤（Bismush-Corlete Ⅱ、Ⅲ、Ⅳ型）侵犯尾状叶的概率高达 48%～96%，切除尾状叶可提高 R0 切除率[56]。文献报道了尾状叶切除对肝门部胆管癌远期疗效的影响，联合尾状叶切除组的 5 年生存率达到 40% 以上[57]，显著高于保留尾状叶的对照组。目前，肝叶切除联合尾状叶切除治疗肝门部胆管癌已被广泛接受。但对部分 Bismuth-Corlette Ⅰ型肝门部胆管癌，尾状叶未受侵犯者，联合切除尾状叶与保留尾状叶的预后无差异[58]。对于肝储备功能欠佳而尾状叶体积较大的肝门部胆管癌病例，也可在确认尾状叶胆管支未受侵犯的条件下，选择保留部分或全部尾状叶的术式。

4. 联合肝段／肝叶切除 肝门部胆管癌的病理边际常超过影像诊断和物理诊断所确定的肿瘤边界，在联合肝段／肝叶切除能提高肝门部胆管癌的 R0 切除率和减少肿瘤复发这一点上已基本形成共识。除少数 Bismuth-CorletteⅠ型患者外，多数患者需联合规则性肝段／肝叶切除。部分 Bismuth-CorletteⅠ型患者并存肝右动脉浸润，如无法切除重建，也需行右半肝切除。位于肝管分叉部的 Bismuth-CorletteⅡ型患者需联合肝脏 S4b 段切除或左、右半肝切除和尾状叶切除；Bismuth-CorletteⅢa 型患者需联合右半肝切除，Ⅲb 型需联合左半肝切除，联合肝中央区域切除、右三肝切除、左三肝切除适用于Ⅳ型肝门部胆管癌。近来有学者发现，与左半肝切除相比，左三肝切除能够提高近端胆管阴性的比例，导致更高比例的 R0 切除，相应地提高主灶位于左侧的肝门部胆管癌患者的生存率[59]。

5. 保留功能性肝实质的手术 由于联合规则性肝切除需要牺牲大量无辜的功能性肝实质，术前常需 PTBD 及 PVE 等预处理以增加预留肝脏的体积和功能，而预处理等待期可能出现肿瘤进展和扩散的风险。针对这一情况，国内外学者在常规施行肝外胆管切除、肝十二指肠韧带骨骼化以及尾状叶切除的基础上，探索实施联合 S5 段和（或）S4b 段等保留功能性肝实质的肝门部胆管癌根治切除术，在部分选择性肝门部胆管癌患者取得了与扩大切除相似的疗效[60]。该术式的优点是最大限度保留了功能性肝实质，无须胆道引流等预处理，降低手术侵袭性和风险，经过适当选择病例同样可获取充分的无瘤切缘。

6. 血管切除重建 联合切除受累血管是实现 R0 切除的重要保证。联合门静脉切除重建可显著提高合并门静脉侵犯的进展期肝门部胆管癌患者的根治切除率，延长其生存期，而手术并发症和死亡率与未行门静脉切除重建者相当[61]。

随着外科技术的进展，从肝脏移植中得到的经验促进了肝动脉切除重建的开展。这些进展激励一些肝胆外科医生对局部侵犯明显的肿瘤去尝试这一困难的切除，但是先前的研究发现效果欠佳，不推荐对肝门部胆管癌进行联合肝动脉的切除。2010 年名古屋大学学者报告了联合切除重建肝动脉和门静脉及大范围肝切除治疗肝门部胆管癌的经验（$n=50$），发现手术的死亡率为可以接受的 2%，5 年生存率达到 30%，该结果使这一技术难度较大的手术成为肝门部胆管癌手术选择之一[62]。

7. 肝胰十二指肠切除（HPD） 联合大范围肝切除及胰十二指肠切除适用于下列一些情况：肿瘤广泛浸润整个肝外胆管；表层扩展；胰腺十二指肠区域的大的淋巴结转移。约 20 年前，HPD 的死亡率为 13%～60%，现今已经显著下降至 5%[63]，甚至有死亡率为 0 的报告[64]。HPD 对治疗广泛浸润的肿瘤而言是一个重要的根治性手术方式。有学者认为就胆管癌而言，HPD 是继肝切除、胆管切除和胰腺切除后的第 4 种标准的手术方式[65]。

8. 肝脏移植治疗肝门部胆管癌 肝脏移植通过切除整个病肝，能获得最佳的肝内胆管切缘，其治疗肝门部胆管癌有以下理论优势：①可用于常规手术无法实现治愈性切除的肝门部胆管癌病例；②可用于合并肝脏基础疾病、肝功能受损及肝切除耐受性差的病例；③术前无须胆道引流及 sPVE 等预处理；④减少常规手术可能导致的肿瘤种植转移。早年肝移植治疗肝门部胆管癌的预后较差，主要原因是选择的移植病例肿瘤分期偏晚，有血管侵犯和淋巴结转移[66]。初步临床研究结果显示，新辅助放化疗能提高肝移植治疗肝门部胆管癌的疗效，但还有待更多研究证实[67]。从理论上讲，针对肝门部胆管癌病例的肝移植，应按照根治切除术的要求做联合区域性淋巴和神经组织清扫。

Mayo 诊所研究组[68]报告了对不可切除、淋巴结转移阴性的肝门部胆管癌患者成功进行新辅助化疗和肝脏移植的结果，这种多学科的治疗获得了 63% 的 5 年生存率。他们的不可切除的标准包括：双侧肝段胆管侵犯、门静脉主干受累、一侧肝叶受累伴随对侧血管侵犯。根据 Nagino 等[69]分析，Ⅳ型的患者伴有或不伴有联合血管切除（符合不可切除标准）的 5 年生存率是 60.4%，与 Mayo 组移植患者的生存率相似。对于 Mayo 组中早期被判为肿瘤不可切除而行肝脏移植效果好的患者，或许接受大范围的肿瘤切除也可以取得满意的效果，同时可以避免不必要的肝移植。

十、辅助治疗

尽管数十年来肝门部胆管癌的外科治疗取得了长足的进步，但是文献报告术后复发率仍可高达 50%～75%。切除后最常见的复发部位是肝门、肝脏和腹膜，中位的复发时间是 12～43 个月。相关的预后影响因素包括有组织学分级、T 分期及 N 分期、肿瘤切缘。

对于一个 R0 切除的患者是否有必要进行辅助治疗是目前临床研究的热点。对已经切除的胆管癌患者，有人建议辅助放化疗可以提高局部控制率和提高患者生存率。在一项包括 168 例已切除胆管癌患者的回顾性研究中，辅助治疗为卡培他滨（capecitabine）或氟尿嘧啶（5-FU），与单纯手术相比可提高 5 年生存率（36.5% vs. 28.2%），在化疗组 5 年区域控制率也有相似提高（58.5% vs. 44.4%）[70]。另一回顾性研究报告尝试将新辅助化疗用于区域复发风险高的根治切除的患者，即 R1 切除的患者和（或）区域淋巴结阳性者[71]。与切缘阴性及淋巴结阴性者比较，两者 5 年生存率无显著差异（36% vs. 42%），表明辅助化疗应该被用于镜下切缘阳性和淋巴结受累者。

对于无法切除的肝门部胆管癌可考虑全身化疗。组织学上胆管癌被认为对化疗不敏感，它对 5-FU 单剂化疗的反应率为 10%～20%[72]。许多研究联合 5-FU、吉西他滨或与其他药物联用。瓦尔（Valle）等[73]报道了顺铂联合吉西他滨与单用吉西他滨比较的 Ⅲ 期临床试验结果，410 例患者有无法切除或远处转移的胆管癌、胆囊癌或乳头癌，其平均生存率在联合用药组高于单剂组（11.7 个月 vs. 8.1 个月）。目前，对于局部进展期不可切除或转移的胆管，吉西他滨和顺铂为一线的标准治疗。在化疗提高不可切除患者的生存率方面，目前仍需要更进一步的研究数据证实。

肝门部胆管癌患者切除术后最常见的复发部位是肝门部。很少考虑局部切除这些复发灶，因为复发通常伴随着影像学检查未发现的病灶。很少有关于局部复发后化疗与放化疗对比的前瞻性研究。考虑到放疗对空肠袢的影响，很少行放化疗或放疗，可以接受的方案是全身化疗。

（董家鸿　项灿宏）

参 考 文 献

[1]　KLATSKIN G. Adenocarcinoma of the hepatic duct at its bifurcation within the porta hepatis: an unusual tumor with distinctive clinical and pathological features [J]. Am J Med, 1965, 38 (2): 241-256.

[2]　YAMANAKA N, OKAMOTO E, ANDO T, et al. Clinicopathologic spectrum of resected extraductal mass-forming intrahepatic cholangiocarcinoma [J]. Cancer (Philadelphia) 1995, 76 (12): 2449-2456.

[3]　NAKEEB A, PITT H A, SOHN T A, et al. Cholangiocarcinoma. A spectrum of intrahepatic, perihilar, and distal tumor [J]. Ann Surg. 1996; 224 (1): 463-473.

[4]　EBATA T, KAMIYA J, NISHIO H, et al. The concept of perihilar cholangiocarcinoma is valid [J]. Br J Surg, 2009, 96 (8): 926-934.

[5]　International Union Against Cancer（UICC）. TNM classification of malignant tumors [M]. 7th ed. New York: Wiley-Liss; 2009.

［6］ 中华医学会外科学分会胆道外科学组 , 解放军全军肝胆外科专业委员会 . 肝门部胆管癌诊断和治疗指南 (2013 版) [S/J]. 中华外科杂志 , 2013, 51 (10): 865-871.

［7］ JONG M C D, MARQUES H, CLARY B M, et al. The impact of portal vein resection on outcomes for hilar cholangiocarcinoma: a multi-institutional analysis of 305 cases [J]. Cancer, 2012, 118 (19): 4737-4747.

［8］ BERGQUIST A, EKBOM A, OLSSON R, et al. Hepatic and extrahepatic malignancies in primary sclerosing cholangitis [J]. J Hepatol, 2002, 36 (3): 321-327.

［9］ BURAK K, ANGULO P, PASHA T M, et al. Incidence and risk factors for cholangiocarcinoma in primary sclerosing cholangitis [J]. Am J Gastroenterol, 2004, 99 (3): 523-526.

［10］ WILLIAMSON K D, CHAPMAN R W. Primary sclerosing cholangitis: a clinical update [J]. Dig Dis, 2014, 32 (4): 438-445.

［11］ CANGEMI J R, WIESNER R H, BEAVER S J, et al. Effect of proctocolectomy for chronic ulcerative colitis on the natural history of primary sclerosing cholangitis [J]. Gastroenterology, 1989, 96 (3): 790-794.

［12］ SUAREZ M M A, FERNANDEZ A J L, SANCHEZ P B, et al. Risk factors and classifications of hilar cholangiocarcinoma [J]. World J Gastrointest Oncol, 2013, 5 (7): 132-138.

［13］ VALERO V, COSGROVE D, HERMAN J M, et al. Management of perihilar cholangiocarcinoma in the era of multimodal therapy [J]. Expert Rev Gastroenterol Hepatol, 2012, 6 (4): 481-495.

［14］ ONO S, FUMINO S, SHIMADERA S, et al. Long-term outcomes after hepaticojejunostomy for choledochal cyst: a 10- to 27-year follow-up [J]. J Pediatr Surg, 2010, 45 (2): 376-378.

［15］ SOARES K C, ARNAOUTAKIS D J, KAMEL I, et al. Choledochal cysts: presentation, clinical differentiation, and management [J]. J Am Coll Surg, 2014, 219 (6): 1167-1180.

［16］ WATANAPA P. Cholangiocarcinoma in patients with opisthorchiasis [J]. Br J Surg, 1996, 83 (8): 1062-1064.

［17］ WATANAPA P, WATANAPA W B. Liver fluke-associated cholangiocarcinoma [J]. Br J Surg, 2002, 89 (8): 962-970.

［18］ VERNEZ M, HUTTER P, MONNERAT C, et al. A case of Muir-Torre syndrome associated with mucinous hepatic cholangiocarcinoma and a novel germline mutation of the MSH2 gene [J]. Fam Cancer, 2007, 6 (1): 141-145.

［19］ LEE S S, KIM M H, LEE S K, et al. Clinicopathologic review of 58 patients with biliary papillomatosis [J]. Cancer, 2004, 100 (4): 783-793.

［20］ SENDA Y, NISHIO H, ODA K, et al. Value of multidetector-row CT in the assessment of longitudinal extension of cholangiocarcinoma: correlation between MDCT and microscopic findings [J]. World J Surg, 2009, 33 (7): 1459-1467.

［21］ OKUMOTO T, SATO A, YAMADA T, et al. Correct diagnosis of vascular encasement and longitudinal extension of hilar cholangiocarcinoma by four-channel multidetector-row computed tomography [J]. Tohoku J Exp Med, 2009, 217 (1): 1-8.

［22］ FUKAMI Y, EBATA T, YOKOYAMA Y, et al. Diagnostic ability of MDCT to assess right hepatic artery invasion by perihilar cholangiocarcinoma with left-sided predominance [J]. J Hepatobiliary Pancreat Sci, 2012, 19 (2): 179-186.

［23］ NOJI T, KONDO S, HIRANO S, et al. Computed tomography evaluation of regional lymph node metastases in patients with biliary cancer [J]. Br J Surg, 2008, 95 (1): 92-96.

［24］ VILGRAIN V. Staging cholangiocarcinoma by imaging studies [J]. HPB, 2008, 10 (2): 106-109.

［25］ NOJI T, KONDO S, HIRANO S, et al. Computed tomography evaluation of regional lymph node metastases in patients with biliary cancer [J]. Br J Surg, 2008, 95 (1): 92-96.

［26］ VOGL T J, SCHWARZ W O, HELLER M, et al. Staging of Klatskin tumours (hilar cholangiocarcinomas): comparison of MR cholangiography, MR imaging, and endoscopic retrograde cholangiography [J]. Eur Radiol, 2006, 16 (10): 2317-2325.

［27］ CHRYSSOU E, GUTHRIE J A, WARD J, et al. Hilar cholangiocarcinoma: MR correlation with surgical and histological findings [J]. Clin Radiol, 2010, 65 (10): 781-788.

［28］ BREITENSTEIN S, APESTEGUI C, CLAVIEN P A, et al. Positron emission tomography (PET) for cholangiocarcinoma [J]. HPB, 2008, 10 (2): 120-129.

［29］ MCCORMACK L, HANY T I, HUBNER M, et al. How useful is PET/CT imaging in the management of posttransplant lymphoproliferative disease after liver transplantation [J]. Am J Transplant, 2006, 6 (7): 1731-1736.

［30］ BLECHACZ B, KOMUTA M, ROSKAMS T, et al. Clinical diagnosis and staging of cholangiocarcinoma [J]. Nat Rev Gastroenterol Hepatol, 2011, 8 (9): 512-522.

［31］ HEIMBACH J K, SANCHEZ W, ROSEN C B, et al. Trans-peritoneal fine needle aspiration biopsy of hilar cholangiocarcinoma is associated with disease dissemination [J]. HPB, 2011, 13 (5): 356-360.

[32] DE BELLIS M, SHERMAN S, FOGEL E L, et al. Tissue sampling at ERCP in suspected malignant biliary strictures (Part 1) [J]. Gastrointest Endosc, 2002, 56 (5): 552-561.

[33] SAKAMOTO E. The pattern of infiltration at the proximal border of hilar bile duct carcinoma: a histologic analysis of 62 resected cases [J]. Ann Surg, 1998, 227 (3): 405-411.

[34] KITAGAWA Y, NAGINO M, KAMIYA J, et al. Lymph node metastasis from hilar cholangiocarcinoma: audit of 110 patients who underwent regional and paraaortic node dissection [J]. Ann Surg, 2001, 233 (3): 385-392.

[35] KUANG D, WANG G P. Hilar cholangiocarcinoma: pathology and tumor biology [J]. Front Med China, 2010, 4 (4): 371-377.

[36] BISMUTH H, NAKACHE R, DIAMOND T. Management strategies in resection for hilar cholangiocarcinoma [J]. Ann Surg, 1992, 215 (1): 31-38.

[37] JARNAGIN W R, FONG Y, DEMATTEO R P, et al. Staging, respectability, and outcome in 225 patients with hilar cholangiocarcinoma [J]. Ann Surg, 2001, 234 (4): 507-517.

[38] DEOLIVEIRA M L, SCHULICK R D, NIMURA Y, et al. New staging system and a registry for perihilar cholangiocarcinoma [J]. Hepatology, 2011, 53 (4): 1363-1371.

[39] NAGINO M. Perihilar cholangiocarcinoma: a much needed but imperfect new staging system [J]. Nat Rev Gastroenterol Hepatol, 2011, 8 (5): 252-253.

[40] NISHIO H, NAGINO M, NIMURA Y. Surgical management of hilar cholangiocarcinoma: the Nagoya experience [J].HPB (Oxford), 2005, 7 (4): 259-262.

[41] IMAMURA H, SHIMADA R, KUBOTA M, et al. Preoperative portal vein embolization: an audit of 84 patients [J]. Hepatology, 1999, 29 (4): 1099-1105.

[42] KUBOTA K, MAKUUCHI M, KUSAKA K, et al. Measurement of liver volume and hepatic functional reserve as a guide to decision-making in resectional surgery for hepatic tumors [J]. Hepatology, 1997, 26 (5): 1176-1181.

[43] MADOFF D C, MAKUUCHI M, NAGINO M, et al. Venous embolization of the liver [M]. London: Springer, 2011.

[44] EBATA T, YOKOYAMA Y, IGAMI T, et al. Portal vein embolization before extended hepatectomy for biliary cancer: current technique and review of 494 consecutive embolizations [J]. Dig Surg, 2012, 29 (1): 23-29.

[45] VAN LIENDEN K P, VAN DEN E J W, DE GRAAF W, et al. Portal vein embolization before liver resection: a systematic review [J]. Cardiovasc Intervent Radiol, 2013, 36 (1): 25-34.

[46] FARGES O, REGIMBEAU J M, FUKS D, et al. Multicentre European study of preoperative biliary drainage for hilar cholangiocarcinoma [J]. Br J Surg, 2013, 100 (2): 274-283.

[47] KENNEDY T J, YOPP A, QIN Y, et al. Role of preoperative biliary drainage of liver remnant prior to extended liver resection for hilar cholangiocarcinoma [J]. HPB (Oxford), 2009, 11 (5): 445-451.

[48] LYTRAS D, OLDE DAMINK S W, AMIN Z, et al. Radical surgery in the presence of biliary metallic stents: revising the palliative scenario [J]. J Gastrointest Surg, 2011, 15 (3): 489-495.

[49] WALTER T, HO C S, HORGAN A M, et al. Endoscopic or percutaneous biliary drainage for Klatskin tumors [J]. J Vasc Interv Radiol, 2013, 24: 113-121.

[50] KAWASHIMA H, ITOH A, OHNO E, et al. Preoperative endoscopic nasobiliary drainage in 164 consecutive patients with suspected perihilar cholangiocarcinoma: a retrospective study of efficacy and risk factors related to complications [J]. An Surg, 2013, 257 (1): 121-127.

[51] KAWAKAMI H, KUWATANI M, ONODERA M, et al. Endoscopic nasobiliary drainage is the most suitable preoperative biliary drainage method in the management of patients with hilar cholangiocarcinoma [J]. J Gastroenterol, 2011, 46 (2): 242-248.

[52] TAKAHASHI Y, NAGINO M, NISHIO H, et al. Percutaneous transhepatic biliary drainage catheter tract recurrence in cholangiocarcinoma [J]. Br J Surg, 2010, 97(12): 1860-1866.

[53] HWANG S, SONG G W, HA T Y, et al. Reappraisal of percutaneous transhepatic biliary drainage tract recurrence after resection of perihilar bile duct cancer [J]. World J Surg, 2012, 36 (2): 379-385.

[54] EBATA T, WATANABE H, AJIOKA Y, et al. Pathological appraisal of lines of resection for bile duct carcinoma [J]. Br J Surg, 2002, 89 (10): 1260-1267.

[55] JANG J Y, KIM S W, PARK D J, et al. Actual long-term outcome of extrahepatic bile duct cancer after surgical resection [J]. Ann Surg, 2005, 241 (1): 77-84.

[56] KAWARADA, Y, DAS B C, NAGANUMA T, et al. Surgical treatment of hilar bile duct carcinoma: experience with 25 consecutive hepatectomies [J]. J Gastrointest Surg, 2002, 6 (4): 617-624.

[57] SUGIURA Y, NAKAMURA S, IIDA S, et al. Extensive resection of the bile ducts combined with liver resection for cancer of the main hepatic duct junction: a cooperative study of the Keio Bile Duct Cancer Study Group [J]. Surgery, 1994, 115 (4): 445-451.

[58] MIYAZAKI M, ITO H, NAKAGAWA K, et al. Aggressive surgical approaches to hilar cholangiocarcinoma: hepatic or local resection [J]. Surgery, 1998, 123 (2): 131-136.

[59] NATSUME S, EBATA T, YOKOYAMA Y, et al. Clinical significance of left Trisectionectomy for perihilar cholangiocarcinoma: an appraisal and comparison with left hepatectomy [J]. Ann Surg, 2012, 255 (4): 754-762.

[60] MIYAZAKI M, ITO H, NAKAGAWA K, et al. Parenchyma-preserving hepatectomy in the surgical treatment of hilar cholangiocarcinoma [J]. J Am Coll Surg, 1999, 189 (6): 575-583.

[61] EBATA T, NAGINO M, KAMIYA J, et al. Hepatectomy with portal vein resection for hilar cholangiocarcinoma: audit of 52 consecutive cases [J]. Ann Surg, 2003, 238 (5): 720-727.

[62] NAGINO M, NIMURA Y, NISHIO H, et al. Hepatectomy with simultaneous resection of the portal vein and hepatic artery for advanced perihilar cholangiocarcinoma: an audit of 50 consecutive cases [J]. Ann Surg, 2010, 252 (1): 115-123.

[63] HEMMING A W, MAGLIOCCA J F, FUJITA S, et al. Combined resection of the liver and pancreas for malignancy [J]. J Am Coll Surg, 2010, 210 (5): 808-816.

[64] AOKI T, SAKAMOTO Y, KOHNO Y, et al. Hepatopancreaticoduodenectomy for biliary cancer: strategies for near-zero operative mortality and acceptable long-term outcome [J]. Ann Surg, 2018, 267 (2): 332-337.

[65] EBATA T, YOKOYAMA Y, IGAMI T, et al. Hepatopancreatoduodenectomy for cholangiocarcinoma: a single center review of 85 consecutive patients [J]. Ann Surg, 2012, 256 (2): 297-305.

[66] HASSOUN Z, GORES G J, ROSEN C B. Preliminary experience with liver transplantation in selected patients with unresectable hilar cholangiocarcinoma [J]. Surg Oncol Clin N Am, 2002, 11 (4): 909-921.

[67] PETROWSKY H, HONG J C. Current surgical management of hilar and intrahepatic cholangiocarcinoma: the role of resection and orthotopic liver transplantation [J]. Transplant Proc, 2009, 41 (10): 4023-4035.

[68] ROSEN C B, HEIMBACH J K, GORES G J. Liver transplantation for cholangiocarcinoma [J]. Transpl Int, 2010, 23 (7): 692-697.

[69] NAGINO M, EBATA T, YOKOYAMA Y, et al. Evolution of surgical treatment for perihilar cholangiocarcinoma: a single center 34-year review of 574 consecutive resections [J]. Ann Surgery, 2012, 258 (1): 129-140.

[70] KIM T H, HAN S S, PARK S J, et al. Role of adjuvant chemoradiotherapy for resected extrahepatic biliary tract cancer [J]. Int J Radiat Oncol Biol Phys, 2011, 81 (5): e853-e859.

[71] BORGHERO Y, CRANE C H, SZKLARUK J, et al. Extrahepatic bile duct adenocarcinoma: patients at high-risk for local recurrence treated with surgery and adjuvant chemoradiation have an equivalent overall survival to patients with standard-risk treated with surgery alone [J]. Ann Surg Oncol, 2008, 15 (11): 3147-3156.

[72] KIM M J, OH D Y, LEE S H, et al. Gemcitabine-based versus fluoropyrimidine-based chemotherapy with or without platinum in unresectable biliary tract cancer: a retrospective study [J]. BMC Cancer, 2008, 8 (1): 374.

[73] VALLE J, WASAN H, PALMER D H, et al. Cisplatin plus gemcitabine versus gemcitabine for biliary tract cancer [J]. N Engl J Med, 2010, 362 (14): 1273-1281.

门静脉高压症（portal hypertension）指因门静脉系统血流阻力增加、门静脉压力增高所引发的脾大或伴脾功能亢进、食管胃底静脉曲张（出血）和腹水等的症候群。正常人静息和禁食状态下的门静脉压力为 $7\sim12$ mmHg（1mmHg＝0.133kPa）[1]。意大利肝硬化项目组定义符合下列条件 2 项者即可诊断为门静脉高压症：①血小板计数＜ 100×10^9/L 和（或）白细胞计数＜ 4×10^9/L，3 次；②脾大，厚度＞4.5cm 或最大径＞10cm；③门静脉宽度＞14mm 或脾静脉宽度＞10mm；④内镜或 CT/MRI 显示食管静脉曲张[2]。2015 年，Baveno VI国际共识将肝静脉压力梯度（hepatic venous pressure gradient，HVPG）测定作为诊断门静脉高压症的金标准[3]，＞5mmHg 为亚临床门静脉高压症，≥10mmHg 定义为临床显著性门静脉高压症（clinical significant portal hypertension，CSPH）。

根据门静脉血流受阻部位的不同，将门静脉高压症分为肝前型、肝内型和肝后型（表 57-0-1）。在我国，肝硬化是门静脉高压症最常见的原因，其他因素仅占 10%。

表 57-0-1 门静脉高压症的分类、病因和影像学检查特征

类型	病因	影像学检查结果
肝前型	肝外门静脉阻塞（血栓形成、肿瘤、胰腺炎）	门静脉系统扩张、脾大、门体侧支循环开放，肝脏正常
肝内型		
窦前型	血吸虫病、肝结核、原发性胆汁性胆管炎早期、先天性门静脉高压症，等	门静脉系统扩张、脾大、门体侧支循环开放，肝脏正常或轻度异常
窦型	肝硬化（任何原因）、酒精性肝病、窦阻塞综合征	肝脏异常（右肝萎缩、尾状叶肥大）、门静脉系统扩张、脾大、门体侧支循环开放，腹水
肝后型	Budd-Chiari 综合征 右心衰竭、缩窄性心包炎	肝静脉和（或）下腔静脉阻塞、尾状叶肥大 心脏病或心包增厚，肝静脉扩张

第1节 肝硬化门静脉高压症

一、病因病理

（一）病因

在我国，常见的肝硬化是肝炎后（主要为乙肝）肝硬化；其次是血吸虫病性肝硬化，主要见于长江中下游地区。西方国家主要为酒精性肝硬化和丙型肝炎后肝硬化。近些年来，药物性、酒精性、自身免疫性和非酒精性脂肪性肝炎等相关肝硬化逐渐增多。

（二）病理

肝炎后肝硬化引起肝窦和窦后阻塞。主要病变是肝炎引起的肝细胞广泛坏死，残存肝细胞结节性再生、纤维组织增生与纤维隔形成，导致肝小叶结构破坏和假小叶形成。随着病情进展，肝小叶内肝窦变窄致门静脉阻力增加,血液淤滞,门静脉系统压力升高,出现脾大、脾功能亢进、门体交通支开放(最主要的是食管胃底静脉曲张)、腹水和门静脉高压性胃病等相应改变。有关门静脉高压的病理生理详见第 16 章。

血吸虫病性肝硬化引起窦前阻塞。血吸虫寄生于小肠腔内,虫卵入肠系膜静脉抵达肝汇管区栓塞门静脉,造成肉芽肿性炎症反应,最终导致纤维化和窦前性门静脉高压症。

二、临床表现

肝硬化门静脉高压症多见于中年男性。病情发展缓慢,亚临床门静脉高压症多无显著的临床表现。CSPH 的临床表现主要为脾大和脾功能亢进、静脉曲张出血和腹水。临床表现因病因不同而有所差异。对无症状的肝硬化而言,在肝硬化首次诊断时约 70% 的患者为 CSPH 和 30% 的患者有胃食管静脉曲张[4]。

1. 脾大、脾功能亢进 肝硬化门静脉高压症患者脾大的发生率约为 60%~65%,脾功能亢进发生率为 11%~55%。脾功能亢进常伴随脾大,免疫细胞反应失调可能与脾功能亢进相关[5]。

门静脉高压症时,门静脉血流淤滞,脾增大以代偿门静脉压力的增加。最近的研究表明,门静脉高压症脾大的原因不仅包括传统意义上认为的脾充血,还包括脾淋巴组织的扩大和活化,以及血管生成和纤维生成的增加。如果存在自发性门静脉系统分流,则不会发生脾大或程度较轻。门静脉高压症脾大、脾功能亢进的患者中,各种血细胞同时减少的占 64%,单一血细胞减少的占 36%,骨髓增生的占 52%。因此,外周血细胞减少和骨髓增生是脾功能亢进的重要指标[6]

2. 食管胃底静脉曲张出血 临床表现为呕血和(或)黑粪。以食管静脉曲张出血为多见,胃底静脉曲张出血仅占 25% 左右[7]。出血量大而急者多以呕血为突出表现,较快地进入休克状态,若救治不及时,死亡的风险极大。约半数患者首次出血经治疗后出血停止,但在之后 1~2 年内可发生再次出血。

3. 腹水 腹水的严重程度可分为轻度、中重度和顽固性腹水。轻度腹水量少,多无感觉,仅在超声检查时被发现。中重度腹水患者有明显的腹胀,餐后加重。顽固性腹水患者腹胀严重,对内科治疗无反应。后二者多伴有肝功能损害、低蛋白血症和下肢水肿。

由表 57-0-1 可见,肝炎后肝硬化引起的门静脉高压症主要是肝窦和窦后阻塞,上述三种临床表现可在不同病程中出现。血吸虫病性肝硬化引起的门静脉高压症主要是窦前阻塞,患者的肝功能尚好,主要表现为脾大和脾功能亢进。

4. 门静脉高压性胃病 门静脉高压性胃病(portal hypertensive gastropathy)是 CSPH 的重要表现之一,是胃黏膜下血管充血所致。内镜下胃黏膜呈马赛克样改变,严重病例伴有红斑。严重的门静脉高压性胃病可出现慢性胃肠道出血及继发的缺铁性贫血。

三、影像学

(一)超声检查

超声检查可帮助了解肝硬化的程度、脾大小、有无腹水和门静脉内有无血栓等。门静脉高压症时门静脉内径通常≥1.3cm,脾大时脾上下径常>10cm。彩色多普勒超声可测定门静脉血流量和血流方向。近来一报道显示彩色多普勒检查脾动脉阻力指数与肝静脉压力梯度(hepatic venous pressure gradient, HVPG)高度相关,尤其是无脾大患者(r=0.830)[8]。超声弹性成像依据肝脏硬度评估肝纤维化程度,可作为亚临床门静脉高压症的无创筛查工具。临床上用于肝脏硬度检测的弹性成像技术主要包括瞬时弹性成像、声脉冲辐射力弹性成像和应变弹性成像技术等。

（二）CT 和 MRI 检查

门静脉高压症的 CT 和 MRI 表现包括门静脉主干增粗或扩张，侧支血管扩张扭曲，脾大和腹水等。腹部 CT 静脉成像（CT venography，CTV）检查使门静脉显像，可评估门静脉高压症的严重程度及其侧支血管走向、分布情况；大多数情况下 CTV 可以观察到食管胃底静脉曲张的状态。基于 T1 和 T2 加权成像的 MRI 多参数一站式检测肝脂肪变、炎症、纤维化和铁含量[9]。磁共振弹性成像是一种基于剪切波传播定量评估组织力学特性的磁共振成像技术，通过检测肝硬度评估门静脉压力的改变。

四、诊断与病情评估

临床上有脾大和脾功能亢进、呕血或黑粪、腹水等表现者，结合肝病病史可做出 CSPH 的诊断。无上述临床表现的肝硬化（或慢性肝病）患者应进行 CSPH 的筛查。

（一）血液学检查

1. 血常规、肝功能检验和血清肝炎病毒学检查　脾功能亢进时，白细胞、血小板或红细胞数减少。依据肝功能检验等进行 Child-Pugh 分级和 MELD 评分，以评价肝储备功能。肝炎病毒学检查，包括 HBV DNA 或 HCV RNA 测定确定肝炎病毒的药物治疗。

2. 相关血清标志物

（1）骨桥蛋白（osteopontin）：骨桥蛋白与炎症、血管生成和纤维化等病理变化相关。在一组 157 例肝硬化患者的研究中，骨桥蛋白鉴别 CSPH 的敏感性 75%、特异性 63%，AUROC 值 0.763，临界值 80ng/ml；该研究发现骨桥蛋白预后预测价值与 HVPG 相似[10]。

（2）血管假性血友病因子（von Willebrand factor）：临界值≥241%，AUROC 值为 0.85，代偿期 CSPH 患者死亡率预测与 MELD 相似[10]。

（二）肝脏硬度检测

2015 年 Baveno 门静脉高压的风险分层及个体化管理共识中建议瞬时弹性成像可用于早期识别慢性肝病合并 CSPH 的危险人群。奥地利门静脉高压症治疗指南（Billroth Ⅲ）定义瞬时弹性成像肝脏硬度＞15kPa 可诊断进展期慢性肝病，应该启动 CSPH 的筛查（内镜检查食管胃底静脉曲张等）[11]。

（三）内镜检查

上消化道内镜检查是对肝硬化患者 CSPH 筛查、预防和治疗静脉曲张出血的重要方法。若肝硬化患者血小板计数＞$150×10^9$/L、瞬时弹性成像肝脏硬度＜15kPa，内镜检查可以延期进行。无静脉曲张的患者，代偿期肝硬化患者应每 2 年一次内镜检查，失代偿期肝硬化患者应每年一次。食管静脉曲张分为无、小（直径＜5mm）和大（直径≥5mm）三种程度。红斑是食管胃底静脉曲张出血的高危征象。

（四）肝静脉压力梯度

临床上门静脉压的直接测量较困难，且受腹腔内压力的干扰。肝静脉楔压代表肝窦压力，在窦性原因导致的门静脉高压时可以间接反映门静脉压力。HVPG 是肝静脉楔压和肝静脉自由压之差，反映了门静脉和腹腔内腔静脉之间的压力差。HVPG 测定是确定门静脉压力的金标准[12]。

1. HVPG 检测指征

1）适应证：①评估食管胃底静脉曲张出血一级预防和二级预防的药物疗效；②预测食管胃底静脉曲张的出血风险及指导治疗方案选择；③预测肝硬化失代偿事件的发生风险、进展程度及临床预后；④评估相关新药的疗效；⑤评估相关无创新技术的准确性；⑥门静脉高压类型的诊断及鉴别诊断。

2）禁忌证：

（1）绝对禁忌证：无法平卧不能耐受检查；

（2）相对禁忌证：①严重凝血功能障碍（国际标准化比值＞5），②严重心、肺、肾衰竭。

2. HVPG 与门静脉高压症危险分层　HVPG 与肝硬化门静脉高压症严重程度相关。2015 年，Baveno Ⅵ 国际共识中指出，HVPG≥10mmHg 是诊断 CSPH 的金标准[3]。中国门静脉高压诊断与检测研究组推出的《中国肝静脉压力梯度临床应用专家共识（2018 版）》推荐意见[12]，HVPG≥12mmHg 是发生静脉曲张出血的高危因素（A1），HVPG≥16mmHg 提示肝硬化门静脉高压症患者的死亡风险升高（C2），HVPG≥20mmHg 提示肝硬化急性静脉曲张出血患者的止血治疗失败率和死亡风险升高（C1），对急性静脉曲张出血患者推荐早期 TIPS（B1）；对于静脉曲张出血的二级预防，基于 HVPG 指导的治疗方案可以降低再出血率和进一步失代偿事件的发生风险。

五、综合处理

降低门静脉压力是减轻肝硬化门静脉高压症并发症、使患者生存获益的有效途径。时至今日，可选择的方法有限，且存在一定的风险。门静脉高压症的治疗包括病因治疗、药物治疗、介入治疗和外科治疗。门静脉高压症患者的长期管理尤为重要。

（一）对因治疗

饮酒者严格戒酒。体重超重或肥胖需通过饮食调整和适当的锻炼降低体重。有报道，16 周的饮食计划和中等强度的运动使门静脉压显著下降[13]。

慢性病毒性肝炎是肝硬化和门静脉高压症的主要相关病因。伴有慢性乙型病毒性肝炎的肝硬化患者，抗病毒治疗能抑制病毒复制，改善肝脏炎症状态、逆转纤维化和恢复肝储备功能，进而延迟肝硬化的进展，改善门静脉高压症的严重程度。对于丙型肝炎病毒感染相关肝硬化患者，干扰素联合利巴韦林或索非布韦（sofosbuvir）＋维帕他韦（velpatasvir）治疗能显著改善患者的预后。对门静脉高压症患者来说，抗病毒治疗有较好的安全性和病毒抑制，并可降低 HVPG[14]。

（二）药物治疗

非选择性 β 受体阻断剂是降低门静脉压力的一线药物。卡维地洛（carvedilol）为非选择性 β 受体阻断剂，兼有抗 α1 受体活性，通过附加 α1 拮抗降低肝内和门静脉血管阻力，降低门静脉压力优于其他非选择性 β 受体阻断剂[15]。生长抑素有较强的内脏血管收缩作用，能短暂地降低门静脉压力，适用于食管胃底静脉曲张出血的救治。

非选择性 β 受体阻断剂亦是治疗门静脉高压性胃病的主要药物。

（三）经颈静脉肝内门体分流

经颈静脉肝内门体分流（transjugular intrahepatic portosystemic shunt，TIPS）是以介入的方式，经颈静脉在肝内门静脉与肝静脉之间建立分流通道（支架管），达到门体分流。指南推荐

TIPS 适用于顽固性或复发性食管胃底静脉曲张出血、顽固性腹水或肝移植等待供者的过渡治疗。有关 TIPS 的应用详见第 69 章第 3 节 "经颈静脉肝内门体分流术"。

（四）经内镜食管胃底静脉曲张的处理

门静脉高压症患者接受内镜检查的主要目的是进行食管胃底静脉曲张的筛查和治疗。国内外指南均要求对所有肝硬化患者行内镜检查以筛查食管胃底静脉曲张的存在和严重程度。肝脏硬度小于 20kPa 和血小板计数超过 150×10^9/L 的肝硬化门静脉高压症患者食管胃底静脉曲张的发生率低，可免于内镜静脉曲张的筛查[2, 16]。

（五）急性静脉曲张出血

食管胃底静脉曲张出血时，首先应进行血流动力学评估和复苏。尽早给予血管加压剂（特利加压素）和生长抑素以降低内脏血流。限制性红细胞输入（指征是血红蛋白水平低于 7g/L）。预防性应用抗生素以降低感染（自发性腹膜炎）的可能性。

一旦患者的血流动力学稳定，应及时行内镜检查和治疗。镜下有活动性或新鲜静脉曲张出血，应给予曲张静脉套扎。约 10%～20% 的患者在 24 小时内可再次发生静脉曲张出血，需再次行内镜下曲张静脉套扎。反复静脉曲张出血的患者，需积极考虑实施 TIPS。对出血量大、血流动力学难以维持者应，行三腔双囊管植入压迫止血，必要时植入食管支架。近来的一组多中心 RCT 的研究结果显示，食管支架植入的疗效优于气囊压迫，且严重不良事件的发生率低[17]。

对胃底静脉曲张出血，内镜套扎的效果较差，可选择氰基丙烯酸胶栓塞，有效率达 90%[18]。有条件时，应实施影像学引导下气囊压迫止血联合内镜下栓塞止血。

首次出血控制后无预防治疗的患者，再次出血率高达 60%。预防治疗（二级预防）包括非选择性 β 阻断剂的应用和内镜下曲张的静脉套扎至静脉曲张消失（需每 2～4 周进行 1 次）。

外科治疗是有效的挽救性治疗途径，包括肝移植、分流和断流手术。

六、外科治疗

肝移植是外科治愈性治疗终末期肝病的金标准。对严重肝硬化的 CSPH 患者应始终进行肝移植评估。肝储备功能尚好的 CSPH 患者发生食管胃底静脉曲张出血或出血停止后需进行外科分流或断流手术的评估。肝移植、分流和断流术的适应证、禁忌证、手术方式、并发症和围手术期处理详见第 67 章 "门静脉高压症术式" 和第 6 篇 "肝脏移植"。

巨脾（脾下极达盆腔）或脾大伴严重脾功能亢进（血小板计数 $\leqslant 20 \times 10^9$/L）的患者可考虑单纯脾切除或实施分流/断流手术时附加脾切除术，应注意到脾切除术后门静脉系统血栓形成的高发生率，需评估对以后实施肝移植的影响。

血吸虫病性肝硬化患者肝功能多较好，单纯脾切除的效果良好；晚期血吸虫病伴有明显的食管胃底静脉曲张，无论是否发生过静脉曲张出血，均应考虑在脾切除的同时行贲门周围血管离断术。

七、门静脉高压症患者的管理与预后

（一）一级预防

对于代偿期肝硬化无静脉曲张（出血）的患者应定期门诊随访，主要是病因治疗，密切观察肝硬化进展程度。

　　肝硬化伴有食管静脉曲张的患者，＜5mm 的静脉曲张应给予非选择性 β 受体阻滞剂药物，以降低静脉曲张出血的风险；静脉曲张≥5mm 或有"红斑"征的患者在给予非选择性 β 受体阻滞剂药物的同时，进行内镜静脉曲张套扎。内镜静脉曲张套扎治疗应间隔 2～6 周进行，直至静脉曲张消失。静脉曲张消失后的首次随访应在 6 个月后进行，以后每 12 个月进行 1 次。

（二）二级预防

　　静脉曲张出血停用血管活性药物后即应开始二级预防，主要方法是非选择性 β 阻滞剂药物和内镜食管胃静脉曲张治疗［套扎和（或）硬化剂注射］。

　　有条件时，应定期进行 HVPG 测定，以评估治疗效果和预后。在非选择性 β 受体阻滞剂治疗期间，若 HVPG 降低至 12mmHg 以下或降低幅度≥20%，患者静脉曲张出血的概率降低，生存率增加。

　　顽固性腹水是实施 TIPS 的指征。对非选择性 β 受体阻滞剂药物耐受或不反应或二级预防期间静脉曲张再出血是实施 TIPS 和外科分流或断流手术的指征。进展期肝病患者应进行肝移植评估，在等待肝移植期间，应继续药物和内镜治疗。

（吴力群）

参 考 文 献

［1］ LEBREC D, SOGNI P, VILGRAIN V. Evaluation of patients with portal hypertension [J]. Baillieres Clin Gastroenterol, 1997, 11 (2): 221-241.

［2］ PAGLIARO L, SPINA L. The Italian programme on liver cirrhosis [J]. Ital J Gastroenterol, 1987, 19: 295-297.

［3］ DE FRANCHIS R, BAVENO VI FACULTY. Expanding consensus in portal hypertension: report of the Baveno VI Consensus Workshop: stratifying risk and individualizing care for portal hypertension [J]. J Hepatol, 2015, 63 (3): 743-752.

［4］ BOLOGNESI M, MERKEL C, SACERDOTI D, et al. Role of spleen enlargement in cirrhosis with portal hypertension [J]. Dig Liver Dis, 2002, 34 (2): 144-150.

［5］ LI L, DUAN M, CHEN W, et al. The spleen in liver cirrhosis: revisiting an old enemy with novel targets [J]. J Transl Med, 2017, 15 (1): 111-120.

［6］ JEKER R. Hypersplenism [J]. Ther Umsch, 2013, 70 (3): 152-156.

［7］ KIM J N, SOHN K M, KIM M Y, et al. Relationship between the hepatic venous pressure gradient and first variceal hemorrhage in patients with cirrhosis: a multicenter retrospective study in Korea [J]. Clin Mole Hepatol, 2012, 18 (4): 391-396.

［8］ LEE C M, JEONG W K, LIM S, et al. Diagnosis of clinically significant portal hypertension in patients with cirrhosis: splenic arterial resistive index versus liver stiffness measurement [J]. Ultrasound Med Biol, 2016, 42: 1312-1320.

［9］ BANERJEE R, PAVLIDES M, TUNNICLIFFE E M, et al. Multiparametric magnetic resonance for the non-invasive diagnosis of liver disease [J]. J Hepatol, 2014, 60: 69-77.

［10］ LEUNG J C, LOONG T C, PANG J, et al. Invasive and non-invasive assessment of portal hypertension [J]. Hepatol Int, 2018, 12 (Suppl 1): 44-55.

［11］ REIBERGER T, PÜSPÖK A, SCHODER M, et al. Austrian consensus guidelines on the management and treatment of portal hypertension (Billroth III) [J]. Wien Klin Wochenschr, 2017, 129 (Suppl 3): 135-158.

［12］ 中国门静脉高压诊断与检测研究组. 中国肝静脉压力梯度临床应用专家共识 (2018 版)［S/J］. 中华消化外科杂志, 2018, 17 (11): 1059-1070.

［13］ BERZIGOTTI A, ALBILLOS A, VILLANUEVA C, et al. Effects of an intensive lifestyle intervention program on portal hypertension in patients with cirrhosis and obesity: the Sport Diet study [J]. Hepatology, 2017, 65 (4): 1293-1305.

［14］ SU C W, YANG Y Y, LIN H C. Impact of etiological treatment on prognosis [J]. Hepotol Int, 2018, 12 (Suppl 1): 56-57.

［15］ SCHWARZER R, KIVARANOVIC D, PATERNOSTRO R, et al. Carvedilol for reducing portal pressure in primary prophylaxis of variceal bleeding: a dose-response study [J]. Aliment Pharmacol Ther, 2018, 47 (8): 1162-1169.

[16] MAURICE J B, BRODKIN E, ARNOLD F, et al. Validation of the Baveno VI criteria to identify low risk cirrhotic patients not requiring endoscopic surveillance for varices [J]. J Hepatol, 2016, 65 (5): 899-905.

[17] ESCORSELL A, PAVEL O, CARDENAS A, et al. Esophageal balloon tamponade versus esophageal stent in controlling acute refractory variceal bleeding: a multicenter randomized, controlled trial [J]. Hepatology, 2016, 63 (6): 1957-1967.

[18] TAN P C, HOU M C, LIN H C, et al. A randomized trial of endoscopic treatment of acute gastric variceal hemorrhage: N-butyl-2-cyanoacrylate injection versus band ligation [J]. Hepatology, 2006, 43 (4): 690-697.

第 2 节 非硬化型门静脉高压症

非硬化型门静脉高压症是有一组无肝硬化背景的疾病导致的门静脉压力增高，可以是肝脏疾病，亦可是全身疾病对肝脏的作用，自然病程长，预后好于肝硬化门静脉高压症。此类型进入 CSPH 即应给予恰当的治疗和定期随访。解剖性分类亦基于门静脉血流梗阻的部位，分为肝前、肝内和肝后因素（表 57-0-1）。肝内因素可进一步分为窦前、窦性和窦后型。

一、门静脉血栓形成

无肝硬化患者门静脉血栓形成（portal vein thrombosis，PVT）的病因多样。机体高凝状态是导致 PVT 的全身因素，诱发因素包括骨髓增殖性肿瘤（21%）、凝血酶原基因 *G20210A* 突变（15%）和抗磷脂综合征（8%）[1]。局部因素包括恶性肿瘤、腹腔内感染、腹部创伤和腹部手术（如脾切除术等）。

该病患者首选超声检查，其敏感性为 89%～93%、特异性 92%～99%。急性 PVT 之门静脉中等程度扩张，腔内血栓呈低回声或等回声；慢性 PVT 因血栓机化呈高回声，门静脉海绵样变形成约需 6 天左右[2]。增强 CT 和（或）增强 MRI 检查可进一步明确诊断（与肝硬化 PVT 鉴别诊断），确定血栓范围及程度。

急性 PVT 的诊断较为困难，患者可有突然发作的上腹痛、恶心和发热。极少数 PVT 延伸致肠系膜上静脉引起肠梗死，死亡率较高。大多数情况下 PVT 渐进发生，以门静脉海绵样变、静脉曲张出血、脾大和腹水为特征。首次确诊 PVT 时需排除肿瘤癌栓（邻近肿瘤的血栓、血清甲胎蛋白升高），病因诊断中应注意骨髓增殖性肿瘤导致的高凝状态。

急性 PVT 患者获得诊断后即应接受抗凝治疗。早年的回顾性研究显示，有效的抗凝治疗使门静脉再通率达 40%～45%[3]。抗凝治疗需持续 6 个月以上。慢性 PVT，门静脉梗阻导致窦前压力升高，进而导致门静脉高压症的发生，主要针对食管胃底静脉曲张出血进行预防和治疗。抗凝治疗效果不一。一些指南推荐应用非选择性 β 受体阻滞剂药物和内镜静脉曲张套扎[4]。

慢性 PVT 患者预后较好，一组 178 例前瞻性研究结果显示 5 年生存率达 96%，无静脉曲张者 5 年内静脉曲张发生率为 2%，腹水和门体脑病少见[5]。

二、肝外门静脉梗阻

肝外门静脉梗阻（extrahepatic portal vein obstruction，EHPVO）属肝脏原发性血管疾病，特征是门静脉慢性血栓形成和海绵样变，可累及肝内门静脉支、脾静脉和（或）肠系膜静脉，但肝功能良好。大多数文献称之为先天性门静脉高压症。与肝恶性肿瘤、移植后或手术后相关的 PVT 不在此范畴。

EHPVO 在儿童或年轻人多见，东方比西方多见，其确切的病因仍存争议。诱发因素包括血栓前期状态、先天性感染、门静脉炎症和先天性静脉变异（狭窄、闭塞、PV 发育异常）等。病理特征主要是门静脉海绵样变、门静脉周围交通支开放、脾大和门体静脉交通支开放。70%～100% 的病例可见继发性胆道改变，称为门静脉海绵瘤样胆管病或门静脉性胆道病。主要表现肝胆汁淤积、黄疸、胆管炎和胆管结石形成，甚至胆汁性肝硬化。与慢性肝病不同，肝脏结构和功能正常直至晚期，主要的临床表现是反复发作的上消化道出血，能被较好地控制。EHPVO 的影像学表现为门静脉海绵样变形成，可见蜀行血管分流代替门静脉、脾大、门体交通支开放等征象。

治疗上主要是静脉曲张、脾大和脾功能亢进的处理。静脉曲张出血的处理同门静脉高压症，包括血管活性药物和内镜处理（静脉曲张套扎和（或）栓塞）。静脉曲张出血难以控制或反复发作是外科分流的手术指征，手术方式主要有 Meso-Rex 分流或肠系膜门静脉左支旁路。并发门静脉性胆道病者可给予熊去氧胆酸利胆和对胆管狭窄的处理，门体分流术是有症状的门静脉性胆道病最合理的治疗措施。

三、左区门静脉高压症

左区门静脉高压症（sinistral portal hypertension）少见。其主要由胰腺炎或胰腺癌致脾静脉血栓形成所致。脾静脉压增加造成脾大、胃底静脉曲张以及胃网膜交通支扩张。临床表现为上消化道出血和（或）脾功能亢进。增强 CT 或 MRI 门静脉造影显示胰腺体尾部病变和脾静脉扩张，门静脉和肠系膜静脉无异常改变。

治疗方式是脾切除术，以解除左侧脾静脉系统压力。

四、布-加综合征

详见第 59 章"布 - 加综合征"。

五、肝窦阻塞综合征

肝窦阻塞综合征（hepatic sinusoidal obstruction syndrome，HSOS）又称肝小静脉闭塞病（hepatic veno-occlusive disease），是肝窦、肝小静脉和小叶间静脉内皮细胞水肿、坏死、脱落进而形成微栓子堵塞小静脉，引起以肝内淤血、肝功能损害和急性门静脉高压为特点的一种肝脏血管性疾病。

（一）病因

本病在病因上，大多与骨髓造血干细胞移植（hematopoietic stem cell transplantation，HSCT）预处理相关，亦可发生在恶性肿瘤化疗（奥沙利铂、5 氟尿嘧啶等）、小分子靶向药物、免疫检查点拮抗剂治疗之后，以及服用有毒植物如含吡咯生物碱（pyrrolidine alkaloid，PA）的植物土三七后。放疗、化疗、服用毒性植物和 HSCT 预处理等直接造成肝窦内皮细胞的损伤，间接因素包括已存在的组织损伤、免疫抑制剂和变态反应等。

（二）临床表现与诊断

大多数患者在 HSCT 或服用有毒植物后 1 个月内发病。主要临床表现为肝区疼痛、腹胀、食欲不振、黄疸、腹水和肝大，可急性发病或无前驱症状。HSCT 相关 HSOS 患者多为显性黄疸。肝功能指标（ALT、AST）可有不同程度的升高，凝血酶原时间（PT）多正常或轻度延长。

腹部超声检查可见肝大、肝内回声不均匀和腹水，多普勒超声可见门静脉血流速度减慢，严重者可见门静脉血栓形成。腹部增强 CT 和（或）MRI 检查除可见肝大和腹水外，静脉期和平衡期肝实质呈特征性的"地图样"、"花斑样"不均匀强化，病情越重，不强化区域越广；可见门静脉"晕征"（门静脉周围水肿）和肝静脉纤细、肝后下腔静脉受压变细。肝活检见肝腺泡Ⅲ区肝窦显著扩张、充血，窦内皮细胞肿胀、脱落。化疗相关 HSOS 患者肝组织肝窦扩张、出血和纤维化。

有关 HSCT 相关 HSOS 的诊断标准有 Baltimor 标准和修订的 Seattle 诊断标准[6]。前者为 HSCT 后第一个 21 天中具备胆红素＞20mg/L 伴肝区疼痛和肝大、腹水或体重增加（＞5% 基础体重）中 2 个因素，后者是 HSCT 后第一个 20 天中出现胆红素＞20mg/L、肝大或肝区疼痛或体重增加（＞2% 基础体重）中 2 个或更多的表现，即可诊断为 HSOS。

吡咯蛋白加合物（pyrrole protein adducts，PPAs）是 PA 在体内的代谢产物，中国南京共识推荐对含 PA 植物服用史不明确的患者，血清 PPAs 浓度测定对临床怀疑 PA-HSOS 者具有溯源性诊断价值[7]。

（三）治疗和预后

HSCT 相关 HSOS 轻者可自愈，中、重度者的并发症发生率和死亡率较高。熊去氧胆酸和抗凝治疗分别对同种异体 HSCT 和自体 HSCT 相关的 HSOS 有一定的预防作用。

HSOS 的基础治疗是对症支持，包括保肝、利尿和改善微循环等治疗。PA 相关 HSOS 的急性期 / 亚急性期患者排除禁忌证后应尽早给予抗凝治疗。首次抗凝疗程为 2 周，2 周后评估疗效，有好转则可继续治疗 3 个月以上，疗效不佳者可考虑行 TIPS 以控制顽固性腹水和门静脉高压症。对合并肝衰竭内科治疗无效者需行肝移植。

去纤维蛋白多核苷酸（defibrotide，简称去纤苷）具有抗炎和抗凝活性，能保护内皮细胞，帮助恢复血栓性纤溶平衡，是唯一的治疗药物。

（吴力群）

参 考 文 献

［1］　PLESSIER A, DARWISH-MURAD S, HERNANDEZ-GUERRA M, et al. Acute portal vein thrombosis unrelated to cirrhosis: a prospective multicenter follow-up study [J]. Hepatology, 2010, 51(1): 210-218.

［2］　DE GAETANO A M, LAFORTUNE M, PATRIQUIN H, et al. Cavernous transformation of the portal vein: patterns of intrahepatic and splanchnic collateral circulation detected with Doppler sonography [J]. AJR Am J Roentgenol, 1995, 165 (5): 1151-1155.

［3］　TURNES J, GARCIA-PAGAN J C, GONZALEZ M, et al. Portal hypertension-related complications after acute portal vein thrombosis: impact of early anticoagulation [J]. Clin Gastroenterol Hepatol, 2008, 6 (12): 1412-1417.

［4］　GARCIA-TSAO G, ABRALDES J G, BERZIGOTTI A, et al. Portal hypertensive bleeding in cirrhosis: risk stratification, diagnosis, and management: 2016 practice guidance by the American Association for the study of liver diseases [J]. Hepatology, 2017, 65 (1): 310-335.

［5］　NORONHA FERREIRA C, SEIJO S, PLESSIER A, et al. Natural history and management of esophagogastric varices in chronic noncirrhotic, nontumoral portal vein thrombosis [J]. Hepatology, 2016, 63 (3): 1640-1650.

［6］　YAKUSHIJIN K, ATSUTA Y, DOKI N, et al. Sinusoidal obstruction syndrome after allogeneic hematopoietic stem cell transplantation: Incidence, risk factors and outcomes [J]. Bone Marrow Transplant, 2016, 51 (3): 403-409.

［7］　ZHUGE Y, LIU Y, XIE W, et al. Expert consensus on the clinical management of pyrrolizidine alkaloid-induced hepatic sinusoidal obstruction syndrome [J]. J Gastroenterol Hepatol, 2019, 34 (4): 634-642.

第58章 门静脉海绵样变性

门静脉海绵样变性（cavernous transformation of the portal vein，CTPV）指门静脉主干和 / 或分支部分或完全阻塞后继发门静脉压力增高，机体为减轻门静脉高压并保护肝脏血流供应而在肝门区形成大量侧支循环血管丛的一种代偿性病变。这些侧支血管在大体标本切面观呈海绵状样改变，因而得名为门静脉海绵样变性（简称门静脉海绵样变）。

1869 年，鲍尔弗（Balfour）等首先报道了该病[1]。门静脉海绵样变是肝前型门静脉高压症的一个重要原因，约占门静脉高压症的 3.5%[2-3]。与成人门静脉高压以肝硬化为主要原因不同，CTPV 在儿童的门静脉高压病中占比更高，在印度甚至有 40% 的门静脉高压是由 CTPV 引起的[4]。

一、病因学与病理学

（一）病因学

门静脉血栓形成是肝外门静脉阻塞最主要的病因。引起门静脉血栓形成的原因包括先天性因素和继发性因素[5]：①门静脉的先天异常，如脐静脉闭锁累及门静脉、马方综合征引起的门静脉发育畸形等均可造成肝门及其属支门静脉管腔缺失、狭窄或闭塞；②门静脉周围的局部病变，如肝门周围纤维组织炎、门静脉炎、新生儿脐炎、胰腺炎等；③手术创伤，如脾切除、门静脉重建、肝移植手术等；④各种原因引起的血液高凝状态，如过量应用凝血药物、红细胞增多症、C-反应蛋白缺乏等；⑤肝、胆、胰腺肿瘤及其他肿瘤浸润门静脉系统等；⑥近年来研究发现，门静脉血栓形成与凝血因子 V 基因 Leiden R506Q 突变和蛋白 C、蛋白 S、活化 C 蛋白抑制因子及抗凝血酶Ⅲ缺乏有关[6]；卡莱佐（Colaizzo）等[7]和普里米纳尼（Primignani）等[8]的研究发现，*JAK2* 突变占所有门静脉血栓患者的17.2%～35.6%。

肝外门静脉阻塞（extrahepatic portal venous obstruction，EHPVO）也是引起儿童门静脉高压的最常见诱因。研究发现同型半胱氨酸血症、抗磷脂抗体综合征和骨髓增殖性疾病与之相关[9]，但仍有50%～60% 的 CTPV 患者病因不明[10]。

（二）病理生理

门静脉海绵样变的形成过程，大体可以概括为因门静脉阻塞而急性减少的入肝血流，通过逐渐形成的侧支血管（绕开阻塞血管）而重新汇入肝脏，从而部分或完全代偿入肝血流量。研究发现在门静脉血栓形成导致肝外门静脉阻塞后，入肝血流量急剧减少，肝固有动脉代偿性增粗，3～5 天即可在肝内外胆道周围及胆囊周围观察到侧支静脉形成，其中部分是原有小静脉的扩张，其余则是新生成的侧支血管。3～5 周后侧支静脉即可形成互相迂曲缠绕的血管团，形成影像学可见的门静脉海绵样变[11-12]。

肝门处海绵样侧支血管主要由门静脉的胆道属支和胃支组成[13]。其中胆道属支主要由胆囊周围静脉丛（Petren 网状静脉）和胆道周围侧支静脉丛（Saint 网状静脉丛）组成。胆囊周围静脉丛主要将门静脉主干的血流代偿性地引向右肝门静脉的肝内分支；胆道周围侧支静脉丛发自胰十二指肠后上静脉和（或）幽门十二指肠静脉，或从门静脉主干发出，与胆道壁并行而进入肝脏。门静脉的胃支是由胃左静脉、胃右静脉及食管静脉、胃短静脉、幽门前静脉和幽门十二指肠静脉等静脉组成，主要汇入左肝门静脉分支。此外，脐旁静脉也参与构成门静脉海绵样变[14]。

上述机体为缓解门静脉高压而形成的入肝性侧支循环，均可视为肝外门静脉向肝内门静脉侧代偿性分流，即门静脉-门静脉分流，也称向肝性侧支循环；若闭塞程度重、范围广，新形成的侧支循环仍不足以代偿门静脉高压，则会进一步形成门静脉-腔静脉系统的分流，即离肝性侧支循环。因门静脉与上、下腔静脉系统存在潜在的丰富的交通静脉，当发生门静脉阻塞时，因门静脉系统没有静脉瓣，门静脉血液易发生逆流并通过这些交通支与上、下腔静脉系统形成广泛的侧支循环。主要的侧支途径有[15]：①食管静脉丛；②直肠静脉丛；③脐周围静脉网；④门静脉邻近器官通过肠系膜上、下静脉小属支与腹膜后上、下腔静脉小属支交通；⑤脊柱静脉丛等。

门静脉-门静脉分流代偿不足可能导致来自肠道的血流不能足够进入肝脏，致使血氨等物质不能及时经过肝脏转化解毒进而诱发肝性脑病；同时门静脉-腔静脉分流过大则可引起重度侧支循环血管曲张，重度食管静脉丛及直肠静脉丛扩张可能会诱发上/下消化道出血；长期的门腔分流还可能导致中枢神经所需的营养物质缺乏及各种毒性物质无法充分经肝脏解毒造成慢性神经系统损害，部分患者可表现为脊髓侧索和后索脱髓鞘性病理改变，临床表现为缓慢的以进行性痉挛性截瘫为特征的肝性脊髓病。

正常情况下，门静脉的压力小于30cmH$_2$O（1cmH$_2$O＝0.098kPa）而胆汁的最大分泌压在30cmH$_2$O左右，因此正常压力的门静脉不会压迫胆管造成变形或狭窄。但在门静脉海绵样变形成且门静脉压超过胆汁分泌压的情况下（大于30cmH$_2$O），胆道周围的高压侧支血管可能压迫肝外胆管，造成胆管壁凹凸不平以及继发的成角和移位等变化，严重者继发胆道局部狭窄与扩张，可引起胆汁淤积性黄疸，还可继发胆管结石、胆管炎乃至胰腺炎等，这些胆系病症因继发于门静脉高压病，也被称为门静脉高压性胆病（portal hypertensive biliopathy，PHB）[16]，常见于门静脉海绵样病患者。通过经内镜逆行胰胆管造影观察发现，大约有70%～100%的肝外门静脉阻塞患者同时存在门静脉高压性胆病[17]。一般认为门静脉海绵样变时，胆总管上的高压的Saint静脉丛扩张使胆道内壁凹凸不平，胆总管旁高压的Petren静脉丛扩张可从外部压迫胆道壁[18]，同时门静脉血栓形成可促使胆道周围出现血管新生和结缔组织形成等慢性炎症表现，加重对胆道壁的压迫，使得胆道壁内膜上的静脉发生类似食管胃底静脉曲张样的改变[19]，再加上此时门静脉内血栓损伤静脉、毛细血管和小动脉血管网，可引起胆道壁发生缺血性改变，上述因素综合作用形成门静脉高压性胆病[20]。

二、临床表现

肝外门静脉阻塞所引起门静脉海绵样变早期一般是代偿性的，其发生是缓慢和隐匿的，因此多数患者早期并没有明显的临床症状。因肝脏肝动脉和门静脉双重供血的解剖学特点及海绵样侧支血管的代偿的关系，除非合并失代偿期肝硬化等影响肝功能的其他疾病，单纯的门静脉海绵样变患者肝功能检查多数是正常的[21]。在因门静脉海绵样变导致门静脉高压的患者中，可存在程度不同的脾大及脾功能亢进表现[22]，患者血常规检查可出现血小板和白细胞减少，严重者甚至可出现红细胞减少。相比肝硬化门静脉高压的患者，腹水相对少见。若门静脉高压进一步加重，出现明显的门腔静脉分流侧支，特别是严重的食管下段和胃底静脉曲张，则可能出现以上消化道出血为主要表现的临床症状，主要表现为反复呕血并伴有黑粪，甚至出现胃肠道反复感染，严重者可致休克、死亡。同时，若来自肠道的血流因门静脉高压而过多地自侧支循环血管进入腔静脉系统（继发性门腔分流），而进入肝脏的有效血流过少，导致血氨等毒素无法及时通过肝脏代谢解毒，则可能诱发不同程度的肝性脑病。此外，长期的门腔分流还可能导致以缓慢进行性痉挛性截瘫为特征的肝性脊髓病。

严重的门静脉海绵样变还可以继发门静脉高压性胆病，表现为胆管局部的狭窄、扩张、成角、移位及结石形成，在 PTBD 或 MRCP 造影下可呈现出类似胆管癌和胆管炎的"假性胆管癌征"和"假性硬化性胆管炎征"表现[23]。临床上大部分患者表现为无症状的胆汁淤积，约 20% 的患者可能出现由于胆道狭窄使胆汁引流不畅导致的胆汁淤积性黄疸；或由于胆道结石诱发胆道感染，进而导致胆囊炎、胆管炎甚至胰腺炎等以腹痛及发热为首发症状的病症[24]。

三、影像学表现

（一）门静脉造影

门静脉造影是诊断 CTPV 的金标准[25]。经肠系膜上动脉及腹腔动脉的 DSA 间接门静脉造影，CTPV 表现为门静脉主干完全或部分不显影，代之以静脉血管团样的侧支循环。门静脉造影可以显示胃底及食管静脉曲张程度，侧支循环的起源部位，特别是能直观显示侧支血流方向和汇入腔静脉的位置。直接经皮经门静脉穿刺造影还可以检查门静脉血流通畅情况，测量门静脉压力，有助于确定封堵侧支循环的最佳路径和位置。DSA 对 CTPV 的诊断率近乎 100%。不足之处在于患者需要接受较多放射线，需要 DSA 及高压注射对比剂设备，不适用于碘过敏者及肾功能不全者。同时门静脉造影为有创检查，可能会引起腹腔内出血、血栓形成、胆汁性腹膜炎等并发症。临床应用受到一定限制。

（二）超声

彩色多普勒超声具有无创、易行、可重复性好等优势，可测定侧支血管的直径及血流方向。典型 CTPV 的特征声像：在门静脉主干内可探及少量连续性彩色血流信号或无信号，主干周围的蜂窝状无回声区可探及少量至中量红、蓝相间的非连续性血流信号。彩色多普勒超声对 CTPV 的检出率可达 94%，可作为首选的 CTPV 筛选方法[26]。

（三）CT

CT 增强扫描可直观、清晰地显示门静脉内血栓分布和侧支血管走行，是临床上最常用的检查 CTPV 的影像学手段，在一定程度上可代替门静脉造影[27]。CT 平扫可见门静脉走行区结构紊乱，出现迂曲、团状软组织密度影。动脉期无明显强化，周围肝实质可见一过性异常灌注，表现为带状、团片状强化。门静脉期明显强化，可清晰显示门静脉形态改变程度，侧支循环的形成状况（图 58-0-1、图 58-0-2）。CT 血管成像还可以评估胆囊周围静脉丛扩张、胆管周围静脉丛扩张迂曲及管壁不规则增厚程度及"假性胆管癌征"。国内以门静脉，完全或部分闭塞，在其周围或走行区出现 3 支以上的侧支血管，作为 CTVP 的诊断标准[28-29]。

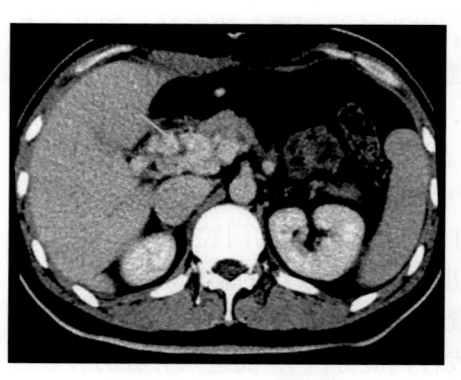

图 58-0-1 CT 门静脉期

显示肝门周围门静脉主干消失，代之以曲张血管，迂曲血管中包绕低密度的胆总管（箭头）。

（四）MRI

MRI 具有良好的组织对比度，能够提供门静脉闭塞的准确部位。平扫可见门静脉闭塞，T2WI 加脂肪抑制示门静脉闭塞，闭塞或阻塞周围可见侧支循环静脉形成的团块样或网状软组织影，增强扫描静脉及延迟期上述软组织影明显强化，为扩张迂曲的海绵状血管结构。MRI 可以观察门静脉的栓塞程度、侧支循环情况、动脉期的异常灌注、肝脏的形态改变；MRCP 可以直观显示曲张侧支血管包绕胆总管所呈现的"假性胆管癌征"[30]（图 58-0-3）。

近年，应用影像重建软件将 CT/MRI 甚至超声的原始数据

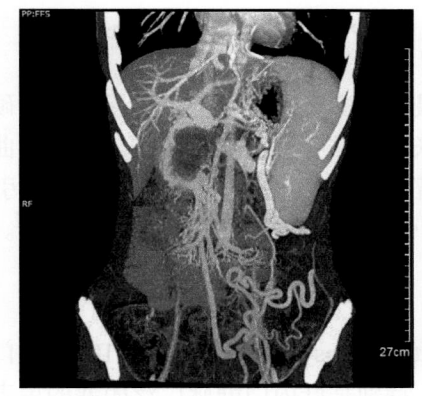

图 58-0-2　CTA 门静脉重建

显示门静脉及肠系膜上静脉主干闭塞伴周围广泛侧支形成，胃冠状静脉及食管胃底静脉曲张（箭头），脾静脉主干消失，脾门周围及胃壁侧支血管曲张。

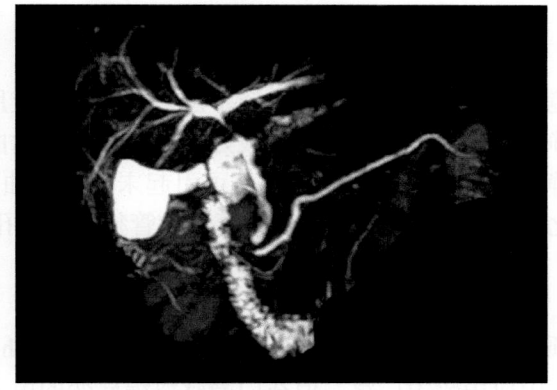

图 58-0-3　MRCP 显示门静脉高压性胆病患者胆总管呈虫噬样改变，肝内胆管扩张

进行计算机三维重建，可以立体地展示各种复杂的血管影像，更可以通过虚拟现实技术让人们更加直观地从不同方向和角度观察侧支循环的空间构象，甚至通过 3D 打印技术在体外重建与真实病变完全一致的模型。相信计算机影像技术在研究门静脉海绵样变的临床研究中会得到广泛的应用。

四、诊断及病情评估

临床上出现门静脉高压症状，特别是出现呕血、便血或黑粪等上、下消化道出血等症状的患者，以及脾大、伴有或不伴黄疸，实验室检查发现血常规异常（白细胞减少、血小板减少及血红蛋白减少）及肝功能异常，影像学上观察到特征性门静脉血栓和海绵样变表现，可以诊断 CTPV。

多数门静脉海绵样变患者可无明显的临床表现，部分患者可有脾大和脾脏功能亢进，一般仅需严密的影像学、血常规及凝血功能随访，不需治疗。但对于出现致命的消化道出血的重症患者，及出现明显的胆汁淤积性胆管炎等门静脉高压性胆病症状或肝性脑病、肝性脊髓病等病症的患者，则需要接受治疗。

五、综合处理

目前国内外对于如何治疗门静脉海绵样变还未达成广泛共识，多数认为治疗的首要目标是控制或预防曲张的静脉破裂出血，治疗方法与治疗肝硬化门静脉高压症的方法大体相似，主要包括药物治疗、内镜治疗、介入治疗、外科治疗及肝移植术。

然而，与常见的肝硬化门静脉高压不同，CTPV 有其特殊性。近年来，随着精准外科理念的推进，CTPV 的治疗已发生很大的变化，在降低门静脉系统高压的同时，更加注重尽可能恢复肝脏充足的门静脉血流灌注。治疗目标还包括防治门静脉海绵样变进一步进展，治疗并发症（如门静脉高压性胆病和肝性脑病），缓解脾亢以及改善儿童患者的生长、发育状态。

（一）药物治疗

急性门静脉血栓形成时，除非合并大面积食管胃底静脉曲张活动性出血，应立即抗凝治疗，一般选择低分子肝素联合华法林[31-32]。对慢性门静脉血栓，已形成 CTPV 且有广泛食管胃底静脉曲张但无出血者，抗凝治疗可能会增加消化道出血风险[33]。但近年研究显示[34]，对这些患者给予抗凝治疗，可抑制新血栓形成和血栓进一步蔓延，延缓或阻止病情进展，并未同时增加消化道大出血的风险。

（二）内镜治疗

内镜下曲张静脉套扎术或内镜下注射硬化剂是应用最广的安全有效的治疗手段。注射硬化剂对食管下段静脉曲张引起出血的疗效较好，而对胃底静脉曲张及胃黏膜病变疗效欠佳。内镜下曲张静脉套扎术后静脉曲张复发率较高，甚至可引起未出血的曲张静脉破裂[35]；而硬化剂治疗可能引起异位栓塞，硬化剂外漏可造成局部组织坏死、食管狭窄或穿孔，引起门静脉主干静脉血栓形成[36]。

（三）介入治疗

经颈静脉肝内门体静脉分流术（transjugular intrahepatic portosystemic shunt，TIPS）在门静脉高压症的治疗中应用较为广泛，但在门静脉海绵样变的患者，特别是肝内门静脉广泛闭塞的患者中的应用受到一定限制，并且门静脉内血栓蔓延越广泛，TIPS 的成功率相对越低。同时很多 CTPV 患者合并易栓症，TIPS 支架植入术后更易发生狭窄及闭塞，长期疗效欠佳。

随着对疾病认识的深入、操作技术及材料技术的进步，近年来越来越多的医学中心开始尝试使用 TIPS 治疗门静脉血栓形成以及门静脉海绵样变的患者并取得较好疗效[37]。经验表明选择存在较大管径侧支循环的患者进行 TIPS，能有效降低 TIPS 的操作难度。TIPS 可加快血流速度，增加门静脉流出量，较好地降低门静脉系统压力，减少门静脉高压消化道出血等并发症，并能预防门静脉血栓进一步向肠系膜上静脉和脾静脉的扩展，提高患者长期生存率。对于呈高凝状态的患者，术后需在无禁忌证的情况下可以长期服用抗凝药以维持 TIPS 的长期疗效[38]。TIPS 已逐渐成为治疗门静脉海绵样变的一种较为有效的方法[39]。

六、手术治疗

外科治疗主要针对已发生的静脉曲张破裂出血或再出血、脾大、脾亢等病症的 CTPV 患者，对尚无出血史的患者目前不主张实施预防性手术。

手术方式主要包括各种断流术、分流术、断流术联合分流术以及近年应用逐渐增多的经 Rex 途径转流术以及肝移植术。

（一）断流术

断流术即脾切除加门奇静脉间侧支血管（主要是食管胃底侧支血管）离断术。断流术操作相对简单易行，术中副损伤及围手术期并发症较少。断流手术可保留门静脉中来自肠道的营养成分，维持肝脏生理功能；直接离断出血血管，消除冠状静脉的逆向高血流，有效控制上消化道出血；同时切除脾脏，消除脾亢，已较广泛用于急性上消化道出血或无法进行分流术的患者[40-41]。

但断流术也存在一些问题，如未能从根本上解决门静脉高压问题，术后数年可有新的侧支循环建立，再出血风险高；离断了胃底周围静脉后可能加重了门静脉高压性胃病[42]；对于 CTPV 患者，脾切除后继发的高血小板状态可进一步提高门静脉系统血栓形成的风险，进而加剧海绵样变；此外脾脏切除还可能诱发致命性的败血症。一般认为，断流术不作为 CTPV 患者门静脉高压症所致上消化道出血的首选术式。

（二）分流术

分流术即通过手术主动建立门静脉与腔静脉系统之间的分流通道，将脾静脉和肠系膜静脉的高压性血液分流至压力较低的体静脉系统，从而降低门静脉压力。分流术的手术方式较多，一般可分为选择性和非选择性门体分流术。

1. 非选择性分流术　该术直接将门静脉血流（不区分脾胃区和肠区）转流至体静脉系统，以降低整个消化道乃至门静脉的压力。术式包括全门体分流术和限制性门体分流术。全门体分流术将入肝血流完全转流至体循环，无法保证肝脏的充足的门静脉血供，目前除紧急情况外，该术式基本被弃用。限制性门腔静脉分流又可分为限制性门腔静脉侧侧分流术、限制性肠腔静脉分流术等及限制性脾肾静脉分流术，操作相对简单，在有限度地降低门静脉压力的同时，保证了一定量的门静脉入肝血流，肝性脑病发生率较全门体分流术低。这类手术的主要问题仍然是分流的同时入肝血流明显减少，严重者可引起肝性脑病及肝性脊髓病[43-44]。

2. 选择性分流术　该术目的是在选择性地将门静脉系统中脾胃区血流分流到腔静脉的同时，保留大部分门静脉（主要是肠系膜血管）血流汇入肝脏，维持门静脉、肠系膜上静脉区域的高压状态。代表术式为远端脾肾静脉分流术及脾静脉-腔静脉分流术。术中将脾静脉在与肠系膜上静脉汇合处切断，同时尽可能离断脾静脉与胰腺静脉之间的侧支血管，将脾静脉远端与左肾静脉（或下腔静脉）行端侧吻合。选择性分流术可降低脾胃区域性门静脉压力，减少上消化道出血并减轻脾功能亢进，同时尽可能地保留了能有效地进入肝脏的来自肠系膜血流，进而也降低了非选择性分流术肝性脑病的发生率。近年来，也有在脾静脉-左肾静脉吻合困难时可将增粗的肾上腺静脉与脾静脉进行吻合的报道[45-46]。

选择性分流术后可较长期（5～15 年）控制出血，并能延长重度门静脉高压患者的 5 年生存率[47]。它适用于肝功能 Child-Pugh 分级 A 和 B 级、脾静脉直径 10mm（患儿 6～8mm）以上、无急性大出血的 CTPV 患者。远端脾肾分流已成为欧美国家常用的分流术式。但是，因为新的侧支血管的建立，部分选择性分流逐渐变为非选择性分流，甚至也会出现肝性脑病。同时，肝功能 Child-Pugh 分级 C 级、严重的凝血功能障碍、大量腹水、严重低蛋白血症及存在孤立肾或左肾静脉畸形者均不适合分流手术。

国内学者倾向于对门静脉海绵样变合并上消化道出血的患者选用中心型脾肾静脉分流术和远端脾肾静脉分流术；对于有经验的术者更推荐用远端脾肾静脉分流术；已经接受脾切除或断流术后复发的患者可选择肠腔静脉分流术。

（三）断流术联合分流术

国内外有些学者主张断流术联合分流术，常用术式为脾切除＋贲门周围血管离断＋脾肾分流。此联合手术兼具断流术及分流术的优点，又避免了二者的缺点，其近期止血效果确切，消除了脾功能亢进，又能有效缓解门静脉高压，降低了门静脉高压性胃病发生率及远期再发性出血的风险[48]，同时也降低了因单纯分流术栓塞或残留冠状静脉侧支导致再出血的危险[49]，已被国内很多学者推荐为防治门静脉高压症合并食管静脉曲张出血的首选术式[50]。

（四）Rex 转流术

1992 年德维尔·德戈耶特（de Ville de Goyet）首先提出利用自身血管移植物在肠系膜上静脉与肝内门静脉左支建立通路的分流术，也称为 Meso-Rex 转流术（图 58-0-4）。与常规分流术将门静脉血流转流入腔静脉系统不同，Rex 转流术的主要特点和优势是将原本应进入肝脏的门静脉血流重新转流入肝脏，因此 Meso-Rex 转流术在明显降低门静脉压力和上消化道出血风险的同时，确保肠道营养物质的充分吸收从而改善患者的营养状态；同时胃肠道血液内的有毒物质随血流经肝脏代谢解毒，避免了肝性脑病的发生（图 58-0-5）。此外，由于保留了脾脏，避免了脾切除术后高血小板血症和致死性败血症的发生，同时减轻了脾功能亢进的各种病症。患儿术后氨基转移酶维持在正常水平，门静脉左支血流速度和直径较术前明显增加[51]。劳茨（Lautz）等[52]对 65 例行 Rex 转流术患儿随访 2 年发现，白细胞和血小板计数较术前升高，贫血明显好转，同时患儿身高、体重均较术前明显增加。此外，还有

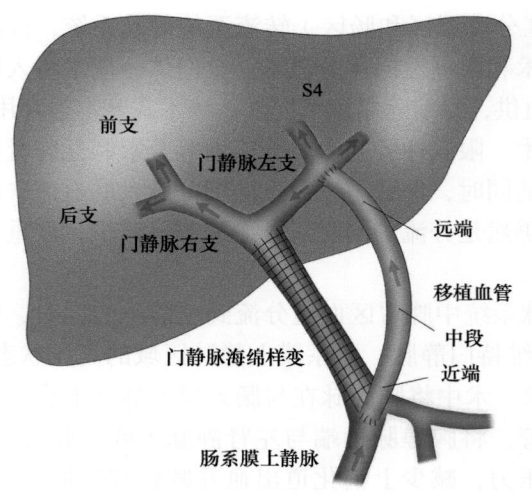

图 58-0-4　Meso-Rex 分流手术示意图

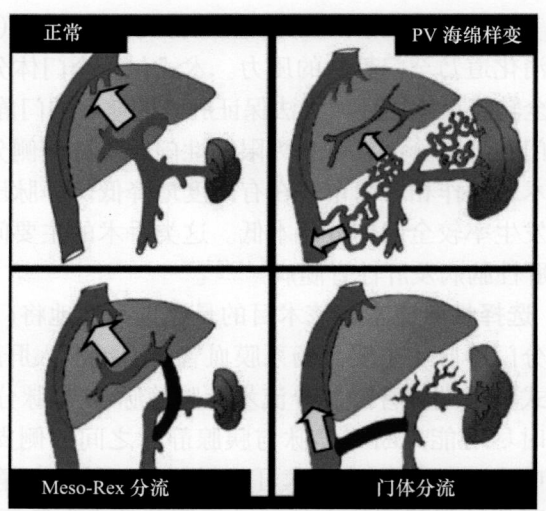

图 58-0-5　门静脉海绵样变、Meso-Rex 分流、肠系膜上静脉-
腔静脉分流手术门静脉系统的回流示意图

黄色箭头示意门静脉血液回流方向及大小，Meso-Rex 分流手术重建了
门静脉入肝血流。PV：门静脉。

（引自：DE VILLE DE GOYET J, et al. Semin Pediat Surg, 2012, 21：219.）

术者建议将扩张的冠状静脉游离切断后与 Rex 隐窝内的门静脉左支吻合建立转流通道，既减轻了食管
胃底侧支血管的压力和流量，又改善了入肝血流。

Rex 转流术是符合人体生理的根治性手术方式。但目前 Rex 转流开展例数仍较少，大多应用于儿
童且仅有肝门区门静脉闭塞的患者。多数成人 CTPV 患者因肝内门静脉已闭塞而不适于 Rex 分流。能
够接受 Rex 转流术的患者其血管系统须满足以下条件：①肝内门静脉左支通畅，直径大于或等于 5
mm（儿童 3mm）且有足够的支配区域；②有适于分流的扩张的肠系膜上静脉属支或胃冠状静脉，保
证术后能缓解门静脉高压和供应入肝血流；③有可用于自体移植的分流血管且切取后不明显影响相关
脏器的功能。经典的 Rex 转流术以颈内静脉作为自体移植静脉，也有学者采用自体肠系膜下静脉、脾
静脉、胃冠状静脉、脐静脉、大隐静脉等作为转流血管。

断流术、各种分流术及转流术患者，围手术期要进行必要和适当的抗凝治疗。常用的抗凝剂包
括低分子肝素、华法林及利伐沙班等以预防分流通道血栓形成，术后还要定期进行超声、增强 CT 或
MRI 检查，监测血管分流道的通畅情况及肝脏的血流、脾脏大小等变化，以及监测血常规、肝功能，
必要时可通过胃镜检查食管下端及胃底曲张血管的变化。

（五）肝移植

对于上述方法皆无效且出现肝功能失代偿的 CTPV 患者，肝移植是最后的可望治愈的治疗手段[53]。
手术难点在于如何在受者海绵样变的静脉丛中选择到血流充足、口径匹配、满足吻合条件的血管来重
建门静脉，进而保证移植肝获得充足的血流供应。已有术者尝试应用患者扩张的胆道周围静脉与供肝
的门静脉，主干或分支进行端端吻合来重建门静脉，也有将下腔静脉血流部分转入供肝的门静脉并取
得了较好的效果的报道，然而其长期疗效尚需进一步研究[54-55]。

总体而言，由于肝移植受供者紧缺、需要长期抗排斥治疗、费用昂贵等因素的限制，特别是门静
脉重建的困难制约了其在 CTPV 治疗中的应用。

近年来，国内外对 CTPV 的研究和治疗有了较大的进展，内镜治疗及介入治疗得到较广泛的应
用，针对过去经典的分流术、断流术提出来的各种改良术式、Rex 转流术及肝脏移植也越来越多地用
于临床并取得较好的疗效。然而，目前针对 CTPV 的治疗，内、外科及介入治疗之间，甚至外科内部

对治疗方式和手段的选择仍未达成广泛共识，仍需要进行更多的、有多学科参与的临床研究。

（段伟东）

参 考 文 献

［1］ BALFOUR G W, STEWART G. Case of enlarged spleen complicated with ascites, both depending upon varicose dilatation and thrombosis of the portal vein [J]. Edinburgh Med J, 1869, 14(3): 589-599.

［2］ RUSZINKO V, KOVACS M, SZONYI L, et al. Cavernous transformation of the portal vein causing jaundice, presenting in the form of Wilson's disease [J]. Acta Chir Belg, 2004, 104 (4): 457-458.

［3］ KUCZKOWSKI K M. Cavernous transformation of the portal vein complicating pregnancy [J]. Turk J Gastroenterol, 2007, 18 (3): 212-213.

［4］ AGARWAL A K, SHARMA D, SINGH S, et al. Portal biliopathy: a study of 39 surgically treated patients [J]. HPB, 2011, 13 (1): 33-39.

［5］ 杨齐, 詹雅诗, 黄晓丽, 等. 门静脉海绵样变临床特点及病因分析 [J]. 中华消化病与影像杂志 (电子版), 2013, 3(3): 8-11.

［6］ EGESEL T, BÜYÜKASIK Y, DÜNDAR S V, et al. The role of natural anticoagulant deficiencies and factor V, Leiden in the development of idiopathic portal vein thrombosis[J]. J Clin Gastroenterol, 2000, 30(1): 66-71.

［7］ COLAIZZO D, AMITRANO L, TISCIA G, et al. The JAK2 V617F mutation frequently occurs in patients with portal and mesenteric venous thrombosis[J]. J Thromb Haemost, 2007, 5(1): 55-61.

［8］ PRIMIGNANI M, BAROSI G, BERGAMASCHI G, et al. Role of the JAK2 mutation in the diagnosis of chronic myeloproliferative disorders in splanchnic vein thrombosis [J]. Hepatology, 2006, 44(6): 1528-1534.

［9］ AMARAPURKAR P, BHATT N, PATEL N, et al. Primary extrahepatic portal vein obstruction in adults: a single center experience [J]. Indian J Gastroenterol, 2014, 33(1): 19-22.

［10］ MORK H, WEBER P, SCHMIDT H, et al. Cavernous transformation of the portal vein associated with common bile duct strictures : report of two cases [J]. Gastrointest Endosc, 1998, 47(1): 79-83.

［11］ RAMOS R, PARKY, SHAZAD G, et al. Cavernous transformation of portal vein secondary to portal vein thrombosis: a case report [J]. J Clin Med Res, 2012, 4(1): 81-84.

［12］ HARMANCI O, BAYRAKTAR Y. Portal hypertension due to portal venous thrombosis: etiology, clinical outcomes [J]. World J Gastroenterol, 2007, 13(18): 2535.

［13］ SONG B, MIN P, OUDKERK M, et al. Cavernous transformation of the portal vein secondary to tumor thrombosis of hepatocellular carcinoma: spiral CT visualization of the collateral vessels [J]. Abdom Imaging, 2000, 25(4): 385-393.

［14］ 毛建雄, 刘磊. 门静脉海绵样变性的侧支循环 [J]. 实用儿科临床杂志, 2011, 26(23): 1833-1835.

［15］ 柏树令. 系统解剖学[M]. 2 版. 北京: 人民卫生出版社, 2010: 367-368.

［16］ 翁柠娜, 李肖. 门静脉高压性胆病的诊治进展 [J]. 临床肝胆病杂志, 2014, 30(7): 703-705.

［17］ SHIN S M, KIM S, LEE J W, et al. Biliary abnormalities associated with portal biliopathy: evaluation on MR cholangiography [J]. AJR AM Roentgenol, 2007, 188(4): w341-w347.

［18］ DHIMAN R, SINGH P, DUSEJA A, et al. Pathogenesis of portal hypertensive biliopathy (PHB) : is it compression by collaterals or ischemia? [J]. J Gastroen Hepatol, 2006, 21: a222-a223.

［19］ CONDAT B, VILGRAIN V, ASSELAH T, et al. Portal cavernoma-associated cholangiopathy: a clinical and MR cholangiography coupled with MR portography imaging study [J]. Hepatology, 2003, 37(6): 1302-1308.

［20］ DHIMAN R K, PURI P, CHAWLA Y, et al. Biliary changes in ex-trahepatic portal venous obstruction: compression by collaterals or ischemic? [J]. Gastrointest Endosc, 1999, 50(5): 646-642.

［21］ CHAWLA Y, DHIMAN R K. Intrahepatic portal venopathy and related disorders of the liver [J]. Semin Liver Dis, 2008, 28(3): 270-281.

［22］ AMARAPURKAR P, BHATT N, PATEL N, et al. Primary extra-hepatic portal vein obstruction in adults: a single center experience [J]. Indian J Gastroenterol, 2014, 33 (1): 19-22.

［23］ HARMANCI O, BAYRAKTAR Y. Portal hypertension due to portal venous thrombosis: etiology clinical outcomes [J]. World J Gastroenterol, 2007, 13(18): 2535-2540.

［24］ SUAREZ V, PUERTA A, SANTOS L F, et al. Portal hypertensive biliopathy: a single center experience and literature review [J]. World J Hepatol, 2013, 5(3): 137-144.

［25］ GALLEGO C, VELASCO M, MARCUELLO P, et al. Congenital and acquired anomalies of the portal venous system [J]. Radiographics, 2002, 22(1): 141-159.

［26］ 曹轶峥, 刘志聪. 彩色多普勒超声对门静脉海绵样变性的诊断价值 [J]. 医学影像学杂志, 2015, 25(12): 2285-2287.

［27］ 李康, 吕富荣, 马千红. 门静脉海绵样变性的影像学研究进展 [J]. 重庆医学, 2009, 38 (3) : 352-354.

［28］ 苏炳湛, 冯秀珍, 黄冀睿, 等. 门静脉海绵样变性的 CT 表现 [J]. 中国实用医药, 2007, 2 (31) : 32-33.

［29］ 王家臣, 刘学静, 田军, 等. 多层螺旋 CT 肝门静脉成像对门脉高压分流侧支血管的研究 [J]. 医学影像学杂志, 2007, 17(9) : 991-994.

［30］ BAYRAKTAR Y, HARMANOI O, ERSOY O, et al. "Portal double ductopathy sign" in patients with portal vein cavernous transformation [J]. Hepatogastroenterology, 2008, 55 (85): 1193-1200.

［31］ 杨齐, 詹雅诗, 黄晓丽, 等. 门静脉海绵样变临床特点及病因分析 [J]. 中华消化病与影像杂志 (电子版), 2013, 3(3): 8-11.

［32］ 孟庆建, 付强, 马磊, 等. 门静脉海绵样变性的血管造影表现及评价 [J]. 泰山医学院学报, 2016, 37(10): 1119-1120.

［33］ 唐永强, 袁怀平, 刘莹, 等. MSCT 诊断门静脉性胆道病 [J]. 中国介入影像与治疗学, 2014, 11(4): 204-208.

［34］ CHAVES I J, RIGSBY C K, SCHOENEMAN S E, et al. Pre- and postoperative imaging and interventions for the meso-Rex bypass in children and young adults [J]. Pediatr Radiol, 2012, 42(2): 220-232.

［35］ 芦永福, 郜茜, 王韵, 等. 食管静脉曲张套扎术和口服普奈洛尔治疗肝硬化食管静脉曲张的疗效对比 [J]. 世界华人消化杂志, 2013, 21(26): 2694-2697.

［36］ BERNAL F, HERNNDEZ J A, CARRASCO PRATS M, et al. Portal splenic mesenteric venous thrombosis secondary to a mutation of the prothrombin gene [J].Gastroenterol Hepatol, 2005, 28(6): 329-332.

［37］ 万岐江, 侯蔚蔚, 王忠敏. 经颈静脉肝内门体静脉分流术治疗门静脉高压的临床研究现状与进展 [J]. 中国介入影像与治疗学, 2015, 12(3) : 186 -189.

［38］ LUO X, NIE L, ZHOU B, et al. Transjugular intrahepatic portosystemic shunt for the treatment of portal hypertension in noncirrhotic patients with portal cavernoma [J]. Gastroent Res Pract, 2014, 2014: 659726.

［39］ LUCA A, MIRAGLIA R, CARUSO S, et al. Short and long term effects of the transjugular intrahepatic portosystemic shunt on portal vein thrombosis in patients with cirrhosis [J]. Gut, 2011, 60 (6): 846-852.

［40］ KLOPFENSTEIN K J, GROSSMAN N J, FISHBEIN M, et al. Cavernous transformation of the portal vein: a cause of thrombrocytopenia and splenomegaly [J]. Clin Pediatr, 2000, 39 (12): 727-730.

［41］ 杨镇, 裘法祖. 贲门周围血管离断术彻底断流的探讨 [J]. 中国实用外科杂志, 2001, 21(9): 550-551.

［42］ 张丹, 陈亚军, 张廷冲, 等. 贲门周围血管离断联合脾切除术治疗小儿门静脉海绵样变性效果回顾 [J]. 国际外科学杂志, 2014, 41(6): 409-413.

［43］ KAWAMATA H, KUMAZAKI T, KANAZAWA H, et al. Transjugular intrahepatic portosystemic shunt in a patient with cavernomatous portal vein occlusion [J]. Cardiovasc Intervent Radiol, 2000, 23(9): 145-149.

［44］ BROUNTZOS E N, MALAGARI K, ALEXOPOULOU E, et al. Transjugular intrahepatic portosystemic shunt in cavernomatous portal vein occlusion [J]. Hepatogastroenterology 2004, 51(58): 1168-1171.

［45］ 张正筠, 陈其民, 徐敏, 等. 脾-左肾上腺静脉分流术治疗儿童门静脉海绵样变性 [J]. 中华普通外科杂志, 2010, 25(1): 17-19.

［46］ GU S, CHANG S, CHU J, et al. Spleno-adrenal shunt: a novel alternative for portosystemic decompression in children with portal vein cavernous transformation [J]. J Pediatr Surg, 2012, 47(12): 2189-2193.

［47］ LIVINGSTONE A S, KONIARIS L G, PEREZ Y, et al. 507 Warren-Zeppa distal splenorenal shunts: a 34-year experience [J]. Ann Surg, 2006, 243(6): 884-892.

［48］ 马秀现, 冯留顺, 许培钦. 成人门静脉海绵样变性的诊断和治疗 [J]. 中国普通外科杂志, 2000, 9(3): 252-254.

［49］ 闫朝岐, 杨维良. 门静脉海绵样变的临床诊治现状 [J]. 中国普通外科杂志, 2008, 17(6): 605-607.

［50］ 李振东, 于增文, 赵莉. 小儿门脉高压症肝内、外型外科治疗的对比研究 [J]. 中华小儿外科杂志, 2001, 22(6):

349-351.

［51］WANG R Y, WANG J F, SUN X G, et al. Evaluation of rex shunt on cavernous transformation of the portal vein in children [J]. World J Surg, 2017, 41(4): 1134-1142.

［52］LAUTZ T B, SUNDARAM S S, WHITINGTON P F, et al. Growth impairment in children with extrahepatic portal vein obstruction is improved by mesenteric left portal vein bypass [J]. J Pediatr Surg, 2009, 44(11): 2067-2070.

［53］LERUT J P, MAZZA D, VAN LEEUW V. Adult liver transplantation and abnormalities of splanchnic vein: experience in 53 patients [J].Transplant Int, 1997, 10(2): 125-132.

［54］KIM J D, CHOI D L, HAN Y S. The paracholedochal vein: a feasible option as portal inflow in living donor liver transplantation [J]. Ann Surg Res, 2014, 87(1): 47-50.

［55］张明满, 金先庆, 严律南, 等. 亲体肝移植治疗儿童门静脉海绵样变性 3 例临床分析 [J]. 中华肝脏病杂志, 2008, 16(4): 270-273.

[53] KIM J D, CHOI D L, HAK Y B. The interposition graft of BCS: Is it more reasonable as portal flow transplantation [J]. Surg sung Rep, 2 014, 3(1): 1-89.

第59章 布-加综合征

布-加综合征（Budd-Chiari syndrome，BCS）指肝静脉阻塞导致肝静脉回流障碍、肝脏淤血而产生门静脉高压的症状和体征。后来，人们将肝静脉和（或）肝静脉开口上方之下腔静脉阻塞而导致肝静脉和（或）下腔静脉血液回流障碍所引起的门静脉高压和下腔静脉高压而出现的一系列临床症状和体征称为广义的布-加综合征[1]。

国内根据译音称之为布-加综合征、布-卡综合征、柏-查综合征、巴德-基亚里综合征等，有人建议称之为肝静脉下腔静脉阻塞综合征。

一、病因、病理与临床流行病学

BCS 的病因尚无明确定论，巴德（Budd）与恰里（Chiari）最初发现肝静脉内血栓形成与肝静脉内膜炎。在西方国家 BCS 被认为是极罕见病，并发现口服避孕药、白塞病、凝血因子 V 缺乏、*JAK-II* 基因突变等因素导致肝静脉内膜炎和高凝状态是 BCS 的主要病因。而在我国和亚洲地区，多数患者缺乏高凝状态和静脉内膜炎，血管阻塞的部位以下腔静脉为主，由于国内绝大多数患者生活在农村，国人提出微量元素、饮食、营养失调、膈肌运动损伤等假说，但尚缺乏深入和系统研究所提供的证据支持[2-3]。

BCS 的病理改变和病理类型复杂多样，西方以肝静脉内膜炎和血栓形成为主，而国内以下腔静脉和肝静脉开口处隔膜形成为主。肝静脉的阻塞可以是一支、二支或三支，可以是开口处隔膜形成，也可以是三支肝静脉普遍变细，可以合并血栓形成或单纯开口处膜性或节段性闭塞。下腔静脉阻塞可以是膜性或节段性闭塞，也可以是膜性不全性阻塞，可以合并血栓形成，亦可以是下腔静脉全程闭塞。病理类型的多样化不仅导致临床表现轻重不一，同样导致介入治疗的方法和难度差异巨大。

1970 年以前，国内几乎无人认识 BCS，而随着医学影像学的发展和普及，国内发现 BCS 并非罕见病。徐克等收集国内近 40 年文献报告，发现国内文献报告 BCS 患者已达 2 万余例，其中 80% 的患者分布在黄淮中下游区域，以豫东、皖北、苏北和鲁南地区为国内高发区。

二、临床表现

BCS 的临床表现可以是急性发病，而更多的患者发病隐伏，在发病后数年甚至数十年才得到明确的诊断，此种状况不仅导致了确定确切的发病时间，进行病因和机理的研究发生困难，也导致失去了早期治疗的最佳时机和介入治疗后机体康复的困难。

BCS 的临床表现与肝静脉和下腔静脉阻塞的部位、程度、数量、时间、有无侧支循环的建立和代偿能力之间存在着密切的关系，因此其临床症状和体征多种多样。下述症状和体征多为发病数年后出现的典型表现，而其早期临床表现难以详尽描述。部分 BCS 患者的临床症状轻微和几乎无可见的阳性体征，增加了临床诊断的难度。

（一）肝静脉阻塞临床表现

肝静脉主干闭塞后导致门静脉压力增高，故在临床上表现为门静脉高压的一系列症状和体征。

　　1. 食欲不振，恶心、呕吐　食欲不振发生在发病早期时的一段时间内，也可以发生在发病后的全过程中，常被误诊为慢性胃炎。恶心、呕吐更常见于有大量腹水的患者。

　　2. 腹水　在大多数患者中腹水可以被发现在病程中的某一阶段中，也可以是肝静脉阻塞的最突出的症状和体征之一（图 59-0-1），腹水为漏出液。患者出现腹水后早期阶段使用利尿剂治疗有效；而随着病程的延长，利尿效果越来越差，腹水量则越来越大，重者腹水可以多达 10 000ml 以上，从而被称之为顽固性腹水。急性发病患者由于腹水在短期内急剧增加，腹壁皮肤可以出现类似妊娠纹样改变。长时间大量腹水可以出现脐疝，小者如核桃大小图，大者直径可以达到 15cm（图 59-0-2）。腹水的产生除了门静脉压力过高外，还与低蛋白有关。大量腹水患者多合并胸腔积液存在。

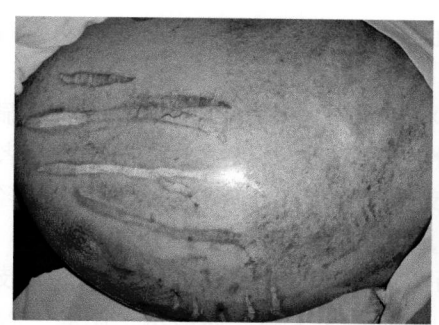

图 59-0-1　肝静脉阻塞患者大量腹水　　　图 59-0-2　肝静脉阻塞患者大量腹水伴脐疝

　　3. 肝大　为肝静脉阻塞患者中普遍存在的体征，肝大可以为两叶增大，也可以是一叶增大。肝静脉广泛性狭窄或闭塞时，肝脏体积增大明显。肝右和肝中静脉阻塞患者，以肝右叶增大为主。肝右叶下缘可以增大到脐水平下方。而左肝静脉阻塞时，以肝左叶增大为主。尾状叶增大为 BCS 的特征性表现，但是，尾状叶增大在肝脏触诊时无法触及，而在超声、CT 和 MR 检查时则可做出明确诊断。

　　4. 腹痛、腹胀　为常见的症状之一，常发生在肝区，为肝脏肿大所致，也可以为全腹痛，为胃肠道淤血和大量腹水所致。腹痛多发生在病程的早期阶段，随着病程的延长和适应性增加，腹痛可以逐渐减轻。若腹痛合并发热时，应考虑伴有腹膜炎存在，此时应做腹水的实验室检查。

　　5. 脾大　为常见的症状和体征之一，多与肝大并存 (图 59-0-3)，脾大多为中度至重度。重度脾脏增大者，可以出现脾功能亢进导致白细胞和血小板减少。

　　6. 黄疸　黄疸在肝静脉阻塞患者中的发病率高于下腔静脉型阻塞，为肝细胞性黄疸。实验室检查总胆红素多在 50mmol/L 以下。总胆红素大于 50mmol/L 以上者，提示病程较长和肝功能损害严重。

　　7. 消化道出血　为肝静脉阻塞导致门静脉高压、食管和胃底静脉曲张破裂的直接后果，表现为黑粪、便血和呕血。消化道出血既是导致 BCS 患者死亡的主要原因，又是引起患者高度重视而就诊的主诉之一。

　　8. 腹壁静脉曲张　门静脉高压引起的腹壁静脉曲张表现为增粗的静脉血管显露、绷紧，曲张静脉多局限在前腹壁，为轻度至中度。

　　9. 肝昏迷　肝昏迷见于肝静脉闭塞或肝静脉和下腔静脉闭塞病程较长者，因肝脏长期淤血、肝硬化和肝功能衰竭所致。肝静脉和下腔静脉急性闭塞出现肝昏迷者，在肝静脉和下腔静脉再通后，肝昏迷可

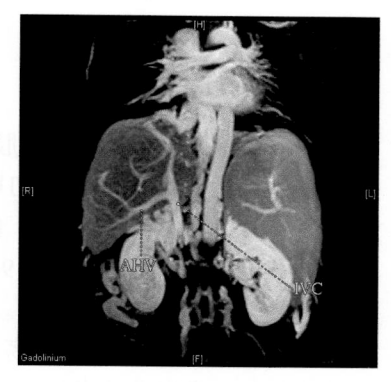

图 59-0-3　肝静脉阻塞患者 MRI
显示肝脾大

AHV：副肝静脉；IVC：下腔静脉。

以完全恢复。而肝静脉和下腔静脉闭塞病程较长的患者出现肝昏迷时为死亡前兆，此时即使经过治疗使经肝静脉或下腔静脉再通，肝功能亦无法恢复。

（二）下腔静脉阻塞的临床表现

下腔静脉的阻塞可以发生在下腔静脉的任何部位，作为 BCS 定义上的下腔静脉阻塞，是指影响到肝静脉血液回流障碍的下腔静脉阻塞，特别指位于肝静脉开口上方的下腔静脉阻塞。

下腔静脉阻塞后，回心血流受阻，下腔静脉内压力升高，除了出现循环系统的症状和体征外，还出现因为静脉回流障碍导致不同组织和器官的功能障碍，从而使 BCS 的临床表现变得复杂化。由于下腔静脉高压导致多器官功能障碍而出现的临床症状和体征又是造成一些患者长期诊断不明的重要原因之一。

下腔静脉阻塞后表现在静脉血液循环障碍的症状和体征以两下肢为代表，以两侧对称和同时发生为其特征。

1. 双下肢水肿　为下腔静脉阻塞后最常见的症状和体征之一，下肢水肿以小腿为显著，重者可以波及大腿和会阴部，男性患者表现为阴囊水肿，女性患者表现为阴唇水肿。急性发病者可以出现两下肢重度肿胀，伴有张力性水疱和皮肤破溃，随着侧支循环的建立，两下肢水肿可以减轻、自行缓解和反复发作，水肿为可凹性（图 59-0-4）。病程较长者，两下肢水肿合并色素沉着存在。

2. 双下肢静脉曲张　下肢静脉曲张的出现提示着下腔静脉阻塞的时间较长，下肢浅表静脉曲张范围较广，可见曲张静脉由两侧足背、小腿部位向上延伸至大腿、腹股沟、阴囊、腹壁至胸壁（见图 59-0-5）。严重时可见曲张静脉扭曲成团。在两侧下肢静脉曲张的同时在两侧大腿皮肤可见毛细血管扩张。

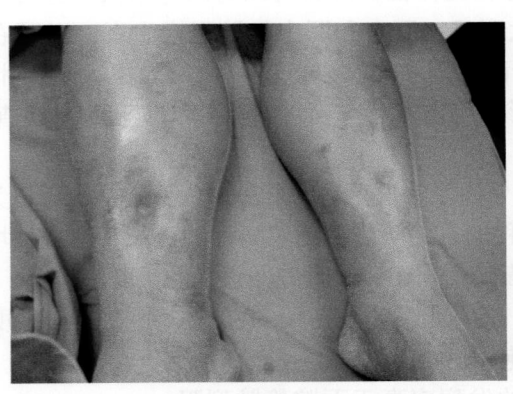 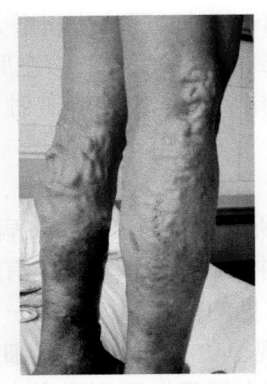

图 59-0-4　下腔静脉阻塞患者双下肢水肿　　　图 59-0-5　下腔静脉阻塞患者双下肢静脉曲张

3. 双下肢色素沉着　下肢色素沉着可以单独发生，但是多数患者与双下肢水肿、溃疡和静脉曲张并存。色素沉着在发病初期表现为棕褐色斑点状分布，随着时间的延长，色素沉着斑点逐渐扩大，融合成斑片状、大片状。色素沉着的颜色由棕褐色逐渐加深，发展为黑色。色素沉着常见于两小腿中下 1/3 胫前区域（图 59-0-6）。在部分患者中，色素沉着向足背延伸，而极少向上延伸至膝关节水平。

4. 双下肢溃疡　下肢溃疡多发生在双下肢小腿部位，单侧发生时以左下肢常见，下肢溃疡可以两侧同时发生。溃疡常常发生在色素沉着区域内，一旦出现下肢溃疡，渗出液较多，且经久不愈。溃疡的发生可以是急性，更常见的是慢性溃疡，呈典型"老烂腿"表现（图 59-0-7）。

5. 乏力或两下肢无力　为常见的主诉和症状之一，可以伴有双下肢水肿、静脉曲张、色素沉着和

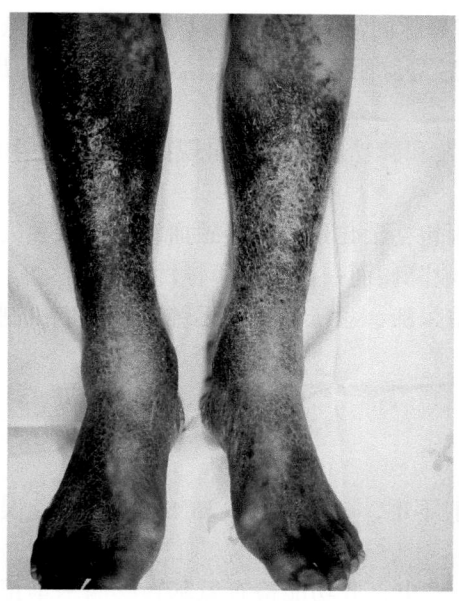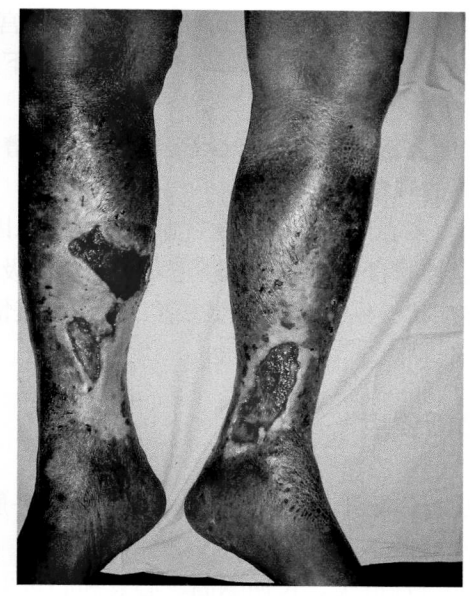

图 59-0-6 下腔静脉阻塞患者双下肢重度
色素沉着

图 59-0-7 下腔静脉阻塞患者双下肢色素
沉着伴溃疡形成

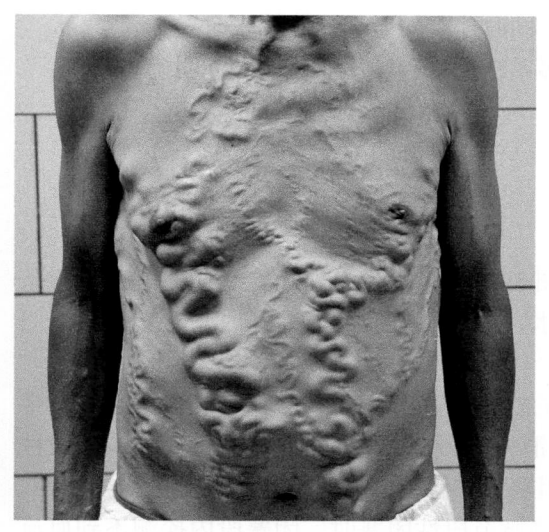

图 59-0-8 下腔静脉节段性闭塞患者胸腹壁
静脉曲张 30 年

溃疡形成，亦可无异常体征可见。

6. 胸腹壁静脉曲张 由于下腔静脉闭塞而引起的腹壁静脉曲张具有以下特点：①曲张静脉粗大、迂曲，明显高出皮肤，更确切地应描述为怒张。②静脉曲张可以出现在胸壁、上腹部、两季肋部或背部，可以从下腹部向上蔓延至胸部或乳腺。胸腹壁上可见一支、二支或多支纵行走向，呈蚯蚓状或蛇行状扭曲之粗大曲张静脉（图 59-0-8）。③血流方向指压法试验见血流方向向上，站立位观察曲张静脉更加显露。④腰骶部出现静脉曲张，为下腔静脉阻塞的特征性表现之一。⑤腹壁静脉曲张和下肢静脉曲张同时存在。

7. 活动后心悸、气喘 下腔静脉阻塞后，由于血液循环障碍，患者于行走跑步、上楼、特别是从事体力劳动后感到心悸、气喘明显。疲劳、难以从事体力劳动是大多数 BCS 患者，特别是来自农村患者最常见的主诉之一。

8. 肝脾大 下腔静脉阻塞时，可以合并肝静脉阻塞，即使肝静脉开口处通畅，下腔静脉内压力升高可以直接或间接影响到肝静脉血液回流，从而出现肝脾大、腹水、消化道出血等肝静脉阻塞一系列临床症状和体征。

（三）其他症状和体征

在肝静脉或下腔静脉阻塞时，门静脉高压或下腔静脉高压的症状和体征容易发现，而由于下腔静脉高压引起的继发性表现，例如表现内分泌系统、血液系统、精神方面的临床症状，这些症状和体征又缺乏特征性，使患者长期就诊却得不到明确诊断和有效的治疗。

1. 内分泌代谢紊乱 下腔静脉阻塞后，髂外静脉血液回流障碍表现在双下肢，而髂内静脉血液回流障碍导致盆腔淤血。在女性患者由于卵巢和子宫静脉回流障碍，90%以上的生育期患者均表现为月经不规律、原发性不孕和习惯性流产。男性患者下腔静脉阻塞后，由于精索静脉淤血而出现性欲减退、阳痿。

2. 脾功能亢进　由于门静脉高压导致脾脏增大和脾功能亢进而出现白细胞和血小板减少是 BCS 患者较为常见的现象之一。

3. 贫血　多表现为轻、中度贫血。贫血的原因包括消化道出血导致血液的直接丢失，门静脉高压和胃肠道淤血导致食欲减退和胃肠道对营养物质吸收障碍而引起营养不良性贫血。

4. 精神症状　见于少数女性患者，表现为表情呆滞、思维和反应迟钝，其发生机制不清，可能与氨的代谢有关。

三、临床诊断要点

结合病史、体征和临床表现，典型病例诊断一般不难，关键要认识 BCS，才能避免误诊。

下列几点有助于 BCS 的临床诊断：

（1）无病毒性肝炎、长期酗酒、心衰和心包炎病史，肝功能检查氨基转移酶基本正常，乙肝病毒表面抗原（HBsAg）阴性而临床上出现门静脉高压的症状和体征者；

（2）出现两下肢对称性水肿、色素沉着、静脉曲张和长期不愈的溃疡者；

（3）腹壁出现粗大、扭曲的静脉曲张，且呈纵向行走，同时伴有腰骶部静脉曲张时；

（4）出现循环、消化、内分泌（月经不调、不孕）等多系统症状和体征而长期未能明确诊断者。

四、影像学诊断[4]

（一）超声检查

肝静脉阻塞时超声检查可以发现肝静脉开口处隔膜（图 59-0-9），肝静脉主干全程闭塞是可见索条状高回声（图 59-0-10），肝、脾肿大，肝区回声不均，腹水，肝静脉血流反向，肝内交通支形成，门静脉管径扩张。

下腔静脉阻塞时超声检查可以探测到肝静脉开口上方之下腔静脉隔膜，表现为条状强回声光带（图 59-0-11），下腔静脉节段性闭塞时表现为下腔静脉管腔消失（图 59-0-12），无论膜性闭塞或节段性闭塞，阻塞下方之下腔静脉管腔扩张。合并血栓形成时，阻塞下方管腔内可见形态不规则的血栓回声。肝静脉通畅时下腔静脉肝后段血流表现为反向血流。下腔静脉节段性闭塞时，闭塞段内探测不到血流信号。尾状叶增大是下腔静脉阻塞时的特征性表现之一。

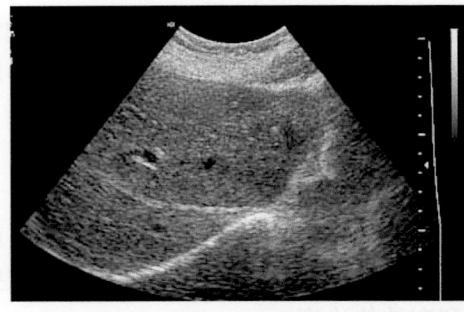

图 59-0-9　肝静脉阻塞时超声显示肝静脉开口处膜性闭塞，伴肝内交通支形成

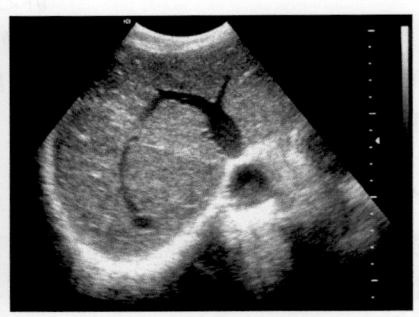

图 59-0-10　肝静脉阻塞时超声显示肝右静脉全程闭塞呈条索状强回声

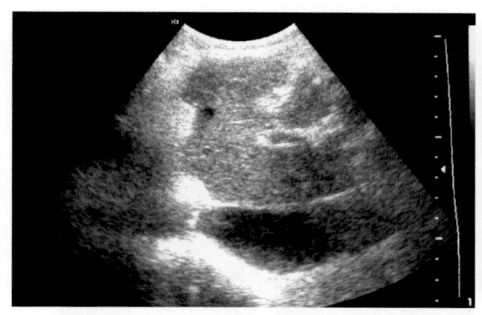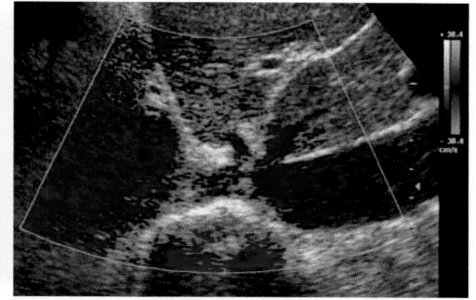

图 59-0-11　下腔静脉阻塞时超声显示下腔　　　图 59-0-12　下腔静脉阻塞时超声显示下腔
　　　　　　静脉隔膜回声　　　　　　　　　　　　　　　　静脉节段阻塞

（二）MRI 与 CT 诊断

近年来，随着 MRI 扫描机硬件、软件的升级更新，梯度磁场、射频线圈、信号放大技术以及脉冲序列的设计开发取得重大突破，肝脏、血管 MRI 检查速度越来越快，图像质量越来越好，因而肝脏血管 MRI 诊断的可靠性越来越高。对于因下腔静脉和（或）肝静脉阻塞而引起的一系列肝脏、肝血管、下腔静脉及侧支循环异常改变的诊断和研究，MRI 均具有独特的优势，而 CT 主要用于体内具有顺磁性金属物体而不适宜做 MRI 的患者。

磁共振静脉成像（MRV）技术的应用可以清晰显示肝静脉和副肝静脉管腔大小（图 59-0-13、图 59-0-14）、阻塞部位、有无血栓形成和肝静脉交通支形成，血管三维重建图像显示血管结构可与 DSA 媲美[5-6]。

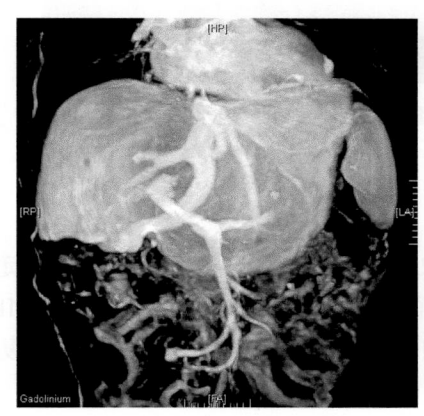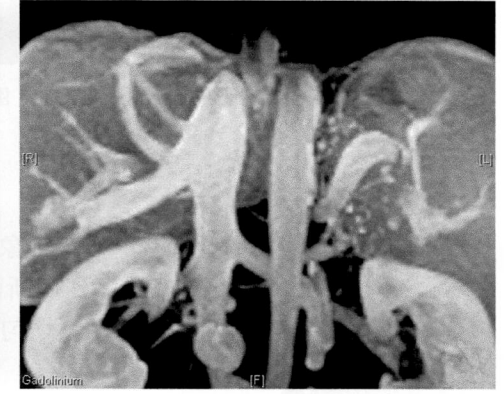

图 59-0-13　MRV 显示肝静脉阻塞伴　　　　　图 59-0-14　MRV 显示肝静脉、下腔静脉
　　　　　　交通支形成　　　　　　　　　　　　　　　　阻塞伴粗大副肝静脉

下腔静脉膜型阻塞在 SE 序列横断面图像中难以显示，仅表现为下腔静脉扩张。当下腔静脉隔膜较厚时，在额状面和矢状面扫描时可以显示隔膜的部位和形态（图 59-0-15）。下腔静脉阻塞合并血栓形成时，附壁血栓呈中低信号，其周围为高信号（图 59-0-16）。

下腔静脉节段性闭塞在 SE 序列横断面上表现为下腔静脉信号在多个层面上消失，自下向上多层面观察可见扩张的下腔静脉断面逐渐变细消失，且以 T2 加权像显示较好。下腔静脉节段性闭塞在冠状位或矢状位显示最佳（图 59-0-17）

混合型阻塞的 MRV 表现为下腔静脉阻塞和肝静脉阻塞同时存在（图 59-0-18）。

（三）布-加综合征的 MR 其他表现

侧支循环的建立是 BCS 长期发生发展和机体代偿的结果。肝静脉之间侧支循环形成是肝静脉阻

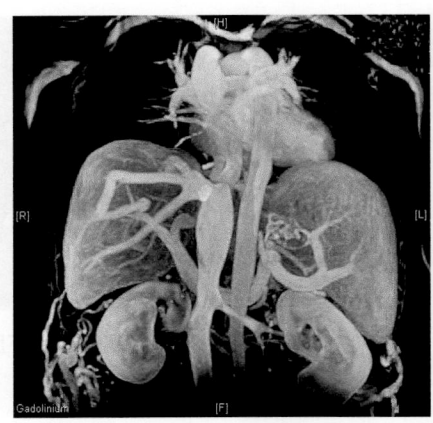

图 59-0-15　MRV 显示下腔静脉隔膜位
于肝静脉开口上方

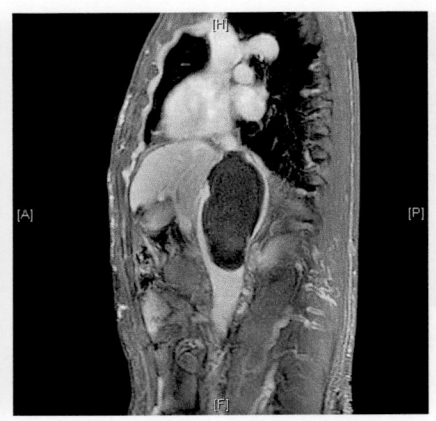

图 59-0-16　MRV 显示下腔静脉阻塞伴
巨大附壁血栓

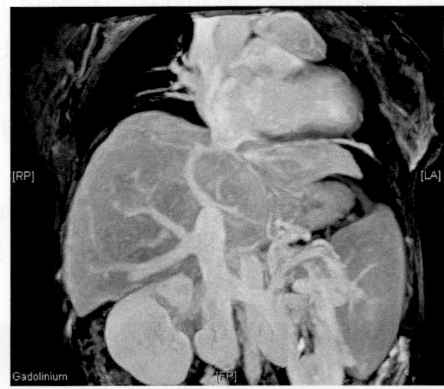

图 59-0-17　MRV 显示下腔静脉节段性闭塞

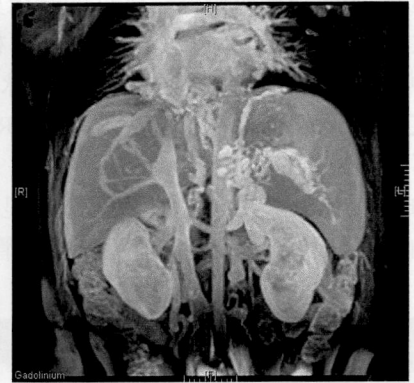

图 59-0-18　MRV 显示下腔静脉和肝
静脉均闭塞

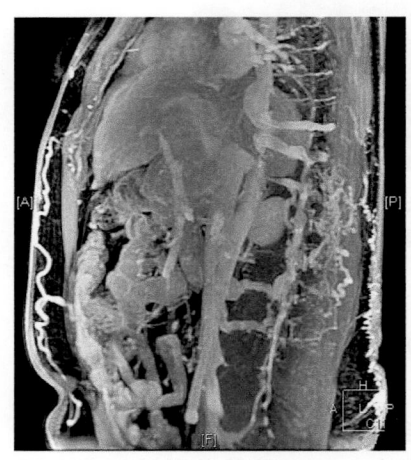

图 59-0-19　下腔静脉阻塞患者，椎
旁奇静脉和腹壁静脉扩张

塞型特有的间接征象之一，侧支循环表现为在肝内行走方向无规律性，在 SE 序列横断面 T2 加权像中显示较好，另外 MRV 显示肝脏实质内斑片状不均匀强化、尾叶代偿增大、脾肿大和腹水等 BCS 的间接征象。

下腔静脉阻塞后，躯体的内外静脉均参与侧支循环的建立。奇静脉系统为最常见的而又重要的侧支循环之一，扩张的奇静脉内血液流动较快，在 SE 序列横断面可以于胸椎断面前方或主动脉断面左侧见到粗细不等的奇静脉断面。在冠状位或矢状位于脊柱前方见到迂曲增粗的奇静脉和交通支向上延伸至后纵隔（图 59-0-19）。

长期肝静脉或 / 和下腔静脉的阻塞可引起肝脏的硬化，肝硬化可使肝叶增大或缩小，早期增大，晚期缩小，形成各肝叶之间比例失调。

由于超声、磁共振血管成像和血管造影能够直接显示肝静脉和下腔静脉阻塞的部位、形态与类型、程度和范围，有无血栓形成等，可以对 BCS 做出明确诊断，加之肝淤血的组织学表现仅仅是间接性的，所以没有必要进行传统的经皮穿刺肝活检。

（四）血管造影诊断与分型

血管造影至今仍被认为是诊断 BCS 的金标准，它能够直接显示血液流动受阻的部位和主要的侧支循环的代偿能力。血管造影更是介入治疗的依据和介入治疗效果最客观的评价标准。由于无创伤的超声和磁共振检查在术前已经能够明确肝静脉和下腔静脉阻塞的部位、性质、程度，故以单纯诊断为目的的血管造影同样不再推荐。

肝静脉和下腔静脉阻塞涉及的血管包括肝右静脉、肝中静脉、肝左静脉、副肝静脉、下腔静脉，血管阻塞的数量可以是一支或多支，可以是完全阻塞或不全性阻塞，阻塞的范围可以从 1mm 到 100mm 以上，可以合并或不合并血栓形成，所以对 BCS 分型是必要的。尽管既往病理学和外科学界提出过 BCS 的分型，并对指导外科手术发挥了积极的作用，但是介入治疗的发展已经成为 BCS 首选的临床治疗方法。祖茂衡、徐克等提出了指导介入治疗的分型和亚型，在国内介入界已经达成共识，即分为三大类型和十个亚型（表 59-0-1）[7]。

表 59-0-1　布-加综合征分型与亚型

类型	肝静脉阻塞型	下腔静脉阻塞型	混合型
亚型	肝静脉、副肝静脉开口处阻塞	下腔静脉膜性带孔阻塞	肝静脉和下腔静脉阻塞
	肝静脉节段性阻塞	下腔静脉膜性阻塞	肝静脉和下腔静脉阻塞
	肝静脉广泛行阻塞	下腔静脉节段性阻塞	合并血栓形成
	肝静脉阻塞合并血栓形成	下腔静脉阻塞合并血栓形成	

下腔静脉阻塞的病例中最常见的是合并肝左或肝左、肝中静脉阻塞，然而由于肝静脉容易出现交通支形成，特别是副肝静脉的存在可以起到完全的代偿作用，换言之，尽管存在着肝左或肝中静脉解剖学上的闭塞，但是肝静脉血液回流的功能没有受损，故笔者认为下腔静脉阻塞的病例中只要存在粗大的肝右静脉、副肝静脉和肝静脉交通支形成，无肝静脉血液回流障碍，且不需要对阻塞的肝静脉进行介入治疗时，仍归属于下腔静脉阻塞类型。

（五）实验室与 X 线检查

1. 实验室检查　血常规可见白细胞、血小板数降低，红细胞数多正常，少数患者为高血红蛋白症。

下腔静脉阻塞时肝功能正常，肝静脉阻塞时白蛋白多降低，氨基转移酶多为正常或轻度升高。
病毒性肝炎血清标志物阴性，肾功能正常。
凝血功能检查多正常。

2. 心电图　心电图检查多正常，少数患者表现为低电压。

3. X 线检查　下腔静脉阻塞时胸片可见奇静脉扩张，肝静脉阻塞伴有腹水时可见膈肌影升高。少数患者合并胸水。

食管钡餐检查可以发现不同程度的食管胃底静脉曲张。

五、介入治疗

1974 年，江口（Eguchi）等首次报道使用经皮穿刺球囊扩张技术成功地治疗 1 例下腔静脉膜性阻塞患者。国内最早由彭渤等于 1989 年报道。经过多年努力，介入治疗作为 BCS 首选的治疗方法已经在国内得到公认。介入治疗的优点很多，首先是微创与安全，其次是符合人体生理模式，它将阻塞的肝静脉和下腔静脉在原位开通，疗效好。目前介入治疗 BCS 的成功率达到 96%，使 BCS 的治疗发生了革命性变化[8]。

（一）肝静脉阻塞球囊扩张和支架植入术[9]

肝静脉的阻塞多发生在肝静脉开口处，形成阻塞的病理基础可以是隔膜，也可以是节段性闭塞，而以血栓形成为原因的肝静脉阻塞的范围较广，常累及到肝静脉主干的全程。肝静脉开口处的膜性和节段性闭塞可以通过介入手段将其开通，而肝静脉主干全程闭塞目前尚无法开通。

因为肝静脉阻塞后在较短的时间内即可发生肝脏淤血导致急性肝功能损害、低蛋白血症、黄疸和门静脉高压，继而出现因食管胃底静脉曲张、破裂出血，导致患者死亡，故肝静脉闭塞是 BCS 介入治疗的重点。

肝静脉阻塞又是 BCS 介入治疗中的难点，因为肝静脉开口闭塞后导管无法直接进入肝静脉内，需要使用特殊穿刺针首先刺破肝静脉开口处隔膜或闭塞段，才能将导管送入肝静脉内；另外，肝静脉开口的位置在透视下无法确定，使得刺破隔膜的穿刺具有一定的盲目性，特别是肝静脉阻塞后肝脏淤血肿大，膈肌影升高，使肝静脉开口的解剖定位变得更加困难。肝静脉闭塞后大量腹水时限制了经皮经肝的穿刺插管，也增加了介入治疗的难度。

首先经股静脉穿刺行下腔静脉造影，重点观察下腔静脉血流速度和下腔静脉管腔的形态学改变，观察有无隔膜膨出征、肝静脉和副肝静脉有无显影、下腔静脉内有无血栓形成。下腔静脉造影亦可经颈静脉途径进行。

根据下腔静脉造影确定肝静脉开口位置，使用特制破膜钢针穿刺肝静脉隔膜或闭塞段，破膜穿刺成功后插入造影导管至肝静脉内，行肝静脉造影，测压，插入交换导丝至肝静脉远端，沿交换导丝插入球囊导管至肝静脉闭塞处，使之充分扩张。扩张后再次插入造影导管进行造影和压力测量（图 59-0-20）。

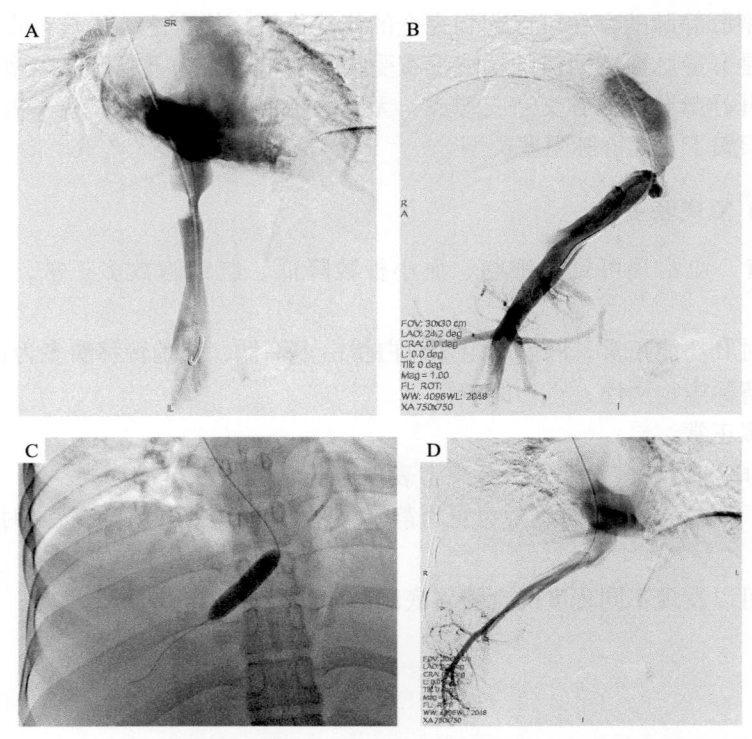

图 59-0-20　肝静脉阻塞经球囊扩张后再次插入造影导管进行造影和压力测量
A. 血管造影示下腔静脉通畅；B. 造影示肝静脉开口处阻塞；C. 球囊扩张肝静脉；D. 扩张后造影示肝静脉通畅。

在部分肝静脉阻塞的病例中寻找和确定肝静脉的开口仍然具有较大的难度，对于经颈静脉途径开通失败时，应进行经皮肝穿刺肝静脉造影。

超声引导下经皮经肝穿刺肝静脉成功后行肝静脉造影，使用交换导丝，插入 4F 单弯导管至闭塞处，然后使用导丝硬端行开通穿刺，导丝硬端进入下腔静脉后，推进单弯导管进入下腔静脉，而后交换导丝软端进入下腔静脉、右心房和上腔静脉内，经颈静脉插入圈套器将导丝经颈静脉引出，形成导丝贯穿，而后经颈静脉途径插入球囊导管。在此强调建立导丝贯穿的目的是为经颈静脉途径进入球囊导管提供便利，同时不对肝组织造成损伤。

肝静脉造影结束后，将加强交换导丝（0.97mm，180cm）经导管送入肝静脉内，使加强交换导丝前端尽可能插至肝静脉远端，固定导丝，退出造影导管，将球囊导管送至闭塞处，对闭塞处给予扩张至球囊切迹消失。

球囊扩张时使用手推法即可达到球囊完全扩张之程度，球囊扩张的满意度以球囊切迹完全消失为标准。若手推法难以使球囊达到完全扩张，应使用压力泵推注对比剂以达到最大压力。

球囊扩张后复查造影见原闭塞处仍有明显狭窄，或狭窄远端-下腔静脉跨压差大于 1kPa 时应可以给予血管内支架植入，血管内支架伸入下腔静脉内 5～10mm 为宜。支架植入后再次插入造影导管行支架植入后造影，再次测量肝静脉内压力。

（二）副肝静脉成形术[10]

肝静脉节段性或膜性狭窄与闭塞时多伴有副肝静脉代偿，而副肝静脉同样可以发生膜性狭窄与闭塞。在肝静脉和副肝静脉同时闭塞的病例中，特别是肝静脉节段性闭塞时，行肝静脉成形术技术难度较大，且具有较大的危险性，危险表现为误穿心包腔或误穿局部的侧支血管等。肝静脉阻塞合并副肝静脉阻塞时，选择副肝静脉成形术不仅在技术难度上比肝静脉成形术小，而且术中危险性相对较小，同时可以取得令人满意的临床效果，故副肝静脉成形术具有和肝静脉成形术同样的价值（图 59-0-21）。

副肝静脉内放置内支架时，应根据副肝静脉与下腔静脉成角情况决定输送器进入体内的途径。副肝静脉与下腔静脉夹角为锐角时，经颈静脉途径放置；副肝静脉与下腔静脉成角为钝角时，经股静脉途径放置。

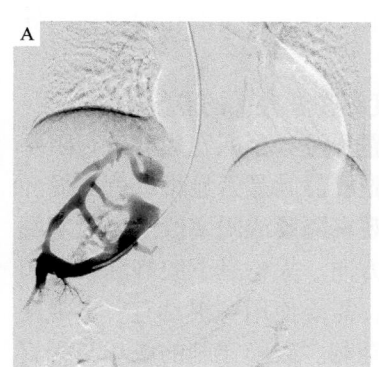 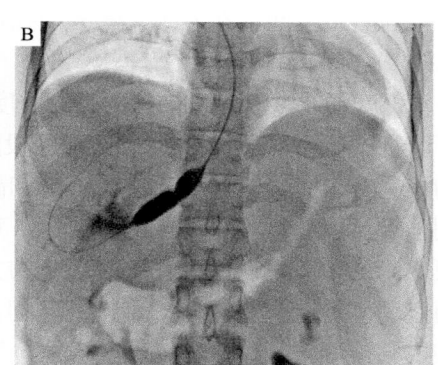 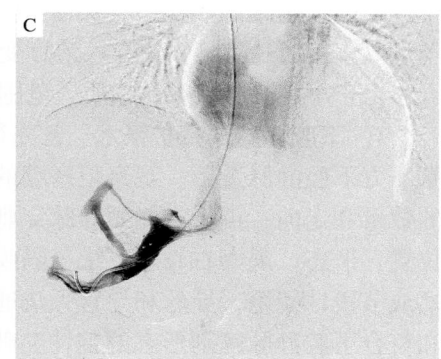

图 59-0-21　肝静脉合并副肝静脉阻塞行副肝静脉成形术
A. 肝静脉造影示肝静脉和副肝静脉闭塞；B. 球囊扩张副肝静脉；C. 扩张后造影示副肝静脉通畅。

（三）经颈静脉肝内门体静脉分流术[11-12]

临床上肝静脉广泛性狭窄或闭塞的患者表现为大量腹水、消化道出血、巨脾和肝脏明显肿大。此种类型的肝静脉阻塞患者由于重度门静脉高压而预后不佳，通过经颈静脉肝内门体静脉分流术（transjugular intrahepatic portosystemic shunt，TIPS）可以有效地降低门静脉压力，改善患者生存质量，为等待肝源行肝移植做准备。

由于肝静脉狭窄或闭塞，无法在肝静脉内穿刺门静脉，从而经下腔静脉相当于肝右静脉开口处直接穿刺门静脉，穿刺针进入门静脉后，插入导丝和导管至脾静脉行门静脉造影和压力测量，退出造影导管后插入球囊导管至穿刺通道和门静脉主干内行球囊扩张，扩张后植入 TIPS 专用覆膜支架，支架释放后再次造影和压力测量。

（四）肝静脉阻塞合并血栓形成的介入治疗

肝静脉血栓形成在西方国家是造成肝静脉阻塞的常见原因之一，而在中国的 BCS 患者中，以肝静脉血栓形成作为肝静脉阻塞原因的发生率远远低于西方国家。

无论何种原因引起的肝静脉内血栓形成的处理原则是一样的，即先行溶栓治疗，待血栓溶解后再给予球囊扩张或血管内支架植入。

溶栓的方法包括留置导管溶栓和血栓抽吸。对于肝静脉阻塞合并血栓形成又伴有消化道出血的患者，推荐使用 Angiojet 行快速吸栓处理。

（五）肝静脉和副肝静脉成形术再狭窄的处理

肝静脉和副肝静脉的球囊扩张或血管内支架植入后发生再狭窄的概率高于下腔静脉阻塞。再狭窄的处理原则：对肝静脉和副肝静脉开口处膜性再狭窄行再次球囊扩张；肝静脉和副肝静脉支架内和支架远心端再狭窄选择球囊扩张；肝静脉和副肝静脉、肝静脉和副肝静脉支架内再狭窄合并血栓形成时仍然采取先溶栓，待血栓溶解后再扩张。

（六）下腔静脉阻塞介入治疗 [13]

下腔静脉阻塞的范围可以从 1～200mm 不等，目前国内专家提出下腔静脉阻塞 5mm 以下之为膜性，10mm 以上的阻塞称之为节段性阻塞，无论是膜性阻塞还是节段性阻塞，均可能合并阻塞下方之下腔静脉内血栓形成，血栓形成后不仅加重了阻塞的范围，更重要的是球囊扩张后可能发生血栓脱落而导致肺动脉栓塞的危险。

在膜性阻塞的病例中，10%～15% 的隔膜中间存在着 1～2mm 的孔道。由于隔膜带孔的存在，导丝可以直接通过隔膜，使介入治疗变得极为简单和安全。

由于下腔静脉阻塞的性质、范围、程度不同，故介入治疗的难易程度存在着较大的差异。

1. 下腔静脉球囊扩张术 首先行下腔静脉闭塞两端的造影，即经股静脉途径插入造影导管行阻塞端下方下腔静脉造影，观察阻塞端的位置、形态，管腔大小，肝静脉和副肝静脉是否显影，侧支循环的数量和走向；再行右侧颈静脉穿刺插管行闭塞端上方下腔静脉造影，观察隔膜或闭塞段上方阻塞端位置、形态，观察右心房下缘与隔膜之间的距离，以便选择破膜穿刺的方向。无论是下腔静脉膜性闭塞或节段性闭塞，导丝和导管无法通过闭塞处，隔膜较厚时可特别坚韧，需要使用一根具有一定强度和符合下腔静脉解剖形态的钢针突破隔膜或闭塞段，常称之为"破膜"穿刺。破膜穿刺的成功与否直接决定介入治疗的成败，故破膜穿刺是 BCS 介入治疗的核心和关键。

采用经股静脉途径由下向上破膜穿刺隔膜或闭塞段时，需要同时穿刺右侧颈静脉，并经右侧颈静脉插入一猪尾导管至右心房下方隔膜上方作为标记。在透视下以隔膜上方猪尾导管标记为穿刺点，调整穿刺针前端朝向左前方进行破膜穿刺。破膜穿刺成功后将导管经右心房送至上腔静脉内。

下腔静脉破膜穿刺可以经颈静脉途径由上向下穿刺，同时将猪尾导管经股静脉途径放置于隔膜下方作为标记，将单弯导管经颈静脉途径放置于隔膜上方，插入破膜穿刺针，调整其前端方向，朝向右后方穿刺。破膜穿刺成功后，退出穿刺针，经导管回抽有无血液回流，有血液回流时，推注少量对比剂再次证实导管前端位于下腔静脉内。经颈静脉途径由上向下破膜的穿刺的优点是破膜穿刺针位于右房下方之下腔静脉内，可以避免误穿右心房，提高破膜穿刺的安全性。

破膜穿刺成功后，经导管插入加强交换导丝，导丝前端插至髂静脉或上腔静脉内，再经股静脉鞘或颈静脉鞘插入抓捕器将导丝引入体外，此时导丝贯穿于颈静脉-上腔静脉-右心房-下腔静脉和股静脉，经股静脉鞘或颈静脉鞘沿导丝插入球囊导管，至下腔静脉闭塞处给予扩张，反复扩张3次。退出球囊导管后，插入猪尾导管进行测压和造影复查。

测量下腔静脉扩张后压力时，不仅要测量下腔静脉内的压力，同时还要测量右心房压力，因为下腔静脉隔膜被扩开后，突然开放的下腔静脉血液回流到右心房会引起右房压力的升高，此时不能仅仅根据下腔静脉压力下降的幅度判断扩张的效果，而要根据右心房与下腔静脉的跨膜梯度差来判断，右心房与下腔静脉跨膜梯度差小于5cmH₂O时即可认为扩张效果良好。

2. 下腔静脉内支架植入术

（1）适应证：①下腔静脉节段性闭塞，球囊扩张后出现急性再狭窄；②下腔静脉闭塞合并血栓形成，血栓占位影响血流时；③下腔静脉球囊扩张后反复再狭窄。

（2）禁忌证：①下腔静脉膜性闭塞距右心房小于1cm，此种情况如果放置内支架则会因为支架在右心房的长度过长，刺激右心房出现心律失常或心脏压塞；②闭塞下方下腔静脉管径大于血管内支架直径；③下腔静脉和肝静脉开口处混合性闭塞，在肝静脉未开通前；④下腔静脉支架需跨越肝静脉开口为相对禁忌证；⑤网状编织型支架禁用于跨越肝静脉开口段时。

下腔静脉内支架的植入几乎总是在下腔静脉球囊扩张后紧接着进行。根据体表或骨性标志将支架输送器前端插至预定部位，退出支架输送器内芯，将预装好的内支架装入支架输送器内。透视下使用平头推杆将支架缓慢推至输送器前端，使支架前端与输送器前端对齐，明确支架位置无误后，右手握住输送器推杆，左手握住输送器外套管，缓慢撤退外套管，透视下可见支架逐渐弹开。在释放支架的过程中应让患者平静呼吸或屏气，以防支架定位不准。必须强调的是，释放支架的速度不宜过快，因为快速释放可能引起支架的定位不准和支架的"前跳"。下腔静脉内支架放置后，应进行再次造影和压力测量（图59-0-22）。

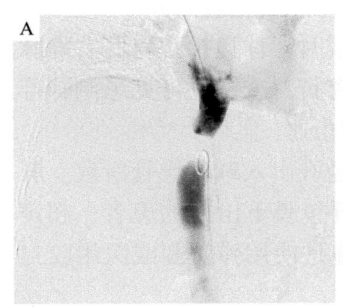 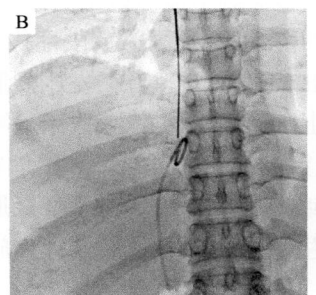 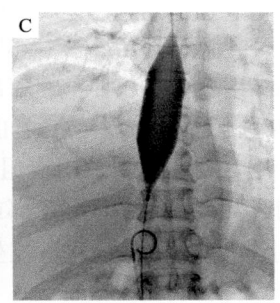 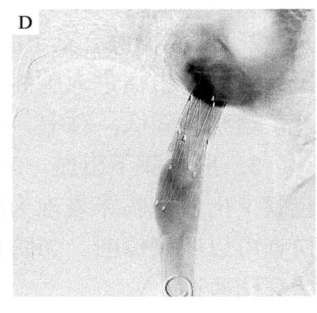

图59-0-22 下腔静脉阻塞行下腔静脉内支架植入后造影和测压

A. 下腔静脉造影示节段性闭塞；B. 破膜针穿过闭塞段；C. 球囊扩张下腔静脉闭塞段；D. 下腔静脉支架植入后造影示血流通畅。

3. 下腔静脉阻塞合并血栓形成的处理 有文献报告下腔静脉阻塞合并血栓患者在下腔静脉阻塞开通后发生血栓脱落而产生肺动脉栓塞致患者猝死，故下腔静脉闭塞合并血栓形成曾被认为是介入治疗的禁忌证。近10年来，由于采取了有效的处理方法，这一禁区已经被打破。处理下腔静脉阻塞合并血栓形成的方法包括：

（1）使用大口径导管直接抽吸新鲜血栓，也可通过保留溶栓导管行溶栓治疗，待血栓完全溶解后再使用球囊扩张下腔静脉隔膜或闭塞段（图59-0-23）。

（2）溶栓治疗与支架压迫血栓相结合。对于新鲜与陈旧血栓同时存在的病例，先采用溶栓导管溶解新鲜血栓，而后以球囊扩张闭塞处，最后使用血管内支架压迫固定未能溶解的血栓，此时支架起到了压迫固定血栓和支撑血管的双重作用。

（3）陈旧性附壁血栓和钙化性血栓与血管壁附着牢固，不会发生脱落和导致肺动脉栓塞发生，可

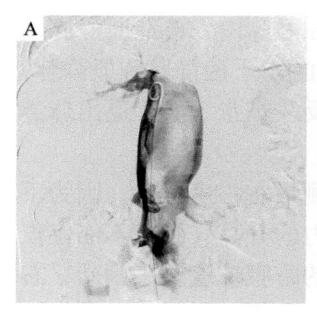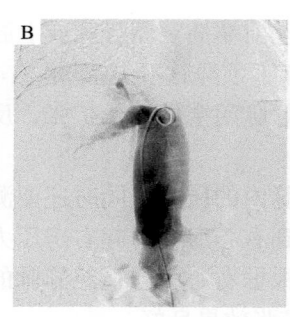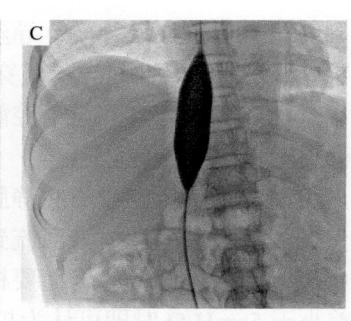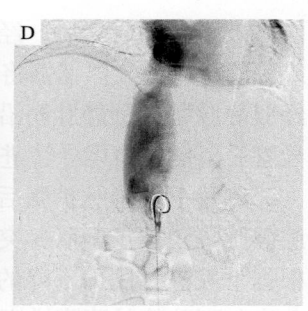

图 59-0-23　下腔静脉阻塞合并血栓形成于溶栓后使用球囊扩张下腔静脉隔膜或闭塞段

A. 血管造影示下腔静脉闭塞伴巨大血栓形成；B. 下腔静脉内留置导管溶栓一周后血栓完全溶解；C. 球囊扩张下腔静脉闭塞处；
D. 扩张后造影示下腔静脉通畅。

以直接行球囊扩张。

（七）并发症及其处理[14]

1. 心脏压塞　此并发症为误穿心包腔所致。心包内少量出血时，透视下可见心影轻度扩大，心尖搏动减弱，此时应停止操作，使用超声观察出血量，密切观察患者的呼吸、心率、血压。心包内中等量出血时，心影扩大，心尖搏动微弱或消失，患者出现胸闷、气急、心率加快，脉压差小于 30mmHg，此时应给予吸氧、心包穿刺引流。心包大量出血时，心影显著扩大，心尖搏动消失；因心脏压塞，患者出现突发惊厥、抽搐、面部青紫，血压降低或呼吸、心脏骤停，此时应立即给予胸外心脏按压、吸氧，待心跳恢复后快速行剑突下心包穿刺引流，透视下见心影缩小，心尖搏动可见时，采用 Seldinger 技术，放置一根猪尾导管于心包腔内，在超声监视下继续引流，同时给予止血药物。猪尾导管置留于心包腔内可达 24 小时，回抽无活动性出血，超声观察心包腔内无积血声像后，退出猪尾导管。采用心包穿刺引流的方法优于外科开胸引流，因为采用心包穿刺引流可以最大限度地赢得抢救时间。

2. 胸腔出血　见于肝右静脉开口位置较高和肝右静脉近段为节段性狭窄时，球囊扩张将肝右静脉撕裂所致，出血进入胸腔后产生胸腔出血。胸腔出血表现为患者突发剧烈胸痛，透视下可见患侧肺部外带透光度降低。对中、大量胸腔出血者应给予止血药物、胸腔引流或开胸止血。

3. 肝包膜下出血　为经皮经肝穿刺采用较粗穿刺针、反复穿刺和经皮经肝出入球囊导管所致。肝包膜下出血的临床表现为肝区疼痛，特别是背部或肩胛区疼痛。对于怀疑肝包膜下出血的患者，超声检查可以明确诊断。为防止经皮经肝穿刺通道发生出血，最有效的处理措施是使用弹簧圈或医用胶封堵穿刺通道。

4. 腹腔出血　肝静脉阻塞后对肝脏的直接影响是肝淤血，此时肝组织比较脆弱，开通肝静脉隔膜或闭塞段的穿刺时用力过大而致穿刺针直接穿透肝脏，因肝左叶的体积较小，此种情况更容易发生在开通肝左静脉的穿刺时。由于导丝或穿刺针穿透肝脏而引起出血的处理是对出血通道进行栓塞，采用弹簧圈或医用胶均可取得满意的效果。

5. 内支架移位、脱落进入右心房　需要由外科开胸手术取出。

（八）介入治疗后注意事项

1. 抗凝　为防止支架内血栓形成，在放置内支架的过程中，即需要给予抗凝治疗，并持续到介入治疗后一年。需要强调的是，在内支架放置后的 3 个月内，应使用抗凝作用较强的抗凝药物，如华法林、可嘧啶等，3 个月后改用肠溶阿司匹林。

2. 定期随访、复查　为了解支架的位置、弹开程度、血流通过情况，介入治疗后应定期使用超声或 CT 复查。条件允许者，可以采取血管造影复查。

六、手术治疗[15]

汪忠镐在国际上首创了沿用至今的多种门体转流术式，如肠腔、肠房、肠腔房等。大宗随访数据显示，这些门体转流术式对复杂、危重且不适合行介入治疗的 BCS 患者仍是有效的可用方案，且具有很好的疗效。

BCS 的传统治疗方法主要依靠手术。手术方法可分为 4 类：①间接的减压手术：包括腹膜腔颈静脉腹水转流术、胸导管颈静脉吻合术、断流术和一些增加侧支循环的手术，如脾肺固定术等；②直接的减压手术：主要包括各种分流手术，如腔房、肠房、肠颈和脾房（脾静脉右心房）人工血管转流术，肠腔、脾肾和门腔分流术等；③病变的直接切除术：又称为根治术；④肝移植。

1. 间接减压手术　间接减压手术中的胸导管颈静脉吻合术和一些增加侧支循环的手术如脾肺固定术等，因其疗效差已基本被放弃，而腹膜腔颈静脉腹水转流术对 BCS 疾病本身的治疗无效，只偶尔用于全身状况差、无法耐受较大手术的患者，将其作为一种过渡手术，待全身情况改善时还必须采用其他治疗方法。

2. 直接的减压手术　这是最常采用的传统手术，其技术较为简单，易于推广。肠腔和门腔分流术因其较高的肝昏迷发生率，也已较少采用。现在临床上较常用的式式是腔房、肠房、肠颈和脾房人工血管转流术。腔房手术主要用于下腔静脉完全闭塞，而闭塞下方有通畅的肝静脉或较粗大的副肝静脉，故腔房人工血管转流时能同时缓解下腔静脉高压和门静脉高压。如下腔静脉无闭塞仅肝静脉回流障碍，而且患者肝功能较好，则可采取单纯缓解门静脉高压的减压手术，如下腔静脉压力低于 15cmH_2O，可行肠腔或门腔侧侧分流术，以避免使用长段人工血管。如同时合并下腔静脉病变，则只能行肠房、肠颈或脾房人工血管转流术，如想同时缓解下腔静脉高压，也可行腔房、肠房联合人工血管转流术。该类手术近期疗效尚可，但腔房、肠房、脾房和肠颈人工血管转流术需应用较长段人工血管，远期因人工血管血栓形成、复发率和二次手术率较高，人工血管 5 年通畅率仅为 50%～70%，更远期的疗效更差。

3. 直接切除术　即根治术，其最大优点是直接恢复了下腔静脉原来的解剖结构，符合生理，不易出现肝昏迷等严重并发症。国内张小明等曾治疗 1 例肝静脉闭塞患者，术前腹水量极大，并发巨大脐疝及子宫脱出，术中放出腹水近 30 000ml，且患者因消耗已呈"蜘蛛人"状，但手术成功后，患者迅速恢复，未发生任何并发症，这完全与该根治术符合生理有关。过去已有多个学者报道多种根治术，取得了比各种转流术更好的近远期疗效。张小明团队已采用自己发明的肝段下腔静脉全程显露的新根治术治疗各种类型布-加综合征 100 余例，1 例死亡，2 例因未行下腔静脉补片导致再狭窄，1 例血栓形成，另有 2 例因肝静脉广泛闭塞，尽管术中在肝段下腔静脉内行肝片状切除也未能找到肝静脉主干和粗大的副肝静脉，因而术后门静脉高压缓解不明显，腹水等症状体征也无明显改善。其余病例均获得良好的近远期疗效。过去根治术未能得到广泛推广，主要因该手术操作复杂。笔者的经验是较以往根治术显露的下腔静脉段更长，能更清楚地显露病变，更好地控制病变近远侧的下腔静脉，只要操作仔细，显露此段下腔静脉是可行的。可以先打开心包显露出心包段下腔静脉，然后切开膈肌裸区顺下腔静脉走行向下游离，到肝静脉段时先暂停游离，再打开远侧膈肌游离出右肾上方的下腔静脉段，最后从上下两端向中间游离与肝脏粘连最紧密的肝段下腔静脉，此时因已能清楚地分辨出此段下腔静脉的走行，再游离肝段下腔静脉更为容易。尤其自从采用右房插管输血法后，已经无须游离肝静脉，使手术时间大大缩短，手术更从容，总手术时间多可以在 2～3 小时内结束，比各种转流术手术时间更短。

4. 肝移植　适合于各种肝衰竭终末期患者或肝内小静脉广泛闭塞患者，但其缺点是手术及术后治疗费用昂贵，肝移植的远期疗效还需更进一步随访。

（祖茂衡）

参 考 文 献

［1］ZIMMERMAN M A, CAMERON A M, GHOBRIAL R M. Budd-Chiari syndrome [J]. Clin Liver Dis, 2006, 10(2): 259-273.

［2］SARWA D M, AURELIE P, MANUEL H G, et al. Etiology, management, and outcome of the Budd-Chiari syndrome [J]. Ann Int Med, 2009, 151(3): 167-175.

［3］郭成浩. 布-加综合征的病因学研究 [J]. 中国普外基础与临床杂志, 2014, 21(12): 1469-1471.

［4］祖茂衡. 布-加综合征影像诊断与介入治疗 [M]. 北京: 北京科学出版社, 2004.

［5］祖茂衡, 徐浩, 顾玉明, 等. 肝静脉阻塞的血管造影表现 [J]. 中华放射学杂志, 2004, 38(2): 188-191.

［6］祖茂衡, 徐浩, 顾玉明, 等. 副肝静脉在 Budd-Chiari 综合征诊断与治疗中的价值 [J]. 中华放射学杂志, 998, 32(9): 616-619.

［7］中国医师协会腔内血管学专业委员会腔静脉阻塞专家委员会. 布-加综合征亚型分型的专家共识 [S/J]. 介入放射学杂志, 2017, 26(3): 195-198.

［8］中华放射学会介入学组. 布-加综合征介入诊疗规范的专家共识 [S/J]. 中华放射学杂志, 2010, 44(4): 345-349.

［9］徐浩, 祖茂衡. 肝静脉阻塞型 BCS 的介入治疗: 第六届国际布-加综合征学术大会论文汇编 [C]. 郑州, 2010: 488.

［10］顾玉明, 祖茂衡, 徐浩, 等. 副肝静脉成形术在 Budd-Chiari 综合征治疗中的应用 [J]. 中华放射学杂志, 2003, 37(1): 1083-1086.

［11］HASIJA R P, NAGRAL A, MARAR S, et al. Transjugular intrahepatic portosystemic shunt (TIPSS) for Budd Chiari syndrome [J]. Indian Pediatr, 2010, 47(6): 527-528.

［12］ZAHN A, GOTTHARDT D, WEISS K H, et al, Budd-Chiari syndrome: long term success via hepatic decompression using transjugular intrahepatic porto-systemic shunt [J]. BMC Gastroenterol, 2010, 10: 25.

［13］张曦彤, 徐克, 祖茂衡, 等. Budd-Chiari 综合征肝静脉闭塞的介入治疗 [J]. 中华放射学杂志, 2003, 37(5): 449-453.

［14］顾玉明, 祖茂衡, 徐浩, 等. 500 例 Budd-Chiari 综合征介入治疗并发症分析 [J]. 中华放射学杂志, 2003, 37(12): 1083-1086.

［15］张小明. 布-加综合征外科治疗方法选择与评价 [J]. 临床外科杂志, 2009, 17(5): 295-297.

下腔静脉阻塞性疾病 第60章

下腔静脉阻塞性疾病，也称为下腔静脉阻塞综合征（inferior vena caval obstructive syndrome），是主要起因于腹腔、腹膜后组织或器官（包括肝脏、胰腺、肾脏、肾上腺、下腔静脉等）肿瘤性病变侵犯压迫，下腔静脉癌栓或血栓形成引起下腔静脉血流受阻的一类疾病。下腔静脉重建是指通过除去血管内的异物、管壁的单纯缝合、补片移植、血管置换、分流等多种技术，使之恢复原来的血运。针对肿瘤引起的下腔静脉阻塞，根据肝脏来源肿瘤的位置、侵犯的范围及程度，可选择在体肝切除、半离体肝切除及全离体肝切除联合自体肝移植等手术方式。对于肝癌合并下腔静脉癌栓，首选的治疗方法是肿瘤切除加取栓。

一、下腔静脉及其属支解剖学概述

下腔静脉是体内最大的静脉干，收集双下肢、盆部、会阴、腹部等部位的静脉血。下腔静脉由左、右髂总静脉在第 5 腰椎体前方稍右侧汇合形成，沿腹主动脉右侧上升，行经肝脏面右纵沟后部的腔静脉沟后，穿腔静脉孔进入胸腔，汇入右心房。当下腔静脉阻塞时，在腹壁的两侧、脐平面以下可见到曲张血管。下腔静脉的总长度为 25.7～27.1cm，其管径在左、右髂总静脉汇合处为 2.0cm，平左肾静脉上缘处为 3.1cm，穿膈处为 3.4cm。下腔静脉通过左及右髂总静脉、直接或间接注入下腔静脉的属支，以及门静脉收集下肢、盆部、腹部的静脉血。

除左、右髂总静脉外，下腔静脉还收纳下列静脉（图 60-0-1）：

（1）膈下静脉：右膈下静脉在膈的腔静脉孔下方汇入下腔静脉，左膈下静脉常汇入左肾静脉。

（2）肝静脉：肝右静脉在膈下 1～1.5cm 处汇入下腔静脉的右侧壁，肝中静脉和肝左静脉通常形成一支共干汇入下腔静脉。除此之外，直接从肝脏汇入到下腔静脉的静脉称肝短静脉，代表性的肝短静脉为引流肝右后叶的肝右下静脉。

（3）肾上腺静脉和肾静脉：右肾静脉短且稍细，汇入下腔静脉右侧壁；左肾静脉长而较粗，横过腹主动脉前方，注入下腔静脉左侧壁；肾上腺静脉多为 1 支，右肾上腺静脉汇入下腔静脉，左肾上腺静脉汇入左肾静脉。

（4）腰静脉：收集腰动脉供血区域的静脉血，与椎静脉丛有丰富的吻合交通，汇入下腔静脉。

（5）腰升静脉：各腰静脉之间的纵行吻合支连接，腰升静脉向下连接髂总静脉，向上经膈角内侧上行入胸腔，左侧称为半奇静脉，右侧称为奇静脉，最终汇入上腔静脉。

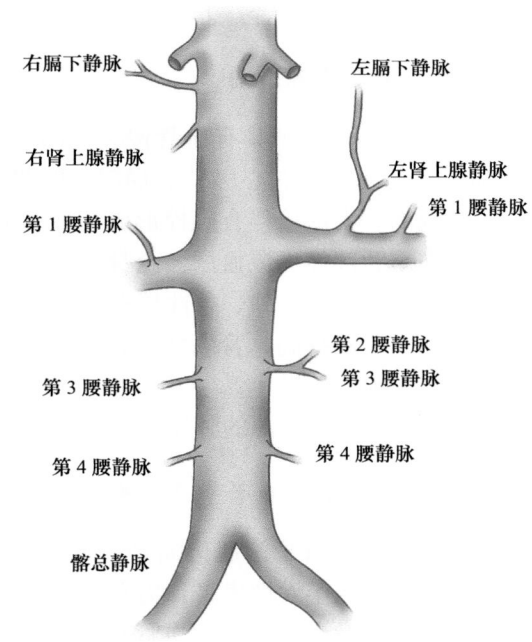

图 60-0-1 下腔静脉及其属支示意图

二、病因及临床表现

（一）肝脏来源肿瘤

肝脏来源的肿瘤包括恶性肿瘤（肝细胞癌、胆管细胞癌、结肠癌肝转移、胃肠间质瘤肝转移、肝母细胞瘤等）和良性肿瘤（海绵状血管瘤、泡型肝包虫病等），当这些肿瘤主要生长在肝 S1 段、S4 段、S5 段、S8 段及腔静脉旁，且位置深在，肿瘤基底部紧贴肝后段腔静脉。主要特点如下：

1. 尾状叶肿瘤　尾状叶肿瘤可以向前生长侵犯门静脉、胆管，造成梗阻性黄疸，向后侵犯下腔静脉，造成下腔静脉梗阻。正常情况下约 1/4 的尾状叶包绕下腔静脉生长，左尾状叶可生长在下腔静脉的后方，形态如单手搂抱下腔静脉，此部位肿瘤可压扁、侵犯下腔静脉造成阻塞。在阻塞下腔静脉情况下可出现下腔静脉高压等布-加综合征表现。但在尚未完全梗阻的情况下，机体已建立了广泛的侧支循环，往往不引起明显的症状和体征。右尾状突的肿瘤可以把下腔静脉推移至左上方或从后向前顶起压扁或侵犯下腔静脉。腔静脉旁部肿瘤位于腔静脉前方、肝静脉的后方、第一肝门之上，往往累及 3 个肝门。

2. 肝静脉根部肿瘤　肝静脉根部的肿瘤往往紧压在腔静脉前方，位于肝中静脉与肝右静脉或肝中静脉与肝左静脉之间。由于肝静脉无瓣膜、管壁薄，被固定于肝实质内，受损伤后不易收缩，除大出血外，容易引起空气栓塞。若能在肝外分出肝静脉并预先阻断是最理想的，可以避免空气栓塞、大出血。肝静脉根部肿瘤手术并不容易造成腔静脉的撕裂切开，而易损伤的是壁薄的肝静脉。

肝细胞癌（hepatocellular carcinoma，HCC）是一种高度侵袭性的肝脏恶性肿瘤，晚期 HCC 常侵犯重要的血管，引起门静脉或肝静脉脉管癌栓形成。下腔静脉癌栓通常是由主肝静脉或右后下肝静脉癌栓进一步延伸形成。与门静脉癌栓相比，下腔静脉癌栓发生比例明显较低，通常为 3%～4%。下肝腔静脉癌栓增加了肿瘤全身转移的风险，若不及时处理会造成严重的后果，如癌栓脱落形成的栓子可引起肺栓塞，后者常是患者突然死亡的原因；癌栓进一步延伸可达右心房并可导致心力衰竭。相比门静脉或肝静脉癌栓的患者，下腔静脉癌栓的患者预后更差。

（二）肾脏来源肿瘤

肾细胞癌是一种具有血管侵袭性的恶性肿瘤，肾细胞癌伴下腔静脉癌栓的发生率约为 10%，约 1.0% 的癌栓可侵及右心房[1]。局部进展期的肾细胞癌合并下腔静脉癌栓的初步症状无特异性，可能是偶然发现的。大部分伴有癌栓形成的患者可表现出非特异的临床症状，这些症状可能与局部肿瘤生长有关，如季肋部疼痛或血尿。全身症状包括副肿瘤综合征、疲劳和体重减轻。与癌栓继发静脉阻塞有关的症状包括下肢水肿、急性精索静脉曲张、腹水、布-加综合征或肺栓塞等。随着医学研究的深入和医疗技术的不断提高，肾癌伴下腔静脉癌栓可通过手术治疗，根治性肾切除＋腔静脉癌栓取出术可以获得良好的预后效果。

此外，肾上腺来源的肿瘤也可以局部侵犯下腔静脉，引起下腔静脉血流受阻。

（三）下腔静脉血管平滑肌肉瘤

下腔静脉血管平滑肌肉瘤是一种罕见的恶性肿瘤，起源于静脉壁平滑肌[2]。本病好发于任何年龄，但主要为老年女性患者，男女比例约为 1∶5。该病缺乏典型临床表现，临床症状与下腔静脉梗阻水平、程度以及受累的输入血管有关。以肝静脉及肾静脉为界，将下腔静脉分为上、中、下 3 段，肾静脉以下表现为腹痛、背痛、季肋部疼痛和不同程度的下肢浮肿；起始于中段的血管平滑肌肉瘤表现为右上腹痛、腹部包块，有时伴有肾血管性高血压；起源于肝静脉以上水平的血管平滑肌肉瘤则主要表现为不同程度的布-加综合征。下腔静脉血管平滑肌肉瘤生长方式有 3 种：完全静脉外、完全静脉内及壁内型，但肿瘤巨大时难以区分生长的类型。

（四）下腔静脉血栓形成

下腔静脉血栓形成是一种罕见的、严重的静脉血栓栓塞症。通常是由于下腔静脉滤器血栓形成的结果，也可能为新发血栓形成。新发下腔静脉血栓形成可能与下腔静脉先天性异常有关。其他引起血栓形成的因素包括血液高凝状态、肿瘤压迫、癌栓形成、创伤等。研究表明，下肢静脉血栓形成的患者中，有 2.6%～4% 的患者发生下腔静脉血栓形成，而下腔静脉血栓形成的患者死亡率则为下肢静脉血栓形成的患者的 2 倍左右[3]。

（五）其他来源肿瘤

腹腔、腹膜后其他组织或器官来源的肿瘤，包括胰腺癌、神经内分泌肿瘤、恶性副神经节瘤、恶性间皮瘤、精原细胞瘤、恶性神经鞘瘤、恶性纤维组织细胞瘤等，均可压迫、侵犯、推挤下腔静脉，引起下腔静脉回流受阻。

三、诊断与病情评估

（一）腹腔、腹膜后肿瘤的诊断

随着影像学的发展，对于腹腔及腹膜后肿瘤的诊断水平也大大提高。目前针对腹腔、腹膜后肿瘤的辅助检查有以下几项：

（1）彩超检查：能显示肿瘤的大小、部位及密度。超声检查简便、无创、经济，可以动态观察病情进展，并能显示下腔静脉及腹腔其他脏器的情况。

（2）CT 检查：可以清楚显示肿瘤的大小、部位、形态以及钙化、出血、坏死等的改变。腔内肿瘤呈膨胀生长，易与静脉血栓区别。

（3）MRI 检查：可以清晰显示肿瘤的大小、部位、密度，与周围组织的关系，下腔静脉的情况（图 60-0-2A）。

（4）下腔静脉造影：显示肿瘤下段腔静脉充盈缺损或消失，侧支循环建立的情况。当腔静脉闭塞时，可显示腰椎静脉、腹腔静脉丛、奇静脉或半奇静脉与上腔静脉交通的情况。

（5）数字剪影血管造影（DSA）检查：可以直接显示下腔静脉的病变范围及下腔静脉的通畅情况。通过 CT、MRI 和 DSA 影像的综合分析，可以明确肿瘤为腔内或腔外肿瘤（图 60-0-2B）。

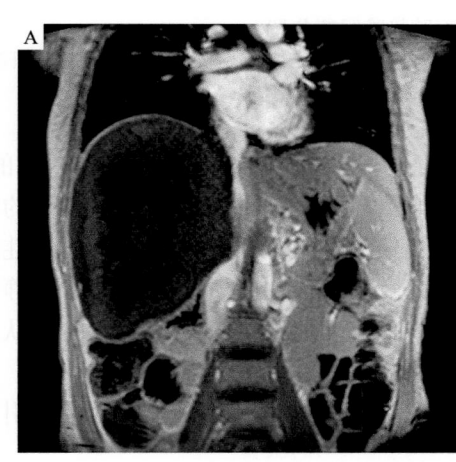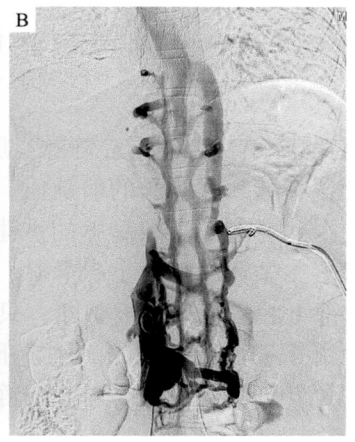

图 60-0-2　下腔静脉阻塞性疾病影像学诊断
A. 冠状位 MRI 显示右肝巨大病灶侵犯下腔静脉；B. DSA 显示下腔静脉闭塞，丰富的侧支循环已经建立。

（二）下腔静脉癌栓的诊断

虽然下腔静脉癌栓可影响血液回流而导致下腔静脉高压，但尚未完全堵塞血管腔或已有侧支循环建立的情况下，往往并不引起明显的症状和体征，其临床表现与原发肿瘤并无二样，因此，下腔静脉癌栓的诊断主要依靠影像学检查。目前临床上常用的检查方法（彩超、CT 和 MRI）均可发现下腔静脉癌栓，彩超显示为下腔静脉腔内实质性回声团块；CT 增强扫描表现为下腔静脉充盈缺损，但当肿瘤压迫下腔静脉时则不易区别；MRI 显示下腔静脉癌栓较 CT 清楚，其冠状面还可显示癌栓的位置和长度，为术中行不同阻断平面阻断下腔静脉提供依据。但值得指出的是，影像学检查发现下腔静脉癌栓不如发现门静脉癌栓那样容易，易发生漏诊。若常规的检查诊断有困难，尚可行食管内镜超声、下腔静脉造影、MRI 血管成像或螺旋 CT 血管成像等进一步检查，一般可明确诊断。

四、外科治疗

（一）下腔静脉阻断

根据下腔静脉阻断平面，将下腔静脉分为三部分，即肾上部下腔静脉、膈下的肝上下腔静脉、膈上下腔静脉（图 60-0-3）。

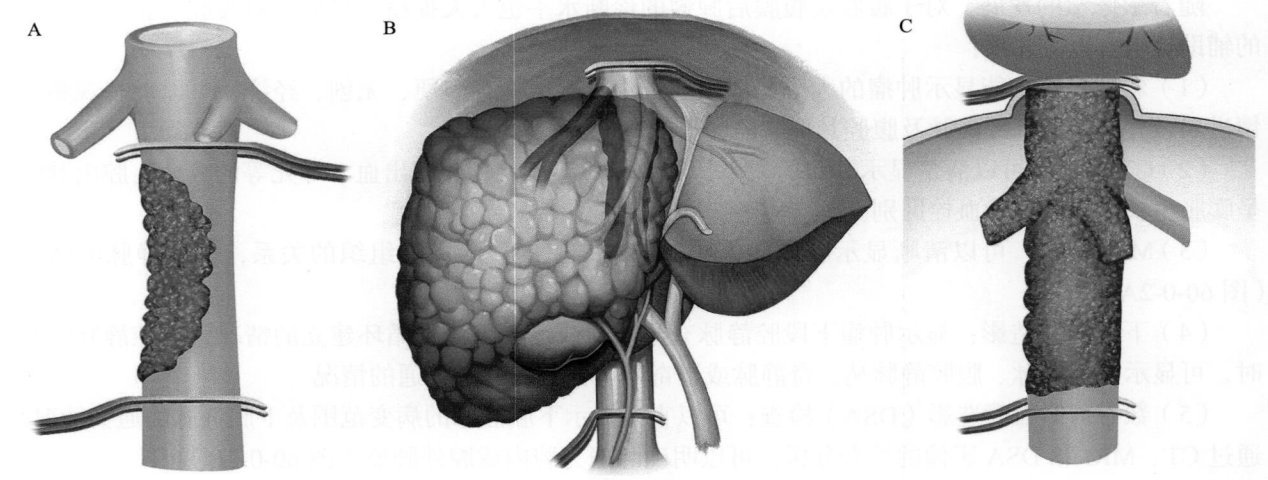

图 60-0-3　下腔静脉阻断分型

A. 肾上部下腔静脉：肝上下腔静脉阻断在肝静脉平面以下；B. 膈下的肝上下腔静脉：肝上下腔静脉阻断在肝静脉平面以上；
C. 膈上下腔静脉：肝上下腔静脉阻断在膈肌以上。

1. 肾上部下腔静脉　肾上部下腔静脉指肝静脉开口以下 1cm 到右肾静脉以上的这段下腔静脉，引流包括下肢、骨盆静脉和肾静脉的静脉血。下肢、骨盆静脉淤血是深静脉血栓的诱因，肾静脉淤血会造成肾衰竭，因此肾上部下腔静脉的重建有十分重要的意义。但对于有压迫性或闭塞性变化的病例，因为椎体旁侧支循环以及肾上腺静脉、卵巢静脉的存在，所以闭塞部以下静脉压并不一定会明显的升高。肾上部下腔静脉如果被阻断，只要肾静脉压在 40mmHg 以下，一般认为肾功能不会受影响[4]。对于肾上部下腔静脉侵犯的病例，下腔静脉阻断在肝静脉入口平面以下，这样能够在下腔静脉切除重建时缩短肝脏缺血时间，防止门静脉血流淤滞，并减少肠道细菌移位引起的腹腔感染发生的概率。

2. 膈下的肝上下腔静脉　如果左、右肝静脉癌栓累及下腔静脉或肿瘤侵犯到肝静脉下腔静脉汇合口，下腔静脉的阻断就不能在肝静脉以下平面进行，全肝阻断的方法将应用到下腔静脉的阻断中。由肝上部向下腔静脉的入路有时会被膈面的巨大肿瘤妨碍。切开肝实质显露出全部下腔静脉前壁的入路可以使视野展开，故非常有用。一般认为阻断时需要行全肝血流阻断，但是否需要进行体外循环尚未定论。通过液体复苏和血管活性药物的使用，一些患者在没有体外循环的情况下可以耐受。对于不能耐受的患者来说，可能还需要行低温灌注或全离体肝切除。对于肝静脉向下腔静脉生长的癌栓，通过将游离的肝叶向下方牵引使癌栓前端向下方移动，其上方可能有钳子夹闭的间隙。行全肝阻断时，首先阻断肝门部的血流，应注意有无胃左动脉发出的侧支。再分别行肝下下腔静脉、肝上下腔静脉阻断。若持续全肝阻断时间超过 60 分钟，将进行肝脏低温灌注，以克服热缺血引起的肝损伤，减少术后肝衰竭的发生率。

3. 膈上下腔静脉　　当肿瘤侵犯的范围超过了膈肌，需要通过切开膈肌，甚至切开胸骨，控制肝上下腔静脉。胸骨正中切开后，切开膈肌，充分显露下腔静脉的膈肌附着部，充分切开心包膜。切断肝脏的各韧带，游离肝脏，将肝脏向下方牵引，确定有钳夹的间隙。此外，为防止右心房壁可能因钳夹而破裂，应由心外科的专科医生进行此项操作。在行全肝阻断前应结扎、切断下腔静脉后壁的膈静脉。有时癌栓甚至可以延伸至右心房，此时则要在体外循环下切开心房取栓。

（二）肝脏切除

1. 在体肝切除　　根据肝脏肿瘤的位置以及预定肝切除的部位，游离肝周韧带，术中超声探查有无肝内外转移病灶以及肝内外管道受侵情况。在切开肝实质之前，尽可能将肝后下腔静脉周围韧带松解开。如果肿瘤巨大，肝脏难以进行游离，可以采用前入路的方式进行肝实质的离断。肝实质的离断可以采用钳夹法，也可使用 CUSA、超声刀等手术工具，主要依外科医生的习惯而定。在进行肝实质离断时，可以采用入肝血流阻断法（Pringle 法）进行离断。如果中心静脉压控制得好，不行入肝血流阻断也能顺利完成肝实质离断。在完成肝实质离断显露下腔静脉后，分别在肝上部和肾静脉开口上方进行下腔静脉的阻断，然后，迅速地将病变的肝脏连同受累的下腔静脉一并切除。

2. 半离体肝切除　　对肝静脉汇合口及以上部位腔静脉受侵犯的患者来说，运用半离体切除的方法，仅切断主肝静脉和肝短静脉或肝上和肝下下腔静脉，而对第一肝门结构不进行离断，可以缩短无肝期。在行全肝阻断之后，在第一肝门阻断带近肝门处选择合适的位置进行门静脉插管，为肝脏冷灌注做准备。此时将碎冰放置在肝脏周围，将低温冷灌注液从门静脉插管中注入，切开肝上下腔静脉，此时可以将肝脏移出腹腔，可以有足够的空间对下腔静脉受侵犯区域进行操作。在离断肝实质前，行低温灌注液灌注有利于提高肝脏对缺血的耐受，并在无血状态下进行肝实质的离断。在完成肝实质离断及下腔静脉重建后，再对肝脏流出道进行重建。半离体肝切除相对于全离体肝切除的优势是对第一肝门不进行重建，缩短了手术时间，减少了因第一肝门重建而引起的胆道、血管并发症的发生率（图 60-0-4）。

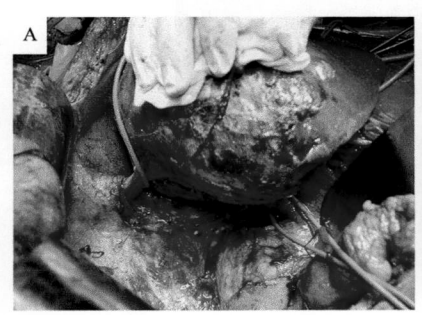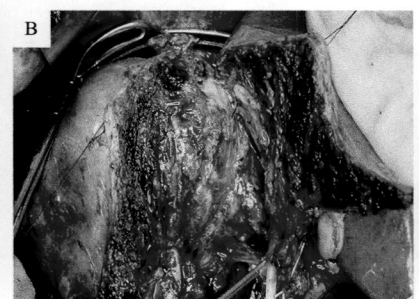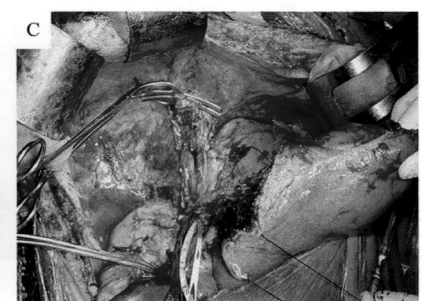

图 60-0-4　半离体肝切除

A. 肝后下腔静脉被巨大的泡型肝包虫病灶所侵犯；B. 离断肝实质暴露受侵犯的腔静脉；C. 肝脏呈半离体位；D. 流出道整形，肝左静脉两个分支合二为一；E. 肝左静脉与人造血管重建后的下腔静脉行端侧吻合；F. 肝脏标本显示腔静脉前壁受侵。

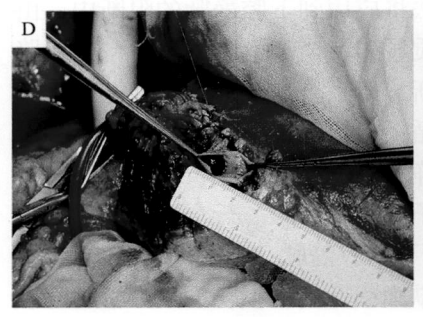
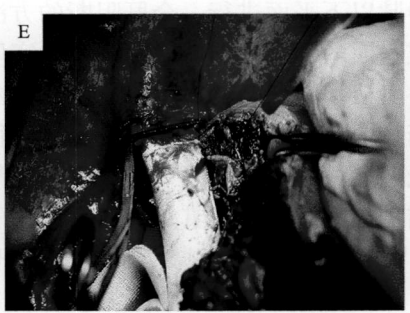
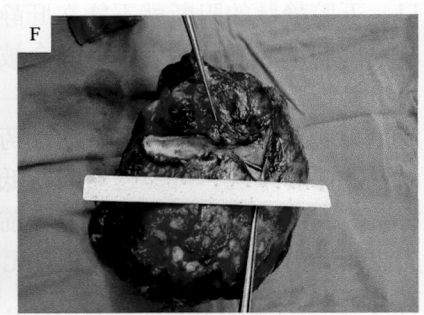

图 60-0-4（续）

3. 全离体肝切除联合自体肝移植　对肿瘤同时侵犯下腔静脉、肝静脉和门静脉的患者，尤其是下腔静脉侵犯超过膈肌到达心包水平，唯一能获得 R0 切除的方法是采用全离体肝切除联合自体肝移植。全离体肝切除需将患者的全肝从体内取出，但由于存在原有病灶可向肝脏周围脏器浸润及显露困难等情况，切除过程往往较为艰险。进入腹腔后首先游离第一肝门肝动脉、门静脉及胆道，分离第二肝门，暴露肝后下腔静脉近心端及远心端。充分游离肝脏后，于肝上、肝下下腔静脉放置阻断钳，切断肝脏流入道及流出道，完整取出肝脏。全肝离体后立即放入盛有 −4℃冰水的修肝盆中，从门静脉行低温器官保存液充分灌注后，开始对肝实质进行离断，切除肿瘤并对残缺的肝动脉、肝静脉及门静脉进行整形和修复。无肝期间，可以采用体外转流的方法，也可以采用人造血管临时重建肝后下腔静脉，并行门静脉-下腔静脉的临时转流。根据残肝修整后的管道情况选择合适的重建方式，并最终将残肝植回患者体内（图 60-0-5）。

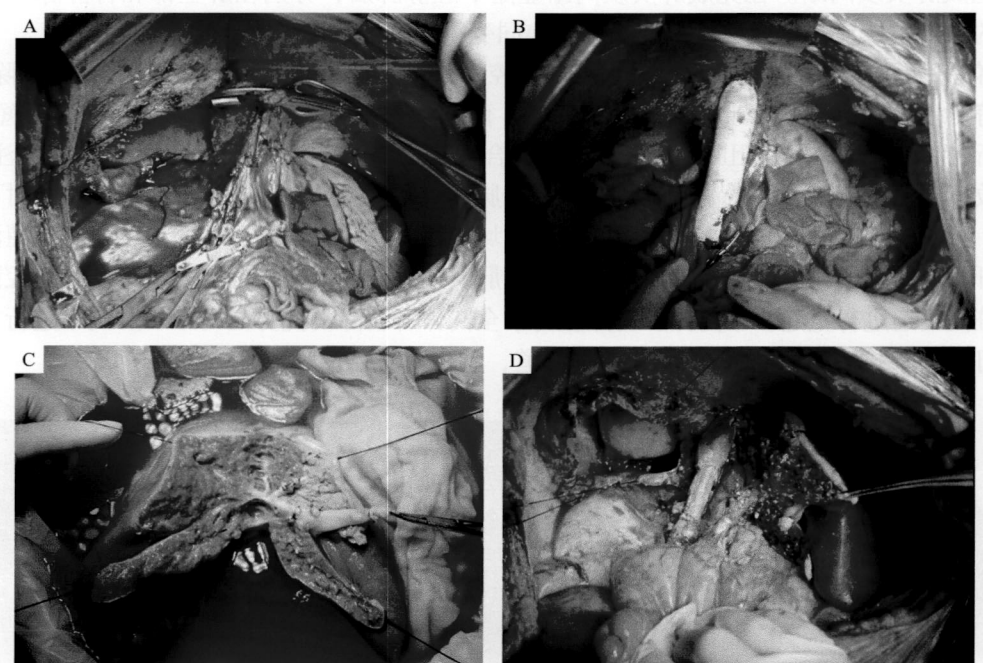

图 60-0-5　离体肝切除联合自体肝移植

A. 肝上、肝下下腔静脉阻断，全肝连同肝后下腔静脉予以切除；B. 人工血管临时重建下腔静脉，并行门静脉-下腔静脉临时转流；C. 肝脏冷灌注后，修肝台上行离体肝切除；D. 自体血管重建下腔静脉。

4. 肝癌合并下腔静脉癌栓的处理　肝癌合并下腔静脉癌栓的治疗与合并门静脉癌栓、胆管癌栓一样，首选的治疗方法也是肿瘤切除＋取栓[5]。肿瘤切除同一般的肝癌肝切除，但它与取栓的先后顺序及在何种血流阻断下进行则有不同的报道。有个案报告选择先在全肝阻断下切开下腔静脉取栓，然后进行肝实质离断，这样虽可缩短全肝阻断的时间，但在切除肿瘤前显露肝后下腔静脉并行切开取栓在操作上有难度。大多数取栓选择在肝实质离断之后，此时肝后段下腔静脉可得到良好的显露。如何取下腔静脉癌栓，可根据实际情况选择不同的方法：经肝静脉取栓、全肝阻断下切开下腔静脉取栓和血管钳控制下切开取栓。经肝静脉取栓的方法最简便，但不能保证取尽癌栓，有癌栓残留甚至脱落发生栓塞的风险。因此安全的方法应该是在全肝阻断的条件下直接切开下腔静脉取栓，直视下既可确保癌栓取尽，又可避免发生癌栓栓塞。

5. 下腔静脉重建

（1）单纯缝合：在下腔静脉取栓后或静脉壁部分切除后进行（图 60-0-6A）。分两种情况：①当下腔静脉受侵范围比较局限，可以将血管阻断钳放置在与下腔静脉相切的位置来实现对下腔静脉的控制，通过 4-0 或 5-0 线进行连续缝合关闭下腔静脉切口，必须注意的是缝合之后需严密观察下腔静脉通畅程度，防止局部狭窄引起下腔静脉及其属支血流回流受阻。②当下腔静脉受侵犯范围长径小于 3cm、周径大于 180°，对受侵犯段下腔静脉予以切除后再行下腔静脉端端吻合。

（2）补片缝合：部分切除后，如果进行单纯缝合后重建管道显著狭窄，可以用补片进行重建（图 60-0-6B）。精准的术前及术中规划是非常必要的。此外，用人工材料的补片延展性较差且处理起来相对困难，因此尽可能选用切除肝的门静脉、肝静脉、静脉片等自身材料。

（3）血管置换：当下腔静脉受侵犯长径大于 3cm，同时周径大于 180°，受侵犯段下腔静脉切除后，需要使用人工材料或自身材料予以替换（图 60-0-6C、图 60-0-6D）。下腔静脉血管置换采用以下 3 种方式：①全自体血管修补重建；②冷冻保存的异体血管；③人造血管。笔者的经验通常根据缺损的大小选

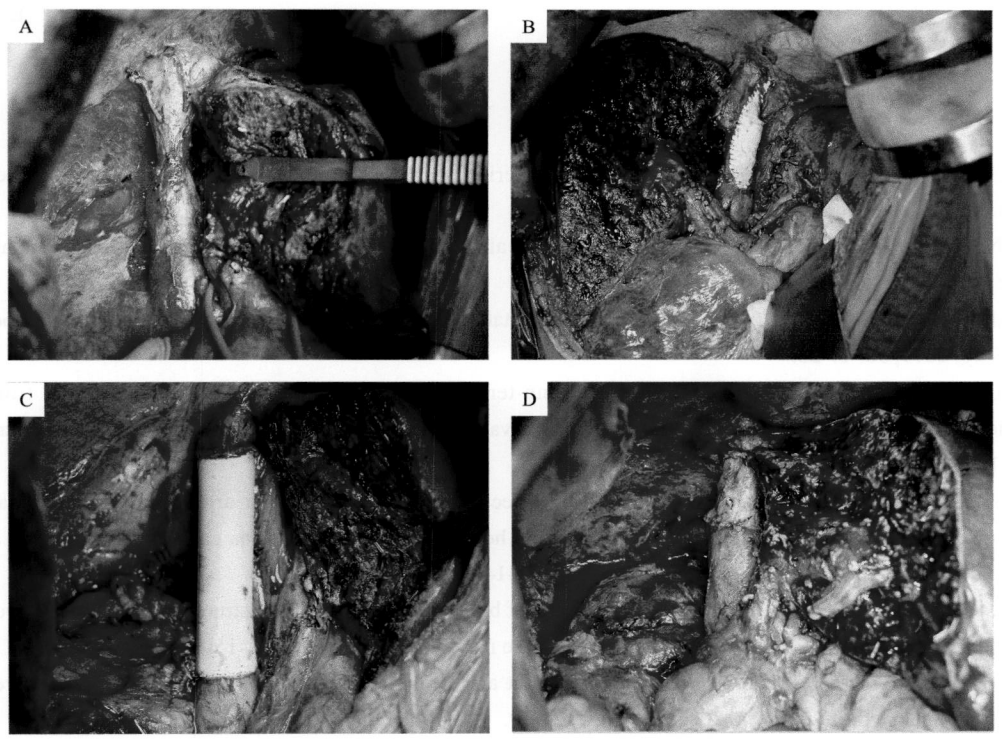

图 60-0-6　不同的下腔静脉重建方式
A. 单纯缝合；B. 补片缝合；C. 人工血管置换；D. 自体血管重建下腔静脉。

用几段等长的大隐静脉，边边缝合制作成圆桶状替代受侵犯的下腔静脉。EPTFE 人造血管因为其易获得，且有不同直径、规格的材料可供选择，因此也常作为下腔静脉的替代物。术中使用人造血管重建下腔静脉技术相对简单，但若术后发生腹腔感染可导致血管移植物感染而造成重建下腔静脉失败，并且远期通畅性尚需临床长期随访观察。此外，人工材料的补片延展性较差且处理起来较困难，而生物材料具有其独特的生物相容性、可依赖的长期通畅性和较低的感染率，目前在临床上仍然广泛使用[6]。

　　另外，对于肝后下腔静脉已完全闭塞者，如果患者双下肢无水肿，术前评估肾功能正常，术中移去病肝或预阻断下腔静脉时患者血压无变化，说明其已建立充分的侧支循环，此种情况可考虑不重建下腔静脉。

　　肝脏恶性肿瘤伴有下腔静脉的侵犯，由于其技术难度大以及预后不佳，过去被列入肝切除的禁忌证。然而，通过肝移植和管道重建技术的提高和经验的积累，外科医生在尝试着开展合并腔静脉切除重建的肝癌肝切除术，包括 HCC、胆管癌、结肠直肠癌肝转移等。下腔静脉重建包括单纯缝合、补片缝合、用合成或自身血管替代。对于膈下的肝上下腔静脉及膈上下腔静脉受侵犯的病例，在体灌注技术、全及半离体技术已经将肝切除术推向极致。考虑到下腔静脉和肝静脉切除术围手术期并发症发生率及死亡率较高，手术切除必须是这类患者唯一的根治性治疗选择。虽然绝大多数恶性肿瘤患者最终死于疾病复发，但有充分的证据表明，行根治性切除的患者总体生存率优于单独的化疗或局部的 TACE 治疗，少数患者获得了长期生存。特别是当患者出现下腔静脉阻塞症状的时候，手术切除能明显提高患者的生活质量[7]。而对于侵犯下腔静脉的终末期泡型肝包虫病来说，重建腔静脉明显提高了总体生存时间和生存质量。作者单位总结了 71 例合并下腔静脉切除的终末期泡型肝包虫病例，其中 45 例行全离体肝切除，2 例行半离体肝切除，24 例行在体肝切除。对于行全离体肝切除的患者来说，围手术期并发生症发生率 46.7%，死亡率 6.7%，对于同时侵犯下腔静脉和肝门部管道的巨大良性肝占位性病变，全离体肝切除联合肝移植治疗是非常有效的治疗手段，极大地提高了患者的长期生存率[8]。

（王文涛）

参 考 文 献

[1] PSUTKA S P, LEIBOVICH B C. Management of inferior vena cava tumor thrombus in locally advanced renal cell carcinoma [J]. Ther Adv Urol, 2015, 7(4): 216-229.

[2] DZSINICH C, GLOVICZKI P, VAN HEERDEN J A, et al. Primary venous leiomyosarcoma: a rare but lethal disease [J]. J Vasc Surg, 1992, 15(4): 595-603.

[3] TETER K, SCHREM E, RANGANATH N, et al. Presentation and management of inferior vena cava thrombosis [J]. Ann Vasc Surg, 2019, 56: 17-23.

[4] OKADA Y, KUMADA K, TERACHI T, et al. Long-term followup of patients with tumor thrombi from renal cell carcinoma and total replacement of the inferior vena cava using an expanded polytetrafluoroethylene tubular graft [J]. J Urol, 1996, 155(2): 444-446.

[5] CHEN Z H, ZHANG X P, WANG K, et al. Liver resection versus transcatheter arterial chemoembolization for the treatment of patients with hepatocellular carcinoma and hepatic vein or inferior vena cava tumor thrombus: a propensity score matching analysis [J]. Hepatol Res. 2019, 49(4): 441-452.

[6] PULITANO C, CRAWFORD M, HO P, et al. The use of biological grafts for reconstruction of the inferior vena cava is a safe and valid alternative: results in 32 patients in a single institution [J]. HPB, 2013, 15(8): 628-632.

[7] HEMMING A W, REED A I, LANGHAM MR J R., et al. Combined resection of the liver and inferior vena cava for hepatic malignancy [J]. Ann Surg, 2004, 239(5): 712-719.

[8] SHEN S, KONG J, ZHAO J, et al. Outcomes of different surgical resection techniques for end-stage hepatic alveolar echinococcosis with inferior vena cava invasion [J]. HPB, 2019, 21(9): 1219-1229.

肝脏血管畸形（门静脉-肝静脉瘘、肝动脉-门静脉瘘）

第 61 章

肝脏血流主要由肝动脉和门静脉供应，其血流量约占心输出量 1/4，其中肝动脉供应约 25% 而门静脉提供约 75% 血流量。门静脉压力 5～8mmHg，肝动脉压力显著高于门静脉约 30～40 倍，肝静脉压力在 1～2mmHg。正常情况下，肝动脉与门静脉、肝静脉之间的直接通路是关闭的，来自肝动脉及门静脉的血液在肝窦中混合后，汇入肝静脉系统。异常的血管交通可导致多种多样的临床表现，单纯血管异常交通的患者的临床表现主要基于血流动力学改变，如肝动脉门静脉瘘可导致门静脉动脉化，门静脉压力升高而致腹水、消化道出血、脾大等；门静脉肝静脉瘘可导致高动力循环状态，进而出现右心功能不全等临床表现。若继发于肝胆良、恶性肿瘤，除了伴有血流动力学改变发生的临床表现外，还合并肝肿瘤相关临床表现，如肝硬化，黄疸，肝占位等。肝脏血管畸形表现形式较多，根据其病变部位可分为：①门静脉：门静脉海绵样变、门静脉瘤、先天性门静脉闭锁等；②肝静脉和下腔静脉：布-加综合征；③肝静脉与门静脉：门体静脉瘘；④肝动脉与肝静脉：肝动静脉瘘；⑤肝动脉：肝动脉瘤。本文主要介绍在此类疾病中相对常见的门静脉-肝静脉瘘及肝动脉-门静脉瘘[1-2]。

第 1 节 门静脉-肝静脉瘘

门静脉-肝静脉瘘又称为门体静脉瘘（hepatic portosystemic shunt，HPS）。临床上较为罕见，发病机制仍不清楚。根据发病因素，可分为先天性和继发性[3-4]，继发性主要见于肝硬化、门静脉高压、外伤以及肝脏肿瘤等。

一、临床表现

通常此类病变对肝功能影响小，大部分患者无明显症状，仅表现为高氨血症。若门静脉肝静脉分流量过大，患者可出现肝性脑病表现，如恶心、呕吐、性格改变、行为异常，甚至意识障碍、环境认知能力下降等。有研究表明，分流量超过门静脉血流的 60% 的高龄患者为易发生肝性脑病高危人群。另外，分流过大患者可出现高动力循环状态、右心负荷增加、肺动脉高压、反复肺部感染、低氧血症，甚至右心衰竭。

二、临床分型

根据其解剖特征可将 HPS 分为：Ⅰ 型，一个大而恒定的瘘管将门静脉右支与下腔静脉相连；Ⅱ 型，一个肝段中一个或多个瘘管将门静脉与肝静脉外周支相连；Ⅲ 型，门静脉与肝静脉外周支通过血管瘤相交通；Ⅳ 型，左、右肝叶门静脉与肝静脉的多个外周支通过多个瘘管相交通。

三、临床检查

（一）血液学检查

取血检查血常规、肝肾功能、血氨、病毒性肝炎标志物、甲胎蛋白（AFP）及异常凝血酶原（PIVKA-Ⅱ）等。

（二）影像学检查

1. 腹部超声及超声造影检查 操作方便，可动态观察病灶的血流方向及动力学改变。可发现肝脏边缘的小静脉瘘，少数为管状或瘤样结节。门静脉与肝静脉间瘘管形成，门静脉增宽[5]。

2. 数字剪影血管造影（DSA） 常见有经皮肝动脉造影、肝静脉造影等方式。DSA 是诊断血管病变的金标准，可以准确判断肝血管引流异常的位置、大小及类型。造影可见肝内不规则血管团块。其缺点在于有创且费用较高。

3. 增强 CT 或 MRI 可以检出 HPS 异常血流及灌注异常。增强 CT 可见动脉期无明显强化，门静脉期病灶显著均匀强化，瘤样扩张的瘘口将门静脉或肝静脉相通。MRI 也可准确地显示病变部位，但检查时间长且费用较高。

4. 常规心脏超声 患者门体分流过大，回心血量增加，右心负荷增加，可继发右心扩大、右心功能衰竭，心脏超声可准确评估心脏结构及功能状态。

四、鉴别诊断

门体静脉瘘患者通常无病毒性肝炎及肝硬化病史，AFP 及 PIVKA-Ⅱ 常呈阴性。此类疾病多数为肝脏边缘的小静脉瘘，少数为管状或瘤样，影像学可表现为肝内占位，应与肝内其他占位性病变（肝癌、肝血管瘤等）相鉴别。如肝血管瘤，腹部增强 CT 表现"快进慢出"特征；肝细胞癌，腹部增强 CT 表现为"快进快出"的特点。门体静脉分流则具有如下特征：病灶多位于肝脏边缘或被膜下，平扫呈结节状、团状、迂曲血管样低密度表现；增强后动脉期无强化；门静脉期病灶与门静脉均匀同步强化，受累门静脉内径可见不同程度增粗、扩张，可发现连通门静脉及肝静脉的瘘口，为本病的特征性表现。

严重分流的患者可出现高氨血症，需与肝功能不全所致高氨血症相鉴别，后者往往有病毒性肝炎病史，常伴有黄疸，腹水，凝血功能障碍，消化道出血等，需借助肝脏影像学表现综合判断。另外，高氨血症患者可出现精神障碍，需与精神类疾病相鉴别。

五、治疗

门体静脉瘘患者无相关的脑病则不必治疗，有症状患者主要以低蛋白饮食为主。2 岁之前发生的门体分流，瘘管有可能自行闭合。临床上对于分流较大的患者，早期干预可明显改善患者预后。图 61-1-1 为 6 岁患儿，术前检查提示肝内占位，行肝动脉造影显示肝内门静脉和肝中静脉存在巨大分流（图 61-1-1A），行封堵术后，分流被完全阻断（图 61-1-1B），同时患儿临床症状得到明显改善[6]。介入栓塞治疗具有微创、疗效肯定、安全且不良反应少的优势，已成为首选的侵入性治疗方法。在上述治疗效果欠佳或发生并发症时，可考虑外科手术治疗，如门静脉结扎、肝叶切除。对有肝硬化、门静脉高压的患者，阻断门体静脉分流后门静脉压力升高，出血和腹水发生的风险增加，应严格评估手术风险，选择合理的治疗方式。

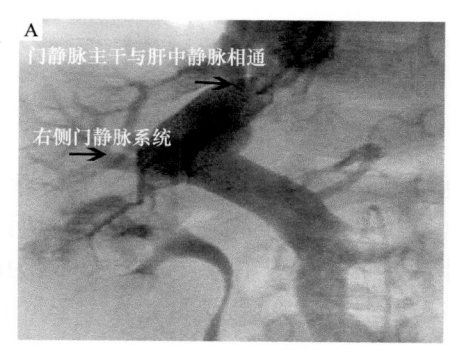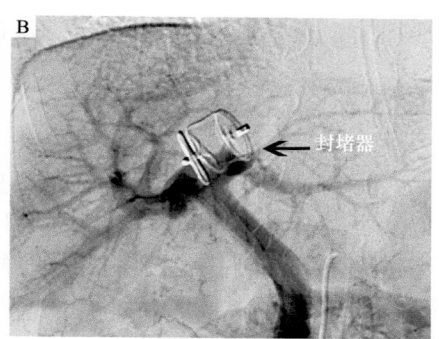

门静脉主干与肝中静脉相通

右侧门静脉系统

封堵器

图 61-1-1　6 岁男童患先天性肝内门静脉肝静脉分流，行经颈静脉逆行瘘口封堵术

A. 肝血管造影显示门静脉主干血流直接流入肝中静脉；B. 完全封闭瘘管后无门静脉血流分流至肝静脉征象。

（引自：GRIMALDI C, et al. J Pediatr Surg, 2012, 47：e27.）

（文天夫）

参 考 文 献

［1］ 张翔, 于长鹿, 经翔. 先天性肝内动脉瘤样门静脉-肝静脉瘘一例 [J]. 临床放射学杂志, 2008, 27(1): 26-27.

［2］ CHANDRASEKHARAN R, KP S, MOORTHY S, et al. Traumatic hepatic arteriohepatic venous fistula managed with selective coil embolization: a case report [J]. BJR Case Rep, 2017, 3(2): 20150512.

［3］ 滕陈迪. 先天性肝内门静脉肝静脉瘘一例 [J]. 放射学实践杂志, 2009, 24(6): 621.

［4］ 袁胜忠, 陈凤媛, 沈强. 肝硬化的罕见并发症——肝动脉门静脉瘘和门静脉血栓形成 [J]. 罕少疾病杂志, 2006, 13(6): 9-12.

［5］ 李晓菲, 吴青青, 王莉, 等. 先天性肝内门体静脉分流胎儿期及产后超声诊断一例 [J]. 中华围产医学杂志, 2016, 19(11): 833-835.

［6］ GRIMALDI C, MONTI L, FALAPPA P, et al. Congenital intrahepatic portohepatic shunt managed by interventional radiologic occlusion: a case report and literature review [J]. J Pediatr Surg, 2012, 47(2): e27-e31.

第 2 节　肝动脉-门静脉瘘

　　肝动脉-门静脉瘘（hepatic arterioportal fistulas，HAPF）在临床较为罕见。其发病机制尚不十分明确。肝脏外伤、恶性肿瘤等是 HAPF 的主要原因[1-3]，其在肝脏恶性肿瘤中发生率高于良性病变。原发性肝癌是临床常见恶性肿瘤，有研究显示，在肝癌患者中 HAPF 发生率为 10%～63%。肝动脉血流可通过动静脉瘘进入门静脉导致邻近的门静脉血流量增加，从而导致门静脉高压。门静脉压力逐渐升高直至接近或达到动脉压水平即门静脉动脉化，进而导致腹水。因此，门静脉高压是其主要临床表现。与肝硬化引起的门静脉高压不同，HAPF 一般不会造成严重肝功能损伤。

一、临床表现

　　HAPF 的临床表现主要取决于其病因和分流量的大小。瘘口较小、起病缓的患者主要表现为门静脉高压的一系列症状。瘘口较大、通常起病急的患者，邻近的门静脉血流量增加和门静脉压力增高，可表现门静脉高压症候群，如消化道出血、腹水和脾大等；患者也可表现腹痛，这可能是门静脉窃血引起的肠道缺血性疼痛。总体上讲，HAPF 患者主要临床表现：①门静脉高压症：表现为食管下端胃静脉曲张，甚至破裂出血和顽固性腹水，脾大；②心衰：回心血量增加，肺动脉压增高可致心功能不全甚至心衰；③腹痛：肠道窃血可表现为腹痛、腹泻等；④胆道出血：较少出现。

二、临床分型

根据 DSA 所见征象，可将 HAPF 分为：①中央型，发生于肝段，瘘口位于主静脉主干和一级分支的 HAPF，表现为肝动脉显影时见门静脉主干和（或）分支显影，且多可见肝动脉明显增粗；②周围型，发生于距离肝段较远的外围，瘘口位于门静脉 2 级和 2 级以下分支，造影表现为动脉期可见动脉分支旁的较粗和较浅的门静脉同时显影，即双轨征或网格征；③混合性，发生于主干及肝段远端，即中央型和周围性均存在。

三、临床检查

（一）血液学检查

血常规、肝肾功能、凝血功能、病毒性肝炎标志物、甲胎蛋白及异常凝血酶原（PIVKA-Ⅱ）等。

（二）影像学

1. 常规腹部超声及超声造影检查　超声检查可动态观察病灶的血流方向及动力学改变，了解瘘口部位、大小、瘘口处血流速度等信息，判断分流的严重程度，评估治疗效果。也可评估肝脏形态大小以及腹腔积液程度。该检查无创且操作方便，在临床上广泛应用[4-5]。

2. 数字剪影血管造影（DSA）　DSA 诊断血管病变的金标准，可以准确判断肝血管引流异常的位置、大小及类型。通过肝动脉造影显示动脉期的伴行门静脉"双轨征"，对比剂充盈门静脉主干，门静脉早显影、增宽反流，流速接近肝动脉。

3. 增强 CT 或 MRI　增强 CT 可通过三维血管成像直接和明确地显示病变局部的空间解剖情况。MRI 也可准确地显示病变部位，但检查时间长且费用较高[6]。

4. 胃镜　门静脉高压症患者胃镜下检查可发现食管下端及胃底表现为串珠样，结节状或瘤状的曲张静脉。重型患者可出现红色征。

四、鉴别诊断

HAPF 患者通常无病毒性肝炎及肝硬化病史，AFP 及 PIVKA-Ⅱ 常呈阴性。严重分流患者可出现门静脉高压症，出现腹水、消化道出血、腹痛等，超声检查可探及肝动静脉血管异常分流现象。需与肝硬化引起的门静脉高压症相鉴别，肝脏疾病引起的门静脉高压患者通常有肝炎肝硬化病史，肝功能异常，脾脏增大，脾脏功能亢进，食管胃底静脉曲张等。与布-加综合征相鉴别，布-加综合征患者腹部彩超或者血管造影检查可发现肝静脉及副肝静脉瘤样扩张、门静脉高压、下腔静脉及肝静脉狭窄等征象。

五、治疗

HAPF 患者的瘘口小且无临床症状，可不治疗，否则需接受介入或外科手术治疗。介入治疗时依据瘘口大小选择明胶海绵和（或）弹簧圈进行瘘口封堵，随后注入适量碘化油乳剂和化疗药物。临床上大多数患者通过介入治疗能取得较好的效果，封堵瘘口后门静脉反流消失，门静脉高压相关症状可得到有效缓解（图 61-2-1）。对于复杂的动静脉瘘、介入难以封堵的患者，选择外科治疗可取得较好效果（图 61-2-2）[7]。由肝胆恶性肿瘤引起的肝内动静脉瘘，若分流量较大，可先用明胶海绵或者弹簧圈对瘘口进行堵塞处理，之后采用碘油混合剂、丝裂霉素与卡铂完成对瘤体的栓塞治疗[8-9]。

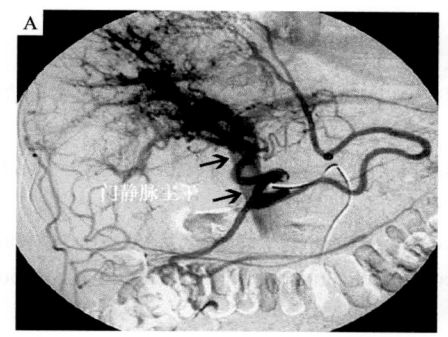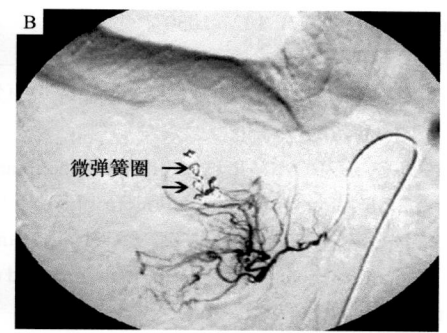

图 61-2-1　广泛肝动脉-门静脉瘘患者行微弹簧圈堵塞术前后影像表现

A. 肝动脉造影显示全肝弥漫性动静脉分流，并侧支循环形成。动脉造影后对比剂立即充盈门静脉（箭头），并反流至胃静脉及食管侧支血管；B. 经肝动脉植入微弹黄圈栓塞瘘管后，DSA 图像证实肝动静脉瘘和侧支血管闭合。

（引自：TASAR M, et al. Clin Imaging, 2005, 29：325.）

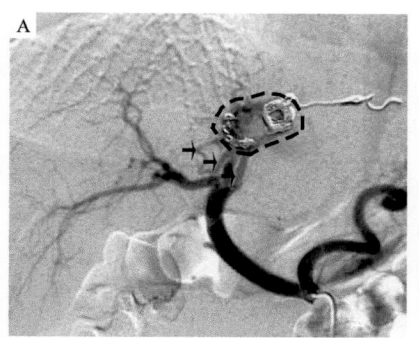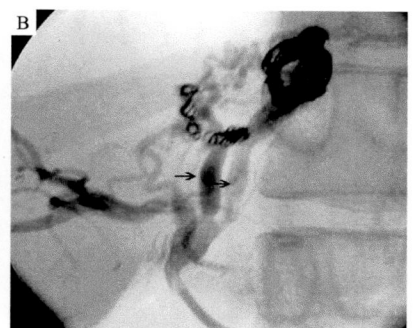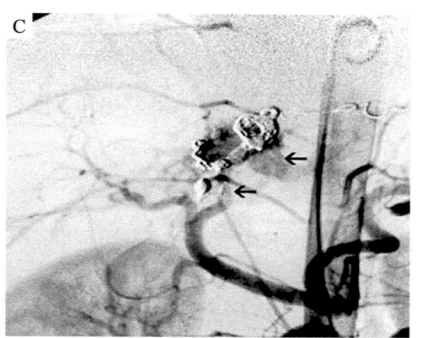

介入下微弹簧圈栓塞术后 3 个月　　封堵后 6 个月复查　　介入下可拆卸球囊封堵

图 61-2-2　肝动脉-门静脉瘘患者两次接受介入治疗的影像

A. 动脉栓塞术后 3 个月，肝血管造影显示动静脉瘘，并显示出微弹簧圈，三条不同的肝左动脉分支与瘘口相连接；B. 在介入下植入可拆卸的球囊使其中一个动脉分支中与门静脉断开；C. 6 个月后，肝血管造影显示肝左动脉一支仍与动静脉瘘相通，为不影响左肝血供，该患者选择外科手术切除病灶。（引自：TASAR M, et al. Clin Imaging, 2005, 29：325.）

　　肝脏血管畸形相对少见且缺乏特异的临床症状，导致其易被临床医师忽视。随着影像学技术的发展，肝脏血管畸形检出率及诊断准确性逐渐提高。无症状的肝脏血管畸形常不需特殊处理。肝脏血管畸形病变伴发临床表现，如异常分流导致的门静脉高压症、高血氨等，需要临床干预。介入治疗具有诊断和治疗价值，治疗效果佳且创伤小。针对肝血管畸形病变患者，目前临床上主张以介入治疗为主，通过封堵瘘口达到治疗目的。对于继发于肝脏恶性肿瘤的动静脉瘘，介入下可同时治疗肿瘤及动静脉瘘。介入封堵难以取得满意效果的，可谨慎选择外科手术治疗。

（文天夫）

参 考 文 献

［1］ MAES J, D'ARCHAMBEAU O, SNOECKX A, et al. Post-traumatic hepatic arterial pseudoaneurysm and arterioportal shunt [J]. JBR-BTR, 2010, 93(4): 189-192.

［2］ BAPURAJ J R, KALRA N, RAO K L, et al. Transcatheter coil embolization of a traumatic intrahepatic arterioportal fistula [J]. Indian J Pediatr, 2001, 68(7): 673-676.

［3］ KITADE M, YOSHIJI H, YAMAO J, et al. Intrahepatic cholangiocarcinoma associated with central calcification and arterio-portal shunt [J]. Intern Med, 2005, 44(8): 825-828.

［4］ CATALANO O, SIANI A. Peripheral arterioportal fistula: demonstration with contrast-enhanced sonography [J]. J Ultrasound Med, 2005, 24(7): 1027-1030.

［5］ 赵婷婷, 陈佳彬. 超声影像学诊断肝脏血管畸形 [J]. 第二军医大学学报, 2008, 29(9): 1074-1080.

［6］ 李万湖, 董帅, 胡旭东, 等. 多层螺旋 CT 血管造影对原发性肝癌动静脉瘘和肝外供血动脉评估价值 [J]. 中华肿瘤防治杂志, 2017, 24(11): 755-758.

［7］ TASAR M, GULEC B, BOZLAR U, et al. Intrahepatic arterioportal fistula and its treatment with detachable balloon and transcatheter embolization with coils and microspheres [J]. Clin Imaging, 2005, 29(5): 325-330.

［8］ FLUM A S, GEIGER J D, GEMMETE J J, et al. Management of a traumatic hepatic artery pseudoaneurysm and arterioportal fistula with a combination of a stent graft and coil embolization using flow control with balloon remodeling [J]. J Pediatr Surg, 2009, 44(10): e31-e36.

［9］ IZAKI K, SUGIMOTO K, SUGIMURA K, et al. Transcatheter arterial embolization for advanced tumor thrombus with marked arterioportal or arteriovenous shunt complicating hepatocellular carcinoma [J]. Radiat Med, 2004, 22(3): 155-162.

第 5 篇

精准肝脏外科手术学

肝切除术是治疗肝胆外科疾病的主要手段之一，精准肝切除术是建立在现代信息科技手段、传统医学方法和外科经验技法紧密结合基础之上的崭新外科理念和范式。它超越了传统肝切除术外科价值追求的局限性，建立了"可视化、可量化、可控化"的核心技术体系，以确定性、预见性、可控性为特征，遵循最大化去除病灶、最优化保护肝脏、最小化创伤侵袭的法则，克服传统经验外科难以预知、难以控制和难以复制的不确定性缺陷，实现肝脏外科安全（safety）、高效（efficacy）、微创（minimal invasiveness）的多目标优化（SEM宗旨）。精准肝切除的最终目的在于实现患者最大化获益，而非完整切除肝脏病灶，后者只是患者健康获益的手段。因此，根据肝脏目标病灶性质，确定患者是否具备手术适应证，是精准肝切除术临床实践的先决条件。要求避免对良性病灶施行不必要手术，同时也要避免对难以根治的恶性病灶行预期的非R0切除术。本章在系统介绍肝切除适应证的同时，阐述手术规划的原则、思路和方法，针对疾病及其手术规划的具体过程请参见第64章"肝脏切除术式"。

一、肝切除术适应证

（一）肝胆系统恶性肿瘤

1. 原发性肝癌 原发性肝癌是目前我国第4位常见恶性肿瘤及第2位肿瘤致死病因。主要包括肝细胞癌（HCC）、肝内胆管癌（ICC）和HCC-ICC混合型3种不同病理学类型，三者在发病机制、生物学行为、组织学形态、治疗方法以及预后等方面差异较大，其中HCC占85%～90%，肝切除术是原发性肝癌患者获得长期生存的重要手段之一。肝脏储备功能良好的中国肝癌分期（China Liver Cancer Staging，CNLC）Ⅰa期、Ⅰb期和Ⅱa期肝癌是手术切除的首选适应证。在部分CNLC Ⅱb期和Ⅲa期肝癌患者中，手术切除有可能获得良好的效果（图36-0-1）。此外，术中局部消融、术前TACE、术前适形放疗等方法可能提高CNLC Ⅱb期和Ⅲa期肝癌的切除率[1]。

2. 继发性肝癌 肝脏继发性肿瘤可来源于任何部位的恶性肿瘤。不同来源的继发性肝癌是否具有可切除性，目前在某些方面尚存争议。最常见的结直肠癌肝转移中，2019年中国临床肿瘤学会（CSCO）指南和2019年美国国家综合癌症网络（NCCN）指南将转移性结直肠癌分为初始可切除、潜在可切除以及不可切除。R0切除仍是最重要的治疗手段。手术切除以及不可切除的转移性结直肠癌患者的5年生存率分别是42%和9%，10年生存率分别是25%和4%[2]。胃癌病理类型复杂，预后多不佳，在严格筛选患者情况下，R0切除胃原发灶及肝转移灶，可将5年生存率提高至20%以上[3]。然而对于胰腺癌等来源的恶性程度极高的肝转移病灶，因肝切除并不能明显改善患者的预后，目前并不提倡，以避免增加患者的创伤。

3. 胆囊癌 胆囊联合肝切除及规范的淋巴结廓清是本病唯一可能获得根治的手段。肝切除的范围分为肝脏楔形切除、S4b段＋S5段切除及右半肝或右三区切除，需要根据其TNM分期及侵犯范围个体化制定。Tis和T1a期胆囊癌仅切除胆囊即可获得根治；T1b期需行胆囊和胆囊床的肝组织楔形切除（距胆囊床2cm以上），联合淋巴结清扫；T2期的切除范围是包括胆囊和S4b段＋S5段肝组织的整块切除及淋巴结清扫；T3期胆囊癌根据胆囊床肝组织侵犯的范围（以2cm为界限），以及肿瘤的位置（是否位于胆囊颈部）、胆囊三角及淋巴结侵犯转移情况，可行胆囊联合S4b段＋S5段或右半肝甚至右三区的切除；T4 期胆囊癌如无远处转移，行扩大根治术（如联合肝外胆管切除、右半肝或右三区切除、肝胰十二指肠切除、门静脉切除重建等术式），亦可改善患者预后[4]。

4. 肝门部胆管癌　规范的肝切除及淋巴结廓清是肝门部胆管癌唯一的根治手段。肝切除范围根据俾斯麦（Bismuth）分型及肿瘤侵犯范围进行个体化制定。联合规则性肝脏区段切除能提高肝门部胆管癌的 R0 切除率及降低肿瘤复发率。大多数肝门部胆管癌病例均需联合规则性肝脏区段切除。若 Bismuth Ⅰ 型患者合并肿瘤侵犯右肝动脉，如无法切除重建，亦需行右半肝切除；Bismuth Ⅱ 型需行围肝门切除术，包括部分 S4b 段＋S5 段、全尾状叶（图 62-0-1），或左、右半肝切除＋围肝门切除术；Bismuth Ⅲa 型需行右半肝＋围肝门切除术；Bismuth Ⅲb 型需行左半肝＋围肝门切除术；Bismuth Ⅳ 型可进行肝脏右三区、左三区或肝中叶联合围肝门切除术；侵犯胆管下缘者，可行肝胰十二指肠切除术。以上所有手术均需进行规范的肝门区淋巴结廓清。

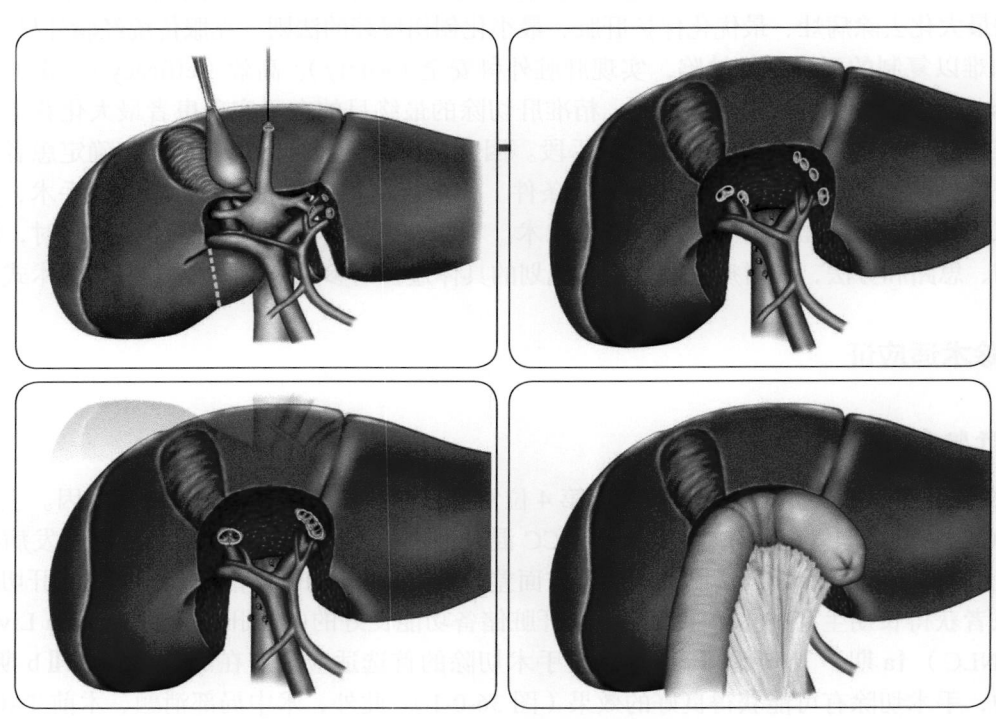

图 62-0-1　围肝门切除术示意图

5. 其他肝脏及胆道恶性肿瘤　其他肝脏及胆道恶性肿瘤如肝肉瘤、肝母细胞瘤、肝血管内皮瘤等，都是肝切除术的适应证。

（二）肝胆系统良性病变

1. 肝脏良性占位性病变　肝脏良性占位性病变（benign occupation of the liver，BOL）的诊断须建立在排除肝脏恶性肿瘤基础上，其外科治疗原则应结合有无症状和有无恶性变潜力等因素进行综合考虑。有恶变倾向的 BOL 如肝腺瘤、肝囊腺瘤、肝胆管乳头状瘤、肝脏血管平滑肌瘤、肝脏不典型增生结节等应择期手术切除；无癌变倾向的 BOL 应严格掌控手术适应证，只有合并明显影响生活质量的症状，或肿瘤生长速度快而难以排除恶性肿瘤者，才选择手术切除。综合考虑病变的性质和微创技术的可控性，可选择腹腔镜手术。对不需治疗的 BOL 应每年进行影像学复查[5]。

（1）肝血管瘤是肝脏最常见的良性占位，无恶变倾向。其手术指征：①巨大血管瘤产生明显压迫症状。②血管瘤生长速度快，不能排除血管平滑肌脂肪瘤或血管内皮瘤者。手术方式为肿瘤切除或荷瘤肝叶切除术。

（2）肝局灶性结节增生（FNH）。FNH 亦为肝脏常见良性占位，年轻人多见，无恶变倾向。手术切除须慎重。其手术指征：①病灶快速生长，不能排除恶性肿瘤者。②病灶压迫血管或胆管出现症状者。

（3）肝包虫病。此病又称为肝棘球蚴病，是一种人畜共患的寄生虫病，分为泡型和囊型两种类型。其外科治疗原则均为彻底完整清除病灶。囊型肝包虫病的手术方式有内囊剥除术、外囊剥除术及肝切除术；泡型包虫病主要的手术方式为肝切除术。

2. 肝内胆管结石　肝内胆管结石的特点为沿肝内胆管树呈节段性分布，同时合并有病变胆管扩张及远端胆管的狭窄，可伴随病变肝脏萎缩及健侧肝脏增生。外科治疗原则是去除病灶，取尽结石，矫正狭窄，通畅引流，防止复发。切除病变肝段以最大限度地清除含有结石、狭窄及扩张胆管的病灶，是治疗肝内胆管结石的最有效手段。肝切除范围主要取决于结石分布及毁损性病变范围，要求以肝段、肝叶为单位做规则性切除，完整切除病变胆管树及其引流的肝脏区域。这是取得优良疗效的基本条件和关键，如果肝切除范围不够，有病变残留，常是术后复发及出现并发症的根源。

3. 胆管扩张症　本病为较少见的胆道原发性病变。主要特点为肝内外胆管单发或多发的局限性扩张，可合并胆道狭窄、胆管炎、胆道结石及癌变等并发症。本病的治疗原则是切除病变胆管，处理继发病变，重建胆肠通路。传统的 Todani 分型中，肝切除术可用于Ⅳa 型及 V 型患者。笔者所提出的董式分型将肝外扩张的分型化繁为简，将临床表现、治疗策略等差别较大的肝内胆管扩张进一步细分，对手术方案的规划具有更加直观和明确的指导意义。其中 A1 型、B 型及 D2 型均需切除受累的肝段或肝叶[6]（表 45-0-1）。

4. 胆管狭窄　无论何种因素引起的胆管狭窄，恢复胆汁引流的通畅性都是必需的。肝门部胆管良性狭窄常见的原因之一为医源性损伤，可合并右肝动脉的损伤。虽然多数情况下，这种胆管狭窄可通过胆管空肠 Roux-en-Y 吻合或胆管对端吻合的方式处理，但部分高位胆管损伤或合并肝叶萎缩者，需要联合肝叶切除，才能获得满意的疗效。基于目前经验，肝切除术的指征：①合并单侧的血管损伤造成肝实质缺血；②继发性肝萎缩或肝脓肿不能通过胆肠吻合获得有效治疗者；③肝内二级胆管损伤或狭窄段累及二级胆管者[7]。

5. 其他肝胆系统良性病变　涉及肝切除的其他良性病变还有肝脏区域性损毁性外伤、经久不愈的肝脓肿、胆管良性肿瘤等。

二、精准肝切除术的手术规划

精准肝切除术是在人文医学和循证医学长足进步的背景下，依托先进的生物医学和信息科学技术形成的一种现代肝脏外科理念和技术体系，旨在追求彻底清除目标病灶的同时，确保剩余肝脏结构完整和功能性体积最大化，并最大限度控制手术出血和全身创伤侵袭，最终实现患者最大获益。精准肝切除术理念涵盖了以手术为核心内容的外科治疗全过程，包括病情评估、外科决策、手术规划、手术操作、麻醉及围手术期管理等多个层面[8]。病情评估及外科决策是手术规划的基础。本部分将系统阐述病情评估-外科决策-手术规划的理论部分，为临床应用提供指导。

（一）病情评估

1. 全身情况评估　肝切除是创伤较大的手术，应在术前对患者全身健康状况进行全面评估，包括营养状况、心血管系统、呼吸系统、肾功能、糖代谢、年龄因素等。这些均作为外科决策的考量因素，找出其中可能影响手术或术后恢复的手术禁忌证及不利因素，并有针对性地做出必要的改善。

2. 肝脏目标病灶评估　肝脏目标病灶指为达到控制症状、治愈疾病的目的而需要去除的全部或局部要害病变。如单纯性肝囊肿，目标病灶可仅为部分囊壁；良性肝脏肿瘤为病灶本身，而恶性肿瘤则应包括病灶及其邻近肝组织相应的肝段或肝叶,乃至毗邻的脏器组织。应选择合适的影像学检查手段,首选无创方式,仅在必要时行有创检查。复杂病例联合多种影像学检查方法有助于精准诊断。充分利用数字影像技术对目标病灶和肝脏进行可视化立体定量评估。评估应涵盖以下内容:

(1)病灶相关评估:包括病灶性质的判断和病灶的解剖学特点的分析,如病灶数量、分布及其与毗邻脉管结构的关系等信息。

(2)肝脏脉管系统评估:包括肝脏脉管是否被肿瘤侵犯及侵犯的程度和范围;是否存在解剖学变异,变异是否影响手术规划;预留肝脏脉管系统是否完好,如被肿瘤侵犯,能否重建。

(3)肝脏各部分体积测算及流域分析:包括肿瘤体积、预切除肝段体积和预留肝脏体积。计算预留肝体积与标准肝体积的比值。这是手术决策及规划的重要依据。

(4)病灶毗邻组织脏器评估:对肝脏病灶毗邻组织及器官,如膈肌、胃肠道、脾脏、肾脏等进行充分评估。判断是否受侵,如需联合切除,则需要做好重建或修复的预案。

3. 肝脏功能量化评估

(1)基础性疾病及既往治疗对肝脏的影响:如合并 HBV 感染、肝硬化门静脉高压、梗阻性黄疸、既往化疗和放疗对肝脏及其解剖状况的影响等。

(2)肝脏储备功能评估:肝脏储备功能指肝脏应对生理或病理负荷增加时可动员的额外代偿潜能,它主要取决于功能性肝细胞群的数量及解剖结构的完整性,其评估目的是为判断患者对不同类型肝切除术的耐受能力,为规划和施行安全手术提供依据,降低术后肝衰竭发生率。肝脏储备功能的常用评估手段:血生化指标、肝功能分级(Child-Pugh 分级)、吲哚菁绿排泄试验(ICG-R15)、肝切除安全限量个体化评估系统等。详见第 27 章“肝脏功能量化评估”。

(二)肝切除术的外科决策

精准肝切除术的外科决策建立在全面病情评估的基础之上,是寻求彻底去除病灶、最优化保护肝脏、最小化创伤侵袭三个维度之间最佳平衡点的过程。这一决策过程以外科治疗的全局优化为目标,以追求外科干预过程及要素的确定性最大化为立足点,以控制关键不确定性流程和因素为重点。

1. 肝脏目标病灶的可切除性　在严格把握手术适应证的前提下,进一步评估肝脏目标病灶的可切除性,主要包括:

(1)患者全身情况评估可耐受手术;

(2)肝脏目标病灶可完全切除;

(3)预留肝脏脉管结构可完整保留或重建;

(4)预留肝脏储备功能足够代偿。

定量化肝切除术决策系统可避免经验性评估的不可靠性,在避免切除不足、残留病变的同时,也避免切除过度、牺牲正常肝实质,拓展了肝切除术适应证范围,降低肝切除术后肝衰竭风险(图 27-1-1)。

2. 手术实施的方式　术者应根据肿瘤的性质、大小、部位、切除范围大小、与肝脏脉管及周围脏器的毗邻关系以及自身的手术经验及医院的条件综合考虑,选择开放、腹腔镜或达芬奇手术机器人系统等实施手术的方式。基于腹腔镜肝切除国际专家共识,良性肿瘤或肝细胞癌,肿瘤直径<5cm,位于 S2 段、S3 段、S4a 段、S5 段、S6 段等肝段位置,推荐使用腹腔镜完成手术。对于肿瘤过大,曾破裂出血,有血管癌栓,需要大范围肝门区淋巴结清扫和血管切除重建等情况者,建议进行开放手术,切忌为了“炫技”而强行微创手术。

3. 解剖性或非解剖性肝切除　解剖性肝切除术以完全切除肝脏目标病灶所涉及的肝段或肝叶为目标,更符合生理及病理学特点,在完全去除病灶、保障预留肝组织的结构和功能完整等方面有积极意义。对于原发性肝癌,肝段、肝叶受累的肝恶性肿瘤,肝胆管结石等按肝脏解剖节段分布的肝脏良性病变,均推荐这一方式。而非解剖性肝切除是以目标病灶为中心,不规则切除肝组织。手术操作相对简单，能保留更多肝组织。对大多数肝脏良性肿瘤及恶性肿瘤合并有严重肝硬化等基础肝病的情况下，推荐这一方式。

4. 在体肝切除或体外肝切除 对于肝脏目标病灶侵犯下腔静脉或预留肝脏的主要肝静脉根部，在体无法重建；预留肝脏主要门静脉受累，预计切除重建过程中出血多或门静脉阻断超过安全时限等情况下，可以考虑体外肝切除的方式。值得指出的是，体外肝切除是一种激进的手术方式，具有风险大、技术复杂、耗时长、医疗费用高等特点。对于进展期肝脏恶性肿瘤，如评估该术式对患者预后不能带来明确的益处，应谨慎实施。

5. 手术时机选择与分期手术 当肝脏目标病灶过大或累及的肝段较多，预留肝量或肝功能无法满足机体需求的情况下，可考虑分期手术，以期得到良好的手术时机窗口。主要包括以下措施：

（1）增加剩余肝量：目前的认知为，对于正常的肝脏，剩余肝体积（future liver remnant，FLR）至少应大于标准肝体积的30%，在合并肝硬化者，这一比例应高于40%。增加剩余肝体积的主流方法有门静脉栓塞（portal vein embolization，PVE）及联合肝脏分隔和门静脉结扎的二步肝切除术（associating liver partition and portal vein ligation for staged hepatectomy，ALPPS）。两者各有优缺点，目前并无明确的循证医学证据表明两者孰优孰劣，应根据肝脏目标病灶性质、基础肝病程度、剩余肝脏体积进行个体化选择。

（2）去除可逆性肝脏损害，优化剩余肝脏功能：例如，梗阻性黄疸患者先行胆道引流以降低胆红素水平；HBV-DNA拷贝量高者先行抗病毒治疗。

（三）精准肝切除的手术规划

本环节旨在对患者病情进行精确术前评估的基础上，确定合理的外科决策后，遵循循证医学原则，结合传统外科经验，进行个体化手术方案设计。

1. 确定肝脏必须切除范围 肝脏必须切除范围指肝脏目标病灶和其累及的病变肝组织，以及切除后导致结构和功能受损，无法重建的非病变肝组织体积总和。

（1）对于绝大多数肝脏良性占位性病变，肝脏切除范围仅限于病变的物理边界；单纯性肝囊肿仅需切除部分囊壁以减压即可。

（2）胆道良性疾病，必须切除范围包括病变累及的肝组织及切除后无法重建脉管结构的肝组织，例如肝内胆管结石及胆管扩张症。

（3）对于肝胆系恶性肿瘤，必须切除范围应依据循证医学原则，确定肿瘤周围可能累及的肝组织范围及切除后无法重建脉管结构的肝组织，必要时还应包括易转移、复发的肝组织。①一般应包括肿瘤周围1~2cm的肝组织；②肝门部胆管癌应包括肿瘤周围至少1.5cm的肝组织，胆管轴向1.0cm（至少0.5cm）周边管壁（图62-0-2）；③进展期肝细胞癌：必须切除范围应包括荷瘤肝段或肝叶门静脉流域内的全部肝组织；④胆囊癌：根据其TNM分期需要切除的肝组织范围不同，详见第54章"胆囊癌"。

2. 确定须保留的肝脏范围，并保证其有足够的功能性肝脏体积 确定必须保留的肝脏范围，依照肝切除安全限量评估结果，评估其体积和功能，并确保其具有完整的脉管结构。

3. 确定肝实质离断平面 肝实质离断平面的选择需综合考虑以下因素：①获得充分的阴性切缘；②合理节约功能性肝实质；③循肝段或肝叶间乏血管间隙；④避免预留之肝脏脉管结构损伤。对于复杂病例，借助数字影像技术，进行三维立体重建、流域分析以及虚拟手术规划是精准肝切除进行良好手术规划的重要工具（图62-0-3、图62-0-4）。

4. 剩余肝脏脉管重建及方案设计 具有完整的脉管结构是预留肝脏实现其正常功能的解剖学基础。手术规划必须根据术前影像学检查结果，对剩余肝脏脉管结构是否需行重建及重建方式进行预判和设计。

（1）肝动脉：原则上均需重建。如果重建有困难，当肝动脉一级分支受累时，若切除目标病灶不必

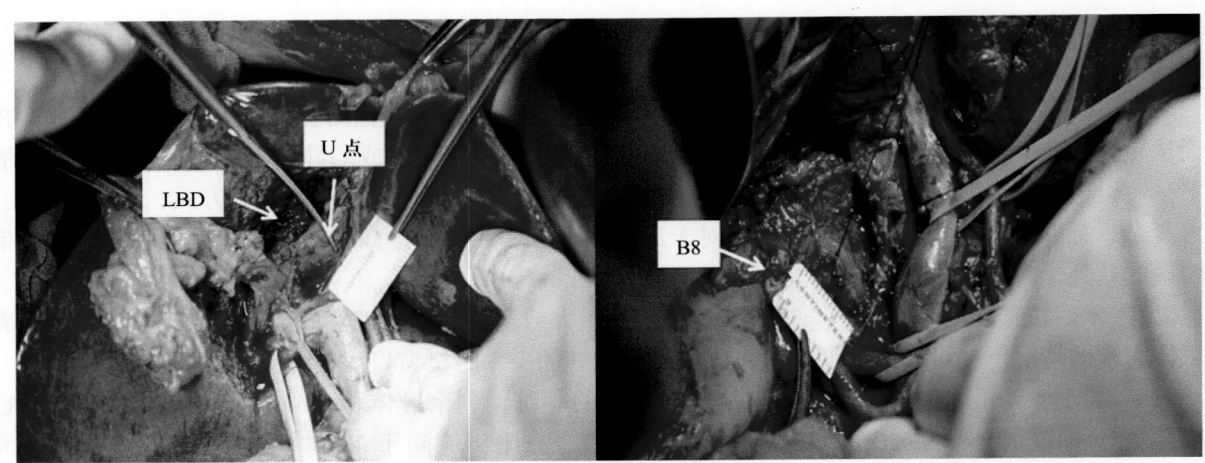

图 62-0-2　术中确定肝门部胆管癌肝门区胆管应切除的范围

LBD：右肝管；B8：S8 段胆管；U 点：门静脉矢状窦。

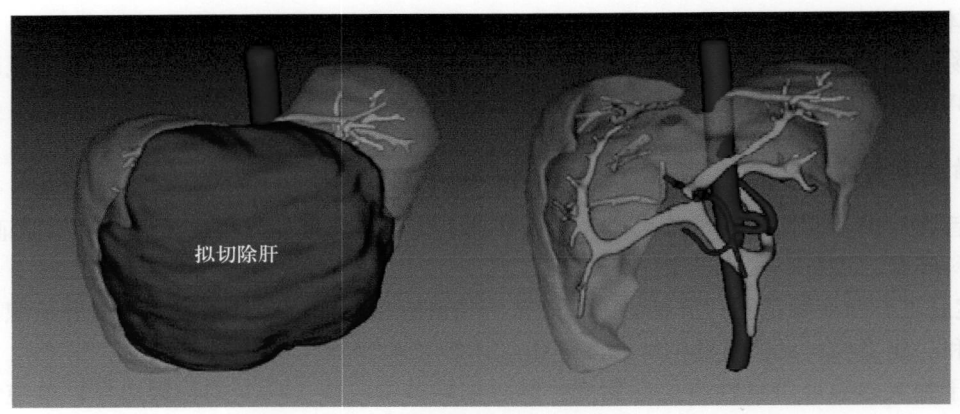

图 62-0-3　中肝巨大肝癌虚拟手术规划

离断肝门板，可不重建受累肝动脉；若必须离断肝门板，则必须重建预留肝脏动脉。一般情况下，肝动脉充分游离后，其长度足够重建所需（图 62-0-5）。必要时，可利用胃十二指肠动脉或脾动脉进行重建。

（2）门静脉：当目标病灶累及预留肝段门静脉时，均应重建。门静脉一级分支受累时，因门静脉延展性较好，多可行受累门静脉切除后吻合重建（图 62-0-6）。在肝门部胆管癌切除右半肝或右三区及尾状叶后，门静脉往往冗长、折叠，存在血栓形成的风险，切除重建亦是选择之一；当二级甚至三级以上门静脉分支受累时，因缺损段过长，多需采用自体血管（髂内静脉或颈内静脉）或异体血管移植物行重建。为充分暴露、便于操作，可在保持肝动脉血流开放前提下，切除目标病灶后再行受累门静脉段重建，据笔者的经验，门静脉单次安全阻断时限为 90 分钟。

（3）肝静脉：肝静脉受累时，以下情况必须重建肝静脉：①目标肝静脉对剩余肝脏血流通畅回流是必需的；②边缘化剩余肝脏体积需充分重建流出道，以避免小肝综合征。肝静脉重建方案的设计：因肝静脉管壁较薄，血流缓慢，故肝静脉重建必须避免冗长、扭曲，保证吻合口宽大、通畅，以免形成肝脏血液回流不畅，这往往是术后肝组织坏死、感染及肝衰竭的重要因素。在中肝巨大肿瘤切除后，有时肝静脉因肿瘤压迫而冗长，需切除重建（图 62-0-7）；如肝静脉侧壁受累，可利用异体血管修补；如缺损范围较大，甚至多个肝静脉开口，可利用自体血管（颈内静脉、髂内静脉或门静脉）或异体血管、人工血管进行整形后架桥重建，以保障残余肝脏的血液回流（图 62-0-8）。需要指出的是，上述复杂的肝静脉修复工作在体进行极为困难，多需体外完成。

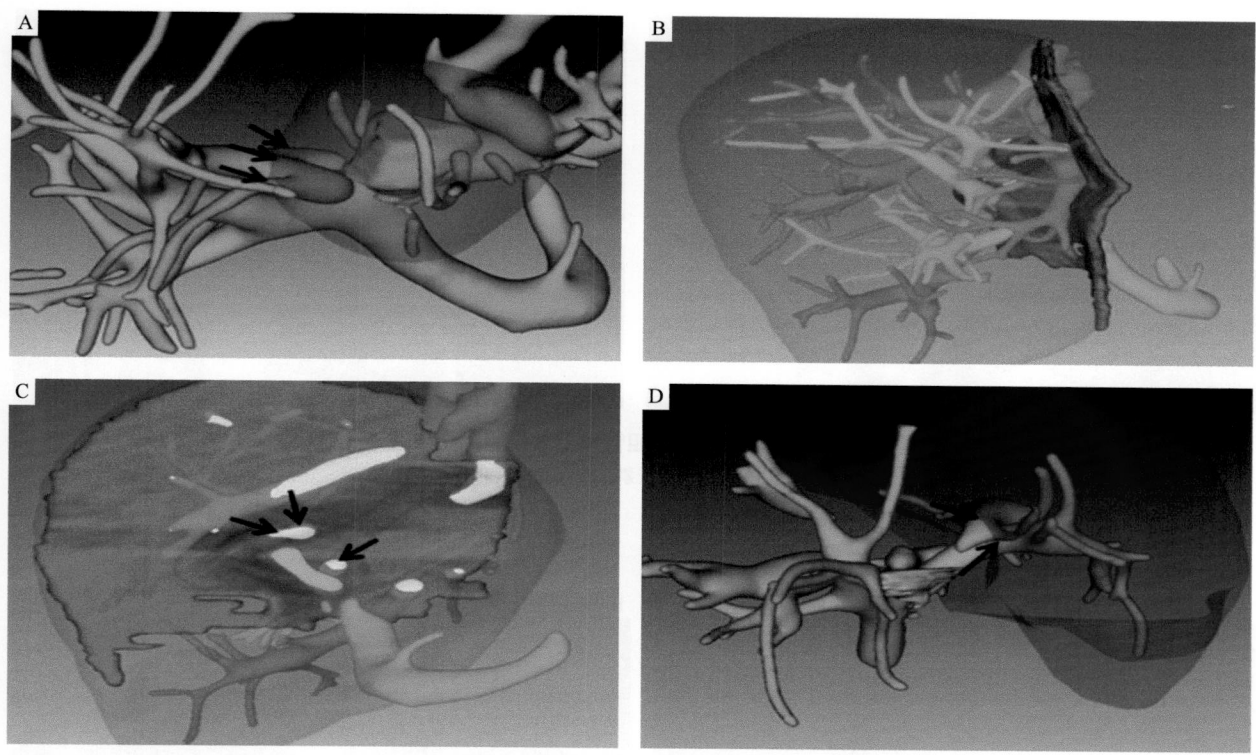

图 62-0-4　Ⅲb 型肝门部胆管癌虚拟手术规划

A. 胆管虚拟切除范围；B. 正面观；C. 左侧观；D. 拟切除的部分肝脏。

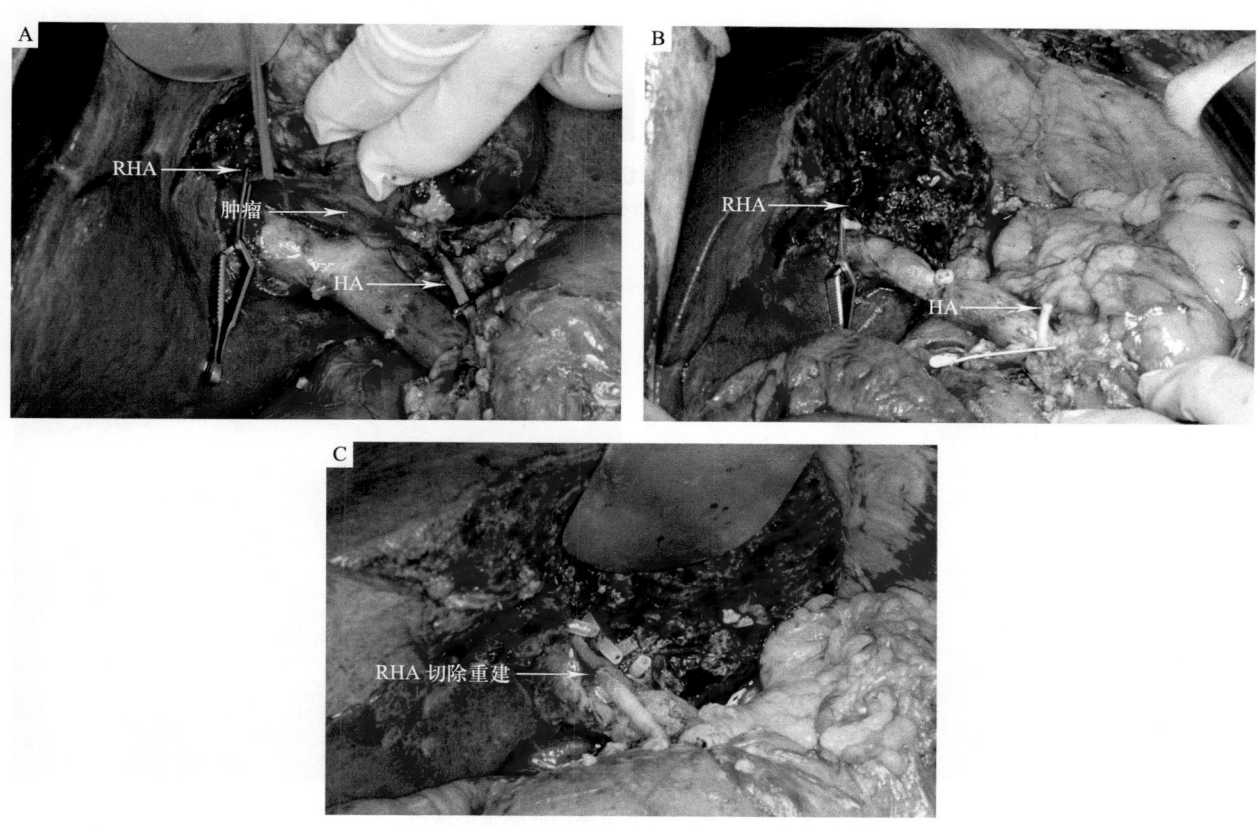

图 62-0-5　胆囊癌根治术中肝右动脉切除重建

A. 肿瘤大范围侵犯肝固有动脉（HA）及肝右动脉（RHA）；B. 长距离切除肝动脉；C. 肝动脉重建后。

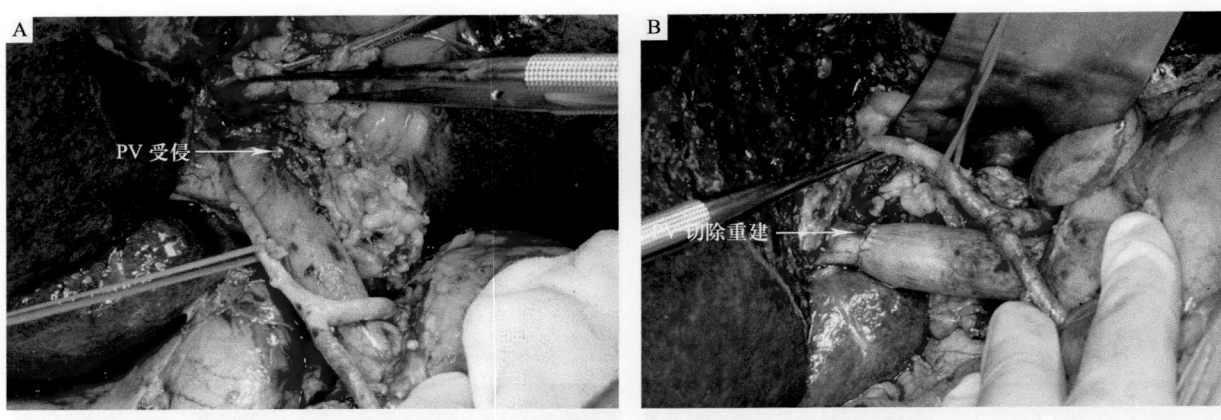

图 62-0-6　Ⅲb 型肝门部胆管癌受累门静脉切除重建

A. 门静脉（PV）汇合部受累；B. 门静脉切除后重建。

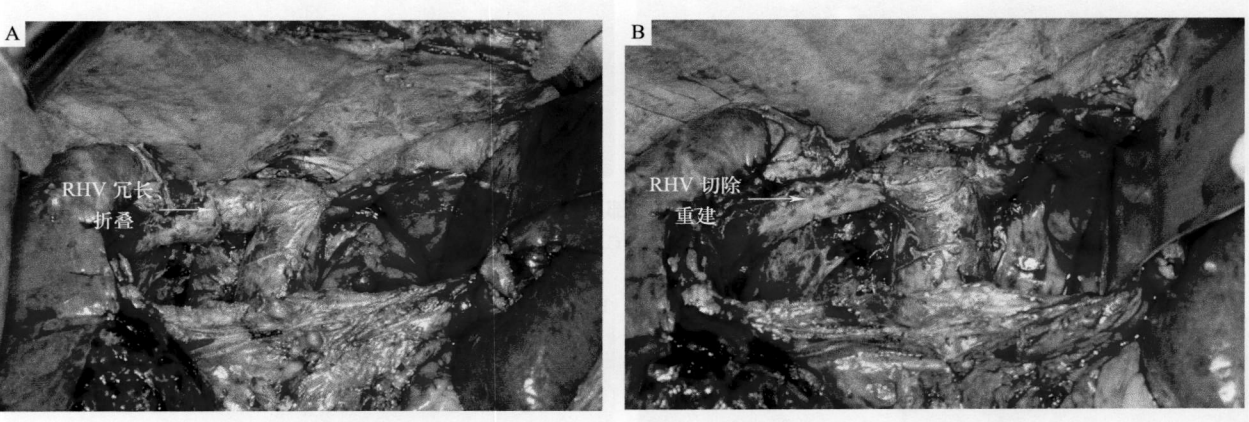

图 62-0-7　巨大中肝肿瘤切除，肝右静脉切除重建

A. 肝右静脉（RHV）冗长、折叠；B. 肝右静脉切除重建后。

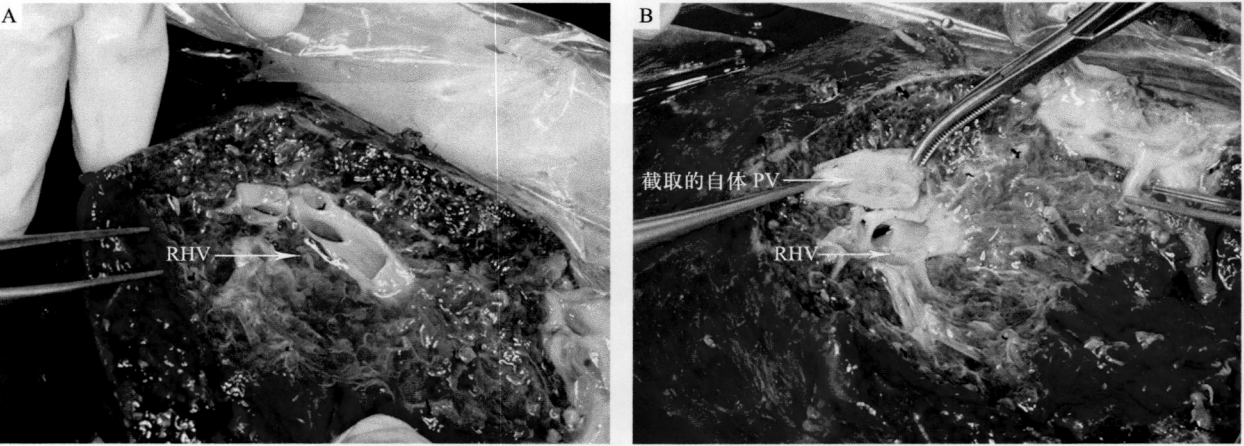

图 62-0-8　体外肝切除，肝右静脉受累，截取自体门静脉整形架桥，与下腔静脉端侧吻合

A. 肝右静脉（RHV）多个开口；B. 截取自体部分门静脉；

C. 自体门静脉与肝静脉整形吻合；D. 整形后的肝右静脉与下腔静脉（IVC）端侧吻合。

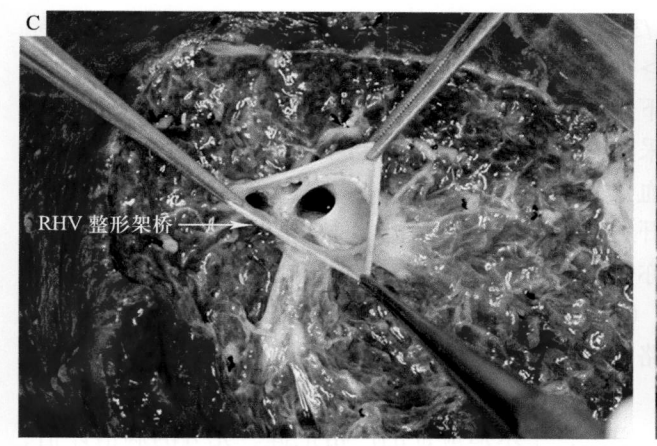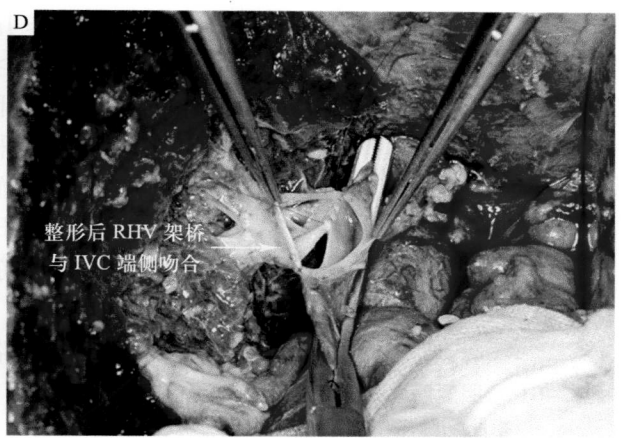

图 62-0-8（续）

（4）肝后下腔静脉：①预判重建必要性：下腔静脉管腔完全闭塞且后腹膜侧支循环（奇静脉 - 半奇静脉系统）充分开放，多可安全切除受累下腔静脉段而不必重建。可有计划地于术中完全阻断下腔静脉进行预判，若阻断前后患者循环稳定，无进行性加重的后腹膜水肿，则无须行重建（图 62-0-9）。否则均应重建下腔静脉，以维持体循环稳定，避免下肢及肾脏淤血。②重建方式的设计：病变累及

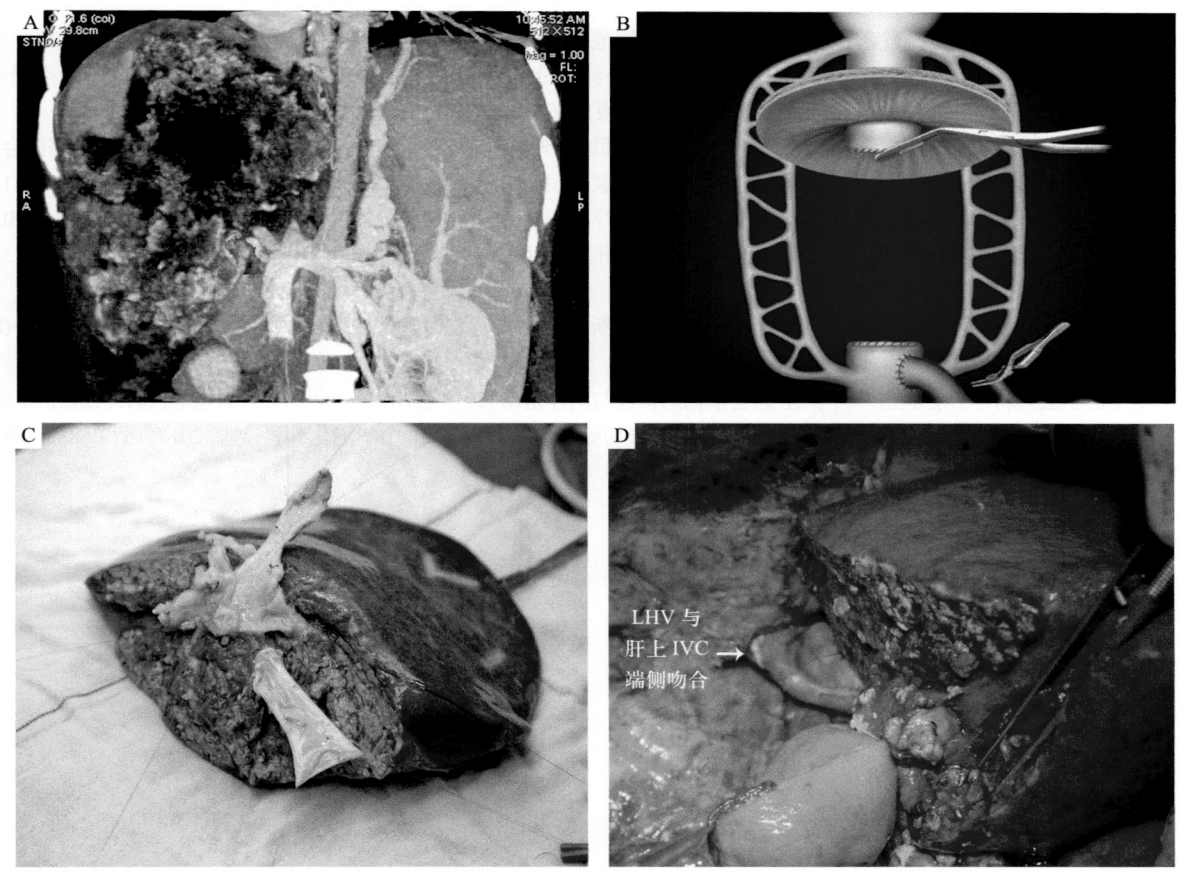

图 62-0-9 体外肝切除中肝后下腔静脉的预判和处理

A. 肝后下腔静脉受累，侧支循环充分开放；B. 切除下腔静脉后的侧支血流示意图；

C. 肝脏体外修整；D. 切除右肝及下腔静脉，肝左静脉与肝上下腔静脉端侧吻合。

LHV：肝左静脉；IVC：下腔静脉。

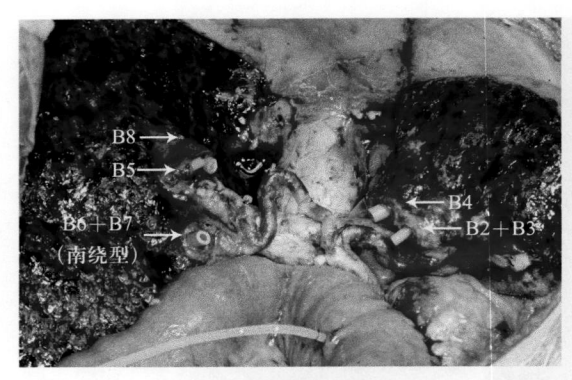

图 62-0-10　胆囊癌中肝切除＋围肝门切除＋胰十二指肠切除术中显示多个胆管残端

B2～B8：S2～S8 段胆管

≤1/3 周径时，切除后缝合修补，可不致狭窄；病变累及＞1/2 周径，且纵向受累长度≤2.0cm 时，可切除受累下腔静脉段后行对端吻合重建；当超出上述范围时，需采用血管补片进行修补。优选自体血管，也可选用异体血管移植物，尽量避免使用人工血管。需指出的是，当肝后下腔静脉大范围受侵时，主肝静脉根部多数情况下亦受累，血管的修复需要在体外进行。

（5）胆管：肝脏 3 级以上的胆管均须重建胆汁引流通路。如多个胆管开口邻近，可整形后重建为一个吻合口；如距离较远，应做多个吻合（图 62-0-10）。

总之，手术适应证的严格把握、充分的病情评估、正确的外科决策、个体化的手术方案规划，是保证精准肝切除手术顺利实施、术后康复以及良好预后的最重要保障。

（董家鸿　闫　军）

参 考 文 献

［1］　国家卫生健康委员会医政医管局. 原发性肝癌诊疗规范 (2019 版) [S/J]. 临床肝胆病杂志, 2020, 36 (2): 277-292.

［2］　中华医学会外科学分会胃肠外科学组, 中华医学会外科学分会结直肠外科学组, 中国抗癌协会大肠癌专业委员会, 等. 中国结直肠癌肝转移诊断和综合治疗指南 (2018 版) [S/J]. 中国实用外科杂志, 2018, 38 (7): 707-718.

［3］　中国研究型医院学会消化道肿瘤专业委员会, 中国医师协会外科医师分会上消化道外科医师委员会, 中国抗癌协会胃癌专业委员会, 等. 胃癌肝转移诊断与综合治疗中国专家共识 (2019 版) [S/J]. 中国实用外科杂志, 2019, 39 (5): 405-411.

［4］　中华医学会外科学分会胆道外科学组. 胆囊癌诊断和治疗指南 (2015 版) [S/J]. 中华消化外科杂志, 2015, 14 (11): 881-890.

［5］　中国医师协会外科医师分会肝脏外科医师委员会等. 肝脏良性占位性病变的诊断与治疗专家共识 (2016 版) [S/J]. 中华消化外科杂志, 2017, 16 (1): 1-5.

［6］　中华医学会外科学分会胆道外科学组. 胆管扩张症诊断与治疗指南 (2017 版) [S/J]. 中华消化外科杂志, 2017, 16 (8): 767-774.

［7］　中华医学会外科学分会胆道外科学组. 胆管损伤的诊断与治疗指南 (2013 版) [S/J]. 中华消化外科杂志, 2013, 12 (2): 81-95.

［8］　中国研究型医院学会肝胆胰外科专业委员会. 精准肝切除术专家共识 [S/J]. 中华消化外科杂志, 2017, 16 (9): 883-889.

第1节 手术器械及装置

　　肝切除是肝胆外科的基本技术，涉及的主要步骤：①为能获得良好的术野，切皮、开腹（必要时开胸）后要充分地游离肝脏；②根据术中超声检查和肿瘤所在区域的染色，充分理解血管、肿瘤、预定切除区域之间的解剖关系后进行肝脏的离断；③有效进行流出道和流入道的控制。下面将介绍肝切除过程中常用的手术器械和工具。

一、开腹器械

　　（1）肝脏拉钩。
　　（2）咬骨钳，通常用来去除部分剑突组织或肋弓。

二、术中超声、肿瘤所在肝段染色（穿刺、染色）所需器械

　　（1）超声探头（图 63-1-1）。
　　（2）22G 穿刺针（长 100mm）、延长管和注射器。

三、肝门阻断及离断肝实质所需器械

　　（1）Fogarty 血管钳：利用 Pringle 法阻断肝门时，利用该钳将肝门一并钳夹。每阻断 15 分钟后开放 5 分钟，如此反复进行。如无该钳可用红色尿管作为血管带进行肝门阻断。
　　（2）哈巴狗钳：肝实质离断时，有时可利用哈巴狗钳（如蛇牌 FB432R、FB433R、FB328R、FB421R，图 63-1-2）单独阻断

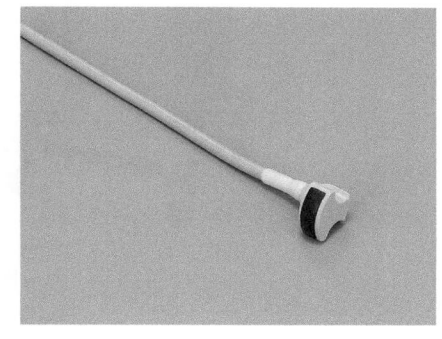

图 63-1-1　超声探头

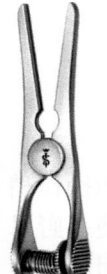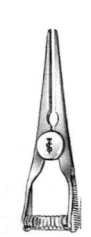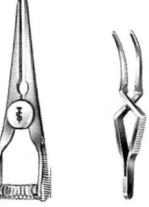

FB432R　　FB433R　　FB328R　　FB421R

图 63-1-2　哈巴狗钳

肝门的动脉或门静脉以进行入肝血流阻断。图中前两者用于门静脉阻断，后两者用于阻断动脉血流。较之于 Pringle 法可延长每次的阻断时间，即每阻断 30 分钟后开放 5 分钟。
　　（3）Pean 钳：用于钳夹法离断肝实质时使用该钳，其断面较一般中弯钳稍宽。
　　（4）直角钳用于破碎肝实质后残余管道的结扎。有大、中、小号，国内多为横行齿槽，也可当血管钳使用。（图 63-1-3A）
　　（5）扁桃体钳：又称汤氏钳。头端较细且前半部分为横行齿槽而后半部分没有齿槽，这样设计的原因是可以降低夹闭力，

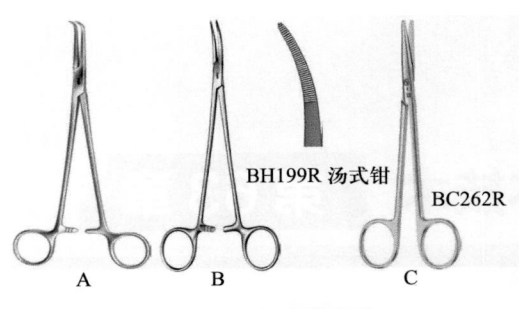

图 63-1-3　手术钳和剪

A. 直角钳；B. 扁桃体钳；C. Metzenbaum 组织剪。

减轻对血管和组织的损伤。汤式钳主要用于细小出血点的夹闭和脉管的精细分离（图 63-1-3B）。

（6）Metzenbaum 组织剪：该剪刀既可以剪组织也可以剪线，还可以用于廓清肝十二指肠韧带时沿着血管外膜的分离（图 63-1-3C）。

（7）超声乳化吸引刀（如 CUSA）：其优点是在破碎肝实质的同时有吸引作用，利于保持离断面的干燥与清晰，离断效率得以提高，如同时有电凝功能则更佳。笔者习惯用的吸引压、滴水速度和手柄的频率及输出功率分别为 50mmHg、50mL/min 和 23kHz、80W（图 63-1-4A）。

（8）超声刀：可用于浅层肝实质的离断，笔者偏好使用剪刀式超声刀（图 63-1-4B）。

（9）双极电凝：用于肝实离断时断面浅表静脉的出血，利于保持断面的干燥。解剖性肝切除要求显露肝静脉的全长，肝静脉细小的筛孔可利用双极电凝加以封闭，从而避免不必要的缝合，缩短离断时间。

（10）切割闭合器：用于切断肝蒂或肝静脉。常用的型号见图 63-1-4C。蓝色钉仓用于切断肝蒂，成钉高度为 1.5mm；白色钉仓用于切断肝静脉，成钉高度为 1mm。

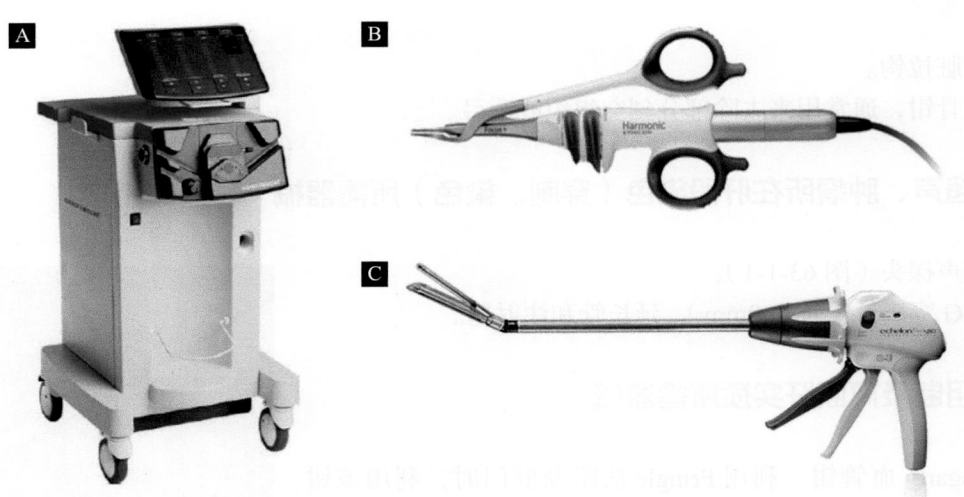

图 63-1-4　用于离断组织或血管的器械

A. 超声乳化吸引刀；B. 剪刀式超声刀；C. 切割闭合器。

（项灿宏）

第 2 节　切口与显露

尽管外科技术取得了长足的进步，但是肝切除仍然是一个高风险的手术，对重要血管的操作稍有不慎便可造成大的出血，故需要有清晰的视野和稳定的操作空间。良好的切口选择可以使术野暴露良好以利于手术的进行，同时有助于重要结构的显露和控制，使手术更加安全[1-2]。常用的切口如下：

一、反 L 形切口（改良幕内切口）

1. 体位　患者取仰卧位，右上肢外展，小于 90°，以防过伸而致神经麻痹；将左上肢裹入床单，贴于身旁（图 63-2-1）。

2. 操作步骤

（1）消毒范围：上至胸骨柄，下至耻骨联合；左侧至腋中线，右侧至腋后线。消毒接近完成时，助手可用无菌纱垫抓住腹壁向左侧牵拉，便于消毒者充分消毒切口右侧部分并塞入消毒布巾。

（2）切口沿中线自剑突向下延伸至脐上两指，水平横向弯曲成反向 L 形，水平切口平行于皮肤皱褶和皮神经的分布方向。有时为了更好地显露头侧术野，使用 Kocher 钳折断剑突，并用咬骨钳咬平后局部涂抹骨蜡。

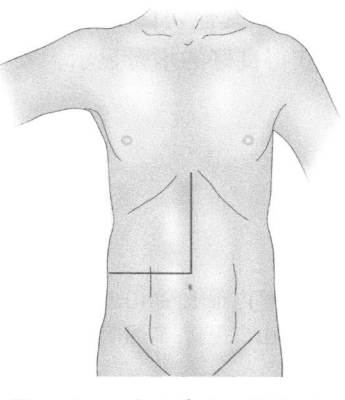

图 63-2-1　左上腹反 L 形切口

（3）分别于右肩上方及左侧腋窝处固定悬吊拉钩的立杆，安装拉钩后展开视野。

该切口的优点是可以保留供应皮肤和腹直肌的神经，从而减少术后的皮肤麻木、肌肉萎缩和疼痛。同时该切口也可以有效显露诸如膈顶、下腔静脉与肝右静脉根部等深在结构。

二、J 形切口

1. 体位　患者取仰卧位，双侧上肢卷入包布内。

2. 操作步骤　消毒范围同前。从乳头连线中点至脐上 3~4cm 做正中切口，在此切口下端偏向第 9 肋间做 J 字形切口（图 63-2-2A）。此时，从体表触知游离肋为第 10 肋，以此为标记辨别出第 9 肋间。首先从正中切口进入腹腔。在脐部附近结扎并切断肝圆韧带，在根部切除剑突。将左手插入腹腔，抬起腹直肌、腹内外斜肌、腹横肌并将它们绷紧，一边用电刀仔细止血，一边切断至肋弓。将此处的肋软骨切除 2cm 左右后，紧贴第 10 肋上缘切开胸壁及膈肌，这样可防止损伤走行于其下缘的肋间动静脉。将肋间肌切断至皮肤切口边缘处时，一边用牵引器上抬肋弓，一边向背侧切开。关胸时注意仔细止血，紧密缝合膈肌至肋弓切断部位。

该切口的优点是右肝膈顶下的术野可以显露得很清楚。术者将左手伸入胸腔可将肝脏托起使得操作野变浅（图 63-2-2B），此时即便是巨大肿瘤也可安全地显露出下腔静脉和肝右静脉，肝短静脉的处理也变得很容易。相应地，进行超声检查和相应的门静脉穿刺操作也更为方便。

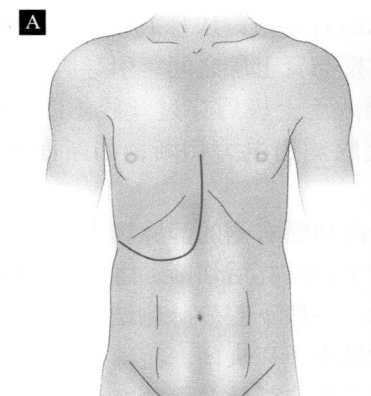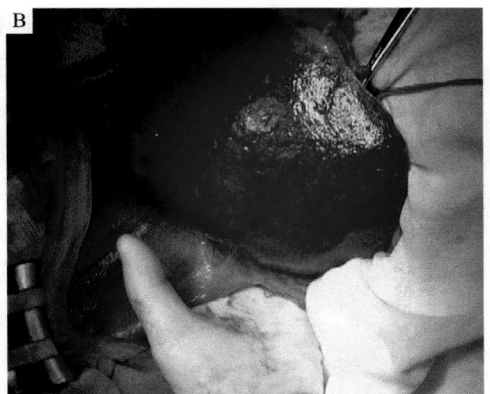

图 63-2-2　J 形切口

A. J 形切口示意图；B. J 形切口，术者左手伸入胸腔托起肝脏。

3. 其他切口 包括 T 形切口、右侧开胸开腹连续斜切口、奔驰切口等。根据具体情况加以选择以获得良好的术野显示，安全方便地完成手术。

（项灿宏）

参 考 文 献

［1］ 幕内雅敏, 高山忠利. 肝脏外科——要点与盲点: 第 2 版 [M]. 董家鸿, 译. 北京: 人民卫生出版社, 2010.
［2］ 山口俊晴, 斋浦明夫. 肝癌: 癌症标准手术图解 [M]. 丁光辉, 项灿宏, 译. 北京: 北京科学技术出版社, 2019.

第 3 节 肝脏的游离

肝脏的游离是肝切除手术的重要步骤。肝脏是腹膜间位器官，腹膜皱折形成的肝周韧带将肝脏固定在上腹部，包括肝圆韧带、镰状韧带、冠状韧带和左右三角韧带等。肝脏在头侧通过主肝静脉与下腔静脉相连，在足侧通过肝十二指肠韧带与腹腔脏器相连，在背侧与肝后下腔静脉之间存在静脉韧带和多支肝短静脉。临床上根据术式的不同对肝脏进行不同程度的游离[1-3]。

一、显露肝上下腔静脉

首先，用电刀沿肝脏表面切断镰状韧带。镰状韧带在下腔静脉附近分成左右两层结构，故从足侧向头侧切断镰状韧带时在足侧保留少许韧带组织，而后要逐渐切向肝表面，沿左、右膜样结构切开显露下腔静脉。此时可向头侧分离出一段下腔静脉壁备其后的钳夹，并可初步分离肝右静脉与肝中静脉之间的陷窝。

二、从右侧进行的游离

（1）助手将肝脏向左侧翻转，切断右侧冠状韧带及右侧三角韧带。而后助手分别将肝脏牵向头侧，将肾脏牵向足侧，术者切开肝肾韧带并向头侧剥离裸区。

（2）肾上腺的剥离：多数病例的右肾上腺与右肝有粘连，分离时需注意。在肾上腺上下极显露出下腔静脉的右侧壁，从肾上腺的上极将左手示指插入下腔静脉右壁与肾上腺之间，引导胸科钳从下极沿下腔静脉右壁插入至上极后穿过丝线（图 63-3-1）。肝脏侧结扎，肾上腺侧用电刀切断，如断面出血则予以缝合闭锁。

（3）分离切断右侧的静脉韧带，此韧带内有时有肝短静脉，应予以结扎后切断。继续从足侧向头侧分离切断肝短静脉。一般下腔静脉侧结扎或缝扎，肝脏侧结扎或使用连发钛夹予以夹闭。游离至肝右静脉下缘时，使用胸科钳沿着肝右静脉左侧壁在其与肝中静脉的间隙内分离，此时助手应将下腔静脉向足侧牵拉。分离成功后使用蓝色吊带悬吊肝右静脉。此时完成右肝的游离

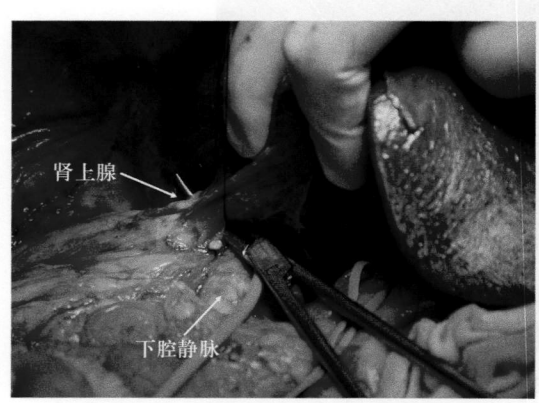

肾上腺

下腔静脉

图 63-3-1　右侧肾上腺的处理

（图63-3-2）。

（4）肝门部胆管癌的右半肝切除时，需要彻底分离肝脏与下腔静脉间的间隙。此时术者可将下腔静脉向右侧牵引，继续从足侧向头侧离断肝短静脉。切断Spiegel叶与下腔静脉间的腹膜组织，术者左手示指可以掏出Spiegel叶与肝左静脉根部的Arantius管（图63-3-3），结扎后切断，便于其后的联合右半肝及全尾状叶切除。

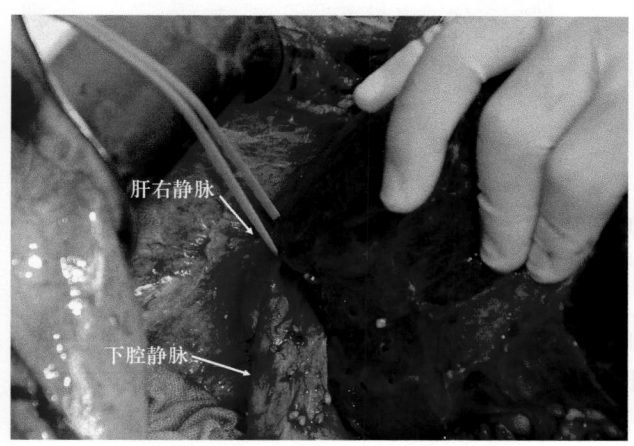

图63-3-2　肝右静脉的分离悬吊

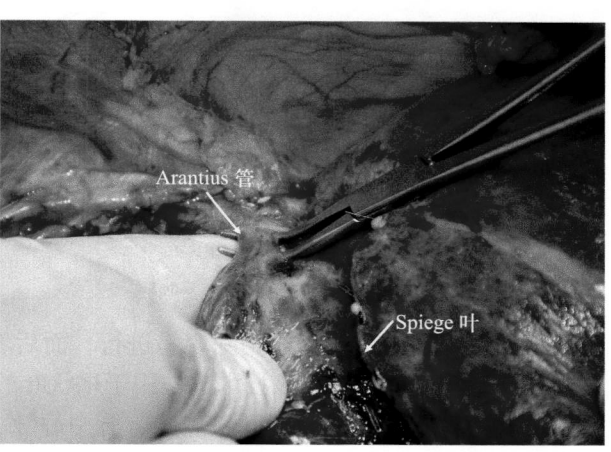

图63-3-3　从右侧进行Spiegel叶的游离

三、从左侧进行的游离

（1）向头侧切断肝镰状韧带至左冠状韧带后，在左外叶及胃壁之间留置纱布，向足侧牵引左外叶以充分展开韧带，同时贴近肝实质用电刀切断左冠状韧带。结扎、切断左三角韧带。

（2）行Spiegel叶游离时，先切开小网膜。于Arantius管汇入下腔静脉侧将其切断，然后切开Spiegel叶左缘与下腔静脉间的腹膜，向腹侧翻转尾状叶并将其从下腔静脉处分离开。继续从足侧向头侧结扎、切断下腔静脉韧带。完全游离Spiegel叶需结扎、切断其与下腔静脉间所有的肝短静脉分支。从左侧游离肝脏一般至下腔静脉右侧缘，注意不要损伤右后中静脉和右后下静脉。

（3）肝中静脉与肝左静脉共干的悬吊。于肝右静脉、肝中静脉之间的间隙，肝后与下腔静脉前壁之间用直角钳或胸科钳向足侧分离约2～3cm。如联合Spiegel叶游离，则很容易分离悬吊肝中静脉与肝左静脉的共干；如不联合Spiegel叶游离，则在切断Arantius管后将左尾状叶向足侧牵拉，切开其头侧端周围的结缔组织，沿着此处的下腔静脉前壁向先前已分离的肝中静脉与肝右静脉之间的陷窝方向进行分离，完成对肝中静脉与肝左静脉共干的悬吊（图63-3-4）。

四、Belghiti肝脏悬吊法

2001年贝勒吉提（Belghiti）报告了在肝后下腔静脉和肝脏之间建立隧道后，使用悬吊带边将肝脏向上提拉边离断肝实质的技术（图63-3-5）。

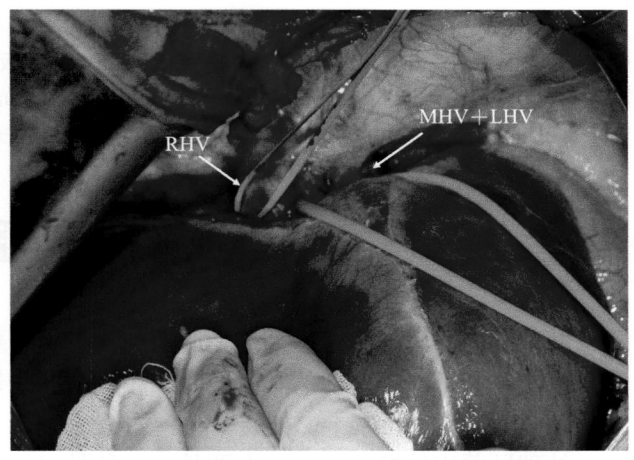

图63-3-4　肝左静脉及肝中静脉共干的分离悬吊

RHV：肝右静脉（蓝色吊带），LHV＋MHV：肝左静脉和肝中静脉的共干（红色尿管）。

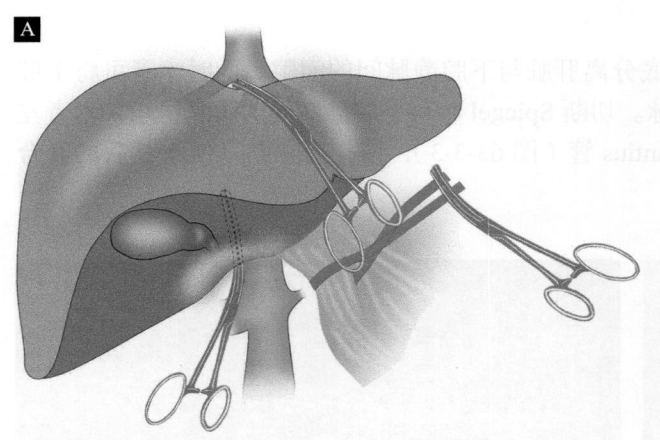
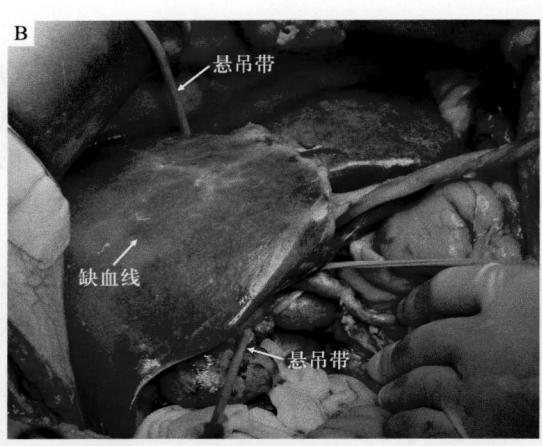

图 63-3-5　Belghiti 肝脏悬吊法

A. 示意图；B. Belghiti 肝脏悬吊法完成。

该技术的发明使得前入路肝切除容易进行，而后者的优点是可以避免翻转肝脏导致的出血、肿瘤破裂和循环状态的变动。后来该技术也被用于尾状叶的肝切除、活体肝移植等诸多方面。具体操作方法：

（1）使用术中超声扫查肝左静脉、肝中静脉、肝右静脉及肝右后中/下静脉、尾状叶静脉及肿瘤的位置。

（2）头侧间隙的剥离。于肝右静脉、肝中静脉之间的间隙，肝脏与下腔静脉前壁之前用直角钳向足侧分离约 2~3cm。

（3）足侧间隙的剥离。向左上牵拉肝脏，显露肝下下腔静脉，切开与尾状叶的腹膜反折并将尾状叶腔旁部下缘向上抬起，尽可能分离切断可见的肝短血管。用长弯钳于下腔静脉前 11/12 点处向头侧分离，边适当开合长弯钳，边缓慢向先前分离的头侧间隙前行，必要时使用术中超声判断钳头的位置和邻近血管的关系。头侧及足侧的间隙贯通后，钳夹悬吊带（可以采用 8 号尿管）穿过隧道完成对肝脏的悬吊。

（项灿宏）

参 考 文 献

［1］　幕内雅敏, 高山忠利. 肝脏外科——要点与盲点: 第 2 版 [M]. 董家鸿, 译. 北京: 人民卫生出版社, 2010.
［2］　山口俊晴, 斋浦明夫. 肝癌: 癌症标准手术图解 [M]. 丁光辉, 项灿宏, 译. 北京: 北京科学技术出版社, 2019.
［3］　BLUMGART L H. 肝胆胰外科学 (上、下卷) [M]. 黄洁夫, 译. 北京: 人民卫生出版社, 2010.

第4节　肝蒂的处理

　　肝蒂，即肝门部脉管的处理是肝胆外科医生重要的基本技术。肝门区脉管的分离悬吊完成后，向头侧可结扎、切断肝门部的脉管，完成相应的肝叶切除；向足侧可以显露胰腺上缘并结扎切断胃十二指肠动脉，进而进行胰十二指肠切除。

　　处理肝蒂内的脉管的方法有两种，一种是以格利森（Glisson）鞘为单位，将动脉、门静脉和胆管一并悬吊或结扎、切断；另一种方法是将各脉管逐一分离后分别处理。本章以肝门部胆管癌手术为例，介绍后者的操作方法[1-3]。

一、仔细了解肝门部脉管的走行

　　肝门部附近脉管的走行常有变异，因此有必要在术前根据影像学诊断全面地分析每个病例肝门部脉管的走行。门静脉的变异主要注意右后门静脉支的汇入部位，相应的门静脉分支为三支型和工字型；同时，门静脉右后支的分支类型也值得关注，避免把直接汇入右前支的粗大的 P7 支误认为是尾状叶支。动脉的变异较多，对肝右动脉要注意其起源，与胆总管的走行关系以及右后动脉是南绕型或北绕型；对肝左动脉要注意其是在矢状部的左侧还是右侧入肝，同时确认有无副肝左动脉的存在。

　　另外，术中边用超声检查确定脉管走行边进行手术操作也很重要。切断重要脉管前，需要用超声确认保留侧肝叶相应脉管的血流无异常。

二、肝门部的分离操作从胃右血管开始

　　笔者习惯肝门部操作从切断胃右血管开始。助手左手向足侧牵拉十二指肠，在其上缘结扎切断胃右血管。向左、右两侧在十二指肠上缘切开浆膜，分离悬吊胃十二指肠动脉（GDA）。笔者认为这是肝门部分离操作的关键之处。沿着 GDA 向头侧或左侧分离，可顺次分离悬吊肝总动脉、肝固有动脉、肝左动脉、肝中动脉及肝右动脉，此时常需要在胃右动脉根部再次结扎切断胃右动脉；沿着 GDA 向右侧分离，可在胰腺上缘分离悬吊胆总管（图 63-4-1），切断后便可分离悬吊两者背侧的门静脉主干及廓清其间的结缔组织。

三、肝门区动脉的处理

　　肝门区动脉的处理是肝蒂处理的重点，临床上不乏误结扎切断肝固有动脉的例子，因此需要小心谨慎进行。胆管癌会沿着纤维结缔组织转移，故需要沿着动脉外膜层进行血管的分离。使用细扁桃体钳沿外膜层仔细分离，切开前壁的纤维组织后，分离动脉并使用硅胶血管带悬吊，助手轻轻牵拉血管，术者左手夹持纤维组织，右手使用 Metzenbaum 剪刀钝性分离和锐性分离结合，分离纤维组织与血管的间隙。如有细小动脉出血，可使用 7-0 的血管缝线予以缝闭。足侧的分离至肝总动脉根部，头侧的分离至动脉入肝处（图 63-4-2）。

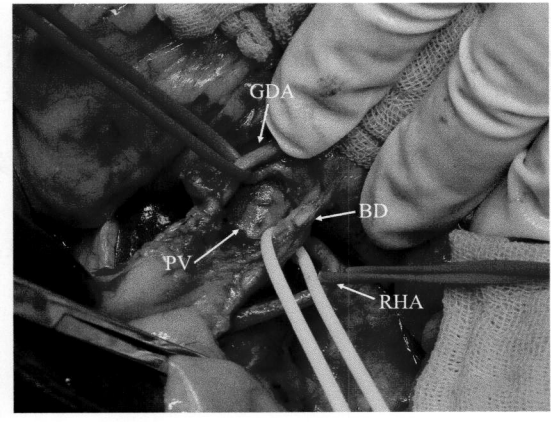

图 63-4-1　GDA 和 PV 主干的悬吊

GDA：胃十二指肠动脉；PV：门静脉；RHA：肝右动脉；
BD：胆管。

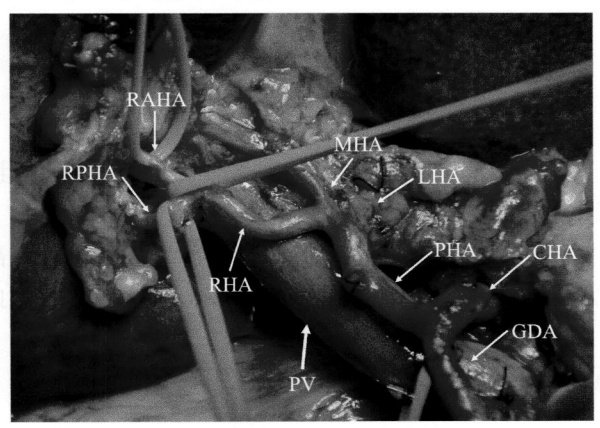

图 63-4-2　肝门区动脉的处理

肝门部胆管癌患者预定行围肝门切除、左半肝切除、门静脉切除重建。
GDA：胃十二指肠动脉；CHA：肝总动脉；PHA：肝固有动脉；LHA：肝左动脉；
MHA：肝中动脉；RHA：肝右动脉；RAHA：肝右前动脉；
RPHA：肝右后动脉；PV：门静脉。

沿着动脉分离时，助手不可过度牵拉动脉，且局部不时喷洒利多卡因以缓解动脉痉挛。切断动脉左支或右支前，距离分叉处适当距离先予以结扎，此时不可结扎太紧以免损伤血管内膜。结扎后在其远端使用血管缝线进行贯穿缝扎再切断该血管。现也有使用小血管夹夹闭血管断端的方法。

四、肝门区门静脉的处理

如在胰腺上缘切断胆总管且先前已经分离悬吊了肝动脉，则沿门静脉外壁的分离悬吊则比较容易。在十二指肠侧，注意勿损伤胰十二指肠上后静脉和冠状静脉，在肝脏侧，注意尾状叶支的处理。显露出门静脉左右支的前壁之后，转向门静脉背侧的剥离。门静脉后壁通常有数支尾状叶支，须谨慎分离以免损伤，此时术者和助手的配合很重要。以分离门静脉左支为例，术者左手持镊向头侧牵拉肝门板组织，助手持镊向足侧牵拉门静脉壁，术者右手使用剪刀沿着门静脉外膜层分离相应的血管头侧，然后术者牵拉血管，助手向足侧及背侧方向牵拉纤维组织，分离血管足侧。如此反复进行，便可分离悬吊门静脉左支。尽可能分离出足够长度的门静脉一级分支，便于其后的切断后重建。此时可见到尾状叶支，使用血管钳掏过（图63-4-3），血管侧使用5-0的丝线结扎，尾状叶侧可使用钛夹夹闭。当然，如能先切断一侧的门静脉一级分支，则提起断端向对侧分离尾状叶支则比较容易。分离右侧门静脉分支时要注意，避免将右后支误认为是右支，如遇到粗大的尾状叶支，要确认是否为单独分支的P7支（图63-4-4）。

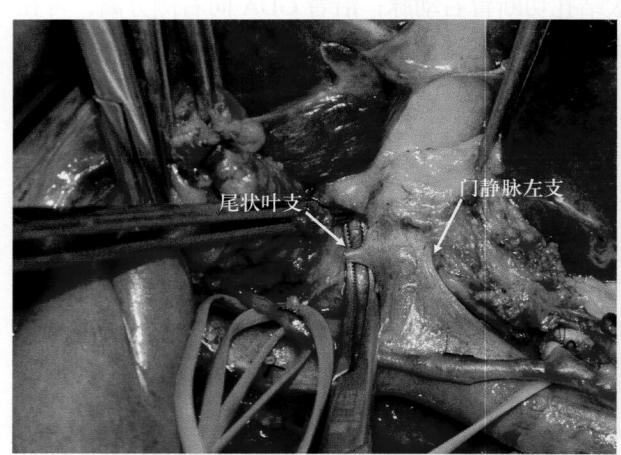

图 63-4-3　处理门静脉左支，注意术者和助手的配合

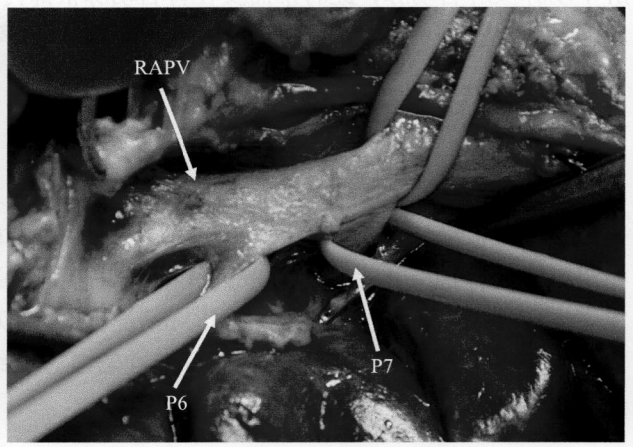

图 63-4-4　单独分支的 P7 支
肝门部胆管癌患者预定行围肝门切除，左半肝切除，门静脉切除重建。
P6：S6 段的门静脉支；P7：S7 段的门静脉支；RAPV：门静脉右前支。

切断一侧门静脉支时，一般使用无创钳予以阻断后切断，远端缝扎，近端使用 5-0 血管缝线连续双重缝合予以闭锁。

肝门区的巨大肿瘤可导致门静脉壁的菲薄，剥离后可有筛孔的出血，有时反复缝合反而不易止血。此时可阻断后局部喷洒纤维蛋白胶，多半可有效止血。

五、肝门区胆管的处理

肝门部的分离操作有时要摘除胆囊。但是，在扩大半肝切除及中肝叶切除等手术中，需同时切除胆囊床和胆囊，因此只需处理胆囊管及胆囊颈部，而不一定要分离胆囊床。首先，纵行切开 Calot 三角右缘浆膜，然后逐一分离胆囊动脉及胆囊管，在胆囊侧结扎、切断胆囊动脉。向胆总管侧分离出胆囊管，保留一定长度的断端以备插管行胆漏试验。在胆囊管的位置分离并牵起胆总管，以便于后面分离操作时展开术野。由于胆管的走行变异非常多，因此比较安全的方法是在肝切除进行到一定阶段，再进行胆管的处理。分离出 Glisson 鞘后，锐性切断胆管，可在离断结束后植入尿管进行测漏试验。在肝离断前结扎胆管时，必要时需术中行胆道造影，再次确定胆管走行以决定结扎位置。

（项灿宏）

参 考 文 献

［1］　幕内雅敏, 高山忠利. 肝脏外科——要点与盲点: 第 2 版 [M]. 董家鸿, 译. 北京: 人民卫生出版社, 2010.
［2］　山口俊晴, 斋浦明夫. 肝癌: 癌症标准手术图解. 丁光辉, 项灿宏, 译. 北京: 北京科学技术出版社, 2019.
［3］　BLUMGART L H. 肝胆胰外科学 (上、下卷) [M]. 黄洁夫, 译. 北京: 人民卫生出版社, 2010.

第 5 节　肝静脉的处理

在肝脏外科中，安全可靠地处理肝静脉的技术是非常重要的。游离肝脏时，肝静脉根部撕裂可导致致命性大出血；离断肝实质时，有效地控制来自肝静脉的出血是提高离断质量和效率的关键之处。[1-3]

一、肝右静脉

有些肝切除术必须将肝右静脉在根部切断，这些手术包括右半肝切除、肝右三叶切除和 S7＋S8 切除。

肝右静脉主要引流右后叶及右前叶背侧部分。了解肝右静脉的形态对于解剖性左三肝切除时离断面的展开非常有帮助。肝右静脉基本形态可以分为：①通常型，即仅有一支肝右静脉主干，约占 73%；②肝右后中、右后下静脉形成型，约占 27%，肝右静脉主干较细，右后叶足侧部分有多支粗大的 V6。行解剖性左三肝切除时，前者可在断面显露肝右静脉的全长，而后者在足侧断面无法显露肝右静脉。此外，了解肝右静脉根部的形态也有一定的临床意义。中村通过对 83 例的肝右静脉根部形态的研究，发现肝右静脉根部 1cm 以内无分支者、1～2 支分支及 2 支者分别占 61%、33% 及 6%。

1. 右半肝的游离及肾上腺的分离　技术细节见本章第 3 节 "肝脏的游离"。

2. 右下腔静脉韧带的切断　在下腔静脉右缘的肝右静脉汇合处有右下腔静脉韧带，称为幕内（Makuuchi）韧带，也称马库奇韧带，是保护肝右静脉根部的纤维性结缔组织，其内可有静脉和淋巴管。处理完此韧带后，近 9 成的患者可以在肝外悬吊肝右静脉。此处的要点是将该韧带从下腔静脉剥离后，从其后方掏过钳子，行结扎、切断（图 63-5-1）。韧带较宽时，也可使用切割闭合器切断。

3. 肝右静脉的处理　在头侧，沿着肝右静脉与肝中静脉之间的陷窝使用直角钳尽量向足侧分离；在足侧，充分分离肝短静脉以显露肝右静脉根部。该步骤的要点是尽量沿静脉壁分离而不留多余组织。以插入肝右静脉与肝中静脉之间的示指作为导引，沿下腔静脉前壁从下方插入胸科钳，当可

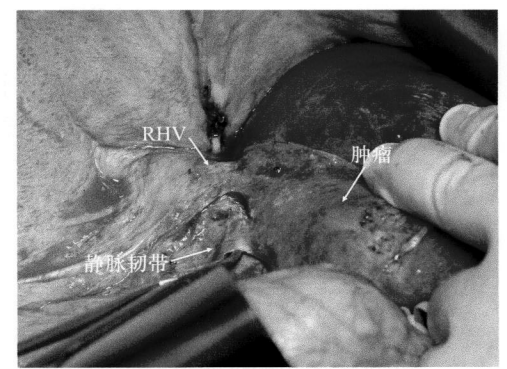

图 63-5-1　右侧下腔静脉韧带
RHV：肝右静脉。

从上方看到钳子尖端时才能将钳子穿过并悬吊。切断肝右静脉时，使用两把无创血管钳予以钳夹，两钳间留出足够的距离以便切断。肝脏侧缝扎，下腔静脉侧用 4-0 的血管缝针连续双重缝合将断端闭锁。

为避免下腔静脉侧钳血管壁滑脱导致的大出血，可在切断静脉壁前于血管钳头侧预留置血管牵引线。如出现血管壁滑脱导致的大出血，患者的血压急速下降。此时助手迅速用纱布按压下腔静脉的破口，术者先阻断肝下下腔静脉，然后嘱助手一点一点向头侧移动按压的纱布，术者使用无创血管钳分次钳夹下腔静脉侧壁便可逐步控制出血。

二、肝中、肝左静脉的处理

约 84% 的肝中静脉和肝左静脉在汇入下腔静脉处形成共干且多数的汇合部位于肝内，肝中、左静脉分别汇入下腔静脉者仅占 16%。了解肝中与肝左静脉的汇合方式有利于 Belghiti 悬吊法的灵活使用。由于距离两者汇合部 1cm 内的共干大多存在 2~4 支分支，因此行左半肝切除或左外叶切除时，多在肝离断的最后阶段切断肝左静脉。

两者共干的悬吊方法在是否保留了尾状叶的左半肝切除有所不同，前节已经详细介绍了相关的技术要点。

肝中、左静脉的切断法同肝右静脉，不过因为静脉口径较粗，多用切割闭合器进行切断闭合（图 63-5-2）。

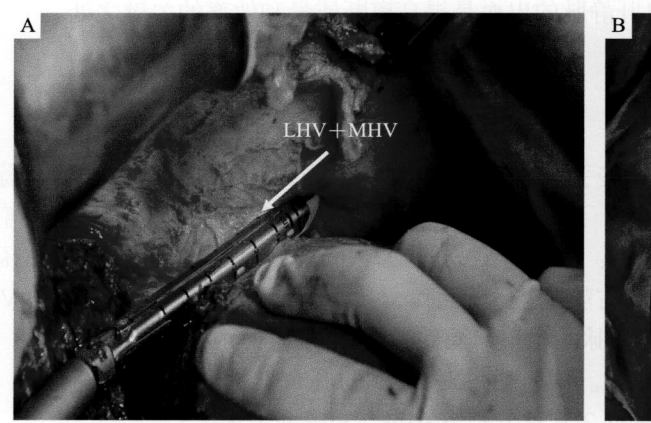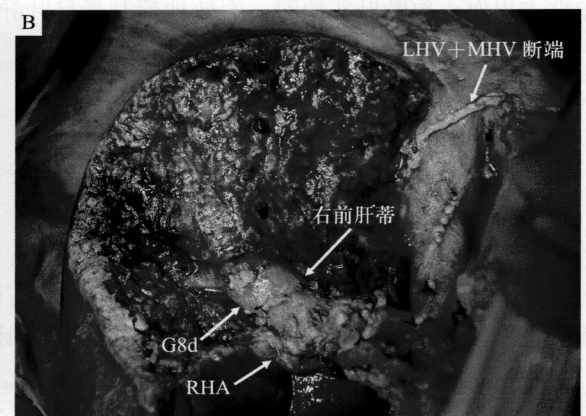

图 63-5-2   肝中静脉的切断

A. 使用切割闭合器切断肝中静脉及肝左静脉的共干（切断前）；B. 使用切割闭合器切断肝中静脉及肝左静脉的共干（切断后）。
LHV：肝左静脉；MHV：肝中静脉；G8d：S8 段的背侧肝蒂；RHA：肝右动脉。

肝静脉处理不慎便会出血，导致手术失败甚至危及患者的生命。处理肝静脉时，首先要选择充分的切口，在保持良好视野的条件下谨慎操作，所有的操作均须直视下进行。

（项灿宏）

参 考 文 献

［1］　幕内雅敏, 高山忠利. 肝脏外科——要点与盲点: 第 2 版 [M]. 董家鸿, 译. 北京: 人民卫生出版社, 2010.

［2］　山口俊晴, 斋浦明夫. 肝癌: 癌症标准手术图解 [M]. 丁光辉, 项灿宏, 译. 北京: 北京科学技术出版社, 2019.

［3］　BLUMGART L H. 肝胆胰外科学 (上、下卷) [M]. 黄洁夫, 译. 北京: 人民卫生出版社, 2010.

第6节　肝血流阻断

出血是肝切除术后发生并发症、术后死亡的主要原因。肝脏连接着内脏循环与体循环，其血供丰富，故控制肝脏出血是肝切除术成功的关键。随着肝脏外科技术的发展，已有大量伴有肝病的患者进行复杂的大范围肝切除，采用短时间阻断和血流开放交替进行的间歇血流阻断法，可以减少由于缺血和再灌注损伤导致的肝细胞损伤，对患者而言最为安全[1-3]。

肝血流阻断的方式可分：①入肝血流阻断；②出肝血流阻断；③全肝血流阻断。

一、入肝血流阻断

1. 完全入肝血流阻断（Pringle法）　是目前使用最广泛的控制肝实质离断时出血的技术，可应用无损伤血管钳、尿管等阻断入肝血流，直到阻断远端动脉搏动消失。第一肝门阻断后心脏前负荷下降，从而使肺动脉压降低5%，心脏指数降低10%，而使平均动脉压升高10%。Pringle法分为持续阻断和间歇性阻断。

（1）持续阻断：持续阻断一般来说控制出血效果好，可以节省手术时间。有报告称采用持续阻断法成功完成肝切除时，正常肝脏的阻断时长达127分钟，肝病肝脏耐受缺血的时间应该会短些。持续阻断的缺点是内脏淤血和长时间肝组织缺血。内脏淤血可造成肠道水肿，进一步可影响肠吻合口愈合。持续阻断可导致高淀粉酶血症，部分患者可诱发急性胰腺炎。长时间的肝组织缺血和内脏释放毒性代谢产物等，导致血流动力学紊乱，在血流重新开放后可产生再灌注综合征。

（2）间歇性阻断：间歇性阻断可减轻内脏淤血和肝脏缺血，常规的做法是每阻断15分钟开放5分钟。有正常肝脏可耐受322分钟、伴有肝损害的肝脏可耐受204分钟的报道，实际上尚有继续延长的可能性。即便是在活体肝移植中，间歇血流阻断安全用于供肝获取手术，不增加供者危险，也不影响移植物的功能。

2. 选择性入肝血流阻断　分离出相应肝叶或肝段的肝动脉和门静脉后进行阻断。其优点：切除分界线清楚；残肝无缺血再灌注损伤；无内脏淤血和血流动力学紊乱。可根据相应的术式分别选择左侧、右前或右后肝蒂的阻断以减少开放时间，提高离断效率。有时由于肝门区侧支循环的存在导致阻断效果欠佳时可改用完全入肝血流阻断。也有学者采用单纯门静脉或肝动脉阻断，可延长阻断时间至每30分钟开放5分钟。

二、出肝血流阻断

入肝血流阻断后，肝实质离断时的出血主要来自肝静脉的出血，故肝切除手术需要麻醉医生的密切配合以降低中心静脉压。笔者一般要求中心静脉压降至0~5cmH$_2$O，潮气量在350ml/min以下。具体的做法包括：早期输入胶体液以控制总的输液量；使用异氟烷等可以引起血管舒张的药物作为麻醉气体；采用头高脚低位；阻断肝下下腔静脉等。如断面出血控制仍然不满意，可考虑在肝静脉根部阻断出肝血流，此时有必要预先在肝外分离、悬吊肝静脉。

三、全肝血流阻断

1966年，希尼（Heaney）最先报道全肝血流阻断（total hepatic vascular exclusion，TVE）技术，

20 世纪 80 年代俾斯麦（Bismuth）和休格特（Huguet）改良了 TVE 技术。应当严格掌握 TVE 的适应证，肿瘤侵犯肝后下腔静脉和主肝静脉时，可考虑采用此技术。充分游离肝脏和肝上、肝下下腔静脉以便于上血管阻断钳。阻断前应扩充血容量，但中心静脉压应<12cmH₂O，以免开钳后肝断面渗血过多。先做 5 分钟的试验性阻断，若血流动力学尚能保持稳定，则开钳后依次钳夹肝十二指肠韧带→肝下下腔静脉→肝上下腔静脉。以血管钳压榨法或超声吸引刀断肝，大的管道结扎，肝创面可用纤维蛋白胶封闭。阻断完成后按逆行方向（肝上下腔静脉→肝下下腔静脉→肝十二指肠韧带）开放阻断钳。

TVE 显著改变血流动力学：心输出量降低 40% 以上，平均肺动脉降低 25%～30%，血管外周阻力增加 80%，故 10%～14% 的患者不能耐受 TVE。也有研究者采用保持腔静脉血流通畅的 TVE，即联合入肝血流阻断（第一肝门阻断）和出肝血流阻断（肝外肝静脉阻断）。使用这种方法要求肿瘤没有侵犯肝静脉与腔静脉汇合部。另外，如存在尾状叶较粗大的肝静脉支，则发生阻断不完全，造成肝静脉反流性出血。肝外游离肝静脉见本章第 5 节 "肝静脉的处理"。

四、笔者的选择

笔者一般使用常温下的间断的 Pringle 法或选择性血流阻断法。使用 Pringle 法时，阻断 15 分钟开放 5 分钟；使用选择性血流阻断时，阻断 30 分钟开放 5 分钟，如此反复进行。只要符合适应证标准，这两种方法都是安全的。即使同时进行 Pringle 法和消化管吻合术，也不会由于肠管淤血而增加缝合不全的危险性。选择性阻断法多用于连续阻断时间超过 15 分钟以上（如需血管重建等）、离断面较大（如肝脏右前叶切除等）的情况下。

（项灿宏）

参 考 文 献

［1］　幕内雅敏, 高山忠利. 肝脏外科——要点与盲点: 第 2 版 [M]. 董家鸿, 译. 北京: 人民卫生出版社, 2010.
［2］　山口俊晴, 斋浦明夫. 肝癌: 癌症标准手术图解 [M]. 丁光辉, 项灿宏, 译. 北京: 北京科学技术出版社, 2019.
［3］　BLUMGART L H. 肝胆胰外科学 (上、下卷) [M]. 黄洁夫, 译. 北京: 人民卫生出版社, 2010.

第 7 节　肝实质离断

肝实质离断是肝切除的一项基本技术，但直到现在也不是一个绝对安全的技术。肝实质离断主要涉及离断平面的把握和离断时出血的控制。此节就离断工具、离断前的准备、离断的具体操作和离断后的处理加以阐述[1-3]。

一、肝实质离断的工具和方法

离断肝实质有着各种方法和工具，外科医生选择自己熟悉的方法即可。一般常用超声乳化吸引刀或钳夹法离断肝实质。下面逐一加以介绍。

1. 钳夹法　文献中使用的 Pean 钳较一般的中弯钳略宽，临床上多用后者。用电刀切开肝被膜，将 Pean 钳或中弯钳的尖端垂直于离断线，每次钳夹 1cm 左右的肝组织。沿着离断线方向反复进行这样的操作。若不小心钳夹过多，会撕断特意要留下的脉管。如果离断面出现 3～4 支应结扎的脉管

（1mm 以上），就由助手来结扎。深度未超过 1cm 前，肝实质出血不会太多，术者可在离断面用手指压迫止血。对 Glisson 脉管，沿着其纵轴向切除侧分离约 1cm，用直角钳紧贴着 Glisson 鞘穿过其后方结扎、切断。如遇到抵抗感则不要强行穿过，调整钳端方向或重新钳夹分离。对肝静脉，用钳子的前端像轻抚肝静脉壁一样，沿后者去除残留的少量实质，露出肝静脉的半周。对汇入肝静脉主干的小分支，去除多余组织后，用小号的直角钳小心地掏过，结扎、切断。有学者认为尽管显露肝静脉不可避免会有出血，但显露肝静脉后出血的处理相对容易和安全。

2. 超声乳化吸引刀联合电凝离断法　超声乳化吸引刀联合电凝离断法的工作原理是利用其手柄的中空的金属管以 0～300μm（0.3mm）左右的振幅、23～38kHz 的频率纵向振动，通过管头与组织之间的直接接触，或通过它们之间的水分为媒介，传递压力波，选择性地将肝实质和脂肪组织的细胞破碎、乳化，而血管、神经、胆管等富含弹性纤维成分的组织可通过吸收振动而不被切断。对这些组织根据其粗细和性质分别予以电凝、结扎或钳夹切断。超声乳化吸引刀突出的优点是在破碎肝组织的同时，利用金属管吸走浮游的破碎组织，便于保持离断面的清晰。使用方法：①选择工作条件：振动输出功率 100% 表示管头纵向的单向最大振幅（300μm 左右），肝离断时最适振动输出功率通常在 40%～80%，正常肝脏可用 80%，肝硬化的肝脏可用 90%～100%；冲水的速度和吸引的速度根据术中情况加以调节。②沿预定的离断面进行操作，注意辨认断面内的重要脉管，倾斜管头和脉管大致平行，沿其长轴将周围的肝实质吹飞，充分显露其全长。

二、离断前的准备

顺利进行肝实质离断需要注意以下几点：①保持良好的视野。肝实质离断时不可避免地会导致出血，选择合适的切口以便有良好的视野进行处理，对控制出血和保证手术的安全是非常重要的。②充分游离肝脏。肝实质离断前需要充分游离肝脏，必要时可预先悬吊肝静脉。离断肝实质一般在阻断第一肝门下进行，此时离断时的出血多来自肝静脉。如出血较为汹涌，则阻断事先悬吊肝静脉则有助于控制断面的出血。③准确把握肝实质中肿瘤和脉管的关系。尽管通过术前影像学检查和三维重建，已经了解肿瘤与脉管的关系，但通过术中超声可以实时及从不同角度了解两者间的位置关系，因此术中超声在实施肝实质离断的过程中有着不可替代的作用。离断前，术者应使用超声做最后的确认，并了解离断平面上可能出现的脉管及走行（图 63-7-1）。

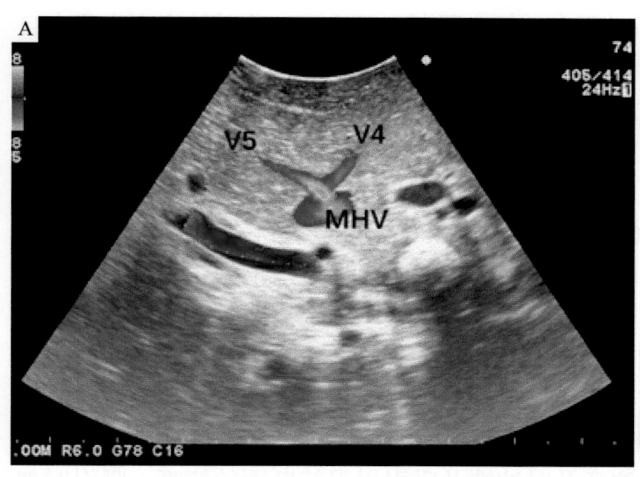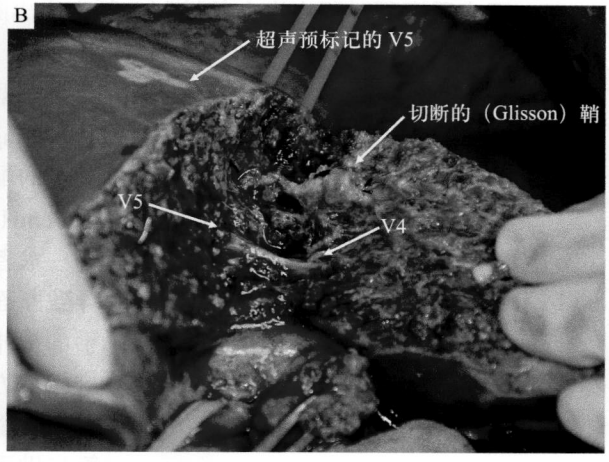

图 63-7-1　使用术中超声指导肝实质的离断

A. 离断前使用超声标记肝中静脉的属支；B. 术中显露先前标记的肝中静脉的属支。

MHV：肝中静脉；V4：引流 S4 段的肝中静脉的属支；V5：引流 S5 段的肝中静脉的属支。

三、肝实质离断的步骤及要点

浅层肝实质一般使用电凝或超声刀切开，深层的肝实质需要用血管钳或超声乳化吸引刀进行处理。离断肝实质的要点是准确把握离断方向和有效控制出血。

1. 肝实质离断方向的把握　　肝实质离断方向与肝内病变的性质有关。如左半肝切除，在完成肝门区血管的处理后，对肝细胞癌的离断方向为左右半肝的缺血线—肝中静脉左侧缘—Arantius 管（图 63-7-2A）。而对肝门部胆管癌的离断方向则为左右半肝的缺血线—肝中静脉左侧缘—下腔静脉右侧缘（图 63-7-2B）。因为主门静脉裂与下腔静脉之间存在一定的倾斜角度，故在肝表面标定左右半肝缺血线的同时，需要用术中超声在肝表面标记肝中静脉的走行（图 63-7-3），以便在离断的过程中控制离断面的倾斜方向，尽可能保证离断面的平滑。

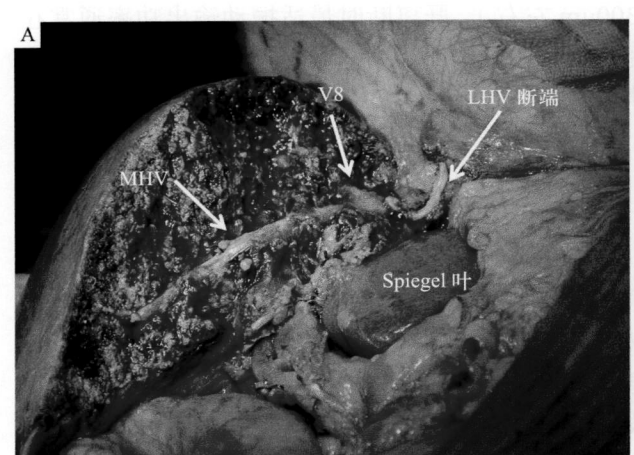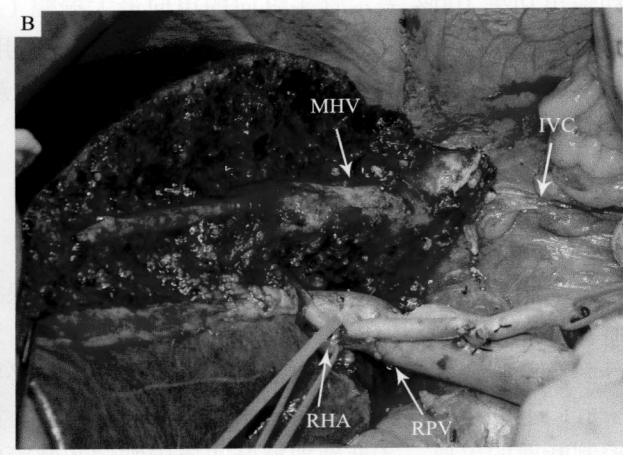

图 63-7-2　不同病变的左半肝切除的断面

A. 肝细胞癌的左半肝切除后的断面；B. 肝门部胆管癌的左半肝切除后的断面。

MHV：肝中静脉；LHV：肝左静脉；V8：走行于右前叶腹侧段和背侧段的肝中静脉属支；

IVC：下腔静脉；RHA：肝动脉；RPV：门静脉右支。

2. 肝实质离断过程中出血的控制　　肝实质离断过程中一般会阻断入肝血流，此时的出血主要来自肝静脉，有效地控制出血可参考以下几点：①有效的血流阻断：根据肝脏的质地和基础肝病的情况可选择单纯门静脉阻断、Pringle 法、出肝血流阻断和肝下下腔静脉阻断。②麻醉医生的配合：笔者一般希望在肝实质离断时，中心静脉压低于 5cmH$_2$O，潮气量低于 350ml/min。③术者和助手的有效配合：术者和第一助手注意使断面保持一定的张力，张力过大导致断面脉管撕裂，张力偏低则导致离断效率下降。术者左手的拇指协助展开离断面，其余四指可将切除侧肝脏托起，这样一方面可使该区域的肝静脉压降低，另一方面可在断面有较大静脉出血时，利用示指控制肝静脉根部以减少出血。第二助手注意及时冲洗及吸引以保持断面的清晰。吸引时勿直接接触肝静脉破口以免加重出血。④肝静脉出血的处理：对静脉主干侧的肝静脉出血，先使用止血纱布轻轻按压，出

图 63-7-3　左右半肝的缺血线和肝中静脉在肝表面的投影线

MHV：肝中静脉。

血减少后可根据裂口大小选择双极电凝封闭，或使用血管缝线缝合；肝实质侧的肝静脉出血常伴随肝静脉支的回缩，因此不能盲目地钳夹和缝合。小的浅面的出血可使用双极电凝封闭，对伴有血管回缩的小的出血，术者可以使用镊子轻轻抵住出血处，助手使用单极电凝通过该镊子进行电凝止血。如出血较多且位置较深，则先有效地按压止血，然后改用先前的阻断方式，必要时联合流出道阻断和肝下下腔静脉阻断；出血速度减低后，仔细分离出血点上、下的肝实质，充分显露出血部位后，再进行进一步处理。

3. 离断间歇及离断结束后的处理　切肝中的阻断松开时，肝断面需压迫止血。将纱布夹入断面后，用双手从两侧压迫肝断面，注意压迫力度，若太过用力，可造成肝脏淤血。解除阻断后，应吸净肝周围的积血，确认有无出血及胆漏并给予相应的处理。此时可用术中超声明确断面与肿瘤和重要脉管的关系，以便及时调整切肝的方向（图 63-7-4）。

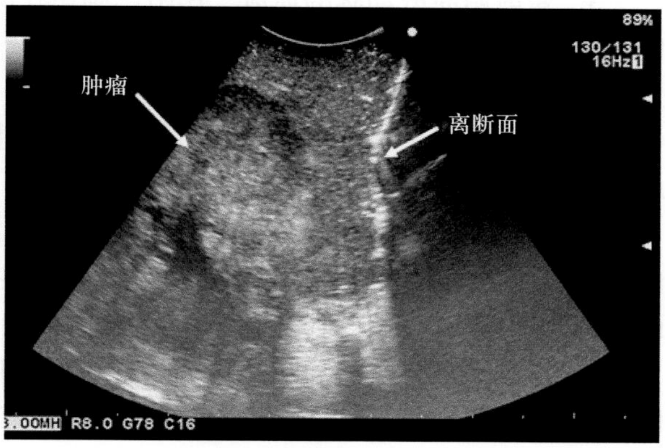

切肝结束后，可用预先剪开的无菌手套盖在肝断面上，其上再压数块纱布，然后松开肝门阻断，压迫 5 分钟。确认有无出血及胆漏。可在断面喷洒纤维蛋白胶封闭断面。

安全、准确的肝实质离断技术是肝胆外科医生需要掌握的最重要的技术之一。精准外科的时代已经摒弃了片面追求速度而大块结扎、反复缝扎断面的做法。充分游离肝脏，选择合适的离断工具和阻断方法，加以高效的团队配合，可安全有效地实现精准肝切除。

图 63-7-4　术中超声判断肿瘤与断面的关系

（项灿宏）

参 考 文 献

［1］　幕内雅敏, 高山忠利. 肝脏外科——要点与盲点: 第 2 版 [M]. 董家鸿, 译. 北京: 人民卫生出版社, 2010.
［2］　山口俊晴, 斋浦明夫. 肝癌: 癌症标准手术图解 [M]. 丁光辉, 项灿宏, 译. 北京: 北京科学技术出版社, 2019.
［3］　BLUMGART L H. 肝胆胰外科学 (上、下卷) [M]. 黄洁夫, 译. 北京: 人民卫生出版社, 2010.

第 8 节　肝 段 染 色

目前解剖性切除已经逐渐成为肝细胞癌的标准手术，其含义是切除相应的门静脉支所支配的肝实质。相应地，解剖性肝段切除的含义是切除相应三级门静脉支所供应的肝实质。供应左侧肝段的 S2 段、S3 段、S4 段相应的门静脉支可从肝外进行分离阻断，进一步阻断相应的肝动脉血流，血流阻断的区域可以很清楚地显现出来。右侧肝段甚至亚段的门静脉分支位于肝内，需要用染色法才能在肝表面确定 S5、S6、S7 和 S8 的边界。

下面对染色法进行具体介绍[1-3]。

一、肝段染色技术的操作程序

肝段染色技术按以下顺序进行操作。

1. 充分游离肝脏　有学者为取得良好的术野，使用 J 字形切口开胸、开腹。术者将左手伸入胸腔内，隔着膈肌将肝脏翻转，将右半肝几乎全部托出腹腔外。这样能从各个方向进行 S5～S8 段门静脉分支（P5、P6、P7、P8）的穿刺。如果右侧半肝可以用改良 Makuuchi 切口游离并托起，则也可以不开胸，但是穿刺的角度会受到一定的限制。

2. 超声确定穿刺的门静脉支　术中使用凸型超声探头显示出目标肝段的门静脉支。可在肝表面喷洒生理盐水，以获得较为清晰的画面。

3. 暂时阻断肝动脉的血流　用哈巴狗钳在肝门部将肝动脉血流阻断后，从门静脉注入的色素在肝内能保持得更长时间，使染色更为鲜明。另外，若存在动脉-门静脉分流，阻断肝动脉可防止肝动脉血分流到门静脉，也能防止门静脉内的色素反流。

4. 暂停呼吸　为使显示出的门静脉支不随患者的呼吸而移动，请麻醉医生在穿刺门静脉时暂时将患者的呼吸暂停。

5. 门静脉支的穿刺　在超声画面的实时监测下用 21G 穿刺针进行穿刺，从超声画面上可见针尖的高回声。由于在肝脏穿刺过程中可出现肝脏变形，故要适当调整探头的角度和穿刺的方向。从超声画面和注射器内门静脉血的反流可确认针的前端已到达门静脉内腔（图 63-8-1）。

6. 注入染料　一边通过超声观察染料流入时产生的声振微泡（echogenic microbubble），一边以不向中枢侧出现反流的速度注入约 5ml 的亚甲蓝或靛蓝脂胭红（indigocarmine）（图 63-8-2）。

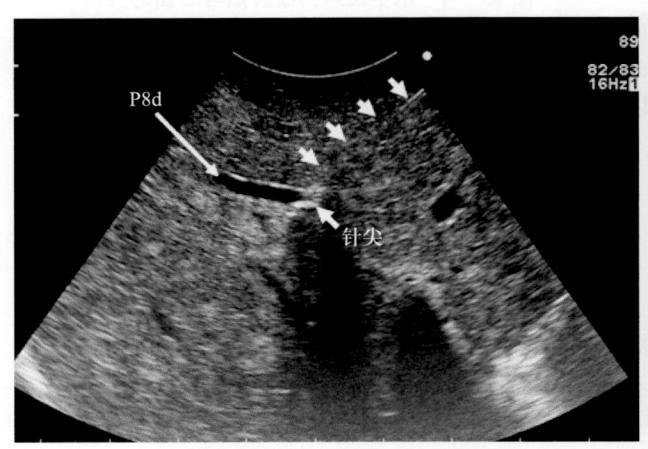

图 63-8-1　肝内门静脉支穿刺的超声图像

P8d：S8 段门静脉的背侧支（长箭头）；短箭头：穿刺针走行。

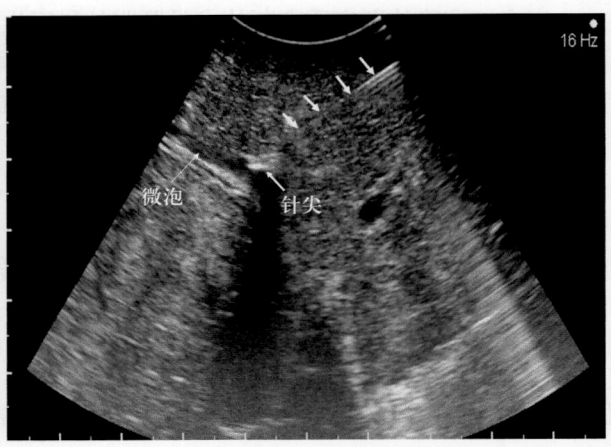

图 63-8-2　肝内门静脉穿刺后染料注入时产生微泡

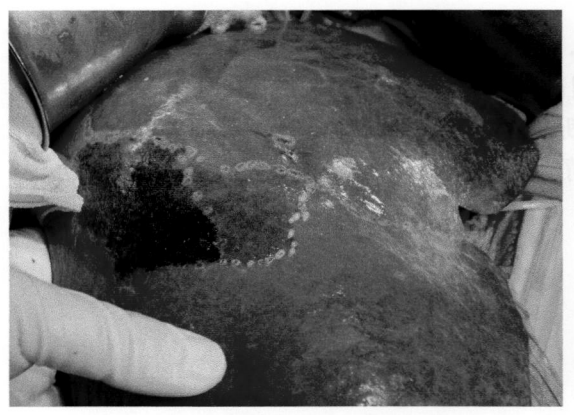

图 63-8-3　染色区域的标记

7. 染色区域的标记　注入染料的门静脉灌流区域被染成蓝色，在色素消退前，沿肝表面染色区域的边界用电刀进行标记（图 63-8-3）。

二、肝段染色的要点、难点及对策

（1）需要进行多个门静脉支穿刺时，如果先穿刺浅部门静脉支，因为有空气的混入，超声画面上脉管的扫描变得困难，故应先穿刺深部的门静脉支。

（2）调整超声的扫描角度，在超声画面上尽可能将门静脉支的全长显示出来，可提高穿刺的成功率。另外，若目标门静脉支较细，将画面放大则使穿刺较容易。

（3）术中用左手把持探头，固定于有门静脉支的画面，右手调整穿刺针的角度和方向，尽量确保在画面内可见到穿刺针的走行。

（4）为防止染料反流，应从中枢侧朝向末梢侧穿刺。如果相反，应避免"微泡"反流，边观察超声画面、边调节染料注入的速度。部分 P5 支不发自右前门静脉支主干而是发自 P8 支，故若有条件，最好在术前通过三维重建判断预定穿刺的门静脉支的走行，选择更为末梢侧进行穿刺，以免染料反流入预定保留的区域。

（5）术中探头重压于肝表面时，该部分染色不良。因此，只需将探头与肝表面轻轻接触，染料注入时从超声画像中能观察到微泡流动即可。

（6）肿瘤所在肝段有多个门静脉支时，为避免分别穿刺时的繁琐的操作，通过穿刺相邻肝段来显示该肝段的反向穿刺法较为实用。这种方法还可用于目标门静脉支内存在癌栓，使得染色不良或门静脉腔无法辨认的病例。

若要完成肿瘤所在区域的门静脉支的穿刺染色，术者应掌握超声检查的方法和徒手穿刺技术。

（项灿宏）

参 考 文 献

［1］ 幕内雅敏, 高山忠利. 肝脏外科——要点与盲点: 第 2 版 [M]. 董家鸿, 译. 北京: 人民卫生出版社, 2010.
［2］ 山口俊晴, 斋浦明夫. 肝癌: 癌症标准手术图解 [M]. 丁光辉, 项灿宏, 译. 北京: 北京科学技术出版社, 2019.
［3］ BLUMGART L H. 肝胆胰外科学 (上、下卷) [M]. 黄洁夫, 译. 北京: 人民卫生出版社, 2010.

第 9 节 光学分子影像手术导航技术

近年来医学影像技术发展迅速，计算机断层成像（CT）、磁共振成像（MRI）、正电子发射断层成像（PET）等已在术前规划和术后疗效评估方面发挥了重要作用。然而，目前在手术过程中，仍然依靠术者的视觉、触觉和术前影像以及经验进行病灶定位及切除边界划定，由于缺乏客观有效的术中实时成像技术导航，医生很难实现精准手术切除。光学分子影像手术导航作为一种新兴的医学影像技术，具有术中实时可视化功能，可提高术者手术操作的精准和精细化，在保证病灶最大化切除的同时，有效减少手术创伤，提高患者的术后生存率。

一、技术原理

光学分子影像手术导航技术具有灵敏度高、对比度大、无电离辐射、安全性好和特异性强等优势[1-3]，可以在手术过程中精准定位病灶边界，客观显示病灶的位置与形态信息，为术者早期发现与精准切除病灶提供技术上的保障。该技术还可对活体生物细胞分子水平的病变进行定性和定量分析。

近年来光学分子影像术中导航技术蓬勃发展，最直接的体现是相关文献发表数量与日俱增。据统计，光学分子影像手术导航技术相关的文章发表数量从 1995 年的不足 50 篇，增加到了 2015 年的接近 500 篇[4]。目前，光学分子影像手术导航技术已在多种恶性肿瘤的临床诊疗中应用，如肝癌[5]、乳腺癌[6]、卵巢癌[7]等，均取得了较好的效果。该技术还可在术中识别胆囊及肝内外胆管、淋巴结、血管甚至交感神经等[8-9]重要的组织结构。

光学分子影像术中导航技术的应用原理如图 63-9-1 所示：在开放式手术或微创手术中，首先通过静脉、局部或实质器官组织注射荧光对比剂，如吲哚菁绿（ICG）。然后，使用特定波长的光源激发该荧光对比剂，并通过专用的成像设备对所产生的光学信号进行采集和分析，将目标区域（如瘤灶）的信息在显示器上实时显示出来，指导临床医生完成临床手术。

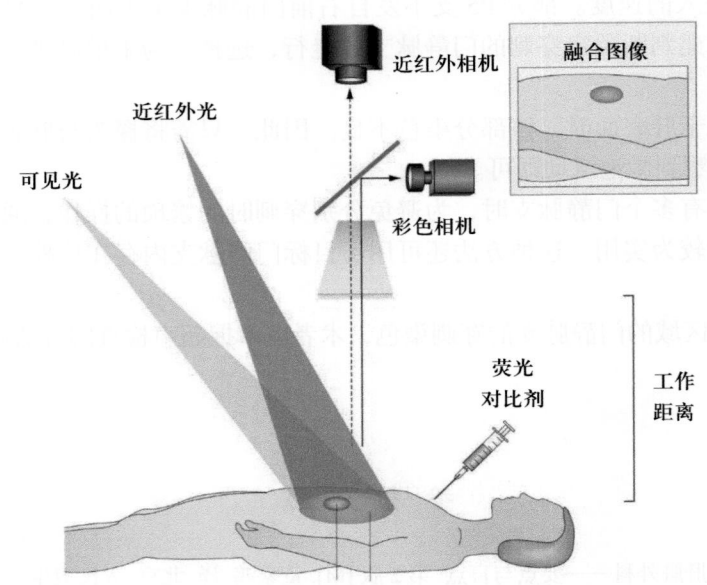

图 63-9-1　光学分子影像术中导航技术的应用原理
（引自：VAHRMEIJER A L, et al. Nature Revclin Oncol, 2013, 10: 507.）

（一）荧光对比剂

荧光对比剂是实现光学分子影像手术导航必不可少的材料，目前应用于临床的荧光对比剂主要是 ICG。相比传统的亚甲蓝（methylene blue），ICG 凭借其独特的代谢特性与光学特性，更适用于肝脏切除手术。

ICG 是一种水溶性化合物，当被注入人体后，立刻与血浆蛋白紧密结合，在肝脏被肝细胞中的有机阴离子转运体 1B3（organic anion transporting polypeptide 1B3，OATP1B3）和钠离子-牛磺胆酸共转运蛋白（Na^+-taurocholate co-transporting polypeptide，NTCP）摄取。注入人体内的 ICG 大部分被肝细胞摄取，对于正常的肝组织，ICG 可通过毛细胆管上表达的多药耐药相关蛋白 2（multidrug resistance-associated protein 2，MRP2）载体系统经胆道系统排泄，不参与肠肝循环，肝脏很快出现荧光消退现象[11-12]。对于肝硬化或肝癌等病变组织，由于其胆道排泄功能受损，ICG 无法经胆道系统正常排出，致使 ICG 滞留，出现荧光延迟消退现象。临床上利用 ICG 的这一代谢特性，经激发光可清晰区分肝脏中的病灶与正常组织。

除了良好的代谢特性，ICG 的荧光特性也受到临床青睐，例如眼科视网膜或脉络膜 ICG 荧光成像已在临床应用多年[13]。ICG 的吸收光峰值波长约为 780nm，在水中的发光峰值波长约为 810nm，在血液中的发光峰值波长约为 840nm。如图 63-9-2 所示，ICG 的吸收与发射波长处于近红外区域，且与血红蛋白和水的吸收波峰错开，这样 ICG 发出的荧光在穿出组织的过程中几乎不会受到生物组织内的其他物质"干扰"。因此，ICG 荧光法可用于对组织中较深处的血管或淋巴管等进行造影评估。ICG 激发与发射峰值处的光均无法被肉眼直接观察到，需要使用高度灵敏的近红外光相机进行成像。在使用高灵敏度成像元件和专用成像光路的条件下，ICG 的成像深度能够达到 5～10mm。

20 世纪 90 年代初，ICG 荧光成像技术最早被应用于眼底血管造影[15]。目前，该技术已成为术中导航领域广泛使用的成像模态，其临床应用范围已覆盖到四肢淋巴流量测定[16]、乳腺癌前哨淋巴结活

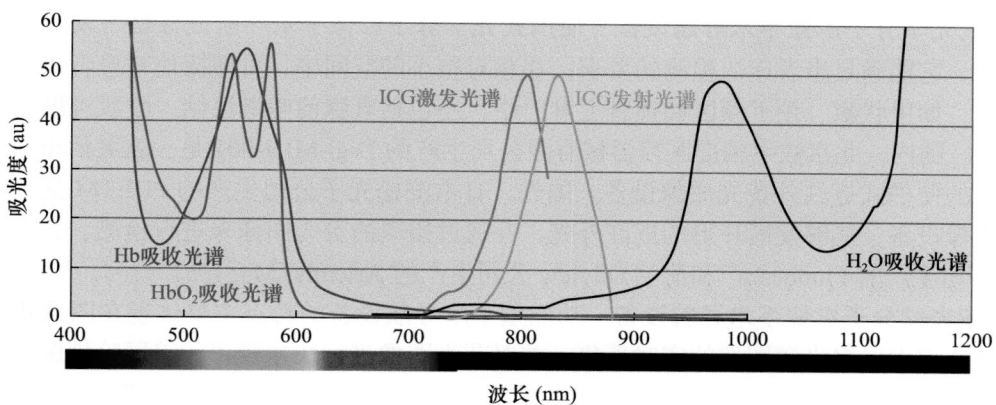

图 63-9-2　脱氧血红蛋白（Hb）、含氧血红蛋白（HbO$_2$）和水（H$_2$O）的吸收光谱，ICG 的激发和发射光谱[14]
（引自：REINHART M B，et al. Surg Innov，2016，23：166.）

检[17]、胃癌[18]以及冠状动脉旁路移植术[19]和脑动脉瘤夹闭过程中的血流示踪[20]。然而，ICG 荧光成像在肝胆外科和胰腺外科中的应用，在很长一段时间内被甚少关注。近几年科研工作者再次注意到 ICG 的胆汁排泄特性，将 ICG 应用于肝脏切除术的术中导航并取得了良好的效果。研究表明，ICG 荧光成像技术不仅能实时显示肝癌结节，而且还能高敏感地鉴别肉眼难以辨认的微小癌灶和残余肿瘤，可显著提高肝切除术的准确性。

（二）光学分子影像手术导航设备

目前，很多科研机构和商业化公司都致力于研发生产各种新型的光学分子影像手术导航设备，如图 63-9-3 所示。现有的手术导航设备可以根据其特点分为三类：便携式、功能型和内窥式。

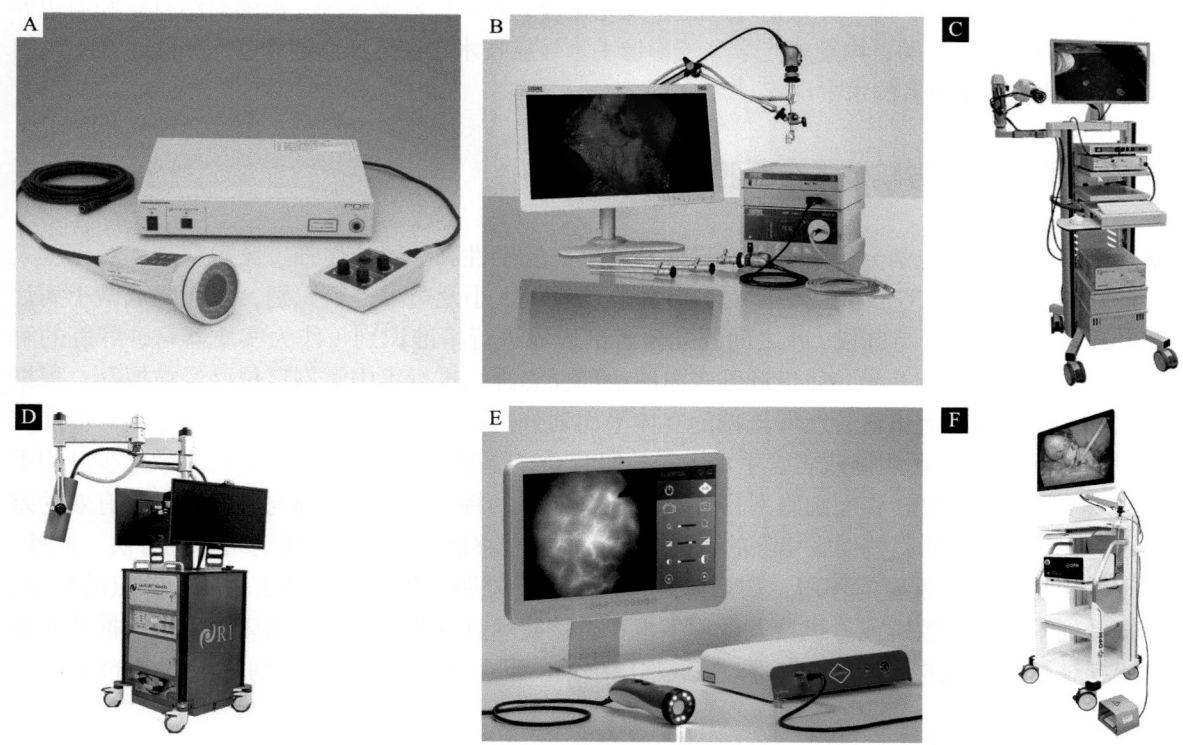

图 63-9-3　目前主要的光学分子影像手术导航设备
A. 日本滨松光子公司的 PDETM；B. 德国 Karl Storz 的 D-Light P；C. 荷兰 O2view 公司的 Quest Spectrum Platform；
D. 美国 Beth Israel Deaconess 医学中心的 Lab-FLARE；E. 法国 Fluoptics 公司的 Fluobeam；F. 中国科学院自动化研究所的"智眼"系统。

1. 便携式光学分子影像手术导航设备　　便携式光学分子影像手术导航设备是一款深受医生和患者欢迎的设备，它能满足患者床边检测的要求；在相对狭小的空间中，可便捷地对患者颈部以下浅表病变进行检测，如甲状腺、颈下颌区和锁骨上淋巴结，还包括乳腺前哨淋巴结、腹股沟淋巴结以及四肢淋巴血管等。国内，北京数字精准医疗器械有限公司生产的 Digi-MIH-001 是一款灵活小巧、操作方便、功能强大的便携式近红外荧光成像设备。国外，日本滨松光子公司生产的 PDETM 是一台外型类似手电筒的成像设备，能够发射环形的近红外光，并通过摄取的荧光图像来进行检测。类似的产品还有 Fluoptics 公司生产的 Fluobeam® 和荷兰 O2view 公司生产的 ArtemisTM。

2. 功能型光学分子影像手术导航设备　　功能型手术导航设备的特点主要体现在图像获取与处理方面，它能够实现术中多光谱图像的实时采集，并对荧光图像进行快速校正。美国哈佛医学院研发的 FLARETM 成像设备利用三台相机实时采集手术野的图像，其中两台相机用于采集近红外荧光信号，一台用于采集可见光信号。随后，针对采集到的三路信号进行荧光特征提取以及可见光信号的图像融合。其研发的 FLARE 以及 mini-FLARE 设备已经在多种肿瘤的临床试验中进行了应用，特别是在前哨淋巴结活检方面具有突出的表现[21-25]。国内，中国科学院分子影像重点实验室研发的光学分子影像手术导航系统 GXMI Navigator 以图像快速融合与操作简便见长[26]。该系统的构成类似无影手术灯，通过两台相机的实时采集，实现荧光及可见光的快速配准融合，目前已经应用于肝癌的术中精准切除、乳腺癌及胃癌的前哨淋巴结活检等方面。

3. 内窥式荧光分子影像手术导航设备　　近红外成像技术与内镜结合，既克服了深部组织难以直接成像的挑战，又满足了临床微创手术的需求。由于体内近似于暗室环境，内窥式光学分子影像手术导航系统采集到的图像具备较高的信背比。目前，这一系统在肿瘤的微创手术治疗中发挥了重要作用[27]。作者团队进行了肺结节的术中造影研究，通过内窥式光学分子影像系统术中精确地定位了肿瘤组织[28]。韩国学者[29]提出一种宽视角多通道荧光内镜系统，可以针对早期结直肠癌的病变组织进行术中检测。格拉茨（Glatz）等[30]研发了基于可见光与近红外荧光融合的腹腔镜成像系统，能够对结直肠肿瘤边界进行精确定位。以上进展表明，内窥式光学分子影像手术导航技术正在迅速渗透到临床一线，在不久的将来可以更广泛地应用于患者的术中诊疗[31]。

二、光学分子影像手术导航技术在肝胆手术中的应用

大量临床试验表明，光学分子影像手术导航技术具有安全性高、特异性强、灵敏度高、对比度大等优势。在肝胆手术中，ICG 荧光成像能对肝脏肿瘤部位、大小及边界进行识别，从而降低微小病灶的漏检率；还可对肝段/叶与肝段/叶之间的立体解剖边界进行精准识别（作为实质器官，肝脏的解剖分叶分段存在极大的个体差异，凭借肝脏表面的解剖标志画线进行术中解剖定位已经被摒弃，根据肝脏流入血管支配流域与流出血管所属流域的立体平面划分是最为客观精准的，而荧光显影恰恰能实现该目的），更具有对肝断面胆漏或胆管手术中肝外胆管变异情况进行检测的能力，可有效减少肝胆手术后胆漏的发生率。利用肝转移瘤细胞不具备摄取 ICG 能力的特点，将转移瘤与肝实质进行有效的差异化显影，达到转移瘤病灶完整彻底切除的目的，是目前肝转移瘤手术切除中极为可靠的方法。此外，在肝移植手术中也显示出重要的作用，如活体肝移植中的肝外胆道显影，有助于供肝切除点的划定。在触觉感知受到限制的腹腔镜或者机器人微创手术中，该技术具有明显优势。临床医生可根据荧光分布和显影特点对不同组织进行有效的判断，完成临床决策。下面就其临床应用分别进行简要介绍。

（一）肝脏肿瘤瘤灶显示

1. 原发性肝癌　　后藤（Gotoh）等[32]在 2009 年首次报道了使用 ICG 近红外荧光术中导航技术识别肝细胞癌（HCC）结节的方法，10 个原发灶均显示出较强的荧光信号。与此同时，石泽（Ishizawa）

团队[33]也使用该项技术检测到了 63 个原发性 HCC 结节，进一步证明了该方法的有效性。

中国人民解放军总医院联合中国科学院分子影像实验室于 2014～2015 年开展了近红外荧光显影技术在 HCC 肝切除术中的应用研究，评估了该方法的临床效果和应用价值[34]。该试验共招募了 24 位临床诊断为 HCC 预行肝切除术的患者。术前（20～120h，平均 47.5h）经静脉注射 0.5mg/kg 的 ICG。开腹游离肝脏后，使用近红外荧光导航设备进行实时成像，以检测肿瘤位置，评估切缘和残腔的阳性信号，引导肿瘤切除。并对离体标本进行荧光成像，统计术后病理资料。成像结果表明：术前影像学检查发现的 24 个肿瘤中，近红外荧光法可识别 19 个，平均深度 0.36cm（0～0.65cm），肿瘤平均直径 6.2cm（1.2～9cm）；另外 5 个肿瘤位置较深（平均深度 1.52cm），在不切开暴露的情况下未能检测到荧光信号。此外，近红外荧光法还发现了 13 个新的疑似病灶，经术中快速冰冻病理检查，其中恶性组织 3 个（高分化肝癌组织 1 个，中分化肝癌组织 2 个），良性病变 10 个（肝硬化结节 4 个、异型增生 2 个、肝组织炎性改变 2 个、肝细胞脂肪变性 2 个）。术中在体肝癌显影与离体标本显影如图 63-9-4 所示。

成像结果表明，对于分化程度不同的肝癌组织，荧光成像效果有所差异。图 63-9-4A 和图 63-9-4B 为高分化肝癌组织，表现为较强荧光的肿瘤实质显影；图 63-9-4C、图 63-9-4D 为中分化肝癌，表现为周边肝组织或非匀质肿瘤显影。相同的现象也被其他文献报道过[33, 35]，如图 63-9-5 所示。近红外荧光成

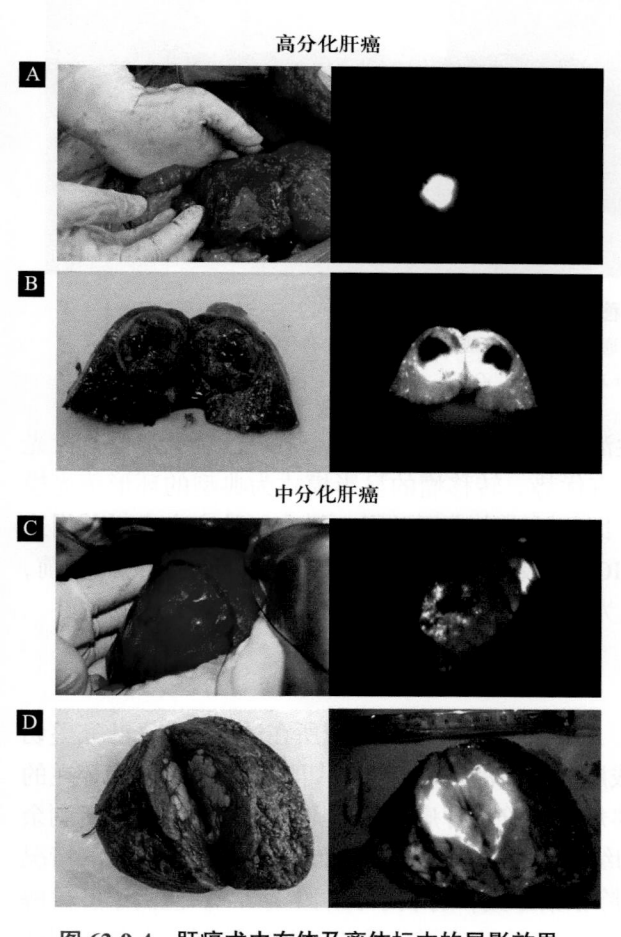

图 63-9-4　肝癌术中在体及离体标本的显影效果

（引自：刘兵，等. 中华消化外科杂志，2016，15：490.）

肿瘤全亮型

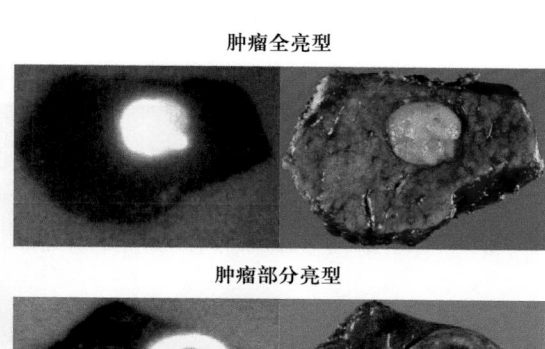

肿瘤部分亮型

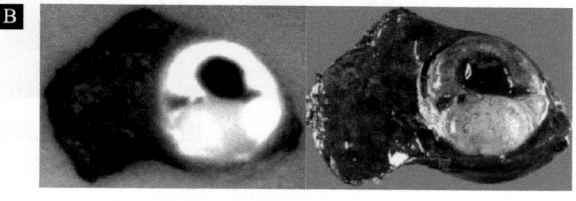

肿瘤边缘亮型

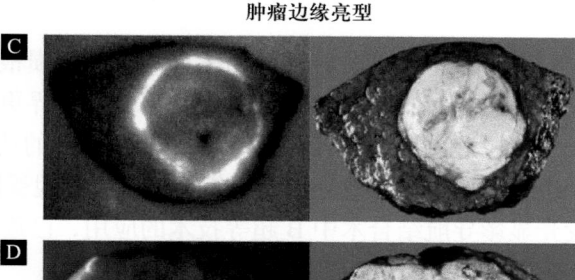

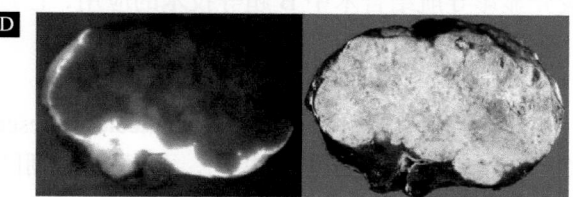

图 63-9-5　肝脏肿瘤标本的荧光图和白光图

A. 肿瘤全亮型，高分化的 HCC，直径 7mm；B. 肿瘤部分亮型，中等分化的 HCC，直径 36mm；C. 肿瘤边缘亮型，低分化的 HCC，直径 30mm；D. 肿瘤边缘亮型，结肠癌肝转移，直径 130mm。

（引自：ISHIZAWA T，et al. Cancer，2009，115：2491.）

视频 63-9-1　精准肝肿瘤切除

像手术导航技术能够术中实时显示原发肿瘤部位，同时可探测到术前常规影像检查和术中视、触诊漏检的微小病灶，为肝癌切除术提供一种客观、精准成像的方法，有助于肿瘤的彻底清除（视频 63-9-1）。

2. 肝转移癌　肝转移癌组织本身不具备肝细胞功能，在 ICG 近红外荧光成像检测下通常表现为环绕肿瘤组织的环形荧光。横山（Yokoyama）等[36]对 49 名拟行手术治疗的胰腺癌患者进行了研究，术前临床影像未见肝转移，手术前一天经静脉注射 2.5mg/ml 的 ICG。术中用光学分子影像手术导航设备观察肝脏，使用冷冻切片技术对异常荧光灶进行检查。在 13 位患者中检测到了异常荧光灶（＞1.5mm），组织病理学检查证实 8 例为微转移，且均为临床 T3 或 T4 病变。对于肝癌微转移患者行姑息性手术，然后使用吉西他滨进行全身化疗。术后 6 个月内随访获得的 CT 图像显示，肝微转移患者表现出明显的肝转移（7/8），高于无肝微转移的患者（4/41，*P*＜0.001）。异常荧光对 6 个月内肝复发的阳性预测值为 77%（10/13），阴性预测值为 97%（35/36）。

此外，汉德格拉夫（Handgraaf）等[37]对 86 名结直肠癌肝转移患者进行了术中近红外荧光成像研究。术前一天经静脉注射 10mg ICG，图 63-9-6 中白色箭头所示是仅能通过近红外荧光成像识别的肝转移微小病灶，虚线箭头所示是能够通过术前成像识别的肿瘤。这项研究表明，包膜下结直肠癌肝转移切除过程中的近红外荧光成像可以识别出更多更小的肿瘤。

彩色图像　　　　　　　　　　荧光图像　　　　　　　　　　混合图像

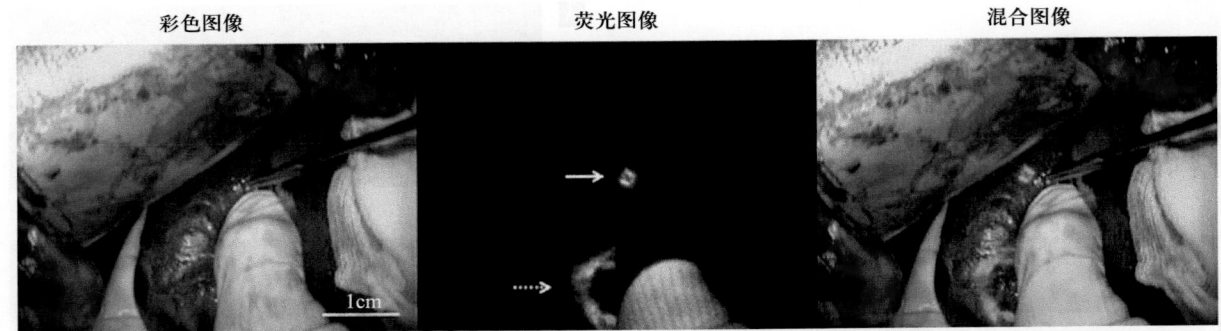

图 63-9-6　结直肠癌肝转移微小病灶荧光成像

虚线箭头是术前能检测到的肿瘤，实线箭头为术中通过近红外荧光成像才检测到微小转移癌灶。

（引自：HANDGRAAF H J M，et al. Eur J Surg Oncol，2017，43：1463.）

在腹腔镜微创肝转移瘤切除成为局部毁损根治性治疗术式的今天，由于术中缺乏触觉定位，荧光显影对微小包膜下转移灶的鉴别、定位、划界更加具有优势。转移瘤的显影模式为典型的环形荧光模式，其原理主要为肝转移瘤不具备摄取 ICG 的功能，因此肿瘤本身不显影。但由于肿瘤本身对其周边肝组织的压迫，导致环周肝组织毛细胆管排泄受阻，ICG 被摄取后排泄延迟，显示出荧光影像。目前，荧光显影导航结合术中 B 超等技术的应用，已逐渐成为肝转移瘤切除手术的主流方法。

（二）肝段显影

解剖性肝切除（anatomical hepatectomy resection，AHR）指将病变及病变所在的肝段 / 肝叶完整切除[38]。与非解剖性肝切除相比，不但切除了肝段（或肝叶）内的病灶，同时切除了肝段内可能存在的微小转移灶，AHR 手术方式符合肝癌门静脉流域转移规律，符合肿瘤根治原则。在最大限度保留剩余肝脏结构与功能的情况下，术者也能获得满意的肝切缘。有证据表明在肝脏储备功能能够代偿的情况下，解剖性肝切除术不仅安全，而且由于符合肿瘤切除根治原则，有利于长期生存[39]。但由于肝段解剖的个体差异及术中肝实质内肝蒂解剖位置的隐藏，对肝段的准确划分及亚肝蒂的控制一直是解剖性肝切除存在的一大难点。

肝段切除的传统方法是，先游离肝周韧带至肝门阻断靶向的 Glisson 鞘或经 Glisson 鞘门静脉注射染料以识别肝段。然而对于二级以上肝蒂的解剖暴露，存在较多困难：首先，如 S5 段及 S8 段肝蒂往往存在 2 支及以上，最多者可达 4～5 支，甚至没有优势分支，给肝段肝蒂注射染料达到全肝段显影往往困难；其次，肝段间存在 Glisson 鞘的交通，染料注射显影在门静脉血流的冲刷下最终导致弥漫着色，无法实现肝段显影。因此，目前术中肝实质的离断面仍需通过肝静脉走行和术者经验判断，边切除边调整。此外，传统亚甲蓝染色存在时间短、易洗脱，若肝表面粘连或肝硬化时就无法识别手术范围。利用 ICG 近红外荧光成像技术，结合术中超声及术前三维影像，在手术中进行肝段显影规划，即通过 B 超引导穿刺注射 ICG 正显影，或者通过解剖二级肝蒂阻断后进行肝段负显影，外科医生能够对肝实质内部的立体结构进行更加快速、直观的判断，无须再思考肝段内外标记线的整合问题。在实时可视化引导下，可精准实施肝段之间的分割、离断和肝断面的结扎止血操作。因此，基于 ICG 的近红外荧光成像方法被认为是一种实时有效、简单易行的肝段显影方法。目前术中使用 ICG 近红外荧光影像技术标定肝段的方法大体可以分为两种：正显影法和负显影法。其中正显影法是利用术中 B 超及可视化模型对预切除的肝段门静脉进行识别，然后使用细穿刺针抽取 ICG 溶液并注入目标门静脉。通过该方法，荧光显影的部分为切除肝段。负显影法则是先分离并结扎拟切除肝段的 Glisson 肝蒂，阻断目标肝段入流血供，然后经外周静脉注射 ICG 溶液。在该方法中，负显影部分为切除肝段，荧光显影的部分为保留肝实质。

通常情况下，正显影法的荧光信号强度较高，对指导手术切除范围较为理想，适用于门静脉分支易于显露的肝段，如左外区 S2 段、S3 段或前区的 S6 段、S7 段和 S4b 段等。然而正如上述，由于肝蒂尤其是右前叶或右后叶的入流 Glisson 鞘并非恒定的解剖，往往存在变异。相对负显影法而言，术中穿刺肝段的总肝蒂难度较高，尤其在腹腔镜操作下，入针途径受穿刺孔布孔位置、病灶位置及进针途径管道干扰等因素影响，往往成功率不高。负显影法一般术中行 ICG 注射，预保留肝实质中 ICG 聚集浓度高，荧光信号强度大。

在二次肝切除术或肝硬化实质中，常规方法有时难以描绘切除线。在这种情况下，使用 ICG 近红外荧光成像技术可以提供清晰的可视化图像[40]。此外，传统染色方法需要肝动脉阻断以获得清晰的着色[41]，而使用 ICG 直接注入目标肝段不需要阻断肝动脉。另外，ICG 近红外荧光成像方法可以在术中显示肝内横断面的荧光界限，为更深断面的肝组织提供可靠的横切线，有效地降低了肝实质切除期间的不确定性，这是传统方法难以实现的，且 ICG 显影能提供较长时间的荧光窗口期，术者可更科学地安排手术操作。

使用 ICG 近红外荧光成像技术识别肝段是一种新方法，克服了传统方法无法区分肝深层面界线的弱点。该方法应用于肝脏导航手术，可显著提高肝段切除的精准度。

（三）肝移植术中的应用

在目前的临床研究所报告的活体肝移植（living donor liver transplantation，LDLT）中，取消作为供肝的最常见原因是胆道系统的解剖结构异常。在对 100 例尸体解剖检查中，约有 15% 肝门处肝管出现了异常，有 6% 的右肝管的后支直接来自左肝管[42]。因此，掌握胆管分支走向，恰当地切割和吻合胆管，对于预防供、受者的术后胆道并发症是极为重要的。通过胆囊管注射 ICG 溶液，应用近红外分子荧光影像技术，可以获得清晰的胆道解剖图像，这将有利于术者准确判断供肝切除术中的肝预切线及胆管切割点。

ICG 近红外分子荧光影像技术在肝移植手术中具有两大优势：①匹配并指导供者与受者的胆管-胆管吻合。肝移植手术成败很大程度上取决于供、受者之间胆管吻合口的质量，胆管解剖变异是制约胆管吻合质量的重要因素之一，为了确保胆管吻合成功，术前手术者需要获得供、受者双方的胆管解剖方面的信息。通过 ICG 荧光影像技术，可以精准识别供、受者胆管行径、长短、口径的大小以及胆管壁厚度等解剖图像，为术者提供最直观最实用的胆管吻合信息，大大提高了胆管吻合口的质量，有效降低了术后胆漏和胆管狭窄等并发症。此外，基于 ICG 通过血管转运的特性，吻合结束后可对吻合口胆管进行荧光显影，对吻合的质量（血运、狭窄、渗漏等）进行实时客观评估，有效预测术后胆道并发症风险。②评估移植肝脏肝细胞功能，根据 ICG 在肝脏中的生物特性，当肝移植手术结束时，通过外周静脉注入 ICG，如果在肝外胆管检测到了荧光信号，即可证明移植肝的肝细胞分泌了胆汁。由此可见，ICG 荧光成像技术对肝移植后肝细胞功能的评估具有一定的前瞻性。

（四）胆漏检测方面的应用

胆漏是肝切术后最常见的并发症之一，其发生率为 3.6%～33%[43-45]。胆漏可引起术后腹腔感染和腹膜炎，甚至可导致脓毒症、肝功能衰竭和死亡风险，并与住院时间延长有显著相关性[46]。因此，降低胆漏的发生率是肝脏外科手术中质量控制的重要指标。

凯博里（Kaibori）等[47]入组了 132 例未行胆道重建的肝切除患者，荧光成像试验发现其中 7 例（5%）发生术后胆漏。术者通过近红外荧光成像技术，直观、清晰地发现肝断面胆管的位置、管径大小及形态走向，并检测其是否存在胆汁渗漏，也可对修补后的胆管壁或胆管残端进行检测。特别是对肝创面焦痂下微小渗漏的识别，具有不可替代作用。术中 ICG 荧光胆管造影还能发现传统造影难以发现的微小胆汁渗漏。总之，近红外荧光成像技术为预防和减少肝脏手术后胆漏提供了一种有效、便捷、实用的检测手段。

光学分子影像手术导航技术在提高手术治疗效果、减少手术创伤、降低手术费用、提高肿瘤根治性等方面有很好的应用前景，被誉为临床个体化精准手术的未来发展方向。截至目前，ICG 荧光导航技术主要有两个局限：一是穿透深度有限（10mm 以内），对较深处的病灶灵敏度低；二是肝脏结节的假阳性率高[48]，特别是肝硬化背景的患者。通过结合术中超声，合成靶向性探针以及提高成像设备灵敏度等方法，有望解决以上问题。相信随着临床实践和成像技术的不断创新和进步，该技术将在肝胆外科手术中发挥更大的作用。

（田　捷　迟崇巍　何坤山）

参 考 文 献

［1］　DELONG J C, HOFFMAN R M, BOUVET M. Current status and future perspectives of fluorescence-guided surgery for cancer [J]. Expert Rev Anticancer Ther, 2016, 16: 71-81.

［2］　XI L, JIANG H. Image-guided surgery using multimodality strategy and molecular probes [J]. Wiley Interdiscip Rev Nanomed Nanobiotechnol, 2016, 8: 46-60.

［3］　CHONGWEI C, YANG D, JINZUO Y, et al. Intraoperative imaging-guided cancer surgery: from current fluorescence molecular imaging methods to future multi-modality imaging technology [J]. Theranostics, 2014, 4 (11): 1072-1084.

［4］　DSOUZA A V, LIN H, HENDERSON E R, et al. Review of fluorescence guided surgery systems: identification of key performance capabilities beyond indocyanine green imaging [J]. Biomed Opt, 2016, 21 (8): 80901.

［5］　AOKI T, MURAKAMI M, KOIZUMI T, et al. Determination of the surgical margin in laparoscopic liver resections using infrared indocyanine green fluorescence [J]. Langenbecks Arch Surg, 2018, 403 (5): 671-680.

［6］　FRUMOVITZ M, PLANTE M, LEE P S, et al. Near-infrared fluorescence for detection of sentinel lymph nodes in women with cervical and uterine cancers (FILM): a randomized, phase 3, multicentre, non-inferiority trial [J]. Lancet Oncol, 2018, 19 (1): 1394-1403.

［7］ HOOGSTINS C E S, TUMMERS Q R J G, GAARENSTROOM K N, et al. A novel tumor-specific agent for intraoperative near-infrared fluorescence imaging: a translational study in healthy volunteers and patients with ovarian cancer [J]. Clin Cancer Res, 2016, 22 (12): 2929-2938.

［8］ LIU J, HUANG L, WANG N, et al. Indocyanine green detects sentinel lymph nodes in early breast cancer [J]. J Int Med Res, 2017, 45 (2): 514-524.

［9］ HE K, JIAN Z, FAN Y, et al. Near-infrared intraoperative imaging of thoracic sympathetic nerves: from preclinical study to clinical trial [J]. Theranostics, 2018, 8 (2): 304-313.

［10］ VAHRMEIJER A L, HUTTEMAN M, VAN DER VORST J R, et al. Image-guided cancer surgery using near-infrared fluorescence. Nat Rev Clin Oncol, 2013, 10 (9): 507-518.

［11］ HUANG L Y, VORE M. Multidrug resistance P-glycoprotein 2 is essential for the biliary excretion of indocyanine green [J]. Drug Metab Dispo, 2001, 29 (5): 634-637.

［12］ DE GRAAF W, HAEUSLER S, HEGER M, et al. Transporters involved in the hepatic uptake of Tc-99m-mebrofenin and indocyanine green [J]. J Hepatol, 2011, 54 (4): 738-745.

［13］ FLOWER R W. Extraction of choriocapillaris hemodynamic data from ICG fluorescence angiograms [J]. Investigative Ophthalmol Visual Sci, 1993, 34 (9): 2720-2729.

［14］ REINHART M B, HUNTINGTON C R, BLAIR L J, et al. Indocyanine green: historical context, current applications, and future considerations [J]. Surg Innov, 2016, 23 (2): 166-175.

［15］ GUYER D R, PULIAFITO C A, MONÉS J M, et al. Digital indocyanine-green angiography in chorioretinal disorders [J]. Ophthalmology, 1992, 99: 287-291.

［16］ OGATA F, AZUMA R, KIKUCHI M, et al. Novel lymphography using indocyanine green dye for near-infrared fluorescence labeling [J]. Ann Plast Surg, 2007, 58 (6): 652-655.

［17］ KITAI T, INOMOTO T, MIWA M, et al. Fluorescence navigation with indocyanine green for detecting sentinel lymph nodes in breast cancer [J]. Breast cancer (Tokyo, Japan), 2005, 12: 211-215.

［18］ KUSANO M, TAJIMA Y, YAMAZAKI K, et al. Sentinel node mapping guided by indocyanine green fluorescence imaging: a new method for sentinel node navigation surgery in gastrointestinal cancer [J]. Dig Surg, 2008, 25 (2): 103-108.

［19］ RUBENS F D, RUEL M, FREMES S E. A new and simplified method for coronary and graft imaging during CABG [J]. Heart Surg Forum, 2002, 5 (2): 141-144.

［20］ RAABE A, NAKAJI P, BECK J, et al. Prospective evaluation of surgical microscope-integrated intraoperative near-infrared indocyanine green videoangiography during aneurysm surgery [J]. J Neurosurg, 2005, 103: 982-989.

［21］ LEE B T, HUTTEMAN M, GIOUX S, et al. The FLARE intraoperative near-infrared fluorescence imaging system: a first-in-human clinical trial in perforator flap breast reconstruction [J]. Plast Reconstr Surg, 2010, 126 (5): 1472-1481.

［22］ VAN DER VORST J R, SCHAAFSMA B E, HUTTEMAN M, et al. Near-infrared fluorescence-guided resection of colorectal liver metastases [J]. Cancer, 2013, 119 (18): 3411-3418.

［23］ MIEOG J·S D, TROYAN S L, HUTTEMAN M, et al. Toward optimization of imaging system and lymphatic tracer for near-infrared fluorescent sentinel lymph node mapping in breast cancer [J]. Ann Surg Oncol, 2011, 18 (9): 2483-2491.

［24］ HUTTEMAN M, CHOI H S, MIEOG J S D, et al. Clinical translation of ex vivo sentinel lymph node mapping for colorectal cancer using invisible near-infrared fluorescence light [J]. Ann Surg Oncol 2011, 18 (4): 1006-1014.

［25］ VAN DER VORST J R, SCHAAFSMA B E, VERBEEK F P R, et al. Near-infrared fluorescence sentinel lymph node mapping of the oral cavity in head and neck cancer patients [J]. Oral Oncol, 2013, 49 (1): 15-19.

［26］ HE K S, CHI C W, KOU D Q, et al. Comparison between the indocyanine green fluorescence and blue dye methods for sentinel lymph node biopsy using novel fluorescence image-guided resection equipment in different types of hospitals [J]. Transl Res, 2016, 178 (1): 74-80.

［27］ JAFARI M D, LEE K H, HALABI W J, et al. The use of indocyanine green fluorescence to assess anastomotic perfusion during robotic assisted laparoscopic rectal surgery [J]. Surg Endosc, 2013, 27 (8): 3003-3008.

［28］ MAO Y, CHI C, YANG F, et al. The identification of sub-centimetre nodules by near-infrared fluorescence thoracoscopic systems in pulmonary resection surgeries [J]. Eur J Cardio-Thoracic Surg, 2017, 52 (6): 1190-1196.

［29］ OH G, YOO S W, JUNG Y, et al. Intravital imaging of mouse colonic adenoma using MMP-based molecular probes with multi-channel fluorescence endoscopy [J]. Biomedical Opt Express, 2014, 5 (5): 1677-1689.

［30］GLATZ J, VARGA J, GARCIA-ALLENDE P B, et al. Concurrent video-rate color and near-infrared fluorescence laparoscopy [J]. J Biomed Opt, 2013, 18 (10): 101302.

［31］ALI T, CHOYKE P L, KOBAYASHI H. Endoscopic molecular imaging of cancer [J]. Future Oncol, 2013, 9: 1501-1513.

［32］GOTOH K, YAMADA T, ISHIKAWA O, et al. Novel image-guided surgery of hepatocellular carcinoma by indocyanine green fluorescence imaging navigation [J]. J Surg Oncol, 2009, 100 (1): 75-79.

［33］ISHIZAWA T, FUKUSHIMA N, SHIBAHARA J, et al. Real-time identification of liver cancers by using indocyanine green fluorescent imaging [J]. Cancer, 2009, 115 (11): 2491-2504.

［34］刘兵, 迟崇巍, 袁静, 等. 吲哚菁绿近红外荧光显像技术在肝细胞癌肝切除术中的应用价值 [J]. 中华消化外科杂志, 2016; 15 (5): 490-495.

［35］MAJLESARA A, GOLRIZ M, HAFEZI M, et al. Indocyanine green fluorescence imaging in hepatobiliary surgery [J]. Photodiagnosis Photodyn Ther, 2017, 17: 208-215.

［36］YOKOYAMA N, OTANI T, HASHIDATE H, et al. Real-time detection of hepatic micrometastases from pancreatic cancer by intraoperative fluorescence imaging Preliminary results of a prospective study [J]. Cancer, 2012, 118 (11): 2813-2819.

［37］HANDGRAAF H J M, BOOGERD L S F, HOPPENER D J, et al. Long-term follow-up after near-infraied fluorescence-guided resection of colorectal liver metastases: a retrospective multicenter analysis [J]. Eur J Surg Oncol, 2017, 43 (8): 1463-1471.

［38］张雅敏, 王建. 解剖性肝切除与非解剖性肝切除对肝癌预后影响的研究进展 [J]. 中华外科杂志, 2016, 54 (12): 947-950.

［39］EMOND J C, POLASTRI R. Anatomical hepatectomy for resection or transplantation. Am J Surgery 1996; 172 (1): 29-34.

［40］INOUE Y, ARITA J, SAKAMOTO T, et al. Anatomical liver resections guided by 3-dimensional parenchymal staining using fusion indocyanine green fluorescence imaging [J]. Ann Surg, 2015, 262 (1): 105-111.

［41］MAKUUCHI M, HASEGAWA H, YAMAZAKI S. Ultrasonically guided subsegmentectomy [J]. Surg Gynecol Obstet, 1985, 161 (4): 346-350.

［42］MIZUNO S, ISAJI S. Indocyanine green (ICG) fluorescence imaging-guided cholangiography for donor hepatectomy in living donor liver transplantation [J]. Am J Transplant, 2010, 10 (12): 2725-2726.

［43］TERAJIMA H, IKAI I, HATANO E, et al. Effectiveness of endoscopic nasobiliary drainage for postoperative bile leakage after hepatic resection [J]. World J Surg, 2004, 28 (8): 782-786.

［44］RUDOW D L, BROWN R S, EMOND J C, et al. One-year morbidity after donor right hepatectomy [J]. Liver Transpl, 2004, 10 (11): 1428-1431.

［45］CAPUSSOTTI L, FERRERO A, VIGANO L, et al. Bile leakage and liver resection - where is the risk? [J]. Arch Surg, 2006, 141 (7): 690-694.

［46］YAMASHITA Y, HAMATSU T, RIKIMARU T, et al. Bile leakage after hepatic resection [J]. Ann Surg, 2001, 233 (1): 45-50.

［47］KAIBORI M, ISHIZAKI M, MATSUI K, et al. Intraoperative indocyanine green fluorescent imaging for prevention of bile leakage after hepatic resection [J]. Surgery, 2011, 150 (1): 91-98.

［48］KUNIHITO G, TERUMASA Y, OSAMU I, et al. A novel image-guided surgery of hepatocellular carcinoma by indocyanine green fluorescence imaging navigation [J]. J Surg Oncol, 2010, 100 (1): 75-79.

第 10 节　术中超声

一、历史沿革

自 1979 年幕内（Makuuchi）将 B 型超声应用于肝脏外科手术中开始[1]，术中超声（intraoperative ultrasound，IOUS）现已成为肝脏手术中唯一实时、高分辨率的影像学检查方法。IOUS 提供的图像信息不仅能够证实术前影像学的诊断，也能发现术前影像或术中触诊中遗漏的隐蔽病变（具体见第 29 章第 1 节"术中超声"），而且可以帮助外科医生识别肝内解剖结构，明确肝脏肿瘤与这些结构之间的关系，从而安全、精准地引导肝切除术的完成[2]。

20 世纪 90 年代，超声技术和腹腔镜技术的融合促使了腹腔镜超声（laparoscopic ultrasound，LUS）的出现。随着腹腔镜肝脏外科技术的普及，LUS 在腹腔镜肝脏手术中的作用凸显。LUS 能够发现微小的卫星灶和转移灶，标记重要管道结构，确定切缘，引导穿刺，真正弥补了腹腔镜肝脏手术不能进行触诊、探查显露受限等缺点，洞悉肝脏内部重要解剖结构的辨识"盲区"[3-5]，其被形象地称为外科医生的"第三只眼"。但由于 LUS 的应用技术要求较高，外科医师缺乏超声基本技术的培训以及国内学科设置的体制壁垒，极大地限制了 LUS 在肝脏外科的推广和普及，从而阻碍了腹腔镜肝脏外科技术，尤其是精准的解剖性肝脏切除术的发展[6]。本节旨在将 LUS 在肝脏外科的应用技术规范化，使这项技术得以更好地推广应用。

二、IOUS 在开腹肝切除中的技术要点

（一）肝脏 IOUS 扫查方法

肝脏的 IOUS 扫查通常是将探头直接放在肝脏表面进行接触式扫查。对于表浅的肝脏占位或结构（5～10mm 以内）或不光滑的肝脏表面（最常见的为肝硬化）是难以清晰显示的。这时可使用探头隔离式扫查法，即将肝脏浸泡在生理盐水中，通过生理盐水对肝脏进行扫查，或使用充满生理盐水的水囊，将其放在探头与肝脏中间进行全面的检查。

横切面的扫查是肝脏 IOUS 中基本成像方式，其图像特点类似于 CT 或 MRI 的横断面扫描的图像。纵切面成像和斜切面成像对于显示肝内结构以及在两个或多个平面上来证实病变的存在也是很重要的。在肝脏表面上从头侧向足侧，或从左/右侧向右/左侧的移动式扫查是最为常见的肝脏 IOUS 扫查方法。逆时针或顺时针旋转探头可以通过不同的断面对感兴趣的区域进行检查。摆动或倾斜探头可以扩展成像区域，从而可以对相邻的结构进行检查。

肝脏的扫查步骤：游离肝脏之前进行扫查；游离肝脏之后再次扫查；识别门静脉的分支并追踪入肝段内；识别第二肝门，并追踪肝静脉的属支；系统地扫查肝脏实质，注意肿瘤的部位、大小和特征，注意血管胆管的受累的情况以及有无血栓或癌栓。对肝脏进行接触式扫查时，要从肝门部水平开始进行肝内血管的扫查。先从横切面扫查肝脏。辨认出门静脉的横断面，并进行右支的扫查。通过滑行和旋转探头来追踪扫查门静脉右支的主干直至右肝前支和后支。每个分支都要追踪至其上方或下方肝段内的分支。然后追踪扫查门静脉左支的主干至矢状部起始处，由此门静脉左支进入脐静脉裂内。沿门静脉左支的矢状部追踪扫查至镰状韧带的右侧，从而与 S4 段的分支相鉴别。扫查镰状韧带左侧的血管，可以确认位于肝左静脉后方的 S3 段的外侧分支，以及位于肝左静脉上方的 S2 段外侧部的分支。在详细了解了肝内血管系统后，将探头放在肝脏的膈面进行系统的接触式扫查。从肝脏的最左缘开始，检查 S2 和 S3 段。从头侧向足侧滑动探头做肝脏横断面检查。当扫查到肝脏的下界时，将探头向患者的右侧移动几厘米，然后从头侧向足侧继续扫查。横断面扫查完成后，有时需要将探头旋转 90°，在纵切面上再次对肝脏扫查。对 S7 段的完整扫查要求应用摆动或倾斜探头的操作手法，并结合探头隔离式扫查方法。扫查 S6 段及 S7 段的最深部时，要从肝脏的脏面或右外侧面进行。同样，在扫查尾状叶时也要从脏面进行。

（二）IOUS 引导下的穿刺技术

术中超声门静脉穿刺注射染色剂肝段染色是解剖性肝段切除的技术基础，染色后可清晰显示肝切

除范围。IOUS 引导下的门静脉穿刺技术同样也是近年来术中进行 ICG 荧光显影技术的基础。为准确穿刺血管，可在超声引导下植入穿刺针。通常有两种方法，一种是通过附加在探头上的导向穿刺架引导进针。穿刺架具有使针保持在扫查平面内以及更可靠引导穿刺针指向靶器官的优点，缺点是穿刺针的进针部位需要与探头直接相邻，这限制了从远处放置穿刺针的可能。而且由于穿刺架需要依赖于探头，或者腹腔空间有限而无法应用。另一种方法是徒手穿刺，这是更常用的方法。掌握超声导向操作的关键之一是识别并维持穿刺针在扫查平面内，实现这一要求的最简单的办法是放置穿刺针使其位于探头的长轴上。穿刺针显示为伴有或不伴有后方声影或混响伪像的强回声线。

（三）IOUS 对正确肝脏离断平面的引导

在肝脏切除术的过程中，IOUS 有多种用途。其中最常用的是识别目标病灶，并且在它的周围标记切除的边界。通过 IOUS 定位病变的边界，并用电刀头在肝脏的表面上进行标记，可以在离断肝实质之前确认病变区手术边界的位置和宽度。肝内的组织结构，如肝静脉和门静脉，同样可以在肝脏的表面上进行定位和标记。在切开肝实质的过程中，IOUS 可以将切开的平面显示为一个强回声的线。切开时，根据这条回声线确认切开的方向，并辨认肝内重要管道与肿瘤之间的关系。这种方法可以持续地显示离断平面，并可根据需要调整切开的方向与深度。

三、LUS 的操作程序

（一）LUS 探头的选择

LUS 分为凸阵探头和线阵探头，其中线阵探头更适用于术中结构的标记，而凸阵探头扫查范围更大，便于穿刺操作。将超声探头频率调整为 7.5～10.0MHz，频率越高图像分辨率越高，但探查深度降低。尽量将超声显示屏放在腹腔镜显示屏同侧以方便观察，必要时降低手术间亮度以方便观察超声显示屏的图像。

（二）戳孔的选择

LUS 扫描肝脏的常规腹部戳孔有剑突下，左、右上腹肋缘下，脐平面上、下水平线与左、右腹直肌外侧缘交点等多个位置，术者可根据操作习惯和肝切除的手术部位选择相应的通道。一般选择剑突下戳孔通道（12mm 一次性 Trocar），可以全面、方便地扫查全肝。对于位置较深在的肝段，可采用切断肝周韧带，使肝脏游离，辅以腹腔镜器械牵拉，借助末端可屈曲式超声探头，伸入"肝裸区"[7]。使用末端可屈曲式超声探头时，需要术者双手把持探头柄，同时保持探头位置、深度和调整探头方向（图 63-10-1）。

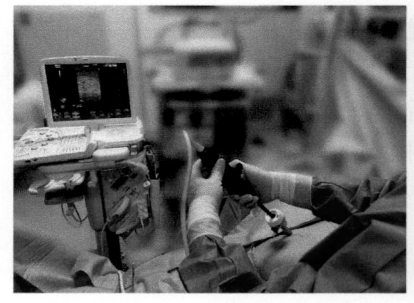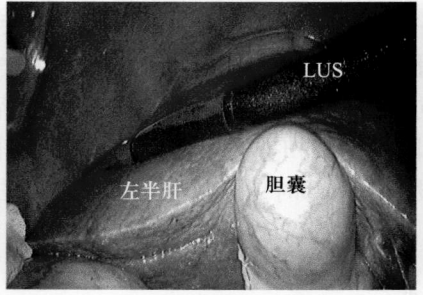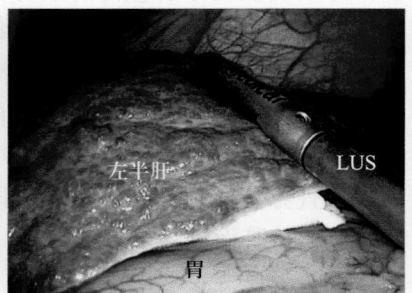

图 63-10-1　LUS 的握持方法及肝脏的 LUS 探查

LUS：腹腔镜超声探头。

（三）肝脏的探查顺序

通常需将探头在胆囊与腔静脉之间移动，显示肝中静脉以区分左右半肝。向上移动探头使探头与腔静脉垂直，可分辨肝左静脉、肝右静脉、肝中静脉。沿肝中静脉向下扫查，仔细观察可能的裂静脉及其他肝短静脉。门静脉和肝静脉分布可区分肝段（Couinaud 分段），注意发现和准确定位肝胆管结石、肝脏肿瘤等占位病变及其与周围血管的关系。

（1）探查右半肝：将探头置于肝脏膈面，使用"擦地板"式由肝中静脉向右侧探查，以肝蒂为标识，按顺序探查 S8 段、S5 段、S6 段、S7 段。

（2）探查左半肝：将探头置于肝脏脏面，由肝中静脉向左侧探查，以肝蒂为标识，按顺序探查 S4 段、S2 段、S3 段。

（四）肝脏管道结构的辨识

重要管道结构的变异情况很大程度上影响解剖性肝段切除（半肝切除）术的选择，因此，肝脏重要管道结构的术中再评估对精准的解剖性肝切除极为重要。LUS 的彩色多普勒探头可提供肝段内胆管、门静脉属支、腔静脉、肝静脉及其属支的影像，将腹腔镜下的"二维视野"改变为有深度、有立体感的"三维视野"。

将探头置于肝脏 S4 段下缘，可探查到肝门部管道结构走行在肝十二指肠韧带内。其中门静脉管壁较厚，呈高回声，其内可见连续性、色调均匀的彩色多普勒血流。肝固有动脉和左、右肝动脉管径较小、壁厚，其内可见单一的、动脉搏动性波谱的彩色多普勒特征。肝外肝总管和胆总管延续，为壁稍厚、其内无血流信号的管腔结构，在肝外可与门静脉、肝固有动脉形成"米老鼠征"或"平行管征"（图 63-10-2）。通过这些征象区分肝门部的管道结构，可以观察有无肝门部肿大的淋巴结，用以评估肿瘤或炎症进展情况。肝十二指肠韧带后方（超声图像最下方）可见彩色多普勒呈现三相波的下腔静脉，下腔静脉管腔较粗，壁稍厚。

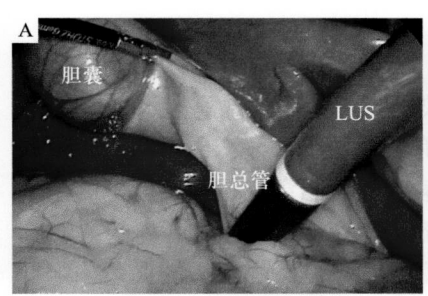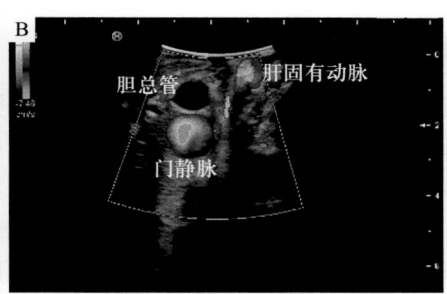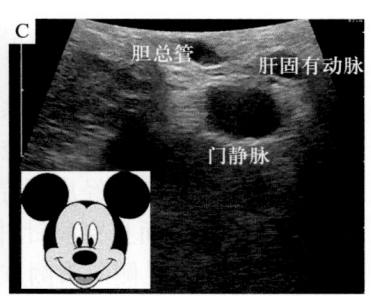

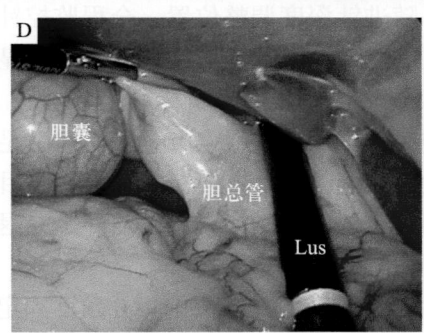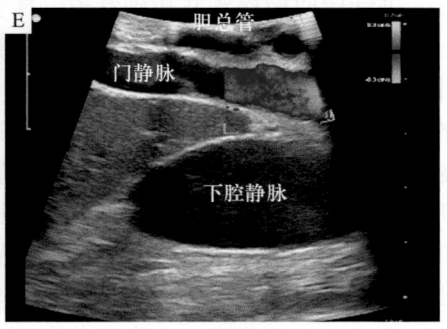

图 63-10-2 LUS 探查肝外胆道

A～C. 横断面扫查肝外胆道，胆总管、肝动脉与后方的门静脉组成"米老鼠征"；

D、E. 探头与肝十二指肠韧带平行探查，可见"平行管征"。LUS：腹腔镜超声探头。

肝内胆管与门静脉、肝动脉分支伴行，正常情况下仅显示一、二级胆管，肝内胆管不扩张的情况下一般难以显示肝内三级以远的胆管。肝内门静脉为朝向探头的红色血流图像。肝段门静脉的辨识可通过剑突下 Trocar 进入探头，通过轴向旋转动态观察肝内门静脉从主干到一级分叉到各肝段分叉，具体肝段门静脉可根据探头轴向旋转方向（顺、逆时针轴向旋转分别代表该肝段分叉向右足侧和左头侧走行）以及探头置于肝表面的解剖位置确定（图 63-10-3）。探头由第二肝门肝静脉汇入下腔静脉处向下扫查，可分别扫查 3 支肝静脉的引流区域。肝静脉逐渐变细，管壁较薄。肝静脉及其较大分支在超声中可呈现清晰的、有搏动感的管腔结构，彩色多普勒下为离向探头的蓝色血流图像。

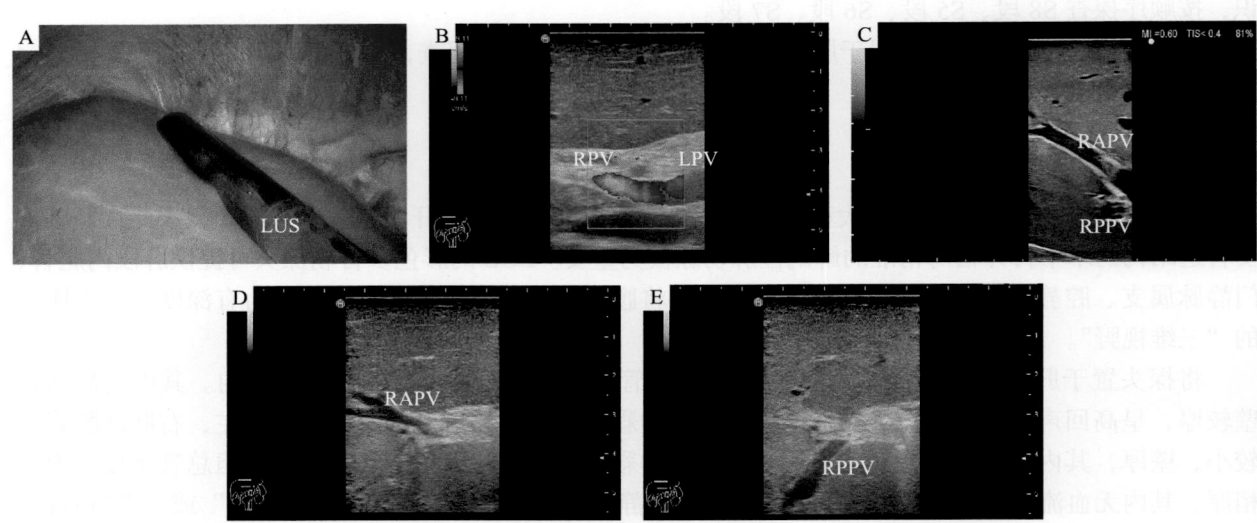

图 63-10-3　肝内门静脉的辨识方法

将探头置于 S4 段、S5 段、S8 段的交界处，小幅度轴向旋转探头（A），可以扫查门静脉左右支分叉处（B）和门静脉右前支和右后支的分叉处（C～E）。LUS：腹腔镜超声探头；RPV：门静脉右支；LPV：门静脉左支；RAPV：门静脉右前支；RPPV：门静脉右后支。

（五）肝内门静脉穿刺技术

腹腔镜下解剖性肝段切除需要进行目标肝蒂的门静脉穿刺注入染料以标记拟切除肝段[8]。与开腹超声引导下的穿刺不同，腹腔镜超声引导的穿刺并没有穿刺架和精确的引导线引导，也没有专用穿刺针。笔者选用 18G 的经皮肝穿刺胆道造影（PTC）穿刺针，但对于某些肝段的穿刺该针长度不够。术者需徒手穿刺，而且穿刺针并不能从任意方向和角度进针。为看清针道，LUS 引导的肝内门静脉穿刺应尽量选择由足侧向头侧方向进针，根据探头的位置和管道的深度以及穿刺针和探头的夹角确定肝脏表面的穿刺点，进针后回撤探头并找到针道，探头随进针深度调整位置，全程监控针尖以避开其他重要管道结构。待针尖接近目标肝段门静脉，探头只需通过轻微的轴向旋转即可同时显示针道和目标肝蒂时，确定针道和目标肝蒂的位置关系，判断针尖能否进一步穿入目标肝段门静脉。多数情况下，LUS 探头显示的是一个肝脏的斜切面，探头的顺、逆时针轴向旋转代表扫查平面向右足侧和左头侧移动，依此方位变化结合针道和目标门静脉的相对位置判断调整进针方向，如针道偏离目标门静脉较远则需退针后重新选择肝脏表面的穿刺点。如此反复调整修正以准确穿入目标门静脉，退出针芯后回抽见血，再注入相应染料。肝脏表面的进针点如有出血可电凝止血。

目前已有带穿刺孔道和引导线的 LUS 探头，但由于穿刺孔道在探头中央并角度固定，术者很难通过腹壁穿刺后将针准确插入该孔道，少许的角度不合适就会造成进一步的进针困难。由于进针后探头不能旋转，造成针道和针尖的显示困难，穿刺成功率低。鉴于 LUS 下肝内门静脉的穿刺技术要求高，现有 LUS 探头及穿刺针远不能达到外科医生的使用要求，因此该技术短时间内难于普及推广，专用的

LUS 探头及配套穿刺针亟待研发。

四、LUS 辅助的腹腔镜肝切除

（一）LUS 在腹腔镜肝脏局部切除术中的应用（视频 63-10-1）

　　肝脏局部切除术区别于肝脏的解剖性切除术，距离病灶边缘 1cm 处进行的小范围肝切除称为肝脏局部切除术，是治疗肝脏良、恶性肿瘤的一种重要手术方式。基于病灶的解剖范围获得良好的安全边界（切缘）是该术式的重要原则。日本肝癌研究会通过队列研究强调，术中使用超声探查确定三维立体切除线后再进行肝局部切除，可获得较好切缘。LUS 在腹腔镜肝脏肿瘤局部切除术中的应用包括肿瘤边缘的标记、重要管道结构在肝表面投影的标记、拟切除线的标记以及断肝平面的调整等几个方面（图 63-10-4）。

视频 63-10-1
LUS 辅助的腹腔镜
肝脏局部切除术

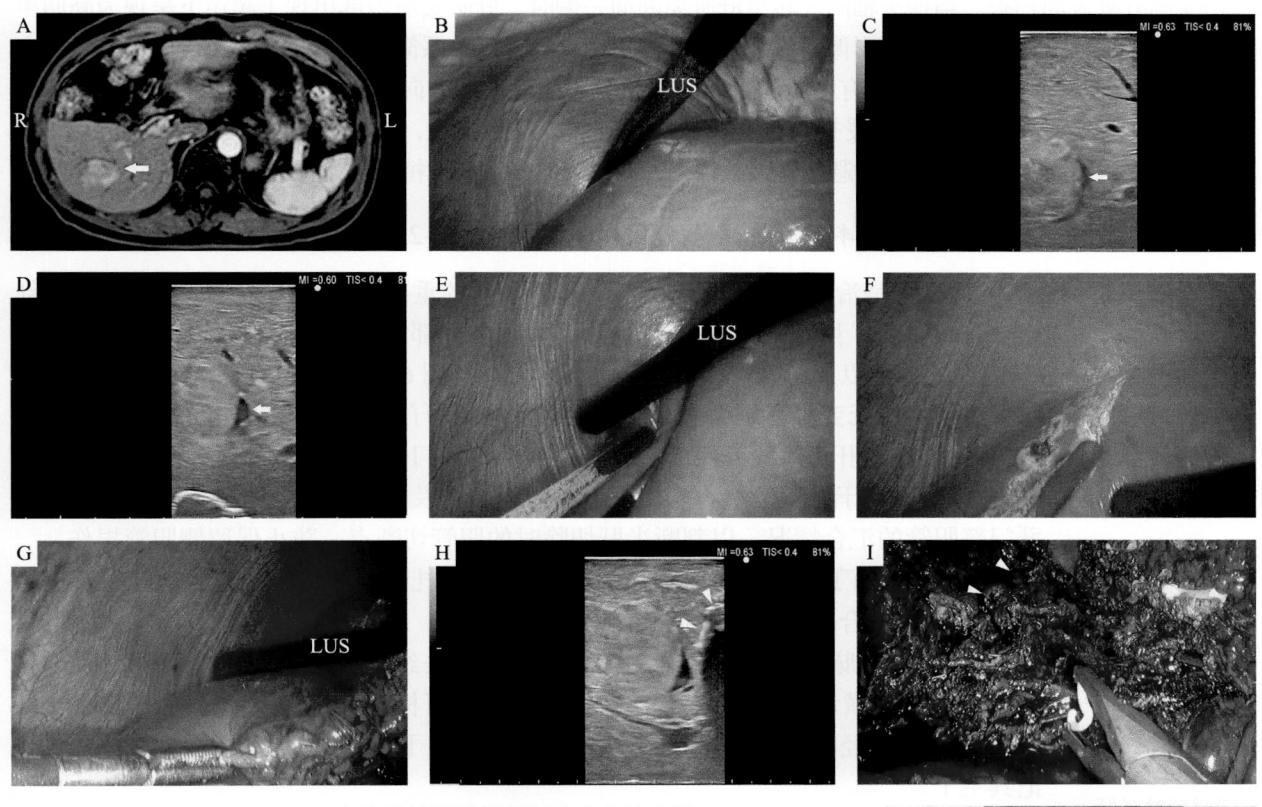

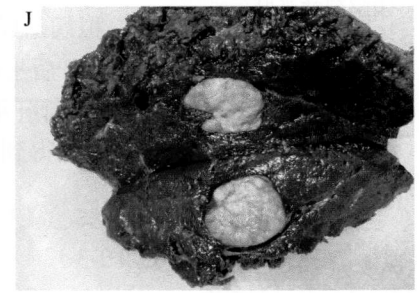

图 63-10-4　LUS 在腹腔镜肝脏局部切除术中的应用

　　A. 术前影像显示肿瘤位于 S6 段，被肝右静脉 S6 属支（白色箭头）包绕；B、C. 术中 LUS 探查符合术前影像；D. 拟行肝脏局部切除术，在包绕肿瘤的肝右静脉属支处离断肝实质（白色箭头）；E. LUS 辅助标记肿瘤边缘和肝右静脉属支在肝脏表面的投影；F. 在 D 标记近端 5mm 标记拟切除线；G. 肝实质离断过程中反复 LUS 探查；H. 发现切缘（白色三角）距离肿瘤边缘和肝右静脉属支较近；I. 根据 G 所见，稍向左调整肝实质离断方向；J. 术后见切缘满意。LUS：腹腔镜超声探头。

1. 肿瘤边缘的标记　移动 LUS 探头，使线阵探头和肝脏表面紧贴并尽量垂直于肝内结构，使图像的一侧为病灶（切除侧）、一侧为保留侧，当肿瘤边缘位于 LUS 探头和图像的中央时，抬起探头以电凝标记探头中央所对应肝表面。特殊位置肿瘤边缘不能在探头中央显示时，也可利用探头尖端扫查标记，此时肿瘤边缘位于超声图像的一侧。

2. 重要管道结构在肝表面投影的标记　根据不同的切除部位以及肿瘤和肝内周围重要管道结构的关系，确定拟切除的管道和必须保留的管道，标记其在肝表面的投影，标记方法同上。

3. 拟切除线的标记　根据肿瘤边缘和重要管道结构的投影确定拟切除线，尽量达到 1cm 的切缘。从足侧入路断肝时，拟切除线要充分考虑断肝平面的角度，提前预留肝表面的切缘，以确保肿瘤基底部切缘足够。

4. 断肝平面的调整　由于腹腔镜手术的二维视野限制，加之手术体位的调整、肝脏的旋转造成肝脏的内部解剖标志及其位置关系与术前影像相去甚远。沿拟切除线进行的肝实质离断所产生的断肝平面和 LUS 规划的平面往往出现偏差。因此，笔者建议在肝实质离断过程中需要随时使用 LUS 实时评估切缘，并根据评估结果，适当调整肝实质离断平面。具体方法：在肝实质离断的过程中，将 LUS 探头直接置于拟切除侧肝脏表面扫查，当探头轴向旋转至肝脏离断面一侧时，肝脏实质内部出现了超声下呈现为高回声条带的切面影像。将术中的切面影像与病灶、重要管道结构的位置关系简单地做一评估，可以很快发现实际切面与 LUS 规划切面的异同，有助于术者及时调整肝实质离断的方向和深度，在保证肿瘤阴性切缘的同时，保护好重要的管道结构不受损伤。尤其在恶性肿瘤的根治术中，应将 "No-touch" 原则贯彻始终，及时调整手术切面，可以最大程度避免气腹条件下肿瘤细胞的播散和种植转移，保证治疗效果。

（二）LUS 在腹腔镜解剖性半肝切除术中的应用（视频 63-10-2）

腹腔镜解剖性半肝切除术是治疗肝脏恶性肿瘤、肝胆管结石的重要手术方式。LUS 在腹腔镜解剖性半肝切除术中的应用：判断肝门部管道结构有无变异，验证肝门部解剖的正确性，肝中静脉在肝表面投影的标记，拟切除线的标记以及断肝平面的调整等几个方面（图 63-10-5）。

1. 判断肝门部管道结构有无变异　结合彩色多普勒血流辨认肝门部管道结构，借助 LUS 探头的轴向旋转，重点观察有无影响半肝切除的肝门部管道结构变异，如门静脉右前支发自门静脉左支、来源于肝右动脉的肝中动脉等。对于肝胆管结石病例，应在扫查结石及扩张胆管分布范围的同时，评估肝门部胆管的汇合情况，以判断半肝切除时的胆管切断点，防止保留侧胆管损伤。

2. 验证肝门部解剖的正确性　肝门解剖时结扎处理的门静脉或肝动脉是否正确可通过 LUS 结合彩色多普勒血流加以确认。

3. 肝中静脉在肝表面投影的标记　LUS 探头经剑突下 Trocar 置于肝表面可与肝中静脉纵轴横切（斜切），经由探头中央位置可标记肝中静脉主干在肝表面的投影；LUS 探头经右肋缘下 Trocar 可与肝中静脉主干平行，从而纵切肝中静脉以标记其主干。

4. 拟切除线的标记　根据肝脏表面的缺血线以及肝中静脉在肝表面投影确定经缺血线断肝后平面的角度，或选择适当偏离缺血线断肝，以保证肝中静脉得到保留。

5. 断肝平面的调整　方法同局部切除术。在保证肿瘤阴性切缘的同时，确保肝中静脉得到保留。

（三）LUS 在腹腔镜解剖性肝段、亚段或联合肝段切除术中的应用（视频 63-10-3）

腹腔镜解剖性肝段、亚段或联合肝段切除的技术核心在于肝段切除边界的确定。目前常用的方法包括：目标肝蒂阻断＋缺血线＋循肝静脉断肝、头侧入路循

视频 63-10-2
LUS 辅助的腹腔镜解剖性半肝切除术

视频 63-10-3　LUS 辅助的腹腔镜解剖性肝段、亚段或联合肝段切除术

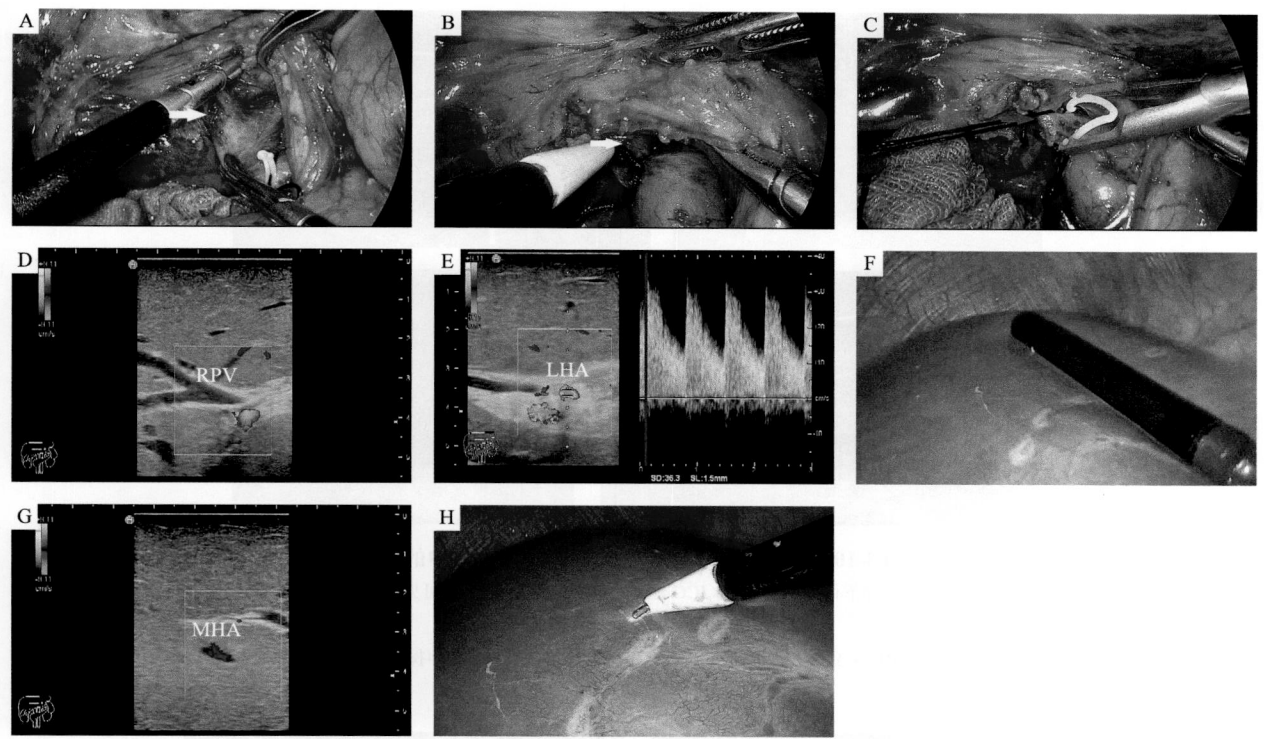

图 63-10-5　LUS 在腹腔镜解剖性半肝切除术中的应用

本病例拟行右半肝切除术。A、B. 鞘内解剖可见白色箭头处血管不确定为门静脉右支或门静脉右后支；C. 红色箭头处不确定为肝动脉主干或
肝右动脉；D. 阻断箭头所指的 2 支血管后行 LUS 彩色多普勒探查，见门静脉右支（RPV）无血流图像；E. 在 D 情况下肝左动脉的动脉频谱
存在，证实阻断的是门静脉右支和肝右动脉，且左肝入肝血流（LHA）完好无影响；F. 标记缺血线后在左右半肝分界线行 LUS 探查；
G. LUS 查见肝中静脉（MHV）位于缺血线处；H. 为保留 MHV 于左半肝，将拟切除线向右偏移。

肝静脉断肝＋目标肝蒂阻断＋缺血线＋循肝静脉断肝、目标肝蒂门静脉穿刺亚甲蓝染色＋循肝静脉断
肝以及 ICG 荧光融合影像引导的腹腔镜解剖性肝段切除[8-11]。上述几种方法都需要术前结合三维重建
制定精密的手术规划，而在术中则一定程度上依赖于 LUS 的精确实时引导。

1. 目标肝蒂的确认　通过鞘内解剖、经肝门板的鞘外解剖或断肝后在肝内分离出的目标肝蒂，在
进一步阻断或注射染料前，需 LUS 进一步确认。方法：以金属头腹腔镜钳置于目标肝蒂的背侧或一侧，
轻轻触动目标肝蒂，以 LUS 找到此肝蒂的位置，并利用探头的轴向旋转观察此目标肝蒂的走行是否朝
向肿瘤所在的目标肝段，从而确定所分离的目标肝蒂的正确性。对于各肝段肝蒂的辨识参考本节"肝
脏管道结构的辨识"部分。

2. 引导肝内肝段或亚段门静脉的穿刺　LUS 引导肝内肝段或亚段门静脉穿刺成功后可注入亚甲
蓝或 ICG，从而准确标记目标肝段范围。ICG 荧光融合影像引导的腹腔镜解剖性肝段切除可以持久标记
肝段间的立体界面，在肝内循荧光界限断肝，可完成真正意义上的腹腔镜解剖性肝段切除（图 63-10-6，
图 63-10-7）。具体穿刺方法请参考本节"肝内门静脉穿刺技术"部分。

3. 主肝静脉在肝表面投影的标记　标记方法同前。从头侧入路循肝静脉断肝时，此标记线并非断
肝线，因肝段间并非垂直界面。断肝线应根据主肝静脉深度和断肝角度决定。

4. 断肝平面的调整　肝实质离断过程中，要随时以 LUS 扫查目标肝蒂以及肝段界面间的主肝静脉走
行调整断肝平面，确保离断面准确达到目标肝蒂以及主肝静脉的良好显露，同时兼顾肿瘤的阴性切缘。

总之，LUS 是肝胆外科医生在精准肝脏外科时代的一个重要而不可或缺的武器，LUS 的辅助可提
高腹腔镜肝脏外科手术的安全性和有效性[3, 6, 12-13]。LUS 的使用应贯穿腹腔镜肝脏外科手术的始终，
外科医生一定要自己掌握 LUS 的基本操作技术，在练好腹腔镜肝脏外科手术技术的同时，擦亮自己的

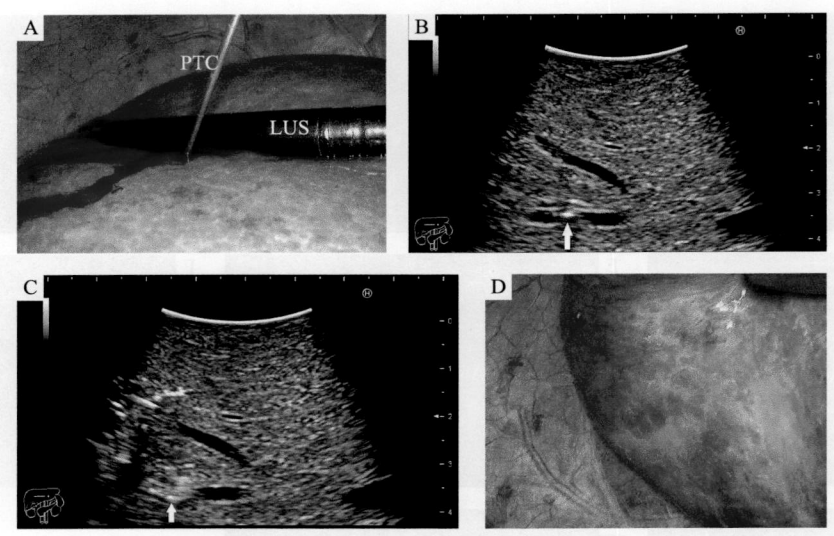

图 63-10-6　LUS 在腹腔镜解剖性肝段切除术中的应用

本病例拟行 S6 段切除术。A. LUS 引导下行 S6 段门静脉 ICG 注射；B、C. 白色箭头处可见 PTC 针尖位于 S6 段门静脉内高回声；

D. 荧光腹腔镜下可见 S6 段染色满意。

PTC：经皮肝穿刺胆道造影穿刺针；LUS：腹腔镜超声探头。

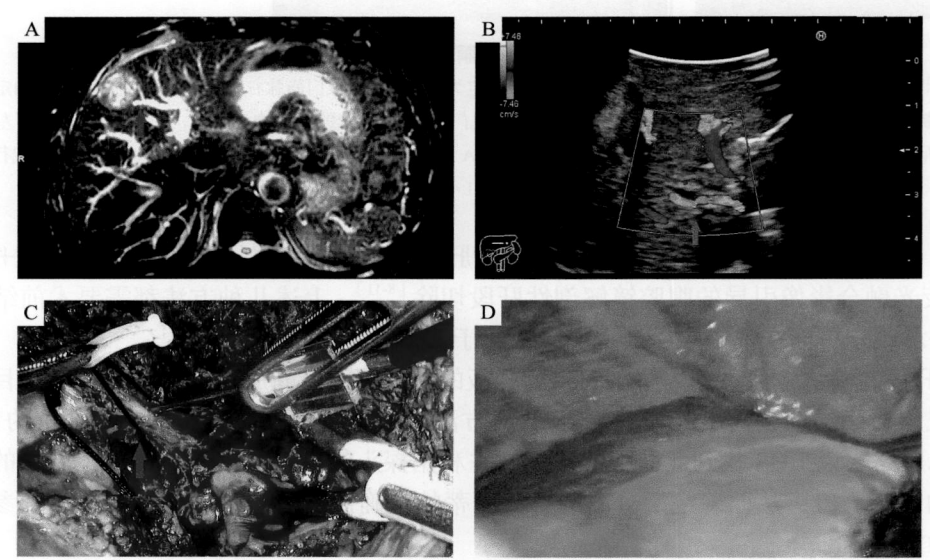

图 63-10-7　ICG 荧光融合影像引导的腹腔镜解剖性肝段切除

本病例拟行 S4b 段切除术。A. 术前影像示 S4b 段肝蒂较明确（红色箭头）；B. 术中以分离钳置于疑似目标肝蒂后方，LUS 探查见 S4b 段门静脉后方分离钳的高回声（红色箭头），明确为目标肝蒂；C. 遂行 S4b 段门静脉 ICG 注射（红色箭头为目标肝蒂门静脉，可见针管中回血）；

D. 荧光腹腔镜下可见 S4b 段染色满意。

"第三只眼"。笔者所在团队牵头于 2017 年 9 月 3 日成立了"中国肝胆外科术中超声学院"，幕内雅敏和刘允怡为荣誉院长，联合国内多家中心组成讲师团，通过定期举办的术中超声"基础培训班""融影随行高级班"以及"大师巡讲班"，截至 2019 年底共完成 1082 名肝胆外科医师的术中超声技能培训，覆盖 29 个省，培训教程可通过公众号"肝胆术中超声频道"进行直播和回看[14]。希望能切实推动普及术中超声在肝胆外科的应用，帮助广大肝胆外科医师掌握这一基本技术，从而更好地为患者服务。

（王宏光）

参 考 文 献

［1］ MAKUUCHI M, HASEGAWA H C, YAMAZAKI S. Newly devised intraoperative probe [J]. Image Technol Info Display Med, 1979, 11 (3): 1167-1169.

［2］ 刘允怡. 术中超声在肝脏切除中的应用 [J]. 中华肝胆外科杂志, 2017, 23 (11): 729-731.

［3］ FERRERO A, LO T R, RUSSOLILLO N, et al. Ultrasound-guided laparoscopic liver resections [J]. Surg Endosc, 2015, 29 (4): 1002-1005.

［4］ KLEEMANN M, HILDEBRAND P, BIRTH M, et al. Laparoscopic ultrasound navigation in liver surgery: technical aspects and accuracy [J]. Surg Endosc, 2006, 20 (5): 726-729.

［5］ 张雯雯, 王宏光. 腹腔镜超声在腹腔镜肝切除术中应用价值和评价 [J]. 中国实用外科杂志, 2017, 37 (5): 580-585.

［6］ VÅPENSTAD C, RETHY A, LANGØ T, et al. Laparoscopic ultrasound: a survey of its current and future use, requirements, and integration with navigation technology [J]. Surg Endosc, 2010, 24 (12): 2944-2953.

［7］ 汪磊, 李宏. 腹腔镜超声在腹腔镜解剖性肝切除术中的应用 [J]. 中国微创外科杂志, 2014, 14 (5): 385-388.

［8］ ISHIZAWA T, ZUKER N B, KOKUDO N, et al. Positive and negative staining of hepatic segments by use of fluorescent imaging techniques during laparoscopic hepatectomy [J]. Arch Surg, 2012, 147 (4): 393-394.

［9］ 上西纪夫. 肝脾外科常规手术操作要领与技巧: 第 2 版 [M]. 戴朝六, 译. 北京: 人民卫生出版社, 2011.

［10］ SAKODA M, UENO S, IINO S, et al. Pure laparoscopic subsegmentectomy of the liver using a puncture method for the target portal branch under percutaneous ultrasound with artificial ascites [J]. Surg Laparosc Endosc Percutan Tech, 2013, 23 (2): e45-e48.

［11］ 王宏光, 许寅喆, 陈明易, 等. 吲哚菁绿荧光融合影像引导在腹腔镜解剖性肝切除术中的应用价值 [J]. 中华消化外科杂志, 2017, 16 (4): 405-409.

［12］ ARAKI K, CONRAD C, OGISO S, et al. Intraoperative ultrasonography of laparoscopic hepatectomy: key technique for safe liver transection [J]. J Am Coll Surg, 2014, 218 (2): e37-e41.

［13］ 张雯雯, 王宏光, 陈明易, 等. 腹腔镜超声引导的腹腔镜肝脏切除术 [J]. 中华肝胆外科杂志, 2017, 23 (11): 762-765.

［14］ 王宏光, 张雯雯, 卢实春, 等. 腹腔镜超声在肝脏外科的应用专家共识 (2017) [J]. 中华肝胆外科杂志, 2017, 23 (11): 721-728.

第 11 节 肝脏血管的切除重建

进展期肝胆肿瘤可累及邻近的门静脉、肝静脉及肝动脉，为了彻底切除肿瘤，有时需要联合相应脉管的切除重建。本节将简要介绍门静脉、肝动脉及肝静脉的重建要点。

一、门静脉切除重建

伴门静脉重建的肝切除手术多用于肝门部有肿瘤浸润的患者，其临床价值已经得到确立，因此本节就以肝门部的门静脉重建方法为中心加以阐述[1-2]。

1. 门静脉重建的注意点

（1）肝门部门静脉及其重建法：门静脉重建的方法可分为门静脉楔形切除＋横行缝合、环形切除＋直接端端吻合和环形切除＋间置移植血管。设计肝门区门静脉切除重建时需要考虑门静脉的解剖因素和受累范围。

从肝脏解剖学上讲，门静脉左支长且容易从肝外分离显露。因此，右侧肝脏切除后的门静脉重建如门静脉的切除范围较小，可以进行单纯的切除、吻合术，而对于左侧肝切除而言，多需要补片或行静脉移植。另外，因同样的原因，在重建门静脉左支时容易产生扭转和口径的差异，并且对门静脉的多种分叉变异也要有所了解。

　　设计门静脉切除重建的另一个要考虑的因素是门静脉受累的范围。如肿瘤受累范围较广，导致从肝外无法分离悬吊门静脉末梢侧，有时需要劈开肝实质，分离相应的动脉支并切断相应的胆管后，才能有空间阻断相应的末梢侧门静脉并进行后续的切除重建（图 63-11-1）。

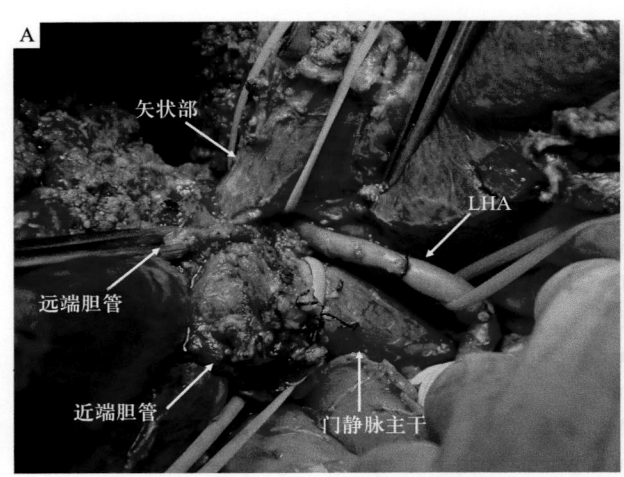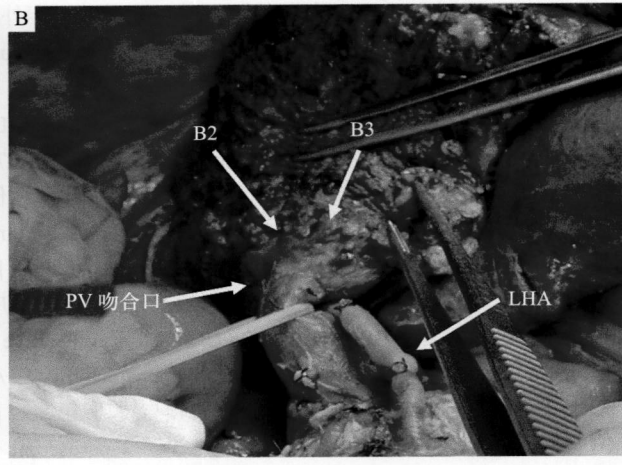

图 63-11-1　肝门部胆管癌患者的门静脉重建

肝门部胆管癌患者行围肝门切除、右三肝切除、门静脉切除重建术。术中需要劈开肝实质并切断左胆管后才能分离悬吊出门静脉左支和矢状部的汇合部，此时要注意分离保护其背侧的肝左动脉。A. 劈开肝实质显露远端门静脉；B. 门静脉重建完成。前述患者采用环形切除＋直接端端吻合重建门静脉左支。PV 吻合口：门静脉主干与矢状部的吻合口；LHA：肝左动脉；B2：S2 段胆管；B3：S3 段胆管。

　　（2）阻断门静脉血流的方法：如果门静脉切除重建所需时间在 20 分钟左右，可用单纯阻断门静脉主干的方法；如阻断时间较长，采用分流的方法以预防因阻断门静脉而产生的肠管淤血。此外，阻断肠系膜上动脉也是有用的手段。

　　2. 门静脉重建的方法和要点

　　1）门静脉切除重建的设计

　　（1）口径差异的对策：对肝侧门静脉可按口径差异的程度，选择"斜行切开""纵行切开""楔形切开"等的方式。

　　（2）门静脉扭转的预防：阻断门静脉前，先在门静脉的前壁中点位置的纵轴方向予以标记。事先预计好术后残肝的状态，阻断及切断门静脉时要选择合适的部位和角度，避免重建后门静脉发生扭转。右侧肝切除后残肝会滑向膈面，门静脉容易扭曲，可对残肝侧门静脉做斜行切口，在避免扭曲的同时对于纠正口径的差异也会有帮助。

　　2）重建的实际操作

　　（1）放置血管钳的方法：肝侧门静脉和主干侧门静脉分别用血管钳阻断。此时要确认肝侧门静脉是否有足够的长度上血管钳，为此尽可能地剥离肝侧门静脉。钳夹时要避免扭转门静脉。通常情况下血管钳无法翻转，故后壁多采用腔内缝合的方法。无论哪种方法，助手应拿稳阻断钳，避免在有张力的情况下进行吻合。肝侧门静脉菲薄，吻合时更应加以注意。

　　（2）用于重建的静脉：如准备间置移植血管，文献报告可用大隐静脉、髂外静脉和左肾静脉等进行重建，其中髂外静脉的口径和长度适合用于门静脉重建（图 63-11-2）。但是约 1/4 的患者髂外静脉有静脉瓣，这时必须顺行性吻合。如条件允许，可考虑使用异体血管或人工血管。如采用补片法，可切取一部分下腔静脉壁备用。

　　（3）吻合的方法：缝合线采用 5-0 或 6-0 的 prolene 线。在术者的近侧和远侧各缝一根支持线，在前壁中点各缝一根悬吊线。远侧的支持线在血管外结扎、打结，近侧的支持线不必结扎，后壁（或前壁）的缝合结束后将其撤除。以 1mm 为间隔（边距也为 1mm）进行缝合，注意不要将外膜卷入内腔。静脉移植要按照十二指肠侧、肝侧的顺序进行。最后结扎时要留 3~5mm 的生长因子。

补片应尽量大一些，从肝侧开始进行连续缝合，缝合至最后再修剪成合适的大小（图 63-11-3）。

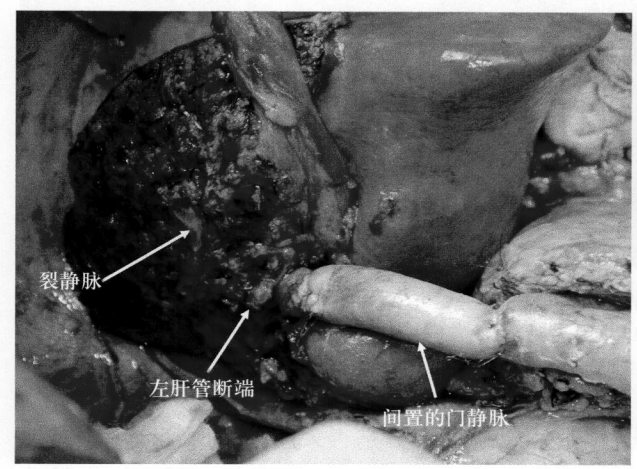

图 63-11-2　利用异体髂外静脉重建门静脉

胆囊癌患者，行左三肝切除、胰十二指肠切除及补门静脉切除重建。
利用异体髂外静脉重建长段缺损的门静脉。

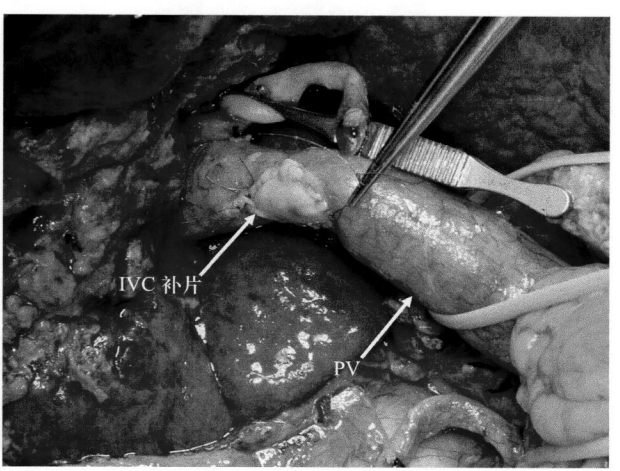

图 63-11-3　利用补片重建门静脉

胰腺癌患者，门静脉侧壁受累，取下腔静脉侧壁作为补片修补门静脉
壁缺损部分。IVC：下腔静脉；PV：门静脉。

（4）缝合、吻合后的处置：首先松开肠侧的血管钳，充分膨胀吻合口，使得线的紧张度一致，这时即使有出血也不要立刻追加缝合。松开肝侧的钳子开放血流。有出血时，多数情况下使用止血纱布轻轻压迫即可止血。如果出血较明显时，要确认出血点，然后以小的边距进行间断缝合。

二、肝动脉重建的方法

进展期肝胆肿瘤有时会浸润肝十二指肠韧带内的肝动脉，通过肝动脉的切除和重建可以将肿瘤切除，使 EW 因子（周围剥离面）转阴。因此，了解联合肝动脉切除的适应证及方法对于肝胆外科医生来说很重要[2-3]。

1. 肝切除时进行肝动脉重建的适应证　对肝胆肿瘤进行肝切除术时，如果将被浸润的残肝的肝动脉同时切除，是否进行动脉重建是个需要考虑的问题。通常进行半肝以上的肝切除合并残肝动脉切除时，需要进行动脉重建。如果不进行肝动脉的重建，因胆管对动脉依存性高，容易引发胆管空肠吻合口漏和肝脓肿，此外致死性肝功能衰竭的发生率也会增高。在其他术式中，如能保留肝门板及左右肝管 Glisson 鞘组织的连续性时，通过"叶间动脉"（实际上多为动脉丛）使一侧肝动脉与对侧肝动脉交通，保留了被切除的肝动脉远端的动脉血流，此时不需要进行动脉重建。

2. 术中判断肝动脉重建的可行性　行左侧肝切除时，如果发现肝右动脉受侵，可这样判断是否要进行动脉切除重建手术：从胆囊颈向上切开 Calot 三角背面的浆膜，此处的肝右动脉在肝十二指肠韧带中位于胆管背侧和门静脉腹侧，如肝右动脉入肝处受累而无法悬吊则认为无法切除重建。

行右侧肝切除时，因为绝大多数肝左动脉是在门静脉矢状部的左侧进入肝内，此处未受累则可进行重建，当然需要重建肝左动脉的病例较少。少部分肝左动脉从矢状部右侧入肝，此时则有可能需要重建。术前阅片如有副肝左动脉，术中阻断肝左动脉后如矢状部周围仍可以探查的动脉血流则不必重建肝左动脉（图 63-11-4）。

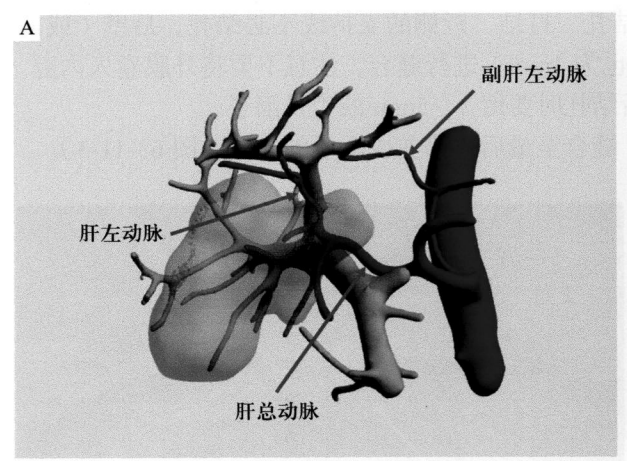
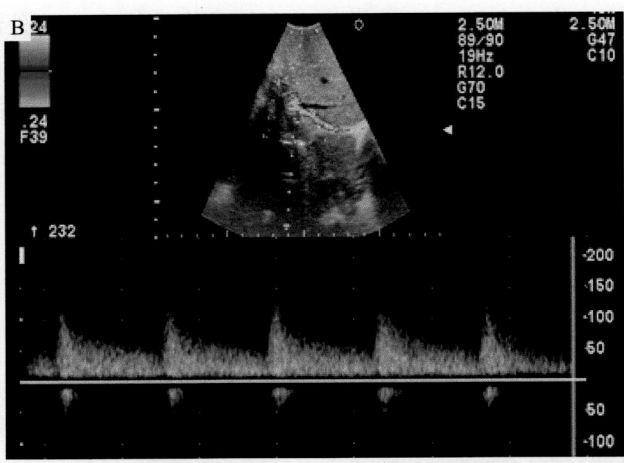

图 63-11-4　存在副肝左动脉的病例

A. 术前三维重建确认左侧肝脏存在副肝左动脉（与图 63-11-2 同一患者）；B. 前述患者在术中阻断肝总动脉后，利用
术中超声在左外叶仍可检测出动脉血流，故判断可以切断肝总及肝左动脉而无须重建。

3. 端端吻合或利用移植血管重建的选择　对肝左、肝右动脉而言，是否采用移植血管取决于有无足够长度的动脉支供吻合。肝切除进行肝动脉重建时可以利用胃十二指肠动脉，即切断胃十二指肠动脉，剥离肝总动脉，使肝固有动脉有足够的长度与肝右或肝左动脉行端端吻合。也可考虑切取桡动脉作为间置血管。

4. 肝动脉端端吻合的技术　切断肝动脉时，尽量不损伤肝动脉外膜，并使两断端口径相近。用肝素盐水（稀释 10 倍）事先进行局部肝素化。吻合开始前，用镊子在尽量不损伤内膜的条件下进行充分的机械扩张，这样可以防止痉挛，并同时扩大内径。然后用 8-0 prolene 缝线间断缝合或连续缝合。如果有小的出血点也不要立即缝扎，先用手指按压出血点 5～10 分钟，如果还有出血，再仔细地追加缝合。

三、肝静脉重建的方法

区域肝组织的正常肝功能不仅有赖于入肝血流，出肝血流即流出道的通畅也是至关重要的，肝静脉重建的主要目的正是为了保证残肝的正常功能[2, 4]。

1. 肝静脉重建的必要性　肝胆肿瘤可侵犯肝静脉，但由于邻近的肝静脉之间可能存在交通支，是否重建相应的肝静脉需要进行相应的判断。临床上可以通过顺序阻断相应区域的肝静脉和肝动脉后，相应区域颜色变暗（图 63-11-5），由此判断此区域引流静脉是否需要重建。但存在梗阻性黄疸时，则无法通过颜色变化判断淤血区域和范围。彩色超声多普勒对门静脉血流状态的评估是决定是否术中进行肝静脉重建的客观指标，如肝静脉无交通支，则此时相应区域肝静脉内可无血流，而门静脉作为流出道，可观察到门静脉的反流现象（图 63-11-6）。门静脉的静脉化使得入肝血流减少，从而导致肝静脉闭塞区域的萎缩[5]。因此认为，彩色多普勒如发现在肝静脉阻断区域出现门静脉反流现象，则根据预留的排除了淤血区域的功能性肝实质是否满足机体的需要，进一步判断有否必要进行肝静脉的重建。目前已经可以通过三维重建技术计算肝静脉支的引流范围和相应的体积。一般认为，肝静脉结扎后功能性残肝体积在 30% 以下时，有必要进行肝静脉的重建。根据腹部 CT 的计算，左外叶的功能性肝体积多数在 20% 以下。如果进行肝右静脉或肝中静脉的重建，可以使功能性残肝体积增加 30%～50%。

此外，当肿瘤位于肝静脉根部或肝静脉的下腔静脉汇入部位附近时，通过静脉造影能在术前了解肝静脉内是否有癌栓、浸润、狭窄，肿瘤和其他静脉的解剖学位置关系以及肝静脉切断部位的分叉形态。肝内的静脉间是否存在交通与肝静脉重建的必要性有关，只有静脉造影检查才能判断出前者的有

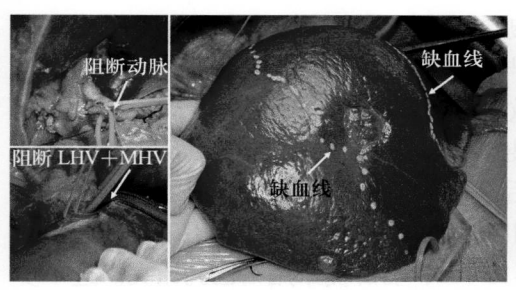
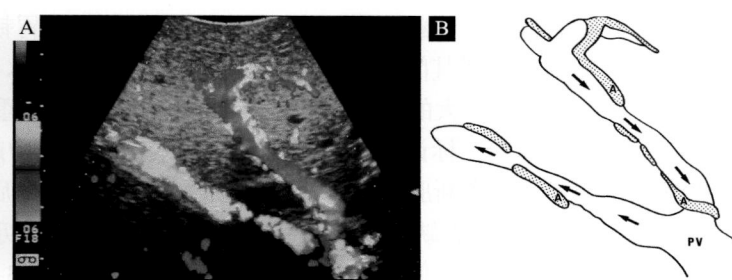

图 63-11-5　判断肝中静脉重建的必要性

肝内胆管细胞癌行扩大左半肝切除，肝中静脉切除重建。顺次阻断肝固有动脉和肝左静脉、肝中静脉共干后，右前叶区域可见淤血表现。LHV：肝左静脉，MHV：肝中静脉。

图 63-11-6　门静脉反流现象

A. 扩大右半肝切除后利用术中超声得到的门静脉彩色血流图；B. 在肝静脉受累区域门静脉血流是离肝性（hepatofugal）血流。

（引自：SANO K, et al. Ann Surg, 2002, 236：241.）

无及粗细。

2. 术式选择的要点

1）肝静脉重建方法和移植血管的选择：静脉重建的方法包括间置移植血管、补片移植、直接吻合。长度 3cm 以上静脉的切除一般需要间置移植血管，2cm 左右静脉的切除可以进行端端吻合。

考虑到血管顺应性和经引流管的逆行性感染，移植血管选择自身静脉最为合适。自身静脉可选用髂总静脉、髂外静脉、股浅静脉、大隐静脉等口径合适者。肝右静脉可选用髂总静脉、髂外静脉，肝左、肝中静脉选用股浅静脉较为合适。大隐静脉可用于补片移植。移植血管不宜过长，以稍稍有点张力为宜。有时根据具体的术式，也可采用切除侧肝脏的肝静脉和门静脉。

2）静脉重建的手术方法（以扩大左半肝切除联合肝中静脉根部重建治疗肝内胆管细胞癌为例）

（1）取右上腹反 L 形切口：开腹后，首先应用超声检查肿瘤的位置、大小以及与肝静脉的关系。肿瘤位于 S4 段，紧邻肝中静脉根部（图 63-11-7），决定行扩大左半肝切除，利用未受累的门静脉左支重建肝右静脉根部。

（2）肝门区处理：分离悬吊肝固有动脉、肝左动脉、肝中动脉及肝右动脉，分别切断肝左及肝中动脉。尽可能向末梢侧分离悬吊门静脉左支（图 63-11-8），切除长约 3cm 的一段门静脉，置于肝素水中备用。

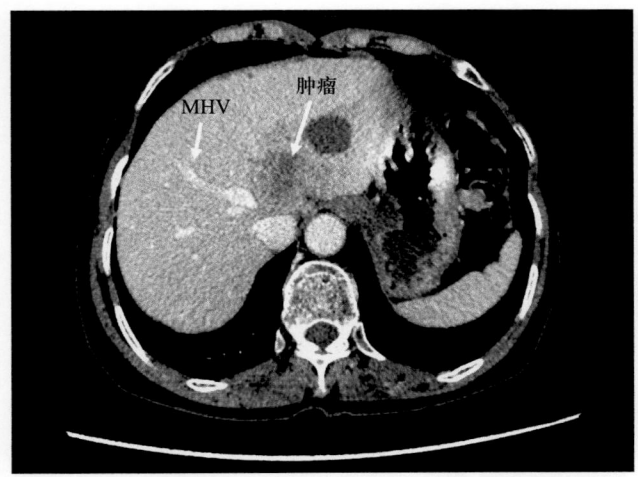
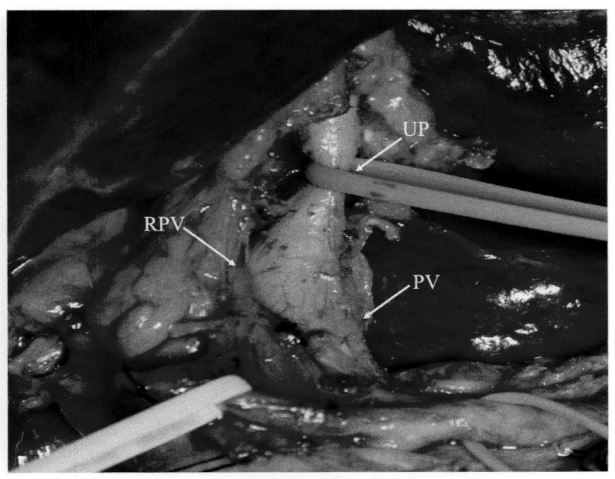

图 63-11-7　肿瘤与肝中静脉的关系（图 63-11-5 同一患者）

可见肝中静脉根部受累。MHV：肝中静脉。

图 63-11-8　分离悬吊门静脉左支备用

（图 63-11-5 同一患者）

RPV：门静脉右支；UP：矢状部；PV：门静脉主干。

（3）肝脏的游离：切断左侧三角韧带、冠状韧带及肝胃韧带。游离 Spiegel 叶与下腔静脉的间隙至下腔静脉右侧缘，切断其间的肝短血管，分离悬吊肝左静脉与肝中静脉的共干。阻断后进一步阻断肝动脉可看到右前叶有较大的淤血范围（图 63-11-5），故决定重建肝中静脉。

（4）肝实质离断：标记左、右半肝的缺血线并使用术中超声标记肝中静脉的走行。从头侧开始沿肝中静脉右侧壁开始离断肝实质，显露肝中静脉主干的前壁后，沿其向末梢侧离断肝实质，显露出 V4 及 V5 支后，从足侧沿着缺血线离断肝实质（图 63-11-9），切断 V4 支后在悬吊带的牵引下继续向头侧离断肝实质。距离肿瘤足侧约 0.5cm 处切断肝中静脉（图 63-11-10），右肝侧采用哈巴狗钳夹。进一步切断肝中静脉和肝左静脉的共干，完成肝实质的离断。

（5）肝中静脉重建：使用扁钳钳夹下腔静脉，纵行切开约 1cm，先缝合移植血管与下腔静脉壁。用 2 定点支持法，用 6-0 的血管线进行连续外翻缝合。完成后松开扁钳，使得移植血管充盈，确认无扭转后进行肝中静脉与移植血管的连续缝合。这时因为静脉无法翻转，故采用腔内缝合后壁、腔外缝合前壁（图 63-11-11）。开放血流后可见右前叶淤血区消失（图 63-11-12）。术后复查可见肝中静脉血流通畅。

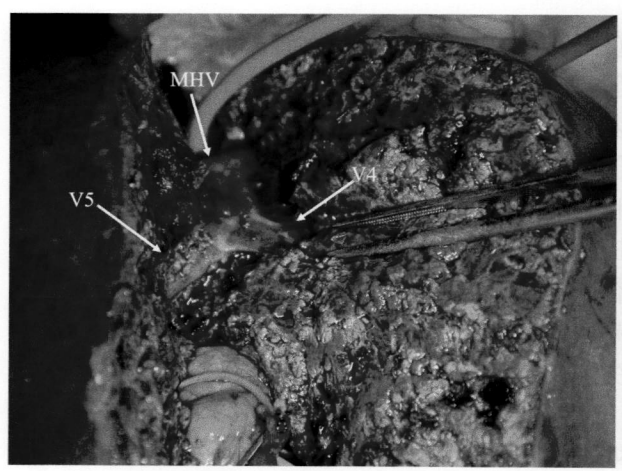

图 63-11-9　分离显露肝中静脉主干（图 63-11-5 同一患者）

MHV：肝中静脉主干；V5：S5 段的肝中静脉属支；
V4：S4 段的肝中静脉属支。

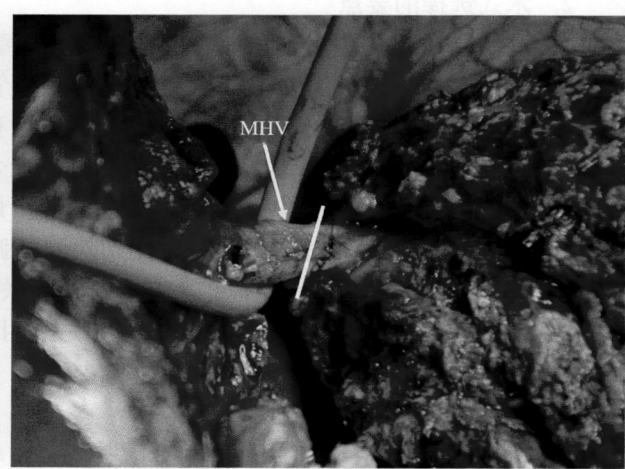

图 63-11-10　切断肿瘤足侧肝中静脉主干（图 63-11-5 同一患者）

MHV：肝中静脉主干；白色线条表示在此处切断肝中静脉主干。

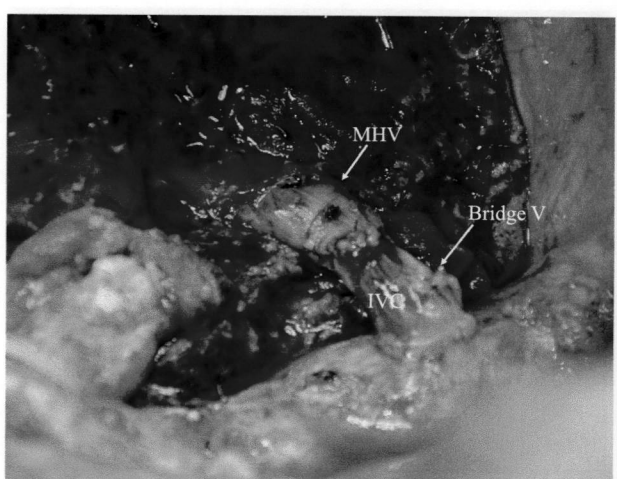

图 63-11-11　肝中静脉重建完成（图 63-11-5 同一患者）

MHV：肝中静脉主干；Bridge V：利用门静脉左支连接下腔静脉与肝中静脉；IVC：下腔静脉。

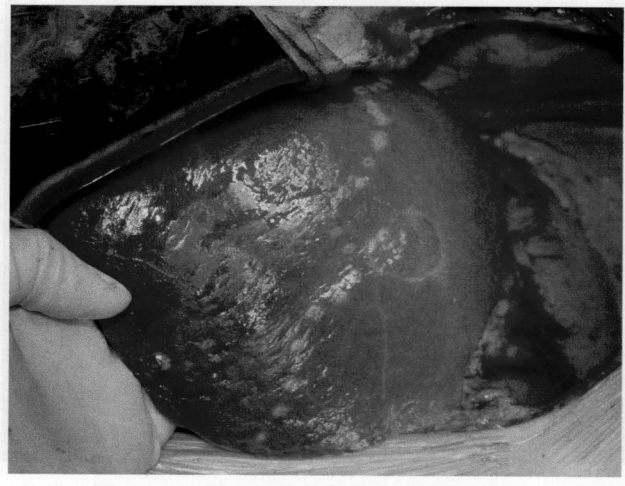

图 63-11-12　肝中静脉重建后右前叶淤血区域消失（图 63-11-5 同一患者）

肝脏血管的切除重建技术是肝脏外科的基本技术，熟练掌握这一技术可大大提高对复杂肝胆疾病的诊治水平。

（项灿宏）

参 考 文 献

［1］　幕内雅敏, 高山忠利. 肝脏外科——要点与盲点: 第 2 版 [M]. 董家鸿, 译. 北京: 人民卫生出版社, 2010.
［2］　山口俊晴, 斋浦明夫. 肝癌: 癌症标准手术图解 [M]. 丁光辉, 项灿宏, 译. 北京: 北京科学技术出版社, 2019.
［3］　BLUMGART L H. 肝胆胰外科学 (上、下卷) [M]. 黄洁夫, 译. 北京: 人民卫生出版社, 2010.
［4］　SANO K, MAKUUCHI M, MIKI K, et al. Evaluation of hepatic venous congestion: proposed indication criteria for hepatic vein reconstruction [J]. Ann Surg, 2002, 236 (2): 241-247.

第 12 节　下腔静脉的切除重建

解剖学上肝脏与下腔静脉毗邻，肝肿瘤可直接累及下腔静脉或癌栓沿肝静脉长入下腔静脉，根治性手术需要术者具备联合下腔静脉切除重建的能力。

下腔静脉受累的临床表现，轻则下肢肿胀，重则可表现为危及生命的布-加综合征[1]。下腔静脉壁的完全受累可见于肝后下腔静脉的血管平滑肌瘤，部分受累可见于大的肝内胆管细胞癌、结直肠癌肝转移和位于肝脏上后方的肝细胞癌等。

一、下腔静脉切除后重建的必要性

影像学上可将下腔静脉的受累分为三个节段：肾静脉下缘（Ⅰ）；肾静脉间和肾上缘，但不包括三支肝静脉（Ⅱ）；肝上下腔静脉（Ⅲ）。完全阻断 IVC 后是否需要重建尚有争论。当切断节段 Ⅰ 或在伴有右肾切除时切断肝后下腔静脉（节段Ⅱ）时，一般认为单纯结扎即已足够。在这种情况下，左肾从侧支循环（生殖血管、肾上腺中静脉及肾-奇静脉-腰静脉）可以获得肾静脉回流[1-2]。但是通常在阻断右肾静脉前后使用术中超声检查右肾内的静脉回流情况，如肾静脉流速显著下降则需要重建右肾静脉。

有报告称下腔静脉（IVC）结扎后的下肢水肿通常是短暂的，并且可很好地耐受[2]。但是，也有人提议术中需要行压力监测，以排除钳夹后的静脉高压。如果静脉压超过 30mmHg 意味着需要下腔静脉重建[1]。当不伴有右肾切除时，该侧的侧支循环通常不充分，需要重建右肾静脉。

二、下腔静脉的控制

肝下下腔静脉的控制较为容易，而肝上下腔静脉的控制则相对困难。根据下腔静脉的受累范围和部位，可使用不同的控制肝上下腔静脉的方法。

当下腔静脉受累部分低于肝静脉汇合部以下时，通过腹部切口，充分游离肝脏和双侧的膈下静脉即可控制肝上下腔静脉。右侧膈下静脉引流在右侧膈肌的下表面，通常在肝右静脉入下腔静脉处上方汇入。左侧膈下静脉通常有两支，后支汇入左肾上腺静脉或左肾静脉，前支穿过食管裂孔的前方汇入下腔静脉或肝左静脉。使用阻断钳阻断肝上下腔静脉时，如果膈下静脉离解剖分离层面过近，则通常将其离断。

当肿瘤包绕肝静脉汇入下腔静脉的部位，或肝后下腔静脉或肝静脉内存在癌栓时，前述的操作则无法有效控制肝上下腔静脉。此时可从剑突的位置开始，朝向下腔静脉垂直切开膈肌，然后分开心包和膈肌间的融合间隙，悬吊下腔静脉[3]。如需要控制的位置更高，则可劈开胸骨，切开心包后，靠近右心房悬吊下腔静脉。

三、下腔静脉的切除

下腔静脉切除的长度常常需要在术中决定。总体而言，如果下腔静脉受累部位在肝静脉汇合部位以下，则没有必要行全肝血流阻断（TVE）。在这种情况下，先间断阻断入肝血流后进行肝实质离断。一旦显露下腔静脉，开放门静脉血流后补足容量，在下腔静脉受累部位的上、下置钳（图 63-12-1），连同肝肿瘤一并切除肝后下腔静脉。

在肝静脉汇合部位下方进行阻断可保证预留肝脏的灌注，缩短缺血时间。当肝静脉汇合部位下方的下腔静脉是侧方受累时，可从侧方夹住下腔静脉以保持腔静脉的血流（图 63-12-2）。

当肿瘤累及肝静脉汇合部位或有癌栓伸入下腔静脉时，前述的两种方法都不能使用，此时有两种技术可以应用：TVE 伴保留侧肝脏的灌注[4]或标准 TVE 伴或不伴主动的静脉-静脉转流和原位的肝脏冷灌注[5-7]。前者用于一侧肝静脉汇合部受累和另一侧至少一支肝静脉的下腔静脉汇合部未受累[4]。在膈肌下缘悬吊 IVC，分离肝左及肝中静脉的共干，将吊带从肝左静脉背侧引出，使用阻断钳在肝左静脉汇入下腔静脉部位的足侧斜向阻断（图 63-12-3）。

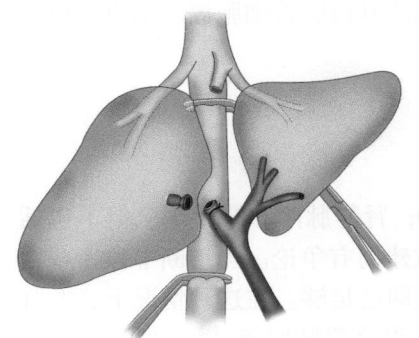 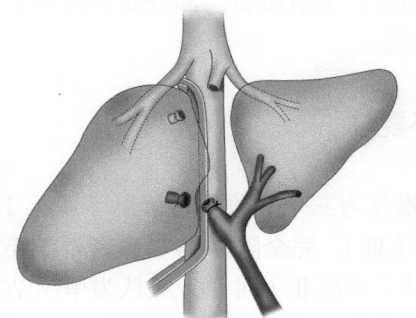 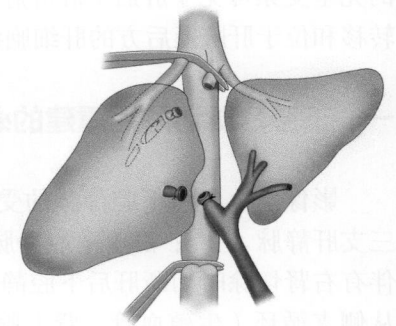

图 63-12-1　在肝静脉根部以下阻断　　　图 63-12-2　侧方钳夹下腔静脉　　　图 63-12-3　斜向阻断下腔静脉
　　　　　　　下腔静脉

反之，当右侧肝静脉汇合部未受累时，这一操作可用于左侧肿瘤，调转相应的牵引方向即可[8]。此操作确保预留肝脏有完整的入肝和出肝血流，但其潜在的不足之处是，如引流尾状叶的肝静脉支较粗，离断肝实质时可伴有回流静脉的出血，这个问题可以通过同时切除尾状叶加以克服。

就经典的 TVE 而言，如前述控制入肝血流和肝上及肝下 IVC，然后开始通过前入路进行肝实质离断，一并移除 IVC 和受累侧肝脏并进一步重建 IVC。但是，TVE 可导致心脏指数下降 40%～50%，有些患者无法很好地耐受[9]。与此同时，文献报告正常肝脏耐受 TVE 的时长 30～120 分钟不等，缺血再灌注损伤和其后的肝衰竭风险是在持续热缺血状态下标准 TVE 应用受限的主要原因。基于此原因，当预期肝脏缺血超过 1 小时，则推荐通过门静脉进行肝脏的低温灌注。这一技术可用于伴有严重肝损伤（较长的术前化疗、胆汁淤积）且需要接受复杂肝切除联合 IVC 重建的患者，可有效预防术后致命性肝衰竭。

当患者平均动脉压下降超过 30% 或心脏指数下降超过 50%[10]，表明患者不耐受 TVE，或预计总的 TVE 时间超过 1 小时以上，可考虑使用主动的静脉-静脉分流[9]，不仅可以减轻时间压力，而且不需输入过多液体也可保持循环稳定，并能避免内脏的淤血[6]。

对伴有静脉-静脉转流的原位肝脏低温灌注，穿刺右侧股静脉和左侧腋静脉，穿刺肠系膜下静脉引流门静脉系统。阻断门静脉，在其上方做小的荷包缝合后，在该部位切开门静脉前壁并植入硅质导管，从导管内向肝内灌入4℃的保存液[5-6, 9-10]。在肝下下腔静脉阻断钳的上方切开下腔静脉，植入30F的导管引流灌流液。在TVE前需要分离和结扎右侧肾上腺静脉和膈静脉，避免离断面的持续出血。

替代该技术的选择之一是皮克迈尔（Pichlmayr）于1988年报告的体外肝切除；另一选择是前位肝脏（the ante-situm）法（图63-12-4），此操作不必切断肝门区结构，在肿瘤上下缘切断下腔静脉后将肝脏转至手术野浅面，便于其后的离断和下腔静脉重建[11-12]。

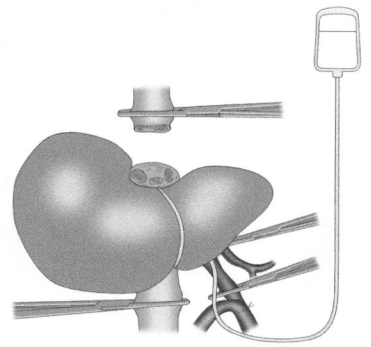

图 63-12-4　前位肝脏法进行下腔静脉切除

四、下腔静脉的重建

节段性切除或侧方切除后重建下腔静脉通常在肝切除后进行。

当施行侧方切除时，可直接缝合下腔静脉或利用补片完成重建（图63-12-5）。

若切除部分超过下腔静脉直径的50%以上，则需要使用自体或合成补片重建以避免严重的狭窄。有些报道采用类似幽门成形术那样的纵切横缝等替代技术以避免使用补片[13]。节段切除后，可利用直径18~20mm的人工血管进行下腔静脉的重建（图63-12-6）。其优点是可抵抗周围脏器的挤压和有很高的通畅率，其主要缺点是可能发生感染。也可采用异体血管移植物重建IVC的方法（图63-12-7）。冻存血管的优点是不需要抗凝，但长期观察发现部分病例可出现血栓。

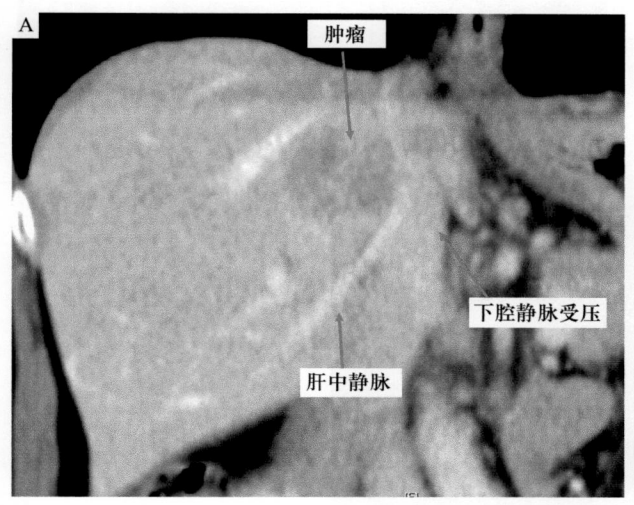
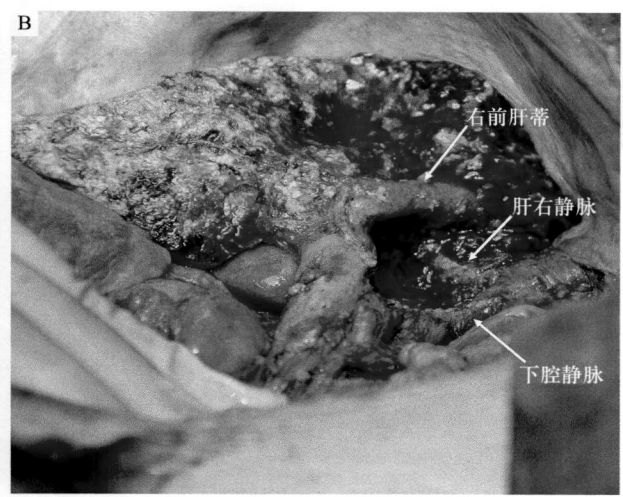

图 63-12-5　肝内胆管细胞癌病例，扩大左半肝切除联合下腔静脉切除重建
A. 术前CT影像（冠状位），见下腔静脉受压变形；B. 切除下腔静脉侧壁后，直接缝合闭锁。

五、围手术期注意事项

（1）就手术适应证而言，肿瘤累及下腔静脉表明肿瘤属于进展期，应该仔细检查有无肝外病变，慎重地判断有无手术适应证。

（2）术前行CT检查明确下腔静脉管壁侵犯程度（包括长度和周径），必要时行下腔静脉造影，确

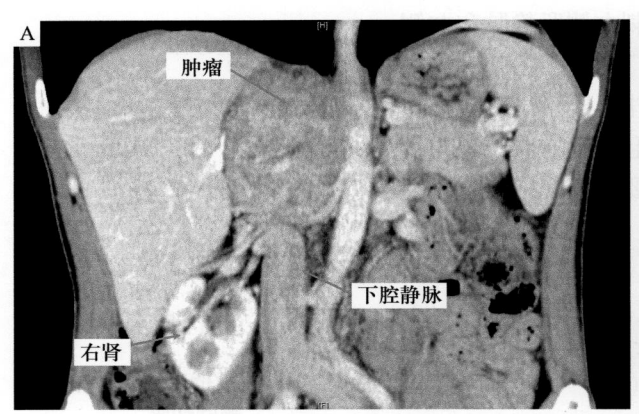

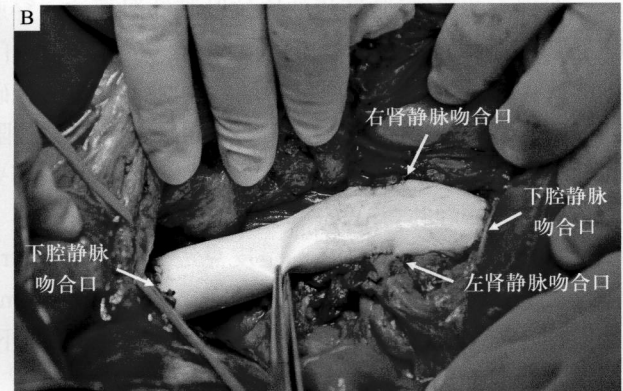

图 63-12-6　嗜铬细胞瘤病例，后腹膜肿物切除联合下腔静脉及双侧肾静脉切除重建

A. 术前 CT 影像（冠状位），见下腔静脉受累；B. 切除下腔静脉后，利用人工血管进行下腔静脉和双侧肾静脉重建。

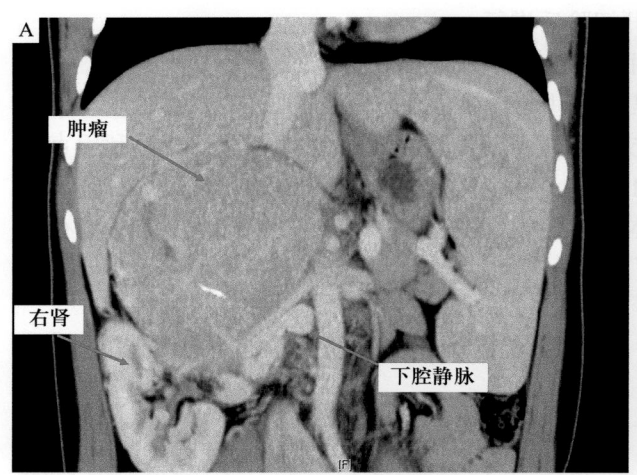

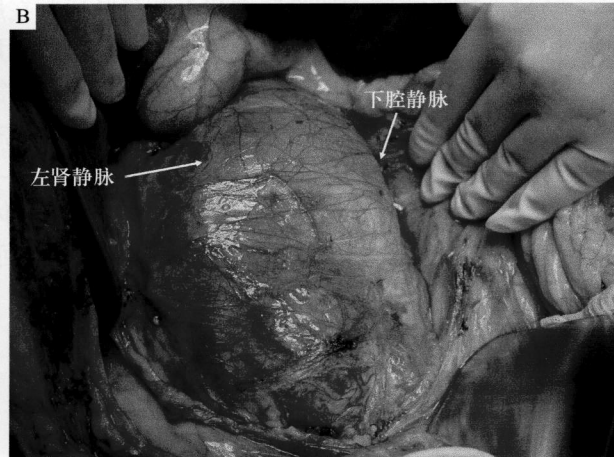

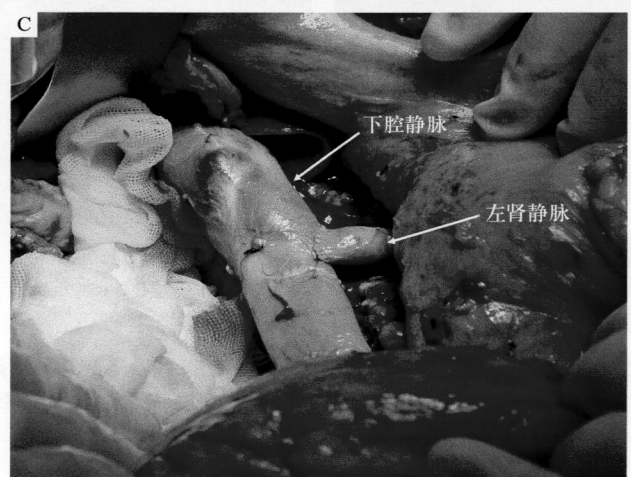

图 63-12-7　后腹膜肿物（副神经节瘤）病例，行肿瘤切除、
右肾切除联合使用异体血管行下腔静脉及左肾静脉切除重建

A. 术前 CT 影像（冠状位），见下腔静脉受和右肾静脉受累；B. 术中所见，切除下腔静脉侧壁后，直接缝合闭锁；
C. 切除下腔静脉后，使用异体血管行下腔静脉及左肾静脉重建。

定是否需要重建以及重建的方式。

（3）手术的安全性是绝对要求。仔细评估肝脏功能，必要时行选择性门静脉支栓塞提高预留肝脏的储备功能。此外，如果癌栓累及右心房，预计需要体外循环处理时，要详细检查心脏功能，包括超声心动和术前冠脉造影。

（4）需要与麻醉科、心内科等相关学科密切合作，术前充分讨论相关手术流程，尤其是如果存在下腔静脉主干内癌栓，需要术中采用经食管超声，实时监测癌栓位置的变化。

（5）术后常规超声检查下腔静脉、肝静脉血流，必要时予以抗凝治疗。

（项灿宏）

参 考 文 献

［1］ KIEFFER E, ALAOUI M, PIETTEET J C, et al. Leiomyosarcoma of the inferior vena cava: experience in 22 case [J]. Ann Surg, 2006, 244 (2): 289-295.

［2］ DAYLAMI R, AMIRI A, GOLDSMITH B, et al. Inferior vena cava leiomyosarcoma: is reconstruction necessary after resection [J]? J Am Coll Surg, 2010, 210 (2): 185-190.

［3］ MIZUNO S, KATO H, AZUMI Y, et al. Total vascular hepatic exclusion for tumor resection: a new approach to the intrathoracic inferior vena cava through the abdominal cavity by cutting the diaphragm vertically without cutting the pericardium [J], J Hepatobiliary Pancreat Sci, 2010, 17 (2): 197-202.

［4］ VARMA D, OGATA S, BELGHITI J. Isolated total caval clamping with "preserved remnant liver perfusion" for combined hepatic and vena caval resection in tumors involving vena cava [J]. Surgery, 2007, 141 (1): 112-116.

［5］ AZOULAY D, ANDREANI P, MAGGI U, et al. Combined liver resection and reconstruction of the supra-renal vena cava: the Paul Brousse experience [J]. Ann Surg, 2006, 244 (1): 80-88.

［6］ AZOULAY D, LIM C, SALLOUM C, et al. Complex liver resection using standard total vascular exclusion, venovenous bypass, and in situ hypothermic portal perfu-sion: an audit of 77 consecutive cases [J]. Ann Surg, 2015, 262 (1): 93-104.

［7］ HEMMING A W, MEKEEL K, ZENDEJAS I, et al. Resection of the liver and inferior vena cava for hepatic malignancy [J]. J Am Coll Surg, 2013, 217 (1): 115-124.

［8］ MAEBA T, OKANO K, MORI S, et al. Retrohepatic vena cava replacement of hepatic malig-nancies without using total hepatic vascular exclusion or extracorpo-real bypass [J]. Hepatogastroenterology, 2011, 48 (41): 1455-1460.

［9］ AZOULAY D, ESHKENAZY R, ANDREANI P, et al. In situ hypothermic perfusion of the liver versus standard total vascular exclusion for complex liver resection [J]. Ann Surg, 2005, 241 (2): 277-285.

［10］ HOTI E, SALLOUM C, AZOULAY D. Hepatic resection with in situ hypothermic perfusion is superior to other resection techniques [J]. Dig Surg, 2011, 28 (2): 94-99.

［11］ HANNOUN L, PANIS Y, BALLADUR P, et al. Ex-situ in-vivo liver surgery [J]. Lancet, 1991, 337 (8757): 1616-1617.

［12］ SAUVANET A, DOUSSET B, BELGHITI J. A simplified technique of ex situ hepatic surgical treatment [J]. J Am Coll Surg, 1994, 178 (1): 79-82.

［13］ MACHADO M A, HERMAN P, BACCHELLA T, et al. Resection and reconstruction of retrohepatic vena cava without venous graft during major hepatectomies [J]. J Surg Oncol, 2007, 96 (1): 73-76.

第 13 节　关腹和引流

关腹操作和引流是外科的基本功，也是减少术后并发症的重要因素。肝切除时，由于肝脏离断面往往会出现出血或胆漏，引起局部液体积聚，若引流不畅可产生感染灶，影响患者的恢复甚至危及生命；同时，合理放置引流管在一些并发症的情况下也发挥积极作用，如腹腔出血，合理放置引流管有利于迅速发现并发症，并及时采取相应的处理措施。

一、引流的基本操作

1. 应该引流的部位　肝离断面是产生胆汁、出血等肝切除术后渗出液的主要部位，且离断面呈凹陷状，液体容易积聚而继发感染，因此，放置引流管至肝断面深处。当离断面不止一处时，应该各肝断面分别放置引流管。

膈下、肝下、网膜囊处等腹腔位置较低的地方，容易形成液体积聚，多数情况下也需放置引流。

2. 引流的方向　在留置引流管时，必须考虑引流管插入的方向以及头端的位置，同时也要考虑好侧孔的位置。另外，很多情况下在离断面处露出肝静脉之类的主要血管，引流管应与其平行放置，且不要将头端靠近这些血管（图 63-13-1）。选择尽量短的距离和尽量直的方向引出，而且穿过腹壁时方向注意不要移位。引流均采用闭式引流。

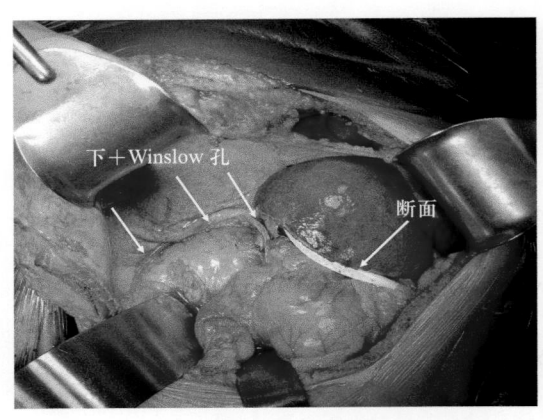

图 63-13-1　右半肝切除术后引流管的放置

右侧引流管从右侧膈下平行下腔静脉拐向 Winslow 孔（箭头），左侧引流管置于肝脏断面。

二、关腹的基本操作

1. 确认止血、冲洗腹腔　大量生理盐水冲洗腹腔，反复确认无出血及胆漏。

2. 腹壁的缝合　关腹时，用合成的可吸收线对腹膜、肌层筋膜进行连续缝合，缝合时注意线的间距和张力，确保不留无效腔。皮下脂肪组织及筋膜层可以不缝合，但要确实止血，切口反复冲洗，确认无血污及脂肪颗粒残留，皮下一般放置 15F 引流管。皮缘对齐后可以用皮钉间断钉合。此外，在剑突的切除部位皮下组织较少，容易形成腔隙，此部位要带少许腹膜、筋膜缝合在一起以消灭无效腔。

3. 其他要领　缝合关闭腹膜时，尤其是大范围肝切除，肝门结构骨骼化后，肝脏容易移位，甚至发生肝门结构扭曲，此时可将肝圆韧带、镰状韧带一起缝合固定肝脏，同时将大网膜和肠管放回原来的位置。如联合开胸，为预防术后疼痛，关胸时不要将肋骨拉得太紧，关腹后可在切口周围注射长效局部麻醉药物封闭。

（项灿宏）

第1节 右半肝切除术

在我国，多数肝脏的局部解剖以欧洲奎诺（Couinaud）方法为主[1]，沿肝裂切除肝组织，称为肝叶切除。目前常用的是切除肝脏的某解剖叶、段或相邻的几叶或几段，包括右半肝切除术、右后叶切除术、中肝叶切除术、左外叶切除术、左半肝切除术、尾状叶切除术、左三叶切除术、右三叶切除术，此外还有切除范围较小的肝段切除或不规则性肝切除术即肝局部切除术。

一、历史沿革

肝脏外科实际上是外科手术与肝脏解剖的结合。当外科医生了解肝脏的解剖结构后，肝脏外科手术便迅速发展。肝脏手术由手术禁区发展至普遍开展，肝切除术的历史演进基本经过了4个时代。一是盲目的肝切除时代。1888年德国医生朗根布奇（Langenbuch）切除一例肝脏边缘部位的肿瘤，标志着世界上首例肝切除术的完成，从此，外科手术领域开始向肝脏外科领域发展。由于受到当时的手术器械所限，以及对肝脏的脉管系统解剖结构认知的欠缺，肝切除术仅限于肝脏边缘的肿瘤局部挖除，且死亡率极高。这个时期肝切除围手术期死亡的主要原因是无法有效控制术中出血，直到1908年，外科医生Pringle采用暂时阻断肝蒂的止血方法，从而较为有效地控制了术中的肝创面出血。二是不规则肝切除时代。1954年对肝内管道的铸型研究揭开了肝脏解剖的神秘面纱，从而深入了解肝内管道系统，静脉、门静脉及胆管的三级解剖结构已经不成为肝脏外科技术的困扰，肝脏外科从此告别盲目肝切除，遵循肝内解剖结构的规则性肝切除应运而生。但由于肝癌多合并有肝硬化，肝脏的储备功能差，同时缺乏肝脏储备功能的评估方法，术后肝衰竭及术后缺血肝组织坏死、感染成为该时期围手术期死亡的主要原因。以保留更多剩余肝实质及减少术后肝衰竭为目标的不规则局部肝切除术成为肝脏切除的流行术式。三是规则肝切除时代。20世纪80年代，随着肝脏功能解剖、肝脏病理学进展和现代影像技术的支持、对肝脏储备功能认知的深入，临床医师可在术前判断患者肝功能的情况，另外大样本多中心的回顾性研究发现规则性肝切除相对于肿瘤局部挖除可有效地提高肝癌患者5年的生存率，因此肝脏外科手术又开始转向以Couinaud分段法为解剖学基础的解剖性肝切除。四是精准肝脏外科时代。20世纪末21世纪初，随着肝脏储备功能技术、术中导航技术、肝脏3D立体重建技术以及肝脏术中精细分离技术的发展，肝脏外科进入一个崭新的时代——精准肝脏外科时代。精准肝切除的理念率先由董家鸿团队提出，具体指追求彻底清除病灶的同时，确保剩余肝脏解剖结构的完整和功能性体积最大化，最大限度地控制术中出血，最终使患者获得最佳的康复效果。精准肝切除术是依靠一系列现代医疗技术和手段，对不同患者实施个体化精密治疗[2]。

二、手术原理

左、右半肝以下腔静脉至胆囊窝中点的连线为分界，其投影线下有肝中静脉通过。右半肝切除

（S5～S8 段切除）通常保留肝中静脉，在成人间活体肝移植中，亦常把肝中静脉留在供肝中。右肝通过右侧冠状韧带、肝裸区、右三角韧带、肝肾韧带等，固定于周围的膈肌及邻近器官上，相对于左肝，更不易显露。右半肝占肝脏体积的 60%～70%。对于质地正常的肝脏，残余左半肝体积占标准肝体积的 30% 以上，手术通常是安全的。如合并有肝硬化，这个比例要扩大到 40% 以上。并根据吲哚菁绿（ICG-R15）进行详细评估，详见第 62 章"肝切除适应证及手术规划"。

三、适应证

本术式的适应证范围是凡病灶累及右半肝，但未侵犯肝中静脉及左侧 Glisson 鞘的患者。具体如下：

（1）累及右肝及右侧胆道的恶性肿瘤，包括原发性和继发性肝癌、胆囊癌、肝门部胆管癌、血管内皮瘤、肝肉瘤等，见图 64-1-1；

（2）右肝的良性肿瘤，包括巨大海绵状血管瘤、肝腺瘤、肝囊腺瘤等；

（3）病变局限于右肝的原发性肝胆管结石，见图 64-1-2；

（4）严重肝外伤，右肝组织大块损毁，右肝主要血管或胆道严重损伤难以修复者；

（5）胆管囊性扩张症，病变累及右肝三级胆管以上者；

（6）囊型及泡型肝包虫病累及右肝者；

（7）累及右肝的经久不愈的局限性感染性病灶，如肝脓肿、肝结核等。

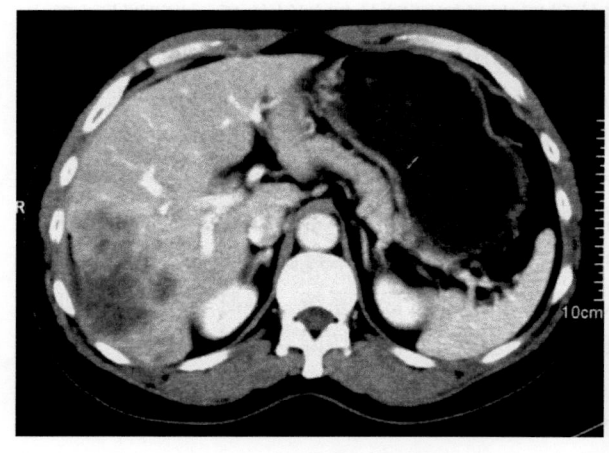

图 64-1-1　右肝原发性肝癌

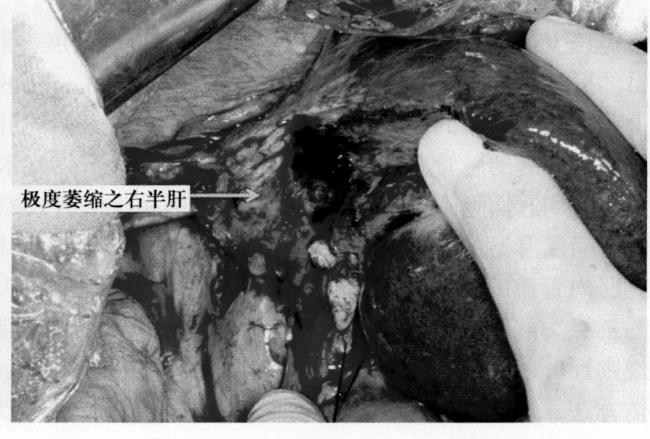

极度萎缩之右半肝

图 64-1-2　原发性肝胆管结石，右半肝极度萎缩

四、病情评估与手术规划

肝脏手术的患者，术前需要对肝脏的功能进行正确的分析及评估。常规做肝功能检查如胆红素、白蛋白、前白蛋白及凝血酶原的变化等，肝脏功能的半定量检测，ICG-R15 检测，术前 3D 测算肝体积以及全身情况评估。对于一般情况较好、Child-Pugh 分级 A 级、ICG-R15 小于 10%、预留的肝脏功能性体积须不小于标准肝体积的 30%、病变局限于右半肝的患者可拟行右半肝切除术[3]。

五、手术程序

1. 体位与切口　肝切除术一般采用平卧位。对于比较肥胖，桶状胸，预计视野较深者，可于右侧季肋部以沙袋垫高 15°～30°，以增加显露。常规采取上腹部反 L 形切口（图 64-1-3），中线上端至

胸骨下缘，切除剑突，可获得更好的视野，并且可以防止转动
肝脏时，肝脏被凸起的剑突尖端刺破。切口右侧延至右侧肋缘
下腋中线，通常即可充分显露视野。如肿瘤过于巨大，压迫膈
肌，上顶至胸腔，此切口对于游离肿瘤仍显困难，有时需行 J
形切口，延长至右侧第 9 肋间，并切开右侧膈肌，以求更佳的
显露。如巨大肿瘤向足侧生长，此切口无法显露出肿瘤下端，
则可适当加长正中切口，横向切口向向上斜行，呈 J 形。如肿
瘤下端仍显露不足，可酌情采取侧 T 形切口，可获得良好的
显露。传统的肋缘下长斜切口，对于右肝切除视野显露并不
佳，已逐渐较少应用。

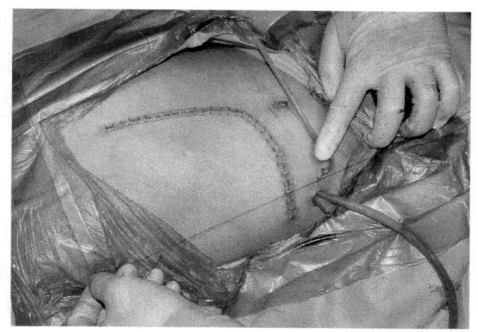

图 64-1-3　上腹部反 L 形切口

2. 探查　离断肝圆韧带。在施行腹腔镜肝切除时，肝圆韧带要紧贴腹壁离断，避免腹壁上下垂断
端遮挡视野。肝圆韧带可用超声刀或 Ligasure 直接切断，但在合并肝硬化的患者，存在脐静脉开放的
情况下，必须可靠结扎或以血管夹夹闭。肝脏侧圆韧带留长，以备牵引用。切开镰状韧带，直至第二
肝门。探查腹腔、腹壁、大网膜等处有无转移病灶。探查肝门部及预留肝脏有无转移病灶。使用术中
超声可以更清晰地显示肿瘤的边界、与肝内管道的关系、有无转移灶等情况。如发现有可疑结节，送
快速冰冻病理以明确病变性质。对于右肝的巨大肝癌，或位于 S5 段、S6 段的巨块型肝癌，留意探查
肿瘤有无侵犯结肠肝区，此种情况下，充分的术前肠道准备是必要的。

3. 肝门处理　肝切除之前，优先离断右肝的入肝血流（Glisson 鞘横断法）。其优点在于，第一，可
显示左、右肝之间的缺血分界线；第二，降低肿瘤细胞经门静脉转移的机会；第三，可减少或避免离断
肝实质过程中的 Pringle 法阻断全部入肝血流，有利于降低肝脏缺血再灌注损伤及减少胃肠道的淤血。

首先进行胆囊切除可更利于肝门的解剖。如胆囊与肿瘤关系较密切，为避免切除胆囊可能造成的
肿瘤细胞暴露和播散，可离断胆囊管及胆囊动脉后，不游离胆囊，将胆囊管与胆囊底部浆膜缝合悬吊
一针，以免解剖肝门时下垂的胆囊遮挡视野，将胆囊留在胆囊窝，与右半肝整块切除。如肿瘤距离胆
囊较远，亦可考虑保留胆囊，但要将胆囊床附着右肝部分加以游离。手术期间避免损伤胆囊壁、胆
囊管及胆囊动脉，避免以血管钳夹持胆囊壁，以免术后出现胆囊坏死造成的胆瘘。解剖肝门血管前，
可先预置肝门阻断带，以控制解剖过程中可能发生的出血。

肝 Glisson 鞘的分离分为鞘外解剖法和鞘内解剖法。鞘外解剖法为不切开 Glisson 鞘，将右侧的
Glisson 鞘整体分离出。优点是简便快速，不易损伤血管造成大出血。但不适用于肿瘤与右肝 Glisson
鞘关系密切及有门静脉右支癌栓者。首先辨认出左右肝 Glisson 鞘的分叉处，在该处切开肝门板，紧
贴肝门板分离该处的肝组织，以钝头直角钳探过右肝 Glisson 鞘，钳尖从尾状突前方探出，过线结扎。
操作过程中，注意勿损伤发自右肝 Glisson 鞘的尾状突血管，如肝组织有少量渗血导致视野不清，可
暂时阻断肝门，操作完成后渗血处以止血纱布或明胶海绵暂时填塞即可止血。

在半肝切除的肝门处理中，笔者更习惯于鞘内解剖法。切除胆囊后，助手以无损伤钳或牵引线提
起胆囊管残端向左侧牵拉胆总管，纵行切开胆总管右侧的肝十二指肠韧带浆膜，向深面分离直至门静
脉前壁。可切除部分结缔、淋巴组织利于门静脉的显露。此处注意，有可能损伤起源于肠系膜上动脉
的异位肝右动脉，需术前影像学检查充分评估。肝右动脉通常是从肝固有动脉分出后，通过胆总管后
方，分出右前及右后支分别进入肝脏。向左侧翻开胆总管后，在胆总管中上段，胆囊管汇入平面附近，
可轻易显露出肝右动脉。以尖头血管钳分离出肝右动脉，近端以 4-0 prolene 血管线缝扎，远端结扎或
以超声刀慢档离断。以剪刀锐性清除门静脉前壁及右侧壁附着的纤薄结缔组织，充分显露门静脉，确
认门静脉左、右支分叉部。助手以无创血管镊提起门静脉右支血管壁向左侧牵拉，术者左手提起门静
脉后方浆膜向右背侧牵拉，右手以钝头钳插入门静脉后与浆膜间的间隙，稍作轻柔分离。此时要注意
勿损伤或撕破起源于门静脉右支的尾状突分支，如该分支发出较早，影响门静脉的分离，则先予以离

断（图 64-1-4）。然后术者左手以无创血管镊提起门静脉右支血管壁向右侧牵拉，右手以钝头直角钳从门静脉左右支分叉处，轻柔分离门静脉右支左侧及后壁，直至钳尖通过门静脉右支后方到达其左侧，操作期间避免暴力，以防损伤血管，造成难以控制的大出血。带线牵拉提起门静脉右支，结扎门静脉右支（图 64-1-5）。因门静脉右支肝外部分通常较短，此时离断可能较为困难，可在肝实质离断过程中，充分显露后再离断更为安全。对于分裂型门静脉右支，右后、右前门静脉分支分别从主干发出，则需要逐一分离结扎，特别是门静脉右前支，往往发出位置较高，深入肝门，需要耐心处理（图 64-1-6）。右肝管的分离及离断亦可在断肝过程中进行。此时在肝脏表面可看到左、右肝的缺血分界线（图 64-1-7）。如利用用荧光腹腔镜，此时经外周静脉注入 0.5～1mg ICG，可更为清晰地显示左右肝之间的界面。

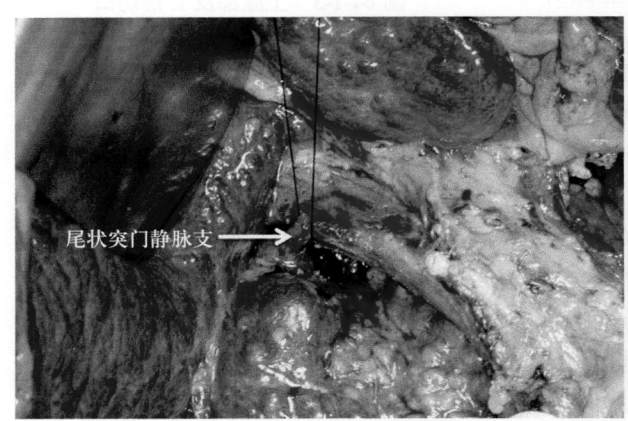

图 64-1-4　尾状突门静脉支

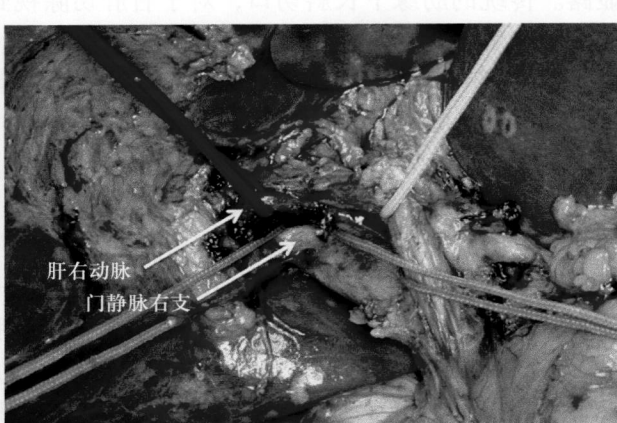

图 64-1-5　向左侧牵开胆管，显露肝右动脉和门静脉右支

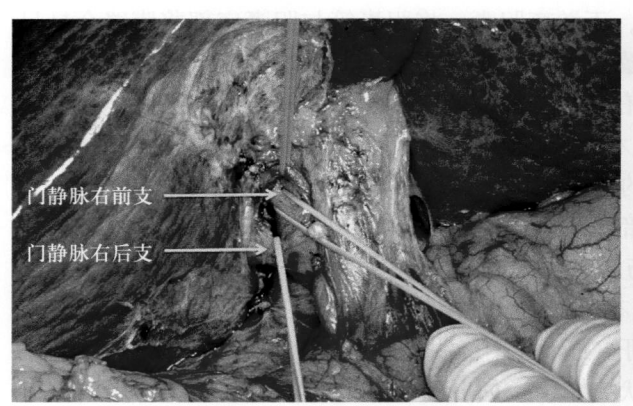

图 64-1-6　分裂型门静脉右支

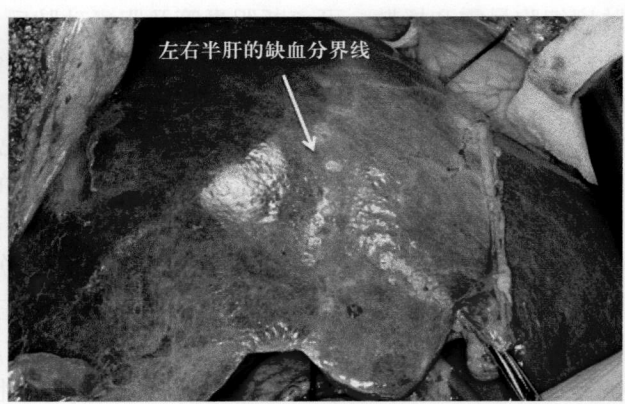

图 64-1-7　结扎右肝蒂后，显示出左、右半肝的缺血线

4. 肝脏游离　笔者的习惯是，在解剖肝门之前，先切开肝结肠韧带和肝肾韧带，这样不但可以更有利于肝门的显露，而且在随后的肝脏游离过程中，可以为助手向左侧搬动肝脏提供更大的游离度。这在腹腔镜下右肝游离时，同样适用，因为腹腔镜下是足侧视野，并且助手以器械结合纱布搬动右肝的力量相对较小，提供更大的足侧显露空间尤为重要。游离右肝时，助手以湿纱布向左侧转动肝脏，注意肝脏的旋转始终是以下腔静脉为轴心，如左肝较为肥大，需将左肝置于腹腔内，避免左肝挤压在腹壁切口上，影响肝脏的旋转。以电刀或超声刀切断肝脏右侧冠状韧带及右三角韧带。腹腔镜下右肝游离的顺序通常是从足侧到头侧。开放手术中笔者的习惯是先打开肝右静脉前方的浆膜层，再逆时针切开右冠状韧带一直到右三角韧带。逐渐切开肝裸区的结缔组织，直达肝后下腔静脉的右侧壁。期间助手要注意，搬动肝脏用力适中，切忌用力过大，以防造成肾上腺或肝短静脉的撕裂出血。

（1）右侧肾上腺的处理：约有近半数的患者，右侧肾上腺与右肝形成致密粘连，此种情况下易造成肾上腺撕裂出血，视野不清的状态下盲目切割或止血，有可能进一步造成肝短静脉甚至下腔静脉的损伤，发生难以处理的大出血。笔者的经验是，先不分离肾上腺与肝脏的粘连面，在肾上腺的足侧，显露出肝下下腔静脉的右侧壁，此处组织通常较为疏松，易于显露，如遇影响操作的肝短血管，则先行离断。同样，在肾上腺头侧亦显露出肝后下腔静脉的右侧壁，术者右手持钝头胸腔钳，贴着肝下下腔静脉的右侧壁，向头侧轻柔潜行插入，左手在肾上腺头侧引导，可轻易穿过，带线结扎后，再贴着肝脏以电刀切断粘连面，然后以 4-0 prolene 血管缝线，"8"字缝合肾上腺断面，如肾上腺表面有裂伤，亦需缝合，单纯电凝止血并不可靠。肝脏侧断面通常不需特殊处理。在分离肾上腺的过程中，有可能引起血压的一过性升高。继续向头侧分离，离断右侧静脉韧带（马库奇韧带），如图 64-1-8。以胸腔钳从足侧插入此韧带与肝后下腔静脉右侧壁之间的潜在间隙，轻柔前行，分离出马库奇韧带并离断。此韧带中有时会有较为粗大的血管，两侧断端以缝扎较为安全。

（2）肝短静脉的处理：常人有 4～8 支肝短静脉，引流 Spiegel 叶的肝短静脉集中在肝后下腔静脉左前壁中 1/3 处，而引流尾状突的肝短静脉主要集中在肝后下腔静脉右前壁中下部。部分人会有一支较为粗大的右后下静脉作为 S6 段的回流血管（图 64-1-9），另有少数人存在较为粗大的右后中静脉。肝短静脉在肝外行程极短，出肝后直接汇入下腔静脉，加之位置深在，显露困难，处理难度往往较大，稍有不慎，即会引起血管撕裂甚至下腔静脉损伤，造成难以控制的大出血和空气栓塞。

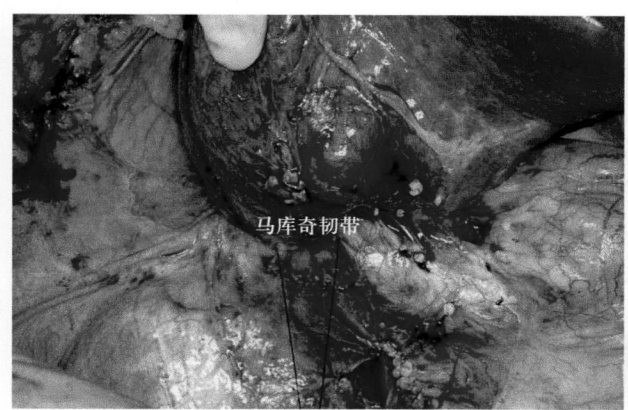

图 64-1-8　马库奇韧带

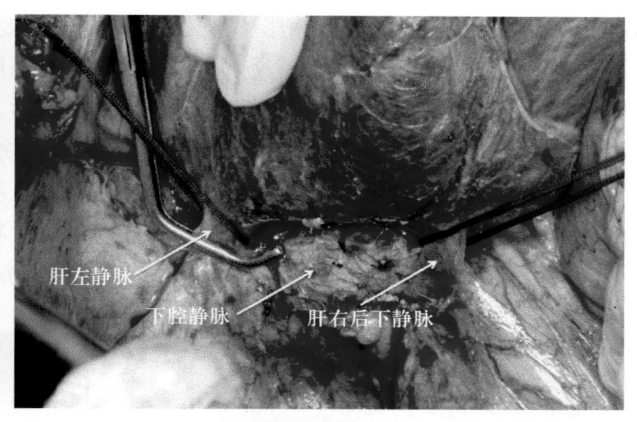

图 64-1-9　右肝游离后显露出肝右静脉、
下腔静脉及肝右后下静脉

无论是开放手术还是腹腔镜下处理肝短静脉，均须从足侧开始。助手向上牵开尾状叶腔旁部肝组织，向左侧牵拉肝十二指肠韧带，显露出肝下下腔静脉与尾状叶腔静脉旁部之间的间隙，小心切开腔静脉前方的浆膜，显露出下腔静脉前壁和右侧壁。通常这个潜在间隙中的结缔组织甚为疏松，以尖头剪刀稍作分离即可轻易分开，注意动作轻柔，勿损伤肝短静脉。以细血管钳分离出肝短静脉，过线双侧结扎，剪断血管。如血管较粗，远端（腔静脉侧）以缝合为宜。近端（肝脏侧）以 5mm 连发钛夹夹闭可节约手术时间。粗大的右后下静脉断端需以 5-0 血管线连续缝合关闭，或以直线切割闭合器离断。沿下腔静脉向头侧游离，显露出右侧半边肝后下腔静脉，直达肝右静脉足侧。

（3）肝右静脉的显露：肝右静脉的肝外行程较短，在肝外处理往往较为困难。并且如先行切断，有可能会造成右肝淤血，增加切肝过程中的出血量。通常可将肝右静脉先行分离悬吊，待肝实质离断后再行处理更为合理。

先行分离肝右静脉与肝中静脉之间的陷凹，此为肝后下腔静脉前间隙（Couinaud 间隙）的上段，其中并无血管，仅有少量疏松结缔组织，以钝头直角钳可轻易分离出一个漏斗状陷凹。以钝头血管钳从肝右静脉足侧缘和下腔静脉前壁之间的间隙轻柔插入，钳尖指向肝静脉陷凹，左手示指在该陷凹处可触及钳尖，稍作分离即可探出钳尖，过血管吊带或丝线悬吊。笔者的习惯是，通过此 Couinaud 间隙放置一根弹性束带，将肝脏向上提拉，以作为肝脏离断过程中切肝方向的指引，以及可以减少肝中静脉的出血（绕肝提拉法）。需强调的是，肝右静脉的肝外分离如有困难，不必强求，可在肝组织离断后再行处理。至此，右肝游离全部完成。

（4）前入路肝切除：对于右肝较大的恶性肿瘤，笔者更倾向于前入路肝切除（anterior approach hepatectomy），即先切开肝实质，离断右半肝的所有肝内管道，直达下腔静脉前方，切断肝右静脉，最后游离肝脏周围韧带从而完成肝切除的技术[4]（图 64-1-10）。相较传统方式的右半肝切除，前入路具有更大的优势。传统的右半肝切除方法具有以下弊端：大肿瘤游离困难、显露困难、挤压严重，导致癌细胞播散进入体循环，有可能增加术后复发转移的风险；压破较柔软的癌肿导致大出血、播散；撕裂肝短静脉或肾上腺导致大出血；旋转肝脏过程中影响入肝和出肝血流，损害肝功能；肿瘤体积巨大操作困难时，可能因无法游离肝脏而放弃手术。而前入路的方式很好地解决了以上弊端，肝脏离断后，由于视野开阔，右肝更易于游离。有证据表明，相较于传统路径的右半肝切除，前入路的方法术中出血量更少，中位生存时间更长，两者之间有显著性差异，对于 AJCC Ⅱ 期及有血管侵犯的肝癌优势更为明显，可作为右叶大肝癌首选术式。前入路右半肝切除主要的风险在于术中的大出血。切肝过程中，右肝尚未游离，术者无法用手在肝后托起并压迫肝脏止血，因此切肝过程中可能出现肝断面深部主要是肝中静脉及其属支的出血难以控制。故此术式对术者技术要求较高，离断肝实质过程中力求操作细致，保持低中心静脉压（2～5cmH$_2$O），必要时 Pringle 法阻断肝门或联合肝中静脉的阻断以控制出血。临时阻断肝下下腔静脉血流亦是紧急处理肝静脉大出血的良法。笔者数年前完成的一例右肝大肝癌手术，行前入路右半肝切除，离断肝实质后，在分离肝右静脉过程中，因患者术前曾接受过数次 TACE 治疗，肝右静脉与周围组织包括下腔静脉致密粘连，止血钳将肝右静脉背侧撕裂，出血严重，视野不清，无法缝合止血。此时肝脏尚未游离，且右肝与膈肌粘连致密难以游离，无法将手托至肝右静脉后方压迫止血。笔者只好快速切开右侧膈肌，将手经胸腔伸至肝右静脉后方压迫止血，视野清晰后妥善缝合止血。此亦为紧急情况下的一个处理方法。

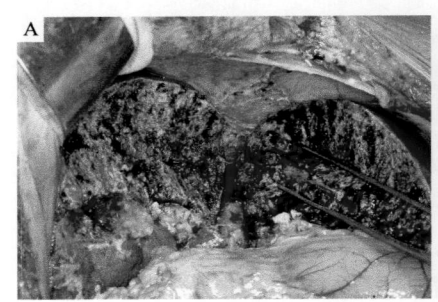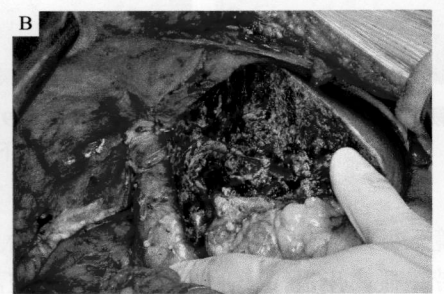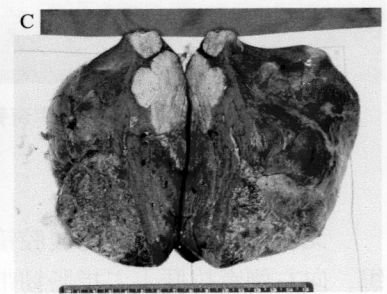

图 64-1-10　原发性肝癌，前入路右半肝切除
A. 肝实质离断后；B. 右半肝切除后；C. 切除之标本。

（5）绕肝提拉法：2001 年，贝勒吉提（Belghiti）首次报道用血管钳在肝后下腔静脉前建立隧道，放置牵引带提拉肝脏，进行前入路肝切除，称为 Belghiti 提拉法（Belghiti maneuver），见图 64-1-11。其作用在于增加视野显露、指示肝实质离断方向和减少出血。目前已拓展到三肝叶切除、左半肝切除、中肝切除、右前叶切除、右后叶、尾状叶切除等各式中的应用。其风险在于建立肝后隧道时，非直视操作有可能造成肝短静脉甚至下腔静脉损伤。笔者曾实施过数十次绕肝提拉带的放置，未出现出血的情况。其解剖学基础为肝后下腔静脉前间隙（Couinaud 间隙），是尾状叶与下腔静脉之间缺少肝短静脉的无血管疏松组织间隙，该间隙最狭窄处的宽度为 2～15mm，可以非直视下进行分离。笔者的做法是，先解剖肝静脉陷窝，该处向下可安全分离 2.5cm 左右，切开肝下下腔静脉前与尾状叶之间的浆膜，直视下离断肝下缘的肝短静脉以增大操作空间，如尾状叶较为肥厚，可切开少量腔旁部尾状叶肝组织增加显露，尽量缩短盲性操作的距离。以钝头的弯胸腔钳插入肝后下腔静脉前间隙，轻柔前行，如遇阻力切勿强行突破。同时钳柄下压（此点很重要），左手示指在肝静脉陷窝处引导，可触及钳尖，探出后引弹性束带通过该间隙。束带两端可保持张力固定于头足两侧的手术单上。绕肝提拉法的禁忌证如下：肿瘤侵犯第二肝门、Couinaud 间隙；各种原因

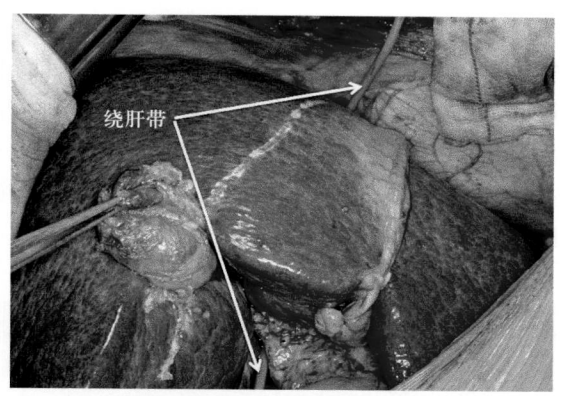

绕肝带

图 64-1-11　穿过肝后下腔静脉前间隙的绕肝带

（介入、炎症等）导致肝组织与肝后 IVC 致密粘连者；肿瘤巨大，肝门和尾状叶后方下腔静脉难以充分显露者。需要指出的是，无法建立肝后隧道，不作为前入路肝切除的禁忌。

5. 肝实质离断　沿着标记好的左右半肝缺血线进行离断，此时右肝蒂血流已阻断，Pringle 法并不是必需。断肝的顺序一般是从足侧到头侧，在此过程中，肝脏腹侧面的包膜下 2～3cm 范围内一般较少粗大脉管，细小（直径小于 1mm）的脉管用单极或双极电凝可有效地止血。使用电凝时，助手可在电凝头滴少许生理盐水，以减少干痂的产生，具有良好的止血效果。笔者习惯使用超声吸引刀（CUSA）、钳夹法或超声刀离断肝脏。其中 CUSA 可利用超声震荡击碎肝组织，并冲洗吸走破碎的肝细胞，很好地显露肝内管道，更为精准。一般采用双主刀方式，主刀持 CUSA 管头破碎肝组织，一助持电刀，切断裸化出的细小管道并对肝实质渗血处电凝止血。两人如配合熟练，中心静脉压控制适宜，可大大加快肝脏离断过程。勿过于深入地把 CUSA 管头插入肝实质，以免损伤深部的脉管。遇到较为粗大的脉管，可以 CUSA 管头沿脉管的纵轴轻柔移动，破碎其周围的肝实质，即可充分显露脉管。保留侧的粗大脉管需结扎或缝合，另一侧可以连发钛夹夹闭以节约时间。直径 1mm 以下的细小管道可由助手以电刀直接凝断。同时也要注意不要把 CUSA 管头长时间接触脉管，避免因其高能量输出而损伤脉管。切忌以管头沿切割面暴力划动，以免划断肝断面的细小管道。

钳夹法为最传统的方法：使用止血钳压榨、破碎肝细胞实质，显露出肝内脉管，然后用弯头或直角止血钳穿过管道的后方，使管道的一部分完全与肝实质分离，再逐一结扎、离断。这种方法简单实用，可完成绝大多数的肝切除手术。操作过程中应注意，钳夹压榨肝组织过程中止血钳的尖端垂直于离断线，每次钳夹不要超过 1cm 肝组织，且止血钳尖不要过分深入肝组织，以免钳夹过多撕裂了需要保留的脉管。

超声刀兼具止血及切断功能，是离断肝实质的良好工具，特别在腹腔镜肝切除中不可或缺。笔者习惯采用"小步快走"的方法，即用刀头小口钳夹肝组织，钳夹过程中可短暂激发快挡，使之产生的能量既能起到止血作用，又不至于误切破血管壁。

一个优秀的肝脏外科医生所具备的重要能力之一就是如何减少肝切除术中的出血，并在发生出血时如何妥当处理。肝切除术中最大的难题是出血的控制，出血绝大多数来源于肝静脉系统。因入肝的肝动脉和门静脉血流通过 Pringle 法即可控制，但肝静脉在常规肝切除手术中是不需阻断的。而且肝静脉的肝内部分血管壁薄如蝉翼，分支繁多，稍有不慎即会破裂出血，有时处理起来相当棘手。无论使用何种方法切肝，肝脏的切面一定要由浅入深，像翻书一样逐渐展开，这样才能充分显露肝断面的脉管。切忌在狭小的空间内过分深入分离，在术野不清的情况下，稍有不慎即会损伤大的血管，导致难以处理的出血。此时切忌盲目电凝止血，可先用小纱布或止血棉填塞压迫暂时止血，或以蚊式血管钳暂时夹闭出血处。将出血点周围的肝组织离断，充分显露出出血点后再可靠止血。在处理肝脏深部较

为粗大的脉管时，首先要尽量去除脉管周围的肝实质，充分、清晰地显露脉管。笔者的经验是，至少需要显露出脉管周径的 2/3 以上，充分估计到脉管的深部范围，然后用细头止血钳或直角钳轻柔穿过脉管后方，此时若遇阻力，切忌强行穿过，否则极易损伤脉管的分支或其邻近的肝静脉，导致肝实质深部的大出血，这往往是肝切除术中出血的一个重要原因。此时可继续清除脉管周围肝实质，待脉管显露得更为充分时，再去处理之。越是粗大的脉管，需要将其显露的程度越高，留出充足、安全的空间以便于切断。

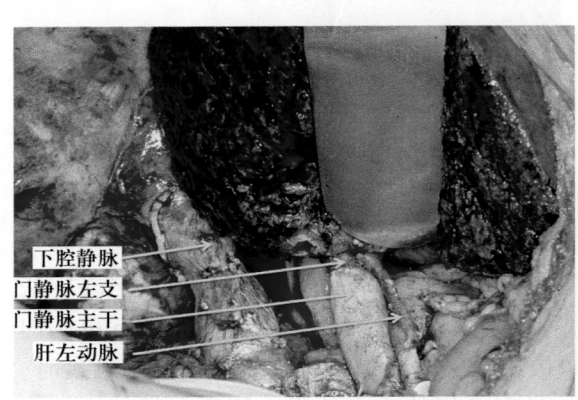

下腔静脉
门静脉左支
门静脉主干
肝左动脉

图 64-1-12 肝门部胆管癌，右半肝＋尾状叶切除，门静脉切除重建

右半肝切除术肝脏离断是沿着肝中静脉右侧壁进行。有时候肝中静脉末梢贴近胆囊床，这也是腹腔镜胆囊切除术中易出血的一个部位。显露出肝中静脉末梢支，沿着静脉向其主干行进，首先遇到的较粗大分支一般为 S5 段引流支，此支较为恒定。部分患者存在 S8 段支。肝中静脉上的小筛孔可自行止血（或压迫后），稍大破孔以 6-0 血管线精细缝合。充分显露出右侧肝蒂，分离出右肝管，确认无误后离断，注意勿损伤左肝管，以免造成左侧胆管狭窄。离断门静脉右支，断端以 5-0 血管线缝合。离断尾状叶腔旁部，显露出下腔静脉前壁。沿下腔静脉继续向第二肝门行进。最后离断肝右静脉。右侧肝蒂及肝右静脉如以直线切割闭合器离断可节约手术时间，如图 64-1-12。

至此，肝实质离断完毕。如为前入路右半肝切除，则肝实质离断后右肝更易于游离，视野更佳。

6. 放置引流及关腹 断面彻底止血后，检查无出血及胆漏，将镰状韧带与腹壁缝合固定，避免左肝向右旋转影响肝静脉回流。肝断面放置一根引流管，右侧腹壁戳孔引出。常规逐层关腹。

六、手术要点与难点

（1）尽可能在肝外处理肝右静脉；

（2）显露下腔静脉前，在分离肾上腺时一定要避免损伤肾上腺静脉；

（3）肝短静脉及肝右后下静脉的处理；

（4）处理肝脏深部较为粗大的脉管时，首先要尽量去除脉管周围的肝实质，充分、清晰地显露脉管；

（5）术者握住右半肝，根据设定的离断面进行离断；

（6）对于右肝较大的恶性肿瘤，前入路肝切除术具有更大的优势。

七、围手术期处理

1. 术后处理 术后密切观察病情变化，注意防止低血压、缺氧、出血、少尿、腹胀和肝昏迷等情况。

2. 术后并发症的防治

（1）出血：肝切除术后常见并发症有出血、肝衰竭、膈下感染、胆漏、胸腔积液。术后出血的原因很多，常见的术中止血不彻底、凝血功能障碍、创面渗血及上消化道出血等，一旦发现出血及时有效地去处理是关键。如出血量少、速度较慢、每小时少于 200ml，且有减少趋势，可加强止血剂和凝血因子的同时输血，如能逐渐稳定好转，多可自行止血。如出血量多，速度较快，立即进腹止血。对于应激性消化道出血，积极护肝、输血、止血、吸氧和应用抑酸药物等上消化道出血的治疗和处理。

（2）术后肝衰竭：预防肝衰竭在于严格掌握肝切除的指征、术前充分准备、掌握合理的肝切除量、维持术中的循环稳定，尽量减少出血，缩短肝阻断时间，预防术后其他并发症的发展，给予积极有效的护肝疗法。

（3）膈下积液或脓肿：肝切除术后，如引流不当、不充分或过早拔除引流管，膈下即可能积液，继发感染，甚至形成膈下脓肿。对于术后出现发热的患者，先行彩超检查，如发现积液，应予以穿刺置管引流，同时加强抗感染治疗。

（4）胆漏：肝切除术后，有的患者难免有小的胆漏，一般充分引流，胆汁 3～7 天自行停止。若胆汁引流量逐日增多，说明有较大胆管的胆汁外漏，可继续维持引流，如不合并感染，多可在 2 周内自行愈合；若超过 2 周胆漏仍不能停止，应行 ERCP 检查，行患侧肝管内置管引流，多能愈合。对经久不愈者，还可考虑行局部小剂量放疗。

（5）胸腔积液：多数合并有肝硬化的肝切除术后均可发生胸腔积液，少量积液不影响呼吸者，可不必特殊处理，如胸腔积液较多，可彩超引导下行穿刺置管引流，并加强营养。

（董家鸿　闫　军）

参 考 文 献

［1］ COUINAUD C, et al. Etudes anatomiques et chirurigicales [M]. Paris: Masson, 1957.
［2］ 董家鸿, 黄志强. 精准肝切除——21 世纪肝脏外科新理念 [J]. 中华外科杂志, 2009, 47 (21): 1601-1605.
［3］ 董家鸿, 郑树森, 陈孝平, 等. 肝切除术前肝脏储备功能评估的专家共识 (2011 版) [J]. 中华消化外科杂志, 2011, 10 (1): 20-25.
［4］ 苏正, 刘波, 刘高杰. 前入路肝切除术在原发性肝癌手术中的应用价值 [J]. 中华肝脏外科手术学电子杂志, 2016, 5 (1): 16-20.

第 2 节　左半肝切除术

一、适应证

肿瘤性或肝胆管结石等病灶累及左半肝（包括 / 不包括 Spiegel 叶）。但未侵犯肝中静脉，未侵犯右侧肝蒂（图 64-2-1）。

二、病情评估和手术规划

常人左半肝占全肝体积的 30%～40%。没有肝硬化情况下，患者是可以耐受的。但对于明显肝硬化的患者，肝脏变形者，需根据 ICG-R15 值及标准肝体积的测算来全面评估。详见第 62 章 "肝脏切除适应证及手术规划"。

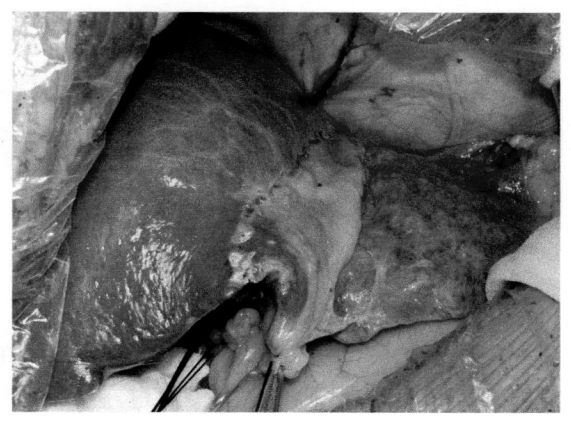

图 64-2-1　肝胆管结石，左半肝萎缩

左半肝切除（S2～S4 段切除）术前的胆道影像学检查是必要的，如 MRCP。变异的右后胆管汇入左肝管并不少见，需详细评估，避免术中损伤[1]。

三、手术程序

1. 体位与切口 平卧位。常规情况下，反 L 形切口能够满足左半肝切除的需要。切口横向至右侧腋前线即可。如肿瘤较大，可将纵行切口向左侧稍偏移（剑突左侧），且纵行切口稍长，以增加左侧的显露。如肿瘤巨大，仍显露不足，酌情增加左侧横行切口，采用"奔驰"状或倒 T 形切口，即可获得良好视野。切除剑突可获得更好的显露。

2. 探查 首先离断肝圆韧带及镰状韧带。探查方式同其他肝脏手术。左肝的巨大肿瘤有可能侵犯胃壁及其邻近组织，需仔细探查。

3. 肝门处理 切开肝胃韧带一直到膈肌处，显露出 Spiegel 叶。此韧带中有时会存在副肝左动脉，一并切断结扎。胆囊是否切除根据其与肿瘤的关系是否密切而定，如保留胆囊，则需分离其左侧胆囊床，并注意勿损伤胆囊壁及其血供。

（1）鞘内解剖法：显露出肝十二指肠韧带，切开其左侧的浆膜层，显露出肝固有动脉，血管吊带悬吊，沿肝固有动脉向肝门部解剖，显露出肝右动脉及肝左动脉的分叉部。肝左动脉再向右上方分出肝中动脉汇入左肝内叶，其主干汇入左肝外叶。此两支动脉均须切断。肝中动脉从肝右动脉或右前肝动脉上起源并不少见，需仔细辨认，如图 64-2-2、图 64-2-3 所示。全程解剖出肝动脉较为费时费力，尤其在腹腔镜下。笔者的经验是，在矢状部根部进行肝动脉的解剖，从肝十二指肠韧带左侧开始，遇到的第一支动脉即肝左动脉，确认其汇入到左肝外叶，即可放心离断。再向右侧稍作解剖，即可显露出肝中动脉，确认其汇入左肝内叶，即可离断。此方法在腹腔镜下更为实用。离断肝左动脉及肝中动脉后，可见到门静脉左支的前壁。以血管钳小心穿过血管后方，分离出门静脉左支，结扎。门静脉左支左侧位于矢状部根部会有一细小分支发出至 Spiegel 叶，如不需切除 Spiegel 叶，则需保留此支血管，如图 64-2-4 所示。左肝管如能确认，亦可在肝外离断。此时可见到左右肝之间明显的缺血分界线。

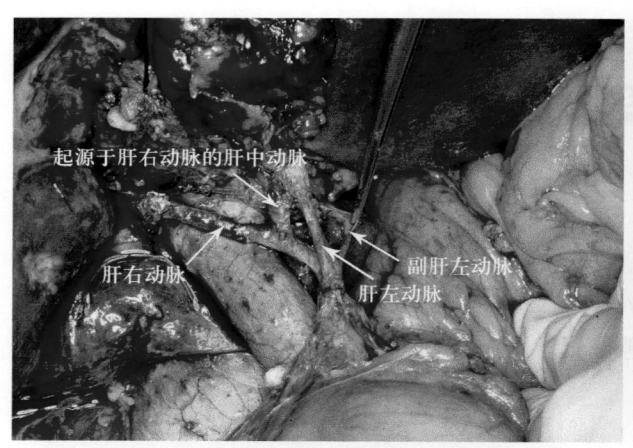

图 64-2-2 肝中动脉起源于肝右动脉

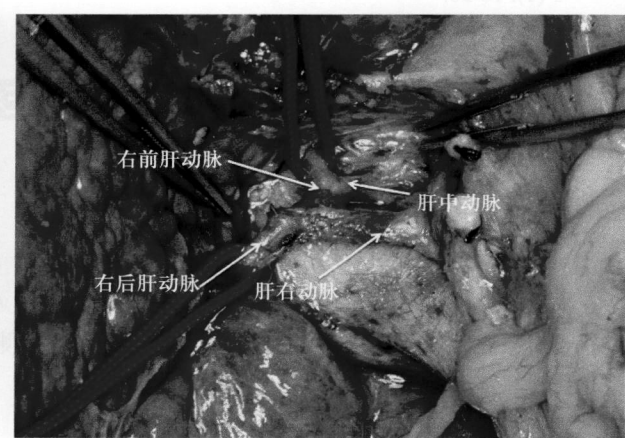

图 64-2-3 肝中动脉起源于右前肝动脉

（2）鞘外解剖法：向上提起肝圆韧带，在 Glisson 鞘矢状部起始部切开其左右两侧的肝组织，以血管钳紧贴 Glisson 鞘，从右侧穿过左肝蒂的后方，从静脉韧带（Arantius 管）中点的上方穿出，过线结扎。注意勿损伤发自矢状部根部的 Spiegel 叶肝蒂，如图 64-2-5 所示。

4. 肝脏游离 相对于右肝，左肝更为游离，显露视野更佳。在左肝外叶下方以湿纱布隔开胃壁，从第二肝门处开始，显露出肝左、中静脉的共干，电刀切开左冠状韧带，此处注意勿损伤汇入到肝左静脉根部的左膈静脉，如左膈静脉出血，须缝合止血。向左侧切开直至左三角韧带。左三角韧带可以

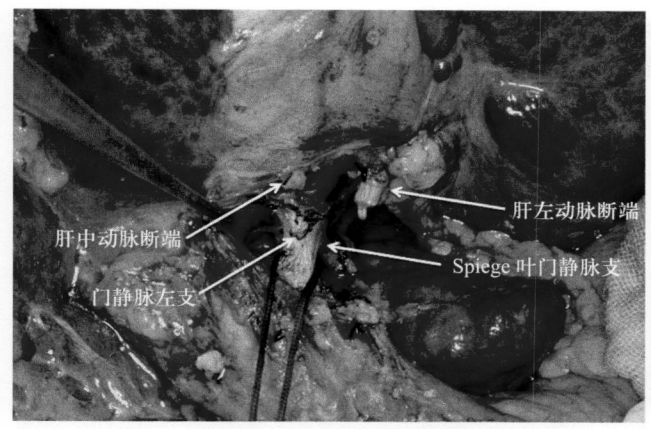

图 64-2-4 鞘内法解剖左肝蒂

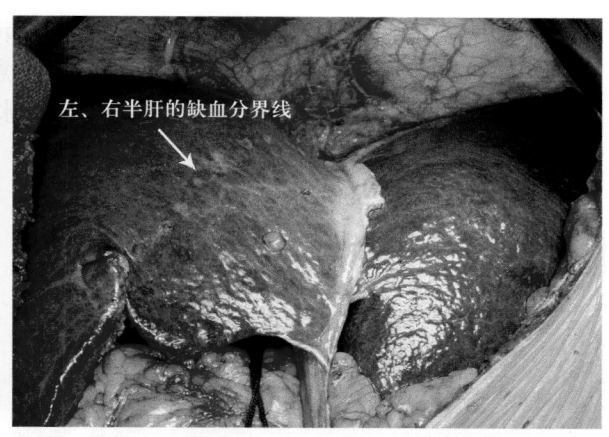

图 64-2-5 结扎左肝 Glisson 鞘后，左、右半肝的缺血分界线

超声刀离断或切断后结扎。此时注意，某些情况下，如肝硬化脾脏增大，或左肝外叶较长，往往左三角韧带位于脾脏上极背侧，此时注意操作轻柔，勿损伤脾脏，特别是夹持三角韧带腹壁侧残端的血管钳尖，甚易于刺破脾脏，造成大出血。如显露困难，此时可不必离断左三角韧带，采用"前入路"的方式，即离断肝脏后，再向右侧牵拉左肝，可更方便显露左三角韧带。

Spiegel 叶的游离。如需一并切除 Spiegel 叶，则需要从下腔静脉前方将其游离。助手以压肠板向右侧翻开左肝外叶，以丝线缝合悬吊 Spiegel 叶向右侧牵拉，弹力束带将肝十二指肠韧带向右侧牵拉。显露出肝后下腔静脉左侧壁，从其足侧缘向头侧剪开下腔静脉左侧的浆膜层。仔细分离出肝短血管，结扎并离断，头侧显露至第二肝门处，右侧显露至肝后下腔静脉中线，如图 64-2-6 所示。某些情况下，尾状叶较为肥厚，或包裹至下腔静脉背侧，显露困难，可采用"前入路"的方式，即在肝脏离断后，从下腔静脉中线向左侧分离 Spiegel 叶更为安全。

肝左静脉的显露，如图 64-2-7 所示。通常情况下，肝左静脉和肝中静脉共干汇入下腔静脉。肝外分离肝左静脉不易且风险较大，可在肝实质离断后再行处理。

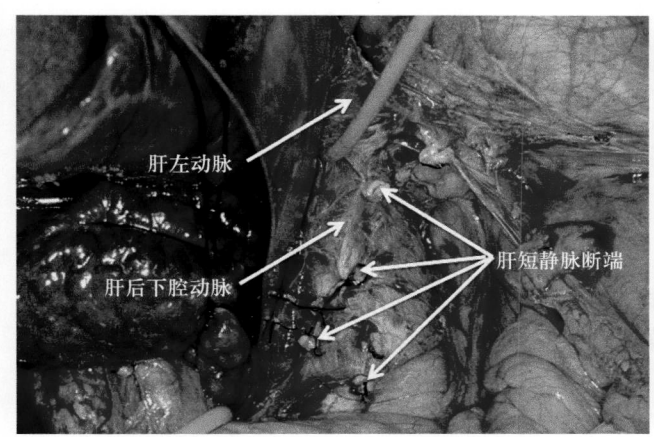

图 64-2-6 离断 Spiegel 叶的肝短静脉，
显露下腔静脉及肝左静脉

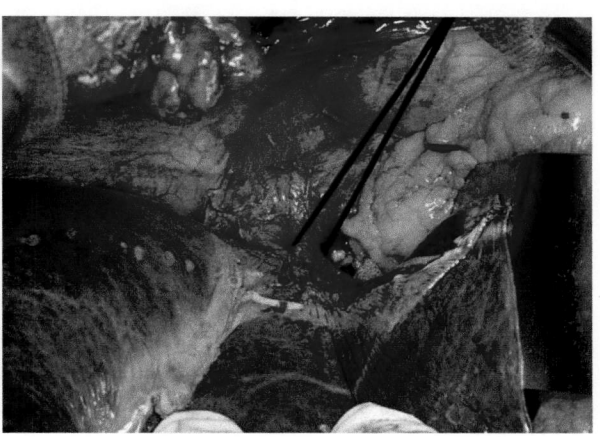

图 64-2-7 分离出肝左静脉并悬吊

5. 肝实质离断 肝实质离断方法同其他方式肝切除，此时左侧入肝血流已阻断，Pringle 法为非必须。从肝脏下缘开始切肝，遇到较为粗大的肝中静脉分支，向其中枢侧追踪分离，可显露肝中静脉主干，离断肝中静脉腹侧肝组织，离断肝中静脉左侧小分支，显露肝中静脉左侧壁，离断肝中静脉背侧肝组织。处理左侧 Glisson 蒂。纵向切断静脉韧带，其中可能有小血管，缝扎为宜，使用

直线切割闭合器可加快手术进程。如需切除 Spiegel 叶，则在肝后下腔静脉前壁中线处，切断腔旁部尾状叶的肝实质，将 Spiegel 叶一并切除，注意有可能存在之前未离断的肝短静脉，仔细处理之。到达第二肝门处，仔细辨认肝中静脉和肝左静脉分叉部，离断肝左静脉，残端缝扎，如图 64-2-8～图 64-2-10。

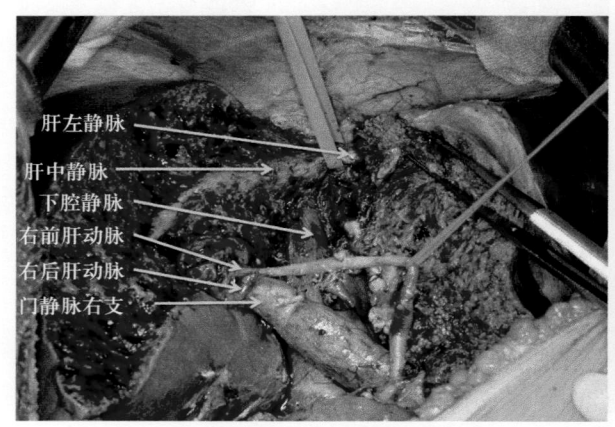

图 64-2-8　肝门部胆管癌

左半肝切除后的肝断面

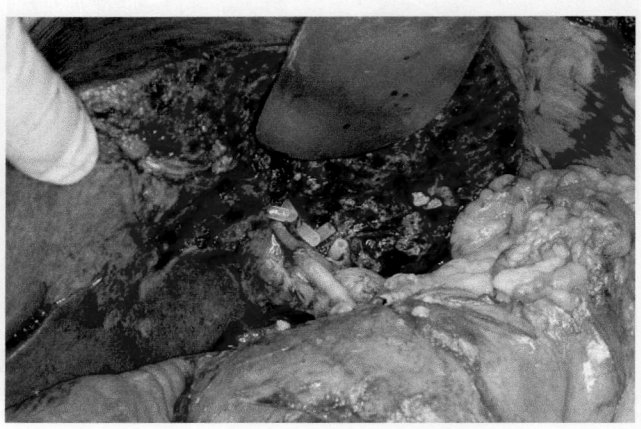

图 64-2-9　肝门部胆管癌

左半肝＋尾状叶切除，联合肝右动脉切除重建。

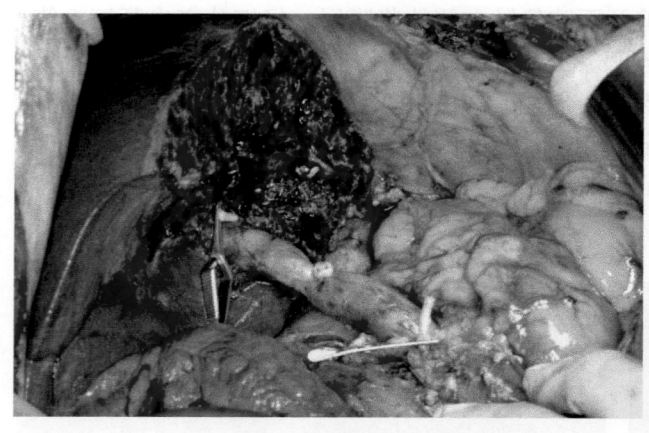

图 64-2-10　肝门部胆管癌

左半肝＋尾状叶切除，联合肝右动脉、门静脉切除重建。

6. 放置引流及关腹　断面彻底止血后，检查无出血及胆漏，肝断面放置一根引流管，通过肝十二指肠韧带后方，从右侧腹壁戳孔引出。常规逐层关腹。

四、手术要点与难点

（1）Spiegel 部最粗的肝短静脉包裹在腔静脉韧带内，肝短静脉需一支支仔细结扎、切断。

（2）肝离断的良好与否取决于能否正确地解剖出作为肝内唯一标识的肝中静脉。

（3）肝实质离断过程中，肝中静脉根部有可能汇入一支粗大的间裂静脉，将其离断后才能显露出肝左静脉，须仔细辨认。肝左静脉根部紧贴左肝头侧背膜，特别是肝胆管结石等情况下，左肝萎缩，肝左静脉较为细小，且包裹在纤维化组织中，不易辨认。勿将间裂静脉误认为肝左静脉离断后，认为残余的纤维化组织中无重要血管，直接剪开或撕裂，会极易导致致命性空气栓塞。

（4）一般左半肝切除须保留肝中静脉[2-3]。如肝中静脉受侵，亦可切除肝中静脉，但需要详细评估。根据术前影像学检查，评估右前叶肝脏的血液回流情况，如为肝右静脉优势型，切除肝中静脉多无大碍，可术中先行解剖第二肝门，暂时阻断肝左、中静脉共干，观察右肝前叶是否淤血，如无淤血可切除肝中静脉。对于肝中静脉优势型患者，如切除肝中静脉，则必须进行右前叶肝静脉的重建（图 64-2-11），否则会导致术后严重的肝功能障碍。

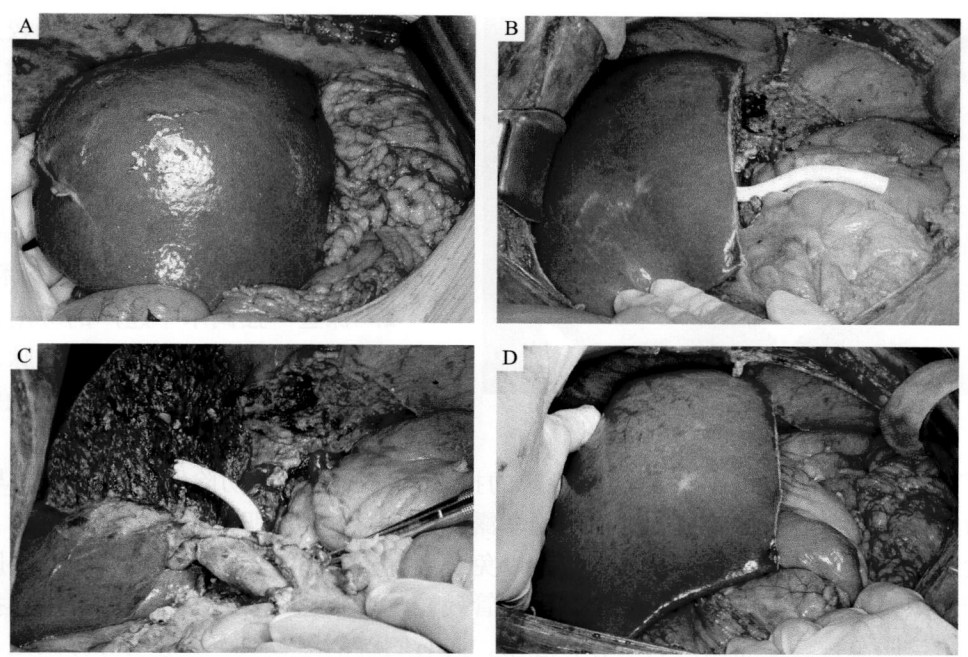

图 64-2-11　左半肝切除联合肝中静脉切除
A. 切除前；B. 切除后；C. 人造血管重建肝中静脉；D. 右肝前叶淤血缓解。

五、围手术期处理

围手术期处理同本章第 1 节"右半肝切除术"。

（董家鸿　闫　军）

参 考 文 献

［1］ 董家鸿. 胆管先天性解剖变异与胆管损伤 [J]. 中国实用外科杂志, 1999, 19 (8): 453-454.

［2］ MISE Y, HASEGAWA K, SATOU S, et al. Venous reconstruction based on virtual liver resection to avoid congestion in the liver remnant [J]. Br J Surg, 2011, 98 (12): 1742-1751.

［3］ KAKAZU T, MAKUUCHI M, KAWASAKI S, et al. Reconstruction of the middle hepatic vein tributary during right anterior segmentectomy [J]. Surgery, 1995, 117 (2): 238-240.

第 3 节　右前叶切除术

一、适应证

病变累及肝右前叶（S5 段及 S8 段），或累及右前叶 Glisson 鞘（未侵犯起始部），但未侵犯肝中静脉及肝右静脉，未侵犯右后叶 Glisson 鞘，如图 64-3-1 所示。

二、病情评估与手术规划

右肝前叶的切除相对复杂，毗邻的重要脉管：肝中静脉、肝右静脉、下腔静脉、右前肝蒂、右后

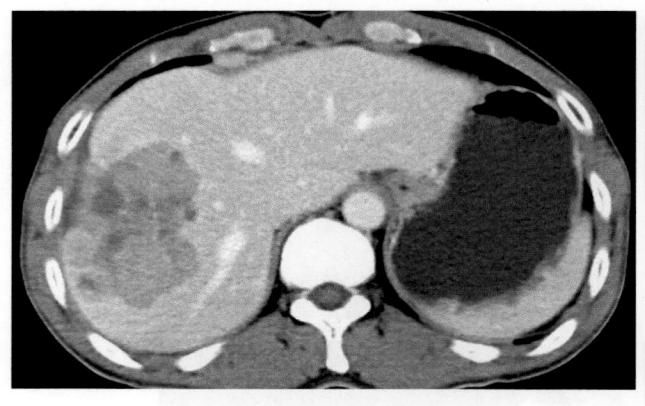

图 64-3-1　右肝前叶肿瘤

肝蒂。并且肝脏有两个切面，创面较大。术前需进行充分的评估，如肝脏的三维重建、标准肝体积的测算、ICG-R15 检测等。

三、手术程序

1. 体位与切口　同右半肝切除术。

2. 探查　强调术中超声的应用，仔细探查肿瘤与左右肝 Glisson 鞘、肝右静脉、肝中静脉及下腔静脉的关系，有无脉管侵犯及癌栓，有无转移病灶。

3. 肝门处理　右前叶 Glisson 鞘在胆囊床的投影下，故须首先切除胆囊。如胆囊与肿瘤关系较密切，为避免切除胆囊可能造成的肿瘤细胞暴露和播散，可离断胆囊管及胆囊动脉后，不游离胆囊，将胆囊管与胆囊底部浆膜缝合悬吊一针，以免解剖肝门时下垂的胆囊遮挡视野，将胆囊留在胆囊窝，与肝组织整块切除。助手向左侧牵拉胆囊管残端，在胆总管右侧纵行切开肝十二指肠韧带浆膜，向左侧牵拉胆总管。显露出肝右动脉，悬吊，向右侧解剖出右前、后肝动脉分叉处，离断结扎右前肝动脉。值得注意的是，有时候左肝内叶动脉由右前肝动脉发出，需仔细辨认，避免损伤。显露出门静脉右支，向肝脏侧分离，显露出右前、后门静脉支分叉部，结扎右前支门静脉，因其肝外行程较短，此时可不必离断，以避免残端脱落出血，或造成右后支血管的狭窄，留待肝实质离断过程中处理更为稳妥。右前肝动脉及门静脉支均结扎后，此时可看到右前叶的缺血线，电刀标记（图 64-3-2～图 64-3-4）。

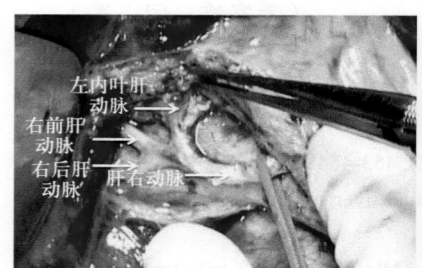

图 64-3-2　解剖肝动脉，左肝内叶动脉发自肝右动脉

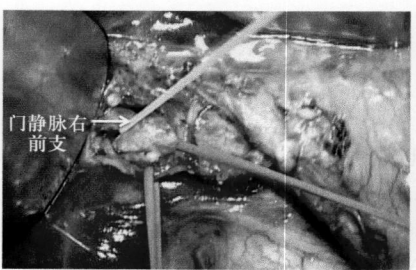

图 64-3-3　解剖门静脉右前支

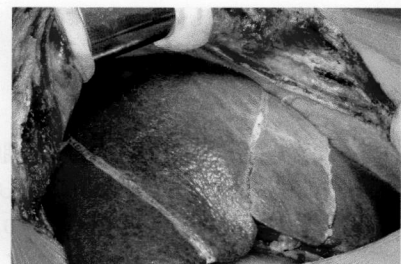

图 64-3-4　右肝前叶缺血线

4. 肝脏游离　离断镰状韧带至第二肝门处，显露出肝中静脉及肝右静脉之间的陷凹。离断右侧冠状韧带及三角韧带，助手将肝脏向左侧翻转，将右肝游离至下腔静脉。注意勿损伤粗大的右后下静脉，造成 S6 段肝组织回流障碍。尽量分离肝右静脉的背侧和肝右、肝中静脉与下腔静脉的间隙，遇术中出血时，可将手指插入其间压迫肝中静脉止血。

5. 肝血流阻断　本术式肝脏断面较大，肝实质离断时间长。因右前叶的血流已阻断，在肝实质离断过程中，可不做常规 Pringle 法阻断全部入肝血流。当肝实质离断贴近肝静脉时，可进行轮流的半肝血流阻断：离断左侧面时，阻断左侧肝蒂；离断右侧面时，阻断右侧肝蒂。每次阻断 30 分钟，开放 5 分钟。

6. 肝实质离断　笔者习惯先进行 S4 段和右前肝叶的分离。沿肝中静脉的右侧，从足侧向头侧行进。期间会遇到粗大的 S5 段和 S8 段的肝中静脉回流支，需妥善缝扎。离断至第二肝门，即彻底分离开肝中静脉右侧的肝组织后，转向足侧，沿右前、右后肝叶的缺血线，离断 S5 段和 S6 段之间的肝组织。寻找肝右静脉的末梢支，沿肝右静脉的左侧向头侧行进，离断肝组织。至肝门部，显露出右前及右后 Glisson 鞘的分叉部，部分患者 S5 段的小分支从右后 Glisson 鞘分出，逐一结扎离断。以直角钳通过右前 Glisson 鞘的后方，解剖出右前叶 Glisson 鞘。此时注意，右前叶 Glisson 鞘显露足够长度，远离分叉部结扎离断，以避免损伤右后叶 Glisson 鞘。继续沿肝右静脉左侧向右侧分离肝组织，离断肝右静脉的左侧分支，直到第二肝门，完成右前叶切除（图 64-3-5、图 64-3-6）。

7. 关腹和引流　肝断面处及右侧膈下各放置一根引流管。常规关腹。

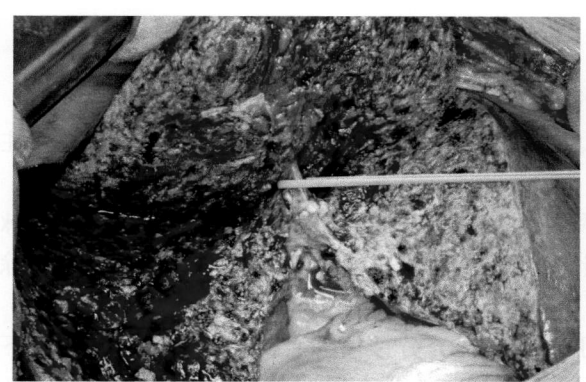

图 64-3-5　显示右前肝蒂

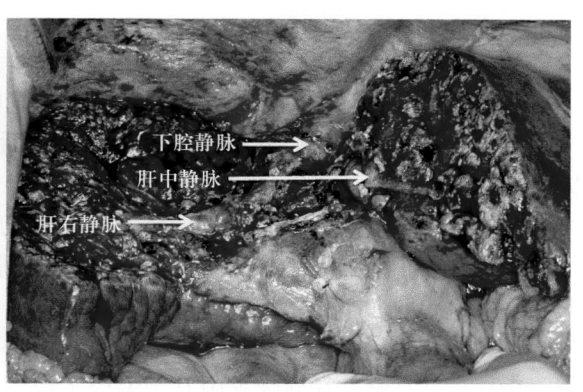

图 64-3-6　肝脏断面

四、手术要点与难点

（1）右前叶切除需要将肝右静脉及肝中静脉显露出，控制出血是手术要点；

（2）离断右前叶 Glisson 鞘时，勿贴近分叉部，以避免损伤右后叶 Glisson 鞘；

（3）部分患者 S7 段血供或胆道汇合于 S8 段的 Glisson 鞘，这种情况处理起来相当棘手，需根据术前影像学检查仔细甄别。图 64-3-7 是一类比较少见的胆道变异，B6 为南绕型汇合于右肝管囊肿，而 B7 为北绕型汇合于 B8 胆管囊肿。此时如行中肝切除，需仔细处理该两支胆管。

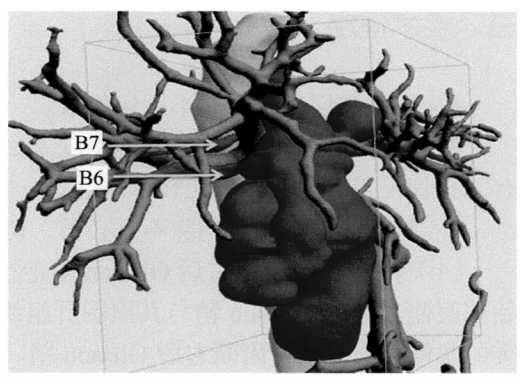

图 64-3-7　右后叶的胆管变异

B6 为南绕型汇合于右肝管囊肿，而 B7 为北绕型汇合于
B8 胆管囊肿（未显示）。
B6～B8：分别表示 S6 段～S8 段胆管

五、围手术期处理

围手术期处理同本章第 1 节"右半肝切除术"。

（董家鸿　闫　军）

第 4 节　右后叶切除术

一、适应证

右后叶（S6 段＋S7 段）切除术适于原发及转移性肝癌、肝胆管结石等肝脏疾病。病灶局限于右肝后叶，未侵犯右后 Glisson 鞘起始部，未侵犯下腔静脉。

二、病情评估与手术规划

根据术前影像学检查，充分评估肿瘤与各脉管的关系，以确定手术方案及预案。

（1）右后门静脉支的癌栓位置：如已侵及右后、右前门静脉分叉部，单纯行右肝后叶切除，往往难以达到根治性目的，右半肝切除是更好的选择。

（2）肿瘤有无侵犯肝右静脉：原则上右后叶切除需保留肝右静脉，以保证右前叶肝组织的静脉回流。但部分患者右前叶有一支粗大的前裂静脉汇入肝中静脉，此种情况下，如肝右静脉受侵，可切除肝右静脉而右前叶肝脏血液回流不受影响。

（3）下腔静脉和肝静脉的情况：右后叶紧贴下腔静脉，需充分评估肿瘤与下腔静脉的关系，下腔静脉有无侵犯或癌栓，肝静脉支中有无癌栓（特别是肝短静脉和右后下静脉），必要时加做下腔静脉造影。值得注意的是，一旦肝静脉或下腔静脉中有癌栓，肺部转移的概率显著增高，需术前明确。

三、手术程序

1. 体位与切口　同右半肝切除术。

2. 探查　强调术中超声的应用，仔细探查肿瘤与右肝 Glisson 鞘、肝右静脉及下腔静脉的关系，有无脉管侵犯及癌栓，有无转移病灶。

3. 肝门处理　胆囊切除不是必需，切除胆囊有利于右后叶 Glisson 鞘的解剖。

（1）鞘外解剖法：右后 Glisson 鞘走行于 Rouviere 沟（Rouviere's sulcus）内。在 Rouviere 沟的起始部腹侧，分离 Glisson 鞘与其周围肝组织，以钝头直角钳掏过右后叶 Glisson 鞘的后方，尖端从尾状突的腹侧穿出，即可阻断右后 Glisson 鞘。

（2）鞘内解剖法：纵行切开肝十二指肠韧带胆管右侧的浆膜，将胆总管向左侧牵开，显露出肝右动脉，悬吊，向右侧解剖出右前、后肝动脉分叉处，离断结扎右后肝动脉。右后和右前肝动脉变异较多，有时不止一支，需仔细辨认，避免误伤。显露出门静脉右支，向肝脏侧分离，显露出右前、后门静脉支分叉部，结扎右后支门静脉，因其肝外行程较短，此时可不必离断，以避免残端脱落出血，或造成右前支血管的狭窄，留待肝实质离断过程中处理更为稳妥（图 64-4-1）。右后肝动脉及门静脉支均结扎后，此时可看到右后叶的缺血线，电刀标记（图 64-4-2）。

4. 肝脏游离　基本同右半肝切除术，将右半肝一直游离至下腔静脉前方，离断右侧的肝短静脉及右后下静脉，于第二肝门处，解剖出肝右静脉，悬吊（详见本章第 1 节"右半肝切除术"）。其目的是切肝过程中保护肝右静脉，并且在有肝右静脉出血时，可暂时阻断肝右静脉，以 5-0 prolene 缝线修补。

5. 肝脏离断　沿缺血标记线从足侧向头侧切开肝组织，寻找出肝右静脉的末梢支，沿肝右静脉的右侧壁离断肝组织，完全切除右肝后叶（图 64-4-3）。对于肝胆管结石的患者，多数患者肝脏会出现不

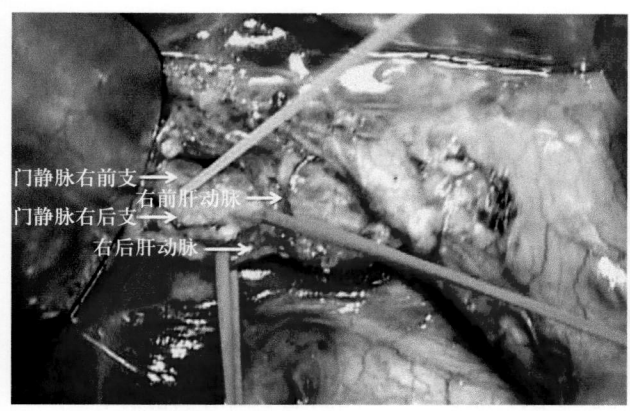

图 64-4-1　鞘内解剖法，显示右后叶及右前叶的肝动脉及门静脉支

门静脉右前支 →
门静脉右后支 →
右前肝动脉 →
右后肝动脉 →

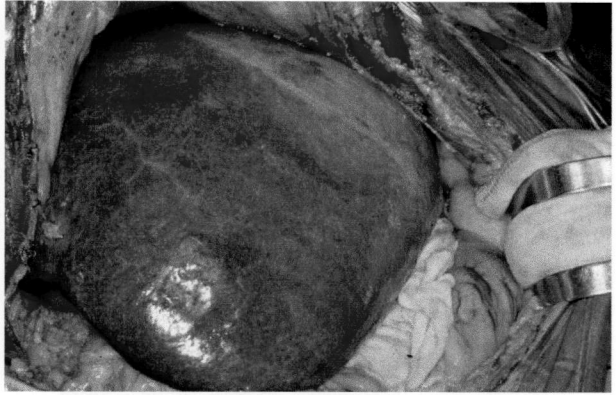

图 64-4-2　结扎右后叶 Glisson 鞘后，右肝后叶缺血线呈现

同程度的萎缩，解剖结构变形，应注意断肝平面的把握，如图 64-4-4。

6. 关腹和引流　肝创面放置一根引流管。常规关腹。

四、手术要点与难点

（1）右后 Glisson 鞘结扎和离断时，勿过于靠近右后、右前 Glisson 鞘的分叉部，以免损伤右前叶的胆管及血管；

（2）鞘外解剖法不适用于右后门静脉支有癌

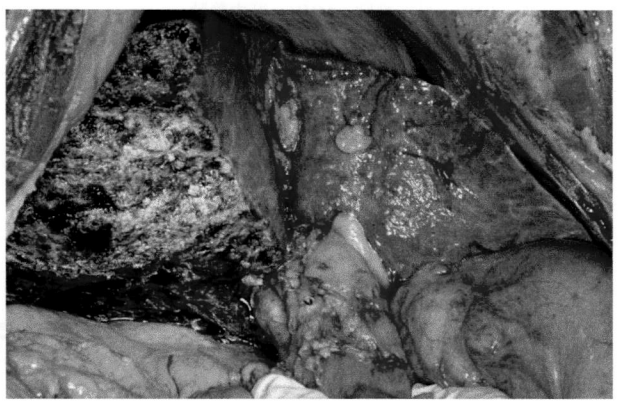

图 64-4-3　右肝后叶切除后断面

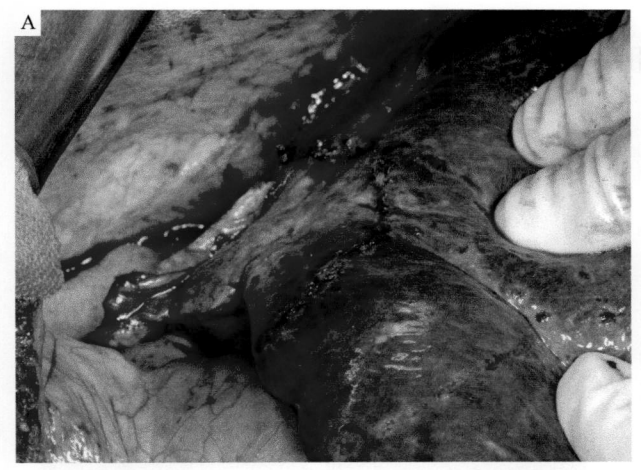

A

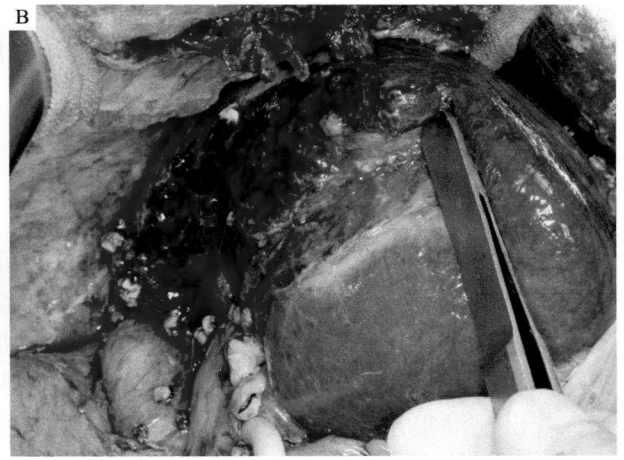

B

图 64-4-4　原发性肝胆管结石
A. 极度萎缩的右后叶；B. 切除极度萎缩的右后叶。

栓者，或肿瘤过于贴近右后 Glisson 鞘者，有暴露肿瘤或损伤肿瘤之风险；

（3）部分患者 S6 段和 S7 段的 Glisson 鞘呈分裂型，S7 段的 Glisson 鞘较为深在，肝外处理困难，不必强求，可在肝实质离断过程中处理；

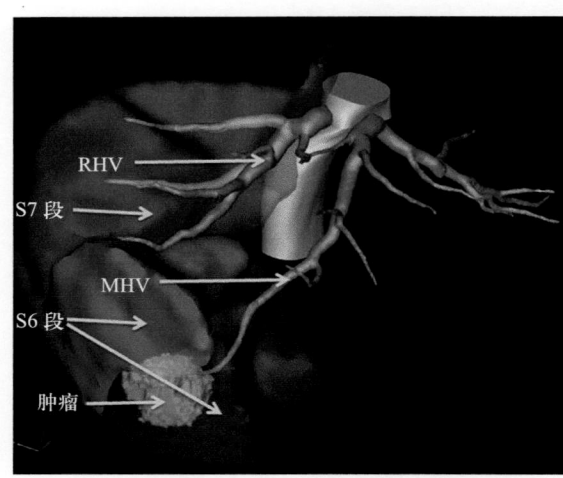

图 64-4-5　S6 段粗大肝静脉支汇入肝中静脉
RHV：肝右静脉；MHV：肝中静脉。

（4）少部分患者 S7 段的血供来源于 S8 段的背侧支，无法从肝外处理；

（5）如 S7 段的 Glisson 鞘有变异，无法从肝外处理，或右后 Glisson 鞘解剖困难，可采取反向阻断法，即暂时阻断右前 Glisson 鞘的血流，以确定右前叶和右后叶的分界线；

（6）部分患者 S5 段的小分支来自右后 Glisson 鞘，需仔细甄别；

（7）如果有粗大的右后下肝静脉时，肝右静脉多不引流 S6 段，故在 S6 段无法显示出肝右静脉；

（8）部分患者 S6 段有较粗大肝静脉支汇入肝中静脉，故需术前仔细甄别，否则沿着该静脉离断肝组织会进入右前肝叶（图 64-4-5）。

五、围手术期处理

围手术期处理同本章第 1 节"右半肝切除术"。

（董家鸿　闫　军）

第 5 节　左外叶切除术

一、适应证

左外叶（S2 段＋S3 段）切除术适用于肿瘤、肝胆管结石等病变位于肝左外叶，未侵犯左 Glisson 鞘及其矢状部。

二、病情评估与手术规划

肝左外叶切除一般被认为是比较简单的肝切除手术。但亦需要仔细评估，对于肝肿瘤的患者多数合并有肝硬化，术前必须评估肝脏的储备功能。肿瘤有无侵犯左肝 Glisson 鞘和肝左静脉等脉管。若出现侵犯，应行扩大切除。如肿瘤主体虽然位于肝左外叶，但肿瘤过于贴近矢状部 Glisson 鞘，此时若单纯切除左外叶，并不能获得一个满意的切缘，且有暴露或破损肿瘤的风险，在可能的情况下，实施左半肝切除是更好的选择，如图 64-5-1；术前评估肿瘤所在的肝段门静脉中有无癌栓，如癌栓已接近矢状部，建议行左半肝切

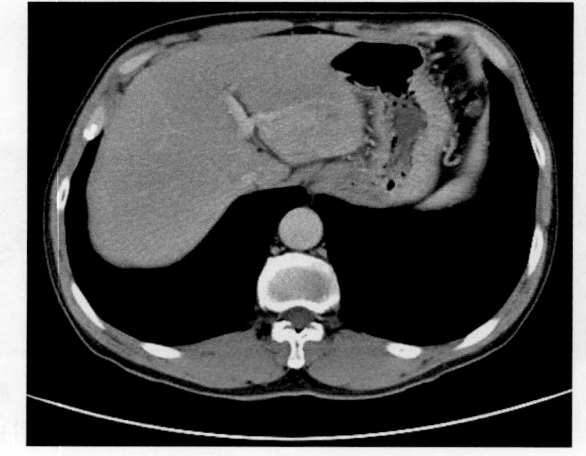

图 64-5-1　S3 段肝细胞癌
虽然无明确肝 Glisson 鞘侵犯，但由于肿瘤紧贴 S3 段 Glisson 鞘根部，如切除左外叶，处理 S3 段 Glisson 鞘时，可能无法获得满意的切缘，且有肿瘤破损的风险，可能的情况下仍建议行左半肝切除术。

除具有更好的根治性；充分评估肿瘤与肝左静脉的关系，有时候肿瘤邻近肝左静脉根部，需小心处理，避免损伤肝中静脉，造成空气栓塞或残余肝脏的回流障碍。

三、手术程序

1. 体位与切口　平卧位，上腹部反 L 形切口。如肿瘤体积较大，正中线的切口可向左侧平移，以利于肿瘤的显露，如仍显露不够，可加做上腹部"奔驰"样切口。

2. 探查　探查肿瘤与周围组织关系，巨大的外生型肿瘤有可能侵犯或粘连胃壁，特别是经动脉化疗栓塞术（TACE）后粘连较重，肿瘤周边有较多新生血管。

3. 肝门处理　肝左外叶与左内叶之间有镰状韧带作为天然的标记，一般不需在肝外处理 Glisson 鞘。当然，亦可在肝外将 S3 段和 S2 段的 Glisson 鞘预先结扎再进行肝组织离断。S2 段的 Glisson 鞘靠近头侧，且往往位于肝组织内，肝外解剖有一定难度，非为必要。肝左静脉往往与肝中静脉共干，在肝外处理较为困难，可留待最后处理。如为分裂型肝左静脉，亦可在肝外分离出，但不建议先行离断，否则有可能导致左外叶回流障碍，致使切肝过程中出血增多。

4. 肝脏游离　肝左外叶比较易于游离，处理较为简单。离断肝圆韧带，切开镰状韧带，直至第二肝门。显露出肝中静脉和肝左静脉的共干，继续在肝左静脉的左侧切开左冠状韧带，笔者的习惯是在肝左外叶的下方放置一块纱布，作为冠状韧带切开的标记，同时以避免损伤胃壁。助手向足侧牵拉左外叶，切开左冠状韧带直至左三角韧带。三角韧带中有时会有细小血管，切断后残端结扎或用超声刀离断。向上抬起左外叶，向右侧牵拉肝十二指肠韧带，切开肝胃韧带，注意其中可能有起源于胃左动脉的副肝左动脉，此动脉绝大多数情况下是供应肝左外叶，离断后无碍。

5. 肝血流阻断　肝左外叶切除可不常规实施 Pringle 法阻断入肝血流。

6. 肝实质离断　沿镰状韧带从足侧向头侧离断肝组织，注意勿损伤矢状部 Glisson 鞘。过程中会遇到 S3 段和 S2 段的 Glisson 鞘，切断后断端缝扎。多数患者在左外叶和左肝内叶之间，存在一支较为粗大的间裂静脉，小心离断其向左侧的分支。直至肝左静脉根部，离断肝左静脉，完全切除肝左外叶。

7. 关腹与引流　放置在肝断面的引流管，通过肝十二指肠韧带后方，从右侧腹直肌外缘戳孔引出，可获得比左侧引出腹壁的引流管更佳的引流效果。常规关腹。

四、手术要点与难点

（1）原发性肝癌患者往往合并脾脏增大，如肿瘤较大，或左外叶较长，左侧伸入脾脏上极后方（獭尾肝），肝脏游离往往较为困难，如强行游离的话，有可能损伤脾脏。此种情况下，可先不离断左三角韧带，采取"前入路"的方式，即先离断肝实质，然后将左外叶向右下方牵拉，即可更好地显露左三角韧带区域；

（2）游离肝脏切开冠状韧带时，注意勿损伤汇入肝左静脉根部的左膈静脉，如有损伤，以血管缝线缝合止血；

（3）离断肝实质到第二肝门处，仔细分辨肝左静脉和肝中静脉分叉部，勿损伤肝中静脉根部，造

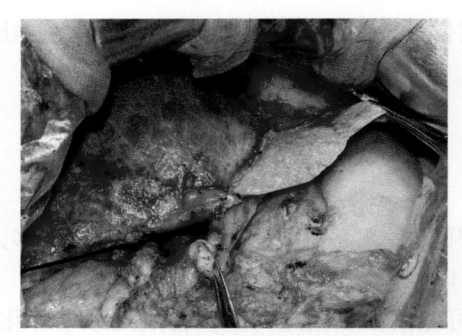

图 64-5-2　原发性肝胆管结石，肝左外叶萎缩

成残余肝脏的回流障碍，这点在用直线切割闭合器的情况下更需注意；

（4）勿使用暴力牵拉肝脏，避免撕裂肝左静脉根部，往往造成致命性空气栓塞；

（5）肝左静脉根部紧贴左外叶头侧背膜，特别是肝胆管结石等情况下，左外叶萎缩，如图 64-5-2，肝左静脉较为细小，且包裹在纤维化组织中，不易辨认。勿将间裂静脉粗大分支误认为肝左静脉离断后，认为残余的纤维化组织中无重要血管，直接剪开或撕裂，极易导致致命性空气栓塞。

五、围手术期处理

围手术期处理同本章第 1 节 "右半肝切除术"。

（董家鸿　闫　军）

第 6 节　左三叶切除术

一、适应证

左三叶（S2～S4 段＋S5 段＋S8 段）切除适用于肿瘤或胆管内病变等累左半肝及右前叶，但未侵犯右后叶、右后 Glisson 鞘及肝右静脉。

二、病情评估与手术规划

左三叶切除范围包括左半肝及右前叶，大多数情况下还需要切除尾状叶。肝切除范围极大。需术前进行详细评估，除常规检查外，还应行 ICG-R15、三维重建、肝体积测算等检查，还需要详细了解肝内脉管的走形及其与病变的关系。对于正常肝脏的患者，剩余肝体积 30% 以上；对于肝硬化的患者，Child-Pugh 分级 A 级，ICG-R15＜10%，剩余肝体积 40% 以上。

三、手术程序

1. **体位与切口**　同右半肝切除术。
2. **探查**　术中探查同其他肝切除术。
3. **肝门处理**　左肝 Glisson 鞘和右前 Glisson 鞘均可从肝外分离出予以阻断。对于肝细胞癌和转移性肝癌，可以采取鞘外解剖法。但对于肝门部胆管癌、胆囊癌、有血管及胆管癌栓者及需要进行肝门淋巴结清扫者，均须行鞘内解剖法，（见本章第 2 节 "左半肝切除术" 和第 3 节 "右前叶切除术"）。

4. 肝脏游离　通常需要左右肝的充分游离，如果需要切除尾状叶，则需进行尾状叶的游离。解剖出肝中静脉和肝左静脉的共干，悬吊（图 64-6-1）。可于肝脏后方放置绕肝带，以指引切肝方向，见本章第 1 节（右半肝切除术）的前入路肝切除部分。

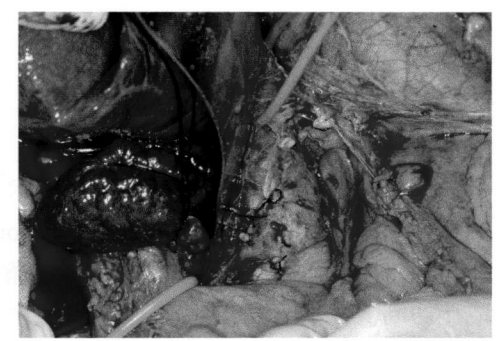

图 64-6-1　游离尾状叶，悬吊肝左静脉及
肝中静脉共干

5. 肝实质离断　从右前右后缺血分界线足侧开始离断肝组织，沿肝右静脉左侧壁向右后 Glisson 鞘的起始部行进。离断右前 Glisson 鞘及左肝 Glisson 鞘，继续沿肝右静脉左侧壁向头侧前进，直至第二肝门。离断肝中静脉和肝左静脉的共干，完全切除左三叶肝脏。

6. 关腹及引流　同本章第 2 节"左半肝切除术"。

四、手术要点与难点

（1）离断右前 Glisson 鞘及左肝 Glisson 鞘时，勿过分靠近分叉部，以免造成右后胆管及血管的狭窄；

（2）部分患者 S7 段的血供及胆管来自 S8 段，这种情况对左三叶切除造成极大困扰，甚至无法实施，需要根据术前影像学检查进行详细评估（同右前叶切除）。

五、围手术期处理

围手术期处理同本章第 1 节"右半肝切除术"。

（董家鸿　闫　军）

第 7 节　右三叶切除术

右三叶（S4～S8 段）切除即将右肝前叶、右肝后叶以及左肝内叶的一并切除，有时需要联合尾状叶一并切除。手术需要切除三个区域，该术式在解剖学上是肝脏切除术中范围最大的。术前一定要充分评估手术的可行性，严格把握手术指征。

一、适应证

本术式适用于肿瘤等病变累及肝脏上述区域者，但未侵犯左外叶、左肝 Glisson 鞘及肝左静脉。

二、病情评估与手术规划

右三叶切除包括左肝内叶及右半肝一并切除，有时还需要切除尾状叶（如肝门部胆管癌）。从肝切除范围来讲，是所有肝切除术中肝切除量最大的一种术式。故术前残余肝脏的标准肝体积测算是极为必要的。一般来讲，正常人剩余左肝外叶不足以满足机体需要。故必要时术前需进行右侧门静脉栓塞，或采取 ALPPS 二期肝切除术，以获得足够的预留功能性肝体积[1-2]。

三、手术程序

1. 体位与切口　同右半肝切除术。

2. 探查　术中探查同其他肝切除术。

3. 肝门处理　首先结扎右肝 Glisson 鞘，此时可见左、右半肝的缺血线（详见本章第 1 节"右半肝切除术"）。处理左肝内叶的 Glisson 鞘（详见本章第 8 节"中肝叶切除术"），如果有肝中动脉，可结扎切断。注意保护肝左动脉及左外叶 Glisson 鞘。在切开肝胃韧带时，注意勿损伤有可能存在的副肝左动脉或变异的肝左动脉，否则有可能造成术后肝功能异常甚至左外叶肝组织的大面积坏死。

4. 肝脏游离　主要是右肝的游离，如不需切除尾状叶，右肝游离至下腔静脉前方即可，离断右后下静脉及右侧的肝短静脉，肝右静脉可分离出暂不离断。如需一并切除尾状叶，则需将尾状叶预先游离，离断其与下腔静脉间的肝短静脉。

5. 肝实质离断　沿镰状韧带右侧，从足侧开始向头侧离断肝实质，期间离断 S4 段的 Glisson 鞘，直至肝中静脉和肝左静脉的分叉部。回到足侧，沿 Glisson 鞘向右侧分离至左右肝 Glisson 鞘分叉部，离断右肝 Glisson 鞘。如不需切除尾状叶，沿下腔静脉前方离断肝组织直至第二肝门。如需切除尾状叶，则将已游离之 Spiegel 叶翻向右侧，沿 Spiegel 叶和左外叶之间的静脉韧带切断肝组织。切断肝中静脉及肝右静脉，断端以血管缝线缝合，完全切除右三区肝脏，如图 64-7-1、图 64-7-2 所示。

6. 关腹及引流　同本章第 1 节"右半肝切除术"。

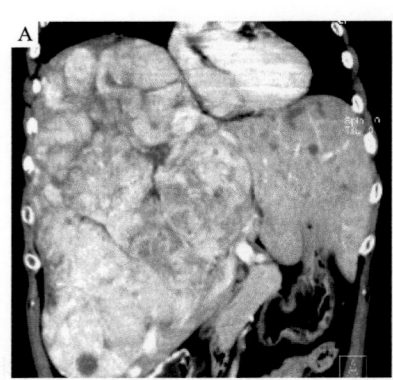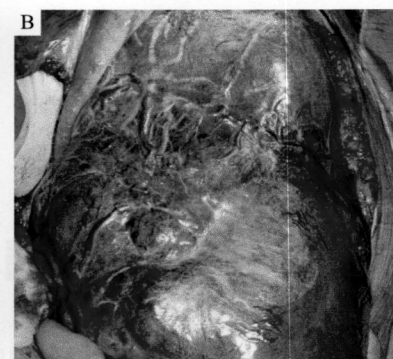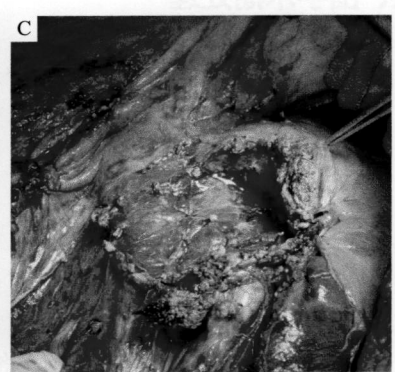

图 64-7-1　巨大肝癌累及肝脏右三叶（A、B），右三叶切除（C）

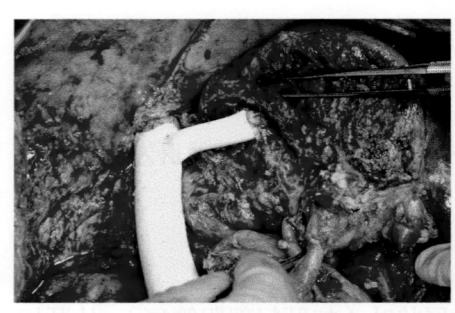

图 64-7-2　泡型肝包虫病

肝右三叶切除联合胰头十二指肠切除，联合下腔
静脉、肝左静脉切除，人造血管架桥重建。

四、手术要点与难点

（1）离断右侧肝蒂时，勿损伤左侧肝蒂；离断 S4 段肝蒂时勿损伤矢状部；

（2）离断肝中静脉时，勿损伤肝左静脉及可能汇入肝左静脉的间裂静脉。

五、围手术期处理

围手术期处理同本章第 1 节"右半肝切除术"。

（董家鸿　闫　军）

参 考 文 献

[1] MAKUUCHI M, THAI B L, TAKAYASU K, et al. Preoperative portal embolization to increase safety of major hepatectomy for hilar bile duct carcinoma [J]. Surgery, 1990, 107 (5): 521-527.

[2] CHAN A C Y, CHOK K, DAI J W C, et al. Impact of split completeness on future liver remnant hypertrophy in associating liver partition and portal vein ligation for staged hepatectomy (ALPPS) in hepatocellular carcinoma: complete-ALPPS versus partial-ALPPS [J]. Surgery, 2017, 161 (2): 357-364.

第 8 节　中肝叶切除术

中肝叶（S4 段＋S5 段＋S8 段）切除术是规则性地切除左内叶和右前叶，手术较为复杂，毗邻重要脉管，且肝脏有两个创面，创伤较大，术前需充分评估，严格把握手术指征。

一、适应证

肝脏肿瘤性病变累及 S4 段、S5 段及 S8 段，可累及右前 Glisson 鞘（未侵犯起始部）。可累及肝中静脉，需要一并切除肝中静脉者。但未侵犯肝左静脉及肝右静脉，未侵犯右后叶 Glisson 鞘及左肝 Glisson 鞘。

二、病情评估与手术规划

中肝切除相对较为复杂，毗邻的重要脉管：肝中静脉、肝右静脉、肝左静脉、下腔静脉、右前 Glisson 鞘、右后 Glisson 鞘、左肝 Glisson 鞘。并且肝脏有两个切面，创面较大。术前需进行充分的评估，如肝脏的三维重建、标准肝体积的测算、ICG-R15 检测等[1]。

三、手术程序

1. 体位与切口　同右半肝切除术。

2. 探查　强调术中超声的应用，仔细探查肿瘤与邻近脉管的关系，有无脉管侵犯及癌栓，有无转移病灶。

3. 肝门处理　中肝切除可在肝外预先处理右肝前叶的 Glisson 鞘（详见本章第 1 节"右半肝切除术"），依次可获得右前、右后肝叶的分界线。左肝内叶的 Glisson 鞘解剖，S4b 段的 Glisson 鞘一般可轻易从肝外解剖出，但有时 S4a 段的 Glisson 鞘深在肝组织中，肝外解剖不易，可依据镰状韧带确定左内叶的切除线[2]。

4. 肝脏游离　离断肝圆韧带及镰状韧带，至第二肝门，显露出肝静脉的根部，以确定切除线。一般右肝需要彻底游离，以便获得更好的显露视野。如不需切除尾状叶，左外叶可不做特殊游离。

5. 血流阻断　与右前叶切除相似，本术式断肝时间较长，为减少缺血再灌注损伤，可进行轮流的半肝血流的阻断，离断左侧面时，阻断左肝 Glisson 鞘；离断右侧面时，阻断右肝 Glisson 鞘。每次阻断 30 分钟，开放 5 分钟。

6. 肝实质离断　一般先进行左内叶和左外叶之间的离断，沿着左肝 Glisson 鞘的矢状部右侧离断肝组织，期间需要离断 S4b 段、S4a 段的 Glisson 鞘，残端缝扎。从足侧向头侧前进，至第二肝门处肝

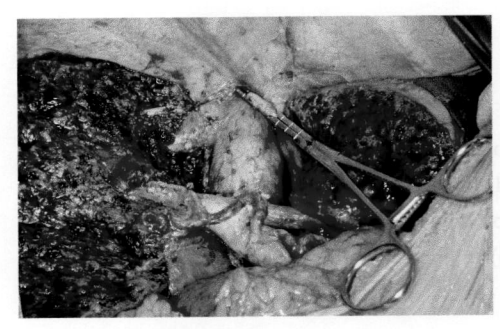

图 64-8-1　胆囊癌，S1 段、S4 段、S5 段、
S8 段切除

中静脉与肝左静脉分叉部，此时如不能将肝中静脉根部分离出，可先放置，待右侧肝脏离断后再行处理，切忌强行分离肝中静脉，造成血管撕裂，或损伤肝左静脉。

右侧肝脏的离断：沿右前、右后肝叶的缺血线，从足侧至头侧，沿肝右静脉的右侧行进。离断右前 Glisson 鞘，继续向头侧离断肝组织，至第二肝门，肝中静脉和肝右静脉陷凹处，分离出肝中静脉，离断并缝扎，如图 64-8-1、图 64-8-2。

7. 关腹和引流　肝断面处及右侧膈下各放置一根引流管。常规关腹。

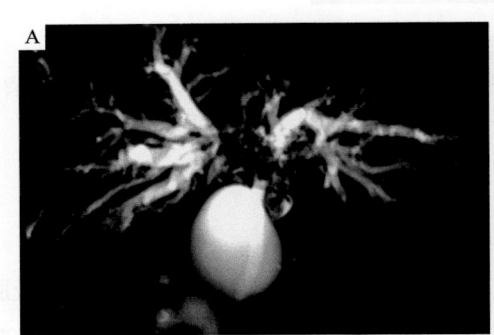

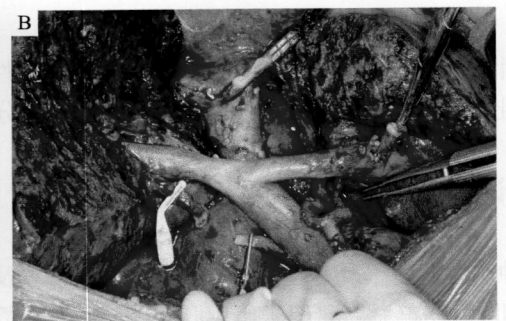

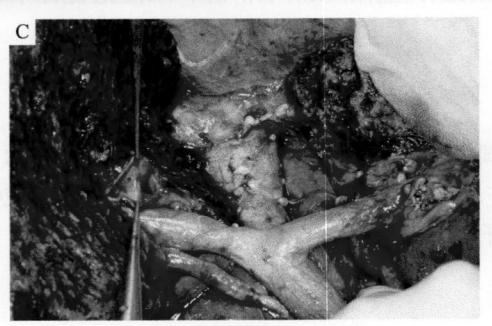

图 64-8-2　Ⅳ型肝门部胆管癌

A. 肿瘤侵犯变异肝右动脉；B、C. S1 段、S4 段、S5 段、S8 段切除，肝右动脉切除重建。

四、手术要点与难点[3]

（1）离断右前 Glisson 鞘时，勿贴近分叉部，以避免损伤右后叶 Glisson 鞘；

（2）部分患者 S7 段血供或胆道汇合于 S8 段的 Glisson 鞘，需根据术前影像学检查详细评估（详见本章第 1 节"右半肝切除术"）；

（3）如需一并切除尾状叶，需先行游离尾状叶，离断其与下腔静脉间的肝短静脉，但务须保留粗大的右后下静脉。

五、围手术期处理

围手术期处理同本章第 1 节"右半肝切除术"。

（董家鸿　闫　军）

参 考 文 献

[1]　向飞, 李付磊, 金小顺. 解剖性肝切除术研究进展 [J]. 肝胆胰外科杂志, 2017, 29 (5): 433-436.
[2]　苏正, 刘波, 刘高杰. 前入路肝切除术在原发性肝癌手术中的应用价值 [J/OL]. 中华肝脏外科手术学电子杂志, 2016, 5 (1): 16-20.
[3]　MAKUUCHI M, HASHIKURA Y, KAWASAKI S, et al. Personal experience of right anterior segmentectomy (S Ⅴ and S Ⅷ) for hepatic malignancies [J]. Surgery, 1993, 114: 52-58.

（董家鸿　闫　军）

第 9 节　S4 段切除术

一、历史沿革

　　20 世纪 50 年代, 奎诺 (Couinaud) 阐述了肝内复杂管道结构并将肝脏分为 8 个解剖和功能相对独立的单位 (段), 之后外科医生以此为基础逐步开展了多种形式的肝脏切除手术。70 年代末俾斯麦 (Bismuth) 等针对大范围肝切除术不必要地牺牲了过多正常肝组织这一现状, 提出了 "segmentectomy" 的概念, 即肝段切除术[1]。80 年代幕内 (Makuuchi) 运用术中超声引导下目标肝段染色的方法实现了解剖性肝段切除, 并指出针对原发性肝细胞癌易沿门静脉分支在荷瘤肝段内转移这一生物学特性, 解剖性肝段切除更符合肿瘤根治性原则, 此后世界各地的外科医生探索了不同形式的肝段切除术式[2-6]。进入 21 世纪, 随着精准外科时代来临, 解剖性肝段切除术作为精准肝脏外科的重要组成部分被广为接受和运用[7-8]。

　　肝脏是一个整体, 其表面缺乏解剖标志, 加上存在广泛的变异, 术中对肝段边界的精确界定一直是困扰肝胆外科医生的一大难题, 亦是施行这类手术的关键。目前临床常用的技术方法有以下四种: ① 肝脏表面解剖标志联合术中超声; ② 术中超声引导下向目标肝段的门静脉注射染料, 使相应肝段染色; ③ Glisson 蒂横断式肝切除法; ④ 循肝门肝蒂解剖技术。尽管这些方法为成功施行精准肝段切除提供了技术支持, 但它们均有自身的局限性。随着数字外科技术平台以及三维可视化肝脏模型技术的应用, 越来越多的证据显示, 通过表面解剖标志以及术中超声寻找肝静脉来进行肝段划分的 Couinaud 分段法, 并不能准确地划分实际的肝脏门静脉流域, 因此, 采用第一种方式进行的肝段标定并不能准确地反映出拟切除肝段的实际范围。超声引导下染色技术对术中超声定位以及穿刺技术的要求较高, 对于多支肝蒂供血的病灶的病例进行逐支穿刺染色难度大。第三种方式由于寻找肝蒂过程中需要预先劈离部分肝实质, 在并不了解实际肝段边界的情况下, 此过程会损失部分肝组织或保留部分拟切除肝段组织。循肝门鞘外解剖技术, 操作难度大, 尤其对于肝硬化的患者该技术会增加手术时间及出血量。由于各肝段存在不同程度的解剖变异以及各肝段独特的解剖特征, 上述某种技术并不满足所有肝段切除要求。另外, 上述四种技术均存在共同的问题, 即这些方法标定的肝段边界只能在肝脏表面显示, 其实质内的界限并不能精准标记。鉴于此, 笔者团队采用持久亚甲蓝染色技术: 寻找相应肝段肝蒂—穿刺门静脉注射亚甲蓝—立即阻断该肝蒂避免亚甲蓝被血液冲刷带走。该技术以循肝门肝蒂鞘外解剖技术为主, 同时根据拟切除肝段肝蒂的特殊解剖特征, 个体化地选择结合了超声引导穿刺染色技术以及 Glisson 蒂横断式肝切除技术, 这样不仅可以标定出肝脏表面边界, 同时亦可显示肝实质内的肝段界限, 提高了手术的精准性[9]。另外, 联合肝段显色技术的综合应用可有效降低手术操作难度, 提高手术安全性, 提高肝段染色的成功率[10]。

二、手术原理与适应证

鉴于肝癌最易沿荷瘤肝段门静脉分支肝内转移的特性，肝细胞癌是该手术的最佳适应证。多项对照研究和荟萃分析均表明，相较非解剖性肝脏局部切除术而言，肝癌患者的术后无瘤生存率和总生存率均得到明显改善[11-12]。此外，以解剖性肝段（叶）分布为特征的疾病，如区域性肝内胆管结石、局部肝内胆管囊状扩张等疾病的外科治疗也应首选解剖性肝段切除。

S4 段位于肝脏正中裂与镰状韧带之间，占全肝体积的 15% 左右，如上述几种病变局限于 S4 段之内，在肝功能正常或轻度损伤时，均可采用解剖性 S4 段切除。

三、病情评估与手术规划

（一）全身状态评估

除了常规行心电图和胸片检查外，对于老年患者建议行超声心动图和肺功能检查以评估麻醉风险。针对患者的基础疾病进行相应检查，必要时行全身检查排除其他部位肿瘤。对于合并门静脉高压患者，可行胃镜检查明确食管胃底静脉曲张情况，并根据检查结果进行硬化剂治疗或套扎治疗。

（二）肝功能评估

除常规术前行血常规、血生化、凝血功能检查外，建议行吲哚菁绿排泄试验，综合评估肝脏功能。一般而言，肝段切除术适合于 Child-Pugh 分级 A 级，同时 ICG-R15 滞留率＜20% 的患者。

（三）肿瘤评估与手术规划

腹部超声简便、无创、经济，除适用于肝癌患者的筛查外，对于辨认肿瘤和脉管结构关系作用较大。特别是术中超声的使用，对于肝癌患者应作为常规手段。相较 CT，动态增强核磁共振（MRI）因其敏感性和特异性较高而更受依赖。以增强核磁共振为基础，外科医生需仔细辨认肿瘤数目、与脉管关系、解剖变异等，还应计算剩余肝体积，根据剩余肝体积和标准肝体积比值进一步评估手术安全性，这对于手术规划意义重大。此外，基于二维影像资料的 3D 重建虚拟技术，可以更为形象直观地展示肿瘤和脉管结构关系，有助于术者在术前设计合理的手术方式。

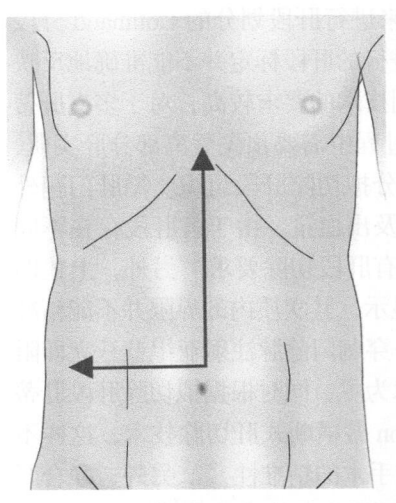

图 64-9-1　上腹部反 L 形切口

四、手术程序

（一）切口

采用右上腹反 L 形切口。正中切口上起剑突，下至脐上 2 横指；横切口向右延长至腋前线，如有需要可切除剑突。见图 64-9-1。

（二）腹腔探查

离断肝圆韧带和镰状韧带后探查腹腔，确认没有远处转移和腹膜肿瘤种植；探查肝门部淋巴结情况，对于肿大的肝门淋巴结应行淋巴结活检，送术中病理检查；探查肝脏情况，建议使用术中超声再次确认病灶位于 S4 段，其余肝脏无可疑病灶，并进一步了解病灶与周围脉管关系。见图 64-9-2。

（三）处理第一肝门并确定 S4 段边界

向左上、头侧牵引肝圆韧带显露第一肝门。打开肝门板，分离出左、右半肝肝蒂，分别套一根 8F 橡胶管，备阻断用。离断肝桥，显露门静脉左支矢状部，向左上、足侧牵引肝圆韧带，切断镰状韧带与肝圆韧带的附着处，显露脐窝。此时可以看到从脐部向右发出的数根 Glisson 蒂，紧贴脐部打开 Glisson 蒂上、下方肝包膜，由浅入深、由上至下用直角钳分离 Glisson 蒂，结扎、切断（图 64-9-3）。结扎浅部 Glisson 蒂后左内叶下段（S4b 段）会呈现缺血改变，沿着缺血线离断肝左内叶与左外叶的肝组织 2cm 左右，再紧贴矢状部右侧结扎向左内叶头侧发出的 Glisson 蒂，直至整个左内叶出现缺血改变。

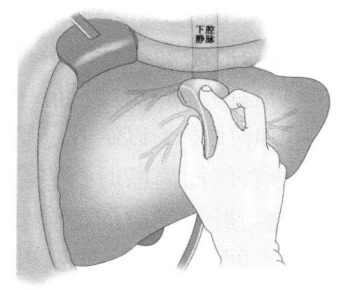

图 64-9-2   术中超声探查

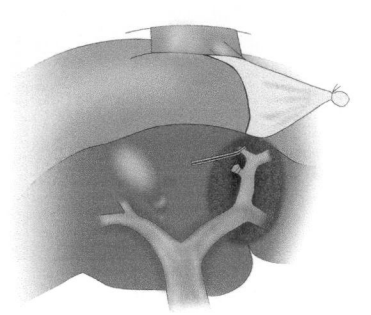

图 64-9-3   处理第一肝门并确定 S4 段边界

紧贴脐部打开 Glisson 鞘，由浅入深、由上至下用直角钳分离 S4 段 Glisson 蒂，并予以结扎、切断。

也可采用持久亚甲蓝染色技术：打开肝桥后显露门静脉左支矢状部左侧 S2 段、S3 段肝蒂，打开 S2 段、S3 段肝蒂上、下方肝包膜，用直角钳分别游离出 S2 段、S3 段肝蒂并用吊带牵引，使用哈巴狗钳分别阻断，用 20G 套管针穿刺门静脉左支横部，拔出针芯见回血确认穿刺准确后注射 4ml 亚甲蓝，左内叶可见蓝染，立即做左半肝阻断，避免亚甲蓝被血液冲刷掉（图 64-9-4）。用电刀标出蓝染的区域。向左上、脚侧牵引圆韧带，结扎、切断从矢状部右侧、头侧发出的分支。当所有的分支都被结扎后亚甲蓝能长久停留在左内叶。松开左半肝阻断。

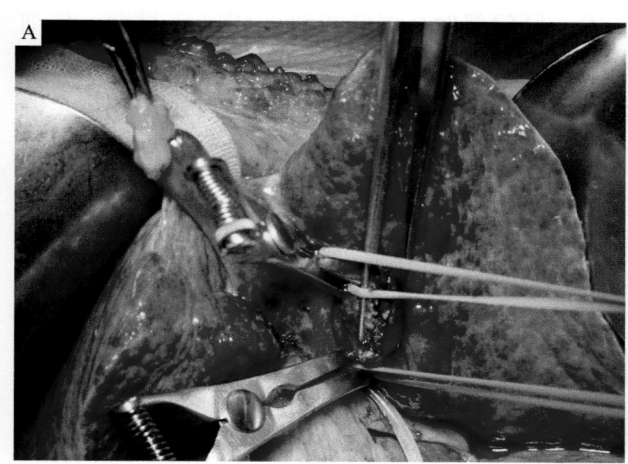

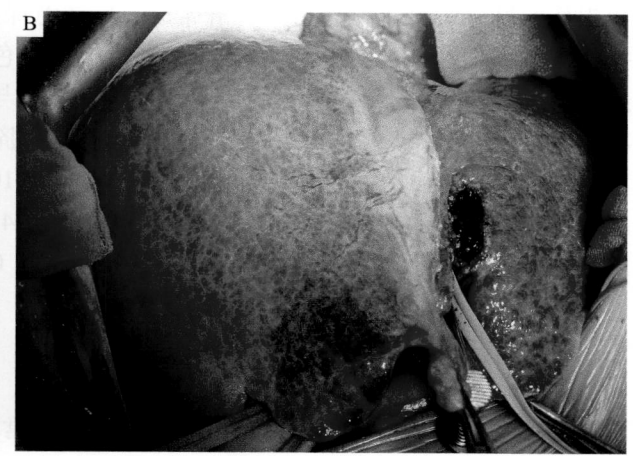

图 64-9-4   处理第一肝门并确定 S4 段边界

A. 游离出 S2 段、S3 段肝蒂并用吊带牵引，使用哈巴狗钳分别阻断；B. 于门静脉左支穿刺注入亚甲蓝，显示后左内叶蓝染边界。

（四）肝脏游离

进一步向上离断镰状韧带直至显露肝中静脉，翻起肝左外叶，用纱布垫将左外叶与胃隔开，离断左侧冠状韧带、三角韧带，使肝脏左叶能进一步下移。

（五）肝实质离断

先阻断左半肝，继续沿缺血线或蓝染线离断左侧，左侧离断面大约为缺血线与 Arantius 管连线或者以蓝染面为界，有时能遇到脐裂静脉，予以仔细保护，向上直至肝左静脉。右侧离断面位于右侧缺血线与肝中静脉连线，或者按蓝染界面离断左内叶与右前叶肝实质，肝中静脉在离断面上，引流左内叶属支予以结扎、切断，主干予以仔细保护。行右侧面离断时行右半肝阻断，向上直至肝中静脉与肝左静脉的汇合处。半肝阻断时长为 30 分钟，间隔为 5 分钟。切面下部为肝门板，切面后部为 Arantius 管与肝中静脉的连线平面，或者按着色边界切除（图 64-9-5）。

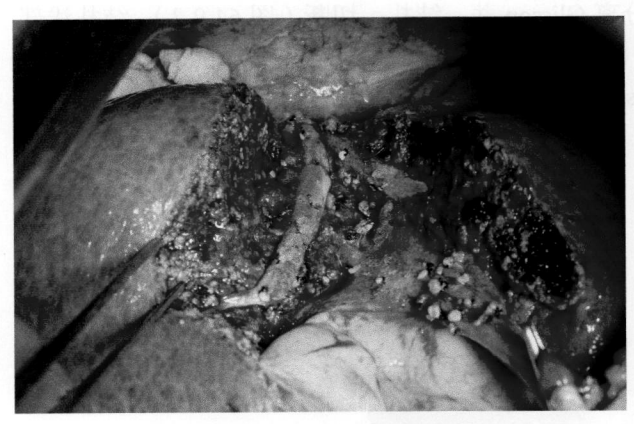

图 64-9-5　S4 段切除后切面情况
可见左侧于根部显露肝左静脉，右侧全程显露肝中静脉以及切面下部肝门板。

（六）创面止血及关腹

创面仔细止血，可借助氩气刀、射频止血刀等能量器械和止血材料，明显的活动性出血处使用小针细线予以缝扎。蒸馏水浸泡腹腔后大量生理盐水冲洗腹腔，再次检查无出血、胆瘘等异常后，创面放置引流管引出体外，清点纱布器械无误后逐层关腹结束手术。

五、技法要领与陷阱

打开肝门板预置半肝阻断带时，应确保血管游离钳在 Glisson 鞘外和肝实质间隙之间走行，以避免损伤左肝管。悬吊左、右半肝蒂时，应注意保护第一肝门部发往尾叶的细小 Glisson 肝蒂，仔细操作避免损伤。精准的解剖性 S4 段切除应按照染色边界进行切除，笔者团队使用持久亚甲蓝染色法进行 S4 段染色后，发现镰状韧带不一定是左内叶与左外叶的解剖学边界，往往左内叶范围超越至镰状韧带左侧（图 64-9-4b）。通常情况下左肝蒂从脐部、矢状部向右侧、头侧发出 2～3 支亚段（S4a 段、S4b 段）肝蒂，但也有部分病例 S4 段有多达 10 支亚肝蒂，此时可阻断相对固定的 S2 段、S3 段肝蒂后，通过向门静脉左支主干注入染色剂实现 S4 段表面和肝实质内蓝染。此外，解剖性 S4 段切除应全程显露肝中静脉及肝中静脉与肝左静脉汇合部（图 64-9-4）。

六、围手术期处理

肝段切除术后应监测生命体征变化，根据血常规及生化指标变化，予以补充白蛋白、新鲜血浆、保肝、抗炎、补液等处理，并适度利尿。加速康复外科理念适用于肝段切除围手术期处理，术后第一天即可拔除胃管进食流食，并逐步恢复至正常饮食，良好镇痛下鼓励患者早期下地活动，有利于胃肠道功能恢复并预防血栓形成，余处理措施与其他肝切除围手术期处理相同。

（蔡守旺　王鹏飞）

参 考 文 献

［1］ BISMUTH H, HOUSSIN D, CASTAING D. Major and minor segmentectomies 'reglees' in liver surgery [J]. World J Surg, 1982, 6: 10-24.

［2］ MAKUUCHI M, HASEGAWA H, YAMAZAKI S. Ultrasonically guided subsegmenectomy [J]. Surg Gynecol Obstel, 1985, 161 (5): 346-350.

［3］ LAUNOIS B, JAMIESON G G. The posterior intrahepatic approach for hepatectomy or removal of segments of the liver [J]. Surg Gynecol Obstet, 1992, 174 (2): 155-158.

［4］ TAKASAKI K. Glissonian pedicle transaction method for hepatic resection: a new concept of liver segmentation [J]. J Hepatobiliary Pancreat Surg, 1998, 5: 286-291.

［5］ MACHADO M A, HERMAN P, MACHADO M C. Intrahepatic Glissonian approach for pedicle control during anatomic mesohepatectomy [J]. Surgery, 2007, 141: 533-537.

［6］ CUCCHETTI A, CESCON M, ERCOLANI G, et al. A comprehensive meta-regression analysis on outcome of anatomic resection versus nonanatomic resection for hepatocellular carcinoma [J]. Ann Surg Oncol, 2012, 19 (12): 3697-3705.

［7］ 董家鸿, 黄志强. 精准肝切除——21 世纪肝脏外科新理念 [J]. 中华外科杂志, 2009, 47: 1601-1605.

［8］ DONG J H, YANG S Z, ZENG J P, et al. Precision in liver surgery [J]. Semin Liver Dis, 2013, 33 (3): 189-203.

［9］ 蔡守旺, 谢于, 杨世忠等. 持久美兰染色法在精准肝切除中的应用价值. 中华消化外科杂志, 2010, 10 (1): 28-30.

［10］ SHOU-WANG C, SHI-ZHONG Y, WEN-PING L, et al. Sustained methylene blue staining to guide anatomic hepatectomy for hepatocellular carcinoma: initial experience and technical details [J]. Surgery, 2015, 158 (1): 121-127.

［11］ 翟志超, 任为正, 刘志伟, 等. 解剖性与非解剖性肝切除治疗原发性肝癌远期疗效的比较 [J]. 中华肝胆外科杂志, 2017, 23 (11): 771-775.

［12］ HASEGAWA K, KOKUDO N, IMAMURA H, et al. Prognostic impact of anatomic resection for hepatocellular carcinoma [J]. Ann Surg, 2005, 242 (2): 252-259.

第 10 节　S5 段切除术

一、历史沿革

历史沿革同本章第 9 节 "S4 段切除术"。

二、手术原理与适应证

S5 段为肝脏右前叶下段, 由起源于门静脉右前支的数支足侧走行的分支供血, 应注意部分患者门静脉右后支发出小分支越过肝右静脉供应 S5 段肝脏。如病变局限于 S5 段内, 可采取解剖性 S5 段切除。

三、病情评估与手术规划

病情评估与手术规划同本章第 9 节 "S4 段切除术"。

四、手术程序

（一）切口

原则上采用右上腹部反 L 形切口。正中切口上至剑突, 下至脐上二横指; 横切口向右延长至肋弓。对于右肝切除，为更好暴露术野，通常切除部分剑突软骨，横切口向头侧偏斜呈弧形至腋前线。

（二）腹腔探查

靠近脐部腹壁结扎并切断肝圆韧带，肝脏侧残端留长，备术中牵引或必要时血管修补用。探查腹腔及盆腔，明确无远处转移及腹膜种植。探查肝脏必要时术中超声探查，确认除主病灶外，残肝是否还存在多发肿瘤病灶。

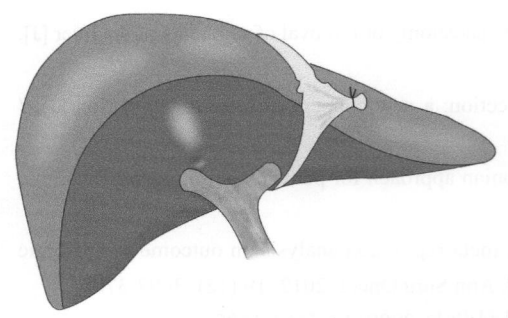

**图 64-10-1　右肝蒂 Glisson 鞘外分离
技术示意图**

右前肝蒂的处理：沿横裂向右侧，顺右前肝蒂 Glisson 鞘前方纵向打开胆囊板及其前方肝组织，显露右前肝蒂。从右前肝蒂的左侧部位以钝头血管钳紧贴 Glisson 鞘的后壁与肝实质之间的间隙，钳尖转向腹侧，从右前肝蒂的右侧肝实质穿出，丝线悬吊（图 64-10-2）。动脉夹试行夹闭，观察肝表面缺血范围，验证右前肝蒂分离是否准确。

S5 段边界的确定：按 Couinaud 分段法 S5 段位于肝脏右前叶的下部，即肝右静脉与肝中静脉之间、肝脏横裂平面的下方肝脏。当试行阻断右前肝蒂，右前叶肝脏会呈现缺血改变，左侧缺血线为左、右半肝分界线。电凝切开胆囊板，必要时切除少部分肝实质，同时离断面逐渐偏向背侧，充分显露右前肝蒂。沿肝蒂向上显露 S5 段肝蒂分支，逐支结扎、切断（图 64-10-3）。解除右前肝蒂的阻断后即可明确 S5 段缺血边界。

（三）处理第一肝门并确定 S5 段边界

由于胆囊附着于 S5 段，故 S5 段切除需采用常规方法先行胆囊切除。随后进行的右肝蒂的处理通常采用 Glisson 蒂的鞘外处理技术。向左外侧上提肝圆韧带，尽量展开肝脏横裂。打开左、右肝蒂上方肝被膜，在左、右肝蒂的分叉部位以钝头血管钳紧贴 Glisson 鞘的后壁，小心分离肝实质与 Glisson 鞘的间隙，随后钳尖偏向右侧，从尾状突肝实质处穿出，从肝十二指肠右侧引入一根 8F 尿管、牵引悬吊右肝蒂（图 64-10-1）。

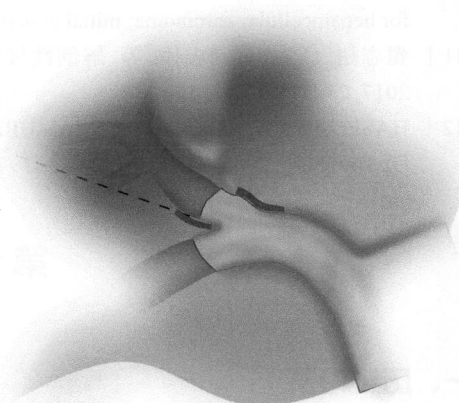

**图 64-10-2　右前肝蒂 Glisson 鞘外分离
技术示意图**

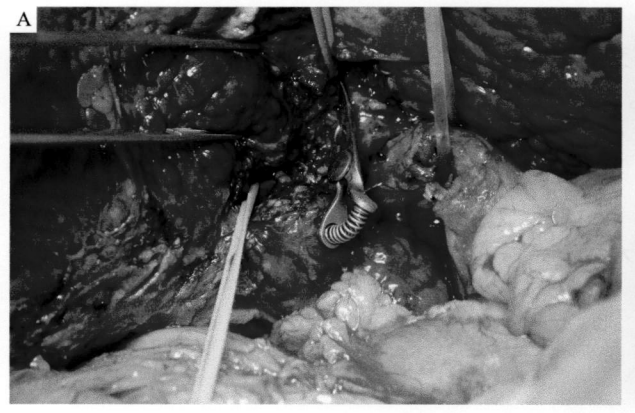
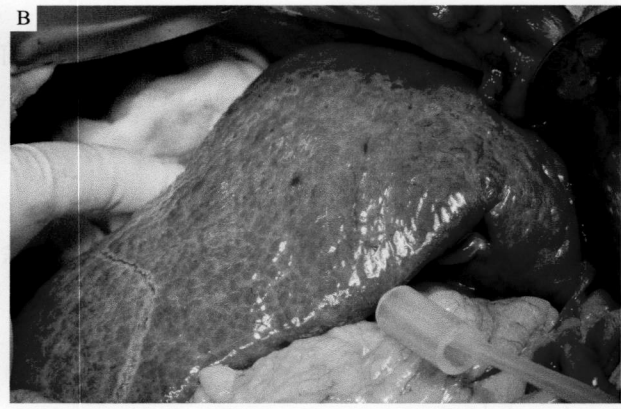

图 64-10-3　S5 段边界的确定
A. 电凝切开胆囊板，充分显露右前肝蒂，沿肝蒂向上显露 S5 段肝蒂分支（红色及蓝色吊带悬吊）；B. 阻断肝蒂观察到 S5 段缺血边界。

（四）肝脏游离

使用电刀沿肝脏表面切开镰状韧带，直至肝右、肝中静脉汇入下腔静脉处。助手将右半肝向腹侧牵引，切开右侧三角韧带并游离肝脏裸区，注意勿切入肝脏及膈肌。电凝切开肝肾韧带直至显露下腔静脉右侧缘。沿下腔静脉右侧缘向上可见右侧肾上腺，采用电刀仔细将右侧肾上腺与肝脏分离开来。继续向上游离直至肝右静脉与下腔静脉的交汇处，整个右肝得到充分显露。在右肝后方垫上纱布垫使右肝抬高。

（五）肝实质离断

采用 Pringle 法行右半肝血流阻断，每次阻断时间为 30 分钟，间隔为 5 分钟。肝实质离断方式选择钳夹法，也可采用超声吸引刀或水刀离断肝实质。术者以左手托起肝脏，以拇指分开离断面，与助手左手形成张力，以确保良好视野同时利于肝脏离断。

继续沿 S5 段左侧缺血线向上、向背侧肝中静脉方向离断肝实质，细小 Glisson 分支用 3-0 丝线逐支结扎并切断，分离过程中仔细辨认肝中静脉 S5 段的属支，在其汇入肝中静脉处予以结扎离断。在肝实质劈离初步完成 S5 段与 S4 段边界分离后，将 S5 段向腹侧抬起，进一步转向背侧予以肝实质离断。此时，可见供应 S5 段的 Glisson 分支，予以再次结扎后离断。随后沿 S5 段右侧边界进行肝实质离断，肝实质离断的方向逐渐由腹侧转向背侧。至此，肝脏的离断过程结束（图 64-10-4）。

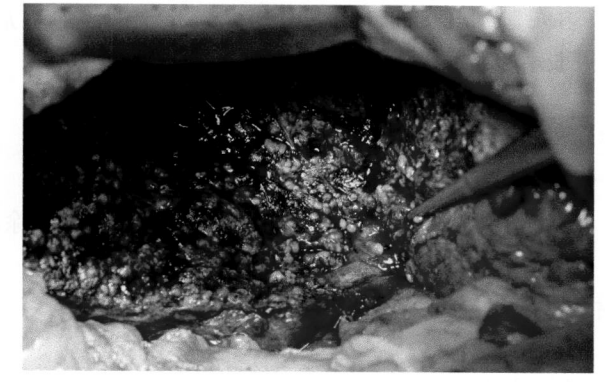

图 64-10-4　S5 段切除后切面情况，可见根部离断的 S5 段肝蒂

（六）留置引流及关腹

肝断面彻底止血后，热蒸馏水及温盐水反复冲洗腹腔，明确无活动性出血及胆漏后，于肝下放置乳胶引流管 1 根，另戳孔引出。随后逐层关腹。

五、技法要领与陷阱

供应 S5 段肝蒂分支较为分散，同时变异较多。大部分患者为 2 支及以上门静脉供血，少部分患者为 1 支门静脉供血。针对 S5 段切除，术前三维可视化影像学评估尤为重要。针对 1 支门静脉供血病例，我们可以选用循肝门鞘外解剖技术直接通过进一步显露右前肝蒂来寻找 S5 段肝蒂分支，而不必完全拘泥于 Glisson 蒂横断式肝切除技术。根据 Couinaud 分段法，S5 段的左侧边界为肝中静脉、右侧边界为肝右静脉，如要符合这样理想化的边界，部分患者存在右后肝蒂发出供应 S5 段分支。针对这样的情况，笔者认为如右后肝蒂发出分支不供应荷瘤区域，可不必分离该分支，亦不用切除该分支供应的门静脉流域。如右后肝蒂发出分支参与荷瘤区域供血，就需要切除该门静脉流域。技术上还可以选择术中超声引导下门静脉支穿刺染色技术，根据蓝染范围确定切除边界。

六、围手术期处理

S5 段切除术围手术期处理措施与其他肝切除围手术期处理相同。

（蔡守旺　王鹏飞）

第11节　S6 段切除术

一、历史沿革

历史沿革同本章第9节"S4段切除术"。

二、手术原理与适应证

S6 段为肝脏右后叶下段，由起源于门静脉右后支的足侧走行分支供血，如病变局限于 S6 段内，可采取解剖性 S6 段切除。

三、病情评估与手术规划

病情评估与手术规划同本章第9节"S4段切除术"。

四、手术程序

（一）切口

采用右上腹部反 L 形切口。正中切口上至剑突，下至脐上二横指；横切口向头侧偏斜呈弧形至腋前线必要时可至腋中线。

（二）腹腔探查

腹腔探查同本章第9节"S4段切除术"。

（三）处理第一肝门并确定 S6 段边界

同法进行右侧肝蒂 Glisson 鞘外游离，用 8 号尿管悬吊。随后进行右后肝蒂游离：打开 Rouvieres 沟前方、后方肝被膜，于胆囊床右侧缘与 Rouvieres 沟间插入钝头血管钳，探查右后肝蒂与肝实质之间的间隙，钳尖先转向背侧，随后转向腹侧，从尾状突肝实质处穿出，丝线悬吊（图 64-11-1）。动脉夹试行夹闭，观察肝表面缺血范围，验证右后肝蒂分离准确。

S6 段肝蒂游离：S6 段肝蒂位于 Rouvieres 沟内，在 Rouvieres 沟靠起始部打开肝被膜用钝头直角钳从前向后探测 S6 段肝蒂与肝实质之间的间隙，然后从腹侧穿出，引入 1 根 7 号丝线悬吊。动脉夹试行夹闭，根据肝表面缺血范围，验证分离准确。有时 Rouvieres 沟不明显，此时需用术中超声或凭经验确定 S6 段肝蒂走向，S6 段肝蒂通常是从横沟右侧向外下方走向。从横沟方向、紧贴 S6 段肝蒂插入直角钳，撑开、用电刀切开直角钳表面肝实质，显露 S6 段 Glisson 蒂，再用直角钳将其游离出来（图 64-11-2A）。

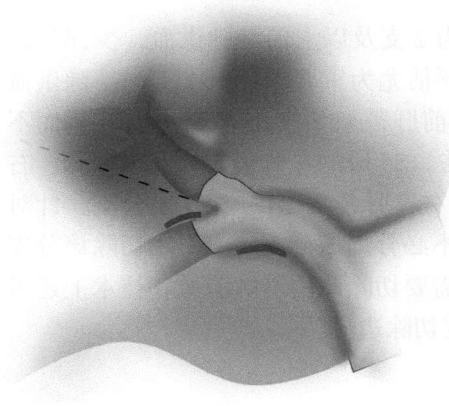

图 64-11-1　右后肝蒂 Glisson 鞘外分离
技术示意图

直视下采用 20G 套管针穿刺 S6 段肝蒂门静脉，拔除针芯。当血液流出后注入亚甲蓝染料 4ml，拔除套管针并立即结扎 S6 段肝蒂分支。此时可见 S6 段染色（图 64-11-2B）。

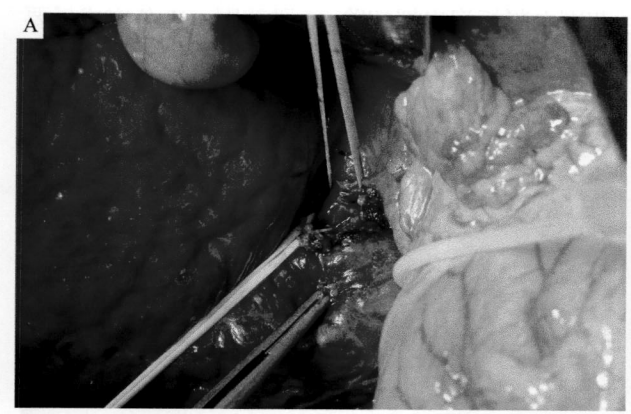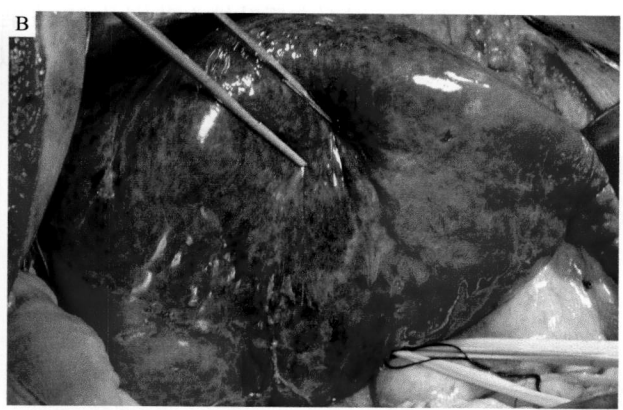

图 64-11-2　处理第一肝门并确定 S6 段边界

A. 游离出 S6 段肝蒂并用黄色吊带牵引；B. 于 S6 段肝蒂门静脉穿刺注入亚甲蓝后 S6 段蓝染边界。

（四）肝脏游离

右侧肝脏游离同 S5 段切除术。对于 S6 段切除亦可不必游离至肝右静脉根部。

（五）肝实质离断

采用 Pringle 法肝脏血流阻断，肝实质离断方式选择钳榨法。先从 S5 段和 S6 段之间的界限开始肝实质离断。离断的方向根据实质内蓝染的边界从足侧向头侧、腹侧向背侧进行，分离过程中仔细辨认肝右静脉末梢支，予以小心结扎后切断，显露肝右静脉（图 64-11-3）。S6 段、S7 段之间的离断从右侧向左侧、腹侧向背侧方向进行，逐渐向 S6 段 Glisson 蒂根部方向进行，最后结扎、切断 S6 段 Glisson 蒂，完成 S6 段切除。

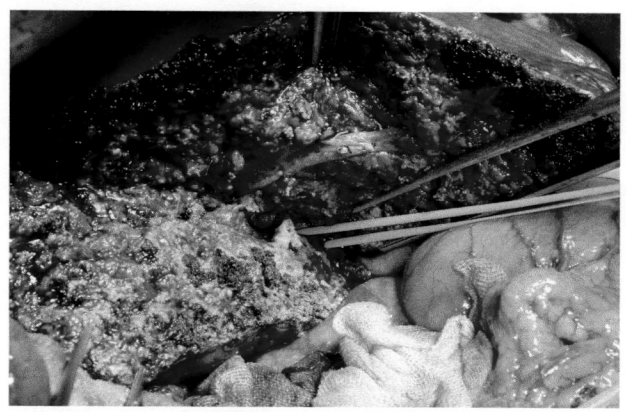

（六）留置引流及关腹

肝断面彻底止血后，温蒸馏水浸泡及温盐水反复冲洗腹腔，明确无活动性出血及胆漏后，于膈下放置乳胶引流管 1 根，另戳孔引出。随后逐层关腹。

图 64-11-3　肝实质离断过程中仔细辨认肝右静脉末梢，充分显露肝右静脉

五、技法要领与陷阱

由于右后支肝蒂从根部向头侧呈弓状走形，分支从根部依次分出。通常而言，多数病例 S6 段供应肝蒂为 1 支，部分病例为 2~3 支。对于 S6 段为 1 支肝蒂供应的患者，笔者团队通常采用循肝门肝蒂鞘外解剖持久亚甲蓝染色技术来进行 S6 段肝段边界标定。对于 S6 段为 2 支肝蒂供应的患者，如果分支间距离不超过 1cm，同样选择循肝门肝蒂鞘外解剖持久亚甲蓝染色技术。而针对 S6 段供应肝蒂分支间距超过 1cm，或分支超过 2 支的患者，选择循肝门肝蒂鞘外解剖联合术中超声引导门静脉穿刺染色技术，即先采用 Glisson 蒂鞘外解剖技术分离出右后肝蒂，然后术中超声引导穿刺、染色 S7 段门静脉分支，确定 S6 段、S7 段分界。术中超声定位确定拟穿刺 S7 段门静脉支，随后在超声引导下采用 20G 穿刺针穿刺目标门静脉分支，确认血液回流。穿刺成功后由助手将亚甲蓝染料 4ml 缓慢注入。此时，可以观察到 S7 段完整染色范围，根据右后叶缺血范围及 S7 段染色范围电凝标记出拟切除 S6 段范围。染色完成后要迅速阻断右后肝蒂，避免亚甲蓝被冲刷掉，同样可以达到持久亚甲蓝染色目的（图 64-11-4）。

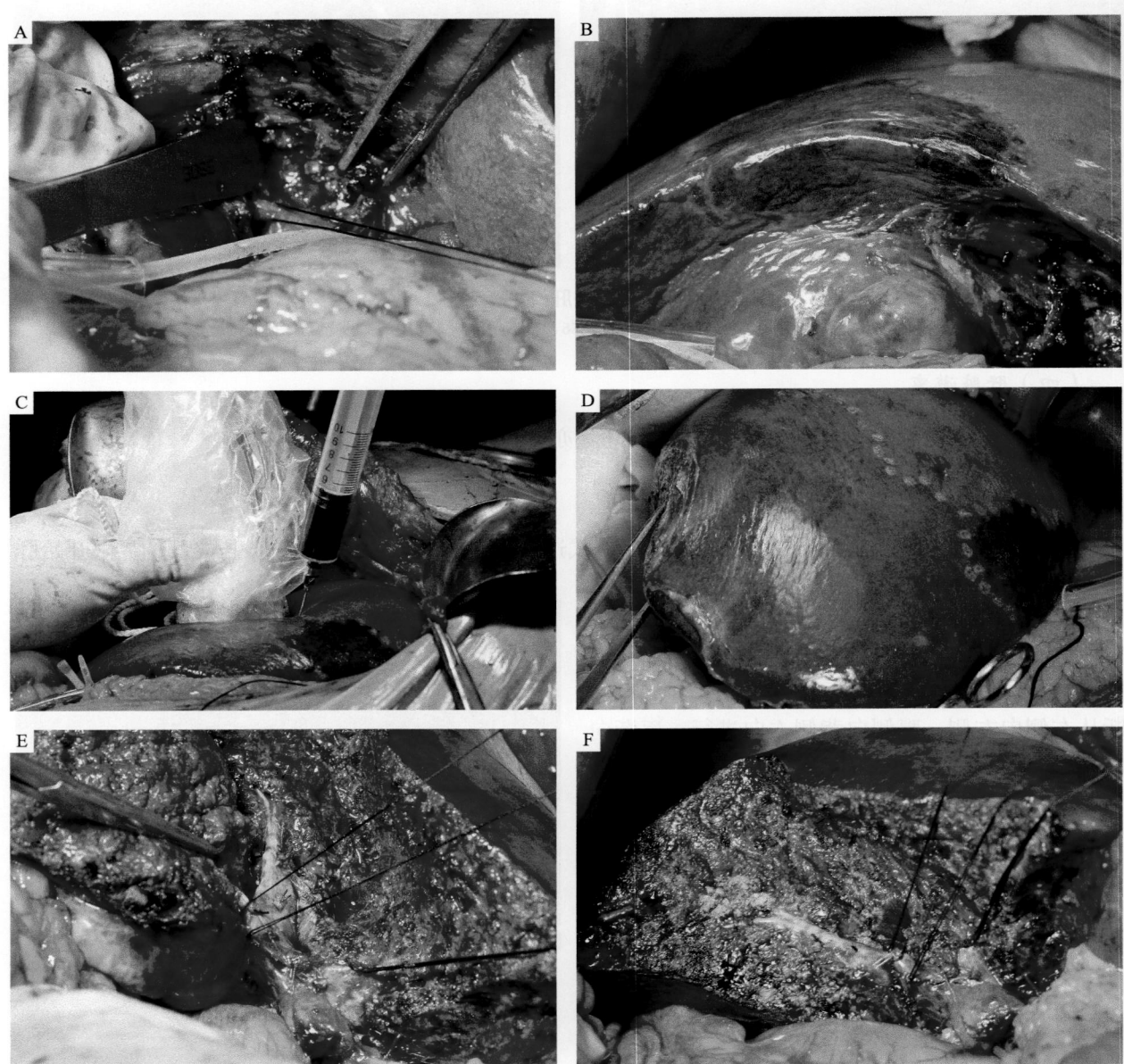

图 64-11-4　肝 S6 段＋S5d 段切除实例

A. 鞘外游离出 S5 段背侧肝蒂；B. 于 S5 段门静脉背侧支注入亚甲蓝染料后肝表面出现 S5 背侧（S5d）段蓝染范围；C. 术中超声探查，探寻到供应 S7 段门静脉分支，超声引导下穿刺 S7 段门静脉，注入亚甲蓝染料；D. 图片显示肝右后缺血区域，以及蓝染的 S5d 段及 S7 段区域；E. 离断肝实质，于根部逐支离断 S6 段肝蒂；F. 肝切除断面，可见全程裸露 S7 段肝蒂，结扎线处为离断 S6 段肝蒂，肝段面保留蓝染区域为肝 S7 段；G. 术后肿瘤大体标本。

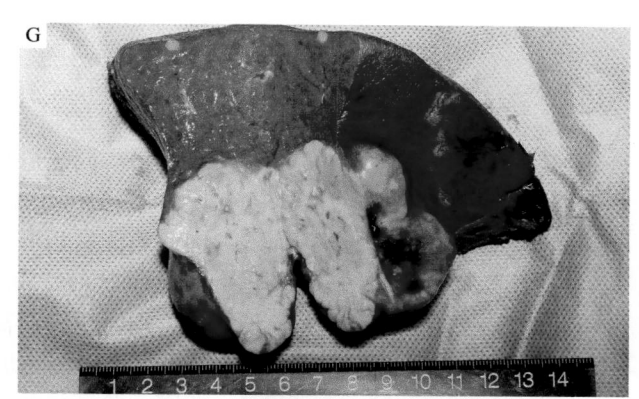

图 64-11-4（续）

六、围手术期处理

S6 段切除术围手术期处理措施与其他肝切除围手术期处理相同。

（蔡守旺　陈继业）

第 12 节　S7 段切除术

一、历史沿革

历史沿革同本章第 9 节 "S4 段切除术"。

二、手术原理与适应证

S7 段为肝脏右后叶上段，由起源于门静脉右后支的头侧走行分支供血，应注意部分患者门静脉右前支发出越过肝右静脉供应 S7 段肝脏。如病变局限于 S7 段内，可采取解剖性 S7 段切除。

三、病情评估与手术规划

病情评估与手术规划同本章第 9 节 "S4 段切除术"。

四、手术程序

（一）切口

采用右上腹部反 L 形切口。正中切口上至剑突，下至脐上二横指；横切口向头侧偏斜呈弧形至腋前线必要时可至腋中线。

（二）腹腔探查

腹腔探查同本章第 9 节 "S4 段切除术"。

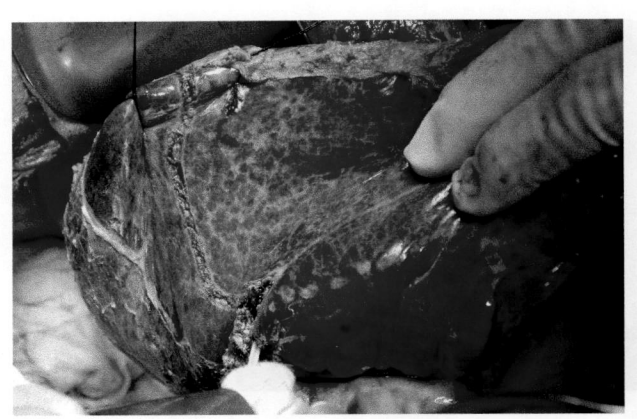

图 64-12-1　处理第一肝门并确定 S7 段边界

（三）处理第一肝门并确定 S7 段边界

同法进行右侧肝蒂 Glisson 鞘外游离，8F 尿管悬吊。同法进行右后肝蒂 Glisson 鞘外游离，8F 尿管悬吊。动脉夹试行夹闭，观察肝表面缺血范围，验证右后肝蒂分离准确。切除 Rouvieres 沟后侧至尾状叶之间小块肝组织，充分显露 S7 段肝蒂，用直角钳游离出 S7 段肝蒂，用 7 号丝线悬吊（图 64-12-1）。动脉夹试行夹闭，根据肝表面缺血范围，验证寻找 S7 段肝蒂准确性。

动脉夹夹闭 S6 段肝蒂，直视下采用 20G 套管针穿刺 S7 段肝蒂门静脉，拔除针芯。当血液流出后注入亚甲蓝染料 4ml，拔除套管针并立即结扎 S7 段肝蒂分支。此时可见相应肝段染色（图 64-12-1）。

（四）肝脏游离

右侧肝脏游离同前。对于 S7 段切除，应进一步沿下腔静脉向头侧游离，切开 Makuuchi 韧带，显露内侧右肝静脉根部。Makuuchi 韧带内常有肝短静脉走行，应予以缝扎。

（五）肝实质离断

采用 Pringle 法行右半肝血流阻断，可以连续阻断 30 分钟，间隔 5 分钟。肝实质离断方式选择钳榨法或 CUSA。以右手托起游离的右肝，肝实质离断首先在 S6 段和 S7 段之间进行。离断的方向根据实质内蓝染的边界从外侧向内侧、从腹侧向背侧进行，并逐渐转向 S7 段和 S8 段分界线由足侧向头侧进行。分离出供应 S7 段 Glisson 分支，予以结扎切断。分离过程中仔细辨认肝右静脉属支，逐一予以小心结扎后切断，显露肝右静脉主干。最后在肝右静脉根部离断 S7 段的一支较大属支肝静脉后将 S7 段完整切除（图 64-12-2）。至此，肝脏的离断过程结束。

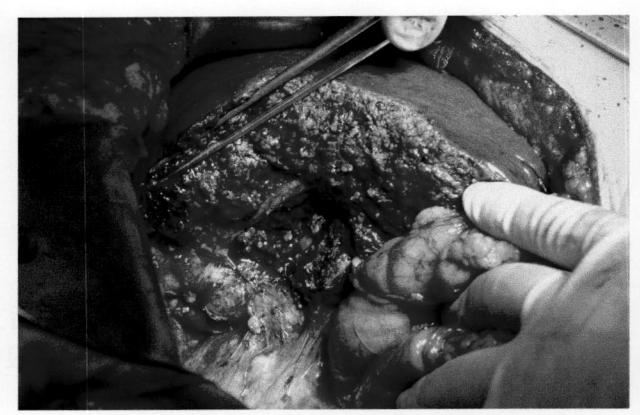

图 64-12-2　S7 段切除后充分显露右肝静脉根部

（六）留置引流及关腹

肝断面彻底止血后，热蒸馏水及温盐水反复冲洗腹腔，明确无活动性出血及胆漏后，于膈下放置乳胶引流管 1 根，另戳孔引出。随后逐层关腹。

五、技法要领与陷阱

多数供应 S7 段的门静脉分支为 1 支，有时还会有另外 1 支来支配。针对 S7 段解剖特点，如供应 S7 段肝蒂分支距离右后肝蒂起始部位距离较近，我们通常采用循肝门肝蒂鞘外解剖持久亚甲蓝染色技术。如若供应 S7 段肝蒂分支距离右后肝蒂起始部位距离较远，超过 2cm，由于位置深在，我们通常选择超声引导门静脉穿刺染色技术。

　　根据 Couinaud 分段法，右肝静脉为区分 S7 段与 S8 段的边界，但大部分患者 S8 背侧段越过肝右静脉，因此在完成 S7 段切除的过程中，肝实质的离断应根据实质内蓝染的边界来进行，这样避免切除部分 S8 背侧段组织。

六、围手术期处理

　　S7 段切除术围手术期处理措施与其他肝切除围手术期处理相同。

（蔡守旺　陈继业）

第 13 节　S8 段切除术

一、历史沿革

　　历史沿革同本章第 9 节 "S4 段切除术"。

二、手术原理与适应证

　　S8 段为肝脏右前叶上段，由起源于门静脉右前支的头侧走行分支供血。如病变局限于 S8 段内，可采取解剖性 S8 段切除。部分患者 S8 段门静脉分支粗大，可进一步分为腹侧支、背侧支、外侧支等，如果肝脏功能欠佳，同时病变仅局限在某一亚肝段内，可行解剖性亚肝段切除，最大限度地保留肝实质。

三、病情评估与手术规划

　　此部分同本章第 9 节 "S4 段切除术"。利用增强核磁所得 2D 图像进行 3D 重建见图 64-13-1。

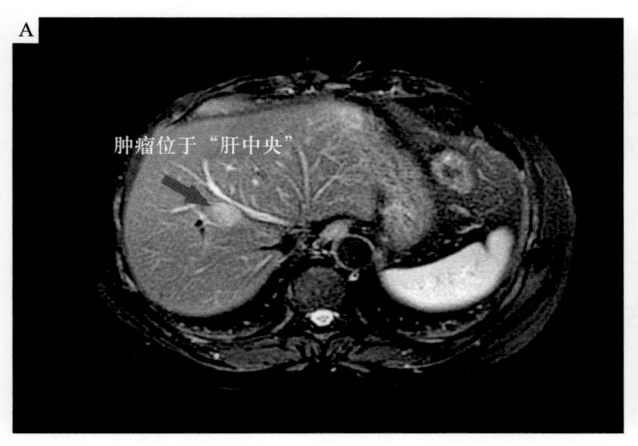
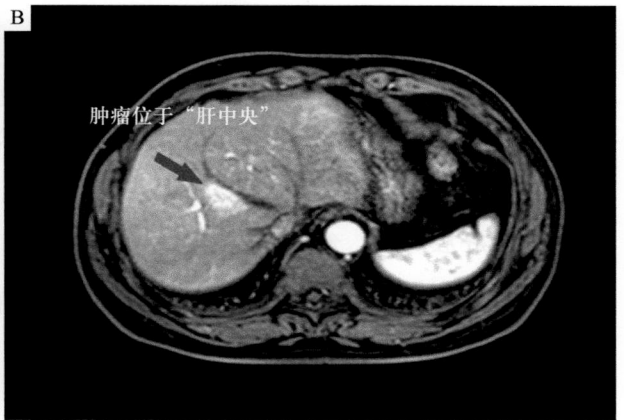

图 64-13-1　S8 段原发性肝癌术前增强磁共振检查及三维重建
A. 磁共振 T2 加权像，可见高信号肿瘤位于肝中静脉右侧；B. 动脉期可见肿瘤增强，呈富血供改变；C. 门静脉期可见对比剂廓清，呈典型的 "快进快出" 表现；D. 冠状位图像可见肿瘤与周围脉管关系；E. 三维重建可见肿瘤紧邻 S8 段的 Glisson 肝蒂，位于肝中静脉和肝右静脉夹角之间；F. 三维重建虚拟技术显示肿瘤位于 S8 段内。

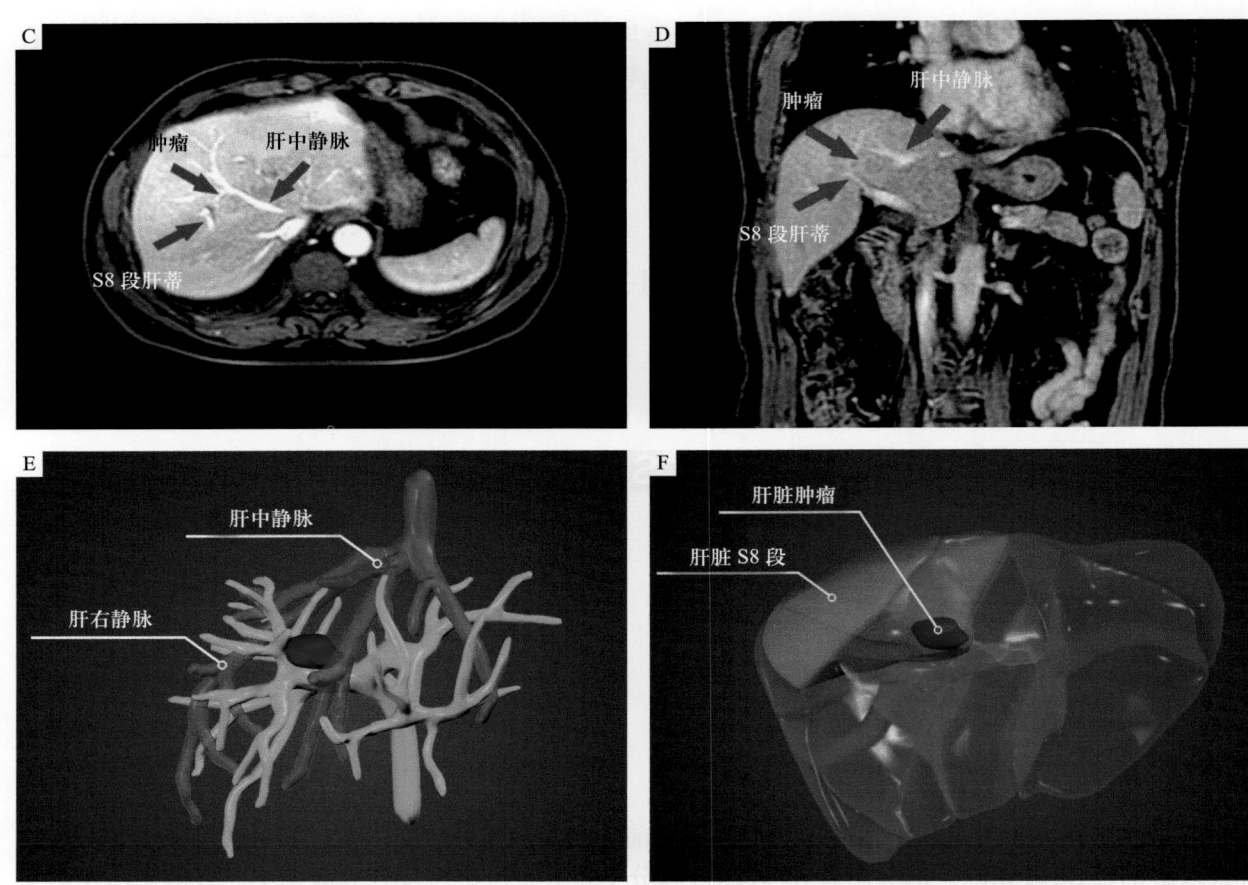

图 64-13-1（续）

四、手术程序

（一）切口

采用右上腹反 L 形切口。正中切口上起剑突，下至脐上 2 横指；横切口向右延长至腋前线。

（二）腹腔探查

离断肝圆韧带和镰状韧带后探查腹腔，确认没有远处转移和腹膜肿瘤种植；探查肝门部淋巴结情况，对于肿大的肝门淋巴结应行淋巴结活检，送术中病理检查；探查肝脏情况，建议使用术中超声再次确认目标病灶位于 S8 段，其余肝脏无可疑病灶。

（三）肝脏游离，解剖第一肝门

离断右三角韧带、冠状韧带、肝肾韧带，游离右半肝。切除胆囊，打开肝胃韧带，预置肝十二指肠韧带阻断带。打开肝门板，使用血管钳游离右肝蒂、左肝蒂，并预置 8 号尿管做阻断带，见图 64-13-2。

（四）游离 S8 段肝蒂

打开胆囊板，游离显露右前肝蒂后预置阻断带，继续沿右前肝蒂方向劈离其表面肝实质，游离显露源于右前肝蒂的第三级 Glisson 肝蒂，使用不同颜色彩带分别悬吊，见图 64-13-3，使用动脉夹试行阻断，根据肝脏表面缺血区域，确认 S8 段目标肝蒂，然后使用双股 7 号丝线替代悬吊 S8 段肝蒂的彩

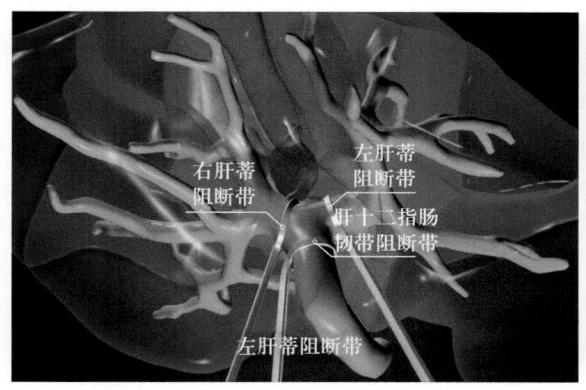
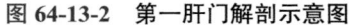

图 64-13-2　第一肝门解剖示意图

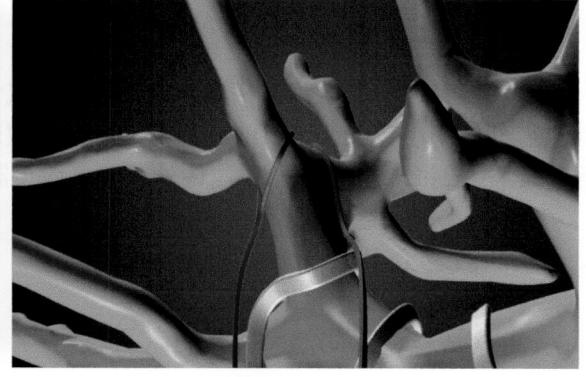

图 64-13-3　游离悬吊 S8 段 Glisson 肝蒂（蓝色彩带）

带，留作后续染色结扎肝蒂用。

（五）S8 段肝脏染色

使用动脉夹夹闭 S5 段肝蒂后，向右前门静脉分支内注入 4ml 亚甲蓝溶液，随即 S8 段肝脏发生蓝染，结扎该 S8 段肝蒂，以减少血流对染色剂的冲刷作用，使染色剂更为持久地停留在目标肝段内，见图 64-13-4。

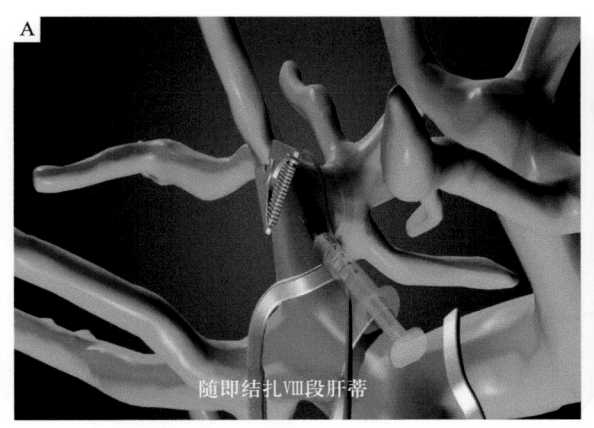

图 64-13-4　S8 段肝脏染色

A. 动脉夹夹闭 S5 段肝蒂后，向右前门静脉支内注入亚甲蓝溶液；B. S8 段肝脏发生蓝染变色。

（六）切除 S8 段肝脏

为减轻肝脏缺血再灌注损伤，采用轮替式半肝血流阻断，即先收紧左肝蒂阻断带，在阻断左肝入肝血流情况下，按照蓝染边界，使用钳榨法劈离 S8 段肝脏和左半肝。然后松开左肝蒂阻断带，收紧右肝蒂阻断带后按照蓝染边界，离断剩余肝实质。精准的 S8 段切除术应做到半周显露肝右静脉和肝中静脉。在离断面上将 S8 段的 Glisson 肝蒂离断后予以缝扎。最后完整切除了 S8 段肝脏。见图 64-13-5。

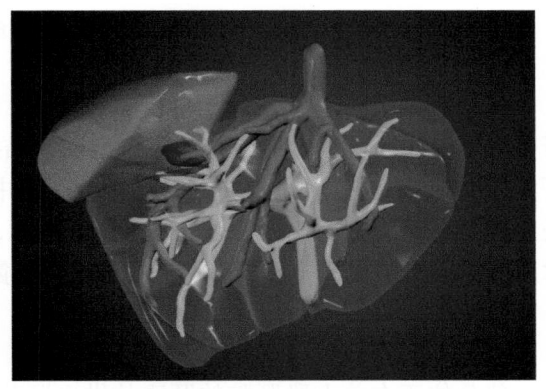

图 64-13-5　按照染色边界，实现精准 S8 段肝切除示意图

（七）创面止血及关腹

解除右肝蒂阻断，将创面仔细止血，可借助氩气刀、射频止血刀等能量器械和多种止血材料，活动性出血处使用小针细线予以缝扎。蒸馏水浸泡腹腔后大量生理盐水冲洗腹腔，再次检查无出血、胆瘘等异常后，创面放置引流管引出体外，清点纱布器械无误后逐层关腹结束手术。

五、技法要领与陷阱

（一）技法要领

精准解剖性肝段切除术的要点是游离显露其肝蒂，S8 段肝蒂位于肝实质内，因此需循右前肝蒂打开其表面胆囊板肝组织，甚至需切除少部分肝组织。采用 Glisson 鞘外法游离显露各级肝蒂要领是，使用钝头的血管游离钳，贴着 Glisson 鞘的后壁，小心分离肝实质与 Glisson 鞘之间的间隙，避免误伤右肝管，见图 64-13-6。按照"半肝—肝叶—肝段"逐级游离显露肝蒂过程中所遇 2～3 支微小肝蒂支，可将其离断后缝扎以便操作。如果果术前影像资料提示 S8 段肝蒂深在，从第一肝门解剖游离困难，则采用高崎（Takasaki）提出的劈离部分肝实质后离断 S8 段肝蒂的方法，即沿肝中静脉右侧缘，从肝静脉窝起向足侧劈离肝实质，至 Cantilie 线的 1/2～2/3 处拐向右侧劈离，以便显露 S8 段肝蒂，结扎并离断，或者结合使用穿刺染色法，沿缺血边界或染色边界切除 S8 段。

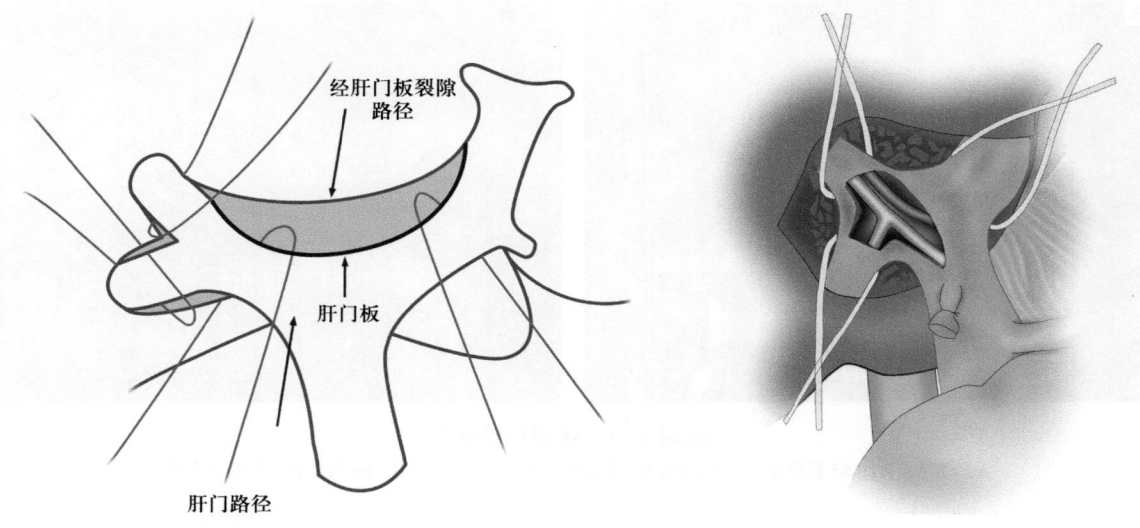

经肝门板裂隙
路径

肝门板

肝门路径

图 64-13-6　鞘外法逐级游离显露 Glisson 肝蒂

悬吊肝蒂后，务必使用动脉夹试行阻断，通过表面缺血边界是否涵盖肿瘤从而确认目标 Glisson 肝蒂。笔者团队首创的肝蒂穿刺染色后随即结扎，不但可以实现目标肝段持久染色，引导术者在离断肝实质时依然"有据可循"，同时还避免了术中翻动操作导致的肿瘤沿门静脉分支播散的风险[10]。循染色边界离断肝实质往往可以自然显露肝静脉，这也是精准解剖性肝段切除的标准和要求。S8 段切除术后肝断面上可见肝中静脉和肝右静脉半周显露。

（二）S8 亚肝段切除术

部分位于右前上段肝脏的肝癌其供血肝蒂仅为 S8 段门静脉分支的腹侧支或背侧支，此时行亚肝段切除即可实现完整切除荷瘤肝区的目的。如图 64-13-7 所示，患者肿瘤供血支为 S8 段门静脉的腹侧

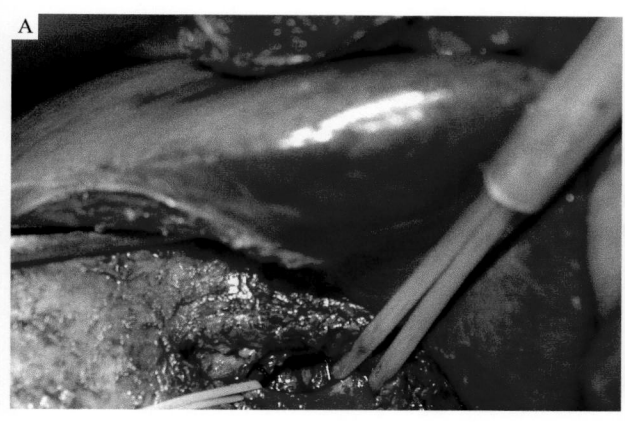
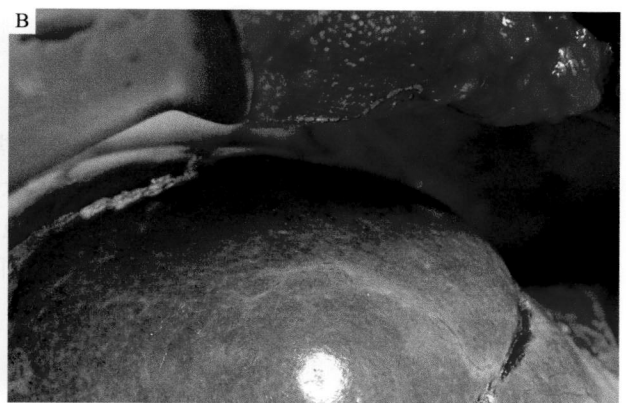

图 64-13-7　精准解剖性 S8 腹侧亚段切除术
A. 尿管悬吊 S8 段腹侧亚段（S8v）肝蒂后注入亚甲蓝染色；B. S8v 段染色。

支（S8v），在前述手术基础上继续游离悬吊 S8v 段后，使用相同的方法将其染色，实现精准的解剖性 S8 腹侧亚段切除。需要指出的是，部分患者存在将 S8 段门静脉分为腹侧亚段分支和背侧亚段分支的前裂静脉，此时 S8 腹侧亚段切除术后肝脏离断面上应显露肝中静脉和前裂静脉。

　　同样对于 S8 背侧亚段（S8d）的肝癌，可通过解剖游离其 S8d 段肝蒂支实现解剖性亚肝段切除，精准切除术后离断面上应半周显露肝右静脉，如图 64-13-8 所示。如果患者存在前裂静脉，则同时应半周显露。需要指出一种常见的解剖变异，即 S8d 段肝蒂支越过肝右静脉，供应右后上段肝脏，此时肝脏离断面上应显露肝右静脉的后半周，类似于 S7 段肝脏切除术。

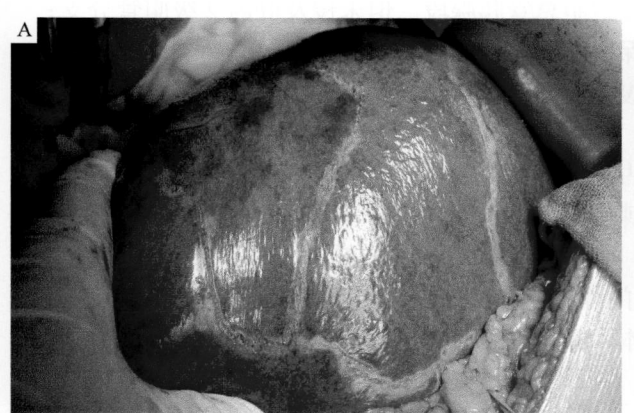
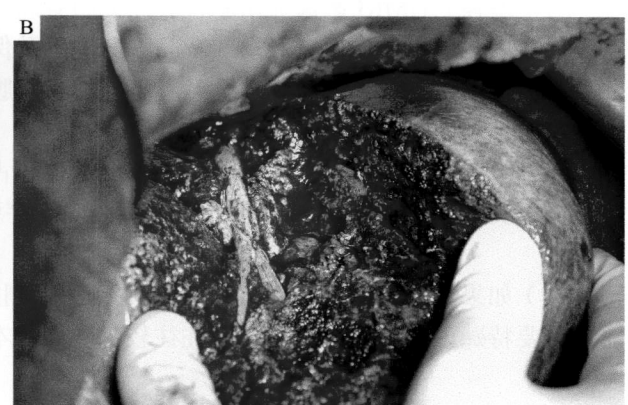

图 64-13-8　精准解剖性 S8 背侧亚段切除术
A. 穿刺 S8d 段门静脉分支并染色后可见 S8d 段发生蓝染；B. S8d 段切除术后肝脏离断面可见肝右静脉半周显露。

（三）陷阱

　　S8 段门静脉供血区域往往较传统的 Couinaud 所述要大，特别是存在越过右肝静脉供应右后上段肝脏的变异时，如果不采用亚肝段切除而是完整切除 S8 段，不但扩大了切除肝脏体积，且更易离断右肝静脉造成右后叶肝脏静脉流出道梗阻，加大了术后肝功能衰竭等并发症发生风险。而亚肝段切除需要解剖游离"半肝—肝叶—肝段—亚肝段"四级肝蒂，因此对术者的操作技术要求更高，但是对于术前存在肝硬化肝脏功能欠佳的患者，亚肝段切除可以保留更多的肝脏组织，提高手术安全性，这正是精准肝脏外科所倡导的确保根治性切除目标病灶的同时，最大化保留剩余脏器功能结构完整。

六、围手术期处理

S8 段切除术后应监测生命体征变化，根据血常规及生化指标变化，予以补充白蛋白、保肝、抗炎、补液等处理，并适度利尿。加速康复外科理念适用于肝段切除围手术期处理，术后第一天即可拔除胃管，逐步恢复至正常饮食，良好镇痛下鼓励患者早期下地活动，有利于胃肠道功能恢复并预防血栓形成，余处理措施与其他肝切除围手术期处理相同。

（蔡守旺　王鹏飞）

第14节　大范围肝切除联合胰十二指肠切除术

大范围肝切除联合胰十二指肠切除是风险非常高的手术，手术相关死亡率高，其主要原因是大范围肝切除导致肝功能不全和胰肠吻合口漏、感染或出血等并发症，因此术前需详细评估，充分权衡利弊，进行详尽的手术规划与围手术期管理。

一、适应证

大范围的胆管癌或胆囊癌浸润胆管[1-2]，同时需满足以下条件：
（1）增强 CT/MRI 影像显示胆管肿瘤或胆囊癌侵犯胆总管胰腺段，但未侵及肝内 2 级胆管分支；
（2）增强 CT/MRI 提示肝动脉及门静脉主干及保留侧分支未受到肿瘤侵犯；
（3）增强 CT/MRI 无腹主动脉旁淋巴结转移及腹腔转移；
（4）PET/CT 无全身转移；
（5）无黄疸患者肝功能正常者，保留肝脏体积占标准肝体积 30% 以上；
（6）黄疸患者需先行保留侧肝内胆管经皮肝穿刺胆道引流（PTCD），使总胆红素降至 34.2μmol/L 以下；
（7）如果预保留肝脏体积不足 30% 需行切除侧门静脉栓塞，使保留侧肝脏充分增大。
需要特殊说明的是，此类患者往往较为晚期，本术式创伤极大、风险高，其远期疗效尚有待观察。

二、病情评估与手术规划

（1）充分仔细阅读患者影像，判断病灶范围、程度、可切除性；
（2）术前加强患者营养，改善身体状况，提高其免疫力；
（3）黄疸较重的患者术前行 PTCD 减黄；
（4）预留肝体积较小的患者，行切除侧门静脉栓塞。

三、手术程序

（一）切口及探查

（1）选用上腹部反 L 形切口，上至剑突、下至脐孔上 3cm 水平、向右至腋前线，切除剑突，切断肝圆韧带、镰状韧带、冠状韧带，切口保护。

（2）探查腹腔，腹腔是否有腹水，肿瘤是否有腹腔、腹主动脉旁、腹腔干旁、肠系膜上动脉旁转移，解剖肝十二指肠韧带和第一肝门，清扫肝十二指肠韧带前方淋巴结（第 12a 组），探查了解肝动脉、门静脉及其分支是否被肿瘤浸润及浸润范围和程度，了解肝门部胆管受浸润的范围和程度，保留侧肝脏胆管近端切缘送快速冰冻活检判断能否达到 R0 切除。

（二）半肝及胰头十二指肠切除

（1）Kockor 切口，切开十二指肠外侧腹膜，游离解剖十二指肠降部水平部及胃胰皱壁，显露胃肠干结扎其分支；

（2）解剖胰颈下缘，显露肠系膜上静脉，钝性分离胰腺与门静脉间隙；

（3）结扎切断胃右动静脉和胃网膜右动静脉，清扫第 3、4、5、6 组淋巴结，用直线切割闭合器切断远端胃；

（4）双重结扎胃十二指肠动脉并用 5-0 proline 无损伤血管缝线缝合血管近端；

（5）悬吊胰颈部并切断，断面彻底止血，找到远端胰管并置管缝合固定备吻合；

（6）分离空肠起始部系膜用切割闭合器切断空肠；

（7）紧贴肠系膜上动脉切除胰腺勾突，清扫胰头后方第 13 组淋巴结，可靠结扎其走向胰头内分支血管，注意血管解剖变异；

（8）分离悬吊肝固有动脉、门静脉及胆总管，进一步清扫肝十二指肠韧带后方第 12 组淋巴结；

（9）解剖肝总动脉胃左动脉和腹腔干，清扫第 7、8、9、11 组淋巴结；

（10）进一步解剖肝门，结扎切断切除侧肝脏门静脉和肝动脉属支；

（11）游离切除侧肝叶三角韧带，结扎切断肝叶与下腔静脉之间的肝短血管；

（12）游离肝尾状叶与下腔静脉之间肝短静脉；

（13）用电刀沿缺血线做切除标志线，单纯门静脉阻断下切除患侧半肝及尾状叶，移除标本，较粗管道用 5-0 prolene 缝合，肝脏创面彻底止血，仔细检查确保无出血及胆漏，保留侧肝脏胆管整形后备吻合。

（三）吻合重建

（1）在结肠中动脉左侧或右侧无血管区打孔将空肠近端经该孔上提，距肠管断端 5cm 与行空肠对系膜缘打小孔，将胰管支撑管置于肠腔内，行胰腺端侧吻合；

（2）距胰肠吻合口适当距离将空肠对系膜缘打孔行胆肠吻合（保证吻合后无张力）；

（3）胃空肠吻合。

（四）关腹与引流

术毕分别于胰腺肠吻合口上下缘及肝断面各置引流管，常规关腹。

肝门胆管癌、泡型肝包虫病行大范围肝切除联合胰十二指肠切除术应用举例，分别见图 64-14-1、图 64-14-2。

四、手术要点与难点

半肝联合胰头十二指肠切除创伤大，术后并发症发生率高，死亡率高。该术式发生肝功能不全和胰漏较高，幕内雅敏主张行门静脉右支栓塞术并进行胰管的二期重建，会明显降低术中和住院期间的死亡病例数[3]。

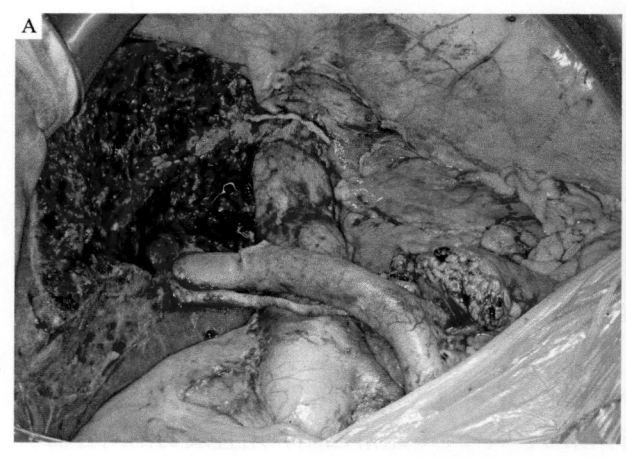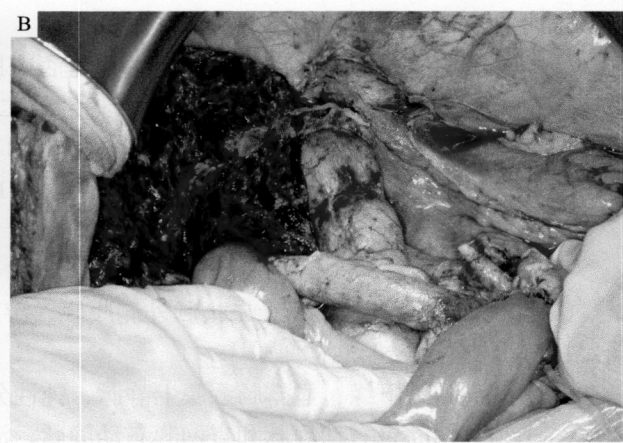

图 64-14-1　肝门部胆管癌，S1 段~S4 段切除联合胰头十二指肠切除术

A. 消化道重建前；B. 消化道重建后。

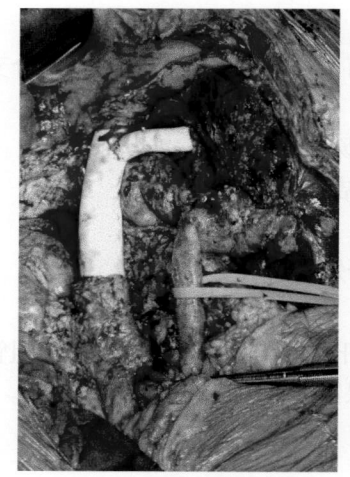

图 64-14-2　泡型肝包虫病

右三叶切除联合胰头十二指肠切除，联合下腔静脉及肝左静脉切除，人造血管架桥重建。

手术方法：

（1）一期手术向胰管内插入专用胰管导管固定，按 Roux-en-Y 术式把上提空肠固定在胰腺断端后缘，在断端前缘固定 4 或 5 针，在保留的大网膜右侧 10cm 处垂直切断，填充胰腺断端后面并覆盖露出的动静脉，胰管导管从正中切口引出体外，胰管导管周围 5cm 不要缝合，导管上下各插 1 根圆的 24F 引流管和扁引流管，从空肠断端插入 16F 引流管做成肠瘘，胰管导管和肠瘘导管要待二期手术再拔出。

（2）一期手术后 3 个月后进行，在胰管导管上、下各切开 5cm，分离粘连至胰腺前面，如果胰腺断端和肠管没有分离，用粗导管替换以前细导管，并用血管线缝合固定在胰管口周围瘢痕组织上，把胰管距离固定处 5cm 剪断，剪 2 或 3 个侧孔，在胰管断端对侧的空肠做小孔插入胰管导管，用 3-0 可吸收线缝合空肠和胰腺前壁。手术后数小时测定肠瘘引流液和血清淀粉酶值，确认胰液从导管流入空肠。

（3）胰腺断端与空肠分离时，充分游离空肠并使之靠近胰腺断端，用粗胰腺导管换之前的细导管，重新固定后穿过空肠形成外瘘，可以从腹壁肠瘘固定部位附近引出空肠后再穿过腹壁。缝合空肠和胰腺前壁，反复从肠瘘导管把胰液回输到肠管中，大约 1 个月拔出胰腺导管。

然而大多数国内学者进行胰腺的一期吻合，亦取得了较好的近期疗效。但毕竟此类患者均为较晚期者，远期疗效并不理想。

（董家鸿　闫　军）

参 考 文 献

［1］　EBATA T, YOKOYAMA Y, NIMURA Y, et al. Hepatopancreatoduodenectomy for cholangiocarcinoma: a single-center review of 85 consecutive patients [J]. Ann Surg, 2012, 256 (2): 297-305.

［2］　SHIRAI Y, OHTANI T, TSUKADA K, et al. Combined pancreaticoduodenectomy and hepatectomy for patients with locally advanced gallbladder carcinoma: long term results [J]. Cancer, 1997, 80: 1904-1909.

[3]　MIYAGAWA S, MAKUUCHI M, KAWASAKI S, et al. Outcome of major hepatectomy with pancreatoduodenectomy for advanced biliary malignancies [J]. World J Surg, 1996, 20 (1): 77-80.

第 15 节　保留肝右下静脉的肝切除术

肝右下静脉是引流肝脏 S6 段血液流入下腔静脉的相对粗大的肝短静脉，是一种变异，出现频率约为 20%，多在肾上腺水平汇入下腔静脉，图 64-15-1。有肝右下静脉时肝右静脉引流量会减少，通常不粗大；反之，当肝右静脉较细，往往存在肝右下静脉。保留肝右下静脉的手术是利用变异的肝短静脉进行的特殊的肝切除术式。所有的肝切除术都必须保证切除后残肝的血液流入和流出的通畅。通常肝脏的回流大部分都需要经过肝左、肝右及肝中静脉流出肝脏，切除肝静脉的同时需将其支配的区域切除，但肝脏储备功能不足时，这样切除便会受到限制。当存在肝右下静脉，即使切除肝右静脉，S6 段也可以保留，此即保留肝右下静脉的术式[1-2]。

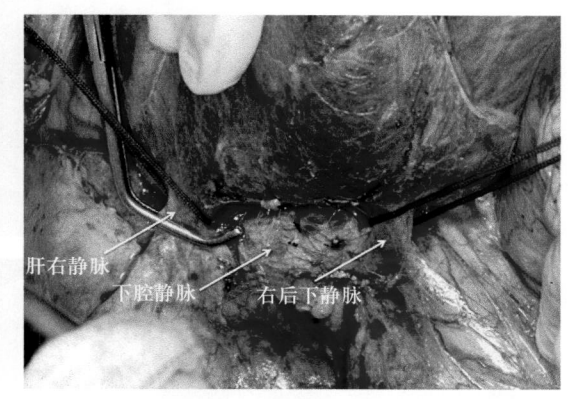

图 64-15-1　显示右后下静脉

一、适应证

本术式适用于必须保留肝脏 S6 段，必须存在肝右下静脉，且肝右静脉主干无法保留。肝切除术后必须保证保留的肝脏入肝血流和出肝血流通畅，否则术后容易出现肝功能不全。肝右下静脉是一种解剖变异，只有少数人存在，主要引流 S6 段出肝血流。当肝静脉被肿瘤侵犯或者形成癌栓，无法保留，肝脏 S6 段体积较大，切除后有可能出现肝功能衰竭的风险，同时又存在肝右下静脉，可行此手术，此种情况并不多见，主要用于肝功能储备不足的肝切除。

二、病情评估

（1）术前增强 CT/MRI，仔细读片，了解是否存在肝右下静脉及汇入位置；
（2）术前做好肝体积计算；
（3）做好肝功能储备检查，做好评估，保证手术安全；
（4）根据肿瘤侵犯情况、肝功能储备情况选择合适的手术方式。

三、保留肝右下静脉的术式

（1）保留 S6 段＋右 S1 段的次全肝切除术，肝脏除了 S6 段和右 S1 段，其余因肿瘤侵犯无法保留，且肝脏 S6 段＋右 S1 段体积足够大，至少二者体积之和占标准肝体积 30% 以上，这种情况比较少见；
（2）S4 段＋S5 段＋S7 段＋S8 段切除术，右前肝叶肿瘤向两侧侵犯 S7 段和 S4 段，肝右静脉根部受侵犯，剩余左外叶肝体积不足标准肝体积 30%，不能承受右三叶切除术；
（3）S5 段＋S7 段＋S8 段切除术，右前叶肿瘤侵犯肝脏 S7 段和肝右静脉，左半肝体积不足标准肝体积 30%，无法承受右半肝切除；

（4）S7 段＋S8 段切除术，肿瘤位于右前、右后叶上段，侵犯肝右静脉，而又必须保留肝中静脉，如图 64-15-2。

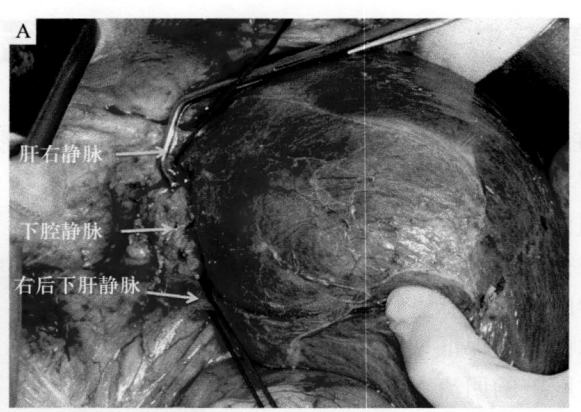

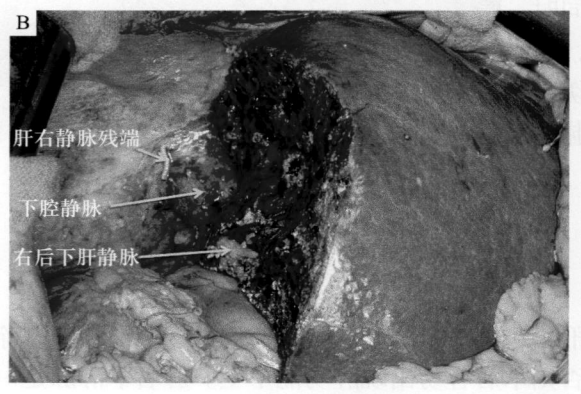

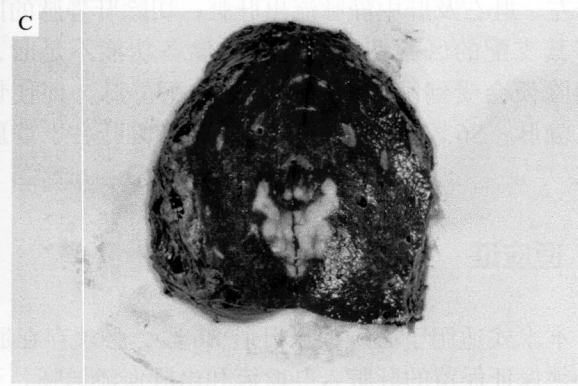

图 64-15-2　肿瘤侵犯肝右静脉，保留右后下静脉的 S7 段、S8 段（部分）切除
A. 暴露右后下静脉；B. S7 段、S8 段（部分）切除后；C. 手术切除标本。

四、手术要点与难点

（1）分离时保护肝脏 S6 段的 Glisson 系统不受损伤；

（2）分离时不要损伤肝右下静脉；

（3）尽可能在肝外处理肝右静脉，如果显露困难，为避免肝短静脉和下腔静脉损伤，可以先离断肝脏，充分显露视野再处理肝右静脉；

（4）切断右侧腔静脉韧带时仔细检查。

（董家鸿　闫　军）

参 考 文 献

［1］　MAKUUCHI M, HASEGANA H, YAMAZAKI S, et al. Four new hepatectomy procedures for resection of the right hepatic vein and preservation of the inferior right hepatic vein [J]. Surgery, 1987, 164 (1): 68-72.

［2］　JIANG C, WANG Z, XU Q, et al. Inferior right hepatic vein-preserving major right hepatectomy for hepatocellular carcinoma in patients with significant fibrosis or cirrhosis [J]. World J Surg, 2014, 38 (1): 159-167.

第 16 节　只保留肝尾状叶的肝次全切除术

肝尾状叶由三部分组成：①左侧为 Spiegel 叶（Spiegel lobe，SL），即左外叶背侧小网膜囊背侧的部分肝组织，其背侧是下腔静脉，部分包绕下腔静脉，头侧是肝左、肝中静脉根部，足侧靠肝门，与腔静脉旁部界线为 Rex-Cantle 线，与 S4 段界线是 Arantius 管。其门静脉支大多来自门静脉左支，少部分来自胆管旁静脉。动脉支 40% 来自肝左动脉分支，常常有变异。胆管流入左肝管。引流其血液的肝短静脉从左侧汇入下腔静脉。②中间为腔静脉旁部（paracaval portion，PP），被肝实质和肝后下腔静脉覆盖，从肝表面无法辨认，与周围肝实质的边界为肝右静脉和肝中静脉的走行部位与右侧 Glisson 前后叶支的分叉部为标志，游离右半肝后可将位于右后叶和下腔静脉间的腔静脉旁部显露出来，其右侧是尾状突。其 Glisson 系统主要来源右前叶支。③右侧是尾状突（caudate process，CP），位于下腔静脉右侧部分的尾状叶，其在肝表面与右后叶没有解剖学标志。这三部分的 Glisson 系统肝蒂是独立的，其 Glisson 有的来自右 Glisson 主干，有的来自右后叶 Glisson 肝蒂。有时存在一定变异，手术时要注意仔细辨认，可靠结扎，预防出血和胆漏。

一、适应证

只保留肝尾状叶肝脏次全切除术肝尾状叶（S1 段）增生肥大，同时伴：①全肝胆管广泛结石并肝脏 S2～S8 段萎缩，伴 / 不伴发反复发作胆管炎；②除尾状叶胆管外，全肝胆管广泛 / 节段性囊性扩张。

二、病情评估与手术规划

（1）肝脏 CT/MRI 平扫＋增强了解肝脏各叶大小、形状，了解胆管、肝动脉和门静脉有无解剖变异；

（2）术前常规检查、营养状况评估；

（3）肝功能储备检查；

（4）保留尾状叶肝体积的测算；

（5）总胆红素不高于 34.2μmol/L。

三、手术程序

1. 切口及探查　取上腹部反 L 形切口，上至剑突并切掉全部剑突，下至脐上约 3cm 向右并略向上至腋前线，逐层切开腹壁各层入腹。探查肝脏大小、形状、质地等，了解第一肝门位置、胆管、有无恶变，观察尾状叶的大小质地。

2. 分离肝周，解剖第一肝门　切断肝圆韧带、镰状韧带、冠状韧带、三角韧带、肝肾韧带，切除胆囊，穿刺找到胆总管，分离切开胆总管，用胆道镜探查胆管下端，并取出结石，在胰腺上缘切断胆总管，胆管远端结扎后并用 4-0 prolene 线连续缝合。向肝门方向分离胆总管，解剖第一肝门，用 CUSA 打开肝门板，小心分离出肝管、肝动脉、门静脉及其分支，注意解剖变异，特别注意保护第四肝门（门静脉供给尾状叶的各个分支）及肝动脉尾状叶供血分支，在左、右肝管汇合部切断肝总管，移除标本。探查肝内胆管及尾状叶胆管，了解胆管汇合是否存在变异，继续分离保护尾状叶的肝动脉和门静脉分支，在远端结扎切段左肝管和右肝管，分别结扎切断远端左、右肝动脉和左、右门静脉，近端用 5-0 prolene 线可靠缝合。在门静脉内缓慢注入亚甲蓝，染色尾状叶，可以得到尾状叶和其他肝叶的界限，用电刀在肝脏表面做标记线。

3. 肝切除　解剖分离第二肝门，分离肝左静脉、肝中静脉、肝右静脉并悬吊，逐一钳夹离断，近心端用 5-0 prolene 线缝合，远端结扎。将中心静脉压控制在 5cmH₂O 以下。用 CUSA 沿肝脏染色平面先在左外叶和 Spiegel 叶之间离断肝实质，所遇保留侧肝脏各管道给予可靠结扎直至肝中静脉水平。同法在右肝叶和尾状突之间沿染色平面离断右肝，直至与左侧断面汇合，完整切除肝脏（S2～S8 段），移除标本，注意保护尾状叶的 Glisson 蒂。用胆道镜探查尾状叶胆管，如有结石将其取出。将尾状叶左右叶胆管开口整形成一个开口或两个开口备吻合用，如图 64-16-1。

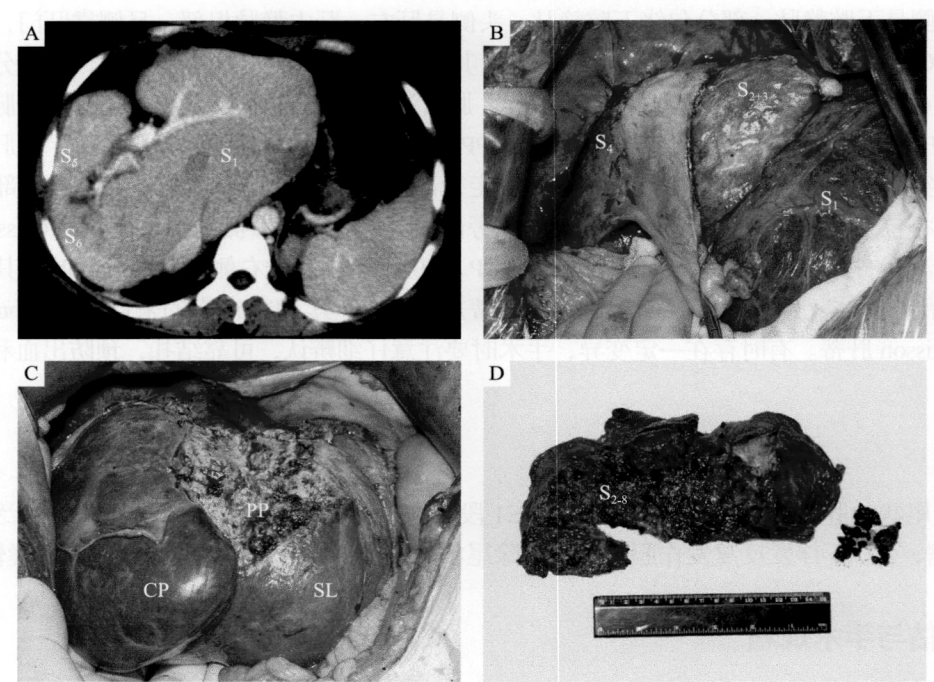

图 64-16-1　肝胆管结石，尾状叶增生，S2～S8 段萎缩，行只保留肝尾状叶的肝脏次全切除术（A～D）
PP：腔静脉旁部；CP：尾状突；SL：Spiegel 叶。

4. 吻合　距屈氏韧带 25cm，用切割闭合器切断空肠，将其远端经结肠后与尾状叶胆管吻合，距胆肠吻合口 40cm 处，将近端空肠与远端空肠行侧侧吻合，关闭系膜裂孔，再次检查无胆漏和出血，于肝断面及胆肠后分别置管后关腹。

（董家鸿　闫　军）

第 17 节　肝尾状叶切除术

一、左侧尾状叶（Spiegel 叶）切除术[1-2]

（一）适应证

适应证为位于左尾状叶的小肝癌（小于 3cm），如肿瘤较大，显露困难，有时需联合左肝外叶或左半肝的切除。

（二）手术程序

1. 切口和腹腔探查　取反 L 形切口，开腹后切口保护，探查，了解是否有腹水，且腹腔脏器、盆腔腹膜及肝脏其他区域有无肿瘤转移。

2. 游离左尾状叶 切断肝圆韧带、镰状韧带、左冠状韧带、左三角韧带、肝胃韧带。解剖第二肝门左侧，显露左肝静脉根部，显露结扎 Arantius 管。将左外叶翻向右侧，以 Rex-Cantle 线为界，从足侧向头侧结扎切断 Spiegel 叶与下腔静脉间肝短静脉，直至肝左静脉和肝中静脉根部。解剖第一肝门，结扎切断左尾状叶汇入左肝管的分支胆管，结扎切断肝左动脉发出的 Spiegel 支和门静脉左支横部发出的门静脉支。至此左尾状叶游离完成。

3. 切除左尾状叶 用8号硅胶导尿管向右下悬吊牵拉肝十二病指肠韧带，将左外叶翻向右上，充分显露左尾状叶，沿 Rex-cantle 线与下腔静脉，从足侧向头侧离断肝实质，所遇管道可靠结扎或缝扎，直至肝左静脉和肝中静脉根部，完整切除左尾状叶，移除标本。创面可靠止血，术毕。

二、右尾状叶切除术

（一）适应证

本术式适用于位于尾状叶右侧（尾状突）的较小肿瘤（小于3cm），如肿瘤较大，显露困难往往需要联合右后叶的部分切除。

（二）手术程序

1. 切口探查 取上腹反L形切口，上至剑突下至脐上3cm，向右至腋前线。探查腹腔有无腹水，腹腔脏器、盆腔腹膜及肝脏其他区域有无肿瘤转移。

2. 分离右肝尾状叶 切断肝圆韧带、肝镰状韧带、右冠状韧带、右三角韧带、肝肾韧带，分离右肾上腺，钳夹切断后用5-0 prolene 线可靠缝合，分离右侧腔静脉韧带，钳夹后用5-0 prolene 线缝扎两断端，游离第二肝门和下腔静脉肝上段、肝下段和肝后段，显露肝右静脉根部。分别悬吊肝右静脉、肝上和肝下下腔静脉。将右肝翻向左侧，从足侧至头侧分离结扎右尾叶与下腔间肝短静脉，较粗血管用5-0 prolene 可靠缝合，至从后下方可观察到肝右静脉和肝中静脉。肝右下静脉也要切断缝扎。切除胆囊，用超声吸引刀粉碎第一肝门周围约1.5cm肝组织，降低肝门板，解剖第一肝门，显露 Glisson 蒂左右汇合部、左右支以及右前支和右后支，显露右尾状叶 Glisson 蒂。尾状突的 Glisson 蒂有时来自右侧 Glisson 蒂主干，有时来自右后叶 Glisson 背侧面。腔静脉旁部的 Glisson 支主要是右侧主干、右前叶支的分支。结扎切断右尾状叶的 Glisson 蒂分支。

3. 肝脏切除 穿刺门静脉，缓慢注入亚甲蓝，可得到右尾状叶未被染色区域，用电刀做标记线，悬吊肝十二指肠韧带、Glisson 右支，向左上方牵拉，用左手捏住右尾状叶向下牵拉，分别阻断左、右支 Glisson，沿标记线先在腹侧从右尾状叶左右两侧由足侧向头侧离断肝组织至门静脉上缘水平。然后将肝脏向左上翻转，右后叶和右尾状叶背侧处于直视下，左手握住右尾叶向下牵拉，继续沿标记线向头侧离断右尾状叶肝实质，直至近肝右静脉和肝中静脉根部，注意不要损伤肝右静脉和肝中静脉，切除右尾状叶，移除标本。肝脏创面仔细止血，确认没有出血和胆漏，右膈下和右肝下置引流管，关腹。

三、背侧入路的全尾状叶切除术

（一）适应证

本术式适用于肿瘤累及全部肝尾状叶或尾状叶的腔静脉旁部。一般适用于肿瘤体积较小者（小于3cm）。

（二）手术程序

1. 切口和探查　取上腹反 L 形切口，上至剑突，下至脐上 3cm 向右至右腋前线，切除剑突，探查腹腔，了解有无腹水，腹腔脏器、盆腔和肝脏其他区域有无转移。

2. 肝脏游离　切断肝圆韧带、镰状韧带、左右冠状韧带、左右三角韧带、肝胃韧带、肝肾韧带，分离右肾上腺，结扎切断右侧腔静脉韧带，将肝脏翻向左侧，从足侧向头侧依次结扎切断右侧肝短静脉直至看到肝中静脉根部。再将肝脏翻向右侧，切断结扎左侧下腔静脉韧带，同法从足侧向头侧依次结扎切断左侧肝短静脉，直至与右侧汇合，将尾状叶从下腔静脉上完全游离下来。解剖第二肝门，显露游离肝右静脉、肝中静脉、肝左静脉并分别悬吊。切除胆囊，解剖第一肝门，用超声吸引刀打碎肝门周围约 1.0cm 范围之内肝组织，降低肝门板，显露 Glisson 左支、右后支、右前支，尽可能结扎切断尾状突、腔静脉旁部及 Spiegel 叶的 Glisson 分支，注意解剖变异，门静脉侧用 5-0 prolene 线可靠缝扎，预防出血和胆漏。

3. 肝脏切除　穿刺门静脉右后支，缓慢注入亚甲蓝，右后叶被亚甲蓝染色而尾状突未被染色，用电刀在右后叶和尾状突之间肝脏表面做标记线，在超声引导下在肝右静脉和肝中静脉之间从肝脏表面穿刺肝实质，针尖到肝右静脉背侧水平，向肝实质注入 1ml 亚甲蓝，此为腔静脉旁部在肝内腹侧面的标志。分别悬吊 Glisson 主干及其左右分支，向左向上牵拉，显露尾状叶右前方，阻断 Glisson 右后支，先在右后叶和尾状突之间自足侧向头侧离断肝脏，断面越过 Glisson 右后支水平后将右肝向上向左翻转，显露尾状叶背面，继续向头侧离断尾状叶，以肝实质穿刺染色区域为标志继续离断肝实质，其深面为肝右静脉，显露其末梢部分，沿其主干离断肝组织至肝右静脉，至肝右静脉根部，再沿肝右静脉向左离断尾状叶的腹侧面与右前叶背侧面的肝组织，直到肝中静脉右缘，结扎切断腔静脉旁部通向肝中静脉的小分支。注意不要损伤肝右静脉和肝中静脉。在尾状叶和右肝断面填塞纱布，松开阻断的 Glisson 右后支。结扎切断腔静脉旁部和 Spiegel 叶 Glisson 分支，向腹侧牵拉肝门板，在其背面离断肝组织，见到肝实质内的染色区，向头侧离断肝组织，显露肝中静脉后壁，向 Arantius 管方向离断部分肝组织，提起左外叶，在 Arantius 管上方离断，离断面与小网膜囊相贯通。沿 Arantius 管向头足两侧扩大贯通平面，注意保护此处深面肝中静脉不受损伤，小心分离至肝中静脉背侧面，结扎切断流入肝中静脉的尾状叶静脉支，充分显露肝中静脉背侧面，直至肝中静脉和肝左静脉根部。切断 Arantius 管头侧和足侧附着部，移除尾状叶标本。肝脏创面彻底缝合止血，仔细检查无胆漏和出血，于肝下和右侧膈下各置引流管一根，关腹。

四、前方入路的尾状叶切除术 [3]

（一）适应证

本术式适用于位于尾状叶腔静脉旁部稍大的转移性肿瘤（3～5cm），如肿瘤过大，或较大的肝细胞癌，则建议联合部分中肝切除。

（二）手术程序

1. 体位和切口　同右半肝切除术。

2. 肝脏游离　左、右半肝均须充分游离（见本章第 1 节"右半肝切除术"、第 2 节"左半肝切除术"）。要点在于将尾状叶从两侧充分游离，离断所有的肝短静脉（不包括粗大的右后下静脉）。此时，肝脏与腹腔的附着点仅为肝蒂及肝静脉。

3. 肝实质离断　一般右肝前叶有多根静脉汇入肝中静脉右侧，肝中静脉左侧常无粗大属支，故一般选择肝脏劈开的径路为沿中肝静脉左侧。离断肝组织至肝门部，在肝门头侧分离至肝中静脉平面后，即向左分离至 Arantius 管，切断 Arantius 管与矢状部的结合处，使 Spiegle 叶呈游离状。在肝门部头侧向右侧切开肝实质，显露出右前、右后肝蒂的分叉部。将右肝翻转，切开尾状突的右缘，到达肝门的背侧后与腹侧的离断面相连。结扎切断进入尾状突的分支。然后向头侧切开肝脏，显露出肝右静脉的后壁。再从腹侧，在肝中静脉和肝右静脉的后壁层面离断肝组织，彻底切除尾状叶。对于尾状叶腔旁部肿瘤过大，特别是肝细胞癌，上述方法实施较为困难，往往需要做部分的中肝叶切除，如图 64-17-1。

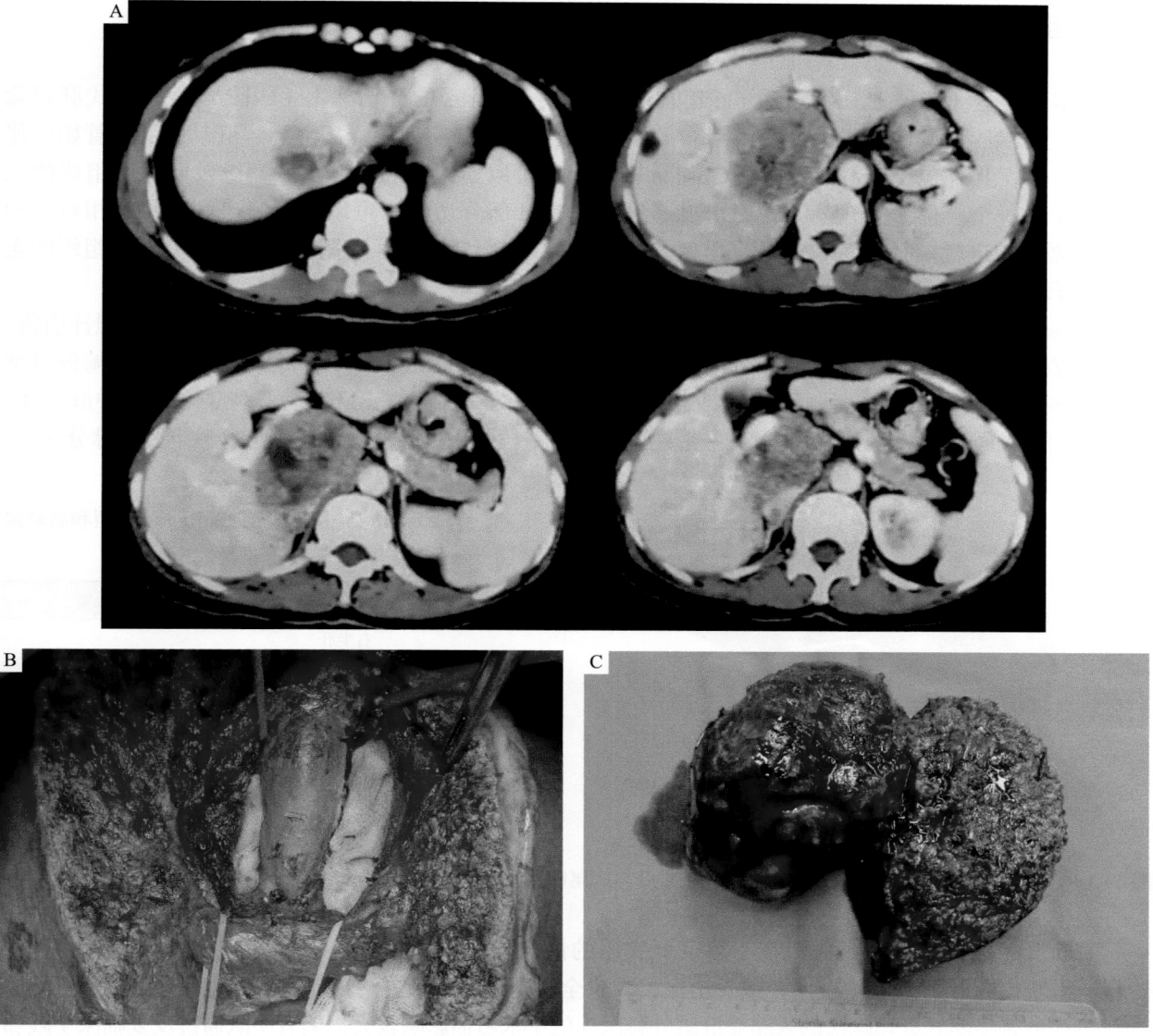

图 64-17-1　侵及全尾状叶的巨大肝细胞癌，S1 段＋S4 段＋部分 S5 段、S8 段切除

（董家鸿　闫　军）

参 考 文 献

［1］　CHAIB E, RIBEIRO M A, SILVA F S, et al. Surgical approach for hepatic caudate lobectomy: review of 401 cases [J]. J Am Coll Surg, 2007, 204 (1): 118-127.

［2］ 李宏为, 彭承宏, 周广文. 肝脏尾状叶肿瘤手术途径探讨 [J]. 外科理论与实践, 2004, 9 (4): 269-271.

［3］ 彭淑牖, 洪德飞, 许斌, 等. 经正中裂入路单独完整肝尾状叶切除术的策略探讨 (附 19 例报告) [J]. 中华外科杂志, 2007, 45 (19): 1321-1324.

第 18 节　横断肝蒂的肝切除术

一、横断肝蒂的肝切除术简介

日本高崎健（Takasaki K）于 1986 年首次报道了横断肝蒂的肝切除术（Glisson 蒂横断式肝切除术）[1]，其解剖学基础是，由于无论在肝门还是周边区域的肝实质内，门静脉、肝动脉、胆管始终伴行并成一束，其外包裹结缔组织——Glisson 鞘，因此可以始终将门静脉、肝动脉及胆管所组成的三联结构作为一个整体来处理。无论是肝叶、肝段还是肝部分切除均可以在肝门或肝内将其相对应的 Glisson 蒂首先进行结扎切断后再离断肝实质，这样可以进行精确的血流阻断而不影响其余肝组织的血供，更好地保护残肝功能，达到精准肝切除的目的。

Glisson 蒂在肝门处分出 3 个主要的次级 Glisson 蒂，分别支配相对应的肝组织的血供与胆汁引流，根据相应的次级 Glisson 蒂可将肝脏分作右、中、左 3 个部分再加上尾叶，这种分型被称为高崎健分型（图 64-18-1，表 64-18-1）。而肝静脉主要走行于各个部分的交界区域：肝右静脉位于右肝与中肝之间，即右节段间平面；肝中静脉位于中肝和左肝之间，即左节段间平面；肝短静脉则沿肝后下腔静脉分布。

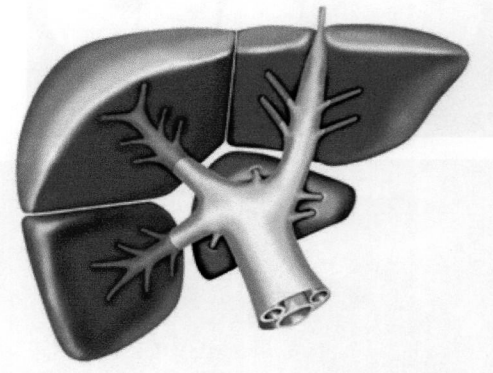

表 64-18-1　肝脏解剖 Couinaud 分型和高崎健分型的对比

Couinaud 分型	高崎健分型
右半肝	
右后叶（S6 段、S7 段）	右肝（S6 段、S7 段）
右前叶（S5 段、S8 段）	中肝（S5 段、S8 段）
左半肝	左肝（S2 段、S3 段、S4 段）
左内叶（S4 段）	
左外叶（S2 段、S3 段）	
尾叶（S1 段）	尾叶（S1 段）

图 64-18-1　高崎健肝脏分段图示（右肝、中肝、左肝与肝尾叶）

横断肝蒂的肝切除法其优势在于不解剖肝实质的情况下，通过降低肝门板对相应的 Glisson 蒂进行处理，阻断相应肝脏区域的血供，减少出血，减少全肝阻断频次，并更好地保护剩余肝脏组织的功能。

Glisson 蒂横断式肝切除法的入路受肝脏外科医生的手术习惯影响较大，笔者团队通过反复临床实践和总结，提出经肝圆韧带的解剖入路可以更好地对 Glisson 蒂进行处理，并可用于肝左外叶、左半肝、中肝、左三叶、右三叶等大多数的横断肝蒂的解剖性肝切除，将其命名为肝圆韧带入路横断肝蒂的肝切除术[2-3]。

二、经肝圆韧带入路横断肝蒂的肝切除术

（一）肝圆韧带入路的解剖学基础

人体的肝圆韧带是由胚胎时期的左脐静脉闭锁而成的，经镰状韧带游离缘的两层腹膜之间到

达门静脉左支主干的囊部，并通过静脉韧带连通下腔静脉或肝左静脉。成年人的肝圆韧带长度约15~20cm，其上缘与半月形的镰状韧带相连，在外力作用下或重度门静脉高压下，肝圆韧带内的脐静脉可能再通。从肝脏脏面的视角，Glisson 蒂左支（包含门静脉左支，肝动脉左支，左肝管）走行于左侧肝门板内，在肝门板最左侧发出至 S2 段的分支；然后其走向调整至肝圆韧带裂内，向上方走行，并在肝圆韧带裂的基底部左侧发出至 S3 段的分支；随后在肝圆韧带裂基底部的右侧，发出至 S4 段的分支；最后 Glisson 蒂左支与肝圆韧带相延续。经反复实践和体外解剖证实，Glisson 蒂在肝圆韧带裂内解剖相对固定，故可利用肝圆韧带作为解剖学标志辨认左肝的 Glisson 蒂分支，并在肝外对其进行分离和结扎，实现选择性入肝血流阻断。同时可以利用肝圆韧带裂及镰状韧带等作为界限引导肝实质的离断[4-5]。

（二）肝圆韧带入路肝左外叶切除术要点

（1）经肝圆韧带入路行肝左外叶切除术所用解剖位点见图 64-18-2。

（2）切断肝圆韧带，游离肝左外叶，结扎切断左三角韧带。

（3）控制肝左外叶入肝血流：进入左外叶（包括 S2 段和 S3 段）的血流均由 Glisson 蒂左支沿肝圆韧带裂左侧发出，在手术中可首先在肝圆韧带裂基底部左侧做一小切口，再于左侧静脉韧带与 Glisson 蒂左支汇合部前方做一切口，利用一把长弯钳从 B 处朝 A 处做钝性分离直至弯钳由 A 处穿出，这时可以在弯钳牵引下将止血带环绕牵引左外叶的 Glisson 蒂分支，然后依次离断。

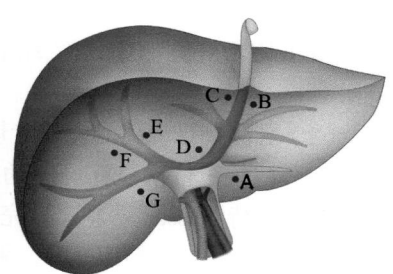

图 64-18-2　肝圆韧带入路肝切除术的解剖位点

（4）肝实质离断：于肝脏膈面沿镰状韧带左缘，以钳夹法、CUSA 或者超声刀依次离断肝实质，肝断面直径>3mm 血管予以结扎或缝合，直径≤3mm 管道可予以电凝封闭，因 S2 段、S3 段的 Glisson 蒂被离断，肝切除术可相对安全、较快地进行。肝左静脉主干充分显露后，以门静脉阻断钳夹闭并离断，残端采用 5-0 血管滑线连续缝合关闭。

（三）肝圆韧带入路左半肝切除术要点

（1）经肝圆韧带入路行左半肝切除术所用解剖位点见图 64-18-2。

（2）切断肝圆韧带，解剖镰状韧带至肝上下腔静脉前壁，显露肝静脉与下腔静脉汇合部的肝上下腔静脉窝，游离左肝，结扎切断左三角韧带。

（3）控制左半肝入肝血流：可顺肝圆韧带在肝门板最左端游离 Glisson 蒂左支，这样能避免因肝门部解剖变异而损伤某些变异的血管、胆管等。左侧静脉韧带与 Glisson 蒂左支汇合部可作为解剖标志，对 Glisson 蒂左支实施安全而快速的游离。首先在方叶下缘靠近肝圆韧带裂处做一小切口，再解剖左侧静脉韧带与 Glisson 蒂左支汇合部前方区域，暴露出 Glisson 蒂左支的后方，将一把大直角钳从 A 至 D 做钝性分离，之后在直角钳的牵引下将止血带环绕牵引 Glisson 蒂左支，充分显露后离断并缝扎断端。

（4）肝实质离断：阻断左半肝入肝血流后，肝表面可见缺血线，沿缺血线确定切肝平面并以钳夹法、CUSA 或者超声刀离断肝实质，肝断面直径>3mm 的血管予以结扎，直径≤3mm 管道予以电凝灼烧，充分显露肝左静脉并予以结扎离断。

（四）横断肝蒂的右半肝切除术要点

（1）横断肝蒂的右半肝切除术所用解剖位点见图 64-18-2。

（2）切断肝圆韧带，解剖镰状韧带至肝上下腔静脉前壁，充分显露三支肝静脉汇合部。游离左肝、右肝，打开右冠状韧带并逐步分离右肾上腺，结扎、离断下腔静脉右下方的肝短静脉分支。

（3）控制右半肝入肝血流：在肝门板最右侧，肝方叶与胆囊床交汇处的右侧做一小切口，显露右侧肝门板下缘处的结缔组织。对该处小心解剖后显露出右侧门静脉尾状叶的分支，对该处分支进行解剖并结扎缝合后，可从该处向 E 切口做钝性分离，直至将整个右侧 Glisson 蒂主干分离，然后将其离断并缝合断端。

（4）肝实质离断：阻断右半肝入肝血流后，肝表面可见缺血线，沿缺血线确定切肝平面并以钳夹法、CUSA 或者超声刀依次离断肝实质，肝断面应显露中肝静脉全程，肝断面直径＞3mm 血管予以结扎，直径≤3mm 管道予以电凝封闭。显露肝右静脉汇合部，无损伤血管钳钳夹肝右静脉根部后切断，断端采用 5-0 血管滑线缝扎。

（五）肝圆韧带入路肝左三叶切除术要点

（1）切断肝圆韧带，游离肝左外叶，结扎切断左三角韧带；离断右三角及右冠状韧带，充分游离肝脏。

（2）肝圆韧带入路的左三叶切除：先在肝圆韧带裂隙横部解剖肝圆韧带，找到肝门板左侧末端后，在此解剖肝门板，依次显露肝左动脉、门静脉左支横部及左肝管并依次结扎离断。完整切断左侧肝门板显露肝实质。待 Glisson 蒂左支被完整离断后，可将左侧肝门板向右侧下降，直至胆囊床左侧。切除胆囊及分离胆囊床脂肪结缔组织后，采用弯钳沿右侧 Glisson 蒂走行方向做钝性分离，并从鲁氏（Rouviere）沟中穿出，分离出 Glisson 蒂右前支，并对其进行离断、缝合，或先对其夹闭，待离断肝实质时该 Glisson 蒂充分显露后再对其进行处理。切肝时可将已从肝实质剥离的肝门板向右牵拉，创造足够的空间，避免误伤肝门板内管道。

（3）肝实质离断：处理完入肝血流，离断肝实质沿肝缺血线进行，切除线位于门静脉右前支和右后支之间，必要时可采用术中超声定位辅助。术中注意保护肝右静脉，避免术中大量出血及剩余肝脏功能障碍等。术后肝断面应显露肝右静脉及肝后下腔静脉。

（六）肝圆韧带入路肝右三叶切除术要点

（1）切断肝圆韧带，充分游离肝脏。

（2）术中先解剖肝圆韧带表层腹膜，下部起于肝圆韧带裂角部右侧，向上止于肝圆韧带裂隙囊部右侧。依次显露肝 S4a 段及 S4b 段的 Glisson 蒂并予以结扎离断。并从此处沿肝门板上缘向右侧降肝门直至胆囊床左侧。采用前述方式分离出 Glisson 蒂右支主干，离断并缝合断端。仔细显露右侧门静脉肝尾状叶分支，对该分支进行解剖、结扎、缝合，完整切断右侧肝门板显露肝实质。切肝时可将肝门板向左侧牵拉，再沿肝圆韧带裂右侧对肝实质进行分离。

（3）肝实质离断：处理完入肝血流，离断肝实质沿肝缺血线进行。

降肝门可使肝门板和肝实质之间完全分离，可为安全快速地进行肝实质离断创造条件。经典的横断肝蒂肝切除术在处理肝门时往往是从解剖肝十二指肠韧带开始，直至解剖分离出相应的动脉、门静脉和胆管。而肝圆韧带入路的切肝技术则是从肝圆韧带开始，先解剖肝圆韧带裂，进而找到肝门板左侧末端，在此对肝门板内的结构进行分离和结扎，之后沿此处开始降肝门。该手术入路可用于左半肝、中肝切除及左三叶、右三叶切除等。

经肝圆韧带入路的横断肝蒂肝切除术与经典手术入路相比有一定的优势，如可避免对第一肝门管道的损伤，处理好肝圆韧带后便于降肝门板，降肝门板后便于处理右侧 Glisson 蒂；对既往有肝门部手术史的患者，解剖第一肝门往往比较困难，此时从肝圆韧带入路也更有优势。

横断肝蒂的切肝技术也有其相对的禁忌证，在肝门有解剖变异的患者中不宜应用该类技术，以免造成重要管道的损伤；在肿瘤侵犯肝门的肝切除术中，Glisson 蒂入路的肝切除术往往操作困难，可能造成肿瘤破裂等后果，这种情况下应考虑鞘内解剖肝门的血管、胆管，以便更精准地进行肝门部的处理。

（曾　勇）

参 考 文 献

［1］ TAKASAKI K. Glisson 蒂横断式肝切除术 [M]. 吕毅, 李宗芳, 译. 北京: 人民卫生出版社, 2008.
［2］ XIE K L, ZENG Y, WU H. Hepatic trisectionectomy for hepatocellular carcinoma using the Glisson pedicle method combined with anterior approach [J]. World J Surg, 2014, 38: 2358-2362.
［3］ 吴泓, 谢坤林, 黄纪伟, 等. 经肝圆韧带裂入路肝切除术的临床疗效 [J]. 中华消化外科杂志, 2016, 15 (1): 53-57.
［4］ 杨明坤. 肝圆韧带入路的解剖性肝切除术 [J]. 西南国防医药, 2014, 24 (9): 964-966.
［5］ 程刚, 徐安书, 孙志为, 等. 肝圆韧带的解剖学特点及临床应用 [J]. 山东医药, 2009, 49 (26): 113-114.

第 19 节　不规则肝切除术

肝脏局部切除指距离肿瘤边缘 1cm 的不规则小范围肝切除，或者紧贴肿瘤被膜的肿瘤剜除术。

一、适应证

本术式适于肝癌合并有严重的肝硬化不耐受大范围肝切除者；合并肝硬化的多中心起源的原发性肝癌；单发或多发的转移性肝癌。

二、病情评估与手术规划

需要强调的是，术前除了 ICG-R15 等肝脏储备功能的评估外，需要充分利用 CT、MRI 等影像学检查，明确肿瘤的部位、数量等情况，才能做好手术规划，避免术中遗漏病灶。

三、手术程序

1. 体位与切口　同本章第 1 节"右半肝切除术"。

2. 探查　强调术中超声的应用，可以明确肿瘤的部位，和脉管的毗邻关系。更重要的是，对于多发的肿瘤，术中超声有可能发现新的病灶。

3. 肝门处理　此类不规则肝切除，一般均需要进行 Pringle 法进行肝血流阻断。如病灶较多，预计肝门阻断的次数较多，可实施左、右半肝轮流阻断法，即切除每个肿瘤的过程中，阻断相应半肝的血流，以减少缺血再灌注损伤。

4. 肝实质离断　不规则肝切除最重要的是需要设计好肝切除界限，避免损伤残肝的脉管。另外，由于不是沿着解剖界限离断肝组织，切肝过程中，需要结扎的管道较多，需耐心处理，如图 64-19-1、图 64-19-2 所示。

5. 关腹及引流　同本章第 1 节"右半肝切除术"。如肝断面较多，可放置多根引流管。

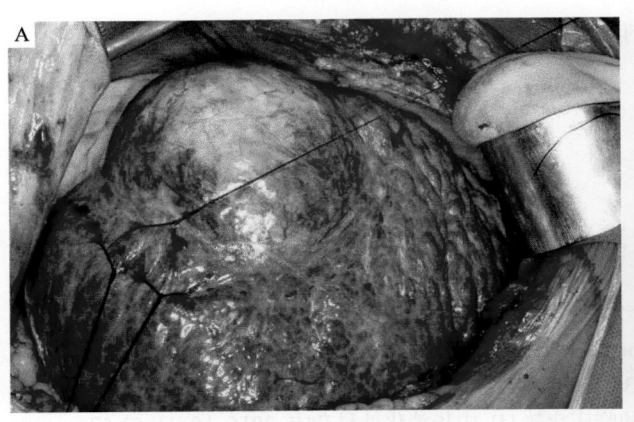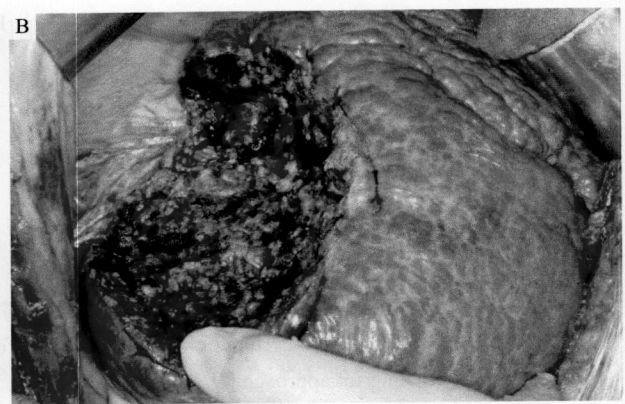

图 64-19-1　原发性肝癌，不规则肝切除术
A. 切除前；B. 切除后。

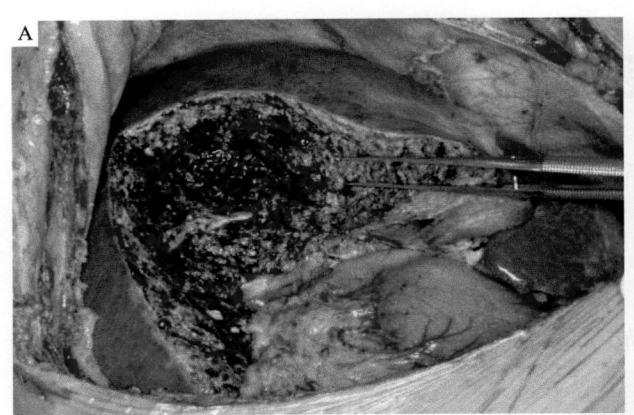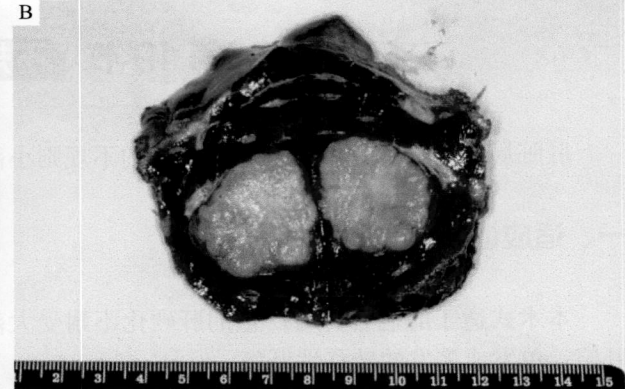

图 64-19-2　胆管细胞癌，不规则肝切除
A. 术后肝断面；B. 手术标本。

四、手术要点与难点

（1）术中超声对全肝进行充分检查；

（2）为减少缺血再灌注损伤，选择合适的肝血流阻断；

（3）局部肝切除也需要设计好肝切除切线，避免损伤残肝的脉管。

五、围手术期处理

围手术期处理同本章第 1 节"右半肝切除术"。

（董家鸿　闫　军）

第 20 节　肝脏良性肿瘤的切除术

肝脏良性肿瘤最有效的治疗方法是手术切除，主要手术切除方式有肝血管瘤剥除术、肝囊肿开窗术、肝切除术（肝局部切除术、肝段或肝叶切除术、左 / 右半肝切除术），手术途径可选择经腹腔镜或者开腹。21 世纪肝脏外科的进展以精准、微创为特征，最小侵入性和有效性为治疗共识，经腹腔镜手术符合外科手术的微创要求被越来越多的外科医师所采用。若肿瘤分布广泛，肝功能损害严重，无其他有效治疗办法时可行肝脏移植术[1]。

一、手术治疗原则[2-4]

（1）态度要慎重：在明确诊断的基础上，持慎重态度。在鉴别诊断困难且无禁忌证时，可行肝穿刺活检来明确诊断，但肝血管瘤一般禁忌穿刺活检。对不能确诊且病灶与肝包膜间存在正常肝实质的患者，可考虑行经皮肝穿刺活检。

（2）综合全面分析：根据肿瘤的大小、类型、生长速度、是否会恶变、有无症状或合并症、患者一般情况或手术耐受能力等情况综合分析。

（3）准确把握手术时机：对于有恶变倾向的肝脏良性肿瘤（肝腺瘤、肝血管平滑肌脂肪瘤等），应放宽手术指征，密切随访，必要时手术切除防止癌变；对于没有恶变潜能的肝脏良性肿瘤（肝血管瘤、肝局灶性结节状增生等），应严格掌握手术指征，避免不必要的手术并发症。

（4）避免过度治疗：避免过分夸大肿瘤的危险性，使患者产生心理负担而接受不必要的治疗。

（5）最大限度地保留健康肝组织。

（6）必要时采用多学科团队（multiple disciplinary team，MDT）综合治疗，避免治疗的盲目性和随意性。

二、适应证及手术时机

（一）肝血管瘤[5-9]

肝血管瘤（hepatic hemangioma）约占肝脏良性肿瘤的 80%，多见于 30～50 岁女性，90% 单发，肝右叶多见，临床上以海绵状血管瘤最为常见。国内有学者将瘤体直径<5cm 称为小血管瘤，直径 5～10cm 称为大血管瘤，直径>10cm 称为巨大血管瘤。确诊本病后，无症状的患者原则上不需要手术治疗[10]。

手术适应证及手术时机：

（1）血管瘤产生明显压迫症状；

（2）血管瘤瘤体生长速度每年直径>2cm 或 6 个月内其最大直径增加>25%；

（3）不能排除其他肝脏肿瘤（如血管平滑肌脂肪瘤或血管内皮瘤）；

（4）紧邻肝门、下腔静脉及肝实质内主干静脉等特殊部位容易或者已经出现压迫症状；

（5）合并有慢性肝炎或肿瘤标志物阳性者；

（6）瘤体直径>10cm；

（7）肝血管瘤破裂；

（8）血管瘤瘤体直径在 5～10cm 且合并以下情况时视为相对手术指征：邻近第一、二肝门；瘤体突出于肝脏边缘，尤其位于肋弓以下；合并胆囊结石等其他外科疾患；位于肝中央部或尾叶的血管瘤；患者因心理因素强烈要求手术治疗。

肝血管瘤手术切除可选择肝血管瘤剥除术或者肝切除术。

（二）先天性肝囊肿[11]

先天性肝囊肿（congenital cyst of liver）可分为单发性和多发性两类，单发性肝囊肿大多生长缓慢，多无明显症状，多发性肝囊肿多与肾脏、胰腺、脾脏或其他器官的多囊性病变同时存在，有时同时合并有其他先天性畸形。

手术适应证及手术时机：

（1）肝囊肿直径＞8.0cm，合并有临床症状；

（2）肝囊肿合并有出血，感染；

（3）肝囊肿无法与其他肝脏肿瘤（肝胆管囊腺瘤）鉴别；

（4）多囊肝并发门静脉高压及肝功能损害。

绝大多数肝囊肿可行开窗术，当合并感染，或不能除外肝胆管囊腺瘤时可行肝切除术。多囊肝的患者可行肝囊肿大部切除术以减轻症状。对于无法耐受手术的患者可在 B 超引导下行肝囊肿穿刺引流术。

（三）肝局灶性结节性增生[12]

肝局灶性结节性增生（focal nodular hyperplasia，FNH）是一种无恶性倾向的良性疾病，并发症少见，对于诊断明确、直径＜5cm 的肝局灶性结节性增生仅需随访观察。

手术适应证及手术时机：

（1）诊断明确，病灶直径＞5cm；

（2）诊断不明确、病灶进行性增大，出现影像学性质改变或提示有恶性可能者；

（3）出现压迫症状。

肝局灶性结节性增生手术方式以肝切除术为主。

（四）肝孤立性坏死性结节[13-15]

肝孤立性坏死性结节（solitary necrotic nodule，SNN）由于部分病例结节可自然消亡，诊断明确者可行保守治疗并随访。

手术适应证及手术时机：

（1）病灶进行性增大，疑似恶变；

（2）病灶直径较大（＞3cm）及合并有其他需手术处理的上腹部疾病者；

（3）巨大结节（直径＞10cm）产生明显压迫症状；

（4）诊断不明，不排除其他肝脏恶性肿瘤。

肝孤立性坏死性结节手术方式以肝切除术为主。

（五）肝细胞腺瘤[16-17]

肝细胞腺瘤（hepatocellular adenomas，HCA）有自发性出血及恶变倾向，且术前常难与肝癌区别，因而多主张凡拟诊为肝细胞腺瘤者，均应争取尽早手术治疗。

手术适应证及手术时机：

（1）体积较大（直径＞5cm），有破裂或出血的可能；

（2）β 连环蛋白激活型；

（3）男性患者；

（4）病理学证实肝腺瘤发育不良或者有异型性；

（5）临床表现提示肝腺瘤有恶变倾向（体积迅速增大，影像学提示有恶变可能）。

其中 1～3 特征是肝腺瘤恶变的高危因素。

肝细胞腺瘤手术方式可选择肝切除术，也可沿包膜分离切除肿瘤或行包膜内肿瘤剜除术。

（六）肝血管平滑肌脂肪瘤 [18-19]

　　肝脏血管平滑肌脂肪瘤（hepatic angiomyolipoma，HAML）有恶变及破裂出血危险，有时与肝癌鉴别困难。对于影像学检查难与肝癌鉴别或肿瘤较大致明显不适症状时应首选手术切除。

　　手术适应证及手术时机：

　　（1）存在影响正常生活或工作的临床症状；

　　（2）肿瘤＞5cm，和（或）伴有瘤内出血，有破裂风险；

　　（3）肿瘤增大明显，诊断不明确，不排除肝脏恶性肿瘤可能。

　　肝脏血管平滑肌脂肪瘤的手术方式以肝切除术为主。

三、术前评估

（一）肝炎、肝硬化病史

　　重视肝炎、肝硬化病史，是否合并肝硬化是鉴别原发性肝癌和肝脏良性肿瘤的重要依据之一，肝脏良性肿瘤极少合并肝硬化，肝炎阳性率也低于 10%，对合并 HBV 或 HCV 阳性的肝脏肿瘤患者应进行系统的检查及随访以排除肝脏恶性肿瘤。

（二）肿瘤评估

　　腹部超声、CT 或 MRI 检查不仅能在术前排除肝包虫病、肝脏囊性肿瘤等，还可明确肿瘤表面肝组织的厚度，与肝内血管、胆管的关系及体表定位。腹部超声是首选检查方法，CT 和 MRI 检查在肝良性肿瘤的诊断与鉴别诊断中具有重要作用，MRI 能较 CT 更准确判断肿瘤部位、数目、大小和性质。CT 检查必须提供平扫、动脉期、门静脉期和延迟期 4 个时段的图像。MRI 检查也应联合进行平扫（T1WI 与 T2WI）和增强扫描（动脉相、静脉相和延迟相），尤其在 CT 诊断不明确时，行 MRI 检查可提高诊断率。PET/CT 检查在鉴别肝脏良恶性肿瘤以及有无肝内外转移方面有明显的优势。

（三）实验室检查

　　系统的实验室检查是鉴别肝脏良恶性肿瘤的重要依据。肝脏良性肿瘤患者绝大多数肝功能正常，HBV 及 HCV 阴性，肿瘤标志物（CEA、AFP 等）阴性。当肿瘤压迫或破裂入胆管时，可表现血清胆红素升高，只有在晚期患者才出现肝功能异常。

（四）肝功能评估

　　应用吲哚菁绿（indocyanine green，ICG）15 分钟滞留率检查评估肝脏储备功能 [20-21]。肝脏其他功能可依据肝酶、胆红素、人血清白蛋白、胆碱酯酶和凝血酶原时间等相关检查进行判断。

（五）全身状态评估

　　全面评估患者的一般情况及营养状况，常规行血、尿、粪常规，凝血、输血系列及生化指标检查。检查胸片、心电图（必要时行动态心电图）和肺功能，尤其是膈顶部的肿瘤，如有心、肺功能不全，应预先积极处理。肝功能差的患者要确认有无食管胃底静脉曲张。

四、手术程序[22-26]

（一）肝血管瘤剥除术

1. 适应证

（1）瘤体位置表浅，靠近肝缘或者位于右肝；

（2）瘤体与正常肝组织界限清晰；

（3）需要保留更多的健康肝实质。

2. 步骤和要点

1）腹腔镜肝血管瘤剥除术[27]

（1）体位：仰卧位，术者站于患者左侧；也可取截石位，术者站于在患者的两腿间，持镜者站于患者右侧，另一助手站于左侧。

（2）建立气腹：沿脐下缘弧形切开1cm，置入气腹针，确认进入腹腔后，连接自动气腹机，使腹腔内压力达13～15mmHg。拔出气腹针，持直径1cm的戳卡缓慢旋转刺入腹腔，确认进入腹腔后，腹腔镜经此孔送入。探查腹腔明确瘤体位置，分别穿刺操作戳卡。

要点：

操作戳卡的穿刺应在直视下进行；瘤体位于左肝及右肝下缘，操作戳卡的位置如图64-20-1；瘤体仅位于左肝，操作戳卡的位置如图64-20-2；瘤体位于右肝膈面则可将腋前线及锁骨中线的戳卡穿刺在第8～9肋间，避免在第7肋间穿刺误入胸腔。各穿刺点部位的选择应以接近病变部位，方便术者操作为准。

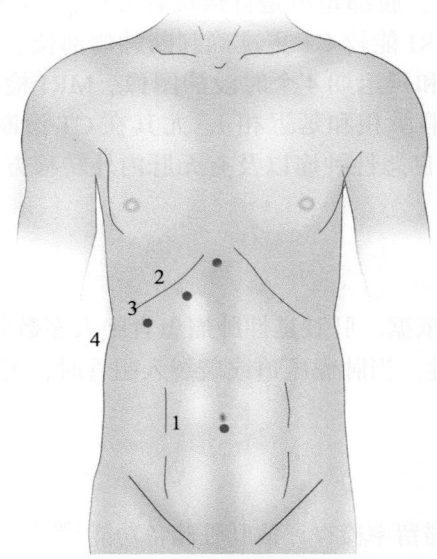 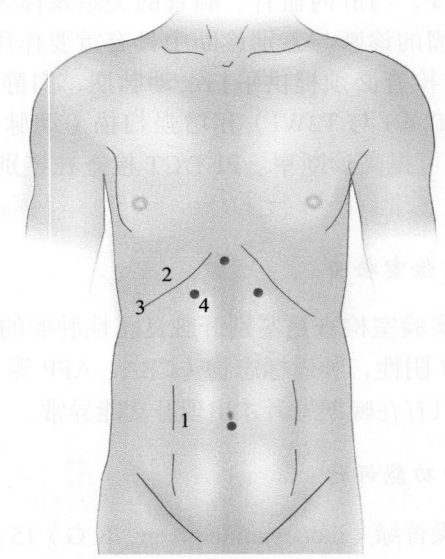

图64-20-1　血管瘤位于左肝及右肝下　　　　图64-20-2　血管瘤位于左肝套管针的
　　　　　　缘套管针的穿刺部位　　　　　　　　　　　　　　穿刺部位

（3）肝脏游离：应用超声刀切断肝圆韧带、肝镰状韧带，依据血管瘤所在肝脏部位选择性切断冠状韧带及左、右三角韧带等，游离血管瘤所在肝脏。

要点：

a. 右肾上腺紧密贴附于肝右叶后方，游离肝右叶韧带时应仔细分离、结扎与肾上腺相通的组织和血管，并应注意避免损伤下腔静脉和该处的肝短静脉；

b. 处理肝右后叶上段的血管瘤时，应充分显露肝顶部及肝静脉汇入下腔静脉处，以便处理肝右静脉的出血；

　　c. 处理肝方叶的血管瘤，手术的关键是切断肝方叶后缘以移除肿瘤，防止左肝蒂横部损伤。

　　（4）肝门处理：为防止术中出血，通过 Winslow 孔预置阻断带，血管瘤剥除过程中如果意外出血，可将入肝血流一并阻断（Pringle 法）。可用阻断带反复进行阻断 15 分钟，开放 5 分钟的操作。在解除血流阻断前，用纱布压迫止血，之后解除阻断。

　　要点：

　　a. 术中常规肝蒂放置止血带以备剥离出血时阻断入肝血流；

　　b. 肝门部选择性肝血流阻断时应一并阻断 Glisson 蒂；

　　c. 阻断前、后支时，均需用所谓的"减法"。第一助手吸引实质内的血，将左、右 Glisson 蒂向上牵引暴露视野，第二助手协助吸引。

　　（5）剥除血管瘤：明确血管瘤的解剖学定位，特别是与肝后下腔静脉、门静脉和肝静脉的关系。肝血管瘤多呈膨胀性生长，可与肝实质之间形成一层纤维薄膜，沿血管瘤与正常肝组织的分界面切开血管瘤体包膜进行钝性分离，边分离边止血走向血管瘤体内的营养血管，仔细剥除血管瘤。

　　要点：

　　a. 肝中央部巨大血管瘤手术剥除最为困难，可使用术中超声明确血管瘤与各主要血管的关系；

　　b. 巨大血管瘤剥除时，控制通向瘤体的血管是手术的关键；

　　c. 由于血管瘤一般质软而脆弱，剥离时应偏向于正常肝组织侧，避免误入瘤体内；

　　d. 对于较大的血管瘤，术前应备足血源，肝门阻断后应密切注意血压变化并准确记录肝门阻断时间；

　　e. 剥离肝血管瘤时，在能确保不出血的情况下，可以行多个方向剥离。

　　（6）取出标本：血管瘤离体后，从穿刺孔引入标本袋，将瘤体放入袋内，取出标本。

　　（7）冲洗，确认有无出血及胆汁漏：行血流阻断者需撤除阻断带，恢复血流，再次检查断面有无出血。渗出性出血用氩气刀或电凝固止血。大的出血及胆汁漏需缝扎。必要时，可在断面贴附止血材料。

　　（8）必要时放置引流管。

　　（9）解除气腹，闭合切口。

　　2）开腹肝血管瘤剥除术：开腹血管瘤剥除手术切口原则上依据肿瘤位置选择合适的切口，如右侧肋缘下斜切口、正中切口、右侧经腹直肌切口。如瘤体较大或者位于右后叶可选择右上腹反 L 形或人形切口。

　　开腹后，提起肝圆韧带两端后从中间切断，两端贯穿缝扎，结扎线肝脏端暂不切断以便牵引。用多功能拉钩拓宽术野，助手向上牵拉肝镰状韧带两侧，术者用纱布将肝脏向背侧及尾侧牵拉，同时将其切断。直至到达冠状韧带，切断此处疏松的韧带。助手将右半肝向左斜 45° 方向牵引，从右后叶的下方开始，切开膈肌侧腹膜与肝脏侧腹膜的交接部。余步骤基本同腹腔镜肝血管瘤剥除术。

　　要点：

　　a. 开腹情况下需要阻断左、右一级 Glisson 蒂时，可用长库珀剪的前端稍插入肝实质（图 64-20-3），然后用强弯剥离钳的尖端穿过尾状叶实质与小 Glisson 鞘间的组织（图 64-20-4、图 64-20-5）；

　　b. 在处理肝断面大的出血或胆汁漏的时候，行单纯结扎存在结扎线滑脱的危险，多采用缝扎。

　　c. 肝断面完善止血，并仔细检查有无胆汁漏；

　　d. 确认肝断面彻底止血，必要时可将大网膜填塞不留无效腔。

（二）肝囊肿开窗术

　　肝囊肿开窗术是将囊肿壁切除从而达到囊肿开放的一种术式，充分切除囊壁，使囊肿与腹腔相通，保持其开放状态，利用腹膜吸收囊肿内的分泌液。可在开腹或腹腔镜下行肝囊肿开窗术，由于腹腔镜技术具备了创伤小且手术操作简便等优势，腹腔镜下肝囊肿开窗术已成为治疗肝囊肿的首选方式[28]。

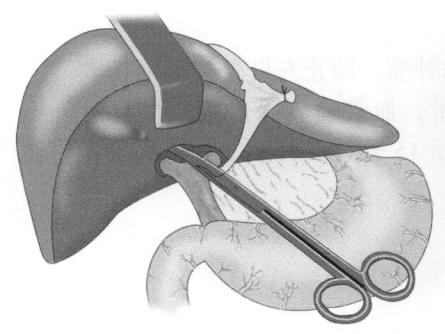
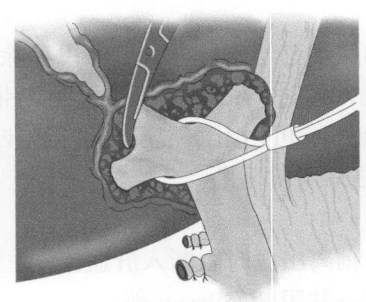
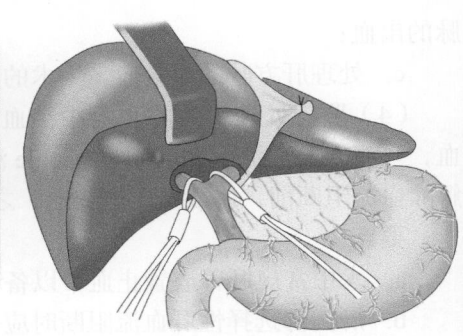

图 64-20-3　用长库珀剪的前端稍稍插入　　图 64-20-4　用强弯剥离钳的尖　　图 64-20-5　阻断左、右一级 Glisson 蒂
　　　　　　肝实质　　　　　　　　　端穿过尾状叶实质与小 Glisson
　　　　　　　　　　　　　　　　　鞘间的组织

1.　适应证

（1）囊肿位置较浅，位于肝脏表面的巨大单发性或单发多房性囊肿；

（2）多发性囊肿，其中一处或几处囊肿较大且引起症状者，可行主要病灶的开窗术；

（3）与胆道无交通；

（4）不合并有恶性肿瘤；

（5）诊断明确，囊肿无并发症；

（6）其他上腹部手术（最常为胆囊切除术）时一并处理囊肿。

2.　步骤和要点

（1）体位：仰卧位，术者站于患者左侧；囊肿位于两侧肝叶时，行腹腔镜手术时也可取截石位，术者站于患者的两腿间，持镜者站于患者右侧，另一助手站于左侧。

（2）建立气腹：步骤基本同肝血管瘤剥除术。

（3）囊肿的探查及定位：将腹腔镜伸入右上腹直达肝前，观察囊肿的部位、大小、数目等。表浅的囊肿常能见到凸出于肝表面透明的薄层囊肿壁，透过囊壁似隐约可见其内的液体；囊壁较厚者，肝表面隆起处往往是囊肿的部位。

要点：

a.　如术中定位困难可结合术中超声或术前 CT 或 MRI 等影像学检查明确定位；

b.　如术前影像学检查提示囊肿位于肝左叶，腹腔镜应向镰状韧带左侧伸入直达左膈下进行探查。

（4）穿刺抽液：显露拟手术的囊肿，穿刺囊肿，检查所抽出的液体的性状。如抽出无色或淡黄色的为不含胆汁的液体，确诊为单纯性肝囊肿，可扩大穿刺口，行肝囊肿开窗术。

要点：

a.　若囊液为血性、混浊或有胆汁染色则表明有并发症，若囊液呈黏液状则可能为肿瘤性囊肿，均不宜行开窗手术；

b.　术中怀疑囊肿与胆道相通时，应注入对比剂行造影检查或术中超声明确囊肿与胆道是否相通，酌情选择适当的术式；

c.　无论囊液的性质如何均应收集囊液行体液常规、胆红素定量、细胞学检查及细菌培养等。

（5）囊壁开窗：轻轻下压肝脏使囊肿处于最佳显露状态，选择囊肿壁菲薄处切开，有清亮的囊液涌出，助手可将吸引器置于囊肿开放处吸净囊液。用抓钳将囊壁提起在囊肿顶部开窗。在开窗过程中囊肿壁边缘的出血可用电凝或超声刀止血，较大的血管出血可用钛夹钳夹止血。

要点：

术中应该开窗足够大，一般至少达囊肿直径的 1/3 以上，尽可能将无肝组织的囊壁切除。

（6）检查囊腔内部：对于巨大肝囊肿，当囊肿顶部切除后应进入囊腔内观察囊壁情况。单纯性囊肿腔内光滑，单发的多房性肝囊肿往往在浅表囊肿的深部又可发现囊肿，可穿刺证实后按上述方法打开囊肿之间的隔膜或切除其表面的薄层囊壁，但应保留血管及胆管结构。

要点：

a. 如发现囊壁有结节时，应取囊壁结节做活检，必要时送冰冻切片检查，以除外癌变的可能。如确有恶变，按照肝脏恶性肿瘤切除原则进行手术；

b. 注意鉴别囊内皱襞和肿物，前者内含肝实质萎缩后余下的血管和胆管结构，切开时会发生大量出血。

（7）切除纤维囊：囊腔内若无明确出血或胆瘘情况，切除距正常肝组织 0.5cm 处的纤维囊壁。切除的囊壁留送病理检查。

（8）必要时放置引流：冲洗囊腔，检查有无活动性出血及胆漏，吸尽腹腔内液体。较大的囊肿可用大网膜填塞，囊腔内及腹腔内一般不放置引流。但对已并发囊肿感染、出血或囊液内混有胆汁时，应于囊肿开窗口放置双套管，术后持续负压吸引。如果囊肿较小也可不放引流物。

（9）解除气腹，闭合切口：开腹行肝囊肿开窗术时的体位、手术切口选择原则、肝周韧带的游离步骤基本同开腹肝脏血管瘤剥除术。手术时应选择囊肿壁菲薄处，用尖刀切开囊壁，放出囊液。然后切除纤维性囊壁与肝包膜，囊壁与肝组织交接处切缘可能有活动性出血，应予仔细止血。余步骤基本同腹腔镜下肝囊肿开窗术。

（三）肝切除术

肝血管瘤以剥除为基本术式，但对于多发或累及重要血管的血管瘤，有时可采取肝切除术[29-30]。肝囊肿通常采用开窗引流术，对伴有明显症状的多发性肝囊肿，若病变局限于肝的某段或叶，则可行病变肝段或肝叶切除术。其他肝脏良性病变，如肝细胞腺瘤等结节状病灶术前不易与肝脏恶性肿瘤相鉴别且确诊困难，临床上常以恶性肿瘤行手术探查，行规则性肝切除或有一定“安全切缘”的局部切除，对中央型和位于 S1 段、S8 段的 5cm 以下的小肿瘤仍应选择局部切除，以免患者因较小的良性肿瘤而损失大量肝组织或引发严重手术并发症。鉴于肝脏良性肿瘤的生物学特点，确诊后在行肝切除时通常不用考虑肿瘤复发和“安全切缘”的问题，切除肿瘤的同时应尽可能保留正常肝脏，尽量避免术中失血过多和输血。因此，肝脏良性肿瘤根据各自特点及恶变倾向临床上常采用局部切除、包膜外切除以及规则性肝切除等术式，如肿瘤分布广泛，并引起肝功能损害，无有效治疗办法时可行肝移植术。

五、围手术期处理[31]

（1）充分应用加速康复外科（enhanced recovery after surgery，ERAS）理念在肝脏良性肿瘤切除中的应用，促进患者快速康复。

（2）对肝血管瘤剥除术患者，术后予以止血药物；术中阻断肝门者，术后应予以持续吸氧。

（3）对肝囊肿开窗术患者，术后鼓励其尽早下床活动以利引流和囊液的吸收。

（4）术后放置引流者，引流管接无菌袋，密切观察引流液的量和性质，术后引流管拔除时间视引流量多少而定，原则上没有引流液后即可拔除。

（5）术后恢复肠功能后，逐步恢复饮食。

（6）术后应复查 B 超或 CT，了解手术效果。

（7）预防性使用抗生素。

（8）其他同一般肝脏手术。

（李玉民）

参 考 文 献

［1］ 中国医师协会外科医师分会肝脏外科医师委员会, 中国研究型医院学会肝胆胰外科专业委员会. 肝脏良性占位性病变的诊断与治疗专家共识 (2016 版) [S/J]. 中华消化外科杂志, 2017, 16 (1): 1-5.

［2］ 董家鸿, 金锡御. 外科手术学 [M]. 北京: 人民卫生出版社, 2019.

［3］ 陈孝平. 外科学 [M]. 9 版. 北京: 人民卫生出版社, 2018.

［4］ BRUNICARDI F C. 施瓦茨外科学: 第 9 版 [M]. 陈孝平, 译. 北京: 人民卫生出版社, 2018.

［5］ 窦科峰, 金成. 肝血管瘤外科治疗进展 [J]. 中华消化外科杂志, 2013, 12 (1): 13-15.

［6］ 耿小平. 肝血管瘤外科治疗的现状、问题和看法 [J]. 国际外科学杂志, 2007, 34 (2): 73-75.

［7］ BAJENARU N, BALABAN V, SĂVULESCU F, et al. Hepatic hemangioma [J]. J Med Life, 2015, 8 Spec Issue: 4-11.

［8］ TORO A, MAHFOUZ A E, ARDIRI A, et al. What is changing in indications and treatment of hepatic hemangiomas. A review [J]. Ann Hepatol, 2014, 13 (4): 327-339.

［9］ MIURA J T, AMINI A, SCHMOCKER R, et al. Surgical management of hepatic hemangiomas: a multi-institutional experience [J]. HPB (Oxford), 2014, 16 (10): 924-928.

［10］ HASAN H Y, HINSHAW J L, BORMAN E J, et al. Assessing normal growth of hepatic hemangiomas during long-term follow-up [J]. JAMA Surg, 2014, 149 (12): 1266-1271.

［11］ SAFIOLEAS M C, MOULAKAKIS K G, MISIAKOS E P, et al. Surgical management of choledochal cysts in adults [J]. Hepatogastroenterology, 2005, 52 (64): 1030-1033.

［12］ 孙健, 王捷. 肝脏局灶性结节性增生诊断及规范化治疗 [J]. 中国实用外科杂志, 2013, 33 (9): 742-745.

［13］ PANANWALA H, PANG T C, ECKSTEIN R P, et al. The enigma of solitary necrotic nodule of the liver [J]. Anz J Surg, 2014, 84 (4): 260-265.

［14］ SHEPHERD N A, LEE G. Solitary necrotic nodules of the liver simulating hepatic metastases [J]. J Clin Pathol, 1983, 36 (10): 1181-1183.

［15］ KANG M W, TAY T K Y, POH W T, et al. Solitary necrotic nodule of the liver: radiologic-pathologic correlation in a case with unusual imaging features [J]. Jpn J Radiol, 2013, 31 (4): 277-281.

［16］ KLOMPENHOUWER A J, IJZERMANS J N M. Malignant potential of hepatocellular adenoma [J]. Liver Int, 2017, 37 (7): 966-967.

［17］ KLOMPENHOUWER A J, BRÖKER M E E, THOMEER M G J, et al. Retrospective study on timing of resection of hepatocellular adenoma [J]. Br J Surg, 2017, 104 (12): 1695-1703.

［18］ KLOMPENHOUWER J, VERVER D, JANKI S, et al. Management of hepatic angiomyolipoma: a systematic review [J]. Liver Int, 2017, 37 (9): 1272-1280.

［19］ DING G H, LIU Y, WU M C, et al. Diagnosis and treatment of hepatic angiomyolipoma [J]. J Surg Oncol, 2011, 103 (8): 807-812.

［20］ AUDEBERT C, VIGNON-CLEMENTEL I E. Model and methods to assess hepatic function from indocyanine green fluorescence dynamical measurements of liver tissue [J]. Eur J Pharm Sci, 2018, 115: 304-319.

［21］ SUN Y, YU L, LIU Y. Predictive value of indocyanine green plasma disappearance rate on liver function and complications after liver transplantation [J]. Med Sci Monit, 2018, 24: 3661-3669.

［22］ 上西纪夫. 肝脾外科常规手术操作要领与技巧: 第 2 版 [M]. 戴朝六, 译. 北京: 人民卫生出版社, 2011.

［23］ 幕内雅敏, 高山忠利. 肝脏外科——要点与盲点: 第 2 版 [M]. 董家鸿, 译. 北京: 人民卫生出版社, 2010.

［24］ 崔彦, 董家鸿. 肝血管瘤的病理和临床特点及微创治疗 [J]. 中国微创外科杂志, 2006 (5): 338-340.

［25］ KRIGE J E J, JONAS E, BENINGFIELD S J, et al. Resection of benign liver tumours: an analysis of 62 consecutive cases treated in an academic referral centre [J]. S Afr J Surg, 2017, 55 (3): 27-34.

［26］ 朱继业, 王东, 杨尹默. 肝胆外科手术技巧 [M]. 北京: 人民军医出版社, 2010.

［27］ LIU Q, LIU F, DING J, et al. Surgical outcomes and quality of life between laparoscopic and open approach for hepatic hemangioma: A propensity score matching analysis [J]. Medicine (Baltimore), 2019, 98 (6): e14485.

［28］ QIU J G, WU H, JIANG H, et al. Laparoscopic fenestration vs open fenestration in patients with congenital hepatic cysts: a meta-analysis [J]. World J Gastroenterol, 2011, 17 (28): 3359-3365.

［29］ WANG Y, JI W, ZHANG X, et al. Laparoscopic liver resection and enucleation of liver hemangioma with selective hepatic vascular occlusion: technique and indications [J]. J Laparoendosc Adv Surg Tech A, 2017, 27 (9): 944-950.

［30］KIM S H, KIM K H, KIRCHNER V A, et al. Pure laparoscopic right hepatectomy for giant hemangioma using anterior approach [J]. Surg Endosc, 2017, 31 (5): 2338-2339.

［31］黄成, 孙惠川. 2016 年欧洲肝病学会临床实践指南: 肝脏良性肿瘤的管理 [J]. 临床肝胆病杂志, 2016, 32 (8): 1439-1445.

第 21 节　合并脉管癌栓的肝癌切除术

一、合并门静脉癌栓的肝癌切除术

（一）历史沿革

1888 年，德国医生朗根布奇（Langenbuch）成功完成世界首例择期肝脏切除术，标志着肝脏外科的诞生。早期的肝脏切除术仅局限于局部楔形切除术。20 世纪开始学者们对肝内管道的铸型研究揭开了肝脏解剖的神秘面纱，更好地认识了肝内管道包括门静脉系统的走行，并逐渐发展至由日本医生幕内（Makuuchi）提出的解剖性肝切除。随着影像学的进步，对门静脉癌栓的术前诊断率也得到显著提高。因此，对合并门静脉癌栓的肝癌患者行包含累及门静脉在内的解剖性肝切除成为该类手术的标准术式[1]。

（二）手术原理

肝癌最常通过肿瘤供血的门静脉系统进行扩散，因此对于合并癌栓的患者进行手术切除是切除原发病灶及阻止肿瘤细胞继续扩散的重要局部治疗手段。逐渐增多的证据也表明，对于严格筛选适应证的此类患者，相比非手术治疗，手术治疗可让患者总生存期显著获益。

（三）适应证

本术式适用于患者全身情况良好，PS 评分 0～1 分；肝功能储备良好，肝功能分级 Child-Pugh 分级 A 级或 B 级；门静脉癌栓（VP1～VP3 型）与原发灶能一并切除者。

（四）病情评估和手术规划

1. 病情评估

（1）肿瘤评估[2]：门静脉癌栓（portal vein tumor thrombus，PVTT）分为 4 型：VP1，癌栓累及门静脉二级分支以远的分支；VP2，癌栓累及门静脉一级分支；VP3，癌栓累及门静脉主干；VP4，癌栓累及肠系膜上静脉或下腔静脉。

可切除肿瘤评估：肝癌原发灶能切除，门静脉癌栓（VP1～VP3 型）能一并切除或取净；门静脉癌栓（VP4 型）或癌栓已延伸至肠系膜上静脉者不适合手术；无肝外转移。检查手段包括腹部超声、CT、MRI、三维重建、PET/CT（见图 64-21-1）。

（2）肝功能评估：肝功能 Child-Pugh 分级 A 或 B 级；肝储备功能评估（吲哚菁绿试验）能耐受相应肝切除。内镜检查无重度食管或胃底静脉曲张。

（3）全身状态：患者全身状况好，无心、肺、肾等脏器严重功能障碍。

2. 手术规划　遵循切除肝脏原发灶同时切净或取净癌

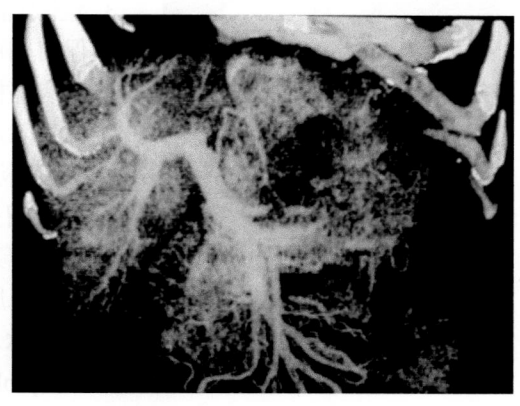

图 64-21-1　左门静脉充满癌栓不显影

栓的原则，手术方式：连同原发灶一并切除癌栓所在的门静脉；通过肝切面上的门静脉断端取栓；切除癌栓所在门静脉段后行门静脉重建。前两种方式常用。

（五）手术程序

以左肝癌合并左门静脉癌栓（VP3）为例，介绍行左半肝切除、左门静脉癌栓取出术。

1. 切口 上腹部人形、反 L 形或倒 T 形切口。

2. 腹腔探查 探查内容包括：①腹水：有无及多少；②肝硬化：肝脏体积、色泽、质地、硬化结节大小；③肿瘤：探查肿瘤大小、质地、数目、边界，有无侵犯邻近脏器（膈肌、胃、肠等），术中超声探查门静脉癌栓累及范围，并与术前影像学检查比对（图 64-21-2）。同时探查有无肝门淋巴结转移和腹腔种植转移。

3. 游离左半肝 离断肝圆韧带、镰状韧带、左冠状韧带、左三角韧带，在左尾状叶与下腔静脉间切断数支肝短静脉，肝短静脉断端予以缝扎。

4. 肝门处理 为了避免取栓过程中癌栓脱落到对侧门静脉内造成门静脉急性栓塞或肿瘤的医源性播散，切肝前需处理肝门。有两种方法，一种是鞘内处理，把门静脉主干、左干、右干分离出来，阻断门静脉主干和右干后经左门静脉断端取栓（见图 64-21-3）；另一种是鞘外处理，把右肝蒂分离出来，阻断肝十二指肠韧带和右肝蒂后经左肝蒂的门静脉断端取栓。

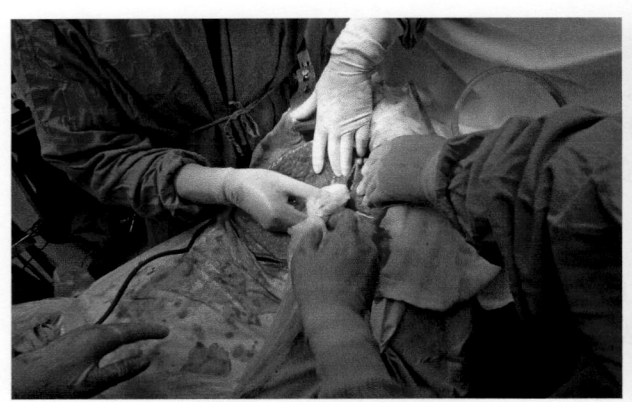

图 64-21-2　术中超声探查门静脉

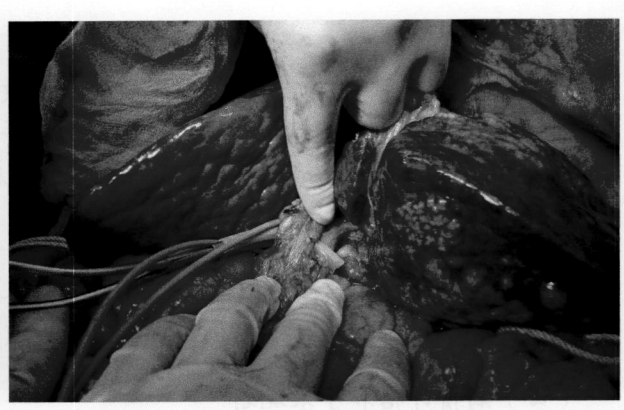

图 64-21-3　分离出门静脉后可阻断门静脉主干和右门静脉后取栓

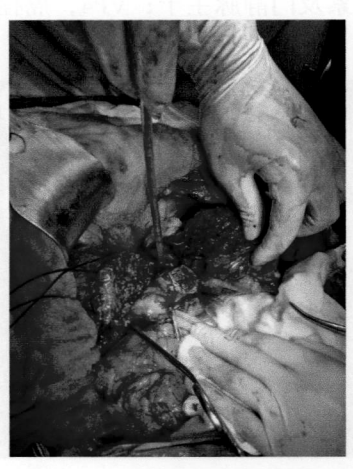

图 64-21-4　左门静脉断端充满癌栓

5. 切肝 常采用常温下间歇肝十二指肠韧带阻断法（Pringle 法）进行入肝血流阻断，也可采用单纯门静脉阻断法。根据术前影像学检查 3 支主肝静脉的引流区域决定是否必须要保留肝中静脉，如肝中静脉能不保留则可一并切除，因左肝门静脉有癌栓者，左门静脉远端分支内可能也有癌栓，所以为保证无瘤切缘，尽可能行不保留肝中静脉的扩大左半肝切除术。先切除胆囊。若保留肝中静脉，则断肝平面设定于正中裂（其表面标志为肝上、下腔静脉左缘至胆囊切迹连线）左侧 0.5～1cm，若不保留肝中静脉，则断肝平面设定于正中裂右侧 0.5～1cm。以钳夹法、超声刀或 Ligasure 离断肝实质，遇粗大管道应予以结扎或缝扎。断肝至第二肝门处，若保留肝中静脉，则于根部切断肝左静脉，若不保留肝中静脉，则于根部切断肝中静脉与肝左静脉的合干，血管断端以 3-0 或 4-0 prolene 缝线连续缝合。于根部切断左肝蒂，移除左半肝及左尾状叶，残余左肝蒂断面门静脉内充满癌栓（图 64-21-4）。左门静脉癌栓常延伸至左尾状叶分支内，故常规合并左尾状叶切除。

6. 取栓　收紧绕于肝十二指肠韧带的乳胶管以阻断入肝血流，同时用小心耳钳钳夹切肝前已分离出来的右肝蒂，以防左门静脉癌栓取出时部分癌栓脱落到右门静脉内造成栓塞或肿瘤播散。用 3 把小血管钳钳夹左门静脉断端，以卵圆钳和吸引器交替钳夹取出和吸引取出左门静脉内癌栓（图 64-21-5、图 64-21-6），取净后再以蒸馏水反复冲洗门静脉，放松肝十二指肠韧带阻断带，开放门静脉血流冲洗门静脉断端，然后再阻断肝十二指肠韧带，以 3-0 或 4-0 prolene 缝线连续缝合左肝蒂残端（图 64-21-7），放松肝十二指肠韧带阻断和右肝蒂阻断，恢复右肝入肝血流。

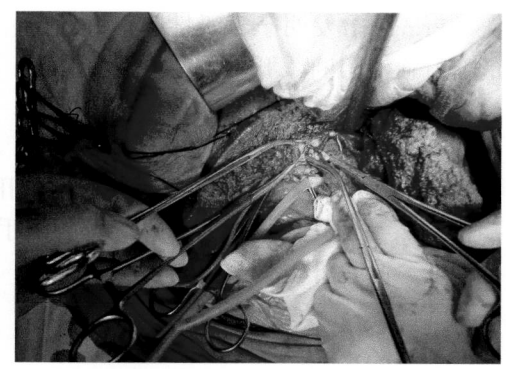

图 64-21-5　卵圆钳取栓

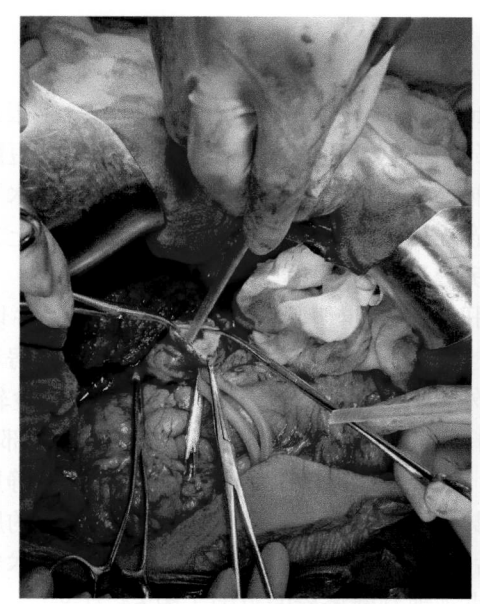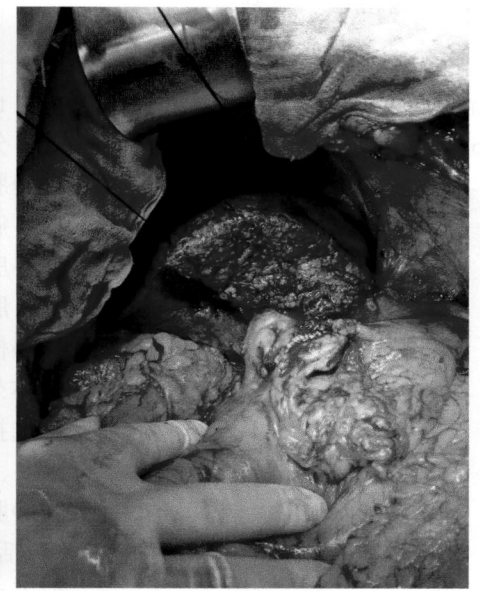

图 64-21-6　吸引器吸引癌栓　　　图 64-21-7　取栓后连续缝合左门静脉断端

7. 肝创面处理及引流管放置　检查残肝断面上有无渗出血和胆汁渗漏，如有则予以一一缝扎。大量温蒸馏水冲洗腹腔以防肿瘤种植转移。肝创面用医用生物蛋白胶、止血纱布等材料止血。肝创面旁放置单腔引流管一根，另戳孔引出体外。

（六）围手术期处理

门静脉癌栓有部分是附壁血栓，取栓过程中可能造成门静脉内壁的损伤，术后可能继发形成门静脉血栓而导致严重肝功能损害，建议术后常规应用低分子量肝素钙抗凝，不建议用全身止血药物，根据术中出血情况，抗凝可于术后当天或次日开始。

二、合并肝静脉或下腔静脉癌栓的肝癌切除术

（一）历史沿革

合并肝静脉或下腔静脉系统癌栓的肝癌手术治疗依赖于肝血流阻断技术的发展，1908 年，普林格

莱（Pringle）发明了暂时性阻断肝蒂的止血手法，有效减少了肝内血流量。20 世纪 90 年代开始普及的全肝血流阻断（肝蒂、肝上下腔静脉、肝下下腔静脉）使累及腔静脉系统的肝癌切除变得安全可行。

（二）手术原理

肝静脉癌栓或合并下腔静脉癌栓在肝细胞癌中不少见，癌栓脱落可致心脏停搏、肺栓塞、肺内肿瘤播散，甚至猝死。对部分患者可积极手术治疗，除力争达到肿瘤根治或者减瘤的同时，预防癌栓脱落引起心肺意外也是重要的目的。

（三）适应证

本术式适用于合并肝静脉癌栓的，肝静脉癌栓与原发灶能一并切除者；合并腔静脉癌栓的（Ⅰ、Ⅱ型），原发灶能切除，腔静脉癌栓能取净者。

（四）病情评估与手术规划

1. 病情评估

（1）肿瘤方面评估：肝静脉癌栓（hepatic vein tumor thrombus，HVTT）未见有分型报道。腔静脉癌栓（inferior vena cava tumor thrombus，IVCTT）分为 3 型：Ⅰ型，癌栓经肝静脉或肝短静脉进入下腔静脉，上极位于膈肌水平下方、肾静脉水平上方；Ⅱ型，癌栓在下腔静脉延伸，上极越过膈肌上方，未进入右心房；Ⅲ型，癌栓已进入右心房。

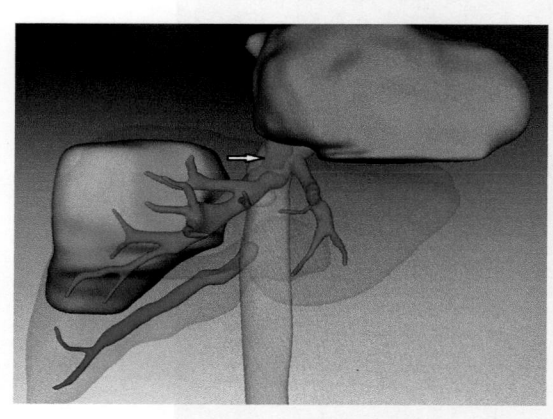

图 64-21-8　右肝癌伴肝右静脉、下腔静脉癌栓

肝原发灶能切除，肝静脉癌栓能一并切除，腔静脉癌栓能取净；下腔静脉癌栓已进入右心房者（Ⅲ型），需体外循环下切开右心房取栓，手术风险较大，应慎重选择手术；无肝外转移。检查手段：腹部超声、CT、MRI、三维重建、PET/CT。术前需判断肝静脉癌栓、下腔静脉癌栓的范围以及下腔静脉癌栓起源的肝回流血管（包括肝静脉或者肝短静脉），三维成像技术也有助于术前更直观地判断癌栓的范围（图 64-21-8）。

（2）肝功能评估：同合并门静脉癌栓的肝癌切除术。

（3）全身状态：同合并门静脉癌栓的肝癌切除术。

2. 手术规划　遵循切除肝脏原发灶同时切净或取净癌栓的原则，方式：合并肝静脉癌栓者，连同原发灶一并切除癌栓所在的肝静脉；合并腔静脉癌栓者，切除原发灶后，通过有癌栓的肝静脉断端取除下腔静脉癌栓。

（五）手术程序

以右肝癌合并肝右静脉癌栓、下腔静脉癌栓（Ⅰ型）为例介绍，行右半肝切除、下腔静脉癌栓取出式。

1. 切口　上腹部人形、反 L 形或倒 T 形切口，必要时取胸腹联合切口。

2. 腹腔探查　探查内容：①腹水：有无及多少；②肝硬化：肝脏体积、色泽、质地、硬化结节大小；③肿瘤：探查肿瘤大小、质地、数目、边界，有无侵犯邻近脏器（膈肌、胃、肠等），术中超声探查肝右静脉癌、下腔静脉癌栓累及范围并与术前影像学检查比对。同时探查有无肝门淋巴结转移和腹腔种植转移。

3. 游离全肝　离断肝圆韧带、镰状韧带、右冠状韧带、右三角韧带、肝肾韧带、左冠状韧带、左三角韧带、肝胃韧带，在左尾状叶与下腔静脉间切断数支肝短静脉，肝短静脉断端予以缝扎。

4. 肝门处理　为了避免取栓过程中癌栓脱落进入右心房或肺动脉导致心跳停搏、肺动脉栓塞，切肝前需预置肝上下腔静脉、肝下下腔静脉阻断带，肝下下腔静脉阻断应置于肾静脉水平以上。

5. 切肝　可采用常温下间歇肝十二指肠韧带阻断法（Pringle 法）进行入肝血流阻断，也可先解剖右肝门，分别分离、切断肝右动脉、右门静脉、右肝管，完成入肝血流阻断。先切除胆囊。断肝平面设定于正中裂（其表面标志为肝上下腔静脉左缘至胆囊切迹连线）右侧 0.5～1cm。以钳夹法、超声刀或 Ligasure 离断肝实质，遇粗大管道应予以结扎或缝扎，Pringle 法切肝至右肝蒂时可以血管切割闭合器于根部切断、闭合右肝蒂，也可于根部钳夹、切断右肝蒂，以 3-0 或 4-0 prolene 缝线连续缝合右肝蒂残端，放松肝十二指肠韧带阻断恢复左肝入肝血流。

6. 取栓　此时大部分肝实质已离断，仅余癌栓累及的肝右静脉与下腔静脉连接，依次阻断肝十二指肠韧带、肝下下腔静脉、肝上下腔静脉以完成全肝血流阻断，距根部约 1cm 处离断肝右静脉，移除右半肝及右尾状叶（图 64-21-9）。

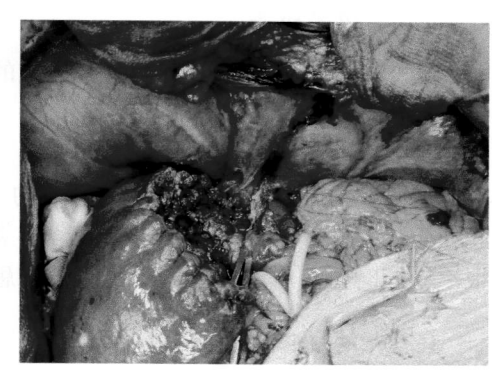

图 64-21-9　距离根部 1cm 切断肝右静脉，显露癌栓

以小血管钳钳夹肝右静脉断端，以卵圆钳和吸引器交替钳夹取出和吸引取出肝右静脉、下腔静脉内癌栓，取净癌栓后，放松肝下下腔静脉阻断带，让血流（100～150ml）从断口冲出以排除可能的残余病灶，再阻断肝下下腔静脉，以蒸馏水经肝右静脉根部反复冲洗下腔静脉，3-0 或 4-0 prolene 缝线连续缝合肝右静脉根部，依次放松肝上下腔静脉、肝下下腔静脉、肝十二指肠韧带阻断恢复门静脉、下腔静脉血流，注意全肝血流阻断时间控制在 15 分钟内。如果预计全肝血流阻断时间过长，则需行静脉转流。如果癌栓累及静脉壁，需进行锐性剥离，但是往往会导致腔静脉壁损坏，引起术后血栓形成，故可行部分下腔静脉壁切除，用心耳钳钳夹保留侧下腔静脉壁，贴钳口切除部分血管壁，然后紧贴钳体连续缝合血管缺口（图 64-21-10）。

如果累计静脉壁超过 1/3 周径，则可考虑行下腔静脉部分全周切除，行下腔静脉部分全周切除时，切除两端分别放置血管钳，切除后一般不推荐直接端端吻合，避免腔静脉壁撕裂造成致死性大出血，需行人工血管重建，注意人工血管的设计对吻合至关重要。值得注意的是，由于大部分的癌栓组织都能通过切开取栓来完成，事实上需要行人工血管重建的情况非常少见。对于肝癌合并腔静脉癌栓（Ⅱ型）者，行 Pringle 肝门阻断＋膈上全肝血流阻断，经腹于肝上下腔静脉正前方膈肌中份切开膈肌显露膈上下腔静脉并于癌栓上端阻断（图 64-21-11），或经腹部切口切开膈肌，心包内高位阻断下腔静脉。

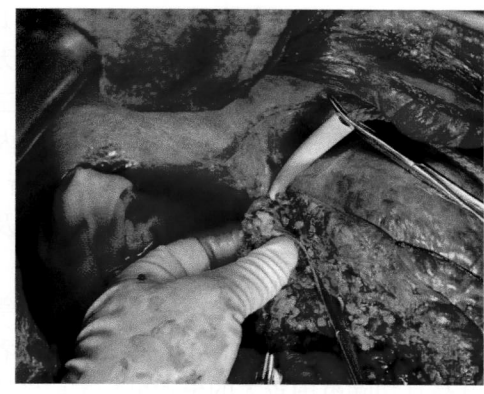

图 64-21-10　切除部分下腔静脉壁后再缝合

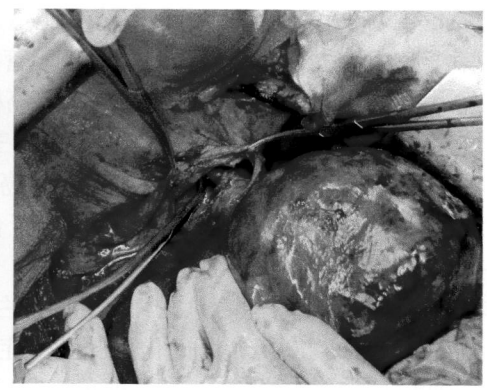

图 64-21-11　切开膈肌于膈上阻断下腔静脉

7. 肝创面处理及引流管放置 检查残肝断面上有无渗出血和胆汁渗漏，如有则予以一一缝扎。缝合肝镰状韧带固定肝脏以防术后扭转。大量温蒸馏水冲洗腹腔以防肿瘤种植转移。肝创面喷涂医用生物蛋白胶、止血纱布等材料。肝创面旁放置单腔引流管一根，另戳孔引出体外。

（六）围手术期处理

如无出血征象，术后需积极抗凝，预防下腔静脉及心房内血栓形成。

三、合并胆管癌栓的肝癌切除术

（一）历史沿革

历史沿革同本节"合并门静脉癌栓的肝癌切除术"部分。

（二）手术原理

肝癌合并胆管癌栓也是晚期肝癌的一种表现形式，但相比静脉系统癌栓预后较好。胆管癌栓可引起梗阻性黄疸，从而导致肝功能不全，甚至肝功能衰竭。因此，通过手术治疗，不仅可争取对肿瘤的根治，同时也可解除胆道的梗阻，延长患者生存周期并改善生活质量。

（三）适应证

本术式适用于肝癌完整切除同时胆管癌栓能清除者。

（四）病情评估与手术规划

1. 病情评估

（1）肿瘤方面评估：胆管癌栓分型：一是日本 Satoh 分型[3]，分为 3 型。Ⅰ型：胆管癌栓位于一级以上胆管，未到汇合部；Ⅱ型：胆管癌栓延伸到左、右肝管汇合部；Ⅲ型：胆管癌栓脱离原发肿瘤在胆总管生长。二是 Ueda 分型，分为四种类型[4]，Ⅰ型：胆管癌栓位于二级以上胆管；Ⅱ型：胆管癌栓延伸至一级胆管；Ⅲa型：胆管癌栓延伸至肝总管；Ⅲb型：胆管癌栓以转移瘤的方式在肝总管生长；Ⅳ型：肝癌破裂出血至胆总管孤立癌栓。

通常包括评估肝内肿瘤的大小、位置及胆管癌栓分布范围。无创检查手段：腹部超声、CT、MRI、PET/CT。此外，内镜逆行胰胆管造影（endoscopic retrograde cholangiopancreatography，ERCP）与经皮肝穿刺胆管造影（percutaneous transhepatic cholangiography，PTC）也可用来显示胆管狭窄程度以及胆管梗阻的部位，但两者均为有创检查，且 ERCP 需要切开十二指肠乳头，对患者今后的消化功能产生影响，此外，对存在完全胆道梗阻或者胆道严重狭窄的患者，内镜无法通过，因此 ERCP 仅能够显示梗阻段以下的胆道情况。但是 PTC 对于胆管完全梗阻或者胆管严重狭窄以至于内镜无法通过的患者比较适合，能较为清楚地显影胆管以及胆管癌栓所致的缺损。此外，应用目前流行的三维可视化技术，将传统的 CT、MRI 等二维影像信息转化为三维立体可视图像，可清晰直观显示肝内病灶的大小和位置、与肝内主要管道的空间位置关系以及癌栓分布范围等，可帮助术者更好地进行术前规划，制定更为精细的手术方案，实施精准肝切除。对于合并 CEA 及 CA19-9 升高患者需行胃镜及结肠镜检查，进一步排除合并消化道肿瘤可能。

（2）肝功能评估：应结合患者总胆红素、白蛋白、前白蛋白、胆碱酯酶、凝血酶原时间等加以综合评估，可检测 γ 球蛋白判断患者肝硬化及肝脏炎症程度，对于行半肝及半肝以上切除的患者，可联合吲哚菁绿试验判断肝脏储备功能。对于术前黄疸明显升高且切除范围较大的患者可行术前经皮肝穿刺胆管引流（percutaneous transhepatic cholangial drainage，PTCD）减黄，降低术后发生肝功能衰竭风险。

（3）全身状态评估：患者全身状况好，无心、肺、肾等脏器严重功能障碍。

2. 手术规划　具体手术方式通常包括规则性肝切除＋胆管断端取栓、胆管切开取栓＋T管引流、左（右）半肝切除＋肝门部胆管切除＋胆管空肠吻合术。与不伴有胆管癌栓的肝癌患者相比，该类患者手术切除范围相应扩大，且部分患者伴有不同程度的黄疸及肝功能损害，因此，术前应对肿瘤大小、位置、癌栓分布范围及患者的肝功能状况、全身一般情况加以综合分析判断，以确定其可切除性。

（五）手术程序

1. 切口　合并胆管癌栓的患者往往需行规则性肝切除术，切除范围较大，且因合并癌栓的原因，术中应尽量避免挤压肿瘤及癌栓造成肿瘤播散，故选择合适的切口很重要，切口选择应以充分显露术野、有利于手术操作为主要原则。笔者的体会是对于体型较瘦的患者可以选择右上腹反 L 形切口，对于体型较胖或肋弓较窄的患者可选择人形切口，切口左右两端放置悬吊拉钩，利于术野显露及手术操作。

2. 探查　进腹后，应详细探查腹腔内情况，包括有无腹水、腹腔内出血，腹壁、网膜、肠系膜及膈肌有无肿瘤转移灶，对于可疑结节应切除送术中冰冻病理学检查。此外还应常规探查胃、十二指肠、小肠、结肠、胰腺、脾脏及盆腔有无异常，避免肿瘤遗漏。

3. 肝脏游离　合并胆管癌栓的患者应充分游离肝脏，避免在切肝过程中过度牵拉肝脏或挤压肿瘤。常规游离肝圆韧带、镰状韧带，圆韧带断端应双重结扎或缝扎，镰状韧带游离出血处应电凝止血或结扎止血，避免发生术后出血。肿瘤位于右半肝者常规游离右侧冠状韧带、右侧三角韧带及肝肾韧带、肝结肠韧带，如需联合右侧尾状叶切除则应离断右侧肾上腺，肾上腺断端应妥善缝扎止血，离断并妥善结扎肝短静脉直至将右侧尾状叶与下腔静脉前壁完全分开。肿瘤位于左半肝者，离断左侧冠状韧带、左三角韧带及肝胃韧带，联合左尾叶切除者需将左侧尾状叶自下腔静脉前壁完全游离。解剖第二肝门，显露肝右静脉、肝中静脉及肝左静脉根部，至此，将肝脏完全游离。完全游离肝脏后，应全面细致探查肝脏，探查内容包括肝脏的质地、肿瘤累及的范围、有无合并卫星灶等（图 64-21-12）。此外，对于术前影像学资料提示的可疑结节灶或位于肝脏深面、触诊不明显的病灶，应行术中 B 超检查进一步明确病灶性质及部位。此外，术中 B 超检查还可明确肿瘤与肝脏主要管道之间的空间位置关系，有利于指引肝切除方向。

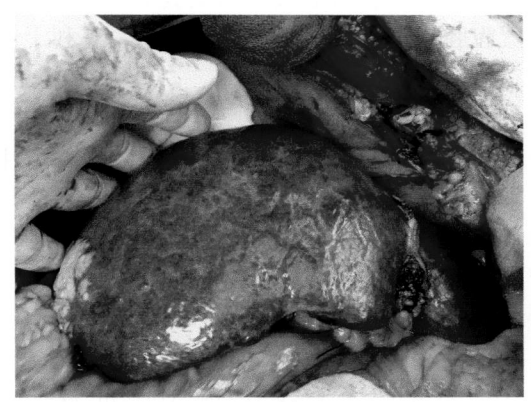

图 64-21-12　右肝癌术中探查所见

4. 胆道探查　不同类型的癌栓，手术方式亦不尽相同。对于术前明确或可疑合并胆道癌栓的患者应常规进行胆道探查，若癌栓自肝内胆管延伸至胆总管，应行半肝切除联合胆总管切开探查取栓＋T管引流术。切开胆总管前壁后，可见癌栓组织，因胆道癌栓与静脉癌栓不同，胆道癌栓往往与胆管壁无明显粘连，质软，可以取石钳轻轻取出，注意动作要轻柔，取栓前以盐水纱布覆盖周围脏器，以免癌栓脱落至腹腔污染周围脏器，若癌栓组织与胆管壁粘连明显，不易取出，不要强行取栓，这时需将肝外胆管完整切除及行胆管空肠吻合术。如探查发现癌栓侵犯左右肝管汇合部，通过切开胆总管难以取净癌栓，术中应切除部分胆总管、肝总管及肝管汇合部，切除左或右侧肝管，行左、右侧肝内胆管整形，左或右侧肝内胆管空肠吻合术。如胆管癌栓侵犯肝总管及二级胆管以上难以取净癌栓者，行半肝切除联合受侵犯胆管切除重建。对于肝脏原发灶已无法切除或术中经各种方法探查均未发现肝脏原发灶者，可行单纯胆道探查取栓＋T管引流术，但取栓术后会出现胆管癌栓的多次复发，因此，术后要密切观察随访，尽早发现原发灶或争取机会使一期不能切除的肿瘤有二期切除机会。

5. 切肝　合并胆管癌栓患者切肝过程与普通肝癌患者无异，需要注意的一点就是，切肝过程中肝断面上切断的胆管暂不结扎，取出癌栓（图 64-21-13）；切开胆总管，再与肝断面上的胆管"会师"，反复冲洗，直到取净癌栓为止（图 64-21-14）。

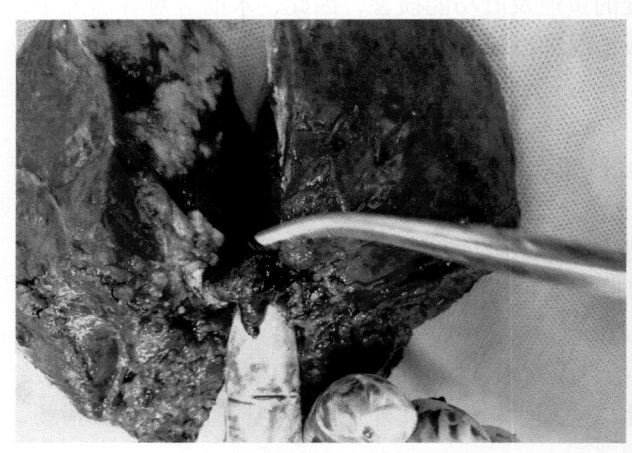
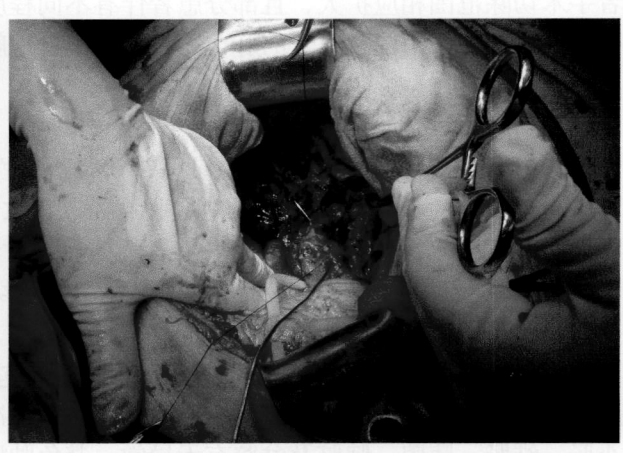

图 64-21-13　切除的标本显示肝癌及胆管癌栓　　　　图 64-21-14　探子通过胆总管与肝断面上的胆管"会师"

6. 肝创面处理、放置引流管　肝创面妥善缝扎止血，可予大辛氏钳钳夹肝上、下腔静脉观察有无肝静脉出血，可通过注水实验观察肝创面有无胆漏。肝创面放置引流管，若为右肝手术可予右膈下放置腹腔双套管接负压吸引及冲洗，有利于创面引流。

（六）围手术期处理

围手术期处理同其他肝切除术，术后注意观察有无胆漏发生。

（周伟平）

参　考　文　献

［1］　全国肝癌合并癌栓诊治研究协作组. 肝细胞癌合并门静脉癌栓多学科诊治中国专家共识 (2016 年版) [S/J]. 中国实用外科杂志, 2016, 36 (5): 475-480.

［2］　黄兴日. 肝细胞癌伴下腔静脉癌栓的分型及外科治疗 [D]. 福建医科大学硕士论文, 2015.

［3］　Satoh S, Ikai I, Honda G, et al. Clinicopathologic evaluation of hepatocellular carcinoma with bile duct thrombi [J]. Surgery, 2000, 128 (5): 779-783.

［4］　Ueda M, Takeuchi T, Takayasu T, et al. Classification and surgical treatment of hepatocellular carcinoma (HCC) with bile duct thrombi [J]. Hepatogastroenterology, 1994, 41 (4): 349-354.

第 22 节　联合肝脏分隔和门静脉结扎的二步肝切除术

一、历史沿革

手术切除是肝癌患者获得长期生存的最主要治疗方式。近年来肝脏外科进展迅速，肝脏解剖复杂性和手术操作已不再是肝脏外科发展的障碍，预计剩余肝（future liver remnant，FLR）足够与否成为限制肝脏手术的瓶颈。由于肝癌发病隐匿，早期诊断不易，肝癌患者初始可切除率通常仅有 15%～30%[1-2]。临床上常有许多肝癌患者或肿瘤巨大，或多发占据大部分肝组织，或肿瘤紧邻重要脉管结构，如行根治切除需行大范围肝切除，术后会出现 FLR 不足、肝功能衰竭而无法施行手术。如行肝移植又不符合入选标准，无法接受肝移植治疗。这部分患者往往只能接受非手术治疗，生存时间非常有限。对于这类 FLR 不足的患者，肝脏外科学家一直寻找能够手术切除的方法，以使患者能够获得根治切除的机会，最大限度地改善他们的生存。

20 世纪 90 年代，幕内（Makuuchi）应用门静脉栓塞（PVE）促进余肝增生行分期二步切除，为患者带来根治性切除机会，显著地改善了这部分患者的生存[3]。此后又出现了门静脉结扎（PVL）、PVE 联合经肝动脉化疗栓塞（TACE）二步切除等手术方式，进一步改善了治疗效果[4-6]。同期，随着肝肿瘤局部治疗技术的进步，降期再切除也成为一个重要的方法和选择。PVE 二步切除和降期切除在很大程度上改善了余肝不足患者群体的生存。不过这类手术仍存在不足，包括两期间隔时间较长导致肿瘤在等待期间进展、肿瘤切除率较低等。2007 年德国施利特（Schlitt）偶然发现一种新的可以快速、显著诱导剩余肝增生从而可在更短时间内切除肿瘤的手术方式[7]。这种手术包括了肝脏离断和门静脉结扎，能够更快、更显著地诱导剩余肝增生，并拥有更高的手术切除率。2012 年，施尼茨鲍尔（Schnitzbauer）汇总报道该手术，并在德桑提班斯（de Santibañes）和克莱文（Clavien）的建议下命名为联合肝脏分隔和门静脉结扎的二步肝切除术（associating liver partition and portal vein ligation for staged hepatectomy，ALPPS）[8]。该术式因其显著的手术效果（显著优于传统二步切除手术的快速肝脏增生诱导和极高的手术切除率），迅速引起外科学界的关注，并成立了国际性的 ALPPS 协作组织（www.alpps.net）。截至目前，已有超过 352 个中心加入，注册登记逾 1107 例 ALPPS 病例，并已初步发布部分研究结果，为 ALPPS 的应用提供重要的指导和帮助[9-14]。2015 年 2 月于德国汉堡召开了 ALPPS 的第一次国际性专家会议，讨论评估了 ALPPS 的技术特点、适应证、短期和长期的转归结局等问题，并针对性地提出了 8 个方面的建议，极大地推动了 ALPPS 的前进[15]。2017 年又于德国 Mainz 举行了 "ALPPS 10 周年回顾"，对 ALPPS 进行了系统深入的总结回顾，同时提出了进一步的建议。在国内，2013 年复旦大学附属中山医院成功施行并报道了亚洲首例经典 ALPPS 手术[16]。随后国内多家肝脏中心陆续开展了多例 ALPPS，截至目前国内 ALPPS 的累积总量已居世界前列。与国外不同的是，国内 ALPPS 更多地应用于肝细胞癌（HCC）。2018 年复旦大学附属中山医院报道了全球最大宗的肝细胞癌 ALPPS 手术，研究结果已在外科权威杂志 *Annals of Surgery* 发表[17]。

总体上来说，目前 ALPPS 处于技术的快速发展期，新的改良术式不断出现，适应证进一步扩大，已无可争议地成为近十年来肝脏外科的革命性的创新。越来越多的证据显示，ALPPS 可使患者显著获益，较之传统的 PVE 二步切除（TSH）和 TACE 等非手术治疗，ALPPS 能显著地改善患者生存[17-18]。ALPPS 与 PVE 的前瞻性多中心 RCT 随机对照研究（LIGRO Trial）显示，结直肠癌肝转移（CRLM）患者行 ALPPS 的肿瘤切除率优于 TSH（ALPPS *vs.* TSH：92% *vs.* 57%），R0 切除率更佳（ALPPS *vs.* TSH：77% *vs.* 57%），而并发症和短期死亡率两者类似（并发症率 ALPPS *vs.* TSH：43% *vs.* 43%；90 天死亡率 ALPPS *vs.* TSH：8.3% *vs.* 6.1%）[18]。HCC 患者行 ALPPS 和 TACE 的倾向匹配比较分析显示，接受 ALPPS 的患者的长期生存显著优于 TACE。ALPPS 术后 3 年总生存率和无瘤生存率达 60.2% 和 43.9%，而同期行 TACE 的患者 3 年总生存率和无瘤生存率则仅有 7.1% 和 0%[17]。不过需要指出的是，ALPPS 在肿瘤长期获益和安全性方面目前仍存有争议。因 ALPPS 在全球范围内开展的时间尚短，一些 RCT 研究尚在进行之中，目前尚缺乏更多的高级别的循证医学证据，最终结论仍有待相关的研究结果。

二、手术原理

ALPPS 手术的原理是，通过结扎肿瘤侧肝脏的主要门静脉分支，同时通过肝实质离断等方式在肿瘤侧肝与剩余肝之间形成分隔，诱导剩余肝增生，在剩余肝增生足够后再次手术切除肿瘤。早期的经典 ALPPS 手术为右三叶或扩大右半肝切除 ALPPS，包括 I 期手术离断肝实质和结扎门静脉右支，同时离断或不离断 S4 段 Glisson 分支，Ⅱ 期手术切除肿瘤[16, 19]。经典 ALPPS 手术剩余肝诱导作用确切、手术切除率高，但是手术侵袭性大、手术并发症和死亡率高，曾引起巨大争议。此后，为减少手术并发症和死亡率，提高手术的安全性，衍生出多种改良术式，包括 I 期时只离断部分肝实质的部分 ALPPS（Partial ALPPS），以射频/微波或止血带作用分隔等方式替代肝实质切割离断的 RALPP、AMAPS 和 ALTPS（Tourniquet ALPPS）等术式，应用微创技术（腹腔镜、机器人辅助）开展 ALPPS 等[19-30]。随着开展此类手术的日益增多，证实对于无严重慢性肝病的肝脏，使用部分肝实质离断、射频/微波、止血带分隔等方式进行 ALPPS I 期手术的肝断面操作，可以达到与经典 ALPPS 类似的剩余肝诱导效果，ALPPS 的定义也因此从早年经典的肝实质离断而扩大变为肝脏分隔，其应用也因此变得更加灵活。近年来开展的单段 ALPPS（monosegment ALPPS）和反式 ALPPS（reversal ALPPS）更是将 ALPPS 手术向前推进了一步，将 ALPPS 的手术原理进行新的诠释，同时也将其核心要义发挥得淋漓尽致：剩余肝不再局限于左外叶或左半肝，任何一个肝叶或肝段，乃至任何一个具备独立完整脉管结构和功能的肝区域，都可以作为剩余肝进行分割诱导增生，然后进行肿瘤切除[23, 31-32]。这些新的术式也从一个侧面充分证实了这一手术的正确性以及该手术的两大核心要素：肿瘤侧肝/剩余肝分隔和肿瘤侧门静脉结扎。总的来说，得益于全球肝脏外科学家的不断探索和共同努力，以及对 ALPPS 不断创新、总结和改进，目前对 ALPPS 的手术原理的把握已更为熟练，新的术式层出不穷，手术方式已变得灵活多样。ALPPS 协作组的数据显示，各种改良 ALPPS 手术日益增多，已占到所有 ALPPS 的一半[16]。目前 ALPPS 在技术层面已经步进到无论肿瘤左侧还是右侧均可（常规 ALPPS 和反式 ALPPS），即使仅仅有 1～2 个具备完整功能的肝段（单段 ALPPS）也可应用。

三、适应证

理论上凡符合以下标准均为 ALPPS 的适应证：①原发性肝癌或围肝门胆管恶性肿瘤潜在可切除但剩余肝不足，无肝外转移；②转移性肝癌原发灶已切除或同期可根治切除，无肝外和 FLR 残留病灶；③肝功能正常或轻度可逆性受损；④全身情况良好，能够耐受大手术。在适用疾病谱方面，目前在世界范围内 ALPPS 应用最广泛的是 CRLM，其应用已基本成熟，术后并发症和死亡率已经降至与大范围肝切除相近的水平，短期/中期生存获益良好，较之 PVE 二步切除，切除率更高而所需时间更短，已经成为 CRLM 患者的治疗选择之一[16, 18, 33-35]。近年来 ALPPS 逐渐扩大用于 HCC 等肝肿瘤的治疗。目前已有的数据显示，HCC 行 ALPPS 是完全可行的，较之 TACE 等治疗效果显著，但是必须仔细评估其有无合并慢性肝病、肝病的严重程度及其潜在影响，合并严重肝硬化的需谨慎应用[17]。胆道肿瘤方面，ALPPS 最初应用于胆道肿瘤，但是随着开展的日益增多，目前的研究结果显示 ALPPS 似乎并不完全适用于胆道肿瘤（术后并发症和死亡率高），在 ALPPS 中的使用比例亦日渐减少（ALPPS 的协作组数据报道 16 个中心 437 例 ALPPS，胆道肿瘤的应用占比从之前的 24% 降至 9%）[15-16, 36-38]。除肝肿瘤外，肝实质状态是 ALPPS 适应证的一个重要考量因素。肝恶性肿瘤患者常合并基础肝病或肝损伤（包括病毒病肝炎、肝纤维化、肝硬化、胆汁淤积、化疗+/-靶向治疗肝损伤等），他们的实际功能性肝细胞总量（功能性肝细胞群）低于同等体积的正常肝脏。同时，更为重要的是这些基础病变对于剩余肝的增生有很大的影响。两个大宗的 HCC ALPPS 研究报道均显示：ALPPS 诱导的剩余肝增生程度和肝纤维化严重程度成负相关。虽然 ALPPS 在合并慢性肝病患者仍然能够诱导显著的增生，但是严重肝纤维化和肝硬化患者的剩余肝增生率显著低于正常肝增生率，需要更多时间获得足够增生。肝硬化等并非 ALPPS 的禁忌证，但是需要谨慎地评估应用，并做好行拯救性 ALPPS 手术（TAE-salvaged ALPPS）或肝移植等拯救性治疗措施的准备[39]。目前，ALPPS 绝大多数应用于成人，也可应用于儿童，新近已有儿童 ALPPS 的相关报道，由于儿童与成人差异较大，需要谨慎评估使用，该方面仍需更多的研究[40]。传统 PVE 失败者和 PVE 无法进行者（如肿瘤侧门静脉主要分支有癌栓），可考虑行 ALPPS 术。需要特别指出的是，越来越多的报道显示，ALPPS 正成为 PVE 失败后的重要挽救性治疗措施，治疗成功率极高（92.3%～100%）[41-42]。即使进行过 PVE，再行 ALPPS 仍可以获得和普通 ALPPS 一样的效能，并发症和死亡率与常规 ALPPS 类似[41-43]。

四、病情评估与手术规划

　　ALPPS 为侵袭性较大的手术，手术的并发症和死亡率较高，病情评估与手术规划至关重要。随着 ALPPS 开展的日益增多，越来越多的证据显示：严格的病例筛选能有效降低术后并发症及死亡发生率。需要特别指出的是，较之普通肝脏手术，ALPPS 有其特殊性，即除 I 期术前需仔细评估外，Ⅱ期术前的评估同样十分重要。

　　I 期术前的评估至关重要，直接决定手术成败。评估包括病灶评估、剩余肝储备评估、全身评估等几部分。

　　（1）病灶评估：主要依赖影像学检查，需常规行增强 MRI、PET/CT 和超声检查。MRI 需包含 MRCP 序列以同时评估胆道有无变异。如患者体内有金属植入物不能行 MRI 检查时，以增强 CT 替代。术前必须行 PET/CT 检查排除肝外病灶及剩余肝病灶。凡条件允许者，I 期术前均应常规行三维重建并行虚拟手术精确计算评估。通过三维可视化技术明确肿瘤及其与脉管系统的毗邻关系，明确门静脉、肝动脉和胆管的走行及变异情况，按照具体肝肿瘤的切缘要求进行虚拟切割，评估肿瘤的可切除性（着重于剩余肝的脉管结构和功能完整性的保留），并在此基础上对剩余肝进行精确的计算分析。

　　（2）剩余肝储备评估：需根据个体的不同情况，综合肝实质病理状态、余肝体积比测定、吲哚菁绿 15 分钟滞留率（ICG-$R15$）、Child-Pugh 评分、MELD 评分等加以评估。目前尚无单一的能够准确全面评估余肝功能储备的检查方法。现有的检测方法各有其优点和局限性，临床常用的是联合 Child-Pugh 分级、ICG-$R15$、肝体积测定、MELD 评分和肝脏弹性测定，结合肝实质病变情况等综合量化评估，作为肝切除安全限量的定量判断依据。其中，FLR 与标准肝脏体积（SLV）的比值是最为重要的指标之一，因为该指标反映余肝的多寡，而 ICG-$R15$ 和 Child-Pugh 评分等检测的是整肝的储备功能，并不等同于余肝的储备功能，这点需要特别重视，特别是在一些肿瘤侧肝实质体量较多时。建议使用薄层 CT 扫描图像行肝脏三维重建，并通过 3D 虚拟手术软件进行虚拟切除，以实现精确的 FLR 测量。标准肝体积（国人）通常采用 Urata 公式进行计算，体表面积多采用 Du Bois 公式进行计算[44]。需要注意的是，行 ICG 检测时要明晰其限制因素以做出正确判断（ICG 测定在肝血流异常如门静脉栓塞和肝内动、静脉瘘等，胆红素水平升高，胆汁排泌障碍或应用血管扩张剂等情况时会出现严重偏倚而失去意义）。在评估肝储备功能的时候，需要特别重视肝实质的病变情况。接受 ALPPS 术的患者常合并不同程度的基础肝脏疾病或肝损害，必须详细了解患者的疾病史、治疗史等，结合肝脏弹性成像、影像学检查、肝硬化血清学指标、病毒学检查等，最大限度地评估并明确肝脏的病理状态。合并病毒性肝炎者，术前应常规行 HBV/HCV 标志物和 HBV-DNA/HCV-RNA 检测，评估病毒复制状态。对术前 HBV/HCV 处于活跃复制状态的患者，无论是否合并 ALT 升高，均应行积极的抗病毒治疗，并优选替诺福韦等一线核苷类抗病毒药物或最新的 DAA 类抗丙肝药物，以快速遏制病毒复制，保障 I 期术后剩余肝顺利增生。肝纤维化 / 肝硬化程度术前常难以准确判断，术前应常规检测肝脏弹性和肝硬化血清学指标检测。门静脉高压症也需认真评估。无创手段常难以完全准确判断，需结合影像学检查，明确脾脏大小及门静脉系统侧支循环开放情况，外周血查白细胞、血小板计数，必要时胃镜检查明确食管胃底静脉曲张程度等，综合评估门静脉高压症的有无和严重程度。脂肪肝也是一个需要重视的部分。随着现代社会发展，其发生率日益增高，术前需行影像学等评估排除严重脂肪肝患者。

目前对于安全切除所需的肝储备功能的判别标准国内外各中心基本相同。国内主要参照精准肝切除术专家共识的量化肝切除术决策系统决策来决定[45]。肝功能损害较严重者不建议行 ALPPS 手术。近年来国外特别是日本开始开展功能性剩余肝储备评估，国内部分中心也已开始有所应用。目前的研究方向之一是功能性肝体积测定。研究较多的功能显像技术主要分为两种：核医学显像结合 SPECT-CT 检测和肝脏特异性增强磁共振检测（MRI），有研究显示能安全、有效地精准评估肝功能储备[46]。但是目前这些技术尚有待进一步研究和应用。

（3）全身健康状况评估：在肝脏评估的同时，需要全面地评估肝以外的各重要脏器的功能，确保耐受手术，因 ALPPS 术后并发症相对较多，而且目前尚难以预测其发生。基于已知的研究结果，ALPPS 建议严格限制年龄较轻（<60~65 岁）、重要脏器功能良好、ASA Ⅰ~Ⅱ级、ECOG 体能评分 0~1 分、手术耐受力良好的患者。老年患者不推荐应用 ALPPS 手术，因高龄是 ALPPS 的危险因素之一。

Ⅱ期术前的评估亦非常重要。有研究显示，ALPPS 诱导的肝体积增长常不伴有同等的肝功能增长[74]，因此需要高度重视Ⅱ期手术前的评估，必要时应果断推迟或终止Ⅱ期手术，以避免发生严重的并发症和死亡。终末期肝病模型评分（MELD 评分）在Ⅰ期术前的预测价值有限，但对于Ⅱ期术前风险评估有很高价值。ALPPS 协作组 320 例 ALPPS 患者的分析显示：MELD>10 分是 90 天死亡的显著高危因素，Ⅱ期术前 MELD>10 分者，建议推迟第二步手术[12, 15]。Ⅱ期术前有条件者可行功能性肝体积测定[47]。也有研究显示Ⅱ期术前 ICG 试验可一定程度帮助判断手术风险。Ⅱ期 ALPPS 术前评估的关键在于明确手术安全相关的危险因素，目前这方面尚缺乏研究。

五、手术程序

本部分介绍目前国内外应用最为广泛的前入路 ALPPS 的手术过程，该术式在经典 ALPPS 基础上改良而成。这一术式可通过开腹，也可通过腹腔镜手术完成，腹腔镜或机器人辅助手术可分为半腹腔镜手术（Ⅰ期腹腔镜手术、Ⅱ期开腹手术）或全腹腔镜手术（Ⅰ期、Ⅱ期均是腹腔镜手术）完成，开腹和腹腔镜手术两者操作方式不同，但是基本的操作要素一致。

以开腹手术为例，手术操作程序如下：

（1）Ⅰ期手术：手术切口通常取右侧肋缘下切口，如肿瘤巨大肝门推移显著也可取反 L 形切口；逐层入腹，置肝拉钩牵引暴露，探查肝脏及腹腔余部；切除胆囊；术中超声检查肿瘤、剩余肝及肿瘤和大血管毗邻关系，结合术前虚拟手术规划，划定肝脏离断面在肝表面的预切线；解剖第一肝门，分别分离出肝固有动脉及左、右分支，门静脉左、右分支，肝总管，以不同颜色的色带分别标记门静脉右支、肝总管和肝固有动脉（图 64-22-1）；沿着预切线向着下腔静脉前壁方向，以 CUSA 或超声刀结合双极电凝精细离断肝实质，断面所遇 Glisson 分支、肝静脉分支等管道予以丝线结扎或钛夹夹闭，必要时缝扎，具体断肝处理方式可依个人习惯不同而不同。离断肝实质至下腔前壁，离断过程中严密止血。术中常采用低 CVP 技术减少肝实质离断出血。肝实质离断结束后，4-0 prolene 或丝线双道结扎门静脉右支并留长标记以方便Ⅱ期手术分辨离断。打开胆囊管，左手夹闭胆囊管以下胆总管，留置针软管自胆囊管口向胆道内注入稀释的脂肪乳剂，观察肝断面有无胆漏，查无胆漏后，缝闭胆囊管。肝断面留置负压引流管一根，右膈下放置乳胶管一根，逐层关腹。

（2）间隔一定时间后复测肝脏体积：通常取一周复测，具体间隔时间可根据实际情况由主刀医师决定，肝纤维化、肝硬化等慢性肝病者常需更长时间。复测剩余肝体积达标后，行Ⅱ期手术。

（3）Ⅱ期手术：原切口逐层开腹，分解粘连，暴露第一肝门管道结构。分别结扎切断肝右动脉、右肝管和门静脉右支，离断下腔静脉前方剩余肝实质，以及肝实质与下腔静脉右侧结合部，切断肝中静脉和肝右静脉（图 64-22-2）。切断肝脏右侧冠状韧带及三角韧带和肝肾韧带，游离右侧肝脏，移除肿瘤。肝断面及手术野严密止血。打开右肝管，左手夹闭肝总管，留置针软管自右肝管口向剩余肝胆

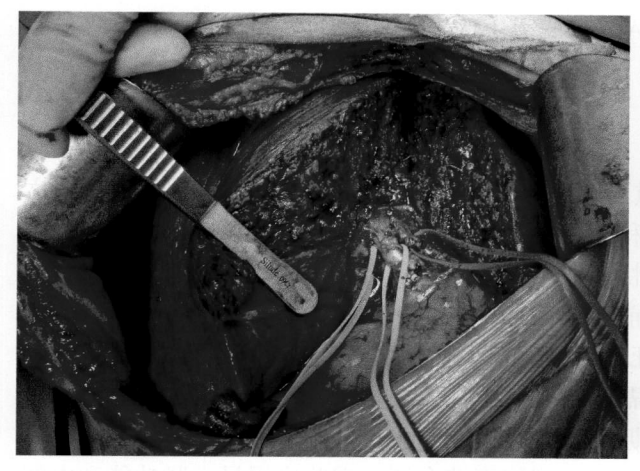

图 64-22-1　ALPPS 手术（Ⅰ期）
第一肝门解剖、肝实质离断及脉管标记（蓝色：门静脉右支；
黄色：胆总管；红色：肝固有动脉）。

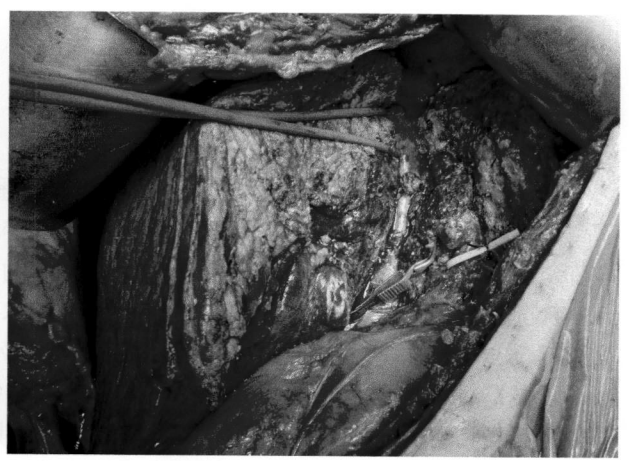

图 64-22-2　ALPPS 手术（Ⅱ期）
门静脉右支、肝右动脉及右肝管已离断，肝静脉待离断。

管内注入稀释的脂肪乳剂，观察肝断面有无胆漏，查无胆漏后，肝断面喷洒生物蛋白胶，覆盖止血纱布。肝断面放置负压引流管，逐层关腹。

六、技法要领与陷阱

ALPPS 手术的关键在于肿瘤侧肝 / 剩余肝之间肝实质的精确分隔 / 离断和肿瘤侧门静脉血流的完全阻断。肝实质的离断 / 分隔须绝对保证剩余肝的结构、功能的完整。剩余肝脉管结构的完好是保证手术成功的决定因素。本手术的技法要领与陷阱有以下几点：

（1）离断面肿瘤侧门静脉主要分支需结扎完全，术前需要明确管道变异特别是门静脉变异，以确保手术时完全结扎肿瘤侧血管，如有遗漏则造成肿瘤侧门静脉血流不完全阻断，将导致 ALPPS 手术失败。术前进行肝脏三维重建和虚拟手术可避免这类错误的发生。

（2）在解剖分离以及最终结扎肿瘤侧门静脉分支时，需要注意保护该侧的动脉血供。动脉误伤的发生率很低，但是如合并动脉严重损伤，将会导致肝功能不全甚至肝功能衰竭的严重后果。因此，术前需明晰动脉的走行及有无变异，手术时严格执行先动脉后门静脉的分离顺序，避免使用大功率的能量设备。如不慎损伤动脉，需及时终止 ALPPS 手术。

（3）如果剩余肝侧动脉过于纤细，术后因为门静脉结扎后诱发门静脉-肝动脉缓冲效应，会进一步导致剩余肝动脉供血进一步减少（肿瘤侧肝动脉"窃血"），术后剩余肝发生增生不足或增生缓慢，在合并严重肝纤维化 / 肝硬化的患者以及巨大 HCC 患者，该问题往往更加突出，有时需行 TAE-salvaged ALPPS 才能拯救 ALPPS 免于手术失败（TAE 栓塞肿瘤动脉血供，增加剩余肝动脉血供，激活剩余肝重新快速增生）[39]。笔者医院目前已实施该类手术 8 例，Ⅱ期手术成功率 100%。肝硬化患者行 ALPPS 需要谨慎实施，有一定的失败率（增生不足，Ⅰ期术后肝功能衰竭等），如欲施行，需详细告知患者风险，并需做好行拯救性 ALPPS 的准备。

（4）在肝实质离断后，胆漏的检查和预防是非常重要的环节。术后胆漏是 ALPPS 术后最常见的感染原因。ALPPS 手术侵袭性大，肝脏术后肝功能处于临界状态，患者也处于全身炎症反应较重的状态，对于感染的耐受性很差。如术后发生胆漏，无论是Ⅰ期或Ⅱ期，感染控制不佳者往往后果都是严重的，易于导致围手术期死亡。胆漏主要依靠术中采用合适的方法及时检查发现。笔者医院常用的方法是以稀释的脂肪乳经胆道断端注入肝内胆道（Ⅰ期手术使用胆囊管开口，Ⅱ期手术使用右肝管开口），凭借白色脂肪乳的指引寻找胆漏，应用此法，已完成 67 例 ALPPS，无 1 例胆漏发生。

七、围手术期处理

ALPPS 手术的围手术期管理及术后随访非常重要，因 ALPPS 手术侵袭性大，手术并发症和死亡率高，围手术期处理需特别注意。术前需联合麻醉科等相关科室进行全面评估，严格选择病例（详见本节"病情评估和手术规划"）。由于涉及剩余肝的快速增生所需以及手术后机体的应激消耗，患者的营养状况比一般肝脏手术有更高的要求。患者在术前要求无肾功能不全或者仅有轻微的易于逆转的肾功能不全，因 ALPPS 术后常发生肿瘤和肝组织坏死，可堵塞肾小管导致肾功能不全，同时 ALPPS 术后需要进行一次或多次增强 CT 检查测定肝体积，需要注射一次或多次动脉对比剂，再加上 I 期术后肝功能下降，会对肾功能造成一定影响。因此，I 期 ALPPS 术后易于发生肾功能不全，对于肾功能具有较其他手术更高的要求。特别是巨大肝肿瘤术后易于出现溶瘤综合征，需监测尿量、肾功能和电解质（需包含血钙），适度应用小剂量利尿剂、碳酸氢钠，维持尿量于一定水平，防止肾小管阻塞和肾功能不全；监测肌酐、尿酸、血钙等变化，如发生溶瘤综合征，通常采用大剂量利尿剂可以控制，多不需要 CRRT 治疗。其他的术前准备按照精准肝切除术专家共识进行[45]。另外，I 期术后需要注意护理，无论静脉通路、腹腔引流管或者呼吸道、泌尿道等均需注意加强护理，预防感染发生。建议术后短期内常规应用抗生素预防感染。II 期术后因肿瘤已移除，通常并发症较 I 期术后要少。除遵循普通肝肿瘤切除术后管理的一般原则外，需要针对 II 期切除后剩余肝处于临界状态的特点，注意加强肝功能的支持治疗，同时维持各脏器功能处于良好状态，以帮助术后剩余肝平稳恢复，进一步增生至更加充沛耐受的功能体积水平。

术前的常规准备包括：通常无须特殊肠道准备，可于术前 1 天口服乳果糖 30ml，术前禁食禁饮同普通肝脏手术，术前夜 12 点后禁食，手术当日 5:00AM 摄入 250ml 葡萄糖水，8:00AM 开始每小时摄入 50ml 葡萄糖水直至手术（糖尿病患者：5% 葡萄糖水；非糖尿病患者：10% 葡萄糖水）。术后不放置胃管；根据切口大小不同而采用对应镇痛方法。此外，鉴于 ALPPS 手术并发症发生率和死亡率较一般普通肝脏切除手术高，术前需和家属沟通，将围手术期风险充分告知患者及家属，取得患者及家属的理解。

ALPPS 术后应定期随访检查。HCC 患者肿瘤大于 5cm、伴或不伴有微血管癌栓，建议行预防性 TACE 可减少术后肿瘤复发[48]。该部分患者如需要进行，行介入手术时应选超细导管，需要特别注意避免损伤剩余肝动脉血供，否则将造成胆道的严重损伤和无法缓解的高胆红素血症，严重影响患者预后。

（周　俭　彭远飞）

参 考 文 献

［1］ TRESKA V. Methods to increase future liver remnant volume in patients with primarily unresectable colorectal liver metastases: current state and future perspectives [J]. Anticancer Res, 2016, 36 (5): 2065-2071.

［2］ BRUIX J, LLOVET J M. Prognostic prediction and treatment strategy in hepatocellular carcinoma [J]. Hepatology, 2002, 35 (3): 519-524.

［3］ MAKUUCHI M, THAI B L, TAKAYASU K, et al. Preoperative portal embolization to increase safety of major hepatectomy for hilar bile duct carcinoma: a preliminary report [J]. Surgery, 1990, 107 (5): 521-527.

［4］ OGATA S, BELGHITI J, FARGES O, et al. Sequential arterial and portal vein embolizations before right hepatectomy in patients with cirrhosis and hepatocellular carcinoma [J]. Br J Surg, 2006, 93 (9): 1091-1098.

［5］ RONOT M, CAUCHY F, GREGOLI B, et al. Sequential transarterial chemoembolization and portal vein embolization before resection is a valid oncological strategy for unilobar hepatocellular carcinoma regardless of the tumor burden [J]. HPB (Oxford), 2016, 18 (8): 684-690.

[6] PIARDI T, MEMEO R, RENARD Y, et al. Management of large hepatocellular carcinoma by sequential transarterial chemoembolization and portal vein embolization: a systematic review of the literature [J]. Minerva Chir, 2016, 71 (3): 192-200.

[7] BAUMGART J, LANG S, LANG H. A new method for induction of liver hypertrophy prior to right trisectionectomy: a report of three cases [J]. HPB, 2011, 13 (2): 71-72.

[8] SCHNITZBAUER A A, LANG S A, GOESSMANN H, et al. Right portal vein ligation combined with in situ splitting induces rapid left lateral liver lobe hypertrophy enabling 2-staged extended right hepatic resection in small-for-size settings [J]. Ann Surg, 2012, 255 (3): 405-414.

[9] ESHMUMINOV D, RAPTIS D A, LINECKER M, et al. Meta-analysis of associating liver partition with portal vein ligation and portal vein occlusion for two-stage hepatectomy [J]. Br J Surg, 2016, 103 (13): 1768-1782.

[10] LINECKER M, STAVROU G A, OLDHAFER K J, et al. The ALPPS risk score: avoiding futile use of ALPPS [J]. Ann Surg, 2016, 264 (5): 763-771.

[11] SCHADDE E, ARDILES V, ROBLES-CAMPOS R, et al. Early survival and safety of ALPPS: first report of the International ALPPS Registry [J]. Ann Surg, 2014, 260 (5): 829-838.

[12] SCHADDE E, RAPTIS D A, SCHNITZBAUER A A, et al. Prediction of mortality after ALPPS stage-1: an analysis of 320 patients from the International ALPPS Registry [J]. Ann Surg, 2015, 262 (5): 780-786.

[13] VIGANÒ L, CIMINO M M, ADAM R, et al. Improving the safety of ALPPS procedure: the optimal compromise between dropout and mortality risk [J]. Ann Surg, 2015, 262 (5): 780-786.

[14] WANIS K N, BUAC S, LINECKER M, et al. Patient Survival after simultaneous ALPPS and colorectal resection [J]. World J Surg, 2017, 41 (4): 1119-1125.

[15] OLDHAFER K J, STAVROU G A, VAN GULIK T M. ALPPS—where do we stand, where do we go? Eight recommendations from the first International Expert Meeting [J]. Ann Surg, 2016, 263 (5): 839-841.

[16] 周俭, 王征, 孙健, 等. 联合肝脏离断和门静脉结扎的二步肝切除术 [J]. 中华消化外科杂志, 2013, 12 (7): 485-489.

[17] WANG Z, PENG Y, HU J, et al. Associating liver partition and portal vein ligation for staged hepatectomy for unresectable hepatitis B virus-related hepatocellular carcinoma: a single center study of 45 Patients [J]. Ann Surg, 2020, 271 (3): 534-541.

[18] SANDSTRÖM P, RØSOK B I, SPARRELID E, et al. ALPPS improves resectability compared with conventional two-stage hepatectomy in patients with advanced colorectal liver metastasis: results from a scandinavian multicenter randomized controlled trial (LIGRO Trial) [J]. Ann Surg, 2018, 267 (5): 833-840.

[19] POPESCU G A, ALEXANDRESCU S T, GRIGORIE R T, et al. GOOD TO KNOW: the ALPPS procedure - embracing a new technique [J]. Chirurgia (Bucur), 2017, 112 (3): 332-341.

[20] WANG C C, JAWADE K, YAP A Q, et al. Resection of large hepatocellular carcinoma using the combination of liver hanging maneuver and anterior approach [J]. World J Surg, 2010, 34 (8): 1874-1878.

[21] XIAO L, LI J W, ZHENG S G. Totally laparoscopic ALPPS in the treatment of cirrhotic hepatocellular carcinoma [J]. Surg Endosc, 2015, 29 (9): 2800-2801.

[22] CAI X, PENG S, DUAN L, et al. Completely laparoscopic ALPPS using round-the-liver ligation to replace parenchymal transection for a patient with multiple right liver cancers complicated with liver cirrhosis [J]. J Laparoendosc Adv Surg Tech A, 2014, 24 (12): 883-886.

[23] SCHADDE E, MALAGÓ M, HERNANDEZ-ALEJANDRO R, et al. Monosegment ALPPS hepatectomy: extending resectability by rapid hypertrophy [J]. Surgery, 2015, 157 (4): 676-689.

[24] CHEN J X, RAN H Q, SUN C Q. Associating microwave ablation and portal vein ligation for staged hepatectomy for the treatment of huge hepatocellular carcinoma with cirrhosis [J]. Ann Surg Treat Res, 2016, 90 (5): 287-291.

[25] PETROWSKY H, GYÖRI G, DE OLIVEIRA M, et al. Is partial-ALPPS safer than ALPPS? A single-center experience [J]. Ann Surg, 2015, 261 (4): 90-92.

[26] DE SANTIBAÑES E, ALVAREZ F A, ARDILES V, et al. Inverting the ALPPS paradigm by minimizing first stage impact: the Mini-ALPPS technique [J]. Langenbecks Arch Surg, 2016, 401 (4): 557-563.

［27］ GALL T M, SODERGREN M H, FRAMPTON A E, et al. Radio-frequency-assisted liver partition with portal vein ligation (RALPP) for liver regeneration [J]. Ann Surg, 2015, 261 (2): 45-46.

［28］ EDMONDSON M J, SODERGREN M H, PUCHER P H, et al. Variations and adaptations of associated liver partition and portal vein ligation for staged hepatectomy (ALPPS): many routes to the summit [J]. Surgery, 2016, 159 (4): 1058-1072.

［29］ ROBLES CAMPOS R, PARRILLA PARICIO P, LÓPEZ CONESA A, et al. A new surgical technique for extended right hepatectomy: tourniquet in the umbilical fissure and right portal vein occlusion (ALTPS). Clinical case [J]. Cir Esp, 2013, 91 (10): 633-637.

［30］ WANG Q, YAN J, FENG X, et al. Safety and efficacy of radiofrequency-assisted ALPPS (RALPPS) in patients with cirrhosis-related hepatocellular carcinoma [J]. Int J Hyperthermia, 2017, 33 (7): 846-852.

［31］ OBED A, JARRAD A, BASHIR A. First left hepatic trisectionectomy including segment one with new associated liver partition and portal vein ligation with staged hepatectomy (ALPPS) modification: how to do it? [J]. Am J Case Rep, 2016, 17: 759-765.

［32］ MACHADO M A, SURJAN R, BASSERES T, et al. Total laparoscopic reversal ALPPS [J]. Ann Surg Oncol, 2017, 24 (4): 1048-1049.

［33］ MORIS D, RONNEKLEIV-KELLY S, KOSTAKIS I D, et al. Operative results and oncologic outcomes of associating liver partition and portal vein ligation for staged hepatectomy (ALPPS) Versus two-stage hepatectomy (TSH) in patients with unresectable colorectal liver metastases: a systematic review and meta-analysis [J]. World J Surg, 2018, 42 (3): 806-815.

［34］ ZHOU J, SUN H C, WANG Z, et al. Guidelines for diagnosis and treatment of primary liver cancer in China (2017 Edition) [J]. Liver Cancer, 2018, 7 (3): 235-260.

［35］ 中华人民共和国卫生和计划生育委员会医政医管局. 原发性肝癌诊疗规范 (2017 年版) [S/J]. 中华消化外科杂志, 2017, 16 (7): 705-720.

［36］ LINECKER M, BJÖRNSSON B, STAVROU G A, et al. Risk adjustment in ALPPS is associated with a dramatic decrease in early mortality and morbidity [J]. Ann Surg, 2017, 266 (5): 779-786.

［37］ LANG H, DE SANTIBANES E, CLAVIEN P A. Outcome of ALPPS for perihilar cholangiocarcinoma: case-control analysis including the first series from the international ALPPS registry [J]. HPB (Oxford), 2017, 19 (5): 379-380.

［38］ SERENARI M, ZANELLO M, SCHADDE E, et al. Importance of primary indication and liver function between stages: results of a multicenter Italian audit of ALPPS 2012-2014. HPB (Oxford), 2016, 18 (5): 419-427.

［39］ WANG Z, PENG Y, SUN Q, et al. Salvage transhepatic arterial embolization after failed stage I ALPPS in a patient with a huge HCC with chronic liver disease: a case report [J]. Int J Surg Case Rep, 2017, 39: 131-135.

［40］ HONG J C, KIM J, BROWNING M, et al. Modified associating liver partition and portal vein ligation for staged hepatectomy for hepatoblastoma in a small infant: How far can we push the envelope? [J]. Ann Surg, 2017, 266 (2): 16-17.

［41］ TSCHUOR C H, CROOME K P, SERGEANT G, et al. Salvage parenchymal liver transection for patients with insufficient volume increase after portal vein occlusion—an extension of the ALPPS approach [J]. Eur J Surg Oncol, 2013, 39 (11): 1230-1235.

［42］ SPARRELID E, GILG S, BRISMAR T B, et al. Rescue ALPPS is efficient and safe after failed portal vein occlusion in patients with colorectal liver metastases [J]. Langenbecks Arch Surg, 2017, 402 (1): 69-75.

［43］ ULMER T F, DE JONG C, ANDERT A, et al. ALPPS procedure in insufficient hypertrophy after portal vein embolization (PVE) [J]. World J Surg, 2017, 41 (1): 250-257.

［44］ URATA K, KAWASAKI S, MATSUNAMI H, et al. Calculation of child and adult standard liver volume for liver transplantation [J]. Hepatology, 1995, 21 (5): 1317-1321.

［45］ 中国研究型医院学会肝胆胰外科专业委员会. 精准肝切除术专家共识 [S/J]. 中华消化外科杂志, 2017, 16 (9): 883-893.

［46］ MAO Y, DU S, BA J, et al. Using dynamic 99mTc-GSA SPECT/CT fusion images for hepatectomy planning and postoperative liver failure prediction [J]. Ann Surg Oncol, 2015, 22 (4): 1301-1307.

［47］ SPARRELID E, JONAS E, TZORTZAKAKIS A, et al. Dynamic evaluation of liver volume and function in associating liver partition and portal vein ligation for staged hepatectomy [J]. J Gastrointest Surg, 2017, 21 (6): 967-974.

［48］ WANG Z, REN Z, CHEN Y, et al. Adjuvant transarterial chemoembolization for HBV-related hepatocellular carcinoma after resection: a randomized controlled study [J]. Clin Cancer Res, 2018, 24 (9): 2074-2081.

第1节 胆囊切除术

一、历史沿革

1882 年，德国医师卡尔·朗根布奇（Carl Langenbuch）首次使用胆囊切除术治疗胆囊结石获得成功，开启了胆道外科的时代，开腹胆囊切除术（open cholecystectomy，OC）自此成为治疗胆囊疾病的"金标准"，直到 1987 年法国医师穆雷（Mouret）实施世界首例的腹腔镜胆囊切除术（laparoscopic cholecystectomy，LC）。LC 具有创伤小、患者恢复快、住院时间短和费用低等优势，但早期开展的 LC 胆管损伤的发生率显著高于 OC。随着腹腔镜设备和器械的发展、LC 技术规范的成熟，胆管损伤的发生率明显下降，LC 成为目前胆囊切除的首选术式[1]。

二、手术原理

手术原理为通过切除胆囊，去除因胆囊疾病引起的临床症状和并发症，或解除病变潜在恶变的风险。

三、适应证

胆囊切除术的适应证包括：
（1）急性或慢性胆囊炎；
（2）有症状的胆囊结石；
（3）胆囊息肉样病变，病变直径>10mm；
（4）诊断明确的胆囊腺肌症；
（5）胆囊外伤。

四、病情评估

1. 胆囊病理状态评估 胆囊病理状态如慢性胆囊炎继发胆囊萎缩，急性胆囊炎继发胆囊坏疽穿孔会极大增加胆囊手术的难度，增加腹腔镜中转开腹和胆管损伤的风险。超声检查多数可明确胆囊的病理状态。增强 CT 不仅可判断胆囊的炎症程度、同时可明确胆囊周围炎症的波及范围、有无合并脓肿以及肿瘤的可能。

2. 胆道结构评估 胆囊的形态以及其与肝外胆管汇合的方式存在诸多变异，这种解剖学的变异是造成胆囊切除术胆管损伤的主要原因之一[2]。手术前可通过 MRCP 检查明确胆囊管的长度、胆囊管与肝外胆管的汇合方式，提高胆囊切除术的安全性（图 65-1-1）。

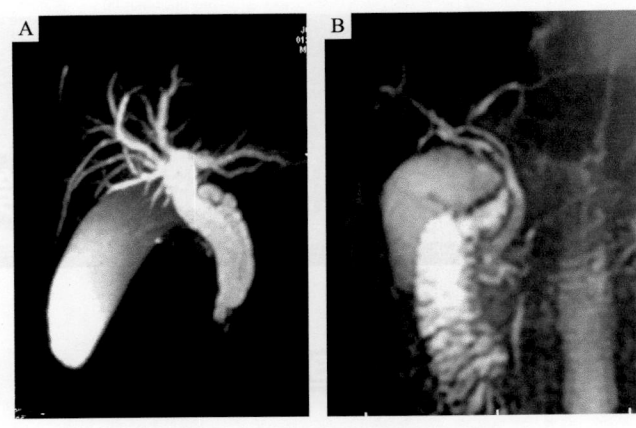

图 65-1-1　术前 MRCP 胆道结构评估

A. 胆囊管自胆总管左侧低位汇合；B. 胆囊管汇入分裂型右前肝管。

3. 合并症的评估　部分胆囊结石（20%）可继发胆总管结石，因此对于胆囊结石的患者，应结合病史、肝功能检查和超声检查判断有无胆总管结石的可能。对于怀疑胆总管结石者，应通过 CT 或 MRCP 检查进一步明确。胆囊腺肌症和胆囊息肉有恶变风险，手术前应结合超声造影、肿瘤标志物检查评估病变性质，必要时通过增强 CT 或 MRI 检查进一步明确。

五、手术程序[3]

（一）开腹胆囊切除术

（1）患者仰卧位。一般选择右肋缘下斜切口或右侧经腹直肌切口，入腹后使用自动拉钩充分暴露手术野，探查腹腔。

（2）分离腹腔粘连，特别是结肠、十二指肠与胆囊及肝门的粘连。第一助手使用大的 S 形拉钩将结肠和十二指肠向足侧牵引，第二助手使用 S 形拉钩或压肠板将肝脏 S4 段基底部向头侧牵引，使得肝十二指肠韧带充分展开，胆囊三角区显露清晰。

（3）切开胆囊前三角的腹膜，钝、锐结合清除胆囊三角内的脂肪组织，于胆囊三角下缘寻找到胆囊管，确认后在靠近胆囊颈部处丝线结扎，但先不离断胆囊管。继续向头侧解剖胆囊三角，确认胆囊动脉后结扎切断。

（4）自胆囊底部开始逆行剥离胆囊，第一助手以 Allis 钳或 Pean 钳夹持胆囊底部后向足背侧牵引，使得胆囊床持续保持张力。在距离胆囊床约 3mm 处以电刀切开胆囊底部浆膜，沿胆囊床与胆囊之间疏松解剖层面剥离胆囊。

（5）胆囊与胆囊床完全剥离后，仅靠胆囊管与胆总管相连。此时再次确认胆囊管、胆总管和肝总管三管结构无误后，距离胆囊管-胆总管汇合处约 5mm 结扎离断胆囊管，完整切除胆囊。

（6）立即剖检胆囊，确认残端有无双管结构，胆囊有无癌变，必要时送术中冰冻检查。

（7）肝下 Winslow 孔放置腹腔引流管引流。

要点：

如因肝下缘位置较高、胆囊深陷在胆囊窝内而显露不清，可用纱布块填塞肝脏右后方以方便胆囊的显露。

（二）腹腔镜胆囊切除术

（1）患者仰卧，取头侧抬高约 15°，左侧倾斜 10° 的反 Trendelenburg 体位。一般选择脐下建立气腹和进镜孔，剑突下建立 10mm 主操作孔，右肋缘下锁骨中线建立 5mm 辅助操作孔。四孔法（美国式）选择右肋缘下腋前线建立第 2 个 5mm 辅助操作孔。

（2）解剖胆囊三角前应首先显露胆囊下区。该区域由胆囊 Hartman 袋、胆囊管和肝十二指肠韧带右侧缘为边界，下方为十二指肠球部。显露该区域后胆囊三角、胆囊管、胆总管的结构和走行才易于辨识。急性或慢性胆囊炎时因结肠和十二指肠与胆囊粘连，尤其是慢性胆囊炎常造成胆囊与结肠和十二指肠的致密粘连，甚至是胆囊结肠瘘或胆囊十二指肠瘘。如部分粘连难以分离，可残留部分胆囊壁后分离显露胆囊下区，并将十二指肠球部下压后，充分显露胆囊三角区和肝十二指肠韧带右侧缘才可进行下一步的操作。

（3）术者左手持钳将胆囊 Hartman 袋向右下侧牵拉，充分展开胆囊三角。向头侧牵拉胆囊容易将胆总管误认为胆囊管的延续。此时应确认 Rouviere 沟的走行，手术操作保持在 Rouviere 沟与剑突下戳孔穿刺部位连接线腹侧。胆囊三角解剖清晰时，通常可在左侧见到由胆囊三角脂肪和淋巴结形成的皱褶，沿此皱褶打开胆囊前三角的浆膜。

（4）术者将 Hartman 袋向左侧和头侧牵引，显露胆囊后三角。后三角的浆膜应尽可能向胆囊底部切开，这样可以避免在剥离胆囊时反复调整方向。后三角的剥离应注意方向朝向胆囊底部而不是 Rouviere 沟，以避免损伤右后 Glisson 蒂的结构。

（5）手术操作转向前三角以显露胆囊动脉和胆囊管。胆囊三角的脂肪结缔组织可以通过锐性或钝性的方式分离，分离后的胆囊三角内应仅有胆囊动脉和胆囊管。

（6）胆囊动脉位于胆囊三角内，多数由肝右动脉发出。胆囊前哨淋巴结是定位胆囊动脉的解剖学标志。确认胆囊动脉走行进入胆囊后夹闭离断，自此胆囊三角被完全敞开。

（7）胆囊管的螺旋状结构是因周围纤维结缔组织形成的，沿着胆囊管的表面通过锐性和钝性方式分离纤维结缔组织可以松解和延长胆囊管。在胆囊管被清晰解剖和完全舒展后，选择在距离胆总管汇合 5mm 左右处离断胆囊管，壶腹侧钛夹夹闭，胆总管侧以钛夹、可吸收生物夹或 Hemlock 夹闭。如胆囊管因水肿变得粗大难以夹闭完全时，可以在离断胆囊管后将残端以可吸收线缝扎。

（8）顺行剥离胆囊，通常采取自胆囊壶腹向胆囊底的方式，也可采取自左向右的剥离方式。胆囊剥离最重要的是确定正确的剥离层次，失去正确的剥离层次可致胆囊破裂或切除过深损伤 Luschuka 管或肝中静脉末梢分支。

（9）一般选择从脐部的切口取出胆囊。对于术中胆囊破损或疑似肿瘤的病例，可使用标本袋防止标本对切口的污染或癌细胞腹腔种植。

（10）腹腔镜胆囊切除术已不再常规放置腹腔引流，但在胆囊管残端处理不满意时，可在肝下 Winslow 孔放置腹腔引流管。

要点：

胆囊管结石嵌顿。应注意结石是否在切除侧的胆囊管内。术中可先不夹闭胆总管侧的胆囊管，剪开胆囊管约 1/2 周径，观察有无胆汁流出。如无胆汁流出，可使用分离钳从胆囊管-胆总管汇合部向胆囊颈侧推挤，观察有无嵌顿结石。

六、围手术期处理

胆囊切除术后应尽快恢复进食和下床活动，腹腔镜胆囊切除术后 4 小时可进流质饮食。注意观察腹腔引流液的性状和量，检测肝功能指标的变化。

（曾建平）

参 考 文 献

[1]　STRASBERG S M, HERTL M, SOPER N J. An analysis of the problem of biliary injury during laparoscopic cholecystectomy [J]. J Am Coll Surg, 1995, 180 (1): 101-125.

[2]　HUGH T B. New strategies to prevent laparoscopic bile duct injury—surgeons can learn from pilots [J]. Surgery, 2002, 132 (5): 826-835.

[3]　黄志强, 黄晓强, 宋青. 黄志强胆道外科手术学 [M]. 2 版. 北京: 人民军医出版社, 2010.

第 2 节　胆道探查术

一、历史沿革

胆道外科起步于对胆囊结石和胆总管结石的手术治疗。自 1882 年世界首例开腹胆囊切除术治疗胆囊结石之后，1890 年瑞士医生路德维格·库瓦西耶（Ludwig Courvoisier）开创胆总管切开探查术治疗胆总管结石，使得胆道外科由胆囊扩展到胆总管。1912 年胆道 T 管（Kehr 管）的发明使得开腹胆总管切开探查术变得更为安全和有效，逐步成为胆道外科的常规手术方式。1991 年美国医师菲利普斯（Phillips）完成首例腹腔镜下胆总管切开＋纤维胆道镜取石术。腹腔镜手术创伤小、患者恢复快的优点使其迅速取代开腹的胆道探查术，成为治疗胆总管结石的首选外科方法。早期的腹腔镜下胆道探查术仍需在胆管中放置 T 管，随着腹腔镜技术的进步、纤维胆道镜的改良，腹腔镜下胆道探查目前已不再常规放置 T 管，对胆总管无任何创伤的经胆囊管胆道探查术也在临床逐渐开展[1]。

二、手术原理[2]

胆道探查是多种胆道疾病进行外科治疗时的常规手术操作。其目的是通过直视或胆道镜检查，观察胆道系统内有无结石、狭窄、肿瘤等病变，并根据病变的性质和程度选择联合治疗方法[3]。本节主要以胆总管结石为例介绍胆道探查术的基本方法。

三、适应证

胆道探查术的适应证主要包括急性梗阻性化脓性胆管炎、胆总管结石。

四、病情评估

1. 胆道结构评估　胆道探查前应仔细评估胆道结构，包括肝门部胆管的汇合方式、胆囊管与胆总管的汇合方式和汇合位置，肝外胆管有无扩张和扩张的程度。胆囊管低位汇合时，经胆总管胆道探查的切口应选择稍高位置，以免切口开在并行的胆囊管上。肝外胆管无明显扩张时，经胆总管胆道探查存在术后胆管狭窄的风险，应选择经胆囊管胆道探查或 ERCP 取石。磁共振胰胆管成像（MRCP）可无创、立体显示肝内外胆管树的解剖学关系，应作为择期手术时胆道探查术前的常规检查。

2. 肝十二指肠韧带血管的评估　对于复杂的胆石症尤其是既往曾行多次接受胆道手术的患者，应在手术前通过增强 CT 或 MRI 检查详细了解肝十二指肠韧带内血管的走行、有无变异或病变。肝右动脉可能走行于胆总管的前方或右侧方，切开胆管的前壁时应注意避免损伤该动脉。胆石症患者可能合并有门静脉海绵样变性，盲目手术可能造成术中大出血，了解门静脉海绵样变性的范围和程度，可以帮助术者在手术中选择较为安全的探查入路。

3. 结石大小、数目和位置评估　应在手术前详细了解胆总管结石的大小、数目和位置。较大的结石可能需要术中联合激光碎石，结石数目大于 3 个一般不建议采用经胆囊管的胆道探查术。嵌顿于胆管壶腹括约肌的结石在手术中容易被遗漏。术前超声、CT 或 MRCP 检查均可提供有关结石的信息。

五、手术程序

（一）开腹胆道探查术

（1）开腹胆道探查术多取右侧肋缘下斜切口，切口长度根据患者体型而定，以充分暴露胆囊和胆管为原则。也可采取上腹部正中切口或右侧经腹直肌切口。

（2）既往未行胆囊切除者术中可先逆行剥离胆囊，结扎离断胆囊动脉，直至胆囊完全与肝脏和肝门游离，仅依靠胆囊管与胆总管相连。如不行经胆囊管的胆道造影，可在距离胆总管约 5mm 处结扎离断胆囊管，切除胆囊。

（3）于肝十二指肠韧带右侧缘确认胆总管和肝总管的走行，切开胆总管前面的浆膜，显露十二指肠上段至胆囊管汇合处之间的胆总管前壁。在此过程中应注意有无变异的肝右动脉自胆总管前方穿行。

（4）一般选择胆囊管汇合胆总管下方为预切开处。以 5ml 空针穿刺抽吸胆汁确认胆总管。胆汁可送术后细菌培养。自预切开处中点以细丝线沿纵轴平行缝合胆总管全层两针留做牵引线，两针间隔约 3mm。在两牵引线中间沿长轴切开胆总管，切开长度依据胆总管结石大小而定，通常为 10～20mm。

（5）自胆管切口置入胆道镜，牵引线可在胆管前方交叉以防止冲洗液自切口部溢出，从而保持胆总管稍扩张和胆道镜有良好的视野。胆道镜下观察胆总管近端、远端及壶腹部括约肌有无结石，遇结石后可通过取石网篮套取，大的结石或壶腹部嵌顿结石无法套取时，可采用激光碎石后套取。再次置入胆道镜检查直至胆管内无结石残留。

（6）是否需要放置 T 管依据胆总管直径、胆管炎症状态、结石是否取净而定。如考虑术后经窦道胆道镜检查和取石，应放置至少 16F 以上规格的 T 管。T 管的粗细应选择与胆总管直径相当，短臂修剪至斜坡样，最短长度约 15mm，与长臂交界处修剪成弧形缺口，以方便术后拔管。

（7）自切口内植入 T 管后间断缝合胆总管切口，针距和边距 2～3mm，建议选择 5-0 的可吸收编织线或 PDS Ⅱ缝线。先自切口十二指肠侧缝合一针，然后将 T 管向下推移至切口下端，再自切口的肝脏侧间断向十二指肠侧缝合，直至 T 管与胆管间的间隙消失。最后两针可先不打结，待缝合完成后一起打结。

（8）缝合完成后，取 20ml 注射器先将 T 管内的空气排空，再以低压注入盐水，观察 T 管是否通畅，胆总管的切口是否有渗漏。如无异常，于肝下 Winslow 孔放置腹腔引流管。T 管自垂直于腹壁的最短距离引出体外。

（二）腹腔镜下经胆总管胆道探查术

（1）选择与腹腔镜胆囊切除术相同体位，戳孔布局与四孔法腹腔镜胆囊切除相同。

（2）一般在胆道探查前先解剖胆囊三角，将胆囊动脉夹闭后离断，以免在随后胆道探查的过程中反复牵拉胆囊时将动脉撕裂引起出血。胆囊管的颈侧应先通过钛夹或 Hemlock 夹夹闭，以免在胆道探查的过程中胆囊内的结石下移进入胆囊管或胆总管。胆囊并不需要完全剥离或切除，方便术中通过牵拉胆囊管为胆道探查提供必要的切口张力。

（3）分离胆总管前方浆膜，在胆囊管汇入胆总管稍下方，于胆总管的前壁中线处剪开胆总管，或使用腔镜下胆总管切开刀切开胆总管。切口大小依据胆总管结石大小而定，一般为 10～20mm。

（4）助手经辅助操作孔向右侧牵拉胆囊管使胆管切口处张开。术者自剑突下 Trocar 植入胆道镜，胆道镜经胆管切口处进入胆总管，随后的检查和取石过程与开腹胆道探查相同。

（5）结石取净后胆总管多选择一期直接缝合。缝合可采用 5-0 的可吸收编织线，自肝脏侧向十二指肠侧间断缝合。肝脏侧缝合的第一针可留置较长的尾线，助手将尾线向头侧和腹侧牵引。该操作既可将胆总管前壁提起，又可将遮挡肝门的肝脏推开，使得胆管切口显露清楚。

（6）如需放置 T 管，T 管直径的选择和修剪与开腹胆道探查相同。T 管的末端使用丝线结扎，以免在 T 管植入胆管后，胆汁被引流到腹腔。术者持分离钳将 T 管的短臂并拢夹闭，自剑突下 10mm Trocar 送入腹腔。短臂经胆管切口植入胆总管后，间断缝合胆总管切口，缝合的边距、针距和顺序与开放法相同。

（7）缝合完成后切除胆囊。冲洗术野，吸净胆汁和冲洗液后以小方纱布放置于缝合处 1～2 分钟，检查方纱有无黄染，如无黄染提示切口缝合良好无胆汁渗漏。于肝下 Winslow 孔放置腹腔引流，自右肋缘下腋前线戳孔引出。如放置 T 管，T 管可经锁骨中线戳孔处引出。

（三）腹腔镜下经胆囊管胆道探查术

（1）选择与腹腔镜胆囊切除术相同体位，戳孔布局与四孔法腹腔镜胆囊切除相同。

（2）胆囊三角的解剖遵循前述腹腔镜胆囊切除术的基本步骤。与经胆总管胆道探查相同，探查前应将胆囊动脉夹闭后离断，再将胆囊管的颈侧夹闭。

（3）胆囊管解剖和游离是经胆囊管胆道探查术能否成功的关键。胆囊管周围的纤维结缔组织应予完全松解，直至胆囊管与胆总管的汇合部。此处多数稍膨大，为识别汇合部的解剖学标志。

（4）在膨大的汇合部近侧（胆囊侧）横向剪开胆囊管约 2/3 直径，以直角分离钳轻轻扩张胆囊管至胆汁流出。部分病例胆囊管与胆总管汇合异常，如自左侧汇入胆总管或与胆总管并行较长距离后汇入胆总管，此时可沿胆囊管走行剪开胆囊管直至汇合点附近。

（5）助手自腋前线操作孔持钳向右侧牵引胆囊管，术者左手持胆道镜自锁骨中线 Trocar 戳孔植入超细胆道镜至胆囊管切口附近，右手持无损伤胆道镜把持钳钳夹胆道镜前端，自胆囊管切口处向胆总管送入胆道镜。

（6）胆道镜送入后，术者右手持镜检查胆总管远端及壶腹部括约肌有无结石，遇结石后以取石网篮套取。超细胆道镜视野小，操作困难，尤其应注意与术前影像结果对比，如未发现结石、结石的数目不符等，应警惕结石隐藏在视野的近端、汇合部的侧壁或肝总管内，此时应反复检查验证。

（7）结石取净后，胆囊管的残端以 Hemlock 夹或可吸收夹夹闭。如胆囊管被完全切开以致残端无法直接夹闭，可使用 5-0 缝线间断缝闭胆囊管切开处，直至残端可以 Hemlock 夹或可吸收夹夹闭。

（8）横断胆囊管，顺行切除胆囊。检查胆囊管残端无胆汁渗漏，一般不需放置腹腔引流管。

六、围手术期处理

术后应注意观察腹腔引流管和 T 管引流液的量和性状，必要时行 T 管造影检查，确认 T 管的通畅性和位置。

（曾建平）

参 考 文 献

[1]　中华医学会外科学分会胆道外科学组. 胆道镜临床应用专家共识 (2018 版) [S/J]. 中国实用外科杂志, 2018, 38 (1): 21-24.

[2]　黄志强, 黄晓强, 宋青. 黄志强胆道外科手术学 [M]. 2 版 . 北京: 人民军医出版社, 2010.

[3]　D E REUVER P R, BUSCH O R, RAUWS E A, et al. Long-term results of a primary end-to-end anastomosis in perioperative detected bile duct injury [J]. J Gastrointest Surg, 2007, 11 (3): 296-302.

第 3 节　胆管结石清除术

一、手术原理

手术原理为利用取石钳、取石勺、取石网篮、胆道镜、碎石仪等器械和设备, 清除胆管内的结石。

二、适应证

适应证为原发或继发的肝内胆管结石或胆总管结石。

三、病情评估

实施胆管结石清除术前, 应通过超声、CT、MRCP 检查评估, 以明确胆管结石的位置、分布, 结石的大小数目等, 以选择合适的手术方式和取石方法。胆总管结石拟行腹腔镜下胆道探查取石时, 如结石较大或嵌顿于壶腹部, 应考虑需要激光碎石的可能。肝内胆管结石如在肝段或肝叶内分布广泛, 合并有胆管开口的高位狭窄或肝萎缩时, 采取结石清除术不仅结石难以取净, 而且术后极易复发, 应采取规则性肝切除彻底去除病变。

四、手术程序

(一) 胆道镜下胆管结石清除术

(1) 胆道镜具有直视下操作的优点, 可以避免因金属取石器械盲目取石而易造成的胆管损伤和胆道出血的风险, 应该是所有胆道结石清除术实施的常规操作。

(2) 较小的结石可以在胆道镜的指引下, 经胆道镜工作通道植入取石网篮后套取结石。取石时, 网篮先处于关闭状态, 从胆道镜末端伸出后暂不张开。网篮继续向前从结石旁经过, 使网篮头端位于结石远端后再张开取石网篮。结石如未能自动落入网篮, 则应通过转动胆道镜、上下牵拉网篮套取结石。套取成功后将网篮轻轻回拉, 再将胆道镜和网篮一起从胆管内缓慢拽出。套取胆总管下端结石时, 取石网篮一般不建议伸入壶腹括约肌和十二指肠, 尤其是避免在十二指肠内张开取石网篮。在十二指肠内张开网篮时, 网篮的金属丝容易挂住十二指肠黏膜, 导致网篮收缩后无法拽出。

(3) 较大的结石套取困难时, 可先使用液电、钬激光等碎石仪器碎石后, 再使用取石网篮套取结石。激光碎石时, 激光光纤轻触结石表面, 通过间断激发的模式碎石。未能触及结石时难以击碎结石, 但如触压结石过紧, 碎石时的反弹力可传导至光纤造成尖端折断或光纤外皮破损。胆道镜与光纤头端应间隔 1～2cm 距离，以免结石碎屑击打毁损胆道镜的头端镜片。

（二）金属器械胆道结石清除术

（1）金属器械胆道结石清除术多在开腹条件下使用。使用金属器械取石时应注意操作轻柔，避免造成胆道穿孔和胆道出血。

（2）清除胆总管结石前，可先行 Kocher 操作切开十二指肠侧腹膜，向左侧翻转胰头，术者左手将胰头和十二指肠抬起捏至手中。如可触及结石，可将结石向肝门侧推挤。术者右手持取石钳向胆总管远端探查，至触及的结石平面后张开取石钳，将结石钳夹取出。如结石位置深在，嵌顿于胆管末端，应转而使用胆道镜下取石。

（3）清除肝内胆管结石时，应事前确定结石所在的胆管分支，通过胆道探条明确结石所在胆管分支的走行和方向。术者右手持取石钳沿探查的胆管分支走行伸入取石钳后张开取石。

（4）无论胆总管结石或是肝内胆管结石，均应在手术中尽可能地取净。

（5）碎石均应在直视下操作，避免直接击打胆管壁造成渗血或胆管穿孔。

五、围手术期处理

胆管结石清除术容易造成胆道细菌反流入血和围手术期菌血症的发生。术后应注意患者体温及白细胞计数等炎症指标变化，依据胆道常见致病菌种类和胆汁细菌培养结果选用合理的抗生素治疗。

（曾建平）

第 4 节　胆管切除重建术

一、历史沿革

胆管对端吻合术具有操作简单，维持胆汁正常流向和保留奥狄（Oddi）括约肌功能的优点，是最符合胆道生理的重建方式。但在 20 世纪 90 年代的临床研究均显示，胆管对端吻合术具有非常高的吻合口狭窄发生率，如罗西（Rossi）曾在 1994 年报道胆管对端吻合术后 40%～50% 的病例在长期随访中出现狭窄复发。随着胆管显微吻合技术的发展，无损伤缝合材料的应用，以及对手术适应证的严格掌握，近期研究显示胆管对端吻合术也可取得满意的长期疗效。目前，部分国际肝胆外科中心推荐对新鲜的胆管损伤应优先考虑胆管对端吻合术[1]。

二、手术原理

切除病变的胆管后，通过对端吻合重建胆道的连续性和完整性，保持胆汁的正常流向和胆道的正常生理结构。

三、适应证

胆管切除重建术适应证：

（1）合并部分组织缺损的新鲜胆管损伤；

（2）Bismuth Ⅰ、Ⅱ型损伤性胆管狭窄。

四、病情评估

胆管切除重建术仅适用于良性胆道病，病变切除后上下端胆管直径类似，且可无张力对拢。因此，胆管切除重建手术前应通过 CT 检查了解胆管病变的类型，结合 MRCP 检查评估病变的位置、范围，病变上下端胆管的直径、炎症状态等。

五、手术程序[2-3]

1. 切口　原则上取右上腹肋缘下切口，既往曾行上腹部手术者也可选择原手术切口或延长原手术切口。

2. 病变胆管的切除

（1）分离腹腔粘连，尤其是十二指肠、胃窦与肝门的粘连。充分显露肝十二指肠韧带后切开前叶浆膜，于右侧缘寻找到肝外胆管。如瘢痕较重可在十二指肠上缘寻找，此处通常不受损伤后瘢痕的影响。

（2）解剖显露肝外胆管前壁，全周径游离病变胆管段后，分别于病变上、下侧横断胆管，切除病变胆管。

3. 胆管对端吻合

（1）适当游离胆管上、下端的后壁，一般不过度游离以免残端缺血。确认上、下端胆管是否可无张力对拢，如存在张力，可通过 Kocher 手法游离十二指肠和胰头，增加远侧胆管的游离度。如仍存在张力，则应放弃对端吻合重建，改行胆管空肠吻合。

（2）胆管对端吻合一般采取 6-0 可吸收的 PDS Ⅱ缝线间断缝合。首先，分别于上、下端胆管的两侧各缝一针，先不打结作为牵引线。然后于胆管的后壁中点缝合，自下端胆管壁的内侧进针，外侧出针，再自上端胆管壁的外侧进针，内侧出针。中点缝线缝合后，继续按照二分法或三分法间断缝合左右两侧后壁，所有缝线完成后再逐一打结剪断。

（3）前壁缝合与后壁类似，先缝合前壁中点，再按照二分法或三分法间断缝合前壁，所有缝线完成后自右侧牵引线开始，逐一向左打结缝线后剪断。

4. 留置引流管

（1）胆管对端吻合术后，容易并发吻合口漏和狭窄，可在术中常规放置胆道引流管。引流管不应从吻合口穿出，而应在吻合口上端或下端单独开口，并将引流管越过吻合口。

（2）于肝下和 Winslow 孔放置腹腔引流管 1 根，自腹壁引出。

六、围手术期处理

观察胆道引流管引流液的性状和量，如怀疑引流不畅，可通过造影判断引流管的位置和通畅性。

（曾建平）

参 考 文 献

［1］ 中华医学会外科学分会. 胆道重建技术专家共识 [S/J]. 中国实用外科杂志. 2014, 34 (3): 222-226.

［2］ GAZZANIGA G M, FILAURO M, MORI L. Surgical treatment of iatrogenic lesions of the proximal common bile duct [J].

World J Surg, 2001, 25 (10): 1254-1259.

[3]　黄志强, 黄晓强, 宋青. 黄志强胆道外科手术学 [M]. 2 版. 北京: 人民军医出版社, 2010.

第 5 节　胆管空肠 Roux-en-Y 吻合术

一、历史沿革

19 世纪末期, 随着胆道外科的发展, 以胆道内引流为目的的各种胆肠吻合术式相继被发明, 如 1882 年冯·温尼沃特 (von Winiwarter) 发明胆囊空肠吻合术, 1888 年巴登霍伊尔 (Bardenheuer) 施行了胆囊十二指肠吻合术, 里德 (Riede) 施行了胆总管十二指肠吻合术。虽然胆囊易于游离和吻合, 但以胆囊为基础的内引流术引流效果差, 而胆总管十二指肠吻合因操作相对简单、引流效果好, 在 20 世纪 60 年代之前一直是胆道内引流的主要术式。早在 20 世纪 40 年代, 艾伦 (Allen) 将 Roux-en-Y 吻合方法应用于胆道与空肠吻合。长期的临床实践证明, Roux-en-Y 胆管空肠吻合术适用各种条件下的胆道内引流, 且术后反流性胆管炎的风险显著低于胆管十二指肠吻合。因此, Roux-en-Y 胆管空肠吻合术逐渐成为胆道内引流手术的标准术式[1-2]。

二、手术原理

通过将胆管与空肠吻合, 恢复因胆管狭窄和梗阻造成的胆肠连续性中断, 避免胆汁淤血造成的肝脏和全身损伤, 或中断因 Oddi 括约肌结构和功能异常造成的消化液反流。

三、适应证

胆管空肠 Roux-en-Y 吻合术的适应证:
（1）肝胆胰肿瘤行根治性切除术切除肝外或肝内外胆管后, 需重建胆肠连续性者;
（2）因肿瘤侵犯胆道造成胆道梗阻, 需行胆道内引流手术者;
（3）因胆管扩张症、损伤性胆管狭窄、肝胆管结石病等切除病变胆管后, 需重建胆肠连续性者;
（4）Oddi 括约肌狭窄、Oddi 括约肌破坏或胆胰管合流异常造成反复腹痛、胆管炎、胰腺炎者。

四、手术程序[3]

1. 切口　一般取右上腹肋缘下切口, 如需联合其他手术时, 可根据联合手术的类型选择右上腹反 L 形切口或上腹部正中切口。

2. 胆管的准备

（1）用于吻合的胆管的质量是胆肠吻合术能否成功的关键, 包括胆管的炎症状态、胆管黏膜的健康程度、胆管壁的厚度、胆管直径等。损伤性胆管狭窄、胆管扩张症、胆道肿瘤等疾病状态下, 如何准备吻合的胆管在相关章节中有具体描述, 本节仅以胆总管空肠吻合为例说明胆管的准备。

（2）胆总管空肠吻合如需横断肝外胆管, 一般选择在较高位置的肝总管平面横断。因其血供优于低位的胆总管, 术后发生再狭窄的概率较小。横断前全周长游离肝总管, 避免损伤走行于胆管后方或右侧方的肝右动脉。胆管横断后, 远端缝扎。近端胆管如扩张不明显, 应将前壁切开至肝门或延长至左肝管。此时, 原胆管残端作为吻合口的后壁, 切开的胆管前壁作为吻合口的前壁行胆管空肠侧侧吻合。

（3）因壶腹肿瘤、胰腺肿瘤等行姑息性胆肠内引流时，一般不需要横断胆总管。此时仅需打开胆总管的前壁浆膜，沿胆管纵轴切开胆管 2~3cm。吻合时胆管切口纵轴与肠管切口纵轴相垂直，使胆管切口的下 1/2 作为吻合口的后壁，上 1/2 作为吻合口的前壁。

3. 空肠的准备

（1）距离 Treitz 韧带 15~20cm 横断空肠，结扎切断空肠系膜血管，注意需保留空肠第一支血管弓的血供。

（2）距离空肠断端远侧 60cm 处行空肠空肠吻合，构建胆肠吻合的引流肠祥（Y 祥）。空肠与空肠的吻合可选择端侧或侧侧吻合，并在吻合口近端将两侧肠管间断缝合 2~3 针使之并行约 5cm。肠肠吻合后形成的系膜裂孔间断缝合关闭，避免术后内疝形成。

（3）于结肠中动脉右侧的横结肠系膜无血管区开一小孔，约 2 横指大小，将肠祥经结肠后上提至胆管附近。

（4）距离肠祥盲端约 3~5cm 肠管对系膜缘纵向切开肠壁。由于肠管具有延展性，为避免切口过大，肠管的开口直径通常为胆管直径的 2/3 左右。

4. 吻合

（1）胆管空肠吻合应遵循黏膜-黏膜吻合的基本原则，以减少手术后吻合口狭窄的风险。吻合应是胆管与空肠的全层无张力吻合，方能避免吻合口撕裂和术后胆漏。

（2）依据吻合胆管的位置、直径的粗细和吻合的难易程度选择连续或间断吻合。低位、大口径的吻合通常选择连续吻合，高位吻合通常选择间断吻合。吻合的针距和边距均约 3mm。

（3）连续吻合时可使用 5-0 双针 PDS Ⅱ 缝线，自肠管开口左侧的外侧进针内侧出针，再从同侧胆管的内侧进针外侧出针。缝线调整至两侧等长后打结，拟吻合前壁的缝针用带套蚊式钳夹住牵引，后壁缝针再次从肠管开口的外侧进针转至吻合口内，连续全层缝合肠管和胆管后壁。连续吻合至吻合口对侧后，缝针从肠管穿出至吻合口外侧，用带套蚊式钳夹住牵引。前壁缝线同方向连续缝合肠管和胆管前壁，至后壁缝线对等的胆管出针后，两侧缝线打结。

（4）间断吻合时先在胆管和空肠吻合口的两侧各缝一针，缝合不打结作为牵引线。随后自吻合口后壁中点开始间断缝合，二分法或三分法依次于缝线间加针缝合。所有缝线均不打结，以蚊式钳夹持后依次摆好顺序。至后壁缝线均缝合完成后，术者依次从右向左打结完成后壁吻合。前壁缝合从肠管外侧进针内侧出针，胆管内侧进针外侧出针，全层间断缝合。与后壁缝合类似，先于前壁中点开始，二分法或三分法依次加针，至所有缝线缝合完成后依次打结，完成前壁缝合。

5. 引流

（1）胆管空肠吻合术一般不需要在吻合口内留置引流管。但在胆道条件较差，如胆道纤细、胆管慢性炎症管壁增厚的情况下，为减少术后胆漏的风险，可以放置胆道外引流管。

（2）腹腔引流管一般放置于肝下 Winslow 孔，对于胆漏风险较高者，可在吻合口前同时放置腹腔引流管。

五、围手术期处理

胆肠吻合术后应密切观察引流液的性状，警惕腹腔感染和胆管炎的发生。术后结合胆汁细菌培养的结果选用敏感抗生素，同时监测各项炎症指标。

（曾建平）

参 考 文 献

［1］　董家鸿, 曾建平. 胆肠吻合术: 从纷繁走向简约 [J]. 中国实用外科杂志, 2014, 34 (10): 909-911.
［2］　DE REUVER P R, BUSCH O R, RAUWS E A, et al. Long-term results of a primary end-to-end anastomosis in perioperative detected bile duct injury [J]. J Gastrointest Surg, 2007, 11 (3): 296-302.
［3］　黄志强, 黄晓强, 宋青. 黄志强胆道外科手术学 [M]. 2 版. 北京: 人民军医出版社, 2010.

第 6 节　淋巴结清扫术

一、手术原理

依据肝胆肿瘤淋巴结转移的路径，清除区域内已转移和可能发生转移的淋巴结，以减少术后肿瘤发生淋巴结转移的风险，提高肿瘤患者的手术后生存率[1-4]。

二、适应证

淋巴结清扫术的适应证有：
（1）肝内胆管细胞癌或混合型肝癌；
（2）胆囊或胆管恶性肿瘤；
（3）胰腺恶性肿瘤、壶腹癌或十二指肠癌。

三、手术要点

1.　肝十二指肠淋巴结清扫

（1）肝十二指肠韧带淋巴结（第 12 组）是肝胆肿瘤淋巴转移的第一站淋巴结。根据具体位置分为 5 个亚组，包括第 12h（肝门淋巴结）、第 12a（沿肝动脉淋巴结）、第 12b（沿胆管淋巴结）、第 12p（沿门静脉淋巴结）、第 12c（胆囊管淋巴结）组。第 12 与第 13 组淋巴结的分界线为胰腺上缘，胰腺上缘处的淋巴结为第 12 组淋巴结。

（2）不同类型的肿瘤对第 12 组淋巴结的清扫范围和方向各不相同，但均起自对肝动脉的识别和解剖。打开肝胃韧带，在肝十二指肠韧带左侧缘触诊肝固有动脉的搏动。沿肝固有动脉走行切开肝十二指肠韧带前浆膜分离显露出肝固有动脉，沿肝固有动脉向肝门分离显露肝左、肝中和肝右动脉后分别将其悬吊。继续将第 12 组淋巴结连同肝十二指肠韧带内的结缔组织和脂肪组织一起清除。

2.　胰后淋巴结清扫

（1）胰头后淋巴结（第 13 组）沿胰十二指肠后动脉弓分布，位于 Treitz 融合筋膜脏层下，其内侧界为门静脉左缘。位于胰头后上部者为第 13a 组，位于胰头后下部者为第 13b 组。第 13 组淋巴结是肝胆胰肿瘤淋巴结转移的重要中继站。肝内胆管细胞癌、胆囊癌、肝门部胆管癌均需单独清扫胰后第 13 组淋巴结。中下段胆管癌、壶腹癌、胰腺癌第 13 组淋巴结与胰头一起被切除清扫。

（2）清扫第 13 组前，需先通过 Kocher 手法游离十二指肠和胰头，并沿 Treitz 韧带向左分离至腹腔干动脉和肠系膜上动脉汇入腹主动脉平面。随后第一助手向左上方翻转十二指肠和胰头，术中左手持镊牵引第 13 组淋巴结，右手持电刀或超声刀沿淋巴结与胰腺之间的间隙分离。牵引时注意力度保持在最小限度，避免撕裂发自胰头后血管弓的淋巴结滋养血管。

（3）自右向左清扫第 13 组淋巴结，向上延续至胆总管右侧的第 12b 组淋巴结，向下廓清至肠系膜上动脉根部水平。清扫时注意避免误入胰腺实质造成术后胰瘘。淋巴结转移同时明显侵犯十二指肠和胰头时，应考虑联合胰十二指肠切除。

3. 腹腔干周围淋巴结清扫

（1）腹腔干周围淋巴结主要包括第 7、8、11 组和第 9 组淋巴结，是胆囊癌、胆管癌淋巴结转移的重要路径。第 8 组淋巴结分布于肝总动脉周围，位于肝总动脉前面淋巴结称为第 8a 组，位于肝总动脉后面的称为第 8p 组。第 9 淋巴结分布于由腹腔动脉发出的胃左动脉、肝总动脉、脾动脉的根部及腹腔动脉周围。

（2）腹腔干动脉周围淋巴结清扫起始于肝固有动脉。自肝十二指肠韧带左侧缘分离显露肝固有动脉后悬吊，沿动脉外膜向肝总动脉和腹腔干分离。第 8a 组淋巴结位于肝总动脉前方和胰腺上缘之间，将第 8a 组淋巴结从胰腺上缘分离后向背侧翻转，深面即为肝总动脉。分离显露肝总动脉和脾动脉后分别悬吊。自浅入深，逐步廓清第 8a、8p、11 组淋巴结和腹腔干周围第 9 组淋巴结。

4. 腹主动脉旁淋巴结清扫

（1）第 16 组淋巴结位置深在、分布广泛，廓清时应先游离右半结肠和十二指肠，从结肠肝曲开始向左和向下切开后腹膜，分离结肠系膜至显露出下腔静脉和腹主动脉。采用 Kocher 切口切开十二指肠降部外侧腹膜，沿 Treitz 融合筋膜平面向左侧分离直至腹主动脉，上界延续至肝十二指肠韧带背侧，下界达 Treitz 韧带平面。

（2）自下腔静脉前壁向左侧剥离，分离显露左肾静脉后悬吊。在腹主动脉右侧、左肾静脉后方分离显露右肾动脉后悬吊。随后廓清下腔静脉和腹主动脉间的脂肪组织，清扫第 $16a_2$ 组和第 $16b_1$ 组淋巴结。完全清扫后应显露背侧的前纵韧带和髂腰肌腱膜。

四、围手术期处理

淋巴结清扫术后可能并发乳糜漏、胰漏，术后应注意腹腔引流液的量和性质。清扫第 13 组淋巴结者，术后注意监测引流液淀粉酶含量；清扫第 16 组淋巴结者，术后注意监测引流液的三酰甘油浓度。

（董家鸿　曾建平）

参 考 文 献

［1］　AMINI N, SPOLVERATO G, KIM Y, et al. Lymph node status after resection for gallbladder adenocarcinoma: prognostic implications of different nodal staging/scoring systems [J]. J Surg Oncol, 2015, 111 (3): 299-305.

［2］　UCHIYAMA K, YAMAMOTO M, YAMAUE H, et al. Impact of nodal involvement on surgical outcomes of intrahepatic cholangiocarcinoma: a multicenter analysis by the Study Group for Hepatic Surgery of the Japanese Society of Hepato-Biliary-Pancreatic Surgery [J]. J Hepatobiliary Pancreat Sci, 2011, 18 (3): 443-452.

［3］　KIM D H, CHOI D W, CHOI S H, et al. Is there a role for systematic hepatic pedicle lymphadenectomy in intrahepatic cholangiocarcinoma? A review of 17 years of experience in a tertiary institution [J]. Surgery, 2015, 157 (4): 666-675.

［4］　BOGOEVSKI D, YEKEBAS E F, SCHURR P, et al. Mode of spread in the early phase of lymphatic metastasis in pancreatic ductal adenocarcinoma: prognostic significance of nodal microinvolvement [J]. Ann Surg, 2004, 240 (6): 993-1000.

第66章 胆道外科术式

第1节 胆管疾病的肝切除术

肝胆相照是肝脏与胆道系统关系的生动写照，涉及肝门部及肝内胆管病变，如肝门部胆管癌、肝内胆管结石及损伤性胆管狭窄等病变往往需要切除受累肝脏。1958 年，黄志强首先报道了肝切除技术治疗肝内胆管结石的成功病例，提出肝切除治疗肝内胆管结石病，切除病变组织，保留含有健康胆管的肝脏组织，减少结石残留、胆漏、感染、腹腔脓肿等并发症[1-2]。随着对肝门部胆管癌病理特点认识的深化以及术前诊断、预处理技术的进步，肝切除在肝门部胆管癌的根治性手术中的比重日益增加。日本名古屋大学医学院 2001～2008 年 298 例肝门部胆管癌手术中采用肝右叶切除、肝左叶切除、肝右三叶及肝左三叶切除等治疗肝门部胆管癌 280 例（93%）[3]。此外，肝切除亦常用于胆囊癌、肝胆管细胞癌、累及肝内胆管的胆管扩张症等。相关内容在各个章节已经有阐述，本节仅对常见胆道疾病的肝切除术做一概述。

一、肝内胆管结石的肝切除

肝内胆管结石属于节段性分布的良性胆道病，彻底清除病灶往往需要行肝叶或肝段切除。自 1958 年黄志强首次报道肝切除治疗肝内胆管结石以来，该法已广为接受。与肝段、肝叶切除相匹配的其他肝门部胆管切开整形、高位胆管空肠吻合以及留置皮下空肠袢等各种个体化外科治疗方式，明显提高了该病外科治疗的临床效果[4-5]。依照《2011 中国肝胆管结石病诊断治疗指南》肝胆管结石病分型中的 I 型（区域型）和 II b 型（弥漫型中伴有区域性肝实质纤维化和萎缩，通常合并萎缩肝脏区段主肝管的狭窄者）适合肝切除手术[6]。

一般而言，肝内胆管结石相关肝段或肝叶切除的手术适应证包括：①受累肝段明显的萎缩纤维化；②慢性炎性感染灶或胆管源性肝脓肿（cholangitic liver abscesses）；③二级肝管以上的肝内胆管狭窄和（或）肝内胆管结石难以取净者；④合并肝内胆管出血；⑤局限型肝内胆管囊性扩张；⑥合并胆管癌。

肝内胆管结石肝切除术的特点如下：

（1）肝门处理困难。萎缩肥大综合征导致肝门转位，合并门静脉高压导致肝门部及粘连处布满怒张的血管网属于门静脉系统，解剖过程中出血量大，唯一的办法是耐心细致地逐一结扎或缝扎出血点。此时可能无法对肝门进行鞘内分离，但是需要控制入肝血流，尤其是此时变得粗大的肝动脉，可待肝实质离断后最后处理肝门部脉管结构。

（2）肝脏游离困难。由于炎症，肝叶可与腹后壁、膈肌形成致密的粘连，分离困难，出血较多，甚至损伤膈肌。肝右叶有时就像一块纤维瘢痕组织附着于下腔静脉及右侧脊柱旁，强行分离会导致难以控制的静脉出血。游离时应加以注意。

（3）肝实质离断需要谨慎进行。在纤维化萎缩的肝叶与代偿增生的肝叶之间常有一明显的自然分界线，因此肝表面的预切线不难确定，但是肝内的离断面常与常规手术不一致，如右后叶切除时的离断常要深入下腔静脉前方才能完整切除狭窄或扩张的胆管。与此同时，肝内扩张胆管的炎症常累及周围血管，因此肝实质离断时需要沿着扩张胆管仔细分离，避免误伤预留肝叶的门静脉和肝静脉（图 66-1-1）。

（4）肝胆管结石行肝切除术后，胆瘘、膈下及切口感染发生率较高，为此，要强调手术操作轻柔，术中应用抗生素及保护切口免受污染。

二、肝门部胆管癌的肝切除

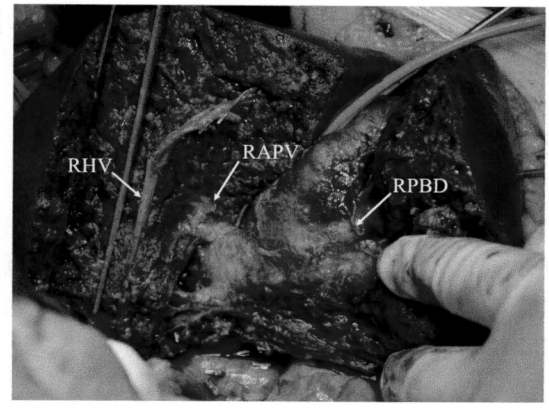

图 66-1-1　肝实质离断

肝胆管结石病例，行左外叶切除及右后叶切除。肝右静脉（RHV）及门静脉右前支（RAPV）受炎症影响变得纤细，右后肝管（RPBD）内充满柱状结石，沿其表面进行分离，避免损伤 RAPV。

肝门部胆管癌的外科治疗经历了从局部切除转向联合大范围肝切除的转变，后者可以提高根治切除的比例，而根治手术是患者获得长期生存的唯一机会。由于胆道引流技术、门静脉栓塞技术的进步，大范围肝切除的安全性已得以提高。目前北京清华长庚医院肝胆胰中心肝门部胆管癌的外科治疗以董家鸿提出的"围肝门切除"为基础，根据肿瘤的进展联合相应的肝叶或肝段切除[7-8]。

肝门部胆管癌肝切除术的特点如下[9]：

（1）肝门区的脉管解剖复杂。肝门部胆管癌肝切除术对肝门解剖的要求远比肝细胞癌高，术前必须仔细阅片，利用 MIP 图像、MPA 图像和三维重建图像反复研讨不同脉管间的空间结构关系和受累范围，确定相应的胆管切断部位和进行血管切除重建的设计。

（2）肝脏的游离要充分。因联合尾状叶切除，故从右侧游离肝脏需要游离至 Spiegel 叶，从左侧游离需要游离至下腔静脉右侧缘。

（3）把握好肝实质离断的平面。联合尾状叶切除导致离断平面常为一个折面。以围肝门切除联合右半肝切除为例，离断平面的顺序：从左右半肝的缺血线切向肝中静脉右侧壁，从肝中静脉右侧壁后缘切向 Arantius 管，完整切除 Spiegel 叶（图 66-1-2）。围肝门切除联合左三肝切除的平面最难以把握，伴有梗阻性黄疸时在肝表面无法确定切除线，离断平面的把握需综合考虑是否存在右后下静脉及其粗细，术中可采用荧光显像技术加以辅助（图 66-1-3）。

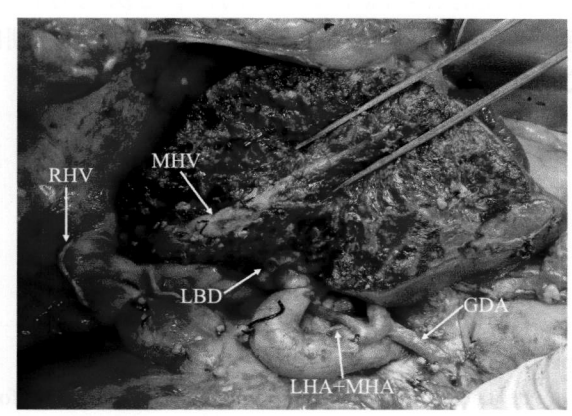

图 66-1-2　肝实质离断

肝门部胆管癌病例行围肝门切除、右半肝切除。肝中静脉（MHV）背侧的间隙是由于完整切除 Spiegel 叶所致。RHV：肝右静脉；LBD：左肝管；LHA：肝左动脉；MHA：肝中动脉；GDA：胃十二指肠动脉。

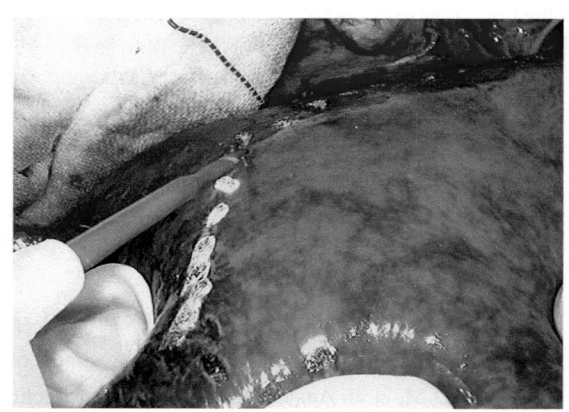

图 66-1-3　利用荧光显像技术确认预切线

肝门部胆管癌病例预定行围肝门切除，左三肝切除。穿刺右前门静脉后注入 ICG 后可确定右前叶与右后叶的边界。

（4）与肝细胞癌不同，肝门部胆管癌肝切除后需要进行精细的胆肠吻合，有时还需要联合动脉或门静脉的重建。

三、肝胆管细胞癌的肝切除

肝内胆管细胞癌分为三种类型，胆管内生长型、肿瘤形成型和胆管浸润型。胆管内生长型肿瘤垂直方向的浸润甚少，但沿着黏膜表层扩展的范围较大，肿瘤前缘可达 2cm，故应该争取宽切缘切除；胆管浸润型如累及肝门则处理同肝门部胆管癌；肿瘤形成型可能会累及肝静脉，此时需要联合肝静脉切除重建以保留更多的功能性肝实质[10-11]。

四、胆囊癌的肝切除

有学者将能手术的进展期胆囊癌的进展方式分为肝门浸润型、肝床浸润型、肝门肝床浸润型、汇合部浸润型、淋巴结转移型。胆囊癌除可直接浸润肝实质，其血行肝转移常常局限在胆囊周围，而不弥散至整个肝脏，这种转移方式称为局限性肝转移，故胆囊癌的肝切除多选择 S4b 段＋S5 段切除。如为汇合部浸润型，则可采用针对肝门部胆管癌类似的右半肝切除，不同点在于：①不需要联合 Spiegel 叶切除；②需要联合 S4 段的下半部分，而肝门部胆管癌仅要求切除左肝管背侧 1.5cm 的肝实质[12]。

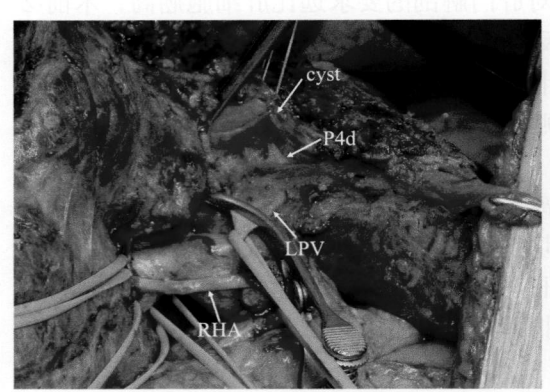

图 66-1-4　分离切断门静脉与囊肿壁之间的分支
胆管扩张症病例行中肝叶切除。cyst：胆管囊肿；P4d：S4 段门静脉的背侧支；LPV：门静脉左支；RHA：肝右动脉。

五、胆管扩张症的肝切除

累及肝内胆管的胆管扩张症需要联合肝叶切除才能达到彻底清除病灶的目的。此类疾病肝切除的要点：①囊肿周围炎性导致囊肿壁与肝门区动脉粘连不易分离，其间筛孔样动脉甚多，此时不宜沿动脉外膜分离，否则术中、术后容易出血；②为了尽可能切除囊肿，需要沿着门静脉壁仔细分离其间的细小分支（图 66-1-4），此处应谨慎操作，避免大的出血[13]。

与肝细胞癌的肝切除不完全相同，胆道疾病的肝切除有其特点，应根据各自不同的病理特点选择合理的肝切除方式。

（黄晓强　陆宏伟　项灿宏）

参 考 文 献

［1］　黄志强, 马霄. 肝部分切除治疗肝内胆管结石 [J]. 中华外科杂志, 1958, 6: 1221.

［2］　HUANG C C. Partial resection of liver in treatment of intrahepatic stones [J]. Chin Med J, 1959, 10: 40.

［3］　NAGINO M, et al. Anatomical right hepatic trisectionectomy (extended right hepatectomy) with caudate lobectomy for hilar cholangiocarcinoma [J]. Ann Surg, 2006, 243: 28-32.

［4］　黄志强. 肝胆胰外科聚焦 [M]. 北京: 人民军医出版社, 2010: 361-366.

［5］　黄志强. 黄志强胆道外科手术学 [M]. 北京: 人民军医出版社, 1991: 144-155.

［6］　中华医学会外科学分会胆道外科学组. 2011 中国肝胆管结石病诊断治疗指南 [S/M]. 北京: 人民卫生出版社, 2011.

［7］　STEVEN M. Strasberg. Nomenclature of hepatic anatomy and resections: a review of the Brisbane 2000 system [J]. J Hepatobiliary Pancreat Surg, 2005, 12: 351-355.

［8］　董家鸿, 杨世忠, 段伟东, 等. 精准肝脏外科技术在复杂肝脏占位性病变切除中的应用 [J]. 中华外科杂志, 2009, 47 (21): 1610-1615.

［9］　二村雄次. 胆道外科——要点与盲点: 第 2 版 [M]. 董家鸿, 译. 北京: 人民卫生出版社, 2010.

［10］　幕内雅敏, 高山忠利. 肝胆外科——要点与盲点: 第 2 版 [M]. 董家鸿, 译. 北京: 人民卫生出版社, 2010.

［11］　山口俊晴, 斋浦明夫. 肝癌: 癌症标准手术图解 [M]. 丁光辉, 项灿宏, 译. 北京: 北京科学技术出版社, 2019.

［12］　山口俊晴, 斋浦明夫. 胰腺癌及胆管癌: 癌症标准手术图解 [M]. 丁光辉, 项灿宏, 译. 北京: 北京科学技术出版社, 2019.

［13］　MABRUT J Y, PARTENSKY C, JAECK D, et al. Congenital intrahepatic bile duct dilatation is a potentially curable disease: long-term results of a multi-institutional study [J]. Ann Surg, 2007, 246 (2): 236-245.

第 2 节　肝门部胆管癌的根治切除术

一、术式制定原则

在肝门部胆管癌的外科切除方针上各中心间存在诸多差异, 尚无明确共识。肿瘤手术的基本原则是保证充分的外科切缘而避免暴露出癌灶。对肝门部胆管癌而言, 首先根据肿瘤进展范围假设根治性切除所需要的术式, 再从肝功能角度判断该术式是否可能。也就是说, 与胃、胰腺不同, 因为肝脏不能全部摘除, 故需要从肿瘤的进展范围和肝功能两方面考虑术式。下面笔者就 "如何制定切除术式" 阐述基本的思路和方法, 当然这些还需进一步在临床实践中加以验证。

（1）放疗和化疗终归只是延长生命, 但不能治愈肿瘤, 所以首先考虑能否设法切除肿瘤。部分高度进展的肿瘤尽管很难得到根治性切除, 但如果能显著改善生存质量（QOL）, 切除也是有意义的。此外, 对从技术角度可以切除的病灶, 还要从肿瘤学角度慎重判断切除是否妥当。当然, 这也需要 "能够安全实施" 的实力。

（2）术式要尽量简单, 即选择右半肝、左半肝、右三肝、左三肝切除联合尾状叶（S1 段）切除。单独 S1 段切除、S4 段＋S1 段切除、S4 段＋S5 段＋S8 段＋S1 段切除等所谓的中央区域肝切除, 由于肝断面有 2 个, 操作复杂且根治性下降, 仅有充足理由时才采用该术式。

（3）如果患者肝功能良好, 选择行门静脉栓塞术[1]后能取得充分手术切缘的、切除范围较大的术式。例如, Bismuth Ⅳ 型浸润癌行右半肝切除还是行右三肝切除犹豫不决时, 如果可能的话选择后者。同样, 左半肝切除还是行左三肝切除, 选择后者。

（4）当肝功能差, 行根治切除术困难时, 考虑在门静脉栓塞的基础上联合肝静脉栓塞[1-2], 进一步在适当的胆道引流基础上等待肝功能恢复。笔者有 2 例患者等待了 6 个月, 1 例行右半肝切除术, 另 1 例行左三肝切除术。

（5）ALPPS 原则上不应用于肝门部胆管癌。其原因是肝门部胆管癌中胆汁容易被细菌污染, 这是首次手术后等待期中发生感染性并发症的原因。另外, 胆汁中漂浮着肿瘤细胞可导致腹膜播散种植。并且, 胆管癌是生长缓慢的肿瘤, 没有必要追求在 1～2 周内肝体积增至最大。

为拟定手术方案, 经验丰富的胆道外科医生必须精通肝脏的局部解剖[4-11]和术前管理[1, 12-17], 且应从诊断开始就参与整个治疗过程。

二、术式制定过程

虽然对肝门部胆管癌的 Bismuth 分型[18-19]有各种各样的质疑，但其在世界范围内还是被广泛使用着。根据该分型可以初步掌握肿瘤的大致位置，故下面按照该分型分别介绍肝门部胆管癌术式的选择。

（一）Bismuth Ⅰ、Ⅱ型肝门部胆管癌

对于 Bismuth Ⅰ、Ⅱ型肝门部胆管癌（图 66-2-1），通常认为通过肝门部胆管切除等较小的手术可以切除，预后似乎也不错。但这是个错误的观念，需要加以改变。诺伊豪斯（Neuhaus）等[20]对 14 例 Bismuth Ⅰ、Ⅱ型患者进行肝门部胆管切除，结果 R0 切除的仅 6 例（42.9%），全部病例 5 年内死亡。孔多（Kondo）等[21]在 19 例 Bismuth Ⅰ、Ⅱ型中，15 例（78.9%）进行了肝门部胆管切除、尾状叶切除等所谓的局限切除（limited resection），几乎所有病例都可以 R0 切除，但 3 年生存率仅 15% 左右，预后极差。卡普索蒂（Capussotti）等[22]也报道了肝门部胆管切除病例 2 年内全部死亡。根据已有报道，单纯肝门部胆管切除、尾状叶切除等所谓的局部切除（local resection）或者肝门切除（hilar resection）无法得到良好的预后。另外，川崎（Kawasaki）[23]和濑山（Seyama）等[24]很早就着眼于右半肝+尾状叶切除术对 Bismuth Ⅰ、Ⅱ型肝门部胆管癌的意义并强调了其重要性。Kawasaki 等[16]的 17 例Ⅰ、Ⅱ型患者的平均生存期是 33.7 个月，Seyama 等[17]的 9 例 Bismuth Ⅰ型患者的生存期是 42 个月，8 例Ⅱ型的生存期是 51 个月，效果远优于局部切除。

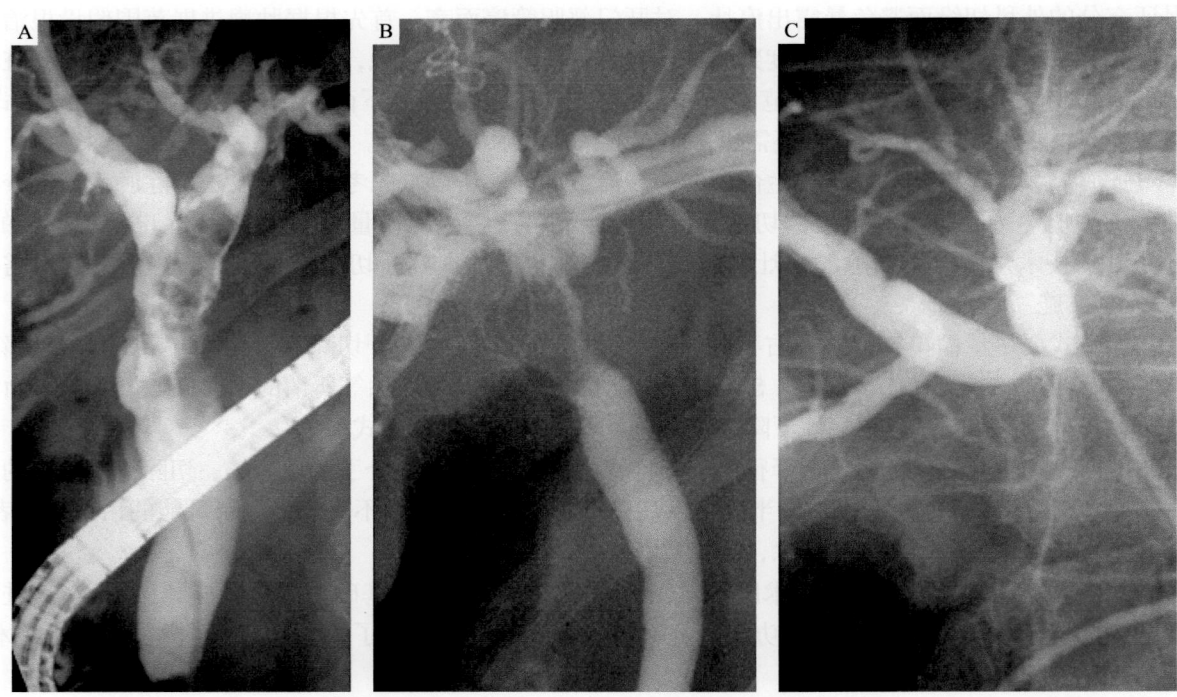

图 66-2-1　Bismuth Ⅰ、Ⅱ型肝门部胆管癌影像学表现
A. 乳头型（Bismuth Ⅱ）；B. 结节型（Bismuth Ⅰ）；C. 浸润型（Bismuth Ⅱ）。
（引自：BISMUTH H, et al. Surg Gynecol Obstet, 1975, 140: 170.）

笔者曾经回顾分析截至 2005 年行切除术的 Bismuth Ⅰ型 24 例、Ⅱ型 30 例，共 54 例（相当于全部肝门部胆管癌手术的 15.3%）[25]。1996 年以前（前期），如果没有肝右动脉浸润、肿瘤表层扩展等，将肝门部胆管切除、小范围肝切除等作为基本术式。1997 年以后（后期），胆管成像中诊断为结节型、浸润型的肿瘤，原则上行右半肝联合尾状叶切除，乳头状癌如果肿瘤没有表层扩展，行肝门部胆管切除和小范围

的肝切除。住院期间死亡的前期有 2 例（肝门部胆管切除＋PD、右半肝、尾状叶切除＋PD），后期有 1 例（右半肝＋尾状叶切除＋PD），3 例占比 5.6%。在前期 24 例中仅 5 例（20.8%）行右半肝、尾状叶切除（＋PD），后期的 30 例中 22 例（73.3%）行该术式（$P=0.0003$）。无远处转移的病例（M0，$n=45$）中，在 R0 切除的比例上，后期比前期显著增加（前期 13/21＝61.9%，后期 23/24＝95.8%，$P=0.073$），其结果，全部病例（包括住院期间死亡和 M1 在内的 54 例）的 5 年生存率在后期得到改善（前期 25.0%，后期 44.3%，$P=0.049$）。M0 且耐受手术的结节型和浸润型癌（$n=31$）中，18 例接受右半肝＋尾状叶切除（＋PD）患者的 5 年生存率为 62.9%，显著优于 13 例接受其他术式的 23.1%（$P=0.0030$）。M0 且耐受手术的 11 例乳头状癌中，有 3 例由于肿瘤表层扩展而进行了右半肝、尾状叶切除（＋PD）。其余 8 例行肝门部胆管切除和小范围肝切除，5 年生存率良好，为 62.5%。根据以上结果，我们对 Bismuth Ⅰ、Ⅱ型患者的术式如下：结节型、浸润型癌，如无远处转移或肝功能差等因素，行右半肝、尾状叶切除；乳头状癌则根据其进展范围，如果无广泛的肿瘤表层扩展[26]，可行胆管切除和小范围肝切除。

（二）Bismuth Ⅲ、Ⅳ型肝门部胆管癌

Bismuth Ⅲa 型肝门部胆管癌行右半肝、尾状叶切除和Ⅲb 型行左半肝、尾状叶切除都没有大问题，现对 Bismuth Ⅳ型进行论述[27-28]。

对右侧侵犯为主的 Bismuth Ⅳ型患者（图 66-2-2），选择右半肝切除或者右三肝切除。如果 B4 根部仅稍受累，可选右半肝、尾状叶切除，但肝功能和残肝体积没问题的话，原则上应选择自门静脉左支脐部左侧切除左肝管的右三肝、尾状叶切除[29]（图 66-2-3、图 66-2-4）。肝门部胆管癌手术中，重要的不是将肝实质切除多少，而是对有浸润的胆管确认充分的手术切缘后予以切除。如果选择右三肝切除，如以往在门静脉左支脐部的右侧进行左肝管切除，胆管的离断部位和右半肝切除部位相同的话，选择右三肝切除是没有意义的[30]。（图 66-2-3）

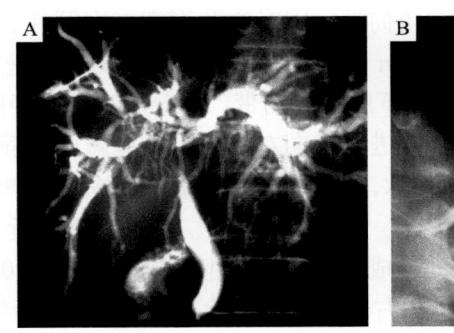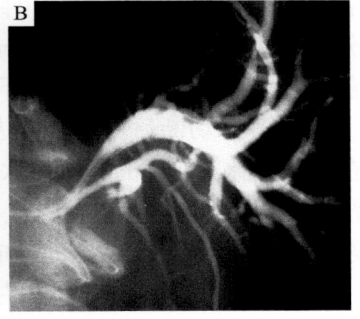

图 66-2-2　主灶位于右侧的 Bismuth Ⅳ型癌

B4 的根部明显受累。A. 正面像；B. 头前斜位＋右前斜位像。

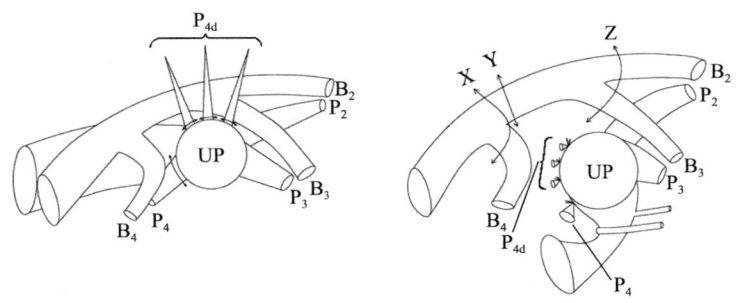

图 66-2-3　完全切除 P4d 后可在门静脉矢状部（UP）左侧切断胆管

右半肝切除时的胆管切离线（X）；通常的右三肝切除时的胆管切离线（Y）；解剖学意义上的右三肝切除时的胆管切离线（Z）。

（引自：NEUHAUS P，et al. Ann Surg，1999，230：808.）

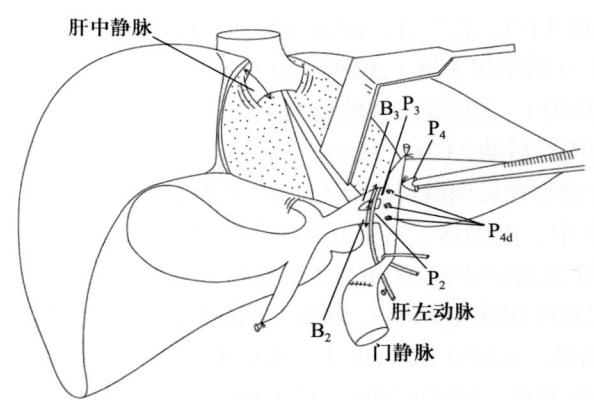

图 66-2-4　解剖学意义的右三肝切除术
（引自：EBATA T, et al. Br J Surg, 2014, 101：79.）

另外，对左侧侵犯为主的 Bismuth Ⅳ 型肝门部胆管癌，选择左半肝还是左三叶切除[31]，由于右前叶 B5 和 B8 汇合情况和自肝门到汇合部距离的不同，所以不能一概而论。但如果 B5 和 B8 汇合部明显侵犯，原则上选择左三区、尾状叶切除。另外，还要考虑右后支的受累程度。左半肝切除中右后支最多切除 1～1.5cm，对后支浸润 1cm 以上的病例，选择左三肝切除。

三、常规术式

（一）右半肝、尾状叶切除

右侧肋弓下切口＋正中切口开腹，右侧充分切开至腋后线。结扎、离断胃右动静脉后，打开小网膜悬吊肝总动脉，清扫 No. 5、7、8 组淋巴结和肝总动脉周围神经丛。接着，Kocher 法廓清 No. 13a 淋巴结，在胰腺上缘结扎离断胆总管。胆总管断端做术中快速病理。将离断的胆管向头侧腹侧牵拉的同时，悬吊肝固有动脉和门静脉，自十二指肠侧向肝侧对包括 No. 12 淋巴结在内的肝十二指肠韧带进行骨骼化。确认肝右动脉后结扎、离断。适合该术式的病例通常已行门静脉右支栓塞，故两叶间会出现分界线。肝左动脉在门静脉左支脐部的左侧进入肝内（也有极少数从右侧通过），清除周围神经丛。从门静脉左右支分叉部背侧以及门静脉左支横行部等发出的数支尾状叶门静脉分支，要小心结扎、切断，进而切断 Arantius 韧带的中枢侧，充分游离门静脉左支的横行部。血管钳钳夹门静脉右支后切断，断端以 5-0 prolene 线连续缝合关闭。对于肿瘤侵犯门静脉左、右支分叉部的病例，可在这个阶段进行门静脉切除重建，但通常在肝实质离断后进行。

将肝右叶压向足侧，离断右冠状韧带和三角韧带，同时充分剥离三支肝静脉汇入下腔静脉区域。进而切断肝肾韧带，分离肝裸区，到达先前 Kocher 法游离出的下腔静脉的右侧壁。接着，从足侧向头侧依次结扎切断下腔静脉前面的肝短静脉。切断下腔静脉韧带，充分剥离肝右静脉的根部，使用切割闭合器切断肝右静脉。肝右静脉切断后可使右叶进一步向左翻转。在显露肝中静脉根部右壁的同时，依次结扎、切断残留在下腔静脉左前方的肝短静脉，使尾状叶从下腔静脉完全游离。

肝实质的离断要沿着 Cantlie 线从足侧向头侧、背侧方向进行。在肝门部附近，预切线离开肝门板（覆盖左、右肝管的腹侧头侧面，与肝实质之间形成界限的结缔组织膜性结构）10mm 左右，确保有一定的手术切缘。因此，可以将一小部分 S4b 段和右半肝一起切除。S4b 段的离断线取决于肝脏浸润和胆管浸润的程度，每个病例适当调整即可，不需要完全切除 S4b 段。结扎和切断在肝断面出现的 S5 段（或 S5 段＋S6 段）静脉回流分支，据此寻找肝中静脉的主干。显露肝中静脉的右侧壁后沿其向头侧离断，显露其后壁的同时向 Arantius 韧带稍腹侧的方向展开离断面。在肝中静脉的后壁有数条回流到尾状叶的分支，要小心结扎、离断。通过该操作，尾状叶完全包含在切除侧。

最后，在门静脉矢状部的右侧切断胆管。左肝管切断中最重要的是尾状叶 Glisson 系统的完全切除，为此，术者左手持右半肝和 Spiegel 叶向右侧充分拉伸后离断肝管。但要注意过度拉伸时，剩余肝内胆管，尤其是左外侧后支胆管的离断位置则会偏末梢侧，重建会很困难。通过以上操作，可以一并切除右半肝、S4b 段的一部分、尾状叶和肝外胆管。

（二）左半肝、尾状叶切除

肝十二指肠韧带的骨骼化同前述的右半肝切除。结扎、离断肝左动脉，向足侧或腹侧悬吊牵拉肝固有动脉，同时向末梢侧廓清肝右动脉周围神经丛。结扎、离断胆囊动脉，廓清到肝动脉右前及右后支的分叉处并分别悬吊。逐支仔细结扎、离断来自门静脉左、右支分叉处背侧以及门静脉右支的数支门静脉尾状叶支。在门静脉右支留置牵引带，将该牵引带和门静脉主干牵引带一起向右腹侧牵拉，血管钳钳夹门静脉左支并离断。断端以 5-0 prolene 线连续缝合关闭。如果因肿瘤侵袭需要切除门静脉并重建，则在断肝和切断胆管后进行。

充分剥离三支肝静脉的下腔静脉汇合部，同时将左外叶向足侧牵拉，切断左冠状韧带和左三角韧带。将左外侧叶向右侧腹侧翻转，将 Arantius 韧带的头侧（末梢侧）在下腔静脉或者肝左静脉附着部切断。在肝左静脉和肝中静脉之间的肝实质内细心剥离，如能充分显露肝左静脉的根部，可切断肝左静脉。但是，肝左静脉和肝中静脉的汇合多在肝内，在断肝的过程中切断肝左静脉比较可靠。

在 Spiegel 叶左缘切断连接下腔静脉的韧带，从下腔静脉向右腹侧游离 Spiegel 叶。进而，从足侧依次仔细结扎、切断下腔静脉前面的肝短静脉。将该操作进行到下腔静脉的右侧缘，处理除三支肝静脉之外从肝脏汇入下腔静脉的全部静脉分支。在此，在处理过的肝短静脉中最右背侧区作为标记，用电刀在与下腔静脉平行的位置进行标记。因为尾状突和右后叶之间不存在标志性脉管，故笔者等将这条线作为断肝时的界线。

肝脏的离断是沿两叶间呈现的分界线（demarcation line）从胆囊床开始。以肝断面出现的肝中静脉分支为导引，找到肝中静脉的主干后在头侧方向离断，显露其左壁。断肝过程中，显露出右前叶 Glisson 支（紧邻肝中静脉的背侧）后，朝向右背侧离断，充分暴露肝中静脉的左壁和后壁。到达肝中静脉与肝左静脉的汇合部后，以血管钳钳夹切断后者。

切断肝左静脉后，可充分展开头侧的肝断面。沿已标记的尾状突和右后叶的边界，自头侧向足侧绕到肝中静脉的背侧进行肝脏离断。接着，从足侧向头侧进行尾状突和右后叶之间的离断，在门静脉右后支的左背侧与前述的肝断面相连。在尾状突和右后叶之间通常存在缺血线，不清楚时可在门静脉右后支的左侧进行标记，在其足侧背侧径直切断肝实质。完成断肝后，右叶和左叶只与包含肝门部的胆管相连。在肝动脉右前支留置牵引带，向足侧牵拉的同时，在预定切断右前叶胆管的部位稍稍向末梢侧剥离动脉和胆管的间隙。进而，剥离右前叶的胆管及其正后方走行的门静脉右前支，切断右前叶的胆管，然后在门静脉右支的头侧切断右后叶的胆管。根据右前叶胆管的汇合走行，以门静脉右前支为中心顺时针排列 B5、B8、右后支（B6＋B7）的胆管断端。

由于右后叶和尾状叶右缘之间没有明确的标志，因此上述术式能否完全切除右侧尾状叶尚不明确。但在肝门部胆管癌中，明确切除尾状叶 Glisson 支根部的附近组织是很重要的，即便尾状叶末梢有部分残留，在根治性上也没有问题。切勿过分拘泥于尾状叶的"全"切除而引起重要脉管的损伤。

（三）右三叶、尾状叶切除

肝十二指肠韧带的清扫、肝门的处理、肝右叶的处理和肝右静脉的切断等与右半肝切除相同。纵向切开门静脉矢状部（UP）前面的浆膜以便充分显露。结扎、切断朝向所谓方叶的门静脉细分支和门静脉左内侧支（P4）。P4 通常存在 2～4 支，通过术前的门静脉造影可确认其分支走行。一边向左牵引 P4 断端的结扎线和门静脉左支横行部的悬吊带，一边从 UP 的头侧开始依次结扎、离断走向 S4 段和 S3 段的分界区的小分支，进而结扎、切断位于门静脉左支横行部和 UP 移行部的 Arantius 管。以上操作可将 UP 从脐静脉板完全剥离，显露门静脉左外侧支（P3）和后支（P2）根部的头侧壁（图 66-2-3，图 66-2-4）。就在其头侧，肝左动脉走行在 Glisson 鞘中，所以要沿着胆管小心剥离。在肝动脉左内侧支（A4）从肝左动脉发出时，将其结扎、切断。一般来说，肝左动脉在 UP 的左侧走行，通过 P2 的背侧发出外侧后支后，在 UP 的左侧向上发出外侧前支（A3）和 A4。因此，从 UP 的头侧到左侧，从前面观依次是门静脉、肝动脉、胆管，充分把握这个立体的位置关系是本术式的重点。

门静脉脐部的剥离结束后，分界线（demarcation line）出现在镰状韧带的稍左侧，沿此从足侧到头侧进行肝脏离断，背侧方向的离断是朝向 Arantius 韧带直线进行。该断面会出现汇入肝中、左静脉的汇合部附近或者是汇入肝左静脉较粗的裂静脉（fissural vein），在断肝过程尽可能保留。到达肝中静脉根部时，血管钳钳夹切断，断端以 4-0 prolene 连续缝合关闭。

　　在注意不要损伤肝动脉的同时，在 UP 的左侧切断肝内胆管。对于判断外科切缘充分的病例，也可以在 UP 的头侧进行切断。断端在腹侧向背侧排列依次为外侧前支（B3）和外侧后支（B2）的胆管。以上是右三肝、尾状叶和肝外胆管的整块（en bloc）切除。

　　与一般的在镰状韧带右侧离断肝脏的右三肝切除不同，在此所述的右三肝切除应该称为扩大性右三肝切除术[29]。但如果镰状韧带附着部附近的肝区在解剖学上属于 S4 段，这里所述的右三肝切除就是真正的三肝切除（解剖学上的右三肝切除术），常规术式应该称为缩小的右三肝切除。不管怎样，在 UP 的右侧切断左肝管，右半肝切除或者扩大性右半肝切除就足够了。肝门部胆管癌的右三肝切除，应指从 UP 头侧或左侧切断胆管的术式，否则无须特地行右三肝切除。

（四）左三区、尾状叶切除

　　肝十二指肠韧带的清扫和肝门部的处理与左半肝、尾状叶切除相同，但将肝右动脉周围神经丛廓清到末梢，到达右前支和后支的分叉处，结扎、切断右前支。如先行门静脉栓塞术，则右后叶和右前叶之间会出现分界线。门静脉剥离至肝门侧，右支和左支分别悬吊后，在门静脉左支根部结扎、切断。结扎、切断从门静脉右支背侧和头侧发出的数根尾状叶分支，剥离到末梢。悬吊门静脉右前、右后支后，将右前支结扎、切断。在门静脉左支已切断的情况下，门静脉右支的剥离和右前支的离断操作通常较容易。门静脉分叉部有浸润时，应尽可能剥离门静脉主干，而门静脉的切除和重建应在肝离断后进行。

　　肝左叶的处理和左半肝切除相同，但本术式中要切除肝中静脉，因此将肝中、肝左静脉一并在肝外处理。游离左外叶、切断 Arantius 管后，充分暴露出肝中、肝左静脉的主干，用 35mm 的切割闭合器切断。

　　沿着右前、后叶之间的分界线从足侧开始离断肝脏，向门静脉右前、右后分叉处进行肝离断。沿肝断面露出的肝右静脉分支到达肝右静脉的主干，边显露其前壁、边向头侧进行离断。当肝中静脉引流 S6 段时，如果将肝断面露出的肝中静脉误认为肝右静脉的分支，肝断面会向右前叶移位。另外，肝右后下静脉比肝右静脉粗大的病例中，在足侧的肝断面不必显露出肝右静脉的分支。在肝脏离断之前，要通过术前 CT、肝静脉造影或者术中超声检查等掌握这些解剖结构。当肝离断到肝右静脉的根部时，沿着游离左半肝时标记的尾状叶右缘和右后叶的边界，从头侧到足侧进行肝离断，直到右后叶的胆管。接着，在尾状突和右后叶之间，从足侧切离到头侧，在右后叶 Glisson 鞘的左背侧与先前的肝断面相连。

　　在右后上支（B7）和下支（B6）的汇合部的下游（肝门侧）切断后叶胆管时，由于在肝实质离断后胆管、门静脉、肝动脉均处于充分剥离的状态，因此在预定部位切断后叶胆管即可。但在 B7 和 B6 的汇合部上游切断胆管时，需要慎重剥离胆管和肝动脉。肝动脉右后支在分出 S6 段分支（A6）后，多在 B6 和 P6 之间向头侧走行，如果剥离不充分，在切断胆管时，有将肝动脉 S7 段分支（A7）同时切断的风险，所以要充分注意。

四、扩大手术

（一）肝胰十二指肠同时切除

　　对于从肝门部广泛进展到胰管的所谓大范围胆管癌，为了根治性切除，需要同时切除肝胰十二指肠（hepatopancreatoduodenectomy，HPD）[32]。虽说是 HPD，但如果肝切除范围像 S4b 段＋S5 段那样小，其风险类似胰十二指肠切除，但通常需要采取的术式是风险最高的右侧肝（右半、右三肝）切除＋胰十二指肠切除。在日本名古屋大学医学中心 130 例针对胆管癌施行的 HPD 中，80 例是采用该术式。

HPD 通常按胰十二指肠切除→肝十二指肠韧带骨骼化→肝切除的顺序，即 "PD-first" 程序来进行，胰十二指肠切除和肝切除的方法与其单独的术式并无差异。

拟定只进行肝切除，但术中快速病理发现远端胆管断端阳性，往往需要追加切除胰腺段胆管。如果胆管断端仍然不是阴性，则需要决定是否进行胰十二指肠切除。笔者认为，在没有淋巴结转移等预后不良因素、肝功能良好的情况下，应积极追加胰十二指肠切除[33]。

（二）门静脉的切除、重建

胆管癌的肝切除，往往需要门静脉的切除和重建，故必须掌握相应的手术技术[34]，其成败很大程度上取决于术前的手术预案。下面阐述肝切除伴包括门静脉左右支分叉部在内的门静脉合并切除和重建。

1. 右肝切除伴门静脉切除、重建　楔形切除、重建适用于术前门静脉造影未见侵犯、术中首次发现轻度浸润的病例。血管钳置于门静脉主干和左支横行部，切除包括左、右分支在内的门静脉右支。缺损部由 5-0 或者 6-0 prolene 横向缝合关闭。纵向缝合关闭会造成门静脉狭窄，所以不应该进行。另外，血管钳侧向钳夹及楔形切除行横向缝合困难，因此，按照如前所述的将门静脉主干和左支横向部分开钳夹十分重要。

在环形切除中，为了方便助手持血管钳，应从助手侧进行水平钳夹。考虑到口径差，在门静脉主干与其垂直，在左支横行部稍倾斜地夹钳；考虑缝合时的边距，与钳子平行切断门静脉。吻合时采用 1 点缝合支持和腔内缝合法完成。用双头针（5-0 或者 6-0 prolene 线）在左、右两端各缝一根支撑线，左侧的支撑线结扎，右侧支撑线不结扎，这是为缝合时牵紧血管壁的临时支撑线。后壁的缝合从左到右，边距以及间距为 1mm 多一点，注意确保门静脉壁的全层缝合。前壁缝合采用连续外翻缝合法。前壁缝合结束后切断右侧支撑线，首先取下上游侧的阻断钳，使吻合部充分膨胀，再取下下游的阻断钳，而后缓慢地结扎。缝合时重要的是助手适当收紧线，稍稍保持一定的张力但又不能过紧。

门静脉的切除长度达 5～6cm 以上时，需要使用移植物重建门静脉。髂外静脉与门静脉的口径相近，且取材方便，适合做移植物。但是，由于约 1/4 的病例存在瓣膜，只能顺行性吻合。采用移植物进行重建时，首先进行近侧（上游）的吻合，然后用钳子在移植物远端（下游）钳夹，使其充分膨胀，调整移植物的长度后，再进行远端吻合。但当门静脉左支的断端与 UP 接近时，为容易操作也可以先吻合远端。

2. 左肝切除伴门静脉切除、重建　门静脉右支没有相当于门静脉左支横行部的部分，从肝外入路比较困难。此外，左肝切除时，设计门静脉切除、重建中极其重要的门静脉右支主干的长度也有很大的差异，从 2cm 以上到不存在右支主干（右后支独立分支型、三支分支型等）。因此，左肝切除合并门静脉切除、重建比从右肝切除困难，切除和重建的方法根据肿瘤的浸润范围和门静脉右支主干的情况综合评估判断。

在左半肝切除中，离断肝脏之后进入切断胆管的阶段，从右前叶的胆管开始充分剥离门静脉右前支。门静脉右前支走行在右前叶胆管的正后方，要小心剥离胆管的背侧面和门静脉的腹侧面。剥离结束后，切断右前叶的胆管，继而切断右后叶的胆管。接着，从门静脉右前支和后支向肝门方向剥离门静脉，尽可能剥离门静脉右支的非肿瘤浸润部位。通过以上操作，切下来的左肝和肝外胆管只通过肿瘤浸润的门静脉与右肝相连。另外，左三肝切除时，在切断右后叶胆管的部位（通常在后上支和后下支的汇合部稍偏肝门），胆管和肝动脉右后支的走行间有些距离，另外，由于门静脉右后支走行于右后叶胆管的近足侧，胆管和这些脉管的剥离不像右前叶 Glisson 系统那样困难。但是，在后上、后下的胆管支汇合部进一步向末梢侧切断肝内胆管时，与右前叶 Glisson 的处理一样，要极其小心剥离和操作。

若肿瘤浸润程度轻，行楔形切除。血管钳钳夹门静脉主干和门静脉右支，切除包括门静脉左、右分叉处的门静脉左支，缺损处横行缝合关闭。纵行缝合会引起门静脉狭窄，故不宜采取此方式缝合。若门静脉浸润范围较大时，对门静脉右支主干较短或者门静脉三分支型的病例，适合选用移植补片进行重建。从切取的容易程度、直径的大小等方面来看，移植物多采用大隐静脉。该静脉是表浅静脉，与门静脉相比管壁厚，缝合时稍有难度，但实际上不是什么大问题。通常取距离股静脉汇合部4～5cm的大隐静脉。取材后，镊子夹闭静脉的一端，另一端注入肝素盐水，给予一定的静水压使静脉膨胀一次后，便于后续缝合。之后，纵向切开静脉，修剪一端的一角，但不需要进行严格的修剪，稍微切除一角即可。血管钳阻断门静脉主干和右支，切断包括门静脉左、右支分叉处的门静脉左支。门静脉缺损部的上游端和移植物缝合后，再从后壁侧进行缝合。缝合完成3/4～4/5时，结合门静脉剩余缺损处的大小，将移植物的多余部分切掉。后壁缝合完成后，进行前壁的缝合。

左半肝切除中，门静脉主干较长或者切除左三肝的情况下，可通过环行切除、端端吻合进行重建，吻合方法和从右入路的情况是一样的。为了不使吻合后的门静脉发生弯曲，设计好再上血管钳是很重要的。门静脉的切除长度很长时，需要移植物。门静脉重建所需要的时间包括环状切除、端端吻合15分钟左右，移植物重建需要30～40分钟。另外，除了门静脉完全闭塞且侧支循环明显发达的情况，其他没有设置静脉旁路的必要。

3. 肝动脉切除、重建 在各种扩大切除手术中，最困难的是肝动脉的切除和重建（通常伴门静脉切除、重建）。日本名古屋大学医学中心对肝门部胆管癌行肝动脉切除、重建的第1例是在1994年10月进行的左半肝和尾状叶切除、切除肝总管背侧浸润的肝右动脉并端端吻合的病例。患者术后恢复良好，于第27天出院。这在如今看来是肝动脉切除和重建中最简单的术式，但当时手术时长925分钟，出血量3562ml，可见其艰难程度。第2例是3年后的1997年9月实施的，当时极其慎重地选择适应证。总之，到2000年为止只有5例，可以说在2000年以前是所谓的"黎明期"。自2001年，也就是跨入新世纪以后才积极地开展该手术。近10年以来，肝门部胆管癌切除中，约20%行肝动脉切除和重建。

2010年，笔者发表了连续50例肝门部胆管癌的肝切除＋肝动脉、门静脉同时切除重建的结果[35]。50例中49例是左侧肝切除（左半肝或左三肝切除）。多数病例可以端端吻合，但也有使用胃十二指肠动脉、胃左动脉旋转重建，或者必须采用大隐静脉、桡动脉做间置移植物重建。因技术问题无法进行动脉重建的病例，进行门静脉动脉化[36]，迄今有4例采用该方法，幸运的是所有病例均耐受手术。由于其安全性不能得到保证，对大范围肝切除的门静脉动脉化是"最后的选择"（desperate option）。这50例中，手术相关死亡1例（2%），5年生存率为30.3%，治愈性切除（R0、M0，$n=30$）的5年生存率为40.7%，治疗效果非常良好。当初开展这个手术的时，抱着"切除则达到无残存肿瘤、改善QOL，除此之外，如果有几例患者生存期超过3年，这个手术就有意义"这样的期待。但是，5年生存率达30%这样的成绩，虽劣于不切除脉管的病例，但明显优于非切除病例，远超出了预想。迄今对150例肝门部胆管癌的病例进行了肝动脉切除、重建，10年生存的已有4例。该结果表明，即便肿瘤高度进展已浸润到动脉（＋门静脉），也终究是"局部"的问题，选择合适的病例进行手术可以获得完全根治，为此外科在此领域有很大作为。

4. 左三区、尾状叶切除，同时切除重建肝动脉、门静脉 作为扩大手术的具体例子，尤其对高难度的左三区、尾状叶切除，同时切除重建肝动脉、门静脉加以阐述。

1）肝左三区切除的重要解剖学事项：肝右动脉后支通常走行在门静脉右前支的腹侧和足侧，但约20%病例发现肝右动脉后支或其一部分（A7）走行在门静脉前支的头侧和背侧，或者混合型[9]。对左肝切除，无论有无动脉切除重建，通过术前图像掌握肝动脉右后支和门静脉的相对位置关系，对于避免术中误认和损伤至关重要。

以往认为，肝右静脉走行在肝右前、后叶之间，肝右静脉的全长可显露于离断面。但有报道称，肝右静脉不一定在右前、后叶之间走行，肝右静脉横跨在肝断面显露的病例仅占总体的55%[10]。肝右下静脉发达或者肝中静脉发达的病例中，肝右静脉引流一部分右后下区（S6），其腹侧也存在一部分右后叶组织。

2）手术操作过程

（1）开腹，腹主动脉周围淋巴结活检：倒 L 形切开开腹，检查有无肿瘤播散、肝转移等不能切除的因素。Kocher 切口游离后取腹主动脉周围淋巴结，送快速病理。

（2）确认远端的脉管：切开 Rouviere 沟的浆膜，确认肝右动脉后支和门静脉后支未受累（图 66-2-5）。在前述的南绕型的情况下可确认该动脉，但在北绕型的情况下会有问题。如果能够确认肝右动脉远端未受累，可暂且牵引悬吊右后支的根部，但如果肿瘤浸润超过了前后支的分叉部，则确认无法手术。

（3）肝十二指肠韧带的清扫：在结扎十二指肠上动脉静脉的同时，切开肝十二指肠韧带和十二指肠之间的浆膜。从胃壁处切断胃右动脉，切开小网膜。向足侧牵引十二指肠，一边清扫第 8a、12a 组淋巴结，一边显露胃十二指肠动脉、肝动脉、肝固有动脉。胃右动脉从根部再次结扎切断。神经丛通常是从肝总动脉的末梢侧向下游清扫。从胰头背侧清扫第 13a 组淋巴结的同时，悬

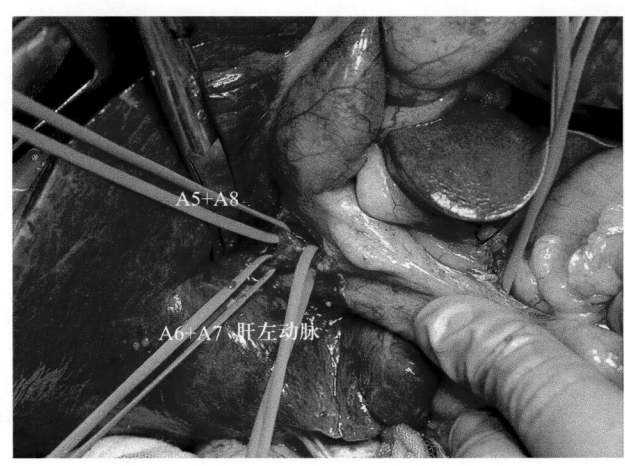

图 66-2-5　浸润部位末侧脉管的悬吊

切开 Rouviere 沟部的浆膜，分别悬吊肝右动脉及相应的右前、右后分支。此处因为视野不良，未能悬吊门静脉右后支。

吊、切断胰腺上缘的胆总管（图 66-2-6）。取下游胆管断端送快速病理诊断。肝侧胆总管插入 6F 的 PTBD 管作为术中胆道引流。十二指肠侧的胆管断端以 4-0 PDS 连续缝合关闭。接着在胆管背侧剥离悬吊门静脉，清扫第 12p、8p 组淋巴结。

一边将胆管向腹侧牵起，一边尽可能地向头侧剥离肝固有动脉和门静脉主干。将先前 Rouviere 沟内分离显露的肝动脉及门静脉尽可能地向中枢侧剥离（图 66-2-7）。

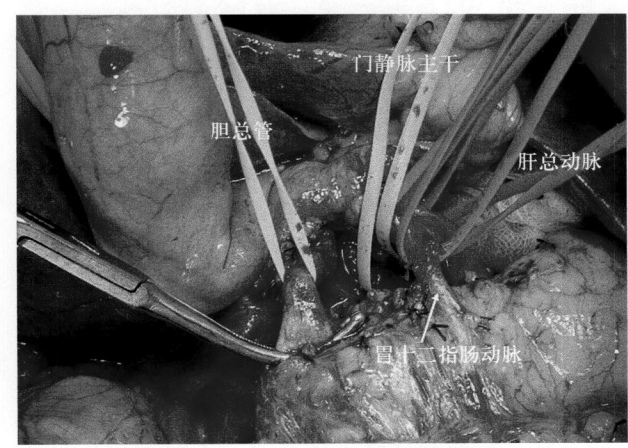

图 66-2-6　肝十二指肠韧带的廓清-1

在胰腺上缘的分离结束。在胰腺上缘切断胆总管。

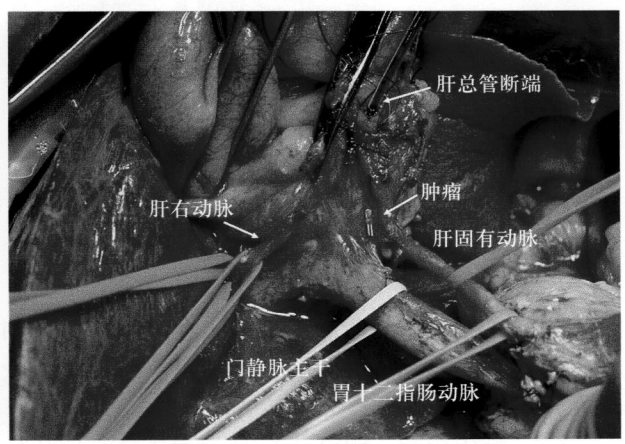

图 66-2-7　肝十二指肠韧带的廓清-2

在脉管受累的上游及下游分离悬吊肝动脉和门静脉。

（4）肝的游离：游离左肝后，从下腔静脉开始处理尾状叶。识别 Arantius 管的头侧并切断。从足侧、左侧将尾状叶与下腔静脉分离，依次结扎切断肝短静脉。分离至下腔静脉右缘便可完全游离尾状叶。悬吊肝左、肝中静脉（图 66-2-8）。如果之前做了肝门静脉管的离断，在此可以切断肝静脉，如果

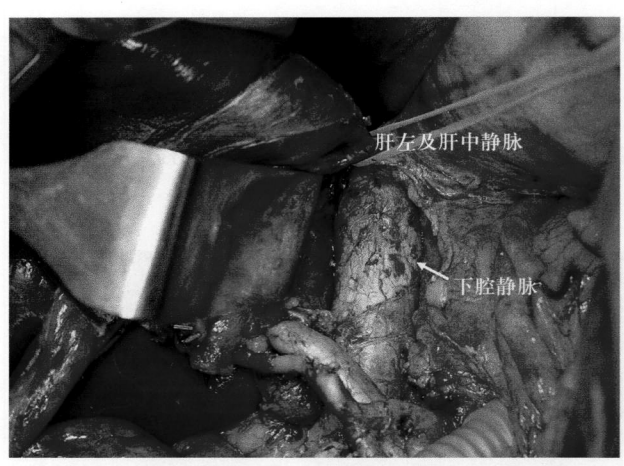

图 66-2-8　尾状叶的游离
处理完肝段静脉后，尾状叶完全游离。分离悬吊肝左与肝中静脉的共干。

能成为术后难治性胆瘘的原因。

　　在肝门处理过程中，浸润部远端的脉管无法悬吊的时候，可以通过离断能充分打开肝门，视野良好，可以分别进行确认（图 66-2-9，图 66-2-10）。

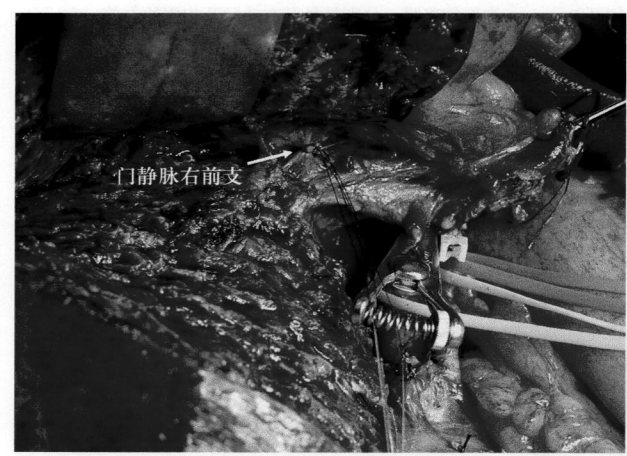

图 66-2-9　肝实质离断-1
随着肝实质离断的进行，肝门部视野变好，结扎切断门静脉右前支。

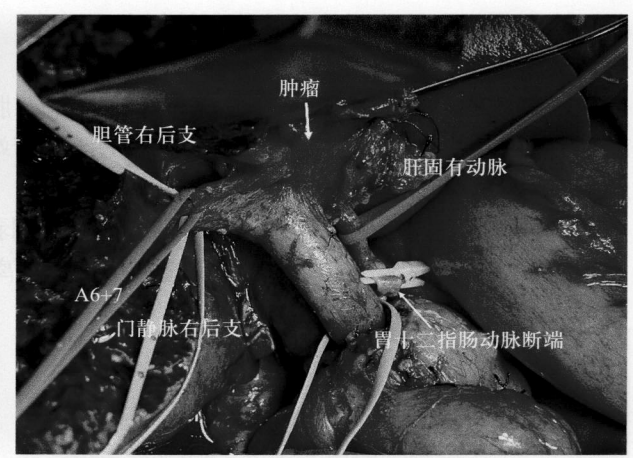

图 66-2-10：肝实质离断-2
肝实质离断接近结束，分离悬吊右后支胆管；
标本仅仅通过门静脉和肝动脉与右后叶相连。

还有血流在此不能切断肝静脉。

　　（5）肝脏的离断：此时尽管由于肿瘤浸润不能处理动脉及门静脉，如果术前进行了合适的门静脉栓塞，只要阻断肝固有动脉，右前后叶之间会出现分界线。沿着分界线，从足侧开始向 Rouviere 沟的腹侧离断肝脏。断肝时，如前所述，通过术前影像掌握肝右静脉的走行很重要。对于肝右静脉全长显露的病例，沿着离断过程中出现的静脉进行离断。对于肝右静脉不能显露的病例，则依靠分界线进行离断。另外需要注意的是，肝断面有时会出现肝中静脉和肝右后下静脉的分支。另外，在头侧 S8c 段（右前上背侧区域）分支越过肝右静脉向背侧延伸，从肝右静脉到右侧头侧，肝断面向背侧凹入。如果保留这个区域的话，可

　　当肝离断到肝右静脉根部时，在尾状叶右缘和右后叶之间，从头侧向足侧切断右后叶的胆管。两者之间没有明确的标记，为方便起见，将下腔静脉的右缘作为大致目标。接着，将该断面与足侧切开的肝断面相连续。

　　（6）胆管切断：因肿瘤侵犯而不能处理切除侧的肝动脉（保留肝动脉血流）时，在浸润部位近端和远端切断肝动脉后，切断肝中静脉和肝左静脉，可抑制淤血导致的切除侧的出血。接着离断胆管、门静脉，取出标本（图 66-2-11）。

　　（7）血管重建：摘除标本后立即重建门静脉。后壁以腔内缝合技术（intraluminal technique）、前壁以连续缝合技术（over and over technique）采用 5-0 prolene 端端缝合。在日本名古屋大学医学中心由整形外科医生在显微镜下进行肝动脉重建（图 66-2-12）。重建完成后，用超声确认肝内血流恢复。

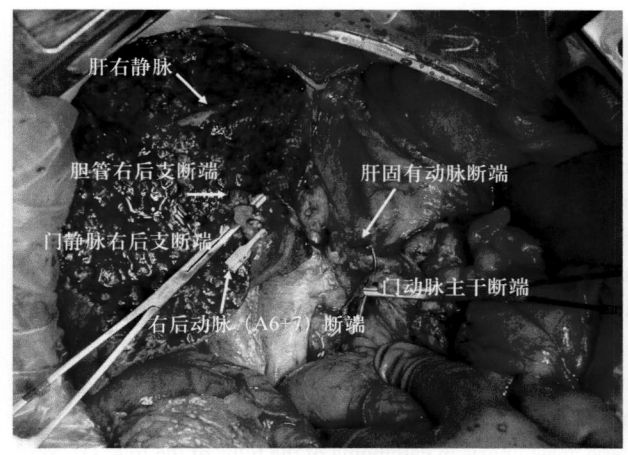

图 66-2-11　肝切除完成

胆管右后支断端为 1 个开口。

受累部位远端的门静脉右支及肝右动脉已切断。

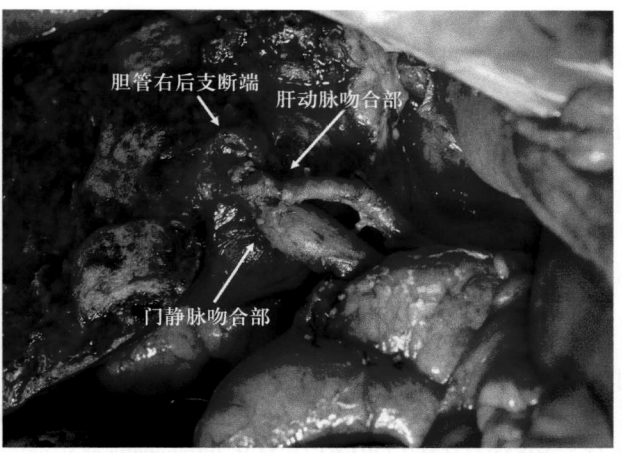

图 66-2-12　肝动脉及门静脉重建完成

门静脉端端吻合；利用胃十二指肠动脉旋转后与肝右动脉吻合。

（8）胆道重建：空肠经过胃后结肠后通路向上提，应用 5-0 PDS 间断缝合。与其他术式相比，左三肝切除后的视野较好。留置 6F PTBD 管作为外引流管。

（梛野正人，著　项灿宏，译）

参 考 文 献

［1］ NAGINO M, KAMIYA J, NISHIO H, et al. Two hundred forty consecutive portal vein embolizations before extended hepatectomy for biliary cancer [J]. Ann Surg, 2006, 243 (3): 364-372.

［2］ HWANG S, LEE S G, KO G Y, et al. Sequential preoperative ipsilateral hepatic vein embolization after portal vein embolization to induce future liver regeneration in patients with hepatobiliary malignancy [J]. Ann Surg, 2009, 249 (4): 608-616.

［3］ SCHNITZBAUER A A, LANG S A, GOESSMANN H, et al. Right portal vein ligation combined with in situ splitting indices rapid left lateral liver lobe hypertrophy enabling 2-staged extended right hepatic resection in small-for-size settings [J]. Ann Surg, 2012, 255 (3): 405-414.

［4］ COUINAUD C. Lobes et segments hepatiques [J]. Press Med, 1954, 62: 709-712.

［5］ KAMIYA J, NIMURA Y, HAYAKAWA N, et al. Preoperative cholangiography of the caudate lobe: surgical anatomy and staging for biliary carcinoma [J]. J Hepatobiliary Pancreat Surg, 1994, 1: 385-389.

［6］ OZDEN I, KAMIYA J, NAGINO M, et al. Clinicoanatomical study on the infraportal bile ducts of segment 3 [J]. World J Surg, 2002, 26 (12): 1441-1445.

［7］ OHKUBO M, NAGINO M, KAMIYA J, et al. Surgical anatomy of the bile ducts at the hepatic hilum as applied to living donor liver transplantation [J]. Ann Surg, 2004, 239 (1): 82-86.

［8］ SUGIURA T, NAGINO M, KAMIYA J, et al. Infraportal bile duct of the caudate lobe: a troublesome anatomic variation in right-sided hepatectomy for perihilar cholangiocarcinoma [J]. Ann Surg, 2007, 246 (5): 794-798.

［9］ YOSHIOKA Y, EBATA T, YOKOYAMA Y, et al. Supraportal right posterior hepatic artery: an anatomic trap in hepatobiliary and transplant surgery [J]. World J Surg, 2011, 35 (6): 1340-1344.

［10］ SATO F, IGAMI T, EBATA T, et al. A study of the right intersectional plane of the liver based on virtual left hepatic trisectionectomy [J]. World J Surg, 2014, 38 (12): 3181-3185.

［11］ WATANABE N, EBATA T, YOKOYAMA Y, et al. Anatomic features of independent right posterior portal vein variants: implication for left hepatic trisectionectomy [J]. Surgery, 2017, 161 (2): 347-354.

［12］ NAGINO M, NIMURA Y, KAMIYA J, et al. Preoperative management of hilar cholangiocarcinoma [J]. J Hepatobiliary

Pancreat Surg, 1995, 2 (1): 215-223.

[13] KAMIYA S, NAGINO M, KANAZAWA H, et al. The value of bile replacement during external biliary drainage: an analysis of intestinal permeability, integrity, and microflora [J]. Ann Surg, 2004, 239 (4): 510-517.

[14] SUGAWARA G, NAGINO M, NISHIO H, et al. Perioperative synbiotic treatment to prevent postoperative infectious complications in biliary cancer surgery: a randomized controlled trial [J]. Ann Surg, 2006, 244 (5): 706-714.

[15] WATANABE S, YOKOYAMA Y, ODA K, et al. Choleretic effect of inchinkoto, a herbal medicine, on livers of patients with biliary obstruction due to bile duct carcinoma [J]. World J Surg, 2009, 39 (3): 247-255.

[16] KAWASHIMA H, ITOH A, OHNO E, et al. Preoperative endoscopic nasobiliary drainage in 164 consecutive patients with suspected perihilar cholangiocarcinoma: a retrospective study of efficacy and risk factors related to complications [J]. Ann Surg, 2013, 257 (1): 121-127.

[17] SUGAWARA G, YOKOYAMA Y, EBATA T, et al. Duration of antimicrobial prophylaxis in patients undergoing major hepatectomy with extrahepatic bile duct resection: a randomized controlled trial [J]. Ann Surg, 2018, 267 (1): 142-148.

[18] BISMUTH H, CORLETTE M B. Intrahepatic cholangioenteric anastomosis in carcinoma of the hilus of the liver [J]. Surg Gynecol Obstet, 1975, 140 (2): 170-176.

[19] BISMUTH H, NAKACHE R, DIAMOND T. Management strategies in resection for hilar cholangiocarcinoma [J]. Ann Surg, 1992, 215 (1): 31-38.

[20] NEUHAUS P, JONAS S, BECHSTEIN W O, et al. Extended resections for hilar cholangiocarcinoma [J]. Ann Surg, 1999, 230 (6): 808-819.

[21] KONDO S, HIRANO S, AMBO Y, et al. Forty consecutive resections of hilar cholangiocarcinoma with no postoperative mortality and no positive ductal margins: results of a prospective study [J]. Ann Surg, 2004, 240 (1): 95-101.

[22] CAPUSSOTTI L, MURATORE A, POLASTRI R, et al. Liver resection for hilar cholangiocarcinoma: in hospital mortality and longterm survival [J]. J Am Coll Surg, 2002, 195 (5): 641-647.

[23] KAWASAKI S, IMAMURA H, KOBAYASHI A, et al. Results of surgical resection for patients with hilar bile duct cancer: application of extended hepatectomy after biliary drainage and hemihepatic portal vein embolization [J]. Ann Surg, 2003, 238 (1): 84-92.

[24] SEYAMA Y, KUBOTA K, SANO K, et al. Long-term outcome pf extended hemihepatectomy for hilar bile duct cancer with no mortality and high survival rate [J]. Ann Surg, 2003, 238 (1): 73-83.

[25] IKEYAMA T, NAGINO M, ODA K, et al. Surgical approach to Bismuth I and II hilar cholangiocarcinoma: Audit of 54 consecutive cases [J]. Ann Surg, 2007, 246 (6): 1052-1057.

[26] IGAMI T, NAGINO M, ODA K, et al. Clinicopathological study of cholangiocarcinoma with superficial spread [J]. Ann Surg, 2009, 249 (2): 2296-2302.

[27] EBATA T, MIZUNO T, YOKOYAMA Y, et al. Surgical resection for Bismuth type IV perihilar cholangiocarcinoma [J]. Br J Surg, 2018, 105 (7): 829-838.

[28] EBATA T, KOSUGE T, HIRANO S, et al. Proposal to modify the International Union Against Cancer staging system for perihilar cholangiocarcinoma [J]. Br J Surg, 2014, 101 (1): 79-88.

[29] NAGINO M, KAMIYA J, ARAI T, et al. "Anatomic" right hepatic trisectionectomy (extended right hepatectomy) with caudate lobectomy for hilar cholangiocarcinoma [J]. Ann Surg, 2006, 243 (1): 28-32.

[30] MATSUMOTO N, EBATA T, YOKOYAMA Y, et al. Role of anatomic right hepatic trisectionectomy for perihilar cholangiocarcinoma [J]. Br J Surg, 2014, 101 (3): 261-268.

[31] NATSUME S, EBATA T, YOKOYAMA Y, et al. Clinical significance of left trisectionectomy for perihilar cholangio-carcinoma: an appraisal and comparison with left hepatectomy [J]. Ann Surg, 2012, 255 (4): 754-762.

[32] EBATA T, YOKOYAMA Y, IGAMI T, et al. Hepatopancreatoduodenectomy for cholangiocarcinoma: a single-center review of 85 consecutive patients [J]. Ann Surg, 2012, 256 (2): 297-305.

[33] OTSUKA S, EBATA T, YOKOYAMA Y, et al. Clinical value of additional resection of a margin-positive distal bile duct in perihilar cholangiocarcinoma [J]. Br J Surg, 2019, 106 (6): 774-782.

[34] EBATA T, NAGINO M, KAMIYA J, et al. Hepatectomy with portal vein resection for hilar cholangiocarcinoma: an audit 52 consecutive cases [J]. Ann Surg, 2003, 238 (5): 720-727.

[35] NAGINO M, NIMURA Y, NISHIO H, et al. Hepatectomy with simultaneous resection of the portal vein and hepatic artery

for advanced perihilar cholangiocarcinoma: an audit of 50 consecutive cases [J]. Ann Surg, 2010, 252 (1): 115-123.

［36］ ISEKI J, NOIE T, TOUYAMA K, et al. Mesenteric arterioportal shunt after hepatic artery interruption [J]. Surgery, 1998, 123 (1): 58-66.

第 3 节　围肝门切除与选择性肝段切除根治肝门部胆管癌

肝门部胆管癌由于肿瘤位置深在、解剖关系复杂且轴向和垂直方向判断肿瘤的进展范围尚存在不确定性，常需要联合肝大部切除以达到肿瘤根治性切除的目的[1-2]。联合半肝切除甚至肝三区切除需要牺牲多量无辜的功能性肝实质，增加手术创伤侵袭和肝衰竭的风险，有必要用精准外科的理念和技术优化这种复杂胆管疾病的手术方式[3]。近年来，国内外专家开始探索肝门部胆管癌的保守性根治手术方式，在彻底清除肿瘤的同时，尽可能地保留功能性肝实质和减少手术创伤侵袭，在达到根治性切除的同时避免牺牲多量无辜的肝实质。目前已报道手术方式种类较多，但尚缺乏统一规范和循证评价[4]。根据胆管肿瘤浸润转移的特点和肝门区脉管的解剖学特征，笔者团队设计了节约肝实质的肝门部胆管癌根治性切除新的手术方式，即以围肝门切除（perihilar resection，PHR）为本的肝门部胆管癌治愈性切除。

一、手术原理

手术切除是唯一能治愈肝门部胆管癌的手段。设计肝门部胆管癌根治性切除术的依据是肿瘤的生物学特性以及在肝胆系统三维图像上确定肿瘤的浸润范围。胆管癌的浸润包括沿胆管树的纵向扩展和垂直胆管树的辐向扩展[5]。纵向扩展方式包括黏膜下浸润和浅层扩展，前者多见于浸润型胆管癌，后者多见于乳头型和结节型胆管癌。显微镜下胆管癌纵向扩展的病理学边界，即侵袭性前沿，多超过大体和胆道镜下所见的肿瘤边缘[6]。手术时胆管切缘必须距离肿瘤前缘一定距离并经快速冷冻切片病理学检查才能确保无瘤前缘。胆管癌辐向扩展累及肝十二指肠韧带内淋巴结和神经组织及与胆管邻近的肝动脉和门静脉。对韧带内的血管进行骨骼化处理，以清除血管周围组织是治愈性手术的标准操作。由于肿瘤位于肝门部胆管，汇入肝门区肝管的肝尾状叶胆管支极易受累及[7]。尽管胆管癌的浸润是以沿 Glisson 系统的鞘内浸润为主要途径，穿越肝门板浸润邻近肝实质的深度有限，但位于肝门板周围的肝实质仍有受肿瘤浸润的可能。因此，有必要切除肝尾状叶及肝门板周围的薄层肝实质，以清除浸润肝门区肝实质的肿瘤。

肝门部胆管癌治愈性切除的基本内容应包括肝门区胆管和肝外胆管的切除、肝尾状叶及肝门板周围肝实质切除、区域淋巴结和神经组织的廓清及受累门静脉和肝动脉切除重建，笔者团队将其命名为PHR。远端胆管的切除线设定在胰腺上缘以追求切缘最大化。江端（Ebata）等[8]的研究结果显示：距离肿瘤前缘的黏膜下浸润≤10mm，96% 的患者该距离≤5mm。笔者团队结合自身的临床实践经验，将近端切缘的距离设定在距离肿瘤前缘≥5mm。根据肝门部胆管癌有限浸润肝实质的病理学特点，将肝门板周围肝实质的切除范围设定在肝门板周围 1.5cm。肝门部胆管癌易于发生区域淋巴结转移，根治切除内容除肝十二指肠韧带内淋巴结（第 12 组）外，还应包含肝总动脉淋巴结（第 8a、8p 组）和胰头上后部淋巴结（第 13a 组）。

（一）单纯 PHR 根治 Bismuth Ⅰ 型和Ⅱ型肝门部胆管癌

广濑（Hirose）等[9]的研究结果发现，左右肝管汇合部至左侧或右侧二级分支的距离分别为（14.9±5.7）mm 和（14.1±5.7）mm。据此可以判断对 Bismuth Ⅰ 型或Ⅱ型肝门部胆管癌，单纯 PHR 可以获得 R0 切除。以 PHR 为基础，可将近端胆管切缘推进至段肝管和亚段肝管水平。左外侧和右后侧肝管的切除分别受门静脉左支和右前支的阻挡，可通过解剖游离门静脉左支矢状部或门静脉右前支和右后支，进而在其背侧将切缘扩展至 3 级甚至 4 级肝内胆管。具体手术操作要点：

（1）在左侧切断部分门静脉 P4a 支后，将门静脉矢状部完全游离后向左前侧牵引，显露走行于其背侧的左肝管，将左侧的胆管离断点达到 B4、B2 及 B3 肝内胆管的根部。

（2）在右侧通过离断右前胆管后，游离门静脉右支及右前、右后支并将其向右前侧牵引，在其背部将右后肝管的离断点推进至 B6 及 B7 肝内胆管水平，从而突破了先前认为的左右胆管切除的极限点 U 点及 P 点，实现侧叶肝管切缘的最大化[10]。

（二）PHR＋选择性肝段切除根治 Bismuth Ⅲ、Ⅳ 型肝门部胆管癌

Bismuth Ⅲ 型、Ⅳ 型肝门部胆管癌的肿瘤已经累及左侧或右侧胆管的二级分支，先前多需要联合半肝切除或三肝切除，但此类患者多伴有重度梗阻性黄疸，行大范围肝切除通常导致较高的并发症发生率和死亡率[11]，因而多需要在术前采用胆道引流和选择性门静脉支栓塞（selective portal vein embolization，sPVE）等一系列预处理，以增强预留肝脏的功能，提高手术的安全性[12-13]。实施胆道引流和 sPVE 等预处理的代价是手术时间的推延、等待期肿瘤进展的风险，同时上述操作本身也可能并发相关并发症。对于 Bismuth Ⅲ b 型肝门部胆管癌患者，左右肝管汇合部及肝 S4 段根部胆管受累，且肿瘤距离 B2 及 B3 肝内胆管的汇合部尚有一定的距离，故采用"PHR＋肝 S4 段切除"代替常规理念和方法即"扩大左半肝切除"，节约肝实质达 19%。与针对肝细胞癌的肝 S4 段切除不同，术中通过 PHR 和肝 S4 段切除将左、右两侧肝内胆管的离断点推进到了段胆管水平。

对于 Bismuth Ⅲ a 型肝门部胆管癌患者，肿瘤累及右前肝管，故在 PHR 的基础上选择了联合肝 S5 段、S8 段切除代替了以往常用的"扩大右半肝切除术"，节约肝实质达 22%。其操作的关键是切除肝 S5 段、S8 段和肝尾状叶后，在门静脉右后支的背侧分离右后肝管，获得 B6、B7 肝内胆管切缘的最大化；同时切除肝 S4b 段围肝门区肝实质后，获得 B4、B2、B3 肝内胆管切缘的最大化切除。

以往 Bismuth Ⅳ 型肝门部胆管癌被认为是不可切除的类型，现通过行胆道引流及 sPVE 等预处理后可行肝左三区切除。Bismuth Ⅳ 型肝门部胆管癌患者，由于肝 S4 段、S5 段、S8 段肝内胆管被肿瘤侵及，故选择 PHR 联合肝 S4 段、S5 段、S8 段切除作为代替，节约肝实质量达 30%，使原先不可切除变成即期可切除，无须术前预处理。该手术方式在切除肝 S4 段、S5 段、S8 段的肝中央区域后，显露和切除 U 点和 P 点近端肝内胆管的解剖学屏障得以去除，即在左侧容易分离至 B2 和 B3 肝内胆管汇合部的近端，在右侧易于分离至 B6 及 B7 肝内胆管。其技术上的要点：

（1）两个肝断面的离断需要有效地控制断面出血及选择合适的阻断方法，笔者常规采用低中心静脉压联合持续阻断门静脉血流的方法。

（2）充分解剖门静脉左支矢状部和右后支，最大化地获取两侧肝叶的近端肝管切缘。

（三）Bismuth 分型的优化

肿瘤在胆管树纵向进展是判断可切除性和选择适当手术方式的重要依据。沿用的 Bismuth 分型将肿瘤在胆管树纵向扩展的范围设定在肝总管至左、右二级肝管即肝叶胆管的水平。Bismuth Ⅱ 型累及左右肝管汇合部，但没有累及左右肝管的二级分支；Bismuth Ⅲ a 型累及右侧的二级分支，即右前及右后肝管的汇合部，Bismuth Ⅲ b 型累及左侧的二级分支，即左内叶胆管（B4）与左肝管的汇合部；Bismuth Ⅳ 型累及双侧肝管二级分支。随着影像学和手术技术的进步，胆道外科已经进入"段"时代，在段水平对肿瘤转移评估和精准干预已成为可能，故有必要在段胆管水平对 Bismuth 分型加以补充和修正，以提升外科决策和手术方式选择的精准性（表 66-3-1）。

肝门部胆管癌精准分型评估和手术设计是建立在现代影像技术的基础上。需要综合应用 CT、MRCP 和胆道造影等多元影像检查结果，精确判定肿瘤在胆管树纵向和辐向扩展范围。肿瘤纵向扩展范围要精

确判定到三级分支即段肝管水平，辐向扩展要明确伴行血管是否受累及受累范围。采用计算机辅助手术规划系统，基于薄层 CT 数据，对肝内脉管结构和病灶进行三维重建和立体几何测量，有助于个体化精确评估围肝门区脉管的立体解剖构筑、肿瘤浸润范围及其与脉管结构的立体几何关系[14]。将肿瘤浸润范围精确标定在真实再现的个体肝脏 3D 构象中，对于准确判断肿瘤可切除性和精密手术规划具有重要价值。

表 66-3-1　肝门部胆管癌 Bismuth 分型的优化

Bismuth 分型	肿瘤沿胆管树纵向扩展	手术方式
Ⅰ 型	肝总管，未累及左右肝管汇合部	围肝门切除
Ⅱ 型	左右肝管汇合部，未累及左右二级肝管	围肝门切除
Ⅲ 型	左右肝管汇合部及一侧二级或二级以上肝管	
Ⅲ a 型	B5、B8 胆管	围肝门切除＋肝 S5 段、S8 段切除术
Ⅲ b 型	B4 胆管	围肝门切除＋肝 S4 段切除术
Ⅲ c 型	B5、B6、B7、B8 胆管	围肝门切除＋肝 S5 段、S6 段、S7 段、S8 段切除术
Ⅲ d 型	B2、B3、B4 胆管	围肝门切除＋肝 S2 段、S3 段、S4 段切除术
Ⅳ型	左右肝管汇合部及双侧二级肝管	
Ⅳ a 型	B4、B5、B8 胆管	围肝门切除＋肝 S4 段、S5 段、S8 段切除术
Ⅳ b 型	B4、B5、B6、B7、B8 胆管	围肝门切除＋肝 S4 段、S5 段、S6 段、S7 段、S8 段切除术
Ⅳ c 型	B2、B3、B4、B5、B8 胆管	围肝门切除＋肝 S2 段、S3 段、S4 段、S5 段、S8 段切除术
Ⅴ 型	双侧三级胆管	姑息治疗或肝移植

二、手术程序

患者采用全身麻醉，取右季肋区反 L 形切口。探查腹腔内有无腹腔积液、盆腔及肠系膜根部有无转移结节、肝门区及肝十二指肠韧带的受累范围和肝脏表面有无转移灶。术中超声检查确认肝内有无转移灶和主要血管的走行。行 Kocher 切口游离十二指肠降部，切取第 16b1 组和第 13a 组淋巴结送快速冷冻切片病理学检查。

（1）肝十二指肠韧带及肝门区骨骼化：分离悬吊肝总动脉、肝固有动脉，进一步分离肝右动脉将右前及右后动脉分别悬吊，分离肝左动脉及肝中动脉至入肝处。在胰腺上缘切断胆总管，远端送快速冷冻切片病理学检查结果为阴性，予以缝合关闭；近端结扎后上提。游离胆囊床，将胆囊与胆总管一并向头侧牵起。分离悬吊门静脉主干及左右支，游离门静脉左支矢状部，切断门静脉向肝尾状叶的分支，显露右前支及右后支的分叉部。

（2）肝脏的游离：切开镰状韧带、冠状韧带、三角韧带及肝胃韧带，从左侧游离肝脏与下腔静脉的间隙至显露出肝右后下静脉，切断其间的肝短静脉支。

（3）Bismuth Ⅱ 型肝门部胆管癌患者行单独 PHR＋胆管 - 空肠 Roux-en-Y 吻合术（图 66-3-1）：距离肝门板腹侧 1.5cm 设定离断线，向左至矢状部右侧缘后改朝向 Arantius 管方向，向右至右前、右后肝管的分叉部位并与尾状突和右后叶的分界线相连，后者通过穿刺右后叶门静脉支注入亚甲蓝染色确定其切除线（图 66-3-2A）。从左侧开始沿 Arantius 管上缘离断肝实质，将门静脉矢状部向左前方悬吊牵引，在门静脉背侧分离切断 B4、B2、B3 肝内胆管（图 66-3-2B）；头侧沿着肝中静脉分支的背侧扩展离断面；右侧转向下腔静脉右侧缘，切断右前及右后肝内胆管（图 66-3-2C）。左右两侧的断面汇合，一并切除肝外胆管、区域淋巴结及神经组织、肝门区肝实质及全部肝尾状叶。胆管 - 空肠 Roux-en-Y 吻合：将右前肝内胆管与右后肝内胆管缝合成形为 1 个开口，B2、B3、B4 肝内胆管整形成为 1 个开口，行胆管 - 空肠 Roux-en-Y 吻合，先吻合较深的右侧肝内胆管，再吻合较浅的左侧肝内胆管。

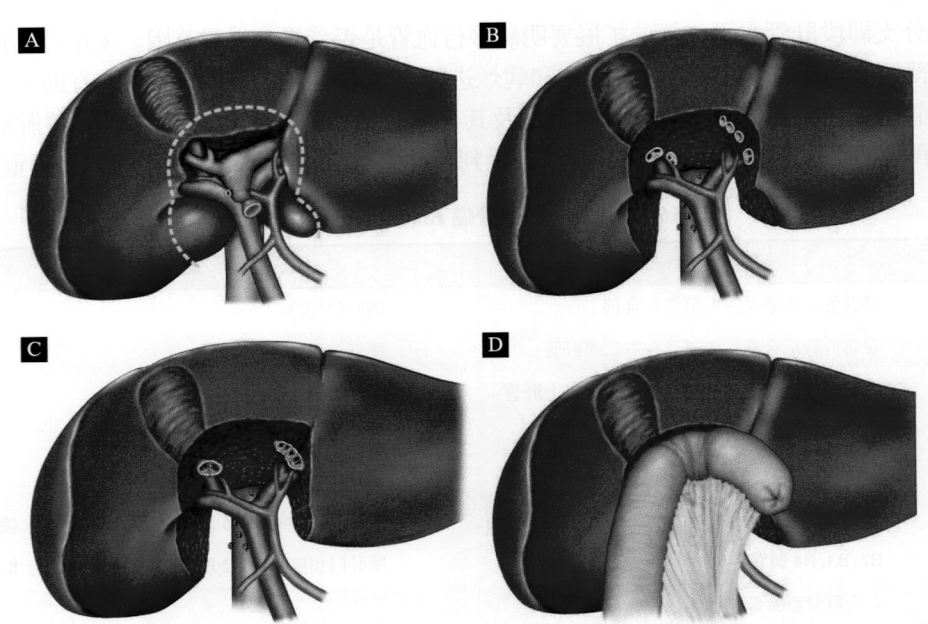

图 66-3-1　Bismuth Ⅱ型肝门部胆管癌行单独围肝门切除＋胆管 - 空肠 Roux-en-Y 吻合术示意图

A. 围肝门切除范围；B. 围肝门切除完成后；C. 围肝门切除胆管成形；D. 围肝门切除后胆管-空肠 Roux-en-Y 吻合。

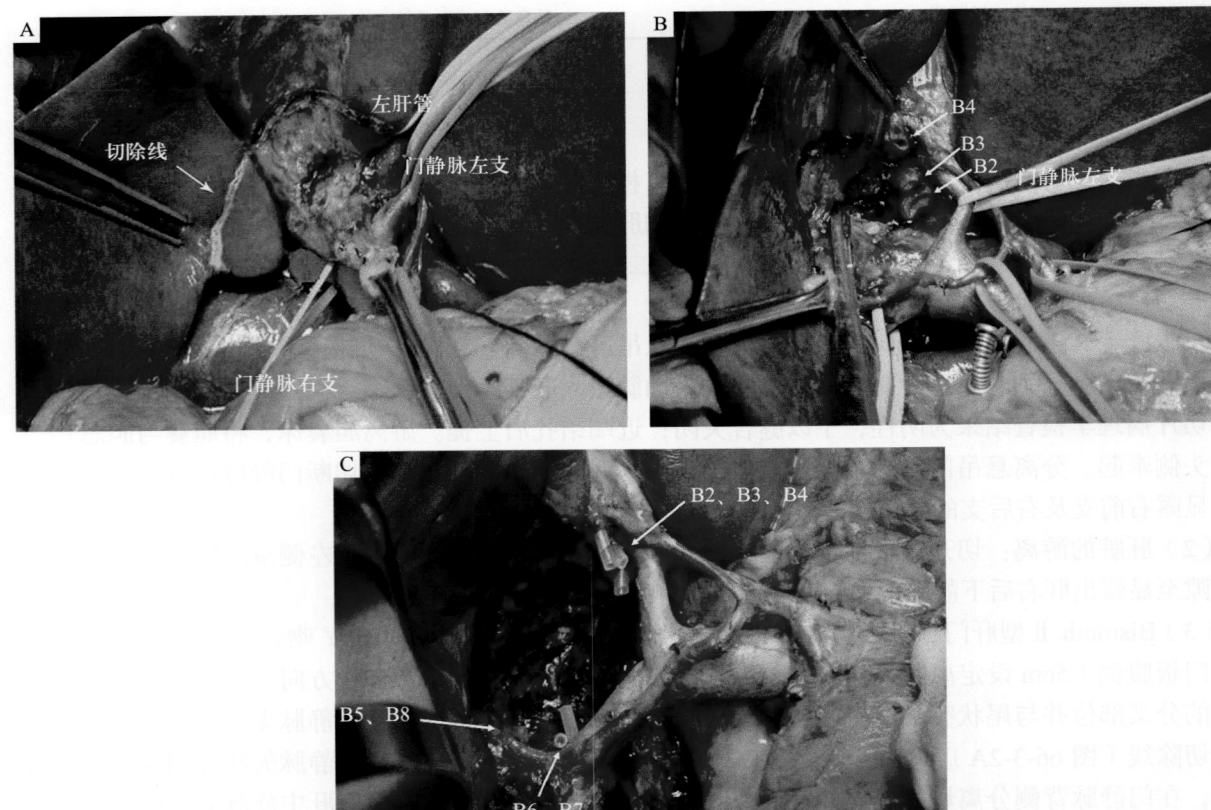

图 66-3-2　Bismuth Ⅱ型肝门部胆管癌行单独围肝门切除＋胆管-空肠 Roux-en-Y 吻合术

A. 肝十二指肠韧带的廓清和切除线的设定；B. 围肝门切除左侧肝管，B2、B3、B4 分别为肝 S2 段、S3 段、S4 段肝内胆管的断端；

C. 围肝门切除右侧肝管，B2、B3、B4、B5、B6、B7、B8 分别为肝 S2 段、S3 段、S4 段、S5 段、S6 段、S7 段、S8 段肝内胆管的断端。

（4）Bismuth Ⅲ b 型肝门部胆管癌患者行 PHR＋肝 S4 段切除＋胆管 - 空肠 Roux - en - Y 吻合术：动脉与胆管的处理同前，但需要切断肝中动脉。从右向左逐支分离切断发向肝 S1 段的分支后，切断发向肝 S4 段的门静脉 P4a 及 P4b 支（图 66-3-3A）。游离门静脉矢状部，切断发向背侧的分支后显露左肝管（图 66-3-3B）。分离门静脉右支，将右前支及右后支分别予以悬吊。在左侧沿着镰状韧带左侧缘切开肝实质，在矢状部背侧距 B2、B3 肝内胆管汇合部近端 1.0cm 处切断左肝管，断面可见 B2 及 B3 肝内胆管两个开口。在右侧沿着左、右半肝的缺血线离断肝实质，近肝门区调整肝实质的离断面，切除距离肝门板 1.5cm 的 S5 段和 S6 段肝实质，显露右前肝管后进一步向末梢侧游离门静脉右前支，及其腹侧的肝动脉右前支至肝 S5 段和 S8 段门静脉分支，即 P5 及 P8 的交界处。在 B5、B8 肝内胆管近端切断右前肝管，断面为 4 个开口。进一步游离门静脉右前支及右后支，将两者的汇合部向右下侧牵拉，在门静脉右后支、右前支背侧显露 B6、B7 肝内胆管的汇合部，并在汇合部近端离断右后肝管（图 66-3-3C、图 66-3-3D）。分别以静脉韧带、3 支主肝静脉的下壁为界面，离断肝尾状叶与肝 S2 段、S3 段及右半肝间的肝实质，将肝 S4 段连同肝 S1 段、肝外胆管及廓清的肝门组织一

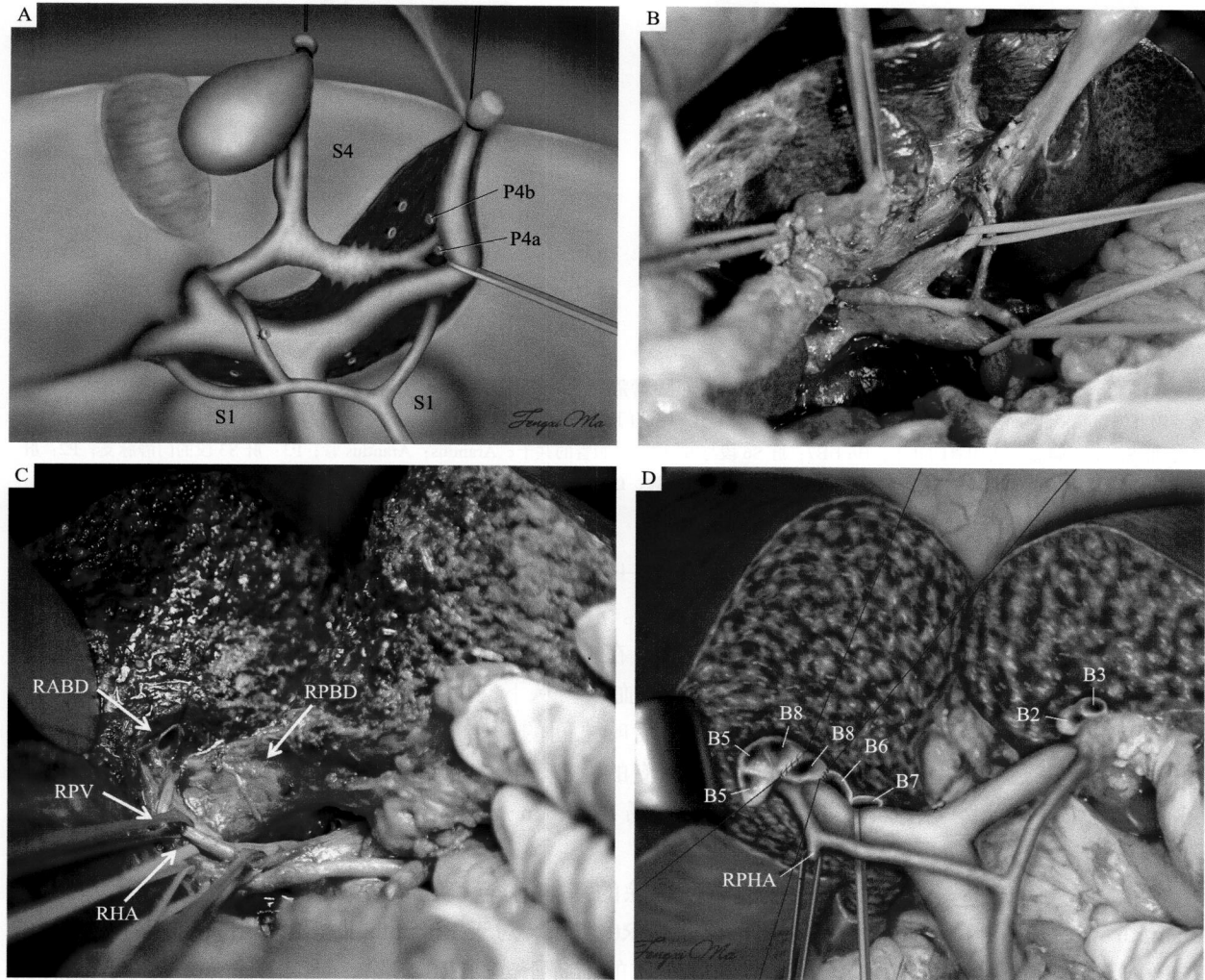

图 66-3-3　Bismuth Ⅲ b 型肝门部胆管癌行围肝门切除＋肝 S4 段切除＋胆管-空肠 Roux-en-Y 吻合术

A. 围肝门切除＋肝 S4 段切除术示意图：矢状部右侧离断门静脉 P4a 和 P4b 分支，S1 即肝尾状叶，S4 即肝 S4 段；B. 在矢状部背侧显露左肝管；C. 显露右后肝管（RPBD）；D. 围肝门切除＋肝 S4 段切除术完成示意图：RPHA 为肝动脉右后支，B2、B3、B5、B6、B7、B8 分别为肝 S2 段、S3 段、S5 段、S6 段、S7 段、S8 段肝内胆管。

RABD：右前肝管，RPV：门静脉右支；RHA：肝右动脉。

并切除。胆管 - 空肠 Roux-en-Y 吻合：将左右肝管分别成形为 1 个开口，行胆管 - 空肠 Roux-en-Y 吻合。

（5）Bismuth Ⅲ a 型肝门部胆管癌患者行 PHR＋肝 S5 及 S8 段切除术。游离肝脏后，在膈面沿着 Cantlie 线从足侧向头侧离断肝实质。在肝实质深部沿着肝中静脉主干及 Arantius 管离断肝实质，在矢状部右侧离断左肝管，断面可见左内及左外叶胆管 2 个分支开口（图 66-3-4A）。在右侧沿着肝右前叶与右后叶之间的缺血线，从足侧向头侧离断肝实质直至肝右静脉根部。然后在门静脉右支背侧沿着尾状突与右后叶之间的界线离断肝实质，与右肝管腹侧的断面汇合，最后离断右后叶胆管，断面可见 2 个右后叶胆管分支开口（图 66-3-4B）。胆管 - 空肠 Roux-en-Y 吻合：两侧肝管断端分别成形缝合，分别将左肝管和右后肝管与空肠行 Roux-en-Y 吻合。

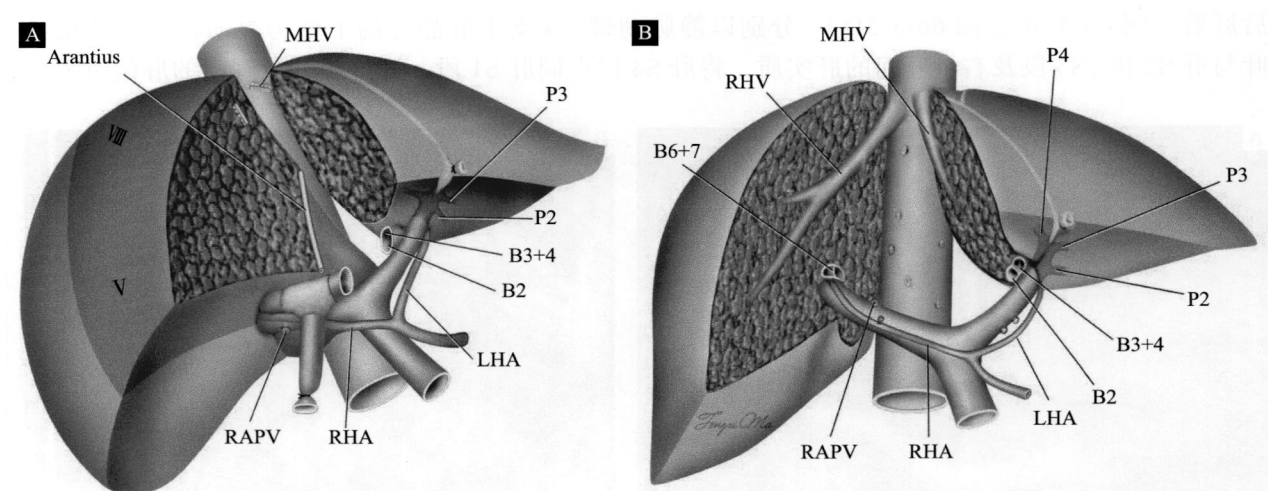

图 66-3-4　Bismuth Ⅲ a 型肝门部胆管癌行围肝门切除＋肝 S5 段及 S8 段切除术

A. 围肝门切除＋肝 S5 及 S8 段切除术的左侧断面示意图；B. 围肝门切除＋肝 S5 及 S8 段切除术完成示意图。B2：肝 S2 段肝内胆管；B3＋B4：肝 S3 段与 S4 段肝内胆管的共干；B6＋B7：肝 S6 段与 S7 段肝内胆管的共干；Arantius：Arantius 管；P3：肝 S3 段的门静脉支；P2：肝 S2 段的门静脉支；MHV：肝中静脉；RHV：肝右静脉；LHA：肝左动脉；RHA：肝右动脉；RAPV：门静脉右前支。

（6）Bismuth Ⅳ 型肝门部胆管癌患者行 PHR＋肝 S4、S5、S8 段切除＋胆管 - 空肠 Roux-en-Y 吻合术：结扎切断肝动脉右前叶支及门静脉右前叶支。肝实质的离断次序如图 66-3-5A 所示。在肝镰状韧带的左侧从下向上朝向 Arantius 管离断肝实质，在 U 点左侧切断左肝管。继续向上方离断肝实质直至肝中静脉根部。沿着右前叶和右后叶之间的缺血线，从下向上离断肝实质至肝右静脉根部，切断缝合肝中静脉。然后从前向后离断肝尾状突与右后叶之间的肝实质，在右后叶 Glisson 鞘的下后方与左侧的肝切面贯通。最后在门静脉右前支和右后支的背侧、P 点右侧离断右后叶胆管，完整切除肝 S4、S5、S8 段和肝尾状叶（图 66-3-5B）。胆管 - 空肠 Roux-en-Y 吻合：分别将左肝管和右后肝管成形缝合后与空肠行 Roux-en-Y 吻合。

综上所述，PHR 是肝门部胆管癌治愈性切除的基本内容，契合其浸润转移的生物学行为。对于 Bismuth Ⅰ、Ⅱ型肝门部胆管癌，PHR 可以获得 R0 切除。对于 Bismuth Ⅲ、Ⅳ型肝门部胆管癌，实施 PHR＋选择性肝段切除可以在最大化节约肝实质的前提下实现 R0 切除。针对 Bismuth Ⅲ、Ⅳ型肝门部胆管癌，依据各支段肝内胆管的受累状况，进一步细化分型，对于选择合理手术方式具有重要意义。通过系统影像学检查，准确定位肝内胆管受累的状况，是选择适当手术方式和优化手术方案的前提。采取精准肝胆外科技术，突破 P 点和 U 点的解剖屏障，显露和切除肝左外叶和右后叶的段肝管，实现

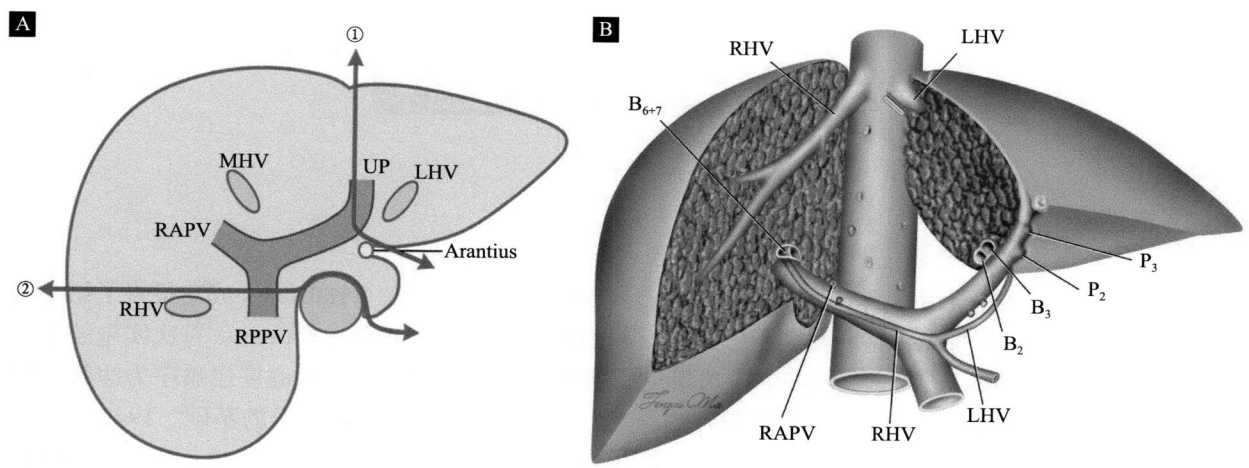

图 66-3-5　Bismuth Ⅳ型肝门部胆管癌行围肝门切除＋肝 S4 段、S5 段、S8 段切除术

A. Bismuth Ⅳ型肝门部胆管癌行围肝门切除＋肝 S4 段、S5 段、S8 段切除术断面示意图；B. 围肝门切除＋肝 S4 段、S5 段、S8 段切除术完成示意图。UP：矢状部；Arantius：Arantius 管；①和②为肝实质离断次序；B2、B3 分别为肝 S2 段、S3 段肝内胆管；B6＋B7：肝 S6 段与 S7 段肝内胆管的共干；LHA：肝左动脉；RHA：肝右动脉；LHV：肝左静脉；MHV：肝中静脉；RHV：肝右静脉；RAPV：门静脉右前支；RPPV：门静脉右后支；P2：肝 S2 段的门静脉支；P3：肝 S3 段的门静脉支。

近端胆管切缘最大化，是此保守性根治手术方式的技术要点。

（董家鸿　项灿宏）

参 考 文 献

［1］ 项灿宏, 向昕, 王敬, 等. 联合门静脉切除重建的肝脏左三区切除治疗进展期肝门部胆管癌 [J]. 中华消化外科杂志, 2010, 9 (5): 394-397.

［2］ SEYAMA Y, KUBOTA K, SANO K, et al. Long-term outcome of extended hemihepatectomy for hilar bile duct cancer with no mortality and high survival rate [J]. Ann Surg, 2003, 238 (1): 73-83.

［3］ DONG J, YANG S, ZENG J, et al. Precision in liver surgery [J]. Semin Liver Dis 2013; 33 (3): 189-203.

［4］ CAPUSSOTTI L, VIGANO L, FERRERO A, et al. Local surgical resection of hilar cholangiocarcinoma: is there still a place [J]. HPB (Oxford) , 2008, 10 (3): 174-178.

［5］ BHUIYA M R, NIMURA Y, KAMIYA J, et al. Clinicopathologic studies on perineural invasion of bile duct carcinoma [J]. Ann Surg, 1992, 215 (4): 344-349.

［6］ SAKAMOTO E, NIMURA Y, HAYAKAWA N, et al. The pattern of infiltration at the proximal border of hilar bile duct carcinoma: a histologic analysis of 62 resected cases [J]. Ann Surg, 1998, 227 (3): 405-411.

［7］ SEYAMA Y, MAKUUCHI M. Current surgical treatment for bile duct cancer [J]. World J Gastroenterol, 2007, 13 (10): 1505-1515.

［8］ EBATA T, WATANABE H, AJIOKA Y, et al. Pathological appraisal of lines of resection for bile duct carcinoma [J]. Br J Surg, 2002, 89 (10): 1260-1267.

［9］ HIROSE T, IGAMI T, EBATA T, et al. Surgical and radiological studies on the length of the hepatic ducts [J]. World J Surg, 2015, 39 (12): 2983-2989.

［10］ 二村雄次. 胆道外科——要点与盲点: 第 2 版 [M]. 董家鸿, 译. 北京: 人民卫生出版社, 2010: 180-183.

［11］ NAGINO M, KAMIYA J, UESAKA K, et al. Complications of hepatectomy for hilar cholangiocarcinoma [J]. World J Surg, 2001, 25 (10): 1277-1283.

［12］ 项灿宏, 姚力, 李启东, 等. 经皮经肝门静脉栓塞术在肝门部胆管癌手术中的应用 [J]. 中国微创外科杂志, 2007, 7 (1): 50-53.

［13］ MAKUUCHI M, THAI B L, TAKAYASU K, et al. Preoperative portal embolization to increase safety of major hepatectomy for hilar bile duct carcinoma: a preliminary report [J]. Surgery, 1990, 107 (5): 521-527.

［14］ 中华医学会外科学分会胆道外科学组, 解放军全军肝胆外科专业委员会. 肝门部胆管癌诊断和治疗指南 (2013 版) [S/J]. 中华外科杂志, 2013, 51(10): 865-871.

第 4 节 中下段胆管癌根治术

一、历史沿革

中下段胆管癌的外科治疗已有 100 多年的历史，1899 年霍尔斯特德（Halsted）成功报告了第一例壶腹肿瘤局部切除，并将十二指肠与胰腺、胆管重新吻合。1912 年，考施（Kausch）首次实施胰十二指肠切除术。1935 年惠普尔（Whipple）成功报道了胰十二指肠切除术，消化道重建顺序为胆管、胰腺、胃分别和空肠吻合，这种方法具有里程碑的意义，是现代胰十二指肠切除术的基础。1942 年，沃森（Watson）首先描述了保留幽门的胰十二指肠切除术（pylorus preserving pancreaticoduodenectomy，PPPD），PPPD 减少了营养不良、倾倒综合征和胆汁反流等术后并发症，但胃排空延迟的发生率增加。1944 年，蔡尔德（Child）在 Whipple 手术的基础上，提出了胰腺、胆管、胃分别与空肠吻合的消化道重建顺序。Child 法发生胰肠吻合口漏时，漏出的以胰液为主，由于胆肠吻合口在其下游，胆汁一般不会漏出，所以不会激活胰酶。而 Whipple 法，一旦发生胰肠吻合口漏，由于胆肠吻合口在其上游，胆汁必然同时漏出，两者接触后胰酶被激活，腐蚀、消化周围组织，因此 Child 法明显降低了术后并发症的发生率，至今仍被广泛应用。胰十二指肠切除术已经成为中下段胆管癌根治术最重要的术式[1-2]。

二、手术原理

肝外胆管分为三段，左右肝管汇合处至胆囊管开口处为上段胆管，胆囊管开口至十二指肠上缘为中段胆管，十二指肠上缘至十二指肠壁内部分为下段胆管。中下段胆管癌是胆管的恶性肿瘤，占全部胆管癌的 20%～30%。肿瘤切除是中下段胆管癌重要的治疗方法，而胰十二指肠切除术是治疗此病的基本手术方式。淋巴转移是中下段胆管癌最常见的转移途径，最易转移到胰头后淋巴结、肝十二指肠韧带淋巴结以及肠系膜上动脉淋巴结。同时中下段胆管癌易发生神经浸润，因此中下段胆管癌根治术不但要整块切除肿瘤，而且要彻底清扫相关淋巴结和神经廓清。由于肿瘤特殊的解剖位置关系，门静脉常受累及，门静脉受侵犯并不是手术禁忌证，联合门静脉切除、重建的胰十二指肠切除术既提高了手术切除率，又提高了手术根治效果，提高了 5 年生存率。

中下段胆管癌根治手术切除范围包括远端胃、十二指肠、上段空肠，在门静脉的左侧缘切断胰腺、在左右肝管汇合部的下方切断肝总管、切除并重建受侵犯的门静脉以及切除其所属淋巴结及神经丛，从而达到中下段胆管癌根治的目的，为患者提供了唯一可能治愈和长期存活的机会。中下段胆管癌完整切除后患者的 5 年生存率为 14%～40%[3]。

三、适应证

中下段胆管癌，无远处转移，全身状态良好。

四、病情评估

（一）肿瘤评估

对于中下段胆管癌，在手术前进行详细的进展程度评估是极为重要的，包括肿瘤在水平方向和垂直方向的进展程度评估。水平方向的进展程度评估主要包括磁共振胰胆管成像（MRCP）以及 ERCP 和 PTCD 的造影，判断肿瘤的确切位置，这对于术前判定胆管切缘很有帮助。垂直方向的进展程度评估主要包括腹部增强 CT 和 MRI，可以检查肿瘤与相邻脏器、脉管的位置关系，有无肿瘤浸润、淋巴结的转移、肝转移等，特别是可以得到门静脉和肝动脉的立体图像，使得血管分支形态以及肿瘤浸润范围的评估更为清晰。

（二）全身状态评估

全身状态评估包括术前常规检查心电图和肺功能，还需检查有无贫血、营养不良等情况，若有，给予积极纠正。

五、手术规划

胰十二指肠切除术是目前治疗中下段胆管癌最为积极、有效的手段，只要能获得根治性切除、患者全身情况能够耐受、无远处转移，均应积极行手术治疗。手术包括实施肝外胆管、胰头、远端胃大部、十二指肠、空肠上段、血管等多切缘阴性的完整的肿瘤切除及彻底的区域淋巴结和神经廓清术，并进行合理可靠的消化道重建。

肿瘤侵犯门静脉不是手术的禁忌证，可行受侵的门静脉血管切除、重建。

中下段胆管癌根治术的术中应行冰冻切片检查证实胆管切缘为阴性，确保 R0 切除。

若组织病理学检查结果证实合并肝转移等远处转移，是中下段胆管癌根治术的禁忌证。

六、手术程序

1. 切口　原则上取上腹正中切口，上起自剑突，下至脐下 2.0～4.0cm（图 66-4-1）。

2. 腹腔探查　探查腹腔，确认有无肝转移及腹膜种植转移。

3. 游离胰头和十二指肠

（1）采用 Kocher 切口（图 66-4-2），纵行切开十二指肠降部外侧的后腹膜，切断十二指肠-结肠韧带，进一步游离十二指肠水平部、升部，直至显露 Treitz 韧带。

（2）采用 Treitz 韧带法（图 66-4-3）：从肠系膜下静脉的右缘，纵行剪开 Treitz 韧带，将空肠起始部和十二指肠从后腹膜上游离出来，结合前述的 Kocher 手法，充分显露腹主动脉、下腔静脉、左肾静脉（图 66-4-4）。

（3）继续向上分离，显露肠系膜上动脉根部及腹腔干根部，并将肝十二指肠韧带后面腹膜与后腹膜移行处充分敞开。

（4）通常在此步骤廓清第 16 组淋巴结，有部分学者认为，第 16 组淋巴结阳性视为远处转移。

4. 肝十二指肠韧带廓清

（1）靠近肝脏下缘，打开小网膜进入小网膜囊腔，自左向右弧形剪开肝门板表面的肝十二指肠韧带浆膜，一直延续到胆囊浆膜。

（2）分离并切断胆囊动脉，从肝床上游离胆囊。

（3）于肝十二指肠韧带左侧缘找到肝左动脉并分离显露，沿其表面找到肝固有动脉主干及其发出的肝右动脉及胃右动脉，切断、结扎胃右动脉。

（4）沿肝固有动脉主干分离出肝总动脉及胃十二指肠动脉

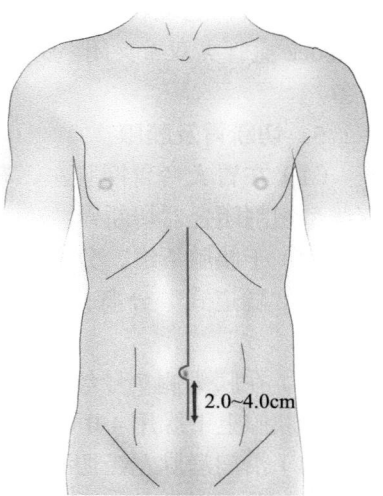

图 66-4-1　腹部切口

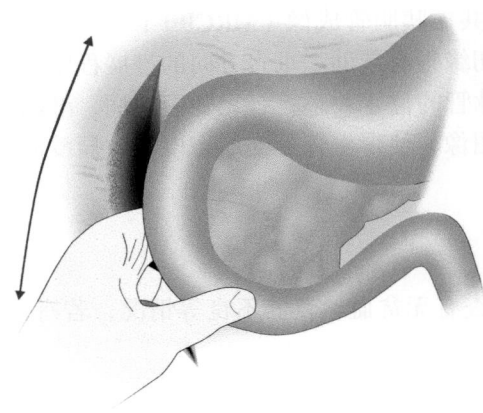

图 66-4-2　Kocher 切口
（引自：二村雄次. 胆道外科——要点与盲点：第 2 版
［M］. 董家鸿，译. 北京：人民卫生出版社，2010. ）

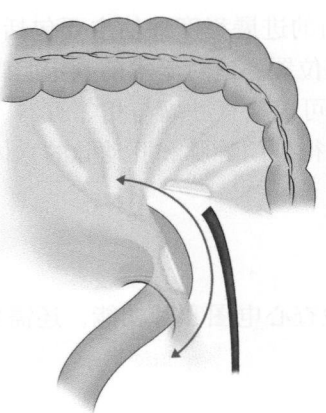

图 66-4-3　Treitz 韧带法
（引自：二村雄次. 胆道外科——要
点与盲点：第 2 版［M］. 董家鸿，
译. 北京：人民卫生出版社，2010. ）

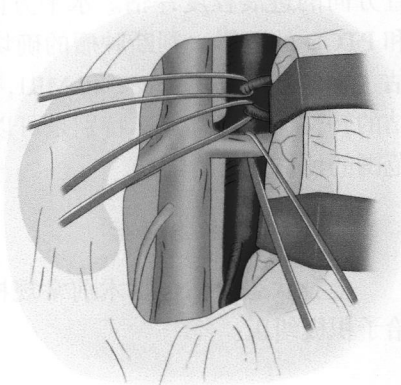

图 66-4-4　清楚显露腹主动脉、下腔
静脉、左肾静脉以及肠系膜上动脉根
部及腹腔干根部
（引自：二村雄次. 胆道外科——要点与盲
点：第 2 版［M］. 董家鸿，译. 北京：
人民卫生出版社，2010. ）

（gastroduodenal artery，GDA），分别将其悬吊，确认无误后，结扎切断胃十二指肠动脉。

（5）牵开肝固有动脉及肝总动脉，显露、分离并悬吊门静脉（图 66-4-5），上至门静脉左右分叉，下至胰腺上缘的背侧。

（6）整个廓清的范围上端达到左右肝管汇合部及门静脉左右分叉部的上缘，同时要结扎入肝处淋巴管，防止术后淋巴漏。下端达到胰腺上缘的背侧，包含整块肝外胆管在内的肝十二指肠韧带内的结缔组织。

- 技法要领与陷阱

肝十二指肠韧带廓清就是将肝十二指肠韧带骨骼化（skeletonization），分离并悬吊肝固有动脉及门静脉，完整切除肝固有动脉、门静脉以外的全部组织。手术过程中应注意以下几点：

（1）游离肝十二指肠韧带内血管尤其是肝固有动脉及其分支时，应仔细操作，严禁钳夹血管，以免损伤血管内膜，发生血管夹层、血栓形成，造成肝坏死等严重并发症。

（2）胃十二指肠动脉残端出血是术后腹腔内出血的常见原因，需要可靠结扎。处理方法：近端单纯结扎一次，远端再行 5-0 prolene 线贯穿缝合，打结要注意力度，防止血管内膜断裂；或者用 5mm Hemlock 血管夹双重夹闭。另外，残端尽可能要保留一定长度，为术后一旦发生出血，进行介入栓塞做准备。

5. 切断胃及胰腺

（1）在胃大弯胃网膜左、右侧血管弓交界处切断胃结肠韧带，其对应的位置切断肝胃韧带，应用直线型切割闭合器切断胃。

（2）于胰腺下缘，分离胰腺后面肠系膜上静脉前壁（图 66-4-6），并紧贴肠系膜上静脉前壁向胰腺后面做"隧道式"分离，与前述肝十二指肠韧带廓清时，在胰腺上缘切断 GDA 显露门静脉前壁的层面贯通。

（3）在胰头侧 7 号丝线单纯结扎胰腺颈部，既有利于术中止血，也有利于远端胰管扩张，然后在保留端胰腺上下缘用 4-0 可吸收线各缝合一针，结扎走行于胰腺上下缘的动脉，起止血和牵引的作用。

（4）沿门静脉左缘切断胰腺，找到主胰管（图 66-4-7、图 66-4-8）。

（5）胰腺断面仔细止血。

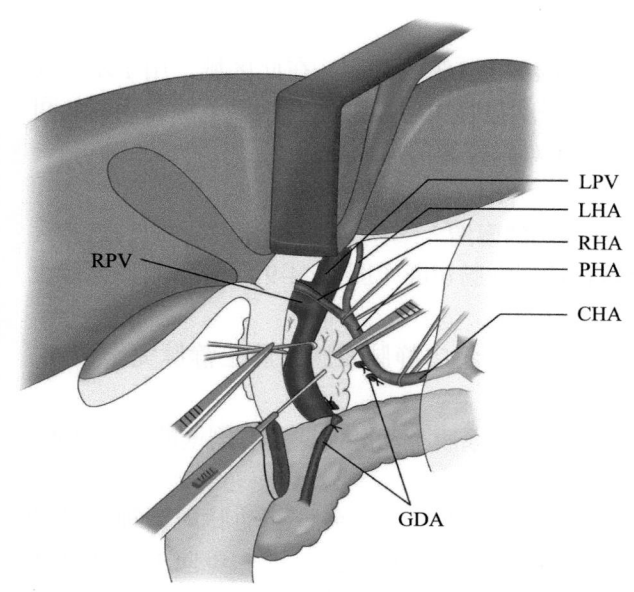

图 66-4-5　悬吊肝固有动脉及门静脉，切断胃右动脉及 GDA，便于廓清其周围组织

RPV：门静脉右支；LPV：门静脉左支；LHA：肝左动脉；
RHA：肝右动脉；CHA：肝总动脉；GDA：胃十二指肠动脉。

（引自：二村雄次. 胆道外科——要点与盲点：第 2 版［M］. 董家鸿，
译. 北京：人民卫生出版社，2010.）

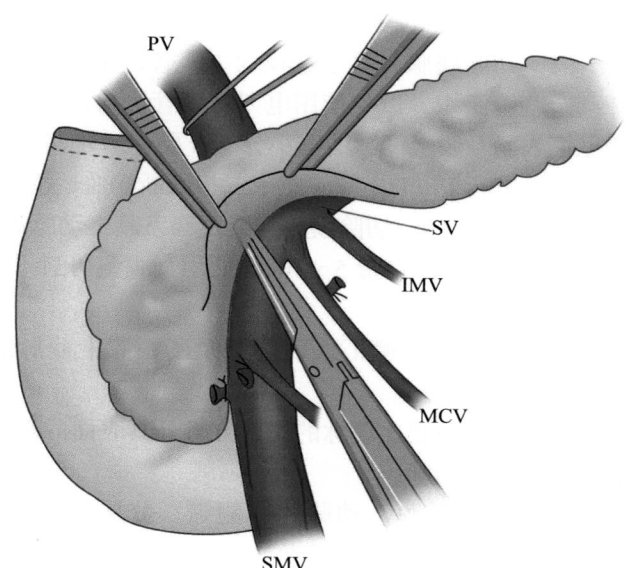

图 66-4-6　分离胰腺下缘门静脉前壁，注意结扎细小静脉

PV：门静脉；SV：脾静脉；SMV：肠系膜上静脉；IMV：肠系膜下静
脉；MCV：中结肠静脉。

（引自：二村雄次. 胆道外科——要点与盲点：第 2 版［M］. 董家鸿，
译. 北京：人民卫生出版社，2010.）

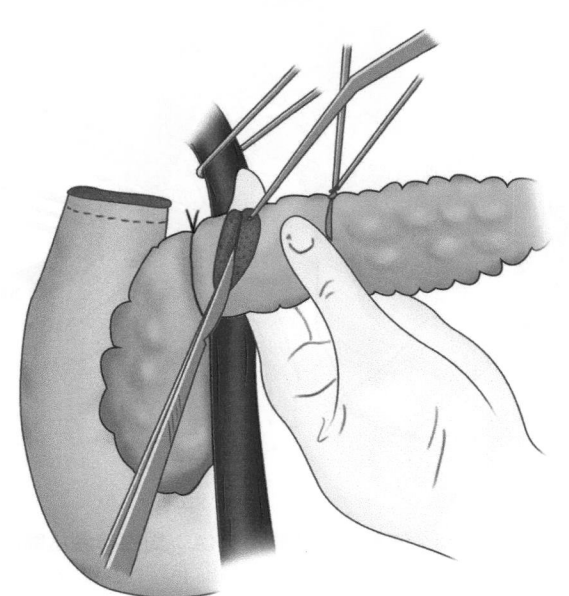

图 66-4-7　切断胰腺，并找到主胰管

（引自：二村雄次. 胆道外科——要点与盲点：第 2 版［M］.
董家鸿，译. 北京：人民卫生出版社，2010.）

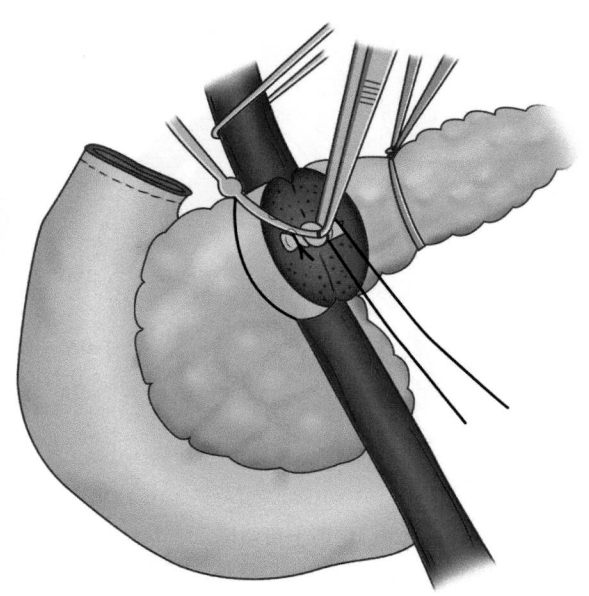

图 66-4-8　找到主胰管后，插入适合型号的胰管导管

（引自：二村雄次. 胆道外科——要点与盲点：第 2 版［M］.
董家鸿，译. 北京：人民卫生出版社，2010.）

（6）沿着肠系膜上静脉主干向下分离，显露胃结肠静脉干（Helen 干），于其根部结扎、切断胃网膜右静脉。

（7）若行保留幽门的胰十二指肠切除术（PPPD），应分离十二指肠近端，距幽门以远 2.0～4.0cm 处切断十二指肠。

● 技法要领与陷阱

（1）切断胰腺，要尽量找到主胰管，主胰管一般位于胰腺上 1/3 的背侧，在此区域，用手术刀切开剩余胰腺组织，以免使用电刀将胰管烧灼，不易辨认。手术过程中应注意：在胰腺下缘分离时，可遇见汇入肠系膜上静脉的细小分支，要仔细处理，以免发生难以控制的大出血。

（2）若行 PPPD，应注意十二指肠断端血运情况，若血运不佳，应追加切除。

6. 切断空肠、切除胰腺钩突及肠系膜上动脉周围神经丛的廓清

（1）距 Treitz 韧带 5～10cm 处用直线型切割闭合器将近端空肠切断（图 66-4-9），断端自肠系膜上动脉后方向右侧牵出。

（2）切断胰头侧汇入门静脉及肠系膜上静脉的细小分支，将门静脉及肠系膜上静脉完全游离、悬吊。

（3）在肠系膜上动脉的正前方打开其表面的神经丛，显露肠系膜上动脉前壁及右侧壁的血管外膜，悬吊肠系膜上动脉。

（4）于肠系膜上动脉的右侧缘，分层、分束切断胰腺钩突系膜、肠系膜上动脉周围神经丛的右半周（图 66-4-10），以及腹腔神经节，期间注意结扎胰十二指肠下动脉。进一步向上，切断腹腔干右侧神经丛，提起肝总动脉，使切除组织与肝总动脉周围第 8 组淋巴结连成一整体，做到整块廓清。

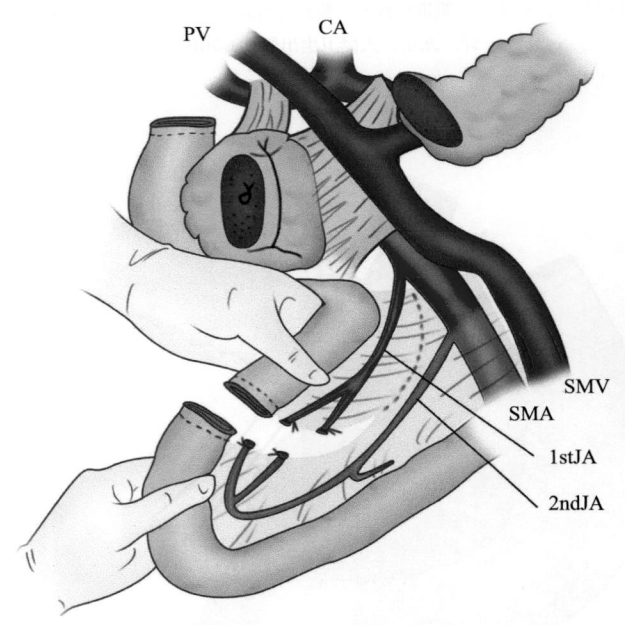

图 66-4-9　切断上段空肠

PV：门静脉；CA：腹腔干；SMV：肠系膜上静脉；

SMA：肠系膜上动脉；1st（2nd）JA：第一（二）支空肠动脉。

（引自：二村雄次. 胆道外科——要点与盲点：第 2 版［M］. 董家鸿，译. 北京：人民卫生出版社，2010.）

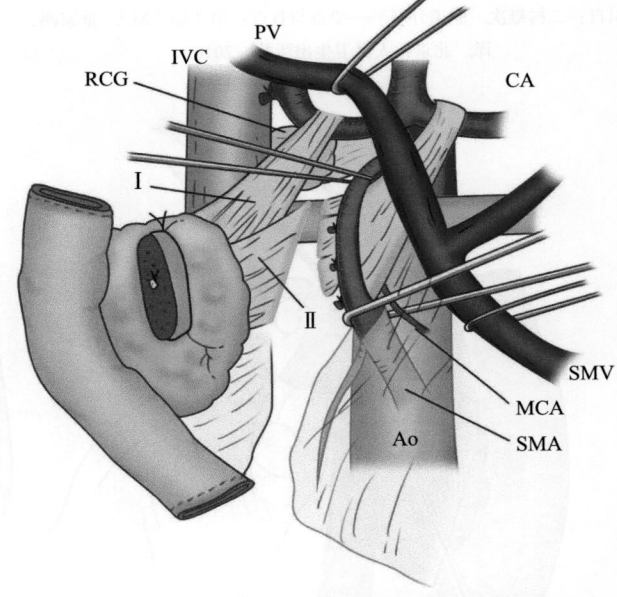

图 66-4-10　肠系膜上动脉（SMA）周围神经丛廓清

RCG：右侧腹腔神经节；IVC：下腔静脉；PV：门静脉，CA：腹腔干；SMV：肠系膜上静脉；MCA：中结肠动脉；Ao：腹主动脉。

（引自：二村雄次. 胆道外科——要点与盲点：第 2 版［M］. 董家鸿，译. 北京：人民卫生出版社，2010.）

● 技法要领与陷阱

一般情况下不完整切除肠系膜上动脉周围神经丛全周，而只是将肠系膜上动脉右侧神经丛连同胰头组织整块切除。在切断胰腺钩突系膜时，需注意从肠系膜上动脉发出的变异血管，特别是有无替代肝右动脉，防止误损伤。

7. 切断上段胆管并切除肿物

（1）向肝门方向骨骼化肝固有动脉右支，直至越过胆管预定切断线。

（2）向肝门方向骨骼化肝固有动脉左支，直至达到门静脉横部。

（3）在肝门板处肝十二指肠韧带表面浆膜下方，显露左、右肝管汇合部。

（4）向下游离显露肝总管，在左、右肝管汇合处的正下方，在此水平切断肝总管（图66-4-11）。

（5）将含有肿瘤的标本连同清扫的淋巴组织、神经丛一并移除。

（6）中国抗癌协会《远端胆管癌规范化诊治专家共识（2017）》中，推荐日本胆道外科学会（JSBS）的分期，将远端胆管癌的淋巴结转移分为区域淋巴结和非区域淋巴结[4]。

（7）区域淋巴结包括：肝十二指肠韧带（第12a、12b、12p、12c、12h组）、肝总动脉周围（第8a、8p组）、胰头部周围（第13a、13b组；第17a、17b组）、肠系膜上动脉根部周围的淋巴结（第14p、14d）。非区域淋巴结包括：腹主动

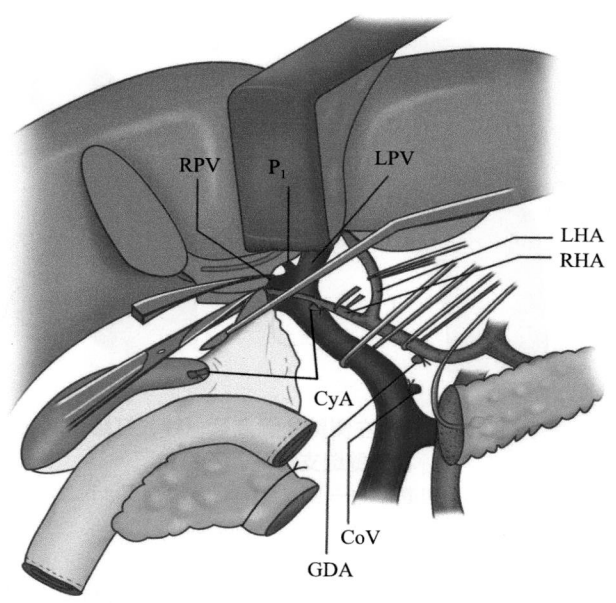

图66-4-11 切断胆管，移除标本

RPV：门静脉右支；LPV：门静脉左支；P1：门静脉S1分支；LHA：肝左动脉；RHA：肝右动脉；CyA：肝囊动脉；CoV：胃冠状静脉；GDA：胃十二指肠动脉。

（引自：二村雄次. 胆道外科——要点与盲点：第2版［M］. 董家鸿，译. 北京：人民卫生出版社，2010.）

脉旁（第16a1、a2、b1、b2组）、腹腔动脉干旁（第9组）、胰体尾部下缘除肠系膜上动脉根部周围以外的淋巴结（第18组），以及其他远隔部位淋巴结。

（8）R0切除须同时进行规范的区域淋巴结骨骼化廓清术。

• 技法要领与陷阱

胆管的切断水平一般有3种：肝总管水平（1个开口）、左右肝管汇合部水平（2个开口）以及肝门部胆管水平（3个以上开口），应根据术中冰冻病理结果，确定胆管切缘。处理过程中应注意：①切断胆管时要避免损伤肝右动脉；②在分离门静脉左右支时，小心不要损伤发往尾状叶的细小分支。

8. 门静脉切除重建

（1）由于胆管与门静脉位置较近，胆管癌容易侵犯门静脉，为了达到根治的目的，常需合并门静脉的切除重建；

（2）切除方式有部分门静脉侧壁切除、整段切除；

（3）重建的方式有直接端端吻合、自身静脉血管移植、异体血管移植以及人工血管移植等；

（4）一般情况下，门静脉切除长度在3cm以内，均可直接进行端端吻合；

（5）门静脉切断前要根据上下端口径的大小、门静脉切除的长短，仔细设计切断线；

（6）缝线选用双头针的5-0 prolene缝线，左、右侧壁先各缝一针作为支持线，左侧支持线打结后，用其中一根针进针入门静脉腔内（图66-4-12），后壁连续缝合，针距和边距1mm左右，至右侧壁后出针到腔外，然后用同一根针连续缝合前壁至左侧，两线暂不打结（图66-4-13）。撤除右侧壁支持线后，先松开上游无损伤血管钳，使吻合口充分膨胀，并让血凝块随血液冲出，再松开下游无损伤血管钳，确认吻合口无明显出血后打结。

• 技法要领与陷阱

（1）门静脉重建过程中，用肝素盐水不断冲洗管腔。

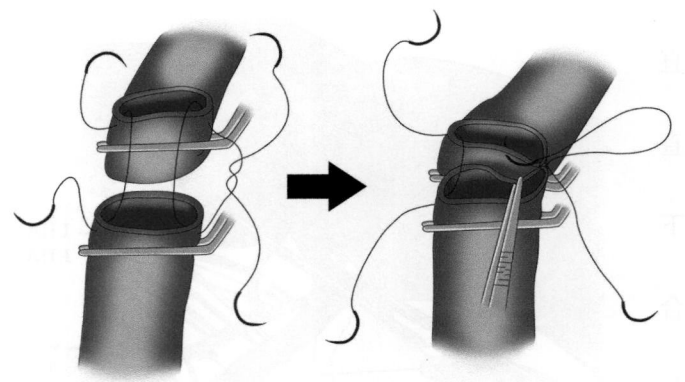

图 66-4-12   左侧壁先缝合第一针，打结；
右侧壁缝支持线，不打结

（引自：二村雄次. 胆道外科——要点与盲点：第 2 版［M］. 董家鸿，译.
北京：人民卫生出版社，2010.）

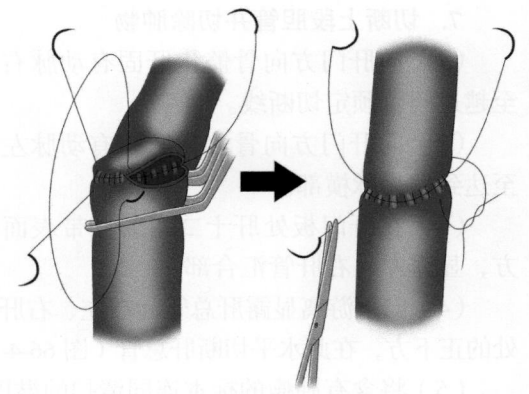

图 66-4-13   后壁、前壁均用同一根线连续缝
合，缝合结束后撤出右侧支持线

（引自：二村雄次. 胆道外科——要点与盲点：第 2 版
［M］. 董家鸿，译. 北京：人民卫生出版社，2010.）

（2）若门静脉吻合口张力过大，可通过离断肝圆韧带、镰状韧带等肝周韧带的办法，使肝脏下移以降低吻合口张力。

（3）切断、重建门静脉的时机一般在分离、切除的最后阶段。

（4）门静脉打结切忌用力过大，防止导致过度收线，门静脉管腔狭窄。

9. 胰肠导管-黏膜吻合   胰空肠吻合的术式有很多种，在此介绍胰肠导管-黏膜吻合术[5]。

（1）后壁缝合：首先将胰腺断端的背侧游离出 1.0cm 左右，注意结扎发往脾静脉的细小分支。

（2）经横结肠系膜裂口，上提空肠残端，在距离残端约 5.0cm 的位置作为预定吻合部位，缝线选用 4-0 prolene 线，连续缝合。后壁第 1 针在胰腺上缘由腹侧向背侧贯穿缝合胰腺残端，接着由深至浅缝合空肠的浆肌层，第 2 针在胰腺断面实质的背侧 2/3 的胰腺组织进针，进针深度约 1.0cm，接着再缝空肠的浆肌层，胰腺侧缝合的针距约为 0.5cm，连续缝合至胰腺下缘，暂不收紧缝线，以利于显露胰管后壁（图 66-4-14）。

（3）胰管空肠黏膜吻合：找到主胰管开口，在与之相对应的空肠位置用锥形电刀切开肠壁，切口宁小勿大，缝线根据胰管口径大小选用 5-0 prolene 线或 6-0 prolene 线，连续或间断缝合吻合口后壁（图 66-4-15），针距 1mm，约 2～3 针，确认主胰管和空肠黏膜靠拢后，向主胰管内插入胰管支架，一端插入主胰管深约 7～10cm，另一端插入空肠腔内，深约 5cm，再连续或间断缝合前壁。

（4）前壁缝合：以 4-0 prolene 线连续缝合胰腺前切缘与空肠前壁浆肌层，收紧打结，完成吻合，将空肠完全覆盖胰腺断端。

• 技法要领与陷阱

（1）因为胰肠吻合口内置导管支架，所以胰腺导管与空肠黏膜采用连续缝合，并不会导致吻合口狭窄。若有条件，采用手术显微镜下操作会更加精准。

（2）用空肠将胰腺断端完全覆盖非常重要。

（3）缝合胰管前壁和后壁时宜包括其周围少许胰腺组织，避免缝线切割胰腺导管管壁。

（4）无论是前壁、后壁的吻合还是胰管空肠黏膜吻合，进出针的角度、打结的力度都非常重要，切记不要切割胰腺。

10. 胆管空肠吻合   在距胰肠吻合口以远约 10cm 处做胆管空肠吻合；

（1）在空肠的对系膜缘作一开口，口径比胆管略小，缝线选用 4-0 或 5-0 PDS-Ⅱ；

（2）后壁吻合：第一针从胆管左侧壁开始，全层缝合胆管和空肠，打结在外面，然后进针至胆管

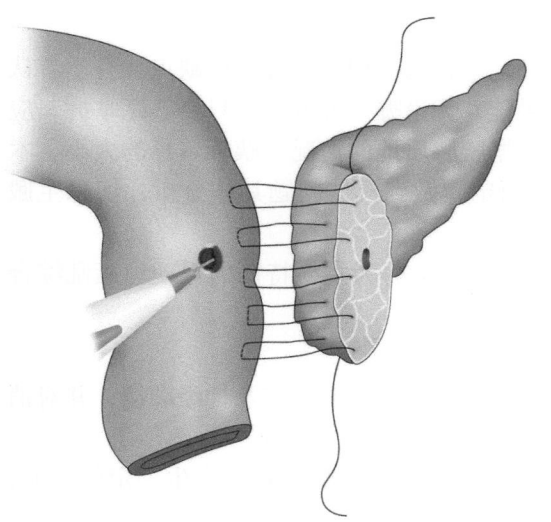

图 66-4-14　缝合胰肠吻合口后壁
（引自：中华医学会外科学分会. 中国实用外科杂志，2019，39：21.）

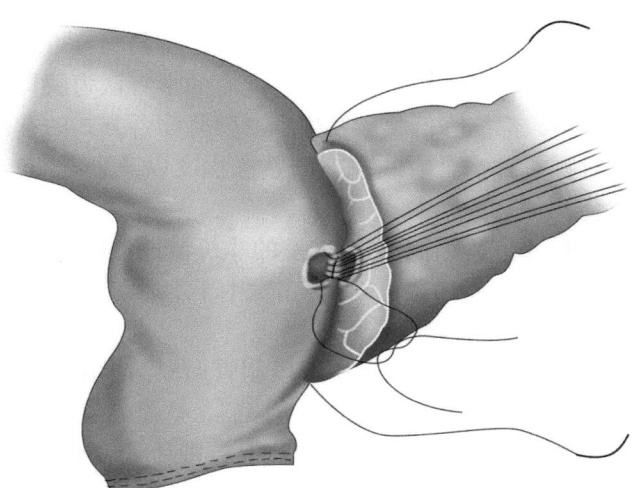

图 66-4-15　缝合胰管空肠黏膜后壁
（引自：中华医学会外科学分会. 中国实用外科杂志，2019，39：21.）

腔内，连续吻合胆管空肠后壁，针距约 2mm，缝至右侧壁出针；

（3）前壁吻合：若胆管口径较大则前壁吻合如同后壁，连续缝合；若胆管口径较小，则前壁间断缝合，均为胆管全层和空肠全层的缝合。

- 技法要领与陷阱

要充分游离上提的空肠系膜，保证胆肠吻合口不能有张力。

11. 胃空肠吻合　在距胆管空肠吻合口以远 30～40cm 处，用直线型切割闭合器做残胃-空肠吻合。

（1）吻合口直径 5～6cm；

（2）若行 PPPD 则为十二指肠-空肠端侧吻合，4-0 可吸收线连续全层缝合，并做浆肌层间断缝合包埋。

12. 留置引流管及关腹

（1）在胆管空肠吻合口、胰腺空肠吻合口的上下缘各留置一根带冲洗的双套管引流，引出体外；

（2）逐层关腹。

七、围手术期处理

1. 黄疸　对于重度黄疸或黄疸时间较长、高龄、一般状态较差的患者，术前引流减黄能够有效改善腹腔内组织水肿，减少术中创面广泛渗血的风险，提高手术安全性以及降低手术难度。常用方式为内镜鼻胆管引流术（ENBD）和经皮肝穿刺胆道引流术（PTBD），两者各有优缺点。但并不是所有的患者都需要减黄，一般认为，术前总胆红素水平＞200μmol/L 时应行术前胆道引流减黄。

2. 营养支持　术前注射维生素 K 补充凝血因子。

3. 胰漏　术后密切观察引流管中引流液的性状和引流量，若出现胰漏，应给予冲洗引流等相应处理。胰漏重在预防。胰漏的发生与胰腺质地、胰管口径的大小、胰肠吻合的方式和技术水平密切相关，降低胰漏发生率要从多方面着手：

（1）改善患者的一般状态：纠正贫血、营养不良、电解质紊乱等影响患者术后康复的不利因素；

（2）要完整切除钩突：如果残留胰腺钩突组织，其可分泌胰液，腐蚀周围血管及器官组织，导致感染、出血等并发症；

（3）选用恰当的胰肠吻合方式：胰肠吻合方式有百余种之多，每一种方式各有优缺点。有学者认为胰管空肠黏膜吻合方式好，而有的学者认为胰胃吻合效果佳，无论哪一种方式，只要熟练掌握，应用得当，都能降低胰瘘发生率。胰肠吻合方式的选择，要根据胰腺质地的情况、胰管口径的大小、术者对哪一种吻合方式掌握的熟练程度以及患者的一般状况而定，做到具体问题具体分析，切忌生搬硬套。

4. 胃瘫 指手术后继发的非机械性梗阻因素引起的以胃排空障碍为主要特征的胃动力紊乱综合征，发病率为 10%～40%，多发生于术后 1～2 周。

1）胃瘫的病因

（1）解剖学因素。中下段胆管癌根治术由于切除了多个器官，广泛的淋巴结及神经廓清，并对消化道进行了重建，导致胃排空障碍，这是其发生的解剖学基础；

（2）术后并发症因素。胰十二指肠术后早期并发症如胰瘘等，对胃肠蠕动功能产生一定的影响，术后容易出现胃排空障碍；

（3）术式选择因素。胃排空障碍多见于 PPPD。主要是由于胃右动脉的结扎、切断，影响了幽门及十二指肠的血液供应，使幽门的蠕动能力降低，同时如果损伤了迷走神经的幽门支，也使幽门关闭障碍，进一步影响了胃肠的蠕动。

2）胃瘫的治疗：首先行上消化道造影，排除胃肠吻合口狭窄等机械性梗阻，其次应用非手术疗法，如禁食水、胃肠减压、高渗盐水洗胃以及应用促进胃肠蠕动的药物，如红霉素、多潘立酮、西沙必利等，也可应用肠内营养，多可治愈。

5. 术后出血 术后出血是严重的并发症，发生率为 5%～12%，分为消化道出血和腹腔内出血两大类。

（1）消化道出血：早期消化道出血多为胃肠吻合口出血，与术中止血不彻底有关，尤其多见于应用吻合器行胃肠吻合的患者。治疗上以禁食水、胃肠减压、药物等治疗为主，也可行内镜下止血治疗。若非手术治疗失败，应及时手术探查止血。晚期消化道出血多见于应激性溃疡或胃肠吻合口溃疡，治疗多采用质子泵抑制剂，有很好的疗效。

（2）腹腔内出血：早期腹腔内出血多与术中止血不彻底有关，多见于胃十二指肠动脉残端出血、门静脉属支及钩突出血。晚期腹腔内出血多见于胰瘘，消化液腐蚀创面或血管残端导致的出血。腹腔内出血尤其是动脉出血的治疗，首选介入血管栓塞治疗（TACE），即可明确出血部位，又具有创伤小、安全性高的优点。但对于出血迅猛、休克的患者，建议立即手术治疗，手术是唯一选择，以免延误抢救时机危及患者生命安全。

（王广义 杜晓宏）

参 考 文 献

［1］. 二村雄次. 胆道外科——要点与盲点: 第 2 版 [M]. 董家鸿, 译. 北京: 人民卫生出版社, 2010.
［2］ GARDEN O J, PARKS R W. 肝胆胰外科学: 第 5 版 [M]. 全志伟, 王健东, 译. 北京: 北京大学医学出版社, 2017.
［3］ 国际肝胆胰学会中国分会, 中华医学会外科学分会肝脏外科学组. 胆管癌诊断与治疗——外科专家共识 [S/J]. 中国实用外科杂志, 2014, 34 (1): 1-5.
［4］ 中国抗癌协会. 远端胆管癌规范化诊治专家共识 (2017) [S/J]. 中华肝胆外科杂志, 2018, 24 (1): 1-8.
［5］ 中华医学会外科学分会. 胰腺手术缝合技术与缝合材料选择中国专家共识 (2018 版) [S.J]. 中国实用外科杂志, 2019, 39 (1): 21-26.

第5节　累及肝门胆管的肝脏胆管细胞癌切除术

胆管癌（cholangiocarcinoma，CCA）起源于胆管上皮组织，是一种较为少见的胆道系统恶性肿瘤。其中，以肝门部胆管癌（perihilar cholangiocarcinoma，pCCA）最多见，约占所有胆管癌的50%～67%[1]，而肝内胆管癌（intrahepatic cholangiocarcinoma，iCCA）和远端胆管癌（distal cholangiocarcinoma，dCCA）相对较少。不同来源的胆管恶性肿瘤，其生物学行为以及临床病理特点不尽相同，因此，将其分开讨论非常必要。

侵袭肝门部的胆管癌主要分为3种类型：①原发于肝总管并侵入肝总管分叉及肝门的腺癌，具有独特的临床和病理特征，即肝门部胆管癌，又称Klatskin癌，由克拉茨金（Klatskin）首先报道，故以其名命名；②胆管癌肿块原发于肝实质内胆管，并累及单侧或双侧胆管，但瘤体中心位于门静脉左支矢状部U点右侧和门静脉右后支起始部P点左侧之间，是肝门部胆管癌的另一种形式（图66-5-1A）；③胆管癌肿块位于肝实质内，累及单侧或双侧二级胆管，瘤体中心位于门静脉左支矢状部U点右侧或门静脉右后支起始部P点左侧之外，即肝内型胆管癌累及肝门部（图66-5-1B）。

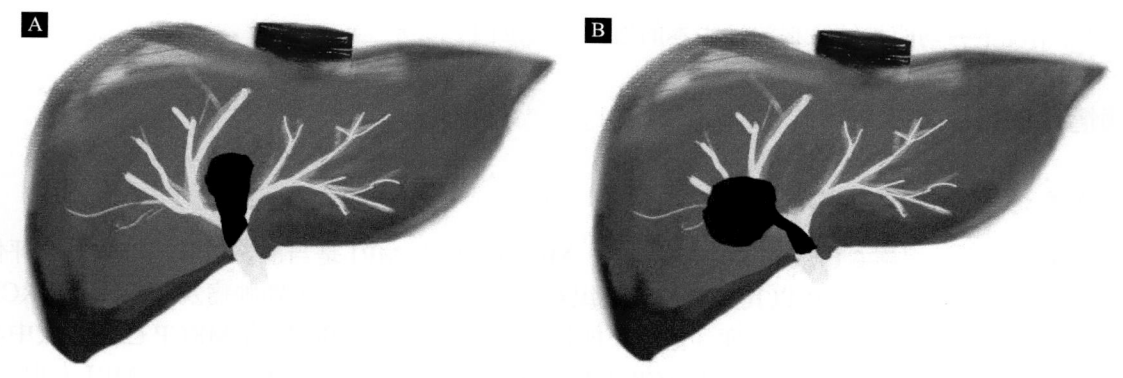

图 66-5-1　原发于肝内胆管侵及肝门部的胆管细胞癌

因Klatskin癌灶原发于肝外胆管，本章第2节已做详细介绍，本节重点论述后两种类型的外科治疗。

一、历史沿革

国内学者认为[2]，对于胆管癌，其治疗理念主要经历3个阶段的变化：第一阶段是在1985年之前，此时的外科观念比较保守，手术切除率较低（约为10%）。第二阶段是在20世纪80年代至90年代初期，这一时期的主要观点是彻底的手术切除是唯一可能的治愈方法，开始施行联合肝叶切除的根治性切除和扩大根治性切除，包括肝门部血管的切除重建等，重点是实现根治和提高手术切除率。第三阶段是自90年代后期以来，开始评估手术方法和手术结果，研究肿瘤的生物学行为。总体而言，外科医生对于胆管癌的认识不断加深，诊治观念也逐渐全面。

二、手术原理

肝脏胆管细胞癌侵及肝门部胆管，肿瘤体积较大，常造成梗阻，患者多合并胆道高压、重度黄疸，长期的胆汁淤积会显著抑制肝细胞的再生能力。胆管切除联合扩大肝脏切除是实现R0切除的前提，而大范围肝切除术后若出现残存肝体积不足，术后并发症发生率以及患者死亡率较高。韩国首尔峨山医学中心的经验表明[3]，术前行胆道引流减压以及门静脉栓塞（PVE）能明显减少住院患者与扩大肝切除相关的死亡率。因此，有效的术前管理是确保手术成功的关键步骤。

手术决策方面，肝外胆管切除联合肝叶切除可提高切除率，减少肿瘤复发并延长患者生存，这一观点已成为共识。考虑到尾状叶胆管常汇入左、右胆管，易受肝门部肿瘤的侵袭，常规行尾状叶切除可提高 R0 切除率；此外，相关研究也证实，尾状叶切除能显著提高患者总体生存率以及无病生存率。因此，合并尾状叶切除是实现根治性切除的重要组成部分。

三、适应证

当肝门胆管被侵犯，排除以下情况，可行肿瘤根治切除[4]：

①患者并发疾病多，手术风险较高；②肿瘤已有远处转移；③肿瘤侵犯门静脉主干；④双侧门静脉或肝动脉分支均受累；⑤肿瘤累及双侧胆管（达二级胆管分支）；⑥双侧血管或胆管受侵犯，伴对侧肝脏萎缩。

需指出的是，符合以上部分条件者，肿瘤并非完全不可切除。当受累胆管处于切离极限点（门静脉左支矢状部 U 点和门静脉右后支起始部 P 点）以内，且可获得阴性胆管切缘，被侵犯的血管可完成切除重建等情况下，均应被纳入根治性手术的适应证范围内。

四、病情评估与手术规划

（一）病情评估

1. 影像学　多排螺旋 CT（multi-detector CT，MDCT）以及 MRI 是当前诊断肝门部肿瘤、评估可切除性的首选影像学检查。MRI 以其显著的软组织对比度可以更容易地识别肿瘤及其范围，MRCP 能清晰地显示胆道走行，胆管扩张的程度、范围及梗阻的位置。因此，MRI 联合 MRCP 已是各大中心首选的诊断方法。当肿瘤累及肝门胆管，MRCP 表现为胆管不规则狭窄或截断等特征。MRI 表现与 CT 类似，但 MRI 不能很好地评判周边血管侵犯情况。MDCT 弥补了这方面不足，能较为准确地评估肝门区肿瘤对肝动脉（图 66-5-2A）、门静脉和胆管的侵犯程度（图 66-5-2B）。肝实质胆管肿瘤累及肝门胆管，可表现为肝门部占位，若肿块沿胆道浸润累及肝总管，可见肝内胆管明显扩张（图 66-5-2C）。增强后，可见肝门部轻到中度强化的肿块，以延迟强化为主。梗阻严重、时间较长的患者，可见相应肝叶明显萎缩。但是，MDCT 和 MRI 对淋巴结以及腹膜转移的评估准确性较低（图 66-5-2D）。相比较而言，PET/CT 对原发灶的检测价值较低，但对转移灶的检测有较高的敏感性。因此，PET/CT 多用于术前排除胆管癌的远处转移。

近年来，现代数字化医学影像的快速发展更好地适应了精准医学的要求。三维重建可系统而精确地评估肿瘤的可切除性，透视血管和胆管的走行及变异，计算切缘长度及残存肝体积等，较以往的检查方式有着明显的优势。此外，通过术前三维可视化模型，可模拟手术入路，预判可能遇到的重要脉管结构，避免了医源性损伤（图 66-5-3）。三维重建是实现精准诊疗的重要环节，但需注意的是，三维重建的专业性要求较高，应由经验丰富的腹部影像医师来完成[5]。

2. 肿瘤标志物　在胆管癌的早期发现、诊断以及术后监测方面，CA19-9 和 CEA 的敏感性和特异性较低，但其联合检测的结果具有重要参考意义。有学者对患者术前血清的 CA19-9 和 CEA 水平与肿瘤分期、可切除率和生存率进行了相关性分析，其结果表明，CA19-9 和 CEA 水平果与肿瘤的分期有关。如果患者术前血清 CA19-9 和 CEA 水平显著升高，则提示其生存率更差，不能切除的概率明显增

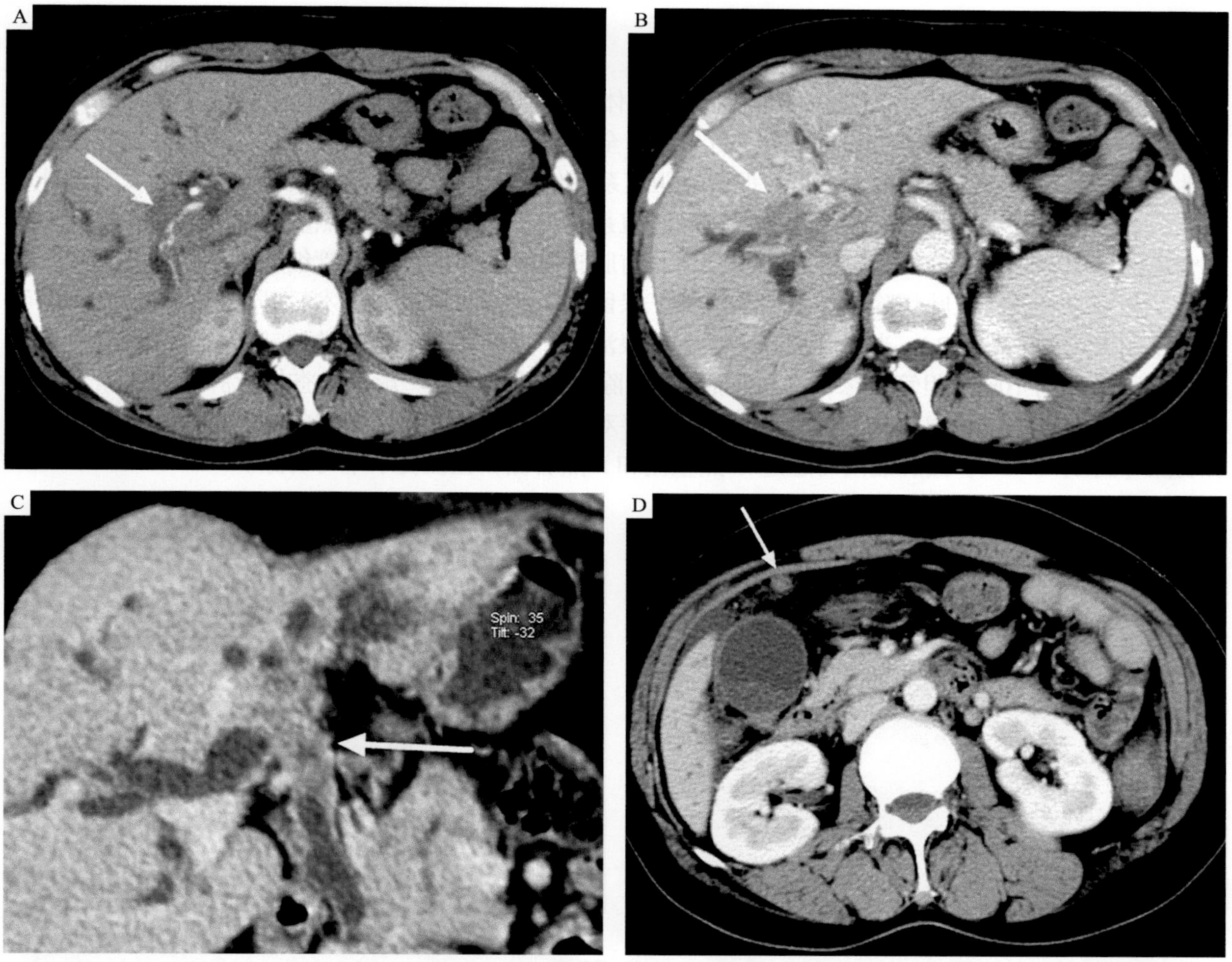

图 66-5-2　肝实质胆管癌侵犯肝门及向周围转移的影像学表现

A. 胆管癌侵犯肝动脉；B. 胆管癌侵犯门静脉；C. MPR 示肿瘤累及肝门胆管；D. 胆管癌腹壁转移。

高[6]。该研究结果提示，术前联合检测 CA19-9 和 CEA 是评估胆管癌患者病情的有效指标。术后动态监测 CA19-9 和 CEA 也是及时发现肿瘤复发的关键参考指标。

3. 腹腔镜探查　影像学评估结果与肿瘤实际侵犯范围可能存在一定的偏差，导致术前影像学 Bismuth-Corlette 分型与术中探查结果及术后分型有较大差异。根据相关研究结果，有 20%～50% 患者在手术探查时发现肿瘤已不可切除，因此，术前腹腔镜探查有一定必要性。腹腔镜探查能减少不必要的开腹手术，直观了解病情进展，进行肿瘤分期，方便下一步的手术决策。但 2015 年的美国肝胆胰协会（American Hepato-Pancreato-Biliary Association, AHPBA）会议达成的专家共识中明确指出：对可能行肝移植手术治疗的患者不推荐使用腹腔镜活检，原因是活检具有较高的肿瘤种植发生率[7]。

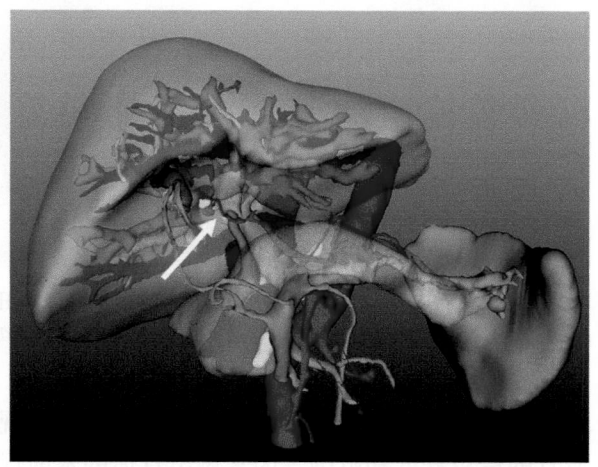

图 66-5-3　利用三维可视化技术显示肝门部重要结构

（二）手术规划

1. 联合肝实质切除　肝实质的切除范围由瘤体的具体位置以及肿瘤的分型决定，累及肝门胆管的肝脏胆管癌大多处于局部进展期，左 / 右半肝＋全尾状叶＋肝外胆管切除是基本要求。在确保切缘阴性的前提下，当病灶以右侧为主，且保留侧胆道系统位于切离极限点 U 点右侧时，可采取右半肝切除（图 66-5-4A）；当病灶以左侧为主，保留侧胆道系统位于切离极限点 P 点左侧时，联合左半肝切除是合适的（图 66-5-4B）；对于以肝Ⅳ段胆管和右前肝管侵犯为主的肝脏胆管细胞癌，联合肝中叶（肝Ⅳ、Ⅴ和Ⅷ段）及尾状叶切除可在根治的前提下保留更多的肝实质，减少术后肝功能衰竭发生，但手术难度较大（图 66-5-4C）。当半肝切除无法实现根治时，往往需要更为激进的三叶切除。解剖性三叶肝切除可增加约 10mm 胆管切缘，提高肿瘤 R0 切除率，延长生存。影像检查提示肿瘤边界紧邻对侧半肝切离极限点，或肿瘤累及单侧二级胆管分支伴对侧肝叶萎缩或动脉受侵的病例，应采取联合三叶肝切除（图 66-5-4D）。当肿瘤同时超过 U 点左侧和 P 点右侧，往往提示不可切除。

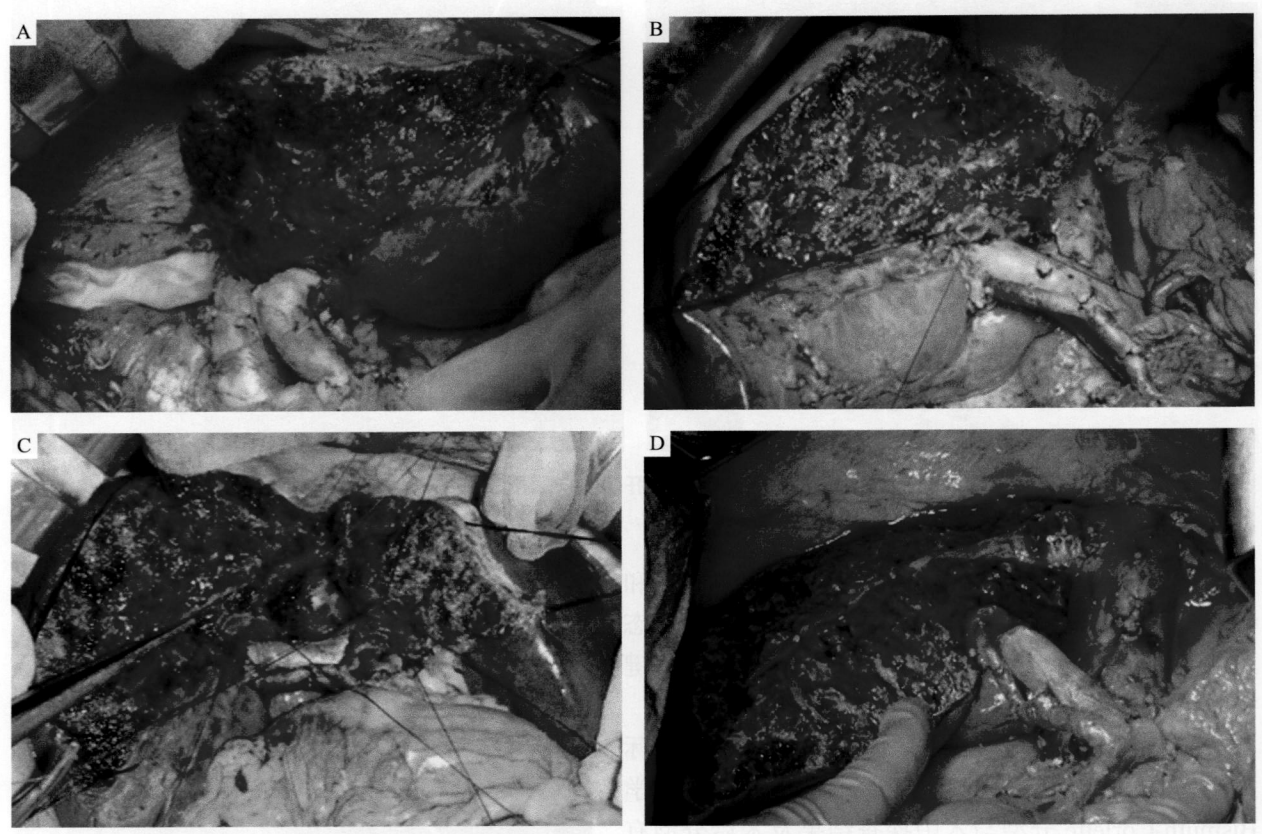

图 66-5-4　对累及肝门的肝脏胆管细胞癌的联合肝实质切除
A. 右半肝＋全尾状叶切除；B. 左半肝＋全尾状叶切除；C. 肝中叶＋尾状叶切除；D. 左三肝＋全尾状叶切除。

需指出的是，虽然扩大肝切除能更好地实现根治，但患者术后并发症和死亡率较高。应根据胆管血管的侵犯程度和范围等因素做出具体的术前规划，精确评估剩余功能性肝体积是防止术后并发症的关键。

2. 淋巴结清扫　一项联合国内外多家中心的回顾性研究证实，较肝门部胆管癌以及未侵犯肝门部的肝内胆管癌而言，累及肝门的肝内胆管癌侵袭性更强，淋巴结转移、血管侵犯发生率更高，实现根治性切除手术的范围更大[1]。多个中心的回顾性研究表明，无论切缘如何，淋巴结转移与否是肝门部胆管癌患者独立的预后因素[8-9]。因此，肝门区淋巴结清扫是根治性手术的重要组成部分。淋巴结转移的 MDCT 诊断标准：①短径＞10mm；②病灶中央出现坏死；③门静脉期与肝实质对比呈高密度。因其敏感性较低，当 MDCT 怀疑淋巴结转移时，应行 PET/CT 进一步明确淋巴结性质。

　　基于区域淋巴结转移与远处淋巴结转移的患者总体生存率无统计学差异，当前，尚不肯定扩大淋巴结清扫是否准确提示预后或改善生存；最少淋巴结清扫数目也未达成共识，而清扫淋巴结数目不够常常会低估肿瘤的分期。最新的 AJCC 第 8 版癌症分期系统[10]中，淋巴结转移分层标准由第 7 版[11]的淋巴结转移部位改变为区域性阳性淋巴结数，即 N1 阳性淋巴结数目为 1～3 枚，N2 阳性淋巴结数目至少 4 枚。需要注意 AJCC 第 8 版癌症分期系统对区域淋巴结的范围进行了调整：第 8 版中的区域淋巴结定义为沿肝门、胆囊管、胆总管、肝动脉、门静脉及胰头十二指肠后方分布的淋巴结，而第 7 版中为沿胆囊管、胆总管、肝动脉、门静脉分布的淋巴结。依据各大中心多年的诊治经验，推荐清扫肝十二指肠韧带（第 12 组）、肝总动脉（第 8 组）旁及胰头后上方淋巴结（第 13 组）。当影像诊断区域淋巴结阴性时，不常规推荐扩大淋巴结清扫；若影像诊断区域淋巴结阳性或可疑阳性，可考虑扩大清扫范围以进一步明确淋巴结转移范围，提供更为准确的分期信息，指导患者术后辅助治疗。

　　3. 血管切除重建　　由于解剖关系密切，当肝脏胆管细胞癌累及肝门时，毗邻的血管很容易受到肿瘤侵犯。术前影像表现为胆管与血管之间的脂肪间隙消失，术中可发现毗邻的血管变白变硬，难以将其分离。若发现以上征象，均可视为血管受到侵犯，术中应对受累及的血管进行切除重建。重建的方式有端端吻合、人工血管或自体血管重建。需要注意无论采取何种方式进行重建，需确保吻合以后的血管张力适宜，防止血管内膜、吻合口撕裂。

　　基于门静脉切除重建带来的明显益处是实现 R0 切除且不影响术后死亡率。目前，切除重建受累的门静脉已经达成共识，并在各个中心广泛开展（图 66-5-5A），而受累及的肝动脉是否有必要切除重建值得商榷。多项回顾性研究表明，扩大肝脏切除联合肝动脉切除，伴或不伴门静脉切除重建的效果欠佳，不仅增加了患者术后并发症和死亡率，且对于长期存活没有益处[12-13]。Meta 分析也证实了这一观点[14]。

　　近年来，随着显微外科的快速发展，肝动脉切除重建的疗效得到明显的改善。多个中心[15-16]已证实运用显微外科的技术切除并重建肝动脉无明显术后并发症。此外，日本学者椰野（Nagino）[17]单中心回顾性分析的结果显示，大范围肝脏切除联合肝动脉、门静脉切除重建的患者，其术后死亡率尚可接受（约为 2%），能够更好地长期生存。综合多方面的观点，虽然当前对于肝动脉受累是否应该切除重建尚无定论，但总体而言，其结果优于肿瘤无法切除的患者。因此，肝动脉受侵犯不应成为根治性切除的阻碍。显微外科技术的应用、仔细进行血管解剖是提高动脉吻合质量、减少相关并发症发生的关键（图 66-5-5B）。

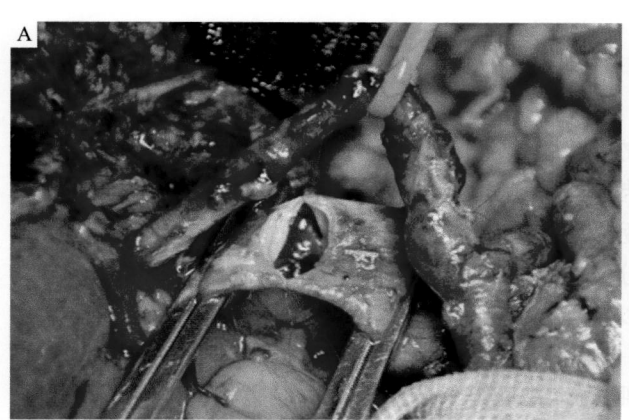
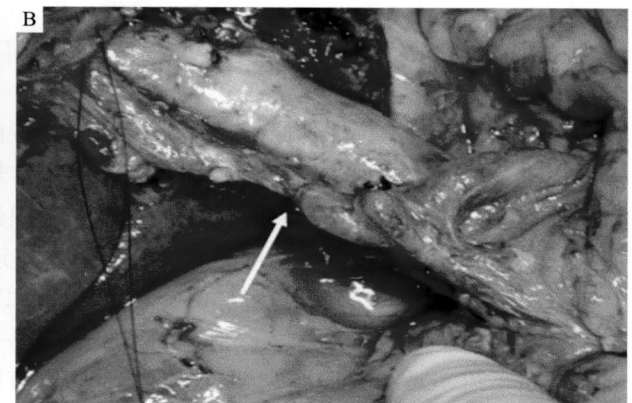

图 66-5-5　肝门血管的切除重建
A. 门静脉切除重建；B. 肝动脉切除重建

五、手术程序

在充分评估患者肿瘤可切除性后，再做手术决策。肝脏切除术式及详细步骤，本书第 64 章已有介绍，本节着重介绍肝门胆管切除步骤及手术注意事项。

（1）患者平卧位，取反 L 形切口。

（2）进腹后，观察肝脏颜色、肝叶是否萎缩以及肝脏是否硬化、第一肝门受累及程度。

（3）电刀打开肝十二指肠韧带，精细解剖肝门部结构，以便触诊肿瘤，检查肝门部，进一步评估肿瘤沿胆管浸润范围以及周边侵犯程度。

（4）游离胆囊，离断胆总管：将胆囊游离，使之脱离肝实质。明确远端胆管离断点，一般于十二指肠上缘离断胆总管，取远端胆管切缘组织送术中快速病理以明确是否切缘阴性，用不可吸收线缝闭远端胆管残端。将已离断的胆总管从周围血管中逐渐分离出来，向前以及向头侧牵拉已游离的胆囊，离断的胆总管，充分暴露肝动脉以及后方的门静脉。将肝动脉、门静脉旁的淋巴结一并清扫，实现血管的骨骼化。

（5）肝实质切除：当肝脏胆管癌病灶中心位于左肝，且不超过 P 点，主要累及左肝管时，一般需联合左半肝或左三叶及尾状叶切除。充分游离肝镰状韧带，左、右冠状韧带，左、右三角韧带，肝胃韧带，肝结肠韧带及肝肾韧带，于正中裂或右叶间裂左侧约 1cm 处做标记线。电刀切开肝包膜，行第一肝门阻断，并密切关注阻断时间；采用血管钳钝性分离，沿标记线，逐步向肝实质内部离断，注意保护保留肝段的属支，标记右肝管或右后支肝管，取近端胆管切缘组织常规送术中快速病理以明确是否切缘阴性。

当肝脏胆管癌肿块中心位于右肝，且不超过左肝 U 点，主要累及右肝管时，一般需联合右半肝或右三叶及尾状叶切除。同样游离肝周韧带及肝短静脉，直至下腔静脉前缘，显露肝右、肝中静脉。于正中裂或左叶间裂右约 1cm 处做标记线。按以上步骤切除肝叶，标记左肝管，取近端胆管切缘组织常规送术中快速病理以明确是否切缘阴性。

（6）胆肠吻合：提起横结肠，顺其系膜往下，找到十二指肠空肠曲，在距十二指肠悬韧带约 15cm 处横断空肠及其动脉，结扎离断的系膜。将远端空肠的断端行间断缝合后，予以荷包缝合包埋。在横结肠中动脉左侧肠系膜上的无血管区做小切口，将远端空肠经此间隙提至肝门准备吻合；远端空肠上提约 60cm 与近端空肠行侧端吻合；或包埋近端空肠末端，与远端空肠行侧侧吻合。

在距远端空肠断端 5cm 处的系膜对侧做一切口，行胆肠端侧吻合，切口大小与胆管开口相当，采用细丝线全层黏膜对黏膜的外翻褥式吻合。

（7）引流：于胆肠吻合口上、下各放置一根硅胶引流管。

（8）关腹：清点敷料器械后，分层缝合腹壁切口。

- 技法要领与陷阱

（1）胆管癌具有沿黏膜层或黏膜下层浸润的特性，影像学检查较难精确判断肿瘤沿胆管树轴向的扩展范围，因此，应取近端、远端胆管切缘组织常规送术中快速病理。骨骼化时应紧贴血管外膜，剥除周围神经结缔组织，以防被肿瘤浸润的神经组织残留。清扫的原则一般是由远端向近端，先动脉清扫至肝左、肝右动脉分叉，后门静脉，直达门静脉分叉。

（2）行肝叶切除处理肝短静脉时，切断后需予以缝扎，以防线结脱落引起下腔静脉大出血。

（3）离断空肠时，需注意保留空肠系膜上的第一支空肠动脉，切断第二支空肠动脉。选取距离远端空肠断端约 5cm 处行胆肠吻合较为合适，否则有肠内容物反流入胆道，或因肠道扭曲增加胆道内压等风险。必须关闭横结肠系膜孔隙，以防内疝形成。

六、围手术期管理

1. 术前管理

（1）术前引流：术前胆汁引流的指征、时间及血清胆红素降低程度在各指南中尚无统一标准，因此，是否常规行术前减黄，目前尚存争议。有学者建议应从个体化角度出发，当患者出现胆管炎、重度营养不良等情况时，可选择性减黄[18]。引流的方式有经皮肝穿刺胆道引流（PTCD）、内镜鼻胆管引流术（ENBD）和内镜胆管支架植入术（EBS）三种，疗效上各有利弊。PTCD 引流效果最佳，但有潜在血管损伤以及针道肿瘤种植的风险；支架植入会影响术中评判肿瘤的浸润程度；日本学者建议使用 ENBD，但其引流周期相对较长[19]。无论采取何种方式，术前胆管引流有利于改善肝肾功能及凝血障碍，促进手术顺利开展。

需要注意的地方：①当手术无法立即进行，一般在血清胆红素＞50μmol/L 时，放置引流；②如已计划肝切除，在残存肝（FLR）放置引流管；③出现急性胆管炎时，应在对侧放置引流管。

（2）门静脉栓塞（PVE）：PVE 最初由幕内（Makuuchi）[20]于 20 世纪提出，可使健侧肝叶代偿性增生，增加 FLR 体积，降低联合大范围肝切除术后肝功能衰竭发生率，提高肿瘤的根治性切除率。行 PVE 后，FLR 平均可增加 8%～27%，且与 PVE 相关的并发症发生率低，不增加患者的死亡率（图 66-5-6），因此，部分中心对大范围肝切除患者术前常规行 PVE。但对是否需要行 PVE 没有统一标准，相关研究表明：当正常肝脏的 FLR＜20%、脂肪变性的肝脏 FLR＜30%、肝硬化肝脏 FLR＜40% 时，行 PVE 能使患者显著获益[21]。需注意的是，PVE 术后肝细胞做出应答会释放大量生长因子，促进肿瘤细胞的增殖，加速其进展。相关研究已证实，患者在等待剩余肝脏增生期间可能出现肿瘤进展或远处转移，导致无法手术[22]。据此，PVE 不适用于高度进展期的胆管癌患者，其最佳适应证或许是必须联合大范围肝切除才可达根治的病例。

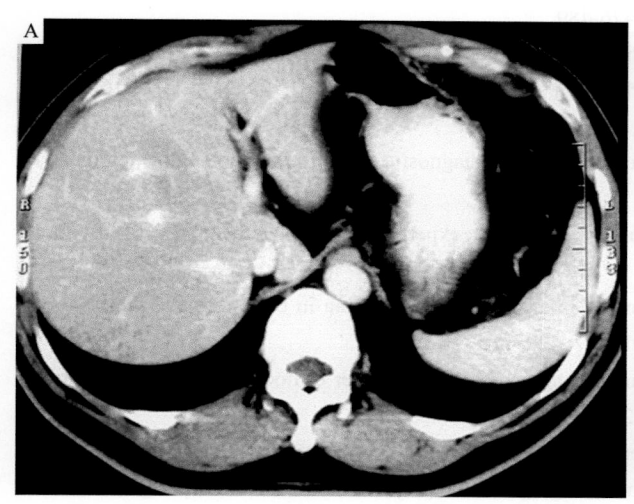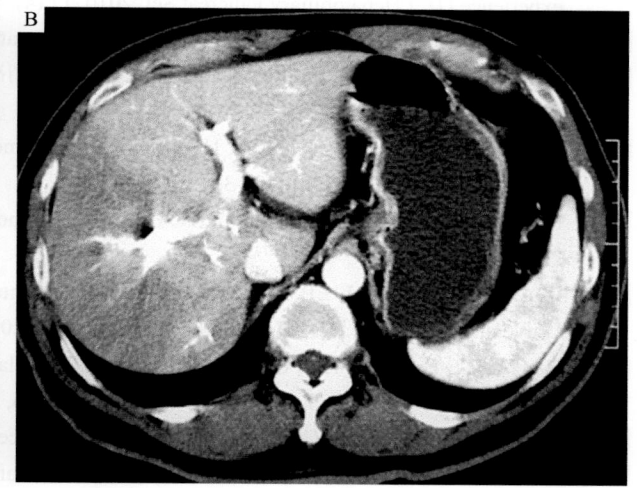

图 66-5-6　大范围肝切除术前行 PVE
A. 门静脉栓塞前；B. 门静脉栓塞后。

总体来说，在合适的时机行胆道引流、门静脉栓塞能使患者获益。

2. 术后并发症　胆管癌肝外胆管切除联合肝实质切除术后并发症发生率较高，不同中心发生率也不尽相同，为 43%～81%。术后并发症主要有肝功能衰竭、胆漏、出血。

（1）肝衰竭：是胆管癌联合肝实质切除术后最可怕的并发症，也是大范围肝切除术后患者死亡的主要原因。国际肝脏外科学组（ISGLS）依据临床管理模式是否因肝衰竭而发生改变，将肝衰竭程度分为 A、B、C 三个等级[23]。A 级：术后肝功能较术前轻微减退，但患者的术后管理方式并不需要因此改变；B 级：术后肝功能较术前减退，但可通过保守治疗方式解决，包括输注新鲜冰冻血浆、白蛋白等；C 级：术后肝功能较术前减退，且需要用有创的方法治疗，包括血液透析、肝移植等。

（2）胆漏：胆漏的主要征象为腹腔引流液的胆红素浓度是血清胆红素浓度的 3 倍以上，或患者出现胆汁性腹膜炎需要手术介入。ISGLS 对胆漏的严重程度分级与肝衰竭类似[24]。需注意的是，B 级患者常出现发热、腹部不适等非特异症状，往往提示感染，可予以抗生素治疗；C 级常需要再次手术，加强胆肠吻合口。

（3）出血：出血患者的严重程度不一，可从无症状出血到危及生命的情况不等。ISGLS 将肝衰竭程度分为 A、B、C 三个等级[25]。A 级为术后轻微出血，输注 2U 浓缩红细胞即可；B 级为有出血，需输注>2U 浓缩红细胞，但不需要手术等有创方式解决；C 级为出血较为危急，须介入治疗或手术治疗。

总之，肝外胆管联合大范围肝切除有利于实现累及肝门的胆管癌根治，但与其相关的术后并发症也较多。合适的淋巴结清扫范围以及受累血管的切除重建能够延长患者生存。细致的术前评估、精准的手术切除、有效的术后管理是实践精准肝脏外科理念的关键。

（李相成）

参 考 文 献

[1] ZHANG X F, BAGANTE F, CHEN Q, et al. Perioperative and long-term outcome of intrahepatic cholangiocarcinoma involving the hepatic hilus after curative-intent resection: comparison with peripheral intrahepatic cholangiocarcinoma and hilar cholangiocarcinoma [J]. Surgery, 2018, 163 (5): 1114-1120.

[2] 黄志强. 肝门部胆管癌外科治疗的现状与我见 [J]. 中国实用外科杂志, 2007, (5): 341-346.

[3] LEE S G, SONG G W, HWANG S, et al. Surgical treatment of hilar cholangiocarcinoma in the new era: the Asian experience [J]. J Hepatobiliary Pancreat Sci, 2010, 17 (4): 476-489.

[4] ZINNER M J, ASHLEG S W. Maingot's abdominal operation [M]. 12th ed. 北京: 北京联合出版公司, 2017.

[5] 曾宁, 方驰华, 范应方, 等. 肝门部胆管癌三维可视化精准诊疗平台构建及临床应用 [J]. 中华外科杂志, 2016, 54 (9): 680-685.

[6] JUNTERMANNS B, RADUNZ S, HEUER M, et al. Tumor markers as a diagnostic key for hilar cholangiocarcinoma [J]. Eur J Med Res, 2010, 15 (8): 357-361.

[7] MANSOUR J C, ALOIA T A, CRANE C H, et al. Hilar cholangiocarcinoma: expert consensus statement [J]. HPB (Oxford), 2015, 17 (8): 691-699.

[8] IGAMI T, NISHIO H, EBATA T, et al. Surgical treatment of hilar cholangiocarcinoma in the "new era": the Nagoya University experience [J]. J Hepatobiliary Pancreat Sci, 2010, 17: 449-454.

[9] BAGANTE F, TRAN T, SPOLVERATO G, et al. Perihilar cholangiocarcinoma: number of nodes examined and optimal lymph node prognostic scheme [J]. J Am Coll Surg, 2016, 222 (5): 750-759.

[10] AMIN M B, EDGE S B, GREENE F L, et al. AJCC Cancer Staging Manual [M]. 8th ed. NewYork: Springer, 2017.

[11] EDGE S B, BYRD D R, COMPTON C C, et al. AJCC Cancer Staging Manual [M]. 7th ed. New York: Springer, 2010.

[12] MIYAZAKI M, KATO A, ITO H, et al. Combined vascular resection in operative resection for hilar cholangiocarcinoma: does it work or not? [J]. Surgery, 2007, 141 (5): 581-588.

[13] OTA T, ARAIDA T, YAMAMOTO M, et al. Operative outcome and problems of right hepatic lobectomy with pancreat-oduodenectomy for advanced carcinoma of the biliary tract [J]. J Hepatobiliary Pancreat Surg, 2007, 14 (2): 155-158.

[14] ABBAS S, SANDROUSSI C. Systematic review and meta-analysis of the role of vascular resection in the treatment of hilar cholangiocarcinoma [J]. HPB (Oxford) , 2013, 15 (7): 492-503.

[15] HIDALGO E, ASTHANA S, NISHIO H, et al. Surgery for hilar cholangiocarcinoma: the Leeds experience [J]. Eur J Surg Oncol, 2008, 34 (7): 787-794.

［16］ HEMMING A W, KIM R D, MEKEEL K L, et al. Portal vein resection for hilar cholangiocarcinoma [J]. Am Surg, 2006, 72 (7): 599-604.

［17］ NAGINO M, NIMURA Y, NISHIO H, et al. Hepatectomy with simultaneous resection of the portal vein and hepatic artery for advanced perihilar cholangiocarcinoma: an audit of 50 consecutive cases [J]. Ann Surg, 2010, 252: 115-123.

［18］ E1-Hanafy E. Pre-operative biliary drainage in hilar cholangiocarcinoma, benefits and risks, single center experience [J]. Hepatogastroenterology, 2010, 57 (99-100): 414-419.

［19］ NAGINO M. Perihilar cholangiocarcinoma: a surgeon's viewpoint on current topics [J]. J Gastroenterol, 2012, 47 (11): 1165-1176.

［20］ MAKUUCHI M, THAI B L, TAKAYASU K, et al. Preoperative portal embolization to increase safety of major hepatectomy for hilar bile duct carcinoma: a preliminary report [J]. Surgery, 1990, 107 (5): 521-527.

［21］ ABDALLA E K. Portal vein embolization (prior to major hepatectomy) effects on regeneration, resectability, and outcome [J]. J SurgOncol, 2010, 102 (8): 960-967.

［22］ HIGUCHI R, YAMAMOTO M. Indications for portal vein embolization in perihilar cholangiocarcinoma [J]. J Hepatobiliary Pancreat Sci, 2014, 21 (8): 542-549.

［23］ RAHBARI N N, GARDEN O J, PADBURY R, et al. Posthepatectomy liver failure: a definition and grading by the International Study Group of Liver Surgery (ISGLS) [J]. Surgery, 2011, 149 (5): 713-724.

［24］ KOCH M, GARDEN O J, PADBURY R, et al. Bile leakage after hepatobiliary and pancreatic surgery: a definition and grading of severity by the International Study Group of Liver Surgery [J]. Surgery, 2011, 149 (5): 680-688.

［25］ NUH N. RAHBARI O, GARDEN J, et al. Post-hepatectomy haemorrhage: a definition and grading by the International Study Group of Liver Surgery (ISGLS) [J]. HPB, 2011, 13 (8): 528-535.

第 6 节　胆囊癌的根治切除术

一、概述

经过一个世纪的不断探索，手术治疗仍是胆囊癌首选的治疗方法。争取根治性切除是目前术后可能获得长期生存的最有效的手段。不能切除的胆囊癌患者中位生存期极短，未见有 5 年生存报道。但各期胆囊癌手术切除的范围标准仍未统一，也无公认的标准术式。国内外经典的外科肝胆书籍推荐的手术方式可分为 3 种：①单纯胆囊切除术：适用于早期胆囊癌，癌肿仅限于胆囊黏膜层、无淋巴结转移者。②胆囊癌根治术：胆囊扩大切除术（胆囊连同肝脏 S4b 段及 S5 段一并切除），并沿肝十二指肠韧带清除淋巴结、神经和结缔组织，即肝十二指肠韧带血管的"骨骼化"。淋巴结清扫范围还包括胰十二指肠后上淋巴结、肝总动脉旁淋巴结。③胆囊癌扩大根治术：根据肿瘤局部浸润转移的具体情况而定，一般在标准胆囊癌根治术的基础上加肝外胆管（必要时左右Ⅰ级肝管）切除重建术、扩大的右半肝切除术、联合胰头十二指肠切除术和结肠切除术等，淋巴结扩大清扫的范围扩大至腹腔动脉、肠系膜上动脉及腹主动脉旁淋巴结。

手术方式的选择主要依据于肿瘤分期。对 T1a 期仅侵犯胆囊黏膜的肿瘤，单纯胆囊切除可以达到根治目的，然而这种早期胆囊癌在临床胆囊癌手术病例中仅占 5%～10%，且大多数属意外发现。在胆石症手术中，这种意外发现的胆囊癌的机会约 1%。强调术者术中应常规剖开胆囊标本仔细检查，若发现可疑，及时送检以免漏诊。但对偶然发现的早期胆囊癌，特别是 T1b 期，术中肉眼很难判定肿瘤确切的侵犯深度，即使冰冻检查，不做连续切片也难以评价，故有建议术中遇到这种情况，应采取根治性胆囊切除术以保证达到根治目的。对于 T1b 和 T2 期以上的胆囊癌合理的治疗应该是标准的根治切除术或扩大范围根治性切除术[1]。

多数情况下，临床诊断时多为中晚期胆囊癌，往往已有肝脏及其他邻近器官的侵犯。对无远处转移的局部晚期（T3、T4）胆囊癌是否采取积极的扩大切除存在较多争议。有学者认为，对局部进展期的胆囊癌患者施行扩大手术往往合并很高的死亡率及并发症发生率，且不能有效地改善预后。然而近年来，随着外科技术和理念的不断进步，尤其是精准外科理念的提出及完善，手术的规划、围手术期处理、营养及麻醉的进步使得手术的安全性有了很大提高，许多临床研究对局部晚期胆囊癌积极地施行更大范围根治切除的效果进行了重新评价，胆囊癌的预后已有较大改善。这方面日本报道的文献较多，效果最好。如中村（Nakamura）等最近报道的 84 例胆囊癌中，切除 45 例，23 例是 TNM Ⅳ 期，其中 13 例有腹主动脉旁淋巴结转移，16 例术前有黄疸。23 例的手术方式分别为 S4a 段、S5 段切除 5 例，右三叶切除 7 例，肝胰十二指肠切除 11 例，总的手术并发症高达 60.8%，无手术死亡。1 年、3 年、5 年生存率分别为 51%、17%、11%，1 例最长存活 18 年。而未切除的 39 例中位生存期仅 2.5 个月。另外一些文献也报道Ⅲ～Ⅳ期胆囊癌术后也获得了 25%～50% 的 5 年生存率。近期外科文献报道这种扩大范围手术的胆囊癌根治手术其死亡率已降到 5% 以下，这一死亡率是可以接受的。所以对一般情况允许的无远处转移的局部晚期胆囊癌患者进行积极的外科切除可以改善其预后，部分患者可望获得长期生存。

二、胆囊癌的外科治疗策略

（一）基于胆囊癌 TNM 分期 T 期的手术切除范围

尚未出现淋巴和血行转移的胆囊癌可依据 T 分期决定最佳的治疗方案。手术的目的是达到治愈性的 R0 切除，即达到显微镜下的阴性切缘。R1 或 R2 切除并不能显著改善患者的预后。

1. T1（Tis 和 T1a、T1b）**期胆囊癌**　胆囊癌随访资料显示 Tis 和 T1a 期患者<10%，淋巴结转移率<2.5%，单纯胆囊切除后 5 年生存率可接近 100%，故 T1a 期胆囊癌行单纯胆囊切除术已足够。但应确保胆囊管切缘阴性，避免胆囊切除过程中胆囊破裂或胆汁外溢导致种植转移。

对于 T1b 期胆囊癌治疗，目前的共识建议采用 T2 期相同的治疗方式。一项多中心研究报告了 115 例 T1b 期胆囊癌单纯胆囊切除后，46% 的患者在再次手术切除的标本里有残癌组织。研究还表明 T1b 期有高达 20%～30% 的淋巴结转移。单纯胆囊切除后复发率高达 30%～60%，因此 T1b 期需要切除 S4b 段＋S5 段肝脏，连同淋巴结清扫。有报道 T1b 期单纯胆囊切除 10 年生存率达 75%～85%[2]。我们建议对全身情况差的患者，可行单纯胆囊切除术，对腹腔镜胆囊切除术后发现的 T1b 期意外胆囊癌，只要患者无手术禁忌证就应积极行根治手术。

2. T2 期胆囊癌　普遍观点认为该期胆囊癌根治性切除后与单纯胆囊切除相比能显著提高远期生存率。研究报告 T2 期胆囊癌单纯胆囊切除术后 5 年生存率仅 17%～50%，而根治性切除后 5 年生存率达 61%～100%。T2 期胆囊癌根治性手术切除范围应包括切除部分 S4b 段或 S5 段肝段和肝十二指肠韧带淋巴结清扫，肝切除扩大至 S4b 段或 S5 段而不是单纯胆囊床切除，可确切切除沿 Glisson 鞘的肝内血管和淋巴管。

特别是对 T2b 期胆囊癌，建议行肝中叶切除，包括 S4a 段＋S4b 段＋S5 段＋S8 段联合切除。T2a 可行 S4b 段＋S5 段切除以达到根治效果，获得长期生存。

3. T3、T4 期胆囊癌　为达到 R0 切除，T3、T4 期胆囊癌局部侵犯应该积极手术，S4b 段或 S5 段切除，肝中叶切除或扩大右半肝切除对多数 T3 期是合适的。只要病例选择得当，达到 R0 切除，5 年生存率可达 63%～67%。T4 期胆囊癌有两种情况，一种为 T4 期胆囊癌若累及门静脉主干或肝动脉，即使切除并重建门静脉或肝动脉，预后仍差，但有选择的选取部分合适患者，在能够达到 R0 切除的情况下，积极行根治术，还是可以达到较好的临床效果；另一种为 T4 期胆囊癌若侵犯邻近胆管、肝外器官或结构，若能达到 R0 切除，应积极行扩大根治术。

（二）基于肿瘤生长方式和位置的手术切除范围

由于胆囊特殊的解剖位置和组织结构，在基于 T 分期的基础上选择合适的胆囊癌根治切除术时，还应考虑肿瘤的生长方式和起源部位。胆囊呈梨形，位于胆囊床，其与小肠相比没有黏膜下层，与肝脏附着处无浆膜层。肌层周围结缔组织与肝脏面之间结缔组织相连。胆囊癌起源于胆囊底部、胆囊体和胆囊颈部分别为 60%、30% 和 10%。胆囊颈至右肝管的距离仅 2mm，至右肝管前后支分叉处仅 6mm，意味着楔形切除肝叶无法达到 R0 切除。因此，对于起源于胆囊颈部的胆囊癌，应等同于肝门部胆管癌，有学者主张行右半肝切除。起源于胆囊颈部的胆囊癌比体部或底部的胆囊癌易侵犯肝十二指肠韧带，因此对 T1b 和 T2 期及以上的胆囊癌常需切除肝外胆管。位于胆囊底部或体部的 T3 期胆囊癌，应采取扩大右半肝切除，但常可保留肝外胆管。位于胆囊底部或体部的 T1b 和 T2 期胆囊癌切除 S4b 段或 S5 段就能达到 R0 切除，即"肝门部"型胆囊癌常需扩大右半肝和肝外胆管切除，"胆囊床"型胆囊癌常直接侵犯胆囊床，仅需依赖不同的 T 分期切除肝叶就可达到 R0 切除。

生长方式对起源于胆囊床的 T3 期胆囊癌是决定肝切除的主要因素，外生型切除 S4b 段或 S5 段可达到 R0 切除，但硬化型和浸润型常需要扩大右半肝切除。位于肝门部的 T3 期胆囊癌常需扩大右半肝切除（不论何种生长方式），浸润性生长的胆囊癌由于肿瘤侵犯肝门部结构有可能达不到 R0 切除。T1b 和 T2 期胆囊癌浸润性和非浸润性生长均可采用 S4b 段或 S5 段切除，以达到根治的目的。

三、胆囊癌根治术的手术范围设计

1. 肝脏切除范围

（1）楔形切除胆囊附近肝脏 1～5cm。现今大多切除 2cm 或更多。

（2）S4b 段＋S5 段切除，已经证实胆囊静脉从胆囊床流入肝 S4b 段及 S5 段（图 66-6-1），肝切除扩大至 S4b 段和 S5 段而不是单纯胆囊床的楔形切除，可切除沿 Glisson 鞘分布的肝内血管和淋巴管，切除了潜在肿瘤发生转移的部位。此术式应作为胆囊癌根治术的标准肝切除范围。

（3）如胆囊癌侵犯右叶范围较大，或侵犯右肝蒂，可进行扩大右半肝切除（图 66-6-2）。如剩余肝体积过少，可先进行门静脉栓塞以使保留的肝脏代偿增生。

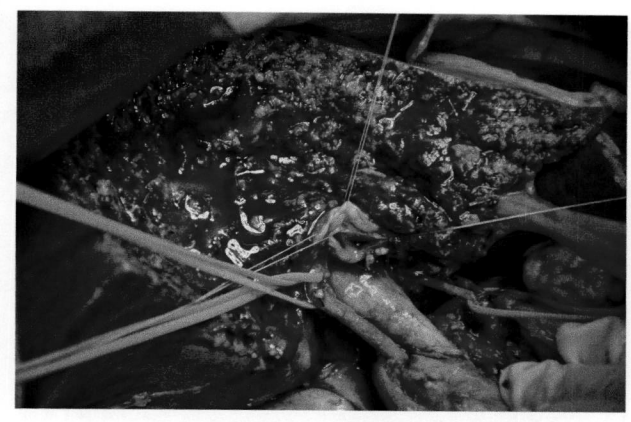

图 66-6-1 肝 S4b 段及 S5 段切除

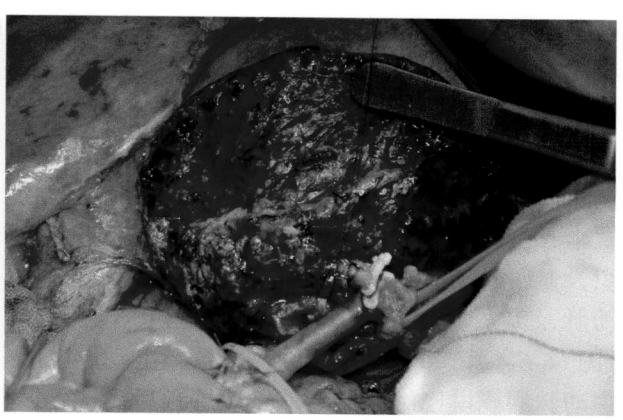

图 66-6-2 扩大右半肝切除

（4）尾状叶切除，有学者主张切除，并有报道尾状叶切除可改善预后，但仍有争议，如未发现肝尾状叶受累则不常规切除尾状叶。

（5）累及周围脏器的胆囊癌，应接受肝切除＋邻近受累器官的切除（包括结肠、十二指肠、胃和

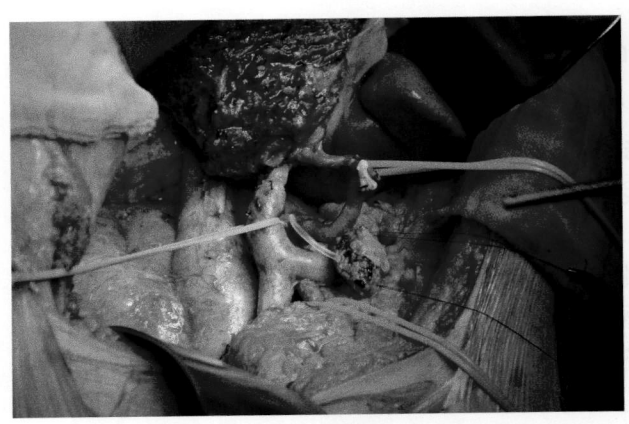

图 66-6-3　胆囊癌扩大右半肝切除，联合切除重建门静脉
及胰十二指肠

胰腺）。为达到 R0 切除和淋巴结的充分廓清，部分患者接受肝胰十二指肠切除。合并门静脉或肝动脉切除的术后存活率很低，因此有学者认为不应常规切除，但某些局部进展仍有根治机会的胆囊癌患者，为达到 R0 切除效果，可以考虑扩大右半肝切除，联合门静脉、胰十二指肠切除重建（图 66-6-3）。T4 期肿瘤可进行根治性切除的机会不高，存活率也非常低，但在可能的情况下，也应进行根治性切除。

2. 淋巴结清扫范围　目前尚未就淋巴结清扫范围达成一致意见，通常要骨骼化肝十二指肠韧带，把门静脉、肝总动脉、肝固有动脉和胆总管周围的淋巴和结缔组织完整清除。但有学者主张胰十二指肠前后和腹腔动脉淋巴结也应清除。腹主动脉周围淋巴组织受侵犯，通常提示合并远处转移，多数情况不建议行广泛的腹主动脉周围淋巴结清除[3]。

3. 胆总管的切除　胆总管在这些情况下应予以切除：①当胆囊管受肿瘤侵犯或胆囊管断端阳性；②胆总管的胆囊癌侵犯，多为胆囊颈部癌引起，患者术前可出现梗阻性黄疸的表现。胆囊管受到肿瘤侵犯时切除胆总管可以改善患者预后。胆总管镜下侵犯的患者接受 R0 切除可以改善患者预后。有学者提出不论有无胆总管受累均应常规切除，彻底清除胆总管周围淋巴和神经组织，目前没有足够证据显示常规胆总管切除可以改善胆囊癌患者的预后[4-5]。

四、胆囊癌扩大根治术相关问题探讨

胆囊癌扩大根治术为在胆囊癌根治术的基础上，以达到 R0 切除为目的，进一步扩大肝切除和淋巴结清扫的范围[6]。在力求根治性切除的同时，应重视手术的安全性。在行胆囊癌扩大根治术时应注意以下几点：

（1）腹腔内彻底探查，若术中发现超出根治范围的淋巴结转移、腹腔种植转移、肝转移，应放弃根治性手术。应强调腹主动脉周围淋巴结活检，即以 Kocher 手法游离胰头和十二指肠直至腹主动脉左缘，探查腹主动脉周围淋巴结有无转移。切取腹主动脉周围淋巴结送术中快速病理，若已有转移，则应慎重选择根治手术。

（2）肝十二指肠韧带骨骼化清扫应彻底，要整块切除肝总动脉、肝固有动脉、左右肝动脉和胃十二指肠动脉周围的淋巴结、神经丛及结缔组织，显露出动脉外膜。清扫时应用血管带提拉肝动脉及其分支、门静脉和胆管，避免管道损伤（图 66-6-4）。对于腹腔动脉、肠系膜上动脉、腹主动脉周围淋巴结的廓清能否改善预后尚缺乏循证医学证据。

（3）应区分局限性肝转移、弥漫性肝转移和远处肝转移。胆囊静脉是胆囊癌血行转移的路径。起源于胆囊底部或胆囊体部的胆囊癌，肿瘤可经回流入肝床的胆囊静脉的介导，转移至与胆囊邻

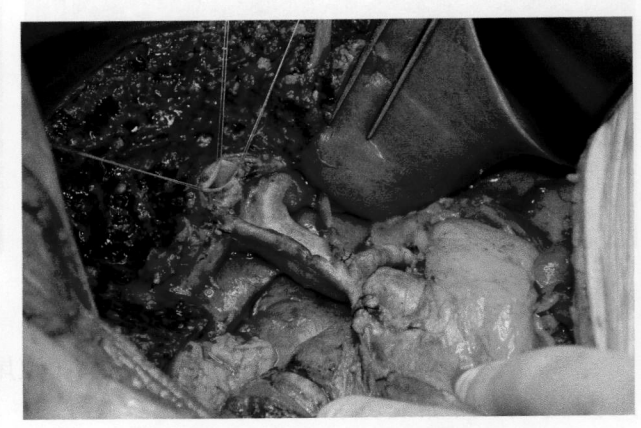

图 66-6-4　肝十二指肠韧带骨骼化清扫

接的区域（肝 S4b 段、S5 段、S6 段）。从理论上说，若肿瘤处于早期，这些转移灶都应局限在上述肝段内，这种局限性肝转移切除仍有积极意义。弥漫性肝转移和远处肝转移无手术指征。

（4）根据肿瘤局部浸润或转移应合理选择肝切除范围。肝切除范围如联合肝床切除（整块切除胆囊和包括肝床在内的部分肝实质包括肝 S4b 段、S5 段、S6 段）、中肝叶、右半肝、扩大右半肝、右三叶切除。伴有右半肝实质浸润，或者虽没有肝实质浸润但肿瘤已侵犯右半肝的 Glisson 鞘，必须行扩大右半肝（即包括左内叶和右半肝）切除。进展期胆囊癌侵犯肝门部时，若左、右肝管已受累及，就应该以对待肝门部胆管癌的方式进行手术切除，即完全切除肝尾叶。若需联合右半肝切除以上的极量肝切除时，术前应充分评估患者的全身情况和肝功能储备；切肝时联合应用区域血流阻断技术等能有效减少出血量，以减少或避免术后肝衰竭的发生。

（5）肝外胆管切除。若肿瘤已明显浸润肝外胆管，或高度怀疑胆囊颈部进展期肿瘤已浸润肝十二指肠韧带内间质，或肝十二指肠韧带内淋巴结转移并且肿瘤浸、润黏固于胆管，应切除肝外胆管。切除胰腺上缘至左、右肝管汇合部的胆管，上下断端送冰冻病理检查。若肿瘤局限于胆囊体或底部，而且未见淋巴结转移，应该保留肝外胆管。此时肝十二指肠韧带骨骼化清扫时应注意胆管壁的血供，避免电刀功率过高在胆管骨骼化时广泛损伤胆管壁血管而发生继发性胆管损伤。保留肝外胆管时，距胆总管约 0.2cm 处离断胆囊管，断端送冰冻病理检查。为方便清扫肝十二指肠韧带淋巴结而常规切除肝外胆管目前尚无足够证据支持，在不切除肝外胆管无法获得胆管阴性切缘的情况下，可切除肝外胆管行胆肠吻合术。

（6）胆囊癌或转移的淋巴结已直接侵犯胰头或十二指肠，或胰头周围有广泛的淋巴结转移时，不施行胰十二指肠切除术，只靠淋巴结廓清难以达到 R0 切除，可考虑联合胰十二指肠切除术。需行胰十二指肠切除术的胆囊癌同时要切除肝叶，术后并发症和死亡率高，因此应严格选择患者，并尽可能避免术后胰漏、胆漏等严重并发症发生。

（7）胆囊癌术后复发。如果复发病灶局限，对于有些患者可以选择考虑再手术。对进展期胆囊癌是否行扩大根治术，外科医师的态度存在较大的差异。主要原因是患者要承受巨大的手术创伤和风险，且并不能显著地改善手术预后。对进展期胆囊癌是否应行扩大根治术仍需要循证医学证据。

五、腹腔镜手术意外胆囊癌根治性切除的相关问题探讨

理论上 T3、T4 期胆囊癌多可在术前获得诊断，对 T1a 期腹腔镜胆囊切除已足够，只有 T1b 和 T2 期最易术中忽略或术中冰冻误诊而需再次手术，但在临床实践中也有晚期胆囊癌是在腹腔镜术中发现的。因此，对于腹腔镜术中发现或怀疑的 T3 和 T4 期胆囊癌应及时中转开腹手术；对于可疑的 T1 和 T2 期胆囊癌，只要腹腔镜术中胆汁未外溢、胆囊未破裂，可切除胆囊后行冰冻切片检查获得病理诊断后再决定是否需再次手术；如果为 T1b 和 T2 期胆囊癌，及时中转开腹行胆囊癌根治术，并且彻底切除戳卡、戳孔。

由于 T3、T4 期胆囊癌可在腹腔镜胆囊切除术前或术中获得诊断，术后诊断的意外胆囊癌需再次行胆囊癌根治术的多数为 T1b 和 T2 期胆囊癌，有文献报道在初次手术后 4～8 周行根治手术效果最佳。当再次行胆囊癌根治性切除手术判断分期时，应该注意术前影像学检查与术中探查是否有误差，因为非根治性腹腔镜胆囊切除术后炎症与肿瘤侵犯鉴别困难。当再次行胆囊癌根治性切除时，除了根据胆囊癌的分期选择合适的手术方式外，还应注意胆囊管切缘与腹腔镜胆囊切除戳卡切口的处理[7]。如果胆囊管切缘阴性，无须切除肝外胆管，仅需清扫淋巴结并切除相关肝叶；如切缘阳性，术中必须找到胆囊管残端再次活检。如不切除肝外胆管无法达到 R0 切除或者无法找到胆囊管残端，则必须切除肝外胆管、相关肝叶及进行淋巴结清扫。如胆囊首次切除过程中破裂，则术后很可能发生胆囊癌腹壁种植转移；如不用标本袋，癌肿切口种植转移可能性增加。

（李　强）

参 考 文 献

［1］ GOETZE T O, PAOLUCCI V. The prognostic impact of positive lymph nodes in stages T1 to T3 incidental gallbladder carcinoma: results of the German Registry [J]. Surg Endosc, 2012, 25 (5): 1382-1389.

［2］ KANG C M, LEE W J, CHOI G H, et al. Does "clinical" R0 have validity in the choice of sample Cholecystectormy for gallbladder carcinoma [J]. J Gastrointest Surg, 2007, 11 (10): 1309-1316.

［3］ SHIRAI Y, WAKAI T, SAKATA J, et al. Regional lymphadenectomy for gallbladder cancer: rational extent, technical details, and patient outcomes [J]. World J Gastroenterol, 2012, 18 (22): 2775-2783.

［4］ KOHYA N, MIYAZAKI K. Hepatectomy of segment 4a and 5 combined with extra hepatic bile duct resection for T2 and T3 gallbladder carcinoma [J]. J Surg Oncol, 2008, 97 (6): 489-502.

［5］ ARAIDA T, HIGUCHI R, HAMANO M, et al. Should the extrahepatic bile duct be resected or preserved in R0 radical surgery for advanced gallbladder carcinoma? Rules of a Japanese Society of Biliary Surgery Survey: a multicenter study [J]. Surg Today, 2009, 39 (9): 770-779.

［6］ SHIMIZU H, KIMURA F, YOSHIDOME H, et al. Aggressive surgical approach for stage Ⅳ gallbladder carcinoma based on Japanese Society of Biliary Surgery classification [J]. J Hepatobiliary Pancreat Surg, 2007, 14 (4): 358-365.

［7］ MAKER A V, BUTTE J M, OXENBERG J, et al. Is port site resection necessary in the surgical management of gallbladder cancer? [J]. Ann Surg Oncol, 2012, 19 (2): 409-417.

第 7 节　肝脏-胆管-胰十二指肠切除术

一、历史沿革

　　肝脏-胆管-胰十二指肠切除术，一般简称为肝胰十二指肠切除术（hepatopancreatoduodenectomy，HPD），指彻底切除整个肝外胆道系统包括其附属器官（肝脏及胰头十二指肠）的术式。该术式最早由日本学者高崎（Takasaki）等[1]在 1980 年报道，用于治疗局部晚期胆囊癌病例。在早期，HPD 术后经常伴发肝衰竭、腹腔感染，较高的围手术期并发症发生率和死亡率降低了手术患者的生存获益。近年来，随着外科技术和围手术期管理的不断提高，HPD 在胆道系统恶性肿瘤尤其是胆管癌中的应用价值逐渐得到肯定和接受[2-5]。对于有适应证的病例，经过仔细的评估和筛选，完全可以将 HPD 作为首选术式。

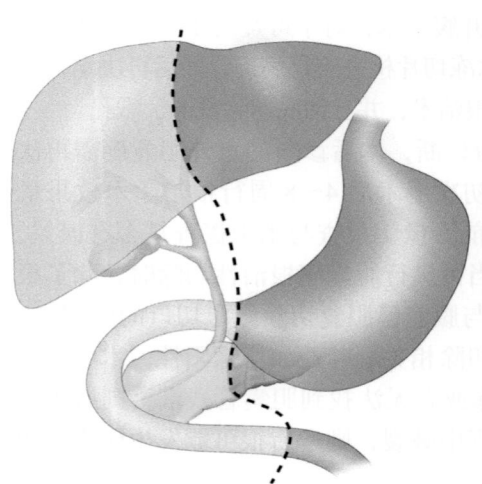

图 66-7-1　右半肝胰十二指肠切除手术
范围示意图

二、手术原理

　　HPD 是一种多器官联合切除手术，即将肝外胆管、部分肝脏和胰头十二指肠联合切除。当施行 HPD 时，如果肝十二指肠韧带内的门静脉和肝动脉均受侵犯，需要一并切除重建，则将其称为肝胰十二指肠韧带切除（hepatoligamentopancreato-duodectomy，HLPD）。HPD 的主要目的是彻底切除整个肝外胆管（从 Vater 壶腹到肝门部胆管以及胆囊），并将与肝外胆管相连的部分肝脏和胰头十二指肠作为附属器官一并切除[6]（图 66-7-1）。虽然整块切除更符合无瘤原则，但临床实际工作中仍会遇到 HPD 分块切除的情况。如肝门部胆管癌行肝切除术，术前未发现肿瘤侵犯胰腺段胆管，术中切断胆总管后，快速病理报告胆总管切缘有癌残留，这时如施行 HPD，肝脏标本和胰十二指肠标本是分离的。需要指出的是，不应以标本是否整块切除作为 HPD 的判断标准，而应以肝外胆管是否完全切除作为判断标准。如上述肝门部胆管癌的例子，在完成了肝切除后继续施行了胰十二指肠切除，该手术可以归入 HPD。另外，胰头癌伴有肝转移，行胰十二指肠切除并联合切除了肝脏转移灶，但因为保留了肝门部胆管，该手术不能归入 HPD。

三、适应证与禁忌证

1. 适应证　术前评估时发现以下情况，并经术中探查确认后，可行 HPD（整块切除）。

（1）胆管癌：肝外胆管弥漫受累，需要通过 HPD 才能达到 R0 切除。如肝门部胆管癌，肿瘤向足侧浸润超过胆总管胰腺段；或远端胆管癌，肿瘤向头侧浸润超过左右肝管汇合部；或胆管癌伴有胰头周围淋巴结转移且浸润了胰腺、十二指肠等附近组织，联合 HPD 可以达到根治性切除。

（2）胆囊癌：多为同时侵犯肝门和肝脏实质的进展期胆囊癌，肿瘤向足侧直接侵犯胰头十二指肠区域或转移至胰头周围淋巴结并进一步浸润了附近组织。

（3）胆管癌术中发现以下情况，可行 HPD（分块切除）：术前评估不需行胰十二指肠切除，但术中发现胰腺段胆总管切缘阳性。可在完成肝切除，确认近端胆管切缘为阴性的前提下，通过施行胰十二指肠切除达到总体上的 R0 切除。

（4）术前评估不需行肝切除，但术中发现左、右肝管汇合部切缘阳性。可通过施行肝切除达到总体上的 R0 切除。

2. 禁忌证　病理组织检查确认腹膜种植或肝脏转移或其他远处（含淋巴结）转移。

四、病情评估与手术规划

从上面适应证部分关于整块和分块切除的描述可以发现，HPD 术前关于肿瘤浸润范围的准确评估十分重要。目前推荐采用多排螺旋 CT（multi-detector computed tomography，MDCT）对胆道系统肿瘤的浸润范围进行术前评估[7]，包括沿胆管水平方向和垂直方向的浸润、血管侵犯、淋巴结转移、神经丛侵犯、肝转移及腹腔转移等。MDCT 应在胆道引流之前进行，以便更准确地显示胆管扩张与狭窄的分界、胆管壁的强化范围以及避免引流管或支架的伪影干扰。MDCT 评估如果不充分，可辅以彩超、磁共振、PET 等进行补充。需要指出，胆管癌表层扩散型（superficial spread，SS；定义为胆管肿瘤沿黏膜扩散超出主瘤边界 2cm 以上）的情况并不罕见[8]。对于这种情况，有条件的中心可以在术前采用 ERCP 对胆道关键部位进行地图式活检（mapping biopsy）来辅助 SS 型的诊断[9]。MDCT 和内镜下活检的结合，可以提高术前对 SS 型边界判断的准确性。对于术中发现胆管切缘距离主瘤较远但快速病理报告仍为高度上皮内瘤变的情况，应考虑存在 SS 型的可能。由于胆管癌 SS 型往往分化较好、血管侵犯及淋巴结转移较少，在病情允许和具备手术技术保障的前提下，应积极追加肝切除或胰十二指肠切除以达到 R0 切除，患者有望获得更好的预后。

血管侵犯是 HPD 术前评估的另一重要方面，应在术前采用 MDCT 详细评估血管受累的部位和长度，并做好血管切除重建的预案。肝动脉及门静脉切除后均需重建，否则术后容易出现反复感染和肝衰竭。

除了对肿瘤的评估，对可能施行 HPD 的患者还需进行全面和细致的体力、营养和重要器官功能评估，并在术前准备过程中积极纠正和改善胆道感染、营养不良和重要器官功能障碍等问题。如果经积极的术前治疗，体力状况评分（performance status，PS）仍≥2 分、营养状态持续恶化、重要器官功能存在明显障碍，应视为 HPD 的相对禁忌证。

五、手术程序

HPD 的分块切除即为肝脏和胰十二指肠的分别切除，具体手术方法可参阅第 64 章 "肝脏切除术式"，在此仅介绍 HPD 整块切除的手术步骤（因肝切除的术式多样，下面将以右半肝胰十二指肠切除为例）。

1. 切口及探查　一般推荐采用上腹部反 L 形切口，部分病例也可采用上腹部正中切口或屋顶样切口。做上述切口前可先采用腹腔镜探查肿瘤有无腹、盆腔种植及肝转移。腹部切开后应先打开 Kocher 切口，取第 16 组淋巴结送术中快速病理检查。如病理证实存在肿瘤转移或侵犯，则不建议行 HPD。

2. 肝门部解剖性探查　解剖肝十二指肠韧带，分离并悬吊肝总动脉、肝固有动脉、肝左动脉和肝右动脉，以及门静脉主干、分叉部和左右分支。这时便可以显露整个左半肝入肝血管，即肝总动脉、肝固有动脉、肝左动脉和门静脉主干、门静脉左支，明确有无肿瘤侵犯。在该步骤中，如发现血管受侵，则需进一步分离出拟保留侧血管受侵部位的近端和远端，确认有血管切除重建的可能性，并分别悬吊保护。如果血管没有受到侵犯或可以切除重建，则继续探查胆管切离点。切断门静脉左支发向尾状叶的分支，将门静脉左支从肝门板上完全游离下来。向足侧牵开门静脉左支，从而显露并探查其背后的左肝管，判断拟定的胆管切断点有否可能达到 R0 切除（图 66-7-2）。肝门部解剖性探查可以明确拟保留侧肝脏血管以及胆管切缘能否达到 R0 切除，该步骤是决定 HPD 是否可以施行的关键，应尽量在重要管道结构离断之前实施。如果判断有 R0 切除的可能，遂继续以下步骤。

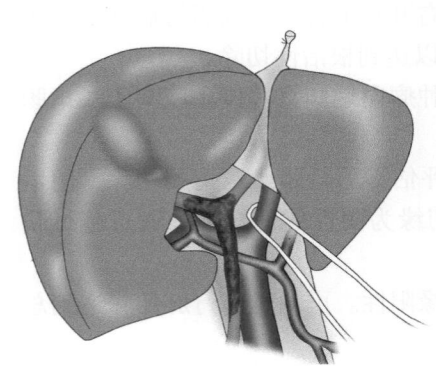

图 66-7-2　肝门部解剖性探查，显露胆管切离点

3. 胰十二指肠切除　切断肝右动脉，切断胃十二指肠动脉。切断胃体（常规 PD 时）或距离幽门远端 2cm 切断十二指肠（PPPD 时）。于胰颈下缘分离出肠系膜上静脉。距 Treitz 韧带约 20cm 处切断空肠，将上段空肠及十二指肠第 4 部分自肠系膜血管后方拖至右上腹。于胰颈切断胰腺，胰腺断面止血后在远端胰管内插入支撑管。向左侧牵开肠系膜上静脉，沿肠系膜上动脉右缘逐步离断，直至完全切除胰腺钩突系膜，完成胰十二指肠切除（图 66-7-3）。

4. 肝切除　继续向肝门侧骨骼化清扫肝十二指肠韧带内的淋巴脂肪及神经组织。切断门静脉右支，使右半肝入肝血流完全切断。分离右半肝肝周韧带，切断肝右静脉和所有肝短静脉。切断静脉导管附着点，显露肝中、肝左静脉共干。至此右半肝和尾状叶完全游离。大多数病例可从切除侧完全游离尾状叶，从而保留了剩余侧肝脏的大部分肝周韧带，避免术后肝脏翻转。在左、右半肝缺血线和左肝管切离点之间划定肝断面（图 66-7-4），开始进行肝实质离断。深入肝实质后，循肝中静脉主干右缘作为肝断面引导，直至肝中静脉根

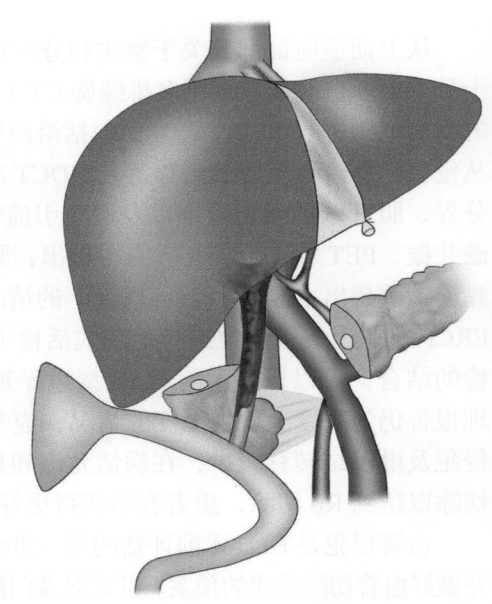

图 66-7-3　胰十二指肠切除

部，完成肝实质离断（图 66-7-5）。在肝实质离断后，切断左肝管，整块移除 HPD 标本（图 66-7-6）。

5. 吻合　将空肠断端自横结肠系膜无血管区上提，按胰肠-胆肠-胃肠顺序进行吻合。检查术野无活动性出血和胆漏，在肝断面、胆肠吻合口附近和胰肠吻合口附近放置引流管，并行营养性空肠造瘘，

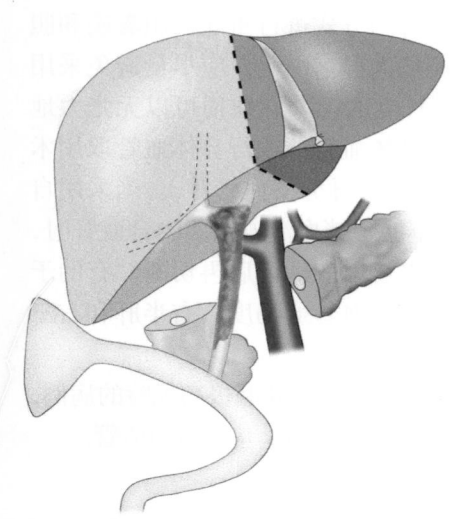

图 66-7-4　在左、右半肝缺血线和胆管切离点之间划定肝断面（黑线），进行肝实质离断

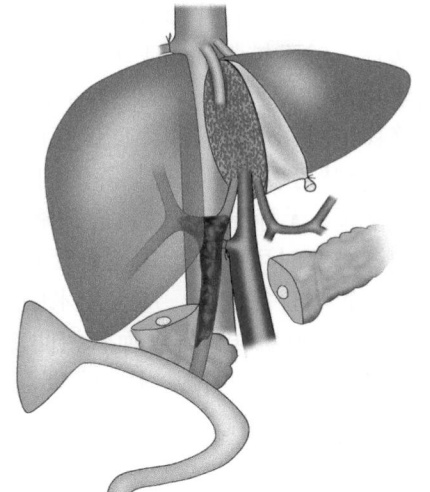

图 66-7-5　完成肝实质离断后，再切断胆管

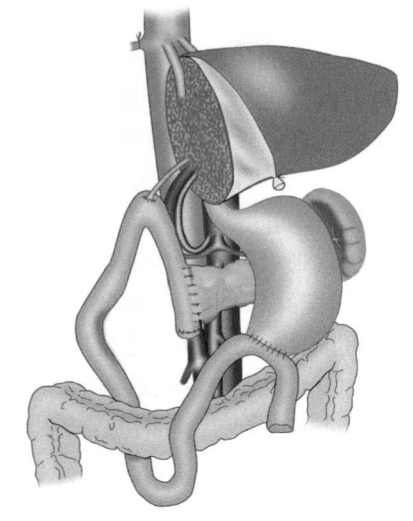

图 66-7-6　右半肝胰十二指肠切除后术野

缝合腹部切口结束手术。

六、技法要领与陷阱

（1）肝门部解剖性探查是为了明确能否获得近端胆管阴性切缘以及肝门部血管能否保留或切除重建。该步骤应在胰十二指肠切除之前实施，以避免切断消化道后才发现肿瘤无法达到根治性切除。

（2）HPD 的淋巴清扫范围包括第 8 组、12 组、13 组和第 17 组淋巴结。无须彻底廓清第 9、14 组和第 16 组淋巴结。但建议行第 16 组淋巴结活检，以判断是否出现远处淋巴结转移。如果病理证实远处淋巴结转移，不建议行 HPD。同时也可以行第 9 组和第 14 组淋巴结活检，帮助术后准确分期。

（3）由于胆管癌有神经侵犯的特点，所以应骨骼化廓清肝门部至肝总动脉周围的神经丛。但不必常规廓清胰头周围和肠系膜上动脉周围神经丛。

（4）在游离肝脏及肝实质离断之前，即使可以也不要完全切断拟切除侧肝脏的入肝血流。比如在步骤 2 中，只需切断肝右动脉，而不应同时切断门静脉右支，避免在行胰十二指肠切除时，右半肝处于较长时间的缺血状态，从而将有害代谢物质经肝静脉释放入体循环。

（5）在肝实质离断前，如果拟切除侧肝脏入肝血流已完全切断，则可以切断肝右静脉（右半肝切除时）。如果因为肝门部血管受侵，暂时无法切断拟切除侧肝脏入肝血流，则不要切断肝右静脉。避免在其后离断肝实质时，因肝脏淤血导致肝断面渗血增多。术中失血过多会影响患者术后恢复。

（6）建议在肝门部解剖性探查时，分离并确定胆管切离点，在肝实质离断后，再于切离点处切断胆管。早期确定胆管切离点的好处是评估可切除性和有助于确定断肝平面；肝实质离断后再切断胆管的好处是缩短近端胆管开放暴露的时间，减少肿瘤自近端胆管断端播散至腹腔的可能性。先离断肝实质再切断胆管这一顺序有别于常规肝脏肿瘤的肝切除，并会对肝断面的显露增加一定的困难，通过合理地放置肝后悬吊带有助于降低这一手术步骤操作的难度[10]。

（7）当肝门部血管被肿瘤侵犯需行切除重建时，建议在肝实质离断后，以切断胆管、血管的顺序完成切除。整块移除标本后，血管吻合的操作可以在良好的手术视野下完成。切不可先切开肿瘤，将部分肿瘤残留在血管上完成 HPD 切除，最后再行血管切除重建。在保证操作视野和吻合质量的前提下，先行血管切除重建再行肝切除也是可以的。总之，只要不违反无瘤原则，均是可行的。

（8）血管切除后可以采用直接端端吻合、补片修补或血管移植吻合的方式进行重建。胆囊癌和胆管癌患者的胰腺质地一般较软，胰管一般不扩张，属于术后胰瘘的高危人群。因此，应尽量避免采用人工血管进行重建。通过松解右半结肠和回盲部，一般3～4cm以下长度的门静脉缺损可以无张力地直接吻合。无法直接吻合需行血管移植时，可以采用冷冻保存的同种异体血管，或行自体血管取用术（如肝动脉可以采用大隐静脉等，门静脉可以采用之前切除的门静脉或肝静脉分支血管等）。当采用自体或异体静脉时，一定要注意所用静脉有无静脉瓣，并且静脉瓣一定不能阻挡血流方向。吻合血管时，除注意张力外，还应避免血管扭曲，必要时可以在近远端血管0点处以亚甲蓝标记后再切断，有助于吻合时确保血管近远端轴向一致。血管吻合完成后，应采用术中超声检查血管通畅度。右半肝和右三区切除后，对残肝应进行固定，防止术后肝脏转位导致血管扭曲。

（9）胰肠吻合应选择术者熟悉可靠的方法，以减少术后胰瘘为第一考虑。对于胰瘘极高风险的病例，可以选择胰肠吻合同时胰管外引流，或胰管外引流、二期胰肠吻合。胰肠吻合口周围，应放置引流管。

七、围手术期处理

就目前已发表的研究结果看，HPD术后并发症发生率以及相关死亡率均比常规肝胆胰手术高，虽然这一情况在近十年来随着手术技术和围手术期处理能力的提高已有所改善。大范围肝切除联合胆肠吻合时，术后胆瘘和肝功能不全并不少见。另外，由于涉及胰十二指肠切除，术后胰瘘及相关的腹腔感染同样常见。因此，HPD的围手术期处理对于提高手术安全性十分重要。一些降低HPD术后并发症发生率的措施如下：

（1）术前引流减黄：目前对于梗阻性黄疸病例，仅需行胰十二指肠切除无须行肝切除者不建议术前常规减黄；需行肝切除者术前是否常规减黄则没有形成统一意见。但对于拟行HPD的情况，普遍意见是术前常规减黄。考虑到经窦道和胸、腹腔种植转移的风险，目前国际上主流观点认为内镜下胆道引流优于经皮经肝穿刺引流[11]。

（2）术前门静脉栓塞：当预留肝体积/全肝体积<40%时，推荐术前行门静脉栓塞（portal vein embolization，PVE），即栓塞切除侧门静脉分支，促使拟保留的肝体积得到增生[12]。相比于联合肝脏离断和门静脉结扎二步肝切除术，PVE在胆管癌中临床应用时间更长、安全性更高。结合ICG试验的结果，当预留肝体积的吲哚菁绿清除率（ICG-K-F值：预留/全肝×ICG-K）>0.05时[13]，术后发生肝衰竭的可能性较低。

（3）术前预康复：包括术前体能锻炼和术前营养治疗。有文献报道术前预康复有利于HPD等肝胆胰大手术患者的术后恢复[14]。在术前引流减黄和术前门静脉栓塞期间，应重视患者的体力和营养评估，并及时给予相关干预措施。

（4）术中处理：由于HPD手术时间长、术中出血多，术中应注意保温，预防下肢深静脉血栓。同时注意监测麻醉深度和目标导向性的液体管理，使患者平稳度过手术期。

（5）术后液体管理：HPD术后，大量液体会滞留在第三间隙。这时在维持呼吸和循环功能的前提下，可适当给予儿茶酚胺类药物和利尿剂。通过心率、血压、体重、出入量和实验室指标等综合判断和调整，液体管理总体遵循"偏干"原则。

（6）术后检查：HPD患者术后一周内应按时监测血常规、凝血及生化指标，并监测腹腔引流液有无细菌和胆瘘、胰瘘。术中行血管切除重建的患者，术后应定时采用彩超检查血管通畅性。一般在术后7～10天行腹部增强CT检查，观察剩余肝脏出入肝血流情况，腹腔有无积液、脓肿，以及假性动脉瘤等情况。

（7）术后营养：术后第一天即可饮水，并逐步恢复经口饮食。建议术中放置营养性空肠造瘘，术后经造瘘管行肠内营养治疗。术后只要肠道有功能，肠内营养的地位应高于静脉营养。胃排空延迟

（delayed gastric emptying，DGE）在左侧肝切除和胰十二指肠切除后发生率较高，应注意观察，必要时应及时置入胃管减压，防止呕吐误吸。

（8）抗生素使用：术中预防性抗生素的使用应根据术前胆汁培养结果选择敏感抗生素，并根据药物半衰期和手术时间，必要时术中追加使用。预防性抗生素一般使用至术后48～72小时，不建议无指征长期使用[15]。术后应定期监测感染指标及腹腔引流液细菌涂片和培养，以便在发生感染时选择敏感抗生素。

（9）其他：围手术期采用多模式镇痛，可以减轻患者术后疼痛，促其早期下床活动。术中行血管切除重建的患者，术后24小时并排除活动性出血后，可考虑予以低分子量肝素抗凝治疗。术后应注意预防深静脉血栓，以物理预防为主，高危患者可以酌情采用药物预防。

（毛　谅　仇毓东）

参 考 文 献

［1］ TAKASAKI K, KOBAYASHI S, MUTOH H, et al. Our experiences (5 cases) of extended right lobectomy combined with pancreato-duodenectomy for the carcinoma of the gall bladder [J]. Tan to Sui, 1980, 1: 923-932.

［2］ EBATA T, NAGINO M, NISHIO H, et al. Right hepatopancreatoduodenectomy: improvements over 23 years to attain acceptability [J]. J Hepatobiliary Pancreat Surg, 2007, 14 (2): 131-135.

［3］ EBATA T, YOKOYAMA Y, IGAMI T, et al. Hepatopancreatoduodenectomy for cholangiocarcinoma: a single-center review of 85 consecutive patients [J]. Ann Surg, 2012, 256 (2): 297-305.

［4］ OTA T, ARAIDA T, YAMAMOTO M, et al. Operative outcome and problems of right hepatic lobectomy with pancreatoduodenectomy for advanced carcinoma of the biliary tract [J]. J Hepatobiliary Pancreat Surg, 2007, 14 (2): 155-158.

［5］ AOKI T, SAKAMOTO Y, KOHNO Y, et al. Hepatopancreaticoduodenectomy for biliary cancer: strategies for near-zero operative mortality and acceptable long-term outcome [J]. Ann Surg, 2018, 267 (2): 332-337.

［6］ T, YOKOYAMA Y, IGAMI T, et al. Review of hepatopancreatoduodenectomy for biliary cancer: an extended radical approach of Japanese origin [J]. J Hepatobiliary Pancreat Sci, 2014, 21 (8): 550-555.

［7］ SENDA Y, NISHIO H, ODA K, et al. Value of multidetector row CT in the assessment of longitudinal extension of cholangiocarcinoma: correlation between MDCT and microscopic findings [J]. World J Surg, 2009, 33 (7): 1459-1467.

［8］ SAKAMOTO E, NIMURA Y, HAYAKAWA N, et al. The pattern of infiltration at the proximal border of hilar bile duct carcinoma: a histologic analysis of 62 resected cases [J]. Ann Surg, 1998, 227 (3): 405-411.

［9］ HIJIOKA S, HARA K, MIZUNO N, et al. A novel technique for endoscopic transpapillary "mapping biopsy specimens" of superficial intraductal spread of bile duct carcinoma (with videos) [J]. Gastrointest Endosc, 2014, 79 (6): 1020-1025.

［10］ PERINI M V, COELHO F F, KRUGER J A, et al. Extended right hepatectomy with caudate lobe resection using the hilar "en bloc" resection technique with a modified hanging maneuver [J]. J Surg Oncol, 2016, 113 (4): 427-431.

［11］ KOMAYA K, EBATA T, YOKOYAMA Y, et al. Verification of the oncologic inferiority of percutaneous biliary drainage to endoscopic drainage: a propensity score matching analysis of resectable perihilar cholangiocarcinoma [J]. Surgery, 2017, 161 (2): 394-404.

［12］ EBATA T, YOKOYAMA Y, IGAMI T, et al. Portal vein embolization before extended hepatectomy for biliary cancer: current technique and review of 494 consecutive embolizations [J]. Dig Surg, 2012, 29 (1): 23-29.

［13］ YOKOYAMA Y, NISHIO H, EBATA T, et al. Value of indocyanine green clearance of the future liver remnant in predicting outcome after resection for biliary cancer [J]. Br J Surg, 2010, 97 (8): 1260-1268.

［14］ NAKAJIMA H, YOKOYAMA Y, INOUE T, et al. Clinical benefit of preoperative exercise and nutritional therapy for patients undergoing hepato-pancreato-biliary surgeries for malignancy [J]. Ann Surg Oncol, 2019, 26 (1): 264-272.

［15］ SUGAWARA G, YOKOYAMA Y, EBATA T, et al. Duration of antimicrobial prophylaxis in patients undergoing major hepatectomy with extrahepatic bile duct resection: a randomized controlled trial [J]. Ann Surg, 2018, 267 (1): 142-148.

第8节　胆管狭窄修复术

一、历史沿革

对于胆管狭窄的外科治疗，近百年来已经发展了诸多手术方式和流派，各自有其时代背景。1905年，由美国 Mayo 基金医院报道应用胆管十二指肠吻合治疗低位胆管狭窄可以达到良好效果。然而其无法适用于高位胆管狭窄，而且胆管十二指肠吻合后很多患者因消化液反流而出现反复发作的胆管炎，因此这一术式已基本弃用。胆道外科在发展过程中常常借鉴一些其他外科的术式。1908年，人们借鉴于 Roux-en-Y 胃空肠吻合术治疗胃肠吻合术后呕吐胆汁，将 Roux-en-Y 胆管空肠吻合术应用于胆道外科手术，逐步成为胆道重建的经典方法。用于胆道引流的 T 管，早期欧洲称为 Kehr 管（1889年），对胆道外科发展也起到了重要作用。胆管空肠吻合不可避免地破坏了胆道生理引流通道，弃用了乳头括约功能，因而复发性胆管炎是手术后最常见的并发症，恢复胆道生理机制的手术似乎最为合理。1950年，美国 Lahey 医院推出应用胆管端端吻合治疗胆管狭窄。此后逐渐出现应用自体生物瓣（空肠、胃、胆囊、脐静脉瓣等）修补胆管，间置空肠胆管十二指肠吻合等术式。随着胆道外科技术发展和长期临床实践观察，间置空肠胆管十二指肠吻合目前已很少应用；而胆管端端吻合、自体生物瓣修补术等仅适用于一部分患者。到目前，胆管狭窄切开整形联合 Roux-en-Y 胆管空肠吻合术仍然是应用最广泛的胆管狭窄修复术式[1]。

二、手术原理

胆管狭窄修复术的手术原理是通过外科手术解除胆管狭窄性梗阻，达到胆汁通畅引流的目的。恢复胆道生理功能是修复术的最终目的。胆管狭窄修复术一般为复合手术，包括胆管端端吻合、胆管狭窄切开整形、自体生物瓣修补、胆管空肠 Roux-en-Y 吻合、T 管引流术等，主要依据术前检查和术中探查判断胆管狭窄部位、累及范围等情况后选择。

三、适应证

胆管狭窄修复术主要适用于胰腺上段胆总管至肝门部胆管之间的狭窄，以达到解除狭窄、通畅引流的外科治疗目的。其具体手术方式适应证如下。

1. 胆管端端吻合术　①胆总管局限性狭窄，多见于胆管损伤狭窄早期；②胆管断端血供良好；③端端吻合无张力；④奥狄（Oddi）括约肌正常。

2. 胆管狭窄切开整形术　胆管狭窄切开整形术可广泛应用于胰腺上段胆总管至肝门部胆管之间的狭窄。

3. 自体生物瓣修补术　①胆管狭窄经切开整形后，胆管后壁连续或可以端端吻合，胆管前壁缺损；② Oddi 括约肌功能正常。用于修补的自体生物瓣包括带蒂胃瓣、空肠瓣、胆囊瓣和脐静脉瓣。因带蒂胃瓣和空肠瓣损伤正常器官组织且手术操作复杂，目前已较少应用。笔者常用带蒂脐静脉瓣修补术治疗肝门部胆管狭窄。

4. 胆管空肠 Roux-en-Y 吻合术　胆管空肠 Roux-en-Y 吻合术可广泛应用于所有的胆道重建。

四、术前评估

1. 询问病史　胆管狭窄多继发于其他胆道疾病，术前应仔细询问相关病史，以及目前患者存在的症状及体征，进而为手术时机、术式选择提供依据。同时应询问患者有无高血压、糖尿病等慢性病史，以便进一步评估手术风险。

2. 影像学评估　术前应通过多种影像学检查手段准确评估胆管狭窄的部位、范围、是否合并其他胆道问题，如胆管结石、胆管扩张、血管损伤等。目前影像学检查主要包括腹部彩超、上腹部增强CT、磁共振胰胆管水成像、三维重建、ERCP、T管造影、PTC 等。清晰完整的肝脏及胆道影像是准确选择手术的必要条件。

3. 全身状态评估　充分评估心、肺、肝、肾及凝血功能，了解有无手术禁忌。如果合并慢性病应进一步了解慢性病对手术的影响。对于有出血倾向的黄疸患者，术前应积极进行全身支持治疗、纠正出血倾向的治疗。对于合并胆道感染的患者，建议术前通过静脉应用抗生素、胆道引流等治疗，待感染控制后再行确定性手术。

五、手术程序[1-2]

（一）切口

原则上取右侧肋缘下斜切口，距右侧肋弓约 2cm，上至剑突，下至腋前线，必要时可适当延长。也可选择其他切口，如右侧经腹直肌切口、右侧反 L 形切口等。

（二）腹腔探查

靠近脐部腹壁离断肝圆韧带，肝脏侧端留长，备术中使用；离断肝脏镰状韧带至第二肝门处。探查腹腔，了解腹腔粘连、肝脏、胃肠等情况。分离腹腔粘连应遵循由外到内、由浅入深的原则。

（三）显露胆管狭窄

1. 显露胆总管狭窄　分离肝十二指肠韧带，胆总管走行在肝十二指肠韧带的右前侧，门静脉主干的前方，肝动脉的右侧，表面被一层腹膜覆盖。先将肝十二指肠韧带的前腹膜打开，暴露胆总管前壁，顺着胆总管走行寻找狭窄部位。当胆总管周围炎症较重无法准确判断时，可以采用细针穿刺怀疑部位，如穿刺出胆汁则可判断为胆管（图 66-8-1）。肝右动脉通常从胆管后方经过，但出现变异时可从胆管前方经过，故分离胆管时应注意避免损伤肝右动脉。

2. 显露肝门部胆管狭窄　肝门部胆管包括左、右肝管，左、右肝管汇合部及肝总管，位置相对较高。肝管分叉部紧贴肝门顶部，与肝门板紧密连接在一起，故直接分离困难，且分离肝门板和胆管过程中十分容易撕裂胆管，造成二次损伤。故建议通过以下方法显露肝门部胆管及狭窄：

（1）降低肝门板：在肝门板与肝脏实质间分离，其间一般仅有小交通支，可予以结扎。将肝门板连同肝门部胆管一起下降，显露左、右肝管分叉部（图 66-8-2）。

（2）肝脏 S4b 段部分切除：对于肝脏增生明显、肝门横沟深陷的患者，通过降低肝门板仍无法完全显露时，建议行部分 S4b 段切除以充分显露肝门部胆管（图 66-8-3）。

（3）左、右半肝劈离：对于肝脏转位明显的患者，也可将左、右半肝劈离以显露肝门部胆管。劈离左、右半肝时应将肝中静脉保留在右半肝，且尽量保留靠近第二肝门处 S4 段汇入肝中静脉的较大分支。

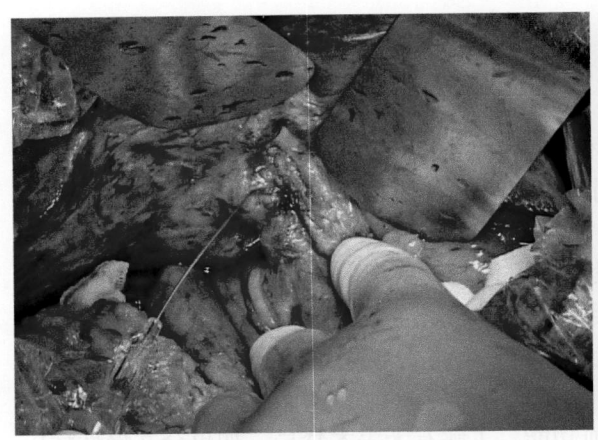

图 66-8-1　穿刺探查狭窄以上的胆管

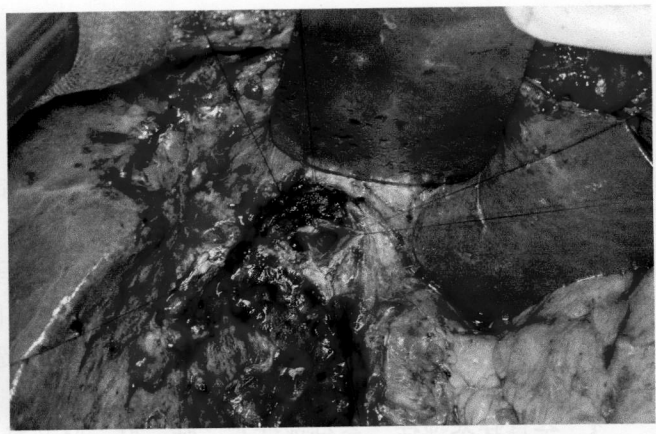

图 66-8-2　降低肝门板充分显露肝门部胆管狭窄

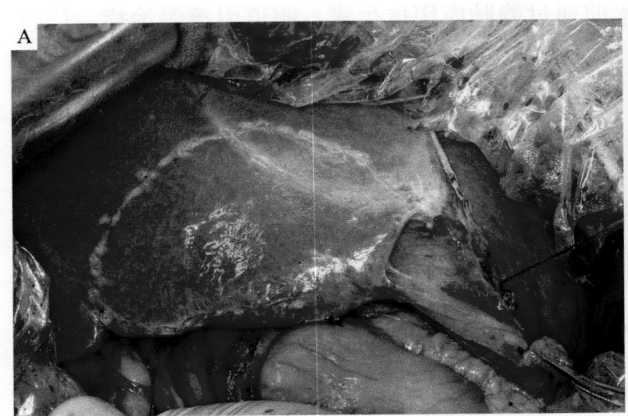

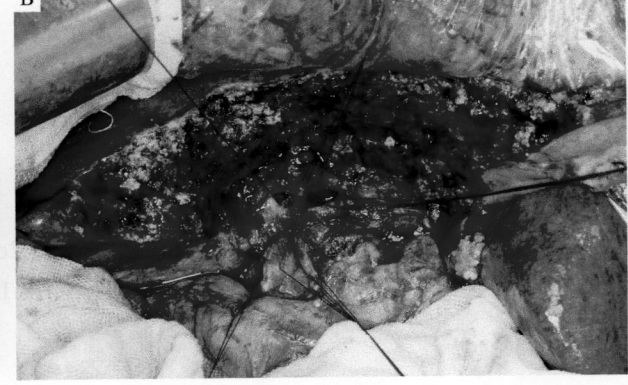

图 66-8-3　肝 S4b 段部分切除显露肝门部胆管

A. 肝 S4b 段部分切除的预切除线；B. 切开肝门部胆管前壁解除狭窄。

（四）解除胆管狭窄

1. 胆管狭窄段切除　对于胆管损伤等引起的局限性胆管炎性狭窄，周围炎症轻，其余胆管相对正常，可切除炎症狭窄段胆管（图 66-8-4）。胆管壁血供主干一般位于 3 点和 9 点方向，如遇到断端出

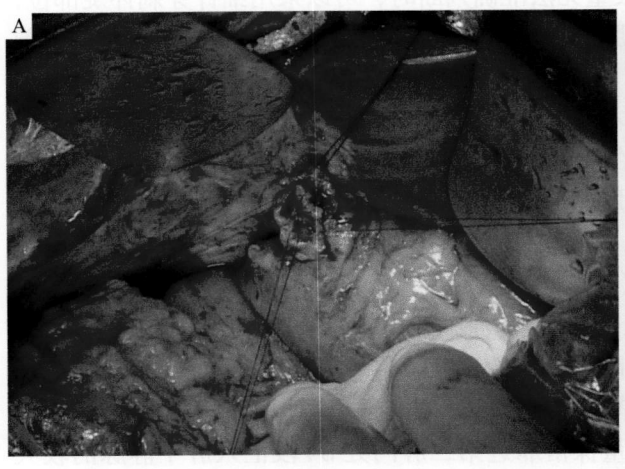

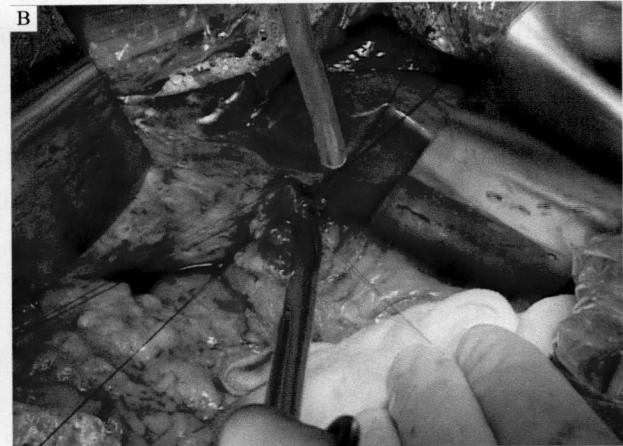

图 66-8-4　狭窄段胆管切除

A. 剪除狭窄段胆管前壁；B. 剪除狭窄段胆管后壁。

血予以缝扎止血。切除狭窄段胆管后，应对近、远端胆管进行必要的游离以备端端吻合用，一般游离
0.5cm 左右。应用胆道镜探查近端胆管和远端胆管，确认胆管通畅以及 Oddi 括约肌无松弛或狭窄。

2. 胆管狭窄切开整形　这是肝门部胆管狭窄首选的手术方式。分离显露肝总管，于细线悬吊后
切开肝总管前壁，探查肝总管，左、右肝管走行及狭窄累及部位，沿肝总管走行纵行向上劈开前壁至
肝管分叉部，然后分别沿左肝管和（或）右肝管前壁纵行劈开，充分切开胆管狭窄及狭窄以上胆管
（图 66-8-5A）。如寻找肝总管困难，可以先在肝门横沟左侧寻找并切开左肝管，沿胆管走行切开肝门
部胆管。将狭窄段胆管纵行切开后，使用可吸收缝线将相邻的对边切缘行横形缝合，使其成为整形后
的胆管后壁；缺损的前壁可在胆肠通道重建中应用带蒂脐静脉瓣修补或者行胆管空肠 Roux-en-Y 吻合
（图 66-8-5A）。多个胆管开口尽量整形成一开口留用胆肠重建（图 66-8-5B）。注意不要遗漏变异的胆
管，如常见的低位汇合的右后胆管。

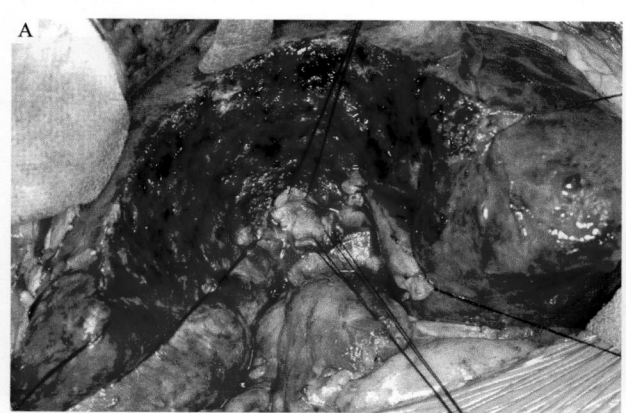
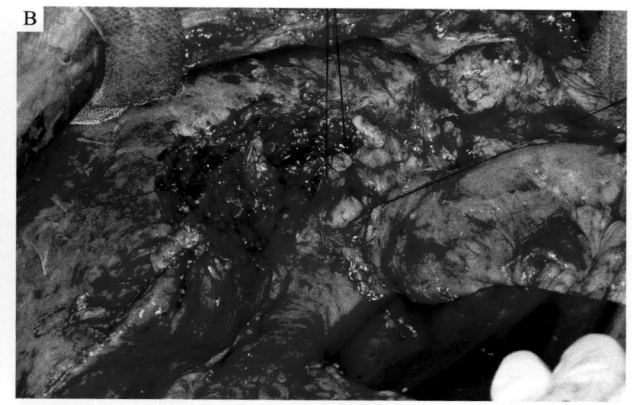

图 66-8-5　胆管狭窄切开整形
A. 肝门部胆管狭窄切开整形；B. 右前、后胆管整形成一开口。

（五）重建胆肠通道及胆道引流[1-3]

1. 胆管端端吻合术　胆管断端血供正常，胆管对合后无张力，必要时应通过下降肝门板和（或）
分离十二指肠侧腹膜及胰头以缓解胆管断端对合后张力。以可吸收缝线进行胆管端端黏膜对黏膜吻合，
可采用间断缝合、连续缝合或后壁连续前壁间断缝合均可，线结应在管壁之外（图 66-8-6）。根据胆管
直径、炎症程度和吻合满意度决定是否放置胆管支撑引流管。引流管穿过端端吻合处，经下方胆管前
壁戳孔引出。胆管支撑管建议放置 6～12 个月。

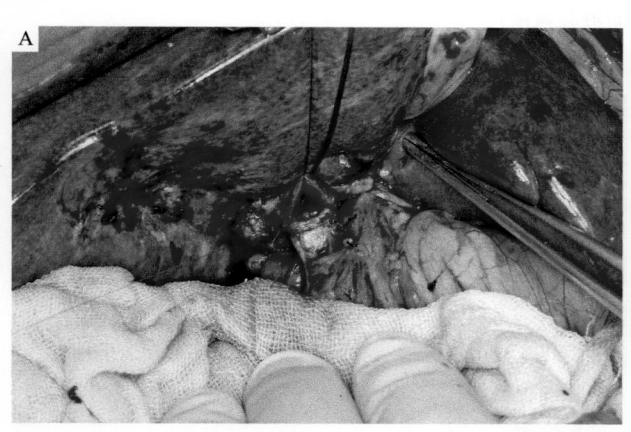
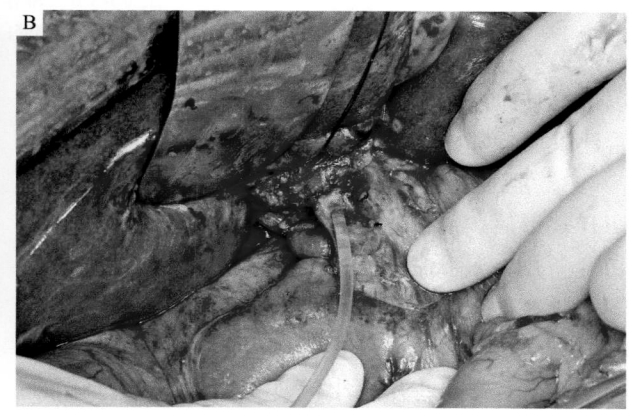

图 66-8-6　胆管端端吻合
A. 胆管端端吻合后壁；B. 胆管端端吻合前壁，放置胆管支撑引流管。

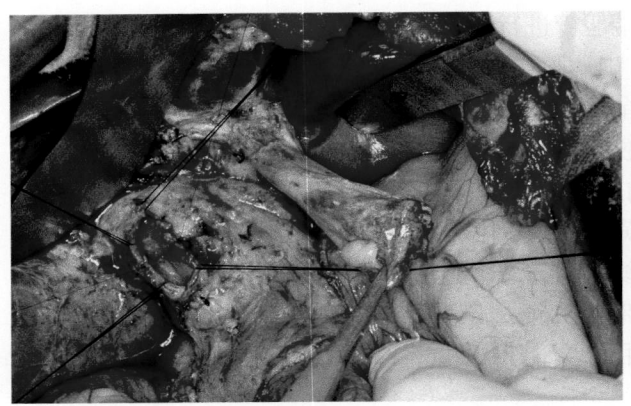

图 66-8-7　胆管后壁连续、前壁缺损

2. 带蒂脐静脉瓣修补术　胆管后壁连续、前壁缺损（图 66-8-7），且 Oddi 括约肌功能正常的情况，常见于肝门部胆管，可考虑行带蒂脐静脉瓣修补术。将肝圆韧带自脐部切断，游离肝圆韧带轻松到达胆管缺损处。使用细胆道探子扩张脐静脉，然后纵行劈开形成带蒂脐静脉补片，将脐静脉补片修剪成匹配胆管缺损处大小的脐静脉瓣备用（图 66-8-8A）。放置胆管支撑引流管，引流管穿过胆管缺损处，经下方正常胆管前壁戳孔引出。使用可吸收缝线进行脐静脉瓣内皮和胆管缺损边缘黏膜吻合（图 66-8-8B～图 66-8-8D），可

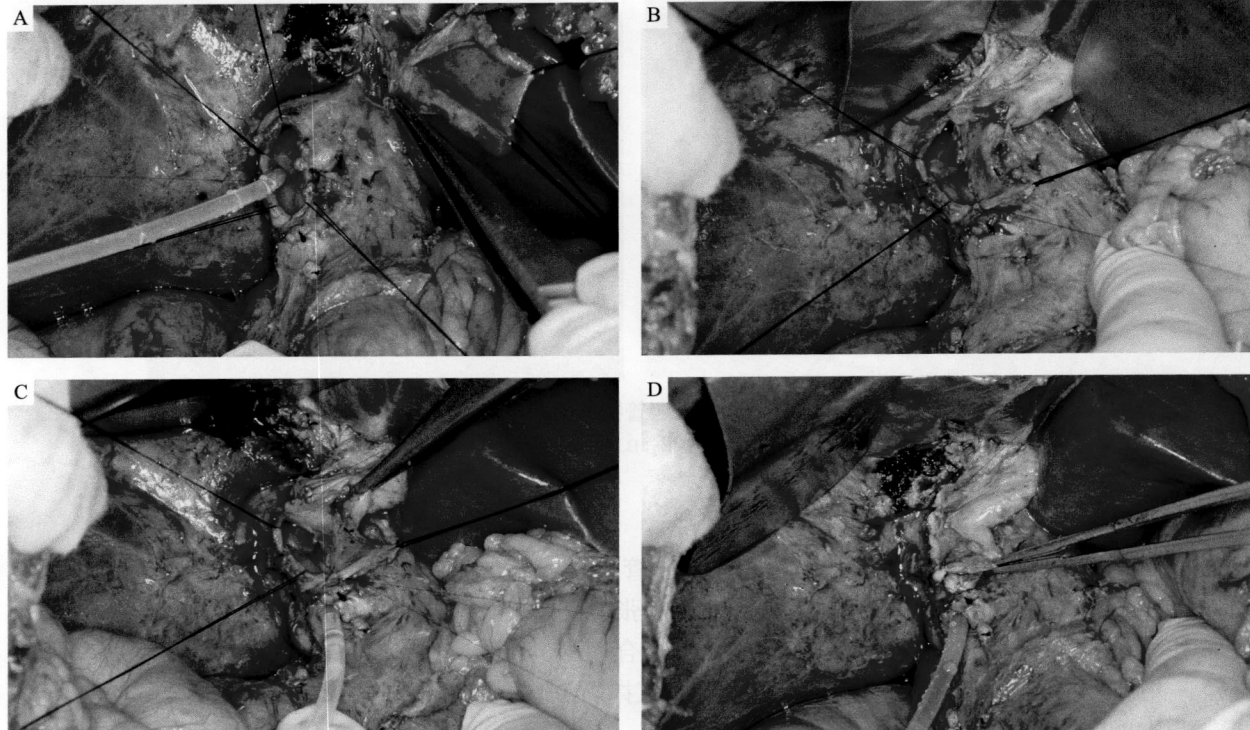

图 66-8-8　带蒂脐静脉瓣修补

A. 准备带蒂脐静脉瓣；B. 吻合脐静脉瓣和胆管左侧壁；C. 放置胆管支撑引流管；D. 带蒂脐静脉瓣修补术后。

以选择连续缝合，也可以行间断缝合。胆管支撑管建议放置 6～12 个月。

3. 胆管空肠 Roux-en-Y 吻合术　狭窄胆管切开整形后，缝扎远端胆管，近端胆管开口留作吻合备用。屈氏韧带 15～20cm 处离断空肠，近端空肠在距离空肠袢约 50cm 处行空肠侧侧或者端侧吻合。空肠袢经结肠后拉至肝门，在距离空肠断端 3～5cm 处开一小口，与胆管开口行端侧黏膜对黏膜吻合（图 66-8-9），建议使用可吸收缝线，间断或连续缝合均可。根据胆管炎症程度

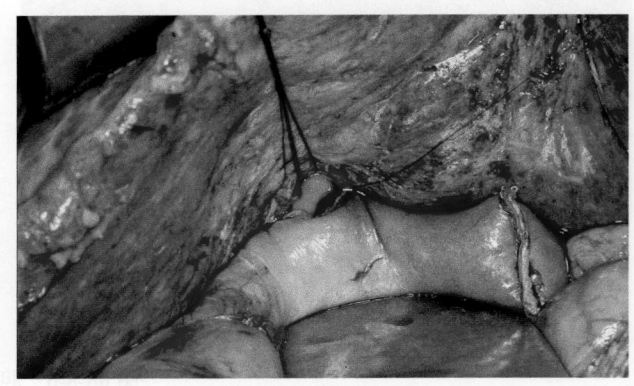

图 66-8-9　胆管空肠端侧黏膜对黏膜吻合

和吻合满意度决定是否放置胆管引流管。引流管穿过吻合处，经空肠前壁戳孔引出，荷包缝合固定。胆管引流管建议放置 2 个月。

（六）放置腹腔引流及关腹

放置 1 根腹腔引流管于 Winslow 孔，引出体外，然后逐层关腹。

六、技法要领与陷阱

1. 显露胆管狭窄段　显露胆管狭窄段时，应仔细解剖，避免血管损伤和胆管二次损伤。当肝门部胆管位置较高、直接分离困难时，合理选择降低肝门板、肝 S4b 段部分切除或者左、右半肝劈离，充分暴露肝门部胆管，以方便进行狭窄胆管处理。

2. 解除胆管狭窄　胆管狭窄段切除时，应完全切除狭窄增厚的胆管；游离胆管断端一般 0.5cm，过多会影响胆管血供，过少则不方便后续进行吻合。胆管狭窄切开整形应主要遵循"纵行切开前壁、相邻对边切缘横行缝合"的操作要点。多个胆管开口应尽量整合成一个开口。

3. 重建胆肠通道及胆道引流　胆管端端吻合时，应注意保持吻合口无张力。带蒂脐静脉瓣修补时，修剪脐静脉瓣应与胆管缺损大小一致。胆管空肠 Roux-en-Y 吻合术时，上行肠袢保留 50cm；胆管空肠吻合建议端侧黏膜对黏膜吻合。重建胆肠通道，缝合建议使用可吸收缝线。胆管端端吻合、带蒂脐静脉瓣修补时，胆管支撑引流管应从正常胆管前壁戳孔引出，建议放置 6～12 个月。

七、围手术期处理

胆管狭窄修复术围手术期处理原则与其他胆道外科手术相同。基于加速康复外科理念的围手术期标准化、流程化管理与个体化管理的协调统一是努力的方向，目前国内也有相关的共识推出[4]。而针对胆管狭窄修复术的围手术期管理，仍需注意以下几个方面：

1. 术前管理　基于超声、CT、MRI、三维重建等影像学技术的胆管狭窄部位以及胆管结石等合并症的准确评估尤为重要，是术前选择合理、准确手术方式的重要基础。

2. 术中管理　术中管理应注意避免长时间、大压力的胆道冲洗，以减少术后胆管炎发生。

3. 术后管理　术后早期应注意观察患者有无发生胆管炎及腹腔感染，早期进行胆汁、腹腔引流液病原学检测是十分必要的，可为抗生素使用及调整提供依据。对于长时间放置的胆道支撑引流管，建议间断用少量无菌 0.9% 氯化钠溶液冲洗（每周约 1～2 次），避免引流管相关胆泥或结石形成。

（张雷达　田　峰）

参 考 文 献

［1］　黄志强, 黄晓强, 宋青. 黄志强胆道外科手术学 [M]. 2 版 . 北京: 人民军医出版社, 2010.

［2］　黎介寿, 吴孟超, 黄志强. 普通外科手术学 [M]. 北京: 人民军医出版社, 2005.

［3］　中华医学会外科学分会. 胆道手术缝合技术与缝合材料选择中国专家共识 (2018 版) [S/J]. 中国实用外科杂志, 2019, 39 (1): 15-20.

［4］　中国医师协会外科医师分会胆道外科医师委员会. 胆道手术加速康复外科专家共识 [S/J]. 中华消化外科杂志, 2017, 16 (1): 6-13.

第9节　胆管损伤修复术

一、历史沿革

1905 年，梅奥（Mayo）等首次报道采用胆管十二指肠吻合术修复 2 例胆囊切除术后胆管损伤，开创了医源性胆管损伤的确定性修复手术的先河。在随后的几十年中，胆管损伤逐渐得到外科医师的重视，并先后创建胆管十二指肠吻合、胆管空肠吻合、胆管对端吻合、肝门肠吻合、胆道替代组织修补、黏膜移植术等多种手术方式。随着"黏膜对黏膜"吻合原则的确立，诸如肝门肠吻合术等手术方法已经被废弃。而胆管十二指肠吻合术废除了 Oddi 括约肌的功能，而又缺乏抗反流机制，术后极易发生反流性胆管炎。长期的临床实践证实，胆管空肠吻合术因疗效最为确切、适用范围最为广泛而被推荐为胆管损伤的标准重建术式。

二、手术原理

胆管损伤因胆管的结构和完整性破坏，胆肠连续性中断，造成持续的胆汁外漏或者胆管狭窄，进而继发腹腔感染、阻塞性黄疸、胆管炎、胆管结石、肝脓肿、肝萎缩、胆汁性肝硬化等并发症。手术的目的是要解除胆道梗阻，恢复胆肠的连续性。

三、适应证

适应证为因医源性因素或外伤造成胆总管、肝总管或左、右肝管损伤后持续胆漏，引起损伤后胆管狭窄并发黄疸、胆管炎、胆管结石者。

四、病情评估和手术规划

（一）胆道损伤的评估

胆管损伤修复术的手术方式和手术难度主要取决于胆道损伤的部位和程度，手术前应通过MRCP、经瘘管胆道造影、ERCP 或 PTC，同时结合增强 CT 或 MRI 检查，明确损伤部位和程度、胆管连续性有无中断、胆管汇合部有无损伤、独立胆管的位置和数目等信息。

胆管损伤评估尚包括对胆管炎症状态的评估。损伤胆管和损伤周围的炎症程度是影响损伤修复远期疗效的关键因素之一[1]。评估标准包括损伤的时间、损伤周围有无胆汁瘤、腹腔感染及有无合并血管损伤。损伤修复的时机通常选择在损伤周围炎症控制后 6 周左右[2]。

（二）肝实质病变的评估

胆管损伤可能继发肝脓肿、肝萎缩增生综合征、胆汁性肝硬化和脾功能亢进，手术前应通过增强CT 或 MRI 明确肝实质损伤的范围、性质和程度，以帮助判断是否需要联合肝切除手术。

（三）血管损伤的评估

胆管损伤合并有血管损伤，损伤可能源于初次的胆管损伤手术，也可能源于修复手术中的副损伤。

多数血管损伤为肝右动脉损伤[3]。手术前应通过 CT 或 MRI 检查明确肝动脉的走行和损伤部位，避免术中再次损伤。

（四）手术规划

在对损伤胆管的部位和程度、肝实质病变、血管结构等信息进行详细评估后，外科医师应拟定胆管修复的手术规划，主要内容包括拟采取的修复方式、近端胆管的显露方式（肝门下、经肝门板或经肝门上途径）、是否需要联合肝切除、是否需要血管重建等。

五、手术程序

胆管损伤修复手术的主要步骤包括切口、肝门显露、肝外胆管解剖、近端胆管解剖、肝门胆管整形、胆管空肠吻合、留置引流管。

1. 切口

（1）原则上取右上腹肋缘下切口，联合肝切除者可选择右上腹反 L 形切口。

（2）既往曾行手术修复者也可根据修复手术的手术类型选择原手术切口或延长原手术切口。

2. 肝门显露

（1）胆管损伤修复手术多存在腹腔粘连，尤其是多次修复手术后再修复者，腹腔粘连致密，术中应仔细分离，避免损伤胃、十二指肠、结肠等周围脏器。

（2）手术中先行确定肝下缘，沿肝下缘先向右侧弧形分离粘连至肾包膜前方和肝肾间隙，通常此处粘连较为松散，解剖间隙容易辨识。

（3）沿肝脏脏面和肾包膜前方向左侧分离粘连，注意十二指肠球部常与胆囊板致密粘连，瘢痕内包裹钛夹或 Hemlock 夹，分离时应注意避免损伤十二指肠浆膜。

（4）沿十二指肠球部向左分离胃窦、胃壁与肝门粘连，肝圆韧带可作为解剖标志确定分离的平面。分离粘连后将十二指肠和胃窦向足侧下压，肝十二指肠韧带的下半部分即可清晰显露。

• 手术要点

注意肝十二指肠韧带可能因挛缩变浅。术中应确认三支胆管的开口，包括左肝管、右前肝管和右后肝管。

3. 肝外胆管解剖

（1）术前评估主胆管尚保持连续性者，可在肝十二指肠韧带右侧缘寻找到肝外胆管。如肝门处瘢痕较重可在十二指肠上缘切开肝十二指肠韧带浆膜后仔细寻找，此处解剖结构通常相对疏松，不受损伤后瘢痕的影响。

（2）细针穿刺确认肝外胆管走行后，沿纵轴切开肝外胆管并探查近端胆管和远端胆管。切开狭窄处瘢痕后明确狭窄长度、近端胆管直径和胆管开口方向，确定是否行胆管对端吻合或胆管空肠吻合。

4. 近端胆管显露

（1）如胆管连续性已中断或既往曾行胆管空肠吻合术者，应在拆除吻合口后依据损伤胆管的部位选择不同入路的近端胆管显露技术。

（2）降低肝门是显露损伤胆管修复手术极其重要的步骤，左肝管显露可选择在肝方叶的基底部分离肝门板，将左肝管横部降低后沿纵轴切开[4]。见图 66-9-1。

（3）右肝管的显露可选择从左侧肝门板向右侧分离，切除胆囊板的基底部后显露。右后肝管的显露可选择沿门静脉的右侧壁向 Rouviere 沟分离，于门静脉右支和 Rouviere 沟腹内侧穿刺确认[5]。见图 66-9-2。

5. 肝门胆管整形　用于重建的胆管应是无明显炎症、无缺血和无瘢痕的健康胆管，术中应切除胆

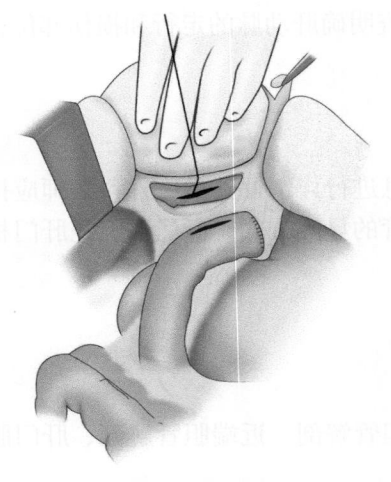

图 66-9-1　左肝管 Hepp-Couinaud 吻合

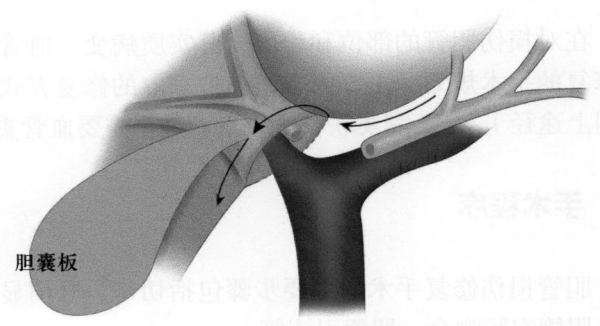

胆囊板

图 66-9-2　右肝管显露技术

管狭窄的瘢痕段直至黏膜正常的胆管。多个胆管开口时，可将相互毗邻、无张力对拢的胆管用 5-0 或 6-0 的 PDS 线缝合整合成共同开口。见图 66-9-3。

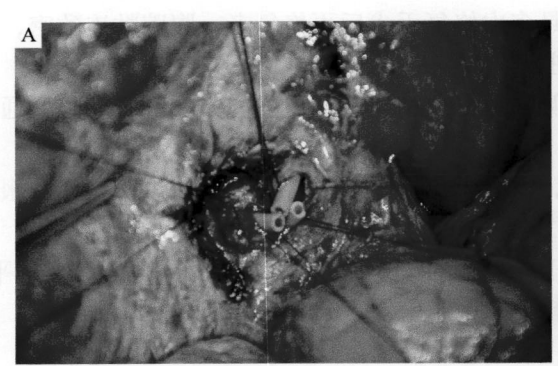

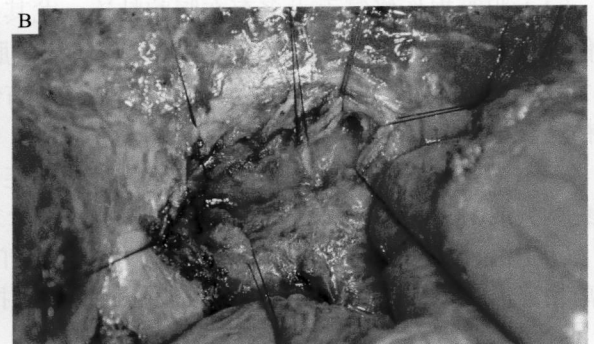

图 66-9-3　肝门胆管整形前（A）后（B）

6. 胆管空肠吻合

（1）胆管空肠吻合采用经结肠后路径的 Roux-en-Y 吻合，引流肠袢至少应在 50cm 以上，经结肠后上提至肝门。

（2）距离空肠残端 3～5cm，于肠管系膜缘切开肠壁。采用单层间断或连续缝合行胆管空肠侧侧吻合。黏膜对黏膜、全层缝合、单层缝合是胆管空肠吻合术的基本原则。

7. 留置引流管

（1）胆道条件较好，吻合满意时不需要放置胆道外引流管。但在胆道条件较差，如胆道纤细、胆管慢性炎症管壁增厚的情况下，可以放置胆道外引流管，以减少术后发生胆漏的风险。

（2）腹腔引流管放置于肝下和 Winslow 孔，对于胆漏风险较高者，可同时在吻合口前放置腹腔引流管。

• 手术要点

（1）胆管损伤修复手术的核心在于寻找损伤近端的健康胆管，一个重要的手术技巧就是避免在瘢痕化的组织中反复切开、穿刺，而是在瘢痕组织上方相对健康的组织内通过降低肝门板、切除部分肝实质或劈开肝中裂的方法寻找扩张的胆管。

（2）注意术中应确认三支胆管的开口，包括左肝管、右前肝管和右后肝管。

六、围手术期处理

胆肠吻合术后应密切观察引流液的性状，警惕腹腔感染和胆管炎的发生。尤其是已继发胆汁性肝硬化的患者，感染可造成肝脏功能恶化。术后结合胆汁细菌培养的结果应用敏感抗生素，监测各项炎症指标，必要时行腹部 CT 检查以明确有无腹腔感染存在。

（董家鸿　曾建平）

参 考 文 献

［1］ SCHMIDT S C, LANGREHR J M, HINTZE R E, et al. Long-term results and risk factors influencing outcome of major bile duct injuries following cholecystectomy [J]. Br J Surg, 2005, 92 (1): 76-82.

［2］ 中华医学会外科学分会胆道外科学组. 胆管损伤的诊断和治疗指南 (2013 版) [S/J]. 中华消化外科杂志, 2013, 12 (2): 81-95.

［3］ TZOVARAS G, DERVENIS C. Vascular injuries in laparoscopic cholecystectomy: an underestimated problem [J]. Dig Surg, 2006, 23 (5-6): 370-374.

［4］ HEPP J. Hepaticojejunostomy using the left biliary trunk for iatrogenic biliary lesions: the French connection [J]. World J Surg, 1985, 9 (3): 507-511.

［5］ STRASBERG S M, PICUS D D, DREBIN J A. Results of a new strategy for reconstruction of biliary injuries having an isolated right-sided component [J]. J Gastrointest Surg, 2001, 5 (3): 266-274.

第 10 节　胆管扩张症手术

一、历史沿革

早在 18 世纪初，已经认识到了胆管扩张症这种疾病的存在，但是直到进入 20 世纪，术前诊断胆管扩张症才成为可能。从 20 世纪初到其后的六七十年代，对于胆管扩张症的关注点是消除胆道感染，外科治疗方式采用病变胆管与肠管（十二指肠或者空肠）行内引流术。后来，随访发现术后胆管炎复发和恶性转化的问题比较严重。从 20 世纪 80 年代开始，主流的治疗方式转变为病变胆总管切除和胆管-空肠吻合术。迄今，对于最常见的胆总管扩张，采用病变胆总管切除，再附加肝管空肠吻合，对此异议很少。然而，当病变累及肝内胆管时，情况就变得复杂。如何在外科手术风险与患者最佳预后之间获取平衡成为一个有争议的话题。

针对肝内胆管受累的胆管扩张症，20 世纪 80 年代，采用肝切除治疗仅见于少数病例，而胆道探查取石、Oddi 括约肌切开和 ERCP 取石、囊肿空肠吻合、胆肠吻合等对症治疗更常见。20 世纪 90 年代，随着外科技术的进步，肝切除手术风险下降，同时对于非根治性手术后患者预后不佳的报道逐渐增多，肝切除治疗开始受到重视。进入 21 世纪，越来越多的长期随访提示，不切除肝内病变胆管，仅行胆肠吻合，术后患者胆管炎复发比例高，癌变发生率高。因此，肝切除相关报道显著增多，肝切除在肝内胆管受累的先天性胆管扩张症的治疗中开始占据主导地位。马布吕（Mabrut）等[1] 报道，1978～2011 年，26 个欧洲外科中心共 155 例 Caroli 病和 Caroli 综合征患者接受了外科治疗，根治性切除率达到 90.5%。

近年来，肝切除不仅用于治疗单侧肝叶病变，传统意义上视为弥漫性病变而不适用肝切除的双侧肝叶受累病变也通过扩大肝切除获得了根治。2013 年，董家鸿[2] 报告，针对 28 例双侧肝叶受累的 Todani Ⅳ～A 型病变，通过积极肝切除治疗，取得了良好疗效（长期无病生存率达 96.4%）。马布吕等[3]

甚至认为，针对肝内病变采取"量体裁衣"式的积极肝切除治疗，累及肝内胆管的先天性胆管扩张症可视为潜在可治愈疾病。总之，近年来血管切除和重建技术、计算机辅助手术规划系统、多肝段联合切除技术等现代精准肝脏外科技术的应用拓宽了肝切除治疗胆管扩张症的适应证范围[4]。

二、手术原理

胆管扩张症造成的直接危害是扩张胆管引起的胆汁排泄动力学异常。根据胆管扩张症的病理特点，应该以切除病变胆管和处理继发病变为基础，重建通畅的胆汁引流通路。病变胆管指胆管原发性扩张的区段，不包括胆道梗阻引起的可复性继发胆管扩张。继发病变包括胆管狭窄、胆管结石、肝脏纤维化萎缩，甚至肝脏肿瘤等。中华医学会外科学分会胆道外科学组牵头制定的《胆管扩张症诊断和治疗指南（2017 版）》[5]将胆管扩张症的手术原则概括为"切除病变胆管、处理继发病变、重建胆肠通路"。

三、适应证、禁忌证和手术时机

1. 适应证

（1）明确诊断为胆管扩张症（无论有或无疾病相关临床症状）；

（2）肝内胆管病变范围局限，切除病变肝脏后剩余肝脏体积能够满足人体生理需要；

（3）患者能够耐受手术与麻醉的创伤打击。

2. 禁忌证

（1）肝内胆管病变范围弥漫，术后剩余正常肝脏体积太小，不能满足人体生理需要；

（2）存在心肺等基础疾病，患者不能耐受手术与麻醉的创伤打击。

3. 手术时机　　胆管扩张症外科手术干预的时机，主要基于两点考虑[6]：第一，解除症状；第二，预防癌变。对于合并肝内/外胆管结石，反复出现胆管炎发作的患者，外科积极介入，乃至进行根治性手术，一般医患双方都比较容易接受。无症状的病例是否需要外科介入，当前并没有形成共识，保守治疗居多。然而，胆管扩张症是一种癌前病变，必须对胆管扩张症患者的恶性转化给予足够重视。胆管扩张症患者发生胆管癌的平均年龄是 42 岁，较普通人群提前约 10 年，整体癌变风险是普通人群的 100 倍。这种癌变风险与年龄正相关，10 岁以前癌变率小于 1%，10～20 岁可达 6.8%，大于 30 岁时癌变率可超过 10%，50 岁以上时癌变率甚至可达到 40%～50%[7]。因此，对于无症状的成人患者，应该积极进行根治性手术治疗。

另外，手术时机的选择除了解除症状和预防癌变两点考量外，还应该补充第 3 点，防止病情进展。无症状患者特别是年轻患者，病情通常简单，胆管结石、胆管狭窄等合并症较少。然而如果不能及时通过手术降低胆道压力，恢复胆汁通畅引流，则会出现继发性胆管扩张及胆管结石，导致病情复杂化，甚至由于病变弥漫而无法进行根治性手术。国外的经验[8]以及笔者团队的经验[9]表明，比较儿童和成人两组 Todani Ⅳ-A 型先天性胆管扩张症患者手术情况，成人组的病情复杂程度和术后并发症发生率均显著高于儿童组。因此，病情确诊后早期手术，不仅手术安全性高，而且预后更好。

对于婴幼儿患者，目前主流意见是诊断后尽早手术干预，一般手术时年龄大于 3 个月。如果临床症状特别严重，不足 3 个月时也可以手术。香港大学学者报道[10]，对于孕期诊断的病变，患儿手术年龄仅为 4.4 个月，而孕期没有及时发现病变的患儿，手术年龄平均 5.7 岁。患儿手术时年龄越小，外科并发症越少。

中国《胆管扩张症诊断和治疗指南（2017 版）》指出，尚无充足的循证医学依据指导胆管扩张症患者的治疗时机，但是鉴于其总体癌变率明显高于健康人群，并且癌变发生率随年龄递增，因此胆管扩张症一旦确诊，无论是否有症状，应尽早行根治性手术进行干预治疗。暂时不能手术者，建议以6个月为周期，密切随访观察。

四、病情评估与手术规划

1. 病情评估　胆管扩张症患者，尤其是成人患者，常伴有胆管结石及反复发作的胆管炎。无论是实施肝外胆管切除，还是实施部分肝切除，往往具有较高技术挑战性。对于既往有肝外胆管切除和胆肠吻合手术史的患者，根治手术更加复杂。因此，遵循精准外科理念，应用精准外科技术，按照"精确的术前评估、精细的手术规划、精工的手术操作和精良的围手术期管理"来实施手术有助于降低手术风险，保障手术安全。

（1）一般情况评估：包括患者的心、肺、肾、肝等重要脏器的功能评估，血常规、凝血功能等常规的术前化验检查，还应该了解患者对手术的承受能力与期望等心理学相关情况。

（2）肝胆系统影像学评估：术前影像学分析非常重要，目的是确定合理的病变切除范围，以达到根治目的。常规的影像学检查包括上腹部增强CT/MRI，以及MRCP等。还可以应用计算机辅助手术规划系统，立体评估肝脏脉管解剖，精确定位胆道病变的位置和范围[2]。

（3）肝脏储备功能评估：主要针对需要进行肝切除的病例，包括肝脏功能化验检查、肝脏功能的Child-Pugh评分、吲哚菁绿排泄试验、标准肝体积计算等。

2. 手术规划　在术前评估的基础上，制定精密的手术规划，有助于顺利实现手术目标，有效降低手术风险。

（1）确定病灶的边界和必要切除范围：包括原发性扩张的胆管以及胆管结石、胆管狭窄等继发性病变；

（2）确定必需功能性肝体积和必需保留范围：根据患者的术前评估，基于定量化肝切除决策系统[4]，确定患者必须保留的肝脏体积与范围；

（3）确定最佳肝切除术式和最佳的肝实质分割层面：基于影像学评估，确定肝切除的术式和切面；

（4）预留肝脏体积、结构和功能的评估与保护策略：对预留肝脏的流入道和流出道脉管设计保护方案；

（5）预见需要切除/重建的重要脉管结构：如果需要血管重建，进行相关准备；

（6）确定手术入路及关键技术方法，并对术中风险和困难进行预判和准备；

（7）确定围手术期处理要点，例如术前是否需要胆道引流控制胆管炎、术后对重建血管的通畅情况进行影像学评估等；

（8）术中的再评估和对术前规划的修正：术中对病灶和目标肝蒂的定位是手术成功的关键，由于肝内胆管的异常扩张，肝脏往往存在萎缩-增生变形，各个肝段范围及其肝蒂位置都存在明显的个体差异，必要时可以应用术中超声帮助定位病灶与目标肝蒂。另外，为了准确定位胆管走行，避免损伤正常胆管分支，术中胆道造影有一定临床价值。

应用举例：一青年女性，术前诊断为董氏A1型胆管扩张症。通过CT横断面扫描见肝S4段、S7段和S8段为主的胆管囊状扩张（图66-10-1A），CT冠状面立体定位扩张的肝内胆管（图66-10-1B），MRCP全景式展现肝内胆管囊状扩张，而胆总管和左右肝管未见异常；根据影像结果进行三维重建，可见肝S2段和S3段、大部分S5段和S6段正常（图66-10-1C），在此基础上借助相关软件进行计算机辅助手术规划，术中需要离断肝右静脉，并进行重建，保留S2段、S3段及大部分S5段和S6段（图66-10-1D）。肝体积的测算结果：全肝体积1463ml，标准肝体积1292ml，正常的左外叶体积209ml，肝脏S5段和S6段剩余的正常部分肝体积192ml，拟保留的正常肝体积/标准肝体积＝31%。由此判断，为本病例实施S4段＋S7段＋S8段切除＋部分S5段＋S6段切除＋肝右静脉重建是安全可行的。

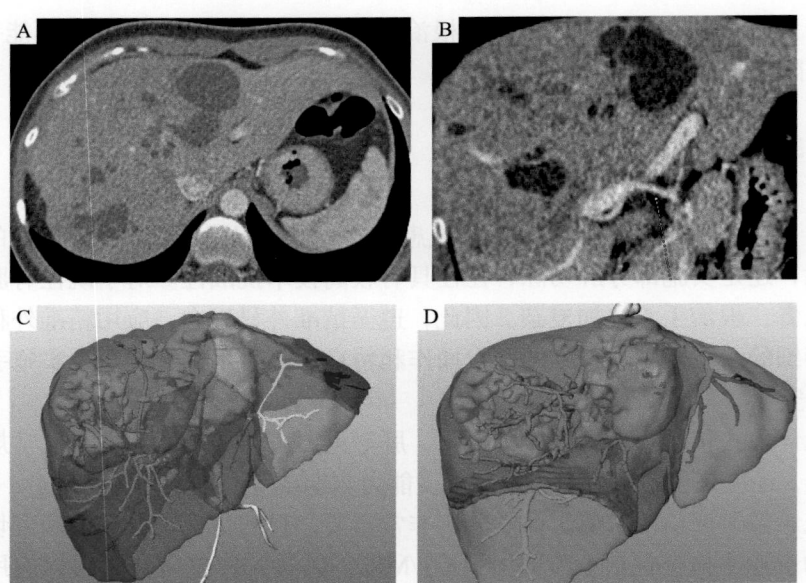

图 66-10-1　董氏 A1 型胆管扩张症根治性手术切除手术规划

A. CT 横断面扫描图像；B. CT 冠状面立体定位扩张的肝内胆管；C. 三维重建图像；

D. 基于三维重建图像进行计算机辅助手术规划示意图。

五、手术方式和手术程序

依据胆管扩张症的分型确定外科手术方式。总的来说，董氏 A 型、B 型和 D 型（详见第 45 章"胆管扩张症"）均涉及肝脏手术，处理相对复杂；而 C 型涉及肝外胆管，主要是胆总管的切除，手术相对简单；少数情况下 C 型病变累及胰腺段胆管，如果根治需要涉及胰腺手术。另外，部分患者既往有一次或者多次非根治胆道手术的病史，手术难度和风险会显著增加。

1. 病变胆总管切除、胆管-空肠 Roux-en-Y 吻合术　对于临床上最常见的董氏 C 型胆管扩张症，也就是 Todani Ⅰ 型病变，当前标准的外科手术方式是病变胆总管切除附加胆管-空肠 Roux-en-Y 吻合术（图 66-10-2）。

手术程序与要点：

（1）游离病变胆总管。由于反复的胆管炎发作，成人胆总管扩张症患者的肝十二指肠韧带内组织结构往往存在不同程度的水肿和粘连，造成解剖辨识不清楚。应特别注意胆总管后壁与门静脉的粘连，

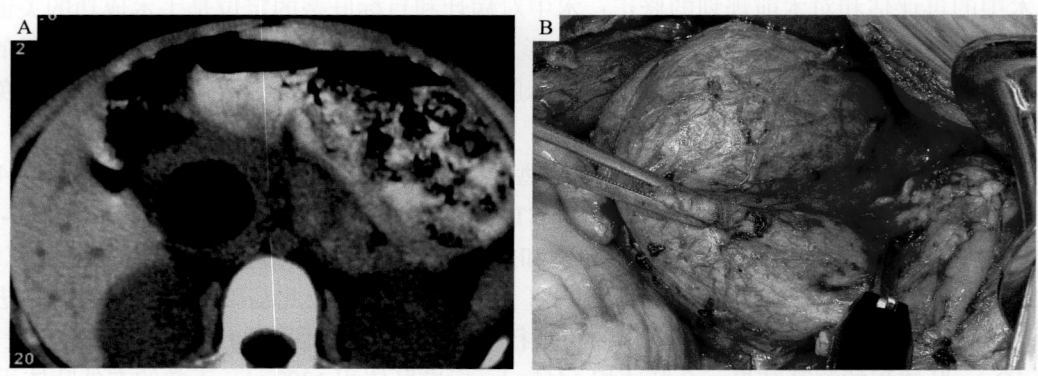

图 66-10-2　董氏 C 型胆管扩张症行胆总管切除和胆管-空肠 Roux-en-Y 吻合术

A. CT 可见胰腺段胆总管明显扩张；B. 术中游离胰腺段扩张的胆总管；C. 将扩张的胰腺段胆总管完全游离出来，可见根部明显变细；

D. 在远端根部切断扩张的胆总管，注意避免损伤主胰管。

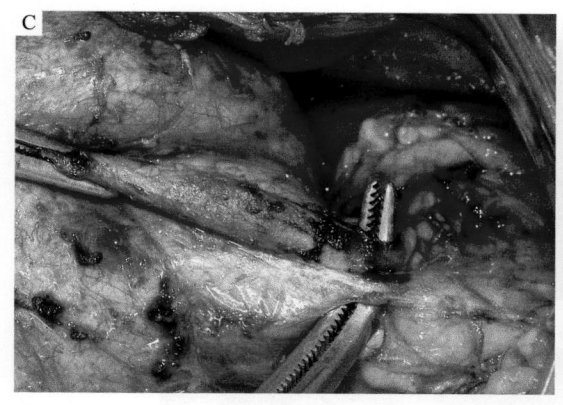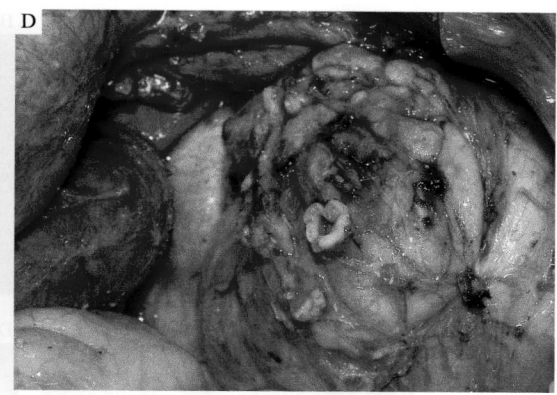

图 66-10-2（续）

如果操作粗糙会造成门静脉主干撕裂，出血凶猛，止血困难。对于此类粘连严重的患者，低位预置肝十二指肠韧带阻断带有助于控制突发出血。另外，如果游离胆总管难度太大，打开胆总管实施胆管黏膜剥除也是一种可行的办法。

（2）当胆总管病变累及胰腺段胆管，也就是董氏 C2 型病变，处理时候要特别注意防止损伤胰管。防止胰管损伤的关键是找到主胰管开口，必要时可以借助术中胆道造影和术中超声。对于胆总管直角汇入胰管的 B～P 型胰胆管合流异常，应尽可能完整切除病变胆管至胰管开口上方；对于胰管锐角汇入胆总管的 P～B 型胰胆管合流异常，应保留胰管汇入点远端胆管。

（3）当胆总管病变累及肝门部胆管时，如果肝门部正常胆管开口较为纤细，为了保证最大化切除病变胆管，同时避免术后胆肠吻合口狭窄的发生，病变胆管的切缘可以选择在正常肝管与扩张胆管连接部或汇合部远端 2～5mm 处，即保留一个相对宽大的胆管补片（patch）进行胆肠吻合。

2. 肝切除术　肝切除术适用于肝内胆管受累的董氏 A、B、D 型。总的来说，如果仅单侧肝叶受累，通常可以接受病变肝段切除术，清除囊状扩张胆管，困难和挑战在于双侧肝叶受累的病例。如果双侧肝叶受累，可以进一步区分为局限型和弥漫型两种情况，局限型适合根治性切除治疗，而弥漫型则适合姑息治疗或者肝移植。如果给局限型确定一个量化标准定义，我们认为，在肝实质正常情况下，除去病变肝脏，剩余有效肝体积可以满足机体需要（正常肝实质大于 30% 标准肝体积），那么就可以认为病变属于局限型，反之则为弥漫型。如果肝外胆管存在病变需要切除，则肝切除完成后需要附加胆管空肠 Roux-en-Y 吻合术。对于仅仅是肝内胆管受累而肝外胆管正常的董氏 A、B 型病变，应最大限度保留肝外胆管，维持生理性的胆汁流出道，避免进行胆肠吻合。

手术程序与要点：

（1）对于双侧肝叶受累的局限型病变，如果病变位于肝段水平，而肝门部胆管没有受累，则需要进行肝段切除。由于肝内病变胆管的分布没有规律性，为了彻底切除病灶，同时尽量保留正常肝实质，往往需要多肝段联合切除，也因此诞生了一些很少见的肝切除术式，例如 S4 段＋S7 段＋S8 段联合切除（图 66-10-3）、S2 段＋S3 段＋S4 段＋S6 段＋S7 段联合切除、仅保留尾叶的次全肝切除等[2]。

（2）对于双侧肝叶受累的局限型病变，如果肝门部胆管存在病变，往往需要通过大块肝切除甚至极量肝切除进行根治，包括左 / 右三区肝切除（图 66-10-4）、中肝切除等。然而，我们同时应该注重遵循最大限度保护正常肝实质的原则。对于一级和二级肝管水平的病变，应尽可能保留所在区域的正常肝脏。例如，当左肝弥漫性病变，而右肝管或者右前叶肝管受累扩张时，可以进行左半肝切除，然后解剖右肝蒂，保留右肝的门静脉和肝动脉，而将右肝扩张的一级或者二级胆管节段性切除。

3. 肝移植术　如果肝内胆管病变弥漫或者伴有严重肝硬化和门静脉高压时，例如董氏 A2 型病

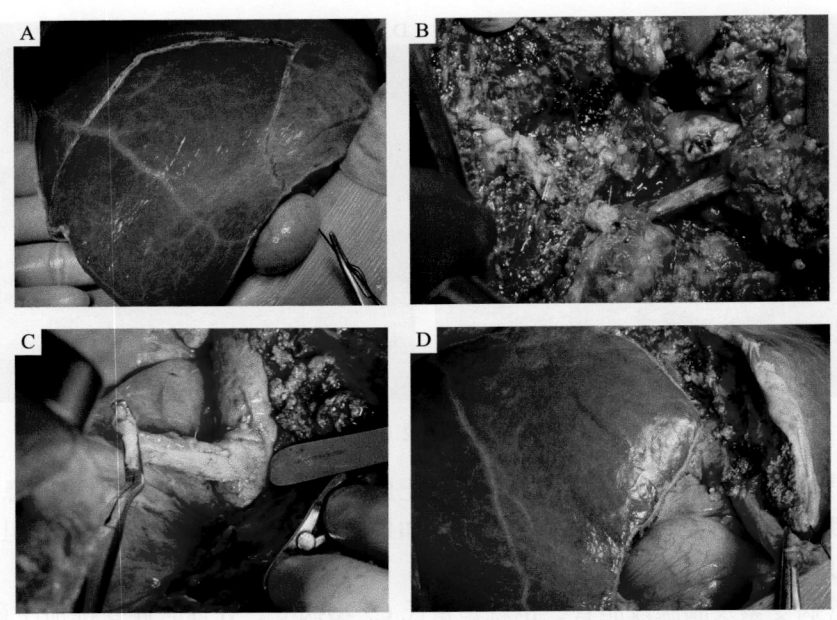

图 66-10-3　董氏 A1 型胆管扩张症的根治性手术切除

S4 段＋S7 段＋S8 段切除＋部分 S5 段＋S6 段切除＋肝右静脉重建，与图 66-10-1 为同一病例。

A. 术中根据大体观结合超声定位，标记拟保留的 S5 段和 S6 段；B. 肝实质离断后显露肝右静脉主干，拟离断；C. 重建肝右静脉（自体肝右
静脉与下腔静脉重新吻合）；D. 病灶去除后，保留的肝脏（部分 S5 段和 S6 段、完整的 S1 段和 S2 段、S3 段）。

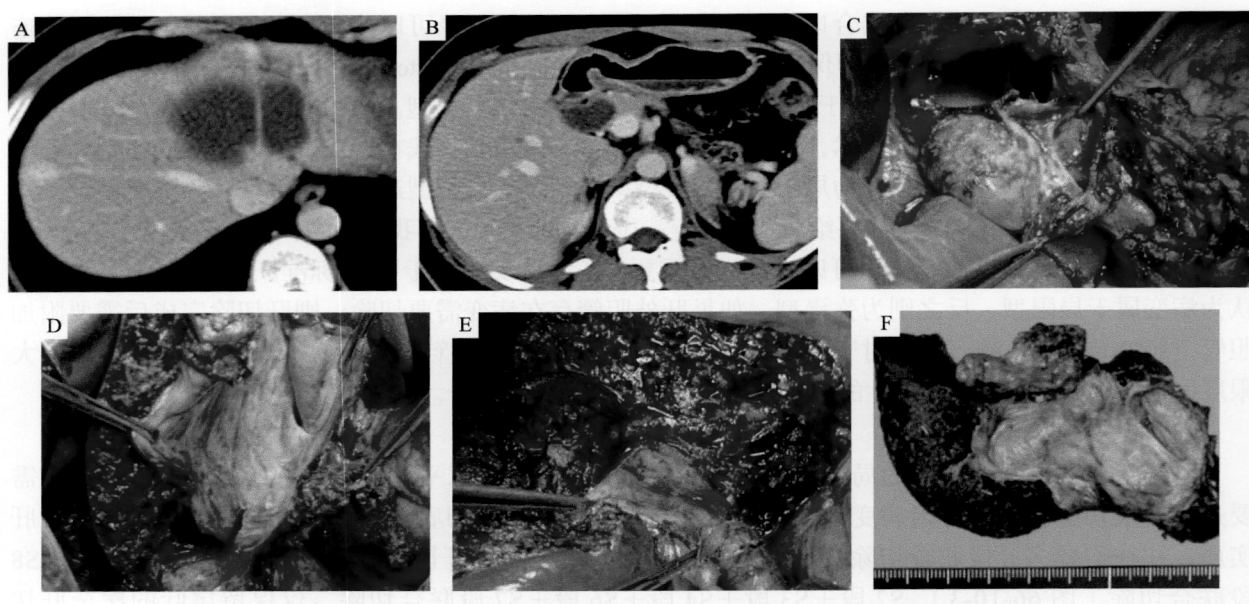

图 66-10-4　董氏 D2 型胆管扩张症进行左三区切除＋胆总管囊肿切除＋胆肠吻合

A. 增强 CT 扫描（静脉期）见左内叶和右前叶肝胆管囊状扩张；B. 增强 CT 扫描（静脉期）见扩张的胆总管；C. 游离扩张的肝外胆管；
D. 实施左三区肝切除，断面见显著扩张的肝内胆管；E. 肝脏断面见肝右静脉，将断面上扩张的肝内胆管大部去除，修剪成一个含有右后胆管
开口的补片，备胆肠吻合用；F. 切除的左三区肝脏标本，剖开可见囊状扩张的肝内胆管。

变，肝移植仍然是根治性治疗的唯一有效方式。如果肝内胆管发生癌变，常规手术无法切除，又没有
远处转移，则可以慎重考虑同种异体肝移植术或者自体肝移植（体外肝切除术）。

　　手术程序与要点：详见第 6 篇"肝脏移植"。

　　4. 胰十二指肠切除术　胆管扩张症很少实施胰十二指肠切除术，但是在胰腺段胆管受累的个别情

况下仍然适用。例如，胆总管中下段病变发生癌变，或者由于胆管炎等原因导致梗阻性黄疸，不能除外胆管末端癌变。

手术程序与要点：

（1）手术程序方面，与常规的胰十二指肠切除术不同的是，首先需要游离扩张的胆总管，其横断平面位于胆总管囊肿的近端；

（2）由于胆管扩张症患者往往有反复发作的胆管炎病史，肝十二指肠韧带和胰头周围可形成明显的水肿和粘连，显著增加了手术难度，需要慎重操作，仔细辨认解剖层次。

六、技法要领与陷阱

1. 胆肠吻合方法　为了降低术后胆肠吻合口狭窄的发生率，胆肠吻合口应该宽大。然而，值得注意的是，针对双侧肝叶受累的病变，往往需要扩大肝切除，甚至极量肝切除。此时，剩余肝脏断面上，如果保留完全正常的不扩张胆管，则管径很小，进行胆肠吻合的技术难度大，术后风险高。对于这个问题，保留部分扩张胆管作为补片，形成一个宽大的胆管开口，此时进行胆肠吻合就变得非常易于操作，而且安全。但是，保留下来的这个不正常胆管补片是否有癌变风险呢？理论上有此风险，但根据笔者的经验，对 28 例患者平均随访 31 个月，并没有发现癌变发生[2]。因此，即使这个保留的胆管补片存在癌变风险，与术前比较也是显著降低的，原因在于术前的胆管炎症刺激术后得到纠正，恶性转化的病理生理基础被去除；并且补片面积很小，而绝大部分病变胆管已经去除。但是对于常规的大块肝切除，仍然要强调囊状扩张胆管的彻底切除，保留胆管补片的方法不宜扩大应用。

2. 肝门部扩张胆管的处理　胆管扩张症的外科治疗中，对于肝门部胆管受累的处理往往存在两难：如果切除肝门区病变，需要进行大块肝切除，创伤大，发生手术并发症的风险提高；如果不处理，则遗留病变，存在发生长期并发症的隐患。马布吕（Mabrut）等[11]总结了 4 个欧洲外科中心的49 例 Todani Ⅳ-A 和 Ⅰ 型患者，其中累及肝门部胆管的 7 例（14%），不完全的囊肿切除占其 86%（6例）。与肝门部胆管未受累的病例组比较，两组术后并发症没有显著差异。但是，术后随访发现受累的肝门部胆管未彻底切除组的胆管癌发生率高达 29%，显著高于根治性切除的对照组（肿瘤发生率为零）。雄桥（Ohashi）等[12]总结分析 PubMed 上 1966~2011 年 Todani Ⅰ 和Ⅳ-A 型先天性胆管囊状扩张症行胆肠吻合术后发生的 32 例恶性肿瘤，发现肝门部为最常见发病部位（17 例），这可能与肝门部胆管病变切除不彻底有关。因此，对于肝门部胆管受累的病例，虽然技术要求高，仍然强调根治性切除的重要性与必要性。

3. 肝门部胆管狭窄的处理　胆管扩张症患者中，肝门部或者肝内存在胆管狭窄的发生率可以高达80%[13]。当肝门部存在胆管狭窄时，处理上通常存在如下选择：①从足侧向头侧切开狭窄肝管，进行整形，形成一个宽大的开口；②通过围肝门切除技术，切除狭窄胆管段；③沿胆管长轴剖开狭窄肝管，形成一个横行的宽大胆管开口[14-15]；④如果狭窄胆管开口位置高，从肝门部无法显露，那么需要进行肝切除才能实现根治。

4. 胆总管周围粘连的处理　胆管扩张症患者，由于反复发作的胆管炎，往往存在广泛水肿，胆管与周围组织形成粘连，导致正常组织解剖间隙消失，给术者造成程度不等的困难。在切除胆总管囊肿时，表浅的胆总管前壁一般比较容易游离，如果发现扩张的胆总管后壁与肝右动脉和门静脉等周围重要脉管结构粘连严重，为了手术安全，可以进行胆总管黏膜剥除。

5. 胰腺段病变胆管的处理　当病变胆总管延伸至胰腺段时，如果进行彻底切除，存在损伤胰管的风险，需要特别谨慎地鉴别主胰管开口。当肉眼鉴别存在困难时，可以引入术中超声和术中胆道造影。如果病变胆总管与主胰管距离小于 5mm，或者主胰管汇入病变胆总管，则可以考虑进行胰十二指肠切除。此时，需要衡量的是手术风险与残留病变胆总管发生癌变的风险两者之间威胁哪个更大。大多数情况下，很难做出进行胰十二指肠切除的决定。如果不进行胰十二指肠切除，为了降低残留的胰腺段胆管发生癌变的风险，进行病变胆管的黏膜剥除是一个比较稳妥的选择[16]。

6. 胆肠吻合术式的选择　　胆肠吻合有两种形式，胆管-空肠吻合与胆管-十二指肠吻合。根据文献报道，胆管-空肠吻合的成功率和并发症率分别是 92% 和 7%，而胆管-十二指肠吻合的成功率与之相当，但是并发症率高达 42%，主要包括胆汁反流性胃炎、反流性胆管炎，另外，发生胃癌和胆管癌的风险也有所提高[17-18]。但是，也有少数学者推崇胆管-十二指肠吻合，认为其操作简单、符合生理、并发症少[19]。而 Meta 分析则提示胆管空肠吻合有助于防止反流性胃炎，而在其他手术并发症方面两种术式没有显著差异[20]。传统上，我国学者以胆管空肠吻合为首选术式。《胆管扩张症诊断和治疗指南（2017 版）》指出，胆管扩张症患者切除病变胆管后，胆管-空肠 Roux-en-Y 吻合术是重建胆肠通路的标准术式。

7. 腹腔镜技术的应用　　对于既往没有胆道手术史的胆管扩张症患者，腹腔镜手术与开腹手术相比，总体并发症发生率无显著差异，而且腹腔镜手术具有术中出血少、术后进食时间早、住院时间短等优势[21]。特别是对于儿童患者，由于病史相对成人更短，胆管炎发作次数比成人更少，腹腔镜操作相对容易，儿童的腹腔镜手术已经在逐步取代开腹手术。然而，腹腔镜手术的根治效果仍然是值得长期关注的问题。在病变累及肝门部或者肝内胆管，或者胆总管胰腺段受累时，为了确保手术的根治性，开腹手术仍然是比较稳妥和成熟。

七、并发症及其处理

　　胆管扩张症患者由于胆道异常而存在胆汁排泄障碍，往往造成大胆管内有不同程度的胆汁淤血，进而继发胆管结石、胆管炎等并发症。因此，胆管扩张症的手术治疗是在不健康的胆管上开展，术区存在不同程度胆汁污染，术后并发症发生率较清洁手术高。

（一）近期并发症

1. 胆漏　　胆管扩张症术后胆漏包括两种：胆肠吻合口漏和肝脏断面的胆漏。肝脏断面的胆漏主要是肝实质离断过程中对 Glisson 蒂处理不确切，尤其是过度应用电凝。虽然细的血管可以依靠电凝止血，但是往往留下胆漏的隐患。而胆肠吻合口的胆漏则主要与吻合技术相关，胆管与空肠黏膜对合不当，留下空隙就会形成胆漏；胆管壁或者空肠袢血供不佳，也会导致胆肠吻合口愈合不良形成胆漏。只要合理放置术后引流管，充分引流漏出的胆汁，术后胆瘘往往不会带来严重后果，多数可以自愈，很少需要手术处理。

2. 腹腔出血　　胆管扩张症术后腹腔出血多发生在术后 1~3 天，与术中血管结扎不牢固或者血管的电凝焦痂脱落有关，而术后 7~10 天左右的腹腔出血则可能与术中损伤动脉而形成假性动脉瘤有关。对于术后腹腔引流管引出新鲜不凝血需要高度重视，引流量小于 100ml/h，生命体征平稳，通常可以先保守治疗观察；如果引流量持续增加、血红蛋白下降明显、生命体征出现不稳定征象，需要即时决断，直接剖腹探查止血或者先在介入下进行动脉栓塞处理。

3. 胰漏　　董氏分型的 C2 型和 D 型胆管扩张症，胰腺段胆管受累时，胰腺断面术后可能存在胰漏。如果是细小分支胰管的胰液渗漏，无须特殊处理即可自愈；如果是主胰管的损伤、胰液漏出量大，则需要在充分引流的基础上进行药物干预。

4. 腹腔感染　　胆管扩张症患者多伴有胆道感染，术中打开胆管后胆汁对术区存在不同程度的污染，成为术后腹腔感染的重要细菌来源。另外，术后腹腔感染多继发于腹腔引流不畅、存在腹腔积液的情况下。特别是存在胆漏和胰漏时，如果腹腔引流不充分，更容易发生腹腔感染。如果存在包裹性腹腔积液和腹腔脓肿形成，则需要在超声或者 CT 引导下进行腹腔穿刺置管引流。

（二）远期并发症

1. 胆肠吻合口狭窄　术后早期胆肠吻合口狭窄主要是吻合技术问题，包括缝线选择不当（例如选择丝线）、吻合技术不佳等。晚期发生的狭窄主要是吻合口血运不良，胆管壁瘢痕增生明显。一旦发生吻合口狭窄，会继发反流性胆管炎、胆管结石形成、梗阻性黄疸，甚至后期可发生胆汁性肝硬化。狭窄的治疗可以通过内镜直视下或介入穿刺造影下，多次应用球囊扩张狭窄处。更多的病例则需要再次手术治疗。

2. 反流性胆管炎　反流性胆管炎是胆肠吻合后期常见并发症，与 Oddi 括约肌生理功能缺失、胆管肠祥生理功能紊乱和肠道菌群易位有关。反流性胆管炎是经验诊断，目前尚无公认有效的检测和诊断方法。因此，诊断反流性胆管炎必须排除吻合口或其以上胆管狭窄等情况。

3. 肝内胆管结石　肝内胆管结石往往继发于胆肠吻合口狭窄，或者是肝内存在胆管扩张，而一期手术没有进行根治。胆管狭窄与胆管结石的发生往往互为因果，此情况下患者多因腹痛、发热等反复发作的胆管炎表现就诊。肝内胆管结石的形成提示肝内胆汁淤血明显，需要及时进行外科干预治疗。否则，肝内胆管病变会呈进行性发展。

4. 术后胆管癌　术后胆管癌的发生有两个来源，一是来源于术后残留的异常扩张胆管，二是来源于尚未出现异常扩张的亚临床病变胆管。研究表明，即使进行了病变胆管切除，胆管扩张症患者的癌变发生率仍可高达 0.7%，是普通正常人群的 120～200 倍[22]。因此，胆管扩张症患者无论接受了根治性切除还是姑息性手术，都需要长期随访，根据病情需要决定随访间隔。如果没有复发性胆管炎等并发症，随访间隔可以在 3～6 个月。随访检查内容包括超声和肿瘤标志物，如 CA19-9、CEA、CA125 等。这些肿瘤标志物在胆管癌发生时的敏感性分别为 85%、30% 和 40% 左右，但是在胆管炎和胃肠道肿瘤也会出现异常增高的情况。

鉴于病变可能发生在胆管树的任何部位，胆管扩张症手术在理论上涉及从肝内到肝外的整个胆道系统。作为一种存在癌变倾向的良性病变，胆管扩张症的手术应尽量追求根治。在"切除病变胆管、处理继发病变、重建胆肠通路"的手术原则基础上，胆管扩张症的术式有多种。累及肝内胆管的胆管扩张症是手术处理的难点，目前肝切除在胆管扩张症治疗中的地位正在得到认可与关注。

（董家鸿　杨世忠）

参 考 文 献

［1］ MABRUT J Y, KIANMANESH R, NUZZO G, et al. Surgical management of congenital intrahepatic bile duct dilatation, Caroli's disease and syndrome: long-term results of the French Association of Surgery Multicenter Study [J]. Ann Surg, 2013, 258 (5): 713-721.

［2］ DONG J H, YANG S Z, XIA H T, et al. Aggressive hepatectomy for the curative treatment of bilobar involvement of type Ⅳ-A bile duct cyst [J]. Ann Surg, 2013, 258 (1): 122-128.

［3］ MABRUT J Y, PARTENSKY C, JAECK D, et al. Congenital intrahepatic bile duct dilatation is a potentially curable disease: long-term results of a multi-institutional study [J]. Ann Surg, 2007, 246 (2): 236-245.

［4］ 中国研究型医院学会肝胆胰专业委员会. 精准肝切除术专家共识 [S/J]. 中华消化外科杂志, 2017, 16 (9): 883-893.

［5］ 中华医学会外科学分会胆道外科学组. 胆管扩张症诊断与治疗指南 (2017 版) [S/J]. 中华消化外科杂志, 2017, 16 (8): 767-774.

［6］ 梁斌. 黄晓强. 董家鸿. 先天性胆管囊状扩张症外科治疗的争议与进展 [J]. 军医进修学院学报, 2011, 32 (11): 1176-1178.

［7］ SØREIDE K, SØREIDE J A. Bile duct cyst as precursor to biliary tract cancer [J]. Ann Surg Oncol, 2007, 14 (3): 1200-1211.

［8］ SHAH O J, SHERA A H, ZARGAR S A, et al. Choledochal cysts in children and adults with contrasting profiles: 11-year experience at a tertiary care center in Kashmir [J]. World J Surg, 2009, 33 (11): 2403-2411.

[9] ZHENG X, GU W, XIA H, et al. Surgical treatment of type Ⅳ-A choledochal cyst in a single institution: children vs. adults [J]. J Pediatr Surg, 2013, 48 (10): 2061-2066.

[10] FOO D C, WONG K K, LAN L C, et al. Impact of prenatal diagnosis on choledochal cysts and the benefits of early excision [J]. J Paediatr Child Health, 2009, 45 (1-2): 28-30.

[11] MABRUT J Y, PARTENSKY C, GOUILLAT C, et al. Cystic involvement of the roof of the main biliary convergence in adult patients with congenital bile duct cysts: a difficult surgical challenge [J]. Surgery, 2007, 141 (2): 187-195.

[12] OHASHI T, WAKAI T, KUBOTA M, et al. Risk of subsequent biliary malignance in patients undergoing cyst excision for congenital choledochal cysts [J]. J Gastroenterol Hepatol, 2013, 28 (2): 243-247.

[13] ANDO H, ITO T, KANEKO K, et al. Congenital stenosis of the intrahepatic bile duct associated with choledochal cyst [J]. J Am Coll Surg, 1995, 181 (5): 426-430.

[14] ISHIBASHI H, SHIMADA M, KAMISAWA T, et al. Japanese clinical practice guidelines for congenital biliary dilatation [J]. J Hepatobiliary Pancreat Sci, 2017, 24 (1): 1-16.

[15] MIYANO T, YAMATAKA A, LI L. Congenital biliary dilatation [J]. Semi Pediat Surg, 2000, 9 (4): 187-195.

[16] LENRIOT J P, GIGOT J F, SÉGOL P, et al. Bile duct cysts in adults: a multi-institutional retrospective study. French Associations for Surgical Research [J]. Ann Surg, 1998, 228 (2): 159-166.

[17] JABŁOŃSKA B. Biliary cysts: etiology, diagnosis and management [J]. World J Gastroenterol, 2012, 18 (35): 4801-4810.

[18] SHIMOTAKAHARA A, YAMATAKA A, YANAI T, et al. Roux-en-Y hepaticojejunostomy or hepaticoduodenostomy for biliary reconstruction during the surgical treatment of choledochal cyst: which is better? [J]. Pediatr Surg Int, 2005, 21 (1): 5-7.

[19] MUKHOPADHYAY B, SHUKLA R M, MUKHOPADHYAY M, et al. Choledochal cyst: a review of 79 cases and the role of hepaticodochoduodenostomy [J]. J Indian Assoc Pediatr Surg, 2011, 16 (2): 54-57.

[20] NARAYANAN S K, CHEN Y, NARASIMHAN K L, et al. Hepaticoduodenostomy versus hepaticojejunostomy after resection of choledochal cyst: a systemic review and meta-analysis [J]. J Pediatr Surg, 2013, 48 (11): 2336-2342.

[21] LIEM N T, PHAM H D, DUNG LE A, et al. Early and intermediate outcomes of laparoscopic surgery for choledochal cysts with 400 patients [J]. J Laparoendosc Adv Surg Tech A, 2012, 22 (6): 599-603.

[22] WATANABE Y, TOKI A, TODANI T. Bile duct cancer developed after cyst excision for choledochal cyst [J]. J Hepatobiliary Pancreat Surg, 1999, 6 (3): 207-212.

第 11 节　胆道闭锁手术

一、历史沿革

手术是治疗胆道闭锁（BA）的唯一有效手段，其中代表性的是 Kasai 肝门空肠吻合术（Kasai 手术）。最初的 Kasai 手术横断肝门纤维条索的位置局限在肝门中央，之后尼奥（Nio）等人发现肝门区主要有 3 种基本类型的显微胆管结构：小胆管、胆管腺收集管和胆管腺，但只有与肝内胆管系统相交通的小胆管才能引流胆汁[1]。因此，在这半个世纪手术技术的发展中，为最大限度地保存胆管以利胆汁引流，对于肝门部纤维块的横断根据门静脉左、右支等解剖标志有着不同的意见及改良；同时解剖分离纤维块的深度对预后也格外重要，剥离过浅则无法充分暴露胆管，而剥离过深将导致胆管损伤、肝创面形成瘢痕[2]。传统的 Kasai 肝门空肠吻合术术中需切断肝脏两侧的三角韧带、镰状韧带，将肝脏拖出切口，从而清楚显露肝门，而改良后的微小切口 Kasai 肝门空肠吻合术通过拉钩暴露肝门，可以不将肝脏拖出体外，手术打击小，预后无明显差异。

随着微创外科手术的发展，腹腔镜技术也逐渐应用到 Kasai 手术中。2002 年埃斯特韦斯（Esteves）等[3]报告了第 1 例腹腔镜 Kasai 手术。尤尔（Ure）等[4]对此进行了一项前瞻性研究，但该研究在纳入 12 例腹腔镜 Kasai 手术后即停止，研究发现与开放 Kasai 手术相比，腹腔镜手术的患儿自体肝生存率明显降低。由于腹腔镜器械活动范围的限制、镜下肝门部暴露困难、仅能采用电凝止血等均限制了腹腔镜 Kasai 手术的发展，能否采用微创腹腔镜 Kasai 技术治疗 BA 仍需要进一步探讨。

二、手术原理

　　Kasai 肝门空肠吻合术建立在对肝门纤维条索内细小胆管微观观察研究的基础上。BA 患儿肝门部纤维残余物的横切面上有多种宏观上不可见的导管结构，在肝门部细小胆管仍通畅时，及时切除肝外微小胆管纤维残留，BA 的进展可被有效控制，之后可用胆肠吻合重建使胆汁引流进入胃肠道内。

三、适应证与禁忌证

1. 适应证
（1）明确诊断为 BA 的患儿；
（2）肝功能 Child-Pugh 分级 A 级或 B 级。

2. 禁忌证
（1）肝功能 Child-Pugh 分级 C 级、肝功能不全，肝硬化腹水者；
（2）合并其他严重先天性畸形，心肺功能不良者。

四、病情评估及术前准备

　　术前准备包括：
（1）全面检查肝、肾功能，血常规，血小板计数，出、凝血时间。
（2）纠正贫血或低蛋白血症。
（3）术前补充维生素 K1。
（4）术前禁食、禁水、补液。
（5）术前留置胃管、尿管，清洁洗肠。

　　根据患儿持续性黄疸不退且肝功能结果显示胆红素（尤其直接胆红素）、氨基转移酶、碱性磷酸酶及谷氨酰转肽酶等皆升高的特点，辅助 B 超检查显示胆囊小且僵硬感明显，门静脉左、右支前方可见强回声条索等特征，高度怀疑"胆道闭锁"可能性大。诊断与鉴别诊断参见第 44 章"胆道闭锁"。综合评估患儿病情，进入手术流程后尽早行术中胆道探查＋胆道造影明确诊断，根据肝脏形态、能否造影以及造影结果决定具体手术方式：Ⅰ、Ⅱ 型 BA 可行肝管吻合术，Ⅲ 型 BA 行肝门空肠吻合术。

五、手术程序

　　1.（腹腔镜）手术探查＋胆道造影　　目前多采用腹腔镜探查＋胆道造影明确 BA 的诊断及分型[5]。
　　分别于脐窝、右上腹肋缘下胆囊在腹壁的投影点做 1 个 5mm 小切口，放置 Trocar 套管针。首先在腹腔镜下探查肝脏的大小、质地，有无结节、有无蜘蛛样血管增生、有无腹水及其量和性状；然后探查胆囊位置、大小、充盈情况以及肝门部胆管发育情况。
　　在腹腔镜直视下，将胆囊底从右肋缘下切口提出，切开胆囊，胆道闭锁时胆囊腔内为白胆汁。胆囊腔插管固定并注入 38% 泛影葡胺行胆道造影。通过造影明确诊断，确定 BA 的类型，了解胆道系统的畸形情况和解剖关系。Ⅲ 型 BA 患儿的肝脏质地硬，呈红褐色，有结节状增生，肝脏表面有蜘蛛样血管怒张（图 66-11-1），胆囊常常发育不良，胆囊内多为白胆汁；肝外胆管呈纤维条索样，造影时胆囊管为盲端（图66-11-2）或胆总管开放而肝总管不显影（图66-11-3）时，可诊断Kasai Ⅲ型BA。

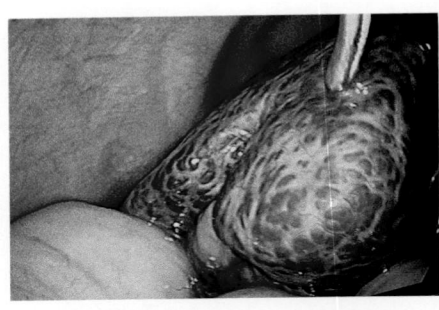
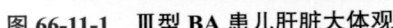
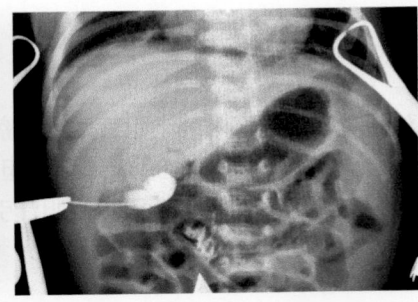
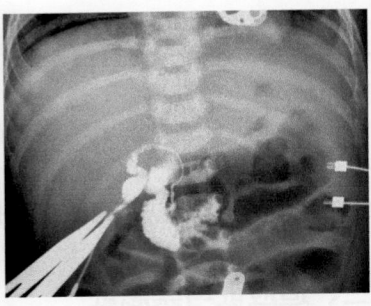

图66-11-1　Ⅲ型BA患儿肝脏大体观　　　　图66-11-2　Ⅲ型BA患儿的肝外胆管　　　　图66-11-3　Ⅲ型BA患儿胆总管
　　　　　　　　　　　　　　　　　　　　　呈纤维条索样，造影时胆囊管为盲端　　　　开放而肝总管不显影

2. 切口　确诊BA的患儿立即转开腹手术，沿右上腹肋缘下Trocar切口处向中线做4～5cm的横切口，逐层切开进入腹腔，结扎切断肝圆韧带。

3. 暴露肝门　用4把拉钩分别在上下左右牵引对拉，暴露肝门，对于肝大且硬化明显、肝门暴露困难的患儿，切除肝门前方的部分肝方叶，一般切除肝方叶的大小为2.0cm×2.0cm。

4. 胆管空肠吻合术　适于Ⅰ、Ⅱ型BA，这两型BA伴有肝外胆道扩张，将扩张胆道盲端横断与空肠端侧吻合，保留近端的自然胆道。

1）操作步骤

（1）处理肝外胆管：首先游离、切除胆囊，Ⅰ、Ⅱ型BA常伴有肝外胆管（肝总管、胆总管）扩张，手术时切开扩张胆管表面的腹膜，暴露其前壁，再游离其侧壁、后壁，向远端游离至其盲端；切开扩张胆管的前壁，可见黄色胆汁溢出，吸净胆汁及其内沉淀物，用电刀横断切除其远端，保留部分近端，保留近端的部位以切除盲端后近断端直径1.0cm以上为宜。如果扩张的近端肝管中无胆汁溢出，提示近端肝管闭锁可能，行肝门空肠吻合术。见图66-11-4。

（2）空肠肝支形成：距Treitz韧带远端10cm处横断空肠，远端缝合关闭，将近端与远侧空肠行端侧吻合，保留肝支30～40cm。见图66-11-5。

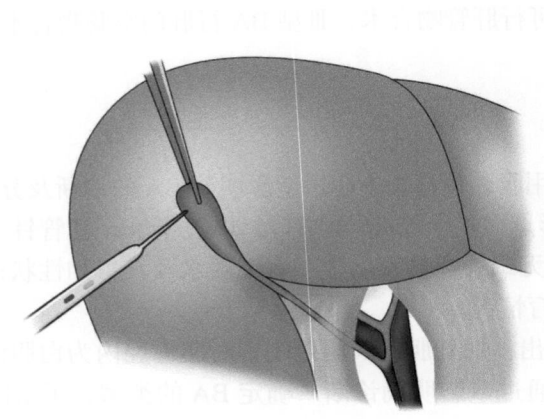
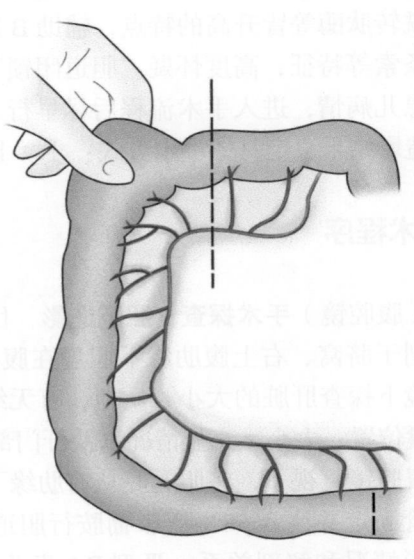

图66-11-4　Ⅰ型BA肝外胆管的处理　　　　图66-11-5　空肠肝支形成，肝支
　　　　　　　　　　　　　　　　　　　　　　　　　　　　　　30～40cm

（3）结肠后隧道形成：松解肝结肠韧带，切开结肠中动脉右侧无血管区的腹膜，分离成直径 2cm 隧道，把肝支空肠襻经结肠后隧道上提至肝门下，缝合闭锁结肠系膜裂孔。见图 66-11-6。

（4）胆管-空肠吻合：根据扩张胆管保留部分的直径，切开肝支空肠端系膜对侧肠壁。用 5-0 可吸收缝线，先将近端保留的扩张胆管 3 点处管壁与肠管切口的内侧角相缝合，然后用此线把胆管的后壁与肠管的后壁连续或间断缝合，再用另一针线从近 3 点处开始把胆管的前壁与肠管的前壁连续或间断缝合，在吻合口的外角处与前缝线汇合，打结。在无张力情况下，将胆总管（或肝总管）与空肠肝支行端侧吻合。见图 66-11-7。

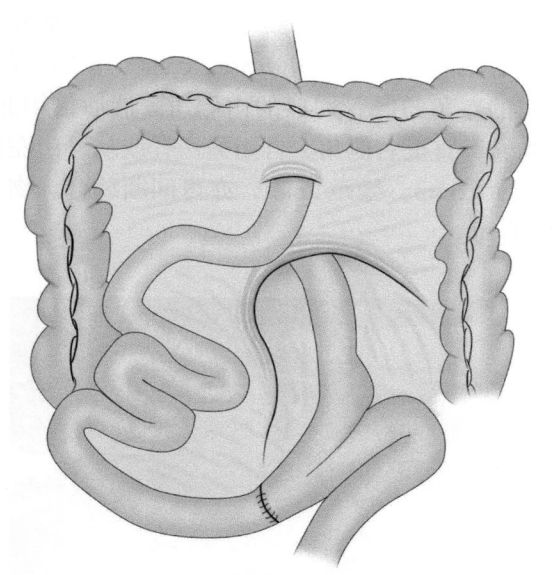

图 66-11-6　结肠后隧道形成

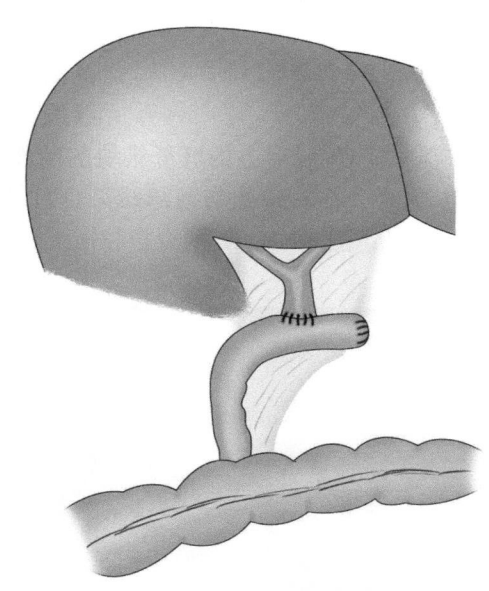

图 66-11-7　胆管-空肠吻合

（5）关闭系膜裂孔，彻底冲洗腹腔，取肝活检，按层缝合腹壁，关腹。可以不放置引流管。

2）手术要点

（1）处理扩张的胆管：这关系到手术的效果和成败。①游离切除扩张的胆管时，注意观察扩张的胆管内容物，有黄色胆汁流出才能进行胆肠吻合；若胆管纤细，且无黄色胆汁流出，应按照Ⅲ型 BA 行肝门空肠吻合术。②扩张的胆管切除范围，切除扩张的胆管时应保留近端部分扩张的胆管，一般以断端直径 1～2cm 为宜，这样可使胆道重建简便而顺利，可减少术后吻合口狭窄的概率。

（2）注意Ⅰ、Ⅱ型 BA 与胆总管囊肿鉴别：Ⅰ、Ⅱ型 BA 常常伴有盲端扩张，需与严重梗阻或伴有狭窄部蛋白栓的胆总管囊肿鉴别。BA 的扩张直径较小，肝内胆管不同程度地发育不良（树枝、云雾、混合型三型），高张力下造影远端盲端光滑，肝脏明显淤胆或肝硬化改变。胆总管囊肿患儿，囊肿较大，肝内胆管发育良好，常有不同程度的肝内胆管扩张。

（3）造影显示肝门部与胆囊相通的囊肿，而肝内胆管未显影，给予适当加压造影肝内胆管仍未显影，且囊内胆汁为无色者，应按Ⅲ型 BA 进行手术。

5. 肝门空肠吻合术　适于Ⅲ型 BA 及肝外胆道发育不良的Ⅰ、Ⅱ型 BA。Ⅲ型 BA 肝外胆道呈纤维条索状，需切除肝门部纤维块，部分患者断面有毛细胆管存在，将空肠与肝门行 Roux-en-Y 吻合，以期肝门有开放的胆管引流胆汁[6]。

1）操作步骤

（1）处理肝门部纤维块：首先游离、切除胆囊，电切游离胆囊至胆囊管与肝门纤维块的交界处切除胆囊；再进行肝门纤维块游离，沿胆囊管游离至肝门纤维块，将肝门部纤维块与肝动脉和门静脉左、

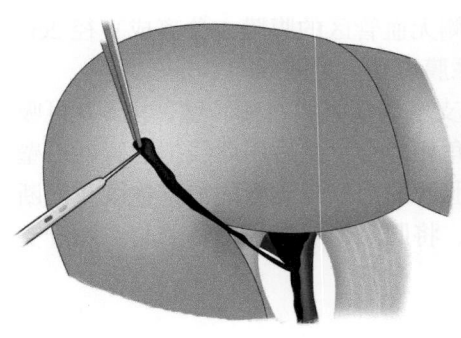

右支分离，特别注意要游离切断门静脉后方向肝门发出的细小分支，然后用剪刀正中横断纤维块，接着分别提起左、右断端，在纤维块与肝门的纤维板之间用剪刀游离切除纤维块，用止血纱布压迫断面止血。见图 66-11-8。图 66-11-9 及图 66-11-10 则为腹腔镜下肝门空肠吻合术时处理肝门部纤维块的细节，清楚显示了纤维游离切除的范围及深度。

（2）空肠肝支形成：同胆管空肠吻合术。

（3）结肠后隧道形成：同胆管空肠吻合术。

（4）肝门空肠吻合：距离空肠断端 1.5cm 处，根据肝门的范围将空肠肝支对系膜缘纵行切开 1.5～2.0cm。用 5-0 可吸收缝线先缝合肝门的左角与肠管切口的内侧角，然后借用此线，

图 66-11-8　Ⅲ型 BA 处理肝门部组织块

将肠管的后壁与门静脉后方的肝纤维块的断面边缘相吻合，直至右侧角。再用另一针线从肝门左角与肠管的前壁吻合，在右角处与前缝线汇合打结。吻合针距 2mm，缘距 2mm，亦可间断缝合。吻合结果见图 66-11-11；图 66-11-12 则为腹腔镜下肝门空肠吻合术。

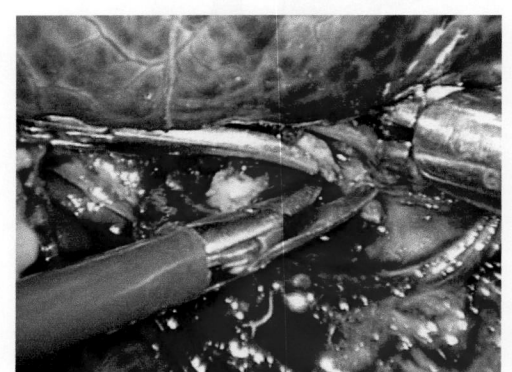

图 66-11-9　肝门纤维块与门静脉和肝动脉分离

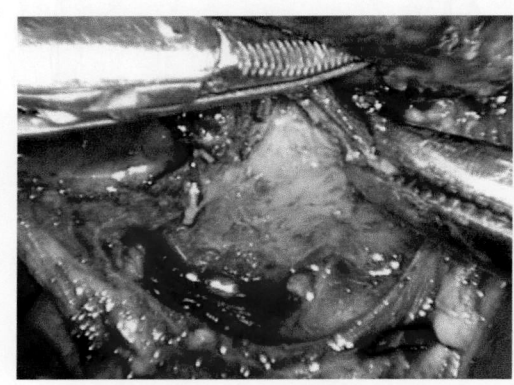

图 66-11-10　贴近肝背膜将纤维块横断

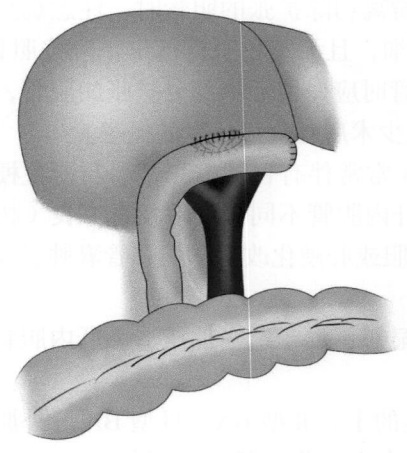

图 66-11-11　肝门-空肠吻合

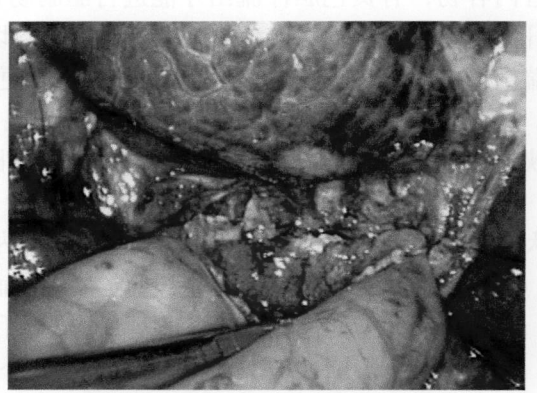

图 66-11-12　腹腔镜下肝门-空肠吻合

（5）关闭系膜裂孔，彻底冲洗腹腔，取肝活检，按层缝合腹壁，关腹。可以不放置引流管。

2）手术要点

（1）充分暴露肝门：术前在患儿背部置枕垫抬高上腹部。微小切口肝门空肠吻合术时暴露肝门，对于

肝大且硬化明显、肝门暴露困难的患儿，可切除肝门前方的部分肝方叶；而传统的肝脏拖出式手术时切断肝脏周围的韧带，于肝上置入大纱垫，避免肝脏回缩，利于暴露肝门部，便于肝门解剖，肝门空肠吻合。

（2）纤维块切除：切除纤维块时深度不能过深，在纤维块与肝门的纤维板之间分离切除纤维块，以恰好不损伤肝实质为宜；切除边缘至两侧门静脉的二级分叉水平剪断纤维组织。肝门部纤维块游离切除和预防断面大量渗血是手术成功的关键，纤维块的前、后侧有肝动脉和门静脉走行，必要时结扎、离断肝中动脉以充分暴露纤维块。必须将门静脉的上侧壁游离才能充分显露肝门，在游离门静脉时要注意结扎门静脉向肝门发出的细小分支，避免切除肝门纤维块时，发生大量渗血，导致肝门空肠吻合困难。

（3）肝门切面止血：肝门部纤维块切除后断面渗血时，用止血纱布压迫断面止血。不宜用电凝或结扎止血；应用温盐水冲洗，并用热盐水纱布或用止血纱布压迫创面5~10分钟，多可达到止血目的。

（4）肝门空肠吻合的确切与否直接关系到术后的远期效果，为了有利于吻合，助手向下牵拉门静脉以暴露肝门纤维块的切面边缘，准确将肠壁与纤维块的外缘相吻合，让纤维块的断面完全位于吻合口内。采用5-0可吸收缝线分别连续缝合前壁和后壁，可节省时间，而且缝合紧密。

6. 术中注意事项及异常情况的处理

（1）注意肝内外胆管发育程度：对于肝外胆道发育不良的Ⅰ、Ⅱ型BA，应行肝门空肠吻合术，避免术后吻合口狭窄。

（2）胆道造影：通过造影明确诊断，同时了解胆道的解剖关系，指导手术操作，并依据造影进行胆管病损切除范围及胆道重建，这也是手术成功进行的关键步骤之一。

（3）如术中找不到胆总管时，应向肝门部剥离，有时在该处可见扩张胆管（或肝管）的盲端。

（4）如术中发现肝外胆道完整无异常，说明黄疸为胆汁黏稠阻塞胆管所引起，应行胆道冲洗，即在胆囊上剪开一小口，插入引流管，用生理盐水冲洗胆道。

（5）患儿横结肠系膜发育异常，如过短或无血管区面积太小，不能容纳到肝门部的空肠时，则应考虑采用结肠前胆总管（或肝管）空肠 Roux-en-Y 吻合术。

六、围手术期处理

（1）术后补液，支持治疗。

（2）术后禁食、持续胃肠减压，术后2~3天肠道功能恢复后逐渐恢复正常饮食。观察尿、粪便颜色变化。

（3）抗生素的应用，术后应用静脉滴注抗生素，持续2~4周。

（4）注意保护肝脏功能，可静脉应用相关保肝药物。

（5）注意利胆治疗：待可进水、进食后，可口服熊去氧胆酸胶囊。

（6）激素的应用：术后可视患儿黄疸消退情况加用激素类药物。

（7）定期测定肝功能、血常规、凝血功能等。

（8）为预防切口感染、裂开及吻合口瘘，定期给予输血、血浆或白蛋白。

（9）其他药物治疗：可适当补充脂溶性维生素、益生菌等。

（李　龙）

参 考 文 献

［1］　KASAI M, SUZUKI S. A new operation for "non-correctable" biliary atresia: hepatic portoenterostomy [J]. Shujutsu,

1959, 13: 733-739.

[2]　OHI R. Surgery for biliary atresia [J]. Liver, 2001, 21 (3): 175-182.

[3]　ESTEVES E, CLEMENTE N E, OTTAIANO N M, et al. Laparoscopic Kasai portoenterostomy for biliary atresia [J]. Pediatr Surg Int, 2002, 18: 737-740.

[4]　URE B M, KUEBLER J F, SCHUKFEH N, et al. Survival with the native liver after laparoscopic versus conventional Kasai portoenterostomy in infants with biliary atresia: a prospective trial [J]. Ann Surg, 2011, 253 (4): 826-830.

[5]　黄柳明, 王平, 刘钢, 等. 腹腔镜用于婴幼儿梗阻性黄疸诊断和治疗的评价 [J]. 中国微创外科杂志, 2003, 3: 15-16.

[6]　侯文英, 李龙, 刘树立, 等. 微小切口肝门空肠 Roux-en-Y 吻合术治疗 Ⅲ 型胆道闭锁 [J]. 中国微创外科杂志, 2011, 11 (8): 683-684.

门静脉高压症术式 第67章

第1节 门腔静脉分流术

门腔静脉分流术（亦称门体静脉分流术，以下统称为门腔分流术）是将门静脉主干或其主要分支血管与下腔静脉或其主要分支血管吻合，使高压的门静脉系统血流全部或部分地经吻合口转流入低压的下腔静脉，从而降低门静脉压力，达到治疗食管胃底静脉曲张出血的目的。按照将门静脉血流进行完全转流、部分转流，还是行区域性转流，门腔分流术可主要分为三类：全门腔分流（非选择性分流）、部分分流和选择性分流。近年来，随着内镜下曲张静脉硬化治疗、曲张静脉套扎术、经颈静脉肝内门体分流术（TIPS）治疗和肝移植手术的广泛开展和普及，临床上对外科分流手术的需求正在逐步降低，外科分流手术的数量也在不断下降。即便如此，门腔分流术仍是评价门静脉高压症治疗方法（包括手术和非手术治疗）的参照物，是迄今为止预防食管胃底曲张静脉再发破裂出血的最成功的治疗方式，尤其在曲张静脉出血经药物、内镜下治疗等一线治疗失败时。

应注意，对于急性食管胃底静脉曲张出血者，分流手术并非第一选择，应首选药物（生长抑素/奥曲肽、特利加压素）和内镜下硬化或套扎治疗，分流手术为上述药物和内镜治疗控制出血失败时的选择[1]。食管胃底静脉曲张患者中，只有 1/3～1/2 的患者会最终发生出血，且分流手术存在一定死亡率并影响术后肝功能，故虽分流手术可有效预防再出血，但对无出血史的食管胃底静脉曲张患者，不应行预防性分流手术。

一、全门腔分流术

全门腔分流术包括门腔静脉端侧吻合术、侧侧吻合术和利用人工血管建立的侧侧吻合术，是应用最早、降压效果最好和肝性脑病发生率最高的分流术。此处仅描述门腔端侧吻合术，无证据表明其他变异术式较之更优越，而且手术技术难度反而增加。与全门腔分流术相媲美的术式是远端脾肾分流术。

（一）适应证与禁忌证

1. 适应证

（1）有明显腹水、食管胃底静脉曲张出血且经药物和（或）内镜（硬化剂疗法、曲张静脉套扎）治疗不能有效控制的门静脉高压症患者；

（2）肝功能 Child-Pugh 分级 A、B 级，没有黄疸、肝性脑病或肌肉萎缩者；

（3）无严重心、肺、肾疾病者。

2. 禁忌证

（1）肝功能 Child-Pugh 分级 C 级者；

（2）患者合并黄疸、肝性脑病及明显肌肉萎缩时；

（3）近期拟行肝移植治疗者，尽量不选择门腔分流术，而应选择不需要解剖肝门的分流术式。

（二）术前评估

术前应常规行强化 CT 或 MRI，明确肝门区血管走行及变异情况，明确有无异常粗大的侧支血管，对于肝硬化患者还要明确有无合并肝细胞癌（5%～10% 的长期肝硬化患者会合并肝细胞癌）。

（三）手术程序

1. 体位和切口　患者一般取仰卧位，选择右肋缘下斜切口或反 L 形切口，有文献建议于肋弓下缘水平将手术台向后弯折呈头低位，此点并非必须。门静脉高压导致腹壁和腹腔内产生大量侧支甚至是曲张的静脉血管，故开腹和分离腹腔粘连时需严格止血，曲张血管均需丝线结扎后切断，为节省时间亦可选择 Ligasure 血管闭合器。

2. 测压　行分流手术前后均需测量门静脉压力以判断分流效果。选择并游离悬吊出一支胃网膜静脉，将连接输液器的细导管插入其中并细线结扎固定，拉直输液器，待液平稳定时测量液平至心房水平的垂直高度，单位为 cm H_2O。

3. 显露　入腹后首先游离肝脏和胆囊与横结肠、十二指肠及网膜之间的粘连和韧带，助手将结肠肝区向下扒开，将肝脏和胆囊向头侧牵拉，以显露第一肝门及附近区域。由于门静脉高压，上述所需游离的粘连和韧带通常包含较多曲张的侧支静脉血管，且水肿明显，尤其是结肠肝区以及十二指肠球降部附近区域，分离时需稳妥处理。

（1）显露下腔静脉：上述分离后，需进一步行 Kocher 分离，游离十二指肠降部和水平部，直至显露后方的下腔静脉和肾静脉，通常可将肾静脉作为解剖标志。继续分离下腔静脉前方腹膜，向上至肝下下腔静脉，向下至右肾静脉，总长度约 5cm 以上。一般患者下腔静脉前壁腹膜较薄，门静脉高压患者此处腹膜明显增厚，且可含有较多曲张静脉血管，需妥善处理。将欲吻合处区域下腔静脉前壁的外膜组织全部剥除以备后续吻合，不需对下腔静脉进行全周游离，但至少需剥离下腔静脉前壁的一半以上，以利吻合并控制出血，同时可以避免因过多游离下腔静脉而导致的静脉侧支出血或淋巴漏（图 67-1-1）。

（2）显露门静脉：该术式不需特殊游离并悬吊肝动脉和肝/肝总管，但要求术者必须知晓其位置以避免损伤。建议通过外后侧入路寻找并游离门静脉，即从肝十二指肠韧带外后侧（右后侧）由浅入深逐步分离显露门静脉全周侧壁。笔者建议将手术台调整为右高左低以利显露。选择胆囊管汇入肝总管处的后方/背侧作为起始分离点，电刀于起始分离点沿门静脉长轴打开肝/胆总管与门静脉之间的表浅层结缔组织，稍行钝性剥离即可显露门静脉主干的右前侧壁，门静脉壁为蓝色外凸，较易辨认。此时助手用镊子向左侧提拉胆管组织，术者左手镊子轻轻夹住门静脉向背侧牵拉，右手剪刀进一步剪开门静脉前壁的周围疏松结缔组织，向头侧可达左右门静脉分叉处。然后助手用镊子轻轻牵拉门静脉向左侧，主刀用剪刀或电刀继续锐性分离并显露门静脉主干的右侧壁和背侧壁，继而可悬吊门静脉主干并做进一步游离。需注意的是，第一，于此水平分离门静脉全周侧壁时一般无较大分支血管，但应注意寻找门静脉左侧壁发出的冠状静脉，并在胆总管和门静脉之间将其结扎切断；分离门静脉右侧和背侧壁时，可能此处会有淋巴结组织覆盖，可一并切除。第二，术前应仔细阅片，若右肝动脉起源于肠系膜上动脉，经此入路分离门静脉时要注意寻找并保护肝右动脉。第三，有时肝脏尾状突较大，可位于门静脉与下腔静脉之间，将其向右侧牵拉开即可，不需进行切除，以避免增加手术风险。

4. 吻合　用两把扁钳于门静脉左、右分支汇合部下方钳夹门静脉主干并离断，近端连续缝闭，远端门静脉切断面应为朝向右侧的斜面（图 67-1-2）。处理下腔静脉时，心耳钳钳夹欲吻合处下腔静脉左前侧壁（图 67-1-3），钳夹位置应在所显露下腔静脉段中间位置，即肝下缘和右肾静脉中央，以避免门静脉打弯或成角。弧度剪剪去部分下腔静脉前壁，使形成一椭圆形开口，直径与门静脉断端开口相当（图 67-1-4）。4-0/5-0 prolene 线双针行门静脉和下腔静脉端侧吻合，采用连续外翻缝合法分别缝合后壁和前壁（图 67-1-5）。缝合时助手应轻柔拉紧拉线以防止撕裂静脉壁，并尽可能使门静脉断端靠近下腔静脉，打结前应开放门静脉断端以冲出门静脉内可能的血凝块，并用肝素水冲洗吻合口。吻合完成后，分别松开心耳钳和扁钳，用 4-0/5-0 prolene 线对出血处进行修补（图 67-1-6）。

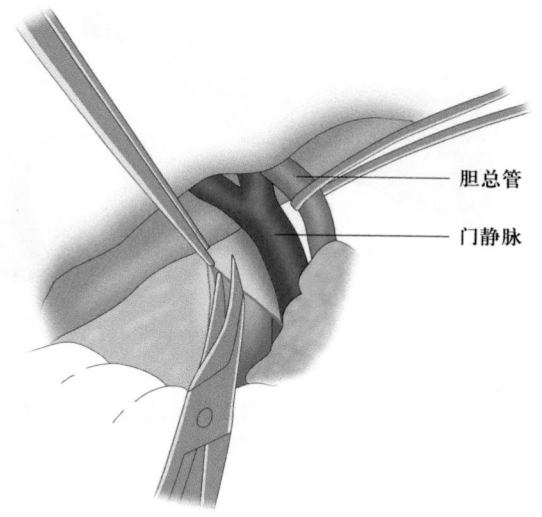

图 67-1-1　显露下腔静脉，切开下腔静脉前壁
外膜组织

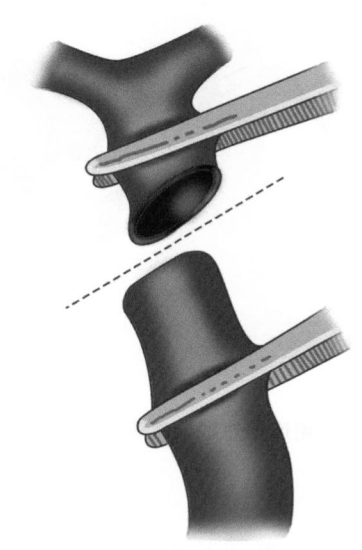

图 67-1-2　于门静脉左右分叉
处下方斜行切断

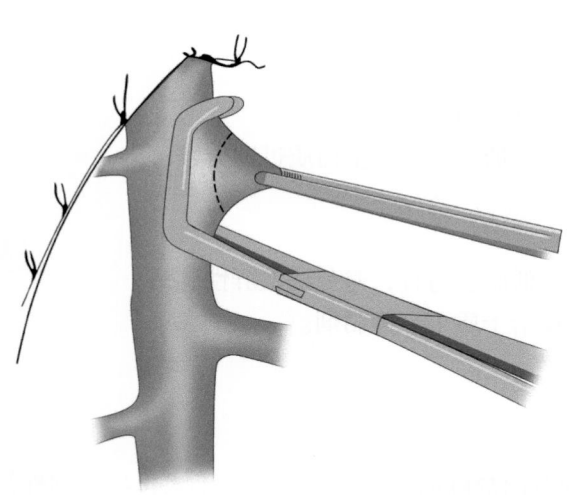

图 67-1-3　心耳钳钳夹欲吻合处下腔静脉左前侧壁

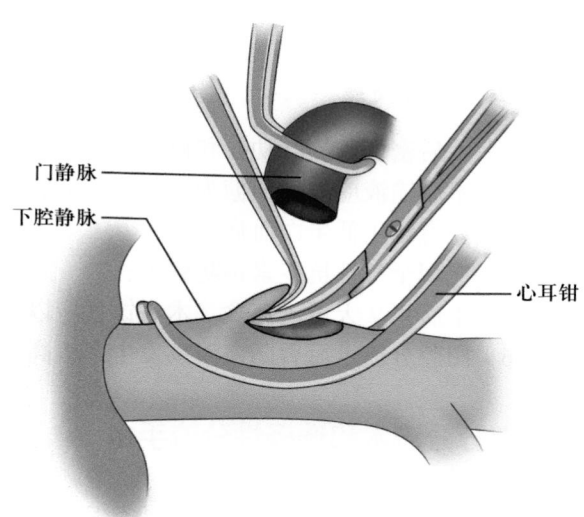

图 67-1-4　弧度剪剪去部分下腔静脉前壁，使形成一
椭圆形开口

切取部分肝脏组织行病理检查，重新测量门静脉压力看有无降低，原则上门静脉压力未降至理想水平则不能贸然结束手术。对该类手术，放置腹腔引流管并非必需。

（四）要点与难点

（1）门静脉的游离长度应足够长，头侧至左、右门静脉分支处，足侧至胰头部门静脉起始部以上。门静脉应进行全周游离，尤其是后壁，以防止血管吻合后门静脉弯曲成角。总之，门静脉游离的效果越好，越有利于血管吻合和处理术中出血，这一点不同于对下腔静脉的游离。

（2）门静脉断面应为朝向右侧的斜面，以扩大血管吻合口直径并防止门静脉扭曲；随后在下腔

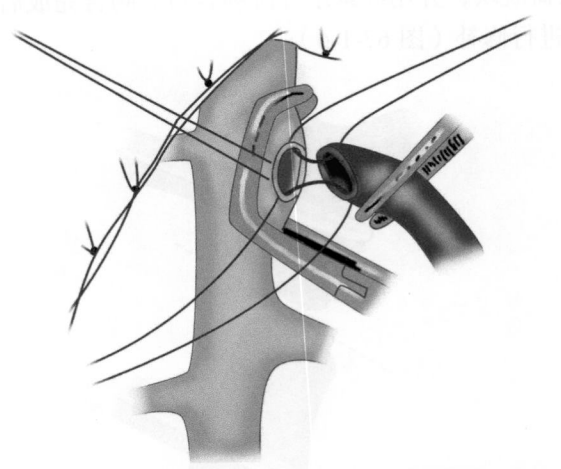

图 67-1-5　采用连续外翻缝合法分别缝合后壁和前壁

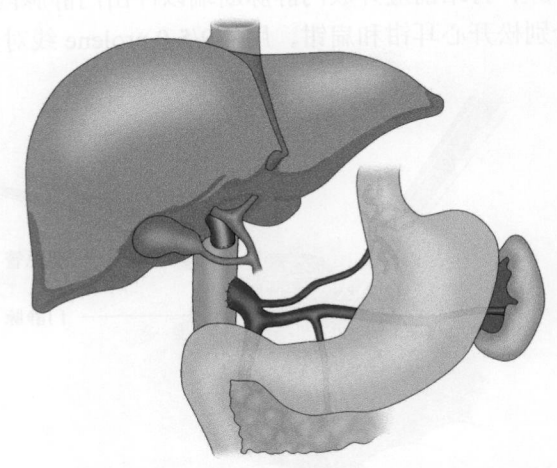

图 67-1-6　门腔端侧吻合完成后（此处为显露吻合口未显示胆总管）

静脉壁上剪出一椭圆形开口，开口直径应与上述门静脉断端开口相当，以防止门静脉扭曲和吻合口狭窄；单纯裂隙状开口容易闭合，导致分流失败。

（3）手术过程中应前、后两次门静脉测压，以确认分流效果，原则上只有观察到门静脉压明显下降方考虑结束手术。

（五）术后处理

（1）术后密切监测肝功能和血氨浓度，防止肝功能衰竭和肝性脑病；

（2）术后输液应以葡萄糖为主，以保证肝脏有充足的糖类，防止蛋白质过度分解；

（3）注意纠正低蛋白血症；

（4）应用全身性抗生素预防感染；

（5）术后第 2 天可进流食，术后饮食应以低蛋白、低脂肪为宜，避免诱发肝性脑病；

（6）门腔分流术后胃肠道溃疡发生率较高，应常规给予质子泵抑制剂。

二、部分分流术和选择性分流手术

部分分流术是在降低门静脉压力的同时，维持部分门静脉的向肝灌注血流，手术包括限制性门腔静脉分流术、肠腔静脉分流术和近端脾肾分流术。选择性分流术的目的是在选择性降低胃食管曲张静脉压力的同时，尽可能维持向肝的门静脉向肝灌注血流，手术包括远端脾肾分流术和冠腔静脉分流术。不论是部分分流还是选择性分流，其目的都是在预防曲张静脉出血的同时，维持向肝的门静脉灌注血流，以减少术后肝功能衰竭和肝性脑病的发生。我们以远端脾肾分流术（也称为 Warren 手术）为例进行阐述。

瓦伦（Warren）团队于 1967 年首次提出了远端脾肾分流术[2]，该手术将远端的脾静脉吻合于左肾静脉，同时将冠状静脉和胃网膜右静脉结扎，该术式选择性地将引起食管胃底曲张静脉出血的低压的脾胃静脉系统与向肝的高压的肠系膜上静脉系统进行隔离。但胰腺虹吸现象可使脾胃静脉通过胰腺侧支血管与肠系膜上静脉系统重新建立交通，因此后来 Warren 主张加行胰脾断流术以改良远端脾肾分流术[3]，即将脾静脉从胰腺后方游离下来直至脾脏，并结扎、切断所有自胰腺汇入的分支血管，尤其对于酒精性肝硬化患者[4]。该手术可能会加重腹水，因此不适用于顽固性腹水患者。远端脾肾分流术要求脾肾静脉吻合口通畅，直径至少＞7mm。比较远端脾肾分流与反复内镜硬化剂治疗时发现，出血控制率较高，可≥90%[5-6]，但是后者的肝脏门静脉灌注维持较好，而两组的肝性脑病发生率无显著差异。因此，内镜治疗可以有效控制出血，但是一旦内镜治疗失败则应立即实施手术治疗。对于没有腹水的门静脉高压症出血患者，远端脾肾分流术已成为需要外科治疗以降低曲张静脉压力的首选手术方式[7]，因为该术式发生术后肝性脑病的风险较低，且可有效维持门静脉向肝血流。

（一）适应证与禁忌证

1. 适应证

（1）食管胃底静脉曲张出血，且经药物和（或）内镜（硬化剂疗法、曲张静脉套扎）治疗（TIPS 失败时）不能有效控制的门静脉高压症患者；

（2）肝功能 Child-Pugh 分级 A、B 级，没有黄疸、顽固性腹水、肝性脑病或肌肉萎缩者；

（3）门静脉压力＞40cmH₂O 者；

（3）门静脉压力 $>40\text{cmH}_2\text{O}$ 者；

（4）无严重心、肺、肾疾病者。

2. 禁忌证

（1）肝功能 Child-Pugh 分级 C 级者；

（2）患者合并腹水、黄疸、肝性脑病及明显肌肉萎缩时；

（3）患者近期拟行肝移植术者。

（二）术前评估

术前需行腹部强化影像以明确：①是否在肝硬化基础上已发生肝细胞癌；②左肾静脉的解剖及变异情况，极少数患者左肾静脉走行于腹主动脉后方，不适合行远端脾肾分流术。

（三）手术程序

1. 切口与体位　患者为仰卧位，取左肋缘下斜行切口或上腹部正中切口。

2. 测压　同门腔端侧吻合术。

3. 显露

（1）显露脾静脉：打开胃结肠韧带，右至幽门，左至胃短血管，同时切断脾结肠韧带有助于改善胰腺的显露和防止术后形成侧支循环。沿胰腺下缘横行切开系膜，充分游离胰腺使其向上翻转，显露其后方的脾静脉，该过程中肠系膜下静脉可作为寻找脾静脉的解剖标志，但并非恒定，需予以结扎切断以避免术后形成侧支循环。贴脾静脉的下缘和后缘进行分离，解剖出肠系膜上静脉和脾静脉汇合形成门静脉处（图 67-1-7），然后小心分离脾静脉的前缘和上缘，耐心地逐支结扎脾静脉发向胰腺的静脉分支（图 67-1-8），将胰腺自脾静脉上游离出来，同时应结扎切断冠状静脉。游离越朝向胰尾操作空间越小，应耐心操作，避免损伤脾静脉而丧失行远端脾肾分流术的可能性。应注意，对于非酒精性肝病患者，目前的数据并不支持完全的胰脾静脉离断。

（2）显露左肾静脉：通过手指触摸，于肠系膜上动脉左侧、十二指肠上方、腹主动脉前方由浅入深打开左肾静脉前方的后腹膜，寻找左肾静脉腹侧壁，此步骤应尽量结扎，防止术后乳糜漏。找到左肾静脉腹侧壁后扩大解剖范围，将左肾静脉游离出 3～5cm 长度和一半以上周径，以便心耳钳钳夹其侧壁（图 67-1-9）。通过 Kocher 游离亦可在腹主动脉前方较好地显露左肾静脉，这是显露左肾静脉的另一个方法。

4. 吻合　距离门静脉 0.5～1cm 处切断脾静脉，远端可用 4-0/5-0 prolene 线连续缝闭，近端可修剪为斜行切口以避免吻合口扭曲或张力（图 67-1-10）。4-0/5-0 prolene 线双针行脾静脉断端和左肾静脉端侧吻合，采用连续外翻缝合法分别缝合后壁和前壁（图 67-1-11）。

切取部分肝脏组织行病理检查，重新测量门静脉压力。放置引流管并非必需。

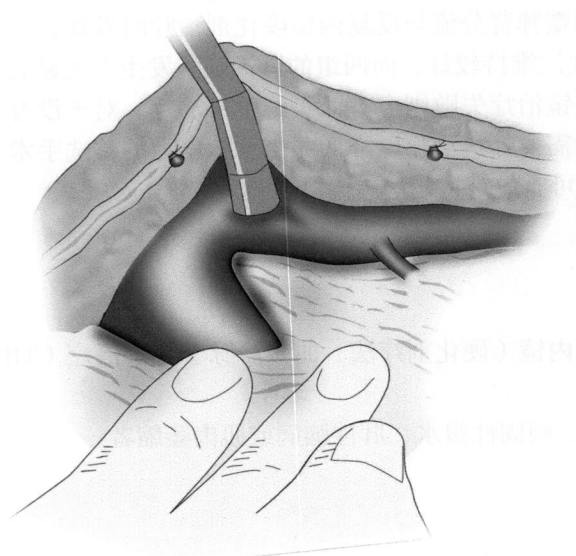

图 67-1-7　贴脾静脉的下缘和后缘分离出肠系膜上静脉和脾静脉汇合形成的门静脉起始部

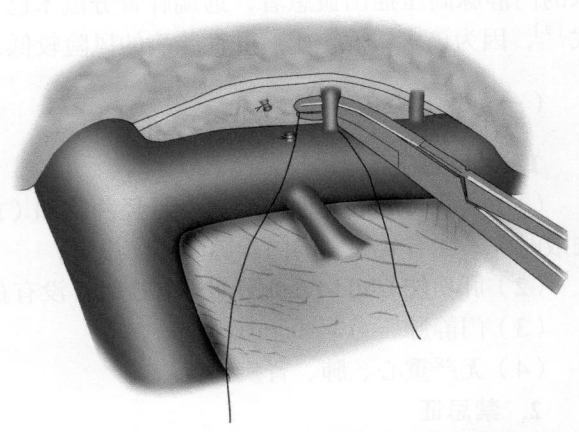

图 67-1-8　逐支游离并离断脾静脉发向胰腺的静脉分支，可多达十余支

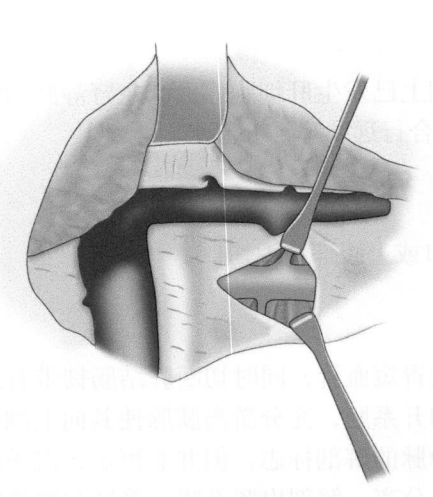

图 67-1-9　游离显露左肾静脉

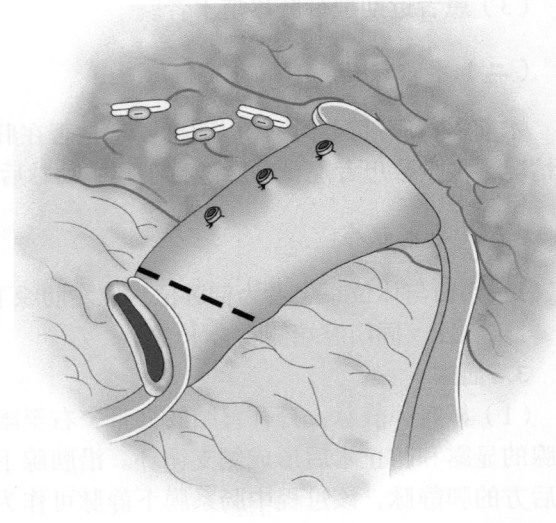

图 67-1-10　脾静脉近端修剪为斜行切口，以避免吻合口扭曲或张力

（四）要点与难点

（1）脾胰静脉分支的离断是远端脾肾分流术的关键步骤，数量可多达十余支，应小心操作，向左至少游离出 5～7cm 长的脾静脉，以避免脾静脉扭曲或张力；

（2）游离左肾静脉时，推荐前、后结合进行显露，左肾上腺静脉需结扎切断，其开口处肾静脉腹侧壁可作为静脉吻合的位置标志；

（3）脾静脉断端可修剪为斜行切口以避免吻合口扭曲或张力，吻合时采用连续外翻缝合技术。

（五）术后处理

术后处理同门腔静脉分流术。

三、经颈内静脉肝内门体静脉分流术

经颈静脉肝内门体静脉分流术（transjugular intrahepatic portosystemic stent shunt，TIPS）理论上亦属于部分分流术中限制性门腔分流手术的一种，但目前主要由介入放射医生进行评估和操作，此节仅概述其适应证和禁忌证，手术操作方面不做赘述。

1. 适应证

（1）门静脉高压症患者并发急性静脉曲张出血、顽固性腹水；

（2）一线治疗方法（药物、内镜下硬化剂疗法、曲张静脉套扎）无效的静脉曲张出血。

2. 禁忌证

（1）肺动脉高压、肝肺综合征；

（2）肝前性门静脉高压症；

（3）门静脉高压症伴 Caroli 病和多囊肝。

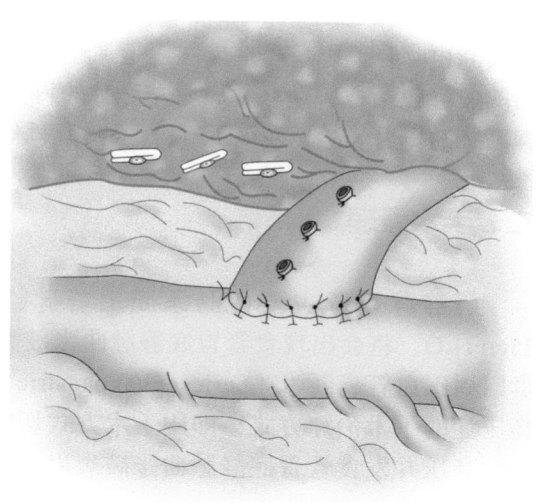

图 67-1-11　远端脾肾吻合术完成后

（董家鸿　王学栋）

参 考 文 献

［1］　JARNAGIN W R. Blumgart's surgery of the liver, biliary tract and pancreas [M]. 5th ed. Philadelphia: Elsvier Saunders, 2012.

［2］　WARREN W D, ZEPPA R, FOMON J J. Selective trans-splenic decompression of gastroesophageal varices by distal splenorenal shunt [J]. Ann Surg, 1967, 166 (3): 437-455.

［3］　WARREN W D, MILLIKAN WJ J R, HENDERSON J M, et al. Splenopancreatic disconnection. Improved selectivity of distal splenorenal shunt [J]. Ann Surg, 1986, 204 (4): 346-355.

［4］　HENDERSON J M, WARREN W D, MILLIKAN W J, et al. Distal splenorenal shunt with splenopancreatic disconnection: a 4-year assessment [J]. Ann Surg, 1989, 210 (3): 332-339.

［5］　ELWOOD D R, POMPOSELLI J J, POMFRET E A, et al. Distal splenorenal shunt: preferred treatment for recurrent variceal hemorrhage in the patient with well-compensated cirrhosis [J]. Arch Surg, 2006, 141 (4): 385-388.

［6］　HENDERSON J M, GILMORE G T, HOOKS M A, et al. Selective shunt in the management of variceal bleeding in the era of liver transplantation [J]. Ann Surg, 1992, 216 (3): 248-254.

［7］　OROZCO H, MERCADO M A. Rise and downfall of the empire of portal hypertension surgery [J]. Arch Surg, 2007, 142 (3): 219-221.

第 2 节　贲门周围血管离断术

一、历史沿革

1967 年，杉浦（Sugiura）等提出经胸、腹途径联合断流术，即经胸途径行肺下静脉水平以下的食管旁血管去除术及食管远端横断再吻合术；经腹途径行脾脏切除术、贲门周围血管离断术、选择性迷走神经切断术及幽门成形术等。该术式称为联合断流术、经胸腹联合断流术或 Sugiura 术[1]。后又出现多种改良简化的 Sugiura 术,主要步骤是施行脾切除术、贲门周围血管离断术、经胃用吻合器行食管横断再吻合,以及高选择性迷走神经切断术[2]。1981 年,裘法祖提出贲门周围血管离断术,需要离断的血管包括:胃左静脉、胃左静脉的胃支和高位食管支、连接门静脉左支的异位高位食管支、汇入脾静脉的胃后静脉、左膈下静脉、胃短静脉,以及静脉伴行的动脉。

二、手术原理

门静脉系统主要由肠系膜上静脉、脾静脉及其属支组成,当门静脉压力持续增高超过 25cmH$_2$O,将会出现食管胃底静脉曲张破裂出血、脾肿大伴脾功能亢进及腹水等门静脉高压症症状。贲门周围血管离断术(periesophagogastric devascularization,PCDV)属于断流手术,是用于门静脉高压症的手术治疗方式,即用手术方式切除脾脏,同时阻断门奇静脉间的反常血流,以达到控制门静脉高压并发食管胃底静脉曲张破裂出血的目的。不仅离断了食管胃底的静脉侧支,还保留了门静脉入肝血流。

三、适应证

适应证为各种原因导致的门静脉高压症伴有食管胃底静脉曲张破裂出血,存在门静脉向肝血流,并经药物、双气囊三腔管压迫、内镜止血等一般治疗方法无效的患者。

(一)急诊手术

(1)患者以往有大出血病史,或本次出血来势凶猛,出血量大,或经短期积极止血治疗仍有反复出血者;

(2)经过严格的内科治疗 48 小时内仍不能控制出血,或短暂止血又复发出血;

(3)该术式对患者打击较小,能够达到即刻止血,又能维持入肝血流,对肝功能影响较小,手术死亡率及并发症发生率相对较低;不但可防止再次出血,而且是预防发生肝性脑病的有效措施。

(二)择期手术

适合于肝功能代偿良好、轻度失代偿或经积极保肝治疗后转为代偿良好(Child-Pugh 评分≤8 分),门静脉循环中没有可供与体静脉吻合的通畅静脉,门静脉血流灌注减少且肝动脉代偿血流无明显增加,既往分流手术和其他非手术疗法失败而又不适合分流手术的患者,以及脾静脉病变所致的区域性门静脉高压症患者。

(三)预防性手术

食管胃底静脉曲张程度分为三度,①轻度:曲张静脉直径小于 3mm;②中度:曲张静脉直径在 3~6mm 之间;③重度:曲张静脉直径在 6mm 以上。曲张静脉破裂出血的危险性是随着静脉曲张严重程度而上升的,轻度曲张者出血率为 35%,中度为 53%,重度达 83%。一般不建议行预防性手术,但是如果有重度食管胃底静脉曲张,特别是镜下见曲张静脉表面有"红色征"(预示即将发生出血的有价值的标志),为了预防首次急性大出血,可酌情考虑选择该术式行预防性手术。

(四)患者特殊情况

患者有特殊情况,如严重肝硬化(肝体积明显缩小者)、已发生明确肝性脑病、严重凝血功能障碍、肝功能 Child-Pugh 分级 C 级、明显黄疸、难治性腹腔积液者,预行肝移植手术者,心、肺、肾等重要器官功能严重障碍难以耐受全身麻醉手术者，门静脉主干、脾静脉和（或）肠系膜上静脉广泛血栓形成需认真讨论是否适合施行手术者。

四、病情评估与手术规划

（一）全身状态的评估

血、尿、粪常规和粪潜血，血生化全项（包括血氨及淀粉酶）、凝血功能、肝炎标志物全套、HIV、梅毒抗体、肿瘤标志物。心电图、胸部 CT 片。高龄患者需评估心肺功能（24 小时动态心电图、超声心动图、肺功能等）。

（二）影像学方面的评估

通过 B 超、门静脉血管成像、胃镜、上消化道造影、EUS 等检查，判断肝硬化程度，食管胃底静脉曲张程度，有无门静脉高压性胃病，门静脉有无血栓形成，脾脏大小，有无腹腔积液，是否合并肝脏肿瘤及胆道系统、胰腺病变等。

（三）手术选择

准确判定手术时机，衡量手术利弊大小及必要性。

五、手术程序[2-4]

（一）切口

取左上腹 L 形切口，或正中切口，必要时再加一横切口（┠形切口）。对于剑突下至脐周皮下的腹壁曲张静脉及肝圆韧带内开放的脐静脉，在不影响切口的情况下应尽量予以保留，否则妥善结扎或缝扎。

（二）腹腔探查

门静脉测压，探查肝、胆、胰腺、胃、十二指肠及内脏静脉曲张情况。了解脾脏与周围器官有无粘连，脾脏周围侧支曲张血管的情况、脾动脉情况及有无副脾。对于术前怀疑有肝脏恶性结节的患者，可以行术中 B 超检查。

（三）脾脏切除

1. 传统脾切除术

（1）于胃体大弯侧中部无血管区域打开胃结肠韧带，切断、结扎胃网膜左血管后进入小网膜囊，自下往上离断该韧带至脾脏上极处，逐支切断、结扎韧带中的胃短血管（图 67-2-1）。为防止术后胃扩张致胃短血管结扎线脱落出血，血管的胃侧断端应双重结扎或结扎加缝扎。

（2）由于脾上极处脾胃韧带较短，脾胃间隙很窄，位置深在，此处容易撕裂第一支胃短血管或脾

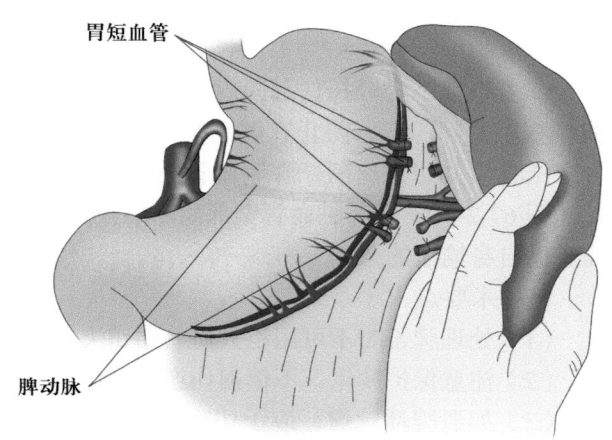

图 67-2-1　离断胃网膜左血管及胃短血管
（引自：王钦尧. 胆道与胆胰十二指肠区域外科手术图谱［M］.
北京：科学出版社，2013.）

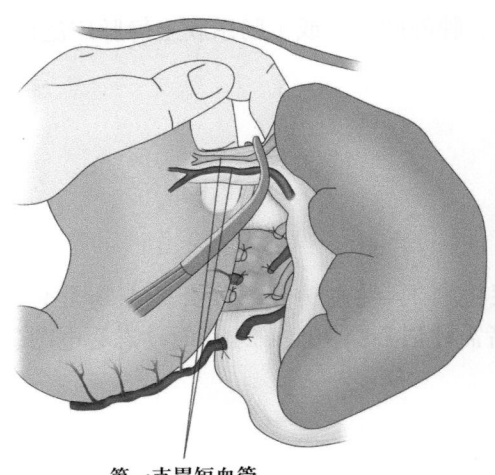

第一支胃短血管

图 67-2-2　分离显露出脾上极第一支胃短血管
（引自：王钦尧. 胆道与胆胰十二指肠区域外科手术图谱［M］. 北京：科学出版社，2013.）

脏引起出血，故而脾上极处脾胃韧带的分离宜在离断脾周其他韧带之后，在充分暴露的情况下进行（图 67-2-2）。

（3）用拉钩将胃体向右上方牵拉，暴露出胰体尾及后腹膜，在胰体尾交界处上缘触及脾动脉明显搏动处，在直视下打开后腹膜及脾动脉鞘，并分离出一段长 1.0～2.0cm 的脾动脉，用直角钳在鞘内勾起脾动脉，在其下缘绕过背后穿出两根 7 号丝线，两线相距 3～5cm，特别是在结扎近胰头端这根丝线的时候要力量适中，防止切割损伤脾动脉造成大出血的严重后果。如果脾动、静脉相互靠近不易分离开，则可用带丝线的缝针尾端穿过脾动脉后方进行结扎（图 67-2-3）。

（4）先分离脾结肠韧带后，将手伸至脾脏后方将其翻至腹右侧暴露脾肾韧带，采用边分离边钳夹、边结扎、边离断的方法离断脾肾韧带及其中的血管，接着往上游离脾膈韧带及脾与后腹膜之间的疏松结缔组织。向外翻转脾脏或将脾脏托出，进一步离断脾胃韧带，胃侧血管断端处理同前。

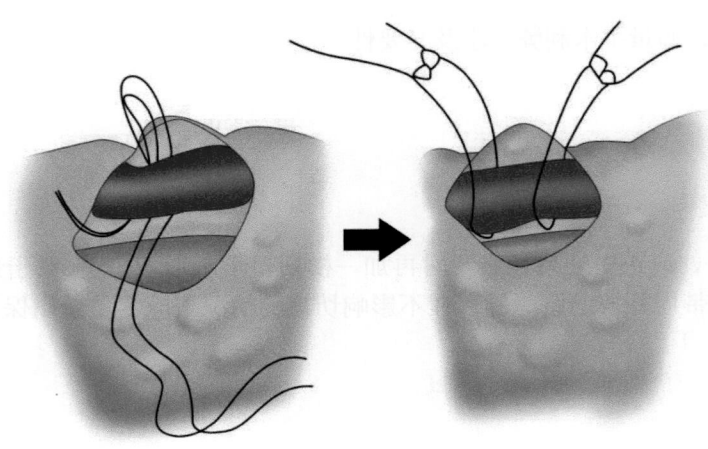

图 67-2-3　分离暴露脾动脉并结扎
（引自：王钦尧. 胆道与胆胰十二指肠区域外科手术图谱［M］. 北京：科学出版社，2013.）

（5）将脾脏轻轻托住翻向内侧，分离胰尾与脾血管之间的粘连，将湿纱布垫置于脾窝。术者左手握住胰尾及脾门，以防止在解剖脾门时发生大出血而控制血流。在胰尾外围解剖出脾动、静脉分支，分束结扎后并钳夹离断，脾侧血管断端仅钳夹即可，近端血管先后分别用 7 号丝线结扎和 4 号丝线缝扎（图 67-2-4）。当脾脏血管全部离断后去除脾脏。脾脏中的血液可采取自体回输的方法再次使用，但需遵循自身输血的原则。

- 手术要点
（1）处理脾蒂时不可用粗大血管钳钳夹，以免损伤脾静脉导致大出血；
（2）注意保护胰尾，不慎损伤或胰尾出血，应用细丝线褥式缝合修补或止血；
（3）如遇脾动脉瘤，应予切除或于脾动脉近端结扎，以免术后因脾动脉压力增高导致致死性脾动脉破裂大出血；
（4）曲张静脉粗大者可形成静脉瘤，应仔细操作一并切除，以免误伤导致难以控制的大出血。

2. 原位脾切除术　对于脾脏巨大而又固定、脾周粘连严重者可在处理脾蒂切断脾动静脉前不游离

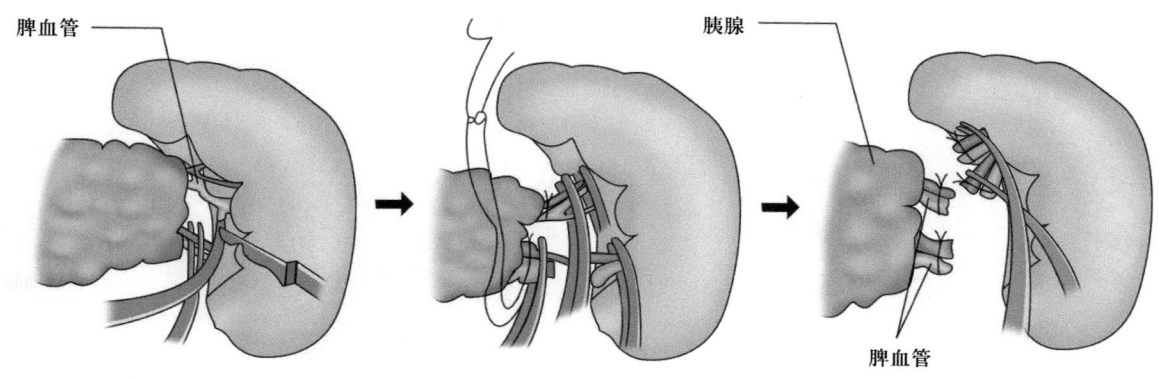

脾血管　　　　　　　　　　　　　　　　　　　胰腺

脾血管

图 67-2-4　离断脾蒂血管

（引自：王钦尧. 胆道与胆胰十二指肠区域外科手术图谱［M］. 北京：科学出版社，2013.）

脾脏，施行原位脾切除术可避免在脾脏搬动过程中侧支及脾动、静脉撕裂导致的大出血。

（1）切开胃结肠韧带，进入小网膜囊，结扎脾动脉，离断脾结肠韧带，将脾下极游离。

（2）在脾门处仔细分离脾脏动、静脉各分支和属支，紧贴脾脏分别结扎离断后，近端血管断端再次缝扎，脾侧血管单纯结扎即可，避免胰尾损伤（图 67-2-5）。

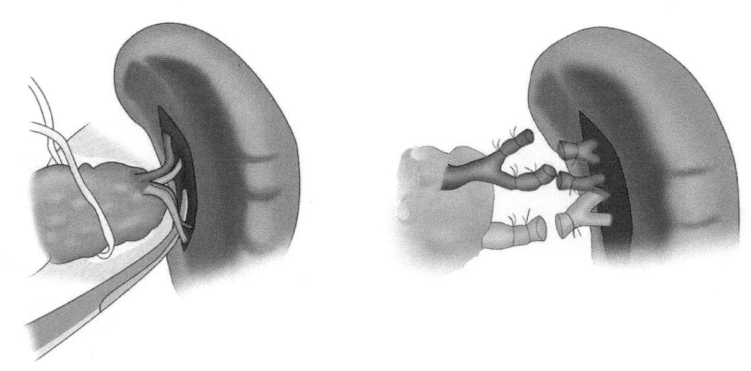

图 67-2-5　离断脾门血管分支

（引自：王钦尧. 胆道与胆胰十二指肠区域外科手术图谱［M］. 北京：科学出版社，2013.）

（3）自下而上离断脾门与后腹膜之间的结缔组织及侧支循环血管、脾胃韧带、胃短血管。最后再离断脾肾韧带、脾膈韧带及脾上极后方与后腹膜之间的结缔组织，完整移除脾脏。

（四）贲门周围血管离断

（1）自胃大弯动脉弓处无血管区开始向左分离胃网膜血管，在靠近胃壁处逐一切断、结扎胃网膜左动、静脉分支，包括脾胃韧带内的胃短血管，直至胃底贲门结合部（图 67-2-6）。

（2）充分显露小网膜囊前壁（肝胃韧带），在胃小弯幽门切迹处切断胃右动、静脉，再沿胃小弯向上逐步剪开肝胃韧带及结扎切断胃左及胃右动、静脉血管入胃的分支，直至贲门右侧。

（3）将胃向上翻提起来，在拉紧的胃胰壁中可扪及搏动的胃左动脉，剪开胃胰壁游离出胃左动、静脉及胃后动、静脉，钳夹切断，两断端均结扎加贯穿缝扎（图 67-2-7）。

（4）将胃向左下方牵拉，暴露出贲门右侧，离断并结扎胃左动、静脉分出的食管支血管。切开食管前腹膜，离断高位食管支（食管旁血管）、食管周围血管的穿壁支及可能存在的异位高位食管支，在食管下段左侧、贲门左侧或近胃底处结扎、离断左膈下动、静脉食管支，游离出腹段食管距贲门 6～8cm 长（图 67-2-8）。

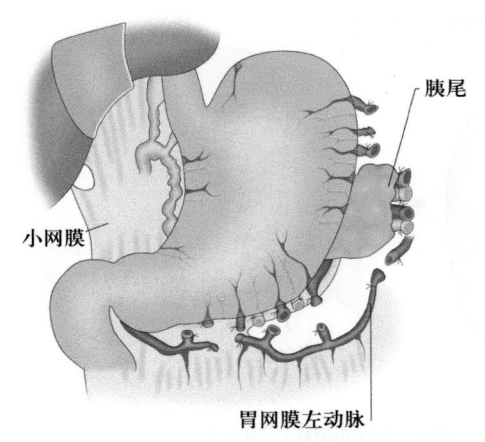

图 67-2-6 离断胃大弯侧血管至贲门左侧处

（引自：王钦尧. 胆道与胆胰十二指肠区域外科手术图谱
[M]. 北京：科学出版社，2013.）

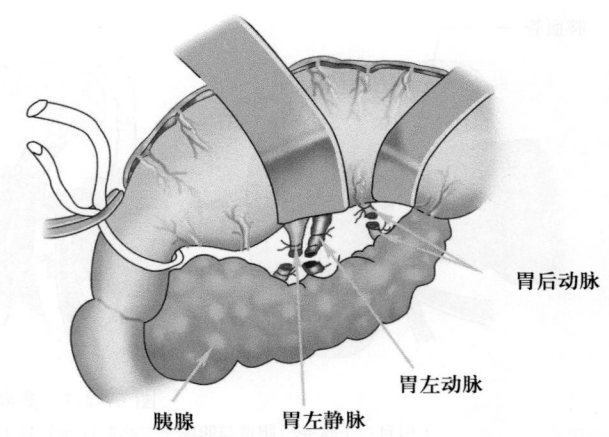

图 67-2-7 寻找胃胰壁离断胃左动、静脉及胃后动、静脉

（引自：王钦尧. 胆道与胆胰十二指肠区域外科手术图谱 [M].
北京：科学出版社，2013.）

（5）结扎切断胃小弯血管时应一并切除伴行的胃迷走神经，但需保留 Latarjet 神经（胃窦神经），以防术后胃无力及胃潴留（图 67-2-9）。间断缝合胃大、小弯侧胃壁肌层暴露出前后壁浆膜，并包埋食管下段；创面的浆膜化可预防结扎线脱落出血及胃壁缺血、坏死、穿孔，防止新生血管长出和进入食管下端。

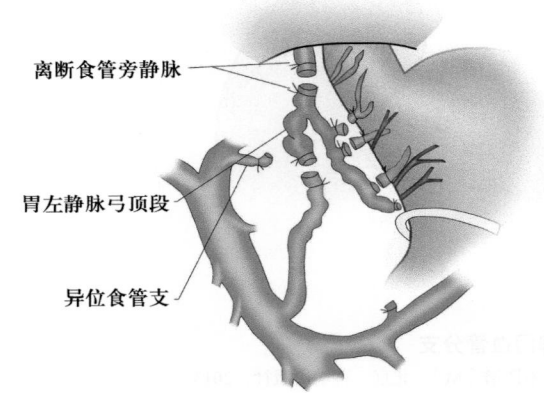

图 67-2-8 离断食管支、高位食管支、异位食管支、左膈下血管

（引自：王钦尧. 胆道与胆胰十二指肠区域外科手术图谱 [M].
北京：科学出版社，2013.）

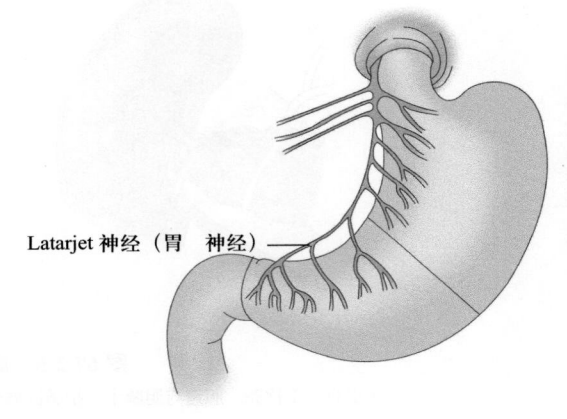

图 67-2-9 保留 Latarjet 神经

（引自：黄志强. 外科手术学 [M]. 3 版. 北京：人民
卫生出版社，2005.）

（五）留置引流管和关腹

创面彻底止血后，将部分大网膜置于脾窝内，左膈下留置腹腔引流管，然后逐层关腹。

六、围手术期处理

除外一般常规腹部手术围手术期处理以外，另有一些特别准备。

（一）术前准备

1. 急诊手术

（1）若出血量较大，患者合作且使用双气囊三腔管压迫止血暂时有效，经输血补充血容量后，于

24～48 小时内施行手术；

（2）若患者不合作且使用双气囊三腔管压迫止血暂时无效，应加速输血，静脉内滴注垂体后叶素，维持血压稳定，立即施行急诊手术；

（3）静脉内滴注内源性凝血因子、抗肝性脑病药物、抗生素等；

（4）使用双气囊三腔管压迫止血停止后，从胃管注入抗生素做肠道术前准备，并用盐水灌肠，排除结肠内积血。

2. 择期手术

（1）改善肝代偿功能和全身情况，酌情输注全血、血浆、人血白蛋白；

（2）术前 3 日口服抗生素抑制肠道革兰阴性杆菌；

（3）为避免引起上消化道出血，术前一般不留置胃管。

（二）术后处理

1. 急诊手术

（1）放掉三腔管气囊内的空气，持续胃肠减压，若未再出血，24 小时后可将三腔管拔出，拔管前口服少许液体石蜡，以减少拔管时对食管黏膜的损伤；

（2）术后 3 天开始进食流质饮食，后酌情恢复至正常饮食。

2. 择期手术

（1）因术前一般不留置胃管，术后注意有无腹胀，必要时留置持续胃肠减压管加以处理；

（2）适当输注血浆、人血白蛋白，纠正低蛋白血症，减轻腹水；

（3）继续全身使用抗生素；

（4）小剂量糖皮质激素治疗，减轻肝脏损害，若患者无溃疡病史，术中给予氢化可的松 200mg，术后逐渐减量，2 日后维持每天 50mg，一般于术后 1 周左右，肝功能及全身情况稳定后逐渐停药；

（5）术后 3 天开始进食流质饮食，后酌情恢复至正常饮食。

（曾　仲）

参 考 文 献

［1］ SUGIURA M, ABE H, ICHIHARA S. Surgical treatment of portal hypertension and prognosis [J]. Naika, 1967, 19 (2): 256-266.

［2］ 黄志强. 外科手术学: [M]. 3 版. 北京: 人民卫生出版社, 2005.

［3］ 王钦尧. 胆道与胆胰十二指肠区域外科手术图谱 [M]. 北京: 科学出版社, 2013.

［4］ 国家卫生和计划生育委员会卫生公益性行业科研专项专家组. 贲门周围血管离断术技术规范专家共识 (2013 版) [S/J]. 中华消化外科杂志, 2014, 13 (1): 19-21.

第 3 节　门静脉海绵样变手术

一、历史沿革

早在 1869 年鲍尔弗（Balfour）等首先报道了门静脉海绵样变（cavernous transformation of the portal vein，CTPV）[1]，它是肝前型门静脉高压症的一个重要原因，约占门静脉高压症的 3.5%[2-3]。与成人门静脉高压以肝硬化为主要病因不同，CTPV 在儿童的门静脉高压成因中更为常见[4]。目前国内外对于如何治疗门静脉海绵样变仍未达成广泛共识。一般认为治疗的首要目标是控制或预防曲张的食管胃底静脉破裂出血。其治疗方法与肝硬化门静脉高压症的方法相似，主要包括药物治疗、内镜治疗、介入治疗、外科治疗及肝移植术。

门静脉高压外科治疗常用的术式是门奇静脉分流手术或脾脏切除＋贲门周围血管离断手术（见本章第 1 节"门腔静脉分流术"、第 2 节"贲门周围血管离断术"），这些手术在降低门静脉系统压力同时也减少了肝脏实质的血流供应。然而，与常见的肝硬化门静脉高压不同，CTPV 病变有其特殊性。CTPV 主要由肝外血管阻塞病变引发，且多数患者肝功能正常，一般不合并肝脏器质性病变。近年来，随着精准外科理念的推进，CTPV 的治疗方式已发生很大的变化，外科医生也更加关注恢复患者肝脏充足的门静脉血流灌注及改善儿童患者的生长发育状态。

1992 年，德维尔·德·戈耶特（de Ville de Goyet）首先报道了为治疗肝脏移植术后门静脉血栓形成，利用患者自身颈内静脉在肠系膜上静脉与肝内门静脉左支之间"架桥"而建立通路的分流术[4]，也称为 Meso-Rex 转流术（Meso-Rex bypass，MRB）。1996 年他又首先将这种术式应用于治疗门静脉海绵样变引起的门静脉高压病[5]。随后陆续有报道将 Meso-Rex 转流术应用于儿童门静脉海绵样变的外科治疗[6-9]。这些作者的经验表明，Meso-Rex 转流术不仅能成功地纠正门静脉高压，避免门静脉阻塞和门体分流手术相关的并发症，同时还能促进患儿的生长发育和神经发育，改善他们的生活质量。鉴于其良好的临床效果，一些专家将 MRB 推荐为治疗儿童门静脉海绵样变的标准术式，甚至建议将其作为肝外门静脉阻塞性患儿上消化道出血的预防性手术[10]。

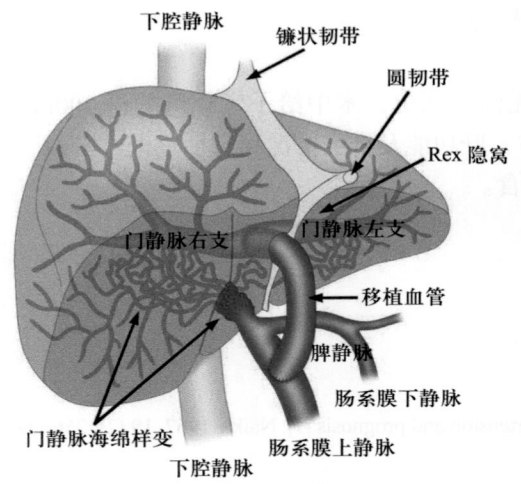

图 67-3-1　Meso-Rex 转流术示意图

（改自：CHAVES I J, et al. Pediatr Radiol, 2012, 42：220.）

二、手术原理

Meso-Rex 转流术的手术原理是应用血管移植物在肠系膜上静脉与肝内门静脉左支末端（在 Rex 隐窝内）之间建立门静脉血流重新汇入肝脏的血管通道（图 67-3-1）。与其他分流手术不同，Meso-Rex 转流术在明显降低门静脉压力进而减少上消化道出血风险的同时，将来自肠系膜上静脉的血流直接接入肝脏实质，能确保肠道营养物质的充分吸收进而改善患者的营养状态；同时胃肠道血液内的"毒性物质"可随血流经肝脏代谢解毒，避免了肝性脑病的发生。此外，由于保留了脾脏，在减轻了脾功能亢进的各种病症的同时，也减少了脾切除术后高血小板血症继发门静脉血栓和发生致死性败血症的风险。

三、适应证

Rex 转流术是符合人体生理的根治性手术方式，适用于阶段性门静脉海绵样变患者。但目前 Rex 转流开展例数仍相对较少，文献报道大多应用于儿童且仅有肝门区门静脉闭塞的患者。而成人型 CTPV 患者因肝内门静脉多数已闭塞而不适于 Rex 分流。

能够实施 Rex 转流术的患者一般须满足以下血管条件：①肝内门静脉左支通畅，直径大于或等于 5mm（儿童 3mm）且有足够的支配区域；②有适于分流的扩张的肠系膜上静脉属支或胃冠状静脉，保证术后能有效缓解门静脉高压和改善肝脏血供；③有可用于自体移植的分流血管，且切取后不显著影响相关脏器的功能。

四、病情评估与手术规划

　　良好的术前评估和手术规划是成功实施 Rex 转流手术的前提。术前除对患者一般情况、营养状态、病情危重程度和肝脏功能及其他重要脏器功能的常规评估外，对门静脉海绵样变相关血管的影像学评估至关重要。精确的血管评估可以明确门静脉系统闭塞的程度和范围、侧支血管形成情况、是否存在肝静脉流出道阻塞和伴随的病理学改变程度[11-12]。在此基础上评估 Rex 转流手术的可行性和安全性，进而制定精密的手术规划和个体化的手术预案。精准的术前评估和手术规划能最大限度地减少或避免不必要的手术探查。

　　术前需要进行的影像学检查包括：高分辨率的腹部增强 CT/MRI 及门静脉系统的三维重建，肝脏超声和腹部大血管超声，必要时还要进行有创的门静脉造影（包括经皮经肝门静脉穿刺直接的门静脉造影、经肠系膜上动脉及脾动脉的间接门静脉系统造影）。门静脉造影是评估门静脉系统病变的金标准。评估的要点是评估门静脉、肠系膜上静脉、脾静脉的病变范围和通畅情况，特别是 Rex 隐窝内门静脉左支的管径、血流量和支配范围；可能引发上消化道出血的重要的侧支血管（冠状静脉、胃后静脉和食道下端静脉、十二指肠周静脉丛等）的曲张情况；腔静脉、肝静脉、左肾静脉等流出道血管的通畅情况及肝实质的体积和形态变化。必要时还要评估门静脉高压性胆病相关的胆道及周围侧支血管情况，脾脏的大小及脾功能亢进程度等。

　　颈内静脉的内径和长度与门静脉较为匹配，符合经典的 Rex 转流术所需移植血管的需求，多数作者都将颈内静脉作为自体移植静脉的首选。术前要对手术侧颈内静脉的内径、长度和对侧静脉情况进行超声评估（图 67-3-2），必要时进行静脉造影检查，确保切取后头颅血液回流的安全。此外，也有报道采用自体肠系膜下静脉、脾静脉、胃冠状静脉、脐静脉、大隐静脉等作为转流血管，相应地，术前还要对这些可能用于架桥移植的血管的直径和血流情况及切取后对相关脏器功能的影响进行影像学检查和评估。

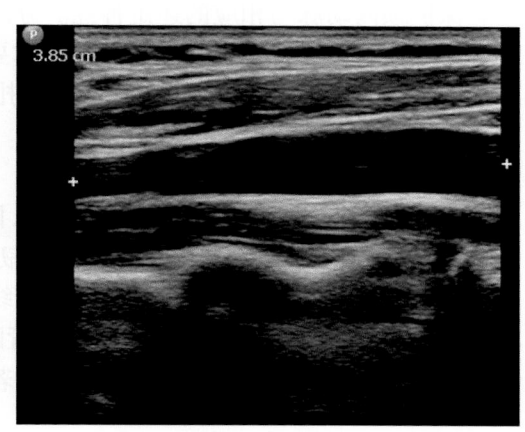

图 67-3-2　术前超声评估颈内静脉

五、手术程序

　　不同作者 Rex 转流手术操作方法略有差异，一般常规的手术步骤如下：

（一）分流术前的探查

　　1. 开腹前准备　选取全身麻醉（全麻）下仰卧体位，行拟切取静脉（以右侧颈内静脉为例）对侧的颈内静脉（左侧颈内静脉）穿刺置管。

　　2. 开腹探查　一般选取上腹部正中切口，也可根据需要选取右侧旁正中或右侧反 L 形切口。入腹后需要探查明确：腹水情况、肝脏大小和形态质地、脾脏大小、胃肠区血管曲张情况等。

　　3. Rex 隐窝的显露　切断肝圆韧带，沿肝圆韧带解剖 Rex 隐窝，直至附脐静脉与门静脉左支交汇处。切开门静脉左支侧脏面的腹膜，游离并显露门静脉矢状部主干和 S3 段、S4 段门静脉分支的起始部（必要时还需游离出 S2 段的门静脉分支起始部），直至能用血管夹控制门静脉矢状部主干和其各个分支，备切开整形和移植血管吻合。门静脉分支较多时，可以缝扎切断部分细小的分支，以便于充分显露和控制血管。

4. 门静脉左支血流评估　应用术中超声再次评估门静脉左支血流支配范围，并记录左支主干及其主要分支的内径、血流速度、血流方向、血栓形成情况，估测其血流量。穿刺门静脉矢状部测量肝内门静脉压力；经门静脉穿刺管注入 1ml 亚甲蓝后，通过肝脏表面蓝染范围评估左支门静脉支配的肝实质范围。若门静脉支配区域足够，血管解剖条件满足血管吻合需求，则继续手术。

5. 肠系膜上静脉（或海绵样变远心端门静脉）**血流评估**　横向切开大网膜，沿胰腺下缘游离显露约 2cm 范围的未闭塞的肠系膜上静脉（及与脾静脉的汇合部），必要时可缝扎切断胃结肠干及其他细小分支，确定可以控制阻断并满足血管端侧或端端吻合要求。远心端门静脉可用时，可在胰腺上缘游离出完整的门静脉备吻合，超声进一步评估其内径、血流速度、血流方向、血栓形成情况。穿刺测量肠系膜上静脉压（或远端门静脉压）并与肝内门静脉压比较。若压力差大于 3cmH_2O，则可继续下一步手术。同时还要评测预备的肠系膜上静脉吻合口（或预备的远心端门静脉口）与门静脉左支预定吻合口的距离，作为下一步切取移植血管长度的参考。

（二）颈内静脉的切取

一般选取胸锁乳突肌前缘，从下颌角下 2cm 处做 5~6cm 长的纵行切口，分离颈浅筋膜及颈阔肌，显露胸锁乳突肌，在其前缘向下分离，将胸锁乳突肌向后牵拉，显露并切开颈动脉鞘，显露颈内静脉。注意保护颈内动脉与相应的迷走神经。分离颈内静脉，结扎其细小属支，近心端可分离至锁骨下静脉汇合处。评估其内径及长度满足分流手术要求后（成人一般可取 5~7cm）切取静脉并迅速置于 0.9% 氯化钠溶液中修剪，备转流桥接吻合。缝扎静脉上下端切缘残端，颈部切口美容缝合。

（三）Meso-Rex 转流

一般首先进行 Rex 侧血管吻合。将 Rex 隐窝内门静脉左支主干及各分支分别以血管夹阻断，一般选取 S4 段、S3 段分支与左支汇合部，即在肝圆韧带中附脐静脉汇入门静脉处切除部分静脉壁成三角形或圆形，大小与移植血管口径匹配，以 6-0 血管缝合线将其与移植血管行端侧吻合。吻合完成后用肝素溶液填充移植血管，并通过胃壁后方及结肠系膜无血管区切口，确保无张力及扭曲后与肠系膜上静脉前壁以 6-0 血管缝线连续端侧（或端端）吻合，开放血流。若用远心端门静脉，则可在胰腺上缘完成移植血管吻合。

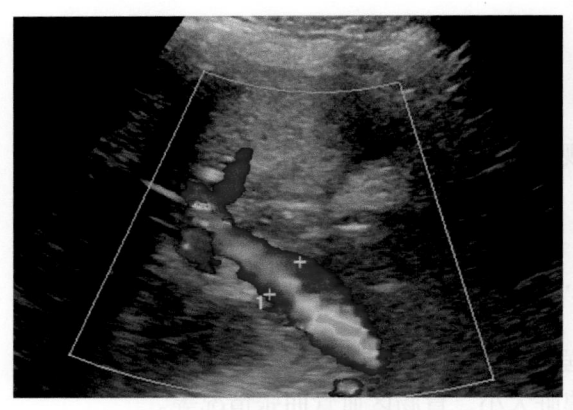

图 67-3-3　分流后超声评估移植静脉内血流

（四）分流完成后的评估与处理

分流术完成后应目视评估移植血管通畅情况、肝脏血流充盈情况、原曲张血管萎缩情况等，进一步应用术中超声观察肝脏门静脉血流的方向和流速变化、移植血管的内径、流速、流量（图 67-3-3），必要时可用瞬时血流仪测量相关血管的血流量。然后再次穿刺测量肝内门静脉及肠系膜上静脉压力，并与转流术前比对。若显示移植血管充盈，肝脏表面色泽红润，移植血管流速流量较理想（一般成人流速大于 15cm/s，流量大于 200ml/min），术中超声提示矢状部血流明显改善，脾胃区门静脉压力明显降低（一般须低于 30cmH_2O）等，提示分流效果较好，则可检查手术创面，放置腹腔引流管，逐层关腹，完成手术。

若移植血管充盈较差，血流缓慢，门静脉压力降低不明显，则需对其他分流量较大的侧支血管进行结扎或缝扎后再次对分流效果进行评估，若仍无改善，则需要考虑进行门奇静脉断流或其他类型的分流手术（详见本章第 1 节"门腔静脉分流术"、第 2 节"贲门周围血管离断术"）。

六、技法要领与陷阱

（1）Rex 隐窝的显露　一般情况下，显露 Rex 隐窝内的门静脉较为容易，但当左肝增生肥大时在脏面显露门静脉左支及其分支则较为困难。此时可以切除 Rex 隐窝周围的一些肝脏实质，将肝左内、外叶脏面肝脏向两侧牵引，可获得较为充分的显露。有左肝脏面间有"肝桥"阻挡时，可切除部分肝桥，切面分别缝合向两侧牵引，以充分显露 Rex 隐窝。

分离门静脉矢状部时要注意肝左动脉、左肝管矢状部与门静脉左支的相对位置关系。一般情况下门静脉最靠近脏侧，切开脏侧外膜后首先显露的脉管是门静脉支。肝左动脉一般位于门静脉外侧。左内动脉（肝中动脉）多数在肝外分出，但仍有部分左内动脉是随肝左动脉入肝后在肝实质内分出，此时可能在门静脉脏侧出现。同时极少数 S3 段胆管会在门静脉左支的脏面通过（所谓左侧南绕型肝管），分离门静脉时易损伤相应的动脉和胆管。因此，术前的影像学评估时要重点关注相关动脉及胆管的变异情况，分离操作时要看清认准，小心轻柔，对变异脉管可分离并悬吊保护，避免损伤。

（2）门静脉左支的血管吻合口，一般选择 S4 段、S3 段静脉与门静脉脐部的交汇点，分别阻断相应的分支后剪开其交汇点前侧静脉壁，若内径不足可向门静脉左支近肝门端延长，使之延长成为近似倒三角形的待吻合口（图 67-3-3）。也可以在门静脉左支主干脏面纵行剪开口作为待吻合口，口径须与移植静脉相匹配。

（3）肠系膜上静脉的血管吻合口一般选择胰腺下缘的肠系膜上静脉外科干，通常在门静脉左支端吻合完成后再实施。一般行端侧吻合，移植血管从胰腺腹部跨过（胰腺前途径）。若选择远心端门静脉时，一般在胰腺上缘分离出可用的门静脉作为端端吻合的吻合口（胰腺上缘途径）。若肠系膜上静脉与脾静脉已汇合成门静脉共干而胰腺上缘无法行满意的血管吻合时，应在胰腺上缘小心地分离出闭塞的门静脉，适当游离胰腺颈部门静脉隧道，然后将门静脉切断自胰后静脉隧道脱出至胰腺下缘，首先在此将移植血管与远心端门静脉断端行端端吻合，再将其自胰腺后方隧道内穿过至胰腺上缘，最后行门静脉左支端吻合（胰腺后途径）。

（4）切取颈内静脉时应尽量选取胸锁乳突肌前缘纵行切开皮肤。一般不取胸锁乳突肌后缘切口，防止损伤附近神经。术前颈内静脉穿刺置管时应选取拟切取静脉的对侧，便于手术操作。

（5）血管条件不理想时不要勉强行 MRB 转流手术。如面临肝内门静脉左支口径较细（小于5mm）、门静脉左支支配区域较小、肝内门静脉与肠系膜上静脉压力差过小、拟吻合的肠系膜上血管血流量过小等情况时勉强行 Rex 分流，则术后移植血管极易形成血栓而逐渐闭塞，导致手术失败。

（6）临床上也可选用口径较大、流量充沛的曲张的胃冠状静脉（不离断或离断），充分游离后与门静脉左支矢状部进行侧侧或端侧吻合，此时手术较 MRB 术更为简便易行，但远期效果仍有待观察。

笔者认为选用非正常形态的曲张血管进行吻合应慎重。这种由微血管迂曲扩张而形成的侧支血管壁较薄，支撑力差，吻合时易造成撕裂，影响吻合口质量；同时其内部血流也非正常的层流，血流量与血管内径常不匹配，加之走形迂曲，吻合后也易形成血栓。相对常规 MRB 手术，其血管转流量相对较小，术后门静脉降压可能会不够充分。

（7）若评估移植血管的血流量不足或静脉压降低不明显时，必须仔细分析原因。此时可尝试结扎其他的侧支血管（如加做门奇静脉断流术）以增加移植血管的血流量，降低因血流缓慢而诱发静脉血栓的形成风险。必要时可在远端静脉放置静脉输液泵备术后检查、抗凝及溶栓治疗使用。

（8）临床上也曾遇到单纯阶段性肠系膜上静脉阻塞而引起的侧支血管海绵样变情况。与常见门静脉主干海绵样变易引起食管胃底静脉曲张不同，此时易在十二指肠降部及水平部形成曲张的静脉丛，可继发十二指肠内静脉丛破裂引起致命的十二指肠出血。笔者将外科手术设计为，将小肠系膜穿过结肠系膜上提至胰腺下缘，（跨过闭塞的肠系膜上静脉）将曲张的小肠系膜静脉直接与完好的肠系膜上静脉近心端端侧吻合，重建小肠静脉生理性门静脉回流，取得良好的效果。

七、术后处理

（1）术后早期应密切监测移植血管的血流情况及凝血功能变化。术后 1 周内应每天监测凝血功能和血小板计数，观察腹腔引流液的性状和引流量，常规行床旁超声监测门静脉系统的血流改善情况和移植血管血流情况。1 周后应定期复查腹部血管超声及门静脉系统增强 CT 或 MRI，监测移植血管通畅情况，并与术前对比（图 67-3-4）。

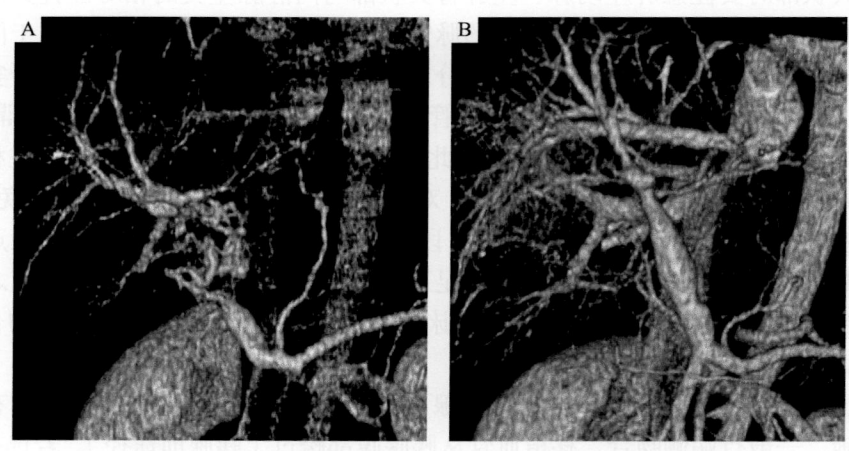

图 67-3-4　门静脉海绵样变患者 CTA 显示门静脉重建
A. 术前；B. Meso-Rex 转流术后。

围手术期常规应用低分子量肝素预防移植血管血栓形成。出院后可口服华法林预防门静脉系统血栓，调整华法林剂量直至凝血酶原时间或国际标准化比值达正常值高限 1 倍左右，必要时可加用阿司匹林或硫酸氢氯吡格雷。也可口服利伐沙班预防静脉血栓形成。建议口服抗凝药治疗 2～6 个月。

（2）定期监测肝功能、血常规，必要时监测血氨、ICG-$R15$ 及肝脏体积变化并与术前相应指标的对比，间接评价门静脉的有效血流量和肝脏储备功能。儿童患者还应评估营养状态、生长情况及神经系统发育的变化。

（3）发现移植血管血栓形成时应及时溶栓治疗，可以静脉给予治疗剂量的低分子量肝素，必要时可行经肠系膜上动脉置管局部介入溶栓抗凝治疗。移植血管血栓形成造成狭窄或闭塞时，可通过经肝门静脉或经脾静脉途径扩张或放置血管支架治疗（图 67-3-5）。

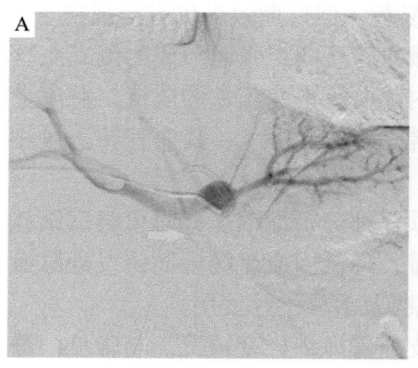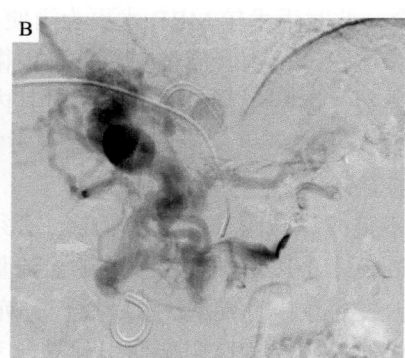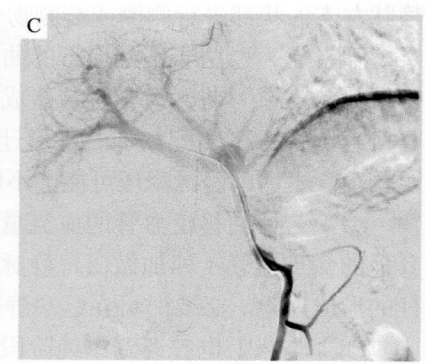

图 67-3-5　Rex 转流术后移植血管狭窄或闭塞的处理
A. 经皮经肝穿刺直接门静脉造影显示移植血管未显影（黄色箭头）；B. 导丝通过狭窄闭塞的移植血管造影，周围侧支血管显影（黄色箭头），移植血管几乎闭塞；C. 闭塞的移植血管内植入自膨胀支架；D. 闭塞的移植血管内植入自膨胀支架后造影显示转流血管复通，周围侧支血管未显影；E. 同一患者 6 个月后超声显示转流血管血流通畅。（北京清华长庚医院张琳、卢倩供图）

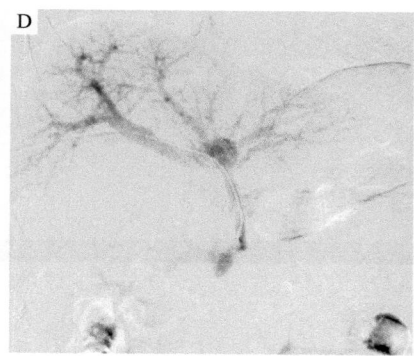
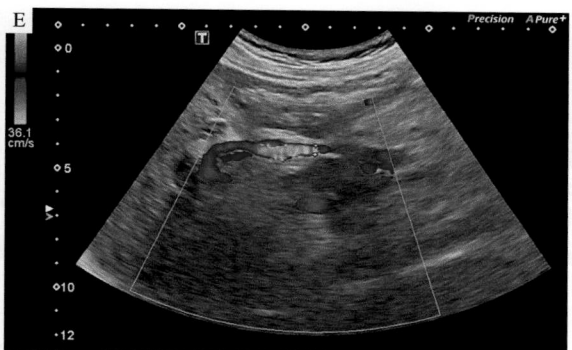

图 67-3-5（续）

（段伟东）

参 考 文 献

［1］ BALFOUR G W, STEWART T G. Case of enlarged spleen complicated with ascites, both depending upon varicose dilatation and thrombosis of the portal vein [J]. Edinburgh Med J, 1869, 14 (7): 589-598.

［2］ RUSZINKO V, KOVACS M, SZONYI L, et al. Cavernous transformation of the portal vein causing jaundice, presenting in the form of Wilson's disease [J]. Acta Chir Belg, 2004, 104 (4): 457-458.

［3］ KUCZKOWSKI K M. Cavernous transformation of the portal vein complicating pregnancy [J]. Turk J Gastroenterol, 2007, 18 (3): 212-213.

［4］ DE VILLE DE GOYET J, CLAPUYT P, OTTE J B. Extrahilarmesenterico-left portal shunt to relieve extrahepatic portal hypertension after partial liver transplant [J]. Transplantation, 1992, 53 (1): 231-232.

［5］ DE VILLE DE GOYET J, ALBERTI D, CLAPUYT P, et al. Direct bypassing of extrahepatic portal venous obstruction in children: a new technique for combined hepatic portal revascularization and treatment of extrahepatic portal hypertension [J]. J Pediatr Surg, 1998, 33 (4): 597-601.

［6］ SHARIF K, MCKIERNAN P, DE VILLE DE GOYET J. Mesoportal bypass for extrahepatic portal vein obstruction in children: close to a cure for most [J]! J Pediatr Surg, 2010, 45 (1): 272-276.

［7］ SUPERINA R, BAMBINI D A, LOKAR J, et al. Correction of extrahepatic portal vein thrombosis by the mesenteric to left portal vein bypass [J]. Ann Surg, 2006, 243 (4): 515-521.

［8］ LAUTZ T B, KEYS L A, MELVIN J C, et al. Advantages of the meso-Rex bypass compared with portosystemic shunts in the management of extrahepatic portal vein obstruction in children [J]. J Am Coll Surg, 2013, 216 (1): 83-89.

［9］ WANG R Y, WANG J F, SUN X G, et al. Evaluation of Rex shunt on cavernous transformation of the portal vein in children [J]. World J Surg, 2017, 41 (4): 1134-1142.

［10］ SHNEIDER B L, BOSCH J, DE FRANCHIS R, et al. Portal hypertension in children: expert pediatric opinion on the report of the Bavenov Consensus Workshop on Methodology of Diagnosis and Therapy in Portal Hypertension [J]. Pediatr Transplant, 2012, 16 (5): 426-437.

［11］ DI FRANCESCO F, GRIMALDI C, DE VILLE DE GOYET J. Meso-Rex bypass-a procedure to cure prehepatic portal hypertension: the insight and the inside [J]. J Am Coll Surg, 2014, 218 (2): e23-e36.

［12］ CHAVES I J, RIGSBY C K, SCHOENEMAN S E, et al. Pre- and postoperative imaging and interventions for the meso-Rex bypass in children and young adults [J]. Pediatr Radiol, 2012, 42 (2): 220-232.

第68章 肝胆系统微创手术

第1节 胆道镜：子母镜

一、历史沿革

1976年日本学者首先报道经口胆道镜（peroral cholangioscopy，POCS），采用通过标准十二指肠镜"母镜"工作通道的方式，将超细胆道镜"子镜"插入胆总管内，标志着十二指肠镜辅助胆道镜（duodenoscope-assisted cholangioscopy，DACS）即"胆道子母镜"正式应用于临床[1]。目前超细POCS直径为2.3mm，可以在不行十二指肠乳头切开的情况下进入胆总管。内镜头部柔软，包含一个直径为1.2mm的工作通道，可行取石及液电碎石（electrohydraulic lithotripsy，EHL）等治疗。不足之处在于需要双人配合，操控复杂，冲洗注水功能不满意，影响镜下观察效果，因较为纤细容易折断。

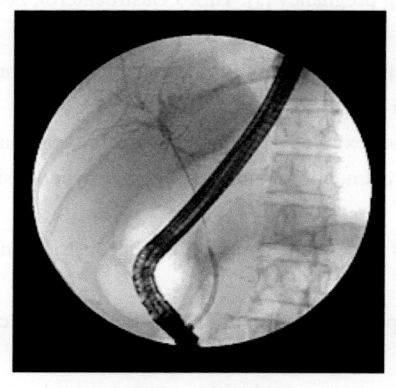

图 68-1-1 X线透视下母镜身呈倒7字形，子镜进入胆道

此外，相对于其他传统内镜，POCS只具备2个方向偏转功能。因此，极大地限制其临床使用及推广。

2007年美国首先报道了SpyGlass直接可视化胆道镜系统（图68-1-1），其主要技术参数为传像束分辨率6000像素、工作通道1.2mm、视角70°和外径10 F，与POCS相比其操控性更强，直径更细，成像更加清晰[2]。SpyGlass实现了光纤与导管的分离，使其可以重复利用，克服了既往胆道镜的缺陷，可由单人操作，配备两个独立的冲洗孔道，并具有四向转向能力。另外，工作管道支持EHL或激光碎石（laser lithotripsy），在可视化技术的支持下可以进行精确组织取样与活检，该技术的应用有望为胆胰疾病的精准诊疗提供巨大的帮助[3-4]。

二、适应证

胆道子母镜适用于：

（1）不明原因胆管狭窄或充盈缺损的鉴别诊断，根据镜下观察情况及活检结果可对病变性质及范围做出判断。内镜逆行胰胆管造影术（ERCP）对良性或恶性胆管狭窄诊断准确率约为87.5%，细胞刷检诊阳性率仅为20%～50%[5]。POCS可直视观察病变情况，必要时可行组织活检，明显提高了诊断的准确性。据国外多中心研究报道，经口胆道镜子母镜下活检对胆道肿瘤诊断的敏感性和特异性可达81.5%和100%。

（2）针对胆管内巨大结石可经子镜下液电或激光碎石处理，同时保留十二指肠乳头括约肌功能。采用传统的ERCP/EST处置方式，仍有部分病例受制于结石位置、形状及大小等因素无法达成治疗目的。露口（Tsuyuguchi）等[6]采用子母胆道镜治疗122例胆总管结石，结果显示结石总体清除率96%

（117/122），无明显并发症发生。刘允怡团队等[7]采用 SpyGlass 胆道镜下激光碎石技术，治疗 17 例 ERCP 取石失败的胆总管结石，首次结石清除率为 94%（16/17），未出现出血、穿孔、胰腺炎、死亡等严重并发症。以上经验表明 POCS 在治疗复杂性胆管结石方面具有突出的优势[8]。

（3）在处理肝移植术后胆管铸型及胆管吻合口狭窄时，POCS 对评估病情可发挥重要的作用。此外，已有 POCS 被成功用于救治胆道出血、胆道肿瘤激光消融、移位胆管支架拔除及胆管异物取出的报道[9]。

（4）SpyGlass 已被临床用于确诊胰腺导管内乳头状黏液瘤。CT、MRI、ERCP、超声内镜仍不能明确胰管狭窄性质时，有条件的中心可考虑行 SpyGlass 活检[10]。对于难以处理的胰管结石，可采用 SpyGlass 引导下胰管内激光或液电碎石加以处理。

（5）SpyGlass 可用于取出胆胰管内的异物如移位支架等[11]。

三、术前准备

与十二指肠镜检查类似，术前应完善以下工作：

1. 知情同意　操作前，术者或主要助手应与患者或家属沟通，告知其诊疗目的、替代方案（保守治疗）、可能存在的风险及并发症。

2. 凝血功能监测　尤其对肝功能不良者要重点关注血小板计数、凝血酶原时间或国际标准化比值等指标变化。对服用阿司匹林、非甾体抗炎药、活血中药、抗抑郁药者，应停药 5～7 天；长期服用抗血小板凝聚药物如氯吡格雷、噻氯匹定等，应停药 7～10 天；服用华法林者，可改用低分子量肝素替代治疗，围手术期前后密切关注凝血功能变化。

3. 预防性抗菌药物应用　具有以下情况之一者应考虑预防性应用抗生素：①已合并胆道感染者；②肝门部胆管狭窄；③胰腺假性囊肿的介入治疗；④器官移植/免疫抑制患者；⑤原发性硬化性胆管炎患者；⑥有中、高度风险的心脏疾病者（心脏瓣膜疾病）。建议使用广谱抗菌药物，抗菌谱需覆盖革兰阴性菌、肠球菌及厌氧菌。

4. 镇静与监护　术前应对患者病情及全身状况做全面评估，选择合适的镇静和麻醉方式，必须由有麻醉专业资质的医生实施，并且负责手术操作过程中的麻醉管理与监护。操作过程中应具备吸氧、心电、血压、脉搏、氧饱和度等实时监测以及抢救设备。

5. 建立静脉通道　术前建立较粗的静脉通道，以备快速输血、输液所需。

四、操作流程

手术医师必须熟练掌握 ERCP 操作技术，在助手协助下开展治疗，主要过程如下：

（1）插入母镜的过程和十二指肠镜相同，但由于其头端外径达 14.8mm，插入动作应轻柔，以防咽喉部损伤。循腔进至十二指肠降部上段，将乳头调整在视野左上方，拉直镜身呈倒 7 字形（图 68-1-1）。

（2）子镜插入母镜时应根据子镜弯曲部上方的红色标记，确定插入方向，当子镜进入母镜钳道后应完全放松角度钮及抬举器，利于子镜顺利通过弯曲部并伸出钳道。

（3）子镜插入胆管方法　调节子镜向上角度钮，并配合使用母镜抬举器，使子镜呈弧形向上弯曲，对准乳头开口，将子镜插入胆总管下端，通过拉直调整母镜，子镜可进一步插入胆管。如遇子镜经乳头开口插入困难，可利用导丝引导插入胆管。

（4）当子镜插入胆管后，配合注水/气、吸引等操作，在 X 线透视下确定子镜位置后，自通过胆总管下端开始，循腔逐支观察肝总管，左、右肝管分叉部直至肝内胆管。顺钟向旋转母镜，可有助于子镜插入右肝管，逆钟向旋转母镜，则可插入左肝管内，亦可沿导丝进行选择性插管操作。在操作过程中要注意固定子母镜间的相对位置，以保证检查的顺利进行。

（5）经子镜直视下可行黏膜活检、胆汁细胞学检查，也可应用取石网篮、高压液电、激光电极碎石等技术开展诊疗工作[12-13]。

（6）完成观察和治疗后，将子镜调整变直，同时将母镜镜身向前轻推，放松母镜抬举器，缓慢退出子镜，而后退出母镜。

五、围手术期处理

1. 术前处理

（1）术前应详细评估患者重要脏器功能，提高手术安全性。

（2）术前 3 日内避免行胃肠钡餐和钡剂灌肠等检查。术前 8 小时禁食，4 小时禁水。术前肌肉注射地西泮 10mg、山莨菪碱 10mg，以达到镇静、松弛乳头括约肌、减少腺体分泌的作用。

2. 术后处理

（1）操作完成后由手术医师或助手完成操作报告，规范的报告应描述乳头状态、进镜过程是否顺利、胆管腔内的情况、治疗方式以及效果，明确记录所用耗材，如有可能术中应采集并保存相应的影像资料。

（2）术中采用深度镇静或麻醉的患者，在恢复期应严密观察患者生命体征、神志以及肌力的变化，转出前注意交代相关注意事项。

（3）术后并发症 90% 以上发生在 6 小时以内，常见并发症主要有急性胰腺炎，其发生主要与长时间子母镜操作造成乳头括约肌水肿阻碍胰液流出有关，提高插管成功率，减少插管次数，轻柔操作，有助于降低胰腺炎发生率。消化道出血多与乳头切开、取石及碎石等操作有关，EST 术后乳头少量出血多能自行停止，若出现活动性出血，首选高渗盐水肾上腺素局部注射，若止血效果不佳，还可采用电凝、氩气刀、钛夹等方法进行止血。为此，术后早期应严密观察患者症状及体征，监测脉搏、血压、血氧饱和度、血常规、血清淀粉酶、粪潜血及肝功能等指标的变化，必要时行 B 超、CT 等影像学检查，以提高相关并发症检出率，利于及时治疗。

（何　宇　唐腾骞）

参 考 文 献

［1］ URAKAMI Y. Peroral cholangiopancreatoscopy (PCPS) and peroral direct cholangioscopy (PDCS) [J]. Endoscopy, 1980, 12 (1): 30-37.

［2］ JUDAH J R, DRAGANOV P V. Intraductal biliary and pancreatic endoscopy: an expanding scope of possibility [J]. World J Gastroenterol, 2008, 14 (20): 3129-3136.

［3］ 王蒙, 王光义, 张小博, 等. 新型子母镜诊治胆胰疾病的临床应用 [J]. 临床肝胆杂志, 2013, 29 (3): 172-174.

［4］ 吴承荣, 刘运祥, 黄留业, 等. 电子子母胆道镜在胆道疾病诊断中的应用 [J]. 中华消化内镜杂志, 2009, 26 (4): 210-212.

［5］ 中华医学会消化内镜学分会 ERCP 学组, 中国医师协会消化医师分会胆胰学组, 国家消化系统疾病临床医学研究中心. 中国 ERCP 指南 (2018 版) [S/J]. 中国医刊, 2018, 53 (11): 1185-1215.

［6］ TSUYUGUCHI T, SAKAI Y, SUGIYAMA H, et al. Long-term follow-wp after peroral Cholangioscopy-directed lithotripsy in patients with difficult bile duct stones, including Mirizzi syndrome: an analysis of risk factors predicting stone recurrence [J]. Surg Eudose, 2011, 25 (7): 2179-2185.

［7］ WONG J C, TANG R S, TEOH A Y, et al. Efficacy and safety of novel digital single-operator peroral cholangioscopy-gwided laser lithotripsy for complicated biliary stones [J]. Endo Int open, 2017, 5 (1): E54-E58.

［8］ FARRELL J J, BOUNDS B C, AL-SHALABI S, et al. Single-operator duodenoscope-assisted cholangioscopy is an effective alternative in the management of choledocholithiasis not removed by conventional methods, including mechanical lithotripsy [J]. Endoscopy, 2005, 37 (6): 542-547.

[9]　NELSON D B, BOSCO J J, CURTIS W D, et al. Technology status evaluation report: endoscopy simulators: May 1999 [J]. Gastrointest Endosc, 2000, 51 (6): 790-792.

[10]　AVERBUKH L D, MILLER D, BIRK J W, et al. The utility of single operator cholangioscope (SpyGlass) to diagnose and treat radiographically negative biliary stones: a case series and review [J]. J Dig Dis, 2019, 20 (5): 262-266.

[11]　DI MITRI R, MOCCIARO F, BONACCORSO A, et al. SpyGlass rescue treatment of common bile duct impacted foreign bodies [J]. Dig Liver Dis, 2019, 51 (3): 453.

[12]　HAJER J, HAVLUJ L, WHITLEY A, et al. The role of single-operator cholangioscopy (SpyGlass) in the intraoperative diagnosis of intraductal borders of cholangiocarcinoma proliferation - pilot study [J]. Cas Lek Cesk, 2019, 158 (2): 68-72.

[13]　OGAWA T, ITO K, KOSHITA S, et al. Usefulness of cholangioscopic-guided mapping biopsy using SpyGlass DS for preoperative evaluation of extrahepatic cholangiocarcinoma: a pilot study [J]. Endosc Int Open, 2018, 6 (2): E199-E204.

第 2 节　经皮经肝胆道镜

一、历史沿革

早在 1937 年，瓦尔（Huard）等首先开展经皮经肝胆管造影术（percutaneous transhepatic cholangiography，PTC），通过穿刺胆管并注入对比剂进行造影，观察胆道情况。1974 年高田（Takada）报道了经皮经肝胆管引流术（percutaneous transhepatic biliary drainage，PTBD），在 X 线监视下，经皮经肝穿刺入肝内胆管直接注入对比剂后放置胆道引流管进行引流[1]。1981 年二村（Nimura）正式报道经皮经肝胆道镜技术（percutaneous transhepatic cholangioscopy，PTCS），即在经皮经肝胆管引流术（PTBD）成功后进行胆道引流 1 周后，在此基础上将原有窦道进行分期扩张，使用纤维胆道软镜进入肝内胆管进行检查和取石治疗[2]。

1985 年国内张宝善率先引进经皮经肝技术治疗肝胆管结石。2002 年纳德勒（Nadler）等[3]借鉴经皮肾造瘘取石方法对 PTCS 做改进，提出经皮经肝胆道造瘘术（percutaneous hepatolithotomy，PHL）的概念，特点是经皮经肝穿刺造瘘术中利用硬质胆道镜辅助碎石取石手术。2004 年广州医科大学对 PTCS 进行改良，在 PTBD 1 周后直接扩张窦道至 16F，用硬质胆道镜进行取石手术[4]。通过建立 PTBD 动物模型，观察引流管周围窦道形成、窦道壁肉芽组织结构和扩张对窦道的影响，得出在 PTBD 1 周后进行窦道扩张、经皮经肝胆道镜操作是安全的。

传统的经皮经肝胆道镜在临床上并没有得到普及，制约发展的瓶颈是其治疗周期长、窦道易出血、取石效率低、结石残留率高等[5-6]。2013 年王平提出了经皮经肝 I 期胆道造瘘（percutaneous transhepatic one-step biliary fistulation，PTOBF）取石手术，即在 B 超引导下经皮经肝穿刺胆管成功后，直接扩张窦道至 14F 大小，置入保护性鞘管建立手术通道，联合硬质胆道镜进行取石等手术[7]。与传统的经皮经肝胆道镜手术相比，应用保护性鞘管代替自然形成的纤维组织窦道，扩张窦道周期明显缩短，所有操作均在鞘管中进行，可有效防止窦道出血及胆漏的发生。用硬质胆道镜代替纤维胆道软镜，操作方便，视野清晰，操作腔道大，取石方便快捷。同时提出肝胆管段的新概念，即在结石所位于肝的胆管段，经皮穿刺和扩张窦道也在肝胆管段上，联合术中超声实时引导碎石、取石，使得手术操作更加精准，并发症少，提高取石效率、降低残石率[8]。

二、手术原理

传统的经皮经肝胆道镜（PTCS）的原理是建立一个从皮肤到肝内胆管系统的窦道，先通 PTBD

1 周后，可将 6F 的引流管更换为 10F PTCS 导管。通过 1 周 2～3 次更换更大口径的导管来扩张窦道，需初次 PTBD 后 2～3 周扩张至 16～18F 之后，用纤维内镜从胆道远端探查并治疗肝内胆管结石、胆道狭窄等（图 68-2-1）。

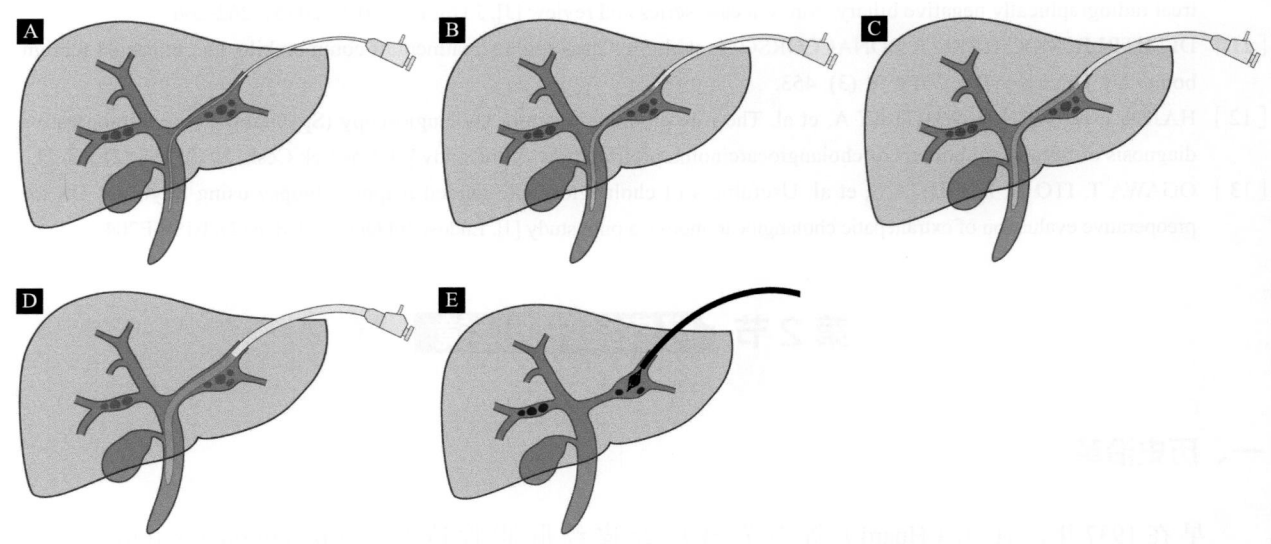

图 68-2-1　传统 PTCS 手术原理示意图
A. PTBD；B. PTBD 1 周后扩张窦道至 10～12F；C. 2 周后扩张 14～16F；D. 3 周后扩张 18～20F；E. 4 周后纤维胆道镜取石。

近年来，随着 B 超、CT 诊断技术的发展和腔内器械的改进，出现了经皮经肝 I 期胆道造瘘（PTOBF）取石手术，其原理是在 B 超引导下穿刺肝内胆管成功后直接扩张窦道至 14F，置 14F 胆道保护性鞘管联合硬质胆道镜进行治疗复杂肝胆管结石、胆道狭窄、先天性胆道疾病、肝移植术后并发症、胆道肿瘤等的微创手术（图 68-2-2）。

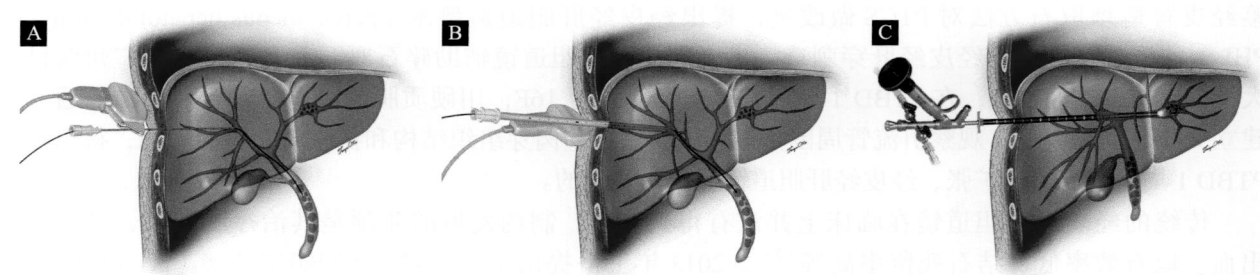

图 68-2-2　PTOBF 取石手术原理示意图
A. B 超引导经皮经肝穿刺胆管；B. 直接扩张窦道至 14F；C. 放置 14F 保护性鞘管联合硬质胆道镜取石。

三、适应证

经皮经肝胆道镜手术主要应用于弥漫性肝内胆管结石，多次胆道手术史，结石胆管相应肝段或叶不萎缩，肝内胆管扩张>3mm，Child-Pugh 分级 A、B 级，凝血功能正常，无腹水的患者，以及胆肠吻合术后结石并吻合口狭窄、肝移植术后胆道并发症，还适用于先天性胆道疾病（Caroli 病）、肝硬化失代偿期门静脉高压、终末期胆病、胆管肿瘤、高龄和高危胆石症患者[9-11]。

四、术前评估

1. 胆道病变、胆管结石的评估　B超对发现肝胆管扩张和胆管结石有较强敏感性，可作为检查首选。CT能显示出肝门的位置、胆管扩张及肝脏肥大、萎缩的变化，系统地观察各个层面，了解结石、病变在肝内胆管分布的情况。MRCP则可清晰显示胆管系统的形态结构[12]。数字化三维重建在显示肝胆管狭窄、胆管及血管变异，明确病变目标肝胆管段的位置等方面，较普通影像学检查更直观、更全面。

2. 肝功能评估　评估肝功能包括丙氨的氨基转移酶、白蛋白、总胆红素、直接胆红素、胆碱酯酶和凝血功能检查，要注意黄疸程度、出血倾向、腹水、双下肢浮肿、腹壁静脉曲张等表现。凝血功能异常为手术禁忌证，需纠正后才能手术。

3. 全身状况评估　除常规心、肺功能检查外，血液检查参考白细胞、血红蛋白、血小板，排除贫血、肝功能失代偿期的脾亢。必要时行胃镜检查以明确有无食管胃底静脉曲张，判断肝功能代偿状态以及是否合并肝硬化门静脉高压症及其程度。

五、手术器械

（一）穿刺扩张套装

穿刺扩张套装包括18G的PTC穿刺针，针鞘为0.035in（1in＝2.54cm）、8～16F筋膜扩张器（由不透X线的聚乙烯制成，长20～30cm，中心管腔为0.038in）、14F型号黑色塑料胆道保护性鞘管、0.035in×150cm超滑导丝（图68-2-3、图68-2-4）。

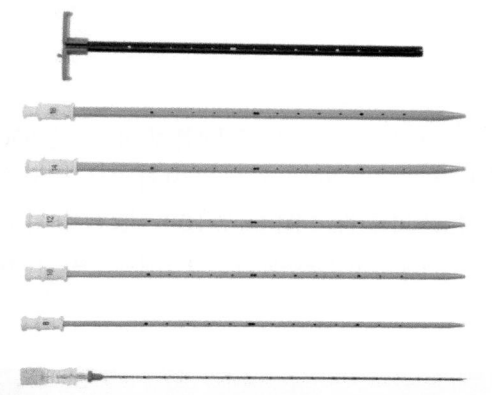

图68-2-3　18G PTC穿刺针、筋膜扩张器及鞘管

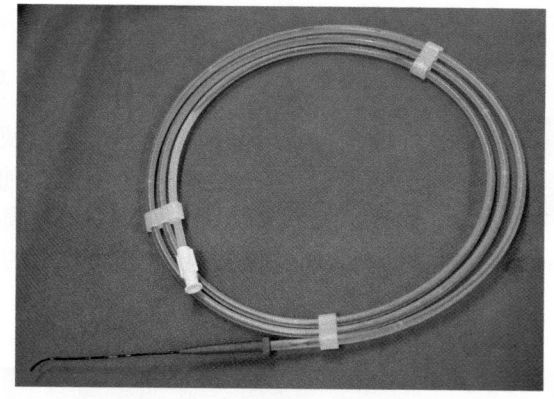

图68-2-4　超滑导丝（0.035in的150cm）

（二）硬质胆道镜

硬质胆道镜由镜鞘、闭孔器、观察器、操作件组成。镜身用金属制成，不能弯曲，镜身长250mm，鞘内有光学透镜和6F工作鞘，可用于取石钳、液电电极和气压弹道碎石杆等器械通过。镜鞘管径为12F规格，镜鞘后端侧方设有灌注接口（图68-2-5）。

（三）碎石器械

碎石器械有气压弹道碎石机、钬激光碎石机、液电碎石机及超声碎石机。APL型气压弹道碎石器

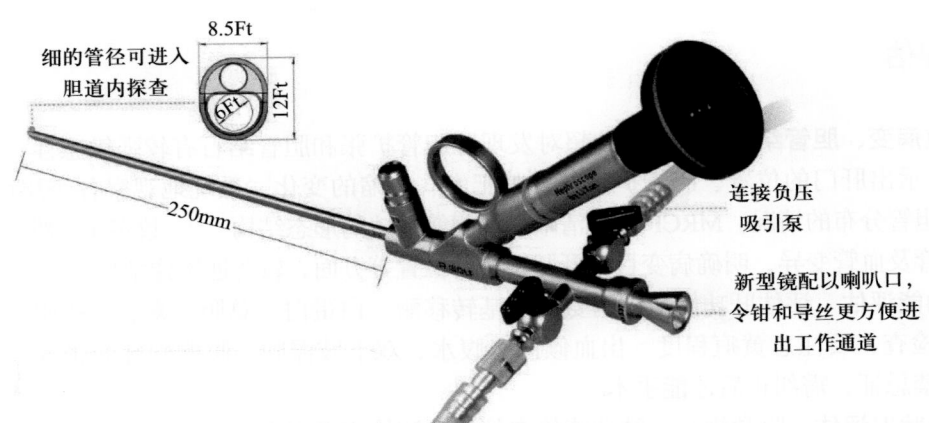

图 68-2-5　12F 的 250mm 硬质胆道镜

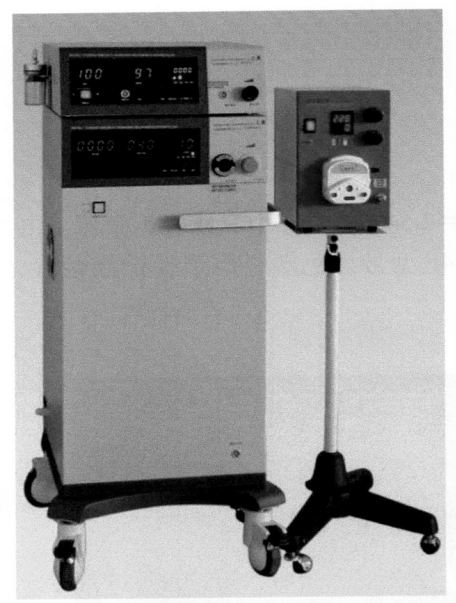

图 68-2-6　气压腔内弹道碎石机、腔内灌注装置

和 MMC 腔内灌注装置的碎石效率很高，是 PTOBF 取石手术最常用的碎石器械（图 68-2-6）。

（四）胆道导管

将 14F 的 MAC-LOC 胆道引流管留置在首次经皮经肝 I 期造瘘取石手术后的胆道管中，起到引流、压迫止血、防止引流管从胆道脱落的作用（图 68-2-7）。14～18F 引流管为二期经窦道取石后留置的管道（图 68-2-8）。胆道球囊扩张管是对狭窄胆道进行扩张，球囊的直径 4～14mm，长度 2～8cm，扩张管的杆身长度为 40cm。常使用球囊为 6mm×6cm 进行扩张（图 68-2-9）。

（五）取石设备

取石使用取石网篮和取石钳。取石网篮为 4.5F 的 65cm 无头网篮，独特的无头设计可让网篮在胆道内打开并包住结石，减少了黏膜损伤和穿孔的可能性（图 68-2-10）。取石钳用于钳夹相对较大的碎石，为 5F 的二爪的鳄嘴钳，工作长度 425mm。

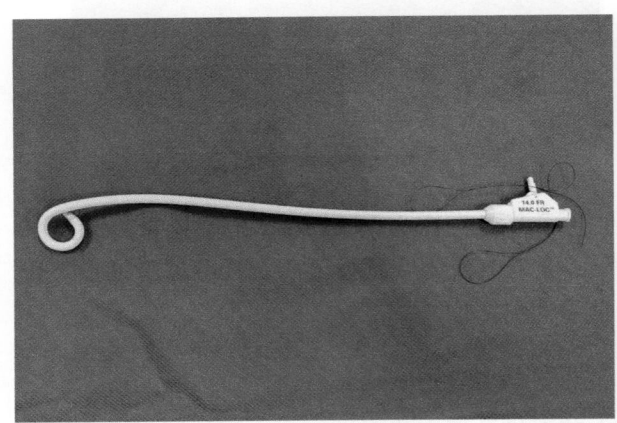

图 68-2-7　胆道引流导管（14F MAC-LOC）

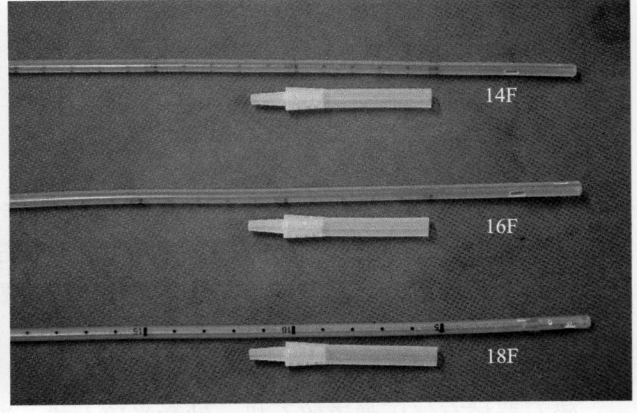

图 68-2-8　胆道引流管（14～18F）

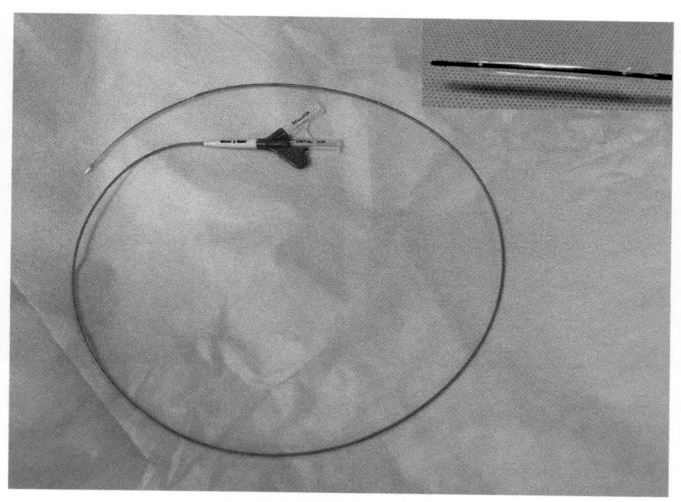

图 68-2-9　胆道球囊扩张管

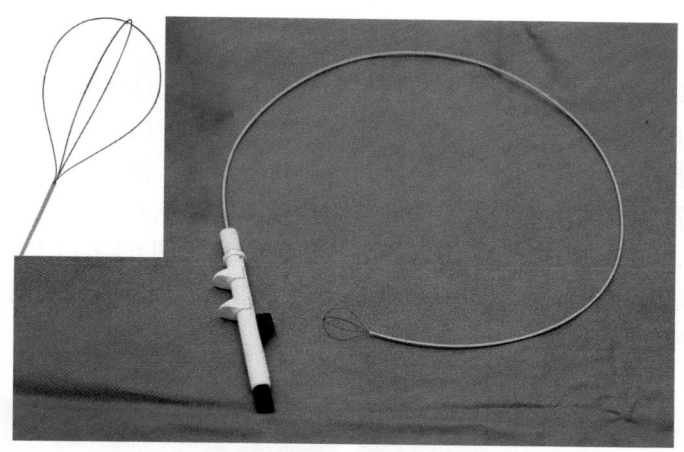

图 68-2-10　取石网篮（4.5F 的 65cm）

六、麻醉方式及体位

（一）麻醉方式

PTOBF 取石手术采用气管插管全身麻醉。优点是术中可以控制患者的呼吸，避免因呼吸运动产生肝脏移位。左侧穿刺胆管时暂停呼吸可避开腹腔脏器，右侧避开胸腔，还可避开肝内血管，避免穿刺出血，提高穿刺成功率。扩张窦道时控制呼吸，避免肝脏移位产生假道以及扩张过程中损伤血管引起胆道出血。全麻中腹肌松弛，便于硬质胆道镜在肝内成角度的胆管中进行探查、取石等操作。

（二）体位

采用平卧位右侧垫高约 15°，右手紧贴身体及手术床，暴露腋后线（图 68-2-11）。胆道镜显示器位于手术台头端，碎石机及水泵机位于手术台右侧，B 超机位于手术台左侧（图 68-2-12）。

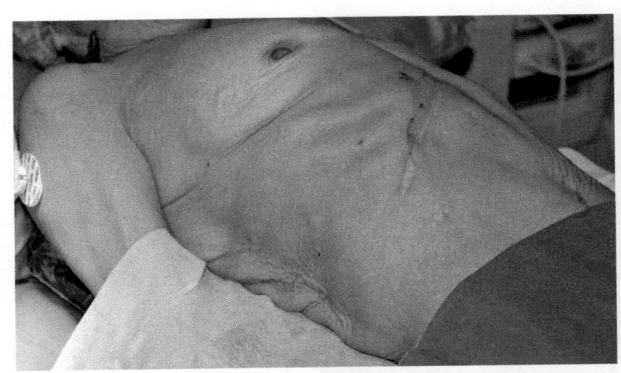

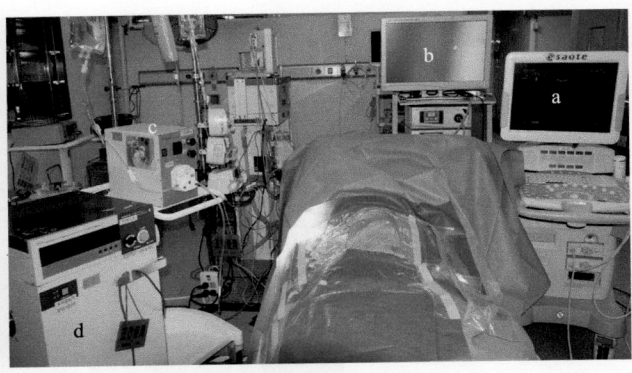

图 68-2-11　手术体位　　　　　　　　　　图 68-2-12　器械位置图

a. B超机；b. 胆道镜；c. 腔内灌注装置；d. 气压弹道碎石机。

七、手术程序

（一）穿刺胆道

根据术前影像学规划，在 B 超引导下对目标肝胆管进行穿刺。①左侧穿刺入路：穿刺点选择以剑突下和左、右肋弓形成的"黄金三角"，相对应肝Ⅱ（B2）、肝Ⅲ（B3）胆管交界体表投影位置进行穿刺（图 68-2-13），术者在手术台左侧。左侧穿刺不受肋间限制，操作灵活，但受肠管及左肝手术史影响，且胆总管与左肝管所成钝角角度较小，硬质胆道镜不容易从左肝管进入胆总管。②右侧穿刺入路：选择右肋间腋中线，同 B5、B7、B8 胆管体表投影交汇处（图 68-2-14），术者在手术台右侧。右侧穿刺较左侧易进入胆总管，还可经 Oddi 括约肌进入十二指肠，但穿刺受肋间、肺气限制，肋间隙限制了胆道镜的操作，易损伤膈肌。

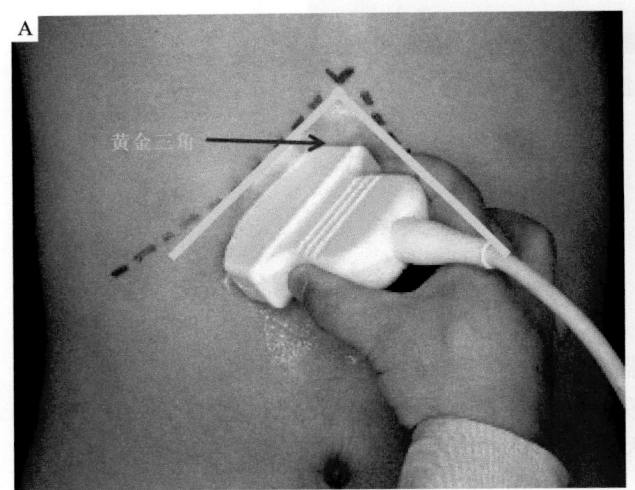

黄金三角

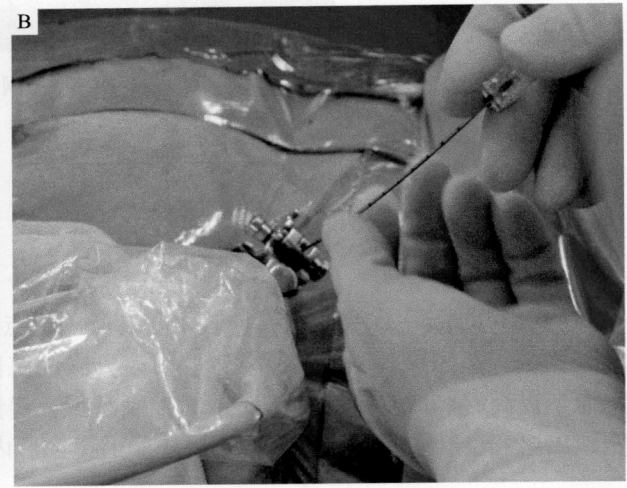

图 68-2-13　超声引导左侧穿刺

A. B超探查确定左侧体表穿刺点；B. 穿刺针进入胆管。

左、右交叉原则：左侧穿刺取右侧结石，右侧穿刺取左侧结石（图 68-2-15）。对于特殊部位的结石可采取单独入路进行穿刺（如 B1、B6 胆管处）。交叉入路时，可一侧硬质胆道镜直视目标胆管下建立另一侧通道，适用于弥漫肝内结石患者。

要点：穿刺选择扩张的三级胆管，方向指向第一肝门，B超实时导航显示穿刺针的位置及方向，避开

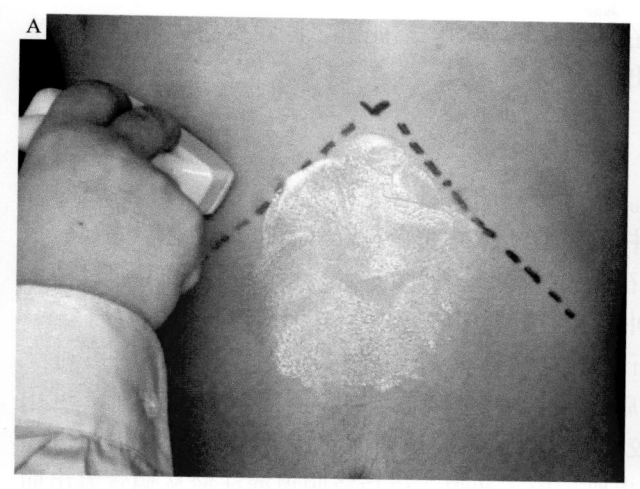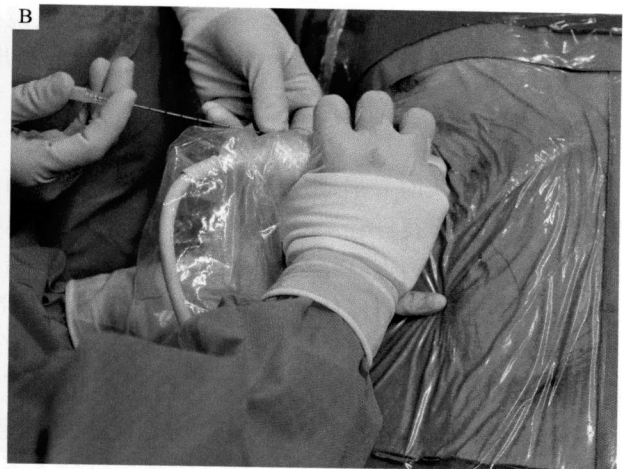

图 68-2-14 超声引导右侧穿刺

A. B 超探查确定右侧体表穿刺点；B. 穿刺针进入胆管。

血管及肝周脏器。当胆管直径小于 3mm 时不适宜行 PTOBF，可先行 PTBD，5 天后再进行扩张窦道取石。

（二）Ⅰ期扩张窦道建立通道

穿刺目标胆管后拔出针芯，接注射器回抽见胆汁确认穿刺成功。将导丝沿穿刺针缓慢平顺地置入胆管 45cm 以上，B 超确认导丝在胆管内。拔出穿刺针，切开穿刺点旁皮肤及筋膜 1cm，用一次性胆道扩张器沿导丝从 8F 逐渐扩张窦道至 14F 大小。操作时术者一手固定扩张器前端，另一手旋转扩张器并向前推进，每次推进深度严格保持在 B 超所测的从体表到目标胆管的距离，最后置入 14F 保护性鞘管。硬质胆道镜沿导丝进入鞘管

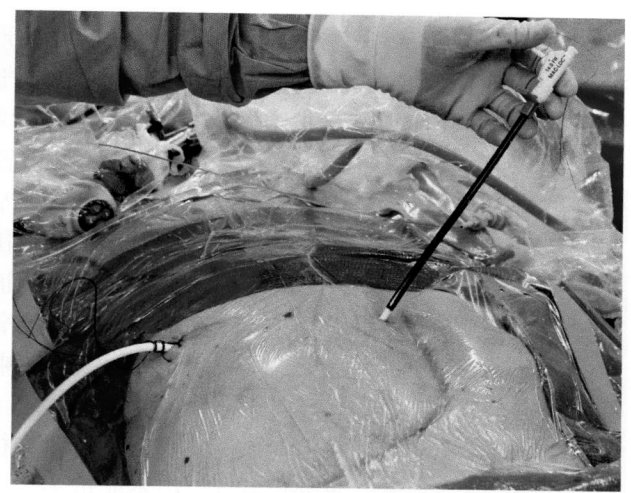

图 68-2-15 左、右交叉入路取石

进行探查，若鞘管前端未能进入胆道，可退出胆道镜，继续沿导丝进行扩张，直至胆道镜下见鞘管扩张到胆管外壁，调整胆道鞘管后完全植入目标胆管。

要点：B 超实时引导扩张窦道过程中需要暂停呼吸，不超过 2 分钟，尽量保持鞘管的方向与原穿刺方向一致，缓慢沿导丝前进，避免扩张过程中形成假道。每次扩张的深度都应与体表到目标胆管的距离一致。首次扩张时不能太深，应小于穿刺深度。扩张太浅鞘管不易进入胆道，扩张太深容易穿透胆管后面的门静脉并引起出血。扩张过程中发生胆道出血应立即停止扩张，置入 14F 胆道引流管固定并夹闭。

（三）探查胆管病变、结石部位

窦道建立后置入 14F 胆道保护性鞘管，12F 的硬质胆道镜沿导丝经鞘管进入胆道，见到胆汁流出，表示穿刺胆道窦道扩张正确。拔出导丝，在 B 超引导下探查各级胆管，明确结石部位、大小，是否合并胆管狭窄、肿块等。

要点：结合术前 CT、MRI、MRCP、三维重建等进行胆道镜探查，能最快到达目标胆管部位。探

查时可根据需要适当前进或后退鞘管，便于胆道镜在胆管中的移动。当胆管之间角度过大时，胆道镜不可强行进入，避免拐角过大而撕裂胆管导致胆道出血。

（四）硬质胆道镜下碎石、取石

术中 B 超实时导航硬质胆道镜进行碎石、取石。较大较硬的结石可先行气压弹道碎石，碎石时先固定鞘管，拿碎石杆轻触结石即可，掌握击打、退杆的节奏，脉冲式碎石。碎石过程要有整体观，找出结石的最佳受力点。结合取石网篮、取石钳将结石取出，同时用冲吸技术，细小的碎石可通过冲水和胆道镜在鞘管来回移动形成负压将结石从鞘管中冲出。最后再用 B 超明确有无结石残留。

要点：碎石时胆道保护性鞘管前端紧贴结石，此时鞘管仅与外界相通，碎石过程中可避免损伤胆管，碎石时不可击穿结石，防止损伤结石后面胆管引起出血。若发生胆道少量出血，可用 1mg：100ml 稀释去甲肾上腺素液冲洗胆道；出血较多时，可放置胆道引流管并夹闭，从而压迫止血，必要时可用电凝止血，若出血难以控制需行介入下止血。用"冲吸"技巧将胆道灌注液从鞘管流出而不会大量进入肠道，可预防术后腹胀、腹泻和呕吐等的发生。

（五）处理胆道病变

1. 胆道狭窄　胆道狭窄可分为膜性狭窄、柱形狭窄。针对胆管膜性狭窄，可用硬质胆道镜直接扩张；胆管柱形狭窄，先用电刀切开狭窄处，通常选择镜下 3 点、6 点、9 点、12 点处切开胆管黏膜。切开狭窄后再用胆道球囊扩张器扩张，术后留置远端超过狭窄段的 18F 引流管，支撑导管每 3 个月更换一次，共留置 9 个月。

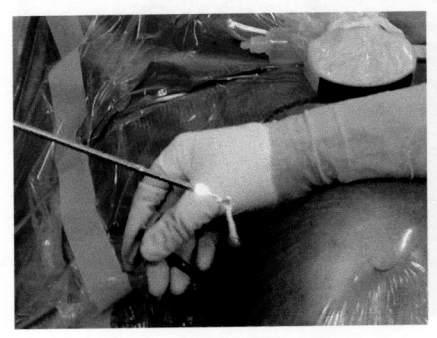

图 68-2-16　胆道镜活检术

要点：狭窄的处理应在取石结束后进行，用电刀切开胆管狭窄处，切开范围勿过大、过深，以免引发胆道出血及术后胆管瘢痕性狭窄。胆道球囊扩张时，在 C 臂 X 线引导下到达狭窄处，确定球囊穿过狭窄后进行扩张。

2. 胆道肿物　对于胆管内可疑肿物，可行胆道镜下活检（图 68-2-16）。操作时在胆道镜直视下使用活检钳钳夹少许组织，快速旋转钳夹标本后连同活检钳一起退出胆道镜，一次钳夹的组织不能过多，以免引起胆道出血。确认标本满意后留做病理明确诊断。

（六）放置胆道引流管

取石结束后沿鞘管重新放置导丝，胆道镜沿导丝进入胆道，确认导丝位置合适后退出胆道镜，沿导丝放置与保护性鞘管相匹配大小的胆道引流管。首次 PTOBF 取石术后用弯头的胆道引流管（图 68-2-17），头端可在胆管中弯曲，可防止引流管脱出。术后若无腹痛、发热等症状，引流管在术后 2 天夹闭。术后 1.5 个月复查无结石后拔出引流管。Ⅱ期经窦道取石后用普通的胆道引流管。胆道引流管的主要作用：①压迫穿刺通道起止血作用；②通畅引流，胆汁及肝内胆管残石可经引流管引出；③维持经皮经肝造瘘通道以备二次手术；④术后可经胆道引流管逆行造影复查胆管残石情况。

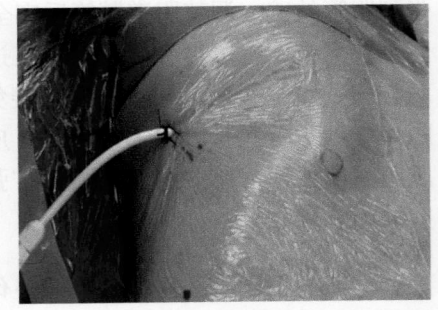

图 68-2-17　术后放置胆道引流管

要点：要妥善固定胆道引流管，避免其脱落。引流管位置要适中，放置位置过深会影响胆汁及残石引流，从而引起切口疼痛、术后发热，加重感染、术后出血等症状体征；引流管放置位置过浅容易脱出，进出腹腔易引起胆汁性腹膜炎。

八、围手术期处理

手术后预防性使用抗生素治疗 1～2 天。PTOBF 取石手术患者在麻醉后放置胃管及尿管，术后清醒即可拔除两管；术后 6 小时可进食流质，术后 1～2 天可夹闭胆道引流管出院。术后复查无肝胆管结石，1.5 个月后即可拔除胆道引流管。术后口服熊去氧胆酸治疗 6 个月，改善胆汁分泌与代谢。

（王　平）

参 考 文 献

［1］　TAKADA T. A new technique for the diagnosis and therapy of cholangitic hepatic abscesses: percutaneous transhepatic cholangial drainage (auther's transl) [J]. Nihon Shokakibyo Gakkai Zasshi (Jap J Gastroenterol), 1974, 71 (7): 657-665.

［2］　NIMURA Y, SHIONOGA S, HAYAKAWA N, et al. Value of percutaneous transhepatic cholangioscopy (PTCS) [J]. Surg Endosc, 1988, 2 (4): 213-209.

［3］　NADLER R B, RUBENSTEIN J N, KIM S C, et al. Percutaneous hepatolithotomy: The Northwestern University experience [J]. J Endourol 2002, 16 (5): 293-297.

［4］　刘衍民, 曾可伟, 王纯忠, 等. 改良的经皮经肝胆道镜术治疗肝内胆管结石 (附 15 例报告) [J]. 外科理论与实践, 2004, 9 (6): 485-486.

［5］　黄志强. 终末期胆病: 传统外科的作用与限度 [J]. 中国实用外科杂志, 2003, 23 (2): 65-66.

［6］　HUANG M H, CHEN C H, YANG J C, et al. Long-term outcome of percutaneous transhepatic cholangioscopic lithotomy for hepatolithiasis [J]. Am J Gastroenterol, 2003, 98 (12): 2655-2662.

［7］　王平, 方兆山, 孙北望, 等. 经皮经肝胆道硬镜碎石治疗肝胆管结石手术路径选择的临床研究 [J]. 实用医学杂志, 2014 (20): 3245-3248.

［8］　WANG P, SUN B W, HUANG B Y, et al. Comparison between percutaneous transhepatic rigid cholangioscopic lithotripsy and conventional percutaneous transhepatic cholangioscopic surgery for hepatolithiasis treatment [J]. Surg Laparosc Endosc Percutan Tech, 2016, 26 (1): 54-59.

［9］　陶然, 钱晓军, 翟仁友, 等. 经皮经肝胆道镜术在临床中的应用 [J]. 生物医学工程与临床, 2009; 13 (2): 153-157.

［10］　尹宏升. 老年急性胆囊炎合并胆囊结石、胆总管结石的治疗体会 [J]. 中国现代药物应用, 2013; 7 (15): 42-43.

［11］　CHEUNG M T, WAI S H, KWOK P C. Percutaneous transhepatic choledochoscopic removal of intrahepatic stones [J]. Br J Surg, 2003, 90 (11): 1409-1415.

［12］　FULCHER A S, TURNER M A. Orthotopic liver transplantation: evaluation with MR cholangiography [J]. Radiology, 1999, 211 (3): 715-722.

第 3 节　内镜下乳头切开术

一、历史沿革

内镜下乳头切开术（endoscopic sphincterotomy, EST）于 1974 年由河合（Kawai）和克拉森（Classen）首先报道。其技术是在诊断性 ERCP 和内镜下电器械进步的基础上发展而来的，已逐步取代部分传统外科手术或成为其重要的补充。目前广泛应用于胆胰管良、恶性疾病的诊治，是开展治疗性 ERCP 的基本技术[1]。

二、手术原理

EST 起源于传统外科的十二指肠乳头成形术，其内涵是在内镜下用高频电刀切开乳头括约肌及胆、胰管的末端部分。广义的 EST 包括内镜下胆管括约肌切开术（endoscopic biliary sphincterotomy，EBS）和内镜下胰管括约肌切开术（endoscopic pancreatic sphincterotomy，EPS），狭义的 EST 通常指代 EBS。

三、适应证与禁忌证

1. 适应证
（1）胆总管结石；
（2）胆总管下端良性狭窄；
（3）胆管蛔虫病；
（4）急性梗阻性化脓性胆管炎；
（5）急性胆源性胰腺炎；
（6）壶腹周围肿瘤；
（7）慢性胰腺炎、胰管结石；
（8）胰腺假性囊肿；
（9）胰腺分裂症；
（10）需植入胰管支架；
（11）胰管断裂伤；
（12）Oddi 括约肌功能紊乱。

2. 禁忌证
（1）受基础疾病影响，不能耐受内镜治疗。
（2）口咽及上消化道畸形或狭窄，无法通过十二指肠镜。
（3）严重凝血障碍或出血性疾病患者。

四、术前评估

1. 胆、胰管疾病影像学评估　无创影像学技术的发展，已基本取代 ERCP 的诊断作用。常见的影像学方法包括腹部彩超、上腹部增强 CT、磁共振胰胆管水成像、超声内镜等。影像学评估的选择及精准评估策略与外科手术术前评估类似，是准确实施手术的基础。

2. 胆、胰管疾病功能学评估　胆、胰管功能调控机制复杂，受多种因素影响，常用的有口服、静脉胆囊造影及胆囊排泄试验、乳头括约肌电生理测定、乳头括约肌测压等。

3. 常规术前检查及基础疾病评估　重要脏器功能的术前评估主要包括心电图、胸片、肺功能；血常规、肝功能、肾功能、凝血功能。必要时可行胃镜检查上消化道通畅度及食管胃底静脉曲张、胃溃疡等合并疾病。

五、EST 手术程序 [2-4]

1. 术前准备
（1）术前宣教，取得患者同意和配合，消除患者紧张和疑虑。

（2）术前服用抗血小板凝聚药物者停药 1 周，使用华法林患者改用低分子量肝素。

（3）术晨禁食、水。

（4）麻醉根据情况可选用全身麻醉、静脉镇静、口咽表面麻醉联合镇痛、镇静等方式。

2. 手术程序　以胆管 EST 为例，手术顺序可分为进镜、插管、造影、切开和检查及止血。

（1）进镜：患者取俯卧位或半俯卧位，术者应熟悉侧视镜的操作特点，使其依次通过口、咽、食管道、胃、十二指肠。直线化十二指肠镜，使其在透视下呈 L 形，距门齿 55～65cm。

（2）插管：插管是 EST 最基础也是最具挑战性的技术。通常使用可拉紧改变弯曲度的乳头切开刀进行插管，双 / 三腔乳头切开刀可不抽出导丝进行造影，简化操作步骤。插管需沿胆管轴向进行，胆管的轴指胆管十二指肠壁内段及乳头内的部分，位于乳头上方 11～12 点钟方向。术者应反复练习以获得对轴向清晰的认识。插管成功导丝可沿胆总管顺利上行。

（3）造影：插管成功后行胆管造影，通常以含碘对比剂造影。对胆管炎或黄疸较深的患者，造影前应回抽胆汁，充分减压后再行造影。造影应在连续透视下进行，特别强调造影早期的观察，可及时发现较小的结石，避免其移位至肝内胆管。常见的胆管造影表现有充盈缺损（结石、血块、新生物）、狭窄或中断合并扩张（肿瘤、良性狭窄）、胆管受压（肿瘤或肿大淋巴结压迫）、对比剂外溢（胆漏）。

（4）切开：切开前，将导丝深插入胆管以稳定切开刀。以切开刀刀丝的前 1/3 置入乳头内，逐渐拉紧刀丝使其紧贴乳头，灵活使用抬举器及大小旋钮，避免过度拉刀造成"拉链状"切开。通常以混合电流在 11～12 点方向逐步切开乳头，应注意避免久切不断和不可控的迅速切开。切开的过程中应时刻注意调整轴向，使切开的方向沿虚拟的轴向进行，避免因偏离轴向导致的出血和穿孔。切开的大小应根据胆总管下端及乳头状况、治疗目的、结石大小综合确定。EST 的极限是十二指肠壁上胆总管压迹，超过此界限易发生穿孔。切开乳头大小的定义是切开长度与乳头可切开长度的相对比值，而非绝对长度。通常的定义小切开为 1/3、中切开 1/2、大切开 2/3 以上（图 68-3-1）。考虑到保护乳头括约肌功能，对大结石病例可联合使用球囊扩张和碎石等措施，减少大切开的机会。

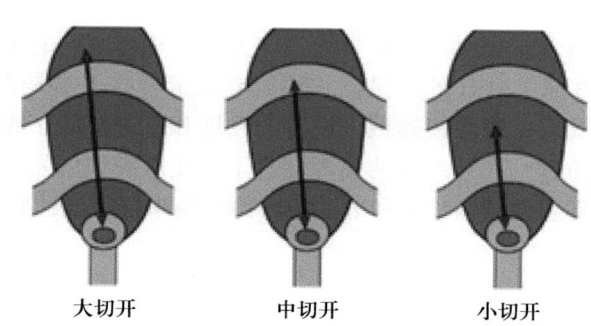

大切开　　　中切开　　　小切开

图 68-3-1　乳头切开大小定义

（5）出血和止血：出血和穿孔是 EST 最常见并发症，术中及时发现和处理是防治的关键。EST 出血常发生于切开组织的小动脉出血，可采用去甲肾上腺素盐水喷洒、黏膜下注射、电凝、组织夹止血，以组织夹最为可靠。术中穿孔透视下可见肾影、膈下游离气体等特征性改变。

六、围手术期处理

（1）对合并胆管炎患者，围手术期应使用抗生素；对术后发生胆管炎高危患者，可预防应用抗生素。

（2）对术后胰腺炎高危患者，可预防应用吲哚美辛栓或放置胰管短支架。

（3）术后监测血淀粉酶、肝功能、血常规以及腹部体征，警惕术后胰腺炎、胆管炎，延迟出血和穿孔的发生。

（杨智清）

参 考 文 献

［1］ 中华医学会消化内镜学分会 ERCP 学组, 中国医师协会消化医师分会胆胰学组, 国家消化系统疾病临床医学研究中心. 中国 ERCP 指南 (2018 版) [S/J]. 中华内科杂志, 2018, 57 (11): 772-801.

［2］ COTTON P B, LEUNG J. ERCP 理论与操作: 第 2 版 [M]. 宛新建, 李百文, 蔡晓波, 译. 上海: 上海科学技术出版社, 2017.

［3］ BARON T H, KOZAREK R A, CARR-LOCKE D L. 内镜逆行胰胆管造影: 第 2 版 [M]. 郭学刚, 吴开春, 译. 北京: 人民军医出版社, 2009.

［4］ COTTON P B, LEUNG J. 高级消化内镜: ERCP [M]. 宛新建, 译. 北京: 高等教育出版社, 2010.

第 4 节 腹腔镜肝胆肿瘤分期评估术

一、历史沿革

早在 20 世纪初, 腹腔镜就已用于腹部恶性肿瘤的诊断, 但只有当近 10 余年腹腔镜广泛用于外科治疗后, 腹腔镜在腹部恶性肿瘤中的诊断和治疗作用才再次被人们所重视。20 世纪 40 年代, 皮埃尔·德努瓦（Pierre Denoix）提出了"肿瘤、淋巴结和转移瘤", 也就是 TNM 分期系统的基本概念。其后, 恶性肿瘤的临床病理分期被进一步完善。恶性肿瘤的 TNM 分期和腹腔镜的"再生"几乎同时出现于 20 世纪 80 年代, 作为这种"再生"的结果, 腹腔镜的分期弥补了其他影像学检查方法如 CT、B 超、MRI 的不足, 它还能够决定外科手术是否可取, 很多患者因此避免了不必要的开腹探查手术。此后, 腹腔镜器械、设备的发展和改进扩展了腹腔镜的应用范围, 如石英光学柱镜的应用增加了光的传送, 光导纤维的出现促进了硬质腹腔镜的发展。随着电视内镜及监视系统的不断完善, 腹腔镜在腹部恶性肿瘤诊断和分期中将得到越来越广泛的应用。

二、应用价值

对于肿瘤患者来说, 肿瘤的诊断及确切的分期是诊治过程中一个十分重要的环节。在目前的临床工作中, 我们已经采用各种手段, 如 B 超、CT、MRI、PET、核素、内镜、超声内镜等对肿瘤进行分期, 然而影像学检查的准确性始终不能得到保证, 造成很多非治疗性的剖腹探查。临床上不少肿瘤病例本以为可以切除, 直到手术中才发现已有远处转移, 无法进行根治性切除。

肿瘤分期对制定患者的治疗方案非常重要。术前精确判断肝脏肿瘤的侵及范围十分困难。肿瘤分期的目的是准确判断肿瘤能否切除、病变是否发展到晚期及是否已远处转移。即使术前经各种先进的影像学检查认为可以切除的腹部恶性肿瘤, 在开腹探查时可因腹腔内隐匿的种植播散、肝及区域性淋巴结转移而失去治愈性切除的机会。腹腔镜探查, 特别是联合应用腹腔镜超声诊断技术, 在检查腹腔内隐匿转移灶方面具有独特的优势: 不仅可以直接进行组织活检提高肿瘤分期水平, 而且可以选择合适的患者直接实施腹腔镜短路手术, 进行埋置化疗泵之类的姑息性治疗, 从而尽可能避免不必要的开腹探查, 减少并发症和治疗费用。其敏感性和特异性接近剖腹探查术[1]。

三、腹腔镜肿瘤分期技术

腹腔镜肿瘤分期技术一般包括腹腔和盆腔评估、可疑病灶的活检、淋巴结的辨认与活检、吸取腹腔积液和无腹水患者的腹腔灌洗液进行细胞学检查和培养。必要的术前评估后，可在全麻下进行诊断性腹腔镜检查。最常用的麻醉方式为全麻，特别是腹腔恶性肿瘤的分期。常用二氧化碳建立气腹，气腹压力保持在 10～12mmHg。通常使用直径 10mm，30° 角的腹腔镜经肚脐孔进入进行观察。仔细检查整个腹腔及其内容物是腹腔镜检查的第一要务；套管穿刺根据需要探查的部位决定；抓钳、接触探头和活检钳也被用于腹腔镜评估过程。

腹腔镜肿瘤分期必须以一种"反 TNM 分期"的顺序进行，先评估远处的转移灶，然后是淋巴结的状态，最后才是肿瘤的分期。如果出现腹水，则必须吸取腹水进行细胞学检查。一些外科医生把腹腔灌洗作为分期评估的一个固定步骤，向腹腔内注入 200ml 生理盐水，从盆腔、双侧结肠旁沟和膈下隐窝吸取标本送细胞学检查。应全面检查壁层和腹膜脏层，寻找有无恶性病灶。必须系统地检查大网膜、膈肌、肝脏、脾脏、小肠及大肠的表面。在检查完腹腔是否有播散转移之后，再将注意力集中到肝脏上。

应该近距离观察肝脏，对任何可疑病灶都应取活检，用活检针对肝脏或结节样的病变组织进行活检。分离腹膜和肝脏的粘连，进行完整的检查。肝脏表面的病灶可以是结节样的或者中间凹陷的类似环形山的形状。必须特别留意肝脏活检后有无出血，活检区域局部电凝通常可以止血[2-3]。随后，系统检查每个器官和淋巴引流的区域。在肝胃韧带的无血管区开窗，进入小网膜囊对周围器官进行更为细致的探查。

除肝癌，腹腔镜肿瘤分期同样也适用于其他疾病，如胃癌、胰腺癌、胆囊癌，胆管癌，淋巴组织增生性疾病等。特定的患者还需进行淋巴结的活检、肝脾楔形活检，尤其应在脾门、主动脉旁和髂总血管周围寻找淋巴结。

四、扩展的诊断性腹腔镜检查

诊断性的腹腔镜检查，应包括对游离腹腔、肝脏、小网膜、肝门、十二指肠、横结肠系膜、腹腔血管以及门静脉系统的细致评估[4]。诊断性腹腔镜检查需要 4 个套管：除了位于肚脐孔的 10mm 镜头套管之外，还应放置 5mm 套管于中上腹，10mm 套管置于左上腹与右上腹。

简约操作流程：

（1）最先游离和检查腹腔，寻找远处转移灶，并对可疑病灶进行活检；

（2）腹腔冲洗。从盆腔、双侧结肠旁沟和膈下隐窝吸取冲洗液标本送细胞学检查；

（3）检查门静脉周围的区域，同时活检可疑淋巴结；

（4）系统地检查肝脏的左右两叶，对肝表面任何可疑病灶取活检；

（5）打开肝胃韧带后，检查尾状叶、下腔静脉和腹腔干；

（6）检查结肠、结肠系膜、结肠血管及淋巴引流区域；

（7）确认活检处无出血，退出。

五、肝胆系统恶性肿瘤的腹腔镜诊断评估

评估肝胆系统肿瘤是否可行手术时，可以通过一系列影像学检查。有些肿瘤常有较高的不可切除率，而现有影像学检查无法查出肝脏中较小的病灶。腹腔镜肿瘤分期可以帮助排除那些不确定能否安全切除肿瘤的因素，减少不必要的开腹手术及其手术并发症。至于胆囊癌和肝外胆道肿瘤，多数发现时已处于晚期，并且大多数患者在腹腔镜检查时发现已经有隐匿的远处转移。有研究显示，远处转移患者的中位生存期少于 6 个月，内镜姑息治疗能提供给患者比姑息性开腹手术更好的生活质量。由于肝外胆道肿瘤和胆囊癌根治性手术放弃率很高，行姑息性手术的效果也较差，为此建议对这些患者治疗前常规进行腹腔镜肿瘤分期检查。

腹腔镜和腔镜超声用于肝细胞癌患者时，必须有选择性；选择那些更有可能发现肿瘤不可切除的患者。恰当的腹腔镜肿瘤分期检查可以避免这些患者接受不必要的开腹手术[5]。由于肝癌发生腹膜转移的可能性较低，腹腔镜检查的主要目的是发现额外的病灶和肝硬化。美国纽约纪念斯隆-凯特琳肿瘤中心（MSKCC）和中国香港特别行政区的相关研究机构分别进行了 HCC 可切除性研究，结果表明，腹腔镜和腔镜超声避免了约 20% 的患者接受盲目的开腹手术，而 90% 接受开腹手术的患者进行了完整的根治性切除手术。无肝硬化、非周围性病灶的肝癌患者，比合并肝硬化、怀疑主要血管侵犯或者双叶病灶的患者，在腹腔镜及超声检查上获益的可能性更小。结肠癌肝转移患者也类似，虽然进行充分的术前检查，仍有超过 40% 的患者不能得到根治性切除，尽管其肝硬化发生率较低，但淋巴结和腹膜转移发生率较高。在一项 MSKCC 指导的研究中发现，103 例结直肠癌肝转移患者中，仅 14% 的患者经腹腔镜和腔镜超声检查发现可以彻底切除，只有 10% 的患者避免了开腹手术，另外还有 8% 的不能切除的患者出现腹腔镜漏诊。

六、腹腔镜肿瘤分期的应用评价

（一）腹腔镜肿瘤分期的优势

（1）直接、直观地获取诊断依据。腹腔镜探查可以直接观察到腹腔内微小转移灶组织并切取活检，联合应用腹腔镜超声还可以探查脏器深部的微小转移灶和淋巴结转移，且能在超声引导下穿刺活检，获得确切的诊断分期依据。这一点是任何影像学检查所难以达到的。

（2）创伤小，痛苦轻，避免不必要的开腹手术。近几年的研究表明，腹腔镜手术对机体体液免疫的影响不大，虽对细胞免疫功能有一定抑制作用，但程度较轻，恢复较快。腹腔镜探查，特别是联合应用腹腔镜超声，可使那些术前影像学检查认为肿瘤可切除的患者避免不必要的开腹，从而避免不必要的"免疫打击"，减少手术并发症。

（3）诊断治疗一体化。腹腔镜探查获得较为充分的诊断分期依据后，能切除者可转为开腹，实施经典的肿瘤根治术；对失去治愈性切除机会者，可选择合适的病例直接在腹腔镜下进行姑息性手术（短路手术、埋置化疗泵等），使更多的腹部肿瘤患者在免于开腹的同时接受必要的姑息治疗。

（二）腹腔镜肿瘤分期的局限性

（1）初期投入仪器成本较大，专业技能要求较高。腹腔镜肿瘤分期需要投入百万元的腹腔镜手术和超声波检查设备，且需要掌握有关专业技能，方可最大限度地实现其诊断分期价值。

（2）开腹探查时腹腔转移灶的冰冻活检有时不能确诊，需等数日后的石蜡病理诊断。这种情况在腹腔镜探查分期中同样存在。开腹探查手术时存在切口癌种植转移，在腹腔镜诊断分期时也有发生戳口癌种植转移的风险，这可能与手术器械被肿瘤污染、高压气腹下含癌组织成分的气体从戳口逸失等因素密切相关。

（三）综合评价

目前可行的标准放射影像学检查，如 CT 和 B 超等是发现进展期肝胆肿瘤的有力工具，而腹腔镜肿瘤分期检查和腹腔镜超声检查对其中可以切除肿瘤的评估有更高的精确度。对于胆囊癌、肝外胆管癌、胰腺癌等，腹腔镜肿瘤分期检查能提供极大益处，并应当作为常规检查项目。对于肝细胞癌和结直肠癌肝转移患者，推荐选择性地使用。对相当多的患者来说，腹腔镜肿瘤分期是一项术前确定淋巴结转移和能够改变治疗方案的实用的辅助手段。

（闫　军）

参 考 文 献

［1］　李秀云, 李生伟. 腹腔镜在恶性肿瘤分期中的作用 [J]. 重庆医学, 2008, 37 (24): 2845-2848.
［2］　视智军, 李大伟, 申屠刚. 腹腔镜诊断和治疗小肝癌临床研究的初步报告 [J]. 中华肝胆外科杂志, 2004, 10 (3): 159-160.
［3］　宗明, 陈汉. 腹腔镜肝叶切除术 [M]// 吴孟超. 肝脏外科学. 2 版. 上海: 上海科技教育出版社, 2000: 601-605.
［4］　帕拉尼维鲁. C. 腹腔镜手术图谱 [M]. 彭承宏, 沈柏用, 邓兴侠, 等, 译. 沈阳: 辽宁科学技术出版社, 2012.
［5］　CHOTI M A, KALOMA F, DE OLIVEIRA M L, et al. Patient variability in intraoperative ultrasonographic characteristics of colorectal liver metastases[J]. Arch Surg, 2008, 143 (1): 29-34.

第 5 节　腹腔镜肝切除术

一、历史沿革

　　腹腔镜技术最早应用于肝脏肿瘤分期、活检, 肝囊肿开窗引流、肝脓肿穿刺及清创引流等。1991 年赖克（Reich）等在妇科腹腔镜手术中发现肝脏边缘占位性病变, 实施了腹腔镜下肝脏肿瘤切除术, 开创腹腔镜肝切除术的先河[1]。国内周伟平等于 1994 年首次报道腹腔镜肝切除术。20 余年来, 腹腔镜肝切除术经历了从技术探索到临床实施、从简单肝切除手术到复杂肝切除手术、从传统 “切割” 式肝切除手术到 “雕刻” 式精准肝切除以及从追求技术层面向追求临床疗效的发展过程。《腹腔镜肝切除专家共识——2008 Louisville 宣言》认为, 腹腔镜切除术的适应证主要为单发、小于 5cm 的肝脏占位病变, 重点针对肝脏表浅及边缘部位病变的简单肝切除手术, 术式包括腹腔镜下左肝外叶切除、左半肝切除、S4b 段、S5 段、S6 段切除以及肝脏左、前、下部的不规则切除等[2]。2014 年日本盛冈会议制订的《国际腹腔镜肝切除专家共识》（简称盛冈共识）已将部分复杂肝切除手术, 如大范围切除术、特殊部位肝切除术等列为腹腔镜手术的适应证范围, 主要术式包括腹腔镜下右半肝切除术, 扩大左、右半肝切除术, 右肝后叶切除术, 中肝切除术以及 S1 段、S7 段、S8 段切除术等。随着腹腔镜技术进步、设备更新以及数字医学、分子融合显像、人工智能等的融入, 目前腹腔镜肝切除术已步入精准外科时代, 一些精准及创新术式如腹腔镜下解剖性肝段切除术、活体供肝切取术、联合肝脏离断和门静脉结扎的二步肝切除术等, 亦可在腹腔镜下成功实施并已形成相关临床实践指南及专家共识, 实现了腹腔镜肝切除手术与传统开腹肝切除术的同步发展。

二、手术原理

　　相对于传统开腹肝切除术, 腹腔镜肝切除术的主要优势体现在：①腹腔镜镜头具有放大作用和转角功能, 尤其高清及 3D 腹腔镜下能清楚显示传统开腹手术中无法明视的重要解剖结构, 视野更清晰, 更适合二、三肝门等狭小空间的精细解剖操作, 手术更精准；② CO_2 气腹所形成的腹腔内压力能有效减少肝实质离断过程中肝静脉系统出血, 更有利于解剖显露肝静脉；③荧光腹腔镜。新近文献报道显示, 全世界腹腔镜肝切除的病例数以及肝脏恶性肿瘤在腹腔镜肝切除病例中所占的比例均呈指数增长趋势。在一些国际知名的腔镜肝脏外科中心, 开腹条件下所能完成的肝脏不同解剖部位的各种肝切除手术, 均能在腹腔镜下完成。腹腔镜肝脏外科技术和治疗范围正在拓展, 并显示出其广阔的应用前景[3-5]。

　　腹腔镜肝切除术包括全腹腔镜下肝切除术、手助腹腔镜肝切除术以及腹腔镜辅助肝切除术三种术式, 其中全腹腔镜肝切除术应用最多、微创效果最佳, 后两种术式已很少采用, 本章只介绍全腹腔镜肝切除术的相关内容。

三、适应证与禁忌证

（一）适应证

腹腔镜肝切除术的适应证必须既具备腹腔镜手术的指征，又具备传统开腹肝切除术的指征。肝脏病变的大小、部位和基础肝病背景是确定能否实施腹腔镜肝切除术的三个关键因素，其中病变部位和并存肝脏基础疾病背景对手术技术要求更高。日本盛冈共识认为肝脏病变的部位及并存肝脏基础疾病尤其是肝硬化的轻重是决定腹腔镜肝切除手术难度的主要因素。同其他腹腔镜手术，腹腔镜肝切除术的适应证也是一个随腹腔镜技术、器械的进展和数字医学、人工智能等学科的发展和融入不断拓展的过程。

1. 肝脏良性疾病 包括肝胆管结石病、肝血管瘤以及其他肝脏良性占位性疾病。

（1）肝胆管结石病：腹腔镜肝切除术治疗肝胆管结石病的适应证主要为区域性肝胆管结石病，合并肝外胆道病变较轻、无肝门部胆管狭窄、无失代偿性胆汁性肝硬化、无严重萎缩-增生复合征及肝门转位者。术式主要为腹腔镜下规则性肝叶（段）切除术，必要时联合胆道镜探查取石术[6-8]。

（2）肝血管瘤：肝血管瘤是最常见的肝脏良性肿瘤，腹腔镜肝切除术治疗肝血管瘤的适应证：①症状顽固，保守治疗难以控制，尤其是伴有精神负担过重或焦虑者；②瘤体直径≥10cm 的巨大肝血管瘤；或瘤体直径在 5~10cm，但生长速度快，尤其瘤体位于肝脏特殊部位者；③术前诊断困难，不能排除恶性肿瘤；④合并有手术指征的胆囊结石等良性疾病者。术式包括腹腔镜下沿瘤体包膜的血管瘤剥除术、非规则性肝切除术及规则性荷瘤肝叶（段）切除术等[9]。

（3）其他肝脏良性占位疾病：包括肝细胞腺瘤、腺瘤样增生、局灶性结节增生、脂肪瘤、嗜酸性肉芽肿、肝脓肿、肝血管平滑肌脂肪瘤、肝内胆管囊腺瘤、畸胎瘤、肝脏寄生虫病等，发病率较肝血管瘤低。大部分肝脏良性占位是真正的肿瘤，亦有部分是肝脏、胆管细胞、间质炎症细胞增生而形成的结节性占位，并非真正的肿瘤，称为肿瘤样病变。肝脏良性占位是否需要手术临床上尚有争议。腹腔镜肝切除术治疗此类肝脏良性占位疾病的主要指征：①具有恶变倾向及恶性潜质的良性肿瘤，如肝细胞腺瘤、腺瘤样增生、肝内胆管囊腺瘤、畸胎瘤等；②肿瘤生长速度过快，有明显临床症状者；③缺乏典型影像学表现，术前难以定性，不能排除恶性可能者。术式主要为腹腔镜下沿瘤体包膜的肿瘤剥除术、荷瘤肝叶（段）的不规则或规则性切除术。

2. 肝脏恶性肿瘤 肝脏恶性肿瘤包括原发性肝癌（肝细胞癌、胆管细胞型肝癌及混合细胞型肝癌）、原发性非上皮性肝脏恶性肿瘤及转移性肝脏恶性肿瘤。

（1）原发性肝癌：多为肝细胞癌，是我国高发恶性肿瘤，其中 80% 合并慢性乙型病毒性肝炎及肝炎后肝硬化。在病例选择上，我们认为，符合开腹肝切除术的指征，又具备以下条件的肝细胞癌患者适合行腹腔镜肝切除术：①无严重失代偿性肝硬化及门静脉高压症；②除外生型肿瘤外，瘤体最大直径最好不超过 10cm；③肿瘤未侵犯肝门，无门静脉、肝静脉及胆管癌栓；④肿瘤未侵犯膈肌及邻近脏器，无破裂出血；⑤符合米兰标准的复发性肝癌。术式可根据肝脏储备功能及肝硬化程度等选择腹腔镜下解剖性肝切除术或不规则切除术[10-12]。

（2）转移性肝癌：主要是结直肠癌肝转移。腹腔镜肝脏转移癌切除可与结直肠癌根治术同期或分期实施。5cm 以下，位于肝脏边缘，或局限于肝脏某一叶（段）的单发转移病灶是腔镜肝切除的较好适应证，以肿瘤局部切除为主，也可实施荷瘤叶（段）的规则性切除；5cm 以上的单发转移结节，只要病变与切缘及预留肝脏的主要管道结构尚有安全距离，可行腔镜下肿瘤局部切除，或解剖性半肝、扩大半肝切除。对多发转移结节，只要病灶相对局限，采用一种解剖性肝切除术式可将病灶完全切除，并确保切缘阴性，亦可选择腔镜切除。对肝脏转移癌的腔镜肝切除手术方式原则上在确保切缘阴性的前提下以肿瘤局部切除为主；解剖性肝切除术对部分新辅助化疗后肿瘤边界不清的患者可提高根治的切除率，并可减少出血、胆漏等并发症[13]。

总之，腹腔镜肝切除术已涉及各类肝脏占位性疾病的外科治疗，其适应证是相对医生经验而言的，在学习曲线阶段，适宜做针对肝脏边缘或表浅良性病变的局部切除，以及左肝外叶、S6 段切除等术式；而腹腔镜下大面积解剖性肝切除、特殊部位肝切除、解剖性肝段切除等手术应由具有丰富肝外科及腔镜外科经验的专家实施[14-15]。

（二）禁忌证

除与开腹肝切除术的禁忌证相同外，还包括：①不能耐受 CO_2 气腹者；②既往反复多次上腹部手术，腹腔内粘连重，操作器械不能植入或无法分离暴露病灶者；③肿瘤侵犯大血管或形成癌栓者；④病变累及第一、第二或第三肝门，无法暴露和分离者；⑤肿瘤破裂出血或浸润周围器官等。

四、病情评估与手术规划

（一）病情评估

1. 患者一般状况评估　无明显心、肺、肾等重要脏器功能障碍，能耐受肝切除手术，无明确手术禁忌证。

2. 肝脏功能评估　肝功能 Child-Pugh 分级在 B 级以上，吲哚菁绿（ICG）排泄试验评估肝脏储备功能在相对正常范围，预留肝脏体积与标准肝脏体积比值符合肝切除限量标准。合并重度梗阻性黄疸者术前应行 PTBD 或 ENBD 引流；预留肝脏体积不足者行 PVE 或 ALPPS 一期手术，待预留肝脏体积增生达标后再行二期切除[16]。

3. 肝脏局部病灶评估　分析影像学（主要是 B 超、CT 和 MRI）资料，了解局部病灶是否适于行腹腔镜肝脏切除。重点了解病灶大小、部位、有无子病灶以及与周围重要管道结构的关系，出、入肝血管及胆管有无受累及其范围等。

（二）手术规划

根据病变性质、大小、部位，肝脏功能，合并肝硬化程度，肝脏体积计算结果及 ICG-R15 滞留率等，确定可耐受的肝切除量及相应的手术方式。肝脏良性肿瘤患者主要行腹腔镜下沿肿瘤包膜的瘤体剔除术，肝胆管结石病患者主要实施腹腔镜下富含结石、萎缩、纤维化肝叶（段）的解剖性切除，肝细胞癌患者实施腹腔镜下荷瘤肝叶（段）解剖性切除或肿瘤局部不规则切除，转移性肝癌行腹腔镜下肿瘤局部不规则性切除或解剖性肝切除术。

3D 评估及虚拟手术方案设计：建议有条件的单位应用计算机三维可视化重建技术对肝内病灶和重要管道系统进行三维重建，根据病变及重要管道结构分支走行的具体情况进行仿真模拟肝切除术，预演腹腔镜下肝切除实际手术过程中可能遇到的重要管道结构（门静脉、肝静脉、胆管等）和复杂险要情况，并结合术中超声、在体显色灌注及 ICG 分子融合荧光等辅助技术，对病变和目标肝（叶）段进行精准定位，确定肿瘤边界及切除肝（叶）段与预留肝（叶）段之间的解剖标识和界限，降低损伤肝内重要结构和术中大出血风险[17]。

五、手术方式与手术程序

（一）手术方式

全腹腔镜肝切除术涵盖了所有开腹肝切除的手术方式，包括各类解剖性肝切除术及不同部位的非解剖性肝切除术。

（二）手术程序

1. 麻醉方式　气管插管静吸复合麻醉。术中常规行心电及血氧饱和度监护，有创动脉血压、中心静脉压监测以及控制性降低中心静脉压等措施，以确保手术安全。

2. 体位及操作孔布局　仰卧分腿位，头高脚底15°，位于右肝后叶的肿瘤，常将右侧胸腹部稍垫高约30°，术中根据显露和操作需要可将手术床向左或向右倾斜10°～20°。操作孔的布局原则是围绕肝脏病灶呈扇形分布，腹腔镜镜孔位于脐旁、扇形边缘的中点，其余操作孔分布于镜孔的两侧，一般采用5孔法，一旦中转开腹，各操作孔的连线即为开腹切口。术者一般站位在患者右侧，助手站于患者左侧，持镜助手位于患者双下肢之间。根据助手的实际操作能力，亦可采用"法国体位"：术者站位于患者双下肢之间，两名助手分别位于两侧，持镜者位于左侧或右侧。常见腹腔镜肝切除手术方式的体位及Trocar布局见图68-5-1～图68-5-4。

3. 手术步骤[8-22]

（1）建立气腹：在脐上缘或者下缘偏左或者偏右的适当距离切开皮肤1cm左右，左手提起腹壁，右手持气腹针垂直进入腹壁，感觉到落空感后表示进入腹腔，打开气腹开关，气腹压力设定为12～14mmHg，流量设定为高流量。

（2）置镜探查决定术式：右手提起腹壁，左手持腹腔镜戳卡垂直旋转进入腹腔，气腹连接于腹腔镜戳卡上的入气孔后置镜探查，探查包括腹腔镜下大体探查和腹腔镜超声探查，腹腔镜超声在确定病变大小、范围，与重要管道结构的关系，引导正确的肝实质离断平面及穿刺染色等方面发挥重要作用。

（3）游离肝脏及显露病灶：根据病灶部位，离断相应的肝脏韧带，充分游离肝脏是腹腔镜手术成功的关键之一。如病灶位于左肝，通常需要游离肝圆韧带、镰状韧带、左冠状韧带、左三角韧带、肝胃韧带；如病灶位于右肝，需要游离肝圆韧带、镰状韧带、右冠状韧带、右三角韧带、肝肾韧带，同时术前将患者右侧垫高，头高脚低，手术床向左侧适当偏斜；根据手术方式还可能需离断右侧下腔静脉韧带；对于位于右肝右叶的肿瘤，通常需要在右肝后叶与右侧膈肌和后腹膜之间放置

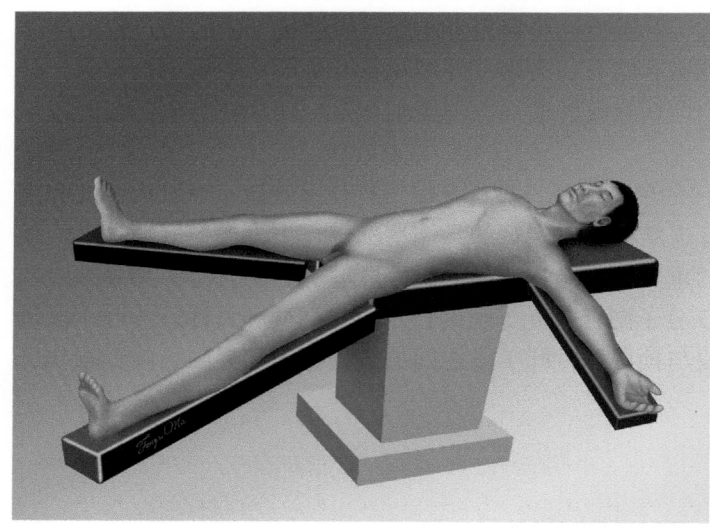

图 68-5-1　腹腔镜左肝手术体位
适合于左肝外叶、左肝内叶、左半肝手术。

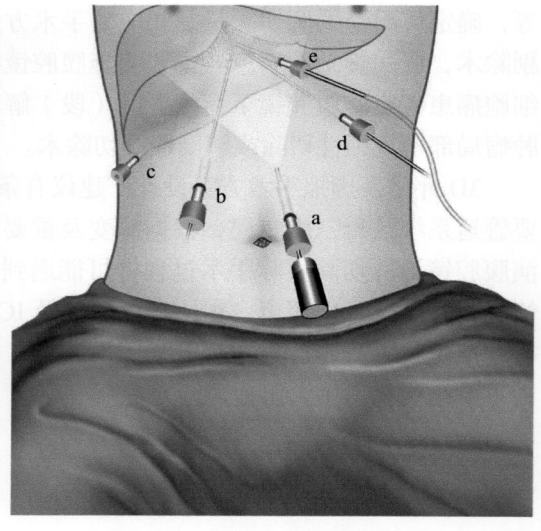

图 68-5-2　左肝手术操作孔布局
a：10mm 镜孔；b：12mm 主操作孔；c：5mm 辅操作孔；
d、e：5mm 助手孔。

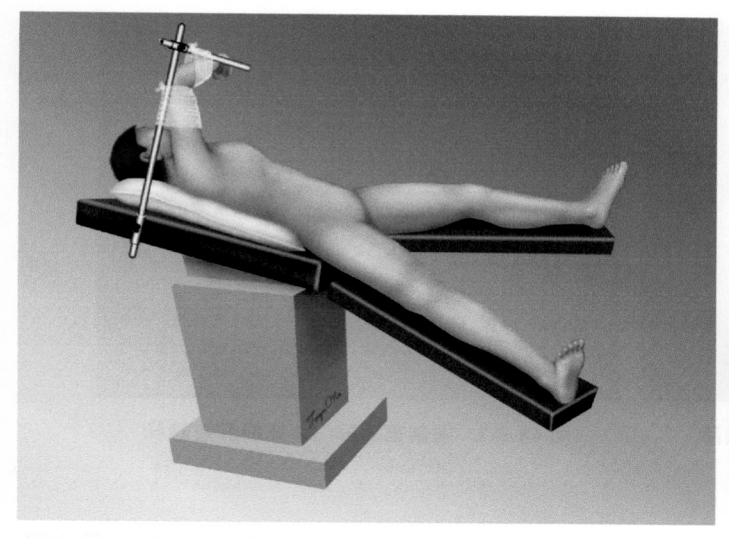

图 68-5-3　腹腔镜右肝手术体位

适合于右半肝、右前叶、右后叶手术。

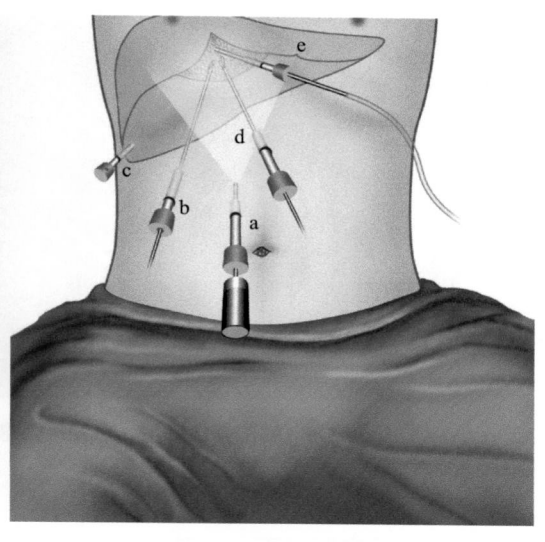

图 68-5-4　右肝手术操作孔布局

a：10mm 镜孔；b：12mm 主操作孔；c：10mm 辅操作孔；

d、e：5mm 助手孔。

水囊，利于显露及操作。如病灶较大，尤其是右肝肿瘤巨大或与膈肌粘连，为防止游离翻转过程中造成肿瘤转移，也可采用前入路优先进行肝实质离断，待断肝及主要血管处理完成后再游离移除病变肝脏。

（4）解剖第一肝门：半肝切除及右前叶切除术中常规切除胆囊，其他术式一般不需切除胆囊，如胆囊有并存病变或严重影响第一肝门解剖时，亦可同时切除胆囊。常规经文氏孔预置第一肝门入肝血流阻断装置（专利号：ZL 200920127107.7）。第一肝门解剖可采用两种方法：①鞘内解剖：在肝外切开 Glisson 鞘，解剖出预切除肝叶的肝动脉支、门静脉支及肝管分支，分别以血管夹夹闭后离断；②鞘外解剖：降低肝门板，沿鞘外间隙分离出预切除肝叶的 Glisson 蒂，以腔镜下直线切割闭合器离断，或先临时阻断，最后在肝实质内离断，注意勿伤及尾叶的 Glisson 蒂。左、右半肝切除术即可采用鞘内解剖法又可采用鞘外解剖法。因腔镜下鞘内解剖右前叶、后叶叶及左外叶的 Glisson 蒂在实际操作中较为困难，建议采用鞘外解剖法（图 68-5-5）。

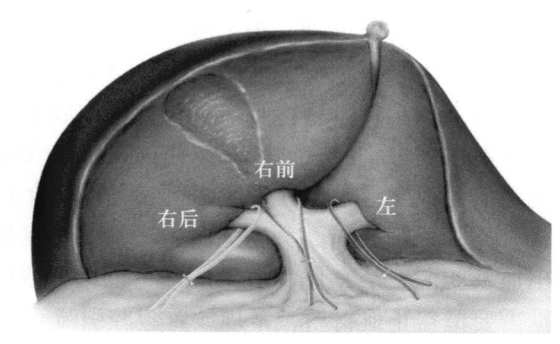

图 68-5-5　鞘外解剖左侧及右前、右后 Glisson 蒂

（5）解剖第二、三肝门：剪开肝圆韧带、镰状韧带及部分左、右冠状韧带，显露肝右静脉及肝左、肝中静脉共干根部，解剖肝上下腔静脉陷窝。右肝手术时尽量充分游离右半肝，剪开尾状突与肝下下腔静脉之间的腹膜，沿肝后下腔静脉与右尾叶及右肝后叶之间间隙由下往上逐支解剖出右侧肝短静脉，以血管夹夹闭后离断，显露肝后下腔静脉右侧壁和前壁。对较粗大的肝短静脉，如右后下静脉，亦可用切割闭合器离断。剪开下腔静脉韧带，显露肝右静脉根部与下腔静脉交界处，沿二者之间间隙，推荐使用"金手指"朝肝上下腔静脉陷窝方向分离出肝右静脉根部，以血管吊带悬吊。左肝手术时剪开左冠状韧带、左三角韧带及肝胃韧带，游离左肝，在肝左静脉根部解剖并离断脐静脉导管索，显露肝左静脉根部与下腔静脉之间间隙，沿此间隙分离出肝左静脉或肝左、肝中静脉共干，以血管吊带悬吊，肝实质离断过程中保持肝静脉回流通畅，一般不做临时阻断。见图 68-5-6、图 68-5-7。

（6）离断肝实质：解剖性切除术一般根据"三线一面"（即 Glisson 蒂阻断后肝脏表面的缺血分界线、肝实质内的肝静脉走行及肝后下腔静脉三线形成的平面），也可根据肝段染色及 ICG 分子融合荧

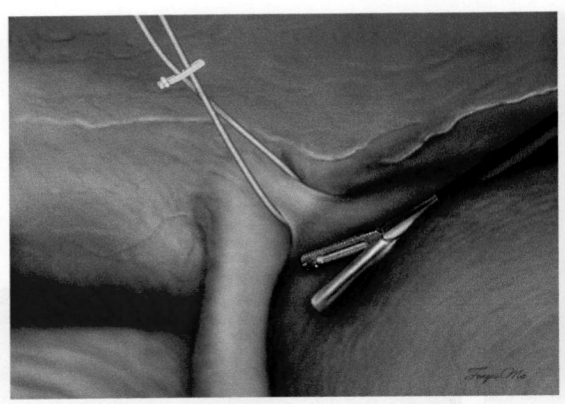

图 68-5-6　解剖第二肝门，血管吊带悬吊
肝右静脉根部

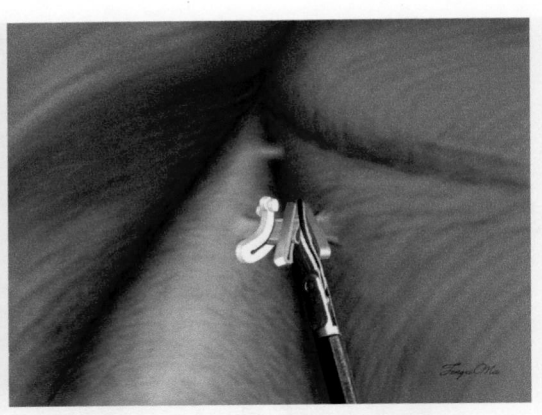

图 68-5-7　解剖第三肝门，离断肝短静脉

光确定肝实质离断平面。肝脏表面及周围脏器的解剖标志，如膈静脉、肝静脉根部、门静脉裂等亦可作为肝实质离断的引导和标识。非解剖性切除术沿肿瘤边缘进行肝实质离断，但在恶性肿瘤的非解剖切除术时应采用术中超声引导切除，确保切缘充分。可采用多种断肝器械进行肝实质离断，推荐使用超声刀或腔镜下 CUSA，由下往上、由浅入深逐层进行肝实质离断，保持适度断面张力和清晰视野，完整切除病灶及所在的肝叶（段）。肝实质离断过程中解剖分离出肝断面上的管道结构，重要管道结构要实现全维度裸化，在管周 360° 可视的情况下进行离断处理。直径＜3mm 的管道可用超声刀直接凝闭切断，3～7mm 的管道结构用血管夹夹闭后离断，直径＞7mm 的管道可用血管夹或切割闭合器离断。肝断面渗血采用双极电凝、单极电凝或百克钳止血；活动性出血用无损伤 prolene 线缝合止血。断面上的重要管道结构应仔细确认，解剖裸化清楚，妥善处理，预切除肝叶的 Glisson 蒂及肝静脉建议采用直线切割闭合器处理。为了减少肝脏断面的出血，可采用不同的肝血流阻断措施，并请麻醉配合采用控制性低中心静脉压技术。见图 68-5-8～图 68-5-10。

（7）取出标本：标本装入一次性取物袋中，良性肿瘤标本可破碎后经 12mm 穿刺孔取出；恶性肿瘤标本根据大小经腹上区操作孔扩大切口或耻骨联合上横切口完整取出；肝胆管结石病因有癌变可能，也建议经腹上区操作孔扩大切口或耻骨联合上横切口完整取出标本（图 68-5-11）。

（8）处理肝断面：用无菌生理盐水（良性疾病）或蒸馏水（恶性肿瘤）反复冲洗创面，检查有无出血及胆漏，活动性出血和胆漏可以钳夹或缝合处理，渗血用双极电凝或百克钳凝闭止血，肝断面根据需要覆盖止血材料，常规放置腹腔引流管后结束手术（图 68-5-12）。

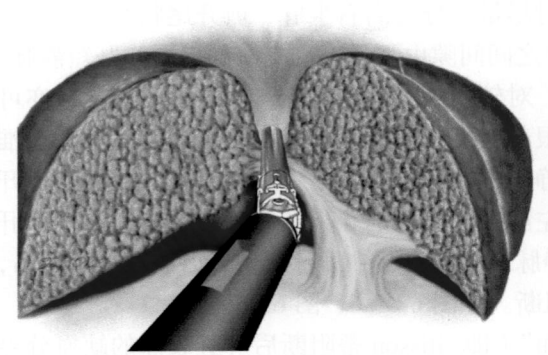

图 68-5-8　肝实质离断，切割闭合器离断右 Glisson 蒂

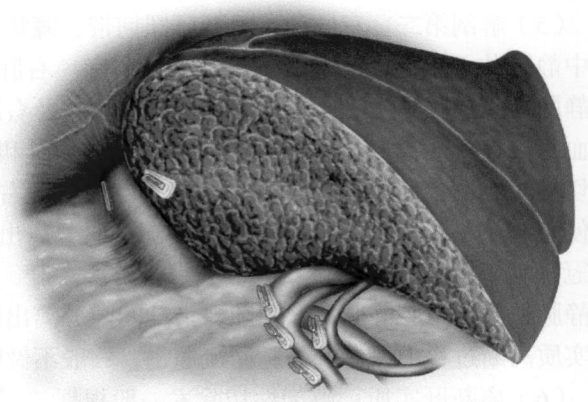

图 68-5-9　右半肝切除后肝断面

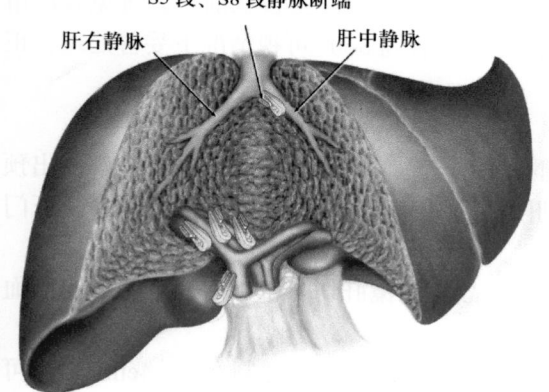

图 68-5-10　中肝切除肝实质离断，断面管道结构用血管夹夹闭后离断

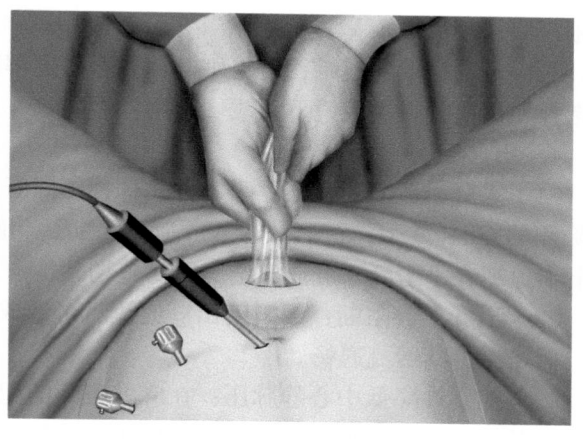

图 68-5-11　耻骨上横切口取出标本

- 手术要点与盲点

1. 肝门解剖

（1）第一肝门的解剖：鞘外解剖分离 Glisson 蒂的要点是找准鞘外间隙，用"金手指"或血管钳分离时掌握正确的方向和力度，防止进入肝实质及鞘内，也要防止损伤尾状叶门短血管及胆管分支，结合术前影像评估，注意解剖变异。肝外解剖分离 Glisson 蒂困难时不要强行操作，可先进行肝实质离断，待 Glisson 蒂周围肝组织离断后再解剖、确认、处理。行鞘内解剖 Glisson 蒂时的要点是掌握正确的解剖分离平面，沿门静脉-胆管间隙进行，防止副损伤。

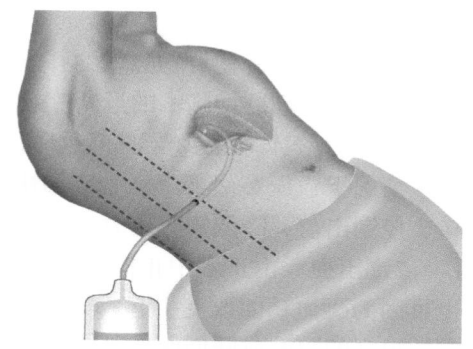

图 68-5-12　放置腹腔引流管

（2）第二肝门的解剖：第二肝门是三支主肝静脉汇入下腔静脉之处，解剖分离肝静脉的要点是找准肝静脉根部与下腔静脉之间的间隙，解剖肝右静脉时剪开右侧下腔静脉韧带，沿肝右静脉根部与下腔静脉前壁之间间隙进行分离；解剖肝左静脉或肝左、中静脉共干时应先离断脐静脉导管索，才能显露肝左静脉根部与下腔静脉之间的间隙。如操作不当、粗暴或未沿正确的解剖间隙强行分离，将导致静脉损伤撕裂以及致命大出血或气栓。

（3）第三肝门的解剖：腹腔镜右半肝、右肝后叶切除及尾状叶切除术时，需要解剖游离出肝短静脉，给予离断。由于腹腔镜具有放大作用及视角转换功能，能清晰显露肝短静脉，但肝短静脉壁较菲薄，局部操作空间小，操作应轻柔，妥善夹闭、离断，防止撕裂造成难以控制的出血。

2. 特殊部位肝段的显露　特殊部位肝段指肝脏的 S1 段、S7 段、S8 段以及 S6 段、S7 段交界处，位于肝脏的右、后、上部，显露困难，曾被认为是腹腔镜肝切除术的禁区。特殊部位肝段的显露方法：充分游离右肝，使肝脏向左、前翻转，推荐使用右肝后叶暴露装置（专利号：ZL 200920127106.2）将右肝后叶翻转、推移、固定至方便手术操作的部位。首先切断肝圆韧带、镰状韧带，显露肝右静脉及肝左、肝中静脉共干根部，解剖肝上、下腔静脉陷窝，离断右三角韧带、右冠状韧带、右肝肾韧带，游离肝脏裸区，离断肝肾韧带时注意勿损伤粘连的结肠和十二指肠，右肾上腺与右肝后叶常致密粘连，分离时找准间隙，分离困难时可剪开右肾上腺包膜，肾上腺创面缝合止血。此外，手术体位也很重要，病灶位于特殊部位者，术前垫高右侧身体，头高脚低位，手术床适当向左侧偏斜，操作孔适当上移。

3. 肝实质离断技巧及器械选择　可采用多种断肝器械进行肝实质离断，推荐使用超声刀或腔镜下 CUSA，沿正确离断平面由上往下、由浅入深逐层进行肝实质离断，重点是始终保持适度断面张力和清晰视野，使肝断面呈"翻书状"张开。应用超声刀离断肝实质时应小口、蚕食状前行，避免大口钳夹。断面上的重要管道结构应仔细确认，全维度解剖裸化清楚，在管周360°可视情况下妥善处理，正确选择使用血管夹及腔镜下直线切割闭合器。

4. 出血控制

（1）入肝血流阻断：根据手术方式选择不同肝血流阻断方式[23]，解剖性肝肝切除时首先解剖出预切除侧的 Glisson 蒂，行区域性入肝血流阻断，非解剖性肝切除采用间歇性 Pringle 手法阻断第一肝门入肝血流或在不阻断入肝血流情况下实施切除。

（2）出肝血流阻断：因阻断出肝血流后可造成断面淤血，故腹腔镜肝切除术中一般不阻断出肝血流，而是保持其回流通畅。

（3）控制性降低中心静脉压：在麻醉医师的配合下降低中心静脉压，一般控制在 $3\sim4cmH_2O$，可以减少肝静脉系统出血。必要时可阻断肝下下腔静脉以降低肝静脉压力，减少出血。

六、围手术期处理

文献报道腹腔镜肝切除术的并发症发生率为 10%，手术死亡率 0.3%，显著低于传统开腹手术，这正是腹腔镜微创肝切除术的近期疗效优势所在。

1. CO_2 气体栓塞　罕见但致命，主要因肝静脉根部或主要分支损伤、破口较大所致，表现为失血不多情况下血压突然下降，心率加快，血氧饱和度降低，血 CO_2 分压明显增高。应紧急填塞或夹闭破口、控制出血，降低气腹压力，调整体位，降低头部。重在预防，术中应尽量避免损伤肝静脉。

2. 出血　由于术中止血不彻底或术后缝线、血管夹、肝组织坏死等脱落导致继发性出血。此外，也可因为凝血功能改变引起，如凝血酶系统及纤维蛋白原的缺乏、纤维蛋白溶酶活性增高等所致。对术后出现的腹腔或肝创面外科性出血应尽早行腹腔镜下或开腹探查、止血。

3. 胆漏　漏胆汁量少且局限，则保持引流管通畅；如漏胆汁量大，或者弥漫到全腹腔，需行腹腔镜或开腹探查处理。术中应反复、仔细检查肝创面，准确处理，消除胆漏。

4. 肝功能衰竭　主要因肝脏储备功能较差、预留肝脏体积功能不足所致，亦可由术后感染及预留肝脏缺血、淤血、瘀胆等继发炎症反应所致。应做好术前肝功能评估，建议常规进行吲哚菁绿排泄试验及肝脏体积测算，术中精准操作，防止损伤预留肝脏的重要管道结构。

5. 肿瘤腹腔及腹壁种植　注意无瘤操作技术，降低气腹压力，妥善使用标本袋等可有效降低肿瘤种植和转移的发生率。

6. 肠管损伤、肠瘘　多由术中操作不当引起，发现后应立即行手术修补。

7. 腹腔积液、感染或积脓　充分引流，抗感染治疗。

8. 其他并发症　如胸腔积液、肺不张、肺炎、肾功能不全、心功能不全及静脉血栓形成等。

（郑树国）

参 考 文 献

[1] REICH H, MCGLYNN F, DECAPRIO J, et al. Laparoscopic excision of benign liver lesions [J]. Obstet Gynecol, 1991, 78: 956-958.

[2] BUELL J F, CHERQUI D, GELLER D A, et al. The international position on laparoscopic liver surgery—the Louisville statement, 2008 [J]. Ann Surg, 2009, 250 (5): 825-830.

[3] ABU HILAL M, MCPHAIL M J, ZEIDAN B, et al. Laparoscopic versus open left lateral hepatic sectionectomy: a comparative study [J]. Eur J Surg Oncol, 2008, 34 (12): 1285-1288.

［4］ DAGHER I, GIURO G D, DUBREZ J, et al. Laparoscopic versus open right hepatectomy: a comparative study [J]. Am J Surg, 2009, 198, 173-177.

［5］ KOFFRON A J, AUFFENBERG G, KUNG R, et al. Evaluation of 300 minimally invasive liver resections at a single institution: less is more [J]. Ann Surg, 2007, 246 (3): 385-394.

［6］ 董家鸿, 郑树国, 陈平, 等. 肝胆管结石病诊断治疗指南 [J]. 中华消化外科杂志, 2007, 6 (2): 156-160.

［7］ TU J F, JIANG F Z, ZHU H L, et al. Laparoscopic vs open left hepatectomy for hepatolithiasis [J]. World J Gastroenterol, 2010, 16 (22): 2818-2823.

［8］ MACHADO M A, MAKDISSI F F, SUAN R C, et al. Laparoscopic right hemihepatectomy for hepatolithiasis [J]. Surg Endose, 2008, 22 (1): 245.

［9］ 张志波, 郑树国, 李建伟, 等. 腹腔镜肝切除术治疗肝血管瘤 22 例临床分析 [J]. 中华肝胆外科杂志, 2009, 15 (9): 686-688.

［10］ HASHIZUME M, TAKENAKA K, YANAGA K, et al. Laparoscopic hepatic resection for hepatocellular carcinoma [J]. Surg Endosc, 1995, 9 (12): 1289-1291.

［11］ LAI E C, TANG C N, HA J P, et al. Laparoscopic liver resection for hepatocellular carcinoma: ten-year experience in a single center [J]. Arch Surg, 2009, 144: 143-147.

［12］ 郑树国, 李建伟, 陈健, 等. 腹腔镜手术治疗肝癌 128 例疗效评析 [J]. 中华消化外科杂志, 2010, 9 (1): 35-37.

［13］ NGUYEN K T, GAMBLIN T C, GELLER D A. World review of laparoscopic liver resection-2,804 patients [J]. Ann Surg, 2009, 250 (5): 831-841.

［14］ CHERQUI D, SOUBRANE O, HUSSON E, et al. Laparoscopic living donor hepatectomy for liver transplantation in children [J]. Lance, 2002, 359 (9304):392-396.

［15］ KOFFRON A J, KUNG R, BAKER T, et al. Laparoscopic-assisted right lobe donor hepatectomy [J]. Am J Transplant, 2006, 6 (10): 2522-2525.

［16］ 董家鸿, 郑树森, 陈孝平, 等. 肝切除术前肝脏储备功能评估的专家共识 (2011 版) [J]. 中华消化外科杂志, 2011, 10 (1): 20-25.

［17］ 范应方, 方驰华. 三维可视化技术在肝胆外科临床应用的争议与共识 [J]. 中国实用外科杂志, 2018, 38 (2): 137-141.

［18］ 蔡秀军, 刘荣. 腹腔镜肝脏切除手术操作指南 [J]. 中国实用外科杂志, 2010, 30 (8): 669-671.

［19］ MACHADO M A, MAKDISSI F F, GALVAO F H, et al. Intrahepatic Glissonian approach for laparoscopic right segmental liver resections [J]. Am J Surg, 2008, 196 (4): 38-42.

［20］ CHENG K C, YEUNG Y P, HUI J, et al. Laparoscopic resection of hepatocellular carcinoma at segment 7: the posterior approach to anatomic resection [J]. Surg Endosc, 2011, 25 (10): 3437.

［21］ MACHADO M A, SURJAN R C, MAKDISSI F F. Video: intrahepatic Glissonian approach for pure laparoscopic right hemihepatectomy [J]. Surg Endosc 2011, 25 (12): 3930-3933.

［22］ MURAKAMI M, AOKI T, KATO T. Video-assisted laparoscopic surgery: hepatectomy for liver neoplasm [J]. World J Surg, 2011, 35: 1050-1054.

［23］ 晏益核, 卢榜裕, 蔡小勇, 等. 选择性出、入肝血流阻断技术在腹腔镜肝切除术中的应用 [J]. 中华外科杂志, 2010, 48 (15): 1190-1191.

第 6 节　腹腔镜解剖性肝段切除术

解剖性肝段切除因其可将主癌灶及其肝段内微转移灶完全切除，同时最大限度地保留残肝结构和功能的完整、减少出血并获得安全切缘而成为治疗肝细胞癌的标准方法[1]。大量研究表明[2-4]，肝癌的解剖性肝段切除较非解剖性切除能获得更好的无瘤生存率和长期存活率。目前国内反对解剖性肝切除治疗肝癌的主要理由是我国患者多伴有肝硬化，需要通过施行非解剖性切除而保留更多的肝体积，实际上这是把解剖性肝切除和大范围的规则性肝切除混淆。刘允怡[5]提出"以肝段为本的肝切除"，并指出随着对肝内解剖的进一步认识，当前的解剖性肝切除可单独切除肝脏 8 个肝段中的任何一个，甚至可进行中央肝段（S1 段、S4 段、S6 段、S8 段）和带有亚肝段的切除。解剖性肝切除并不等于大范围肝切除，通过肝段或亚肝段的切除完全可以达到对于合并肝硬化的肝癌切除并保留更多肝实质的目的。幕内（Makuuchi）[6]创立的解剖性肝段切除方法，以术中超声引导下目标肝蒂门静脉穿刺亚甲蓝染色标记肝段，以及肝脏断面要求目标肝蒂的离断和主肝静脉的显露为其技术特色，也是肝脏外科医生进行解剖性肝段切除所追求的理想目标。然而，由于国内外科医生的术中超声技术落后，难以完成肝段的穿刺染色，肝实质离断过程中的求快心理以及没有很好的指引使得主肝静脉的显露困难，很少中心常规开展这一经典的解剖性肝段切除。

随着腹腔镜技术的进步，已有报道能以 Makuuchi 的标准完成从 S1 段到 S8 段的腹腔镜解剖性肝段切除[7]。腹腔镜解剖性肝段切除的难点在于荷瘤肝段的标记以及断肝平面的选择和主肝静脉的显露。由于腹腔镜超声引导的目标肝蒂门静脉穿刺技术较开腹更加困难，术者多选择经肝门板途径鞘外解剖目标肝蒂，阻断后根据缺血线标记目标肝段范围，而在肝实质内部则以主肝静脉的走行为指引断肝。对于腹腔镜解剖性肝段切除的难点，笔者的解决方案如下：①通过术前 3D 手术规划明确目标肝段门静脉分支及与主肝静脉关系；②腹腔镜超声是必备工具，手术全程以其作为引导；③缺血线＋循肝静脉是解剖性肝段切除的基本功，双主刀＋CUSA 离断肝实质结合头侧入路有助于主肝静脉的显露；④吲哚菁绿 ICG 荧光染色可实现真正意义的腹腔镜解剖性肝段切除。下面结合典型手术病例介绍笔者团队腹腔镜解剖性肝段切除的思路。

一、术前 3D 手术规划和肝脏解剖的再认识

自门静脉流域染色和三维重建流域分析等技术出现以后，学者们发现肝叶段之间的分界并非以 Couinaud 标准按照肝静脉主干划分为绝对边界，同时也不是一个规整平面，此表现在右肝尤为明显[8]，经常可见数支肝蒂供应某一肝段，或某支肝蒂越过静脉主干供应邻近肝段的情况[9]。比如经常出现来自右前肝蒂的粗大分支供应 S7 段头侧段，或 S6 段肝蒂反折越过肝右静脉（RHV）主干供应 S5 外侧段。况且 S5 段和 S8 段、S6 段和 S7 段纵向肝段间的肝蒂分支归属及其随后决定的分界标准仍然存在争议（图 68-6-1）[10]。笔者在术前常规采用 IQQA Liver 进行三维重建，重点了解肿瘤所在目标肝段的门静脉分支情况，通过门静脉流域分析得到目标肝段的形态、范围、门静脉分支个数及来源，通过虚拟切割分析肿瘤切缘以及断面与肝静脉的关系，从而更好地设计腹腔镜解剖性肝段切除的入路。不同患者行同一肝段切除，由于解剖变异的不同，手术方案也不同。（图 68-6-2、图 68-6-3）

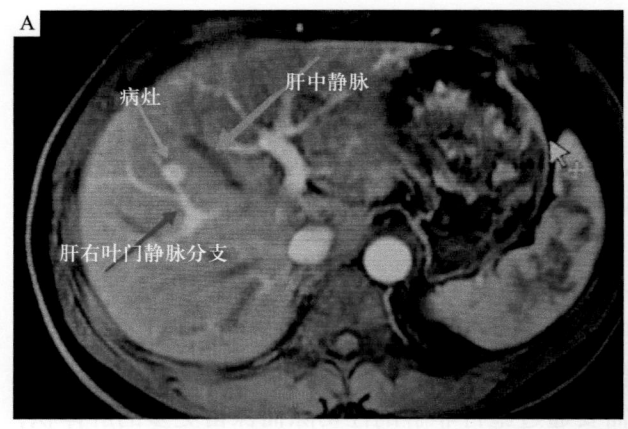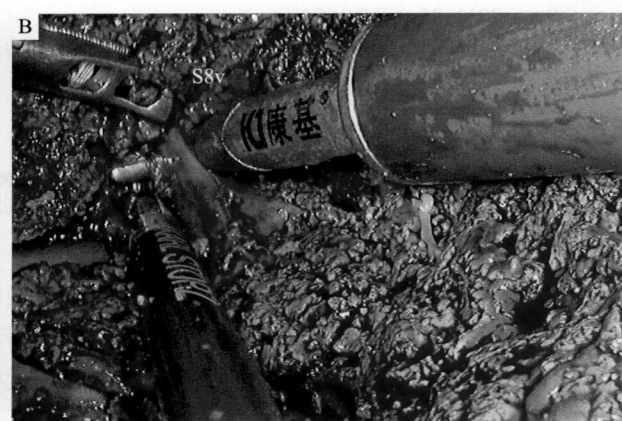

图 68-6-1　S5 段和 S8 段间并无明确界限

A. MRI 示肝脏 S8v 段肿瘤及其目标肝蒂；B. 术中显露 S8v 段肝蒂；C. 腹腔镜超声确认目标肝蒂后结扎切断；

D. ICG 荧光反染 S8v 段后见目标肝段包含部分 S5 段，实为前腹段亚段。

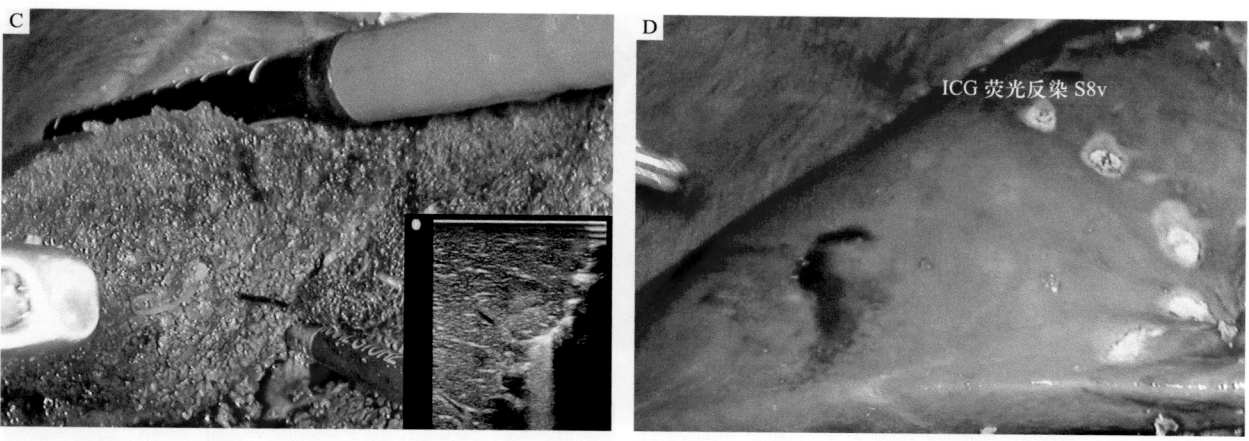

图 68-6-1（续）

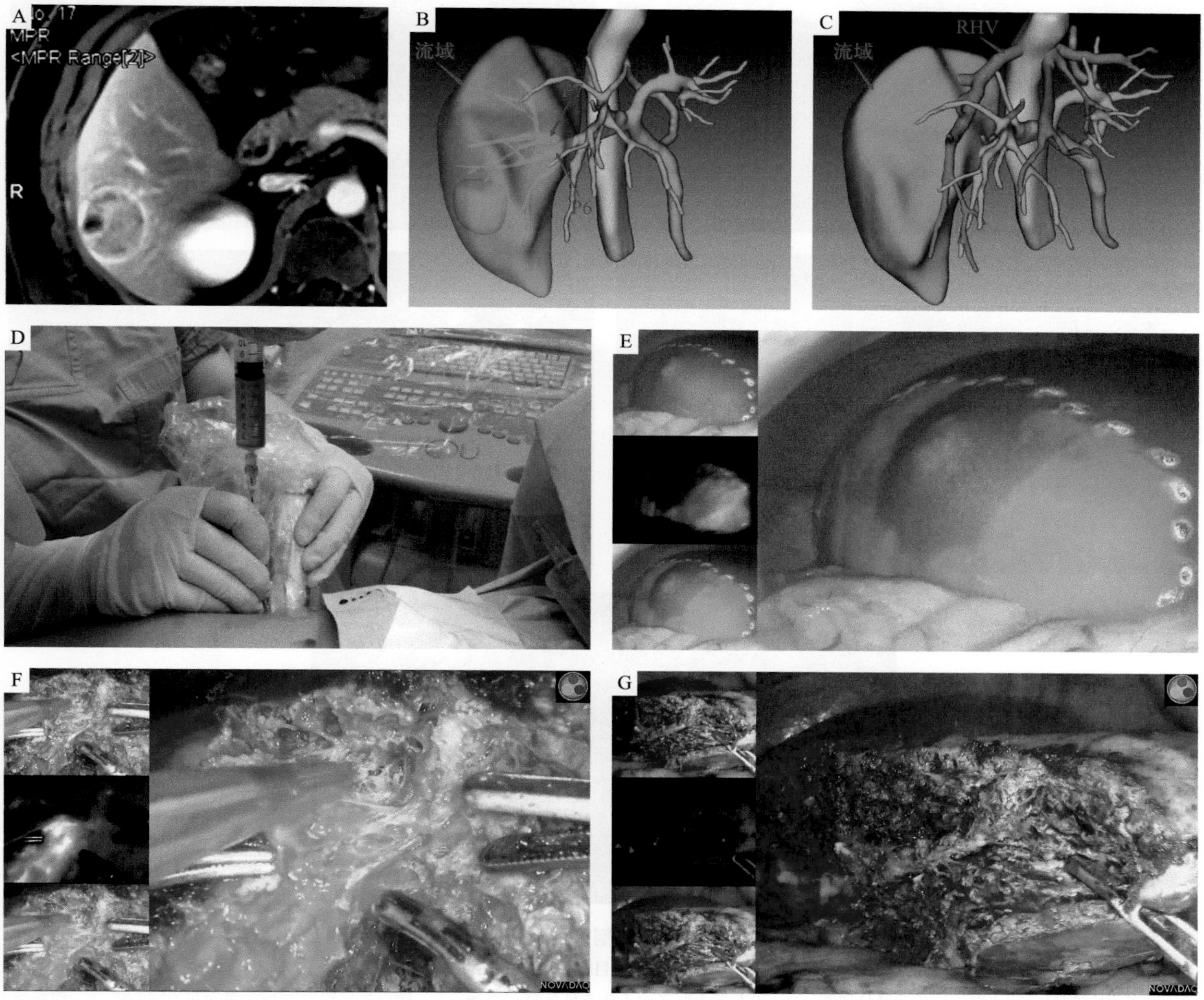

图 68-6-2　ICG 荧光引导腹腔镜解剖性肝脏 S6 段切除（正染）

A. MRI 显示肝细胞癌位于 S6 段；B. 三维重建门静脉流域分析显示肿瘤位于 S6 段，部分 P7 参与目标肝段供血，且 P6 与部分 P7 共干；
C. 虚拟切割显示拟切除肝段与肝右静脉的关系；D. 经皮超声引导肝脏 P6 与部分 P7 共干门静脉穿刺注入 ICG 和超声对比剂（Sono Vue）；
E. 目标肝段荧光染色完全包含肿瘤；F. ICG 荧光引导肝实质离断；G. 残肝断面凹凸不平并可见肝右静脉主要分支显露。

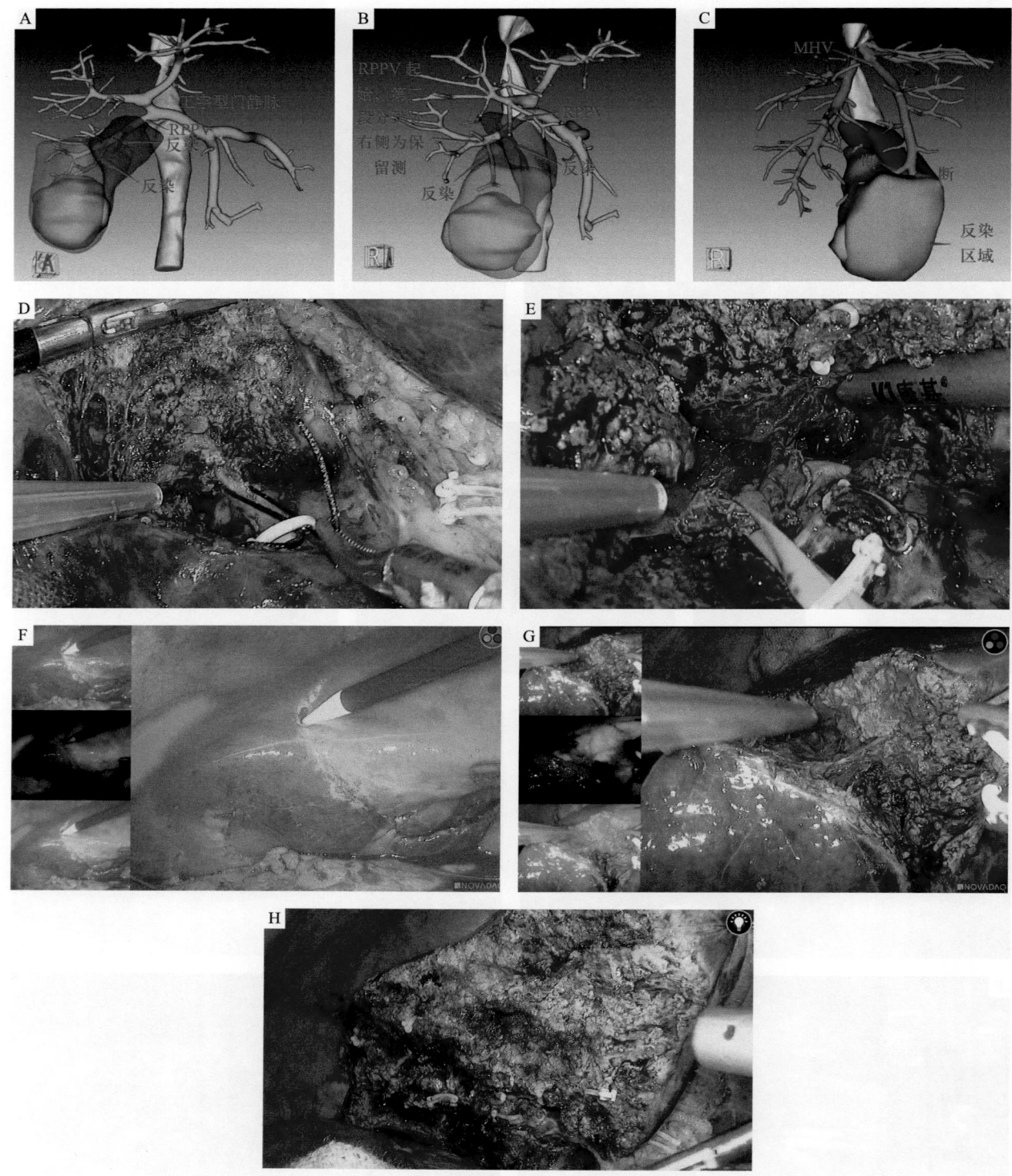

图 68-6-3 ICG 荧光引导腹腔镜解剖性肝脏 S6 段切除（反染两支方案）

A. 三维重建门静脉流域分析显示肿瘤位于 S6 段（黄色），两支 P6 供应目标肝段；B. 肿瘤头侧区域有部分 P7 供应；C. S6 段回流静脉汇入肝中静脉，虚拟切割显示回流静脉拟于分叉处切断；D. 沿右后支肝蒂主干游离悬吊第一支 P6；E. 游离悬吊第二支 P6，并可见 P7 根部；F. 切断两支 P6 后反染 S6 段，可见之前的肿瘤荧光染色；G. S6 段回流静脉分叉处；H. 肝脏断面可见切断的目标肝蒂及回流静脉，并无主肝静脉显露。
RPPV：门静脉右后支；RHV：肝静脉右支；P7：S7 段门静脉。

二、腹腔镜超声引导腹腔镜解剖性肝段切除

腹腔镜下解剖性肝段切除术由于视角及操作方向与开腹手术不同，多采用阻断目标肝段 Glisson 蒂的方法[11-13]，根据肝脏表面缺血线划定肝段的范围，肝实质离断过程中借助肝静脉、Glisson 蒂等解剖标志进行。对于一些特殊部位的腹腔镜解剖性肝段切除[14]，如 S7 段、S8 段，术者往往需要通过半肝或肝区的肝蒂鞘外解剖获得缺血线，并沿缺血线扩大断肝平面才能显露目标肝蒂。也有学者报道[15]可以劈开部分肝实质进入肝内寻找 S8 或 S7 段分支，但 S8 段、S7 段等后上段 Glisson 肝蒂距离肝门较远，难以解剖游离，而且劈开部分与实际肝段的界限不一定一致，并非真正意义的解剖性肝段切除。对于常常只有 1～2 支肝蒂供应的 S7 段切除，笔者采用腹腔镜超声引导下直接穿刺 S7 段门静脉 ICG 荧光染色标记肝段范围，沿荧光界限离断肝实质，切断目标肝蒂后循荧光寻找显露 RHV，精准切除 S7 段[16]（图 68-6-4，视频 68-6-1）。S8 段肝蒂供应常有 2～3 支以上，逐一穿刺染色难度大，也可全程在腹腔镜超声引导下标记 MHV 及 S8 段肝蒂在肝表面的投影，并在肝实质离断过程中显露相应结构，离断 S8 段多支肝蒂后根据与 S7 段间的缺血线解剖性切除 S8 段[17]（图 68-6-5，视频 68-6-2）。

视频 68-6-1　腹腔镜超声引导 ICG 荧光染色解剖性肝脏 S7 段切除

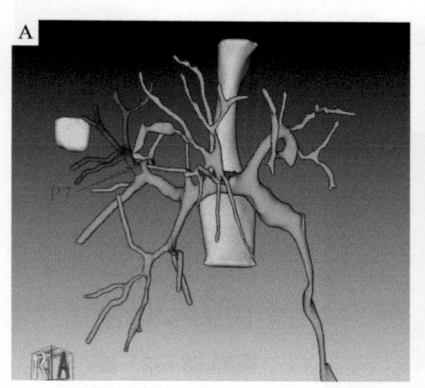
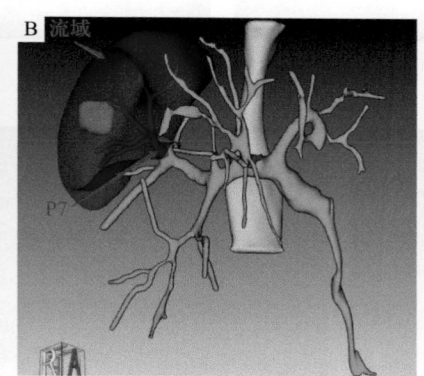
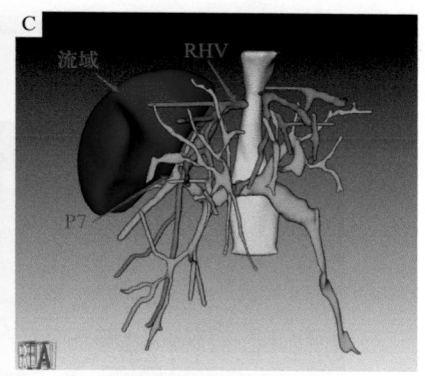
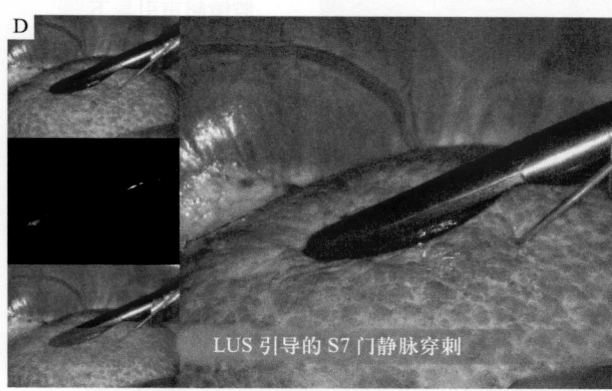
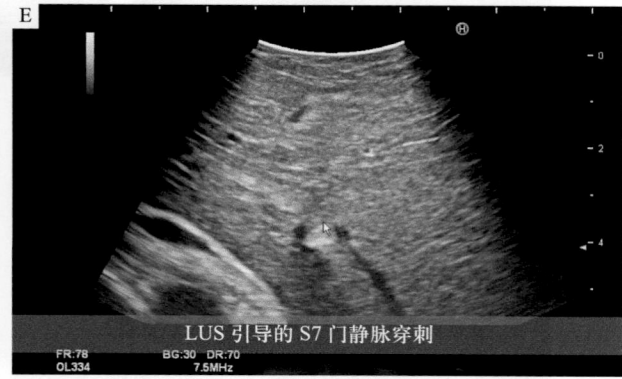

图 68-6-4　腹腔镜超声引导 ICG 荧光染色解剖性肝脏 S7 段切除

A. 三维重建 P7 分支与肿瘤关系；B. 三维重建门静脉流域分析显示肿瘤位于 S7 段，P7 分支有共干；C. 虚拟切割显示拟切除 S7 段与肝右静脉的关系；D. 腹腔镜超声引导 P7 门静脉穿刺，肝脏表面可见荧光染色的肿瘤；E. 腹腔镜超声下见针尖穿入 P7 主干并注入 ICG；F. 肝脏表面可见 S7 段荧光染色范围并标记；G. S7 段肝蒂游离并离断；H. 沿荧光显露肝右静脉并切断 V7；I. 肝断面可见 S7 段肝蒂断端及肝右静脉主干显露。

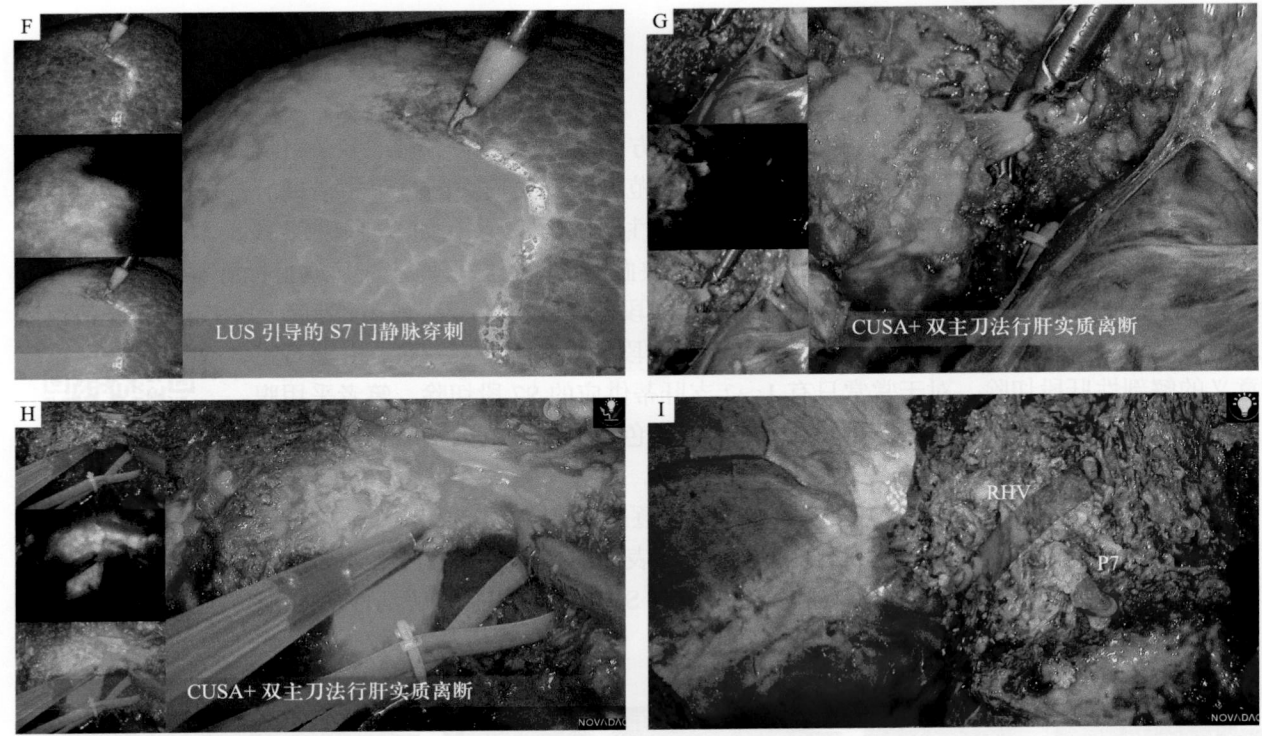

图 68-6-4（续）

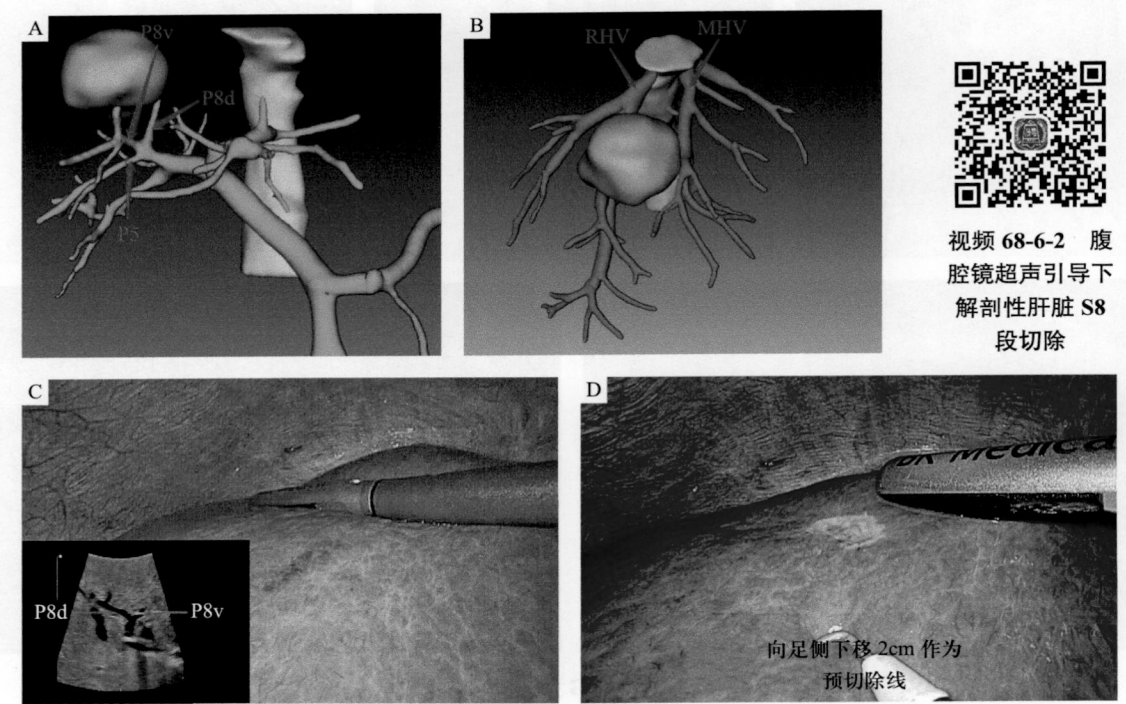

图 68-6-5　腹腔镜超声引导解剖性肝脏 S8 段切除

A. 三维重建 P8 分支与肿瘤关系；B. 三维重建肝中静脉和肝右静脉与肿瘤关系；C. 腹腔镜超声标记 S8 段肝蒂在肝表面的投影；D. S8 段肝蒂投影向足侧下移 2cm 作为预切线；E. 肝中静脉在肝表面的投影左移 0.5cm 作为预切线；F. 腹腔镜超声全程引导断肝平面朝向目标肝蒂；G. S8 段肝蒂游离并离断；H. 沿 S8 段与 S7 段间缺血线断肝；I. 肝断面可见 S8 段肝蒂断端及肝中静脉、肝右静脉主干显露。

视频 68-6-2　腹腔镜超声引导下解剖性肝脏 S8 段切除

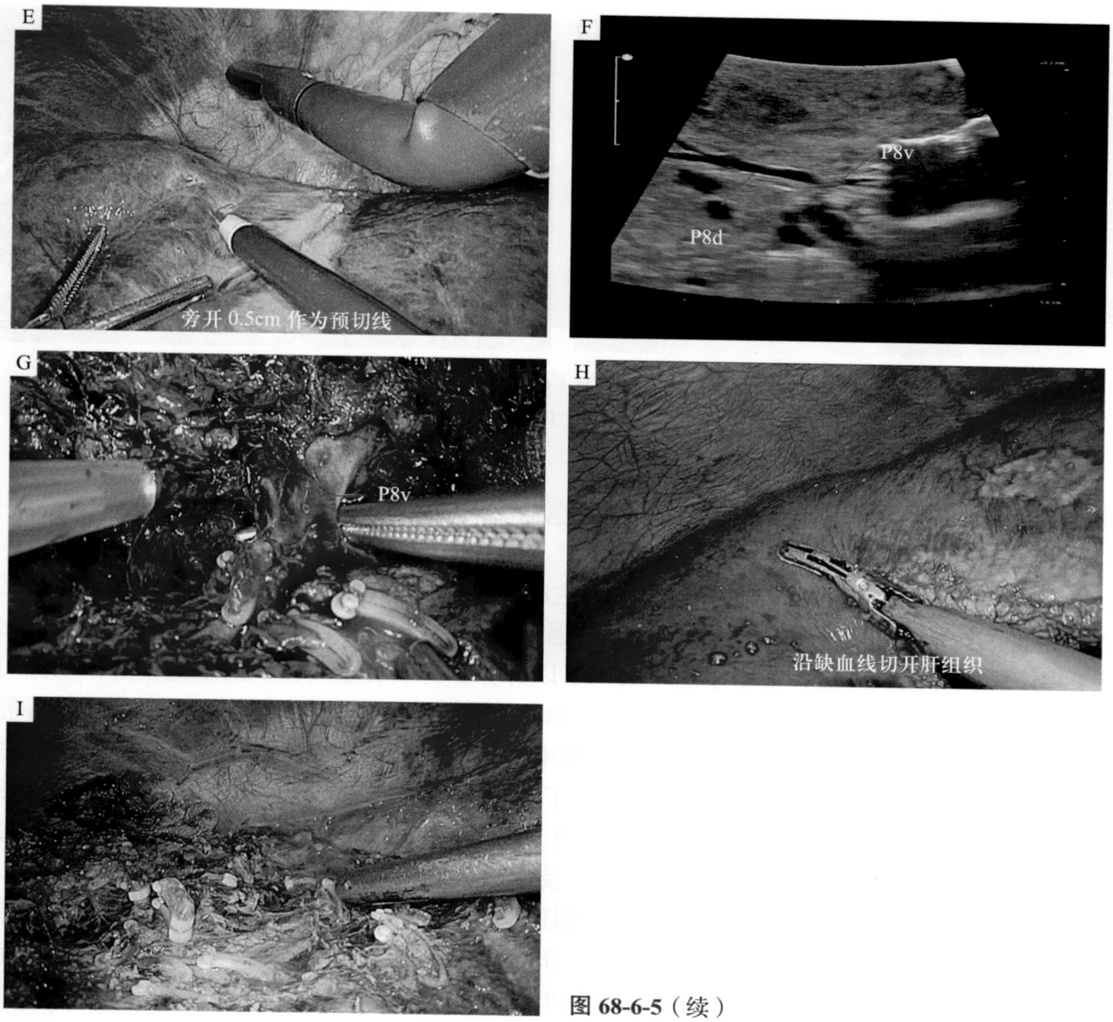

E

旁开 0.5cm 作为预切线

F

P8v

P8d

G

P8v

H

沿缺血线切开肝组织

I

图 68-6-5（续）

三、双主刀＋CUSA 优化肝实质离断

　　笔者团队采用双主刀＋CUSA 的方法优化了腹腔镜解剖性肝段切除的肝实质离断，具体操作：右侧的术者右手使用 CUSA，左手以分离钳夹持牵拉肝脏，左侧的术者通过两个 12mm 戳卡一手使用超声刀，另一手使用百克钳（双极电凝）或者 AQM（低温射频双极止血系统），逐步由浅及深离断肝脏实质。CUSA 不仅可以震碎肝细胞留下管道结构，还发挥了吸引器的功能，遇到较细的管道结构，左侧的术者可用超声刀直接切断，较粗管道则以 Hemlock 夹闭后切断，断面的出血也由左侧术者使用双极止血设备止血。这样的双主刀交互式操作，保证了 CUSA 的分离和管道的切断操作同时进行，避免了单主刀操作过程中 CUSA 和不同手术器械反复进出腹腔造成的时间浪费，综合了各种能量器械的优势，提高了断肝效率，缩短了手术时间。而且，这种优化方法通过 CUSA 的合理使用，能够做到肝内管道的雕刻式游离，有效避免了断肝过程中难以控制的出血发生[18]（图 68-6-6，视频 68-6-3）。

视频 68-6-3　腹腔镜右半肝切除术（双主刀＋CUSA）

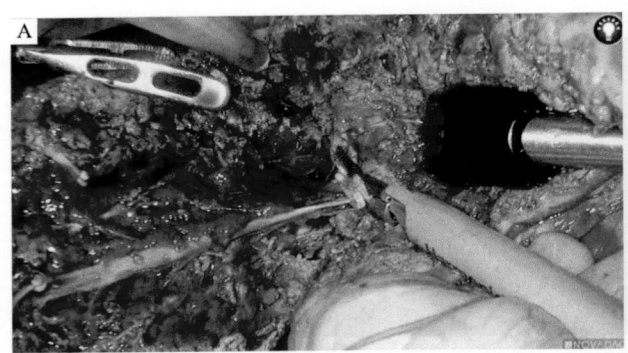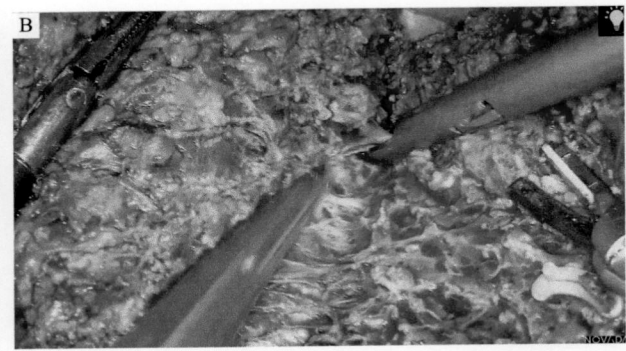

图 68-6-6　双主刀＋CUSA 肝实质离断
A. 左半肝切除；B. 右半肝切除。

四、头侧结合背侧入路有助于主肝静脉的显露

　　头侧肝段间的界面常有主肝静脉走行，显露主肝静脉不仅遵循了 Makuuchi 关于解剖性肝切除的定义法则，而且通常来说沿肝静脉主干走行，遭遇其分支较少，主动显露可避免损伤，降低出血风险。对于头侧肝段的较大肿瘤，在术中超声辅助下以肝静脉为断肝重要标识的解剖性肝段切除可以最大化保证切缘，避免直接切入瘤体的情况发生。头侧结合背侧入路先显露肝静脉主干，再往足侧进一步显露肝静脉末梢支有助于肝静脉的全程显露。值得一提的是，前裂静脉和脐裂静脉也开始得到了越来越多的关注。前者通常作为 S8 段腹背侧亚段（S8v 段和 S8d 段）间分割标志物，而后者是 S3 段和 S4a 段之间的分界。通过保留和显露前裂静脉和脐裂静脉，可使中央区肝段的联合切除成为可能，并进一步扩大了肿瘤的切缘（图 68-6-7）。笔者团队常规采用 Pringle 入肝血流阻断同时配合控制性低中心静脉压技术，使离断肝实质过程中出血明显减少，术野保持清晰，从而保证了剩余肝脏功能，缩短了手术时间，提高了手术安全性。（视频 68-6-4）

视频 68-6-4　腹腔镜解剖性肝脏 S4 段＋S8v 段切除

五、ICG 荧光融合影像引导腹腔镜解剖性肝段切除

　　近几年来，ICG 荧光引导的解剖性肝段切除越来越受到外科医生的重视。通过 ICG 注入，术中可获得肝表面及实质内确切持久的荧光染色，既解决了传统亚甲蓝染色时间短、易洗脱的问题，也解决了由于肝

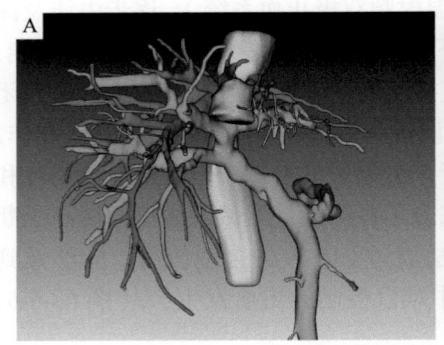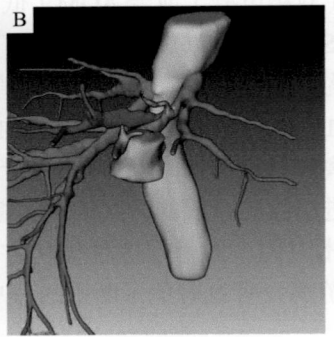

图 68-6-7　腹腔镜解剖性肝脏 S4 段＋S8v 段切除
A. 三维重建 S4 段肿瘤与门静脉、肝静脉系统关系；B. 三维重建显示肿瘤与肝中静脉主干关系密切，粗大的前裂静脉（紫色）汇入肝中静脉根部；C. 头侧入路显露主肝静脉；D. S4 段＋S8v 段切除后肝脏断面主要管道结构的显露与虚拟切割一致。

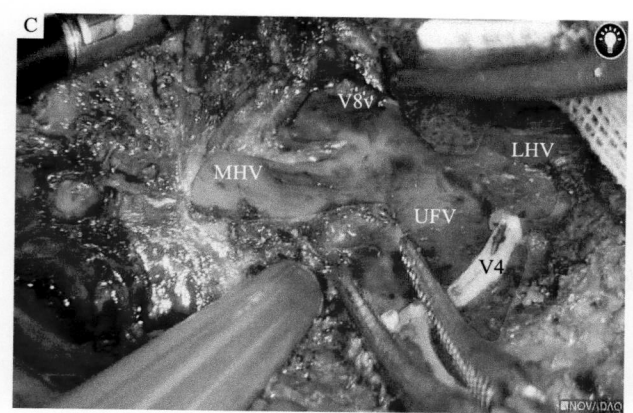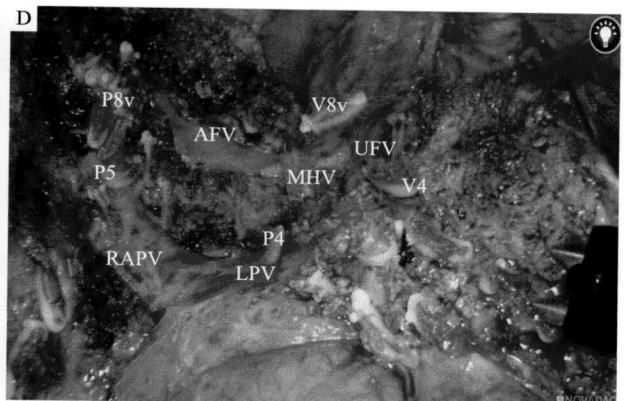

图 68-6-7（续）

表面粘连或肝硬化造成的缺血线或亚甲蓝染色范围不能清晰辨识的问题，且无须阻断肝动脉[8, 19-20]。肝实质内部的荧光标记可实时引导断肝操作中肝断面的选择，持续时间可达数小时以上。有了 ICG 肝段染色的引导，外科医生可完成真正意义上的腹腔镜解剖性肝段切除，使得肝段间凹凸不平的界面自然显露的同时，主肝静脉或其分支也获得被动显露，而非主动沿肝静脉进行剥离操作。此时肝静脉表面会有少量的肝实质附着，一旦有小的筛孔出血可双极电凝止血，减少缝合的操作。通过 ICG 荧光融合影像引导的腹腔镜解剖性肝切除，使外科医生能够对肝实质内部立体染色区域有更加快速直接的理解，而无须在头脑中整合两个分离的影像来进一步理解肝内的解剖[21]。

ICG 荧光肝段染色方法分为正染法和反染法[7, 22]。①正染法：经皮超声或腹腔镜超声引导目标肝蒂门静脉穿刺，或者经解剖第一肝门（鞘内或鞘外）或劈肝后找到目标肝蒂门静脉，穿刺后注入 ICG 0.125～0.25mg（具体配制方法：将 1 支 25mg ICG 溶解于 10ml 自带注射用水中，取 1ml 注入手术台上 100ml 注射用水，然后根据目标肝段体积大小注入 5～10ml）。穿刺可选用最小号的头皮针并连接延长管，将头皮针的塑料侧翼减掉一边经 12mm 戳卡植入腹腔，穿刺前注意排空延长管内的气体并充满 ICG，回抽有血后注入。②反染法：Glisson 蒂鞘外解剖的方法找到目标肝蒂，较高分叉的肝蒂寻找通常需要根据肝表面解剖标志切开肝实质，沿低位肝蒂"爬树"样寻找高位相应肝蒂分支，阻断后经外周静脉注入 ICG 1.25～2.5mg（具体配制方法：将 1 支 25mg ICG 溶解于 10ml 自带注射用水中，取 0.5～1ml）。对于不同肝段的染色方法及注入 ICG 的浓度和剂量，目前无统一标准，各项技术指标仍在不断优化中，总体看来应进一步减少 ICG 的用量（尤其在反染时），避免过强的荧光染色使肝段间的界面对比度过高而难于辨认。

笔者初步经验显示，ICG 荧光肝段染色方法的选择应遵循以下原则：①单一肝段或亚肝段染色尽量选用正染法，只要穿刺成功后注入合适浓度和剂量的 ICG，经肝细胞摄取后目标肝段染色会非常持久，且不会出现随着时间的推移而染色范围变化的情况；②联合肝段、肝区或半肝切除时，由于目标肝蒂的数量增加会进一步增加穿刺困难，而当目标肝段体积较大时正染法 ICG 的剂量不易掌握，且常常出现因肝脏旋转压迫等造成血流不均所致的染色不均，因此应尽量选择反染。反染时应采用鞘外解剖法寻找并阻断目标肝蒂。因为如采用鞘内解剖阻断目标肝蒂的门静脉，ICG 会经过肝动脉或肝门板间的交通支血管再次进入目标肝蒂，而造成目标肝段短暂无染色后再次染色，从而使反染失败。

通过术前影像三维重建门静脉系统，个体化了解肿瘤所在目标肝段的肝蒂供应情况，经荷瘤门静脉流域功能标定目标肝段范围，并确定支配肝蒂数量和穿刺部位，克服了术前二维影像对于荷瘤肝段门静脉流域的判断障碍。术中以腹腔镜超声全程确认管道结构并引导穿刺和离断，保证术前染色规划的正确实施[23-24]。因此，术前的三维手术规划和精湛的腹腔镜超声技术是保证 ICG 荧光肝段染色成功的关键。笔者总结染色失败的病例多集中在多支肝蒂供应肝段反染中，未将全部目标肝蒂阻断即注入

ICG，造成部分拟切除肝段的染色，由此造成染色失败且不可重复。目标肝蒂采用鞘内解剖法分离阻断，也是反染失败的主要原因。一旦染色失败，进一步的目标肝段标定和切除需结合缺血线、腹腔镜术中超声引导以及主肝静脉走行完成。ICG 荧光肝段染色的正染、反染结合与开腹的亚甲蓝染色中的正染、反染结合有所不同，相应技术仍需摸索。

　　综上所述，ICG 肝段染色可使外科医生完成真正意义上的腹腔镜解剖性肝段切除。通过联合术前三维重建手术规划、术中腹腔镜超声引导，有望进一步提高 ICG 荧光染色成功率，使其成为全新的腹腔镜解剖性肝癌切除术式。然而，长期的肿瘤学疗效仍需进一步研究。

（王宏光）

参 考 文 献

［ 1 ］ AGRAWAL S, BELGHITI J. Oncologic resection for malignant tumors of the liver [J]. Ann Surg, 2011, 253 (4): 656-665.

［ 2 ］ WAKAI T, SHIRAI Y, SAKATA J, et al. Anatomic resection independently improves long-term survival in patients with T1-T2 hepatocellular carcinoma [J]. Ann Surg Oncol, 2007, 14 (4): 1356-1365.

［ 3 ］ HASEGAWA K, KOKUDO N, IMAMURA H, et al. Prognostic impact of anatomic resection for hepatocellular carcinoma [J]. Ann Surg, 2005, 242 (2): 252-259.

［ 4 ］ HIDAKA M, EGUCHI S, OKUDA K, et al. Impact of anatomical resection for hepatocellular carcinoma with microportal invasion (vp1): a multi-institutional study by the Kyushu Study Group of Liver Surgery [J]. Ann Surg, 2020, 271 (2): 339-346.

［ 5 ］ 刘允怡, 赖俊雄. 肝癌肝切除手术方式的理论基础及临床价值 [J]. 中国实用外科杂志, 2018, 38 (4): 345-348.

［ 6 ］ MAKUUCHI M, HASEGAWA H, YAMAZAKI S. Ultrasonically guided subsegmentectomy [J]. Surg Gynecol Obstet, 1985, 161 (4): 346-350.

［ 7 ］ ISHIZAWA T, ZUKER N B, KOKUDO N, et al. Positive and negative staining of hepatic segments by use of fluorescent imaging techniques during laparoscopic hepatectomy [J]. Arch Surg, 2012, 147 (4): 393-394.

［ 8 ］ INOUE Y, ARITA J, SAKAMOTO T, et al. Anatomical liver resections guided by 3-dimensional parenchymal staining using fusion indocyanine green fluorescence imaging [J]. Ann Surg, 2015, 262 (1): 105-111.

［ 9 ］ 竜崇正, 赵明浩. 肝脏的外科解剖: 以门静脉分段为基础肝脏新分段法的思路 [M]. 王继春, 马笑雪, 译. 沈阳: 辽宁科学技术出版社. 2012.

［ 10 ］ 陈旭东, 王宏光. 应用荧光腹腔镜术中超声引导吲哚菁绿反染肝脏 8 段腹侧段切除术 [J]. 中华外科杂志, 2019, 57 (2): 113.

［ 11 ］ JANG J Y, HAN H S, YOON Y S, et al. Three-dimensional laparoscopic anatomical segment 8 liver resection with Glissonian approach [J]. Ann Surg Oncol, 2017, 24 (6): 1606-1609.

［ 12 ］ KIM J H, CHO B S, JANG J H. Pure laparoscopic anatomical segment Ⅵ resection using the Glissonian approach, Rouviere's sulcus as a landmark, and a modified liver hanging maneuver (with video) [J]. Langenbecks Arch Surg, 2018, 403 (1): 131-135.

［ 13 ］ CHO A, YAMAMOTO H, KAINUMA O, et al. Safe and feasible extrahepatic Glissonean access in laparoscopic anatomical liver resection [J]. Surg Endosc, 2011, 25 (4): 1333-1336.

［ 14 ］ XIAO L, LI J W, ZHENG S G. Laparoscopic anatomical segmentectomy of liver segments Ⅶ and Ⅷ with the hepatic veins exposed from the head side (with videos). [J]. J Surg Oncol, 2016, 114 (6): 752-756.

［ 15 ］ MAZZIOTTI A, MAEDA A, ERCOLANI G et al. Isolated resection of segment 8 for liver tumors: a new approach for anatomical segmentectomy [J]. Arch Surg, 2000, 135 (10): 1224-1229.

［ 16 ］ 王鹏飞, 陈明易, 卢实春, 等. 吲哚菁绿荧光引导腹腔镜解剖性肝脏Ⅶ段切除手术流程 [J]. 中华肝胆外科杂志, 2019, 25 (2): 137-139.

［ 17 ］ 孙久政, 刘钊, 宋钊, 等. 腹腔镜解剖性肝脏Ⅷ段切除手术流程 [J]. 中华肝胆外科杂志, 2019, 25 (2): 146-148.

［ 18 ］ 卢鹏, 纪文斌, 王宏光. 腹腔镜下右半肝切除手术流程 [J]. 中华肝胆外科杂志, 2019, 25 (2): 141-144.

［ 19 ］ AOKI T, YASUDA D, SHIMIZU Y, et al. Image-guided liver mapping using fluorescence navigation system with indocyanine green for anatomical hepatic resection [J]. World J Surg, 2008, 32 (8): 1763-1767.

［20］MIYATA A, ISHIZAWA T, TANI K, et al. Reappraisal of a dye-staining technique for anatomic hepatectomy by the concomitant use of indocyanine green fluorescence imaging [J]. J Am Coll Surg 2015, 221 (2): e27-e36.

［21］王宏光, 许寅喆, 陈明易, 等. 吲哚菁绿荧光融合影像引导在腹腔镜解剖性肝切除术中的应用价值 [J]. 中华消化外科杂志, 2017, 16 (4): 405-409.

［22］TERASAWA M, ISHIZAWA T, MISE Y, et al. Applications of fusion-fluorescence imaging using indocyanine green in laparoscopic hepatectomy [J]. Surg Endosc, 2017, 31 (12): 5111-5118.

［23］张雯雯, 王宏光, 陈明易, 等. 腹腔镜超声引导的腹腔镜肝脏切除术 [J]. 中华肝胆外科杂志, 2017, 23 (11): 762-765.

［24］中国肝胆外科术中超声学院. 腹腔镜超声在肝脏外科的应用专家共识 (2017) [J]. 中华肝胆外科杂志, 2017, 23 (11): 721-728.

第 7 节　腹腔镜近侧肝段切除术

根据 Couinaud 分段法则, 近侧肝段指 S2 段、S4a 段、S7 段及 S8 段 (图 68-7-1)。此 4 个肝段位于第二肝门肝静脉根部近侧, 在常规腹腔镜脐部观察孔足侧视野下, 其前方被远侧肝段天然覆盖, 无法获得直接断肝平面; 且由于近侧肝段毗邻肝静脉主干根部, 在解剖性切除中具有较高的肝静脉损伤大出血风险, 此为最主要的中转开腹原因, 所以腹腔镜近侧肝段切除具有一定难度。另外, 现代精准肝切除理念强调对肝段门静脉流域的完整切除以获取最佳的肿瘤学疗效, 而传统的 Couinaud 分段法是借由肝静脉主干为纵行分隔做出的人为分段, 虽然目前而言仍是应用最为广泛的肝分段法, 但随着近年来三维重建流域分析和染色技术的出现, 以肝静脉分隔的肝段定义与以门静脉流域切除为基础的精准肝段切除理念逐渐显现出越来越多的冲突。右肝脉管的变异和交通尤为复杂, 以近侧肝段为甚。经常可见右前肝蒂分支越过肝右静脉 (right hepatic vein, RHV) 供应 S7 段, 或右后肝蒂分支越过 RHV 返回 S5 段的情况, 而 S5 段、S8 段以及 S6 段、S7 段的分界至今也无定论。S4a 段的门静脉系统也多由矢状部右侧逐一发出数支细小分支。以上实际情况导致即便使用 ICG 荧光腹腔镜对门静脉流域实施精准染色切除, 也因为脉管和交通支的变异繁多而多受局限。解剖性肝段切除定义的不确定性导致了该部分肝段切除术式的不统一。此外, 为了克服直接断肝平面缺失导致的困难, 以及实现对静脉主干的主动显露和保护, 学者们尝试提出了包括前入路、背侧入路、头侧入路等在内的各种入路方式, 分别又引申出各种手术方法, 故腹腔镜近侧肝段切除缺乏标准术式, 最终导致学习曲线和术式推广的障碍。综上所述, 对于解剖和术式相对复杂的腹腔镜近侧肝段切除, 当务之急是需要建立易于学习和掌握的标准术式, 并加以推广。

由于近侧肝段存在相对特殊的解剖结构, 术前评估除去常规的全身情况、肝功能评估外, 需要着重对解剖空间结构进行评估, 以作为术中预判的基础, 故术前影像三维重建尤为重要。笔者提出以肿瘤为中心、以脉管构架切除平面的解剖性肝段切除, 同时关注门静脉流域和肝静脉流域, 尽可能切除荷瘤肝段门静脉流域, 去除潜在的肿瘤播散区域; 另外尽可能保护未来剩余肝脏静脉回流, 保留更多的功能性肝体积, 以期更多的肿瘤学方面的获益。如肿瘤边界或荷瘤肝段门静脉流域跨过肝静脉主干, 在条件允许的情况下则应实施跨肝静脉主干的联合横向肝段切除。此时肝静脉主干的切除与否应根据个体情况具体分析 (图 68-7-2)。适时入肝血流阻断和术中控制性低肝静脉压技术有助于脉管显露并降低出血风险。

一、腹腔镜下原位前入路解剖性肝 S7 段切除术

（一）历史沿革

肝脏 S7 段位于 RHV 和下腔静脉 (inferior vena cava, IVC) 连线平面的后方, 其前方被邻近肝段所天然覆盖 (图 68-7-3)。传统的开腹 S7 段切除通常需要做巨大的手术切口, 甚至胸腹联合切口

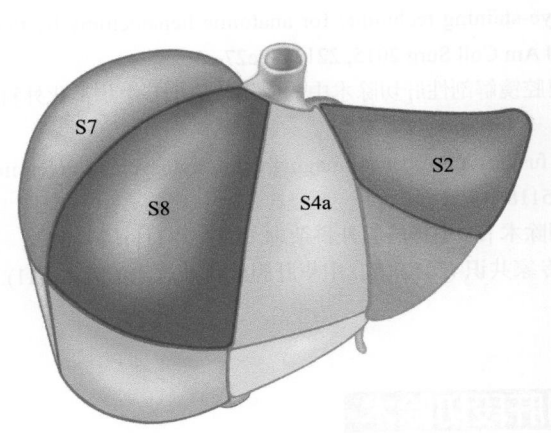

图 68-7-1　近侧肝段定义

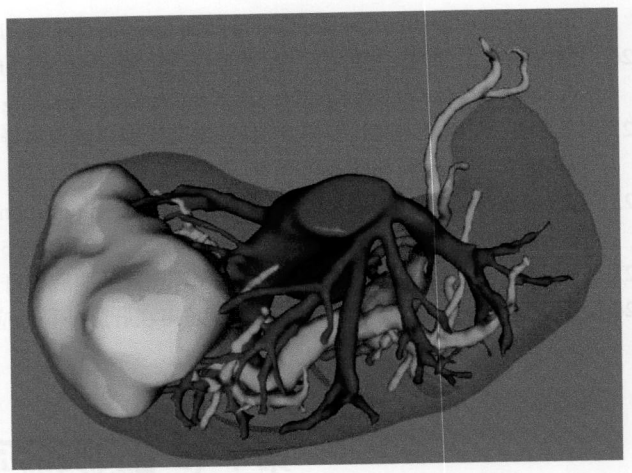

图 68-7-2　肿瘤侵犯 S7 段、S8 段，可考虑行保留 RHV 主干的联合 S7 段、S8 段切除

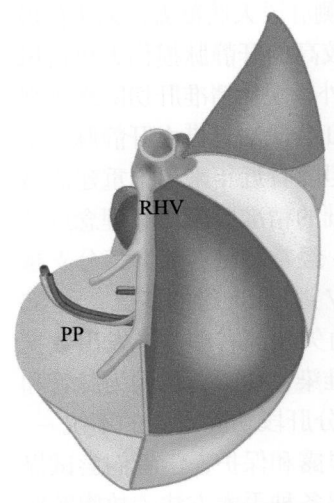

图 68-7-3　S7 段解剖结构

以获得足够的视野和操作空间。此外，在沿 RHV 离断肝实质的过程中，RHV 及其分支的损伤出血将造成很大的出血风险。所以需要提前完全游离右侧肝周韧带，将右肝翻转后暴露肝右静脉根部并加以控制，但这些对荷瘤肝脏的翻动挤压操作可能导致术中肿瘤细胞播散及循环肿瘤细胞（circulating tumor cells，CTCs）生成。故传统术式的这些缺点既不符合损伤控制同时也违背了无瘤原则[1]。其次，S7 段的肝蒂和静脉系统变异复杂、交通繁多，并无绝对肝段分界，通常难以使用门静脉穿刺染色法确定断肝平面来实现解剖性切除。腹腔镜技术被认为能为 S7 段切除带来围手术期获益，但腹腔镜下的解剖性 S7 段切除仍然具有很大难度，且无标准术式，目前报道较少，且多为楔形切除或腹腔镜辅助切除[2]。究其原因，是传统开腹 S7 段切除术式的关键技术在腔镜下难以复制。无论是提前完全游离右肝周韧带还是 RHV 根部的解剖控制，在腔镜下都是较为困难的操作，更不论腔镜下门静脉穿刺染色技术尤为困难。所以大部分 S7 段的肝恶性肿瘤多以实施右半肝和右后叶切除替代。加耶（Gayet）和郑树国曾分别报道过较少例数的头侧或背侧入路的腹腔镜下解剖性 S7 段切除，但视角和器角都在一定程度上受到限制，对 RHV 根部的解剖控制也仍然存在难度。笔者团队提出腹腔镜下原位前入路解剖性 S7 段切除思路，无须提前游离肝周韧带和解剖 RHV 根部，不翻动右侧荷瘤肝脏，更加符合无瘤原则，有助于解决以上问题。

（二）手术原理

肝脏 S7 段的肝蒂和静脉系统变异复杂、交通繁多，并无绝对肝段分界。以肿瘤为中心，依托主要管道为基础设计断肝平面，在实现解剖性切除的同时获得良好切缘和安全性[3]。解剖性 S7 段切除主要涉及两个切除平面，分别命名为 A、B 平面。A 平面：由结扎足侧 S7 段肝蒂获得的缺血线和 S6 段、S7 段肝蒂分叉确定；B 平面：由 RHV 主干和 IVC 确定。以此二平面为切除边界实现 S7 段的原位前入路解剖性切除，无须提前游离肝周韧带和解剖 RHV 根部，不翻动右侧荷瘤肝脏。腹腔镜技术在此狭窄空间内提供了优良的视野和精细解剖基础，兼顾了损伤控制和无瘤原则。相对于右半肝和右后叶切除，解剖性切除 S7 段门静脉流域的同时保留了更多的功能性剩余肝脏体积，带来更好的肿瘤学疗效。

（三）适应证

本术式的适应证为定位于 S7 段的肝脏恶性肿瘤，不靠近主要肝蒂分叉，同时希望保留更多功能性肝体积而避免行右半肝或右后叶切除的患者。如果肿瘤靠近主要肝蒂分叉部，而肝储备功能允许，则应该考虑行大范围肝切除[4]。

（四）病情评估与手术规划

病情评估如常规全身情况、肝功能、肝储备功能评估。建议术前行三维重建明确 S7 段出入管道的走行、变异和交通支（图 68-7-4）。特别注意 S7 段肝蒂除经右后肝蒂发出主干外，往往还有来自右前肝蒂发出跨过 RHV 进入 S7 段的分支，且有时右后肝蒂分出的 S7 段肝蒂主干走行比较深在，此时只需定位解剖 S7 段足侧亚段肝蒂分支以结扎获取 S6 段、S7 段缺血分界线即可。定位 RHV 右侧发出回流 S7 段的主要分支，保护邻近肝段的完整静脉回流，注意有无右后上静脉[5]。

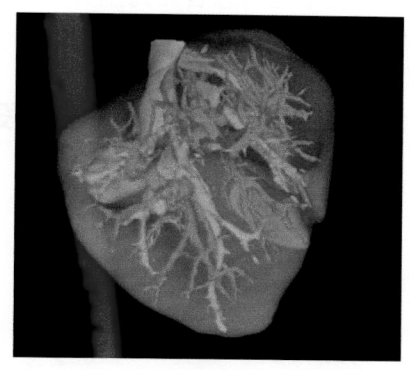

图 68-7-4　S7 段肝占位 CT 三维重建

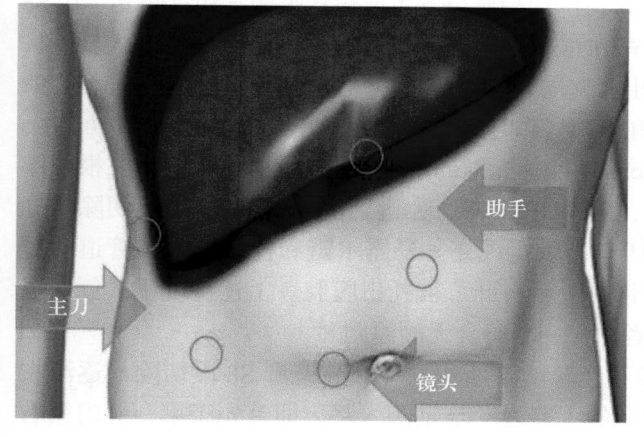

图 68-7-5　S7 段切除常用穿刺器布局

主刀　助手　镜头

（五）手术程序[6-11]

穿刺器布局见图 68-7-5。手术程序如下：

（1）解剖肝后下腔隧道，离断部分肝短静脉，显露 IVC 足侧右侧，不预先游离右肝周韧带；

（2）经 Rouviere 沟沿右后肝蒂主干向深部行走，解剖出 S7 段肝蒂以结扎获取 S6 段、S7 段缺血分界线，以此缺血线和 S6 段、S7 段肝蒂分叉确定断肝 A 平面；

（3）经 A 平面离断肝实质过程中显露 RHV 主干，然后沿其向 RHV 根部解剖，以 RHV 主干和 IVC 确定断肝 B 平面，沿途结扎 RHV 发往 S7 段的分支，或可能存在的右前肝蒂分支；

（4）游离肝周韧带以完成不翻转右侧荷瘤肝脏的原位 S7 段切除。

（六）技法要领与陷阱[12-14]

（1）原位切除强调不预先游离肝周韧带，不翻转荷瘤右肝，以减少术中挤压导致的 CTCs 播散，获取最佳的肿瘤学疗效；

（2）以肿瘤为中心，结合主要脉管确定断肝平面，采用前入路的方法实施肝实质离断；

（3）术前三维重建和术中 B 超的应用有助于定位门静脉和静脉的走行；

（4）经 Rouviere 沟沿右后肝蒂主干行走寻找 S7 段肝蒂，沿途注意保护发往 S6 段、S5 段以及尾状叶的分支，如 S7 段肝蒂较为深邃或存在数支分支，只需寻找其足侧分支结扎以获取 S6 段、S7 段间缺血线即可；

（5）肝实质深处显露 RHV 主干是最为关键的步骤，考古式手法将保留侧肝段向上方挑起，结合低肝静脉压技术，将有助于静脉出血的控制；

（6）适时使用 Pringle 阻断法有助于肝蒂和静脉主干的显露，但对于肝储备功能不佳的患者应严控次数和时间。

（七）围手术期处理

单独 S7 段切除相对于右半肝或右后叶等较大范围肝切除，能降低术后肝衰竭风险，这对于肝储备功能不足的患者尤为重要。仍需密切观察术后肝功能、凝血功能等指标，动态观察引流和腹腔积液情况，防治感染。

二、腹腔镜下解剖性肝 S8 段切除术

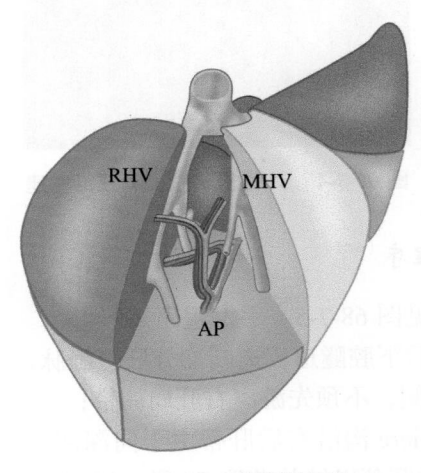

图 68-7-6　S8 段解剖结构

（一）历史沿革

根据 Couinaud 肝脏分段方法，S8 段为右前叶靠近头侧的肝段，其体积约占全肝体积的 1/6~1/4。S8 段左侧边界为肝中静脉（middle hepatic vein，MHV），右侧边界为 RHV，头侧边界为 MHV 与 RHV 汇入 IVC 处的腔静脉窝，足侧与 S5 段之间并无明显的界限，一般以 S5 段与 S8 段肝蒂分支处作为二者之间的边界（图 68-7-6）。Takayasu 门静脉分类法将 S8 段的门静脉分为 4 个亚区支：腹侧支、背侧支、背外支和内侧支；由于内侧支和背外支通常由腹侧支和背侧支发出且直径较细，所以 S8 段的门静脉分支主要包括腹侧支和背侧支。在 S8 段门静脉流域变异方面，S8 段腹侧支有时会向足侧分支进入 S5 段，背侧支有时会发出分支向右跨过肝右静脉进入肝 S7 段。因此，在 S8 段切除术前评估和术中操作时，需注意上述变异的存在。

根据 Makuuchi 建议，标准的解剖性 S8 段切除，应该在根部结扎 S8 段腹侧支和背侧支的肝蒂，并完整显露 RHV、MHV 和 IVC。为达到上述解剖性 S8 段切除的标准，传统开腹 S8 段切除术往往需要采取胸腹联合切口，以实现充分暴露术野和控制出入肝管道的目的；同时在实施肝切除前还需完全游离右肝周围韧带，直至右肝可被托出腹腔。上述传统术式创伤显著，不利于患者术后快速康复；且对于恶性肿瘤患者而言，不符合无瘤原则[12]。

近年来，随着腹腔镜肝脏外科技术的持续进步和经验的不断积累，腹腔镜肝 S8 段切除术逐渐在部分中心得到开展。在手术入路选择方面，较为常用的入路之一是足侧入路，即首先于第一肝门循右前支肝蒂分离并结扎 S8 段肝蒂。由于经腹腔镜足侧视角有助于在狭小空间中完成对目标肝蒂较理想的游离和显露，此种入路可以在无须游离右肝周围韧带的前提下，优先控制 S8 段入肝血流，再根据肝表面缺血线确定切除范围。但是，此种入路需要在第一肝门仔细游离右前肝蒂，然后循右前肝蒂分离出 S8 段肝蒂，有时还需沿右前肝蒂剖开肝门部肝实质才能显露 S8 段肝蒂。因此，此种足侧入路的方式往往花费时间较长，不利于手术效率的提高。

在精准肝脏外科理念的引导下，术前三维影像重建、术中超声、荧光导航等技术在肝切除术中逐渐得到推广应用[15]。笔者团队于国内较早期开展了腹腔镜原位解剖性肝 S8 段切除术。为进一步提高腹腔镜肝 S8 段切除术的质量和效率，近年来探索建立了"静脉优先，足-头侧联合入路"的手术路径。此种手术入路，无须对肝周韧带进行预先游离，同时使腹腔镜原位解剖性肝 S8 段切除流程化、标准化，提高了肝 S8 段切除术的质量和效率，易于在多中心推广应用。

（二）手术原理

腹腔镜肝 S8 段切除术涉及"两种血流、两个平面"的处理与控制。"两种血流"包括入肝血流

（肝 S8 段门静脉）和出肝血流（肝 S8 段汇入 MHV 和 RHV 的属支，主要为 V8v 和 V8d）；"两个平面"指 S8 段与 MHV 之间的左侧平面、S8 段与 RHV 之间的右侧平面。"静脉优先，足-头侧联合入路"的手术流程指沿 S8 段左侧平面，由足侧向头侧分离 S8 段汇入 MHV 的属支，进而由 S8 段背侧逐渐由左向右推进，直至显露并处理 S8 段肝蒂，然后显露 RHV 根部，循 RHV 由头侧向足侧分离 S8 段汇入 RHV 的属支，完成右侧平面的分离。上述手术入路由于首先打开了左侧切面，更易于 S8 段肝蒂的显露，在处理右侧切面时采取由头侧向足侧分离的顺序，则更有助于避免 S8 段 RHV 属支的出血。

（三）适应证

本术式适应证为位于肝 S8 段的恶性肿瘤或具有手术切除指征的良性肿瘤等，肿瘤未侵犯 MHV 和 RHV 主干，同时患者全身情况及肝脏功能评估可耐受肝 S8 段切除术。

（四）病情评估与手术规划

病情评估包括常规全身情况、肝功能、肝储备功能评估。CT 影像三维重建有助于明确出入肝 S8 段管道的走行及变异情况，指导制定手术规划（图 68-7-7）。术前应根据 CT、MRI 及超声等影像资料，明确右前分支及 S8 段肝蒂的解剖特点（腹侧支、背侧支的走向，有无变异分支），同时还应明确 S8 段与 MHV、RHV 之间两个平面的静脉属支及有无变异。上述术前评估及规划完成后，采用"静脉优先，足-头侧联合入路"模式实施腹腔镜解剖性肝 S8 段切除。

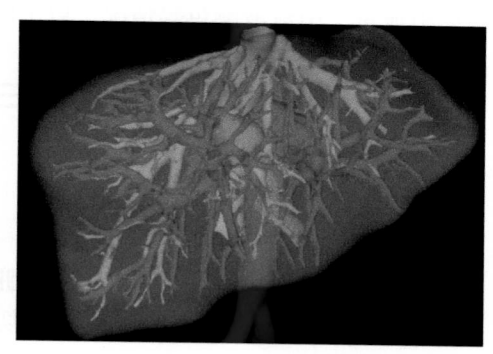

图 68-7-7　S8 段肝占位 CT 三维重建

（五）手术程序[6-9]

穿刺器布局见图 68-7-8。手术程序如下：

（1）于肝脏面以术中超声定位肿瘤、S8 段肝蒂、MHV 及 RH；

（2）离断肝圆韧带及镰状韧带，以便于充分显露肝 S8 段。于 S8 段肝蒂肝脏面投影点足侧约 2cm 处，剖开肝实质，斜行向深部分离肝实质，并逐渐向左进入左侧平面，直至显露 MHV 主干，循 MHV 主干右侧，由足侧向头侧分离、夹闭并切断 S8 段汇入 MHV 的属支，至显露 MHV 汇入 IVC 处，完成左侧切面的分离；

（3）继续由 S8 段背侧逐渐由左侧切面向右推进，直至显露并夹闭、离断 S8 段肝蒂，此处可于

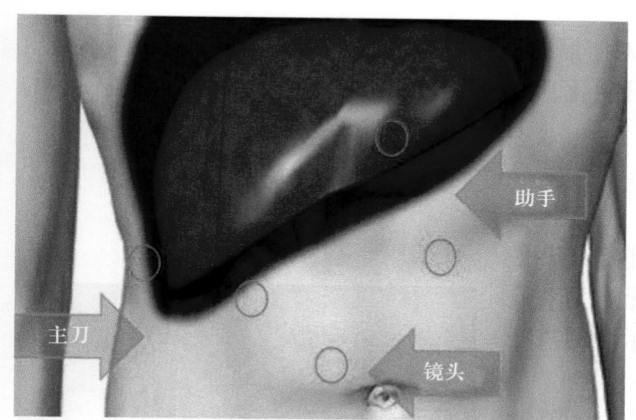

图 68-7-8　S8 段切除常用穿刺器布局

S8 段肝蒂主干根部离断，如无明显 S8 段肝蒂本干，则需在游离出 S8 段肝蒂的腹侧支和背侧支之后分别离断；

（4）于第二肝门 IVC 右前方显露 RHV 根部，循 RHV 由头侧向足侧分离 S8 段汇入 RHV 的属支，完成右侧平面的分离，左、右两侧平面会师，完成肝 S8 段切除。

（六）技法要领与陷阱[12]

（1）术中超声于肝脏面定位 S8 段肝蒂，并标记投影点。因腹腔镜下超声刀难以实现垂直向下分离，所以应避免于投影点剖开肝实质，而应于 S8 段肝蒂肝脏面投影点足侧约 2cm 处，剖开肝实质，

斜行向深部分离肝实质,此方法方能准确显露 S8 段肝蒂。

(2)左侧切面分离完成后,沿 S8 段背侧由左切面向右推进过程中,应结合术中超声明确 S8 段肿瘤深度,必要时需沿左侧切面分离肝实质至 IVC 前方,然后沿 IVC 前方由左向右分离,以确保 R0 切缘。

(3)由于 S8 段切除处理左、右两个切面过程中,需充分显露 MHV、RHV 主干及属支,术中肝静脉压的理想控制,有助于减少术中静脉出血,提高手术效率。

(七)围手术期处理

腹腔镜解剖性 S8 段切除术虽属单个肝段切除,但创面较大,而且 MHV、RHV 充分暴露。所以,在术后常规按照加速康复外科理念监测肝功能、凝血指标、肝功能保护等处理的同时,也需密切关注腹腔引流量、引流液颜色等情况,以了解有无术后胆漏、出血的发生。

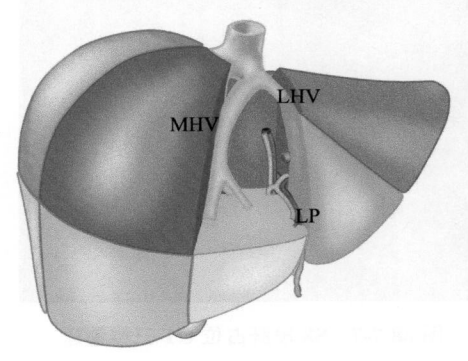

图 68-7-9　S4a 段解剖结构

三、腹腔镜下解剖性肝 S4a 段切除术

(一)S4a 段的解剖特点

在膈面观,S4a 段左缘为镰状韧带,右缘为 Cantlie 线;脏面观,其左缘为门静脉左支矢状部,右缘为 MHV。S4a 段切除后的离断面上右边可见 MHV,左边为门静脉左支矢状部,顶部为 MHV 根部,底部为左尾状叶,类似一个等腰三角形(图 68-7-9)。

(二)适应证

由于 S4a 段体积大约占全肝体积的 10% 左右,对于肝功能良好的患者,完整的 S4a 段切除不会出现肝功能不全的风险,S4a 段切除一般适用于严重肝硬化,ICG-R15 值在 20% 以上,肿瘤直径较小的病例。

(三)病情评估与手术规划

(1)肿瘤评估:手术前应常规做腹部 B 超、上腹部 CT 平扫+增强+CTA 和上腹部 MRCP,了解肿瘤与血管的关系及是否有胆管变异。必要时可以进行三维重建立体显示肿瘤与肝内管道的毗邻关系,了解切缘是否足够(图 68-7-10)。

(2)肝脏功能评估:检测血清总蛋白、白蛋白、丙氨酸氨基转移酶、总胆红素、胆碱酯酶和凝血酶原时间。检测 ICG-R15 评估肝脏储备功能。

(3)全身重要脏器功能评估:术前常规做心电图及心脏彩超、肺功能检查;检测肌酐/尿素氮、空腹血糖及血液学指标。若合并有肝硬化,术前应做胃镜检查了解食管胃底静脉曲张的程度。

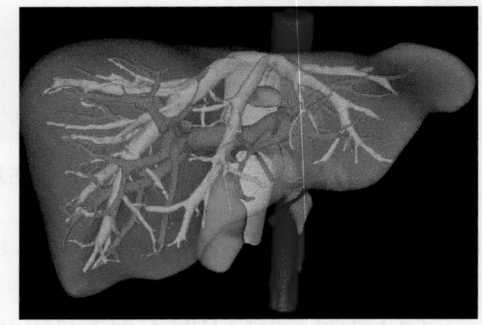

图 68-7-10　S4a 段肝占位 CT 三维重建

(四)手术程序[6]

穿刺器布局见图 68-7-11。手术程度如下。

(1)先切断肝圆韧带及镰状韧带,分离镰状韧带至第二肝门,显露 MHV 前壁。用腹腔镜超声探查肿瘤位置，MHV 行程及门静脉左支矢状部位置并在肝表面标记。用超声刀在镰状韧带中部门静脉左支矢状部位置切开肝包膜，左侧分离线为镰状韧带右缘，右侧分离线为 MHV 左侧。

（2）分离出门静脉左支矢状部后，沿其右缘向头侧分离切断数支细的门静脉支和 1 支较粗的 S4 段上行支。向肝实质深部分离至显露尾状叶，向头侧分离至 MHV 与肝左静脉（left hepatic vein，LHV）汇合处即完成左侧分离面。

（3）沿 MHV 主干的左缘分离，切断数支引流 S4 段上部的 MHV 属支，向头侧分离至 MHV 根部与左侧分离面会师。底面的分离沿着 S4 段与尾状叶的交界面向头侧方向进行，分离至 MHV 根部，完成 S4a 段的切除。

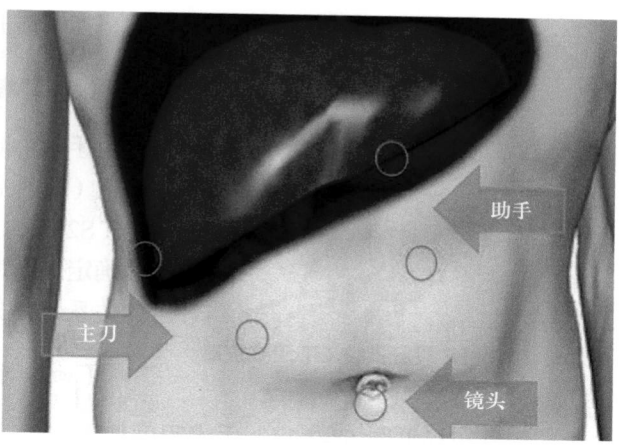

图 68-7-11　S4a 段切除常用穿刺器布局

（五）技法要领与陷阱

（1）分离出门静脉左支的矢状部。这依赖于术中超声的准确定位。S4a 段的门静脉系统多由矢状部右侧逐一发出数支细小分支，有时即便使用 ICG 荧光腹腔镜对门静脉流域实施精准染色切除也难以获得较好效果。沿矢状部右侧行走，使用"考古式"解剖手法，结合术前三维重建和术中 B 超定位，实现精准亚肝段切除。

（2）分离显露 MHV 主干至其与 LHV 的汇合处为较危险的易致出血的操作步骤。这需要麻醉师控制好肝静脉压力（以看到血液在肝中静脉腔内流动但不会从筛孔溢出为佳），以及术者具备良好的血管解剖分离技术及掌控出血的能力。

（六）围手术期处理

术后预防性使用抗菌药物、胃黏膜保护药、甘草酸、人血白蛋白、利尿剂、非甾体类镇痛药物等。术后第 1 天开始进食，拔除尿管，鼓励患者下床活动。观察引流液的数量和性状，如果引流量少于 30ml/ 天，没有胆漏，尽早拔除引流管。

四、腹腔镜下解剖性肝 S2 段切除术

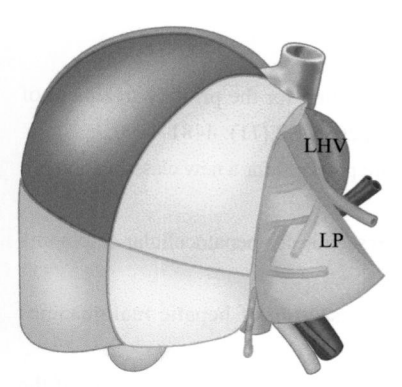

图 68-7-12　S2 段解剖结构

（一）S2 段的解剖特点

S2 段位于 LHV 的后上方，是向左三角韧带方向的延伸的部分。其与 S4 段分界为 LHV 与 IVC 的连线，与 S3 段以 LHV 为界（图 68-7-12）。S2 段的肝蒂一般只有 1 支，变异不多见。

（二）适应证

腹腔镜解剖性 S2 段切除并不常见，因为腹腔镜下的左外叶切除技术非常成熟，且更加符合根治性切除的要求[16]。单独的 S2 段切除较左外叶的切除技术难度要求更高，适用于肝脏功能不佳的局限于 S2 段的原发性肝癌和转移性肝癌，以及局限于 S2 段的肝脏良性疾

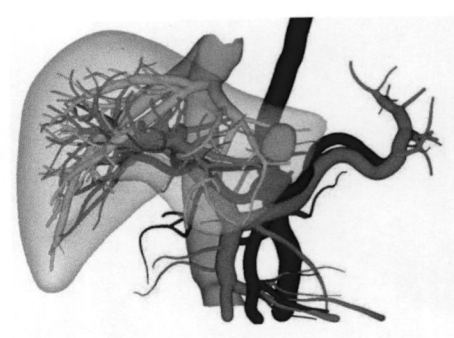

图 68-7-13　S2 段肝占位 CT 三维重建

病，如肝内胆管结石、血管瘤等。

（三）病情评估与手术规划

手术前除了患者肝功能和身体机能的评估，还应该包括病灶位置（是否局限于 S2 段，是否需要联合肝段切除）、主要管道标志（S2 段的门静脉支、左肝静脉 S2 段支、S3 段支）、断肝平面的确定。通过三维重建，可以清楚地确定肿物与门静脉、肝静脉的关系，并提前设计好断肝平面（图 68-7-13）。

（四）手术程序[6]

穿刺器布局见图 68-7-14。手术程度如下。

患者取仰卧位，4-5 孔法，观察孔位于脐部，腹腔较大者可将观察孔相应向上向左移动 1～2 横指。主操作孔为左锁骨中线肋缘下和正中线剑突与脐中点，助手操作孔为右锁骨中线肋缘下，选择头侧入路且肋缘偏低者可以经肋间操作。

单独行 S2 段切除可选择的入路包括 S3 段肝静脉入路或者门静脉 S2 段支入路。

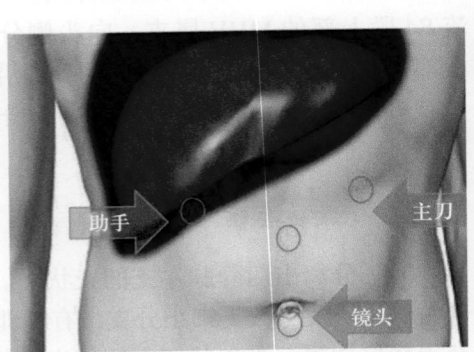

图 68-7-14　S2 段切除常用穿刺器布局

（1）肝静脉入路：术中超声找到肝左静脉后，顺肝左静脉确定 S3 段肝静脉支。断肝平面即为沿 S3 段肝静脉的 S2 段侧，可以足侧向头侧分离或者头侧向足侧分离，头侧入路从肝左静脉根部开始，所遇到的侧支较少，不易走偏。S2 段的静脉分支一般较细，多数超声刀可以凝闭，并不需要特别上夹。

（2）门静脉 S2 段支入路：鞘外解剖 Glisson 鞘，分别结扎 S2 段肝动脉和门静脉分支方法获得缺血线，沿缺血线分离即为断肝平面。如果缺血线不明显也可以通过 ICG 荧光反染技术，结扎 S2 段的门静脉，穿刺 S3 段门静脉染色获得分界线，沿断肝标志线分离找到 S2 段肝静脉根部，结扎切断。

（五）技法要领与围手术期处理

技法要领与围手术期处理同 S4a 段切除术。

（陈亚进）

参 考 文 献

［1］ KANG W H, KIM K H, JUNG D H, et al. Long-term results of laparoscopic liver resection for the primary treatment of hepatocellular carcinoma: role of the surgeon in anatomical resection [J]. Surg Endosc, 2018, 32 (11): 4481-4490.

［2］ KAWAGUCHI Y, FUKS D, KOKUDO N, et al. Difficulty of laparoscopic liver resection: proposal for a new classification [J]. Ann Surg, 2018, 267 (1): 13-17.

［3］ HASEGAWA K, KOKUDO N, IMAMURA H, et al. Prognostic impact of anatomic resection for hepatocellular carcinoma [J]. Ann Surg, 2005, 242 (2): 252-259.

［4］ LIM C, ISHIZAWA T, MIYATA A, et al. Surgical indications and procedures for resection of hepatic malignancies confined to segment VII [J]. Ann Surg, 2016, 263 (3): 529-537.

［5］ OKUDA Y, HONDA G, KURATA M, et al. A safe and valid procedure for pure laparoscopic partial hepatectomy of the most posterosuperior area: the top of segment 7 [J]. J Am Coll Surg, 2015, 220 (3): e17-e21.

［6］ISHIZAWA T, GUMBS A A, KOKUDO N, et al. Laparoscopic segmentectomy of the liver: from segment Ⅰ to Ⅷ [J]. Ann Sur, 2012, 256 (6): 959-964.

［7］XIAO L, LI J W, ZHENG S G. Laparoscopic anatomical segmentectomy of liver segments Ⅶ and Ⅷ with the hepatic veins exposed from the head side (with videos) [J]. J Surg Oncol, 2016, 114 (6): 752-756.

［8］LEE W, HAN H S, YOON Y S, et al. Role of intercostal trocars on laparoscopic liver resection for tumors in segments 7 and 8 [J]. J Hepatobiliary Pancreat Sci, 2014, 21 (8): E65-E68.

［9］LI J, REN H, DU G, et al. A systematic surgical procedure: the "7+3" approach to laparoscopic right partial hepatectomy [deep segment (S) Ⅵ, S Ⅶ or S Ⅷ] in 52 patients with liver tumors [J]. Oncol Lett, 2018, 15 (5): 7846-7854.

［10］ICHIDA H, ISHIZAWA T, TANAKA M, et al. Use of intercostal trocars for laparoscopic resection of subphrenic hepatic tumors [J]. Surg Endosc, 2017, 31 (3): 1280-1286.

［11］CHENG K C, YEUNG Y P, HUI J, et al. Multimedia manuscript: laparoscopic resection of hepatocellular carcinoma at segment 7: the posterior approach to anatomic resection [J]. Surg Endosc, 2011, 25 (10): 3437.

［12］幕内雅敏, 高山忠利. 肝脏外科——要点与盲点: 第2版 [M]. 董家鸿, 译. 北京: 人民卫生出版社, 2010.

［13］FIGUEROA R, LAURENZI A, LAURENT A, et al. Perihilar Glissonian approach for anatomical parenchymal sparing liver resections: technical aspects: the taping game [J]. Ann Surg, 2018, 267 (3): 537-543.

［14］LI W D, ZHOU X, HUANG Z J, et al. Laparoscopic surgery minimizes the release of circulating tumor cells compared to open surgery for hepatocellular carcinoma [J]. Surg Endosc, 2015, 29: 3146-3153.

［15］INOUE Y, ARITA J, SAKAMOTO T, et al. Anatomical liver resections guided by 3-dimensional parenchymal staining using fusion indocyanine green fluorescence imaging [J]. Ann Surg, 2015, 262 (1): 105-111.

［16］BUELL J F, CHERQUI D, GELLER D A, et al. The international position on laparoscopic liver surgery: the Louisville Statement, 2008 [J]. Ann Surg, 2009, 250 (5): 825-830.

第8节　腹腔镜荧光引导肝切除术

一、历史沿革

肝切除术是治疗肝脏、胆道肿瘤以及肝内胆管结石的主要方法。传统肝切除范围主要依据术前超声、CT、MRI及基于CT或MRI的3D重建等检查资料确定。但现有的影像学检查对<10mm的占位阳性检出率低。腹腔镜手术微创优势明显,成为21世纪外科学发展的主旋律,腹腔镜肝切除术也越来越成熟。其不足之处是缺乏术者触觉,肝实质内的肿瘤定位困难,术中切线难以掌握。

术中超声检查有助于肿瘤定位。近年兴起的术中导航技术优势更为明显,特别是吲哚菁绿荧光成像(indocyanine green fluorescence imaging, ICG-FI)引导的肝切除术,有助于实施更精准的腹腔镜肝切除术。

1954年美国食品和药品管理局(Food and Drug Administration, FDA)批准吲哚菁绿(indocyanine green, ICG)用于临床评估心输出量和肝功能[1]。20世纪70年代发现,蛋白质结合的ICG可被波长范围在750~810nm的外来光所激发,发射波长840nm左右的近红外光,可被识别[2]。至20世纪90年代,ICG开始在临床上用于眼底血管造影[3]。进入21世纪,ICG-FI广泛应用于显示四肢淋巴流向、乳腺癌、胃癌前哨站淋巴结、冠脉搭桥血流及脑动脉瘤夹闭检测等方面[1]。

2006年起日本肝胆外科医生开始使用ICG-FI观察肝脏和胆道结构[4]。2008年,青木(Aoki)等[5]首先实施开放ICG-FI引导解剖性肝切除,可持久显示肝段,清晰识别肝段间平面,肝段染色成功率达94.3%。2009年,石川(Ishizawa)等[6]首次报道了腹腔镜胆囊切除术中运用ICG-FI显影胆管。在随后的研究中,Ishizawa等[7-8]发现ICG更多地集聚在肝肿瘤组织,而肝组织中荧光强度明显降低,显示了ICG良好的肿瘤定位价值。2012年,Ishizawa等[9]首次报道腹腔镜超声引导穿刺肝S4段门静脉注射ICG实现荧光正染,及肝S3段肝蒂阻断+外周静脉ICG注射的负染技术。2013年,佐古田

（Sakoda）等[10]报道经皮超声引导门静脉穿刺注入 ICG 后施行腹腔镜亚肝段切除术。2016 年，水野（Mizuno）等[11]报道腹腔镜下 Glisson 蒂横断联合 ICG 荧光负染技术行解剖性肝 S6 段切除术。国内王宏光等[12]和王晓颖等[13]较早开展 ICG-FI 引导的腹腔镜解剖性肝切除术。

二、手术原理

ICG 是一种近红外荧光染料，蛋白质结合的 ICG 可被波长范围在 750～810nm 的外来光所激发，发射波长 840nm 左右的近红外光，这种红外光可被吲哚菁绿荧光显像系统所接收，并在显像设备中显示[2]。

通常于术前 24 小时，外周静脉给予 0.25～0.50mg/kg 的 ICG[14]。ICG 的摄取主要由肝细胞中的有机阴离子转运体 1B3（organic anion transporting polypeptide 1B3，OATP1B3）和钠离子-牛磺胆酸共转运蛋白（Na^+-taurocholate co-transporting polypeptide，NTCP）完成，其排泄主要通过毛细胆管上表达的多耐药相关蛋白 2（multidrug resistance-associated protein 2，MRP2）载体系统进行，且排泄后不参与肠肝循环[15-16]。故在正常肝组织中，ICG 可迅速被肝细胞摄取，并在激发光的照射下显示荧光。随着 ICG 经胆道系统的排泄，荧光也逐渐消退。胆汁内含有与 ICG 结合的蛋白质如白蛋白和脂蛋白，也可通过胆道内注射 ICG 获得胆道的荧光影像。当存在肝脏肿瘤或肝硬化结节时，病变肝组织内肝细胞的胆汁排泄功能受损，ICG 靶向滞留在病变组织中，出现延迟消退现象[14]。因此肿瘤与肝脏荧光强度存在显著差异，是 ICG-FI 良好诊断定位的基础[7]。ICG 可对全肝表浅占位进行监测和显示，更加精准的显示肝段，指导确定肝切除平面。

目前术中使用 ICG 荧光染色肝段方法主要为正染法和反染法[12, 14, 17]。①正染法：经皮超声或腹腔镜超声引导下行目标肝蒂门静脉穿刺，或解剖第一肝门（鞘内或鞘外）或劈开肝实质后，找到目标肝蒂，行门静脉穿刺后，0.1ml（2.5g/L）ICG 溶液与 5.0ml 靛蓝胭脂红混合后注射。正染法一般适用于由 1～2 支肝蒂供应的单一肝段或亚肝段染色[12, 17]。②反染法：解剖第一肝门（鞘内或鞘外）或劈开肝实质后，找到目标肝蒂，阻断后经外周静脉注入 ICG 2.5mg。反染法一般适用于≥3 支肝蒂供应的肝段或目标肝段体积较大的联合肝段或半肝切除[12, 17]。

三、适应证

适应证为肝脏恶性肿瘤包括原发性肝癌、继发性肝癌及其他少见的肝脏恶性肿瘤。胆道恶性肿瘤。良性疾病包括有症状或直径超过 10cm 的肝海绵状血管瘤，有症状的局灶性结节增生、肝腺瘤，有症状或直径超过 10cm 的肝囊肿，肝内胆管结石等。

四、术前评估

（一）肿瘤方面评估

行腹部超声、CT、MR，了解局部病灶是否适于行腹腔镜肝脏切除。对于恶性肿瘤，还需明确有无门静脉癌栓及肝外转移[18]。了解肝脏的管道结构也十分重要，包括第一肝门的动脉、静脉和胆管位置关系，第二肝门处的肝静脉的汇入状态，以及肿瘤与相关管道的毗邻关系。术前 CT 检查后，应用模拟软件三维重建，计算切除肝体积和预定残肝体积，精准了解肿瘤和脉管的立体位置关系。

（二）肝脏功能评估

采用 Child-Pugh 分级标准：肝性脑病、腹水、总胆红素、白蛋白、凝血酶原时间。肝功能 Child-pugh 分级 B 级以上。ICG 排泄试验评估肝脏储备功能在相对正常范围。

（三）全身状态评估

心、肺等重要脏器功能评估常规查心电图、胸片。对于老年人，可增加超声心动图、肺功能评估心、肺功能，以确保患者能够经历长时间手术。胃肠镜排除其他器官肿瘤，合并明显肝硬化的患者，确认食管及胃底静脉曲张情况。

五、手术步骤

1. 术前给药　通常于术前 24 小时，外周静脉给予 0.25～0.50mg/kg 的 ICG[14]。

2. 麻醉、体位　患者仰卧位，头高脚低位（轻度抬高），是否侧卧位根据病灶位置调整。采用气管插管吸入和静脉复合全身麻醉。关于患者双下肢是否需要分开，术者站位可根据自身经验、习惯决定。

3. 气腹建立与套管分布　CO_2 气腹压力维持在 12～14mmHg（小儿建议为 9～10mmHg），应避免较大幅度的气腹压变化。通常采用五孔法，也有人采用四孔法。观察孔位于脐上或脐下，操作孔位置依待切除的肝脏病灶所处位置而定，一般情况下病灶与左右手操作孔位置间遵循等腰三角形原则，且主操作杆要与肝断面呈一定夹角[18]。

4. 腹腔探查　明确是否有腹膜转移、脏器表面转移。

5. 肝肿瘤定位　再在荧光模式下探查腹腔，定位肿瘤，明确肿瘤的边界从而划分肝预切线（不规则肝切除术）及确定隐匿性肿瘤病变。若条件允许，评估患者肝脏储备功能注射用的 ICG 可直接用于术中肿瘤探查。

• 要点

由于硬化肝脏再生结节代谢 ICG 功能受损、滞留时间较长，肝癌与硬化结节荧光强度差异不大。因此肝硬化患者，术前 ICG 注射与手术之间的间隔应超过 2 天[17]。

6. 肿瘤切除

（1）非解剖性肝切除：游离肝脏，第一肝门预置阻断带。腹腔镜超声明确肿瘤与周围脉管关系。根据 ICG 染色确定肿瘤边界，完整切除肿瘤。

（2）解剖性肝切除：采用正染法和反染法[12, 14, 17]染色肝段。肝切除范围根据荧光染色标记、缺血线及腹腔镜超声确定。肝实质离断采用超声刀行分离和管道离断操作。肝断面追踪严格按照荧光标记，必要时辅以腹腔镜超声引导。较粗大的目标肝蒂及肝静脉采用腹腔镜切割闭合器离断。肝实质离断过程在 Pringle 法阻断入肝血流及低中心静脉压技术配合下完成[12]。

7. 胆漏检测及胆道辨识　肝切除术后可经胆囊管注射 ICG 5.0～10.0ml（2.5g/L）检测胆漏并及时处理，对预防肝囊肿、肝脏囊腺瘤术后胆漏有一定的意义[19]。肝切除过程中，应用 ICG-FI 可实时显示左、右肝管的汇合并进行解剖，可辨认出解剖困难肝管而无须传统的胆管插管造影，可达到避免胆管插管性损伤和节约时间的效果[20]。

8. 取出和检查标本（图 68-8-1）

9. 引流和关腹　冲洗腹腔，检查无活动性出血、肝断面无胆漏后。于肝断面下方放置一根引流

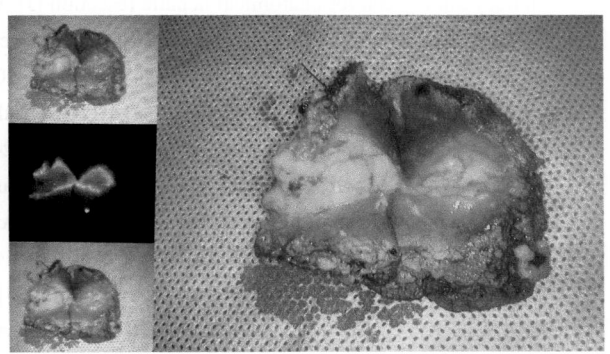

图 68-8-1　手术切除标本剖面

管，引出体外。逐层关腹。

六、围手术期处理

1. 监测　心率、血压、呼吸、尿量等生命体征及腹部体征。

2. 补液　禁食期间应静脉补液、维持水电解质平衡。

3. 镇痛　患者自控镇痛或硬膜外镇痛。

4. 抗生素使用　术后预防性使用抗生素，一般不超过 24 小时。除外以下情况：①胆漏伴腹腔感染；②术后体温持续＞38.5℃；③术后白细胞＞$20.0 \times 10^9/L$ 或者＜$4.0 \times 10^9/L$；④免疫功能缺陷、一般情况差或术前既有明确感染者。治疗性抗生素使用选择广谱抗生素，如三代头孢或碳青霉烯类，并留取标本进行细菌培养，根据药敏结果调整抗生素。

5. 胃管、尿管　胃管一般术后即可拔除。导尿管一般于术后 24 小时内拔除。

6. 饮食　术后 24～48 小时给予流质，并逐步过渡到普通饮食。

7. 腹腔引流管　妥善固定，每天记录引流液的量和性状。如无胆漏发生，术后 2～5 天拔除引流管。

8. 胆漏　如胆漏量少且局限，则保持引流管通畅；如胆漏量大，或者胆汁弥漫至全腹腔，则需要腹腔镜或开腹再次手术。

9. 腹腔积液或积脓　应及时引流及对症处理。

（年一平　张人超）

参 考 文 献

［1］　ISHIZAWA T, SAIURA A, KOKUDO N. Clinical application of indocyanine green-fluorescence imaging during hepatectomy [J]. Hepatobiliary Surg Nutr, 2016, 5 (4): 322-328.

［2］　LANDSMAN M L, KWANT G, MOOK G A, et al. Light-absorbing properties, stability, and spectral stabilization of indocyanine green [J]. J Appl Physiol, 1976, 40 (4): 575-583.

［3］　GUYER D R, PULIAFITO C A, MONES J M, et al. Digital indocyanine-green angiography in chorioretinal disorders [J]. Ophthalmology, 1992, 99 (2): 287-291.

［4］　KUBOTA K, KITA J, SHIMODA M, et al. Intraoperative assessment of reconstructed vessels in living-donor liver transplantation, using a novel fluorescence imaging technique [J]. J Hepatobiliary Pancreat Surg, 2006, 13 (2): 100-104.

［5］　AOKI T, YASUDA D, SHIMIZU Y, et al. Image-guided liver mapping using fluorescence navigation system with indocyanine green for anatomical hepatic resection [J]. World J Surg, 2008, 32 (8): 1763-1767.

［6］　TAKEAKI I, YASUTSUGU B, NORIHIRO K. Fluorescent cholangiography using indocyanine green for laparoscopic cholecystectomy: an initial experience [J]. Arch Surg, 2009, 144 (4): 381-382.

［7］　SHIZAWA T, FUKUSHIMA N, SHIBAHARA J, et al. Real-time identification of liver cancers by using indocyanine green fluorescent imaging [J]. Cancer, 2009, 115 (11): 2491-2504.

［8］　ISHIZAWA T, MASUDA K, URANO Y, et al. Mechanistic background and clinical applications of indocyanine green fluorescence imaging of hepatocellular carcinoma [J]. Ann Surg Oncol, 2014, 21 (2): 440-448.

［9］　ISHIZAWA T, ZUKER N B, KOKUDO N, et al. Positive and negative staining of hepatic segments by use of fluorescent imaging techniques during laparoscopic hepatectomy [J]. Arch Surg, 2012, 147 (4): 393-394.

［10］　MASAHIKO S, SHINICHI U, SATOSHI I, et al. Anatomical laparoscopic hepatectomy for hepatocellular carcinoma using indocyanine green fluorescence imaging [J]. J Laparoendosc Adv Surg Tech A, 2014, 24 (12): 878-882.

［11］　MIZUNO T, SHETH R, YAMAMOTO M, et al. Laparoscopic Glissonian pedicle transection (Takasaki) for negative fluorescent counterstaining of segment 6 [J]. Ann Surg Oncol, 2017, 24 (4): 1046-1047.

［12］王宏光, 许寅喆, 陈明易, 等. 吲哚菁绿荧光融合影像引导在腹腔镜解剖性肝切除术中的应用价值 [J]. 中华消化外科杂志, 2017, 16 (4): 405-409.

［13］王晓颖, 高强, 朱晓东, 等. 腹腔镜超声联合三维可视化技术引导门静脉穿刺吲哚菁绿荧光染色在精准解剖性肝段切除术中的应用 [J]. 中华消化外科杂志, 2018, 17 (5): 452-458.

［14］张绍祥, 姜洪池, 梁力建, 等. 计算机辅助联合吲哚菁绿分子荧光影像技术在肝脏肿瘤诊断和手术导航中的应用专家共识 [J]. 中国实用外科杂志, 2017 (5): 531-538.

［15］HUANG L, VORE M. Multidrug resistance p-glycoprotein 2 is essential for the biliary excretion of indocyanine green [J]. Drug Metab Dispos, 2001, 29 (5): 634-637.

［16］DE GRAAF W, HAUSLER S, HEGER M, et al. Transporters involved in the hepatic uptake of (99m) Tc-mebrofenin and indocyanine green [J]. J Hepatol, 2011, 54 (4): 738-745.

［17］隋明昊, 王宏光, 陈明易, 等. 吲哚菁绿荧光融合影像技术在解剖性肝切除手术中的应用 [J]. 中华肝胆外科杂志, 2017, 23 (11): 754-757.

［18］陈孝平. 腹腔镜肝切除术专家共识 (2013 版) [J]. 中国肿瘤临床, 2013, 40 (6): 303-306.

［19］TANAKA M, INOUE Y, MISE Y, et al. Laparoscopic deroofing for polycystic liver disease using laparoscopic fusion indocyanine green fluorescence imaging [J]. Surg Endosc, 2016, 30 (6): 2620-2623.

［20］KAWAGUCHI Y, VELAYUTHAM V, FUKS D, et al. Usefulness of indocyanine green-fluorescence imaging for visualization of the bile duct during laparoscopic liver resection [J]. J Am Coll Surg, 2015, 221 (6): e113-e117.

第 9 节　机器人肝切除术

一、历史沿革

近年来肝脏肿瘤发病率逐步上升。对于肝脏肿瘤, 手术切除是唯一的根治方式。由于肝脏体积大, 位置深, 因此既往开腹手术通常会在上腹部有一道 30cm 长的大切口, 对患者心理及生理上产生较大影响。近年来, 微创技术的不断发展, 使得部分肝切除术不再需要大切口, 极大地减少了患者所受的创伤, 加速了患者术后恢复。尤其是 20 世纪年代末开始兴起的机器人手术, 使得微创肝切除术迈入精准肝切除时代。国内机器人肝切除术起步较晚, 但基于较多的病例数以及外科医师团队的不懈努力, 在国际已占据较高的地位。本文总结归纳既往文献报道, 并结合自身经验, 介绍机器人肝切除术的相关内容及现状。

20 世纪 90 年代初, 赖克 (Reich) 第一次使用腹腔镜手术系统完成肝切除术[1], 尽管是肝脏表面小肿瘤的局部切除, 却打开了微创肝切除术的大门。随着腹腔镜肝切除术的逐渐发展, 其不足之处也逐渐显露。腹腔镜器械活动度有限, 即使经过较长时间的学习曲线, 操作仍不如开腹手术得心应手。尤其是腔镜下缝合技术的熟练掌握, 更是一件不容易的事。因此, 一些位于尾状叶、肝脏后方如 S5 段、S6 段、S7 段的肿瘤, 腹腔镜手术往往难以完全暴露, 切除过程中, 操作不当引起不必要出血的情况也时有发生, 缝合止血有时会很困难[2]。这些弊端的存在制约了腹腔镜肝切除术的发展和推广, 使其存在较大局限性。

随着机器人手术的不断发展, 21 世纪初, 机器人辅助手术开始被用于肝脏外科。朱利亚诺蒂 (Giulianotti)[3] 第一次报道机器人肝切除术的个人经验。随着手术技术的不断进步, 几乎所有肝切除术式均可以使用机器人手术平台完成。机器人手术不仅克服了传统腹腔镜手术的限制, 在技术上随着时间的推移也日趋成熟。其主要优势: 首先, 机器人操作臂 Endowrist 有 7 个活动关节, 可以进行 720° 活动, 几乎可以完全模拟人手的动作, 从而在任何角度进行手术操作; 其次, 沉浸式三维的视觉成像也使术者获得与开腹手术近似的视觉体验, 与 3D 腹腔镜手术相比优势更大; 最后, 机器臂的等比动作幅度调节功能, 可使外科医师的手部动作与机器臂的相应动作呈 2∶1、3∶1 或 5∶1 传导, 同时其可过滤掉医师手部的颤抖, 使得精细操作能够易于实现。这些优势使得在手术过程中处理术区主要血管、解剖肝门、缝合血管或胆管残端等关键操作步骤变得易于施行，从而缩短手术时间，降低围手术期并发症[4-5]。当然机器人手术相比腔镜手术，费用较高。

二、机器人手术系统的布局要点

达芬奇机器人辅助腹腔镜手术系统整个操作流程围绕着外科医生操作系统、床旁机械臂系统和视频处理系统这三个主要部分进行。尽管已经超越了之前的一些外科手术机器人，完成了外科手术机器人的高度集成化，但是由于达芬奇外科手术机器人的 3 个部分需要一定的空间，在手术室有限空间内，怎样合理布局机器人系统就显得尤为重要。

1. 医生操作控制台　外科医生操作控制台通过电缆与床旁机械臂系统、视频处理系统相连接。与后两者相比，控制台是一个比较独立的部分，因此可以放置手术室的边角处，避开床旁机械臂系统、视频处理系统及手术床所构成的相对固定的庞大空间，避免彼此间不必要的干扰。同时手术医师也能够在一个比较宽松的环境中进行手术。

通常医生操作控制台与机械手系统和视频处理系统在同一手术空间内，注意将控制台置于无菌手术区外，摆放的位置应让主刀医师能观察整个手术区域。一般不建议操作系统与机械臂系统分置两室，虽然主刀能通过玻璃隔断观察到整个手术区域，或利用视频转播系统达到上述效果，但主刀与助手之间实时沟通总不及在同一手术室来得方便和直接。

2. 视频处理系统　视频处理系统需放置于靠近手术台的区域，通常相对于助手所在位置，以方便助手观察术中视野并对应操作。有条件的手术室也可通过扩展视频接口将高清图像链接至手术室集成系统中吊装的显示屏上。

视频处理系统为机器人 3D 镜头提供光源并以视频缆线与之相连；系统中还可能搭载包括单极、双极电凝或超声刀在内的各类外科能量平台，故因在保证无菌区域留出巡回护士可操作空间的情况下，尽可能靠近床旁械臂系统。其配备的原厂高清监视器，能够为助手提供清晰度较高的手术视野及各类实时系统信息。可根据助手习惯，放置于患者身侧并调整显示器位置。

手术过程中，床旁机械臂系统中轴，即镜头臂所在轴线在理想状态下应与患者正中线重合。身高体胖的患者，头顶应尽可能靠近床沿，从而能够在手术床与机械臂车之间获得一片缓冲空间，对机械臂车前进后退进行微调，更好地确定合适的固定位置。最终固定位置应使机械臂车能够尽量靠近并紧贴手术床头侧，以确保各机械臂能够充分展开，并获得充足的活动度。由此保证手术中在不调整机械臂甚至是床旁机械臂车位置的情况下，机器人手臂器械仍足以到达手术视野所见的各个角落，最大可能减少机械臂互相之间碰撞的概率。

在完成了体位确认、气腹建立、Trocar 孔穿刺及放置等所有准备工作后，才能推进机械臂系统就位。还需注意，推进前勿忘移开路线上方障碍物（如手术灯等），避免污染机械臂。此外，应将所有机械臂升至最高位，为跨过患者头部及上身提供足够空间。确认在其前进路线地面上无障碍物，且患者的头端手术床沿以外也不应有任何装置或设备阻碍其行进。

3. 床旁机械臂系统　作为达芬奇机器人辅助腹腔镜手术系统操作的核心部分，床旁机械臂系统是手术操作的具体执行者，其定位是否准确，放置的位置和角度对手术都能够产生举足轻重的影响。并且，手术进行过程中，床旁机械臂车并不能够随意的移动和改变其位置，故成功定位和放置床旁机械臂系统对于手术操作的顺畅进行至关重要。

三、适应证与禁忌证

目前机器人肝切除术可被应用于几乎所有种类的肝切除术。手术指征：①肝脏良性疾病：有症状或直径大于 10cm 的肝血管瘤或肝囊肿、有症状或难以除外恶性可能的局灶性结节增生或腺瘤以及肝内胆管结石等；②肝脏恶性疾病：原发性肝癌、转移性肝肿瘤及其他类型的肝脏恶性肿瘤；③活体肝移植中的肝脏摘取[6]。

机器人肝切除术的禁忌证：①存在较严重的心、肺功能不全或其他基础疾病，无法耐受长时间气腹的患者；②存在中、上腹部尤其肝区的既往手术史，腹腔镜胆囊切除术后患者可尝试进行探查，分离粘连后继续手术；③恶性肿瘤侵犯至肝门部，包绕门静脉及肝动脉等重要结构。

四、病情评估与手术规划

术前需完善各项术前检查，包括实验室检查及影像学检查。实验室检查包括：血常规、肝肾功能、电解质、凝血功能、消化道肿瘤标志物等。影像学检查包括：腹部超声、增强 CT、肝脏增强 MRI 以及必要时行 PET/CT 扫描。其他检查包括心电图，65 岁以上患者或存在基础疾病患者需行心脏超声以及肺功能检查以排除心肺功能不全。上述检查可以明确肿瘤位置，便于制定手术方案，同时可以排除手术禁忌证，降低围手术期并发症风险。

五、手术程序[7-10]

（一）体位的摆放与 Trocar 位置的选择

与其他脏器或部位机器人手术不同，由于肝脏体积较大，因此对于不同位置的肝脏肿瘤，体位的摆放以及 Trocar 数量和位置的选择，存在较大差异。经查阅国内外相关文献，发现各中心对于患者体位以及 Trocar 数量和位置的选择各不相同。以下就笔者所在中心做一介绍。

1. 左肝外侧叶的肿瘤（S2 段、S3 段） 左肝位置比较靠近正中线，因此对于此处的肝脏肿瘤，笔者所在中心通常取患者平卧位，头高脚低 20°～30°。Trocar 通常采取 4 孔法或 5 孔法。镜头孔通常选择脐孔上方，3 个机器人孔以及辅助孔围绕肿瘤呈扇形展开，孔距保持在 8cm 左右。若肿瘤较小并位于肝脏表面，则不安装 3 号机械臂，通常 4 孔法便可完成。如果肿瘤位于肝脏面或靠近血管抑或体积较大，需要更好的暴露，则 5 孔法较为合适，同样进行左半肝切除时，5 孔法也较为合适。若术中出现操作困难或出血较多，则可以于 2 号和 3 号机器人孔之间加入一枚 5mm Trocar 孔以作为第二辅助孔，协助手术。（图 68-9-1）

2. 肝中叶的肿瘤（S4 段、S5 段、S8 段） 此处的肿瘤靠近肋弓，即使建立气腹后，因可视角度有限，仍难以充分暴露。此时，通常选择左侧 45° 卧位，头高脚低 20°～30°。术中游离右三角韧带及镰状韧带后，由于重力作用，肝脏会移向左下腹，这样方便操作同时增大了操作空间。我们通常选取 4 孔法，避免 5 孔法时，孔间距太近，3 号机械臂在手术时互相碰撞，反而造成操作困难。若术中出现出血或暴露不佳的情况，则可以于 2 号机械臂孔和镜头孔连线中点稍下方植入一枚 5mm 辅助孔帮助操作。镜头孔选取方法如下：肿瘤体表投影至脐孔连线与肋弓相交，取肋弓相交点与脐孔连线近脐孔 1/3 处为镜头孔，2 枚机器人孔及辅助孔呈扇形展开，孔距保持在 6～8cm，辅助孔位置稍低（图 68-9-2）。

3. 右肝的肿瘤 此处通常分为两种情况：①位于冠状面水平中线前方肿瘤（图 68-9-3A），操作方法与肝中叶肿瘤基本相同，但体位应根据情况更侧卧些，左侧卧位 75° 左右，以便更好地利用重力作用使术中显露更好。②位于冠状面水平中线后方肿瘤（图 68-9-3B），此处的肝肿瘤情况最为复杂多样，由于靠近后腹腔因此非常难以暴露。本中心一般取患者左侧 90° 卧位，头高脚低 15°～30°。Trocar 孔数量及位置选择与肝中叶肿瘤所述方法一致，一般选择 4 孔法，若需加强暴露或辅助吸引，可增加

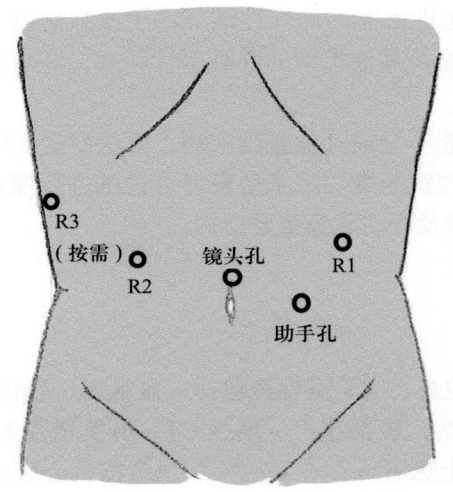

图 68-9-1　机器人肝切除术 Trocar 孔位示意图 1
R1：1 号机器人操作孔；R2：2 号机器人操作孔。

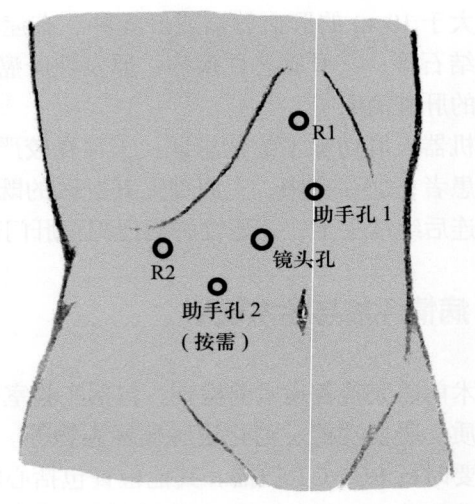

图 68-9-2　机器人肝切除术 Trocar 孔位示意图 2
R1：1 号机器人操作孔；R2：2 号机器人操作孔。

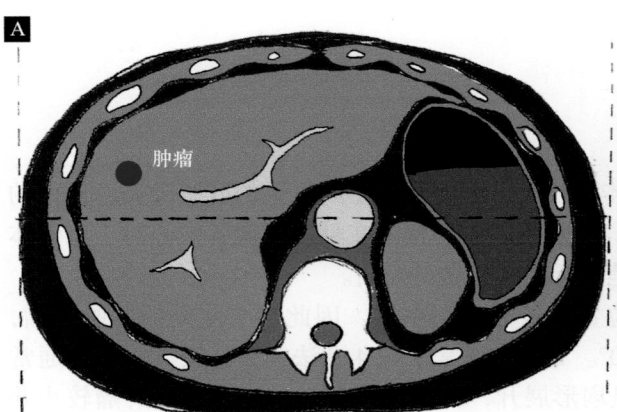
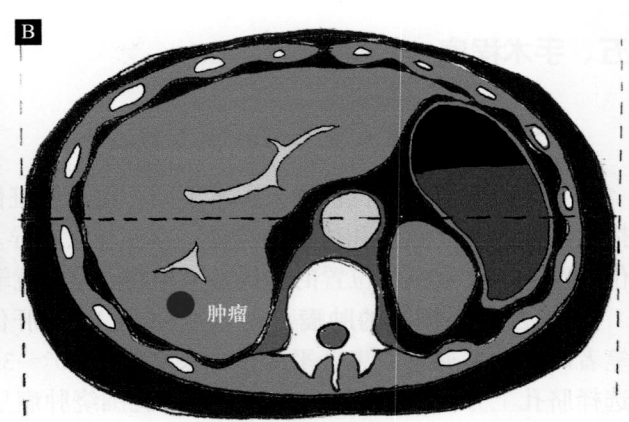

图 68-9-3　两种不同部位右肝肿瘤示意图

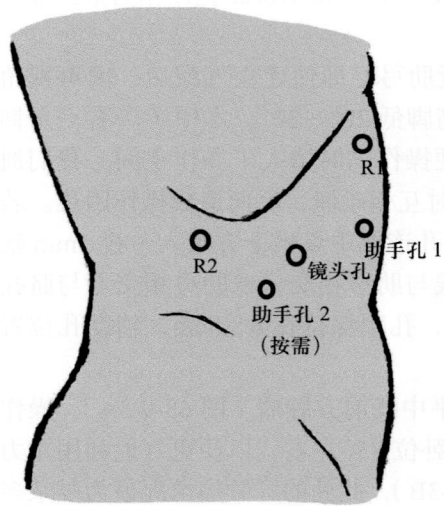

**图 68-9-4　机器人右肝肿瘤切除术 Trocar
孔位示意图 3**
R1：1 号机器人操作孔；R2：2 号机器人操作孔。

一枚 5mm Trocar 孔。如肿瘤大估计切除困难或术中可能出血多的患者，需预置肝门血管阻断带。应特别注意的是，放置阻断带的操作须在游离右肝冠状韧带前完成，否则，由于右肝冠状韧带游离后，右肝受重力下陷，会使肝门部的暴露非常困难。（图 68-9-4）

4. 尾状叶的肿瘤　通常取患者平卧位，头高脚低 20°～30°，通常取 5 孔法如图 68-9-1 所示。3 号机械臂用于辅助和暴露，便于肿瘤切除。其孔位必须置于右侧腹，如置于左侧则起不到加强暴露的作用。①Spiegel 叶肿瘤，只需用 3 号机械臂将整个肝脏向右上方挡开，打开肝胃韧带，即可显露肿瘤，切除多无困难。②腔静脉旁部肿瘤，显露肿瘤方法同前，此时肿瘤可能贴近或累及肝后下腔静脉前臂和肝中静脉，操作难度大，需特别仔细小心。一旦大血管的分支小血管根部撕裂，均需用 5-0 或 6-0 的 prolene 线缝合止血。③尾状突肿瘤，肿瘤位于下腔静脉前和门静脉及主干分支后，肿瘤大时可同时累及下腔静脉右旁肝和 Spiegel 叶，向上累及肝右和肝中静脉。此时我们采用肝正中裂劈开技术，辅以切 Spiegel 叶肿瘤的暴露方法，将肿瘤切除。若肿瘤直径大于 5cm，一般不适合采用机器人手术。因为此处肿瘤大，往往需要同时将肝脏向左侧翻起才能切除肿瘤，机器人辅助下无法完成。

5. 左半肝、右半肝或扩大半肝切除术　半肝切除或扩大半肝切除需解剖肝门，因此患者多取平卧位，头高脚低约 20°～30° 即可，通常采取如图 68-9-1 的 5 孔法，以利于牵开暴露。操作从暴露第一肝门开始，先解剖肝十二指肠韧带，游离待切除半肝的血管，如决定切除右半肝，则游离出右肝动脉和门静脉右支，阻断血流，于肝表面标记右半肝缺血变色线，于标记线的右侧小心仔细离断肝脏。半肝实质充分离断后，分离显露肝右静脉，最后依次离断胆管、右肝动脉、右门静脉和右肝静脉。最后腹部切中口，取出标本。对于第一肝门解剖困难的患者，也可采用肝门阻断带，先阻断入肝血流，根据肝正中裂的肝表面定位标志，将肝实质离断，再解剖出第一肝门的血管，分别离断。左半肝切除方法相同。扩大半肝切除方法也基本相同。

（二）机器人肝切除术的手术过程

1. 体位摆放及气腹建立　依据上述方法摆放患者体位后，取镜头孔或辅助孔处划小切口，巾钳提起皮肤，植入穿刺针，注意由浅至深，慢慢操作。气腹压力建议 15mmHg。如患者采用平卧位，可于左侧肋缘下与乳头垂直线相交处，稍加用力按下皮肤，直接用穿刺针沿肋缘下向左后方，以 45° 角进针，有突空感后充气。

2. 腹腔探查及装机　肝脏恶性肿瘤可发生肝内转移或腹腔种植转移，亦可有其他来源肿瘤转移而来。因此先植入镜头孔，通过镜头进行全腹腔探查，排除远处转移及评估腹内总体情况。随后在直视下进行其余孔的植入。机器人 3 号臂孔靠近右腋中线，穿刺时需注意避开升结肠或结肠肝曲。全部 Trocar 安置完成后，摇床将体位调整为头高脚低位，根据需要将左侧或右侧稍稍抬高。完成体位调整后，将手术机械臂系统沿镜孔术区中心连线方向缓缓推进就位。按顺序逐一安装连接各个机械臂，完成装机准备。

3. 非解剖性肝脏肿瘤切除的手术操作　对于肝脏良性肿瘤或体积较小的肝脏恶性肿瘤，通常行肿瘤剜除或不规则局部切除。对于恶性肿瘤，还须保持足够切缘。若肿瘤小并位于肝脏边缘，远离主要大血管及胆管，一般无须预置肝门阻断带。若肿瘤体积较大或术中预估出血较多，则需预置肝门阻断带，以备不时之需。断肝器械可选用超声刀或电钩进行肿瘤切除，因电钩切除过程中易产生大量烟雾，积聚于腹腔内，影响手术视线，可采用 Trocar 放烟和吸引器吸烟，及时排烟以保持视野清晰，也可配备专用烟雾去除装置。如在肝脏表看不出肿瘤位置，先复习影像学资料，根据术中具体情况确定肿瘤的肝脏表面大致位置，用 1 号臂器械用相同的力度反复移动轻压该位置肝脏表面，观察肝脏表面下陷程度来确定肿瘤部位，但对于肿瘤质地与肝脏质地相近时，此法无效，需要使用腔镜超声系统进行肿瘤定位。建议配备专业超声医师，以提高定位的准确性。

4. 解剖性肝脏肿瘤切除的手术操作　对于需行半肝切除或扩大半肝切除时，需要先进行肝门解剖，将左、右肝动脉，门静脉及其分支按照需要阻断后，根据缺血线标志，解剖性规则行半肝切除。需要注意，肝门部血管解剖变异较多，术前建议行 CTA 检查以辨明血管走行，减少术中错误结扎或误伤主要血管。有条件的医院可行肝脏三维重建，以更好地了解肝脏主要血管和胆管的走行。术中应用实时超声检查，精确定位肝内大血管的走行，可以更好地完成解剖性肝脏肿瘤切除。

5. 机器人辅助的肝实质离断（断肝术）　肝实质离断的器械主要有电刀、电钩、电铲、超声刀、Ligasure 血管闭合器、百克钳、CUSA 和水刀等，然而机器人手术能用的只有电钩、双极电凝和超声刀，可用器械很少，因此为了减少创面出血保持视野清晰，建议使用入肝血流阻断法，先预置肝门阻断带。对于浅表 1cm 的肝实质，可在不阻断血流的情况下，用超声刀离断之，之后操作根据出血情况决定是否阻断入肝血流。在处理邻近第一、第二肝门的大血管时，最好阻断后再行操作，机器人辅助下活体供肝获取除外。

在断肝过程中，对细小血管出血的止血，电钩和双极电凝都十分有效，双极电凝对组织损伤小，电钩止血更有效，但组织损伤稍大。对于2mm左右的血管，超声刀可以有效止血。须注意离断后应与主干血管有1~2mm残蒂以保安全。更大的血管游离出来后，钛夹或Hemlock夹闭后再行离断。术中由于牵扯造成小血管根部汇入大血管处撕开出血时，在完全离断小血管后，使用5-0或6-0 prolene缝扎止血。在条件许可情况下，也可使用切割关闭器进行操作，离断肝实质或肝静脉主干。必要时机器人辅助下也可使用绕肝带行正中裂肝实质离断。3号臂提拉绕肝带，2号臂暴露，1号臂以电钩或超声刀实施断肝。

6. 创面处理及引流管放置　切除标本后，将标本置于标本袋中，尽可能吸出或使用腹腔镜钳取出手术过程中产生的焦痂。完全打开肝门阻断带并取出，反复冲洗创面，电钩、电凝或缝扎止血，严密止血直至无肉眼可见活动性出血，必要时创面表面喷洒生物蛋白胶并留置止血材料。左肝肿瘤切除时引流管可放置于肝脏残面或肝门处，右肝肿瘤切除时引流管可放置于肝肾隐窝或肝残面下方。

取出标本，将标本剖开，探查切缘是否足够，如切缘距离不够或怀疑R1切除者，需进行扩大切除并等待冰冻结果再关闭切口，以保证R0切除。

撤去气腹并逐层关闭切口。

六、技法要领与陷阱

（1）患者体位及Trocar布局的选择是完成机器人辅助肝切除术的基础，需根据肿瘤实际大小及部位，妥善选择。若术中出现因体位不佳难以暴露的情况，需果断暂停手术，改变体位，或重新进行Trocar布局。

（2）肝脏切除过程中烟雾较大，对微创手术有较大影响，如有条件建议设置排烟装置，以减少术中因吸烟或镜头模糊导致的时间耗费。

（3）对于体积较大的肝切除，建议进行肝门阻断。可采取橡皮带或丝带缠绕肝门，使用Hemlock临时夹闭，也可自行将引流管用作肝门阻断带。通常机器人下对第二肝门解剖较为困难，若肿瘤靠近第二肝门需合并第二肝门阻断，则建议仍以开腹手术为主要手术方式。

（4）机器人手术中无法通过触觉对切除创面进行触摸来判断有无肿瘤残留，因此建议先行检查取出的标本，剖开判定切缘，同时等待快速冰冻病理结果证实肿瘤完整切除术后再关闭切口，以保证手术质量。

七、围手术期处理

1. 术后管理以及患者恢复　术后第1、3、5、7日复查血常规、肝肾功能、电解质等指标，并根据具体结果调整临床用药。用药以保肝药物为主，如还原型谷胱甘肽、多烯磷脂酰胆碱、甘草酸二胺等，并维持水、电解质平衡。术中、术后可预防性使用抗生素，但不建议使用三代头孢等级以上的高级抗生素。

机器人肝切除术不经过消化道，因此术后第一日即可开始少量饮水。根据患者的具体恢复情况于第2~3日开始予以流质饮食，直至恢复半流质及普食饮食。因肝切除后胆汁分泌受影响，饮食以低脂为主。

术后应密切关注引流管引流液颜色和量的变化。若行较大体积的肝切除术，术后引流量可相对较多。应密切观察有无胆漏，包括如下症状和体征：发热伴白细胞、中性粒细胞计数升高，右上腹术区明显压痛伴或不伴腹膜刺激征、引流液呈胆汁样。若确定无胆漏，则可于术后3~5日拔除引流管。患者出院后仍继续给予口服保肝药，直至肝功能恢复正常。

良性疾病患者，术后 1 个月门诊随访，内容包括血常规、肝肾功能、电解质、腹部超声。若血检查正常，腹部没有液体集聚，则视为恢复顺利。术后半年一次进行上述项目检查。恶性疾病患者，按照中国原发性肝癌诊疗规范常规进行随访。

2. 术后并发症的处理　机器人肝切除术后并发症主要包括感染、腹腔积液、胆漏、出血、肝功能不全等。由于手术指征的原因，一些体积较大的肝切除术或侵犯血管的肝肿瘤切除，一般不选择机器人手术，因此术后出现严重肝功能损伤甚至肝功能衰竭或其他严重并发症的病例相对较少。对于术后感染及胆漏，治疗原则为应用抗生素＋通畅引流，若术后引流管引流不畅，则可在 B 超或 CT 引导下进行腹腔穿刺置管，以加强引流。通常经此处理，情况可大为改善。应在完善胆汁培养＋血培养＋导管培养的基础上，根据其结果调整抗生素的使用。若出现感染加重导致弥漫性腹膜炎，则需进行剖腹探查，冲洗腹腔，重新安放引流管。

机器人肝切除术后出血并不多见，原因在于术中对大血管已进行夹闭处理。术后出血往往来源于肝脏残面，以渗血为主。若发生出血导致血流动力学不稳定，则在保证生命体征稳定的情况下，选择急诊血管造影，明确出血血管后，根据情况进行选择性栓塞。若患者生命体征不稳或血管栓塞难以完成，则应考虑积极剖腹探查止血。

随着微创手术器械、手术技术的不断发展、更新，肝脏手术正快速向微创化与精准化方向发展。针对不同的患者和不同的疾病，将制定并应用更为精细化设计的手术方案，这对于患者来说是巨大的福音。但是也应看到，目前微创手术尤其是机器人手术并非万能，无法完全替代传统开放手术。因此，如何把握手术指征是外科医师所必须思考的问题，必须从患者创伤和成本效益两方面进行考量。但笔者坚信，随着时间的推移，越来越多的微创技术将为患者带来更多的获益。

（彭承宏　施昱晟）

参 考 文 献

［1］ REICH H, MCGLYNN F, DECAPRIO J, AND BUDIN R. Laparoscopic excision of benign liver lesions [J]. Obstet Gynecol, 1991, 78 (5 Pt 2): 956-958.

［2］ GUERRA F, BONAPASTA S A, ANNECCHIARICO M, et al. Liver malignancies in segment Ⅶ: The role of robot-assisted surgery [J]. Ann Surg, 2017, 265 (6): E80.

［3］ GIULIANOTTI P C, CORATTI A, ANGELINI M, et al. Robotics in general surgery: personal experience in a large community hospital [J]. Arch Surg, 2003, 138 (7): 777-784.

［4］ LAI E C, TANG C N, LI M K. Robot-assisted laparoscopic hemi-hepatectomy: technique and surgical outcomes [J]. Int J Surg, 2012, 10 (1): 11-15.

［5］ 赵舒霖, 沈柏用, 邓侠兴, 等. 肝脏肿瘤的微创治疗——从腹腔镜到机器人 [J]. 中国普外基础与临床杂志, 2012, 19 (7): 697-703.

［6］ GIULIANOTTI P C, TZVETANOV I, JEON H, et al. Robot-assisted right lobe donor hepatectomy. [J] Transplant Int, 2012, 25 (1): e5-e9.

［7］ CASCIOLA L, PATRITI A, CECCARELLI G, et al. Robot-assisted parenchymal-sparing liver surgery including lesions located in the posterosuperior segments [J]. Surg Endosc, 2011, 25 (12): 3815-3824.

［8］ PACKIAM V, BARTLETT D L, TOHME S, et al. Minimally invasive liver resection: robotic versus laparoscopic left lateral sectionectomy [J]. J Gastroenterol, 2012, 16 (12): 2233-2238.

［9］ GIULIANOTTI P C, SBRANA F, BIANCO F M, et al. Totally robotic right hepatectomy: surgical technique and outcomes [J]. Arch Surg, 2011, 146 (7): 844-850.

［10］ BOGGI U, CANIGLIA F, AMORESE G. Laparoscopic robot-assisted major hepatectomy [J]. J Hepatobiliary Pancreat Sci, 2014, 21 (1): 3-10.

第 10 节　腹腔镜胆囊切除术

一、历史沿革

　　腹腔镜技术虽然诞生于 1901 年，但真正用来切除胆囊则始于 1985~1987 年。1985 年 9 月，德国的埃里克·米厄（Erich Muhe）使用胆囊镜（galloscope）实施了腹腔镜胆囊切除术。1987 年 3 月，法国里昂的妇科医生菲利普·莫雷（Phillipe Mouret）在施行腹腔镜附件手术时联合切除了胆囊，成为首位使用多穿刺孔和电外科技术的开拓者。这种经典的现代腹腔镜胆囊切除术经过一些学院派外科先驱的努力在美国得到迅速发展，在 1990 年传到亚洲并迅速风靡世界[1-4]。

　　经典的腹腔镜胆囊切除术（laparoscopic cholecystectomy，LC）采用 10mm 和 5mm 穿刺器各两个，胆囊管和胆囊动脉常规施夹后离断。随着 LC 技术的不断进步和日渐成熟，对一些病情相对简单的患者不断探索出打结处理胆囊管和胆囊动脉的免施夹 LC，减孔（三孔、两孔）及单孔 LC，以及因心肺功能差不能耐受气腹的非气腹 LC，但这些不断改进的改良式 LC 因手术适应证范围有限而远未大规模推广普及。

二、手术原理

　　LC 的手术原理就是将腹腔镜经脐部穿刺孔置入气腹机或非气腹装置营造的腹腔内作业空间，在光源映照下将腹腔内组织脏器的影像经过摄像机实时传输到监视器供术者及助手共同观看。腹腔镜直视下置入供术者操作使用的主、副操作孔以及助手协助的辅助操作孔。电刀、超声刀等"重型武器"借助于钩、剪、钳、冲洗吸引管等"轻型武器"实施暴露、分离止血、施夹或缝合打结、离断等"组合操作"。手术结束前查看无活动出血等异常情况，必要时放置引流管，直视下拔除穿刺器并确认诸戳口无活动性出血再结束手术。

　　手术可用视频采集设备全程捕获或选择性捕获，也可以留取图片，留存影像资料可用来回顾改进提高、教学讲学等用途。

三、适应证

　　（1）有明确胆道症状的胆囊结石、胆囊息肉、胆囊炎患者；
　　（2）有胆囊急、慢性并发症，特别是伴有糖尿病等全身性疾病者；
　　（3）无症状但有胆囊壁钙化、胆囊结石大于 2.5cm、充满型胆囊结石者。

　　在精准外科理念指导下的切胆指征：①反复发作、有严重影响工作生活的症状、充满型结石的失功能"老"胆囊；②胆囊有化脓、坏疽、穿孔等严重并发症，以及有黄疸、胰腺炎发作史的"坏"胆囊；③病程在 15 年以上、胆囊壁有钙化（陶瓷胆囊）、萎缩胆囊、高危胆囊息肉（大于 15mm、年龄 65 岁以上、病变位于胆囊颈部、伴有糖尿病）、有消化道癌家族史属于胆囊癌高危人群的"恶"胆囊。

　　其实，LC 的手术指征伴随着该项技术的不断成熟、不断规范化而逐步扩大[5-7]。在开展初期一些相对禁忌证（如急性胆囊炎、胆囊萎缩、腹部手术后腹腔粘连、肥胖等）逐步变成适应证。对一名训练有素、成熟的腹腔镜外科医生而言，凡是有开腹切除胆囊指征者绝大多数也是 LC 的手术适应证。

能够辨证掌握腹腔镜胆囊切除术的手术指征，并能在腹腔镜手术中及时明智地中转开腹以避免发生并发症后的被迫中转是一名腹腔镜外科医生成熟的标志。此外，LC 技术也在不断进步，如缝合打结技术不仅提高了 LC 的安全系数，而且可使 LC 的中转开腹率降至 1% 以下，被迫中转开腹率降至 0.1% 以下；微型（或针式）腹腔镜技术（器械直径 2～3.5mm）和单孔腹腔镜技术可用来完成 1/2 左右的 LC。非气腹技术使得大多数（90% 以上）并发心、肺疾病不能耐受气腹的患者也能享受到腹腔镜胆囊切除术的微创优越性[8-10]。

四、病情评估与手术规划

1. 术前病情评估　主要包括以下几个方面：

（1）病史：详细了解病程、发病次数（尤其是最近的发作时间），病情严重程度及保守治疗强度和时间，病史中有无黄疸、胰腺炎。有无肝胆胰伴随病及全身性疾病，病情现状及控制满意度。

（2）影像学检查：主要有肝胆胰超声波检查，重点了解胆囊大小、囊壁厚度，胆囊内结石或息肉数目和大小，胆总管直径（一般测量的是前后径、内径，如能同时测量左、右内径则可间接判断胆管有无梗阻及梗阻程度）等核心指标并与历史资料对比分析。因 B 超对胆管结石的诊断率一般在60%～80%，所以对可疑继发胆管结石者需要行磁共振胰胆管成像 MRCP 进一步明确。由于 MRCP 仍有 5% 的假阴性率，再进一步检查就是内镜逆行胰胆管造影 ERCP，既可以明确有无胆管结石，更可以直接清除胆管结石。即使不能清除，也可以置入鼻胆管引流。

（3）实验室检查：血常规通过白细胞计数、中性白细胞百分比可以了解继发感染程度，通过血红蛋白和血小板数了解全身状况。血生化中 AKP、GGT、TBil 和 DBil、ALT、AST、LDH 及血尿淀粉酶有助于了解有无胆管结石和胰腺炎。

（4）其他：伴有心肺疾病的患者、老年患者，宜加做动脉血气分析、肺功能检查、24 小时 Holter 动态心电图检查、超声心动图检查等。

2. 手术规划　手术规划主要包括两个方面：精心的术前准备和精密的手术方案设计[11]。

1）精心的术前准备

（1）泻药清理肠道：我们自 1991 年从事腹腔镜外科以来，为预防腹腔镜手术特有的气腹及戳口并发症和清理肠道内的积气及内容物，坚持术前 1 日常规服用泻剂（50% 硫酸镁 40～60ml，甘露醇250ml 或番泻叶 10～20g），习惯性便秘患者术前两天开始口服至出现腹泻即停止。术前清理肠道宿便不但有利于术中使用较低的气腹压（8～12mmHg），较好地暴露手术野，也有利于术后患者胃肠功能的早日恢复。清理肠道的同时要足量补充含有电解质的饮品以免导致水、电解质紊乱。借鉴快速康复外科理念，术前 3 小时左右适量饮用清淡饮品，减少胰岛素抵抗，缓解患者口渴、焦虑导致的心理问题。

（2）术前常规放置胃管：主要目的在于避免麻醉诱导期因加压给氧胃内胀气、呕吐导致的误吸乃至于窒息等致命性并发症的发生。是否留置导尿管则要根据术前评估的病情复杂程度和手术难度加以选择。

（3）麻醉与体位：麻醉一般采用气管内插管全身麻醉，以便术中控制通气，减轻高碳酸血症的不良反应。有人采用连续硬膜外麻醉结合气管插管管理呼吸，也可以保障二氧化碳的及时排出。手术体位与术中变动方式通常是先仰卧位，腹腔镜探查后改为头高左侧卧位。

2）手术方案设计：术前依据精准的病情可以初步评估预测手术难度。经脐部戳口置入腹腔镜后探查胆囊周围的具体病情，再结合患者的多方位要求和术者自身的技术能力进一步选择单孔 LC、减孔LC，还是经典的 4 孔 LC[12-15]。

腹腔镜胆囊切除术的简约流程与精确可控方法见图 68-10-1。

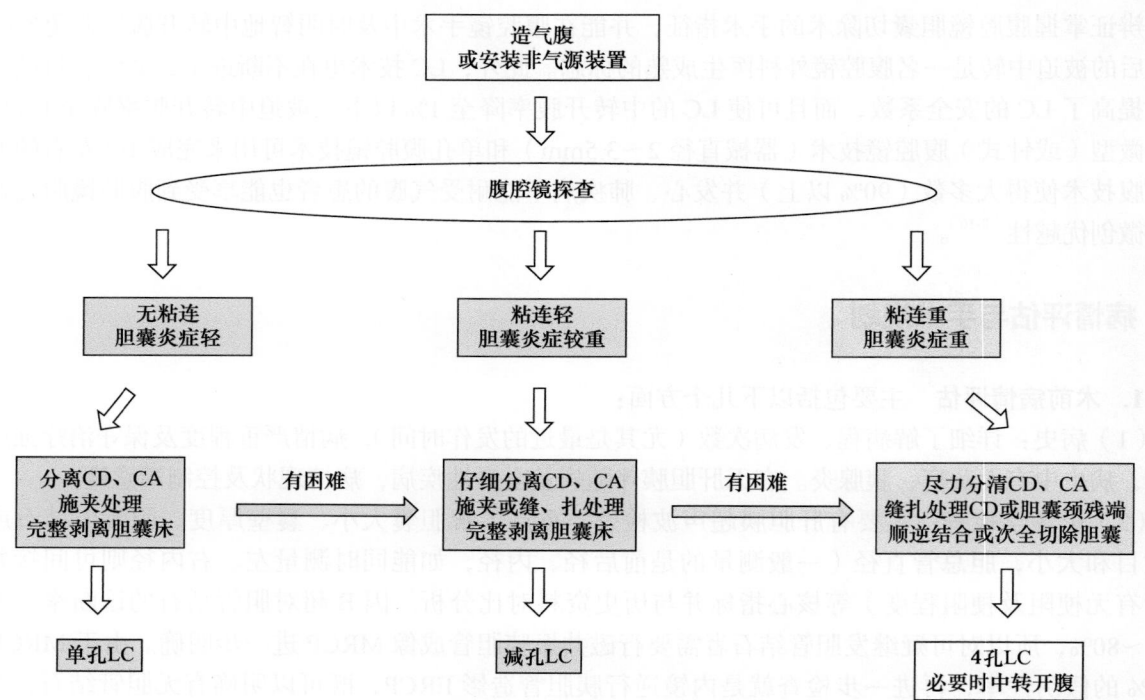

图 68-10-1　LC 手术简约规范流程与精确可控技术方法

五、手术程序

1. 造气腹并置入穿刺器　脐部上或下缘 1cm 纵切口 Veress 气腹针常规造气腹，相继应用测压管试验、抽吸注水试验、最初充气压试验、容量试验和改良探针试验共 5 个试验方法以确保安全，使腹内压达到预设的 10～12mmHg（1.33～2.66kPa）。置入首枚 10mm 穿刺器后先做"呼啸声"试验，以确定 Trocar 头端是否已进入高压的游离腹腔。插入 10mm 腹腔镜，首先探查脐下腹内脏器有无出血、肠内容物外溢等意外穿刺伤的征象，继而从肝胆区顺时针或逆时针探查全腹腔。将患者体位摇至头高左倾位后，直视下置入剑突下 5mm 或 10mm 穿刺器作为主操作孔，右侧肋缘下和腋前线上置入两枚 5mm 穿刺器，引入 5mm 抓钳。

2. 牵引显露胆囊　探查胆囊周围，如有粘连，用电钩或弯分离钳接电烧边止血边予以分离，然后分别向上外、下外牵引胆囊底和胆囊颈部。

3. 解剖 Calot 三角　先用电钩分离胆囊颈部前后叶系膜以松解 Calot 三角，再用电钩或弯分离钳接电凝，电凝结合撕剥，解剖出紧靠胆囊颈部的胆囊管和胆囊动脉，直至明确看到二者在胆囊壁上的管脉分离征。先在胆囊管远端尽量在胆囊-胆囊管交界处施夹，以尽可能减少胆囊内结石或脱落之息肉被挤至胆管的机会。胆囊动脉如便于处理，则先在其近端双重施夹或结扎一道后补施一夹，远端靠近胆囊壁电凝离断。此后，胆囊颈向胆囊管衍变的漏斗征或唯一管征则清晰可辨。如胆囊管直径小于 5mm，可在近端施夹两枚；如胆囊管炎性水肿或直径大于 5mm，则宜先结扎再在其远侧施夹。在近、远端施夹或结扎的中远 1/3 处离断胆囊管。

4. 分离胆囊床　认清层次后用电钩顺逆结合分离。分离过程中如发生抓破或分破胆囊，则及时吸除外溢的胆囊内容物并处理破口，然后认真冲洗胆汁污染过的手术野以尽可能减少其污染范围和时间，散落结石应装袋取出。胆囊床常规进行普遍电凝处理。

5. 取出胆囊标本　将完整切除的胆囊标本直接或装入标本袋内，经脐部戳口取出。

6. 再次探查手术野　将 10mm 套管外缠绕一块湿纱布重新植入脐部戳口，恢复气腹，插入腹腔镜。充分冲洗手术野，仔细检查肝门及胆囊床有无活动出血或胆汁渗漏。必要时在胆囊窝与肝肾间隙放置腹腔引流管。

7. 检查戳口、解除气腹　直视下确认诸戳口无活动出血后，缓慢解除气腹。1cm 以上的戳口需缝合筋膜，用 4-0 可吸收缝线皮下缝合诸戳口。也可擦干戳口周围血迹及皮肤，直接用输液贴或创可贴拉合皮肤裂口。诸戳口用稀释 1 倍的罗哌卡因局麻处理可以有效镇痛达 6～8 小时。

六、技法要领与陷阱

1. 造气腹　造气腹要领在于首先在脐部上或下缘纵行切开 1cm，用弯血管钳钝性分开直至看到脐环筋膜并夹起，再用两把巾钳钩住脐环筋膜呈 45° 内翻提起脐部使之外翻，使脐部腹壁呈穹顶状远离脐下脏器，用 Veress 气腹针斜向脐窝正下方穿刺 1～2cm，大多可以获得弹入感而顺利进入游离腹腔。先后经过测压管试验、抽吸注水试验、最初充气压试验、容量试验和改良探针试验共 5 个试验方法以确保安全。

陷阱之一是未有效提起脐周筋膜就置入气腹针，往往看似进去数厘米甚至十余厘米实际上仍在腹壁内而没有进入游离腹腔。陷阱之二在于对脐下可能存在的网膜或肠管粘连（特别是脐周 3cm 以内有既往腹部手术切口者）估计不足，未能按测压管试验、抽吸注水试验等规范操作循序渐进式实施造气腹，甚至于不用气腹针而直接用 10mm 穿刺器穿刺造气腹，均有可能导致脐下脏器的意外穿刺伤。

2. 布孔　布孔遵循镜视轴枢、三角分布和 60° 交角的基本原则。将腹腔镜置放孔与靶器官连线作为操作中轴，主监视器置于此中轴线上。主刀的主操作孔与副操作孔一般呈倒三角形置放于中轴线的两侧，并使两个操作器械在靶器官的作业平面呈 60° 左右的交角为最佳。助手的辅助操作孔则按需在主、副操作孔 5～10cm 之外安置。

布孔陷阱大多因为未能遵循上述三项基本原则。孔距太近往往会出现"筷子效应"，徒增操作难度，孔距太远操作者易于出现肩臂肌群疲劳。在经典的 4 孔 LC 中，常因剑突钙化或肝胆位置偏上迫使剑突下戳口靠下，使得难以使主操作器械垂直于 Calot 三角平面，妨碍胆囊管脉的解剖。破解之道在于，此种情况下可以将主操作孔置放于剑突与右侧肋弓的交角下。另一布孔陷阱是副操作孔在气腹状态下紧贴右侧肋缘，解除气腹后该戳口恰好在右侧肋弓上，导致患者呼吸时戳口疼痛。

3. 解剖 Calot 三角　解剖 Calot 三角的技术要领首先在于将胆囊颈部向下外方牵引展平，使胆囊管与肝外胆管尽可能呈 T 形而非 V 形结构。其次是尽可能靠近胆囊颈-管结合部（漏斗根部）打开 Calot 三角前后叶浆膜，纵向顺着管脉解剖至胆囊动脉，与胆囊管在胆囊壁分道扬镳（管脉分离征）。

该处的最大陷阱是，在减孔或单孔 LC 中，由于缺少胆囊底体部牵引举肝的暴露条件，致使胆囊颈部的牵引导致胆囊管与胆总管成一条线，继而易于将胆总管误认为胆囊管处理，最终酿成胆管损伤[16]。其次是 Calot 三角解剖起始点远离胆囊漏斗根部而过于靠近肝外胆管。此外，解剖胆囊管周围时，过于依赖电烧止血或忽视胆囊管后面潜藏的胆囊动脉分支，导致意外出血，以及慌乱之中大块凝血波及肝外胆管，导致迟发性电灼伤和胆漏。

4. 处理胆囊脉管　处理胆囊管与胆囊动脉的要领首先是确认胆囊颈部漏斗状结构的根部（即胆囊管是胆囊颈衍变的唯一管道）。因此，尽量先靠近胆囊颈部解剖处理胆囊动脉，掏空 Calot 三角，再沿胆囊管仔细解剖至看清胆囊管与肝总管汇合部为止，距离胆总管 5mm 以远双重阻断后再离断。如果胆囊管水肿增粗至 5mm 以上，最好先结扎或缝扎后再施夹。其次是在 Calot 三角解剖困难、不能清晰解剖出胆囊管时，果断采取顺、逆结合法从胆囊底体向胆囊颈部解剖，在胆囊漏斗根部缝扎处理胆囊管。必要时也可行胆囊次全切除术缝合关闭胆囊颈部。

处理胆囊管的最大陷阱是，既没有解剖清楚胆囊颈部的漏斗，更没有看清胆囊管与肝外胆管的 T 形结构就贸然阻断离断所谓的"胆囊管"。其次是对于水肿增粗的胆囊管单纯施夹处理容易导致机械性割裂伤或夹闭不全，埋下术后胆囊管残端漏的隐患。此外，因恐惧胆管损伤而使胆囊管解剖不充分，增加胆囊管残留结石的概率，或因技术不过硬，强行解剖粘连成团的 Calot 三角，导致致命性并发症——胆管损伤[17-18]。

5. 剥离肝床　剥离胆囊床的要领在于本着宁伤胆囊壁勿入胆囊床的原则，尽量靠近胆囊壁进行分离。对于 Calot 三角内未见足够粗大的胆囊动脉主干者，要警惕胆囊床上穿通支动脉。

此处陷阱在于，反复发作胆囊炎时胆囊床层次不清，加上牵引暴露不充分，较易误入肝床导致活动性出血。肝硬化患者胆囊壁水肿增厚，肝床内潜藏着粗大静脉的概率较大，一旦损伤肝床内粗大静脉就可能导致大出血而中转开腹手术。对于胆囊床穿通支动脉，仅靠电凝止血多不稳妥，往往需要施夹或结扎处理，否则有术后出血之虞。

6. 取标本　取胆囊标本要领在于常规装入标本袋经脐部戳口取出。一则脐部纵切口易于沿白线扩大切开，且隐藏于脐窝内使瘢痕隐蔽起来。二则装袋取标本可以有效地保护戳口免遭污染，即使取标本过程中弄破胆囊也不致造成结石和胆汁散落腹腔，增加手术难度和术后腹腔感染的风险。

陷阱之一是经剑突下取标本，一旦遇到困难就可能要延长切开至 2～3cm，使本就 5～10mm 的戳口变成显而易见的大瘢痕。陷阱之二是不装袋取，一旦弄破胆囊就会导致结石和胆汁散落并污染腹腔，延长手术和麻醉时间。

7. 戳口关闭　戳口关闭要领在于所有戳口均应在腹腔镜直视下拔出穿刺器并确认没有活动性出血。10mm 及以上的戳口最好能全层或次全层缝合。遇到戳口活动性出血时，最好用闭戳器或大直针行全层或次全层缝合。一般性出血可以先尝试电外科止血。

陷阱之一在于先拔出腹腔镜，再拔出穿刺器，而遗漏潜在的戳口活动性出血隐患。陷阱之二是大戳口仅缝合皮肤及皮下组织，对筋膜和腹膜的缝合重视不够，增加戳口疝和戳口下粘连的风险。

七、围手术期处理

1. 术后处理

（1）术后持续吸氧 6～8 小时，常规监测血压、脉搏，伴有心、肺疾病者应采用心电监护仪监测生命体征和血氧饱和度；

（2）麻醉清醒后，拔除胃管、尿管，当日或次日下床活动并恢复流食或半流食；

（3）术后 1～3 天内如患者体温低于 37.5℃、日引流量少于 20ml、无腹膜炎体征，再经 B 超检查证实腹腔内确无积液后，拔除腹腔引流管；

（4）可使用抗生素 1～3 天；

（5）术后两周内清淡饮食，忌食油腻，尽可能规避术后胆漏的发生；

（6）胆管残余结石发生率约 0.5%，如术后发现即应首选 ERCP，明确诊断后行 EST 取石，也可腹腔镜或开腹手术切开胆管取石。

2. B 超检查误漏诊问题　胆囊结石的误诊随着 B 超检查的日益普及较为少见。嵌顿于胆囊颈部的色素结石常因声影不明显和不能移动，而可能被一些经验不足的 B 超医生误诊为胆囊息肉。有时对胆固醇息肉不甚了解的个别 B 超医生把带微弱声影的胆固醇小息肉误报为胆囊小结石。另外，临床医生过分相信某一次 B 超检查结果而忽视胆囊结石会迁移到胆管的可能，以致将已经继发为胆管结石（胆囊内已空无结石）的患者仍然诊断有胆囊结石，甚至在术前 1 周内不常规复查 B 超的情况下贸然手术切除胆囊，及至剖检胆囊标本找不到结石时，陷入要不要探查胆总管的两难窘境。有时当胆囊息肉与结石并存时较易出现诊断其一漏诊其余的情况。这些都需要临床医生培养缜密科学的临床思维程序，密切联系病史和其他检查综合分析判断，以尽量降低误漏诊率。

3. 与其他急腹症鉴别诊断问题 胆囊结石伴发急性胆囊炎时，在缺乏典型病史和核心检查的情况下，则有可能误诊为其他急腹症，如急性胃（肠）炎、消化道急性穿孔甚至心绞痛发作等。反之，也有将其他急腹症误诊为急性胆囊炎的情况，如高位急性阑尾炎等。防范此类误诊发生的关键在于，脑中要有足够的相关知识"内存"，又能在紧急情况下及时"驱动链接"，以及一整套严谨细致、科学合理的鉴别诊断程序（流程）。

4. 继发性胆管结石的漏诊问题 急性结石性胆囊炎最重要的误区在于漏诊已经继发的胆管结石。此时如果仅仅手术切除病变胆囊而忽视胆管结石的客观存在，一旦胆管结石阻塞胆管引发急性胆管炎、胰腺炎，加上失去胆囊缓冲梗阻作用，极易发生术后胆漏、胆汁性腹膜炎，最终置患者于危及生命的境地[19]。大多数漏诊的胆管结石可以经 MRCP 或 ERCP 进一步核实诊断后，采用改良 EST（微切开＋球囊扩张）予以清除。只有 EST 失败者才需腹腔镜胆总管切开取石。

5. 术后胆漏 主要有胆囊管残端漏和胆囊床迷走胆管漏，前者大多为增粗水肿的胆囊管使用钛夹处理造成割裂伤或夹闭不全所致，后者大多为术后过早进食油腻食物诱发焦痂脱落所致。绝大多数情况下可经十二指肠镜放置胆道内支撑管（使胆道由间断性开放变为持续性开放而难以形成持续胆漏的胆道内压），结合胆囊窝引流保守治愈。

6. 术后出血 常因较粗的迷走血管处理不当，以及术后血压波动幅度过大所致。防范措施主要有术中仔细止血，术后尽量避免血压大幅度波动，适度使用止血药。经超声波等检查明确诊断的大血肿，可以在 B 超引导下穿刺置管引流，难以控制的出血以至于影响到血压稳定时，应果断再手术止血处理。

7. 胆管或胆囊管残余结石 即使术前各种检查均排除胆管并存结石的胆结石患者，胆管残余结石率还有 1%。腹腔镜胆囊切除患者发生胆囊管残余结石的机会高于开腹胆囊切除患者，因为后者可以用手探查辅助。胆管结石可经改良 EST 予以处理，胆囊管残留结石则只有再手术处理。

8. 下肢深静脉血栓形成（deep venous thrombosis，DVT） 糖尿病、高脂血症为其高危患者，行腹腔镜胆囊切除时的头高左侧卧位可增加其发生的危险度。防范措施包括，术前认真评估 DVT 的危险因素并积极处理，术中尽量采用适度的气腹压力和体位倾斜度，术后最简便实用的方法是手术结束后外科医生适度按摩患者的腓肠肌（通常是 DVT 的发源地），回到病房教会家属定期适度继续按摩。对于高危患者，可在确切止血或术后确认没有新鲜渗血的情况下，尽早给予适度的抗凝药。

（王秋生）

参 考 文 献

[1] RUSSELL R C. Laparoscopic cholecystectomy [J]. Lancet, 1991, 338 (8774): 1074-1075.
[2] LEVINE D W. An analysis of laparoscopic cholecystectomy [J]. New Eng J Med, 1991, 325 (13): 967-968.
[3] HOLOHAN T V. Laparoscopic cholecystectomy [J]. Lancet, 1991, 338 (8770): 801-803.
[4] 王秋生, 刘国礼. 腹腔镜胆囊切除术 [J], 国外医学外科学分册, 1991, 18 (2): 89-92.
[5] SPIRO H M. Diagnostic laparoscopic cholecystectomy [J]. Lancet, 1992, 339 (8786): 167-168.
[6] 王秋生, 刘国礼, 黄延庭. 腹腔镜胆囊切除术的历史现状与展望 [J]. 中华外科杂志, 1992, 30 (2): 71-75.
[7] ESCARCE J J, CHEN W, SCHWARTZ J S. Falling cholecystectomy thresholds since the introduction of laparoscopic cholecystectomy [J]. JAMA, 1995, 273 (20): 1581-1585.
[8] 王秋生. Modified laparoscopic cholecystectomy [J]. 中国内镜杂志, 2001, 7 (1): 1-4.
[9] KIM S S, DONAHUE T R. Laparoscopic cholecystectomy [J]. JAMA, 2018, 319 (17): 1834.
[10] WOLFE O B M, GARDINER B, FREY C F. Laparoscopic cholecystectomy: a remarkable development [J]. JAMA, 2015, 314 (13): 1406.
[11] 王秋生. 腹腔镜手术十项基本原则与操作基本功 [J]. 临床外科杂志, 2007, 15 (9): 586-588.

［12］DIONIGI G, RAUSEI S, DIONIGI R, et al. Single-port versus 4-port laparoscopic cholecystectomy [J]. Ann Surg, 2015, 261 (1): e10.

［13］LURHE G, RAPTIS D A, STEINEMANN D C, et al. Cosmesis and body image in patients undergoing single-port versus conventional laparoscopic cholecystectomy: A multicenter double-blinded randomized controlled trial (SPOCC-trial) [J]. Ann Surg, 2015, 262 (5): 728-734.

［14］COSTI R, VIOLI V, RONCORONI L, et al. Laparoscopic cholecystectomy after endoscopic sphincterotomy [J]. Gastroenterology, 2006, 130 (7): 2247-2248.

［15］CHEAH S W, YUAN S, MACKAY S, et al. Single incision laparoscopic cholecystectomy is associated with a higher bile duct injury rate: a review and word of caution [J]. Ann Surg, 2015, 261 (2): e54.

［16］王秋生. LC 术中预防胆管损伤的手术技巧 [J]. 腹部外科杂志, 1999, 12 (1): 7-8.

［17］王秋生. LC 胆管损伤的发生与防范 [J]. 中华消化外科杂志, 2008,（1）: 78-80.

［18］WALKER T. Biliary injury after laparoscopic cholecystectomy: why still a problem? [J]. Gastroenterology, 2008, 134 (3): 894-895.

［19］GOMEZ D, COX M R. Laparoscopic transcystic stenting and postoperative ERCP for the management of common bile duct stones at laparoscopic cholecystectomy [J]. Ann Surg, 2018, 267 (5): e86-e88.

第 11 节　腹腔镜胆道探查取石术

一、历史沿革

1889 年，瑞士外科医师路德维格·库瓦西耶（Ludwig Courvoisier）完成了世界上第 1 例胆道探查术。从此，胆道探查取石术作为治疗胆管结石的经典手术得以推广。20 世纪 60 年代，阿根廷外科医师马拉里埃罗（Marrariello）等引入了经 T 形管（简称 T 管）窦道取石的新思路，使得胆道探查取石术的应用范围得到进一步扩展。20 世纪 70 年代，德国和日本的消化科医生利用内镜技术采用十二指肠括约肌切开（EST）的方法取出胆总管结石，现已为全世界医师所接受，特别适合于老年和重症患者。1987 年，法国的穆雷（Mouret）在腹腔镜下进行妇科手术的同时开展了腹腔镜下胆囊切除术（LC），开创了腹腔镜外科的先河，有着百年历史的开腹胆囊切除术受到了前所未有的挑战，LC 很快在全世界得到应用和普及。然而，对于 LC 术中经胆囊管造影发现的胆总管结石，即刻中转开腹手术即失去了腹腔镜手术的优势。所以，在开展 LC 的初期，胆囊结石伴胆总管结石曾经是 LC 手术的禁忌证。在此背景下，一些外科医师开始尝试在腹腔镜术中 "one-stage" 解决问题。1990 年，享特（Hunter）等在腹腔镜下配合 X 线机用输尿管取石网篮经胆囊管取出胆总管结石获得成功。随后，1991 年，弗莱彻（Fletcher）和斯托克（Stocker）分别报道了腹腔镜经胆囊管途径行胆总管探查术和腹腔镜下胆总管切开探查取石术。同年雅各布斯（Jacobs）等率先报道了 8 例腹腔镜下胆总管切开探查术（laparoscopic common bile duct exploration，LCBDE），其后一些学者也分别报道了腹腔镜下胆道切开探查的初期探索，从此胆管结石的治疗进入新的阶段即腹腔镜外科时代。2007 年，随着单孔腹腔镜技术的出现和成熟，经脐单孔腹腔镜胆道探查取石术也成为胆管结石的治疗选择[1]。

二、手术原理

在腹腔镜下切开胆总管前壁或切开胆囊管前壁，应用纤维胆道镜进入胆总管、肝总管和肝内胆管进行病变探查，采用 Dormia 网篮取出结石；经胆囊管途径在取净结石后将胆囊管在切开处近端夹闭，经胆总管途径在结石取净后可直接缝合切开处，亦可留置 T 管后缝合切口，对于有结石残留的患者可术后待 T 管窦道形成后，经该窦道胆道镜取出残石[2]。

三、适应证

在把握好适应证的情况下，LCBDE 理论上都应首选经胆囊管途径探查取石。LCBDE 适应证：
（1）估计胆管结石经胆道镜能取净或大部分取净或术后经 T 管窦道可以取净；
（2）无胆总管下端括约肌狭窄；
（3）无胆系的良、恶性狭窄。

四、病情评估与手术规划

术前常规检查包括生命体征、血常规、尿常规、肝功能检查等。特殊检查包括 B 型超声、CT、经皮肝穿刺胆管造影（PTC）、磁共振胰胆管成像（MRCP）、内镜逆行胰胆管造影（ERCP）、核素扫描、内镜超声检查等，以确认胆管结石的位置、大小和数量及是否合并胆囊结石。目前 B 超作为诊断胆道疾病的首选检查，其诊断胆囊结石准确率接近 100%，胆总管下端结石为 60%，同时能够鉴别黄疸原因和其他胆道疾病。CT 为诊断胆管结石的常用方法。PTC 作为有创检查，可有胆汁漏、出血、胆道感染等并发症。MRCP 较诊断性 ERCP 具有无创性、无并发症等优点，同时具有高精确度的诊断方法，其能够显示肝内外胆管扩张、结石分布、有无肿瘤、胆管梗阻等，其缺点为成本高、普及率低和个体差异。ERCP 较 MRCP 而言，对于排除十二指肠乳头占位性病变和胆管癌具有优势。内镜超声检查对于胆总管结石具有较高的检出率，同时可鉴别肿瘤等胆道疾病[3]。

对于伴有肝功能障碍的患者，术前若存在严重低蛋白血症者，应输入白蛋白或血浆；腹水的患者限制水钠摄入，酌情使用利尿剂；凝血功能异常可术前给予维生素 K，间断输入新鲜血液或凝血因子；黄疸严重者可行鼻胆管引流。对于伴肝硬化的患者，一般认为肝功能 Child-Pugh 分级 A、B 级有明显症状的胆管结石患者可考虑手术，肝功能 Child-Pugh 分级 C 级患者需经严格而充分的术前准备转变为 A 或 B 级可考虑择期手术，当然具有急诊手术指征者除外。伴发急性胰腺炎的患者，需在对症治疗胰腺炎基础上再行手术。术前宜留置胃管，利于胆总管的充分暴露。

腹腔镜下胆道探查取石术的 3 种主要术式适合于不同病情的患者[4-5]：①腹腔镜胆囊切除＋经胆囊管胆道探查。本术式适用于胆囊管直径在 0.5cm 左右、无肝总管和肝内胆管结石、胆总管结石直径小于 8mm、胆总管结石数目较少且无急性化脓性梗阻性胆管炎表现的患者，该法不用切开胆总管，直接通过胆囊管胆道探查取石，可避免对肝外胆管手术操作的创伤，是腹腔镜下胆管探查最理想的方法，但存在适用范围窄等缺陷。②腹腔镜胆囊切除＋胆总管切开探查＋胆总管一期缝合。对于不适用于腹腔镜胆囊切除＋经胆囊管胆道探查术的患者一般可采取这一方法治疗，此方法主要是通过直接切开胆总管取石，然后用可吸收线间断或连续缝合胆总管（胆总管一期缝合）而达到取石的目的，只有将结石全部取净且术前无胆道感染，胆总管直径 1cm 以上才可进行一期缝合。该方法要求医师有熟练的缝合技巧和丰富的腹腔镜操作经验。该方法虽适用范围较广，但若有胆道残石，无法经 T 管窦道取石。③腹腔镜胆囊切除＋胆总管切开探查＋T 管引流。该方法在胆囊切除、胆总管切开探查取石后进行 T 管引流，T 管对胆管具有一定的减压及支撑作用，可防止胆漏、胆管炎和胆管狭窄的发生，并为术后 T 管造影及残余结石的处理提供通道。

五、手术程序

（一）腹腔镜胆总管切开探查取石、T 管引流术

（1）采用气管插管静脉和吸入复合麻醉。

（2）建立 CO_2 气腹。

（3）常规采用四孔法操作，探查腹腔，找到胆囊，解剖 Calot 三角区，游离胆囊管，自肝床逆行游离胆囊。胆囊管施夹暂不切断。

（4）分离胆总管前外侧壁结缔组织和脂肪组织，显露肝十二指肠韧带和胆总管前壁，穿刺胆总管溢出或抽出胆汁予以确认。

（5）用细头电钩纵行切开胆总管前壁 0.5～1.0cm，直视下钳取结石，或将上、下端结石轻挤入切口钳取。

（6）经套管插入胆道镜，将镜前端放入胆管内探查，探查和取石步骤同开放法。

（7）经胆总管切口放置合适直径的 T 管做胆总管引流，胆总管切口用 4-0 可吸收线缝合。

（8）切除并取出胆囊。常规放置多孔腹腔引流管至 Winslow 孔，各管分别从右侧腹壁引出固定。

（二）腹腔镜胆总管切开探查取石、一期缝合术

在腹腔镜胆道探查取石术的操作基础上，采用无损伤可吸收缝合线对胆总管切开处进行间断外翻缝合，每针相距 0.2cm。可根据病情需要留置胆管内减压引流管（图 68-11-1）或术前预置胆管内引流管（图 68-11-2）。

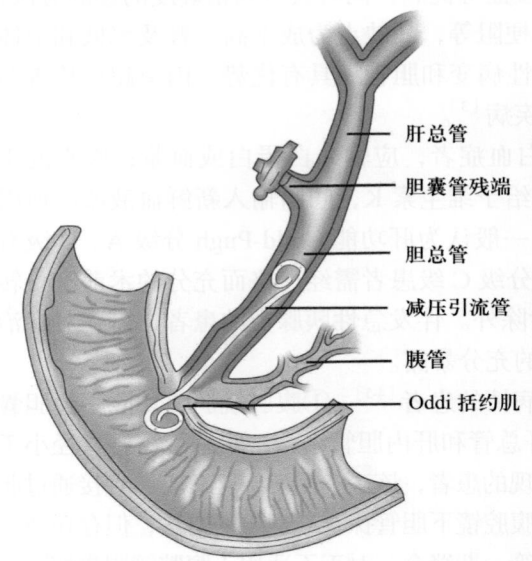

肝总管

胆囊管残端

胆总管

减压引流管

胰管

Oddi 括约肌

图 68-11-1　术中留置胆管内减压引流管示意图

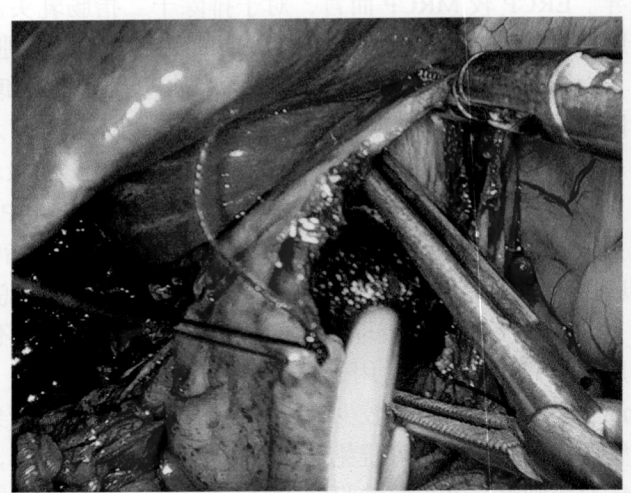

图 68-11-2　术前预置 ENBD 管的术中所见

（三）经胆囊管途径腹腔镜胆道探查取石术

（1）解剖胆囊管：解剖 Calot 三角，游离胆囊管至汇入胆总管开口处；先不切除胆囊，以利于牵引暴露和支撑。

（2）胆囊管远端上夹后，距汇入处约 0.5cm，剪开胆囊管前壁约 1/2 周径，以探查钳插入胆囊管轻扩。

（3）缝合牵引提供胆道镜支撑：自胆囊管切开处缝合牵引 1 针，牵引线经肋弓下戳卡内引出，同时将该戳卡深入腹腔，贴近胆囊管开口处，建立自腹壁至胆囊管开口的纵向支撑。

（4）经胆囊管入胆道镜：自该戳卡插入纤维胆道镜，利用戳卡及牵引线配合为胆道镜提供纵向支撑力，同时循腔进镜，使胆道镜能够较顺利通过胆囊管。

（5）如获得满意支撑后仍不能经胆囊管插入纤维胆道镜，可根据胆囊管条件选择汇入部微切开或

胆囊管球囊扩张，辅助实现经胆囊管胆道探查。

（6）经胆囊管胆道镜取石：术中胆道镜获得满意支撑并实现经胆囊管进入胆道后，完成胆道探查及取石。

（7）如胆道经胆囊管探查见较大结石或嵌顿结石仍取石困难者，根据情况判断选择汇入部微切开、胆道镜下碎石等技术辅助完成取石。

（8）胆道探查结束后其他操作同常规腹腔镜胆囊切除术。胆囊管残端处理不满意者放置引流。

六、技法要领与陷阱[6]

1. 重视胆道系统的解剖变异　胆道系统解剖变异很多，不仅包括胆道系统各结构本身的变异，还有血管供应的变异。腹腔镜胆道探查取石术中需利用三线及肝门板平面在脑中构建立体解剖关系，胆囊管及胆囊前后三角的解剖分离确保所有操作均在三线及一平面立体结构内，复杂病例中更需反复辨别三线一平面，这是安全实施腹腔镜胆囊切除术、避免胆管和血管损伤的关键环节。

2. 多种辅助技术方法的结合应用　术中胆道造影、术中胆道镜和术中 B 超的应用对提高肝胆管结石的手术效果有重要作用。B 超是肝胆管结石手术中常用的一项辅助措施，可用于进一步明确结石部位、数量和大小以及肝胆管狭窄的部位和程度。术中超声引导下纤维胆道镜治疗复杂性肝胆管结石，可显著降低肝内胆管结石残留率，显著提高肝内胆管结石的治疗效果。术中胆道造影可弥补术前胆道影像不完整，可进一步明确肝内胆管的分布、胆管病变及解剖变异，为选择合理术式提供依据；胆道取石后胆道造影检查可以帮助术者在术中发现意外时减少盲目中转开腹的概率，同时避免了肝内、外胆管结石的漏诊，有助于减少结石的残留。胆道镜具有直视和可弯曲的优点，在治疗肝胆管结石上具有重要作用，在镜下用取石网篮、碎石器械和气囊导管取石克服了手术取石的盲区，可提高取石效率，降低结石残留率[7-8]。

3. 经胆囊管取石的技术要领　经胆囊管切开处通过机械扩张和气囊扩张扩大胆囊管直径时，无论采用机械设备或气囊进行扩张，应切忌过度和急速扩张，避免胆囊管因不能耐受瞬时压力变化而造成破裂损伤。经胆囊管取出结石时，由于胆囊管与胆总管成一定角度汇合的关系、受力方向的改变，过度牵拉、暴力取石均可导致胆囊管和胆总管汇合部损伤，此时可通过助手的器械适当按压胆总管或改变胆囊管与胆总管夹角，使结石顺利滑出胆囊管，若仍不成功，则应先进行碎石后再行取石。

4. 结合实际条件的个体化治疗　取石术应当首先根据患者的影像学检查资料进行筛选，结合自身的设备及技术条件，合理掌握适应证和禁忌证。只有这样，才能保持较高的手术成功率，在最大限度地发挥微创手术优势的同时，避免为患者带来不必要的损失。

七、围手术期处理

1. 禁食、补液以及胃肠减压　对于一般状况的患者，在术后 24～48 小时肠功能恢复之后，可少量进食清淡流食。对于长期严重的梗阻性黄疸，每日引流大量稀薄胆汁者，需注意维持水、电解质和酸碱平衡。一般的单纯胆总管切开探查取石的患者，可不用胃肠减压，但长时间手术，或手术野范围较大者，需要给予 48 小时的胃肠减压，直至胃肠功能恢复。

2. 抗生素治疗　术后 24 小时内应积极预防性应用抗生素。注意根据胆汁细菌培养和药物敏感试验结果调整药物搭配，达到合理的抗菌效果。

3. 引流管的处理　引流管主要用于防止术后由于胆漏等一些因素造成腹腔内感染并发症。术后每天观察腹腔引流管内是否有胆汁流出。一般情况下，无明显胆汁仅有少量腹腔内渗出物，引流管可于

48～72 小时拔除。若术后出现胆漏，渗出物混有少量胆汁，应等待至胆汁不再渗出才可拔除引流管，时间一般为术后 5～7 天。

4. T 管的处理　手术完毕后，应妥善固定好 T 管，防止扭曲或脱出。若 T 管脱出，则很可能造成胆汁性腹膜炎，使病情恶化。每日观察并记录胆汁的量、颜色和性状等，术后再次做细菌培养和药物敏感试验，一般情况下 T 管引流时间为 10～12 天，此时可根据胆汁量和颜色等确定是否夹闭 T 管。T 管夹闭后，若患者无其他不适症状，可常规进行经 T 管胆道造影，检查是否有胆道残余结石、胆管是否狭窄、窦道是否形成完全。造影拍片后，需要开放 T 管引流 48 小时，然后夹闭 T 管。若造影后，期间出现感染需及时进行抗生素治疗。T 管拔管指征：全身状况良好达术后 4 周以上，T 管造影前已全日夹闭 3～5 天无不良反应，T 管造影显示胆管内无残余结石、胆管远端无狭窄、T 管窦道影形成完全。一般情况下拔管时间约为术后 4 周以上，甚至 2 个月左右，但高龄、全身衰弱或糖尿病患者的拔管时间应相对长一些。

5. 胆漏的处理　胆漏主要发生于术后的早期，不同原因、不同程度胆漏造成的胆汁性腹膜炎的症状也不尽相同，多为持续性右上腹痛，逐渐蔓延全腹部，形成右上腹或全腹压痛、反跳痛、肌紧张等腹膜刺激征征象，伴移动性浊音阳性及恶心、呕吐等。术中胆总管远端探查时，过度扩张探查造成胆道损伤粘连或 Oddi 括约肌水肿梗阻，远端高压迫使胆汁从胆总管缝合处流出；也可为术后缝合不当造成缝合口疏松，术后 T 管扭曲、脱出或过早拔除等胆漏的原因。诊断首选 B 超或 CT 确定是否存在积液，若胆漏较多，存在胆管炎或怀疑胆道损伤的患者，为确诊并了解胆道情况可行 ERCP 检查。胆漏的治疗原则：早期治疗，促进胆管壁愈合，预防和治疗感染，根据不同原因不同程度的胆漏采取不同的治疗方案。对于术后早期 T 管周围漏或胆管破损出现的胆漏，若量少且无明显或较轻微的腹膜刺激征，可行非手术治疗，保持 T 管引流通畅，采用负压吸引引流，及时纠正水、电解质和酸碱平衡紊乱，及时应用抗生素预防感染。若拔除 T 管后出现胆漏，量少也可采取上述保守治疗，若胆漏后胆汁流出量多，有明显的腹膜刺激征者，则应该及时采取手术治疗。术中检查发现胆漏者可根据原因采取相应治疗和改进方案，胆管损伤者可直接缝合，T 管不合适或位置不当者应及时更换。T 管周围漏可在其周围做荷包缝合。术中局部充血水肿，应用可吸收线做间断缝合，但其术后胆漏发率依然很高，需要时刻关注。T 管拔出后出现的胆漏漏出大量胆汁，有明显的腹膜刺激征者，保守治疗无效可考虑再次手术。但胆总管周围组织多为充血水肿，难以查找原有胆总管切口，若能找到原有胆总管切口，可重新放置 T 管；若难以找到原有胆总管切口，为避免二次损伤，可在 Winslow 孔处放置双套管引流，并用大网膜包绕，术后持续负压吸引。

（吴硕东）

参 考 文 献

［1］黄志强, 黄晓强, 宋青. 黄志强胆道外科手术学 [M]. 2 版. 北京: 人民军医出版社, 2010.

［2］ZHANG W, LI G, CHEN Y L. Should T-tube drainage be performed for choledocholithiasis after laparoscopic common bile duct exploration. a systematic review and meta-analysis of randomized controlled trials [J]. Surg Laparosc Endosc Percutan Tech, 2017, 27: 415-423.

［3］WILLIAMS E, BECKINGHAM I, EL SAYED G et al. Updated guideline on the management of common bile duct stones (CBDS) [J]. Gut, 2017, 66: 765-782.

［4］RICCI C, PAGANO N, TAFFURELLI G et al. Comparison of efficacy and safety of 4 combinations of laparoscopic and intraoperative techniques for management of gallstone disease with biliary duct calculi: a systematic review and network meta-analysis [J]. JAMA Surg, 2018, 153: e181167.

［5］PAN L, CHEN M, JI L et al. The safety and efficacy of laparoscopic common bile duct exploration combined with cholecystectomy for the management of cholecysto-choledocholithiasis: an up-to-date meta-analysis [J]. Ann Surg, 2018, 268: 247-253

［6］二村雄次. 胆道外科——要点与盲点: 第 2 版 [M]. 董家鸿, 译. 北京: 人民卫生出版社, 2010.

［7］CHEN C C, WU S D, TIAN Y, et al. Sphincter of Oddi-preserving and T-tube-free laparoscopic management of extrahepatic bile duct calculi [J]. World J Surg, 2011, 35: 2283-2289.

［8］TIAN Y, WU S, CHEN C C, et al. Laparoendoscopic single-site cholecystectomy and common bile duct exploration using conventional instruments [J]. Int J Surg, 2016, 33 (Pt A): 140-145.

第 12 节　腹腔镜 Roux-en-Y 胆肠吻合术

一、历史沿革

Roux-en-Y 袢（简称 Y 袢）最早应用于胃肠道重建术, 1893 年由西泽·鲁（Cesar Roux）首先报道此式式, 其目的是防止十二指肠液反流进入胃腔。此后该手术被应用于胆道, 故沿用称 Roux-en-Y 胆肠吻合术。腹腔镜 Roux-en-Y 胆肠吻合术最早于 1994 年朔布（Schob）等率先开展[1], 国内许红兵于 1996 年报告了腹腔镜 Roux-en-Y 胆肠吻合术治疗原发性胆总管结石。腹腔镜 Roux-en-Y 胆肠吻合术起初常用于无法手术切除壶腹部周围恶性肿瘤的减黄手术或肝胆管结石治疗, 但目前主要作为腹腔镜胰十二指肠切除术、腹腔镜胆管癌根治术、腹腔镜胆总管囊肿切除术消化道重建的一个手术步骤[2]。

二、手术原理

Roux-en-Y 胆肠吻合术 Y 袢可根据需要, 与任何肝内外胆管、胆囊吻合, 吻合后形如英文字母"Y", 上方两短支分别为胆侧空肠支、胃侧或空肠侧空肠支（与空肠、十二指肠或胃相连）, 下方长支为输出空肠支。

胆肠吻合术主要功能是胆道分流, 恢复胆汁进入肠道。Y 袢吻合后胆肠通道的特点是单向运动, 因为正常情况下, 空肠没有逆蠕动, 胆侧空肠支的内容不断向远侧运动, 可以防止肠胆反流。但胆肠吻合毕竟没有 Oddi 括约肌的解剖生理功能, 胃侧空肠支强力的肠蠕动可将肠内容物推向胆侧空肠支, 引起肠道反流, 手术患者可发生反流性胆管炎。为防止肠道反流, 胆肠空肠支的长度以 40~60cm 为宜, 即胆肠吻合口距肠肠吻合口的距离为 40~60cm; Y 袢上方两支并拢缝合, 使肠道呈直线连续, 利于肠内容物向远端运行[3]。

三、适应证与禁忌证

1. 适应证　腹腔镜胆肠吻合术是以下腹腔镜肝胆胰手术的基本操作: 腹腔镜胰十二指肠切除术、胆总管囊肿切除术、肝门胆管癌根治术、胆管中段癌根治术、胆囊癌根治术、壶腹部周围癌姑息性胆肠内引流术、肝内外胆管结石手术（合并括约肌功能丧失）、胆总管中下段炎性狭窄伴上段扩张、胆管损伤或胆肠吻合口狭窄二次手术等。对于肝外胆管切除的胆肠吻合术一般行肝管空肠端侧吻合术; 对于肝外胆管汇合异常, 如右肝管汇合于胆囊管, 则可行胆总管空肠端侧吻合术; 对于壶腹部周围癌姑息性胆肠内引流术, 可选择行肝外胆管不离断、胆管空肠侧侧吻合术或胆囊空肠吻合术。

2. 禁忌证　全身情况差, 严重心肺功能障碍, 不能耐受全麻及二氧化碳气腹; 合并梗阻性化脓性胆管炎及休克; 晚期壶腹部周围癌伴发腹水或广泛转移者。

四、病情评估与手术规划

由于腹腔镜胆肠吻合术适应证广泛，除了遵循各种具体病种的病情评估和手术规划外，术前行 CT 血管重建和磁共振胰胆管成像（magnetic resonance cholangiography，MRCP）或经皮肝穿刺胆管造影（percutaneous transhepatic cholangiography，PTC），重点需要评估以下几个方面，有利于规划胆肠吻合术。

（1）评估胆管梗阻水平，有利于规划胆肠吻合水平：肝内胆管、肝总管、胆总管。

（2）评估肝内外胆管是否有变异，有利于避免胆管医源性损伤。

（3）评估肝动脉、门静脉及其主要分支是否受肿瘤侵犯或变异，有利于避免血管损伤，以及判断是否需要血管重建。

（4）根据具体病情，规划胆肠吻合术式：胆管端对空肠侧吻合术、胆管侧对空肠侧吻合术等。

五、手术程序

1. 麻醉方式和患者体位　患者平卧位或两腿分开剪刀位。采用气管插管全身麻醉。术者（主刀和第一助手）站在患者右侧和左侧，扶镜医生根据手术进程，站在左侧或右侧；若患者取剪刀位，扶镜医生站在患者两腿之间。

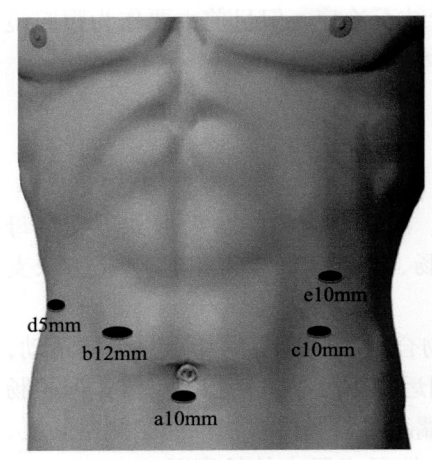

图 68-12-1　操作孔布局
a：腹腔镜孔；b、e：主操作孔；c、d：副操作孔。

视频 68-12-1　（腹腔镜胰十二指肠切除术）胆肠吻合术：前后连续法

2. 操作孔位置及腹腔镜探查　因不同手术操作孔布局可能有差异。一般是 5 孔法。脐下做 10mm 切口（观察孔），12～15mmHg 人工 CO_2 气腹。根据患者体型，在上腹部邻近右锁骨中线、右腋前线、左锁骨中线以及左乳头线建立主、辅操作孔各两对。位于患者左侧术者行胆肠吻合时，左锁骨中线 10mm 操作孔进持针器进行缝合，其水平线基本与肝总管持平。位于患者右侧术者行胆肠吻合时，右锁骨中线高于脐水平线 12mm 操作孔进持针器进行缝合，该孔还用于切割闭合器离断空肠（图 68-12-1）。

3. 前、后壁连续法　适用于胆管直径≥10mm。以腹腔镜胰十二指肠切除术、Roux-en-Y 胆肠吻合术为例[4-5]。见视频 68-12-1。

（1）胆管断端准备：吸引器放置胆管开口处，松开夹闭胆管的血管阻断钳或剪刀剪去血管夹，吸引器吸引流出胆汁，并用 0.9% 氯化钠溶液反复冲洗避免胆汁污染腹腔。用剪刀进行修整，修整时后壁长于前壁，有利于缝合，应用电钩低能量（20～30W）电灼胆管断端出血点，对于电凝无法止血的出血点，5-0 可吸收线进行缝扎。为了保证胆管近端血供，胆管近端游离 5mm 左右即可；修整胆管时应用剪刀，避免应用超声刀或电钩。

（2）空肠切口准备：应用肠钳将空肠袢从肠系膜上动静脉后方或结肠后或结肠前提拉至肝门部，与离断胆管靠拢没有张力时即可进行吻合。腹腔胰十二指肠切除术常将空肠袢从肠系膜上动、静脉后方提拉至肝门部。应用电钩在肠系膜对侧缘纵行切开空肠，开口稍小于胆管直径，吸引器吸净溢出的肠液，避免污染腹腔。电凝电灼空肠切口出血点。

（3）吻合：单针单线法，用 15～20cm 长 4-0 倒刺线，术者或一助均可缝合，一般对侧先缝。位于患者右侧的术者，持针器夹针后从胆管左侧缘开始缝合。缝针从胆管外穿过胆管全层，抓住线尾转向反针，缝针从肠内穿过肠壁全层出针。应用肠钳将空肠祥提拉至胆管断端，在吻合口外缝线打结结扎。将缝针再次从肠管外穿过肠壁进入肠内，依次连续缝合后壁，每缝一针，助手帮助抽线抽紧缝线（图68-12-2）。缝合时助手将缝线反方向牵拉，便于暴露。缝合拔针时，顺势将针方向调整到位，便于下一针缝合。后壁缝合完成后，位于患者左侧的术者缝合前壁，缝针转向后，依次连续缝合前壁，每缝一针，抽紧缝线。完成缝合后，将缝针穿出吻合口外，与保留的线尾打结，即完成胆肠吻合术（图68-12-3）。缝合前壁也可换用另外一根缝线，即两针两线法。

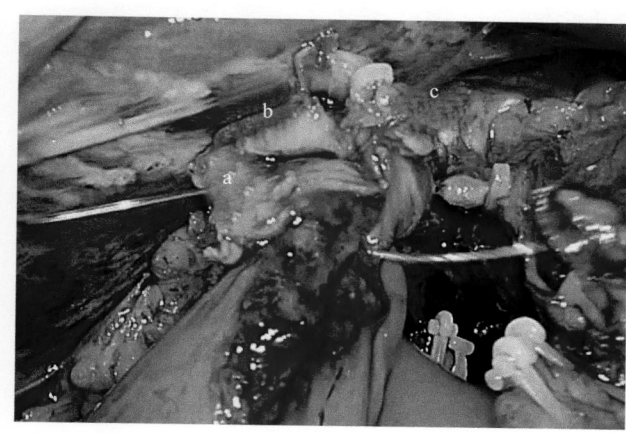

图 68-12-2　倒刺线连续缝合胆管与空肠后壁

a：肝总管后壁；b：肝总管前壁；c：倒刺线。

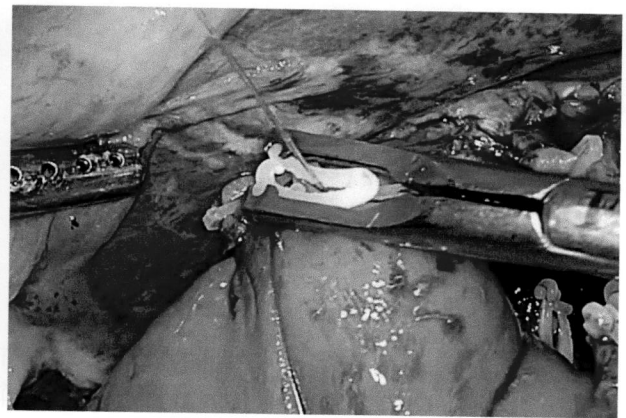

图 68-12-3　胆管空肠完成后用 Hemlock 固定倒刺线线头

（4）测试胆漏：应用吸引器冲洗胆肠吻合口，应用腹腔镜纱条挤压胆肠吻合口，观察是否有胆汁渗漏，若有渗漏，在渗漏处可用 4-0/5-0 PDS 线或薇乔线缝合修补，直至无胆漏为止。

4. 后壁连续、前壁间断法　适应于胆管直径<10mm。以腹腔镜肝门胆管癌根治术（Ⅲa 型）的左肝管胆肠吻合术为例[6]。见视频 68-12-2。

（1）空肠打孔准备：将空肠祥应用肠钳在结肠后提拉至肝门部，与左肝管靠拢没有张力时即可进行吻合。

（2）空肠祥准备：提起空肠祥，应用电钩在肠系膜对侧缘纵行切开空肠（也可用持针器夹住一枚缝针，缝针钩起肠壁，电凝电灼缝针切开肠壁，空肠开口更小），开口稍小于胆管直径，引起器吸净溢出的肠液，避免污染腹腔。电凝电灼空肠切口出血点。

（3）后壁连续缝合：用 4-0 PDS 线或 15~20cm 长 4-0 的倒刺线。术者或一助均可缝合，一般对侧先缝。位于患者右侧的术者，持针器夹针后从胆管左侧开始缝合。缝针从胆管外穿过胆管全层，抓住线尾转向反针，缝针从肠内穿过肠壁全层出针。应用肠钳将空肠祥提拉至胆管断端，在吻合口外缝线打结结扎。将缝针再次从肠管外穿过肠壁进入肠内，依次连续缝合后壁，每缝一针，助手帮助抽线抽紧缝线。缝合时助手将缝线反方向牵拉，便于暴露。缝合拔针时，顺势将针方向调整到位，便于下一针缝合，完成后壁缝合（图68-12-4）。

（4）前壁间断缝合：为了避免缝合胆管前壁时缝合后壁，在缝合胆管前壁前可在胆肠吻合口放置一段软管，不需要固定。应用 4-0/5-0 PDS 或其他可吸收线间断缝合前壁，每逢一针，抽紧缝线打结。最后 2~3 针一起缝合，抽紧缝线打结，线结打在吻合口外，即完成胆肠吻合术（图68-12-5）。

（5）胆漏测试、放置引流管：应用吸引器冲洗胆肠吻合口，应用腹腔镜纱条挤压胆肠吻合口，观察是否有胆汁渗漏，若有渗漏，在渗漏处可用 4-0/5-0 PDS 线或薇乔线缝合修补，直至无胆漏为止。术毕，在胆肠吻合口前方或和后方，放置腹腔引流管引流。

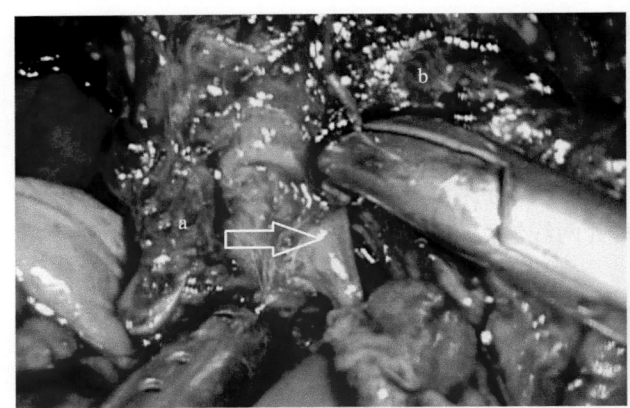

图 68-12-4　4-0 PDS 线连续缝合左肝管与空肠后壁
a：左肝管后壁（箭头）；b：左肝断面。

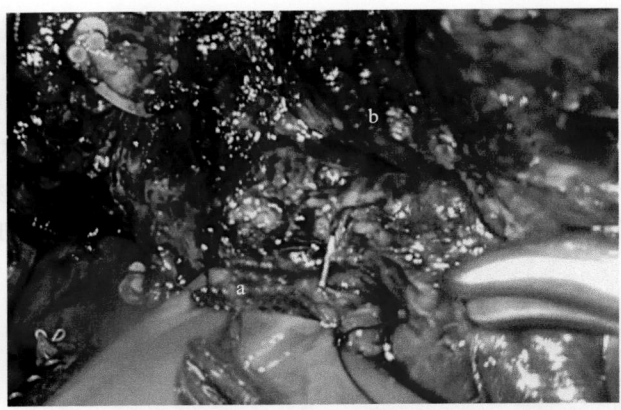

图 68-12-5　4-0 PDS 线间断缝合左肝管与空肠前壁
a：胆肠吻合口；b：左肝断面。

视频 68-12-2　腹
腔镜肝门胆管癌
根治术，Ⅲa胆肠
吻合术：后壁连
续，前壁间断

六、技法要领与陷阱

1. 吻合方式和缝线选择　由于腹腔镜的操作特点，缝线不能太长，间断缝合线头不能太多，因此传统开腹降落伞间断缝合法，由于线头太多，不适合在腹腔镜下操作。腹腔镜胆肠吻合术主要的吻合方式：对于肝总管直径≥10mm，可用单针 4-0 可吸收倒刺线连续缝合；对于肝总管直径<10mm，后壁可用 4-0 可吸收倒刺线连续缝合，前壁 4-0 可吸收线间断缝合；腹腔镜很少用后壁、前壁都间断缝合的方式。单层缝合，缝针穿过胆管壁和空肠壁全层，针距约 3mm，边距约 5mm，切面对合良好。

腹腔镜肝门胆管癌根治术胆肠吻合术，肝内胆管断端位于肝实质内，常有两个以上的开口，尽可能将邻近的开口应用 5-0 可吸收线拼合成一个大口子，以利吻合；当无法将左、右侧肝管拼成一个开口，可分别拼成两个开口，分别与空肠吻合。

胆肠吻合口一般不需放置胆肠吻合支撑管，临时放置支撑管目的不是防止狭窄，而是防止缝合前壁时把后壁缝上。对于肝总管直径<10mm 时，后壁缝合完成后，吻合口可放置 3cm 左右长的软管作为标志，不需要固定，再进行前壁缝合。

2. 吻合口重建"四无"原则　吻合口完成后，应该确保吻合口无缺血、无扭曲、无张力，远端无梗阻。

胆管血供良好是保证胆肠吻合口无缺血的关键。由于血供的关系，肝总管离断水平距左右肝管汇合部 2cm 左右，用于吻合的近端肝总管游离 5mm 足够；用剪刀离断肝总管，后壁长于前壁有利于缝合，避免用超声刀或电刀离断，肝管断面出血点用电凝电灼或 5-0 可吸收线缝扎止血，避免术后胆肠吻合口出血。

提拉空肠祥进行胆肠吻合前应确保胆肠吻合口无张力和无扭曲。若有张力可用以下方法减少张力：游离肝镰状韧带和左、右冠状韧带，降低肝门；结肠后吻合；保证空肠祥血供的情况下，离断空肠系膜血管 1～2 支。

确保胆肠吻合口远端无梗阻：确保胆肠吻合口远端胃肠吻合口不扭曲成角，远端肠管有成角粘连或内疝形成可能需要粘连松解。

七、围手术期管理

腹腔镜胆肠吻合术因适应证广泛，术后管理视不同疾病有所差异。一般管理措施如下：

（1）术后监测患者生命体征，观察腹腔引流液量和颜色。无胆漏，腹腔引流液少于 100ml/d，可拔除腹腔引流管。

（2）胃管和导尿管视情况尽早拔除。一般术后 1～2 天拔除。患者无腹胀，可尽早进食。

（3）术后 3～5 天复查腹部 B 超或增强 CT，若有明显局部积液，或患者发热、腹胀，可经皮穿刺置管引流，穿刺液行细菌培养和药敏试验。

（4）术后常规应用广谱抗生素 3～5 天。保持水、电解质酸碱平衡。

（5）患者营养情况差，血白蛋白低，可输注适量血浆、白蛋白以及肠内、肠外营养。

八、术后并发症及其处理

（一）术后早期外科并发症

1. 胆漏（瘘） 是胆肠吻合术最常见的早期并发症。胆漏（瘘）可来源于胆肠吻合口漏（瘘）或胆管渗漏，胆管渗漏可来源于胆管损伤、肝断面胆瘘、胆囊管残端结扎线松脱，走行异常的胆管或迷走胆管损伤或横断。

胆漏（瘘）引流通畅，没有引起临床症状可引流治愈。若引流不畅可引起腹痛、黄疸、发热，甚至引起胆汁性腹膜炎。腹腔内局限性或包裹性胆汁积聚，可超声或 CT 引导穿刺置管引流；若胆漏（瘘）引流无效或胆汁性腹膜炎，需要急诊手术行腹腔冲洗、腹腔引流，胆肠吻合口或胆管修补，甚至胆道置放 T 管引流、空肠造瘘，便于术后肠内营养支持。

2. 出血 术后出血分为腹腔内出血、消化道出血和混合型出血。消化道出血可来自胆肠吻合口出血和胆道内出血。胆道出血可表现为发热、黄疸、腹痛。常常是因术中损伤肝动脉或肝动脉分支穿过血肿或假性动脉瘤与胆道发生交通。腹部增强 CT 或动脉造影可以明确，手术或血管造影栓塞治疗。胆肠吻合口出血一般无腹痛，经保守治疗多可治愈。腹腔镜内出血可来源于手术创面、血管残端、腹腔感染引起假性动脉瘤破裂。

3. 输入袢梗阻 输入袢过长，输入袢经过肠系膜血管后方进行胆肠吻合，输入袢与腹膜后组织粘连，或者胃肠吻合口成角，可能引发输入袢梗阻。患者可表现为发热、黄疸、腹痛。CT 检查明确需急诊手术，可行输入袢与远端空肠侧侧吻合术。经皮穿刺输入袢置管引流可缓解症状。

4. 术后腹部感染 术后并发胆漏、胆肠吻合口漏等，引流不畅可引起腹腔内感染。患者可表现为发热、腹痛等。B 超或 CT 检查明确局部积液或胀肿，可在 B 超或 CT 引导下经皮穿刺置管引流，并加强抗生素治疗和营养支持。

（二）晚期术后并发症

1. 逆行性胆管感染 吻合口太小或吻合口狭窄引起的淤胆、胆石形成，食物淤积或反流到胆道内。常有反复发作的发热、腹痛、黄疸，肝功能逐渐恶化，必要时需再次手术。

2. 吻合口狭窄 用于吻合的胆管细小、胆管瘢痕未切除，或术后发生胆肠吻合口瘘，患者可有反复发热、黄疸，一般需再次手术，介入途径放置经皮胆道支架部分有效。

3. 胆管结石 一般常发生于吻合口狭窄或原有肝内结石手术的患者，吻合口上方可并发结石，一般需再次手术。

4. 输入袢慢性梗阻 输入袢过长、远端胃肠吻合口成角、输入袢经过肠系膜血管后方进行胃肠吻合。患者可表现反复发作的腹痛。增强 CT 检查可明确诊断，可行输入袢与远端空肠行侧侧吻合术。

5. 消化道应激性溃疡 黄疸患者伴有胆汁反流，可导致消化道溃疡或吻合口溃疡出血。一般应用抗酸药、生长抑素治疗。

（洪德飞）

参 考 文 献

[1]　SCHOB O M, SCHMID R A, MORMOTO A K, et al. Laparoscopic Roux-en-Y choledochojejunostomy [J]. Am J Surg, 1997, 173 (4): 312-314.

[2]　巢振南. 胆管空肠吻合术 [M]// 黄志强. 当代胆道外科学. 上海: 上海科技出版社, 1998: 510-518.

[3]　Okada A, Higaki J, Nakamura T, et al. Roux-en-Y versus interposition biliary reconstruction [J]. Surg Gynecol Obstet, 1992, 174: 313-316.

[4]　洪德飞, 刘建华, 刘亚辉, 等. "一针法"胰肠吻合术用于腹腔镜胰十二指肠切除术多中心研究 [J]. 中国实用外科杂志, 2018, 38 (7): 99-102.

[5]　洪德飞, 刘亚辉, 张宇华, 等. 腹腔镜胰十二指肠切除术 80 例报告 [J]. 中国实用外科杂志, 2016, 36 (8): 885-890.

[6]　许红兵, 萧荫祺, 李虎城, 等. 电视腹腔镜胆总管空肠吻合术的临床研究 [J]. 中华外科杂志, 1996, 34 (2): 128-130.

第 13 节　肝脏肿瘤消融术

一、历史沿革

20 世纪 80 年代，化学消融和激光消融最早在临床开始尝试应用于肝癌治疗。20 世纪 90 年代初，微波、射频等消融技术开始用于治疗肝癌。我国自 1996 年开始肝癌消融治疗，以微波消融肝癌最先报道[1]。随着影像医学的进步与消融技术的进展，肝癌消融治疗发展迅速，历经 20 余年，目前微波、射频、激光、高强度聚焦超声（HIFU）、不可逆电穿孔（IRE）、冷冻及化学消融等多种技术均已在临床应用，消融也被 10 余个肝癌国际诊疗指南推荐为小肝癌的一线治疗方法[2-6]，但由于化学消融灭瘤能力有限，现在临床主要以能量消融应用为主，酒精注射等化学消融可为能量消融危险部位肿瘤的辅助治疗。目前在国内外最常用的能量消融手段为微波和射频消融。与开腹和腔镜消融相比，影像引导的经皮肿瘤消融应用更为广泛并被一致认可。常用的影像引导方式包括超声和 CT，超声由于实时、便捷、无辐射等优势而成为肝癌消融最常用的影像引导工具，也成为术中发现、定位和消融中实时监测肿瘤不可或缺的手段。目前，我国已然跃居国际肝肿瘤消融治疗大国，在以微波为代表的热消融领域多项技术处于国际领先水平。消融治疗具有创伤小、疗效好、费用低、可重复等优势，尤其适合由于身体状况或心理因素无法耐受或不愿接受其他治疗的肿瘤患者，为大量患者提供了新的生机。随着技术的成熟，肝肿瘤消融治疗的目标正在从传统的小肿瘤、安全部位肿瘤向大肿瘤、高危复杂部位肿瘤拓展，从依赖经验消融向精准、智能消融迈进，消融已经成为临床肝肿瘤治疗中不可或缺的重要力量。

二、手术原理

肝癌消融治疗是运用化学消融、能量消融（包括热消融与非热消融）等技术经开腹术中、腔镜术中或经皮穿刺向肿瘤内导入药物或能量，通过诱导肿瘤细胞的不可逆损伤而实现肝癌的局部灭活[7-10]，使肿瘤形成凝固性坏死，消融区逐渐被机体吸收缩小。

三、适应证

肝癌消融的适应证如下：

1）对于早期肝癌和局限性肝转移癌患者，消融是有效的治疗方法。参考国内外指南[11-18]，具体入选标准如下：

（1）单发肿瘤直径≤5cm或多发肿瘤，肿瘤数目≤3枚，最大直径≤4cm；

（2）肝功能Child-Pugh分级A级或B级，或C级经保肝治疗肝脏生化指标达到可消融标准；

（3）深在肝实质的肿瘤，手术创伤较大；

（4）由于各种原因不能耐受外科手术治疗患者（高龄、合并心肝肾肺等疾病、肝硬化肝功能失代偿、肝脏多发病灶等）；

（5）手术后复发的肝癌：肝移植前控制肿瘤生长以及移植后复发的肿瘤；

（6）对邻近心、膈、胆囊、胆管、胃肠管区域的肿瘤的消融可结合温度监测、无水乙醇注射、人工注水技术及粒子植入技术。

2）晚期肿瘤合并门静脉主干至二级分支或肝静脉癌栓，消融需联合放疗；对于病灶多、体积大的晚期肝癌患者，若既无法手术治疗，采用其他方法如肝动脉化疗栓塞、放化疗又无明显效果，可行消融治疗，治疗的目的主要是降低肿瘤负荷，以缓解病情，减轻痛苦并延长生命。

3）肝转移癌无论单发或多发，需与全身化疗或内分泌治疗等联合。

4）肝脏良性肿瘤：有恶变倾向、疼痛不适等症状较明显、增长迅速（1年内最大径增加超过1cm等）或对患者造成较重心理压力，甚至影响到正常的工作和生活等，患者强烈要求治疗者。

5）不愿接受手术和其他治疗的患者。

6）无严重肝肾心脑等器官功能障碍、凝血功能正常或接近正常。

7）直径大于3cm肝肿瘤消融，推荐使用医学影像三维可视化技术，精准量化评估和规划手术。

8）直径大于5cm的良性病变，如血管瘤、局灶性增生结节、腺瘤、炎性假瘤等，以及具有侵袭性的寄生虫疾病，如肝包虫病。

9）消融为穿刺性操作，患者凝血功能需符合以下标准：血小板$>30\times10^9$/L，凝血酶原时间<30秒，凝血酶原活动度$>40\%$。

四、术前检查

（1）完善消融前检验：血尿粪常规、凝血常规、血型、血糖、传染病指标（乙肝5项、丙肝抗体、艾滋病抗体、梅毒抗体）、血生化（肝肾功能和电解质）、肿瘤标志物。

（2）完善消融前检查：心电图及胸片、肝脏MRI/CT影像（必要时全身PET检查），如行超声引导消融需超声检查及超声造影，如患者经麻醉评估存在心肺疾病风险，需完善超声心动图、冠状动脉CT（CTA）、平板运动试验、肺CT、肺功能等检查项目。

（3）制定消融方案：在完善各种检查及全面评估基础上制定治疗方案，包括是否进行肠道准备、药物（保肝、抑酸、降压、降糖、抗炎等）使用、其他相关学科会诊，明确消融预期目标（一次根治性、分次根治性或姑息性），采用的消融途径（开腹、腔镜、经皮），采用的消融方式（微波、射频、激光、HIFU、冷冻、IRE或酒精消融）、布针方式、消融次数、消融肿瘤数目、辅助措施的应用（人工腹水/胸水/胆道注水、温度监测、粒子植入、三维消融规划、融合影像导航等）、采用的麻醉方式（静脉全身麻醉、局部浸润麻醉）、消融后肝肾功能损伤的预估及水化、碱化尿液、保肝药物的处理。

（4）签署知情同意书：消融前需与患者家属充分沟通，了解患者家属及患者对病情认知程度、对拟进行治疗结果的心理预期、对治疗存在风险的认知及接受程度。需向患者家属及患者充分交代患者病情、病灶情况、存在的其他治疗方式、治疗费用、治疗存在风险、可能发生意外及对风险意外采取的防治措施等。在患者家属充分了解上述情况后签署治疗知情同意书。

（5）下达消融前医嘱：消融前一日需下达术前医嘱，包括拟行手术名称、术前禁食水、静脉通道的建立、肠道的准备、消融进针部位皮肤的准备。

五、消融技术

1. 影像定位　消融手术室需配备影像引导设备，以超声最为常用，CT 也是常用影像，对单一影像难以显示的肿瘤可采用多模态影像引导。患者体位可选用平卧位或左侧卧位，右上肢抬高充分展开肋间，治疗侧适当垫高，HIFU 治疗时需要患者取俯卧位。

- 要点

（1）影像检查显示肝肿瘤的位置和肿瘤滋养血管的分布；

（2）影像引导穿刺路径上清楚显示肿瘤并尽可能沿肿瘤长轴进针；

（3）穿刺路径上避开肺、心包、胃肠道、胆囊和重要血管及胆管，并明确肿瘤与周边胆管、胆囊、血管、胃肠、膈肌和心包的空间关系；严重肝硬化合并门静脉高压患者，尤其注意避开肝周网膜组织和皮下组织内扩张迂曲的血管进针；

（4）满足上述条件下选择最短的穿刺路径进入肿瘤（图 68-13-1）。

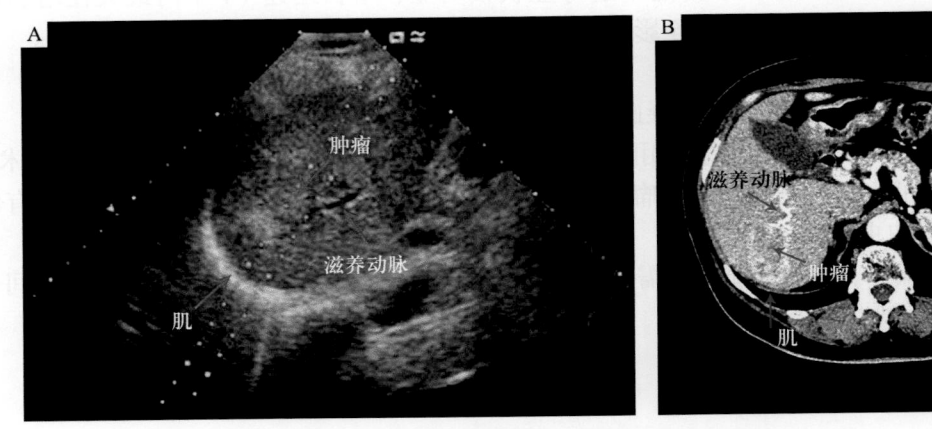
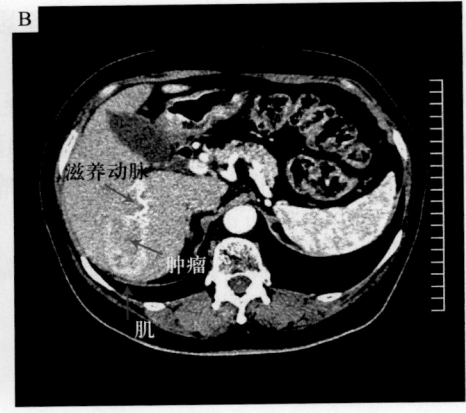

图 68-13-1　影像检查显示肿瘤位置及周围毗邻关系
A. 超声；B. CT 检查。

2. 麻醉方式　肝肿瘤经皮热消融治疗以静脉麻醉为首选麻醉方式，根据患者身体条件也可选择全麻。当无法耐受此两种麻醉时，可选择局麻下进行消融，局部辅以罗哌卡因等长效局麻药或静脉镇痛药支持，但消融肿瘤体积不宜过大，治疗时间不宜过长，若疼痛明显可以间断启动消融，术中做好心电监测，防止疼痛诱发的心脑血管疾病。不可逆电穿孔治疗需在全麻下完成，化学消融一般在局部麻醉下进行。

3. 穿刺进针

（1）消融针可直接穿刺肿瘤，或必要时尖刀片在皮肤上切开 1～2mm 小口后再穿刺。

（2）影像引导下将消融针精准穿刺至肿瘤的最深部位（图 68-13-2），由深部向浅部进行消融。超声引导可实时显示穿刺消融针的全程，CT 或多模影像导航可更好地显示消融针与肿瘤的空间关系。

（3）根据肿瘤体积和消融方式的不同，可同时布放 2～3 根消融针进行消融。

（4）多点消融指消融针从肿瘤深部向浅部移动，或退出消融针重新在空间不同位置穿刺肿瘤，形成热场的空间叠加，从而实现肿瘤三维空间完全灭活（图 68-13-3）。

- 要点

（1）根据病灶位置，穿刺可在屏气状态或平静呼吸时进行，须在穿刺前对患者呼吸配合进行指导训练。肝左叶肿瘤麻醉后常受胃肠遮挡显示不清，必要时可在患者清醒状态下穿刺进针镇痛下消融，

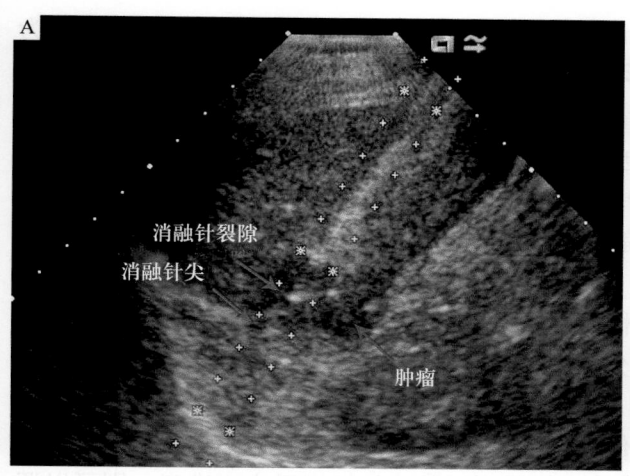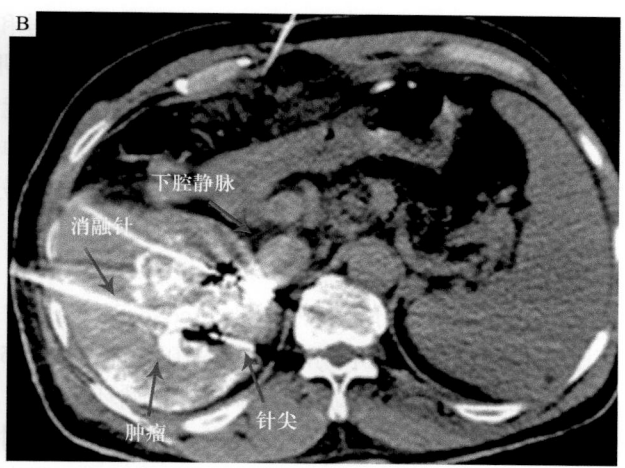

图 68-13-2　影像引导精准穿刺肿瘤

A：超声；B：CT

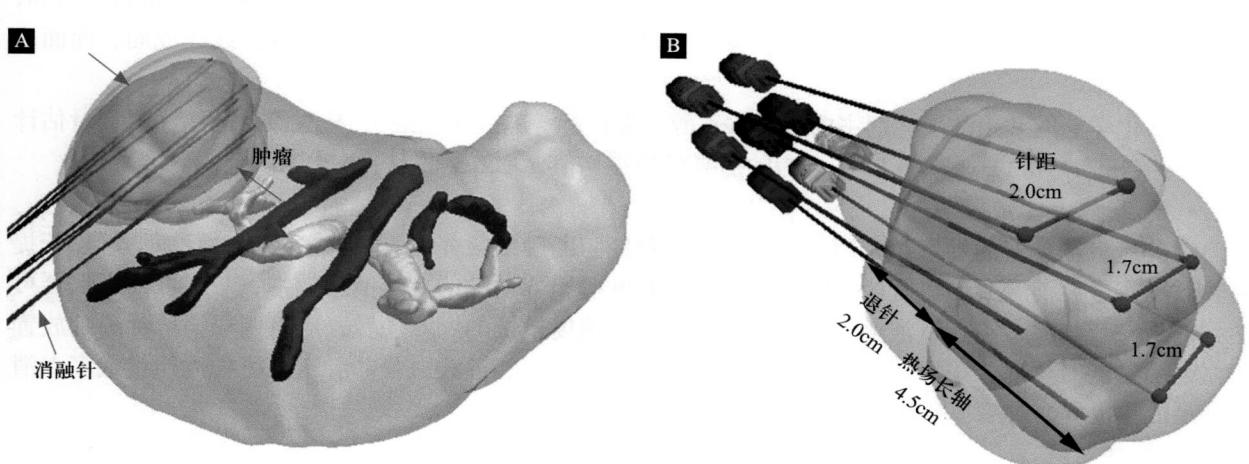

图 68-13-3　多点消融的三维空间热场叠加

A. 消融针从肿瘤深部向浅部移动；B. 在空间不同位置穿刺肿瘤。

如仍然难以显示病灶，推荐在消化内镜下、腹腔镜或开腹手术下清晰显示肿瘤穿刺消融。

（2）肝脏为柔性器官，穿刺受呼吸动度和形变因素影响，穿刺力量不可过大，否则容易损伤肝内管道结构；穿刺速度也不可过缓，否则容易受呼吸影响击中目标的精准性。应匀速进针，当针尖行进遇到阻力时，为肝内 Glisson 鞘结构阻挡所致，应上、下略微移动穿刺针平面，避开管道结构行进。

（3）看清针尖后方可启动消融能量辐射或者注药治疗，多针消融应把消融针都摆放至预定位置后再启动能量，以防辐射强回声干扰影像观察其余穿刺针尖位置。

（4）消融针容易随呼吸发生位移，可在皮肤穿刺处以软套固定钳夹持消融针，治疗中密切观察消融针位置。

（5）如穿刺过程中发生出血，可在超声或 CT 影像下看到肝周液性回声或密度，可及时予以静脉止血药处理，如果出血持续增加，应及时寻找穿刺出血点，可使用消融针凝固止血，较快速大量的出血在药物止血等保守治疗效果不佳的情况下应及时行经肝动脉栓塞治疗。

4. 设置消融能量　不同消融技术，能量条件完全不同，需要结合肿瘤体积、血供和消融设备性能设置消融能量条件。

（1）微波消融单点推荐能量条件为功率 50～60W，消融时间 10 分钟，形成的热场等圆率更好，消融范围也达到最大化，消融体积与消融针型号和设备频率相关。以最常用的 2450MHz 微波消融为例，60W 10 分钟消融范围是 4.5cm×3.0cm 的椭球形。

（2）射频消融设备包括单极和双极消融针，能量以阻抗实时反馈为主，一般单极射频单点消融时间 12 分钟，双极射频单点消融阻抗达到最大值与电极辐射尖端长度和功率设置（功率与电极长度对应，20～60W 不等）相关，一般消融时间 15～16 分钟，消融体积与消融针型号相关。

（3）激光消融光纤纤细更微创，但热场较小，单点消融的最优能量条件为 5W、1800J，消融范围约 1.5cm×1.0cm。

（4）冷冻探针分为三种型号，IceSeed、IceRod 和 IceBulb，直径均为 1.47mm（17G），三种针消融范围从小到大，一般采用冷冻 15～20 分钟，加热 5 分钟为一个循环，整个消融过程一般推荐 2 个冷冻循环，也可根据消融情况自行添加一个循环。

（5）IRE 放置探针之后，先将 10 个测试的脉冲传送到目标区域，如果组织的反应令人满意而没有突然升高的电流传送，再继续施予 80 个 IRE 消融脉冲。如果测试脉冲的组织反应不满意，则可以调整电压、探针尖端长度或探针之间的距离，以改善能量输送（最佳能量输送为 25～35A）。

（6）HIFU 声功率范围 0～400W，如患者可耐受，推荐功率 400W，形成声焦域范围 3mm×7mm，辐照时间长度以该焦域出现强回声为止，多个焦域能量的空间组合按照点点呈线、线线成面、面面成体形成消融体。

（7）化学消融常用的硬化剂主要有无水乙醇、聚桂醇、醋酸（乙酸）、盐酸等。药物注射剂量估计公式：$V(\mathrm{ml})=4/3\pi(\gamma+0.5)^3$。$\gamma$ 为肿瘤半径的平均值，加 0.5 是为了扩大消融范围。

• 要点

滋养血管较丰富的肿瘤，先用较高能量消融凝固阻断肿瘤滋养血管，其后再消融肿瘤，可显著提高热效率。微波消融凝固血管能力强，可作为阻断肿瘤滋养动脉的首选消融技术，一般可使用仪器可达到的最高或临界最高能量消融。直径较大或者血流速度较快的滋养动脉，应将两根消融针分别放置于血管两侧同时辐射，采用"夹筷子"策略方可阻断血流。邻近大血管的肿瘤，可加大能量或多点消融补足能量以提高肿瘤坏死疗效。

5. 影像监测

（1）启动能量进行消融后，超声影像可以实时监测消融后回声的改变，强回声范围可以初步判断消融是否充分（图 68-13-4）。CT 引导无法实现实时监测，依据消融后低密度区域与肿瘤的覆盖关系判别（图 68-13-5）。

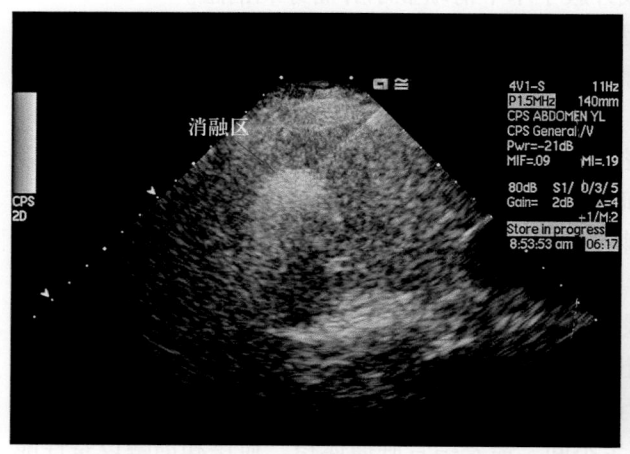

图 68-13-4　超声实时监测消融，强回声完全覆盖肿瘤

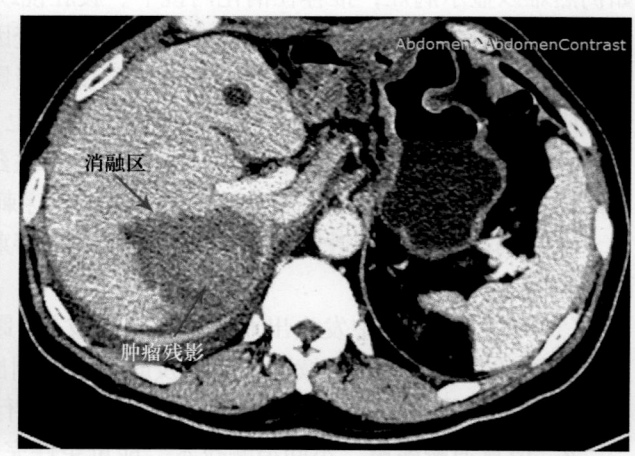

图 68-13-5　CT 显示低密度消融区完全覆盖肿瘤，高密度区为肿瘤残影

（2）消融中超声可同时观察肝脏周围及腹腔内有无异常积液，便于早期发现并发症。

（3）消融后即刻可进行 CT 或超声造影评估消融范围，了解肿瘤灭活情况，如有残留或安全边界不充分，可补充消融。

• 要点

（1）消融布针过程中务必清晰显示消融针尖位置。建议进针前根据影像测量进针深度，在消融针上做好标记，穿刺到位后，短暂启动能量再次确认针尖位置，消融针裂隙处为最先辐射产生强回声处，前向热场范围为裂隙距针尖长度再加 3～5mm，合理规划穿刺深度，防止深部脏器损伤。

（2）消融范围需根据患者综合情况决定。恶性肿瘤患者身体能够耐受、病灶数量和体积允许，尽量做到扩大根治性消融，消融安全边界＞5～10mm；如果肝硬化严重，或化疗后身体虚弱，以肿瘤适形消融为原则；如果病灶数量多、体积大，可行分次消融或减瘤治疗；良性肿瘤，以适形消融或减瘤消融为原则。

6. 辅助技术 肿瘤邻近胆管、胆囊、血管、胃肠等部位，为保证治疗安全，消融热场在覆盖肿瘤的同时不损伤周边结构，常需要联合辅助技术。

（1）微波是目前唯一配备测温针的消融设备，治疗性测温，应将测温针置于设定的肿瘤灭活的边界外缘；保护性测温可将测温针置于邻近胆管、肠管等需要保护的部位。

（2）可进行胸腔、腹腔和胆管内人工注水技术联合消融，通过水的冷却效果降低高温或低温对组织的损伤风险（图 68-13-6）。

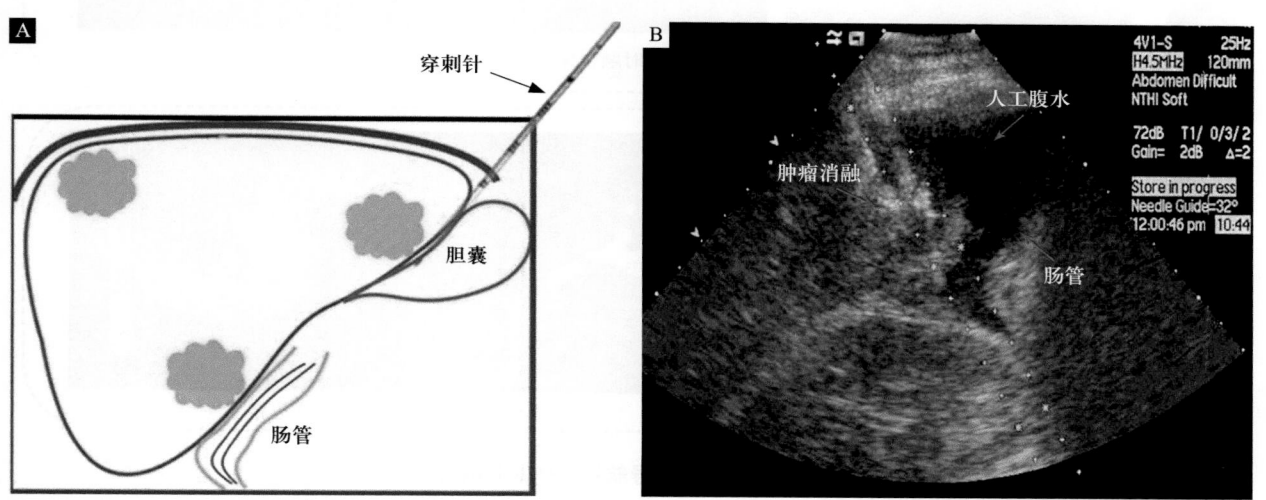

图 68-13-6 消融中联合人工注水技术保护重要结构，穿刺针位于肿瘤边缘，肝被膜与周边胆囊、肠管之间
A. 示意图；B. 超声所见。

（3）大肿瘤或邻近危险部位肿瘤、单一影像显示不清的肿瘤，可以联合三维影像融合导航技术进行消融，治疗前三维可视规划消融路径和布针方案、能量条件，治疗中实时精准导航消融针穿刺，治疗后三维空间客观量化消融区与肿瘤覆盖关系，可将肿瘤消融从依赖经验发展为科学智能（图 68-13-7）。

7. 消融针道

（1）完成消融治疗后，将消融针退出。退针时需凝固针道，以防出血也可减少针道种植的概率，针道消融时停止水冷循环，缓慢均匀退出消融针，在肝表面消融 5～10 秒。

（2）激光光纤和 IRE 探针纤细，无须消融针道。海扶刀属于非穿刺性操作，也无须消融针道。

8. 消融后处理

1）观察消融后病情

（1）肝脏消融后经常出现中上腹疼痛，多考虑反射性或长时间空腹导致，术后第 2 日疼痛会明显

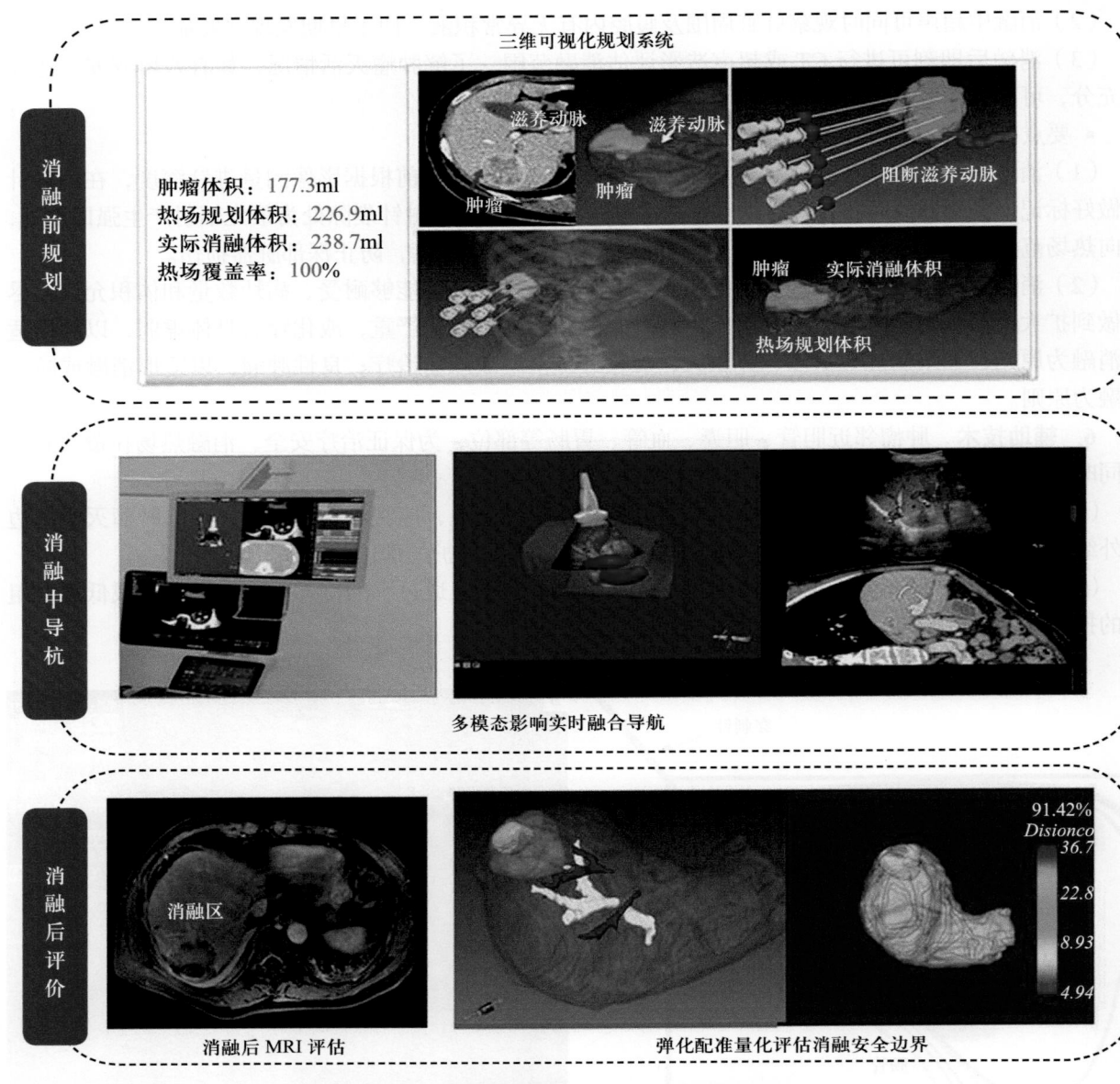

图 68-13-7　三维可视化导航系统辅助肝癌消融治疗

减轻，如果出现长时间剧痛，需警惕出血、胃肠穿孔、胆瘘等并发症发生；

（2）发热是常见副作用，但如果消融后长期高热不退，需警惕治疗区感染，应及时超声和 CT 检查；

（3）如消融体积较大、个别患者敏感性体质，术后当日可能会排出茶色、酱油色尿液，需及时予以水化、碱化尿液，并密切观察肾功能改变；

（4）邻近膈肌病灶或肝硬化严重患者，消融后如果出现胸闷、憋气症状，需及时超声检查明确胸腹腔积液情况，必要时可予以引流；

（5）如果恢复顺利，无明显疼痛和发热等各种不适，可保肝及预防性抗生素治疗 2～3 日后出院，如果出现各种严重并发症，需及时对症处理，必要时相关科室会诊。

2）评价消融疗效：消融后肿瘤坏死的效果的评价主要依赖影像学检查，肝肿瘤消融后的超声造影、增强 MRI/CT 的评估价值已得到国内外研究广泛认可，完全坏死表现为消融区完全无增强且边界规则，部分病灶在 MRI 上可显示肿瘤残骸，对判断消融区与肿瘤的空间关系提供了重要依据（图 68-13-8）。肿瘤局部进展表现为消融区边缘动脉期结节样高增强及延迟期廓清（图 68-13-9）。

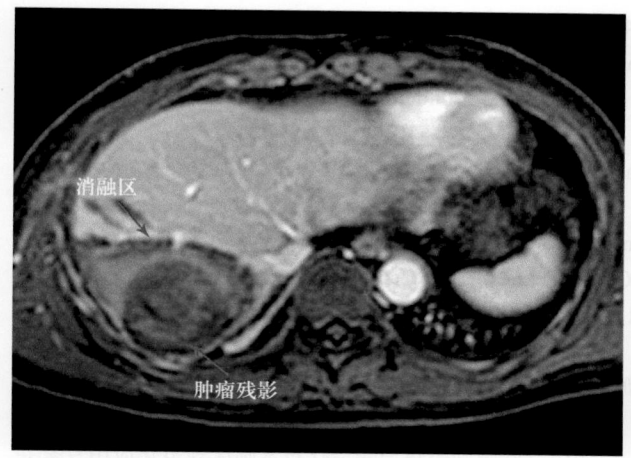
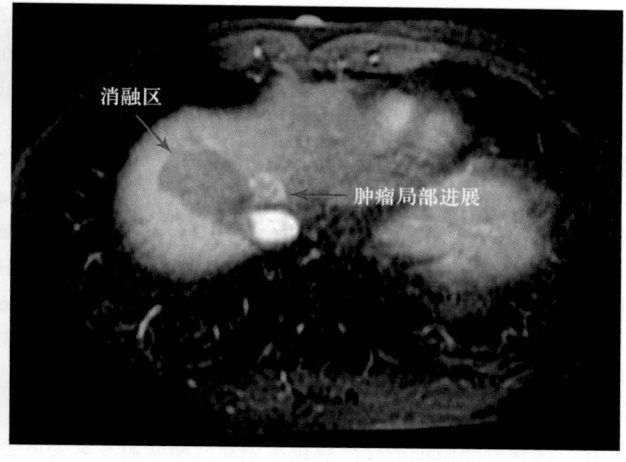

图 68-13-8　增强磁共振显示消融区完全无增强且完全包裹 肿瘤残影

图 68-13-9　增强磁共振显示消融区完全无增强，左侧缘紧 邻下腔静脉处可见结节样增强，考虑肿瘤局部进展

　　3）术后复查：恶性肿瘤于消融后 1 个月进行首次复查，之后 12 个月内每 3 个月复查，消融 12 个月以后视病情每 3～6 个月进行一次复查，以超声及相关检验为基础检查，根据复查结果，必要时结合超声造影、增强 MRI/CT 或 PET/CT/MRI 检查，目的是了解消融靶区的转归、有无残癌、局部肿瘤进展和远处转移，以及生存质量和生存时间。

　　良性病变于消融后 3、6、12 个月行常规超声及相关检验检查，根据复查结果，必要时结合超声造影检查或增强 MRI/CT 检查，观察局部疗效。12 个月后如治疗满意且病情稳定，可每年复查 1 次。

（梁　萍　于　杰）

参 考 文 献

［1］ 董宝玮, 梁萍, 于晓玲, 等. 超声引导下微波治疗肝癌的实验研究及临床初步应用 [J]. 中华医学杂志, 1996, 76 (2): 8-12.

［2］ LLOVET J M, BRU C, BRUIX J. Prognosis of hepatocellular carcinoma: the BCLC staging classification [J]. Semin Liver Dis, 1999, 19 (3): 329-338.

［3］ OMATA M, LESMANA L A, TATEISHI R, et al. Asian Pacific Association for the Study of the Liver consensus recommendations on hepatocellular carcinoma [J]. Hepatol Int 2010, 4 (2): 439-74.

［4］ EASL. EORTC clinical practice guidelines: management of hepatocellular carcinoma [S/J]. J Hepatol, 2012, 56 (4): 908-943.

［5］ LIANG P, YU J, LU M D, et al. Practice guidelines for ultrasound-guided percutaneous microwave ablation for hepatic malignancy [J]. World J Gastroenterol, 2013, 19 (33): 5430-5438.

［6］ BOLONDI L, CILLO U, COLOMBO M, et al. Position paper of the Italian Association for the Study of the Liver (AISF): the multidisciplinary clinical approach to hepatocellular carcinoma [J]. Dig Liver Dis, 2013, 45 (9): 712-723.

［7］ GOLDBERG S N, CHARBONEAU J W, DODD G D, 3rd, et al. Image-guided tumor ablation: proposal for standardization of terms and reporting criteria [J]. Radiology, 2003, 228 (2): 335-345.

［8］ AHMED M, BRACE C L, LEE FT J R., et al. Principles of and advances in percutaneous ablation [J]. Radiology, 2011, 258 (2): 351-369.

［9］ GOLDBERG S N, GAZELLE G S, MUELLER P R. Thermal ablation therapy for focal malignancy: a unified approach to underlying principles, techniques, and diagnostic imaging guidance [J]. AJR Am J Roentgenol, 2000, 174 (2): 323-331.

［10］ AHMED M, SOLBIATI L, BRACE C L, et al. Image-guided tumor ablation: standardization of terminology and reporting criteria—a 10-year update [J]. Radiology, 2014, 273 (1): 241-260.

[11] GILLAMS A, GOLDBERG N, AHMED M, et al. Thermal ablation of colorectal liver metastases: a position paper by an international panel of ablation experts, The Interventional Oncology Sans Frontieres Meeting 2013 [J]. Eur Radiol, 2015, 25 (12): 3438-3454.

[12] Korean Liver Cancer Study Group (KLCSG), National Cancer Center, Korea (NCC). 2014 KLCSG-NCC Korea practice guideline for the management of hepatocellular carcinoma [S/J]. Gut Liver, 2015, 9 (3): 267-317.

[13] KOKUDO N, HASEGAWA K, AKAHANE M, et al. Evidence-based clinical practice guidelines for hepatocellular carcinoma: The Japan Society of Hepatology 2013 update (3rd JSH-HCC Guidelines) [J]. Hepatol Res, 2015, 45 (2): 123-127.

[14] BENSON A B 3rd., D'ANGELICA M I, ABBOTT D E, et al. NCCN guidelines insights: hepatobiliary cancers, version 1. 2017 [J]. J Natl Compr Canc Netw, 2017, 15 (5): 563-573.

[15] 中华人民共和国卫生和计划生育委员会医政医管局. 原发性肝癌诊疗规范 (2017 年版) [S/J]. 中华消化外科杂志, 2017, 16 (7): 705-720.

[16] 国家肿瘤微创治疗产业技术创新战略联盟专家委员会. 影像引导肝脏肿瘤热消融治疗技术临床规范化应用专家共识 [S/J]. 中华医学杂志, 2017, 97 (31): 1864-1869.

[17] FORNER A, REIG M, BRUIX J. Hepatocellular carcinoma [J]. Lancet, 2018, 391: 1301-1314.

[18] HEIMBACH J K, KULIK L M, FINN R S, et al. AASLD guidelines for the treatment of hepatocellular carcinoma [J]. Hepatology (Baltimore, Md) , 2018, 67 (1): 358-380.

第 14 节 肝切除联合消融术治疗肝脏肿瘤

一、历史沿革

自 1995 年戈尔德贝格（Goldberg）和罗西（Rossi）开始了经皮穿刺射频消融治疗肝肿瘤后，射频消融技术治疗肝肿瘤在全球广泛普及和开展[1-2]。很多外科医师在掌握经皮穿刺消融治疗肝肿瘤技术后，也开始进行开腹术中及腹腔镜下联合肝切除治疗多发肝肿瘤的尝试。埃利亚斯（Elias）等[3]于1998 年首次报道了在开腹术中超声引导下应用射频消融技术联合肝切除治疗肝肿瘤，大大提高了肝肿瘤的治愈性切除率。笔者团队也于 2000 年 2 月率先在国内开展了射频消融联合肝切除术治疗 BCLC-B级多发性肝细胞癌，取得了较好的疗效[4]。泰特（Tait）等[5]于 2002 年首次报道了腹腔镜下射频消融治疗肝肿瘤的经验。从此诸多学者也开始应用开腹或腹腔镜下肝切除联合消融术治疗肝肿瘤的新技术，尤其对于多发的原发性和转移性肝癌，取得了较好的疗效。

二、手术原理

近年来，以射频、微波消融为代表的消融技术因其具有侵袭轻微、并发症少、费用较低和操作方便且疗效肯定等优点，在肝脏肿瘤治疗中得到广泛认可和接受。

国内外各种肝肿瘤治疗的指南明确以射频消融为代表的消融术治疗直径<3cm 肝癌的疗效可与外科切除相媲美。对于肝脏内有多发肿瘤的患者，手术切除多个肝叶，对患者的创伤较大，尤其对合并肝硬化的原发性肝癌患者，同时切除较多的病灶术后肝功能不全的风险很大。为此，对于多发性肝脏肿瘤，特别是有单一肿瘤最大直径>3cm 的患者，目前国内外学者多采用联合治疗的方案，即对直径>3cm 的病灶进行外科手术切除，对位于其他肝叶直径<3cm 的病灶，尤其位于肝内较深的部位不易手术切除的患者，在切除大病灶后，经术中超声引导下消融治疗较小的病灶。结果显示联合切除加消融的方法明显缩短了手术时间，降低了手术风险，且消融术相对于肝叶切除也最大限度地保存了有功能的肝组织，使患者在术后能更快地康复[6]。（图 68-14-1）

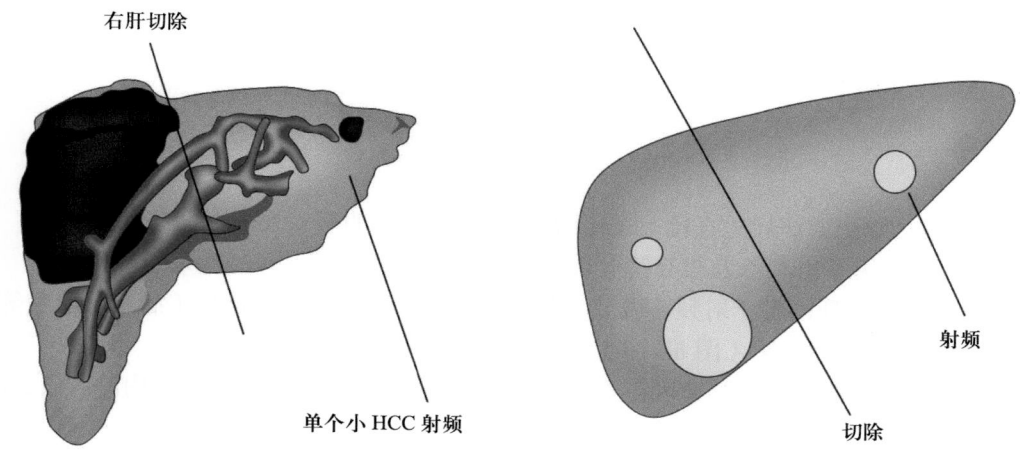

右肝切除

单个小 HCC 射频

射频

切除

图 68-14-1　肝切除联合消融术治疗肝肿瘤示意图

三、适应证

原发性和转移性肝脏恶性肿瘤（原发性肝癌、转移性肝癌、肝脏肉瘤等），肝脏良性肿瘤（腺瘤、肝血管瘤、局灶性结节状增生等），肝包虫病等肝脏占位性病变需手术切除治疗，病灶数目为 2～8 个，由于肝功能储备、肝脏体积及肿瘤位置深的原因，需切除直径＞3cm 的主瘤病灶，并消融治疗直径＜3cm 的小病灶[7-8]。

根据肝脏功能的评估（肝功能化验结果、ICG-R15 等）和肝脏体积测算（volumetry）的结果决定主瘤病灶的切除范围和方式。但要注意多发小病灶的消融会加重肝功能的损伤，如预留肝脏体积（FLR）达可能的极限时，要认真讨论是否适合此手术。

四、术前评估

1. 肿瘤方面的评估

（1）腹部超声：简便、无创、易行，尤其是超声造影可发现较小的病灶，也可观察肿瘤与脉管的关系，对术式的选择有帮助。

（2）腹部增强 CT：对肿瘤的定性定位判断以及能否根治性切除有重要作用。对于了解肝脏的血管解剖及其变异也十分有用，是计算肝肿瘤的体积、肝脏切除体积、预留肝脏体积占标准肝脏体积比率的基础影像检查，也是做肝脏及肿瘤三维成像的基础。

（3）普美显增强的肝脏核磁共振（EOB-MRI）：对发现直径＜1cm 的小病灶比 CT 有显著的优势，也是肝肿瘤患者术前必需的检查。

（4）PET/CT 全身扫描：对发现肝脏恶性肿瘤肝外的病灶有重要作用，是本术式之前必备的检查。

（5）MRCP：对合并半肝切除的患者，MRCP 有助于判断肝门部周围胆管的解剖性变异并做相应的手术应对。

2. 肝功能的评估　除了常规的肝脏功能，检查评估肝脏合成及代谢功能，如血清总蛋白、白蛋白、总胆红素及凝血酶原时间等外，ICG-R15 是目前评估肝脏动态功能的最重要检查，对于手术方式的决策具有重要作用。

3. 全身状态的评估　心电图（必要时动态心电图）和肺功能、胃镜检查很必要。尤其对合并肝硬化的患者一定要确认有无食管静脉曲张。有重度（F2 以上）食管静脉曲张且红色征阳性的患者一定要慎重，有必要进行内镜下套扎治疗（endoscopic variceal ligation，EVL）或合并行脾切除门体静脉断流术。

五、手术程序

原则上应该先切除主要病灶（直径＞3cm）后再行小病灶（直径＜3cm）的消融术。

1. 肝切除　包括开腹肝切除及腹腔镜肝切除。

2. 消融术　包括物理消融（射频、微波、激光和冷冻、纳米刀）和化学（酒精、醋酸等）消融，以下以射频消融为代表进行介绍（图68-14-1）。

1）术中探查：位于肝表面的肿瘤可在开腹或腹腔镜直视下观察，位于肝实质内的肿瘤，需要术中超声（IOUS）引导下进行探查。

应用术中超声探头按自左向右、自上而下的顺序直接在肝表面探查S2、S3、S4a、S4b、S8、S5、S7、S6段及S1段（尾状叶），必要时左尾状叶可以在游离左半肝后在左尾状叶肝表面探查。注意观察和详细记录病灶的大小、回声的强弱与周围脉管（肝静脉、门静脉及扩张胆管）的关系。

对于每一个病灶原则上应该做术中超声造影进一步明确病灶的大小、各期（动脉期、静脉期及平衡期）的表现，以进一步明确诊断。

当病灶与周围脏器（如膈肌、结肠、胃等）紧邻时，应分开并用纱布隔开，以防消融时损伤。

2）术中消融

（1）术中如用射频消融时，一般要在患者的大腿或后背部贴两块皮肤电极（如术中微波、激光或化学消融，则不需要贴皮肤电极）。将射频消融电极用导线连接好主机后自检，全面检查设备可否正常工作。

（2）消融在术中超声引导下，将射频消融电极准确地插到病灶的中部并贯穿整个病灶。根据所用射频消融电极的不同及病灶的大小可选用1～2根电极，然后开机进行肝肿瘤的射频消融，一般一次治疗的时间为6～12分钟。消融完毕后改用针道消融模式回撤凝固针道止血；如需要也可在原点调整电极针，再穿刺消融其他病灶。要求将病灶完全消融并至少包括肿瘤边缘0.5cm肝组织。（图68-14-2）

（3）消融后检查：消融后15分钟应再次行超声造影检查病灶是否完全毁损，如疑有残留，应再次行射频消融完全毁损病灶。

3. 术中射频消融操作要点

（1）穿刺病灶的过程每一步都要在超声引导下进行，要在超声看到病灶和射频电极时再穿刺进针，

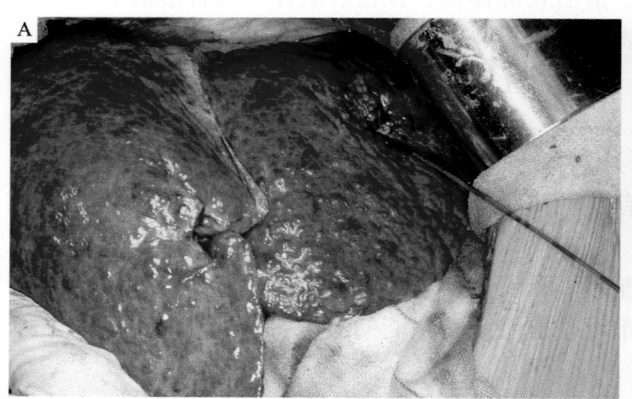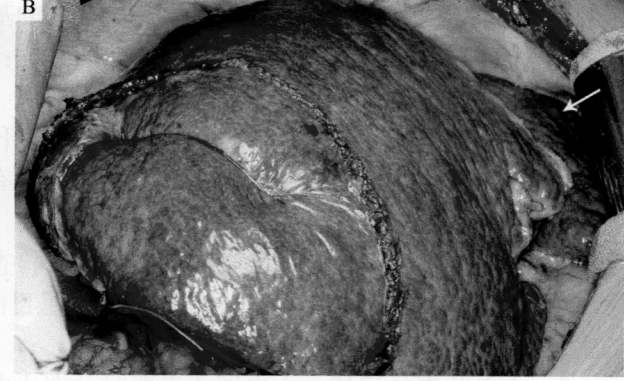

图68-14-2　肝切除联合射频消融术治疗肝肿瘤
A. 左肝外叶小病灶术中射频消融；B、C. 右肝后叶部分切除；D. 右肝后叶部分切除术后标本。

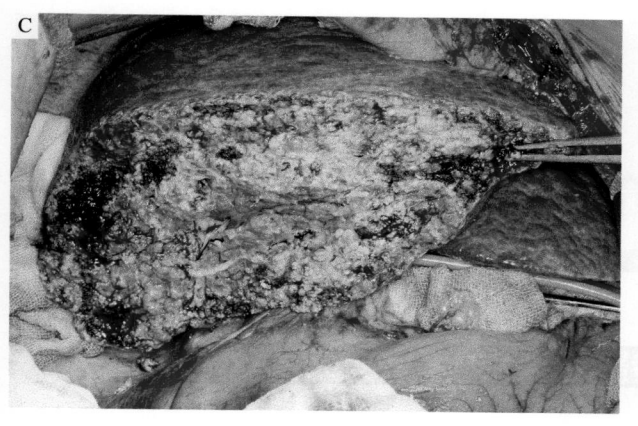
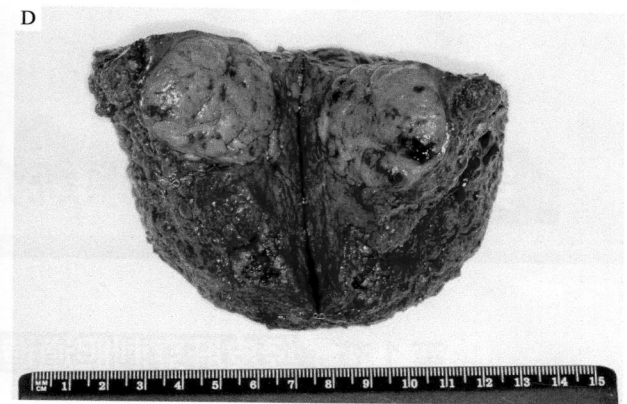

图 68-14-2（续）

以免误伤周围重要组织和器官。

（2）多个病灶行消融治疗时，应首先穿刺治疗离肝表面较深较远的病灶，再治疗近的病灶，以防病灶消融后产生的气体影响下一个病灶的观察定位。

（3）可先阻断第一肝门血流（Pringle 手法）再消融，可增大消融体积并缩短消融时间。

（4）当病灶距第一肝门太近时（≤1cm），原则上此病灶不宜进行射频消融，否则易造成胆管的损伤。有条件可行纳米刀治疗。

六、围手术期处理

处理同其他肝切除术。但是，需强调术后 7～10 天患者肝功能基本恢复，切口拆线后，应再次行超声造影检查，观察病灶消融情况。如果发现有病灶残留，建议再次行经皮穿刺残留病灶的消融治疗。术后 1 个月时行增强 CT 或增强 MRI，观察肝肿瘤消融情况。

（马宽生）

参 考 文 献

［1］ GOLDBERG S N, SIRONI S, LIVRAGHI T, et al. Percutaneous US-guided radio-frequency tissue ablation of liver metastases: treatment and follow-up in 16 patients [J]. Radiology, 1997, 202 (1): 195-203.

［2］ ROSSI S, DI STASI M, BUSCARINI E, et al. Percutaneous radiofrequency interstitial thermal ablation in the treatment of small hepatocellular carcinoma [J]. Cancer J Sci Am, 1995, 1 (1): 73-81.

［3］ ELIAS D1, DEBAERE T, MUTTILLO I, et al. Intraoperative use of radiofrequency treatment allows an increase in the rate of curative liverresection [J]. J Surg Oncol, 1998, 67 (3): 190-191.

［4］ 闫军, 李晓武, 夏锋, 等. 射频消融联合肝切除术治疗多发性肝细胞癌的疗效分析 [J]. 腹部外科, 2012, 25 (2): 76-78.

［5］ TAIT I S, YONG S M, CUSCHIERI S A. Laparoscopic in situ ablation of liver cancer with cryotherapy and radiofrequency ablation [J]. Br J Surg, 2002, 89 (12): 1613-1619.

［6］ 葛勇胜, 荚卫东, 石旭, 等. 腹腔镜肝切除联合微波固化治疗肝脏多发性肿瘤 [J]. 腹部外科, 2018, 31 (2): 77-80.

［7］ MASUDA T, MARGONIS G A, ANDREATOS N, et al. Combined hepatic resection and radio-frequency ablation for patients with colorectal cancer liver metastasis: a viable option for patients with a large number of tumors [J]. Anticancer Res, 2018 Nov, 38 (11): 6353-6360.

［8］ HIRAOKA A, HIROOKA M, OCHI H, et al. Combination of resection and ablative treatment for hepatocellular carcinoma: usefulness of complementary radiofrequency ablation [J]. Oncology, 2019, 96 (5): 242-251.

第69章　肝胆系统介入手术

第1节　经皮肝穿刺胆道造影术/引流术、支架植入术

一、经皮肝穿刺胆道造影术

（一）历史沿革

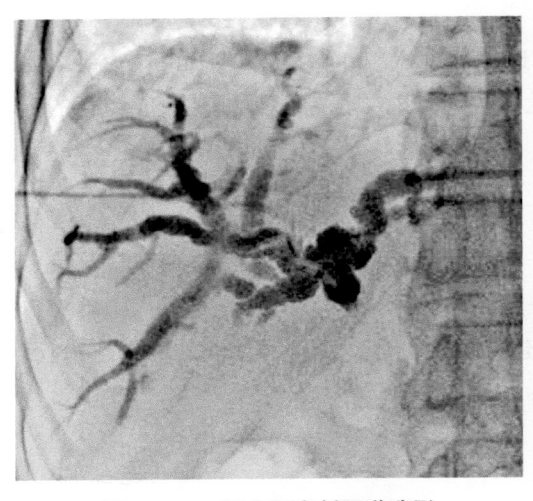

图 69-1-1　经皮肝穿刺胆道造影

经皮肝穿刺胆道造影术（percutaneous transhepatic cholangiography，PTC），即在 X 线影像（DSA 等）引导下，以 21～22G 穿刺针，经皮经肝脏穿刺肝内胆道分支，注射水溶性碘对比剂使胆道显影，以显示胆管树的形态与结构。随着无创性影像学尤其磁共振水成像等技术的发展与应用，PTC 不再单纯作为诊断手段应用于临床，而成为胆道介入治疗的基础操作之一（图 69-1-1）[1-2]。

1937 年瓦尔（Huard）等首创 PTC，但因并发症较多而未被推广。1952 年卡特（Carter）等再度用于临床。1966 年塞尔丁格（Seldinger）采用套管针技术从右肋间穿刺胆道并进行胆道减压，使并发症明显降低。1974 年奥克达（Okduda）等发展了细针穿刺技术，使并发症和死亡率明显降低。同年莫尔纳（Molnar）和斯托克姆（Stocknm）在 PTC 基础上行经皮肝穿刺胆道引流术（percutaneous transhepatic biliary drainage，PTBD）治疗恶性梗阻性黄疸，获得成功。PTC 技术经过不断改进、完善，已日趋成熟，目前广泛用于梗阻性黄疸的临床诊疗实践中。

（二）适应证与禁忌证

1. 适应证　梗阻性黄疸心肺功能差、年老体弱不能耐受 ERCP 检查、ERCP 失败、肝门部高位梗阻评估 ERCP 难以通过狭窄、梗阻性黄疸需行胆道引流、胆道活检、胆道内支架、胆道放射性粒子链治疗者等[3-4]。

2. 禁忌证　恶病质状态、严重肝、肾功能障碍等。

（三）术前准备

完善检查，依据影像学评估确定穿刺路径。术前 30 分钟常规给予镇痛、镇静处理，建立静脉通路，训练患者呼吸，力争保证呼吸幅度一致。术中心电监护，监测生命体征，备好抢救药品。

对穿刺靶胆管的要求：有较多正常肝实质包绕，肝内二级分支以上直径较粗大胆管，与梗阻段有一定的操作空间、方便导丝与导管器械交换，避开肋膈角和肠管，操作方便，尽量减少射线下的曝光时间。

（四）手术程序

1. 穿刺肝右叶胆管　肝右叶组织宽阔，平卧位患者舒适，为最常见的穿刺部位，穿刺点可分为腋前线、腋中线或腋后线。一般沿腋中线水平穿刺。过程如下：

（1）体位：患者平卧，右臂外展以充分暴露穿刺野，消毒、铺巾、心电监护。

（2）选择穿刺点：透视下嘱患者平静呼吸，于吸气后屏气，取低于右肋膈角下 1～2 肋间隙的肋骨上缘为穿刺点，利多卡因行皮肤、皮下、肌层、壁层腹膜局部麻醉。切记不可在肋骨下缘穿刺，以避免损伤在肋骨下缘走行的肋间动脉。

（3）穿刺胆道：以 21～22G 千叶针经皮穿刺至胸腹壁肌层后，透视下嘱患者平静吸气后屏气，依据肝脏 CT/MRI 评估穿刺路径及靶胆管。当穿刺入胆管时可有突破感。

（4）胆道造影：一般有两种方式。一是嘱患者平静呼吸，拔出穿刺针针芯、外接注射器保持负压抽吸状态，缓慢退针至有深黄或黄绿色胆汁流出时，停止退针并相对固定穿刺针，再注射稀释后的碘对比剂行胆道造影；二是或者缓慢退针，边退针边注入稀释后的对比剂，至胆道显影时停止退针，相对固定穿刺针后注射适量对比剂造影，以清晰显示胆管树形态、胆管阻塞部位及阻塞程度。

（5）引入介入器械：完成胆管造影后，经穿刺针引入微导丝，经微导丝引入三件套扩张器至胆管内，再经扩张器的外鞘管引入 0.035in（1in＝2.54cm）亲水膜导丝，建立后续胆道介入操作通路。

2. 穿刺肝左叶胆管　适用于仅肝左叶胆管扩张或伴有大量腹水、肝右叶因肿瘤或其他原因导致穿刺路径障碍者。

患者平卧位，通常穿刺点选在剑突下 1～2cm、紧贴左侧肋骨弓，消毒铺巾，利多卡因局部麻醉腹壁全层。嘱患者平静状态下吸气后屏气，以 21～22G 穿刺针穿刺肝左叶，证实穿刺针进入胆管后，完成胆道造影。

胆道造影时注意鉴别邻近的血管结构：①门静脉及其分支：形态和走行与胆道相似但直径远大于胆管，对比剂进入血管后会很快被血流冲走消失；②肝动脉及分支：直径和走行与胆管类似，但对比剂亦随血流流动消散，紧接着肝实质显影；③肝静脉：走行与胆道不同，由肝脏实质朝向第二肝门，进入肝静脉的对比剂快速经第二肝门进入右心房。

胆道造影时注意对比剂剂量与注入速度，切忌高压、快速注射，避免胆汁经肝血窦入血，引起胆汁血症，出现发热、寒战等症状。

（五）并发症及防治

1. 菌血症或败血症　多由于穿刺损伤或造影时压力较高，使感染的胆汁进入血液所致。可出现一过性畏寒、发热，甚至感染性休克症状。对于术前胆道阻塞合并感染者，尽可能抽吸引流出足量胆汁后再注射适量对比剂行胆道造影。通畅引流胆汁有利于控制感染。

2. 出血　可为穿刺部位血肿或胸腔、腹腔、胆道出血等。穿刺胸壁时在肋骨下缘进针损伤肋间动脉可出现致命性胸腔、腹腔或体外大出血；穿刺损伤门静脉与肝静脉一般不会出现大出血，若穿刺损伤肝动脉会发生胆道大出血，因此要注意穿刺原则，确定是动脉性出血时，积极对症处理，维护生命体征的稳定，同时，急诊行介入栓塞治疗。

3. 胆汁血症　穿刺胆道或胆道造影时胆汁进入血液，患者可出现一过性寒战、发热、心慌、闷气等症状。静脉给予激素可缓解症状。

4. 胸腔并发症　气胸、血胸、胆汁性胸腔积液，为穿刺时误穿肋膈角、损伤胸膜所致。发生率较低，注意穿刺技术可避免。

5. 胆心反射　因胆道、胆囊手术所引起的心率减慢、血压下降，严重者可因反射性冠状动脉痉挛导致心肌缺血、心律失常，甚至心搏骤停等现象，又称为胆心综合征。主要是迷走神经兴奋所致，给予静脉辅助用药如哌替啶、阿托品等对症处理，术前常规预防性给予镇静（地西泮）、迷走神经抑制剂（阿托品）等可以有效预防发生。

二、经皮肝穿刺胆道引流术

（一）手术原理

经皮肝穿刺胆道引流术（percutaneous transhepatic cholangial drainage，PTCD）即在影像引导下，经皮经肝穿刺胆道，完成胆道造影（PTC），借助导管、导丝等介入器械，将引流管植入胆道（左、右肝管，肝总管或胆总管）内，引流胆汁，缓解胆道梗阻。根据胆汁引流的部位分为胆道外引流术和胆道内外引流术两种。

1. 胆道外引流术　引流管置于胆道阻塞的上方，将胆汁引流至体外，为姑息性减轻黄疸的方法。该法近期效果满意，但长期胆汁外引流可导致电解质和消化液丢失、胃肠功能紊乱、肠内菌群移位和内毒素血症，故仅在难以开通梗阻段时做暂时引流，以减轻胆道压力和局部水肿，为二次开通阻塞胆道创造条件。外引流管稳定性稍差，易移位、脱管。在肝左、右叶多发胆道梗阻时，引流管可以横跨左、右叶双侧胆管进行引流。

2. 胆道内外引流术　导丝、导管配合开通胆道阻塞处，引流管跨越阻塞段胆道，既可将胆汁引流出体外，也可引流于十二指肠内，恢复了胆汁生理排泄通路，避免了胆汁丢失体外的弊端；不仅可保证患者的营养状态和体液、电解质平衡，而且可使胆汁进入肠道维护肠道内环境稳定以助消化，为胆道阻塞介入治疗首选方法。梗阻性黄疸严重时，一般在 PTCD 后同时开放内、外引流，以加速胆汁排泄与分泌，淤胆减轻后再关闭外引流而保留内引流。

总之，对于无法手术根治的恶性梗阻性黄疸患者，PTCD 可有效降低血清胆红素，消除黄疸，恢复肝功能，延长生存期。对于良性胆道狭窄，PTCD 除有利于缓解淤胆、控制感染，也可为后续治疗提供路径。

（二）适应证与禁忌证

1. 适应证　①无法手术切除的恶性梗阻性黄疸；②缓解黄疸，为后续手术，放、化疗创造条件；③急性胆道感染，胆道减压引流，控制感染；④为病理活检、光动力治疗及近距离放疗等措施提供通道[5-7]；⑤恶性胆道梗阻外科术后复发、再发梗阻性黄疸者；⑥良性胆道狭窄，解除淤胆，控制感染；⑦胆瘘，可通过置管引流促进瘘口愈合。

2. 禁忌证　严重凝血功能障碍、大量腹水等。

（三）术前准备

1. 实验室检查　包括血、尿、粪常规，凝血功能，肝、肾功能，肿瘤标志物及血糖等。

2. 影像学检查　上腹部螺旋 CT 平扫及增强扫描或 MRI 与 MRCP，了解肝脏与肿瘤形态；评价肝内、外胆管扩张程度与阻塞部位，指导穿刺路径的选择。肝脏各叶形态与功能状况对确定引流的目标胆管至关重要。对无肝硬化的患者，引流范围达到肝脏体积的 30% 即可维持肝功能。

3. 器械准备　PTCD 常用器材包括：① 21G/22G 千叶穿刺针，长度 20cm；② 0.018in 铂金导丝；③三件套同轴鞘管（6F）；④ 0.035in 超滑导丝及加硬导丝；⑤ 5F 造影导管；⑥胆道外引流及内外引流管（8.5F、10.2F、12F）及胆道内支架（直径 8/10mm、长度 4～6cm）；⑦球囊导管（常用直径 6mm 或 8mm）。

（四）操作程序

根据术前 CT 或 MRI 图像，选择胆道引流方式。

1. 胆道外引流术　PTC成功后，经穿刺针引入铂金微导丝，沿导丝引入三件套扩张鞘，取出内芯，经外鞘管引入亲水膜导丝及导管，二者配合至胆道阻塞上方，交换引入加硬导丝，经加硬导丝引入胆道外引流管，远端成襻后外固定，外接引流袋。

2. 胆道内外引流术　PTC成功后，经穿刺针引入铂金导丝及扩张器，取出内芯，经外鞘管引入亲水膜导丝及导管，二者配合开通胆道阻塞，进入十二指肠以远，交换引入加硬导丝，经加硬导丝引入胆道内外引流管，引流管远端成襻后外固定于十二指肠乳头处，外接引流袋。

普通引流管仅有胆汁引流作用，若在引流管内附加放射性粒子，则具有局部治疗肿瘤作用。笔者团队率先研发出可携带 ^{125}I 粒子的胆道内外引流管（图69-1-2～图69-1-4），临床初步应用，疗效满意。

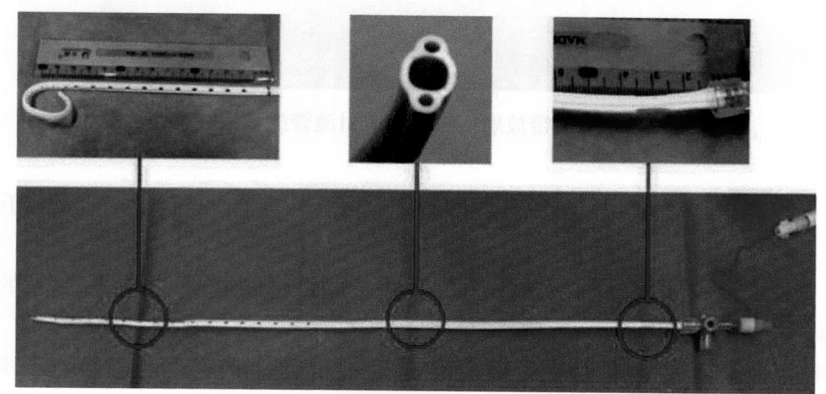

图69-1-2　携带放射性粒子的胆道引流管

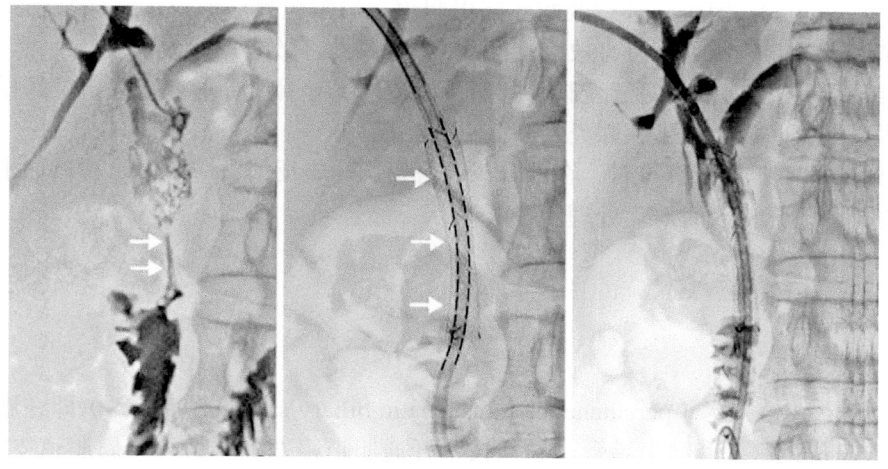

图69-1-3　携带放射性粒子引流管胆道引流图

（五）并发症及防治

1. 感染　包括全身感染、化脓性胆管炎、肝脓肿、胆汁瘤、脓胸、穿刺通道感染等。术中减少对比剂用量及注射压力，通畅引流，应用敏感抗生素等，有利于预防并控制感染。

2. 胆道出血　多为医源性出血，其次见于引流管移位至肝实质内、肝窦或门静脉分支内引起的出血。严重者见于肝动脉假性动脉瘤形成，可通过肝动脉栓塞达到治愈。若引流管移位时及时调整其位置，可纠正出血。对于胆道出血，关键在于判断病因及时治疗。

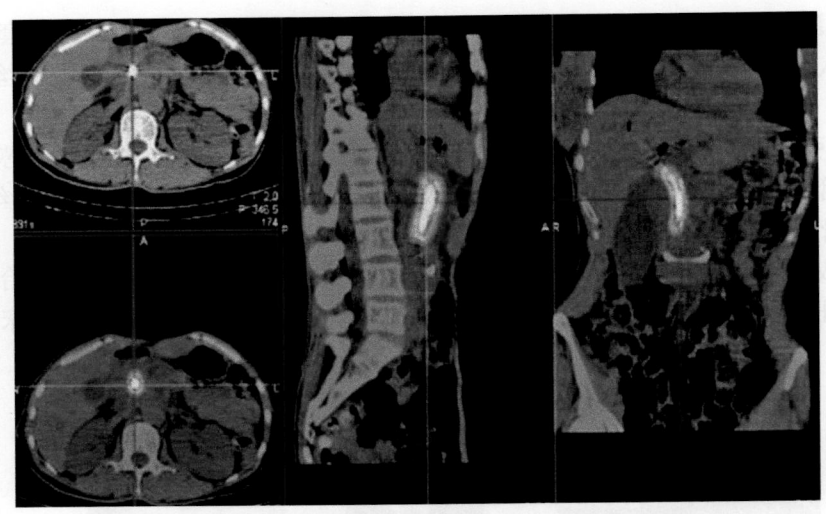

图 69-1-4　携带放射性粒子胆道引流管的核素扫描图

3. 胆汁血症　胆汁进入血液可引起一过性寒战、发热等症状。静脉小剂量给予地塞米松可控制症状。

4. 胆汁外漏　引流管周围胆汁外漏或漏出至腹腔（胆汁性腹膜炎），是较常见的并发症，可通过积极有效外引流得到控制。

5. 胆道再狭窄　为术后远期并发症，主要原因有肿瘤进展、胆泥淤积、结石、炎症等。再发黄疸者可二次行 PTCD 术。通过胆道腔内射频消融可快速减轻肿瘤负荷。行胆道粒子支架植入或粒子链植入，达到腔道内照射目的，亦有疗效。

6. 胆汁瘤（Biloma）　因胆管破裂或胆汁漏出胆道，局限包裹后形成，常伴有感染，是与胆道相交通的局限性脓肿。穿刺负压引流可有效控制症状，但多发且有分隔者，疗效差。

7. 胰腺炎或高淀粉酶血症　对于壶腹部肿瘤，尽量减少导管、导丝在壶腹部位的操作，尽可能避免大量对比剂进入胰管，以免发生胰腺炎及高淀粉酶血症。

8. 迷走反射　术中胆道受牵拉时，在部分患者可引起迷走反射，应予以重视。如术中发现患者出现心动过缓和血压降低，应及时对症处理。

三、经皮经肝胆道支架植入术

（一）历史沿革

经皮经肝胆道支架植入术（percutaneous transhepatic biliary stenting，PTBS）即在影像引导下，经皮经肝穿刺胆道完成 PTC，借助于导管、导丝技术开通胆道阻塞处，植入金属胆道支架，准确定位、释放，恢复胆道通畅。

1978 年，布尔加斯（Burcharth）首次将塑料内支架植入胆道实现胆汁内引流，恢复了肠肝循环及肠道微生态环境。1989 年，金属内支架开始用于治疗胆道恶性狭窄，提高了胆道通畅率[8-9]。近年来，国内滕皋军团队率先研发胆道放射性粒子支架，即将应用于临床。该支架的使用将既解决了胆道阻塞问题，又能够有效治疗原发肿瘤；不仅提高支架远期通畅率，还可改善患者预后。

常用胆道支架分为自膨胀式金属裸支架、覆膜支架、携带粒子内支架等[10-13]。金属内支架为镍钛记忆合金材料，常用规格为直径 6、8、10mm，长度 5、6、8cm。具有操作简单、置放途径灵活、有效引流管径大、生物相容性好等优点，可用于胆道良恶性狭窄。释放方式为推送式，一般狭窄选用裸支架，恶性狭窄可选用裸支架或者覆膜支架，有条件者选用放射性粒子内支架（图 69-1-5）。

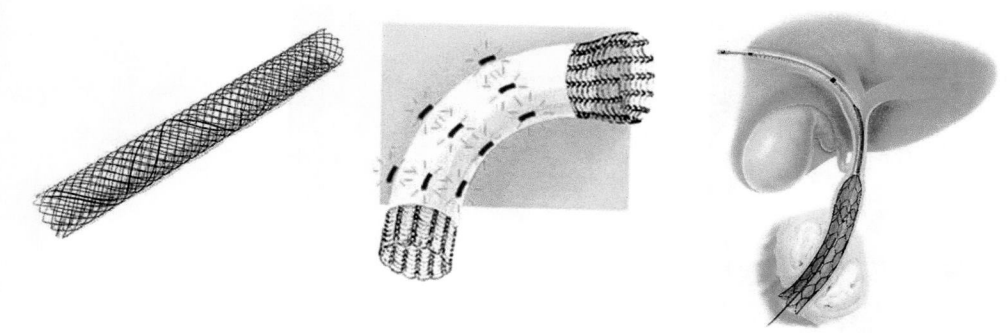

图 69-1-5　胆道内支架与胆道内支架植入示意图

对于合并大量腹水者，先释放腹水，或者进行腹水转输后再行经皮穿刺胆道内支架植入。有学者尝试经颈内静脉-肝静脉-胆管途径成功植入胆道内支架，丰富了胆道支架植入方法。

（二）适应证与禁忌证

1. 适应证　恶性胆道梗阻、良性顽固性胆道梗阻、胆瘘、硬化性胆管炎并发胆道狭窄、胆肠吻合口狭窄等[14-16]。

2. 禁忌证　肝内胆管广泛狭窄、引流胆系十分有限者，恶病质状态、预计生存期小于 3 个月者。

（三）术前准备

术前准备同 PTCD。充分备好不同规格的胆道支架，以供选择。

（四）手术程序

经皮经肝穿刺胆道完成 PTC，导丝导管配合开通阻塞胆道，引入加强导丝至十二指肠以远建立内支架操作通路。外科术后留置胆道 T 管者，经 T 管也可以植入胆道支架。

支架植入：沿加强导丝引入内支架输送器，使内支架跨越胆道狭窄段，支架两端应超出病变范围至少 1cm。根据病变范围与长度不同，可有多种支架植入及组合方式。可以两个内支架背靠背呈 Y 形植入，也可以一个内支架插入另一个内支架呈 Y 形组合，或 T 形组合。具体情况依据梗阻部位、范围确定。

为保证内支架顺利通过严重狭窄的胆道，穿刺的靶胆管应有一定的直径，且穿刺方向与胆管应呈钝角，便于引入导丝及后续植入引流管和内支架。对于导丝不能通过胆道闭塞段者，可先做外引流以缓解淤胆及水肿；二期再尝试开通阻塞胆道、支架植入。

1. 高位胆道梗阻　即肝门部胆道梗阻，主要见于肝门部胆管癌（Klatskin 瘤）。依据 Bismuth 分型不同，支架植入方式亦有差别（图 69-1-6～图 69-1-8）。

（1）肝总管：若梗阻未累及左、右肝管，则于肝总管植入单枚支架即可。

（2）若病变累及左、右肝管开口，则依据左、右肝管汇合角度决定支架组合方式。①当以锐角角度汇合时，可以分别穿刺左、右肝管，植入对吻支架（Y 形组合支架），解决左、右肝叶胆汁引流问题。笔者团队等亦提出一侧分支支架通过对侧支架内网眼植入，形成子母式支架。②若左、右肝管汇合为钝角，则可考虑单通道双导丝方法植入 T 形组合支架，解决左、右肝管间胆汁引流及肝总管通畅问题。

多支架植入存在一定并发症，如再狭窄发生率高。分析原因，一方面与淤胆时间长、肝功能储备能力差、肿瘤进展有关，另一方面是多支架网眼交错影响胆汁引流、支架肝内段也可能遮挡对侧的胆管分支而致引流不畅，故要慎重对待多支架植入问题。

此外，若胆道长期梗阻致肝脏出现萎缩-肥大复合征时，萎缩肝叶的胆管不需处理，仅使代偿

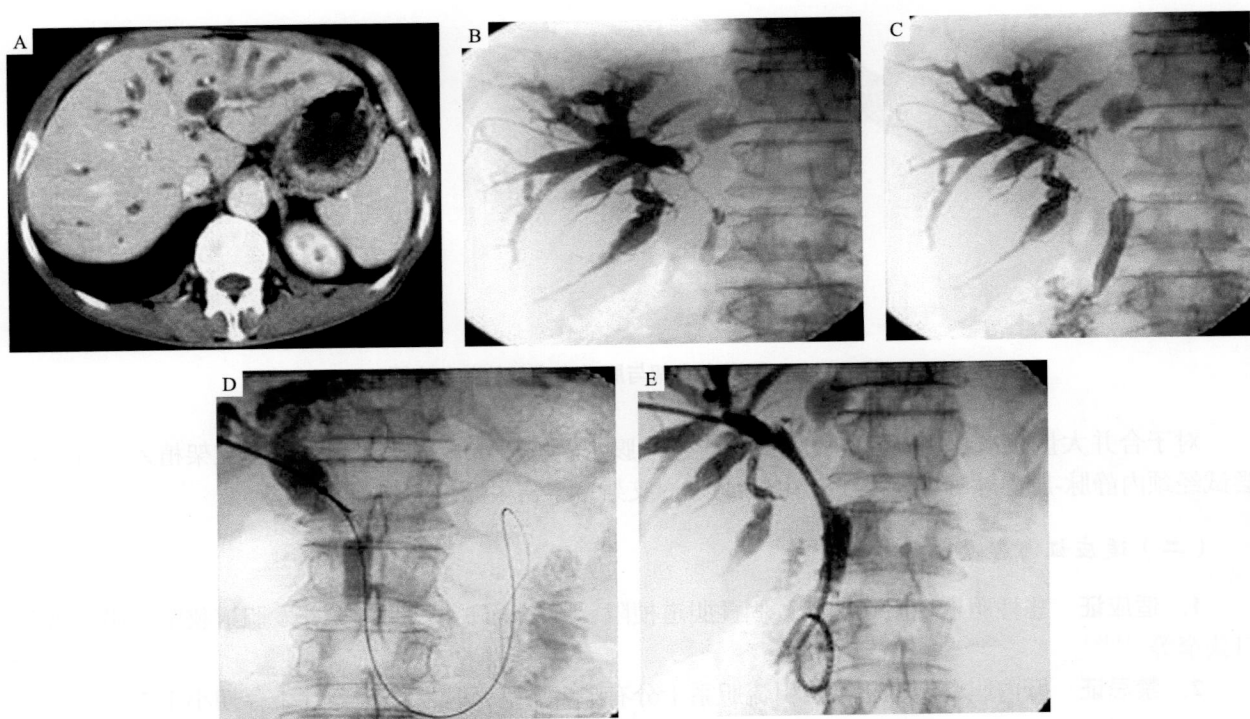

图 69-1-6　高位胆道梗阻的支架植入
A. CT 示肝内胆管明显扩张；B、C. PTC 示肝总管阻塞；D. 行胆道钳夹活检；E. 后续行支架植入。

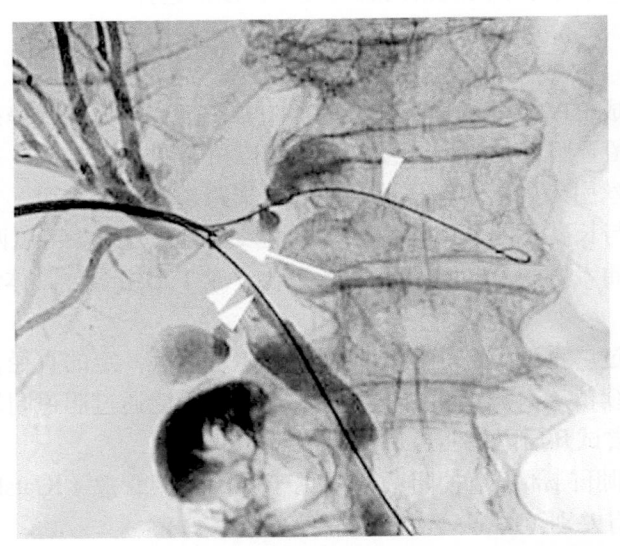

图 69-1-7　肝门部胆道阻塞，单通道双支架技术，开通胆道阻塞段

肝叶的胆汁引流通畅即可。

2. 低位胆道梗阻　即胆总管、壶腹部胆道梗阻，常见于胆总管癌、壶腹癌及转移性病变。

（1）胆总管阻塞：植入管状内支架，可以是裸支架或覆膜内支架，尽量使内支架不要超越十二指肠壶腹，可以有效预防肠内容物反流入胆道而引发感染等一系列并发症（图 69-1-9）。

（2）壶腹部阻塞：植入胆道内支架时一般应跨越壶腹部。覆膜支架虽然可提高通畅率，但存在容易移位、遮挡胆囊管或胰管开口而继发炎症等缺陷。但内支架跨越十二指肠乳头部时会影响壶腹部括约肌功能，导致十二指肠内容物反流入胆道，可能引起反流性胆管炎。适当口服胃肠动力药，保证

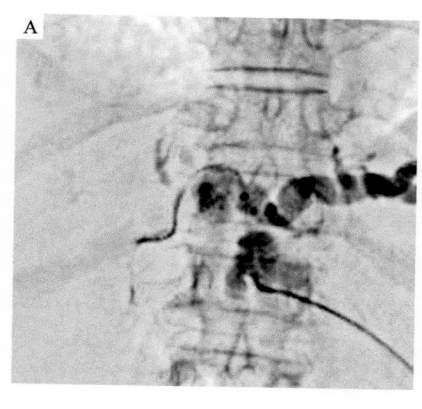
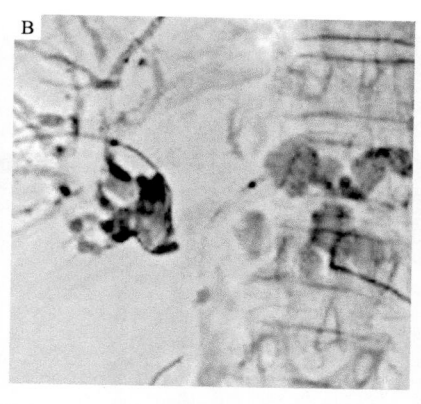
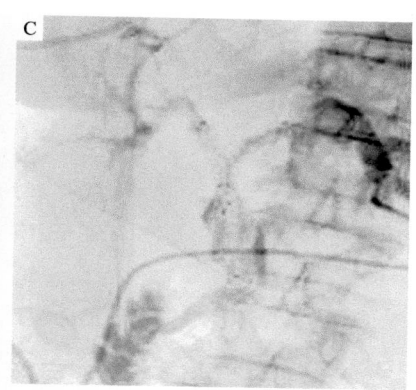

图 69-1-8　肝门部胆道梗阻植入对吻支架
A、B. 肝门部胆管阻塞累及左、右肝管起始处，PTC 显示左右肝管及肝总管阻塞；C. 分别植入支架呈 "对吻状"。

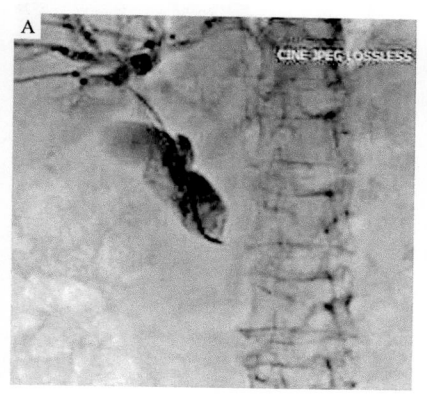
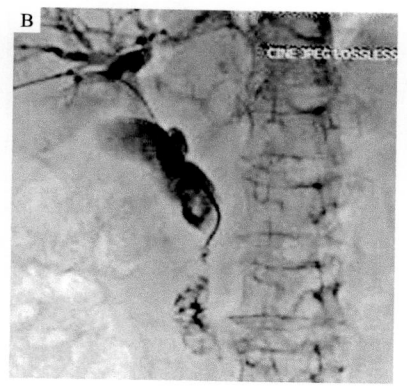
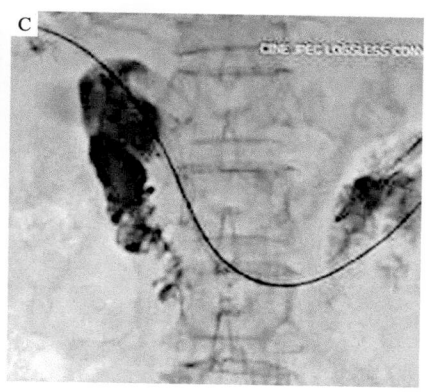

图 69-1-9　胆总管下段梗阻支架植入
A. PTC 显示胆总管下段阻塞；B. 导管跨狭窄后造影示病变局限；C. 经导丝植入胆道支架。

十二指肠正常蠕动，使进入十二指肠的胆汁和肠内容物及时排空，可减少发生反流性胆道感染的风险。

（五）并发症及防治

　　支架植入后主要并发症是支架再狭窄，支架跨壶腹部进入十二指肠腔过长还可能造成肠壁损伤。支架再狭窄的常见原因是肿瘤生长、上皮增生、生物膜沉积以及胆泥形成，其中肿瘤生长是主要原因[17-19]。针对肿瘤因素引起的再狭窄，有以下防治措施：

　　1. 覆膜内支架　覆膜内支架可以有效预防肿瘤从支架网眼向腔内生长，另外选择内支架长度时尽可能超越病变，以预防肿瘤沿管腔生长跨越支架。

　　2. 腔道射频消融术　利用正负极自回路消融导管进行胆道内肿瘤射频消融术（RFA），这是实体肿瘤消融技术向腔道肿瘤消融技术发展的重要进步，除胆道外也已经开始应用于多种腔道恶性肿瘤，如门静脉癌栓、输尿管癌等。消融是使胆道肿瘤凝固性坏死，控制或灭活肿瘤。目前主要应用 Habib EndoHBP 导管行腔内消融治疗[20]（图 69-1-10）。胆道消融术对恶性胆道梗阻及支架再狭窄的疗效及安全性已经得到证实（图 69-1-11）。

　　3. 胆道粒子内照射治疗　^{125}I 粒子是一种低能放射性粒子，已广泛应用于恶性肿瘤的治疗，具有靶区剂量高、持续有效照射、损伤小、易于防护等优点。对于恶性梗阻性黄疸，在经皮胆道支架植入后，将粒子装载呈链条状，植入胆道内支架区域（图 69-1-12），行 ^{125}I 粒子腔内照射治疗，能有效抑制肿瘤生长、延长支架通畅时间及患者生存时间，效果明显优于单纯支架植入[21-22]。

　　4. 支架内再次植入支架　即 "支架内支架" 技术，近期疗效满意，但也容易再狭窄。另有报道覆

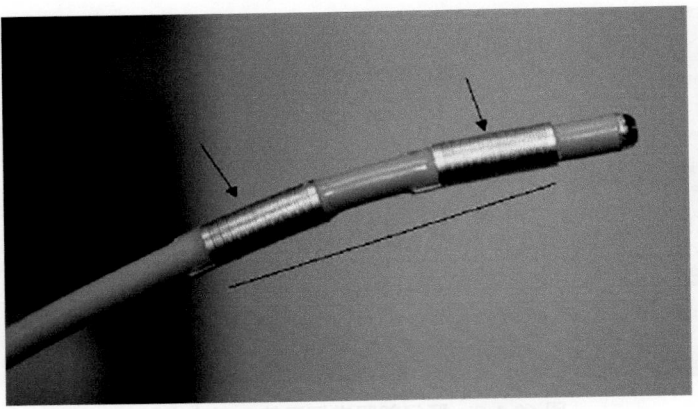

图 69-1-10　Habib EndoHBP 自回路消融导管

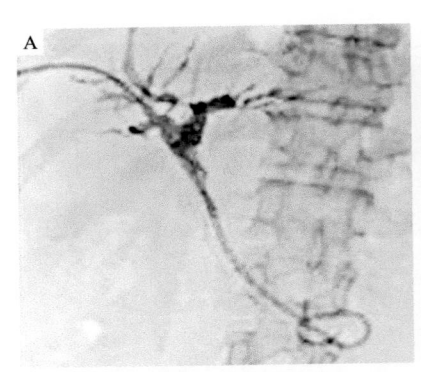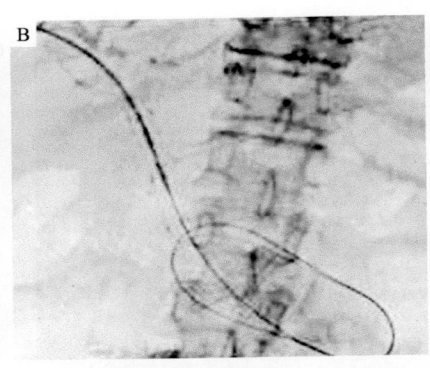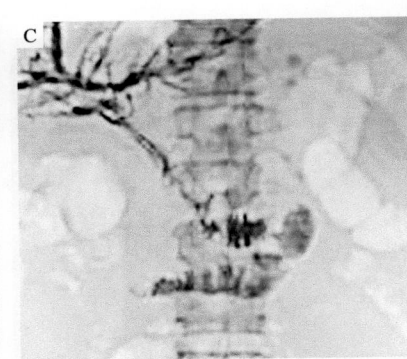

图 69-1-11　胆道消融术治疗支架再狭窄

A. 胆道引流管造影示支架再狭窄；B. 经导丝引入射频消融导管于支架内；C. 消融后造影示支架通畅。

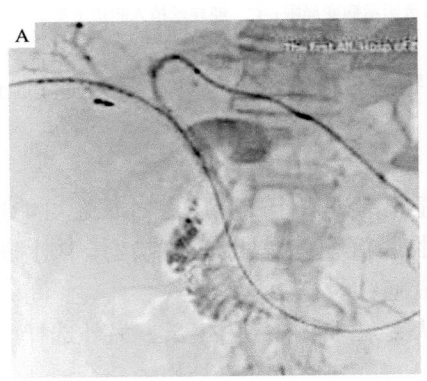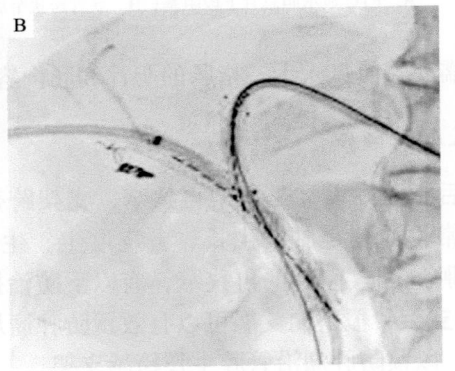

图 69-1-12　肝门部胆管癌行胆道粒子链植入、内照射治疗

A. 肝门部胆道阻塞行对吻支架植入；B. 黄疸消退后进一步行粒子链植入。

膜金属支架可限制肿瘤向腔内生长而延长开通时间，但可并发急性胆囊炎、支架移位等。

四、PTC 下胆道钳夹病理活检术

　　各种病理因素导致的梗阻性黄疸，尤其是恶性梗阻性黄疸患者，就诊时病情多已为晚期，难以取得病理学诊断。因获取胆管组织的方法局限，阳性检出率低，梗阻性黄疸的病理学诊断一直是困扰临床工作的难题。既往胆道病理活检的方法主要有外科术中活检、超声或 CT 引导下穿刺活检、细胞刷检、ERCP、经皮经肝胆道镜活检、术中胆道镜活检等[23]。

外科手术多因肿瘤不可切除或患者不能耐受手术等原因而难以获取组织标本。因胆道肿瘤在腔内生长隐匿、影像学很难显示病变形态，故实施影像引导下的穿刺病理活检较困难。经 ERCP 或胆道镜活检因操作复杂、并发症发生率高、敏感率低等缺陷而未被广泛应用。细胞刷检是将毛刷经 PTC 鞘管直接送入阻塞段胆管内刷取肿瘤细胞，但病理诊断阳性率偏低。

经 PTC 介入途径引入活检钳（图 69-1-13）行钳夹病理活检（percutaneous transhepatic cholangiography biopsy，PTCB）解决了梗阻性黄疸病理诊断的难题，活检技术成功率几乎 100%，病理阳性率在 88% 以上，已得到临床广泛认可。PTCB 可以明确胆道病变性质（图 69-1-14～图 69-1-16），进一步指导治疗原发病，改善预后，并有助于临床开展胆道病理、病因学研究[24-26]。

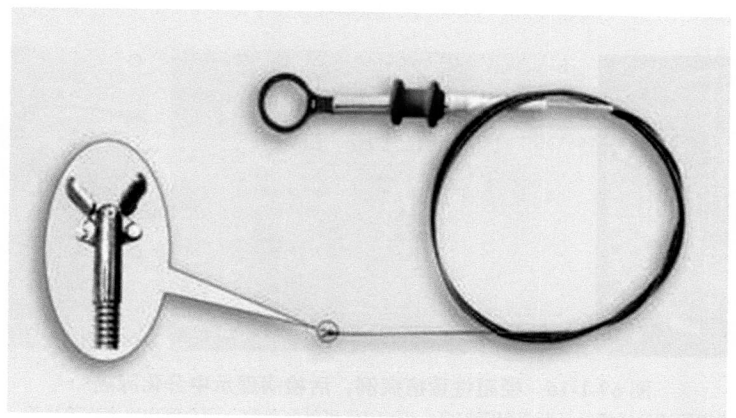

图 69-1-13　PTCB 术中应用的活检钳

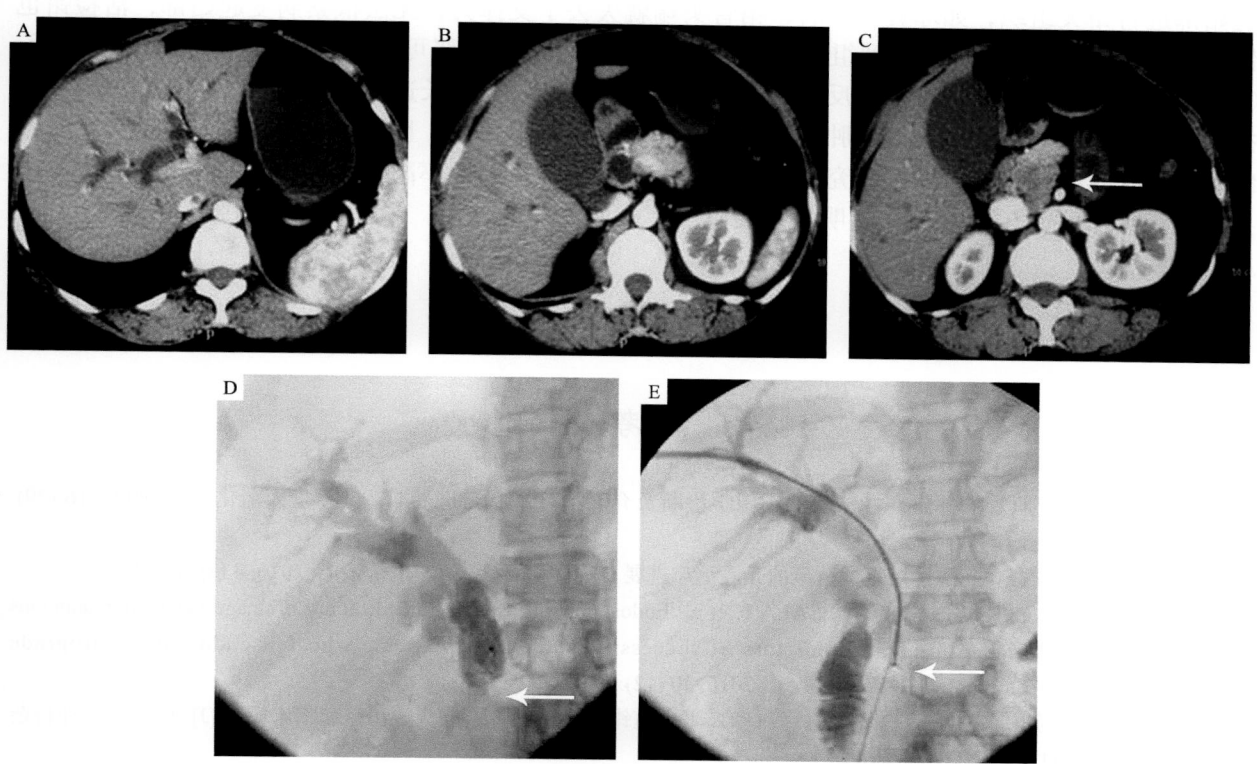

图 69-1-14　梗阻性黄疸病例，活检病理示低分化鳞癌

A～C. CT 示肝内外胆管扩张，胆总管下段呈截断征；D. PTC 示胆总管阻塞下段阻塞；E. 行 PTCB。

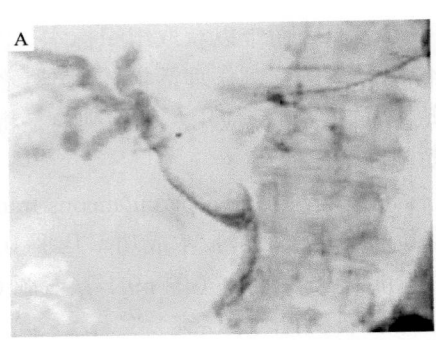
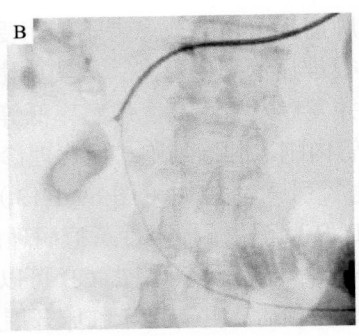

图 69-1-15　梗阻性黄疸病例，活检病理示胆管印戒细胞癌
A. PTC 示肝门部胆道梗阻；B. 行 PTCB。

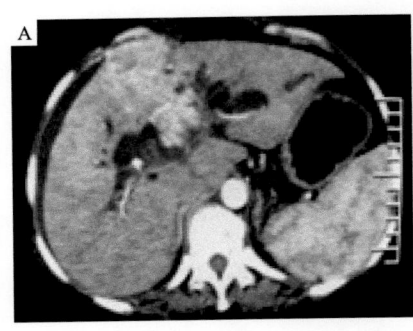
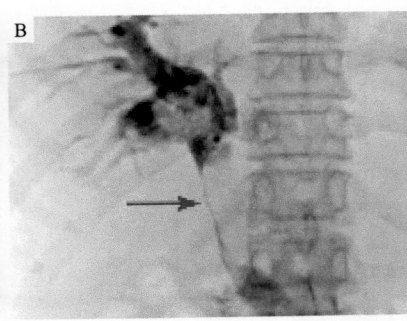
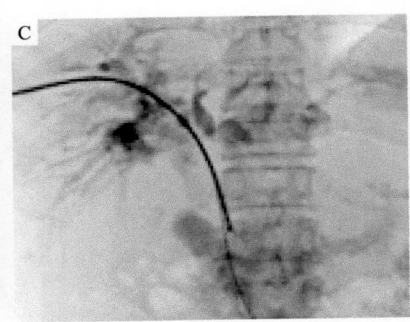

图 69-1-16　梗阻性黄疸病例，活检病理示中分化腺癌
A. CT 示肿瘤侵犯胆道形成癌栓，肝内胆管扩张；B. PTC 可见肝总管、胆总管内巨大充盈缺损；C. 行 PTCB。

　　影响 PTCB 阳性率的因素[27]：①球囊扩张。PTCB 的关键是将活检钳引入鞘管头端，并抵紧阻塞起始部进行钳夹组织，如球囊扩张后，鞘管头端就失去了支撑力，无法抵紧病变起始部，活检钳也因此不能紧密触及病变而取不到组织。此外，肿瘤细胞受球囊扩张可能出现变性、坏死，影响诊断。②梗阻段长度。胆道梗阻段长度反映病变所处不同时期和肿瘤生长速度及程度。梗阻长度短，可能提示病变处于相对早期，或继发肿瘤转移、浸润胆管壁时间较短，且病变周围伴有炎症反应及炎性细胞浸润。③胆管扩张程度。研究表明胆管重度扩张者活检阳性率高于胆管中度、轻度扩张者，差异具有统计学意义。胆管扩张越明显，梗阻段上方的空间就越大，钳夹到肿瘤细胞的概率就越高，反之亦然。

（韩新巍　李　臻）

参 考 文 献

［1］　韩新巍，李臻. 胆管癌并阻塞性黄疸的影像学诊断及介入治疗现状与进展 [J]. 世界华人消化杂志, 2008, 16 (29): 3249-3254.

［2］　马少军，翟仁友，赵峰. 恶性梗阻性黄疸的介入治疗进展 [J]. 中华介入放射学电子杂志, 2016, 4 (2): 119-123.

［3］　SHARAIHA R Z, KUMTA N A, DESAI A P, et al. Endoscopic ultrasound guided biliary drainage versus percutaneous transhepatic biliary drainage: predictors of successful outcome in patients who fail endoscopic retrograde cholangiopancreatography [J]. Surg Endosc, 2016, 30 (12): 5500-5505.

［4］　韩新巍，李永东，邢古生，等. 阻塞性黄疸: PTC 下胆道钳夹活检的技术方法学研究和临床应用 [J]. 中华肝胆外科杂志, 2004, 10 (11): 762-764.

［5］　韩新巍，李永东，马波，等. 阻塞性黄疸经皮肝穿胆管造影术下胆管钳夹活检病理学诊断 [J]. 中华放射学杂志, 2004, 38 (10): 1025-1029.

［6］ ORTNER M A, DORTA G. Technology insight: photodynamic therapy for cholangiocarcinoma [J]. Nat Clin Pract Gastroenterol Hepatol, 2006, 3: 459-467.

［7］ 焦德超, 周学良, 韩新巍, 等. 新型一体化可携带 125I 粒子胆道内外引流管的设计与临床应用 [J]. 介入放射学杂志, 2019, 28 (3): 252-257.

［8］ 谢宗贵, 张希全, 李凡东, 等. 胆道支架技术 5 年回顾 (213 例随访报告) [J]. 中华肝胆外科杂志, 2002, 8: 595-597.

［9］ 梁运啸, 黄鹏宇, 农兵. 肝外胆道梗阻的支架治疗研究进展 [J]. 世界华人消化杂志, 2017, 25 (13): 1173-1178.

［10］ TSAUO J, LI X, LI H, et al. Transjugular insertion of bare-metal biliary stent for the treatment of distal malignant obstructive jaundice complicated by coagulopathy [J]. Cardiovasc Intervent Radiol, 2013, 36 (2): 521-525.

［11］ 张诚, 杨玉龙, 吴萍, 等. 全覆膜自膨式可回收金属支架治疗恶性梗阻性黄疸的并发症及防治策略 [J]. 中华医学杂志, 2015, 95: 416-419.

［12］ JIAO D H, HAN X W, WANG Y L, et al. Y-configured metallic stent combined with 125I seed strands cavity brachytherapy for a patient with type IV Klatskin tumor [J]. J Contemp Brachytherapy, 2016, 8 (4): 356-360.

［13］ 潘洪涛, 刘会春, 费圣贤, 等. 胆道支架联合 125I 粒子腔内照射治疗肝门胆管癌的临床疗效 [J]. 中华放射学杂志, 2016, 50 (5): 393-396.

［14］ 李腾飞, 李臻, 韩新巍. 国产胆道金属支架联合抗肿瘤治疗胆管癌的疗效分析 [J]. 临床放射学杂志, 2011, 30 (2): 252-255.

［15］ 李臻, 李娅, 李腾飞, 等. 金属胆道支架治疗恶性梗阻性黄疸的临床疗效 [J]. 中华肝脏病杂志, 2012, 20 (11): 843-847.

［16］ LI T F, CHEN C, HAN X W, et al. Clinical efficacy of metallic biliary stents combined with different anti-cancer treatments in the management of bile duct cancer [J]. Hepatogastroenterology, 2014, 129: 22-26.

［17］ 金龙, 邹英华. 梗阻性黄疸经皮肝穿刺胆道引流及支架植入术专家共识 (2018)[J]. 中国介入影像与治疗学, 2019, 16 (1): 2-7.

［18］ 韩新巍, 李永东, 马南, 等. 胆管癌性阻塞内支架术后再狭窄的介入治疗 [J]. 介入放射学杂志, 2002; 11: 354-356.

［19］ 夏宁, 程永德, 王忠敏. 胆道支架再狭窄的介入治疗进展 [J]. 介入放射学杂志, 2014, 23 (1): 82-85.

［20］ 周传国, 郭金鸿, 魏宝杰, 等. HabibEndoHPB 导管胆道内及肝脏射频消融的动物实验研究 [J]. 中华放射学杂志, 2016, 50 (7): 549-551.

［21］ 黄兢姚, 杨维竹, 江娜, 等. 经胆道支架植入放射性粒子条治疗恶性胆道梗阻 [J]. 中华介入放射学电子杂志, 2014, 2 (2): 46-49.

［22］ 阿斯哈尔. 哈斯木, 顾俊鹏, 张海潇, 等. 125I 粒子条联合胆道支架治疗恶性梗阻性黄疸初步疗效评价 [J]. 中国介入影像与治疗学, 2015, 12 (5): 284-288.

［23］ 韩新巍, 李永东, 马波, 等. 对阻塞性黄疸行胆道活检的临床研究 [J]. 中华消化外科杂志, 2004, 24 (6): 341-343.

［24］ 李臻, 李腾飞, 周进学, 等. 经皮肝穿刺胆道造影下胆管钳夹活组织检查对梗阻性黄疸的诊断价值 [J]. 中华消化外科杂志, 2013, 12 (9): 698-702.

［25］ LI Z, LI T F, REN Z H, et al. Value of percutaneous transhepatic cholangio-biopsy for pathologic diagnosis of obstructive jaundice: analysis of 826 cases [J]. Acta Radiology, 2017, 58 (1): 3-9.

［26］ 韩新巍, 李永东, 吴刚, 等. 阻塞性黄疸的影像导向下胆道钳夹活检 [J]. 中华普通外科杂志, 2004, 19 (12): 737.

［27］ 韩新巍, 李永东, 吴刚, 等. 阻塞性黄疸经皮经肝胆管造影下胆道活检敏感性的影响因素分析 [J]. 中华消化杂志, 2005, 25 (12): 714-716.

第 2 节　胆管粒子支架植入术

一、历史沿革

恶性胆道梗阻（malignant biliary obstruction, MBO）是一类由恶性肿瘤导致的直接或间接胆道梗阻, 主要临床表现为高胆红素血症、组织和体液黄染及胆管扩张的疾病。病因复杂, 发病隐匿, 临床症状常不典型, 患者预后较差, 3 年生存率为 18%～52%, 5 年生存率为 5%～31%, 且只有 10%～20% 的患者有机会得到手术根治, 术后化疗可一定程度地提高患者的生活质量。然而, 除某些高分化的胆系肿瘤外，化疗整体疗效仍不理想，目前仅有有限的几个临床试验证明化疗比单纯的姑息治疗可以提高患者的生活质量。胆道周围脏器对外照射治疗敏感、耐受性差。传统外照射治疗的照射野常将邻近未受到肿瘤侵犯的正常淋巴结、血管等组织包括在内，造成放射性损伤，容易引起严重的十二指肠/幽门溃疡、狭窄等。20世纪80年代以来，随着器械技术水平的不断提高，经皮肝穿刺胆管引流术（PTCD）、胆道内成形术成为缓解或解除梗阻性黄疸的主要治疗方法[1]。由于介入和内镜技术的不断发展，欧洲胃肠道内镜学会（ESGE）推荐对于预期生存大于4个月的患者，首选使用胆管支架植入的姑息性治疗方法[2]。但是传统PTCD和内支架引流易致体液、电解质丢失和再狭窄等缺点，放射性 ^{125}I 粒子支架植入术是近年来发展起来的近距离放射治疗（内照射）技术[3]，在解除胆道梗阻的同时，对肿瘤进行放射治疗，起到了控制肿瘤进展，并最大限度延缓再狭窄发生的作用[4]。

二、手术原理

　　研究表明，对于恶性胆道梗阻患者，全身静脉化疗的效果不佳，动脉灌注化疗对病灶可起到缓解效果，但该方法同时受到黄疸水平的限制。放射治疗被认为是难治性实体肿瘤有效的治疗方法。有学者在经皮胆道支架植入解除患者胆道梗阻后，再采用经皮胆管引流通道，利用后装机（ ^{192}Ir ）或在B超、CT引导下行 ^{125}I 放射粒子植入术对病灶进行局部治疗，取得了明显的疗效，未发现病灶周围脏器的损伤反应，显示局部照射安全且能有效延长患者的生存时间。国内学者将粒子支架延伸应用至恶性胆道梗阻，研发出由粒子携带装置和普通胆道支架两部分组成的支架植入联合粒子近距离照射系统，取得了较好的临床疗效（图69-2-1）。二期单中心随机对照临床试验结果显示，胆管粒子支架比传统金属支架延长了支架通畅时间及患者的生存期[5]。

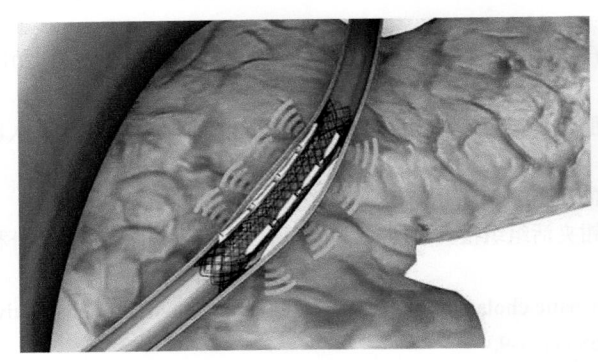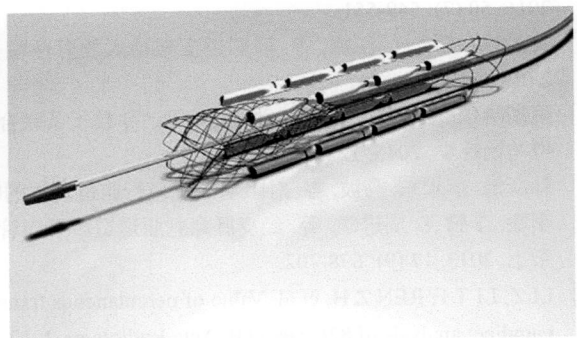

图 69-2-1　胆管粒子支架示意图
（引自：ZHU H D, et al. J Hepatol, 2018, 68: 970.）

1. 显像设备　血管造影机；超声扫描仪，探头频率3.5MHz，配有穿刺架。

2. 器械及药物准备[6]

COOK PTCD穿刺套装，配有8.5F引流管；

Terumo导管及导丝；

碘海醇（300mg I/ml）；

镍钛合金胆道支架，直径8mm/10mm、长度40～80mm；

粒子携带装置，直径8mm/10mm、长度40～80mm；

^{125}I 放射性粒子：6711型 ^{125}I 密封粒子，粒子呈圆柱状，长度4.8mm、圆柱直径0.8mm；其半衰期为59.6天，能量为27.4～31.4KeV的X线及35.5KeV的γ线，初始剂量率7.7cGy/h，有效照射距离为1.7～2.0cm。

3. 放射性粒子治疗计划系统（TPS）

三、适应证与禁忌证[2, 7-8]

（一）适应证

（1）年龄 18～90 周岁；
（2）经组织学、细胞学活检或者前期手术证实的恶性胆道梗阻；
（3）有黄疸等胆道梗阻的临床症状；
（4）Bismuth-Corlett 分型Ⅰ～Ⅲ型；
（5）无法或患者拒绝行外科手术。

（二）禁忌证

（1）良性胆道梗阻；
（2）既往有胆道支架植入术史；
（3）存在胆管穿孔；
（4）存在 PTCD 禁忌证；
（5）合并有活动性肝炎；
（6）Bismuth-Corlett 分型Ⅲ～Ⅳ型；
（7）患者一般情况较差，存在严重感染及脏器功能衰竭；
（8）无法配合手术或者未签署术前知情同意书。

四、术前准备

1. 控制感染　术前若怀疑存在感染，应查找感染原因，若感染与胆道梗阻无关先行抗感染治疗，择期行胆管支架植入；若感染与胆道梗阻有关，应在控制感染症状的情况下尽快行胆管支架植入术。

2. 胆管准备　若术前发现胆管扩张明显，直径显著超过欲植入胆管支架直径，怀疑支架无法良好贴壁者应先行 PTCD，待扩张段恢复后再行支架植入。

五、手术程序

1. 体位　患者取仰卧位，局部麻醉（局麻）下选右侧腋中线第 8～9 肋间或剑突下为穿刺点；

2. 造影显示胆管病变区域　透视或 B 超监视下用 PTCD 专用穿刺针穿刺扩张的胆管，避免反复盲穿损伤血管，减少出血。推注对比剂显示病变的长度及狭窄程度并作标记，交换超硬、超长导丝，撤出导管；

3. 胆管粒子支架植入　根据病变的长度选择适当的胆管粒子支架，狭窄严重者可先行球囊扩张，然后先将粒子携带装置沿超硬导丝推送至病变部位，采用近端定位法确认定位准确后释放，要求植入的胆管粒子支架上、下缘应超出病变 10mm 左右，退出释放器后再沿超硬导丝将普通胆管支架释放器推送到胆道梗阻段，并与已膨胀的外支架套叠（图 69-2-2）；

4. 引流　术后留置外引流管并造影，了解支架通畅情况，两周后复查，造影并拔除外引流管，必要时行胆管冲洗，造影了解通畅情况或再次手术。

5. 注意事项
（1）若胆管明显狭窄，可使用球囊扩张，使胆管支架充分释放，尽量使粒子分布均匀；
（2）术中若出现胆心反射，应及时停止胆管操作，给予阿托品 0.5～1mg 肌注或静脉推注，必要

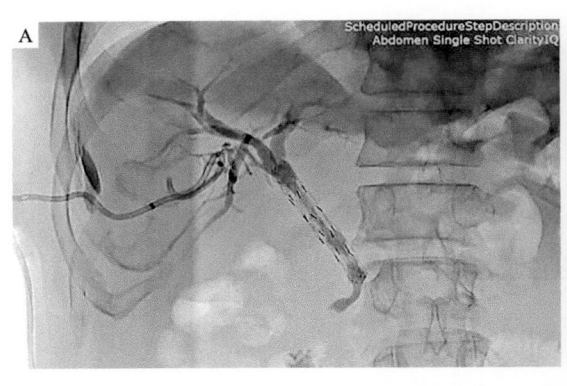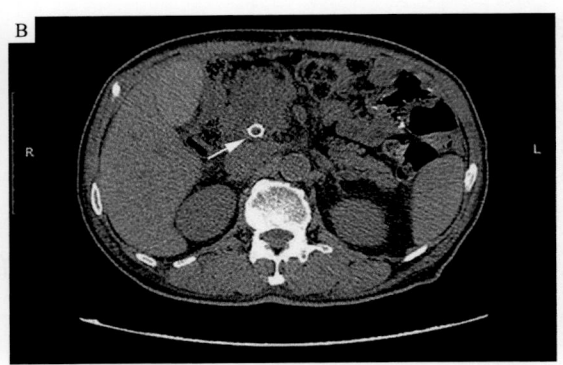

图 69-2-2　胆道粒子植入效果图
A. 胆管造影显示放置在梗阻段的粒子支架；B. CT 显示粒子支架截面（箭头）。

时可给予多巴胺、山莨菪碱以及镇静、止痛、吸氧、补液治疗；

（3）^{125}I 放射性粒子的活度、剂量应根据 TPS 系统计算出来；

（4）特别对于胆汁颜色异常或术前合并胆道感染的患者，注意留取术中的胆汁做细菌培养。

六、围手术期处理

（一）一般处理

（1）患者返回病房过程中，由专人护送，手术部位遮盖 0.25mm 铅当量的铅单；

（2）术后对患者给予心电监护、吸氧、护肝、退黄、止血、对症等治疗，并注意观察胆汁引流液的颜色、性状及引流量的多少；

（3）术后留置外引流管，连续 3 天用甲硝唑液 50ml 冲洗引流管并夹管，2 周行引流管造影，了解支架通畅情况并拔除外引流管；

（4）术后复查肝功能、血常规、电解质、免疫学指标、肿瘤标志物、凝血功能以及腹部增强 CT 或 MRCP 等，了解胆道支架是否在位通畅、病灶是否进展。

（二）术后并发症及其处理

1. 胆道出血　是术后早期常见的并发症之一。胆管粒子支架由于为其专门设计的"套叠式"支架输送系统，使其能够通过 10F 鞘送入，避免了由于粒子支架系统整体直径较一般胆道支架稍大，植入过程中可能产生的对通道周围的机械性损伤，以及避免了由于不同术者的操作水平和经验不同，暴力操作可能增加的出血风险。对于胆管造影显示狭窄段狭窄程度较严重的病例，可以选择使用球囊进行逐次、缓慢的预扩张，然后再输送支架系统。术后若观察到引流出血性胆汁，应该密切观察胆汁颜色变化及引流量。若出血时间短、出血量少可酌情使用止血剂；若出血时间较长且出血量较多，应当经外引流管造影了解引流管位置，给予必要的处理。

2. 胆道感染　是胆管粒子支架术后最常见的并发症。术后应当保持引流管通畅，避免管道的受压折叠、胆汁反流引起逆行感染。术后注意观察引流液的量、颜色、性状，有无混浊现象，及时更换引流袋，避免污染。严密观察患者的生命体征，有无腹痛、寒战、高热及意识改变。若出现上述异常，应考虑胆系感染的可能。抽取血、胆汁培养，根据药敏试验调整抗生素的使用。术后进行引流管冲洗时应缓慢注入，防止动作过猛致胆管内压力增高致胆汁反流入肝内胆管引起胆道感染。严重胆道感染可引起败血症甚至导致死亡，因而术前需要对于已经存在胆道感染的患者使用敏感抗生素治疗，术中注意柔和操作，术后密切观察胆道感染症状。

3. 胰腺炎　胰腺癌、壶腹癌、十二指肠癌引起的恶性胆道梗阻患者，胆道支架术后易诱发胰腺炎。应当观察患者有无腹痛情况，如术后患者出现持续性上腹痛，淀粉酶明显升高，则考虑并发胰腺炎的可能。多数经禁食、胃肠减压、应用奥曲肽等保守处理后可缓解。

4. 胆汁瘤　考虑为反复多次穿刺损伤肝内胆管及肝内胆管压力增高，使胆汁外渗到肝实质内，胆汁引流不畅，外渗胆汁量逐渐增多，形成假性囊肿样改变。患者可无明显临床症状。考虑存在继发胆道感染及肝脓肿的可能，在 B 超引导下行胆汁瘤穿刺抽吸治疗，并予以抗感染治疗。注意穿刺处体征改变，定期消毒包扎。

5. 支架移位　胆管粒子支架系统分为内普通金属支架和外粒子携带装置，植入过程中可能因为内、外支架规格搭配不当，术者暴力操作等引起内、外支架相对位移，使得粒子支架系统偏离梗阻段。因而术中应当在 DSA 下准确判断支架前端位置，准确释放自膨式支架系统，释放后缓慢抽出输送装置。术后由于粒子携带装置附着的粒子仓与管壁之间摩擦力的存在，观察到的支架移位率较常规胆管金属支架低。

6. 粒细胞减少　与外放疗相似，胆管粒子支架也可能引起造血系统的异常，主要表现为粒细胞数目的轻微减少，患者均可经观察、对症处理后恢复。

7. 放射性肠炎　对于胆管下段的恶性梗阻患者，由于胆管粒子支架距离十二指肠较近，可能会引起肠壁水肿，多数患者表现为腹胀、腹泻，经禁食或流质饮食，并给予抗感染、营养支持等对症治疗后症状可缓解或消失。目前随访的结果尚未发现明显的放射性肠炎发生。

七、疗效评估

由于胆管粒子支架植入术被归为姑息性局部治疗，因而术后疗效评估主要观察支架通畅时间，其次观察患者生存质量、生存期等。支架通畅时间分为一期通畅时间和二期通畅时间，一期通畅时间定义为患者自初次胆管粒子支架植入起至因为各种原因导致的胆管支架再狭窄或死亡或失访；二期通畅时间定义为在支架出现再狭窄后，采用各种干预手段，如球囊扩张、套叠支架植入、消融、光动力治疗等使胆管再通，自初次支架植入之日起至再干预后胆管支架保持通畅的时间。胆管支架再狭窄的定义目前没有统一的意见。对术后再次出现皮肤黄染、胆红素水平持续升高（排除肝功能异常引起的胆红素水平升高），怀疑胆管支架再狭窄的患者，进行胆道造影、MRCP、CT 等影像学检查，可直观地证实再狭窄的发生。生存期定义为支架植入之日起至患者死亡 / 失访。患者生存质量的改善可依据KPS 评分或 ECOG-PS 评分进行判断。

目前采用胆管支架联合 ^{125}I 粒子植入治疗恶性胆道梗阻的疗效主要见于国内学者报道[9-10]。手术方式主要分为两种，一是采用胆管支架联合粒子条，二是采用胆道粒子支架系统。姚红响等[9]采用胆道支架联合粒子条治疗恶性梗阻性黄疸，36 例患者黄疸症状均有明显改善，中位生存期10.9 个月。戴真煜等[11]选取 28 例恶性胆道梗阻患者行经皮胆道支架联合支架旁碘粒子条植入，术后梗阻性黄疸症状逐步改善，中位生存期为 4.7 个月，平均生存期为 5.7 个月。朱海东等[4]进行的单中心、前瞻性、随机对照研究发现，胆管粒子支架较普通胆管支架治疗无法手术切除的恶性胆道梗阻，降低了植入术后并发症发生率，中位生存期粒子支架组为 7.4 个月、普通支架组为 2.5 个月，显示出其对胆管的治疗效果。由于该研究的样本量较小，胆管粒子支架的疗效尚需进一步的大样本、多中心、前瞻性、Ⅲ期随机对照临床研究证实。

（滕皋军）

参 考 文 献

[1]　TSETIS D, KROKIDIS M, NEGRU D, et al. Malignant biliary obstruction: the current role of interventional radiology [J].
　　Ann Gastroenterol, 2016, 29 (1): 33-36.

［2］ DUMONCEAU J M, TRINGALI A, BLERO D, et al. Biliary stenting: indications, choice of stents and results: European Society of Gastrointestinal Endoscopy (ESGE)clinical guideline [J]. Endoscopy, 2012, 44 (3): 277-298.

［3］ ZHU H D, GUO J H, MAO A W, et al. Conventional stents versus stents loaded with 125iodine seeds for the treatment of unresectable oesophageal cancer: a multicentre, randomized phase 3 trial [J]. Lancet Oncol, 2014, 15: 612-619.

［4］ ZHU H D, TENG G J, GUO J H, et al. A novel biliary stent loaded with ^{125}I seeds in patients with malignant biliary obstruction: Preliminary results versus a conventional biliary stent [J]. Hepatology, 2012, 56: 1104-1111.

［5］ ZHU H D, GUO J H, HUANG M, et al. Irradiation stents *vs.* conventional metal stents for unresectable malignant biliary obstruction: a multicenter trial [J]. J Hepatol, 2018, 68 (5): 970-977.

［6］ MOY B T AND BIRK J W. An update to hepatobiliary stents [J]. Clin Transl Hepatol, 2015, 3 (1): 67-77.

［7］ PU L Z, SINGH R, LOONG C K, et al. Malignant biliary obstruction: evidence for best practice [J]. Gastroenterol Res Pract, 2016, 2016: 3296801.

［8］ BENSON A B 3rd, D'ANGELICA M I, ABRAMS T A, et al. Hepatobiliary cancers [J]. Natl Compr Canc Netw, 2014, 12 (8): 1152-1182.

［9］ 姚红响, 陈根生, 叶冠雄, 等. 胆道支架联合 (125)I 粒子条治疗恶性梗阻性黄疸 [J]. 介入放射学杂志, 2014, 23 (10): 893-896.

［10］ 黄兢姚, 杨维竹, 江娜, 等. (125)I 粒子条胆道支架治疗恶性胆道梗阻 38 例 [J]. 介入放射学杂志, 2014, 23 (7): 633-636.

［11］ 戴真煜, 姚立正, 李文会, 等. 经皮胆道支架联合支架旁 (125)I 粒子条植入治疗恶性胆道梗阻 [J]. 介入放射学杂志, 2011, 20 (9): 706-708.

第3节　经颈静脉肝内门体分流术

门静脉高压症是肝硬化发展过程中的重要病理生理环节，也是肝硬化失代偿期的主要并发症之一。经颈静脉肝内门体分流术（transjugular intrahepatic portosystemic shunt，TIPS）通过在肝静脉与门静脉之间的肝实质内建立分流道，以微创的方式，从结构上显著降低门静脉阻力，是降低肝硬化患者门静脉压力的关键措施之一。TIPS 应用于临床已有 20 余年，在经历了一系列观念、技术、器材及联合药物治疗的探索后，目前已广泛应用于肝硬化门静脉高压所致的食管胃底静脉曲张破裂出血和顽固性腹水等。选择恰当病例，可有效控制门静脉高压并发症，改善患者生活质量，减少或延缓对肝移植的需求。经过国内外学者不断探索和发现，特别是随着 TIPS 专用覆膜支架的临床运用，TIPS 的适应证、禁忌证、技术操作标准和术后并发症管理等方面又有了新的提高[1]。

一、历史沿革

1969 年，约瑟夫·罗施（Josef Rosch）首次经动物实验成功完成经颈静脉门腔分流，由于材料的限制，分流道通畅只维持了 12 天。随后类似的动物实验相继开展，但分流道通畅性的维持仍存在很大问题。借助于球囊扩张血管成形术的开展，1979 年，居蒂耶雷（Gutierrez）和伯格纳（Burgener）通过反复球囊扩张分流道，使部分分流道的通畅性维持约 1 年。

1982 年科拉平托（Colapinto）首次将 TIPS 用于治疗肝硬化食管胃底曲张静脉出血，在肝静脉和门静脉之间穿刺建立分流道后，用 9mm 球囊扩张并维持 12 小时后血管造影提示分流道通畅，胃左静脉未显影，门静脉压力由 45mmHg 降至 23~30mmHg。然而患者术后 36 小时死于败血症、DIC 及肝功能衰竭。1983 年，Colapinto 将同样的技术应用于另外 5 例患者，术后 12 小时造影均提示分流道通畅，门静脉压力下降 10~15mmHg。所有患者于术后 6 个月内死亡，4 例接受尸检其中 3 例显示分流道仍保持通畅。

为维持分流道的长期通畅性，金属支架开始应用于 TIPS。1985 年，帕尔马斯（Palmaz）发明了可进行球囊扩张的金属支架，在门静脉高压动物模型上使用这种支架，其通畅时间达到了 48 周。尸检后发现支架内面覆盖有薄层光滑的新生内膜。基于以上实验，1989 年，里克特（Richter）首次进行金属支架的临床应用。他结合经肝和经颈静脉的方法使用 Palmaz 支架建立门腔分流道，门腔压力梯度由术前平均 34mmHg 降至术后 20mmHg。其中一例患者术后 11 天死于呼吸衰竭，尸检显示分流道通畅；另两例患者平均随访 10.5 个月，分流道保持通畅，肝功能由术前 Child-Pugh 分级 C 级改善至 A 级，腹水减退，未再发生消化道出血。1 例患者术后 3 个月后接受球囊扩张，分流道宽从 8mm 增至 10mm，门腔压力梯度由 23mmHg 降至 14mmHg。Richter 由此提出可以使用球囊扩张或者植入新支架的方法达到改变分流道内径的目的[2]。

此后，全球多个中心开始开展 TIPS 临床研究和应用，并不断对技术进行改进。1992 年，林（Ring）等使用 Wallstent 对 13 名等待肝移植过程中发生难治性曲张静脉出血的患者进行 TIPS，所有患者出血得到成功控制，平均门静脉压力由（34±8.9）cmH$_2$O 降至（22.4±5.4）cmH$_2$O，其中 7 例患者接受了肝移植手术，表明 TIPS 可以安全地用于高风险患者。可进行球囊扩张的 Palmaz 支架和自膨式 Wallstent 支架一度成为 TIPS 术中应用最广泛的支架。

金属支架的应用虽然延长了 TIPS 分流道的通畅时间，但由于支架内新生内膜增生所引起的支架狭窄甚至闭塞给保持分流道长期通畅带来新的挑战。1991～1993 年，拉伯奇（LaBerge）分析了 TIPS 术后接受肝移植患者的肝脏标本，发现支架植入 4 天后就可见肝实质突入支架网格，支架内面内皮细胞呈不规则增生。3 周后，支架内面形成由颗粒样组织和连续内皮细胞组成的假性内膜，其范围不定，有的呈自限性生长，有的呈侵袭性生长。LaBerge 认为造成支架狭窄的原因是假性内膜，厚度从 0.5mm 到 5mm 不等，而不是向支架内生长的肝实质，并在部分狭窄支架中发现胆汁成分，由此提出胆汁外溢可能是刺激假性内膜形成的因素。1994 年，哈斯卡尔（Haskal）和豪泽格尔（Hausegger）发现分流道狭窄中肝静脉内膜增生占至少一半的比例。

1995 年，清志（Kiyoshi）等为延长分流道的通畅时间，将 PTFE（聚四氟乙烯）覆膜支架用于动物实验。覆膜组 4 周通畅率（直径狭窄<50%）为 9/13，裸支架组只有 1/13，PTFE 覆膜支架相比裸支架能显著提高 TIPS 的通畅性，裸支架组肝实质段狭窄更显著，而覆膜组肝静脉段（未覆膜）狭窄更明显。两组均发现部分病例胆汁渗漏，其部位与假性内膜增生存在明显相关性。据此，Kiyoshi 等提出覆膜支架通畅性更好的原因可能是减少了胆汁渗漏的发生。随后，大量随机对照试验证明 PTFE 覆膜支架在维持 TIPS 分流道的长期通畅方面较裸支架明显提高，PTFE 覆膜支架从此沿用至今[3]。

二、手术原理

TIPS 器械主要包括 Ring 和 Rosch-Uchida 两种穿刺套件。Ring 套件由 Colapinto 穿刺针，9F、45cm 长的 Teflon 外鞘组成。Colapinto 穿刺针长 55cm，16G，其远端 7cm 处呈 33° 弯曲并逐渐变细。Colapinto 穿刺针刚度较好，适合血吸虫性肝硬化等质地较硬的肝脏穿刺。Rosch-Uchida 套件将 Colapinto 穿刺针改变成为 16G Colapinto 金属套管，前段呈 125° 弧度，内套同轴导管穿刺针，由 0.038in Trocar 穿刺针和 5F Teflon 导管组成，外加金属外套保护导管和 10F 外鞘（图 69-3-1）。Trocar 穿刺针直径小，对肝脏损伤较小，理论上可以减少 TIPS 穿刺相关并发症，但刚度略差，多次穿刺后易折弯。

其他器械还包括 J 形亲水导丝、猪尾黄金标记导管、直径

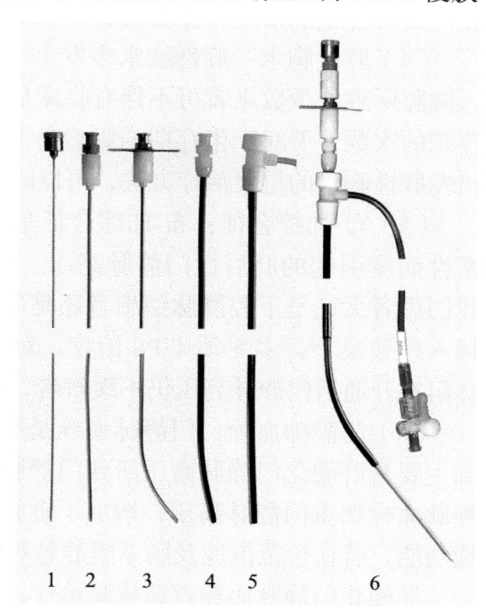

图 69-3-1　Rosch-Uchida 穿刺套件

8～10mm 球囊、聚四氟乙烯覆膜支架等。

三、适应证与禁忌证

1. 适应证

（1）急性食管胃底静脉曲张破裂出血：肝硬化急性食管胃底静脉曲张破裂出血患者 6 周内的死亡率高达 20%，需立即予以抢救性治疗，维持循环稳定、气道通畅，根据当地医疗条件选择恰当的治疗措施。对于肝硬化食管胃底静脉曲张急性出血的患者，在初次药物联合内镜治疗后，若存在治疗失败的高危因素［Child-Pugh 评分 C 级（10～13 分）或 Child-Pugh 分级 B 级、内镜证实有活动性出血］，排除 TIPS 禁忌后，应在 72 小时内（最好在 24 小时内）行覆膜支架 TIPS 治疗。早期 TIPS 可以降低急性出血治疗失败率、曲张静脉再出血率，减少重症监护和住院时间，显著改善患者生存率，而且并不增加肝性脑病发生率[4-5]。

经内科药物治疗和内镜治疗失败的急性食管胃底静脉曲张出血，可考虑使用三腔二囊管短时间内（一般 24 小时内）压迫止血，给予挽救性 TIPS 治疗。

（2）食管胃底静脉曲张破裂出血二级预防：急性食管胃底静脉曲张出血停止后，患者发生再出血和死亡的风险很大。对于未经治疗的患者，1～2 年内平均再出血率为 60%，死亡率可达 33%，因而从急性出血恢复的患者均应接受二级预防措施。国内外指南及专家共识均建议预防食管胃底静脉曲张再出血时，TIPS 可以作为内镜联合药物治疗失败后的二线治疗[6]。合并以下情况：①非选择性 β 受体阻断剂（NSBB）不耐受或应用 NSBB 作为一级预防失败者；②合并复发性或顽固性腹水；③合并门静脉血栓；④肝功能较差的患者，可优先选择 TIPS。

（3）难治性腹水：难治性腹水指药物治疗不能消退或用药物不能有效防止迅速近期即复发的腹水。难治性腹水有两种不同的含义：利尿剂抵抗性腹水和利尿剂难治性腹水。利尿剂抵抗性腹水对限钠（盐<5.2g/d）和大剂量利尿剂治疗（螺内酯 400mg/d，呋塞米 160mg/d）缺乏反应。利尿剂难治性腹水由于出现利尿剂相关的并发症，使利尿剂不能达到最大有效剂量，以致腹水不能消退，或不能防止迅速近期复发。顽固性腹腔积液是肝硬化失代偿期患者的严重并发症之一，患者的平均生存期约 6 个月。

TIPS 应作为肝硬化顽固性腹水患者优先考虑的治疗手段，不仅降低门静脉压力，缓解腹水，更重要的是改善尿钠排泄和肾脏功能[7]。TIPS 缓解腹水及提高生存率均优于腹腔穿刺放液。

（4）肝性胸水：肝性胸水多发生于腹水患者胸腔与腹腔直接交通，积聚的腹腔积液经横膈缺损流入胸腔所致，少数患者可不伴有临床显著的腹腔积液。TIPS 可缓解难治性肝性胸水并减少需要行胸腔穿刺的次数，但对于生存期的影响尚不明确。由于缺少难治性肝性胸水的有效措施，TIPS 仍被视为难治性肝性胸水的重要治疗方法，可以降低胸水的复发率并减少胸腔穿刺引流的频率。

（5）布-加综合征：布-加综合征是由于各种原因导致的肝静脉流出道和（或）肝后段下腔静脉阻塞性病变引起的肝后性门静脉高压。布-加综合征的介入治疗主要包括球囊扩张、支架植入和 TIPS。我国患者无论是下腔静脉型患者还是肝静脉型患者，均以膜性阻塞多见，单纯球囊扩张和（或）支架植入疗效显著，多无须 TIPS 治疗。对于肝静脉广泛性闭塞患者、肝静脉节段性闭塞患者，以及肝静脉阻塞开通后门静脉高压仍不缓解者，推荐其接受 TIPS 治疗[8]。

（6）门静脉血栓：门静脉血栓是肝硬化的常见并发症，发病率可达 10%～25%。其病理生理学基础主要是肝硬化门静脉高压所致门静脉血流速度下降、肝硬化凝血系统失衡和遗传性凝血异常等。门静脉血栓加重门静脉高压，增加了食管胃底静脉曲张出血风险，降低了肝内门静脉灌注，损害肝脏代偿功能，若血栓范围波及肠系膜静脉和脾静脉则可能引起肠梗死、脾梗死等严重并发症。

肝硬化门静脉血栓首选抗凝治疗，经低分子量肝素或华法林治疗后门静脉再通率可达 55%～75%，早期治疗可获得更好的应答。抗凝治疗前应考虑联合 NSBB 或食管静脉曲张套扎术预防食管胃底静脉曲张破裂出血。随着影像技术的进步和操作经验的积累，门静脉血栓不再被视为 TIPS 相对禁忌证，多项临床研究显示 TIPS 可以开通门静脉，并控制门静脉高压并发症。TIPS 失败往往和肝内门静脉分支完全闭塞、门静脉海绵样变或血栓范围广泛延续至肠系膜上静脉有关。肝硬化合并门静脉血栓拟接受曲张静脉出血二级预防的患者，与内镜联合药物治疗相比，TIPS 可以更有效地预防食管胃底静脉曲张再出血并促进门静脉再通，可作为一线治疗。若分流道内血流充盈，且患者未合并高凝状态，TIPS 术后一般无须联合抗凝治疗[9-11]。

对于合并门静脉血栓等待肝移植的患者，TIPS 可以再通门静脉并维持其通畅，减少肝移植术后并发症。较近的一项研究显示，TIPS 术后 92% 的患者可获得门静脉再通，且移植术后无 1 例患者出现门静脉血栓复发[12]。

2. 禁忌证

（1）绝对禁忌证：未被证实的门静脉高压。

（2）相对禁忌证：① Child-Pugh 评分＞13 分；②肾功能不全；③严重右心衰竭；④中度肺动脉高压；⑤严重凝血障碍；⑥未控制的肝内或全身感染；⑦胆道梗阻；⑧多囊肝；⑨广泛的原发或转移性肝脏恶性肿瘤；⑩门静脉海绵样变；⑪孤立性胃底静脉曲张伴脾静脉阻塞。

四、术前准备

TIPS 术前检查和评估内容主要包括实验室检查（血常规、凝血功能、肝功能、肾功能等），影像学检查（了解肝后段下腔静脉、肝静脉与门静脉的位置关系，门静脉血栓范围及程度等），上消化道内镜（明确出血原因）。肝硬化患者，应首先明确肝硬化病因和诊断，全面检查肝硬化相关并发症，排除显性肝性脑病患者。顽固性胸腔积液或腹腔积液患者，术前应行胸腔穿刺术或腹腔穿刺术。值得注意的是，对所有准备接受 TIPS 的患者，建议行超声心动图检查以排除显著收缩性或舒张性心功能不全。

五、手术程序[13-14]

1. 麻醉　为改善患者舒适度，保障手术安全，TIPS 应在全身麻醉或清醒镇痛下完成。

2. 颈静脉穿刺　TIPS 操作入路一般选择右侧颈内静脉，可以提供较顺直的路径，有利于引入 TIPS 穿刺套件。建议采用超声引导下经颈内静脉穿刺（尤其对于伴有颈内静脉解剖异常或颈内静脉血栓的患者），可以减少穿刺并发症。右侧颈内静脉阻塞或穿刺不顺利时也可选择左侧颈内静脉、右侧颈外静脉或锁骨下静脉入路。左侧入路时，由于纵隔内刚性设备的存在常使患者感觉胸部不适，需在 X 线透视下轻柔操作。加强心电监护，部分患者可出现一过性房性心动过速（房性早搏），一旦出现频发的心律失常时，应暂停操作。

3. 肝静脉插管　颈内静脉穿刺成功后，将导丝送入下腔静脉，并沿导丝送入鞘管。调整导丝进入所选肝静脉并进行肝静脉造影，以了解下腔静脉的肝静脉开口位置及解剖特点。测量并记录游离肝静脉压。交换球囊导管插入肝右静脉，分别测量肝静脉楔压和游离压，以测定肝静脉压力梯度（hepatic venous pressure gradient，HVPG）。TIPS 术前 HVPG 测量对于明确门静脉高压的诊断非常重要，不应忽视。

以球囊导管阻断肝静脉，或将导管楔入肝脏实质，行正侧位 CO_2 造影，每次注入 CO_2 约 40ml，确认门静脉通畅，并提供穿刺靶向。缺乏 CO_2 造影设备的单位也可以通过肠系膜上动脉插管行间接门静脉造影。合并广泛门静脉血栓时，可在超声引导下经皮经肝或经皮经脾入路辅助门静脉穿刺。

4. 门静脉穿刺　门静脉穿刺过程中应注意穿刺针或套管的旋转方向，操作者须使穿刺针随呼吸轻微移动，就像在马鞍上一样。穿刺针向预估或已知的门静脉位置前多穿刺 1cm，以 5ml 注射器负压吸引并缓慢退针或导管。当回抽见血时透视下注入少许对比剂，明确穿刺血管为门静脉、肝静脉或肝动脉。肝动脉血流向肝且流速较快；门静脉流速较慢，血流向肝或离肝；肝静脉血流回心。如果门静脉未显影，继续回抽直至退入肝静脉。随后调整旋转角度或穿刺部位后再重新穿刺。穿刺入肝动脉或胆道一般并不会导致严重并发症。

确认穿刺入门静脉后，将亲水导丝引入门静脉主干，顺入 5F 导管，必要时正侧位、造影评估门静脉穿刺点[15]。若门静脉穿刺点安全可用，则将 TIPS 穿刺套件延导丝顺入门静脉。交换猪尾导管行脾静脉造影，应将导管深入脾门近端，完整评估门静脉系统及侧支循环，了解有无胃肾、胃腔等门体分流道，脾静脉、门静脉主干、肝内门静脉分支是否存在充盈缺损（图 69-3-2、图 69-3-3）。并将导管置于脾静脉与肠系膜上静脉汇合处，测量门静脉压力，以获得门体压力梯度（portosystemic pressure gradient，PSPG）。

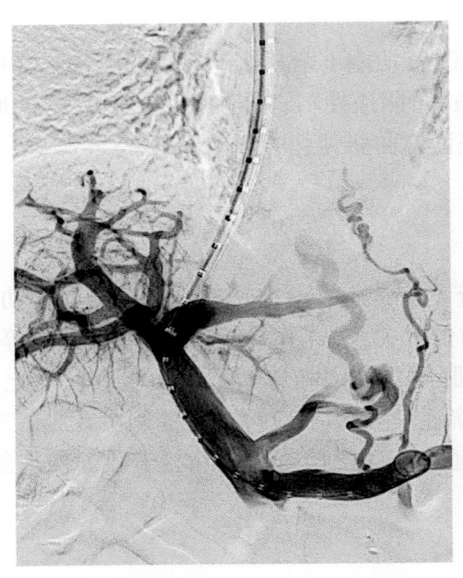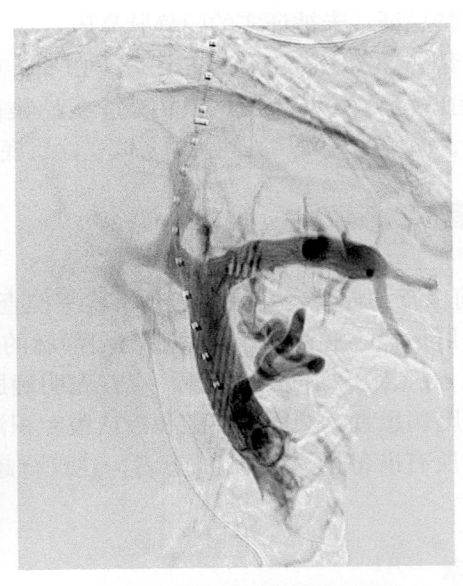

图 69-3-2　直接门静脉造影（正位）　　　图 69-3-3　直接门静脉造影（侧位）

5. 球囊扩张及支架植入　门静脉造影后，一般选择长度 6cm、直径 8mm 的非顺应性球囊导管，退出外鞘，透视下以稀释的对比剂充盈球囊扩张的肝内分流道。扩张时肝实质首先扩开，球囊上出现 2 个明显的切迹，代表门静脉、肝静脉周围弹性纤维组织，以显示肝内穿刺道的长度和位置。保存图像作为后续释放支架的参考（图 69-3-4）。支架释放必须选择聚四氟乙烯覆膜支架（Fluency 或 Viatorr 支架），这些支架内覆非渗透性材料（e-PTEE）防止胆汁渗入分流道。一般选择直径 8mm、长度 6～10cm 的支架。支架肝静脉端应顺延至肝静脉与下腔静脉汇合处，门静脉端避免进入门静脉主干过深，以免影响未来可能的肝移植手术（图 69-3-5）。支架释放后以球囊充分扩张支架，避免狭窄。再次以猪尾导管造影明确位置，并测门静脉压力及右心房压力，获得 TIPS 术后 PSPG。

6. 曲张静脉栓塞　PSPG 较术前下降 25% 或降至 12mmHg 以下，可不予栓塞食管的曲张静脉。也有研究发现常规栓塞曲张静脉可减少曲张静脉再出血，改善 TIPS 通畅率。胃静脉曲张不同于食管静脉曲张，可以在 PSPG 低于 12mmHg 时破裂出血，应常规予以栓塞。胃肾、胃腔分流道可选择联合球囊阻断逆行静脉栓塞（balloon-occluded retrograde transvenous obliteration，BRTO），较之弹簧圈联合组织胶正向栓塞，费用更低，远期闭塞率更佳，且不易出现异位栓塞。

六、围手术期处理

（1）TIPS 为半清洁介入手术，术前及术后 3 天应予预防性抗感染，可选用喹诺酮类药物或头孢曲

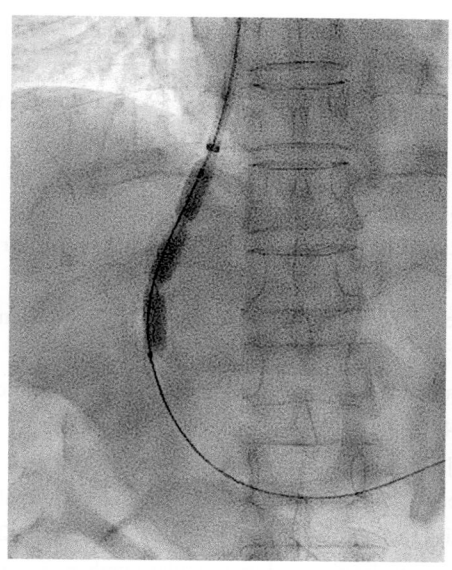

图 69-3-4　球囊（8mm×60mm）
扩张肝内穿刺道

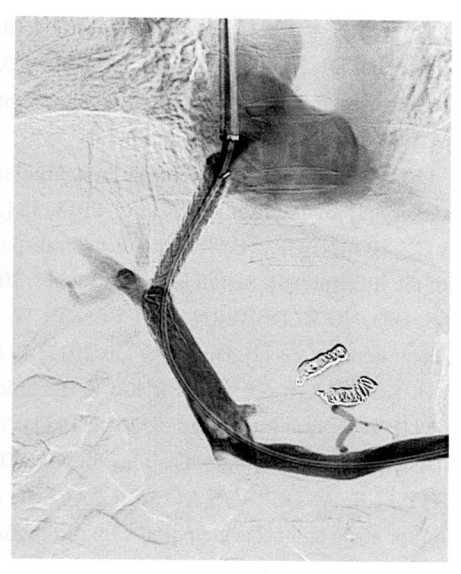

图 69-3-5　支架植入后门静脉造影
提示分流道通畅

松等。

（2）TIPS 术中静脉注射 3000U 肝素钠。术后给予低分子量肝素 0.01ml/kg，1 天 2 次，若血小板低于 50×10⁶/L，则 1 天 1 次。患者存在基础高凝状态（如布-加综合征等）或合并门静脉血栓，给予华法林口服。华法林起始剂量 1.25mg/d，调节国际标准化比值为 2～3。

（3）静脉输液 1500～2000ml 水化以减少对比剂肾病发生。一般不需要常规应用瑞甘（门冬氨酸鸟氨酸）、乳果糖等预防肝性脑病的药物。

（4）TIPS 术后 3 天复查血常规，肝、肾功能，凝血功能。

（5）TIPS 术后 1 个月、3 个月、6 个月，此后每半年 1 次的门诊随访。评估患者门静脉高压并发症转归，神志、认知功能等，完善血常规，肝肾功能，凝血，肿瘤标志物等检查。超声造影是无创性、有效性评估 TIPS 通畅性的首选检查手段[16]。

（6）TIPS 并发症可发生于 TIPS 术中及术后。依据发生机制不同可分为操作及分流相关并发症；而依据严重程度不同又可分为重度及轻度并发症[17]。操作相关并发症主要包括胆道出血、腹腔出血、支架异位、肝动脉损伤、胆汁性腹膜炎、皮肤放射性灼伤、肾功能不全及穿刺部位血肿等；分流相关并发症主要包括肝性脑病、急性肝功能衰竭、肝脏梗死及一过性肺水肿等。除肝性脑病外，TIPS 并发症发生率均较低，且随着操作者经验积累，发生率可进一步降低。操作相关并发症多数可对症治疗后好转，致死性并发症的发生率约为 1.7%（0.6%～4.3%）。

（李　肖　罗薛峰）

参 考 文 献

［1］ LUO X, ZHAO M, WANG X, et al. Long-term patency and clinical outcome of the transjugular intrahepatic portosystemic shunt using the expanded polytetrafluoroethylene stent-graft [J]. PLoS One, 2019, 14 (2): e0212658.

［2］ RICHARD J, THORNBURG B. New techniques and devices in transjugular intrahepatic portosystemic shunt placement [J]. Semin Intervent Radiol, 2018, 35 (3): 206-214.

［3］ KELLER F S, FARSAD K, ROSCH J. The Transjugular intrahepatic portosystemic shunt: technique and instruments [J]. Tech Vasc Interv Radiol, 2016, 19 (1): 2-9.

[4] LIPNIK A J, PANDHI M B, KHABBAZ R C, et al. Endovascular treatment for variceal hemorrhage: TIPS, BRTO, and combined approaches [J]. Semin Intervent Radiol, 2018, 35 (3): 169-184.

[5] GABA R C. Transjugular intrahepatic portosystemic shunt creation with embolization or obliteration for variceal bleeding [J]. Tech Vasc Interv Radiol, 2016, 19 (1): 21-35.

[6] PHILIP M, THORNBURG B. Preoperative transjugular intrahepatic portosystemic shunt placement for extrahepatic abdominal surgery [J]. Semin Intervent Radiol, 2018, 35 (3): 203-205.

[7] BURGOS A C, THORNBURG B. Transjugular intrahepatic portosystemic shunt placement for refractory ascites: review and update of the literature [J]. Semin Intervent Radiol, 2018, 35 (3): 165-168.

[8] FAGIUOLI S, BRUNO R, DEBERNARDI VENON W, et al. Consensus conference on TIPS management: techniques, indications, contraindications [J]. Dig Liver Dis 2017; 49 (2): 121-137.

[9] TAYLOR A G, KOLLI K P, KERLAN R K J R. Techniques for transjugular intrahepatic portosystemic shunt reduction and occlusion [J]. Tech Vasc Interv Radiol, 2016, 19 (1): 74-81.

[10] SMITH M, DURHAM J. Evolving indications for TIPS [J]. Tech Vasc Interv Radiol, 2016, 19 (1): 36-41.

[11] CHAMARTHY M R, ANDERSON M E, PILLAI A K, et al. Thrombolysis and transjugular intrahepatic portosystemic shunt creation for acute and subacute portal vein thrombosis [J]. Tech Vasc Interv Radiol, 2016, 19 (1): 42-51.

[12] THORNBURG B, DESAI K, HICKEY R, et al. Portal vein recanalization and transjugular intrahepatic portosystemic shunt creation for chronic portal vein thrombosis: technical considerations [J]. Tech Vasc Interv Radiol, 2016, 19 (1): 52-60.

[13] DARIUSHNIA S R, HASKAL Z J, MIDIA M, et al. Society of Interventional Radiology Standards of Practice (2016). Quality improvement guidelines for transjugular intrahepatic portosystemic shunts [J]. J Vasc Interv Radiol, 2016, 27 (1): 1-7.

[14] KRAJINA A, HULEK P, FEJFAR T, et al. Quality improvement guidelines for transjugular intrahepatic portosystemic shunt (TIPS)[J]. Cardiovasc Intervent Radiol, 2012, 35 (6): 1295-1300.

[15] FARSAD K, KAUFMAN J A. Novel image guidance techniques for portal vein targeting during transjugular intrahepatic portosystemic shunt creation [J]. Tech Vasc Interv Radiol, 2016, 19 (1): 10-20.

[16] FERRAL H, GOMEZ-REYES E, FIMMEL C J. Post-transjugular intrahepatic portosystemic shunt follow-up and management in the VIATORR era [J]. Tech Vasc Interv Radiol, 2016, 19 (1): 82-88.

[17] SHAH R P, SZE D Y. Complications during transjugular intrahepatic portosystemic shunt creation [J]. Tech Vasc Interv Radiol, 2016, 19 (1): 61-73.

第4节　经导管动脉栓塞术

　　经导管动脉栓塞术（transcatheter arterial embolization，TAE）是介入治疗的最重要技术之一，是通过血管腔内技术，在 DSA 引导下将导管选择性插入目标动脉血管内，利用局部血流动力学特点，将栓塞物质精准注射到病变部位，可以造成局部靶血管栓塞、血流暂时性或永久性阻断来治疗疾病的一种技术和方法。TAE 具有治疗目标指向性强、治疗效果好、创伤小、并发症少等优点，已经广泛地应用于肝脏良、恶性肿瘤的栓塞治疗及创伤性失血、上消化道溃疡或消化液腐蚀导致的围手术期出血等的治疗[1]。

一、历史沿革

　　TAE 是在超选择性肝动脉造影的基础上发展起来的。1976 年，戈德斯坦（Goldstein）首先报道了这种方法的临床应用。林贵于 1983 年首先在国内报道了采用 TAE 治疗肝细胞癌的临床应用。近年来，随着各种栓塞剂的开发与应用，TAE 在临床上的应用日益广泛，已用于不能手术或术后复发肝癌病例的姑息治疗，甚至治疗效果与手术切除效果相媲美。与此同时，在 TAE 的基本技术上，又有许多新的栓塞方法在临床上开展、推广，都取得了良好的治疗效果，如肝动脉-门静脉联合栓塞术、肝亚段栓塞术。而且随着介入治疗理念的推广，TAE 已广泛应用于实体肿瘤的栓塞治疗、出血性疾病的止血治疗和脏器去功能化治疗等[2-3]。

二、手术原理

简单来说 TAE 治疗的原理就是通过栓塞使得病变所在的目标区域血流暂时性或永久性阻断。由于栓塞部位和目的不同，通过导管把栓塞物质注入靶血管所导致的栓塞效果和机制也就存在差异。按作用范围可分为对靶血管的影响和对靶器官的影响。

根据栓塞目的不同可分为阻断目标区域血供（如肿瘤性疾病）造成肿瘤或靶器官缺血坏死；填塞或破坏异常血管分流通道或血管床（如创伤性或肿瘤性动脉静脉瘘、血管畸形等）；阻断动脉主干血流，使得远端压力下降或直接封堵破裂血管，达到止血的目的（如血管损伤导致的假性动脉瘤）。由此可以看出，需要在 TAE 治疗前明确栓塞的目的，充分认识 TAE 对于靶血管、靶器官和局部血流动力学造成的影响，才能制定正确的栓塞方案。

（一）血液供应与栓塞

1. 阻断肿瘤血供　肿瘤组织新陈代谢旺盛，需要大量的营养供给，往往存在大量新生血管，通过 TAE 可以有效阻断肿瘤局部动脉血液供应，达到限制或阻止肿瘤生长的目的。

2. 封闭异常的血管通路和血管网　病理性血管床的血管弹性张力不足，容易发生破裂出血，同时异常增大的血管减少了正常组织血液供应，通过栓塞异常血管通路和病理性血管网，可减少病变出血风险并改善正常组织的血液供应。

3. 治疗动脉静脉瘘　由于局部血流异常增大，压力增加，可造成动脉静脉瘘（又称动静脉瘘）范围逐渐扩大，或由于动脉分支破裂而发生大出血。通过栓塞动脉分支可减少病变局部的血液流量的压力，减慢血流速度，有利于促进血栓形成，从而达到治疗疾病的目的。

4. 防治动脉瘤破裂出血　因为血管弹性减退，导致动脉瘤形成，在动脉血流的持续冲击下逐渐增大，容易导致瘤腔破裂出血，在瘤腔内填塞栓塞物质或使用覆膜支架进行隔绝治疗，来达到预防和控制出血的目的。

（二）血管分布与栓塞

TAE 是将栓塞物质通过导管注入目标区域，栓塞材料的选择往往跟栓塞区域血管分布有关，这也将影响最后的栓塞效果。在进行 TAE 治疗时可以将直径接近或略超过某一相对恒定的血管内径的固体物质输注入血管腔内并阻断血流，达到栓塞的目的，这种栓塞属于机械性栓塞，不破坏血管壁的结构。对于存在多源性供血的目标区域，可以通过液态栓塞材料，通过化学破坏作用损伤血管内皮，从而破坏血管床，达到永久性闭塞的效果；而在一些特殊的治疗区域，如创伤或术后出血的情况下，血管的天然走行被破坏，需要通过侧支循环进入目标区域，这就需要使用可以控制凝固时间的液体栓塞剂，使其恰如其分地到达目标区域起到栓塞作用。

（三）栓塞后的影响

目标区域的血供被栓塞后的直接后果是造成局部不同程度的缺血、坏死甚至功能丧失。

从栓塞目的来说，栓塞材料可以破坏目标区域的血管床、组织间隙和异常通道，造成组织结构永久性损伤而不能再生；通过栓塞异常的血管通道，使远端血管的压力降低或破裂口封闭，阻断出血的来源；而异常分流道被阻断后可以改变局部的血流分布，有利于恢复正常组织的血液循环。

从栓塞程度来说，可分为重、中、轻度缺血坏死。①重度缺血坏死，多发生于缺少侧支血供的独立器官，如肾、脾和一些肿瘤，常伴有组织液化、功能丧失和萎缩；②中度缺血坏死，常发生于存在有较为丰富侧支循环的区域，伴有功能的部分丧失；③轻度缺血，不产生坏死，由于存在丰富侧支循环，如栓塞位置位于肝动脉主干、胃十二指肠及肠系膜主干、脾脏主干，对于脏器影响多为一过性，多无严重后遗症。

从栓塞层面来说，指栓塞材料阻断血流的位置。TAE 栓塞层面包括主干、小动脉或末梢广泛栓塞，不同的栓塞层面对于局部的影响有较大区别。①毛细血管栓塞，也称为末梢栓塞，指直径 1mm 以下的血管栓塞，可导致目标区域的严重缺血，血流难以恢复重建，将导致组织坏死；②小动脉栓塞，指直径在 1～2mm 的动脉被栓塞，栓塞效果与局部侧支循环的丰富程度有关，较大面积的栓塞可以导致大面积坏死；③主干栓塞，多指脏器的同名供血动脉被栓塞，主要用于改变局部血流方向，用于血管破裂的出血和动脉瘤的治疗，由于可以迅速建立侧支循环，往往对于脏器功能影响较小，但对于缺血耐受极差的脏器，如心脏或大脑则可能导致严重后果；④广泛栓塞，也称为完全性栓塞，指通过使用不同种类和尺寸的栓塞材料在毛细血管、小动脉及主干层面均进行彻底栓塞，造成靶器官的彻底而广泛的坏死，临床上可用于治疗富血供的良、恶性肿瘤的栓塞治疗，如肝细胞癌等。

（四）栓塞后血流动力学变化

栓塞后局部血流将会随之发生改变，既可以达到栓塞的目的，也可能会出现一些继发改变。了解局部血流动力学的变化将有助于正确评估和预判栓塞后的效果和并发症。目标区域的血流动力学变化包括：

（1）局部的血流改变：局部血流减少或停滞，远端血管的血压降低；

（2）血液的重新分布：相邻动脉分支的血流再分配或其他血管的供血量增加，血管破裂造成的出血停止；栓塞晚期局部的缺血刺激造成的潜在的侧支循环开放或血管再形成，残余组织器官的基本功能恢复；

（3）纠正原本异常的血流分布：对于各种血管畸形、动静脉瘘、静脉曲张等，通过正确栓塞，纠正异常循环，异常的血流现象如窃血、分流、涡流等将减少或停止。

（五）TAE 对栓塞材料的要求

用于经导管注入达到栓塞血管目的的材料统称为栓塞剂。良好的栓塞剂应满足以下基本要求：

（1）无毒或低毒性，不会造成畸形或癌变；

（2）具有良好的显影性，能在 DSA 下显影，便于术中监测及释放；

（3）摩擦系数小，容易顺利地通过导管注入血管或推送入血管；

（4）无抗原性，不引起机体的严重反应；

（5）具有良好的生物相容性，能长期在体内存留不引起排斥反应；

（6）具有可控的栓塞效果，可以根据栓塞目的使血管栓塞持续不同的时间。

目前应用于血管栓塞的物质种类繁多，但尚无一种栓塞物质能完全符合上述要求。按照栓塞时间可分为短期栓塞剂（如自体血栓）、中期栓塞剂（如可吸收的明胶海绵）、永久性栓塞剂（如弹簧圈、生物医用胶等）；按照性质可分为固体栓塞剂（如明胶海绵、弹簧圈），液体栓塞剂（如无水乙醇）等。每一种栓塞剂均具有多种栓塞特性，临床使用时需要充分认识，利用其特性，扬长避短。下面介绍几种常用栓塞剂的特点：

1. 明胶海绵（gelfoam） 原为外科止血用品，是目前最常用的中效栓塞剂，TAE 根据情况及血管尺寸使用明胶海绵颗粒或明胶海绵条（图 69-4-1A）。明胶海绵颗粒注入血管内后 1～4 周逐渐被机体吸收，使血管再通，为组织的继续生存或病变的再次治疗提供血流通道。主要应用在需要多次重复栓塞的疾病、恶性肿瘤的术前栓塞、小血管出血栓塞止血和需要继续保存器官组织功能者。但如大量明胶海绵颗粒栓塞长段靶血管后，其难以被吸收，也可变为永久性栓塞剂。

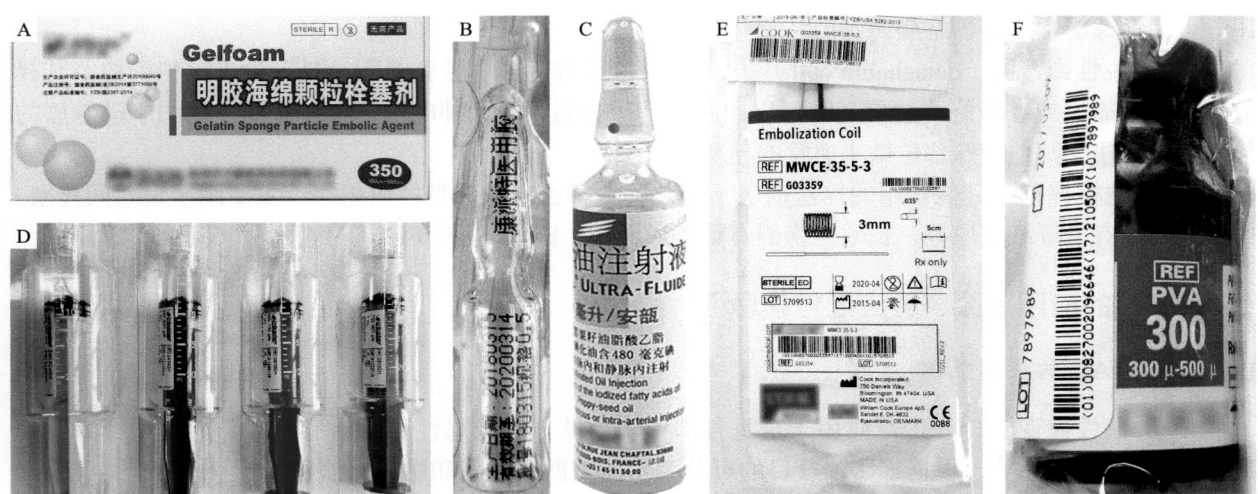

图 69-4-1　各种常用的栓塞材料

A. 明胶海绵颗粒；B. 液态医用胶；C. 碘化油注射液；D. 栓塞微球；E. 栓塞弹簧圈；F. PVA 栓塞颗粒。

2. 液态栓塞剂　包括无水乙醇、特殊的医用胶（图 69-4-1B）、甲基丙烯酸 2- 羟基乙酯（HEMA）、二氰基丙烯酸异丁酯（IBCA）、鱼肝油酸钠等，多属于长效栓塞剂。液态栓塞剂容易通过导管注射，但栓塞效果强烈，一般需要由经验丰富的介入医生使用，主要用于恶性肿瘤、血管畸形和特殊部位实质脏器的灭活性栓塞。液体栓塞剂进入血液后与血液发生快速反应，栓塞时的注射速度非常重要，太快可能发生反流和误栓，太慢则可能与大量血液混合被稀释而不产生栓塞效果，或导致导管与血管壁发生粘连。所以，使用该类栓塞剂一定要严格把握适用范围和适应证，应由熟练的医生来操作，严格控制一次使用的栓塞剂量。

3. 碘油（lipiodol）　包括 40% 碘油、超液化碘油和碘苯酯。将其注射入血管分支后形成油珠或油柱，对血管有短暂的栓塞效果，在正常组织或血管内可以在较短时间内被清除，但在一些富有血液供应的病理性的血管床存留时间明显延长，可达数月之久，如肝癌、血管瘤等，碘油在此类病变中长期存留的机制与多种因素有关。由于其油珠的特性，具有多种功能。可以作为药物的载体，与药物混合后称为碘化油乳剂，在肿瘤治疗中既是栓塞剂也是药物缓释剂，在血管瘤或血管畸形治疗中，还可以起到血管硬化剂的作用（图 69-4-1C）。

4. 微球或微囊栓塞剂　微型固态栓塞剂主要指用于毛细血管或直径小于 700μm 的小动脉分支栓塞，种类有颗粒、微囊或微球（图 69-4-1D），可以通过微导管注入，所包含的药物缓慢释放还可起到长期的化疗效果。不同的微囊栓塞材料具有不同的降解速度，短效栓塞剂主要用于肿瘤和弥漫性消化道出血，长效微囊主要用于血管畸形和恶性肿瘤的治疗。

5. 金属弹簧圈（coil）　包括不锈钢弹簧圈和记忆合金弹簧圈（图 69-4-1E），基本构造为无芯细导丝围绕根细丝盘绕成的弹簧状金属圈，形成螺旋后再经过预成形。使用时将直管对准导管的尾端，用导丝将弹簧圈推送进入导管，再继续用导丝推进，脱离导管的束缚后弹簧圈就在血管内自动卷曲成预先设定的形状和大小，利用其机械性栓塞和弹簧圈表面的血栓，刺激周围血管产生内膜增生，继而形成血管的永久性栓塞，适用于肿瘤、血管畸形、动静脉瘘等较大血管分支的栓塞，便于 X 线摄片随访。其主要缺点是不能用于细小血管的栓塞，栓塞后血管远端容易形成侧支循环，栓塞后无法使血管再通或经过原来的通路继续进行血管内治疗。

6. 可脱性球囊（detachable balloon）　是一种用乳胶或硅胶制成的球形小囊，口部用橡皮筋或线套扎在微导管的尖端。使用时，通过同轴导管插入预备栓塞的血管腔内，使胶囊超出同轴导管远端，将适量对比剂充入球囊，再向后抽拉微导管，充盈对比剂的球囊即脱落在血管腔内，起到栓塞血管的作用。可脱性球囊常用于栓塞颅内颈内、动脉海绵窦瘘。

7. 可脱性弹簧圈（detachable coil）　电解弹簧圈又称为可脱性弹簧圈，是一种可以精确控制其释放位置和形态，或在最终释放前随时可以回收的特殊金属圈。此种电解铂金弹簧圈主要用于动脉瘤的栓塞，也可用于其他特殊部位微小血管的栓塞。

8. 其他栓塞剂　其他常用的栓塞剂包括短效的自身血凝块或自体组织块，主要用于短时间栓塞。中效栓塞剂有微纤维胶原等，长效栓塞剂有聚乙烯颗粒（PVA）（图 69-4-1F）等。

三、TAE 的应用范围、适应证与禁忌证

（一）TAE 的应用范围

1. 肿瘤性病变　TAE 广泛应用于全身各部位实质性器官的恶性肿瘤治疗，常与灌注化疗术、局部消融术联合应用[4-5]。根据临床治疗目的可分为术前辅助性栓塞和姑息性栓塞等：

（1）术前辅助性栓塞：可以减少肿瘤血液供应，减少术中出血，也可在一定时间内控制肿瘤生长，为择期手术创造条件和赢得时间，同时可以减少或控制局部血液供应，可以降低术中肿瘤扩散的概率。

（2）姑息性栓塞：晚期或不能接受手术的恶性肿瘤患者可采取 TAE，减少局部血液供应或阻断肿瘤组织血流，造成肿瘤组织缺氧坏死并增强化疗作用，可以有效杀灭肿瘤细胞，控制肿瘤生长，减少肿瘤浸润转移（图 69-4-2），用于肿瘤复发转移及多发肿瘤的治疗[6]。

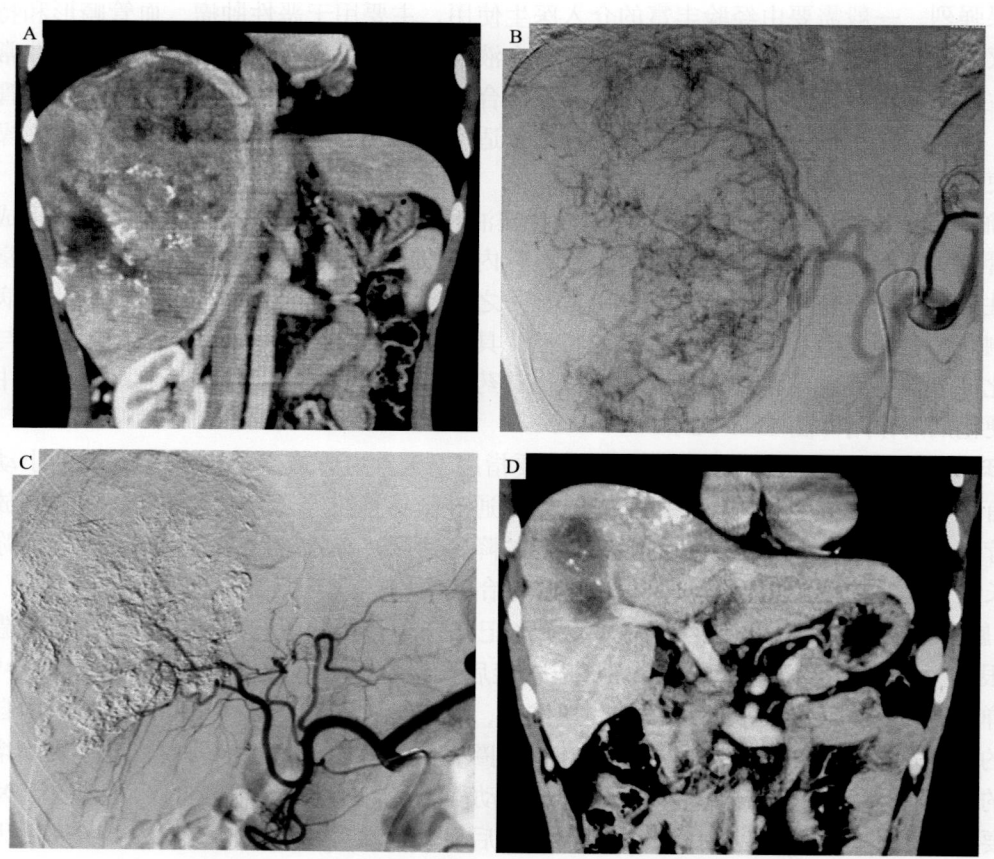

图 69-4-2　巨块型肝癌的 TAE 治疗
A. 巨块型肝癌治疗前 CT 重建；B. 经腹腔干动脉造影；C. 予以碘化油注射液栓塞治疗后造影；
D. TAE 治疗后 3 年复查 CT 提示肝脏病灶完全缓解。

2. 出血性病变　TAE 可用于肝胆系统创伤性、自发性或医源性等原因的出血治疗，TAE 止血主要是栓塞动脉分支以造成远端分支血压降低，促进局部血栓形成，从而直接堵塞出血部位，具有疗效直接、创伤小、并发症少、恢复快等特点[7]（图 69-4-3）。

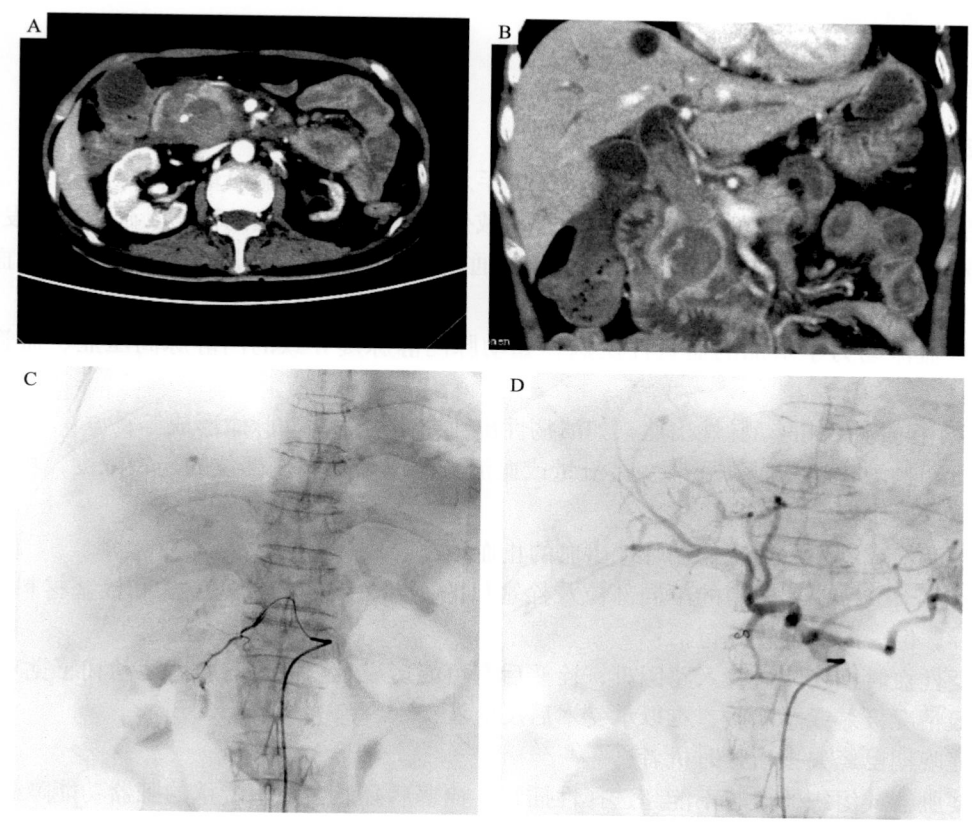

图 69-4-3　胆道出血的 TAE 治疗

A. 患者反复呕血并梗阻性黄疸，CT 提示胆总管区域假性动脉瘤形成；B. CT 重建提示胆总管内假性动脉瘤形成并对比剂外溢；

C. 超选择行胃十二指肠动脉造影提示局部对比剂外溢；D. 予以弹簧圈栓塞治疗后造影提示栓塞彻底。

3. 血管性疾病　TAE 是局部血流量异常增大的血管性疾病的主要治疗手段之一，有时可作为首选治疗方式，主要用于动静脉畸形（图 69-4-4）或动静脉瘘、静脉曲张、高流量的血管瘤等；也可用于具有出血倾向的破损性的内脏动脉瘤，如脾动脉瘤及肝动脉瘤等。

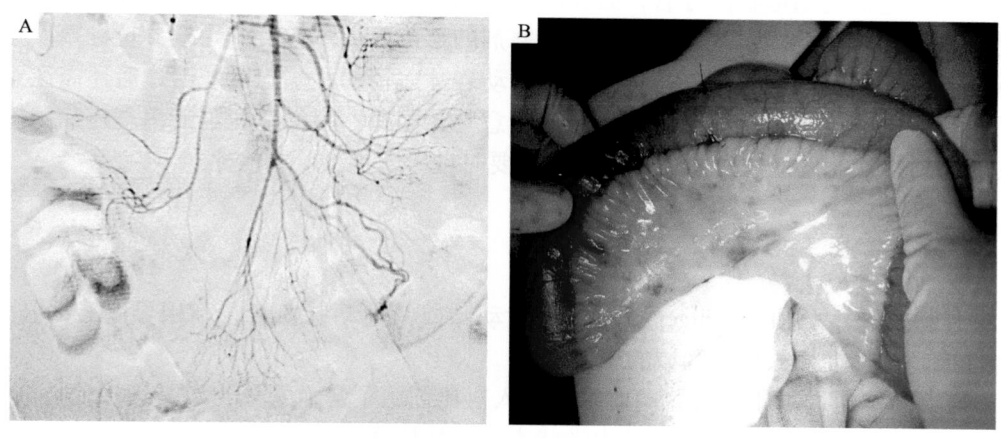

图 69-4-4　肠道血管畸形的 TAE 治疗

A. 消化道出血患者，行 DSA 引导下内脏动脉造影提示局部静脉早显，考虑血管畸形，予以导管嵌入病变血管；

B. 剖腹探查可通过置入的导管推注亚甲蓝定位病变部位及供血区域，明确切除范围。

4. 器官功能亢进或内科性脏器切除 　使用栓塞剂栓塞部分血管分支，造成脏器局部或部分组织缺血梗死、机化坏死和可控制的功能减退，达到与临床外科手术部分或完全切除相同的治疗效果，并可减少机体手术创伤和保存一定的脏器功能，如脾脏功能亢进、脾脏增大等，具有传统外科手术不可比拟的微创化及可重复治疗的优势。

（二）适应证与禁忌证

1. 适应证
（1）肝脏的富血供肿瘤的术前栓塞，可以减少手术中的出血量和输血量；
（2）肝癌的姑息性治疗，可以控制肿瘤生长，减少因肿瘤破裂出血的程度，延缓病情发展；
（3）脏器功能异常时可施行内科性脏器切除，通过栓塞血管控制脾脏功能亢进所致的血常规检查三系减少；
（4）各种血流动力学增加的血管性疾病，如动脉门静脉瘘导致的门静脉高压症、血管畸形、动脉瘤等；
（5）难以用药物控制的动脉性出血，如溃疡性出血或术后假性动脉瘤形成等；
（6）进行药物灌注治疗时需要改变血流量或血流方向以增加病变部位的药物浓度，可以通过局部短时的栓塞非重要血管实现；
（7）肝脏活检或创伤后出现的动脉性出血的止血治疗。

2. 禁忌证 　由于 TAE 栓塞的不同部位及栓塞目的不同，使用的栓塞方法和栓塞材料不同，禁忌证也存在差异，但一般的禁忌证包括：
（1）广泛性血管损伤或血管入路困难，栓塞后有可能造成难以恢复的肢体运动和感觉功能障碍；
（2）一般情况极差或恶病质，难以承受术后反应者；
（3）癌症晚期已经失去治疗时机者；
（4）重要脏器或组织的血管不能超选择性插管，栓塞后必然会发生严重的脏器功能障碍者。

四、病情评估与手术规划

本部分包括必要的术前检查和术前准备，操作方法、药品、器具选择的依据，针对不同病症的处理要点和异同等。

术前检查包括血常规、肝、肾功能，心电图，凝血功能及血管成像等，根据血管形态制定穿刺入路及治疗计划。选取适当形状的导管，必要时需使用微导管进行超选择造影及栓塞治疗。栓塞治疗时应反复造影了解靶区域的栓塞程度，避免因栓塞剂的移位、外溢或反流导致异位栓塞发生。同时应根据具体疾病的治疗目的，有必要进行多支动脉或动静脉途径的栓塞。栓塞治疗后还需注意的情况包括：栓塞可能出现的迷走神经反射导致的心脑血管意外；因靶器官的坏死可能出现疼痛、感染甚至脓肿发生；对于出血性疾病还应注意止血的疗效，必要时可考虑再次栓塞治疗。

五、手术程序

1. 经皮穿刺插管 　采用 Seldinger 技术穿刺股动脉或其他动脉血管，利用导管腔内技术等方法，将导管选择性或超选择性插入目标区域的靶血管。
2. 造影与诊断 　通过高压注射器向血管内注入对比剂，了解血管分支及其远端的血液循环情况，借以了解病变部位、性质、范围和血流动力学状态，预估栓塞的范围和栓塞程度以及可能发生的栓塞反应。

　　3. 超选择性插管　靶血管的插管技术将直接影响栓塞术的疗效和并发症的发生，在技术条件和病变条件具备时，原则上应尽量进行超选择性插管，将导管直接插入预备栓塞的血管分支内，避开非靶血管，保护周围脏器和组织，减少误栓和副损伤。

　　4. 选择合适的栓塞剂　根据造影表现和病变性质、部位，特别是血管的直径和治疗目的，选择合适的栓塞剂和栓塞剂的大小，并确定栓塞剂的释放方法。根据不同的栓塞剂将其吸入注射器或导管，如选择弹簧圈，则必须先用导管模拟弹簧圈释放时导管的位置变化，以免导丝推送弹簧圈时导管尖端位置移动。

　　5. 造影复查　在栓塞剂注射过程中，随时观察血流变化情况，当出现明显减慢或停滞时，需停止注射或释放栓塞剂，并注射对比剂观察病变血管的血液流动情况或病变区域的血液供应变化，当靶血管的分支基本停止供血，病变组织无明显异常染色后即可停止栓塞，否则，需要继续注射进行栓塞。栓塞过程中可能需要重复上述动作。

　　6. 栓塞剂释放方法　不同的栓塞剂和栓塞目的需要采用不同的释放方法，常用的方法有定点释放法、低压控流法、虹吸释放法、球囊阻断释放法、导向栓塞法及夹心栓塞法等。

六、手术要点

（一）栓塞部位的选择

　　对疾病的动脉内栓塞治疗要结合病变性质栓塞靶动脉血管分支的不同平面和部位。

　　1. 病理血管网的栓塞　将导管超选择性插入血管分支，选择栓塞剂进行完全性栓塞血管末梢和毛细血管床，使病变组织的侧支循环难以建立，达到最大程度的缺血坏死，主要用于恶性肿瘤或需要抑制组织器官功能的栓塞。

　　2. 目标区域滋养小动脉分支的栓塞　使用颗粒状栓塞剂注入血管分支内，使动脉血管的细小分支栓塞，以减少病变的血液供应，或者暂时完全性阻断目标区域的血液供应，主要用于肿瘤和小范围出血性疾病的栓塞。

　　3. 动脉主干栓塞　导管进入动脉分支后直接释放大尺寸栓塞剂来栓塞病变血管主干。此法现在一般不常使用，但仍可用于合并明显动静脉瘘的肿瘤或创伤性动静脉损伤，如创伤性肝脏破裂大出血等。

（二）栓塞剂释放方法的选择

　　1. 定点释放法　是将导管插至靶动脉的欲栓塞部位，将导管尖端固定后释放栓塞剂的方法，主要用于较粗大动脉分支的弹簧圈栓塞和部分小血管的医用胶类栓塞。

　　2. 低压流控法　将导管插入动脉分支近段，缓慢注射栓塞剂，利用血液的流动，使栓塞剂进入血管分支远端或末梢，起到栓塞效用，主要用于颗粒状栓塞剂的释放。

　　3. 虹吸释放法　利用肿瘤部位血管丰富、血流量较大、与相邻血管分支之间存在虹吸现象的特点。虹吸释放法主要用于超选择性插管困难的实质脏器富血供性肿瘤，释放栓塞剂时需要严格控制速度，有时需要根据呼吸运动调整注射速度，以免大幅度呼吸使血管分支内血流的主要方向发生改变。

　　4. 球囊阻断释放法　是将导管尖端嵌入直径与导管外径接近的血管分支内，或使用球囊扩张暂时阻断靶动脉内的血流，再缓慢释放栓塞剂的方法，主要用于液体栓塞剂的释放，阻断血流可以减少栓塞剂的反流误栓或栓塞剂被血液稀释。

　　5. 导向栓塞法　当导管不能选择性进入病变血管分支时，若该血管分支与另一不重要并具有丰富侧支循环的血管分支共干时，则可先将导管插入非目的血管分支，先用粗大的明胶海绵颗粒栓塞其主干，再后撤导管到共同主干，释放细小的颗粒状栓塞剂栓塞目的血管末梢。

　　6. 夹心栓塞法　是将导管插入动脉后先释放一部分较粗大的栓塞剂，减慢分流血流，再注入化疗药物，然后继续彻底栓塞的方法。主要用于存在分流流量大的如动静脉血管畸形和肝癌合并动脉门静脉瘘等情况，先注入的栓塞剂可以防止血流将细小栓塞剂和化疗药物快速冲入静脉分支，后注入的栓塞剂可以进一步阻断动脉分支内的血流，延长栓塞和化疗时间。

（三）栓塞程度的控制

栓塞程度指栓塞后靶动脉血管闭塞或血流减少的程度，与栓塞的靶血管直径和所选择的栓塞剂的种类和栓塞方法均有关。一般通过造影了解血管分支的减少和血流量降低等变化为判断依据。在栓塞过程中需反复造影评价栓塞程度。实际应用时，应根据病变性质和治疗目的适当控制栓塞程度。

七、围手术期处理

（一）栓塞反应

栓塞反应指目标区域栓塞后出现的、可预料的症状和体征，多为自然过程，对症处理后可缓解，一般不会造成严重后果。

1. 疼痛　血管栓塞后目标区域会出现组织缺血，造成局部组织缺氧、细胞膜通透性增加、组胺和致痛物质释放，引起不同程度的疼痛，一般持续 3～7 天。疼痛的程度与个人的耐受性、栓塞程度和栓塞部位有关。疼痛敏感、栓塞程度大、栓塞剂接近毛细血管水平者痛较重。此类疼痛多可在一段时间后自行缓解，疼痛剧烈者需要使用镇痛剂和镇静剂，持续时间较长的疼痛或疼痛不断加剧者，应注意排除并发症的可能。

2. 发热　与缺血后坏死组织释放致热原和坏死组织吸收有关，好发于实质脏器栓塞范围较大或使用了较多的明胶海绵等情况下，体温常在 38℃ 左右，持续 3～7 天，一般不需特殊处理。若体温超过 39.5℃，或发热持续时间较长，除物理降温外，还需要排除合并感染所引起的发热。

3. 消化道反应与栓塞后综合征　与血管栓塞后肿瘤组织坏死有关，而且与病变的大小、栓塞程度和术后肝功能损伤密切相关。除发热和疼痛外，尚可出现恶心、呕吐、腹痛和食欲下降。处理措施包括吸氧、镇痛和对症处理。

（二）并发症

并发症为 TAE 术后出现不期望发生的症状和体征。轻者可通过适当治疗好转，重者可致残或致死，应引起重视，尽量避免发生[8]。

1. 误栓　是由于插管不到位、栓塞剂选择不当、栓塞剂释放不适当和操作者经验不足、血流动力学变化复杂，栓塞剂进入非靶血管而引起。严重程度随误栓的部位、程度和具体器官的代偿情况而不同。预防措施主要是选择合适的栓塞剂，掌握正确的栓塞技术，充分了解病变的血流动力学变化。一旦发生误栓，则需要及时采取激素、吸氧、疏通或扩张血管等治疗措施，以尽量减少组织缺血坏死的程度。

2. 过度栓塞　主要是由于操作者对病情了解不清或栓塞剂使用方法不熟练造成的栓塞程度过重和栓塞范围过大，可造成大范围的组织坏死，引起器官组织的严重损伤，形成严重的功能障碍或衰竭。

3. 感染　可发生于栓塞剂或栓塞器材、手术场所消毒不严格的情况下，部分患者与栓塞后组织坏死和抵抗力下降有关。感染常发生在实质性脏器，防治措施主要是使用抗生素，必要时需要穿刺或切开引流。

TAE 是介入治疗的最重要方法之一，也是充分体现介入治疗优势性的方法之一。在肝胆系统领域的 TAE 治疗可以结合灌注化疗或内放射治疗，重点集中于肝脏肿瘤（包括肝细胞癌、胆管细胞癌及其他转移性肝癌等）的治疗。随着 TAE 技术的开展，尤其是新的栓塞理念和材料的革新，如 cTACE（conventional transarterial chemoembolization）和 DEB-TACE（TACE with doxorubicin-loaded drug eluting beads）

的出现，与之相关的大量临床研究，包括回顾性和 RCT 研究不断涌现，专家共识也不断发表。与此同时，在 TAE 的基本技术上，又有许多新的栓塞方法在临床上开展和推广，并且都取得了良好的治疗效果，如肝动脉-门静脉联合栓塞术、肝亚段栓塞术等，显著提高了肝脏肿瘤的可切除率，延长患者生存时间。而且随着介入治疗理念的推广，TAE 也已广泛应用于实体肿瘤的栓塞治疗、出血性疾病的止血治疗和脏器去功能化治疗等。临床治疗中以 TAE 为基础的微创治疗的地位正在不断地提升，而规范和合理地使用 TAE 技术是保证疗效的基础，必须时刻牢记。

（向　华　颜　鹏）

参 考 文 献

［ 1 ］　郭启勇. 介入放射学 [M]. 4 版. 北京: 人民卫生出版社, 2017.
［ 2 ］　徐霖, 罗杰, 邓恩辅. 介入放射学——实用技术与临床应用 [M]. 武汉: 华中科技大学出版社, 2017.
［ 3 ］　EUROPEAN ASSOCIATION FOR THE STUDY OF THE LIVER. EASL Clinical Practice Guidelines: management of hepatocellular carcinoma [S/J]. J Hepatol, 2018, 69 (1)182-236.
［ 4 ］　GUIU B, DESCHAMPS F, AHO S, et al. Liver/biliary injuries following chemoembolization of endocrine tumours and hepatocellular carcinoma: Lipiodol vs. drug-eluting beads [J]. J Hepatol, 2012, 56 (3): 609-617.
［ 5 ］　GOLFIERI R, GIAMPALMA E, RENZULLI M, et al. Randomized controlled trial of doxorubicin-eluting beads vs conventional chemoembolization for hepatocellular carcinoma [J]. Br J Cancer, 2014, 111 (2): 255-264.
［ 6 ］　LUO J, GUO R P, LAI E C, et al. Transarterial chemoembolization for unresectable hepatocellular carcinoma with portal vein tumor thrombosis: a prospective comparative study [J]. Ann Surg Oncol, 2011, 18 (2): 413-420.
［ 7 ］　YOSHIDA H, MAMADA Y, TANIAI N, et al. Spontaneous ruptured hepatocellular carcinoma [J]. Hepatol Res, 2016, 46 (1): 13-21.
［ 8 ］　TU J, JIA Z, YING X, et al. The incidence and outcome of major complication following conventional TAE/TACE for hepatocellular carcinoma [J]. Medicine (Baltimore), 2016, 95 (49): e5606.

第 5 节　经皮腔内血管成形术 / 支架植入术

经皮腔内血管成形术（percutaneous transluminal angioplasty，PTA）与支架植入术（Stenting）在肝胆系统主要应用于肝动脉、门静脉、肝静脉及胆道系统，本节着重介绍肝静脉与门静脉 PTA/Stenting 技术。

一、肝静脉 PTA/Stenting

（一）历史沿革

肝静脉 PTA/Stenting 的发展与布-加综合征（Budd-Chiari syndrome，BCS）的介入治疗紧密联系在一起。

1974 年日本的江口（Eguchi）[1] 首次应用 Forgarty 球囊导管治疗下腔静脉膜性狭窄型布-加综合征获得成功，从而开辟了非手术方法治疗布-加综合征的新途径。1981 年山田 [2] 首次运用 Gruntzig 球囊导管治疗下腔静脉节段性狭窄型布-加综合征。1983 年琼斯（Jeans）[3] 报告运用 Gruntzig 导管扩张治疗肝静脉阻塞型布-加综合征；1989 年洛伊丝（Lois）[4] 报道经皮经肝途径再通和扩张肝静脉。1990 年徐克 [5] 报道了 PTA 治疗 14 例布-加综合征的研究结果，是当时国内外布-加综合征介入治疗例数最多的报道。但临床观察结果表明，PTA 治疗布-加综合征的中远期疗效并不十分满意，尚有半数患者可出现再狭窄或再闭塞。

　　20 世纪 80 年代中期，随着血管内支架的问世和发展，特别是 1985 年 Gianturco 型支架的开发，为布-加综合征非手术治疗的进一步发展和实施创造了条件。1986 年查恩桑加韦（Charnsangavej）[6] 首次报道了应用支架植入治疗腔静脉阻塞。1993 年，徐克[7] 在国内首次应用自制无接痕 Z 形支架治疗布-加综合征获得成功。1998 年，邹英华等[8] 使用球囊扩张联合支架植入治疗肝静脉阻塞，是国内最早应用肝静脉支架的报道。支架植入术的应用和推广，明显克服了单纯 PTA 治疗的某些不足，提高了临床效果。

（二）手术原理

　　PTA 采用球囊导管扩张技术使狭窄或闭塞的血管再通。管腔内支架指采用高性能医用金属 / 合金或高分子材料以高科技手段制成的管状假体，用于治疗人体血管与非血管管腔狭窄 / 闭塞及扩张性病变，或置入新建通道以使其保持畅通。Stenting 通常指在血管造影机等影像设备的引导下，采用微创或无创性介入技术，将支架植入体内病变管腔或人工通道，从而达到开通重建血管和非血管管腔或新建通道等治疗目的的操作过程。

（三）适应证与禁忌证[9-11]

1. 适应证

（1）肝静脉或副肝静脉膜性或节段性闭塞；

（2）肝静脉或副肝静脉重度狭窄或球囊扩张后出现再狭窄。

2. 禁忌证

（1）常规心血管造影的禁忌证，如严重的心、脑、肝功能障碍，凝血机制异常等；

（2）肝静脉直接开口于右心房或开口距离右心房小于 1cm 为肝静脉支架植入术的相对禁忌证。

（四）手术程序[9-11]

1. 肝静脉 PTA　　针对不同部位的肝静脉病变，肝静脉 PTA 的入路不同，分为以下四种：

1）经颈静脉肝静脉 PTA

（1）适应证：肝静脉开口处膜性闭塞或狭窄，同时肝静脉开口距离右心房下缘大于 1cm 者。

（2）操作方法：将猪尾导管经颈静脉或股静脉插至下腔静脉肝内段，首先行下腔静脉造影。初步了解、判断肝右静脉和肝左静脉开口的位置，然后将导引导管或长鞘经右侧颈静脉通过上腔静脉、右心房进入下腔静脉肝内段，导引导管或长鞘进入下腔静脉内的深度应达肝静脉开口水平下方。

　　对于治疗导丝如何通过狭窄或闭塞肝静脉的技术原则：①置导引导管或长鞘前端于肝静脉狭窄或闭塞的近心端开口处，首先选择导丝（常用 0.035in 超滑导丝或 0.018in 治疗导丝），结合导管或支撑管通过病变。导丝通过狭窄肝静脉或开通闭塞肝静脉的成功率非常高，且并发症低，所以首选。②对于导丝不能开通的肝静脉闭塞，采用穿刺技术。穿刺针（通常使用 TIPS 穿刺针）经导引导管或长鞘至肝静脉闭塞近心端，透视下对肝右静脉或肝左静脉闭塞处进行试探性穿刺，成功后，行选择性肝静脉造影并测量肝静脉压力，随后使用球囊扩张局部，再次测压和造影复查，并根据压力梯度和扩张后肝静脉是否存在狭窄的程度决定是否放置支架。如果残余狭窄＞30%，或存在压力差则选择支架植入。

2）经股静脉肝静脉 PTA

（1）适应证：适用于肝右、肝左静脉狭窄或闭塞的少数隔膜薄弱者。

（2）操作方法：经此途径将导丝和造影导管插入肝静脉内是相对容易的，但由于肝静脉与下腔静脉夹角为锐角，使球囊导管进入肝静脉较为困难；即使球囊导管进入肝静脉内，但在球囊完全充盈时，球囊亦容易滑动而退入下腔静脉内。适合采用经股静脉途径进行破膜和球囊扩张的病例为数不多，通过此途径放置肝静脉支架更是困难。即使经股静脉途径行球囊扩张取得成功，若需要在肝静脉内放置支架，通常也采用经颈静脉途径实施。

3）经皮经肝穿刺途径或结合经颈静脉联合途径行肝静脉 PTA

（1）适应证：①肝静脉开口处膜性闭塞或狭窄，采用经颈静脉途径未成功者。②肝静脉开口距离右心房下缘小于 1cm 者。③肝静脉长段闭塞等。

（2）操作方法：在部分病例中，肝静脉开口位置较高或经颈静脉试探性穿刺肝静脉不成功时，应选择经皮经肝或结合经颈静脉途径行肝静脉成形术。①在超声引导下，使用穿刺套管针直接穿刺走行平直和直径较大的肝静脉主干或分支，穿刺成功后经套管针插入导丝和血管鞘（通常选择 6F），然后使用导管鞘或导管行肝静脉造影，明确肝静脉阻塞的部位、范围、程度和性质（图 69-5-1），造影后测量肝静脉压力；②使用导丝结合导管或支撑管，必要时可使用导丝硬端或其他破膜用的穿刺针，沿肝静脉走行方向向下腔静脉开通闭塞的肝静脉，开通成功后，将导管送至下腔静脉内，并更换交换导丝入下腔静脉内。通过该导丝对狭窄或闭塞肝静脉段进行球囊扩张或支架植入；

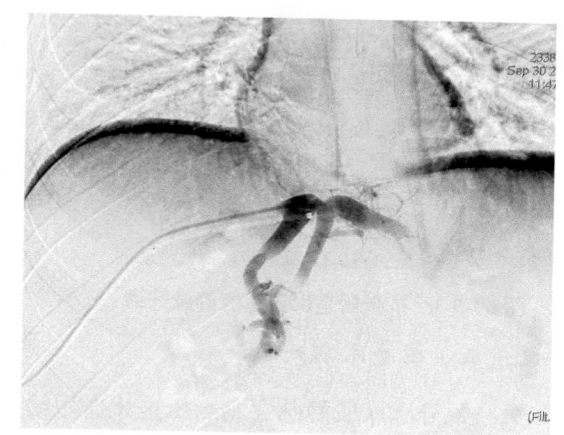

图 69-5-1　经皮经肝肝静脉造影显示肝静脉闭塞

③对于有明显出血倾向的患者，经皮经肝细针穿刺肝静脉后，可不再植入较粗的血管鞘，而使用 4F/5F 导管结合导丝开通狭窄或闭塞的肝静脉。成功植入导丝于下腔静脉后，经颈静脉再植入导管鞘并通过血管异物抓捕器至下腔静脉，捕捉已位于下腔静脉内的导丝软头，并将肝静脉内导丝经颈静脉导管鞘拉出，此时形成经皮经肝进入肝静脉→下腔静脉→右心房→上腔静脉和经颈静脉引出的导丝轨迹。导丝轨迹建立后，经颈静脉血管鞘进入球囊对闭塞段肝静脉行预扩张（图 69-5-2）。扩张成功后退出球囊导管，交换插入造影导管再次行肝静脉造影和测压，根据造影和压力梯度决定是否植入肝静脉支架（图 69-5-3）。

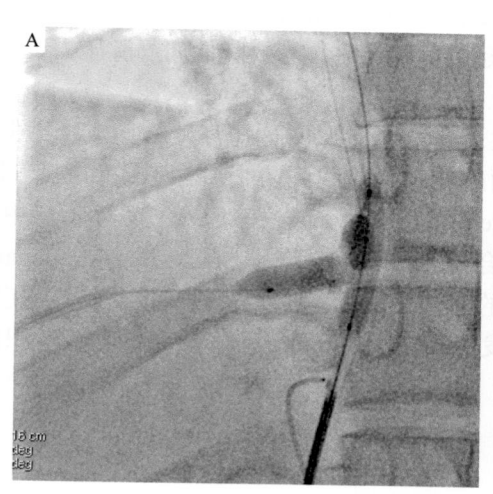
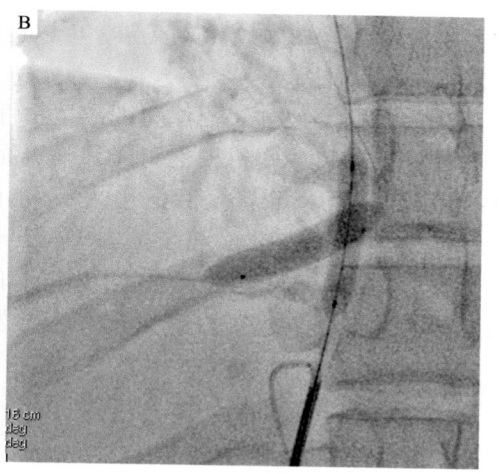

图 69-5-2　经颈静脉血管鞘进入球囊对闭塞段肝静脉行预扩张

A. 球囊开始扩张；B. 球囊完全扩张。

4）经副肝静脉引导行肝静脉 PTA

（1）适应证：肝静脉开口处闭塞，但与较细小（小于 1cm）的副肝静脉之间存在交通支者；对于直接经颈静脉穿刺肝静脉开通病变有一定难度；不适合直接经皮穿刺肝静脉者。

（2）操作方法：下腔静脉造影或经皮穿刺肝静脉造影明确肝静脉开口处闭塞，而且存在通畅的相

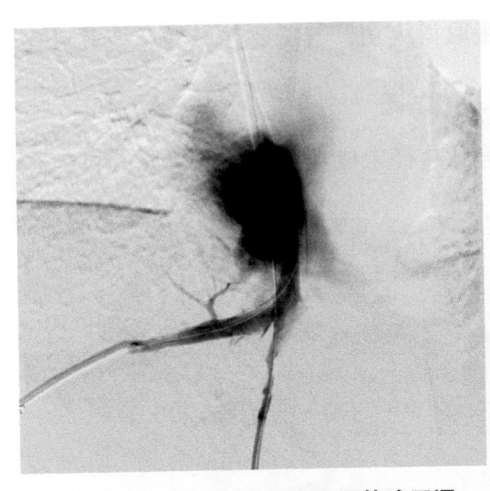

图 69-5-3　扩张后造影显示肝静脉开通

对细小的副肝静脉时，将导管和超滑导丝经副肝静脉→交通支→肝静脉隔膜下方作为标记，经颈静脉插入穿刺针至下腔静脉肝静脉开口处，正侧位透视监视下对准标记的导丝进行穿刺开通。成功后，经颈静脉依次对肝静脉给予球囊扩张或支架植入。

2. 肝静脉支架植入术　无论经哪种途径植入支架，原则上在肝静脉行球囊扩张后，不能达到满意的扩张效果（残余狭窄＞30%），可考虑植入金属支架。肝静脉植入支架前应保证交换导丝位置稳定，支架输送装置沿导丝插入肝静脉过程中，防止导丝移位。当支架到达狭窄病变部位后，经造影确认位置准确再释放支架。目前两种支架，即自膨式和球囊扩张式支架，都可用于肝静脉。

（五）围手术期处理

经颈静脉或股静脉穿刺点压迫止血后给予加压包扎，推荐加压包扎时间在 1～2 小时。患者介入治疗返回病房后应卧床 4～6 小时。

对于经皮经肝途径球囊扩张和植入支架的穿刺通道，建议使用弹簧圈技术或海绵条技术对穿刺通道进行栓塞止血。在确保穿刺通道止血成功后拔出血管鞘。术后常规抗凝治疗，抗凝药物首选华法林。抗凝治疗应达到国际标准化比值（INR）2.0～3.0。推荐抗凝治疗时间应 1 年以上[12]。

二、门静脉 PTA/Stenting

（一）历史沿革

自 1991 年雷比（Raby）等[13]首先报道采用 PTA 治疗门静脉狭窄以来，介入治疗方法逐渐被认为是门静脉狭窄首选治疗方法。门静脉支架植入术最早于 1992 年由哈维尔（Harville）[14]报道。在门静脉狭窄或梗阻段内施行 PTA 或植入支架，可以重建门静脉血流，有效降低门静脉压力，减少上消化道出血发生的概率，减轻腹水。

覆膜支架是由金属支架的表面涂覆一层生物性聚合物或支架内衬托移植物构成，不但具有普通支架的支撑作用，还通过膜的机械性阻隔和膜表面的特殊物质起到防止血栓形成和内膜过度增生的作用。自 1995 年起，至今已有聚四氟乙烯（polytetrafluoroethylene，PTFE）、聚对苯二甲酸乙二酯（polyethylene glycol terephthalate，PET）、聚氨酯复合物（PUs）、硅酮、小肠黏膜下层（small intestinal submucosa，SIS）等材料的覆膜支架应用于门静脉的实验和临床治疗。采用覆膜支架开通已严重狭窄或闭塞的门静脉主干或大分支，对控制血栓和癌栓发展，降低门静脉压力，改善肝功能有积极作用。

（二）手术原理

手术原理同肝静脉 PTA/Stenting。

（三）适应证

（1）肝移植术后并发门静脉狭窄；
（2）恶性肿瘤导致的门静脉狭窄或阻塞；
（3）门静脉血栓；
（4）门静脉良性局限性狭窄。

因慢性肝病或肝癌患者合并肝硬化，门静脉系统血流较正常缓慢，门静脉支架较一般静脉支架更易闭塞或血栓形成，故门静脉支架的最佳适应证为门静脉主干或一级分支局限性闭塞，而肠系膜静脉主干通畅。肝内门静脉分支或肠系膜静脉属支广泛闭塞不是门静脉支架植入术的适应证。单纯肝内门静脉广泛闭塞而门静脉-肠系膜上静脉主干通畅时，也可行 TIPS 分流术。

（四）手术程序

门静脉支架的植入主要有 3 种方式：经颈静脉经肝穿刺门静脉即 TIPS 通路支架植入术、经皮经肝门静脉支架植入术（percutaneous transhepatic portal vein stenting，PTHPVS）和经皮经脾门静脉支架植入术（percutaneous transsplenic portal vein stenting，PTSPVS）。经颈静脉入路见本章第 3 节"经颈静脉肝内门体分流术"。

1. 经皮经肝门静脉支架植入术　经皮 Seldinger 法穿刺股动脉植入 5F RH 导管至肝动脉行肝动脉造影及间接门静脉造影，了解门静脉血流和侧支循环，在 X 线监视或 B 超导引下，采用改良 Cope 穿刺法穿刺所选择的门静脉分支。术前通过 CT 或 MRI 充分了解门静脉狭窄的病理解剖后，在 DSA 透视或结合超声引导下直接穿刺肝内门静脉分支，随后将导管插至门静脉主干行门静脉造影（图 69-5-4）。用导丝结合导管或支撑管，探过狭窄或开通闭塞段，根据狭窄段的直径和长度选择合适的金属内支架或覆膜支架覆盖狭窄段（图 69-5-5）。必要时在支架植入前后可用球囊做预扩张和支架后扩张。同时，对于门静脉高压食管胃底静脉曲张的患者可行食管胃底曲张静脉栓塞术。拔管时需采用明胶海绵条和（或）不锈钢圈闭塞穿刺道。

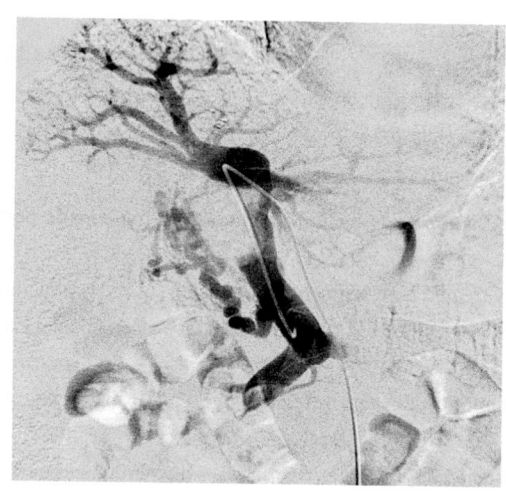 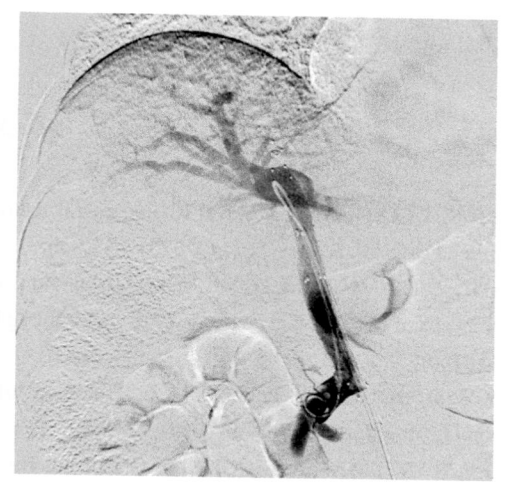

图 69-5-4　门静脉造影示瘤栓导致门静脉狭窄　　图 69-5-5　经皮经肝门静脉支架植入后狭窄解除

2. 经皮经脾门静脉支架植入术　经皮经脾门静脉支架植入术是在经皮经脾门静脉置管、食管胃底静脉曲张栓塞术的基础上发展起来的，是经皮经肝门静脉支架植入术的替代方式。

Seldinger 法经皮穿刺股动脉将 5F RH 导管超选入脾动脉，行数字减影间接脾门静脉造影，显示脾静脉及门静脉，保留导管作为穿刺标记。左腋中线第 7~9 肋间为穿刺点。局部麻醉下，直接或使用超声引导下，采用 Chiba 针经皮经脾穿刺脾内脾静脉，拔除针芯，边缓慢后退穿刺针边注入 1 : 3 稀释的对比剂，至脾静脉清晰显示。导入 0.018in（0.457mm）导丝至脾静脉主干。拔除 Chiba 针，沿导丝导入 COPE 穿刺套管，交换入 0.035in（0.889mm）导丝，引入 5F 导管鞘。取 5F 猪尾巴导管，行门静脉造影，了解门静脉闭塞、侧支开放及静脉曲张程度。用导丝结合导管或支撑管通过狭窄段或开通闭塞段门静脉，根据狭窄段的直径和长度选择合适的金属内支架或覆膜支架覆盖狭窄段。必要时可用球囊扩张狭窄段。同时，对于门静脉高压合并食管胃底静脉曲张患者，可行食管胃底静脉曲张栓塞术。拔管时需采用明胶海绵条和（或）不锈钢圈闭塞穿刺道。

技术要点

（1）金属内支架的选择：根据狭窄段的直径和长度选择支架规格，较常用的为直径 10～14mm，长度 60～80mm。目前门静脉支架（含 TIPS 支架）多主张使用覆膜自膨胀式支架，或覆膜与裸支架联合使用。对于肿瘤所致门静脉狭窄患者应选用尽可能长、支撑力好的支架，避免短期内支架再狭窄。

（2）门静脉狭窄介入治疗效果的评价：主要参考指标为残存狭窄率小于 30%、压力梯度值小于 5mmHg、侧支扩张迂曲的静脉减少或消失，其中压力梯度的缓解更为重要。

（五）围手术期处理

术后常规给予保肝、抗炎、降低门静脉压力治疗。术后第 12 小时起给予低分子量肝素皮下注射 0.4～0.6ml/12h，连用 3 天。合并门静脉血栓患者口服华法林抗凝，调整剂量使国际标准化比值（INR）维持 2.0～3.0，推荐抗凝治疗时间应 1 年以上[12]。对于合并存在食管胃底静脉曲张的患者，应当在采取预防静脉曲张破裂出血措施之后才开始抗凝治疗。

对于各种原因引起的门静脉狭窄，门静脉支架治疗均可获得良好的近期疗效，但远期效果常因不同病因而异。肝移植术后并发门静脉狭窄的患者接受门静脉支架植入，长期疗效满意[15]；对于恶性门静脉狭窄或阻塞的患者进行门静脉支架治疗，门静脉高压症状可获得缓解，可联合植入 125I 粒子条控制癌栓的发展[16]；对于门静脉血栓的患者，常需联合溶栓治疗，但当血栓累及脾静脉及肠系膜上静脉时，溶栓及植入支架的效果均不佳；对于无门静脉血栓或血栓仅限于门静脉主干的良性局限性狭窄患者，门静脉球囊扩张加支架植入可获得良好的远期疗效。

（邹英华）

参 考 文 献

[1] EGUCHI S, TAKEUCHI Y, ASANO K. Successful balloon membranotomy for obstruction of the hepatic portion of the inferior vena cava [J]. Surgery, 1974, 76 (5): 837-840.

[2] YAMADA R, TSUMURA M, ITAMI M, et al. Non-surgically treated long segmental obstruction of the hepatic inferior vena cava by means of transluminal angioplasty using Grüntzig balloon catheter [J]. Nihon Igaku Hoshasen Gakkai Zasshi, 1981, 41 (2): 101-107.

[3] JEANS W D, BOURNE J T, READ A E. Treatment of hepatic vein and inferior vena caval obstruction by balloon dilatation [J]. Br J Radiol, 1983, 56 (669): 687-689.

[4] LOIS J F, HARTZMAN S, MCGLADE C T, et al. Budd-Chiari syndrome: treatment with percutaneous transhepatic recanalization and dilation [J]. Radiology, 1989, 170 (3 Pt 1): 791-793.

[5] XU K. Balloon angioplasty treatment of patients with Budd-Chiari syndrome [J]. Nihon Igaku Hoshasen Gakkai Zasshi, 1990, 50 (12): 1547-1557.

[6] CHARNSANGAVEJ C, CARRASCO C H, WALLACE S, et al. Stenosis of the vena cava: preliminary assessment of treatment with expandable metallic stents [J]. Radiology, 1986, 161 (2): 295-298.

[7] 徐克, 王长尤, 张汉国, 等. 应用自制无接痕血管内支架治疗 Budd-Chiari 综合征 (附 12 例报告)[J]. 中华放射学杂志, 1993, 28 (10): 690-693.

[8] 刘正新, 陈宝雯, 邹英华等. 经皮经肝肝静脉穿刺球囊扩张支架植入术治疗布-加综合征一例 [J]. 中华内科杂志, 1998, 37 (4): 276.

[9] 徐克, 邹英华, 欧阳墉. 管腔内支架治疗学 [M]. 北京: 科学出版社, 2004: 424.

[10] 中国医师协会腔内血管学专业委员会腔静脉阻塞专家委员会. 布-加综合征亚型分型的专家共识 [S/J]. 介入放射学杂志, 2017, 26 (3): 195-201.

[11] 中华医学会放射学分会介入学组. 布-加综合征介入诊疗规范的专家共识 [S/J]. 中华放射学杂志, 2010, 44 (4): 345-352.

[12] DELEVE L D, VALLA D C, GARCIA-TSAO G. American Association for the Study Liver Diseases. Vascular disorders

of the liver [J]. Hepatology, 2009, 49 (5): 1729-1764.

[13] RABY N, KARANI J, THOMAS S, et al. Stenoses of vascular anastomoses after hepatic transplantation: treatment with balloon angioplasty [J]. AJR Am J Roentgenol, 1991, 157 (1): 167-171.

[14] HARVILLE L E, RIVERA F J, PALMAZ J C, et al. Variceal hemorrhage associated with portal vein thrombosis: treatment with a unique portal venous stent [J]. Surgery, 1992, 111 (5): 585-590.

[15] SHIM D J, KO G Y, SUNG K B, et al. Long-term outcome of portal vein stent placement in pediatric liver transplant recipients: a comparison with balloon angioplasty [J]. J Vasc Interv Radiol, 2018, 29 (6): 800-808.

[16] LU J, GUO J H, ZHU H D, et al. Safety and efficacy of irradiation stent placement for malignant portal vein thrombus combined with transarterial chemoembolization for hepatocellular carcinoma: a single-center experience [J]. J Vasc Interv Radiol, 2017, 28 (6): 786-794.

第 6 节　经导管内溶栓术

　　肝脏是人体内唯一双重供血器官，肝动脉和（或）门静脉系统出现血栓，极易造成肝功能恶化，胆道缺血坏死，急性门静脉高压症（消化道出血、大量腹水、脾亢）等并发症，严重威胁患者生命。然而传统的全身静脉溶栓、外科肝动脉及门静脉取栓、血管重建，甚至再次肝移植等，其疗效并不尽如人意，同时创伤较大。近年来，随着介入技术广泛开展，经各种介入途径对肝动脉血栓、门静脉血栓的局部溶栓处理，取得了良好的疗效。在肝脏血管血栓介入溶栓过程中，应紧密结合内外科诊治原则及经验，对于不同类型病例，应从不同角度对其存在的普遍性和个体情况进行综合分析，才能在临床实践中少走弯路，使这些患者得到及时、有效的诊治。

一、肝动脉血栓的经导管内溶栓术

　　肝移植术后出现的肝动脉并发症，包括肝动脉狭窄（hepatic artery stenosis，HAS）、肝动脉血栓形成（hepatic artery thrombosis，HAT）及肝动脉假性动脉瘤是最常见的血管并发症，是最凶险的、导致移植肝功能丧失和患者死亡的直接原因，其中肝动脉血栓形成和肝动脉狭窄也是最常见的动脉并发症。肝动脉血栓在儿童肝移植中的发生率高达 40% 以上[1]。早期发生 HAT 时间指发生在肝移植术后 30 天以内，最多见于术后 3～5 天；而迟发的 HAT 出现在肝移植术后 30 天以后[2-3]。引起 HAT 的原因或高危因素主要包括手术吻合位置及吻合技术不佳（尤其是儿童肝移植血管吻合技术难度极高）、血管细小、缺血再灌注损伤、血液高凝状态、急性或慢性排斥反应以及巨细胞病毒感染等[4]。多数患者移植术后早期病情进一步恶化引发胆管缺血坏死，导致败血症、全身炎性反应综合征及严重的胆道并发症，最终导致移植失败[5-6]；迟发期出现的 HAT 常由于侧支形成而无明显临床症状，少部分患者出现迟发的胆道并发症[7-8]。由于临床表现无特异性，所以移植术后早期应行彩色多普勒超声动态监测等，其中最特征的表现为波谱形态的变化，包括早期的血栓形成，其特异性高达 99.1%[9]，其他参数有收缩期加速时间值、收缩期峰值、形态修正、阻力指数（resistive index，RI）等，当 RI 小于 0.5，收缩期加速时间大于 10ms 时，考虑肝动脉狭窄或血栓形成[10]。

（一）肝动脉血栓评估

　　HAT 的造影表现常常因血栓的部位及程度不同而改变，肝总动脉或肝固有动脉局限性血栓形成表现为局部血管偏心性狭窄，其远端压力阶段性下降，血流灌注减少，肝左动脉、肝右动脉分支显影变细、稀疏，肝周边无血管区域增多，肝实质染色不均且较淡；完全血栓形成表现为肝固有动脉或肝总动脉完全闭塞，肝内无血管显影。肝动脉血栓发生在肝内或左、右分支，可表现为局部肝内血管纤细、消失。晚期形成的肝动脉血栓，肝内动脉分支可通过肝外侧支血管循环浅淡显影，表现血流量小且缓慢。

（二）术前准备

1. 器械准备

（1）血管造影器械：穿刺针（18G 动脉前壁穿刺针或桡动脉微穿刺套装）、6F 导管鞘、猪尾导管或多侧孔造影导管、RH 导管或 Cobra 导管、180cm 长 0.035in 泥鳅导丝；

（2）5F 导引导管；

（3）微导管及 0.018in 微导丝；

（4）药物微量注射泵。

2. 药物准备

（1）溶栓药物：尿激酶（urokinase，UK）、链激酶（streptokinase，SK）。

（2）抗凝药物：普通肝素（heparin）、低分子量肝素钠、抗血小板聚集药物（如肠溶阿司匹林等）。

（3）抗血管痉挛药物：罂粟碱、维拉帕米（异搏定）。

（三）手术程序

1. 股动脉入路方法

常规选取右侧股动脉为股动脉穿刺入路；常规消毒铺巾后，用 2% 利多卡因 10ml 局部麻醉右腹股沟韧带中点下 2cm 股动脉穿刺点的皮肤区域，采用 Seldinger 技术的穿刺法，用前壁穿刺针穿刺股动脉并植入 6F 动脉导管鞘。

2. 腹主动脉、腹腔干和肝总动脉选择性插管造影

用猪尾造影导管或直头侧孔造影导管插管至第 11 胸椎下缘水平行腹主动脉 DSA 检查，在用肝动脉导管或 Cobra 导管进行腹腔动脉干插管或肝总动脉插管并进行 DSA 检查，腹腔动脉干及肝总动脉造影了解肝动脉及其吻合口情况，明确肝动脉并发症的诊断（病变部位、类型、范围、程度），同时了解观察病变的最佳投照角度，了解供肝的血供情况及有无侧支形成。

3. 置入导管抗凝治疗

在透视引导下将导丝调整至肝总动脉，但不要超过病变部位，将指引导管送至肝总动脉；如果患者为肝动脉搭桥直接与腹主动脉吻合者，则将导丝直接放入肝动脉，然后在导丝引导下将指引导管送入肝动脉病变近端。在将指引导管插至腹主动脉时，推注 3000U 的肝素钠进行全身抗凝，然后继续经指引导管持续滴注肝素生理盐水，肝素钠与生理盐水的比例为 6250U：500ml。

4. 肝动脉插管接触性溶栓治疗和综合介入治疗

对于肝动脉血栓的患者采用选择性动脉内溶栓治疗。将微导管在微导丝的帮助下插管至肝动脉血栓内，然后应用尿激酶进行溶栓，方法如下：首先应用尿激酶 100 000IU 导管内注射 15～30 分钟，然后以 1000IU/ 分钟持续灌注 1～2 小时后造影复查，如果肝动脉血流尚未通畅或只有初步的血流恢复，可以尿激酶 1000IU/ 分钟的速度用微量药物注射泵持续肝动脉内滴注 12 小时，或同时联合 PTA 和（或）支架植入术进行综合介入治疗。12 小时后造影复查了解肝动脉血流情况，如未恢复则根据患者情况（如凝血功能、有无出血并发症等）调整尿激酶的量。在病房溶栓过程中应用低分子量肝素钠 0.4ml 皮下注射，每 12 小时 1 次。溶栓过程中每 4 小时抽取静脉血进行凝血功能检查。

终止溶栓标准：当出现以下情况时考虑结束肝动脉溶栓治疗：①腹腔引流管血性引流液明显增加，考虑有腹腔出血并发症者；②出现其他出血并发症者；③出现移植肝失活的临床表现，需要紧急行再移植手术者；④造影复查显示肝动脉已经再通，肝内肝动脉分支显示良好，分布正常，肝实质染色良好者；⑤凝血功能检查显示部分活化凝血时间（APTT）超过正常值 2 倍者。

（四）术后并发症及处理

出血是肝动脉溶栓过程中的常见并发症，尤其见于移植术后早期的吻合口及腹腔，常常表现为腹

腔引流管血性液体的增多。由于存在着严重出血的风险，因此溶栓过程中要严格监控患者的凝血功能及观察腹腔引流量的情况，溶栓药物及抗凝药物的剂量要根据凝血功能状况随时调整。一般而言，持续低剂量溶栓治疗是比较安全的。肝动脉再狭窄是最常见的远期并发症。上野（Ueno）等[11]报道的26 例患者再狭窄发生率为 38%，再狭窄的部位多发生在支架内，再狭窄的患者中有 6 例接受了再次介入治疗，但其中 3 例再次出现再狭窄，他们认为对再狭窄的患者实行再次介入治疗容易引起血栓形成，主张对再狭窄的患者采用外科手术修补。

二、门静脉血栓的经导管内溶栓术

门静脉系统血栓（portal venous system thrombosis，PVST）又称门静脉血栓（portal vein thrombosis，PVT），指发生在门静脉、肠系膜上静脉、肠系膜下静脉或脾静脉的血栓，可发生于门静脉主干、属支和肝内分支的任何一段。在临床实践中判断患者病情预后及选择治疗方案意义重大。结合实际经验，将PVT 按时间进行分类，将出现 60 天以内的 PVT 称为急性 PVT，60 天以后的 PVT 称为慢性 PVT[12]。

（一）PVT 术前评估

1. PVT 实验室及影像学检查　对于临床上高度怀疑门静脉血栓患者，尤其是 *D-* 二聚体升高，对于判断血栓形成有重要意义[13]。对于临床上高度怀疑门静脉血栓患者，选择适当的影像学检查是确诊的关键，常用的检查方法有超声、CT、MRI、数字减影血管造影[14]。PVT 的超声造影（CEUS）表现为门静脉高回声衬托下的充盈缺损，但超声不足之处为其敏感性和特异性受操作者经验影响较大，受腹部脏器回声、肠管气体、腹水等干扰，对于肠系膜静脉、脾静脉评估难度较大[15]。

2. PVT 分型　西京医院韩国宏团队[16]等依据腹部增强 CT 的扫描结果对门静脉血栓进行如下分级：部分血栓指血栓阻塞血管面积大于 1/2；完全血栓指血栓面积几乎占满血管管腔；门静脉闭塞指门静脉完全消失或海绵样变性。卢卡（Luca）等[17]、鲍尔（Bauer）等[18]根据影像学如 CT 或磁共振血管造影（MRA）将门静脉系统血栓按阻塞血管的程度分为 4 个等级：Ⅰ级，阻塞体积占管腔的比例为1%～25%；Ⅱ级，阻塞体积占管腔比例为 26%～50%；Ⅲ级，阻塞体积占管腔比例为 51%～74%；Ⅳ级，阻塞体积占管腔比例为 76%～100%。

贾米森（Jamieson）等[19]再次进行分型：Ⅰ型，血栓局限在门静脉或门静脉与肠系膜上静脉或脾静脉的交汇口，血栓为完全性或部分性；Ⅱ型，血栓由门静脉延伸至肠系膜上静脉近段，但肠系膜上静脉血流通畅；Ⅲ型，血栓局限在肠系膜上静脉系统，但有大量侧支循环形成；Ⅳ型，血栓广泛分布在门静脉系统，仅有少量侧支循环血管形成。赵洪伟等[20]将 PVT 进行如下 4 个分型：Ⅰ型，单纯门静脉主干血栓形成；Ⅱ型，门静脉主干合并所属分支血栓形成；Ⅲ型，单纯门静脉所属分支血栓；Ⅳ型，混合血栓形成（包括门静脉海绵样变性，但肝内分支正常；门静脉系统完全海绵样变性除外）。

3. PVT 的分期　对于急性和慢性门静脉血栓的定义一直存在争论，一般是根据急性腹痛的起病时间来区分，不同学者有不同定义，包括 2 周、40 天、60 天、90 天，门静脉海绵样变性一定是慢性血栓的标志。韩国宏团队[21]认为急性门静脉血栓指尚没有形成侧支循环时的状态。森佐洛（Senzolo）等[22]将发现门静脉血栓的时间进行划分：小于 6 个月、6～12 个月、大于 12 个月，其目的是指导治疗，认为小于 6 个月的门静脉血栓抗凝治疗效果好。

PVT 的病因、分型、病程、范围和阻塞程度决定着门静脉血栓的诊治策略，PVT 病死率高，宜及时诊断、尽早干预。本节将目前常用 3 种介入途径溶栓分别进行详述。

（二）经皮经肝穿刺门静脉溶栓、取栓术（PTPE）

PTPE 技术的出现更直接针对门静脉系统血栓。1988 年，毕尔巴鄂（Bilbao）等[23]报道了经皮经肝穿刺门静脉进行针对门静脉血栓的介入治疗，包括球囊扩张血管成形术和局部溶栓治疗，随后又将血栓溶解治疗与经皮经肝门静脉碎栓、溶栓、取栓术相结合，取得了更好的临床效果。

1. 适应证　一般认为 PTPE 的适应证是有门静脉阻塞的相关症状，经传统治疗方法效果不佳或存在手术禁忌证的门静脉血栓患者，应考虑介入溶栓治疗[24]。

2. 术前准备

1）患者准备：了解机体的血凝基础状态，包括血常规、凝血酶原时间（PT）、活化部分凝血活酶时间（APTT），以及纤维蛋白原（FIB）、凝血酶时间（TT）等；进一步检查肝、肾功能等，穿刺路径选择，碘过敏试验。

2）器械准备

（1）溶栓治疗：常用的血管造影器械，如穿刺针、导管鞘、普通造影导管、导丝。宜使用 4F 器械，端侧孔灌注导管、灌注导丝或微导管等。药物微量注射泵。

（2）碎栓、取栓治疗：对慢性血栓且溶栓、吸栓效果均不理想患者，机械取栓往往能取得满意效果。机械溶栓器械包括 OaSis Deice、Straube 消融器等。另外还有高速旋转涡轮血栓清除装置，如 Amplatz 血栓消融器、Trac-wright 导管（或 Kensey 导管）。

3）药品准备

（1）溶栓药物：尿激酶（UK）、链激酶（SK）、重组人组织型纤溶酶原激活剂（rt-PA）。

（2）抗凝药物：普通肝素、低分子量肝素（LMWH）、口服抗凝药物。国外文献中将 UK 的用量分为高剂量、中剂量和低剂量，国内 UK 用量较国外报道较少。

3. 手术程序

（1）门静脉穿刺：局部麻醉后剑突下 2～3cm 处，做一 0.5cm 的切口，将 Chiba 针斜向外下方向肝门方向进针，在超声或 X 线透视引导下注意避开横结肠和胃。穿刺点也可以选择右腋中线第 7～9 肋间隙，水平进针，在超声或 X 线透视下注意避开肋膈角，指向第 11 胸椎椎体刺入肝脏，一般进针深度约 8cm。退出针芯，一边缓慢注入对比剂一边退针。Chiba 针正确到位后进 PTC 套管针，到位后退出内芯，推入少量对比剂证实套管在门静脉内，退出 Chiba 针，经套管送入交换导丝与门静脉主干或脾静脉和肠系膜上静脉处，再退出套管，进入 5F Cobra 导管，在透视下，可退出导丝，再次造影明确导管位置，完毕后重新送入导丝，将导丝预留静脉内，撤出 5F Cobra 导管，引入留置管，拔出导丝，再次确定留置管位于门静脉内后，固定留置管。

（2）处理血栓：在术中进行直接门静脉造影，可显示门静脉系统内血栓（图 69-6-1）。经导丝进球囊扩张门静脉血栓部位使门静脉再通，撤出球囊分别交换多侧孔导管及留置管后，同轴灌注 UK。持续性灌注 UK 至门静脉显影改善（图 69-6-2）。瞿旭东等[25]曾经提出以下情况应考虑终止溶栓：①造影显示门静脉内血栓溶解，门静脉血流状况明显改善；②随访凝血功能显示 APTT 明显延长，大于 15 秒，国际标准化比值（INR）大于 2，出现明显腹痛、腹胀、呕血便血、穿刺点渗血增多、皮下瘀斑扩大、血红蛋白量持续减少，甚至出现心率增快、血压下降等活动性出血征象；③持续性溶栓时间超过 72 小时，或 UK 用量超过 500 万 IU。

4. 并发症处理及术后管理

（1）并发症：经皮经肝穿刺途径优点较多，但也有缺点，由于使用的导管鞘和抽吸血栓导管较粗，术中及术后使用抗凝剂-溶栓剂，术后可出现严重腹腔内出血。PTPE 的主要并发症是溶栓中腹腔内出血，甚至会引起严重后果，因此，治疗中应严密观察患者生命体征、血常规、凝血功能变化。术后用钢丝圈、明胶海绵条或其他材料栓塞穿刺道，撤管时成功封闭穿刺道亦是预防腹腔内出血的关键步骤，应予重视[26]。

（2）术后管理：由于 UK 半衰期短，为达到良好的溶栓效果，门静脉置管持续灌注 UK 是必要的。溶栓前及溶栓过程中监测门静脉压有助于确定给药剂量和时间，溶栓后为防止血栓复发或进一步进展，

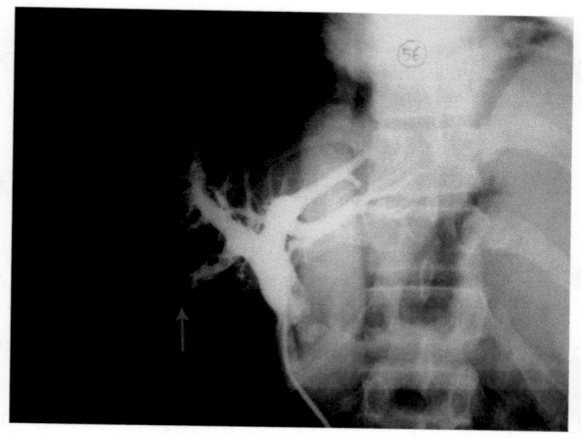

图 69-6-1　经皮经肝穿刺门静脉造影
可见门静脉右后分支不规则形充盈缺损（箭头）

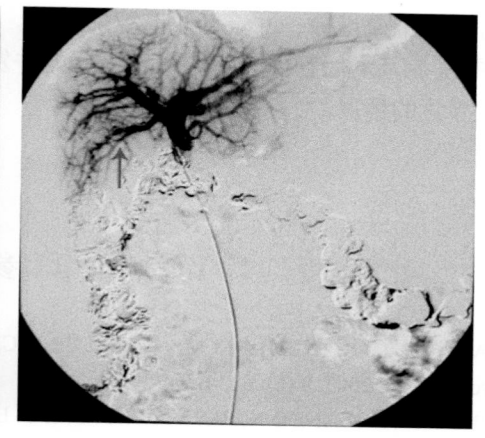

图 69-6-2　门静脉血栓经导管内溶栓后
门静脉右后支显示良好，血栓消失（箭头）。

用肝素抗凝后再口服抗凝药物 3～6 个月，以确保疗效[27]。

（三）经皮经脾脾静脉途径碎栓、溶栓术

经皮经脾途径碎栓、溶栓技术在临床应用不多，在特殊情况下作为 PVT 治疗的备选方案。脾脏质地较脆，穿刺后易引起出血。

1. 适应证　同经皮经肝门静脉穿刺途径介入治疗。门静脉溶栓的适应证大致相同，一般的溶栓适应证和禁忌证也适用于经皮经脾脾静脉途径溶栓术，而这种介入治疗方法适用于门静脉完全栓塞且未行脾切除患者。

2. 术前准备

1）需全面进行血液实验室检查，了解机体的凝血基础状态，包括血常规、PT、APTT，以及 FIB、TT 等。还需进行肝、肾功能检查，导管植入部位选择及碘过敏试验。

2）器械准备

（1）溶栓治疗：常规的血管造影器械，如穿刺针、导管鞘及普通造影导管、导丝。宜用 5F 器械，端侧孔灌注导管、灌注导丝或微导管等。药物微量注射泵。

（2）碎栓治疗：常见碎栓、取栓装置，同 PTPE。

3）药品准备

（1）溶栓药物：尿激酶（UK）、链激酶（SK）、重组人组织型纤维酶原激活剂（rt-PA）。

（2）抗凝药物：普通肝素、低分子量肝素（LMWH）、口服抗凝药。

3. 手术程序　先行脾动脉、间接脾静脉及门静脉造影。一般以左腋前线第 10 肋间为穿刺点，应用 21G 穿刺针成功穿刺脾静脉后植入 5F 血管鞘，并引入超滑导丝及 5F PIG 导管进行搅拌机械碎栓，术中间断经导管推注尿激酶增强溶栓效果，如有需要留置导管溶栓。

脾脏质地较脆，穿刺置管时损伤组织易引起出血，但只要术前充分准备，器械选择恰当，操作准确熟练，经皮经脾静脉途径溶栓治疗仍不失为一种相对安全的方法。孙大军等[28]采用此方法治疗了 3 例 PVT 患者，症状均有好转。穿刺时由于出血客观存在，应尽量使用细针和细导管。刘卓[29]等的研究中，术中的溶栓和术后的抗凝联合应用，其手术介入溶栓前，静脉给予肝素钠 50IU/kg，同时采用 J 形头端导丝和猪尾形导管捣碎血栓，同时插入 4F 直头侧孔导管局部溶栓。术中使用尿激酶 30 万～80 万 IU（平均 50 万 IU）。术中监测 APTT，使之维持在正常值的 2～2.5 倍。松动并溶解门静脉主干内大部分血栓后，保留 4F 直头侧孔导管持续溶栓 10～15 天，经导管给予 UK50 万～150 万 IU/d。拔出留置管后继续应用肝素抗凝治疗 2 周，后改用口服抗凝剂（阿司匹林、华法林）维持治疗半年，期间

监测血常规、凝血指标，并定期复查腹部超声。

4. 并发症及术后管理　术中操作引起的并发症仍然是腹腔出血，常规应用抗凝药物调整 INR，并监测留置导管的情况。

（金　龙）

参 考 文 献

［ 1 ］ STANGE B J, GLANEMARM M, NUESSLER N C, et al. Hepatic artery thrombosis after adult liver transplantation [J]. Liver Transpl, 2003, 9 (6): 612-620.

［ 2 ］ GUNSAR F, ROLANDO N, PASTACALDI S, et al. Late hepatic artery thrombosis after orthotopic liver transplantation [J]. Liver Transplantation, 2003, 9 (6): 605-611.

［ 3 ］ SIEDERS E, PEELERS P M, TEN VERGERT E M, et al. Early vascular complications after pediatric liver transplantation [J]. Liver Transplantation, 2000, 6 (3): 326-332.

［ 4 ］ PAWLAK J, GRODZICKI M, LEOWSKA E, et al. Vascular complications after liver transplantation [J]. Transplant Proc, 2003, 35: 2313-2315.

［ 5 ］ SETTMACHER U, STANGE B, HAASE R, et al. Arterial complications after liver transplantation [J]. Transpl Int, 2000, 13 (5): 372-378.

［ 6 ］ SIEDERS E, PEETERS P M, TEN VERGERT E M, et al. Early vascular complications after pediatric liver transplantation [J]. Liver Transpl, 2000, 6 (3): 326-332.

［ 7 ］ LEONARDI M I, BOIN I, LEONARDI L S. Late hepatic artery thrombosis after liver transplantation: clinical setting and risk factors [J]. Transplant Proc, 2004, 36 (4): 967-969.

［ 8 ］ ZHENG S S, YU Z Y, LIANG T B, et al. Prevention and treatment of hepatic artery thrombosis after liver transplantation [J]. Hepatobiliary Pancreat Dis Int, 2004, 3 (1): 21-25.

［ 9 ］ SIDHU P S, ELLIS S M, KARANI J B, et al. Hepatic artery stenosis following liver transplantation: significance of the tardus parus waveform and the role of microbubble contrast media in the detection of a focal stenosis [J]. Clin Radiol, 2002, 57 (9): 789-799.

［10］ 郑荣琴, 吕素琴, 杨扬, 等. 彩色多普勒及超声造影检测肝移植术后肝动脉并发症的应用 [J]. 中国超声医学杂志, 2006, 22 (5): 363-365.

［11］ UENO T, JONES G, MARTIN A, et al. Clinical outcomes from hepatic artery stenting in liver transplantation [J]. Liver Transplantation, 2006, 12 (3): 422-427.

［12］ PARIKH S, SHAH R, KAPOOR P. Portal vein thrombosis [J]. Am J Med, 2010, 123 (2): 111-119.

［13］ 郭银燕. D- 二聚体在诊断肝硬化门静脉血栓形成中的应用价值 [J]. 临床肝胆病杂志, 2010 (3): 304-305.

［14］ SHAH T U, SEMELKA R C, VOULTSINOS V, et al. Accuracy of magnetic resonance imaging for preoperative detection of portal vein thrombosis in liver transplant candidates [J]. Liver Transpl, 2006, 12 (11): 1682-1688.

［15］ POSTEMA M. Contrast-enhanced and targeted ultrasound [J]. World Gastroenteral, 2011, 17 (1): 28.

［16］ QI X, HE C, YIN Z, et al. Transjugular intrahepatic portosystemic shunt for the prevention of variceal rebleeding in cirrhotic patients patients with portal vein thrombosis: study protocol for a randomised controlled trial [J]. BMJ Open, 2013, 3 (7): e3370.

［17］ LUCA A, MIRAGLIA R, CARUSO S, et al. Short-and long-term effects of the transjugular intrahepatic portosystemic shunt on portal vein thrombosis in patients with cirrhosis [J]. Gut, 2011, 60 (6): 846-852.

［18］ BAUER J, JOHNSON S, DURHAM J, et al. The role of TIPS for portal vein patency in liver transplant patients with portal vein thrombosis [J]. Liver Transpl, 2006, 12 (10): 1544-1551.

［19］ JAMIESON N V. Changing perspectives in portal vein thrombosis and liver transplantation [J]. Transplantation, 2000, 69 (9): 1772-1774.

［20］ 赵洪伟, 刘福全, 岳振东, 等. 应用覆膜支架 TIPS 治疗不同类型慢性门静脉血栓术后肝性脑病发生探讨 [J]. 介入放射学杂志, 2014, 23 (8): 672-678.

［21］QI X, HAN G, BAI M, et al. Stage of portal vein thrombosis [J]. J Hepatol, 2011, 54 (1): 78-78.

［22］SENZOLO M, SARTORI T, ROSSETTO V, et al. Prospective evaluation of anticoagulation and transjugular intrahepatic portosistemic shunt for the managment of portal vein thrombosis in cirrhosis [J]. Liver Int, 2012, 32 (6): 919-927.

［23］BILBAO J I, RODRIGUEZ-CABELLO J, LONGO J, et al. Portal thrombosis: percutaneous transhepatic treatment with urokinase-a case report [J]. Gastrointest Radiol, 1989, 14 (4): 326-328.

［24］王茂强, 辜小芳, 关俊, 等. 症状性门静脉阻塞的介入治疗 [J]. 介入放射学杂志, 2004, 13 (2): 133-136.

［25］瞿旭东, 王建华, 颜志平, 等. 经皮穿肝内门静脉途径溶栓术对门静脉血栓的治疗价值 [J]. 中国临床医学, 2010, 17 (1): 47-50.

［26］BRUNAUD L, ANTUNES L, COLLINET-ADLER S, et al. Acute mesenteric venous thrombosis: case for nonoperative management [J]. J Vasc Surg, 2001, 34 (4): 673-679.

［27］张小明, 汪忠镐, 王仕华, 等. 急性肠系膜上静脉血栓形成 12 例诊治体会 [J]. 中华普外科杂志, 1997, 12 (6): 360-362.

［28］孙大军, 赵浩民, 臧广生. 门静脉血栓的综合治疗 [J]. 中国中西医结合外科杂志, 2009, 15 (3): 233-236.

［29］刘卓, 杜建时, 杨津, 等. 经皮经脾双介入在门静脉血栓形成中诊断及治疗的临床价值 [J]. 中国实验诊断学, 2007, 11 (2): 266-267.

第 7 节　经动脉化疗栓塞术

　　无法手术切除的原发或者转移性肝脏恶性肿瘤的处理是临床治疗棘手的问题之一。这些肿瘤的全身化疗疗效欠佳，如采用氟尿嘧啶联合奥沙利铂和伊立替康治疗结直肠癌肝转移的临床疗效仅为 20% 左右[1]，肝细胞癌全身化疗疗效同样很差，有效率为 20%～30%，绝大多数情况下全身化疗作为一种姑息性治疗方法[2]。经皮穿刺导管治疗肝恶性肿瘤为这些患者提供了新的有效的非手术治疗方法，其目的是直接向肿瘤内灌注高浓度化疗药物，同时减少化疗药物所致的全身毒性反应。肝脏恶性肿瘤的导管治疗主要包括经动脉化疗灌注术（transarterial chemoinfusion，TACI）、经动脉化疗栓塞术（transarterial chemoembolization，TACE）和经动脉栓塞术（transarterial embolization，TAE）三种方式，其中 TACE 是目前肝恶性肿瘤非手术治疗最常用和有效的方法。国际上将 TACE 推荐为 BCLC B 期肝癌患者首选治疗方法，我国《原发性肝癌诊疗规范（2017 年版）》更是将 TACE 推荐为 Ⅰb～Ⅲb 期肝癌有效的治疗方法，其中 Ⅱb、Ⅲa 期患者为首选[3]。

一、历史沿革

　　TACE 技术主要受导管导丝和血管栓塞剂的影响和推动。最初的 TACE 因为受技术条件以及导管导丝、栓塞剂的限制，主要是在肝动脉大分支内进行灌注化疗及明胶海绵进行栓塞；随着医用器械和材料的不断发展，肝导管细且柔软，导丝韧性及柔软度更好，能够进入更远分支进行 TACE；再后来因为微导管及导丝的发明和应用，导管进入更深更接近肿瘤部位进行 TACE，真正进入精准治疗层次。栓塞剂由原来的明胶海绵发展为明胶海绵颗粒，可以栓塞细小的肿瘤内血管、周围的供血动脉以及大的相应主干。而载药微球可以在肿瘤部位缓释化疗药物或者携带放疗性物质于局部进行持续的放疗，使得肝癌的治疗方法更加精准，治疗时间不断延长，治疗效果更好[4-6]。

二、手术原理

（一）局部动脉灌注化学治疗的理论基础及优点

　　（1）药代动力学基础：经肝动脉灌注化疗药物可增强药物的首过效应，使肿瘤组织局部化疗药物浓度明显增高，有利于更好地杀灭肿瘤细胞，提高化疗疗效；化疗药物通过血液循环后可再次到达肿瘤部位，重复对肿瘤细胞进行打击，此情况类似全身静脉化疗；局部动脉灌注用药时，约 2/3 以上的药量在靶器官内，仅不到 1/3 的药量分布在全身其他部位。有报道肝内药物浓度为全身的 100～400 倍，肝肿瘤组织与正常组织的浓度比达 5∶1～20∶1。

（2）全身不良反应明显降低，但局部脏器不良反应相对较重。

（3）局部高浓度化疗药物使杀瘤效应明显提高，如多柔比星（阿霉素，ADM）、博来霉素（BLM）、甲氨蝶呤（MTZ）、氟尿嘧啶（5-FU）局部动脉灌注的疗效分别为全身用药的 2.10、2.50、4.17、22.67 倍。甚至全身用药效果欠佳的化疗药局部应用也可能取得较好的疗效。

（二）肝动脉栓塞治疗的理论基础及优点

肝癌血供的 95%～99% 来自肝动脉，而肝组织血供的 70%～75% 源于门静脉，肝动脉血供仅占 25%～30%。栓塞肝动脉一方面阻断肿瘤的血供，抑制肿瘤的生长，使肿瘤坏死缩小，而对肝组织血供影响小；另一方面化疗药物缓慢释放，可持续打击肿瘤，致使肿瘤缺血性坏死和诱导肿瘤细胞凋亡。此外，有的栓塞剂（载药微球、放疗性微球）还同时具有化学治疗、放射治疗等作用，因而除了阻断血供外还能直接杀伤肿瘤[7-9]。

三、适应证与禁忌证[10]

1. 肝癌 TACE 治疗的适应证

（1）肝功能 Child-Pugh 分级 A 级或 B 级；

（2）ECOG 评分 0～2 分；

（3）预期生存期大于 3 个月；

（4）肿瘤情况：①首选为 Ⅱb 期、Ⅲa 期患者；②可以手术切除，但由于其他原因（如高龄、严重肝硬化等）不能或不愿接受手术的 Ⅰb 期和 Ⅱa 期患者；③部分有肝外转移的 Ⅲb 期患者，预计通过 TACE 治疗能获益；④巨块型肝癌患者，肿瘤占整个肝脏的比例＜70%；⑤门静脉主干未完全阻塞，或虽完全阻塞但门静脉代偿性侧支血管丰富或通过门静脉支架置放可以复通门静脉血流者；⑥肝肿瘤破裂出血及肝动脉-门静脉分流造成门静脉高压出血；⑦高危肝癌患者手术切除后，预防性 TACE，以早期发现和治疗残癌或复发灶；⑧肝移植术后复发患者；⑨不可切除肝癌术前的降期治疗；⑩肝癌肝移植术前的降期及桥接治疗。

2. 肝癌 TACE 治疗的禁忌证

（1）肝功能严重障碍（Child-Pugh 分级 C 级），包括黄疸、肝性脑病、难治性腹水或肝肾综合征；

（2）凝血功能严重减退，且无法纠正；

（3）门静脉主干完全被癌栓栓塞，且侧支血管形成少，且不能行门静脉支架复通门静脉主干向肝血流者；

（4）合并活动性肝炎或严重感染且不能同时治疗者；

（5）肿瘤远处广泛转移，估计生存期＜3 个月者；

（6）恶病质或多器官功能衰竭者；

（7）肿瘤占全肝比例≥70%；如果肝功能基本正常，可考虑采用分次适度栓塞；

（8）外周血白细胞和血小板显著减少，白细胞＜3.0×10^9/L（非绝对禁忌，如脾功能亢进者，与化疗性白细胞减少有所不同），血小板＜50×10^9/L；

（9）肾功能障碍：肌酐＞20mg/L 或者肌酐清除率＜30ml/min。

四、术前准备

（一）常规准备

①完善术前相关检查及检验项目；②签署手术知情同意书；③介入术中带药：化学治疗药和栓塞剂；其他药品如肝素、局部麻醉药、等渗氯化钠注射液、地塞米松、地西泮（安定）、止吐药等。介入术前患者应予支持治疗以使其尽可能处于较好状态，如有糖尿病、腹水、少尿、低血糖等症状，则应尽量纠正。此外，应告知患者及其家属介入治疗术中及术后的反应，使其心理上有足够的准备。

（二）常用血管性介入器械

常用导管有盘曲导管、RH 导管、Cobra 导管、微导管等，以及改良 RH 导管、Yashiro 导管、RLG 导管、向左两弯（RS）导管等。非常用导管也应备齐。

（三）化学治疗药物

肝癌常用的动脉化疗灌注药物：氟尿嘧啶（5-FU）500～1000mg、顺铂（PDD 或 CDDP）60～100mg、卡铂 400～500mg、多柔比星 60～80mg、表柔比星（EADM）60～80mg、丝裂霉素（MMC）16～20mg、甲氨蝶呤（MTX）80～100mg 等。常是三联用药，如 5-FU 加 CDDP/ 卡铂加 ADM/ EADM，或用 MMC 代替 ADM/EADM。如患者一般情况较好，也可以四联用药。反之，如患者情况较差，则应减量，甚至仅用半量。

（四）栓塞剂

1. 栓塞剂的分类　栓塞剂种类很多，习惯按作用时间分成 3 类：①短效类栓塞剂：在 48 小时内吸收，如自体凝血块；②中效类栓塞剂：在 48 小时到 1 个月吸收，如明胶海绵（7～21 日吸收）；③长效类栓塞剂：如无水乙醇、不锈钢圈、聚乙烯醇微球等。由于肿瘤栓塞治疗通常不用短效栓塞剂，新型栓塞剂除栓塞作用外尚具备其他功能。为此，笔者主张将栓塞剂按作用分为两类：①简单类：此类栓塞剂只引起单纯血管损伤，不兼有其他作用，如明胶海绵、不锈钢圈、聚乙烯醇等；②复杂类：此类栓塞剂除栓塞作用，同时具有其他作用，如具有化学治疗作用形成化学性栓塞（如碘化油乳剂、载药微球等），具有放射作用形成放射性栓塞（如放射性微球），无水乙醇因能产生即刻的蛋白凝固、细胞破坏作用，故而也列入此类。

2. 常用栓塞剂

（1）碘化油（iodinated oil）：液态栓塞剂，具亲肿瘤性，属末梢栓塞，为肝癌最常用的栓塞剂。常与化学治疗药如丝裂霉素、多柔比星、表柔比星等混合成乳剂使用，可增加栓塞部位的药物浓度并延迟药物释放，形成化学性栓塞。也可单独使用，但效果不如前者。常用剂量为 10～20ml。碘化油可直接与多柔比星或表柔比星粉剂充分乳化，并可加入适量对比剂来调节黏稠度。

（2）明胶海绵：安全、无毒、价廉，常用于控制出血。虽然 7～21 天可吸收，但当和碘化油联合使用时，由于继发血栓的形成，有时可致血管永久性闭塞。多将其剪成条状，用手揉至长 1cm、圆径 1～2mm 后插入注射器头端注入。也可将其高压消毒后剪成条状使用，或将其剪成 1～2mm 大小的块状使用，或用明胶海绵粉末（颗粒直径为 40～100μm），前者多不用于肝癌，而后者虽可栓塞末梢动脉，且侧支循环难建立，但其作用类似空白明胶微球，故疗效及安全性均无碘化油好。明胶海绵条还可用于暂时栓塞胃十二指肠动脉，以便于导管在肝总动脉注入碘化油栓塞。

（3）空白微球：属固态永久性栓塞剂。微球主要包括聚乙烯醇（PVA）、三丙烯微球（embosphere）、海藻酸钠微球等，粒径从 40～1000μm 不等。微球具有形状规则、组织分布均匀、更易控制血管栓塞级别以及栓塞持久、效果确切等特点。理论上肝动脉栓塞时微球粒径应＞30μm 以防经动-静脉吻合支直接进入静脉系统，同时微球只有栓塞＜200μm 的细小动脉才能彻底有效地阻断肿瘤供血动脉血流。微球粒径越小，栓塞肿瘤效果越好，栓塞后肝内侧支形成也越少。考虑到肝硬化基础、肿瘤病灶异常血管结构及微球具有粒径可变性等，微球理想直径应为 40～300μm。

（4）载药微球：近 10 余年研发的用于肝癌介入栓塞治疗的新型栓塞剂，属固态永久性栓塞剂[11]。用特定的材料制成的与药物混合的微球或包裹药物的微囊，直径为 50～150μm；能使药物缓慢释放，具局部化学治疗和栓塞治疗双重作用，即化学性栓塞；可分为生物可降解与非生物降解微球。目前临床应用的载药微球主要有 DC-Beads、肝素球（HepaSpheres）和 CalliSpheres 三种。药物洗脱微球采用聚乙烯（PVA）、丙烯酸聚合物（乙烯醇-丙烯酸钠）通过机械吸附和正负电荷之间相互吸引形成离子键等加载化疗药物，如表柔比星、伊立替康等。

（5）无水乙醇：属液态永久性栓塞剂，栓塞后能即刻使蛋白凝固、血管内皮细胞脱水、破坏，血细胞破坏、沉淀、集聚，导致血栓形成，血管被永久性栓塞，栓塞后侧支循环较难建立。无水乙醇应用时技术要求较高，相对难控制，目前除用于明显肝动脉-静脉瘘栓塞外，在肝癌 TACE 治疗中很少使用。

（6）组织胶：属液态永久性栓塞剂。可根据靶血管粗细和血流量配成不同浓度比例。与乙醇类似，栓塞时技术要求相对较高，在酌情用于肝动脉-静脉瘘栓塞外，常规 TACE 治疗中很少使用。

（7）弹簧圈：属固态永久性栓塞剂，常用于较大血管分支的栓塞，但栓塞后容易建立侧支循环，故较少用于肝癌的 TACE 治疗。

（8）放射性微球：国外有 Y-90、P-32、HO-166 等玻璃微球用于临床。代表性为 Y-90 玻璃或树脂微球[12-13]，常用于结直肠癌肝转移患者栓塞治疗，也可用于原发性肝癌或肝癌伴门静脉癌栓的治疗。我国目前暂无可用的放射性微球供临床使用（未统计港澳台使用情况）。

五、手术程序

肝动脉造影有助于肝癌的诊断及治疗，通过肝动脉造影可明确病灶的数目及大小，从而确定能否手术切除或是否采取介入治疗。此外，可显示肿瘤的动脉血供及有无动静脉瘘及静脉癌栓，而这些对治疗是非常重要的。根据造影所见做相应的介入治疗。

（一）造影器材

除常规血管性介入用手术包、穿刺针及导引钢丝外，还应准备常规肝动脉造影导管。

（二）造影方法

目前所采用选择行肝动脉造影，如无特殊情况应避免做腹腔动脉造影，以减少对比剂用量并提高肝内病灶的检出率。导管头端宜置于肝总动脉或肝固有动脉，如无特殊情况，一般不行左或右肝动脉造影，尤其是首治患者，以免遗漏病灶。对比剂的流速应根据肝动脉的粗细而定，通常为每秒 4～6ml。依据不同对比剂，总剂量为 30～60ml。图像采集时间约 20 秒。摄片程序：先延迟 1～2 秒，再以每秒 1 张，连续 5 秒，然后每 2 秒 1 张，连续 10 秒，以观察动脉期、实质期及静脉期。若发现肝脏某区域血管细胞甚至缺乏，则需探查其他血管（如肠系膜上动脉等）以发现异位起源的肝动脉或侧支供养血管。

（三）造影表现

（1）供血肝动脉及分支增粗扭曲。
（2）显示肿瘤血管：瘤区内紊乱及管腔粗细不均的新生血管，多呈异常扩张、扭曲。但在胆管细胞癌则表现为细小、紊乱、增多的新生血管，常出现于动脉相的中、晚期。当肿瘤血管明显扩张成湖样或池样时，称为"肿瘤期"。

（3）肿瘤染色：可呈结节状、不均匀性及均匀性三种染色，出现在毛细血管期，与对比剂聚集在肿瘤的间质间隙及滞留在肿瘤血管有关；当较大肿瘤中央有坏死时，出现周围密度浓、中央密度低或不均匀现象。当大肿瘤有两支供养动脉，且彼此交通较少时，可出现肿瘤因部分缺乏血管及染色而呈半球形。

（4）动静脉瘘：主要为肝动脉-门静脉之间有分流，表现为动脉期见门静脉分支显影。由于肝动脉及门静脉相伴显影，呈现出"双轨征"。如分流量大，肝动脉与门静脉显影重叠，则表现为血管影模糊。肝动脉-肝静脉分流，表现为肝静脉的早期显影。

（5）动脉拉直、移位、扭曲：由较大肿瘤推压所致。

（6）肿瘤包绕动脉征：肿瘤包绕浸润动脉，使其管壁僵硬、狭窄及不规则，多见于巨块型肝癌，有时胆管细胞癌仅有此征象。

（7）门静脉及肝静脉癌栓：门静脉主干及左、右分支癌栓表现为门静脉内充盈缺损，如门静脉阻塞明显，则在动脉相中晚期随着门静脉对比剂不断增加更为明显。

（四）鉴别诊断

原发性肝癌应与海绵状血管瘤、肝腺瘤、局灶性结节增生及转移性肝癌等相鉴别。海绵状血管瘤由扩大的肝血窦构成，对比剂进入肝血窦后呈密度很高的染色，形似大小不等的"爆米花状"，典型者呈半弧形或马蹄形分布，染色"早出晚归"，即动脉期很早出现，持续 20 秒或更长时间才消失，非常特殊，但无动静脉瘘等肝恶性肿瘤特征性改变。肝腺瘤的肿瘤血管纤细紊乱，也有染色，同样也无动静脉瘘等肝恶性肿瘤特征性改变。局灶性结节性增生常为多血管，有时结节内中央血管呈放射状，实质期染色较浓密，可呈网格状，结节内有 Kupffer 细胞，放射性核素扫描可显像，这与肝腺瘤不同，同样无动静脉瘘等肝恶性肿瘤特征性改变。转移性肿瘤有时与原发性肝癌鉴别相当困难，尤其富血管类的转移性肝肿瘤，其造影改变及碘化油沉积情况可酷似肝癌，但结合病史及仔细检查多能找到原发病灶。

（五）肝癌介入治疗

导管到达靶血管后，通常将化学治疗药物稀释至 150～200ml，然后经导管缓慢推注入靶血管。如需用碘化油栓塞，则通常需留 1～2 种化学治疗药与之混成乳剂。灌注化疗完毕后，可根据情况进行栓塞治疗，通常先用末梢类栓塞剂（如碘化油乳剂）栓塞，再用明胶海绵增强栓塞作用。

肝癌 TACE 治疗原则：①应尽可能使用复杂类栓塞剂，碘化油应尽可能和抗癌药混合成碘化油乳剂；②先用末梢类栓塞剂行周围性栓塞再行中央性栓塞；③原则上碘化油剂量应用足，但一般用量在 10～20ml；④不要将肝动脉完全栓塞，应尽可能保留肝固有动脉，以利于再次行 TACE，但如有明显动静脉瘘者除外；⑤如有两支动脉供应肿瘤，可将其中一支闭塞，使其肿瘤血供重新分布，以便能集中治疗；⑥有小范围肝动脉门静脉瘘仍可用碘化油栓塞，但大范围者应慎重；⑦尽量避免栓塞剂进入非靶器官。

肝癌 TACE 治疗前后影像学表现见图 69-7-1。

六、要点与难点

1. 单纯肝动脉灌注化学治疗　尽管肝动脉灌注化学治疗较全身经静脉化学治疗浓度明显提高，效果也明显提高，但对恶性程度很高的肝癌而言，抑制作用有限。

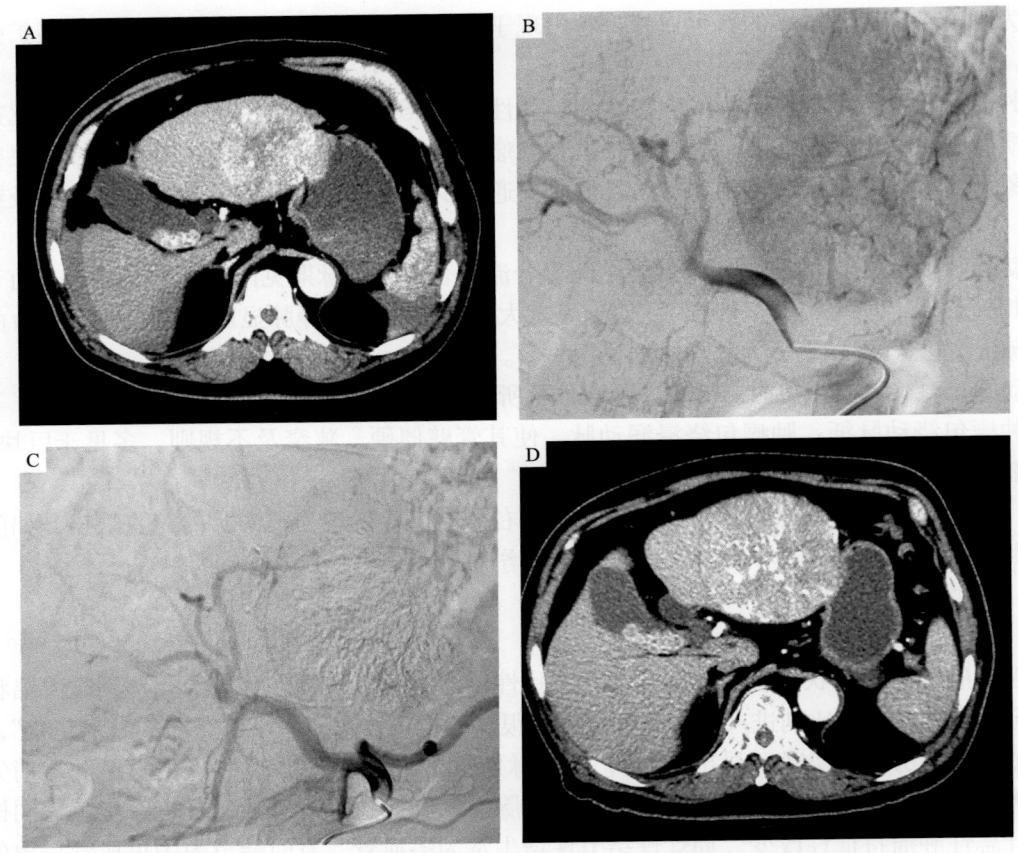

图 69-7-1　肝左外叶癌 TACE 治疗前后 CT 表现及 DSA 造影表现

A. CT 增强动脉期示肝左外叶"快进快出强化"强化方式的肿瘤；B. 肝血管造影示左外叶类圆形肿瘤染色、局部见血管湖；

C. TACE 后肿瘤碘油沉积减影图；D. 1 个月后随访复查 CT 增强动脉期示肝左外叶肿瘤内不规则碘油沉积。

2. 介入治疗间隔与综合治疗　肝癌介入治疗通常间隔时间为 4～6 周，再次介入治疗的时间由随访结果而定。决定治疗间隔的长短有两个因素，即肿瘤病灶和机体状况。应根据每个患者不同情况来安排其治疗间隔。原则上既要让正常组织得到最大限度的恢复，又能保持治疗效果。介入治疗间期宜采用保肝、提高免疫力及中医"扶正固本"治疗，同时应加强免疫学指标监测及免疫治疗。

3. 肝动脉栓塞后的侧支循环　肝癌经肝动脉栓塞后原有的动脉供应系统或多或少会受到影响，因而侧支循环必然会建立。发现及正确处理侧支循环也是提高肝癌介入治疗效果的关键之一，尤其是多次行 TACE 手术的患者。肝癌的侧支循环较多，分类如下：

（1）肝内侧支循环：有肝叶内及肝叶间两种，前者表现为丰富的网状血管连通闭塞的肝动脉分支，而后者则表现为邻近肝叶的动脉增粗，经原来叶间动脉的侧支供养病灶，或肿瘤直接从邻近肝叶动脉分支获得供养。

（2）肝外侧支循环：可来自①腹腔动脉系统，如胃十二指肠动脉、肝总动脉、网膜动脉、胃左或右动脉、胰背动脉等；②左、右膈下动脉；③肠系膜上动脉系统；④其他，如右肾动脉、肾上腺动脉等。

4. 肝癌伴门静脉栓塞患者的栓塞治疗　肝癌伴门静脉主干癌栓过去一直是 TACE 的禁忌证，但多年的临床实践表明，此类患者也能耐受适量的栓塞并取得一定的疗效。其原因：①门静脉主干癌栓的形成通常是一个缓慢过程，在形成癌栓的同时常伴有大量的侧支循环形成；②大多门静脉主干癌栓并未将门静脉主干完全阻塞。因而，绝大多数伴门静脉主干癌栓患者，其肝脏的门静脉血供仍然存在，只是有不同程度的减少，这类患者仍可耐受适量栓塞剂的 TACE 治疗。癌栓的血供主要为肝动脉，

TACE 可以控制癌栓生长[14]。

5. 肝癌伴明显的肝动脉肝静脉瘘及肝静脉癌栓的栓塞治疗　肝癌伴明显的肝动脉肝静脉瘘时，用碘化油乳剂行 TACE 治疗可能会出现因碘化油经瘘口进入肺动脉而引起患者刺激性咳嗽，以往遇到此情况时常停止碘化油 TACE。但事实上术后随访大多数患者并无明显异常。此外，碘化油肺动脉治疗性栓塞的实验和临床研究也证实，正常肺组织内丰富的吞噬系统完全有能力清除经肺动脉注入的适量碘化油乳剂，碘化油也能在肺转移结节中沉积。因此，少量碘化油进入肺动脉并非 TACE 禁忌证，只要碘化油在肿瘤内沉积好就应继续做碘化油 TAE 栓塞。对于有肝静脉甚至下腔静脉癌栓患者，碘化油还可经供养动脉进入癌栓起到治疗的作用。

6. 肝癌压迫致梗阻性黄疸时的栓塞治疗　肝癌病灶位于肝门区时常可引起梗阻性黄疸，此类梗阻性黄疸由于梗阻位置高，经皮肝穿刺胆管引流术（PTBD）常难以有效解除黄疸，对这类患者的治疗应坚持对引起胆管阻塞的肿瘤病灶进行有效治疗与有效引流胆汁并重的原则。通常肝细胞癌做 TACE 后能达到抑制肿瘤生长、缩小肿瘤复通胆管的目的，但胆管细胞癌行 TACE 多无明显效果。因此，一般主张对于梗阻性黄疸先行 PTCD，使胆汁有效引流，黄疸减退，肝功能好转后才行 TACE 治疗，约需 2 周时间。

7. 肝癌伴随疾病和并发症的介入治疗　肝癌由于本身肝脏基本病变或肿瘤的影响，常有一些亟待处理的情况：

（1）门静脉高压：肝癌常伴有门静脉高压症，如病灶不在穿刺通道上，可酌情行 TIPS 或 PTPE 以减轻门静脉压力，防治静脉曲张破裂出血；行脾动脉栓塞术也可减轻门静脉高压。

（2）脾功能亢进：为肝癌患者的常见伴随病变，对此类患者应在 TACE 治疗同时进行部分脾动脉栓塞术，以减轻门静脉高压，缓解脾功能亢进症状。

（3）其他：急症 TACE 治疗肝癌病灶破裂出血；放置金属内支架来缓解因下腔静脉癌栓或压迫所致的阻塞等。

8. 肝癌肺转移的介入治疗　肺转移也是中、晚期肝癌患者的常见现象，对这类患者应以治疗原发灶为主，尽可能控制肝癌病灶，同时对肺部转移灶采用多种方法进行介入治疗。目前可采用的方法：①肺动脉一次性大剂量化学治疗灌注；②经肺动脉药盒导管系统（PCS）连续化学治疗灌注；③支气管动脉一次性大剂量化学治疗灌注，尤其是多发病灶且病灶较大者；④肺内转移灶不超过 3 个的患者可行碘化油乳剂肺动脉化学治疗栓塞，如病灶易于经皮肺穿刺者可行局部无水乙醇及碘化油乳剂瘤内注射术。在介入治疗间期应加强免疫治疗，必要时酌情使用全身静脉化学治疗。

9. 肝癌伴肋骨转移的介入治疗　肝癌伴肋骨转移在晚期肝癌中也是常见的，可表现为局部疼痛、胸壁肿块，放射性核素骨扫描、肋骨 X 线片及 CT 片可明确肋骨破坏。对于此类患者，可先做超选择性相应肝间动脉造影，若为肝细胞癌转移所致，造影征象亦为供养动脉增粗、扭曲，见丰富肿瘤血管及肿瘤染色，然后给予单独的化学栓塞治疗，可取得明显效果。若为胆管细胞癌肝转移所致，则供养血管不丰富，仅能行动脉灌注化学治疗，效果不明显，可结合使用放射治疗以提高疗效。

10. 肝癌介入治疗与外科手术的关系　尽管手术切除仍是肝癌的首选疗法，但目前仍存在着居高不下的复发率。复发率高的原因，一是由于肝癌可呈多中心发生，二是许多患者手术切除时已有肝内播散。即使术前曾行 B 超、CT 或 MRI 检查，这 3 种方法对小于 1cm 病灶的检出率均较低。手术创伤及术后全身静脉化学治疗可使机体免疫功能下降，原有微小病灶迅速增大形成所谓的"复发"。为此，对于准备手术切除的患者，术前介入治疗是非常有价值的。

七、围手术期处理

介入术后除常规血管性介入术后处理外，适当补液，并根据不同情况给予保肝、拈酸、止吐等药物。

栓塞后综合征是术后最常见的反应，包括恶心、呕吐、发热、腹痛、肝功能损害、黄疸、腹水、麻痹性肠梗阻、非靶器官栓塞等。上述反应多为一过性，对症处理即可。其中发热多为肿瘤坏死吸收热，常可至38～39℃，多为7～14天，也可持续1个月，抗生素效果不明显，吲哚美辛（消炎痛）处理多能奏效，必要时可短期使用地塞米松5mg静脉滴注。腹痛的常见原因有碘化油栓塞反应、胆囊炎及近肝包膜的肿瘤治疗后坏死所致局限性腹膜炎，可酌情分别对症处理，只要无外科急腹症，就可适当应用止痛剂止痛。

肝癌介入治疗术后的常见并发症有胆囊炎、胃肠道黏膜糜烂溃疡、脾栓塞、食管胃底曲张静脉破裂出血等，少见的有肝脓肿，肝、肾功能衰竭，及非靶器官误栓、胰腺炎等。由于肝癌介入治疗常规用碘化油乳剂加明胶海绵栓塞，一般较安全，只要应用适当，很少有严重非靶器官梗塞、坏死。

1. 胆囊炎　胆囊炎发病原因是胆囊动脉源于肝右动脉，而导管头端通常不超过该动脉，化学治疗栓塞时的化学治疗药物及栓塞剂或多或少地会进入该动脉引起胆囊炎，临床上主要表现为右上腹痛伴有胆囊区压痛及反跳痛等。

防治胆囊炎的基本要点是在不影响疗效的情况下导管头端尽可能越过胆囊动脉，推注化学治疗药物及栓塞剂时速度不宜太快，如发现较多碘化油乳剂进入胆囊动脉，则应停止栓塞，术后按胆囊炎治疗，给予抗菌、抗炎、解痉及利胆。

2. 胃十二指肠病变　胃十二指肠病变相当常见，其主要原因：①因部分化学治疗药及栓塞剂进入或反流至胃十二指肠动脉所致不良反应和异位栓塞作用；②应激性反应等，临床上主要表现为中上腹疼痛、反酸、饱胀、上消化道出血等，胃镜检查可见黏膜炎症、糜烂、溃疡等。

防治胃十二指肠病变的要点：①手术前行上消化道钡餐检查；②手术中尽量避免化学治疗药及栓塞剂进入胃及十二指肠动脉；③手术后常规应用胃肠道黏膜保护剂及止酸药物，如硫糖铝、米索前列醇、西咪替丁、奥美拉唑等。

3. 食管胃底静脉曲张破裂出血　食管胃底静脉曲张破裂出血属于较常见并发症之一，其主要原因有：①患者原有肝硬化门静脉高压、肿瘤累及门静脉及肝动脉门静脉瘘等所致的食管胃底静脉曲张；②介入治疗中栓塞剂经肝动脉门静脉瘘进入门静脉及术后的恶心、呕吐等均可进一步加重门静脉高压，从而导致食管胃底静脉曲张破裂出血。临床上主要表现为大量呕血，血液为暗红色，注意与剧烈呕吐造成的胃黏膜撕裂出血相鉴别。

防治要点：①手术前常规上消化道钡餐检查；②有门静脉高压但无癌栓患者，可口服普萘洛尔，使心率减为服药前的75%，如门静脉高压伴癌栓，可用螺内酯20mg，每日4次；③门静脉高压患者输注白蛋白、血浆时宜少量分次，输注前后静脉推注呋塞米20mg；④对门静脉高压所致的食管胃底静脉破裂出血者，可先用内科治疗，如静脉滴注垂体后叶素、奥曲肽。如出血仍控制不住，可使用三腔管压迫止血、内镜下注射硬化剂，必要时可行急症TIPS或PTPE。

八、预后影响因素

影响肝癌介入治疗预后的因素很多，主要与肿瘤类型、临床分期、治疗方法、患者本身状况、门静脉癌栓等有关。

1. 肿瘤类型　①肿瘤细胞类型与血供：富血管与多血管肿瘤比少血管肿瘤预后好，肝细胞癌多属前者，胆管细胞癌则多为后者，故肝细胞癌预后相对较好；②肿瘤边界及包膜：边界清，有包膜者预后较好；③肿瘤大小：越小越好，5cm以下肿瘤预后比5cm以上者好；④肿瘤范围，局限者较好；⑤有明显动脉-静脉瘘者较差，范围越大越差。

2. 临床分期　有淋巴结转移及远处转移者预后较差，对转移病灶采取积极治疗者预后比放弃治疗者好。

3. 治疗方法 ①介入治疗：TAE 较 TAI 好，多种方法联合应用较好；②碘化油充填或末梢栓塞：越完全预后越好；③治疗间隔：适当延长者好；④采用适当综合治疗者预后较好。

4. 患者本身状况 ①肝脏基础：肝硬化越轻越好，肝功能正常者较好；②伴随病变：有严重伴随病变者预后差；③年龄：年长者较年轻者好，60 岁左右患者有较好的疗效；④心理因素：性格开朗意志坚强者预后较好；⑤全身状况较好者，相对预后好。

5. 门静脉癌栓 门静脉主干癌栓疗效较差；分支癌栓较主干癌栓者疗效好，治疗者较不治疗者预后好，采用适当栓塞治疗则预后明显好于不栓塞者。

TACE 是目前肝恶性肿瘤非手术治疗中效果显著的，同时也是常用的疗法。为了提高肝恶性肿瘤介入治疗的疗效，一方面要不断完善介入治疗方法，另一方面需改变过去介入治疗对象主要是中、晚期肝癌的状况，应包括早期肝癌和中、小肝癌，才能进一步提高肝癌的治疗效果。鉴于肝癌的高复发、多中心及肝硬化等特殊性，需摒弃单纯手术切除的观念，改用多种方法综合治疗。

（程英升　杨　凯　田庆华　冯丽帅）

<h2 align="center">参 考 文 献</h2>

［1］ LAMMER J, MALAGARI K, VOGL T, et al. Prospective randomized study of doxorubicin- eluting-bead embolization in the treatment of hepatocellular carcinoma: results of the PRECISION Ⅴ Study [J]. Cardiovasc Intervent Radiol, 2010, 33 (1): 41-52.

［2］ BROWN K T, DO R K, GONEN M, et al. Randomized trial of hepatic artery embolization for hepatocellular carcinoma using doxorubicin-eluting microspheres compared with embolization with microspheres alone [J]. J Clin Oncol, 2016, 34 (17): 2046-2053.

［3］ 中华人民共和国卫生和计划生育委员会医政医管局. 原发性肝癌诊疗规范 (2017 年版)[S/J]. 中华消化的外科杂志, 2017, 16 (7): 705-720.

［4］ GOLFIERI R, GIAMPALMA E, RENZULLI M, et al. Randomized controlled trial of doxorubicin-eluting beads vs. conventional chemoembolization for hepatocellular carcinoma [J]. Br J Cancer, 2014, 111 (2): 255-264.

［5］ WOO H Y, HEO J. Transarterial chemoembolization using drug eluting beads for the treatment of hepatocellular carcinoma: now and future [J]. Clin Mol Hepatol, 2015, 21 (4): 344-348.

［6］ HUANG K J, ZHOU Q, WANG R, et al. Doxorubicin-eluting beads versus conventional transarterial chemoembolization for the treatment of hepatocellular carcinoma [J]. J Gastroenterol Hepatol, 2014, 29 (5): 920-925.

［7］ KOOBY D A, EGNATASHVILI V, SRINIVASAN S, et al. Comparison of Yttrium-90 radioembolization and transcatheter arterial chemoembolization for the treatment of unresectable hepatocellular carcinoma [J]. J Vasc Interv Radiol, 2010, 21 (2): 224-230.

［8］ BESTER L, METELING B, BOSHELL D, et al. Transarterial chemoembolization and radioembolization for the treatment of primary liver cancer and secondary liver cancer: a review of the literature [J]. J Med Imaging Radiat Oncol, 2014, 58 (3): 341-352.

［9］ SALEM R, LEWANDOWSKI R J. Chemoembolization and radioembolization for hepatocellular carcinoma [J]. Clin Gastroenterol Hepatol, 2013, 11 (6): 604-611.

［10］ 中华医学会放射学分会介入学组协作组. 原发性肝细胞癌经导管肝动脉化疗性栓塞治疗技术操作规范专家共识 [S/J]. 中华放射学杂志, 2011, 45 (10): 908-912.

［11］ SUN J H, ZHOU G H, ZHANG Y L, et al. Chemoembolization of liver cancer with drug-loading microsphere 50-100 μm [J]. Oncotarget, 2017, 8 (3): 5392-5399.

［12］ MCDEVITT J L, ALIAN A, KAPOOR B, et al. Single-Center comparison of overall survival and toxicities in patients with infiltrative hepatocellular carcinoma treated with Yttrium-90 radioembolization or drug-eluting embolic transarterial chemoembolization [J]. J Vasc Interv Radiol, 2017, 28: 1-7.

［13］ LOBO L, YAKOUB D, PICADO O, et al. Unresectable hepatocellular carcinoma: radioembolization versus chemoembolization: a systematic review and meta-analysis [J]. Cardiovasc Intervent Radiol, 2016, 39 (11): 1580-1588.

［14］ 全国肝癌合并癌栓诊治研究协作组. 肝细胞癌合并门静脉癌栓多学科诊治中国专家共识 (2016 年版)[S/J]. 中华消化外科杂志, 2016, 15 (5): 411-415.

第 8 节 肝动脉灌注化疗

　　肝动脉灌注化疗（hepatic arterial infusion chemotherapy，HAIC）指在医学影像设备引导下，将导管置入肝动脉-肿瘤血管，通过肝动脉药盒及导管留置技术，对肝内肿瘤进行序贯化疗药物灌注治疗，作为一种微创介入治疗方法，具有创伤小、恢复快、手术时间短、安全、副作用小、疗效肯定等特点。

　　由于 HCC 的血供主要来源于肝动脉，肝动脉栓塞术（TAE）及化疗栓塞术（TACE）作为不可切除中晚期 HCC 的有效治疗手段得到了广泛的推荐应用[1-2]。但对病灶体积较大、没有包膜、具有门静脉癌栓、肝外转移等的中晚期患者，传统的单纯 TACE 治疗通常不能使病灶完全坏死，肿瘤复发转移及多次 TACE 导致的肝硬化，使患者长期生存率仍不满意。近年来，HAIC 治疗在方法学、药物选择、联合 TAE（或靶向药物、免疫治疗、放疗）等方面治疗中晚期原发性肝癌进行了许多有益的临床探索，引人关注[3-5]。

　　研究表明，以结直肠癌肝转移为代表的多数肝转移癌存在肝动脉血供，HAIC 经肿瘤供血动脉给予高浓度的化疗药物灌注，因减少生物膜的阻隔和血浆蛋白的结合，从而可以充分发挥药物的"首过效应"，治疗肝脏优势转移或部分对静脉化疗耐药或进展的患者，可以达到治疗肿瘤、缓解症状和延长生存期的目的[6]。

一、适应证与禁忌证[7-12]

1. 适应证

　　（1）无法手术切除的中晚期原发性肝癌；尤其肿瘤体积负荷较大、数量较多（大于 4 个）或合并门静脉二级以上分支瘤栓、肝门淋巴结转移的患者[13]；

　　（2）原发性肝癌外科或消融术后复发转移、TACE 治疗抵抗或耐药的患者；

　　（3）原发性肝癌术后存在复发高危因素，术后预防性动脉化疗[14]；

　　（4）联合全身治疗基础上，各种肝转移癌系统化疗耐药或进展；或肝脏转移瘤为"优势"转移的患者[15-17]；

　　（5）原发性肝癌或肝转移癌为转化降期行外科手术或消融治疗的患者。

2. 禁忌证

　　（1）存在化疗禁忌，无法行化疗者；

　　（2）对比剂过敏；

　　（3）严重肝硬化伴有门静脉高压症，无法耐受治疗者；

　　（4）肝功能分级为 Child-Pugh 分级 C 级，经治疗后无法改善；

　　（5）严重的肝、肾、心、肺、脑等主要脏器功能衰竭；

　　（6）晚期肝癌门静脉主干癌栓，不伴有侧支循环代偿者；

　　（7）不可纠正的凝血功能障碍及严重血象异常，有严重出血倾向；

　　（8）顽固性大量腹水、恶病质；

（9）活动性感染，尤其是胆道系统感染等；

（10）患者意识障碍或不能配合治疗；

（11）治疗前 1 个月内有食管胃底静脉曲张破裂出血；

（12）肝动脉解剖变异，留置导管困难者。

二、手术程序

（一）介入手术[18]

1）双侧腹股沟区常规消毒、铺巾；

2）触摸一侧股动脉，一般选右侧腹股沟韧带下方 1～1.5cm 为穿刺点，逐层局部浸润麻醉；应用 Seldinger 技术行股动脉穿刺，植入动脉鞘管；

3）置入 4F/5F RH 导管至腹腔动脉、肠系膜上动脉等血管造影；

4）观察有无高流量肝内动静脉瘘、动门静脉瘘，并间接门静脉造影，观察门静脉通畅及侧支形成情况；

5）使用同轴导管技术，引入微导管，超选择至肿瘤供血动脉，根据肿瘤染色情况，可行动脉栓塞治疗；

6）留置微导管，微导管留置位置的选择

（1）对于大多数无血管变异患者，选择留置于肝固有动脉，兼顾全肝（图 69-8-1）。

（2）如遇到血管解剖变异：肝固有动脉较短，肝左、右动脉与胃十二指肠动脉距离较近或无明确肝固有动脉（即肝左、右动脉与胃十二指肠动脉呈"三岔口"走形）或肝左动脉在胃十二指肠动脉之前发出时，为防止化疗药进入胃十二指肠动脉，可将胃十二指肠动脉用微弹簧圈栓塞后将微导管留置于肝总动脉。如胃右动脉或胃网膜动脉分支发自肝固有动脉或肝左动脉，亦可用微弹簧圈行保护性栓塞（图 69-8-2、图 69-8-3）。

（3）当肝左、右动脉单独发出（图 69-8-4）或发自不同动脉，如肝左动脉与胃左动脉共干或肝右动脉发自肠系膜上动脉，可选择先栓塞肿瘤负荷较小一侧动脉，然后将微导管留置于肿瘤负荷较大一侧血管。如一侧无肿瘤，可直接将微导管留置于患侧血管。

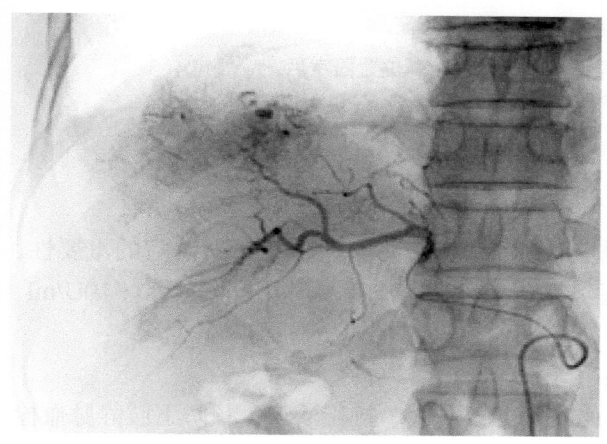

图 69-8-1　肝左、右动脉依次移行发自肝固有
动脉，留置微导管于肝固有动脉

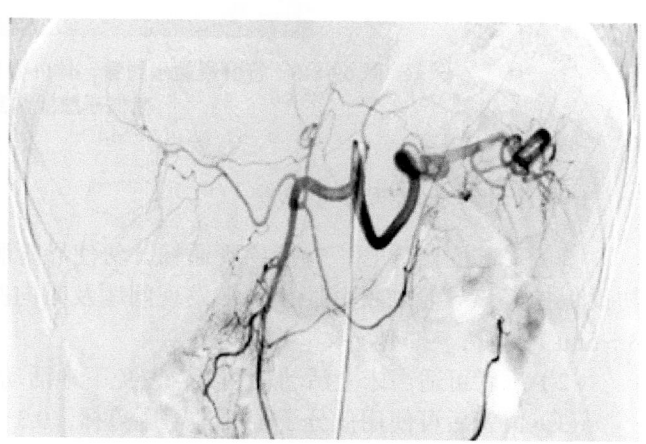

图 69-8-2　无明确肝固有动脉
肝左、右动脉与胃十二指肠动脉呈"三岔口"走形。

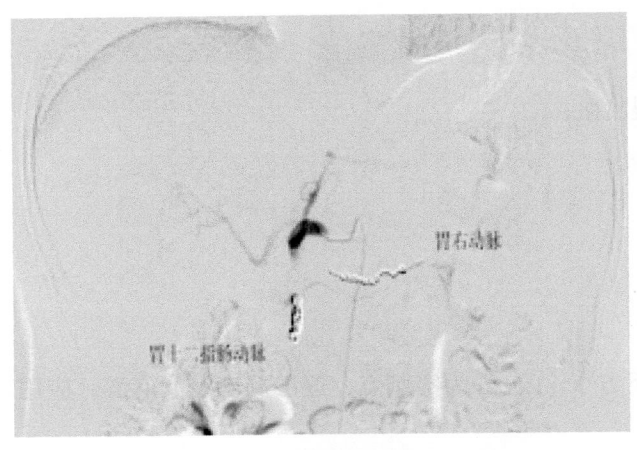

图 69-8-3　微弹簧圈行保护性栓塞

胃右动脉及胃十二指肠动脉分别用微弹簧圈栓塞，留置导管于肝总动脉。

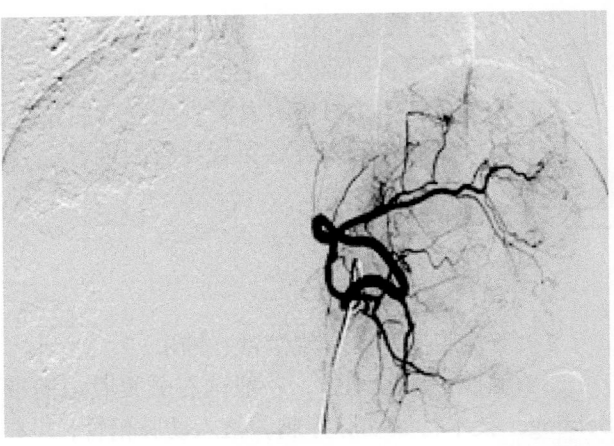

图 69-8-4　肝左、右动脉单独发出，碘油＋明胶海绵栓塞肝右动脉后，留置导管于肝左动脉行 HAIC 治疗

7）留置微导管后造影，再次确定导管位置；

8）体外固定微导管与造影导管相对位置，微导管外接肝素帽，肝素盐水（12.5U/ml，3～5ml）冲管；

9）术区消毒，无菌包扎固定导管（图 69-8-5），或连接药盒系统在腹部或大腿皮下埋置。

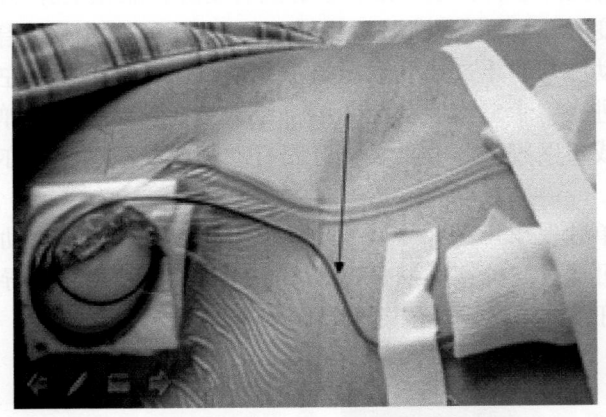

图 69-8-5　行肝素盐水封管，体外微导管与造影导管相对位置固定后，
盘曲于腹股沟穿刺点附近

（二）术后护理及导管维护

（1）妥善固定导管，保持导管通畅，勿使导管脱出、打折。向患者说明该导管对治疗的重要性，协助保护好该导管勿使其脱出，如发现问题及时向医生报告。化疗完成后及时用肝素盐水（10U/ml，3～5ml）封管；

（2）患者可适当床上活动、翻身，避免下地活动；

（3）留管后可使用低分子量肝素（速碧林，0.3～0.6ml，1天2次）抗凝治疗，预防下肢静脉血栓形成；肝硬化脾功能亢进、凝血功能异常者酌情使用；

（4）应用通便药、胃肠动力药物，促进胃肠蠕动，帮助排气、排便，防止卧床肠梗阻发生；

（5）对于既往曾经行胆肠吻合手术患者，预防应用抗生素；

（6）如患者出现寒战、高热，立即停止化疗；疑导管内有细菌污染而导致菌血症者，应全身或经导管内注射广谱抗生素抗感染治疗。

（三）经肝动脉化疗

1. 药物选择[19-21]

（1）化疗药物：常用药有表柔比星、氟尿嘧啶、奥沙利铂（OXA）、伊立替康、雷替曲塞、顺铂、卡铂、洛铂、紫杉醇、多西他赛、吉西他滨等，也可根据肿瘤化疗药物敏感试验选择较敏感的药物2种或3种联合。肝转移癌患者常选用全身化疗方案所用药[22-23]；

（2）靶向与免疫治疗药物：安维汀、西妥昔单抗、干扰素、白细胞介素-Ⅱ、肿瘤坏死因子、LAK细胞、TIL细胞等，根据病情选择，可与化疗药序贯灌注，也可单独应用。

2. 灌注方法 分为直接推注法、输液泵／微量注射泵持续注射法。根据药物种类、设备条件选择不同的方法。

（1）直接推注法：方法简便、快速，缺点是患者反应较大，易引起血管痉挛性疼痛、恶心、呕吐等症状。可先从导管内注射1%利多卡因注射液防止血管痉挛。继而依次注射化疗药物，注射速度不能太快，每种药一般需用5～10分钟推注完毕。药物注射完后用肝素盐水封管，妥善固定导管，并用消毒纱布覆盖。根据化疗计划可每天推注一种或数种化疗药。

（2）输液泵／微量注射泵持续注射法（图69-8-6）：输液泵是利用旋转压轮上的若干滚珠，持续地滚压嵌在导向托架上的输液管，将药液缓慢地加压滴注入动脉内。具体操作方法：将化疗药加在输液瓶／袋中，接上输液管，将输液管嵌在蠕动泵转盘上，根据化疗药需泵入时长调节滴注速度，将输液管连接于动脉导管，化疗药持续输入导管内。此种输注方法优点为化疗药能缓慢输入、持续灌注，更符合某些药物药代治疗动力学特点，疗效较好，患者反应较小。

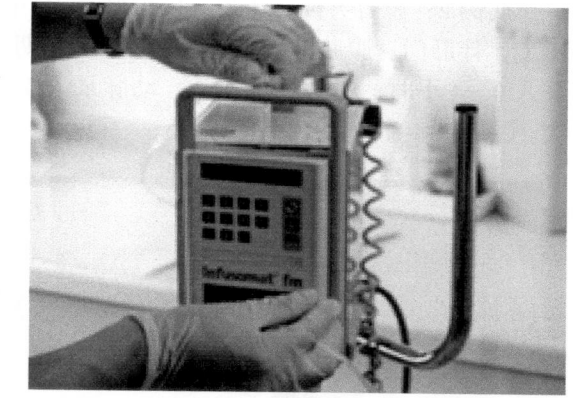

图69-8-6　输液泵

微量注射泵可分为机械泵和电子泵，其优点是可持续注射24～48小时，尤其是后者能调节速度，最慢速度可达0.2ml/h，使药液能缓慢匀速注入，药物输完后会自动报警，可以便携。

3. 化疗期间注意事项

（1）化疗期间应给予止吐药、制酸药、保护胃黏膜等药物，减轻胃肠道反应。化疗前及化疗期间注意水化及利尿治疗。某些化疗药物化疗前需要预处理，如紫杉醇，处理方法同静脉化疗。

（2）如化疗药物引起血管痉挛，导致患者疼痛，可予1%利多卡因注射液1～2支加入100～250ml 0.9%氯化钠溶液或5%葡萄糖溶液中（根据化疗药溶媒选择），缓慢泵入或应用其他镇痛药物缓解症状；如患者腹疼剧烈，可直接经动脉导管推注1%利多卡因注射液1支缓解疼痛。

（3）骨髓抑制。主要表现为周围血象的抑制，出现血象降低。在化疗期间应定期化验血常规，观察血象变化。如术前即存在血象降低，化疗药应酌情减量，或暂停化疗；如化疗后出现Ⅲ°～Ⅳ°骨髓抑制，应停止化疗，给予升血治疗，必要时予以输血治疗。

（4）当化疗期间出现严重肝、肾功能损害时，应停止化疗。

（5）根据患者对化疗药的反应来调整用药量及时间。如果患者胃肠道症状较轻，可继续原化疗方案，如果出现上腹剧烈疼痛、恶心、呕吐等症状时，应适时减少用药剂量，并延长注射时间。

HAIC治疗典型病例

病例1：患者男性，60岁，患乙型肝炎40年，主因"腹胀，发现肝占位1月余"入院。PS＝1，Child-Pugh分级A级，AFP 224ng/ml。临床诊断：原发性肝癌，门静脉主干癌栓（BCLC C期）。给予TAE联合HAIC治疗，方案：OXA 150mg，动脉泵入0～4小时；亚叶酸钙300mg，静脉滴注2～4小时；

5-FU 2.5g，动脉泵入 4～24 小时。（图 69-8-7）

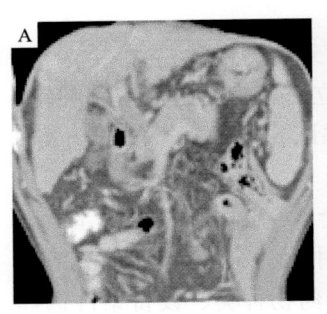 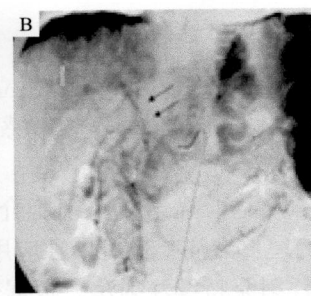 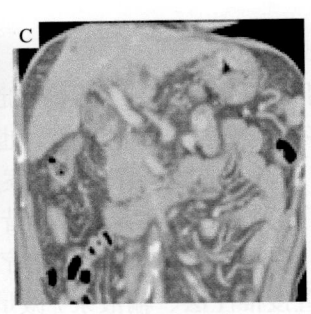 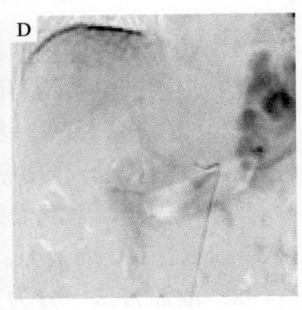

图 69-8-7　HCC 患者 TAE＋HAIC 治疗

A. 术前腹部 CT。肝右叶多发结节状动脉期强化病灶，门静脉主干内见长条状瘤栓；

B. 术中腹腔干造影（门静脉期）：肝右叶结节状肿瘤染色（白箭头），门静脉主干内见充盈缺损（黑箭头）；

C. 2 周期 HAIC 治疗后 TAE＋HAIC 治疗后 CT：肝右叶结节病灶，明显缩小，无动脉期强化，门静脉主干癌栓消失，CR（mRECIST 标准）；

D. 2 周期 HAIC 治疗后造影：肝内未见明确肿瘤染色，门静脉主干通畅，充盈缺损消失。

病例 2：患者男性，61 岁，丙型肝炎 10 年，AFP 2527ng/ml，PS＝1，Child-Pugh A 级。临床诊断：HCC，伴肝门、腹腔淋巴结转移，BCLC C 期。给予 TAE 联合 HAIC 治疗，方案：OXA 150mg，动脉泵入 0～4 小时；雷替曲塞 4mg，动脉泵入 4～6 小时，术后第 3 天联合服用索拉非尼 200mg，一天 2 次。（图 69-8-8）

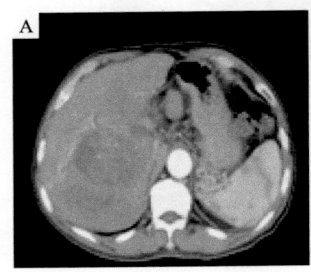 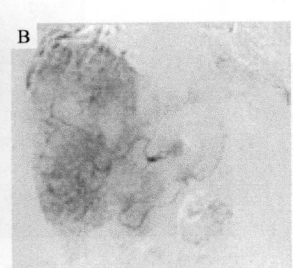 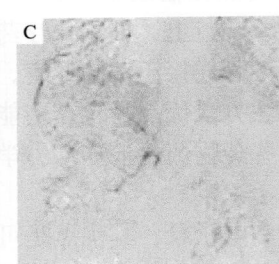 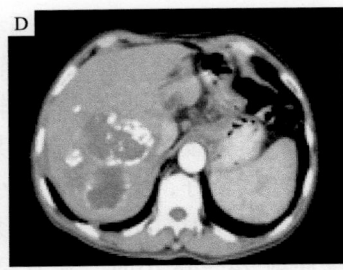

图 69-8-8　HCC 患者 TAE＋HAIC 治疗＋口服索拉非尼治疗 2 周期（间隔 6 周）

A. 术前腹部 CT：肝右叶巨大团块状动脉期强化病灶；

B. 术中腹腔干造影：肝右叶巨块状明显肿瘤染色，由肝右动脉供血；

C. 给予微导管超选择造影后，超液化碘油及 100～300μm 微球栓塞后，肿瘤染色减少，留置导管于肝右动脉；

D. 2 周期治疗后 CT 评效（mRECIST 标准）：肝内病灶 CR，腹腔、肝门淋巴结 PR。

（四）HAIC 结束后拔管

当化疗结束时即可拔除动脉导管。拔管时可先将 RH 导管连同微导管慢慢拔出，保留鞘管。然后消毒穿刺点周围皮肤，戴无菌手套，左手触摸动脉鞘管进入股动脉的位置并用力按压，右手拔出鞘管，用力按压 10～15 分钟，当放松压迫而无止血血液流出时，提示动脉瘘口已封闭。后用纱布卷替代手指压迫，弹力绷带呈 8 字形加压包扎或使用压迫器。包扎后 6～8 小时内术肢制动。前 2 小时每 15 分钟观察穿刺点有无渗血，如有，需重新包扎。加压包扎 1～2 小时后术肢踝关节可做"踝泵运动"，家属配合按摩下肢肌肉，促进术肢血液循环，预防静脉血栓形成。6 小时后患者保持术肢髋关节伸直可床上翻身，8～12 小时后拆除压迫器或弹力绷带，然后下地活动。

三、技术要点

技术要点为重视 HAIC 方案的优化、术中操作细节、保护性栓塞及血流重建等。

（1）严格选择适应证；

（2）注重术中血管造影的表现，针对性进行留置导管位置的选择，保证化疗药物灌注的准确性；

（3）对于留管不能避免的胃十二指肠动脉、胃右动脉等血管，可考虑给予保护性栓塞；

（4）留置微导管距离胆囊动脉开口，建议距离 2cm 以上；

（5）如果存在替代／副肝左、肝右或肝固有动脉，建议分次进行治疗或使用弹簧圈等进行血流重建，保证化疗导管（血管）的"唯一性"；

（6）是否需要联合动脉栓塞治疗，需根据肿瘤染色血供情况，结合肿瘤的病理类型进行考虑，建议开展相关的随机对照临床研究；

（7）HAIC 治疗的具体剂量、周期等化疗方案问题仍需要通过更多基础实验及临床工作进行验证，不能盲目给予过高化疗剂量，注意不同化疗药物的特殊不良反应监测与治疗（如伊立替康的严重血液毒性、迟发性腹泻、急性胆碱能综合征等不良反应）；

（8）肝动脉输液港植入，需要关注导管头端的固定位置、连接和维护，延长输液港的应用时间。

四、HAIC 后并发症及其处理

HAIC 治疗安全有效，并发症较少，除了要关注化疗药物所致的血液毒性、消化道反应、神经毒性等外，还要关注 HAIC 技术操作可能带来的并发症：

1. 皮下淤血或血肿　是最常见的并发症。表现为穿刺点皮下淤血、血肿，多为自限性，大多可自行吸收，应用热敷、中药外敷等可缩短吸收时间。此外，若穿刺点过高而穿入髂外动脉，术后常因无坚硬的耻骨梳为压迫支撑点而引起盆腔血肿或腹膜后血肿，这是一种严重的穿刺点并发症。一旦确诊应立即处理，包括输血和压迫止血，必要时行外科修补。

2. 假性动脉瘤（pseudoaneurysm，PSA）　股动脉 PSA 多不能自愈，血流的冲击使瘤体不断扩大，瘤壁容易破裂，瘤体可压迫股动、静脉引起栓塞，如瘤腔内血栓脱落可导致载瘤动脉远端栓塞。因此，一旦确诊宜早期治疗。目前其治疗方法有加压包扎、超声引导下按压修复、超声引导下注射凝血酶及外科手术切除与修补术。超声引导下瘤腔内注射凝血酶是治疗 PSA 的有效手段。采用低浓度的凝血酶（100～200U/ml）注射 1～2ml 即可有效封闭瘘口，减少压迫卧床时间，并有助于降低动脉血栓的发生。

3. 动静脉瘘　当穿刺针同时穿透股动脉和股静脉，在两者之间产生一个通道，股动脉流出的血液进入股静脉腔内即形成动静脉瘘（arteriovenous fistula，AVF）。AVF 多位于腹股沟韧带下 3cm 处，因该处的股静脉多在股动脉或其分支的下方。避免反复穿刺损伤股动脉和股静脉是预防动静脉瘘产生的主要措施。AVF 有不断增大和破裂的危险，需要积极处理。其治疗可先采用压迫法治疗，如直接手压迫或超声导引下按压修复等，多数 AVF 可闭合。对上述处理无效者应及时外科手术修补。

4. 血栓形成　股动脉穿刺部位血栓形成的典型表现为肢体疼痛、苍白、脉搏消失、感觉异常和瘫痪。术前和术后检查肢体搏动的情况很重要。如脉搏微弱消失，应立即解开包扎，嘱患者常做足部背屈活动，加强抗凝治疗，可用尿激酶、低分子右旋糖酐等。一旦神经功能丧失即应立即给予抗凝、溶栓治疗或者行外科手术干预。

5. 血管迷走反射（vasovagal reaction，VVR）　又称血管神经性迷走反射（Bezold-Jarisch 反射），因其常在拔鞘管时发生故而称之为"拔管综合征"，往往在介入后休息 4～6 小时后拔管时发生，临床上较为常见，只是大部分症状轻微而未引起重视。VVR 多表现为拔去动脉鞘时突然发生血压下降、心率减慢、面色苍白、全身大汗、恶心、呕吐、呼吸减慢、神志淡漠。疼痛、紧张和血容量偏低是引起血管迷走神经反射的主要原因，精神过度紧张、动脉穿刺部位有血肿、局部按压力量过猛等为其主要诱发因素，尤其是有晕厥病史者更容易发生。拔除鞘管前应向患者做好解释工作，消除恐惧和紧张心理，必要时局部麻醉，避免疼痛。

6. 术肢静脉血栓、肺栓塞 术肢静脉血栓多因留管时间过长、术肢制动引起。预防关键在于术肢常做"踝泵运动"、家属配合按摩术肢肌肉,促进血液循环,并预防应用低分子量肝素。如出现术肢肿胀,应立即行床旁超声检查,明确有无血栓形成。一旦出现静脉血栓,应予抗凝治疗,或予尿激酶溶栓治疗,必要时可手术取栓。如血栓范围较大,应行下腔静脉滤器植入术,预防血栓脱落导致的肺动脉栓塞。

肝动脉灌注化疗(HAIC)对于中晚期弥漫性 HCC、TACE 抵抗、巨大不可切除 HCC 及晚期伴门静脉癌栓及肝外转移患者,在疗效、不良反应、转化治疗方面显示了一定的优势和应用前景;在联合全身治疗基础上,HAIC 治疗对各种肝转移癌系统化疗耐药或进展,或肝脏转移瘤为"优势"转移的患者也提供了一种治疗策略。未来需要我们进一步优化 HAIC 化疗方案,重视介入治疗术中操作细节,提高灌注化疗的准确性和疗效,减少药物及操作的不良反应,科学地设计开展与 TACE、放疗、靶向、免疫药物等治疗手段比较或联合治疗的临床研究。

(朱 旭 高 嵩 寇福新)

参 考 文 献

[1] LLOVET J M, BRUIX J. Systematic review of randomized trials for unresectable hepatocellular carcinoma: chemoembolization improves survival [J]. Hepatology, 2003, 37 (2): 429-442.

[2] PAWLIK T M, REYES D K, COSGROVE D, et al. Phase II trial of sorafenib combined with concurrent transarterial chemoembolization with drug-eluting beads for hepatocellular carcinoma [J]. J Clin Oncol, 2011, 29 (30): 3960-3967.

[3] GAO S, ZHANG P J, GUO J H, et al. Chemoembolization alone vs. combined chemoembolization and hepatic arterial infusion chemotherapy in inoperable hepatocellular carcinoma patients [J]. World J Gastroenterol, 2015, 21 (36): 10443-10452.

[4] NISHIKAWA H, OSAKI Y, KITA R, et al. Hepatic arterial infusion chemotherapy for advanced hepatocellular carcinoma in Japan [J]. Cancers, 2012, 4 (4): 165-183.

[5] TERASHIMA T, YAMASHITA T, ARAI K, et al. Feasibility and efficacy of hepatic arterial infusion chemotherapy for advanced hepatocellular carcinoma after sorafenib [J]. Hepatol Res, 2014, 44 (12): 1179-1185.

[6] SHIOZAWA K, WATANABE M, IKEHARA T, et al. Comparison of sorafenib and hepatic arterial infusion chemotherapy for advanced hepatocellular carcinoma: a propensity score matching study [J]. Hepatogastroenterology, 2014, 61 (132): 885-891.

[7] KODAMA K, KAWAOKA T, AIKATA H, et al. Comparison of outcome of hepatic arterial infusion chemotherapy combined with radiotherapy and sorafenib for advanced hepatocellular carcinoma patients with major portal vein tumor thrombosis [J]. Oncology, 2018, 94 (4): 215-222.

[8] IKEDA M, SHIMIZU S, SATO T, et al. Sorafenib plus hepatic arterial infusion chemotherapy with cisplatin vs. sorafenib for advanced hepatocellular carcinoma: randomized phase II trial [J]. Ann Oncol, 2016, 27 (11): 2090-2096.

[9] MORIYA K, NAMISAKI T, SATO S, et al. Efficacy of bi-monthly hepatic arterial infusion chemotherapy for advanced hepatocellular carcinoma [J]. J Gastrointest Oncol, 2018, 9 (4): 741-749.

[10] TAJIRI K, FUTSUKAICHI Y, KOBAYASHI S, et al. Efficacy of on-demand intrahepatic arterial therapy in combination with sorafenib for advanced hepatocellular carcinoma [J]. Onco Targets Ther, 2019, 12: 2205-2214.

[11] IKUTA S, AIHARA T, YAMANAKA N, et al. Efficacy of sequential sorafenib plus hepatic arterial infusion chemotherapy in patients with Barcelona Clinic Liver Cancer stage B and C hepatocellular carcinoma: a retrospective single-institution study [J]. Contemp Oncol, (Pozn)2018, 22 (3): 165-171.

[12] KUDO M, UESHIMA K, YOKOSUKA O, et al. Sorafenib plus low-dose cisplatin and fluorouracil hepatic arterial infusion chemotherapy versus sorafenib alone in patients with advanced hepatocellular carcinoma (SILIUS): a randomized, open label, phase 3 trial [J]. Lancet Gastroenterol Hepatol, 2018, 3 (6): 424-432.

[13] LYU N, KONG Y, PAN T, et al. Hepatic arterial infusion of oxaliplatin, fluorouracil, and leucovorin in hepatocellular cancer with extrahepatic spread [J]. J Vasc Interv Radiol, 2019, 30 (3): 349-357.

［14］HSIAO J H, TSAI C C, LIANG T J, et al. Adjuvant hepatic arterial infusion chemotherapy is beneficial for selective patients with hepatocellular carcinoma undergoing surgical treatment [J]. Int J Surg, 2017, 45: 35-41.

［15］GOI T, NARUSE T, KIMURA Y, et al. Hepatic artery infusion therapy is effective for chemotherapy-resistant liver metastatic colorectal cancer [J]. World J Surg Oncol, 2015, 13: 296.

［16］YOSHIMATSU K, OSAWA G, YOKOMIZO H, et al. Hepatic arterial infusion chemotherapy for life threatening patients due to liver metastases from colorectal cancer with cetuximab [J]. Hepatogastroenterology, 2015, 62 (139): 612-614.

［17］FUKAMI Y, KANEOKA Y, MAEDA A, et al. Adjuvant hepatic artery infusion chemotherapy after hemihepatectomy for gastric cancer liver metastases [J]. Int J Surg, 2017, 46: 79-84.

［18］HU J, ZHU X, WANG X, et al. Evaluation of percutaneous unilateral transfemoral implantation of side-hole port catheter system with coil only fixed catheter- tip for hepatic arterial infusion chemotherapy [J]. Cancer Imaging, 2019, 19 (1): 15.

［19］LYU N, LIN Y, KONG Y, et al. FOXAI: a phase II trial evaluating the efficacy and safety of hepatic arterial infusion of oxaliplatin plus fluorouracil/leucovorin for advanced hepatocellular carcinoma [J]. Gut, 2018, 67 (2): 395-396.

［20］HE M K, LE Y, LI Q J, et al. Hepatic artery infusion chemotherapy using mFOLFOX versus transarterial chemoembolization for massive unresectable hepatocellular carcinoma: a prospective non-randomized study [J]. Chin I Cancer, 2017, 36 (1): 83-91.

［21］HE M, LI Q, ZOU R, et al. Sorafenib plus hepatic arterial infusion of Oxaliplatin, Fluorouracil, and Leucovorin vs Sorafenib alone for hepatocellular carcinoma with portal vein invasion: a randomized clinical trial [J]. JAMA Oncol, 2019, 5 (7): 953-960.

［22］VOLOVAT S R, VOLOVAT C, NEGRU S M, et al. The efficacy and safety of hepatic arterial infusion of oxaliplatin plus intravenous irinotecan, leucovorin and fluorouracil in colorectal cancer with inoperable hepatic metastasis [J]. J Chemother, 2016, 28 (3): 235-241.

［23］BOIGE V, MALKA D, ELIAS D, et al. Hepatic arterial infusion of oxaliplatin and intravenous LV5FU2 in unresectable liver metastases from colorectal cancer after systemic chemotherapy failure [J]. Ann Surg Oncol, 2008, 15 (1): 219-226.

第 9 节　经动脉放射栓塞术

近年来，经导管介入治疗技术快速发展，在包括肝癌在内的实体肿瘤治疗中占有重要地位。经动脉放射栓塞（transarterial radioembolization，TARE）治疗肝癌是经肝动脉途径，将放射性微球体沿导管缓慢注射到肿瘤血管内，通过微球体携带的放射性核素释放射线近距离照射，达到杀伤肿瘤的目的。本节将介绍钇-90 为放射源的选择性体内放射治疗的原理、适应证选择、治疗方案评估、操作要点及该技术在肝癌综合治疗中的应用。

一、钇-90

钇-90（yttrium-90）由锶-90（strontium-90）经过 β 衰变（β⁻ decay）产生，半衰期 64.1 小时，钇-90 再经 β 衰变成稳定的锆-90（zirconium-90）并释放最大能量 2.27 兆电子伏特（MeV）（平均 0.93 兆电子伏特）（图 69-9-1），并且钇-90 衰变的过程中只会单纯地释放 β 射线[1]。

$$^{90}_{38}\text{Sr} \rightarrow ^{90}_{39}\text{Y} + ^{0}_{-1}\beta + \overline{v_e} \quad (T_{1/2}=28.8 \text{ 年})$$

$$^{90}_{39}\text{Y} \rightarrow ^{90}_{40}\text{Sr} + ^{0}_{-1}\beta + \overline{v_e} \quad (T_{1/2}=64.1 \text{ 小时})$$

图 69-9-1　钇-90 衰变过程

由于钇-90 单纯释放出 β 射线，在组织内放射最长距离为 11mm，平均 2.5mm，可以借此特性执行选择性体内放射治疗（selective internal radiation therapy，SIRT 或 TARE）。将千万颗带有放射活性的钇-90 微球体经由肝动脉顺着血流注射到供给肝肿瘤的血管，而这些微球体会停留在肿瘤血管内，在近距离下释放出高剂量的辐射线来杀死邻近的癌细胞，且不伤害正常肝组织以达最佳疗效，因此称为选择性体内放射治疗。钇-90 半衰期约 64.1 小时，95% 的能量会在两周内释放完，使癌细胞凋亡。现今有两种钇-90 微球体产品，一为将钇-90 被覆在平均大小 32.5μm、具生物兼容性聚合树脂（biocompatible polymer resin）微球体表面的射钇菲尔钇-90 微球体；另为将钇-90 嵌入平均 25μm 玻璃微球体内的特钇菲尔钇-90 玻璃微球。微球体可植入在肝肿瘤的深处，但却不易通过肝血窦毛细血管进入肝静脉。

二、钇-90 选择性体内放射治疗临床现状

钇-90 选择性体内放射治疗的适应证除原发性肝癌以外，也可治疗大肠癌、神经内分泌瘤、乳癌等肝转移肿瘤，并且能够作为其他如化疗的辅助治疗。以往钇-90 选择性体内放射治疗主要用在巴塞罗那肝癌临床分期（Barcelona Clinical Liver Cancer，BCLC）B 期以及 C 期门静脉癌栓（portal vein tumor thrombosis，PVTT）的患者，现扩大使用于等待肝移植的患者作为移植前的衔接治疗（bridging therapy），或是大体积肿瘤降期治疗（down-staging），或经过多次经导管动脉介入化疗栓塞术（trans-catheter arterial chemoembolization，TACE）或使用药物缓释微球（drug-eluting bead，DEB）效果不佳的患者，也可以考虑使用钇-90 选择性体内放射治疗作为补救性治疗。治疗方式又可分为全肝（whole liver）、双侧（bilobar）、放射肝叶切除（radiation lobectomy）以及放射肝段切除（radiation segmen-tectomy）等。

2018 年，钇-90 选择性体内放射治疗正式纳入欧洲肿瘤学会（European Society for Medical Oncology，ESMO）治疗肝癌规章中，在 BCLC 分期 0-A 中经手术后复发的患者以及 BCLC 分期 B 期经多次 TACE 和全身性治疗（systemic therapy）失败的患者，可以考虑使用钇-90 选择性体内放射治疗[2]。美国国家综合癌症网络（National Comprehensive Cancer Network，NCCN）肝癌治疗规章中提及，若无法手术的患者可以进行局部治疗（locoreginal therapy），包含钇-90 选择性体内放射治疗[3]。2014 年，亚太地区原发性肝癌专家会议（Asia-Pacific Primary Liver Cancer Expert Meeting APPLE 会议）认为，肝癌中晚期的患者无论有无经过多次 TACE 或全身性治疗失败者，皆可考虑钇-90 选择性体内放射治疗，或是早期肝癌患者移植前进行钇-90 选择性体内放射治疗可作为衔接治疗（图 69-9-2）。在其他肝肿瘤方

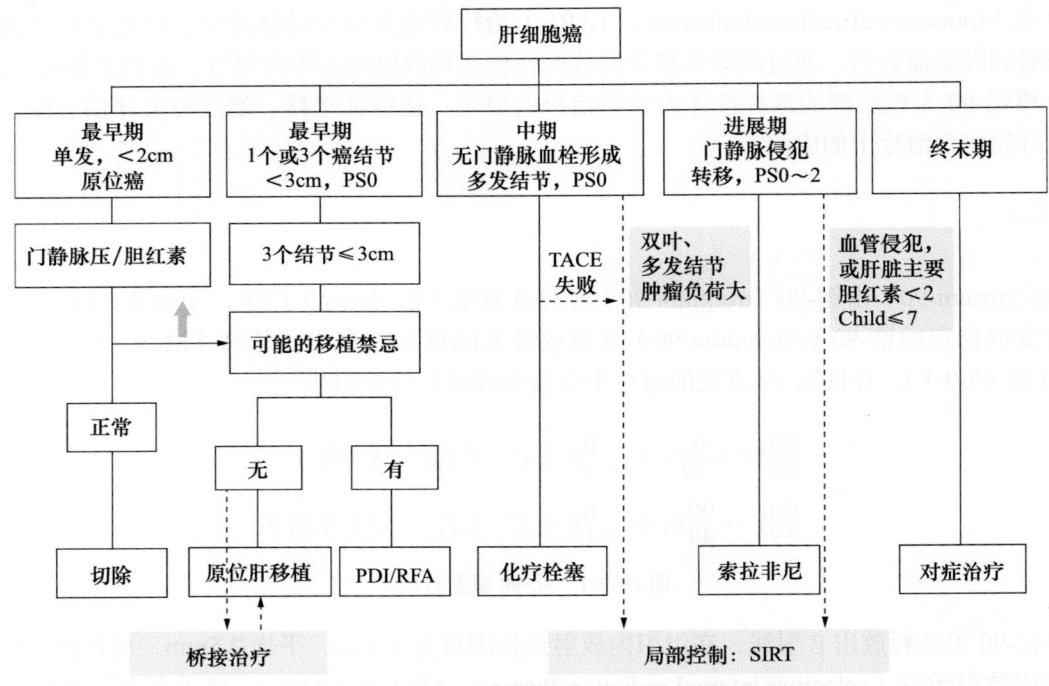

图 69-9-2　亚太地区原发性肝癌专家会议肝癌治疗规章

面，欧洲肝脏研究学会（European Association for the Study of the Liver，EASL）治疗规章认为，无法进行肝脏切除的肝内胆管癌（intrahepatic cholangiocarcinoma）患者，可以考虑局部性治疗包含 TACE、钇-90 选择性体内放射治疗、体外放射治疗（radiation therapy）或射频消融（radiofrequency ablation，RFA）等[4]；结直肠癌肝转移于 ESMO 治疗规章中也有提及，当多线化学疗法失败后可使用钇-90 选择性体内放射治疗，而有机会手术切除转移病灶的患者，以钇-90 选择性体内放射治疗作为术前降期治疗[5]。

钇-90 选择性体内放射治疗可以用于：①双侧、多发或肿瘤负担大的肝癌患者；②中晚期患者经过多次 TACE 或是靶向药物索拉非尼失效后；③早期肝癌患者移植前衔接治疗；④有门静脉癌栓的肝癌患者[6]。

三、钇-90 选择性体内放射治疗的适应证与禁忌证

钇-90 选择性体内放射治疗并非每一位肝癌或肝转移的患者皆可以使用，需先经过肝功能检查，评估体能状况，评估肝脏血管状况及肿瘤血管性等，才能判断病患是否能接受治疗。

（一）适应证

患者需满足以下条件才适合采用钇-90 选择性体内放射治疗：

（1）无法切除的肝脏肿瘤。

（2）以介入性栓塞以及全身治疗后，肿瘤无法受到控制的原发性肝癌或是肝转移癌。

（3）肝脏为主要病灶处（钇-90 微球体仅对肝脏内的肿瘤有效）。

（4）患者仍保有足够的肝功能（术前评估以及治疗前皆须接受血肝功能检查），见表 69-9-1。

表 69-9-1　使用钇-90 选择性体内放射治疗肝功能规范

项目	数值范围	项目	数值范围
丙氨酸氨基转移酶（ALT）	<200U/L	总胆红素（total-bilirubin）	<34.2μmol/L
天冬氨酸氨基转移酶（AST）	<200U/L	白蛋白（albumin）	>3.0g/dl

对满足以上条件的患者，需行锝-99 聚合白蛋白（^{99m}Tc macroaggregated albumin，^{99m}Tc MAA）检查，利用血管造影（angiography）检查血管合适性，并且注入 ^{99m}Tc MAA 以确认肿瘤与正常肝组织吸收药物的比例和肺分流比率（lung shunting fraction），若肺分流比率>20% 的病患，则无法接受该治疗。

（二）禁忌证

使用钇-90 选择性体内放射性治疗的禁忌证：

（1）肝功能检查显示 ALT、AST 超过正常值上限的 5 倍以上，见表 69-9-1。

（2）总胆红素过高，见表 69-9-1。

（3）肿瘤占肝脏体积 70% 以上。

（4）两侧胆道梗阻（bile duct obstruction）。

（5）合并无法控制的肝外转移。

（6）白蛋白过低，见表 69-9-1。

（7）凝血功能及肾功能严重障碍。

（8）怀孕妇女无法使用钇-90 选择性体内放射治疗，生育年龄妇女避免治疗后两个月期间受孕，正在哺乳的妇女需于治疗后两周内停止哺乳，也不能将此期间挤出母乳储藏后使用。

四、评估治疗流程

钇-90 体内放射性治疗需经肝功能检查及近期影像初步判定后，才进行第一阶段评估。

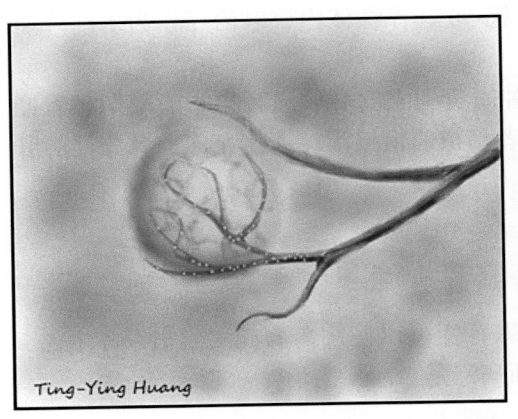

图 69-9-3　微导管注入肿瘤钇-90 微球体示意图

（一）血管造影

第一阶段评估使用数字减影血管造影术（digital subtraction angiogram，DSA），主要目的是确认肝动脉解剖结构及肿瘤血管供应状况、肝肿瘤位置以及是否有肝外（extrahepatic）血管供应并确认是否与其他器官相通。其次进行超选择血管造影，如果用锥形束 CT（cone beam CT，CBCT）更容易判断出给予钇-90 微球体的最佳位置（见图 69-9-3），减少治疗的微球流向其他无供应肿瘤血管而伤害正常组织。

由于钇-90 微球体若是进入胃和十二指肠会造成溃疡，进入胆囊则会产生胆囊炎，因此第一阶段评估会进行预防性栓塞（prophylactic embolization），将肝脏内无法避开胃、十二指肠以及胆囊的胃十二指肠动脉、胃右动脉、胆囊动脉、镰状韧带动脉（见图 69-9-4）或其侧支血管（见图 69-9-5、图 69-9-6）进行弹簧圈栓塞[7]，完成后会再利用 CBCT 确认是否已完全阻断血流供应。有些患者胆囊使用永久性的弹簧圈栓塞会造成其缺血进而产生胆囊炎，可以在第二阶段治疗时使用明胶海绵（gelfoam）暂时性地将胆囊动脉阻断[8]；如果镰状韧带动脉太细小无法顺利栓塞，可以在治疗前于脐头侧周围放置有治疗巾包裹的冰枕[9]，约 10 分钟后再灌注钇-90 微球体，因为钇-90 微球体进入镰状韧带动脉可能会造成急性放射皮肤炎（acute radiation dermatitis）、脐周皮疹或是严重腹痛[10]。此外，第一阶评估中若发现右膈下动脉供应肝肿瘤，可以加做动脉化疗栓塞或载药微球栓塞。如果钇-90 总剂量以及肺分流量在可容许安全范围内，也可以于第二阶段治疗时由右膈下动脉给予适量钇-90 微球体治疗肝肿瘤[11]。

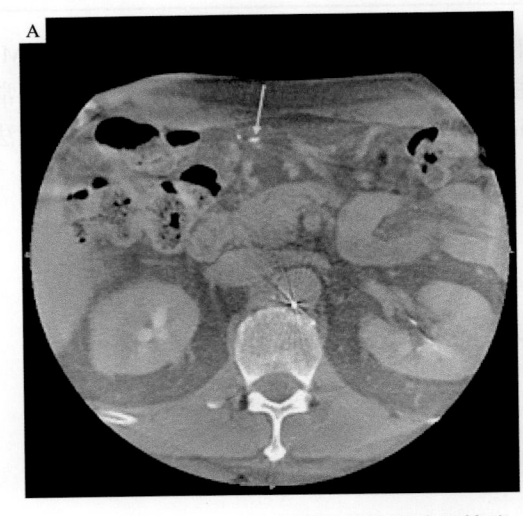
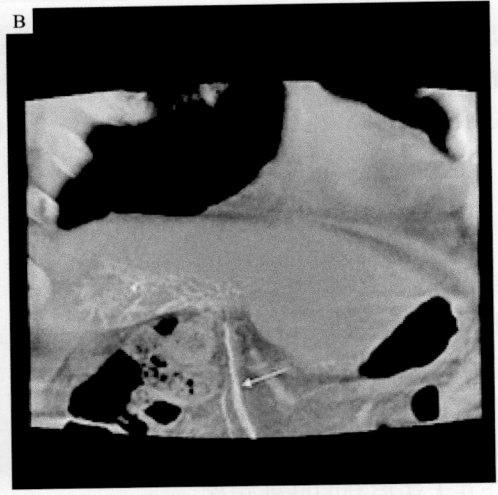

图 69-9-4　61 岁男性结直肠癌肝转移，CBCT 发现镰状韧带动脉显影（箭头）
轴位（A）及冠状位（B）重建影像。

将微导管放置于靠近肝肿瘤血管位置，避免或尽量减少伤害正常肝脏，并集中注入钇-90 微球体至肝肿瘤以增强其作用。

第一阶段评估时，如果遇到无法避开的血管含胃十二指肠动脉、胃右动脉、胆囊动脉、镰状韧带

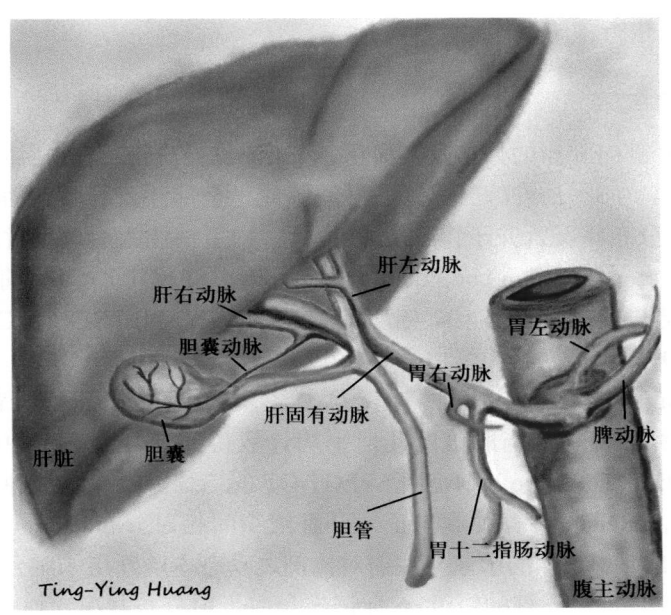

图 69-9-5 肝动脉相关血管示意图

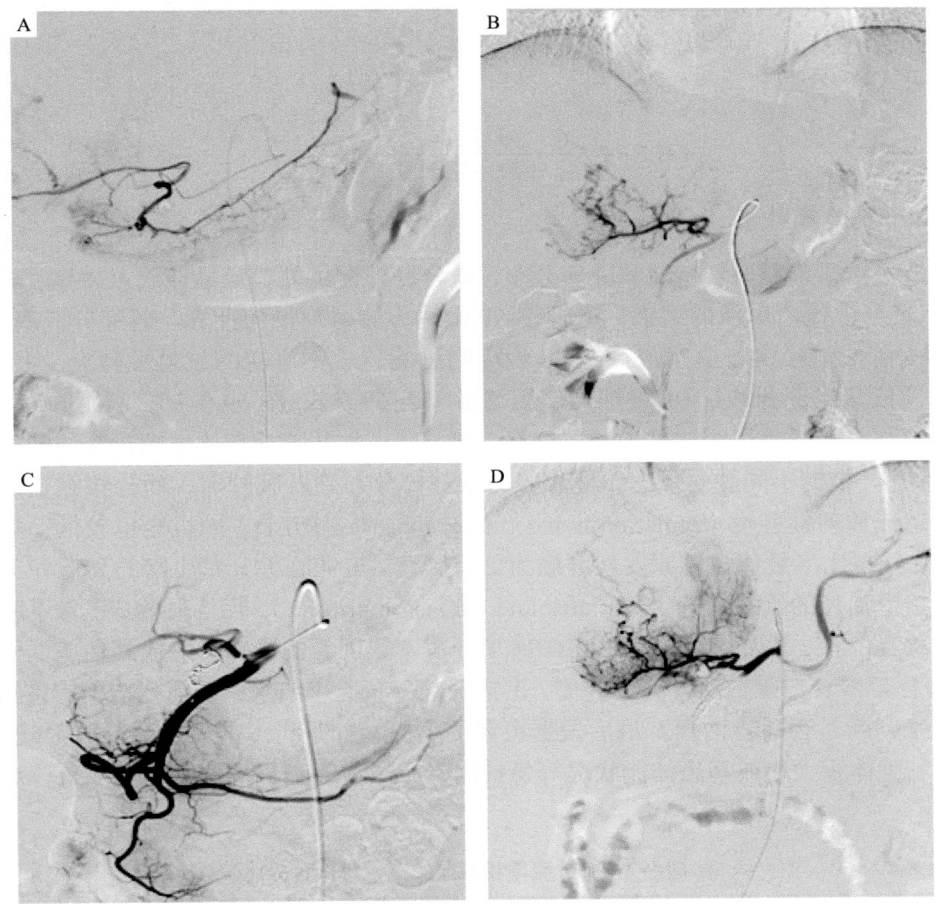

图 69-9-6 原发性肝癌（男，76 岁）数字减影血管造影行第一阶段评估

肝右动脉供应肿瘤无法避开胃十二指肠动脉和右胃动脉，第一阶段评估时进行弹簧圈栓塞，以防钇-90 微球体进入胃和十二指肠造成溃疡。肝右动脉数字减影血管造影显示胃右动脉（箭头，A），胃十二指肠动脉（箭，B），胃右动脉（C）进行弹簧圈栓塞后，此时胃十二指肠动脉尚未进行弹簧圈栓塞，胃十二指肠动脉（箭，D）和胃右动脉（箭头，D）栓塞弹簧圈完成后，可见肝右动脉血管摄影中胃十二指肠动脉和胃右动脉已不显影。

动脉或其侧支血管等，可进行预防性栓塞。

（二）核医学扫描检查

利用血管造影分析肝脏内肿瘤的分布及其血供，并依据左右肝肿瘤及其体积比例，注入等比例的锝-99m 标记聚合白蛋白（约 3～5mCi）于左 / 右肝动脉或是全部注入肝固有动脉，以模拟第二阶段治疗注入钇-90 微球体可能分布状况，并于锝-99m 标记聚合白蛋白注入后 1 小时之内进行单光子发射计算机断层成像（single photon emission computed tomography，SPECT）/CT，简称 SPECT/CT。进行扫描时，患者采取仰卧姿势，拍摄胸腹部正面与背面之平面影像；利用 SPECT/CT 扫描上腹部，建立肝脏与肿瘤部分三维的锝-99m 标记聚合白蛋白分布状况。

肺分流率（lung shunt fraction，LSF）的计算方式，是经由胸腹部正面与背面之平面影像，圈选肺部与肝脏的范围，计算取得肺部与肝脏的几何平均计数得到肺分流率。肿瘤 / 正常肝脏分布比率（tumor-to-normal liver ratio，T/N ratio）则是由 SPECT/CT 的二维影像，圈选肿瘤与正常肝脏的感兴趣区域（regions of interest，ROI），计算肿瘤与正常肝脏组织间相对分布状况。依过去经验，若能够将锝-99m 标记聚合白蛋白 SPECT/CT 的影像与注射对比剂之动态电脑断层的融合影像，较容易协助放射科与核医科医师了解肿瘤与正常肝脏的锝-99m 标记聚合白蛋白分布状况、血供，并精准计算的肿瘤 / 正常肝脏分布比率，有利于计划第二阶段治疗。并且通过 SPECT/CT 进行的锝-99m 标记聚合白蛋白造影可以确认锝-99m 标记聚合白蛋白有无如十二指肠等肝外累积，弹簧圈栓塞是否有效阻挡肝脏以外血管供应。

LSF 计算公式：

$$LSF = \frac{肺计数}{肺计数 + 肝计数} \times 100\%$$

（三）制订个人治疗计划

根据血管造影结果判断血管特性和肿瘤分布，避开肝外血供处决定最佳放入微导管给药位置。根据锝-99m 标记聚合白蛋白影像的结果，进行钇-90 微球体放射剂量的计算。若肺分流率若超过 20%，即不能进入第二阶段治疗，若执意进行钇-90 治疗则可能造成不可逆的放射性肺炎[12]；当肺分流率大于 10%，则须依其比例调整钇-90 微球体使用剂量（表 69-9-2、图 69-9-7）。利用肿瘤 / 正常肝脏分布比率估算肿瘤与正常肝脏组织的平均辐射剂量。肿瘤 / 正常肝脏分布比率超过 2 的肿瘤较适合进行钇-90 微球体治疗。根据不同肿瘤形态，使较多的微球体分布到肝脏肿瘤，而分布到正常肝脏组织的微球体较少，造成放射性肝炎（radiation-induced liver disease，RILD）的机会也较低；然而转移性癌肿瘤 / 正常肝脏分布比率数值常较原发性肝癌为低，肿瘤 / 正常肝脏分布比率的高低并不是一个作为排除患者可否接受治疗的绝对筛选条件（absolute exclusion criteria），因为肿瘤 / 正常肝脏分布比率可能会受到导管放置位置、灌注速率或者 SPECT/CT 分辨率等因素的影响，造成高估或低估其数值；部分患者锝-99m 标记聚合白蛋白所计算的肿瘤 / 正常肝脏分布比率结果，仍需要与血管造影、CBCT 等影像相互配合来判断是否适合治疗。最后根据患者的病史，如是否术前做过体外放射线治疗、手术、化疗，及正常肝脏体积大小或病患体能状况等各种因素，做最终剂量的调整，达成每位病患个体化的剂量。

表 69-9-2　肺分流率相对原始剂量降低百分比

肺分流率	建议剂量降低百分比	肺分流率	建议剂量降低百分比
<10%	0%	15%～20%	40%
10%～15%	20%	>20%	100%

钇-90 树脂微球体计算注射剂量有三种方法，经验模型（empirical model）、体表面积模型（body surface area model，BSA model）和分区模型（partition model）。

1. 经验模型 采用过去公布的临床数据所得的剂量安全阈值依表 69-9-3 决定。此方法由于并未考虑到微球体分布的状况，目前已经很少被采用。

2. 体表面积模型 体表面积法是依患者体型及肝内肿瘤大小调整钇-90 剂量，是最普遍使用的方法。计算患者的体表面积（BSA：依体重及身高求得）及肝内肿瘤的体积百分比（根据 CT 重建计算求得），两者计算公式见下。此方法的优点为使用简便，并且可以应用于无法确实计算肿瘤 / 正常肝脏分布比率的肝肿瘤，如浸润型肿瘤或转移性肿瘤。而此方法的缺点为剂量受到体表面积的影响较大，此模型计算的微球体剂量范围会局限在 1～3GBq，若肿瘤体积极小或极大的状况下，会造成放射剂量过高或不足。此外，体表面积模型仅能估算欲治疗区域之平均辐射剂量，无法估算欲治疗区域内肿瘤与正常肝脏分别的辐射剂量。

表 69-9-3 钇 -90 经验模型建议剂量

肝内肿瘤侵犯程度百分比	建议剂量 *（GBq）
>50%	3.0
25%～50%	2.5
<25%	2.0

* 若肺分流百分比达 10% 以上，应降低患者剂量。

$$BSA（m^2）= 0.20247 \times 身高（m）^{0.725} \times 体重（kg）^{0.425}$$

$$放射剂量（GBq）=（BSA-0.2）+ \frac{肿瘤体积 \times 100}{肝脏体积}$$

3. 分区模型 分区模型将注射的活度区分为 3 个区间（包括肺、肿瘤以及正常肝脏）。所以分区模型的剂量，必须利用 CT 计算肿瘤及正常肝脏组织的体积，以及锝-99 标记聚合白蛋白 SPECT/CT 扫描测量肿瘤与正常肝脏活性比率及肝肺分流比各种数据。分区模型理论上是较精确的剂量计算模式，可以计算治疗区域内肿瘤与肝脏分别的辐射剂量。肝脏组织所受平均辐射剂量不应超过 80Gy，肝硬化患者不应超过 70Gy；而肿瘤所承受剂量大于 100Gy；肺部承受剂量不应超过 25Gy，最好低于 20Gy，若是超过 15Gy 需视病患情况增减辐射剂量（见图 69-9-7）。分区模型是较为精确的治疗模式，但是部分浸润性肿瘤无法由 SPECT/CT 精确地描绘出肿瘤的界线时，则无法正确计算肿瘤与正常肝脏活性比率，则无法采用分区模型。

钇-90 体内放射性治疗前的评估流程见图 69-9-8。

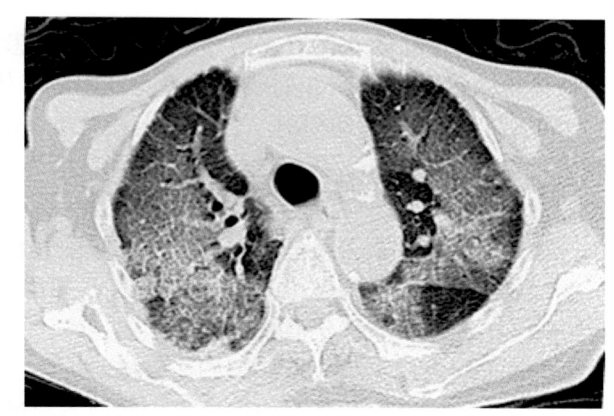

图 69-9-7 原发性肝癌（男性，90 岁）
钇-90 微球体治疗后造成放射性肺炎

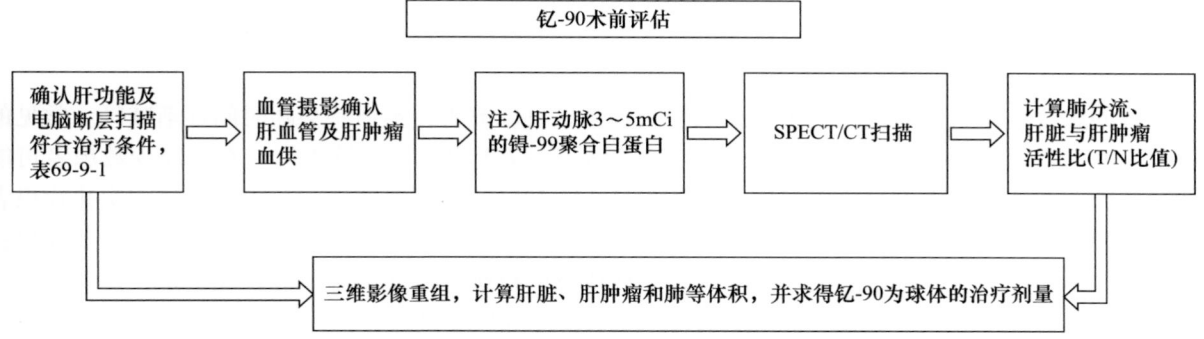

图 69-9-8 钇-90 选择性体内放射治疗评估与治疗流程
（注：1Ci＝37GBq）

五、钇-90 选择性体内放射治疗要点

（1）钇-90 治疗前需再进行一次肝功能检查，确认肝功能适合治疗。

（2）在治疗时，将微导管置于预定的位置，并确认对比剂不会至肝外循环后，即缓缓将钇-90 微球体注入。

（3）完成后 24 小时内将病患送至核医学科利用 SPECT 进行轫致辐射扫描（bremsstrahlung scan），确认钇-90 微球体最终植入在肝内的位置。

（4）操作钇-90 微球体需具有操作非密封放射源执照医师，且经过 3 次督导医师指导后才可开始自行独立治疗。

（5）执行钇-90 治疗前需先于血管摄影室进行辐射防护的准备，所有可能造成辐射污染的表面如地板、操作台和器具事前以防水布包覆，所有人员于开始操作钇-90 微球体后，出入血管摄影室都需进行辐射防护探测，避免可能的辐射污染。

（6）治疗后，辐射污染之废弃物也须由辐射防护人员经适当处置 4 周后才可丢弃。

六、术后辐射安全注意事项

因钇-90 仅释放 β 射线，治疗后并不需要将患者隔离。其释放的射线穿透组织最远距离 11mm，当微球体注入肝脏肿瘤后 β 射线被患者身体阻隔，体外探测不到 β 射线，然而体外可探测到 β 射线碰撞到组织后所产生的制动辐射，若距离患者大于 1m，辐射强度为 1.5μSv/h，所受制动辐射伤害值小于一般搭飞机时（5μSv/h）所受之辐射。

为了将对他人影响降至最低，建议患者：

（1）1 周内搭乘大众运输工具需与邻座乘客相处不超过 2 小时。

（2）1 周内不搭乘飞机。

（3）1 周内不与伴侣共枕。

（4）1 周内避免与儿童和孕妇亲密接触。

（5）1 周内每次与他人的近距离接触应不超过 1 小时，若接触时间延长，建议与其他人保持 2m 以上之距离。

（6）治疗后少量辐射会残留尿液中，1 周内如厕冲马桶两次。

护理人员近距离接触患者每小时接受 0.020mSv，而国际放射防护委员会（IRCP）职业性放射剂量限值是每年 20mSv，换言之除非每年近距离（＜25cm）接触时间累积达 1000 小时，才需考虑辐射对护理人员之影响。

七、不良反应及并发症

多数的患者体内放射性治疗的不良反应相当轻微且可以改善，不适感会随时间逐渐减轻。常见的不良反应有恶心、发热、腹痛等。症状通常在治疗后 5～7 天出现并持续 1 周左右，极少数患者可能会持续两周左右才逐渐消失，可以使用退热药或是止吐剂以达到缓解效果，若术前经过多次化疗患者较常出现较明显的恶心、呕吐等症状。术后一二天，少数患者会有腹痛，此时只需给予止痛药即可；疲倦和胃口不佳的症状约在术后两周后会出现，疲倦感的持续会依病患的体能状况决定，体能好的患者甚至可能无感觉。相对于动脉介入化疗栓塞（TACE），钇-90 微球体体内放射性治疗的不良反应较轻微。

在极少数的情况下，可能发生少量的微球体无意中进入身体其他器官造成并发症，如胃炎和消化性溃疡。钇-90微球体注入肝动脉过程中，若反流至肠胃道血管即可能造成胃肠道溃疡，其发生率小于5%，即使于术前将侧支血管以弹簧圈栓塞，仍可能有细小的血管无法完全阻断。为预防胃肠道溃疡发生，可于术前1周开始使用质子阻断剂（proton pump inhibitor），连续服用1个月，即可有效减低发生率。放射性肝炎发生概率小于5%。由于许多病患已有潜在肝脏伤害，例如术前经多次化疗或是严重肝硬化等，都可能使肝脏组织受损，若钇-90的辐射剂量超过肝脏组织的耐受上限，即可能造成肝损伤。放射性肝炎的临床症状为在肿瘤无恶化情况下出现腹水和黄疸，多发生于治疗后4~8周，因此术后1~3个月须密切注意肝功能的变化。对于放射性肺炎、胆囊炎、胰脏炎，由于已有在第一阶段评估谨慎确认微球体的可能分布状况，故发生率极低；若病患曾接受胰脏与十二指肠切除术、壶腹切开术或不包含胆囊切除之胆道手术，这类患者需在钇-90治疗3天前开始口服广谱抗生素以预防产生菌血症。

八、综合治疗

癌症治疗是综合性的医疗，包括手术治疗、化学治疗、体外放射治疗以及免疫治疗，若能为每位患者拟定独立完整性的治疗计划，合并其他治疗其副作用增加有限，却可以得到更佳的肿瘤控制率与患者的存活概率。

许多肝转移患者（包含大肠癌、胆管癌或神经内分泌瘤等），因多次化学疗法或靶向药物治疗失败后若肿瘤大多仍位于肝脏内，可选择钇-90体内放射治疗，但钇-90体内放射治疗和多种化疗药物或靶向药物同步使用，可能导致肝毒性而造成肝衰竭，因此使用以下药物需特别注意停药时程或是减少用药剂量。

（1）贝伐珠单抗（bevacizumab）又称安维汀（Avastin）是一种常使用于结直肠癌肝转移患者合并化学治疗的靶向药物，由于安维汀与血管内皮细胞生长因子结合进而抑制血管新生，导致肝脏供应肿瘤的血管收缩[13]，以至于无法顺利将钇-90微球体注入目标肿瘤，若患者已经在使用安维汀需停药4~6周，待供应肝脏肿瘤的血管恢复后才能评估是否可以进行钇-90体内放射治疗，使微球体能顺利注入肝肿瘤。钇-90体内放射治疗后的6周以后才能再依肝功能状态考虑是否能再使用此药物。

（2）奥沙利铂（oxaliplatin）为结直肠癌肝转移患者化学疗法一线用药，而奥沙利铂是一种光敏感性药物，和钇-90体内放射治疗合并治疗需减低其剂量，根据SIRFLOX一线化疗合并使用钇-90体内放射线治疗III期临床试验报告，奥沙利铂前3次疗程需将剂量由$85mg/m^2$降为$60mg/m^2$[14]，钇-90体内放射治疗则是在每个疗程后的3~4天进行，第4个疗程以后才可以恢复为原有剂量并加上安维汀合并治疗。虽然研究结果存活时间与单纯使用化学疗法（奥沙利铂加上安维汀）并无显著差异，但是却能控制肝脏肿瘤进展（肿瘤恶化或死亡时间从12.6个月延长至20.5个月），并且可以推迟进入使用二线药物的时程，甚至对于肿瘤只位于肝脏的患者而言，钇-90体内放射线治疗后3~6个月肿瘤降期而可以进行肝肿瘤切除手术。

（3）希罗达（xeloda）或称卡培他滨（capecitabine）也是一种光敏感性化学药物，是肝内胆管癌或结直肠癌肝转移患者的三线用药。依目前文献钇-90体内放射治疗可以与标准剂量的卡培他滨（$2000mg/m^2$，一天2次）合并使用[15]。另外第一期临床试验研究显示，进行分次分肝钇-90体内放射线治疗合并$1000mg/m^2$、一天2次的卡培他滨并无安全上的疑虑，且肝肿瘤控制率达87.5%（疾病部分反应＋疾病稳定反应）[16]。若仍有疑虑，可以让患者于钇-90体内放射治疗前停药2~4周。

（4）其他用药：爱必妥（erbitux）或称西妥昔单抗（cetuximab），目前没有研究显示需要调整用药剂量或是停药，但大多数专家认为合并使用可能增加肝毒性，所以建议停药2~4周再使用钇-90体内放射治疗；舒尼替尼（sunitinib）属于mTOR抑制相关靶向药物，建议钇-90体内放射治疗前停药

4 周；依维莫司（afinitor）和瑞格非尼片（stivargar）则建议于钇-90 体内放射治疗前停药 4 周。

一般而言，钇-90 体内放射治疗后的 4～6 周检测患者的肝功能是否异常，再经医师判定是否可以恢复化学疗法或靶向治疗。对于肝转移癌患者，加入钇-90 体内放射治疗的时机，需依患者疾病进展和治疗目的是否能达到优化来决定。如使用第一、二线药物的患者，当化疗后病灶进展持续缓慢或肿瘤无反应时，可以考虑加入钇-90 体内放射治疗加快肿瘤反应，并延长后线药物使用时程；对已经在使用后线药物的患者而言，推迟疾病的进展而使用钇-90 体内放射治疗可以有效延长患者的存活时间。

此外，经过多次全身化学疗法失败的患者，大多数于钇-90 体内放射治疗后一二天可能有恶心想吐甚至腹部疼痛，可以给予止吐剂（如格拉司琼）或是止痛药以减缓不适，以上现象经治疗约两天后会逐渐消失；经多次化学疗法的患者，其肝脏已有许多潜在性的伤害，因此术后追踪非常重要，若肝功能出现明显异常就必须立刻收治入院治疗。

许多晚期肝转移患者往往肿瘤分布于两侧肝叶，若一次全肝治疗导致肝衰竭的比率较高[17]，例如钇-90 体内放射治疗后 2～6 周产生黄疸或是腹水，因此可以进行分次分肝叶治疗以降低风险（sequential treatment sessions）[18]。可以依据患者肝肿瘤的大小、分布以及肝功能评估进行全肝或是分次分肝治疗。分次分肝治疗，一般是在第一次单叶治疗后 6 周内进行另一叶肝脏的治疗。

九、术后随访

术后除追踪肝功能外，于第 3 个月时进行影像学检查，包含 MRI、CT 或是 SPECT/CT 等，之后每 3 个月定期追踪，并依据实体肿瘤反应评估标准修订版 *Modified Response Evaluation Criteria in Solid Tumors* 评估肿瘤反应率，钇-90 治疗达最佳的肿瘤反应效用的时间为术后 3～6 个月，其中肿瘤控制率（disease control rate）约 7 成，仅 3 成出现肿瘤恶化（progression disease）。

选择性内放射治疗在无法切除肝内恶性肿瘤治疗中的价值已得到国际公认。另外在肝胆肿瘤术前（移植前）降期、同时促进肝再生方面具有独特优势。治疗后一般无须住院，多数仅需 1 次治疗，术中无疼痛等不适，术后不良反应轻微，并发症发生率低，患者生活质量改善。更高的肿瘤客观缓解率是显著区别其他局部治疗手段的优势所在，钇-90 治疗后局部持续的免疫激活效应，将有利于未来与免疫治疗的联合探索。

（李润川）

参 考 文 献

［1］ WALKER L A. Radioactive Yttrium 90: a review of its properties, biological behavior, and clinical uses [J]. Acta Radiol Ther Phys Biol, 1964, 2: 302-314.

［2］ VOGEL A, CERVANTES A, CHAU I, et al. Hepatocellular carcinoma: ESMO Clinical Practice Guidelines for diagnosis, treatment and follow-up [J]. Ann Oncol, 2018, 29 (Suppl_4): iv238-255.

［3］ BENSON A B, D'ANGELICA M I, ABBOTT D E, et al. NCCN Guidelines Insights: Hepatobiliary Cancers, Version 1. 2017[J]. J Natl Compr Canc Netw, 2017, 15 (5): 563-573.

［4］ BRIDGEWATER J, GALLE P R, KHAN S A, et al. Guidelines for the diagnosis and management of intrahepatic cholangiocarcinoma [J]. J Hepatol, 2014, 60 (6): 1268-1289.

［5］ VAN CUTSEM E, CERVANTES A, ADAM R, et al. ESMO consensus guidelines for the management of patients with metastatic colorectal cancer [J]. Ann Oncol, 2016, 27 (8): 1386-1422.

［6］ PARK H C, YU J I, CHENG J C, et al. Consensus for radiotherapy in hepatocellular carcinoma from the 5th Asia-Pacific primary liver cancer expert meeting (APPLE 2014): Current practice and future clinical trials [J]. Liver Cancer, 2016, 5 (3): 162-174.

［7］ TONG A K T, KAO Y H, TOO C W, et al. Yttrium-90 hepatic radioembolization: clinical review and current techniques in interventional radiology and personalized dosimetry [J]. Br J Radiol, 2016, 89 (1062): 20150943.

[8] THEYSOHN J M, MÜLLER S, SCHLAAK J F, et al. Selective internal radiotherapy (SIRT)of hepatic tumors: how to deal with the cystic artery [J]. Cardiovasc Intervent Radiol, 2013, 3 6 (4): 1015-1022.

[9] SCHELHORN J, ERTLE J, SCHLAAK J F, et al. Selective internal radiation therapy of hepatic tumors: procedural implications of a patent hepatic falciform artery [J]. Springerplus, 2014, 3: 595.

[10] LEONG Q M, LAI H K, LO R G, et al. Radiation dermatitis following radioembolization for hepatocellular carcinoma: a case for prophylactic embolization of a patent falciform artery [J]. J Vasc Interv Radiol, 2009, 20 (6): 833-836.

[11] BURGMANS M C, KAO Y H, IRANI F G, et al. Radioembolization with infusion of yttrium-90 microspheres into a right inferior phrenic artery with hepatic tumor supply is feasible and safe [J]. J Vasc Interv Radiol, 2012, 23 (10): 1294-1301.

[12] WRIGHT C L, WERNER J D, TRAN J M, et al. Radiation pneumonitis following yttrium-90 radioembolization: case report and literature review [J]. J Vasc Interv Radiol, 2012, 23 (5): 669-674.

[13] BROWN D B. Hepatic artery dissection in a patient on bevacizumab resulting in pseudoaneurysm formation [J]. Semin Intervent Radiol, 2011, 28 (2): 142-146.

[14] SHARMA R A, VAN HAZEL G A, MORGAN B, et al. Radioembolization of liver metastases from colorectal cancer using yttrium-90 microspheres with concomitant systemic oxaliplatin, fluorouracil, and leucovorin chemotherapy [J]. J Clin Oncol, 2007, 25 (9): 1099-1106.

[15] HICKEY R, MULCAHY M F, LEWANDOWSKI R J, et al. Chemoradiation of hepatic malignancies: prospective, phase 1 study of full-dose capecitabine with escalating doses of yttrium-90 radioembolization [J]. Int J Radiat Oncol Biol Phys, 2014, 88 (5): 1025-1031.

[16] COHEN S J, KONSKI A A, PUTNAM S, et al. Phase I study of capecitabine combined with radioembolization using yttrium-90 resin microspheres (SIR-Spheres)in patients with advanced cancer [J]. Br J Cancer, 2014, 111 (2): 265-271.

[17] SANGRO B, GIL-ALZUGARAY B, RODRIGUEZ J, et al. Liver disease induced by radioembolization of liver tumors: description and possible risk factors [J]. Cancer, 2008, 112 (7): 1538-1546.

[18] ZARVA A, MOHNIKE K, DAMM R, et al. Safety of repeated radioembolizations in patients with advanced primary and secondary liver tumors and progressive disease after first selective internal radiotherapy [J]. J Nucl Med, 2014, 55 (3): 360-366.

第10节 经皮肝穿刺脓肿引流术

肝脓肿（liver abscess，LA）按病原学分三种类型，最常见的为细菌性肝脓肿（pyogenic liver abscess，PLA），可由多种细菌混合感染而成；阿米巴性肝脓肿较少见，真菌性肝脓肿罕见。肝脓肿50%～70% 位于肝右叶，可单发或多发，单房或多房。早期病理改变为肝脏局部的炎症、充血、水肿和坏死，然后形成脓腔。脓肿壁由肉芽组织形成，周围肝实质充血水肿。多房脓肿内的分隔为尚未坏死的肝组织或纤维肉芽组织。

一、历史沿革

肝脓肿的有效治疗应包括消除肝脓肿病灶及控制肝脓肿病源，如病灶充分引流及静脉应用抗菌药物等。20 世纪 80 年代以前，肝脓肿的外科治疗主要依靠外科切开引流术式，由于其并发症较高，死亡率达到 40%～50%。近年来随着超声、CT、MRI 等影像技术及介入技术的发展，传统的外科切开引流方法已逐渐被取代，肝脓肿的外科引流治疗模式向微创伤、低并发症的方向发展，穿刺抽吸或置管引流已成为首选的治疗方法，已大部分替代外科肝脓肿切开引流。

经皮肝穿刺脓肿置管引流术（percutaneous catheter drainage，PCD）具有创伤小、安全、操作容易、费用相对低廉、并发症较少等优势，同时还能进行脓液病原菌培养，指导抗生素使用，现主要在超声和 CT 引导下进行。PCD 治疗肝脓肿的技术成功率超过 90%，基于抗感染基础上，其治疗肝脓肿临床治愈率高达 95% 以上[1]。经皮置管引流临床无效的因素有很多，包括多发脓肿、多房隔脓肿、较大的脓肿直径、脓肿内气体形成、脓肿与胆道相通、脓肿破裂[2]，外科手术则是置管引流治疗失败后的补救措施[3-5]。对于胆源性肝脓肿，如果感染源得到有效控制，用内镜做胆道引流与脓肿病灶引流相比同样重要，甚至仅用经内镜胆道引流就可以取得良好的效果。

二、手术原理

经皮肝穿刺治疗肝脓肿时，有单纯抽吸术和置管引流术。较小脓腔穿刺抽脓，较大脓腔置管引流是多发性肝脓肿常用治疗策略。通常脓肿直径 <5cm、肝脓肿液化时选择单纯抽吸术效果良好；直径超过 5cm 的肝脓肿，单次穿刺抽脓不易抽净脓腔内较多且不断生成的液化坏死物。为清除坏死物，一般选择穿刺置管引流，并且可对脓腔持续冲洗。在一项前瞻性随机性实验中，辛格（Singh）等[6]从操作成功率、临床改善情况和脓肿缩小情况三方面比较抽吸和置管的疗效，发现置管引流术优于单纯抽吸术。置管后一般不做常规冲洗，保持引流管通畅即可。只在必要时采用生理盐水冲洗，如引流不畅、引流液浓稠、引流管堵塞等情况。

三、适应证与禁忌证

1. 适应证　凡经临床影像学确诊的肝脓肿都可做穿刺引流，一是治疗，二是明确感染源。以下情况更适合穿刺抽吸（percutaneous needle aspiration）或置管引流[7]：①药物治疗无效或体温持续升高的肝脓肿；②脓肿壁形成且脓肿液化趋于成熟的肝脓肿；③复杂肝脓肿术前控制病情等待手术时机者。

2. 禁忌证　①临床上结合影像学检查确诊的肝脓肿处于炎症实质期未液化，脓腔内不能抽吸引流，否则导致出血、感染加重等症状；②严重出血倾向；③患者不能配合治疗。

四、引流时机和引流管选择

1. 引流时机　①经药物治疗后感染未得到有效控制；②脓肿液化明显，脓肿壁已形成；脓肿液化不完全、应用抗菌药控制不佳时也可置管，但会延长带管时间[8]；③当脓肿直径 >3cm 且 <5cm 时，经反复穿刺抽脓即可获得理想的疗效。对于直径 >5cm，脓液多且不易抽净，建议行置管引流。

2. 引流管的选择　引流管有硬度、侧孔和管径等不同，一般选择硬度合适和侧孔较大的多侧孔引流管，不易折叠堵塞；管径的选择越粗越好，但管径越粗，意味着对正常组织的损伤也越大，其伴随的并发症也就越多，通常选用 6～14F 猪尾引流管；另一个需要考虑的因素是引流管前端卷曲后，其所有侧孔应位于脓腔内，故应根据不同情况合理选择引流管。

五、术前准备

（1）患者准备：术前 4～6 小时禁食，完善凝血项目、血常规检查，术前行 CT 或 MRI 检查明确脓肿位置及与周围毗邻组织关系。

（2）告知患者或其家属手术方式和风险，并签署知情同意书。

（3）器械准备：引流管，手术包，2% 利多卡因注射液，5ml、20ml 注射器，引流袋、连接管、导管固定敷贴。

六、手术流程

　　超声或 CT 均能显示肝脓肿的位置、大小以及比邻血管或胆管情况，可判断穿刺部位、进针方向及路径、进针深度，对肝脓肿诊断及经皮穿刺引流起重要的引导作用，提高了穿刺的成功率。

　　1. CT 引导下经皮肝脓肿穿刺置管

（1）选择合适体位（仰卧、俯卧或侧卧位），体表定位栅体表标记；

（2）CT 扫描后确定穿刺点和进针路径；

（3）消毒麻醉（局麻至腹膜壁层）；

（4）用 5ml 针头再次扫描确认进针点及进针路径；

（5）一步法或分步法到达靶点（脓肿区）；

（6）固定针芯送引流管盘曲于脓腔内；

（7）拔除内芯，连接固定。具体操作步骤见图 69-10-1。

　　图 69-10-2 为 1 例肝脓肿患者，在 CT 引导下经皮右肝脓肿置管引流术后半月复查，显示脓肿缩小。

　　2. 超声引导下经皮肝脓肿穿刺置管

（1）选择合适体位（仰卧、俯卧或侧卧位）；

（2）超声扫描后对病灶进行定位，初步确定穿刺点和进针路径；

（3）消毒麻醉；

（4）设置好进针点和穿刺路径，固定超声探头；

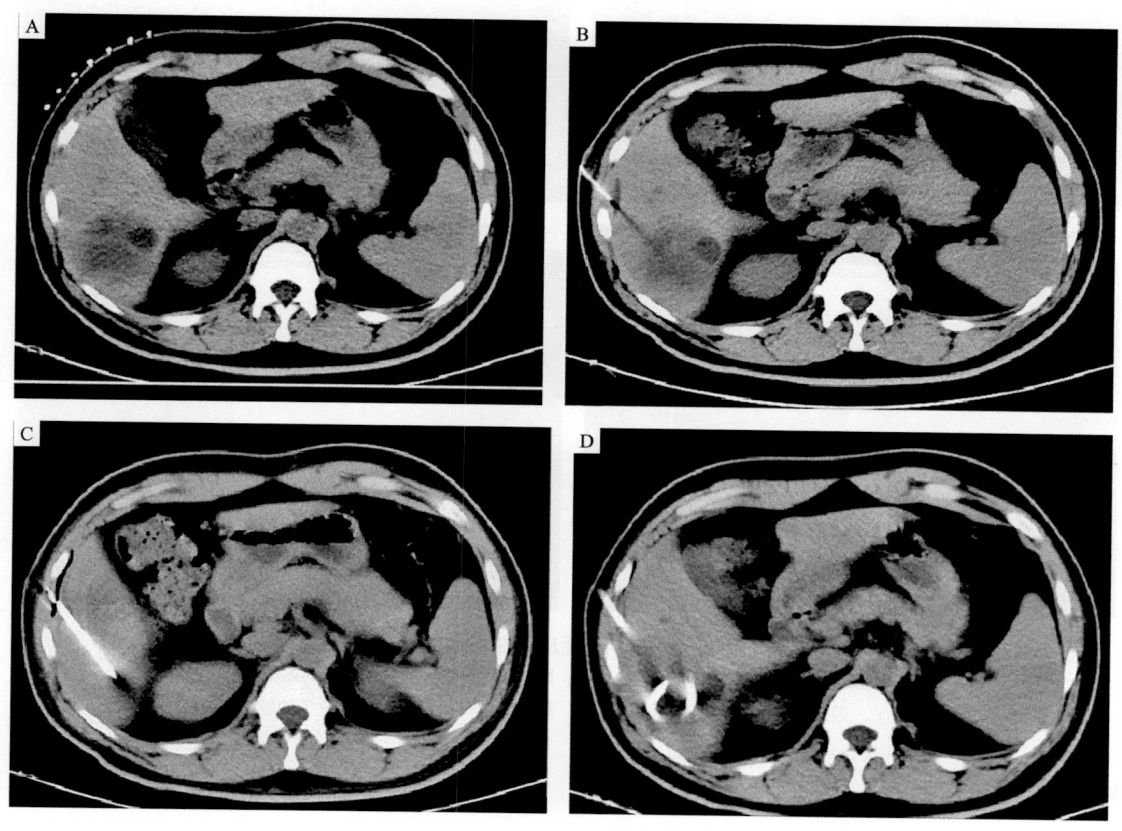

图 69-10-1　CT 引导下经皮肝脓肿穿刺置管流程图

A. CT 扫描后确定穿刺点和进针路径；B. 局麻后再次确认穿刺点和进针路线；

C. 一步法引流管穿刺到达病灶；D. 引流管前端固定，确认引流管在位。

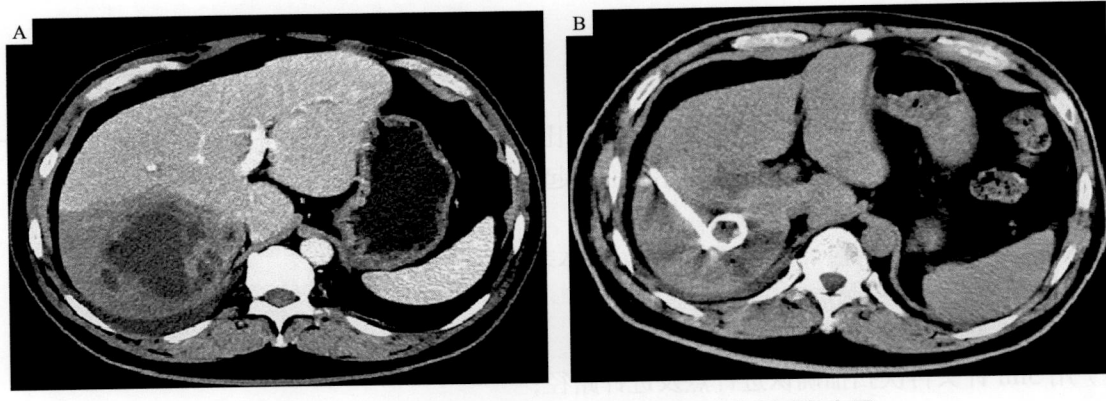

图 69-10-2　CT 引导下经皮肝脓肿置管引流术半月后复查图
A. 肝脓肿引流前可见大片低密度影；B. 置管后半月复查 CT 示脓肿范围明显缩小，反应性胸水减少。

（5）在超声监视下一步法用穿刺针到达靶点（脓肿区）并抽出脓液；

（6）固定针芯送引流管盘曲于脓腔内；

（7）拔除内芯，确定引流管在位，连接固定。具体操作步骤见图 69-10-3。

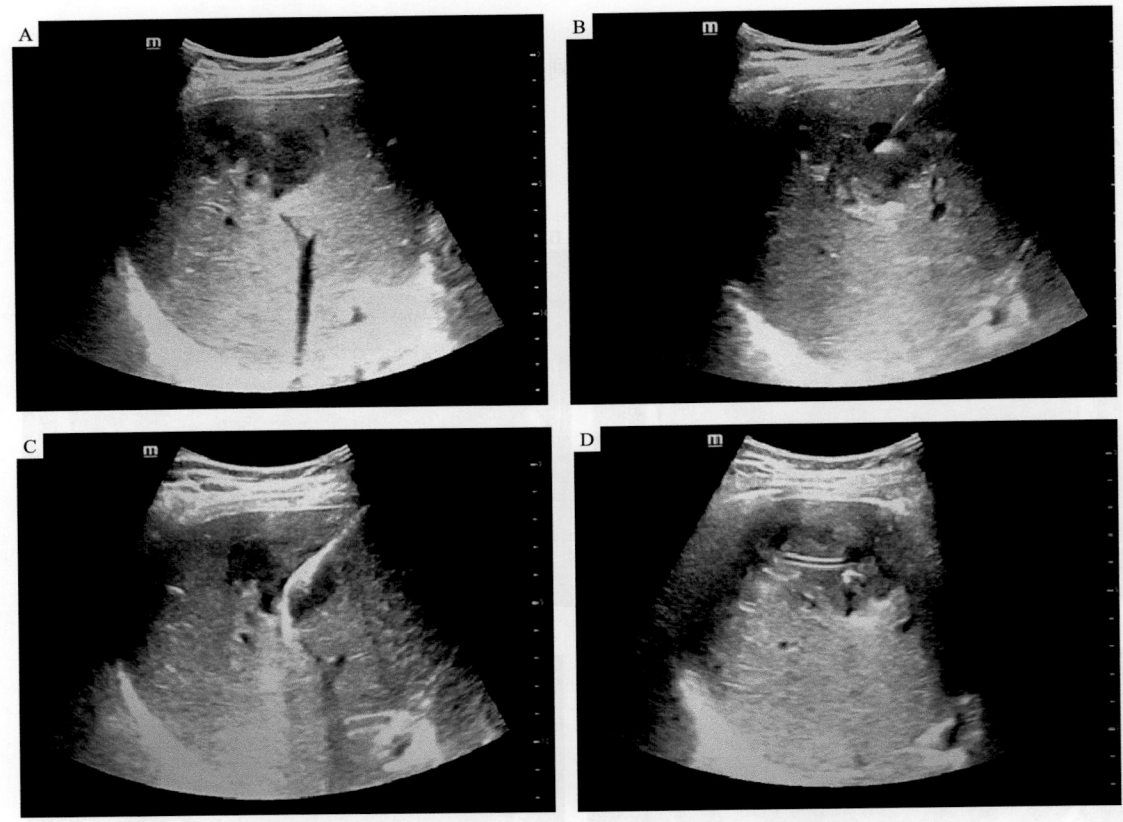

图 69-10-3　超声引导下经皮肝脓肿置管引流流程图
A. 超声扫描后确定穿刺点和进针路径；B. 在超声监视下可见导丝到达靶点；
C. 通过导丝放置引流管至靶点；D. 复查超声可见引流管前端位于脓腔。

七、技术要点

1. 经皮穿刺引流过程中的关注点

（1）肝脓肿形成脓腔和脓肿壁后才可做穿刺引流术，可避免炎症的扩散和出血。

（2）穿刺点选择尽量位于脓肿低点。

（3）穿刺途径要避开大血管、胆囊及胆管、胃肠道、膈肌。

（4）不宜经胸腔进针，穿刺需经过正常肝组织 2cm 以上防止撕裂外漏、出血，同时防止导管针穿过远侧壁导致周围毗邻组织损伤，尽量确保引流管所有侧孔植入脓腔，牢靠固定。

（5）对于脓腔有分隔，多次旋转引流管使其脓腔分隔尽量被破坏[9]，或用 10ml 生理盐水稀释 10 万 U 尿激酶经引流管注入脓腔，夹闭引流管 2～4 小时。

（6）导管前端锁定时确保所有的侧孔均位于脓腔内，防止脓液漏出至腹腔。

（7）脓液黏稠者可用生理盐水低压多次冲洗脓腔。

（8）注意导管位置，随时调整，保持引流导管畅通。必要时可根据影像学重复穿刺置管引流，以达到良好治疗效果。

（9）直径 10cm 以上的巨大脓肿除手术治疗外，可在脓腔合适位置留置 2 枚引流管，一枚可外联装置持续吸引脓液，另一枚缓慢滴入冲洗液对脓腔持续冲洗，以达到满意效果。

（10）拔管指征：血象恢复正常，感染症状体征消失，脓腔直径小于 2cm，每日引流量小于 10ml。

2. 避免引流管堵塞的方法

（1）在病灶允许的范围内，管径越粗越好；

（2）双排侧孔优于单排侧孔；

（3）生理盐水、尿激酶冲洗；

（4）避免受压曲折；置管后经常使用导丝疏通；

（5）抗感染治疗，因为感染发生时局部炎性反应加重，分泌物增多黏稠，易导致侧孔堵塞。

八、特殊部位肝脓肿经皮置管引流

（1）肝内大血管、大胆管旁肝脓肿：此类肝脓肿引流前需仔细辨认周围血管胆管的位置及走行方向，在设置进针路径时尽量平行血管或胆管；

（2）肝门部肝脓肿：由于肝门部肝脓肿位置深，穿刺时经过正常肝组织较多，较易发生出血、胆漏、胆汁入血等并发症；

（3）近膈肌部位肝脓肿：近膈肌部位由于受呼吸动度影响，病灶相对位置不固定，穿刺难度大，且易导致膈肌损伤，故穿刺时可嘱患者屏气并精确测量进针长度，防止出现膈肌损伤；

（4）位于肝周边或肝表面肝脓肿：在可能的情况下尽量不要直接从表面进针，防止脓壁撕裂或脓液外漏。

九、并发症及其处理

肝脓肿置管引流术并发症主要有出血、引流不畅、胆瘘、气胸、血气胸、腹腔脓肿形成、邻近器官损伤等。最常见的是出血及导管引流不畅[10]，患者凝血功能差、使用较粗穿刺引流管、进针路径中穿破大血管等因素均有可能引起出血，一般情况下对症处理即可，严重者可行出血血管栓塞或外科手术处置；引流不畅的原因可能是坏死物质、分泌物沉积、血块堵塞管腔以及引流管头端位置不佳，可旋转松动引流管[11]，尿激酶局部注入或重新放置。

（黄学全）

参 考 文 献

［1］ 张燕, 何峥, 李胜, 等. 两种引流方法对肝脓肿预后的影响 [J]. 肝脏, 2016, 21 (2): 125-127.

［2］ 徐圣, 朱海东, 陈荔, 等. 经皮穿刺引流术在细菌性肝脓肿治疗中的作用 [J]. 介入放射学杂志, 2018, 27 (2): 181-185.

［3］ RISMILLER K, HAAGA J, SIEGEL C, et al. Pyogenic liver abscesses: a contemporary analysis of management strategies at a tertiary institution [J]. HPB, 2017, 19 (10): 889-893.

［4］ RENATO P C S, MELO A S L, NETTO F V. Hepatectomy for pyogenic liver abscess treatment: exception approach? [J]. Arq Bras Cir Dig, 2018, 31 (3): e1394.

［5］ LUO M, YANG X X, TAN B, et al. Distribution of common pathogens in patients with pyogenic liver abscess in China: a meta-analysis [J]. Eur J Clin Microbiol Infect Dis, 2016, 35 (10): 1557-1565.

［6］ SINGH S, CHAUDHARY P, SAXENA N, et al. Treatment of liver abscess: prospective randomized comparison of catheter drainage and needle aspiration [J]. Ann Gastroenterol, 2013, 26 (4): 332-339.

［7］ 黄洋, 张伟辉. 细菌性肝脓肿的诊治进展 [J]. 临床肝胆病杂志, 2018 (3): 641-644.

［8］ JHA A K, DAS G, MAITRA S, et al. Management of large amoebic liver abscess-a comparative study of needle aspiration and catheter drainage. J Indian Med Assoc, 2012, 110 (1): 13-15.

［9］ 张梅玲, 曹传武, 韩世龙, 等. 肝脓肿经皮穿刺引流术的疗效及影响因素分析 [J]. 介入放射学杂志, 2017, 26 (5): 458-461.

［10］ 金秋龙, 黄敏, 邓学东, 等. 超声引导下经皮肝穿刺置管引流治疗肝脓肿并发症分析与防治 [J]. 中国介入影像与治疗学, 2008, 5 (3): 180-182.

［11］ 谭凯, 杨涛, 雷世雄, 等. 猪尾引流管在肝脓肿引流术后堵塞的原因及处理方法 [J]. 中华肝脏外科手术学电子杂志, 2018, 7 (6): 73-76.

第 6 篇

肝脏移植

第 9 章

拓展提高

自 1963 年斯达泽（Starzl）首度将肝脏移植（简称肝移植，liver transplantation，LT）技术应用于临床以来，历经半个多世纪的发展，目前肝移植已成为治疗各种终末期肝病唯一有效方法[1-2]。受益于新型免疫抑制剂的开发应用和现代外科技术的创新发展，近 20 年来，我国肝移植事业取得了长足进步。国内较大移植中心肝移植围手术期病死率已降至 5% 以下，受者的术后 1、5、10 年生存率已分别达到 90%、80% 和 70%，术后移植肝生存率和受者生存率均已接近世界先进水平。近年来国家大力推动的公民逝世后尸体器官捐献（donation after cardiac death，DCD）政策取得了显著成效，器官捐献数量逐年增加，另外一些新技术如劈离式肝移植、活体肝移植、多米诺肝移植的开展，也部分缓解了肝脏紧缺的矛盾。器官保存方法的改进以及对肝移植病理生理研究的逐步深入，使肝移植从过去的禁区、高风险变成如今的常规、可预测的治疗模式。其他如移植术后的重症监护、抗感染治疗、原发病复发的防治的进展，也极大地促进了肝移植技术的发展。本章就肝移植手术的适应证、受者的术前评估及如何选择手术时机做一概括介绍。

第1节 肝移植的适应证

肝移植的最终目的是延长终末期肝病患者的生命和改善患者的生活质量。原则上，当急、慢性肝病经其他治疗方法无法控制或治愈，预计在短期内无法避免死亡者均是肝移植的适应证。同时，随着肝移植疗效的稳定提高，患者生活质量因肝病而致严重下降时，也成肝移植的主要适应证。迄今，肝移植已成功用于 60 多种肝病的治疗，这些疾病概括为胆汁淤积性肝病、慢性实质性肝病、暴发性肝衰竭、肝恶性肿瘤和其他疾病[3]（表 70-1-1）。

表 70-1-1　肝移植适应证

分类	具体病因
肝恶性肿瘤	原发性肝细胞癌、原发性胆管细胞癌
胆汁淤积性肝病	原发性胆汁性肝硬化、原发性硬化性胆管炎、胆道闭锁、肝囊性纤维化等
慢性实质性肝病	（肝炎后、酒精性、血吸虫性等）肝硬化、血红蛋白沉积症等
急性肝衰竭	感染性疾病、药物及毒物性肝损伤、循环衰竭（急性循环衰竭、肺栓塞、肝血管阻塞）、其他（肝移植、部分肝切除等）
其他疾病	先天性遗传性代谢异常、自身免疫性肝病、多囊肝病、肝外伤等

然而，肝移植的适应证也不是一成不变的，随着肝移植技术的发展、新的免疫抑制剂的应用、围手术期管理的进步，肝移植的适应证将得到放宽；而随着其他医疗手段的进步，一些目前的肝移植适应证患者也将可以通过其他医疗手段解除病痛获得新生。

同时，符合肝移植适应证的患者也并非都是合适的肝移植受者，需要做全面的术前评估。在常规、外科治疗有效，预计短期内不会因疾病发展致死的患者，不应作为肝移植的受者。另外，疾病的性质、病情的严重程度、年龄等对肝移植的预后有较大的影响，而且肝移植手术风险大、需终身服用免疫抑制剂和背负昂贵的经济负担并涉及卫生资源分配及伦理道德问题，在选择肝移植的受者时必须全面考虑。

（夏　强）

参 考 文 献

[1] STARZL T E, MARCHIORO T L, VONKAULLA K N, et al. Homotransplantation of the liver in humans [J]. Surg Gynecol Obstet, 1963, 117: 659-676.

[2] STARZL T E. The long reach of liver transplantation [J]. Nat Med 2012, 18 (10): 1489-1492.

[3] MERION M, SCHAUBEL D E, DYKSTRA D M, et al. The survival benefit of liver transplantation [J]. Am J Transplant, 2005, 5: 307-313.

第 2 节　肝移植受者评估与手术时机

一、肝移植的受者评估

肝移植受者评估的过程就是从患者中找出谁能最大程度获益于移植，谁能在移植术后最有机会康复存活，并且他们还要珍惜、照顾好给予他们的这一宝贵的资源（移植的器官）[1]。所以我们应及时给肝脏移植受者做全面的评估，通常包括如下几个最基本的问题：

（1）还有别的方法可以治疗肝病吗？

（2）患者能在手术过程中和手术之后存活吗？

（3）有没有同时存在别的疾病严重影响了患者的生命，不适合做移植手术？

（4）患者是否能在移植术后严格遵从复杂的治疗规程？

（5）患者是否能够接受移植肝病的复发率？

这一评估过程涉及重症医学、外科学、心理学、社会学问题以及经济状况调查（表 70-2-1），部分患者经此筛选后可能存在肝移植的禁忌证。一旦筛选完成，移植团队基于客观和主观条件来决定谁适合列入移植名单[2-4]。

表 70-2-1　肝移植评估内容

项目	内容
一般资料	性别、年龄 症状、既往病史、体格检查等
实验室检查	全血细胞计数、肝肾功能测试、电解质水平、凝血功能、肝炎血清学检测、自身免疫标志物、遗传标志物和代谢性肝病标志物、血型抗体筛查、肿瘤标记物（如 AFP、CA19-9、PSA 等）、PPD、RPR、EBV、CMV 和 HIV 检测等
影像学检查	腹部多普勒超声、腹部 CTA、胸部 CT、PET/CT 等
心肺功能检查	心电图、超声心动图、肺功能检测
神经系统	头颅 CT
社会心理评估	心理科会诊

AFP：甲胎蛋白；PSA：前列腺特异性抗原；PPD：纯蛋白衍生物；RPR：快速血浆反应素试验；EBV：Epstein-Barr 病毒；CMV：巨细胞病毒；HIV：人类免疫缺陷病毒；CT：计算机断层扫描；CTA：CT 血管造影。

二、肝移植的手术时机

对需要行肝移植治疗的肝病患者来说，确定适宜的移植时机是十分必要和重要的，但是有时操作起来是很困难的。1983 年，美国国立卫生研究院共识发展会议（National Institutes of Health Consensus Development Conference）首次对此做了原则性的概述：肝移植术应该在疾病有足够的发展病程以使患者有充分的机会通过其他方法稳定或延缓病情，但又要使手术能成功实行的阶段进行。根据此原则，所面临的问题是如何确定每一个移植受者的理想手术时机。一般认为当慢性肝病患者出现以下情况时，应考虑肝移植：

（1）出现一个或多个与门静脉高压或肝功能衰竭相关的并发症。如反复食管胃底静脉曲张破裂出血、难以控制的腹水、肝性脑病、严重凝血功能障碍、反复发作的自发性腹膜炎和肝肾综合征等。

（2）严重嗜睡、难以控制的瘙痒、严重代谢性骨病、反复发作的细菌性胆管炎等导致生活质量严重下降。

（3）实验室检查：血浆白蛋白≤25g/L；凝血酶原时间（PT）超过正常对照 5 秒以上；血总胆红素≥50g/L。

当慢性肝病患者出现以上情况时，往往意味着患者较短的生存时间，一般不超过 6～12 个月。但是由于供肝的短缺和越来越多的患者等待肝移植，许多患者不得不花费更多的时间才能得到合适的供肝，从而迫使更多的患者在未出现上述情况时就被列入肝移植等待名单。事实上，在疾病非最终末的阶段实施肝移植术，可降低围手术期并发症和死亡率，提高长期存活率，而且可显著减少治疗费用。但这些患者在一段时间内即使不行肝移植术也可能有较好的生活质量，因此不得不同时考虑手术风险和昂贵的移植费用。然而，一旦患者处于严重疾病阶段，不实施肝移植往往难以存活 3～6 个月的情况下，肝移植术有很高的风险，移植后长期存活率低，住院时间延长，费用也明显增加。一般认为，当出现严重导致患者生活质量下降的病情时，临床医生即应考虑对患者实行肝移植术。另外，患者的精神社会因素和经济状况也是在确定患者肝移植时机时不得不考虑的重要因素。

（夏 强）

参 考 文 献

［1］ O'LEARY J G, LEPE R, DAVIS G L. Indications for liver transplantation [J]. Gastroenterology, 2008, 134: 1764-1776.

［2］ MURRAY K F, CARITHERS J R R L. AASLD. AASLD practice guidelines: evaluation of the patient for liver transplantation [J]. Hepatology, 2005, 41 (6): 1407-1432.

［3］ HIRSCHFIELD G M, GIBBS P, GRIFFITHS W J. Adult liver transplantation: what nonspecialists need to know [J]. BMJ, 2009, 338: b1670.

［4］ ALQAHTANI S A. Update in liver transplantation [J]. Curr Opin Gastroenterol, 2012, 28: 230-238.

第 71 章　供肝的选择与获取

第 1 节　死亡供者的肝脏获取与保存

新鲜、健康和功能良好的供肝是肝脏移植成功的先决条件。死亡供者的供肝主要源自脑死亡或心脏死亡供者，在当前供肝严重缺乏的情况下，边缘供肝逐渐得到拓展应用。

一、死亡供者的分类

获取一个新鲜、健康和功能良好的供肝是肝脏移植成功的先决条件。死亡供者仍然是肝脏移植供肝主要来源，包括有心跳的脑死亡供者（donation after brain death，DBD）和心脏死亡供者（donation after cardiac death，DCD）。第一届国际 DCD 研讨会公布了 DCD 的 Masstricht 分类标准，将 DCD 分为四型：Ⅰ型为入院前死亡者，有明确的死亡时间，记录入院前的心肺复苏过程；Ⅱ型为心肺复苏失败的患者，以创伤急诊病房患者居多，对于心肺复苏的时间和有效性均具有翔实记录；Ⅲ型大多为等待心脏停搏的濒死者以及未达到脑干死亡标准的即将死亡者；Ⅳ型为在脑死亡的同时发生了心脏骤停，或在脑干死亡后发生了意外心脏停搏，其中Ⅲ、Ⅳ型以重症监护病房患者居多[1]。

在我国，原卫生部根据我国国情，参照前期实践经验并依据国际分类，将我国现阶段公民逝世后器官捐献分为三类，中国一类（C-Ⅰ）：国际标准化脑死亡器官捐献（DBD），经过严格的医学检查后，各项指标均符合脑死亡的国际现行标准和国内最新的脑死亡标准，并通过由卫生部委托机构培训认证的脑死亡专家明确判定为脑死亡者；家属完全接受并选择按脑死亡标准停止治疗、捐献器官；同时获得案例所在医院和相关部门的同意与支持。中国二类（C-Ⅱ）：国际标准化心死亡器官捐献（DCD），包括 Masstricht 标准分类中的Ⅰ～Ⅳ型。中国三类（C-Ⅲ）：中国过渡时期脑-心双死亡标准器官捐献（donation after brain death plus cardiac death，DBCD），即已完全符合 DBD 标准，但鉴于对脑死亡的法律支持框架缺位，现依严格程序按 DCD 实施。现阶段 C-Ⅲ类为我国公民逝世后器官捐献的主要方式。

二、死亡供者的选择

（一）脑死亡供者的选择标准

供者的评估标准包括年龄、身高、血型和既往史，特别需要关注是否存在药物和酒精滥用、肝胆系疾病、感染和恶性肿瘤；造成供者死亡的原因、住院时间、当前肝功能、治疗经过，甚至血流动力学和肺功能均应进行分析。

脑死亡供者（DBD）定义为所有脑功能丧失且不可恢复。在确定器官获取后，进行快速降温的保存液灌注时心跳停止，所以供者器官热缺血时间可缩短至最低程度。脑死亡供者的理想标准：年龄≤50岁，无肝胆系疾病，血流动力学和呼吸稳定（收缩压＞100mmHg，中心静脉压＞5cmH$_2$O），可接受的 $PaCO_2$ 和血红蛋白水平，无严重的腹部损伤，无全身感染或恶性肿瘤，尿量＞50ml/h，肌酐正常，多巴胺需要量＜10μg/（kg·min）。存在可引起受者死亡的感染性疾病和进展期肿瘤是脑死亡供者捐赠器官的绝对禁忌证，但低分化的皮肤癌、宫颈癌和排除代谢性疾病的原发性脑肿瘤者可以作为腹部器官捐献者。

（二）心脏死亡供者的选择标准

心脏死亡供者（DCD）以同时出现不可恢复的反应丧失、呼吸停止和循环缺失为特征。依据心跳停止是否可控分为可控的心脏死亡供者（controlled donation after cardiac death，cDCD）和不可控的心脏死亡供者（uncontrolled donation after cardiac death，uDCD）。cDCD指终末期病者，大多属于没有恢复和存活可能的严重神经系统损伤者，在计划性撤除生命支持措施后心跳停止。这个过程通常在手术室内进行，医生已做好手术准备，一俟供者心跳停止立即进行快速器官获取操作。uDCD指供者循环停止、心肺复苏失败或在到达医院时已经进入临床死亡，器官在获取前可能已遭受较长时间的缺血状态。采用不可控的uDCD供肝移植后移植物胆管病和原发性移植物无功能发生率均显著增高，15%的受者需要再次肝移植，所以采用uDCD的器官移植的风险较大，必须谨慎施行。

我国目前"脑死亡"尚未立法，脑死亡供者缺乏，故DCD仍是我国主要的供者来源。选择DCD供肝的一般标准如下：

（1）同意器官捐献；

（2）年龄＜60岁（最好＜50岁）；

（3）除未转移的皮肤癌和脑瘤外，无恶性肿瘤；

（4）无腹腔感染，无全身性脓毒血症；

（5）无可传播性疾病：如艾滋病、乙型肝炎、丙型肝炎等；

（6）良好个人史；

（7）血流动力学和氧合状态相对稳定；

（8）肝功能检查相对正常；

（9）凝血功能正常；

（10）ABO血型相同或相容。

（三）拓展标准的供者

由于供肝越来越难以满足临床肝移植受者的需求，供者的选择标准也在不断修订，以拓展供肝来源，称为拓展标准的供者（expanded-criteria donor，ECD）[2]。尽管来自ECD的供肝可能不是最理想的器官，但对于在等待供肝过程中即将死亡的患者来说还是可取的选择。

1. 老年供肝　根据西班牙肝移植注册数据显示供者年龄介于60~90岁的供肝与15~60岁的供肝比较，肝移植后1年生存率仅有轻微的下降。所以对于供者年龄上限的确定并无定论，关键在于器官获取时肝脏的功能和结构状态是否正常。

2. 脂肪肝供肝　肝脏脂肪变性的发生率在脑死亡成人供者中为13%~26%。在当前供肝来源匮乏的形势下，中度脂肪肝（30%~60%）可以作为合格的供肝利用，但要求供肝热缺血和冷缺血时间尽可能短，且供者和受者不存在其他危险因素。

3. 损伤供肝　器官获取时损伤或本来存在的肝脏实质性病变，例如单纯性囊肿、肝周血肿或小的撕裂伤等均不是供肝的禁忌。

4. 细菌和真菌感染　60%的死亡供者器官存在细菌或真菌定植或感染。供者感染到受者引起移植物丧失甚至受者死亡的个案已有多例报道，但若在供者或（和）受者应用足够的抗生素且处理得当，来自感染供者的移植与非感染供者的肝移植结果几无差异。

5. 病毒感染 ①乙型肝炎病毒：供者 HBcAb（＋）供肝理想的受者是 HBV 相关肝硬化受者，并在移植后接受抗 HBV 治疗；②丙型肝炎病毒：在美国和欧洲约 5% 的供者抗-HCV（＋），其中一半 RNA-HCV（＋）。抗-HCV（＋）供肝移植到抗-HCV（＋）受者，移植后 1~5 年的并发症率和死亡率与正常供肝移植几无差异。建议在移植前做供肝的组织学检查，供肝没有或仅有轻微纤维化时才能考虑移植。

三、供肝的获取

由于移植器官供者资源匮乏，很少有从供者单独获取供肝的状况。肝肾联合获取已成为标准腹部器官获取的主要方式，其次是肝胰肾联合获取、肝肾小肠联合获取和多器官联合获取。供者器官获取后再在后台进行分离和适当修整，运送至各移植中心进行移植手术。

（一）肝肾联合获取

在器官获取手术前，肝肾移植器官获取小组成员需要相互沟通和协作分工，避免分歧和误会[3]。通常由肝脏获取外科医师进行肝肾器官联合切取手术，器官摘取后肝肾移植外科医师共同行肝肾分离操作，避免器官损伤。DBD 肝肾联合获取的具体操作步骤如下：

1. 麻醉与体位 对于脑死亡供者的器官获取与常规腹部手术规格相同，供者平卧体位，给予气管插管，静脉复合全身麻醉。

2. 切口 皮肤消毒范围要求达到整个胸腹部，上至肩颈部，下至大腿根部，两侧达腋后线水平。以脐上一指处为中点做大"＋"字形切口剖腹，上至剑突，下达耻骨联合，两侧至腋后线，逐层切开腹壁。如果在同一供者需要同时获取心肺移植物时需采用胸腹联合切口，胸骨完全劈开，以自动拉钩充分暴露胸腔和腹腔。

3. 肝脏的显露与评估 切开肝镰状韧带直至下腔静脉前部，结扎、切断肝圆韧带，显露供肝轮廓及探查腹内脏器，包括肝脏、胰腺、胃、小肠、结肠和盆腔，对于女性供者，应特别注意检查子宫和卵巢，还应注意检查腹腔是否存在肿大淋巴结，确定供者器官是否可供移植。如果遭遇难以确定的困难情形，应及时与接受供者器官的受者移植中心联系。

4. 供肝的评估包括外观轮廓、颜色和质地 正常肝脏呈红褐色、表面光滑、边缘锐利、大小适中、质地柔软。

5. 肝动脉变异的探查 在肝脏获取过程中，异位肝动脉损伤是最常见的操作失误。经 Winslow 孔触诊探查肝十二指肠韧带内门静脉后方和右侧是否有异位肝右动脉。然后结扎切断左三角韧带和切开左侧冠状韧带，将肝左叶向右侧翻转，检查肝胃韧带内是否存在异位肝左动脉。

6. 肝胃韧带和胃结肠韧带的游离 从肝十二指肠韧带左侧开始沿胃小弯侧从下到上解剖离断肝胃韧带，直至食管下端右侧部。如果存在起源于胃左动脉的异位肝左动脉，则远离肝左动脉 5mm 以上游离追踪至胃左动脉起始部。助手分别向头侧和脚侧牵开胃体和横结肠，在胃结肠韧带无血管区开始切开胃结肠韧带，向上直达切开脾胃韧带。

7. 右半结肠的游离（Cattell-Braasch 手法） 助手将回盲部和升结肠轻轻向左侧腹部提拉牵开，暴露右结肠旁沟，沿结肠旁切开右结肠旁侧腹膜，向左侧离断肝结肠韧带，与胃结肠韧带切开处相连，向上达肝十二指肠韧带右侧。右半结肠游离后，腹后壁可见下腔静脉、右侧输尿管和性腺静脉（图 71-1-1）。

8. 胰头十二指肠游离（Kocher 手法） 沿 Winslow 孔下方向下切开十二指肠降部右侧腹膜，将胰头十二指肠游离并向左上方翻起，直达胰头后与下腔静脉之间，并向左到达腹主动脉前方、肠系膜上动脉起始部。

9. 左半结肠的游离 术者左手将供者左半结肠向右上提拉，自乙状结肠外侧自下而上切开左半结肠外侧腹膜，向上直达结肠脾曲，离断脾结肠韧带向右侧与胃结肠韧带切开处相连，至此除直肠外整个结肠区均已游离。

10. 胆总管的分离　分离、结扎胆囊管，将胆囊底部切开，排出胆囊内胆汁并以 0.9% 氯化钠溶液冲洗胆囊腔。再于十二指肠上缘处游离（注意可能存在的异位肝右动脉）、离断胆总管，随即插入直径 3mm 的硅胶管，以 0.9% 氯化钠溶液冲洗胆总管及肝内胆管树（图 71-1-2）。

11. 十二指肠离断　将胃管头端送过幽门，经胃管注射含两性霉素 B 的聚维酮碘溶液 20～80ml 灌洗十二指肠腔，以切割缝合器离断十二指肠球部（图 71-1-3），离断

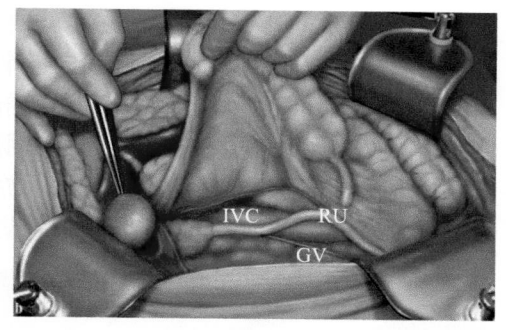

图 71-1-1　右半结肠游离后，腹后壁可见下腔静脉（IVC）、右侧输尿管（RU）和性腺静脉（GV）

的胃体牵向左上腹。同样以切割缝合器在 Treitz 韧带水平离断十二指肠远端。切断 Treitz 韧带，结扎肠系膜上动脉和离断小肠肠系膜，将小肠翻向右下腹。如不同时获取胰腺，也可不切断十二指肠，沿十二指肠内侧缘切开胰头部组织将十二指肠游离，连同胃体向左侧牵引。

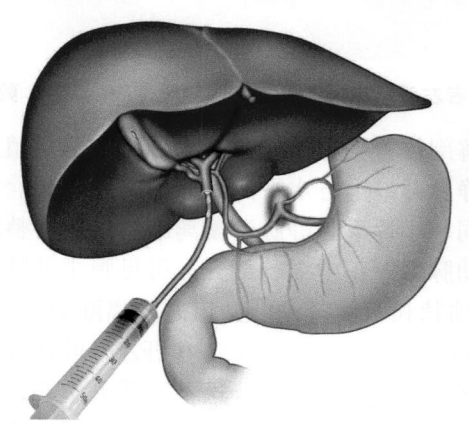

图 71-1-2　胆总管插管冲洗胆道

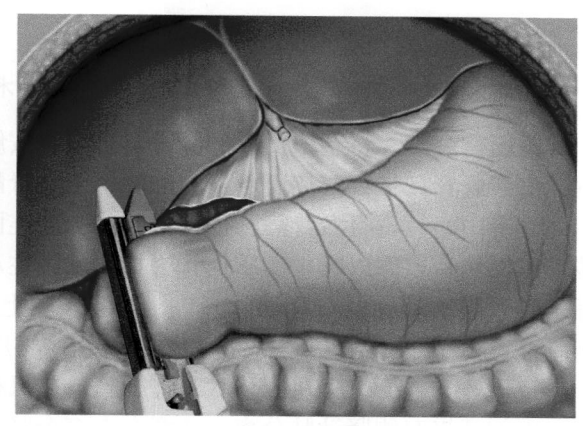

图 71-1-3　以切割缝合器离断十二指肠球部

12. 离断胰腺　不同时获取胰腺时可离断胰腺，类似于 Whipple 手术时从门静脉前方离断胰腺颈部。此时可结扎离断脾动静脉，将胰体尾部完全游离翻向左侧腹，以利于灌注后肝肾联合摘取。至此，腹腔游离完毕，仅剩待获取的肝肾与腹后壁相连。

13. 腹主动脉插管与冷灌注　在髂动脉分叉处以上游离腹主动脉 2～3cm，预置远近两端结扎套线。同时在腹主动脉右侧解剖游离一段下腔静脉，预置远近端结扎套线。在髂动脉分叉处上约 2cm 结扎腹主动脉远端套线，在其上方剪开主动脉前壁 1/2，迅速插入 22～24F 气囊灌注管，深达 12～15cm，前端气囊注入 0.9% 氯化钠溶液 20ml 以阻断腹腔干以上主动脉，结扎固定。停止麻醉和复苏，立即开始冷灌注，同时在肝肾周围置放碎冰屑以迅速降低肝肾温度。结扎下腔静脉远端套线，在近段剪开前壁 1/2，插入手术吸引引流管，结扎固定，以作为灌注液流出道（图 71-1-4）。若不同时切取胸腔器官，也可直接剪开膈肌，贴近右心耳离断下腔静脉作为灌注液流出道。

14. 门静脉插管灌注　靠近门静脉干剪开肠系膜上静脉前壁，插入门静脉灌注管，管口置于门静脉主干内，结扎固定，迅速进行冷灌注。避免过深插入门静脉左、右分支内，造成门静脉灌注不全。

15. 灌注液　经腹主动脉灌注 4℃肾保液 3000ml（含 1250IU/L 肝素钠注射液）后，再灌注 UW 液 1000ml，灌注压力 100～120cmH$_2$O。经门静脉灌注 4℃肾保液 2500ml（含 1250IU 肝素钠注射液/L）和 4℃ UW 液 2000ml，灌注压力 60～80cmH$_2$O。

16. 肝肾器官联合摘取　肝脏灌注完成后，肝脏表面呈均匀土黄色无花斑。双侧肾脏饱满，外观

灰白色无花斑。撤除灌注管。迅速剪开膈肌，在胸腔靠近右心房离断下腔静脉，术者以左手示指插入肝上下腔静脉内以手掌将肝脏膈面向下牵拉，沿肝脏冠状韧带周围剪开膈肌（图71-1-5），同时在胸腔离断胸主动脉，以大弯血管钳夹住下腔静脉和胸主动脉近端作为牵引，由助手双手保护肝脏向供者脚侧牵引，操作者紧贴脊柱前方在下腔静脉和主动脉后方将肝脏、双侧肾脏连同下腔静脉、主动脉和胰头以及十二指肠整块从后腹壁自上而下游离，直达盆腔包括双侧输尿管和双侧髂血管分叉部整块摘取。为了避免损伤双侧输尿管，应紧贴腹后壁游离。

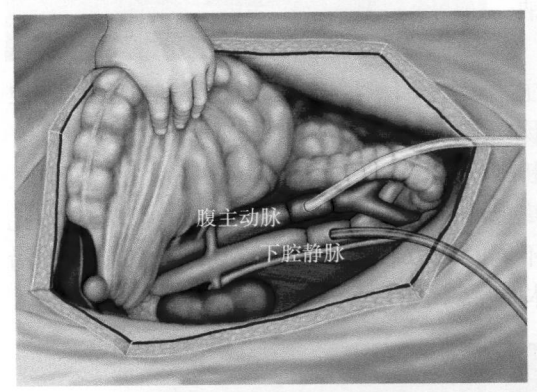

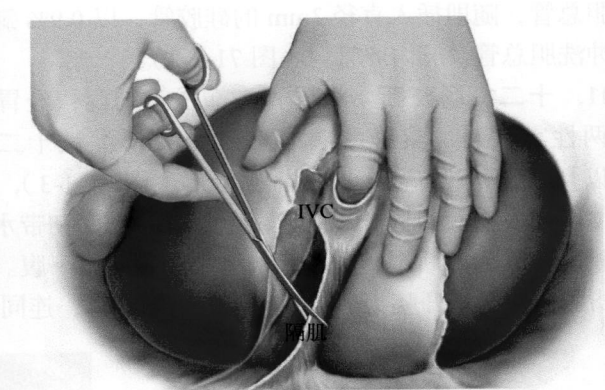

图71-1-4　腹主动脉插管灌注和下腔静脉插管引流　　图71-1-5　术者左手示指插入肝上下腔静脉（IVC）内，剪开膈肌

17. 肝肾器官分离　将整块切取的肝肾器官组织按解剖位置平置操作台，术者左手示指植入肝肾韧带后方，离断肝肾韧带，游离肝下下腔静脉，于左肾静脉开口上方水平离断肝下下腔静脉。如果两肾分送不同受者中心，再将右肾静脉进入下腔静脉处连同一小片下腔静脉壁瓣离断。然后将整块器官组织翻转置于操作台上，以腹主动脉插管为指引从腹主动脉后壁正中纵行剖开，可见腹主动脉前壁上腹腔动脉、肠系膜上动脉及双肾动脉开口，在肠系膜上动脉和双侧肾动脉开口之间离断腹主动脉壁，并沿两侧血管间隙仔细解剖离断肝肾间相连结缔组织将肝肾分离（图71-1-6）。在肝左外叶边缘切取大约1cm×1cm肝组织送快速病理检查后，将肝脏包装保存运送。如果两肾分送不同受者中心，再从主动脉前壁正中剖开将双侧肾动脉分离，注意存在多个肾动脉开口时必须将其开口保留在同一主动脉壁瓣上。游离双侧输尿管后于肾门下方离断下腔静脉及主动脉，切取包括双侧髂血管在内的血管段与供肝一起保存备用。左右肾脏标识后分装保存运送。

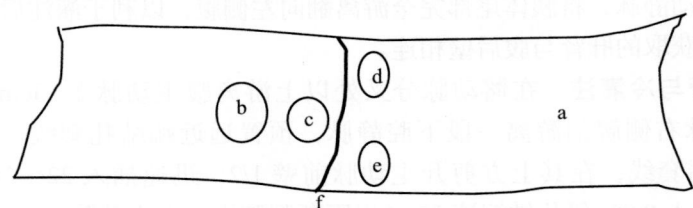

图71-1-6　肠系膜上动脉和双侧肾动脉之间离断腹主动脉示意图

a. 自后壁纵行剖开的腹主动脉；b. 腹腔动脉开口；c. 肠系膜上动脉开口；d. 左肾动脉开口；e. 右肾动脉开口；f. 腹主动脉离断线。

18. 供肝保存和运送　将供肝和备用血管段立即置于盛有4℃ UW液的无菌塑料袋中，至少再外加2层塑料袋，每层保存袋驱除空气后将袋口分别扎紧，置于盛有碎冰的保温箱内运输；

19. 器官切取后供者处理　器官获取者应该始终保持对器官捐献遗体的尊重，保护遗体的尊严。在器官获取后应该妥善处理，尽量恢复遗体外观。器官获取后应将腹腔内残存积液吸净，然后填塞纱布垫以吸收体腔的渗液和支撑空虚的体腔，紧密缝合腹壁以免体液的渗漏，以洁净敷料覆盖伤口。

DCD肝肾联合获取简要步骤：首先应该尽快建立器官冷灌注通道。快速行腹部大"＋"切口后，助手将小肠向供者头侧牵开，术者迅速于供者骶骨上部解剖游离出腹主动脉进行插管冷灌注，同时建立下腔静脉灌注液流出道。然后助手将供者横结肠向上牵开，于 Treitz 韧带右侧解剖游离肠系膜上静脉，自肠系膜上静脉进行门静脉插管灌注（图 71-1-7）。也有学者认为采用腹主动脉单一途径灌注的效果优于主动脉和门静脉联合灌注。在灌注过程中再进行器官的游离，灌注结束后整块摘取器官保存运输。

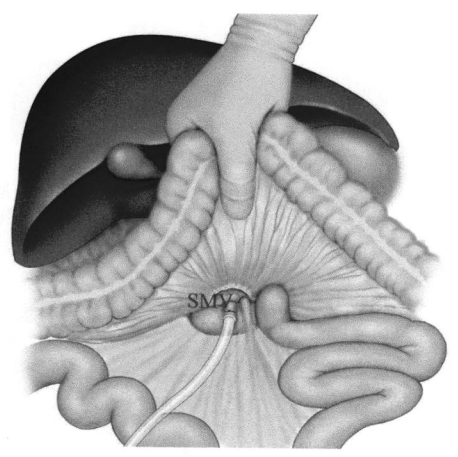

图 71-1-7　自肠系膜上静脉（SMV）进行门静脉插管灌注

（二）肝胰肾联合获取

1. 肝胰肾器官获取[4]　肝胰肾联合切取与肝肾联合获取操作步骤大致相同，但在肝胃韧带、胃结肠韧带离断和 Kocher 切口游离胰头十二指肠时必须注意不能损伤胰腺包膜。在十二指肠离断后，在胰腺上下缘仔细解剖，避免损伤脾动静脉，将胰腺体尾部连同脾脏一起游离。通常先游离脾脏，然后握住脾脏向右上方牵引，将胰腺从尾部向体部从腹后壁游离。灌注完成后，包括胰腺、脾脏和离断的十二指肠部分连同肝肾一起整块获取。

2. 肝胰肾器官分离　肝胰肾器官整块切取后，首先可按肝肾整块切取方式将肝胰与双肾分离，然后再将肝脏和胰腺十二指肠分离。主要步骤：①解剖分离肝十二指肠韧带，在十二指肠上缘离断胆总管，远端结扎；②游离门静脉，在脾静脉和肠系膜上静脉汇合上方 1cm 离断门静脉主干，近端缝线标记以便胰腺移植重建时辨认；③沿胃十二指肠动脉逆行游离肝固有动脉和肝总动脉至腹腔干，确认无异位替代肝动脉或副肝动脉后，紧贴腹腔干在起始部离断脾动脉，远侧断端缝线标记；④在胃十二指肠动脉根部距肝总动脉 0.5～1cm 处离断胃十二指肠动脉，远侧端给予结扎；⑤最后在腹腔干和肠系膜上动脉开口之间离断腹主动脉瓣，分离肝脏和胰腺以及脾脏分离（图 71-1-8）。

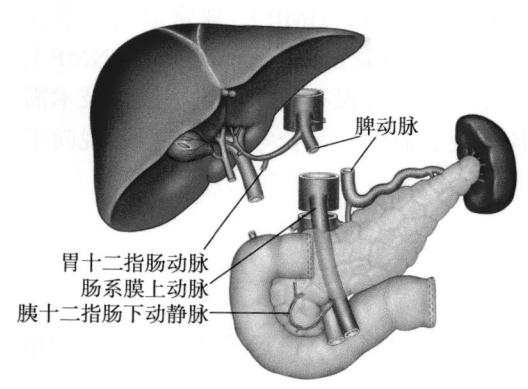

脾动脉

胃十二指肠动脉
肠系膜上动脉
胰十二指肠下动静脉

图 71-1-8　肝脏胰腺之间的分离示意图

（三）肝胰小肠联合获取

肝胰小肠的联合切取也是器官获取团队应该掌握的技术，往往同时也包含肾脏的获取，操作中增加小肠的保护和游离。

探查确定腹腔脏器适合移植后，立即以大湿纱垫将小肠包裹保护，避免过多翻动。游离回盲部，靠近回盲瓣以胃肠切割闭合器离断回肠末端，注意保护回结肠动脉的回肠支。沿升结肠和乙状结肠顺逆时针方向结合游离离断全结肠系膜，靠近直肠上端以胃肠切割闭合器离断乙状结肠，行全结肠切除。在完成腹腔脏器游离和灌注后，首先游离和切取小肠。靠近空肠壁离断最高的近端空肠血管弓，离断 Treitz 韧带，解剖出肠系膜上动静脉，以胃肠切割闭合器离断近端空肠。离断肠系膜上静脉，再于胰十二指肠下动脉发出之远端离断肠系膜上动脉，近侧端结扎，将小肠移植物装袋保存（图 71-1-9）。

谨记肝脏移植受者一般病情危急，如不能及时获得供肝可能会导致患者死亡，如遇血管解剖异常不能兼顾两个器官获得移植时，应优先保证肝脏的利用。

四、供肝的包装和保存

获取的器官必须按规定包装保存用以转运。静态低温保存仍然是供肝保存的主要方法，通过将器官快速降温并维持浸泡在 0～4℃保存液的低温环境以抑制供肝细胞的代谢，并将血液、代谢产物等灌

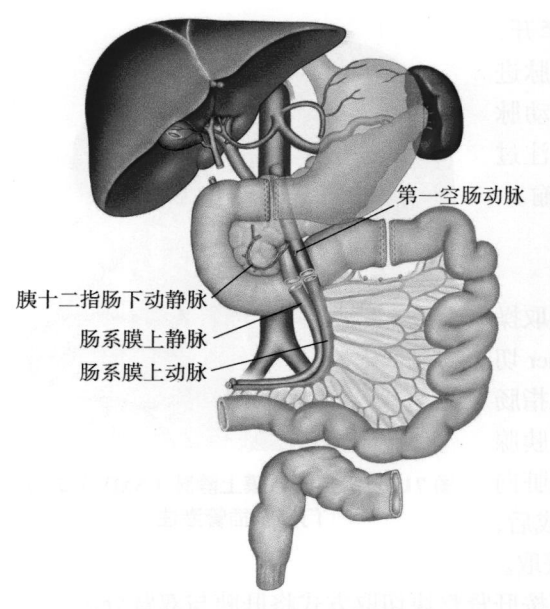

第一空肠动脉

胰十二指肠下动静脉
肠系膜上静脉
肠系膜上动脉

图 71-1-9　小肠获取分离示意图

洗出脉管以减少低温缺氧所致的细胞水肿和酸中毒。理想的供肝冷保存时间应小于 8 小时，临床实际应用时一般不超过 12～15 小时。常用的供肝保存液有 UW 液和 HTK液、Celsior 液，新型保存液有 Polysol 液和 IGL-1 液。UW液是目前供肝的标准保存液，同时也被认为是肾脏、胰腺和小肠的标准保存液。HTK 液在较短时间内其保存供肝和肾脏的效果与 UW 液相当。每个器官由三层独立的包装袋储存，第一层包装袋盛保存液，供肝必须完全浸没在保存液中，袋内不留空气，将袋口封闭结扎牢靠。第二层包装袋盛有冷生理盐水或乳酸林格液。将第一个包装袋放在第二个袋中并完全被溶液覆盖，袋口结扎封闭牢靠。第三个袋子建议保持干燥，没有空气，袋口结扎牢靠，有时用一些无菌的布料包裹。最后将包装好的器官放在冰箱中，以普通融冰覆盖；箱子牢固关闭，准备运输器官。

近年来随着医学及生物工程技术的不断进步，更加微型、智能、稳定的机械灌注设备不断研发，机械灌注技术在供肝保护和修复中的作用及应用备受关注。机械灌注技术通过供肝血管插管予以连续或脉冲方式的动态灌注，为肝脏提供代谢底物以及应用药物干预的同时清除代谢产物、减轻缺血再灌注损伤，以达到保存和修复供肝的目的。机械灌注技术还具备为移植前离体实时动态评价供肝质量提供客观指标等优点，对延长器官保存时间、改善器官质量、扩大边缘供肝的应用具有重要价值[5-6]。目前常用的灌注系统，可分为低温机械灌注（hypothermic machine perfusion，HMP）、亚常温机械灌注（subnormothermicmachine perfusion，SMP）和常温机械灌注（normothermic machine perfusion，NMP）。根据是否携氧可分为携氧灌注系统与非携氧灌注系统。但是，相对静态冷保存技术，机械灌注技术需要解决的关键参数更为复杂和多元化，对于灌注液成分、灌流速度、温度、氧合等关键参数，现尚未达成共识。

五、供肝的修整

从供者切取的供肝附带较多的肝周组织，需要仔细修剪和适当地解剖或整形后才能进行供肝的植入手术。

1. 供肝修整前准备　供肝的修整包括剪除肝周韧带、结缔组织及解剖修复或血管修复整形，需要准备相关手术器械。在无菌盆中盛放无菌冰屑及适量 0.9% 氯化钠溶液，呈冰水混合物。在冰水混合物上覆盖无菌塑料膜，添加适量 4℃ UW 液，将供肝完全浸没在 UW 液面以下，然后在 UW 液中进行供肝的修整操作。以 12F 导管插入门静脉主干，连接输液器以 4℃ UW 液持续缓慢冲洗供肝，以保证供肝维持低温状态，避免供肝复温时的热缺血损伤。

2. 修整下腔静脉　供肝后前位放置，分别以两把蚊式钳牵引下腔静脉两端后壁，术者以扁桃体剪紧贴下腔静脉后壁自下而上分离并剪开下腔静脉后结缔组织，修剪肝后下腔静脉两侧组织，注意避免损伤肝实质发出的肝短静脉，可完整显露下腔静脉后壁（图 71-1-10）。离断右肾上腺静脉，下腔静脉侧残端结扎（图 71-1-11）。以三把蚊式钳牵引并张开肝上下腔静脉开口，从已显露的腔静脉后壁向两侧修剪肝上下腔静脉。通常在肝上下腔静脉左、右侧分别有膈静脉开口，需要以 3-0 细丝线结扎或 5-0 prolene 线缝合修补。

3. 修整肝周韧带　沿肝脏表面修剪肝脏左右冠状韧带、三角韧带、镰状韧带、肝圆韧带、肝胃韧

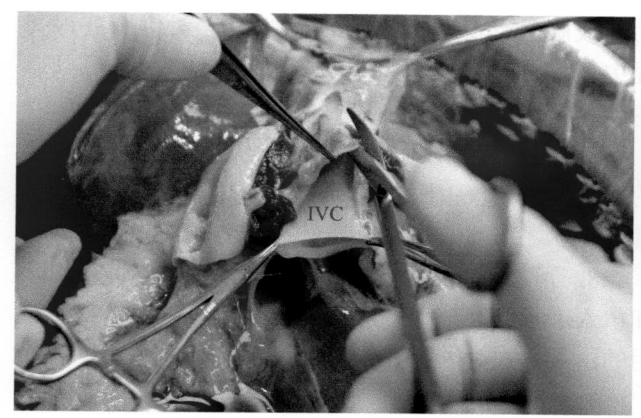

图 71-1-10　修剪下腔静脉（IVC）后壁

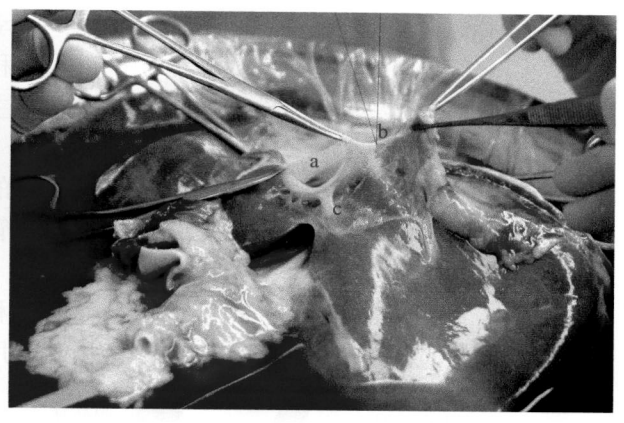

图 71-1-11　结扎右侧肾上腺静脉

a：下腔静脉；b：右侧肾上腺静脉；c：尾状叶静脉。

带以及肝肾韧带。韧带残端应保留 2～3mm 边缘，利于开放血流后电凝或氩气喷凝止血，左三角韧带及肝圆韧带予以丝线结扎。紧贴肝脏表面游离右侧肾上腺，如果肾上腺与肝脏粘连紧密，可保留薄层肾上腺组织，血流恢复后可用氩气喷凝止血，勿勉强剥离避免损伤肝实质。

4. 修整第一肝门　肝门修整是供肝修整的关键环节，包括门静脉、肝动脉以及胆管的修整和必要的整形。肝门修整时，先将肝脏按正常解剖位置放置在修剪台，确定门静脉、胆管及肝动脉走向，然后顺序解剖游离。

5. 门静脉　助手提起门静脉，将门静脉冲洗液流量适当放开，使门静脉充盈，紧贴门静脉壁将周围组织分离，回流至门静脉的侧支给予 3-0 细丝线结扎离断，将门静脉游离至左、右支分叉水平（图 71-1-12）。从门静脉后壁开始游离门静脉周围组织比较安全。

6. 肝动脉　自腹主动脉瓣开始，先解剖肠系膜上动脉，确认是否存在发自肠系膜上动脉的异位肝右动脉。接着解剖腹腔干，分别游离出脾动脉和胃左动脉，同时也须警惕存在发自胃左动脉的异位肝左动脉；然后顺肝总动脉解剖，顺序游离出胃十二指肠动脉、胃右动脉，直至肝动脉可见左、右分支部以下。肝门周围结缔组织及淋巴管均以 3-0 细丝线结扎，以免肝脏复流后出血和淋巴液渗漏（图 71-1-13）。修剪完毕后应以灌注液自肝总动脉注入检测是否存在渗漏。

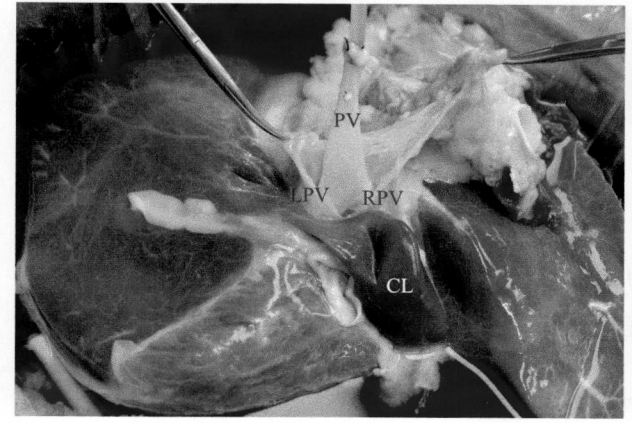

图 71-1-12　门静脉游离至左、右支分叉水平

PV：门静脉；RPV：门静脉右支；LPV：门静脉左支；
IVC：下腔静脉；CL：肝尾状叶。

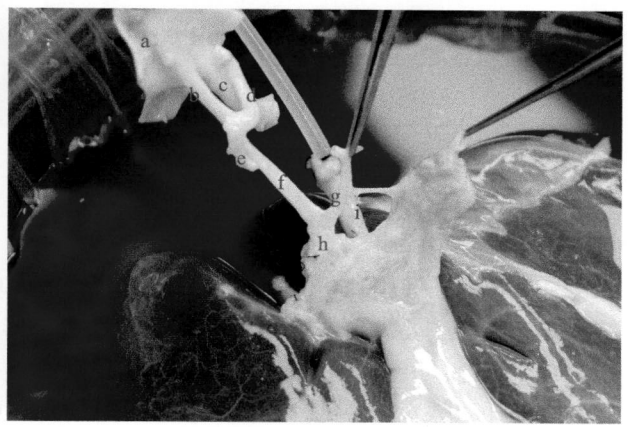

图 71-1-13　肝动脉修整完毕可见肝动脉左、右支分叉

a：腹主动脉血管袢；b：腹腔干；c：肠系膜上动脉；d：脾动脉；e：胃左动脉；f：肝总动脉；g：胃十二指肠动脉；h：肝固有动脉；i：门静脉。

对于可能存在的肝动脉变异，在供肝修剪时应尽量保留肝动脉的 Carrel 联合片。对于起源于肠系膜上动脉的异位 / 替代肝右动脉，可将肝右动脉与脾动脉或胃十二指肠动脉吻合成形，植入时以肝总

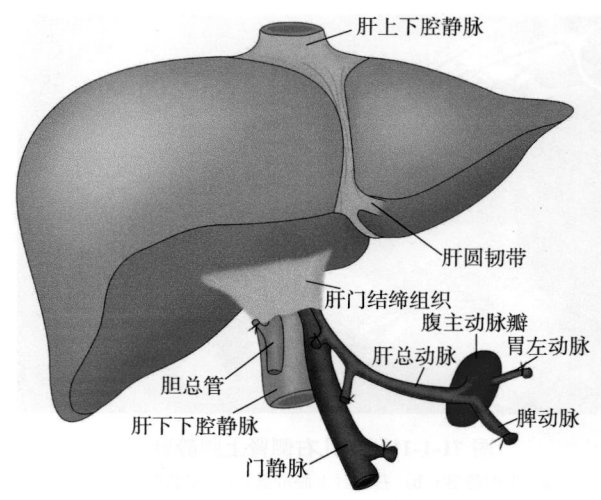

图 71-1-14　修整完毕的供肝示意图

动脉或腹腔动脉与受者肝动脉吻合。对供肝获取过程中任何被离断的肝动脉支都应将其吻合到肝动脉主干，以恢复其支配的肝脏区域血供。

7. 胆总管　供肝修整时尽量避免对胆管做过多的解剖游离，仅将胆总管下端周围过多组织剪除。胆管与动脉之间不做分离，以充分保证胆管的血供。

8. 肝脏修整完成（图 71-1-14）　应与病肝切除和植入手术组联络，交流相互手术操作进展，视拟采用的植入方式对供肝下腔静脉做进一步的处理。

9. 下腔静脉成形　供肝修整时与供肝植入手术组保持沟通，将下腔静脉按植入方式做相应的成形。

（1）经典式肝移植下腔静脉成形：牵开肝上下腔静脉开口，从腔内观察肝静脉开口位置，在最高位肝静脉开口上方 0.5～1.0cm 处离断肝上下腔静脉（图 71-1-15）。肝下下腔静脉待植入时根据与受者下腔静脉吻合水平的具体情况再由供肝植入手术组修剪。

（2）背驮式肝移植下腔静脉成形：肝上下腔静脉紧贴膈肌环下方离断，避免离断过低使得关闭下腔静脉残端后致肝静脉回流障碍。肝下下腔静脉在肝实质水平下约 1.5cm 水平离断，下腔静脉两端以 5-0 prolene 线连续缝合关闭。与供肝植入手术组沟通后于下腔静脉后壁作对应长度的梭形开口（图 71-1-16）。

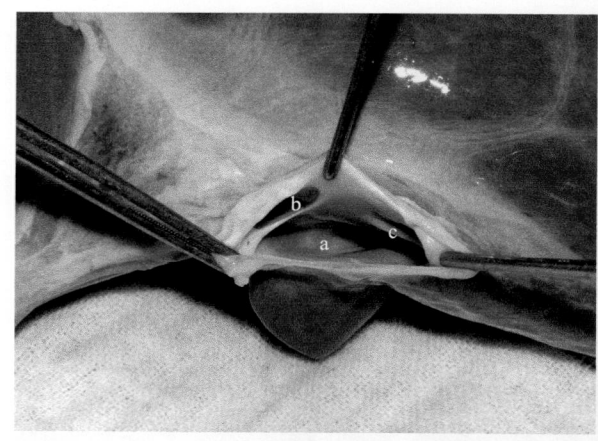

图 71-1-15　经典式肝移植时肝上下腔静脉离断水平
a：下腔静脉；b：肝左、肝中静脉共干开口；c：肝右静脉开口。

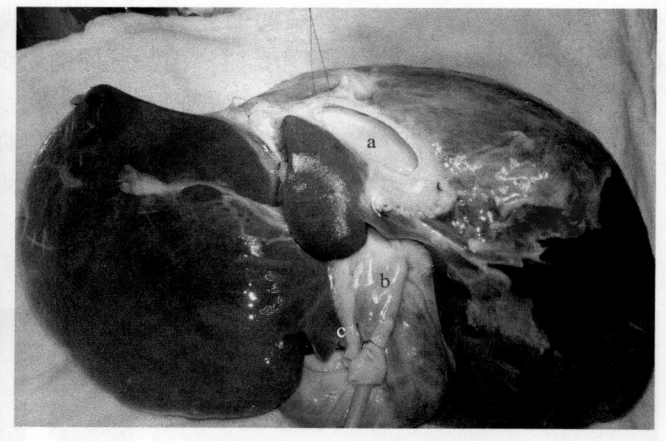

图 71-1-16　供肝下腔静脉后壁梭形开口
a：下腔静脉后壁梭形开口；b：门静脉；c：肝动脉。

技法要领与陷阱

（1）新鲜、健康和功能良好的供肝是肝移植成功的先决条件。

（2）供肝主要源自脑死亡或心脏死亡供者，器官联合获取是标准模式。各器官获取团队应保持充分沟通和配合，最大程度保证多器官获取成功。

（3）肝动脉变异多见，在供肝获取时尤其要注意检查以避免误伤。

（4）供肝获取后要立即评估器官质量，包括器官本身质量和获取质量，并与接受供肝的移植团队及时充分交流。

新鲜、健康和功能良好的供肝是肝脏移植成功的先决条件。移植供肝的质量在获取、保存等过程中受到热缺血时间、冷缺血时间、缺血再灌注损伤、药物损伤、病原学损害等多重因素的影响。便捷、有效、标准的移植供肝获取和保存技术，是扩大边缘供肝资源、提高供肝利用效率、降低肝移植术后相关并发症、提升肝移植患者预后的重要手段。

（冷建军）

参 考 文 献

［1］ KOOTSTRA G, DAEMEN J H, OOMEN A P. Categories of non-heart-beating donors [J]. Transplant Process, 1995, 27 (5): 2893-2894.
［2］ HARRING T R, O'MAHONY C A, GOSS J A. Extended donors in liver transplantation [J]. Clin Liver Dis, 2011, 15 (4): 879-900.
［3］ BARANSKI A. 腹部器官外科获取技术 [M]. 冷建军, 译. 北京: 人民卫生出版社, 2011.
［4］ ABU-ELMAGD K, FUNG J, BUENO J, et al. Logistics and technique for procurement of intestinal, pancreatic, and hepatic grafts from the same donor [J]. Ann Surg, 2000, 232 (5): 680-687
［5］ MARECKI H, BOZORGZADEH A, PORTE R J, et al. Liver ex situ machine perfusion preservation: a review of the methodology and result of large animal studies and clinical trials [J]. Liver Transpl, 2017, 23 (5): 679-675.
［6］ DUTKOWSKI P, SCHLEGEL A, DE OLIVEIRA M, et al. HOPE for human liver grafts obtained from donors after cardiac death [J]. J Hepatol, 2014, 60 (4): 765-772.

第 2 节　活体供者评估与供肝切取和修整

活体肝移植的供肝取自健康供者的部分肝脏，且常为与受体有血缘关系的亲属，这一技术为克服尸体供肝（尤其是儿童供肝）的短缺，并为无脑死亡法律的国家与地区开展肝移植开辟了一条新途径。

一、活体供者评估

供者是一个完全健康的人，保证供者安全是活体肝移植的首要原则。因此，术前的供者评估是一个十分重要的过程，不应有任何的妥协。主要包括以下步骤：

（一）供者的一般健康状况及供受者血型

（1）供者年龄需 18 周岁以上，55 岁以下，一般不接纳老年供者。因为随着年龄的增加，伴随隐性疾病的可能性也增加。

（2）获取详细的病史，任何高血压、冠心病、糖尿病、肾脏疾病、病毒性肝炎、哮喘、恶性肿瘤、心理或精神失常、腹部外伤或上腹部手术史等均要排除捐赠的可能。育龄妇女须先接受妊娠检测。口服避孕药者应在围手术期接受皮下肝素注射和物理治疗以防深静脉血栓的形成。

（3）供受者 ABO 血型相同或符合输血原则，Rh 血型相同。

（4）所有供者均测量身高体重，计算体表面积（body surface area，BSA）和标准肝体积（standard liver volume，SLV）（SLV＝706.2×BSA＋2.4）及身高体质指数（body mass index，BMI）＝体重（kg）/ 身高（m）^{2}。BMI＞27.5 的供者并发症发生率明显高于 BMI＜27.5 的供者，若受者手术可以延期，供者可在术前进行减肥以降低体重。

（二）供者血液检查及心肺检查

包括血液常规、肝功能、肾功能、血糖、血脂、生化和凝血功能，血清病毒学检查（乙肝、丙肝、艾滋病病毒及梅毒螺旋体、单纯疱疹病毒、巨细胞病毒、EB 病毒标志物等），心电图、胸片检查。必要时进行肺功能、超声心动图检查。

（三）肝脏的影像学评估

采用"一站式"腹部 MRI 平扫＋动态增强三维血管重建＋MRCP；也可行腹部 CT 平扫＋血管三维血管重建＋胆道的 CT 成像。仔细测量、评估肝脏全肝、拟供肝、拟保留肝脏及其他所需肝叶（段）体积、供肝脂肪变程度；依据影像资料详细分析供肝肝动脉、门静脉、肝静脉、胆管及其分（属）支的解剖结构（有无变异及变异方式），重点观察肝动脉及分支的起源及内径、左内叶有无单独动脉血供及来源、门静脉主干分支变异情况、三支肝静脉的相互关系、肝右后下静脉、肝中静脉的左内和右前（S4 段、S5 段、S8 段）属支的数量及大小、肝右叶胆管分支类型及内径等。

1. 肝脏体积评估　　在计算机 PACS 系统工作站中调出 CT 或 MRI 图像，一般选择肝脏静脉期横截面图像（层间距 1.5～5.0mm），首先计算出肝脏截面积，连续各面积之和乘以层高计算出肝体积；以肝中静脉主干及胆囊床至肝后腔静脉中线平面为左、右半肝分界面；门静脉矢状部及左肝中静脉中线至肝后腔静脉中线的切面为肝左内、外叶分界面；以门静脉右前和右后分支中线至肝右静脉连线至腔静脉右缘切面为右前右后分界面。全肝体积包括所有肝组织，但均除外下腔静脉和内径大于 3mm 的管道系统（如肝静脉主干、门静脉一、二级分支）。左半肝或左外叶体积评估未包括左尾叶和尾叶的腔静脉前部；右叶体积则包括了部分尾叶的腔静脉前部和尾状突[1]。一般认为全肝 30%～35% 的剩余肝体积对于确保供者的存活是一个比较安全的指标，受者的存活需 40% 以上的标准肝体积（SLV），或移植肝重量为受者体重（GRWR）的 0.8% 以上。

有条件者可应用计算机技术对供肝的原始图像数据进行三维重建和分析，能更直观地反映每一个肝段的体积，精确地计算供肝及残余肝体积大小。

2. 肝脏脂肪变的影像学评估

（1）超声：若表现出前方回声弥漫性增强、后方回声衰减的特征，则作为肝脂肪变性的高危人群指征。

（2）CT 平扫：以肝、脾 CT 值（hounsfield unit，Hu）的比及差值作为评估脂肪肝的重要参考。分别于肝左外、左内、右前、右后圆形区域（直径约 2.0cm）选取图像上未见血管的肝实质区测量肝脏的 Hu 值，取得肝脏的 Hu 均值；脾脏同样取样（一般取三个类似大小区域的）的 Hu 均值。二者差值小于 5Hu 或二者之比小于 1.1，作为存在脂肪肝的高危因素。

（3）MRI：采用化学异位成像技术，肝脏脂肪变性肝实质于反相位呈信号减低表现。还可采用 MR 光谱检测肝脂肪变性程度。

3. 肝脏血管评估　　应用 1.5mm 薄层 CT 三期（肝动脉期、门静脉及肝静脉期）扫描及三维重建技术，包括 CT 的多方向多角度二维多平面重组（multiplanar reconstruction，MPR）最大密度投影（maximum intensity projection，MIP），容积再现及多平面重建（multiplanar reconstruction，MPR）技术。或采用 MRI 2.2mm 薄层的三期三维动态增强磁共振血管造影（3-dimensional dynamic contrast enhanced magnetic resonance angiography，3D DCE MRA）所获得的图像，由外科医生与影像科医生共同对供者的肝脏血管进行评估，将肝动脉、门静脉、肝静脉分型。

（1）肝动脉评估[2]：胆管的血供主要来自肝动脉系统，术前对供肝动脉走行及可能的变异详细精确了解是防止术中肝动脉损伤、减少术后胆道并发症的重要环节。三维重建可清晰地勾勒出肝动脉的走向。动脉的变异主要是源自肠系膜上动脉的副肝右动脉或替代肝右动脉；或是源自胃左动脉的副肝左动脉或替代肝左动脉（图 71-2-1）。这些变异使得获取的动脉较长，对供者手术是有利的。

要注意 S4 段肝动脉的起源，在右半肝供者手术中，必须保护 S4 段肝动脉，以防 S4 段肝脏的缺血坏死。有时 S4 段肝动脉与 S2 段、S3 段肝动脉间存在交通支，如果术中暂时阻断肝中动脉后，多普勒超声仍可见到肝内 S4 段的动脉血流信号，即可证实交通支的存在。此时，可牺牲 S4 段肝动脉以延长肝右动脉的长度和增加其口径（图 71-2-2）。

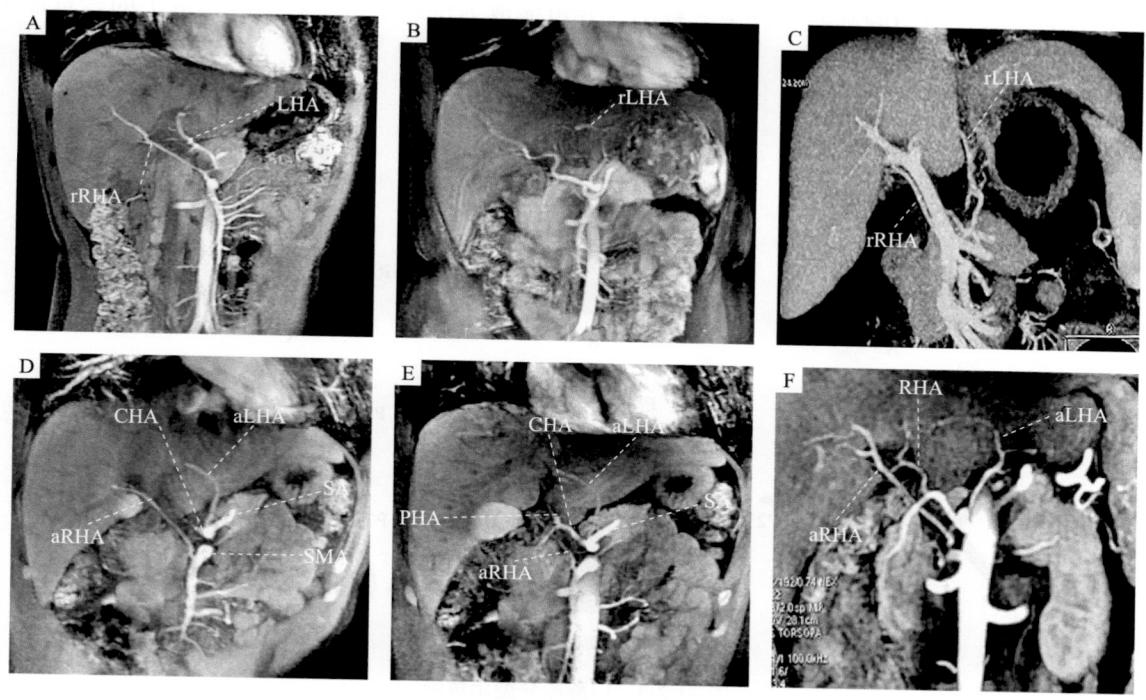

图 71-2-1　肝动脉的变异

A. 替代肝右动脉（rRHA）发自肠系膜上动脉（SMA）；B. 替代肝左动脉（rLHA）发自胃左动脉；C. 同时存在 rRHA 发自 SMA，rLHA 发自胃左动脉；D～F. 同时存在副肝右动脉（aRHA）发自 SMA、副肝左动脉（aLHA）发自胃左动脉。RHA：肝右动脉；LHA：肝左动脉；CHA：肝总动脉；PHA：肝固有动脉；SA：脾动脉。

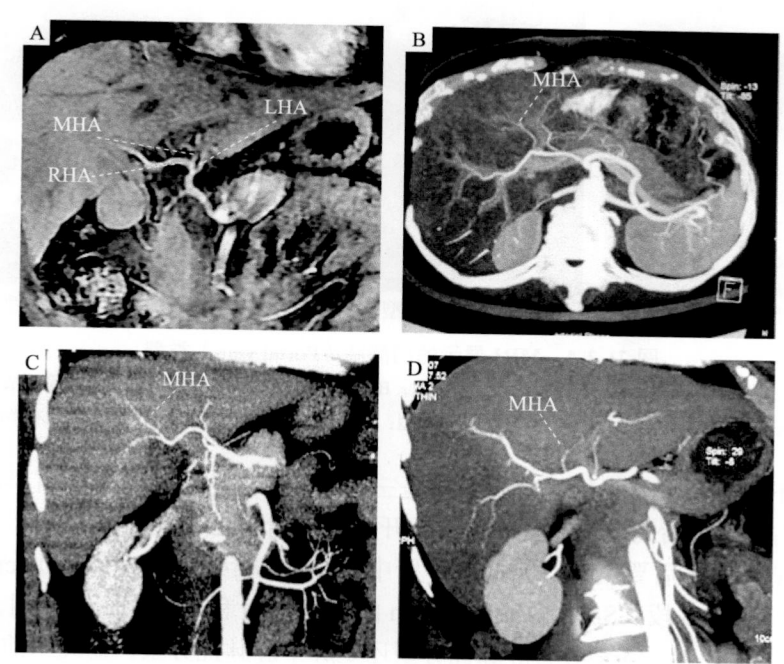

图 71-2-2　肝中动脉的变异

A. 显示肝中动脉（MHA）起自肝右动脉，距分叉部较近，肝中静脉（MHV）保留于左半肝供者；B～D. 显示 S4 段肝中动脉分别发自肝右动脉或右前动脉。

（2）门静脉评估：注意有无门静脉血栓或门静脉海绵样变。参照 Couinaud 等的方法把肝内门静脉分支划分为 3 型，但门静脉的一些罕见解剖变异可能成为供肝手术（右半肝切取）的禁忌证（见图 71-2-3、图 71-2-4）。

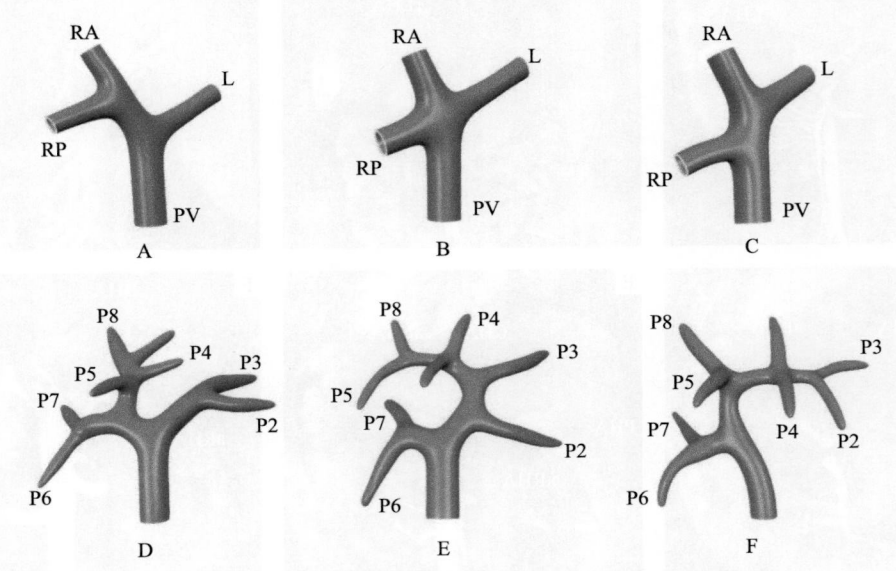

图 71-2-3　门静脉分型示意图

A 型：门静脉主干在肝门处分为左支（L）和右支，右支向右侧分为右前支（RA）和右后支（RP）；B 型：门静脉主干在肝门处呈三叉状直接分为左支（L）、右前支（RA）和右后支（RP）；C 型：门静脉主干先发出右后支（RP），继续向右上行分为左支（L）和右支（RA）；D 型：右侧门静脉矢状部；E 型：右前支和 S4 支形成共干；F 型：缺乏门静脉左右分叉。D～F 型：右半肝切取的禁忌证。P2～P8 代表相应肝段的门静脉分支。

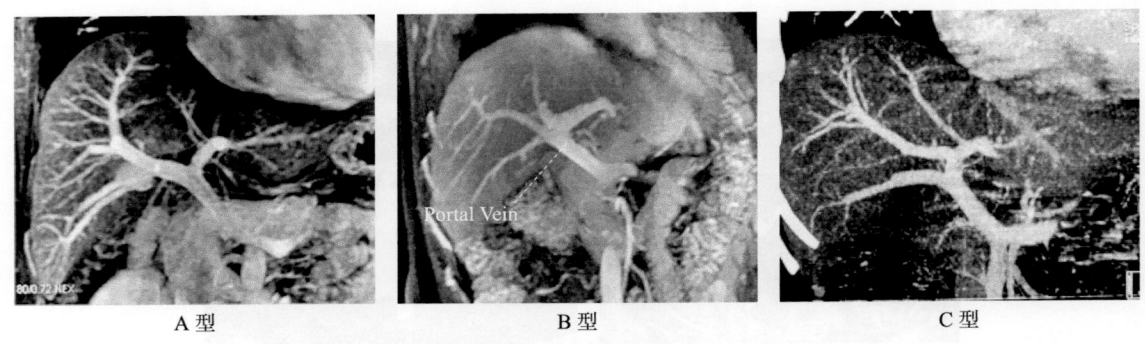

图 71-2-4　MRI 显示的门静脉（Portal vein）类型

A 型：右前和右后门静脉合成共干后与左支汇合，可作为右半肝切取；B 型：三叉型门静脉，若行右半肝切取会形成右前和右后门静脉两个开口，但可将两者成形后形成一个开口做吻合，也可作为右半供肝；C 型：门静脉变异系右前支汇入左门静脉，是右半供肝切取的相对禁忌证。

　　门静脉变异并不常见，最常见的门静脉变异是三支分叉，但这一般并不是右半肝供者手术的禁忌证，可通过整形使右前和右后门静脉支合并成一个开口而顺利完成门静脉的重建。

　　（3）肝静脉评估：评估后要明确：①肝右、肝中静脉开口距离；②直径＞0.5cm 的肝右下静脉；③肝中静脉引流 S4 段及 S5 段、S8 段内径＞3.0mm 的属支数目和开口位置；④引流 S4 段的肝静脉，主要有三种分型（图 71-2-5）；⑤是肝右静脉优势型还是肝中静脉优势型；⑥经术前评估确认是否存在肝右后下静脉，内径＞0.5cm 的静脉需进行重建（图 71-2-6）；⑦内径＞3.0mm 的肝中静脉属支 S5 段和 S8 段为 2～5 支（平均 3.3 支），S4 段 1～3 支（平均 1.7 支）。

　　4. 肝脏胆管评估　肝门部胆管通常采用 Nakamura 分型。胆管结构异常可成为供者手术的禁忌证。采用部分经胆道排泄的对比剂莫迪斯（MutiHance）MRI 检查，于对比剂胆道期行 MRCP 检查，

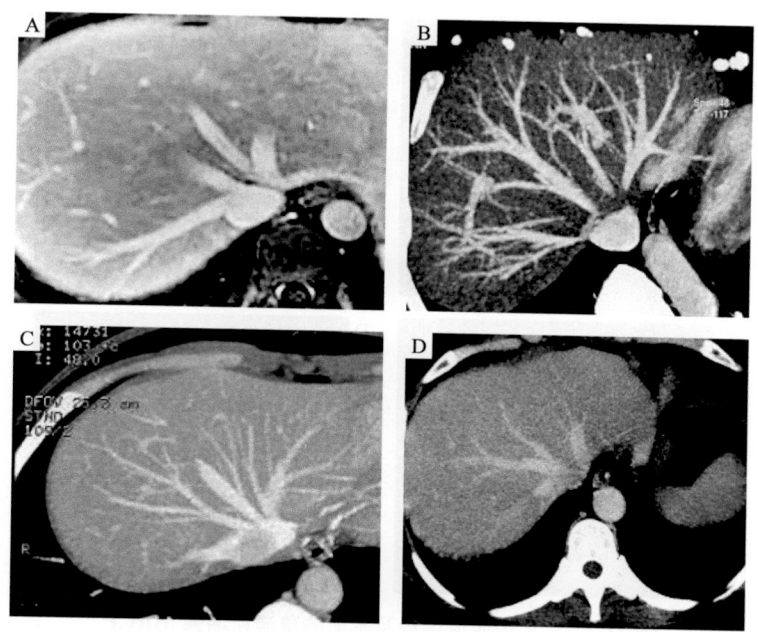

图 71-2-5　S4 段的肝静脉的 Nakamura 分型

A、B. Ⅰ型：S4b 段主要汇入肝左静脉；C. Ⅱ型：S4b 段主要由肝左、中静脉共同引流；D. Ⅲ型：S4b 段汇入肝中静脉。

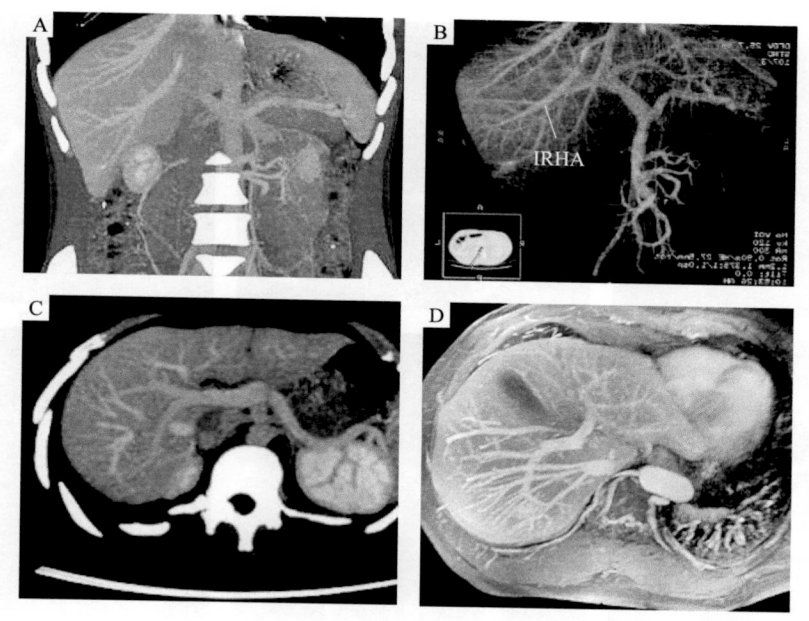

图 71-2-6　肝右后下静脉

A、B. 肝右静脉不发达——肝右后下静脉代偿；C. 较大的肝右后下静脉；D. 多支肝右后下静脉。

明显提高了肝内胆管的显示率和清晰度，经三维重建后可从不同角度观察测量左、右肝管的走行、共干长度及胆管变异情况。大多数供者均可经术前评估而确定精确的胆管分割平面，只有少数 MRCP 成像不清晰的较复杂变异胆管采用术中经胆囊管胆道造影检查（图 71-2-7）。胆管变异较常见，常有右后支胆管开口位置的变异，有时右后支、右前支和左肝管呈三叉型（图 71-2-8），术中稍不注意就会形成两个胆管开口，增加了手术的复杂性。术前评估时尤其注意右后支胆管的走行，可从连续的影像学图片（冠状面、矢状面）上仔细观察其精确的汇入点，防止漏诊及判断错误。

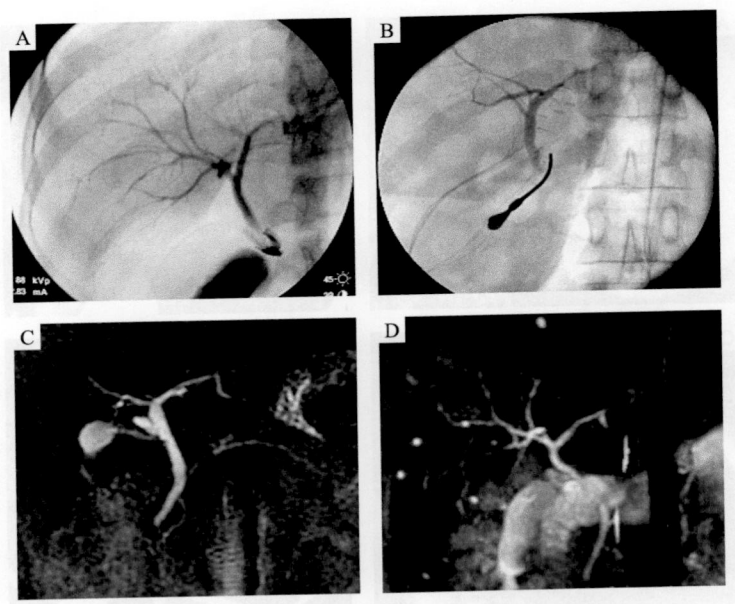

图 71-2-7　术中胆道造影及术前的莫迪斯增强 MRCP

A. 术中胆道造影；B. 术中胆道造影显示右后胆管有二支汇入左肝管；C、D. 术前 MRCP 清楚显示胆管分支走行，右后与右前胆管汇合成一共同开口（Nakamura Ⅰ型）。

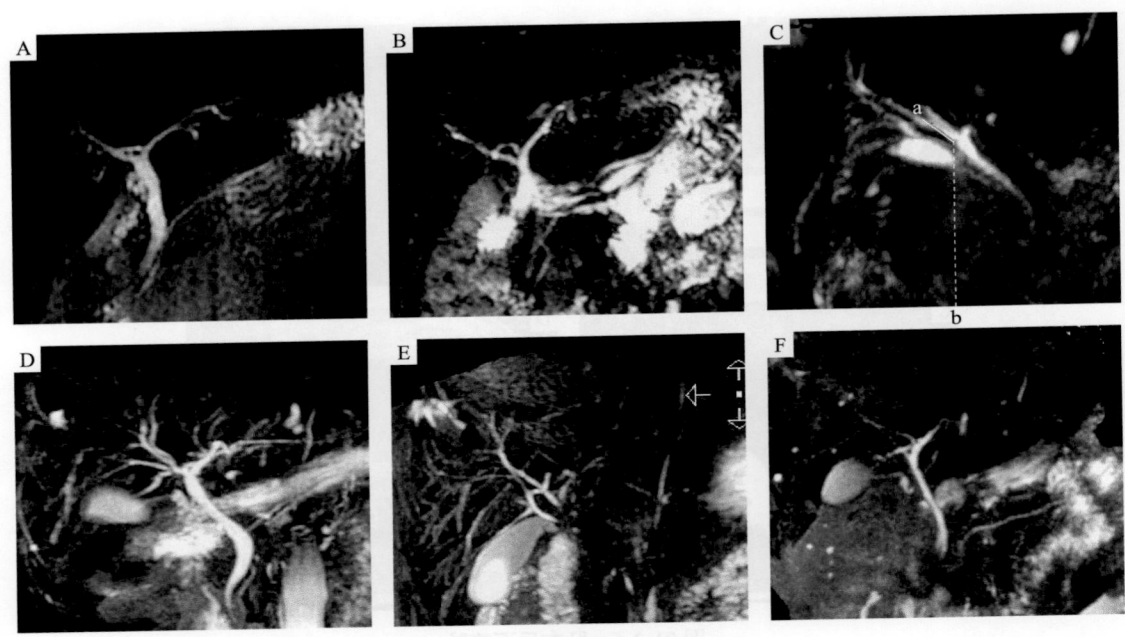

图 71-2-8　各种类型的胆管变异

A. 右后胆管开口于左肝管（Nakamura Ⅳ型）；B. 右后胆管开口于汇合部（Nakamura Ⅱ型）；C. 右后叶胆管开口于胆囊管或肝总管（Nakamura Ⅲ型），a. 右后胆管支，b. 右前胆管支；D. 右肝管多个小分支（术中见 4 个胆管开口）；E. 右前有 1 支胆管汇入右后胆管，右后胆管开口于肝总管（Nakamura Ⅲ型，未手术）；F. 右后有二支胆管开口于左肝管（Nakamura Ⅳ型）。

（四）有创检查

　　如存在供肝脂肪变性的高危因素（如血清胆固醇或三酰甘油升高、BMI＞28、CT/MRI/ 超声提示脂肪变性等）、长期饮酒史、抗-HBc（＋）或抗-HBe（＋）时宜术前行超声引导下穿刺活检病理检查。

必要时可于切取供肝前行腹腔镜探查取组织活检。

若 CT/MRI 血管重建不能观察清楚肝动脉及分支时，可考虑术前行肝动脉造影（DSA）检查。

脂肪肝程度分级：活检肝组织在快速冰冻切片或 HE 染色下取不同部位高倍镜下 5 个视野，计算含脂肪颗粒的肝细胞占肝细胞总数的百分比：轻度≤30%，30%＜中度＜60%，重度≥60%。

（五）知情同意

供者和受者最后将分别接受面谈，知情同意书中应清楚列明手术风险、术后并发症的发生率和死亡率、手术被迫终止的可能性、术前临床诊断与术后病理检查不一致的可能性等。即使移植医生已经取得了供者和受者家人的完全信任，术中或术后可能出现的并发症或其他意外往往会改变他们的态度。因此，术前知情谈话所叙述的问题都应有详细的记录，以避免将来可能出现的医疗纠纷。

二、手术方式与手术程序

（一）右半肝切取术[3]（含或不含肝中静脉）

1. 体位与切口　供者仰卧于手术台。上肢内收以避免臂丛神经损伤，注意枕部和双侧踝部等突出部位的压迫性缺血形成压疮，穿弹力袜预防下肢深静脉血栓，下肢和颈部放置保温装置，手术室温度控制在 22～23℃，使用静脉输液加温装置。

常规采用右肋缘下反 L 形切口，应用多功能切口牵开器。

2. 肝右动脉游离　肝右动脉游离不要超越肝总管的左侧和进入右肝管与肝右动脉之间的间隙，以保护肝总管和右肝管的血供，因为肝门部周围动脉丛主要由肝右动脉供血。特别注意保护可能存在发自肝右动脉的供应 S4 段的动脉，必须仔细辨认和保护，以免损伤引起 S4 段肝组织缺血。若其影响供肝的切取（主要是肝右动脉长度不够或发自右前动脉时），可暂时阻断 S4 段动脉及左门静脉，观察左内叶的色泽，判断是否有足够的侧支动脉代偿；还可以术中 Doppler 超声观察左内叶是否有动脉血流。如果 S4 段动脉与 S2 段、S3 段之间存在交通侧支，而该动脉又靠近右侧肝蒂，可以将该动脉切断，以延长肝右动脉长度利于重建，否则要考虑 S4 段动脉的重建。

3. 门静脉右支　环绕门静脉右支游离，尽量增加门静脉右支的长度，可结扎切断细小的通向右尾叶的门静脉小分支。少数情况下可能存在较大的尾叶分支，应尽量保护。注意必须保留门静脉右后侧支配 S6 段的分支（图 71-2-9）。

4. 胆管的分离及术中胆道造影　分离肝门部胆管时要保留胆管周围的组织，大体沿肝总管走形分离，确定见到左肝管即可，不可过于追求解剖清楚而破坏胆管周围的血供。借助术前 MRI 检查可多角度清晰显示胆道影像，术者应对右肝管共干及分支的开口的位置与方向有足够的认识，确信切开胆管后是一支还是前后两支肝管开口。在确定左肝管的位置后，若术前评估右肝管共干大于 3mm，可以不进行术中胆道造影而确定切线。若存在多个分支且与左肝管开口距离过

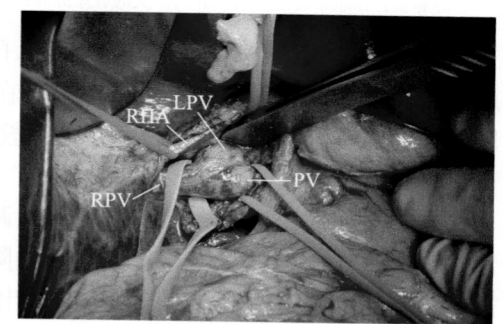

图 71-2-9　肝右动脉和门静脉右支的解剖
RPV：门静脉右支；RHA：肝右动脉；
LPV：门静脉左支；PV：门静脉主干。

短，或术前影像学检查不清楚，则需要术中胆道造影来确定切线的位置，确保余肝及供肝胆管的最佳分配。

术中胆道造影：首先游离胆囊管，自胆囊根部插入 3.5F 导管。游离胆总管十二指肠上段部分，以无损伤血管夹在胆囊管汇入以下夹闭胆总管，可使胆道造影更容易显示胆总管以上的结构。在靠近肝

门处预定离断右肝管处夹一无损伤血管夹作为标记。然后进行胆道造影检查，对比剂不宜过度稀释，采用原液可使造影显示更清晰。采用术中 C 臂机多方位观察胆道是否存在不利于供肝切取或移植重建的解剖变异，调整无损伤血管夹标志的位置，以准确定位拟行离断的右肝管部位，在肝包膜上用电凝做好标志，但这时不宜解剖游离或离断右肝管。

5. 肝周韧带游离　顺序游离肝肾韧带、右侧冠状韧带和三角韧带，使右侧肝脏周围充分游离向左侧翻转。

右侧肾上腺的分离：将右肝翻转时容易撕裂右侧肾上腺，当肾上腺与肝被膜紧密粘连时，采用电刀锐性分离较好。如果尾叶与下腔静脉前侧之间的空间打开之后，右肾上腺比较容易分离结扎止血。

6. 第三肝门的游离　游离右肝时要根据术前的影像判断是否有肝右下静脉及静脉内径。在决定是否重建肝右下静脉时，一方面要根据管径是否大于 5mm，同样也可进行阻断试验来确定其引流范围及是否有足够的侧支代偿。若影响范围较大且移植肝体积不十分充裕时，应考虑重建。有时由于肝脏的牵拉使肝右后下静脉拉长显得管径看起来小于 5mm，结扎后可能影响 S6 段静脉回流，或者尽管直径小于 5mm 也可能引起 S6 段静脉回流不畅，为慎重起见，在结扎离断前可暂时夹闭，将肝脏复位，观察是否存在 S6 段的淤血区。如果引起 S6 段淤血，应该在植入时重建该静脉的回流。

将尾叶与下腔静脉之间的腹膜翻转分离，将尾叶向左上侧牵引，暴露下腔静脉前壁，自下而上将引流右肝的肝短静脉——游离、结扎、离断（图 71-2-10），尽量保护左侧尾叶的肝短静脉，有利于左内叶术后静脉回流的侧支循环的建立。

7. 静脉韧带的分离　腔静脉韧带必须钳夹、分离和缝扎，因为腔静脉韧带内可能含有静脉分支，容易引起术后出血。

8. 游离肝右静脉根部　打开腔静脉韧带后可见其下的肝右静脉，游离肝右静脉和肝中静脉、肝左静脉共干之间的间隙，仔细地一一断扎腔静脉上的肝短静脉，用蓝色标志带从肝右静脉根部套入悬吊。

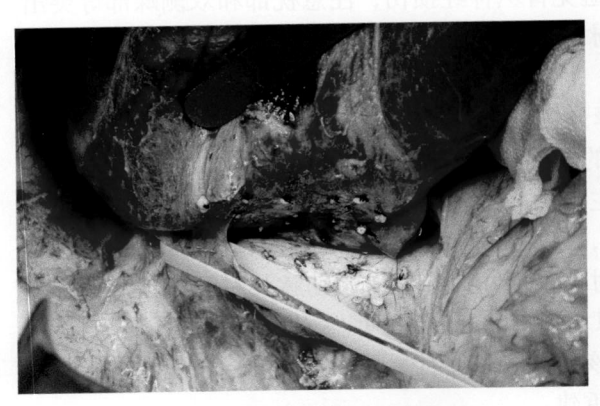

图 71-2-10　肝后下腔静脉的分离
肝右静脉蓝色标志带悬吊，第三肝门多支的肝短静脉逐一断扎。

9. 右肝切取标志线　将肝右动脉、门静脉右支以无损伤血管夹暂时阻断，右半肝缺血颜色晦暗形成左、右肝之间明显的分界线，以电凝在肝脏表面标志。肝脏脏面的标志线则从胆囊窝中点走向右侧肝蒂预定的右侧肝管离断部位。范上达教授认为脏面离断线应稍向胆囊窝左侧偏离，保留部分肝组织，可以保护右肝管血供。

10. 肝实质离断　在离断供肝前，调整手术床头抬高约 15°，同时请麻醉科医生将中心静脉压控制在 5.0cm H_2O 以下（可通过硝酸甘油降压或利尿治疗），同时体征的血压维持在 90/60mmHg 以上，这些措施能十分有效地减少肝切取时的出血量及可能的空气栓塞。

在不阻断入肝血流状态下采用外科超声吸引器（cavitron ultrasonic surgical aspirator，CUSA），配合电凝、氩气刀和连发钛夹钳离断肝实质组织。CUSA 的应用参数一般调节至振幅 60%、吸引 20% 和 4~6ml/min 0.9% 氯化钠溶液灌注状态。按上述肝实质离断标记线由浅入深逐渐离断肝实质组织，包含中肝静脉的右半肝以肝中静脉为标志沿其左侧离断肝实质直达与左肝静脉会合处；不包含中肝静脉的右半肝以中肝静脉为标志沿其右侧离断肝实质。左、右半肝离断平面是一个前上向后下的倾斜平面（约与水平面呈 60° 角），而不是一个垂直的切面。术中超声定位肝中静脉走向，需经常检查切面的方向是否与设计一致并及时调整，术者须熟悉肝中静脉的属支情况，遇到第一个属支后一般就可确定肝中静脉主干的位置。肝中静脉不需完全显露，避免反复处理肝静脉的许多细小属支而引起出血，对较大的属支要保留以备重建（图 71-2-11）。胆管的变异往往伴有其他血管的变异，如胆管切离后有两个开口，要注意门静脉是否也有变异（图 71-2-12）。

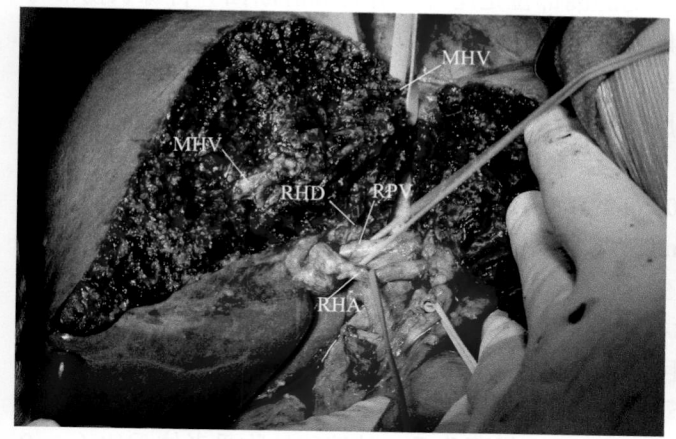

图 71-2-11　肝实质的离断

以 CUSA 完全离断肝实质后，右肝管（RHD）已断，供肝仅剩门静脉右支（RPV）、肝右动脉（RHA）、肝中静脉（MHV）和肝右静脉与供者相连，供肝切面上显露 MHV。

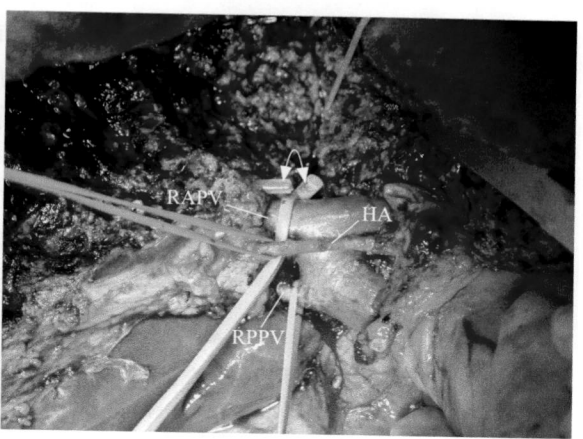

图 71-2-12　供肝为三叉型胆管的门静脉分支

右半供肝切取时切面上有两支胆管开口（弯箭头），同时门静脉右前支（RAPV）和门静脉右后支（RPPV）已用蓝色吊带套挂，HA 为肝动脉。

11. S4 段回流静脉的处理　在包含肝中静脉的右半肝切取时，离断过程中要注意对术前已仔细评估 S4b 段（左内叶上段）回流静脉的保护。术前一定要仔细评估，特别注意偶尔来自 S3 段的肝静脉可能汇入肝中静脉，防止误认为 S4b 段静脉，此时误扎可能会造成严重的后果。为判断部分肝脏的回流情况，可在切取带肝中静脉的右肝前试阻断肝左动脉，判断 S4 段淤血情况。切取不带肝中静脉的右肝前试阻断肝右动脉（及肝中静脉）判断供肝 S5/S8 段淤血情况，备在是否重建 S4/S5/S8 段流出道时参考。

分离过程中要十分重视保护肝管周围的肝脏组织。这些组织对肝管的血供至关重要。切断右肝管时须注意留出约 2mm 的残端，探查左肝管及胆总管管腔完整后以 6-0 无损伤线连续缝合。右肝管断面常常有明显的出血，需小心缝扎止血，尽量避免电凝以防对肝管造成损伤。

12. 绕肝提带的应用　为了更方便地保持正确的肝实质离断平面方向，通常采用一根扁平的塑胶带从肝右静脉和中肝静脉之间穿入，沿下腔静脉前面经过，至第一肝门从门静脉、肝动脉和肝总管左、右分支之间穿出，在离断肝实质时，向上适当提起塑胶带可使左、右半肝实质沉向下侧，实质内管道结构易于显露和处理。范上达认为过早使用绕肝提带有可能导致供肝离断平面偏离而损伤中肝静脉，应该仅在肝实质离断后分离尾叶和肝蒂时才采用。此时要注意尾叶有时可有较粗血管及尾叶胆管，须分离出来后牢固结扎或缝扎。

13. 离断右半肝　肝实质离断后，右半肝仅剩肝蒂和第二肝门肝右静脉和肝中静脉与供者相连。此时再次确认右肝管的离断平面，尽量确保右肝管离断后是单个开口，并且留有 2mm 以上的右肝管残端利于缝合关闭，避免缝合时引起供者胆道狭窄。然后离断肝右动脉，在供肝侧不要上动脉阻断夹，以免损伤肝右动脉。以静脉阻断钳阻断门静脉右支，注意保持距离与门静脉左支汇合处留有 2mm 以上残端，离断残端以 6-0 的 prolene 线连续缝合关闭。再以血管闭合器在肝中静脉与肝左静脉汇合前钳夹阻断，离断肝中静脉。此时如果存在肝右后下静脉，先将其钳夹离断，再将右半肝向左侧翻转，以血管闭合器钳夹离断肝右静脉。右半肝供肝与供者分离，迅速置于盛有生理盐水冰泥的钢盆中，另一组人员迅速以 4℃ HTK 液分别经门静脉和肝动脉灌洗供肝。

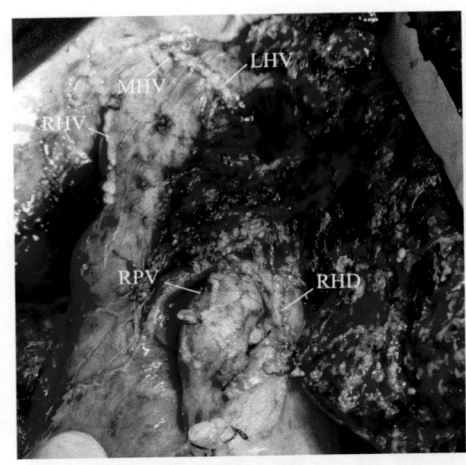

图 71-2-13　显示右半肝离断后剩余左半肝
将肝中静脉（MHV）、肝右静脉（RHV）、门静脉右支（RPV）的残端一一缝闭，注意勿将肝左静脉（LHV）缝窄。右肝管（RHD）离断、残端缝闭。

14. 供者左半肝的处理　右半肝供肝移除后，经胆囊管插管注射生理盐水或亚甲蓝检查肝断面或肝门部是否存在胆汁渗漏，最常见的胆漏部位是尾叶、肝蒂和肝断面。将镰状韧带与前腹壁间断缝合固定左半肝，以防止左半肝向右侧旋转造成肝左静脉扭转阻塞引起肝脏淤血、肝断面出血甚至肝脏衰竭。缝合肝中静脉残端时注意勿将肝左静脉（图 71-2-13）缝窄。

15. 供肝后台修整　供肝切取后，迅速置于后台以 1500～2000ml 的 4℃ HTK 液经门静脉右支灌洗，肝右动脉以 100～200ml HTK 液冲洗，右肝管也以少量 HTK 液冲洗。如果有肝动脉变异，应在后台进行整形（图 71-2-14）；若肝中静脉和肝右静脉相距较近，可直接整形成一个共同开口，若 MHV 和 RHV 相距较远，或有 S8 段肝静脉（V8）、S5 段肝静脉（V5）及右后下静脉等多支静脉时，应在后台进行流出道的修整（图 71-2-15）。最后，供肝称重，计算移植物受者体重比（graft recipient weight ratio，GRWR）。

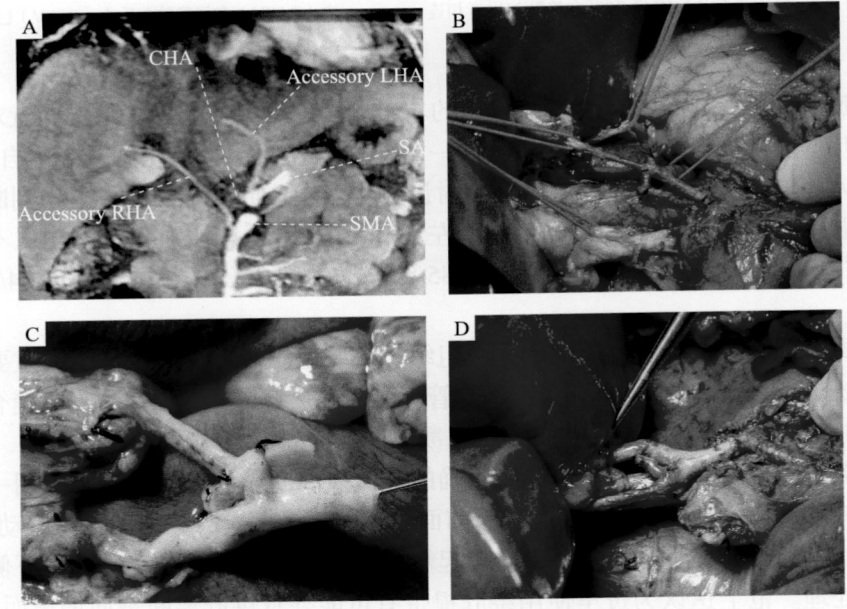

图 71-2-14　后台变异肝动脉的修整
A. 供肝有副肝右动脉来自肠系膜上动脉；B～D. 利用胃十二指肠动脉重建副肝右动脉、形成一个吻合口与受体肝总动脉吻合。
CHA：肝总动脉；SA：脾动脉；SMA：肠系膜上动脉；Accessory LHA：副肝左动脉；Accessory RHA：副肝右动脉。

（二）保留胆囊于供者的右半肝切取术

　　根据供者的术前血管成像确定保留胆囊的可行性并进行保留胆囊的右半肝切取的手术规划。如胆囊动脉自肝右动脉高位发出，且其开口以上肝右动脉细而短，则不适合保留胆囊。保留胆囊的右半肝切取术在部分供者是可行的，术后经 5 年多随访供、受体均未出现并发症，供者保留的胆囊功能良好。

1. 手术步骤

（1）右半肝切取手术从解剖右侧肝蒂开始，先在肝外胆管与门静脉之间的间隙进行解剖分离，解剖出肝右动脉及其发出的胆囊动脉起始段，此时不在右肝管与肝右动脉之间进行解剖分离，确认肝右动脉、胆囊动脉的解剖关系及胆囊动脉开口以上肝右动脉的解剖条件，从而最终决定是否采取保留胆

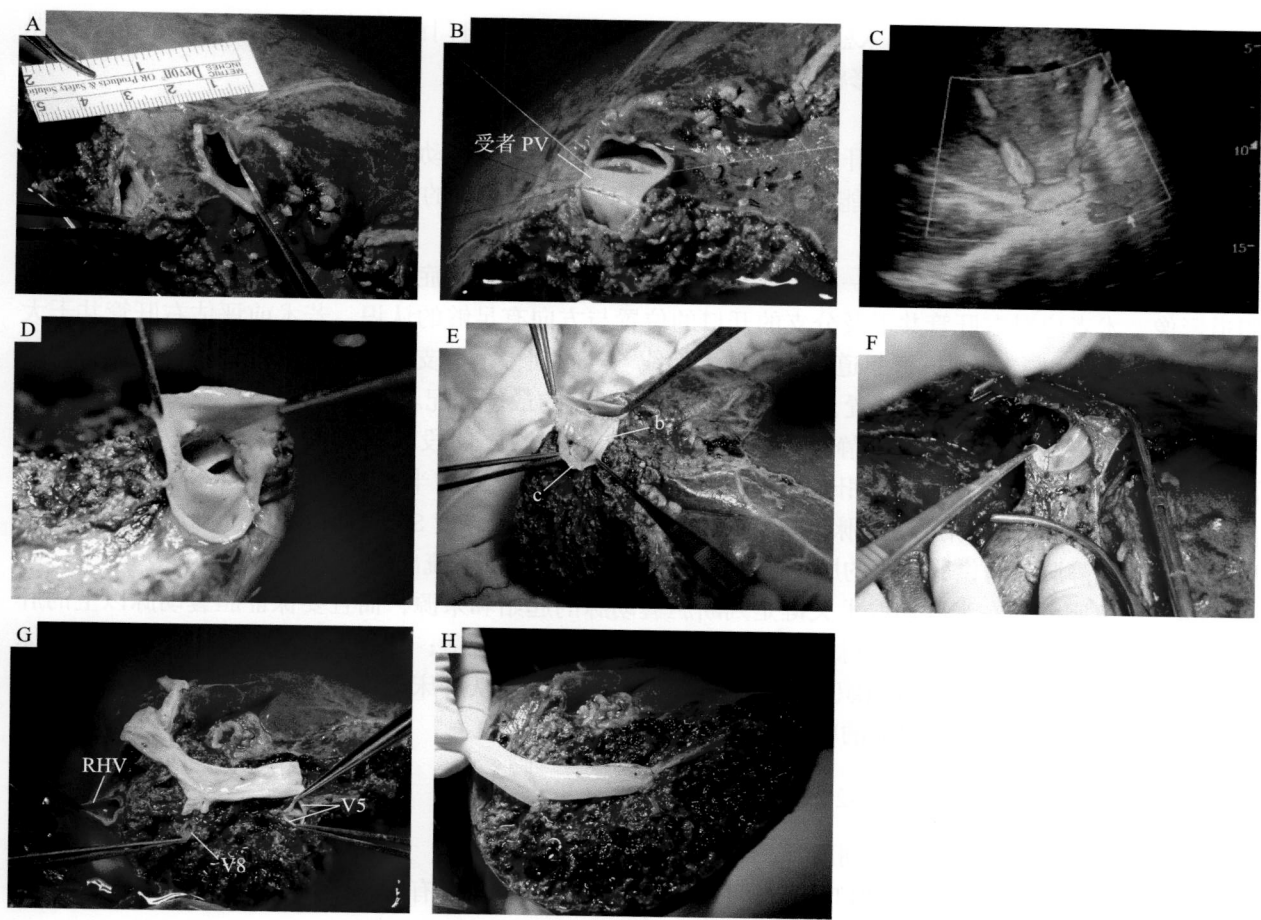

图 71-2-15　后台肝静脉流出道的整形和重建

A、B. RHV 和 MHV 之间距离较宽，采用受者门静脉做补片重建流出道；C. 重建后的流出道术中超声检查显示 RHV 和 MHV 血流非常通畅；D. 受体门静脉补片加长 MHV 前壁、"围堰"样（a）重建流出道；E. 采用受者门静脉做 RHV 和 MHV 之间（b）及 MHV 前壁（c）二个补片、重建流出道；F. 下腔静脉做"新月形"整形，降低吻合口后壁的高度，避免吻合后流出道形成"嵴"而影响血流回流；G、H. 不包括 MHV 的右半供肝显示 RHV、V8 和二支 V5（已并缝在一起）共四个静脉开口；采用冷保存的异体静脉重建流出道。

PV：门静脉；MHV：肝中静脉；RHV：肝右静脉；V5、V8：S5 段、S8 段肝静脉属支。

囊的右肝切取术。

（2）分离门静脉汇合部及右支，显露和确认左、右肝管汇合部。

（3）切断肝镰状韧带，分离显露主干静脉与肝上下腔静脉汇合部。

（4）肝周韧带游离同右半肝切取。

（5）暂时阻断肝右动脉、门静脉右支，依据缺血界线并结合对肝中静脉的术中超声定位确定供肝切取层面。

（6）用肝动脉夹暂时阻断胆囊动脉，沿胆囊体与肝脏胆囊床之间的疏松结缔组织将肝脏分割平面右侧的胆囊从肝床上剥离下来，尽量保留肝脏分割层面左侧的胆囊体与肝脏胆囊床的联系，恢复胆囊血供。

（7）在不阻断入肝血流条件下，以 CUSA 沿预定切取平面离断肝组织。

（8）在近右肝门处确认并切断右肝管根部，确保肝总管及左肝管的完整性。继续离断肝组织，使肝左叶与肝右叶肝实质完全分离。

（9）依次切断肝右动脉、门静脉右支、肝右（肝中）静脉，取出右半肝。

（10）缝合关闭供者各管道残端，将分离的胆囊缝合固定于左半肝的右侧缘肝包膜上。

（11）将切取的右肝迅速放入盛有冰水混合的冰盆中，快速自门静脉和肝动脉灌洗 4℃的 HTK 保存液，同时冲洗胆管，做必要的修整。

2. 手术技巧及要点

（1）肝右动脉游离不要超越肝总管的左侧和进入右肝管与肝右动脉之间的间隙，以保护肝总管和右肝管的血供，特别注意保护可能存在发自肝右动脉的供应 S4 段的动脉，必须仔细辨认和保护，以免损伤引起 S4 肝组织缺血。

（2）精准离断右肝管、确保一支胆管开口是减少术后胆道并发症的关键，借助术前多角度清晰的胆道影像，术者应对右肝管共干及分支的开口的位置与方向有足够的认识，若术前评估右肝管共干大于 3mm，可以不进行术中进行胆道造影而确定切线。若存在多个分支且与左肝管开口距离过短，则需要术中胆道造影来确定切线的位置，确保余肝及供肝胆管的最佳分配。

（3）有时在肝中静脉与肝左静脉汇合前有较大的 S4b 段或 S3 段静脉进入肝中静脉，以前认为若出现这类解剖变异不宜作为右半肝的供肝者，现在可采用改良的右半肝切取平面即在 S4b 段或 S3 段静脉汇入肝中静脉前切断肝中静脉，将肝中静脉根部留给供者，使 S4b 段或 S3 段静脉回流至肝中静脉继而入下腔静脉；而供肝较短的肝中静脉通过静脉成形保证受者流出道的通畅。

（4）保留胆囊的右半肝切取术关键是判断胆囊动脉的起始和来源，而且要保证胆囊动脉以上的肝右动脉口径和长度适合受者的动脉重建，太贴近肝门同样也不合适；此外，游离胆囊时注意沿胆囊体与肝脏胆囊床之间的疏松结缔组织将肝脏分割平面右侧的胆囊从肝床上剥离下来，尽量保留肝脏分割层面左侧的胆囊体与肝脏胆囊床的联系。

（三）左外叶供肝切取术（S2 段＋S3 段）

1. 体位与切口　体位同右半肝切取术。

常规采用右肋缘下反 L 形切口或双侧肋缘下切口，对于较瘦者有时可采用上腹部正中切口，切除剑突，应用多功能切口牵开器，充分显露手术视野。

2. 左肝动脉游离　解剖肝门，显露肝左动脉，注意避免损伤。禁止钳夹肝左动脉，分离时电凝功率要调至最低，组织离断尽可能采用结扎的方法。肝左动脉的主干应充分游离，近脐裂处肝左动脉周围组织应予以保留，以保护左肝管的血供。如有变异的来自胃左动脉的副肝左动脉或替代肝左动脉，则其一般长度较长易于受者重建（图 71-2-16）。

3. 门静脉左支的解剖　显露门静脉主干，游离门静脉左支至与门静脉右支的汇合处，小心结扎、离断发自门静脉左、右支汇合处的细小尾叶分支；同时结扎、离断来自门静脉左支左侧部分的尾叶小分支。

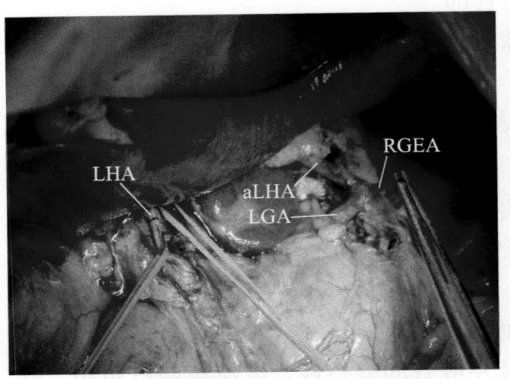

图 71-2-16　供肝肝动脉变异的处理

副肝左动脉（aLHA）来自胃左动脉（LGA），同时分离一段胃网膜右动脉（RGEA）以便于与肝左动脉（LHA）整形、重建。

4. 肝周韧带游离及静脉韧带的分离　离断左三角韧带，沿膈肌表面游离肝左叶外侧部；分离肝上下腔静脉表面的疏松组织，显露肝左静脉和肝中静脉的共干及其与下腔静脉的汇合处。根据术前影像学检查并触摸小网膜确认是否存在变异的肝左动脉，若无则离断肝胃韧带。向上提起左外叶，显露静脉韧带，在其与下腔静脉的汇合处，结扎、离断静脉韧带。用电刀切开静脉韧带下方的肝包膜，标记肝脏离断线。

5. 左外叶肝切取标志线　将肝左动脉、门静脉左支以无损伤血管夹暂时阻断，左半肝缺血颜色晦暗形成左、右肝之间明显的分界线。左外叶供肝的离断平面通常在镰状韧带右侧，接近脐裂时离断平面偏向右侧，并与左肝管拟切断点汇合，避免损伤 S2 段、S3 段的肝蒂，以电凝在肝脏表面做出标志。

6. 肝实质离断　同右半肝切取术。注意第一支静脉分支的走行，便于及时调整切肝平面。供肝切面上可见肝左静脉（图 71-2-17）。

7. 左肝管的精确定位及离断　术前影像学检查应充分了解胆道解剖及变异情况。有时右肝管前支或后支在靠近脐裂处汇入左肝管；S4 段肝管汇入胆管的位置变异也较常见，可能在脐裂，左肝管，左、右肝管会合处或肝总管。若能预先掌握胆管的变异情况，则在解剖肝门或肝实质离断过程中有助于判断胆道的走行，避免损伤。一般在肝门

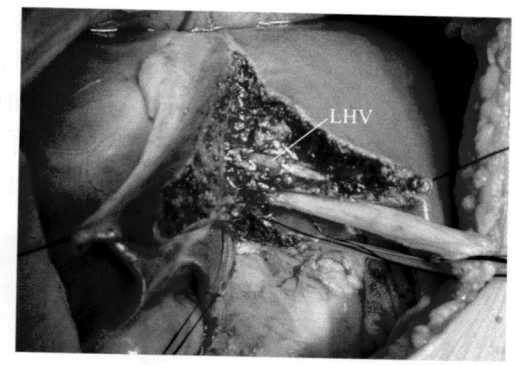

图 71-2-17　离断肝实质
左外叶供肝切面上可见肝左静脉（LHV）。

部稍做解剖，隐约显露左肝管，在其拟切断的部位用电刀标记其表面的肝包膜。有时 S2 段、S3 段肝管的汇合处离右肝管很近，或者左肝管很短，则在离断左肝管时 S2 段、S3 段肝管可能被分开离断，形成两个或更多的胆管开口，术后胆道并发症的发生率将增加。如对离断平面有疑惑，可进行术中胆道造影，有助于精确定位左肝管的离断位置，确保供肝只有一个肝管开口，而且又不损伤右肝管。

左肝管离断面确定后，可用锋利的手术剪或手术刀锐性切开左肝管的前壁，可见肝门板和胆管壁的活动性出血，及时采用 6-0 的 prolene 线缝扎止血、保持术野清晰，防止因出血而匆忙离断左肝管至离断平面偏移。控制出血后继续离断左肝管后壁，分离结扎肝门板周围组织并离断肝门板。肝总管侧断端开口用 6-0 的 PDS 可吸收线连续缝合关闭。仔细检查肝门板上细小的尾叶胆管开口，必须缝合以防止胆漏。

8. 左外叶供肝的切取　左肝管完全离断后，左外叶仅剩静脉韧带裂及其上的一薄层肝组织、左肝蒂和肝左静脉与供者相连。此时可用一把直角分离钳挑起静脉韧带，或用左手拇指和示指捏住左肝蒂向上轻提，继续向头侧离断肝实质至肝中静脉和肝左静脉的汇合处，有时可能会有较粗大的 S4b 段肝静脉汇入肝左静脉，如其靠近汇合部可试保留之，如汇入点位置较高，则需切断并缝合以确保供肝有足够长的肝左静脉以便于吻合重建。

无损伤动脉钳夹闭、锐性切断肝左动脉，其断端予以缝扎。邻近左门静脉主干汇合处垂直夹闭门静脉左支，注意夹闭的上方静脉应留有足够的长度以便于缝合，避免残余的门静脉分叉处或门静脉右支的狭窄。供肝侧门静脉左支用无损伤血管夹夹闭，锐性切断门静脉左支。扁钳夹闭左肝静脉，在供肝侧离断，将获取的供肝立即移入装有碎冰屑的盆内进行灌注。也可用血管吻合器夹闭左肝静脉并离断，但需注意吻合器的刀片厚约 4mm。应用血管吻合器不能太靠近肝左静脉与肝中静脉的共干或汇合处，以免引起肝中静脉的回流障碍；若太靠外侧则会缩短用于肝静脉吻合的肝左静脉长度，应事先预估好便于吻合的肝左静脉的适宜长度。

9. 供肝的后台修整　供肝切取后，迅速置于后台以 1500～2000ml 4℃ HTK 液经门静脉左支灌洗，直至肝静脉流出的液体变清。用 24G 软导管插入肝左动脉深约 1cm，利用重力滴入 HTK 液冲洗，左肝管也以少量 HTK 液冲洗。探查肝静脉开口，如 S2 段、S3 段静脉分开成两个开口（后壁可部分相连）可成形为一个大三角形开口。如有变异的左肝动脉可在后台采用显微外科技术重建。供肝称重，计算 GRWR。

（四）左半肝供肝切取术（S2 段＋S3 段＋S4 段，包括肝中静脉）

1. 体位与切口　同左外叶供肝切取术。

2. 左肝动脉游离　解剖肝门、显露左肝动脉，分离时要轻柔避免动脉损伤或痉挛，肝左动脉需解剖至肝固有动脉的汇合处，但近脐裂处不作解剖，以免损伤左肝管的血供。如果肝左、右动脉分叉较低，则游离的肝左动脉较长；若肝左、右动脉分叉较高、贴近肝门，则肝左动脉一般较细而且肝外

段也很短,这会明显增加受者肝动脉重建的难度,增加动脉并发症的风险。可采用截断肝右动脉和肝固有动脉、切取包含肝左动脉的部分肝固有动脉的方法,供者肝右动脉与肝固有动脉行端端吻合重建,受者则可利用肝固有动脉重建,其长度和口径均较合适。肝左动脉的变异相对较多,如来自胃左动脉的副肝左动脉或替代肝左动脉(图71-2-18)。副肝左动脉一般较长,可将其与肝左动脉在后台重建成一个吻合口,再与受体肝动脉吻合(图71-2-19)。

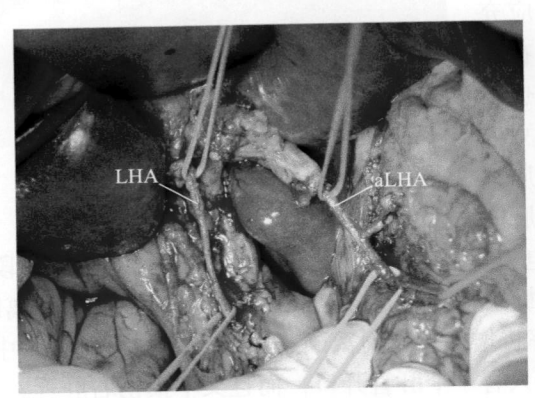

图 71-2-18　变异的肝左动脉游离

胃左动脉来源的副肝左动脉(aLHA)供应左外叶血供,肝固有动脉发出的肝左动脉(LHA)供应左内叶血供。

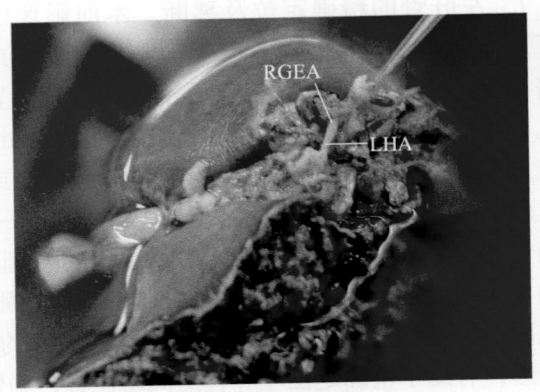

图 71-2-19　变异肝动脉的重建

将胃网膜右动脉(RGEA)和肝左动脉(LHA)用 8-0 的 prolene 线间断吻合重建,供肝动脉成单一吻合口,便于受者血管重建。

3. 门静脉左支　显露门静脉主干,游离门静脉左支至与门静脉右支的汇合处,小心结扎、离断汇合处附近的细小尾叶分支(图71-2-20)。

肝周韧带游离及静脉韧带的分离:同左外叶切取术。

4. 左半肝切取标志线　将肝左动脉、门静脉左支以无损伤血管夹暂时阻断,形成左、右肝之间明显的分界线,以电凝在肝脏表面标志。S4 段的脏面切线沿胆囊窝向下、偏向肝门板左侧,与左肝管拟切断点汇合。注意保留右侧肝门板的完整性。

5. 肝实质离断　在不阻断入肝血流状态下采用 CUSA 配合电凝、氩气刀离断肝实质。较大的管道尤其是肝小静脉分支则用 5-0 的丝线结扎或缝扎止血(图71-2-21)。

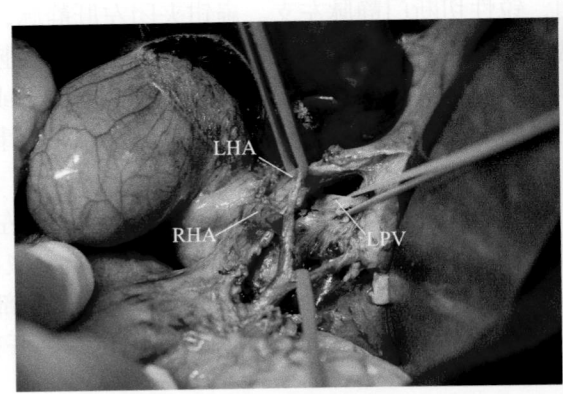

图 71-2-20　门静脉左支的游离和悬吊

LHA:肝左动脉;RHA:肝右动脉;LPV:门静脉左支。

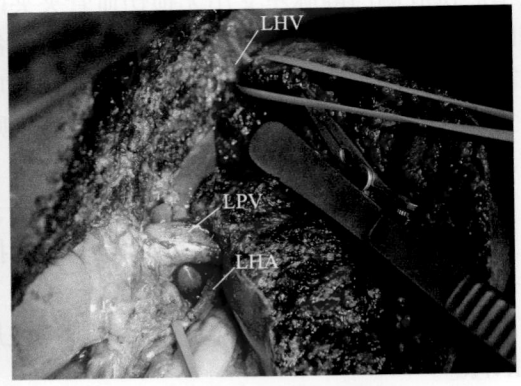

图 71-2-21　左半供肝切取

肝实质已完全离断,仅剩肝左静脉(LHV)、门静脉左支(LPV)和肝左动脉(LHA)与右肝相连。

6. 肝中静脉的判断　利用肝中静脉的走向引导和确定肝实质的离断平面,可采用术中超声精确定位肝中静脉,在 S4a 段肝静脉或 S5 段肝静脉汇入肝中静脉主干处即可见到肝中静脉。沿肝中静脉右侧缘分离肝实质,直至其汇入下腔静脉处。有时 S8 段肝静脉在靠近下腔静脉处汇入肝中静脉,此时可在 V8 汇入 MHV 的远端切断肝中静脉，而将肝中静脉根部保留给供者，以保证供者右前叶的静脉回流。因为在 S8 段肝静脉汇入前离断肝中静脉主干会导致 MHV 长度较短，但在采用适当的流出道成形如采用受者的门静脉补片（图 71-2-22）后，不会增加受者流出道重建的困难。

7. 左肝管的精确定位及离断（同左外叶供肝切取）

8. 左半供肝的切取　无损伤动脉钳夹闭，锐性切断肝左动脉，其断端予以缝扎。邻近左门静脉主干汇合处垂直夹闭门静脉左支，注意夹闭的上方静脉应留有足够的长度以便于缝合，避免残余的门静脉分叉处或门静脉右支的狭窄。供肝侧门静脉左支用无损伤血管夹夹闭，锐性切断门静脉左支。应用血管吻合器将肝中静脉和肝左静脉共干夹闭、离断，将左半肝立即植入装有碎冰屑的盆内。

9. 供肝后台修整　同左外叶切取术。探查肝静脉开口必要时进行静脉成形（图 71-2-22）。

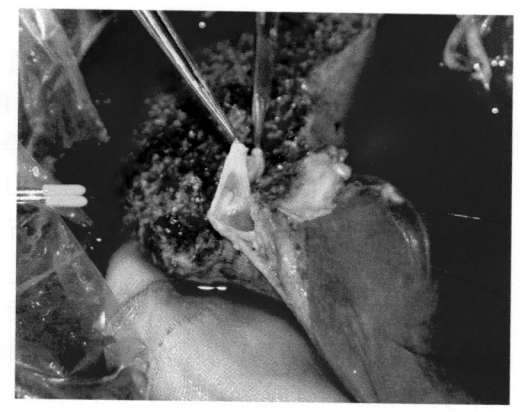

图 71-2-22　包括 MHV 的左半供肝
MHV 根部留于供者（便于右前叶 V8 回流）；MHV 与 LHV 之间相距较远（大于 2.5cm），采用受者门静脉做补片整形、重建 MHV 和 LHV 流出道。

10. 手术技巧及要点

（1）左外叶供肝供者 S1 段、S4 段的处理：因入肝血管被离断，供肝切取后 S1 段、S4 段肝脏会因缺血而变暗，是否需要切除现仍有争议。支持切除者认为可能会继发严重的肝脏肿，但活体移植中发生肝脏肿极为罕见。由于尚有完整的静脉回流，肝静脉的反流仍可维持 S1 段、S4 段的活力。因此，没有必要切除，这部分肝脏随后将会萎缩。

（2）肝左动脉变异较多，可能有副肝左动脉或替代肝左动脉的存在，同时由于左内叶肝管的血供可能来自于起源于肝右动脉的肝中动脉，术前必须精确评估、防止损伤。起源于胃左动脉的副肝左动脉有时口径很细，术中可试阻断之判断缺血肝组织的大小，如不明显可放弃重建；也有中心常规重建副肝左动脉。

（3）左、右肝动脉有时分叉很高、贴近肝门，此时的肝左动脉口径往往较细而且动脉壁也较薄，如果从分叉处切断肝左动脉，则供肝的肝左动脉既短又细且壁也薄，与受者肝动脉口径往往不匹配，动脉吻合极为困难。可采取切断肝右动脉和肝固有动脉、截取包含肝左动脉的部分肝固有动脉的方法，供者肝右动脉和肝固有动脉端端吻合，而受者则可利用较长和较粗的肝固有动脉进行动脉重建，可明显降低动脉并发症的发生率。

（4）左肝管多为 1 支，但切断前必须明确切线左侧没有右后肝管，而此种变异较为常见，术前不能因左肝管较长而放松警惕。

（5）带尾叶移植时注意保护尾叶肝短静脉回流。多数情况下，尾叶有一较粗的回流静脉。若移植肝体积较小时，须进行尾叶肝短静脉重建。

（五）右后段供肝切取术（S6 段＋S7 段）

当右半肝体积超过 70% 的全肝体积（whole liver volume，WLV）时不宜选用右半肝活体肝移植，因供者剩余的左半肝太小；而单独的左半肝移植又不能满足受者的代谢需求。右后段占 35%～40% 的 WLV，在某些特定的供者中选用右后段（right posterior segment，RPS）供肝切取术，供肝可大大降低供者捐献肝脏的风险性。

1. 选用条件　①供者右肝超过 70% 的 WLV、左肝小于 30% 的 WLV；②供者的右后段（S6 段＋S7 段）体积大于左肝叶；③取右后叶供肝时可超过 40% 的受体 SLV 或超过 0.8% 的 GRWR。

2. 解剖学因素　韩国学者[4]认为除了肝体积外，应再考虑 RPS 供肝切取的解剖学条件以增加供者的安全性、减少术后并发症的发生率。当支配 RPS 的门静脉、肝动脉和胆管的二级分支管道从肝实质内分出，或靠近肝门板时，获取 RPS 通常是困难的；若勉强切取则会使 RPS 的管道残端既短又细而且管壁薄，不适于受体的管道重建。只有 RPS 管道的二级分支从肝外分出时，才较易获取 RPS。

（1）左、右分支型（bifurcation）门静脉不适于用作 RPS 供肝；而三叉型（trifurcation）或 RPS 门静脉分支单独从门静脉主干发出者可考虑用作 RPS 供肝。

（2）肝右动脉从肝外分出肝右前、右后动脉适合 RPS；而若其分支深在于肝实质内，不适于用作 RPS。

（3）右前、右后胆管形成共干、再与左肝管汇合者，或 RPS 胆管于右前胆管后面汇入左肝管者，不适于 RPS 供肝切取；右前、右后和左肝管呈三叉型，或 RPS 胆管单独从肝外胆管低位发出时可考虑，其中尤以后者较适合获取 RPS 供肝。

但韩国学者[5]于 2011 年提出解剖学因素并不是 RPS 选取的必备条件，RPS 的二级管道分支位于肝内时需要更精细娴熟的肝胆外科技术，但并不是禁忌证。例如，当右后肝管（right posterior hepatic duct, RPHD）发自右肝管（RHD）或左肝管（LHD）时，因其位于右前胆管深面的肝实质内，肝外分离 RPHD 就不可行；此时可在肝实质劈离开后，显露包含 RPHD 的 Glisson 鞘，用精细的手术剪锐性分离 RPHD。

3. 手术步骤　除了肝实质的离断和胆管的切离外，RPS 供肝的获取与右半肝切取相似。分离肝门时应尽可能减少牵拉 RPS 的入肝管道，以免造成 RPS 的肝动脉或门静脉的撕裂伤。分离右后叶的动脉、门静脉和胆管，后者可采用冠状动脉扩张器（coronary artery dilator）经扩张的胆囊管作为胆道探针，结合术中胆道造影，获取 RPS 和右前段（right anterior segment, RAS）胆管的精确切离平面；向左侧旋转右肝，解剖右三角韧带和下腔静脉表面的肝短静脉，分离肝右静脉（RHV）并保留较粗的肝短静脉（＞5mm）或肝右下静脉；暂时阻断右后段门静脉分支和肝右动脉，使肝表面显现分界线，选择在右门静脉裂的左侧 5mm 处作切取平面，在不阻断肝门下切肝；当肝实质离断接近肝门时，RPS 胆管连同其周围的 Glisson 鞘组织套线，辨清 RPS 和 RAS 胆管的汇合处，近汇合部离断 RPS 胆管；继续离断肝实质至肝右静脉前部时，肝素化、RPS 门静脉置管后、切取右后叶移植肝。

4. 手术技巧及要点

（1）肝中静脉主要引流右旁正中部分肝段，但当存在粗大的肝中静脉时，它常有属支引流 S6 段大部（V6）。引流 S6 段的肝中静脉属支应予以重建，否则将使 RPS 的门静脉血变成离肝（hepatofugal）血流，造成 RPS 淤血，影响肝再生和肝功能。术前可通过 CT 检查来评估 S6 段是否有肝中静脉的引流属支，术中可通过以下方法确定是否需重建 V6：①同时夹闭肝中静脉属支 V6 和肝动脉 5 分钟，观察 RPS 表面的变色情况；②只夹闭肝动脉后进行术中多普勒超声检查，如果门静脉血流变成离肝血流，则该区域被证实会淤血；若除外这些淤血部分的移植肝体积＜40% SLV，即使 V6 口径＜5mm，也应予以重建。

（2）RPS 移植肝术后胆漏发生率较高，常见于供肝切面。可能原因：①当 RHV 邻近汇入 IVC 处有较大的支配 S8 段属支发出时，肝实质的切取平面在近汇合处常向腹侧提升、避开 V8 根部，以保证肝右静脉开口的完整性，如此则不可避免地使部分 S8 段肝组织留于 RPS 供肝，术后易引起移植肝胆漏。②右前和右后段的界限较模糊、无明确的解剖学标志，即使无上述的 V8 时，部分 S8 段肝组织（只有肝右静脉反流的血供）也易于留在 RPS 供肝中。③肝右静脉的近端并不位于 S7 段和 S8 段之间，而是深埋于 S8 段实质内，RPS 供肝切取时会部分侵及 S8 段的背侧 Glisson 鞘内的胆管分支。因此，应仔细结扎肝右静脉近端周围细小的 Glisson 管道分支，以防术后胆漏。

由于 RPS 的切取和重建是在肝动脉、门静脉和胆管的肝内二级分支进行解剖，需要术者具有熟练的外科技巧，尤其是 RPS 的胆管分离和流出道重建颇具外科技术的挑战性。

（六）单段供肝切取术

通常情况下 LDLT 碰到比较多的是"小体积供肝（small-for-size）"问题。而对于新生儿和小婴儿

（体重＜10kg）的 LDLT 来说，即使是成人的左外叶对他们来说还是太大，当移植肝与受者体重比率 GRWR≥4% 时他们面临的是"大体积供肝（large-for-size）"问题。而这种大体积供肝会引起肝流出道梗阻、门静脉栓塞、移植肝灌注不良 / 供氧不足、关腹困难等，导致移植肝功能丧失或无功能。因此，将左外叶再减体积成 S3 段或 S2 单段供肝做活体肝移植，提高了新生儿和小婴儿肝移植的存活率。

1. 左外叶 S2 段和 S3 段的临床解剖　有两种分段方法：一种是以左肝静脉 S2 段和 S3 段分支走行的斜行平面划分，另一种是以门静脉 S2 段和 S3 段分支走行的横行平面划分；前者已被大多数学者认同。

（1）以肝静脉分支走行定义肝段——S3 段供肝（切除 S2 段）：斯特朗（Strong）等认为左肝静脉形成了 S2 段和 S3 的分界。认为 S3 段比较适合于单段移植。这种 S3 段活体肝移植已经被越来越多的中心认可，因为它不需要过多解剖脐静脉裂基底部的入肝结构，从而使手术简化并更安全，更容易接受和推广。也可用探针来帮助确定 S2 段和 S3 段的肝静脉，并将探针留置在 S3 段肝静脉中以便指导保留其全长。

（2）以门静脉分支走行定义肝段——S2 段供肝（切除 S3 段）：结扎了 S3 段的动脉和胆道分支后，用 1∶10 的无菌亚甲蓝稀释液注入 S3 段的门静脉分支，很快 S2 段和 S3 段出现了颜色差异，借此切除被染色的 S3 段——亚甲蓝染色肝段切除术。

2. 手术方法

（1）S3 段供肝切取：患者切口和体位同左外叶切除术。进腹后游离左外叶肝周韧带，显露第二肝门肝左静脉和肝中静脉共干，打开小网膜囊、处理左侧静脉韧带、显露尾状叶。从左侧解剖肝十二指肠韧带，解剖肝左动脉、肝中动脉，辨清肝右动脉走行；确认胆总管和左、右肝管分叉处，根据术前 MRCP 和 MRI 影像学确定左肝管的分割平面（如术前影像学有疑问或遇较复杂变异的胆管，可行术中胆道造影）。进一步解剖门静脉，充分显露门静脉左支，注意处理尾状叶分支。距镰状韧带右侧约 5mm 确定第一切肝线（左外叶），在不阻断肝门下切肝。左外叶完全游离后，注意保护好入肝和出肝的管道。在术中超声的引导下，明确肝左静脉的 S2 段和 S3 段分支的走行，保留 S3 段肝静脉全长、确定第二切肝线，原位（in situ）切除外侧的 S2 段肝组织，注意确保 S3 段肝静脉的完整性。如果估计 S3 段仍大大超出受者腹腔容量，可再切除左肝蒂入肝平面以下的肝组织，切勿损伤左肝蒂。

（2）S2 段供肝切取：S2 段和 S3 段之间缺少解剖性标志，可先结扎了 S3 段的动脉和胆道分支后，用 1∶10 的无菌亚甲蓝稀释液注入 S3 段的门静脉分支，借此切除被染色的 S3 段。或在术中超声的引导下根据门静脉 S2 段和 S3 段的分支走行来切除 S3 段以获取 S2 段。但此方法因需要解剖脐静脉裂基底部的入肝结构，易损伤移植肝的入肝血管蒂，需精准的肝胆外科操作。

目前大多学者认为在获取单段供肝时，并没有必要照搬解剖学上的单段定义，而应该根据估计的受体腹腔容积，充分考虑保留入肝和出肝管道完整的前提下，切除外周多余的肝组织，从而获得一个近乎方形的功能性肝块作为供肝，而这种方形的功能性肝块仍被认为是单段移植肝。

（董家鸿　叶　晟）

参 考 文 献

［1］ KAMEL I R, KRUSKAL J B, WARMBRAND G, et al. Accuracy of volumetric measurements after virtual right hepatectomy in potential donors undergoing living adult liver transplantation [J]. AJR Am J Roentgenol, 2001, 176 (2): 483-487.

［2］ KISHI Y, SUGAWARA Y, KANEKO J, et al. Hepatic arterial anatomy for right liver procurement from living donors [J]. Liver Transpl, 2004, 10 (1): 129-133.

［3］ CHAN S C, LO C M, WONG Y, et al. Long-term biological consequences of donor right hepatectomy including the middle hepatic vein in adult-to-adult live donor liver transplantation [J]. Liver Transpl, 2006, 12 (2): 259-263.

［4］ HWANG S, LEE S G, LEE Y L, et al. Donor selection for procurement of right posterior segment graft in living donor liver transplantation [J]. Liver Transpl, 2004, 10 (9): 1150-1155.

［5］ KIM B W, XU W G, WANG H J, et al. Volumetry-based selection of right posterior sector grafts for adult living donor liver transplantation [J]. Liver Transpl, 2011, 17 (9): 1046-1058.

第 3 节 边缘性供肝的质量评估与功能维护

随着肝移植及其相关技术的不断发展，肝移植已成为治疗终末期肝硬化、先天性代谢性疾病、肝脏恶性肿瘤以及各种原因所致急、慢性肝功能衰竭的有效手段。但是，供肝短缺的矛盾却日渐突出。2018 年，我国共完成 6297 例（其中公民逝世后器官捐献肝移植 5497 例，活体肝移植 800 例），但目前中国器官分配与共享计算机系统登记的等待肝移植的患者超过 2 万人，肝移植数量远跟不上需要肝移植患者人数的增长速度。供肝短缺已经成为比器官移植排斥反应、外科并发症及感染更为严峻的问题。为此，各国学者正在致力于如何扩大供者来源，包括边缘性供肝（又称扩大标准供肝）的应用。准确评估边缘性供肝质量，采取适当措施减轻其损伤，已成为器官移植医师面临的重要课题。

一、边缘性供肝的定义和临床应用

（一）边缘性供肝的定义

目前临床所采用的理想供肝标准[1]包括：①供者年龄≤40 岁；②因创伤而导致的死亡；③脑死亡（donor of brain death，DBD）后捐献器官；④器官获取时血流动力学稳定；⑤无脂肪肝或其他任何潜在的肝病；⑥没有传染病和恶性肿瘤。

关于边缘性供肝的定义目前尚无统一的标准，广义上指在肝移植术后存在原发性移植肝无功能（primary nonfunction，PNF）或功能低下（initial poor function，IPF）以及迟发性移植物失活风险的供肝。边缘性供肝一般至少包括以下特征中的一项[2]：①供者年龄>60 岁；②供肝大泡性脂肪变性>30%；③供肝冷缺血时间>12 小时；④血流动力学危险因素包括：长期低血压（舒张压<60mmHg 超过 2 小时），应用多巴胺 10μg/（kg·min）超过 6 小时以维持血压；⑤ DBD 供者在重症监护室（ICU）治疗时间>7 天；⑥血清胆红素及氨基转移酶持续高于正常，ALT/AST 显著升高（>3 倍），总胆红素>51μmol/L；⑦血钠浓度始终>165mmol/L。此外，ABO 血型不相容供肝、心死亡（donor of cardiac death，DCD）供肝、劈裂式供肝以及血清病毒学阳性、不能解释病死原因、患有肝外恶性肿瘤、活动性细菌感染、高风险生活方式等供者的肝脏也应纳入边缘性供肝的范畴[3]。另外，笔者认为，肝纤维化供肝（肝穿刺活检或 FibroScan 肝脏弹性数值高）和获取过程肝动脉损伤的供肝，移植术后出现 PNF 或 IPF 的风险较高，也应纳入边缘性供肝的范畴。

随着移植技术的提高，边缘性供肝的定义也随之扩大，已有移植中心使用极限边缘性供肝（extremely marginal liver grafts，EMLG），即同时具有以下危险因素中三个或三个以上的供肝[4]：①心脏停搏超过 15 分钟或持续低血压（舒张压<60mmHg）超过 1 小时；②供者年龄大于 55 岁；③多巴胺需要量 10μg/（kg·min）；④血钠浓度始终>155mmol/L；⑤ ICU 治疗时间超过 4 天；⑥肝氨基转移酶升高（ALT>140U/L 或 AST>170U/L）；⑦冷缺血时间超过 12 小时；⑧热缺血时间超过 40 分钟；⑨肝脂肪变性范围大于 30%。

（二）边缘性供肝的临床价值

韩国一项单中心研究回顾性分析了利用边缘供肝（51 例）与标准供肝（55 例）移植后效果，两组的急性排斥反应、巨细胞病毒感染和术后并发症发生率无明显差异，但边缘供肝组早期移植物功能不全的发生率较高；边缘供肝组的 1 年、3 年、5 年总体生存率分别为 85.5%、75% 和 69.2%，移植物存活率分别为 85.9%、83.6% 和 77.2%，均显著低于标准供肝组（$P=0.023$ 和 $P=0.048$）。尽管如此，在供肝严重短缺的困境下，利用边缘性供肝的移植疗效还是可以接受的。

意大利学者将供肝分为标准供肝、扩大标准供肝（extended marginal graft，EMG，1～2 个危险因素）和超扩大标准供肝（overextended marginal graft，OEMG，3 个或 3 个以上危险因素），发现三组在 PNF、原发性移植物功能低下（primary dysfunction，PDF）、再次移植率、血管并发症发生率、胆道并发症发生率无显著性差异；尽管早期移植物功能不良与危险因素数量呈正相关，但 3 组总体生存率（87.8%、83.1% 和 79.3%）并无显著性差异[5]。

（三）边缘性供肝的主要类型

1. 脂肪变性的供肝　肝穿刺病理检查结果表明，DBD 供者中脂肪肝的发生率为 9%～26%[6]。引起肝脏脂肪变性的原因主要有肥胖、老龄、长期酗酒、糖尿病等。根据病理学特征，脂肪变性可以分为两种类型，大泡性肝细胞脂肪变性和小泡性肝细胞脂肪变性。前者较为常见，脂肪空泡占据了细胞质大部分空间，细胞核被挤到边缘，此类病变常伴有氨基转移酶轻度升高，超声下肝脏体积增大。后者脂滴主要聚集在细胞质内，病变以小叶中央最为明显，镜下观察 90% 以上的脂肪空泡体积小于肝细胞核。脂肪肝的临床分级通常分为轻、中、重度三级（表 71-3-1）。

表 71-3-1　ANLTU 脂肪肝分级标准[7]

分级	脂肪变性肝细胞比例	病变范围
S0	0	无脂肪变性
S1（轻度）	<30%	轻微局灶性脂肪变性
S2（中度）	30%～60%	中等带状脂肪变性
S3（重度）	>60%	严重大片肝小叶脂肪变性

脂肪肝的病理类型对预后的影响是不同的。小泡性脂肪肝在移植术后也可获得足够的功能，效果要优于大泡性脂肪肝。研究表明[8]，重度脂肪变的脂肪肝 IPF 的发生率为 54.8%，而轻度脂肪变的脂肪肝 IPF 的发生率仅为 14.6%；其中，重度脂肪变的大泡性脂肪肝的 IPF 发生率（66.7%）高于小泡性脂肪肝（50.0%），PNF 的发生率（55.0%）亦高于小泡性脂肪肝（45.2%）。小泡性脂肪肝移植物及受者 6 个月存活率显著高于大泡性脂肪肝，因此使用中度以上的小泡性脂肪肝虽然术后早期会发生移植物功能不全，但并不影响移植物及患者的存活。另一项研究观察了 40 例中-重度小泡性脂肪肝作为供者的效果，PNF 和 IPF 的率分别为 5% 和 10%，和正常供肝无明显差别，故认为不应把重度小泡性脂肪肝排除在供者之外[9]。

对于脂肪肝供肝的应用，国际上也没有统一的标准。各个移植中心根据自己的经验提出了不同的脂肪肝供肝应用标准。目前大多数移植中心认为：①脂肪变性程度超过 60% 的重度脂肪肝一般不主张应用，除非在紧急情况下可以考虑作为再次移植的"桥接"使用；②轻度的脂肪变性可以作为供肝使用，其效果与无脂肪变性肝脏相似，不会增加移植术后的风险；③对于中度脂肪变性的肝脏，其早期会影响移植物功能，因此，中度脂肪肝应结合供者及受体的具体情况作出取舍，但可考虑使用中-重度小泡性脂肪肝。需要指出，脂肪肝作为供肝要避免在下列情况使用：缺血时间过长、再次移植、急诊肝移植以及极度衰弱的患者。

2. 老年性供肝　由于供肝的短缺，近年来供者的年龄逐渐上升，老年性肝脏的比例越来越大。有研究表明大于 50 岁的供肝移植后发生移植物器官衰竭的危险比小于 20 岁的供者增加 50%，死亡率增加 25%，再次肝移植增加 94%。但也有研究表明年龄超过 50 岁的供者如果无其他危险因素，其预后与年轻供者相似。Oh 等[10]将供者按年龄分为 3 组：低龄供者（＜20 岁）、中年供者（20～49 岁）、老年供者（≥50 岁），统计发现 3 组的 5 年移植物生存率并无明显差异。格兰德（Grande）等研究也表明，即使是年龄大于 60 岁的供者，肝移植术后的 PNF、血管和胆管并发症、术后肝功能以及移植物和受体生存率均无明显差异。因此，有许多学者认为年龄不应该被作为供肝选择的限制条件，老年性肝脏并不是肝移植供者的禁忌选择。但是，年龄超过 70 岁的供者与移植物和受体的低生存率似乎具有明显的相关性，这些高龄供者一般不作为选择。

老年性肝脏往往体积萎缩、色泽灰暗，部分可能已经出现纤维化变性。有研究表明，老年性肝脏在冷缺血状态下更容易出现内皮细胞损伤，再灌注后的合成功能也明显下降，这与其再生能力下降有一定关系。此外，老年性肝脏脂肪变性的发生率较正常肝脏明显升高，而脂肪变性本身可能会加重冷保存过程中的肝细胞的损伤。因此，对于老年性肝脏能否应用于肝移植，目前绝大多数的观点认为老年性肝脏并不是肝移植供者的禁忌选择，但是应用于临床时需要严格筛选，每个供者都需要进行全面评估其他潜在的危险因素，尤其是冷缺血时间和脂肪变性。

3. 缺血时间过长的肝脏 缺血再灌注损伤是引起移植肝无功能或功能不良以及诸多并发症最重要的原因之一，也是除免疫学因素外影响移植肝和移植受体存活最主要的因素。早期移植物功能不良的一个最主要原因就是缺血再灌注损伤。热缺血时间指肝移植供者心跳停止到肝脏灌注液开始的时间。在获取来自 DCD 器官捐献供肝的过程中，供者死亡的定义为不可逆转的心肺功能停止；因此，必然经历一段低血压、缺氧的灌注过程，由此产生的热缺血损伤是 DCD 器官捐献供肝最重要的特点。目前热缺血时间界定为当供者动脉压＜50mmHg 和（或）氧饱和度＜70% 开始即为热缺血，直至进行冷灌注结束热缺血时间。冷缺血时间指从开始进行冷灌注液冷却器官到该器官在受者体内再灌注结束的这段时间。

DCD 器官捐献供肝热缺血过程中血流动力学改变的特点与移植肝存活率之间存在关联，发现生命支持撤除后 10 分钟内动脉压变化率与移植物存活率密切相关，但并不呈线性相关；相比之下，DBD 供者没有热缺血时间，肝移植术后并发症发生率相对较低。冷缺血时间过长是肝脏冷保存过程中肝细胞损伤的一个独立危险因素，其危险性远大于供者年龄。冷缺血时间超过 14 个小时的肝脏，其缺血再灌注损伤程度将会加倍，可以导致术后胆道狭窄、住院时间延长及移植物生存率下降等一系列后果。而且冷保存时间的长短与窦内皮细胞的损伤程度和血液高凝状态有一定关系。

4. 血清学病毒标志物阳性的供肝 肝移植术后乙型肝炎病毒再感染仍是目前困扰移植医生的主要问题，除了受体自身的复发，供肝可能携带的病毒感染也是不容忽视的原因。HBsAg 阳性的肝脏通常能导致难治性的乙型肝炎病毒再感染，很快导致移植物早期功能衰竭，一般是绝对禁忌证。而应用抗-HBc 阳性的供肝是安全的，并优先地应用于 HBsAg 阳性或者抗-HBc 或抗-HBs 阳性的受者。丙型肝炎肝硬化肝移植术后复发的发生率非常高，其机制尚不明确。一般认为，阳性的供肝可以用于同样为阳性的移植受体，但是对于阴性的受体，只有在特定的条件下才考虑使用。

5. 恶性肿瘤供者 对于患有或曾患有恶性肿瘤的供者，其肝脏能否被用于移植仍有一定争议。因为由于缺乏系统完整的资料，对恶性肿瘤供者将肿瘤传播给肝移植受体的风险还无法作出正确的评估。目前认为，黑色素瘤、绒毛膜癌、淋巴瘤、乳腺癌、肺癌、肾癌及结肠癌在供、受者之间具有高传播风险，不应该作为肝移植供者；另外评估有肿瘤病史的供者还需考虑其无瘤存活期，但肿瘤复发具有不可预测性。利用非黑色素瘤、选择性的中枢神经系统肿瘤和原位癌患者提供的肝脏进行移植是安全的，这类疾病在供、受者之间传播的风险很低。某些中枢神经系统肿瘤患者不应该作为供者，如胶质母细胞瘤、星形细胞瘤、Ⅲ或者Ⅳ期髓母细胞瘤、小脑肿瘤等。

二、边缘性供肝的质量评估

（一）供者评估

为了方便各级各类医院对潜在器官捐献者的发现与评估，笔者单位总结了较为实用的潜在供者便捷评估方法，该方法分为初步评估（ABCC）和进一步评估（HOME）两个步骤，简称 ABCC-HOME（表 71-3-2）。

表 71-3-2　ABCC-HOME 评估方法

初步评估（ABCC）			
年龄 （age）	脑损伤　脑死亡 （brain damage）	禁忌证 （contraindication）	循环 （circulation）
<65 岁	GCS 评分≤5 分 自主呼吸<12 次 /min 昏迷原因明确	艾滋病（HIV） 颅外恶性肿瘤 全身性感染	收缩压、平均动脉压 中心静脉压 心肺复苏时次
进一步评估（HOME）			
病史 （history）	器官功能 （organ function）	用药 （medication）	内环境 （environment）
药物成瘾史 高血压病史 糖尿病史 ICU 住院时间	心脏、肺脏、肝脏、肾脏功能 尿量 B 超检查 胸片	血管活性药物 利尿脱水药物 抗生素 其他	电解质 pH 血红蛋白 白蛋白

初步评估（ABCC）内容包括 4 个大项：①年龄（age），<65 岁。②脑损伤程度（brain damage），脑死亡或不可逆脑损伤。具体评分标准：a. 格拉斯哥昏迷评分（GCS，Glasgow coma scale）≤5 分；b. 自主呼吸<12 次 /min；c. 昏迷原因明确。③禁忌证（contraindication）：包括人类免疫缺陷病毒（HIV）感染、颅外恶性肿瘤、全身性感染以及其他器官捐献禁忌证。④循环情况（circulation）：包括当前循环状况是否稳定；既往有无低血压、休克、心脏骤停及时间、心肺复苏次数和时间。分以下几种情形：a. 不应用任何血管活性药物，循环稳定；b. 应用小剂量、一种血管活性药物，循环稳定；c. 应用一种大剂量血管活性药物，循环稳定；d. 应用两种以上、大剂量血管活性药物，循环不稳定。

进一步评估（HOME）内容也包括 4 个大项：①病史详情（history），包括：a. 现病史，即受伤或发病以来的情况和重症监护病房（ICU）住院时间；b. 既往史，有无高血压、糖尿病、传染病和手术情况；c. 个人史，有无吸烟、饮酒、药物成瘾等情况。②器官功能状况（organ function），包括：a. 心脏参数：心肌酶及生化检查、脑钠肽、心电图、心脏超声检查等；b. 肺脏参数：呼吸机支持参数、动脉血气分析、胸部 X 线片或 CT 检查、纤维支气管镜检查情况；c. 肝脏参数：肝功能生化检查、肝脏超声或 CT 检查、肝储备功能检查情况；d. 肾脏情况：肾功能生化检查、肾脏超声或 CT 检查、尿量情况。③用药情况（medication），包括：a. 血管活性药物使用情况；b. 利尿药物使用情况；c. 抗生素使用情况；d. 其他可能对脏器功能损害的药物使用情况。④内环境（internal environment），包括：a. 血清钾、钠等电解质值；b. 血液 pH 值；c. 血红蛋白值；d. 人血清白蛋白值。

笔者单位基于 ABCC-HOME 评估方法创建了潜在供者评估上报应用系统，该系统自 2015 年 2 月上线应用至 2016 年 12 月，34 家医院共上报潜在器官捐献者信息 987 例，成功实施器官捐献 88 例，捐献成功率为 8.92%[11]。由于该评估方法实用性较强，2019 年 3 月中华医学会器官移植学分会将其编入了《中国公民逝世后器官捐献流程和规范（2019 版）》[12]。

（二）供肝的质量评估

供肝评估体系主要内容包括器官获取前的临床、生化及影像等评估，及获取后的视检评估。这些检查内容可以作为潜在的捐献肝脏的初步评估资料，其中以肝脏功能检查和影像学检查结果最为重要。

1. 肝脏功能评估　供者在脑死亡和维持抢救过程中，因血流动力学不稳定，很多供肝肝功能会发生损害，存在肝功能异常现象。评估时一般以初诊时的肝功能进行对照，轻微的肝功能损伤不会对移植后受者造成恶劣的影响，不能因为肝功能异常而拒绝使用此类器官；但有些肝脏损伤呈不可逆性，会导致移植物功能延迟恢复、术后并发症发生率增高、移植物失功甚至患者死亡，因此精确评估非常重要。

2. 影像学评估　目前我国移植供肝的影像学评估现状是大型医疗设备便捷性差，床旁超声检查发挥着主要作用。多层螺旋CT及MRI为大型医疗设备，可以诊断有否肝脏占位、脂肪肝、肝硬化等病变，并且在定性评估肝脏脂肪变性程度方面优于超声检查。然而，潜在脑死亡捐献者一般有多处插管，多不能将其移至检查室，这两项检查无法在床边实施，因此临床很难开展。超声检查因无创、便捷、实时、快速等特点，可以在同一仪器实现灰阶、血流、弹性硬度、微灌注等检查，可在供肝评估筛查中占据主导地位。FibroScan技术与剪切波弹性成像（shear wave elastography，SWE）、声脉冲辐射力成像（acoustic radiation force impulse，ARFI）技术在评估肝脏脂肪变性和纤维化程度上具有一致性，但后两者更具有优势。SWE和ARFI技术更适用于评估肝纤维化，以及相伴发的其他并发症，如腹腔积液、实性占位病变等，因此更具有临床应用优势[13]。超声造影可以实现组织器官的微灌注检查，并定量分析参数客观表示组织灌注量的变化，微灌注检查在供肝评估的应用前景较大。

3. 病理学评估　供者肝脏的主要病理改变是出现不同程度的肝细胞胞浆疏松、浊肿。浊肿的出现目前认为主要是由于脑死亡后体内出现应急反应等引起的"儿茶酚胺风暴"、血流动力学急剧变化、血容量不足及缺氧等因素导致肝细胞胞浆内线粒体及内质网水肿、变性、部分崩解，所以光镜下出现肝细胞胞浆的浑浊[14]。但目前认为这些改变是可逆性的，因此有研究提出如下DBD供者肝脏临床移植应用病理标准[15]：①肝细胞：无明显肝细胞坏死，肝细胞浊肿发生率<50%，肝细胞脂肪变<30%；②汇管区：肝界板完整，无明显胆汁淤积，无纤维化，小胆管、小叶动静脉结构清晰，无明显炎症细胞浸润。临床应用除根据病理结果判断外，还应结合具体临床相关信息，如捐献者年龄、原发疾病、捐献前临床辅助检查结果以及对器官功能的维护情况等做出综合判断。

4. 代谢组学评估　代谢组学是通过考察生物体系在不同状态下，代谢产物的图谱及其动态变化，以此来研究生物体代谢网络的一门科学，其主要研究对象是生物体的体液（包括血液、组织液、尿液、细胞培养液等）中相对分子质量小于1000的内源性小分子化合物[16]。近年来，在肝移植领域应用代谢组学研究的开始不断涌现。赫里德齐乌兹科（Hrydziuszko）等[17]比较了27例DBD供肝和10例DCD供肝组织样本的代谢产物，发现DCD与DBD供肝的代谢产物在冷藏期和再灌注期都存在显著的代谢差异，并发现色氨酸、犬尿氨酸和S-腺苷甲硫氨酸可作为DCD供肝肝移植术后发生PNF的预测分子。多伦多大学学者[18]比较了13例DCD供肝和9例活体供肝的血浆代谢产物以及对罗库溴铵的代谢，发现DCD供肝的罗库溴铵清除率低于活体供肝，而DCD供肝的γ-谷氨酰转肽酶（GGT）水平随热缺血时间的延长而上升，提示罗库溴铵清除与GGT结合可作为供肝早期功能评价的指标。此外，代谢组学的分析数据可以很好地区分热缺血时间<30分钟、热缺血时间>30分钟和脂肪变性>33%且热缺血时间<30分钟的供肝；并且DCD供肝移植前机械灌注结合代谢组分析有着临床应用的前景[19]。

三、边缘性供肝的功能维护

（一）缩短热缺血时间

为进一步缩短热缺血时间，DCD供者获取需由富有经验的外科医师实施。相较于DBD，DCD

的热缺血时间较长，是效果相对较差的根本原因，而体外膜肺氧合（extracorporeal membrane oxygenation，ECMO）应用于 DCD 恰好在以下两方面解决了上述问题。首先，用于不可控型 DCD 以缩短热缺血时间、减少热缺血损伤；其次，为 DCD 能够成功捐献提供临时循环支持。利用 ECMO 进行体内常温灌注已成为多家移植中心处理非可控型 DCD 供者的主要方法，ECMO 可以通过提供生理温度下所需充足的氧气和营养，从而减少三磷腺苷（ATP）的损失，减轻热缺血所造成的损伤，还可以减轻热缺血后立即降温所致的冷缺血损伤。笔者单位自 2009 年首次将 ECMO 应用于 DCD 供者器官获取，形成了较为完善的 ECMO 支持下器官获取流程和规范[12, 20]。2010 年 1 月至 2015 年 12 月共完成 145 例 ECMO 辅助下 DCD 供者器官获取，其中中国 Ⅰ、Ⅱ、Ⅲ 类供者器官 ECMO 应用率分别为 58.3%（42/72）、62.5%（40/64）和 60.0%（63/105）[21]。

（二）缩短冷缺血时间

一般认为冷缺血是器官保存的不利因素，而这对 DCD 供者的影响更为重要。在大动物 DCD 模型中，在热缺血 60 分钟后通过常温体外机械灌注取代 4 小时的冷缺血时间，可明显减少移植物原发性无功能的发生率。最新的移植受者注册数据分析表明，每增加冷缺血时间 1 小时，移植失败率就增加了 6%。若预计冷保存时间较长，应避免采用 HTK 液灌注、低温机械灌注等器官保存方法，以减轻冷缺血损伤。有研究表明，冷缺血时间<24 小时，供者器官质量无明显差异；但也有研究表明冷缺血时间>8 小时、供者年龄>60 岁是造成 DCD 供肝肝移植效果差于 DBD 供肝肝移植的主要原因。

（三）改进供肝保存和修复技术

供肝的保存效果直接影响供肝的质量。目前有静止冷保存（static cold storage，SCS）和机械灌注（machine perfusion，MP）两种方式应用于肝脏获取后保存及修整。SCS 是目前肝脏保存应用最广泛的方法，UW 液和 HTK 液是目前国际上应用最广泛的冷保存液，两种溶液对供肝短时间的保存效果相当。理论上 UW 液可保存供肝 20~24 小时，但 SCS 过程中存在冷保存损伤，过长冷保存即冷缺血时间延长可以引起胆道并发症、移植物失功甚至受者死亡。理想的供肝冷保存时间不超过 8 小时，临床实践中供肝的保存时限一般不超过 12~15 小时[22]。

MP 是新兴的供肝保存与修复技术，不同于 SCS，其是通过器官固有血管系统予以连续动态灌注，输送养分供给，同步实现器官保存与修复。该项技术对延长器官保存时限，改善器官质量具有重要价值。根据灌注过程中维持温度不同可以分为低温机械灌注（hypothermic machine perfusion，HMP，4~6℃）、亚低温机械灌注（subnormothermic machine perfusion，SMP，20℃）和常温机械灌注（normothermic machine perfusion，NMP，32~37℃），根据是否携氧可分为携氧灌注与非携氧灌注系统。目前低温非携氧机械灌注有 LifePort 系统，常温携氧机械灌注系统有 OrganOx 系统及多功能机械灌注 Liver Assist 系统。常温携氧机械灌注于 2013 年 2 月首次用于人体肝移植临床研究，梅尔贾塔勒（Mergental）等[23]研究证实，该方法对 6 枚可能弃用的边缘供肝进行评估，可能弃用的原因分别是热缺血时间最长 109 分钟、获取前氨基转移酶最高 2264 单位，或合并大泡性脂肪肝等，通过灌注和修复后，其中 5 枚供肝用于移植，均获得了满意疗效。纳斯鲁拉（Nasralla）等[24]通过 RCT 研究，证实该方法可以使得肝损伤程度降低 50%，器官丢弃率减少 50%，器官保存时限延长 54%。

目前国内相关设备尚处于研发阶段。笔者单位研发了一款具有自主知识产权的离体肝脏灌流系统（图 71-3-1），具有以下特点：①温控范围广，灌流液温度调节范围为 4~37℃，满足低温、亚低温和常温灌注要求；②全自动设计，实现感应器数据自动采集、存储并实时传输；③创新性采用双离心泵技术、双氧合灌注通路；④可选用脉冲式或恒压、恒流等多种灌注模式。目前已开展热缺血时间 60 分钟、临床废弃供肝机械灌注等研究。MP 为供肝保存修复提供了新思路，且保存及转运过程中可实时监测肝功能、胆汁分泌等指标，动态评价供肝质量。随着研发技术的进步与完善，MP 将具有重要的

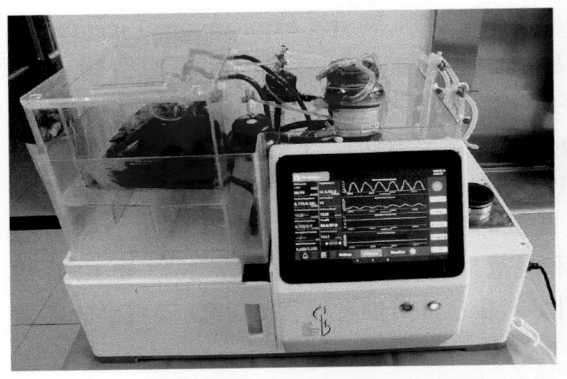

图 71-3-1　具有自主知识产权的肝脏机械灌注系统

临床应用前景。

随着对边缘性供肝认识不断深入，也随着在体和离体供肝评估方式不断完善，尤其是离体供肝机械灌注与评估方法不断改进，不仅推动了器官捐献与移植模式的变革，奠定了供肝精准评估的基础，未来离体供肝机械灌注研究与大数据和 5G 技术的结合，还可能推动一个全新的学科或者全新的平台建设，即多学科多领域组成的器官 ICU[25]。器官 ICU 建设可能是未来边缘性供肝精准评估与保存修复的很好解决方案，也是提高风险供肝利用率和增加移植受者安全性的有效举措。

（霍　枫　季　茹）

参 考 文 献

[1] DURAND F, RENZ J F, ALKOFER B, et al. Report of the Paris consensus meeting on expanded criteria donors in liver transplantation [J]. Liver Transpl, 2008, 14 (12): 1694-1707.

[2] VODKIN I, KUO A. Extended criteria donors in liver transplantation [J]. Clin Liver Dis, 2017, 21 (2): 289-301.

[3] ATTIA M, SILVA M A, MIRZA D F. The marginal liver donor—an update [J]. Transpl Int, 2008, 21 (8): 713-724.

[4] GOLDARACENA N, QUINONEZ E, MENDEZ P, et al. Extremely marginal liver grafts from deceased donors have outcome similar to ideal grafts [J]. Transplant Proc, 2012, 44 (7): 2219-2222.

[5] NURE E, LIROSI M C, FRONGILLO F, et al. Overextended criteria donors: experience of an Italian transplantation center [J]. Transplant Proc, 2015, 47 (7): 2102-2105.

[6] 李仁冬, 白磊, 何翼彪, 等. 扩大标准供肝质量术前评估现状与展望 [J]. 中华器官移植杂志, 2017, 38 (3): 188-191.

[7] CHUI A K, SHI L W, RAO A R, et al. Donor fatty (steatotic) liver allografts in orthotopic liver transplantation: a revisit [J]. Transplant Proc, 2000, 32 (7): 2101-2102.

[8] URENA M A, RUIZ-DELGADO F C, GONZALEZ E M, et al. Assessing risk of the use of livers with macro and microsteatosis in a liver transplant program [J]. Transplant Proc, 1998, 30 (7): 3288-3291.

[9] FISHBEIN T M, FIEL M I, EMRE S, et al. Use of livers with microvasicular fat safely expands the donor pool [J]. Transplantation, 1997, 64 (2): 248-251.

[10] OH C K, SANFEY H A, PELLETIER S J, et al. Implication of advanced donor age on the outcome of liver transplantation [J]. Clin Transplant, 2000, 14 (4 Pt 2): 386-390.

[11] 李鹏, 霍枫, 赵纪强, 等. 潜在器官捐献者的便捷评估方法——ABC-HOME [J]. 中华器官移植杂志, 2017, 38 (6): 326-330.

[12] 中华医学会器官移植学分会. 中国公民逝世后器官捐献流程和规范 (2019 版) [S/J]. 器官移植, 2019, 10 (2): 122-127.

[13] 任秀昀. 脑死亡器官捐献肝脏影像评估的研究进展 [J]. 器官移植, 2016, 7 (3): 234-237.

[14] 邓菊庆, 于璐, 刘杰, 等. 76 例 DCD 肝移植病理形态学观察 [J]. 昆明医科大学学报, 2017, 38 (10): 40-44.

[15] 农江, 孙煦勇, 董建辉, 等. 脑死亡供体肝脏病理改变及临床移植应用评估的探讨 [J]. 热带医学杂志, 2012, 12 (12): 1451-1453.

[16] 张毅, 杨卿, 吕海金, 等. 代谢组学在心脏死亡器官捐献供肝评估中的应用 [J]. 器官移植, 2017, 8 (6): 472-475.

[17] HRYDZIUSZKO O, PERERA M T, LAING R, et al. Mass spectrometry based metabolomics comparison of liver grafts from donors after circulatory death (DCD) and donors after brain death (DBD) used in human orthotopic liver transplantation [J]. PLoS One, 2016, 11 (11): e165884.

[18] YANG Q J, KLUGER M, GORYNSKI K, et al. Comparing early liver graft function from heart beating and living-donors: a pilot study aiming to identify new biomarkers of liver injury [J]. Biopharm Drug Dispos, 2017, 38 (5): 326-339.

[19] BRUINSMA B G, SRIDHARAN G V, WEEDER P D, et al. Metabolic profiling during ex vivo machine perfusion of the

human liver [J]. Sci Rep, 2016, 6: 22415.

［20］霍枫, 汪邵平, 李鹏, 等. 体外膜肺氧合用于脑心双死亡供者器官获取的流程和方法 [J]. 中华器官移植杂志, 2013, 34 (7): 396-400.

［21］赵纪强, 霍枫, 李鹏, 等. 中国心脏死亡器官捐献工作发展及影响因素: 单中心经验 [J]. 中华移植杂志 (电子版), 2017, 11 (1): 32-36.

［22］中国医师协会器官移植分会. 中国移植器官保护专家共识 [S/J]. 中华肝胆外科杂志, 2016, 22 (9): 577-586.

［23］MERGENTAL H, PERERA M T, LAING R W, et al. Transplantation of declined liver allografts following normothermic ex-situ evaluation [J]. Am J Transplant, 2016, 16 (11): 3235-3245.

［24］NASRALLA D, COUSSIOS C C, MERGENTAL H, et al. A randomized trial of normothermic preservation in liver transplantation [J]. Nature, 2018, 557 (7703): 50-56.

［25］谭晓宇, 陈晓兰, 霍枫, 等. 机械灌注技术引领器官捐献与移植模式的变革—器官 ICU 时代即将到来 [J], 器官移植, 2019, 10 (4): 453-457.

第72章 受者病肝切除术

自 1963 年斯达泽（Starzl）成功施行人类第一例成功的肝移植手术以来，肝移植已经成了肝脏恶性肿瘤和终末期肝病的常规治疗手段，为广大患者提供了一种有效的挽救生命的手段，肝移植已经成为反映一个国家和地区整体医疗水平的重要标志。在肝移植发展过程中，涌现了包括经典原位肝移植、背驮式肝移植、活体肝移植、劈离式肝移植等若干移植术式，这些术式各有利弊，需根据受体状态、原发疾病、供肝来源及术者经验综合选择。每一种术式对病肝切除也有不同的要求和处理原则。

第1节 同时切除肝后下腔静脉的受者病肝切除

一、手术原理

1963 年人类首次肝移植即采用了经典原位肝移植术，历经 50 余年的发展，经典原位肝移植术逐渐发展成为肝移植的主要术式。该术式在切肝时需要离断右侧肾上腺静脉，并将受者的肝后下腔静脉与病肝一起切除，并将受者的下腔静脉断端分别与供肝的肝上、肝下腔静脉行端端吻合。

经典的原位肝移植术是肝移植的基础术式，同时也是肝脏恶性肿瘤患者及二次肝移植受者的主要移植术式。与背驮式肝移植相比，经典术式阻断下腔静脉可能导致肾功能损害，故在肝移植发展的初期，采用人工心肺机将股静脉的血流转流至股动脉，或采用静脉-静脉转流的方式减轻下肢的淤血和水肿，血液的转流也增加了许多并发症。但随着手术技术、免疫抑制剂和围手术期管理经验的进步，术中下腔静脉阻断时间已明显缩短，目前经典原位肝移植已经基本不再需要转流，而整体上对肾功能的损害也明显可控，因此该术式仍在各移植中心被广泛采用，掌握经典原位肝移植术也是一位合格肝移植医生的必备技能[1]。

二、术前准备

（一）术前检查

1. 全身重要脏器功能评估 移植受体往往全身状况及肝功能较差，易合并其他脏器损害，如肝肾综合征、肝肺综合征、门肺高压症等，其凝血功能较差、血管曲张，术中出血量也较多，术中还需行下腔静脉与门静脉阻断，故更应重视术前重要脏器的评估。笔者所在中心肝移植受体术前除常规检查外，必须检查项目还包括动脉血气分析、超声心动图，肌酐升高者需查肾小球滤过率评价肾脏储备功能；急性肝衰竭凝血较差者术前行头颅 CT 排除脑出血；术前卧床时间较长、不排除肺部感染者应行肺 CT；胸腔积液较多者应穿刺引流，以减少膈肌下移影响术野，也更利于术后肺功能的恢复。

2. 肿瘤评估 如受者术前原发病为恶性肿瘤，术前需行 PET/CT 排除全身转移。

3. 肝脏凝血功能评估 术前需评价受体凝血功能，评价指标包括凝血酶原时间（PT）、血小板数量、血栓弹力图。对凝血较差者，术前通过分析血栓弹力图，适当输注凝血酶原复合物、纤维蛋白原、冷沉淀、新鲜冰冻血浆、血小板等可给予必要的纠正，以减少术中出血。

4. 受体影像学评估　应常规行上腹部的平扫＋三期增强 CT 或核磁，CT 在血管的显影和重建上效果更好，核磁对小肝癌的鉴别更有优势。行动脉、门静脉、肝静脉及下腔静脉的三维重建，包括腹腔干动脉的矢状位重建，重点要评估肝动脉的走行和变异、有无正中弓状韧带综合征及其程度、肝总动脉与脾动脉的管径比例、有无较粗大的门静脉分流。

（二）手术准备

患者取仰卧位，常规留置三腔中心静脉输液管、中心静脉压监测及有创动脉监测，对中度以上的肺动脉高压患者应留置 Swan-Ganz 导管，必要时行经食管超声心动监测。下肢血栓泵可减少患者术后下肢深静脉血栓形成；肝硬化患者由于长期的营养消耗，往往比较瘦弱，突出的下肢关节部位要采用软垫及硅胶垫妥善保护，减少术后神经卡压综合征的发生。

消毒范围上至上胸部，下至髂前上棘连线，如可能行静脉转流或体外膜肺氧合（extracorporeal membrane oxygenation，ECMO）者还需消毒右侧腹股沟区域。因手术切口较大、时间较长，无菌手术贴膜妥善保护切口可有助于减少术中污染和术后切口感染的概率。同样，因手术时间较长，除术前常规抗生素预防冲击外，术中可再加用一次，或半衰期较长的抗生素，以完整覆盖整个手术时长。

三、手术程序[2-3]

（一）切口

由于切口较大，术中也需要冲洗大量温水使肝脏复温，一般均采用无菌贴膜保护切口免受污染。一般选择上腹部屋脊形切口，双侧肋缘下切口距肋弓 3～4cm，右侧至腋前线或腋中线，视右肝及下腔静脉显露效果而定，左侧至腹直肌外缘，正中切口向上延至剑突，并切除剑突，剑突切除后的软骨边缘应妥善止血并尽可能保持平整，必要时术中以旁边的腹膜暂时缝合包裹，防止刺伤肝脏。

因凝血机制障碍，开腹时对肌肉及腹壁的出血点更应细致妥善止血，与单极电刀相比，双极电凝镊与氩气刀止血效果较好，对腹壁下粗大开放的脐静脉应妥善缝扎。开腹后结扎分离圆韧带及镰状韧带，安置合适的腹腔悬吊拉钩，腹腔拉钩可将双侧胸廓提起及拉宽，充分显露手术视野，拉钩位置、悬吊位置及高度仔细确定调节，好的拉钩应操作简单、便于调节、占用空间较小、不妨碍术者及助手操作。

随着手术技术的进步，无肝期的缩短，现在绝大部分的受体不再需要静脉转流。但对于特殊情况的受体，如合并中或重度门肺静脉高压症，或术前肾功能急性损伤少尿的患者，可能需行 ECMO 或持续血液滤过，需要预先行相应部位的消毒铺巾。

（二）腹腔探查

肿瘤患者应常规探查腹腔脏器有无良、恶性肿瘤，盆腔、大网膜、肝门淋巴结等处有无转移灶和腹腔种植，腹水较多患者应常规留取腹水细菌培养，尤其是受体曾反复发作自发性腹膜炎、反复多次抽取腹水的情况下。探查腹腔时应注意门静脉的粗大分流血管，术中必要时应予结扎。

（三）处理第一肝门

1. 解剖肝动脉　在游离肝脏之前离断肝动脉可有助于减少游离肝脏过程中的出血，对肝硬化程度不严重的受体此步骤也可在游离完肝周韧带之后进行。术者右手示指及中指伸入肝十二指肠韧带后方，与拇指共同触诊肝固有动脉搏动位置，电刀切开其表面的腹膜、神经纤维组织后显露动脉，沿肝固有动脉向上分离至肝左、右动脉，并分别结扎近端，远端缝扎。

离断肝左、右动脉后，可沿门静脉左侧缘向下游离肝固有动脉至胃十二指肠动脉，其间可正常结扎离断胃右动脉。胃十二指肠动脉的离断位置应距离肝总动脉主干至少约1cm，以保证近端有足够的血管瓣用于重建肝动脉（图72-1-1、视频72-1-1）。

需要注意肝动脉的血流量是否足够供应移植肝脏，如动脉搏动较弱或口径较细，应寻找原因改善动脉血流，否则术后可能形成动脉血栓。大多数情况是脾动脉窃血或正中弓状韧带综合征（图72-1-2）。前者需术中结扎脾动脉，后者需保留胃十二指肠动脉及侧支循环血管弓，同时结扎脾动脉，必要时可能需移植肝动脉与肾动脉以下平面的腹主动脉架桥。动脉的游离和吻合是肝移植中变数较大，较容易出问题的步骤，对动脉血流及走行的关注应该在术前阅片时就应了然于胸，以保证对各种特殊情况有足够的预案。

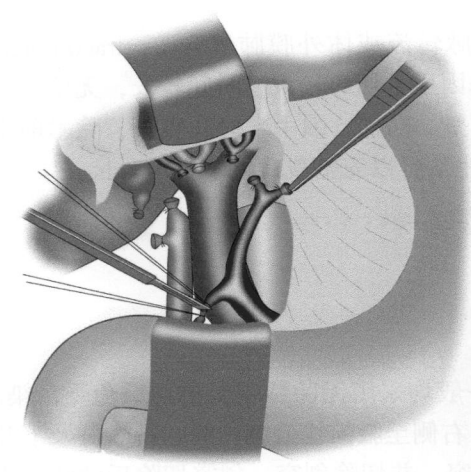

图 72-1-1　离断胃十二指肠动脉，近心端应
保留足够的血管瓣

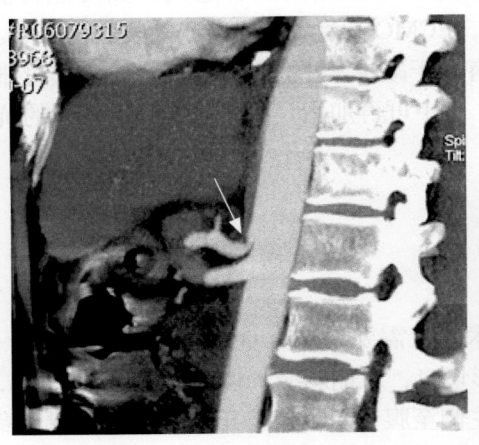

图 72-1-2　正中弓状韧带综合征（MALS）
腹腔干近端 V 型压迹，呈钩状狭窄（箭头）。

视频 72-1-1　解剖肝
动脉，离断肝左、右
及胃十二指肠动脉

2. 解剖肝外胆道　此步骤与解剖肝动脉孰先孰后可根据患者肝十二指肠韧带解剖，具体情况具体分析，一般是先处理难度较小、解剖较清楚者。

受体一般均存在较严重的肝硬化，处理胆囊时通常仅先结扎、离断胆囊管，而不处理胆囊床，以避免出现胆囊床难以控制的出血。

沿肝右动脉表面肝总管后方带线提起肝总管，切除端通常缝扎以避免胆汁漏出污染腹腔，既往曾有胆道感染患者应留取胆汁培养；保留端可结扎并标记或直接以动脉夹暂时夹闭。游离胆道时应注意，如供肝较小或受体体型较大，肝窝较深，应进一步游离至左、右肝管再离断，以保证有足够长度的受体侧胆道备吻合。

由于肝硬化门静脉高压，胆管表面有时会被覆较多小曲张静脉，这些小静脉游离时往往会出现难以控制的出血，使手术视野一塌糊涂；加之肝硬化低蛋白组织水肿变脆、淋巴结增生等因素，使胆管壁边缘难以辨认。此时宜先处理肝动脉，肝动脉分离后，沿门静脉右侧壁表面去分离胆道及其周围的纤维组织，集束结扎，可避免寻找胆道边缘引起的较多出血。此时其表面及周围被覆的曲张血管可在胆道离断后并在哈巴狗阻断情况下缝合止血。另外还应注意胆道右侧有无替代肝右动脉或副肝右动脉，同样由于水肿组织增厚，手指触诊有时可能并不确切，术前仔细阅片仍必不可少。

3. 游离门静脉　动脉及胆道集束离断后，门静脉前壁及右侧壁已基本游离。处理门静脉的基本原则是沿静脉表面去分离其周围的淋巴神经组织，所遇到的细小门静脉分支均需细线结扎离断，尤其是十二指肠汇入门静脉主干的数个小分支。冠状静脉通常均有明显扩张，一般均需结扎离断，以减少其分流，改善门静脉血流，同时可防止阻断门静脉时意外撕裂而导致大出血。（视频72-1-2）

门静脉周围的神经淋巴组织离断时应避免大束的集中结扎，因可能会使门静脉缩窄，影响血流。通常门静脉向下游离至胰腺上缘的淋巴结即可，除非是上部的管腔较窄无法满足吻合需要，或门静脉内血栓向下延续至脾静脉或肠系膜上静脉。此时应在游离动脉时即离断胃十二指肠动脉，剔除门静脉前方的胰腺上缘淋巴结及结缔组织，充分向下显露门静脉前壁，门静脉后方的胰腺钩突系膜也应予以松解，以保证尽量取净血栓。

视频72-1-2　解剖、离断肝外胆道，游离门静脉主干

（四）游离左半肝

抬起肝左外叶，将纱垫置于左外叶与胃之间，上至膈肌，可在离断左侧冠状韧带时保护胃，并指引方向。向内侧离断冠状韧带时注意勿损伤肝左静脉外侧壁或左外侧上缘支。汇入下腔静脉的左膈下静脉应予缝扎切断，否则可引起血管开放后残端的出血。肝硬化患者三角韧带内可能存在小血管，保留端应结扎，肝脏侧可结扎或双极电凝凝闭。由于左外叶增生或脾脏充血肿大，部分受体肝左外叶可增大延伸至脾脏的后方，此时应注意游离肝脏及结扎三角韧带时要时刻注意保护脾脏，有时，电器械如Ligasure等会比结扎更加方便。

将左外叶向右侧翻起，显露肝胃韧带。自肝十二指肠韧带左侧，靠近肝脏离断肝胃韧带，如其内有发自胃左动脉的副肝左动脉应予双重结扎切断。向上至肝左静脉根部附近时，结扎并离断静脉韧带（图72-1-3），即可显露肝左静脉与下腔静脉的左侧壁。

将尾状叶左半翻起，打开肝下下腔静脉左侧的后腹膜，紧贴腔静脉左侧壁的表面向上分离，切断其表面的后腹膜，并将下腔静脉的左半从其血管床游离。肝硬化患者此处后腹膜表面均有较多侧支循环小血管，保留侧均应仔细结扎，切除侧可双极电凝凝闭或结扎。游离至靠近第二肝门的食管右缘即可，至此左半肝游离结束。将纱布展开垫于下腔静脉与其血管床之间，以指引游离右侧血管床的层次。（视频72-1-3）

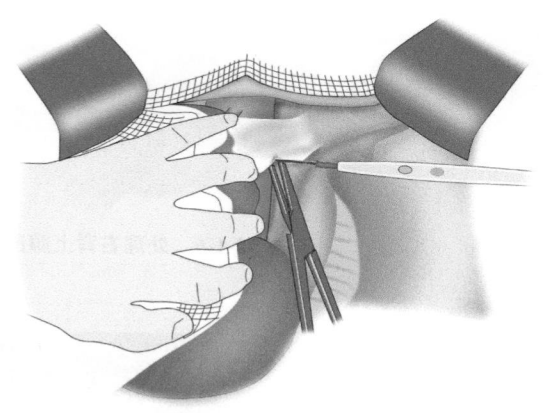

图72-1-3　结扎离断静脉韧带

视频72-1-3　游离左半肝

（五）游离右半肝

助手双手将肝脏向上牵起，纱垫辅助将横结肠向足侧牵引，术者紧贴肝脏打开肝结肠韧带及肝肾韧带，左侧至肝下下腔静脉旁，右侧延续至右侧三角韧带。之后助手将肝脏向左侧旋起，暴露右侧三角韧带、右冠状韧带及右侧肝脏裸区，电刀逐层切开，直至显露右侧肾上腺及其上下的肝后下腔静脉右侧壁。两韧带及裸区内可能有小的侧支循环血管，需仔细用双极电凝或氩气刀止血。将肝脏向下

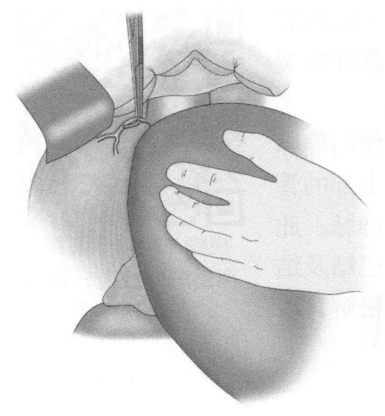

图 72-1-4 结扎离断右膈下静脉

牵引，打开覆盖在肝上下腔静脉表面的膈肌及腹膜，显露游离右膈下静脉，并缝扎离断（图 72-1-4）。（视频 72-1-4）

视频 72-1-4 游离右半肝

（六）游离肝后下腔静脉

沿肝下下腔静脉右侧缘打开后腹膜，游离下腔静脉右侧。腹膜后可能会有小的纤维条索或血管汇入下腔静脉，凡无法用电刀轻易推开的疏松组织均应两边仔细结扎并小心离断，因其内均可能存在汇入下腔静脉的血管，轻易电刀直接切开可能导致严重的出血。

自足侧开始，仔细分离数支肝后下腔静脉与尾状叶之间的肝短静脉，结扎并离断（图 72-1-5），较粗大者中枢侧需缝扎，以保留足够长度的肝下下腔静脉。继续向上分离至右侧肾上腺平面，仔细显露位于下腔静脉右后侧自肾上腺汇入下腔静脉的右肾上腺静脉，结扎离断后再缝扎双侧（图 72-1-6），缝扎困难者也可待取下病肝后再操作。然后将右侧肾上腺自肝脏表面游离下来，操作时应尽量靠近肝被膜，避免损伤肾上腺。

处理完肾上腺后，继续紧贴下腔静脉右侧壁及后壁向上游离至第二肝门。下腔静脉后方贯穿后，可见放置于下腔静脉左后方的纱布。游离下腔静脉的关键是操作平面应自足侧至头侧，紧贴下腔静脉壁，可避免游离过深而损伤下腔静脉床后方的大量曲张血管导致严重出血。任何从后方及侧后方汇入下腔静脉的小管道均有可能是小血管，需慎重对待。

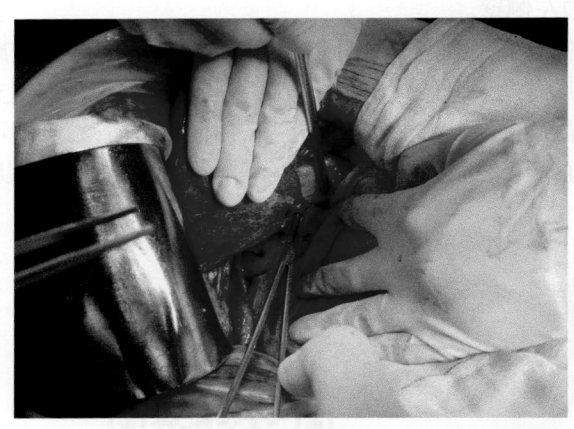

图 72-1-5 分离结扎肝短静脉

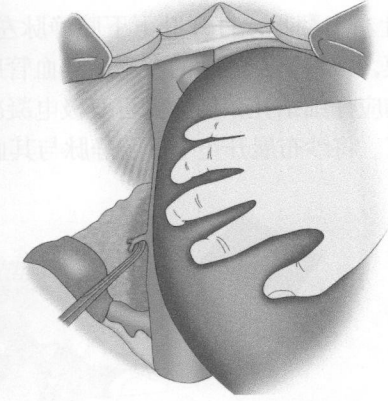

图 72-1-6 处理右肾上腺静脉

（七）处理肝上及肝下下腔静脉

肝上和肝下的腔静脉阻断钳需完全夹闭腔静脉，不能出现漏血或血管松脱。这就要求阻断位置除血管外，不能有较硬韧的膈肌、韧带及纤维结缔束。此步骤应注意结扎离断右侧的腔静脉韧带（图 72-1-7）和左侧的静脉韧带是否完全，松解肝上下腔静脉的前壁和左、右侧壁。如之前未结扎离断左、右膈静脉，也应此时予以离断，因膈静脉断端可能会导致将阻断血管重新开放后吻合口受体侧附近的出血。术者的右手示指和中指可模拟阻断钳，判断是否可从肝上及肝下下

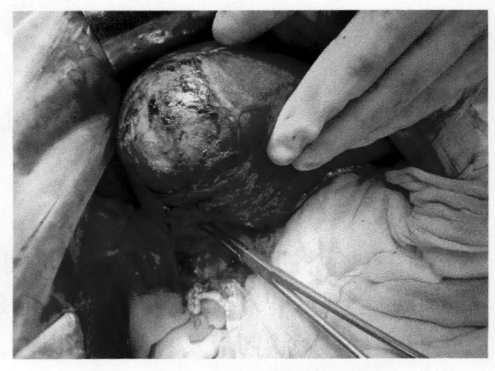

图 72-1-7 处理右侧腔静脉韧带

腔静脉前后宽松自如地通过，以判断腔静脉后方是否还存在纤维组织束妨碍阻断钳通过，如有，则应结扎离断。

（八）移除病肝

于靠近胰腺上缘的门静脉主干上门静脉阻断钳，注意阻断钳闭合时应尽量处于水平位置，以防止吻合时出现角度的扭曲。在靠近左、右门静脉分叉处结扎并切断。

用腔静脉血管阻断钳分别阻断肝下和肝上下腔静脉（图 72-1-8），同样也需注意在阻断及吻合时均应保持阻断钳的水平位置。于靠近第二肝门的肝脏表面开始剪断肝脏实质，以保证在肝内离断三支肝静脉，并能保留足够长度的肝上下腔静脉供吻合选择（图 72-1-9）。待肝脏离体后，修剪、合并三支静脉开口，并与下腔静脉开口融合成一个较大开口，并剔除其上残留的肝脏组织，仔细观察并修补静脉壁上可能存在的小静脉口。（视频 72-1-5）

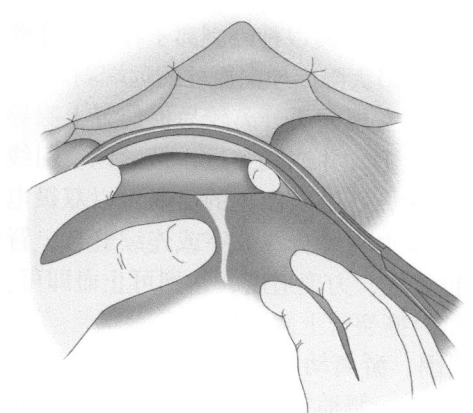

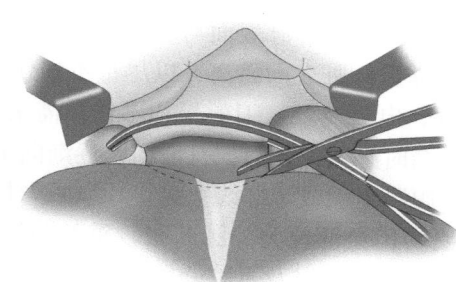

图 72-1-8　术者在左手手指引导下阻断肝上下腔静脉

图 72-1-9　在肝实质内剪断肝静脉和肝上下腔静脉

视频 72-1-5　阻断门静脉和下腔静脉

（九）创面止血

肝移植受体往往因肝硬化，手术创面血管曲张，且凝血机制较差，术中出血较多，止血困难。手术操作较普通肝胆外科手术更加精细、慎重，任何的暴力操作均可导致意外的大出血，进而导致整个手术的溃败，增加术后康复的难度。对于肝硬化较重的患者，即使是微小的出血，采用物理压迫方法通常效果也不好，故术中操作的细小出血均应及时处理。

切除病肝最后步骤的止血尤为重要，可大大减少门静脉和下腔静脉阻断时、门静脉及肝动脉开放后的出血量，出血量的减少可大大缩短手术和术后康复时间。止血完毕后，适当修剪成形肝上下腔静脉，以备吻合。

四、手术要点与难点 [4-5]

肝硬化患者的肝十二指肠韧带内往往有较多曲张静脉血管或淋巴管，应妥善结扎，较小分支可双极凝闭。肝硬化患者动脉内膜较普通患者脆弱，有些肝脏肿瘤患者术前已行多次介入治疗，肝动脉反复插管注药，以上因素都有可能导致动脉在游离、结扎时过程中出现夹层，故操作时应注意保护动脉。

与常规切除肿瘤时动脉的骨骼化不同，游离动脉的层面应选择在神经纤维鞘外面，以减少动脉夹层的风险。避免钳、镊直接夹持动脉，牵拉动脉时应夹持其表面附着的神经、纤维、淋巴管等组织，或采用有弹性的血管悬吊带。分离时电刀功率适当减小，避免单双极电刀直接电凝动脉表面组织，肝硬化不重者可结合以剪刀锐性分离；结扎动脉近端时要松紧适度，必要时以血管夹预先阻断近端血流后再结扎，笔者所在中心离断动脉时，近端采用小号 Hamlock 夹闭合，效果较好，可有效减少动脉夹层的发生率。

游离动脉过程中应随时关注动脉的搏动、粗细及颜色，单纯的动脉痉挛可局部喷洒罂粟碱解除痉挛；如动脉搏动明显减弱甚至消失，伴有外膜颜色青紫、管径明显变粗，则应高度怀疑动脉夹层可能。最有可能的夹层发生部位为结扎处，此时应在尽可能靠近动脉近端的位置以动脉夹阻断动脉血流，并剪开结扎处寻找动脉内膜破口，防止夹层进一步进展至肝总动脉及脾动脉分叉处。

移植受者合并门静脉血栓时，会导致门静脉管腔缩窄、门静脉血流减少，增加了术后新发血栓及移植后肝功能不全的风险，因此术中应在可能的情况下尽量取出全部血栓。为使无肝期尽量短，门静脉取栓往往在病肝切除的最后步骤进行。对完整环绕管腔内一周或基本充填管腔的陈旧血栓，因血流通畅均在血栓本身的管腔内通过，保证取栓过程中血栓的完整即可在减少出血的情况下取栓成功。可在肝门处以刀片环形切开门静脉壁本身，同时保留血栓的完整，不切开血栓，然后慢慢以神经剥离子在门静脉壁与血栓之间逐渐剥离，边剥离边将门静脉血管壁逐渐向下翻转，尽可能最大限度地向血栓的远端剥离。

分离右侧肾上腺与肝脏时，部分患者粘连紧密，且接触面较宽，常规方法分离较易损伤肾上腺导致严重出血，此时可先于内侧的下腔静脉表面与肝尾状叶之间贯穿上下，并绕线穿过，带紧该牵引线以指示操作方向，必要时可靠近肝脏表面游离，以尽量不损伤肾上腺，肝脏表面小的出血可以双极电凝止血。如一旦损伤肾上腺，电凝及氩气刀效果均不佳，需采用 3-0 血管缝合线 8 字或连续缝合，肾上腺质地极脆弱，缝合线打结时必须无张力，打滑结，逐渐向下推紧线，力度适度，达到可止血即可。必要时也可缝合周围少许后腹膜组织或于缝线上穿垫片以减少打结时撕裂肾上腺的概率。

切除病肝过程中，主要易出血部位为静脉曲张较重的胆管周围、游离动脉过程中肿大的淋巴结、右侧膈肌面、韧带边缘、右侧肾上腺以及下腔静脉床。右侧手术创面、膈肌等处较广泛的点状渗血可采用氩气刀处理，更大可见的微小曲张血管采用双极电凝效果更好，重要大血管的分支采用结扎、缝扎比较可靠。右侧肾上腺较小的出血可试行双极电凝烧灼止血，较大出血需采用 3-0 血管缝合线连续缝合止血；下腔静脉床深面常有较多曲张血管，如渗血较多，可采用连续缝合关闭后腹膜方法止血。

（吕国悦）

参 考 文 献

［1］　黄洁夫. 中国肝脏移植 [M]. 北京: 人民卫生出版社, 2008.
［2］　万远廉, 严仲瑜, 刘玉村. 腹部外科手术学 [M]. 北京: 北京大学医学出版社, 2010.
［3］　陈规划. 移植肝脏病学 [M]. 北京: 人民卫生出版社, 2010.
［4］　幕内雅敏, 高山忠利. 肝脏外科——要点与盲点: 第 2 版. [M]. 董家鸿, 译. 北京: 人民卫生出版社, 2013.
［5］　郑树森. 肝移植 [M]. 2 版. 北京: 人民卫生出版社, 2015.

第 2 节　保留肝后下腔静脉的受者病肝切除

一、手术原理

保留肝后下腔静脉的肝移植又称背驮式肝移植，因其形似供肝驮在受者下腔静脉背上而得名，最早由卡恩（Calne）等在 1968 年提出。其受者行病肝切除时，需将病肝从整个下腔静脉游离，而将下腔静脉完整保留给受者。病肝切除后，通过将三支肝静脉出口与肝上、下腔静脉成形为一个吻合口，与供肝的肝上腔静脉吻合，减少了一个肝下下腔静脉吻合口，理论上减少了吻合的步骤，缩短了下腔静脉和门静脉的阻断时间。同时由于受者侧肝后下腔静脉未做游离，可减少二次肝移植的腹膜后粘连，降低手术难度。

背驮式肝移植提出时，肝移植手术操作时间长，门静脉和下腔静脉阻断时间也较长，故当时的肝移植均需行门静脉和腔静脉的体外转流，以维持受者门腔静脉阻断状态下的循环稳定，减少对肾功能的损害。故减少一个下腔静脉吻合口后，大多数受者即不再需要体外转流系统，意义较大。

但随着手术、麻醉技术的进步，术中维护手段和经验不断丰富，现在绝大多数的肝移植受者行经典式肝移植时，阻断时间已经可以控制在 1 小时内，手术难度较小者甚至可以达到 30～40 分钟，对循环系统和肾功能的影响均相对可控。对绝大多数受者而言，经典式肝移植基本已无必要再使用静脉转流系统。且从手术技术本身来看，肝下下腔静脉的吻合难度本身即较小，在 5～7 分钟之内约可完成，对总体阻断时间影响也有限，故背驮式肝移植目前更多的是应用于 DCD 成人供肝劈离式双肝移植的右半肝供肝受者手术之中。

二、术前准备

术前准备同本章第 1 节 "同时切除肝后下腔静脉的受者病肝切除"。

三、手术程序

（一）切口

切口同本章第 1 节 "同时切除肝后下腔静脉的受者病肝切除"。

（二）腹腔探查

腹腔探查同本章第 1 节 "同时切除肝后下腔静脉的受者病肝切除"。

（三）处理第一肝门

此处理同本章第 1 节 "同时切除肝后下腔静脉的受者病肝切除"。

（四）游离左半肝

抬起肝左外叶，将纱垫置于左外叶与胃之间，上至膈肌，可在离断左侧冠状韧带时保护胃，并指引方向。向内侧离断冠状韧带时注意勿损伤左肝静脉外侧壁或左外侧缘支。汇入下腔静脉的左膈下静脉应予结扎切断，否则可引起血管开放后残端的出血。肝硬化患者三角韧带内可能存在小血管，保留端应结扎，肝脏侧可结扎或双极电凝凝闭。

将左外叶向右侧翻起，显露肝胃韧带。自肝十二指肠韧带左侧，靠近肝脏离断肝胃韧带，如其内有发自胃左动脉的副肝左动脉应予双重结扎切断。向上至肝左静脉根部附近时，结扎并离断腔静脉韧带，即可显露肝左静脉与下腔静脉的左侧壁。

术者左手将尾状叶左半向右翻起，自肝下下腔静脉的左侧开始，紧贴腔静脉的表面，分离左侧可见的肝短静脉，保留侧应以血管线缝扎，肝侧可结扎、缝扎或以钛夹夹闭，视管径粗细、血管断端长短而定（图 72-2-1）。左尾状叶与下腔静脉之间通常为三个结扎肝短静脉操作入路中显露较容易的一个，可最先处理，结扎尽可能多的肝短静脉，以降低后两个操作入路的难度。如遇肝短静脉中较短而粗的

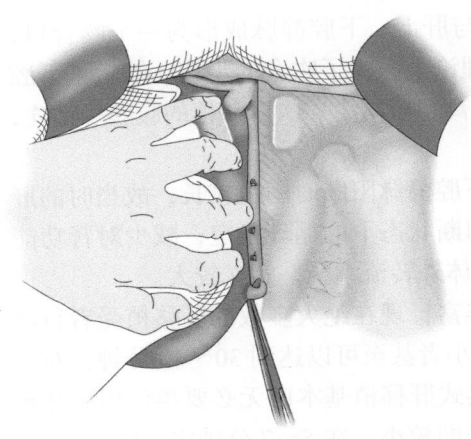

图 72-2-1　游离尾状叶左半的肝短静脉

类型，较可靠的方案为在靠近两端处先行贯穿缝扎后再离断，以减少结扎线松脱导致意外出血的概率。

打开肝下下腔静脉左侧的后腹膜，紧贴腔静脉左侧壁的表面向头侧分离下腔静脉的左侧壁，逐一离断、缝扎汇入下腔静脉的左侧肝短静脉，沿下腔静脉游离至靠近第二肝门左缘即可。

（五）游离右半肝

助手双手将肝脏向上牵起，用纱垫辅助将横结肠向足侧牵引，术者紧贴肝脏打开肝结肠韧带及肝肾韧带，向左至肝下下腔静脉旁，向右延续至右侧三角韧带。之后助手将肝脏向左侧旋起，暴露右侧三角韧带、右冠状韧带及右侧肝脏裸区，电刀逐层切开，直至显露右侧肾上腺及其上、下的肝后下腔静脉右侧壁。两韧带及裸区内可能有小的侧支循环血管，尤其是既往曾有手术史及肝硬化较重者，需仔细用双极电凝或氩气刀止血，必要时需缝合止血。将肝脏向下牵引，打开覆盖在肝上下腔静脉表面的膈肌及腹膜，显露游离右膈静脉，并结扎离断。

（六）游离下腔静脉

在右肾静脉水平上方，打开后腹膜，显露肝下下腔静脉右前壁，沿其表面游离下腔静脉右侧壁，腹膜后会有小的纤维条索或血管汇入下腔静脉，凡无法用电刀轻易推开的疏松组织均应两边仔细结扎并小心离断，因其内均可能存在汇入下腔静脉的腰静脉、椎静脉，轻易用电刀直接切开可能导致严重的出血。

继续向上分离至右侧肾上腺平面，仔细显露位于下腔静脉右后侧自肾上腺汇入下腔静脉的右肾上腺静脉，结扎离断后再以血管线缝扎双侧。肾上腺的处理方法参见本章第 1 节"同时切除肝后下腔静脉的受者病肝切除"。

处理完肾上腺后，继续紧贴下腔静脉，向上分离其右侧面至第二肝门，同法小心处理其腹侧面的肝短静脉，保留侧宜缝扎止血。

（七）处理肝短静脉

通常情况下，肝短静脉在 8～10 支，但也有人多达 30 余支，一定要逐支仔细处理。自肝下下腔静脉开始，仔细分离肝后下腔静脉与尾状叶之间的肝短静脉（图 72-2-2），结扎并离断。如部分肝短静脉分离困难，也可在离断门静脉后再行游离。如果在操作过程中发现游离肝短静脉非常困难，也可考虑改行经典式肝移植。

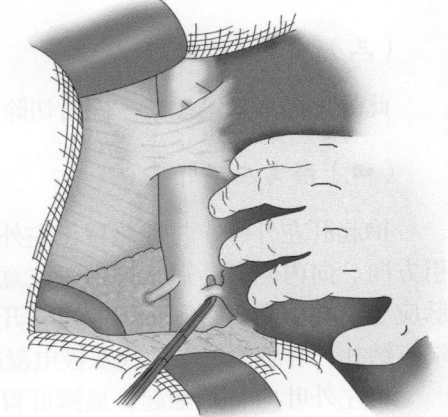

图 72-2-2　游离尾状叶右半的肝短静脉

（八）处理第二肝门

结扎离断肝右静脉与下腔静脉之间的下腔静脉韧带，显露第二肝门的右侧；离断肝左静脉与下腔静脉之间的静脉韧带，显露第二肝门的左侧。打开静脉陷窝表面的纤维鞘膜，在肝外尽量分离出肝右静脉、肝左-中静脉共干，以备静脉成形。

（九）移除病肝

等待供肝修整完毕，确认无解剖变异及损伤后，阻断门静脉，阻断钳应在术者左手引导下通过静脉后方，尽量保持水平，以防止吻合口角度扭曲。肝静脉的阻断钳位置有多种选择，可单纯阻断三支肝静脉、亦可部分或全部阻断下腔静脉，视受者一般状态是否耐受下腔静脉阻断，吻合口位置、长度，供肝与受者肝窝大小等多种因素而定，但总体原则应为在保持血流动力学能够耐受阻断的情况下，尽量保证静脉吻合口通畅，避免吻合口扭曲和狭窄的发生。阻断后，沿三支肝静脉纵轴方向去除其表面的肝实质及纤维结缔组织，向肝内游离静脉约 2cm，再剪断肝实质，移除病肝。

（十）肝静脉成形

根据肝静脉共干的类型及不同的移植类型，可选择不同的静脉吻合口。常用的有三支静脉合并成形、左中共干成形、右中共干成形等。总体原则为保持成形吻合后吻合口血流通畅，肝脏处于自然位置后吻合口无角度扭曲、无静脉壁冗长。

（十一）创面止血

肝短静脉断端是否缝扎，不得遗漏，因供肝植入后此处止血将变得非常困难。

四、手术要点与难点[4]

由于左外叶增生或脾脏充血肿大，部分受体肝左外叶可增大延伸至脾脏的后方，此时应注意游离肝脏及结扎三角韧带时切勿损伤脾脏。有时，电器械如 Ligasure 等会比结扎更加方便。

在游离下腔静脉的背侧时，应紧贴下腔静脉血管壁进行，腹膜后会有小的纤维条索或静脉血管汇入下腔静脉，凡无法轻易推开条索组织均应两边仔细结扎并小心离断，因其内均可能存在汇入下腔静脉的腰静脉、椎静脉，轻易用电刀直接切开可能导致严重的难以处理的出血。

肝硬化患者尾状叶增生，有些极端情况下尾状叶可完全包绕下腔静脉，使显露肝后下腔静脉前壁的操作难度明显增加；肝短静脉的处理可采用下入路与左、右侧入路相结合的方式，在分离时应小心操作，勿撕裂小的肝短静脉，导致大出血。因残端较短，处理下腔静脉保留端应以血管线缝扎为主。空间狭小者可先以并排双钛夹临时夹闭，待空间显露良好时，再以血管线缝扎下腔静脉上较粗大的肝短静脉保留端。

（吕国悦）

第 3 节 活体肝移植受者病肝切除

一、手术原理

与背驮式肝移植类似，活体肝移植同样需要将肝后下腔静脉保留给受体，同时为保证静脉阻断血流的完全及吻合口的匹配，成形静脉吻合口时常需要剪开一部分下腔静脉壁，故需要将肝后下腔静脉的后方完全游离，其下后方的右侧肾上腺静脉、膈下静脉、椎静脉及腰静脉均需要离断；并且同时离断肝短静脉，将下腔静脉与尾状叶之间完全游离。与背驮式肝移植不同的是，活体肝移植的移植物体积较小，血管及胆管长度有限，管径也较小，需尽可能考虑到供受体匹配的需要。

二、术前准备

术前准备同本章第 1 节 "同时切除肝后下腔静脉的受者病肝切除"。

三、手术程序

（一）切口

切口同本章第 1 节 "同时切除肝后下腔静脉的受者病肝切除"。

（二）腹腔探查

腹腔探查同本章第 1 节 "同时切除肝后下腔静脉的受者病肝切除"。

（三）处理第一肝门

肝移植受者第一肝门处理原则和具体方法可参见本章第 1 节 "同时切除肝后下腔静脉的受者病肝切除"，但活体肝移植与全肝移植又有许多不同之处。活者供肝通常肝动脉、胆道及门静脉均较短，从受者取肝时要注意尽量保留受者侧肝动脉、门静脉及胆道的长度，通常应与供者手术组进行密切沟通，确切了解供肝动脉长度及管径后，在保证肝动脉长度足够的情况下，再离断受者侧肝左、右动脉。在活体肝移植中，为保证胆道吻合口的血运良好、无张力，较多采取胆肠吻合的方式，此时受者侧下肝时胆管可考虑缝闭。但在右半肝活体移植时，如供、受者胆道管径、位置较匹配，血运良好，也可采取胆道端端吻合的方式，此时就需要在下肝时注意勿过分游离胆道，应保留足够长度的胆道和保护胆道 3～9 点的血运。

（四）游离左半肝

步骤同本章第 2 节 "保留肝后下腔静脉的受者病肝切除"。

（五）游离右半肝

步骤同本章第 2 节 "保留肝后下腔静脉的受者病肝切除"。

（六）处理肝短静脉

步骤同本章第 2 节 "保留肝后下腔静脉的受者病肝切除"。

（七）处理第 2 肝门

步骤结扎离断肝右静脉与下腔静脉之间的腔静脉韧带，显露第 2 肝门的右侧；离断肝左静脉与下腔静脉之间的静脉韧带，显露第 2 肝门的左侧。打开静脉陷窝表面的纤维鞘膜，在肝外尽量分离出肝右静脉、肝左-中静脉共干，备静脉成形。

（八）移除病肝

等待供肝修整完毕，确认无解剖变异及损伤后，阻断门静脉，阻断钳应在术者左手引导下通过静脉后方，尽量保持水平，以防止吻合口角度扭曲。肝下下腔静脉及肝上下腔静脉分别上阻断钳，注意保证位置的水平状态，可以用手指引导阻断钳，以指引其方向及减少误损伤的发生。

阻断后，沿三支肝静脉纵轴方向去除其表面的肝实质及纤维结缔组织，向肝内游离静脉 1~2cm，再剪断肝实质，保留尽可能多的肝静脉壁备吻合口成形，此时应以手指垫于肝上下腔静脉前方、肝实质后方，以防剪刀误伤下腔静脉。

以剪刀沿左、右门静脉表面向肝内解剖，尽量完整游离出门静脉左、右支各 1~1.5cm，并于此处离断门静脉左右支，以尽量保留足够长度的门静脉备吻合用。移除病肝。

（九）创面止血

步骤同本章第 2 节 "保留肝后下腔静脉的受者病肝切除"。

（十）肝静脉成形

根据肝静脉共干的类型及不同的移植类型，可选择不同的静脉吻合口。常用的有三支静脉合并成形、左中共干成形、右中共干成形等。移植肝脏对静脉流出道的淤血非常敏感，为了保证流出道的通畅，减少吻合口狭窄和扭曲的发生，目前越来越多的移植中心采取了改良的成形方法，即剪开肝静脉共干之间的隔膜后，再纵行剪开部分下腔静脉壁的倒三角式吻合后成形，此种改良扩大了流出道的开口，三角式的吻合口减少了肝静脉扭曲成角的可能性。吻合口设计的总体原则为保证流出道血流通畅，肝脏处于自然位置后吻合口无角度扭曲，吻合后无静脉壁冗长。

（吕国悦）

第73章 供肝植入术

自 20 世纪 60 年代美国外科医师斯达泽（Starzl）为一位 3 岁的先天性胆道闭锁患儿实施肝移植手术，自此揭开临床肝移植的序幕。经过多个领域几代学者的不懈努力和探索，尤其是随着多种免疫抑制剂、器官灌注保存液的研发，以及肝移植手术技术进步、围手术期管理的不断优化，肝移植作为根治终末期肝胆疾病唯一有效的方法，临床效果获得显著提升，在全球广泛推广，成为世界上许多医学中心的一种常规手术。

第 1 节 经典式肝移植供肝的植入

经典式原位肝移植是最早实施的肝移植术式，主要涵盖了包括肝后下腔静脉的病肝全切除和带有肝后下腔静脉的供肝植入。经典式原位肝移植的重建模式具备更符合人体生理状态、能减少湍流形成和流出道梗阻等并发症的优点，尤其适用于部分肿瘤较大、尾状叶肥大、既往手术病史粘连严重、下腔静脉难以暴露的患者。但因术中需要完全阻断下腔静脉，可能导致血流动力学指标剧烈波动、肾功能受损和门静脉系统、下肢淤血以及再灌注损伤等，故对患者的肾功能及呼吸、循环功能等有一定的要求。

一、手术过程

当供肝修整和病肝切除完成后，即可开始供肝的植入，主要步骤包括肝上下腔静脉吻合、肝下下腔静脉吻合、门静脉吻合、肝动脉吻合和胆道重建。

将供肝放入原位，周围以纱布垫包裹冰屑保持低温，首先进行肝上下腔静脉的吻合，完成后再次确认供肝按正常解剖位置放置于腹腔，将肝下下腔静脉的供、受者端进行修整后完成吻合。肝上及肝下下腔静脉重建完成后，依据不同中心的经验，可开放下腔静脉血流或待门静脉吻合完毕后一同开放血流。供、受者门静脉均以静脉阻断钳钳夹对拢或用三翼钳钳夹靠拢对齐，分别修整供肝和受体的门静脉，切除冗长部分，进行门静脉对端吻合。当腔静脉及门静脉血流均开放后，应尽快完成肝动脉的重建，经典原位肝移植动脉重建的方式常因供、受者个体的差异而不同，应遵循个体化原则设计重建方案。胆道重建通常采用供肝与受者胆管对端吻合方式，而在供、受者胆管口径不匹配等情况下，可考虑行胆管空肠吻合术，胆道重建后 T 管的放置暂无统一标准。胆道重建完成后供肝即植入完毕，仔细检查腹腔内确定无渗血、渗液、漏胆等情况后，分别于右侧膈下、肝肾间隙、Winslow 孔等处放置多根引流管后逐层关腹，完成手术。

（一）下腔静脉重建

1. 肝上下腔静脉的重建 修剪受者肝上下腔静脉残端至长度 1cm 左右，供肝肝上下腔静脉可紧贴肝静脉汇入处上方进行修剪，根据受者腔静脉残端长度不同，最长保留不宜超过 1cm，以避免吻合后肝上下腔静脉过长导致扭曲和折叠而引起流出道不畅或梗阻。在 3 点和 9 点方向以 4-0 或 5-0 单股合成聚丙烯缝线（prolene 或 surgipro 等）定位悬吊并全层连续外翻缝合肝上下腔静脉后壁，吻合时针距及边距 2～3mm，缝合时，助手适度用力牵引缝线，保持缝线处于绷紧状态，但缝线不宜过分收紧以免损伤或割裂血管内膜。肝上下腔静脉后壁的缝合必须十分确切，否则开放血流后如出现漏血则不易处理。用同样方法缝合前壁，整合吻合口呈外翻对合，保持血管腔的内壁光滑，减少血栓形成可能。缝合完毕后在腔外打结，预留 0.5～1cm 的"生长因子"，留待静脉充盈后的膨胀扩张。在肝上下腔静脉吻合完成后，可以将静脉阻断钳更换为哈巴狗夹阻断供肝侧吻合口，减少对受体右心房容量的影响。

2. 肝下下腔静脉的重建　完成肝上下腔静脉吻合后，将供肝按正常解剖位置放置于腹腔内，将肝下下腔静脉的供、受者端在适当的位置以三翼静脉钳夹持靠拢，修剪掉多余静脉壁，既要避免吻合后肝下下腔静脉冗长，也要保证吻合口处于无张力状态。肝下下腔静脉的吻合方法与上述肝上下腔静脉的吻合方法相同。当肝下下腔静脉吻合将要完成时，经门静脉使用冰血浆或 4℃ 乳酸林格液或 5% 人血白蛋白等溶液对移植物进行灌洗，约 500～1000ml，当供肝重量较大时，还应酌情增加灌洗量，通过此方法可最大限度地将供肝中的器官保存液、过量的钾、空气和无氧代谢产物从尚未缝合完成的肝下下腔静脉处冲出。

早期的经典原位肝移植术一般需要通过静脉转流泵将下腔静脉和门静脉血转流至腋静脉以求，达到维持血流动力学的稳定的目的。但体外静脉转流也会带来诸多不利影响，如转流的实施可能明显延长手术时间、穿刺置管等操作可能导致血管、神经损伤和空气栓塞，另外转流时应用肝素抗凝可加重机体凝血功能紊乱，造成术中低体温，增加了术中出血以及血小板等血细胞的破坏。随着麻醉技术的进步，通过应用血管活性药物一般可以维持术中血流动力学稳定，术者手术操作技巧的成熟也极大地缩短了无肝期时间，而围手术期管理技术的提高也使得患者术后可能出现的一过性肾功能损害等不良影响得以防护或修复。目前各大移植中心在经典原位肝移植术中大多不再进行静脉转流，在多数手术中患者是可以耐受而又安全的。多项临床研究也表明其术后并发症发生率并未因不做转流而增加。

关于下腔静脉阻断的安全时限，香港大学玛丽医院的经验认为，阻断 2～3 小时对患者的恢复没有显著影响，而随着肝移植手术技术的日臻成熟，阻断时间多数不超过 60～90 分钟。需要注意的是，对于不进行体外静脉转流的肝移植手术，术中无肝期血压维持不宜低于 70/50mmHg，尽量保护侧支循环；术中还可酌情使用三腔二囊管，预防消化道大出血。

（二）门静脉重建

肝上及肝下下腔静脉重建完成后，进行体外静脉转流的患者，此时可停止门静脉转流。供、受体门静脉均以静脉阻断钳钳夹对拢或用三翼钳钳夹靠拢对齐，分别修整供肝和受体的门静脉，切除冗长部分，避免吻合后发生扭转和折叠而影响门静脉血流，但应尽量多保留受体的门静脉，以备再次肝移植时受体具有足够长度的门静脉。如门静脉直径相差较大，则须对口径较小的一侧做 V 形整形。门静脉的吻合宜选择 5-0 或 6-0 的单股合成聚丙烯缝线（prolene 或 surgipro 等）连续缝合，首先在 3 点和 9 点位置分别以双针缝线悬吊，先行后壁连续缝合，再行前壁缝合。缝合过程中以肝素盐水（每毫升 0.9% 氯化钠溶液含 5U 肝素钠）间断冲洗，将要吻合完毕时，可开放受体侧门静脉，将受体门静脉系统可能存在的血栓冲洗出血管腔，肝素盐水冲洗吻合口，保留约占吻合口直径 1/4～1/3 长度的"生长因子"。外周静脉给予肾上腺激素后移除门静脉阻断钳，开放门静脉血流，结束无肝期。检查各吻合口有无出血，并对新植入肝脏止血处理。进行体外静脉转流的患者同时停止静脉转流。再灌注期间，应密切关注血流动力学变化和心电图情况，如患者表现出再灌注综合征或心电图呈高血钾改变时，需再次阻断门静脉，并为麻醉医生处理上述情况争取足够的时间。此外，也有部分移植中心采用下腔静脉吻合完成后即先行开放复流，待门静脉吻合完成后立即开放的方法，或者待肝动脉重建完成后门静脉与肝动脉同时复流的方法，目前尚无证据表明哪种方式更优，可依据各中心临床实践经验选择。

对于门静脉系统广泛血栓形成不能应用受者门静脉重建时，可选择具有充足门静脉血流量的属支与供肝门静脉对端吻合或与受者下腔静脉端侧吻合方式重建门静脉。

（三）肝动脉重建

经典原位肝移植动脉重建的方式常因供、受者个体的差异而不同，应遵循个体化原则。供肝动脉常存在不同解剖类型，在供肝修整时，需将供给肝脏的所有动脉支整形为唯一共同支，备与受者动脉吻合。为避免胃十二指肠动脉"窃血"，通常采取与受者的肝总动脉进行对端吻合重建移植肝的动脉血供，也可将受者肝固有动脉和胃十二指肠动脉开口的分叉处修剪整形成喇叭口状袖片，增加吻合口宽度，再与供肝动脉端进行吻合。受者肝固有动脉或肝总动脉因术前介入治疗出现毁损时，可以应用脾动脉重建移植肝动脉。

肝动脉吻合至关重要，一般宜选择 7-0 或 8-0 的单股合成聚丙烯缝线（prolene 或 surgipro 等）连续或间断缝合。动脉的阻断一定要选用无损伤血管夹，吻合过程中注意保护动脉内膜。先行吻合后壁，再吻合前壁，外翻缝合，腔外打结。吻合过程中间断用肝素盐水冲洗动脉管腔，避免血管镊用力夹持动脉或内膜，收线或打结时须轻柔，避免过度牵拉等机械性刺激损伤动脉内膜。肝动脉吻合完成后应立即行彩色多普勒检查，测量肝动脉血流，如果发现血流不畅应立即查找原因。如果供肝功能良好，植入的供肝在灌注后数分钟内即可见胆汁流出。

（四）胆道重建

胆道重建通常采用供肝与受者胆管对端吻合方式。统计结果显示[1]，实施经典原位肝移植手术，超过 70% 的移植中心和 90% 以上的手术采用胆管-胆管对端吻合方式重建胆道。这一重建方法不仅可以保留胆管或肠道或 Oddi 括约肌的生理结构完整性、缩短手术时间、减少吻合口数量，并且在需要 ERCP 解决胆道并发症操作的可行性等方面具有很大优势。胆管吻合宜选择 5-0 或 6-0 的单股合成可吸收缝线（PDS 或 Maxon 等）行连续吻合或后壁连续前壁间断吻合。以下情况是可考虑行胆总管空肠（Roux-en-Y）吻合：①供、受者胆总管口径极端不匹配；②受者胆总管存在恶性病变或胆总管硬化、胆管炎、胆系结石、胆管闭锁等原发疾病；③受者胆总管供血不佳；④壶腹或乳头病变致胆道引流障碍等。

胆道外引流管的放置与否目前尚无定论。早期观点[2]认为，全肝移植术中胆管-胆管对端吻合后放置胆道外引流管（T 形乳胶管，T 管）可以起到观察移植物胆汁分泌量和性状、缓解胆管内压力、预防吻合口狭窄等作用。然而随后的一些研究则认为放置 T 管后总体胆道并发症发生率要显著高于不放置 T 管（31.0% vs. 8.0%[3]，27.0% vs. 18.9%[4]），此外 T 管拔除时会导致 5.0%～33.0% 的受体发生胆漏[5]，因此越来越多的移植中心开始摒弃术中常规放置 T 管的习惯。另一项基于 RCT 研究的 Meta 分析认为，留置 T 管对降低胆管狭窄发生率似乎有保护作用，放置 T 管的胆管狭窄发生率为 9.7%，低于不放置 T 管的 12.5%[6]。目前主流观点认为，若供、受体胆管不匹配或移植肝功能恢复不确定等情况时可考虑放置 T 管。

在胆道重建过程中，应注意：①有研究表明肝内残余胆汁对胆道上皮有损伤作用，因此在供肝切取后应立即经胆总管对供者胆道进行灌洗，可选择黏稠度较低的生理盐水或林格液等，如果冷保存时间过长时应更换保存液。②门静脉开放后应尽快完成肝动脉吻合，减少胆道二次热缺血时间。户冢（Totsukali）等[7]发现二次缺血时间＞45 分钟明显损害移植肝，尤其是胆道。期间可间断冲洗胆道，以便充盈微小胆管，冲出陈旧胆汁以及微血栓等。有观点认为门静脉应留待肝动脉吻合完成后一并开放，以此减少胆道二次热缺血时间，但该观点仍需大量临床研究后得出确定结论。③尽量保护供、受体胆道血供，避免过度游离胆管致缺血损伤，对于胆管壁上的出血，应避免使用电凝止血，而是用细线妥善缝扎。④尽量保护肝门区域的迷走肝动脉，减少非吻合口狭窄的发生可能。⑤缝合时小心保护胆管内黏膜，针距边距适宜，收线时松紧适度，腔外打结。

二、并发症及其防治

1. 下腔静脉并发症　下腔静脉流出道相关并发症主要是梗阻，常见原因有肝静脉过长扭转、供、受体血管直径不匹配、血栓形成等，使得肝脏淤血，质地变硬，出现肝功能延迟恢复、血压下降、双下肢水肿、少尿等表现，晚期可出现腹水及门静脉高压表现，最终导致移植物失功能与患者死亡。肝静脉流出道梗阻发病率为0.8%～9.5%，在活体肝移植较尸肝肝移植发病率稍高[8]，在背驮式肝移植发病率较经典原位肝移植为高[9]。超声下可见肝大、肝静脉流速减低、腹腔积液等急性布-加综合征的表现。目前主要采用支架植入、球囊扩张等介入手段治疗，对介入治疗失败者仍需行外科手术干预甚至再次肝移植。

2. 门静脉并发症　门静脉血栓形成和吻合口狭窄是移植相关常见的并发症。由于成人门静脉管径较粗，吻合较为简单，因此门静脉并发症在成人受者中发病率较低（约为2%）[10]，显著低于其在儿童受者中的发生率9%～13.1%[11]，在全肝移植中的发病率也较部分肝（活体及劈离式）移植低[12]。其发生多与吻合口错位、保留门静脉冗长、排斥反应、高凝状态、术前门静脉系统病变或手术史或布-加综合征等有关，临床表现主要包括肝衰竭和门静脉高压综合征，部分患者也可无明显症状。其诊断主要依据临床表现并结合多普勒超声扫描、CTA、血管造影等影像学检查。治疗方法根据门静脉病损发生时间、范围、肝功能和门静脉高压情况，可选择放射介入取栓或溶栓治疗、门静脉狭窄球囊扩张或支架植入术、门静脉分流术等方法，当预见上述治疗措施可能无法获得满意效果并伴有肝衰竭的风险时应果断考虑再次手术行取栓及血管重建术或再次肝移植。

3. 肝动脉并发症　血栓形成是肝移植术后最为常见的动脉并发症，发病率为2.7%～9.5%[13-14]，常发生于术后早期，血栓形成位置也分布于吻合口附近。肝动脉血栓形成可直接造成移植肝及其胆道系统的损伤和坏死，引起暴发性肝衰竭、缺血性胆道并发症、肝脓肿、脓毒血症等，严重者可导致移植物失功能。目前已知的与肝动脉栓塞相关的高危因素有术中对动脉壁分离操作、吻合技术问题、肝动脉变异、因排斥反应或严重缺血或再灌注损伤导致的动脉流出道阻力增加等[10]。部分肝细胞癌患者，在接受肝移植手术治疗前曾进行过TACE治疗，对于这部分患者在进行动脉重建时须注意动脉内膜是否存在增厚或纤维化等质地改变等情况，力求在受TACE影响较小的健康位置进行吻合。当术后出现逐渐加重的氨基转移酶升高、黄疸、凝血功能障碍等急性肝衰竭时，或者出现迟发性胆漏以及反复发作的脓毒血症时，应警惕肝动脉血栓形成的可能，并与急性排斥反应和原发性无功相鉴别。肝动脉血栓形成可通过多普勒超声检查、CTA等检查手段协助诊断，并可通过血管造影加以明确。一旦高度怀疑或诊断成立，则应积极干预，主要方法包括动脉取栓、血栓切除、血管重建、再次肝移植等外科手术，以及介入下溶栓治疗和高压氧、抗凝、扩张血管、保肝、抗感染等保守治疗。

肝动脉狭窄常发生于吻合口，常与吻合技术欠佳、操作不够轻柔或钳夹致血管壁损伤，排斥反应致肝血流阻力增加、冷保存损伤等因素密切相关。有研究指出受者术前TACE也会增加肝动脉狭窄的发生率[15]。其临床表现与诊断方法与肝动脉血栓形成类似，若不加以治疗，约超过半数的患者6个月内会进展为肝动脉栓塞。其主要的治疗方法是通过介入手段进行血管内扩张或支架植入术，外科方法可通过狭窄段切除重建、动脉间架桥，甚至进行再移植。

除此之外，还有肝动脉假性动脉瘤、脾动脉窃血综合征、肝动静脉瘘、肝动脉胆管瘘、脾动脉瘤等少见的动脉相关并发症。这些并发症虽然发病率较低，但常伴随严重的临床后果，如肝动脉假性动脉瘤一旦破裂则可危及生命，故均需引起临床医师高度警惕和重视，临床上强调早期发现及早期治疗。

虽然目前有多种手段可对肝动脉并发症加以治疗，但最关键的工作还应该放在病因预防上。除了上文提到的术中精细手术作业以外，术前对于供、受者动脉血供的精准评估和设计匹配的动脉吻合方案、供肝切取时留取备用血管、术后密切监测凝血及动脉血流情况，以及术后早期抗凝等，也有助于肝动脉并发症的预防和治疗。

4. 胆道并发症　　随着肝移植技术的日臻成熟和认知研究的不断深入，移植术后胆道并发症尤其是严重致死性并发症的发生率逐渐下降，目前总体发生率为 10.0%～30.0%[4]。胆道并发症与手术技术、供肝热缺血和冷缺血以及缺血再灌注损伤相关。吻合口狭窄是胆道并发症中最为常见的，其在全肝移植发病率平均为 12.0%，且绝大多数胆管吻合口狭窄出现在术后 1 年内，平均时间为 5～8 个月[16]。肝移植术后胆管狭窄的治疗早期以外科手术修复为主导，近 20 年来其治疗模式发生了巨大的变革，现今内镜下球囊扩张、支架植入等为胆管狭窄的治疗提供了多元化的手段，当然外科修复仍然是一种彻底、有效的办法。弥漫性肝内胆管狭窄多因供肝保存性损伤、慢性排斥反应、血管并发症等造成，多数需要再次移植。

胆漏是另一种较为常见的胆道并发症，有文献报道其发病率为 2.0%～25.0%[17]，赤松（Akamatsu）团队[9]报道其总体发病率约为 8.2%。吻合口及 T 管植入处直接渗漏、活体移植物断面渗漏和 T 管拔除后渗漏是最主要的发生部位。当出现胆管缺血坏死、胆管远端梗阻和 Oddi 括约肌高压时会使胆漏发生的可能性增大，其中胆管缺血坏死导致的胆漏往往处理困难、预后较差。局部少量的胆漏可以通过穿刺置管引流联合或不联合 ERCP 或 PTC 胆道内减压引流的保守方式达到治愈的目的，而大量胆漏伴发腹膜炎时则需要急诊手术干预。胆漏是导致后期继发吻合口狭窄的重要原因，胆漏治疗的同时需预防后期吻合口狭窄，胆道内放置支架数周是一种可行的方法，但放置过程对 Oddi 括约肌的损伤也可能为日后胆系感染埋下隐患。

（杨占宇）

参 考 文 献

[1]　AKAMATSU N, SUGAWARA Y, HASHIMOTO D. Biliary reconstruction, its complications and management of biliary complications after adult liver transplantation: a systematic review of the incidence, risk factors and outcome [J]. Transpl Int, 2011, 24 (4): 379-392.

[2]　SHAKED A. Use of T tube in liver transplantation [J]. Liver Transpl Surg, 1997, 3 (5 Suppl 1): S22-S23.

[3]　WOJCICKI M, LUBIKOWSKI J, KLEK R, et al. Reduction of biliary complication rate using continuous suture and no biliary drainage for duct-to-duct anastomosis in whole-organ liver transplantation [J]. Transplant Proc, 2009, 41 (8): 3126-3130.

[4]　CARMELINO J, RODRIGUES S, MARQUES H P, et al. Biliary anastomosis in liver transplantation: with or without T-tube [J]. Acta Med Port, 2017, 30 (2): 122-126.

[5]　WANG S H, LIN P Y, WANG J Y, et al. Predictors of biliary leakage after T-tube removal in living donor liver transplantation recipients [J]. Transplant Proc, 2015, 47 (8): 2488-2492.

[6]　RIEDIGER C, MULLER M W, MICHALSKI C W, et al. T-Tube or no T-tube in the reconstruction of the biliary tract during orthotopic liver transplantation: systematic review and meta-analysis [J]. Liver Transpl, 2010, 16 (6): 705-717.

[7]　TOTSUKALI E, FUNG J J, ISHIZAWA Y, et al. Synergistic effect of cold and warm ischemia time on postoperative graft outcome in human liver transplantation [J]. Hepatogastroenterology, 2004, 51 (59): 1413-1416.

[8]　CHU H H, YI N J, KIM H C, et al. Long-term outcomes of stent placement for hepatic venous outflow obstruction in adult liver transplantation recipients [J]. Liver Transpl, 2016, 22 (11): 1554-1561.

[9]　WANG S L, SZE D Y, BUSQUE S, et al. Treatment of hepatic venous outflow obstruction after piggyback liver transplantation [J]. Radiology, 2005, 236 (1): 352-359.

[10]　PAREJA E, CORTES M, NAVARRO R, et al. Vascular complications after orthotopic liver transplantation: hepatic artery thrombosis [J]. Transplant Proc, 2010, 42 (8): 2970-2972.

[11]　VOULGARELIS S, VITOLA B, LERRET S M, et al. Perioperative anticoagulation practices for pediatric liver transplantation [J]. Pediatr Transplant, 2018, 22 (4): e13193.

[12]　HEFFRON T G, PILLEN T, SMALLWOOD G, et al. Incidence, impact, and treatment of portal and hepatic venous

complications following pediatric liver transplantation: a single-center 12 year experience [J]. Pediatr Transplant, 2010, 14 (6): 722-729.

[13] YANG Y, ZHAO J C, YAN L N, et al. Risk factors associated with early and late HAT after adult liver transplantation [J]. World J Gastroenterol, 2014, 20 (30): 10545-10552.

[14] ZAHR ELDEEN F, ROLL G R, DEROSAS C, et al. Preoperative thromboelastography as a sensitive tool predicting those at risk of developing early hepatic artery thrombosis after adult liver transplantation [J]. Transplantation, 2016, 100 (11): 2382-2390.

[15] GOEL A, MEHTA N, GUY J, et al. Hepatic artery and biliary complications in liver transplant recipients undergoing pretransplant transarterial chemoembolization [J]. Liver Transpl, 2014, 20 (10): 1221-1228.

[16] GRAZIADEI I W, SCHWAIGHOFER H, KOCH R, et al. Long-term outcome of endoscopic treatment of biliary strictures after liver transplantation [J]. Liver Transpl, 2006, 12 (5): 718-725.

[17] LONDONO M C, BALDERRAMO D, CARDENAS A. Management of biliary complications after orthotopic liver transplantation: the role of endoscopy [J]. World J Gastroenterol, 2008, 14 (4): 493-497.

第 2 节　背驮式肝移植供肝的植入

背驮式肝移植又称保留下腔静脉的原位肝移植。这一手术方式于 1989 年由察基斯（Tzakis）等首先描述，其最早的适应证是肝移植术前曾经有门静脉下腔静脉分流手术史的受者，部分减体积肝移植以及部分儿童肝移植也采用该术式。之后，背驮式肝移植逐渐运用到大多数肝移植手术，目前已成为大多数肝移植中心的主要手术方式。这一手术方式因为无须阻断下腔静脉血流，因此可以克服经典肝移植术中无肝期血流动力学不稳定、肾静脉回流受阻影响肾功能等缺点，对合并心功能不全或全身情况较差的重型肝炎或肝硬化终末期患者更为适宜。

背驮式肝移植与经典式肝移植的主要区别在于切除受者病肝时保留其肝后下腔静脉，这就要求术者对第二、第三肝门的解剖更为熟悉。其余门静脉、肝动脉及胆道的重建方式均与经典式肝移植相同。因此本节主要阐述背驮式肝移植的流出道重建方式。

一、手术过程

（一）经典的背驮式肝移植肝静脉流出道重建

经典的背驮式肝移植在切除病肝后，对受者的肝静脉开口进行成形。常用将三支肝静脉开口的整形成共同开口的方式，用小的 Satinsky 钳分别钳夹肝右静脉和肝左中静脉共干，移除病肝后提起肝右静脉和肝左中静脉根部使其根部的下腔静脉主干前突，再用较大的 Satinsky 钳横行钳夹前突部分腔静脉壁，横行剪开整形成单一共同开口，与供肝的肝上、下腔静脉对端吻合，供者血管应尽量短，以不超过 1.5cm 为宜，缝线选择及血管缝合方法同经典式原位肝移植。结扎或缝扎供肝的肝下下腔静脉残端完成流出道重建（图 73-2-1）。

（二）改良的背驮式肝移植肝静脉流出道重建

为了克服经典的背驮式肝移植中流出道重建易于扭转、狭窄、受压等不足，多种改良的背驮式肝移植方法应运而生，其中最为适宜的是将供肝和受者的下腔静脉直接以大口径吻合口行侧侧吻合，这一方法可较好地预防肝静脉流出道受阻的情况，在临床实践中获得了普遍推广。其具体方法：切除病肝后，将受者的肝静脉残端予以缝闭，用静脉钳部分阻断受者的下腔静脉前壁，受者的下腔静脉仍保持部分回流。将受者下腔静脉前壁纵行修剪呈长度适宜的卵圆形开口。缝闭供肝的下腔静脉上下端，在其后

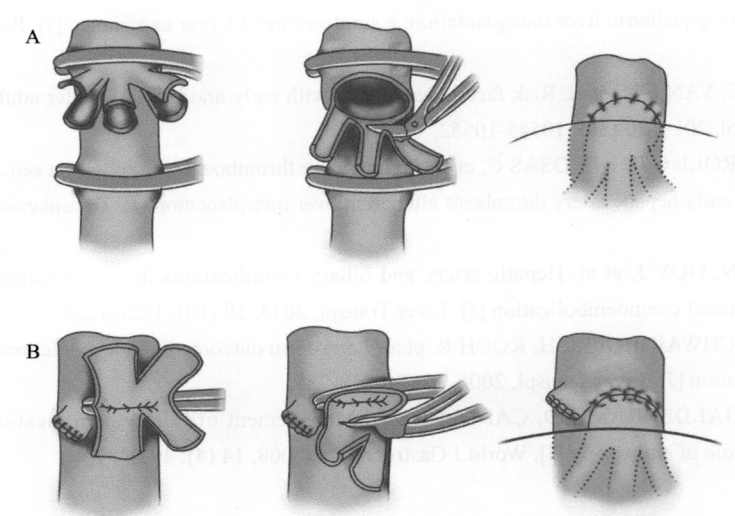

图 73-2-1　肝静脉成形与供肝下腔静脉吻合重建
A. 将三支肝静脉成形成共同开口；B. 肝右静脉关闭，肝中肝左静脉成形。

壁正中修剪出与受者下腔静脉开口相适配的卵圆形开口，以 4-0 或 5-0 单股合成聚丙烯缝线（prolene 或 surgipro 等）连续缝合，将供、受者下腔静脉开口进行侧侧吻合。这一方法可彻底解决传统背驮式肝移植受者肝静脉与供者肝上下腔静脉的吻合口过长、扭曲、狭窄的问题。该方法还具有显露充分、手术简捷、缩短手术时间等优点。

二、并发症及其防治

背驮式肝移植对于肝静脉整形的技术要求比较高。由于肝右静脉和肝左中静脉开口不在同一层面，整形不当时可能造成吻合口的扭曲和狭窄。另外，背驮式的流出道重建方式也可能因供、受者体积不匹配、供肝的移位和压迫使得肝静脉和下腔静脉血流不畅，影响肝静脉回流，导致移植肝发生淤血、肿胀、肝功能恢复延迟甚至导致移植肝失功能。

对于吻合口相关并发症，除了提高吻合技术以外，目前主要采用支架植入、球囊扩张等介入手段治疗，对介入治疗失败者仍需行外科手术干预甚至再次肝移植。

此外，对于供、受者体积不匹配的情况，如供肝体积相对于受者肝床较小，供肝可能以吻合口为支点移位，造成吻合口扭转、梗阻，此时可通过腹膜成形术，间断缝合受者原肝脏裸区腹膜使肝床变浅，并将肝圆韧带在前腹壁悬吊固定，减轻肝脏移位和对吻合口的压迫。如供肝体积较受体肝床过大，应行减体积或改行经典式肝移植，避免背驮式肝移植后流出道受压梗阻。

（杨占宇）

第3节　活体肝移植供肝的植入

活体部分肝移植的发展开辟了供肝来源的另一途径，由于供者术前肝功能正常，血流动力学稳定，而且器官保存时间短，因此活体移植物具有更好的活力，能有效缓解日益加剧的供者紧缺局面，对儿童、急性肝衰竭患者和无法长期等待的肝脏恶性肿瘤患者有着十分重要的意义。

　　全球首例活体肝移植 1989 年由斯特朗（Strong）团队成功实施[1]，1992 年，日本学者报道了亚洲第 1 例儿童活体部分肝移植。这一始于西方国家的手术方式，在亚洲国家得以更大范围开展并取得了举世瞩目的成绩。目前全球约有 70% 的活体肝移植病例分布在日本、韩国以及中国大陆、中国香港特别行政区和中国台湾地区等。1993 年以前，活者供肝的获取主要局限于左半肝和左外叶，受者则仅限于儿童和瘦小的成人，直到 1993 年才由日本学者山冈（Yamaoka）等报道了首例切取成人右半肝为移植物的活体肝移植。随后的两年间，日本学者分别成功完成了世界首例成人间左半肝和右半肝活体肝移植，这些改进大大拓展了活体肝移植的应用范围。1996 年，中国香港学者成功开展了首例带肝中静脉的右半肝活体肝移植，并报道了一组成人间右半肝活体肝移植的成功经验。此后，韩国学者采用双供者活体肝移植，进一步丰富和完善了活体部分肝移植技术。除此之外，也有一些特殊的活体肝移植案例，如 2015 年守保（Suh）等[2]首次报道采用左三叶成功进行了活体肝移植。这一手术方式虽然过程复杂，但无疑又为特殊情况下的活体肝移植增加了一个新的选择。为拓展供者来源，右后叶移植物也被用于成人活体肝移植。首例采用右后叶的活体肝移植是 2001 年由东京大学报道的。然而，由于该术式对供者的解剖要求较为特殊，而外科操作的难度使得对手术技术的要求极高，因此右后叶并没有被广泛作为活体肝移植供肝而应用。

一、右半肝移植

（一）肝静脉流出道的重建

　　肝静脉流出道的重建是成人间活体肝移植中至关重要的一个环节。肝静脉回流障碍可导致供者肝功能受损以及移植肝无功能、继发性门静脉高压症、大量腹水、高胆红素血症等。

　　1. 包含肝中静脉的右半肝肝静脉流出道成形

　　（1）直接拉拢缝合成形：如肝右和肝中静脉相距较近时，可以 5-0 单股合成聚丙烯缝线（prolene 或 surgipro 等）连续缝合肝右静脉和肝中静脉相邻侧壁形成单一开口（图 73-3-1）。如果肝右静脉和肝中静脉相邻侧壁直接拉拢缝合时存在一定张力，可采用 CUSA 将肝右静脉和肝中静脉之间的肝组织适量切除，减低静脉成形缝合的张力。

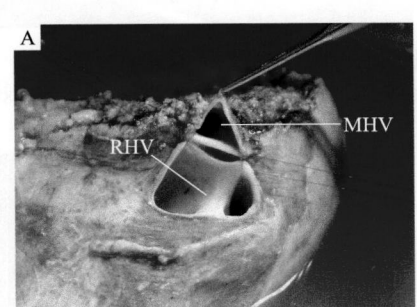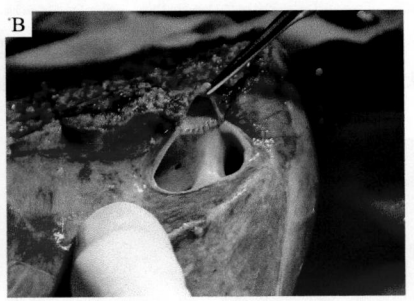

图 73-3-1　肝右静脉和肝中静脉相邻侧壁拉拢缝合成形
MHV：肝中静脉，RHV：肝右静脉。

　　（2）补片成形：如果肝右静脉和肝中静脉相邻侧壁的间距较大难以直接拉拢缝合为一个出口，此时可在肝右静脉和肝中静脉相邻侧壁之间嫁接静脉补片成形。以受者门静脉、肝静脉或血管库冻存静脉裁剪成大小、形状适当的补片，以 5-0 单股合成聚丙烯缝线（prolene 或 surgipro 等）连续缝合将静脉补片嫁接在肝右静脉和肝中静脉相邻侧壁之间（图 73-3-2）。

　　（3）围堰样成形：肝中静脉外侧壁较短时，在其外侧壁做围堰样补片延长肝中静脉外侧壁，以减轻移植肝植入时吻合口张力，维持吻合口通畅性。

　　2. 不含肝中静脉的右半肝肝静脉流出道成形　对于不含肝中静脉的右半肝移植供肝，右肝前叶静

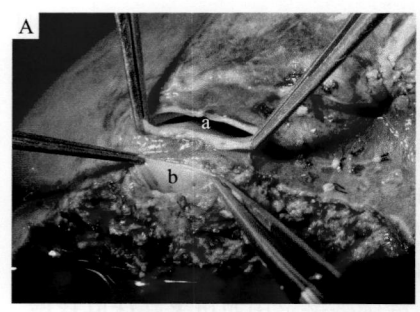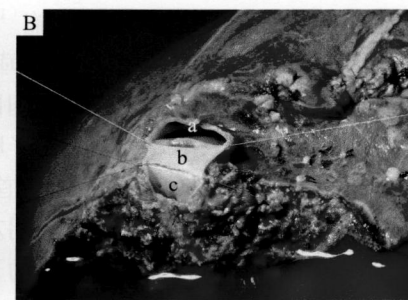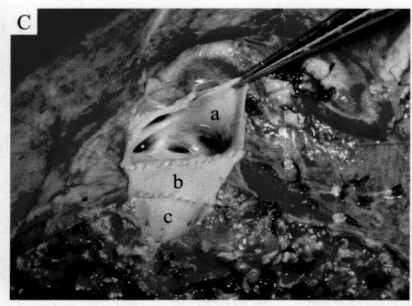

图 73-3-2　肝右静脉和肝中静脉间嫁接静脉补片成形成共同开口

A. a：肝右静脉，b：肝中静脉；B、C. a：肝右静脉，b：嫁接补片，c：肝中静脉。

脉回流的通畅与否是影响术后肝功能恢复的重要因素。充分、完善的术前影像学评估和三维立体重建技术将有利于不包含肝中静脉的右半肝供肝流出道的有效重建。对于第三肝门处肝右下静脉、肝右中静脉，或者肝实质离断面上直径大于 5mm 以上的肝段回流静脉，原则上均应积极予以重建。V5、V8 肝静脉回流采用血管架桥方法，选取受者的门静脉、肝静脉、脐静脉作为架桥静脉，将 V5、V8 肝静脉通过架桥血管整形为 V 形或 Y 形（图 73-3-3～图 73-3-5）。通过有效的肝静脉流出道重建，可明显减轻肝右前叶的回流障碍及淤血，保护移植肝的功能，降低移植物小肝综合征的发生率，有效保证肝移植效果。

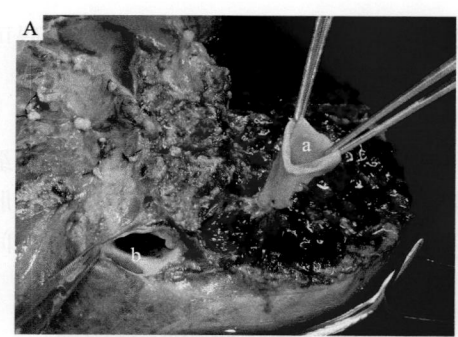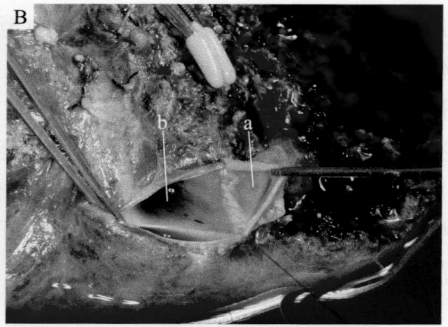

图 73-3-3　采用受者门静脉左支延长供肝 V8 后与肝右静脉成形缝合

A. 以受者门静脉左支延长供肝 V8；B. 延长的 V8 再与肝右静脉成形。a：整修后的受者门静脉左支延长供肝 V8；b：肝右静脉。

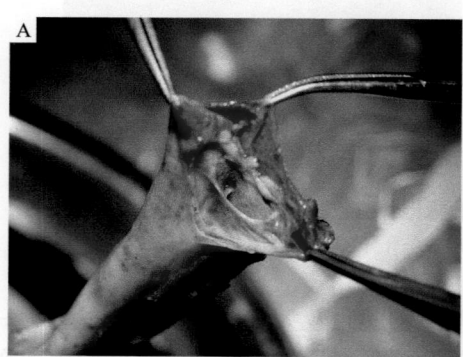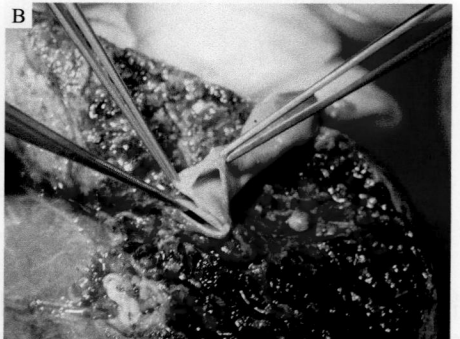

图 73-3-4　利用受者扩张脐静脉延长成形供肝 V5

A. 受者扩张的脐静脉；B. 以受者扩张的脐静脉延长成形供肝 V5。

3. 供肝肝静脉与受者下腔静脉吻合　在右半肝活体肝移植肝静脉流出道重建中，无论是与受者肝右静脉开口进行重建，还是在受者下腔静脉开口后重建，都应尽量考虑到供肝的增生、转位对肝静脉吻合口和下腔静脉造成的影响。较常采用在受者下腔静脉侧壁开口后吻合的方式，并采用适应肝静

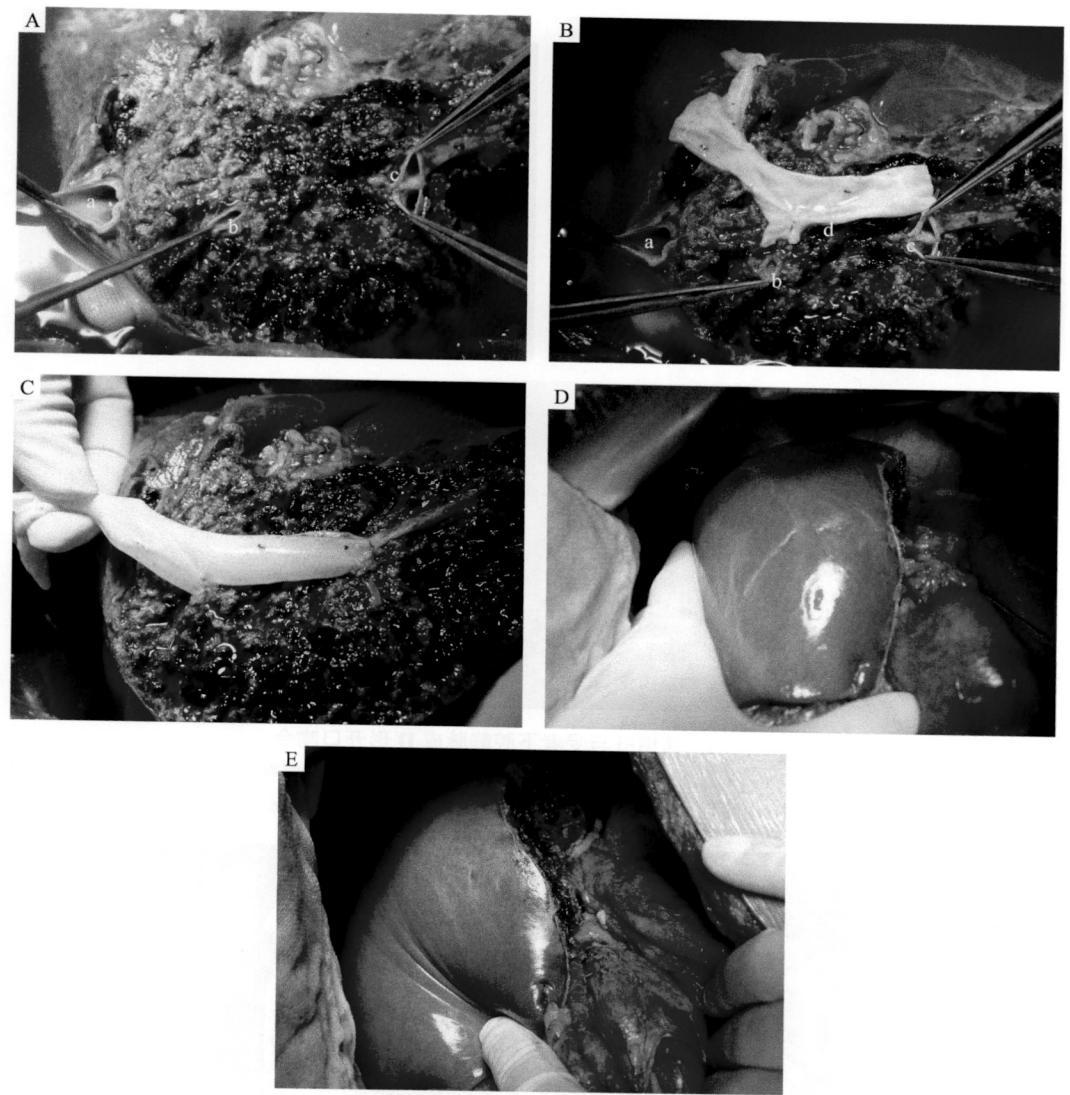

图 73-3-5 肝实质断面多个肝静脉开口成形为单一开口

A. 肝实质断面多个肝静脉开口: a 为肝右静脉, b 为 V8, c 为两支 V5 属支; B. 采用冻存异体髂静脉成形: a 为肝右静脉, b 为 V8, c 为两支 V5 属支, d 为冻存异体髂静脉; C. 成形完成后注水试验是否渗漏; D. 重建血管段未开放, 移植肝右前叶淤血; E. 重建 V5、V8 血管段开放后, 可见右前叶淤血区恢复血运。

脉成形开口的 D 形开口, 在临床应用中效果满意。移植肝肝静脉成形重建完成后, 将肝右静脉和肝中静脉成形 (包含肝中静脉的右半供肝) 或与 V5 和 (或) V8 成形 (不包含肝中静脉的右半供肝) 的开口牵展成自然 D 形开口状态。以静脉阻断钳控制受体下腔静脉血流, 以肝右静脉外侧壁为弦向左侧将下腔静脉前壁弧形修剪成与移植肝相匹配的 D 形开口, 以 4-0 或 5-0 单股合成聚丙烯缝线 (prolene 或 surgipro 等) 线连续缝合端侧吻合 (图 73-3-6)。

4. 副肝静脉的处理 有学者曾对肝静脉的解剖特点加以分析, 结果显示约 28.0% 有副肝右静脉, 其中单独的右后下静脉占 74.2%, 同时有右后下静脉和右肝中静脉的占 25.8%。如果肝右静脉主干较小, 则通常伴有 1～2 支较粗的副肝右静脉。

（1）单根右后下静脉: 右下单根副肝静脉可在肝右静脉与受者下腔静脉吻合后, 直接将右后下静脉与受者下腔静脉相应部位侧壁开口吻合 (图 73-3-7)。

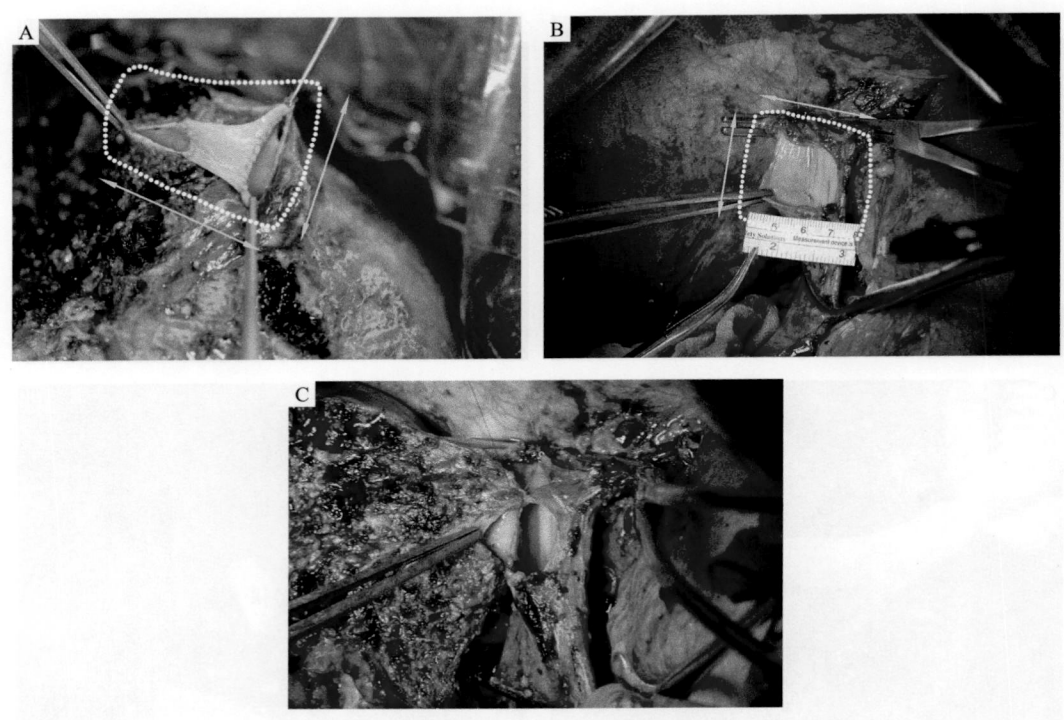

图 73-3-6　移植肝与受者下腔静脉成 D 形开口吻合

A. 将移植肝肝右静脉和肝中静脉成形开口牵展成自然 D 形开口状态；B. 静脉阻断钳控制受者下腔静脉血流，以肝右静脉外侧壁为弦向左侧将下腔静脉前壁弧形修剪成"D"形与移植肝的 D 形开口相匹配；C. 移植肝肝右静脉和肝中静脉共同开口与受者下腔静脉开口吻合。

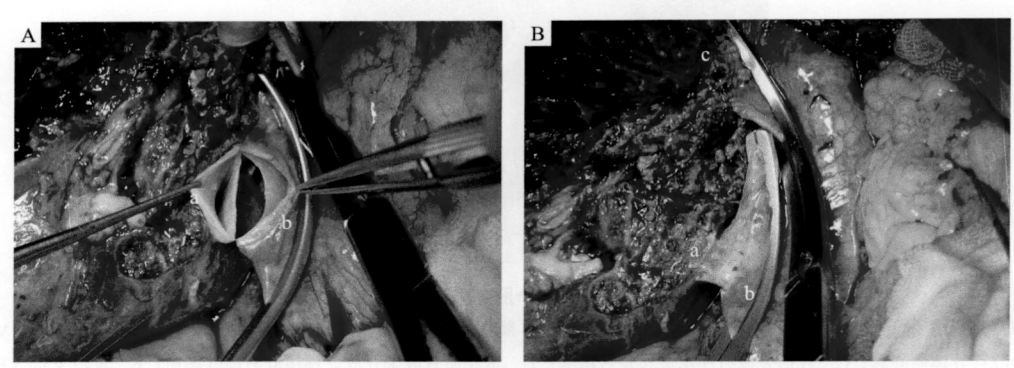

图 73-3-7　单根副肝静脉与受者下腔静脉直接吻合重建

A. a：副肝右静脉，b：受者下腔静脉相应开口；B. a：副肝右静脉，
b：副肝右静脉直接与受者下腔静脉吻合，c：肝右静脉与受者下腔静脉吻合口。

（2）多支副肝静脉：当供肝存在 2 支及以上较为粗大的副肝静脉时，则需要尽可能将多支副肝静脉开口整形为共同的开口。先进行肝右静脉与受者下腔静脉的吻合，之后再在下腔静脉适当的位置开口后做副肝静脉的重建。当供肝存在多个流出道开口须与下腔静脉进行吻合时，无疑会直接增加手术操作的困难程度，而且由于肝静脉重建时供肝处于缺血状态，难以确切定位多支副肝静脉在移植肝充盈后的距离，吻合后易造成吻合口牵拉、扭曲，导致副肝静脉引流不畅或术后出血（图 73-3-8）。

（二）门静脉重建

移植肝的门静脉右支与受者门静脉主干或右支整形后以 6-0 单股合成聚丙烯缝线（prolene 或 surgipro 等）行对端连续缝合（图 73-3-9）。门静脉的变异情况相对肝静脉及肝动脉变异要少见，右半

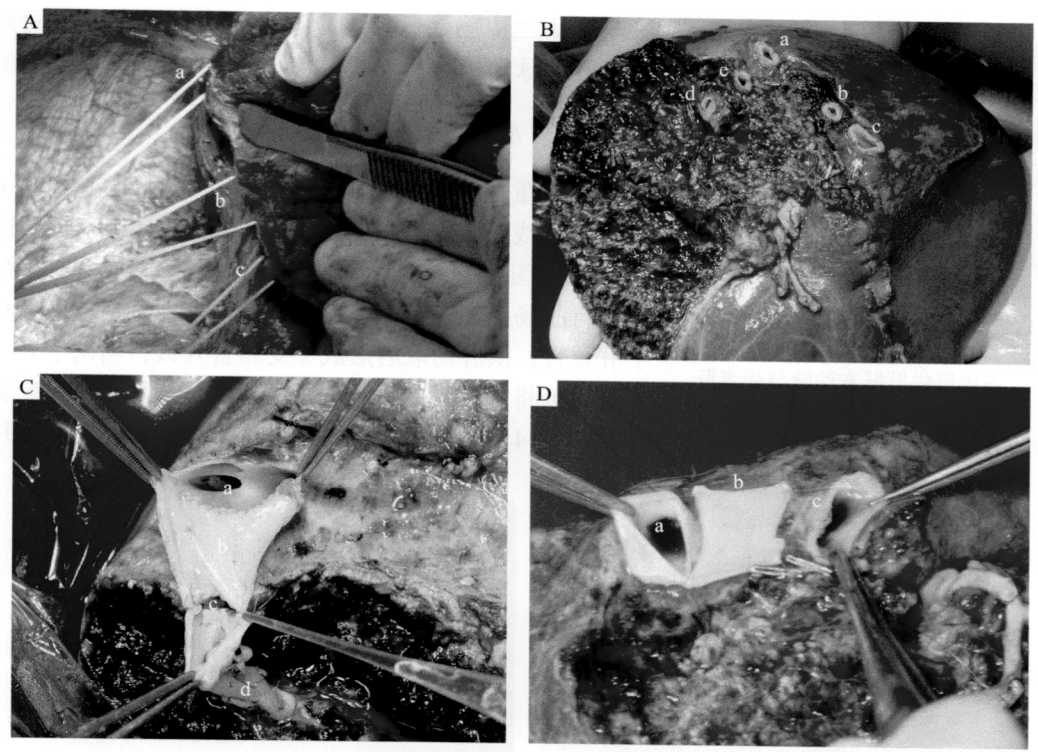

图 73-3-8　将两支副肝静脉成形为共同开口

A. a：肝右静脉，b：副肝右静脉，c：副肝右静脉；B. a：肝右静脉，b：副肝右静脉，c：副肝右静脉，d：V8a，e. V8b；

C. a：肝右静脉，b：肝右静脉与 V8a 之间补片成形，c：V8a，d：移植血管延长 V8b 成形，e：V8b；

D. a：副肝右静脉，b：两支副肝右静脉之间补片成形，c：副肝右静脉。

供肝常见的门静脉变异主要为右前支与右后支分别开口于门静脉主干，这种变异会造成移植物上存在两个门静脉开口，为门静脉的重建增加了难度。当两个门静脉开口距离较近时，可将其整形为一个开口进行重建。如果距离相距较远，则可以分别与受体的门静脉左、右支进行吻合，也可以通过血管架桥的方法，用自体或异体血管将移植物的门静脉分支进行 V 形或 Y 形整形为一个开口，再与受体门静脉进行吻合重建。

（三）肝动脉重建

肝动脉的解剖类型繁多，与经典解剖结构比较，常见变异主要为起源于胃左动脉的异位或副肝左动脉、起源于肠系膜上动脉的异位或副肝右动脉。通过术前准确

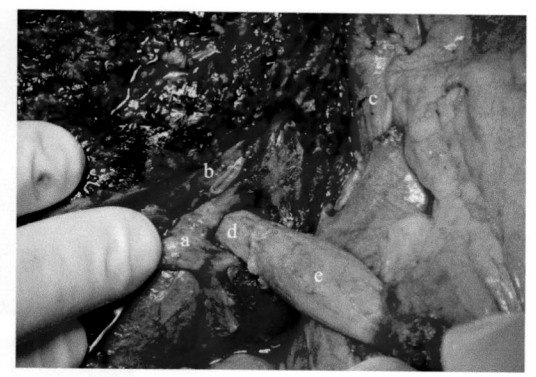

图 73-3-9　右半肝供肝门静脉右支与受者门静脉主干吻合重建

a：肝动脉；b：供肝胆管；c：IVC；d：供肝门静脉；e：受体门静脉。

评估，根据供、受者肝动脉解剖结构，可初步拟定供肝肝动脉切取部位和受者肝动脉吻合部位，以决定肝动脉重建方案。

对于正常解剖结构的供、受者，移植肝肝右动脉与受者肝固有动脉或肝右动脉对端吻合，宜在手术显微放大镜下以 8-0 单股合成聚丙烯缝线（prolene 或 surgipro 等）缝合（图 73-3-10）。当右半供肝具有两支动脉供血时，可分别与受者肝动脉左支和右支吻合（图 73-3-11）。当供者胃十二指肠动脉发自肝右动脉，同时存在肠系膜上动脉发出的副肝右动脉时，可结扎离断胃十二指肠动脉，将副肝动

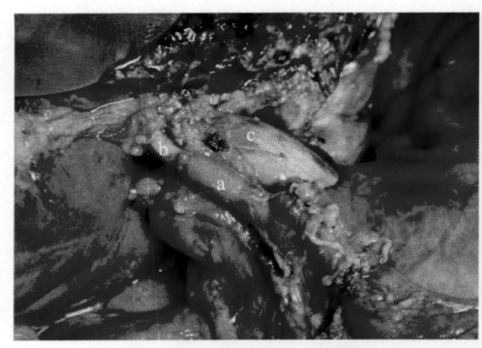

图 73-3-10　右半肝供肝肝右动脉与受者肝
总动脉吻合重建

a：受者肝总动脉，b：供肝肝右动脉，c：门静脉。

脉与胃十二指肠动脉残端吻合使肝右动脉形成共同开口，与受者肝动脉端端吻合（图 73-3-12）。

（四）胆道重建

胆道重建一般均行供肝右肝管与受者胆总管以 6-0 单股可吸收缝线（PDS 或 Maxon 等）行黏膜对黏膜对端连续或间断缝合（图 73-3-13），不放置 T 管引流支撑，或者右肝管与空肠行胆肠 Roux-en-Y 吻合。有时右半肝前后支胆管单独开口于肝总管，供肝切取后形成 2 支胆管开口，当两个开口相距较近时，可将其在后台成形成共同开口与受者胆总管端端吻合（图 73-3-14），如两个胆管开口相距较远无法成形为共同开口

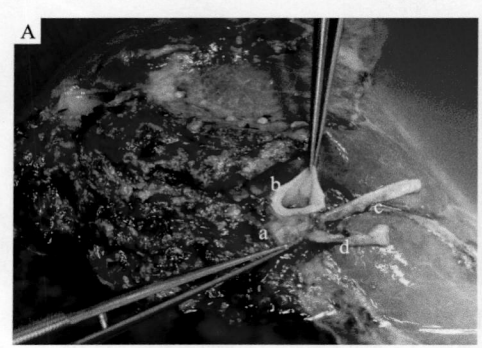
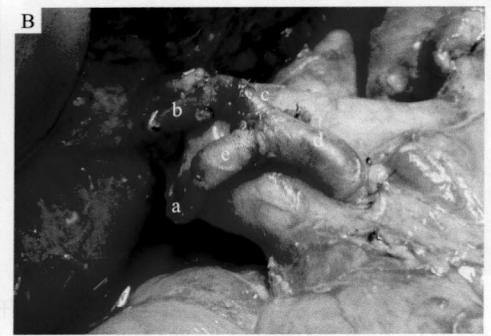

图 73-3-11　右肝供肝有两支动脉分别与受者肝动脉左右支吻合

A. 右半肝供肝动脉 2 支型，a：右肝管，b：门静脉右支，c：肝右动脉，d：副肝右动脉；
B. 植入时分别与受者肝动脉左右支端端吻合，a：供肝副肝右动脉，b：供肝肝右动脉，c：受者肝左动脉，d：受者肝固有动脉，e：受者肝右动脉。

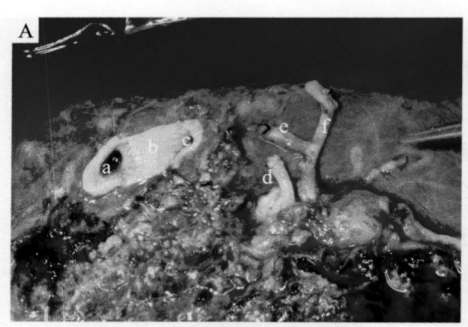
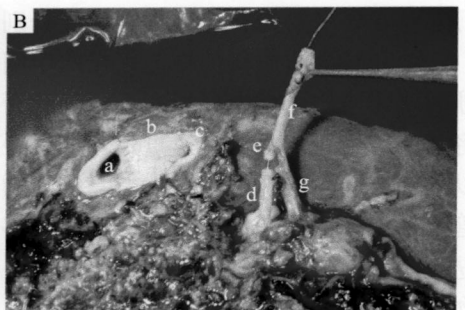
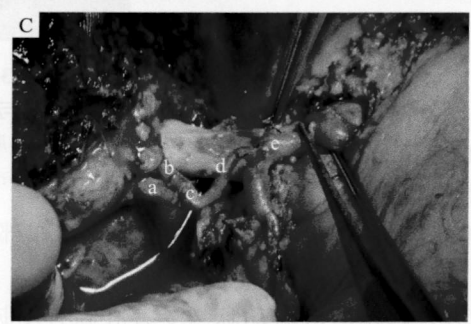

图 73-3-12　肝右动脉变异的处理

A. 胃十二指肠动脉发自肝右动脉，同时存在肠系膜上动脉发出的副肝右动脉，a：肝右静脉，b：肝右静脉间补片成形，c：右后肝中静脉，
d：副肝右动脉，e：胃十二指肠动脉，f：肝右动脉；B. 副肝右动脉与胃十二指肠动脉吻合，a：肝右静脉，b：肝右静脉间补片成形，
c：右后肝中静脉，d：副肝右动脉，e：胃十二指肠动脉，f、g：肝右动脉；C. 肝右动脉与受者动脉吻合重建，a：供肝肝右动脉，b：供肝
副肝右动脉，c：受者胃十二指肠动脉，d：受者肝右动脉。

时，则考虑行胆肠 Roux-en-Y 吻合。

二、左半肝移植

活体肝移植最初的开展是应用左半供肝或左外叶
供肝移植给儿童受者。自 1991 年开展成人活体肝移植
以来，由于左半供肝的容积较小，术后易发生小肝综
合征等严重并发症，其安全性及总体疗效不尽如人意，
加之右半肝移植的迅速发展，因此左半供肝的成人间
活体肝移植一直没有作为主流方式推广开来。但出于
对供者安全的保证以及扩大供肝来源的考虑，以及对

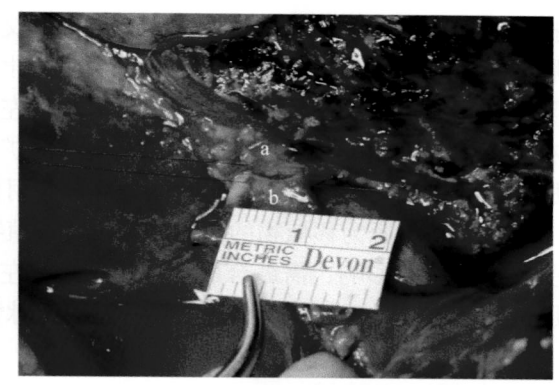

图 73-3-13 右半肝供肝右肝管与受者胆总管吻合重建
a：供肝右肝管；b：受者胆总管。

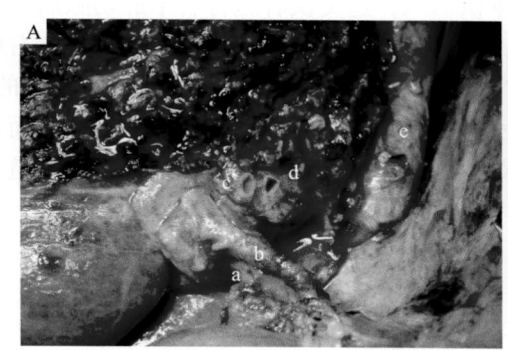
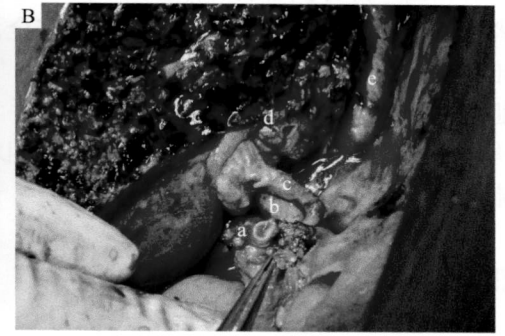
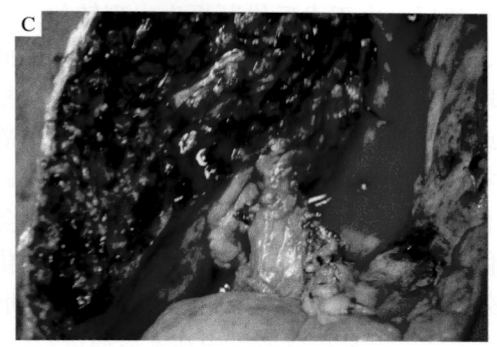

图 73-3-14 胆道吻合重建
A. a：门静脉，b：肝动脉，c：右前肝管，d：右后肝管，e：下腔静脉；
B. a：受者胆总管，b：门静脉，c：肝动脉，d：右前右后肝管成形成共干，e：下腔静脉；C. 胆道吻合重建完成。

小肝综合征发生机制的深入研究，左半肝移植的临床应用也有了显著的进展[3]。通过术前对供、受者
的严格筛选和综合评估，可以有效提升左半肝移植的安全性和移植效果。除了使供者安全性更高外，
在手术方面左半肝在解剖上有特定优势，比如血管、胆管多为单支，位置比较表浅，变异发生率相对
较低，使得供肝的切取和植入都较右半供肝相对简单，相关并发症发生率相对低。为保证移植物静脉
回流通畅、扩大流出道，可将供者肝中静脉一并留给供肝。肝静脉吻合应尽可能短，将受者肝中、肝
左静脉劈开整形成更宽大的吻合口。术中还可依据个体情况通过脾动脉结扎、脾切除、门腔分流术等
方法调整门静脉血流，一般认为调整门静脉压力＜20mmHg 或门静脉血流量＜250ml/（min·100g）可
以降低小肝综合征的发生率。

为了增加左半供肝有效容积，日本学者池上（Ikegami）等报道了 8 例采用包括尾叶的左叶活体供
肝移植成功的案例。尾叶解剖复杂，血供来自双侧门静脉和肝动脉分支，静脉回流多通过肝短静脉直

接汇入下腔静脉或通过肝实质内和肝静脉的交通支汇入腔静脉。若将尾叶包括入左叶移植，由于腔静脉留于供者，尾叶静脉回流受阻，术后易发生淤血肿胀。因此，劈离式肝移植时多数中心主张常规切除尾叶。但该报道中所有供者均保留了来自左门静脉的尾叶分支，游离左侧肝短静脉后沿肝中静脉的右侧至下腔静脉的前表面，切取包括尾叶的扩大左叶供肝。受者行保留腔静脉的全肝切除术后植入供肝后重建血管，应尽力保留尾叶的分支并应用显微外科技术重建较粗的肝短静脉，获得较满意效果。

采用左半肝为移植物的活体肝移植，移植物植入的操作与右半肝为移植物类似。但左半肝植入后，受解剖位置的影响，需缝合肝脏镰状韧带及左侧冠状韧带，将左半肝解剖位置固定，避免植入的左半肝旋转移位，导致静脉流出道及第一肝门区脉管结构扭曲，影响移植物功能。

三、右后叶肝移植

临床上有相当一部分供者右肝体积超过肝脏总体积70%，这类供者施行右半肝切除后剩余肝体积较小，供者可能面临较大风险。为保证供者的安全，右肝后叶供者可以作为潜在的选择。右后叶肝移植的手术难度主要在于供肝的获取（参见第71章"供肝的选择与获取"），如果供肝右后叶的门静脉、肝动脉和胆道在肝外分出，右后叶的获取和植入手术将和经典的右肝移植物获取类似。然而，如果这些二级结构位于肝实质内，右后叶的获取将存在相对高的技术难度。术前应详细评估流入道、流出道和胆道引流后再慎重选择。

四、并发症及其防治

活体肝移植的静脉流出道重建后，由于术后供肝再生出现转位，可能对下腔静脉形成压迫，而肝静脉的吻合口也可能形成扭转，造成肝静脉流出道的狭窄和梗阻。因此，重建活体肝移植物流出道时把握的基本原则，在于供肝切取后需要将肝静脉流出道尽量成形为数量少且口径大的开口，最好能形成单一开口与受者相应肝静脉或下腔静脉吻合重建。此外，由于肝中静脉是右前叶和左内叶肝实质的回流静脉，肝中静脉在其走行右侧接受来自S5段约15支、来自S8段约18支分支，左侧接受S4a段和S4b段分支的数目几乎与右侧相同[4-5]。不同类型的肝中静脉并不会影响肝脏的体积及左、右半肝的比例。但是，如果为了保证供者剩余肝组织回流而将肝中静脉留给供者时，则供肝的静脉回流可能受一定影响，减少了移植肝有效的肝容积，因此需要重建供肝较粗的肝中静脉属支、肝短静脉及副肝静脉。对于进行了肝中静脉属支重建的肝移植受者，应在术后通过彩色多普勒超声密切观察其吻合口及血流通畅情况，以及肝内侧支循环的形成情况。部分患者的重建血管可能在术后1~3个月内发生闭塞，但此时已经伴随较为充分的肝内侧支循环开放，因此多数情况下并不会对移植肝的功能造成明显影响。

活体肝移植的动脉重建相关并发症类型与全肝移植类似，也包括血栓形成、肝动脉狭窄等，但由于活体肝移植动脉重建常涉及供肝二级分支等管径纤细的动脉，因此对手术规划和外科技术要求更高。在显微外科吻合的前提下，还应注意：①尽量保留供肝肝动脉的分支，右半供肝应尽量将肝右动脉解剖保留至其在肝固有动脉分叉的起始部。而受者侧则应尽量靠近肝实质处切断肝动脉，并用无损伤阻断夹阻断肝动脉断端，小心轻柔操作，以免损伤动脉内膜或形成血栓；②术前及术中做好血管整形及吻合方案的规划，选择在供、受者动脉口径较粗、相匹配且动脉质地相对健康的位置行血管吻合，修剪整齐，并用肝素生理盐水间断冲洗断端管腔，冲洗出微小血栓并保持术野清晰；③如血管口径≤2.0mm，应采用手术显微镜，在放大5~10倍术野下采用9-0单股合成聚丙烯缝线（prolene或surgipro等）行血管吻合；④血管吻合时应无张力和扭曲，确保内膜对合良好，肝动脉吻合完成后，采用超声多普勒检查确保吻合成功；⑤术后密切监测动脉血流情况，出现动脉并发症迹象时应尽量早诊断早干预。

活体肝移植后胆管狭窄的发病率约为 19.0%，高于全肝移植。分析其原因可能因为肝门板解剖后胆管血供破坏、活体移植物胆漏发生更常见、移植物胆管纤细或多支胆管开口致胆道重建难度增加。因此注意以下事项对于预防胆道并发症十分重要：①术前高质量的胆道影像，并对胆道重建方案进行规划；②在保证供肝左肝管通畅的前提下，尽量获得右肝管单一分支；③胆管分叉部、左肝管、右肝管的血供主要来源于肝右动脉、胆囊动脉、右尾叶小动脉分支，形成胆管周围血管丛供血，在右半肝的切取过程中容易被破坏。因此术者在解剖肝门板时应尽可能保护胆管血供，避免过多电灼及结扎；④切除病肝时，可酌情采用高位肝门解剖技术，沿右肝管向肝实质内纵深解剖，将右肝管的 2～3 级分支游离出以保证肝管吻合时有足够长度的受者肝管；⑤保证右肝动脉血供重建满意；⑥吻合时操作轻柔，小心保护胆管内黏膜，针距和边距须适宜，收线松紧度适度，腔外打结。

（杨占宇）

参 考 文 献

[1] STRONG R W, LYNCH S V, ONG T H, et al. A successful liver transplantation from a living donor to her son [J]. N Engl J Med, 1990, 332 (21): 1505-1507.
[2] SUH K S, SUH S W, LEE J M, et al. Living donor liver transplantation using a left liver extended to right anterior sector [J]. Transpl Int, 2015, 28 (6): 765-769.
[3] GREENHILL C. Liver transplantation: left lobe living donor liver transplantation could improve donor outcomes [J]. Nat Rev Gastroenterol Hepatol, 2012, 9 (5): 241.
[4] RADTKE A, NADALIN S, SOTIROPOULOS G C, et al. Computer-assisted operative planning in adult living donor liver transplantation: a new way to resolve the dilemma of the middle hepatic vein [J]. World J Surg, 2007, 31 (1): 175-185.
[5] KANEKO T, SUGIMOTO H, HIROTA M, et al. Intrahepatic venous anastomosis formation of the right liver in living donor liver transplantation: evaluations by Doppler ultrasonography and pulse-inversion ultrasonography with Levovist [J]. Surgery, 2005, 138 (1): 21-27.

第 4 节　辅助性原位部分供肝的植入

部分终末期肝病致肝功能衰竭的患者其肝脏损伤为可逆性的，如急性肝功能衰竭等。如果能为这部分患者移植部分肝脏使其发挥辅助作用，支持渡过肝功能衰竭期，待原有肝脏功能恢复，则不需要行受体全部肝脏的切除术。在这种设想的引导下，学界从 20 世纪 50 年代开始探索辅助性肝移植的可行性。人类第一例辅助肝移植是在 1964 年完成的异位辅助性肝移植，此后也有陆续报道，但由于该术式开展受早期的医学和外科技术水平的限制，效果不尽如人意。近年来，随着肝脏移植技术逐渐成熟，对急性肝衰竭、肝脏代谢性疾病认识的加深，活体肝移植的开展以及小体积移植物的使用，辅助性肝移植的适应证也逐渐扩大。

一、辅助性肝移植及其适应证

辅助性肝移植根据供肝放置位置不同可分为辅助性原位移植和异位移植。本节探讨的是辅助性原位部分肝脏移植，也是目前辅助性肝移植的主流方式，即指切除受者部分肝脏，并在切除的空间内原位行部分肝移植术。1989 年，古贝尔纳蒂斯（Gubernatis）等[1]完成世界上第 1 例辅助性原位部分肝脏移植并成功治疗了急性暴发性肝衰竭。辅助性原位部分肝脏移植因为保留了患者本身肝脏的部分功能，因此对于移植物容积的要求相对较低，可以使用活体或尸肝劈离的小体积供肝，扩大了供肝来源。而对于可逆性的肝脏损害，当受者原有肝脏功能恢复后，可停用免疫抑制治疗使供肝直接萎缩或手术切除，避免了终身服用免疫抑制剂的弊端。此外，因为切除部分病肝而为供肝植入提供了适宜的空间，其脉管结构的解剖位置更加适宜吻合，也极大地克服了辅助性异位部分肝脏移植的弊端。

目前，辅助性原位部分肝脏移植主要的适应证包括：急性肝衰竭、肝脏代谢功能缺陷性疾病、终末期肝硬化的小体积供肝移植以及高致敏肾移植患者，取得了较好的临床效果。此外，对于部分进展缓慢的代谢性肝脏疾病患者，可以作为多米诺供肝供其他患者使用。如患有两种不同代谢性肝病的患者，可以互换部分肝脏，互相弥补代谢缺陷达到治愈自身肝脏疾病的效果。

二、辅助性原位部分肝移植的技术类型

常用的辅助性原位部分肝脏移植植入技术包括左叶辅助性原位部分肝脏移植和右叶辅助性原位部分肝脏移植，其具体植入技术与活体左半供肝或右半供肝移植类似，但得注意的是辅助性原位部分肝脏的植入可能存在血管长度不足的问题，需提前准备尸肝异体血管或者自体血管以备血管间置。

1. 左叶辅助性原位部分肝移植　切除受体肝左叶，显露肝后下腔静脉，将供肝的门静脉以端端或端侧吻合于受者门静脉左支或主干上，肝动脉可依据供者及受者情况采用不同方案进行吻合，也可与受体肾动脉下方的腹主动脉端侧吻合，基本原则为保证血流通畅，避免吻合口张力、折叠或扭曲，随后行左肝管与受者空肠 Roux-en-Y 吻合。

2. 右叶辅助性原位部分肝移植　切除受者肝右叶、显露门静脉右支和肝右静脉，采用背驮式肝移植技术将供肝的肝右静脉吻合于受者肝右静脉开口处，或在下腔静脉适宜位置开口后重建流出道。门静脉、肝动脉和胆道重建与上相似。

三、手术要点与难点

辅助性原位部分肝脏移植的植入手术中，门静脉血流的控制是一个关键性的难点问题。门静脉系统血流占入肝血流的 75% 左右，并富含营养物质，与肝脏的增生密切相关。受者自身肝脏不同的原发病其血窦阻力也不尽相同，而供肝则因受到体积大小、低温保存以及缺血再灌注损伤等因素的影响，致使门静脉血流量及灌注压力也存在差异。因此当原位辅助性肝移植的移植肝和保留的自体部分肝脏出现血流竞争现象时，优势血流侧肝脏会出现明显的增生，而对侧可能会逐渐出现萎缩。特别是对于代谢性肝脏疾病行辅助性肝移植时，当有缺陷侧肝脏过度增生，健侧正常肝脏就容易萎缩；而交叉辅助性肝移植，无论哪一侧肝脏增生过度，一侧萎缩都可能再次致病。因此，如何依据肝脏原发病以及供肝情况等个体化、量化监测和调控门静脉血流显得尤为重要。

在不同的肝病背景下，如何使移植肝和原肝保持合适的血流供应是决定辅助性原位部分肝移植疗效优劣的关键：①当受者肝脏为严重的不可逆损害时，如各种原因造成的严重肝硬化患者，其原有肝脏门静脉阻力较高，而供肝结构正常，门静脉阻力相对较低，门静脉血流则会优势性地流向供者肝脏，有效促进供肝在短期内迅速再生，而原有不可逆损害的受者肝脏逐渐萎缩，但此类情况下须警惕小体积供肝出现门静脉血流压力过高、肝血窦内皮细胞受损、微循环障碍、小肝综合征等情况；②当受者肝脏为可逆性损害时，如急性肝功能衰竭患者，由于原有肝脏比移植肝具有更高的血流阻力，因此移植肝门静脉血流较为丰富，但考虑到根本的治疗目的是借助移植肝的支持作用使原肝获得再生的机会，因此在门静脉血流的调控方面要兼顾移植肝和原肝。随着受者原有肝脏肝功能的逐步恢复，肝实质内门静脉阻力逐渐下降，门静脉血流将逐渐向原有肝脏分配更多，供肝可逐步萎缩，也可通过免疫抑制剂的撤除而"舍弃"移植肝；③当受者为非硬化性代谢性肝病时，移植肝由于低温保存、缺血再灌注

损伤等因素导致血窦阻力高于原肝，如果不对门静脉血流加以调控，则其优势性地流向原肝，导致移植肝的缺血、萎缩和失功能。

避免门静脉血流不当竞争现象的主要技术手段包括对入肝血流的控制和对出肝血流的控制。入肝血流控制方面最早进行尝试的是日本的田中（Tanaka）团队[2-3]，他们早期实施的未行门静脉限流的原位辅助性肝移植患者，移植物失功能发生率较高，随后他们改良性门静脉限流后情况得以改观，但由于受者本身的原发病以及术后对免疫抑制剂需求的不同，该方法可能导致部分患者术后撤除免疫抑制剂后出现永久性的门静脉高压症。雷拉（Rela）等[4]主张根据术中移植物及受者肝脏门静脉压力变化来决定行受者的门静脉限流术。当肝切除完成时剩余肝门静脉压力 $P1$ 大于移植物植入完成后阻断原肝门静脉血流后测得的移植物门静脉压力 $P3$ 时，则说明原肝门静脉阻力大于移植物，则不需行门静脉限流。当 $P1$ 小于 $P3$ 时，则说明移植物门静脉阻力大于原肝，可采用较粗的 prolene 缝线逐步部分结扎原肝门静脉进行限流，限流程度以术中监测直至 $P1$ 大于 $P3$ 2～3mmHg 为宜。这一技术的不足在于对原肝门静脉的限流是永久性的，对于术后门静脉阻力的变化无法进一步调控。尚穆加姆（Shanmugam）团队[5]尝试在术中应用不可吸收带缩窄受体肝脏门静脉至原直径的 1/3，使得移植肝在术后获得快速增生。金（Kim）等[6]则是术后选择性栓塞肝 S8 段门静脉，促进了移植肝的增生。但即使是完全阻断受者肝门静脉血流，也有可能发生门静脉侧支循环形成，导致受者肝门静脉窃血。出肝血流控制方面，布勒林（Broering）等[7]报道了在为代谢性肝病患者行原位辅助性肝移植时，切除受者左外叶后额外离断受者肝中静脉，人为增加剩余肝的门静脉阻力，已达到将门静脉血流更多地转向移植肝的目的，但该组患者术后均因严重的腹腔筋膜室综合征再次接受手术治疗。

综上，对原肝和移植物门静脉血流动力学指标的术中监测，依据门静脉压力差等指标采用原肝门静脉支的部分缩窄法甚至是结扎原肝门静脉而仅保留动脉血供，可作为防止门静脉血流不当竞争、移植肝灌注不良的干预手段。但各中心所应用的门静脉血流控制技术尚未达成共识，仍需在谨慎、安全的前提下进行更多更深入的研究。

四、并发症及其防治

辅助性原位部分肝脏移植术后总体并发症发生率高于原位全肝移植，常见并发症主要是门静脉狭窄、血栓形成、肝静脉血栓形成、胆道狭窄、肝断面胆漏、出血等。这些并发症的发生主要与手术方式本身的特点如门静脉血流动力学改变、存在两个肝断面等因素相关。随着该术式的逐渐成熟推广，辅助性原位部分肝脏移植将在治疗急性肝功能衰竭、遗传代谢疾病等方面发挥其独有优势。

（杨占宇）

参 考 文 献

［1］ GUBERNATIS G, PICHLMAYR R, KEMNITZ J, et al. Auxiliary partial orthotopic liver transplantation (APOLT) for fulminant hepatic failure: first successful case report [J]. World J Surg, 1991, 15 (5): 660-665.

［2］ KASAHARA M, TAKADA Y, KOZAKI K, et al. Functional portal flow competition after auxiliary partial orthotopic living donor liver transplantation in noncirrhotic metabolic liver disease [J]. J Pediat Surg 2004, 39 (7): 1138-1141.

［3］ KASAHARA M, TAKADA Y, EGAWA H, et al. Auxiliary partial orthotopic living donor liver transplantation: Kyoto University experience [J]. Am J Transplant, 2005, 5 (3): 558-565.

［4］ RELA M, BHARATHAN A, PALANIAPPAN K, et al. Portal flow modulation in auxiliary partial orthotopic liver transplantation [J]. Pediatric Transplantation, 2015, 19 (3): 255-260.

［5］ SHANMUGAM N P, PERUMALLA R, GOPINATH R, et al. Auxiliary liver transplantation: A form of gene therapy in selective metabolic disorders [J]. J Clin Exp Hepatol, 2011, 1 (2): 118-120.

［6］ KIM B S, JOO S H, LEE S H, et al. Auxiliary partial orthotopic liver transplantation for adult onset type Ⅱ citrullinemia [J]. J Korean Surg Soc, 2011, 80 (Suppl 1): 51-54.

［7］ BROERING D C, WALTER J, BASSAS A F. Overcoming the portal steal phenomenon in auxiliary partial orthotopic liver transplantation by modulation of the venous outflow of the native liver [J]. Liver Transplant, 2005, 11 (9): 1140-1143.

第 5 节　活体双供肝的植入

　　活体肝移植的推广拓展了供肝的来源，一定程度上缓解了供肝匮乏的局面。但活体肝移植既要为受者提供者积和功能足够的移植物，又要最大限度地确保供者的安全。通常认为供肝重量与受者体重比应≥0.8%、供肝体积与受者标准肝体积比应＞40%、供者剩余体积须＞全肝30%，这些是保证供者和受者所需肝脏生理功能的最低标准，而这些标准时常难以同时满足，这就造成了单一供者捐献右半肝难以保证自身安全、捐献左半肝难以满足受者所需的困局。

　　双供肝移植可明显减少单一供者的肝脏切除量，最大限度保障供者的安全，同时可为受者提供更大容积的供肝，减少术后小肝综合征发生的可能，为单一供肝体积不足的活体肝移植手术提供又一种合理的选择。世界上首例成功的活体双供肝移植于 2001 年由韩国学者报道[1]，他们为患者实施了双左叶移植获得良好疗效。此后，世界各地的移植中心也陆续成功实施了活体双供肝移植。

一、双供肝的选择和植入

　　目前临床实践中常采用的活体双供肝移植类型包括双左半肝、右半肝＋左半肝、右后叶＋左半肝等。在活体双供肝移植开展的早期，因为左半供肝的切取和植入更为简单，对供者又更为安全，因此以双左半肝移植物更为常见。在双左半供肝的植入过程中，由于有一个左半肝要异位植入受体原肝位置的右侧，因此在吻合顺序上与常规移植有所不同（图 73-5-1A）。先进行左侧的半肝植入，首先按背驮式移植方法重建肝静脉流出道，再实施门静脉的吻合重建后开放血流，结束无肝期。将另一个左半肝沿矢状面方向旋转 180° 后，可根据具体的解剖位置情况，先行胆管的对端吻合，再将第二供肝的肝左静脉与受者的肝右静脉断端行对端吻合，当供、受者肝静脉断端相距较远时，可用异体血管进行架桥，之后行供肝门静脉断端与受者门静脉右支的对端吻合。可在右侧放置组织膨胀器托起异位植入的左叶供肝以减轻肝门血管的张力，并恢复第二供肝血流。随后应用显微外科技术完成双供肝肝动脉的重建。由于考虑到吻合口血供、张力等因素，第一供肝建议行胆管空肠 Roux-en-Y 吻合。

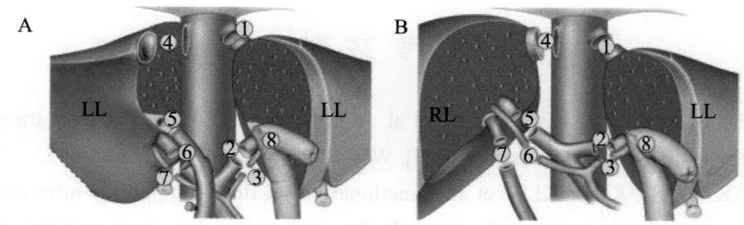

图 73-5-1　双供者移植方案示意图

A. 双左半肝供肝移植，①肝左静脉，②门静脉左支，③肝左动脉，④肝右静脉，⑤右胆管对端吻合，⑥门静脉右支，⑦肝右动脉，⑧左肝管行胆肠吻合；B. 右半肝联合左半肝移植，⑤门静脉右支，⑥肝右动脉，⑦右肝管对端吻合，余同 A。

RL：右半肝，LL：左半肝。

随着活体肝移植个体化评估和外科技术的不断完善，右半供肝的获取也逐渐成熟，在单一右半供肝无法满足受者生理需要的情况下，右半肝＋左半肝的双供肝移植也有了更多的应用。右半肝＋左半肝的手术方式更加符合肝脏解剖结构的正常生理位置，其供肝的切取和植入类似于常规的活体左半供肝和活体右半供肝的植入过程（图 73-5-1B）。此外，肝右后叶＋左半肝的手术方式在临床实践中也有应用。对于双供肝活体肝移植而言，多数情况下左半供肝加上右后叶供肝已足以满足受者的需求，而右后叶的切取显著减少了供者丢失的肝脏体积，极大地降低供者的风险。但右后叶的利用对解剖学条件的要求非常高，右后叶的血管干属于二级血管分支，解剖特点较复杂而且往往无法保证足够长度的血管残端以备血管吻合，胆道变异也更为常见。因此对右后叶供肝的利用有赖于精准的术前评估、方案规划和手术操作，其具体切取和植入过程与常规的活体右后叶和左半肝植入相似。

二、移植肝的血流灌注

与辅助性肝移植类似，活体双供肝移植的门静脉血流分配问题也是影响供肝再生的重要因素。双供者由于供肝的体积不同和植入位置的改变，可能造成血流分配的不均衡，体积较大的供肝可能竞争性地获得充足的门静脉血流灌注并获得增生优势。而体积较小的供肝门静脉血流相应减少，则可能增生缓慢甚至萎缩，这种现象在双供肝移植中并不少见。在术后早期，为保证供肝的存活和功能，应尽量避免门静脉血流不均导致的一侧供肝萎缩或小肝综合征。此外，肝静脉流出道的扭转、狭窄及梗阻也会造成供肝淤血、肝功能损害，梗阻因素长期不能解除时也会造成供肝的萎缩，因此应密切对两个供肝的门静脉和肝静脉血流进行动态监测，必要时给予适当干预。

三、并发症及其防治

双供肝移植由于技术相对复杂，手术难度增高，也增加了潜在并发症发生的概率。双供肝移植中较为常见的手术并发症是胆道狭窄和肝静脉流出道的梗阻。当左半供肝被植入右侧部位时更容易出现相关并发症，原因可能为异位移植的左半供肝因旋转后三维解剖结构改变，血管和胆管在吻合过程中出现牵拉、扭转导致张力增加或血流不畅，而且在做流出道重建时可能还需额外的静脉移植物进行桥接，以及血管和胆管的吻合次序发生了改变。此外，移植物增生后也可能造成对肝静脉的压迫，这些都是导致并发症发生的危险因素。但由于双供肝移植往往由活体肝移植经验丰富的移植中心和医师团队完成，在术前评估、手术技术以及围手术期管理等方面均具备成熟的经验，因此目前文献报道的双供肝移植与单一供肝移植在总体生存率、远期并发症的发生率和并发症严重程度等方面相比并无显著差异[1-2]。而且随着时间的推迟，即使某一侧供肝出现萎缩亦不会影响受者的肝功能及生存率[2]。

在等待移植的患者面临短期内无法找到合适单一供肝的严峻局面时，通过全面谨慎的供、受者选择和医学评估以及经验丰富的移植团队作保障，活体双供肝移植无疑成为一种既能为患者带来生机又能有效保护供者安全的治疗手段。

（杨占宇）

参 考 文 献

[1]　LEE S, HWANG S, PARK K, LEE Y, et al. An adult-to-adult living donor liver transplant using dual left lobe grafts [J]. Surgery, 2001, 129: 647-650.

[2]　LEE S G, HWANG S, KIM K H, et al. Toward 300 liver transplants a year [J]. Surg Today, 2009, 39 (5): 367-373.

第74章 儿童肝移植

第1节 儿童肝移植的原则和标准

肝移植已成为治疗成人和儿童终末期肝病的有效方法，而儿童肝移植在整个肝移植的发展史中有着举足轻重的地位。1963年3月1日美国斯达泽（Starzl）完成人类第一例肝移植，患者是先天性胆道闭锁的3岁儿童。1970年完成的1例儿童肝移植至目前保持生存时间国际最长记录（47年）。另外一些新技术如劈离式肝移植[1]、活体肝移植[2]等的开展，最初也是为了缓解儿童肝脏紧缺的矛盾。随着免疫抑制剂的研发[3]、器官保存方法的改进[4]以及对肝移植病理生理研究的逐步深入，使肝移植从过去的禁区、高风险变成如今的常规、可预测的治疗模式。其他如移植术后的重症监护、抗感染治疗、原发病复发的防治的进展，也促进了儿童肝移植技术的发展，从而使手术指征扩大到危重和急性肝功能衰竭患儿。

西方发达国家儿童肝移植起步较早，取得了较大成功。据美国器官共享联合网络（United Network for Organ Sharing，UNOS）数据显示[5]，1987～2008年，北美地区共有11 467名18岁以下的儿童接受肝移植术，5年生存率达到80%左右。活体以及尸体劈离式肝移植的出现为患儿提供了体积合适的供者，从而使得更多的患儿获得了肝移植的机会。此外，在国家或地区范围内建立一套完善的随访制度，从而为维护儿童受者术后长期健康生存提供依据和保障，也是其成功的关键所在。纵观西方儿童肝移植的发展历史可以看出，儿童肝移植是一个涉及多学科、综合性的治疗手段，儿科、肝脏内科、移植外科、麻醉、护理、心理学等相关学科的医生，以及协调员和社会工作者等各司其职，通力合作，才能为受者长期的生存质量提供保障[6]。

我国第一例成功的儿童尸体肝移植与活体肝移植分别于1996年和1997年完成[7]（不含港澳台统计数据）。近年来，随着手术技术及临床管理经验的积累，儿童肝移植迅速发展，开展数量显著增长。2017年是中国肝移植发展史上具有里程碑意义的一年：全国共完成了722例儿童肝移植，在总数上首次超越美国，成为全球范围内完成儿童肝移植数量最多的国家；越来越多的中心可以独立开展儿童肝移植，并陆续在国际权威期刊及会议上报道高质量的临床与科研学术成果[8-10]。

一、儿童肝移植的适应证

儿童肝移植的适应证可以分为以下几大类：①可能导致肝功能衰竭的原发性肝脏疾病，②急性肝功能衰竭（ALF），③原发性的肝脏代谢性疾病，④全身性疾病导致的肝脏病变，⑤原发性肝脏恶性肿瘤（表74-1-1）。

表74-1-1 儿童肝移植适应证

慢性胆汁淤积性疾病	TPN相关胆汁淤积
胆道闭锁	进行性肝内胆汁淤积症
Alagille综合征	特发性胆汁淤积症
原发性硬化性胆管炎	新生儿肝炎

续表

胆管硬化及其他胆汁淤积	Crigler-Najjar 综合征
急性肝功能衰竭	糖原累积症
肝硬化	新生儿血色病
自身免疫性肝炎伴肝硬化	先天性胆汁酸代谢障碍
新生儿肝炎肝硬化	原发性肝脏恶性肿瘤
代谢性疾病	肝母细胞瘤
α1-抗胰蛋白酶缺乏	其他肿瘤
尿素循环障碍	其他疾病
囊性纤维化	先天性肝纤维化
Wilson 病	布-加综合征
酪氨酸血症	中毒
原发性高草酸尿症	

TPN：全肠外营养支持（Total Parenteral Nutrition）

二、儿童肝移植受者评估

1. 基础评估项目　正确选择手术时机是儿童肝移植的重要环节，直接影响到患儿的生存质量。一旦诊断确立，应全面评估患儿肝病的严重程度和预后。表 74-1-2 列出了儿童肝移植基本的术前评估项目。除了一些特殊复杂的病例，大部分患儿都能在门诊半天内完成此评估。应该常规为每例患儿建立严格的术前评估检查列表，进行多学科综合评估以得到全面、正确的评估结果。

表 74-1-2　基础术前评估项目

明确诊断和是否有肝移植需求
评估肝移植的急迫性
是否存在肝移植禁忌证
考虑移植术后可能出现的问题及其解决办法
建立与患儿父母以及术后初级保健机构的联络关系
解决费用问题
建立联系家长和患儿的转运通路
制定针对患儿的临时管理方案
多学科小组会议讨论

再次明确诊断和评估肝移植的急迫性非常重要，可以避免一些预后良好的良性肝脏疾病或早期肝病患儿错误地接受肝移植治疗。尽管有些终末期肝病的患儿在接受肝移植时仍没有明确的诊断，但是我们仍应尽一些努力在术前明确诊断。这样做的原因在于避免为一些患有可能在移植术后复发或不应行肝移植治疗的疾病患儿行肝移植手术，并为患儿家庭提供遗传背景咨询。除此之外，也能为患儿寻找有效的替代治疗手段。其他系统的原发或继发性疾病均应找相关专家会诊评估。

2. 患儿手术条件评估　移植外科医生除了参加患儿术前的一般评估、熟悉患儿及其家庭情况外，还需对患儿的外科手术条件进行详细评估。其中最重要的部分是对门静脉以及腹腔内其他血管解剖变异的评估，以及明确胆道闭锁患儿既往行肝肠吻合的术式。提前明确解剖结构对于制定手术计划非常重要。因此，术前需详细检查明确腹腔内血管的解剖情况，以便制定合理的手术方案。某些胆道闭锁患儿可能伴有先天性门静脉缺如或者门静脉血栓、门静脉发育不全或者一些其他大血管异常。术前患儿所接受的 Kasai 手术也可能各式各样，包括 Roux-en-Y 手术胆汁输入袢过长或者空肠升支造口。这些情况均应在术前明确并制定相应的胆肠吻合手术方案。长胆汁输入袢可能需要重新行 Roux-en-Y 吻合手术，缩短输入袢长度，增加正常肠道的长度，以此避免移植术后营养吸收不良。空肠升支造口在移植术前应该予以关闭，避免术后感染，改善患儿生长发育以及防止造口出血。

3. 病情评估和手术时机选择　肝移植应当尽量延迟至恰当的时机实施，合适的时机应该为病情进展至肝移植手术能让患儿最大获益而又较少出现移植术后并发症的时刻。移植时患儿及疾病进展情况直接影响移植术后生存率。那些术前需要重症监护的患儿，尤其是需要呼吸支持或透析治疗的患儿，移植术后一年生存率显著下降。同样，移植术前出现的多器官并发症可能对这些系统造成持续性的伤害，导致移植术后出现相关系统的长期合并症。因此，恰当地评估患儿病情对决定移植手术的时机意义非常重大。

儿童终末期肝病（pediatric end-stage liver disease，PELD）评分系统自 2002 年起开始用于对肝移植受者进行术前评分排序。这个评分系统是基于肝移植受者等待名单内患儿 3 个月死亡风险率来制定的，使用数学模型来计算现有变量对受体 3 个月生存率的影响，这些变量来自 SPLIT 项目组所提供的数据资料。该模型被用来预测患者是否需要重症监护支持和短期死亡的风险，并被用作预测慢性肝病患儿等待移植期间死亡率的工具。

PELD 评分＝（0.4336［年龄］）−0.687loge［白蛋白 g/dl］＋0.480loge［总胆红素 mg/dl］＋1.857loge［INR］＋0.667［发育迟缓］

（年龄：<1 岁，年龄参数=1，>1 岁，年龄参数=0；发育迟缓：低于平均年龄标准 2 个标准差，参数取值=1；≤平均年龄标准 2 个标准差，参数取值=0）

PELD 评分系统适用于年龄小于 12 岁的患者，对于年龄大于等于 12 岁的患者应该使用终末期肝病评分系统（model for end-stage liver disease，MELD）。然而，还有许多可能增加患儿死亡率的相关并发症并没有被纳入评分系统中，例如难治性的消化道出血、肝肺综合征、反复发作的胆管炎和肝脏恶性肿瘤。

由于大部分移植等待名单上的患儿 PELD 评分都相对较低，移植术前的死亡率仍然非常高，PELD 评分也不能有效地预测移植术后可能出现的相关风险。MELD 评分系统也存在类似的问题，并不能很好地预测移植术后的生存率。因此，患者的移植规划应包括评估为患者实施活体移植或劈离式肝移植的时机，尤其对于低 PELD 评分或 MELD 评分的患者，所有的相关因素都应该进行仔细的权衡，为其选择合适的肝移植手术时机和方案。总之，我们仍有待研究新的方法来解决此类问题。

4. 其他评估　生长发育状况是反映儿童肝脏功能的一个重要特征。伴有继发于肝脏疾病的生长发育障碍的患儿，如持续无法改善，应列入受者等待名单。生长发育障碍也是 PELD 评分系统里的一项重要参数。肝脏功能无法支持正常的生长发育和营养状态是肝移植的明确指征。当在给予足够的营养支持的情况下仍无法正常生长发育时就应尽早行肝脏移植手术治疗。糖皮质激素能够影响多种生长发育指标参数，包括降低一般测量指标和导致骨质疏松。因此，移植术前的用药也需仔细考虑。某些儿童肝脏疾病，例如自身免疫性肝炎和胆道闭锁，可能需要糖皮质激素治疗。

移植受者还需进行移植术后潜在感染发生的可能性评估。血清学巨细胞病毒状态决定了移植术后出现严重巨细胞病毒感染的危险性。EB 病毒评估也很重要，因为其与移植术后淋巴组织增生性疾病（posttransplant lymphoproliferative disorders，PTLD）密切相关。水痘病毒感染的状况也应详细评估，并对暴露者提供恰当的医疗支持。条件允许的情况下，移植受体在移植前应该进行免疫接种。包括风疹-麻疹-流行性腮腺炎、乙肝、甲肝、脊髓灰质炎、水痘、白喉-破伤风类毒素-百日咳、B 型流感嗜血杆菌、肺炎链球菌疫苗。

儿童肝脏移植已经成为一种标准化的治疗手段，给大量终末期肝病患儿带来了长期生存的希望。儿童肝移植的进一步发展需要包括移植外科学、肝病内科学、儿科学、病理学、影像学、麻醉学、护理学、心理学等多个医学学科的共同努力，甚至还需要政府和社会的支持。可以通过多个环节多种途径促进儿童肝移植的发展：①扩大肝源：倡导活体捐肝，建立脑死亡立法；②建立国家和地方性的器官分配网络，规范建立移植中心，建立肝脏移植的质量管理体系；③改进手术方法，降低短期并发症的发生，提高远期生存率，尤其是劈离式肝移植的生存率；④建立多学科协作机制，完善对患儿远期生存状况的随访，通过生理和心理的干预尽可能提高患儿的生活质量。此外，通过多学科综合管理改善患儿的远期生活质量可能会给儿童肝移植带来新的发展契机。

（夏　强）

<h1 style="text-align:center">参 考 文 献</h1>

［1］ PICHLMAYR R, RINGE B, GUBERNATIS G, et al. Transplantation of a donor liver to 2 recipients (splitting transplantation)-a new method in the further development of segmental liver transplantation [J]. Langenbecks Arch Chir, 1988, 373 (2): 127-130.

［2］ RAIA S, NERY J R, MIES S. Liver transplantation from live donors [J]. Lancet, 1989, 2 (8661): 497.

［3］ CALNE R Y, ROLLES K, WHITE D J, et al. Cyclosporin A initially as the only immunosuppressant in 34 recipients of cadaveric organs: 32 kidneys, 2 pancreases, and 2 livers [J]. Lancet, 1979, 2 (8151): 1033-1036.

［4］ BELZER F O, SOUTHARD J H. Organ preservation and transplantation [J]. Prog Clin Biol Res, 1986, 224: 291-303.

［5］ ARNON R, ANNUNZIATO R, MILOH T, et al. Liver transplantation in children weighing 5kg or less: Analysis of the UNOS database [J]. Pediatr Transplant, 2011, 15 (6): 650-658.

［6］ SPADA M, RIVA S, MAGGIORE G, et al. Pediatric liver transplantation [J]. World J Gastroenterol 2009, 15 (6): 648-674.

［7］ ZHOU J, SHEN Z, HE Y, et al. The current status of pediatric liver transplantation in Mainland China [J]. Pediatr Transplant, 2010, 14 (5): 575-582.

［8］ SUN Y, JIA L, YU H, et al. The effect of pediatric living donor liver transplantation on neurocognitive outcomes in children [J]. Ann Transplant, 2019, 2; 24: 446-453.

［9］ WEI L, ZHI X, HE E, et al. Prospective study on changes in the donor gallbladder contraction function after left lateral lobe hepatectomy [J]. Pediatr Transplant, 2019, 23 (5): e13395.

［10］ LIU Y, LUO Y, XIA L, et al. The effects of liver transplantation in children with Niemann-Pick disease type B [J]. Liver Transpl, 2019, 25 (8): 1233-1240.

<h2 style="text-align:center">第 2 节　儿童活体肝移植技术概况</h2>

　　由于肝脏解剖结构特殊，减体积及劈离式肝移植手术的经验不断累积，再加上儿童身后器官捐赠较少，促成儿童活体肝移植蓬勃发展。20 世纪 90 年代在尸肝捐赠相对匮乏的东亚国家和地区（如日本、韩国、中国香港特别行政区和中国台湾地区）开展，现今在中国大陆、印度及巴西等蓬勃发展，主要移植中心的 5 年存活率已高于 90%。相对于成人，小儿体重轻，血管、胆管相对细微，并发症率相对较高，再加上幼儿的重症照护相对困难，儿童活体肝移植就技术和医疗照护皆须特别用心。反之，不同于成人，小儿肝移植的适应证多为先天性、非恶性疾病，并无肿瘤复发的疑虑，只要手术成功，长期预后甚佳[1-2]。

一、儿童活体肝移植手术技术

　　小儿肝移植因所需肝体积小，大部分使用成人供肝左外叶（S2 段、S3 段）或左叶肝移植（S2 段、S3 段、S4 段）。在病肝切除后进行肝静脉、门静脉、肝动脉吻合，最后胆管肠道吻合。因大部分儿童肝移植的疾病是胆道闭锁症，胆管吻合以 Roux-en-Y 胆管空肠吻合为主。

　　常规而言，肝移植管道重建依肝静脉、门静脉、肝动脉、胆管顺序吻合。利用显微重建的方式肝动脉重建在各大中心已很普遍。胆管重建多数中心由肝脏外科医师配戴手术眼镜施行吻合，少数中心采用显微重建技术以降低胆管并发症[3]。以下分述血管及胆管重建的手术技巧及并发症处理。

（一）肝静脉吻合

　　相对于成人供肝之肝左静脉，幼儿肝静脉流出道较小，为避免吻合处狭小，可将受者肝左、肝中、肝右静脉及下腔静脉开口同时切开成一大开口，形成比供者肝静脉稍大的吻合口，再和供者肝左静脉或合并肝中静脉流出道缝合，以减少狭窄并发症[4]。若幼儿体重甚轻，供肝过大会挤压肝静脉回流，造成血流量不足，如术中发生肝静脉血流不足可先调整供肝位置，找到最佳的肝静脉血流位置，如术中腹超显示缝合处狭小，则须以介入性放射学置放支架处理。

对于第二、三段分开的肝静脉重建方式：①合并肝中静脉或摘取部分肝中静脉；②如不宜合并肝中静脉摘取，则可分开摘取后将邻近两静脉缝合成单一开口，如两静脉距离过远，则须有另一血管补片（vascular patch）间置成一大开口以利缝合重建。

（二）门静脉吻合及并发症处理

门静脉吻合常规是将供者和受者门静脉直接对端缝合，连续缝合时注意缝线不宜太紧，且打结须留 growth factor（约 10mm），胆道闭锁症因肝门附近长期反复胆管炎造成门静脉发育不全、管径狭小，导致术后门静脉血流不足或形成血栓，门静脉血栓在术后早期是致命并发症，须立即处理。术中早期诊断、及时处置是确保供肝存活的最佳方式。术前门静脉细小（<4mm）、低血流（<10cm/s），是术后发生门静脉并发症的高危险因子。对于极细且硬化的门静脉需整段切除至肠系膜上静脉和脾静脉交界处再行重建，如果长度不足，可将供肝往尾侧移位或使用新鲜静脉架桥重建。

对于门静脉血流不足的处理方式，除改善供肝位置不佳、结扎侧支静脉，过去采取的补救方式是重新打开门静脉再重建，对于硬化、狭小的门静脉，再缝合相对困难，费时且失败机会甚高，长久造成门静脉栓塞、门静脉高压合并食管静脉瘤出血。最近发展的支架植入术可有效解决门静脉血流不足的问题，大幅减少手术并发症及改善供肝存活率，血管支架可由 S4 段门静脉残端放置，因此在左外叶供肝摘取时，须留较长的 S4 段门静脉残端，以利于需要时可解开 S4 段门静脉残端放置支架。介入支架治疗优于外科再缝合在于简单、易行，而且金属支架可自行扩张并矫正成角的问题[5-6]。

针对移植前门静脉血栓及造成的部分或全部阻塞，门静脉重建有下列几项可选方式：①清除血栓后直接重建；②使用血管架桥（如供者大隐静脉或女性左侧卵巢静脉）；③接合到较大的侧支静脉（如冠状静脉或胆总管旁侧支静脉）。

（三）肝动脉吻合

儿童活体肝移植肝动脉通常细小，主要医学中心皆以显微手术进行肝动脉重建。在儿童活体肝移植使用左外叶的情形约有 1/4 会有两条肝动脉，除肝左动脉外，另有胃左动脉或 S4 段肝动脉，肝动脉内径通常较小，增加手术困难度；所幸经验显示，通常重建其中一条优势肝动脉后，只要第二条肝动脉有足够的回流，仅一条重建并不影响供肝长期存活及胆管并发症率。对于受者肝动脉血管质量不佳经修剪后长度过短，则可利用受者胃网膜右动脉（right gastroepiploic artery），或供者桡动脉（radial artery）间置架桥。

（四）胆道吻合

儿童活体肝移植胆管并发症约为尸肝移植的两倍，在胆道闭锁病童只能施行胆管空肠吻合，其余胆管正常疾病，如新生儿肝炎或代谢性疾病仍可施行胆管对胆管吻合术。对于缝线选择为可吸收或不可吸收材质，连续性或间断性缝合方法或是否需要置放支架，目前皆各有论点，其优劣尚无定论。本中心采用显微手术胆管重建，可克服多个、细小胆管吻合的困难，大幅降低胆道并发症[7]。

二、超减容积儿童活体肝移植

对于体重极轻的婴儿，供肝过大勉强植入会向上顶到横膈膜影响呼吸，并压迫重建的肝静脉、门静脉，影响肝脏血运，甚至导致功能丧失，可采取超减容积（hyper-reduced size）或单段（monosegment）肝移植予以克服。S2 段单段肝移植系将供肝左外侧叶 S3 段切除，仅移植 S2 段，但必须保留 S2 段完整的门静脉、肝动脉、肝静脉和胆管引流才不会影响肝脏功能。

三、ABO 血型不合肝移植

成人血型不合活体肝移植以抗 CD20 单克隆抗体（rituximab，利妥昔单抗）抑制 B 细胞及血浆置换减少抗体，可避免发生抗原-抗体结合介导的排斥反应，但比起血型相合肝移植胆管并发症仍然相对较高。小于两岁的儿童因为免疫系统尚未发展成熟可比照血型相合移植，不需特别予以抗体药和血浆置换处理，大于两岁则须比照成人，需要使用利妥昔单抗[2]。

四、新生型乙型肝炎

使用乙型肝炎核心抗体阳性、表面抗原阴性的供肝移植，可能使原本无乙型肝炎的受者感染乙型肝炎，即所谓新生型乙型肝炎，导致受者肝硬化甚至死亡。主要是因这些感染过乙型肝炎的供者，虽然血中并无乙型肝炎病毒，但肝脏仍有少量的乙型肝炎病毒，这少量病毒在健康供者并不会造成重大问题，但移植后受者因服用抗排斥药物，造成少量乙型肝炎病毒的再活化增殖。主要的预防方法包含注射免疫球蛋白、终身服用抗乙型肝炎药物，两者皆昂贵、不便。本中心提出以术前乙型肝炎疫苗来预防新生型乙型肝炎的措施[6]，证明为经济、简单又有效的预防策略，受者术前接种乙肝疫苗，如乙肝表面抗体效价大于 1000IU/L，便不须给予抗乙肝病毒药物，如小于 1000IU/L 且接受核心抗体阳性的供肝，才给予抗乙肝药物，术后两年或停止激素和抗排斥药物浓度较低后再接种疫苗，待表面抗体效价大于 1000IU/L，即可停止，如此可降低新生型乙型肝炎的发生率至<2%（图 74-2-1）。

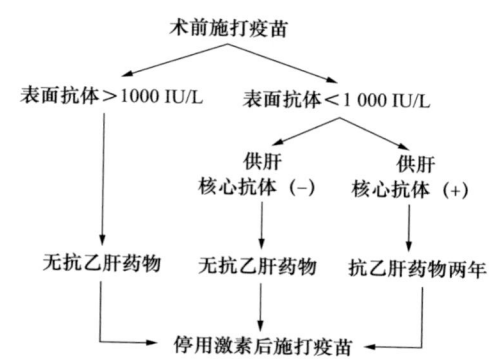

图 74-2-1　儿童肝移植受者新生型乙型肝炎的预防

（林志哲　陈肇隆）

参 考 文 献

［1］ CHEN C L, CONCEJERO A, WANG C C, et al. Living donor liver transplantation for biliary atresia: a single-center experience with first 100 cases [J]. Am J Transplant, 2006, 6 (11): 2672-2679.

［2］ KASAHARA M, UMESHITA K, SAKAMOTO S, et al. Living donor liver transplantation for biliary atresia: an analysis of 2085 cases in the registry of the Japanese Liver Transplantation Society [J]. Am J Transplant, 2018, 18 (3): 659-668.

［3］ LIN T S, CONCEJERO A M, CHEN C L, et al. Routine microsurgical biliary reconstruction decreases early anastomotic complications in living donor liver transplantation [J]. Liver transplant, 2009, 15 (12): 1766-1775.

［4］ DE VILLA V H, CHEN C L, CHEN Y S, et al. Outflow tract reconstruction in living donor liver transplantation [J]. Transplantation, 2000, 70 (11): 1604-1608.

［5］ CHEN C L, CHENG Y F, HUANG V, et al. P4 stump approach for intraoperative portal vein stenting in pediatric living donor liver transplantation: an innovative technique for a challenging problem [J]. Ann Surg, 2018, 267 (3): e42-e44.

［6］ CHEN C L, CHENG Y F, OU H Y, et al. Complete portal vein occlusion after cyanoacrylate sclerotherapy in biliary atresia treated by living donor liver transplantation with intraoperative portal vein stenting via segment 4 portal vein stump [J]. Hepatobiliary Surg Nutr, 2018, 7 (4): 313-316.

[7]　LIN C C, YONG C C, CHEN C L. Active vaccination to prevent de novo hepatitis B virus infection in liver transplantation [J]. World J Gastroenterol 2015, 21 (39): 11112-11117.

第3节　儿童活体肝移植手术解析

　　医学上一般将儿童年龄分为几个时期：①婴儿期（1周岁以内）；②幼儿期（1~3岁）；③学龄前期（3岁至入小学前的六七岁）；④学龄期（六七岁至十二三岁）；⑤少年期或青春期（14~18岁）。由于青少年期大多儿童生长发育接近成人，故一般医院的儿科针对的是14周岁及以下患者群体。青少年期的儿童活体肝移植类似于成人的手术，但学龄前期或婴幼儿期的儿童由于其特别小的体重和个体，使其手术具有特殊性，显著的特点就是"小"——体重小、个子小，血管和胆管细小，所需的移植肝也小。但儿童期正是身体处于快速成长的阶段，虽然需行活体肝移植的患儿或多或少地因所患的疾病而影响了生长发育，但一旦手术成功，术后良好的肝功能可快速促进其正常成长，有时甚至超过一般的儿童。由此可带来一系列的矛盾。如果在围手术期不重视或忽略这些矛盾，就有可能造成手术困难或在术后随访中出现严重并发症。因此，虽然小儿所需的供肝较小（左肝或左外叶），切取供肝也更安全，但儿童活体肝移植相比成人移植难度更高，在外科技术上更具有挑战性。

　　儿童活体肝移植的主要矛盾是"大小"和"跨度"的不匹配：

　　矛盾一，由于供、受者之间个体的巨大差异，导致供肝大小和受者个体之间不匹配；有时即使是左半肝或左外叶供肝也太大（尤其是婴儿），容易出现大体积供肝（large for size graft）。移植肝体积过大可带来血流动力学问题，如肝流出道梗阻、门静脉血栓、腹腔过小压迫移植肝致灌注不良等，造成移植肝功能障碍或原发性无功能；供肝过大对宿主免疫应答也有影响；还可造成关腹困难和通气障碍等。因此在婴儿活体肝移植时多采用左外叶再减体积的肝段移植。

　　矛盾二，儿童或婴幼儿的血管或胆管口径纤细，与成人供肝较大的脉管口径不匹配。往往需要整形以适配成人的脉管口径。另外，儿童或婴幼儿肝静脉和门静脉之间的距离较短，与成人供肝上此两者的跨度也不匹配，往往会增加血管重建的难度。

　　矛盾三，儿童或婴幼儿术后终究会生长发育，移植肝也会随之快速再生，受体所吻合的血管或胆管口径也会随之增大增粗，但供肝的脉管口径及手术时的吻合口随之相应增长的程度尚不确定，若不匹配则会造成相应吻合口的相对狭窄而出现并发症。

　　矛盾四，移植肝术后的肝再生会使肝体积达到或接近其标准肝体积，并随个体的生长发育进一步增长直至成人，但其再生的"肝"不会形成正常成人的楔形形状，而且受腹腔空间及供肝切离面的影响，移植肝各个切面的再生程度也不均匀，加之儿童又以左肝移植多见，移植肝失去肝周韧带的牵拉支持，相对较游离，不均匀的快速肝再生带来的移植肝形态的变化易造成相应脉管的扭曲而出现并发症。

　　简言之，在儿童或婴幼儿活体肝移植现时手术时，为保证手术成功，总是想方设法"减小"供肝体积，"缩小"脉管口径以适配幼小的个体；而术后随着小儿的快速成长，这些"减小"或"缩小"的供肝或脉管又不能满足其生理需求了，会随着个体发育而增长，但往往不会按照术者预期的"方案"发生，从而出现这样或那样的并发症。因此，如何合理地协调这些矛盾，从而在现时的手术规划和手术中把握合适的"度"，即能保证现时移植手术的成功实施，又能为婴幼儿将来的生长发育"预留"空间（包括移植肝再生和脉管增长的空间），是儿童活体肝移植必需考虑的问题。

　　精准肝脏外科的理念是有效消除这些矛盾、把握合适的"度"的重要方法。一方面通过对供者和患儿的术前精确评估，从解剖学、生理学和病理学等各个侧面获得供肝和患儿病情实证，确定最佳的供肝分割层面；并在术中超声协助下精确调整切肝的分割线，降低损伤血管和胆管的风险，同时完整地保留供肝和残肝的血供。另一方面，根据患儿的原肝大小和脉管口径，预设计患儿需要匹配供肝的脉管解剖结构；采用精细的手术操作技术，如 CUSA 及显微外科缝合技术等，最大限度地减少或弥补供受者大小及脉管方面的巨大差异，提高手术成功率及远期疗效。

一、供者术前精确评估和移植肝的精准切取

儿童活体肝移植的供者一般为患儿父母或祖父母，尤以患儿母亲居多。依靠计算机辅助手术规划系统，可精确掌握各肝叶/段的边界并精确计算拟切取的供肝及残余肝体积，准确判断供肝切取的平面。患儿一般切取成人的左半肝或左外叶即足够，而婴幼儿一般还需将左外叶再减体积成 S2 或 S3 的单段移植。除供肝体积外，还需注意供肝的形态（如左外叶是粗短的河豚鱼型还是细长的比目鱼型）及肝静脉与门静脉之间的距离，此点对婴幼儿尤其重要。详见第 71 章第 2 节"活体供者评估与供肝切取和修整"。

二、受者的术前评估及手术预案

1. 计算患儿标准肝体积、体表面积和移植肝-受体体重比 GRWR　患儿需测量身高体重，计算体表面积（body surface area，BSA）和标准肝体积（standard liver volume，SLV）。为确保受体的存活，移植肝达到 40% 的 SLV 或重量为受体体重（graft to recipient weight ratio，GRWR）的 0.8% 是必需的。成人 LDLT 碰到较多的是"小体积供肝"（small-for-size）问题，而对于婴幼儿来说，即使是成人的左外叶对他们来说还是太大，当 GRWR≥4% 时他们面临的是"大体积供肝"（large-for-size）。而这种大体积供肝会引起肝流出道梗阻、门静脉栓塞、移植肝灌注不良/供氧不足、关腹困难等，导致移植肝功能障碍或无功能。因此，将左外叶再减体积成 S3 段或 S2 单段供肝做活体肝移植，可提高婴幼儿活体肝移植的存活率。

正常成人的标准肝体积约为体重的 2%～3%，成人供者可用以下公式计算 BSA 和 SLV：

$$BSA（m^2）=0.00586×身高（cm）+0.0126×体重（kg）-0.0461$$

$$SLV（ml）=706.2×BSA+2.4$$

评估儿童的标准肝体积或体表面积难度较大，因为肝体积占体质量的百分比会随着年龄的增长而发生变化，而且不同种属的儿童也有差别。韩国学者[1-2]推荐采用 Mosteller 公式计算儿童体表面积，而 Haycock 公式对于 1～2 岁婴幼儿更准确。

$$Mosteller[1]：BSA（m^2）=0.016667×体重^{0.5}×身高^{0.5}$$

$$Haycock[3]：BSA（m^2）=0.024265×体重^{0.5378}×身高^{0.3964}$$

德国学者[4]提出儿童 SLV 的计算公式，直接采用身高和体重参数，而不计算 BSA。

$$≤1 岁：SLV（ml）=-143.062973+4.274603×身高（cm）+14.788176×体重（kg）$$

$$1～16 岁：SLV（ml）=-20.247228+3.339056×身高（cm）+13.1131256×体重（kg）$$

目前尚缺少中国儿童的 SLV 精准计算公式，术前评估可参考上述公式。临床上一般将肝的重量（g）和体积（ml）视为等同，但范上达认为它们存在着 1.19ml/g（即 0.84g/ml）的转换系数。因此，在计算机 PACS 系统工作站中依 CT 或 MRI 图像计算出的肝体积可转换成重量（g），得出 GRWR 值。并与手术中切取下的移植肝称重值作比较，不断缩小术前评估值与实际重量的误差率。

2. 患儿详细的手术预案　将供肝的精确评估结果与患儿的外科手术条件结合起来拟定详细的手术预案，除常规的各脉管走行、变异及口径大小外，要特别注意小儿与成人供肝之间因个体差异而带来的管径和长度距离的不匹配问题。某些胆道闭锁患儿可能伴有先天性门静脉缺如或者门静脉发育不全、

门静脉血栓形成，这时就要有自体的静脉补片或同种异体静脉重建门静脉的预案；又如移植肝过大、上下径过宽，是大体积供肝，应有如何进一步减体积、缩小上下径的手术规划；精确测量供肝的肝静脉与门静脉之间的距离，并与患儿的此两者距离比较，如相差较大，应考虑适当移高流出道的吻合口，或将门静脉的重建适当降低；若术前患儿接受 Kasai 手术，术中可能肠管粘连较重，影响肝门的显露并易造成肠管损伤甚至是肠漏；如胆汁输入肠袢较长可能需要缩短输入袢长度，重新行 Roux-en-Y 吻合手术以增加正常肠道的长度，以避免移植术后营养吸收不良。

三、精准手术要点

1. 病肝的切除　基本技术与成人的活体肝移植大致相同。但因小患儿的特殊性需注意以下几点：

（1）分离粘连、解剖肝动脉：对于已做过葛西手术（Kasai 术）的患儿，首先要寻找到上提的空肠袢，而肝门通常会粘连严重，常需从肝的膈面开始分离，延伸至肝的两侧和后面，最后是肝的脏面与肝门，显示出肝的轮廓。再从肝的前缘向肝门游离，将上提的空肠袢一点一点从肝下缘和肝十二指肠韧带处剥离，尽量保留肠管的血供，避免损伤肠壁。任何可疑的肠壁撕裂或破孔均需用 prolene 线小心缝合。在紧贴肝门处剥离时肝门-空肠吻合口前壁常会自然裂开，分别取肠内容物和胆汁送细菌培养和药敏。肠腔消毒后，剥离吻合口的后壁，然后完全切除吻合口并用细线缝合关闭肠断端。将切断的空肠残端逐渐向下掀起，手指触摸至其下方的肝动脉搏动，略加分离后辨清其走向，小心不直接钳夹或牵拉肝动脉，不紧贴肝动脉分离，用直角钳仔细逐一分离和结扎肝动脉周围的组织，向上分过肝左、右动脉分叉部以上，分别用血管带牵起，尽可能剥离至肝左、肝中和肝右动脉的入肝处。向下直至肝总动脉发出肝固有动脉的分叉处。

若术前评估肝动脉有变异，如肝右动脉从肠系膜上动脉发出，可在肝十二指肠的右侧、门静脉的背侧触及其搏动；副肝左动脉从胃左动脉发出，可在小网膜内触及其搏动。

（2）解剖处理门静脉：肝动脉剥离牵起后，便可显露门静脉主干前壁。在门静脉右侧小心分离、结扎门静脉和肝固有动脉之间的结缔组织。将门静脉主干用血管带牵起。如胆总管已切断，将断端向腹侧牵起便于操作。沿门静脉主干继续向左支剥离，将门静脉左支根部游离牵起。同法游离门静脉右支至右前叶支和右后叶支，并分别切断、缝扎。若患儿术前是急性肝衰或代谢性疾病，无肝硬化门静脉高压时，可将门静脉右支和下腔静脉行端侧吻合，形成暂时性门腔分流，以免阻断门静脉血流时造成肠道淤血、水肿，增加肠瘘等并发症的风险。门腔分流的操作可在病肝完全游离、肝短静脉全部断扎和肝右静脉游离牵起后进行。并在最后切断肝右动脉，以缩短无肝期。全肝摘除后，游离肝上下腔静脉和膈肌之间结缔组织，找出膈下静脉后断扎，以便于完全阻断下腔静脉血流和肝静脉吻合时的操作（图 74-3-1）。

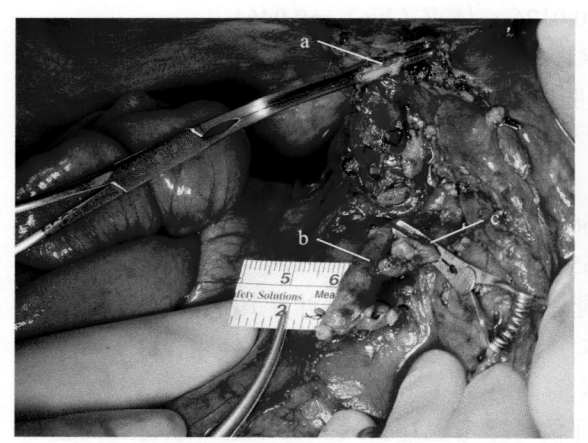

图 74-3-1　病肝切除
胆道闭锁患儿病肝切除后示受者肝静脉（a）、门静脉（b）和肝动脉（c）。

（3）评估肝静脉和门静脉之间的跨度：如供肝较宽，预测其肝静脉流出道和门静脉的距离远超过小儿此两者距离，则门静脉应继续向下游离至肠系膜上静脉与脾静脉汇合处，为门静脉的重建创造条件。

2. 肝静脉流出道的重建　供肝切取时肝左静脉或肝中、肝左静脉共干时，可不需肝静脉成形术。如果切取时肝静脉有多个开口，如左肝静脉及其浅支或有裂静脉开口时，根据开口之间的距离作相应的成形。如相距较近可用 CUSA 打掉静脉间的肝实质部分，并在垂直方向上将静脉壁切开加宽后以

5-0 或 6-0 prolene 线缝合以增加吻合口径（图 74-3-2）。如两静脉开口相距较远，可采用自体或同种异体的静脉补片进行整形以扩大吻合口（图 74-3-3）。

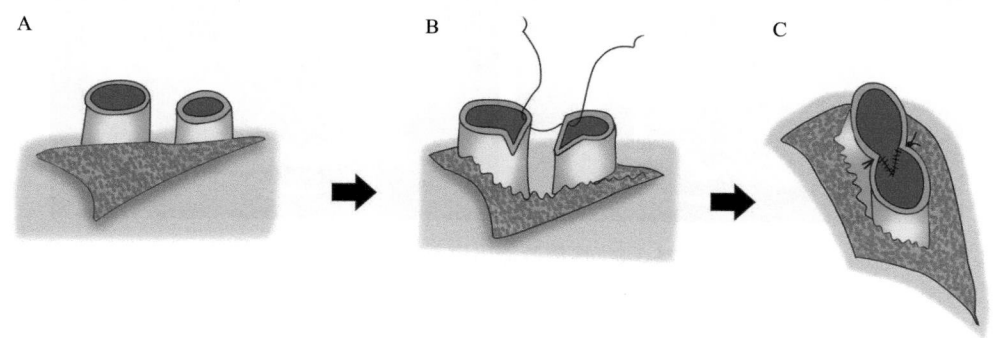

图 74-3-2　后台肝静脉成形

A. 左外叶供肝示肝左静脉和 V3 支；B、C. 相距较近可用 CUSA 打掉静脉间的肝实质部分，并在垂直方向上将管壁切开加宽后以 prolene 线缝合以增加吻合口径。

受者的肝静脉重建部位：如左侧供肝时可切开肝中和肝左静脉前壁，剪开两者之间的隔膜。先横向再纵向切开下腔静脉前壁，将其修剪成宽大的边角圆钝的类似等腰三角形开口（图 74-3-4），其中一侧边与 IVC 近乎平行。使用 5-0 的 prolene 线（婴幼儿可用可吸收的 PDS-Ⅱ线）连续缝合，最后打结时可预留较短的"生长因子"。也可后壁连续而前壁间断缝合，以利为患儿今后的生长发育预留增长的空间。

考虑到术后供肝的再生、转位对肝静脉吻合口和下腔静脉造成的影响。推荐采用在受者下腔静脉侧壁开口进行吻合的方式，如采用适应供肝静脉成形开口的"新月形"开口（图 74-3-3），下方的弧形开口有

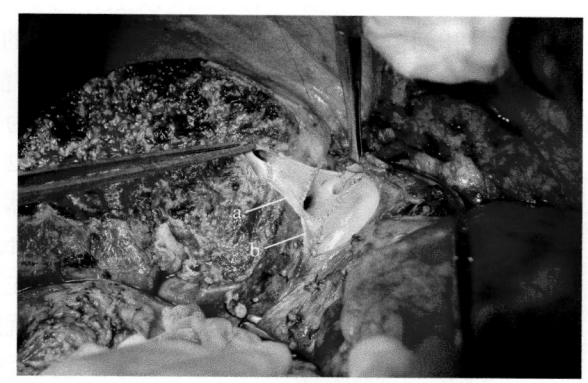

图 74-3-3　肝静脉流出道重建

右侧供肝右肝静脉和 V8 以自体静脉补片（a 和 b）成形后与下腔静脉吻合。

助于降低静脉吻合口的后壁，消除可能形成的"嵴"，有利于静脉流出道的顺畅。在临床实践应用中效果较满意（图 74-3-5）。

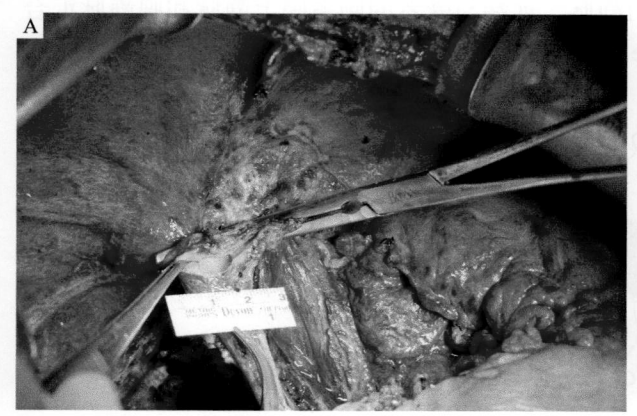
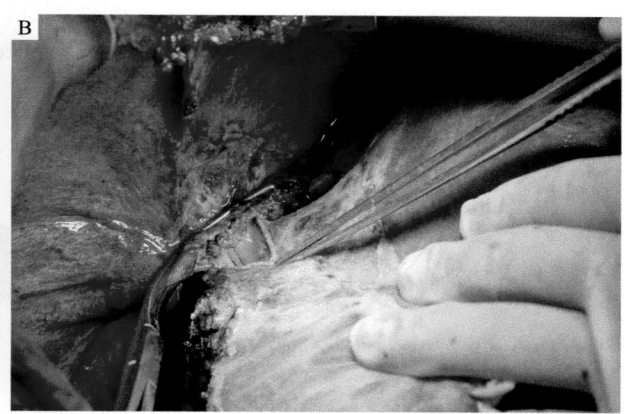

图 74-3-4　下腔静脉吻合口整形

A、B. 左侧供肝时可切开肝中和肝左静脉前壁，剪开两者之间的隔膜，先横向再纵向切开下腔静脉前壁，将其修剪成口径略大于供肝肝左静脉的类似等腰三角形开口重建肝静脉。

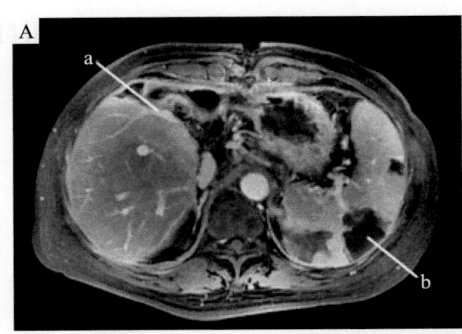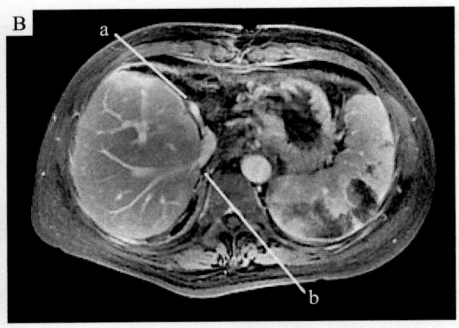

图 74-3-5　肝静脉流出道重建术后复查

A. 同一患儿术后 1 年 7 个月复查示重建的肝右静脉和 V8 通畅。V8 静脉（a）；术中同时行脾动脉结扎（b），有脾坏死但无症状；

B. 肝右和 V8 之间的补片区静脉（a）；肝右静脉（b）。

3. 门静脉的重建　婴幼儿门静脉口径常较纤细、管壁薄，与供肝门静脉不匹配，而且胆道闭锁患儿伴有门静脉发育不良或狭窄者较多见，手术难度较高，常需整形以重建门静脉。

（1）如患儿门静脉口径 5mm 以上、与供肝门静脉口径相差不大时（多见于青少年儿童），可直接与供肝门静脉行端端吻合，一般用 6-0 的 prolene 线（婴幼儿可用 PDS-Ⅱ线）"小针细线"缝合，针距和边距要小（约 1mm），连续缝合时注意缝线不宜太紧，且打结须留"生长因子"约 1cm（图 74-3-6）；也可后壁连续而前壁间断缝合，为今后患儿的成长预留一定的吻合口增长空间。

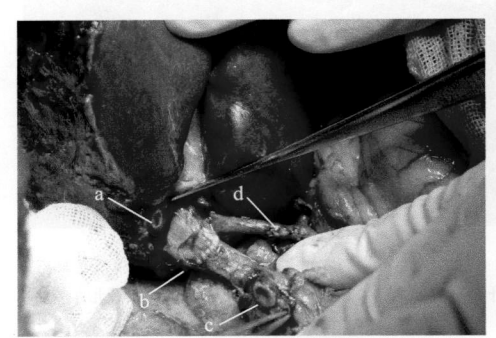

图 74-3-6　供-受者门静脉口径相差不大，直接对端吻合

a. 供肝胆管；b. 门静脉吻合口；

c. 受者胆管；d. 肝动脉吻合口。

（2）如受者门静脉纤细，而供肝门静脉较粗，供、受者门静脉口径的差异较大时可通过对受者门静脉进行整形后再做吻合。可切开受者左右门静脉的头侧，在门静脉分叉处劈开，在后壁之间及前壁之间缝合，将其修剪成喇叭状再做吻合，就能扩大吻合口径，一般采用 6-0 的 prolene 线密缝并检查是否有血液渗漏（图 74-3-7）。

（3）若受者门静脉有变异如缺如或发育不良（hypoplasia），或因反复发作的门静脉炎致管腔窄小（≤4mm）或有血栓形成，可考虑用自体的静脉补片（图 74-3-8）或同种异体静脉作桥接整形吻合重建门静脉（图 74-3-9A～C），供者的卵巢静脉、肠系膜下静脉、受者的髂外静脉等均可用于替代患儿的病理性门静脉，远端与受者的肠系膜上静脉和脾静脉汇合（confluence）处做吻合（图 74-3-9D）。

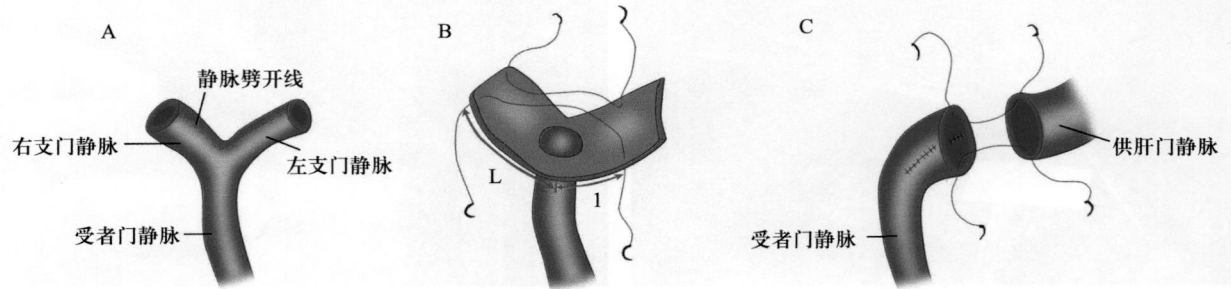

图 74-3-7　受者门静脉细小作喇叭形整形

A. 受者门静脉细小时将左右门静脉支劈开；B、C. 在后壁之间和前壁之间吻合成喇叭口状，扩大了吻合口，L 长度稍大于 1。

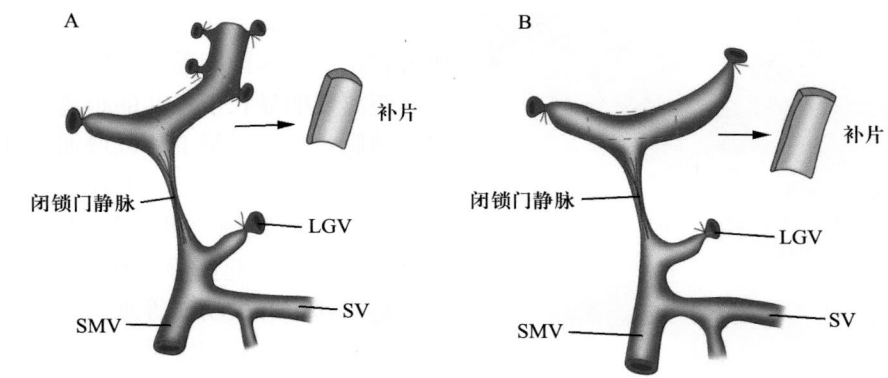

图 74-3-8 自体门静脉补片获取法

可从自体门静脉左支（A）或汇合部（B）切取门静脉补片（patch）以备整形

LGV：胃左静脉；SMV：肠系膜上静脉；SV：脾静脉。

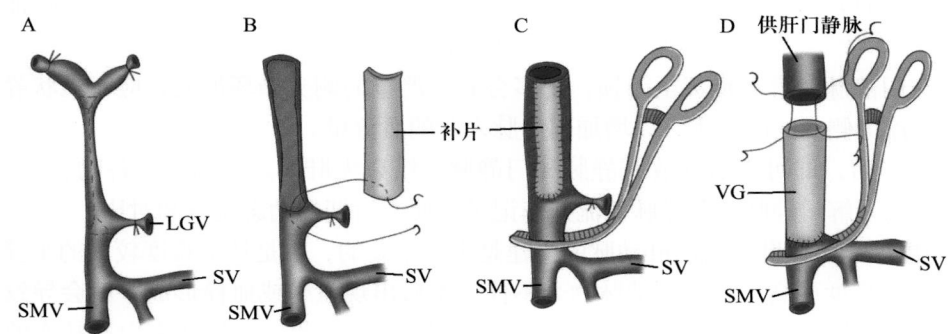

图 74-3-9 受者门静脉发育不良或闭锁之重建法

A. 沿纵轴剖开门静脉至胃左静脉水平；B、C. 自体或供者静脉补片前壁成形法；D. 患儿门静脉完全硬化或血栓形成时，行静脉移植物（VG）间置桥接重建门静脉。

LGV：胃左静脉；SMV：肠系膜上静脉；SV：脾静脉。

（4）若自体或供者静脉补片切取有困难时，韩国学者[7]采用"椭圆形的倾斜吻合口"重建小婴儿的门静脉：供肝门静脉右侧壁纵行切开，然后剖开受者左右门静脉汇合部，并继续沿主门静脉的左侧壁向下直至脾静脉部，将这一纵形的长切口作为宽径，与供肝门静脉作吻合，从而形成一宽大的椭圆形倾斜吻合口（图 74-3-10）。此法较简单且无须静脉补片，可节省静脉补片制作和整形时间，但尚需远期随访以证实其疗效。

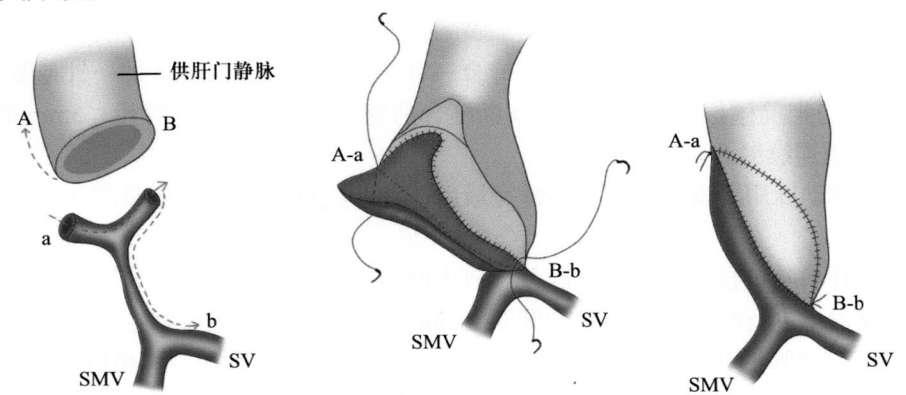

图 74-3-10 椭圆形宽大倾斜吻合口重建门静脉

纵行切开供肝门静脉右侧边至 A 点；然后剖开受者门静脉汇合部、并沿门静脉主干左侧向下直至脾静脉（a～b）；供肝门静脉的左侧末端（B 点）向下拉至受者脾静脉（SV）和肠系膜上静脉（SMV）汇合部的 b 点做缝合，完成一宽大的椭圆形倾斜吻合口。

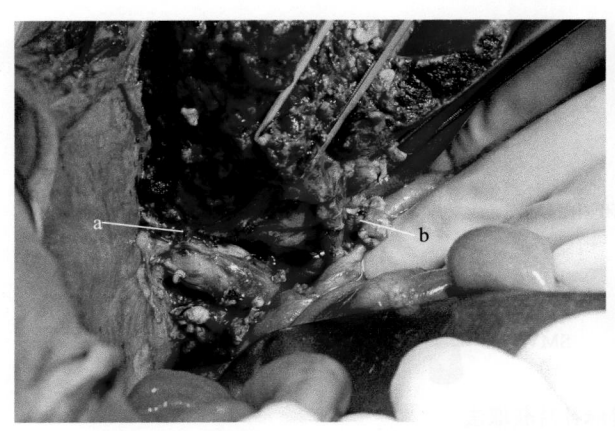

图 74-3-11　移植肝静脉和门静脉距离明显大于患儿，门静脉重建后向腹侧"竖起"，放下供肝后，门静脉过长并自身折叠；将供肝向左上方牵拉并固定后缓解

a. 肝静脉吻合口；b. 门静脉吻合口。

（5）要注意患儿门静脉至肝静脉之间的距离与成人移植肝不匹配问题，一般供肝的门静脉与肝静脉的距离要明显长于患儿的距离，虽然我们可适当将肝静脉吻合口尽量上移以增加两者的距离，但毕竟有限，若这种不匹配较大往往会导致重建后的门静脉扭曲，向腹侧"拱起"（图 74-3-11），如不及时处理术后会引起门静脉血流不畅甚至血栓形成，进而造成移植肝失功能等难以处理的后果。可将供肝向左上方牵拉并固定可缓解扭结，但最好能预估到此种不利局面并作相应处理，如上移流出道吻合口或下移门静脉吻合口，或供肝进一步减小宽径的减体积手术。京都大学学者采用十二指肠前重建门静脉的方法来解决这一棘手问题，实践证明效果是可以的。

如患儿术前有门静脉发育不良甚至闭锁，则多会有较严重的侧支循环形成，应行冠状静脉、脾肾分流支和腹膜后分流等侧支的断流术，以增加门静脉入肝的血流量。

门静脉吻合完毕后，即可先后开放肝静脉和门静脉，结束无肝期。仔细检查各吻合的渗血情况，并用彩色多普勒检查了解门静脉和肝静脉血流并作记录，便于后期的动态观察和对比。

4. 肝动脉的重建　活体肝移植的肝动脉的重建是十分重要的，也是技术难度较大的步骤。小婴儿肝动脉纤细，吻合的难度更高。如果肝动脉吻合不佳，术后出现血肿或血栓形成，就会导致急性移植肝缺血坏死，或是因动脉栓塞致胆管缺血从而引发一系列的严重后果。此操作需由有扎实的显微外科手术基本功和娴熟的显微血管缝合技巧的外科医生来完成。通常采用 8-0 或 9-0 的 prolene 线在手术显微镜下吻合。

肝动脉吻合手术技巧：

（1）切病肝时最好能选定拟重建的肝动脉支（管径较粗、搏动好）并在拟作吻合的部位适当分离、剔去些许动脉外膜备用。当受体门静脉血流开放后可以直接行动脉重建，而不需再游离、修整肝动脉，以缩短胆道的"热缺血"时间。

（2）要防止受者肝动脉的内膜剥脱：切病肝时分离结扎动脉应遵循"No touch"原则，切忌动作粗糙、损伤内膜、形成夹层动脉瘤，造成肝动脉壁分层现象，使肝动脉吻合困难，增加动脉血栓的发生率。

（3）一般用 8-0 或 9-0 的 prolene 线缝合，先在拟吻合的两支动脉断端左、右侧，以 prolene 线各缝一针并做牵引，翻转动脉后先在后壁中间缝合一针，然后在这针两边各加一针或数针（根据动脉口径），后壁完成后再把前壁翻转回来，同法间断缝合前壁（图 74-3-12）；管径＜3mm 的采用间断缝合，4mm 以上者可考虑连续缝合。

（4）吻合时肝动脉用肝素水冲洗，在缝完最后一针前，可将 5 万 U 尿激酶注入供肝动脉以减少微血栓形成。

（5）患儿的肝动脉口径与供者肝动脉差异较大时，为了预防术后动脉狭窄或血栓形成，可选择较粗大的动脉支或主干进行吻合，如受者的肝固有动脉或肝总动脉。也可将左右肝动脉分叉处或胃十二指肠动脉与肝固有动脉汇合部劈开整形后作吻合以增加吻合口的管径。移植肝如有两个肝动脉开口，可在后台尝试进行吻合整修成单一动脉开口，再与患儿肝动脉吻合。

在完成供肝血管重建后，用彩色多普勒检查了解肝脏各管道血流情况，关腹前宜再次检查。

5. 胆道的重建　血管吻合结束开放血流后，首先用温生理盐水对腹腔进行反复冲洗复温升至

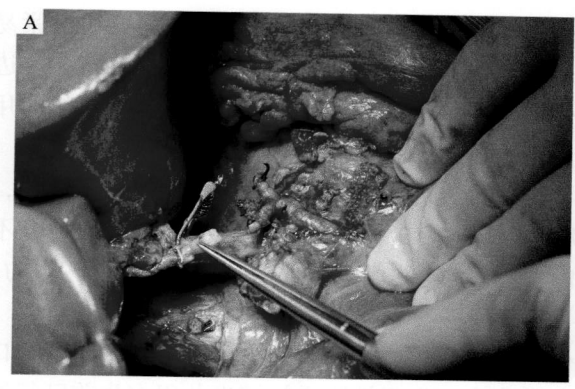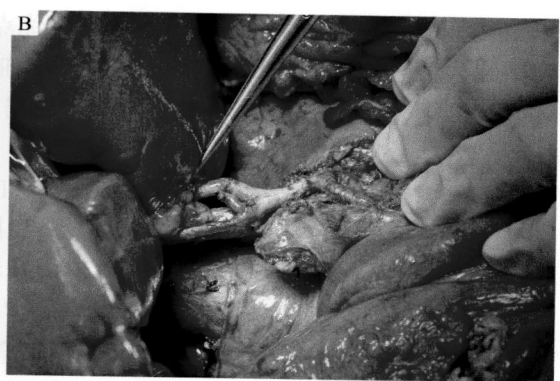

图 74-3-12　肝动脉对端吻合

A. 供肝肝左和肝中动脉共干管径与受者肝固有动脉相仿；B. 行对端间断吻合。

36.5℃左右，接着检查供肝断面、各血管吻合口处有无出血和渗血并行必要的止血。然后开始胆道重建。

胆道重建手术技巧：

（1）供肝胆管的无损伤性精准离断。供肝切取时肝管的无损伤性分离及精准离断是保证移植肝胆道重建质量的第一关键点。术前应用莫迪司造影＋MRCP 可清晰地显示肝内一、二级胆管，多数情况下可替代术中胆道造影。要避免供肝出现两支或更多的胆管开口，防止损伤左右肝管汇合部。

（2）尽量减少供肝的热缺血和冷缺血时间，及时充分地灌洗肝动脉及胆道。冷缺血时间的延长和术后胆管狭窄的发生率有明显的相关性。冷缺血时间最好少于 71 分钟，供肝热缺血时间接近于 0。供肝除门静脉灌注 HTK 液外，肝动脉灌注 HTK 液 150ml 以上，同时充分灌洗胆道、冲出胆管内残存的胆汁，以防其对胆管上皮的损害。供肝在后台的冷保存时间控制在 50～70 分钟，确保供肝质量及减少胆管上皮细胞的损伤。

（3）受者非缺血性胆管分离、修整和无张力、无扭曲的吻合技巧。受者的胆管尽量留长，一般应在左右肝管分叉部或以上离断，保证肝总管的长度和血供，供肝胆管与肝动脉之间不作分离、保留胆管周围软组织，不做过多游离以免破坏胆管血供。肝总管不需结扎，以便有足够的长度来做吻合。避免在胆管周围电凝和烧灼止血。分离、修整和吻合时坚持"No touch"原则，即不能用尖镊子或血管钳夹持胆管壁，以免损伤。吻合部位一般在肝总管而不是左右肝管，因为左右肝管的重要血供有来自肝门板的动脉交通弓及尾状叶或中肝叶的细小动脉支组成的血管丛，而在活体移植时很难保持这些肝门部血管丛的完整性。供、受者胆管的口径应匹配，若相差过大，可通过将口径小的胆管从中间剪一个小口的方法成形，或将小的胆管剪成斜面重建胆道。两支相邻胆管的整形不宜采用简单的并缝方法，因为此法实际上会缩小管腔、增加外侧壁的张力；应将两个胆管壁的内侧壁纵形剪开、再横缝以形成一个无张力的大开口。吻合时受体胆管应稍留长，因为吻合时常在供肝下面垫纱布垫适当托起肝脏以利于暴露，吻合完后去掉纱垫则胆管会有少许回缩，如果吻合前忽略这个因素，则会增加胆管吻合口的张力。

（4）精细的胆管缝合方法。若供、受者的胆管口径相差不大且受者胆管也够长，能保证无张力的吻合，则胆管的重建可采用胆总管-左肝管的对端吻合。通常在 2.5 倍手术放大镜下或显微镜下完成吻合。一般选择间断缝合以避免束紧胆管壁（图 74-3-13），但间断缝合后壁时很难将线结打在管腔外。也有外科医生选择后壁连续（直

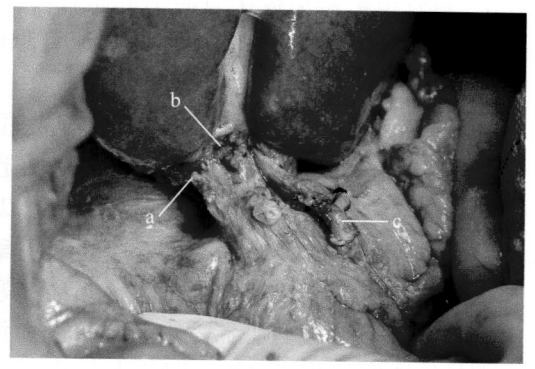

图 74-3-13　胆管对端吻合

a. 供、受者胆管吻合口；b. 门静脉吻合口；
c. 肝动脉吻合口。

径＞5mm 的胆管）、前壁间断缝合，连续缝合优点是省时、管腔内不留线结，缺点是拉线过紧易造成胆管壁缺血而狭窄，过松又易出现胆漏或出血。缝合时疏密均匀，针距（1.0～1.5mm）及边距（1mm）适当；进针和出针配合默契，不能反复出入针；助手提线不紧不松，张力适当；打结时用力适当不能太紧。

（5）缝合材料。缝线采用可吸收的薇乔（VICRYL）、7-0 的 PDS-Ⅱ缝线（婴幼儿）或 prolene 线，由于术后常规要使用激素，可吸收的 PDS 线不能长期将组织连接在一起，可能会引起吻合口愈合不良或胆漏。Prolene 线有细菌附着少、炎症性反应轻和不易纤维化的优点，而且 prolene 线滑、阻力小、损伤小。

（6）关于肝管-空肠吻合。当受者肝总管不适合做对端吻合，或供肝有两支或更多支的胆管开口且相距较远、不适合行胆管成形术时，可以采用肝管-空肠吻合。先天性胆道闭锁患儿很多先前已行过葛西手术，也适合 Roux-en-Y 肝管空肠吻合方式重建胆道（图 74-3-14）。若原有肠襻长度足够可保证吻合口无张力，血供良好，且确定通畅性无问题，可利用原有肠襻行肠胆吻合。肠壁上吻合口多设置在距空肠襻盲端 3～4cm 的对系膜缘，为使吻合效果更好，用电刀而不用电凝在空肠上开口，使之大小刚好与胆管开口相配。当存在两支或更多肝管开口时，空肠开口之间的距离应至少三倍于肝管开口之间的距离，因为在切开空肠以后，肠管收缩使缝合困难。如患儿胆管纤细，吻合不够满意，可在后壁缝合完成后，用略小于胆管口径的剪有多个侧孔的软质薄壁导管经距吻合口 15cm 处的肠襻戳孔引入置于胆管内，再行前壁间断吻合。此引流管可支撑吻合口，防止漏胆并有利于观察胆汁量。

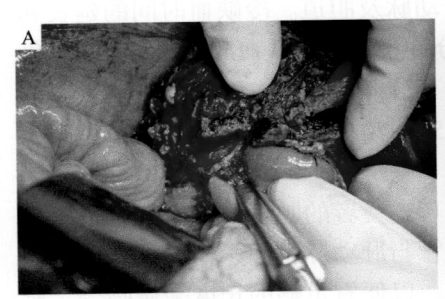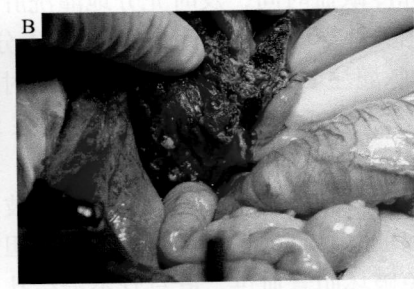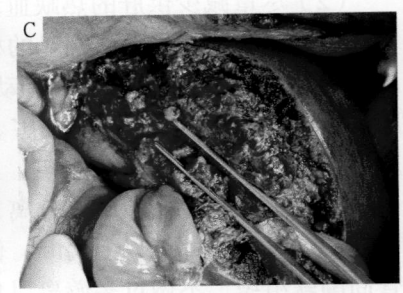

图 74-3-14　Roux-en-Y 重建胆道
A. 左肝管与肠管开始吻合后壁；B. 左肝管与肠管后壁吻合完成；C. 左肝管与肠管吻合完成。

（7）关于胆管内放置支架和引流。如吻合满意大多不放支撑和引流；但若胆管经过整形（如纵行切开）后吻合不够满意，或胆管口径较细（如存在变异的胆管、口径较细 2～2.5mm）时，可放胆管引流以起支撑、减压作用；可放置直硅胶管从受体胆管植入吻合口上方供者胆管内（剪 2～3 个侧孔）；直管虽可避免拔 T 管时引起胆管撕裂、胆漏等并发症，但固定较难，术后呼吸运动或肠蠕动易使之脱出；如胆管太细、上述的引流管难以植入，可放置一合适口径的腔静脉管或硬膜外导管作支撑引流。

最后，尤其要注意左侧供肝的合适摆位并做相应固定，如肝镰状韧带或肝圆韧带的固定，以防术后移植肝快速再生增大后发生扭转，从而造成供肝血管的扭曲、血流不畅而出现相应并发症。再次多普勒超声检查各血管吻合口的血流情况，以确保血流通畅。

6. 二期关腹（secondary closure）**的指征和方法**　婴幼儿腹腔容积小，常因大体积供肝和小肠水肿（门静脉阻断偏长、较长时间肠外置）等造成一期关腹困难。若勉强关腹可引起中心静脉压和通气压力增高，压迫腹内脏器、引起移植肝血流障碍和灌注不良并易形成血栓，严重者可引起患儿死亡。有文献报道婴幼儿肝移植二期关腹者可占 44.2%（19/43）～70%（7/10）。

（1）二期关腹指征：关腹时切口对合有明显的张力、无法缝合；先部分缝合垂直切口，一经发现中心静脉压上升或通气改变时应立即中止而行二期关腹。

（2）方法：将硅橡胶补片（SILASTIC patch）裁制成合适的形状和大小与腹壁缝合、无张力地暂时关闭腹腔，磺胺嘧啶银乳膏涂于伤口，外覆厚纱布，硅橡胶透明可观察供肝且不易与腹腔脏器粘连，二期关腹大多可在 2 周后进行。也可采用多聚四氟乙烯（polytetrafluoroethylene，PTFE）裁制成合适的补片暂时关闭腹腔，根据具体情况可 1 次手术（67%）、2 次手术（19%）、3 次手术（14%）移除补片。马肯斯（Machens）等采用"三明治"（sandwich）式技术，即将可吸收材料（polyglactin 910）制成的网作内层缝合腹壁、外层覆以硅橡胶，当肉芽长入内层时移除硅橡胶，可一期永久性关腹且不丢失体液，但此法出现切口疝的比率较高。

四、围手术期精细化管理及并发症防治

1. 患儿围手术期精细化管理 儿童由于体重低、体型小，全身总容量小，相对体表面积大，水分蒸发和散热量大。对液体容量和体温的调节能力较成人差，易致液体过量和低体温。过量的输液易造成容量超负荷，促使循环内水向第三间隙渗漏，造成组织肿胀，加重脏器功能障碍：破坏肺泡透明膜，诱发肺水肿、心衰等并发症；或致肠道黏膜水肿妨碍术后肠功能恢复、增加肠麻痹的发生率。若补液过少，又易致容量不够、低血压，影响移植肝或组织灌注。

（1）容量的精确评估和调控：在术中麻醉时即应制定合理的输液策略，包括根据不同的手术室温度而评估不同的术野液体蒸发量；冲洗液量和纱布称重的精确计算以评估术中丢失液量等。患儿术中的循环状态容易受到多方面因素的影响：术前的严重疾病状态及手术应激可导致抗利尿激素分泌增加进而导致水钠潴留；麻醉可能引起阻力血管扩张，导致循环容量相对不足；而术中失血或终末期肝病导致的消化道出血可引起循环容量绝对不足；因此，患儿需要在术中进行复杂的循环容量评估和精细的容量调控。在能保证重要脏器血供、保证氧运输、调整合适的凝血机能及维持电解质酸碱平衡的基础上，使用必要的血管收缩药物维持血压稳定，避免液体尤其是晶体钠盐的过多输入。把握补液和血管收缩药物应用之间的平衡，必须建立在对循环状态的持续监测和精确评估基础之上，而不是简单的偏废。

（2）术中体温管理和围手术期凝血功能调控：必须重视"低体温-凝血功能障碍-酸中毒"致死三联征。移植患儿术中因术野暴露、蒸发大、植肝时植入碎冰屑及供肝冷保存等原因易致低体温，而低体温可导致凝血酶活性下降，抑制血小板聚集功能，导致凝血功能障碍，引起广泛渗血、出血难以控制；还可影响心血管系统、出现心律失常等严重后果。通过调节室温、变温毯、输液（血）的加温等措施力争使患儿中心体温保持 36℃以上。

围手术期对患者的凝血功能进行准确评估和精细的监测，纠正不够可造成早期的渗血不止，纠正过头又可引起吻合血管内的血栓形成等并发症。血栓弹力图（thrombelastograghy，TEG）可动态观察凝血和纤溶的全过程，包括纤维蛋白的形成速度、溶解状态以及血凝块的坚固性、弹力度等情况；还可检测血小板的数量和功能异常。可根据 TEG 变量中的 R、κ 值及 α 角的变化，通过抗凝或补充凝血因子，保持 PT（15~20 秒）、ACT（130~200 秒）、PLT（30~50×10^9/L）和 INR（≈ 2.0）等指标的稳定。

（3）留置肠内营养导管：小儿因所患疾病可致进食减少、消化吸收不良、能量消耗增加等常伴有不同程度的营养不良。如胆道闭锁患儿并发胆管炎时处于禁食状态，感染又是高消耗，因此很容易引起营养不良，后者又可降低免疫力加重胆管炎，形成恶性循环。术后早期患儿不能进食，而过多地依赖肠外营养输入易致胆汁淤积、肝脂变和胆石形成等并发症。如患儿肠道功能正常，肠内营养应是肝移植术后营养支持的首选。可在术中将 8~9F 的 PTCD 导管（空肠营养导管）从上提空肠的胆管-空肠吻合口的远端（约 15cm）插入，头端位于肠肠吻合口的远端；营养管穿出肠壁处双重荷包缝合及隧道包埋（Witzel 法）防止肠液泄漏（图 74-3-15）。肠内营养的好处：①加强术后早期的营养摄入，促进肠道功能的恢复；②减少肠道菌群失调和细菌移位、减少感染的发生率；③也可通过肠内营养导管回输外引流的胆汁（如有）和补充益生菌，进一步促进营养成分的吸收。

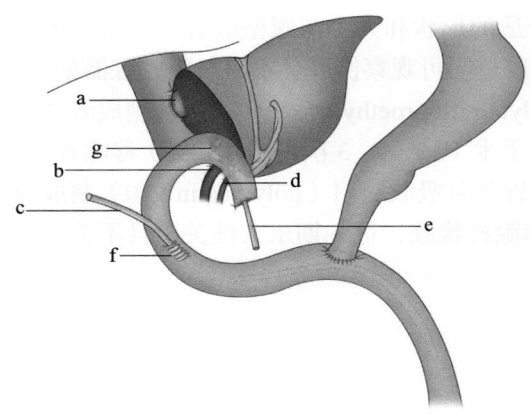

图 74-3-15　左肝活体移植后留置肠内营养导管
a. 肝静脉吻合口；b. 门静脉吻合口；c. 空肠营养导管头端位于肠肠吻合口远端；d. 肝动脉吻合口；e. 胆管吻合口内胆道支撑引流管；f. 营养管穿出肠壁处双重荷包及 Witzel 隧道包埋缝合；g. 胆管吻合口。

（4）排斥反应和感染的精细调控：排斥和感染均是免疫系统对各种外来抗原做出的免疫应答。在排斥反应中，宿主针对的是同种异体抗原（获得性免疫）；在感染中，宿主针对的是各种病原体抗原（天然免疫）。两种免疫往往交织在一起而相互影响。加强抗排斥治疗使移植物耐受，但同时会降低免疫力而易感染；降低免疫抑制剂量虽然会减少感染率，但又可诱发排斥。而一旦发生排斥，即可引起血管内皮和胆管上皮变性、坏死，管壁结构破坏、基底膜断裂、汇管区炎症细胞浸润等，可破坏胆管上皮屏障和血胆屏障，增加胃肠道或血循环中病原体入侵和感染率。如细菌感染可通过 Toll 样受体和树突状细胞加速移植物的排斥反应，从而造成恶性循环。因此，精细协调抗排斥和抗感染治疗中的矛盾，使之处于一个相对稳定的平衡之中，既要使移植肝不被排斥，又不明显增加感染率，对提高远期疗效具有重要意义。

关于婴幼儿不成熟的免疫系统对排斥反应的影响现仍存在争议，并有一些矛盾的结果。大多临床报道的婴幼儿肝移植的急性排斥（acute rejection，AR）发生率较年长儿童要高，如单段移植为 20%（2/10），而大体积（GRWR≥5%）的左外侧叶移植者则高达 50%（9/18）。这可能与大体积供肝在婴幼儿肝移植中较常见有关，供肝过大使其相对于体重的抗原暴露量就较大；另外，大体积供肝易受腹腔压迫、血流灌注不良等导致损伤较重，而植肝损伤越重，则宿主对其免疫应答也越重。

婴幼儿由于免疫系统发育尚不完善，加之免疫抑制治疗，肝移植术后易并发各种感染而且往往多种并存，而且在免疫抑制状态下的感染可以是致命的。要特别注意有无 CMV、EBV、真菌、卡氏肺囊虫等机会性感染。格拉布霍恩（Grabhorn）等报道早期感染率为 76.7%（33/43），其中细菌 64.2%、病毒 23.2%、真菌 12.5%；发生于泌尿道（10%）、肺部（12.5%）、腹腔（35%）、深静脉插管（5%）和胆道等。加强抗菌治疗时需注意勿过度以防并发真菌感染。预防病毒感染除常规的抗病毒药物外，可尝试术前多种疫苗接种（包括麻疹、风疹、百白破三联、乙肝等）来预防病毒感染。

2. 肝静脉流出道的并发症及处理　肝静脉梗阻或狭窄在全肝移植患者较为少见，偶见于术后高凝状态的患者继发肝静脉血栓形成。对于活体供肝移植患者，若术中有肝静脉重建，术后可能因血流动力学改变（如血流缓慢）而继发血栓形成。若其引流区域肝体积不大或 / 和可经侧支引流（且移植肝功能性体积足够大）即使术后早期出现血栓而闭塞，一般也无须侵入性治疗。但对于术后早期重要肝静脉血栓形成进而引起主要流出道梗阻的患者，因引流的侧支不足，会继发所引流区域门静脉及肝动脉血栓形成，进而发生大片肝组织坏死。可见于移植后 1~2 周合并重要肝静脉吻合口狭窄的患者。此时会出现移植肝酶突然急剧升高，其突然及升高程度甚至往往高于单纯肝动脉血栓形成患者。多普勒超声、增强 CT、肝动脉造影有助于诊断，但与单纯肝动脉血栓形成的鉴别需要相关人员有丰富的经验。经腔静脉肝静脉造影可确诊。应立即经腔静脉造影找到肝静脉狭窄的吻合口行球囊扩张，术后辅以必要的抗凝治疗，患者可迅速恢复而无须再次移植。关键是要在肝脏坏死可逆的时间内迅速确诊。对于晚期出现的肝静脉狭窄患儿，其表现类似肝静脉型布-加综合征，如肝功尚好，可考虑行肠系膜上静脉-腔静脉分流术。

3. 门静脉系统并发症　儿童活体肝移植的术后门静脉并发症并不少见，其发生率要明显高于成人。主要包括门静脉血栓形成、门静脉狭窄。

门静脉血栓形成与局部门静脉血流紊乱有关。主要见于受者术前就存在较严重的门静脉血栓患者，在取栓后因血栓残留或血管内壁损伤而继发新血栓形成。这部分患者术前常有脾脏切除或急性胰腺炎病史，血栓多自脾静脉延续而来。也有患者术前因门静脉病变、阻塞形成类似门静脉海绵样变，移植后因门静脉主干血流量不足而继发血栓。也可因患儿门静脉病变、整形重建不满意而引起。多普勒超声检发现门静脉无血流或血流缓慢可明确诊断。若早期发现，应依据不同原因和病情进行取栓、门静脉重建；若门静脉系整形后血栓形成、原位重建有困难时，也可采用自体或异体静脉架桥行 Meso-Rex 分流以再通门静脉血流；若已致肝功严重受损，应考虑再次肝移植。倘若形成时间较长或形成缓慢，则多有充分的侧支循环建立，一般对肝功影响较小，但可引起食管胃底静脉曲张破裂出血等并发症，治疗可考虑各种分流手术及切脾断流术。

　　门静脉狭窄多见于门静脉吻合口（图 74-3-16），可在一定程度上影响肝功能或形成一定程度的门静脉高压，超声及经皮门静脉造影可明确诊断。可见于门静脉"架桥"移植患者，也见于吻合时"生长因子"预留不足或门静脉未能充分扩张等情况。对于狭窄程度较轻、形成较晚无肝功损害及明显门静脉高压的患者，可持续观察暂不做处理。对于早期发现的严重狭窄，明显影响肝功或引起明显门静脉高压，或处于生长发育中的患儿应及时积极治疗。一般应再次手术切除狭窄段重建门静脉。我们采用经皮门静脉造影球囊扩张的方法取得了较好的疗效（图 74-3-17、图 74-3-18）。对于狭窄形成时间较长，球囊扩张效果不理想的患者，也可考虑经皮经门静脉放置血管扩张支架。

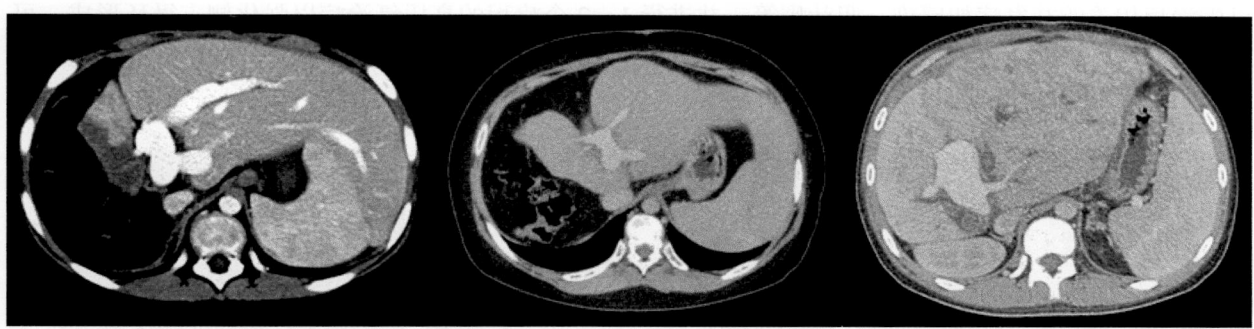

图 74-3-16　门静脉吻合口处局限性狭窄

肝内门静脉及矢状部明显扩张。介入放射示狭窄程度约 80%，狭窄段远端压力 25cmH_2O，予经导管的球囊扩张术后压力降至 17cmH_2O。

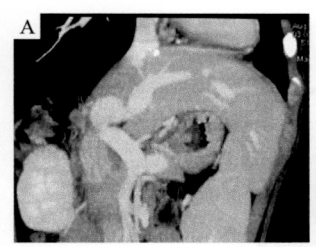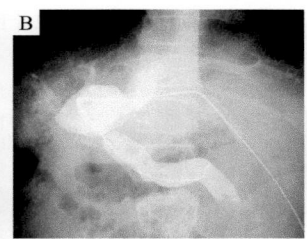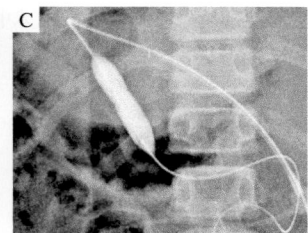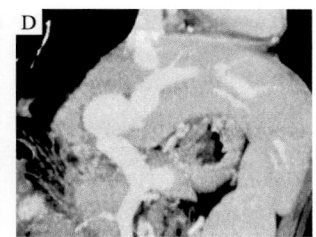

图 74-3-17　门静脉吻合口狭窄及处理

A. 活体左半肝移植受者术后 9 月 CTA 示门静脉吻合口明显狭窄；B. 经皮门静脉造影示门静脉吻合口明显狭窄；C. 经皮门静脉球囊扩张治疗门静脉狭窄；D. 同一患儿经皮门静脉造影球囊扩张治疗后 CTA 示门静脉吻合口狭窄已明显缓解。

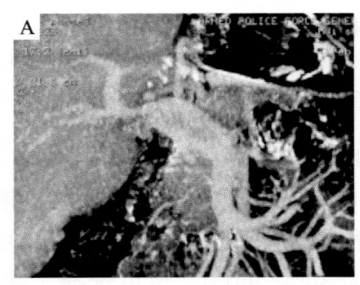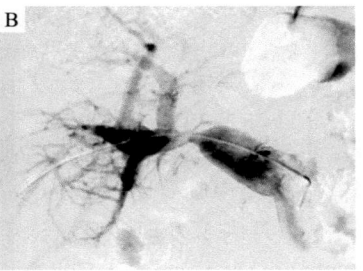

图 74-3-18　门静脉血栓形成并狭窄

A. 肝移植术后 1 年 CTA 示门静脉吻合口狭窄合并血栓形成；B. 同一患儿经全身抗凝治疗 3 个月后血栓消失，拟行球囊扩张治疗吻合口狭窄。

4．肝动脉并发症及精准处理　　小儿肝动脉纤细、管壁较薄，外科吻合技术要求较高，术后也容易出现各种并发症，包括血栓形成、肝动脉狭窄及肝动脉假性动脉瘤形成。

肝动脉血栓形成是肝移植术后短期内最严重的并发症之一。其发生一般与外科缝合技术操作有关，供受者肝动脉病变、冷缺血时间过长、血型不合、肝动脉"架桥"移植（jump graft）也是危险因素。早期多表现为肝酶明显升高，但一部分活体儿童受者也可仅为亚临床表现（可能与肝脏双重血供或较早形成肝动脉侧支有关）。若无有效处理，可进展为移植肝功能衰竭或弥漫性胆道病变，预后极差。移植术后早期多普勒超声检查是最好的筛查手段。超声发现肝内无动脉血流信号应立即急诊行肝脏增强CT复查，肝动脉造影（DSA）是诊断的金标准。一旦诊断明确应立即治疗。若发生于移植术后短期内（1个月内，特别是术后几天），应急诊手术取栓重新吻合动脉（图74-3-19），若动脉长度不足，可用新鲜或冻存动脉"架桥"吻合。但若无肝动脉吻合条件或移植肝功能已受到严重影响，应紧急启动再次肝移植程序，否则预后极差。也可在介入放射下采用经肝动脉造影确诊并短期内留置导管溶栓的方法（注意溶栓药物的选择和剂量，防止出现肝动脉破裂出血），疗效良好，患儿可避免再次手术或再次肝移植（图74-3-20）。若肝动脉血栓发生较晚（1个月后，此时移植肝动脉侧支循环已部分形成），可先治疗相关的并发症如感染、胆汁瘤等，并进行1~2个疗程的高压氧治疗以强化侧支循环形成，可较长时间内维持基本正常的移植肝功能。但要警惕远期出现缺血性胆管病可能。若出现弥漫性胆道狭窄、胆红素持续升高，应积极考虑再次肝移植。

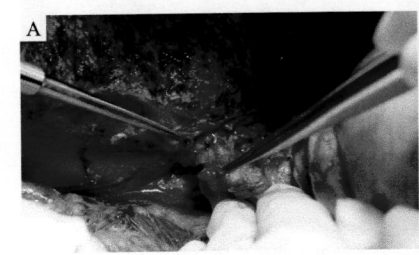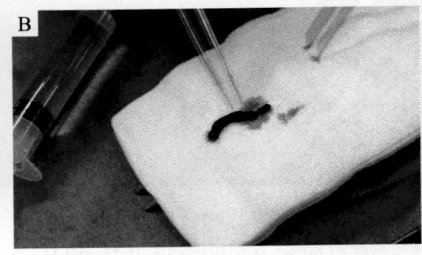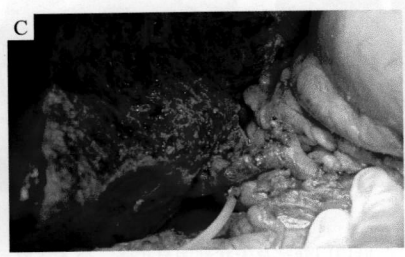

图 74-3-19　肝动脉血栓及急诊手术处理

A．肝移植术后4天，急诊手术示肝动脉吻合口血栓形成；B．术中取出的肝动脉血栓；C．同一患者手术行肝动脉重建后恢复良好。

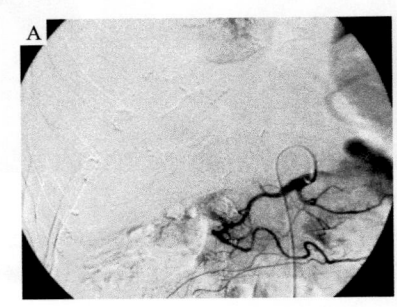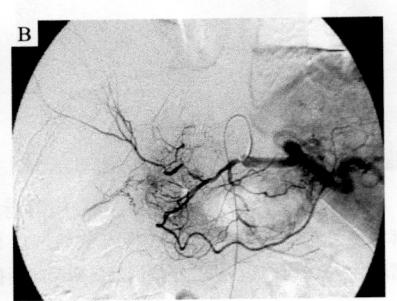

图 74-3-20　肝动脉血栓介入溶栓治疗

A．肝脏移植后1周，腹腔动脉造影示肝动脉完全阻塞；B．同一患者，腹腔动脉置管溶栓治疗4天后复查，肝内动脉分支显影较好。

肝动脉狭窄也是较严重的并发症，多位于肝动脉吻合口处，可继发血栓形成。其表现与肝动脉血栓类似，严重程度较轻。早期超声筛查常表现为吻合口近肝门段超高速动脉血流频谱，需肝动脉造影确诊。若于移植后早期（1个月内）发现，可急诊手术重建肝动脉。或选择经肝动脉球囊扩张狭窄处，其即刻扩张成功率可达80%~100%，远期再狭窄率为30%~60%。也可选择于狭窄处放置血管内支架。约有一半的患者可不经手术治疗。但对于严重影响移植肝功能或出现严重的弥漫性胆道病变的患儿，再次肝移植仍是唯一的选择。

移植后肝动脉假性动脉瘤形成较为少见。可能与吻合技术、供受者动脉不匹配、肝动脉本身病变等相关。可出现动脉破裂出血或胆道感染/出血等表现。若假性动脉瘤位于肝外，可切除重建肝动脉。若位于肝内未影响肝功能，可密切监测下长期观察。若合并胆道出血（肝内动脉-胆管瘘），处理较为棘手，可能需要再次肝移植。

5. 胆道并发症的防治 患儿细小的胆管重建也易引起胆道并发症，包括胆漏、胆管炎和胆管狭窄（吻合口或非吻合口）等。儿童活体肝移植的总体胆道并发症4%～40%，发生率高低与移植肝类型、重建的胆管支数、胆道重建方式等相关。有研究认为 Roux-en-Y 胆肠吻合重建术后的胆道并发症发生率（13.3%），明显低于胆管对端吻合（28.2%）；但日本学者认为胆管对端吻合重建术后的胆道狭窄（5%）并不比胆肠吻合高（11.1%），虽然术后有时因肝再生而胆道变形扭转但仍可保持通畅。胆管周围血管丛（peribiliary plexus，PBP）血供主要来源于肝动脉，而且也和门静脉血流相关[11]，因此，肝动脉或门静脉血栓形成均会引起术后的缺血型胆管病（ischemic-type biliary lesions，ITBL）[12]。要注意变异的迷走胆管（missing ducts）引起的胆漏，迷走胆管指不与它的肝段主胆管树相通而是引流其他肝段的变异胆管分支。移植肝的切取或进一步减体积时常有多个切离面、存在多支细小的二三级胆管分支，并有可能被无意结扎。当术后出现顽固性胆漏、高直接胆红素血症、影像学提示单独扩张的胆管支、淤胆而大便颜色正常时应考虑迷走胆管可能。术前供肝精准的胆管树评估、后台减体积时的胆道造影等有助于减少此类变异引起的顽固性胆漏。

非手术的内镜或介入放射治疗是移植后胆道并发症的一线治疗方法。自限性胆漏所致的胆瘤（biloma）积聚可经皮肤导管引流治疗；大的或顽固性胆漏多需开放性手术；吻合口狭窄可经 PTC 造影、多次球囊扩张或放置胆管支架引流，但胆肠吻合者一般需再次外科手术；肝内广泛的胆管狭窄一般均需再次肝移植。

小儿移植肝术后会随个体的生长发育而不断快速再生增长，有时会导致移植肝的旋转移位而引起胆道并发症。小儿左肝或左外叶移植后的肝再生与成人切取右半肝后剩余左半肝的再生相类似。日本学者曾报道供者残余左肝再生后当左肝管与肝总管角度较大时，远期不易出现胆道并发症；而当肝再生后左肝管与肝总管成锐角时，则远期易出现胆管狭窄、胆泥/胆石形成等胆道并发症（图74-3-21）[14]。泰金（Tekin）等[15]也报道右肝切除后残余左肝向右-后-上旋转，引起肝门扭曲，肝门变高、变深并扭向右侧，从而造成胆管狭窄。

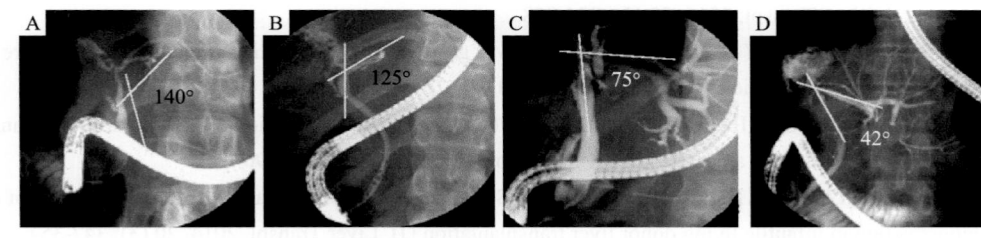

图74-3-21 供者剩余肝再生后的左肝管与肝总管的角度与胆道并发症的关系
A、B. 图示左肝管（LHD）与肝总管，（CHD）角度较大（平均119°），远期不易出现胆管狭窄；
C、D. LHD 与 CHD 之间的角度较小（平均62°），易出现胆管狭窄。
（引自：HASEGAWA K, et al. Clin Gastroenterol Hepatol, 2003, 1: 183.）

正常中国人的左肝管与肝总管延长线的夹角平均为38.4°±2.7°，而右肝管与肝总管延长线的夹角平均为50.8°±3.8°[13]。笔者曾有一例8岁患儿活体左肝移植术后10年，出现发热、黄疸、肝酶增高，查 CT 提示胆总管内多发高密度结石影和肝脓肿，ERCP 显示胆总管内多发结石、胆管吻合口轻度狭窄，近肝门部胆管内结石封堵，网篮无法通过吻合口。经再次手术行胆管切开取石后治愈。8岁患儿术后10年已是成年人了，其快速再生的移植肝向右后上顺时针方向旋转，使肝门位置变高、变深并扭向右后侧，左肝管与肝总管之间由钝角变成锐角，致扭曲狭窄形成胆道并发症。

　　综上所述，小儿活体肝移植是一个复杂的系统工程，除手术操作技术外，围手术期的每一个步骤均相互关联并影响着患儿的预后。虽然现今各中心的手术成功率和远期疗效均有提高，但由于小儿的个体成长始终处于一个动态的过程，其自身的剧烈改变也影响着移植肝的形态和功能，导致血管和胆道并发症相对较高，尤以婴幼儿的活体肝移植为甚。因此，及时确诊小儿活体肝移植术后的血管和胆道并发症并采用各种有效的方法精准施治，是减少患儿术后并发症率及死亡率、提高远期疗效的有效手段。早期连续超声筛查、必要时血管造影是确诊的关键。及时的外科治疗具有决定性的作用，放射介入治疗越来越显示其优越性。对每一例并发症应深刻分析出现的原因，找出相关的薄弱技术环节、及时总结经验教训，并在临床工作中不断地加以改进以提高远期疗效。然而，从根本上讲，预防其发生更为重要，这就要求移植医师头脑中始终要有"动态"的思维，不仅想着现时的手术，也要想到患儿将来的成长，并将其贯彻到术前的精准评估和手术规划、术中的精细操作和调控及术后的精良监护和随访管理中。

（叶　晟　董家鸿）

参 考 文 献

［1］　MOSTELLER R D. Simplified calculation of body-surface area [J]. N Engl J Med, 1987, 317 (17): 1098.

［2］　AMIT L M, SONG Y W. Formulae evaluation for estimating body surface area of Korean children [J]. J UOEH, 2018, 40 (1): 19-32.

［3］　HAYCOCK G B, SCHWARTZ G J, WISOTSKY D H. Geometric method for measuring body surface area: A height - weight formula validated in infants, children and adults [J]. J Pediatr, 1978, 93: 62-66.

［4］　HERDEN U, WISCHHUSEN F, HEINEMANN A, et al. A formula to calculate the standard liver volume in children and its application in pediatric liver transplantation [J]. Transpl Int., 2013, 26 (12): 1217-1224.

［5］　ARNON R, ANNUNZIATO R, MILOH T, et al. Liver transplantation in children weighing 5kg or less: analysis of the UNOS database [J]. Pediatr Transplant, 2011, 15 (6): 650-658.

［6］　KUBOTA K, MAKUUCHI M, TAKAYAMA T, et al. Successful hepatic vein reconstruction in 42 consecutive living related liver transplantations [J]. Surgery, 2000, 128: 48-53.

［7］　YI N J, LEE J M, KIM H, et al. Simple ellipsoid reconstruction technique for a hypoplastic PV during pediatric liver transplantation [J]. Liver Transpl, 2016, 22 (6): 854-858.

［8］　JAWAN B, LUK H N, CHEN Y S, et al. The effect of liver graft–body weight ratio on the core temperature of pediatric patients during liver transplantation [J]. Liver Transpl, 2003, 9 (7): 760-763.

［9］　LAURENCE J M, SAPISOCHIN G, DEANGELIS M, et al. Biliary complications in pediatric liver transplantation: incidence and management over a decade [J]. Liver Transpl, 2015, 21 (8): 1082-1090.

［10］　YAMAMOTO H, HAYASHIDA S, ASONUMA K, et al. Single-center experience and long-term outcomes of duct-to-duct biliary reconstruction in infantile living donor liver transplantation [J]. Liver Transpl, 2014, 20 (3): 347-354.

［11］　FARID W R, DE JONGE J, SLIEKER J C, et al. The importance of portal venous blood flow in ischemic-type biliary lesions after liver transplantation [J]. Am J Transplant, 2011, 11 (4): 857-862.

［12］　FARID W R, DE JONGE J, ZONDERVAN P E, et al. Relationship between the histological appearance of the portal vein and development of ischemic-type biliary lesions after liver transplantation [J]. Liver Transpl, 2013, 19 (10): 1088-1098.

［13］　陈廷玉. 肝管的临床应用解剖学研究 [J]. 黑龙江医药科学, 2004, 27 (6): 9-10.

［14］　HASEGAWA K, YAZUMI S, EGAWA H, et al. Endoscopic management of postoperative biliary complications in donors for living donor liver transplantation [J]. Clin Gastroenterol Hepatol, 2003, 1 (3): 183-188.

［15］　TEKIN A, PEREK S. Biliary stricture due to hypertrophied liver rotation after right hepatic lobectomy [J]. Dig Surg, 2000, 17 (4): 395-398.

第1节 劈离式肝移植

肝移植是终末期肝病患者治愈性治疗的唯一选择，但供肝的缺乏制约了肝移植的发展。特别是随着儿童肝移植受者的日益增多，儿童受者与成人供肝之间的体积不匹配进一步加剧了供肝短缺的问题，这也迫使肝移植专家利用有限的供肝资源不断地对肝脏解剖以及肝脏的再生能力等方面进行探索，以求找到新的途径来解决供肝短缺的困境，使供肝在儿童和成人受者中得到最大限度的利用[1]。

劈离式肝移植（split liver transplantation，SLT）是基于肝脏 Couinaud 功能性分段理论，把一个尸体供肝的肝实质、血管及胆道结构进行适当劈离，将完整的供肝分割成 2 个独立的解剖功能单位分别移植给 2 个受者，达到"一肝两受"的目的，极大地扩大了供肝的来源，使供肝在儿童受者和成人受者中得到"共享"，实现最大限度的利用，具有里程碑式的意义[2-4]。

一、历史沿革

1969 年，史密斯（Smith）[5]采用了部分肝移植治疗年龄较小患者。此后直到 1984 年，俾斯麦（Bismuth）和乌桑（Houssin）首次报道了减体积肝移植（reduced-size liver transplantation，RLT），将成人供肝移植入儿童体内治疗儿童肝病，以此解决儿童受者的供肝来源，以及成人供肝如何减体积移植入儿童体内等技术问题，治疗效果良好，故其逐渐成为小儿肝移植的标准术式[6]。小儿 RLT 的疗效与全肝移植相似[4, 6-8]，但供肝的剩余部分不得不舍弃，导致供者器官未得到有效利用。尽管 RLT 增加了儿童供肝的数量，但该技术并未增加供肝的总数量，而是挤兑了有限的供肝资源，使成人受者处于更为不利的地位。

劈离式肝移植作为一种增加供肝来源的重要的手术方式，是 RLT 和 LDLT 逐步进展的结果。该技术不仅克服了 RLT 和 LDLT 的缺点，而且增加了供者器官的总数。事实上，SLT 的全面发展可能会减少 RLT 和 LDLT，除非在不寻常或紧急的情况下。此外，SLT 能够为儿童受者提供充足的供肝来源。1988 年，皮希尔迈尔（Pichlmayr）等人[2]报告了 SLT 的第一次临床尝试，将肝移植物移植给一名 63 岁的原发性胆汁性肝硬化妇女和一名患有胆道闭锁儿童。一年后，Bismuth 等人[3]报告了两例暴发性肝衰竭患者接受了 SLT。虽然两例患者均从昏迷中恢复，肝功能改善，但术后第 20 天发生多脏器衰竭 1 例，术后 45 天死于弥漫性巨细胞病毒病 1 例，均非移植肝功能不良或移植技术问题导致患者的死亡。布勒尔施（Broelsch）等人[4]报告了 21 名儿童受者和 5 名成人受者的第一组 30 例 SLT 手术。在这一早期的经验中，患者的存活率低于报道的 17 例全肝肝移植，只有 67% 的儿童和 20% 的成人接受了劈离式肝移植存活，普遍存在技术问题，再移植率为 35%，胆道并发症发生率为 27%。

亚洲第一例 SLT 于 1997 年在中国台湾地区实施，当时肝移植已被允许在该地其他具有亲体肝移植专业资质的肝移植中心开展[9]。2002 年上海交通大学医学院附属瑞金医院率先实施了国内第一例 SLT 手术[10]。在实现供肝资源探索的技术革新中，都基于一个基本原则：供肝要有独立的血管蒂、胆管和静脉引流，以及足够的功能性肝细胞团，以满足患者对肝脏功能的需求。劈离式肝移植的实施有效地扩大了供者池，并实现了成人/儿童或者儿童/儿童的供肝"共享"。但是由于 SLT 自身的技术原因，劈离供肝的应用不可避免地带来一些不利因素，如手术时间延长（劈离、修整供肝时间＞3 小时）、冷缺血时间（cold ischemia time，CIT）更长，优质的供肝劈离后可能成为边缘器官，供者和受者需严格选择，血管和胆管需进行分配和重建，还有更为复杂的肝脏劈离技术、供肝的保存技术等。解决所有问题的关键是如何精准评估劈离的供肝、如何使供肝在劈离的过程中受到的损害最小。

二、应用现状

在经验丰富的肝移植中心，劈离式肝移植的疗效已经接近或达到全肝移植的水平，其患者生存率与移植物存活率没有明显差异[11-12]。来自英国伯明翰伊丽莎白王后医院的数据显示：劈离式肝移植患者的 1 年、3 年和 5 年总体生存率分别为 83%、80% 和 76%，接受全肝移植的患者为 86%、81% 和 77%；劈离式肝移植和全肝移植患者的移植物 1、3、5 年存活率分别为 83%、79%、76% 和 78%、74% 和 72%[11]。来自美国克利夫兰医学中心的数据（劈离式肝移植的 5 年移植物存活率与全肝移植相当，即 80.0% 对 81.5%，$P＝0.43$），同样表明劈离式肝移植的总体预后不输于全肝移植[12]。

最近一项研究检索近 20 年的相关文献（MEDLINE、EMBase、Cochrane 图书馆和 Google 学者），用 Meta 分析比较劈离式肝移植（SLT）和亲体肝移植（LDLT）患者的肝移植结果，显示 SLT 组与 LDLT 组术后并发症、移植物及患者 1、3、5 年生存率无显著性差异，SLT 和 LDLT 患者的总生存率、移植物存活率及并发症无明显差异[13]。

中国肝移植注册中心的数据显示，儿童肝移植中劈离式肝移植所占比例仍不高，但呈不断上升趋势，2010 年儿童肝移植中劈离式供肝仅占 4.4%，2017 年劈离式供肝达到了 8%[14]（不含港澳台统计数据）。中山大学附属第三医院肝脏移植中心自 2014 年 7 月至 2018 年 10 月完成了 75 例劈离式肝移植，占同期肝移植的 12.1%（75/617），其中成人受体 32 例，儿童受体 43 例。供肝为公民身后捐献来源的 38 个供者，成人供者 28 例，年龄 19～52 岁，平均年龄（35.3±9.50）岁，儿童供者 10 例，年龄为 4.7～16 岁，平均年龄（10.4±4.40）岁。其中脑死亡供者（donation after brain death，DBD）27 例，心脏死亡供者（donation after cardiac death，DCD）11 例。供肝劈离方式采用离体劈离 30 例，在体劈离 8 例。其中 28 例成人供肝和 8 例儿童供肝均采用经典的右三叶＋左外叶劈离方式；完全左半肝＋完全右半肝劈离 2 例。数据显示儿童和成人术后血管、胆道并发症发生率，劈离和全肝比较无统计学差异；术后 6 个月、1 年、2 年和 3 年累计生存率，劈离和全肝比较无统计学差异；劈离式肝移植受者术后生存率与欧美移植中心相当。

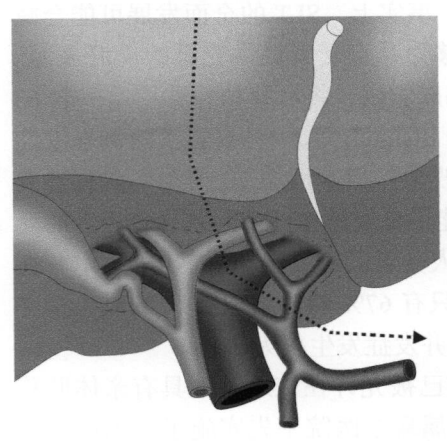

图 75-1-1　经典劈离路径——经肝门途径

三、劈离式肝移植的种类

根据供肝劈离的方式不同，SLT 主要分为两大类。一种是劈离的经典方式：左外叶移植物（S2 段、S3 段）和扩大的右肝移植物（S1 段、S4～S8 段）（图 75-1-1、图 75-1-2），适用于 1 名儿童和 1 名成人受者。另一种方式：沿着 Cantile 线劈离供肝，产生两个完全性半肝——左半肝（S1～S4 段）和右半肝（S5～S8 段），提供给成人/成人或者成人/（体重较大）儿童受者（图 75-1-3）。这两种主要的肝脏劈离方式在解剖学上的挑战、所需经验和目的人群上有很大差异[11-14]。

根据供肝劈离"原位"或"离体"与否，又分为两种手术方

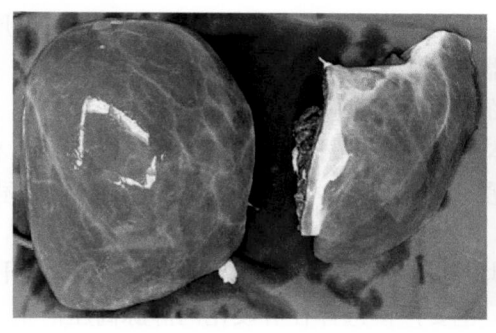
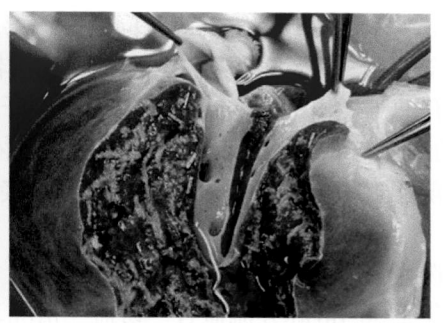

图 75-1-2　左外叶移植物（S2 段、S3 段）
和扩大的右肝移植物（S1 段、S4～S8 段）　　图 75-1-3　完全性左 / 右半肝劈离

式。"离体"劈离手术是在标准的多器官获取后再进行肝脏劈离，即在后台手术时对冰浴中的供肝进行肝实质和血管、胆管的解剖、分离。相反，埃蒙德（Emond）等人[15]报告了在体劈离式肝移植的初步经验，描述了一种不同的劈离步骤，即一个心脏跳动的死亡供者获取之前，按类似亲体肝移植的方式进行肝脏血管、胆管解剖和肝实质离断，这项技术被命名为"原位"劈离，使用左外叶亲体供肝获取的技术，而不是体外劈离[16-17]。两个小组都声称"原位"手术提供了更优的结果，主要与缩短 CIT，避免长时间的后台手术，以及儿童和成人肝移植中心之间的远距离移植物共享有关。

　　目前，供肝原位劈离技术在受者存活率上与全肝移植相似，甚至更高，同时在原发性移植肝无功能的发生率也低于供肝体外劈离技术[16-17]。两者均是对于肝移植扩大供肝来源的有力补充，是劈离式肝移植的两个分支，原位劈离更接近亲体肝移植，具有更大的优势，如果条件允许，尽量选择此劈离方式。2004 年公布的一项美国全国调查数据显示，两种不同的手术方法在发病率和死亡率方面具有可比性，除离体 SLT 术后出血发生率较高外，证实了这两种劈离技术的可行性[18]。2011 年瓦格菲（Vagefi）等[19]报道了 1993～2010 年实施 SLT 的一项大型单中心经验，比较了在体与离体供肝劈离的结果，着重分析了手术技术和手术并发症。在成人受者中，离体与在体劈离的生存率和并发症发生率无显著性差异（$P>0.05$）。最近，同一作者回顾性地分析了在同一时期进行的 9 例完全右半 / 左半肝离体肝脏劈离手术，并证实了在成人 / 成人 SLT 中可以通过离体劈离获得良好的长期存活和移植物存活[20]。从外科角度来看，在体劈离手术省去了离体后台修整手术，更好地定义离断平面，并为两个劈离供肝确切止血。此外，在肝实质离断时，特别是对成人 / 成人 SLT，术中超声和血管阻断为静脉引流提供了更好的评价。而在离体劈离手术中的血管和胆道评价是通过血管造影、胆道造影或稀释亚甲基蓝来完成的[20]。

四、供者和受者的选择

　　选择合适的供者和受者是决定 SLT 成功与否的最关键因素，供者、受者的基本情况直接影响到术后效果，因此要严格选择。目前国际上没有统一的选择标准，特别是对于供者的选择，不同的研究机构的标准往往不同[21-26]。相对于全肝移植，SLT 对供者具有更为严格的标准，边缘性供者慎用。

　　1. 供者的选择与评估　供者的评估包括供肝质量的评估和解剖学的评估两方面。

　　供肝质量的评估包括：①供肝获取方式（DBD 或 DCD）；②ABO 血型匹配度；③年龄（对于儿童受者尽可能选择年轻供者）；④乙型或丙型肝炎病毒血清学阴性；⑤ICU 停留时间；⑥是否有心搏骤停病史，血流动力学是否稳定（无须大量血管活性药物维持）；⑦肝功能（血清胆红素、氨基转移酶、白蛋白、γ-谷氨酰转肽酶等），血清钠浓度，脂肪肝程度；⑧供者 BMI；⑨无活动性感染，热或冷缺血时间等因素。

　　解剖学的评估包括：①供肝体积测定及肝脏大小匹配度；②管道（肝静脉、门静脉、肝动脉、胆管分布及变异情况）评估；③解剖对位问题——第一肝门至第二肝门距离（供肝和受者）；厚度比等。

此外，完全性右/左半肝劈离供肝需要更高的器官质量，尽可能使脂肪变性<10%[27]。宏观标准，如肝活检结果有助于做出最终的决定，以确定供肝的质量是否适合劈离。

2. 受者的选择与评估　受者因素包括年龄、体重、术前美国器官共享网络受者等级，术前是否使用呼吸机，术前胆红素水平、INR、肌酐水平，接受肝移植的手术方式，以及门静脉高压程度、肝性脑病程度等。

在受者的选择上，无论是儿童还是成人受者，均应避免在病情过于危重时进行劈离式肝移植[28-29]。为避免小肝综合征和门静脉分流血管"窃血"情况，也要谨慎选择在肝硬化门静脉高压严重、存在巨脾及粗大门体分流侧支循环的患者中施行劈离式肝移植。

3. 国外移植中心的选择标准　美国纽约长老会医院 Emond 等[30]认为供者的选择标准包括：①年龄＞10岁，和（或）<45岁；②血流动力学稳定；③重症监护室时间小于5天；④血钠水平<170mmol/L；⑤肝功能变化<正常的5倍。受者的要求：①尽量排除失代偿肝硬化患者；②慎重对待有过肝移植病史或者合并感染的患者；③植入肝脏的体积大小是关键因素，术前需合理评估。

美国华盛顿大学医疗中心多伊尔（Doyle）团队[31]提出供者的标准：①身体质量指数（BMI）<26kg/m²；②年龄<35岁；③无合并症；④不适合劈离的供者包括，通过胆道造影发现 S2 段和（或）S3 段胆道起自右侧肝管，不正常的血管分布（如肝动脉多根右侧分支或门静脉左侧分支起自右前分支）。

加利福尼亚的 UCLA 经验建议供者标准包括：①稳定的血流动力学状态；②供者年龄<45岁；③除非紧急情况，尽量避免使用的供者包括：血钠水平＞155mmol/L，住院时间大于5天，有过心搏骤停病史，或者接受1种以上升压药物治疗者；④供者冷缺血时间最好小于6小时，不大于10小时；⑤热缺血时间不应＞45分钟。受者标准：根据美国 UNOS 标准，按患者的病情严重情况对移植需求程度的不同依次分为1~3等级，在器官分配时，较好一部分移植入病情危重紧急需要移植的患者，另一部分最好移植入病情相对平稳，非紧急需要移植的患者，尽量避免同时对2例等级为1或2A 的紧急需求患者进行移植[32]。

4. 推荐的选择标准　综合以上各中心经验，结合临床实践，中山大学附属第三医院的经验是，"理想"供者需满足以下条件：①一般情况：成人供者年龄<50岁，儿童供者＞3岁或者供肝质量＞550g（用于儿童双受者）；病毒学检查阴性；血型与受者相同或相合；②供肝边缘锐利，质地柔软，灌洗充分；③无影响手术的血管及胆道解剖变异；④DBD 供肝最佳；DCD 供肝热缺血时间<5分钟，冷缺血时间<10小时，尽可能短；⑤脂肪肝低于20%；⑥血液循环稳定，未用升压药或者小剂量维持［多巴胺≤5μg/（kg·min），多巴酚丁胺≤10μg/（kg·min），不含肾上腺素或去甲肾上腺素］；⑦血钠水平小于160mmol/L；⑧住院时间不超过5天；⑨肝功能变化（血清胆红素正常、转氨酶小于正常的5倍）。受者条件：①具有肝移植的适应证，无禁忌证；②术前 MELD<25分；③成人受者体重<60kg，GRWR＞1%；儿童受者 GRWR<4.0%；④无多次腹部手术史及血管条件不好者；⑤门静脉高压程度不重，无重大的门体分流。

五、劈离方式的选择

劈离方式选择总的原则是选择合适的受者，避免复杂的劈离和血管重建。劈离式供肝的血管分配原则如下：

1. 经典的右三叶＋左外叶劈离方式　将门静脉、肝总动脉主干和胆总管保留于右肝。但也并非一成不变，要根据供肝的血管解剖变异和受者具体情况而定。成人供肝倾向于血管主干留给右肝；儿童供肝大部分倾向于肝固有动脉主干留给左外叶；门静脉主干留给右肝。由于肝动脉重建难度最大，主要根据肝左动脉管径、有无胃右/胃十二指肠动脉汇入情况，优先分配给血管内径细、重建难度大的一侧。肝左动脉、肝中动脉多支时或存在肝动脉变异（副/替代肝动脉）时，重建前，可以打入肝素水测试是否存在交通支反流；由于肝动脉变异常见，原则上尽可能重建较粗大肝动脉分支（内径＞1.5mm）；如存在多个肝动脉分支，主要肝动脉重建后，肝脏未见缺血区，对于分支＜1.5mm者有血液反流，可以结扎之。肝左动脉如果内径细小（内径 1～1.5mm），尽可能利用胃右动脉、胃十二指肠动脉汇合部，整形成袖片。儿童供肝劈离，如左肝动脉内径＞2mm，可将主干留给右肝；否则，主干应留给左肝。门静脉在肝门处分两支入肝，右支较短，故门静脉主干通常归右半肝。供肝胆道劈离前和离断前均常规行胆道造影，明确胆道分型和离断位置。右肝管较短且变异较多，它的血供主要来自肝右动脉，故胆总管一般保留于右半侧肝脏。需要注意的是不要对胆道过度的分离以避免损伤胆道血管丛[27]。胆道变异并不一定是肝脏劈离的禁忌，需要明确变异的具体情况和离断位置对于重建的影响，如果两个开口，可行两个胆肠吻合。

2. 完全左半肝＋完全右半肝劈离 将门静脉主干和肝固有动脉主干及肝中静脉、肝左静脉、左肝管保留于左半肝，右半肝保留门静脉右支，肝右动脉和胆总管，并将下腔静脉和尾状叶保留于右半肝，S5 段、S8 段的肝中静脉分支利用供者胸主动脉重建，左右半肝均回流通畅，无淤血表现（图 75-1-3）。

六、术后的并发症及其处理

劈离式肝移植的并发症主要分为血管相关性并发症（如出血、血管吻合口狭窄、血栓形成等）、胆道相关性并发症（如胆漏、胆道吻合口狭窄、缺血性胆管炎等）、移植物比例不协调并发症（移植物过大或过小）。

不同的劈离术式中，不同的受者其各种并发症的发病率也不尽相同。伦兹（Renz）等[18]指出接受左外叶供肝的受者，胆道系统并发症总体发病率为 13%，主要为胆漏，血管并发症总体发病率 9%；扩大右半肝移植受者的胆道并发症发病率为 11%，血管系统并发症 5%。血管并发症根据劈离方式不同，受者的并发症也不同，扩大右半肝移植主要是肝动脉血栓，而左外叶移植主要是肝静脉及门静脉血栓。

小肝综合征（small-for-size syndrome，SFSS）是劈离式肝移植特有的并发症，因植入肝脏过小，不能满足人体对于代谢、合成的需要，不能维持血流动力学稳定而出现的临床综合征，表现为术后肝脏功能障碍、高胆红素血症、胆汁淤积、凝血功能紊乱、门静脉高压等症状。SFSS 有较高的发病率和死亡率，引起 SFSS 的相关因素需要特别关注。尤其对于移植物与受者体质量比例（GRWR）的标准制定，就有一些不同结论。木内（Kiuchi）等[33]认为当 GRWR 比率达到或高于 0.8% 时，移植物和受者存活率达到 90%。理想状态下，GRWR 1.5%～2% 最为适合，对于低风险的受者（如病情稳定、中等程度门静脉高压、营养状况良好者），1%GRWR 已足够，但对于高风险的受者（如肝功能失代偿、严重的门静脉高压症等）GRWR 的比例就要求 1.5%，甚至更高。瓦伦特（Valente）[34]得出类似结论，在 1.5% 较为理想。许多研究者认为，出现 SFSS 并不是单一由 GRWR 决定的，门静脉高压、静脉回流受损、受者自身合并严重肝病等均是重要影响因素[35-37]，因此，认为对 SFSS 的研究不只集中在 GRWR，门静脉高压的程度、MELD 评分、脾脏的大小与 SFSS 的相关性研究仍是必不可少的。

劈离式肝移植实现了供肝数量的净增长，实现了成人和儿童供肝的"共享"，尤其是在不影响成人供肝数量的前提下，很好地解决了儿童供肝来源匮乏的问题，使儿童在等待肝移植期间的病死率大大下降。劈离式肝移植的应用前景良好，随着对供肝质量及解剖位置的评估、受体的恰当选择、劈离方式的选择、血管和胆管的分配和重建、供肝保存技术的改进等方面的进一步优化，相信劈离式肝移植将成为肝移植常规方法。

（杨 扬）

参 考 文 献

[1] YERSIZ H, RENZ J F, FARMER D G, et al.One hundred in situ transplant recipients: a 10-year comparative analysis of split liver transplantations a single-center experience [J]. Ann Surg, 2003, 238 (4): 496-507.

[2] PICHLMAYR R, RINGE B, GUBERNATIS G, et al. Transplantation of a donor liver to 2 recipients (splitting transplantation)—a new method in the further development of segmental liver transplantation [in German] [J]. Langenbecks Arch Chir, 1988, 373 (2): 127-130.

[3] BISMUTH H, MARINO M, CASTAING D, et al. Emergency orthotopic liver transplantation in two patients using one donor [J]. Br J Surg, 1989, 76 (7): 722-724.

[4] BROELSCH C E, EMOND J C, WHITINGTON P F, et al. Application of reduced size liver transplants as split grafts, auxiliary orthotopic grafts and living related segmental transplants [J]. Ann Surg, 1990, 214 (3): 368-377.

[5] SMITH B. Segmental liver transplantation from a living donor [J]. J Ped Surg, 1969, 4 (1): 126-132.

[6] BISMUTH H, HOUSSIN D. Reduced-size orthotopic liver graft for liver transplantation in children [J].Surgery, 1984, 95 (3): 367-370.

[7] BROELSCH C E, EMOND J C, THISTLETHWAITE J R, et al. Liver transplantation with reduced-size donor organs [J]. Transplantation, 1988, 45: 519-524.

[8] BROELSCH C E, EMOND J C, THISTLETHWAITE J R, et al. Liver transplantation, including the concept of reduced-size liver transplants in children [J]. Ann Surg, 1988, 208 (4): 410-420.

[9] DE VILLA V H, CHEN C L, CHEN Y S, et al. Split liver transplantation in Asia [J]. Transplant Proc, 2001, 33: 1502-1503.

[10] 彭承宏, 周光文, 沈柏用, 等. 劈离式肝移植一供两受的报告 [J]. 外科理论与实践, 2002, 7 (4): 279-286.

[11] MABROUK MOURAD M, LIOSSIS C, KUMAR S, et al. Vasculobiliary complications following adult right lobe split liver transplantation from the perspective of reconstruction techniques [J]. Liver Transpl, 2015, 21 (1): 63-71.

[12] HASHIMOTO K, QUINTINI C, AUCEJO F N, et al. Split liver transplantation using Hemiliver graft in the MELD era: a singlecenter experience in the United States [J]. Am J Transplant, 2014, 14 (9): 2072-2080.

[13] GAVRIILIDIS P, AZOULAY D, SUTCLIFFE R P, et al. Split versus living-related adult liver transplantation: a systematic review and meta-analysis [J]. Langenbecks Arch Surg, 2019, 404 (3): 285-292.

[14] 中国肝移植注册中心. 2017 年中国肝移植年度报告 [R/OL]. www.cltr.org.

[15] EMOND J C, WHITINGTON P F, THISTLETHWAITE J R, et al. Transplantation of two patients with one liver: analysis of a preliminary experience with 'split-liver' grafting [J]. Ann Surg, 1990, 212 (1): 14-22.

[16] ROGIERS X, MALAGÓ M, GAWAD K, et al. In situ splitting of cadaveric livers. The ultimate expansion of a limited donor pool [J]. Ann Surg, 1996, 224 (3): 331-339, discussion 339-341.

[17] GOSS J A, YERSIZ H, SHACKLETON C R, et al. In situ splitting of the cadaveric liver for transplantation [J]. Transplantation, 1997, 64: 871-877 .

[18] RENZ J F, EMOND J C, YERSIZ H, et al. Split-liver transplantation in the United States: outcomes of a national survey [J]. Ann Surg, 2004, 239 (2): 172-181 .

[19] VAGEFI P A, PAREKH J, ASCHER N L, et al. Outcomes with split liver transplantation in 106 recipients: the University of California, San Francisco, experience from 1993 to 2010 [J]. Arch Surg, 2011, 146 (9): 1052-1059.

[20] VAGEFI P A, PAREKH J, ASCHER N L, et al. Ex vivo split-liver transplantation: the true right/left split [J]. HPB (Oxford) 2014, 16: 267-274.

[21] CARDILLO M, DE FAZIO N, PEDOTTI P, et al. Split and whole liver transplantation outcomes: a comparative cohort study [J]. Liver Transpl, 2006, 12 (3): 402-410.

[22] TOSO C, RIS F, MENTHA G, et al. Potential impact of in situ liver splitting on the number of available grafts [J]. Transplantation, 2002, 74: 222-226.

[23] EMRE S, UMMAN V. Split liver transplantation: an overview [J]. Transplant Proc, 2011, 43: 884-887.

[24] MOGEL D B, LUO X, GARONZIK-WANG J, et al. Expansion of the liver donor supply through greater use of split-liver transplantation: identifying optimal recipients [J]. Liver Transpl, 2019, 25 (1): 119-127.

［25］ Cooperating saves lives [OL]. Available from: URL: http: //www.eurotransplant.org/cms/.

［26］ MAGGI U, DE FEO T M, ANDORNO E, et al. Fifteen years and 382 extended right grafts from in situ split livers in a multicenter study: Are these still extended criteria liver grafts? [J]. Liver Transpl, 2015, 21 (4): 500-511.

［27］ BROERING D C, WILMS C, LENK C, et al. Technical refinements and results in full-right full-left splitting of the deceased donor liver [J]. Ann Surg 2005; 242 (6): 802-813.

［28］ HASHIMOTO K, QUINTINI C, AUCEJO F N, et al. Split liver transplantation using Hemiliver graft in the MELD era: a singlecenter experience in the United States [J]. Am J Transplant, 2014, 14: 2072-2080.

［29］ NADALIN S, SCHAFFER R, FRUEHAUF N, et al. Split-liver transplantation in the high-MELD adult patient: are we being too cautious [J]? Transplant, 2009, 22 (7): 702-706.

［30］ EMOND J C, FREEHLAN RB J R, RERLZ J F, et al. Optimizing the use of donated cadaver livers: analysis and policy development increase the application of split liver transplantation [J]. Liver transpl, 2002, 8 (10): 863-872.

［31］ DOYLE M B, MAYNARD E, LIN Y, et al. Outcomes with split liver transplantation are equivalent to those with whole organ transplantation [J]. J Am Coll Surg, 2013, 217 (1): 102-112, discussion 113-114.

［32］ GHOBRIAL R M, YERSIZ H, FARMER D G, et al. Predictors of survival after in vivo split liver transplantation: analysis of 110 consecutive patients [J]. Ann Surg, 2000, 232 (3): 312-323.

［33］ KIUCHI T, KASAHARA M, URYUHARA K, et al. Impact of graft size mismatching on graft prognosis in liver transplantation from living donors [J]. Transplantation, 1999, 67 (2): 321-327.

［34］ VALENTE R, ANDORNO E, SANTORI G, et al. Split liver network: a collaborative internet—based scenario to expand the organ pool [J]. Transplant Proc, 2007, 39 (6): 1923-1926.

［35］ GLANEMANN M, EIPEL C, NUSSLER A K, et al. Hyperperfusion syndrome in small-for-size livers [J]. Eur Surg Res, 2005, 37 (6): 335-341 .

［36］ YAN L, WANG W, CHEN Z, et al. Small-for-size syndrome secondary to out?OW block of the segments Ⅴ and Ⅷ anastomoses successful treatment with transsplenic artery embolization: a case report [J]. Transplant Proc, 2007, 39 (5): 1699-1703.

［37］ GONZALEZ H D, LIU Z W, CASHMAN S, et al. Small for size syndrome following living donor and split liver transplantation [J]. World J Gastrointest Surg, 2010, 2 (12): 389-394.

第 2 节　多米诺肝移植

　　随着器官移植基础理论研究的深入和外科技术的成熟，以及社会经济发展和精神文明的进步，肝脏移植得到广泛的临床应用，受益人群和潜在受益人群规模越来越大。但是供者器官短缺是限制器官移植临床开展的核心矛盾，如何有效地扩大供者池并增加器官利用率是亟需解决的问题。劈离式肝移植和活体肝脏移植是成熟的扩大供者池选择和增加器官利用率的技术手段。伴随着肝脏移植技术和理论认知的进步，1995 年弗塔多（Furtado）首先提出多米诺肝移植（domino liver transplantation，DLT），原义指第一位肝移植受者所要切除的肝脏同时再作为供肝移植给其他患者，如同多米诺骨牌一样连续地进行移植，已成为一种增加供者肝脏选择池的策略。Furtado 等[1]完成了世界首例多米诺肝脏移植手术，多米诺供肝获取自一位家族性淀粉样变伴多发神经病变的患者。多米诺肝移植的概念见图 75-2-1[2-3]。依据多米诺肝移植注册系统的数据统计，截至 2018 年 4 月，全世界范围内共报告完成多米诺肝移植 1254 例，多米诺肝脏供者是来自先天代谢性疾病患者，移植术后 1 年、5 年、8 年的移植物生存率分别为 79.9%、65.3% 和 61.6%[4]。

　　实施多米诺肝脏移植前需要考虑如下几点关键问题：①多

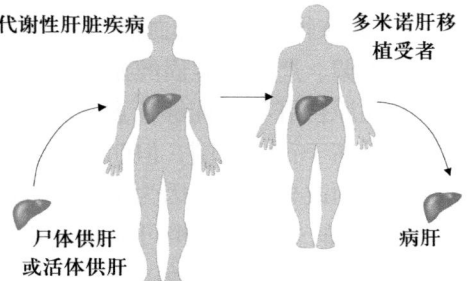

图 75-2-1　多米诺肝移植概念图示

米诺供肝适应证选择；②多米诺肝移植受者选择标准；③精准手术方案的制定；④医学伦理。

一、多米诺供肝适应证

许多遗传代谢性疾病可以通过移植含有所缺陷酶活性的肝脏得到临床治愈。患有这些代谢性疾病的患者需要进行肝脏移植，如家族性淀粉样多神经病（familial amyloid polyneuropathy，FAP）、枫糖尿症（maple syrup urine disease，MSUD）、原发性高胆固醇血症（primary familial hypercholesterolemia，HFHC）等。但是病肝形态大多是正常的，除某一种代谢缺陷外，其他的合成代谢功能均正常，理论上这些肝脏可以作为多米诺供肝使用。FAP是多米诺供肝最常见的选择指征。随着对器官需求的增加，MSUD和HFHC也逐渐作为多米诺肝移植的供肝选择。然而，一些罕见代谢性疾病患者作为多米诺供肝选择仍然需要论证，如高同型半胱氨酸血症（homocysteine，HCY）、甲基丙二酸血症（methylmalonic acidemia，MMA）、原发性高草酸尿症（primaryhyperoxaluria，PH）等[5]。然而，随着理论和实践的进步，笔者完成的首创术式——代谢性疾病多米诺交叉辅助式肝移植能够理论上扩大多米诺肝移植适应证选择的范围[6]。

1. 家族性淀粉样多神经病　家族性淀粉样多神经病是一种常染色体显性神经退行性疾病，由转甲状腺素（transthyretin，TTR）基因突变引起，该蛋白在心脏、肾脏和中枢和周围神经系统中形成不溶性淀粉样纤维。截至目前报道，已经发现超过100种不同的*TTR*突变，但是最常见的是val30met。家族性淀粉样多发性神经病已在全世界范围内分布，但疾病群位于葡萄牙北部、瑞典和日本。临床上，FAP的特征是周围神经和自主神经病变、心肌病和肾衰竭，平均发病年龄在35.63岁。该疾病通常在症状出现10～15年后达到终末期，以逐渐严重的自主神经营养不良、直立性低血压、失禁、阳痿、胃肠运动障碍和心脏传导异常为特征。重要的是，超过90%的循环TTR是在肝脏中产生的，这解释了为什么原位肝移植最初被认为是治疗这种代谢紊乱的一种潜在方法。霍姆格伦（Holmgren）等人于1991年首次描述了用原位肝移植成功治疗FAP，并很快将移植作为治疗这种以前无法治愈的疾病的主要手段。随着FAP患者肝移植数量的增加，人们认识到几个因素可以使接受肝移植治疗的FAP患者的病肝成为多米诺肝移植的供者。首先，尽管FAP患者的肝脏产生了变异的TTR蛋白，它们在结构和功能上都是正常的。FAP的自然病史表明，需要将近30年的淀粉样蛋白沉积，多米诺肝移植受者才会出现症状性疾病。此外，有充分的证据表明，并非所有产生TTR变异的患者最终都会发展成临床FAP。实际上，瑞典的一项基于人群的研究估计，在60岁之前，只有1.7%～22%的突变型*TTR*携带者会发展成FAP。考虑到新发FAP的风险，来自FAP供者的多米诺肝移植受者应在移植后接受终身监测。虽然尚未确定理想的监测方案，但法国保罗布鲁斯医院制定了合理的筛查方案。他们的多米诺肝受者每6个月评估一次FAP的临床或生理症状。这项评估包括一系列临床试验（包括对轻触摸、针刺、振动、本体感觉、冷热感觉和生命体征的体位变化的评估）和电生理学研究（包括腓肠神经、尺神经和正中神经的感觉神经动作电位，以及测定复合肌肉动作电位）。到目前为止，FAP仍然是多米诺肝移植最常见的供肝来源。

2. 家族性高胆固醇血症　家族性高胆固醇血症（FH）由低密度脂蛋白受体缺乏引起，导致胆固醇分泌失调、严重高胆固醇血症和过早动脉粥样硬化。肝脏在体内产生50%～75%的低密度脂蛋白受体，因此原位肝移植能够治愈这种疾病。观察发现，接受FH供肝行多米诺肝移植的受者胆固醇水平仍大多数高于正常范围，但明显低于多米诺供者在移植前的胆固醇水平；这些多米诺肝移植受者中胆固醇水平的改善可能是因为（与多米诺供者不同）它们具有肝外功能性低密度脂蛋白受体。因此，来自FH患者的多米诺移植可能是安全和有效的，尽管这些受者可能会出现某种程度的高胆固醇血症，因此需要长期的心血管随访管理。

3. 枫糖尿症　枫糖尿症（MSUD）是一种常染色体隐性遗传病，由于支链2-氧代酸脱氢酶复合物缺乏引起的代谢缺陷，导致血液中支链氨基酸（亮氨酸、异亮氨酸和缬氨酸）及其代谢物的毒性积累。在严重典型疾病的婴儿中，这些神经毒性代谢物的积累通常在出生后的最初几天内发生肝性脑病。尽管 MSUD 通常可以通过严格的饮食控制支链氨基酸的摄入，但原位肝移植仍然是有效的根治性治疗选择。对于接受 MSUD 供肝行多米诺肝移植的受者术后应当监测支链氨基酸代谢，包括全身亮氨酸氧化率等指标。

4. 原发性高草酸尿症　　原发性高草酸尿症（PH）是一种遗传性疾病，由肝脏特异性乙醛酸代谢酶缺乏引起，导致肝脏产生过多的草酸，并导致肾钙化，最终导致肾功能衰竭。肝移植，无论是在肾衰竭发生前的治疗选择，还是在发生肾功能衰竭后的肝-肾联合移植，都可以治愈疾病。PH 患者的肝脏结构和功能正常（只有酶缺乏），因此 PH 患者也可以作为多米诺肝移植供者。2001 年报告了第 1 例 PH 患者的多米诺肝移植病例。尽管多米诺肝移植受者在移植后 8 个月具有良好的肝功能，但却发生了高草酸尿症，与移植前肾功能相比，肾肌酐清除率急剧下降 50%。最近，文章报道使用 PH 肝进行多米诺肝移植的最大宗病例随访结果，所有患者在术后第 1 个月出现透析依赖性肾衰竭，4 名患者最终死亡（1 名幸存患者需要再次移植）。因此，PH 患者不应被视为潜在的多米诺肝移植供者。但在特殊的紧急情况下，PH 多米诺肝移植可以作为桥接移植，短期内可以进行再次肝移植选择。这一策略成功地应用于因布-加综合征而导致暴发性肝衰竭的新生儿。该新生儿接受了另一名患有 PH 的小儿患者的多米诺供肝左外叶作为桥接移植，最终在 4 个月大时接受了再次肝移植。

二、多米诺肝移植受者选择

多米诺肝移植的适应证选择在每个移植中心不完全一致。比如接受 FAP 多米诺供肝肝移植的受者，术后 15～30 年仍然存在发生 FAP 神经损害的可能，所以在受者适应证的选择是主要是进展期恶性肿瘤患者[3]。在瑞典卡罗琳斯卡大学医院，如果患者患有肝恶性肿瘤、年龄＞40 岁以上肝炎病毒相关肝硬化、60 岁以上或慢性移植物衰竭需要再次移植，则将其列入多米诺肝移植等待名单。许多中心选择老年患者作为多米诺肝移植的候选者，因为这些多米诺肝移植受者被认为不太可能在移植后发生多米诺供肝相关的获得性代谢性疾病[2]。依据设立在卡罗琳斯卡大学医院的多米诺肝移植登记系统（Domino Liver Transplantation Registry，DLTR）的数据显示，在 DLTR 登记的移植中，多米诺肝移植受者平均年龄为（54.4±9.6）岁（17～74 岁），中位数为 55.6 岁。事实上，29% 的多米诺肝移植患者在移植时年龄超过 60 岁。

多米诺肝移植的伦理原则主要涉及多米诺接受者和捐赠者的知情同意，包括需要强调多米诺肝移植受者可能患上多米诺供肝相关的遗传病。此外，必须确保多米诺肝移植供者肝切除术的安全性，不能因为获取多米诺供肝而使供者面临任何额外的风险。

三、多米诺肝移植术的要点与难点

与尸体供肝来源肝移植不同，多米诺肝移植多为计划性手术。多米诺肝移植的外科技术是基于精准肝脏外科技术和活体肝脏移植技术。术前完善的影像学评估对手术方案的设计至关重要，尤其是肝脏血管解剖结构形态。设计手术方案时应充分考虑流出道重建，以及供受者门静脉长度及口径比例和肝动脉变异解剖重建。

1. 流出道重建技术　　多米诺肝移植技术关键点在于静脉流出道的重建，大多采用背驮式肝移植[1]。肝脏切除时既要保证多米诺供者血管祥保留足够长以便于吻合，也要考虑多米诺供肝流出道重建的可行性，需备尸体供肝血管补片或人工血管材料进行后台流出道重建，见图 75-2-2。流出道重建方式根据具体情况选择，但核心要点在于：①保证充分的肝静脉回流，保证有效肝体积；②保证足够大的流

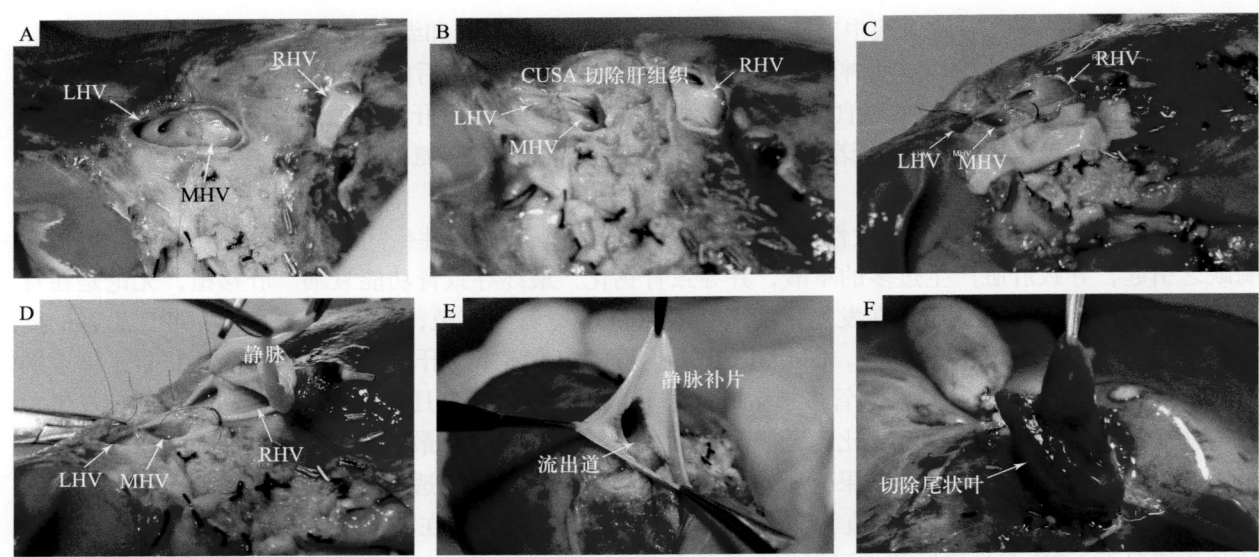

图 75-2-2　多米诺肝移植流出道重建技术

将 3 支独立开口肝静脉（LHV、MHV、RHV）成型为 1 个开口，应用髂血管补片延长移植物流出道，同时切除供肝尾状叶。

LHV：肝左静脉；MHV：肝中静脉；RHV：肝右静脉。

出道开口和吻合技术，避免移植物发生流出道梗阻。

2. 门静脉重建技术

（1）多米诺供肝切取时应充分考虑多米诺供者门静脉吻合的可操作性，不能因为供肝获取增加多米诺供肝供者门静脉并发症的风险；

（2）多米诺供肝为非硬化性代谢性肝病为主，人群以儿童为主，而接受多米诺供肝肝移植主要为暴发性肝功能衰竭或进展期肝脏恶性肿瘤患者，人群以成人为主，可能存在供肝第一肝门与第二肝门之间的距离短于受者，导致门静脉吻合的技术困难，术前应备有用于间置的血管移植物；

（3）对于血管移植物的选择，应遵循以下选择顺序：自体血管＞供者来源血管＞尸体血管＞人工血管。

3. 肝动脉重建技术

（1）术前精确评估供肝动脉解剖形态及变异；

（2）如果移植物存在多支动脉，术前设计并选择受者侧合适的吻合位置；

（3）对于代谢性肝脏疾病受者，若动脉发育不良，取自体血管备术中间置。

四、多米诺肝移植长期预后

在讨论多米诺肝移植的长期预后时，必须综合考虑多米诺肝移植供者和受者的结果。临床研究表明，多米诺肝移植手术与多米诺供肝者的发病率或死亡率无关，不额外增加供者风险。分析多米诺肝移植受者的临床结果是一项复杂的工作，因为与传统肝移植受者相比，这些多米诺肝移植受者通常是更边缘的肝移植候选者。多米诺肝移植受者年龄更大，病情更重，恶性疾病比例高。尽管多米诺肝移植受者的人口统计学存在统计偏倚问题，但总体预后良好。葡萄牙科英布拉大学医院报告显示，62 例患者中只有 3 例（4.7%）多米诺肝移植术后需再次移植。此外，1 项单中心研究对 17 名多米诺肝移植受者和 38 名尸体移植受者进行了比较，发现两组之间急性排斥反应、血管并发症或胆道并发症的发生率没有差异。DLTR 数据库最新发布的报告显示，多米诺肝移植后 1 年、5 年和 8 年的移植物存活率分别为 79.9%、65.3% 和 61.6%，肿瘤复发是权重比最大的死亡原因。

近年来，尽管我国积极鼓励倡导公民死亡后器官捐献，但供肝短缺仍是目前制约肝脏移植临床应用的关键问题。活体肝脏移植的开展能够一定程度扩大供者池，但部分肝病患者由于医学或伦理原因无法接受活体肝脏移植手术治疗。目前多米诺肝移植虽然只是肝脏移植的补充，但是如果能解决多米诺供肝适应证选择的理论问题，包括如何避免或有效控制多米诺供肝相关的获得性代谢疾病，如何有效地扩大多米诺供肝的适应证选择等，并克服外科技术困难，创新理论和技术，如开展多米诺交叉辅助式肝移植[7]，可扩大多米诺肝移植的应用范围，有助于缓解供肝短缺。

（朱志军）

参 考 文 献

［1］　KITCHENS W H. Domino liver transplantation: indications, techniques, and outcomes [J]. Transpl Rev, 2011, 25 (4): 167-177.

［2］　ERICZON B G, LARSSON M, WILCZEK H E. Domino liver transplantation: risks and benefits [J]. Transpl Proc, 2008, 40 (4): 1130-1131.

［3］　LAURA LLADÓ, BALIELLAS C, CASASNOVAS C, et al. Risk of transmission of systemic transthyretin amyloidosis after domino liver transplantation [J]. Liver Transpl, 2010, 16 (12): 1386-1392.

［4］　DLTR [OL]. http://www.fapwtr.org.

［5］　QU W, ZHU Z J, WEI L, et al. Feasibility of domino liver transplantation from hyperhomocsyteinemia [J]. Clin Res Hepatol Gastroenterol, 2019, 43 (5): 527-532.

［6］　朱志军, 魏林, 孙丽莹, 等. 肝移植新术式——双多米诺供肝交叉互助式肝移植治疗代谢性肝脏疾病 [J]. 中华器官移植杂志, 2014, 35 (9): 515-518.

［7］　朱志军. 关于代谢性肝脏疾病肝移植治疗思路的假想 [J]. 中华器官移植杂志, 2014, 35 (9): 513-514.

第3节　交叉互助式肝移植

交叉互助式肝移植是 2014 年笔者提出的一种创新性的肝移植术式[1]，其核心的理论基础为两个不同类型的代谢性肝脏疾病（metabolic liver disease，MLD）的患者间可以通过互换部分肝脏，使每个个体内存在的两部分不同类型代谢缺陷的肝脏彼此克服和弥补对方肝脏的代谢缺陷，从而达到与正常肝脏相同的代谢功能完整状态。该理论的提出源于 2013 年笔者团队完成了世界首例交叉互助式双多米诺供肝肝移植的成功[2-4]。患者为 31 岁女性，术前诊断为家族性淀粉样变多发性神经病变。手术分两期进行，2013 年 9 月行患者自体右半肝的切除，同时在患者右肝位置植入肝豆状核变性的多米诺供肝，2013 年 10 月二期手术行患者自体的左侧残肝切除，在患者左肝位置植入鸟氨酸氨甲酰基转移酶缺乏症（ornithine transcarbamylase deficiency，OTCD）患者的多米诺供肝。通过术后 1 年的临床随访监测，患者恢复满意，铜代谢及氨代谢指标均处于正常范围。初步验证了在同一受者体内两个无肝硬化的不同类型代谢性肝病的肝脏可以互相克服和补充对方的代谢功能障碍，不表现出任何一方的代谢缺陷，而达到正常肝脏完整的代谢功能。之后，该团队又在 2014～2018 年间完成了 7 例多米诺交叉互助式肝移植，取得满意的临床效果，进一步验证了这种创新术式的可行性。英国国王大学医学院的雷拉（Rela）也在 2014 年 8 月成功完成一例类似的手术[5]，其选择的受者为一名患有 Crigler-Najjar 综合征Ⅰ型的 4 岁女孩，切除其左半肝后，将来源于一名患有丙酸血症的 3 岁男童的左半肝作为多米诺移植物植入女孩的左肝位置。术后患者恢复良好，代谢指标恢复顺利。

2018 年 12 月，笔者团队完成了世界首例交叉互助式肝移植，两名患者分别为 8 岁的蛋氨酸血症的男孩和 19 岁的 OTCD 的男性患者。两名患者成功的交换了左侧的部分肝脏，实现了没有供者的肝

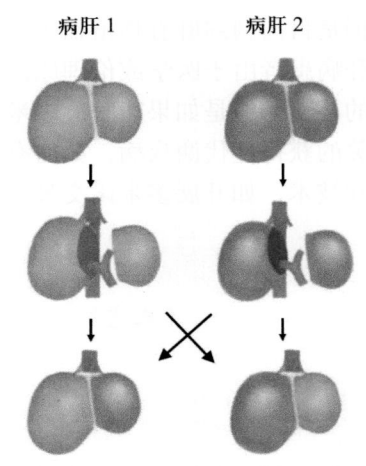

病肝 1　　　病肝 2

图 75-3-1　交叉互助式肝移植示意图

脏移植手术。术后随访 6 个月，两名患者均恢复良好，代谢指标正常，19 岁患者术前的神经系统症状得到明显的缓解。交叉互助式肝移植的特点：①患者既作为肝移植的受者，同时又是移植的供者，不需要额外的供者提供肝脏移植物。②保留了患者自体的部分肝脏，降低了术中及术后患者由于手术应激导致代谢性危象，以及移植物失功能导致肝衰竭的风险。并为未来接受基因治疗保留了可能性，从而保留了患者摆脱终身服用免疫抑制药物的机会。③接受交叉互助式肝移植的两个 MLD 患者需满足以下条件：首先，他们的代谢缺陷都只存在于肝脏；其次，互换的两个肝脏均不存在肝硬化或明显的纤维化；最后，这两种 MLD 均能够被辅助式肝移植术式治愈。④目前交叉互助式肝移植仍然以原位辅助式肝移植（auxiliary partial orthotopic liver transplantation，APOLT）为具体的手术操作方式。交叉互助式肝移植原理见图 75-3-1。

一、交叉互助式肝移植的适应证选择

交叉互助式肝移植的诞生一方面基于肝移植技术的日趋成熟和完善，另一方面也依赖于肝移植在治疗代谢性疾病领域中经验的积累以及对代谢性肝病病理生理和治疗特点认识的加深。MLD 指累及肝脏的遗传性代谢紊乱导致的一类疾病的统称。MLD 通常导致人体中某一种酶的缺陷，进而产生相应的靶器官和组织的损伤。虽然 MLD 中的每个疾病都是罕见病，但作为一类疾病，它们在新生儿中的发病率可以高达 1% 左右，不但是儿童疾病谱中重要的组成部分，也是导致儿童死亡的重要原因之一[6]。在儿童肝移植领域，MLD 是仅次于胆汁淤积性肝病的第二常见的肝移植适应证。按照遗传性代谢缺陷涉及的部位以及肝脏是否存在硬化可能，将代谢性肝病分成三类：①可伴有肝硬化的代谢性肝病：遗传性代谢缺陷位于肝脏，代谢缺陷对肝脏造成直接损害，导致肝脏的纤维化、肝硬化以及门静脉高压、肝功能衰竭和肝癌等肝硬化的并发症。典型的疾病包括：Wilson 病、血色病、酪氨酸血症、α1-抗胰蛋白酶缺乏、糖原累积症。肝移植可以作为纠正其基因缺陷，同时解决其肝脏病理改变的手段。对于该类的代谢病，肝移植是其在肝脏损害进入终末期的标准治疗方法。②不发生肝硬化的代谢性肝病：遗传性代谢缺陷位于肝脏，肝脏无结构的改变，除了唯一的代谢缺陷外其余功能均正常，通常是缺乏一种仅能在肝脏合成酶或蛋白。典型的疾病包括：Crigler-Najjar 综合征 I 型、血友病 A、高草酸盐尿症、尿素循环障碍（瓜氨酸血症、OTCD、精氨酸琥珀酸尿症等）、家族性高胆固醇血症、高草酸尿症 I 型、血友病、家族性淀粉样多发性神经病变（familial amyloidotic polyneuropathy，FAP）、非典型溶血性尿毒症综合征。肝移植可以作为治愈其代谢缺陷的方法。③不发生肝硬化的全身性代谢性疾病：遗传性代谢缺陷不仅局限于肝脏，肝脏仅为代谢紊乱的一部分来源。典型的疾病包括：有机酸代谢障碍，如枫糖尿症（maple syrup urine disease，MSUD）、丙酸血症、甲基丙二酸血症（methylmalonic academia，MMA）和同型半胱氨酸尿症。肝移植不能治愈该类疾病，只能在一定程度上减轻全身的代谢紊乱，有助于病情的稳定[7]。所以理论上讲，上述的三类代谢性肝病只有第二类是交叉互助式肝移植的理想选择对象，但对于其中的家族性高胆固醇血症、高草酸尿症 I 型、FAP 这 3 类疾病并不适合作为交叉互助式肝移植的候选患者，因为这 3 类疾病都是因为肝脏代谢缺陷而产生特殊的毒性物质，保留部分自体肝脏将导致继续产生毒性物质并持续对靶器官造成损伤。而对于 Wilson 病，虽然其有可能造成肝硬化，但对于肝脏无损伤的脑型 Wilson 病患者，却可以作为交叉互助式肝移植的候选者。

二、供、受者术前评估

以代表性手术病例为例，患者详细的临床资料和技术细节如下：

患者 A，男性，19 岁，入院前 10 年开始出现走路不稳，间断意识障碍，曾发作持续昏迷状态 20 日，经保守治疗好转，但智力明显低于同龄儿童，语言交流存在明显障碍。5 年前诊断为 OTCD，开始限制蛋白摄入，口服左旋肉碱治疗，1 年前加用精氨酸饮料治疗。患者半年前进食蛋白质后，再次出现昏迷，给予降低血氨治疗后神志恢复清醒。患者行基因检测结果提示 OTCD 合并 HHH 综合征。内科医生考虑患者无法通过长期饮食控制和药物治疗改善病情，予以进行肝移植评估。患者心肺功能正常，身高 168cm、体重 52kg、血型 O 型，ALT、AST 和 ALB 水平正常，总胆红素 44.16μmol/L。白细胞、红细胞和血小板计数正常，HGB 120g/L。腹部超声提示：肝脏形态正常，实质回声略增强，脾大。

患者 B，男性，8 岁，出生时筛查提示血蛋氨酸升高，诊断为高蛋氨酸血症。之后接受低蛋氨酸饮食联合维生素 B6、甜菜碱、叶酸、维 D_2 磷葡钙，左卡尼汀等药物治疗。*MAT1A* 基因突变检测结果：*MAT1A* 基因编码区的错义突变 c.274T＞C（p.Tyr92His）和 c.895C＞T（p.Arg299Cys）为可疑致病性突变，*MTHFR* 基因编码区的 c.665C＞T 为错义突变。患者 B 血蛋氨酸水平保持在 432～1253.51μmol/L，血同型半胱氨酸水平保持在 3.59～60μmol/L。近 6 个月出现记忆减退，头颅 MRI 示双侧大脑半球脑白质 T2 信号增高。小儿内科医生认为，患者血蛋氨酸水平通过保守治疗无法进一步降低，脑部病变将持续进展影响功能。予以肝移植评估，患者心肺功能正常，身高 128cm、体重 29.5kg、血型 O 型，ALT、AST、ALB 和总胆红素水平正常。白细胞、红细胞和血小板计数正常，血红蛋白 131g/L。腹部超声提示：肝脏形态饱满，轮廓规整，肝实质密度均匀。

由于两名患者的 MELD/PELD 评分（model for end stage liver disease/pediatric end stage liver disease model）较低，无法在短期内获得理想供者。此外患者监护人也拒绝接受尸体供肝的全肝移植。两名患者均没有合适的活体供者候选者。由于两名患者为不同的代谢性疾病，通过术前评估有进行交叉互助式肝移植的可能，在获得监护人知情同意以及北京友谊医院伦理委员会批准后，笔者团队决定对这两名患者进行交换部分肝脏的交叉辅助肝移植。

三、交叉互助式肝移植手术过程

交叉互助式肝移植手术过程中，切取上述患者 A 的包含肝中静脉出口的左外侧叶肝脏作为 A 源性移植物（S2 段＋S3 段），为避免患者 A 残肝体积过大，获取 A 源性移植物后，继续切除患者 A 的左内叶和右前叶（S4 段＋S5 段＋S8 段）已达到减体积的目的；患者 B 侧的手术切取包含肝中静脉的左半肝脏作为 B 源性移植物（S2＋S3＋S4）。供肝切取完成后，交换两个患者来源的移植物，分别植入对应患者体内。其中重点步骤如下：

1. 肝动脉重建　动脉重建中为避免动脉长度不足，如之前本中心发表文章中描述[8]，获取长度约 5cm 的患者 A 自体胃网膜右动脉作为搭桥血管移植物使用。患者 A 动脉重建使用其自身的胃网膜右动脉血管移植物，延长 B 源移植物的肝左动脉，与患者 A 的肝左动脉端行端端吻合。患者 B 的动脉重建采用患者 A 的自体胃网膜右动脉作为间置血管延长 A 源移植物的肝左动脉，之后与患者 B 的肝左动脉吻合，供、受者肝中动脉行常规端端吻合。

2. 肝静脉重建　利用患者 A 切除的右前叶＋左内叶肝脏中分离获取部分肝中静脉作为自体血管移植物，使用其将两个移植物的流出道进行后台成形，最终使两个移植物的流出道均为单一的宽大开口。患者 A 使用其肝左、肝中静脉的共同开口作为流出道吻合的部位。患者 B 将受体侧肝左、中静脉开口扩大至下腔静脉前壁，增加流出道的直径。

3. 门静脉和胆管重建　两例肝移植术中，门静脉和胆管重建均采用常规端端吻合方式完成。

患者的残肝和移植物具体相关数据见表 75-3-1。

表 75-3-1　患者的残肝和移植物情况

	患者 A	患者 B
原发病	OTCD＋HHH 综合征	蛋氨酸血症
残肝	部分 S1 段，S6 段，S7 段	部分 S1 段，S5 段，S6 段，S7 段，S8 段
残肝体积	570.78cm³	383.36cm³
提供的移植物	S2 段，S3 段，部分 S4 段	S2 段，S3 段，S4 段
移植物流出道	后台重建为单一开口	后台重建为单一开口
门静脉	左支单一开口	左支单一开口
肝动脉	2 支：肝左动脉、肝中动脉	1 支：肝左动脉
术前测定移植物体积	300.39cm³	317.81cm³
移植物实际重量	270g	252g
冷缺血时间	177 分钟	170 分钟
手术时间	11 小时 25 分钟	8 小时 35 分钟
出血量	100ml	70ml

OTCD：鸟氨酸氨甲酰基转移酶缺乏症；HHH：高鸟氨酸血症-高氨血症-同型瓜氨酸尿症。

四、交叉互助式肝移植的要点与难点

对于手术操作本身而言，精密的手术计划和精准的手术实施是交叉互助式肝移植的特点。此类手术是综合了多米诺肝移植、原位辅助式肝移植、活体肝移植技术特点于一身的特殊类型手术，需要考虑的影响因素更多、技术要求也更高。自体残肝的体积及功能、移植肝大小、空间位置的摆放、交换的两部分肝脏血管离断部位和吻合部位的分配，血管长度、口径、吻合的方式及便利性、胆道重建的方式以及后续肝脏再生后对于腹腔空间、吻合后血管和胆管的影响，都将会直接或间接地影响手术效果和患者的预后。所以对于实施交叉互助式肝移植的团队，应具备丰富的儿童肝移植、活体肝移植、辅助式肝移植以及多米诺肝移植的经验。只有基于上述临床实践的经验积累，才能在交叉互助式肝移植的手术设计、实施过程中，充分利用两个患者能够提供的更为苛刻和受限的供、受者相关条件，平衡和调整各个环节的取舍，作出最为合理的可实施的详细手术方案。而在实施中两个患者的手术进度和每个环节的进展都要与设计完全吻合，任何意外情况的出现都需要重新进行两台手术的协同调整和再次规划。

五、肝移植患者的全程管理

仍以上述手术病例为例。肝移植术后两名患者均恢复顺利，术后 3 日转入普通病房，开始恢复进食。术后 9 日开始接受不限制蛋白质的饮食。两名患者的 ALT、AST 水平在肝移植后早期迅速下降至正常水平。术后 31 天患者 B（高蛋氨酸血症）FK506 浓度低于目标浓度，并出现 ALT、AST 的明显升高，移植肝脏穿刺活检证实存在轻度急性排斥反应，增加 FK506 剂量后 ALT、AST 水平下降至正常。患者 A（OTCD＋HHH 综合征）肝脏功能恢复平稳。肝移植后患者 B（高蛋氨酸血症）的外周血中蛋氨酸水平迅速下降，但仍略高于正常水平，术后 1 个月后下降至正常水平。患者 A（OTCD＋HHH 综合征）外周血蛋氨酸水平始终保持在正常范围内。患者 A（OTCD＋HHH 综合征）肝移植术后 1 周内血氨高于正常水平，1 周后明显下降，术后 9 日恢复正常进食后有轻度升高，此后下降至正常范围这些波动与患者 B 相似，考虑这一结果与手术后早期应激和血液标本放置时间长有关。术后 1 个月以后，两名患者的血氨水平未再出现明显升高。目前两名患者术后随访 6 个月，移植肝与自体残肝体积比例无明显变化，肝功能正常，血氨及蛋氨酸水平均正常，术后 3 个月的肝穿组织活检显示移植物无排斥反应表现，整体情况基本达到术前预期，后续仍需要定期随访和密切关注两位患者代谢指标、肝脏功能、移植肝与自体肝比例以及门静脉血流分配等相关问题。以期获得更多接受该术式治疗患者的远期疗效的详细资料，从而促进对此治疗方法更为深入和全面的认识。

交叉互助式肝移植术后的监测和随访也具有一定的特殊性。与普通的肝移植不同，此类肝脏移植术后不但要更加严密的监测外科相关的问题，同时更要对代谢相关的指标进行特殊的监测，以期掌握术后两部分肝脏的功能是否按照预期达到平衡的状态。首先，交叉互助式肝移植的外科操作更为复杂，术后出现外科相关并发症的风险更高，及时发现和处理这些问题对于移植肝的功能维护和再生以及两部分不同代谢缺陷肝脏体积的调控至关重要。术后的超声监测需针对移植肝和自体残肝进行分别检查，以了解两部分肝脏的血管是否通畅及血流分配情况，同时注意观察腹腔引流的量及性状，主要鉴别是否存在胆漏及腹腔出血。其次，对于代谢性疾病患者术后出现的应激性代谢危象的预防，应于术前进行充分的计划，避免术后代谢危象的出现导致病情加重。监测代谢相关指标的变化也有助于判断治疗是否得当。另外，对于交叉互助式肝移植的患者，肝脏体积和功能性体积的变化也是术后监测的重要内容。理想状态是期望患者的两部分肝脏保持体积和功能上的"势均力敌"，但往往在实际临床经验中因门静脉血流优势、自体肝脏和右半肝的位置是有利于肝脏生长的，在上述的相关因素明显优势的情况下，可以导致一侧肝脏过度再生，进而破坏互助脏间的平衡，所以在术中和术后采取一定的措施来预防或调控一侧肝脏的过度生长具有重要的意义。最后，在交叉互助式肝移植中，移植物的排斥反应可以表现得非常隐匿，常规的肝功能检测并不能准确反映移植物是否发生排斥，而排斥除本身对移植物的损伤外，对于移植物血流灌注的影响将进一步导致血流分配向自体肝方面倾斜，进而推动自体肝的再生和移植肝的萎缩，加速破坏自体肝脏与移植肝间功能和体积的平衡[9]。所以在此类患者中，为避免排斥的严重不良后果，提高对排斥诊治的准确性和及时性，对移植肝进行定期肝穿刺的组织学监测十分必要。

总之，交叉互助式肝移植是针对代谢性肝脏疾病中特定患者群体的一种新的治疗思路的尝试。虽然目前完成的病例数量较少、患者的随访时间偏短，但已在临床上取得了初步的成功，为代谢病的肝移植治疗方式提供了新的选择。

（朱志军）

参 考 文 献

［1］　朱志军. 关于代谢性肝脏疾病肝移植治疗思路的假想 [J]. 中华器官移植杂志, 2014, 3 (9): 513-514.

［2］　ZHU Z J, WEI L, QU W, et al. First case of cross-auxiliary double domino donor liver transplantation [J]. World J Gastroenterol, 2017, 23 (44): 7939-7944.

［3］　QU W, WEI L, ZHU Z J, et al. Considerations for use of domino cross-auxiliary liver transplantation in metabolic liver diseases: a review of case studies [J]. Transplantation, 2019, 103 (9): 1916-1920.

［4］　朱志军, 魏林, 孙丽莹, 等. 肝移植新术式——双多米诺供肝交叉辅助式肝移植治疗代谢性肝脏疾病 [J]. 中国器官移植杂志, 2014, 35 (9): 515-518.

［5］　GOVIL S, SHANMUGAM N P, REDDY M S, et al. A metabolic chimera: two defective genotypes make a normal phenotype [J]. Liver Transplantaion, 2015, 21 (11): 1453-1454.

［6］　FAGIUOLI S, DAINA E, D, ANTIGA L, et al. Monogenic diseases that can be cured by liver transplantaion [J]. J Hepatol, 2013, 59: 595–612.

［7］ REDDY M S, RAJALINGAM R, RELA M. Revisiting APOLT for metabolic liver disease: a new look at an old idea [J].
Transplantation, 2017, 101 (2): 260-266.

［8］ CHEN X J, WEI L, ZHU Z J, et al. Hepatic artery reconstruction with interposition of donor's right gastroepiploic artery
graft in pediatric living donor liver transplantation for metabolic disease [J]. Pediatric Transplantation, 2019, e13418.

［9］ RELA M, MUIESAN P, VILCA-MELENDEZ H, et al. Auxiliary partial orthotopic liver transplantation for Crigler-Najjar
syndrome type Ⅰ [J]. Ann Surg, 1999, 229 (4): 565-569.

第4节　辅助性肝移植

辅助性肝移植（auxilary liver transplantation，ALT）是肝移植技术的重要组成部分，指保留患者肝脏或部分肝脏，将全部或部分供肝原位或异位植入受体，使肝功能衰竭患者得到生命支持或使缺失的肝脏代谢功能得到代偿[1]。对于先天性代谢性肝病患者，由于其肝功能仅部分缺失且肝细胞可再生，因而仅需辅助性植入少量新肝即可解决代谢异常和肝功代偿问题[2]。与全肝移植相比，辅助性肝移植具有所需供肝少、没有无肝期等优势；且供肝可采取活体或劈裂式肝移植获得，可缩短患者等待时间，缓解供肝短缺压力。

一、历史沿革

辅助性肝移植按照供肝植入部位分为原位辅助性肝移植和异位辅助性肝移植。原位辅助性肝移植是切除部分受者肝，腾出空间和出入肝脏的血管和胆管，将供肝按照生理状态重新植入该部位。异位辅助性肝移植则不切除受体的肝脏，而将供肝植入受者肝下方、髂窝或者脾窝等部位，出入肝脏的胆管和血管需要以非正常生理状态重建。此外，辅助性肝移植也可按照与原位肝移植相同的分类标准分类，按照供者来源可以分为尸体供者和活体供者辅助性肝移植。按照供肝完整性可以分为全肝移植和部分肝移植。

辅助性肝移植的探索最早始于1955年韦尔奇（Welch）以犬为模型的动物实验研究。阿布索隆（Absolon）于1964年开展了世界首例临床异位辅助性肝移植（auxiliary heterotopic liver transplantation，AHLT）。1978年国内也开展了临床辅助性肝移植。由于免疫抑制和器官保存方面的难题尚未解决，这些早期尝试与其他肝移植的临床结果一样均不理想，而异位辅助性肝移植更是由于肝移植技术不成熟和血流动力学等方面仍存在不少问题，发展缓慢。20世纪八九十年代，由于高效免疫抑制剂的出现、临床肝脏外科的发展、器官移植理论和技术的进步，辅助性肝移植再次引起临床关注。

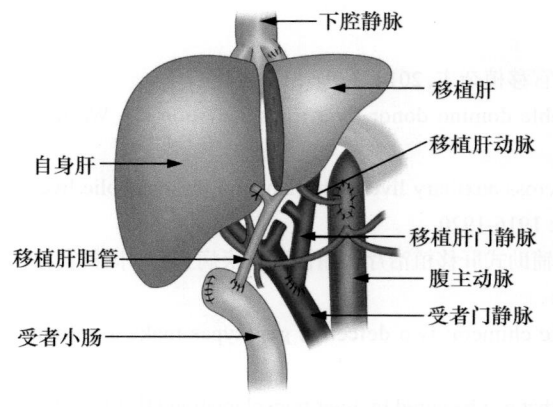

图 75-4-1　原位辅助性部分肝移植术式示意图

1. 原位辅助性部分肝移植　1985年，俾斯麦（Bismuth）等开创性地实施了世界首例临床原位辅助性部分肝移植（auxiliary partial orthotopic liver transplantation，APOLT）（图75-4-1）。

法国保罗布鲁斯医院的阿祖莱（Azoulay）等总结2001年以前12例APOLT患者资料，发现APOLT患者术后并发症、二次移植率、神经系统并发症发生率均高于常规肝移植组，只有2例成功撤除了免疫抑制剂[3]。而来自英国国王学院附属医院的数据显示，在进行APOLT的20名患儿中，10年生存率达到85%，其中65%在术后23个月可成功撤除免疫抑制剂；最新的报道中，13名患儿

APOLT 术后生存率可达 100%，其中 10 名患儿成功脱离免疫抑制剂[4]。APOLT 在特定的疾病中，其应用可大大提高患者术后生存质量。

原位辅助性部分肝移植治疗急性肝衰竭的长期存活率达 50%~60%，可与全肝移植的疗效媲美，更理想的是，在原位辅助性部分肝移植存活患者，特别是年轻患者中有超过半数在受者肝功能恢复正常后，可以通过切除移植肝，或者逐渐有计划地减少免疫抑制剂用量使移植肝因排斥而萎缩，最终完全摆脱免疫抑制剂，获得真正意义上的治愈。原位辅助性部分肝移植因而成为辅助性肝移植的主流技术，并推动了辅助性肝移植临床研究的再次发展。

原位辅助性部分肝移植在临床实践中取得了良好效果，但也存在缺陷，包括需要切除部分原有肝脏、手术技术复杂、并发症发生率较高、门静脉血供的分配处理很难掌握，受体肝和供肝之间的功能竞争可导致供肝萎缩。

2. 异位辅助性部分肝移植 异位辅助性肝移植最初的术式采用异位辅助性全肝移植（auxiliary heterotopic liver transplantation，AHLT），也就是在保留受者肝的基础上，将供者全部肝脏移植入受者腹腔其他部位（肝下、盆腔、脊柱旁等）的方式（图 75-4-2）。这种异位辅助性全肝移植，由于移植肝体积大，腹腔内容积有限，植入新肝后腹壁切口的张力甚大，难以关腹，即使勉强缝合，亦常迫使膈肌上升，极易引起肺部并发症[5]。而且各吻合血管容易受到挤压而扭曲，血管栓塞发生率高，因此总体临床疗效不佳。

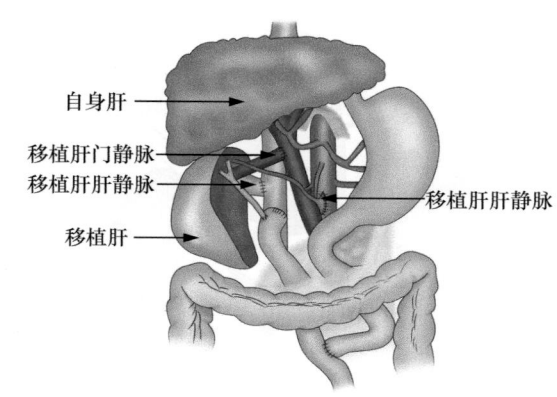

自身肝
移植肝门静脉
移植肝肝静脉
移植肝
移植肝肝静脉

图 75-4-2 异位辅助性部分肝移植术式示意图

随着肝脏外科理论和技术的发展，在 AHLT 的基础上移植医师开始实施异位辅助性部分肝移植（auxiliary partial heterotopic liver transplantation，APHLT）。相对于 AHLT，APHLT 仅行部分肝叶或者肝段（多为肝左外叶，即 S2 段、S3 段）的移植以解决空间不足的问题，移植部位有右肝下间隙、肾区、髂窝、脾窝等处。

在最初 20 年实施的 50 例异位辅助性肝移植患者中，生存期超过 1 年的长期存活者只有 2 例，最长存活时间为 14 年。来自荷兰一家医学中心的学者对比了 17 例右肝下的 APHLT 患者和 34 例常规肝移植患者，发现尽管 1 年生存率在两组患者之间无显著性区别，但后期 APHLT 组发生移植肝功能衰竭的比例显著高于常规肝移植患者[6]。而欧洲一项多中心研究也报道 12 例 APHLT 患者中仅有 4 例无须再次肝移植而存活[7]。这些早期研究结果均不理想，与免疫抑制治疗、离体器官保存有一定关系。随着肝移植基础与临床的发展，APHLT 再次引起临床关注。

二、手术原理

1. 原位辅助性部分肝移植 原位辅助性部分肝移植手术的供肝可来自活体供者或脑死亡供者，也可来自体外劈裂式的供肝，供肝可以为左外叶（S2 段、S3 段）、左半肝（S2~S4 段）或右半肝（S5~S8 段）。为方便吻合，供肝动脉可带有腹主动脉的袖片。先切除受者的部分肝脏（左外叶、左半肝或右半肝），随后相应供肝原位植入受者内。供肝肝静脉同受者相应的肝静脉端端吻合或供肝肝静脉与受者肝上下腔静脉端侧吻合；供肝门静脉同受者相应的门静脉分支端端吻合或供肝门静脉同受者门静脉主干端侧吻合；带有袖片的供肝动脉同受者肾动脉下方之腹主动脉端侧吻合，如供肝动脉不带袖片，则同受者相应肝动脉分支端端吻合，胆道重建采用胆管-空肠（Roux-en-Y）吻合。在儿童患者，左外侧或左肝叶经常用来作为肝移植供肝，左侧叶的体积对儿童来说已经足够，因此虽然左外叶肝脏切除操作更简易，但切除后的空间不足以将成人的左外叶植入，在儿童患者，一般进行左肝叶切除，然后将左侧肝或左外叶肝脏植入。

2. 异位辅助性部分肝移植 早期的异位辅助性部分肝移植多采用右肝下的移植方式。取部分供肝（多为肝左叶 S2 段、S3 段），将供肝置于受者腹腔内右肝下的间隙，行供肝门静脉与受者门静脉端侧吻合；用供肝肝上段下腔静脉与受者肾静脉平面以上的下腔静脉行端侧吻合；用带腹主动脉袖片的供肝肝动脉与受者肾动脉平面以下的腹主动脉行端侧吻合等。此术式解决了移植空间问题，且移植肝脏足以满足身体代谢需求，早期应用效果较好，但长期随访中仍发现移植肝与受者原肝存在竞争。

针对原位辅助性部分肝移植及右肝下异位辅助性肝移植存在的植床空间小、入肝血供少、手术复杂、并发症多的问题，笔者带领的团队设计并实施了辅助性肝移植新术式——脾窝异位辅助性肝移植

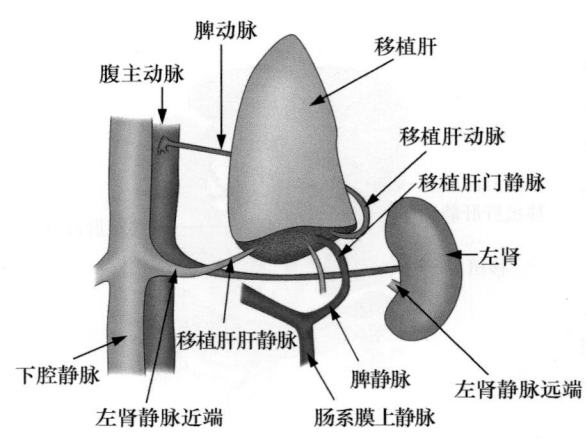

图 75-4-3　脾窝辅助性肝移植手术原理示意图

术，即切取供者肝脏左外叶作为供肝。切除受者肿大脾脏，以脾窝作为植床，将供肝植入受者。首先，将受者脾静脉与移植肝门静脉进行吻合，重建入肝门静脉血流；在重建出肝血流时，因供肝肝静脉与下腔静脉的距离较远，选择左肾静脉作为对接血管。最后，将受者脾动脉与移植肝动脉进行吻合，重建入肝动脉血流，完成移植肝的血流重建（图 75-4-3）。吻合结束后，检测各血管压力，必要时行门静脉动脉化，将受体脾动脉的分支搭建到脾静脉或门静脉上，使门静脉血流动脉化，以增加门静脉血流压力，保证移植肝血流动力学稳定，确保符合肝脏血流动力学要求。最后行胆肠吻合术，重建胆汁流出道。该术式应用的典型病例见"手术程序"。

三、适应证与禁忌证

（一）适应证

可逆性急性肝衰竭和遗传代谢性肝病是辅助性肝移植的主要适应证。在可获得的供肝重量小于所需安全移植肝重量时辅助性肝移植也是一种选择。辅助性肝移植也曾作为一种过渡治疗措施用于终末期肝病患者接受全肝移植前的肝功能支持措施。

1. 可逆性急性肝衰竭 各种病因所致的急性肝衰竭，由于没有完全有效的肝功能替代治疗措施，病情严重的会危及生命，但是如果能维持患者生存，则一定时间后肝脏内各种细胞可以通过再生和修复机制恢复肝脏的结构和功能。此类患者通常病情进展迅猛。即使实施常规原位肝移植后，预后通常会差于慢性肝病患者。急性肝衰竭患者大部分年龄较小，术后必须维持终生免疫抑制治疗，相关并发症也明显增多。辅助性肝移植可以作为一种短期内支持的治疗方法，目的是使患者能够平稳度过肝衰竭期，让受者肝的肝细胞再生，肝脏结构和生理功能恢复正常之后可以去除移植肝，不需要长期服用免疫抑制剂，患者可获得真正意义上的完全康复，在理论上具有显著的优势。符合下列条件的患者其肝脏的再生率较高：年龄＜40 岁；病毒性肝炎或对乙酰氨基酚服用过量导致的肝衰竭；出现黄疸到发生肝性脑病的间隔＜7 天者。有人通过肝穿刺病理活组织检查受体肝坏死肝细胞比例及坏死肝细胞分布特点来判断预后，但尚未得出确定性结论。

2. 先天性代谢性肝病 这是基因缺陷所致的遗传病。一类伴有肝脏自身结构病变，包括 α1-抗胰蛋白酶缺乏症、肝豆状核变性（Wilson 病）、UDP-葡萄糖醛酸转换酶缺乏症等；另一类不伴有肝脏本

身结构损害，包括家族性高胆固醇血症、C-蛋白缺乏症等。这些疾病通常只是肝脏复杂生理功能的某一个方面存在障碍，而其他生理功能正常。因此常不需要切除原有全部肝脏，而只要移植少量正常肝脏组织就能解决代谢异常的问题，故此类患者可行 ALT，而不必行原位全肝移植。

3. 小体积供肝肝移植　移植肝体积与受者肝标准体积之比（graft volume/standard liver volume，GV/SLV）应不少于 35% 或移植肝重量与受者体重之比（graft-to-recipientweightratio，GRWR）应大于 0.8%，供肝体积或重量低于上述标准时即为小体积供肝（small-for-size graft，SG）。SG 是活体肝移植的一个突出问题，增加供肝体积势必以增加供者手术风险为代价，供肝量不足将导致受者发生小肝综合征。ALT 中保留的受者自身肝脏可以发挥部分功能，故 ALT 能在一定程度上解决供肝量不足的问题，扩大可利用供者范围。

4. 终末期肝病的过渡性治疗　辅助性肝移植可以作为肝硬化或者其他良性慢性终末期肝病的过渡治疗措施，在病情紧迫但短期内无法等到用于全肝移植的肝脏或者病情特殊不适合行全肝移植时，可以通过辅助性肝移植作为桥梁，暂时提供肝功能支持，帮助患者最终过渡到实施全肝移植；或者辅助性的那部分移植肝增生，体积增大，最终在一定时间后完全替代受者肝提供完全的肝功能代偿。

5. 肝肾或肝肠联合移植　一些研究表明，联合移植来自同一供者的肝脏，将对移植肾脏或移植小肠起免疫保护作用。联合移植后不仅可以减少术后急性排斥反应，而且减少慢性排斥反应的发生。

（二）禁忌证

1. 肝脏恶性肿瘤　辅助性肝移植需保留受者肝，若原肝为恶性肿瘤，其根治性治疗效果不佳，移植术后的免疫抑制治疗更可加快肿瘤复发和转移，患者一般预后不良。

2. 某些遗传代谢性肝病　有一类遗传代谢性肝病是由于肝脏合成病理性蛋白，导致肝内外器官损害，辅助性肝移植患者的受者肝会持续释放病理性代谢产物，原发病因持续存在，除了紧急情况下为挽救生命外，一般不适合行辅助性肝移植，例如家族性淀粉样多发性神经病变和原发性高草酸盐尿症等。

3. 有明显肝纤维化或肝硬化的急性肝衰竭　经皮肝穿刺活检发现明显肝纤维化甚至硬化的急性肝衰竭患者，通常移植后受者肝不能完全再生修复，一般需要行原位肝移植，故列为辅助性肝移植的禁忌证。

4. 其他禁忌证　全身状况以及心、肺等肝外重要器官功能障碍或者衰竭，经评估无法耐受手术者；存在尚未得到控制的细菌、真菌以及其他病原微生物感染等情况。

四、手术规划与术前准备

本部分主要包括制定手术计划、受体准备，如果是活体供肝，还需要进行供者准备。

（1）手术规划：术前以血管造影和 CT 扫描三维立体成像技术建立供、受者的肝脏和血管的三维立体模型，明确受者脾动、静脉的走形和管径粗细，评估脾脏体积，并结合供、受者的肝脏功能和全身情况，精确判断受者所需肝脏体积及供肝切除范围，制定并完善手术操作计划。

（2）受者准备：完善肝功、肝脏 B 超、上腹部 CT、血管成像、心脏彩超、肺功能、头颅 CT 或 MRI 及常规肝移植术前检查。于术前 3 天常规给予抗炎、免疫抑制、营养支持、保肝等治疗，同时做好心理护理工作，缓解患者压力。如受者为 Wilson 病患者，还需要进行驱铜补锌治疗。

（3）供者准备：肝脏及心、肺、脑影像学检查、常规术前检查同上。于术前 3 天常规给予抗炎、免疫抑制、营养支持、保肝等治疗。

五、手术程序

（一）原位辅助性肝移植

1. 供肝切取 全麻下以右侧为主的"屋顶形"切口入腹。根据术中胆道造影了解肝内胆道有无变异，术中 B 超检查确认的门静脉、肝动脉和肝静脉的分支和走向，确定供肝切取线。离断肝脏时不阻断入肝血流。肝实质离断后，肝左外叶仅以门静脉左支、肝左动脉、肝左静脉与供者相连。用 UW 液灌洗后，规则性切除供者肝脏左外叶。

2. 受者左外叶切除 采用上腹部人字形切口，规则性切除受者的肝左外叶或左半肝，尽可能保留足够长的肝左静脉、门静脉左支和肝左动脉。

3. 血流及胆道重建 在切除左叶时多在共干显露后用超声刀向下吸除掉部分左外叶的肝实质，显露出左肝静脉约 0.5cm，行移植肝的肝左静脉和受者的肝左静脉端端吻合。将移植肝的门静脉左支和受体的门静脉左支或门静脉主干行端端吻合。将移植肝的肝左动脉和受者的肝左动脉端端吻合。胆管采用移植肝的左肝管和受者的空肠行 Roux-en-Y 吻合。

4. 术后处理 受者重点监测移植肝血流情况及肝肾功变化；应用激素＋FK506＋MMF（霉酚酸酯）三联免疫抑制方案抗排斥。供者按肝切除术后常规治疗。

（二）异位辅助性肝移植

以脾窝异位辅助性活体肝移植为例，简述手术程序如下：

1. 供肝切取 同原位辅助性肝移植。

2. 脾脏切除及血管准备 在全麻下取以左侧为主的倒 T 字形切口入腹。入腹后经大网膜血管弓测门静脉压力。切除受者肿大的脾脏，保留脾静脉完整性及脾动脉各分支；分离左肾静脉，在距下腔静脉 1～2cm 处断左肾静脉，保留左肾上腺中央静脉及左生殖静脉，确保左肾静脉回流正常。以脾窝作为植床，将供肝植入受体。

3. 血流及胆道重建 受体脾静脉与移植肝门静脉行端端吻合，重建入肝门静脉血流；供肝肝静脉与左肾静脉端端吻合，重建出肝血流；受者脾动脉与移植肝肝动脉吻合，重建入肝动脉血流。各血管吻合结束后，检测各血管压力，保证移植肝血流动力学稳定，确保符合肝脏血流动力学要求，最后行受者空肠与供肝胆管 Roux-Y 吻合，重建胆汁流出道。

4. 术后处理 同原位辅助性肝移植。

【典型病例】

受者是 13 岁 Wilson 病患者，女性、血型 O 型，表现为肝硬化、脾肿大、血清铜低于正常、K-F 环阳性，上肢震颤和言语不清，生活不能自理。供者来自她的母亲，34 岁、血型 O 型，一般情况良好，实验室及影像学检查均未见异常。

本例实施脾窝异位辅助性活体肝移植的供肝手术时间为 380 分钟，出血量 350ml，肝脏热缺血时间为零，切取的肝左外叶约 230g。术后患儿移植肝生长良好。术后 2 个月 CT 检查提示，患者的移植肝重量由 230g 增至 502g；术后 3 个月患者的神经系统症状明显缓解，恢复行走、写字、进食、饮水等生活能力；肝肾功能各项指标恢复正常及血清铜、铜蓝蛋白和尿铜水平；术后 3 个月及 5 年核素显像提示移植肝浓聚及排泄功能良好，胆肠吻合口通常，胆汁排泄功能正常；术后 3 个月及 5 年肾动态显像示双肾功能良好；肝穿刺活检提示自身肝脏内铜离子沉积程度明显减轻。患儿已健康存活 5 年 8 个月。

总结脾窝异位辅助性肝移植的优点如下[8]：

（1）位置巧，避免原有辅助性肝移植术式的"空间狭小"问题。切除受体肿大的脾脏后将脾窝作为辅助性供肝的植床，既解决了脾功能亢进，又为供肝提供了充足的移植空间，解决了原有术式"空间不足"和"血流压力过高"的问题。

（2）技术新，解决原有术式的"血流竞争"和"移植肝萎缩"等问题。脾功能亢进、门静脉高压状态的患者常伴有门静脉系统血管扩张，该术式保证了移植肝的有效灌注量，有利于移植肝血流的重建，同时可起到相当于分流的作用。

（3）创伤小，不切除患者自身肝脏，简化手术操作。脾窝异位辅助性肝移植无须切除受者原肝，简化手术操作，缩短手术时间，减少术中出血量和输血量，降低并发症发生率；且由于完全保留受体原肝的肝脏结构和肝功能，有利于受者术后肝功能的恢复与代偿。

（4）用肝少，保证供者安全，缓解供肝短缺。所需供肝体积小，仅需成人20%的健康肝脏组织即可满足代谢需要，保证活体供者的安全；供肝还可采用劈裂式肝移植的方式获取，有效缓解供肝短缺矛盾。

（5）疗效好，有效代偿肝脏功能并逆转神经系统损害症状。移植肝功能代偿良好，可逆转先天性代谢性肝病的神经系统损伤等症状，降低原肝内病理性物质的沉积量，延缓或减轻原肝的肝硬化或纤维化程度。

六、手术要点与难点

1. 移植肝脏的入肝及出肝血流的重建　供肝有门静脉、肝动脉和肝静脉三套血管，而脾脏只有脾动脉和脾静脉两套血管。通过大量动物实验，笔者设计了门静脉与脾静脉吻合、肝静脉与下腔静脉吻合、肝动脉与脾动脉吻合的血管重建方案，重建移植肝血流。术中测压和B超检查显示，脾窝移植术的血流动力学稳定，符合肝脏的生理要求，解决了血管数量不匹配的难题。

2. 移植肝的肝动脉吻合技术　供肝左外叶的肝动脉口径很细，仅有2mm，而脾动脉的口径为9mm。不仅操作困难，而且吻合后易形成血栓，导致移植肝缺血性坏死。该血管的吻合建议由具有丰富显微缝合经验的高年资医师在显微镜进行显微吻合，以实现肝动脉与脾动脉"无缝对接"。

3. 出肝血流重建技术　与动物实验不同的是，有时人体内移植肝肝静脉与下腔静脉的距离较远，无法直接吻合，而传统的架桥方法又易造成血管成角、扭曲，引起肝血流回流不畅。经反复测试，笔者发现左肾静脉是合适的对接血管。在移植肝肝静脉长度不够时，可以将肝静脉与左肾静脉吻合，既解决了肝静脉长度不够的问题，又保证了较低的出肝血流阻力，而左肾的静脉血流可通过肾上腺静脉和生殖静脉回流，不会造成肾功能损害。

七、术后移植肝功能评价方法

辅助性肝移植受者体内有两个肝脏，而常规肝功能的血清学检测只能代表两个肝脏的整体功能，无法区分肝功能好转是由于原肝功能的恢复还是移植肝发挥了良好的代偿功能。如何正确评价移植肝功能，对确定辅助性肝移植手术的疗效及术后并发症的防治极为重要。目前可以形态观察、胆汁监测、实验室检查、影像学检查和组织学检查等手段，对移植肝功能进行全面、正确的评估。

1. 术中形态观察　移植肝脏的大体形态是判断其功能的首要指标。灌洗、保存良好的供肝，其表面和断面呈均匀淡黄色，质地柔软而有弹性，表面光滑，边缘锐利。复流后移植肝迅速变为均匀鲜红色，并立即开始分泌胆汁。若移植肝脏复流后表面呈花斑状，或肝脏肿胀明显，肝表面出现裂隙并不断渗血，则提示移植肝脏功能不良。对可疑病例，立即行快速冰冻切片，如肝细胞坏死超过50%，则移植后肝脏多无功能。

2. 胆汁分泌情况　直接反映移植肝脏合成三磷酸腺苷（adenosine triphosphate，ATP）的能力，是观察移植肝功能恢复的最好指标。移植肝脏功能良好，术中可立即观察到清亮胆汁流出，术后胆道引流管有清亮的金黄色胆汁流出，一般为 150～200ml/d。如术中分泌胆汁量少，胆汁颜色较浅，提示移植肝功能不良；而术后胆汁引流量突然减少或出现质的变化，应警惕并发症发生。

3. 血生化检查　患者缺失的肝脏代谢功能恢复，体内异常聚集的物质含量逐渐减少是移植肝功能良好的直接证据。血钾是判断移植肝功能的间接证据。移植受体在术中常表现为高血钾，但随着血管吻合的逐渐进行，血钾应逐渐恢复至正常水平。此外，ALT、AST、碱性磷酸酶、肌酐、总胆红素、凝血酶原时间和抗凝血酶-Ⅲ等指标的变化对于评价移植肝功能恢复也有一定的价值。

4. 放射性核素显像　^{99m} Tc 植酸钠肝胆闪烁成像方法安全无创，是较为理想的移植肝监测方法。术后定期检查，动态观察移植肝功能、血流和胆汁排泄情况。根据核素吸收量，可分别定量分析移植肝和受者原肝的功能状态。若移植肝功能不良，其摄取和清除放射性核素的时间明显延迟，肠管显像时间也会发生明显变化。

5. 计算机层析 X 射线摄影检查（computer tomography，CT）　利用 CT 对受者原肝和移植肝进行三维形态重建，观察两者形态变化，并对体积进行准确测量。

6. 多普勒超声检查　可明确移植肝的血流情况，判断吻合口是否有狭窄或血栓形成。

7. 核磁共振成像　磁共振胰胆管成像（magnetic resonance cholangiopancreatography，MRCP）对于了解移植肝胆道系统的情况有重要价值。

8. 肝脏活组织检查　术后连续定期对受者原肝和移植肝进行病理活检，明确原肝病变和移植肝修复再生的情况。移植肝再生能力良好表现为肝细胞再生活跃，出现较多的多核细胞，无细胞坏死或凋亡，无炎性细胞浸润。原肝病变程度减轻或无明显加重，病理性物质沉积减少或消失。

八、并发症及其处理

1. 术后出血　术后出血是肝移植手术最为常见的并发症。肝移植术后，腹腔引流管内持续有温热的深红色血性引流液流出并伴有血红蛋白的进行性下降，应重点考虑术后出血可能。可发生于术后任何时期，但多发生于术后 48 小时内。对于手术因素导致的出血，及时进行再次手术止血是有效的处理方法。术中清除腹腔内积血，发现明确出血部位和原因，进行彻底手术止血，一般均能取得良好的效果。大血管吻合口的渗漏，需要重新吻合。若术中未发现明确出血部位而创面广泛渗血，各项凝血指标均较差，伴随肝功能恶化和代谢性酸中毒，则提示原发性移植肝无功能可能，需行急诊再次肝移植。

2. 血管并发症　主要是各血管吻合口处出现狭窄或血栓形成，主要与吻合技术有关[9]。诊断主要依靠超声、血管造影等影像学检查。术中发现门静脉狭窄，应立即拆开吻合口并重新吻合。术后主要依靠经皮腔内血管成形术（percutaneous transluminal angioplasty，PTA）进行球囊扩张或介入放置支架[10]。详见第 80 章"术后并发症的处理"。

总结，辅助性肝移植有如下优点[11]：①部分移植肝的存在帮助急性肝功能衰竭患者度过危险期，术后出现血管并发症或严重排斥反应时，保留的部分宿主肝脏可以继续发挥功能，不至于立即威胁到生命。宿主肝功能恢复后可切除移植肝，患者避免了终生应用免疫抑制剂；②对先天性代谢性肝病，植入少量肝即能满足患者代谢需要，同时保留原肝功能；③手术创伤小，受者没有无肝期；④所需供肝体积小，增加了移植肝的来源；⑤对于某些不能耐受原位肝移植的患者，可先施行辅助性肝移植，在机体肝功能恢复后再考虑是否行原位肝移植。辅助性肝移植具有的上述优点，使得其在特定情况下的应用具有独特的优势。

目前仅有少数的移植中心坚持根据受者病情选择实施辅助性肝移植，每年实施的辅助性肝移植总例数很少，受者主要为急性肝衰竭患者，辅助性肝移植的术式以原位辅助性部分肝移植为主。对于受者肝有恢复潜能或者受者肝仍具有大部分正常功能的特定患者，辅助性肝移植除了具有优于原位全肝移植的理论优势外，在目前供肝匮乏的状况下，这种仅需少量肝体积的活体和劈裂式部分肝移植还可以在保证供者或者另一受者安全的前提下增加肝移植获益患者数量。

辅助性肝移植在短短几十年内经历了起步-发展-停滞-再发展几个阶段，取得了一定成就，也遇到了很多困难，有待努力的方向包括：①建立对辅助性肝移植疗效的客观评价体系，既不能夸大辅助性肝移植的优势，更不能因为目前存在的一些问题抛弃这一术式；②适应证的把握与扩展，目前已经充分认识到急性肝衰竭、部分先天性代谢性疾病、小体积供肝肝移植等是其适应证，但尚无确实可行的辅助性肝移植纳入与排除标准；③辅助性肝移植术后血流动力学的基础及临床研究；④术式的改进；⑤原发性移植肝无功能及血管并发症的防治。

最后，希望将辅助性肝移植治疗先天代谢性疾病取得良好疗效作为切入点，促使更多的研究者参与辅助性肝移植的研究，通过更多创新性的理论和实践成果，打破目前辅助性肝移植进展缓慢的局面，使更多的患者从中获益。

（窦科峰　李　霄）

参 考 文 献

[1] SHRIVASTAV M, RAMMOHAN A, REDDY M S, et al. Auxiliary partial orthotopic liver transplantation for acute liver failure [J]. Ann R Coll Surg Engl, 2019, 101 (3): e71-e72.

[2] SHANKAR S, VALAMPARAMPIL J, RAMMOHAN A, et al. Minimally invasive treatment of metabolic decompensation due to portal steal in auxiliary liver transplantation [J]. Liver Transpl, 2019, 25 (6): 960-963.

[3] AZOULAY D, SAMUEL D, ICHAI P, et al. Auxiliary partial orthotopic versus standard orthotopic whole liver transplantation for acute liver failure: a reappraisal from a single center by a case-control study [J]. Ann Surg, 2001, 234 (6): 723-731.

[4] FARAJ W, DAR F, BARTLETT A, et al. Auxiliary liver transplantation for acute liver failure in children [J]. Ann Surg, 2010, 251 (2): 351-356.

[5] 周景师, 窦科峰. 辅助性肝移植的理论与实践 [J]. 中华肝脏外科手术学电子杂志, 2012, 1 (1): 8-13.

[6] DE RAVE S, HANSEN B E, GROENLAND T H, et al. Heterotopic vs. orthotopic liver transplantation for chronic liver disease: a case-control comparison of short-term and long-term outcomes [J]. Liver Transpl, 2005, 11 (4): 396-401.

[7] VAN HOEK B, DE BOER J, BOUDJEMA K, et al. Auxiliary versus orthotopic liver transplantation for acute liver failure [J]. EURALT Study Group. European Auxiliary Liver Transplant Registry [J]. J Hepatol, 1999, 30 (4): 699-705.

[8] DOU K, WANG D, TAO K, et al. A modified heterotopic auxiliary living donor liver transplantation: report of a case [J]. Ann Hepatol, 2014, 13 (3): 399-403.

[9] LUI S K, GARCIA C R, MEI X, et al. Re-transplantation for hepatic artery thrombosis: a national perspective [J]. World J Surg, 2018, 42 (10): 3357-3363.

[10] WAHAB M A, SHEHTA A, ELSHOUBARY M, et al. Outcomes of living donor liver transplantation for patients with preoperative portal vein problems [J]. J Gastrointest Surg, 2018, 22 (12): 2055-2063.

[11] 杨诏旭, 窦科峰. 辅助性肝移植的选择与实施 [J]. 肝胆外科杂志, 2013, 21 (4): 247-250.

第 5 节　无缺血肝移植

一、历史沿革

器官移植是 20 世纪医学领域最伟大的成就之一，被誉为"医学皇冠上最耀眼的明珠"。然而，传统的器官移植技术在器官获取、保存和植入过程中不可避免地会使移植物遭受缺血-冷保存-再灌注这三个阶段的损伤。缺血再灌注损伤（ischemia reperfusion injury，IRI）指缺血后恢复血流，原本受缺血损伤的器官损伤进一步加重。IRI 是引起移植受者术后发生早期移植物功能不全或原发性移植物无功能的最主要因素。据报道，肝移植术后早期移植物功能不全的发生率在 20%～42%，原发性移植物无功能的发生率也有 8% 左右，后期还可能发生缺血性胆道病变、移植物慢性失功等并发症，严重影响了移植物存活和患者生存，是导致移植失败的主要原因。为解决传统器官移植必然伴随的移植物 IRI 这一世界性难题，中山大学附属第一医院何晓顺团队历经艰辛探索，创新性地提出了"无缺血"器官移植（ischemia-free organ transplantation，IFOT）这一新概念，并在大动物实验研究的基础上实施了全球首例"无缺血"人体肝移植术。IFOT 在理论与技术上完全有别于传统的器官移植，标志着器官移植进入了一个全新的时代[1]。

　　IFOT 这一全新理念的产生源自何晓顺团队的一个大胆假设——在移植器官获取、保存与植入的全过程中，如果不中断器官血流，就能避免 IRI 的发生，最大限度地改善移植预后。基于这个假设，该团队自主研发了多器官功能修复及灌注系统，为 IFOT 的实施创造了基础条件，并于 2017 年 5 月 17 日成功实施了第一例小型猪"无缺血"肝移植手术，随后又陆续完成了多例。术后受体小型猪均获存活，更重要的发现在于，术后外周血氨基转移酶水平较传统冷保存肝移植显著降低，术后恢复快，成功创立了大动物"无缺血"肝移植支撑技术体系。在完全成熟的大动物实验基础上，经充分论证了 IFOT 的临床可行性，何晓顺等于 2017 年 7 月 23 日成功实施了全球首例"无缺血"人体肝脏移植术，手术过程中将常温机械灌注与创新的移植技术紧密结合，使得器官移植全过程不中断血流，实现了移植物以最"鲜活"的状态移植到受者体内[2-3]。

二、手术原理

　　无缺血肝移植的技术基础是常温机械灌注（normothermic machine perfusion，NMP）。NMP 在供肝获取、体外保存以及供肝植入中持续不中断地为供肝提供血液和氧气供应的保障。大量研究表明，相比静态冷保存，NMP 在减轻 IRI、提高器官活力以及修复移植物损伤方面具有明显的优势。通过外科技术的创新，结合各类器官 NMP 技术的进步，IFOT 的概念可望延伸至所有的实体器官移植中，显著改善器官移植的早期和长期预后，并使边缘性器官得到最大化的使用。IFOT 技术目前只在来源于脑死亡器官捐献（donation after brain death，DBD）的器官移植中开展，但通过选择合理的血管插管及灌注参数同样也适用于亲属活体器官捐献（1iving donor organ donation，LDOD）来源的器官移植。而心脏死亡器官捐献（donation after cardiac death，DCD）可分为可控型与非可控型两大类。在已经发生了器官热缺血损伤的非可控型 DCD 中，在器官获取前应先迅速建立区域 NMP，然后进行 IFOT。在这种情况下，该技术尽管无法完全避免 IRI，但有可能最大限度地修复器官的损伤。值得注意的是，目前各国应用最多的 DCD 是可控型 DCD。在区域 NMP 技术支持下，IFOT 也可应用于源自该类捐献的器官移植以避免 IRI 的发生。由于 DCD 器官的 IRI 较 DBD 和 LDOD 器官更严重，该类器官有可能从 IFOT 中获益最大。因此，IFOT 有望应用于几乎所有捐献来源的器官移植，应用前景十分广阔[4]。

三、适应证

　　无缺血肝移植作为一种移植新技术有着无可比拟的优势，受者手术适应证的选择、病情全面准确的评估以及细致完善的术前准备是无缺血肝移植获得成功的首要条件。对于供受者肝脏大小差异较小，适合做常规肝脏移植的患者通常均适宜行无缺血肝脏移植。另外，由于 IFOT 全过程中器官不中断血流，受体无肝期及新肝期血流动力学平稳，对全身重要器官影响小。对于心、肺、肾等器官功能严重受损，实施传统肝移植手术风险高的患者，IFOT 的实施使得手术安全性大大提高，移植的适应证进一步放宽，为众多失去手术机会的患者带来生的希望。具体适应证：①各种类型的终末期肝硬化；

②各种原因导致的急慢性肝功能衰竭；③未发生肝外转移的原发性肝脏恶性肿瘤；④难以切除的肝脏良性肿瘤；⑤常规方法难以治愈的肝胆系疾病；⑥先天性代谢障碍疾病。

1. 肝硬化　终末期肝硬化主要包括肝炎肝硬化、酒精性肝硬化、原发性胆汁性肝硬化和原发性硬化性胆管炎所致的肝硬化等。对于乙型肝炎病毒（hepatitis B virus，HBV）导致的慢性肝炎、肝硬化及 HBV 抗原阳性的病例，国外部分移植中心曾不列入适应证。在亚洲，随着拉米夫定和乙肝免疫球蛋白的应用，HBV 再感染和乙肝复发的危险性已明显降低，将 HBV 导致的终末期肝病列入肝移植的适应证已达成共识。

2. 肝功能衰竭　肝衰竭是由多种因素引起肝细胞严重损害，导致其合成、分泌以及生物转化等功能发生严重障碍，出现以黄疸、凝血功能障碍、肝性脑病、腹水等为主要表现的一种综合征。IFOT 的移植肝完全无缺血及再灌注损伤，供肝植入后能迅速发挥最大功能，快速改善肝衰竭患者的肝功能及全身状况，逆转受损的其他器官功能，极大提高此类患者肝移植的预后。根据肝衰竭病理组织学的特征和病情进展的速度，可将肝衰竭分为急性肝衰竭（acute liver failure，ALF），亚急性肝衰竭（sub-acute liver failure，SALF）和慢性肝衰竭（chronic liver failure，CLF）。引起肝衰竭的病因有多种：在欧美国家，药物是引起急性、亚急性肝衰竭的常见原因，酒精性肝损害是引起慢性肝衰竭的主要原因；在中国，肝衰竭的最主要原因是病毒性肝炎导致的重型肝炎，其次是包括药物、酒精及化学品等有毒物质[5]。

3. 肝脏肿瘤　肝细胞癌（hepatocellular carcinoma，HCC）是否适宜采用无缺血肝移植治疗仍存在争议。主张肝移植者认为移植能消除 HCC 发生的"土壤"和肝内微转移的隐患，达到常规肝叶切除术所不能实现的根治性目的。反对者强调肝癌患者移植术后的高复发率与高额治疗费用及供肝资源严重短缺与肝移植需求日益增加间的巨大矛盾。肝移植开展之初，在国外和国内移植中心，HCC 肝移植均占相当大的比例，但移植术后长期生存率和无瘤生存率不甚理想。美国匹兹堡（Pittsburgh）移植中心资料显示，恶性肿瘤患者肝移植术后 5 年生存率为 31.8%，明显低于整体移植人群 67% 的生存率。供肝来源紧缺的现状迫使国内外移植中心日趋严格掌握适应证，使良性肝病肝移植所占比例逐步提高。1996 年马扎费罗（Mazzaferro）提出 Milan 标准，即单个肿瘤直径≤5cm 或瘤灶数目≤3 个，每个直径≤3cm。按此标准筛选，有效提高了肝移植受者的预后，肝癌肝移植后的 5 年生存率已接近接受肝移植的良性肝病患者。但是，米兰标准对肝癌大小和数目的限制过于严苛，将大量的肝癌患者排除在肝移植的适应证之外，从而失去了肝移植的机会。因此，2000 年之后国际上涌现出一些新的肝癌肝移植受者选择标准，如 Pittsburgh 改良 TNM 标准、美国加州大学旧金山分校（University of California-San Francisco，UCSF）标准、Up-to-Seven 标准等，这些新标准的提出在一定程度上拓宽了肝癌肝移植的适应人群并取得与 Milan 标准相似的移植生存率。目前，各通行标准主要将指标着眼于影像学血管侵犯、肿瘤直径（最大肿瘤直径、累计直径）、肿瘤数目、AFP 水平等几个方面[6-7]。近年来，各移植中心通过前瞻性和回顾性研究，一些新的指标或理念也不断被引入。有研究表明 IRI 与移植后肝癌复发密切相关，IFOT 完全避免了 IRI，理论上会降低肝癌肝移植术后的复发[8]。因此，肝癌肝移植适应证的标准不是一成不变的，随着经验的累积和研究的深入，其标准将会不断完善，新的分子生物学、肿瘤免疫学、移植免疫学等指标被不断引进，但是其科学性和权威性也必须经过临床多中心、大样本和前瞻性的验证[9]。

4. 先天性代谢障碍疾病　由于先天性代谢障碍疾病大部分为小儿患者，目前无缺血肝移植主要适用于成人受者，但我们相信，随着成人无缺血肝移植技术的日臻成熟，适用于小儿的设备管道的发明与改进，以及常温机械灌注的技术不断完善，小儿无缺血肝移植的成功实施指日可待。

四、受者病情评估与手术规划

一般认为，预计患者存活 1 年的可能性＜50%，或其生活质量到了难以忍受的地步，但又还能安全耐受手术，就是无缺血肝移植最佳时机。选择时机过早，即患者不进行无缺血肝移植也能"很好"

的生存一段时间，就没有必要过早地对患者进行干预；选择时机过晚，患者已难以耐受手术，即使花很大的代价度过了手术关，也很难获得满意的术后生存质量。临床实践表明：肝病所致肝脏代偿功能越差，其围手术期死亡率越高。因此应在出现严重并发症以前考虑行无缺血肝移植。

在手术之前，临床医生需要根据供受者胸廓前后径、剑突部胸围、乳头部胸围及腹部 CT 评估供受者肝脏大小，当供者肝脏≤受者肝脏时适宜行无缺血肝脏移植。

五、手术程序

1. 供肝无缺血获取　腹部大十字形切口进腹。充分游离肝周韧带，仔细游离出腹腔干及其分支、下腔静脉和门静脉。胆总管予以塑料导管插管并引流胆汁。取一段 3cm 长右髂总静脉在离门静脉左右分支 2cm 处与门静脉主干作端侧吻合建立侧支静脉。在不阻断肝动脉血流的情况下，将 8 F 或 12 F 的动脉插管植入胃十二指肠动脉或脾动脉。然后，将 32～34 F 的腔静脉插管植入肝下下腔静脉并连接至 Liver Assist 肝脏灌注仪（Organ Assist, Groningen, The Netherlands）的器官槽中，用以回收出肝的灌注液。通过门静脉侧支静脉，将与 Liver Assist 的门静脉灌注系统相连接的 24 F 门静脉直头管插入门静脉，阻断肝上下腔静脉，将肝动脉插管与肝动脉灌注系统相连接，建立供肝的在体 NMP 回路。依次切断门静脉、腹腔干动脉及肝上/肝下下腔静脉。获取供肝并转移至灌注仪的器官槽中。

2. 体外 NMP 保存供肝　在供肝从受者离体平移到储肝池后，立即移除肝下下腔插管。保证供肝稳定在体外常温机械灌注过程中。根据沃森（Watson）团队提供的灌注液方案，笔者的灌注回路中共配备了约 3000ml 的灌注液，包括 1.4L 洗涤红细胞、1.4L 的聚明胶肽胶体、5% 碳酸氢钠 30ml、37 500 单位的肝素、舒普深 1.5g、10% 葡萄糖酸钙 10ml、25% 硫酸镁 3ml、氨基酸 250ml。灌注中使用空氧混合气体（30%O_2）提供氧气，灌注液温度维持在 37℃。每 10～20 分钟检测动脉血气分析以调整灌注液的内环境，每 30 分钟留取灌注液标本检测生化、凝血及肝功能。

3. 供肝无缺血植入　应用常规方法将病肝切除。重新将腔静脉插管植入供肝的肝下下腔静脉并阻断供肝肝上下腔静脉。然后将供肝从灌注仪的器官槽小心转移至受者术野，依次将供肝的肝上下腔静脉、门静脉、肝总动脉或腹腔干动脉与受者的肝上下腔静脉、门静脉、肝固有动脉行端端吻合。整个过程中持续进行 NMP。吻合完毕后，开放受者自身的门静脉和肝动脉血流，停止 NMP 并移除门静脉和动脉插管和管道。在移除肝下下腔静脉插管前，需将肝内约 200ml 的灌注液冲出，紧接着开放肝上下腔静脉，结束无肝期。然后将供肝的肝下下腔静脉与受者肝下下腔静脉端端吻合。拆除供肝胆总管插管，利用该供肝的胆总管与受者的胆总管行端端吻合。

技法要领：

（1）获取过程中充分游离肝总动脉，结扎胃左动脉，游离腹腔干至腹主动脉，遇到副肝动脉需在体做动脉重建；

（2）灌注过程中保证灌注参数平稳，压力和流量控制在一定范围，植肝时可轻微增加灌注压力，保证流量足以供应肝脏所需；

（3）植入过程注意门静脉插管和动脉插管不可旋钮打折，实时监测流量参数以保证动脉及门静脉血流供应。肝上、下腔静脉吻合时尽量缩短吻合口静脉袢，以免术后肝上、下腔静脉折叠影响静脉回流。

六、无缺血肝移植患者的全程管理

（一）术前评估与管理

无缺血肝移植术前对受者及供者常规进行影像学评估，确定供、受者肝脏大小匹配情况、有无手术禁忌证和影响无缺血肝移植操作的血管变异。超声检查可以显示肝脏质地情况，有无肿瘤，肝门部淋巴结是否肿大，腹水及肿瘤浸润情况。超声多普勒或超声造影评估肝动脉系统、门静脉系统、下腔静脉和肝静脉，明确血管的通畅情况和管径，了解有无影响手术操作的血管病变或变异。术前 CT 检查可以了解肝脏大小和形态，计算肝脏体积，匹配合适的供-受者。同常规肝移植，CT 检查还可以了解有无肿瘤及肿瘤大小、部位、数目、浸润情况，了解腹水、脾脏、胰腺和整个腹腔情况。CTA 检查可以准确评估肝动脉、门静脉系统、下腔静脉和肝静脉，了解有无血管狭窄与栓塞，明确有无血管变异、门静脉海绵样变、脾肾分流和下腔静脉通畅情况。对于碘过敏或 CT 不能明确诊断者，可行磁共振或增强磁共振检查。无缺血肝移植术前管理同常规肝移植类似，需要做好术前解释与沟通，控制感染，营养支持，改善贫血和低蛋白血症，维持水电解质酸碱平衡，改善术前心、肺、肾脏功能，预防门静脉高压导致的出血和肝性脑病。

（二）术中维护与管理

无缺血肝移植要求精细化获取器官，对于一些边缘供者更加具有优势，供者获取时维持血流动力学稳定非常必要。在供者心跳尚存的情况下，利用所有的监测手段和设备来强化对供者的管理是合理的，并有助于获取理想的器官。合理的血流动力学可以优化器官灌注，同时减少血管活性药物的使用。麻醉师需要进行有创血流动力学监测和及时补液，避免单纯依靠升压药来维持血流动力学稳定。受体术中需要加强监测，维持血流动力学稳定，纠正凝血功能障碍，纠正水、电解质及酸碱平衡失调及维持体温。灌注过程中及时进行灌注液和胆汁的血气分析及生化检查，维持灌注液的酸碱平衡及电解质稳定，根据情况适当调整灌注参数。灌注的同时需要评估肝脏的活力，乳酸的下降情况和胆汁的分泌情况是主要的判断指标。需要强调的是，在供者获取、常温机械灌注和受体手术的整个过程中，都需要准备好冷保存液，以备无缺血肝移植无法进行时随时转为常规肝移植，以避免供者器官的浪费。

（三）术后管理

1. 移植肝功能观察与护理　移植肝脏术后有一个正常康复过程，表现为氨基转移酶逐渐下降，V 因子、凝血酶原和血小板的升高，酸中毒的纠正，血氨正常，良好的胆汁分泌和无肝性脑病。肝脏作用包括代谢、分泌、合成、解毒、免疫等功能，主要通过观察患者的水肿程度，出血倾向、黄疸程度的恢复，以反映肝功能的恢复情况。供者逝世后器官捐献供肝存在供者术前低血压、感染、使用大量药物抢救等特点，可能对供肝质量有影响，导致患者术后肝功能恢复延迟。无缺血肝移植是一种全新的器官移植技术，这种手术方式借助常温机械灌注技术在供肝获取、体外保存及供肝植入过程中均不使用冷灌注和冷保存液保存，取而代之的是不中断血流持续向供肝提供氧气和营养物质，供肝没有遭受 IRI，最大限度地保护甚至修复器官功能，达到最佳的移植疗效。术后需严密观察生命体征并制订专用病情观察表格，及时记录患者病情变化和血生化值，评估患者肝功能恢复情况：①注意患者巩膜、皮肤是否黄染，早期特别观察患者巩膜情况，结合肝功能实验室检查结果判断患者的肝功能恢复情况；②观察患者全身皮肤有无出血点、瘀斑、牙龈、口腔黏膜、鼻腔是否有出血，腹腔引流管引出液体是否由淡红变鲜红；③注意观察患者双下肢皮肤情况，特别注意踝部皮肤，可用手指按压患者脚踝皮肤，是否出现凹陷性水肿[10]。

2. 术后并发症观察与护理　无缺血肝移植受者术后需要多种影像学评估。术后早期需要每日或隔日进行胸片检查，评估有无胸腔积液、肺不张和肺部炎症。彩色多普勒超声检查可以评估移植肝、血管和胆道系统，了解肝脏质地、有无缺血灶、血流通畅情况和有无胆道扩张。超声检查发现异常或超声检查结果与临床表现不相符时，需要进一步行 CT 或磁共振检查，必要时需行动脉造影或 ERCP 进一步明确诊断及治疗。

缺血性胆道并发症和慢性排斥反应是导致慢性移植肝失功的主要原因。从目前已经实施的 40 余例无缺血肝移植临床数据来看，移植后无缺血组胆道损伤程度明显较冷保存组轻，其中胆道上皮细胞脱落、浅表 PBG 损伤、深层 PBG 损伤和胆道周围血管损伤这 4 项损伤指标都明显低于冷保存组。冷保存组 86.7% 的胆道上皮细胞损伤程度达到Ⅱ°（脱落超过一半），无缺血组仅有 48% 上皮细胞脱落程度达到Ⅱ°。无缺血组患者未见缺血性胆道病变发生，冷保存组缺血性胆道病发生率为 6.7%。冷保存组高胆红素血症发生率为 30%，无缺血组高胆红素血症发生率为 4%，显著低于冷保存组。提示应用无缺血肝移植可能减少肝移植术后缺血性胆道并发症和排斥反应的发生。当然，目前的研究只是初步的结果，还需要更大宗病例数的前瞻性随机对照研究来证实。护理过程中严密观察患者精神状态、皮肤巩膜颜色、食欲、腹部体征变化，有无明显腹胀、肝区疼痛不适。遵医嘱及时采取血标本检验，监测肝功能各项指标及免疫抑制剂的浓度，及时遵医嘱调整药物剂量，使血浆他克莫司浓度谷值水平维持在 8～10μg/L。

3. 心理护理　　无缺血肝移植是一种全新的器官移植技术，患者对其缺乏了解，常会产生严重的心理负担。用亲切的言语详细介绍医院的技术力量、手术方法及其优势，增强患者战胜疾病的信心。患者术后可能会出现焦虑情绪，严重者会出现精神症状，需要主管医生对患者实施心理上的支持鼓励，告知治疗的过程及注意事项，下床活动的方法和可能出现的不适症状，缓解患者的焦虑情绪，必要时给予药物对症处理。

（何晓顺　鞠卫强）

参 考 文 献

［1］何晓顺, 郭志勇. 器官移植将迎来"无缺血"时代——全球首例"无缺血"肝脏移植获得成功 [J]. 中华医学杂志, 2017, 97 (36): 2810-2811.

［2］HE X, GUO Z, ZHAO Q, et al. The first case of ischemia-free organ transplantation in humans: a proof of concept [J]. Am J Transplant, 2018, 18 (3): 737-744.

［3］何晓顺, 郭志勇, 鞠卫强, 等. 无缺血肝移植技术的创立——附三例报告 [J]. 中华器官移植杂志, 2017, 38 (10): 577-583.

［4］何晓顺, 鞠卫强, 朱泽斌. "无缺血"器官移植时代的来临与展望 [J]. 中华普通外科学文献 (电子版), 2018, 12 (2): 73-75.

［5］中华医学会肝病学分会重型肝病与人工肝学组. 肝衰竭诊治指南 [S/J]. 中华肝脏病杂志, 2013, 21 (3): 177-183.

［6］中华医学会器官移植学分会. 中国肝癌肝移植临床实践指南 (2018 版) [S/J]. 中华消化外科杂志, 2019, 18 (1): 1-7.

［7］BUSUTTIL W R, KLINTMALM G B G. Transplantation of the liver [M]. 3rd, ed. Philadelphia: Saunders, an imprint of Elsevier Inc, 2015.

［8］GUO Z, FUNG U E, TANG Y, et al. The era of 'Warm Organ Transplantation' is coming [J]. Am J Transplant, 2018, 18 (8): 2092-2093.

［9］ZHAO Q, HUANG S, WANG D, et al. Does ischemia free liver procurement under normothermic perfusion benefit the outcome of liver transplantation [J]? Ann Transplant, 2018, 23: 258-267.

［10］叶海丹, 罗新春 , 廖昌贵, 等. 无缺血肝脏移植患者术后早期观察与护理 [J]. 齐鲁护理杂志, 2018, 24 (12): 39-40.

体外肝脏手术 第76章

　　体外肝脏手术（extracorporeal liver surgery，ECLS）是由肝胆肿瘤外科和活体肝移植术发展而来，针对在体无法切除的肝脏病变，先行整肝切取，将病变肝脏在体外低温灌注及冷保存条件下，彻底清除病灶，修复或重建剩余肝脏脉管系统，再将剩余肝脏原位回植。该手术是集肝脏外科、胆道外科、血管外科、肿瘤外科和移植外科等系列外科技术之大成的颠覆性外科术式，突破了在体手术的解剖空间限制、肝脏缺血损害的时间限制、在体脉管切除与重建的技术限制及手术出血难以控制的风险限制等，使得除同种异体肝移植，对既往无法在体处理的肝脏病变获得治愈可能。

一、历史沿革

　　首例 ECLS 于 1988 年由德国皮希尔迈尔（Pichlmayr）等人实施，体外切除了胃平滑肌肉瘤的巨大肝转移瘤，并将剩余肝脏回植原位[1]。此后日本、法国、中国、美国及英国等国家也相继开始了对 ECLS 的探索[2-5]。1991 年及 1994 年，法国阿农（Hannoun）[6] 和索瓦内（Sauvanet）[7] 分别对 ECLS 进行了改良和简化，衍生出了半离体肝切除术（ante situm liver resection）。前者术中仅行主肝静脉和肝短静脉的离断，而后者采用同时离断肝上和肝下下腔静脉将肝脏移出切口外的方式进行肝脏背侧的病灶切除。理论上两种半离体肝切除术式均保留了肝十二指肠韧带的连续性，可减少肝蒂重建并发症风险。然而，根据国内外多家中心的经验，全离体肝切除自体肝移植术后并未出现第一肝门并发症风险明显增高。由于半离体肝脏手术的术野暴露不理想，对于第一肝门复杂病灶切除存在局限性，并且受常温下肝脏组织耐受缺血安全时间的限制以及持续阻断下腔静脉及门静脉血流造成循环紊乱，使得半离体肝切除术的应用受到明显限制。

　　在我国，1996 年，董家鸿等[2] 利用家猪率先建立了全肝血液转流及冷灌注下 ECLS 体系，并且运用该技术为 1 例侵及第二肝门及肝后下腔静脉伴有肝硬化的中央型巨大肝细胞癌患者成功实施了我国首例体外静脉转流和肝脏低温灌注下的半离体肝切除自体肝移植术，术中行肝上下腔静脉离断，将肝脏翻转至腹腔外完成体外切除肿瘤并肝中静脉和下腔静脉修补重建，手术时长约 11.4 小时，肝缺血时间为 155 分钟。2005 年，黄洁夫、董家鸿、温浩及何晓顺等[8] 合作完成我国首例体外静脉转流下全离体肝切除自体肝移植术治疗围肝门区胆管细胞癌，体外切除左半肝、尾状叶及左右肝管汇合部，切除部分肝后下腔静脉，肝中静脉与肝右静脉整形形成共同流出道后，与修复后的下腔静脉吻合从而重建流出道，完成剩余肝脏原位再植。手术时长 13 小时，无肝期约 3.5 小时，冷缺血时间 180 分钟，术后患者出现腹腔感染，给予相应治疗后顺利恢复出院。后基于大量的体外肝脏手术经验，笔者所在中心对体外肝脏手术技术又进行了创新，术中采用免体外静脉转流技术，即门腔分流替代体外静脉转流技术，从而在保证循环稳定的同时避免了体外静脉转流相关并发症[9]。

　　早期的 ECLS 集中于超肝移植适应证且在体无法切除的肝胆系统恶性占位性病变。2000 年，奥尔德哈弗（Oldhafer）等[10] 总结了德国汉诺威医学中心 22 例针对恶性肿瘤的体外肝脏手术治疗经验，其中包括结肠癌肝转移（10 例）、肝细胞癌（3 例）、胆管细胞癌（2 例）、肝门部胆管癌（4 例）及平滑肌肉瘤肝转移（3 例）等。截至 2019 年 9 月，累计文献报道 ECLS 主要用于如下几类恶性肿瘤：肝细胞癌（47 例）、胆管细胞癌（16 例）、结直肠癌肝转移（40 例）、肝门部胆管癌（5 例）。然而，由于肝脏恶性肿瘤浸润转移的生物学特征，加之病情评估及手术技术方面的不足，肿瘤早期复发率高，90 天围手术期死亡率达 25%～28.5%，3 年总生存率仅为 16.8%。主要严重并发症为脓毒症、肝功能衰竭及 ARDS[10-11]。巨大的手术创伤及令人悲观的临床结局使得该技术一度被放弃。

2010 年董家鸿、温浩[12]合作在国际上首次将此激进术式用于治疗具有恶性表型的良性肝占位性病变——终末期泡型肝包虫病（hepatic alveolar echinococcosis，HAE），为 ECLS 的临床应用开辟了新的天地，改变了其用于晚期恶性肿瘤治疗的悲观局面而得以"涅槃重生"。董家鸿团队相继在国内多家医院推广应用该项技术，已累计完成 88 例。此后，多家中心开始应用该术式治疗终末期肝包虫病，ECLS 也随着技术的逐步革新和改进而日臻成熟。2018 年北京清华长庚医院肝胆胰中心对 ECLS 进行了新的探索，首次成功地为 1 例两次 Meso-Rex 分流手术失败后的Ⅲ型门静脉海绵样变患者实施体外门静脉病变切除修复和肝脏再植，即术中体外切除病变的门静脉主干及左右支汇合部，以同种异体冻存血管移植重建门静脉主干并行肝脏的自体移植。此手术的成功，为Ⅲ型门静脉海绵样变在体手术难以显露门静脉左支及矢状部或门静脉右支的病例提供了新的外科治疗途径。

二、适应证

对于 ECLS 的适应证，迄今尚缺乏统一的标准。究其原因，主要是受制于外科技术和对肝胆疾病的认知不足，外科医生对肝胆病变在体手术可切除性的判断存在一定局限性和差异性。早期该术式主要用于在体手术无法切除的肝胆系统恶性肿瘤，而对已属肿瘤进展期的患者实施 ECLS，很难取得治愈性切除，不仅围手术期死亡率高，而且总体远期预后也不乐观。然而值得注意的是，仍有胆管细胞癌术后 3 年无瘤存活的个例报道[10]，且马尔德（Malde）等[13]研究表明，结直肠癌肝转移患者术后 3 年生存率（60%）明显优于肝癌（0），其术后 3 年总生存率为 50%。但考虑到转移性肝癌血管侵犯较少见且多存在解剖间隙，其 ECLS 的适应证把控不明确且均行辅助化疗，因此其相对较高的 3 年生存率是否与术式相关仍待考量。据此可以推测，生物学行为良好或经系统治疗得到良好控制且无远处转移的恶性肿瘤，可能是 ECLS 的潜在适应证。随着化疗、靶向治疗、免疫治疗等系统治疗方法的探索与进步，通过有效降期治疗和术后辅助治疗，未来肝胆晚期肿瘤体外切除治疗的应用前景可能会有所改观[14-15]。

对于良性复杂的肝胆系统占位性病变也偶有应用 ECLS 的报道，如 FNH（focal nodular hyperplasia）、肝巨大海绵状血管瘤等[10, 16]。良性占位性病变的血管受累多为外压推移，存在潜在可手术分离的外科解剖间隙，在有效控制出血的条件下多可在体完成切除。因此，对于良性病变的 ECLS，虽然总体预后较好，但其体外手术的必要性应严格评判，而其风险和获益比也应准确评估和权衡。随着"精准外科"范式的提出和应用，诸多之前被认为在体不可切除的病灶已具备在体切除的可能。

终末期泡型肝包虫病作为良性寄生虫性占位性病变，其特有的类似于恶性肿瘤的浸润性增殖方式，使其具有不同于一般良性病变的生物学特性，但其良性的本质使得病灶彻底切除后可获得良好的治愈率和长期预后[12, 17]。在我国，泡型肝包虫病多发于青藏高原的牧区，受经济条件等因素限制，手术切除成为终末期泡型肝包虫病唯一的治愈性治疗措施。临床实践经验证明，终末期泡型肝包虫病病灶侵犯肝静脉与腔静脉汇合部和（或）第一肝门区高位脉管结构时，通过彻底清除病灶、切除和修复受累脉管，使得 ECLS 成为最优的治疗选择，术后肝功能不全发生率及围手术期死亡率分别下降至 13%[18]和 5.7%[19]。我国积累了当前世界上最多的 ECLS 病例。截至 2019 年 10 月，北京清华长庚医院肝胆胰中心联合陆军军医大学第一附属医院、新疆医科大学第一附属医院及青海大学附属医院等共完成终末期泡型肝包虫病 ECLS 88 例，围手术期死亡率为 11.5%，术后 5 年无复发生存率可达 88.5%。终末期肝泡型包虫病业已成为 ECLS 的绝佳适应证。

总之，技术可行和疗效确切应是实施体外肝切除的判别标准，而风险和获益的权衡与抉择则是体外肝脏手术术前评估的核心所在。在体外可控条件下，实现最大化病灶清除、最优化脏器保护及最小化的创伤侵袭是 ECLS 适应证选择的关键[20]。根据本中心的经验，体外肝切除术的适应证可归纳为在体手术风险与疗效不确定，即在体手术可能遇到下列情形之一者：

（1）目标病变难以彻底清除；

（2）剩余肝脏受累脉管难以切除重建；

（3）剩余肝脏结构和功能难以有效保护；

（4）肝脏及近肝血管出血难以有效控制。

而对于以下情形选择体外肝脏手术应相对慎重：

（1）可预留肝体积小于必需功能性肝体积；

（2）伴重度肝纤维化的慢性布-加综合征；

（3）肝外多发转移（可经药物治疗良好控制的良性病变和低度恶性肿瘤除外，如泡型肝包虫病及 G2 期以下的肝神经内分泌肿瘤等）；

（4）中重度大泡型脂肪变性；

（5）经充分胆道减压后，血清总胆红素值仍大于 50μmol/L。

三、病情评估与手术规划

需行 ECLS 的患者通常合并不同程度的基础肝脏疾病，因此如何精准实施目标病灶的定位、定量和定构则是体外肝脏手术病情评估和手术规划的主要内容，也是实现"病灶切除、损伤控制和肝胆保护"这一精准外科核心策略的重要保障[21]。

（1）定位评估：定位是基于彩色多普勒超声、CT、MRI 等 2D 影像技术和 3D 数字影像重建技术对目标病灶的性质、位置、与重要脉管的关系进行"可透视及三维立体化"评估，并对目标肝脏进行精确的肝体积计算、模拟精准的肝段分割及肝脏切除，为术者提供更多的肝脏定量信息，优化手术作业流程。此外，近年来 VR、AR、MR 等可视化数字影像技术已在在体手术中实时透视和窥视靶器官与病灶的形态、结构等方面取得可喜的成绩[22-23]，其未来在体外肝脏手术的应用前景令人期待。

（2）定量评估：定量评估是指多维度精确测量目标病灶边界及肝胆系统结构功能，包括了肝储备功能量化评估、肝脏体积精确测量、病灶范围与病理边界精确界定，为定量肝切除决策和术式设计提供依据。临床上联合 Child-Pugh 分级及吲哚菁绿（ICG）排泄试验的肝储备功能评估体系，以综合量化评估功能性肝脏体积，从而作为肝切除安全限量的定量判断依据[24-26]。肝切除安全限量（safety limit of liver resection，SLLR）指特定个体保留必需功能性肝脏体积（essential functional liver volume，EFLV）的最大允许肝切除量。临床上以标化必需功能性肝体积比（ratio of essential to standard liver volume，Rse）作为精准判定 EFLV 的标尺。当剩余功能性肝体积 RFLV（remnant functional liver volume）≥EFLV 时，或标化剩余功能性肝体积比 Rsr（ratio of remnant to standard liver volume）≥Rse 时，预测肝切除是安全的。基于肝切除的临床数据，对于正常肝脏，Rse 设定为 0.2～0.25；而对肝硬化、重度脂肪肝和化疗相关肝损伤等肝实质显著损伤的患者，要求 Rse≥0.4 才能保证肝切除的安全性。对于 ECLS 而言，由于肝脏经受缺血再灌注损害及手术创伤，应相应增加其 Rse。当前 ECLS 借鉴活体肝移植术必需移植物体积的评估标准，一般情况下以 Rse≥0.4 或移植物重量 / 受体体重（GRWR）≥0.8% 为安全限量[27]。若移植物无基础肝病肝功能正常，在流入道和流出道精准重建条件下，必需移植物体积可酌情下调[28-29]。若预留肝脏严重肝实质损害或肝体积明显不足时，则需术前优化处理。

（3）定构评估：定构是对肝脏解剖结构、重要脉管受累程度、预留肝脏脉管结构的精确评估和对目标病灶及受累脉管结构的可切除性与可重建性的分析判定。结合术前常规影像学检查和 3D 重建技术，可为外科医师构建从 2D 到 3D 空间的肝实质及脉管受累范围、病灶与重要脉管立体几何关系的认知，从而为术中脉管切除重建和剩余肝脏脉管保护提供更加全面的影像学支撑。

四、手术流程

体外肝脏手术应由具有肝胆肿瘤外科和活体肝移植术经验的团队完成。手术应在主刀医师的指导下分为两组进行，在体手术组承担整肝切除和剩余肝脏再植，离体手术组实施体外肝脏病灶切除和剩余肝脏脉管修复重建。

1. 手术探查

（1）腹腔探查：明确保留侧肝脏质地、色泽、硬度及有无腹腔病灶转移，必要时行术中病理活检明确保留侧肝脏脂肪变性或肝硬化程度。

（2）术中超声探查：结合术前 3D 数字手术规划系统，再次确认病灶的数目、侵及范围、受累脉管，联合解剖标志点明确肝脏离断平面，初步划定肝脏切离线。

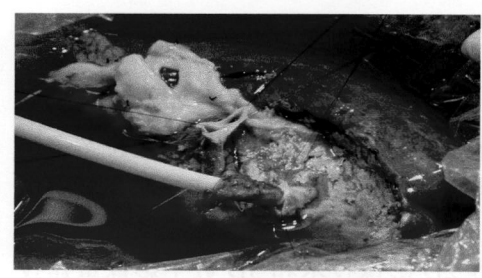

图 76-0-1　离体肝脏低温灌注

2. 全肝血管血流阻断及离断，离体肝脏冷保存和低温灌注　充分游离肝脏及第一、二、三肝门并逐个悬吊肝上下腔静脉、肝下下腔静脉、门静脉、肝固有动脉、胆总管。后台肝脏低温灌注装置就绪后，按照以下顺序依次进行全肝血流阻断并离断：门静脉、肝动脉、胆管、肝下下腔静脉、肝上下腔静脉。立即将整肝移出体外，浸没于后台盛有低温器官灌注液的冰盆中，并经保留侧门静脉以 0～4℃灌注液行肝脏低温灌注（图 76-0-1），同时充分灌洗肝动脉及胆管。

3. 下腔静脉重建，建立暂时性门腔分流　肝脏移出体外后，立即以自体血管、异体血管或人工血管暂时重建下腔静脉。为避免较长无肝期门静脉阻断导致的肠道淤血、缺氧及血流动力学紊乱，需行门静脉残端与重建的下腔静脉端侧吻合或与肝下下腔静脉残端做端端吻合，建立暂时性的门腔分流（temporary portocaval shunt，TPS）。见图 76-0-2。若病灶长期压迫下腔静脉或下腔静脉病变阻塞管腔，腹膜后奇静脉-半奇静脉侧支循环已充分代偿，在保证稳定的血流动力学的情况下，可无须重建下腔静脉（图 76-0-3）。

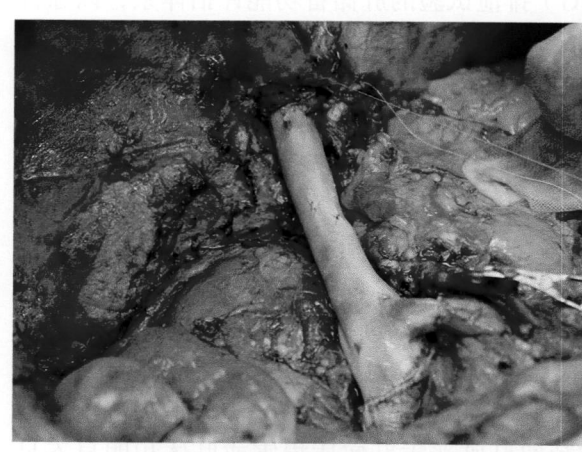

图 76-0-2　下腔静脉重建及暂时性门腔分流
用血管移植物重建下腔静脉，门静脉残端与重建的下腔静脉
行端侧吻合。

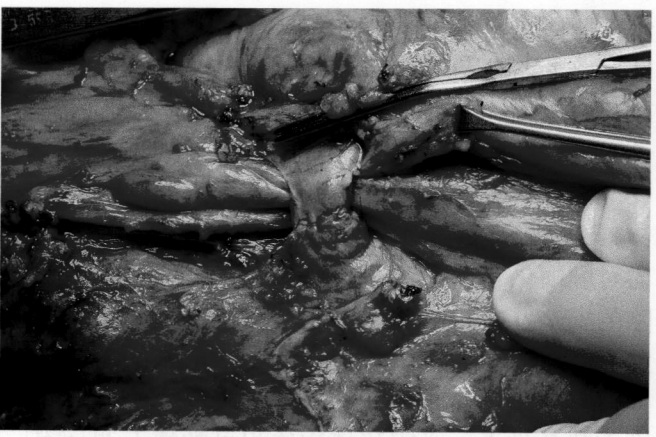

图 76-0-3　无须重建下腔静脉的暂时性门腔分流

4. 体外切除病灶，修复并重建剩余肝脏的脉管系统

（1）肝实质离断：按照术前手术规划、术中探查情况及术中超声指引手术路径对肝实质进行离断。操作由表面向深部推进，显露充分离断面，避免在狭小范围内向深部进行挖掘式操作（图 76-0-4）。手术路径上直径 1mm 以上的脉管应以 0 号丝线妥善结扎或 5-0 prolene 线缝扎保留侧后离断。对恶性肿瘤或泡型肝包虫病患者，手术切缘行术中快速冰冻病理检查以保证 1cm 阴性切缘[30-31]。病灶切除后，应对剩余肝脏进行称重。通常情况下应确保自体移植物重量 / 受者体重的（graft recipient weight ratio，GRWR）≥0.8%，而对于移植物无基础肝病且肝功能正常的病例，GRWR 的下限可酌情下调[27-28]。

（2）剩余肝脏脉管修复重建：病灶彻底清除后，结合术前手术规划、当前剩余肝脏及保留脉管形态，确定个体化的流出道、入肝血管成形和重建方案。脉管成形的原则是尽量减少肝自体移植时需重建的吻合口数量。肝静脉的成形遵循减少开口数量的原则，避免使用人工血管修复重建肝静脉。对于直径大于 5mm 的肝静脉残端应行注水试验，以明确有无与其他主肝静脉交通。若相交通，则可直接予以缝闭；若无交通，则需与主肝静脉行静脉整形术，建立共同流出道。门静脉和肝动脉成形遵循单一开口原则。剩余肝脏的脉管成形完成后，使用 4℃乳酸林格液经重建的门静脉及肝静脉行注水试验，观察肝断面及重建的脉管有无液体渗漏，并使用相应的血管缝合线缝扎或修补漏口（图 76-0-5）。

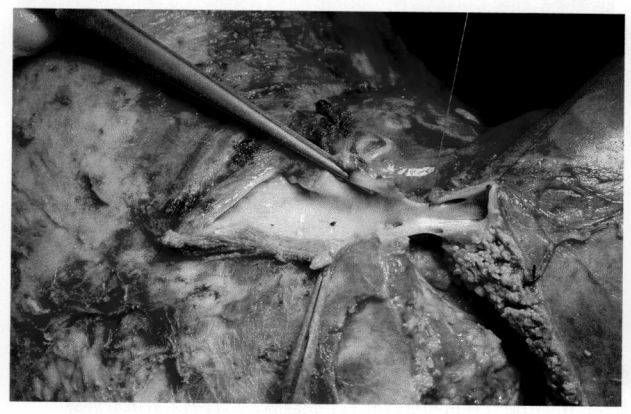

图 76-0-4 肝实质离断

使用先离断肝实质后封闭脉管的肝实质离断法，避免重要脉管损伤。

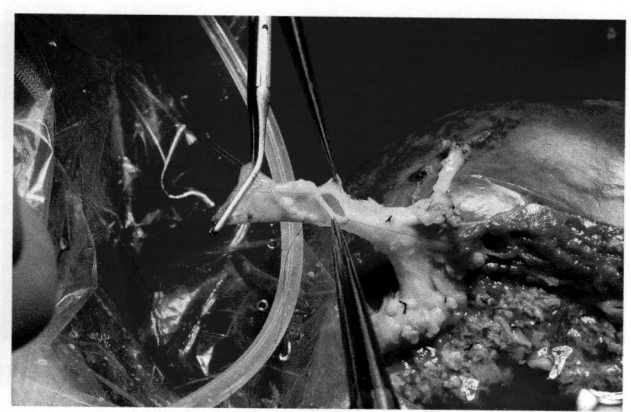

图 76-0-5 剩余肝脏脉管修复之门静脉修复

5. 剩余肝脏的自体移植 再次阻断肝上下腔静脉、肝下下腔静脉及门静脉，拆除 TPS，阻断钳阻断门静脉残端，拆除临时重建的门腔分流口或缝合关闭重建的下腔静脉侧壁开口。再次使用 4℃生理盐水或乳酸林格溶液经门静脉持续低流量灌洗剩余肝脏。将剩余肝脏回迁至体内，按照如下顺序依次行脉管吻合并开放：流出道重建、门静脉和肝动脉重建、胆道重建（胆总管与剩余肝脏胆道残端行端端吻合和（或）胆管空肠 Roux-en-Y 吻合）。操作过程分述如下：

1）流出道重建：包括三种重建方式。

（1）类经典式肝移植：在体外预先将剩余肝脏的肝静脉吻合于自体修复的下腔静脉或重建的下腔静脉，而后行在体的肝上、肝下下腔静脉吻合（图 76-0-6）。

（2）类背驮式肝移植：当前最常用的流出道重建方式，在无肝期使用自体或异体冻存血管完成下腔静脉重建，而后直接行剩余肝脏肝静脉与重建下腔静脉的吻合（图 76-0-7）。

（3）肝静脉与肝上下腔静脉吻合：对于下腔静脉长期受压、腹膜后侧支循环完全代偿者，无须重建肝下下腔静脉，仅行剩余肝肝静脉与肝上下腔静脉端端吻合即可（图 76-0-8A）；若肝上下腔静脉受侵犯，可使用血管移植物重建肝上下腔静脉，然后行剩余肝脏肝静脉与重建之肝上下腔静脉端端吻合，应优先选择自体或异体血管重建肝上下腔静脉（图 76-0-8B）。

2）门静脉重建：吻合门静脉时应注意修整并重建剩余肝脏侧门静脉残端，避免门静脉冗长造成吻

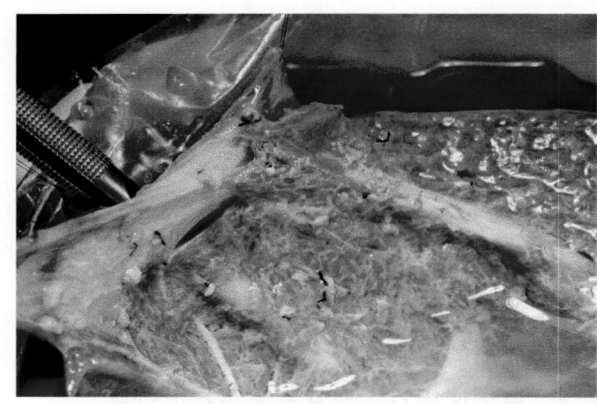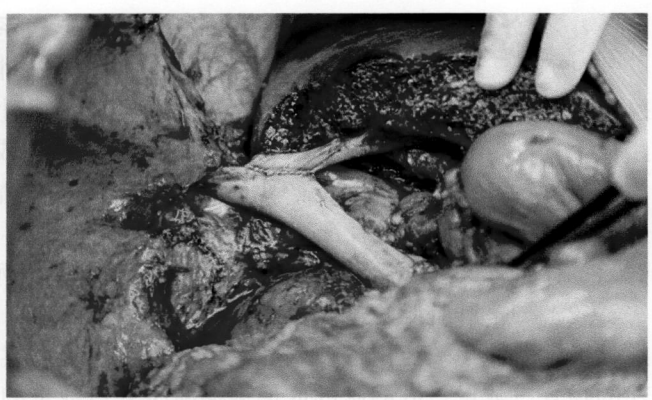

图 76-0-6　剩余肝脏自体移植之流出道重建：
类经典式肝移植

图 76-0-7　剩余肝脏自体移植之流出道重建：
类背驮式肝移植

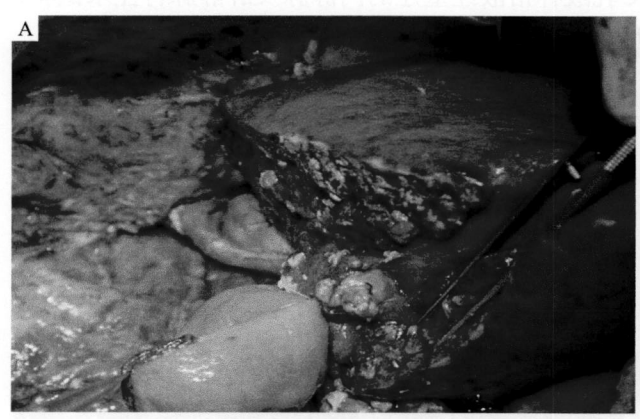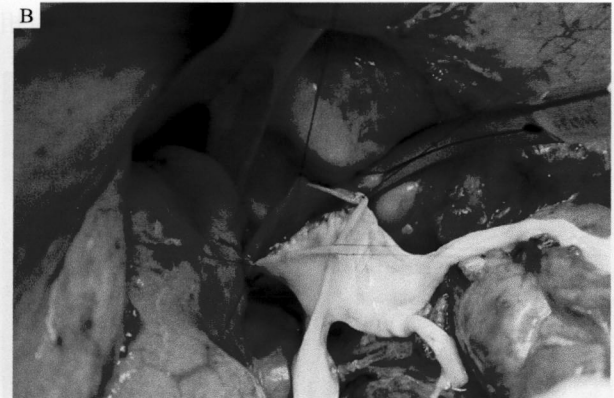

图 76-0-8　剩余肝脏自体移植之流出道重建：肝静脉与肝上下腔静脉吻合
A. 无须重建下腔静脉，仅行剩余肝脏肝静脉与肝上下腔静脉端端吻合；B. 用血管移植物重建肝上下腔静脉，后行剩余肝脏肝静脉
与重建肝上下腔静脉端端吻合。

合后迂曲影响肝脏供血。注意预留"生长因子"后再打结，以利于血流开放后门静脉吻合口充分扩张。门静脉吻合完成开放血流前，应经外周静脉给予甲泼尼龙 80～100mg，以减轻缺血再灌注损伤。

3）肝动脉重建：重建修复肝动脉时，应注意用无损伤动脉夹阻断肝动脉血流，显微组织剪刀修整动脉残端，去除血管外膜，确保残端整齐以利于吻合。吻合时应注意定位及外翻缝合，避免吻合后动脉扭曲。收紧缝线时应轻柔，避免内膜损伤，保证内膜光滑，防止血栓形成。

4）胆道重建：胆道重建原则是尽最大可能恢复胆道生理状态。应采取非缺血性胆管吻合技术及显微外科技术，充分保证胆管血供，行黏膜对黏膜单层外翻缝合，保证管腔的光整平滑，缝合间距均匀适度，松紧适中，保证吻合口无明显张力。若吻合口张力大，或胆管因病灶侵袭长度缺失，则应选择胆管空肠 Roux-en-Y 吻合。

五、体外肝脏手术的技术要点

1. 体外病灶切除　体外病灶切除不同于在体切除，其病灶暴露和可操作空间更加充分，可为精准病灶切除提供安全保障。

（1）遵循以病灶再定位、入路选择、肝实质离断及脉管保护的手术流程进行操作。根据术前影像学、3D 手术规划系统及术中超声引导，结合肝脏解剖标志，确定肝脏切离线及手术路径。

（2）肝实质离断推荐采用超声吸引刀（CUSA）联合双极电凝的方式。肝断面直径超过 1mm 的脉管应妥善结扎或缝扎，以减少术后出血或胆漏并发症。

（3）当肝实质离断到达第一肝门时，须仔细辨认肝门区 Glisson 系统结构，必要时使用血管探子探查门静脉及胆管走向避免损伤须保留的重要脉管。

（4）对于恶性肿瘤或泡型肝包虫病患者，通过术中快速冰冻病理检查保证 1cm 阴性手术切缘。

（5）病灶完全切除后，应对剩余肝脏进行称重，力保移植物重量 / 受体体重（GRWR）≥0.8%，否则有发生术后肝衰竭或原发性移植肝无功能等严重并发症风险。

2. 脉管修复与重建

1）流出道修复

（1）流出道修复应遵循减少开口数量，尽量扩大流出道口径的原则。

（2）对于保留侧肝静脉受累范围较大的病例，应在静脉移植物补片修复并整形归一残端后，使用血管移植物适当延长肝静脉，以便于剩余肝脏回植时肝静脉与下腔静脉的吻合。

（3）对于直径大于 5mm 的肝静脉残端，应行注水试验以明确有无与其他主肝静脉交通，若相交通，则可直接予以缝闭，若无交通，则需与主肝静脉行静脉整形术，建立共同流出道。

（4）应注意避免使用人工血管修复肝静脉。

2）门静脉修复

（1）门静脉同样应遵循单一开口原则。

（2）在体外预先估算好剩余肝脏门静脉长度，必要时行血管移植物延长以保证合适且充足的吻合长度，避免吻合后血管扭曲或吻合口张力过大。

（3）对于临近的两个门静脉开口，可行直接整形形成单一开口；如两开口相距较远，应先行血管移植物补片延长后再整形成单一开口。

（4）剩余肝脏的门静脉成形完成后，应行注水试验，若有液体渗漏，修补肝断面及重建脉管。

（5）避免使用人工血管重建门静脉。

3）肝动脉的修复：剩余肝脏如有多支肝动脉，最好能成形成单一开口再做吻合；如肝动脉缺损距离较长，可桥接一段动脉血管移植物再做吻合。

4）血管移植物的选择：血管移植物包含自体血管、同种异体血管和人工血管三大类。自体血管具有良好的抗感染能力、增生修复能力和组织相容性，是当前最为理想的血管移植物[32]。此外，人工血管较之自体血管和异体冻存血管有着更高的术后移植物感染率[33]。因此自体血管（自体大隐静脉、腔静脉补片、颈静脉及髂内静脉等）应作为首选的血管重建材料，若无自体血管应用条件或异体冻存血管，则可考虑选用人工血管。

3. 剩余肝脏的自体移植

（1）类背驮式肝移植是当前最常用的流出道重建方式，可减少血管吻合次数，降低术后相关并发症的发生风险。

（2）对于拟采用非下腔静脉重建的流出道重建方案的病例，应在术中严格保护下腔静脉侧支循环血流的同时，严密观察并确保下腔静脉离断状态下的血流动力学稳定。

（3）在重建流出道时，应精确设计肝静脉和下腔静脉的吻合角度，反复使用彩色多普勒超声探查血流情况，保证吻合口顺位，避免肝流出道扭转。

（4）门静脉开放前应静脉输注激素以减轻缺血再灌注损伤。

（5）全肝血管吻合完成后应以彩色多普勒超声确认血管通畅性。

（6）胆道重建在恢复剩余肝脏血流并开始分泌胆汁后进行，应遵循尽可能恢复胆道原有生理功能的原则，根据具体情况制定个体化的重建方案。

六、体外肝脏手术患者的全程管理

1. 预留肝脏功能的优化　需行 ECLS 的患者多属肝病晚期，病灶累及重要脉管结构，所引起的预留肝脏损害和功能性肝体积不足，增加术后肝功能衰竭的风险。日本学者研究表明，肝血流异常（门静脉栓塞和肝内动、静脉瘘、肝流出道梗阻等）、高胆红素血症、胆汁排泌障碍或应用血管扩张剂等病理情况下，都可能导致肝功能损害[34]。对于预留肝脏功能性体积不足，即 Rsr<Rse，但有体外肝脏手术可能者，应考虑选择性病变肝叶门静脉栓塞，促进预留肝脏增生，以期达到 Rse 目标。对于流入道和（或）流出道受累的病例，长期血供不足或血流淤滞，导致预保留侧肝脏的严重慢性缺血性或淤血性损害，应充分考虑病变肝脏功能性体积不足的风险，设计完善的围手术期预留肝脏优化和功能保护策略。

2. 无肝期管理　保证无肝期血流动力学稳定是围手术期处理的重点。早期 ECLS 完全遵循肝移植手术的静脉转流方式，通过转流泵将门静脉和下腔静脉血流转流至左腋静脉或颈静脉，改善无肝期内脏及下肢静脉回流，从而减轻循环和内环境紊乱。然而，体外静脉-静脉转流的并发症发生率可达 30%[35]，主要为血管损伤、空气栓塞、血肿及淋巴囊肿等。为减少静脉转流并发症，笔者团队采用暂时性门静脉-腔静脉分流术（TPS）替代了传统的体外静脉-静脉转流术。目前 ECLS 已常规不用体外静脉转流，仅当暂时重建下腔静脉困难，下腔静脉阻断导致内脏及下肢静脉血液淤滞时间不可控时，才考虑行体外静脉转流术。对于下腔静脉通畅而需要重建者，若自体下腔静脉已严重受损不能再利用，采用同种异体血管移植物进行下腔静脉重建，剩余肝脏以背驮式肝移植方式进行再植。若自体腔静脉仍可利用，则以人造血管做暂时性下腔静脉重建，并加做 TPS，待体外肝切除完成后，移除人造血管，以经典式或背驮式进行剩余肝脏再植。对于病灶长期压迫下腔静脉或下腔静脉慢性病变阻塞管腔的病例，腹膜后奇静脉-半奇静脉侧支循环已形成，此时切除下腔静脉和肝脏后，侧支循环可充分代偿，下腔静脉回流通畅，在保证稳定的血流动力学的情况下，无须重建下腔静脉；若慢性门静脉高压致使门静脉腹膜后交通支充分开放，在重建下腔静脉且保证稳定的血流动力学的情况下，无须行 TPS[18]。

3. 器官低温灌注和冷保存　临床上常用的灌注液为组氨酸-色氨酸-酮戊二酸液（HTK 液）和威斯康星大学保存溶液（UW 液）。兰格（Lange）等[36]的研究发现 HTK 液保存肝脏的胆汁酶活性明显高于 UW 液保存的肝脏，而由于 HTK 液更低的黏度使得其冲洗肝脏效果更好。一项双中心回顾性研究表明[37]，两者对短于 10 小时的供肝冷保存效果相当，其移植后 3 个月或长期患者及移植物存活率无显著差异。在 ECLS 研究领域，有学者报道 UW 液与 HTK 液肝脏冷灌注后，90 天死亡率、早期移植物丢失率及原发性肝功能不全发生率无明显差异[38]。因此，UW 液和 HTK 液在 ECLS 的应用效果并无明显差异，但从更好的胆道冲洗效果和经济角度考虑，HTK 液应作为肝脏低温灌注和冷保存的首选。

4. 肝外病灶管理　对于术前评估伴有肺部、膈肌、心包、肾脏侵犯的病例，应在术前多学科会诊时，请相关科室评估侵犯程度并在术中协助手术切除，并于术后给予康复指导意见。

5. 手术并发症预防及处理　体外肝脏手术在终末期泡型肝包虫病治疗中所取得的成绩固然令人欣喜，但复杂的手术作业、明显延长的缺血时间及巨大的手术创伤所带来的并发症则为外科医生带来了新的挑战。截至 2019 年 10 月，基于笔者团队 ECLS 治疗终末期泡型肝包虫病的经验，将术后并发症列入表 76-0-1。从表中可见，胸腔积液、腹水、胆漏及肝功能不全是 ECLS 常见的并发症。术后肝功能衰竭、脓毒血症及肺炎则是引起术后死亡的主要原因。

表 76-0-1　体外肝脏手术术后并发症

并发症类型	患者人数	发生率（%）
胸腔积液	22	25
腹水	14	15.9
胆漏	11	12.5

续表

并发症类型	患者人数	发生率（%）
肝功能不全	10	11.4
肺炎	6	6.8
肾功能不全	3	3.4
腹腔出血	3	3.4
原发性移植肝无功能	1	1.1
下腔静脉血栓形成	1	1.1
肝动脉血栓形成	1	1.1

（1）胸腔积液及腹水：肝胆外科术后胸腔积液及腹水是常见的并发症，可根据其成因，在充分引流的同时，酌情给予人血白蛋白输注和利尿治疗，多可逐渐好转。

（2）胆漏。胆漏是肝切除术后常见并发症[18, 39]，一般均可在采取非手术方法如充分引流后自愈，故术中合理放置腹腔引流管尤为重要。一般胆漏出现 2 周后胆瘘形成，此时可经引流管行瘘管造影，明确胆瘘位置及瘘口大小，并在瘘管造影引导下置换双套管，用无菌生理盐水低流量持续局部冲洗。对于引流量较多、腹腔引流不充分或有明显临床症状和体征者，应行介入置管引流、手术探查修补、缝扎胆道瘘口或改行胆肠吻合术。

（3）肝功能不全。ECLS 术后肝功能不全是致死原因之一，其成因主要为剩余肝体积不足、缺血再灌注损伤或感染。因此，精确的剩余肝体积评估和预留肝脏优化、精工的手术作业、严格的围手术期感染控制是其预防和治疗术后肝功能不全的关键。

此外，对罕见并发症也应予以重视：①原发性移植肝无功能（primary nonfunction，PNF）[40]。PNF 是 ECLS 术后严重并发症，目前认为与剩余肝脏的基础病变和术中缺血再灌注损伤有关，可危及生命，多需补救性肝移植治疗。因此，对于开展 ECLS 的中心，应把同种异体肝移植或活体肝移植作为补救性备选措施。②血管并发症[41]。流出道血栓形成多与血管吻合技术有关，应注意尽量扩大流出道出口，保证血管吻合时血管内膜的光滑和完整，避免肝静脉和下腔静脉扭曲。对于术后流出道梗阻患者，可行流出道支架植入及抗凝治疗；肝动脉血栓形成多因肝动脉冗长、扭曲和吻合时内膜不光滑所致。对于此类并发症应加强术后抗凝治疗，必要时给予介入治疗。

综上所述，ECLS 已发展为技术成熟、流程规范、风险可控的精准外科术式。无须肝源及术后免疫抑制剂治疗等优势，使得 ECLS 成为累及肝脏重要脉管、在体手术不能矫治的区域性病变的最佳治疗方式。在实际应用中，准确评估 ECLS 的必要性及风险获益比是确定手术适应证的关键，而终末期泡型肝包虫病凭借其明显优于肿瘤的预后成为 ECLS 的最佳适应证。随着对恶性肿瘤生物学行为认知的深化和系统治疗技术的不断拓新，未来 ECLS 治疗终末期肝胆系统恶性肿瘤的远期疗效有望得到提高。人工智能和术中导航技术作为外科医生的另一双"慧眼"，将为精准外科理念指导下的 ECLS 提供切实的安全保障。

（卢　倩　尚皓）

参 考 文 献

［1］ PICHLMAYR R, BRETSCHNER H J, KIRCHNER E, et al. Ex situ operation on the liver. A new possibility in liver surgery [J]. Langenbecks Arch Chir, 1988, 373 (2): 122-126.

［2］ 董家鸿, 蔡景修, 段恒春, 等. 全肝血液转流及冷灌注下的离体肝切除术: 动物实验和病例报告 [J]. 肝胆外科杂志, 1997: 209-213.

［3］ SATO M, NASHAN B, GROSSE H, et al. Hemostatic studies of ex situ hepatic surgery [J]. Jpn J Surg, 1991, 21 (5): 561-565.

［4］ DELRIVIERE L, HANNOUN L. In situ and ex situ in vivo procedures for complex major liver resections requiring prolonged hepatic vascular exclusion in normal and diseased livers [J]. J Am Coll Surg, 1995, 181 (3): 272-276.

［5］ FORNI E, MERIGGII F. Bench surgery and liver autotransplantation. Personal experience and technical considerations [J]. G Chir, 1995, 16 (10): 407-413.

［6］ HANNOUN L, PANIS Y, BALLADUR P, et al. Ex-situ in-vivo liver surgery [J]. Lancet, 1991, 337 (8757): 1616-1617.

［7］ SAUVANET A, DOUSSET B, BELGHITI J. A simplified technique of ex situ hepatic surgical treatment [J]. J Am Coll Surg, 1994, 178 (1): 79-82.

［8］ 温浩, 黄洁夫, 张金辉, 等. 体外肝肿瘤切除加自体肝移植术治疗肝内胆管细胞癌一例 [J]. 中华外科杂志, 2006, 44 (9): 642-644.

［9］ ZHANG K M, HU X W, DONG J H, et al. Ex situ liver surgery without veno-venous bypass [J]. World J Gastroenterol, 2012, 18 (48): 7290-7295.

［10］ OLDHAFER K J, LANG H, SCHLITT H J, et al. Long-term experience after ex situ liver surgery [J]. Surgery, 2000, 127 (5): 520-527.

［11］ LODGE J P, AMMORI B J, PRASAD K R, et al. Ex vivo and in situ resection of inferior vena cava with hepatectomy for colorectal metastases [J]. Ann Surg, 2000, 231 (4): 471-479.

［12］ 温浩, 董家鸿, 张金辉, 等. 体外肝切除联合自体肝移植治疗肝泡型包虫病 [J]. 中华消化外科杂志, 2011, 10 (2): 148-149.

［13］ MALDE D J, KHAN A, PRASAD K R, et al. Inferior vena cava resection with hepatectomy: challenging but justified [J]. HPB (Oxford), 2011, 13 (11): 802-810.

［14］ NOONAN A, PAWLIK T M. Hepatocellular carcinoma: an update on investigational drugs in phase Ⅰ and Ⅱ clinical trials [J]. Expert Opin Investig Drugs, 2019, 28 (11): 941-949.

［15］ VOUTADAKIS I A. PD-1 inhibitors monotherapy in hepatocellular carcinoma: meta-analysis and systematic review [J]. Hepatobiliary Pancreat Dis Int, 2019, 18 (6): 505-510.

［16］ IKEGAMI T, SOEJIMA Y, TAKETOMI A, et al. Extracorporeal hepatic resection for unresectable giant hepatic hemangiomas [J]. Liver Transpl, 2008, 14 (1): 115-117.

［17］ BRUNETTI E, KERN P, VUITTON D A, et al. Expert consensus for the diagnosis and treatment of cystic and alveolar echinococcosis in humans [J]. Acta Trop, 2010, 114 (1): 1-16.

［18］ AJI T, DONG J H, SHAO Y M, et al. Ex vivo liver resection and autotransplantation as alternative to allotransplantation for end-stage hepatic alveolar echinococcosis [J]. J Hepatol, 2018, 69 (5): 1037-1046.

［19］ SHEN S, KONG J, QIU Y, et al. Ex vivo liver resection and autotransplantation versus allotransplantation for end-stage hepatic alveolar echinococcosis [J]. Int J Infect Dis, 2019, 79: 87-93.

［20］ 董家鸿, 黄志强. 精准肝切除——21 世纪肝脏外科新理念 [J]. 中华外科杂志, 2009, 47 (21): 1601-1605.

［21］ DONG J, YANG S, ZENG J, et al. Precision in liver surgery [J]. Semin Liver Dis, 2013, 33 (3): 189-203.

［22］ LI A, TANG R, RONG Z, et al. The use of three-dimensional printing model in the training of choledochoscopy techniques [J]. World J Surg, 2018, 42 (12): 4033-4038.

［23］ CHEN G, LI X C, WU G Q, et al. The use of virtual reality for the functional simulation of hepatic tumors (case control study) [J]. Int J Surg 2010, 8 (1): 72-78.

［24］ 董家鸿, 郑树森, 陈孝平, 等. 肝切除术前肝脏储备功能评估的专家共识 (2011 版) [J]. 中华消化外科杂志, 2011, 10 (1): 20-25.

［25］ CLAVIEN P A, PETROWSKY H, DEOLIVEIRA M L, et al. Strategies for safer liver surgery and partial liver transplantation [J]. N Engl J Med, 2007, 356 (15): 1545-1559.

［26］ MAKUUCHI M, KOKUDO N. Clinical practice guidelines for hepatocellular carcinoma: the first evidence based guidelines from Japan [J]. World J Gastroentero, 2006, 12 (5): 828-829.

［27］ MANAS D, BURNAPP L, ANDREWS P A. Summary of the British Transplantation Society UK Guidelines for Living Donor Liver Transplantation [J]. Transplantation, 2016, 100 (6): 1184-1190.

［28］ MA K W, WONG K H C, CHAN A C Y, et al. Impact of small-for-size liver grafts on medium-term and long-term graft survival in living donor liver transplantation: a meta-analysis [J]. World J Gastroenterol, 2019, 25 (36): 5559-5568.

［29］FACCIUTO M, CONTRERAS-SALDIVAR A, SINGH M K, et al. Right hepatectomy for living donation: role of remnant liver volume in predicting hepatic dysfunction and complications [J]. Surgery, 2013, 153 (5): 619-626.

［30］SHI M, GUO R P, LIN X J, et al. Partial hepatectomy with wide versus narrow resection margin for solitary hepatocellular carcinoma: a prospective randomized trial [J]. Ann Surg, 2007, 245 (1): 36-43.

［31］中国医师协会外科医师分会包虫病外科专业委员会. 肝两型包虫病诊断与治疗专家共识 (2019 版) [S/J]. 中华消化外科杂志, 2019, 18 (8): 711-721.

［32］NEVELSTEEN A, LACROIX H, SUY R. Infrarenal aortic graft infection: in situ aortoiliofemoral reconstruction with the lower extremity deep veins [J]. Eur J Vasc Endovasc Surg, 1997, 14 (1): 88-92.

［33］O'CONNOR S, ANDREW P, BATT M, et al. A systematic review and meta-analysis of treatments for aortic graft infection [J]. J Vasc Surg, 2006, 44 (1): 38-45.

［34］IMAMURA H, SANO K, SUGAWARA Y, et al. Assessment of hepatic reserve for indication of hepatic resection: decision tree incorporating indocyanine green test [J]. J Hepatobiliary Pancreat Surg, 2005, 12 (1): 16-22.

［35］CHARI R S, GAN T J, ROBERTSON K M, et al. Venovenous bypass in adult orthotopic liver transplantation: routine or selective use [J]? J Am Coll Surg, 1998, 186 (6): 683-690.

［36］LANGE R, ERHARD J, RAUEN U, et al. Hepatocellular injury during preservation of human livers with UW and HTK solution [J]. Transplant Proc, 1997, 29 (1-2): 400-402.

［37］KALTENBORN A, GWIASDA J, AMELUNG V, et al. Comparable outcome of liver transplantation with histidine-tryptophan-ketoglutarate vs. University of Wisconsin preservation solution: a retrospective observational double-center trial [J]. BMC Gastroenterol, 2014, 14: 169.

［38］APAER S, TUXUN T, LI T, et al. Compared efficacy of University of Wisconsin and histidine-tryptophan-ketoglutarate solutions in ex situ liver resection and autotransplantation for end-stage hepatic alveolar echinococcosis patients [J]. Hepatobiliary Pancreat Dis Int, 2019, 18 (5): 430-438.

［39］QIU Y, YANG X, SHEN S, et al. Vascular infiltration-based surgical planning in treating end-stage hepatic alveolar echinococcosis with ex vivo liver resection and autotransplantation [J]. Surgery, 2019, 165 (5): 889-896.

［40］OLDHAFER K J, BORNSCHEUER A, FRUHAUF N R, et al. Rescue hepatectomy for initial graft non-function after liver transplantation [J]. Transplantation, 1999, 67 (7): 1024-1028.

［41］林婷, 张春, 崔瑞霞, 等. 肝移植术后吻合血管并发症的危险因素分析 [J]. 腹部外科, 2018, 31 (1): 38-41.

第77章 肝移植患者管理

第1节 免疫调节

　　肝移植是治疗终末期肝病的有效治疗手段，受者免疫系统对移植肝脏的排斥反应是移植术后的主要挑战之一[1]。如何合理地应用免疫抑制剂，使免疫抑制方案的整体有效性和安全性达到最佳状态，是当前肝移植患者管理的难点。现今用于肝移植的免疫抑制剂种类繁多，免疫抑制治疗方案亦多种多样，尚无统一标准。免疫抑制剂的毒副作用是影响肝移植受者长期生存的危险因素。因此，熟练掌握各类免疫抑制剂特点及毒副作用，正确有效地评估受者的免疫状态，结合患者自身病理生理状况，有针对性地选择免疫抑制治疗方案，达到药物剂量最小化，实现个体化给药方案是肝移植患者术后管理免疫调节的关键[2]。

一、概论

　　肝脏是人体最大的免疫特惠器官，原因可能与它的结构有关：肝脏具有门静脉和动脉双重血液供应；肝窦内皮细胞间隙大，有助于耐受宿主的免疫系统攻击；肝脏中的库普弗（Kupffer）细胞还可以吞噬抗原抗体复合物，因此肝脏具有一定程度的天然免疫耐受性[3]。但是即便如此，免疫排斥仍然是肝移植的主要并发症。根据移植排斥反应发生的时间、强度、病理学特点及机制，可分为超急性排斥反应（hyperacute rejection）、急性排斥反应（acute rejection，AR）、慢性排斥反应（chronic rejection，CR）和移植物抗宿主反应（graft versus host reaction，GVHR），对于移植肝的功能有着很大的影响[4]。

　　1. 超急性排斥反应　肝移植后罕见的排斥反应，通常在宿主和移植血管之间进行吻合后数分钟至数小时内发生。超急性排斥是由预先存在的对移植抗原特异的抗体介导的，包括 ABO 血型、HLA 和血管内皮细胞抗原。这些不同的抗原可以激活宿主中的补体并导致内皮细胞的损伤。超急性排斥的病理变化包括移植血管的血栓性闭塞、缺血、变性和坏死。

　　2. 急性排斥反应　肝移植后急性排斥反应一般发生在移植后数天至 3 个月。主要临床表现有发热、烦躁、局部压痛、胆汁稀薄及血清总胆红素、氨基转移酶和白细胞介素 2（IL-2）受体升高等，但是这些表现并不是排斥反应所特有的，因此病理是诊断排斥反应的金标准[5]。急性排斥反应的病理特征包括急性血管炎、肝实质细胞坏死、淋巴细胞和巨噬细胞的浸润。急性肝移植排斥是由体液和（或）细胞机制介导的，但在急性排斥期间难以确定特定效应途径的参与和关系。抗体可通过激活补体和单核细胞来损伤移植物，并且 Fc 受体可识别内皮细胞上的同种异体抗原并引起血管炎。单独的 CD8$^+$ 细胞足以引起急性同种异体移植物排斥。此外，CD4$^+$ 细胞可分泌细胞因子如 IL-2 并表达细胞毒性分子。Fas 配体途径在各种肝脏问题中可能是重要的，并且该途径在肝脏同种异体移植物排斥期间是活跃的。迟发型超敏反应在急性排斥反应中也很重要，并且由同种异体抗原引发的 CD4$^+$ 细胞启动，该细胞对供者 II 类抗原具有特异性。对特定同种异体抗原的重复暴露可导致 CD4$^+$ 细胞释放促炎细胞因子干扰素 γ，其可激活巨噬细胞和各种炎症介质的释放。这些炎症介质可能增加细胞抗移植物反应或引起直接组织损伤。

3. 慢性排斥反应　慢性排斥反应是一种无痛但渐进的同种异体移植物损伤，通常是不可逆转的并导致大多数血管化的实体器官同种异体移植物失功。移植后 5 年内，心脏，肺，胰腺和肾同种异体移植受者中慢性排斥反应发生率在 30%～50%，但肝移植受者中的发生率只有 4%～8%。肝同种异体移植与其他实体器官移植不同，因为肝移植后的慢性排斥可能是可逆的。肝移植的这一特征归因于肝脏独特的免疫特惠和再生能力。发生慢性排斥反应的肝移植物具有胆管数量减少的特点（胆管缺失综合征）。慢性排斥的特征还在于血管病变、纤维化和器官功能的进行性丧失。

4. 移植物抗宿主反应　移植物抗宿主反应是移植物中的供者 T 细胞增殖并攻击受者组织。这在骨髓移植中最常见，因为捐赠的组织含有大量的免疫细胞。来自移植物的免疫细胞通过身体传播并引起全身症状，当其与宿主组织 HLA 相接触时可诱发：① CTL 和淋巴因子形成，导致细胞介导免疫反应；②抗宿主 HLA 抗体形成，导致体液免疫反应，是 GVHR 发生的主要机制。这些症状通常包括腹泻、皮疹和黄疸。移植物抗宿主反应的发病时间范围差异很大，免疫抑制剂是移植物抗宿主反应的主要治疗选择。

二、免疫抑制剂研发历程

经过人们的不断探索，免疫抑制剂在器官移植中的应用发展极其迅速，许多免疫抑制剂的问世为预防和治疗器官移植排斥反应提供了多种选择。20 世纪 40 年代末，当可的松被成功地从动物组织中提取后不久，美国亨奇（Hench）等即发现其具有治疗风湿性关节炎的作用，自此免疫抑制剂登上了历史的舞台，在器官移植排斥反应的预防和治疗中发挥重要作用。半个世纪前，新一代强有力的免疫抑制剂环孢霉素 A（cyclosporine A，CsA）的问世，使临床同种器官移植的疗效迅速提高。到 1987 年日本城野（Kino）等在 Streptomyces 真菌中提取出他克莫司（tacrolimus，FK506）并在体外实验中证明具有免疫抑制作用，此后斯达泽（Starzl）团队也在各类实体器官移植、各类动物模型中佐证了其强大的免疫抑制作用。更进一步，其在临床肝移植、心脏移植、肾移植和其他器官移植中的有效作用被逐步揭示，成为现阶段临床应用主要的免疫抑制剂。20 世纪 90 年代多种抗增殖药物不断研制出来，霉酸酸酯（mycophenolate mofetil，MMF）于 1995 年被美国 FDA 批准用于肾移植。进入 21 世纪各种新型单克隆抗体不断涌现，如抗 CD25 单克隆抗体（巴利昔单抗，basiliximab）、人源化抗 CD52 单克隆抗体（阿仑单抗体，alemtuzumab）、利妥昔单抗（rituximab）和共刺激分子阻断剂 belatacept（nulojix）等。目前，通常用于实体器官移植免疫抑制剂的细胞作用位点如图 77-1-1 中所示[6]。随着新的免疫抑制剂的发现、多种免疫抑制剂联合应用，使肝脏移植术有了极大的改观和更加迅猛的发展，迈进了临床全面发展阶段。

三、肝移植术后常用的免疫抑制剂

1. 钙调磷酸酶抑制剂　目前钙调磷酸酶抑制剂（calcineurin inhibitors，CNIs）主要为 CsA 和 FK506。FK506 和 CsA 的作用机制相似，而 FK506 的免疫抑制作用较 CsA 强，肝毒性较 CsA 低，所以 FK506 是肝移植术后主要的免疫抑制剂。FK506 和 CsA 的安全性基本一致，主要副作用为肝肾功能损害、糖耐量降低、高血压、头痛、震颤、胃肠道反应，而高血压和高脂血症在服用 CsA 的移植受者中常见，牙龈增生和多毛症仅见于 CsA，一般经调整剂量及对症处理即可缓解。FK506 不可与 CsA 联用，联用增加两者毒副作用。此外，FK506 可由乳汁排泄，故服药者不宜哺乳。CNIs 药物主要由肝内细胞色素 P450 酶系统代谢，所以其血药浓度容易受多种药物影响，在使用过程中应考虑到不同药物配伍对 CNIs 血浓度可能造成的影响，如肝移植术后常用的伏立康唑、奥美拉唑等。

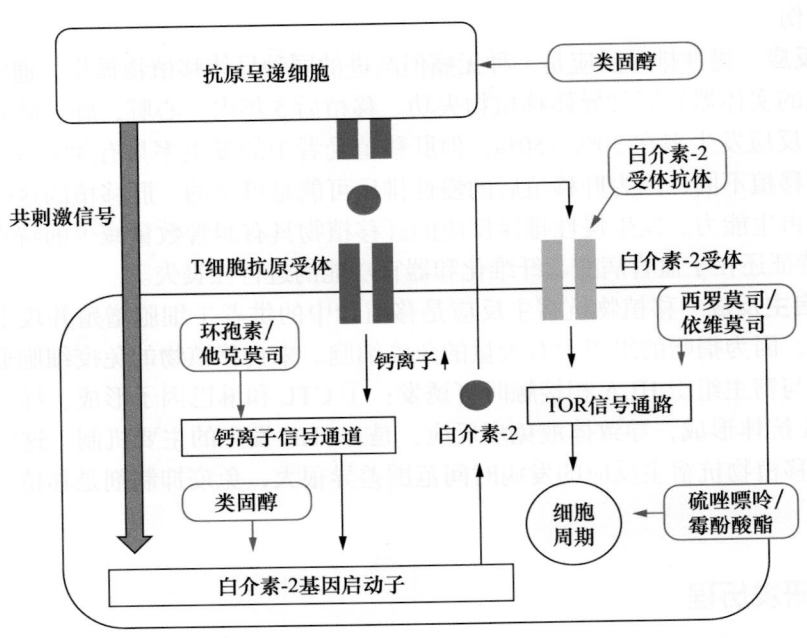

图 77-1-1　常用免疫抑制剂的效应位点

（引自：MOINI M, et al. World J Hepatol, 2015, 7: 1355.）

FK506 的药物代谢在不同的个体间存在着显著差异，*CYP3A5* 基因多态性是造成这种差异的主要影响因素。目前，FK506 缓释胶囊已在国内上市，一天只需服用一次，提高了肝移植受者的依从性及生活质量。

2. 抗代谢类免疫抑制剂　用于肝移植术后免疫抑制的抗代谢类药物如硫唑嘌呤（azathioprine，AZA）和霉酚酸（mycophenolic acid，MPA）。MPA 是霉酚酸酯和霉酚酸钠在体内的活性成分，抑制鸟嘌呤合成，选择性抑制淋巴细胞增殖，主要的优点在于低肾毒性和低神经毒性。其主要毒副作用为骨髓抑制、胃肠道反应、出血性胃炎及病毒感染增加，均与剂量有关。当出现严重的骨髓造血抑制及不能耐受的消化道症状时需及时停药。单独使用 MPA 类药物，相对 CNIs 排斥反应发生率明显增加，一般与 CNIs 联合使用，减少 CNIs 用量。联合用药既可减少 CNIs 的用量而保持免疫抑制效应，又可避免高剂量 CNIs 所引起的肾毒性作用及其他并发症。MPA 单一疗法目前被建议用于肾功能不全的肝移植受者[7]。

3. 哺乳动物雷帕霉素靶点抑制剂　目前临床上应用的哺乳动物雷帕霉素靶点（mammalian target of rapamycin，mTOR）抑制剂主要有两种，西罗莫司（sirolimus，SRL）和依维莫司（everolimus，EVE）。西罗莫司是 mTORC1 和 mTORC2 的非选择性抑制剂，依维莫司是西罗莫司的衍生物，可选择作用于 mTORC1[8]。西罗莫司常见的不良反应有高脂血症、肝功能异常、白细胞减少、血小板减少等。因为其肾毒性低，目前在肝移植术后主要用于肾功能损害的受者。此外，西罗莫司可以抑制 VEGF（血管内皮生长因子）的活性并阻断 VEGF 诱导的内皮细胞增殖，具有一定的抗肿瘤活性，也适用于肿瘤复发高风险的受者。但是，由于西罗莫司抑制 TGF-β 的活性从而影响伤口愈合，尽量避免术后早期应用。总之，西罗莫司常在不能耐受 CNIs、急性排斥反应激素冲击治疗无效及发生慢性排斥反应时作为转换药物使用，尤适用于并发肾功能不良、震颤、高血压患者和肿瘤的患者。

4. 糖皮质激素类　此类药物如甲泼尼龙。对于免疫系统具有多重抑制作用，同时也有很多严重的副作用。急性副作用包括：中枢神经系统改变，如躁狂或抑制、失眠，水钠潴留；消化道溃疡出血；诱发或加重糖尿病、高血压。这些症状或病情一般在减少剂量后均可缓解或痊愈。目前在肝移植术后的免疫抑制维持方案中糖皮质激素类药物剂量逐步减小，非自身免疫性肝病的受者一般在 3 个月内撤除，以减少其副作用。激素总的用药原则是尽量采用小剂量，减少不良反应。越来越多的证据表明激素会增加移植术后肿瘤复发的风险，目前主要应用于免疫抑制诱导和急性排斥反应一线治疗。

5. 生物免疫抑制剂　生物免疫抑制剂也可称为抗淋巴细胞抗体。按功能不同分为两类：一类是针对不同抗原决定簇的多种混合抗体，主要包括抗淋巴细胞球蛋白（antilymphocytic globulin，ALG）以及抗胸腺细胞球蛋白（antithymocyte globulin，ATG）。多克隆抗体副作用较多，包括致热原释放导致的首剂反应、血小板减少、贫血、巨细胞病毒感染、移植后淋巴组织增生病、皮疹、血清病、过敏等，限制了其使用。ALG、ATG 主要在急性排斥反应激素治疗无效时用于冲击治疗。另一类是特异性作用于 T 细胞亚群的单克隆抗体，如抗 CD3 单克隆抗体、巴利昔单抗、阿伦单抗。单克隆抗体副作用较少，没有首剂反应，机会性感染的风险低。相对于其他器官移植，肝移植应用生物免疫诱导剂较少，目前在临床中主要应用巴利昔单抗。巴西莫布是一种鼠 / 人嵌合的单克隆抗体，定向阻断 IL-2Rα 链（CD25 抗原），通过拮抗 IL-2 与 IL-2R 的结合，可以抑制 T 细胞增殖。其多用于术中诱导，可以延迟和减少术后早期 CNIs 的使用以及避免激素的使用，有利于肾功能的保护和避免激素的副作用。

四、肝移植术后主要的免疫抑制方案

1. 标准方案　免疫抑制剂的不良反应是影响肝移植患者长期存活的重要因素，因此联合用药以减少单一药物的剂量，在增加免疫抑制协同效应的同时减轻其毒副作用，已成为肝移植患者免疫抑制治疗的标准用药方案。目前标准免疫抑制剂方案药物组成已总结于表 77-1-1 中，以 CNIs 为基础的免疫抑制是肝移植标准免疫抑制方案的主体，其中 FK506 ＋ MPA ＋激素的三联方案在国内多数肝移植中心中最为常见。FK506 相较于 CsA，移植物和患者生存期更长。因此 FK506 已逐渐取代 CsA 成为肝移植后免疫抑制治疗的核心药物[9]。此外，合理的使用诱导剂联合 CNIs 是安全的，可以减少 CNIs 的剂量，特别是在患者存在移植前肾功能不全时，但是抗 CD25 单抗的高成本和其在免疫耐受方面潜在的副作用仍需进一步探讨。

表 77-1-1　常规免疫抑制方案的组成

药剂的种类	治疗选择
钙调磷酸酶抑制剂	他克莫司、环孢素
类固醇激素	剂量和用药方案
辅助药物	霉酚酸、西罗莫司
抗体诱导	巴利昔单抗、ATG、ALG
预防感染	抗菌药物、抗病毒药物

2. 抗排斥治疗　肝脏同种异体移植物排斥反应仍然是导致移植失败的重要原因。一旦排斥反应诊断确立，应即可予以积极地抗排斥治疗。传统的抗排斥治疗多采用大剂量糖皮质激素冲击疗法，但由于大剂量激素容易导致一系列严重并发症，诸如感染、糖尿病、消化道溃疡出血、精神障碍等，目前以激素冲击作为首选抗排斥治疗的方案越来越少，多采用首先调整和优化免疫抑制治疗方案，如提高 FK506 或 CsA 浓度、将 CsA 或 FK506 互换、增加其他类型免疫抑制剂如 MPA、AZA 或 SRL 等剂量。若上述措施无效，则采用大剂量皮质激素冲击疗法，采用甲泼尼龙 250～1000mg 静脉注射，连续 2～3 天，然后改泼尼松口服，迅速减量，10 天左右减至平常口服维持量。目前国外建议大剂量激素治疗以 2～3 天为宜，最长不宜超过 5 天。若排斥仍未见明显缓解，则应尽快选用抗淋巴细胞多克隆抗体如 ALG、ATG 或巴利昔单抗行抗排斥治疗，否则将导致移植器官功能不可恢复的损伤。若应用药物上述药物仍不能有效地控制和逆转急性排斥反应，或症状继续加重，应及早行二次移植。

3. 无激素与早期激素撤停　激素最小化和无激素免疫抑制方案成为研究的热点，激素的使用随着术后时间的推移逐渐减少甚至停用越来越受到关注[10]。肝移植术后 3 个月，大多数患者应停用糖皮质激素。建议缓慢减少糖皮质激素的剂量，直至停药。但是，在免疫风险较高的患者（例如免疫介导的疾病）中，应考虑长期维持低剂量糖皮质激素或加入 AZA 或 MPA 等药物以促进糖皮质激素撤停。

4. CNIs 单一疗法　对于低免疫风险的移植患者，应评估患者在肝脏移植术后切换到单药治疗的可能。移植术后前 3 个月内恢复良好且药物浓度稳定的患者是目前认为 CNIs 单药治疗的候选者[11]。对于使用 FK506 的移植患者，3 个月时 FK506 的低谷水平应为 6～10ng/ml。如果选择的 CNIs 药物是 CsA，则 3 个月时的预期水平为 150～200ng/ml。从第 3 个月到第 12 个月，CNIs 的剂量可以缓慢降低，同时密切监测药物水平。在第 1 年结束时，FK506 谷浓度应不高于 5ng/ml，CsA 谷浓度不高于 100ng/ml。从第 1 年开始，FK506 的谷浓度可降至 3ng/ml。在第 5 年之后，如果通过检测肝脏功能指标稳定且正常证实移植物具有良好的功能，则可以接受更低的 FK506 谷浓度甚至停药[12]。

5. 免疫抑制最小化策略　长期免疫调节的目标在于确定适当的药物类型和剂量，抑制同种免疫反应，同时尽量减少免疫抑制的不良后果。因此，在术后第 3 个月开始可以使用免疫抑制最小化策略。但是在考虑免疫抑制最小化方案之前，肝脏功能指标应稳定至少 4 周，而肝脏活组织检查并不是必需的。如果在方案调整期间肝脏功能指标升高，则应更换为先前的免疫抑制剂量或方案。如果肝脏功能指标仍然升高，则应进行肝脏组织活检以排除排斥反应。目前，完全撤出免疫抑制仅限于临床试验。对于移植后淋巴细胞增生性疾病（PTLD）和肝移植后其他恶性肿瘤患者，可以加快免疫抑制最小化的速度，使用非常低剂量的免疫抑制剂。总体而言，临床指导的最小化免疫抑制是可能且安全的。

五、肝移植术后个体化免疫抑制方案

理想的免疫抑制方案的选择主要基于受者移植时的临床表现和肝衰竭的病因。

1. 肾功能不全患者的免疫抑制方案　肝移植前很多患者由于肝功能衰竭造成肝肾综合征，肝移植术中和术后由于 CNIs 药物的肾毒性导致相当比例的患者在术后进展为慢性肾功能衰竭。因此，肾脏保护也是肾功能不全患者肝移植术后制定免疫抑制方案考虑的一个重要因素[13]。CNIs 相关的肾损害主要发生在肝移植术后最初的数周内，大多数情况下是可逆的。长期肝移植患者为避免肾损害进行性加重，根据受者免疫状态逐步降低 CNIs 药量，因此需采取 CNIs 药物剂量最小化策略。目前一般采取联合用药降低 CNIs 的用量，MMF 联合 CNIs 与显著肾功能改善和低的急性排异反应风险相关；使用抗 CD25 单抗进行免疫诱导，延迟和减少 CNIs、MMF 和激素的联合剂量，能在肝移植术后安全显著地改善肾功能；另外，还可通过转换为 mTOR 抑制剂，在保证足够的免疫抑制效果的条件下保护肾功能，并控制肝移植患者的排斥反应、移植物丢失和感染的发生[14]。

2. 肝癌患者的免疫抑制方案　肝癌肝移植术后复发是影响患者长期存活的主要障碍，除了肿瘤本身的生物学特性决定肝癌的复发以外，肝移植术后的免疫抑制也是导致肿瘤复发的重要原因，受者处于强免疫抑制状态时其免疫监视系统受到破坏，促进肿瘤复发、转移，而免疫抑制剂量不足则容易诱发排斥反应。CNIs 的应用是肝移植后肝癌复发的独立危险因素。肝癌肝移植受者目前尚不建议免疫抑制剂的全线撤除，但主张个体化的低剂量免疫抑制方案。近年来临床上有建议糖皮质激素早期撤除或无糖皮质激素方案，联合 CD25 单抗免疫诱导治疗，延迟使用 CNIs 并减少其剂量。此外，有研究发现使用 mTOR 抑制剂的肝癌肝移植受者术后肝癌复发率显著低于使用 CNIs 的受者，因此一般可在术后 4～6 周转换为以西罗莫司为基础的免疫抑制方案，并联合吗替麦考酚酯或低剂量 CNIs。目前临床上肝癌肝移植患者的主要免疫抑制剂应用策略为[15]：①降低 CNIs 药物剂量；②早期激素撤离方案与无激素方案；③对复发风险较高的患者，FK506 换为 SRL。

3. 再次肝移植术后或并发感染的免疫抑制方案　尽管近年来肝移植治疗技术取得了巨大成功，但仍有部分患者在首次移植后面临移植肝失功等原因需接受再次移植。患者再次移植前即长期服用免疫抑制剂，再加上首次移植肝功能不良和肝内细胞色素 P450 代谢紊乱，可致 FK506 浓度升高，机体处于过度免疫移植状态。因此，减少免疫抑制剂的用量，推迟 FK506 的启用时间，早期撤离激素以及使用无激素方案，从而尽量避免因免疫抑制过度而引发的感染。肝移植并发感染的治疗经常面临许多矛盾，一方面，患者要使用免疫抑制剂，防止发生排斥反应，而使用免疫抑制剂却不利于感染的治疗；另一方面，要提高患者机体的免疫功能，减少或停用免疫抑制剂以控制感染，但又可能会诱发排斥反应。因此，对于此类患者应加强免疫抑制剂浓度检测，准确地评估个体免疫功能强弱，及时调整剂量，改联合用药为单一用药，并根据患者免疫力和病原微生物监测情况，调整 CNIs 或 SRL 用量，在感染严重的情况下，可以考虑撤除。

肝移植术后受者免疫调节的研究对于患者的长期生存具有重要意义。经过多年的研究，肝移植术后免疫排斥反应的机制越来越清楚，药物选择也越来越广泛，临床上对于肝移植术后免疫抑制治疗方案的基本原则是在术后早期联合用药，依据药物作用方式和毒性的不同，使某种药物达到最低有效浓度。此外，大量新型免疫抑制药物应用于临床，并以其选择性免疫抑制剂的功能和副作用少的特点，逐步取代现有的免疫抑制药物，将为器官移植创造新的辉煌。

（陈知水　杨　博）

参 考 文 献

［1］ LEVITSKY J, GOLDBERG D, SMITH A R, et al. Acute rejection increases risk of graft failure and death in recent liver transplant recipients [J]. Clin Gastroenterol Hepatol, 2017, 15 (4): 584-593.

［2］ CHARLTON M, LEVITSKY J, AQEL B, et al. International Liver Transplantation Society consensus statement on immunosuppression in liver transplant recipients [J]. Transplantation, 2018, 102 (5): 727-743.

［3］ DHANASEKARAN R. Management of Immunosuppression in Liver Transplantation [J]. Clin Liver Dis, 2017, 21: 337-353.

［4］ İNAL A. Immunology of liver transplantation [J]. Exp Clin Transplant, 2014, 12 (Suppl 1): 5-10.

［5］ RODRÍGUEZ-PERÁLVAREZ M, GARCÍA-CAPARRÓS C, TSOCHATZIS E, et al. Lack of agreement for defining "clinical suspicion of rejection" in liver transplantation: a model to select candidates for liver biopsy [J]. Transpl Int, 2015, 28 (4): 455-464.

［6］ MOINI M, SCHILSKY M L, TICHY E M, et al. Review on immunosuppression in liver transplantation [J]. World J Hepatol, 2015, 7 (10): 1355-1368.

［7］ KRISS M, SOTIL E U, ABECASSIS M, et al. Mycophenolate mofetil monotherapy in liver transplant recipients [J]. Clin Transplant, 2011, 25 (6): E639-E646.

［8］ DE SIMONE P, FAGIUOLI S, CESCON M, et al. Use of everolimus in liver transplantation: recommendations from a working group [J/OL]. Transplantation, 2017, 101 (2): 239-251. https: //www.ncbi.nlm.nih.gov/pubmed/?term=De%20 Carlis%20L%5bAuthor%5d&cauthor=true&cauthor_uid=27495768.

［9］ RODRÍGUEZ-PERÁLVAREZ M, GERMANI G, PAPASTERGIOU V, et al. Early tacrolimus exposure after liver transplantation: relationship with moderate/severe acute rejection and long-term outcome [J]. J Hepatol, 2013, 58 (2): 262-270.

［10］ LERUT J P, PINHEIRO R S, LAI Q, et al. Is minimal, [almost] steroid-free immunosuppression a safe approach in adult liver transplantation? Long-term outcome of a prospective, double blind, placebo-controlled, randomized, investigator-driven study [J]. Ann Surg, 2014, 260 (5): 886-891, discussion 891-892.

［11］ LERUT J, MATHYS J, VERBAANDERT C, et al. Tacrolimus monotherapy in liver transplantation: one-year results of a prospective, randomized, double-blind, placebo-controlled study [J]. Ann Surg, 2008, 248 (6): 956-967.

［12］ 中华医学会器官移植学分会. 他克莫司在临床肝移植中的应用指南 [S/J]. 临床肝胆病杂志, 2015, 31 (9): 1372-1374.

［13］ 郑树森, 沈恬, 徐骁, 等. 中国肝移植受者肾损伤管理专家共识 (2017 版) [J]. 中华移植杂志 (电子版), 2017, 11 (3): 130-137.

［14］ LIN M, MITTAL S, SAHEBJAM F, et al. Everolimus with early withdrawal or reduced-dose calcineurin inhibitors improves renal function in liver transplant recipients: a systematic review and meta-analysis [J]. Clin Transplant, 2017, 31 (2). Epub.

［15］ 徐骁, 陈峻, 卫强, 等. 中国肝癌肝移植临床实践指南 (2018 版) [J]. 中华移植杂志 (电子版), 2018, 12 (4): 145-150.

第 2 节　抗病毒治疗及肝功能维护

肝移植手术的成功仅仅是万里长征第一步，术后的每一个环节都关系到患者的长期存活与健康。我国是乙肝大国，据中国肝移植注册系统（China Liver Transplant Registry，CLTR）2015 年统计资料，肝移植受者中病毒相关性肝病患者占 74.79%，其中乙型肝炎病毒（hepatitis B virus，HBV）相关性肝病占 71.25%[1]。目前，由于直接抗病毒药（direct-acting antiviral agents，DAAs）的使用，丙型肝炎已达到根治，其相关性肝病肝移植术后复发的问题也迎刃而解。而乙肝病毒仍不能彻底从体内清除，早期的临床研究显示，如未采取有效预防措施，肝移植术后 HBV 再感染率超过 90%[2-3]，因此，如何科学、有效地防治肝移植术后 HBV 感染及乙肝复发，并长期维护好移植肝肝功能，是我国肝移植领域的重要临床问题。

肝移植术后抗病毒治疗主要包括对 HBV 或丙型肝炎病毒（hepatitis C virus，HCV）的预防性治疗及其复发、新发的治疗；同时还涉及对甲型肝炎病毒（hepatitis A virus，HAV）、戊型肝炎病毒（hepatitis E virus，HEV）的感染以及一些非嗜肝病毒感染的治疗。

一、HBV 相关性肝病肝移植术后的抗病毒治疗

1. 预防 HBV 复发的治疗　大多数乙肝相关性肝病患者在肝移植术前已经开始抗病毒治疗。至今，HBV 尚不能从机体内彻底清除，术后预防性抗 HBV 治疗是必需的。目前，国际上公认的预防方案：核苷类似物（nucleotide analogues，NAs）联合低剂量乙肝免疫球蛋白（hepatitis B immunoglobulin，HBIG），此方案的有效率达 90%[4-5]。

《中国肝移植乙型肝炎防治指南（2016 年版）》[6] 推荐的首选方案：NAs＋HBIG。临床上 NAs 通常采用恩替卡韦（或替诺福韦），如果术前未使用抗乙肝病毒治疗，建议术前 4 周开始使用恩替卡韦（或替诺福韦），术中给予大剂量 HBIG（4000～10 000IU），术后长期使用恩替卡韦（或替诺福韦）；术后不同时间段维持血中 HBIG 滴度的目标范围：术后 1 个月内 500IU 以上，术后 2～3 个月 300IU 以上，术后 4～6 个月 200IU 以上，术后 6 个月以上 100IU 以上，给药方法包括静脉滴注、肌肉注射及皮下注射三种方式。一项来自意大利、西班牙及法国的研究显示[7]，肝移植术后 3 周后 HBIG 从静脉给药换成皮下注射（每周或两周皮下注射 500～1000IU）是一种安全、有效、方便且易于接受的给药方式。

对于术前乙肝复发低风险患者，即 HBV DNA 阴性、HBeAg 阴性（即乙肝"小三阳"）者，术后 6 个月后可停用 HBIG，而采用 NAs 单药或联合方案治疗。来自中国香港大学玛丽医院的研究显示[8]，肝移植术后单用恩替卡韦能使 98.8% 的乙肝相关性肝病患者检测不到 HBV DNA，91% 的患者 HBsAg 消失。美国一项多中心研究显示[9]，术后 NAs 联合 HBIG 组和 6 个月后撤除 HBIG 只用恩曲他滨或替诺福韦组预防乙肝复发，其疗效和安全性相当，没有统计学差异。但鉴于我国为 HBV 中等流行区、供者潜在感染的风险较高以及 HBV 相关性肝癌的受者比例较高，术后是否采取免 HBIG 方案还需在我国进行多中心、大样本的临床观察以进一步证实，不能盲目照搬美国方案。因此，《中国器官移植临床诊疗指南》暂不推荐免 HBIG 方案。

目前，国内外许多肝移植中心都在进行乙肝相关性肝病肝移植术后 HBV 疫苗接种的研究，即构建肝移植受者的主动免疫，希望通过诱导机体产生足够高滴度的内源性保护性抗体——抗乙肝表面抗原抗体（anti-hepatitis B surface antigen antibody，简称抗 HBs）以替代 HBIG[10-12]。研究显示，肝移植受者接种乙肝疫苗者，产生主动免疫应答者有 53.7%，其中 14.9% 需进行周期性免疫强化[13]。由于各研究中心对疫苗接种对象的纳入标准、疫苗种类及接种方案、接种成功与否的判定标准等多不相同，

致使接种的成功率也大相径庭。就文献所报道的纳入标准可归纳如下：①肝移植术后至少 12 个月（在肝移植术后 12 个月以内，因使用免疫抑制剂剂量较大，免疫抑制程度重，患者接种的疫苗很难产生免疫应答）；②无乙肝复发，即血清 HBsAg（－）且 HBV DNA（－）；③肝功能常或基本正常（指标升高程度不超过正常值 2 倍）；④接种时无排斥反应发生。乙肝相关性肝病肝移植术后 HBV 疫苗的接种尚处于探索阶段，疫苗接种的总体成功率还较低。

2. HBV 复发后的治疗　肝移植术后 HBV 的复发通常见于两种情况：停药或耐药。前者指患者由于各种原因停用抗 HBV 药物，导致复发。后者指患者未停用抗 HBV 药物的情况下出现乙肝复发，通常是由于耐药所致。

停药复发的治疗方案：恢复原来使用的抗病毒药即可，或换用另一种高耐药屏障的抗病毒药，也可联合另一种无交叉耐药的抗病毒药，待 HBV DNA 降至检测线以下、HBsAg 接近正常时，可给予大剂量的 HBIG 输注（2000～2500IU），连续 5～7 天，以后再酌情调整给药间隔时间，通常能使 HBIG 保持在目标滴度。笔者曾治疗了 1 例术前为 HBeAg 阳性 /HBV DNA 阳性的乙肝硬化失代偿而行肝移植术的患者，术后抗病毒方案：拉米夫定（100mg/d）＋人乙肝免疫球蛋白（400IU/10 日），定期查 HBsAg（－），抗-HBs 滴度维持在 60～100mIU/ml，HBV DNA＜1000IU/ml。患者于术后 4 年半时自行停用拉米夫定，至术后 7 年时乙肝复发，复查乙肝 5 项：其中 HBsAg＞250IU/ml，抗-HBs 0.19mIU/ml，HBV-DNA 6622IU/ml；肝功能：ALT 2601IU/L，AST 149IU/L，GGT 237IU/L。给予抗乙肝病毒方案：拉米夫定（100mg/d）＋阿德福韦（10mg/d），同时辅以保肝治疗：复方甘草酸苷片 60ml/d，还原型谷胱甘肽 1.8g/d。经过 27 天治疗后，肝功能各项指标明显好转，HBV CDNA 4400IU/ml；于治疗后 34 天，患者肝功指标再次升高，ALT 达 424IU/L，AST 171IU/L，GGT 301I U/L，考虑在有效抗病毒治疗后，肝酶升高可能另有原因，遂查 ANA 1∶160，IgG 15.3ng/ml，γ 免疫球蛋白 18.6%，诊断肝移植术后新发自身免疫性肝炎可能性大，予以硫唑嘌呤（50mg/d）＋激素（甲泼尼龙 16mg/d）治疗后，肝酶明显下降。继续抗病毒、保肝等综合治疗，于治疗后第 55 天，HBsAg 降至 18.94IU/ml，HBV-DNA ＜1000IU/ml，肝功持续好转。后出院随访，经过 147 天治疗后，所有肝酶均降至正常，HBsAg 降至 3.24IU/ml，HBV-DNA＜1000IU/ml。继续治疗 14 个月后，HBsAg 降至 0.25IU/ml，HBV DNA 持续阴性，遂给予人乙肝免疫球蛋白 2000IU/ 日，静滴，连续 5 日后检测抗 HBs ＞1000mIU/ml，以后每隔 28 天静脉滴注入乙肝免疫球蛋白 2000IU，维持抗 HBs 在 100～200mIU/ml 之间。甲泼尼龙从 16mg 减至 2mg，硫唑嘌呤减至 25mg 维持至今，患者肝移植术后健康存活已 16 年零 5 个月。

对耐药者，有条件者需要进行乙肝病毒耐药基因的检测，根据检测结果选用敏感药物。对于无条件检测耐药基因者，则可恩替卡韦联合替诺福韦或阿德福韦酯。加用 HBIG 时机及方案同上。

3. 新发 HBV 的治疗　对于非乙肝相关性肝病肝移植的患者，如术后感染 HBV，则称为肝移植术后新发乙型肝炎。其治疗方案首选单药恩替卡韦（或替诺福韦）或联合方案。

4. 肝移植术后纤维淤胆型肝炎　纤维淤胆性肝炎（fibrosing cholestatic hepatis，FCH）是继发于器官移植术后受者由于免疫功能受到严重抑制而发生的一种致死性病毒性肝炎[14]。此型肝炎罕见，仅见于一些个案报道。

1）病因学和发病机制：早年认为纤维淤胆性肝炎发生于因 HBV 相关性严重慢性肝病而接受原位肝移植的患者，后来发现纤维淤胆性肝炎也可发生于其他多种严重免疫抑制状态下。严重的全身免疫抑制状态是纤维淤胆性肝炎发生的前提条件，在这种情况下肝炎病毒被充分激活并高度复制和（或）过度表达病毒抗原或病毒抗原分泌障碍，从而直接导致靶细胞——肝细胞大量损伤，进而导致其功能丧失。总之，合并病毒（HBV、HCV、CMV）感染的患者，在一切原因引起的严重免疫抑制状态下均有可能发生纤维淤胆性肝炎。

免疫抑制剂和 FCH：糖皮质激素可通过促进 HBV 抗原的表达参与诱导纤维淤胆性肝炎的发生。而硫唑嘌呤本身可以引起胆汁淤积、肝细胞周围纤维化、静脉血管阻塞性病变和肝内小胆管的增生等。

2）病理学特点：纤维淤胆性肝炎有其独特的病理学特点。其主要病理组织学改变：①肝纤维化，是纤维淤胆性肝炎典型的病理学特征之一，主要表现为汇管区向肝窦周围延伸的纤维化条带；该病变呈进行性，轻者局限于汇管区小静脉周围，重者广泛波及肝腺泡，个别可见桥接样纤维化。②显著的肝内淤胆和胆栓形成。胆汁可淤积于胆小管、小叶间胆管以及肝细胞内，一些区域可见吞噬胆色素的巨噬细胞聚集。③肝实质的损伤，包括肝细胞气球样变，肝细胞灶性和片状溶解性坏死而致肝细胞丢失。病变进展可有不同程度的碎屑样坏死和桥接样坏死，病变肝细胞内可见不同数量的嗜酸性小体。④轻度或无明显炎症反应。可见轻到中度混合性炎细胞浸润，汇管区及肝实质内可见淋巴细胞、中性粒细胞、浆细胞或嗜酸性粒细胞浸润，在纤维淤胆性肝炎早期较明显。⑤汇管区周围肝实质有活跃的胆管反应，可见小胆管增生。⑥大量毛玻璃样肝细胞。见于 HBV 相关性纤维淤胆性肝炎，是 HBsAg 大量复制并堆积于细胞胞质内的特征性表现。⑦免疫组织化学特点：HBV 相关性纤维淤胆性肝炎患者基本上可见肝细胞内 HBsAg 和（或）HBcAg 超负荷，主要分布于气球样变性和毛玻璃样肝细胞内，严重者 2/3 以上的肝组织甚或全肝均可见到。HBsAg 和 HBcAg 也可呈膜表达。

3）临床表现：纤维淤胆性肝炎发生时间多为肝移植后 4~23 个月，通常伴有明显的临床症状，包括黄疸、恶心、乏力和腹痛、肝大、肝区痛、腹腔积液、皮下出血或消化道出血等，也可出现肝肾综合征、肝肺综合征，可在数周至数月内发展为肝衰竭而死亡。生化检查表现为胆汁淤积性肝损伤的特点：高胆红素血症、酶胆分离、ALT 和 AST 轻到中度升高，ALP 和 GGT 显著升高；凝血酶原时间延长，低蛋白血症。纤维淤胆性肝炎病变进展迅猛，预后不良，平均生存期 6.4 个月，未经治疗者多在数月内死亡。

4）治疗：目前常用治疗方案基本可概括为以下三方面：

（1）停止或调整免疫抑制剂：兼顾有效抗排异治疗的基础上，调整或停止免疫抑制剂的应用，以便尽快恢复机体免疫状态。这是治疗纤维淤胆性肝炎成功与否的关键所在。

（2）抗病毒治疗：根据实验室检测结果，明确感染病毒类型后，应用相应抗病毒药物展开积极的抗病毒治疗。对于 HBV 感染者，尽可能采用起效快、高耐药屏障的药物，如恩替卡韦、替诺福韦或丙酚替诺福韦；对于 HBV 相关性 FCH，不少文献报道，核苷类似物可改善 HBV 相关性 FCH 的临床过程。HCV 感染者，以前的标准治疗是干扰素和利巴韦林，但这种方法不良反应高。来自肝移植的最新文献表明[15-17]当前 DAAs 可成功治疗 FCH，显著改善肝功能，甚至达到良好的长期存活。

（3）对症支持治疗：保护肝细胞功能防止肝细胞进行性损害；纠正肝功能衰竭导致的水电平衡紊乱、严重感染、出血、肝肾综合征、肝肺综合征以及肝性脑病等。

（4）其他治疗方法：①非供者异基因造血干细胞输注：李东良等[18]报道了 1 例肾移植术后 HCV 感染发生 FCH 的患者，停用所有免疫抑制剂，在内科常规治疗的基础上进行了非供者但与供者人类白细胞抗原（HLA）全相合异基因造血干细胞输注治疗，救治成功，患者痊愈出院。②原位肝移植：经上述治疗不能有效缓解者，可根据患者病情考虑再次肝移植。

二、HCV 相关性肝病肝移植术后的抗病毒治疗

虽然在中国，丙肝相关性肝病肝移植患者只占移植总数的 5% 左右，但移植术后丙肝的复发率却几乎是 100%。与非移植的 HCV 患者相比，移植后 HCV 进展明显加快，在移植后平均 9~12 年即可出现肝硬化；而且在肝硬化形成后发生失代偿的比例增加，肝硬化 1 年后约 42% 的患者出现失代偿，明显高于未行肝移植患者[19-20]。在 2014 年 DAAs 索磷布韦问世之前，唯一的预防和治疗方案是长效干扰素联合利巴韦林，此方案副作用大且有诱发急性排斥反应的潜在风险，尤其对于基因 1b 型患者，疗程长，往往需要 1 年至 1 年半甚至更长时间。而自 2014 年具有里程碑意义的索磷布韦上市以来，肝

移植术后丙肝复发的预防及治疗已是轻而易举之事。由于 DAAs 的卓越效果，近年在欧美国家丙型病毒型肝炎阳性供者所占比例逐年增加，由 2010 年的 15% 到 2015 年增加至 61%[21-22]。DAAs 药物的广泛应用，使丙型病毒性肝炎肝移植管理方法发生了深刻转变，而这些变化不但影响供受者的选择，缩短等待移植的时间[23]，也影响了肝脏移植术后抗丙肝治疗的理念[24]。研究显示丙肝抗体阳性与阴性相比，受者在生存率、移植物丢失率统计学方面无差异[25-27]。由于 DAAs 高效性使丙肝核酸阳性供肝给予丙肝核酸阴性受者成为可能[28]。研究显示肝纤维化 Ⅰ 度的丙肝供者可用于供肝选择[29]。由于 DAAs 药物在丙肝发展的任何阶段均可使用，故相当一部分患者在肝移植之前丙肝病毒已得到清除，这部分患者在术后不再需要抗病毒治疗。对于终末期丙肝肝硬化患者，是在肝移植之前进行抗病毒治疗，还是等待肝移植之后进行抗病毒治疗，不同的指南有所差别。对于 Child-Pugh 分级 C 级的患者，指南上认为应该立即进行肝移植，在移植术后再进行抗病毒治疗；对于 B 级的患者，应根据是否有多次消化道出血、反复发作的肝性脑病、原发性腹膜炎及肝肾综合征来决定，如有这些并发症，则与 C 级患者一样应尽快行肝移植；对于没有以上并发症的 B 级患者可在等待肝移植的过程中进行抗病毒治疗。

2018 年欧洲肝病学会丙型肝炎治疗推荐意见：具备肝移植指征（MELD 评分≥18～20）的失代偿期（Child-Pugh 分级 B 或 C 级）的肝硬化，应先进行肝移植，再进行抗 HCV 治疗；对于失代偿期肝硬化患者（Child-Pugh 分级 B 级，MELD 评分≥18～20），如果肝移植等待时间超过 6 个月，可于移植前开始抗 HCV 治疗。对于丙肝相关性肝癌患者，术后丙肝复发者应进行抗病毒治疗，但这类患者更应注意肝癌的复发情况。

对于肝移植术后抗 HCV 治疗药物的选择，需要特别注意抗病毒药与免疫抑制剂的相互作用，应尽量选择与后者没有相互作用的抗病毒药及方案，例如索磷布韦＋达拉他韦以及索磷布韦＋维帕他韦片（丙通沙），这两个方案与常用的免疫抑制剂他克莫司、环孢素、西罗莫司及吗替麦考酚酯均无相互作用，而且这两个方案均是泛基因型药物，即可用于对抗任何一种基因型的 HCV。另外，在中国已上市的 DAAs 抗病毒药物中，吗替麦考酚酯与之均无相互作用。丙通沙在亚洲多中心临床研究数据显示：基因 1b 型 HCV 患者治愈率高达 100%，且不良反应轻微。丙通沙抗 HCV 疗程通常为 12 周。

三、肝移植术后新发病毒感染的治疗

1. 嗜肝病毒感染的治疗

（1）HAV 感染的治疗：肝移植术后的 HAV 感染比较罕见，文献中仅见个案报道[30]。这是由于人群中在肝移植前普遍接受了 HAV 疫苗注射而产生了 HAV IgG，健康人群中 HAV 的接种率达 97%～100%。虽然肝移植术前患者注射过 HAV 疫苗而产生了保护性抗体，但由于术后使用免疫抑制剂，则可能会失去这种庇护而感染 HAV。有研究显示，在肝移植术前通过自然感染的 HAV 患者中，在术后 1～2 年内可致 18%～29% 的患者检测不到 HAV IgG。HAV 主要通过粪-口传播感染，通常都是自限性的。HAV 感染后临床上可以无症状，而仅表现为肝功能异常，有些患者则会有恶心、呕吐、皮肤巩膜黄染、尿色加深、皮肤瘙痒及右上腹部疼痛，鲜有暴发性肝功能衰竭，其发生率不到 1%。HAV 感染的诊断依赖于 HAV IgM 滴度测定，结合肝功能异常，并排除其他原因所致的肝功能异常即可确诊。HAV IgM 在临床症状出现后 3～6 个月时间内可持续阳性，也有持续 200 天至 30 个月。粪便中的 HAV RNA 监测在临床症状出现前及 1 周后有 2～3 周较短的诊断窗口期。肝穿刺病理对诊断意义不大，除非为了除外急性排斥反应。美国移植协会指南推荐对无免疫力的高危人群（包括器官移植受者、最好在移植前进行）要进行普遍预防 HAV 感染的疫苗接种。中国目前尚无相关指南推荐。也有一些非指南推荐在移植术后常规检测 HAV 抗体以确保患者获得免疫力。肝移植后 HAV 感染通常会自愈，临床采取对症、保守治疗为主；对于暴发性 HAV 感染，则需采取人工肝技术、甚至再次肝移植。

（2）HEV 感染的治疗：2008 年卡马尔（Kamar）等首次报道肝移植术后的 HEV 感染[31]。HEV 感染在世界各地均有报道，但肝移植受者术后 HEV 的实际发病率还不清楚，有文献报道发病率为 1%～16.3%，其中有 50%～60% 的受者有可能发展成慢性 HEV。肝移植受者 HEV IgG 阳性率与普通人群相当，因此，总的发病率是低的。感染 HEV 的肝移植受者是进展到慢性肝炎的高危人群，其结局是出现纤维化及移植物失功。肝移植受者感染 HEV 后，除了表现为肝脏疾病的进展外，还有可能出现肝外的症状，如神经系统并发症，包括多神经根神经病、脑炎、共济失调 / 近端肌病。另有报道肝移植术后感染 HEV 后并发格林巴利综合征以及肾功能损害，包括肾小球滤过率下降、膜性增殖性肾炎及肾病综合征。一些移植中心已成功地治疗了肝移植术后慢性戊型肝炎，并提出了肝移植术后慢性戊肝的治疗共识[32]，包括降低免疫抑制剂（最小化 CNI 类药物的暴露），如果有持续的病毒血症，则采用利巴韦林或长效干扰素单药治疗 12 周作为初始治疗方案。相对干扰素而言，利巴韦林在各大实体器官移植中心应用更广泛一些，可能是因为干扰素有可能导致排斥反应的缘故。

总之，对于肝移植术后不明原因的急、慢性肝炎均应考虑到 HEV 感染的可能性，应进行相应的检查，包括血液及粪便的 HEV RNA 检测，同时评估是否会进展到慢性肝炎。如果已进展到慢性肝炎，则应减少免疫抑制剂用量，密切监测是否会进展到肝纤维化。如果慢性 HEV 持续存在，应使用抗病毒药。由于干扰素的副作用及可能诱发排斥反应，利巴韦林单药治疗 3 个月的方案也许是比较理想的初治方案。

2. 非嗜肝病毒感染的治疗

（1）巨细胞病毒感染的治疗：肝移植术后管理中，巨细胞病毒（cytomegalovirus，CMV）感染是一个较为严重的临床问题。如果未经适当的抗病毒治疗，CMV 感染率和 CMV 疾病的发病率在移植后的前 3～4 个月内分别为 36%～100% 和 11%～72%。CMV 在免疫功能正常人体内可长期潜伏，当免疫功能下降时，病毒重新激活，导致多个器官功能障碍[33-34]。肝移植术后 CMV 感染是造成肝功能异常较为少见原因。CMV 有着广泛的嗜细胞性，可对肝细胞、胆管上皮细胞、血管内皮细胞等肝脏各种细胞造成感染[35]。CMV 感染后容易形成门静脉血栓，增加移植排斥反应的风险，加速丙型肝炎复发和其他机会性感染，降低移植受者和移植物存活[36]。

CMV IgM 抗体阳性或 CMV IgG 抗体滴度上升 4 倍以上提示有急性感染，但对于免疫功能不全患者敏感性不高。CMV p65 抗原检测可用作 CMV 感染快速诊断[37]。CMV 肝炎肝穿组织学特征：中性粒细胞积聚的微脓肿或肝小叶内弥漫性小结节，炎症部位附近发现含有核内或胞浆包涵体的巨细胞，高度提示 CMV 感染，但特异性不高。

目前的管理策略更侧重于通过抗病毒治疗预防 CMV 感染。一种是普遍性预防，在移植后立即向有风险的个体提供抗病毒治疗；另一种是抢先治疗，通过移植后连续监测病毒载量，当监测结果阳性时立即开始治疗。高风险患者或接受淋巴细胞消耗治疗的急性移植物排斥治疗的患者通常采用普遍性预防策略，治疗持续时间取决于供、受者血清状态：D＋/R－（供者＋/ 受者 －）受者 6 个月，D＋/R＋ 受者 3 个月，因为 D＋/R－ 受者常常进行快速病毒复制，在抗病毒治疗启动之前可能已进展为严重临床疾病。

治疗活动性 CMV 疾病的一线方案是静脉注射更昔洛韦或口服缬更昔洛韦。建议在轻度至中度临床疾病中使用口服缬更昔洛韦，并在严重 / 危及生命的疾病或高病毒载量或胃肠道吸收不良的患者中使用静脉注射更昔洛韦。在更昔洛韦耐药患者中，静脉注射膦甲酸钠和西多福韦是替代选择，但其肾毒性较强。治疗期间应继续监测病毒载量，每周检测一次，直至连续两次测定均为阴性。

（2）EB 病毒（EBV）感染的治疗：EBV（Epstein-Barr virus，EBV）与鼻咽癌、移植术后淋巴组织增生性疾病、淋巴瘤、传染性单核细胞增多症等有关[38-39]。EBV 携带者和患者是本病的传染源。EBV 可长期潜伏在人体淋巴组织中，当机体免疫功能低下时，尤其对于肝移植术后患者，EBV 感染的形式是体内 EBV 的激活，而不是原发性感染[40]。

肝移植术后第一年 EB 病毒感染率约 10%。EBV 感染可引起发热、肝功能明显异常，肝脾肿大，血常规可出现淋巴细胞增多，特别是单核细胞增多，肝功能示 ALT、AST、GGT、ALP、TBil 及 DBil 升高，胆红素水平升高常见[41]。血清学检查仍为目前诊断 EBV 感染常用的最有效方法[42]：PCR 检测细胞内 EB 病毒基因组和其表达产物（RNA、蛋白）；嗜异性抗体凝集试验，抗体效价超过 1∶100 有诊断意义；EBV 特异性抗体即抗病毒壳抗原（viral capsid antigen，VCA）IgM 检测持续 1～2 个月，是原发感染的指标。EBV 肝炎以单核细胞浸润并有不典型淋巴细胞为特征。肝穿刺病理可见 EBV 感染的 CD8$^+$T 细胞浸润。肝移植术后 EBV 肝炎需与急性排异反应及 HCV 肝炎等相鉴别[43]。因此对于肝移植受者出现早期移植物功能恶化或其他肝脏症状时，除评估排斥反应外，还应评估 EBV 感染。

由于缺乏特异性药物治疗，EBV 感染重在预防。临床上常采用免疫治疗、抗病毒药物联合应用。对于肝移植患者，首先适当减少免疫抑制剂的使用，可将 CNI 类药物换为哺乳动物雷帕霉素靶点（mTOR）抑制剂。其次对症处理，阿昔洛韦、更昔洛韦、阿糖胞苷等可抑制 DNA 聚合酶减少 EBV 复制。近年来有使用膦甲酸钠治疗 EBV 感染，但疗效不确切。因 EBV 有致淋巴瘤和鼻咽癌的风险，临床随访中应加以重视。

四、肝功能维护

在肝移植手术过程中，供肝必然要经历冷、热缺血及再灌注损伤，在术后也有可能会出现急、慢性排斥反应、胆管和（或）血管重建的技术缺陷、原发病复发、药物损害、感染以及一些新发疾病，这些因素均可导致肝功能异常[44]。因此，在肝移植术后随访过程中，要定期复查移植肝功能及影像学检查，一旦发现异常，应进一步寻找原因，针对不同病因采取相应措施，同时辅以保肝、降酶、利胆药物，才能有效维护好移植肝脏功能。

（一）肝移植后肝功能异常的诊断

肝移植后肝功能异常的诊断标准包括出现相应临床表现、血清学检查异常、病理损伤、影像学检查异常。

1. 临床表现　肝移植后肝功能异常早期症状缺乏特异性，可表现为低热、乏力、倦怠、肝区不适、食欲缺乏、恶心、呕吐、腹泻；严重者可表现为黄疸、皮肤瘙痒、腹水、肝大、大便颜色变浅、出血倾向等。

2. 血液学检查　不同原因引起的肝功能异常在酶学指标上的表现不尽相同。急性排斥反应、各型新发或复发肝炎、肝细胞损伤型药物性肝损害患者血中 ALT 和 AST 升高明显；而慢性排斥反应、胆道并发症、淤胆型药物性肝损害、FCH 患者以 GGT、ALP 及胆红素升高为著。血管并发症可表现为 ALT、AST、GGT、ALP、TBil、DBil 均升高。

3. 病理诊断　病理诊断是鉴别不同原因导致肝功能异常最主要的诊断方法，当肝功异常原因不明时，应尽快行肝穿刺，获得组织病理信息，明确诊断，尽早干预治疗。

4. 影像学检查　影像学检查包括 B 超、CT 平扫及增强 CT、MRI、核医学检查，是诊断血管并发症、胆道并发症、肿瘤复发等主要的检查方法。

（二）肝移植后肝功能的维护

不同病因导致的肝移植后肝功能异常的治疗方法不完全相同，主要应以去除病因为主，辅以对症治疗。因在本书的前部分已有阐述，故本章节简要介绍一些有利于维护移植肝功能药物作用及其机制。

1. 肝脏缺血再灌注损伤　有研究表明，供肝热缺血时间延长，冷保存时间超过 10 小时，无肝期时间超过90分钟，均是引起缺血再灌注损伤的危险因素。因此，除尽量减少上述危险因素持续的时间和使用常规保护肝功能药物外，术后合理的营养支持也非常重要。研究显示，Ala-Gln的TPN（添加丙氨酸-谷氨酰胺肠外营养）比传统全肠外营养（total parenteral nutrition，TPN）能更好地改善移植肝的合成功能，促进移植肝损伤的恢复，更有利于肝移植后机体的全面康复。前列腺素 E_1（PGE1）能改善肝血流量，减少同种异体肝移植的肝缺血再灌注损伤，并能恢复暴发性肝衰竭或原发性肝移植后无功能患者的肝功能。在肝移植后使用 PGE1 对损伤的肝细胞具有保护作用，对肝功能具有改善作用。乌司他丁为高效广谱蛋白酶抑制剂，可稳定溶酶体膜，清除氧自由基和抑制炎症递质释放，早期用于胰腺炎和循环性休克的治疗，近年来开始用于危重患者及大手术围手术期对机体重要器官的保护。国内外大量临床及动物实验研究表明，乌司他丁可以通过多个环节有效地减轻供肝缺血再灌注损伤，保护肝功能。

2. 肝移植术后胆道并发症 肝移植术后胆道并发症的发生率为 5%～10%。对于非机械性梗阻性黄疸的胆道并发症，临床中应用熊去氧胆酸与牛磺熊去氧胆酸进行利胆治疗，这两种药物均能减少胆汁淤积，增加亲水性胆汁酸分泌，改善多种肝细胞坏死生化指标，保护肝脏超微结构与功能。对于机械性胆道梗阻，则需要介入或外科手段处理。

S-腺苷蛋氨酸（s-adenosyl-L-methionine，SAMe）长久以来被广泛用于肝炎、肝硬化所致的肝内胆汁淤积以及妊娠期肝内胆汁淤积等治疗。近年来研究发现，其对肝细胞具有多重保护机制，包括解毒、抗氧自由基、抗炎症介质和细胞因子，增加膜流动性，保护细胞骨架，提高 Na^+-K^+-ATP 酶活性等，从而达到促进胆汁分泌、降低胆红素、保护肝细胞的作用。因此，适量补充外源性 SAMe 对促进肝移植术后早期肝功能恢复和胆汁分泌具有重要作用。

3. 肝移植术后新发自身免疫性肝炎 对于肝移植术后新发自身免疫性肝炎患者，一旦诊断确立，应尽早使用糖皮质激素，或单药治疗，或联合硫唑嘌呤，待肝功能恢复正常后，以最小剂量维持 3～4 年，甚至终身服用。

4. 干细胞移植 对于某些原因所致的严重移植肝肝损伤，甚至到了肝硬化阶段，拟行二次肝移植的患者，也可尝试干细胞移植。笔者曾采用此法分别治疗药物性肝损害所致的肝硬化及慢性排斥反应各 1 例，均使患者肝功能恢复正常。

总之，对于移植肝脏功能的维护，重在预防。一旦出现肝功能异常，要积极寻找原因，针对病因采取相应措施，同时辅以保肝降酶、退黄利胆等综合治疗，遵循"综合分析资料，处理主要病因，兼顾次要病因，选择合适药物，尽早消除肝损，长期健康存活"的原则，绝大多数患者的异常肝功能能得以恢复。

（陈　虹）

参 考 文 献

［1］ 石炳毅, 郑树森, 刘永锋. 中国器官移植临床诊疗指南 (2017 版) [M]. 北京: 人民卫生出版社, 2018: 132.

［2］ SAMUEL D, MULLER R, ALEXANDER G, et al. Liver transplantation in European patients with the hepatitis B surface antigen [J].N Engl J Med, 1993, 329 (25): 1842-1847.

［3］ KATZ L H, TUR-KASPA R, GUY D G, et al. Lamivudine or adefovir dipivoxil alone or combined with immunoglobulin for preventing Hepatitis B recurrence after liver transplantation [J]. Cochrane Database Syst Rev, 2010, (7): CD006005.

［4］ LUCEY M R, TERRAULT N, OJO L, et al. Long-term management of the successful adult liver transplant: 2012 practice guideline by the American Association for the Study of Liver Diseases and the American Society of Transplantation [J]. Liver Transpl, 2013, 19 (1): 3-26.

［5］ WANG P J, TAM N, WANG H, et al. Is hepatitis B immunoglobulin necessary in Prophylaxis of hepatitis B recurrence after liver transplantation? A meta-analysis [J]. PloS One, 2014, 9 (8): e104480.

［6］　中华医学会器官移植学分会, 中华医学会肝病学分会. 中国肝移植乙型肝炎防治指南 (2016 版) [S/J], 临床肝胆病杂志, 2016, 33 (2): 213-230.

［7］　DE SIMONE P, ROMAGNOLI R, TANDOI F, et al. Early introduction of subcutaneous hepatitis B immunoglobulin following liver transplantation for hepatitis B virus infection: a prospective, multicenter study [J]. Transplantation, 2016, 100 (7): 1507-1512.

［8］　FUNG J, CHEUNG C, CHEN S C, et al. Entecavir monotherapy is effective in suppressing hepatitis B virus after liver transplantation [J]. Gastroenterology, 2011, 141: 1212-1219.

［9］　LEWIS W. Teperman, Fred Poordad, Natalie Bzowej, et al. Randomized trial of emtricitabine/tenofovir disoproxil fumarate after hepatitis B immunoglobulin with drawal after liver transplantation [J]. Liver Transpl, 2013, 19 (6): 594-601.

［10］　ISHIGAMI M, HONDA T, ISHIZU Y, et al. Frequent incidence of escape mutants after successful hepatitis B vaccine response and stopping of nucleos (t)ide analogues in lever transplant recipients [J].Liver Transpl, 2014, 20 (10): 1211-1220.

［11］　GÜAUER M, NEUHAUS R, BAUER T, et al. Immunization with an adjuvant hepatitis B vaccine in liver transplant recipient: Antibody decline and booster vaccination with conventional vaccine [J]. Liver Transpl, 2006, 12 (2): 316-319.

［12］　SANCHEZ-FUEYO A, RIMOLA A, GRANDE L, et al. Hepatitis B immunoglobulin discontinuation followed by hepatitis B virus vaccination: a new strategy in the prophylaxis of hepatitis B virus recurrence after liver transplantation [J]. Hepatology, 2000, 31 (2): 496-501.

［13］　YOSHIZAWA A, YAMASHIKI N, UEDA Y, et al. Long-term efficacy of hepatitis B vaccination as post-transplant prophylaxis in hepatitis B antigen (HBsAg) positive recipients and HBsAg negative recipients of anti-hepatitis B core positive grafts [J]. Hepatol Res, 2016, 46 (6): 541-551.

［14］　SUTHERLAND N, DHIN C F, LI W S, et al. Fibrosing cholestatic hepatitis-like syndrome in an immunocompetent patient with an acute flare of chronic Hepatitis B [J]. Hepatology, 2019, 70 (4): 1480-1483.

［15］　FABRIZI F, PAOLUCCI A, ANTONELLI B, et al. Hepatitis C virus-induced glomerular disease and posterior reversible encephalopathy syndrome after liver transplant: case report and literature review [J]. Saudi J Kidney Dis Transpl, 2019, 30 (1): 239-249.

［16］　TRONINAA O, SLUBOWSKA K, MIKOŁAJCZYK-KORNIAKA N, et al. Fibrosing cholestatic hepatitis C after liver transplantation: Therapeutic options before and after introduction of direct-acting antivirals: our experience and literature review [J]. Transplant Proc, 2017, 49: 1409-1418.

［17］　R. VUKOTIC, F. CONTI, S. FAGIUOLI, et al. Long-term outcomes of direct acting antivirals in posttransplant advanced hepatitis C virus recurrence and fibrosing cholestatic hepatitis [J]. J Viral Hepat, 2017, 24: 858-864.

［18］　李东良, 江艺, 方坚, 等. 非供体异基因造血干细胞输注治疗肾移植术后纤维淤胆型肝炎 [J]. 中华传染病杂志, 2011, 29 (5): 304-307.

［19］　YILMAZ N, SHIFFMAN M L, STRAVITZ R T, et al. A prospective evaluation of fibrosis progression in patients with recurrent hepatitis C virus following liver transplantation [J]. Liver Transpl, 2007, 13 (7): 975-983.

［20］　BERENGUER M. Host and donor risk factors before and after liver transplantation that impact HCV recurrence [J]. Liver Transpl, 2003, 9: S44-S47.

［21］　BOWRING M G, KUCIRKA L M, MASSIE A B, et al. Changes in utilization and discard of hepatitis C-infected donor livers in the recent era [J]. Am J Transplant, 2017, 17 (2): 519-527.

［22］　COILLY A, SAMUEL D. Pros and Cons: usage of organs from donors infected with hepatitis C virus -revision in the direct-acting antiviral era [J]. J Hepatol, 2016, 64 (1): 226-231.

［23］　PATWARDHAN V R, CURRY M P. Reappraisal of the hepatitis C virus-positive donor in solid organ transplantation [J]. Curr Opin Organ Transplant, 2015, 20 (3): 267-275.

［24］　KLING C E, LIMAYE A P, SIBULESKY L. Changing landscape of hepatitis C virus-positive donors [J].World J Hepatol, 2017, 20 (9): 905-906.

［25］　TOROSIAN J C, LEIBY B E, FENKEL J M, et al. Liver retransplantation for recurrence of HCV-related cirrhosis using hepatitis C-positive allografts: a 19-Year OPTN Analysis [J]. Ann Transpl, 2016, 21 (2): 262-269.

［26］　STEPANOVA M, SAYINER M, DE AVILA L, et al. Long-term outcomes of liver transplantation in patients with hepatitis C infection are not affected by HCV positivity of a donor [J]. BMC Gastroenterol, 2016, 16 (1): 137.

［27］　MONTENOVO M I, DICK A A, HANSEN R N. Donor hepatitis C sero-status does not impact survival in liver transplantation [J]. Ann Transplant, 2015, 20 (1): 44-50.

[28] BUSHYHEAD D, GOLDBERG D. Use of hepatitis C-positive donor livers in liver transplantation [J].Curr Hepatol Rep, 2017, 16 (1): 12-17.

[29] CROOME K P, LEE D D, KEAVENY A P, et al. Improving national results in liver transplantation using grafts from donation after cardiac death donors [J]. Transplantation, 2016, 100 (12): 2640-2647.

[30] ZHU J ALALKIM F HUSSAINI T, et al. In-hospital post transplant acute hepatitis A viral (HAV) infection in a liver transplant recipient who was HAV seropositive pre-transplant [J]. Saudi Gastroenterol, 2019, 25 (1): 67-70.

[31] KAMAR N, SELVES J, MANSUY J M, et al. Hepatitis E virus and chronic hepatitis in organ-transplant recipients [J]. N Engl J Med, 2008, 358: 811-817.

[32] AGGARWAL A, PERUMPAIL R B, TUMMALA S, et al. Hepatitis E virus infection in the liver transplant recipients: clinical presentation and management [J]. World J Hepatol, 2016, 8 (2): 117-122.

[33] RAZONABLE R R, HUMAR A. and THE AST INFECTIOUS DISEASES COMMUNITY OF PRACTICE. Cytomegalovirus in solid organ transplantation [J]. Am J Transpl, 2013, 13: 93-106.

[34] EDDLESTON M, PEACOCK S, JUNIPER M et al: Severe cytomegalovirus infection in immunocompetent patients [J]. Clin Infect Dis, 1997, 24: 52-56.

[35] GUEDDI S, RIGHINI M, MEZGER N et al. Portal vein thrombosis following a primary cytomegalovirus infection in an immunocompetent adult [J]. J Thromb Haemost, 2006, 95 (1): 199-201.

[36] RAZONABLE R R, RIVERO A, RODRIGUEZ A, et al. Allograft rejection predicts the occurrence of late-onset cytomegalovirus (CMV) disease among CMV-mismatched solid organ transplant patients receiving prophylaxis with oral ganciclovir [J]. J Infect Dis, 2001, 184: 1461-1464.

[37] MARCHETTI S, SANTANGELO R, MANZARA S, et al. Comparison of real-time PCR and p65 antigen assays for monitoring the development of Cytomegalovirus disease in recipients of solid organ and bone marrow transplants [J]. New Microbiol, 2011, 34: 157-216.

[38] DETROYER D, DERAEDT K, SCHÖFFSKI P, et al. Resolution of diffuse skin and systemic Kaposi's sarcoma in a renal transplant recipient after introduction of everolimus: a case report [J]. Transpl Infect Dis, 2015, 17 (2): 303-307.

[39] PETRARA M R, GIUNCO S, SERRAINO D, et al. Post-transplant lymphoproliferative disorders: from epidemiology to pathogenesis-driven treatment [J].Cancer Lett, 2015, 369 (1): 37-44.

[40] INDOLFI G, HEATON N, SMITH M, et al. Effect of early EBV and/or CMV viremia on graft function and acute cellular rejection in pediatric liver transplantation [J]. Clin Transplant, 2012, 26 (1): E55-E61.

[41] OZÇAY F, ARSLAN H, BILEZIKÇI B, et al. The role of valacyclovir on Epstein-Barr virus viral loads in pediatric liver transplantation patients [J].Transplant Proc, 2009, 41 (7): 2878-2880.

[42] LOGINOV R, HALME L, AROLA J, et al. Intragraft immunological events associated with EBV DNAemia in liver transplant patients [J].APMIS, 2010, 118 (11): 888-894.

[43] IZADI M, FAZEL M, SAADAT S H, et al. Hepatic involvement by lymphoproliferative disorders post liver transplantation: PTLD.Int. Survey [J]. Hepatol Int, 2011, 5 (3): 759-766.

[44] MITCHELLO, COSAR A M, MALIK M W, et al. Late liver function test abnormalities post-adult liver transplantation: a review of the etiology, investigation, and management [J]. Hepatol Int, 2016, 10 (1): 106-114.

第3节　移植肿瘤学与肿瘤复发防治策略

一、概述

1. 移植肿瘤学的形成背景　20 世纪是现代医学蓬勃进步与发展的世纪，肿瘤学与器官移植学相继问世并走进临床。器官移植学的基本使命是克服重要脏器的终末期功能衰竭，肿瘤学的基本使命是防控肿瘤的发生与恶性演进。在临床肝移植的初创期，难治性肝脏恶性肿瘤曾为最常选择的疾病，由此产生了移植学与肿瘤学的共生性实践，并为派生交叉学科奠定了基础。

移植肿瘤学（transplant oncology）是由肝移植领域专家率先提出与使用的新的医学概念；2019年 2 月 7 日国际肝移植协会（ILTS）在荷兰鹿特丹召开了以移植肿瘤学为专题的共识会议，标志着移植肿瘤学的建立。对移植肿瘤学概念的确立做出了卓越贡献的日比泰造先后系统回顾了肝移植治疗肝胆系统难治性恶性肿瘤的现状与前沿进展，总结归纳了移植肿瘤学的任务方向与发展前景[1-2]。但总体而言，移植肿瘤学这一概念的内涵仍局限于肝胆系统恶性肿瘤的治疗领域，着重于发挥器官移植的外科技术优势，关注于提高相关肿瘤的可切除性、可移植性和可治愈性，故也被称为"肝移植肿瘤学（liver transplant oncology）"。

从广义而论，每位器官移植受者均面临不同程度的系统性肿瘤学问题或风险，移植肿瘤学更应是在现代医学范畴与背景下，基于临床肿瘤学与器官移植学交融化临床实践而形成的整合与共生的学科领域，其内在属性规定了这一新兴学科的独立性、复杂性、拓展性及方向性。

2. 移植肿瘤学的基本任务　临床实践证明，无论器官移植的类别与治疗目的如何，每位移植受者均面临系统性肿瘤学问题或风险，依据问题和风险的来源及发生时段派生了移植肿瘤学的 5 项基本任务范畴（表 77-3-1）。在器官移植领域，当前仅认同将肝移植用于肝胆系统原发或继发恶性肿瘤的治疗，肝移植肿瘤学成为移植肿瘤学的主要任务方向；而在其他任务范畴方面，虽日益受到重视，但尚需不断累积临床证据，以形成系统性共识或指南。

表 77-3-1　移植肿瘤学的基本任务范畴

风险时段	风险来源	任务范畴
术前	受者	受者罹患恶性肿瘤的筛查与风险评估
	供者	供者传播恶性疾病的筛查与风险评估
术中	受者	治疗难治性肿瘤性疾病
术后	受者	防控移植术后肿瘤复发
	受者	防控移植术后新发肿瘤

日比泰造以"4E 支柱"概括了肝移植肿瘤学的主要任务方向[2]。即①演变（evolution）：以肝移植技术提升与转变肿瘤的多学科治疗范式；②拓展（extending）：借助移植技术拓展肝胆肿瘤手术切除的安全界限；③阐释（elucidation）：通过肿瘤学与移植免疫学结合，阐释自我与非自我的识别系统；④探索（exploration）：通过基因组学等组学技术探索疾病的生物学机制。其中，前两项任务方向已取得可喜进展，后文将着重阐述。

3. 移植肿瘤学的学科特征　移植肿瘤学是克服肿瘤难治性临床实践的必然产物，是在器官移植学与临床肿瘤学的共生性实践中形成的新兴学科，其具备交叉学科的共性特征：独立性、整合性及交叉性。

（1）独立性：指在共生性实践中关联学科的基本原理的独立有效性，即移植学或肿瘤学的特征、原理及规律，依然对共生性临床实践发挥作用，这是认知与深化学科内涵的前提与基础。例如，器官移植必备三个特性：①供者器官应建立独立血液循环；②建立独立血液循环时，供者器官具备足够的生物活性；③移植后，非同质性异体器官将不可避免地面临免疫排斥风险。再者，在器官移植实施过程中，将不可避免地引发移植器官的缺血再灌注损伤，并触发机体的连锁病理生理反应。又如，在恶性肿瘤多元化综合治疗的时代背景下，认真把握全身治疗与局部治疗的原理、优势及时机，重视肿瘤首次治疗选择与序贯治疗设计，仍是改善肿瘤预后结局的关键；根治性、安全性、功能性相统一的肿瘤治疗学原则，依然在有效指导临床决策。总之，认知与把握移植学、肿瘤学等关联学科的基本原理的独立有效性，是创立、发展移植肿瘤学的前提与基础。

（2）整合性：指在共生性实践中学科具有密不可分的整体性，其具有完整的学科问题与独特的内在规律，且规定了学科内涵的复杂性及学科外延的拓展性。诸如，肝癌肝移植手术并非通常意义的肝癌切除术，肝移植术后即刻的机体最小荷瘤状态与回避移植肝脏排斥反应的受者被动性免疫抑制状态融合并存，并形成了复杂、完整、独特的临床实践与科学问题。

（3）交叉性：指关联学科在共生性实践中因关键事件自然形成的链接性与重叠性，据此派生焦点问题及引领学科方向。借助器官移植手段治疗肝脏难治性肿瘤的临床实践，既是器官移植领域的独特事件，也是临床肿瘤学的创新探索，这一关键事件自然催生了移植免疫学与肿瘤免疫学的交叉与碰撞。譬如，在免疫治疗领域，移植免疫学的重要任务方向是实现机体对异己移植物的免疫宽容，而肿瘤免疫治疗学的主要任务是促进机体对源于自己的非己——肿瘤的免疫清除，两者间存在矛盾冲突。新近，免疫检查点阻滞剂（CTLA-4 抗体、PD-1 抗体等）已用于实体肿瘤的临床治疗，但其在肝癌肝移植术后肿瘤复发病例中的应用，却常引发移植肝脏的难治性排斥反应，这也印证了肿瘤免疫与移植免疫间的内在性联系与冲突。虽此，解决冲突的可能途径依然存在，以雷帕霉素为代表的哺乳动物雷帕霉素靶蛋白（mammalian target of rapamycin，m-TOR）抑制剂已在防控肝癌肝移植术后肿瘤复发方面呈现可喜效果，研发具有抗肿瘤效应的免疫抑制剂将成为现阶段移植肿瘤学的重要探索方向。

4. 移植肿瘤学的基本范式 移植肿瘤学是移植学与肿瘤学有机整合的医学领域，其继承了起源学科的特质，并将在肿瘤防治实践中进一步固化与强化学科的基本范式。

（1）证据性风险防控：防控移植受者多元化、动态性肿瘤学风险是移植肿瘤学的基本任务。移植供者来源的肿瘤传播风险与移植受者自身并发、复发及新发的肿瘤学风险，均需在风险的识别、评估、应对及监测等环节上获取充分的科学证据并防范于移植医疗的关键环节或时点，施行证据性风险防控应作为移植肿瘤学发展的基本思维范式。构建广域的网络化证据数据平台将利于移植肿瘤学的进步与发展。

（2）多学科团队医疗：器官移植学一经创立即具有技术环节多、学科跨度广的特质，而临床肿瘤学多元化发展促成了恶性肿瘤多学科综合治疗的典型模式。以移植技术为手段、以肿瘤治疗为目的移植肿瘤学是器官移植学科群与临床肿瘤学科群的整合性实践，其重构了多学科协同合作的新格局，多学科团队医疗已成为移植肿瘤学发展的基本运行范式。组建专业化、机动性诊疗团队是有效、高效开展移植肿瘤学的关键。

二、肝移植肿瘤学

移植肿瘤学萌发于 20 世纪 60 年代的器官移植初创期，器官移植曾尝试用于治疗多种器官的难治性肿瘤。1996 年，马扎费罗（Mazzaferro）等[3-4]提出了肝细胞癌肝移植的 Milan 标准（多发肿瘤最大直径不大于 3cm 且数目不超过 3 个或单发肿瘤直径不大于 5cm，且无血管侵犯或肝外转移），并由此促进了移植肿瘤学的重要分支——肝移植肿瘤学的进步与发展。

（一）原发性肝脏肿瘤

1. 肝细胞癌 肝细胞癌（hepatocellular carcinoma，HCC）流行状况及供者资源的地域差别、活体供肝的专属指向、DCD 或 DBD 供肝的分配差异等，是现阶段难以形成统一的 HCC 肝移植适应证标准的多元化原因。HCC 肝移植是一项征用宝贵社会资源的医疗技术，就社会伦理学而言，其适应证选择标准是基于风险预测与生存预期的预置性目标与共识[5-6]。在利用宝贵、有限的供者资源时，约定预期最低存活率似乎很重要；诸如，最初提出 5 年生存率宜达到 50%，新近提出期盼的 10 年生存率为50%。最近，一项荟萃分析值得关注；在选定的 HCC 复发（肝内或肝外）病例中，肝移植术后积极切除可延长生存期，接受多学科联合诊疗病例的平均生存期达 42 个月，5 年总生存率近 50%。

Milan 标准是目前国际公认的 HCC 肝移植受者选择标准，该标准的远期预后近于良性终末期肝病肝移植。Milan 标准的入选条件苛刻，为使更多 HCC 患者通过肝移植公平获益，从肿瘤形态学、组织病理学、生物标志物等方面入手，审慎拓展和优化修订适应证标准已成为研究热点与发展趋势（见表 77-3-2）[7-11]。

表 77-3-2　肝细胞癌肝移植受者选择标准的变迁与优化

选择标准	肿瘤形态学	组织病理学	生物标志物	无肝外转移大血管侵犯	其他	年代
Milan	√			√		1996
UCSF	√			√		2001
CUN	√			√		
复旦	√			√		2006
Turkey		√		√	√*	2007
Berlin	√			√		
Kyoto	√		√	√		
东京 5-5	√			√		
Asan	√			√		2008
TTV	√		√			
杭州	√	√		√		
Up-to-Seven	√			√		2009
Toronto		√		√	√#	2011
Samsung	√		√	√		2014
FDG-PET 联合 UCSF	√		√	√		2016
Metroticket	√		√	√		2018

* 为腹水无癌细胞以及剖腹探查，# 无肝癌引起全身症状。

（1）基于肿瘤大小、数目、血管侵犯等影像形态学特征的选择标准：2011 年杰尔马尼（Germani）等[12]的一项 HCC 肝移植荟萃分析显示，肿瘤总直径≥10cm 组的死亡风险为<10cm 组的 4.59 倍，肿瘤总直径≥9cm 组的复发风险为<9cm 组的 1.98 倍；多发肿瘤组的死亡风险为单发肿瘤组的 1.23 倍。该研究印证了 HCC 肝移植受者选择标准中肿瘤大小和数目作为核心指标的合理性。

2001 年姚（Yao）等[13]提出美国加州大学旧金山分校（UCSF）标准，扩大了 Milan 标准。即单个肿瘤直径≤6.5cm；或肿瘤数目≤3 个，且最大肿瘤直径≤4.5cm，累积肿瘤直径≤8cm；无肝内大血管浸润，无肝外转移。符合 UCSF 标准与符合 Milan 标准的受者 5 年生存率分别为 75.2% 与 72.4%，而超越 UCSF 标准的受者 1 年生存率仅为 50%。

2006 年樊嘉等[14]提出了上海复旦标准，其将适应证扩大：单发肿瘤直径≤9cm；多发肿瘤≤3 个，且最大肿瘤直径≤5cm；全部肿瘤直径总和≤9cm。多中心验证结果显示，符合该标准的移植受者术后 5 年生存率达 78.1%。

此外，许多中心对肝移植标准进行了拓展，有的甚至提出取消对肿瘤数目和单发肿瘤直径的限制，也获得较好疗效。

（2）放弃肿瘤大小、数目，强调组织病理学特征的选择标准：伴随 HCC 复发转移机制的深入探讨，一些移植中心认为，与肿瘤的大小和数目相比，HCC 组织病理学特征是更好预后要素，并建立了相应的受者选择标准，如土耳其（Turkey）标准、加拿大多伦多（Toronto）标准。

2007 年，莫拉伊（Moray）等将 26 例 HCC 肝移植病例纳入临床研究，其中 13 例超越 Milan 标准，无肝外转移和大血管侵犯，腹水细胞学检查未发现癌细胞，术后仅 1 例肿瘤复发。Moray[15]据此提出 Turkey 标准：①不依赖于肿瘤大小和数目；②无肝外转移；③无大血管侵犯；④腹水中无癌细胞；⑤剖腹探查和组织病理学检查为最终确定是否移植的重要因素。2017 年，哈贝拉尔（Haberal）等[16] 回顾分析了 36 例符合 Turkey 标准的 HCC 肝移植病例，受者 5 年、10 年的总生存率分别为 71.7%、62.7%，肿瘤复发率为 25.0%。因缺少大宗病例观察，Turkey 标准有待进一步临床验证。

2011 年，多伦多大学的杜拜（DuBay）等[17] 提出了 Toronto 标准，该标准以肿瘤术前影像学与组织病理学为基础，认为满足下列条件即可忽略肿瘤大小及数目：①影像学排除血管侵犯；②肝细胞癌局限于肝脏；③无肝细胞癌引起的全身症状；④排除低分化肿瘤。该标准相比 Milan 标准扩大了 55% 的获益人群，符合 Toronto 标准的超 Milan 标准受者 5 年生存率达 70%。2016 年，沙比索（Sapisochin）等[18] 选取 243 例受者进行验证，符合 Milan 标准的受者 5 年生存率为 78%，符合 Toronto 标准的超 Milan 标准受者 5 年生存率为 69%。

依据肿瘤组织病理特征建立的受者选择标准，需施行有创操作，而存在潜在风险，且 HCC 存在肿瘤内部异质性，凭借少量活检组织并不能准确把握肿瘤的病理特征，故此，该类适应证标准的临床应用存在局限性。

（3）纳入肿瘤生物标志物的选择标准：HCC 的发生与演进常伴随某些血清肿瘤生物标志物的表达，肿瘤生物标志物水平变化可直接反映体内肿瘤负荷的消长，其作为一种检测便捷、结果客观的预测指标，逐渐被纳入 HCC 肝移植受者选择标准[19]。

Kyoto 标准：2007 年，日本京都大学总结了单中心 125 例 HCC 肝移植病例，多因素分析提示，肿瘤数目≥11 个、肿瘤最大直径>5cm 和维生素 K 缺乏或拮抗剂诱导的蛋白-Ⅱ（protein induced by vitamin K absence or antagonist-Ⅱ，PIVKA-Ⅱ）>400mAU/ml 是移植术后肿瘤复发的独立危险因素。据此提出 Kyoto 标准：肿瘤数目≤10 个，肿瘤最大直径≤5cm，PIVKA-Ⅱ≤400mAU/ml。2013 年，凯多（Kaido）等[20] 以 198 例活体肝移植临床资料进行验证，符合 Kyoto 标准的受者 5 年生存率明显优于超越标准者（82% *vs.* 42%）、5 年复发率明显低于超越标准者（4.4% *vs.* 51.0%）。

TTV 标准：2008 年，加拿大阿尔伯塔大学的托索（Toso）等[21] 回顾性分析移植受者科学登记系统（Scientific Registry of Transplant Recipients，SRTR）数据库的 6487 例肝移植资料，发现肿瘤总体积（total tumor volume，TTV）及 AFP 水平对术后生存率具有预测价值。据此提出了 TTV 标准，即 TTV≤115cm³ 且 AFP≤400μg/L[22]。符合该标准的受者生存率显著高于超越标准者。TTV 标准的优势在于组合了 TTV 与 AFP 两项预后要素，突破了肿瘤数目对肝移植的限制。

Samsung 标准：韩国成均馆大学的金（Kim）等[23] 提出 Samsung 标准，即最大肿瘤直径≤6cm，肿瘤数量≤7 个，且 AFP≤1000μg/L。结果显示符合该标准的受者 5 年无瘤生存率显著高于超越标准者（90% 对 47.6%）。

FDG-PET 联合 UCSF 标准：氟代脱氧葡萄糖-正电子发射计算机断层显像（F-18 fluorodeoxyglucose positron emission tomography，FDG-PET）可通过评价 HCC 的摄糖代谢特点反映肿瘤的病理特征及侵袭行为，对肿瘤复发具有预测价值。2016 年，中国台湾地区高雄长庚纪念医院陈肇隆团队[24] 以 FDG-PET 成像特点对 UCSF 标准进行评价与修订，该研究以 FDG 的肿瘤 / 正常组织信号比（tumor to non-tumor ratio，TNR）为参数，将受者分为低危组（符合 UCSF 标准且 FDG 阴性）、中危组（超越 UCSF 标准且 FDG 阴性；FDG 阳性且 TNR<2）和高危组（FDG 阳性且 TNR≥2），其 5 年无复发生存率分别为 85.5%、83.9% 和 29.6%。该标准以 UCSF 标准为基础，结合了肿瘤糖代谢特征，完善与拓展了适应证标准。

Metroticket 2.0 模型：2018 年，Mazzaferro 等[25] 回顾分析了 1018 例 HCC 肝移植病例资料，建立 Metroticket 2.0 模型：AFP≤200μg/L，肿瘤数目及最大直径之和≤7；200≤AFP≤400μg/L，肿瘤数目及最大直径之和≤5；400≤AFP≤1000μg/L，肿瘤数目及最大直径之和≤4。验证结果显示，符合该模型的受者 5 年生存率及无瘤生存率分别为 80.8% 及 86.4%，均明显高于模型外的受者组。Metroticket 2.0 模型动态整合术前 AFP 和肿瘤形态学参数，旨在建立精确的移植受者选择体系。

杭州标准：2008 年，郑树森团队[26] 提出了肝细胞癌肝移植杭州标准，具体为无大血管侵犯和肝外转移；肿瘤直径之和≤8cm，或肿瘤直径之和＞8cm，但满足术前 AFP≤400μg/L，且组织学分级为高、中分化。符合杭州标准的受者术后生存率和无瘤生存率均与 Milan 标准相近，该标准较 Milan 标准扩大了 37.5% 的获益人群。杭州标准引入肿瘤分化特征和血清 AFP 水平，判别与调控移植术后肿瘤复发风险，弥补了仅限于肿瘤形态学参数的适应证标准的缺陷。

　　HCC 作为肝胆系统最常见的原发性难治性恶性肿瘤，其在我国的流行态势依然严峻。在恶性肿瘤多元化综合治疗的时代背景下及完成肝移植技术临床转化的前提下，肝移植在 HCC 综合治疗中获居优选或优势地位，治愈背景性肝病与极限性切除肿瘤是 HCC 肝移植兼具的技术优势与适应证要素，两项要素综合叠加决定受者总体生存获益程度。当前，肝移植专属性获益分析并未受到足够关注，因而弥漫型肝癌肝移植并非是彻底违背医学伦理与社会公平的不当主张，提高移植术后肿瘤复发的预判性与可治性才是推动 HCC 肝移植进步的根本努力方向。

　　2. 胆管细胞癌　胆管细胞癌（cholangiocarcinoma，CCA）多起自胆管上皮，占肝脏原发性肝脏恶性肿瘤的第 2 位；据其发生部位可分为，肝门部胆管细胞癌（hilar cholangiocarcinoma，HCCA）和肝内胆管细胞癌（intrahepatic cholangiocarcinoma，ICCA）。经治疗的 CCA 的中位生存期仅为 12～24个月。

　　（1）肝门部胆管细胞癌：HCCA 约占胆管细胞癌的 2/3，其局部侵袭性强，根治性切除是较公认的可治愈性治疗，术后 5 年生存率约为 40%。HCCA 治疗的不良预后结局促使了其肝移植的临床实践[27]。20 世纪 90 年代的临床尝试发现，肝移植不能改善预后，5 年生存率仅 18%。其后，美国内布拉斯加州大学和梅奥（Mayo）医学中心，通过引入有效的新辅助疗法，显著提高了 HCCA 肝移植的疗效。21 世纪初，Mayo 团队尝试采用新辅助治疗（氟尿嘧啶增敏联合内、外照射）联合肝移植治疗HCCA，在严选不可切除的 HCCA 病例中，移植后 5 年生存率达 82%，术后生存率和肿瘤复发率均优于常规肝切除治疗。该研究证实：CA19-9≥500U/ml，肿瘤直径≥3cm，终末期肝病模型（model for end-stage liver disease，MELD）评分≥20 是落选肝移植等待队列的危险因素，术后 CA19-9 水平升高和术中肿瘤残留是移植后肿瘤复发的危险因素。目前，美国已普遍接纳了 Mayo 方案，肝移植成为治疗 HCCA 的重要选择。虽此，因缺乏随机对照研究证据，目前尚难以评价肝移植与肝部分切除的利弊，而关于"不可切除"的定义也未达成共识。Mayo 团队定义的不可切除标准：双侧侵犯二级胆道（Bismuth Ⅳ型肿瘤）、主门静脉包裹和单侧节段性胆管扩张伴对侧血管包裹或肝储备不足。日本名古屋大学研究小组报告，Bismuth 分型Ⅳ型 HCCA 的肝切除术后 5 年生存率为 53%。此外，一项前瞻性、随机、多中心研究——Transphil（NCT02232932）试验正在进行，试图比较新辅助化疗、肝移植和常规手术切除术对可切除 HCCA 的疗效差别，这将对建立可切除 HCCA 的优选方案提供科学证据。

　　（2）肝内胆管细胞癌：ICCA 发病率较低，临床表现隐匿，发现时多处于进展期，常伴发淋巴结转移，其常缺乏特异性检验指标和影像学表现，确诊主要依靠切除标本的病理诊断。关于 ICCA 肝移植的疗效评价，早期多来自肝癌肝移植回顾性资料的亚组分析，多项报告显示移植术后 5 年生存率低于 50%。近年，肿瘤综合治疗进展迅猛，肝移植治疗 ICCA 呈现显著变化[28]。

　　一项西班牙的多中心研究提示[29]，肿瘤直径＞2cm 及多发肿瘤为不良预后因素，而肿瘤直径≤2cm 组的移植术后 5 年生存率达 73%，与 HCC 相似，该结果有待后续研究证实。现已公认，肝部分切除仍为 ICCA 的首选治疗，但不适合肝部分切除术（门静脉高压等原因）的"很早期"（肿瘤直径≤2cm）ICCA，可选择肝移植治疗。

　　2011 年，洪（Hong）等总结分析加州大学洛杉矶分校 ICCA 与 HCCA 的肝移植联合辅助疗法的临床实践，提出基于 7 项复发风险因素（多灶性肿瘤、神经浸润、浸润亚型、缺乏辅助疗法、原发性硬化性胆管炎病史、HCCA 和淋巴、血管浸润）的分层评分，有助于指导肝移植的临床决策。

　　2018 年，伦斯福德（Lunsford）等报道了局部进展期、不能切除 ICCA 的肝移植治疗方案。局部进展期 ICCA 定义为单发肿瘤直径大于 2cm 或限于肝脏内的多发肿瘤，且影像学证实无肝外转移及血管或淋巴结受累。纳入移植标准：必须经活检或细胞学检查证实为 ICCA、因肿瘤解剖部位原因而无法切除或经 6 个月的新辅助治疗后因潜在肝病而不能耐受切除，经至少 6 个月的新辅助治疗并呈持续应答。该方案要求入组病例肝移植前均持续接受新辅助化疗；新辅助化疗以吉西他滨为核心，如吉西他滨＋顺铂或吉西他滨＋卡培他滨，前者是优先方案。若此方案能控制疾病进展，则持续到移植；不能耐受时可采用二线方案，具体治疗由各机构自行制订，一般包括氟尿嘧啶和靶向药物。值得注意的是，在该项前瞻性系列研究中，有 3 个病例在新辅助化疗后肿瘤缩小至可切除程度，而免于肝移植。Chiba 大学组也报告了最初不可切除、局部晚期 ICCA 的成功化疗，强调了移植肿瘤学概念下多学科团队医疗的重要性。与 HCCA 类似，局部晚期 ICCA 可切除性的定义仍然模糊，而借鉴器官移植的极限性外科技术，如低温灌注原位切除、体外切除和自体移植等技术，能够拓展肿瘤的可切除界限。

肿瘤局部治疗可用于 ICCA 的肝移植前过渡性治疗，以局部控制肿瘤进展，诸如经导管肝动脉栓塞化疗（transcatheter arterial chemoembolization，TACE）和体部立体定向放射治疗（stereotactic body radio therapy，SBRT）等。Hong 等提出了 ICCA 的治疗理念：先行局部治疗，后行全身化疗。肿瘤≤6cm 时，采用总剂量为 40Gy 的 SBRT 治疗；肿瘤＞6cm 时，采用 TACE 治疗。肝移植前行持续新辅助化疗，化疗以氟尿嘧啶或卡培他滨为基础，其他化疗药物包括奥沙利铂、亚叶酸钙和吉西他滨等。肝动脉放射性栓塞也被用于 ICCA 肝移植中，经肝动脉注射核素微球（如钇-90），可使高能低穿透射线作用于肿瘤病灶。雷亚尔（Rayar）等[30]报道了 1 例局部进展期 ICCA 的成功案例，肝内有多个肿瘤灶及血管浸润，其采用经肝动脉钇-90 放射栓塞、全身化疗和外照射等多种治疗使肿瘤降级，然后施行肝移植，移植术后 3 年，无肿瘤复发。

3. 肝母细胞瘤　肝母细胞瘤（hepatoblastoma，HB）是儿童最常见的原发性肝脏恶性肿瘤，约占所有儿童肝脏肿瘤的 60%～85%；其对化疗敏感，以顺铂为核心的化疗可明显改善总生存率；根治性手术可明显提高无瘤生存率，但不可切除 HB 超过病例总数的 60%，以肝移植为外科初始治疗的 10 年生存率达 85%。虽此，国际上尚未达成 HB 综合治疗的共识意见。其主要分歧：①欧美对术前化疗持不同意见。欧洲观点认为，HB 病例术前均应接受常规化疗，以降低肿瘤分级，但化疗可引发出血、感染、心肾损害等不良事件；美国观点认为，对适合肝部分切除的病例术前无须化疗。②手术方式存在争议。大范围肝切除可导致剩余肝容积不足及肿瘤残留等风险；肝移植治疗需长期服用免疫抑制剂，引发相关并发症。③肝移植术后化疗必要性的质疑。目前，多数移植中心还将术后化疗作为标准方案，但缺乏是否需要常规化疗的循证依据。④肝外转移病例的综合治疗方案。肺转移并非肝移植绝对禁忌证，但优选化疗方案与手术时机并无定论。总之，肝移植治疗儿童肝母细胞瘤可取得较好疗效，但基于循证医学的系统性综合治疗共识方案尚待确立。

4. 肝脏血管源性肿瘤　原发于肝脏的血管源性肿瘤主要包括肝血管瘤、肝血管肉瘤及肝上皮样血管内皮瘤（hepatic epithelioid hemangio-endothelioma，HEHE）。其中，肝血管瘤属于良性肿瘤，进展缓慢，常不需外科治疗。

肝血管肉瘤（primary hepatic angiosarcoma，PHA）恶性程度高、进展快，易转移复发，预后差。曾尝试肝移植治疗 PHA 但疗效不佳。一组包含 6 例 PHA 肝移植的报道显示，5 例于移植后 1 年内死亡，另 1 例也仅存活 15 个月。欧洲肝移植登记的数据也重现相似结果：全部 22 位病例均于 2 年内死亡，其中 5 例死于移植术后感染，其余 17 例（77%）的中位复发时间为 6 个月。他们由此得出结论，血管肉瘤为肝移植绝对禁忌证。

HEHE 是病因不明、症状隐匿、诊治困难的恶性肝脏血管源性肿瘤；其分布多超过两个肝叶（90%），且常合并肝外病变，易误诊为继发性肝脏肿瘤，活检组织免疫组化染色（CD31、CD34 等）有助于确定诊断。外科切除是治愈 HEHE 的唯一手段，但适合肝部分切除者不足 10%，故肝移植成为有效、常用的治疗措施。与其他肝脏恶性肿瘤相比，HEHE 肝移植的预后较好。哈克尔（Hackl）等汇总分析来自美国、加拿大及欧洲的 HEHE 肝移植资料，其 5 年生存率达 80% 以上。针对肿瘤局限于肝内的不可切除病例，诸如肿瘤直径＞10cm、肿瘤结节＞10 个、肿瘤占据超过 4 个肝段者，均可考虑肝移植治疗。近年，多项临床证据提示，即使出现肺部、淋巴结、血管等肝外部位的转移或受累，HEHE 肝移植的 5 年总体生存率仍可超过 70%。总之，肝移植是不可切除 HEHE 的最有效治疗措施，术前肝外转移的 HEHE 病例并非是肝移植的禁忌证。

5. 其他类别肝肿瘤　纤维板层肝癌（fibrolamellar carcinoma of liver，FCL）是原发性肝癌的少见类型，高发于 5～35 岁的年轻人，其发病与肝硬化、慢性病毒性肝炎等无关，血清 AFP 正常，常发于肝左叶，肝切除的预后较好。肝移植治疗 FCL 经验多来自 20 世纪 80 年代和 90 年代初，当时肝外科技术尚不成熟且未施行 Milan 标准，移植术后 5 年生存率为 29%～55%。新近报道，经严格筛选活体肝移植治疗 FCL 获得较好疗效。

肝移植治疗成人原发性肝脏肉瘤的预后极差，但儿童肝脏未分化胚胎性肉瘤（undifferentiated embryonal sarcoma of liver，UESL）却是少见的肝移植适应证。两篇来自美国移植中心的报道介绍了新辅助化疗联合肝移植治疗儿童不可切除 UESL 的经验，所有病例在移植术后 2～7 年间均无瘤生存。原发性肝淋巴瘤（primary liver lymphoma，PLL）罕致暴发性肝衰竭，迄今 3 例接受肝移植的报道，2 例分别于移植后早期死于疾病复发和败血症，1 例移植后存活超 6 个月。肝移植或可用于挽救 PLL 患者的生命，但在获得切除病肝的组织学诊断后，应随即施行全身化疗。

（二）继发性肝脏肿瘤

1. 结直肠癌肝转移　结直肠癌（colorectal carcinoma，CRC）位列全球癌症总体发病率的第 3 位，进展期 CRC 易发生同时性或异时性肝转移，同时性肝转移发生率为 15%～25%。在切除原发病灶的基础上，施行肝部分切除术是治疗 CRC 肝转移的有效手段，但外科术后肿瘤复发率达 40%～75%，其中半数发生于肝脏。此外，临床上还常见另一种情形，即肝转移灶多发而难以施行肝部分切除术，这为肝移植治疗不可切除结直肠癌肝转移（nonresectable CRC liver metastases，NRCLM）提供了尝试与探索的机会[31]。

NRCLM 肝移植在国际上早有尝试，但因当时缺乏严格遴选与有效综合治疗，5 年生存率低于 20%。近年，来自挪威奥斯陆的随机对照研究结果令人鼓舞，经严格遴选，NRCLM 肝移植的 5 年预期生存率达 60%[32]。该研究发现了 4 项不良预后的预测因素：①最大肿瘤直径≥55mm；②肝移植术前癌胚抗原水平＞80μg/L；③化疗后疾病进展；④首次肝部分切除术至肝移植时间＜2 年。

虽然肝移植可使 NRCLM 患者获益，但移植术后复发率高。随访分析发现，肿瘤复发中位时间为术后 6 个月，肺脏为最常见复发部位，肺转移瘤局部切除为首选治疗，接受治疗组的 5 年生存率达 72%，据此认为肝移植术后肺部肿瘤复发并不明显影响远期生存。最近，一项研究比较了结直肠癌肝转移（CRLM）肝移植的肺转移瘤与直肠癌肺转移的生长速度，结果显示，移植组肺转移瘤生长速度（以肿瘤体积倍增时间计算）与非免疫抑制组相当（前者中位数 124 天，后者中位数 110 天）；这为阐释 CRLM 肝移植的预后规律提供了佐证。

在大多数国家面临供器官短缺的现实困境下，原则要求 CRLM 病例的器官分配，不能对具备常规肝移植适应证的候选人群产生负面影响。适合 NRCLM 肝移植病例常不合并肝功能不全或门静脉高压，其对器官质量的要求较低，对扩展标准移植物的耐受性胜于慢性肝衰竭患者，使用扩展标准移植物或将成为 NRCLM 肝移植的潜在趋势。此外，活体肝移植（LDLT）治疗 NRCLM 的探索也正在临床展开。新近，借助 LDLT 技术治疗 NRCLM 的 RAPID 概念（肝叶切除联合部分肝段移植的延期全肝切除术）也在推行中。该技术包括两步程序：第一步为切除受者左肝叶，随后施行 S2＋S3 段异体移植物移植及移植物门静脉血流调整，以此诱导移植物快速再生（2～3 周）；第二步为延期切除受者的全部残余肝脏。RAPID 概念正在临床评估，其实际疗效值得期待[33]。

建立客观、准确的遴选标准与评价体系将利于提高 NRCLM 肝移植的疗效，多项相关临床试验正在进行。奥斯陆组的 SECA-Ⅱ试验（NCT01479608）正在募集入选病例；该试验为开放、随机对照试验，启用了更严格的选择标准，旨在评估肝移植或肝切除的总体生存获益，计划 2027 年完成。该组还启动了 RAPID 试验（NCT02215889），旨在评估技术安全性和生存获益，受试者于接受 S2 段、S3 段肝移植后 4 周内接受第二次肝切除术，计划 2028 年完成。法国启动了一项随机开放的 TRANSMET 试验（NCT0259434），入选的 NRCLM 病例将随机接受肝移植联合化疗或标准化疗，以 3 年和 5 年的无病生存期与无进展生存期为主要研究终点，计划于 2027 年公布结果。

综上所述，NRCLM 肝移植的再度兴起与 CRLM 的预后改善，无疑归功于现代医学科技的快速发展，包括化疗与影像学（磁共振成像和正电子发射断层扫描）的发展、肿瘤生物学的精准解析（如 K-ras 突变和 B-raf 突变）以及肝移植技术与管理（围手术期管理、免疫抑制方案）的进步等。可以预期，伴随证据医学、精准医学、整合医学及转化医学的叠加式驱动，NRCLM 肝移植将成为肝移植肿瘤学重要的探索方向与发展领域。

2. 神经内分泌肿瘤肝转移　神经内分泌肿瘤（neuroendocrine tumor，NET）是一组起源于神经内分泌细胞、具有内分泌代谢特征（分泌、储存和释放激素）与恶性潜能的异质性肿瘤。NET 多发于门静脉系统引流的消化器官，易发生远处转移，肝脏为最常见的转移部位，且转移病灶常作为肿瘤致死的主要原因。

外科切除公认为 NET 肝转移（liver metastasis of neuroendocrine tumors，NETLM）的最有效治疗方案，但 NETLM 常多发，且累及多个肝叶，肝移植成为极端性候选治疗；通常认为，实施肝移植前宜完成原发病灶切除。早期报告提示，肝移植治疗 NET-LM 的疗效差别明显，而病例数量不足与遴选方案不同或可成其原因[34-35]。

最近，一项系统评价显示，局部晚期不可切除 NETLM 的肝移植术后 5 年总生存率为 50%~70%，5 年复发率为 30%~60%。肝脏受累超 50%、高 Ki67 指数及胰腺源性神经内分泌肿瘤（panNET）是不良预后因素。2016 年，Mazzaferro 等[36] 总结与修订了其 2007 年提出的 NETLM 的肝移植适应证标准，即①年龄小于 60 岁；②世界卫生组织肿瘤分类标准的 G1/G2 分级；③原发病灶已清除，转移灶仅限于肝脏；④原发肿瘤归属门静脉系统引流；⑤肿瘤侵犯小于 50% 肝体积；⑥纳入肝移植等待队列前 6 个月无肿瘤进展证据。符合该标准的移植术后 5 年、10 年总生存率分别为 97.2%、86.9%，无瘤生存率分别为 88.8%、86.9%。欧洲神经内分泌肿瘤协会也形成共识，严格遴选下，肝移植可作为 NETLM 的候选治疗；独立入选条件包括：类癌综合征，功能性 NET，接受系统治疗、局部区域治疗及肽受体放射性核素治疗无效且肿瘤转移灶局限于肝内。

虽此，NETLM 肝移植的适应标准并未形成国际共识，而如下几个重要问题更是亟待解答：①针对 NETLM，尤其是 panNET，肝移植应如何联合快速进步的非手术疗法（如肽受体放射性核素治疗和分子靶向药物治疗），以改善疗效；②由于 NET 多呈缓慢、惰性的肿瘤生物学特性，当肝移植与其他治疗相比较时，如何进行适当的生存分析（总生存率与无瘤生存率、进展时间等）；③如何定义不可切除性，或是否应为体积庞大但可切除的 NETLM 病例提供移植。

三、肝癌肝移植肿瘤复发防治策略

肝移植是治疗肝脏难治性肿瘤的重要手段，防治移植术后肿瘤复发已成为移植肿瘤学的基本任务之一，从识别、评估、应对及监测等风险管理环节上，获取科学证据与开展多学科诊疗是防治肝癌肝移植肿瘤复发的基本策略。

（一）肿瘤复发的原理与模式

1. 肿瘤复发的基本原理　增殖失控与复发转移是恶性肿瘤的基本行为特征，在其发生、演进过程中常伴随肿瘤细胞的侵袭和转移。肝癌肝移植术后肿瘤复发的根本性前提是体内存在具有生物活性的肿瘤细胞，这些肿瘤细胞经增殖、侵袭、移动、黏附、降解、再增殖等过程完成迁徙性复发——转移。转移形成的细节过程极为复杂，其中以肿瘤细胞进入循环系统为标志的微转移是血行转移的前提。事实上，从肿瘤微转移至肿瘤转移复发受到机体内诸多因素的限制与影响，"种子-土壤-环境"的肿瘤学理论仍在为探索肿瘤转移复发规律提供重要指导。

大量研究证实，免疫微环境对肿瘤的转移复发具有重大影响。恶性肿瘤患者通常存在不同程度的免疫系统功能异常，呈现出对体内特定肿瘤细胞的识别与清除障碍；而移植受者需接受免疫抑制治疗，在长期乃至终身服用免疫抑制剂预防排斥反应的同时，也伴发了机体抗肿瘤免疫机制进一步受损，进而促进肿瘤的演进和转移。另外，在器官移植的实施过程中机体也发生了某些特定的微环境变化，供器官必然经历的保存损伤、缺血再灌注损伤以及移植手术带来的创伤打击，激发了机体的系列炎性、应激反应，期间伴发的细胞因子、炎性介质的释放及内环境破坏，为潜在性肿瘤细胞的定植、增殖营造了整体与局部的微环境[37]。

肝外转移一致认定为 HCC 肝移植的禁忌证，但即使利用先进诊查手段也难以确诊隐匿性既存转移。检测循环肿瘤细胞（circulating tumor cells，CTCs）虽可预测移植术后肿瘤复发风险，却不能确认既存转移的发生；肝癌肝移植术中扰动与切除病变肝脏可导致肿瘤细胞脱落与移动。基于这些原因可以断定，无论采用何种适应证标准，现阶段均不能完全避免肝癌肝移植术后肿瘤复发，针对肿瘤复发风险开展个体化防治是提高 HCC 肝移植疗效的关键。

2. 肿瘤复发的基本模式 依据肝癌肝移植术后肿瘤复发发生时间可分为早发性复发和迟发性复发（>2年）；临床上以早发类型多见，在移植逾4年的病例中极少复发，但亦见报道。依据侵袭转移方式可分为局部复发、血行转移、淋巴途径转移及种植性转移等。其中，血行转移最为多见，可发生于肺脏、移植肝脏、骨骼、脑等全身各部位，而移植肝转移是血行转移的最典型例证；淋巴途径转移复发较为少见，这与 HCC 区域淋巴结转移率低有关；种植性转移与局部复发临床偶发，可见于手术创口、移植肝周及腹腔其他部位，与外科残留、肿瘤破裂及术中切除肝脏时瘤细胞遗留于腹腔等有关，临床处理困难，多无法治愈，应注意防范。依据转移复发的影像学可查及性，可分为隐性转移和显性转移。隐性复发是显性复发的前驱表现，常可通过血清 AFP 等肿瘤标志物的持续渐次性升高加以推断。

（二）HCC 肝移植术后肿瘤复发的风险因素

1. HCC 肝移植术后肿瘤复发的肿瘤学因素 HCC 肝移植术后给予抗癌药物和转换免疫抑制方案，可增加严重不良反应和排斥反应的风险，甚至引发移植肝功能衰竭。因此，有必要明确肿瘤复发的危险因素，判别 HCC 复发的高危病例，制定个体化防治方案。在围手术期内，采集、分析 HCC 的临床与病理信息，如肿瘤分期、大体形态、病理特征、肿瘤标志物等，有助于评估复发风险[38]。

（1）HCC 的直径、数量及门静脉癌栓：以 HCC 的直径和数目为主要判别指标的 Milan 标准，简单、客观，便于临床应用。笔者的一项回顾研究显示，在符合 Milan 标准的病例中，TNM 分期 T1 期或 T2 期者占 93.5%，微血管侵犯率为 25.2%，而 HCC 复发病例均为经病理学证实已超出 Milan 标准的患者。符合 Milan 标准的患者通常无须预防性药物治疗。也有研究报道，符合 Up-To 7 标准的远期预后与符合 Milan 标准组相似。临床上偶遇移植术前诊断为良性肝病而术后病理检查检出 HCC 病灶的"意外癌"病例，此类病灶多为直径 1cm 左右的早期肝癌，故无须药物预防。

现多数移植中心将合并门静脉癌栓的 HCC 作为肝移植禁忌证。笔者早年的尝试显示[39]，其肝移植术后2年生存率为 29.7%。故此，术中或术后病理发现合并门静脉、肝静脉或胆道癌栓，肝移植术后 HCC 复发风险高，此类病例移植术后宜常规预防性干预。

（2）HCC 的病理特征和分子标志物：详尽的术后病理检查有助于判断 HCC 的行为特征，微血管侵犯（microvascular invasion，MVI）是 HCC 转移、复发的重要前提，而分化程度多反映 HCC 的异变程度，这些病理表现与肝移植术后 HCC 复发存在内在联系。笔者曾证实，Ki67 表达状况与肝移植术后 HCC 复发存在联系；多因素分析提示，TNM 分期、MVI 及 Ki67 阳性占比是 HCC 肝移植术后复发的独立危险因素，其预测作用优于肿瘤分化程度及其他 HCC 标志物。血循环中 HCC 分子标志物可用于预测 HCC 肝移植术后肿瘤复发风险，血清 AFP 和 PIVKA-Ⅱ 已常规用作 HCC 的评估指标，其消长情况可间接反映体内瘤负荷变化，可用于表达阳性者的复发监测。近年，CTCs 的直接检测技术已用于临床，或可成为 HCC 肝移植术后肿瘤复发的精准预测工具。

（3）多结节型 HCC：多结节型 HCC 的癌灶间异质性或起源性可作为肝移植后 HCC 复发的风险指标。与多中心发生型相比，肝内转移型 HCC 的分化程度更低，且普遍存在微血管侵犯，该组肝移植患者的 3 年无瘤生存率仅为 48%，而多中心发生型的 3 年无瘤生存率为 75.8%。与肝切除相比，肝移植治疗多中心发生的多结节型 HCC 具有明显优势，而肝内转移型 HCC 具有很高的血行转移风险。

某些弥漫型 HCC 的形态类似肝硬化，被称为肝硬化样 HCC，其肝内瘤结节酷似肝硬化结节，散在、弥漫分布于肝内，影像学检查常难以明确诊断，此类病例可能在无意中接受肝移植治疗。回顾分析发现，其具有适合肝移植的病理特征，如良好的组织分化、较低的增殖活性等，针对此类型 HCC 需进一步累积临床证据。

2. 肝移植术后 HCC 复发的非肿瘤学因素　现有证据提示，HCC 肝移植术后肿瘤复发还受到某些非肿瘤因素的影响，外科操作、免疫功能状态、营养状态、供肝脂变程度、缺血再灌注或保存损伤等因素同样参与了肿瘤转移复发过程[40-42]。

（1）肝移植手术操作：肝移植手术操作引发肿瘤微转移是不容忽视的重要临床问题。随访结果提示，术中微转移与 HCC 肝移植术后早期复发密切相关。

外科操作无疑会促进肿瘤细胞的脱落与迁移，并可能启动后续的黏附、降解、再增殖等转移复发过程。减少术中对肝脏的搬动或挤压，合理运用肝脏血流控制技术是改进 HCC 肝移植术中无瘤技术的要领，诸如，尽早阻断 HCC 的供血与血液回流、复杂病例优选静脉-静脉转流技术等。此外，HCC 肝移植术前降期治疗的价值与意义值得深入探讨，而经肝动脉化疗栓塞术（transarterial chemoembolization，TACE）等减轻瘤负荷、封闭瘤床血液循环的桥接性治疗，或益于减少术中微转移[43]。

此外，肝移植手术方式也可能直接或间接影响 HCC 肝移植肿瘤复发的发生与进程，诸如背驮式肝移植、亲体肝移植，为此值得进一步探讨。

（2）免疫抑制治疗：免疫抑制治疗可增加 HCC 肝移植术后肿瘤复发的风险，而合理制定和调整免疫抑制方案是值得关注的重要干预手段。钙调素抑制剂（calcineurin inhibitors，CNIs）降低白细胞介素-2 的表达，增加转化生长因子 β1 的表达，抑制 T 淋巴细胞和自然杀伤细胞功能，可促进 HCC 的增殖与转移；而 m-TOR 抑制剂是一类具有抗肿瘤效应的免疫抑制剂，可在一定程度上抑制 HCC 复发。

（3）受者营养状态：有研究提示，HCC 肝移植术后肿瘤复发患者，无论接受药物治疗、放射治疗还是外科治疗，其预后均受到营养状态的影响。营养预后指数（prognostic nutritional index，PNI）是间接预测预后的营养评价指标；PNI＝绝对淋巴细胞计数（个/L）×0.005＋白蛋白（g/dl）×10。PNI≥40 被认为与肝移植术后 HCC 复发的预后和疗效有关；对于 PNI＜40 的病例，除改善其营养状态外，还要避免创伤或不良反应较重的治疗方案。

（4）供肝保存损伤：近年来，一系列回顾性研究发现，延长供肝的冷保存时间或移植术中的温缺血时间，与 HCC 肝移植术后早期复发密切相关。此外，供肝脂变程度、供者年龄等或与肝移植术后 HCC 复发相关。

（5）其他因素：某些其他影响 HCC 肝移植术后肿瘤复发的非肿瘤因素也受到关注，例如，超重和肥胖病例复发率较高，女性 HCC 病例的预后好于男性等。

总之，HCC 肝移植术后肿瘤复发的发生机制复杂，肿瘤学因素与非肿瘤学因素是肿瘤复发原因或风险的双元化概括，在纷繁的风险因素中，肿瘤学因素是内在的决定性因素，而非肿瘤学因素也在转移复发过程中扮演重要角色。随着现代医药科技的进步及复发风险要素认知程度的不断加深，现已建立了包含多种要素的复发风险预测模型，预测 HCC 肝移植术后肿瘤复发即将进入个体性、可量化的新阶段[44]。

（三）肿瘤复发的防治策略

针对风险要素开展全程、综合、有效的医疗干预是 HCC 肝移植术后肿瘤复发的基本防治策略。术前风险评估及预处理、术中无瘤技术、术后个体化动态免疫平衡调控、严密随访及积极的复发干预等，是全程各阶段防控的主要任务，而设立适应证标准是依据复发风险与生存预期而采取的前置性风险控制。

1. 术前预处理及术中无瘤技术　因供肝短缺所致等待时间延长，可使 HCC 肝移植候选者退出率达 25%～40%；多数移植中心会在移植等待期施行辅助治疗，以延缓肿瘤进展。研究表明，射频消融（RFA）治疗的完全坏死率为 12%～55%，TACE 为 22%～29%，但这些术前处置对候选者的退出率、肿瘤复发率及生存时间的影响尚未明确。

降期疗法包括 TACE、TACE 联合 RFA、肝切除等。因入选病例标准的不同，各中心的降期成功率存在较大差别（23.7%～90.0%），HCC 肝移植术前降期治疗的价值与意义有待进一步评估。

手术操作引发肿瘤播散方式包括血行转移或肝内转移、种植转移等。笔者曾报道[45]肝移植术中 HCC 微转移的路径和规律，发现 MVI 与术前、术中肿瘤播散密切相关，术中血行性微转移是术后肿瘤复发的最常见形式，故此移植术中应设法减少对病肝与肿瘤占据区域的扰动，"HCC 肝移植无瘤操作技术"的操作原则与细节值得重视与研究。

2. 术后个体化免疫抑制策略

（1）移植后免疫状态的动态平衡管理：肝移植术后需常规接受免疫抑制治疗，常用 CNI 类药物、霉酚酸酯类抗代谢性药物及糖皮质激素等。Meta 分析提示，使用糖皮质激素的免疫抑制方案是 HCC 肝移植术后肿瘤复发的独立危险因素；中国肝移植注册网报道，无激素方案预后优于激素方案[46]；为此，许多移植中心开始探索减免激素方案的可行性。而在一项 329 例的回顾性研究报告，无激素组的胆道并发症（$P=0.013$）、移植物失功能（$P=0.003$）的发生概率更高，并在无瘤生存率方面也未见优势。HCC 肝移植术后减免激素的免疫抑制方案有待深入探讨。

器官移植后长期服用免疫抑制剂可致包括肿瘤免疫在内的机体免疫功能受损，促进体内残存肿瘤的复发及诱发新生肿瘤，因此，探寻与开发有效反映机体免疫状态的动态监测指标与方法，实现移植免疫与肿瘤免疫间的动态平衡具有重要临床意义。T 细胞亚群分析可一定程度反映移植受者的免疫状态，而体外动态量化监测植物血凝素刺激后 $CD4^+T$ 细胞三磷酸腺苷（adenosine triphosphate，ATP）变化的 ImmuKnow 技术，可敏感提示移植受者的辅助性 T 细胞的功能状态，这些方法可为动态判别免疫功能及调整免疫抑制剂使用提供帮助或指导。

（2）具有抗肿瘤效应的免疫抑制剂：以西罗莫司为代表 m-TOR 抑制剂是一类具有多种生物学效应的药物，其作为新型免疫抑制剂、兼具抗肿瘤血管生成等抗肿瘤效应。有研究提示，以西罗莫司为主的免疫抑制方案可降低 HCC 肝移植术后复发风险，提高总体生存率。一项前瞻性研究报告显示，其并未整体性改善移植术后的无瘤生存，但符合 Milan 标准组获得生存改善。依维莫司也为 m-TOR 抑制剂，其与细胞内 FK506 结合蛋白-12（FK506 binding protein-12，FKBP-12）结合，形成抑制性复合物 mTORC1，阻止 m-TOR 激酶激活，进而影响 m-TOR 对下游效应物的调节。此外，依维莫司还可抑制缺氧诱导因子（hypoxia inducible factor，HIF）和血管内皮生长因子的表达。为此，依维莫司通过阻断细胞中 PI3K-Akt-mTOR 传导通路，通过抑制肿瘤细胞的增殖、营养代谢及肿瘤血管生成，发挥三重抗肿瘤效应。

3. 肿瘤复发的治疗策略　血行转移是 HCC 肝移植最主要的肿瘤转移复发形式，在影像学方面存在从隐性复发向显性复发转化的必然过程，其转化间期不一，在转化前后可采取不同的干预策略。移植受者独有表达的 HCC 标志物的显著升高，可作为肿瘤复发早期诊断及干预的客观依据，此时宜行全身性治疗的调整；当影像学明确呈现复发病灶时，即为显性复发，此时可针对复发病灶进行局部干预。针对复发高危病例，移植术后应予密集随访，早期预警与干预有助于改善预后结局。

1）隐性复发的处理：影像学检查联合外周血肿瘤标志物检测是 HCC 肝移植术后常用的监测方法。术前 AFP 呈阳性表达的 HCC 肝移植术后早期，因受者肝内瘤灶被整体清除，血清 AFP 水平均显著下降，当影像检查未查及复发病灶而 AFP 水平再度渐次性升高时，即可判定为隐性复发。在隐性复发阶段，可采取降低免疫抑制强度、切换免疫抑制药物、追加抗癌制剂等全身性干预措施，以延缓复发进程。

（1）抗病毒性肝炎复发：我们曾最先报道，罹患乙型肝炎的 HCC 肝移植受者，在采用核苷（酸）类似物联合高效价乙肝免疫球蛋白预防肝移植术后乙肝复发的术后随访中，HBV 再感染可预警 HCC 的隐性复发。在 50 例复发的乙肝 HCC 肝移植病例中，10 例血清抗-HBs 转阴，其中 6 例出现 HBsAg 转阳；而在同期无肿瘤复发的 40 例乙肝 HCC 受者中，无抗-HBs 转阴或 HBsAg 转阳。尽管这一发现的具体机制尚未明确，但随后多家移植中心报道肯定了上述结论。现有证据提示，HBV、HCV 感染与 HCC 肝移植术后肿瘤复发存在联系，其可能与感染继发炎症反应有关；而抗病毒治疗可降低 HCC 复发风险与提高 1 年、3 年的无瘤生存率。

（2）免疫抑制剂的调整与转换：据非移植的 HCC 人群调查，依维莫司联用低剂量化疗药物、索拉非尼联用 VEFG 抑制因子贝伐单抗，可获得协调性抗肿瘤作用。HCC 肝移植中，将免疫抑制剂转换为以西罗莫司或依维莫司为主的免疫抑制方案，可降低肿瘤复发率。一些预防 HCC 肝移植肿瘤复发的回顾和非随机前瞻性研究显示，依维莫司与 CNI 的联用方案优于单用 CNI 方案。在三项低样本量的随机前瞻性 HCC 肝移植临床试验中，有两项试验显示，单用依维莫司组移植术后 1 年的肿瘤复发率更低。

（3）全身治疗：HCC 肝移植常用的抗癌药物为传统化疗药物与靶向性药物。移植术前多用索拉非尼作为 HCC 的辅助治疗，其有效性已获得初步验证；等待移植期间，局部控瘤措施与索拉非尼的联合应用，可降低等待移植期的退出率。一些研究提示，索拉非尼可改善 HCC 肝移植的术后生存，而接受该药治疗的复发病例也可获益。尽管索拉非尼具有明确疗效，但其远期治疗效果仍不确定，在治疗数月后可表现出临床耐药，瑞格非尼、仑伐替尼等新型靶向药可作为候选替代药物。

个体化生物样本检测，可通过检测肿瘤组织的基因突变、基因 SNP 分型、基因及其蛋白表达状况预测药效，指向性选择靶向药物和化疗药物。肝癌的人源肿瘤异种移植模型（patient-derived tumor xenograft，PDX）可有效预测抗癌药物的敏感性，指导用药选择。虽此，普遍存在的肿瘤内部异质性，在一定程度上限定了此类精准检测的效能。

新近，卡培他滨也被用于 HCC 肝移植术后肿瘤复发的病例，低剂量、持续连用的节拍式化疗模式，益于提高肿瘤控制率与治疗耐受性，与常规支持治疗相比，可显著改善了荷瘤生存期与生存质量[47]。

肿瘤免疫治疗是肿瘤治疗当前进展迅速的领域，包括肿瘤疫苗、免疫检查点阻断剂和过继免疫细胞治疗等。肿瘤疫苗是借助肿瘤的结构性组分激发机体抗肿瘤免疫的一种疗法，但在处于免疫抑制状态的移植受者中较难发挥作用。免疫检查点阻断剂为一类针对免疫耐受关键靶点的单克隆抗体，如抗细胞毒 T 淋巴细胞相关抗原-4（CTLA-4）单克隆抗体、抗程序性死亡受体-1（PD-1）单克隆抗体等。此类药物常具有明显的抗肿瘤效应，但 T 细胞增殖及功能增强，无疑会增加移植物排斥反应的发生率与难治性，以其治疗 HCC 肝移植术后肿瘤复发尚需审慎累积经验。有学者体外大量扩增、活化供肝来源的自然杀伤细胞，用以治疗 HCC 肝移植术后肿瘤复发，结果显示没有发生移植物排斥反应与移植物抗宿主病。

2）显性复发的处理：HCC 肝移植术后肿瘤复发可出现于全身各部位，常见部位包括：移植肝、肺、骨、脑、肾上腺以及腹腔淋巴结、腹膜等。当出现显性复发时，维护 HCC 肝移植受者的肝功能状态至关重要；此时，应在注意把握隐性复发阶段的全身性干预措施基础上，努力实现对复发病灶、高危病灶的有效控制，延长生存时间，改善生存质量。具体干预措施包括药物治疗、手术切除、局部治疗及放射治疗等，而多学科联合诊疗有助于优选出适宜的个体化综合治疗方案。

（1）手术治疗：手术切除是针对复发病灶的最直接、有效的干预措施，常用于治疗各脏器单发或少发的转移复发病灶，常作为可耐受手术病例的首选治疗；但手术时机需认真把握，应预设一定时段的观察期，期间加强整体治疗，以提高手术效果、减少创伤。若病灶仅累及移植肝的部分肝段／肝叶，或仅存在可切除的肝外转移灶，可采取外科手术切除复发病灶；据报道，能够接受外科切除者的 5 年生存率为 27%～88%。对于仅限肝内、无法外科切除的复发病例，再次移植是可行但不提倡的治疗选择，复发率高、预后不佳是笔者团队早期的临床尝试结果。尽管个别病例取得了明显生存获益，但在供者资源受限的前提下，再次移植难以获得认同 [48]。局限的肝外转移病灶也是手术治疗的适应证。切除淋巴结转移复发病灶，可使部分病例获得较长时间的生存 [49]；而关于肾上腺转移复发灶的肾上腺切除结果显示，术后 18 周内全部病例再次复发，5 年生存率为 20.3%；对局限性肺内复发病灶的肺段切除和射波刀治疗，部分患者取得良好预后；脾转移者可接受脾脏切除，其疗效尚待观察评价。综上，肝移植术后转移复发病灶外科切除的治疗效果和具体指征仍需进一步明确。

（2）局部治疗：针对不耐受、不接受及不宜切除的 HCC 肝移植术后肿瘤复发病例，采取有效的局部干预措施可实现降低体内瘤负荷及延缓复发进程的治疗目的。治疗移植肝复发病灶的局部措施包括 TACE、RFA 及无水乙醇注射等。当肝内复发病灶多于 3 个或直径超过 3cm 时，更常选用 TACE 治疗。据报道，HCC 复发的活体肝移植受者，接受 TACE 治疗的中位生存时间为 9 个月；在一组肝切除与肝移植后多发肝内转移病例中，接受 TACE 治疗的中位生存时间为 9.4（0.2～66.3）个月，而对照组仅为 3.0（0～19.0）个月。综上，TACE 同样可改善移植肝内 HCC 复发患者的预后，或可作为肝移植术后无法切除 HCC 的标准治疗方法。

（3）其他治疗：在移植肝 HCC 复发灶切除后，为减少切除部位周边的再次复发，可在紧邻肝组织中放置放射性粒子，其可作为阻止复发的辅助手段。针对无法施行手术治疗或预期手术疗效不佳的骨转移病例，放射治疗可作为主要治疗方法，放疗有助于缓解症状、改善生命质量。多发骨转移可考虑锶-89 核素治疗；全身给予锶-89 是一种有效的骨肿瘤内照射疗法，核素主要聚集于骨转移灶的活性成骨组织中。此外，对于脑转移的复发病例，全脑外放射治疗也是有效控制措施，但遗憾的是，临床上常因脑转移灶继发颅内出血方获诊断，对 HCC 肝移植术后肺内转移复发的病例，尤应密切关注脑转移的发生。

没有供者器官就难以实施移植医疗，这一前提赋予移植医学更多的社会属性及伦理内涵。移植学与肿瘤学的交融性临床实践促使了移植肿瘤学的建立，而实践中派生的临床问题正在不断丰富移植肿瘤学的任务内涵。完善与改进 HCC 肝移植术后肿瘤复发的防治策略将助推移植肿瘤学的整体进步与发展。

当前，多学科协同机制正在临床中探索，多项肝移植肿瘤学的前瞻性临床试验正在进行，组建国际专家联盟、建立共享性数据登记系统与组学技术平台已成为推动学科发展的共识与举措，移植肿瘤学即将迎来快速发展的崭新阶段。

（郑　虹）

参 考 文 献

[1]　HIBI T, ITANO O, SHINODA M, et al. Liver transplantation for hepatobiliary malignancies: a new era of "Transplant

Oncology" has begun [J]. Surg Today, 2017, 47 (4): 403-415.

［2］ HIBI T, SAPISOCHIN G. What is transplant oncology [J]. Surgery, 2019, 165 (2): 281-285.

［3］ MAZZAFERRO V, REGALIA E, DOCI R, et al. Liver transplantation for the treatment of small hepatocellular carcinomas in patients with cirrhosis [J]. N Engl J Med, 1996, 334 (11): 693-700.

［4］ MAZZAFERRO V, BHOORI S, SPOSITO C, et al. Milan criteria in liver transplantation for hepatocellular carcinoma: an evidence-based analysis of 15 years of experience [J]. Liver Transpl, 2011, 17 (S2): S44-S57.

［5］ 史瑞, 张海明, 沈中阳, 等. 肝部分切除术后肝癌复发的肝移植适应证选择 [J]. 中华器官移植杂志, 2015, 36 (3): 147-150.

［6］ 王连江, 张雅敏, 邓永林, 等. 肝移植治疗肝转移癌的临床分析 [J]. 中华肿瘤杂志, 2016, 38 (5): 381-384.

［7］ SILVA M, MOYA A, BERENGUER M, et al. Expanded criteria for liver transplantation in patients with cirrhosis and hepatocellular carcinoma [J]. Liver Transpl, 2008, 14 (10: 1449-1460.

［8］ RUDNICK S R, RUSSO M W. Liver transplantation beyond or downstaging within the Milan criteria for hepatocellular carcinoma [J]. Expert Rev Gastroenterol Hepatol, 2018, 12 (3): 265-275.

［9］ 沈中阳, 董冲, 蒋文涛, 等. 肝细胞癌肝移植适应证标准的评价——2393 例临床病例总结 [J]. 中华器官移植杂志, 2013, 34 (9): 516-520.

［10］ 沈中阳, 郑虹, 王政禄等. 肝癌肝移植 Milan 标准的临床意义探讨 [J]. 中华外科杂志, 2007, 45 (23): 1615-1618.

［11］ ITO T, TAKADA Y, UEDA M, et al. Expansion of selection criteria for patients with hepatocellular carcinoma in living donor liver transplantation [J]. Liver Transpl, 2007, 13 (12): 1637-1644.

［12］ GERMANI G, GURUSAMY K, GARCOVICH M, et al. Which matters most: number of tumors, size of the largest tumor, or total tumor volume? [J]. Liver Transpl, 2011, 17 (S2): S58-S66.

［13］ YAO F. Liver transplantation for hepatocellular carcinoma: expansion of the tumor size limits does not adversely impact survival [J]. Hepatology, 2001, 33 (6): 1394-1403.

［14］ FAN J, YANG G S, FU Z R, et al. Liver transplantation outcomes in 1, 078 hepatocellular carcinoma patients: a multi-center experience in Shanghai, China [J]. J Cancer Res Clin Oncol, 2009, 135 (10): 1403-1412.

［15］ MORAY G, KARAKAYALI F, YILMAZ U, et al. Expanded criteria for hepatocellular carcinoma and liver transplantation [J]. Transplant Proc, 2007, 39 (4): 1171-1174.

［16］ HABERAL M, AKDUR A, MORAY G, et al. Expanded criteria for hepatocellular carcinoma in liver transplant [J]. Exp Clin Transplant, 2017, 15 (Suppl 2): 55-58.

［17］ DUBAY D, SANDROUSSI C, SANDHU L, et al. Liver transplantation for advanced hepatocellular carcinoma using poor tumor differentiation on biopsy as an exclusion criterion [J]. Ann Surg, 2011, 253 (1): 166-172.

［18］ SAPISOCHIN G, GOLDARACENA N, LAURENCE J M, et al. The extended Toronto criteria for liver transplantation in patients with hepatocellular carcinoma: a prospective validation study [J]. Hepatology, 2016, 64 (6): 2077-2088.

［19］ HAMEED B, MEHLA N, SAPISOCHIN G, et al. Alpha-fetoprotein level>1000 ng/ml as an exclusion criterion for fiver transplantation in with hepatocellular carcinoma meeting the Milan criteria [J]. Liver Transpl, 2014, 20 (8): 945-951.

［20］ KAIDO T, OGAWA K, MORI A, et al. Usefulness of the Kyoto criteria as expanded selection criteria for liver transplantation for hepatocellular carcinoma. Surgery, 2013, 154 (5): 1053-1060.

［21］ TOSO C, MEEBERG G, HERNANDEZ-ALEJANDRO R, et al. Total tumor volume and alpha-fetoprotein for selection of transplant candidates with hepatocellular carcinoma: a prospective validation [J]. Hepatology, 2015, 62 (1): 158-165.

［22］ TOSO C, ASTHANA S, BIGAM D L, et al. Reassessing selection criteria prior to liver transplantation for hepatocellular carcinoma utilizing the scientific registry of transplant recipients database [J]. Hepatology, 2009, 49 (3): 832-838.

［23］ KIM J M, KWON C H D, JOH J W, et al. Expanded criteria for liver transplantation in patients with hepatocellular carcinoma [J]. Transplant Proc, 2014, 46 (3): 726-729.

［24］ HSU C C, CHEN C L, WANG C C, et al. Combination of FDG-PET and UCSF criteria for predicting HCC recurrence after living donor liver transplantation [J]. Transplantation, 2016, 100 (9): 1925-1932.

［25］ MAZZAFERRO V, SPOSITO C, ZHOU J, et al. Metroticket 2.0 model for analysis of competing risks of death after liver transplantation for hepatocellular carcinoma [J]. Gastroenterology, 2018, 154 (1): 128-139.

［26］ ZHENG S S, XU X, WU J, et al. Liver transplantation for hepatocellular carcinoma: hangzhou experiences [J]. Transplantation, 2008, 85 (12): 1726-1732.

[27] LOVEDAY B, KNOX J J, DAWSON L A, et al. Neoadjuvant hyperfractionated chemoradiation and liver transplantation for unresectable perihilar cholangiocarcinoma in Canada [J]. J Surg Oncol, 2018, 117 (2): 213-219.

[28] GOLDARACENA N, GORGEN A, SAPISOCHIN G. Current status of liver transplantation for cholangiocarcinoma [J]. Liver Transpl, 2018, 24 (2): 294-303.

[29] SAPISOCHIN G, RODRÍGUEZ DE LOPE C, GASTACA M, et al. "Very early" intrahepatic cholangiocarcinoma in cirrhotic patients: should liver transplantation be reconsidered in these patients [J]. Am J Transplant, 2014, 14 (3): 660-667.

[30] RAYAR M, BATTISTA G, SANDRI L, et al. Multimodal therapy including yttrium-90 radioembolization as a bridging therapy to liver transplantation for a huge and locally advanced intrahepatic cholangiocarcinoma [J]. J Gastrointestin Liver Dis, 2016, 25 (3): 401-404.

[31] GORGEN A, MUADDI H, ZHANG W, et al. The new era of transplant oncology: liver transplantation for nonresectable colorectal cancer liver metastases [J]. Can J Gastroenterol Hepatol, 2018, 2018: 9531925.

[32] DUELAND S, FOSS A, SOLHEIM J M, et al. Survival following liver transplantation for liver-only colorectal metastases compared with hepatocellular carcinoma [J]. Br J Surg, 2018, 10 (6): 736-742.

[33] LINE P D, HAGNESS M, BERSTAD A E, et al. A novel concept for partial liver transplantation in nonresectable colorectal liver metastases: The RAPID concept [J]. Ann Surg, 2015, 262 (1): e5-e9.

[34] FRILLING A, .CLIFT A K. Therapeutic strategies for neuroendocrine liver metastases [J]. Cancer, 2015, 121 (8): 1172-1186.

[35] SPOSITO C, DROZ DIT BUSSET M, CITTERIO D, et al. The place of liver transplantation in the treatment of hepatic metastases from neuroendocrine tumors: pros and cons [J]. Rev Endocr Metab Disord, 2017, 18 (4): 473-483.

[36] MAZZAFERRO V, SPOSITO C, COPPA J, et al. The long-term benefit of liver transplantation for hepatic metastases from neuroendocrine tumors [J]. Am J Transplant, 2016, 16 (10): 2892-2902.

[37] NAGAI S, YOSHIDA A, FACCIUTO M, et al. Ischemia time impacts recurrence of hepatocellular carcinoma after liver transplantation [J]. Hepatology, 2015, 61 (3): 895-904.

[38] HERRERO J. Influence of tumor characteristics on the outcome of liver transplantation among patients with liver cirrhosis and hepatocellular carcinoma [J]. Liver Transpl, 2001, 7 (7) 631-636.

[39] 郑虹, 高伟, 沈中阳, 等. 肝移植治疗肝细胞癌合并门静脉癌栓的疗效评价 [J]. 中华器官移植杂志, 2009, 30 (8): 484-486.

[40] GU X Q, ZHENG W P, TENG D H, et al. Impact of non-oncological factors on tumor recurrence after liver transplantation in hepatocellular carcinoma patients [J]. World J Gastroenterol, 2016, 22 (9): 2749-2759.

[41] 滕大洪, 朱志军, 沈中阳, 等. 供体因素对肝细胞癌肝移植预后的影响 [J]. 中华外科杂志, 2013, 51 (5): 454-455.

[42] ORCI L A, BERNEY T, MAJNO P E, et al. Donor characteristics and risk of hepatocellular carcinoma recurrence after liver transplantation [J]. Br J Surg, 2015, 102 (10): 1250-1257.

[43] AGOPIAN V G, HARLANDER-LOCKE M P, RUIZ R M, et al. Impact of pretransplant bridging locoregional therapy for patients with hepatocellular carcinoma within milan criteria undergoing liver transplantation: analysis of 3601 patients from the US multicenter HCC transplant consortium [J]. Ann Surg, 2017, 266 (3): 525-535.

[44] 吴迪, 郑虹, 沈中阳, 等. 检测肝癌肝移植患者术前和术中肿瘤播散状况的临床意义 [J]. 中华器官移植杂志, 2007, 28 (4): 217-219.

[45] 吴迪, 蒋文涛, 郑虹, 等. 肝癌肝移植术中无瘤技术 [J]. 实用器官移植电子杂志, 2017, 5 (4): 266-267.

[46] WEI Q, GAO F, ZHUANG R, et al. A national report from China Liver Transplant Registry: steroid avoidance after liver transplantation for hepatocellular carcinoma [J]. Chin J Cancer Res, 2017, 29 (5): 426-437.

[47] RAVAIOLI M, CUCCHEAI A, PINNA A D, et al. The role of metronomic capecitabine for treatment of recurrent hepatocellular carcinoma after liver transplantation [J].Sci Rep, 2017, 7 (1): 11305.

[48] 吴迪, 郑虹, 沈中阳, 等. 再次肝移植治疗首次肝移植术后肝癌肝内复发的效果分析 [J]. 中华器官移植杂志, 2013, 34 (1): 20-23.

[49] IKEGAMI T, YOSHIZUMI T, KAWASAKI J, et al. Surgical resection for lymph node metastasis after liver transplantation for hepatocellular carcinoma [J]. Anticancer Res, 2017, 37 (2): 891-895.

第 **7** 篇

肝脏外科病的综合治疗

肝胆肿瘤的非手术治疗 第78章

第1节 肝胆肿瘤的围手术期系统性治疗

肝胆肿瘤术后高复发率是阻碍患者获得长期生存的重要原因。围手术期系统性治疗旨在降低术后复发风险，提高长期生存率，并维持良好的生活质量。目前，肝癌尚无明确的新辅助和术后辅助治疗方案。已有前瞻性临床研究评估了辅助治疗在胆系肿瘤中的价值，而新辅助治疗暂无高级别证据。

一、化学治疗

（一）新辅助治疗

肝移植可在肿瘤负荷有限且不适合切除的原发性肝癌如肝细胞癌（hepatocellular carcinoma，HCC）患者中进行。符合意大利 Milan 标准的肝移植患者的 5 年生存率为 60%～80%，10 年生存率为 50%，移植术后的肿瘤复发率低于 15%。肝细胞癌患者等待肝移植期间，其肿瘤可能发生进展，导致失去手术机会或术后预后变差。因此，对被列入肝移植等待名单的患者可进行新辅助治疗（桥接治疗）。新辅助治疗通常包括消融治疗（如射频消融，radiofrequency ablation，RFA）和经动脉治疗（如经动脉化疗栓塞，transarterial chemoembolization，TACE）等。当中位等待时间超过 6 个月，这些治疗方法是避免患者因肿瘤进展而被排除于标准外的一种经济有效的方法。但是，对于可切除性的肝癌，术前 TACE 并不能改善患者生存[1-2]。

一项纳入了 3601 例患者的多中心临床研究表明，符合 Milan 标准的 HCC 患者在等待肝移植期间进行新辅助局部治疗，除非治疗后获得了病理学完全缓解（pathologic complete response，pCR），否则局部治疗并不能提高移植术后患者的存活率并降低肿瘤复发率[3]。但是，李（Lee）等[4]对肝移植术前行 RFA 治疗对移植术后结局的影响进行了长达 10 年的随访，发现术后 5 年和 10 年的生存率分别为75.8% 和 42.2%，对应的无瘤生存率分别为 71.1% 和 39.6%，提示 RFA 用于 HCC 的肝脏移植术前治疗可提高移植术后的疗效。

对于淋巴结阴性、非播散性、局部晚期肝门部胆管癌患者，肝移植是一种潜在的治疗选择。一系列回顾性研究的证据表明，肝门部胆管癌患者在肝移植术前接受新辅助放化疗可显著获益。两项回顾性分析得出，肝移植联合新辅助和（或）辅助放化疗的患者较单纯手术的患者有更长的无进展生存期，然而，其中一项研究中两组患者的基线特征存在显著性差异。目前尚缺乏前瞻性随机对照临床研究的证据[5]。

局部晚期或淋巴结受累与胆囊癌预后不良相关，新辅助化疗可帮助肿瘤医生评估肿瘤的生物学行为，确定最有可能从手术切除中获益的患者。一项前瞻性研究对局部进展期胆囊癌患者进行新辅助放化疗（$n=25$）或新辅助化疗（存在腹主动脉旁淋巴结侵犯）（$n=15$）。其中，新辅助放化疗组患者接受外照射（45Gy），每周同步顺铂 35mg/m² ＋5-FU 500mg 联合化疗，新辅助化疗组患者接受顺铂 25mg/m² ＋吉西他滨 1000mg/m² 联合化疗，每 3 周为 1 个周期，第 1 天、第 8 天接受治疗，共化疗 3

个周期。结果显示，6例患者（新辅助放化疗组2例，新辅助化疗组4例）在新辅助治疗后进行了胆囊切除，切除率为15%，均为R0切除。肝脏和淋巴结的pCR分别为16.6%和83.3%，影像学降期率（CR+PR）分别为40.5%和67.5%。6例手术患者中有4例（66.7%）在随访至18个月时仍然生存[6]。该小样本前瞻性研究表明，新辅助放化疗/化疗对进展期胆囊癌获得R0切除和淋巴结阴性方面可能发挥显著作用，亟待开展大样本随机对照研究进一步明确。目前胆囊癌尚无确定的新辅助化疗方案，治疗药物选择依据主要来自于回顾性研究分析。可选择的治疗方案包括吉西他滨/卡培他滨、卡培他滨/顺铂、卡培他滨/奥沙利铂、氟尿嘧啶/顺铂、氟尿嘧啶/奥沙利铂，以及单药吉西他滨、卡培他滨和氟尿嘧啶等[5]。具体参考如下：

（1）氟尿嘧啶类药物的放化疗：①外照射45Gy，每周同步顺铂35mg/m^2，静脉注射（iv）和氟尿嘧啶500mg（iv）化疗；②同时使用卡培他滨[1330mg/（m^2·d），口服（po），分2次服用]和放射治疗（区域淋巴结45Gy，瘤床54～59.4Gy）。

（2）吉西他滨/卡培他滨：吉西他滨（1000mg/m^2，iv，第1和第8天）和卡培他滨[1500mg/（m^2·d），po，第1～14天，分2次服用]，每3周重复，共8个周期。

（3）卡培他滨/顺铂：卡培他滨[1500mg/（m^2·d），po，第1～14天，分2次服用]或吉西他滨（1000mg/m^2，第1和第8天）和顺铂[25mg/（m^2·d），iv，第1和第8天]，每3周重复，共8个周期。

（4）卡培他滨/奥沙利铂：奥沙利铂（130mg/m^2，iv，第1天）和卡培他滨（1000mg/m^2，po，每天2次，第1～14天）。

（5）氟尿嘧啶/顺铂：氟尿嘧啶[1000mg/（m^2·d），iv，第1～5天]和顺铂（60～80mg/m^2，iv，第1天），每3周重复。

（6）氟尿嘧啶/奥沙利铂：氟尿嘧啶400mg/m^2，静脉推注，第1天，2400mg/m^2，持续静脉泵入，46小时；亚叶酸钙400mg/m^2，iv，2小时，第1天；奥沙利铂85～100mg/m^2，iv，第1天。每2周重复，持续6个月。

（7）单药吉西他滨、卡培他滨和氟尿嘧啶：①吉西他滨1000mg/m^2，iv，第1、第8和第15天，每4周重复，共6个周期；对于肝脏大部分切除的患者，吉西他滨可减少为800mg/m^2，每2周1次，持续6个月。②卡培他滨1250mg/m^2，一天口服2次，第1～14天，每3周重复，共8个周期。③亚叶酸（25mg/m^2，iv，第1～5天）联合氟尿嘧啶（425mg/m^2，iv，第1～5天），每4周重复，共6个周期。

进行新辅助化疗的患者，治疗2个周期后进行疗效评估，对于适合手术的患者间歇3～6周即可行手术治疗。新辅助放化疗结束4周内评估疗效，6周后适合手术的病例进行手术。术后化疗一般进行4～6个周期，后随访进行胸/腹+盆腔增强CT或腹+盆腔增强MRI检查。前2年每6个月1次，然后每年复查1次，共5年。需要注意的是，局部进展期胆道恶性肿瘤没有标准的治疗模式，但是合理的综合治疗能使患者最大获益，因此推荐治疗前进行多学科讨论。治疗中及时评估，及时采取干预措施；治疗中再次评估并伴随多学科讨论，及时调整治疗方案。

（二）术后辅助治疗

肝细胞癌切除术后全身系统性单药或联合化疗证据级别低，不推荐使用。

多项国际、国内研究表明，对有残余病灶和早期复发风险、多结节、肿瘤直径>5cm以及有血管侵犯的HCC患者，切除术后在规范化抗病毒、保肝的基础上进行TACE辅助治疗，可以降低术后复发率，具有生存获益。TACE属于经肝动脉介入治疗中的一种，是公认的肝癌非手术治疗中最常用的方法之一，即把化疗药物与栓塞剂混合在一起或使用药物洗脱微球（drug-eluting beads，DEB），经肿瘤的供血动脉支注入，而相邻的非肿瘤肝组织通常不受影响，因其血液供应主要来自门静脉[1]。

一项荟萃分析纳入5项研究（2项随机对照研究和3项病例对照研究）共334名患者，结果显示，

HCC 切除术后进行肝动脉 ^{131}I 注射治疗可改善无病生存期（Peto OR 0.47，95%CI0.37～0.59）和总生存期（Peto OR 0.50，95%CI0.39～0.64）[7]。需要更多进行长期随访的随机研究来确证这种治疗对术后 HCC 患者的作用。

近期，3 项胆系肿瘤术后辅助化疗对比观察的随机对照研究中（表 78-1-1），1 项取得阳性结果，2 项取得阴性结果。① BILCAP 研究[8]（英国）共纳入 447 例胆系肿瘤患者（已接受 R0 或 R1 切除，ECOG PS 0～2 分），包括肝内胆管癌（19%）、肝门部胆管癌（29%）、肌层浸润性胆囊癌（18%）或胆总管癌（35%）。卡培他滨辅助化疗组和观察组合并淋巴结转移的患者比例分别为 45% 和 48%，两组 R1 切除率均为 38%。结果显示，意向性人群（ITT 人群）中，在调整了淋巴结状态、疾病分级和性别后，两组的总生存期 OS 存在显著性差异（HR＝0.71，95%CI 0.55～0.92，P＜0.01）。同时，卡培他滨辅助化疗较术后观察显著延长无进展生存期 RFS（HR＝0.71，95%CI 0.54～0.92，P＝0.001）。两组的生活质量无显著性差异，卡培他滨辅助化疗组中最常见的不良事件为掌跖红斑（21%）。② PRODIGE 12 研究[9]（法国）纳入 194 例患者，包括肝内胆管癌（46%）、肝门部胆管癌（8%）或远端胆管癌（27%）和胆囊癌（20%）。吉西他滨联合奥沙利铂组（GEMOX）和观察组中淋巴结阳性的患者比例分别为 63% 和 64%。GEMOX 组和观察组的 R0 切除率分别为 86% 和 88%，纳入患者的美国东部肿瘤协作组体能状态评分标准（Eastern Cooperative Oncology Group Performance Status，ECOG-PS）均在 0～2 分范围内。结果显示，GEMOX 辅助治疗较术后观察未显示优势，包括无进展生存期 RFS（HR＝0.88，95%CI 0.62～1.25，P＝0.48），12 个月的生活质量评分（70.8 vs. 83.3，P＝0.18）和 24 个月的生活质量评分（75.0 vs. 83.3，P＝0.50）。③ 日本江端（Ebata）等[10]纳入了肝门部胆管癌（45%）和远端胆管癌（55%）患者，ECOG PS 为 0～1 分。吉西他滨辅助治疗组和观察组中淋巴结阳性患者比例分别为 64% 和 67%，R0 切除率分别为 91% 和 87%。结果显示，两组在无进展生存期 RFS（HR＝0.93，95%CI 0.66～1.32，P＝0.693）和总生存期 OS（HR＝1.01，95%CI 0.70～1.45，P＝0.964）无显著性差异。

在证据等级方面，以上 3 项研究均存在证据偏倚的风险，主要是因为未进行双盲，而这一偏倚对总生存期 OS 的影响较小。各研究之间的患者基线特征均衡。Ebata 等的研究中，未能纳入既定的患者人数，导致分析结果的效能下降。然而，研究者认为这并不影响最终的研究结果。PRODIGE 12 研究在对主要研究终点 RFS 进行估算时，具有很大的不精准性，因此这一研究中对吉西他滨联合奥沙利铂或吉西他滨单药与观察组对比，其证据具有很大的局限性。BILCAP 研究中将卡培他滨组与观察组进行对比，证据等级中等。

美国临床肿瘤学会（American Society of Clinical Oncology，ASCO）临床实践指南系统回顾了上述胆系肿瘤术后辅助治疗的前瞻性研究，做出以下推荐：对接受手术切除的胆系肿瘤患者，推荐进行 6 个月的卡培他滨辅助化疗。推荐类型：基于证据推荐，获益超过风险，证据等级中等，推荐强度中等。文献注明：在 III 期随机对照研究 BILCAP 中，卡培他滨的使用剂量为 1250mg/m^2，每日 2 次，第 1～14 天治疗，每 3 周为一个治疗周期，共使用 8 个周期（24 周）[11]。ASCO 指南制定专家组提出，关于卡培他滨的剂量可以根据各中心的临床实践最终确定。未发现高水平证据支持单独对胆系肿瘤术后患者进行放疗。

单臂 II 期临床研究 SWOG S0809 探究了术后辅助放化疗在胆系肿瘤中的价值（表 78-1-2）[12]。该研究纳入 79 例术后患者，包括肝门部胆管癌（48%）、远端胆管癌（16%）和胆囊癌（32%），其中 R0 切除 54 例，R1 切除 25 例。患者接受 4 周吉西他滨联合卡培他滨联合化疗，后卡培他滨维持治疗，并接受同步放疗（区域淋巴结 45Gy，瘤床 54～59.4Gy）。结果显示，在所有患者中，2 年无进展复发率为 52%（95%CI0.40～0.62），2 年生存率为 65%。值得注意的是，R0 切除亚组与 R1 切除亚组的复发率和生存期相似（中位无进展生存期分别为 26 个月 vs. 23 个月，2 年无进展复发率分别为 54% vs. 48%，中位总生存期分别为 34 个月 vs. 35 个月，2 年生存率分别为 67% vs. 60%），故研究者认为，R1 切除患者中可能需要积极的辅助治疗，但仍需要 III 期随机对照研究提供更高级别证据。

表 78-1-1　三项胆系肿瘤术后辅助治疗的随机对照Ⅲ期研究结果

研究名称，年份	治疗方案	人数	RFS（无复发生存期）	OS（总生存期）	首次复发模式
(1) BILCAP[8]，2017	卡培他滨（Cap）vs. 观察（Obs）	ITT（意向治疗）: Cap: 223 Obs: 224	Cap: 中位 RFS, 24.6 个月 Obs: 中位 RFS, 17.6 个月 HR, 0.76（95% CI 0.58~0.99，P=0.039）	Cap: 中位 OS, 51.1 个月 Obs: 中位 OS, 36.4 个月 HR, 0.81（95% CI 0.63~1.04，P=0.097）	未报道
(2) PRODIGE 12[9]，2017	吉西他滨＋奥沙利铂（GEMOX）vs. 标准方案随访	GEMOX: 95 标准方案随访: 99	GEMOX: 中位 RFS, 30.4 个月 标准方案随访: 中位 RFS, 18.5 个月 HR, 0.88（95% CI 0.62~1.25，P=0.48）	GEMOX vs. 标准方案随访: 24 个月 OS: 69% vs. 76% 48 个月 OS: 51% vs. 52% 72 个月 OS: 51% vs. 48%	转移性复发: GEMOX: 75% 标准方案随访: 71%
(3) Ebata 等[10]，2018	吉西他滨（GEM）vs. 观察（Obs）	GEM: 117 Obs: 108	GEM: 中位 RFS, 36 个月 Obs: 中位 RFS, 39.9 个月 HR, 0.93（95% CI 0.66~1.32，P=0.693）	GEM: 中位 OS, 62.3 个月 Obs: 中位 OS, 63.8 个月 HR 1.01（95% CI 0.70~1.45，P=0.964）	GEM vs. Obs: 肝脏: 24.8% vs. 24.8% 局部: 13.7% vs. 17.6% 腹膜: 12.0 vs. 17.6% 腹腔淋巴结: 14.5% vs. 12.0% 肺部: 5.1% vs. 2.8% 其他: 6.8% vs. 7.4%

表 78-1-2　一项胆系肿瘤术后辅助治疗的单臂Ⅱ期临床研究结果

研究与年份	治疗方案	人数	DFS（无病生存期）	OS（总生存期）	首次复发模式
SWOG S0809[12]，2015	同步放化疗（无对照组）	79	2 年 DFS: 54%	2 年 OS: 65% R0: 67% R1: 60%	局部：远端: 8%, 肝门: 8%, 胆囊: 0% 远处：远端: 29%, 肝门: 8%, 胆囊 44% 局部和远端：远端: 13%, 肝门: 15%, 胆囊 8%

手术切缘分为 R0（阴性切缘）、R1（镜下阳性切缘）和 R2（肉眼阳性切缘），切缘状态与肿瘤局部复发和患者生存期密切相关。肝门部胆管癌较其他部位更易出现 R1 切缘。中国一项单中心回顾性研究对 75 例肝门部胆管癌术后患者进行分析，结果发现，术后接受放疗可显著改善生存，在 R1/R2 切除的患者中这种差异更加显著。美国一项多中心回顾性研究发现，肝门部胆管癌患者（$n=249$）接受术后辅助治疗与 RFS、OS 之间呈显著正相关，其中 40% 为 R1 切除的患者。霍根（Horgan）等对 1960 年至 2010 年的 20 项研究进行荟萃分析，将患者根据切缘状态进行分层，R1 切除的胆管癌可从辅助治疗中获益（$P=0.03$），其中，R1 切除患者可从辅助放疗中获益（$P<0.01$），而 R0 切除患者无获益。

在证据等级方面，SWOG S0809 研究纳入了较预期更多的 R0 切除患者，包括以上回顾性研究在内的非随机研究设计存在残留混杂和选择偏倚，证据等级低。

ASCO 临床实践指南系统性回顾了上述胆系肿瘤术后辅助治疗的前瞻性及回顾性研究，作出以下推荐：肝外胆管细胞癌、胆囊癌以及显微镜下手术切缘阳性（R1 切除）的患者推荐接受辅助放化疗。（推荐类型：基于证据推荐，获益超过风险，证据质量低，推荐强度中等）。注明：鉴于放疗对肝外胆管癌和胆囊癌术后患者的潜在获益和风险，推荐进行专家组讨论[11]。ASCO 指南制定专家组提出，在 SWOG S0809 这一评估术后放化疗的前瞻性单臂研究中，区域淋巴结的放射剂量为 45Gy，瘤床的放射剂量为 54~59.4Gy，然而，目前关于放化疗期间最佳的放疗剂量尚未明确。

NCCN 指南指出，获得 R0 切除、局部淋巴结阴性或切缘原位癌的肝外胆管细胞癌和胆囊癌患者，可接受术后观察、氟尿嘧啶类为基础的放化疗、接受氟尿嘧啶或吉西他滨化疗。目前尚无充分的临床试验数据来确定标准方案。R1 切除、R2 切除或淋巴结阳性患者建议进行多学科团队（multi-disciplinary team，MDT）会诊。该指南推荐术后辅助治疗可选用氟尿嘧啶为基础的放化疗序贯氟尿嘧啶或吉西他滨化疗、氟尿嘧啶为基础或吉西他滨为基础的化疗[5]。

二、靶向治疗

随着精准治疗时代的到来，基于基因、分子水平的个体化医疗已成为目标。目前，对于在晚期或进展期肝胆肿瘤已有一系列获批或正处于临床试验阶段的靶向药物，如索拉非尼、仑伐替尼、瑞戈非尼、IDH 抑制剂（ivosidenib）、FGFR 抑制剂（BGJ398）和 HER 家族抑制剂等，但在可切除肝胆肿瘤围手术期使用靶向治疗的证据尚少。临床医生应重视对肿瘤分子分型的检测，如 DDR、FGFR、IDH、HER2 等，向精准化、个体化治疗发展，并鼓励患者参与临床研究。

（一）新辅助治疗

目前可切除性肝细胞癌、胆系肿瘤无新辅助靶向治疗证据。

（二）术后辅助治疗

小分子多激酶抑制剂索拉非尼已获批用于治疗不可手术切除的晚期 HCC。Ⅲ期 STORM 临床研究评估了索拉非尼用于肝脏切除术后或局部消融后辅助治疗的效果。该试验纳入 1114 名患者，62% 为亚洲人，随机接受索拉非尼（每日 800mg）或安慰剂治疗，直至疾病进展，无进展则最长持续 4 年。两组治疗后的不良事件发生率均较高，并且，索拉非尼在预期研究剂量下不可耐受（中位获得剂量为每日 578mg）。结果显示，肝脏切除术后或局部消融治疗后的 HCC 接受靶向药物索拉非尼治疗，并未改善中位无复发生存期，两组在总生存期、无复发生存期和复发时间中均未观察到显著性差异。故不建议将索拉非尼用于切除术后或局部消融治疗后的辅助治疗[13]。

肝癌合并为血管侵犯的术后治疗尚无标准方案。2019 年美国临床肿瘤学会胃肠肿瘤研讨会（ASCO-GI）上报道了索拉非尼对比 TACE 用于肝癌合并微血管侵犯患者术后辅助治疗的回顾性研究结果[14]。70例接受根治性手术并合并微血管侵犯的HCC中，19例接受TACE辅助治疗，27例接受索拉非尼辅助治疗，24例术后未接受辅助治疗（对照组）。结果显示，索拉非尼组的无进展生存期显著优于TACE组（$P=0.048$）；在总生存期方面，索拉非尼组显著优于TACE组（$P=0.015$，2年生存率分别为100%和78.6%）、对照组（$P=0.023$，2年生存率分别为100%和80%）。该研究证实索拉非尼用于术后辅助治疗可显著提高HCC合并微血管侵犯患者的总生存期，在一定程度上降低复发转移率，提高生存率，是优于术后辅助TACE的治疗选择。但仍需要大规模、多中心临床前瞻性研究数据来支持和指导肝癌合并微血管侵犯的术后治疗。

三、免疫及生物治疗

随着免疫治疗时代的到来，越来越多以免疫药物为主的试验在肝胆系统恶性肿瘤当中取得了令人惊喜的结果，未来肝胆肿瘤可能会因免疫药物研发的不断突破而出现更大的临床获益。单独免疫治疗有效率有限，免疫治疗联合化疗、靶向、局部治疗（如介入、消融、放疗）是未来的趋势，但这些大多是来自晚期患者的数据，亟待在肝胆肿瘤围手术期开展更多的临床研究。

（一）新辅助治疗

基于抗PD-1单抗纳武利尤单抗（nivolumab）和抗CTLA-4单抗伊匹木单抗（ipilimumab）在既往研究中的疗效和安全性，2019年ASCO-GI报道了免疫治疗前推至可手术切除的肝细胞癌患者的围手术期治疗的Ⅱ期临床研究。患者接受纳武利尤单抗单药免疫（A组，240mg，每2周1次，共6周）或纳武利尤单抗＋伊匹木单抗联合免疫（B组，同时伊匹木单抗1mg/kg，每6周1次）治疗[15]。在完成最后1个周期治疗的4周内接受手术，术后继续接受辅助免疫治疗2年，方案同新辅助治疗。主要研究终点为安全性、耐受性，次要研究终点为客观缓解率、完全切除率和至进展时间，探索性目标为治疗前后肿瘤组织和外周血的免疫状态变化。该研究的中期结果显示，9例患者中，8例患者可评估疗效（A组和B组分别为5例和3例）。大多数患者（78%）为60～69岁，男性患者占78%。5例患者为HCV阳性，2例为慢性HBV感染，1例未感染病毒。7例患者如期进行手术，1例患者因为既往手术导致冰冻腹腔而放弃手术。8例可评估疗效的患者中，3例取得病理完全缓解（pCR），A组2例，B组1例，pCR率为37.5%。A组和B组患者分别有1例和2例患者出现3级不良事件，未观察到4级或以上不良反应。

这一Ⅱ期临床研究的样本量虽小，但37.5%的新辅助免疫治疗pCR率对于可手术HCC是一个鼓舞人心的发现，且治疗安全，不延迟外科手术。目前，这一研究仍在进行中，或可引发HCC围手术期治疗模式的改变。我国研究者也在2019年开展了评估特瑞普利单抗（JS001）新辅助治疗可切除肝癌或肝内胆管癌患者的疗效和安全性的Ⅰb/Ⅱ期研究，结果可期。

（二）术后辅助治疗

1. 免疫调节治疗 α-干扰素对HBV和HCV以及肿瘤细胞均具有抑制作用，因此，在肝癌抗复发治疗中可能具有一定的意义。已有若干研究表明，HBV/HCV相关性肝细胞癌切除术后，采用α-干扰素辅助治疗具有提高长期生存率的趋势，尤其对于pTNM Ⅲ/ⅣA期患者，但尚需大规模的随机对照、多中心的临床试验证实，并且针对不同分期的患者进行分层研究（中国临床肿瘤学会指南2018. V 1，2A类，Ⅱ级专家推荐）。多项研究也已提示，胸腺肽α-1用于防治HCC切除术后的复发转移，具有一定的有益作用。

2. 免疫及生物治疗 免疫治疗已逐渐在HCC的辅助治疗中得到尝试。笔者系统性回顾（2项免疫治疗研究，共包含277例患者），结果显示，免疫治疗可防止HCC的术后复发。早年，日本研究者在一项随机对照研究中证实，切除术后接受辅助过继免疫治疗的HCC患者（$n=76$）较无辅助治疗患者（$n=74$）有更长的无进展生存期（$P=0.01$）和疾病特异性生存期（$P=0.04$），但是，在总生存期上并未显示出优势（$P=0.09$）。韩国一项Ⅲ期随机研究评估了活化细胞因子介导的杀伤细胞在HCC辅助免疫治疗中的有效性和安全性，接受辅助免疫治疗的患者（$n=230$）较对照组患者有更高的无复发生存期（HR0.63，95%CI0.43～0.94；$P=0.01$）。目前，该亚组的初步数据暂时无法对免疫治疗在辅助治疗中的作用提供具体的推荐。

CheckMate 209-9DX研究是一项随机、双盲、安慰剂对照的Ⅲ期研究，探索免疫检查点抑制剂纳武利尤单抗在根治性切除或消融治疗后仍有高复发风险的HCC患者术后辅助治疗中的作用。计划在全球（包括中国）招募530例根治性切除术后或消融治疗后仍有较高复发风险的早期HCC患者，1:1随机接受纳武利尤单抗单药或安慰剂辅助治疗，直至疾病复发、不可耐受的毒性反应、患者要求出组或完成1年的治疗，生存随访将持续至少5年[16]。该试验的主要研究终点为无复发生存期，次要终点为总生存期、复发时间、安全性和耐受性、生物标志物、药代动力学和癌症相关生活质量。研究已在招募阶段，期待该Ⅲ期试验研究的结果。

131I-美妥昔单抗注射液（利卡汀），以单克隆抗体为载体的放射性核素免疫药物，特异性结合肝癌细胞表面HAb18G/CD147抗原，封闭抗原引发的信号转导途径，发挥抑制肝细胞癌术后复发、转移的作用，是具有自主知识产权的全球首个131I-单抗靶向药物。肝癌肝移植术后抗复发治疗的随机对照研究显示，131I-美妥昔单克隆抗体治疗组与对照组相比，1年复发率降低了30.4%，生存率提高了20.6%，AFP阴性维持率达到87.82%。

TACE联合灌注131I-美妥昔单克隆抗体有助于放射性核素靶向性聚集于瘤内，使肿瘤内呈高浓度而血浆中呈低浓度，实现了正常组织的辐射安全，延长了放射性核素在瘤内滞留时间，保证了射线吸收剂量的最大化，且化疗药物兼有放射增敏作用，提高了内照射疗效，从而实现了免疫治疗、放射治疗及介入治疗的三结合。Ⅱ期临床研究显示，TACE联合131I-美妥昔单克隆抗体治疗中晚期HCC介入术后复发有一定疗效，临床应用安全可行。多中心Ⅳ期临床研究显示（利卡汀联合TACE组167例，TACE组174例），利卡汀的组织分布主要集中在肝脏，利卡汀联合TACE组的1年生存率显著提高，两组分别79.47%和65.59%（HR=0.598，$P=0.041$），肿瘤进展时间显著改善，分别为（6.82 ± 1.28）个月和（4.7 ± 1.14）个月（$P=0.037$）。在不良反应方面，淋巴细胞减少、血小板减少和总胆红素升高较TACE组发生率高，但严重不良反应（severe adverse event，SAE）没有差异。单中心随机对照研究显示，RFA联合131I-美妥昔单克隆抗体对比单独RFA，1年和2年复发率分别为31.8%和58.5% *vs.* 56.3%和70.9%，中位TTP为17个月 *vs.* 10个月（$P=0.03$）。

3. 免疫抑制剂治疗　肝癌肝移植术后的肿瘤复发明显降低了移植后生存率，其危险因素包括肿瘤分期、血管侵犯、血清AFP水平以及免疫抑制剂累积用药剂量等。Ⅲ期临床研究中，肝癌肝移植术后采用mTOR抑制剂（西罗莫司，sirolimus）的免疫抑制方案预防移植排斥，未能提高无复发生存期。减少移植后早期钙调磷酸酶抑制剂的用量，可能降低肿瘤复发率。

四、内分泌治疗

目前可切除性肝细胞癌、胆系肿瘤无围手术期内分泌治疗证据。

关于肝胆肿瘤围手术期的系统性治疗目前仍缺乏有力证据，建议开展相关临床研究以明确新辅助治疗及术后辅助治疗在肝胆道肿瘤治疗中的作用及方案选择。免疫治疗是否可以成为重要的术后辅助治疗手段是未来研究的方向。免疫检查点抑制剂已成为当前最重要的免疫治疗药物，并且在多种恶性肿瘤治疗中广泛应用。免疫治疗有望突破肝胆肿瘤治疗的瓶颈，联合治疗是重要的治疗途径。

（沈　琳）

参 考 文 献

［1］ 中国临床肿瘤学会指南工作委员会. 结直肠癌诊疗指南 2018.V1 [S]. 中国临床肿瘤学会 (CSCO).

［2］ VILLANUEVA A. Hepatocellular carcinoma [J]. N Engl J Med, 2019, 380 (15): 1450-1462.

［3］ AGOPIAN V G, HARLANDER-LOCKE M P, RUIZ R M, et al. Impact of pretransplant bridging locoregional therapy for patients with hepatocellular carcinoma within Milan Criteria Undergoing Liver Transplantation: analysis of 3601 patients from the US Multicenter HCC Transplant Consortium [J]. Ann Surg, 2017, 266 (3): 525-535.

［4］ LEE M W, RAMAN S S, ASVADI N H, et al. Radiofrequency ablation of hepatocellular carcinoma as bridge therapy to liver transplantation: a 10-year intention-to-treat analysis [J]. Hepatology, 2017, 65 (6): 1979-1990.

［5］ National Comprehensive Cancer Network: hepatobiliary cancers [OL]. https://www.nccn.org/professionals/physician_gls/default.aspx.

［6］ AGRAWAL S, MOHAN L, MOURYA C, et al. Radiological downstaging with neoadjuvant therapy in unresectable gall bladder cancer cases [J]. Asian Pac J Cancer Prev, 2016, 17 (4): 2137-2140.

［7］ FURTADO R, CRAWFORD M, SANDROUSSI C. Systematic review and meta analysis of adjuvant i (131) lipiodol after excision of hepatocellular carcinoma [J]. Ann Surg Oncol, 2014, 21 (8): 2700-2707.

［8］ PRIMROSE J N, FOX R P, PALMER D H, et al. Capecitabine compared with observation in resected biliary tract cancer (BILCAP): a randomised, controlled, multicentre, phase 3 study [J]. Lancet Oncol, 2019, 20 (5): 663-673.

［9］ EDELINE J, BENABDELGHANI M, BERTAUT A, et al. Gemcitabine and oxaliplatin chemotherapy or surveillance in resected biliary tract cancer (PRODIGE 12-ACCORD 18-UNICANCER GI): a randomized phase Ⅲ study [J]. J Clin Oncol, 2019, 37 (8): 658-667.

［10］ EBATA T, HIRANO S, KONISHI M, et al. Randomized clinical trial of adjuvant gemcitabine chemotherapy versus observation in resected bile duct cancer [J]. Br J Surg, 2018, 105 (3): 192-202.

［11］ SHROFF R T, KENNEDY E B, BACHINI M, et al. Adjuvant therapy for resected biliary tract cancer: ASCO clinical practice guideline [S/J]. J Clin Oncol, 2019, 37 (12): 1015-1027.

［12］ BEN-JOSEF E, GUTHRIE K A, EL-KHOUEIRY A B, et al. SWOG S0809: a phase Ⅱ intergroup trial of adjuvant capecitabine and gemcitabine followed by radiotherapy and concurrent capecitabine in extrahepatic cholangiocarcinoma and gallbladder carcinoma [J]. J Clin Oncol, 2015, 33 (24): 2617-2622.

［13］ BRUIX J, TAKAYAMA T, MAZZAFERRO V, et al. Adjuvant sorafenib for hepatocellular carcinoma after resection or ablation (STORM): a phase 3, randomised, double-blind, placebo-controlled trial [J]. Lancet Oncol, 2015, 16 (13): 1344-1354.

［14］ BI X Y, GAO J, CAI J Q. Sorafenib versus transarterial chemoembolization as adjuvant therapies for patients with hepatocellular carcinoma and microvascular invasion [J]. J Clin Oncol, 2019, 37 (4_suppl): 244.

［15］ KASEB A O, DUDA D G, TRAN CAO H S, et al. Randomized, open-label, perioperative phase II study evaluating nivolumab alone or nivolumab plus ipilimumab in patients with resectable HCC [J]. J Clin Oncol, 2020, 38 (4_suppl): 486.

［16］ EXPOSITO M J J, AKCE M, ALVAREZ J K M, et al. CA209-9DX: phase Ⅲ, randomized, double-blind study of adjuvant nivolumab vs placebo for patients with hepatocellular carcinoma (HCC) at high risk of recurrence after curative resection or ablation [J]. Ann Oncol, 2018, 29: Ⅷ267-Ⅷ268.

第 2 节　术前肿瘤降期治疗

一、化疗

　　肝胆肿瘤患者中 70%～80% 初诊时已是中晚期，丧失手术治疗的机会。众所周知，手术仍然是目前肝癌患者获得长期生存甚至彻底根治的主要方法之一。尽管可以接受经导管动脉化疗栓塞术（trans catheter arterial chemoembolization，TACE）或全身治疗，但既往治疗有效率较低，中晚期肝癌预后仍然很差,晚期肝癌中位生存期小于 1 年。随着肝癌治疗药物的发展,尤其是分子靶向、免疫治疗药物,肝癌治疗的有效率得到显著提高,中晚期肝癌的降期转化治疗逐渐变成可能。因此如何将不能手术切除的中晚期肿瘤转变为可手术切除,是提高肿瘤治疗效果的重要手段,也是近年肿瘤临床研究领域的热点。

转化成功的关键前提是充分的检查评估、必要的多学科团队(multi-disciplinary treatment,MDT)讨论,筛选出肝癌适合转化的人群或可能转化成功的人群。检查评估包括病理诊断、肝脏 MRI 平扫+增强+ DWI、胸部 CT 平扫、腹部增强 CT、骨 PET- CT(必要时)、血液学检查指标(血常规、血生化、肿瘤标志物、肝炎指标等)、肝功能分级、肝硬化代偿功能评估、残肝体积评估、ECOG 评分、预计生存时间、既往病史、合并症、年龄、性别、患者意愿、经济情况等,需要明确全身情况、肝外转移、脉管癌栓(主要为门静脉癌栓)、肿瘤数目、肝功能情况等。建议在肿瘤治疗过程中多次行 MDT 讨论决定是否适合转化、转化策略以及转化时机等问题。

Ⅲ期临床研究 ABC-02 奠定了胆系肿瘤标准一线化疗方案吉西他滨联合顺铂(GC)的地位,但至今仍无更优的姑息化疗方案出现。日本研究者在Ⅲ期研究中已证实吉西他滨联合替吉奥(GS)在 OS 上非劣于 GC,并具有良好的耐受性,但在有效率上并无优势(29.8% vs. 32.4%)。

最近,日本另一项Ⅲ期研究 KHB0140 将吉西他滨+顺铂+S-1(GCS)的三药双周方案与标准 GC 方案进行对比,发现 GCS 方案不仅可以延长患者的生存期(HR 0.791,90% CI 0.628~0.996,$P=$ 0.046),还显示了较高的有效率(42% vs. 15%,$P=0.001$)和转化率(2.5% vs. 0),展示了在不可切除胆系肿瘤降期治疗中的前景。在此基础上,研究者在 2019 年美国临床肿瘤学会(ASCO)会议上报道了该方案的缩瘤模式,继续探索 GCS 在胆系肿瘤降期治疗中的效果[1]。将缩瘤模式分为 A 类(缩小 30% 以上)、B 类(缩小 30% 至 0)、C 类(增大 0~20%)、D 类(增大 20% 以上),GCS 组较 GC 组有更多 A、B 类患者(67% vs. 33%,$P<0.0001$),GCS 组到达最佳疗效的时间早于 GC 组 A 类(165±76)天 vs.(225±190)天,B 类(139±78)天 vs.(154±82)天,C 和 D 类无肿瘤退缩,GCS 组和 GC 组的最大肿瘤退缩分别为 -53% vs. -65%($P=0.0892$),但 GCS 组有 20% 的患者在(154±143)天后发生肿瘤再生长。因此,与 GC 相比,GCS 可使胆系肿瘤患者获得更快、更多的肿瘤退缩和更长的生存期,但在 6 周期后有 20% 的肿瘤再生长风险。

一项单臂小样本Ⅱ期临床研究将白蛋白结合型紫杉醇联合 S-1 在进展期或转移性胆系肿瘤中进行探索,该联合化疗方案在胰腺癌中已被证实安全有效。结果显示,54 例患者的客观有效率(ORR)为 27.5%,疾病控制率(DCR)为 70.6%,安全性良好。其中,胆囊癌的 ORR 在所有不同位置的胆系肿瘤中最高,达 53.8%(7/13),在进展期的降期治疗中也显示了前景[2]。

确诊时为不可切除性结肠癌肝转移且原发灶无出血、梗阻症状或无穿孔(或结直肠癌根治术后发生不可切除性肝转移)患者,可行系统性化疗(或加用肝动脉灌注化疗),并可联用分子靶向治疗。这类拟接受全身系统治疗的患者,可根据转移灶是否有潜在根治性切除可能,分为潜在可切除组和姑息治疗组,并在 MDT 指导下进行全程管理和治疗。建议每 6~8 周评估 1 次,如果转移灶转化成可切除或有望达到无疾病状态(no evidence of disease,NED)时(潜在可切除组),即手术治疗(一期同步切除或分阶段切除原发病灶和肝转移灶)或手术联合其他肿瘤局部毁损手段;如果肝转移灶仍不能达到 NED(姑息治疗组),则视具体情况手术切除结肠癌原发病灶,术后继续对肝转移灶进行综合治疗。

对于潜在可切除的患者,应选用 5-FU/LV(或卡培他滨)联合奥沙利铂或伊立替康的方案联合分子靶向治疗,化疗联合分子靶向药物可以进一步提高转化率,不推荐使用卡培他滨联合西妥昔单抗治疗(如表 78-2-1 所示)。现有的研究数据显示,化疗联合贝伐珠单抗有良好的疾病控制率和转化切除率,而 RAS 野生型患者还可以采用化疗联合西妥昔单克隆抗体治疗。转移灶出现的早期退缩(early tumor shrinkage,ETS)更是预后的重要指标之一。

表 78-2-1　结直肠癌肝转移潜在可切除组的治疗选择[3]

分层	Ⅰ级推荐	Ⅱ级推荐	Ⅲ级推荐
适合强烈治疗（RAS 和 BRAF 均为野生型）	FOLFOX/FOLFIRI ± 西妥昔单抗（2A 类证据）	FOLFOX/CapeOx/FOLFIRI± 贝伐珠单抗（2A 类证据） FOLFOXIRI± 贝伐珠单抗（2A 类证据）	肝动脉灌注化疗或其他局部治疗（2B 类证据）
适合强烈治疗（RAS 或 BRAF 为突变型）	FOLFOX/CapeOx/FOLFIRI ± 贝伐珠单抗（2A 类证据）	FOLFOXIRI± 贝伐珠单抗（2A 类证据）	肝动脉灌注化疗或其他局部治疗（2B 类证据）

FOLFOXIRI 也有较高的切除转化率，在分子靶向药物无法使用且患者体质较好的情况下应该作为首选。但该方案的不良反应较多，应予以关注。目前 FOLFOXIRI 联合贝伐珠单抗的研究有了较好的临床数据，可在选择性的患者中谨慎应用。

BRAF 的状态是重要的预后指标，BRAF 突变的结直肠癌肝转移患者大多预后较差，有数据提示对该类患者化疗联合抗 EGFR 治疗的获益比较有限。因此对 BRAF 突变的结直肠癌肝转移患者，初始采用化疗联合贝伐珠单抗也是值得考虑的选择[4]。

上述治疗期间可在适当时机联合应用肝动脉灌注化疗（HAIC）或 TACE，有助于延长疾病无进展时间和总体生存时间，尤其是肝动脉灌注药物洗脱微球（DEB-TACE），可以进一步提高疗效，但是单独应用这些治疗并不比全身化疗更具优势。

潜在可切除组如果接受转化治疗超过半年后转移灶仍无法达到 R0 切除，可考虑进入维持治疗（如采用毒性较低的 5-FU/LV 或卡培他滨单药 ± 贝伐珠单抗）或暂停全身系统治疗，以降低持续高强度联合化疗的毒性反应，而西妥昔单抗用于维持治疗的研究较少。

对于不可切除的原发性肝细胞癌，目前尚无以降期为目的进行术前全身系统性化疗的证据。通过 TACE、HAIC 等可能导致肿瘤降期，使部分患者获得手术机会，降期后切除的肝癌患者也可能获得较好的长期生存效果。经门静脉栓塞（portal vein embolization，PVE）或门静脉结扎（portal vein ligation，PVL）肿瘤所在的半肝，使余肝代偿性增大后再切除，临床报告其并发症不多，但需要 4~6 周时间等待对侧肝组织体积增大；为了减少等待期间肿瘤进展的风险，可考虑与 TACE 治疗联合。对局限于肝内的大的肝细胞癌病灶，有少数可以通过体部立体定向放疗（stereotactic body radiation therapy，SBRT）转化为可手术切除，从而可能达到根治目的。

对本不符合意大利 Milan 标准的原发性肝细胞癌患者使用降期治疗，使该类患者达到移植标准（即减少肿瘤负荷以满足 Milan 标准），具体同本章第 1 节"肝胆肿瘤的围手术期系统性治疗"的新辅助治疗方案。中国研究者在 2019 年 ASCO 会议上公布了超出意大利 Milan 标准的中期（BCLC 分期 B 期）肝癌患者接受单纯或联合局部治疗的随机对照研究结果：TACE＋RFA 较单纯 TACE 有更高的有效率（$P=0.004$）和更长的生存期（$P=0.008$），这意味着联合局部治疗更有可能使患者达到降期目的，获得手术机会。

对桥接治疗或降期治疗的反应不仅影响患者进入或被移出移植名单，还影响移植后的肿瘤复发。对降期治疗反应良好的患者往往具有提示预后良好的生物学特征（如无微血管侵犯、肿瘤分级低），与 Milan 标准中可接受切除术患者的特征相似。因此，对降期治疗的反应在预测肿瘤侵袭性方面发挥了重要作用，可作为确定移植资格的筛选工具之一。

（沈　琳）

二、介入

随着现代医学科技的发展，肝癌的治疗取得了巨大进步。外科根治性治疗是肝癌患者获得长期生存主要手段，主要包括肝切除术和肝移植，其中肝切除 5 年生存率高达 60%[5]。我国肝癌患者初诊时多为中、晚期，加之肝硬化、肝功能不良等因素，仅有约 20% 患者可以接受外科手术切除。而在肝癌肝移植领域国际上主要采用 Milan 标准，满足 Milan 标准的患者行肝移植，5 年总生存率为 81%，5 年无复发生存率为 88%[6]。患者需符合严格的筛选标准，加之肝源短缺，仅有极少数患者可以接受肝移植治疗。因此对于超 Milan 标准而无法进行手术切除和肝移植的肝癌患者，如何优化以外科为主导的肝癌综合治疗策略，使患者达到成功降期，是我国肝癌治疗急需解决的关键问题，也是提升我国肝癌患者总体生存率的有效途径。

（一）肝胆肿瘤降期治疗的发展及现状

肝癌降期的提出及尝试起始于 20 世纪 80 年代，主要针对无法切除的原发性肝胆肿瘤和转移性肿瘤，早期主要采用全身化疗、HAIC，等待肿瘤缩小，再进行后续的手术切除[7]。随着肝脏外科技术的发展，特别是随着肝移植技术的成熟，肝癌降期的探索更多用于超 Milan 标准肝癌患者肝移植前的应用。目前肝癌降期治疗主要采取局部治疗手段，如 TACE、DEB-TACE、射频消融（RFA）、经动脉放射栓塞（TARE）等，通过减轻肿瘤负荷、降低分期，使超出肝移植或肝切除标准的患者重新获得肝移植或手术切除的机会。

肝癌成功降期后的肝移植标准，国际上应用最为广泛的是米兰标准，即单发肿瘤直径≤5cm；或多发肿瘤最大肿瘤直径≤3cm，数目≤3 个[7-8]。但因米兰标准要求过于严格，为了使得更多的患者能够获得移植机会，国际上又提出了较为宽泛的标准，其中 UCSF 肝移植标准应用较为广泛，也是我国肝移植指南推荐的标准，即单发肿瘤直径≤6.5cm 或多发肿瘤最大直径≤4.5cm，数目≤3 个，总直径≤8cm[9]。肝癌成功降期后肝切除的标准参考我国学者[10]的建议及《原发性肝癌诊疗规范（2019 年版）》[11]。

降期成功标准：

（1）HCC 靶病灶评估根据 mRECIST 评价标准为 CR 或 PR；

（2）剩余肝体积（FLR）需占标准肝体积的 40% 以上（肝硬化患者），或 30% 以上（无肝硬化患者）；

（3）门静脉癌栓（PVT）或微血管侵犯（MVI）消失；

（4）肿瘤距切除边界 >2cm。

移植前 TACE 的目的是中晚期 HCC 的降期，扩大肝移植的选择范围。然而，由于一些研究不仅使用 TACE，还使用多种方法，包括 RFA 和 TARE 作为降期手段，因此很难评估 TACE 对这一目的的影响。总的来说，根据现有文献，肝癌成功的降期率为 24%～71%，报告的 3 年和 5 年生存率分别为 78.8%～100% 和 54.6%～93.8%[12-13]。前瞻性研究已经证明，成功降期的大肿瘤患者的肝移植后生存率与最初符合肝移植标准的患者相似[14-15]。有研究表明 HCC 患者，局部降期治疗后行二期切除 1 年生存率为 77%～91.4%，3 年生存率为 55%～77.1%，5 年生存率为 52%～69.6%[16-17]。

（二）常规 TACE 肝胆肿瘤降期治疗

肝脏的双重供血是 TACE 治疗可行的基础，门静脉为正常肝实质提供了 75% 以上的血供，是主要的营养性血液供应来源；相反，肝肿瘤的大部分血液供应（90%～100%）来自肝动脉，因此肿瘤供血肝动脉栓塞导致肿瘤选择性缺血坏死，同时保留正常肝实质的血液供应。此外，局部给药的药动学显著提高了肿瘤局部的药物浓度。转移性肝肿瘤也有类似的血供特点。

1. 适应证及禁忌证 TACE 通常适用于肝功能 Child-Pugh 分级 A 级或 B 级和 ECOG（Eastern Cooperative Oncology Group）体能状态评分为 0 或 1 的患者。在 BCLC 分期系统中，TACE 被推荐为治疗中期 HCC（多结节、无症状、无血管侵犯或肝外扩散的肿瘤）的一线疗法。然而，在实际的临床治疗中，TACE 的应用更为广泛。

目前国际上肝癌纳入降期的标准：超 Milan 标准，单个 HCC 病灶 直径≤10cm；两个 HCC 病灶，每个直径≤5cm；多个 HCC 病灶 ≤5 个结节，每个直径 ≤4cm 并且总的直径 ≤12cm，无大血管主干及胆管侵犯和远处转移的不可手术切除或肝移植治疗的肝细胞癌患者[18]。

主要禁忌证是失代偿性肝硬化（Child-Pugh 分级 B 级，8 分或更高）和肿瘤分布广泛，左右肝均被肿瘤侵占。门静脉主干癌栓，无明显侧支形成是 TACE 禁忌。此外，活动性胃肠道出血、难治性腹水、肝外扩散、肝性脑病和胆道梗阻也是相对禁忌。无论是肝肿瘤，还是对比剂的过敏反应或肾功能不全、不能纠正的凝血障碍和严重的外周血管疾病都应列入 TACE 禁忌证。

2. 术前准备　TACE 术前，行常规心肺功能评估，同时应进行实验室检查，包括完整的血细胞计数、凝血酶原时间、肌酐水平和肝功能检查。应测量基线肿瘤标记物，以监测治疗后的变化。通过术前增强 CT 或 MRI，评估肿瘤的大小和位置，肿瘤的生长模式，以及肝脏门静脉、肝静脉侵犯。此外，建议对胸部、腹部进行增强 CT 或 MRI 检查，以评估是否有合并症或转移性肿瘤。患者术前禁食 6~8 小时，并用生理盐水补充水分。除胆肠吻合术或胆道支架患者外，不建议使用预防性抗生素。

3. 常规 TACE 降期治疗要点

（1）应根据肝功能储备、肿瘤大小和门静脉侵犯程度进行个体化治疗。应尽一切努力保护非肿瘤性肝实质免受栓塞造成的缺血损伤。最大限度地提高治疗效果和减少手术并发症的最佳方法是尽可能超选择性地对所有肿瘤供血动脉进行栓塞。在治疗单灶或多灶性病变时，节段性或理想的亚节段性 TACE 必须使用微导管，从而提高 TACE 的局部治疗效果。

（2）碘油乳剂的量取决于肿瘤的大小和肿瘤新生血管的程度。多柔比星的剂量通常在 20~75mg 之间，最大为 150mg。一般使用的碘油上限为 15ml。对于较小的肿瘤，建议使用足够的碘油，栓塞彻底，致肿瘤周围门静脉显影。碘油乳剂给药栓塞的终点是肿瘤供血动脉的淤滞和（或）门静脉分支中出现碘油。注射碘油乳剂后，给予明胶海绵或聚乙烯醇颗粒栓塞肿瘤供血动脉的巩固性栓塞。

（3）肝外侧支的栓塞是肿瘤治疗取得更好疗效的关键。常见的肝外动脉包括膈下动脉、网膜动脉、乳内动脉、肠系膜上动脉结肠支、肾上腺动脉、肋间动脉、肾包膜动脉和胃动脉等。

（4）肝功能和肿瘤标志物的实验室检查应在手术后 2~4 周重复进行，术后每 1~2 个月复查一次腹部增强 CT 或磁共振成像，以评估治疗效果，并监测局部或远处肿瘤复发。当随访影像或肿瘤标志物升高时且发现残留/复发肿瘤时，根据其肝功能恢复情况，可再次进行 TACE 治疗。根据肿瘤降期成功的标准，评估患者肿瘤降期的效果，对无法控制的进展患者，终止再次 TACE 治疗包括至少两次治疗后肿瘤病灶未能达到预期客观反应，临床功能恶化（ECOG 表现状态＞2 或肝功能失代偿）。

（5）采取联合治疗策略，可以联合 HAIC、RFA、靶向药物、免疫治疗、PVE 等，有可能获得更好的降期治疗效果，让患者获得更长的生存期（图 78-2-1）。

（三）DEB-TACE 在肝胆肿瘤降期中的应用

药物洗脱微球（drug eluting beads，DEB）是特殊设计的微球，可加载某些化学治疗药物并在靶组织内局部持续释放药物。DEB 可以增强治疗效果，同时可以降低化疗药物毒性[19]。基于 PVA 的微球（欧洲的 DC Bead，我国的 CalliSpheres）已被证明具有良好的药物动力学[20]。使用 DC Bead 进行的早期临床试验显示，EASL 或 mRECIST 标准的局部应答率为 52%~81%[21-22]。

对不同栓塞技术比较 DEB-TACE 和 cTACE（常规 TACE）结果并不一致[23-24]。2010 年由拉默（Lammer）及其同事进行的 RCT 研究（PRECISION-V）未能证明 DEB-TACE 和 cTACE 组之间客观反应有显著差异（51.6 *vs.* 43.5%）。然而，与 cTACE 相比，DEB-TACE 对更晚期肝癌的亚组（Child-Pugh 分级 B 级，ECOG 1，双叶病变和复发性病变）明显显示出更好的客观反应率[25]。此外，DEB-TACE 与患者的耐受性相关，严重的肝毒性明显减少，并且化疗药相关不良反应的发生率显著降低[26]。DEB-TACE 在肝胆肿瘤降期中也有较多应用（图 78-2-2），但并没有与 cTACE 对比研究的报道。另外两项随机对照试验中，比较 DEB-TACE 和 cTACE，肿瘤进展和生存的时间差异不显著。当 DEB-TACE 由经验丰富的介入放射科医师操作时，栓塞后综合征或全身不良反应的发生频率较低[27]。然而，与 cTACE 相比，证

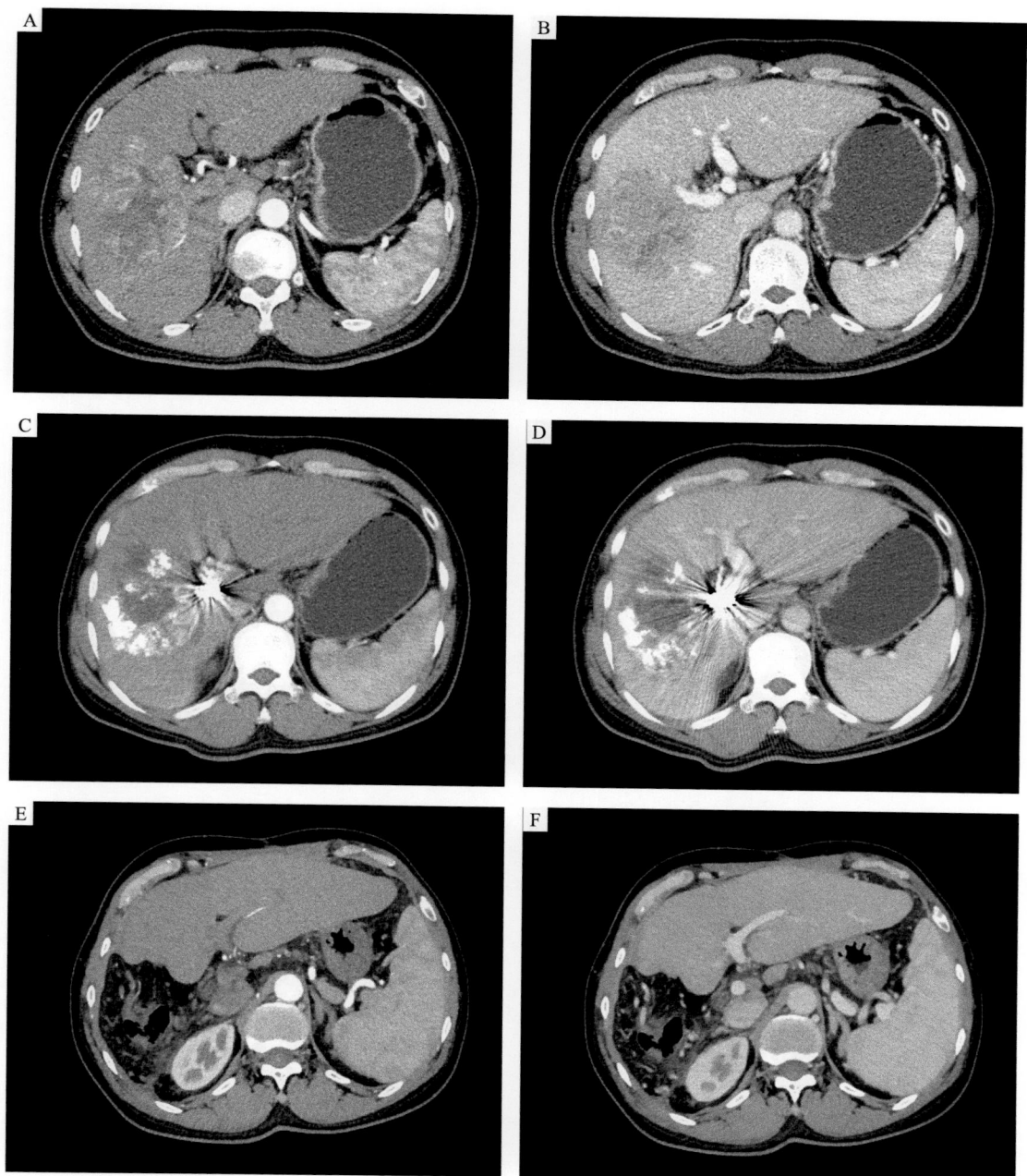

图 78-2-1　肝细胞癌 TACE 联合 PVE 降期成功续贯外科切除治疗

患者，男，52 岁，有慢乙肝病史，术前明确诊断 HCC，经 MDT 评估，先行降期再行外科切除。经常规
TACE 联合 PVE 降期后，成功行右半肝切除术。
A. 动脉期，TACE 降期前；B. 门静脉期，TACE 降期前；C. 动脉期，TACE 降期后；
D. 门静脉期，TACE 降期后；E. 动脉期，术后 1 年复查；F. 门静脉期术后，1 年复查。

明 DEB-TACE 的长期生存获益的证据仍然不足，仍需要进一步的Ⅲ期随机对照试验来证明。DEB-TACE
在肝胆肿瘤降期中的优势和价值，也有待更多真实世界的临床研究进一步证实。

（四）HAIC 在肝胆肿瘤降期治疗中的应用

HAIC 在肝胆肿瘤降期治疗多用于结直肠癌肝转移。MSKCC 对 49 例结直肠癌无法切除的肝转移

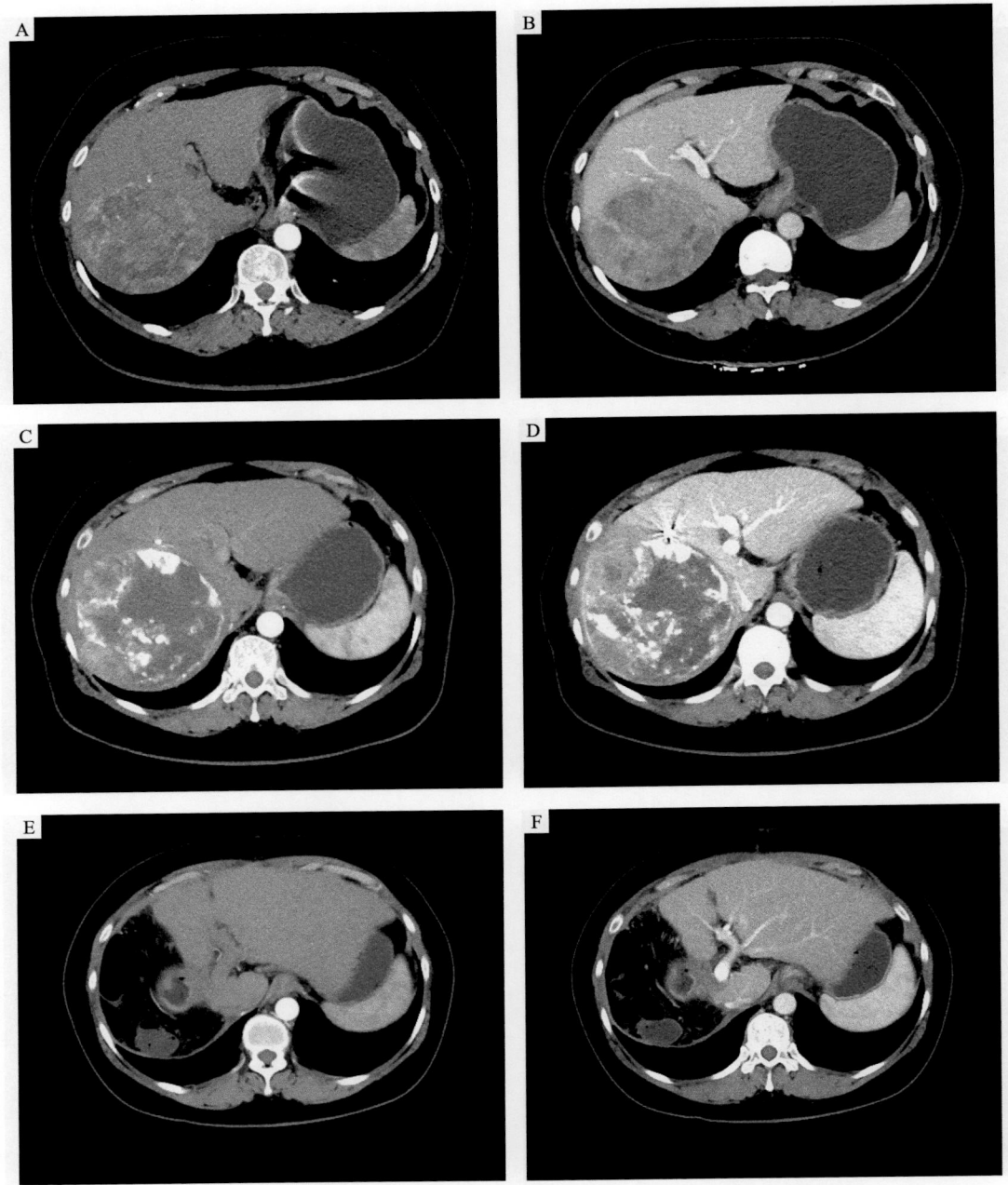

图 78-2-2　肝细胞癌 DEB-TACE 联合 PVE 降期成功续贯外科切除治疗

患者，女，60 岁，有慢性乙肝病史，入院明确诊断 HCC，术前 MDT 讨论先行降期治疗，再行外科切除术。DEB-TACE 降期治疗（表柔比星
80mg 与载药微球 1g，100～300μm，中国恒瑞），续贯 PVE 后降期，成功行右半肝切除术。
A. 动脉期，DEB-TACE 降期前；B. 门静脉期，DEB-TACE 降期前；C. 动脉期，DEB-TACE 降期后；
D. 门静脉期，DEB-TACE 降期后；E. 动脉期，切除术后 6 个月；F. 门静脉期，肝切除术后 6 个月。

患者的 I 期数据进行了汇总分析，证明了对 HAIC 加系统性化疗二线治疗的高客观反应率，以及较高
的降期成功率。部分或完全反应比例为 92%（PR 84%，CR 8%），47% 的患者能够进行切除，3 例病
理评估为 CR。中位随访时间为 26 个月。先前接受治疗的患者 OS 为 35 个月；85% 的患者对治疗有反
应，38% 的患者接受了切除治疗。这表明即使在化疗耐受的肝转移患者中，当与系统性化疗结合时，
HAIC 仍然可以增加局部反应和切除率[28]。

HAIC 具有以下优点：从药代动力学的角度来看，HAIC 比系统性化疗更有效，转移性肿瘤部位可达到更高的药物水平，比全身化疗药毒性更低。HAIC 或联合 TACE 可能是转移性肝癌或多发性肝癌较理想的降期治疗策略。

（五）综合治疗在肝胆肿瘤降期中的应用

TACE 可以与其他局部治疗有机结合以获得更好的 ORR。RFA 旨在通过将组织局部加热到超过 60℃的温度来破坏肿瘤，已被证明是小肝癌的有效治疗方法，但可消融的肿瘤体积有限[29]。肝动脉栓塞消除了血流的散热效应，联合应用可使 RFA 有更大的消融区域。TACE-RFA 组合治疗了 20 例 HCC 大于 5cm 的患者，5 年生存率为 41%。TACE 结合 RFA 治疗中间大小（3.1～5cm）HCC 患者的 RCT 显示，TACE-RFA 组肿瘤进展率明显低于单纯 RFA 组（6% vs. 39%）[30-31]。荟萃分析也报道了 TACE-RFA 组合更好的生存率[32-33]。考虑到额外增加治疗费用和患者不适，这种治疗组合的指征是巨大 HCC 或单纯 TACE 疗效不佳的病例。

分子靶向疗法为进展期的 HCC 患者带来新的希望。索拉非尼是一种具有抗血管生成和抗增殖作用的口服多靶点酪氨酸激酶抑制剂（TKI），与安慰剂相比，已被证明可延长患者的生存期和放射学进展的中位时间，并且已成为晚期 HCC 患者不适合手术或局部区域治疗的标准治疗方法。TACE 诱导局部缺氧，进而增加血管生成因子，如血管内皮生长因子 VEGF，而索拉非尼抑制 VEGF 受体和其他促血管生成信号通路的活性。因此，在 TACE 期间和之后使用索拉非尼可以抑制缺氧诱导的血管生成，并且可能潜在地减少肿瘤复发。几项观察性研究和 RCT 评估了索拉非尼联合 TACE 效果，与单独的 TACE 相比，联合治疗是否产生临床益处仍然不清楚。SPACE 研究（索拉非尼或安慰剂与 TACE 联合用于中期 HCC）试验的初步结果也未能证明索拉非尼对肿瘤进展和患者生存的任何好处[34]。但最近的 TACTICS 研究显示，与单独 TACE 治疗相比，TACE 联合索拉非尼可显著延长 PFS（25.2 个月 vs. 13.5 个月），提示 TACE 联合索拉非尼在肝癌降期中可能有协同效果[35]。仑伐替尼是继索拉非尼后用于肝癌抗血管生成的多靶点药物，已先后在日本、美国和中国获得肝癌一线适应证。仑伐替尼是抑制 VEGFR、FGFR、RET、KIT 和 PDGF-Rα 的多靶点口服 TKI。在一项全球、随机、开放标签的Ⅲ期研究中（n=954），仑伐替尼 OS 非劣于索拉非尼，仑伐替尼一线治疗晚期 HCC 患者的 OS 不劣于索拉非尼，并可以显著延长患者的 PFS[36]。因此仑伐替尼联合 TACE 在肝癌降期中的研究值得进一步探索。

近年来，肝癌免疫检查点 PD-1/PD-L1 等抑制剂药物快速发展。已有较多研究表明，局部治疗导致的肿瘤坏死有利于增强联合肿瘤免疫治疗效果[37]，释放肿瘤抗原并引发与损害相关的分子诱导免疫原性细胞死亡，从而促进抗肿瘤免疫。研究表明 TACE 可明显提升肿瘤相关抗原特异的 CD8+T 细胞的反应[38]，TACE 与 CPI 联合具有合理性；①减少肿瘤负荷；② CPI 将在高免疫原性的肿瘤环境中发挥作用，增强肿瘤免疫治疗效；③联合应用已表明具有激活抗肿瘤免疫效应[39]。免疫检查点抑制剂联合 TACE 在肝癌降期中的应用也是未来值得期待的研究。

肝癌的介入降期治疗已得到国际认可，可以使更多肝癌患者得到二期切除及肝移植的机会，国外已有大量相关研究证实。TACE（包括 TACE、DEB-TACE）是最常用的肝癌降期治疗方法。另外 TARE 在肝癌降期治疗中的研究也日渐增。HAIC 联合 TACE 可能是转移性肝癌或多发性肝癌较理想的降期治疗策略。毋庸置疑，应根据每位患者的病情进行个性化定制治疗方案。建立在 MDT 讨论基础上的肝癌治疗策略，TACE 技术与其他肝脏局部治疗手段相结合有望提高患者的生存率和局部肿瘤反应，提升降期成功率。与系统性治疗的联合，如新的肝癌靶向药物、免疫治疗药物（PD-1/PD-L1 抗体），有可能让更多中晚期肝癌降期成功，从而使患者获得更长的生存期。未来对于肝癌患者降期纳入标准、降期策略（TACE 或联合其他治疗手段）、降期成功标准及患者的远期生存获益都需要进一步探索和研究。随着研究的深入，介入联合降期策略也将会在肝胆其他恶性肿瘤，如肝门部胆管癌、胆囊癌等进一步深入探索应用。

（张　琳）

三、放疗

早在 20 世纪 20 年代，北美和欧洲已开始探索肝癌的放射治疗，但研究对象多为转移性肝癌。国内肝癌放疗的尝试开始于 20 世纪五六十年代，先后经历了全肝大野照射、局部照射、全肝移动条野照射、超分割放射治疗等二维放射治疗变迁，因受传统放疗技术手段的限制，原发性肝癌放疗效果差，放射性肝病等副作用明显，故放疗一度被排除于肝癌治疗手段之外。20 世纪 90 年代以来，随着计算机技术的高速发展和其在医学领域中的应用，三维适形放射治疗（three-dimensional conformal radiotherapy，3D-CRT）、调强放射治疗（intensity-modulated radiotherapy，IMRT）、图像引导放疗（image-guided radiation therapy，IGRT）、体部立体定向放疗（stereotactic body radiation therapy，SBRT）及质子束放疗（proton beam therapy，PBT）等精确放疗技术日益成熟，放疗对于原发性肝癌患者的安全性和有效性已得到广泛证实[40-41]。

（一）技术原理与应用现状

现代放疗理论认为，肝癌细胞是早反应组织，α/β 大于 10Gy 为放疗敏感组织，类似于低分化鳞癌。放疗技术的成熟可以使对肿瘤的辐射剂量显著提高，同时尽量避开周围的关键组织，降低正常组织受照剂量。国内外已有较多肝癌放疗临床应用研究的报道。莫尔内（Mornex）等[42]进行了一项三维适形放射治疗肝癌的可行性及有效性的前瞻性研究，入组肝功能 Child-Pugh 分级 A 级或 B 级患者，病灶为单个≤5cm 或两个≤3cm，放疗总剂量为 66Gy，单次剂量 2Gy，1 周 5 次，有效率高达 92%（CR 80%，PR 12%），中位随访时间 29 个月，放射野内局部控制率为 78%，且放疗耐受性良好，仅 3 例（27%）Child-Pugh 分级 B 级患者出现 4 度急性不良反应。黎功等[43]应用 IMRT 治疗 21 例中位肿瘤直径 12.2cm 的大肝癌患者，76% 的肿瘤直径超过 10cm，中位放疗剂量 60Gy，客观有效率 42.9%，疾病控制率 81%，无 4 级及以上不良反应出现。

体部立体定向放射治疗（SBRT）是外照射放疗的另一项先进技术，可给予肿瘤病灶单次大剂量照射，越来越多的证据（主要来自非随机对照试验）支持 SBRT 对无法切除或不耐受手术、局部晚期或复发的肝癌患者的有效性。权（Kwon）等[44]报告了 42 例不耐受手术或局部治疗的原发小肝癌患者行 SBRT 的长期随访结果，客观有效率可达 33%，1 年和 3 年总生存率分别为 92.9%、58.6%。沃尔（Wahl）等[45]的回顾性研究比较了 224 例不可手术切除的非转移性肝癌行 SBRT 对比 RFA 的疗效，发现对于直径≥2cm 的病灶，SBRT 更有优势。可见随着放疗技术的广泛应用，放射治疗的疗效逐渐提高，并从姑息性治疗逐渐走向了根治性治疗。

2014 年美国放射肿瘤治疗学会（ASTRO）发布了一项支持在某些特定肿瘤人群中使用质子疗法（PBT）的政策[46]，因质子治疗与光子治疗相比具有更好的适形性，能够更好地保护肿瘤周围正常组织，肾脏、胃肠道、心脏的受照剂量明显降低，同时也可显著减少肝脏平均照射剂量。质子治疗更优的剂量分布可减少急性和晚期不良反应，并由于能更安全地输送更高剂量，质子治疗可以获得更高的肿瘤控制率[47]。一项纳入 70 项研究的荟萃分析[48]显示，带电粒子治疗（绝大部分为质子治疗）的局部区域控制率（RR4.30，95%CI2.09～8.84，$P<0.001$）、5 年总生存率（RR25.9，95%CI1.64～408.5，$P=0.02$）及无进展生存率（RR1.86，95%CI1.08～3.22，$P=0.013$）均优于常规放疗，与 SBRT 相似。

由此可见，放射治疗作为肿瘤的三大治疗手段之一，目前已被国际上多个指南采纳，并成为肝癌治疗的有效方式，其中最受认可的肿瘤临床实践指南之一，美国国家癌症综合网络（National Comprehensive Cancer Network，NCCN）指南对于不可手术切除或无法接受外科手术的患者，推荐外照射放疗作为治疗手段之一，同时外照射放疗适用于肝脏几乎所有位置的肿瘤，证据推荐级别由 2B 上升至 2A。

（二）精准肝切除理念指导下的肝癌降期放疗策略

原发性肝癌的外科治疗经历了楔形肝切除、规则性肝切除、局部肝切除和解剖性肝切除等阶段，肝脏外科手术旨在确保在彻底清除目标病灶的前提下，最大限度保护剩余肝脏，最大限度减低手术创伤，以达到精准肝切除的目标。这提示我们，是否可借鉴这一治疗理念并应用在肝癌的放射治疗中，通过放疗计划设计将照射剂量集中在肿瘤所在肝段，将健肝作为受保护器官，对病灶进行毁损性放疗，将不可手术的患者降期转化为可以进行根治性手术的患者（图 78-2-3）。

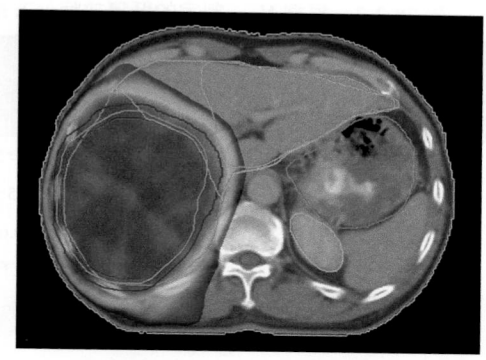

图 78-2-3 放射剂量分布图
精准放疗以高剂量聚焦到肿瘤，同时降低未受累肝脏及周围正常组织剂量。

（三）术前放疗计划

1. 放疗靶区 不论位置如何，所有肿瘤都可以接受放射治疗，现代放疗技术可达到高度适形，即照射野与肿瘤靶区形状一致，在保证肿瘤局部剂量的同时降低周围正常组织受照剂量，从而减少放射性肝损伤等不良反应风险。

国际辐射单位与测量委员会（ICRU）62 号和 83 号报告详细定义了放疗靶体积，包括大体肿瘤体积（gross tumor volume，GTV）、临床靶体积（clinical target volume，CTV）、计划靶体积（planning target volume，PTV）及内靶区（internal target volume，ITV）。对原发性肝癌国际上目前尚无权威的靶区勾画指南，靶区勾画经典书籍《适形及调强放疗靶区勾画》一书推荐肝实质肿瘤外扩 3～5mm 形成 CTV，血管内瘤栓外扩 2～3mm 形成 CTV（图 78-2-4）。放射肿瘤治疗学组（Radiation Therapy Oncology Group，RTOG）1112 研究不建议常规外放 CTV。王维虎等[49] 通过病理大切片确定了 94.7%（72/76）的患者亚临床病变外侵范围≤3.5mm，无明确病理者推荐 GTV 外放 5mm 形成 CTV。我国原发性肝癌放疗共识[50] 推荐在大体肿瘤病灶基础上外扩 0～4mm 形成 CTV，一般不包括淋巴引流区，但对于已经出现淋巴结转移的患者，CTV 应包括其所在的淋巴引流区，PTV 一般在 CTV 基础上外放 7～10mm。

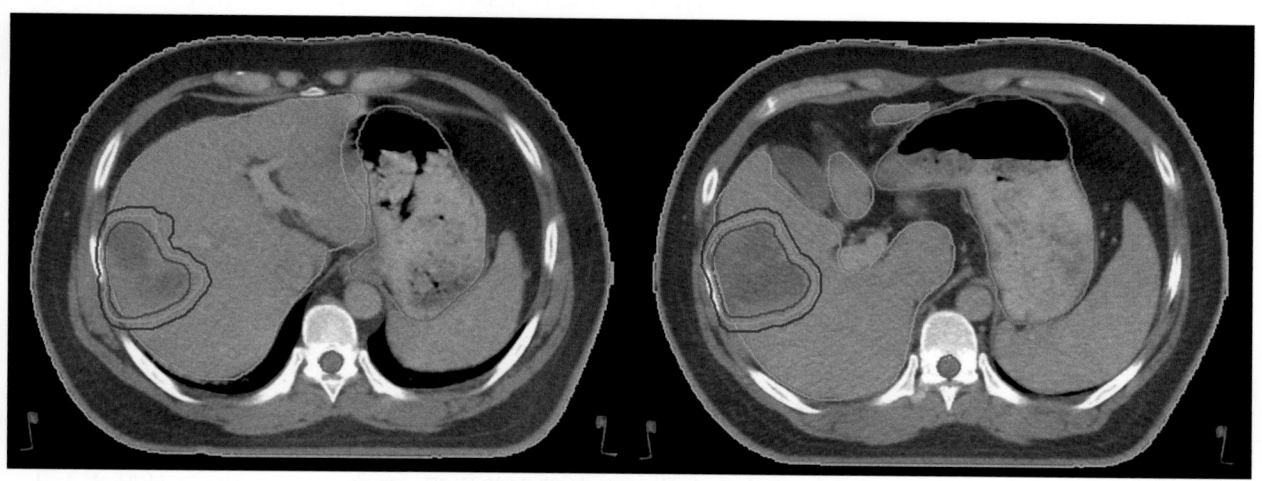

图 78-2-4 原发性肝癌放疗靶区勾画
红色为 GTV，绿色为 CTV，蓝色为 PTV。

2. 放疗剂量及正常组织限量　美国放射肿瘤学会（ASTRO）和美国医学物理师协会（AAPM）制定的 QUANTEC 报告[51-52]，基于剂量体积与限制毒性的关系，对常用处方剂量和正常组织限量做出推荐。当行常规分割 2Gy/ 次时，建议原发性肝癌的正常肝脏平均剂量（肝脏体积减去肿瘤体积）<28Gy，而转移性肝癌的正常肝脏平均剂量<32Gy。目前尚无统一的关于 SBRT 的最佳剂量分割模式。我国原发性肝癌诊疗规范[53]指出，由于亚洲 HCC 患者常伴有肝硬化和脾功能亢进，基础肝功能储备低，胃肠道淤血和凝血功能差，肝脏及胃肠道的放射耐受剂量低于 RTOG 推荐剂量。韩国延世大学和美国密歇根大学根据 $V_{50\%}$，即受到≥50% 处方剂量照射的正常肝体积百分比，推荐肝癌放疗处方剂量[54]（表 78-2-2）。但目前为止，原发性肝癌术前最佳放疗剂量及分割模式尚未形成统一标准，期待开展更多的相关研究。

表 78-2-2　根据 $V_{50\%}$ 制定的肝癌放疗处方剂量

	受到≥50% 处方剂量照射的正常肝体积百分比（$V_{50\%}$）	处方剂量（Gy）
韩国延世大学	<25	≥59.4
	25~49	45~54
	50~75	30.6~45
	>75	不予放疗
美国密歇根大学	<33	66~72.6
	33~66	48~52.8
	>66	36（全肝）

（引自. Lee IJ, et al. Int J Radiat Oncol Biol Phys, 2009, 73: 154.）

（四）术前放疗的适应证与禁忌证

1. 适应证

（1）肝移植前桥接治疗：由于世界范围内肝源的短缺，肝移植患者往往需要等待较长时间。对于肝细胞癌患者，其肿瘤可能发生进展，导致失去移植机会，因此在等待期对肿瘤进行局部干预，防止肿瘤扩散，已有较多探索。欧洲肝脏研究学会（European Association for the Study of the Liver，EASL）建议若患者等待时间超过 6 个月，推荐进行新辅助局部治疗[55]。美国肝病研究协会（American Association for the Study of Liver Disease，AASLD）最新指南建议，肝移植等待名单上符合 OPTN T2 标准的患者可行桥接治疗[56]。然而，由于人群异质性和治疗标准的不同，肝移植前行桥接治疗对结局的影响仍不明确，多家医疗中心正在进行 TACE、初始切除、PEI、RFA 或立体定向放疗，作为移植等待期间患者的桥接治疗，以期获得更多临床随机对照研究证据的支持。

（2）肝移植前降期治疗：对于超出肝移植标准的患者，进行局部治疗降期后再行肝移植，可获得长期生存获益。研究表明对于肿瘤特征超出米兰标准的 OPTN T3 期（单个直径>5cm，或有 2~3 个肿瘤且其中至少 1 个直径>3cm）的非转移性肝癌患者，若经降期治疗（downstaging therapy）后符合移植标准也可以考虑行肝移植，其术后无瘤生存率和总生存率较符合标准患者无明显差异[57-59]。我中心目前正在探索放疗联合 TACE 在肝癌超移植标准的患者，进行肝移植前降期的应用。

（3）肝切除前的降期转化治疗：对部分局限于肝内的大肿块、伴有门静脉或下腔静脉癌栓的非转移性肝癌患者，如果肝功能 Child-Pugh 分级为 A 分级或 B 分级，或合并低蛋白血症、腹水经补充白蛋白、免疫球蛋白等积极对症支持治疗后 Child-Pugh 分级可降至 B 分级及以下，排除肝性脑病者，经局部放疗可使肿瘤缩小，正常肝脏代偿增生，从而获得手术切除机会，改善长期生存。

2. 禁忌证　肝功能严重障碍（Child-Pugh 评分>9），ECOG 评分>2，活动性感染或继发感染无法控制，HIV 感染，肿瘤广泛转移且预期生存<3 个月。

（五）放疗前准备

肝癌患者往往合并较严重的肝硬化和肝功能异常，对于拟行术前放疗患者，应充分重视肝功能评估，故放疗前患者均需完善血常规、生化、凝血功能等化验检查，以评价肝功能 Child-Pugh 分级，Child-Pugh 分级 C 级患者不予放疗；在治疗之前，患者需完善增强 CT 和（或）MRI 评估肿瘤大小、位置、数目，确保并无肝外转移；定位时行增强 CT 或 4D-CT 扫描，有条件者同时行增强 MRI，嘱患者定位期间保持平静小口呼吸，或采用腹部加压、呼吸门控技术等减少呼吸动度，从而缩小放疗靶区范围，降低放疗的不良反应。

（六）临床疗效

1. 评估方法 WHO标准和实体肿瘤疗效评价标准（response evaluation criteria in solid tumors, RECIST）制定之初主要用于评估实体瘤行细胞毒性药物治疗效果，但仅仅基于肿瘤大小变化的评估在应用于其他治疗性干预措施时可能并不准确，尤其在HCC行放疗或介入等局部区域治疗的情况下。AASLD及EASL均建议参考改良实体肿瘤疗效评价标准（modified response evaluation criteria in solid Tumors, mRECIST）[60]，在放疗完成4周后，进行增强CT和（或）MRI影像学检查，评价放疗对肿瘤的治疗效果。

2. 临床疗效 詹（Chan）等[61]的一项回顾性研究显示，桥接治疗后有显著局部肿瘤反应的患者（病理完全缓解或平均肿瘤坏死概率≥60%），移植后结局更好，远期复发率更低。美国耶鲁大学研究者[62]报道了205例接受肝移植的HCC患者（中位随访时间7.6年），其中111例术前已行桥接治疗，94例未行术前治疗，两组中位生存期分别为86.4个月和68.9个月（$P=0.01$），术前桥接治疗显著延长生存期。

但至今为止，最佳的桥接治疗方式尚不明确，奥康纳（O'Connor）等[63]报告了SBRT桥接治疗HCC肝移植患者的安全性和有效性，从2005年4月至2010年8月，入组11例HCC患者接受SBRT治疗，肿瘤中位直径3.4cm（2.5～5.5cm），中位SBRT剂量为51Gy（33～54Gy），分割次数为3次，从SBRT到肝脏移植的中位等待时间为113天（8～794天），5年总生存率和无病生存率均为100%，仅1例患者在SBRT后出现2级急性毒性反应，无远期不良反应发生。沙比索（Sapisochin）等[64]对肝移植前桥接治疗的3种局部区域治疗手段进行了分析，纳入2004年7月至2014年12月期间的379名患者，分别接受了SBRT（$n=36$）、TACE（$n=99$）或RFA（$n=244$）治疗，结果各组从移植名单脱落概率相似（16.7%SBRT组与20.2%TACE组和16.8%RFA组，$P=0.7$），1年、3年和5年生存率各组无统计学差异，SBRT组分别为83%、75%和75%，TACE组为96%、75%和69%，而RFA组为95%、81%、73%（$P=0.7$）。其他研究者也得出了相似的结果[65-67]。纽金特（Nugent）等[68]进行了一项前瞻性研究，比较SBRT与TACE作为桥接治疗HCC患者方式的优劣性。计划入组60例患者，从2014年9月至2016年9月已入组29例符合Milan标准的患者，随机分配至TACE或SBRT组，中位剂量45Gy，分割次数5次，中期分析结果提示SBRT不劣于TACE，而且不良反应更小。雷（Rea）等[69]纳入167例不可手术的肝胆管细胞癌患者行肝移植术前新辅助放疗，中位剂量50.4Gy，结果发现肝移植术后1年、3年和5年总生存分别为96%、83%和72%，仅有15例复发，平均发生在移植后25个月（7～64个月）。崔（Choi）等[70]以倾向匹配分析了合并门静脉癌栓的肝癌患者放疗后行肝移植对比单纯放疗的疗效，放疗后肝移植组有2例患者出现疾病进展，而单纯放疗组患者均进展，中位生存期分别为1055天和367天（$P<0.01$）。

虽然一些医学中心已使用术前局部区域治疗，以达到降期满足移植标准，但具体的临床实践过程情况多变，目前尚未对最佳的降期方式、选择标准及移植优先资格等达成统一的意见，期待更多的临床试验证据。

【临床病例】

患者，男，59岁，乙肝病史30余年。2013年2月发现肝占位，AFP11338IU/ml，MRI及PET/CT发现肝门区占位，大小约3.6cm×2.2cm×2.3cm，病变累及肝内胆管、肝总管、胆囊管及胆囊颈，诊断为原发性肝癌$T_4N_0M_0$ⅢB期，肝硬化，行IMRT治疗60Gy/12f/2W。放疗结束后1个月复查PET/CT未见肝内高代谢灶，评效CR，仍继续行肝移植手术。手术大体标本仅见原肿瘤区域纤维化，病理检查示PCR，肿瘤全部坏死，至今患者仍然存活（图78-2-5）。

本例患者术后病理结果表明，术前放疗不但可以降期，而且可以使肿瘤完全坏死，达到pCR，通过放疗把一个肝癌患者变成一个无瘤肝病患者，这样再进行肝脏移植手术，手术后的生存期必定会大

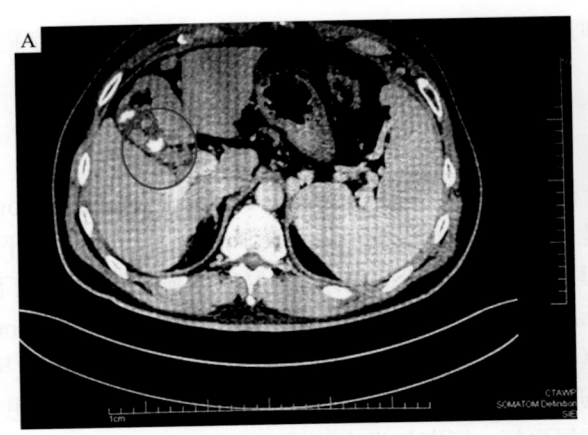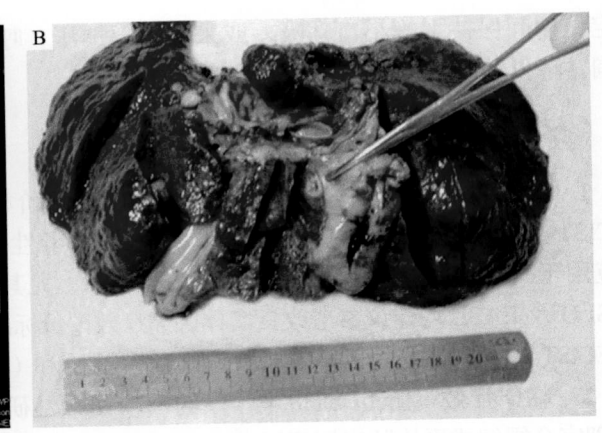

图 78-2-5　肝癌的肝移植前降期治疗
A. 手术前肝门区高密度肿瘤原发灶 CT 图像；B. 手术后大体标本，可见原肿瘤区域明显纤维化。

大延长。中国肝癌患者众多，而适合肝移植的并不多，能否在我国将众多不适合肝移植的肝癌患者经过大剂量的术前放疗转化成肝病患者再进行肝移植，需要肝移植专家与放疗专家共同探讨。

吴志峰等[71]报道对不能手术的 HCC 患者行术前放疗后肿瘤缩小，获得了手术机会，2 年和 3 年生存率分别为 83.1% 和 58.8%。汤钊猷等[72]分析了 1960—1994 年期间的无法手术切除的 HCC 患者 663 例，72 例经肝动脉结扎、肝动脉插管灌注、放射免疫治疗或分次区域放疗，中位肿瘤直径从 10cm 减小到 5cm，术前治疗至手术间隔时间为 5 个月，5 年生存率为 62.1%。李楠等[73]对 95 例 HCC 伴门静脉主干癌栓患者进行了一项非随机对照研究，比较术前新辅助放疗组（$n=45$，18Gy/3Gy/6F，放疗后 4 周行手术）与单纯手术组（$n=50$）的局部复发率及总生存率，发现新辅助放疗组显著降低局部复发率，HR 为 0.36（95%CI 0.19～0.70），1 年和 2 年总生存分别为 69.0% 和 20.4%，而单纯手术组仅为 35.6% 和 0（$P<0.01$）。上山（Kamiyama）等[74]纳入 1990 年 1 月至 2006 年 10 月的 43 例 HCC 伴门静脉主干或第一分支癌栓患者，分别接受术前放疗（$n=15$）、单纯肝切除手术（$n=28$），放疗组处方剂量（30～36Gy）/3Gy/（10～12F），放疗结束后 2 周行肝切除术，结果提示 1 年、3 年、5 年总生存分别为 86.2%，43.5% 和 34.8%，而单纯手术组分别为 39.0%，13.1% 和 13.1%，放疗组生存曲线明显优于单纯手术组（$P=0.0359$）。

【临床病例】

患者，男，48 岁，MRI 检查发现肝癌伴破裂出血，大小约 8.3cm×7.6cm×5.2cm，病变累及第二肝门，诊断为原发性肝癌 $T_4N_0M_0$，ⅢB 期，肝硬化，立即行 TACE 治疗。TACE 后行 IMRT 放疗 50Gy/2Gy.25f。2 个月后复查 CT 发现肿瘤明显缩小，肝右、肝中静脉未见肿瘤侵犯，评效 PR，遂行手术治疗。手术后病理：肝（中叶）中—低分化肝细胞性肝癌，伴大片坏死，符合治疗后改变，肿瘤大小为 5.5cm×3.5cm×3cm，癌组织侵及肝被膜，周围呈结节性肝硬化（图 78-2-6）。

本例患者由于手术前采用了 TACE＋放疗的联合治疗方法，将不能手术的患者变成了可手术的患者，达到了术前降期转化治疗的目的。该患者术后长期随访，未发生局部复发。

（七）放疗可能出现的并发症和对手术的影响

1. 急性期不良反应　患者可能出现恶心、呕吐、食欲减退、胃部不适等症状，胆红素、转氨酶升高、凝血酶原时间延长等急性肝功能损伤，白细胞、血红蛋白、血小板减低等骨髓抑制情况。放疗期间可同步给予抑酸护胃、保肝、升血等对症支持治疗，以预防或减轻不良反应。

2. 晚期不良反应　主要为放射诱导的肝病（RT-induced liver disease，RILD）[75]，通常发生在治疗后 4～8 周，偶可早至 2 周、晚至 7 个月，分为典型和非典型 RILD，诊断时需排除因肝脏肿瘤病灶进展造成的临床症状和肝功能损害。典型 RILD 发病快，患者在短期内迅速出现大量腹水和肝脏肿大，

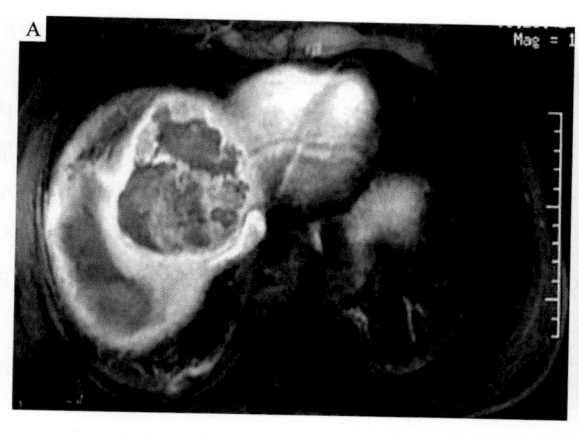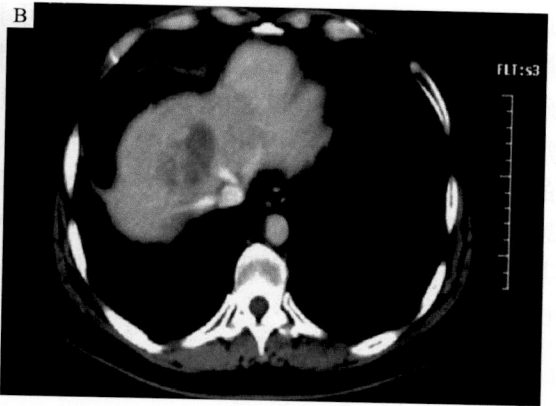

图 78-2-6　不可切除肝癌的降期转化治疗

A. 治疗前 T2 像相对高信号肝脏原发灶，肿瘤巨大，侵犯第二肝门，与下腔静脉关系密切，肝包膜下见出血带；
B. 治疗后延迟期低密度肿瘤 CT 图像，可见肿瘤明显缩小，与第二肝门处大血管分界较清。

伴 AKP 升高到＞正常值上限的 2 倍，或 ALT 上升至＞正常值上限的 5 倍；非典型 RILD，仅有肝脏功能的损伤：AKP＞正常值上限 2 倍，或 ALT 上升至＞正常值上限的 5 倍，没有肝脏的肿大和腹水。病理学上表现为肝小叶的中央静脉闭塞，逆行充血和继发性肝细胞坏死。RILD 是严重的放疗并发症，其治疗选择有限，大多数最终导致肝功能衰竭和死亡。

同时，放疗后中央胆管纤维化可能导致胆道狭窄或胆瘘，可行经内镜逆行胆道引流术、经皮穿刺引流术及时处理，手术时建议行胆道吻合。对于放疗后出现肝毒性患者，需延迟手术，如果经保肝治疗后肝酶指标仍未降低，CTCAE5.0 分级[76] 为 3 级及以上肝毒性者，终止手术治疗。

近十余年来，放射治疗原发性肝癌的经验已日趋成熟，多项小规模单中心研究显示放疗技术的进步带来疗效和安全性的明显提升，但证据级别有限，与手术的联合治疗也并不多见。无论是在肝移植前桥接治疗、降期治疗，还是在不可切除肝癌的术前降期转化治疗等方面，亟待通过多中心前瞻性随机对照研究，对具体的适应证、最佳剂量分割模式、放疗与手术间隔时间、放疗与术前其他治疗联合方式等关键问题进行深入探索。

（黎　功　赵　莹）

四、TARE（钇-90 体内放射治疗）

术前肿瘤降期治疗除了介入性治疗如经导管动脉化疗栓塞（transcatheter arterial chemoembolization，TACE）、射频消融（radiofrequency ablation，RFA）以外，于第 69 章第 9 节"经动脉放射栓塞术"提及的钇-90 体内放射治疗（selective internal radiation therapy，SIRT 或 transarterial radioembolization，TARE）也能够作为肝脏移植患者移植前的桥接治疗（bridging therapy），或术前大体积肿瘤降期治疗（downstaging）[77]。TACE 经常作为肝肿瘤术前降期的治疗，当肿瘤介于 3～5cm 较适合进行 TACE[78]，肿瘤多于 7 个 TACE 效果不佳[79]，而钇-90 体内放射治疗可以针对单个大体积及多个瘤灶[80]、有肝门静脉癌栓（portal vein thrombosis，PVT）或结直肠癌肝转移无法切除之病灶进行降期治疗。对于小于 3cm 肿瘤，位于肝圆顶、尾叶或者邻近肝内血管等位置，进而造成难以进行射频消融的患者，可以利用钇-90 体内放射治疗进行放射肝段切除术（radiation segmentectomy）的桥接治疗后再行移植[81]。

钇-90 体内放射治疗可在 6 个月内将肝肿瘤控制缩小，以达可以手术或是移植的标准，降期期间有些患者会依肿瘤形态分布或特性决定联合 TACE、RFA 及全身性化学疗法或是体外放射治疗以加速肿瘤坏死。某些不愿意接受手术的患者，在其可承受的安全范围内增加钇-90 微球体的剂量，使肝肿瘤剂量达 150Gy 以上，进行放射肝段切除或是放射肝叶切除（radiation lobectomy）。

研究显示，早期的原发性肝癌如巴塞罗那分期（BCLC）A 的患者，已有较多病例经钇-90 体内放射治疗降期而进行换肝，或是造成治疗的对侧肝脏肥大，使肝剩余体积（FLR）增加而获得肝脏肿瘤切除的机会[82]，且钇-90 体内放射治疗与 TACE 相比，更能延长肿瘤复发的时间[83]，而 BCLC 分期 B 的患者生活质量也较 TACE 治疗者为佳[84]；BCLC 分期 C 的患者也可以在钇-90 体内放射治疗后联合其他治疗以达到肿瘤降期的目的[85]，例如钇-90 体内放射治疗后可联合体外放疗、靶向治疗或是全身性化疗。

（一）选择降期患者

经过术前评估（见第 69 章第 9 节"经动脉放射栓塞术"），有机会接受 TARE 降期的患者适应证如下：

（1）患者年纪大，无法承受手术风险，进而选择放射肝段切除或放射肝叶切除。

（2）单个大于 5cm 的肝肿瘤且无法手术或不愿手术者。

（3）因位置不佳无法进行 RFA 的患者。

（4）多个肿瘤且位于单侧肝脏者。

（5）肝转移患者，其转移瘤只局限于肝脏，但无法手术切除者。

（二）放射肝段切除和放射肝叶切除

1. 放射肝段切除　肿瘤小于 3cm，但位置不佳无法进行 RFA 的患者，或是肝肿瘤小于 5cm，可以选择钇-90 体内放射治疗进行超选择性体内放射性治疗，其肿瘤吸收辐射剂量大于 150Gy，且接受治疗的肝段得到极高剂量。少数患者可在放射肝段切除后接受肝移植手术[86]。有研究显示，单个肝肿瘤小于 5cm 的 Child-Pugh 分级 A 级和 B 级患者进行放射肝段切除总体存活时间（overall survival, OS）和接受 RFA 的患者相似（53.4 个月和 61 个月）[81]，肿瘤平均大小为 2.5cm 以及位置适当能 RFA 患者，肿瘤经 RFA 后病灶的病理完全坏死约为 65.7%，而钇-90 体内放射治疗的患者，平均肿瘤大小为 5cm，经治疗后病灶的病理完全坏死约为 52%，两者使肿瘤坏死的程度相近。最新有研究显示，肿瘤 5cm 以下的肝癌患者进行放射肝段切除后，肿瘤反应、控制率甚至存活率和手术切除或 RFA 者相当[87]。由此可见，将钇-90 体内放射治疗使用高辐射剂量进行放射肝段切除也具有与手术切除及 RFA 相似的疗效（图 78-2-7）。

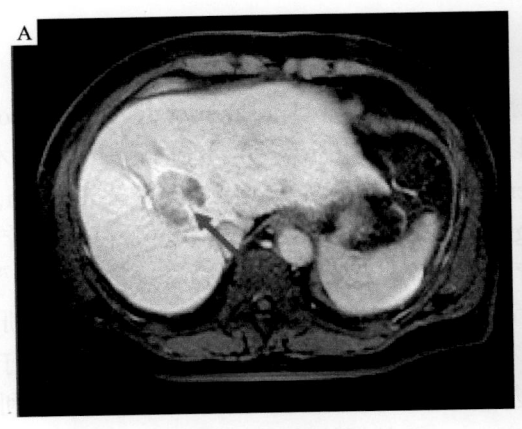
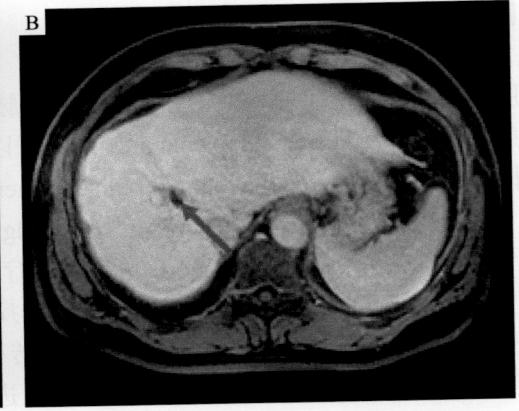

图 78-2-7　不愿手术的肝癌患者（男，56 岁）钇-90 体内放射治疗术前和术后磁共振影像

A. 治疗前肿瘤位于第 8 肝段（箭头），经钇-90 体内放射治疗后 2 年；B. 由此磁共振影像可见肿瘤完全坏死（箭头），治疗后肝脏局部肝段萎缩。

2. 放射肝叶切除　肿瘤大于 5cm 且无法手术切除的患者，可将高剂量的辐射剂量注入整个肝叶使之同侧叶萎缩，并造成对侧肝叶肥大，增加肝脏切除后的剩余体积，而达到安全肝叶切除的目的。相较于门静脉栓塞术（portal vein embolization，PVE）后往往手术时发现肿瘤已经进展变大，而放射肝叶切除能同时达到控制肿瘤并且造成对侧肝叶肥大，增加 FLR。放射肝叶切除治疗后 1.5～3 个月 FLR增加约 24%，3～6 个月增加 35%，9 个月增加约 45%[88]，当 FLR 大于 20% 时，对于没有罹患其他肝脏相关疾病的患者可安全进行手术，FLR 大于 40% 时，则对于患有肝硬化或肝纤维化的病患手术较为安全[89]。见图 78-2-8。

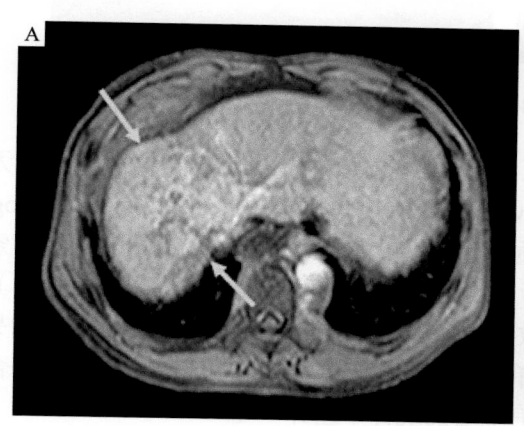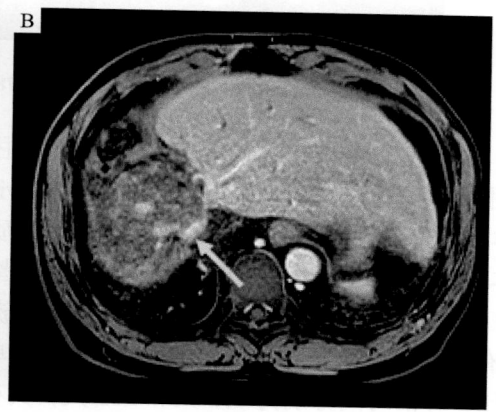

图 78-2-8　胆管癌患者（男，67 岁）接受右叶放射肝叶切除
A. 磁共振影像，肝肿瘤位在肝脏第 8 和第 4 肝段（箭头），进行钇-90 体内放射治疗而使右肝叶吸收辐射剂量达 150Gy；B. 经 12 个月后追踪磁共振影像显示，右叶萎缩（箭头）且左肝有肥大的现象，达到放射肝叶切除之目的。

（三）联合治疗

联合治疗方兴未艾，而钇-90 体内放射治疗也可执行多项、多层次联合治疗，可依患者肿瘤分期来制定最适合患者个人的治疗策略。BCLC 分期 B 的原发性肝癌患者，其肿瘤大致为大于 5cm 或是多个病灶，有机会进行降期之患者，部分可以经钇-90 体内放射治疗后 3 个月，可以开始加做几次 TACE或药物缓释微球栓塞，加速肿瘤的坏死缩小至可手术切除，见图 78-2-9。分期 C 的患者，主要为门静脉癌栓（PVT）之患者，目前标准治疗首先会考虑使用靶向药物索拉非尼（sorafenib）。在 2018 年

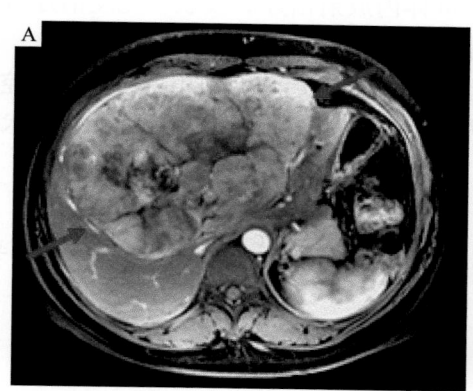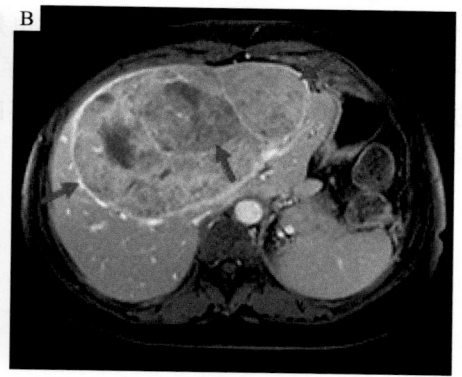

图 78-2-9　原发性肝癌患者（女，48 岁）钇-90 体内放射治疗 8 个月后肿瘤进行切除，期间三次联合药物缓释微球栓塞
A. 磁共振影像，肝肿瘤位于 S4 段、S8 段、S5 肝段，肿瘤大小超过 15 cm，且压迫下腔静脉及肝静脉无法手术切除；B. 治疗后 3 个月磁共振影像，肿瘤中间出现坏死；C. 治疗后 6 个月的磁共振影像，肿瘤明显缩小；D. 治疗后 8 个月患者接受左叶切除之术前 CT 影像。

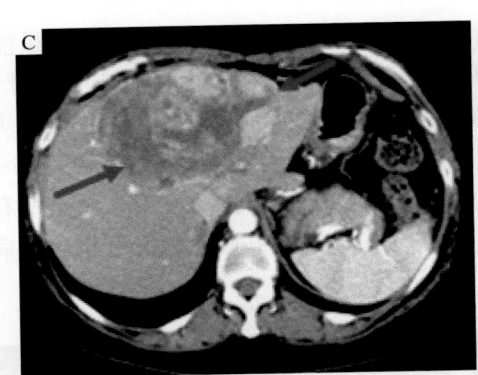
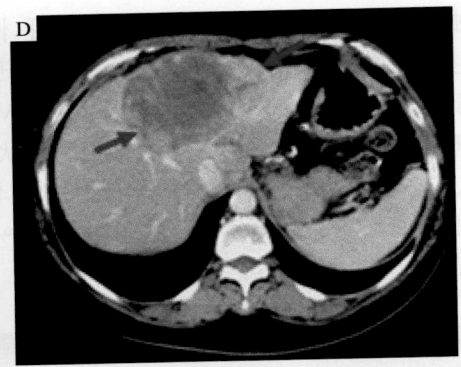

图 78-2-9（续）

SIRveNIB 临床试验报告中[90]，靶向药物索拉非尼和钇-90 体内放射治疗比较其存活时间并无显著差异，但是肿瘤无进展生存期（progression-free survival，PFS）或是肿瘤进展时间（time to progression）在钇-90 体内放射治疗组都有明显的改善，且生活质量也较索拉非尼组为佳。另有研究显示，索拉非尼与钇-90 体内放射治疗联合索拉非尼治疗相比，后者可以延长存活时间（5.3 个月 *vs.* 12.4 个月）[91]；另外，钇-90 体内放射治疗术后 6 个月内可联合体外放射治疗，是 BCLC 分期 C 患者合并治疗的另一种选择，也是有效且安全的治疗方法[92]。有学者比较单纯体外放射治疗与钇-90 体内放射治疗联合体外放射治疗相比，存活时间分别为 193 天和 263 天，具有显著的统计学差异[93]。

（四）总结

钇-90 体内放射治疗是需要多专科团队合作的一种精准个体化治疗手段，依患者病情以及第一阶段评估结果，规划出一套适合每位患者的安全治疗方案，并可提供未来合并治疗之机会。除了达到最佳疗效外，要避免或减低正常肝脏损伤，尽量保存剩余的肝储备体积。钇-90 体内放射治疗后的 3～6 个月为肿瘤反应最佳的时期，此时若是患者肿瘤反应达预期可以肝移植或手术切除的程度，即可以由外科医师评估是否可以进行手术；而肿瘤侵犯至肝门静脉的患者，经过钇-90 体内放射治疗后若患者状况稳定超过 1 年后无复发，也可进行肝移植评估；肝转移患者，若经过钇-90 体内放射治疗局部降期治疗后，可延迟复发或可接受手术切除。

近期研究显示，钇-90 体内放射治疗后能够激发自体免疫反应以增强免疫机制[94]，不仅经放射线破坏也能通过增强免疫反应来控制肿瘤进展。若钇-90 体内放射治疗后续联合免疫治疗可能会增加肿瘤反应，让肝肿瘤更快地降期，延长复发时间，也是未来可以探讨的方向。

目前对于肝癌患者而言，如何与癌症长期共存已是一重要的趋势，利用哪些治疗能控制肿瘤并延长肿瘤复发的时间，甚至经适当的方法如钇-90 体内放射肿瘤降期治疗，实现根治性手术的目标，是当代学者及专家共同研究的重要课题。

（李润川）

参 考 文 献

［1］ KOBAYASHI S, EGUCHI H, KANAI M, et al. Impact of tumor shrinkage pattern by biweekly triplet gemcitabine/cisplatin/s-1 for biliary tract cancers: implication for neoadjuvant therapy (KHBO1401-1A study [J]. J Clin Oncol, 2019,37 (15_suppl): 4093-4093.

［2］ SUN Y K, ZHOU A P, ZHANG W, et al. Nab-paclitaxel plus S-1 as first line treatment for advanced or metastatic biliary tract adenocarcinoma: a phase 2 study [J]. J Clin Oncol, 2019,37 (15_suppl): 4089-4089.

［3］　中国临床肿瘤学会 (CSCO) 指南工作委员会. 结直肠癌诊疗指南 2018.V1 [S].

［4］　LIM K C, CHOW P K, ALLEN J C, et al. Systematic review of outcomes of liver resection for early hepatocellular carcinoma within the Milan criteria [J]. Br J Surg, 2012, 99 (12): 1622-1629.

［5］　MAZZAFERRO V, REGALIA E, DOCI R, et al. Liver transplantation for the treatment of small hepatocellular carcinomas in patients with cirrhosis [J]. N Engl J Med, 1996, 334 (11): 693-699.

［6］　DEL W, SZE D Y, AHMED A, et al. Transarterial chemoinfusion for hepatocellular carcinoma as downstaging therapy and a bridge toward liver transplantation [J]. Am J Transpl, 2009, 9 (5): 1158-1168.

［7］　POMFRET E A, WASHBURN K, Wald C, et al. Report of a national conference on liver allocation in patients with hepatocellular carcinoma in the United States [J]. Liver Transpl, 2010, 16 (3): 249-251.

［8］　YAO F Y, MEHTA N, FLEMMING J A, et al. Downstaging of hepatocellular cancer before liver transplant: long-term outcome compared to tumors within Milan criteria [J]. Hepatology, 2015, 61: 1968-1977.

［9］　陈敏山. 肝癌 MDT 团队建立和多学科联合治疗的专家共识 [J]. 肝癌电子杂志, 2014, 1 (3): 4-20.

［10］　ZHANG Z F, LUO Y J, LU Q, et al. Conversion therapy and suitable timing for subsequent salvage surgery for initially unresectable hepatocellular carcinoma: what is new? [J]. World J Clin Cases, 2018, 6 (9): 259-273.

［11］　中华人民共和国国家卫生健康委员会医政医管局. 原发性肝癌诊疗规范 (2019 年版) [S/J]. 中华肝脏病杂志, 2020 (2): 112-182.

［12］　MARELLI L, STIGLIANO R, TRIANTOS C, et al. Transarterial therapy for hepatocellular carcinoma: which technique is more effective? A systematic review of cohort and randomized studies [J]. Cardiovasc Intervent Radiol, 2007, 30 (1): 6-25.

［13］　GORDON-WEEKS A N, SNAITH A, PETRINIC T, et al. Systematic review of outcome of downstaging hepatocellular cancer before liver transplantation in patients outside the Milan criteria [J], Br J Surg, 2011, 98 (9): 1201-1208.

［14］　RAVAIOLI M, GRAZI G L, PISCAGLIA F, et al. Liver transplantation for hepatocellular carcinoma: results of down-staging in patients initially outside the Milan selection criteria [J]. Am J Transplant, 2008, 8 (12): 2547-2557.

［15］　YAO F Y, KLAN J R K, HIROSE R, et al. Excellent outcome following down-staging of hepatocellular carcinoma prior to liver transplantation: an intention-to-treat analysis [J]. Hepatology, 2008, 48 (3): 819-827.

［16］　LEI J Y, YAN L N, WANG W T. Transplantation vs resection for hepatocellular carcinoma with compensated liver function after downstaging therapy [J]. World J Gastroenterol, 2013, 19 (27): 4400-4408.

［17］　SHI X J, JIN X, WANG M Q, et al. Effect of resection following downstaging of unresectable hepatocelluear carcinoma by transcatheter arterial chemoembolization [J]. Chin Med J (Engl), 2012, 125 (2): 197-202.

［18］　YAO F Y, FIDELMAN N. Reassessing the boundaries of liver transplantation for hepatocellular carcinoma: where do we stand with tumor down-staging [J]? Hepatology, 2016, 63 (3): 1014-1025.

［19］　CHOI J W, CHOI H J, PARK J H, et al: Comparison of drug release and pharmacokinetics after transarterial chemoembolization using diverse Lipiodol emulsions and drug-eluting beads [J]. PLoS ONE, 2014, 9 (12): 115898.

［20］　VARELA M, REAL M I, BURREL M, et al. Chemoembolization of hepatocellular carcinoma with drug eluting beads: efficacy and doxorubicin pharmacokinetics [J]. J Hepatol, 2007, 46 (3): 474-481.

［21］　POON R T, TSO W K, PANG R W C, et al. A phase I/II trial of chemoembolization for hepatocellular carcinoma using a novel intra-arterial drug-eluting bead [J]. Clin Gastroenterol Hepatol, 2007, 5 (9): 1100-1108.

［22］　MALAGARI K, CHATZIMICHAEL K, ALEXOPOULOU E, et al. Transarterial chemoembolization of unresectable hepatocellular carcinoma with drug eluting beads: results of an open-label study of 62 patients [J]. Cardiovasc Intervent Radiol, 2008, 31 (2): 269-280.

［23］　SACCO R, BARGELLINI I, BERTINI M, et al. Conventional versus doxorubicin-eluting bead transarterial chemoembolization for hepatocellular carcinoma [J]. J Vasc Interv Radiol, 2011, 22 (11): 1545-1552.

［24］　GOLFERI R, GIAMPALMA E, RENZULLI M, et al. Randomized controlled trial of doxorubicin-eluting beads vs conventional chemoembolisation for hepatocellular carcinoma [J]. Br J Cancer, 2014, 111 (2): 255-264.

［25］　VOGL T J, LAMMER J, LENCIONI R, et al. Liver, gastrointestinal, and cardiac toxicity in intermediate hepatocellular carcinoma treated with PRECISION TACE with drug-eluting beads: results from the PRECISION V randomized trial [J]. AJR Am J Roentgenol, 2011, 197: W562-W570.

［26］　BURREL M, REIG M, FORNER A, et al. Survival of patients with hepatocellular carcinoma treated by transarterial chemoembolization (TACE) using drug eluting beads. Implications for clinical practice and trial design [J]. J Hepatol,

2012, 56 (6): 1330-1335.

［27］ PRAJAPATI H J, DHANASEKARAN R, EL-RAYES B F, et al. Safety and efficacy of doxorubicin drug-eluting bead transarterial chemoembolization in patients with advanced hepatocellular carcinoma [J]. J Vasc Interv Radiol, 2013, 24 (3): 307-315.

［28］ KEMENY N, MELENDEZ F D H, CAPANU M, et al. Conversion to resectability using hepatic artery infu-sion plus systemic chemotherapy for the treatment of unresectable liver metastases from colorectal carcinoma [J]. J Clin Oncol, 2009, 27 (21): 3465-3471.

［29］ SHIBATA T, ISODA H, HIROKAWA Y, et al. Small hepatocellular carcinoma: is radiofrequency ablation combined with transcatheter arterial chemoembolization more effective than radiofrequency ablation alone for treatment? [J]. Radiology 2009; 252 (3): 905-913.

［30］ TAKAKI H, YAMAKADO K, URAKI J, et al. Radiofrequency ablation combined with chemoembolization for the treatment of hepatocellular carcinomas larger than 5cm [J]. J Vasc Interv Radiol, 2009, 20 (2): 217-224.

［31］ MORIMOTO M, NUMATA K, KONDOU M, et al. Midterm outcomes in patients with intermediate-sized hepatocellular carcinoma: a randomized controlled trial for determining the efficacy of radiofrequency ablation combined with transcatheter arterial chemoembolization [J]. Cancer, 2010, 116 (23): 5452-5460.

［32］ LU Z, WEN F, GUO Q, et al. Radiofrequency ablation plus chemoembolization versus radiofrequency ablation alone for hepatocellular carcinoma: a meta analysis of randomized-controlled trials [J]. Eur J Gastroenterol Hepatol, 2013, 25 (2): 187-194.

［33］ NI J Y, LIU S S, XU L F, et al. Transarterial chemoembolization combined with percutaneous radiofrequency ablation versus TACE and PRFA monotherapy in the treatment for hepatocellular carcinoma: a meta-analysis [J]. J Cancer Res Clin Oncol, 2013, 139 (4): 653-659.

［34］ LENCIONI R. Sorafenib or placebo in combination with transarterial chemoembolization (TACE) with doxorubicin-eluting beads (DEBDOX) for intermediate-stage hepatocellular carcinoma (HCC): phase II, randomized, double-blind SPACE trial (abstr) [J]. J Clin Oncol, 2012, 30 (Suppl 4): LBA154.

［35］ KUDO M, UESHIMA K, IKEDA M, et al. Randomized, multicentre prospective trial of transarterial chemoembolization (TACE) plus sorafenib as compared with TACE alone in patients with hepatocellular carcinoma: TACTICS trial [J]. Gut, 2019, 69 (8): 1492-1501.

［36］ KUDO M, FINN R S, QIN S, et al.Lenvatinib versus sorafenib in first-line treatment of patients with unresectable hepatocellular carcinoma: a randomized phase 3 non-inferiority trial [J]. Lancet, 2018, 391 (10124): 1163-1173.

［37］ MIZUKOSHI E, YAMASHITA T, ARAI K, et al. Enhancement of tumor-associated antigen-specific T cell responses by radiofrequency ablation of hepatocellular carcinoma [J]. Hepatology, 2013, 57 (4): 1448-1457.

［38］ AYARU L, PEREIRA S P, ALISA A, et al. Unmasking of alpha-fetoprotein-specific CD4 (+) T cell responses in hepatocellular carcinoma patients undergoing embolization [J]. J Immunol, 2007, 178 (3): 1914-1922.

［39］ NOMAN M Z, DESANTIS G, JANJI B, et al. PD-L1 is a novel direct target of HIF-1alpha, and its blockade under hypoxia enhanced MDSC-mediated T cell activation [J]. J Exp Med, 2014, 211 (5): 781-790.

［40］ GUNDERSON L L, HADDOCK M G, FOO M L, et al. Conformal irradiation for hepatobiliary malignancies [J]. Ann Oncol, 1999, 10 (Suppl) 4: 221-225.

［41］ HAWKINS M A, DAWSON L A. Radiation therapy for hepatocellular carcinoma: from palliation to cure [J]. Cancer, 2006, 106 (8): 1653-1663.

［42］ MORNEX F, GIRARD N, BEZIAT C, et al. Feasibility and efficacy of high-dose three-dimensional-conformal radiotherapy in cirrhotic patients with small-size hepatocellular carcinoma non-eligible for curative therapies—mature results of the French phase II RTF-1 trial [J]. Int J Radiat Oncol Biol Phys, 2006, 66 (4): 1152-1158.

［43］ 赵莹, 黎功. 调强放射治疗 21 例原发性大肝癌的安全性研究 [J]. 癌症进展, 2015, 13 (5): 523-528.

［44］ KWON J H, BAE S H, KIM J Y, et al. Long-term effect of stereotactic body radiation therapy for primary hepatocellular carcinoma ineligible for local ablation therapy or surgical resection. Stereotactic radiotherapy for liver cancer [J]. BMC Cancer, 2010, 10: 475.

［45］ WAHL D R, STENMARK M H, TAO Y, et al. Outcomes after stereotactic body radiotherapy or radiofrequency ablation for hepatocellular carcinoma [J]. J Clin Oncol, 2016, 34 (5): 452-459.

［46］ 21ASTRO Model Policies: Proton Beam Therapy (PBT) [S/EB]. American Society for Radiation Oncology, 2014. https: // www.astro.org › Content_Pieces › ASTROPBTModelPolicy.

［47］ BADIYAN S N, HALLEMEIER C L, LIN S H, et al. Proton beam therapy for gastrointestinal cancers: past, present, and future [J]. J Gastrointest Oncol, 2018, 9 (5): 962-971.

［48］ QI W X, FU S, ZHANG Q, et al. Charged particle therapy versus photon therapy for patients with hepatocellular carcinoma: a systematic review and meta-analysis [J]. Radiother Oncol, 2015, 114 (3): 289-295.

［49］ WANG W, FENG X, ZHANG T, et al. Prospective evaluation of microscopic extension using whole-mount preparation in patients with hepatocellular carcinoma: definition of clinical target volume for radiotherapy [J]. Radiat Oncol, 2010, 5: 73.

［50］ 中华医学会放射肿瘤学分会, 中国研究型医院学会放射肿瘤学分会肝癌学组. 2016 年原发性肝癌放疗共识 [S/J]. 中华放射肿瘤学杂志, 2016, 25 (11): 1141-1150.

［51］ PAN C C, KAVANAGH B D, DAWSON L A, et al. Radiation-associated liver injury [J]. Int J Radiat Oncol Biol Phys, 2010, 76 (3_ Suppl): S94-S100.

［52］ MIFTEN M, VINOGRADSKIY Y, MOISEENKO V, et al. Radiation dose-volume effects for liver SBRT [J]. Int J Radiat Oncol Biol Phys, 2018, S0360-3016 (17)34527-3.

［53］ 中华人民共和国卫生和计划生育委员会医政医管局. 原发性肝癌诊疗规范 (2017 年版) [S/J]. 中华肝脏病杂志, 2017, 25 (12): 886-895.

［54］ LEE I J, SEONG J, SHIM S J, et al. Radiotherapeutic parameters predictive of liver complications induced by liver tumor radiotherapy [J]. Int J Radiat Oncol Biol Phys, 2009, 73 (1): 154-158.

［55］ EASL Clinical Practice Guidelines: management of hepatocellular carcinoma [S/J]. J Hepatol, 2018, 69 (1): 182-236.

［56］ HEIMBACH J K, KULIK L M, FINN R S, et al. AASLD guidelines for the treatment of hepatocellular carcinoma [J]. Hepatology, 2018, 67 (1): 358-380.

［57］ CHAPMAN W C, GARCIA-AROZ S, VACHHARAJANI N, et al. Liver Transplantation for advanced hepatocellular carcinoma after downstaging without up-front stage restrictions [J]. J Am Coll Surg, 2017, 224 (4): 610-621.

［58］ MEHTA N, YAO F Y. Living donor liver transplantation for hepatocellular carcinoma: to expand (beyond Milan) or downstage (to Milan) [J]? Liver Transpl, 2018, 24 (3): 327-329.

［59］ LLOVET J M, PAVEL M, RIMOLA J, et al. Pilot study of living donor liver transplantation for patients with hepatocellular carcinoma exceeding Milan Criteria (Barcelona Clinic Liver Cancer extended criteria) [S/J]. Liver Transpl, 2018, 24 (3): 369-379.

［60］ LENCIONI R, LLOVET J M. Modified RECIST (mRECIST) assessment for hepatocellular carcinoma [J]. Semin Liver Dis, 2010, 30 (1): 52-60.

［61］ CHAN K M, YU M C, CHOU H S, et al. Significance of tumor necrosis for outcome of patients with hepatocellular carcinoma receiving locoregional therapy prior to liver transplantation [J]. Ann Surg Oncol, 2011, 18 (9): 2638-2646.

［62］ XING M, SAKARIA S, DHANASEKARAN R, et al. Bridging locoregional therapy prolongs survival in patients listed for liver transplant with hepatocellular carcinoma [J]. Cardiovasc Intervent Radiol, 2017, 40: 410-420.

［63］ O'CONNOR J K, TROTTER J, DAVIS G L, et al. Long-term outcomes of stereotactic body radiation therapy in the treatment of hepatocellular cancer as a bridge to transplantation [J]. Liver Transpl, 2012, 18: 949-954.

［64］ SAPISOCHIN G, BARRY A, DOHERTY M, et al. Stereotactic body radiotherapy vs. TACE or RFA as a bridge to transplant in patients with hepatocellular carcinoma. An intention-to-treat analysis [J]. J Hepatol, 2017, 67 (1): 92-99.

［65］ SANDROUSSI C, DAWSON L A, LEE M, et al. Radiotherapy as a bridge to liver transplantation for hepatocellular carcinoma [J]. Transpl Int, 2010, 23 (3): 299-306.

［66］ KATZ A W, CHAWLA S, QU Z, et al. Stereotactic hypofractionated radiation therapy as a bridge to transplantation for hepatocellular carcinoma: clinical outcome and pathologic correlation [J]. Int J Radiat Oncol Biol Phys, 2011, 83: 895-900.

［67］ FACCIUTO M E, SINGH M K, ROCHON C, et al. Stereotactic body radiation therapy in hepatocellular carcinoma and cirrhosis: evaluation of radiological and pathological response [J]. J Surg Oncol, 2012, 105 (7): 692-698.

［68］ NUGENT F W. A randomized phase II study of individualized stereotactic body radiation therapy (SBRT) versus transarterial chemoembolization (TACE) with DEBDOX beads as a bridge to transplant in hepatocellular carcinoma (HCC) [R]. NCT02182687, GI ASCO abstract 2017.

［69］ REA D J, ROSEN C B, NAGORNEY D M, et al. Transplantation for cholangiocarcinoma: when and for whom? [J]. Surg Oncol Clin N Am, 2009, 18 (2): 325-337.

［70］ CHOI J Y, YU J I, PARK H C, et al. The possibility of radiotherapy as downstaging to living donor liver transplantation for hepatocellular carcinoma with portal vein tumor thrombus [J]. Liver Transpl, 2017, 23 (4): 545-551.

[71] WU Z F, WANG Y, YANG P, et al. Toll-like receptor 4 and its associated proteins as prognostic factors for HCC treated by post-radiotherapy surgery [J]. Oncol Lett, 2018, 15 (6): 9599-9608.

[72] TANG Z Y, UY Y Q, ZHOU X D, et al. Cytoreduction and sequential resection for surgically verified unresectable hepatocellular carcinoma: evaluation with analysis of 72 patients [J]. World J Surg, 1995, 19 (6): 784-789.

[73] LI N, FENG S, XUE J, et al. Hepatocellular carcinoma with main portal vein tumor thrombus: a comparative study comparing hepatectomy with or without neoadjuvant radiotherapy [J]. HPB (Oxford), 2016, 18 (6): 549-556.

[74] KAMIYAMA T, NAKANISHI K, YOKOO H, et al. Efficacy of preoperative radiotherapy to portal vein tumor thrombus in the main trunk or first branch in patients with hepatocellular carcinoma [J]. Int J Clin Oncol, 2007, 12 (5): 363-368.

[75] LAWRENCE T S, ROBERTSON J M, ANSCHER M S, et al. Hepatic toxicity resulting from cancer treatment [J]. Int J Radiat Oncol Biol Phys, 1995, 31: 1237-1248.

[76] National Cancer Institute: Common Terminology Criteria for Adverse Events (CTCAE) Version 5.0 [S], 2017.

[77] OLIGANE H C, CLOSE O N, XING M, et al. Bridging locoregional therapy: longitudinal trends and outcomes inpatients with hepatocellular carcinoma [J]. Transplant Rev (Orlando), 2017, 31 (2): 136-143.

[78] GOLFIERI R, CAPPELLI A, CUCCHETTI A, et al. Efficacy of selective transarterial chemoembolization in inducing tumor necrosis in small (<5cm) hepatocellular carcinomas [J]. Hepatology, 2015, 53 (5): 1580-1589.

[79] KATAYAMA K, IMAI T, ABE Y, et al. Number of nodules but not size of hepatocellular carcinoma can predict refractoriness to transarterial chemoembolization and poor prognosis [J]. J Clin Med Res, 2018, 10 (10): 765-771.

[80] KHALAF H, ALSUHAIBANI H, AL-SUGAIR A, et al. Use of yttrium-90 microsphere radioembolization of hepatocellular carcinoma as downstaging and bridge before liver transplantation: a case report [J]. Transplant Proc, 2010, 42 (3): 994-998.

[81] VOUCHE M, HABIB A, WARD T J, et al. Unresectable solitary hepatocellular carcinoma not amenable to radiofrequency ablation: multicenter radiology-pathology correlation and survival of radiation segmentectomy [J]. Hepatology, 2014, 60 (1): 192-201.

[82] SALEM R, GABR A, RIAZ A, et al. Institutional decision to adopt Y90 as primary treatment for hepatocellular carcinoma informed by a 1, 000-patient 15-year experience [J]. Hepatology, 2018, 68 (4): 1429-1440.

[83] SALEM R, GORDON A C, MOULI S, et al. Y90 radioembolization significantly prolongs time to progression compared with chemoembolization in patients with hepatocellular carcinoma [J]. Gastroenterology, 2016, 151 (6): 1155-1163.

[84] SALEM R, GILBERTSEN M, BUTT Z, et al. Increased quality of life among hepatocellular carcinoma patients treated with radioembolization, compared with chemoembolization [J]. Clin Gastroenterol Hepatol, 2013, 11 (10): 1358-1365.

[85] PRACHT M, EDELINE J, LENOIR L, et al. Lobar hepatocellular carcinoma with ipsilateral portal vein tumor thrombosis treated with yttrium-90 glass microsphere radioembolization: preliminary results [J]. Int J Hepatol 2013; 2013: 827649.

[86] MOLVAR C, LEWANDOWSKI R. Yttrium-90 radioembolization of hepatocellular carcinoma-Performance, technical advances, and future concepts [J]. Semin Intervent Radiol, 2015, 32 (4): 388-397.

[87] LEWANDOWSKI R J, GABR A, ABOUCHALEH N, et al. Radiation segmentectomy: potential curative therapy for early hepatocellular carcinoma [J]. Radiology, 2018, 287 (3): 1050-1058.

[88] VOUCHE M, LEWANDOWSKI R J, ATASSI R, et al. Radiation lobectomy: time-dependent analysis of future liver remnant volume in unresectable liver cancer as a bridge to resection [J]. J Hepatol, 2013, 59 (5): 1029-1036.

[89] LEWANDOWSKI R J, DONAHUE L, CHOKECHANACHAISAKUL A, et al. (90) Y radiation lobectomy: outcomes following surgical resection in patients with hepatic tumors and small future liver remnant volumes [J]. J Surg Oncol, 2016, 114 (1): 99-105.

[90] CHOW P K H, GANDHI M, TAN S B, et al. Asia-Pacific Hepatocellular Carcinoma Trials Group. SIRveNIB: selective internal radiation therapy versus sorafenib in Asia-Pacific patients with hepatocellular carcinoma [J]. J Clin Oncol, 2018, 36 (19): 1913-1921.

[91] SALMAN A, SIMONEAU E, HASSANAIN M, et al. Combined sorafenib and yttrium-90 radioembolization for the treatment of advanced hepatocellular carcinoma [J]. Curr Oncol, 2016; 23 (5): e472-e480.

[92] WANG T H, HUANG P I, HU Y W, et al. Combined Yttrium-90 microsphere selective internal radiation therapy and external beam radiotherapy in patients with hepatocellular carcinoma: from clinical aspects to dosimetry [J]. PLoS One, 2018, 13 (1): e0190098.

[93] MCGEE H M, KING M J, ÖZBEK U, et al. Dual modality radiation with external beam radiation therapy and transarterial radioembolization for hepatocellular carcinoma with gross vascular invasion [J]. Am J Clin Oncol, 2019, 42 (4): 367-374.

［94］CHEW V, LEE Y H, PAN L, et al. Immune activation underlies a sustained clinical response to Yttrium-90 radioembolisation in hepatocellular carcinoma [J]. Gut., 2019, 68 (2): 335-346.

第3节　预留肝脏的优化处理

一、PVE

随着肝脏外科技术的进步，肝切除术已无禁区，但切除术后需要足够的肝功能代偿，是减少肝切除术后肝功能不全、预防术后肝衰竭的关键。门静脉栓塞（portal vein embolization，PVE）于1986年由日本学者木下（Kinoshita）等最先报道[1]，至今已有30多年的历史。大量研究表明，其在大范围肝切除前应用是提高预留肝脏体积的有效方法，并且随着栓塞材料及栓塞技术的进步，其安全性和有效性进一步提高，使该技术逐渐普及。本部分主要介绍肝功能体积评估的方法、PVE的适应证、技术要点、疗效判断及并发症处理。

（一）肝切除安全限量的个体化评估

采用Child-Pugh评分、吲哚菁绿15分钟滞留率（ICG-R15）作为肝脏储备功能量化评估标准，以标准化剩余肝脏体积（standardize residual liver volume，SRLV）即必须保留的功能性肝体积（essential functional liver volume，EFLV）与标准肝体积（standard liver volume，SLV）的比率（标化余肝率，R_{ES}）来设定肝脏切除安全限量，构建了一个安全肝脏切除决策系统。具体计算肝体积的方法如公式所示，EFLV（V_E）指必须保留的功能性肝体积，V_S指标准肝体积SLV，β是一个患者特异性的变量系数，其数值与不同患者的肝储备功能呈负相关。对于具体个体，β值是难以明确的。在临床实践中，我们根据推测V_E和V_S，以V_E/V_S（R_{ES}）作为β的估计值。目前已经达成共识，对于正常肝脏，R_{ES}应≥20%；对于病变肝脏，如硬化肝脏、脂肪肝、化疗肝等，R_{ES}应至少达到40%。不同个体的R_{ES}取决于不同个体的肝脏储备功能，见式（78-3-1）。

$$V_E = \beta \times V_S$$
$$R_{ES} = V_E/V_S \quad (78\text{-}3\text{-}1)$$
$$V_{SR} = V_T - V_E$$

肝脏切除安全限量（safety limit for liver resection，SLLR，V_{SR}）指仅保留EFLV的最大允许肝脏切除量，等于总肝体积减去必须保留的功能性肝体积。而要实现安全肝切除，则必须保证剩余功能性肝体积V_R≥必须保留的功能性肝体积V_E，余肝率（R_{RS}）应≥标化余肝率（R_{ES}），见式（78-3-2）。

$$V_R \geq V_E = R_{ES} \times V_S$$
$$V_R/V_S = R_{RS} \geq R_{ES} \quad (78\text{-}3\text{-}2)$$

对于Child-Pugh分级A级的肝硬化患者，若ICG-R15<10%，预留肝脏功能性体积须不小于SLV的40%；若ICG-R15为10%~20%，预留肝脏功能性体积须不小于SLV的60%；若ICG-R15为21%~30%，预留肝脏功能性体积须不小于SLV的80%。若ICG-R15为31%~40%，只能行限量肝切除；若ICG-R15>40%或Child-Pugh分级B级，只能行肿瘤切除术，Child-Pugh分级C级则为肝切除的禁忌证，见图27-1-1[2]。

（二）PVE促进剩余肝脏增生的机制

通过PVE，将计划切除部分的肝脏门脉栓塞后，门静脉内的血液出现重分布，全部流向剩余肝脏[3]。随着门静脉血流在肝脏的重分配，计划切除肝脏及剩余肝脏将发生如下镜像改变（图78-3-1）[4]，即计划切除肝脏逐渐发生萎缩，而剩余肝将逐渐增生，体积增大，从而保证肝切除术后足够的剩余肝体积，避免术后肝功能不全甚至肝衰竭的发生。

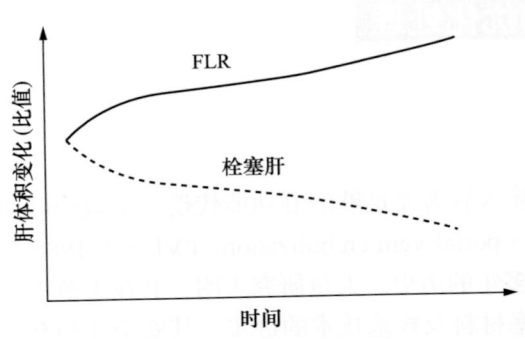

图 78-3-1　PVE 术后肝脏萎缩与增生的变化趋势图
（引自：SHINDOH J D, et al. Liver Cancer, 2012, 1: 159.）

（三）PVE 治疗的适应证与禁忌证

1. 适应证　对于右肝多发、巨大肿瘤、肝门部肿瘤等需要行右三肝切除，剩余肝脏体积不足是 PVE 主要适应证。国际上的标准如下图 78-3-2 所示：对于正常肝脏，R_{SE} 应≥20%；对于病变肝脏，如脂肪肝、化疗肝等，R_{SE} 应至少达到 30%；肝硬化肝脏≥40%[5]。

根据我国肝脏肿瘤患者肝病背景及上述肝切除限量的中国共识，用 ICG 结果将 PVE 指征进一步细化，正常肝脏指征与国际一致，对于有肝病病史、肝纤维化、长期（≥3 个月）化疗等则参照国际标准；对于肝硬化患者，根据不同的 ICG 结果，推荐采用中国共识的标准。

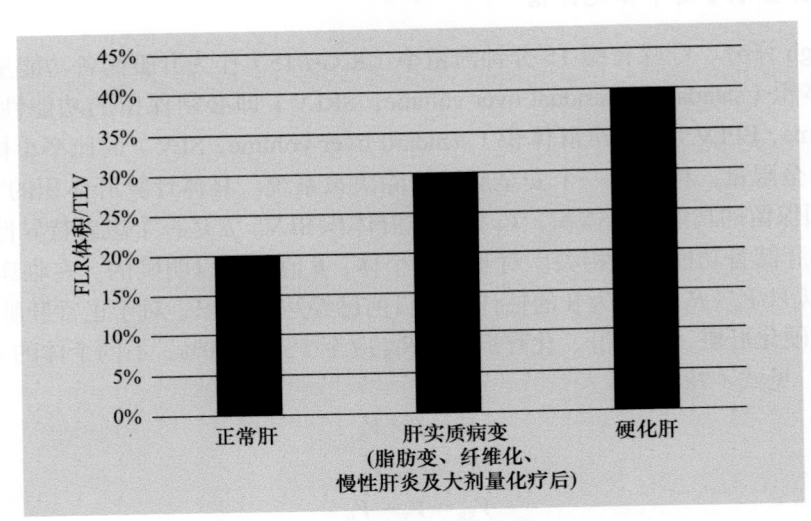

图 78-3-2　PVE 在不同肝病背景的适应证
（引自：NARULA N, et al. Langenbecks Arch Surg, 2017, 402: 727.）

另外根据术前手术规划，在特殊情况下也可以采用选择性 PVE，如右前门静脉分支、右后门静脉分支、门静脉左支等 PVE。

2. 禁忌证　PVE 的绝对禁忌证：同侧门静脉主干癌栓、显著的门静脉高压（有消化道出血的风险或有消化道出血的病史等）；相对禁忌证：轻度门静脉高压、无法纠正的凝血功能障碍、肾功能不全等。

（四）PVE 术前准备及规划

PVE 术前，常规进行心肺功能评估，同时应进行实验室检查，包括完整的血细胞计数、凝血酶原时间、肌酐水平和肝功能检查。应测量基线剩余肝（future liver remnant, FLR），以评估治疗后的 FLR 变化。通过术前增强 CT 或 MRI，评估肿瘤的大小和位置、肿瘤的生长模式以及门静脉、肝静脉侵犯。同时行血管重建，了解有无门静脉结构变异，做好 PVE 术前规划。患者术前禁食 6～8 小时，并用生理盐水补充水分。对比剂过敏患者在手术前 1 小时口服激素类药物抗过敏。

（五）PVE 操作技术要点

1. 穿刺路径的选择　经皮肝穿刺路径有多种入路可以选择，如经皮肝穿刺对侧入路（经剩余肝门静脉入路）、经皮肝穿刺同侧入路（经切除肝门静脉入路）、经颈静脉入路、经肝动脉入路及经脾静脉入路。最初的门静脉栓塞采用术中经回结肠静脉穿刺置管进行栓塞。但目前最常用的 PVE 入路是经皮肝穿刺同侧入路（经切除肝门静脉入路）或经皮肝穿刺对侧入路（经剩余肝门静脉入路）。经皮肝穿刺同侧入路因对 FLR 无损伤，同时利于栓塞肝脏 S4 段门静脉，因此得到国际多数肝胆介入专家的认可和推荐[6]。

2. PVE 联合栓塞策略　如 TAE/PVE、PVE/HVE（hepatic vein embolization，肝静脉栓塞），TACE/PVE 也较常用。PVE 后在等待肝脏体积增生的过程中，为了防止肿瘤生长进展，可以联合针对肿瘤的 TAE 或 TACE[5]。为进一步提升 FLR 增生效果，有文献报道 PVE/HVE 的联合优于单纯的 PVE[7]。

3. 栓塞材料的选择　虽然各个中心报道采用的栓塞材料不一致，但目前比较公认的栓塞材料是非吸收颗粒性栓塞剂联合金属弹簧圈，也有采用液体栓塞胶可获得更好的栓塞效果的报道[8]。PVE 对栓塞材料的要求是门静脉全程的永久性栓塞，不影响肝动脉血液供应，容易顺利通过导管进入栓塞门静脉远端。常用永久性栓塞剂如 PVA 颗粒、PVA 微球、弹簧圈、生物医用胶等。各种栓塞材料的特点参见第 69 章第 4 节"经导管动脉栓塞术"，在此不再赘述。在应用生物胶栓塞时的注射速度非常重要，太快可能发生反流和误栓，太慢则可能被稀释而不产生栓塞效果，或导致导管与血管壁发生粘连。在使用乙醇栓塞时同样需要精细操作。精确计算一次使用的栓塞剂量及用球囊导管辅助，以保证栓塞的效果及安全性。

在使用金属弹簧圈（coil）进行栓塞时，往往配合永久性颗粒栓塞剂联合栓塞。根据栓塞门静脉直径选择合适大小的弹簧圈。为了便于后续外科手术及防治弹簧圈脱落导致的异位栓塞，不建议对门静脉左右分支主干栓塞。

4. 栓塞终点

要求将切除肝脏之门静脉系统及 S4 段门静脉完全、彻底栓塞。具体方法有二：

（1）如采用非吸收颗粒性栓塞剂，建议采用小粒径颗粒到大粒径颗粒逐渐栓塞，最后再采用合适的弹簧圈加固栓塞的策略。

（2）如采用液体栓塞剂，建议采用球囊导管下辅助，栓塞剂采用血管栓塞胶或无水乙醇，防止误栓。

5. 预防异位栓塞及栓塞不彻底要点

（1）栓塞前全面评估门静脉分支及走行，有无门静脉变异等。栓塞步骤先栓塞 S4 段门静脉，然后再栓塞右侧门静脉。

（2）颗粒性栓塞剂配合弹簧圈加固。

（3）液体栓塞剂采用血管栓塞胶，配合球囊导管进行栓塞。

（六）PVE 术后 FLR 体积与功能评估

PVE 术后 FLR 的体积与功能的评估一般在 PVE 术后 3~4 周进行。一般情况下，无肝病及化疗药用药史的患者，FLR 增生速度较快，增生程度较大，而相对于有慢性肝病及化疗药用药史的患者则 FLR 增生速度较慢，增生程度较小，但由于个体情况的差异，这种情况并不绝对。在实际工作中根据患者的情况，通过综合评估确定 PVE 术后复查的时机。尽管增强 CT 是最常用于复查评估 FLR 增生效果的手段，但许多研究表明，由于 FLR 功能的改善快于体积的增大，因此 FLR 功能的评估优于体积的评估[9]。对于 FLR 肝功能的评估有利于及时、准确地判断 FLR 功能改善情况，缩短 PVE 与肝切除的间隔时间，减少因肿瘤生长导致患者失去切除机会。

1. 放射性肝胆显像技术（hepatobiliary scintigraphy，HBS）　采用 ^{99m}Tc-甲溴苯宁肝胆功能显

像，^{99m}Tc-甲溴苯宁静脉注射后迅速被肝细胞摄取，并与 ICG 一样经胆汁分泌排泄，结合 SPECT 与薄层 CT，^{99m}Tc-甲溴苯宁可计算功能肝体积和预测残肝功能。德格拉夫（De Graaf）等提出正常残肝功能 2.7%/（min/m^2）是预测术后肝功能衰竭的最佳临界值，阴性预测值为 98%[10]。

2. 钆塞酸二钠增强的 MRI 显像　　钆塞酸二钠（Gd-EOB-DTPA）是肝胆细胞特异性对比剂，被肝细胞特异性摄取，大概 50% 通过胆道排泄，也可以用于定量评估 FLR 的功能体积。有研究对两种方法用于 FLR 功能体积评估进行了比较，结果表明 EOB-MRI 与 ^{99m}Tc-甲溴苯宁 HBS 具有很强的一致性。因此，EOB-MRI 有望成为 PVE 术后集病灶、FLR 功能体积评估为一体的一站式评估手段[11]。

（七）PVE 临床疗效

PVE 临床疗效已得到广泛认可，并成为临床最常用的促进肝再生的标准治疗技术。一组来自美国安德森肿瘤中心的研究表明，PVE 术后剩余肝体积增生的比例为 50.3%（27.0%~77.8%），PVE 术后评估间隔时间 32 天（5~385 天），二期手术切除率为 78.8%，无法二期手术切除的比例为 21.2%，其中肿瘤进展的比例为 12.3%，剩余肝脏体积不足 3.6%，并发症发生率为 5.3%。在肝癌肝切除术前 PVE 与非 PVE 组比较 5 年生存率分别为 72% 和 54%，但统计学分析显示并没有显著性差异。对于肝门部胆管癌及肝转移癌患者报道结果类似。但由于患者慢性肝病背景的异质性，临床上仍有部分患者 PVE 术后肝脏增生不佳。联合肝脏分隔和门静脉结扎的二步肝切除术（associating liver partition and portal vein ligation for staged hepatectomy，ALPPS）是肝胆外科常采用的另外一种促进肝再生的方法。ALPPS 由于较高的并发症发生率及创伤较大，在促进残肝增生方面与 PVE 比较，总体优势不明显。PVE 仍是临床首选标准的促进 FLR 增生的手段，对于 PVE 术后 FLR 增生效果不佳者，可以尝试 ALPPS[12]。

1. S4 段门静脉扩大栓塞的效果　　虽然目前针对 S4 段门静脉是否需要栓塞仍存在争论，但较多研究表明扩大 S4 段门静脉栓塞，左外叶的增生效果更加明显。椰野（Nagino）等[13] 报道联合 S4 段门静脉的门静脉栓塞，FLR 左外叶增生比例为 50%，单纯门静脉右支的增生比例为 31%（P<0.0005）。另外扩大的 S4 段门静脉栓塞可减少右三肝切除术中并发症的发生，另外可以预防肿瘤沿 S4 段的扩散及蔓延，增加在等待肝脏增生过程中肿瘤的切除率。因此，如果术前评估 S4 段门静脉栓塞是可行的，建议对 S4 段门静脉同时进行栓塞。

2. PVE 联合其他治疗的临床疗效　　TACE 续贯 PVE 策略的主要理论依据是，PVE 术后等待剩余肝脏再生的过程中肿瘤进展导致失去二次手术切除的机会。动脉门静脉分流导致 PVE 异位栓塞的风险增大，栓塞效果降低。明显的动脉门静脉分流导致 PVE 失败。PVE 术后肝右动脉代偿增粗，血流量增大，可能带来肿瘤的快速生长。有研究表明，TACE 续贯 PVE，与单纯的 PVE 比较，虽然剩余肝体积的增生增加并不显著（P=0.022），但肿瘤得到较好控制，肿瘤的坏死率为 83%（15/18），对照组为 6%（1/18），两者差异显著（P<0.001），更高的 5 年无瘤生存率（37% vs. 19%，P=0.041）。缺点是 TACE 术后间隔 PVE 的时间较长，可能带来肿瘤的进展，导致后续的 PVE 失去意义（图 78-3-3）[14-15]。

3. PVE / HVE 的策略　　有研究对于 PVE 术后剩余肝体积增生不显著的患者联合应用 HVE，采用弹簧圈、下腔静脉滤器或血管栓子进行肝右静脉栓塞（图 78-3-4），结果表明，PVE 前 FLR/TLV 为 35%±2%，PVE 1~2 周后 40%±1%，HVE 2 周后为 44%±1%，小样本的研究认为续贯 PVE 联合 HVE，可以更好地促进剩余肝脏增生[16]。

最近有学者采用同步的肝静脉剥夺技术（liver venous deprivation，LVD），采用血管栓塞胶的同时栓塞右肝门静脉及肝静脉系统（图 78-3-5），7 例患者技术成功率 100%，术后剩余肝增生效果明显，6 例患者成功进行了二期手术切除[7]。

笔者所在中心率先尝试的同步 PVE 联合 TACE 的策略，大大缩短了 PVE 和 TACE 间隔时间，在保证肿瘤良好控制的同时，肿瘤的缺血坏死可以促进剩余肝脏的快速增生，并没有明显增加并发症的

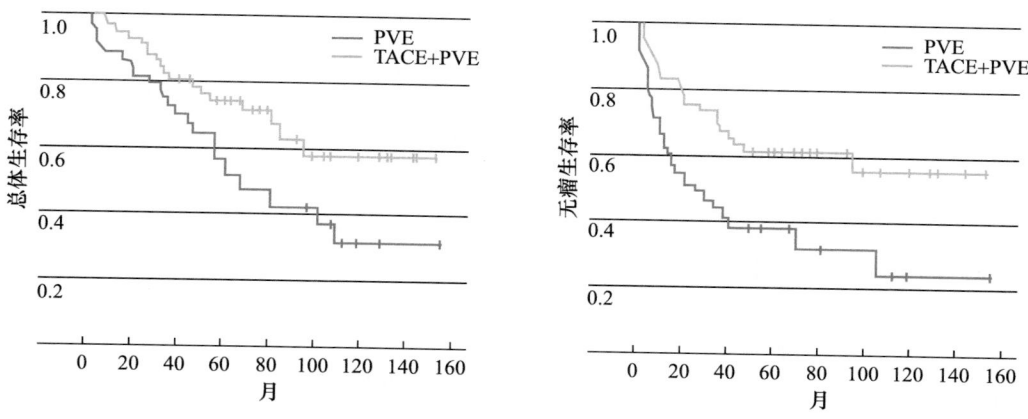

图 78-3-3　TACE 联合 PVE 与单纯 PVE 比较
显示 TACE 续贯 PVE 在总体生存率（OS）和无瘤生存率 DFS 方面均优于单纯 PVE。
（引自：YOO H, et al. Ann Surg Oncol, 2011, 18：1251.）

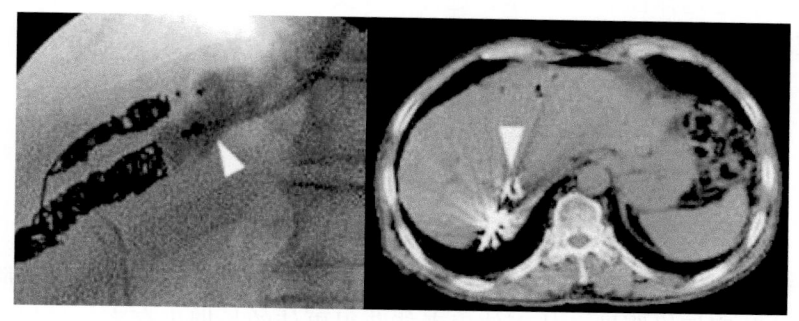

图 78-3-4　PVE 联合 HVE 促进 FLR 进一步增生
箭头示血管栓子。

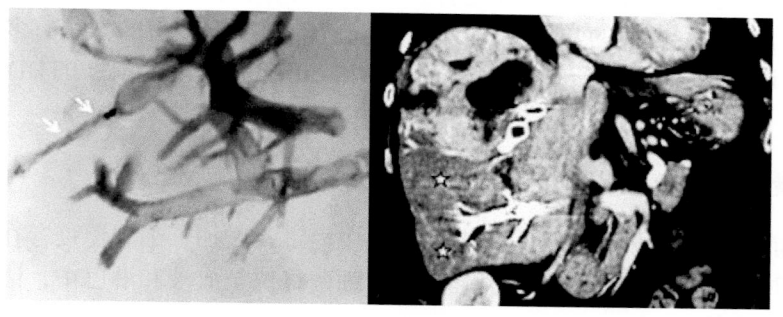

图 78-3-5　LVD 技术的应用
箭头示经皮肝静脉穿刺道。

发生率，是对 PVE 技术的改良和完善，但该技术还需要多中心研究验证其安全性和有效性。

（八）并发症的预防及处理

　　穿刺相关并发症包括穿刺道出血、腹腔出血、胆道出血、肝脏包膜下出血等。周密的术前规划、恰当的穿刺路径选择、超声及 DSA 引导下采用细针穿刺，可有效预防穿刺相关并发症的发生。少量出血可采用内科保守方法处理，如严重出血应行肝动脉造影，明确有无动脉性出血，必要时栓塞治疗。

　　其他 PVE 相关并发症包括异位栓塞、再通、门静脉血栓形成等。栓塞前全面评估门静脉系统，了解门静脉走行及解剖，有无变异门静脉结构，选择合适的导管及栓塞前明确导管头端部位、栓塞剂推注速度及球囊导管的应用可有效预防异位栓塞的发生。预防再通应选择合适的非降解颗粒栓塞剂、非吸收栓塞胶等永久性栓塞剂。术后门静脉血栓的发生，对于门静脉血栓形成高风险的患者可预防性使用抗凝药物，非主干门静脉血栓仅需抗凝治疗，门静脉主干闭塞的患者应立即行导管置入溶栓，快速开通门静脉主干，辅以全身抗凝治疗。慢性肝病的患者 PVE 术后门静脉发生血栓的风险增高，术后应密切随访行门静脉超声检查，如发现门静脉血栓，根据血栓的部位、血栓的范围等，采用不同的治疗策略。国际上 PVE 专家共识质量控制要求轻微并发症发生率≤25%，严重并发症发生率≤5%[17]。患者术前全面完善的评估，制定详细的手术流程，术中规范、精细的手术操作，术后密切观察是预防和及时处理 PVE 并发症的关键。

目前 PVE 已经成为国际公认的促进剩余肝脏体积增生的有效方法，创伤小、并发症少、可控、术后恢复快是其主要优势。选择合适的患者、规范的操作流程及围手术期处理是该技术成功实施的前提和保证。治疗指征把握及围手术期处理，需要包括肝胆外科、介入科、肝胆内科、肿瘤内科等 MDT 团队协作完成。同侧入路及 S4 段门静脉扩大栓塞，已被越来越多的学者所认可和接受。TACE 续贯 PVE 技术、LVD 技术、超选择性 PVE 技术，选择更加安全、增生效果更好的栓塞材料及联合细胞移植等是未来 PVE 技术探索、研究的方向。

（张　琳）

二、PTBD

随着肝胆手术切除技术的进步，尤其是精准肝切除理念的逐步应用，手术切除的安全性日益提高，以期获得更高的肿瘤切缘阴性，从而使患者能获得更佳的长期生存率。进展期肝胆肿瘤的根治切除术常需联合肝段切除，胆道梗阻带来的肝脏局部和全身影响，使术后发生肝功不全等并发症的风险增高[18]。临床实践中，根据治疗计划选择性进行预留肝脏胆道引流或再联合门静脉栓塞术是提高肝门部胆管癌围手术期安全性的常用方法[19]。目前解除梗阻性黄疸的方法有多种选择，本部分着重介绍经皮经肝胆道置管引流术（percutaneous transhepatic bile drainage，PTBD）在预留肝脏优化处理中的应用。

（一）梗阻性黄疸对肝功能及肝切除预后的影响

（1）对免疫功能的影响：梗阻性黄疸患者外周血中内毒素增加、细胞免疫存在缺陷、肠道内胆汁酸缺失、梗阻存在时胆道内压力增高，易引起胆道内细菌移位至血液和淋巴中，诸多因素作用下，术后败血症发生率显著增高。

（2）对肝脏再生的影响：胆道梗阻导致的淤胆引起肝脏细胞活性和活性因子分泌的变化，从而影响肝切除术后的肝再生过程[20]。动物实验表明，结扎胆管大鼠肝脏星状细胞增殖并且活性增加，上调抑制肝再生的转化生长因子 β1（transforming growth factor β1，TGF-β1）表达，而下调肝细胞生长因子（hepatic growth factor，HGF）表达；反之用抗体抑制 TGF-β1 作用和补充外源性 HGF 均增强肝再生[21]。这些结果可以解释持续淤胆后行肝切除肝再生反应的延迟甚至抑制。此外，梗阻性黄疸肝线粒体功能受损，DNA 合成下降，导致术后肝脏生理功能的恢复需要更长时间。

（3）对血液循环的影响：梗阻性黄疸可导致肝脏大血管和微血管灌注损伤[22]。对比剂增强超声检查发现，梗黄患者存在门静脉和肝动脉灌注平衡的改变[23]。肝脏灌注和微循环的变化有助于解释梗阻性黄疸患者行肝切除术发生肝功能障碍的风险增高。严重持续性的梗阻性黄疸还可以引起凝血功能异常，影响血流动力学和心脏功能，也会增加术后肾衰竭的发生率[24]。

（4）对伤口愈合的影响：手术治疗伴有梗阻性黄疸患者术后伤口延迟愈合以及伤口裂开和切口疝的发生率高，而且继发于恶性肿瘤的梗阻性黄疸患者较继发于良性梗阻性黄疸患者发生率可能会更高。

鉴于以上原因，对合并梗阻性黄疸患者，肝切除术前采取有效措施解除或减轻胆道梗阻，对降低术后肝衰和感染风险，加快术后康复具有重要意义[25-27]。目前，术前 PTBD 是胆管恶性梗阻患者治疗方案中的个体化治疗选项。在临床实践中，精准判定 PTBD 治疗的必要性、时机，并根据患者术前的具体情况，精细制定胆道引流计划，对患者能够平稳度过围手术期至关重要[28]。

（二）术前行 PTBD 治疗的指征

根据我国《肝门部胆管癌诊断和治疗指南（2013 版）》[29]和 2015 年美国肝胆胰协会专家共识[30]，肝胆肿瘤做术前胆道引流的适应证包括：

（1）黄疸时间长（＞4 周）或伴有胆管炎；

（2）营养不良；

（3）血清胆红素＞200μmol/L 且需要做大范围肝切除术（切除肝叶＞60%）患者；

（4）接受新辅助治疗的交界可切除肿瘤患者；

（5）具有手术切除可能但暂时无法进行手术的患者，如皮肤瘙痒明显、合并肾功能不全或术前需控制其他合并症和营养不良，术前全身状态差，需进行术前支持治疗的患者；

（6）术前需行门静脉栓塞的情况下，可合理选择减黄方式以降低胆红素水平，降低围手术期风险，增加手术获益。

另外，无合并肝硬化、活动性肝炎者如拟行大部肝切除，总胆红素超过 85μmol/L（5mg/dl）或未来残余肝胆管扩张者，建议术前行胆道引流减黄，使总胆红素降至 85μmol/L（5mg/dl）以下，并进行肝储备功能等评价，再实施肝切除手术[31]。合并肝硬化、活动性肝炎，或术前黄疸持续时间超过 4 周者，建议术前行胆道引流减黄，使总胆红素降至 50μmol/L（3mg/dl）以下再进行手术，以降低联合大范围肝切除术后发生肝衰竭的风险[32]。

（三）术前预留肝脏行 PTBD 的胆道系统影像学评估

1. 上腹部螺旋 CT 和 MRI 平扫及增强扫描　临床常用的检测和评估方法，用于明确：

（1）穿刺路径的安全性；

（2）靶胆管扩张程度、解剖形态、引流范围，确定最佳穿刺点和穿刺路径，同时还可以推测引流肝脏体积。

2. 数字减影胆道成像技术　随着影像技术的进步和发展，可以在术前胆道造影基础上进行胆道三维重建，可以任意角度旋转，更加清晰显示对比剂充盈的胆道解剖和相邻胆管关系，包括梗阻部位、程度和角度等（图 78-3-6）。

（四）PTBD 引流范围和引流方式

1. 术前 PTBD 治疗的原则

（1）根据手术计划进行预留肝脏扩张胆管 PTBD 治疗，在降低黄疸的同时，可以改善预留肝脏功能，增加围手术期的安全性；

（2）存在胆管炎时，预留肝脏 PTBD 引流后胆管炎无明显缓解时，或预判胆红素下降无法达到手术切除要求时，则考虑行双侧胆道引流或多根引流，尽可能缩短术前等待期；

（3）手术操作过程中，导引导丝尽可能减少接触引起胆道狭窄或闭塞的胆管内肿瘤，避免导致肿瘤细胞脱落，以减少其在胆道内播散而引起种植转移的概率。

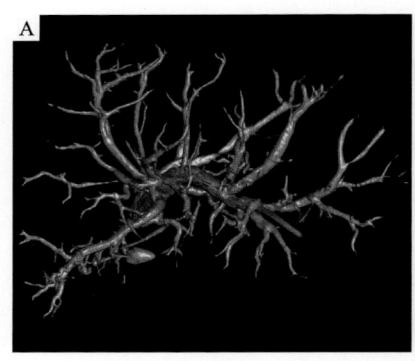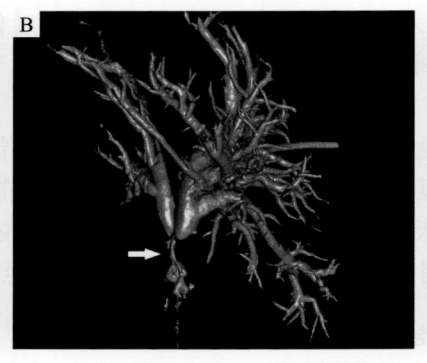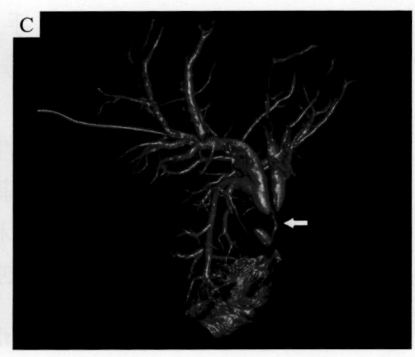

图 78-3-6　DSA 三维重建胆管成像

胆管三维重建不同角度显影。A. 前后位未见确切胆道狭窄部位；B、C. 旋转角度后清晰可见左侧 S2 段和 S3 段胆管汇合处近完全闭塞（箭头）。

2. PTBD 引流范围　通常右肝管引流 50%～55% 肝实质，左肝管引流 30%～35% 肝实质，尾状叶引流 10% 肝实质。一般引流范围达到 25%～30% 的肝体积引流即可缓解患者黄疸状态；有研究证实无论是单侧引流还是双侧引流，引流 6 周后，两组肝功能指标无明显差异，因此理论上仅行保留侧肝实质引流即可达到减黄效果。临床实践中要根据肝切除范围、肝功能状态以及是否合并胆管炎作为行单侧还是双侧胆道引流的决策依据。

3. PTBD 引流方式　胆道外引流术是临床常用的术前优化肝脏功能 PTBD 治疗方法，操作简单，导丝无须通过胆道闭塞或狭窄部位，对胆道肿瘤刺激小，避免肿瘤细胞脱落种植转移风险，推荐作为手术切除前 PTBD 预处理的首选方法。

（五）PTBD 术前准备及操作技术

具体内容，详见第 69 章第 1 节"经皮肝穿刺胆道造影术/引流术、支架植入术"。

（六）临床疗效及手术时机判断

血清总胆红素水平下降速度是判断恶性梗阻性黄疸术前减黄效果的一个重要参考指标。田伏洲等[33]的研究发现，如果胆管引流后血清总胆红素水平每周下降速度 >30%，提示术前减黄效果好且肝功能在逐渐恢复，此时只需减黄 2 周，不必等待黄疸降至完全正常即可对患者实施手术治疗，此类患者手术效果和预后均好；如果胆管引流后血清总胆红素水平每周下降速度 <30%，提示患者肝脏功能储备较差，对该类患者手术应该采取谨慎态度[34]。

关于 PTBD 治疗后的手术时机尚未形成共识，PTBD 引流后早期手术和延时手术不明显影响患者手术切除率及术后生存时间。另有研究显示，PTBD 引流 2～3 周后肝功能指标、糖原代谢、肝内皮细胞功能和微循环均可得到恢复。若引流时间太短，则达不到减黄的目的；若引流时间太长，则肿瘤可能进展延误手术时机，增加治疗费用。

对于肝门部胆管癌患者，董家鸿等的研究结果显示，肝门部胆管癌伴有梗阻性黄疸患者肝切除术前标准余肝率 ≤40% 时，术前胆道引流显著降低术后病死率、肝衰竭发生率及术后住院日数，推荐常规使用术前胆道引流[35]（图 78-3-7）。分别出自法国与美国的研究均显示出类似的结果，他们均推荐在肝门部胆管癌患者大范围肝切除前进行术前减黄[36-37]。至于胆道引流的方式、放置部位、引流管数目等还需要根据患者实际情况精准进行个体化选择。肯尼迪（Kennedy）[38]和罗查（Rocha）[39]等研究结果显示，对于剩余肝体积 <30% 且未进行胆道引流的患者，患者术后肝衰竭发生率和死亡率明显增高；而剩余肝体积 >30% 的患者术前引流并不改善患者术后预后。因此，反对者认为肝门部胆管癌患者应尽快行手术治疗，避免因黄疸使得患者全身状态进一步恶化。

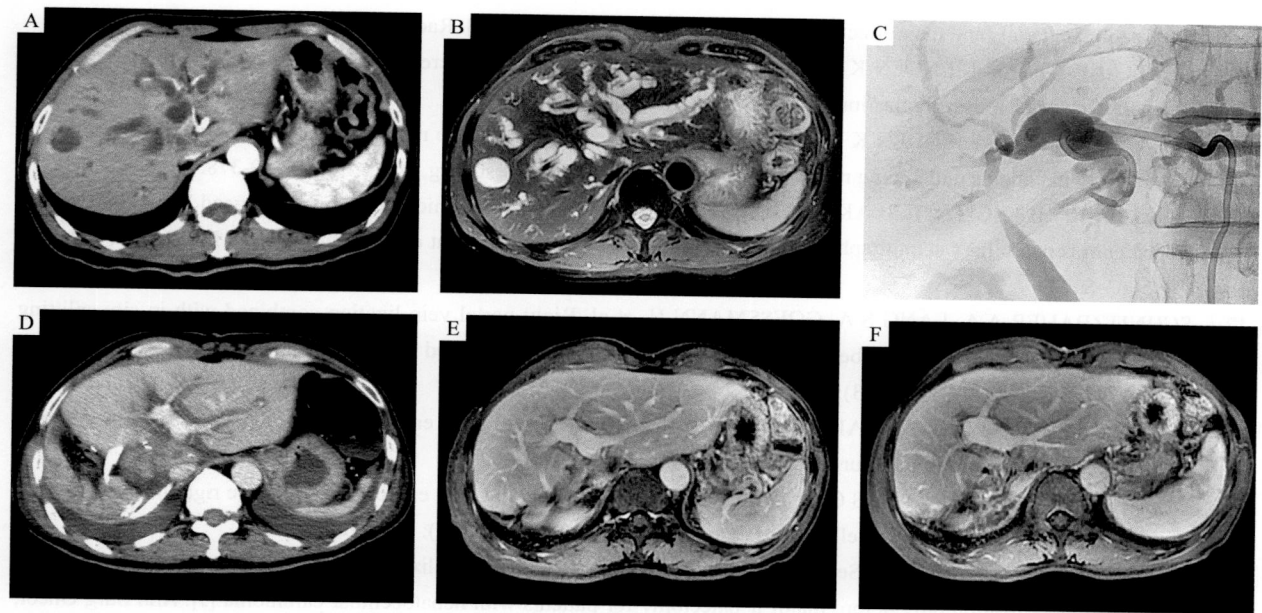

图 78-3-7　肝门部胆管癌手术前行 PTBD 引流

A. PTBD 引流前增强 CT 示肝门区胆管局部管壁环形增厚，累及到左右肝管汇合部，增强扫描明显强化，肝内胆管扩张；B. PTBD 引流前 MRCP 所示，肝内胆管明显扩张，至肝门部截断，肝门部胆管及胆总管起始段未见显示；C. DSA 下穿刺左胆管 PTBD 引流；
D. 术后第 4 天增强 CT 示左侧胆管扩张不明显；E. 手术切除后 1 年随访，增强 MRI 示左侧胆管不扩张，肿瘤无复发转移；F. 手术切除后 3 年随访，增强 MRI 示左侧胆管不扩张，肿瘤无复发转移。

　　总之，在精准外科时代，经过充分影像学评估和多学科讨论，决定是否行前 PTBD 引流及制定个体化引流计划。当出现术前减黄适应证时，应酌情选取正确的引流时机与引流方式。如何精准选择合适的降黄方法和手术切除时机，提高手术的安全性和临床疗效，值得临床开展深入研究。

（张跃伟）

参 考 文 献

［1］KINOSHITA H, SAKAI K, HIROHASHI K, et al. Preoperative portal vein embolization for hepatocellular carcinoma [J]. World J Surg, 1986, 10: 803-808.

［2］董家鸿, 郑树森, 陈孝平, 等. 肝切除术前肝脏储备功能评估的专家共识 (2011 版) [J]. 中华消化外科杂志, 2011, 10 (1): 20-25.

［3］MAKUUCHI M, THAI B L, TAKAYASU K, et al. Preoperative portal embolization to increase safety of major hepatectomy for hilar bile duct carcinoma: a preliminary report [J]. Surgery, 1990, 107 (5): 521-527.

［4］SHINDOH J D, TZENG C W, VAUTHEY J N. Portal vein embolization for hepatocellular carcinoma [J]. Liver Cancer, 2012, 1 (3-4): 159-167.

［5］NARULA N, ALOIA T A. Portal vein embolization in extended liver resection [J]. Langenbecks Arch Surg, 2017, 402 (5): 727-735.

［6］MAY B J, MADOFF D C. Portal vein embolization: rationale, technique, and current application [J]. Semin Intervent Radiol, 2012, 29 (2): 81-89.

［7］GUIU B, CHEVALLIER P, DENYS A, et al. Simultaneous trans-hepatic portal and hepatic vein embolization before major hepatectomy: the liver venous deprivation technique [J]. Eur Radiol, 2016, 26 (12): 4259-4267.

［8］LUZ J H M, GOMES F V, COIMBRA E, et al. Preoperative portal vein embolization in hepatic surgery: a review about the embolic materials and their effects on liver regeneration and outcome [J]. Radiol Res Pract, 2020, 2020: 9295852.

[9] DE GRAAF W, VAN LIENDEN K P, VAN DEN ESSCHERT J W, et al. Increase in future remnant liver function after preoperative portal vein embolization [J]. Br J Surg, 2011, 98 (6): 825-834.

[10] DE GRAAF W, VAN LIENDEN K P, DINANT S, et al. Assessment of future remnant liver function using hepatobiliary scintigraphy in patients undergoing major liver resection [J]. J Gastrointest Surg, 2010, 14 (2): 369-378.

[11] RASSAM F, ZHANG T, CIESLAK K P, et al. Comparison between dynamic gadoxetate-enhanced MRI and 99mTc-mebrofenin hepatobiliary scintigraphy with SPECT for quantitative assessment of liver function [J]. Eur Radiol, 2019, 29 (9): 5063-5072.

[12] SCHNITZBAUER A A, LANG S A, GOESSMANN H, et al. Right portal vein ligation combined with in situ splitting induces rapid left lateral liver lobe hypertrophy enabling 2-staged extended right hepatic resection in small-for-size settings [J]. Ann Surg, 2012, 255 (3): 405-414.

[13] NAGINO M, KAMIYA J, KANAI M, et al. Right trisegment portal vein embolization for biliary tract carcinoma: technique and clinical utility [J]. Surgery, 2000, 127 (2): 155-160.

[14] OGATA S, BELGHITI J, FARGES O, et al. Sequential arterial and portal vein embolizations before right hepatectomy in patients with cirrhosis and hepatocellular carcinoma [J]. Br J Surg, 2006, 93 (9): 1091-1098.

[15] YOO H, KIM J H, KO G Y, et al. Sequential transcatheter arterial chemoembolization and portal vein embolization versus portal vein embolization only before major hepatectomy for patients with hepatocellular carcinoma [J]. Ann Surg Oncol, 2011, 18 (5): 1251-1257.

[16] HWANG S, LEE S G, KO G Y, et al. Sequential preoperative ipsilateral hepatic vein embolization after portal vein embolization to induce further liver regeneration in patients with hepatobiliary malignancy [J]. Ann Surg, 2009, 249 (4): 608-616.

[17] DENYS A, BIZE P, DEMARTINES N, et al. Cardiovascular and Interventional Radiological Society of Europe. Quality improvement for portal vein embolization [J]. Cardiovasc Intervent Radiol, 2010, 33 (3): 452-456.

[18] 中国抗癌协会. 肝门部胆管癌规范化诊治专家共识 (2015) [S/J]. 中华肝胆外科杂志, 2015, 21 (8): 505-511.

[19] 董家鸿, 冯晓彬. 精准外科时代的肝门部胆管癌治疗 [J]. 中华消化外科杂志, 2019, 4 (18): 307-310.

[20] MAKINO H, SHIMIZU H, ITO H, et al. Changes in growth factor and cytokine expression in biliary obstructed rat liver and their relationship with delayed liver regeneration after partial hepatectomy [J]. World J Gastroenterol. 2006, 7; 12 (13): 2053-2059.

[21] DENEME M A, OK E, AKCAN A, et al. Single dose of anti-transforming growth factor-beta1 monoclonal antibody enhances liver regeneration after partial hepatectomy in biliary-obstructed rats [J]. J Surg Res. 2006, 136 (2): 280-287.

[22] MATSUMOTO Y, NIIMOTO S, KATAYAMA K, et al. Effects of biliary drainage in obstructive jaundice on microcirculation, phagocytic activity, and ultrastructure of the liver in rats [J]. J Hepatobiliary Pancreat Surg, 2002, 9 (3): 360-366.

[23] WAKUI N, TAKEDA Y, NISHINAKAGAWA S, et al. Effect of obstructive jaundice on hepatic hemodynamics: use of sonazoid-enhanced ultrasonography in a prospective study of the blood flow balance between the hepatic portal vein and hepatic artery [J]. J Med Ultrason (2001), 2015, 42 (4): 513-520.

[24] Pavlidis E T, PAVLIDIS T E. Pathophysiological consequences of obstructive jaundice and perioperative management [J]. Hepatobiliary Pancreat Dis Int. 2018, 17 (1): 17-21.

[25] SAXENA P, KUMBHARI V, ZEIN M E, et al. Preoperative biliary drainage [J]. Dig Endosc, 2015, 27: 265-277.

[26] NAGINO M, NIMURA Y M. Perihilar cholangiocarcinoma with emphasis on presurgical management [M]// Blumgart LH, Surgery of the Liver, Biliary Tract and Pancreas. 4 th ed. Philadelphia, PA: Saunders Elsevier, 2006: 804-814.

[27] SEYAMA Y, KUBOTA K, SANO K, et al. Long-term outcome of extended hemi-hepatectomy for hilar bile duct cancer with no mortality and high survival rate [J]. Ann Surg, 2003, 238: 73-83.

[28] WATANAPA P. Recovery patterns of liver function after complete and partial surgical biliary decompression [J]. Am J Surg, 1996, 171: 230-234.

[29] 中华医学会外科学分会胆道外科学组. 肝门部胆管癌诊断和治疗指南 (2013 版) [S/J]. 中华外科杂志, 2013, 51 (10): 865-871.

［30］MANSOUR J C, ALOIA T A, CRANE C H, et al. Hilar cholangiocarcinoma: expert consensus statement [J]. HPB (Oxford), 2015, 17 (8): 691-699.

［31］YOKOYAMA Y, NISHIO H, EBATA T, et al. Value of indocyanine green clearance of the future liver remnant in predicting outcome after resection for biliary cancer [J]. Br J Surg, 2010, 97 (8): 1260-1268.

［32］GRECO E, NANJI S, BROMBERG I L, et al. Predictors of peri-operative morbidity and liver dysfunction after hepatic resection in patients with chronic liver disease [J]. HPB (Oxford), 2011, 13 (8): 559-565.

［33］田伏洲, 石力, 汤礼军等. 对恶性梗阻性黄疸术前减黄指标的再认识（附 28 例临床分析）[J]. 中国现代普通外科进展, 2010, 13 (1): 1-4.

［34］QIU Y D, BAI J L, XU F G, et al. Effect of preoperative biliary drainage on malignant obstructive jaundice: a meta-analysis [J]. World J Gastroenterol, 2011, 17 (3): 391-396.

［35］金昌国, 杨滔, 董家鸿. 肝门部胆管癌大范围肝切除术前胆道引流作用的临床研究 [J]. 军事医学, 2013, 37 (7): 529-534.

［36］ALY E A, JOHNSON C D. Preoperative biliary drainage before resection in obstructive jaundice [J]. Dig Surg, 2001, 18 (2): 84-89.

［37］LAURENTA A, TAYAR C, CHERQUI D. Cholangiocarcinoma: preoperative biliary drainage [J].HPB (Oxford), 2008, 10 (2): 126-129.

［38］KENNEDY T J, YOPP A, QIN Y, et al. Role of preoperative biliary drainage of liver remnant prior to extended liver resection for Hilar cholangiocarcinoma [J]. HPB (Oxford), 2009, 11 (5): 445-451.

［39］ROCHA F G, MATSUO K, BLUMGART L H, et al. Hilar cholangiocarcinoma: the Memorial Sloan-Kettering Cancer Center experience [J]. J Hepatobiliary Pancreat Sci, 2010, 17: 490-496.

第79章 围手术期管理

第1节 肝胆手术的麻醉处理

随着技术的进步和理念的更新，肝脏切除手术从患者评估、术式选择和技术引入等诸多方面都发生了重大的改变。目前更加重视目标病灶的精准清除、手术创伤的有效控制、脏器功能的保护以及术后加速康复，以实现患者手术治疗后的最大获益。作为外科治疗重要组成部分的麻醉管理，亦应依据上述核心内容优化麻醉方案。

一、术前评估及管理

（一）现病史

了解肝病发病原因和过程，是否有过相关手术史，目前治疗药物等，明确所用药物和术中计划麻醉用药是否存在配伍禁忌或其他相互作用。当前是否存在疲乏、恶心、呕吐、瘙痒、黄疸、出凝血异常、腹胀或腹围增加、行为或精神状态改变等症状。

（二）辅助检查

（1）实验室检查：包括 ABO-Rh 血型、肝肾功能生化检查、全血细胞计数和分类计数、凝血功能、血气分析、血清甲胎蛋白、尿液分析等。

（2）血气分析：筛查是否存在肝肺综合征。当存在以下三联征时，应考虑存在肝肺综合征，即肝脏疾病、氧合功能障碍、肺内血管异常。

（3）心电图：评估是否存在心律失常、传导缺陷、既往心肌缺血的征象或心腔增大 / 肥厚。

（4）超声心动图：行经胸超声心动图可用于术前评估心脏射血功能，以及是否存在心脏瓣膜病或门静脉性肺高压。对比增强超声心动图是疑似肝肺综合征患者评估的一部分，如果超声心动图提示为肺高压，则需要进行其他检查以确诊并排除肺高压的其他病因。

（5）外周血管超声：应行外周血管尤其是双侧颈动脉超声检查，以明确有无动脉粥样斑块形成。颈动脉软斑形成是围手术期脑梗死的重要危险因素。

（6）胸部 CT：胸部 CT 检查有利于早期识别可能存在的轻微肺部感染、细小转移结节。

（7）头颅 CT：如果患者术前出现精神状况改变，应及时行头颅 CT 评估是否合并颅内出血、脑水肿甚至脑疝。

（8）上腹部 CT：了解患者是否存在肝硬化、门静脉高压、脾亢、腹水及其程度。

（9）上消化道内镜检查：应对肝硬化或门静脉高压症患者进行上消化道内镜检查，以评估是否存在静脉曲张及其严重程度。静脉曲张的位置、大小、外观有助于预测肝硬化患者的静脉曲张出血风险。

（三）肝功能评估

1. 肝脏血清生化检查 常用于评估肝脏健康状况的血液检查，详见第 26 章 "实验室检查"。包括：肝酶水平检测［丙氨酸氨基转移酶（ALT）、天冬氨酸氨基转移酶（AST）、碱性磷酸酶（ALP）和 γ-谷氨酰转肽酶（GGT）］、肝脏合成功能检测［白蛋白、凝血酶原时间/国际标准化比值（INR）］和血清胆红素水平检测。肝酶升高常反映肝损伤或胆道梗阻，而人血清白蛋白或凝血酶原时间异常可在肝合成功能受损的情况下出现。血清胆红素在一定程度上衡量肝对代谢物的解毒能力和转运有机阴离子到胆汁的能力，血清总胆红素升高是与肝切除手术预后相关的独立危险因素。

2. 综合评分系统 Child-Pugh 分级是肝脏功能障碍的一个指数，分值越高，表示肝脏损害越严重，手术危险性越大。

终末期肝病模型（MELD）评分是一种通过前瞻性方法建立并验证的肝硬化严重程度评分系统。评分等级越高，移植排名越靠前，同时短期内因肝病死亡的风险高于评分等级低的患者。

两种评分系统详见第 27 章 "肝脏功能量化评估"。

3. 肝脏功能定量试验 吲哚菁绿（Indocyanine green，ICG）排泄试验是目前广泛应用的肝脏功能定量试验，ICG-R15 用于辅助判断肝硬化患者肝切除的预后。需注意，ICG 的排泄速率受肝脏血流量影响较大，因此影响肝脏血流量的因素同样会影响 ICG 的检查结果，如门静脉癌栓、门静脉栓塞术后状态和肝脏局部血流变异等。

4. 相关合并症评估 需了解患者是否存在肝硬化、门静脉高压、脾功能亢进、腹水、黄疸、胃底食管静脉曲张。门静脉高压是导致终末期肝病的主要原因之一，通常压力超过 10～12mmHg。脾功能亢进会导致血小板、红细胞和白细胞三系减少，当血红蛋白或血小板计数严重降低时，术前应提前备血。对于术前合并大量腹水的患者，麻醉诱导期间要警惕消化道反流和误吸风险，术中腹水吸引时需密切关注血流动力学变化，维持循环稳定。既往静脉曲张出血史预示随后发生出血的可能性较大，1/3 的患者会在首次出血后 6 周内发生再出血，1/3 会在 6 周后发生。早期再出血风险在入院后最初 48 小时内最高，随后降低。肝脏功能障碍程度是静脉曲张出血的一个重要预测因素。针对静脉曲张出血的高危患者，术前应充分做好大量交叉配血准备。

（四）系统评估

1. 循环系统 需注意有无高血压、肺动脉高压、冠状动脉疾病、心脏瓣膜病、心肌病等。当患者进入终末期肝病状态时，循环系统为高动力型改变，主要特征为心率加快、心输出量增加、外周阻力降低、动脉血压正常或轻度下降为特征。需要注意，虽然其表现为高心输出量，但其心肌收缩力通常已经受损，术前行经胸心脏超声检查（transthoracic echocardiography，TTE）有助于评估心肌功能。针对此类患者，术前应结合患者活动状态和检验检查充分正确评估心功能，麻醉前准备好相应的正性肌力药和缩血管药等血管活性药物，避免诱导后出现严重低血压或心衰等严重心血管不良事件。

2. 呼吸系统 术前可行脉搏氧饱和度或血气分析筛查患者有无低氧血症。合并肝硬化的患者术前出现低氧血症的原因通常有腹水、肝性胸水、肝肺综合征（hepatopulmonary syndrome，HPS）和慢性肺病等。一般有 1/4 的重度慢性肝病患者会发生 HPS，即在肝病、门静脉高压或先天性门体分流的情况下出现肺内血管扩张（IPVD）引起的动脉氧合异常。HPS 属于临床诊断，只有充分排除了其他病因后，才能将有肝病、氧合受损以及肺内分流证据的患者诊断为 HPS，其临床表现不具有特异性，主要包括肝功能障碍和肺功能障碍的特征。当慢性肝病患者出现呼吸困难、平卧呼吸/直立性低氧血症、蜘蛛痣和（或）氧合受损的证据（如外周动脉血氧饱和度<96%）时，应怀疑 HPS。氧合受损的证据：在呼吸空气时，动脉血气分析显示肺泡-动脉氧分压梯度（$PA\text{-}aO_2$）大于等于 15mmHg（65 岁及以上患者为 $PA\text{-}aO_2 \geq 20$mmHg），或动脉血氧分压（PaO_2）小于 80mmHg（65 岁及以上患者为

$PaO_2 \leqslant 70mmHg$）。评估肺内分流的推荐方法为经胸壁造影超声心动图。此类患者呼吸功能储备较差，诱导前可考虑充分给氧去氮提高氧储备，应用可视化插管设备缩短插管时间，提高首次插管成功率。最后，根据患者自身的呼吸系统特点选择相应的通气模式和 PEEP 值，做好围手术期肺功能的保护性管理。

门静脉性肺动脉高压（portopulmonary hypertension，PPHTN）是指与门静脉高压相关的肺动脉高压（pulmonary arterial hypertension，PAH），是一种已被充分认识的慢性肝病并发症。当门静脉高压症患者同时存在 PAH，且不存在其他导致 PAH 发生的原因（如胶原血管病、先天性心脏病或使用某些药物）时，应当考虑存在 PPHTN。肝移植可能是 PPHTN 的一种治疗手段。

3. 中枢神经系统　肝性脑病指肝功能障碍患者出现的一系列潜在可逆的神经精神异常，特征是认知缺陷及神经肌肉功能受损。重度肝性脑病患者可能进展至肝昏迷。神经肌肉障碍包括运动徐缓、反射亢进、强直、肌阵挛及扑翼样震颤。昼夜睡眠模式紊乱（失眠和嗜睡）是肝性脑病常见的初始表现，通常在出现其他精神状态改变或神经肌肉症状前发生。已确诊肝性脑病的患者应评估是否存在潜在诱因并及时予以纠正，包括：通过病史确定患者是否曾使用任何药物或毒素（包括酒精），体格检查以寻找是否存在消化道出血或低血容量的体征，通过血液和尿液培养及对腹水患者进行穿刺寻找感染源，常规血清化学检查，查看是否存在代谢异常和电解质异常，明确血清甲胎蛋白浓度。虽然在肝性脑病患者中，动脉和静脉氨浓度经常升高，但氨浓度升高不是诊断肝性脑病的必要条件。此外，在无肝性脑病的患者中，也可能存在氨浓度升高。

急性肝衰竭的患者还会出现脑水肿，进而导致颅内压升高，若治疗不及时可进展为脑疝。应注意尽早保护气道、维持氧合，可考虑通过适当提高血钠水平逐步增加渗透压、中度低体温、苯巴比妥盐、渗透性利尿剂进行脑保护。

4. 肾功能　术前需了解患者有无肾功能不全、24 小时尿量和利尿剂使用情况。肝硬化患者合并急性肾损伤时，围手术期并发症的发生率会进一步增高。肝肾综合征（hepatorenal syndrome，HRS）是急性或慢性肝脏疾病患者出现急性肾损伤的多种可能原因之一，对于已确诊或临床上明显的急性或慢性肝病患者，肝肾综合征通常有如下特征：血清肌酐水平进行性升高，尿沉渣检查结果为良性，没有或极轻微蛋白尿（少于 500mg/d），钠排泄率非常低（尿钠浓度低于 10mmol/L），少尿。HRS 的诊断标准包括：①肝硬化伴有腹水；②血清肌酐＞1.5mg/dl；③停止使用利尿剂 2 天和白蛋白扩容后肌酐没有改善；④没有休克；⑤目前或近期无肾毒性药物治疗；⑥无肾实质病变。肝肾综合征是一种排除性诊断，只有在排除急性或亚急性肾损伤的其他潜在原因后才能诊断为肝肾综合征，包括休克、当前或近期应用肾毒性药物治疗、梗阻性肾病或肾实质疾病等。对于术前已出现肾功能不全的患者，麻醉期间应尤其注意维持血流动力学稳定，确保足够的灌注压保护肾功能，避免肾毒性药物的使用，必要时可考虑术中或术后早期连续肾脏替代疗法（continuous renal replacement therapy，CRRT）。

5. 凝血功能　肝功能的降低同时具有促凝和抗凝两种效应。常规的凝血功能检测不能评估促血栓形成性改变和纤溶改变，因此不能认为凝血检查异常的严重肝病患者能"自我抗凝"。肝衰竭患者因肝脏功能衰竭，合成凝血因子的能力减弱，可发生严重凝血病和出血。然而，凝血的常规指标（如 INR）不能帮助确定患者的出血风险。若需要准确检查止血功能，采用全面的黏弹性检测，如血栓弹力图（thromboelastogram，TEG）或旋转式血栓弹力检测（rotational thromboelastometry，ROTEM）来指导治疗。

肝病患者的纤溶（纤维蛋白凝块的溶解）速度通常会加快。30%～46% 的慢性肝病患者可以检测到全身性纤维蛋白溶解的证据，且与肝功能异常程度平行，约 5%～10% 的肝硬化失代偿期患者会有明显的纤溶亢进表现。

肝病患者的血小板计数可能正常（$\geqslant 150 \times 10^9/L$），或有不同程度的减少，但血小板计数与临床出血之间的关联较弱，尤其在血小板计数大于 $50 \times 10^9/L$ 时。对于重度血小板减少（血小板计数＜

$50×10^9/L$）患者，如果术前有足够时间（10～13 天）纠正血小板计数异常，可考虑采用血小板生成素受体激动剂（TPO-RA），急诊手术需考虑输注血小板，且应在尽可能接近手术开始时输注。除了血小板计数减少，终末期肝病患者还可能因合并尿毒症、感染和（或）内皮异常而存在血小板功能降低。

（五）复杂肝胆手术的风险预测

复杂肝切除手术①因肿瘤体积巨大或位置特殊，术中显露困难，手术操作难度加大；或肿瘤紧邻/已侵犯肝脏主要的脉管结构，或肿瘤挤压致使正常肝脏结构发生变化，或肝脏脉管系统结构本身出现变异，术中可能需要反复阻断肝门血管，并因此引起循环剧烈波动及内环境紊乱；手术操作可导致重要血管损伤，引起致命的大出血或术后肝功能衰竭。针对该类手术及合并有全身重要脏器内科合并症的患者，术前应进行多学科讨论，充分了解手术范围，预估手术所需时间及出血风险，评估重要脏器手术耐受能力。

（六）术前准备

术前应对患者的病情和全身各系统做彻底评估，针对内科合并症进行综合治疗，使患者全身状况调整至较好的水平。术前还应对患者进行麻醉相关宣教，帮助患者及家属了解麻醉过程、麻醉苏醒期可能发生的情况、术后疼痛控制办法（如镇痛泵的使用方法）等，减少患者紧张焦虑的情绪。有显著紧张焦虑的患者术前可酌情使用小剂量抗焦虑药物，一般患者术前可免除镇静药物。

术前 6 小时禁食固体食物，术前 2 小时可口服含糖的清饮料，剂量不超过 5ml/kg 或总量 450ml。合并大量腹水、胃肠道动力障碍等反流误吸风险高危的患者应适当延长禁食和禁水时间，以 6 小时以上禁食固体食物、4 小时以上禁饮为宜。术前口服清饮料的患者可采用快速序贯全麻诱导。

二、麻醉方式、麻醉药物的选择

（一）麻醉方式选择

全身麻醉适用于所有的肝脏手术。如果患者的凝血功能正常（依据临床表现评估，结合 INR＜1.3）、血小板计数正常且预期术中出血量＜800ml，可在全身麻醉的基础上复合区域阻滞。全麻复合区域阻滞可减少术中全身麻醉药物的用量；术后采用硬膜外镇痛，可减少术后肺部并发症的发生率，镇痛效果的改善使患者能够早期下床活动，因而促进术后康复[1]。

经典的区域阻滞方式为连续硬膜外阻滞，于 T_{7-8} 或 T_{8-9} 间隙穿刺植入硬膜外导管。但复合硬膜外阻滞/镇痛额外增加了硬膜外穿刺置管并发症的风险，如意外穿破硬膜导致硬膜穿破后头痛（post-dural puncture headache，PDPH）、硬膜外血肿等。术后需抗凝治疗以及拟行较大范围肝切除手术患者，不建议复合硬膜外阻滞或采用硬膜外术后镇痛。2016 年福雷罗（Forero）等[2]首次报道竖脊肌平面阻滞（erector spinae plane block，ESP），将其用于胸背部神经病理性疼痛的治疗，获得了良好效果。这种新颖的区域阻滞方法操作简便、不良事件发生率低，并且镇痛效果确切。进行竖脊肌平面阻滞操作时，超声探头下能十分清楚地显露各胸椎的横突，且横突上方无重要血管、神经及其他器官分布，穿刺较为安全[3]。全麻复合持续竖脊肌平面阻滞已成功在胸部、腹部手术中应用并获得了良好的临床效果。对于肝功能异常合并凝血功能障碍的患者，使用细针穿刺单次给予局麻药物后并未观察到术后出现穿刺部位局部血肿。对肝切除的患者，全麻复合双侧 T_8 节段的竖脊肌平面阻滞提供了一种新的麻醉方式选择。

---

① 复杂肝切除术：巨大肝占位肿瘤直径＞10cm 需行右半肝切除；或行左/右三叶肝切除术；肝 S4 段、S5 段、S8 段联合切除术；肿瘤侵犯第一、二肝门或下腔静脉时施行的肝切除术；肝癌合并胆道或门静脉或腔静脉癌栓的肝切除术；肝 S1 段、S8 段切除术等。

（二）麻醉药物选择

所有麻醉药物、正压机械通气、低碳酸血症、低血压、出血及手术操作均可引起肝血流及肝脏氧供的减少[4]。麻醉用药需综合考虑患者整体情况，以维持足够的肝脏灌注和氧供。术中严重低血容量及长时间严重低血压，可造成肝脏氧供严重不足，导致肝小叶坏死，增加术后剩余肝脏出现肝功能不全的风险。此外，肝切除患者术前可能存在不同程度的肝功能障碍，术中肝血流亦会发生改变，需要注意麻醉药物的药代动力学和药效动力学的变化。

1. 镇静药

（1）依托咪酯和丙泊酚均为常用诱导用药，前者对血流动力学的影响相对较小，更适用于全身情况较差的患者。

（2）咪达唑仑[5]：在肝代偿功能尚可的 Child-Pugh 分级 A 级和部分 Child-Pugh 分级 B 级患者，咪达唑仑的消除半衰期无明显延长；但对于肝功能严重失代偿的 Child-Pugh 分级 C 级患者，其消除半衰期显著延长。咪达唑仑与血浆白蛋白结合，因而低白蛋白血症患者体内游离的咪达唑仑浓度升高，其药效增强。

（3）右美托咪定[6]：除了镇静作用外还有抗应激、抗炎和镇痛作用。该药首先在肝脏内代谢，肝功能不全患者使用时需注意调整用药剂量。作为 α 受体激动剂，右美托咪定有减慢心率的作用，对于合并心律失常的患者，需谨慎调整药物剂量，避免加重心律失常。

2. 吸入麻醉药 吸入麻醉药绝大部分经肺以原形排出，比较适用于肝病手术患者。吸入麻醉药可使血压降低，减少门静脉血流。术中常保持呼气末药物浓度 0.8～1.5MAC，该浓度下地氟烷和七氟烷对肝脏总血流量无明显影响[7]。MELD 分值较高的患者术中宜根据循环和麻醉深度监测情况，适当降低吸入麻醉药的浓度。

术中应避免使用 N_2O（氧化亚氮）俗称笑气，因行血管吻合过程中有空气栓塞的风险。

此外，N_2O 可引起肠管扩张，不利于术野暴露。

（1）阿片类药物：芬太尼、舒芬太尼和瑞芬太尼均可用于肝切除手术[8-9]。芬太尼和舒芬太尼通过肝脏代谢，术前肝功能严重失代偿以及大范围肝切除患者，药物清除率明显下降，反复大量使用有蓄积风险，术后需早期拔管患者在使用时应引起注意。瑞芬太尼降解与肝脏无关，但长时间泵注后需警惕停药后出现痛觉过敏，停药前需给予适当的芬太尼或舒芬太尼预防。

（2）肌松药：在 Child-Pugh 分级 C 级肝脏手术患者，多数经肝脏代谢的非去极化肌松药药代动力学和药效动力学有较大改变，肌松恢复时效显著延长。使用不依赖肝脏代谢的顺式阿曲库铵更为合适。但由于分布容积和神经肌肉受体数目的增加，肝病患者可表现出对非去极化肌松药的耐受和抵抗，需要更大剂量的顺式阿曲库铵，故需警惕术后出现肌松恢复延迟，建议根据患者情况常规使用肌松拮抗药物（乙酰胆碱酯酶抑制剂）[10]。对那些有恰当的术中肌松监测或术后不急于拔除气管导管的患者，也可使用罗库溴铵等非去极化肌松药。

三、麻醉管理

肝切除术中良好的血流动力学管理在于维持循环平稳，应保持与手术医师的良好沟通，及时发现术中异常情况，采取有效措施预防过度应激反应。

1. 静脉输液通路 术前预估有大出血风险（出血量>1000ml）的患者，建议在术前开放二路以上外周静脉通路，其中至少有一路为 16G 套管针，以利术中快速补液、输血。常规行深静脉穿刺，监测中心静脉压。

2. 常用监测技术

（1）有创动脉压监测：除用于监护血压外，还可用于术中监测血气，了解血糖、乳酸和电解质等内环境状况。

（2）中心静脉压（central venous pressure，CVP）监测：推荐采用控制性低中心静脉压技术，在肝脏切除过程维持 CVP<5cmH$_2$O，有助于减少肝脏充血，以达到减少术中失血的目的[11]。控制性低中心静脉压技术可降低肝切除患者围手术期合并症发生率及死亡率[12]。

（3）合并严重心肺疾患的患者，可考虑采用经食管超声心动图（transesophageal echocardiography，TEE）监测或放置 PiCCO 导管等，以便动态监测血流动力学状况。近年来，提倡监测创伤较小的每搏心输出量变异度指数（stroke volume variation，SVV）、收缩压变异度指数（systolic pressure variation，SPV）或脉压变异度指数（pulse pressure variation，PPV）的变化，结合其他血流动力学参数［如每搏量（stroke volume，SV）、心指数（cardiac index，CI）和心排血量（cardiac output，CO）等］和尿量分析，以利于进行目标导向液体治疗（perioperative goal-directed fluid therapy，GDFT）。

（4）其他监测：包括呼吸参数、麻醉深度〔脑电双频指数 bispectral index（BIS）或 Narcotrend〕、体温和凝血功能（血栓弹力图）等。

3. 术中经食管超声心动图（TEE）监测　TEE 将探头放置于管道内或胃内适当部位，从心脏的后方或下后方进行超声心动图检查的方法。近年来，TEE 监测被越来越多的应用于非心脏手术的麻醉管理，特别是针对已知或可疑存在心血管疾病，或者术中出现了不能解释的持续地低血压、低血氧血症，或者预计可能发生危及生命的低血压的胸腹部大手术。

对于肝切除手术，TEE 可以用来指导容量治疗、评估心脏结构和功能、及早发现血栓和栓塞等。

（1）评估左室前负荷（容量）：肝切除手术中，受体位、麻醉药物、手术操作和外周血管阻力等因素影响，血压、心率和中心静脉压等常规监测指标很难用来准确判定容量状态，TEE 可以通过实时、直观监测左心室舒张末期容积（EDV）和左心室收缩末期容积（ESV），以及间接测定左心房压力（LAP），从而准确地评估左心室前负荷（容量）。

常用切面：食管中段四腔心（ME 4C）、经胃中部短轴（TG Mid SAX）和经胃下腔静脉（TG IVC）。

（2）评估心脏结构和功能：TEE 可以用来评估已知或可疑的异常心脏结构和反复肝门开放时不稳定的血流动力学变化，包括：瓣膜病变（主动脉瓣、二尖瓣、三尖瓣和肺动脉瓣）、心肌缺血（局部室壁运动异常，早于心电图的改变）、左心/右心心衰（射血分数减低）等。

常用切面：食管中段四腔心（ME 4C）、食管中段两腔心（ME 2C）、食管中段主动脉瓣长轴（ME Four Chamber AV LAX）、经胃中部短轴（TG Mid SAX）、经胃长轴（TG LAX）等。

（3）发现血栓和栓塞：TEE 可以直观发现心脏内存在的血栓和气体，及时、准确地诊断肺栓塞，还可以诊断由于永久卵圆孔未闭引起的反常栓塞。

常用切面：食管中段四腔心（ME 4C）、食管中段右室流出道（ME RVOT）、食管中段双腔静脉（ME bicaval）、食管中段升主动脉短轴（ME asc aortic SAX）、食管上段主动脉弓短轴（UE aortic arch SAX）等。

4. 血流动力学及液体管理　尽管仍有术中大量失血（失血量>1000ml）的风险，但随着手术方式的优化和技术的改进，肝切除手术已经从以往的大量失血可能性较高的时代，发展到绝大多数情况下，出血可控、总体失血量较少的时代。术中使用控制性低中心静脉压技术（切肝时 CVP<5cmH$_2$O），并采用目标导向液体治疗（GDFT）策略，维持重要器官有效灌注是此类手术麻醉管理的关键。

为保护心、脑、肝和肾脏等重要脏器的灌注，建议维持术中血压在基线值 ±20% 的范围。

肝切除过程中使用控制性低中心静脉压技术，有利于降低肝静脉、下腔静脉以及肝血窦前、后的压力，减少肝脏游离和切除过程中的充血，从而达到控制出血的目的。有条件时推荐采取目标导向液体治疗策略，可避免过度补充容量；可通过监测 SVV 以指导液体输注，在满足低中心静脉压的条件下维持 SVV 8%～13%[13]。

液体输注需综合考虑 MAP、CVP、SVV 及失血等因素，根据患者具体情况补充晶体及胶体液。晶体液应选择平衡液，如乳酸林格液或醋酸林格液。醋酸林格液中的醋酸根离子是碳酸氢根（HCO_3^-）的前体，其代谢不依赖于肝肾功能。相较于乳酸林格液，输注醋酸林格液有助于减少肝功能不良造成的乳酸代谢负荷增加[14]。白蛋白与人工胶体相比，对肝功能术后恢复无明显优势，不建议常规应用。术前存在肝硬化合并低蛋白血症，且需行多肝段切除术的患者可酌情输注白蛋白。术前严重黄疸患者对容量的变化比胆红素正常的患者更敏感，术中血流动力学波动往往更明显，需要严密监测血流动力学情况，并及时使用血管活性药物调节。

（1）肝脏解剖分离阶段：除常规麻醉管理外，本阶段需适当补液，在维持适宜 MAP 的基础上控制 CVP<6cmH$_2$O。如患者 MAP 难以维持，可单次静脉给予麻黄素、去氧肾上腺素等血管活性药物，多能维持循环稳定。若上述办法均不能使 CVP 达到理想水平，CVP 偏高时可酌情静脉泵注小剂量硝酸甘油［0.1～0.3μg/（kg·min）］扩张外周静脉床以降低中心静脉压，必要时可小剂量泵注血管活性药物（如去氧肾上腺素、去甲肾上腺素等）维持血管张力、保证重要脏器灌注。病变分离结束，准备开始切除肝脏前可停止硝酸甘油输注。

（2）肝实质切除阶段：这一阶段，需要尽量控制中心静脉压在 5cmH$_2$O 以下，以达到降低肝静脉、下腔静脉以及肝血窦前、后压力的效果，减少肝脏切除过程中的失血。在前期目标导向液体治疗的基础上，复合以下措施，多可实现上述目的：体位调至头高脚低位、减低潮气量①、减小 PEEP 等。

此阶段术者可能阻断门静脉、肝动脉甚至阻断下腔静脉以减少出血、获得更为清晰的术野以利于手术操作。行门静脉／下腔静脉阻断时，因回心血量减少，可引起循环剧烈波动，可在监测 CVP 的同时，适当补充液体，并酌情持续泵注 α1 受体激动剂以维持血管张力，保证重要脏器灌注。目前临床常用的有去氧肾上腺素、去甲肾上腺素、甲氧明等。

曾有研究认为低中心静脉压技术影响肾脏血流灌注，增加术后肾功能损伤风险，但更多的研究和临床经验表明，对于术前无严重肾功能异常的患者，采用上述方法并不增加术后发生肾功能损伤的风险。

（3）肝切除后期：肝脏切除完成后，出血已得到有效控制，后续的手术操作对血流动力学影响较小，可适当加快补液速度，配合血管活性药改善脏器灌注，逐渐恢复 CVP 至正常水平。但需注意的是，CVP 过高可造成剩余肝脏组织淤血，不利于术后肝功能恢复，建议维持 CVP<10cmH$_2$O。

5. 凝血功能监测与血制品、凝血因子的使用　　常规手术术中输注浓缩红细胞的指征为 Hb<70g/L[15]，对于合并严重心脑缺血性疾病、高龄患者或预计仍有继续严重失血可能者，可放宽至 Hb<9～10g/L[16]。

术前合并凝血功能异常的患者，术中大量失血风险较高。传统凝血功能检测（凝血酶原时间、INR、部分凝血活酶时间、纤维蛋白原、血小板计数等）耗时较长，且不能预测术中出血风险。对于凝血功能明显异常、术中大量失血（>800ml）的患者可使用 TEG 监测患者围手术期凝血功能。

术中可使用 TEG 检测，根据 TEG 结果指导输血或使用凝血因子[17]（表 79-1-1）：

需要指出的是，补充凝血因子应严格掌握指征。术野渗血程度也是判断是否需输注凝血物质的重要参考因素。对于行血管吻合的患者，若术野渗血不严重，循环稳定，可暂时停止补充凝血物质，以预防高凝和血栓发生。

6. 及时纠正代谢紊乱，预防缺血再灌注损伤　　肝门临时阻断可有效减少术中失血，常用方法：入

---

① 手术时间>4 小时、合并 COPD 等肺部疾病的患者，推荐术中常规使用小潮气量［理想体重/kg×（6～8）ml］复合 PEEP（4～6cmH$_2$O）的机械通气。若术中为满足 CVP<5cm H$_2$O，需要降低 PEEP 值，可通过间断吸痰膨肺的方法改善患者肺部氧合，降低患者术后出现 ARDS、肺水肿、肺部感染等的风险。

表 79-1-1　根据 TEG 结果补充凝血因子

TEG 参数	正常范围	临床结果	凝血功能障碍类型	治疗方案
R 时间	3～9 分钟	10～14 分钟	缺乏凝血因子	补充新鲜冰冻血浆 10～20ml/kg
		>14 分钟	严重缺乏凝血因子	补充新鲜冰冻血浆 30ml/kg
α 角	55°～78°	<52°	低纤维蛋白原	补充新鲜冰冻血浆 20～30ml/kg
功能性纤维蛋白原 MA	14～27mm	<14mm	低纤维蛋白原	补充新鲜冰冻血浆 20～30ml/kg，或补充冷沉淀复合物（3～5ml/kg），或补充纤维蛋白原复合物（成人 1～2g）
高岭土 TEG MA*	51～69mm	45～50mm	血小板功能减低	补充 1 个治疗单位的血小板，或 5ml/kg 的血小板
		小于 45mm	血小板功能严重减低	补充 2 个治疗单位的血小板，或 10ml/kg 的血小板
高岭土 TEG Ly30	0～4%	>4%	原发纤溶亢进	补充氨甲环酸（成人 1～2g）
		>4%+α 角和（或）MA 升高	继发纤溶亢进	禁用氨甲环酸
高岭土TEG/肝素酶杯 TEG 测定的 R 时间		相差>3 分钟	肝素化状态	给予鱼精蛋白拮抗（成人 50～100mg）或补充新鲜冰冻血浆 10～20ml/kg

* 指在功能性纤维蛋白原 MA 正常的患者中；MA（maximum amplitude）：TEG 两侧曲线的最宽距离。

肝血流阻断法[18]（Pringle 法，PHO 法，即在肝十二指肠韧带内完全阻断肝蒂，以控制入肝血流）和半肝阻断血流法[19]（HHO 法，先解剖出第一肝门，只阻断患侧区入肝血流，健侧肝脏血供则不受影响）。PHO 法持续阻断时间一般不超过 15 分钟，尤其对于合并肝硬化患者，每次松开 5 分钟后可重复阻断。虽然 PHO 与 HHO 法在术后死亡率、肝功能不全发病率、并发症发生率、肝脏缺血时间、术中总失血量等方面无明显差异，但是 HHO 法的手术时间明显延长，术后肝脏损伤较轻[20]。术前需与外科医师沟通，预估阻断方式、了解可能的阻断时间及次数。术中在进行肝脏阻断时需准确计时，并及时提醒外科医师阻断时间，避免阻断时间超过安全上限。

血清乳酸水平是肝脏手术术中重要的监测指标，术前严重肝功能失代偿、术中反复肝门阻断、长时间低血压、肝动脉离断以及剩余肝脏功能不良等因素均可造成高乳酸血症（Lac 2～5mmol/L），术中应加强监测。输注碳酸氢钠注射液只能通过补充［HCO_3^-］纠正酸血症，并不能有效降低血清乳酸水平。通常上述不良因素解除后，乳酸水平可逐渐降至正常。麻醉管理需要注意全身重要脏器的器官保护，减少无氧代谢的发生，避免加重高乳酸血症。为减少肝功能不良造成的乳酸代谢负荷增加，此类手术围手术期晶体液宜选用醋酸林格液代替乳酸林格液[14]。

术中还应密切监测血糖情况。对于非糖尿病患者，术中血糖维持正常范围即可。糖尿病患者应根据术前血糖控制情况，维持术中血糖 8～12mmol/L。血糖>15mmol/L 者，可小剂量泵注胰岛素（2～4IU/h），并每小时复查血糖，避免出现低血糖。肝功能严重失代偿患者，因糖原储备减少，反复阻断肝门/下腔静脉或长时间手术，可使肝功能进一步恶化，有低血糖风险，需根据血糖监测情况适时补充葡萄糖。

肝切除术的多种损伤因素如手术创伤、输血、麻醉、疼痛、感染和焦虑等均可引起促炎症因子过度释放，引起局部和全身炎症反应[21]。血管内皮细胞损伤并造成血管内皮功能紊乱，导致凝血机制失调及局部组织低灌注，加剧微循环障碍，进一步加重全身炎症反应，最终可造成多脏器功能衰竭。使用糖皮质激素、水解酶抑制剂等可控制炎症反应。在肝血流阻断前使用糖皮质激素（甲泼尼龙），可以改善肝脏缺血-再灌注损伤，可视手术时间长短，单次或多次静滴补充，但需关注糖皮质激素应用的不良反应和并发症，糖尿病患者禁止使用大剂量甲泼尼龙。水解酶抑制剂（如乌司他丁）能保护肝脏及全身其他器官，减少肝切除术后并发症，缩短患者住院时间，可在阻断肝血流前开始泵注（剂量为 100 000IU/h），持续至手术结束。

此外，肝切除术中因出血、容量不足、低灌注继发少尿可导致肾衰和代谢性酸中毒、高血钾。大量输注含枸橼酸抗凝剂的血制品可导致高钾低钙，均需引起警惕。

7. 体温管理 肝切除术中因术野大、内脏器官暴露时间长、大量输注室温液体及输血，可导致严重低体温，加重原有的凝血功能障碍和药物代谢紊乱。肝脏手术应保持患者体温＞36℃。术中监测患者体温（鼻咽温、膀胱温或肛温），在麻醉诱导前和术中积极采取保温措施可以避免低体温的出现，常用措施包括：加温输液仪、暖风机和加热毯等[22]。

四、术后处理

1. 术后早期拔管 外科手术顺利，术中无大量出血和输血，术毕血流动力学稳定，患者意识清醒，肌力恢复良好，无残余肌松作用，且拔管指征充分，即可拔除气管导管。尽量避免长期带管造成患者肺功能恢复延迟、增加肺部感染风险及对患者心理的不良影响。

2. 术后多模式镇痛 提倡预防性超前镇痛和多模式镇痛[23]。放置硬膜外导管/竖脊肌平面导管的患者可采用区域镇痛避免静脉镇痛泵可能导致的药物不良反应（如过度镇静、胃肠道功能抑制、呼吸抑制等）。术后使用低分子量肝素抗凝的患者，应按照指南规定的时间拔除硬膜外导管后，再行皮下注射低分子量肝素。

单纯全身麻醉的患者一般采用静脉自控镇痛（patient controlled intravenous analgesia，PCIA），同时间断静脉注射非甾体抗炎药（nonsteroidal antiinflammatory drugs，NSAIDs）或昔布类药物。术前需向患者及家属进行宣教，帮助患者认识疼痛危害，掌握术后镇痛泵的正确使用方法。有条件可请外科医师于手术结束前在手术切口处行局麻药物（如0.2%罗哌卡因）浸润。

3. 预防术后恶心呕吐（postoperative nausea and vomiting，PONV） 术前应评估患者是否存在PONV的高危因素。高危患者可采用多模式措施预防恶心、呕吐，如采用丙泊酚全静脉麻醉（total intravenous anesthesia，TIVA），麻醉诱导后静脉注射地塞米松，术毕静脉注射5-HT3受体拮抗剂等[24]。

随着快速康复外科（enhanced recovery after surgery，ERAS）理念的深入以及手术设备和技术的提高，肝脏切除术已经进入精细化时代，这对麻醉提出了更高的要求。仅仅满足手术期间患者的镇静、镇痛、肌肉松弛和循环呼吸平稳的传统麻醉已经不能满足快速发展的外科技术和患者对于舒适化医疗和快速康复的需求。科学的术前评估、完善的术前准备、先进的麻醉技术、精准的术中管理和完善的术后镇痛将会构建成现代的精准麻醉体系。

（严思益　高志峰　张　欢）

参 考 文 献

［1］　中国医师协会麻醉学医师分会. 促进术后康复的麻醉管理专家共识 [S/J]. 中华麻醉学杂志, 2015, 35 (2): 141-148.

［2］　FORERO M, ADHIKARY S D, LOPEZ H, et al. The erector spinae plane block: a novel analgesic technique in thoracic neuropathic pain [J]. Reg Anesth Pain Med, 2016, 41 (5): 621-627.

［3］　EL-BOGHDADLY K, PAWA A. The erector spinae plane block: plane and simple [J]. Anaesthesia, 2017, 72 (4): 434-438.

［4］　BALDINI G, CARLI F. Anesthetic and adjunctive drugs for fasttrack surgery [J]. Curr Drug Targets, 2009, 10 (8): 667-686.

［5］　DALAL A, LANG J D J. Anesthetic considerations for patients with liver disease [M/OL]// Hepatic Abdeldayem H, Surgery, 2013, ISBN: 978-953-51-0965-5, InTechOpen, http://dx.doi.org/10.5772/54222.

［6］　WANG Z X, HUANG C Y, HUA Y P, et al. Dexmedetomidine reduces intestinal and hepatic injury after hepatectomy with inflow occlusion under general anaesthesia: a randomized controlled trial [J]. Br J Anaesth, 2014, 112 (6): 1055-1064.

［7］　KANG J G, KO J S, KIM G S, et al. The relationship between inhalational anesthetic requirements and the severity of liver disease in liver transplant recipients according to three phases of liver transplantation [J]. Transplant Proc, 2010, 42

(3): 854-857.

[8] BOSILKOVSKA M, WALDER B, BESSON M, et al. Analgesics in patients with hepatic impairment: pharmacology and clinical implications [J]. Drugs, 2012, 72 (12): 1645-1669.

[9] ZHANG L P, YANG L, BI S S, et al. Population pharmacokinetics of remifentanil in patients undergoing orthotopic liver transplantation [J]. Chin Med J (Engl), 2009, 122 (9): 1032-1038.

[10] CAMMU G, BOSSUYT G, DE BAERDEMAEKER L, et al. Dose requirements and recovery profile of an infusion of cisatracurium during liver transplantation [J]. J Clin Anesth, 2002, 14 (2): 135-139.

[11] CELINSKI S A, GAMBLIN T C. Hepatic resection nomenclature and techniques [J]. Surg Clin North Am, 2010, 90 (4): 737-748.

[12] CHEN H, MERCHANT N B, DIDOLKAR M S. Hepatic resection using intermittent vascular inflow occlusion and low central venous pressure anesthesia improves morbidity and mortality [J]. J Gastrointest Surg, 2000, 4 (2): 162-167.

[13] BUNDGAARD-NIELSEN N M, HOLTE K, SECHER N H, et al. Monitoring of peri-operative fluid administration by individualized goal-directed therapy [J]. Acta Anaesthesiol Scand, 2007, 51 (3): 331-340.

[14] AIMENOFF P L, LEAVY J, WEII M, et al. Prolongation of the half life of lactate after maximal exercise in patients with hepatic dysfunction [J]. Crit Care Med, 1989, 17 (9): 870.

[15] ZIMMERMAN J L. Use of blood products in sepsis: an evidence-based review [J]. Crit Care Med, 2004, 32 (11Suppl): 542-547.

[16] RIVERS E, NGUYEN B, HAVSTAD S, et al. Early goal-directed therapy in the treatment of severe sepsis and septic shock [J]. N Engl J Med, 2001, 345 (19): 1368-1377.

[17] National Institute for Health and Care Excellence (NICE). Detecting, managing and monitoring haemostasis: viscoelastometric point-of-care testing (ROTEM, TEG and Sonoclot systems). NICE diagnostics guidance (DG 13) [S/OL]. 2014. https://www.nice.org.uk/guidance/dg13.

[18] PRINGLE J H V. Notes on the arrest of hepatic hemorrhage due to trauma [J]. Ann Surg, 1908, 48 (4): 541-549.

[19] BISMUTH H. Surgical anatomy and anatomical surgery of the liver [J]. World J Surg, 1982, 6 (1): 3-9.

[20] 常磊, 喻满成, 袁玉峰, 等. 半肝血流阻断法与 Pringle 法在肝切除术应用中安全性与有效性比较的 Meta 分析 [J]. 中国循证医学杂志, 2014, 14 (6): 743-751.

[21] 中国抗癌协会肝癌专业委员会. 肝切除术围手术期过度炎症反应调控的多学科专家共识 (2014 版) [S/J]. 中华消化外科杂志, 2014, 13 (10): 751-755.

[22] 陈荣珠, 王桂红, 莫卫东, 等. 综合保温措施在肝癌手术患者快速康复外科中的应用 [J]. 实用肝脏病杂志, 2014, 17 (4): 384-387.

[23] AMERICAN SOCIETY OF ANESTHESIOLOGISTS TASK FORCE ON ACUTE PAIN MANAGEMENT. Practice guidelines for acute pain management in the perioperative setting: an updated report by the American Society of Anesthesiologists Task Force on Acute Pain Management [S/J]. Anesthesiology, 2012, 116 (2): 248-273.

[24] GAN T J, DIEMUNSCH P, HABIB A S, et al. Consensus guidelines for the management of postoperative nausea and vomiting [J]. Anesth Analg, 2014, 118 (1): 85-113.

第 2 节　肝移植的麻醉处理

肝移植手术可以有效治疗终末期肝胆病。近年来，随着手术技巧、供者器官获取保存、免疫抑制和麻醉与围手术期管理技术上的改善，患者围手术期生存质量和生存率显著提升。肝移植 1 年生存率达 90% 以上，5 年生存率为 60% 左右。随着整个生命科学和临床医学的进一步发展，肝移植必将进入一个新时代。作为在肝移植中有重要作用的麻醉医师有必要做好理论、临床以及传统麻醉观念的改变，尽快适应肝移植麻醉的要求，提高肝移植的总体质量[1]。对于肝移植患者的管理，手术团队密切合作是手术成功的关键因素之一；其中麻醉医师负责术前全面仔细评估患者，术中及时发现并妥善处理各种问题，维持手术患者尽可能处于生理状态以及术后协助外科医师管理，以帮助患者快速恢复，减少术后并发症的发生率[2]。

一、病情评估

需要对肝移植患者进行严格仔细的术前评估。大多数患者往往术前存在多器官系统功能障碍，突发情况下可能会出现显著的病理生理改变，包括严重的凝血功能障碍、肝性脑病、心肌病、呼吸衰竭、大量腹水和胸水、肾功能障及严重的酸碱失衡和电解质紊乱等。同时，部分外地肝源确认和送达手术的时间较短，术前评估时间有限；因此，麻醉医师在接到受者确认的通知后，应尽快到达病房访视患者以获得患者的一般情况资料，重点检查相关脏器功能，进行仔细全面的风险评估[3]。

（一）肝功能评估

目前国际上普遍应用的改良的 Child-Pugh 肝功能分级法，根据评分高低依次分为 A（5～6 分）、B（7～9 分）和 C（10～15 分）三级，评分越高表示肝脏损害越严重。但更客观的评估为终末期肝病模型评分法（model for end-stage liver disease，MELD），该评分用来反映肝硬化患者肝脏疾病严重程度。

（二）中枢神经系统

肝性脑病指由肝功能严重障碍所致，以代谢紊乱为主要特征的中枢神经系统功能失调综合征，约 84% 的慢性肝衰竭患者患有不同程度的肝性脑病。依据慢性肝功能障碍病史，并发神经、精神症状，在排除其他大脑疾病后，就可诊断为肝性脑病。依据临床表现的严重程度，肝性脑病可分为 4 期。其发病机制与脑内 γ-氨基丁酸（GABA）神经传递增加有关；GABA 的神经传递相关的苯二氮䓬类药物如地西泮可诱发并发生肝昏迷。

突发肝衰竭的患者会出现重度昏迷、严重脑水肿和颅内压的明显升高。随着肝性脑病程度加重，应及早保护气道和维持氧合状态。极小的血流动力学改变可能造成脑灌注压的极大变化。麻醉管理要求保证颅内压小于 20mmHg，脑灌注压超过 50mmHg，平均动脉压大于 60mmHg。采用持续的静脉-静脉血液透析能预防容量超负荷和中心静脉压力过高；其他的保护大脑的措施包括渗透利尿剂和巴比妥酸盐麻醉剂。

（三）心血管系统

肝移植受体术前的心功能评估可以参考普通手术患者的术前心功能评估方法。终末期肝硬化的典型心血管表现为高排低阻状态，即心排血量过高伴体循环阻力过低。严重的心肌病也可能与肝硬化有关，而由于长期使用 β 受体阻断剂可使该受体功能下降，因此可出现对 β 肾上腺素受体激动剂的反应减弱。

由于肝移植术的普及，许多移植中心正在放宽接受肝移植的年龄上限。冠状动脉疾病患病率随年龄增长，研究证实，在年龄大于 50 岁的肝移植患者中，有近 16% 的患者患有严重的冠状动脉疾病。在接受肝移植的患者中，患冠状动脉疾病的比普通人要多；特别危重的肝移植候选人应密切检查其冠状动脉疾病，必要时行冠状动脉造影。心血管系统的监测应包括动脉压和中心静脉压。经食管超声心动图（transesophageal echocardiography，TEE）综合评估左、右心室功能以及容量状态。在患有肺动脉高压的肝移植患者中，TEE 能提供关于手术患者右室功能的重要信息。

（四）呼吸系统

约 47% 的终末期肝病患者伴有肝肺综合征（hepatopulmonary syndrome，HPS），而其中约 20% 患者有严重低氧症状[4]。诊断依据包括肺泡氧分压（PaO_2）少于 70mmHg 或动脉肺泡氧分压梯度大于 20mmHg。肝病患者中还存在许多低氧的原因，包括缺氧性肺血管收缩不良、胸膜腔积液和大量腹水所致的肺不张、肺炎、低氧性肺血管收缩反应降低、成年呼吸窘迫综合征、肺泡通气不足和弥散异常等。大量胸腔积液在肝脏移植患者中并不常见，胸水是肝源性的，常位于右侧，患者多不合并心肺疾病，可能与腹水有关。术前评估主要是要排除引起胸水的其他原因如感染等，少量胸水常不需要处理，胸水量较多致患者胸闷和呼吸困难时可进行胸腔穿刺放置引流管。慢性阻塞性肺病（chronic obstructive pulmonary disease，COPD）患者可通过术前进行支气管扩张剂治疗，而吸烟患者术前必须戒烟，时间最好达 2 周以上，以减少术后肺部感染的发生，后者是增加肝脏移植术后并发症发生率和死亡率的一个主要因素。

（五）泌尿系统

肝肾综合征（hepatorenal syndrome，HRS）主要表现为急性肾衰竭，是终末期肝病患者常见的并发症。对受体肾功能的评估主要是为了了解有无肾功能不全、24 小时尿量和利尿剂使用情况，这有助于预测机体对再灌注后利尿剂应用的反应。绝大部分术前肾功能正常、对利尿剂反应良好的患者于新肝期均可获得足够的尿量，小部分肾功能不全、全身情况差且尿量偏少或已在持续肾脏替代治疗的患者手术前应该考虑继续应用持续肾脏替代治疗，便于术中液体管理，术后也应该根据术中情况考虑是否继续应用。

二、麻醉前准备

充分的麻醉准备是保证手术顺利进行的前提，需要准备好抢救药物、麻醉诱导以及各种设备。患者入室后，首先开放外周静脉，最好先行桡动脉穿刺并行血气分析和常规实验室检查。术中除常规监测心电图（ECG）、有创血压（IABP）、脉搏血氧饱和度（SpO_2）、中心静脉压（CVP）、体温、动脉血气分析、血糖及尿量外，必要时可放置 Swan-Ganz 导管监测 CO、PCWP、SVR、PVR、SvO_2 等参数，或采用 PiCCO、FlowTrac 等新一代血流动力学监测以及麻醉深度监测如脑电双频指数（BIS），经食管超声心动图（TEE）等高级监测。

手术分离困难伴有出血多或大量输注血液制品时，应提前准备输血管道加温系统。血液制品的准备，包括浓缩红细胞、新鲜血浆、冷沉淀及血小板等，应在术前与血库联系并备好；尤其患者血红蛋白低于 100g/L 时，应加大术前血液制品准备量。有明显凝血功能障碍的患者需行血栓弹力图（thromboelastography，TEG）及其他有关特殊凝血功能测定。

三、麻醉选择

肝移植麻醉方法一般选择静吸复合全身麻醉。

快通道麻醉在 20 世纪 90 年代开始应用于肝移植患者并逐渐被许多国际上的大型移植中心所接受。其中，咪达唑仑和芬太尼的应用趋于减少，不经肝脏代谢的瑞芬太尼和顺式阿曲库铵的应用增加。有学者建议采用七氟烷（也可用地氟烷）吸入、瑞芬太尼和顺式阿曲库铵维持的麻醉方法，可以达到术毕时患者的快速清醒和拔管，这也是目前国际上采用的主流肝移植快通道的麻醉方法。

四、麻醉诱导和维持

（一）麻醉诱导

大多数终末期肝病患者合并有不同程度腹水，如果手术当日进食则有增加误吸的风险；推荐采用快速序贯诱导麻醉，并在诱导和气管插管期间按压环状软骨。丙泊酚或依托咪酯均可使患者意识快速丧失，小剂量芬太尼静注加瑞芬太尼持续泵注，同时合用罗库溴铵可以获得满意的插管条件。终末期肝病患者外周血管阻力低，快速静注丙泊酚可引起明显的低血压，而依托咪酯的循环抑制作用轻，是较好的诱导用药选择。在麻醉深度监测指引下给药，则可以保证患者意识快速消失的同时在整个诱导期间维持合适的麻醉深度，最大程度减轻药物对循环的抑制，这是目前认可的精准全身麻醉诱导方法。麻醉诱导时可能出现长时间严重低血压，因此诱导时应缓慢注药，积极适当补液，并同时使用小剂量的血管活性药物（如去甲肾上腺素）来维持血压。

（二）麻醉维持

绝大多数以静吸复合麻醉为主。在静吸复合麻醉中，丙泊酚的用量较常规手术小，文献报道一般为 $2mg/(kg \cdot h)$。在研究肝脏移植术中丙泊酚的血药浓度中，尽管存在丙泊酚的肝外代谢，无肝期丙泊酚的浓度依旧升高，再加上部分患者容量置换大，因此肝脏移植时丙泊酚的血药浓度无法用现有的药代模型所预测，这可能是丙泊酚全凭静脉麻醉至今很少在肝脏移植中应用的原因。随着 BIS 在肝脏移植围手术期应用的增加和经验的积累，BIS 监测下丙泊酚全凭静脉麻醉也已成功应用于此类患者，使得患者能在手术室内快速清醒和拔管。没有 BIS 监测条件时，不建议使用丙泊酚全凭静脉麻醉，建议采用七氟烷吸入、瑞芬太尼和顺式阿曲库铵泵注维持的麻醉方法，以达到术毕患者的快速清醒和拔管[5]。

五、术中管理

肝移植手术一般分为三个阶段：无肝前期、无肝期和新肝期。无肝前期指手术开始至门静脉阻断前。无肝期指门静脉阻断至门静脉血流重新开放。新肝期也称再灌注期，从肝脏的血液循环重新建立到手术结束。每一阶段的病理生理特点不同，麻醉管理的侧重点有所不同，但共同点都在于维持机体呼吸循环和内环境的稳定[6-7]。

（一）无肝前期

此期内手术医师主要是游离肝脏，需注意三个方面：①麻醉深度；②放腹水的影响；③术中出血。麻醉诱导后患者可能因为血容量不足或外周血管阻力低出现低血压时，在积极补液或应用血管活性药物时，也应维持足够的麻醉深度。大量腹水时过快放腹水时可能会出现低血压，需及时补充容量或使用血管活性药，必要时补充白蛋白。大部分患者在放完腹水后，肺部氧合功能明显改善。在这一阶段，肝脏将被完全游离，包括肝动脉和部分肝静脉分支离断，门静脉和肝后段下腔静脉解剖直至可以钳夹阻断。此时应注意术中大出血的可能，及早纠正低血容量状态，包括限制晶体输入，应用白蛋白、血制品以及凝血因子，补足血容量并维持机体凝血功能。一些抑制纤溶的药物如氨甲环酸、甘氨酸等可减少出血量。

目前国内外较多推荐肝切除术中采用低中心静脉压技术（low central venous pressure，LCVP）以减少术中出血，此技术将术中 CVP 控制在 $3\sim5cmH_2O$[8]。LCVP 技术在肝移植术中的应用尚有争议。有学者认为肝脏移植者的手术是接受全肝切除，LCVP 技术并不适合肝脏移植患者；同时，LCVP 技术对降低门静脉系统压力的作用有限，且增加大出血时的血流动力学不稳定性，围手术期风险增加。亦有学者报道 LCVP 增加肝脏移植患者术后肾衰竭的发生率。因此不推荐在肝移植患者中实施该技术。相反建议在无肝前期适当补充血容量至相对高容量状态，有利于整个手术期间的血流动力学稳定。但有学者报道，肝移植术中应用 LCVP 技术可降低术后肺部并发症发生[9]。

手术早期开始利尿治疗既有利于术中液体管理，对无肝期相对缺血的肾脏也有一定的保护作用。可选用多巴胺、甘露醇、呋塞米和右美托咪定。但目前尚难确定哪一种药物对肝移植中肾功能的保护最好。病肝分离期还应维持中心体温不低于36℃，可采用的保温措施包括使用变温毯、输液加温管道和热风机等。

（二）无肝期

手术方式可分为经典原位肝脏移植和背驮式肝脏移植。前者需完全阻断下腔静脉，而后者可不阻断或部分阻断下腔静脉。下腔静脉阻断时心脏回心血量骤减，心排血量减少，内脏和下腔静脉压力增加，肾灌注压降低，严重酸中毒，体循环动脉压降低伴心率增快，需要预先适度扩容结合血管活性药物支持以维持血流动力学稳定。国外很多中心采用体外静脉-静脉转流技术（venous-venous bypass，VVBP）来应对无肝期下腔静脉被阻断对全身循环和肾灌注的影响，但同时也带来凝血紊乱、血液成分破坏、体温进一步降低、增加空气栓塞及血栓形成等不利影响。因此，国内大多数肝移植中心尚未常规采用 VVBP 技术，这给临床麻醉管理提出了更高的要求。

无肝期肝血管重建顺序依次为下腔静脉、门静脉和肝动脉，肝动脉也可以在门静脉开放后重建[10]。在维持循环稳定后，应再次对患者的血容量状态、血气、电解质和凝血功能等进行重新评估，尤其是血钾浓度应尽量维持在 4.0mmol/L 以下，根据血气结果应用碳酸氢钠纠正酸中毒，并至少在门静脉开放前10分钟左右复查血气和电解质。在门静脉开放前数分钟准备好各种药物，包括去氧肾上腺素、肾上腺素、钙，调高血管活性药的泵注速度。无肝期由于缺乏肝脏产热，即使有保温措施往往也不能有效维持正常体温，体温可快速下降，在瘦弱患者以及快速输入大量低于体温的液体和血制品时更明显，需充分引起重视。有学者推荐此期采用 LCVP 技术辅以血管活性药物，既保证患者的组织血供，又能避免心衰竭及再灌注期移植肝充血等并发症。

（三）新肝期

新肝期最危险的时刻是移植肝血管开放后即刻。在即刻或几分钟内常发生剧烈的血流动力学波动，可能会出现严重的低血压、高钾血症、严重的酸中毒、体温过低和凝血功能障碍，有时甚至会出现心搏骤停。再灌注综合征指肝门静脉再灌注 5 分钟内体循环血压下降30%，肺动脉压力升高并持续 1 分钟以上，其特征为平均动脉压、全身血管阻力及心肌收缩力降低，而肺血管阻力和肺毛细血管充盈压却升高。严重的低血压通常在 5～10 分钟内可缓解，但有时持续时间较长，需要使用正性肌力药物和加快输液。再灌注综合征的原因很多，主要因素包括移植肝和体内释放的各种因子如内源性血管活性肽等、高血钾症、低温、酸中毒、低钙血症等。

预防再灌注综合征的方法：①在进入新肝期前纠正低钙血症及高钾血症，提高碱剩余；②适当增加血容量和提高平均动脉压；③纠正和预防低体温；④通过肝下腔静脉放出一定量供肝和门静脉系统淤滞的血液；⑤调整通气参数，维持 $PaCO_2$ 在正常水平；⑥尽量缩短无肝期时间。再灌注综合征的治疗可用血管收缩药（如去氧肾上腺素）和肾上腺素能受体激动剂（如肾上腺素），逐渐增加剂量可以维持平均动脉压在一定的水平及增强心肌收缩力。随着移植肝的再灌注和血流动力学的稳定，肝脏呈现粉红色表示灌注良好。

再灌注期可能出现凝血功能紊乱而导致出血或广泛渗血，主要原因是供肝内残余肝素释放、凝血因子的稀释和消耗、血小板聚集、内源性肝素样物质生成等。可借助 TEG 来评估凝血功能状态并指导治疗。对于活体肝移植、劈裂式肝移植或半肝移植，因供肝创面较大可能导致创面出血比较严重，应仔细止血，可以输注新鲜冰冻血浆、血小板、冷沉淀、凝血酶原复合物、纤维蛋白原等来纠正凝血障碍，以使手术能够得到良好的止血效果[11]。如果检测出纤维溶解亢进，可以用氨甲环酸、甘氨酸等抗纤溶药物拮抗。

新肝期因供肝糖原分解释放葡萄糖以及手术的应激反应、术中应用糖皮质激素、大量输血等原因，可能出现一过性血糖升高，应密切监测血糖变化，及时应用胰岛素。

六、输血、输液

液体管理是肝移植麻醉中的重要管理环节，术中液体管理的目的在于尽量维持基本正常的血容量和凝血功能、水电解质及酸碱平衡、内环境稳定、红细胞的正常携氧能力[12-13]。围手术期液体管理应根据患者的具体情况、临床需要、监测指标和实验室检查结果来指导输血输液，目前对于危重症患者，学者推荐应用目标导向治疗来指导术中液体管理[14]。晚期肝病患者内脏和体循环血管扩张，有效血容量下降，术中补液以胶体为主，如白蛋白或人造血浆代用品，胶体液应按照血容量的需要补充，FlowTrac 是目前监测血容量的有效方法之一。输入的液体最好不含乳酸，因为患者的肝功能严重不良，对乳酸的降解能力降低有可能形成乳酸型酸中毒。使用渗透性利尿剂和袢利尿剂可使患者有足够的尿量，运用多巴胺也有利于尿的形成。对无尿的患者，可持续运用静脉血液透析去除多余的容量，但对输血输液应更加严格地控制。

肝功能衰竭的患者对枸橼酸的代谢能力受损，因此应严密监测血浆钙离子的水平。肝移植术中输入大量含有枸橼酸的血液制品会导致枸橼酸中毒，出现严重的低钙血症，引起心肌抑制、低血压以及凝血功能障碍。如发现低钙血症，可静注氯化钙或葡萄糖酸钙予以纠正。

肝移植术中，应根据实验室监测指标如血红蛋白、血细胞比容、血小板计数、纤维蛋白原等结果，结合 TEG 对凝血功能的监测结果来选择成分输血。目前多数学者认为肝移植围手术期血红蛋白应维持在 70～80g/L 以上，而在心肌缺血、冠状血管疾病和危重症患者应维持在 100g/L 以上，但在无肝期尽可能不输库血，以减少酸中毒、高血钾和低钙血症发生。术中自体血回收明显减少了肝移植患者对库血的需求量，也提高了处理急性大出血的效率，但对恶性肿瘤患者禁用。

七、肝移植患者的术后管理

肝移植手术结束后，应将患者转移到 ICU 加强监护，常规监护生命体征、液体平衡、凝血和肝脏功能等。只要没有明显的呼吸功能障碍和气道阻塞现象且拔管指征充分，就可以拔出气管导管。绝大多数患者的治疗是支持治疗，术后出血可能是因外科出血或围手术期凝血功能紊乱所致，当患者出现以下情况应立即给予剖腹探查，如血管吻合口漏或出血，肝动脉或门静脉血流消失或血栓。

肝移植手术创伤大，患者术前一般情况较差，感染是影响患者存活的主要因素。特别是患者接受大剂量强效的免疫抑制剂控制排斥反应的条件下，更是易发感染的特有因素。早期及时预防感染，发生感染时及时有效治疗，严格消毒隔离及各种无菌操作，定时将痰液及引流液进行培养并做药敏试验，针对性使用抗菌药物。

与其他腹部大手术相比，肝移植患者术后对镇痛药的需求明显减少。采用 PCA 技术，可根据患者需求提供小剂量的止痛药从而确保安全。区域阻滞镇痛也越来越得到广泛的应用[15-16]。

肝移植的术前估计，术中补液、输血，代谢的调节，再灌注综合征的防治，肺部及肾脏并发症的防治等是围手术期核心问题。手术团队密切合作是手术成功的前提条件。麻醉医师负责术前全面仔细评估患者，术中及时发现并妥善处理各种问题，维持手术患者尽可能处于生理状态以及术后协助外科医师镇痛管理等，以帮助患者快速恢复，减少术后并发症的发生；则是保证手术在可控且稳定状态下完成的关键所在。未来怎样进一步降低肝脏移植围手术期与麻醉相关的各种并发症，进一步提高生存质量仍是需要持续关注且亟待深入研究的课题[17-18]。

（陈贵珍　易　斌　鲁开智）

参 考 文 献

［1］　黑子清. 肝脏移植麻醉学 [M]. 广州: 中山大学出版社, 2006.

［2］　DELLA R G, DE F A, COSTA M G, et al. Liver transplant quality and safety plan in anesthesia and intensive care medicine [J]. Transplant Proc, 2010, 42 (6): 2229-2232.

［3］　SCHROEDER R A, COLLINS B H, TUTTLE-NEWHALL E, et al. Intraoperative fluid management during orthotopic liver transplantation [J]. J Cardiothorac Vasc Anesth, 2004, 18 (4): 438-441.

［4］　RAJ D, ABREO K, ZIBARI G. Metabolic alkalosis after orthotopic liver transplantation [J]. Am J Transplant, 2003, 3 (12): 1566-1569.

［5］　SCHUMANN R, HUDCOVA J, BONNEY I, et al. Availability of anesthetic effect monitoring: utilization, intraoperative management and time to extubation in liver transplantation [J]. Transplant Proc, 2010, 42 (10): 4564-4566.

［6］　夏穗生. 中华器官移植医学 [M]. 南京: 江苏科学技术出版社, 2011.

［7］　LIU L L, NIEMANN C U. Intraoperative management of liver transplant patient [J]. Transplant Rev (Orlando), 2011, 25 (3): 124-129.

［8］　俞卫锋. 肝胆麻醉和围术期处理 [M]. 上海: 上海世界图书出版公司, 2016.

［9］　邓小明, 姚尚龙. 现代麻醉学 [M]. 4 版. 北京: 人民卫生出版社, 2014.

［10］　FAYED N A, YASSEN K A, ABDULLA A R. Comparison between 2 strategies of fluid management on blood loss and transfusion requirements during liver transplantation [J]. J Cardiothorac Vasc Anesth, 2017, 31 (5): 1741-1750.

［11］　WANG B, HE H K, CHENG B, et al. Effect of low central venous pressure on postoperative pulmonary complications in patients undergoing liver transplantation [J]. Surg Today, 2013, 43 (7): 777-781.

［12］　FENG Z Y, XU X, ZHU S M, et al. Effects of low central venous pressure during preanhepatic phase on blood loss and liver and renal function in liver transplantation [J]. World J Surg, 2010, 34 (8): 1864-1873.

［13］　RODRINGUEZ-ROISIN R, KROWKA M J. Hepatopulmonary syndrome-a liver-induced lung vascular disorder [J]. N Engl J Med, 2008, 358 (22): 2378-2387.

［14］　BABABEKOV Y J, NYDAM T L, POMPOSELLI J J, et al. Goal-directed management of coagulation: the right treatment, the right patient, the right time [J]. Transplantation, 2018, 102 (6): e303-e304.

［15］　MUNGROOP T H, GEERTS B F, VEELO D P, et al. Fluid and pain management in liver surgery (MILESTONE): a worldwide study among surgeons and anesthesiologists [J]. Surgery, 2019, 165 (2): 337-344.

［16］　FROGHI F, KOTI R, GURUSAMY K. Cardiac output Optimisation following Liver Transplant (COLT) trial: study protocol for a feasibility randomized controlled trial [J]. Trials, 2018, 19 (1): 170.

［17］　PERILLI V, ACETO P, SACCO T, et al. Anaesthesiological strategies to improve outcome in liver transplantation recipients [J]. Eur Rev Med Pharmacol Sci, 2016, 20 (15): 3172-3177.

［18］　MILAN Z. Analgesia after liver transplantation [J]. World J Hepatol, 2015, 7 (21): 2331-2335.

［19］　HACIBEYOGLU G, TOPAL A, ARICAN S, et al. USG guided bilateral erector spinae plane block is an effective and safe postoperative analgesia method for living donor liver transplantation [J]. J Clin Anesth, 2018, 49: 36-37.

第 3 节　围手术期监护（肝切除、肝移植）

一、肝切除围手术期监护

肝切除术是原发性肝癌和转移性肝癌综合治疗的基石，也是肝良性肿瘤、肝胆管结石、肝包虫病、肝外伤的主要治疗手段。严格把握适应证、选择合适的病例、外科技术的提高以及围手术期监护治疗的优化是近年来肝切除术后死亡率下降的几大主要因素[1]。影响肝切除术后存活的主要因素是切除肝体积、剩余肝体积、术前肝功能状态等因素。在无肝硬化的情况下，肝切除术后发生死亡和肝衰竭的比例大概为 2%～3%，而在慢性肝病如肝硬化的条件下，肝切除术后死亡和肝衰竭发生概率则增加到 8%～10%。除残肝的状态外，患者的年龄、身体状况以及是否合并其他疾病如糖尿病、心血管或呼吸系统疾病也同样影响着治疗的结果。良好的围手术期监护以及治疗可以大大降低围手术期发生各种并发症的风险，并显著降低术后死亡率，尤其在不断增加的合并多种内科疾病的高龄患者实施肝脏切除手术中，围手术期监护的作用更加明显[2]。随着现代外科技术的发展，围手术期监护从过去单纯的术中监护逐渐拓展到术前评估、术前准备、术中监护、术后监护及处理。将原本独立的术前、术中、术后各阶段合成为一个整体，加以全面考虑，从而更好地应对手术过程中的各种突发情况，减少并发症。

（一）术前评估与监护

1. 术前评估 患者术前的体能、营养和器官功能状况对手术成败有重要影响。美国东部肿瘤协作组制定的 ECOG-PS 体能评分简单、易行，是国际常用的评估标准（表 79-3-1），PS 为 3～4 分的患者术后并发症发生率高，应慎重考虑手术。术前营养评估常用的工具是营养风险筛查（NRS-2002）评分表（欧洲营养学会推荐），对于 NRS-2002 得分≥3 分表明存在营养风险，需术前营养支持。肝切除术前必须评估重要的器官功能，了解有无心肺、肾脏、内分泌等疾病史，行胸部 CT、心电图、肺功能检查，必要时行动态心电图或心脏超声检查评估。糖尿病患者术前胰岛素控制血糖至 7.8～10.0mmol/L。而合并乙型肝炎或乙肝肝硬化患者，术前常规检测 DNA 并进行抗病毒治疗。

表 79-3-1 体力状况评分标准 Zubrod-ECOG-WHO（ZPS，5 分法）

体能评分	体力状态
0	活动能力完全正常，与起病前活动能力无任何差异
1	能自由走动及从事轻体力活动，包括一般家务或办公室工作，但不能从事较重的体力活动
2	能自由走动及生活自理，但已丧失工作能力，日间不少于一半时间可以起床活动
3	生活仅能部分自理，日间一半以上时间卧床或坐轮椅
4	卧床不起，生活不能自理
5	死亡

2. 心理监护 尽管腹腔镜技术在肝脏外科的应用越来越广泛，但肝切除手术仍然被认为是外科系统相对较大的手术，多数患者术前难免存在焦虑的心理，加之肝切除术多数应用于肝脏恶性肿瘤患者，对手术和疾病的双重恐惧是普遍存在的现象。因此，进行必要的术前心理准备是非常有必要的。近年来广泛被接受和运用的加速康复外科（enhanced recovery after surgery，ERAS）理念也提倡进行术前宣教，手术人员术前需对患者进行心理状况评估，通过口头、书面或展板等形式向患者及家属介绍手术及围手术期监护治疗的相关知识，以减轻患者的不良情绪并取得其理解和配合。此外患者家属积极主动的配合也是解决患者不良心理状态的重要因素，医护人员在围手术期处理过程中必须解决家属可能存在的紧张焦虑甚至恐惧情绪。有研究提议，在患者和家属第一次门诊就诊就开始主动为其提供各项健康宣教内容，帮助其方便获得尽可能多的围手术期知识，降低患者的紧张和焦虑，加速术后康复。

（二）术中监护

1. 血流动力学检测 除了标准的麻醉监护（心电图、脉搏氧、体温检测、肌松、导尿）外，肝切除手术还应该进行血流动力学检测，如插入动脉导管进行动脉测压，插入中心静脉导管进行中心静脉压检测等，尤其在进行大范围肝切除的手术中更应成为常规操作。另外，在合并食管静脉曲张的患者中插入经食管超声心动图是有意义的，有利于进行血流动力学检测。而在合并心功能不全的患者中，则可以考虑插入肺动脉导管。如术前评估肝切除手术过程中可能出现大出血，则有必要术前插入大口径的静脉导管，最好选择多腔隙的中心静脉导管并能插入肺动脉导管。在肾功能不全的患者中，需额外植入透析导管以备术后进行血液滤过。

2. 液体管理　术中血液灌注直接影响术后并发症和死亡率。因此，麻醉和手术医生都应尽可能地减少血液的丢失。引起肝切除手术出血的两个主要原因是肝外静脉的手术损伤和肝实质断面的出血。肝血窦的血压取决于肝静脉的压力，主要与中心静脉压相关。低中心静脉压是减少肝切除术中出血的简单有效方法。尽管维持低中心静脉压的价值和必要性仍然是个讨论的话题，但在术前准备和肝切除手术中，尽可能实现低中心静脉压以减少出血和有利于手术处理是目前肝脏外科医生普遍接受的观点[3-4]。尽可能地减少静脉输液是降低中心静脉压的有效途径，如果效果不佳，则还可以配合静脉给予硝酸甘油。因此，术中需密切检测补液和出血并进行动态调整。血管加压疗法是维持稳定血压水平的常用方法，肝切除过程中降低呼气末正压通气（positive end expiratory pressure，PEEP）至可接受的最低值也可以降低中心静脉压。有学者报道肝切除术中采用低气道正压通气而非 PEEP 可以减少术中出血[5]。肝脏手术中需时刻检测容量状态，低血容量会引起组织灌注受损而导致器官功能障碍，而容量过多则会引起组织水肿。此外还需动态检测尿量，术中少尿［<0.3ml/（kg·h）］与术后急性肾功能受损的发生密切相关。文献报道，低中心静脉压辅助下的肝切除术并不增加急性肾功能损伤的发生[6]。

（三）术后监护

1. 术后早期监护　根据《肝切除术围手术期管理专家共识（2017）》[7]，复杂肝切除手术对机体的创伤较大，术后当日应考虑置于重症监护病房，并进行如下监护：

（1）麻醉复苏情况：术后密切监测意识、自主呼吸、肌力恢复的情况。

（2）呼吸功能监测：术后立即开始呼吸支持，监测血氧饱和度、潮气量、气道压力等，在未拔出气管插管时可给予 $5cmH_2O$ 的 PEEP 作为保护性通气策略。积极清理呼吸道分泌物，防止肺不张。

（3）血流动力学监测：血压、心电图、中心静脉压（central venous pressure，CVP）、肺毛细血管嵌压（pulmonary capillary wedge pressure，PAWP）、心排血量、混合静脉血氧饱和度以及每小时尿量。对于血红蛋白偏低的患者酌情输注红细胞悬液以改善组织的氧合状态。维持液体平衡的前提下，低血压患者给予小剂量去甲肾上腺素维持理想的血压。

（4）引流管情况：保证留置导尿管、胃肠减压管、胆汁引流管和其他引流管位置正常、引流通畅、固定良好，详细记录各引流量，观察引流液颜色。

2. 术后系统监护

1）呼吸系统：肝脏切除术后常出现呼吸系统并发症，常见的肺部并发症包括：肺不张、肺炎、胸腔积液、支气管痉挛、低氧血症以及呼吸衰竭等。术后肺部并发症的危险因素包括吸烟、慢性呼吸系统疾病、急诊手术、麻醉时间过长及高龄等。良好的呼吸检测是预防及治疗肺部并发症的保障。

（1）呼吸支持：

a. 机械通气：辅助呼吸是肝切除术后维持肺泡膨胀、预防及治疗早期 ARDS 的有效手段，术后患者麻醉清醒、肌力恢复良好、咳嗽反射正常、血流动力学稳定可考虑及早拔管撤机。

b. 镇静镇痛：术后患者难以耐受气管插管，出现烦躁不安、呛咳、呕吐，膈肌剧烈运动有导致术后出血的风险，需及时给予镇痛和镇静药物。

（2）胸腔积液：肝切除术后胸腔积液较为常见，多见于右侧胸腔，术后需及时复查胸部 CT，量少可不予处理，大量胸腔积液可引起肺不张、低氧血症，需行胸腔穿刺抽吸或置管引流，且常为复发性，需多次反复抽吸。

（3）肺不张和肺炎：多见于右肺上叶或中叶，与术中钳夹肝上下腔静脉，损伤膈神经或气管插管移位等有关，术后需及时复查胸部 X 线或 CT，早期进行肺功能锻炼。

（4）急性呼吸窘迫综合征（acute respiratory distress syndrome，ARDS）：肝切除术后出现呼吸窘迫，进行性低氧血症应考虑 ARDS 的可能。建议术后应用保护性通气策略，即实施机械通气帮助改善肺顺应性、复张肺泡、改善氧合。

（5）肺部感染：术后较为常见，早期多为痰液排除不畅、误吸、气管插管引起。术后止痛不充分或由于镇静药引起的术后乏力均可能引起气道分泌物排出困难，进一步引起肺部感染。预防是关键，术后加强气道管理，原则上需早期合理应用抗生素，必要时进行支气管镜留取标本送检细菌培养并进行目标性治疗。

2）循环系统：肝切除术中需要大量输液输血，因此常表现为液体高负荷状态，可能产生不利影响，术后应及时纠正。推荐手术早期准确记录患者的液体出入量，根据液体出入量和体重的变化，适当使用利尿剂，调整围手术期液体平衡。术后应密切检测 CVP 或 PAWP，保证合适的心室充盈压外，还需联合使用强心药以维持合适的心输出量和心脏指数（cardiac index, CI）。

术后早期高血压常见，主要与切口疼痛、寒战、机体高动力循环状态有关，血压过高会增加术后出血的风险，应尽快纠正。密切检测血压变化，应用钙离子拮抗剂、β 受体阻断剂和利尿剂等。

3）肝脏功能：术后常规检测白蛋白、胆红素、转氨酶等肝功能指标。术后 24～48 小时肝酶学指标升高是术后肝脏局部缺血的表现。肝切除术后门静脉血栓临床上不常见，如有肝酶学指标迅速升高或意外的低血糖则应考虑门静脉血栓引起的局部缺血可能，还可表现为顽固性腹水，也有门静脉高压引起的胃肠道出血或充血。可进行多普勒超声检查了解血管通畅情况。除了常规检测的肝功能指标外，还需检测肝脏合成功能的指标，如凝血酶原时间、白蛋白和尿素氮等。研究表明，术后早期检测血小板，有助于对术后肝功能恢复的判断，围手术期血小板低与肝切除术后肝衰竭和高死亡率相关[8]。

4）凝血功能：肝切除术后常发生凝血功能障碍，尤其是大范围的肝切除、术中出血较多或合并严重肝硬化的情况下。由于游离肝脏、分离粘连，手术创面大，术后发生手术部位渗血、出血的情况常有发生。因此，术后需严密检测凝血功能及腹腔引流情况，若发生活动性出血并凝血功能、血小板异常的情况，应及时补充凝血因子、输注新鲜冰冻血浆、血小板、凝血酶原复合物等，并根据引流量及循环稳定情况评估是否手术干预。

5）肾脏：肝切除术后肾功能不全主要表现为血清尿素氮和肌酐升高，少尿或无尿，主要原因有肝肾综合征、术中灌注不足血压波动、急性肾小管坏死、肾毒性药物的使用等。治疗上以维持肾脏灌注、液体管理、应用血管活性药物、停止肾毒性药物为主，必要时行透析治疗。

6）胃肠道：肝切除术后再生的残肝血流量增加，伴随着内脏血流和心输出量的增加，部分患者可能会有腹腔积液发生，而肠梗阻和吸收障碍也时有发生。

7）神经系统：倦怠乏力是肝切除术后常见的临床表现，多为阿片类或其他类药物蓄积导致。大范围肝切除术后有并发肝衰竭的可能，可出现肝性脑病，多与血氨升高或低血糖有关。而术后幻觉多数与阿片类药物蓄积有关[9]。

二、肝移植围手术期监护

肝移植是治疗急慢性终末期肝病、肝脏肿瘤的有效手段，同时也是一个具有巨大创伤的手术，术后各种并发症发生率高，术前需外科医生、麻醉师、内科医生进行多学科的综合评估，还需进行术前心理指导。肝移植患者最终的治疗结局受多种因素的影响，而围手术期监护尤其是术后 ICU 监护治疗是其中的一个关键要素。重症医学科医生和护士在肝移植术后发挥着独特的作用，可以为患者提供持续的床边服务，对患者进行整体观察，提供以监护证据为基础的治疗干预措施，从而为多个器官提供支持治疗。特别是临床上用于治疗终末期肝病患者的肝移植开展的越来越多，这部分患者术前往往合并多种基础疾病，围手术期发生心肺等各种并发症的概率较高，术后 ICU 停留时间较长，因此建议术前阶段开始进行监护和器官支持并在术中和术后阶段持续进行，以尽可能地减少并发症的发生并降低死亡率[10]。

（一）术前评估与监护

由于长时间等待肝源以及对移植术后生命质量、生活前景、经济费用等方面的忧虑，患者会出现各种心理问题，有数据表明有效的心理支持可明显降低术后并发症的发生。术前需为患者及家属讲解有关肝移植相关知识，让患者提前了解移植术后的注意事项。需肝移植的患者大多术前病情危重，抵抗力弱，注意防止交叉感染，术前加强营养。术前还需进行全身多器官功能的系统评估。

（1）心血管系统：多数需接受肝移植的患者都是以多种症状作为首发表现的，如贫血、腹水、心功能不全等，因此术前评估缺血性心脏病的风险有助于降低风险，指导观察治疗。冠心病和硬化性心肌病是肝移植常出现的心血管问题，心电图和经胸壁超声心动图应结合其他无创的检查，如心肺运动实验、心脏灌注扫描、负荷超声心动图等。若有冠脉搭桥或瓣膜置换手术史则为高风险的因素，需要特别关注。终末期肝病会出现门静脉性肺动脉高压，如肺动脉压力超过 50mmHg 或右心功能不全过去认为是肝移植的禁忌证，但这些患者对血管活性药物的反应良好，可以使用如西地那非、前列环素、内皮素受体拮抗剂等药物。

（2）呼吸系统：术前需建立肺功能储备。X 线检查可以发现胸腔积液或腹水引起的膈肌上抬。动脉血气分析检测有无低氧血症。肺内血管舒张和门静脉高压引起的血液分流会导致肝肺综合征，为术前低氧血症的重要原因之一，可通过经胸超声心动图检查证实。

（3）肾脏系统：肾功能不全是肝移植术前评估常见的情况，可通过容量补充、停用肾毒性药物、调节利尿治疗等治疗改善。电解质紊乱和显著的低钠血症是预后不良的危险因素，因此术前需纠正电解质紊乱。

（4）代谢和营养状态：营养不良是肝脏疾病常见的表现，也是肝脏手术围手术期重要的危险因素。体质指数（body mass index，BMI）低于 18.5 或高于 40 都可以增加围手术期的风险。糖尿病或糖耐量受损一经术前评估发现需及时处理。

（二）术中监护

除了常规的麻醉监护外，术中还需两路有创动脉血压通路（同时进行血压检测和取样检查），此外还需植入一路中心静脉通路（多数经颈内静脉置管）和肺动脉导管，一些中心已使用连续性心输出量检测取代肺动脉导管。还有一些中心常规应用经食管超声心动图检测。术中还需注意保温，最好上下各放置保温袋。液体管理的理念各中心差异较大，严格限制液体输注会减少术中出血和输血，但应注意血流动力学稳定、器官灌注和静脉空气栓塞等情况。随着肝移植技术的不断进步，目前术中出血已大大减少，但多数肝移植术中仍然会有大量出血的情况，输血的目的是增加携氧能力，维持血流动力学稳定，但应及时检测血红蛋白，严格把握输血的指征，因为红细胞、血浆、血小板的输注与移植术后不良预后相关。对于良性疾病患者，术中使用自体血液浓缩回输装置是可行的。肝移植术中还需检测电解质、血糖、血细胞计数、凝血功能、动脉血气分析等。

（三）术后监护

1. 术后即刻 ICU 监护　肝移植术后患者处于镇静、插管机械通气状态，通常会直接转入 ICU 进行监护，一些中心也选择部分患者送入麻醉后监测治疗室（postanesthesia care unit，PACU）随后进入病情进展监护室（progressive care unit，PCU）。进入 ICU 后需立即进行脏器功能的评估和监测。

（1）意识检测：包括神志、瞳孔、呼唤的反应、四肢感觉等。术后患者苏醒的速度取决于麻醉镇静药的代谢率和术前的精神状态。术前合并脑病患者术后会有苏醒延迟的情况。术后若进行镇静治疗需定时评估患者的镇静程度以便于调整药物。常用的评分有镇静-躁动评分（SAS）等（表 79-3-2）。

表 79-3-2　镇静 - 躁动评分[11]

分值	分级	描述
7	危险躁动	拉拽气管内插管，试图拔出各种导管，翻越窗栏，攻击医护人员，在床上辗转挣扎
6	非常躁动	需要保护性束缚并反复语言提示劝阻，咬器官插管
5	躁动	焦虑或身体躁动，经言语提示劝阻可安静
4	安静合作	容易唤醒，服从指令
3	镇静	嗜睡，语言刺激或轻轻摇动可唤醒并服从简单指令，但又迅速入睡
2	非常镇静	对躯体刺激有反应，不能交流及服从指令，有自主运动
1	不能唤醒	对恶性刺激无或仅有轻微反应，不能交流或服从指令

术后进入 ICU 的 24 小时以内，需进行生理参数的监测和观察，常规动态检测的项目：心电图（与术前进行对比）、中心静脉压、动脉血压、体温、通气指标、意识水平（有条件检测颅内压）、液体平衡（出入量）等。有条件监测心输出量、肺动脉压、肺动脉楔压、体循环血管阻力等。

（2）呼吸状态：先进行氧合和通气的评估，通气评估主要通过体格检查和通气装置检查来完成，目的是观察从手术室转运过程中有无气管插管的移位。胸片检查可用于评估肺实质和胸腔的情况，还可以观察管路的位置，如鼻胃管、胸管等。术后仍需延用术中的肺保护策略，潮气量按理想体重调整。另外还需高通气频率以实现充分的分钟通气量。ICU 早期的呼吸机分钟通气量与术中设定的匹配。高每分通气量可以补偿手术中常发生的代谢性酸中毒。如术后早期采用"正常"的每分通气量可能会迅速发展成酸中毒。由于肝移植患者术后易于发生肺不张和低氧血症，通常采用 PEEP。患者一旦进入 ICU 则需要立即进行血气分析检查，并根据结果调整机械通气支持的参数。

（3）血流动力学：常规肝移植术后早期，收缩期血压大概与术前类似，在 90～120mmHg。进入 ICU 后，由于体温变暖血管舒张，加上血流重新分布，则会出现低血压。经过晶体、胶体的输注和血管活性药物的应用可以升高血压。如果有肺动脉导管，术后早期需留置待体温适合的情况下用来检测 CI 和 PCWP。这些检测可以用来计算全套的血流动力学参数。通过连续检测 CVP、肺动脉压（PAP），评估 CI 和 PCWP，清楚地了解患者的容量和血流动力学状态。ICU 早期的数小时内血流动力学波动较大，液体和血管加压药物可以保证适当的灌注压。肝硬化性心肌病患者左心室功能差，去甲肾上腺素可以保持 α 和 β 肾上腺素平衡，保护心输出量和维护后负荷。

（4）心电图：术后需常规进行心电图检查，并与术前进行比较以评估有无缺血和电解质紊乱，还可以作为后续心电图检查的基线参照。

（5）腹部评估：术后需密切观察腹部情况以排除有无腹腔出血。通过查体和腹围测定可大概进行初步判断。腹腔引流液的量、速度和性质可以指导是否需要输血或返回手术室止血。引流量短期内迅速增加可能提示存在活动性出血或凝血功能障碍，需要紧急纠正。而若有胆汁外引流需观察胆汁的颜色，金黄色胆汁的产生是移植肝功能的反映。

（6）尿量：术前或术中留置导尿管，术后观察每小时尿量。苏醒后患者的尿量大概为 0.5ml/（kg·h），血流动力学稳定的情况下尿量会更多。少尿通常为肾前性的，血容量不足为主要原因，也要排除心功能不全。若肾功能正常的患者发生多尿，则提示容量超负荷，或使用了利尿剂，尿崩症引起的较为少见。

（7）体温检测：围手术期低体温会产生很多不利的影响，如凝血功能障碍、创伤愈合受损、心肌功能障碍等。麻醉和手术中发生的热量蒸发和再分配，加上冷冻保存器官均可能降低患者的体温，术中低体温很常见，一旦神经肌肉的阻滞消退，则可能发生寒战，同时增加耗氧量。进入 ICU 后需进行积极保暖，可以提高室温和加温输液。

（8）实验室检查：进入 ICU 后应及时进行常规的实验室检查，包括血细胞计数、凝血功能、肾功能、电解质、血栓弹力图、动脉血气分析等。初始 12 小时尽可能每小时检测动脉血气分析、酸碱平衡、血红蛋白、乳酸、血糖、血钠、血钾、血钙等。此后每 12 小时检测肾功能、电解质、全血计数、凝血功能、肝功能等。

2. 术后系统监护

（1）呼吸系统：长时间的麻醉、开放气道和机械通气会导致肺炎、肺不张和肺损伤的发生，加上上腹部手术对呼吸通气的影响，术后肺部并发生症的发生率极高。术后脱机拔管的时机仍存在争议。通常情况下，若术前肝功能良好、手术过程顺利、循环稳定的患者不需要延长机械通气的时间，2 小时内可拔管。脱机拔管的指标包括呼吸力学指标、氧合情况和全身状况，在床边血气分析的指导下调整呼吸支持的频率、潮气量、PEEP 和吸氧浓度等，一旦患者清醒并显示良好的氧合和肺活量，即尽早拔除气管插管，撤除呼吸机（撤机拔管标准见表 79-3-3）。早期拔管不仅可以减少呼吸机相关肺炎的发生，还可以改善内脏和肝脏的血流，减少肝静脉的淤血。但在一些特殊的情况下，如合并代谢紊乱的肝脏疾病、术中失血多或血流动力学不稳定、热缺血和冷缺血时间延长等，不宜术后即刻拔管。另有观点认为推迟几个小时拔管可以保证血流动力学的稳定、止血和有功能的移植物存在。同时在不影响气道和呼吸状态的情况下使用麻醉药物以减少术后的疼痛。合并肝肺综合征的患者，移植后会有低氧血症的表现，适当的机械通气可以改善 V/Q、降低呼吸机运动、缓解焦虑情绪。应用机械通气时，尽可能选用辅助通气模式如同步间歇指令通气（synchronized intermittent mandatory ventilation，SIMV），保留患者的自主呼吸。监测并祛除影响脱机拔管的影响因素。还需要严格的呼吸道护理，并监测呼吸道分泌物的微生物学变化。鼓励与帮助深呼吸、有效咳嗽、定时翻身、叩背、雾化吸入等。

表 79-3-3　撤机常用的筛查标准[12]

标准	说明
客观的测量结果	足够的氧合（如：$PaO_2 \geqslant 60$mmHg 且 $FiO_2 \leqslant 0.35$；PEEP$\leqslant 5 \sim 10$cmH$_2$O；$PaO_2/FiO_2 \geqslant 150 \sim 300$）
	稳定的心血管系统，如：HR$\leqslant 140$；血压稳定；不需（或最小限度的）血管活性药物
	没有高热
	没有明显的呼吸性酸中毒
	血红蛋白$\geqslant 8 \sim 10$g/dl（$80 \sim 100$g/L）
	良好的精神活动（如：可唤醒，GCS$\geqslant 13$，没有连续的镇静剂输注）
	稳定的代谢状态（如：可接受的电解质水平）
主观的临床评估	疾病的恢复期；医师认为可以撤机；咳嗽能力的评估

肺水肿和 ARDS：大多数肺水肿与容量超负荷有关且为术后一过性的，经过限制补液和利尿等处理可以快速解决。而持续的肺水肿或术后发生的肺水肿则会延长机械通气和 ICU 停留的时间。持续性和迟发性的肺水肿通常与高 MELD 评分相关。手术创伤、输血相关的肺损伤、败血症、再灌注细胞因子释放、单克隆抗体应用等因素均可诱发急性呼吸窘迫综合征，文献报道的发生率为 4% 左右。采用呼气末正压通气，调至超过胸膜腔的压力，是改善机械通气患者氧合的有效方法，尤其在合并 ARDS 的患者中更加有效。理论上，PEEP 的应用会增加肝脏的充血并损伤新移植肝的功能，但 PEEP 水平调至 15cmH$_2$O 左右并不损害出入肝的血流。体外膜肺氧合（extracorporeal membrane oxygenation，ECMO）越来越多应用于各种心脏和呼吸重症的挽救治疗，包括 ARDS。

（2）循环系统：肝移植术后为了检测血流动力学和调整补液，多需建立中心静脉通路。循环不稳定时需通过肺动脉 Swan-Ganz 管进行血流动力学检测，可以提供连续、精确、快速的体循环和肺循环血流信息。可经颈内静脉植入 8.5F 的中心静脉导管，检测心输出量、体循环与肺循环血管阻力，静脉血氧饱和度等。患者低血压或低血容量时，留置动脉导管以检测体循环动脉压。多数肝移植患者术后会出现高血压，主要与气管插管、切口疼痛、高碳酸血症、低血糖、低体温、容量超负荷、既往高血压病史等因素有关。如收缩压高于 160mmHg 则需要降压处理。环孢素和他克莫司可激活肾素-血管紧张素-醛固酮系统而引起高血压，宜监控其血药浓度，尽可能维持较低剂量。肝移植术后电解质紊乱（尤其是血钾、血钙、血镁）、代谢性酸中毒、缺氧、高碳酸血症、容量超负荷或不足、心肌缺血等因素均可引起心律失常，心房颤动最为常见。治疗上以纠正原发病和 β 受体阻断剂或钙拮抗剂控制心率为主。胺碘酮由于其肝毒性一般不作为首选。

（3）神经系统：术后最常见的神经系统功能障碍是脑病、脑出血和癫痫。部分患者在麻醉清醒后表现出不同程度头疼、失眠、癫痫、焦虑甚至明显的幻觉和妄想等神经精神症状，这是代谢紊乱、失眠、ICU 综合征和免疫抑制剂神经毒性等综合作用导致的功能紊乱。腰穿、脑电图、颅脑增强 CT 或 MRI 有助于中枢神经系统器质性病变的诊断。移植肝功能不全会导致术后肝性脑病再发。而对于暴发性肝衰竭患者，肝移植术后需连续检测颅内压以指导后续治疗。每日评估神经功能状态和肌力有助于早期发现可能并发脑中风或栓塞的风险。

（4）肾脏功能：肝移植受者术后并发肾功能不全是预后不良最重要的危险因素之一。术中移植肝再灌注会将钾离子负荷至血循环，加上术中输注红细胞均可导致高血钾的发生，而酸中毒又加重高钾血症，这一现象会延续至术后。因此，术后需密切检测肾功能、电解质和酸碱平衡，及时干预并保护心肌功能。部分接受肝移植的患者术前可能合并肾功能不全，这一情况在术后随着移植肝功能不全等因素影响会继续存在并加重，围手术期血容量不足、低血压、心功能不全、感染或炎症因子均可加重肾功能不全。免疫抑制剂和抗生素也会对肾脏功能造成损伤。因此，术后维持血流动力学稳定并积极处理各种原发病是肾功能恢复的前提。

（5）代谢功能：手术创伤应激、类固醇和外源性儿茶酚胺的应用、肝功能不全引起的胰岛素抵抗均会带来术后高血糖。术后血糖控制不良会增加感染的风险并与死亡率相关[13]。有中心建议术中即开始给予胰岛素并维持至术后。但在胰岛素使用过程中需每小时检测血糖以防止低血糖的发生。另有研究显示，围手术期胰岛素治疗还可以改善术后肝功能不全[14]。低蛋白血症是进展期肝病常见的表现，在围手术期由于手术应激和补充不足会加重低蛋白血症。常规肝脏手术后胃肠道功能很快恢复，可在 24～48 小时内恢复经口进食，不提倡进行全肠外营养。

（6）凝血功能：在围手术期出血的风险要高于肝动脉和门静脉血栓的风险。移植肝发挥功能后凝血功能会趋于正常，术后出血也会停止。血小板下降是肝移植术后常见的现象，通常在术后 3～4 天降到最低水平。术后除了检测 PT、APTT、INR、血小板计数外，血栓弹力图也应常规进行检测，可以更细致地反映凝血过程、纤维蛋白血栓形成过程和血小板功能。

（7）消化系统：胃肠道出血是肝移植后最常见的消化道并发症，常发生在术后 2 周左右，一般经药物治疗或内镜治疗痊愈。胰腺炎相对少见，轻型患者保守治疗可缓解，重症患者死亡率较高。

（8）移植肝功能检测：动态监测肝功能变化，术后 1～2 天氨基转移酶会升高，随后胆红素、ALP、GGT 升高，7～12 天胆汁淤积达高峰，随后逐渐改善。术后 AST＞5000IU/L 提示移植肝严重损伤，若术后转氨酶持续升高应警惕发生移植肝失功能。手术相关的并发症、感染、药物性肝损伤等均可影响肝功能恢复。多普勒超声检查是评价术后肝脏血流的主要手段，包括肝动脉、门静脉血流和肝静脉系统。肝血流异常可以是肝功能变化的原因，也可以是肝功能受损的结果。

3. 术后并发症监护

（1）术后出血：持续腹腔出血是肝移植术后 24～48 小时内需要再次手术的最常见原因，常见的临床指征有低血压、腹部膨隆、膀胱和气道压增高、少尿、输血后血红蛋白提升不良等。腹腔引流管持续引流出不凝血是术后出血的直接证据，但也有引流不佳或血液凝固而误导诊断的情况发生。出血的常见原因有凝血功能异常、血管吻合口出血或血管结扎线脱落、腹腔内感染或脓肿侵及血管等。一旦怀疑腹腔活动性出血应立即纠正凝血功能，并动态观察病情随时做好返回手术室行剖腹探查的准备。术中仔细清理血块并冲洗腹腔，但不一定总能发现出血的部位。注意麻醉诱导和血块压迫解除可能带来血压下降和再出血的风险。术后常规监测凝血指标，为纠正凝血功能紊乱提供实验室资料。常规使用 H2 受体阻滞剂等药物预防急性胃黏膜病变和应激反应导致的胃肠道出血。

（2）血管、胆管并发症：血栓形成是术后最常见的血管并发症，此外，还有血管狭窄和假性动脉瘤。术后早期血栓形成风险与手术部位出血的风险相平衡。肝动脉栓塞最为常见，少数无症状，多数表现为进行性肝功能损害、发热、神智改变、低血压和凝血功能障碍等。由于胆道系统的血供来自于肝动脉，因此胆管的缺血会引起术后胆漏。门静脉栓塞临床上较少见，临床表现多变，包括腹水、食管胃底静脉曲张出血和肝功能障碍。术后保持低凝状态是预防血管血栓形成的重要措施。肝移植后胆道并发症发生率高达 6%～34%，包括胆漏、胆石、出血、感染、胆管狭窄等。胆漏可以表现为典型的腹膜炎、腹腔内局限性积液、不明原因的发热。术后应密切观察腹部和黄疸情况，监测胆汁引流量和体温变化。

近年来肝脏外科手术效果的提高得益于多种因素的综合作用，不仅有手术技术的进步，还包括更好的术前评估，更密切的术中血流动力学管理，输液、机械通气以及围手术期系统监护的配合。同时，肝脏外科手术难度的不断提高以及手术范围的扩大也为围手术期监护带来了更大的挑战，以外科医生为主导的围手术期监护团队将面临更加复杂的肝脏手术患者。

（尹震宇）

参 考 文 献

［1］　黄洁夫. 中国肝脏移植 [M]. 北京：人民卫生出版社，2008.
［2］　BARJAKTAREVIC I, CORTES LOPEZ R, STEADMAN R, et al. Perioperative considerations in liver transplantation [J]. Semin Respir Crit Care Med 2018, 39 (5): 609-624.
［3］　BEHEM C R, GRÄBLER M F, TREPTE C J C. Central venous pressure in liver surgery: a primary therapeutic goal or a hemodynamic tessera? [J]. Anaesthesist, 2018, 67 (10): 780-789.
［4］　HUGHES M J, VENTHAM N T, HARRISON E M, et al. Central venous pressure and liver resection: a systematic review and meta-analysis [J]. HPB (Oxford), 2015, 17 (10): 863-871.
［5］　IGUCHI T, IKEGAMI T, FUJIYOSHI T, et al. Low positive airway pressure without positive end-expiratory pressure decreases blood loss during hepatectomy in living liver donors [J]. Dig Surg, 2017, 34 (3): 192-196.
［6］　CORREA-GALLEGO C, BERMAN A, DENIS S C, et al. Renal function after low central venous pressure-assisted liver resection: assessment of 2116 cases [J]. HPB (Oxford), 2015, 17 (3): 258-264.
［7］　MEHRABI A, GOLRIZ M, KHAJEH E, et al. Meta-analysis of the prognostic role of perioperative platelet count in posthepatectomy liver failure and mortality [J]. Br J Surg, 2018, 105 (10): 1254-1261.
［8］　LEWIS M B, HOWDLE P D. Neurologic complications of liver transplantation in adults [J]. Neurology, 2003, 61 (9): 1174-1178.
［9］　郑树森. 肝移植围手术期处理 [M]. 北京：人民卫生出版社，2005.
［10］　PARK C, HSU C, NEELAKANTA G, et al. Severe intraoperative hyperglycemia is independently associated with surgical site infection after liver transplantation [J]. Transplantation, 2009, 87 (7): 1031-1036.
［11］　OKABAYASHI T, ICHIKAWA K, NAMIKAWA T, et al. Effect of perioperative intensive insulin therapy for liver dysfunction after hepatic resection [J]. World J Surg, 2011, 35 (12): 2773-2778.

第 4 节　营养支持治疗

肝叶切除、门静脉分流及肝移植手术是肝胆外科较大规模手术类型，也是常需要围手术期加强评估、监测与器官保护与支持的对象。肝脏切除术后残余肝细胞再生，肝移植后新肝复苏与功能重建是决定手术后肝脏功能代偿与恢复程度基础，也是临床在围手术期管理中常面临的挑战。术前肝脏功能、代偿程度、营养状态、是否合并感染、术后良好的肝血液供应、通畅的胆道引流以及肝-肠循环恢复是肝病患者成功手术治疗的必要保障，围手术期营养状态直接关系到术后恢复及预后。

一、肝病患者围手术期营养代谢特点

肝病患者的营养与代谢改变取决于慢性肝损害状态及其持续时间，无肝衰竭的急性肝疾病患者，围手术期代谢改变与其他急性疾病相近。肝硬化等慢性肝脏疾病患者肝脏代谢功能障碍，是蛋白质-能量营养不良的高发病患人群，是否合并腹水、感染及肝性脑病与营养状态密切相关，糖、蛋白质与脂肪代谢紊乱，蛋白质消耗以及微营养素缺乏非常突出。蛋白质分解使血浆氨基酸水平升高，可达正常3～4倍，色氨酸与芳香族氨基酸升高而支链氨基酸降低，血氨升高。正常人体糖原的储存非常有限，肝糖原200g，需要时可转化为葡萄糖为机体所用，另外300g是肌糖原，不能直接转化葡萄糖利用，肝硬化与肝脏细胞破坏时，肝糖原储存往往不足，同时肝糖合成以及乳酸清除障碍、无氧糖代谢受损，加重了能量代谢紊乱。许多接受肝切除的患者合并肝硬化，梗阻性黄疸的患者也多存在明显的肝功能损害，由于常合并感染，使胰岛素抵抗与糖耐量下降，肝脏肿瘤合并肝硬化者糖耐量下降更为明显，而且外源性补充常因肝脏代谢能力损害而受到限制[1]。

肝硬化患者体脂储存减少，手术等应激又使脂肪氧化动员增强，一部分通过形成脂肪酸与肉毒碱复合体（载体）进入线粒体进行氧化，产生能量和乙酰辅酶A，进一步代谢成酮体。但是在肝细胞损伤、严重感染、创伤后患者肝脏合成肉毒碱减少，血中肉毒碱水平呈不同程度下降，可影响脂肪酸进入线粒体氧化。三酰甘油在体内积聚，胆固醇的浓度持续下降，并且与肝功能损伤及疾病严重程度、与病死率密切相关；肠道水肿与胆汁分泌减少又导致脂肪吸收不良。

蛋白质摄入不足与合成下降在急慢性肝脏疾病患者普遍存在，特别是重症肝病与肝脏切除手术患者。氨基酸紊乱特别是支链氨基酸、L-亮氨酸的减少导致蛋白质合成受损，长时间的持续炎症反应与蛋白质分解，造成净蛋白的丢失，尤其是骨骼肌的分解可增加70%甚至更高，肝硬化患者肌肉分解产生的氨基酸常成为能量代谢的来源而明显消耗。肝硬化患者出现肌肉蛋白持续丧失，导致难以纠正的负氮平衡，以及不同程度的蛋白质-能量营养不良，使肝功能衰竭加重，并进一步影响近远期患者的预后。研究显示，肝移植前肌肉无力患者，移植后其预后往往受到影响，这可能与泛素-蛋白酶激活途径有关。总之，肌肉消耗与明显的负氮平衡常是肝硬化、肝肿瘤等慢性肝损害患者蛋白质代谢的特征性改变。

除了大营养素外，微营养素缺乏在慢性酒精与非酒精性肝硬化、胆汁淤积等肝病患者比较普遍，尤其维生素D、水溶性维生素（如硫胺素、维生素B1）缺乏。维生素是机体必需的一类有机化合物，是多种酶的辅助调节物质，在代谢中具有重要作用。机体合成维生素量很少，需食物提供。脂溶性维生素有赖于胆汁和胰腺酶的脂肪消化，维生素K和维生素B12在回肠末端吸收。当存在影响脂肪吸收障碍疾病时，如胰腺分泌减少、胆汁大量丢失、肝胆胰系统疾病等，均可导致脂溶性维生素吸收障碍。

急性肝脏疾病以及急性肝功能衰竭合并多脏器功能衰竭的患者，其代谢率改变与其他急性疾病状态相似，能量消耗（energy expenditure，EE）在不同疾病与应激状态程度也有所差异，择期术后静息时的能量消耗（resting energy expenditure，REE）增加约10%，感染患者的REE增高约在20%以上。手术恢复期代谢与疾病状态趋于稳定，合成代谢增加，肌肉蛋白质合成及糖原脂肪储存的代谢变化可持续较长时间。

总之，手术后应激与炎症反应导致能量与营养快速消耗，肝脏储备与代偿低下导致严重的低蛋白血症与代谢紊乱，对其他重要器官的交互影响更容易发生多器官功能障碍与衰竭如多器官功能障碍综合征（multiple organ dysfunction syndrome，MODS）。

二、肝病患者围手术期营养支持

肝脏是能量与物质代谢的重要器官，在机体营养代谢与内稳态维持中具有重要作用。营养支持有利于促进患者术后肝功能恢复。早年大鼠研究显示，肝切除后营养支持明显提高了大鼠肝脏细胞分裂指数与 DNA 合成率，肝脏重量也明显增加，而术后死亡率获得降低，可见术后积极有效营养支持对肝脏再生非常重要。围手术期合理的营养支持能促进患者术后肝功能恢复，不合理的营养支持不仅无益于患者康复，反而会加重肝脏代谢负担，增加肝功能损害。

（一）围手术期营养支持治疗的原则

肝脏外科患者的术后恢复状态与围手术期营养支持治疗密切相关，包括营养素成分、营养支持途径、开始时间与营养供给量。肝细胞属于稳定型细胞，术后肝功能若能代偿，诱发肝细胞再生，则逐渐走向康复。任何原因加重肝细胞损伤、坏死，则可能出现肝功能衰竭。肝脏是机体代谢的中心，也是目前器官功能支持中尚无法实现替代治疗的器官，因此在肝脏支持肝病患者围手术期营养支持有其特殊性。围手术期合理的营养支持能促进患者术后肝功能恢复，而不恰当的供给反而会加重肝脏代谢负担，尤其是一些原因导致的肝实质损害与肝坏死的严重肝功能衰竭患者，有效营养治疗手段很少，而更多的是替代、补充治疗，对于肝衰竭患者，尚无法实现真正意义上的营养支持。因此，肝脏疾病患者的围手术期营养支持不但要合理补充能量与营养素，还需考虑肝功能受损后物质代谢能力的变化。

原则上，肝病患者围手术期营养支持应该重视[2-3]：

（1）手术前重视营养状态评估与营养风险筛查：营养评估包括体重与体重变化、BMI［体质不足（BMI＜18.5kg/m²）］。肝脏代谢功能的血清学检查包括血浆蛋白水平（白蛋白、前白蛋白、转铁蛋白等）、胆固醇与血糖水平、电解质及血乳酸水平。存在长时间摄入不足与明显营养不良的患者应重视微营养素的检测，如血磷与维生素 B1 水平。

营养筛查工具常选择 NRS 2002、皇家自由医院营养优先工具（The Royal Free Hospital-nutritional prioritizing tool，RFH-NPT）（图 79-4-1）进行评价，并结合临床恶化、疾病严重程度（Child-Pugh 评分、MELD 评分）判断，还需要注意腹水含量的评价、是否合并肝肾综合征、肝性脑病。研究显示，RFH-NPT 评分与提高生存率有关，BMI＜18.5kg/m² 或 Child-Pugh 分级 C 级的患者，常合并明显营养不良或者高营养风险。

人体组成测定有助于准确了解体脂与骨骼肌含量。肝病患者肌肉质量与肌肉力量评定反映肝病患者的营养状态与预测预后，特别是评估慢性肝病患者的营养与整体状态意义更大，临床可采用的方法：放射学方法［双能量 X 线吸收法（DXA）或因其他原因接受 CT/MRI］诊断肌肉减少症，以及生物电阻抗分析法（bioelectrical impedance analysis，BIA），近年来超声骨骼肌含量评价日益受到重视，其可重复检测，并方便床旁动态评估。相位角（BIA 方法）、握力和（或）简易体能状况用于肌肉功能评估，肌肉含量与肌力与肝病患者预后密切相关，应予重视并应动态评价。应该指出，上述检测需要结合肝功能评分及实验室检测综合考虑。参见第 28 章 "肝脏手术患者体能及营养状态的评估"。

（2）术前有效的营养支持：对于已经存在明显营养不良的患者，术前应给予积极的营养支持，改善营养状况，纠正低蛋白血症、贫血与电解质紊乱以及营养素不足，治疗腹水、肝性脑病，保障肾脏的灌注。术前营养支持一般不超过 7～10 天，避免长时间营养支持而延误手术，因为不祛除病因，不解决与改善肝衰竭，营养补充很难奏效。

（3）间接能量消耗测定是提供非蛋白质热量供给参考的 "金标准"：该测定在肝病接受手术治疗的患者，如梗阻性黄疸、肝切除与肝移植手术患者，能够更准确的了解能量代谢的状态，肝脏代谢能力，是确定与调整三大营养素供给量的理想标准与参考。如果不能实际测量能量消耗，则依据患者近期实际体重估算能量与蛋白质等需要。早期能量供给原则为适当降低非蛋白质热量，这在大的肝切除与移植手术后更为重要。最新有关重症患者早期能量供给的研究证明，应激后早期允许低热量营养供给会给患者带来更大获益。

（4）肠内营养是理想的营养供给途径：可采用经口摄食或管饲喂养方式；不能口服营养或管饲喂养，或者不能耐受充分营养供给的患者，应选择肠外营养或补充型肠外营养。

（5）手术后营养支持启动时间的把握：应考虑是否存在营养不良以及高营养风险，应在内稳态与病情稳定后、肝性脑病相关的脑水肿与严重高血氨控制后开始。上述病情不能满足可适当等待1～2天。病情及手术允许，采取经口摄食或其他方式营养补充，肝切除等与其他手术类似，无进食禁忌的患者，一般术后24～48小时开始；肝移植术后如无异常可以12小时后开始少量进水及流质饮食。既往营养状态良好的患者可以延迟开始，饥饿时间不宜过长（>3天）。

（6）及时补充微营养素：肝病患者微营养素缺乏常常较其他疾病患者突出，应予重视，如维生素A、D、K、B1以及电解质等。

（7）注意特殊肝病或疾病状态的患者围手术期营养支持的特殊要求：这些特殊情况指肝性脑病、梗阻性黄疸、门静脉高压及肝移植术后等。动态肝功能监测与营养供给对代谢与器官功能耐受性的影响是有效安全营养支持的保障。

（8）早期康复维护肌肉含量与肌力应视为营养支持治疗的一部分。

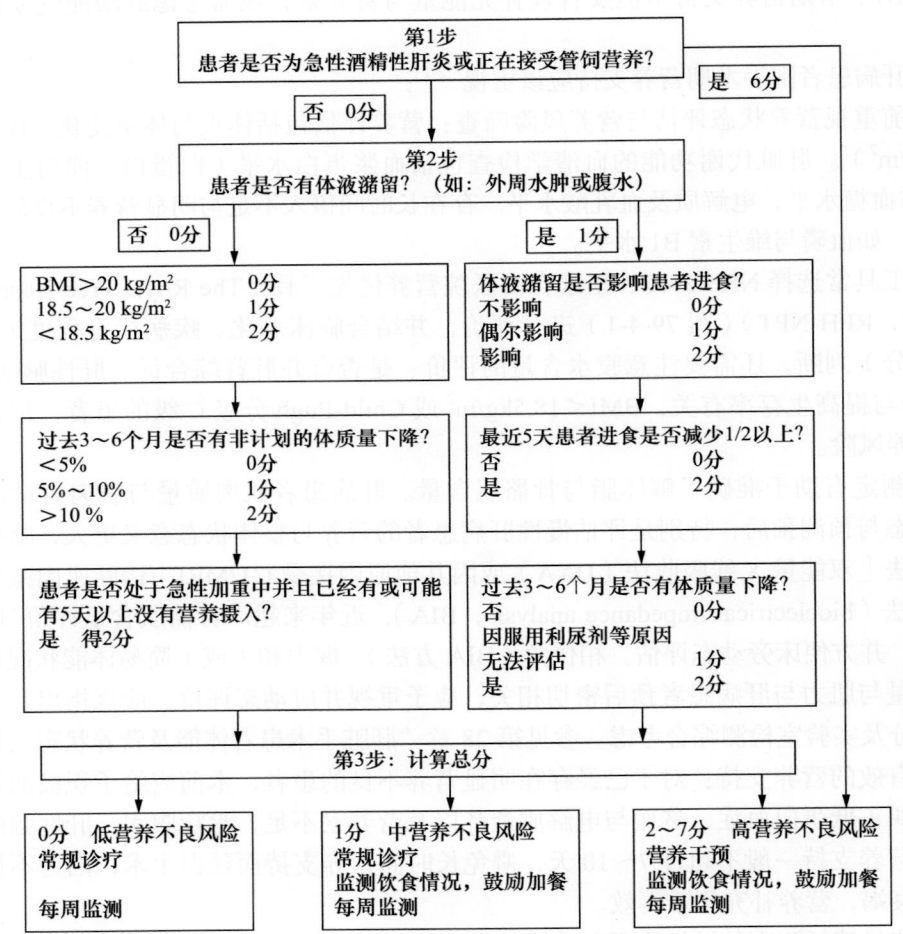

图 79-4-1　营养不良风险筛查工具 RFH-NPT

（二）肝病患者围手术期营养供给目标

1. 能量 充足、适当的能量补充可以减少蛋白质-能量的负平衡及缩短其持续的时间，降低肌肉与结构蛋白的消耗。肝病患者围手术期能量供给策略应兼顾"需要与接受"两方面的考虑，不仅考虑患者的实际能量消耗，也要考虑到肝功能受损后营养素代谢能力的变化。急性肝衰竭患者营养供给常常受到一定的限制，稳定肝细胞代谢、支持肝细胞再生、防止过高与过低血糖是纠正肝衰竭与防治脑水肿的保障[4]。肝病患者肝糖原储备不足，合并肝硬化患者术前能量供给推荐经口摄入为 125.55～146.48kJ/（kg·d），但亦应注意血糖水平，因此类患者多存在糖耐量的降低。多数如病情稳定术后 24～48 小时就可以开始任何形式的营养供给了。无营养不良的急性肝衰竭患者适当延长开始，但应避免术后长时间饥饿。肝病术后理想的能量供给应基于间接能量代谢测定的实际能量消耗量（EE），如实际 EE 不能测量可参考当前体重。手术应激后早期（第一周）分解代谢突出，研究显示，此阶段的能量供给不应超过间接能量测定或能量消耗计算值的 70%［83.7～104.63kJ/（kg·d）］，不论是肠内还是肠外营养方式，早期（3 天内）均应避免过度喂养（100% 目标量的等能量供给），稳定后（5～7天）应逐渐增加达到 70%～100% 的预测目标能量供给。但葡萄糖或其他糖类补充一定要在肝功能、血糖等监测之下才安全，合并高血糖患者应补充胰岛素控制血糖，血糖最高水平应不超过 9.99mmol/L。应指出的是，长时期低糖喂养同样有害，对于经口摄食禁忌的危重患者，应避免饥饿超过 3 天。

2. 蛋白质 大多数肝切除的患者，尤其肝癌患者，多合并肝硬化，术前常存在不同程度的蛋白质-能量营养不良，而切除手术的创伤、失血、缺血再灌注损伤以及肝脏体积的缩减，均会迅速加重营养丢失与合成代谢降低，体内蛋白质与肌肉含量的丢失将更为迅速。供给目标是使得蛋白质合成达到最大化从而满足机体需求或与分解代谢相匹配，维持较理想的氮平衡状态。对肝功能不全的患者而言，还要维持接近正常的血浆氨基酸谱，防治肝性脑病的发生。

伴有营养不良、少肌症、明显腹水、肝肾综合征以及合并感染的围手术期肝病患者，蛋白质补充更为重要，术前代偿期肝硬化患者，推荐 1.2～1.5g/（kg·d）的蛋白质补充，而存在营养不良与少肌症的患者，应予适当增加，至 1.5g/（kg·d）；对于接受肾脏替代治疗的患者应增加蛋白质的补充量至 2.0～2.5g/（kg·d）。对于肥胖的肝病患者（BMI>30），2019 年欧洲营养与代谢学会（ESPEN）颁布的肝病临床营养指南，推荐蛋白质供给可增加至 2.0～2.5g/（kg·d），同时热卡量供给降低为 104.63kJ/（kg·d）。但对于合并肝性脑病与肝肾综合征的围手术期肝病患者，蛋白质补充受到限制，应动态监测血氨水平与血肌酐、BUN 水平，调整补充量，并调整蛋白质（氨基酸）类型，可增加支链氨基酸、必需氨基酸供给，降低芳香族氨基酸与非必需氨基酸比例。支链氨基酸补充应参考血氨水平，口服饮食推荐 0.25g/（kg·d）。应该指出的是，补充支链氨基酸更大的意义在于纠正异常的血浆氨基酸谱，有研究显示肝功能障碍或衰竭患者，增加支链氨基酸补充有助于改善蛋白质合成，但对于肝移植、梗阻性黄疸手术及肝切除术后，只要是肝脏代偿良好，增加支链氨基酸补充可调整血浆氨基酸谱，但对于改善蛋白质合成意义不大。膳食中的优质蛋白与肠外营养液中的平衡氨基酸才是更理想的蛋白质合成底物。无论如何，蛋白质摄入量＜低蛋白饮食［＜0.5g/（kg·d）］与不良预后明显相关。

3. 脂质 脂质是非蛋白质能量（non protein calorie，NPC）的另一来源，提供机体代谢所需的能量以及生物膜与生物活性物质代谢所需的多不饱和脂肪酸与必需脂肪酸。不同的脂肪酸（ω-6、ω-3 与 ω-9 PUFA）对免疫与炎性反应的影响有所不同，来源于 ω-3 PUFA（鱼油中富含）代谢产生的白细胞三烯 5 系列（LTB5）和血栓烷 A3（TXA3）系列衍生物，对中性粒细胞的趋化与聚集、溶菌酶释放及血小板凝聚、血管收缩的作用较 ω-6 PUFA（大豆油）代谢生成的衍生物（LTB4、TXA2）促炎反应明显减弱。肝硬化患者多数可以利用脂肪乳剂，糖脂联合补充较单葡萄糖能源更利于营养底物的利用。脂肪乳（中链三酰甘油／长链三酰甘油，MCT/LCT）或多种油（MCT/LCT/鱼油／橄榄油）脂肪乳剂是肝病与危重患者更理想的选择，对肉毒碱依赖小，氧化应激损伤小以及更好的肝脏代谢。危重症推荐剂量为 0.8～1.5g/（kg·d），肝病患者应适当减量至 0.5～1.0g/（kg·d）可能更妥，但应纠正低蛋白血症，监测血脂代谢并予以调整。

4. 微营养素与特殊营养素供给

（1）维生素：肝硬化患者常合并有维生素缺乏，梗阻性黄疸患者脂溶性维生素缺乏更为突出。但维生素含量并非常规检测，所以临床往往难以诊断。脂溶与水溶性维生素缺乏在肝硬化、黄疸、终末期肝病患者并非少见，酒精性肝硬化患者 B1 缺乏的风险较高，在营养补偿前应予重视并可以补充，以防止能量补充后发生再喂养综合征。维生素 D 血浆浓度降低（25-羟基-维生素 D＜20ng/ml）常见于骨量减少的肝病患者及重症患者，其缺乏与免疫功能降低有关，并与高死亡率及脓毒症发生率、住院时间延长等不良预后相关。可补充维生素 D3（500 000IU/周）。存在影响脂肪吸收障碍疾病时，如胰腺分泌减少、胆汁大量丢失、肝胆胰系统疾病等，均可导致脂溶性维生素吸收障碍，维生素 K 与维生素 B12 缺乏也需要补充，特别是围手术期的肝病患者与终末期肝病患者。

（2）谷氨酰胺：针对严重肝功能障碍与器官供者，但目前尚无证据表明额外补充谷氨酰胺可以获益。

（三）肝病患者围手术期营养供给途径 [5-6]

1. 肠内营养支持　肠道被视为机体的一道重要防线，肠上皮结构与功能的完整性在重症患者的整体治疗中具有重要意义。而经肠道喂养（enteral nutrition，EN）在保护肠黏膜的完整性、防止肠道细菌移位与支持肠道免疫系统方面的重要作用不容取代，这对肝硬化患者意义重大 [7]。因此，只要允许，经肠营养是肝病患者首先考虑的营养补充方式。术前可以通过营养膳食或者营养添加形式补充需要的能量与营养物质，不能经口摄食的患者可通过管饲，由此实现多数患者围手术期营养支持。

早年的许多研究表明，早期肠内营养（术后 24～48 小时），有助于降低感染并发症与病死率等不良预后，另有研究与荟萃分析显示，延迟（＞48 小时）的 EN 增加感染性并发症、机械通气时间、住ICU 时间，并与生存率明显相关，并导致较长时间能量与蛋白等不足，增加纠正后期营养不良的难度。

胃肠道不耐受的发生率仍然是肝脏术后患者早期喂养面临的主要风险与挑战，并直接影响 EN 效果，如胃潴留、腹胀腹泻，并与住 ICU 时间延长、病死率升高相关。EN 不耐受更多地发生于大量腹水与腹腔感染、循环不稳定与低血压、长时间手术及大量液体正平衡、脓毒症、机械通气治疗、持续镇静镇痛与儿茶酚胺使用等重症肝病围手术期患者。在祛除原发病因，如感染性腹腔积液引流，处理肠道与组织水肿，纠正休克等治疗后胃肠功能才可能改善。临床改善胃肠功能的措施包括：① EN 期间保持上胸部抬高≥30°的体位；②应用促胃肠动力药物；③幽门后小肠喂养；④动态监测胃残余量，如大于 500ml/6 小时应尝试减量、暂停等。

肠内营养制剂根据其组成分为整蛋白配方饮食、短肽配方、氨基酸配方、疾病特殊配方几种类型。整蛋白配方适用于胃肠道消化功能良好重症患者，短肽配方适用于胃肠道功能不足或功能障碍的患者；疾病特殊配方适用于某种疾病或疾病状态，如高血糖、肾功能障碍、肝功能障碍等。研究显示，含可溶性纤维的 EN 制剂对合并腹泻的重症患者有改善作用；免疫调节型配方多含有精氨酸、鱼油橄榄油、谷氨酰胺、精氨酸与牛磺酸，以及抗氧化维生素与微量元素，但证据级别较低，不作为常规选择，肝病患者选择含牛磺酸、精氨酸及橄榄油、鱼油的制剂理论上更为理想，但缺乏相关研究的有力证据。

2. 肠外营养支持　凡具有营养支持指征、但有经口摄食或管饲 EN 禁忌证的肝病围手术期患者，可选择肠外营养（parenteral nutrition，PN）或在 EN 基础上添加补充性肠外营养（supplemental parenteral nutrition，SPN）的营养支持方式。PN 常用于合并胃肠道功能障碍与严重腹胀、存在尚未处理的腹部问题（如出血、腹腔感染）、由于手术或解剖原因禁止肠道喂养的患者。随着对 PN 认识及其应用技术的完善，近年来有关比较 EN 与 PN 对临床结局影响的研究均为阴性结果，也反映出在认识与规避肠外营养相关的并发症后，PN 仍然是需要营养支持患者可以选择的一项安全有效的治疗措施，如中心静脉导管严格管理、避免早期过度喂养、合理的营养配方及血糖管理等。

　　肠外营养的主要营养元素有葡萄糖、脂肪乳剂、氨基酸、电解质、维生素与微量元素，葡萄糖与脂肪是非蛋白质热量（NPC）成分。肝功能损害与淤胆时，过多热量与葡萄糖的补充，将加重肝功能损害。外源葡萄糖供给量占 NPC 的 60% 左右，葡萄糖与脂肪比例保持在 70∶30～60∶40 为宜，葡萄糖的输注速度不应超过 3mg/（kg·min）。脂肪乳剂是 PN 中另一重要营养物质与 NPC 来源，提供必需脂肪酸，参与细胞膜磷脂的构成及作为携带脂溶性维生素的载体。外源性脂肪的补充需考虑到机体对脂肪的利用和清除能力，一般占总热量的 15%～30%，或占 NPC 的 30%～50%，严重肝功能损害、脂代谢障碍，如高三酰甘油血症（>4～5mmol/L）等患者，应暂停或降低补充量。脂肪补充不当对三酰甘油水平、凝血功能及呼吸功能均可产生不良影响。中链三酰甘油（medium chain triglycerides，MCT）不依赖肉毒碱转运进入线粒体代谢，有较高氧化利用率，对肝病患者更为重要。多油脂肪乳剂（较少的 LCT、添加 MCT、ω-3 PUFA 及 ω-9 MUFA）较传统大豆油为基础（LCT）的脂肪制剂具有更好的脂肪酸氧化与氮的利用，也不影响单核-巨噬细胞系统功能，效果与安全性均优于传统剂型。

　　氨基酸溶液作为肠外营养液中的氮源，是蛋白质合成底物的来源。维持氮平衡的蛋白质供给量一般从 1.2～1.5g/（kg·d）开始，相当于氮 0.2～0.25g/（kg·d），适宜的热氮比（150kcal∶1gN 左右）（1kcal＝4.184kJ）有助于提高蛋白质合成。支链氨基酸（branched chain amino acid，BCAA）与精氨酸注射液虽不能改善重症肝病患者的生存率，但可以缩短肝性脑病的病程。

　　肠外营养液应依据各种营养素需要及药理特性，按浓度、比例、相容性等特点无菌条件下配制成全静脉营养混合液（total nutrient admixture，TNA）后持续匀速输注，为确保输入的混合营养液的稳定性，不应在全合一营养液中添加胰岛素等其他药物，商品化多腔袋在 TPN 溶液稳定性、防治感染等方面更具优势。

　　综上，需要手术治疗的肝病患者是营养不良的高发群体，围手术期应加强营养评估与营养风险筛查，针对性纠正存在的营养问题。合理恰当的营养支持是肝病患者围手术期综合治疗的重要组成部分，营养支持实施质量也关系到手术治疗效果、术后恢复进程以及病患近远期生存质量。

（许　媛）

参 考 文 献

［1］ PLAUTH M, BERNAL W, DASARATHY S, et al. ESPEN guideline on clinical nutrition in liver disease [J]. Clin Nutr, 2019, 38 (2): 485-521.

［2］ EASL. EASL Clinical practice guidelines on nutrition in chronic liver disease [J]. J Hepatol, 2019, 70 (1): 172-193.

［3］ SOBOTKA L. 临床营养治疗: 第 4 版. [M]. 蔡威, 译. 上海: 上海交通大学出版社, 2013.

［4］ SINGER P, BLASER A R, BERGER M M, et al. ESPEN guideline on clinical nutrition in the intensive care unit [J]. Clin Nutr, 2019, 38: 48-79.

［5］ 张鸽文, 王志明. 肝脏手术病人围手术期营养支持 [J]. 肠内与肠外营养, 2018, 25 (5): 257-261.

［6］ 北京医学会肠内肠外营养学会专业委员会. 慢性肝病患者肠外肠内营养支持与膳食干预专家共识 [S/J]. 中华肝胆外科杂志, 2017, 23 (2): 73-80.

［7］ PARENT B A, SEATON M, DJUKOVIC D, et al. Parenteral and enteral nutrition in surgical critical care: plasma metabolomics demonstratesdivergent effects on nitrogen, fatty acid, ribonucleotide, and oxidative metabolism [J]. J Trauma Acute Care Surg, 2017, 82 (4): 704-713.

第5节　加速康复外科

一、概述

（一）加速康复外科理念的发展

加速康复外科（enhanced recovery after surgery，ERAS）是基于循证医学依据的一系列围手术期优化措施，其目的是在于减少术后创伤应激反应、促进机体功能恢复，从而达到快速康复的目的。该理念在 1997 年由丹麦哥本哈根大学的克勒特（Kehlet）首先提出，当时被称作快通道外科（fast track surgery，FTS）[1]。FTS 名称于 2001 被 ERAS 一词替代，旨在强调这一理念的本质在于加强术后恢复的质量和效果，而不是盲目追求恢复速度。

2000 年，在国际上尤其是欧洲国家，ERAS 理念被广泛应用，内容涵盖了结直肠外科、胸外科、骨科、妇科、胃肠外科和肝胆胰外科等[2-4]。临床应用结果表明，ERAS 用于上述患者是安全和有效的，术后住院时间缩短、术后并发症也大幅降低。

我国 ERAS 发展开始于 2007 年，黎介寿首先把其理念引入国内，并成功应用于胃肠外科[5]。此后，加速康复外科理念逐渐得到大家的接受，我国学者在多个外科领域成功应用 ERAS 并取得了不少成绩。目前，我国已相继发布了不同手术方式的 ERAS 的实施指南和专家共识，标志着国内 ERAS 工作进入了快速发展阶段。

（二）ERAS 的内容

1. ERAS 项目概述　ERAS 大致上可分为术前、术中和术后三个部分，这三部分有着很强的连续性。术前主要实施的项目包括术前宣教、不常规行肠道准备、术前缩短禁食时间、术前营养支持及预防性抗生素治疗。术中项目包括预防低体温、手术径路和切口合理选择、减少术区引流管放置。术后项目主要有多模式镇痛、药物调控炎症反应、目标导向性补液、预防性抗血栓栓塞、预防恶心呕吐及引流管、胃管、导尿管早期拔除，术后早期进食及早期活动等[6]。

ERAS 术前宣教的主要目的在于使患者充分理解 ERAS 好处并积极配合，提高对 ERAS 项目的依从性。内容应包括告知患者麻醉和手术过程、ERAS 方案的目的和主要项目、预设的出院标准及随访时间安排、再入院途径等。

不常规行肠道准备、术前缩短禁食时间及术前营养支持项目的好处是减少电解质紊乱、减少胰岛素抵抗及降低术后并发症的发生。目前，包括胃肠道手术在内的各外科学科已不再常规实施灌肠等机械性和药物性肠道准备，这点可能与本书中其他章节的内容相左，但更反映了科学和理念的不同进步。术前禁食时间也较传统的做法大大缩短，ERAS 要求术前只需要禁食 6 小时、禁饮 2 小时即可。

2. ERAS 的核心内容　ERAS 的三大核心内容是围手术期充分止痛、促进胃肠功能恢复和早期活动。核心内容之间相互联系，其中充分的止痛是关键。术后患者表现为不痛或者微痛才能够使患者早期下床活动，从而促进胃肠道功能恢复，减少术后深静脉血栓形成和肺动脉栓塞的发生。

术后良好镇痛可以提高患者生活质量，缓解紧张和焦虑。ERAS 主张预防、按时、多模式的镇痛策略，镇痛措施始于术前，覆盖术中和术后；主张应按时、有规律地给予患者镇痛药而不是发生疼痛后再给药。镇痛药物的选择是以非甾体类镇痛药为基础，尽量减少鸦片类镇痛药物的应用。

胃肠功能的恢复是患者机体功能恢复的重要指标之一。患者由于疾病、手术的双重创伤打击，术后胃肠道功能往往处于麻痹状态。术后胃肠功能得不到快速的恢复，则其余功能恢复则无从谈起。早期拔除胃管、早期活动、早期进食是促进胃肠道功能快速恢复的主要手段。

术后早期活动指有目标地循序渐进合理地规划每天活动程度和形式。早期活动可以降低长期卧床带来的肺部感染、压疮、静脉血栓栓塞等并发症；也同时促进了患者胃肠功能恢复。早期活动目标的达成有赖于术前宣传教育、多模式镇痛和早期拔除引流管等项目的成功实施，因此，ERAS 是系统的不可分割的。实践证明，对 ERAS 项目的依从性越高，术后患者的获益就越多。

ERAS 的开展有赖于多学科相互合作和服务的连贯性。多学科团队包括外科、护理、麻醉、营养、康复、精神等科室共同参与。多学科团队（multi-disciplinary team，MDT）共同制定 ERAS 管理流程，细化管理目标；以循证医学为依据，以精湛的包括外科在内的手术和操作技术为基础，是成功开展 ERAS 的保障。

对于 ERAS 的详细实施策略，除上述核心内容和基本项目外，各学科均有不同的调整运用，在此不逐一详述。现针对肝脏手术的 ERAS 实施，重点介绍心理康复、护理、疼痛管理和凝血功能障碍的处理四部分。

二、心理康复

肝病患者普遍会因疾病折磨、陌生环境和人际关系等产生不良的心理问题，而手术患者则因对手术恐惧、担心手术安全、害怕并发症等原因，在围手术期会产生更为严重的心理应激反应[7]。多数患者会产生焦虑、紧张、悲观等情绪，并随着手术日期的接近而逐渐加强，如不进行有效干预则可能妨碍手术的顺利进行并影响患者术后的康复过程。

（一）围手术期的心理状态及影响因素

外科患者强烈的心理反应普遍出现在手术前，随着手术日期的临近，应激反应倾向加剧。主要表现：①情绪反应强烈，多数患者术前出现焦虑、抑郁，少数患者甚至出现恐惧；②疼痛感更严重，多数患者经历中度以上疼痛；③睡眠质量差，通常表现为入睡困难、多梦易醒等。一般来说，轻度焦虑反映了患者正常的心理适应功能，但是过度的心理应激反应会导致机体的代谢紊乱，妨碍手术治疗和康复。

同样，术后也存在不同程度的心理问题，但通常由于获得了满意的手术效果，患者的焦虑、抑郁等情绪大多会较术前明显减轻。不过，因为肝脏手术通常较为大型，患者术后面临较为困难的恢复过程，或癌症患者术后仍需担心肿瘤复发或转移的情况，故而多数患者术后仍存在焦虑、紧张、悲观等不良心理问题。

引起或影响上述心理反应的因素有很多，主要有以下几个方面：①不了解手术过程。对手术操作、手术风险的不了解，以及对手术成功率、术后恢复的担心是影响患者心理的最主要因素；②医护人员影响。研究表明，医护影响是影响围手术期心理情况的另一重要因素。患者与医护团队（特别是主刀医师）的熟悉程度对患者的心理反应有明显影响。医护人员的言语、行为等也可影响患者的心理状况。建立相互信任的医患关系能够有效改善患者的术前焦虑状态；③患者自身因素。患者自身的年龄、性别、既往史等因素对围手术期心理情况的影响也很重要。研究指出，女性倾向于表达焦虑，老年人与儿童发生不良心理反应的概率较高，而同时，患者既往精神疾病史、教育水平、收入水平、生活状态等也对患者的心理反应有影响。此外，患者既往手术体验，如既往手术成功与否、术后疼痛管理、康复过程等，也对围手术期心理反应有显著影响。

（二）围手术期心理康复措施

首先，需对患者心理应激状态进行评估，明确患者心理应激水平。可使用心理量表来测评患者术前应激反应程度，如明尼苏达多项人格调查表（Minnesota multiphasic personality inventory，MMPI）、焦虑自评量表（self-rating anxiety scale，SAS）、抑郁自评量表（self-rating depression scale，SDS）、焦虑状态/特征询问表（state-trait anxiety inventory，STAI）等。除了焦虑、紧张程度的评估之外，使用量表评估还可能发现患者其他的心理精神问题，如神经过敏、思想混乱、精神不集中、健忘等情况。

其次，对患者的心理康复措施需同 ERAS 理念一致，从术前开始到术后，贯穿整个围手术期管理。经过心理干预的患者，其焦虑、抑郁、恐惧、疼痛等程度均有减轻，表现为患者心率、血压和血或尿中儿茶酚胺含量减低。针对患者心理应激主要原因和其表现特点开展心理护理，可以有效减轻患者抑郁、悲观等负面情绪，增强其治愈信心，同时帮助患者建立新的人际关系、适应新的环境等。心理康复不仅利于患者康复，还可提升 ERAS 整体项目的依从性及临床治疗效果。

心理康复的主要措施：①认知宣教。宣教是 ERAS 的重要术前实施项目，术前宣教的内容包括 ERAS 的目的和主要内容、麻醉和手术的过程、预设的出院标准等。患者应该被告知如何准备手术、手术的主要方式和风险、术后的恢复项目和目标等，促使患者对手术和 ERAS 项目充分了解并鼓励患者积极配合。减轻由于对手术和康复过程的不了解而产生的焦虑紧张等心理。此外，术后仍需对患者进行后续宣教，内容包括后续诊疗计划和随访安排等，减轻患者对疾病预后的长期焦虑、悲观等情绪。宣教方式可采取面对面交流、多媒体播放或展板宣传等多种方式促进患者更好理解和接受。②情绪支持。对患者围手术期出现的焦虑、紧张等心理应激反应给予同情、理解和安慰，向患者讲解心理状态与疾病症状的关系，让其了解负面心理状态的不良影响，帮助患者恢复良好的心理状态。同时，指导患者获取家属、朋友的支持，护理保障和经费支持等。③行为训练。对患者进行放松训练，教会患者一些减压方法和放松技术（如深呼吸、物理放松等），保证患者良好的睡眠质量并减轻疼痛和不适[8]。

（三）常见心理障碍的围手术期处理

焦虑和抑郁是患者围手术期最常出现的两类心理障碍。一般情况下，多数患者的焦虑和抑郁可以通过上述措施进行干预，并收获较好的康复效果。但少数患者的心理障碍则需要进一步的处理。

焦虑是对某些不太可能发生的事情产生的恐惧不安或主观上不愉快的心情，焦虑症是一种以焦虑情绪为主的心理障碍，包括广泛性焦虑障碍（generalized anxiety disorder，GAD）和惊恐障碍等。其中，以 GAD 最为常见，除焦虑心情之外，常伴有自主神经症状，如心慌头晕、呼吸困难、厌食恶心或便秘等，另有肌肉紧张、运动性不安等，不仅给患者带来巨大的精神痛苦和躯体不适，也严重影响患者术后康复和生活质量。当前述康复方法不能有效缓解患者焦虑时，经精神科医师会诊，可适量应用药物治疗。常用药物有咪达唑仑、氯硝西泮、地西泮、阿普唑仑等苯二氮䓬类药物，临床中常短期应用。同时抗抑郁药，如米氮平、文拉法辛、舍曲林等，对焦虑症也有较好的疗效。此外，右美托咪定，作为选择性较高的 α2-肾上腺素能受体激动剂，也具有良好的抗焦虑及镇静作用，常在术前配合麻醉使用[9]。

抑郁属于心境障碍的一种临床症状，以显著而持久的心境低落、思维迟缓、认知功能损害、意志活动减退和躯体症状为主要临床特征。无抑郁病史的手术患者通常仅表现为抑郁情绪，通过一系列干预措施大多可缓解。当有既往病史的患者因手术原因而抑郁症复发时，或患者出现抑郁发作时，经精神科医师会诊，需应用药物治疗。目前临床上一线的抗抑郁药主要包括选择性 5-羟色胺再摄取抑制剂、5-羟色胺和去甲肾上腺素再摄取抑制剂等。

三、护理

在传统的外科围手术期照护模式中，外科医生、麻醉医师和护理人员等向患者提供各自的照护方案。在 ERAS 的实施中，由于其照护方案涵盖了患者的整个治疗过程，故而需要建立多学科联合的团队，这要求外科医生、麻醉医师和护士等合作照护，以确保达到加速康复的结果。同时，由于护士处于围手术期照护的前端，执行 ERAS 的日常任务，并确保 ERAS 各项目的完成情况。ERAS 成功实施在很大程度上依赖于护理人员在整个围手术期照护过程中所主导的日常患者护理[10-12]。故而，护理在 ERAS 实施中扮演了重要的一环，需要引起 ERAS 团队的重视。下面分别讲述了 ERAS 中护理实施的几个要点。

（一）护理评估

ERAS 护理管理中重要的一环是对患者围手术期进行风险评估和干预，通过一系列的护理措施，减少患者手术应激，促进器官功能早期康复，减少并发症的发生。护理评估是通过系统地收集患者的资料，并对资料进行分析、判断的过程，是 ERAS 护理管理的基础。

首先是对患者进行入院初始评估，包括：①基本信息，如姓名、年龄、性别、入院诊断、过敏史、既往史等一般资料；②社会心理评估，如民族宗教、教育职业、婚姻子女、精神情绪、社会支持等；③药物、烟酒史等；④基本体征，如体温、脉搏、呼吸、血压和意识等；⑤营养评估，根据 NRS-2002 营养筛查表，对患者进行营养评估（表 79-5-1），如评分≥3 分，则需汇报医生，进行干预；⑥疼痛评估，对患者疼痛的部位、性质、强度等进行评估，疼痛强度的评估可采用数字评分法、语言描述法、视觉模拟法等评估工具；⑦功能评估，包括日常生活能力和高位跌倒坠床的评估；⑧系统功能评估和血栓风险评估等。

表 79-5-1　营养风险筛查表

营养状态削弱程度，评分		疾病严重程度（应激代谢程度），评分	
无，0	正常营养状态	无，0	正常营养需求
轻度，1	3 个月内体质量下降>5%，或入院前 1 周进食量为正常需求量的 50%～75%	轻度，1	如髋部骨折、慢性疾病（肝硬化等）出现新的并发症、慢性阻塞性肺病、长期血液透析、糖尿病或肿瘤
中度，2	2 个月内体质量下降>5%，或 BMI 为 18.5～20.5kg/m², 并且全身营养状态受损，或入院前 1 周进食量为正常需求量的 25%～50%	中度，2	如大的外科手术、脑卒中、重度肺炎或恶性血液病
重度，3	1 个月内体质量下降>5%，或 BMI<18.5kg/m² 并且全身营养状态受损，或入院前 1 周进食量为正常需求量的 0～25%	重度，3	如严重的头部损伤、骨髓移植、急性生理学及慢性健康状况，评分（APACHE）>10 分的危重患者

计算总分的步骤：

（1）根据营养状态削弱程度（选择最差的数值作为评分基础）和疾病严重程度（应激代谢会增加营养需求）进行评分；

（2）将 2 项评分相加即得总分；

（3）如果患者年龄≥70 岁，应在总分基础上再加 1 分作为校正；

（4）如果年龄校正后的评分≥3 分，应行营养支持治疗。

注：①疾病严重程度 1 分：慢性病患者因发生并发症住院，虽身体很虚弱，尚能规律下床活动。许多患者蛋白需求增加量可通过日常饮食或其他方式补充；②疾病严重程度 2 分：患者因病卧床，蛋白需求量增加，如较大的腹部外科手术、严重感染患者。尽管许多患者需人工辅助喂养，但仍可满足需求；③疾病严重程度 3 分：需要辅助呼吸和正性肌力药物的危重患者的蛋白需求量大量增加，大部分患者无法通过人工喂养满足，蛋白质分解和氮损失显著增加。

除入院初始评估之外，还需进行每日评估，主要包括基础功能、疼痛管理、输液及管道、伤口愈合、专科系统等的评估。护士需结合各疾病特点，通过询问、观察、护理体检等方法，针对疾病的专科性和快速康复评估需求，进行每日评估。

同时，还需对患者进行术前再评估，主要护理评估内容包括患者意识、精神状态和基本体征；近期是否存在呼吸道感染及口腔牙齿状态；患者个人准备及术前禁食禁水情况；并确认手术交接单评估完整。

（二）围手术期宣教

护士是与患者接触的主要医务人员，是围手术期宣教的主导者。宣教的目的是使患者及其家属充分了解 ERAS 理念的目的和主要内容，理解 ERAS 的安全性以及充分配合 ERAS 方案的实施。术前对患者实施个体化宣教和患者自身积极配合是 ERAS 成功与否的关键因素之一。宣教的目的是缓解患者的术前焦虑情绪，帮助患者充分准备，并促进加速康复各项目的有效实施。一个全面的宣教计划可以帮助患者对接下来的治疗做好准备。

宣教采用多元化的方式，包括口头、书面（宣教手册、宣教展板）、多媒体（移动电脑、平板）及网络平台等多种途径。在宣教过程中，加强与患者及家属之间的互动，提高健康教育的效果。

（三）胃肠道和营养护理

促进胃肠功能恢复是 ERAS 三大目标之一，故而准确落实胃肠道和营养护理对 ERAS 目标的达成起着至关重要的作用。研究表明，若患者经历长时间的围手术期禁食，则会导致脱水、胰岛素抵抗等不良的代谢状态，不利于患者术后康复。因此，ERAS 推荐术前 6 小时禁食、2 小时禁水，美国麻醉医师协会发布的术前禁食实践指南中也推荐了这一方案。同时，肝脏手术中，不应常规实施肠道准备，包括机械性和抗生素肠道准备。

术后鼓励患者尽快恢复经口进食，根据是否行胃肠道重建，推荐患者在术后 2～3 天达到经口进食，并逐渐恢复到正常饮食。与此同时，应密切观察患者有无恶心、呕吐、腹痛、腹胀、腹泻等胃肠不耐受的表现，并记录患者肛门排气排便的时间。

对于营养评估结果不良的患者，术后需积极加强营养支持，并首选肠内营养支持。最常用的支持途径为口服营养支持，此外，还有肠内置管和静脉营养补充等，后两种情况均需加强管道护理，注意相关并发症的发生，并尽早转为口服营养支持。

（四）管道管理

围手术期的管道管理主要包括胃管、导尿管、腹腔引流管和静脉留置管等。根据 ERAS 的理念，在安全可行的情况下，推荐早期拔除各种引流管，包括胃管及导尿管。长期留置胃管不仅不利于胃肠功能的早期恢复，还可能增加发热、肺不张、肺炎、胃食管反流等并发症风险。而同样，导尿管的长期留置会增加尿路感染等发生率，同时也不利于术后早期活动的开展。对于肝脏手术，胃管、导尿管均需在术后 1～2 天内拔除。

同时，腹腔引流管长期留置也会增加腹腔感染风险，还会引起由机械压力、侵蚀或抽吸造成的潜在损伤。故而，合理的腹腔引流管早期拔除策略十分必要。护士应了解管道名称、放置位置、作用目的，并根据管道不同风险等级，做好管道标识，利于医务人员快速识别。护士需要对置管的留置时间、部位、深度、是否通畅、局部情况、引流液性状、颜色、量及相关护理措施等进行评估，至少每天记录 1 次，发现异常、发生管道滑脱、拔管等情况必须及时记录，并通知管理医生。

（五）早期活动

ERAS 中的早期活动是有目标的合理规划的活动，为患者设立合理的术后每日活动目标，促进患者肌肉骨骼系统、呼吸系统和胃肠消化系统等多系统功能的早期恢复。

在定好原则性活动目标的基础上，细化流程。对肝脏手术来说，推荐患者术后第 1 天进行床上活动，术后第 2 天床边坐、下床站立至少 1 小时，术后第 3 天达到搀扶行走的目标。制定目标后，需要参与的每一个人员都能按照流程落实，并运用到实践中。

活动前对患者进行基础评估，并检查各种管道，确保固定妥善，并有足够长度。按照循序渐进原则，在看护下及时评估患者耐受状态，并可将活动目标分步实施，确保每一小步耐受后继续实施下一步。实施过程中，选择安全实用的辅助工具如靠椅、助行器等，活动时间避开集中治疗、进食及休息等时间。

（六）出院指导及随访管理

入院时需向患者宣教出院标准，主要是生活基本自理，体温正常、白细胞计数正常，器官功能良好，疼痛缓解或口服止痛药能良好控制，能正常进食、排便通畅，切口愈合良好、无感染（不必等待拆线）。同时，根据患者的病情及需求制订初步的出院计划，主要内容有出院后去处、照护者、交通工具、康复器具等。

术后患者恢复良好，医生确认出院时间后，进行系统性、针对性的出院指导，主要内容包括心理与生理康复、饮食及注意事项、后续治疗、功能锻炼、复查时间及再入院途径等。

出院后随访是围手术期照护的延续，按照专科的要求，制订并落实具体随访计划。随访方式有常规随访、专科随访、专病随访和计划随访等，可通过电话、网络或门诊的形式进行随访。需对患者出院后的康复情况、后续治疗效果等实施指导及监控，必要时指导患者到门诊就诊随访，并对随访信息进行详细记录。

四、镇痛

加速康复外科的核心目标之一是充分止痛，疼痛管理是 ERAS 实施中的关键环节。研究表明，80% 的患者经历术后疼痛，而其中约 75% 的患者术后经历中到重度疼痛，这同时也是患者术前焦虑的原因之一。术后疼痛一方面会造成患者术后痛苦、焦虑，降低术后生存质量；另一方面还会加重患者手术应激反应，增加术后并发症风险，延迟术后康复目标的达成；更重要的是，未能有效控制的术后疼痛可能会引发持续性的术后慢性疼痛，造成患者长期的痛苦。

ERAS 另外两个核心目标是胃肠功能恢复和早期活动，这两个目标的达成均有赖于充分止痛的有效实施。肠道功能的恢复和口服饮食的完成需要一定的舒适程度，同时避免恶心、呕吐和肠梗阻。同样，术后早期活动是对镇痛管理的重要挑战，患者起床、走路等活动目标的实现，需要有效镇痛为之铺垫。

ERAS 时代，如何降低术后患者的疼痛程度，对疼痛患者进行规范化管理，最大限度增进患者舒适度已成为医务人员高度关注的领域。通过有效的疼痛管理，有助于患者心理和生理两方面的早期恢复，减少术后并发症的发生，加速患者术后康复。

ERAS 中疼痛管理的原则是预防性、按时、多模式镇痛[13]。预防性镇痛指在疼痛产生的时间之前实施镇痛，而不是等到疼痛产生后才用药，预防性覆盖疼痛产生的最初阶段。按时镇痛指按时间节点，有规律地应用镇痛措施，主动、持续性覆盖疼痛持续的阶段。而多模式镇痛指联合应用多种镇痛方法和药物，作用于疼痛产生和传递的神经化学通路的各个节点，在达到最优镇痛效果的同时降低阿片类药物的用量。镇痛措施应始于术前，贯穿术中和术后，延伸至出院后，覆盖整个围手术期，而不仅仅局限于术后镇痛。

良好的术后镇痛应充分保证患者安全，给予持续有效的镇痛，包括控制持续性疼痛和制止突发、运动痛，在保持患者意识清醒的同时，使患者感到不痛或仅微痛，同时不引起药物不良反应。

此外，ERAS 是一个多学科诊疗的团队，涉及麻醉、外科、护理等多个学科，各学科应互相合作、合理分工，为患者制定科学有效的疼痛管理方案[14-15]。外科医生是 ERAS 的核心成员，需制定镇痛方案、围手术期全程关注患者疼痛情况，根据患者情况提供个体化镇痛措施。麻醉科医师需根据患者手术方式、时长、个体情况等选用合适的麻醉方式、术后切口镇痛、自控静脉镇痛泵等。护理人员在围手术期疼痛管理中也发挥重要作用。病房护士负责疼痛宣教、疼痛评估、镇痛实施以及镇痛效果评估的具体实施，并及时向负责医生汇报。

（一）疼痛评估

　　疼痛评估是疼痛管理的重要环节，包括疼痛的部位、性质、程度和持续时间等，而且包括评估疼痛对器官功能的影响。疼痛是一种主观体验，在外科手术中，疼痛是由创伤引起的，但也有情感因素。不能单单使用语言评分量表或视觉模拟量表对疼痛进行量化评分，必须同时包括评估患者相应的器官功能水平。

　　疼痛的部位、性质和持续时间主要依靠患者口述确定。对于疼痛对器官功能的评估可简要分为以下三个方面：患者睡眠有无影响，患者是否能够完成深呼吸和有效的咳嗽，患者是否能够下床并轻度活动。

　　围手术期常用的疼痛程度量化评估方法，有以下几种：数字评分法（numerical rating scale，NRS）、面部表情疼痛量表修订版（faces pain scale-revised，FPS-R）、McGill 疼痛评估量表（McGill pain questionnaire，MPQ）及简化版 McGill 疼痛评估量表（short-form McGill pain questionnaire，SF-MPQ）等。临床上常用数字评分法和面部表情疼痛量表这两种简便易行的方法[16-17]。

　　数字评分法用 0～10 代表不同程度的疼痛：0 为无痛，1～3 为轻度疼痛，4～6 为中度疼痛，7～9 为重度疼痛，10 为剧烈疼痛。由医务人员询问患者疼痛的严重程度，做出标记，或者让患者自己圈出一个最能代表自身疼痛程度的数字。

　　面部表情疼痛量表修订版使用 6 个不同的面部表情呈水平排列状，分别对应 0、2、4、6、8、10 六个分数等级，由受试者选择能代表其疼痛强度的面部表情进行疼痛评分（图 79-5-1）。

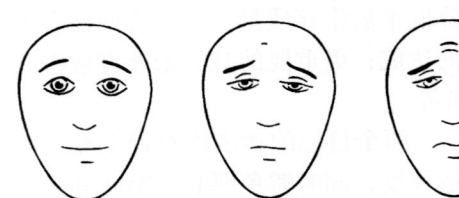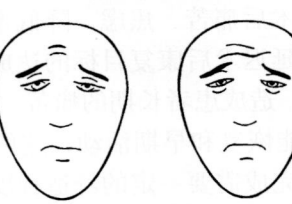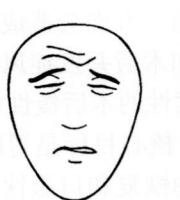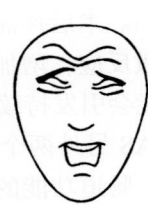

图 79-5-1　面部表情疼痛量表修订版
（引自 Hicks CL，Pain. 2001，93：173.）

（二）疼痛管理方法[18-20]

　　1. 预防性镇痛　预防性镇痛指在疼痛产生前阻断手术伤口上的任何疼痛和传入信号，其目的是降低因手术创伤引起的神经敏感，减轻或避免术后急性或慢性疼痛的产生。它干预效果的持续时间应超过镇痛药物的作用时间。故而，术前 1～3 天可使用能快速通过血-脑屏障的药物，如非甾体类抗炎药物（non-steroidal anti-inflammatory drugs，NSAIDs），进行预防性镇痛，发挥作用。

　　2. 多模式镇痛　多模式镇痛应为不同镇痛方式与不同药物联合应用。从镇痛方式来说，可分为中枢性镇痛、区域性镇痛、局部镇痛和系统性镇痛，具体常用的方式有硬膜外镇痛（epidural analgesia，EDA）、患者自控静脉镇痛泵（patient-control intravenous analgesia，PCIA）、腹横肌平面（transverses abdominis plane，TAP）阻滞、切口周围浸润镇痛、口服药物镇痛等，每一种镇痛方式包含了不同的常用镇痛药物。

　　硬膜外镇痛（EDA）属于中枢性镇痛，能提供全面的镇痛效果，包括静息痛和运动痛，也能够同时提供伤口和内脏的镇痛，被证明能够加快肠道功能恢复。应在手术前建立有效的硬膜外麻醉，并联合不同作用途径的药物应用。一般联合应用阿片类药物和局部麻醉药物，如二乙酰吗啡和丁哌卡因；

或局部麻醉药物和相应佐剂，如罗比卡因和可乐定连用。EDA 在肝脏手术领域中能提供覆盖术中及术后的镇痛效果，并减少术后应激反应、肠梗阻及心肺器官并发症等多种术后并发症。

腹横肌平面（TAP）阻滞属于区域性镇痛，在 ERAS 多模式镇痛中的应用比例日渐增加，被多项研究证实能够减少术后阿片类药物的应用并缩短术后住院日。常用药物有芬太尼、丁哌卡因、左丁哌卡因等，临床上常联合两种不同药理作用药物，在术中或手术结束时应用。

患者自控静脉镇痛泵（PCIA）属于系统性镇痛，具有持续、稳定的镇痛效果，有效减少疼痛带来的危害，并在一定范围内给予患者个体化的用药。联合用药效果更佳，相应用药剂量也可降低。近年来，非阿片类药物联合应用阿片类可使患者不良反应减少，其中 NSAIDs 药物被国内外多篇指南推荐为基础用药，其针剂可与弱阿片类药物联合应用。

切口周围浸润镇痛属于局部麻醉，作为多模式镇痛的一部分，同样能够减少阿片类药物的使用、降低其带来的副作用，可在手术部位使用如利多卡因、丁哌卡因等药物。

口服药物镇痛常作为续贯镇痛措施，可有效预防术后慢性疼痛，易于施行，对于患者术后恢复期的轻度疼痛治疗效果较好，可持续应用至患者出院后，推荐 NSAIDs 类片剂。

五、凝血功能障碍的处理

肝脏是人体内最大的实质性脏器，血供十分丰富，负担着重要且复杂的生理功能，包括分泌胆汁、代谢、凝血、解毒和免疫作用等。凝血功能方面，肝脏除了合成纤维蛋白原、凝血酶之外，还产生许多凝血因子，在机体凝血功能中具有重要作用。肝脏手术患者常合并慢性肝病和黄疸等，术前多已存在凝血功能障碍，同时围手术期创伤、失血等多种因素则可能进一步加重已有的凝血障碍。

ERAS 实施项目中常规包含预防性抗血栓栓塞治疗，因为肝大部切除术是术后肺动脉栓塞的独立危险因素，且有研究表明，肝大部切除术后接受血栓预防治疗的患者静脉血栓栓塞（venous thromboembolism，VTE）发生率较低。

故而，在肝脏领域的 ERAS 实施中，需要对患者凝血功能和 VTE 的风险进行评估[21]。以决定患者的下一步诊疗方向。

（一）凝血功能的评估

肝脏外科患者凝血功能的评估包括两方面，一是患者病史、治疗史等相关因素的评估，二是围手术期动态凝血功能的评估。

患者病史、治疗史等相关因素的评估主要包括：①有无维生素 K 缺乏，需详细询问患者有关维生素 K 摄入、吸收或合成障碍的病史或临床表现，有关药物的服用史等；②是否合并慢性肝病和肝功能损害及程度，肝功能的受损直接影响凝血功能，凝血与抗凝物质的合成代谢失衡，使得患者处于高凝或者高的出血风险两个极端，需要仔细鉴别[22]；③有无合并脾功能亢进，肝脏疾病导致的门静脉系统高压，通常会合并继发性脾功能亢进，加速血细胞破坏、抑制血细胞的成熟，并造成血小板数量减少；④有无使用抗凝药物，因心脑血管疾病、人工肝或血液透析治疗的需要，患者会使用抗凝血药物如华法林、阿司匹林、低分子量肝素等，同样影响围手术期的凝血功能；⑤低温、酸中毒和低钙血症等代谢紊乱情况等。

围手术期动态凝血功能的评估主要依靠一系列检测指标来完成。例如：①血小板数量；②凝血系统，包括凝血酶原时间、活化部分凝血活酶时间、凝血酶时间、纤维蛋白原四项；③纤溶系统，包括纤溶酶原、纤溶酶、纤溶酶原激活物、纤溶酶原激活物抑制剂和 α2-抗纤溶酶；④血栓弹力图等；⑤肝功能分级、肝脏储备功能、标准肝脏体积和剩余功能性肝体积等。

通过评估上述内容，可以全面评估患者手术风险和凝血功能障碍发生的可能性。

（二）围手术期凝血功能障碍的处理

肝脏外科患者因肝病、阻塞性黄疸等因素影响，加之麻醉和手术创伤应激，患者凝血功能的平衡被打破，临床上需同时警惕高凝或者高出血风险，且二者之间会随病程不断变化[23]。要谨慎处理凝血功能障碍，预防栓塞并发症的发生[21]。

首先，术前需要改善患者既有的低凝血状态，积极治疗引起凝血功能障碍的原发病，需要时，可对维生素 K 或血小板等进行补充。此外，长效的抗凝药物需待其代谢完成后更换为短效抗凝药物，以便围手术期凝血功能的控制管理。

其次，术中需进行精准肝脏切除、准确判断剩余功能性肝体积和肝功能，术中积极避免低体温，合理输血输液，并在术中、术后复查凝血功能，加强动脉血气及电解质的检测，避免酸碱紊乱的出血。

此外，还可以应用血小板、新鲜冰冻血浆等血液制品，但需严格选择应用时机和用量。此外，止血药物或抗纤溶药物如凝血酶等，也是临床上常用的药物，可促进血小板的激活和聚集，能促激活并进凝血因子 X。

目前，加速康复外科在国内外已得到了较为广泛的应用，其对于降低手术应激，减少术后并发症、安全缩短患者住院日等，均做出了重要贡献。现在，ERAS 理念已经深入人心，作为常规围手术期照护方案在外科得到全面实施。然而，其在发展中仍存在一些问题，主要表现在部分医生对 ERAS 理念尚不能完全接受，担心患者安全；医疗法律法规对 ERAS 理念的滞后；基层医院手术技术和设备落后，各学科之间不能有效合作；ERAS 内容太多不易推广等。面对这些问题，首先，需要以点带面进一步推广 ERAS 理念，明确 ERAS 不会导致并发症的增加，反而能够打破手术应激引起的恶性循环；其次，提高手术技术、更新手术设备，建立多学科诊疗团队，确保 ERAS 的有效实施；最后，ERAS 的内容仍需不断改进，需要更多的循证医学依据支持每一项内容，并针对不同的患者实施个体化的 ERAS 方案。ERAS 正处于蓬勃发展的阶段，已取得良好的临床应用效果，使患者切实获益，相信未来会有更广阔的发展前景。

（白雪莉）

参 考 文 献

[1] KEHLET H. Multimodal approach to control postoperative pathophysiology and rehabilitation [J]. Br J Anaesth, 1997, 78 (5): 606-617.

[2] CERANTOLA Y, VALERIO M, PERSSON B, et al. Guidelines for perioperative care after radical cystectomy for bladder cancer: Enhanced Recovery After Surgery (ERAS®) Society Recommendations [J]. Clin Nutr, 2013, 32 (6): 879-887.

[3] LASSEN K, COOLSEN M M, SLIM K, et al. Guidelines for perioperative care for pancreaticoduodenectomy: Enhanced Recovery After Surgery (ERAS®) Society Recommendations [J]. Clin Nutr, 2012, 31 (6): 817-830.

[4] NYGREN J, THACKER J, CARLI F, et al. Guidelines for perioperative care in elective rectal/pelvic surgery: Enhanced Recovery After Surgery (ERAS®) Society Recommendations [J]. World J Surg, 2013, 37 (2): 285-305.

[5] 江志伟, 李宁, 黎介寿. 快速康复外科的概念及临床意义 [J]. 中国实用外科杂志, 2007, 27 (2): 131-133.

[6] KEHLET H. Enhanced postoperative recovery - the future is now [J]. Rev Esp Anestesiol Reanim, 2017, 64 (2): 61-63.

[7] 陈俐, 杨敏, 王丽英, 等. 手术应激反应应对的研究进展 [J]. 解放军护理杂志, 2003, 20 (5): 40-42.

[8] 景璐石, 冯军, 张立, 等. 围手术期的心理问题及心理康复措施 [J]. 中国临床康复, 2002, 6 (16): 2430-2431.

[9] BAILEY L. Strategies for decreasing patient anxiety in the perioperative setting [J]. AORN J, 2010, 92 (4): 445-457; quiz 458-460.

[10] BROWN D, XHAJA A. Nursing perspectives on enhanced recovery after surgery [J]. Surg Clin North Am, 2018, 98 (6): 1211-1221.

［11］ MENDES D I A, FERRITO C, GONCALVES M I R. Nursing interventions in the enhanced recovery after surgery (R): scoping review [J]. Rev Bras Enferm, 2018, 71 (suppl 6): 2824-2832.

［12］ BRADY K M, KELLER D S, DELANEY C P. successful implementation of an enhanced recovery pathway: the nurse's role [J]. AORN J, 2015, 102 (5): 469-481.

［13］ BEVERLY A, KAYE A D, LJUNGQVIST O, et al. Essential elements of multimodal analgesia in Enhanced Recovery After Surgery (ERAS) Guidelines [J]. Anesth Clin 2017; 35 (2): e115-e143.

［14］ NIMMO S M, FOO I T H, PATERSON H M. Enhanced recovery after surgery: pain management [J]. J Surg Oncol, 2017, 116 (5): 583-591.

［15］ TAN M, LAW L S, GAN T J. Optimizing pain management to facilitate enhanced recovery after surgery pathways [J]. Can J Anaesth, 2015, 62 (2): 203-218.

［16］ CHILDS J D, PIVA S R, FRITZ J M. Responsiveness of the numeric pain rating scale in patients with low back pain [J]. Spine, 2005, 30 (11): 1331-1334.

［17］ HICKS C L, VON BAEYER C L, SPAFFORD P A, et al. The Faces Pain Scale-Revised: toward a common metric in pediatric pain measurement [J]. Pain, 2001, 93 (2): 173-183.

［18］ KATZ J, CLARKE H, SELTZER Z. Review article: Preventive analgesia: quo vadimus? [J]. Anesth Analg, 2011, 113 (5): 1242-1253.

［19］ AMERICAN SOCIETY OF ANESTHESIOLOGISTS TASK FORCE ON ACUTE PAIN M. Practice guidelines for acute pain management in the perioperative setting: an updated report by the American Society of Anesthesiologists Task Force on Acute Pain Management [S/J]. Anesthesiology, 2012, 116 (2): 248-273.

［20］ 冷希圣, 韦军民, 刘连新, 等. 普通外科围手术期疼痛处理专家共识 [J]. 中华普通外科杂志, 2015, 30 (2): 166-173.

［21］ 中华外科杂志编辑部. 肝胆外科患者凝血功能的评价与凝血功能障碍的干预的专家共识 [J]. 中华外科杂志, 2012, 50 (8): 678-683.

［22］ 赵永强. 肝功能不全合并凝血功能障碍的围手术期诊治 [J]. 中国实用外科杂志. 2005, 25 (12): 713-715.

［23］ MACKAVEY C L, HANKS R. Hemostasis, coagulation abnormalities, and liver disease [J]. Crit Care Nurs Clin North Am, 2013, 25 (4): 435-446.

第80章 术后并发症的处理

第1节 术后肝衰竭

原发性肝癌位列我国癌症死因的第二位，病例数约占全球的一半。目前我国肝癌 5 年总生存率仅为 12.1%。对于肝癌患者而言，手术切除仍是首选的治疗方法，但其切除术后肝衰竭的发生率高达 1%～9%[1]。肝切除术后肝衰竭（post-hepatectomy liver failure，PHLF）指肝切除术后多种原因引起的严重肝脏损害，其合成、解毒、排泄和生物转化功能发生严重障碍，出现以凝血功能障碍、黄疸、肝性脑病、腹腔积液等主要表现的临床症候群。本节就 PHLF 的发病机制、诊断标准及防治措施分述如下。

一、发病机制

目前对于肝癌切除术后肝衰竭发生机制尚未完全明了。目前考虑其是一个急性或亚急性的过程，与多种因素有关，包括糖尿病、肥胖、化学相关性肝炎、病毒性肝炎、营养不良、肾功能不全、高胆红素血症、肝硬化、高龄等自身因素和术中出血大于 1200ml、手术时间大于 4 小时、切除 50% 以上的肝脏等手术因素，以下介绍目前已知的最常见肝切术后肝衰竭因素。

（一）肝癌术后剩余肝体积不足

一般临床认为肝切除患者残余的肝脏体积越小，发生术后肝功能衰竭的概率越大。因此探索维持术后肝功能正常的最小剩余肝体积（remnant liver volume，RLV）尤为重要。目前最小 RLV 一般认为在 25%～30%，但如果患者术前肝功能已经受损，其最小 RLV 应增大至 40%，以保留其正常的代谢和再生功能[2]。有研究表明，肝脏切除术后剩余肝体积小于切除前体积 26.6% 的患者几乎半数发生严重的肝功能障碍，而剩余肝体积较大的患者则仅有 1.2% 出现严重的肝功能障碍。为解决该问题，有学者提出了联合肝脏分隔和门静脉结扎的二步肝切除术（associating liver partition and portal vein ligation for staged hepatectomy，ALPPS），主要针对若实施常规切除手术剩余正常肝组织过少的患者，该方案可提高肝癌的切除率，并降低术后并发症。但亦有研究认为该方案在促进正常肝脏增生肥大的同时亦会促进同侧肿瘤的生长，甚至会使患者丧失手术机会，因该方案实施案例数少，仍需进一步研究。

（二）肝血流动力学紊乱

肝癌切除术中难免需要阻断肝门，因此会发生不同程度的肝缺血-再灌注损伤（hepatic ischemia-reperfusion injury，HIRI），导致肝功能衰竭。肝癌切除术后原本供应全肝的血液流入切除后剩余的肝脏，通过剩余肝血管床的血流增加，从而导致门静脉压力增加。虽然门静脉和肝动脉的压力增加对于剩余肝脏是一个启动增长信号，但也可导致肝窦内皮细胞坏死，影响肝细胞和血流之间的物质交换，导致肝细胞变性坏死，引起肝功能衰竭[3-4]。

（三）胆汁代谢失衡

肝癌切除术后，毛细胆管的胆盐泵及转运受体损伤影响了胆盐的代谢和转运，从而导致胆盐的蓄积。胆盐作为生物型溶解剂，过量的沉积将会导致肝细胞的胞内膜结构损伤，特别是线粒体内膜。线粒体损伤往往造成肝细胞因能量缺失而发生坏死，从而引起肝功能衰竭[5]。同时有研究[6]发现胆汁酸在肝脏再生过程中起到了重要调控作用，并且通过与其法尼酯 X 受体（Farnesoid X receptor，FXR）结合激活细胞内信号转导实现。胆汁酸水平升高增加 FXR 的表达，从而加速肝切除术后肝再生，加快肝功能恢复，而胆汁酸水平降低则减慢肝切除术后肝再生。

（四）免疫系统损伤

肝癌切除术后各种原因引起的肝损伤势必诱发肝固有免疫系统的激活。剩余肝脏内的 Kupffer 细胞不仅通过产生启动因子引发肝癌切除术后肝再生，而且对清除门静脉血中毒素和异位细菌均起着重要作用。大范围肝切除术后，肝内库普弗细胞（Kupffer cells, KCs）大量减少，无法清除内毒素和异位细菌，从而导致感染的发生。此外 KCs 释放的生长因子生成减少导致肝再生减慢，进而引起术后肝衰竭的发生[7]。肝脏网状内皮系统的吞噬功能于肝切除后出现紊乱进而加重感染[8]。

（五）肠道微生物的影响

健康成年人肠道菌群的构成是处于相对的平衡状态，即细菌的种类和数量保持相对稳定。生理状态下肠道上皮可将肠腔内物质与机体内环境分隔开来，防止致病菌及致病性抗原的侵入，并有效阻抑内源性微生物及其毒素穿过肠黏膜进入其他组织器官和血液循环，从而使机体内环境保持相对稳定，称为肠道的屏障功能。肝切除术后，肝脏 KCs 功能失调，网状内皮系统吞噬及溶菌能力下降，加上低蛋白血症、脾功能亢进，导致机体免疫功能低下，容易出现感染。其中尤其值得注意的是，因肠道屏障功能障碍，形成的肠源性内毒素血症在肝衰竭的发病中也起着重要作用[9-12]。其引起肝损伤的机制是多方面的[13-16]：①降低肝脏腺苷酸和三磷酸腺苷/二磷酸腺苷比值，使能量代谢发生障碍；②下调巨噬细胞表面的清道夫受体的表达，降低巨噬细胞的吞噬功能，致使内毒素滞留于体内，导致肝脏发生微循环障碍；③与脂多糖结合蛋白形成复合物并与巨噬细胞表面受体 CD14 结合，使后者释放各种肝损伤因子和细胞因子；④诱导中性粒细胞向肝内聚集，并激活中性粒细胞；⑤上调刺激因子 CD80 与 CD86 在肝细胞表面表达，参与导致大块肝细胞坏死的炎症过程；⑥作用于肝窦内皮细胞及微血管，引起肝微循环障碍，导致缺血缺氧性损伤。肠源性内毒素血症通过以上途径加重肝损伤，形成恶性循环。

二、临床表现

由于肝细胞急剧、大量坏死，PHLF 的主要表现为全身乏力、嗜睡、食欲不振、恶心、腹胀、黄疸迅速加重、人血清白蛋白明显降低、凝血功能障碍、出血、腹水迅速增加、全身水肿、肝性脑病等，继而出现多器官功能障碍甚至死亡。若患者术后 2 天出现血小板计数（PLT）降低（$<100 \times 10^9/L$），INR 升高（>2.0），TBil 升高（$>113 \mu mol/L$）时多表明已出现严重且不可逆转的肝衰竭。

三、诊断标准

不同国家及地区对于 PHLF 的诊断标准具有较大差异。其中以胆红素升高、凝血时间延长作为共识性指标。高胆红素血症是目前定义肝癌术后肝衰竭应用最广的一项指标。

"50-50 标准"认为,若术后 5 天内胆红素升高超过 50μmol/L 且凝血酶原时间(PT)下降 50%,术后早期患者死于肝衰竭的风险高达 59%[17]。该方案未考虑其他临床指标,仅适用于早期 PHLF 的诊断。

2011 年,国际肝脏外科研究小组(International Study Group of Liver Surgery,ISGLS)归纳总结了 50 项关于 PHLF 的研究,提出了 PHLF 的定义及严重程度分级标准[18]。该标准主要以胆红素(TBil)和国际标准化比值(INR)为评估标准,即术后 5 天或之后在排除胆道梗阻的情况下,TBiL 和 INR 升高且大于术前时诊断肝衰竭。

四、预防方法

(一)术前抗病毒治疗

我国原发性肝癌的 70%～80% 由慢性乙肝感染所致。HBV-DNA 是肝癌发生的重要内在因素,抗病毒治疗可降低 HBV-DNA 载量,可明显降低肝硬化及肝癌的发生风险,亦可降低术后的复发率。因此 HBV-DNA 载量高的患者,术前及术后需常规抗病毒治疗。

(二)术前评估

1. 肝脏功能分级　Child-Pugh 分级是临床应用最广的肝功能评分系统,Child-Pugh 分级 A 级可耐受大范围的肝切除,B 级可耐受 1 或 2 个肝段切除,C 级无法耐受手术。终末期肝病模型(model for end-stage liver disease,MELD)评分[19]作为 Child-Pugh 分级的补充,亦可评估术前肝脏的基本功能。其计算公式:$R = 0.378\ln[$胆红素(mg/dl)$] + 1.12\ln(INR) + 0.95\ln[$肌酐(mg/dl)$] + 0.64$(病因:胆汁性或酒精性 0,其他 1)。$R$ 值越高,PHLF 风险越大,生存率越低。术前 MELD 评分小于 9 术后 PHLF 发生风险较低,MELD 评分大于 11 的具有较高的 PHLF 发生风险。

2. 切除体积评估　通过 CT 或 MRCP 等影像资料精确测量拟切除肝体积和总肝体积,并计算残余肝体积比,对手术方式的选择具有重要临床价值。对于无肝硬化患者,残余肝体积比在 20%～25% 是安全的,若进一步扩大切除,残肝体积比小于 20%,则术后出现 PHLF 的风险明显提高。对于肝硬化患者,残余肝体积比小于 40% 是术后 PHLF 发生的危险因素。

3. 肝储备功能评估　吲哚菁绿(indocyanine green,ICG)是一种对人体无毒性仅在血管内分布的水溶性染料,入血后与血浆蛋白结合,随血液循环迅速分布全身血管内,继而被肝细胞摄取,以游离形式由胆汁排除,且不参与肝肠循环,其排泄快慢取决于肝细胞功能。故常用 ICG 清除试验评价肝功能储备情况,相比于 Child-Pugh 分级更为敏感。常以 ICG 15 分钟滞留率(ICG-R15)作为量化评估肝脏储备功能的指标。当 ICG-R15 小于 15% 可耐受较大体积的肝脏切除,20% 以上仅能耐受局部小体积肝切除甚至不能耐受切除。

(三)手术方法及操作

针对不同患者的具体病情,选择合适的手术方式对预防 PLF 发生至关重要。术中应尽量减少剩余肝组织的丢失及功能受损,保留充足的 RLV。手术方面主要考虑选择解剖性还是非解剖性肝切除,最大限度地保护功能性肝组织和预防出血。

1. 解剖性/非解剖性肝切除　解剖性肝切除以肝段或肝叶为单位进行肝切除;非解剖性肝切除是以肿瘤为中心,以保留更多正常肝组织为目的的术式。解剖性肝切除有助于减少切肝时出血,减少残肝断面并发症,但因切除了较多的肝组织,势必会影响残肝的功能代谢;非解剖性肝切除的切除范围包括肿瘤及周围至少 1cm 以上肝组织,与肝段、肝叶分布并不一致,以尽可能多地保留剩余肝组织及其功能。有研究表明[20],对于直径小于 5cm 的肝癌,解剖性肝切除能带来更多获益;但也有研究认为[21]，局限一个肝段不伴有血管侵犯的肝癌，在肝功能储备不足的情况下，应选用非解剖性肝切除。因此，应依据肿瘤位置、大小、患者肝功能及肝硬化情况、残肝体积比等因素选择手术方式。

2. 肝血流阻断　肝血流阻断包括第一肝门阻断法、选择性（半肝/肝段）血流阻断法及全肝血流阻断法。其中以第一肝门阻断法最常见。选择性血流阻断法选择阻断左、右门静脉和肝动脉分支，可以减少剩余肝脏 HIRI，适用于严重肝硬化患者，但该方法需要熟练掌握肝脏结构的解剖性定位，从而达到精准肝切除。全肝血流阻断法是阻断入肝及出肝血流，使肝切除术在无血状态下进行，又称无血肝切除术，该方法不仅复杂，而且对肝脏的损伤较第一肝门阻断法严重，仅选择性应用于肿瘤侵犯肝静脉主干、腔静脉的患者。术中是否阻断肝脏血流，需根据肿瘤大小、位置深浅、手术时间以及出血量来综合判断，目的是尽量减少对肝脏功能的损害，避免发生 PHLF。

3. 降低中心静脉压　肝切除时尽可能限制液体的入量维持较低的中心静脉压，结合第一肝门阻断法可以避免所有的大出血，80% 的患者在手术中无须输血。

（四）术后处理

1. 术后各项肝功能指标的监测　肝切除术后，各项肝功能指标监测对预防 PHLF 的发生具有重要作用。如 AST、ALT、TBil、PLT、INR、PT、乳酸值等，其中 TBil、INR 和乳酸值的敏感度和特异度较高，需每日监测。由于术中肝脏血流的阻断、术中出血以及肝脏切除不可避免地引起 AST、ALT 显著升高，此时并不一定表明发生肝功能不全，若 AST、ALT 持续未降或出现严重的酶学改变则有可能是继发性肝功能不全。

2. 术后其他处理　肝切除术后，针对病情变化及时、正确处理。术后适当补液维持有效循环，控制炎症反应、降低血管通透性；术后定期检测血常规、肝肾功能、凝血功能；术后可适当补充人血白蛋白以预防低蛋白血症；术后尽早进食有助于预防肠道菌群异位及消化功能的早日恢复；术后早期下床活动有助于预防下肢深静脉血栓形成及减少肺部感染；术后应密切观察引流液性质及量。

五、术后肝衰竭的治疗

目前 PHLF 的治疗尚无大宗病例报道。我们采用的治疗原则与急性肝衰竭基本一致，主要采用内科保守治疗，内科保守治疗病死率高达 60%～80%[22]。目前采取的综合支持治疗和促肝细胞生长方法均未能获得突破性进展，为此国内、外学者一直致力于非内科药物治疗，其中人工肝支持系统（artificial liver support system，ALSS）是已被证实为具有良好临床治疗效果的体外装置[23]，通过 ALSS 对肝脏移植围手术期肝功能的支持，使患者渡过等待供肝阶段，肝功能得以改善，为手术创造最佳条件；也使肝脏移植术后出现急性肝衰竭的患者得到有效的治疗，为移植肝恢复功能创造良好条件。

（一）全面清除患者体内毒素

ALSS 指用人工方法替代严重肝病患者肝衰竭的肝功能，为患者提供支持治疗的装置与方法。目前及时有效地采用各种不同的人工肝技术可大大缓解 PHLF 的病情。对单纯高胆红素血症可采用血液灌流进行单纯胆红素吸附；对血流动力学欠稳定伴有肝衰竭患者可予以血液透析或滤过；对体内含大量蛋白结合毒素或分子量巨大毒素可应用血浆置换予以清除。另外，不同的人工肝技术可根据需要组合使用以增加治疗效果，如血液透析联合血液灌流等。

（二）清除细胞因子

肝衰竭的发病机制较为复杂，除了由病毒引发的原发性免疫病理损害外，尚与内毒素诱导的以

TNF 为核心的炎症反应密切相关。在内毒素触发，促炎因子 TNF-α、IL-4、IL-6 和 IL-8 瀑布样释放的级联反应引起的系统性炎症反应综合征（SIRS）是促进肝衰竭进一步加重并导致多器官功能衰竭综合征（multiple organ disfunction syndrome，MODS）的重要环节[24]。NO 在肝衰竭中引起外周动脉血管扩张和高动力循环，是导致肝肾综合征的重要因素[25]。NO 主要是以 S-硝荃硫醇的形式与白蛋白结合而转运，因此，通过 ALSS 治疗清除血浆中 NO 对于肝肾综合征的防治具有重要意义，也对预防肝衰竭加重及并发 MODS 具有重要意义。

（三）ALSS 在肝衰竭围手术期的应用

随着对肝脏再生、衰竭的认识，ALSS 治疗的目的发生了观念性变化[24]。对于肝细胞能够迅速再生的可逆性肝衰竭，通过人工肝支持患者可以存活；对于不可逆性肝衰竭，人工肝支持则是通向肝脏移植的桥梁。

综上所述，对于肝癌患者需严格掌握手术适应证及禁忌证，术前充分评估剩余肝体积比及肝脏储备功能；术中合理掌握切肝量、控制出血时间及手术时间、不盲目追求扩大根治及联合脏器切除；术后应密切监测肝功能及全身各器官变化，及时对症处理，避免 PHLF 发生。若出现 PHLF 发生应及早发现，积极内科保守治疗，包括保证足够热量，补充维生素，控制蛋白质入量，输入新鲜血浆，停止或少用有肝脏毒性的药物制品，必要的基础生命支持措施，维持水、电解质及酸碱平衡，保护肝功能及促进肝细胞再生的药物应用，预防应激性溃疡等并发症的发生。若出现重要器官功能的恶化可使用 ALSS 技术缓解病情，必要时行肝移植。

（裴　骏　夏　锋）

参 考 文 献

［1］ VAN MIERLO K M, SCHAAP F G, DEJONG C H, et al. Liver resection for cancer: new developments in prediction, prevention and management of postresectional liver failure [J]. J Hepatol, 2016, 65 (6): 1217-1231.

［2］ VAUTHEY J N, ABBOTT D E. Commentary on "Feasibility study of two-stage hepatectomy for bilobar liver metastases" [J]. Am J Surg, 2012, 203 (6): 698-699.

［3］ ALLARD M A, ADAM R, BUCUR P O, et al. Posthepatectomy portal vein pressure predicts liver failure and mortality after major liver resection on noncirrhotic liver [J]. Ann Surg, 2013, 258 (5): 822-829.

［4］ EIPEL C, ABSHAGEN K, VOLLMAR B. Regulation of hepatic blood flow: the hepatic arterial buffer response revisited [J]. World J Gastroenterol, 2010, 16 (48): 6046-6057.

［5］ DOIGNON I, JULIEN B, SERRIÈRE-LANNEAU V, et al. Immediate neuroendocrine signaling after partial hepatectomy through acute portal hyperpressure and cholestasis [J]. J Hepatol, 2011, 54 (3): 481-488.

［6］ LI G, GUO G L. Farnesoid X receptor, the bile acid sensing nuclear receptor, in liver regeneration [J]. Acta Pharm Sin B, 2015, 5 (2): 93-98.

［7］ PRINS H A, MEIJER C, BOELENS P G, et al. Kupffer cell-depleted rats have a diminished acute- phase response following major liver resection [J]. Shock, 2004, 21 (6): 561-565.

［8］ SCHINDL M J, REDHEAD D N, FEARON K C, et al. The value of residual liver volume as a predictor of hepatic dysfunction and infection after major liver resection [J]. Gut, 2005, 54 (2): 289-296.

［9］ GOMEZ- HURTADO L, SANTACRUZ A, PIERO G, et al. Gut microbiota dysbiosis is associated with inflammation and bacterial translocation in mice with CCl4-induced fibrosis [J]. PLoS One, 2011, 6 (7): e23037.

［10］ MEHTA A K, Lyon GM 3rd. Infectious diseases in end-stage liver disease patients [J]. Crit Care Nurs Clin North Am, 2010, 22 (3): 291-307.

［11］ PAPP M, FARKAS A, UDVARDY M, et al. Bacterial infections in liver cirrhosis [J]. Orv Hetil, 2007, 148 (9): 387-395.

［12］ CATALIOTO R M, MAGGI C A, GIULIANI S. Intestinal epithelial barrier dysfunction in disease and possible therapeutical interventions [J]. Curr Med Chem, 2011, 18 (3): 398-426.

［13］ JERALA R. Structural biology of the LPS recognition [J]. Int J Med Microbiol, 2007, 297 (5): 353-363.

［14］ HILL A V. Aspects of genetic susceptibility to human infectious diseases [J]. Annu Rev Genet, 2006, 40: 469-486.

［15］ LAHTI M, LOFGREN J, MARTTILA R, et al. Sufactant protein D gene polymorphism associated with severe respiratory syncytial virus infection [J]. Pediatr Res, 2002, 51 (6): 696-699.

［16］ AMPUERO S, LUCHSINGERV, TAPIAL, et al. SPA1, SPA2 and SPD gene polymorphisms in severe acute respiratory syncytial infection in Chilean infants [J]. Infect Genet Evol, 2011, 11 (6): 1368-1377.

［17］ BALZAN S, BELGHITI J, FARGES O, et al. The "50-50 criteria" on postoperative day 5: an accurate predictor of liver failure and death after hepatectomy [J]. Ann Surg, 2005, 242 (6): 824-828.

［18］ RAHBARI N N, GARDEN O J, PADBURY R, et al. Posthepatectomy liver failure: a definition and grading by the International Study Group of Liver Surgery (ISGLS) [J]. Surgery, 2011, 149 (5): 713-724.

［19］ ROSS S W, SESHADRI R, WALTERS A L, et al. Mortality in hepatectomy: model for end-stage liver disease as a predictor of death using the National Surgical Quality Improvement Program database [J]. Surgery, 2016, 159 (3): 777-792.

［20］ YAMAZAKI O, MATSUYAMA M, HORII K, et al. Comparison of the outcomes between anatomical resection and limited resection for singlehepatocellular carcinomas no larger than 5cm in diameter: a single-center study [J]. J Hepatobiliary Pancreat Sci, 2010, 17 (3): 349-358.

［21］ NANASHIMA A, SUMIDA Y, ABO T, et al. Comparison of survival between anatomic and non-anatomic liver resection in patients with hepatocellular carcinoma: significance of surgical margin in non-anatomic resection [J]. Acta Chir Belg, 2008, 108 (5): 532-537.

［22］ BATHGATE A J, GARDEN O J, FORSYTHE J R, et al. The outcome of the first 165 orthotopic liver transplants in Scotland [J]. Scott Med, 1999, 44 (1): 9-10.

［23］ STANGE J, MITZNER S, KLAMMT S, et al. New extracorporeal liver support for chronic liver disease complicated by cholestasis results of a prospective controlled randomized two center trial [J]. J Hepatol, 2001, 34 (Supple1): 45A1289.

［24］ JALAN R, WILLIAMS R. Acute-on-chronic liver failure: pathophysiological basis of therapeutic options [J]. Blood Purif, 2002, 20 (3): 252-261.

［25］ MITZNER S R, STANGE J, KLAMMT S, et al. Extracorporeal detoxification using the molecular adsorbent recirculating system for critically ill patients with liver failure [J]. J Am Soc Nephrol, 2001, 12 (Suppl 17): S75-S82.

第 2 节　小肝综合征

　　小肝综合征（small-for-size syndrome，SFSS）是一种可发生于尸体劈离式肝移植、减体积肝移植或扩大肝切除术后的临床综合征。目前其确切概念尚未统一。事实上，SFSS 不仅出现在活体和劈离式肝移植患者，也可出现扩大肝切除术后，特别是合并肝硬化、门静脉高压的患者。SFSS 也是肝切除术后残肝功能不全、门静脉高灌注综合征（portal hyperperfusion syndrome，PHS）加重，甚至肝功能衰竭的常见原因[1]。

一、发病机制

1. 移植物相关因素

　　（1）移植物的体积与功能：在肝移植中，活体供肝移植物体积（graft volume，GV）低于受者标准肝脏体积（standard liver volume，SLV）的 40%～50%，就可能导致预后不良。在手术过程中，移植物遭受了冷热缺血和再灌注损伤的打击；而受者一般状况较差，肝功能处于失代偿状态，则会增加对肝功能的需求，这意味着受者需要大于此范围的肝体积。但在临床上，出于对供者安全考虑，多数供者只能提供有限体积的肝组织。这种供需矛盾是 SFSS 发生的主要原因[2-4]。研究显示，引起 SFSS 最重要的因素是移植物的功能不能满足受者的需求。凡是损害移植物功能的因素均可能导致 SFSS。脂肪变性可降低供肝的有效体积，文献报告约有 13.2% 尸体供肝存在不同程度的脂肪变性，富集于肝细胞内的脂肪滴可影响肝细胞有氧代谢，增加再灌注后脂质过氧化，促进肝内氧自由基产生，扩大炎症损伤。此外，增加的肝内脂肪滴还可游离至肝窦，引起肝窦腔狭窄、阻塞，损害肝内微循环。因此，在活体肝移植应慎重选择有较严重肝脂肪变性的供者[5-7]。

（2）移植物的再生能力：移植后早期，肝脏体积发生较大变化，移植物和残余供肝会经历一种快速再生反应[8]。移植后 3 个月，部分移植物可略超过受体 SLV 的 100%，残余供肝也可达到供者 SLV 约为 80%。但在尸体劈离式肝移植，受长时间冷缺血和短暂热缺血等损伤的影响，加之 IL-6 和 TNF-α 对肝细胞增殖的干预作用，移植物的再生能力被削弱，这可能是术后 SFSS 发生率较高的重要原因[9]。

（3）门静脉高灌注和肝动脉低灌流：门静脉高灌注对小肝移植物有明显破坏作用，而肝动脉低灌流可通过减少供血供氧加重移植物损伤，增加 SFSS 发生率。移植后，受者门静脉血流直接通过移植肝脏，小体积移植物承受着原来整个肝脏的血流量，引起肝窦严重充血和门静脉高压。贡多莱西（Gondolesi）等[10]的研究显示：门静脉血流增加和压力升高对移植物有明显伤害作用。万钧等[11]研究发现，小体积肝脏移植后，静脉高灌注和高压力可引起肝窦机械性损伤，窦间隙肿胀变形、内皮细胞间隙增宽，严重时会出现狄氏间隙（Disse's space）崩解。这种不可逆性损伤促进了肝脏微循环衰竭。移植后，受缺血性损伤、急性排斥反应和血管吻合技术影响，肝动脉血流将减少，使移植物对缺血再灌注损伤、肝动脉栓塞性损伤反应更敏感。加重了移植物损伤和功能障碍[12]。

（4）其他因素：肝脏微循环改变可引起肝细胞代谢紊乱，导致移植物再生障碍和能量衰竭，是引起 SFSS 的重要因素。内皮素及其受体可影响血流动力学调整，IL-6 和 TNF-α 可干预肝细胞再生，HO-1 和 HSP-70 等分子参与机体对移植的应激反应，这些因素对 SFSS 发生均有明显影响[13]。此外，移植免疫排斥反应也可引起 SFSS[14]。

2. 受者相关因素

（1）移植前受者状况：受者状况对移植物生存有明显影响，是决定预后的重要因素。许多报告显示，终末期肝病模型评分（MELD score）不但是移植术后肾功能障碍或肝肾综合征的预测指标，也是预测 SFSS 的重要因子[15]。对终末期肝病患者，门静脉高压是术后肝功能不良和 SFSS 的重要原因。研究显示接受小体积移植物（GRWR<0.8%）Child-Pugh 分级 B 级和 C 级受者可能比 A 级受者的生存率低；肝硬化受者可能比非肝硬化受者 SFSS 发生率高。

（2）血管流出道重建：术后血管流出道重建主要指肝中静脉及其分支重建。术后未建立肝静脉引流，静脉回流不畅，可导致引流肝段和肝叶淤血、坏死、纤维化，功能性体积减小[16]。同时引起肝窦充血、门静脉高压，诱发或加重 SFSS，进而导致肝功能障碍的恶性循环。在不含肝中静脉右半肝移植中，由于肝右叶前段（Couinaud 分段法 S5 段和 S8 段）静脉回流障碍，引起此区域不同程度淤血、阻塞，可能造成移植物功能障碍和败血症等严重并发症。

二、临床表现

临床症状主要包括凝血功能紊乱、大量腹水、高胆红素血症和肝性脑病等。持续性肝功能异常可诱发脓毒血症、胃肠出血等严重并发症，约 50% 的受者在移植后 4~6 周死于败血症。其组织病理学特征是肝细胞呈气球样变性和脂肪变性、胆汁淤积形成胆栓、斑片状缺血性坏死区和增生区并存。若疾病继续进展，可引起肝动脉血栓形成。

三、预防和治疗策略

1. 术前供者和移植物的选择

（1）供者选择：在 LDLT 中，良好的供者可降低 SFSS 发生率。在临床实践中，单纯依靠重量和体积评估供肝优劣是不合适的，需要结合生化和临床指标进行综合性评价和慎重选择。对边缘性供者，即肝功能异常特别是 GGT 和胆红素增高、心脏和呼吸骤停时间过长、血管加压药物用量过大、全身感染严重、ICU 时间＞5 天、高钠血症等不利因素的供者，应在机体状况改善后谨慎利用。老年供肝，尤其是年龄＞60 岁的供者，由于肝功能储备和再生能力下降，对于多种损伤的敏感性增强，在经历长时间冷缺血损伤后，极易发生术后功能延迟恢复，甚至是原发性无功能，应谨慎选择。

（2）移植物选择：目前常用移植物与受者标准肝脏体积比（GV/SLV）以及移植物和受者质量比（graft to recipient weight ratio，GRWR）两种方法表示移植物大小。其安全界限：GV/SLV 为 30%～40%，GRWR 大于 0.8%，达到此标准可使受者生存率达到 90% 以上。获得移植物的做法主要有左半肝移植和右半肝移植两种。在成人 LDLT 早期，考虑到供者安全，常采用左半肝作为移植物。但是由于其体积相对较小，术后常发生早期胆汁淤积、高胆红素血症、移植物功能障碍及严重肝细胞损伤，患者病死率高。一般认为左半肝存在小体积移植物问题，往往满足不了成人机体代谢需要，易引起严重并发症。右半肝通常占整个肝脏的 60%～70% 左右，对成人患者，采用右半肝作为移植物可显著减轻肝脏大小不匹配问题，尤其是带有肝中静脉或 S5 段、S8 段肝静脉属支重建的右半肝移植物。右前段功能性体积增加，有利于预防受者发生 SFSS。但携带肝中静脉的方式大大削减了供肝体积，尤其是可能导致 S4 段的回流障碍，使得残肝功能体积进一步减少，增加供者肝衰竭的风险[17]。

2. 降低门静脉高灌注

门静脉高灌注和高压力对小肝移植物的破坏作用已得到公认。降低门静脉灌注和压力是预防和治疗 SFSS 的重要手段[18]。

（1）脾动脉结扎和脾脏切除：为了改善脾亢症状，降低门静脉高灌注和高压力，实施脾动脉结扎或脾切除是个有效方法。岛田（Shimada）等[19]曾报道 8 例活体肝移植术中脾切除，术后门静脉压力明显下降。特罗伊西（Troisi）等[20]认为预防 SFSS 的措施是将肝移植患者门静脉压力控制在 250ml/（min·100g）以内。在严格控制适应证时，脾动脉结扎或脾切除可作为一种有效降压的方法[21]。

（2）门腔静脉分流：采用门腔静脉分流术，将肠系膜上静脉与下腔静脉吻合，可减少门静脉血流量，降低其灌注和压力。Troisi 等[20]指出，在肝移植中，实施门腔静脉半分流术（hemiportocaval shunt，HPCS）可明显降低门静脉压力，提高患者生存率。术中可根据具体情况决定血管吻合口大小，自主调整门静脉流量，减少 SFSS 的发生。与此相反，未实施 HPCS 的患者术后易发生持续性胆汁淤积、大量腹水、门静脉高压和肝动脉低灌流等，而缺血缺氧则可造成肝细胞大量崩解。肝小叶大片区域坏死，移植物再生能力低下。因此，实施 HPCS 不仅可明显降低门静脉流量，也可促进移植物的功能和再生能力的恢复。然而，在实施 HPCS 的过程中，如果血管吻合不慎，分流量过大，亦易造成门静脉栓塞，导致移植物缺血坏死或肝脏萎缩。术前血流动力学精确评估是避免这一问题的关键措施。

3. 双供者肝移植技术的应用

双供者肝移植技术最早是由韩国医疗组织提出的，其目的在于解决小体积移植物问题，确保供者安全。近来，有学者提出了采用"右后叶和左外叶"双供者肝移植来预防和治疗 SFSS 的理念，经临床验证，取得了良好效果。在成人 LDLT 中，双供者肝移植可为受者提供足够体积和质量的肝组织，理论上可以预防 SFSS[22-23]。临床上通常使用一个不含肝中静脉的右后叶肝和一个左外叶肝，有两点优势：①双供者肝移植既可提供足够体积和质量的肝组织，满足受者对肝功能的需求。又可避免从单一供者上切割过多肝组织，保证供者安全；②先植入不含肝中静脉的右半肝，再将左外叶肝植入左侧，既让供者保留肝中静脉，降低风险，又保持两个移植物的原始位置，有利于其血管、胆管吻合，避免胆漏等严重并发症。但是双供者肝移植增加了 1 名健康供者，占用了较多的医疗、经济资源，其手术复杂性也显著高于单个供者，并发症也明显增加，一定程度上限制了该技术的推广应用。

4. 分子药物的应用　研究发现，移植前用 NO 促释放剂 FK409 和新型免疫抑制剂 FTY720，对供肝进行预处理，对移植物有明显保护作用。NO 不仅能舒张血管，降低门静脉高压，依靠减小剪应力调节早期生长反应因子-1（Egr-1）的表达，而且还可通过 NO 自身的抗凋亡作用减轻缺血再灌注损伤。因此，作为 NO 促释放剂的 FK409 可以通过改善微循环和诱导产生热休克蛋白，减轻缺血再灌注损伤，预防 SFSS。对移植物进行小剂量 FK409 预处理可降低移植后早期门静脉压力，下调 Egr-1 等促炎因子的表达，上调抗凋亡和抗应激基因的表达[24-25]。卢宠茂团队[26]采用 FTY720 对供肝进行预处理，发现 FTY720 可通过激活 Akt 信号系统抑制细胞凋亡，同时抑制 MAPK 急性炎症反应途径，减轻细胞炎症反应，从而保护移植物。口服普萘洛尔联合生长抑素静脉注射可改善 SFSS 症状和预后，推荐临床使用。

5. 其他创新性方法的应用

（1）门静脉内药物灌注：门静脉内药物灌注，可扩张门静脉的分支血管，降低门静脉高压。有研究指出，在成人 LDLT 中，持续性门静脉灌注甲磺酸萘莫司他（一种稳定血凝纤维蛋白溶解状态的蛋白酶抑制剂）、前列腺素 E1（一种有保护肝细胞作用的血管扩张剂）或血栓素 A2 合成酶抑制剂（一种抗凝血性的血管扩张剂）对 SFSS 具有明显的预防和治疗作用[27]。该效果可能是门静脉内的药物灌注克服了移植物内微循环灌注不足所致。

（2）高压氧（hyperbaric oxygen，HBO）治疗：可一定程度缓解肝移植术后急性肝功能衰竭和高胆红素血症的发生，可以减轻供肝缺血再灌注损伤和促进肝细胞再生，并对预防肝动脉栓塞和功能性胆汁淤积有一定疗效[28]。临床报道显示，在肝切除术中，HBO 可通过诱导 HSP70 和血红素加氧酶-1 保护肝细胞，保护移植物，也可预防肝动脉栓塞[29]。

（3）人工肝支持治疗：术前合理应用人工肝支持系统，改善受者全身情况，清除内毒素、胆红素等有毒物质，稳定内环境，可作为重症受者肝移植术前准备之一，提高移植效果。

综上所述，SFSS 是一种 LDLT、SLT 术后因有效肝体积过小而发生的，以急性肝功能障碍为表现的临床综合征，严重影响受者生存。术前正确选择肝脏移植物，严格评估肝功能，术中注意监测门静脉血流及压力变化，采取积极有效预防措施，可减少 SFSS 的发生[30]。随着 SFSS 发病机制研究的不断深入，及对肝细胞再生机制的更深入理解，我们相信未来将会涌现更多、更有效的治疗方法，必将能降低 SFSS 发生率，进一步提高受者生存率。这将在很大程度上缓解供肝来源短缺问题，挽救更多患者生命。

（王喜术　夏　锋）

参 考 文 献

[1] DAHM F, GEORGIEV P, CLAVIEN P A. Small-for-size syndrome after partial liver transplantation: definition, mechanisms of disease and clinical implications [J]. Am J Transplant, 2005, 5 (11): 2605-2610.

[2] 林栋栋, 卢实春, 李宁. 小肝移植物与小肝综合征 [J]. 首都医科大学学报, 2011, 32 (3): 356-360.

[3] 任志刚, 周琳, 郑树森. 小肝综合征 (SFSS) 的研究进展 [J]. 中华肝胆外科杂志, 2011, 17 (5): 437-440.

[4] TANAKA K, OGURA Y. "Small-for-size graft" and "small-for-size syndrome" in living donor liver transplantation [J]. Yonsei Med J, 2004, 45 (6): 1089-1094.

[5] HEATON N. Small-for-size liver syndrome after auxiliary and split liver transplantation: donor selection [J]. Liver Transpl, 2003, 9 (9): 26-28.

[6] CHO J Y, SUH K S, KWON C H, et al. The hepatic regeneration power of mild steatotic grafts is not impaired in living-

donor liver transplantation [J]. Liver Transpl, 2005, 11 (2): 210-217.

[7] GAO F, XU X, LING Q. Efficacy and safety of moderately steatotic donor liver in transplantation [J]. Hepatobiliary Pancreat Dis Int, 2009, 8 (1): 29-33.

[8] HUMAR A, KOSARI K, SIELAFF T D, et al. Liver regeneration after adult living donor and deceased donor split-liver transplants [J]. Liver Transpl, 2004, 10 (3): 374-378.

[9] DEBONERA F, WANG G, XIE J, et al. Severe preservation injury induces IL-6/STAT3 activation with lack of cell cycle progression after partial liver graft transplantation [J]. Am J Transplant, 2004, 4 (12): 1964-1971.

[10] GONDOLESI G E, FLORMAN S, MATSUMOTO C, et al. Venous hemodynamics in living donor right lobe liver transplantation [J]. Liver Transpl, 2002, 8 (9): 809-813.

[11] MAN K, LO C M, NG I O, et al. Liver transplantation in rats using small-for-size grafts: a study of hemodynamic and morphological changes [J]. Arch Surg, 2001, 136 (3): 280-285.

[12] MARCOS A, OLZINSKI A T, HAM J M, et al. The interrelationship between portal and arterial blood flow after adult to adult living donor liver transplantation [J]. Transplantation, 2000, 70 (12): 1697-1703.

[13] MAETANI Y, ITOH K, EGAWA H, et al. Factors influencing liver regeneration following living-donor liver transplantation of the right hepatic lobe [J]. Transplantation, 2003, 1 (1): 97-102.

[14] YANG Z F, HO D W Y, CHU A C Y, et al. Linking inflammation to acute rejection in small-for-size liver allografts: the potential role of early macrophage activation [J]. Am J Transplant, 2015, 4 (2): 196-209.

[15] BEN-HAIM M, EMRE S, FISHBEIN T M. Critical graft size in adult-to-adult living donor liver transplantation: impact of the recipient's disease [J]. Liver Transpl, 2001, 7 (11): 948-953.

[16] WU J, WANG W, ZHANG M, et al. Reconstruction of middle hepatic vein in living donor liver transplantation with modified right lobe graft: a single center experience [J]. Transplant Int, 2008, 9 (9): 843-849.

[17] KIUCHI T, KASAHARA M, URYUHARA K, et al. Impact of graft size mismatching on graft prognosis in liver transplantation from living donors [J]. Transplantation, 1999, 67 (2): 321-327.

[18] 梁廷波, 梁靓, 郑树森. 小体积肝移植术后门静脉高压状态的意义及其治疗 [J]. 中华医学杂志, 2005, 45: 73-76.

[19] SHIMADA M, FUJI M, MORINE Y. Living-donor liver transplantation: present status and future prospective [J]. J Med Invest, 2005, 52 (1-2): 22-32.

[20] TROISI R, HESSE U J, DECRUYENAERE J, et al. Functional, life-threatening disorders and splenectomy following liver transplantation [J]. Clin Transplant, 1999, 5 (5): 380-388.

[21] 王伟林, 高磊, 梁廷波, 等. 脾切除对肝移植患者的影响 [J]. 中华医学杂志, 2006, 86 (18): 1240-1243.

[22] CHEN Z, YAN L, LI B. Prevent small-for-size syndrome using dual grafts in living donor liver transplantation [J]. J Surg Res, 2009, 2 (2): 261-267.

[23] BROERING D C, WALTER J, ROGIERS X. The first two cases of living donor liver transplantation using dual grafts in Europe [J]. Liver Transpl, 2007, 1 (1): 149-153.

[24] MAN K, LEE T K, LIANG T B, et al. FK 409 ameliorates small-for-size liver graft injury by attenuation of portal hypertension and down-regulation of Egr-1 pathway [J]. Ann Surg, 2004, 1 (1): 159-168.

[25] KWAN M, CHUNG-MAU L, TERENCE KIN-WAH L, et al. Intragraft gene expression profiles by cDNA microarray in small-for-size liver grafts [J]. Liver Transplant, 2010, 9 (4): 425-432.

[26] ZHAO Y, MAN K, LO C M. Attenuation of small-for-size liver graft injury by FTY720: significance of cell-survival Akt signaling pathway [J]. Am J Transplant, 2004, 4 (9): 1399-1407.

[27] SUEHIRO T, SHIMADA M, KISHIKAWA K. Effect of intraportal infusion to improve small for size graft injury in living donor adult liver transplantation [J]. Transplant Int, 2005, 18 (8): 923-928.

[28] IJIHI H, TAKETOMI A, SOEJIMA Y, et al. Effect of hyperbaric oxygen on cold storage of the liver in rats [J]. Liver Int, 2006, 2 (2): 248-253.

[29] MAZARIEGOS G V, OTOOLE'K, MIELES L A, et al. Hyperbaric oxygen therapy for hepatic artery thrombosis after liver transplantation in children [J]. Liver transplant Surg, 1999, 5 (5): 429-436.

[30] 蒋文涛, 沈中阳, 孙超, 等. 预防活体肝移植后肝小体积综合征的综合措施 [J]. 中华器官移植杂志, 2013, 34 (1): 17-19.

第3节　感　　染

随着围手术期管理、外科技术及专业设备的提高，肝癌切除手术死亡率已显著降低，但术后并发症发生率仍高达 18.9%～53.3%。其中以术后感染并发症（postoperative infectious complications，PIC）为主。PIC 可分为手术部位感染、肝脏周围感染及远处部位感染等。若能采取有效措施降低 PIC，可大幅提高肝癌肝切除术后生存率。

一、手术部位感染

手术部位感染（包括手术部位感染及肝脏周围感染）的定义：根据美国疾控预防中心发布的外科手术部位感染预防指南进行判定，即术后 30 天内，与手术切口相关的部位出现感染或切口外的其他部位（如腹腔或肝周）出现感染。

1. 切口感染　切口感染依据红肿热痛及脓性分泌物等临床症状、体征及细菌培养阳性判定。切口感染常与年老体弱、营养状况差、肥胖、糖尿病等因素相关[1-3]。此外，无菌技术不严格、手术操作粗暴以致组织受损，止血不彻底引起皮下积血等，则更易引起切口感染。切口感染的处理原则是在红肿处拆除伤口缝线，使脓液流出，保持引流通畅，定时给予换药。切口感染常见病原菌为大肠埃希菌、粪肠球菌、克雷伯菌属、铜绿假单胞菌等，应选用相应的敏感抗生素治疗。围手术期应做好预防工作，包括纠正患者的营养状态、控制糖尿病患者的血糖、手术操作细致轻柔、Ⅱ类或Ⅲ类切口合理预防性应用抗生素等[4]。

2. 腹腔感染　腹腔感染是肝胆外科手术后常见的并发症，严重者可导致脓毒血症危及生命。尽管感染发生的原因多种多样，但肝切除本身无疑是最重要的因素，大块肝切除术后可造成以下改变：①加速原已存在的肠道微生态失衡，肠道菌群紊乱，有害菌增多，双歧杆菌、乳酸杆菌等正常定植菌减少，肠生物屏障受损；②门静脉回流阻力增大以及切肝过程中入肝血流阻断，可加重肝硬化时的肠淤血，且不能通过增加门静脉压力来代偿，肠系膜因缺血缺氧导致通透性增加，肠黏膜完全性及机械屏障破坏，为肠菌侵入血流及淋巴系统创造了条件；③因肝脏合成 sc 片段（secretory component，sc）并与 IgA 装配、经由胆汁分流入肠道的分泌型 IgA（S-IgA）减少，肠道局部分泌性免疫功能降低；④肝脏 Kupffer 细胞数量明显减少，代表滤菌灭菌能力的网状内皮系统功能降低；⑤肝切除后膈下存在创腔，肝左侧腔为胃、网膜等占据，右侧腔隙大，易于积血、积液；⑥肝脏血供少。血流动力学研究发现，肝切除后门静脉及肝动脉血流都有显著减少。

由于术后患者平卧位时膈下部位最低，临床上多表现为膈下积液或脓肿。肝胆手术后感染以右侧膈下脓肿为多见。典型临床表现为术后高热，或在手术 1 周后，体温降而复升，可达 39℃以上，初为弛张热，脓肿形成后呈持续性高热，或为中等程度的持续性发热，有上腹或右季肋部胀痛，可伴有呃逆、黄疸，严重者可发生感染性休克。腹腔内感染腐蚀局部较大的血管可继发术后大出血。术后各种类型的感染可诱发肝癌患者发生术后肝功能不全，感染使肝衰竭的发生率大大增加。体检右上腹有压痛和肌紧张，季肋区叩痛。有白细胞计数和中性粒细胞比例增高。X 线显示有一侧胸膜反应和胸腔积液，B 超或 CT 检查有助确诊。B 超引导下诊断性穿刺可抽出脓液，或冲洗脓腔，并注入有效的抗生素进行治疗。治疗应首选 B 超或 CT 定位下行经皮穿刺置管引流术，同时抽取脓液送细菌培养和药物敏感试验。一旦引流通畅，临床症状可以缓解。置管引流后若体温不降，症状改善不明显，可反复多次 B 超检查，发现有多处积液，可穿刺置多根引流管。经此种方法治疗，大多数膈下积液或脓肿可以治愈。待临床症状消失，B 超检查显示脓腔明显缩小甚至消失，引流液减少至每日 10ml 以内，即可拔管。目前切开引流术已经很少应用。置管引流同时加强全身支持治疗，包括补液、输血、营养支持和足量有效抗生素的应用。若出现感染性休克，则积极抗休克治疗，同时控制感染[5-6]。

二、远处部位感染

远处部位感染的定义：患者术后在痰、血液或尿液中检测到了细菌感染，或者是出现了诸如白细胞升高、发热等炎症反应的临床表现。术后肺炎属医院感染性肺炎（院内肺炎），是肝胆胰手术术后常见的肺部并发症。

1. 术后肺炎

1）病因：术后患者呼吸道正常的吞噬功能及净化机制受损，使病原菌容易进入并存留于下呼吸道，病原菌以需氧 G^- 菌为主。术后肺炎主要的危险因素包括[7]：①免疫力低下；②长期吸烟；③合并肺部基础疾病，例如肺不张、慢性阻塞性肺病等；④误吸与细菌定植；⑤老年患者；⑥医源性因素。

2）临床表现：肺炎的症状取决于病原体和宿主的状态。肝胆手术往往对全身机体状态影响较大，年老体弱者术后容易发生肺部感染等并发症，肺部听诊可闻及干、湿性啰音。有些年老体弱患者咳痰乏力，痰液稠厚，更使咳痰困难，可致呼吸困难和缺氧，出现低氧血症（$PaO_2 < 60mmHg$，或 $SpO_2 < 90\%$），但患者临床表现、实验室和影像学所见对术后肺炎的诊断特异性甚低，尤其应注意排除肺不张、心力衰竭和肺水肿、基础疾病肺侵犯、药物性肺损伤、肺栓塞和 ARDS 等。常见症状有咳嗽、咳痰，或原有呼吸道疾病症状加重并出现脓痰或血痰，伴或不伴胸痛。大多数患者有发热。早期轻症患者可无明显体征，重症患者可有呼吸频率加快、鼻翼扇动、发绀。典型者出现肺实变体征：叩诊浊音，触诊语颤增强，听诊支气管呼吸音。可闻及湿性啰音。并发胸腔积液者则出现胸腔积液征。

3）诊断：术后肺炎的诊断主要依据临床症状和相关检查：①术后 24 小时发病；②发热（体温≥38.5℃）、咳嗽、咯脓痰，肺部听诊有干、湿性啰音，叩诊呈浊音；③外周血白细胞数增多、中性粒细胞百分比增高；④胸部 X 线片检查显示肺部浸润性阴影；⑤痰或气管吸出物培养、支气管刷检标本、肺活检组织或血培养检测到病原菌。

4）治疗：对术后肺炎预防比治疗更重要。具体措施：

（1）择期手术的吸烟者，术前应停止吸烟。对于有合并肺部基础疾病的患者，在术前进行相应的治疗；

（2）对术后肺炎首先应明确诊断，要特别重视病原菌的调查。疑为术后肺炎时应连续多次行血、痰、气管吸出物的培养，痰涂片革兰染色，以尽早了解病原菌的种类。在获取标本后经验性使用抗菌药物，待获得病原学诊断后有针对性地选用敏感抗生素。轻、中症肺炎常见病原体为肠杆菌科细菌、流感嗜血杆菌、肺炎链球菌、甲氧西林敏感金黄色葡萄球菌（MSSA）等，抗菌药物选择第二、第三代头孢菌素（不必包括具有抗假单胞菌活性者），β 内酰胺类 /β 内酰胺酶抑制剂；青霉素过敏者选用氟喹诺酮类或克林霉素联合大环内酯类。重症肺炎常见病原体为铜绿假单胞菌、耐甲氧西林金黄色葡萄球菌（MRSA）、不动杆菌、肠杆菌属细菌、厌氧菌，抗菌药物选择喹诺酮类或氨基糖苷类联合下列药物之一：抗假单胞菌 β 内酰胺类如头孢他啶、头孢哌酮、哌拉西林、替卡西林、美洛西林等；广谱β 内酰胺类 /β 内酰胺酶抑制剂（替卡西林 / 克拉维酸、头孢哌酮 / 舒巴坦钠、哌拉西林 / 他唑巴坦）；碳青霉烯类（如亚胺培南）；必要时联合万古霉素（针对 MRSA）；当估计真菌感染可能性大时，应选用有效抗真菌药物。患者发展为低氧血症时应及时予以机械通气，若发展为重症肺炎则考虑开放气道（气管插管或气管切开）有创机械通气，既有利于吸痰，也能有效缓解缺氧状态。

2. 泌尿系感染　泌尿系感染一般可通过尿频、尿急、尿痛等泌尿系统感染症状，及中段尿培养细菌菌落＞10^8/L 进行诊断。泌尿系感染多发生部位是膀胱，若上行感染则可引起肾盂肾炎等。急性膀胱炎主要表现为尿频、尿急、尿痛，有时伴有排尿困难，一般无明显全身症状，尿液检查可见较多红细胞和白细胞。急性肾盂肾炎多见于女性，表现为畏寒发热、肾区疼痛、白细胞计数增多，中段尿镜检可见大量白细胞和细菌。

预防和及时处理尿潴留，是预防泌尿系感染的主要措施，使膀胱在过度膨胀之前设法排尿。如尿潴留量大于 500ml 时，应放置导尿管持续引流。留置尿管和冲洗膀胱时，应严格遵守无菌操作原则。泌尿系感染的治疗，主要是有效应用抗生素：对于膀胱炎可选用青霉素与磺胺类治疗，对于肾盂肾炎则一般选用大剂量的氨基糖苷类抗生素联合头孢菌素类抗生素治疗，使血浆内达到有效的杀菌浓度。应用抗生素的同时，须供给足够的液体，维持足够的尿量，保证排尿通畅。

肝脏外科术后感染是常见的并发症，是多种危险因素联合作用的结果。因此并不能靠控制单一因素，或是仅仅依赖于抗生素就能解决的问题[8]。预防的关键是努力提高整个治疗团队的技术水平和围手术期管理能力，严格把握肝癌切除手术指征，做到术前精确评估，术中精细操作，严格落实无菌操作原则，术后精心管理和合理使用抗生素，有信心将 PIC 发生率控制在较低水平，造福患者。

（王喜术　夏　锋）

参 考 文 献

［1］　李妍, 朱绍辉, 张彬. 肝癌患者肝切除术后感染性并发症的相关危险因素分析 [J]. 新乡医学院学报, 2016, 33 (9): 767-769.
［2］　王高翔. 肝癌肝部分切除术后感染相关并发症影响因素分析 [J]. 医学综述, 2016, 22 (12): 2438-2441.
［3］　张凤华, 彭和平, 王宝枝, 等. 肝癌肝切除术后感染性并发症的危险因素分析 [J]. 中国普通外科杂志, 2015, 24 (1): 133-135.
［4］　张水军. 普通外科围术期管理 [M]. 郑州: 郑州大学出版社, 2013.
［5］　武正炎. 普通外科手术并发症预防与处理 [M]. 北京: 人民军医出版社, 2011.
［6］　方国恩. 腹部外科手术并发症的预防与处理 [M]. 北京: 中国协和医科大学出版社, 2012.
［7］　中国加速康复外科专家组. 中国加速康复外科围手术期管理专家共识 (2016) [S/J]. 中华外科杂志, 2016, 54 (6): 413-418.
［8］　LURJE G, LESURTEL M, CLAVIEN P A. Multimodal treatment strategies in patients undergoing surgery for hepatocellular carcinoma [J]. Dig Dis, 2013, 31 (1): 112-117.

第4节　腹　水

腹水（ascites）是原发性肝癌切除术后患者常见且严重的并发症之一，也是肝硬化自然病程进展的重要标志，由于大量蛋白质的丢失，机体抗感染能力降低，往往成为肝功能不全的诱因，从而影响手术预后。因此，腹水的防治一直是临床工作中常见的难点和研究的热点问题[1]。

一、发病机制

1. 门静脉高压　门静脉高压是肝硬化发展到一定程度的必然结果。肝癌切除术后导致肝内血管变形、阻塞，门静脉血回流受阻，门静脉系统血管内压增高，毛细血管静脉端静水压增高，水分漏入腹腔。

2. 肾素-血管紧张素-醛固酮系统（renin-angiotensin-aldosterone system，RAAS）**活性增强**　肝癌切除术后门静脉高压引起脾脏和全身循环改变致使 RAAS 活性增强，导致钠水潴留，是腹水形成与不易消退的主要原因。

3. 其他血管活性物质分泌增多或活性增强　肝癌切除术后，其他血管活性物质如心房肽、前列腺素、血管活性肽等分泌增多及活性增强，使脾脏小动脉广泛扩张，促使静脉流入量增加，同时引起小肠毛细血管压力增大和淋巴流量增加，可产生钠潴留效应。

4. 低白蛋白血症　肝癌切除术后，白蛋白合成功能明显减低，引起血浆胶体渗透压降低，促使液体从血浆中漏入腹腔，形成腹水。

5. 淋巴回流受阻　肝癌切除术后肝内血管阻塞，肝淋巴液生成增多，当回流的淋巴液超过胸导管的引流能力时，可引起腹水。如有乳糜管梗阻及破裂，形成乳糜性腹水。

二、手术因素与腹水

原发性肝癌切除术后的常见并发症之一是术后腹水形成，尤其是大量腹水时，可导致血浆蛋白的丢失、电解质紊乱，从而使抗感染能力下降及抑制肝再生，成为继发感染和术后肝功能不全的诱因。因此，对这一并发症的正确认识和及时处理是提高患者围手术期生存质量的重要一环。

腹水形成的主要机制是腹水生成增多，同时回流障碍。国人原发性肝癌 90% 以上合并肝硬化，其中小结节型肝硬化最易引起肝功能代偿不良，这类患者有明显的低蛋白血症，血浆白蛋白的减少使体液回收障碍，此时如再行肝部分切除手术，可使肝实质细胞与肝血管床进一步减少，加上术后肾素-血管紧张素-醛固酮系统激活，抗利尿激素与醛固酮的分泌亢进等，导致术后腹水进一步增多。手术过程中伴随的门静脉侧支切断及肝周围韧带的离断，使原本已回流不畅的淋巴液更加淤滞，从而造成回吸收严重障碍，引起腹水潴留。关于腹水与术前肝、肾功能的关系，有研究发现，与此有关的是肝功能 Child-Pugh 分级，前白蛋白（PreA）、纤维蛋白原、凝血酶原，肝脏是唯一合成它们的场所，它们含量增减反映了肝功能的好坏，可作为术后评估肝功能恢复程度的指标。

关于术中因素与术后腹水的关系，手术时间与术中出血量和腹水有关。也有报道伴有大面积肝韧带分离者的术后胸水、腹水发生率高[2]。与腹水量有关的术中因素是肝门阻断时间、出血量、输血量及右肝韧带的分离[3-5]，而切除部位与肝门阻断方法等未见显著性差异。因此我们认为，为尽可能预防这一并发症，术中应设法缩短肝门阻断时间，减少术中出血，注意出入平衡，从而尽可能减少肝缺血缺氧，使手术本身对肝脏的打击减到最小。同时，操作中努力避免破坏正常解剖关系，对淋巴管及毛细血管的结扎要谨慎，尽可能减少淋巴漏。

在术后管理方面，必须注意进出平衡，正确记录尿量、腹水丢失量，及时补充血浆、白蛋白，纠正电解质紊乱。细致观察引流管中的引流液，及早拔管。若引流管长期留置，一方面作为异物刺激腹腔内的渗出增多，进一步增加腹水量；另一方面，从引流管引出的大量腹水导致血浆蛋白严重丢失，进一步促使腹水形成，造成恶性循环。同时还应尽早经口摄取营养。

三、围手术期处理

我国原发性肝癌患者 80% 以上合并肝硬化，针对此类患者除要进行保肝治疗外，还要防止腹水的发生。我们的治疗体会如下。

1. 术前　加强保肝治疗。术前肝功能检查正常，并不意味肝脏无病变或具有良好的代偿能力，但肝功能检查异常，却反映肝脏有损害及代谢能力差。一般认为，术前评估肝脏有损害，患者的肝脏处于代偿状态的可靠指标：血浆白蛋白水平、凝血酶原时间、血清胆红素、有无腹水。保肝的措施：口服保肝药、极化液（GIK）、强力宁、1, 6-二磷酸果糖（FDP）等。术前还要排除患有糖尿病、大网膜病变（如腹膜炎、腹膜结核等）及血管性病变等合并症。腹水的最大吸收速率为 930ml/d，若合并有上述病变，会影响腹水的吸收。术前忽视糖尿病治疗，术后出现大量腹水，切口裂开，反映了术前糖尿病未得到很好的控制，糖尿病患者腹膜、大网膜、肠系膜的血管脆性增加，影响腹水的吸收。

2. 术中 在切除病灶的基础上尽量保留正常的肝组织，肝切除量不超过50%，控制出血，防止低血压，保证供氧，每次肝门阻断时间不宜超过15分钟，推崇间歇肝门阻断法。在肿瘤切除过程中，力争彻底取出门静脉癌栓，可从肝断面、门静脉、脐静脉内取出癌栓。术后也要注意有无门静脉癌栓的复发，否则利尿效果差。术中要尽量少放引流管，以免术后腹腔感染，影响利尿。引流管成为逆行感染的通道，患者易死于肝衰竭、腹腔感染、感染中毒性休克。由于腹水的存在，窦道难以形成，故腹腔内应尽量少放与胃肠道、腹壁相通的引流管。

3. 术后 同样加强保肝治疗，预防肝衰竭的发生，但保肝药不可应用过多，否则加重肝脏负担。肝硬化程度重、肝切除范围大时，适量加用激素。另外，在肝癌切除中常规放置腹腔双套管引流，一般术后2～3天拔除，若术后第3天引流出的仍为血性液，查引流液的血红蛋白与外周血的血红蛋白，其比值若>0.5，建议延至术后4～5天再拔除引流管。因为血性腹水富含血红蛋白，胶体渗透压较高，利尿效果差。在有血性腹水情况下引流，腹水量较多，要注意及时补充液体。但要注意，引流管放的时间越长，腹腔感染的机会就越大，要权衡利弊。有腹水者，引流管拔除后，引流口要缝合好，且要缝上深层的筋膜，以防形成浅筋膜下积液。估计术后会出现腹水者，应及时利尿，若出现了腹水再利尿，效果会较差。对肝硬化患者术后需严密观测尿量，<1000ml时，在液体量给足的情况下，给予呋塞米。

四、利尿剂和其他相关药物治疗

利尿药物是治疗肝切除术后腹水的主要方法，常用的利尿药物种类：醛固酮拮抗剂、袢利尿剂及血管升压素V2受体拮抗剂等。

1. 醛固酮拮抗剂 螺内酯是临床最广泛应用的醛固酮拮抗剂，其次为依普利酮（eplerenone）等。推荐螺内酯起始剂量40～80mg/d，3～5天阶梯式递增，常规用量上限为100mg/d。最大剂量不超过400mg/d。不良反应有高钾血症、男性乳房发育胀痛、女性月经失调、行走不协调等。依普利酮临床主要用于治疗高血压，缺少治疗肝硬化腹水的临床疗效及安全性的报道。

2. 袢利尿剂 呋塞米（furosemide）是最常用的袢利尿剂，其他有托拉塞米（torasemide）等。呋塞米存在明显的剂量-效应关系，随着剂量加大，利尿效果明显增强，且药物剂量范围较大。主要通过抑制肾小管髓袢升支粗段与Na^+、Cl^-配对转运有关的Na^+-K^+-ATP酶，从而抑制NaCl的主动重吸收，导致水、钠排泄增多。肝硬化患者口服呋塞米的生物利用度较好，静脉效果优于口服。对于肝硬化腹水复发及顽固性腹水患者，袢利尿剂联合螺内酯的疗效与安全性优于单用螺内酯。呋塞米推荐起始剂量20～40mg/d，3～5天可递增20～40mg，呋塞米常规用量上限为80mg/d，每日最大剂量可达160mg。不良反应有体位性低血压、低钾、低钠、心律失常等。

3. 高度选择性血管升压素 V2受体拮抗剂血管加升素V2主要介导血管升压素激活集合管水通道蛋白（aquaporin-2），导致水重吸收增加。V2受体拮抗剂可以竞争性结合位于肾脏集合管主细胞上的V2受体，减少集合管对水的重吸收，从而改善腹水、稀释性低钠血症及周围组织水肿，且该药几乎不影响心脏、肾脏功能。V2受体拮抗剂可能成为治疗肝硬化腹水特别是伴低钠血症患者的新方法。这类药物包括托伐普坦（tolvaptan）、利伐普坦（lixivaptan）等。托伐普坦对肝硬化腹水和（或）伴低钠血症患者、终末期肝病患者合并腹水或顽固型腹水均有较好的疗效及安全性。短期（30天内）应用托伐普坦治疗肝硬化腹水和（或）伴低钠血症患者安全有效，且血钠纠正的患者生存率显著提高。开始给药剂量150mg/d，根据服药后8小时、24小时的血钠浓度与尿量调整剂量，最大剂量60mg/d，最低剂量3.75mg/d，一般连续应用不超过30天。禁忌证为低血容量低钠血症。不良反应有口渴、高钠血症、肾功能衰竭等，需密切监测血钠及肝、肾功能。

五、营养支持治疗与限盐

1. 合理限盐　补钠和限盐一直是肝硬化腹水治疗中争论的问题。限盐指饮食中钠摄入不超过 80~120mg/d（即盐 4~6g/d）。若更大程度限制钠的摄入，虽然有利于消退腹水，且 10%~20% 初发型腹水患者的钠、水潴留明显改善，减少了腹水复发风险，但长期限钠会导致患者食欲下降及低钠血症，加重营养不良。另外，严格限钠造成血浆低钠时肾素-血管紧张素-醛固酮系统（RAAS）活性增强，尿钠排泄减少，形成腹水难以纠正的恶性循环。短期大剂量利尿药物及适当补充盐治疗肝硬化腹水安全有效。因此，多数学者认为肝硬化腹水不必严格限制钠的摄入。肝硬化患者每天摄入热量应在 2500~2800kcal（1kcal=4.184kJ），以补充糖类为主。肝硬化低蛋白血症时应补充优质蛋白质及维生素，蛋白质 1~1.2g/（kg·d），明显肝性脑病时蛋白质应限制在 0.5g/（kg·d）之内，补给的营养成分可参考相关指南。肝硬化患者夜间加餐 3 个月，多数患者人血清白蛋白水平和氮平衡可恢复正常。

2. 低钠血症及处理　绝大多数肝硬化腹水患者不必要限水，但如果血钠<125mmol/L 时应该适当限水。临床发现，大约 60% 肝硬化腹水患者存在不同程度的等容量或高容量低钠血症。由于多数肝硬化低钠血症发生缓慢，常常被肝硬化其他症状所掩盖，高渗盐水可快速纠正低钠血症，但本身会导致更多的水、钠潴留，故一般不推荐使用高渗盐水纠正低钠血症。肝硬化腹水患者如有重度的低钠血症（血钠<110mmol/L）或出现低钠性脑病，可适当静脉补充 3%~5% 氯化钠溶液 50~100ml。托伐普坦能够纠正低钠血症。在使用托伐普坦过程中，应严密监测患者体征、尿量和血电解质，24 小时血钠上升不超过 12mmol/L，以免加重循环负荷或导致神经系统脱髓鞘损害。

3. 人血白蛋白及新鲜血浆　人血白蛋白具有十分重要的生理功能。在肝硬化腹水特别是顽固性腹水患者的治疗中，补充人血白蛋白对于改善肝硬化患者预后及提高利尿药物、抗菌药物的治疗效果都十分重要。国外指南建议，每放 1000ml 腹水补充 6~8g 白蛋白，可以防治大量放腹水后的循环功能障碍，提高生存率。临床试验发现，在腹腔穿刺放腹水即将结束或刚结束时，补充人血白蛋白 8g/1000ml 或减半剂量 4g/1000ml，与大量放腹水后循环功能障碍的发生率相似。对于肝硬化腹水伴自发性细菌腹膜炎（SBP）者，首日应用人血白蛋白 1.5g/kg，第 2~5 天人血白蛋白 1g/kg，与未使用人血白蛋白比较，肾衰竭发生率、在院期间病死率和 3 个月病死率明显降低（分别为 4.7%、3.1% 和 7% 对 25.6%、38.2% 和 47%）。人血白蛋白的疗效及安全性均优于右旋糖酐、聚明胶肽等扩容剂。

六、改进治疗

目前报道，关于肝硬化腹水的治疗仍以卧床休息和限盐摄入为最基本疗法，以螺内酯和呋塞米为代表的利尿药较常用。对难治性腹水患者选用腹腔穿刺排放大量腹水、腹腔-静脉短路和腹水回输疗法等。笔者认为，术后腹水治疗应休息、加强营养、提高胶体渗透压、利尿，但放腹水和忌盐要酌情处理。肝性腹水是晚期肝硬化的一种表现，而手术患者肝硬化程度 Child-Pugh 分级为 A 级、B 级，术后出现腹水是由于在肝硬化基础上的手术打击使肝功能降低的表现，要与肝硬化晚期腹水相鉴别，采取积极治疗措施。

（夏　锋）

参 考 文 献

［1］　方国恩. 腹部外科手术并发症的预防与处理 [M]. 北京: 中国协和医科大学出版社, 2012.

［2］　ITOH S, UCHIYAMA H, IKEDA Y, et al. Post-hepatectomy refractory ascites in cirrhotic patients with hepatocellular carcinoma: Risk factor analysis to overcome this problematic complication [J]. Anticancer Res, 2017, 37 (3): 1381-1385.

［3］　LEE K F, WONG J, CHEUNG S Y S, et al. Does intermittent Pringle maneuver increase postoperative complications after hepatectomy for hepatocellular carcinoma? A randomized controlled trial [J]. World J Surg, 2018, 42 (10): 3302-3311.

［4］　ISHIZAWA T, HASEGAWA K, KOKUDO N, et al. Risk factors and management of ascites after liver resection to treat hepatocellular carcinoma [J]. Arch Surg, 2009, 144 (1): 46-51.

［5］　吕文平, 周开伦, 陈永亮, 等. 肝细胞癌切除术后大量腹水对预后的影响及其高风险因素研究 [J]. 中国医刊, 2012, 47 (10): 42-45.

第 5 节　胆管吻合口狭窄 / 胆漏

　　肝移植的胆道并发症包括胆管狭窄、胆漏、胆结石和胆汁瘤。胆管狭窄是肝移植后最常见的并发症，为移植受者死亡的重要原因之一。尸肝移植后的胆管狭窄发生率为 5%～15%，活体肝移植后的胆管狭窄发生率为 28%～32%[1]。在活体肝移植中，多分支型胆道需要重建的患者，胆道并发症发生率较高[2]。初步诊断方法为肝脏超声和多普勒超声。然而，由于超声的假阴性率偏高，故阴性结果并不能排除胆道并发症的存在。磁共振胆道造影术诊断胆管狭窄比较准确[3-5]，可达到 90% 的敏感性和特异性，被认为是诊断胆道病变的金标准，不仅可用于胆道并发症的确诊，还可同时决定治疗方法的选择[6]。移植后胆管狭窄的治疗包括手术治疗、内镜介入治疗和经皮介入治疗。不同的肝移植中心往往对何种治疗效果为佳有不同的看法[7-12]。现今对于吻合口狭窄优先采用内镜治疗，进行多次狭窄扩张和多根支架植入，而经皮经肝胆道引流及扩张或采用外科方法都是针对内镜治疗失败的患者，以及支架不能够通过的肝内胆管狭窄的患者。对 Roux-en-Y 吻合术的患者，因解剖位置复杂，内镜治疗难以进行，经皮介入成为首选的治疗方法。内镜治疗的成功率与医疗技术水平有很大关系。舍曼（Sherman）[10] 报告，内镜治疗导致的并发症为 4%，而死亡率为 2%。

　　活体肝移植后胆管狭窄是一种相对常见的并发症。近年来，随着外科技术的改进、显微手术的应用、更好的术后护理和外科专业认知，以及免疫抑制药物的使用，胆道并发症的发生率有所降低。同时，因外科胆管吻合方法的改进，胆管与胆管吻合术已取代 Roux-en-Y 胆管空肠吻合术[13]。因为胆管与胆管吻合术在技术上比较容易操作，并可使胃肠道快速恢复蠕动，降低胆管炎风险，且可保持生理性胆管肠道的连续性。此外，胆管与胆管吻合术使内镜更容易进入吻合口，使胆管狭窄在大多数情况下可以进行内镜治疗，所以，活体肝移植术后胆管狭窄的手术治疗方法已慢慢被内镜逆行胆管造影所取代，支架植入术在过去几年中已成为一线治疗方式[14]。与尸肝移植相比，活体肝移植中的胆管直径比较小且更复杂，多个胆管需要吻合，常导致吻合口曲折及狭窄，手术较为困难，故此，狭窄的发生率常与需要吻合的胆管数成正比，也与胆道吻合口的大小及多寡相关。

一、发生率、病因及狭窄类型

　　胆管狭窄是肝移植术后最常见的胆道并发症，约占所有胆道并发症的 40%[2]。一般来说，在尸肝移植中胆管狭窄的发生率为 5%～15%；在活体肝脏移植中其发生率更高，右叶移植为 7.3%～20%[15]，左叶移植为 24%[16]。

　　移植后胆管狭窄可分为吻合口狭窄和非吻合口狭窄（图 80-5-1、图 80-5-2）。吻合口狭窄在活体肝移植患者中比在尸肝移植患者中更常见。这种分类对吻合口狭窄或非吻合口狭窄的治疗非常重要，因为这两种类型在临床治疗上有所不同。肝移植后的吻合口狭窄约占胆管狭窄的 80%[17]。引起吻合口狭窄的因素有胆管吻合技术、缺血或胆漏等。虽然缺血的影响在非吻合口狭窄中更为常见，但它也可能是吻合口狭窄的重要成因。吻合口狭窄通常在移植后 5～8 个月发生[18]，通常为单一的，或伴有胆道曲折形态的狭窄。非吻合口狭窄大多数因为较长时间缺血、血型不合或手术操作导致肝动脉损伤或血栓形成。由于缺血，胆道病变常为不可逆的纤维化。

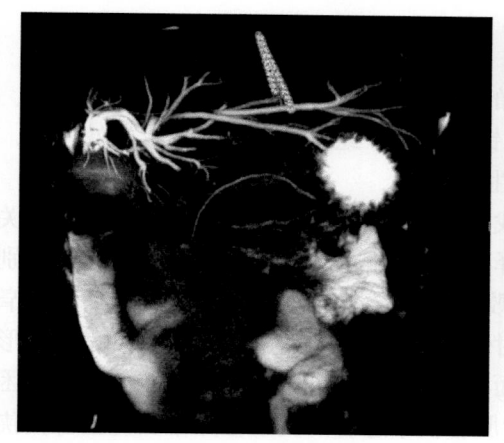 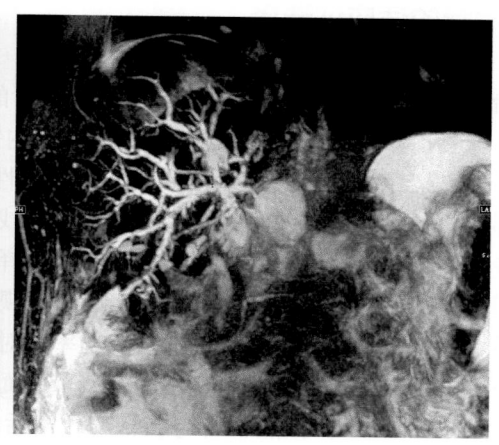

图 80-5-1　吻合口狭窄
磁共振造影显示胆管吻合口狭窄。

图 80-5-2　非吻合口狭窄
磁共振造影显示胆管非吻合口狭窄。

二、诊断方面的挑战

肝移植后胆管狭窄并发症的临床表现为胆汁淤积引起的肝功能异常，可伴有胆道梗阻的症状，如黄疸或瘙痒等。然而，胆汁淤积性黄疸也可能由其他原因引起，常见的有移植物排斥（急性或慢性）、原发病复发（乙型肝炎或丙型肝炎）、纤维化胆汁淤积性肝炎、脓毒血症或药物诱导的胆汁淤积，使得诊断胆管狭窄特别具有挑战性。

对有症状的患者需要高度怀疑，因为肝移植患者接受去神经支配的肝脏，加上免疫抑制剂的使用，其很少出现非移植患者常见的腹痛症状。因此，许多医学中心的诊断方案为综合评估，包括临床特征、实验室评估、影像学评估，甚至肝脏组织学检查。实验室检查指标包括胆红素、碱性磷酸酶、γ-谷氨酰转肽酶和氨基转移酶。然而这些指标是非特异性的，对于区分胆道病因和肝细胞病因的作用有限，故影像学检查显得更为重要。肝脏组织学检查对于区分胆管狭窄和急性细胞排斥非常有价值，但由于它是一种可能引起并发症的侵入性检查，故常用于高度怀疑排斥反应的患者。

三、影像学检查

胆管狭窄因为诊断困难，故影像学检查尤为重要。多普勒腹部超声检查为最初步的检查，可以观察肝脏形态、肝脏附近有否积液，最重要的是肝内胆管有无扩张，同时也可检测肝内血管腔是否畅通及流量是否足够。然而，超声检查在移植后患者中检测胆管扩张的敏感性低至 38%～66%，因此，常被认为不足以作为诊断胆管狭窄的唯一检查方式[19]，而横断面成像检查在诊断方面更为重要。计算机断层扫描对于检测肝脏附近有否液体潴留和胆道病变非常敏感，同时有更高的分辨率。计算机断层扫描对肝内胆管扩张的诊断非常准确，但在诊断胆管狭窄的部位方面常常发生困难，而狭窄的位置才是病变之所在，决定治疗方法的选择。

磁共振胆道造影术已经成为最可靠的非侵入性检查及评估工具，特别是用于检测复杂肝移植的胆管狭窄，管道内胆汁的存在使其能准确描绘胆管树形态，并可找出吻合口狭窄的解剖位置，诊断灵敏度和特异性都超过 90%[20]。磁共振胆道造影术可以提供整个胆道的详细成像，尤其适用于复杂性肝内胆管狭窄，此外，它还可为治疗性介入提供路线指引。磁共振胆道造影术具有非常高的阴性预测值，可防止不必要的手术，但缺点是在部分身体状况不稳定及严重腹水的患者，其显像效果比较差。

四、内镜治疗的适应证选择

内镜治疗通常是活体肝移植并发胆管狭窄患者的一线治疗方法，包括逆行胰胆管造影、胆道括约肌切开术、球囊扩张术和支架植入术[14]。此外，内镜治疗优于经皮肝穿胆管造影之处在于，它能够放置多个大口径支架，并且更具生理性和非严重侵入性。

至于哪些患者应接受内镜治疗？多个研究试图找出肝移植后胆管狭窄内镜治疗成败的相关因素。若能找出这些因素，对治疗决策及内镜治疗患者的选择都将有所帮助。初步研究发现，供者类别、移植前和移植后胆管狭窄发病成因都会影响内镜治疗的成败[14]。对于非吻合口狭窄，因肝动脉狭窄或血栓形成非单纯手术误差所引起，内镜胆道治疗成功率相对偏低，约为48%。胆漏也被发现是狭窄形成最重要的原因之一，内镜治疗效果较好，但视胆漏严重性而异，如果胆漏很严重，内镜治疗会比较困难，需要加入引流及手术治疗[21]。虽然胆管与胆管吻合术后胆管狭窄患者的支架移除率及完全解决狭窄的成功率很高，但也发现胆漏是导致支架失败的主要原因[14]。笔者团队的研究发现，肝动脉血栓、分支性胆管吻合和年龄较大的肝脏供者也是内镜治疗效果不佳的重要原因。

内镜治疗的主要缺点是需要多次更换支架，除了增加治疗的复杂性，还可能增加并发症的发生。通常每2～3个月需要进行支架的更换以避免支架阻塞和胆管炎。虽然这方面的研究大多数是针对尸肝移植，但此治疗方式也适用于活体肝移植。

部分日本学者强调放置内支架的重要性。支架放置的位置为胆管内，使胆管括约肌保有其完整的功能，可减少十二指肠胆管反流，提高支架通畅率，减少支架需要置放的次数，并可降低胆管炎的发生率。

另一种被誉为有发展潜力的治疗方法为使用自体膨胀式金属支架。引入自体膨胀式金属支架可缩短内镜治疗时间，提高胆管狭窄治疗成功率，因为自体膨胀式金属支架的直径可达到更大。但早期使用未覆膜的自体膨胀式金属支架被证明是失败的，因为胆管内皮组织的内向生长及过度生长导致支架阻塞，也导致支架内胆泥和结石形成[22]。最新的研究已特别注意支架的改良，意大利及日本学者初步研究发现，可吸收支架有其重要的临床应用价值，其成功率非常高，但尚处在研究阶段，希望未来可吸收支架研究有突破性的进展，届时可显著改善此类病变的治疗效果[23]。

五、内镜治疗的效果评价

大多数研究对于内镜治疗成功的判断采用多种标准，其中包括症状或生化检查的改善、影像检查显示狭窄已经解决及胆汁淤积不再复发，同时不再需要内镜或经皮介入治疗。而评估治疗的预后，最客观的方法应为治疗成功后不再复发，这对患者来说也是最大的获益。评估方案采用内镜治疗后至少1年，以及用更长的时间去评估其复发率和是否需要再度介入治疗。未复发比初步成功更为重要，有助于建立系统性的治疗方案和追踪方式。

在研究中，1年内的未再复发被评估为治疗最终目标，成功率约为60%[24]。但其他研究发现，治疗后1年内的复发率高达52%。这种治疗狭窄的成功率偏低，可能是由于多支胆管吻合需要治疗的患者、较年老的供者和内镜治疗方法不一致引起。未来需要多中心合作研究，包括诊断方法、受者选择、供者选择、内镜治疗方案的标准化，才能增加治疗的成功率及避免手术相关的并发症；同时，需统一标准化的治疗方案，以达到可预测的治疗效果和发现影响预后的因素。

在内镜治疗中如果无法将导丝或支架穿过狭窄，那么进行经皮经肝胆管造影及治疗将为其必要的选择。特别是对于需要紧急胆道引流的胆管炎患者，经肝胆道引流就更为重要，因胆管炎可能会引起脓毒血症甚至死亡。经肝胆道引流扩张的原理与逆行胰胆管造影一致，最重要的是把导管及引流管通过狭窄点放置。在扩张术方面，常用的球囊直径为 1cm，在胆管狭窄扩张后，可同时把 10～12F 的导管通过狭窄点放置，维持胆道的畅通，与内镜治疗一样需要每 3 个月置换引流管。经皮经肝胆道引流及扩张术为一种二线治疗方式（图 80-5-3～图 80-5-6），因为它具有侵入性并且有引起出血、肝动脉假性动脉瘤、胆漏、感染、动脉瘘管和门静脉血栓形成等并发症的风险，患者的接受度也比较低。笔者团队有多个成功的病例，是在经皮经肝胆道引流术成功后与内镜结合，把外引流改为内引流，通常笔者所在中心采用这种技术，已经能够解除大多数患者的狭窄，多个接受内外联合手术的患者术后能成功进行内支架置换。笔者临床发现此技术是安全的，并且可使大多数内镜治疗失败的患者免于再度接受手术治疗。

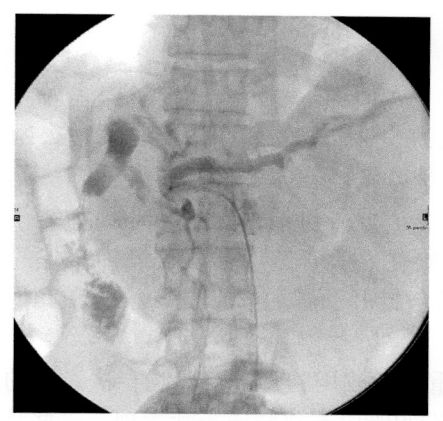

图 80-5-3　内镜治疗失败改为经皮经肝胆道造影，显示胆管吻合口狭窄，肝内胆管扩张

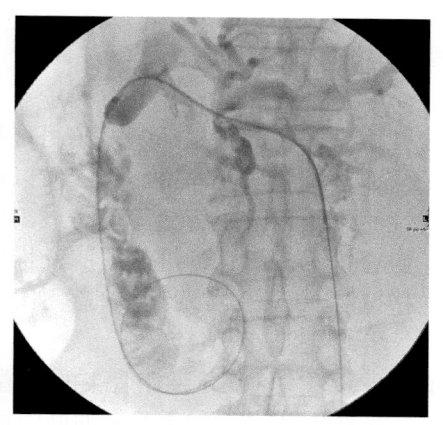

图 80-5-4　导丝穿越胆管狭窄处

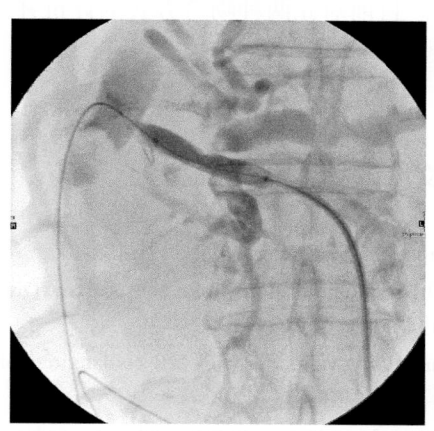

图 80-5-5　气球囊扩张术将狭窄扩张

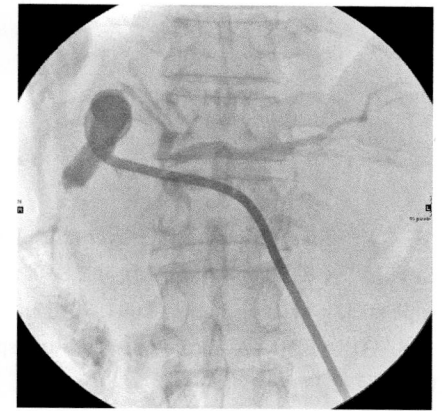

图 80-5-6　内、外引流管引流胆汁，持续维持胆道通畅，防止再度狭窄

六、胆漏

肝移植后胆漏的发生率为 0.3%～22%，胆漏部位可能是吻合口或非吻合口。在部分肝移植的患者，胆漏起源于 T 管出口部位或移植物断面[25]。通常来说，胆漏大多发数发生在术后早期，需要手

术或内镜治疗以避免脓毒血症的发生。吻合口胆漏主要与手术技术及胆管末端的缺血性坏死有关。T管移除后的胆漏与胆管吻合术后的胆漏临床症状很相似。在发生率方面，无论有或没有 T 管的胆管吻合，胆漏的发生率几乎相等。在治疗方面，内镜括约肌切开术、支架植入术或经皮经肝胆道造影引导引流后胆漏症状大多数会自行消退[26]。胆管狭窄也可能是胆漏的原因，故在治疗中，胆漏与胆管狭窄应同时治疗。至于较严重的胆汁泄漏，特别是与胆管吻合相关的胆漏，往往不太适合非手术治疗，应该视病情争取手术修复。

至于 T 管移除后发生的胆漏，通常需要接受再次缝合手术或内镜治疗来控制[26]。然而因内镜工具与技术的改进，内镜括约肌切开术、支架植入术或胆管引流术已逐渐成为 T 管移除术后胆漏的首选治疗方式，而且，早期治疗还可以避免腹膜炎及大量积液于患者体内。内镜下放置鼻胆管便于胆管造影并易于取出。如果腹腔内胆汁积液（胆汁瘤）已经形成，就应通过经皮超声引导或计算机断层扫描引导引流。

七、复发性原发性硬化性胆管炎

原发性硬化性胆管炎在肝移植后复发的可能性为 5%～20%[27]。诊断复发常很困难，因为其与很多原因引起的缺血性胆管病变非常类似，所以很难鉴别。临床上诊断复发的方法是基于移植前确诊为原发性硬化性胆管炎以及胆管造影形态或组织学证据，包括组织学切片显示纤维性胆管炎、纤维阻塞性病变、胆管扩张、胆管纤维化或胆汁性肝硬化。胆管造影会发现肝内、外的非吻合性胆管狭窄病变通常在移植后 90 天左右发生，其鉴别诊断包括肝动脉血栓形成、狭窄和其他病因的缺血性胆管病变。

在很多移植中心，原发性硬化性胆管炎的胆道重建已改用胆管与空肠吻合法，目的是降低受者肝内远端胆管疾病复发的风险[28]。如果受者的肝内远端胆管没有狭窄或炎症表现，一些移植团队会用胆管与胆管对接吻合，其术后并发症、硬化性胆管炎的复发，以及移植肝和患者的存活率并没有明显增加，这与早年英国移植团队的研究有很大差异，后者发现，胆管与胆管对接的患者明显预后较佳，评估指标包括胆管狭窄发生率、移植肝及患者的存活率。目前对此两种吻合方式的评价并未达成共识。

（郑汝汾）

参 考 文 献

[1] RYU C H, LEE S K. Biliary strictures after liver transplantation [J]. Gut Liver, 2011, 5 (2): 133-142.

[2] GONDOLESI G E, VAROTTI G, FLORMAN S S, et al. Biliary complications in 96 consecutive right lobe living donor transplant recipients [J]. Transplantation, 2004, 77 (12): 1842-1848.

[3] FULCHER A S, TURNER M A. Orthotopic liver transplantation: evaluation with MR cholangiography [J]. Radiology, 1999, 211 (3): 715-722.

[4] LINHARES M M, GONZALEZ A M, GOLDMAN S M, et al. Magnetic resonance cholangiography in the diagnosis of biliary complications after orthotopic liver transplantation [J]. Transplant Proc, 2004, 36 (4): 947-948.

[5] MEERSSCHAUT V, MORTELÉ K J, TROISI R, et al. Value of MR cholangiography in the evaluation of postoperative biliary complications following orthotopic liver transplantation [J]. Eur Radiol, 2000, 10 (10): 1576-1581.

[6] HUSSAINI S H, SHERIDAN M B, DAVIES M. The predictive value of transabdominal ultrasonography in the diagnosis of biliary tract complications after orthotopic liver transplantation [J]. Gut, 1999, 45 (6): 900-903.

[7] KURZAWINSKI T R, SELVES L, FAROUK M, et al. Prospective study of hepatobiliary scintigraphy and endoscopic cholangiography for the detection of early biliary complications after orthotopic liver transplantation [J]. Br J Surg, 1997,

84 (5): 620-623.

[8] PERKINS J D. Balloon dilation only versus balloon dilation plus stenting for posttransplantation biliary strictures [J]. Liver Transpl, 2009, 15 (1): 106-110.

[9] KULAKSIZ H, WEISS K H, GOTTHARDT D, et al. Is stenting necessary after balloon dilation of post-transplantation biliary strictures? Results of a prospective comparative study [J]. Endoscopy, 2008, 40 (9): 746-751.

[10] SHERMAN S, JAMIDAR P, SHAKED A, et al. Biliary tract complications after orthotopic liver transplantation. Endoscopic approach to diagnosis and therapy [J]. Transplantation, 1995, 60 (5): 467-470.

[11] WILLIAMS E D, DRAGANOV P V. Endoscopic management of biliary strictures after liver transplantation [J]. World J Gastroenterol, 2009; 15 (30): 3725-3733.

[12] PERKINS J D. Evolving treatment of biliary strictures following liver transplantation [J]. Liver Transpl, 2007, 13 (11): 1605-1607.

[13] ISHIKO T, EGAWA H, KASAHARA M, et al. Duct-to-duct biliary reconstruction in living donor liver transplantation utilizing right lobe graft [J]. Ann Surg, 2002, 236 (2): 235-240.

[14] KATO H, KAWAMOTO H, TSUTSUMI K, et al. Long-term outcomes of endoscopic management for biliary strictures after living donor liver transplantation with duct-to-duct reconstruction [J]. Transpl Int, 2009, 22 (9): 914-921.

[15] TESTA G, MALAGÓ M, VALENTÍN-GAMAZO C, et al. Biliary anastomosis in living related liver transplantation using the right liver lobe: techniques and complications [J]. Liver Transpl, 2000, 6 (6): 710-714.

[16] MARIN-HARGREAVES G, CASTAING D, RENÉADAM, BISMUTH H. Duct-to-duct biliary anastomosis in living related liver transplantation: the Paul Brousse technique [J]. Arch Surg, 2001, 136 (10): 1197-1200.

[17] THETHY S, THOMSON BNJ, PLEASS H, et al. Management of biliary tract complications after orthotopic liver transplantation [J]. Clin Transplant, 2004, 18 (6): 647-653.

[18] KESAR V, AHMAD J. Spectrum of biliary complications following live donor liver transplantation [J]. World J Hepatol, 2015, 7 (14): 1856-1865.

[19] SINGH A K, NACHIAPPAN A C, VERMA H A, et al. Postoperative imaging in liver transplantation: what radiologists should know [J]. Radiographics, 2010, 30 (2): 339-351.

[20] KATZ L H, BENJAMINOV O, BELINKI A, et al. Magnetic resonance cholangiopancreatography for the accurate diagnosis of biliary complications after liver transplantation: comparison with endoscopic retrograde cholangiography and percutaneous transhepatic cholangiography - long-term follow-up [J]. Clin Transplant, 2010, 24 (5): E163-E169.

[21] KIM E S, LEE B J, WON J Y, et al. Percutaneous transhepatic biliary drainage may serve as a successful rescue procedure in failed cases of endoscopic therapy for a post-living donor liver transplantation biliary stricture [J]. Gastrointest Endosc, 2009, 69 (1): 38-46.

[22] LOEW B J, HOWELL D A, SANDERS M K, et al. Comparative performance of uncoated, self-expanding metal biliary stents of different designs in 2 diameters: final results of an international multicenter, randomized, controlled trial [J]. Gastrointest Endosc, 2009, 70 (3): 445-453.

[23] DOPAZO C, DIEZ I, QUINTERO J, et al. Role of Biodegradable stents as part of treatment of biliary strictures after pediatric and adult liver transplantation: an observational single-center study [J]. J Vasc Interv Radiol, 2018, 29 (6): 899-904.

[24] BUXBAUM J L, BIGGINS S W, BAGATELOS K C, et al. Predictors of endoscopic treatment outcomes in the management of biliary problems after liver transplantation at a high-volume academic center [J]. Gastrointest Endosc, 2011, 73 (1): 37-44.

[25] SEEHOFER D, EURICH D, VELTZKE - SCHLIEKER W, et al. Biliary complications after liver transplantation: old problems and new challenges [J]. Am J Transplant, 2013, 13 (2): 253-265.

[26] JOHNSTON T D, GATES R, REDDY K S, et al. Nonoperative management of bile leaks following liver transplantation [J]. Clin Transplant, 2000, 14 (4 Pt 2): 365-369.

[27] SHENG R, CAMPBELL W L, ZAJKO A B, et al. Cholangiographic features of biliary strictures after liver transplantation for primary sclerosing cholangitis: evidence of recurrent disease [J]. AJR Am J Roentgenol, 1996, 166 (5): 1109-1113.

[28] HIATT J R, QUINONES-BALDRICH W J, RAMMING K P. Operations upon the biliary tract during transplantation of the liver [J]. Surg Gynecol Obstet, 1987, 165 (1): 89-93.

第 6 节 静脉流出道梗阻

　　肝移植是终末期肝病的最终治疗方法，手术技术、免疫抑制剂和器官移植条件的改善有助于获得更好的移植治疗效果[1-2]。肝移植后肝静脉并发症并不常见，大部分发生于小儿活体肝移植，其发生率约为 5%。有研究提出，肝静脉并发症导致肝移植失败，特别是活体肝移植，因吻合的血管比较短，也使外科手术更为复杂[3]。此外，与成人相比，儿童的年龄愈小、体重愈轻，愈会增加手术并发症的风险[4]。根据高雄长庚纪念医院的小儿肝移植经验，少数肝移植患儿术后发生肝静脉病变，依据患儿临床症状及体征的严重程度施予治疗，球囊血管成形术和血管支架植入治疗都可获得满意的初步效果[5]。尽管如此，随着这些患儿的体形改变和体重增加，这种前所未有的治疗方式同样也意味着远期结果不可预测。

　　肝移植后出现肝静脉狭窄，不同的手术方式会有不同的表现及结果。背驮式为常用的手术方式，已使用在全肝和部分肝移植，此技术可避免手术中实施静脉分流，使患者维持正常的静脉回流。

　　早期发生肝静脉狭窄的原因为静脉吻合方式，是将移植肝的肝左静脉与受者肝的肝中静脉和肝左静脉共同孔进行了吻合，此方法被视为二者的吻合处比较小。笔者团队目前已成功解决了这个问题，特别是在体重较轻的儿童中，通过将受者的 3 条肝静脉创建一个较大的共干，确保受者下腔静脉的大纵向吻合处保持足够的静脉引流，即使移植肝向右旋转，也不会影响肝静脉血流量[6]。肝静脉狭窄的另一个原因是肝静脉扭结及吻合折曲[7]。

一、肝静脉狭窄

　　肝血管阻塞意味着血流减少或停止，是肝移植的严重并发症。肝动脉阻塞是最常见的血管并发症，可能会导致移植肝衰竭。同样，门静脉及肝静脉阻塞也会产生严重的后果，包括腹水、腹胀、肝酶升高和胃肠道出血。多普勒超声检查为一种快速且非侵入性的肝移植评估工具[8]，肝动脉狭窄和阻塞的多普勒超声诊断标准已经确立，但肝静脉狭窄的超声标准仍存疑有待解决。

　　肝静脉的波形分为单相、双相或三相，用来评估肝静脉搏动。搏动性降低与实质性肝病或布-加综合征有关，也与移植肝的肝静脉狭窄有关。在研究中发现，单相波形是否一定表示狭窄并不明确[8]，虽然单 / 双 / 三相波分类是定性的，但实际上，静脉波形的相位是连续的，单相和双相波形对肝静脉狭窄的诊断没有明显的区别。

　　在笔者的经验中，肝静脉狭窄患者的单相波形比正常肝静脉更为常见。在肝静脉流速方面，狭窄的肝静脉流速与正常肝静脉流速无显著差异。肝静脉的多普勒超声呈现持续单相波形图，表示活体肝移植后肝静脉可能发生狭窄，但此诊断不具专一性。然而若多普勒超声图像上持续呈现三相波形图，则可以排除狭窄的可能性[9]。故此，肝静脉搏动指数为一种量化的评估指标，应用于肝移植后肝静脉的评估。研究发现，肝静脉搏动指数与肝静脉狭窄之间具有重要的相关性：肝静脉搏动指数愈低，狭窄的可能性愈大，说明可能肝静脉搏动指数比单 / 双 / 三相波分类来评估肝静脉狭窄更为精确[10]。

　　肝静脉狭窄的临床表现包括大量腹水、胸水和肝酶升高。后续使用多普勒超声进行评估，如果显示肝静脉血流较弱（小于 10cm/s）和持续扁平的肝静脉波形，高度提示本病的发生[9]。肝静脉狭窄与门静脉病变在临床上非常类似，但计算机断层扫描和磁共振造影分别会显示不同影像，同时计算机断层扫描和磁共振造影也可排除其他并发症的可能。经血管造影可发现，肝静脉压力大于 5mmHg，对比剂潴留于肝静脉以及流向门静脉横跨肝静脉和下腔静脉之间的狭窄处。

二、肝静脉狭窄的治疗

　　肝静脉的造影及介入治疗可从颈内静脉或股静脉进入，但从血管的角度来说，由颈内静脉进入，角度比较直，技术上比较简单，因此，大部分的手术都经颈内静脉途径进入患部来执行。

　　血管成形术可分为两种，分别为球囊血管成形术和支架植入术（图 80-6-1～图 80-6-3）[11]。血管成形术使用的工具为直径 6～10mm、长 20mm 的球囊。将球囊在 10atm（1atm＝101.3kPa）的大气压下充气 1 分钟，使狭窄处扩张，此方法可以重复进行多次。至于支架方面，均为自体膨胀式金属支架，直径为 10～14mm，长度为 40mm。

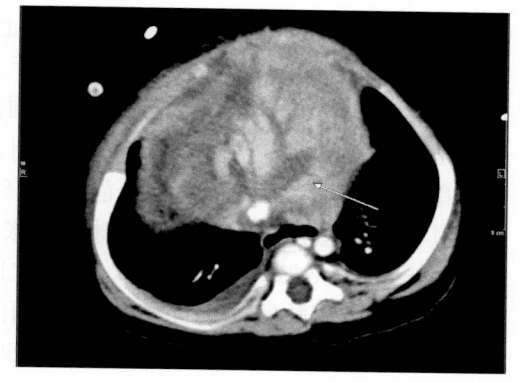

图 80-6-1　肝左静脉扩张，同时对比剂无法进入肝静脉

　　至于经皮肝穿进入肝静脉的方法比较少用，因为以其他途径进入肝静脉可以避免肝脏受到直接伤害，这与门静脉介入治疗有所不同。

　　高雄长庚纪念医院报告，在 262 名肝移植患儿中，有 10 名患儿被诊断患有肝静脉狭窄，发病率为 3.8%。该 10 名患儿肝静脉狭窄发生时间的中位数为术后 1.75 个月（0～36 个月），而平均随访期为 7.4 年（0.04～17 年）[11]。

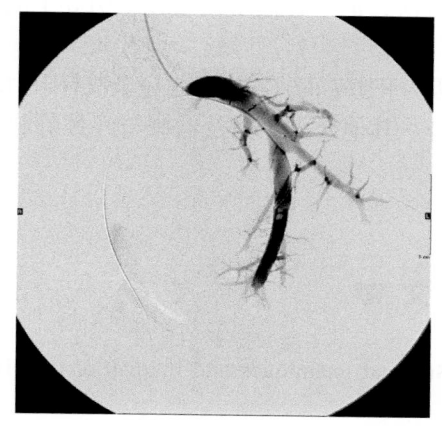

图 80-6-2　肝左静脉狭窄的治疗，经颈内静脉进入肝静脉造影，发现肝静脉吻合处非常狭窄，对比剂几乎完全潴留于静脉内

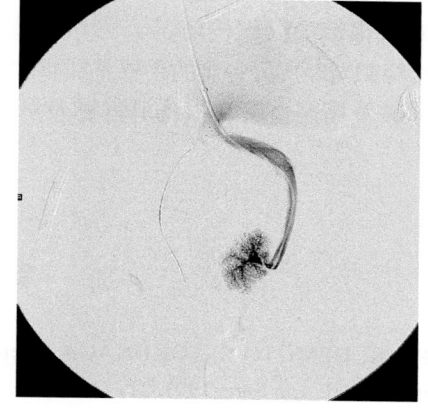

图 80-6-3　支架置放于狭窄处，肝静脉吻合狭窄处再度打通

　　过去，球囊血管成形术一直是治疗肝静脉狭窄的首选介入方法。临床结合多普勒超声高度提示肝静脉狭窄而进行介入治疗，发现狭窄前后位置的压力差为 11.5mmHg±4.5mmHg。肝静脉造影显示狭窄发生于吻合处，对比剂潴留在肝静脉及肝脏中。扩张用的球囊直径为 8～10mm，实际应用于狭窄病例中时会发现真正形成狭窄的部位，扩张后该处狭窄就会消失，压力差也会同时消失，再度血管造影会发现血管畅通及对比剂不再潴留于肝静脉内。如果在球囊扩张时没有发现狭窄部位，这可能是静脉扭曲或角度弯曲的原因，单纯行球囊扩张术并不能改善此结构性病变，支架植入被认为是必要的选择[12-13]。

　　支架大小的选择对患儿非常重要，因为儿童在生长过程中，血管腔必须维持充足的流量，但对于体形过小者，若使用过大的支架有其危险性[14]。随访患儿发现，置放金属支架者预后良好，血管维持通畅，临床症状消失，而且长时间也没有复发的征象，这表明，直径 10～14mm 的支架已足够患儿发育需要。

至于支架的网格大小，较大的网格支架的优点是不会干扰肝内小静脉的血流，缺点则是支撑力不够及可能有支架金属断裂的危险，需要更多研究来考证。支架置放的位置也非常重要，这与其他血管支架置放的位置有所不同，其他血管支架中心点是放在狭窄处，表示前后端的长度是相等的，但在肝静脉支架置放方面，如果放在狭窄处的中心点，支架其中部分有位于下腔静脉及右心室内的风险。支架固定是靠肝内近端静脉，使远端部分恰巧在狭窄点上方，因而不能突出太多于下腔静脉内，这是肝静脉支架置放的关键。

成功的肝静脉成形术将增加血流速度和改善肝静脉波形[9]。然而，在成功植入金属支架后，有部分患者肝静脉流速迅速增至 100cm/s 以上，中心静脉压从 10～11cmH$_2$O 至 23～24cmH$_2$O（1cmH$_2$O＝0.098kPa）急剧增高，这种现象可归因于支架突然缓解肝脏门静脉高压，触发门静脉循环充血性高动力血流，使大量的门静脉系统血液在短时间内流入体循环及心脏，并使体循环内液体超载，发生肺水肿。虽然此状况可通过利尿剂有效地控制，但对于患有右心疾病的患者来说应加以注意。

单纯球囊扩张术的使用在肝静脉狭窄初期有不错的效果，患者临床症状有所改善，但因复发率偏高，其中许多患者需要重复使用球囊扩张，而金属支架使用及效果追踪评估很好，故高雄长庚纪念医院已不再使用单纯球囊扩张治疗，而代之以支架植入[11]。

手术中肝静脉的支架置放也是解决肝静脉至下腔静脉回流不畅的方法之一，其临床表现为肝大、血压降低，超声检查发现肝静脉流速不足（小于 10cm/s），且伴有肝静脉扩张，同时门静脉的流速也受到影响。术中肝静脉支架置放可从颈静脉或肝表面进入，但对于手术患者，由颈静脉进入会较为困难，且因麻醉设备大部分放在患者的头侧，而致经颈静脉介入手术不便。因此，在超声引导下，经肝表面进入肝静脉较为方便及迅速，被认为是可行的方法，但术者需要具备超声引导下的精准操作技术，同时需要温和且谨慎的操作技巧。

肝脏直接穿刺与经皮肝穿刺的手感差别非常大，因为肝脏表面直接穿刺是完全没有阻力的，所以，稍有不慎会直接穿破及撕裂血管，损伤肝静脉及肝脏本身。其他介入步骤及器械与经颈静脉进入方法相似。

（郑汝汾）

参 考 文 献

［1］ TANAKA K, UEMOTO S, TOKUNAGA Y, et al. Surgical techniques and innovations in living related liver transplantation [J]. Ann Surg, 1993, 217 (1): 82-91.

［2］ FAN S T, LO C M, LIU C L. Technical refinement in adult-to-adult living donor liver transplantation using right lobe graft [J]. Ann Surg, 2000, 231 (1): 126-131.

［3］ SETTMACHER U, NUSSLER N C, GLANEMANN M, et al. Venous complications after orthotopic liver transplantation [J]. Clin Transplant, 2000, 14 (3): 235-241.

［4］ BUELL J F, FUNAKI B, CRONIN D C, et al. Long-term venous complications after full-size and segmental pediatric liver transplantation [J]. Ann Surg, 2002, 236 (5): 658-666.

［5］ RABY N, KARANI J, THOMAS S, et al. Stenoses of vascular anastomoses after hepatic transplantation: treatment with balloon angioplasty [J]. AJR Am J Roentgenol, 1991, 157 (1): 167-171.

［6］ DE VILLA V H, CHEN C L, CHEN Y S, et al. Outflow tract reconstruction in living donor liver transplantation [J]. Transplantation, 2000, 70 (11): 1604-1608.

［7］ WANG C C, CONCEJERO A M, YONG C C, et al. Improving hepatic and portal venous flows using tissue expander and Foley catheter in liver transplantation [J]. Clin Transplant, 2006, 20 (1): 81-84.

［8］ KO E Y, KIM T K, KIM P N, et al. Hepatic vein stenosis after living donor liver transplantation: evaluation with Doppler US [J]. Radiology, 2003, 229 (3): 806-810.

［9］ HUANG T L, CHEN T Y, TSANG L L, et al. The significance of hepatic vein outflow volume in hepatic outflow insufficiency of living right liver graft evaluated by Doppler ultrasound [J]. Transplant Proc, 2005, 37 (2): 1115-1116.

[10] CHONG W K, BELAND J C, WEEKS S M. Sonographic evaluation of venous obstruction in liver transplants [J]. AJR Am J Roentgenol, 2007, 188 (6): 515-521.

[11] CHENG Y F, CHEN C L, HUANG T L, et al. Angioplasty treatment of hepatic vein stenosis in pediatric liver transplants: long-term results [J]. Transpl Int, 2005, 18 (5): 556-561.

[12] CHENG Y F, OU H Y, YU C Y, et al. Interventional radiology in living donor liver transplant [J]. World J Gastroenterol, 2014, 20 (20): 6221-6225.

[13] CHU H H, YI N J, KIM H C, et al. Longterm outcomes of stent placement for hepatic venous outflow obstruction in adult liver transplantation recipients [J]. Liver Transpl, 2016, 22 (11): 1554-1561.

[14] LU K T, CHENG Y F, CHEN T Y, et al. Efficiency of transluminal angioplasty of hepatic venous outflow obstruction in pediatric liver transplantation [J]. Transplant Proc, 2018, 50 (9): 2715-2717.

第 7 节　假性动脉瘤 / 动脉瘘

一、肝动脉假性动脉瘤

　　肝移植后肝动脉假性动脉瘤很少见，但可能引起患者致命的并发症。肝动脉假性动脉瘤分为肝外型和肝内型，肝外假性动脉瘤占 69%，肝内假性动脉瘤的发生率较低，约为 31%。肝外假性动脉瘤通常与局部感染或吻合技术相关，肝内假性动脉瘤则主要是由医疗损伤造成的[1]。

（一）肝动脉假性动脉瘤的诊断

　　肝动脉假性动脉瘤的临床表现包括感染引起的发热、胆汁渗漏、肝功能障碍、腹痛、呕血、黑粪、贫血、低血压及黄疸，但仍有少部分患者无临床症状，仅在常规检查中被偶然发现。假性动脉瘤可能会破裂进入腹腔、胃肠道或胆道，导致患者腹腔、胃肠道及胆道内出血，严重的可致休克而危及生命[2]，因此，早期诊断和治疗对于患者的存活至关重要。

　　因超声检查方便，没有辐射危险，且灵敏度非常高，并可实时扫描及诊断，成为肝动脉假性动脉瘤主要的非侵入性检查方法。多普勒超声显示在异常膨大的囊状结构内发现动脉血流或涡流，肝外假性动脉瘤常发生在动脉吻合处附近。超声也可呈现该异常结构是否与正常肝动脉相连。肝动脉假性动脉瘤内也可能会形成血栓，因具有血流信号，容易与其他囊性病变区分。综上所述，超声检查已成为假性动脉瘤的最佳检查方法[3]。

　　肝动脉假性动脉瘤在对比剂注射后的计算机断层扫描有特别的表现：囊状结构在动脉期明显显影且对比剂停留在假性动脉瘤内，更重要的是，断层扫描可清楚呈现动脉瘤与哪一条动脉相连、附近有哪些解剖结构，这对于后续治疗非常关键[4]。如果假性动脉瘤已破裂，可观察到对比剂泄漏现象。肝动脉假性动脉瘤破裂是非常紧急的情况，患者需要紧急治疗，此时数字减影血管造影术扮演着重要角色，也决定患者是否适合血管介入或外科手术治疗。

（二）肝动脉假性动脉瘤的处理

　　血管内介入治疗取决于动脉瘤情况是否急迫、是否有感染存在及选择何种介入方式。在非感染的病例，特别是患者肝动脉受损的情况下，理想的治疗方法为血管内介入治疗，包括弹簧圈栓塞，以及支架植入[5-6]。但若对已受感染的动脉瘤进行弹簧圈栓塞或支架植入，则情况较为复杂，假如感染未被控制，会在短时间内导致更严重的血管病变。

　　对于已受感染的血管病变，进行血管重建、肝动脉结扎、切除假性动脉瘤及再移植手术均为主要的治疗选择。然而，再移植或血管重建手术的预后都不太理想，且因患者腹腔内粘连非常严重，手术困难且有极高的死亡率，不建议直接在受感染的区域内进行外科手术血管重建[5-6]。因此，有部分医学中心即使在紧急情况下，仍会优先采用血管内介入方法给予初步治疗，利用弹簧圈栓塞及支架植入，再加上内科药物治疗来控制感染。

对于肝内假性动脉瘤，血管内介入治疗较容易进行，原则是在假性动脉瘤的远端及近端利用弹簧圈栓塞血管，或是直接在动脉瘤的颈部位置放置弹簧圈。由于肝内有侧支循环，患者往往恢复良好，很少发生再出血，肝实质梗死也很少发生，此方法已取代外科治疗[7]。

目前有文献指出，即使在紧急情况下，对于肝外假性动脉瘤通过支架置放及弹簧圈栓塞已可达到极佳的临床治疗结果。如果假性动脉瘤的颈部狭窄，可在动脉瘤内直接投入适当大小的弹簧圈，直至该动脉瘤完全被栓塞，此治疗方法不仅可将动脉瘤完全封闭，而且可使病变的血管保持通畅。若假性动脉瘤的颈部较宽，利用弹簧圈直接栓塞动脉瘤就不太可行且具有危险性，因为倘若弹簧圈脱落位移到动脉瘤之外将导致其他血管阻塞。反之，血管内支架置放被认为是最有效的治疗选择，此法可阻断血管瘤的入口，同时确保肝内血管畅通，且具有内覆膜的支架还可将假性动脉瘤的入口完全覆盖并隔绝于血管外。唯一缺点是覆膜支架较大，较难进入小血管内，技术要求也较高，倘若支架尺寸不合适会导致患者血管受损[7-9]。

肝移植术后假性动脉瘤出血的患者死亡率非常高，由于此类患者一般术后身体状况及肝功能较差，加上术后并发症的发生所导致。若患者遭遇感染同时引发假性动脉瘤，将使病情更为复杂。肝移植后的感染性假性动脉瘤在手术或放射介入治疗后非常容易引起动脉栓塞而导致移植失败。虽然血管内支架置放为现今感染性假性动脉瘤的重要治疗方法之一，但仍需长期给予抗生素维持治疗。唯有控制感染，保持血管通畅，才可延长患者的生命[10]。

对小儿肝移植，尤其是活体肝移植，因为肝动脉和动脉瘤的口径均很小，且可选择处置的工具也不多，这对放射介入科医生来说极具挑战。但总体来说，在出血的情况下，动脉瘤仍然以血管内介入治疗为现今最佳的紧急处置方案[7-9]。

二、动脉瘘

动脉瘘是肝移植后罕见的并发症，肝内假性动脉瘤破裂可能导致门静脉瘘管或胆道瘘管形成，且与早期的活检或经皮经肝胆管造影有关。有文献指出，患者在接受肝移植后早期进行组织学活检，有较高的动脉瘘发生率。在术后第1周进行组织学活检的患者中，可观察到高达50%有动静脉瘘，在随后的几周中降至10%[11]。大多数动脉瘘并无症状，偶然在影像检查中被发现，并且可自然愈合及消退，但也可能伴随胆道出血或引起严重的移植肝缺血。动脉瘘其他并发症包括肝功能障碍、门静脉高压、肝组织梗死及坏死。

（一）动脉瘘的诊断

动脉瘘的多普勒超声表现，包括肝动脉阻力系数降低和门静脉内发现动脉血流信号。此外，对比剂超声显影可用于观察肝脏灌注情况，有助于鉴别因血流灌流不足所引起的肝坏死和脓肿。多普勒超声往往无法检测到小的、无症状的肝内动脉瘘，这被认为是其主要的局限之一[12-13]，而计算机断层扫描血管造影往往有很特别的发现，例如在动脉相发现门静脉支配的肝组织出现扇形的早期及延后显影和对比剂滞留现象[14-15]。

（二）动脉瘘的处理

对于肝内动静脉瘘，血管介入为主要的治疗方式，可利用血管造影找出瘘管的位置及供应该瘘管的单一或多支血管。对单一动脉受损所引起的瘘管，治疗方法较为简单，在瘘管前后置放金属弹簧圈栓塞即可；多分支动脉供应的瘘管则需要分别多次进行栓塞，倘若栓塞治疗不彻底，因动脉小分支扩张增加动脉血流量，将导致动静脉瘘即刻或延后复发[16-17]。

根据以往的经验，多分支动脉供应的瘘管需要液态栓塞物，如组织黏胶等取代金属弹簧圈[18-19]，利用微导管注入液态组织黏胶将该段动脉完全栓塞（图 80-7-1～图 80-7-5）。但使用液态栓塞物存在风

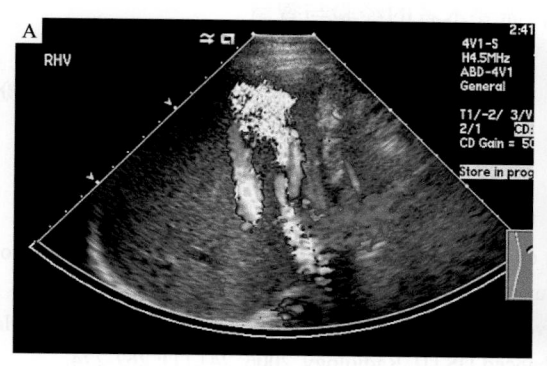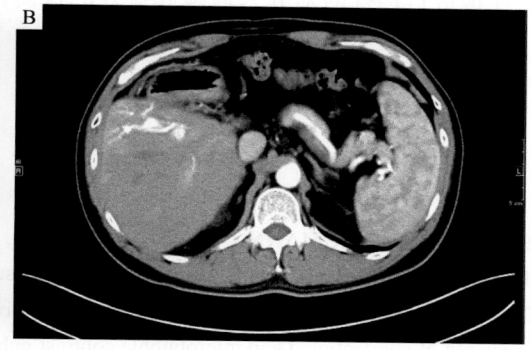

图 80-7-1　右肝肝移植术后发生肝动脉 - 门静脉瘘
A. 超声检查发现肝内 S5 段的肝动脉分流至门静脉；B. 计算机断层扫描发现门静脉在动脉期早期显影。

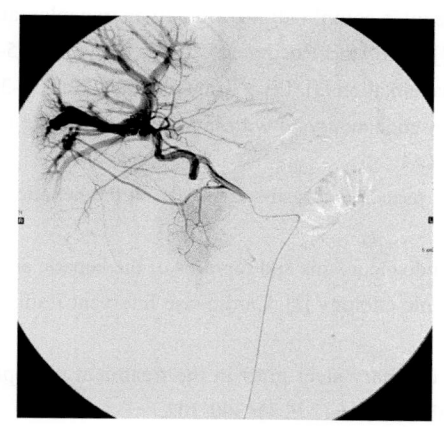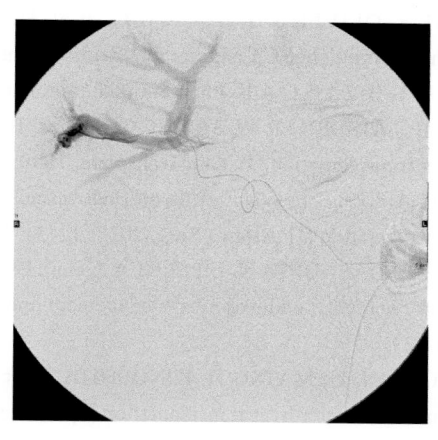

图 80-7-2　血管造影发现肝动脉-门静脉分流　　　图 80-7-3　微导管放入肝动脉远端，血管造影发现
为单一动静脉分流

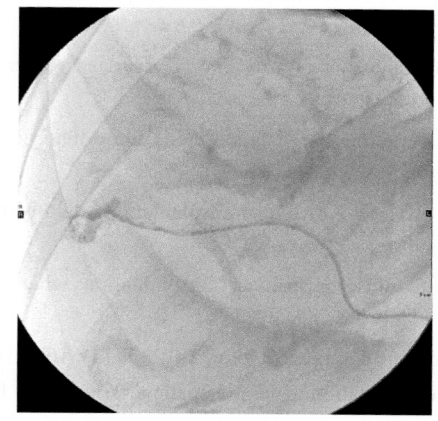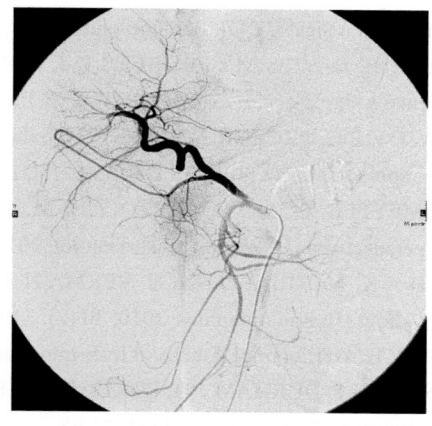

图 80-7-4　微导管放入肝动脉远端，并注入液态组　　图 80-7-5　注入液态组织黏胶进行血管造影，见肝
织黏胶　　　　　　　　　　　　　　　　动脉-门静脉分流完全封闭

险，若栓塞了较末端的肝内细小血管，可能会引起部分肝组织坏死及肝内胆管受损，进而导致肝内胆管扩张、胆汁瘤及肝脓肿等并发症[16-17]。至于为什么金属弹簧圈较少发生该类肝内并发症，其原因为金属弹簧圈只能栓塞口径较大的血管，此血管的远端仍保持畅通，肝动脉的侧支循环可以很快形成并供应该动脉远端的肝组织，所以采用金属弹簧圈栓塞为治疗动脉瘘的首选方法之一。

在介入手术操作方面需要特别小心，不经意的操作往往会使血管内皮受损，导致动脉血栓等并发症，因此在拟进行治疗时对介入风险和益处的权衡，需要术者的经验与智慧。

（郑汝汾）

参 考 文 献

［1］ LEMMENS H P, NEUMANN U, BECHSTEIN W O, et al. Incidence and outcome of arterial complications after orthotopic liver transplantation [J]. Transpl Int, 1996, 9 (suppl 1): S178–S181.

［2］ HOM B K, SHRESTHA R, PALMER S L, et al. Prospective evaluation of vascular complications after liver transplantation: comparison of conventional and microbubble contrast-enhanced US [J]. Radiology, 2006, 241 (1): 267-274.

［3］ FALKOFF G E, TAYLOR K J, MORSE S, et al. Hepatic artery pseudoaneurysm: diagnosis with real-time and pulsed Doppler US [J]. Radiology, 1986, 158 (1): 55-56.

［4］ KATYAL S, OLIVER J H, BUCK D G, et al. Detection of vascular complications after liver transplantation: early experience in multislice CT angiography with volume rendering [J]. AJR Am J Roentgenol, 2000, 175 (6): 1735–1739.

［5］ AMESUR N B, ZAJKO A B. Interventional radiology in liver transplantation [J]. Liver Transpl, 2006, 12: 330-351.

［6］ NARUMI S, OSORIO R W, FREISE C E, et al. Hepatic artery pseudoaneurysm with hemobilia following angioplasty after liver transplantation [J]. Clin Transplant, 1998, 12 (6): 508-510.

［7］ THORAT A, LEE C F, WU T H, et al. Endovascular treatment for pseudoaneurysms arising from the hepatic artery after liver transplantation [J]. Asian J Surg, 2017, 40 (3): 227-231.

［8］ SAAD W E, DASGUPTA N, LIPPERT A J, et al. Extrahepatic pseudoaneurysms and ruptures of the hepatic artery in liver transplant recipients: endovascular management and a new iatrogenic etiology [J]. Cardiovasc Intervent Radiol, 2013, 36 (1): 118-127.

［9］ MURAOKA N, UEMATSU H, KINOSHITA K, et al. Covered coronary stent graft in the treatment of hepatic artery pseudoaneurysm after liver transplantation [J]. J Vasc Interv Radiol, 2005, 16 (2 Pt 1): 300-302.

［10］ SONG S, KWON C H, MOON H H, et al. Single-center experience of consecutive 522 cases of hepatic artery anastomosis in living-Donor liver transplantation [J]. Transplant Proc, 2015, 47 (6): 1905-1911.

［11］ QUIROGA S, SEBASTIÀ M C, MARGARIT C, et al. Complications of orthotopic liver transplantation: spectrum of findings with helical CT [J]. Radiographics, 2001, 21 (5): 1085-1102.

［12］ SAAD W E, DAVIES M G, RUBENS D J. et al. Endoluminal management of arterioportal fistulae in liver transplant recipients: a single-center experience [J]. Vasc Endovascular Surg, 2006, 40 (6): 451-459.

［13］ TARAZOV P G, PROZOROVSKIJ K V. Intrahepatic spontaneous arterioportal fistula: duplex ultrasound diagnosis and angiographic treatment [J]. Am J Gastroenterol, 1991, 86 (6): 775-778.

［14］ GIROMETTI R, COMO G, BAZZOCCHI M, et al. Post-operativeimaging in liver transplantation: state-of-the-art and futureperspectives [J]. World J Gastroenterol, 2014, 20 (20): 6180-6200.

［15］ SINGH A K, NACHIAPPAN A C, VERMA H A, et al. Postoperativeimaging in liver transplantation: what radiologists should know [J]. Radiographics, 2010, 30 (2): 339-351.

［16］ SAAD W E. Arterioportal fistulas in liver transplant recipients [J]. Semin Intervent Radiol, 2012, 29 (2): 105-110.

［17］ JOHNSON S P, DURHAM J D, POKHAREL S S. Endovascular embolization of large hepatic arteriovenous fistulas [J]. Semin Intervent Radiol, 2007, 24 (1): 87-95.

第 8 节　肝动脉血栓

肝动脉血栓是肝移植后最常见的血管并发症，也是肝移植后最严重的动脉并发症。肝动脉血栓形成为移植器官失功能及受者死亡的主要原因[1]。肝动脉血栓形成的发生机制仍未完全明了，该并发症的危险因素包括先前曾有肝动脉血栓形成、动脉吻合数目较多及受者体重太低。肝移植患者肝动脉血栓形成的后果比非肝移植患者更为严重，这是因为非移植肝的近端肝动脉可快速形成侧支循环，从而防止全肝缺血梗死[1-2]。而在移植肝，所有潜在侧支皆已被截断，由于移植后肝动脉阻塞完全阻断了肝脏血流，侧支循环无法形成，肝脏快速坏死，再加上患者服用免疫抑制药物，大面积肝坏死常继发革兰阴性肠道细菌感染而造成严重后果。肝动脉血栓形成分早期及晚期，前者定义为移植后 21 天内，后者为移植后超过 21 天。由于侧支动脉的形成，一般而言，晚期肝动脉血栓形成与较轻微临床进展相关，且发作较为隐匿[1-4]。

一、发生率

早期肝动脉血栓形成是活体肝移植严重的并发症。早期肝动脉血栓形成可导致胆道并发症、移植物衰竭，甚至引起患者死亡。在回顾性研究中，早期肝动脉血栓形成的中位发病率为 4.4%（0～20%）。早期肝动脉血栓形成是术后早期移植物衰竭（53.1%）和受者死亡（33.3%）的主要原因之一。其治疗方式因年代不同而有所改变，多年前早期血管重建、血栓切除术或肝脏再移植为主要治疗方式，但近年来药物溶栓及动脉支架植入为可行的治疗选择[5]。

二、发病因素

发病原因有肝动脉狭窄，可归于技术性误差、血管冗长或扭结、钳夹损伤、血管吻合处缺血或急性排斥反应。由于肝动脉狭窄在临床上症状较不明显，直至其血栓形成才可能被发现。若狭窄或血栓于移植术后第 1 周发生，优先处置方式为重新吻合。未达到严重狭窄及阻塞，属于较轻至中度狭窄者，可进行保守治疗[5]。

与手术或手术技术无关的其他因素也可致肝动脉血栓形成。例如，移植手术前经动脉化疗栓塞治疗肝癌作为桥接或肝癌降期治疗，可能会诱发动脉周围炎症而致肝动脉血栓形成[4]。虽然紧急再移植被认为是早期肝动脉血栓形成的主要处理方法，但血管内介入治疗包括血管成形术、动脉内溶栓和支架植入也是替代的方法。目前在临床上普遍优选血管成形术和支架植入解决此问题[5]。

三、临床表现

大多数肝动脉血栓形成的患者血中肝酶快速升高。肝动脉血栓形成可能引起其他并发症，包括胆管狭窄、胆汁淤积、复发性菌血症、肝脓肿、肝坏死，甚至暴发性肝衰竭。肝动脉血栓形成的鉴别诊断包括移植肝失功能以及急性严重排斥反应。

四、多普勒超声用于诊断早期肝动脉血栓形成

多普勒超声为肝移植后血管异常的初步筛检方法。多普勒超声的便携性及其对早期肝动脉血

栓形成的高灵敏度而成为评估受者肝移植的理想检查方法[6]。早期肝动脉血栓形成的多普勒超声诊断标准包括无多普勒信号、小慢波形（阻力指数小于 0.5、收缩加速时间大于 0.08 秒）[2-6]或峰值收缩速率≤ 48cm/s[7]。由于多普勒超声可能出现假阳性诊断[7-8]，计算机断层扫描血管造影（computed tomography angiography，CTA）对于确认早期肝动脉血栓形成显得非常重要，其可快速、准确地显示肝移植后的肝动脉解剖结构及病变所在的位置[8]。已有许多研究证明了多普勒超声与 CTA 发现的相关性[7-8]。笔者研究发现，早期肝动脉血栓形成的患者中，非吻合口胆管扩张的发生率为 12.5%，而胆道并发症发生率高达 45.2%～77.8%[9]。但早期肝动脉血栓形成的患者，在接受血管重建后的移植物挽救率和 1 年生存率分别为 87.5% 和 87.5%，显示预后较好，原因可部分归因于运用密集的多普勒超声能早期发现血栓形成。早期监测的肝动脉血栓形成，有助于尽早进行血管重建，防止动脉完全阻塞，降低肝梗死及胆道并发症的进一步发展。虽然多普勒超声是肝移植后血管异常的公认初筛方法，但早期肝动脉血栓形成筛检方案中的筛检频次、时间间隔及周期等参数，在不同研究及不同中心则各有差异。根据笔者经验和研究数据，早期肝动脉血栓形成大约都在移植后 2 周内发生，故在移植后至少 2 周内每天一次的密集式多普勒超声检查，是早期检测肝动脉血栓形成的适宜方案。多普勒超声中的小慢波形或无动脉波，对早期肝动脉血栓形成具有极高灵敏度（100%）和可接受的阳性预测值（88.9%）。由于手术引起水肿，肝动脉血栓形成的假阳性诊断在术后早期也不少见，偶尔出现小慢波形，可在几天内恢复正常。

借助 CTA 进行确认对于检测早期肝动脉血栓形成有其必要性，并且可提供更多血管病变的信息，在制定治疗策略中发挥重要作用，包括血栓的长度和部位、肝内侧支动脉的血流、吻合动脉的位置、移植端血管受伤情况下可能用来重建的替代动脉，以及其他并发症如肝梗死、血肿、门静脉或下腔静脉血栓等。影像检查的发现将可能决定患者是否需要再次手术。根据笔者的经验和回顾性研究结果，在肝外动脉完全阻塞及影像不能显示肝内动脉的患者，手术血管重建为首选的治疗方式。如果是动脉部分阻塞，而肝内的小动脉可以在影像中显示，这时使用血栓溶解药物可达到较高的成功率（80%），同时没有任何长期胆道并发症。

五、肝动脉血栓形成的治疗选择

早期肝动脉血栓形成可能是手术技术问题引起，并且可出现严重的临床症状[10]。由于早期肝动脉血栓形成比晚期肝动脉血栓形成有更高的死亡率，且与胆管缺血、坏死和随后的败血症有关，因此需要进行紧急介入治疗。肝移植后早期肝动脉血栓形成发生率较高，可能由于初期经验有限，并且也是晚期肝动脉血栓形成的隐匿因素。晚期肝动脉血栓形成的原因尚未定论，可能由于缺血性或免疫性损伤[10]，而且没有明显的症状，但部分患者经常出现复发性胆管炎、脓肿和胆漏或胆管狭窄的胆道并发症；还有 50% 的晚期肝动脉血栓形成的患者无症状而仅有肝功能指标的升高。晚期症状性肝动脉血栓形成的患者可以采用胆道支架植入和血管内介入治疗[10]。

六、肝动脉狭窄及血栓的治疗方法

在微创技术时代，血管内介入治疗已经发展成为一种有效的替代疗法。高雄长庚纪念医院除肝脏超声的早期监测外，移植与显微外科医生团队已摸索出在肝移植受者中治疗严重肝动脉血栓的积极对策。介入时机以超声参数为标准，包括主干阻力指数小于 0.5、收缩期峰值速度（peak systolic velocity，PSV）＞400～450cm/s 以及小慢波形，所有 3 个参数的超声检查结果提示＞70% 的狭窄时[11]，需要行腹部 CTA 以确认超声检查的结果，找出任何解剖学异常或相对扭曲，以协助治疗计划进行。对于肝动脉狭窄，在许多中心首先尝试经皮穿刺腔内血管成形术和支架植入。多数情况下使用 0.014in（1in＝2.54cm）

的导线穿过病灶，选择低剖面冠状血管成形术的球囊（直径 2.0～5.0mm，长度 15～30mm）扩张病灶血管，同时植入支架。因为大多数肝动脉形态曲折以及狭窄的病灶非常集中[9，12]，具有精准定位的冠状血管球囊扩张式支架通常优于周围血管的自膨胀式支架（图 80-8-1、图 80-8-2）。

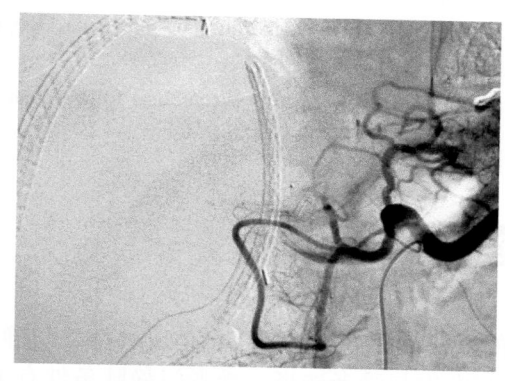

图 80-8-1　肝移植后血管造影发现肝动脉完全堵塞

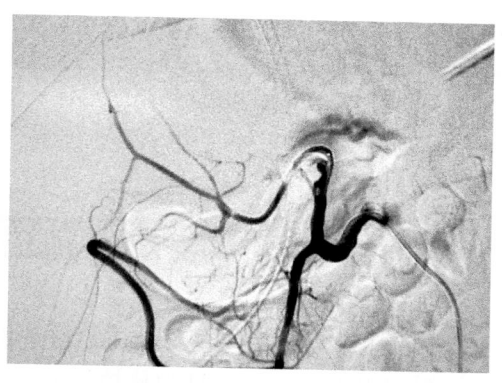

图 80-8-2　动脉支架置放于狭窄处，使肝内动脉再度畅通

临床上，早些时期肝动脉血栓的治疗选择包括再次移植和手术进行血管重建，但最终一半以上的肝动脉血栓形成的患者需要再次移植。近年来随着介入治疗及血管支架经验的积累，手术血管重建已被认为是最后的治疗选择。现在各项技术的进步可成功治疗血管内的血栓病变，使大多数患者不需要再次进行肝移植。若手术血管重建无法解决肝内动脉系统的广泛血栓形成，溶栓剂动脉内输注也是非常有效的方法，通过评估纤维蛋白原水平、凝血酶原时间或活化部分凝血活酶时间，调整溶栓剂的使用剂量[10]。出血为血管溶栓最常见的并发症。当血管溶栓为禁忌证时，血管内机械血栓移除术可作为一种替代方案。

总之，血管狭窄及血栓可同时发生，往往会先进行溶栓或移除血栓，之后进行血管扩张及支架置放，以确保血管病变不会复发。

（郑汝汾）

参 考 文 献

［1］ BEKKER J, PLOEM S, DE JONG K P. Early hepatic artery thrombosis after liver transplantation: a systematic review of the incidence, outcome and risk factors [J]. Am J Transplant, 2009, 9 (4): 746-757.

［2］ ORONS P D, SHENG R, ZAJKO A B. Hepatic artery stenosis in liver transplant recipients: prevalence and cholangiographic appearance of associated biliary complications [J]. AJR, 1995, 165 (5): 1145-1149.

［3］ CROSSIN J D, MURADALI D, WILSON S R. US of liver transplants: normal and abnormal [J]. Radiographics, 2003, 23 (5): 1093-1014.

［4］ BLUTH E I, TUPLER R, LALL N. Hepatic artery stenosis after liver transplantation [J]. Radiology, 2012, 263 (1): 308-309.

［5］ GAD E H, ABDELSAMEE M A, KAMEL Y. Hepatic arterial and portal venous complications after adult and pediatric living donor liver transplantation, risk factors, management and outcome (a retrospective cohort study) [J]. Ann Med Surg (Lond), 2016, 8: 28-39.

［6］ GARCIA-CRIADO A, GILABERT R, BERZIGOTTI A, et al. Doppler ultrasound findings in the hepatic artery shortly after liver transplantation [J]. AJR, 2009, 193 (1): 128-135.

［7］ PARK Y S, KIM K W, LEE S J, et al. Hepatic arterial stenosis assessed with doppler US after liver transplantation: frequent false-positive diagnoses with tardus parvus waveform and value of adding optimal peak systolic velocity cutoff [J]. Radiology, 2011, 260 (3): 884-891.

［8］ RINALDI P, INCHINGOLO R, GIULIANI M, et al. Hepatic artery stenosis in liver transplantation: imaging and interventional treatment [J]. Eur J Radiol, 2012, 81 (6): 1110-1115.

[9] WANG C C, LIN T S, CHEN C L, et al. Arterial reconstruction in hepatic artery occlusions in adult living donor liver transplantation using gastric vessels [J]. Surgery, 2008, 143 (5): 686-690.

[10] HEJAZI KENARI S K, ZIMMERMAN A, ESLAMI M, et al. Current state of art management for vascular complications after liver transplantation [J]. Middle East J Dig Dis, 2014, 6 (3): 121-130.

[11] DODD G D, 3RD, MEMEL D S, ZAJKO A B, et al. Hepatic artery stenosis and thrombosis in transplant recipients: Doppler diagnosis with resistive index and systolic acceleration time [J]. Radiology, 1994, 192 (3): 657-661.

[12] SINGHAL A, STOKES K, SEBASTIAN A, et al. Endovascular treatment of hepatic artery thrombosis following liver transplantation [J]. Transpl Int, 2010, 23 (3): 245-256.

第 9 节　门静脉扭曲、血栓 / 吻合口狭窄

鉴于尸肝严重缺乏，活体肝移植成为急危重肝脏疾病的重要治疗方法。对于活体肝移植，门静脉病变往往被视为手术禁忌证，且为移植后的常见并发症，其发生与受者选择、受者门静脉条件有关，包括门静脉的大小、移植肝的类型、移植肝的位置和是否使用人工血管等。研究发现，部分肝及活体肝移植的门静脉病变发生率高于全肝移植，尤其以发生在门静脉吻合部位为甚。肝移植术后门静脉病变的临床表现并不明显，常在严重时才被察觉，且往往是术后治疗的严峻挑战[1]。

一、门静脉栓塞的诊断

术后门静脉栓塞的发生率为 2%～13%，门静脉狭窄与血栓形成是其主要原因。腹水、静脉曲张、出血、脾大和全血细胞减少为典型的门静脉栓塞临床表现，而门静脉狭窄与血栓形成的临床症状常常不明显，故早期诊断非常重要，超声检查是早期发现此病变的利器。以下为术后门静脉栓塞的超声诊断标准：

（1）门静脉流速小于 10cm/s；

（2）肝动脉阻力指数小于 0.5。

门静脉流速小于 10cm/s 和较小的肝动脉阻力指数在预测活体肝移植后门静脉栓塞方面具有较高的灵敏度和特异性。门静脉较细（<4mm）和门静脉血流缓慢（<10cm/s）加上较小的肝动脉阻力指数（<0.5）是强烈的预测因子，可预测该患者发生门静脉并发症的风险高，并需要密切监测[2]。

二、门静脉吻合口狭窄的诊断

门静脉狭窄通常发生在吻合处，但长段狭窄也时有报道。超声检查门静脉狭窄相关的重要发现：

（1）门静脉狭窄处平均流速超过 125cm/s。

（2）吻合处后段与前段门静脉流速比大于 3∶1，前提是需要排除疾病对受者门静脉的影响，倘若术前门静脉直径较细，容易误诊为长段狭窄[3]。

实际上，明显的吻合处狭窄可能仅仅代表受者和供者之间门静脉直径大小的差异。对于上述情况，经皮肝穿门静脉造影可直接评估及诊断；若吻合口两端门静脉压力差大于 5cmHg，表示有明显的狭窄[4]。吻合处狭窄也可采用计算机断层扫描血管造影和磁共振血管造影作为诊断方法[5]。

在部分左肝受者中，利用超声诊断门静脉狭窄面临挑战。笔者团队的研究显示，在术后接受超声检查的 171 位左肝受者中，117 位（68.4%）左肝门静脉的吻合处得以清楚地显示及测量，其余 54位（31.6%）左肝门静脉的吻合处未在超声下观测到。无法通过超声观测左肝移植体门静脉吻合处的

主要原因有二：一是左肝门静脉吻合处比起右肝移植体的门静脉吻合处容易受到大量肠气的干扰；二是左肝门静脉的吻合处常呈一个弯曲的角度，容易导致吻合处无法在超声下完整地显示出全貌，右肝门静脉吻合处则较为笔直，鲜少干扰超声判读。对于超声下吻合处可见的病例，门静脉平均流速及吻合处前后流速的变化足以作为诊断的依据；对于超声下无法清楚显示吻合处的受者，笔者一项重要的发现是借由扩张的门静脉脐部来辅助诊断，因为门静脉狭窄引起压力变化，位于狭窄处后方的门静脉脐部会有明显的扩张。如果该宽度大于 2cm，往往可以推断为门静脉吻合口狭窄[6]（图 80-9-1、图 80-9-2）。

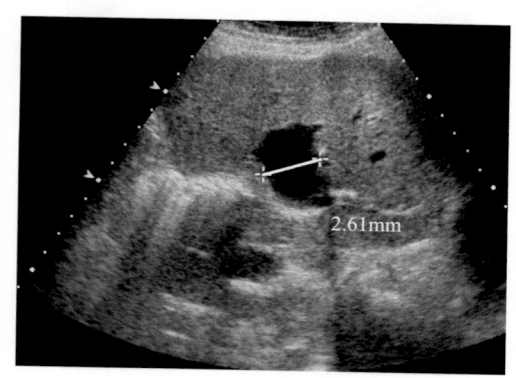

图 80-9-1　肝移植植入左肝，超声无法清楚显示门静脉吻合处，但可见门静脉脐部严重扩张

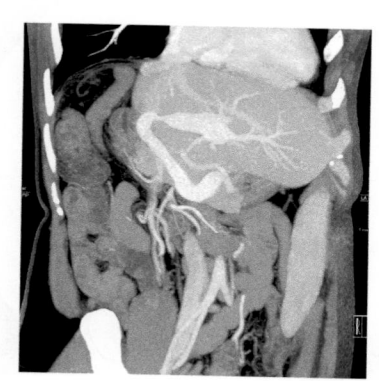

图 80-9-2　计算机断层扫描血管造影发现门静脉吻合处严重狭窄

三、血栓形成的诊断

　　门静脉血栓在接受肝移植受者中的发生率约为 3%[7]。多普勒超声显示血块在门静脉内阻断血流，而且计算机断层扫描和磁共振造影显示门静脉内有血栓形成并造成血流阻塞。经肝门静脉血管造影术与计算机断层扫描血管造影和磁共振血管造影表现类似。患者若术前有门静脉病变及吻合处狭窄则成为血栓形成的诱发因子[7]，短时间形成的血栓常常没有明显临床症状，但亚急性及慢性的血栓常引起腹水、静脉曲张出血、脾大、血细胞减少出血等，这与门静脉狭窄相关的典型临床表现相似。虽然这些症状也可见于肝静脉阻塞，但从统计学来说，门静脉具有相对较高的阻塞发生率。

四、门静脉栓塞、狭窄及血栓形成的处理方式

　　门静脉血栓可分为新形成的血栓和陈旧硬化的血栓，陈旧硬化的血栓介入治疗有困难，理应通过手术取出；新形成的血栓可通过导管直接在门静脉内灌注溶栓剂，如链激酶（streptokinase）和尿激酶。倘若血栓的形成是由门静脉狭窄引起，二者一并行介入治疗，包括溶栓和球囊血管成形术；若介入治疗效果不佳，则需外科手术治疗，如门静脉分流术、血栓移除术或再次肝移植[8]。近年来，介入支架植入已显示出很好的治疗成效，且能降低进一步手术的可能性[9]。在过去，仅在球囊扩张后发生显著再狭窄时才考虑支架植入，但现今支架植入术已被视为门静脉阻塞的常规治疗方式。支架植入的结果令人振奋，主要在于维持血管通畅，且很少发生再阻塞。

　　高雄长庚纪念医院实施门静脉介入的标准小儿与成人分别如下：

　　（1）小儿：狭窄处与门静脉本身直径的比值小于 50%，或狭窄处小于 2mm。

　　（2）成人：狭窄处与正常门静脉直径的比值小于 50%，狭窄处小于 5mm。

　　对门静脉狭窄处的测量皆来自计算机断层扫描或磁共振造影。凡符合上述门静脉狭窄标准的患者，

即可对其进行介入治疗，并以支架植入为优先治疗方式。

五、门静脉支架置放的方法

门静脉支架植入是血管阻塞、狭窄和慢性血栓栓塞的首选治疗方法。以下介绍三种不同的介入方法（经皮肝穿介入术、经皮脾穿介入术和手术中支架植入术）[9]（图 80-9-3、图 80-9-4）。

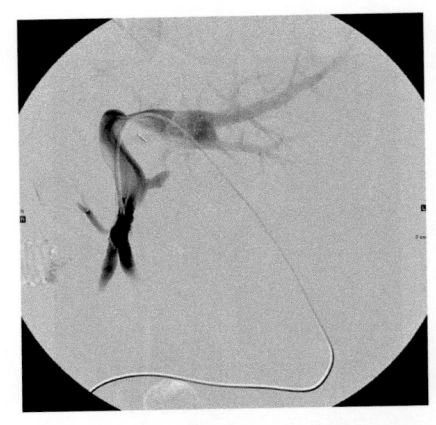
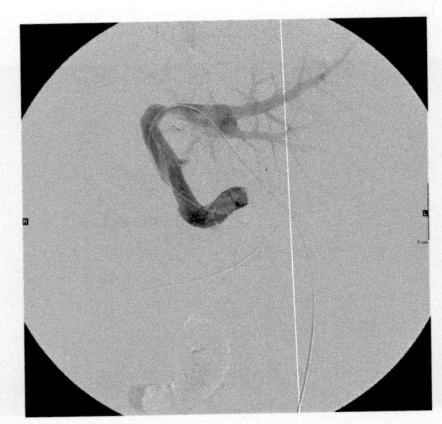

图 80-9-3　肝移植左肝经皮肝穿门静脉造影，发现门静脉吻合处严重狭窄

图 80-9-4　经皮肝穿门静脉支架置放后，门静脉血管造影显示血管畅通

（一）经皮肝穿介入术

经皮肝穿介入术为在超声和 X 线引导下，使用 21 号穿刺针（Chiba needle）进行肝内门静脉的经皮穿刺。采用 Seldinger 技术，将 0.018in 的导丝放入主门静脉。更换成 0.035in 的导丝将 6F 套管放入门静脉内，同时操控导丝穿过阻塞或狭窄处。

对于门静脉狭窄，需要测量门静脉狭窄的位置及长度，同时也需测量狭窄处前后的压力差，若完全阻塞，通常需要支撑强度较佳的导管及不同尺寸的导丝组合，才能够成功地通过阻塞的节段。通过狭窄及阻塞部位后需要调整 X 线与门静脉的垂直角度，以便于准确测量与放置支架。金属支架规格：小儿为 10mm×40mm，而成人为（10～14）mm×（40～60）mm，金属支架能贯通狭窄或阻塞部分。支架植入后的球囊血管成形术仅在成人患者中进行，患儿应避免使用，以防止门静脉破裂。在支架植入后，使用 3mm×5cm 弹簧圈密封穿刺所遗留的通道。

对于门静脉血栓，使用纤维蛋白酶灌注溶栓（尿激酶，4000～10 000IU/kg）。在门静脉大血栓形成的患者中，进行血栓内尿激酶灌注（最大剂量为 10 000IU/kg）。在溶栓和支架植入后，需静脉给予肝素 7 天，以保持国际标准化比值为 1.5～2.0。与此同时，口服抗血小板药物（阿司匹林 100mg/d、双嘧达莫 75mg/d），连续给药 6 个月。但有凝血疾病的患者，口服抗血小板药物仅在其凝血功能正常化后才开始使用[9]。

（二）经皮脾穿介入术

此术式采用穿刺针在超声导引下进行经皮脾穿以进入脾静脉。通过 Seldinger 技术，将导丝推进直至门静脉。其余程序与经皮肝穿方法相同[10]。

（三）手术中支架植入术

术中使用 6F 套管通过肠系膜下静脉进入门静脉，然后与经皮肝（脾）穿介入术类似的方式进行导丝的推进。支架植入后，关闭并缝合静脉入孔，在手术中置放支架后不建议使用球囊扩张，以避免已缝合的血管破裂。

　　活体肝移植的受者发生门静脉并发症的风险高于尸肝移植的受者。在活体肝移植受者中门静脉狭窄的发生率较高，约为 27%[9]，其次是减体积肝移植。笔者研究发现，有较多的左肝移植患者晚期伴随门静脉并发症。若术前门静脉内有血栓形成，门静脉并发症发生率会进一步增加。

　　在选择门静脉介入途径时，出血倾向及大量腹水被认为是经肝穿刺和经脾穿刺介入方法的相对禁忌证。尽管经颈静脉穿刺适用于本身有出血倾向或大量腹水的患者，但其缺点在于难以穿刺至适当的位置，特别是门静脉阻塞的情况下。此外，肝移植后的肝静脉和门静脉彼此的空间关系是另一个需要考虑的因素，尤其是接受左肝移植的患者。当肝内门静脉完全阻塞和血栓形成时，因导丝不容易通过阻塞的门静脉，经肝途径被视为难以进行[9]。门静脉的完全阻塞几乎总是伴随着肝动脉的代偿性血流增加和阻塞处门静脉周围的海绵状变化。在这些情况下，直接穿刺移植物也可能会增加出血等并发症的发生率。

　　经脾选择进入门静脉的介入方式，对移植的肝脏本身不会造成伤害，但此法操作比较困难及危险，采用超声引导下血管穿刺是重要的一环。穿刺针和导丝通过薄壁的脾静脉时一定要小心，操作要温和、精细。根据笔者多年的经验，这是一个必要时才选择的途径。

　　腹腔出血和血胸是门静脉血管成形术和支架植入术的常见并发症[11]，胸腔或腹腔引流、输血以及外科手术为主要的治疗选择。低位横膈膜和相对高位的移植肝是穿刺伤及横膈膜及胸膜的主因，而支架放置后穿刺道未被完全封闭也是非常重要的原因。就经脾穿刺介入手术而言，脾脏是结构简单的实体器官，脾脏内血肿不如肝脏内血肿复杂及严重。

　　门静脉血栓形成、门静脉发育异常和门静脉硬化常见于终末期肝病患者。对有病变的门静脉，在进行肝移植手术时处理起来比较困难，倘若血栓清除不完全，将使门静脉病变在术后再次发生。高雄长庚纪念医院的研究及后续追踪发现，术中置放支架的成功率高，术后并发症少，同时门静脉再狭窄的概率也低，这对提高生存率起关键作用[12]。

　　门静脉介入的研究发现，门静脉狭窄患者支架植入成功率为 100%，但若完全阻塞则下降为 50%。支架植入失败的原因在于门静脉病变诊断延迟，未能及时接受介入治疗。由此可知，门静脉阻塞的早期诊断和治疗非常重要，决定着治疗效果。持续性脾大伴随血小板减少症和异常门静脉血流被认为是阻塞的早期征兆，通过血管内支架植入重新打通门静脉即可完全恢复，同时也因血管的通畅使移植肝长期存活。肝门处血管海绵状变化的发生不仅代表门静脉的长期阻塞，也是介入失败的指标。在笔者失败的案例中，超声检查及计算机断层扫描皆可发现显著海绵状变化，因此，此种情况一般不建议行门静脉介入治疗[9]。

　　在选择支架尺寸时，应考虑患者的个体状况，支架的尺寸越大，所产生的穿刺道越大，出血和肝实质损伤的风险也越高。在门静脉病变的患者中，放置直径 10mm 的支架不很困难，且是笔者最小的尺寸选择，长期追踪的结果显示门静脉血流量是充足的。总之，门静脉支架植入是肝移植后对门静脉狭窄和阻塞的有效且长期的治疗方式。早期诊断和治疗，必要时采用支架植入，可取得最佳治疗效果。

　　近年来，因外科技术改良加上介入治疗的改进，活体肝移植受者选择标准改变，门静脉发生病变、发育异常和完全闭塞不再是肝移植手术的绝对禁忌证。若术中发现门静脉血流不足、吻合处狭窄或扭曲，实施门静脉介入术即可改善门静脉血流状况，此时可经肠系膜上或肠系膜下静脉进入门静脉，支架为术中介入术的首选。同时，小儿门静脉支架置放技术日益成熟，在此介绍笔者采取的一种新的门静脉支架植入方法，即在左肝植入后，把 S4 段的门静脉打开，利用导丝与导管将支架放入有病变的门静脉。从 2009 年 4 月至 2016 年 12 月，有 15 位小儿活体肝移植受者在接受支架植入前门静脉流速小于 10cm/s 或门静脉完全阻塞，植入后门静脉直径和流量显著增加，且手术成功率为 100%，并且所有存活患儿术中放置的支架保持畅通长达 8 年，且没有术后血管及胆道并发症。自从实施新的门静脉植入术后，静脉曲张出血的术后并发症发生率从以前的 7% 降至 0[13-14]。

　　总之，从 S4 段门静脉植入支架的方法成功率非常高，且易于操作，同时可获得较佳的长期生存率，术后儿童受者体重及身高持续增加，门静脉没有发生再阻塞及栓塞，此种治疗已成为高雄长庚纪念医院小儿活体肝移植（左肝）术中处理门静脉病变的常规方法（图 80-9-5～图 80-9-7）。

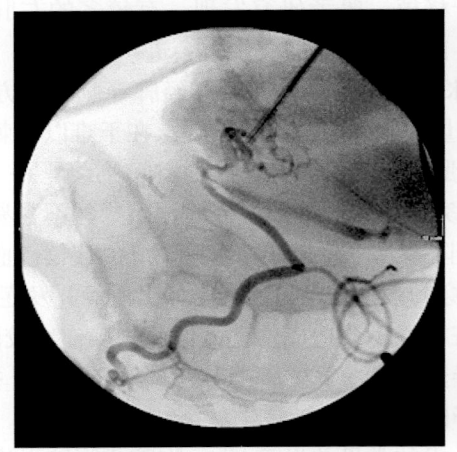

图 80-9-5　门静脉系统血管造影发现吻合处狭窄

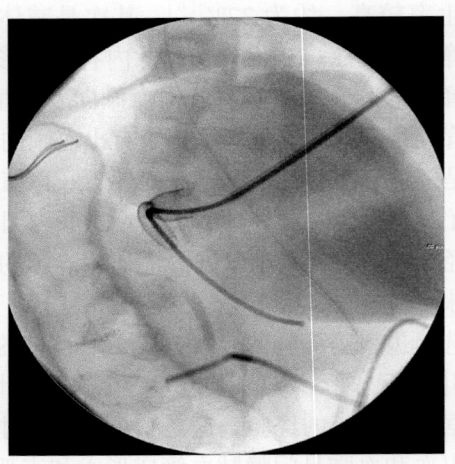

图 80-9-6　门静脉支架植入

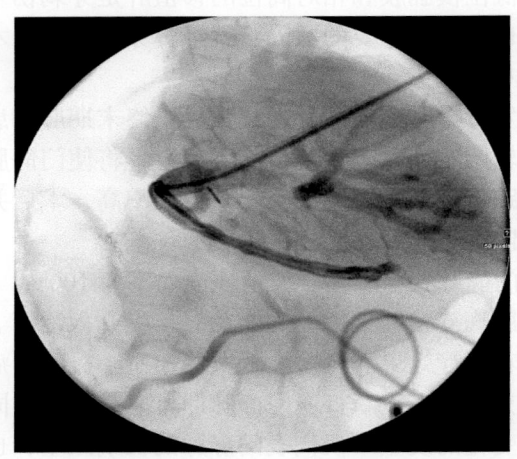

图 80-9-7　门静脉支架植入后血管造影显示血管畅通

（郑汝汾）

参 考 文 献

［1］ MILLIS J M, SEAMAN D S, PIPER J B, et al. Portal vein thrombosis and stenosis in pediatric liver transplantation [J]. Transplantation, 1996, 62 (6): 748-754.

［2］ OU H Y, CONCEJERO A M, HUANG T L, et al. Portal vein thrombosis in biliary atresia patients after living donor liver transplantation [J]. Surgery, 2011, 149 (1): 40-47.

［3］ CHONG W K, BELAND J C, WEEKS S M. Sonographic evaluation of venous obstruction in liver transplants [J]. AJR Am J Roentgenol, 2007, 188 (6): W515-W521.

［4］ SAAD W E. Portal interventions in liver transplant recipients [J]. Semin Intervent Radiol, 2012, 29 (2): 99-104.

［5］ KAN, H K, JEONG Y Y, CHOI J H, et al. Three-dimensional multi-detector row CT portal venography in the evaluation of portosystemic collateral vessels in liver cirrhosis [J]. Radiographics, 2002, 22 (5): 1053-1061.

［6］ HSU H W, HUANG T L, CHENG Y F, et al. Sonographic evaluation of post-transplantation portal vein stenosis in pediatric living-donor liver transplant recipients with left-liver grafts [J]. Transplant Proc, 2016, 48 (4): 1162-1165.

[7]　WAITS S A, WOJCIK B M, CAI S, et al. Portal vein thrombosis and outcomes for pediatric liver transplant candidates and recipients in the United States [J]. Liver Transpl, 2011, 17 (9): 1066-1072.

[8]　LLADO L, FABREGAT J, CASTELLOTE J, et al. Management of portal vein thrombosis in liver transplantation: influence on morbidity and mortality [J]. Clin Transplant, 2007, 21 (6): 716-721.

[9]　CHENG Y F, OU H Y, TSANG L L, et al. Vascular stents in the management of portal venous complications in living donor liver transplantation [J]. Am J Transplant, 2010, 10 (5): 1276-1283.

[10]　CHENG Y F, OU H Y, TSANG L L, et al. Interventional percutaneous trans-splenic approach in the management of portal venous occlusion after living donor liver transplantation [J]. Liver Transpl, 2009, 15 (10): 1378-1380.

[11]　CHENG Y F, CHEN Y S, HUANG T L, et al. Interventional radiologic procedures in liver transplantation [J]. Transpl Int, 2001, 14 (4): 223-229.

[12]　CHEN C L, CONCEJERO A M, OU H Y, et al. Intraoperative portal vein stent placement in pediatric living donor liver transplantation [J]. J Vasc Interv Radiol, 2012, 23 (5): 724-725.

[13]　CHEN C L, CHENG Y F, HUANG V, et al. P4 stump approach for intraoperative portal vein stenting in pediatric living donor liver transplantation: an innovative technique for a challenging problem [J]. Ann Surg, 2018, 267 (3): e42-e44.

[14]　HSU H W, HUANG T L, CHENG Y F, et al. Sonographic evaluation of post-transplantation portal vein stenosis in pediatric living-donor liver transplant recipients with left-liver grafts [J]. Transplant Proc, 2016, 48 (4): 1162-1165.